物理康复治疗

Physical Rehabilitation

第6版

主　编　Susan B. O'Sullivan
Thomas J. Schmitz
George D. Fulk

主　译　励建安　毕　胜

人民卫生出版社

敬告

本书的作者、译者及出版者已尽力使书中的知识符合出版当时国内普遍接受的标准。但医学在不断地发展，随着科学研究的不断探索，各种诊断分析程序和临床治疗方案以及药物使用方法都在不断更新。强烈建议读者在使用本书涉及的诊疗仪器或药物时，认真研读使用说明，尤其对于新的产品更应如此。出版者拒绝对因参照本书任何内容而直接或间接导致的事故与损失负责。

需要特别声明的是，本书中提及的一些产品名称（包括注册的专利产品）仅仅是叙述的需要，并不代表作者推荐或倾向于使用这些产品；而对于那些未提及的产品，也仅仅是因为限于篇幅不能一一列举。

本着忠实于原著的精神，译者在翻译时尽量不对原著内容做删节。然而由于著者所在国与我国的国情不同，因此一些问题的处理原则与方法，尤其是涉及宗教信仰、民族政策、伦理道德或法律法规时，仅供读者了解，不能作为法律依据。读者在遇到实际问题时应根据国内相关法律法规和医疗标准进行适当处理。

图书在版编目（CIP）数据

物理康复治疗 /（美）苏珊·B·奥沙利文（Susan B. O'Sullivan）主编；励建安，毕胜主译．—北京：人民卫生出版社，2017

ISBN 978-7-117-25765-7

Ⅰ. ①物…　Ⅱ. ①苏… ②励… ③毕…　Ⅲ. ①物理疗法　Ⅳ. ①R454

中国版本图书馆 CIP 数据核字（2018）第 002181 号

人卫智网	**www.ipmph.com**	**医学教育、学术、考试、健康，购书智慧智能综合服务平台**
人卫官网	**www.pmph.com**	**人卫官方资讯发布平台**

图字：01-2014-8247

物理康复治疗

主　　译： 励建安　毕　胜
出版发行： 人民卫生出版社（中继线 010-59780011）
地　　址： 北京市朝阳区潘家园南里 19 号
邮　　编： 100021
E - mail： pmph @ pmph.com
购书热线： 010-59787592　010-59787584　010-65264830
印　　刷： 北京盛通印刷股份有限公司
经　　销： 新华书店
开　　本： 889 × 1194　1/16　　**印张：** 71
字　　数： 3013 千字
版　　次： 2018 年 5 月第 1 版　2019 年 1 月第 1 版第 2 次印刷
标准书号： ISBN 978-7-117-25765-7/R · 25766
定　　价： 299.00 元
打击盗版举报电话：010-59787491　E-mail：WQ @ pmph.com
（凡属印装质量问题请与本社市场营销中心联系退换）

译 者 名 录

主 译

励建安 毕 胜

主译助理

胡筱蓉 南京医科大学第一附属医院

卢 茜 中日友好医院

译 者（按汉语拼音排序）

敖丽娟 昆明医科大学

毕 胜 国家康复辅具研究中心附属康复医院

陈卓铭 暨南大学附属第一医院

窦祖林 中山大学附属第三医院

杜 青 上海交通大学附属新华医院

黄国志 南方医科大学珠江医院

黄 澎 南京医科大学附属无锡同仁国际康复医院

黄悦勤 北京大学精神卫生研究所

李 放 复旦大学附属华山医院

李 玲 中国人民解放军总医院第一附属医院

李铁山 青岛大学附属医院

励建安 南京医科大学第一附属医院

林国徽 广州市残疾人康复中心

刘宏亮 陆军军医大学第一附属医院

刘守国 南京医科大学第一附属医院

刘元标 南京医科大学第二附属医院

陆 敏 华中科技大学附属同济医院

陆 晓 南京医科大学第一附属医院

宋为群 首都医科大学宣武医院

王楚怀 中山大学附属第一医院

王 强 青岛大学附属医院

王于领 中山大学附属第六医院

吴 军 陆军军医大学第一附属医院

吴 毅 复旦大学附属华山医院

武继祥 陆军军医大学第一附属医院

许光旭 南京医科大学第一附属医院

燕铁斌 中山大学孙逸仙纪念医院

叶超群 中国人民解放军陆军总医院

伊文超 南京医科大学第一附属医院

岳寿伟 山东大学齐鲁医院

恽晓平 中国康复研究中心

张 皓 中国康复研究中心

Case Study and Multimedia Editor

Edward W. Bezkor, PT, DPT, OCS, MTC
University of California, San Diego Health System
Perlman Clinic, Rehabilitation Services
La Jolla, California

New York University Langone Medical Center
Rusk Institute of Rehabilitation Medicine
New York, New York

Test Bank Editor

Evangelos Pappas, PT, PhD, OCS
Associate Professor
Department of Physical Therapy
School of Health Professions
Long Island University
Brooklyn Campus
Brooklyn, New York

Contributing Authors

Andrea L. Behrman, PT, PhD, FAPTA
Professor
Department of Neurological Surgery
University of Louisville
Louisville, Kentucky

Edward W. Bezkor, PT, DPT, OCS, MTC
University of California, San Diego Health System
Perlman Clinic, Rehabilitation Services
La Jolla, California

New York University Langone Medical Center
Rusk Institute of Rehabilitation Medicine
New York, New York

Janet R. Bezner, PT, PhD
Vice President
Education and Governance and Administration
American Physical Therapy Association
Alexandria, Virginia

Beth Black, PT, DSc
Assistant Professor
Physical Therapy Program
School of Health Sciences
Oakland University
Rochester, Michigan

Judith M. Burnfield, PT, PhD
Director, Institute for Rehabilitation Science and Engineering
Institute for Rehabilitation Science and Engineering
Madonna Rehabilitation Hospital
Lincoln, Nebraska

Kevin K. Chui, PT, DPT, PhD, GCS, OCS
Associate Professor
Department of Physical Therapy
Program in Geriatric Health and Wellness
College of Health Professions
Sacred Heart University
Fairfield, Connecticut

Vanina Dal Bello-Haas, PT, PhD
Associate Professor
Assistant Dean, Physiotherapy Program
School of Rehabilitation Science
McMaster University
Hamilton, Ontario
Canada

Konrad J. Dias, PT, DPT, CCS
Associate Professor
Program in Physical Therapy
Maryville University of St. Louis
St. Louis, Missouri

Joan E. Edelstein, PT, MA, FISPO, CPed
Special Lecturer
Program in Physical Therapy
Columbia University
New York, New York

George D. Fulk, PT, PhD
Chair and Associate Professor
Department of Physical Therapy
Clarkson University
Potsdam, New York

Jessica Galgano, PhD, CCC-SLP
Associate Research Scientist
Department of Rehabilitation Medicine
School of Medicine
New York University
New York, New York

Maura Daly Iversen, PT, DPT, SD, MPH
Professor and Chairperson
Department of Physical Therapy
School of Health Professions
Bouve College of Health Sciences
Northeastern University
Boston, Massachusetts

Clinical Epidemiologist
Division of Rheumatology, Immunology and Allergy
Brigham and Women's Hospital
Harvard Medical School
Boston, Massachusetts

Deborah Graffis Kelly, PT, DPT, MSEd
Associate Professor
Division of Physical Therapy
Department of Rehabilitation Sciences
College of Health Sciences
University of Kentucky
Lexington, Kentucky

Bella J. May, PT, EdD, FAPTA, CEEAA
Professor Emerita
Georgia Health Science University
August, Georgia

Adjunct Professor of Physical Therapy
California State University Sacramento
Sacramento, California

Coby D. Nirider, PT, DPT
Area Director of Therapy Services
Touchstone Neurorecovery Center
Conroe, Texas

Cynthia C. Norkin, PT, EdD
Former Director and Associate Professor
School of Physical Therapy
Ohio University
Athens, Ohio

Susan B. O'Sullivan, PT, EdD
Professor Emerita
Department of Physical Therapy
School of Health and Environment
University of Massachusetts Lowell
Lowell, Massachusetts

Leslie G. Portney, PT, DPT, PhD, FAPTA
Professor and Dean
School of Health and Rehabilitation Sciences
MGH Institute of Health Professions
Boston, Massachusetts

Pat Precin, MS, OTR/L, LP
Assistant Professor
Occupational Therapy Program
School of Health Sciences
Touro College
New York, New York

Licensed Psychoanalyst
Private Practice
New York, New York

Reginald L. Richard, PT, MS
Clinical Research Coordinator Burn Rehabilitation
U. S. Army Institute of Surgical Research
Fort Sam Houston, Texas

Leslie N. Russek, PT, DPT, PhD, OCS
Associate Professor
Department of Physical Therapy
Clarkson University
Potsdam, New York

Martha Taylor Sarno, MA, MD (hon), CCC-SLP, BC-ANCDS
Research Professor
Department of Rehabilitation Medicine
School of Medicine
New York University
New York, New York

Faith Saftler Savage, PT, ATP
Seating Specialist
The Boston Home
Boston, Massachusetts

David A. Scalzitti, PT, PhD, OCS
Associate Editor, Evidence-Based Resources
American Physical Therapy Association
Alexandria, Virginia

Thomas J. Schmitz, PT, PhD
Professor Emeritus
Department of Physical Therapy
School of Health Professions
Long Island University
Brooklyn Campus
Brooklyn, New York

Robert J. Schreyer, PT, DPT, NCS, MSCS, CSCS
Assistant Professor
Department of Physical Therapy
Touro College
New York, New York

Physical Therapist, Owner
Aspire Center for Health + Wellness
New York, New York

Michael C. Schubert, PT, PhD
Associate Professor
Otolaryngology Head and Neck Surgery
Laboratory of Vestibular Neurophysiology
School of Medicine
Johns Hopkins University
Baltimore, Maryland

Julie Ann Starr, PT, DPT, CCS
Clinical Associate Professor
Department of Physical Therapy
Sargent College
Boston University
Boston, Massachusetts

Carolyn Unsworth, OTR, PhD
Professor, Research and Higher Degrees Coordinator
Department of Occupational Therapy
Faculty of Health Sciences
La Trobe University
Bundoora, Victoria
Australia

R. Scott Ward, PT, PhD
Professor and Chair

Department of Physical Therapy
University of Utah
Salt Lake City, Utah

Marie D. Westby, PT, PhD
Physical Therapy Teaching Supervisor
Mary Pack Arthritis Program
Vancouver Coastal Health
Vancouver, British Columbia

D. Joyce White, PT, DSc, MS
Associate Professor
Department of Physical Therapy
University of Massachusetts Lowell
Lowell, Massachusetts

Christopher Kevin Wong, PT, PhD, OCS
Assistant Professor of Clinical Rehabilitative and Regenerative Medicine
Program in Physical Therapy
Columbia University
New York, New York

中文版序

在健康中国的大政方针指引下，中国的康复医学正在迅猛发展。各种类型的康复医疗机构不断涌现，并成为最热门的投资方向。康复医学服务体系正在逐步完善，与此同时，康复专业技术人员的数量和质量已经成为学科发展最大的制约因素。为了帮助国内学者掌握国际先进的理念、知识和技能，加强康复专业技术人员的培训，促进其成长，我们组织国内的专家翻译了 *Physical Rehabilitation* 这本国际经典参考书。

翻译过程中我们明显感觉到了中美的文化和技术差异。首先就是书名的翻译。是否可以直接翻译为“物理康复医学”？由于全书的主要内容强调采用物理医学（包括运动和理疗）手段对躯体功能的康复，经过反复讨论，还是选取了直译的方式。本书的特点是以临床问题为纲，全面阐述疾病和健康问题的病因、病理/病理生理、流行病学、临床表现和功能障碍，以及相应的康复医疗方法，图文并茂，实用性强，是一本实用性强的临床参考书，对康复医师、治疗师、康复护士以及相应临床各个专科的医生和护士的临床应用有很好的参考价值。此外本书也可以作为康复和临床人员的康复医疗培训的教材。

尽管本文的译者经过比较充分培训和交流，期待译文达到信、达、雅的境界，但是翻译痕迹仍然存在，个别错误在所难免。期盼广大读者和我们多多联系，及时反馈有关问题，以利今后再译时纠正。

励建安

前　　言

25 年来，我们秉承着带给大家最优秀的内容的传统，出版了第 6 版物理康复医学。我们也非常高兴，这一系列书受到了业内人士和学生的广泛欢迎。

本书致力于为读者提供成年患者的综合康复手段，因此，这本书也被作为物理治疗专业的主要教科书，同时也成为治疗师和其他康复专业人员的重要临床实践资源。第 6 版的内容不仅延续了专业知识的新进展，而且整合了诸多基础和应用型的临床研究来指导我们的临床实践和提供循证医学信息。此外，本书还整合了美国物理治疗学会物理治疗师实践指南和世界卫生组织国际功能、失能与健康分类中的专业术语、实践模式、具体检查方法和干预措施。

本书共分为三部分。第一篇（第 1~9 章）包括了临床决策的制定、基础检查、功能状态检查和环境评估。第二篇（第 10~29 章）提到了许多康复机构常见的疾病和功能障碍，并讨论了与身体结构 / 功能损伤、活动和社会参与受限相关的检查和干预措施，健康促进和身心健康策略在此部分也有所提及，重点内容是让读者了解如何使患者 / 客户达到期待的目标和结局。最后第三篇（第 30~32 章）包括了矫形器、假肢和轮椅处方。

本书的中心思想是采用教学模式来强化和促进关键内容的学习。本书的每个章节均包含内容提纲、学习目标、引言、总结、问题回顾和扩展参考文献，同时也提供了很多补充阅读和推荐参考资源。每章节文末的病例分析和引导性问题都是提高临床决策制定技能的重要内容。在残疾相关的章节中，我们加入了循证医学证据的归纳，总结和客观评价了与章节内容相关的热点问题或干预研究。我们希望这些知识点可以作为范例提供给读者，让大家在临床中继续使用经过验证的方法学来客观评估临床实践。我们也希望以此来激励读者保持终生自我学习的习惯。

本书还增加了很多新的插图和照片。采用全彩的内页可以给读者提供更好的阅读体验并增进对内容的理解。第 6 版的更新还包括了 13 个在线病例学习以及附带的视频，这些视频内容主要展示患者在接受康复训练时的初始检查、干预措施和结局。视频中的病例由美国各地的临床治疗师提供并授权，包含了患者的真实治疗过程。病例内容包括：慢性阻塞性肺疾病、呼吸窘迫综合征、烧伤、截肢、脊髓损伤、帕金森病、脑外伤、卒中和前庭功能障碍。每个病例中，我们会提出问题来引导读者关注在制定患者治疗计划中最关键的部分。

正如前几版中提到的，第 6 版书稿最大的优点是拥有一支非常出色的特约作者团队。非常幸运能邀请到这些拥有非常渊博的专业知识和无比丰富的临床经验的专家。这些专家来自于不同的专业领域，他们非常乐意通过提供各自专业领域内有实践意义和最新的信息，来分享给大家知识和临床实践经验。同时我们也欢迎 George D. Fulk 作为新的参编者加入第 6 版的编写工作。

第 6 版的出版还得益于很多既往阅读和参考过本书的理论和临床实践内容的专家。我们非常高兴能得到他们具有建设性的反馈，并且采纳了很多建议和改进。一如既往，我们非常欢迎各位同道和学生继续给本书提供改进的意见。

“一路向前”，作为物理治疗师，持续接受更多的专业责任和挑战，是一个永恒的话题。我们非常高兴能有机会对物理治疗的学术文献做出自己的贡献，同时也为那些即将准备从事这份职业的人们提供更好的专业知识更新。

最后，我们衷心地感谢一直致力于为生命付出的物理治疗师们。这本书献给过去的、现在的、将来的他们，祝愿我们能为患者赢得更加美好的生活。

SUSAN B. O'SULLIVAN
THOMAS J. SCHMITZ
GEORGE D. FULK

目　录

第一篇　临床决策制定和检查

第二篇　康复的干预策略

第三篇　矫形器、假肢及轮椅处方

第一篇

临床决策制定和检查

临床决策制定

第 1 章

Susan B. O'Sullivan, PT, EdD

学习目标

1. 临床推理的定义和影响制定临床决策的因素；
2. 患者管理过程中的关键步骤；
3. 物理治疗师在制定有效治疗计划过程中的主要责任；
4. 对物理治疗的临床推理过程造成不利影响的主要问题；
5. 讨论确保患者可以参与治疗计划的策略；
6. 讨论物理治疗的文档记录的关键内容；
7. 在制定临床决策过程中，专家和低年资物理治疗师的区别；
8. 讨论制定治疗计划过程中循证医学的重要性；
9. 提供一个临床病例，分析和解释患者的信息数据，制定目标和结局以及治疗计划。

章节大纲

临床推理 / 临床决策的制定

临床推理是多个方面的过程，包括大量认知技能，物理治疗师基于此可以获得信息、制定目标和决定策略。在临床实践中，当治疗师遇到困难时，需要不断进行临床推理，也可以将推理作为不断自省的过程。临床决策是临床推理后所得出的结论，也是患者治疗方案的基础。许多因素可以影响临床决策的制定，包括医务人员的目标、价值和信仰，社会心理能力，知识基础和专长，解决问题的策略，以及程序化能力。在接下来的章节中，我们将着重讨论这些因素。患者的性格因素(包括目标、价值和信仰，身体、心理社会、教育和文化因素)，以及环境因素（临床环境、整体资源、时间，财政支持水平和社会支持水平）也会影响临床决策的制定。

经验丰富的专家已经制定出一些临床推理的流程图来指导临床工作，如算法等。例如，Rothstein 和 Echternach 制定了临床工作者针对假设的推导Ⅱ（Hypothesis-Oriented Algorithmfor Clinicians II，HOAC）[1]，在临床工作者考虑到有多种可能的方案时，HOAC 可以帮助他们一步一步地解决问题。HOAC 是在特定临床问题的基础上，来帮助临床工作者确定临床决策的步骤和纠正问题的可能选择。这一系列问题通常会被定义成以“是 / 否”作为回答形式，例如：处理方法是否符合标准，假设是否可行，目标是否达到，决策是否适当，以及方法是否正确。

假说是指患者问题的潜在结果，代表治疗师对病因的猜想。患者问题则是指活动受限。在临床推算中，任何问题如果回答否，则代表需要重新评估假说的可行性，并重新考虑决策的制定。在使用 HOAC Ⅱ作为制定临床决策的模型时，治疗师还需要区分现有问题和预计存在的问题。例如：如果干预措施不是用于预防，那么有可能会发生哪些障碍，这就是预计存在的问题。临床推导的价值在于指导治疗师决策和提供临床决策大纲(第 17 章,图 17.7 和图 17.8,以问题为中心的临床推导举例)。

如今,物理治疗师的工作环境日渐复杂,要求在明显的约束条件下,制定出日益增多并且复杂的临床决策。例如:治疗师可能被要求在 72 小时内为新入院且合并多种复杂合并症的患者制定治疗计划。越来越小的治疗权限和越来越短的康复住院时间,也是决策制定越来越复杂的原因。经验较少的治疗师可能很容易遇到困难。这一章节将介绍如何制定临床决策和管理患者的流程图,以帮助治疗师梳理和区分数据的优先次序,制定与患者/客户和卫生政策部门的需求及目标相匹配的有效治疗方案。

国际功能、残疾和健康分类(ICF)

世界卫生组织(WHO)国际功能、残疾和健康分类(ICF)提供了一个重要的知识框架:通过清楚定义健康状态、障碍、活动受限和参与受限,来理解和区分健康状况和患者的问题[2]。美国物理治疗协会(APT)已经加入 WHO,世界物理治疗协会(WCPT),美国文体治疗协会(ATRA)和其他已经接受 ICF 分类的国际专业组织。图 1.1 描述了 ICF 的残疾模型。

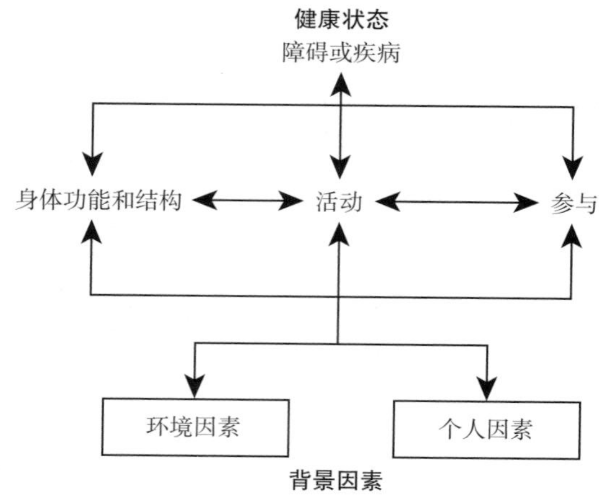

图 1.1 ICF 残疾模型。WHO 功能残疾和健康分类(ICF)

障碍(Impairments)是指个体身体功能(身体各系统生理功能)或结构(身体解剖)存在的问题。障碍可以直接导致健康问题、疾病、障碍、损伤或外伤,或者其他环境因素,如年龄、压力、先天畸形或遗传易感性。例如:卒中患者可以有感觉丧失、轻瘫、运动障碍和偏盲(直接障碍),障碍可以是轻微的、中等程度的、严重的或者完全的,也可能是永久的或者可恢复的。障碍也可以是间接的(继发性的),源于其他系统的结局转归或并发症。在长期卧床和制动状态下,在无效的治疗计划或缺少康复干预时,都会产生间接障碍,可能由现有障碍导致的,或者由多系统功能障碍发展所致。例如:肺活量减少和耐力减少、失用性萎缩和乏力、挛缩、压疮、深静脉血栓、肾结石、尿路感染、肺炎和抑郁状态。多种潜在起源的直接和间接障碍的综合影响(例如平衡障碍、步态障碍),都会导致障碍。

活动受限是指个体在执行任务或活动时遇到的困难。活动受限包括认知和学习技能受限,交流能力受限,**功能性活动能力(functional mobility skills,FMS)受限**(例如转移、步行、抬举或携带物品)以及**日常活动能力(activities of daily living,ADL)受限**。**基础日常生活活动能力(BADL)**包括自我如厕、个人卫生、洗澡、穿衣、吃饭、喝水和社会(个体)间的交流能力。卒中患者可能在上述所有领域均有困难,不能够完成这些平常生活过程中的动作、目标和活动。

参与受限是指个体在生活环境和社交活动的参与过程中出现的问题。生活角色的分类包括家庭管理、工作(职业/学习/娱乐)和社会活动/休闲活动。这些均包括**工具性日常生活能力(instrumental activities of daily living,IADL)**,如打扫卫生、准备饭菜、购物、电话和管理财务等,同时还包括工作和休闲活动(如体育活动、娱乐活动、旅行)。因此,卒中患者不能够恢复其社会角色,如工作、家庭活动、做礼拜或旅行等。

表现限定值是指个体在当前真实生活环境中完成任务或活动时参与受限的程度。环境是由生理、社会和个体生活的所有方面构成。困难程度可以从轻微到中等,再到严重或完全。**能力限定值**是指活动受限的程度,用于描述个体最高可能的功能水平(执行任务或活动的能力)。限定值应该包括在设备帮助下(合适的工具)或者另一人(从最小到中等再到最大程度的)帮助或环境改造(家庭、工作地点)。因此,卒中患者可能在家庭环境的移动(表现限定值)表现出中等程度的困难,要求使用踝足矫形器、较小基底面的四点拐杖和另一人中等程度的帮助(能力限定值)。

环境因素是指人类生存和功能的物理、社会和个人环境。这些因素不仅包括产品和技术(用于个体日常生活、移动和交通、交流)和物理因素(家庭环境、地面、气候),还包括社会支持和关系(家庭、朋友、照顾者)、生活态度(个人和社会)以及机构和法律(家庭、交流、交通、法律、财政服务和政策)。限定值包括:阻碍因素(残疾风险因素)或促进因素(资产)。阻碍可以从轻、中、重度,直至完全障碍。促进也可以从轻、中、高度,直至最高促进。

知识点 1.1 是 ICF 残疾术语的总结。ICF 目录清单(译本 2.1a,国际功能、失能和健康分类的临床表单)是用来发现和记录个体功能和残疾信息的临床工具。

患者/客户管理

患者/客户管理的步骤包括:①检查患者;②评估数据和明确问题;③明确物理治疗诊断;④确定预后和治疗计划(POC);⑤实施治疗计划(POC);⑥复查患者和评估治疗结局(图 1.2)[4]。

检查

检查包括发现和明确患者的问题以及有利于确定合理治疗措施的资源,需要包括以下三个方面:患者病史、系统回顾和检验及测量。体检开始于患者转诊或者初诊(直接就诊),并自始至终贯穿整个治疗过程。不断地复查则要求治疗师不断评估治疗的进展,并修改和完善合理的干预措施。

知识点 1.1 术语：功能、残疾和健康

健康状况（Health condition）：是疾病、障碍、损伤或外伤的统称，也可以包括其他细节，如年龄、先天异常或遗传倾向，也可以包括发病机制和（或）病因学的信息。

身体功能（Body functions）：是指身体结构的生理功能（包括心理功能）。

身体结构（Body structures）：是指身体的解剖结构，如器官、肢体及其组成部分。

病损（Impairments）：是指身体功能或结构的问题，例如明显异常或缺损。

活动（Activity）：是指个体执行任务或行动。

活动受限（Activity limitations）：是指个体在执行上述活动时遇到的困难。

参与（Participation）：是指融入生活环境。

参与受限（Participation restrictions）：是指个体在融入生活环境时遇到的困难。

关联因素（contextual factor）：是指个体生活和生存环境的所有背景因素。

- **环境因素（environment factor）**：是指人们生存和引导他们生活的生理、社会和态度环境，包括社会态度、建筑特性和法律及社会结构。
- **个人因素（Personal factors）**：是指个人生活中的特殊背景因素，包括性别、年龄、处事风格、社会背景、教育、专业、既往和目前经历、整体行为模式、个性，以及其他可能影响个体残疾程度的因素。

表现限定值（Performance qualifier）：是指个体在现有环境下所做的事情（现有环境包括个体在执行和完成任务时使用的辅助设施或人为帮助）。

能力限定值（Capacity qualifier）：是指个体执行任务或行动的能力（在特定时刻、特定领域的最高功能水平）。

诊断
是指评估检查数据的过程及其最终结果，物理治疗师将这些归纳起来确定症候群、综合征或者分类，决定预后（包括治疗方案）以及最合适的干预措施。

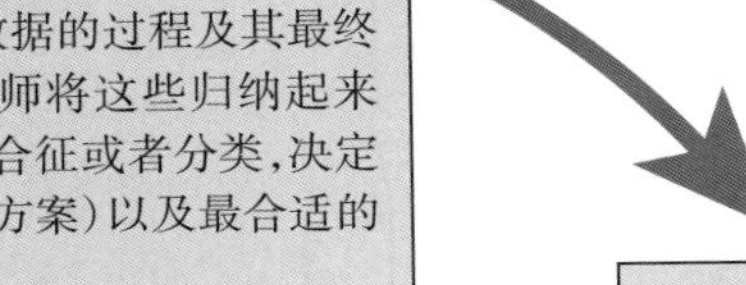

预后
（包括治疗计划）
确定通过干预措施可能达到的最佳进步水平，以及达到该水平需要的总时间。治疗计划中应该详细包括采用的干预措施、治疗时间和频率。

评估
是一个动态的过程，物理治疗师根据检查所获得的信息来制定临床决策。该过程也可以明确患者可能存在的问题，并寻求专科会诊或转诊。

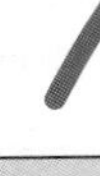
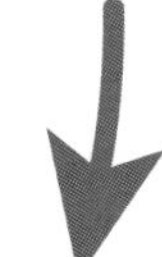

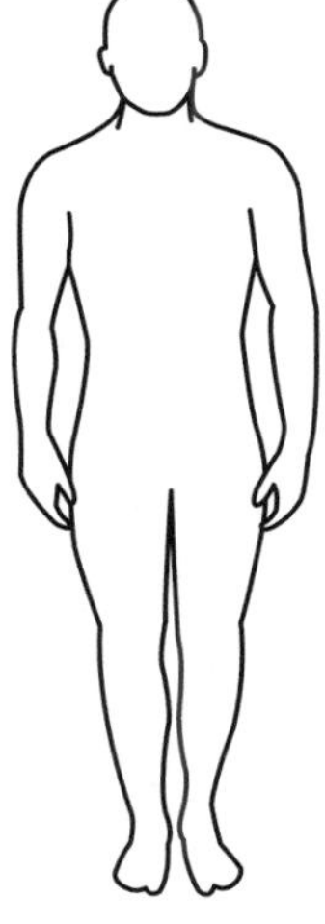

干预措施
物理治疗师与患者 / 客户一起（如果有可能，也包括其他照顾患者 / 客户的人），通过有目的和有技巧的相互交流，采取多种多样的物理治疗方法和技术，改变患者状态，与诊断和预后相一致。物理治疗师需要通过复查来明确患者 / 客户状态是否改变，并更改或纠正干预措施。在发现新的临床情况或患者 / 客户没有进步时，才会去决定是否复查，在复查过程中，也可以明确是否需要专科会诊或者转诊。

检查
该过程包括询问病史、系统回顾、选择和实施收集患者 / 客户信息的测试及评估。初始检查应包括全面筛查和特殊检查，并可以导致第一诊断分类。检查过程中也可以明确患者可能存在的问题，并寻求专科会诊或转诊到其他提供服务方。

结局
患者 / 客户管理的结果，包括物理治疗措施对以下几个领域的影响：病理 / 病理生理学（疾病、障碍或状况）；障碍、功能受限以及残疾；降低风险 / 预防；健康；幸福感和健适；社会资源；患者 / 客户满意程度。

图 1.2 患者管理的组成部分，以达到最佳结局

病史

患者的既往病史和目前健康状态信息可以从回顾其医疗记录和与患者、家庭和照顾者的访谈中获得。医疗记录可以提供患者健康医疗团队成员的详细记录；这些记录需要对疾病和损伤、医疗术语、鉴别诊断、实验室和其他诊断性检查以及医疗处理有详细的认识。利用原始资料或专科会诊可以帮助刚刚步入临床工作的新人。图 1.3 列出了从患者病史中获得的信息类型[4]。

患者访谈是获得信息的重要方式，并可以直接获得患者

一般人口学数据
- 年龄
- 性别
- 种族
- 主要语言
- 教育

社会史
- 文化信仰和行为
- 家庭和照顾者资源
- 社会关系、社会活动和支持系统

雇佣 / 工作(职业 / 学习 / 娱乐)
- 目前和原有的工作(职业 / 学习 / 娱乐),社区和休闲活动、任务或活动

生长和发育史
- 成长史
- 优势手

生活环境
- 设施和设备(例如,辅助、适应、矫形、保护、支持、假体)
- 生活环境和社区特点
- 预计出院目标

一般健康状况(自我评估、家庭评估、照顾者评估)
- 总体健康状态
- 躯体功能(例如活动能力、睡眠状态、卧床制动时间)
- 心理功能(例如记忆、推理能力、抑郁、焦虑)
- 社会角色功能(例如社区、休闲、社会、功能)
- 社会功能(例如社会活动、社会交流、社会支持)

社会 / 健康习惯(既往和现在)
- 总体健康状态
- 生理功能(例如活动能力、睡眠状态、卧床制动时间)
- 心理功能(例如记忆、推理能力、抑郁、焦虑)
- 社会角色功能(例如社区、休闲、社会、功能)
- 社会功能(例如社会活动、社会交流、社会支持)

家庭史
- 家族健康风险

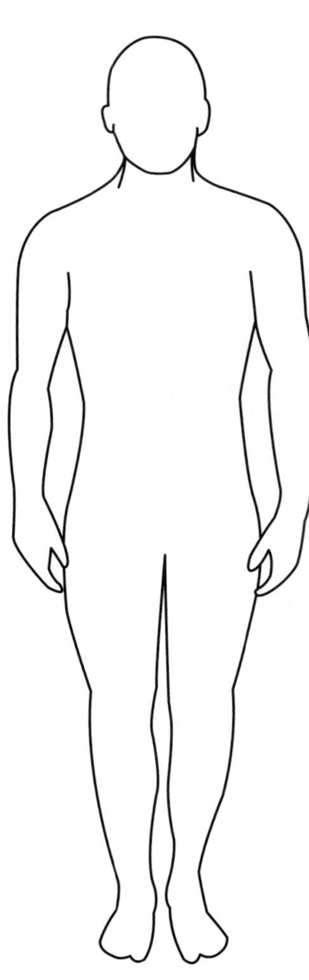

医疗 / 手术史
- 心血管
- 内分泌 / 代谢
- 胃肠道
- 泌尿生殖系统
- 妇科
- 皮肤
- 肌肉骨骼
- 产科
- 既往住院记录、手术和既往医疗及其他健康相关条件
- 心理

目前状态 / 主诉
- 导致患者 / 客户来寻求物理治疗的相关问题
- 患者 / 客户要求物理治疗服务的问题或需求
- 目前治疗干预措施
- 损伤或疾病机制,包括发病日期和整个过程
- 症状开始的时间和方式
- 患者 / 客户、家庭、其他重要的人和照顾者对治疗的期望和目标
- 既往主诉
- 既往治疗干预措施

功能状态和活动水平
- 目前和既往自我照顾的功能状态和家庭管理能力,包括日常生活活动能力(ADL)和工具性日常生活活动能力(IADL)
- 现有和既往功能状态,包括工作(职业 / 学习 / 娱乐)、社区和休闲活动、任务或活动力

药物
- 目前状态的药物治疗
- 针对目前状态的既往药物治疗
- 其他状态需要的药物治疗

其他临床检验
- 实验室和诊断性检查
- 回顾有用的记录(例如医疗,教育,手术)
- 回顾其他临床发现(例如营养和体液平衡)

图 1.3 从患者病史中获得的信息类型

的理解。治疗师可以向患者提问一系列问题，包括一般健康状况、既往和目前的医疗现状/并发症以及治疗方法。特别重要的是，治疗师应该要求患者自己描述其目前的困难、主诉(寻求物理治疗的原因)以及此次治疗的预期目标或期待的结局。患者常常会描述他/她在活动受限或参与受限方面(他/她不能做到的)的困难。紧接着，治疗师需要再询问患者一系列问题，用来探讨这些困难/主诉的特征和病史。在提问时，关于功能活动和参与的一般问题，必须能直接区别能力(capacity)和表现(performance)。例如：此次卒中后，患者长距离步行时会遇到多大的困难？和生病之前相比有何差异？(用来询问能力水平)。而检查表现时，则可以直接询问，如在长距离步行时，这个困难对患者的影响有多大？如果使用某一辅助装置，该困难程度是会减轻还是加重？此外，还有一些问题可以指向患者的社会和物理环境、职业、休闲兴趣、健康习惯(例如吸烟史、饮酒史)、喜欢的运动和不喜欢的运动，以及平常活动的频率和强度。知识点 1.2 列举了一些访谈时的问题范例[4,5]。

一些恰当中肯的信息也可以从患者的家庭和照顾者口中获得。例如：中枢神经系统(CNS)损伤和存在严重认知和(或)交流障碍的患者和年幼的儿童患者可能不能准确表达他们存在的困难，此时家庭成员或照顾者应当承担主要职责，提供相关病史信息以帮助治疗师明确康复问题。同时在访谈过程中也需要明确该家庭成员或照顾者的需求。

在询问病史或体格检查的过程中，治疗师应该对患者的文化和种族差异信息非常敏感，这会影响到患者或家庭成员的反应。对健康和医疗的不同信仰和态度可能影响患者接下来的合作程度。在询问病史的过程中，治疗师应该仔细聆听患者的诉说，同时仔细观察患者的任何躯体表现，这些可能会暗示患者的情感状态，例如：萎靡不振的身体姿势、不恰当的面部表情以及目光呆滞。最后，询问病史的访谈过程也是建立患者和治疗师之间和谐关系、有效交流和相互信任的重要过程。与患者建立有效的交流和合作服务关系，可以使治疗师的观察内容更加有效，并且对制定有效的治疗计划非常重要。

系统回顾

简要的筛查是指要求治疗师能快速查看患者身体的各个系统，并确定以下各个系统的功能是否完整或是否存在功能障碍：心血管/肺部、体表皮肤、肌肉骨骼和神经肌肉系统。此外还需要了解认知功能、交流、学习方式和情感状态方面的信息。针对功能障碍，结合对主要健康状况(障碍或疾病)的准确认识：①确认接下来的或者更详细的检查需要；②排除或鉴别具体特定系统；③确定是否转诊至其他健康医疗专家(分诊)；④着重在特定部位或身体结构中寻找症状起源。治疗师必须考虑到所有可能导致活动受限或参与受限的因素，这是确定哪些领域应该被筛检的第一步。如果患者/客户的需求超过治疗师的专业范畴，则需要请求其他专科会诊。例如，卒中患者如果存在吞咽困难，则需要寻求吞咽障碍专家对吞咽功能进行详细评估。

筛查也可以用于健康人群。例如：物理治疗师可以通过筛查来发现疾病的风险因素，例如功能水平下降、压力和肥胖。筛查也可以指导某些特殊人群，如儿科患者(如脊柱侧凸)，老年患者(如跌倒风险)，运动员(如赛前检查)和在职人群(如明确其工作环境中是否存在肌肉骨骼损伤的风险)。筛查的方式可以包括观察、量表回顾、口述病史和(或)简要体检。另外，某些机构可能还需要一些其他筛查方式。例如：在一些长期照顾机构，可能要求治疗师通过回顾一些图表来发现个体

知识点 1.2 举例访谈中提问的问题

Ⅰ. 明确目前存在问题的性质和病史：

你这次过来治疗是为了解决什么问题？
该问题从何时开始出现的？
该问题出现时你是如何处理的？
这个问题存在了多久？
你是如何治疗这个问题的？
你如何做可以让问题缓解一些？
什么情况下会使该问题加重？
你来寻求物理治疗的目标和期待是什么？
你为了这个问题找过其他医务人员吗？

Ⅱ. 明确患者期待的基本功能活动的结局：

在家/工作/学校时，你通常做什么？
什么活动你目前不能做到？
什么样的活动和以前比有不同？如何不同？(如，需要更多的时间，更多的努力和不同的策略)？
什么活动是你希望自己做，但目前需要别人帮助来执行的？
你主要的休闲活动是什么？
我如何能帮助你更加独立？

Ⅲ. 明确患者活动时的典型环境条件：

描述你的家庭/学校/工作环境
你在家里如何到处活动/出入(如：出入浴室、卧室、大门)你的安全感如何？
你如何在社区中到处活动和出入(如：工作地点、学校、杂货店、购物中心、社区活动中心、楼梯、路边、坡道)，你的安全感如何？

Ⅳ. 明确可利用的社区支持：

你和谁一起居住？
谁可以帮助照顾你？(如基础日常活动、工具性日常生活活动)
当你想要活动时，谁来帮助你(如行走、上楼梯、转移)？
你觉得哪些活动存在困难，但可以通过额外帮助解决？

Ⅴ. 明确患者是否认识到潜在的残疾风险因素：

你觉得未来可能会面对哪些问题？
你会如何去缓解或减少这些风险问题的发生？

功能状态的改变以及对物理治疗的需求。然后在完善筛查后的基础上，治疗师再决定后续物理治疗服务的需求。

测试和测量

有很多确诊性的测试和测量用来提供客观的数据，以准确地决定某些具体功能和功能障碍程度。检查从明确损伤的程度开始，例如：肌肉力量减退（徒手肌力测定）和关节活动范围损伤（ROM）（量角器测量），以及功能性活动进展（6 分钟步行试验、坐站起立时间、Berg 平衡量表）。或者，治疗师分析执行任务时患者的表现和典型的或期望的表现之间的差异时，可以从检查功能表现开始。例如：治疗师要求卒中患者完成从床上转移到轮椅，在此过程中，治疗师可以通过观察他的表现，来明确患者的姿势支持（稳定性）不足，缺少足够的下肢伸肌肌群力量以满足直立姿势，以及缺少足够的踝背伸 ROM。然后，治疗师开始详细检查这些损伤。采用哪种方案取决于筛查结果和治疗师对健康状况的了解。在功能检查的过程中，需要包含的关键信息有：独立或依赖的程度、需要的物理支持，外部设备或环境改造。

充分训练和熟练完成具体的测试和测量十分重要，以确保评估结果的有效性和可信程度。错误的评估可能会导致收集的数据和信息不准确，最后导致制定治疗计划的不合理。在接下来的章节中，我们将着重关注具体的测试和测量，并讨论其有效性和可信度。使用标准化的残疾评估工具（如采用 Fugl-Meyer 评估卒中患者的躯体表现能力）可以帮助评估，但并不一定适合每个患者。治疗师需要仔细回顾患者个性的问题，来决定采用的评估方法是否具有合理性和敏感性。知识点 1.3 列举了物理治疗实践指南中的一些测试和评估方法分类[4]。

低年资治疗师应该避免过度收集和收集无关的数据，纠正信息越多越好的错误观念。不必要的数据只会混淆整体思路，使制定临床决策更加困难，并且提高了非必要的治疗成本。如果出现新的问题，该问题不是在最初的病史或系统回顾中发现的，或者，如果获取的数据不一致，则需要增加额外的检测或评估。这时，咨询有经验的治疗师是很重要的方法，帮助找出不一致的原因和决定具体的检测和评估方法是否恰当。

知识点 1.3 测试和测量的分类

有氧能力 / 耐力
人体测量特征
觉醒、注意力和认知功能
辅助和适应设施
循环（动脉、静脉、淋巴）
颅神经和外周神经的完整性
环境、家庭和工作（职业 / 学校 / 角色）障碍
人体工程学和人体力学
步态、运动和平衡
皮肤完整性
关节完整性和灵活性
运动功能（运动控制和运动学习）
肌肉表现（包括肌肉强度、力量和耐力）
神经运动发育和感觉统合
矫形器、保护和支持设备
疼痛
姿势
假体需求
关节活动度（包括肌肉长度）
反射的完整性
自我照顾和家庭管理（包括日常生活活动和工具性日常生活活动）
感觉的完整性
通气和呼吸 / 气体交换
工作（职业 / 学习 / 娱乐）、社区和休闲活动
重塑或回归（包括工具性日常生活活动）

评估

初始检查搜集的数据必须经过接下来的归纳总结和分析。治疗师将明确和优先考虑患者的障碍、活动受限和参与受限问题，并列出一个问题清单。正确认识这些临床问题伴随的主要功能障碍以及合并症也同样重要。表 1.1 举例说明了需要重视的问题清单。

治疗师必须分析障碍、活动受限和参与限制之间的因果关系。例如：偏瘫患者的肩痛可能由以下几种因素导致，包括：低张力、失去主动随意活动，这些均为直接障碍；或者在不恰当的转移过程中造成软组织损伤 / 外伤，这属于活动导致的间接障碍。确认它们之间的因果关系非常困难，但却是决定合理治疗措施和解决患者疼痛的关键步骤。

有经验的临床工作者能够确认患者环境中的角色障碍和有利因素，并合并评估方法来最小化或最大化治疗计划中的这些因素。治疗计划强调和加强了这些能够提高患者功能和帮助患者能够成功达到目标的有利因素。提高患者积极性和参与性是加强有利因素的自然结果。例如：卒中患者可能有完整的交流能力、认知功能和良好的健侧肢体功能。促进因素也可以包括家人 / 照顾者的支持和理解，以及合适的居住环境。

诊断

医疗诊断是指通过评估目前症状、体征、病史、实验室检查结果和诊断技术来确定疾病、障碍或状态（病理 / 病理生理学的）。该诊断主要建立在细胞水平。物理治疗师使用诊断术语来确认各个系统（尤其是运动系统）和整体水平对功能状态的影响[4]。因此，该诊断术语用来明确专业的人体知识和物理治疗师在医疗方面的作用。例如：

医学诊断：脑血管意外（CVA）

物理治疗诊断：与非进展性的中枢神经系统障碍相关的运动功能和感觉完整性障碍——在青春期或成年期获得[4]。

医学诊断：脊髓损伤

物理治疗诊断：与非进展性的脊髓损伤相关的运动功能、外周神经完整性和感觉完整性障碍[4]。

在制定治疗计划的过程中，诊断过程包含整合和评估检

表 1.1　卒中患者需要重视的问题举例

直接损伤	间接损伤	合并损伤	活动受限	参与限制
右侧偏瘫 **右上肢重于右下肢**	右侧肩关节半脱位	平衡障碍 站立平衡障碍重于坐位平衡	床上依赖的活动：最小帮助	社区活动能力下降
	右侧肩关节 ROM 下降	步态异常	基本日常生活活动依赖：少量/中等量帮助	工具性日常生活活动能力：不能
右上肢低张力	脊柱后凸，头部向前	耐力下降	转移依赖：中等帮助	承担社会角色（丈夫）能力下降
右下肢痉挛：膝关节伸直、跖屈			运动依赖：中等帮助	
协同模式 **右上肢重于右下肢**			上楼梯：不能	
轻度构音障碍			跌倒风险增加	
轻度认知缺陷：短时记忆下降				
运动规划能力下降				
合并症	糖尿病外周神经疾病			
双足感觉减退		平衡能力下降	跌倒风险增加	
左足（第五趾）小压疮		耐力下降		
		步态异常：需要特制的鞋子		社会活动减少

关联因素：物理、社会和态度
一楼农场房子；进门时两层台阶，无扶手
活动需求较高
个人因素：个人生活和居住环境
妻子是其主要照顾者；有骨质疏松和视力下降（双侧白内障）
有两个儿子，住在 30 公里范围之内

查的相关数据来描述患者/客户的健康状态，以指导预后和选择治疗方案。《物理治疗师实践指南》上利用提供的实践模式，组织整理了物理治疗的具体诊断分类[4]。四个主要的分类分别是：肌肉骨骼、神经肌肉、心血管/肺部和皮肤，每个分类中分别确定了首选的实践模式（附录 1.A）。根据患者/客户管理的五个方面，该模式均进行了详细描述（如：检查、评估、诊断、预后和治疗）。每个模式也包括了复查评估治疗进展和整体结局，以及物理治疗服务的终止标准。该模式由有经验的物理治疗师共同完成，根据他们的知识、经验、专业范围，细化了常见的问题。因此，专家共识被用来制定和确定诊断分类和首选的实践模式。在分析预后和制定治疗计划时，物理治疗师作为运动学专家，鉴于其核心作用，需要关注活动分析结果的诊断和检查过程中的运动问题。

Sarhman 指出，使用特指于物理治疗的诊断分类①需要建立与同事和患者/照顾者的有效交流，针对物理治疗师的专业能力需求；②提供合适的分类来确定检查和治疗标准；③指导检查治疗疗效，因此提高了循证医学的价值[6]。物理治疗诊断分类提高了与功能结局相关和直接物理治疗服务相关的报销成功率。

预后

预后一词是指可预测的最佳功能进步水平以及需要达到该水平的时间[4]。准确的预后判断可以在一些患者刚开始治疗时即被确定。其他有更多复杂状况的患者，例如严重脑外伤合并广泛残疾和多系统受累时，预后或期待的进步水平可能只有在康复治疗过程中被逐渐明确。对恢复模式（障碍阶段）的认识，有时会有利于制定决策。需要多长时间达到最佳恢复水平是一项重要的决定，这是医疗保险和其他保险提供者的要求。预测最佳恢复水平和大概的时间范围，对低年资治疗师来说具有一定挑战性。因此，将经验丰富的专家作为资源和导师，有利于促进决策制定过程中该步骤的进行。在每一个首选的实践模式中，物理治疗实践指南均包括了每个治疗段中范围较广的预期治疗数量[4]。

治疗计划

治疗计划列出了预先考虑到的患者管理。从患者/客户的病史、系统回顾、测验和评估，以及其他因素中，包括患者的整体健康、社会支持系统的可及性，居住环境和潜在的出院目标,治疗师均可从以上过程中评估和整合数据。多系统受累、严重障碍和功能丧失,长期受累(慢性),多种合并症,以及患者的医疗稳定性,都是增加临床决策制定复杂性的重要参数。

治疗计划的重点是通过减轻活动受限和参与限制,在个人/社会水平产生有价值的改变,达到独立移动或日常生活活动独立,回归工作或参与娱乐休闲活动,从而改善**生活质量(QOL)**,这对患者/客户非常重要[7]。QOL是整体健康和幸福的概念,包含了患者/客户的躯体和心理方面。最终,不是所有障碍都可以通过物理治疗来修复。某些障碍是持续或进展的,无法阻止的病理学的直接结果,例如肌萎缩侧索硬化(ALS)。对该种疾病来说,合理的治疗应该主要集中在减少间接损伤和活动限制的数量和严重程度上。

POC必要的组成部分包括:①预期目标和期待结局;②预期的最佳进步水平;③具体干预措施,包括类型、持续时间和频次;④出院标准。

目标和期待结局

在制定POC时,重要的第一步就是确定预期**目标**和**预期结局**,患者/客户管理的预期结局。目标和结局状态代表了患者医疗决策的优先性和对损伤、限制活动和参与限制方面的预计改变。同时也代表整体健康、减低风险和预防、幸福感、健适和患者/客户最佳满意度的预期改变。不同的是时间范围。结局是指患者在治疗或康复过程中的阶段性的预期水平,而目标则是指为达到预期结局的中期阶段[4]。

目标和结局状态应该是现实的、客观的、可测量的和有时间限制的。以下为四个必要组成部分:

- **个体**:谁会完成这些特定行为或要求的活动或治疗方面?目标和结局的重点是在患者/客户身上,包括直接接受物理治疗服务的人,和(或)从咨询和建议或从以促进、健康、幸福感、健康舒适为主要目的的服务中获益的人。目标也可以关注家庭成员或照顾者,例如:有进展性残疾的儿童的父母。
- **行为/活动**:患者/客户将表现什么样的特定行为或活动?目标和结局应包括障碍的改变(如:ROM、肌力和平衡),以及活动受限的改变(如:转移、步行、ADL)或参与限制的改变(如:社区活动、回归学校或工作)。
- **状态**:在什么状态下评估患者/客户的行为?为了成功达到目标或结局,限定了特定的状态或测量方法,例如:达到的距离,完成活动所需要的时间,成功完成特定活动的次数。状态的重点关注是功能的改变,表述可接受的功能表现。例如:在美国,大多数康复中心采用功能独立性评测(FIM)作为描述功能水平的表现。FIM将得分划为无帮助/独立(第7级),无帮助/改进后独立(第6级;设备),有帮助者/改进后依赖(第5、4、3级,监督下,最小的,中度的,帮助),有帮助者/完全依赖(第2、1级,最大的、完全的帮助)(第8章表8.5有该量表最完整的表述)[8]。为达到结局目标,环境类型也应该具体分为:临床环境(如:安静的房间、平整的地板表面、物理治疗健身房),家庭(如:一层八级的楼梯、铺上地毯的地面),以及社区(如:不平整的草地、路沿、坡道)。
- **时间**:达到既定目标或结局需要多长时间?目标可能有短期(大概是2~3周),也有长期(长于3周)。结局是指在这段治疗或康复过程结束时,期待的功能表现水平。在严重残疾和不能完全恢复的病例中,如脑外伤患者,在刚开始的康复过程中,治疗师、团队成员可能对确定其预期结局有一定困难。长期目标主要用于对一些特殊恢复阶段的期待结局(如:微小意识状态、昏迷状态)。如果患者有显著改变,目标和结局也可以更改。

每个治疗计划可以有多个目标和结局。目标可能对应不止一个可以成功达到的结局。例如:提高踝背伸ROM对独立转移和移动的功能结局十分重要。成功达到结局也同样依赖于完成一系列不同的目标。例如:独立移动(结局)依赖于不断增长的肌力、ROM和平衡技巧。在制定治疗计划时,治疗师需要准确知道目标之间的关系以及顺序。知识点1.4对结局和目标进行举例说明。

在康复机构,治疗计划也包括患者整体康复潜力的状态。可以通过如下特定词语来表述:优秀,良好,尚可,或差。在决定其康复潜力时,康复治疗师需要考虑多重因素,例如:患者的状态和初始数据、合并症、损伤机制和基础数据。

干预措施

接下来的一步是决定**干预措施**,是指物理治疗师和患者之间通过有目的的相互作用,使用多种物理治疗程序和技术来使患者的状态产生改变,有时候也可以包括其他个体参与到患者的治疗中。物理治疗干预措施的内容包括协调、交流和文档记录;患者/客户相关教育引导和程序化治疗(图1.4)[4]。

协调和交流

病例管理要求治疗师有能力与所有康复团队的成员进行直接或间接的有效交流。例如:在病例讨论会、团队会议或者查房时,治疗师可以与其他专家直接交流,或者通过医疗文书的记录进行间接交流。有效的交流可以增加合作和理解。

治疗师在很多方面也有协调治疗的责任。治疗师要引导物理治疗助理选择合理的治疗方案,并承担监管物理治疗助理的职责。治疗师还需要协调其他专家、家庭或者照顾者一起,制定出具体的治疗方法和干预措施。例如:为了让转移训练能够尽早有效开展,如何让每个人对患者进行的转移训练都要保持一致则分外重要。治疗师负责与患者及家庭,以及其他有兴趣的人一起共同制定出院计划。治疗师的责任还包括为其他机构提供治疗计划的建议,如康复护理机构。

患者/客户相关的指导

在治疗管理阶段,为了缩短阶段性治疗的时间,对患者/客户进行有效指导是确保最佳的治疗和成功的结局的重要方法。交流策略需要考虑到患者/客户的年龄、文化背景、语言能力和教育水平,以及是否有特殊交流或认知损伤的表现。治疗师可以对患者、客户、家庭、照顾者和其他有兴趣的人提供直接一对一的指导。其他策略包括:小组讨论或课程,或者通过打印或视听设备进行指导。教育措施需要直接面对面,以确保可以对患者的状态、具体的活动和运动训练有很好的理解,从而保证教育措施可以提高功能,达到预期的课程目的。此外,教育措施直接关系到患者能否成功融入家

知识点 1.4　结局和目标的举例

以下范例是指在住院康复期间需要达到的结局：

8 周内，患者可以使用踝足矫形器和四脚拐在平地上独立和安全步行，达到社区内步行和所有日常生活活动无障碍。

8 周内，患者可以在严密监护下，在有限的室内距离内[最大 50 英尺(15.24 米)]完成轮椅驱动。

6 周内，患者可以在一个人极少的帮助下，在家庭内完成所有转移活动。

6 周内，患者可以在最小的起始帮助和设备帮助(使用延伸器)下，独立完成基础日常生活活动(BADL)。

6 周内，患者和家庭将获得帮助促进决策制定的技能，考虑到患者的健康和使用健康护理的资源。

以下举例是指在不同时间段内的期待目标：

短期目标

3 周内，患者将增强双上肢肩袖周围肌群和肘伸肌群的肌力，从好到正常。

3 周内，患者双侧膝关节伸直 ROM 将增加 10°，达到正常限制的范围内。

1 周内，患者将会独立使用下肢矫形器。

2 周内，患者和家庭将认识到步行过程中的个人和环境因素与跌倒的关系。

3 周内，患者在经过 30 分钟 / 段的 3 周治疗后，可以测试其 30 分钟治疗其中 5 分钟的任务。

长期目标

4 周内，患者可以独立进行从轮椅到汽车的转移。

5 周内，患者在严密监视下可以使用双侧 KAFO 和拐杖，通过摆至步的方式步行 50 步。

4 周内，患者可以坐正和在身体负重的情况下，不使用上肢支撑，也能够做到不失去平衡，维持静态平衡 5 分钟。

5 周内，患者在最小帮助下可以连续完成 3~5 个步骤的常规任务。

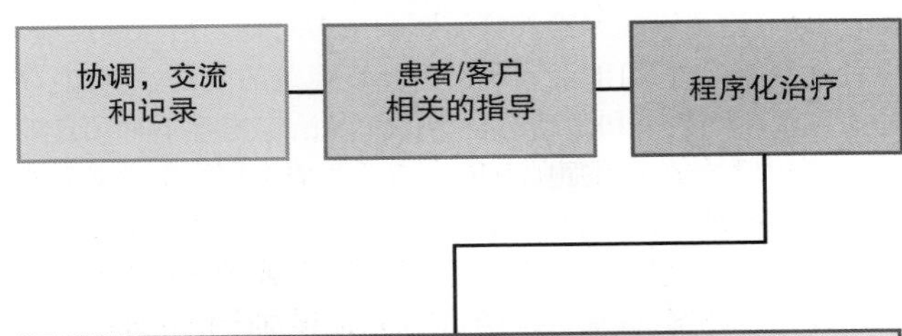

图 1.4　物理治疗措施的三大方面

庭环境(指导家庭活动计划，HEP)、返回工作(人体工程学指导)，或者恢复社区的社会活动(环境融入)。记录哪些内容教育过，谁参与过，什么时候进行的教育和整体成效也十分重要。是否需要反复和强化教育内容也应该在医疗文书中记录下来。

程序化的治疗措施

有技术含量的物理治疗包括了各种各样程序化干预措施，主要分为三种。**改善性治疗**是指直接补救或改善患者的功能状态，包括障碍、活动受限、参与限制和功能恢复。针对功能障碍施治。该方法假设存在改变的可能性(如：大脑和神经功能的重塑；肌肉力量的潜能或有氧耐力的改善)。例如：对不完全性脊髓损伤患者使用减重步行训练(BWSTT)。慢性进展性疾病的患者(如帕金森病患者)的康复治疗可能并不能够恢复直接损伤，所以干预措施的目的在于保留残存功能或优化现有功能，以及纠正可能的间接障碍，这样的目标结局同样积极有效。

代偿性治疗是指利用残存能力来优化其功能水平。为了达到功能目的，活动(任务)是可以适应的(改变的)。不包括或很少将原有生理障碍作为治疗目标。例如：左侧偏瘫患者学习利用右侧上肢穿衣。完全性 T1 截瘫患者学习驱动轮椅。环境的适应也可以用于促进功能性技术的重新学习和最优的表现。例如：脑外伤患者从有颜色编码的抽屉选择衣服，来实现穿衣服的能力。当恢复性治疗不能实现或者不成功时，可以采用代偿性治疗措施，与恢复性治疗相结合，达到功能恢复的最大化。

预防性治疗措施是指将潜在可能的问题最小化(如：可以预计到的间接损伤、活动限制和参与受限)以及保持健康状态。例如:SCI 患者早期恢复直立状态可以减少肺炎、骨质流失和肾结石的风险。成功教育 SCI 患者频繁检查皮肤完整性可以预防压疮。

治疗方案的选择建立在医疗诊断、检查评估、物理治疗诊断、预后和期待目标和预期结局的基础上。治疗师需要有一定的基础科学知识(如:运动学习原则、运动控制、肌肉状态、特定任务导向性训练和心血管状态),有利于确定干预措施并易于达到成功结局。尽早确定所有可能的治疗措施,并仔细权衡替代措施,对决定干预措施并达到最好结局很重要。仅仅依赖一种治疗措施,将减少选择可能,并且限制和排除了结局的成功可能。使用标准治疗方案(如髋关节骨折的患者的预定训练计划)可以标准化治疗,但是并不一定能满足患者的个人需求。标准治疗方案可能会导致检查/评估发现的问题与治疗方案的选择不一致。

Watts 提出,临床判断是一种艺术和科学的优雅结合[9]。临床专家和导师的专业咨询可以有效帮助低年资治疗师解决决策制定过程中的复杂问题,尤其是在掺杂很多复杂的因素时。例如:当没有经验的治疗师遇到一个有慢性病病史,并且合并多种合并症和并发症、认知功能障碍,社会支持不足以及严重活动受限的患者时,咨询专家会提供很大的帮助。

治疗计划的基本大纲建立后,就构建出框架计划,来实施具体的治疗方法以及帮助治疗师组织整理治疗计划中的必要干预措施内容。最常用的是 FITT 公式(频率-程度-时间-类型)(知识点 1.5)。

治疗师应该选择最理想化的治疗方法,与预期结局相联系,完成不止一个目标。治疗方案必须有效有序地首先处理关键损伤,并且为了达到最佳鼓励的效果,应该将更困难或不舒服的过程与简单的过程间隔开。在每个治疗段中,治疗师应该给予可以确保成功的任务,并且只要有可能,应该在每个过程给予一个积极提示。这将会帮助患者保留成功的积极感受和期待下一项治疗。

出院计划

在康复治疗过程中,出院计划应该在数据搜集过程中就开始早期制定,更容易达到目标和期待的结局。如果患者拒绝进一步治疗或者医疗情况和心理情况不稳定,也可以开始制定出院计划。如果患者出院时未达到目标结局,应该详细记录中断服务的原因。知识点 1.6 描述了一份出院计划应该包括的内容。

治疗师应该也提出一个出院预后,采用一个词概括,如优秀、好、一般或差,反映了在没有持续技术性干预措施的情况下,治疗师判断患者是否有能力维持功能水平直到最后。

治疗计划的实施

在建立一个有效的治疗段时,治疗师必须考虑一系列因素。最优先考虑的是患者的舒适度和最佳表现。周围的环境应该尽可能少的让患者分心,并将注意力集中到任务上。应该尊重患者的隐私,并适当地遮盖体位。治疗师应该考虑良好的身体力学,有效使用重力和体位,纠正技术和方法的使用。在治疗之前,每个设备都应该集中起来,处于良好的工作要求状态。治疗师必须观察到所有的安全注意事项。

应仔细检查患者治疗之前的功能水平或原始状态。中枢神经系统的一般状态,以及躯体神经和自主神经系统的内环境平衡是患者对治疗反应的重要决定因素。从情绪到认知到器官水平,诸多影响因素都可能影响患者对特定治疗的反应。患者过度压抑时,可能会表现出内环境稳定的改变。例如:脑外伤患者高度兴奋和激动的行为可能对治疗产生不可预计的反应,表现为抗争或逃跑。相似的是,昏迷的脑外伤患者可能因为觉醒困难,首先表现为参与治疗的能力受限。通过一段时间的治疗,治疗的反应可以被仔细控制,尽可能快地根据需求修改治疗方案,以保证能够成功达到结局目标。治疗师通

知识点 1.5 运动训练的 FITT 公式

频率:患者多久接受一次治疗?

每周的治疗次数(例如:每天或每周三次),或在某个特定日期之前的来访次数

强度:训练或活动的预期强度是多少?

例如:治疗计划包括反复坐站,3 组/次,重复 5 次,逐步从高坐位过渡到低坐位。

时间(持续时间):患者需要接受多久的治疗?

天数或周数(例如:6 周,每周 3 次)。此外还需要确定个体每段治疗需要持续多久时间?(例如:30~60 分钟/段)

治疗类型:使用何种具体的训练策略或程序化治疗措施?

需要确定如下必要内容:

- **姿势和活动:**患者必须完成的特定姿势和活动(例如:坐、重心转移或站,全脚掌着地行走,拿取)
- **使用的技术:**治疗师使用的动作或治疗模式(例如:指导、辅助活动或持续活动),或特殊的技巧(例如:节律稳定、动态逆转)
- **运动学习策略:**对特定的反馈模式策略(例如:对结果的认识,对表现的认识)和反馈安排(例如:持续或多样的),实践安排(例如:间隔、连续或随机)和环境(例如:封闭/结构化或开放/多样化)。
- **其他要求:**可以帮助患者训练或活动的必要措施(例如:口头提示,手法接触)或设备(例如:弹性绑带阻力、治疗球、具有减重系统的运动平板)

知识点 1.6　出院计划的内容

教育患者、家庭或照顾者，包括以下内容：

- 目前状态（病理学方面）、障碍、活动受限和参与限制
- 降低风险因素的方案：疾病复发、并发症和间接障碍、活动受限和参与限制
- 维持和强化表现和功能独立
- 强化健康习惯、幸福感和预防措施
- 帮助转移到新的地点（例如：家庭、有能力照顾的护理机构）
- 帮助转换新的角色

随后的治疗或转诊到另一家机构的计划：提供患者 / 照顾者以下信息：

- 提供康复中心的随访信息或另一家机构的转诊信息（如家庭护理机构、门诊机构）
- 如果有可能，提供社区支持小组和社区健康中心的信息

指导患者 / 照顾者的家庭锻炼计划：需要包括以下内容：

- 家庭锻炼、活动训练、ADL 训练
- 使用适应性的设备（例如：辅助设备、矫形器、轮椅）

评估 / 改造家庭环境

- 计划应该包括家庭环境改造（例如，安装斜坡和扶手，浴室设备，如坐浴台，可升高的座便椅，浴室扶手，家具重新摆放或移除，以便于功能性移动）
- 所有必要的设备和修理应该在出院前准备到位。

过学习来调整他们的输入方式（如口头命令和手动接触），制定了一套临床实践的艺术。因此治疗应该是患者和治疗师之间的动态和相互的过程。通过仔细定位任务目的和如何满足患者要求，可以让塑造的行为进一步增强，从而确保最佳的合作和动力[10]。

患者复查和预期结局复评

最后一步是持续进行的，包括不断地复查和确定治疗效果。根据在治疗之前设定的参与目标和预期结局，针对患者进步的内容，来确定复查的内容。无论目标和结局是否合理，都需要根据患者的诊断和进步来制定决策。如果患者达到了阶段目标的能力，则需要更改治疗计划。如果患者达到了预期结局的能力，则可以考虑出院。如果患者不能达到既定目标或者结局，治疗师应该思考为什么？根据临床问题和数据而制定的目标和结局现实吗？选择的干预措施对患者太难或者太容易？机构判断是否准确或者患者是否被充分调动？是否确定干预因素和约束因素（障碍）？如果干预措施不准确，应该寻找其他信息，更改目标和选择不同的干预措施。如果与预期相比，患者进步过快或过慢，也应该修改治疗计划。每次修改时应该考虑到整体对治疗计划的影响。因此，计划应该是一个不断变化的状态，包括患者进步如何以及什么样目标和结局可以达到。整体的成功取决于治疗师持续制定临床决策的能力和患者不断提高的配合程度与动力。需要记录下患者如何参与到治疗计划的制定和修改。

患者参与计划

以患者为中心的治疗方案是指患者应该参与合作制订计划和评估结局，这对治疗计划是否成功非常重要。患者可以被看做是一个积极的参与者和合作者，参与多个方面的制定和选择，并且为他或她的自身健康承担责任。治疗师应着重关注与患者、家庭和照顾者的有效交流和教育，教会他们自我管理的能力，才能真正给患者赋能。这种方法将推动整体治疗结局和整体治疗满意度[11]。一些康复计划失败的可能原因就是治疗师没有让患者参与到全部的计划过程中，认为制定的目标或结局对患者没有意义（如：不完全性脊髓损伤患者，独立轮椅移动）。相似的患者可能会建立大不相同的个人目标和期待结局（例如恢复步行）。对许多患者来说并不期待完全恢复，总的来说，任何康复过程的结局应该以增强个体生活管理能力的最大可能性，来面对会持续存在的残疾[11]。假如治疗师承担了专家的角色和作为主要计划者，制定了康复的原则、规则和指导，以上的要求可能不能有效地做到。除此以外，鼓励患者参与解决合作的问题和推动健康管理中可伴随终生的技能非常重要。患者参与计划的能力和动力非常多样。患者疾病越多，焦虑越多，他 / 她极少愿意积极参与计划。当治疗开始了，患者的进步也开始了，他 / 她则开始更多地愿意参与到治疗计划的制定中。同样，面对的问题越困难，患者越愿意把他们的信任建立在专家上，并且极少愿意相信他们自己的能力可以帮助制定有效决策。治疗师需要知道如何对抗患者依赖于专家的心理（我的治疗师综合征），这种心理让患者不听从他 / 她自己的思想和感受。当患者制定决策的能力延迟或受到限制时，这种无助的思想将增加。

Ozer 等人[11]在一篇名为《康复治疗计划——以患者为中心的方法》参考文献中提出了这些问题。作者建议询问患者一系列问题来鼓励患者参与到治疗和计划中（知识点 1.7）。在这个过程中，参与水平开始可能被限制，但当合作过程持续进行时，则可能有进一步扩展。参与量表的分级可以用来评估和记录患者在计划过程中的参与情况（知识点 1.8）。在决定患者功能水平时，治疗师开始会放在量表的最上端（自由选择），如果有必要，逐渐下移量表。应该记录参与的最低水平。

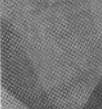

知识点 1.7　让患者参与到治疗计划过程中的问题设计

1. 你关心的问题是什么？
2. 你最关心的问题是什么？
3. 你最想看到什么样的结果发生？是什么让你感觉到你最关心的方面取得了进步？你的目标是什么？
4. 你有什么特殊的目标？
5. 你已经达到什么样的结果？
6. 你遇到什么样的障碍（problem）？你有什么问题（question）？
7. 你希望能够完成什么，让你感觉到在最关心的方面取得了进步？

知识点 1.8 参与量表的分级

A. 自由选择:治疗师提出一个开放性结尾的问题,患者自己发现和选择答案(什么),进一步再具体到哪里?到什么程度?
B. 多重选择:治疗师提出问题,提供建议(三条选择)。患者从可选择的项目中选择一个。
C. 确定选择:治疗师提出问题,提供一个建议(一种选择),并征求同意。患者用自己的语言诠释选择。
D. 被迫选择:治疗师提出问题,提供一个建议(一种选择),患者同意(不同意)该选择。
E. 无从选择:治疗师决定,而不是征求意见,患者依从(或不依从)。

对大多数患者来说,最低水平的参与是最佳的B级多重选择。有明显认知或交流缺陷的患者(如脑外伤患者)要求的参与水平相对更低。无论治疗计划如何扩展,随着患者康复目标和康复过程中的进步,患者必须参与到计划方案的修订过程。在这些情况下,治疗师应该记录患者参与水平的进步,作为达到自身能力和自我管理目标的证据。

文档书写

文档记录是非常必要的,用来保障及时完成费用报销和康复团队成员之间的交流。在入院、出院以及阶段过程(中期或进展)时,均需要按照一定格式记录文档。许多机构要求每个治疗过程都需要记录文档。根据机构政策和第三方付费者指定的常规要求,记录的格式和时间多种多样。记录的数据,包括医疗记录,应该是有意义的(重要的,不只是好的方面)、完全的和精确的(有效性和可信性)、及时的(及时记录)和系统的(规律地记录)。所有的手写记录要求用墨水书写,并且字迹清晰,并包含合法的签名。书写记录错误时必须用一根直线划过错误来纠正,并直接将正确内容书写在错误上面[附录1.B:保护性文件——一般文件书写指南(APTA)]。

在美国,所有健康医疗机构都应该遵循ICD-9-CM的官方指南来编码和记录[12]。这些编码由医学和医疗服务中心(CMS)和国立健康统计中心(NCHS)制定,并且以《国际疾病分类》第9版,临床修改版(ICD-9-CM)为基础。健康保险流通与责任法案(HIPAA)要求必须依据这些指南。在《物理治疗师实践指南》中,列出了一些与提供的实践模式相关的常用付费编码[4]。

电子文档

目前,在物理治疗记录中使用电子文档获得了越来越多的关注,它可以提供一个全面整合和完全无纸化的工作流程来管理患者的治疗。电子文档包括推荐的转诊、初始录入数据、进展和出院记录、治疗安排和计费。电子文档的优点包括:录入数据的标准化,录入数据的速度增加,以及可以将数据整合并广泛应用(例如:患者临床管理、质量控制、临床研究)。治疗师不再需要跟踪查看临床记录和输入数据,而可以从任何一台电脑或电子设备通过网络连接来获得信息。治疗师也可以随时被提醒,比如当患者已经到达或者已经登记时,哪些记录应该录入了,哪些安排的评估应该实施了,哪些治疗计划该升级了。除非所有文件均已完成,软件程序不允许将记录临时打印成文。电子文档提高了实践管理的整体效率,降低了文书的错误率,且提高了报销的准确性。许多不同的公司为物理治疗提供软件程序,关注具体的实践设计(如:门诊康复治疗、家庭照顾、私人实践)。治疗师利用文书记录软件来录入患者的电子数据时,需要确保该程序符合规定,以确保文档的安全和保密性。

临床决策制定:专家VS低年资物理治疗师

由Jenson和其同事牵头并进行了关键工作,积累了越来越多的物理治疗实践的专家意见的证据[13~15]。这些研究者提出,临床专家的知识、技术和决策制定能力,可以被认定、培养和教育。Embrey等人建议,低年资的治疗师在临床实践的早期,可以通过临床专家积极辅导一个阶段后获益(如临床住院规范化培训)[16]。这个信息对低年资治疗师和临床决策制定的教育工作者非常重要。

有经验的临床工作者可以采用正向推理的过程(从数据到猜想的推理过程),识别患者的线索和与既往案例类似的模式。决策建立在高要求(元认知)的技术和反思过程的基础上。假设检验往往不能用语言表达。因此,行动是以丰富的经验性临床知识和模式识别为基础。相反的,反向推理过程(也被称为演绎过程)包括:从患者身上找到线索,提出猜想(从假设到数据的推理过程),为解释线索而搜集支持的数据和评估猜想,以及决定适当的行动。当常规问题不能被识别(例如:一个不常见的问题)或超出了他们的专业范畴,专家可使用假设检验的方法[15,17]。

决策制定受到知识和经验的影响。专家拥有更多的知识和经验,并且能够把信息组织、整合和塑造成可用的形式。他们的知识基础是多学科的,他们的临床推理是反思和集中的,他们增加了评估患者和解决问题的信心[15]。知识组织是特定的,并且高度依赖于掌握特定的实践领域。物理治疗的内容可以分为各种专业领域(骨科、神经、儿童等)。随着专业知识的增长,有经验的临床医生分类信息的能力也相应增加,并提高了掌握内容的深度和复杂程度。他们能够有效利用大学所学的知识,寻找调控因素和随时咨询同行在实践中遇到的问题。而低年资治疗师在收集数据时,往往不能够总是识别出重要的数据。简单的数据回顾和使用学习手册,书本上陈述的知识并不能够帮助他们在实践中识别出有意义的关系和产生准确的猜想。低年资治疗师往往也容易严格依赖规则的指挥来进行决策制定。例如,他们遵守标准的流程(工作流程),而专家则很容易适应和重新调整他们的方法,假如出现不同的方向提示。此外,专家利用他们精通的知识和临床推理,也表现出拥有更好的干预技术并能够很好地整合在一起。专业技能是通过深入、集中和有意的练习实践来提高的。Jensen等人还指出,专家更容易主动和持之以恒地努力提高技术,表现出一种非常强大的内在驱动力来终生学习[18],APTA通过一项专业资格认证的过程来认证临床专家。

治疗师一般采用反复的 / 系统性的数据搜集模式，暂缓判断，直到搜集到所有可能的数据。在做出如何组织和使用数据的最终决定之前，数据的分析是个性化和有选择性的分。与之相反的模式是洞察力和直觉。在采用感知性的数据搜集的模式时，将寻找和应对持续的线索和模式，并更早决定和组织临床问题。信息处理主要是直观的。因此，临床工作者有能力应对一大堆在早期选择治疗时出现和考虑到的促进因素[15]。研究建议，模式的选择可能因专家组而不同。May 和 Dennis[19]以及 Jensen 等人发现，在骨科方面专长的临床工作者，趋向于使用反复的 / 系统性的模式，在有条不紊地搜集数据之后再产生假说。Embrey 等人[16,20]发现，在儿科方面专长的临床专家趋于采用感知性数据搜集模式，直观地处理信息。因此在治疗过程中，他们对线索和模式（动作模式）可以做出快速反应和改变。May 和 Dennis[19]等人提出，在心肺和神经物理治疗方面有经验的实践者，也倾向于感知性 / 直观的模式。因此，特定问题结构和领域可以引发对认知策略的类型方面的差异性研究。

在专家和低年资临床工作者之间存在的重要差异是自我控制的领域。专家能够频繁和有效地自我评估，来修改和重新定义临床决策。在实际治疗患者时，通过实践过程的反思有利于改进工作能力，从而能够控制治疗的环境（如：持续中断，很多排队等待的患者的要求和多重任务）和分配时间。相反，低年资治疗师虽然有自我调控的能力，但较少能够有效使用信息来控制情况。他们对外界刺激的反应更多，以及对竞争需求很困惑，也很少能够提供可以代替的干预措施。自我调控的能力被认为是专家的一种积极经验，是低年资治疗师的两倍，有显示表明，没有经验的治疗师对他们的限制更敏感。专家也更愿意承担风险和承认不知道的一些事情[15,21]。

专家提供以患者为中心的治疗，他们在患者身上花费更多的时间收集和评估信息，并且在解决搜集的问题时让患者参与。专家坚持为患者赋能，让他们自主做出决策，作为治疗的中心目标。他们坚持患者教育的重要性，坚持让患者解决问题和假设他们能够自主掌控健康管理。因此，教育策略多关注在维持健康和预防间接障碍、活动受限和参与限制的发展。治疗师将自己设定成教练和老师的主动角色[10]。在成本控制和有限服务的时代，这体现了重要的价值，并且是确保长期结局成功的重要措施。而另一方面，低年资治疗师则更多地关注掌握手法技巧和确保治疗的成功[17]。

在治疗过程中，专家治疗师能够持续地把重点放在患者身上，这一点在他们的言语和非言语交流过程中可以证明。他们能够不断地表现出承诺的感觉和对患者的关心。专家通过有效的交流，能够让手法治疗顺利进行，应对每个患者的需求[10,15]。相反地，低年资治疗师因为被要求将全部的时间用于临床实践和经验积累，受此影响，不能够有适当的时间来倾听患者和与患者交流。他们会报告说，无法与这些难搞的和没有动力的患者沟通[22]。心理学敏感性是物理治疗阶段中关键的一个因素，可以指导有经验的临床工作者。而低年资治疗师则把关注点持续放在治疗的问题和机制上，而不是患者的心理需求[22]。

循证医学实践

研究证据的分析，与物理治疗师的经验和专业一起，提供了强有力的方法来指导制定临床决策。物理治疗实践的很多领域都缺少严格的检查和证据。治疗师可能简单地因为这些治疗措施正在被广泛使用，因而使用这些治疗措施。治疗师也可能被推荐使用一些新的、不同的干预措施，或者因为在继续教育课程中这些治疗措施是坊间推荐的关注点而使用。Harris 提出，推广以证据为基础的治疗技术的责任依赖于所有物理治疗师的共同努力[22]。为此，APTA 制定了临床研究议程，用于支持、解释和促进物理治疗的临床实践[24]。该议程在 2011 年经过修订，体现了健康管理和康复过程中的快速改变。该议程明确了与 ICF 一致的广泛的研究种类。APTA 的关注证据的项目提供了很多实践证据的链接（www.ptjournal.org），并提供了可以帮助每个人的训练项目。

循证医学（Evidence-based medicine，EBM）是指将临床专业与患者个性化价值和环境整合到一起的最佳研究证据[26]。循证实践（evidence-based practice，EBP）则涵盖了更广泛的健康专业。

EBP 的基本步骤如下[26]：

步骤一：认识临床问题，建立可以回答的问题；

步骤二：完成系统文献综述，搜集证据；

步骤三：批判性地分析研究证据的有效性（接近真相的可能），影响力（效应的规模）和适用性（在临床实践中的实用性）；

步骤四：与临床医生的专业知识和患者个性化的生理、价值和环境一起，合成和整合出批判性评价；

步骤五：在循证过程中评估每一步的有效性和效率。

一个较好的研究问题包括三个成分：①特定的患者 / 客户组或人群；②研究的特定治疗措施或暴露问题；③目标结局。例如：检验治疗腰痛的常规干预措施的研究（治疗性训练、经皮神经电刺激（TENS）、热疗、超声、推拿、E-stim 系统、牵引），使用如下重要的结局指标（疼痛、功能、患者整体评估、QOL 和回归工作）[27]。

系统回顾（SR）是指对文献的全面检索。研究者决定可以提供证据的关键资源，包括：①同行评价和以证据为基础的杂志；②在线服务（如 Cochrane 系统评价，APTA 开放门户，PEDro）；③搜索引擎（例如 PubMed）。知识点 1.9 提供了一些电子医学数据库的简要目录。为了挑选回顾研究的入选标准和排除标准，需建立具体标准。不同设计方法的研究可以被单独分析或定性比较；相似设计方法的研究可以合并起来定量分析（如荟萃分析）。

批判性地分析研究结果应该详细检查方法学、结果和结论。临床工作者应能够回答以下问题：①证据的水平；②证据有效吗；③结果重要并且与临床相关吗？因此，解释和合成证据应该与患者 / 客户的具体问题一起考虑。检查应该从明确研究目的开始，文献回顾也应该与提出的具体问题相关。方法 / 设计也应该仔细检查。研究设计是多种多样的，可以通过从高到低的推荐等级的证据水平来评估（表 1.2）。尽管随机临床研究（RCT）是最严格的设计，但不少时候也可以使用其他研究设计。例如：对照组可能会存在伦理学问题，尤其

知识点 1.9 循证实践：医学电子数据库

www.ncbi.nlm.nih.gov/PubMed	PubMed——美国国立医学图书馆(NLM)：提供 medline 和 pre-Medline 的搜索服务(医学和生物医学研究的数据库)，免费公共访问
www.hookedonevidence.com	APTA 开放门户——强调证据：以证据为基础的物理治疗实践的数据库，仅对会员开放
www.pedro.org.au/	物理治疗证据的数据库(PEDro)：RCTs，系统回顾和循证临床实践
www.cochrane.org/reviews	Cochrane 系统回顾数据库(Cochrane 回顾)：有效临床信息的主要资源
http://hiru.mcmaster.ca/cochrane/centers/Canadian	加拿大 Cochrane 中心
www.cinahl.com	CINAHL：护理和联合健康研究的数据库
www.york.ac.uk/inst/crd/crddatabases.htm	DARE：回顾医学期刊的证据摘要的数据库
www.naric.com/research	RehabDATA：残疾和康复研究数据库
www.cirrie.buffalo.edu?	国际康复研究信息和交换中心：康复研究数据库
www.ovid.com	Ovid：健康和生命科学研究数据库

表 1.2 治疗效果的证据水平

水平 1	一组 RCTs[b] 研究的 SR[a](meta 分析)，并基本同意(没有显著统计学差异)
水平 2	较窄可信区间的个别 RCT 研究(精确决定治疗效果的大小)有显著效果的观察性研究[c]
水平 3	非随机对照的队列研究[d]
水平 4	病例对照[e] 病例系列[f] 或回顾性对照研究
水平 5	以机制为基础的推理(专家观点)

a SR，系统回顾：总结、批判性评价和采用统计学方法整合主要的研究；通常与具体的入选和排除标准一起定量研究。

b RCT 随机对照试验：一种实验性研究，参与者被随机分配到实验组或对照组，接受不同干预措施或安慰剂；是最严格的研究设计

c 全或无研究：一种治疗后结果有显著改变的研究；所有患者在治疗前死亡；治疗后无人死亡。

d 队列研究：一种前瞻性研究：一组受试者(队列)在相似的条件下接受一种干预措施，并且随时间推移评估结局指标；另一组接受干预措施作为对照组用来比较(非随机的准试验方法)。

e 病例对照研究：一种回顾性研究，一组受试者在同一利益条件下，达到结局之后被确认进入研究；例如，研究干预措施对参与水平的影响；使用对照组。

f 病例系列：在相似的条件下，单独一组患者，评估临床结果

当治疗组有显著治疗效果时。此外，当结局指标不能被清晰理解和明确时(如 QOL 问题)，可以采用像单组病例的研究设计。读者可以参考附录 1C：循证实践内容的概述，以供参考和讨论。

批判性评判工具(Critical Appraisal Tools，CATS)可以在评估研究时帮助没有经验的临床工作者(参见 Law，附录 A：批判性回顾形式，定量研究[28] Jewell，附录 B：证据评价工作表)[29]。临床工作者也需要使用有效的措施来组织和储存数据和定期更新数据。参考文献管理系统可以用来帮助治疗师。

临床循证实践指南(EBCPGs)是由医学机构制定的系统性的陈述，来帮助特定临床环境下临床实践者和患者决定合理的健康管理决策[30]，EBCPGs 的建立结合了以下方面：①专家共识(如《物理治疗师实践指南》[5])；②系统回顾和 meta 分析；③患者的意愿，结合以结局为基础的指南分析。例如：Philadelphia 小组(Philadelphia Panel)是一个多学科的国际康复专家组织，包括了美国临床专业的专组家和加拿大渥太华方法学组。这个小组采用一种结构严谨的方法学来制定循证实践指南[31]。例如：该组织从结构严谨的回顾性分析中挑选腰痛的治疗方法作为循证依据[27]，然后通过回顾关键结局，确定该治疗在临床中是否获益，再转变成 EBCPGs。需要区别和分类绝对和相对获益。小组设定，当与对照组相比，临床进步了 15% 或者更多时，可以作为一个可接受的水平的证据。以研究水平为基础(方法学质量)将推荐进行分级。A 或 B 级推荐证据说明有重要的临床改变且统计学上有显著差异。该小组积极推荐并发送给 324 位临床实践者，等待他们的反馈。小组稍后浏览所有实践者的反馈，修改他们的建议。在腰痛的研究中，该小组推荐以下 EBCPGs：①慢性、亚急性和手术后的腰痛可以使用治疗性锻炼；②急性腰痛后可继续正常活动。缺少证据表明其他治疗方法的效果(如：热疗、治疗性超声波、推拿、电刺激)。该 EBCPGs 已经发表，用于有以下情况的患者康复：

- 腰痛[27]
- 膝关节痛[32]
- 膝关节痛和活动受限：半月板和软骨损伤[33]
- 髋关节疼痛和活动受限：骨性关节炎[34]
- 足跟痛：足底筋膜炎[35]
- 颈痛[36]
- 肩痛[37]
- 纤维肌痛[38,39]

如 Rothstein 所言，这些研究对临床非常重要，因为这些研究不是告诉我们什么是已知的，什么是未知的，而是证据支持什么，证据不支持什么[40]。在临床实践中，指南是提供了一个临床实践中可以使用的最佳证据总结。

总结

临床决策制定的过程要求治疗师系统地进行有效治疗。在患者 / 客户的管理过程中，应遵循如下步骤：①检查患者，从病史、系统回顾和检验评估中收集数据；②评估数据和明确问题；③确定诊断；④决定预后和治疗计划（POC）；⑤实施治疗计划；⑥复查患者，评估治疗结局。在制订计划中，患者的参与非常必要，以确保成功达到结局。循证实践要求治疗师选择能够让患者的生活产生有意义的改变的干预措施。治疗师的成功，依赖于适当的知识基础和经验，认知过程策略，自我调控策略和交流与教育技能。文书记录也是必要内容，是康复团队成员之间有效交流和提供及时报销服务的保证。

复习思考题

1. 患者 / 客户管理的关键步骤是什么？
2. 损伤、活动受限和参与受限的区别是什么？请定义并分别举例。
3. 目标和结局状态的必要内容有哪些？请分别写两个例子。
4. 恢复和代偿措施的区别是什么？请各举一个例子。
5. FITT 流程的内容是什么？请举例说明在制定 POC 时如何使用？
6. 电子病历系统的优势有哪些？缺点呢？
7. 一个良好的研究问题应包括哪些内容？请举例。在应用循证临床实践指南时，什么是最高水平证据？

病例分析

现病史

78 岁的女性患者，在家里的前门外绊倒并从楼梯上摔倒。被送入医院后发现右股骨颈横贯性骨折。行右下肢开放复位内固定手术。在 2 周的急性期住院后，患者现在回到家中，并想要进行家庭物理治疗。

既往史

患者是一个非常瘦的女性[98 磅（44.5kg）]，合并长期存在的问题：骨质疏松（已医治 5 年）。她有跌倒病史，仅去年就有三次。大约 3 年前，她得过一次心肌梗死，合并Ⅲ度房室传导阻滞，并植入一个永久起搏器。2 年前，她做过一次右眼白内障手术，并植入人工晶体；正在等待未来的几个月内给左眼行类似手术。

医学诊断

冠心病（CAD）、高血压（HTN）、二尖瓣脱垂、s/p 永久心脏起搏器、s/p 右眼白内障植入、骨质疏松（脊椎、髋关节和骨盆，中到重度）、右膝骨性关节炎伴轻微疼痛、s/p 左肘关节骨折（1 年前）、左踝关节骨折（2 年前）、压力性尿失禁。

药物使用

福善美 70mg 每周一次
阿替洛尔 24mg po qd
MVI（复合维生素浓缩剂）和 Fe 剂 po qd
欧车前亲水胶 < 容积性泻药 > 1 片 prn po qd，多库酯钠 100mg po bid
泰诺（酚麻美敏混悬液）第 3 片 prn / 中度疼痛

社会支持 / 环境

患者是一位退休的学校老师，近期在结婚 48 年后丧偶。她有两个儿子，一个女儿和四个孙子 / 孙女。所有人都居住在 1 小时车程的范围内。每周都有其中一个子女来看望她。她有一只吵闹的黑色拉布拉多小狗，8 个月大，是在丈夫去世后用来陪伴她的。她在事故发生时正在遛狗。她是园艺俱乐部的积极参与者,他们每个月聚会两次,在当地高级中心每周聚会一次。之前她自己开车参与所有的社区活动。

她独居在一个很大的老旧的新英格兰农场。她的家在进门时有一个四级台阶,没有扶手。进去后,两层楼共有 14 个房间。楼下的居住面积中有一级台阶通往客厅,没有扶手。通往第二层有 14 个台阶,两边均没有扶手。楼上睡觉的区域摆满了较大的沉重的家具。二楼的洗浴间较小,有一个很高的旧浴盆,有边缘和基架支持。没有其他设备。

物理治疗检查

1. 心理状态

对人物、时间、地点有警觉和定位能力;
心情愉悦,查体合作,表达清晰;
没有明显的记忆缺陷;
良好的解决问题的能力,对髋关节的预防有安全意识。

2. 心肺功能状态

脉搏 74bpm;血压 110/75mmHg;
耐力:良好;活动 20 分钟可出现微弱的呼吸浅促现象。

3. 感觉

视力:佩戴眼镜;左眼视物模糊;深感觉受损;
听力:WFL(听力下降但不影响功能);
感觉:双下肢。

4. 皮肤

伤口愈合并接近正常;
穿戴双侧 TEDs 每天上午 ×6 周。

5. 关节活动度

左下肢、双上肢:WFL(活动度减低但不影响功能);
受影响的右下肢:
  屈曲 0~85°
  后伸正常
  外展 0~20°
  内收正常
  内旋、外旋正常
  右膝关节和踝关节 WFL(活动度减低但不影响功能)

6. 肌力

左下肢、双上肢:WFL(肌力下降但不影响功能)。
受影响的右下肢:
  髋屈曲正常(没有测量);
  髋后伸正常;
  髋外展正常;
  膝伸展 4/5;
  踝背伸 4/5,跖屈 4/5。

7. 姿势

屈曲弯腰姿势:轻度驼背,屈髋和屈膝;
右下肢约短缩 1/2 英尺(2.54 厘米);在坐的时候使用坡跟;
头部轻微的静止性震颤。

8. 平衡

坐位平衡:WFL(坐位平衡不充分但不影响功能)。
站立平衡:
  睁眼:良好;中线轻微偏向左侧;
  闭眼:不稳定,跌倒趋势;
从椅子上起立时可以不需要帮助,起始时有时候会不稳定;坐下时安全,动作流畅;
使用 2 英尺(61 厘米)的泡沫垫来提高厨房椅子和客厅椅子的座高。

9. 功能状态

在摔倒前患者完全独立。

功能评估结果：

独立床上活动；

独立转移；目前不能够实现浴缸转移；

独立移动，在标准助行器的帮助下，水平移动 200 步，右下肢部分负重；

膝关节屈曲角度和脊柱背屈角度增加；

独立爬一段台阶，在扶手和 SBQC 的帮助下；

独立穿衣；在用海绵擦洗沐浴时需要家庭健康护理者少量的帮助；

在家务活动时需要家庭健康护理者中等强度的帮助。

10. 患者有较高的积极性

患者想重新回归她的生活中去，把她的狗接回家，自己能够照顾它。

主要的保险支持

（美国）国家老年人医疗保险制度

问题

1. 请列出该患者治疗计划中的主要问题。确定和分类患者的障碍（直接、间接、合并）。确定她的活动受限和参与受限。
2. 从她在家庭中的功能状态可以获得哪些有用的信息？请使用表现限定值 VS 能力限定值的术语？
3. 她的康复预后如何？
4. 写出与治疗计划直接相关的两个期待结局和两个目标状态。
5. 确定治疗计划中的两个治疗措施。
6. 必须有哪些预防措施？
7. 确定成功达到结局的测量和评估方法有哪些？

参考文献

1. Rothstein, JM, Echternach, JL, and Riddle, DL: The hypothesis-oriented algorithm for clinicians II (HOAC II): A guide for patient management. Phys Ther 83:455, 2003.
2. World Health Organization (WHO): ICF: Towards a Common Language for Functioning, Disability, and Health. Geneva, Switzerland, 2002. Retrieved March 4, 2011, from www.who.int/classifications/en.
3. World Health Organization (WHO): ICF CHECKLIST, Version 2.1a, Clinician Form for International Classification of Functioning, Disability and Health. Geneva, Switzerland, 2003. Retrieved March 4, 2011, from www.who.int/classifications/icf/training/icfchecklist.pdf.
4. American Physical Therapy Association: Guide to physical therapist practice. Phys Ther 81:1, 2001.
5. Randall, KE, and McEwen, IR: Writing patient-centered functional goals. Phys Ther 80:1197, 2000.
6. Sarhman, SA: Diagnosis by the physical therapist—a special communication. Phys Ther 68:1703, 1988.
7. Rothstein, J: Disability and our identity. Phys Ther 74:375, 1994.
8. Guide for the Uniform Data Set for Medical Rehabilitation (including the FIM instrument), Version 5.0. State University of New York, Buffalo, 1996.
9. Watts, N: Decision analysis: A tool for improving physical therapy education. In Wolf, S (ed): Clinical Decision Making in Physical Therapy. FA Davis, Philadelphia, 1985, p 8.
10. Resnik, L, and Jensen, G: Using clinical outcomes to explore the theory of expert practice in physical therapy. Phys Ther 83:1090, 2003.
11. Ozer, M, Payton, O, and Nelson, C: Treatment Planning for Rehabilitation—A Patient-Centered Approach. McGraw-Hill, New York, 2000.
12. World Health Organization: International Classification of Diseases, Ninth Revision, Clinical Modification (ICD-9-CM) (Volumes 1, 2, 3, and Guidelines). Distributed by the National Center for Health Statistics (NCHS) and the Centers for Medicare and Medicaid Services (CMS). Retrieved March 4, 2011, from www.cdc.gov/nchs/icd/icd9cm.htm.
13. Jensen, GM, Shepard, KF, and Hack, LM: The novice versus the experienced clinician: Insights into the work of the physical therapist. Phys Ther 70:314, 1990.
14. Jensen, GM, Gwyer J, Shepard KF, et al: Expert practice in physical therapy. Phys Ther 80:28–51, 2000.
15. Jensen, GM, Gwyer, JM, Hack, LM, et al: Expertise in Physical Therapy Practice, ed 2. Saunders Elsevier, St. Louis, 2006.
16. Embrey, DG, Guthrie, MR, White, OR, et al: Clinical decision making by experienced and inexperienced pediatric physical therapists for children with diplegic cerebral palsy. Phys Ther 76:20, 1996.
17. Edwards, I, Jones, M, Carr, J, et al: Clinical reasoning strategies in physical therapy. Phys Ther 84:312, 2004.
18. Jensen, GM, et al: Attribute dimensions that distinguish master and novice physical therapy clinicians in orthopedic settings. Phys Ther 72:711, 1992.
19. May, BJ, and Dennis, JK: Expert decision making in physical therapy: A survey of practitioners. Phys Ther 71:190, 1991.
20. Embrey, DG: Clinical applications of decision making in pediatric physical therapy: Overview. Pediatr Phys Ther 8:2, 1996.
21. Embrey, DG, and Yates, L: Clinical applications of self-monitoring by experienced and novice pediatric physical therapists. Pediatr Phys Ther 8:3, 1996.
22. Greenfield, BH, Anderson, A, Cox, B, et al: Meaning of caring to 7 novice physical therapists during their first year of clinical practice. Phys Ther 88:1154, 2008.
23. Harris, S: How should treatments be critiqued for scientific merit? Phys Ther 76:175–181, 1996.
24. Guccione, A, Goldstein, M, and Elliott, S: Clinical research agenda for physical therapy. Phys Ther 80:499–513, 2000.
25. Goldstein, M, Scalzitti, D, Craik, R, et al: The revised research agenda for physical therapy. Phys Ther 91:165–174, 2011.
26. Staus, S, Glasziou, P, Richardson, W, et al: Evidence-Based Medicine: How to Practice and Teach EBM, ed 4. Churchill-Livingstone-Elsevier, New York, 2011.
27. Philadelphia Panel: Evidence-based clinical practice guidelines on

selected rehabilitation interventions for low back pain. Phys Ther 81:1641, 2001.
28. Law, M, and MacDermid, J (eds): Evidence-Based Rehabilitation, ed 2. Slack Inc., Thorofare, NJ, 2008.
29. Jewell D: Guide to Evidence-Based Physical Therapy Practice. Jones & Bartlett, Boston, 2008.
30. Scalzitti, D: Evidence-based guidelines: Application to clinical practice. Phys Ther 81:1622, 2001.
31. Philadelphia Panel: Evidence-based clinical practice guidelines on selected rehabilitation interventions: Overview and methodology. Phys Ther 81:1629, 2001.
32. Philadelphia Panel: Evidence-based clinical practice guidelines on selected rehabilitation interventions for knee pain. Phys Ther 81:1675, 2001.
33. Orthopedic section, APTA: Knee pain and mobility impairments: Meniscal and articular cartilage lesions clinical practice guidelines linked to the International Classification of Functioning, Disability, and Health. JOSPT 40(6):A30, 2010.
34. Orthopedic section, APTA: Hip pain and mobility impairments—hip osteoarthritis: Clinical practice guidelines linked to the International Classification of Functioning, Disability, and Health. JOSPT 39(4):A18, 2009.
35. Orthopedic section, APTA: Heel pain—plantar fasciitis: Clinical practice guidelines linked to the International Classification of Functioning, Disability, and Health. JOSPT 40(6):A30, 2010.
36. Orthopedic section, APTA: Neck pain: Clinical practice guidelines linked to the International Classification of Functioning, Disability, and Health. JOSPT 40(6):A30, 2010.
37. Philadelphia Panel: Evidence-based clinical practice guidelines on selected rehabilitation interventions for shoulder pain. Phys Ther 81:1719, 2001.
38. Ottawa Panel: Ottawa Panel evidence-based clinical practice guidelines for aerobic fitness exercises in the management of fibromyalgia: Part 1. Phys Ther 88:857, 2008.
39. Ottawa Panel: Ottawa Panel evidence-based clinical practice guidelines for strengthening exercises in the management of fibromyalgia: Part 2. Phys Ther 88:873, 2008.
40. Rothstein, J: Autonomous practice or autonomous ignorance? Phys Ther 81:1620, 2001.

首选的实践模式：APTA《物理治疗实践指南》[4]

附录 1.A

肌肉骨骼系统

模式 A：预防 / 减少骨质流失的主要风险

模式 B：姿势障碍

模式 C：肌肉损伤

模式 D：与结缔组织功能障碍相关的关节活动度、运动功能、肌肉和活动范围损伤

模式 E：与局部炎症相关的关节活动度、运动功能、肌肉和活动范围损伤

模式 F：与脊柱疾病相关的关节活动度、运动功能、肌肉、活动范围以及反射完整性的损伤

模式 G：与骨折相关的关节活动度、运动功能、肌肉和活动范围的损伤

模式 H：与人工关节置换相关的关节活动度、运动功能、肌肉和活动范围的损伤

模式 I：与骨或软组织手术相关的关节活动度、运动功能、肌肉和活动范围的损伤

模式 J：与截肢相关的运动功能、肌肉、活动范围、步态、移动和平衡损伤

神经肌肉系统

模式 A：预防 / 降低失平衡和跌倒的主要风险

模式 B：运动神经元发育受损

模式 C：与非进展性中枢神经系统疾病（先天性或从婴儿 / 儿童时期获得）相关的运动功能和感觉整合能力损伤

模式 D：与非进展性中枢神经系统疾病（青少年或成年后获得）相关的运动功能和感觉整合能力损伤

模式 E：与进展性中枢神经系统疾病相关的运动功能和感觉整合能力损伤

模式 F：与外周神经损伤相关的运动功能和感觉整合能力损伤

模式 G：与急 / 慢性多发性神经病变相关的运动功能和感觉整合能力损伤

模式 H：与非进展性脊髓损伤相关的运动功能、外周神经完整性和感觉整合能力损伤

模式 I：与昏迷、接近昏迷状态和植物状态相关的觉醒、关节活动范围和运动控制损伤

心血管 / 呼吸系统

模式 A：预防 / 降低心血管 / 肺相关的疾病的主要风险

模式 B：与失调节相关的有氧能力 / 耐力损伤

模式 C：与气道清除功能障碍相关的通气、呼吸 / 气体交换和有氧能力 / 耐力相关的损伤

模式 D：与心血管泵功能障碍或衰竭相关的有氧能力 / 耐力损伤

模式 E：与通气泵功能障碍或衰竭相关的通气、呼吸 / 气体交换损伤

模式 F：与呼吸衰竭相关的通气、呼吸 / 气体交换损伤

模式 G：与婴儿呼吸衰竭相关的通气、呼吸 / 气体交换和有氧能力 / 耐力损伤

模式 H：与淋巴系统障碍相关的循环、肢体围度的损伤

皮肤系统

模式 A：预防 / 降低皮肤系统疾病的主要风险

模式 B：与表皮相关的皮肤完整性损伤

模式 C：与部分皮肤层和疤痕形成相关的皮肤完整性损伤

模式 D：与全部皮肤层和疤痕形成相关的皮肤完整性损伤

模式 E：与皮肤相关的皮肤完整性受损

附录 1.B 保护性文档记录——APTA 一般文档记录指南

每次访谈 / 见面时都需要记录文档。

文档需要包含患者 / 客户取消预约和(或)拒绝治疗的内容。

所有文档都应该依据管辖 / 管理机构适用的要求。

所有手写录入需用墨水记录、并写明日期以及签名。在临床的文书记录中,合法性是至关重要的。如果录入内容不能被识别,将不能被理解。

电子录入需要有合理的安全和保密规定。

文档必须包括能够识别患者 / 客户、物理治疗师和 / 物理治疗师助理身份的内容:

- 患者 / 客户的全名和识别码;如果可以,必须包括在所有官方文档中。
- 所有录入必须标记日期和认证过的提供服务者的全名和适当的指定名称(执照编码和姓名,如果当地法律要求)

纠正图表错误时必须在错误上划一道单横线,并且签名和标注日期。如果是电子文档,可通过适当的方法,能够清楚看到更改痕迹,而不能删除原始记录。例如:右肩疼痛将缓解到 2/10VAS 在 5 4ABD 11/2/06 访视时。

检查、评估、诊断、预后、治疗计划、进展报告和出院总结的文书记录必须被提供治疗的物理治疗师认可。

提供儿童物理治疗服务的文档记录应与以家庭为中心的医疗护理相对应。

文档记录需要强调儿童功能状态而不是缺陷,应该以尊重的方式来记录。记录文书时,治疗师通常与家庭、儿童和其他团队成员合作,并且记录他们在物理治疗服务中的参与内容。应该尽量避免缩写。

文书必须清楚记录由谁来提供服务,无论是物理治疗师(PT)还是物理治疗师助理(PTA),或者两者都有,例如:对同一患者 / 客户,PT 主要负责训练活动能力,PTA 则负责完成治疗性运动训练。

在每次访视 / 见面时,治疗措施记录必须被提供治疗的 PT 或 PTA 认可。医疗保险仅认可手写的签名或电子的签名,盖章签名不被认可。

等待拿到无限期执照的 PT,PTA 毕业生或其他人,需要由有执照的物理治疗师授权才能书写文档。或者,如果当地法律许可,PTA 可以授权 PTA 毕业生书写文档。

PT 或 PTA 专业的学生(SPT/SPTA)在书写文档时需要由 PT 进行特别授权,或者如果当地方法律许可,PTA 学生可以由 PTA 授权来书写文档记录。以下链接提供了一些信息关于学生书写文档 / 账单的要求。www.apta.org/Payment/Medicare/Supervision.

文档必须包括物理治疗服务开始时的转介机制。举例如下:

- 当地法律许可,直接入院
- 另一位医生请求的会诊
- 转诊是指授权医生根据医保条例或者州政府规章而进行的转介。

循证医学实践内容的概述 附录 1.C

1. 灵敏度和特异度

作为循证依据的诊断者，物理治疗师需要考虑到诊断性评测的准确性[1]。当需要针对一个已有的参考标准(例如：最适用的检查，可能是实验室或临床检查)来证实一个新的诊断性测试的准确性(倾斜性)时，可能出现以下四种情况：

		参考标准	
		阳性	阴性
新的诊断学测试	阳性	真阳性	假阳性
	阴性	假阴性	真阴性

- 真阳性(TP)：诊断性测试和参考标准均阳性；
- 假阴性(FN)：诊断性测试阴性，参考标准阳性；
- 真阴性(TN)：诊断测试和参考标准均为阴性；
- 假阳性(FP)：诊断测试阳性，参考标准阴性。

接下来，这些评估结果将用于衡量测试结果的正确性，也就是说，用来衡量该诊断性测试的灵敏度和特异度。

灵敏度，或称为真阳性比率(= TP/TP + FN)，是指诊断性测试可以评判当前状态的能力。以计算灵敏度的公式为基础，在 TP 和 FN 比率之间存在一个互斥关系。也就是说，当 TP 比率增加(例如：灵敏度增加)，FN 比率将减低。因此，某一测试的高灵敏度意味着其具有较高的 TP 率和较低的 FN 率，可以用来排除阴性的测试结果。

相反，特异度或称为 TN 比率(= TN/TN+FP)，是指当条件缺失时该诊断性测试的确诊能力。以计算特异度的公式为基础，TN 和 FP 比率之间同样也存在互斥的关系。也就是说，当 TN 比率升高(例如，特异度升高)，FP 率将降低。因此，当测试具有较高特异度时，表明其 TN 率较高，FP 比率较低，可以用来纳入阳性的测试结果。

为了帮助临床医生选择和使用诊断性测试，Sackett 等人[2]建议使用首字母缩略词 SnNout 和 SpPin。具有高灵敏度(Sn)的诊断测试，阴性(N)结果可以被用来作为排除条件(out)；具有高特异度(Sp)的诊断性测试，阳性(P)结果可以被用来作为纳入条件(in)。

2. 似然比

诊断性测试的灵敏度和特异度的值(如测试结果正确的概率)可以用于计算似然比，从而用来量化预实验概率(从其他检查结果或流行病学数据中预估)到患者拥有某条件后的实验后概率的偏移。假设诊断测试结果阳性，阳性似然比(= 灵敏度 /1– 特异度)反映了从预实验(筛检)到实验后(金标准诊断)患者被确诊概率的增加程度。另一方面，假如诊断测试结果阴性，阴性似然比(=1– 敏感性 / 特异性)则反映了预实验(筛检)到实验(金标准诊断)后患者被确诊为真阴性概率的减小程度。

为了更清晰地知道该诊断性测试是阳性还是阴性的，以及相应的似然比是阳性或阴性的，似然比可以帮助计算患者是否确实患有某种病症的概率。如果似然比等于 1 表明在从预实验到试验后的概率没有偏移(例如：患者接受同一种诊断方式)。当阳性似然比超过 1 时，表明筛检实验阳性结果为真实阳性诊断结果的概率增加(例如：患者在接受条件后的概率提高)。当阴性似然比接近 0 时，表明筛检实验阳性结果为真实诊断阳性结果的概率降低(例如：患者接受条件的可能性减少)

Guyatt 和 Rennie[3]建议使用有效的指南来解释似然比：

- 似然比 >10 或 <0.1 表明筛检试验具有很大概率替代或者纳入诊断性实验。
- 似然比在 5~10 之间或 0.1~0.2 之间，表明筛检试验具有一定的概率替代或者纳入诊断性实验。
- 似然比在 2~5 之间或 0.5~0.2 之间，表明筛检试验具有较小的概率替代或者纳入诊断性实验。
- 似然比在 1~2 之间或 0.5~1 之间，表明筛检试验需要完全转变为诊断性实验。

Fagan[4]的列线图可以帮助执业医师通过筛检试验和似然比的知识来计算诊断实验的可靠性。

例如：Wainner 等人的研究[5]建立了一个临床预测模型来诊断颈神经根疾病。一个患者显示其 4 项筛检标准有 3 项显示为阳性，聚类后相应的阳性似然比为 6.1。假设筛检试验的诊断概率是 23%，阳性的似然比是 6.1，然后用列线图计算可以得出大概 65% 的患者确诊有颈椎病。

3. 临床决策或预测原则

临床评分法是一种用来帮助临床实践者诊断和预后的工具[6]。这些方法通过依靠临床检查(例如：病史、系统性回顾和测试及方法)来确定一些简化明了的预测指标，从而用于诊断患者是否易于恢复、对治疗敏感或倾向转变成慢性病。例如：临床评分法可以帮助临床实践者确定哪些患者有上下肢深静脉血栓的风险，哪些患者对运动恢复治疗敏感，哪些可能发展成持续肩痛[7]。除此之外，临床评分法还记录了灵敏度、特异度和似然比，来帮助实践者更好的理解结果。

Wells 下肢深静脉血栓临床评分法作为被频繁引用的一种临床评分法，经过了广泛的验证和分析[8,9]。该临床的预测规则里有如下九个标准：

1. 活动性癌症（在 6 个月内诊断或姑息治疗）；
2. 瘫痪、轻瘫或近期下肢石膏固定；
3. 近期 3 天卧床不起或在 4 周内有大手术；
4. 沿着深静脉系统分布的局部压痛；
5. 整个下肢肿胀；
6. 下肢小腿肿胀 3cm，却无症状；
7. 凹陷性水肿（有症状的下肢症状更明显）；
8. 浅静脉侧支循环（非曲张）；
9. 深静脉血栓形成或更严重的病症的鉴别诊断。

前八个标准每一项占 1 分，叠加成总分，如果符合第 9 项标准则从总分中扣除 2 分。下肢深静脉血栓形成的低、中、高风险的分数分别为 0，1，1~2 分和 3 分。

4. 结局评估

结局评估是使用标准化的测试、治疗或仪器，用于评估患者多方面的健康状态[10]。结局评估的结果可用于患者护理的方案、研究和评价。尽管不断增长的一系列证据支持了结局评估的使用，但其仍未被理疗师充分利用[11,12]。基于循证依据的临床实践者当为自己的患者选择恰当的临床结局时必须进行一个系统的考虑评估，包括多维度、类型、形式、有效性、可靠性、响应性和可行性等因素[13,14]。

多维度

结局评估的范围取决于健康状态的不同方面，例如机体的结构和功能、活力和参与度。一些结局评估方法侧重于评估多个角度，而另一些则将重点放在某些特殊的方面。同样，很多种结局评估方法也不断被开发出来，例如具有部位特殊性的（例如：下肢功能性量表）[15]，疾病或环境特殊性的（例如：西部安大略和麦克马斯特大学骨关节炎指数）[16]，患者特殊性的（例如：患者特殊的功能量表）[17]，或全球性的（例如：全球评级变化）[18]。

形式

结局评估的形式可以通过自我评估或者以完成能力为基础。在自我结局评估中，患者采用口头或者书面的形式表达他对自己健康状态某些方面的自我认知。例如：SF-36 量表包括内容：躯体功能、社会功能、角色功能、心理健康、能量 / 虚弱、疼痛和一般健康观念[19]。相反的，以完成能力为基础的评估则是物理治疗师通过观察患者完成某一任务，从而评估分级。例如：功能独立性量表（FIM）[20]，要求患者表现自我照顾的能力、转移、移动和大小便功能。

可靠性

结局评估的可靠性是指该结局的一致性或可重复性[21]。可靠性增加，治疗措施中固有的错误率则减少。不同类型的可靠性会影响到结局评估。测试 - 再测试用来在一段时间跨度内评估措施的稳定性。假定患者的健康状态没有改变，重复结局评估应该有同样的分数结果。测试间和测试内的可靠性是指同样的实践者或两个实践者分别评估，评估应该一致。通过使用积差相关系数来计算重复测试、测试间和测试内持续水平数据，而 Kappa 系数用来代表分类数据水平。最后，内部一致性是指结局评估领域中得出相似分数的相似项目的程度，**用克朗巴哈系数法（Chronbach's alpha）来表示。**

有效性

结局评估的有效性，是用来衡量结局评估措施测量出想要评估的内容[21]，例如：Berg 平衡量表[22]实际上是评估平衡。这里有四个有效性的基础类型：表面、内容、标准和结构。如果某一工具看上去有理由用来评估，符合想评估的内容并且对患者和实践者有益，这称为表面效度。内容效度是指结局评估的项目内容反映了被评估的关联强度。标准效度是指结局评估和标准化测试之间的关系（例如，另外一种评估方法已被证实有效），两者都应该用于测量同一件事。结构效度是指通过结局评估来评估理论性内容的程度。

结局评估的反应性是指能精确探测到某种改变或区别的能力[23,24]。常见的反应指标包括测量的标准误（SEM），最低检出差异（MDC）和最小临床重要差异值（MCID）[25]。SEM 是测试反应稳定性的方法，与测量误差相关。SEM 用于计算 MDC，也就是最小检测差异，而不是由于测量错误引起的最小量差异。MCID 是指在结局测量中患者感觉到有效的最小差异。在确定是否结局评估出现有意义的改变时，临床实践者应该使用这些反应指数。

当选择结局评估时，另一个重要的考虑因素是其可行性[13,14]。物理治疗师应该考虑到时间、空间、设备、训练要求和花费（例如所有权问题）以及其他考虑因素中与结局评估的管理相关的易接近性。除此之外，临床实践者应该考虑计算结局评估评分的简单性。

这篇简要回顾通过讨论患者管理的步骤，说明了循证内容对临床决策过程和进展的重要性。上文已解释了特异度、灵敏度和似然比的内容。不管是诊断还是预后，都可以通过临床评分获得信息，另外通过结局评估可以评估患者健康状态和物理治疗措施的有效性。

参考文献

1. Simoneau, GG, and Allison, SC: Physical therapists as evidenced-based diagnosticians. JOSPT 40:603, 2010.
2. Sackett, DL, et al: Clinical Epidemiology: A Basic Science for Clinical Medicine, ed 2. Little, Brown, Boston, 1992.
3. Guyatt, G, and Rennie, D: User's Guide to the Medical Literature: A Manual for Evidence-Based Clinical Practice. AMA Press, Chicago, 2002.
4. Fagan, TJ: Nomogram for Bayes's theorem. N Engl J Med 293: 257, 1975.
5. Wainner, RS, et al: Reliability and diagnostic accuracy of the clinical examination and patient self-report measures for cervical radiculopathy. Spine 28:52, 2003.
6. Childs, JD, and Cleland, JA: Development and application of clinical prediction rules to improve decision making in physical

therapist practice. Phys Ther 86:122, 2006.
7. Glynn, PE, and Weisbach, PC: Clinical Prediction Rules: A Physical Therapy Reference Manual. Jones & Bartlett, Boston, 2011.
8. Wells, PR, et al: A simple clinical model for the diagnosis of deep-vein thrombosis combined with impedance plethysmography: Potential for an improvement in the diagnosis process. J Intern Med 243:15, 1998.
9. Riddle, DL, and Wells, PS: Diagnosis of lower-extremity deep vein thrombosis in outpatients. Phys Ther 84:729, 2004.
10. Finch, E, et al: Physical Rehabilitation Outcome Measures: A Guide to Enhanced Clinical Decision Making. Lippincott Williams & Wilkins, Hamilton, Ontario, 2002.
11. Copeland, JM, et al: Factors influencing the use of outcome measures for patients with low back pain: A survey of New Zealand physical therapists. Phys Ther 88:1492, 2008.
12. Jette, DU, et al: Use of standardized outcome measures in physical therapist practice: Perceptions and applications. Phys Ther 89:125, 2009.
13. Beattie, P: Measurement of health outcomes in the clinical setting: Applications to physiotherapy. Physiotherapy Theory and Practice 17:173, 2001.
14. Potter, K, et al: Outcome measures in neurologic physical therapy practice: Part 1. Making sound decisions. JNPT 35:57, 2011.
15. Binkley, JM, et al: The Lower Extremity Functional Scale (LEFS): Scale development, measurement properties, and clinical application. Phys Ther 79:383, 1999.
16. Bellamy, N, et al: Validation study of WOMAC: A health status instrument for measuring clinically important patient relevant outcomes to antirheumatic drug therapy in patients with osteoarthritis of the hip or knee. J Rheumatol 15:1833, 1998.
17. Stratford, P, et al: Assessing disability and change on individual patients: A report of a patient specific measure. Physiotherapy Canada 47:258, 1995.
18. Jaeschke, R, et al: Measurement of health status: Ascertaining the minimal clinically important difference. Controlled Clin Trials 10:407, 1989.
19. Ware, JE, and Sherbourne, CD: The MOS 36-item short-form health status survey (SF-36). 1. Conceptual framework and item selection. Med Care 30:473, 1992.
20. Ravaud, JF, et al: Construct validity of the Functional Independence Measure (FIM): Questioning the unidimensionality of the scale and the "value" of FIM scores. Scand J Rehabil Med 31: 31, 1999.
21. Portney, LG, and Watkins, MP: Foundations of Clinical Research: Applications to Practice, ed 3. Pearson Education Inc, Upper Saddle River, NJ, 2009.
22. Berg, K, et al: Measuring balance in the elderly: Preliminary development of an instrument. Physiother Can 41:304, 1989.
23. Beaton, DE, et al: Looking for important changes/differences in studies of responsiveness. J Rheumatol 28:405, 2001.
24. Beninato, M, and Portney, LG: Applying concepts of responsiveness to patient management in neurologic physical therapy. JNPT 35:75, 2011.
25. Haley, SM, and Fragala-Pinkham, MA: Interpreting change scores of tests and measures used in physical therapy. Phys Ther 86:735, 2006.

（励建安 胡筱蓉 译）

第 2 章 生命体征检查

Thomas J. Schmitz, PT, PhD

学习目标

1. 讨论包括生命体征检查在内的患者体检的基本原理；
2. 解释生命体征相关数据与确定诊断，决定预后和建立医疗计划的关系；
3. 明确生命体征数据在决定治疗和评估患者生理反应进展中的重要性；
4. 描述检测体温、脉搏、呼吸、血压和血氧饱和度的过程；
5. 区别每一个生命体征正常和异常值或范围；
6. 明确生命体征的标准变化范围和影响这些变化的因素；
7. 当出现血氧饱和度水平不稳定时使用血氧测定法的基本原理；
8. 描述推荐的生命体征数据记录要素。

章节大纲

检查体温、心率（脉搏）（HR）、呼吸频率（RR）和血压（BP）为物理治疗师提供了心 / 肺系统状况的重要数据。这些指标对人体的生理状况和体力活动、环境条件和情感压力反应非常重要，因此统称为生命体征。因为许多重要的临床决策基于这些测量指标，保证这些数据的准确性至关重要。

物理治疗师实践指南在心肺系统综述里四个主要临床实践模式都包括了生命体征检查（心率、呼吸和血压）。生命体征同样在描述或量化循环状态的测验或测量中使用。脉搏血氧饱和度在每个心肺实践模式中都包括空气流通和呼吸 / 气体交换的分类测试和测量[1]。虽然不被认为是主要的生命体征，脉搏血氧饱和度是提供动脉血液（血红蛋白）氧饱和度水平的一个重要相关测量指标。动脉血氧饱和度数据允许治疗师面对屏幕监控血氧不足（心房血液氧气浓度下降）。低氧血症常与肺部疾病相联系，导致肺部流通的损伤（比如：肺炎，慢性阻塞性肺疾病[COPD]，贫血、呼吸肌无力和循环障碍）。

生命体征也作为主要的标志提供心肺系统状态的定量测量和反映内部器官的功能。当一些患者的生理状态发生变化的时候，生命体征的变化是一个明确的指标。在运动中和运动后进行休息，这些测量同样在有氧能力和耐力上提供了重要的数据。结合其他的运动数据，生命体征测量帮助物理治疗师作出如下的临床决断[1]：

1. 在特殊的实践模式中分配诊断标签和患者分类结果；
2. 确定预后和医疗计划，包括确认预期目标和预期效果，以及选择具体的干预措施；
3. 通过定期复查来评估患者进展；
4. 评估干预措施在实现预期目标和预期结果的有效性（损伤中的改变，活动限制，和残疾以及在卫生，健康和健身的改变）；
5. 确定是否需要推荐另一名同行。

物理治疗师的临床决策将决定在特殊的环境中（比如自我水平移动对比爬楼梯）测量何种生命体征和每个个体的测量频率。虽然生命体征测量的实施可能会委托给物理治疗师助理（PTA）或者其他支持人员，物理治疗师将会评估和决定数据的意义。

标准的生命体征数据

多样的资源为跨年龄组提供标准生命体征值。标准数据通常表现为平均值或者推断出的年龄组的数值范围；使用一

表 2.1 各年龄阶段标准生命体征的报道范围

年龄	体温℉(℃)	脉搏	呼吸频率	血压(mmHg)
新生儿	98.6~99.8(37~37.7)	120~160	30~80	收缩压:50~52 舒张压:25~30 平均值:35~40
3 岁	98.5~99.5(36.9~37.5)	80~125	20~30	收缩压:78~114 舒张压:46~78
10 岁	97.5~98.6(36.3~37)	70~110	16~22	收缩压:90~132 舒张压:5~86
16 岁	97.6~98.8(36.4~37.1)	55~100	15~20	收缩压:104~108 舒张压:60~92
成年人	96.8~99.5(36~37.5)	60~100	12~20	收缩压:<120 舒张压:<80
老年人	96.5~97.5(35.9~36.3)	60~100	15~25	收缩压:<120 舒张压:<80

表 2.2 结合使用平均值和范围比较标准生命体征在各年龄阶段的报道

年龄	平均体温℉(℃)	脉搏每分钟平均(范围)	呼吸每分钟节律范围	血压平均值(mmHg)
新生儿	98.2(36.8)腋温	120(70~170)	40~90	80/40
1~3 岁	99.9(37.7)肛温	110(80~130)	20~40	98/64
6~8 岁	98.6(37.0)口温	95(70~110)	20~25	120/56
10 岁	98.6(37.0)口温	90(70~100)	17~22	110/58
青少年	98.6(37.0)口温	80(55~105)	15~20	110/70
成年人	98.6(37.0)口温	80(60~100)	12~20	<120/80
70 岁以上的成年人	96.8(36.0)口温	80(60~100)	12~20	120/80,最高 160/95

系列数据范围作为正常的标准值。表 2.1 和表 2.2 是标准的生命体征数值的例子,使用年龄范围(表 2.1)和结合平均值和范围(表 2.2)[2,3]。

临床注解:标准生命体征数据提供给物理治疗师一般的参考来比较评估临床结果。重要的是,记住标准值应该谨慎使用,因为存在一些正常的边界值差异。

标准的血压和休息的心率数据可利用国家卫生统计中心(NCHS)的健康和营养调查部门(DHNES),疾病控制与预防中心(CDC)的一部分,在各种健康主题下进行一年一度的全国健康和营养调查(NHANES)[4]。2001—2008 年的全国健康和营养调查提供了 19 921 位 18 岁及以上的成年人的平均血压数据[5]。平均的收缩压(SBP)和舒张压(DBP)被报道由成年人的多个变量组成,包括性别和高血压状态(正常的,处理后的和未经处理的)。该数据显示平均血压如表 2.1 代表男性,表 2.2 代表女性。基于 1999-2008 年全国健康和营养调查的数据,静息状态下的呼吸频率同样是有效的,该报道使用了 35 302 名被试样本,包含了性别和年龄等多重变量[6]。静息状态下的脉搏频率如表 2.3 代表男性,表 2.4 代表女性。

重要的是注意个体正常值的特殊性。一些个体通常表现出不同于标准数据的数值。这说明了对每一个患者作为一个连续的过程监控生命体征的重要性。生命体征的测量产生了大部分有用的信息,当执行和间隔时间定期记录而不是固定时间的单一测量值。连续的记录允许患者状态的变化或对治疗反应的监控随着时间的推移能够在特定的时间点(比如:反映一个练习测验)预测急性的生理状态变化。

在检查中,最初的生命体征检查可能是在正常范围之内。在这种情况下,Wilkinson 和 Treas 提议当患者的生命体征在正常范围内,我们不应该因此感到自满。虽然稳定的生命体征显示生理健康,但是它们不能确保如此。单独的生命体征对于检测一些重要的生理变化是非常有限的;比如,生命体征有时候在中等程度的大出血时会保持稳定状态。生命体征必须用于评估患者的整体[7]。

有时,生命体征可能获得一个异常高或低的数值。在这种情况下,重要的是保持冷静的专业行为和不要对该信息做出有害的反应。在本章节的后面讨论,许多因素可以改变生命体征的数值,包括那些与患者相关的(情绪、压力、咖啡因过度摄入)和/或与执业医师相关的(比如,错误的诊断和测量,血压带尺寸的错误)。任何异常的数值都应该被调查,如果认为适当的,重复的确认其正确性。

如果重复测量是必须的,平静的向患者解释你希望获得

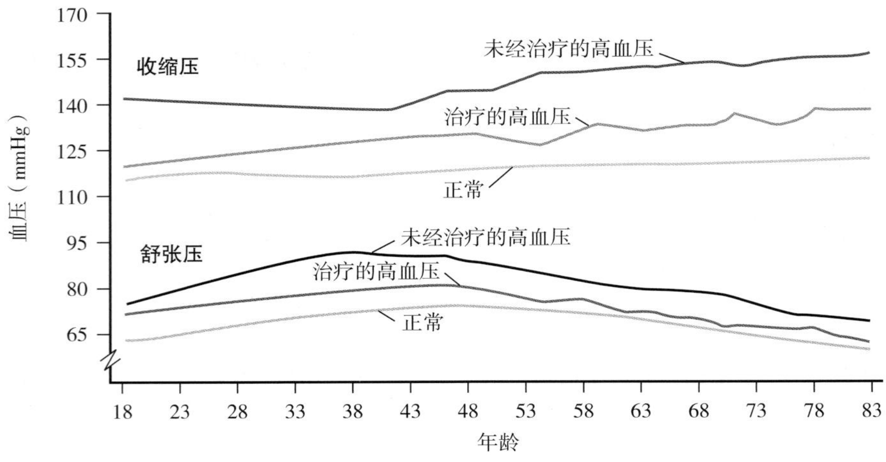

图 2.1 18 岁及以上男性平均收缩压和舒张压，以年龄和高血压状态

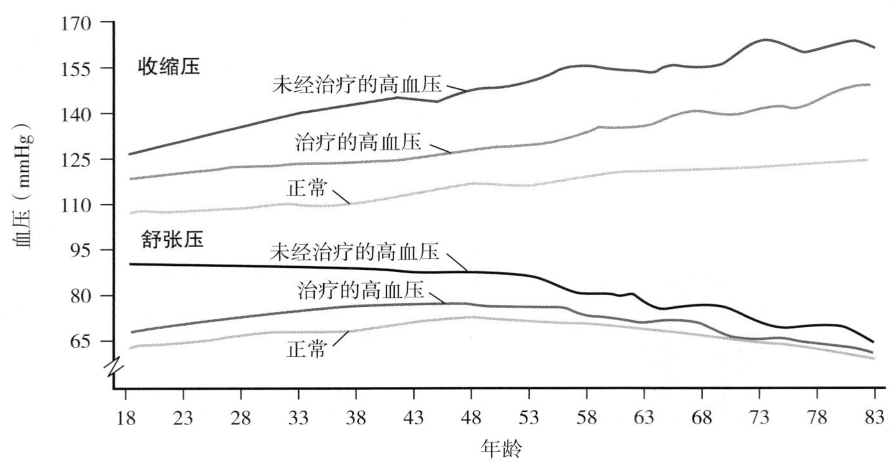

图 2.2 18 岁及以上女性平均收缩压和舒张压，以年龄和高血压状态

表 2.3 不同年龄组美国男性静息脉搏，国民医疗和营养调查，1999-2008

年龄组（岁）	n	平均值	标准误
小于 1	972	128	1.1
1	712	116	0.8
2~3	1148	106	0.4
4~5	864	94	0.6
6~8	1212	86	0.5
9~11	1130	80	0.5
12~15	2190	77	0.4
16~19	2411	72	0.4
20~39	3445	71	0.3
40~59	2559	71	0.3
60~79	1147	70	0.5
80 以上	197	71	1.1

n= 每个年龄类别的样本大小；数据不包括那些会影响静息脉搏的当前的医疗条件或药物使用

表 2.4 不同年龄组美国女性静息脉搏，国民医疗和营养调查，1999-2008

年龄组（岁）	n	平均值	标准误
小于 1	931	130	1
1	633	119	0.8
2~3	1107	108	0.5
4~5	900	97	0.6
6~8	1264	88	0.5
9~11	1236	85	0.5
12~15	2310	80	0.4
16~19	2082	79	0.4
20~39	3061	76	0.3
40~59	2409	73	0.4
60~79	1163	73	0.4
80 以上	219	73	0.9

n= 每个年龄类别的样本大小；数据不包括那些会影响静息脉搏的当前的医疗条件或药物使用

核实数值。Alfaro-LeFevre[8]提供了以下的确认可疑数据的指导方针：

- 复核极端的异常或前后矛盾的患者提供的信息。
- 复核器材运行的正确性。
- 复查获取的数据(比如:在另一条手臂检测血压或 10 分钟后重测)。
- 检查可能改变正确性的因素(比如:确认如果体温升高而没有其他任何症状可能仅仅是因为一杯热咖啡)。
- 当不确定时,询问一位更有经验的治疗师来复查生命体征。
- 主观和客观的数据进行比较来确认患者的陈述是否与获得的数据相一致(比如:比较实际脉搏速度与患者主观认知的"心跳加速")。

虽然不是一个新的理念,第五个甚至第六个生命体征已经被提出。也许最常见的建议增加疼痛强度作为第五个生命体征。美国疼痛协会(APS)提倡检查"疼痛作为第五个生命体征"作为一种提高意识来强调疼痛状态与标准生命体征一样重要,并关注与提高管理策略[9]。作为国家疼痛管理策略的一部分,退伍军人卫生管理局(VHA)接受"疼痛作为第五个生命体征"[10]。这一战略的主要目标是提供单一的、全系统的标准护理水平来减小忍受可预防的疼痛,因此移动疼痛管理在该系统中的当务之急。提高关键问题的意识,往往针对特殊人群,指定"第五或第六项生命体征或最新的生命体征"经常被应用于各种生活方式因素,患者的特质以及特殊的测验和测量,比如:情绪压力[11~13]、脉搏血氧测定[14,15]、健康认知力[16,17]、功能状态[18]、步行速度[19]、呼吸困难[20]、吸烟状况[21]和自知力[22]。

在生命体征价值中的变化:有影响力的变量的概述

生活模式和患者特征

几个生活方式模型(可修正的)和患者特质(不可修正的)影响生命体征的测量。生活方式模型包括但不限于咖啡因摄入、烟草使用、饮食、饮酒、压力应对、肥胖、体力活动水平、药物和非法毒品使用。患者特质包括激素状态、年龄、性别和家族史。其他影响生命体征的变量包括当天的时间、当月的时间(月经周期)、一般身体状况、情绪抑郁和痛苦。生活模式和患者特质的信息从患者的病史、系统检查、测试和测量中获悉。作为可修正的确定因素,变成关注与患者相关的指导(比如:目前的状况,降低危险因素)和 / 或健康促进和健康战略。影响每个生命体征的特殊因素在本章节后面更加详细讨论。

文化和种族划分

正如任何物理治疗测试或测量,文化和种族在生命体征测量中的影响可能不能精细地标明。比如,一个患者在生命体征检查时出现焦虑或敌对的情绪,可能出现应激反应,这是典型的美国医疗实践中与他人共享存在根深蒂固的不信任。另一个例子可能是一位穆斯林的女性患者在面对男性治疗师的检查时显示出应激反应。这些情况可以明显影响生命体征检测的准确性。文化指的是综合学习行为(不是生物学的继承),标准和社会特征的符号,并一代代的传承[23]。它是一套行为标准的分享,包括基本价值观、信仰、态度和习俗,包括与之相关的卫生保健和疾病[24~26]。种族被定义为一群共享共同的文化渊源或背景,或共同的种族、国家、宗教、语言、或文化特征的集合[25]。文化或种族直接影响个体对于卫生保健保持的态度[27]。

在卫生保健的文化能力可以被定义为适当的知识和技能来传递与患者文化信念和实践的关怀[26]。强调文化重要性的能力,Leavitt 建议"物理治疗从业者,文化能力是制造实际的和有效的检查、评估、诊断、预后和干预的一个重要元素"。发展关系,收集和处理患者数据,认识到个体的功能性关注点,和对特定的患者需要文化能力来决定医疗计划[23]

最近在美国的人口统计变化创造了巨大的社会多样性和提升了物理治疗师文化能力的需求。数据源自 2010 年的人口普查证明文化和种族多样性的进展构成了美国的人口(表 2.5)[28]。几个突出的部分数据报告包括如下:

- 所有主要的种族群体在 2000 到 2010 年间都有人口增长,但是他们的增长比率不同。
- 2000-2010 年期间,亚洲人群比其他主要种族人群增长更快。
- 2000-2010 年期间,美国总体人口中超过一半的增长起因于西班牙人群的增长。
- 唯一的主要种族群体在总人口比例中降低的是"孤独的白种"群体(即那些被报告只有一个种族的)。该群体在总人群中所占比例从 2000 年的 75% 降至 2010 年的 72%。

美国卫生与人类服务部(USDHHS)少数民族卫生处(OMH)出版了由国家咨询委员会发布的"文化和语言的适当的卫生保健服务推荐标准",这反映了对理解文化竞争力的重要性,以及有效应对医疗机构患者的文化需求。该提议的标准被作为供应商、决策人、认证和证书审核机构,购买健康福利(包括工会),患者和倡导者(比如:地区和国家的民族,移民和其他以社区为重点的组织),以及教育工作者和其他社区卫生保健人员的指导方针[29]。

美国物理治疗协会(APTA)在许多重要的文件中解决文化能力问题,包括在物理治疗师文化能力教育的计划中[30];在认证的评估标准中,物理治疗师[31]和助理物理治疗师的[32]教育课程(物理治疗教育认证委员会[CAPTE]);以及在物理治疗师专业教育的标准模型和物理治疗师辅助教育的标准模型[34]。

Burton 和 Ludwig[35]提供以下有关于人口多元化互动的建议:

- 使用患者的姓氏及合适的抬头(先生、夫人、女士或小姐)称呼患者,只有患者要求时才使用患者的名字。
- 尊重个体有关于卫生保健,传统和宗教的信念和态度。
- 使用普通适当的英语,俚语和术语应当避免。
- 如果存在语言障碍,应当使用翻译(最好不是家庭成员)。
- 应当谨慎使用目光接触;一些文化认为目光接触是无理的或是对权威的挑战。
- 直接关注患者的面部表情和非语言沟通,因为当你的交流不被理解时,这可能提供线索。
- 如果你对患者所说的有一些不明白,需要寻求澄清

表 2.5 美国西班牙裔或拉丁裔的起源和种族(2000—2010 年)

西班牙裔或拉丁裔的起源和种族	2000 年的人数(总人数百分比)	2010 年的人数(总人数百分比)	2000—2010 年人数变化(%)
总人数	281 921 406(100)	308 745 538(100)	27 323 632(9.7)
西班牙裔或拉丁裔	35 305 818(12.5)	50 477 594(16.3)	15 171 776(43.0)
非西班牙裔或拉丁裔	246 116 088(87.5)	258 267 944(83.7)	12 151 856(4.9)
• 白种人	194 552 774(69.1)	196 817 552(63.7)	2 264 778(1.2)
种族			
总人数	281 421 906(100)	308 745 538(100)	27 323 632(9.7)
• 一种种族	274 595 678(97.6)	299 736 465(97.1)	25 140 787(9.2)
• 白种人	211 460 626(75.1)	223 553 265(72.4)	1 292 639(5.7)
• 黑人或非洲裔美国人	34 658 190(12.3)	38 929 319(12.6)	4 271 129(12.3)
• 美国印第安人或阿拉斯加州	2 475 956(0.9)	2 932 248(0.9)	456 292(18.4)
• 亚洲人	10 242 998(3.6)	14 674 252(4.8)	4 431 254(43.3)
• 夏威夷岛和其他的太平洋岛屿	398 835(0.1)	540 013(0.2)	141 178(35.4)
• 其他一些种族	15 359 073(5.5)	19 107 368(6.2)	3 748 295(24.4)
• 两个或两个以上种族 *	6 826 228(2.4)	9 009 073(2.9)	2 182 845(32.0)

* 来自美国人口普查局。在 2000 年的人口普查,错误的数据加工结果导致两个或两个以上种族数据的夸大。全国 100 万人口(大约 15%),这几乎完全影响涉及的所有其他的种族组合。因此,数据用户可能评估观察到两个或两个以上种族人口和种族组合的变化,以及涉及其他一些种族在 2000 年和 2010 年谨慎的人口普查。特定种族组合的改变不涉及其他种族,比如白种人和黑人或非洲裔美国人或白种人和亚裔,通常更具有可比性。

说明。

文化能力被越来越多的文献讨论。在进一步检查文化多元性的医疗保健中,作者参考了 Leavitt[23],Spector[27],Purnell 和 Paulanka[26,36],Galanti[37],Perez 和 Luquis[38],Srivastava[39],Kosoko-Lasaki,Cook 和 O'Brien[40]的文章。

患者观察报告

患者观察报告指的是审慎地使用感觉(视觉、听觉和嗅觉)来收集患者信息[7,8]。仅凭视诊不足以提供明确的诊断信息,也不能得到一个结论或推论[35]但是,视诊可能提供潜在问题的线索[2],为病史采集时循序渐进地提出与功能障碍相关的问题提供思路,指导选择筛选检查,协助优先测试和测量[41]。

使用符合逻辑的、固定的顺序进行系统的视诊(比如:先观察头面部表情和整体外观,然后是疼痛或痛苦的迹象,皮肤状况等等)。这将提高效率,节约时间,并且可以保证不忽略任何部位。下面是几个可以通过视诊来收集反映潜在问题的信息和/或线索的例子。

患者直接的痛苦或不适的迹象(比如:疼痛、痛苦的表情、呼吸困难),视诊可以看到面部表情改变,使用辅助呼吸肌呼吸,不规律或费力的呼吸模式,频繁地更换体位。使用辅助呼吸肌可能表明心脏或肺部损害。

- 肥胖或恶液质,营养不良的外貌,或许多慢性疾病相关的消耗可能表明营养状况的线索。向心性肥胖(躯干和面部)、锁骨附近和颈后的脂肪增生可能与柯兴氏综合征有关。
- 出汗(大汗)可能显示身体正在工作以代偿心排出量减少。这与许多潜在因素相关,包括心肌梗死、低血压和休克;这可能同样与高热(比如:错误的体温调节),甲状腺功能亢进,焦虑和过度活跃的汗腺功能相关。过度出汗可能还和环境因素或患者就诊前参加剧烈体力活动相关。多汗症同样也指异常的汗液增加。
- 讨厌的体味可能暗示卫生状况不良(比如:自理能力受损或缺乏资源)、存在伤口(比如:感染的分泌物)或潜在的疾病[7];水果味的呼气可能暗示高血糖或糖尿病的酮症酸中毒[41]。
- 各种呼吸音,比如:喘息声、水泡音或叹息声(这一章稍后和第十二章:慢性肺功能障碍中讨论)。潜在的注意事项包括呼吸道狭窄(比如;哮喘,充血性心力衰竭[CHF],气道狭窄)慢性阻塞性肺疾病,异物梗阻,或分泌物部分阻塞气道。
- 咳嗽可能是由于相对良性的气道刺激(比如:尘埃微粒)或表明某种疾病,如哮喘、支气管炎、慢性阻塞性肺疾病、肺癌或肺炎。急性咳嗽通常在3周或更少的时间内缓解(比如:上呼吸道感染)。慢性的或持续的咳嗽可持续超过 8 周[42]。
- 休息和运动中身体结构不对称可能是萎缩,肥大,运动系统损伤,或潜在疾病(比如;脑血管意外[CVA])。面部特征也应观察其对称性[2,43]。
- 皮肤是人体最大的器官。皮肤颜色显示了心肺功能重要的初步数据和可能的疾病、炎症和感染指标[35,41]。**发绀**是皮肤呈蓝灰色,与血氧含量不足相关(血红蛋白氧含量达不到正常水平)。**中枢性发绀**造成弥散性的皮肤颜色改变,是在躯体的"中央"部分(比如:躯干、头)以及黏膜颜色的变化[44]。这些黏膜通常是粉红色和有光泽的,与皮肤颜色无关。中枢性发绀表明动脉血氧饱和度低于 80%(正常范围是 95%~100%)[2],与心肺系统疾病和一氧化碳中毒相关。**周围**

知识点 2.1　常见皮肤颜色改变

- **发绀**：皮肤和黏膜的蓝灰色改变。
- **中枢性发绀**：因缺氧导致身体的中央部位和黏膜颜色改变；与心肺系统疾病相关。
- **周围性发绀**：因缺氧及甲床和嘴唇颜色改变；与心排出量减少和暴露在寒冷中相关(急性血管收缩)。
- **瘀斑**：归因于擦伤(皮下出血)，身体各部分都可见；新的表现出蓝紫色而旧的呈现青黄色；通常由创伤造成的(比如：坠落、运动损伤、躯体伤害)；患者的血液低凝状态(比如香豆素)更容易造成瘀斑。
- **红斑**：皮肤部分发红归因于血流增加(充血)；与皮肤刺激或损伤，感染和炎症相关；骨突出部位皮肤发红提示压疮的潜在可能。
- **脸红**：弥漫性的脸发红；可能包括身体的其他部分；与情绪(尴尬、愤怒)，强体力运动、发热和环境温度增加相关。
- **黄疸**：归因于肝功能受损(比如；肝炎、肝癌)，皮肤呈现橘黄色；最好的观察是巩膜，黏膜和手掌以及脚底。
- **苍白(苍白的)**：皮肤与普通情况(普通"白皙的"肌肤应该被排除)相比颜色变淡(和粉红色相比更白一些)；对于较黑的皮肤，苍白表面上是失去红色色调；与贫血(低血红蛋白)和循环受限相关；可观察面部、手掌、黏膜和甲床。
- **瘀点**：微小的红色的或紫色的出血点归因于毛细血管破裂血液流入皮肤；易于出现聚集，经常出现在脚和脚踝部，但也可能出现在身体其他部分。可能是血小板减少的迹象(低血小板计数)。血小板在凝血中起着非常重要的作用，计数减少影响凝血功能增加出血风险。低血小板计数与各种药物(比如：抗凝血剂、阿司匹林、类固醇和化疗药物)和疾病(比如：急性和慢性感染、白血病、系统性红斑狼疮和硬皮病)相关。

性发绀是由于心排出量减少、暴露在寒冷中(比如血管收缩)、或动静脉阻塞导致指甲床和嘴唇颜色的改变。周围性发绀通常是短暂的，通过环境变暖可缓解。常见的皮肤颜色变化与之相关的原因(知识点 2.1)。

- 还应观察皮肤质感变化和头发生长情况。糖尿病或动脉粥样硬化患者通常腿部毛发减少以及手指脚趾指甲明显增厚。皮肤质感同样随着年龄和营养状况而变化。皮肤损伤可能显示病理性损害或外伤。
- 还应注意指甲颜色和外观。正常循环和供氧下，指甲应该是粉红色(或皮肤较黑的个体呈浅棕色)和规则的。指甲病变的例子包括以下几点：
- 博氏线是深沟横贯指甲造成指甲生长的破坏，起因于外伤或失调，比如：雷诺病(手指血流量减少)、牛皮癣或指甲板周围感染。
- 黑色的指甲起因于指甲下的血液，通常是创伤的结果。
- 杵状指是指尖球根部肿胀伴随甲床和皮肤失去正常的角度(图 2.3)；指甲出现蓝灰色(发绀)以及变软和沼泽状(海绵状)。杵状指随着时间逐渐发展，与长期**缺氧**有关，比如先天性心脏缺陷和心肺相关疾病。
- 对半指甲(通常称林赛指甲)被认为与肾衰竭有关；指甲的末梢部分变红，粉红或棕色；在两部分之间有显著的分界线。
- 指甲剥脱是指指甲从甲床脱落。这与创伤，真菌感染，牛皮癣和甲状腺功能亢进相关。
- Mee's 线横断面的白线横穿指甲的幅面，与系统性疾病相关，比如肾衰竭、霍奇金病、疟疾和镰状细胞性贫血；传统还认为与砷中毒相关。
- 凹痕以指甲具有微小的点状凹陷为特点，归因于系统疾病，比如 Reiter 综合征，牛皮癣和湿疹。
- 片状出血是微小的出血造成了指甲下出现略带红色的血线(表现为指甲下"片状"的嵌入)与细菌性内膜炎和创伤相关。
- 不正常的坐姿可能暗示疼痛或盆骨、胸部或脊椎范围的结构性异常(盆骨倾斜)，也可能干扰呼吸模式。
- 水肿可能与充血性心力衰竭、肝功能衰竭、淋巴水肿或静脉功能不全相关；局部水肿可能起因于静脉曲张、血栓性静脉炎或创伤。

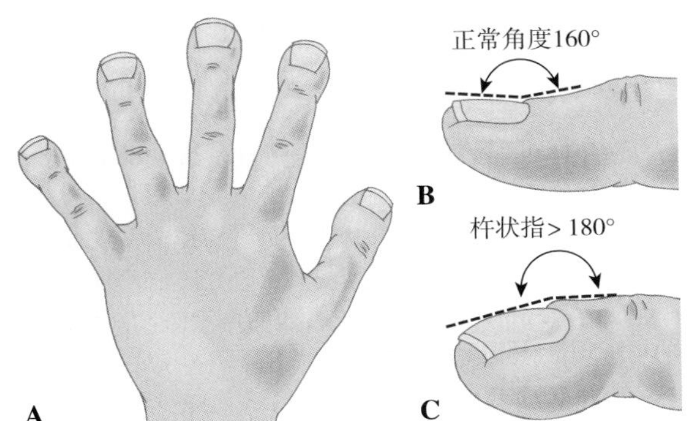

图 2.3　(**A**)杵状指指尖与长期的缺氧状态相关。(**B**)普通甲板角度是 160°。(**C**)杵状指甲板角度 >180°

体温

体温表示通过身体产热和散热的平衡。人类是恒温动物，即使外部环境温度变化体温可保持相对不变。这与冷血动物(比如爬行动物)形成对比，其体温随着周围的环境变化而变化。

体温调节系统

体温调节系统的目的是维持内部体温相对恒定。该系统监控并运转以维持体温正常，保证细胞状态和重要器官功能。体温调节系统包括三个主要成分：体温感受器、调节中枢和效应器官(图 2.4)[45,46]。

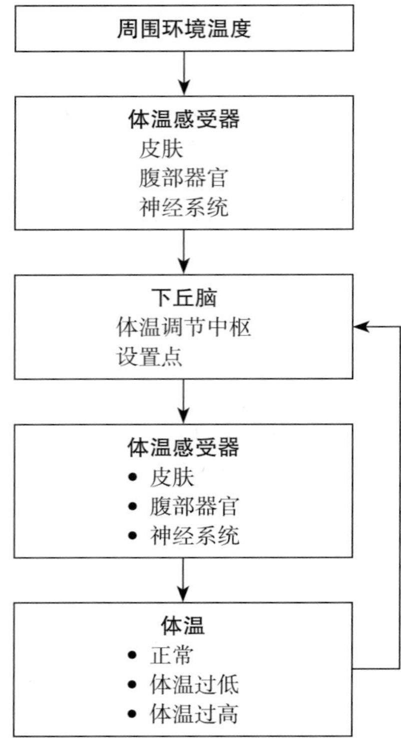

图 2.4 体温调节反应。体温感受器根据体温变化向下丘脑视前核输入信号。下丘脑作为生理恒定器会比较实际体温的输入信号和设置点的值。如果体温低于设置值，执行产热机制。如果体温高于设置值，执行散热机制

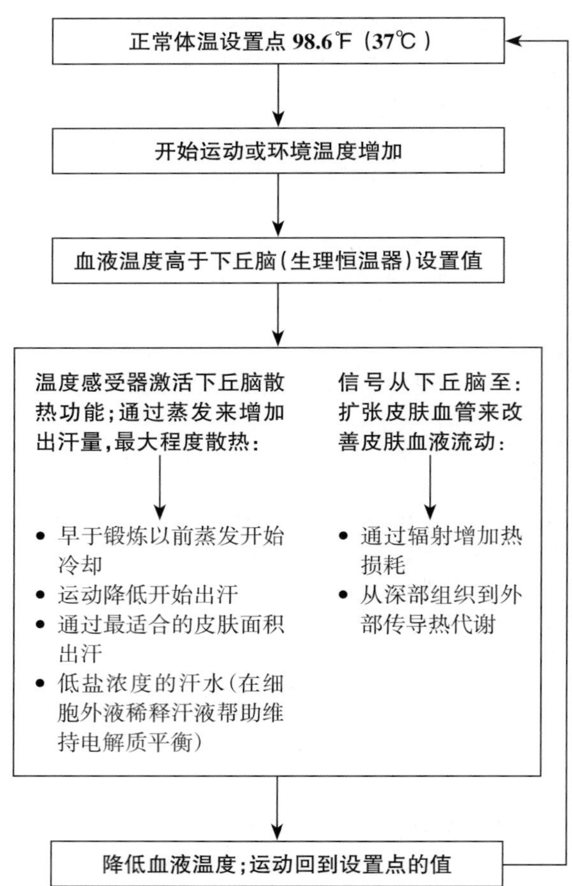

图 2.5 热适应期间的生理调整。体温上升激活散热保持正常的体温

温度感受器

温度感受器提供输入信号给位于下丘脑的体温调节中枢。该调节中枢依赖温度感受器的信息以保持体温恒定。一旦该信息到达监控中心，将比较"设置点"的标准或最佳体温值。根据对比"设置"值和输入的信息，决定激活产热或散热机制[47]。

外周和中心体温感受器提供输入体温进入调节中心。外周感受器（皮温），主要由自由神经末梢组成，在皮肤上有高度的分配。中枢温度感受器（核心温度）位于深层组织（比如：腹部器官），神经系统，和下丘脑本身[47,48]。温度感受器位于下丘脑，血液散布在下丘脑对温度变化敏感。这些细胞可以开始启动应对保护或散热。他们对核心温度的变化和监控身体的温度特别敏感[45]。温度感受器允许前馈回应核心温度的预期改变（比如：环境温度的改变）。

皮肤的外周感受器证明寒冷感受器比温暖感受器分布更广泛，并且对迅速的温度变化更敏感[45]。来自这些感受器的信号通过传入神经传入脊髓，再经过脊髓丘脑外束达到下丘脑。

调节中枢

身体的体温调节中枢位于下丘脑。下丘脑调和产热和散热过程，就像恒温器，保证持续稳定的体温。通过影响效应器官，下丘脑达到相对精确地平衡产热和散热。在健康人，下丘脑恒温器仔细地维持在 98.6℉ ± 1.8℉（37℃° ± 1℃）[45]。当温度效应器输入的体温低于"设定点"的值时，保温机制被激活。相反，温度上升将激活散热机制。剧烈运动时散热机制尤为重要。图 2.5 总结了锻炼时基本的生理调节或在环境温度增加时产生的热适应（对热耐受性的生理适应性改变）。这些反应是通过激活下丘脑来控制效应器官，通过躯体神经系统和自主神经系统两条途径作用于效应器官[45,46,49,50]。

效应器官

效应器官对体温的升高和降低做出反应。基本的效应系统包括血管，新陈代谢，骨骼肌（寒颤）和出汗。这些效应系统既可以升高也可以降低体温。

保温和产热

当体温降低时，保温和产热机制被激活。以下说明保温和产热机制：

• 血管收缩：下丘脑激活交感神经，导致全身皮肤血管收缩。因为血液在皮肤血管更容易变冷，皮肤血管收缩大大降低了血管内径，减少了靠近皮肤表面的血液流动。因此，减少了因环境温度下降导致的热量丢失。

• 汗腺活动减少（或停止）：汗腺活动减少通过减少蒸发避免热量流失。下丘脑恒温器低于约 98.6℉（37℃）时，完全停止出汗[45,51]。

• 鸡皮疙瘩或立毛：下丘脑同样应对散热，热量保护机制

通常被描述为“起鸡皮疙瘩”。立毛这个术语意思是“毛发直立”。虽然对于人类而言意义不大，该机制的功能是使皮肤周围的空气陷入绝缘状态和低级哺乳动物大面积的毛发掩盖以降低热损耗。

身体还通过几种机制避免体温下降，其目的是产生热量，包括颤抖和激素调节。当身体的恒温器低于大约98.6℉(37℃)时[51]，这些机制被激活。颤抖的主要运动中枢在下丘脑后部，这些区域通过皮肤和脊髓的寒冷信号被激活。为了应对寒冷，冲动从下丘脑激活传出躯体神经系统，导致骨骼肌张力增强。当张力逐渐增强到一定水平，颤抖(不随意肌肉收缩)出现，并产生热量。这种颤抖反射可以至少部分地抑制大脑皮层有意识控制的运动[51]。

激素对温度调节的作用是通过增加细胞代谢增加体温。通过两种肾上腺髓质激素增加新陈代谢：去甲肾上腺素和肾上腺素。但是，这些激素的循环水平在保持体温的效应上对婴儿比对成人影响更大。通过这些激素产生热量对于婴儿可以增加热量达到 100%，而成年人仅可达 10%~15%[51]。

另一种激素调节的形式是通过甲状腺增加甲状腺素的输出。甲状腺素增加全身细胞新陈代谢。但是这些反应的效应不是即刻的，而是比较长期的产热或散热效果[45]。甲状腺需要几周时间增生，才可以满足甲状腺素增加的需求。

散热

身体多余热量的散发通过四种方式：辐射、传导、对流和蒸发。

- 辐射：热量的传递通过电磁波从一个对象到另一个对象通过辐射完成。该热传递的发生是通过空气中的两物体而不是直接接触。周围热量流失过去的物体的温度比身体更低(比如：墙壁或房间的物体)。
- 传导：热量的传递通过液体、固体或气体从一个物体到另一个物体。这一类型的热量传递要求两物体直接的分子接触。比如一个人坐在冰冷的地面上，或热量在冰冷的泳池中流失。热量同样在空气中传导。
- 对流：热量的传导通过空气或液体(水)的运动来达到对流。该形式的热损失是通过二次传导达成的。一旦热量进入空气中，空气即通过对流离开身体。使用风扇或凉风提供对流。通过对流散热最有效的方式是身体周围的气体或液体不断流动。
- 蒸发：通过液体的蒸发消耗身体热量。这种形式的散热发生在通过呼吸道和汗液通过皮肤持续丧失的基础之上。在大运动量训练中，蒸发是主要的散热机制。大量的出汗通过皮肤蒸发有显著的降温效果。此外，这种对皮肤的降温还继续降低了从深部组织流向皮肤的血液温度。图 2.6 阐明了身体散热机制。

体温的异常情况

体温升高

体温升高通常被认为是帮助身体对抗疾病或感染。发热是指体温高于正常温度，俗称发烧。高热是描述异常发热的术语，通常指超过 106℉ (41.4℃)[51]。

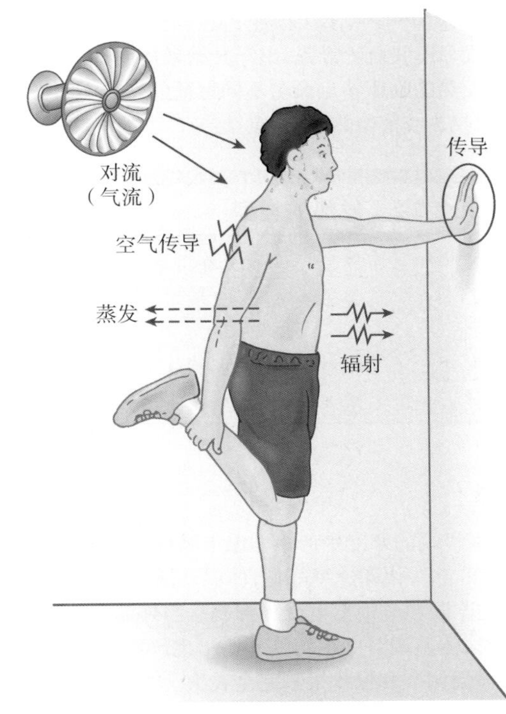

图 2.6　身体散热机制 传导是指热量通过两物体间直接接触的转移(手在墙壁上)；辐射发生在通过电磁波与物体间非直接的接触(身体和墙壁)；对流的热损耗是通过气体对流(壁扇)使热量通向空气来完成的；蒸发是液体(汗水)转变成气体

发热发生在下丘脑恒温器“设置”值升高时，这种升高是由于致热源(导致发热的物质)的影响。致热源主要由有毒的细菌分泌或由机体内退化的组织释放[46]。这些致热源的影响导致了在生病期间发热。因为新的更高的体温设定值，身体激活保温和产热机制。这些机制在几个小时内将体温提高到新的更高的值，由此导致发热状态。

发热的临床症状和体征随着体温调节中枢所受干扰的水平和发热的不同阶段而变化，这些症状和体征可能包括全身不适、头疼、脉搏和呼吸频率增加、畏寒、立毛、寒颤、食欲减退(**厌食症**)、皮肤苍白随后开始潮红、手心发烫、恶心、易怒、坐立不安、便秘、发汗、口渴、舌苔厚、尿量减少、虚弱和失眠[35,52]。温度进一步升高，可能出现定向障碍、意识混乱、抽搐或昏迷。后面这些症状在小于 5 岁的儿童中更常见，被认为和神经系统尚未完全发育有关。

前驱症状阶段是指开始发热前期；非特异性症状多见，比如：轻微的头疼、肌肉疼痛、全身不适或食欲缺乏。发热通常分为三个时期(阶段)，如下：

- 第一阶段——开始：这一时期体温缓慢地或迅速地升高到最高温度；症状包括畏寒、寒颤和皮肤苍白。随着体温的升高(如因为感染)，皮肤血管收缩使血液流动至身体内部以保持热量。皮肤开始变冷，寒颤产生更多的热量，通过保温和产热直到达到新的更高的温度。
- 第二阶段——持续：发热持续在最高点。达到新的更高的体温后，会保持相对稳定(维持发热)；产热和散热平衡，寒颤停止；皮肤可能变热和出现发红。

• 第三阶段——结束（退热）：发热消退、体温下降和恢复正常的阶段。皮肤血管舒张，出汗开始来帮助身体降温。

根据发热的临床特点命名不同特征的发热类型：间歇热、弛张热、回归热或稽留热（知识点 2.2）。

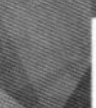

知识点 2.2 发热的类型

间歇热：发热和正常体温规律地交替出现。
弛张热：24 小时内，体温升高波动超过 3.6℉（2℃），并持续高于正常。
回归热：发热和正常体温交替；每期持续至少一天。
稽留热：体温可能轻微波动，但是持续高于正常。

体温下降

暴露在极端的寒冷中产生体温下降称为低温。由于长时间暴露于寒冷中，代谢速率降低，体温逐渐下降。当脑部温度也下降后，体温调节中枢也受到抑制。当体温降至大约 94℉（34.4℃）时，体温调节中枢功能开始出现严重损伤，低于 85℉（29.4℃）体温调节和保护机制完全丧失。[47]低温的症状包括心率和呼吸频率降低、寒冷和皮肤苍白、发绀、皮肤感觉降低、精神抑郁和肌肉抑制、可能最终导致昏迷。如果低体温症未经处理，这些连续的症状可能导致死亡。

影响体温的因素

口温的统计学平均值或正常值为 98.6℉（37℃），这被确定为成年人的体温。但是，一个正常值范围更能够代表正常体温，因为某些日常情况（比如：每天不同时段）或活动（比如：锻炼）会影响体温。此外，一些个体通常比统计平均值体温轻微高或低一些。因此，不同个体之间会有和平均值的偏差，而同一个人在不同环境下测量结果也会有偏差。

一天不同时段

生理节律这个名词描述了 24 小时周期内正常体温的变化。体温每天的变化是规律的可预见的：体温每天早晨 4~6 点最低，而最高值是下午 4~8 点。消化活动和骨骼肌运动水平对体温的这种规律变化影响最大。对于上夜班的人，上述模式通常是颠倒的[45,47]。

年龄

与成人相比较，婴儿由于体温调节系统发育不全而显示出较高的正常温度。婴儿尤其容易受到环境温度改变的影响，他们的体温将会相应波动。幼儿体温高于平均的正常体温，是因为产热与代谢率的增加和体力活动水平增高。老年人体一般低于正常值，因素有很多，包括代谢率降低、皮下组织（主要作用是避免热量散失）减少、体力活动水平降低和饮食不足等。

情绪 / 压力

交感神经系统刺激引起肾上腺素和去甲肾上腺素产生，导致代谢率增加。

运动

运动对体温的影响是物理治疗师的重要考虑因素。剧烈的运动由于提高代谢率显著升高体温。活跃的肌肉收缩是重要的高效的产热来源。在运动期间，体温的增加与运动强度成正比。剧烈运动可以使基础代谢率增加到正常水平的 20~25 倍[45]。

月经周期

孕激素在排卵期间可以使体温增加 0.5~0.9℉（0.3~0.5℃）。这些轻微的升高一直维持到月经开始前，然后在月经期体温恢复到正常水平。

怀孕

因为代谢活动的增加，孕期体温始终保持在比正常温度大约高出 0.9℉（0.5℃），分娩后体温恢复正常。

外部环境

一般来说，温暖的天气往往会使体温增加，而寒冷的天气则会使体温下降。环境影响身体保持体温恒定的能力。比如：在炎热、潮湿的环境中，蒸发冷却的效果严重下降，因为空气水分已经过多。其他的散热形式也依赖于环境因素比如气流的运动（对流）。衣服同样是一个重要的外部因素，因为其既可以保温也有利于促进身体散热。衣服的数量和类型很重要。散热，吸水性好、宽松的浅色服装是最有效的。而对于保温，几件较轻的衣服来隔离身体和空气，是最推荐的。

检测部位

体温变化与身体的部位有关。直肠和鼓膜（耳）温度要比口温高 0.5~0.9℉（0.3~0.5℃）；腋温大约比口温低 1.1℉（0.6℃）。健康成人口温的标准值通常被认为是华氏 98.6℉（37.0℃），直肠和鼓膜温度值是 99.5℉（37.5℃）。对于外部测量，腋温值一般低于 97.6℉（36.5℃）。

摄入温暖或寒冷的食物

口温会被口腔摄入物影响，包括吸烟。患者测量口温前 15 分钟（最好 30 分钟）应该禁止吸烟或饮食。

体温计的类型

玻璃水银温度计

传统上，测量体温使用玻璃温度计，由一个带球部的装满水银的玻璃管组成。一旦球部接触到体温，水银膨胀和上升到玻璃柱记录下体温。狭窄的底部避免了水银管回流。该装置必须在下次使用时大力的晃动使水银回流至球部。

玻璃温度计的标准化在摄氏温度（℃）和华氏温度（℉）的范围，或两者兼有。范围大概在 93~108℉（34~42.2℃），不同的制造商有轻微的差异。标准校准包括度数和十分位度数。同样的，每一条上线代表一个完整的度数，每一条短线表示 0.1℃和 0.2℉。当报告体温时，常见的做法是到最近的整数分数度（十分之一度的华氏温标）。如果发生需要将一种温度计数方式改变成另一种方式，可以使用转换公式。把摄氏温度转换成华氏温度，将摄氏温度值乘以 9/5 再加上 32［℉=(9/5×℃)+32］。把华氏温度转换成摄氏温度，先从华氏温度减去 32 在乘以 5/9［℃=(℉-32)×5/9］。图 2.7 比较了华氏温度和摄氏温度值在正常范围和变化的体温。

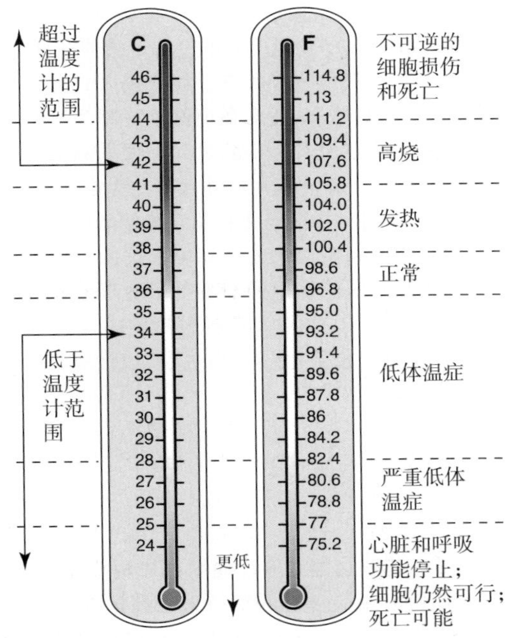

图 2.7　比较华氏温度和摄氏温度范围表面正常温度范围和体温变化

玻璃水银温度计的末端装置(球部)用来插入，并且是细长的或比较钝的，圆形(图 2.8)。细长的形状被用来测口温，被设计成与口腔黏膜组织最大程度的表面接触。钝圆形球部被用来测直肠温度，并被设计成最小程度降低直肠黏膜创伤。口腔温度计还可以用来测量腋窝温度。玻璃水银温度计的小窍门是可以用颜色编码(蓝色用于口温，红色用于肛温)。

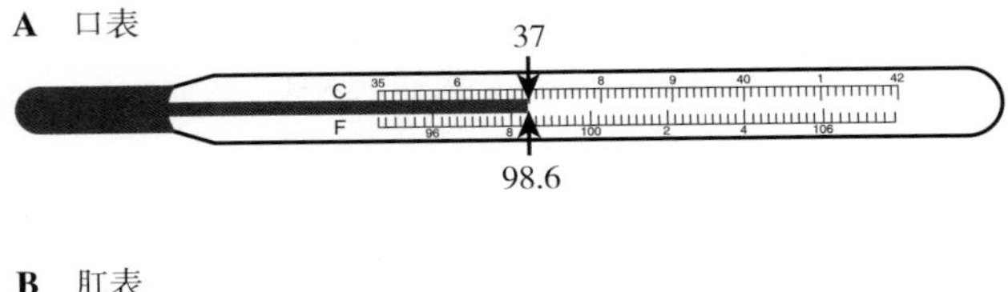

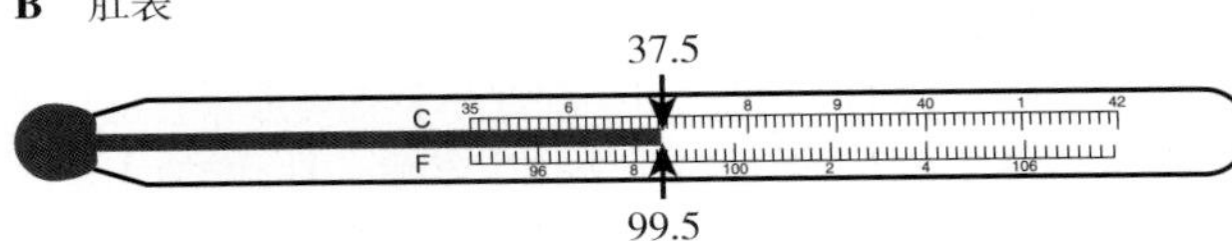

图 2.8　玻璃水银温度计的形状窍门(球部)长圆形(**A**)用于测量口温。钝圆形(**B**)用于测量肛温

虽然玻璃水银温度计仍然在家庭护理机构中使用，但是在患者护理机构中自动化(电子)温度计已经很大程度上取代了玻璃水银温度计，这是出于对温度计损坏和医疗废物处理系统的疏漏导致水银造成环境污染的担忧[43]。美国环境保护署(EPA)提醒反对使用水银温度计并鼓励尽可能用无水银温度计替换。一些州立法限制制造和销售水银温度计。许多区域仍然提供含水银设备的收集 / 交换计划[53]。

自动化温度计

自动化温度计在患者护理机构中被广泛使用。他们提供了快速(几秒钟)高度精准的体温测量。标准的临床自动化温度计由便携式电池供电装置，附加的探针和覆盖探针的一次性塑料制品组成(图 2.9A)。该装置提供体温的数字显示。这类温度计最重要的优点是交叉感染的可能性降低，探针只被使用一次。其他自动化设备设计成监控不止一个生命体征并且接口直接连接电子病历(EMR)，减少了手写文件相关的潜在错误(图 2.9B)。

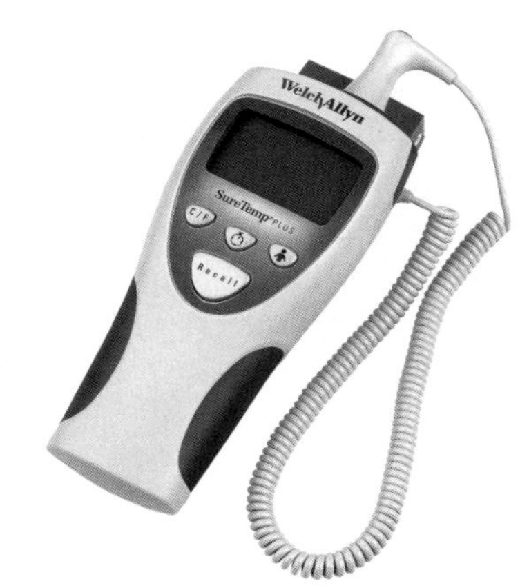

A

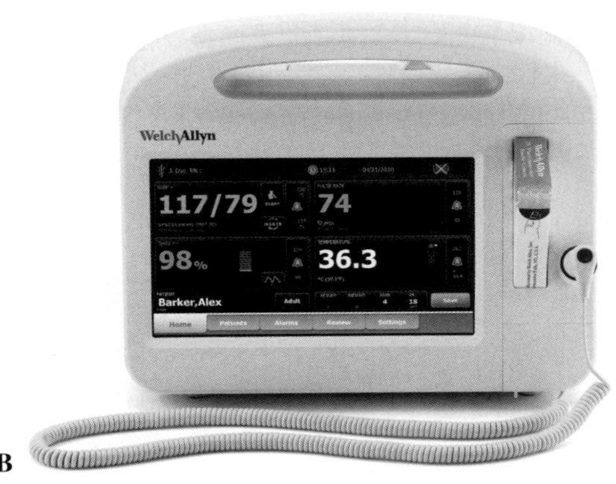

B

图 2.9　(**A**)便携式电子温度计使用一次性探针覆盖降低了交叉感染的风险。(**B**)这个设备的接口与电子病历(EMR)连接。通过扫描患者住院身份手环，双向无线通信链接身份号来积极识别床边患者姓名。测量体温，血压和氧饱和水平(脉搏血氧)的设备。这个设备减少时间需求和手工文档数据的潜在错误，并直接传输入电子病历。手工数据也可以输入(比如：呼吸频率)

口温计

手持自动口腔温度计是现有的商业化的。这些设备通常大约 5 英寸(12.7 厘米)长度的锥形外观(图 2.10)。装置的一

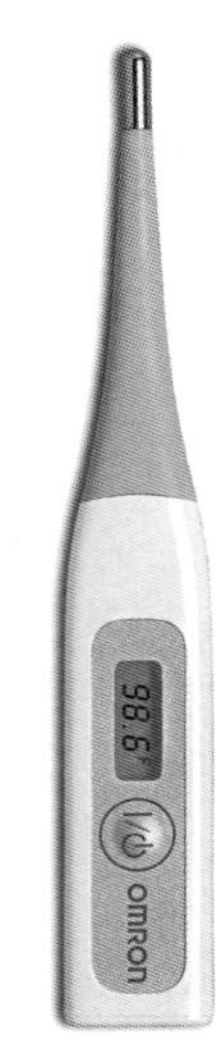

图 2.10 便携式自动口腔温度计

端有一个狭小的尖端来放探针,有些型号尖端是灵活的。另一端宽部的是安放蓄电池的。这些温度计也提供一个闪光和体温的数据显示,大多数模型有记忆功能。通常这些设备用于单个患者。然而,大多数模型允许使用一次性探针覆盖。

鼓膜温度计

另一种类型的自动温度计是鼓膜(耳朵)红外线温度计。这些温度计通过放置在耳朵的传感探头发现来自鼓膜的红外线辐射来测量体温[54,55]。该位置提供了重要的核心温度的反射,因为鼓膜接收到来自颈内动脉支流的供给,并供应到下丘脑(体温调节中心)。这些手提式便携温度计包括耳部探针(使用一次性的覆盖物)并提供几秒钟内的体温数字显示(图 2.11)。他们对超过 2 个月的婴儿或者儿童在其他类型监控有困难情况下和紧急情况下迅速取得体温值特别有用。鼓膜温度计不应该用于有耳朵出水或感染的情况下[55]。

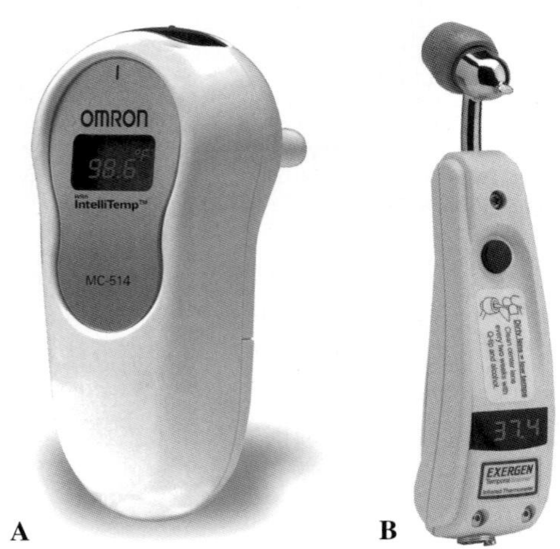

图 2.11 **(A)**鼓膜(耳朵)温度计 该温度计包括传感器检测到来自鼓膜(耳膜)的红外线辐射并将温度转换成体温数字数据。**(B)**颞动脉温度计 作为一个测量设置,颞动脉很容易接近和降低受伤的风险,因为没有接触到黏膜

颞动脉温度计

非侵入性颞动脉温度计通过探针滑动前额叶的中心来测量体温,从颞动脉区域至发际线(图 2.11B)。检测颞动脉在皮肤表面的热排出量。探针可以用酒精擦拭清洗或使用一次性探针盖子。颞动脉温度计被发现比颞叶或耳部测量更精准更准确。

知识点 2.3 证据总结显示出研究审查对体温测量的信度和效度。其他变化的自动化温度计的位置传感器在耳垂夹子、手指袖子、手指甲和其他非接触点。红外线(IR)非接触温度计使用表面积来测量体温,通常在前额上。因为这些温度计不需要接触患者,所以没有污染的风险。根据制造商的技术指标,红外线温度计在离前额几英寸保持并提供体温阅读,精准度大约 0.3°。他们经常在婴儿和儿童最初的体温筛查中使用。然而,他们对医院门诊病人的高温筛选的有效性一直存在质疑,因为表面和核心体温的渐变受患者年龄和环境因素的显著影响[56]。一些红外线温度计校准将前额的测量转换成内部(核心)体温。数字乳头形状的抚慰设计对监控婴儿的口温也很有效。

一次性温度计

口腔温度计

这些设备和玻璃水银温度计使用方法相似,因为他们都放在舌下。他们由一层薄薄的塑料来提高标准点使充满化学温度敏感性(图 2.12)。该圆点改变颜色预示温度。当温度计从口中移开,要检查圆点的变化来确定温度度数(图 2.13)。他们可提供华氏温度和摄氏温度值并且转换使用。虽然我们最常用口腔温度,一次性温度计还可以用来取得腋窝温度,并且一些覆盖(鞘管)包括半硬式支柱允许用于直肠测量。

皮肤表面温度计

热敏感带(磁带、补丁或磁盘)提供身体表面体温的一般测量。他们通过改变颜色来反映体温的变化,并且多数用于儿童。他们适用于干燥的皮肤。前额和腹部是最常见的放置点。温度度数是非特异性的,如果有显著性的差异需要使用更精确的测量仪器。

手卫生

手卫生在预防病原体传播的卫生保健设置中扮演重要角色。根据世界卫生组织(WHO),卫生保健相关感染(HCAI)是患者首要安全,在所有的患者健康照顾和相应机构中,预防应该是首要任务。WHO 声明"卫生保健相关感染意味着延长住院时间,长期的残疾,增加微生物抗生素耐药性,增加大量的财政负担,对患者和家庭来说高成本和过多死亡"[57]。

手卫生是通过使用肥皂和清水洗手或使用含酒精配方的洗手液。含酒精洗手液是灭活手部广谱微生物的有效方式[57]。WHO 基于各种因素在知识点 2.4 建议使用含酒精洗手液。当使用含酒精洗手液时,应当使用足量以覆盖整个手臂。手部反复摩擦直至干燥。手部摩擦的技巧在图 2.14 阐明。

当一个人使用肥皂和清水,应该使用足量覆盖整个手部。干净的自来水帮助清除微生物,温暖的温度比起热水可以少

知识点 2.3　证据总结——研究审查测量体温的信效度

参考	方法	主题 / 构思	结果	结论 / 评论
Rubia-Rubia 等人(2011)	比较腋窝(使用玻璃镓[a])、反应条、紧凑型电子,耳朵为基础(红外线)以及通过使用 Swan-Ganz 导管扫描前额叶来测量肺动脉核心温度[b]	年长者在重症监护室(ICU)(n=201)所有测温方法都与核心温度同时进行比较	使用玻璃镓在腋窝下 5~12min、紧凑的数字、数字的探针和耳朵为基础(红外线、核心等价)是最有效的方法之一	当方法归类基于有效有性、可靠性、精准度和外部影响在腋窝下使用玻璃镓 12min 达到最高值。同样也考虑到浪费、易用性、速度、耐用性、安全性、舒适性和成本在紧凑的数字和有数字的探针,同时在腋窝得分最高
Kelechi 等人(2011)	比较脚踝 8cm 以上的皮温度肤,使用红外线接触温度计[c]和电热调节器类型温度计[d]	健康的成年人(n=17)测体温 3 次,每间隔 10min 记录一次	红外线接触温度计和电热调节器类型温度计被发现有强烈的相关性,在基线上(r= 0.95),经过 10 分钟的休息(r=0.97),经 10 分钟冷诱发后(r=0.87),基线和休息 10min 后的结构有着合理的一致结果,但经过 10min 的冷诱发后则不然	总之,研究结果显示红外线接触和电热调节器类型的温度计比起其他方法除了冷诱发有较高的一致性
Smitz 等人(2009)	比较两种不同的红外线耳部温度计和直肠温度计(电子探针)	老年患者(n=100)温度计的类型和侧面(右侧 vs 左面)使用顺序是随机的,两种指标测试每个设备和每一面,每个设备测得的最高的耳温被用于分析	对于两种红外线耳部温度计: • 平均体温明显高于直肠温度; • 耳温与直肠温两者有显著的相关性(r=0.84~0.91)	任何一种红外线温度计可以被用来预测体温正常或发热的住院病人的直肠体温
Duncan 等人(2008)	使用红外线探测患者的前额来比较患者的口腔和核心体温(温度传感尿导管)	成年患者在急救室(ED)(口腔)(n=74)和 ICU(核心温度)(n =19)该三种体温的获得不超过 2 分钟	第一和第二种红外线测量有很高的相关性(r=0.94),红外线和口腔方式相关性很差(r=0.26),一致性很差(每对平均差异 = 0.87℃),有显著性差异。红外线和核心方式,有很高的相关性(r=0.83);同样一致性较差,方法之间有显著的差异	红外线方式是可靠的和易于使用的,红外线方式与口腔和核心方式相比一致性较差,红外线方式和核心方式提供的数据较低
Giantin 等人(2008)	在没有护士的帮助下腋下使用玻璃镓与有护士指导下的腋下(电子温度计),耳温(红外线)和腋下使用玻璃镓的方式相比	住院的老年人(n=107)。所有的体温都是由同一个护士测量。所有的体温至少在不同的时期和每天不同的时间测量 3 次	在护士指导下腋下使用玻璃镓和没有护士的指导下腋下使用玻璃镓和鼓膜(红外线)方式有显著的区别。有护士指导下腋下使用玻璃镓和鼓膜方式没有明显的差异性和非常有限的一致性	没有护士的指导下腋下使用玻璃镓的方式是不适合年长者。无论如何,鼓膜的方式在人群中提供适当的精确性
Lawson 等人(2007)	比较口腔(电子),基于耳部(红外线鼓膜),颞骨(红外线扫描仪)和腋窝(电子)的肺动脉(Swan-Ganz 导管扫描[a])	在 ICU 的成年患者(n=60)温度在 1min 内随机顺序温度每 20min 测量 3 次	平均数(SD)抵消肺动脉的温度和置信区间: • 口腔 =0.09℃(0.43℃)和 –0.75℃到 0.93℃ • 基于耳部 =–0.36℃(0.56℃)和 –1.46℃到 0.74℃ • 颞骨 =–0.02℃(0.47℃)和 –0.92℃到 0.88℃ • 腋窝 =0.23℃(0.44℃)和 –0.64℃到 1.12℃	口腔和颞骨的方式是最精准和精确的;腋窝测量值低估了肺动脉温度; 基于耳部的测量值精准度和精确性最低

知识点 2.3 证据总结——研究审查测量体温的信效度 续

参考	方法	主题 / 构思	结果	结论 / 评论
Moran 等人(2007)	比较鼓膜(红外线)尿道(温度传感导管)和腋下(玻璃水银温度计)的肺动脉核心温度Swan-Ganz 导管扫描)	在 ICU 的年长者(n=110)在最初的 72 小时每 4 小时测量一次体温,接下来 48 小时每 6 小时测量一次	肺动脉温度在鼓膜、尿道和腋下的体温的调整分别是 0.77,0.92 和 0.83	在危重病人中,测量核心体温使用导尿管是最有效的替代肺动脉测量的方法
Fountain 等人(2008)	比较口腔一次性温度计、鼓膜温度计和颞骨(红外线)温度计与口腔电子温度计	在肿瘤科的住院患者(n=60)口腔一次性温度计,鼓膜温度计和颞骨(红外线)温度计的顺序是随机的,口腔电子装置总是最后的	各装置偏差(精度)被报道,鼓膜装置 0.39(1.01);一次性口腔装置为 0.00(0.92);颞动脉装置为 0.68(0.99)。口腔电子装置和鼓膜、颞动脉装置有显著性差异。口腔电子温度计和口腔一次性温度计没有显著性差异	因为温度的结果比较相似,当电子温度计使用不可行时,口腔一次性温度计可以用来使用

[a] 玻璃镓温度计:这些温度计就像水银温度计,但是已经用镓铟锡混合物,液态合金镓、铟和锡取代水银

[b] Swan-Ganz 导管扫描:灵活的导管插入肺动脉来测量体温与其他血流动力学特征相同

[c] 红外线接触温度计:用于探测身体散释放出的能量

[d] 电热调节器类型的温度计:是一种用于测量温度的半导体器件

Rubia-Rubia, J, Arias, A, and Aguirre-Jaime, A: Measurement of body temperature in adult patients: Comparative study of accuracy, reliability and validityof different devices. Int J Nurs Stud 48: 872, 2011.

Kelechi, TJ, Good, A, and Mueller, M: Agreement and repeatability of an infrared thermometer. J Nurs Meas 19: 55, 2011.

Smitz, S, Van de Winckel, A, and Smitz MF: Reliability of infrared ear thermometry in the prediction of rectal temperature in older patients. J Clin Nurs18: 451, 2009.

Duncan, AL, Bell, AJ, Chu, K, Greenslade, JH: Can a non-contact infrared thermometer be used interchangeably with other thermometers in an adultEmergency Department？ AENJ 11 (3): 130, 2008.

Giantin, V, Toffanello, ED, Enzi G, et al: Reliability of body temperature measurements in hospitalised older patients. Journal of Clinical Nursing 17: 1518, 2008.

Lawson, L, Bridges, EJ, Ballou, I, et al: Accuracy and precision of noninvasive temperature measurement in adult intensive care patients. Am J Crit Care16: 485, 2007.

Moran, JL, Peter, JV, Solomon, PJ, et al: Tympanic temperature measurements: Are they reliable in the critically ill？ A clinical study of measurements ofagreement. Crit Care Med 35: 155, 2007.

Fountain, C, Goins, L, Hartman, M, Phelps, N, Scoles, D, Hays, V, et al: Evaluating the accuracy of four temperature instruments on an adult inpatientoncology unit. Clin J OncolNurs 12: 983, 2008.

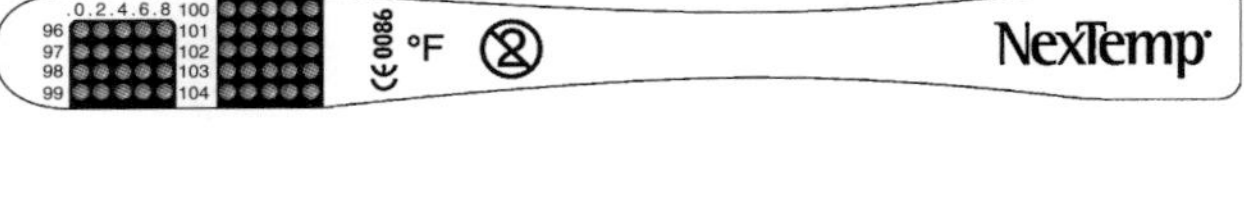

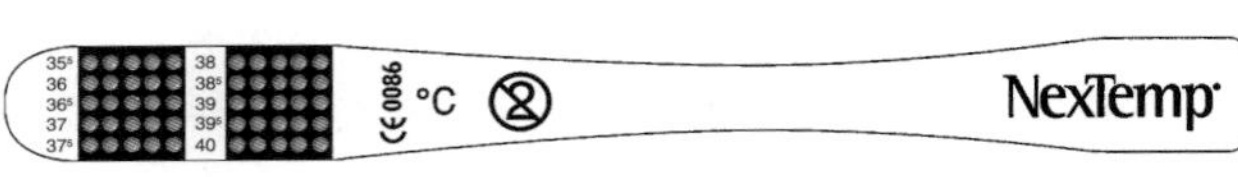

图 2.12 一次性温度计在华氏温度(上)和摄氏温度(下)的刻度

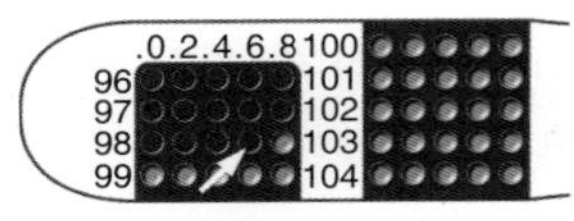

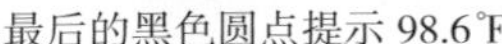

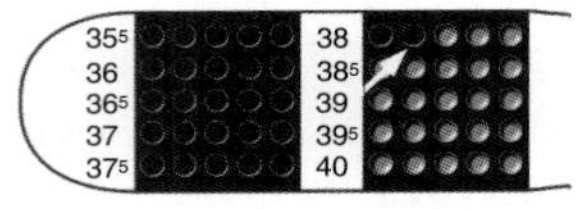

最后的黑色圆点提示 98.6℉ 最后的黑色圆点提示 38.1℃

图 2.13 在一次性温度计的化学点的颜色从浅色变成黑色来反映温度(左华氏温度,右摄氏温度)。浅色的点从左到右变成黑色。最后一个点变黑表明了温度。注意每个刻度有两个网格点(左和右)。数值落在右边的网格表示发热。在右边示例中代表发热到 38.1℃(100.5℉)

知识点 2.4 世界卫生组织推荐的应使用手部消毒剂的因素

世界卫生组织推荐含酒精洗手消毒剂基于以下因素:

1. 证据证明,内在快速的优势和广谱杀菌剂的效应产生最小的抗菌药物耐药性的风险;
2. 在资源有限或偏远地区缺乏水池或其他手卫生设备(包括清水、毛巾等等)时适当使用;
3. 有能力促进提高遵守手卫生更快、更方便的过程;
4. 经济效益,减少手卫生年度成本,如大约 1% 的卫生保健相关感染(HCAI)所产生的额外费用;
5. 不良事件的风险降到最小,因为比其他产品增加安全相关的可接受性和耐受性。

量清除手部保护油脂。水的力量不应引致飞溅,因为会促进微生物转移。应小心不要靠近水槽避免与潜在的污染区域接触。洗手的方法在图 2.15 呈现。

含酒精配方的手卫生技术

整个过程持续时间 20~30 秒

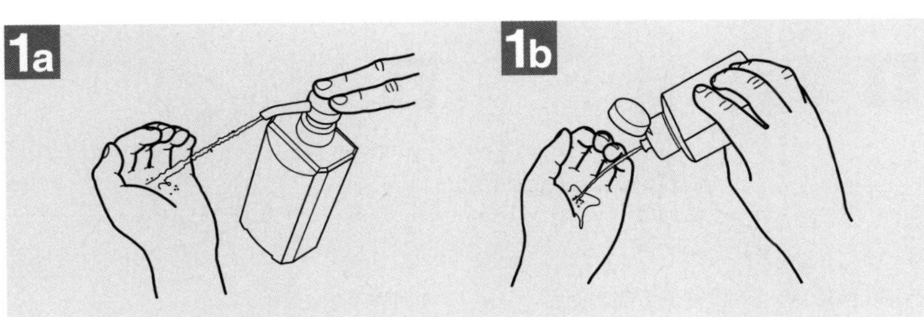

手呈握杯状涂满产品，覆盖所有的表面；

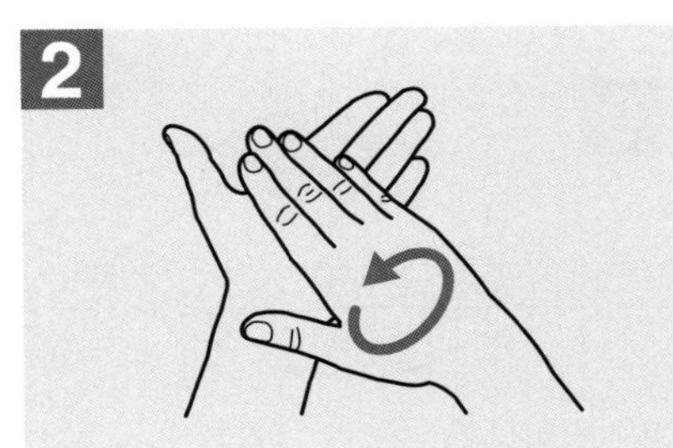

来回搓手掌；

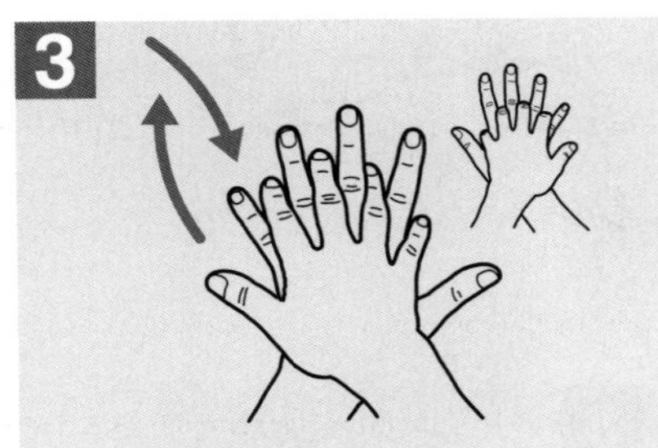

右掌在左背上用交错的手指，反之亦然；

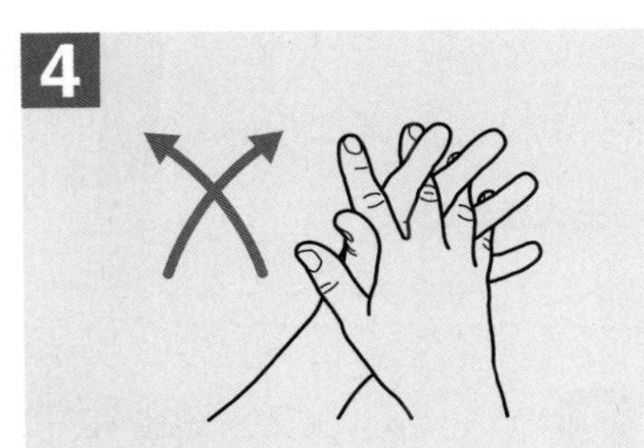

手指交错来回搓；

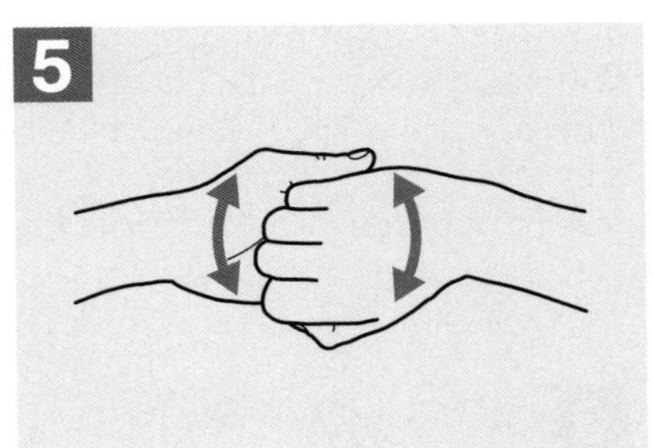

手指背反对着手掌与手指联锁；

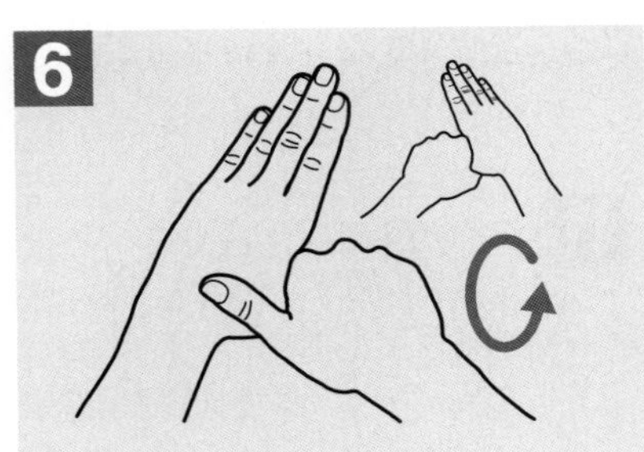

右手掌握紧旋转摩擦左手拇指，反之亦然；

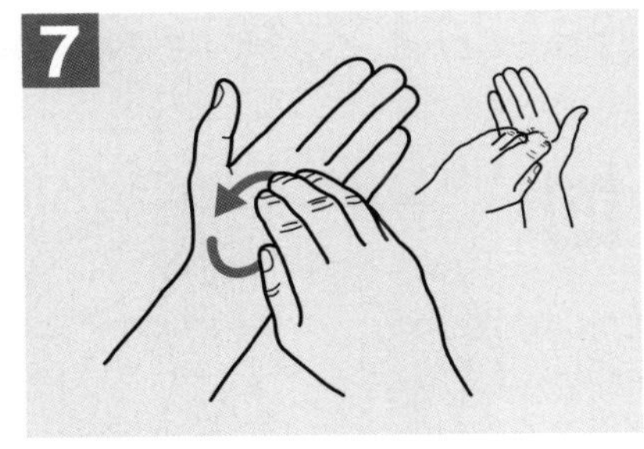

旋转摩擦，向前和向后，左手掌紧握右手手指，反之亦然；

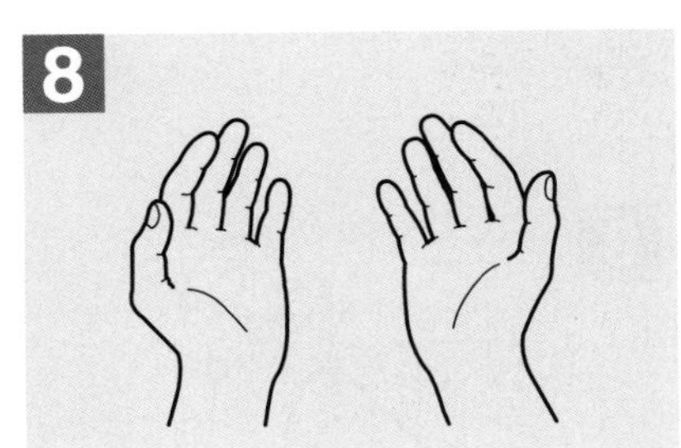

手干后，即可。

图 2.14　手摩擦技术

用肥皂和清水的手卫生技术

整个过程持续时间 40~60 秒

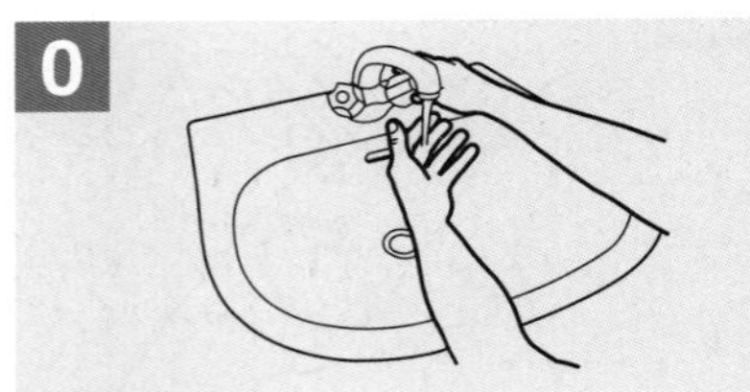

用水湿润双手；

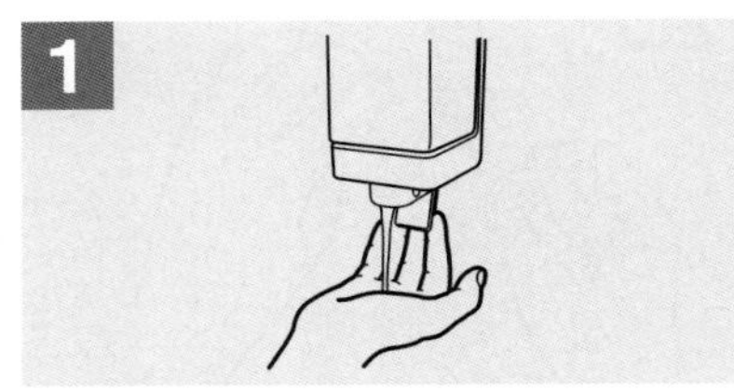

涂抹足够的肥皂覆盖整个手部表面；

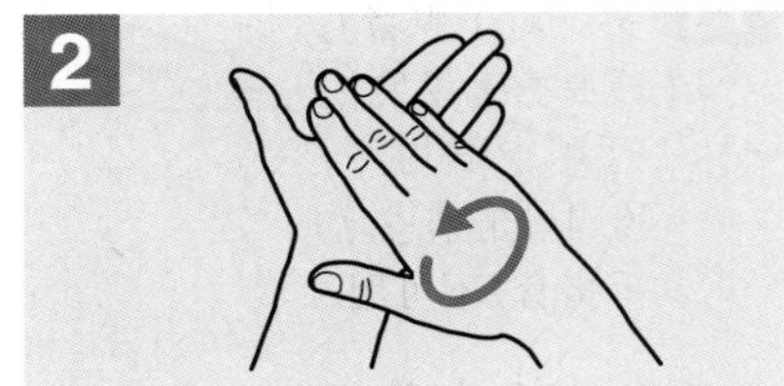

来回搓手掌；

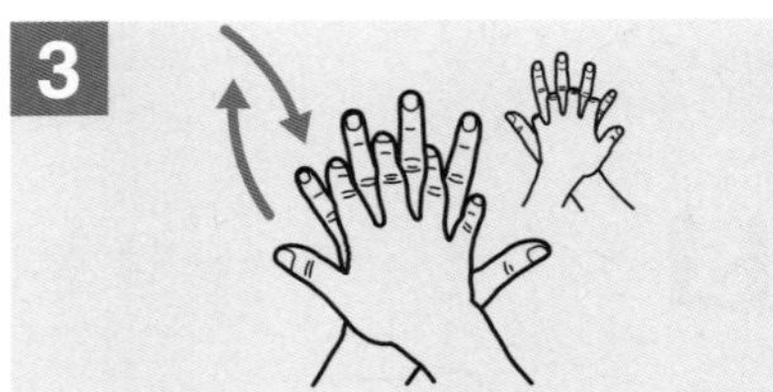

右掌在左背上用交错的手指，反之亦然；

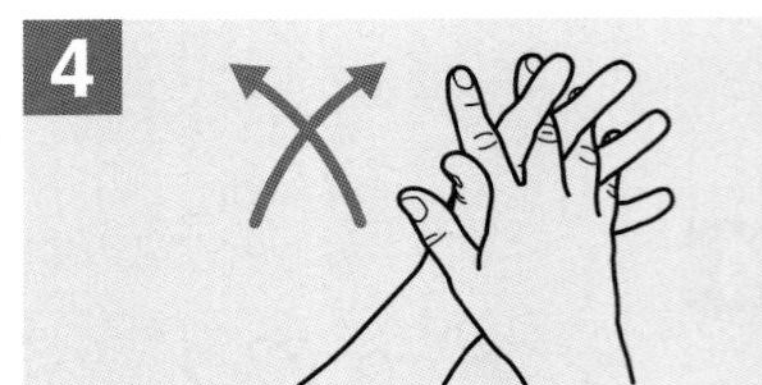

手指交错来回搓；

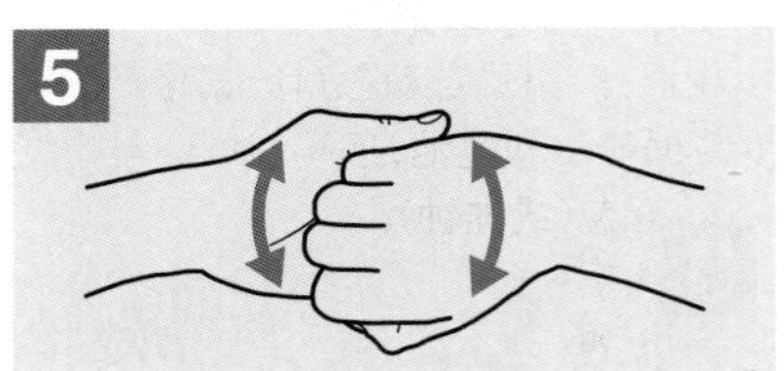

手指背反对着手掌与手指联锁；

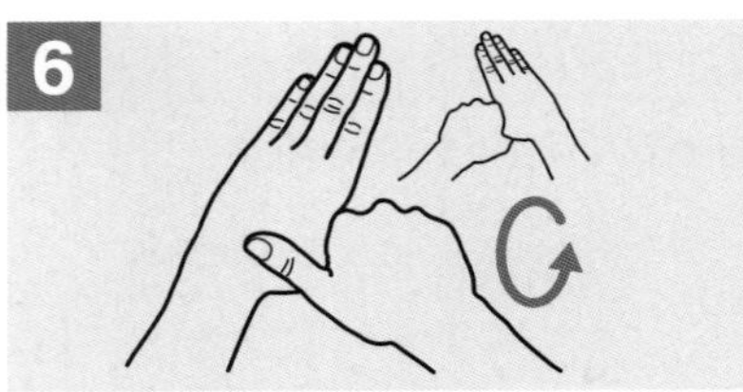

右手掌握紧旋转摩擦左手拇指，反之亦然；

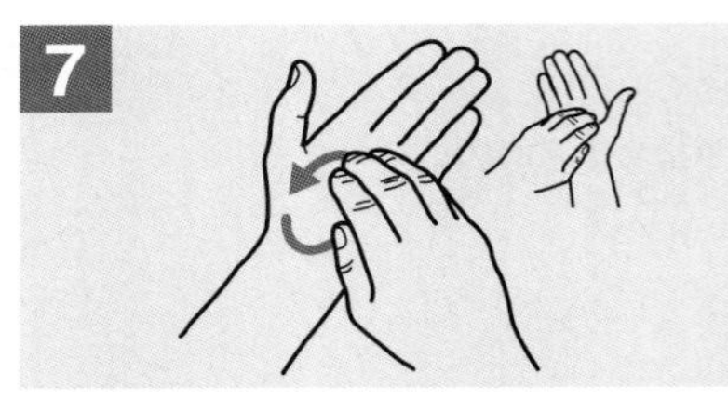

旋转摩擦，向前和向后，左手掌紧握右手手指，反之亦然；

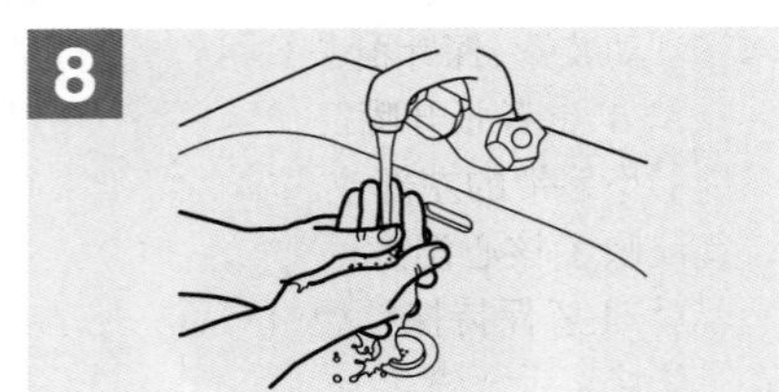

用水冲洗双手；

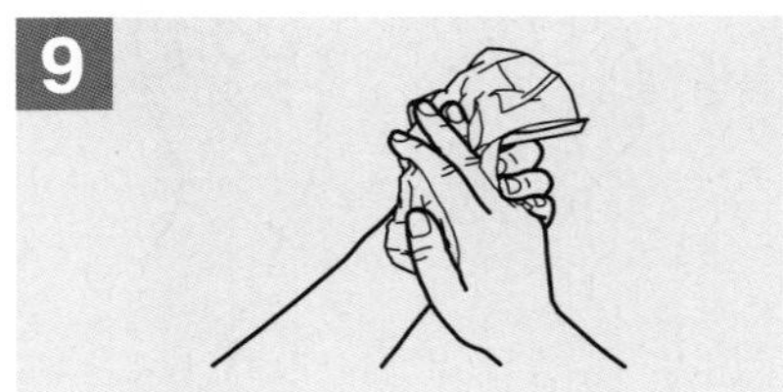

用一次性卫生纸彻底擦干双手；

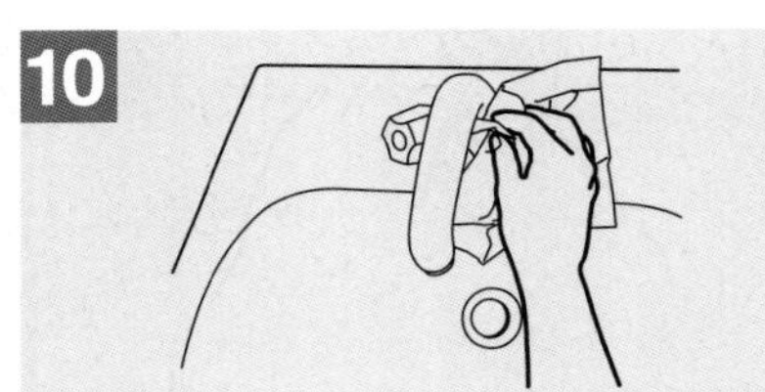

用卫生纸关闭水龙头；

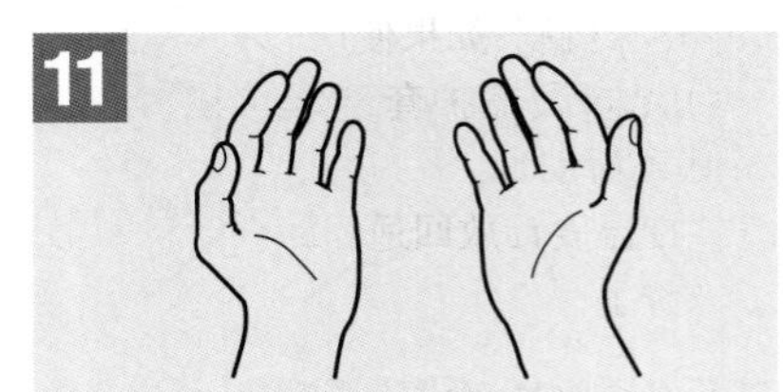

现在你的双手安全了。

图 2.15 手摩擦技术

注意手卫生的适应证和实际应用，WHO 制定了“我的手卫生的五个时刻”。这五个时刻是①接触患者前；②无菌操作前；③接触患者体液后；④接触患者后；⑤接触患者环境后[57]。

临床注解：在检测生命体征之前，应当明确地给患者解释过程及其基本原理，使患者理解并确认患者的安全、舒适。

体温测量

为了建立基准数据和确定治疗反应，物理治疗师通常使用口腔测量。对于患者有呼吸困难或使用嘴部呼吸器，口腔外科病史或有癫痫易发作史者应禁止使用口腔测量。口腔测量同样不适用于婴儿、小孩或非理性、无意识或不合作的患者。在口腔测量是禁忌且其他带有温度传感器的自动装置（比如耳夹或手指套）不可用的情况下，可以用腋温测量取代。

测量口腔温度：自动化温度计

A. 组装设备

1. 自动化温度计包含一次性探针或护套。口腔温度也可以通过玻璃水银温度计（附录 2.A）或一次性温度计测得。

注解：便携式自动化口腔温度计有独立的内部电池；近端用于数据显示和电池，远端用作温度探针。

2. 手表（或挂钟）。

B. 洗手

C. 步骤

1. 打开电源。

2. 用拇指和食指抓住温度计的近端方向和附加一次性覆盖物在一次性探针尖端直至折断或锁住该地方。（一些装置有一个近端按钮释放探针覆盖，当温度度数完成后。）小型便携式自动装置，探针覆盖被设计成塑料护套。

3. 要求患者张开嘴巴，放置覆盖的探针在舌头基底的后部或舌下小系带的左部或右部。这个温度计放置在血管表面的位置反映了核心温度。要求患者含着温度计紧闭上嘴（不是牙齿）。注意保持探针始终在合适的位置，因为探针的重量可能使其移至舌下囊。

4. 含着探针直到听到嘟嘟声（几秒钟）。嘟嘟声表示最高温度已经达到。拿出探针，注意温度的电子读数。

5. 把探针覆盖扔入一次性废物容器。如果装置可用，使用探针释放机制；如果使用塑料护套覆盖，用一张干净的纸巾去除（用纸巾覆盖护套，拇指和食指放置在探针近端捏住纸巾，向远侧滑动）。

6. 把温度计放回适当的储藏容器中。

7. 洗手

测量腋窝温度：自动温度计

A. 组装设备

1. 自动化温度计包含一个一次性探针覆盖或护套。腋窝温度也可以使用玻璃水银温度计（附录 2.B）与一次性温度计相同的测量。

2. 用一条毛巾或纱布垫着使腋窝部位干燥（水分将引导热量）。

3. 手表（或挂钟）

B. 洗手

C. 步骤

1. 把腋窝暴露在外，确保该区域的干燥。如果存在水分，那么该区域需要用毛巾轻拍弄干。（有力的摩擦会增加该区域的温度。）

2. 打开电源。

3. 用食指和拇指握紧温度计的近端方向，并在探针的末梢端附上一次性覆盖或护套。

4. 患者仰卧位，把温度计的顶端放置在上臂和躯干间腋窝区域的中心（图 2.16）。患者上肢（UE）应该紧紧的放置在胸部保持温度计位置不变（要求患者把手移动到对侧肩膀通常是有效的方法）。如果患者无法做到或非常年幼，温度计必须用手扶在固定的位置。腋温也可以坐位测量，但是这会带来温度计掉落的风险。

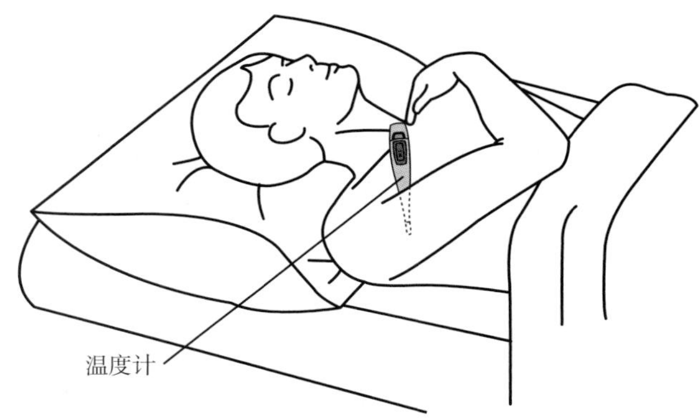

图 2.16　测量腋温的位置。把患者的手臂置于胸前交叉，腋下的冷空气可能会导致温度值偏低。该定位也将探针放置在腋下血管处。温度计的近端部位应当对着患者的头部

5. 温度计保持在位置上直到听到嘟嘟声（几秒钟）。嘟嘟声表明最高的温度值已经达到，把探针从患者的腋下移开，注意温度的电子读数。

6. 把探针覆盖或护套扔进一次性废物容器。

7. 温度计放回到适当的储藏容器。

8. 洗手。

注解：通常，温度读数除非另有注解都被认为是口温。腋温用一个圆圈 A 或“AT”（比如 95℉ AT）标明。同样的，用“RT”或圆圈 R，表示肛温（比如 99℉®）。

测量鼓膜温度：自动化（耳）温度计

A. 启动设备

1. 鼓膜（红外线）温度计。（许多装置包括储藏容器和安放在探针尖端的保护帽。）

2. 一次性探针覆盖。

B. 洗手

C. 步骤

1. 在探针上系上一次性覆盖物，用拇指和食指拿住（确定覆盖圆颈圈的坚固，结合底部轻轻地推下来，不要触碰探针

覆盖的塑料薄膜)。

2. 把患者的头部放于一侧。对于成年人,上拉耳廓(外耳)可能有助于伸直耳道和提供更好的进入通道。对于成年人,耳廓可以拔起和拉回;对于儿童,耳廓可以拉下来和拉回。

3. 把探针舒适的插入耳道。应当使用坚固而温和的压力;避免把探针压迫过深。探针应该密封耳道。为了确保准确的数值,探针应该成角度的插向下颌骨前端,仿佛从后部接近患者。

4. 按下按钮激活温度计。几秒钟内会显示温度。许多设置达到最高温度时会发出可听到的嘟嘟声或闪光。

5. 轻轻地把探针移开耳朵,弹出或移去探针覆盖至处理废物容器中,手动移开探针覆盖应该使用干净的纸巾或纱布。

6. 把鼓膜温度计放回至保护盒。

7. 洗手。

脉搏

脉搏是由左心室一个心动周期(一个完整的心肌收缩和舒张的循环)的收缩在动脉中形成的血液波动。每一次收缩,血液被注入已经充满血液的主动脉。大动脉壁的固有弹性允许扩张并接受新的血液供给,然后血液挤出并涌入全身动脉。这种波动或血液涌动称为脉搏。脉搏的力量和幅度反映了每一次心肌收缩(每搏输出量)的血液喷发量。

外周脉搏是那些位于体表可以在骨突出处或其他坚固表面被触及的动脉,比如桡动脉、颈动脉和腘动脉脉搏。心脏冲动是使用听诊器监测到的位于心尖部的中心脉搏。

在心脏循环期间,压力在大动脉间发生变化,反映在正常动脉波形图的相对平滑和圆润的外表上(图 2.17 上)。最低的压力点发生在心室舒张期,而最高的压力点发生在心室收缩期(弹射峰值)。在脉波的递减坡上的凹口代表了主动脉瓣膜关闭,这并不容易察觉[58]。正常成年人心率每分钟平均 70 次,该速度提供了连续的循环,在体内大约 5~6 公升的血液。脉搏可以被触诊,无论在任何表面的动脉可以被骨表面固定。在监测脉搏时,具体的关注有指向的确定三个参数:速度、节奏和特性。

速度

心率是每分钟脉动(外周脉冲波)数量或频率。心动过缓是指异常缓慢的心率,低于每分钟 60 次。心动过速是指过度升高的心率,每分钟高于 100 次。心悸是指一种急速或不规律的心率感觉,在患者没有触诊具体的外周心率下感知。许多因素影响心率,包括年龄、性别、情绪状态、压力和身体活动水平。身材和身高同样影响心率。高瘦的个体通常心率慢于那些肥胖的或矮胖的人。

节律

脉搏节奏是脉动的模式和之间的间隔。在健康个体中,该节奏是规律的,表明脉搏跳动的时间间隔是基本上相同的。心律不齐或节律障碍指的是脉搏不能够均匀分布导致不规律的节奏。不规律的节奏可能呈现过早的、过晚的或错过的脉搏跳动,或胡乱的、不规律的跳动在任何可预测的或不可预测的模式下[59]。不规律的节奏通常与传导异常或来源于窦房结以外区域的冲动相关[60]。进一步讨论见第 13 章心脏病。

特性

脉搏的特性(力量、容量)指的是每次心室收缩时,一定容量的血喷射进血管形成的对动脉管壁产生的力的大小。检查脉搏的特性时,治疗师感受血液通过血管的感觉。血管中的血液量(容量)影响脉搏强度。通常的,每次有节奏的舒张和收缩脉搏强度是相同的。血容量高时脉搏强度高,血容量低时脉搏强度低。脉搏强度检查通过记录脉搏可以被压闭的容易程度判断。正常的脉搏被描述为充分的或强烈的以及可以用手指温和的放于骨标志之上被触诊的。容量很低时,脉搏强度很小,而且很容易消失,称为虚弱的或纤细的。当容量增大,脉搏强度变大,很难消失,并称为跳跃的(或强的)脉搏,可以感觉到高压力的状态。数值的范围通常用于文字记录脉搏的质量(强度)(表 2.6)。

表 2.6 分级脉搏特性(强度)的数值刻度

分级	脉搏	描述
0	缺乏的	没有可察觉的脉搏即使最大的压力
1+	纤细的	轻微可察觉,轻微的压力可以抹去,渐起和渐弱
2+	微弱的	很难触诊,略强于纤细的,轻微的压力可以抹去
3+	正常的	容易触诊,需要适度的压力可以抹去
4+	跳跃的	很强烈,极度活跃的,适度的压力不能被抹去

除了速度、节奏和特性之外,在检察者的指尖下摸着检查动脉壁应该被确定。通常血管应该感觉平滑的、有弹性的、柔软的、柔韧的和相对笔直的。随着年龄的增加,血管可能出现硬化。这些频繁的改变导致血管感觉扭曲、坚硬或呈索状,减少了弹性和平滑度。

其他一些重要的术语被用来描述脉搏的变化。二联律是指快速连续两个脉冲跳动的异常的脉搏节律(双峰收缩期峰值)。交替脉(交替的脉搏)的特点是强弱交替的两个心跳之间振幅的波动,在整个节律中变化最小。正常的脉搏跳动后紧随着过早的脉搏减弱幅度。奇脉指吸气时脉搏明显减弱甚至消失,呼气时又出现或恢复原状,通常与阻塞性肺病有关。图 2.17 提供一个示意图说明正常的(上)和常见的动脉脉冲波形的改变。

影响心率的因素

本质上,改变代谢速率的任何因素都会影响心率。有些因素在影响心率上尤为重要。

年龄

胎儿的心率平均 120~160 次 / 分。新生儿的心率范围在 70~170 次 / 分,平均每分钟 120 次。心率随着年龄不断下降,直到成年期稳定(表 2.1 和表 2.2)。成年人的心率范围通常被

类型	可能的原因
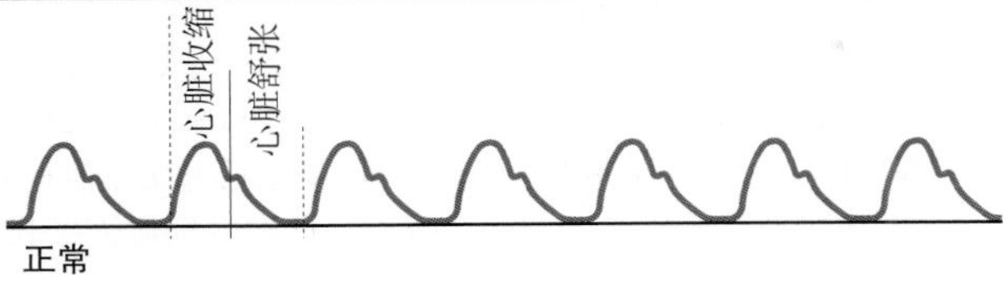 心脏收缩 心脏舒张 正常	
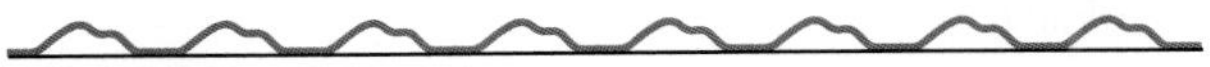 Small, 丝脉 脉压下降随着缓慢的向上的和延长的高峰值	外周血管阻力增加，比如发生在寒冷的天气或严重的充血性心力衰竭；减少每搏输出量减少，比如发生在血容量过低或主动脉瓣狭窄
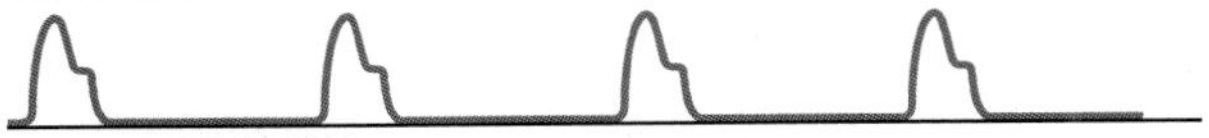 Large, 洪脉 洪脉是指巨大汹涌的上升，突然没有了力量或丰满度	每搏输出量增加，如在主动脉反流；动脉管壁的硬度增加，如动脉粥样硬化或正常的年龄、运动、焦虑、发热、高血压
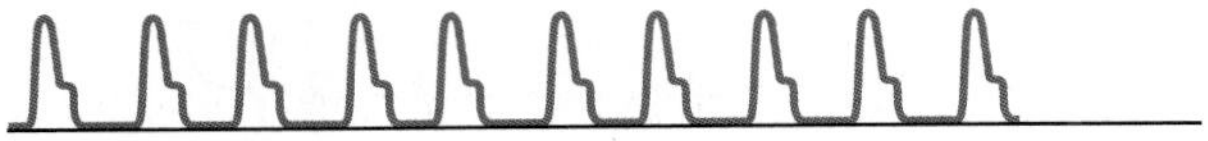 科里根脉（水冲脉） 增加脉压用急速的上升和下降高峰	主动脉瓣反流、开放性动脉导管、系统性动脉粥样以及短暂的硬化
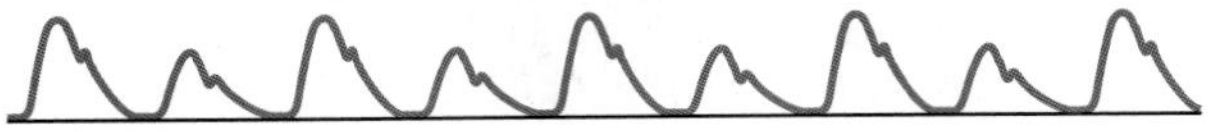 交替脉 有规律的脉搏节律是交替虚弱的和强烈的跳动（振幅或容量）	左心室衰竭
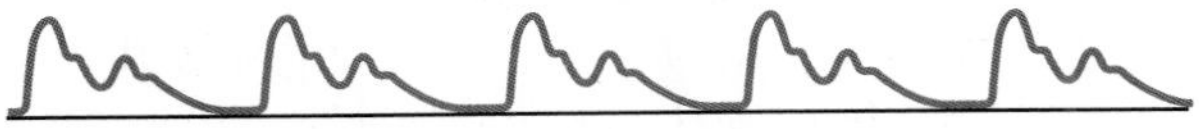 二联脉 不规律的脉搏节律是过早脉动交替窦性心动	过早的心室跳动引起了心力衰竭、缺氧或其他条件
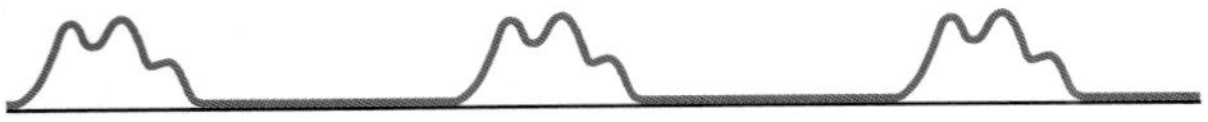 双波脉 强烈的向上、向下和心脏收缩时第二次向上	主动脉瓣闭锁不全、主动脉瓣回流、主动脉瓣狭窄
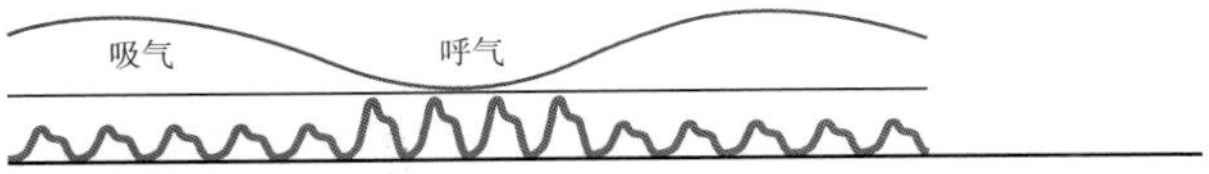 吸气 呼气 奇脉 在呼吸中，脉搏的幅度明显减少	狭窄性心包炎、心包填塞、晚期心力衰竭、严重的肺部疾病

图 2.17　正常的(上)和异常的脉搏,反映在动脉的波形上

认为在60~100次/分;然而,高度训练的运动员,安静值可能相当的低。这些降低的安静值是因为训练有素的人相比无有效训练的人每次心肌收缩效率要高40%~50%[46]。

性别

男性和男孩通常心率略低于女性和女孩。

情绪/压力

对各种情绪的反应(比如:悲痛、恐惧、生气、兴奋、焦虑或疼痛)激活交感神经系统,这些结果都造成心率增加。中度到重度疼痛带来的压力也能使心率提高。

锻炼

骨骼肌的耗氧量在体力活动时显著增加。休息时,只有20%~25%的有效肌肉毛细血管打开。在剧烈运动中,广泛的血管舒张引起所有毛细血管的开放[45,47]。心率的增加提供额外的血流至肌肉,以满足增加氧气的需求。物理治疗师监测患者的心率是评估运动反应的重要方法。通常情况下,心率将会根据活动(称为变时性能力)强度而增加。心率和工作强度之间存在线性关系。为了使心率有效,必须确定患者休息时和预测最大的心率值。最大的心率值可以尽可能由最大的渐进式的运动测验来确定,或者使用不同的已发布的公式。常见的例子是年龄调整心率公式(最高的心率 HR_{max}=220-年龄),卡氏公式{目标心率=[(HR_{max}-静息HR)×强度%]+静息HR}和因巴尔公式[HR_{max}=205.8-(0.685×年龄)]。然而,年龄调整心率公式一直被质疑。在讨论公式的历史时,罗伯茨和兰威尔[62]表明不是从原创性研究发展出来的,“但是起因于观测基准数据来自大约11份参考文献,包括已发表的研究或未发表的科学编译。因此,公式 HR_{max}=220-年龄,在运动生理学和其他相关领域没有科学价值”[62]。作者认为目前还没有可接受的方法来评估 HR_{max},如果需要一个决定,应该使用特定的人群公式。

一般来说,健康人15~30分钟的治疗性锻炼不应该超过60%~90%的预期最大心率值。低的运动强度表明个体健康水平较低[45]。

研究运动中心率的反应,有氧适能的水平也必须考虑。在训练有素的个体,静息心率和亚极限心率通常较低。针对相同的运动强度,久坐的个体心率证明相比训练有素的个体有更大的增幅。虽然活动的新陈代谢要求是相同的,因为较大的心脏力量和效率,在训练有素的个体有更有效的(增加)每搏输出量(SV),所以有较低的心率反应。心率和工作量之间在训练与未训练的个体的均呈线性关系,然而,增长率有所不同。与久坐的人相比,在到达规定的亚极限心率值之前训练有素的个体可以获得更高的输出量和更高的耗氧量。

药物

药物对心率的影响是特别重要的,尤其对患有心脏疾病或高血压的患者。β受体阻滞剂(β肾上腺素能阻滞剂)是一类阻断交感神经β受体和减少静息心率和运动反应心率的药物[45]。它们通常用于治疗心绞痛、心律不齐、高血压和急性期心肌梗死。β受体阻滞剂的处方药包括醋丁洛尔、阿替洛尔、比索洛尔、美托洛尔、纳多洛尔、纳比洛尔和普萘洛尔。患者服用β受体阻滞剂通常与早期运动疲劳经验有关;交替监测心率,比如运动自觉量评级(RPE数值范围),应该考虑监测运动强度[63]。

全身或局部发热

在发热的周期中,心率将会升高。身体将会通过末梢血管的血管舒张尝试散热。心率会增加分流的血流流向皮肤的冷却部位。局部应用加热治疗(比如热敷法)可能也能提高心率,增加血流流向皮肤部位的二级小动脉和毛细血管扩张。

脉搏位置

末梢区域脉搏在身体的许多位置可以被监测。表面的动脉位于骨骼之上或其他的表面可以轻易地触诊。表2.7明确了常见的末梢区域脉搏、这些脉搏的位置和一些使用时的一般适应证[59,60,64]。脉搏位置在图2.18阐明。

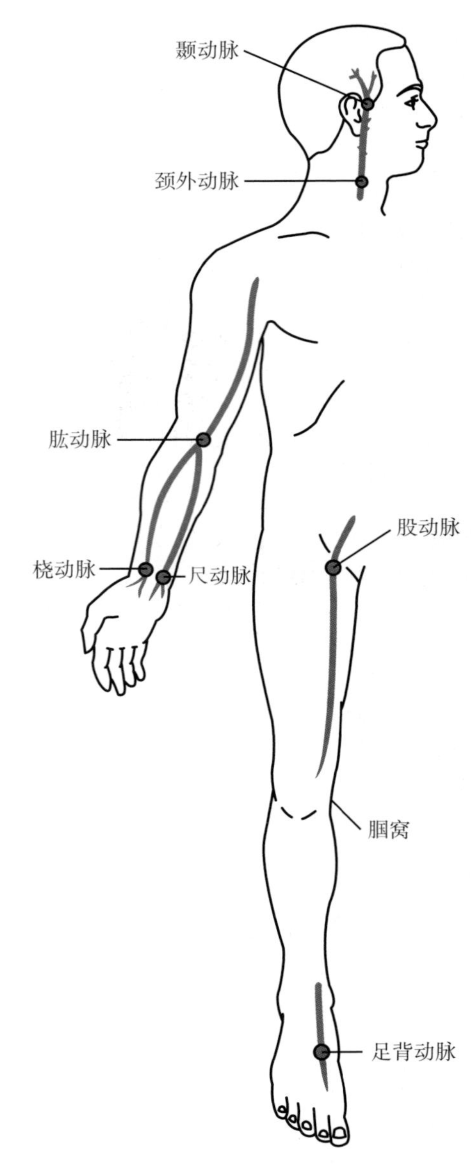

图2.18 监测末梢区域脉搏的通常位置

表 2.7 脉搏点、位置和使用适应证

脉搏点	位置	使用适应证
颞动脉	在颞骨之上;眼睛的上部和侧面	当桡动脉脉搏难以触及;通常用于婴儿;在外科手术时让麻醉科医师监测
颈动脉	在脖子下方任意一边,在下巴下边手指在甲状软骨之上,在气管和胸锁乳突肌的内侧缘;压力不应该用于两边或高于颈部,以避免刺激颈动脉窦和脉搏率随后的反射下降	在休克或心脏骤停时,通常用于婴儿;用于监控颅循环;如果末梢区域脉搏定位困难或太弱时将容易获得
肱动脉	肱骨远端内侧的方向,在触诊时肱二头肌可以被轻轻地推开,或一般在肘前窝处;肘部应该轻微的弯曲并支持避免肱二头肌的收缩	当心脏骤停时;经常使用监测血压
桡动脉	桡骨远端、拇指基底,桡侧腕屈肌肌腱侧面	最常用的末梢脉搏监测区域;非常容易定位和容易获得
股动脉	次于腹股沟韧带,在髂前上棘和耻骨联合中间;通常仰卧位时监测	当心脏骤停时,用于监测下肢血液循环
腘窝	位于腘窝下方,很深有时候可能很难触诊;通常监测时弯曲膝盖可以放松股后肌群和膝后窝韧带;也可以仰卧位完成	腘动脉用于监测下肢血液循环;微弱的或缺乏膝后窝脉搏可能表明股动脉血流受损或阻塞
脚(足背动脉)	脚背部的中间,侧面的长伸肌肌腱;踝关节应该微微背屈;一些个体先天的足动脉无触诊	用于监测脚部循环;微弱的或缺乏脉搏可能表明动脉疾病或阻塞

考虑最精准的[7],顶端(中心)脉搏通过听诊来监测,使用听诊器直接放在心脏的顶端(指的是左边较低的部分)或把手放在胸部感受脉动。对婴儿,在心尖脉搏可以被指尖感觉到。心尖脉搏被用于感觉不到周围的微弱心跳,当其他的位置难以触及(比如:因为药物或外科禁忌证)或很难定位和触诊。心尖脉搏通常用于检测影响心脏的药物目的在于改变心率和节奏[54]。知识点 2.5 证据总结显示研究检查的可靠性和脉搏的有效性以及心率监测。

检测脉搏

周围脉搏监测通过使用食指和中指或手的前三根手指触诊[60]。不应该只用拇指,因为这里有自己的脉搏,将会干扰监测。通常,用轻压来定位脉搏,然后增加压力用来测定速度、节奏和特性。指尖应该轻轻地移动来选定位置直到找到最强烈的脉搏。为了监测静息值,患者应该在测定脉搏前至少 15 分钟安静休息。

桡动脉是最常见的测量脉搏的位置。用少数的修正,相同的步骤可以跟随着监测其他的脉搏位置。

测量桡动脉脉搏

A. 组装设备

1. 看手表(或挂钟)的秒针。

B. 洗手

C. 步骤

1. 明确说明步骤和基本原理,应适合患者的理解。

2. 确保患者的理解、安全和舒适。

3. 放置在患者手腕的中间位置相对的屈伸运动,并帮助前臂内转。如果仰卧位进行测量,前臂应该被支持穿过患者的胸部或在他或她的一边局部弯曲肘部。如端坐位,前臂可以放置在患者大腿,枕头或治疗师的肩膀上。这种放松位置的统一标准通常能够促进动脉触诊。

4. 手指正好牢牢地放在桡动脉脉搏上;只使用足够的压力来精准的感觉脉搏。如果压力过大,会使动脉闭塞。

5. 一旦定位最强的脉动,注意你的手表或钟的秒表位置。第一次脉动应该算作零避免评估过高[60]。决定速度[(每分钟心跳的数量(bpm)]通过计算 30 秒的脉搏乘以 2;任何不规范的记录,应该采取完整的 60 秒计数来提高准确性。注意脉搏的节奏(脉搏跳动的时间间隔)和特性(力量)。

6. 洗手

测量心尖脉搏

A. 组装设备

1. 看手表(或挂钟)的秒针

2. 听诊器

3. 消毒纸巾清洁耳件,在使用隔膜听诊器之前和之后。

B. 洗手

C. 步骤

1. 明确的说明步骤和基本原理,应适合患者的理解。表明在监测期间要求保持安静避免听诊干扰。

2. 确保患者的理解、安全和舒适。心尖脉搏通常使用仰卧位或坐位监测患者。

3. 使用消毒纸巾清洗耳件和听诊器的隔膜。

4. 露出胸骨和胸部。

5. 定位监测脉搏;心尖脉搏位于胸骨体左边大约 3.5 英寸(8.9 厘米),第五肋间隙,接近于胸骨中间平行于胸骨(图 2.19)。这些位置指引心尖脉搏定位。有些个体,强烈的脉搏可以通过改变听诊器的位置(比如:定位于第四到第六肋间隙之间)。

知识点 2.5 证据总结——研究检测脉搏和心率监测的信度和效度

参考	方法	主题 / 设计	结果	结论 / 评论
Senduran 等(2011)	检查早期物理治疗在重症监护室(ICU)的安全性和可行性	案例研究 41 岁的男性患者在进入重症监护室后植入两心室的辅助装置。监测生命体征之前,之后 5min 后治疗	来自物理治疗的 15 个会议的数据显示在预处理、治疗后立即和治疗后 5min 的心率(HR)和呼吸频率(RR)有显著的差异。治疗后心率立刻有明显升高,5min 内回到基线值(之前)	结果突出显示了监测生命体征的重要,比如:心率,为了观察患者在重症监护室对物理治疗的生理反应
Lee 等(2011)	检验使用红外线发光二极管(LED)装置检测心率的准确性。比较红外线装置和心电图(ECG)测得的心率	检验 46 名健康成年人(平均年龄 24.8±5.6)被试者参与 4min 的站立 0m/s),步行在 4.5~8m/s,慢跑 10m/s,以及跑步 13m/s	利用红外线设备和心电图测量心率具有很高的相关性(括号内的 ICC 值为 90% 的置信区间) • 0 mph 的 ICC=0.95(0.94~0.96) • 2.0mph 的 ICC=0.95(0.94~0.96) • 3.5mph 的 ICC=0.94(0.92~0.95) • 4.5mph 的 ICC=0.92(0.90~0.94) • 6.0mph 的 ICC=0.85(0.81~0.88)	红外线设备用来测量心率是有效监测静息和较低运动强度的心率。随着运动强度(速度)的增加准确度下降
Alexis(2009)	复查脉搏率的监测	这是一个综述论文的叙述	定义脉搏和测量脉搏的基本原理。讨论: • 评估脉搏 • 脉搏位置 • 与脉搏测量相关的条件 • 影响脉搏的因素 • 参考值 • 设备 • 测量怀孕妇女、小孩和老年人的脉搏	精确的测量、记录和解释脉搏率对于评估患者病情和心脏状态是至关重要的
Rawlings-Anderson 等(2008)	复查脉搏率的监测	这是一个综述论文的叙述	定义脉搏率、节奏和振幅。提供参考值和心动过速和心动过缓的原因。讨论适应证、患者准备、程序和解释结果	精确的测量、记录和解释脉搏率对于评估患者病情和心脏状态是至关重要的
John 等人(2007)	比较的锻炼后触诊脉搏和电子(心率)监测器	检查 54 名女性被试者(平均年龄 19.9±1.6)在一个运动周期的中间点和结束点测量被试者的触诊脉搏	花费被试者 17~20 秒的时间来获得他们运动后的触诊脉搏率。触诊脉搏率低估了 20 ~27 次心跳(接近 20%)心率。作者们计算和提供校正系数	脉搏触诊需要教导和练习。经过锻炼,推荐应用校正因子来脉搏触诊
Lockwood 等(2004)	检查最佳的有效证据与监测生命体包括: • 目的 • 限制 • 最佳的测量频率 • 什么测量可以考虑生命体征	论述,系统的回顾生命体征,更新回顾伊娃等人(2001)的研究 124 篇在新生、小儿科和成人患者群体的论文	在脉搏率测量方面的文献很少以及有能力发觉严重的生理变化。测量脉搏率超过 15 秒将会增加准确性	脉搏率应该评估超过 30 或 60 秒,如果脉搏率快速或难以触诊,心率应该使用听诊器测量心尖

知识点 2.5　证据总结——研究检测脉搏和心率监测的信度和效度　续

参考	方法	主题 / 设计	结果	结论 / 评论
Evans 等 (2001)	检查最佳的有效证据与监测生命体包括: • 构成生命体征的测量 • 最佳测量频率 • 生命体征的限制	论述,系统的回顾生命体征包括 69 篇在新生儿、小儿科和成人患者群体的论文	有限的低水平证据频率应该用于测量生命体征。在脉搏测量方面的研究很少	大多数现行的生命体征测量不是基于研究,而是依据传统和专家的意见

Prepared by Kevin K. Chui, PT, PhD, GCS, OCS.

Senduran, M, Malkoc, M, and Oto, O: Physical therapy in the intensive care unit in a patient with biventricular assist device. Cardiopulm Phys Ther J 22:31, 2011.

Lee, CM, Gorelick, M, and Mendoza, A: Accuracy of an infrared LED device to measure heart rate and energy expenditure during rest and exercise. J SportsSci 29:1645, 2011.

Alexis, O: Providing best practice in manual pulse measurement.Br J Nurs 19:410, 2009.

Rawlings-Anderson, K, and Hunter, J: Monitoring pulse rate.Nurs Stand 22:41, 2008.

John, D, Sforzo, GA, and Swensen, T: Monitoring exercise heart rate using manual palpation. ACSM's Health & Fitness Journal 11(6):14, 2007.

Lockwood, C, Conroy-Hiller, T, and Page, T: Systematic review: Vital signs. JBI Reports 2:207, 2004.

Evans, D, Hodgkinson, B, and Berry, J: Vital signs in hospital patients: A systematic review.Int J Nurs Stud 38:643, 2001.

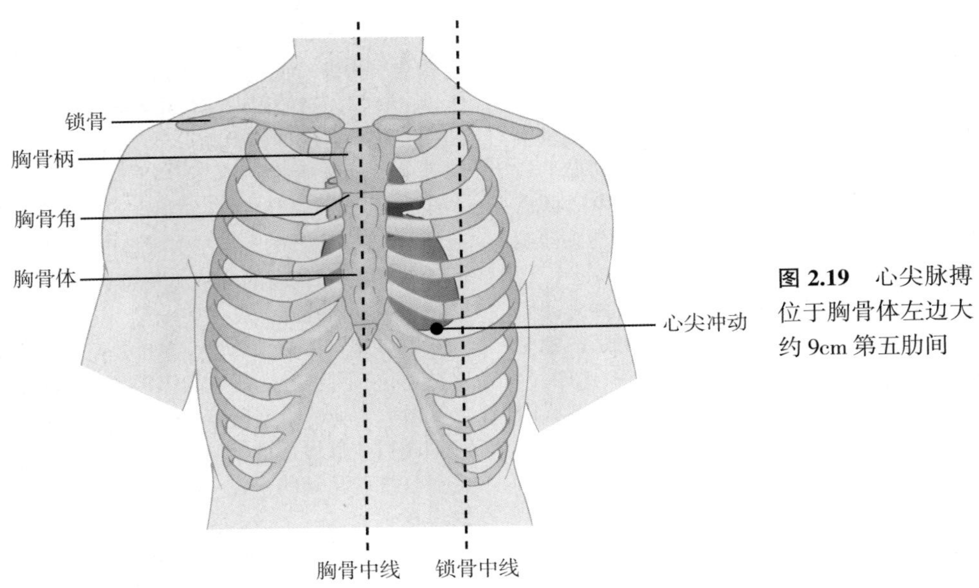

图 2.19　心尖脉搏位于胸骨体左边大约 9cm 第五肋间

6. 把听诊器(稍稍向前倾斜)的耳件放入耳朵。听诊器的管子不应该交叉,应该自由悬挂。

7. 将听诊器的平滑的隔膜盘放置在心尖上,定位在可以最清楚听到搏动的地方。被称做最强搏动点(PMI)。如果心律规律,数出 30 秒的搏动次数并乘以 2。如果记录到任何不规律的心律,必须数满 60 秒的心跳。心脏冲动的声音类似“扑通,扑通”。“扑”代表房室(三尖瓣和二尖瓣)瓣膜关闭,“通”代表主动脉瓣和肺动脉瓣关闭。

8. 洗手和清洁听诊器。如果是相同的检察员使用听诊器,不需要清洁耳件;隔膜应该经常清洁。

测量心尖—桡动脉脉搏

监测桡动脉脉搏包括两个检查员同时测量脉搏两个独立的位置:①心尖脉搏在心脏的顶端;②桡动脉脉搏在腕关节处。然后对照两张不同位置的数值。一般来说,心尖和桡动脉脉搏数值应该相同。然而,在一些情况下(SV 变化或血管阻塞)血液泵入心脏可能无法到达末梢位置,导致微弱的或无法感觉到桡动脉脉搏。比如:如果心脏收缩过早,心室没有足够的时间充满,导致每搏输出量减少和造成桡动脉感觉不到脉搏[46]。另一方面,SV 可能是正常的,但桡动脉搏动微弱或感觉不到，表明末梢区域有问题，比如流动受损或血管阻塞。在这两种情况下，与心尖脉搏相比较，桡动脉脉搏量不足[46]。这被称为**脉搏短促**，提示桡动脉速度和心尖动脉速度之间的区别。这种测量值提供重要的关于全身的心血管系统能力的信息。

自动化心率监测

在设计、特征、准确性、防水性、信息储存能力方面以及与心率监测器（HRMs）连接的计算机、平板电脑和智能手机功能正不断进步。除了监测心率之外，一些心率监测器提供心率可变性的数据（计算脉搏之间的时间），实时显示最大心率百分比和评估最大的血氧饱和度（VO_{2max}）。心率监测器与功能的交互作用允许使用心率软件程序将数据下载到电脑（平板电脑或智能手机）用于分析和存储。提供了永久性的记录和运动性能的连续数据。大多数模型允许设计规范的锻炼心率范围，当心率超过预定的范围发出听得见和看得见的警告。一些模型包含把心率信息“说出来”的可读性特征。记忆功能允许在各种运动过程中储存锻炼的信息。

心率监测器由两种基本的原理组成：①传输数据的传感器；②监控器由接收器、微处理器和显示器组成。许多心率监测器集成传感器深入到胸带，提供信号的无线传输监测腕表（图 2.20A）。其他类型的心率监测器用手表上的指尖传感器（图 2.20B）替代胸带或监测佩戴的颈环（图 2.20C）。心率数据记录在放置手指接触的传感器上。在一些模型中，遮光板（环形物周围的显示拨号）作为传感器。无线脉冲监测与智能手机（图 2.20D）和平板电脑相连接可供使用。心率监测器也可以直接使用戒指。还有其他的心率监测器整合导线与末梢传感器放在耳垂处、指尖套或手指套（图 2.20E~H）。一些心率监测器配备有超过一种类型的传感器。这些特征允许挑选传感器最适合活动和使用者。

心率监测器经常用于规范的运动和培训方案，因为他们提供实用的、准确的检测脉搏方法以及轻量级的、舒适的和易于使用的。最近几年中，许多类型的运动训练设备（比如：跑步机、阶梯登山、自行车和椭圆形的机械）包含心率监测器用金属的手柄传感装置直接深入单元设计中。

其他心率监测器的特征是可用的和不同的模型和制造商。在常见的普通特征中是多功能手腕监测（包含手表、计时器、闹钟、圈数计时器、日历和数据存储），照明和大量的液晶显示器（一些具有收缩功能加倍屏幕上的信息尺寸），条形图的记忆显示了之前的训练课程，评估热量消耗和在运动期间的能量损耗，以及心率统计（平均数、最小值、最大值）。许多心率监测器与无线相连接（为了数据分析）使用红外线来传输数据。

遥测技术是远程测量的科学，包括从遥远的资源采集数据和电子传输数据。遥感勘测心率监测器并不是全新的，自 1983 年来一直使用[65]。从那时起，持续的研究使得更大的、更为先进的遥感技术应用在医疗保健中。比如：美国太空总署（NASA）设计复杂的遥测系统监测宇航员在空间站着陆的生命体征。该技术导致了患者监测系统的发展，患者连续穿着微小的、便携式发射装置提供实时的生命体征至中心位置，这样可以同时监测多个患者[45]联邦通信委员会（FCC）定义无线医学遥测是“生理参数的测量和通过辐射双向或单向电磁信号记录其他患者相关信息渠道”[66]。2000 年，联邦通信委员会建立了无线医学遥测服务（WMTS）通过为无线医学遥测分配 14MHz 光谱。这个网络基础设施（特定的地理区域）通过建立数控电视干扰问题和通过其他合规频带无线电频率（RF）来源保护医学遥测技术的干扰。联邦通信委员会指定美国医疗协会工程美国医院协会（ASHE/AHA）为无线医学遥测服务作为频率协调者[67]。

Gandsas 等人[68]应用遥感勘测技术检测从飞机到地面的医学设备上使用低成本法功效来传递生命体征数据。在飞行模拟医疗紧急情况，生命体征数据采集监控装置和使用手提电脑、航空座椅后背的电话和网络进行传输。所有数据的获得没有作弊，最大延迟 1 秒钟。作者建议在实际紧急飞行情况下，患者数据可能被传送到指定的医疗机构和世界任何地方的医师的台式电脑，无论在任何地理位置的飞机[68]另一个领域的研究涉及发展通信传输的数据的统一标准，在使用保健设置中，从生命体征监测设备直接传到临床信息系统。

超声多普勒和脉搏血氧饱和度

超声多普勒

超声多普勒（DUS）是在极度虚弱或微弱的情况下，或在轻微的压力即造成阻塞，或动脉血流严重受损的情况下非侵入性的仪器用于监测脉搏。超声多普勒的原则基于高频超声波相互移动（比如：经由血管的血流）会引起相互移动的反射速度的波动频率改变（称为多普勒效应）。本质上，超声多普勒测量声波如何反射血液细胞流动。合成的频率变化归因于运动，改变了声波的音高把实际情况反应给检验者；听到脉搏的嗖嗖声[69]。音高的变化给检查者提供了重要的关于血流经过血管的信息。

许多超声多普勒的模型单位是可用的。本质特征包括超声波单位、手持探针（压电晶体）传输和接收声波，类似于听诊器或放大声音的小型扬声器的耳机。使用丰富的耦合凝胶轻轻地越过皮肤表面的动脉，探针传输高频声波至动脉。波动受血红细胞运动的干扰，反射到探针和转化为放大的可听见的声音[70]。

可听见的声音代表频率波动的区别在血管和血液细胞运动的反射；高频率与血红细胞的运动速率成正比。缺乏可听见的声音表明没有发觉运动，即无灌流[69]。使用计算接口，流量的测定可以生动的显示和存储。应该注意的是即使反射声的具体特征不是诊断，可以帮助识别不正常的流量[71]。

血氧测定法

血氧测定法测定每一次脉搏波动时的血氧变化[72]。血液携带氧气有两种方式：①溶解在动脉血浆；②结合血红蛋白[45]。在血液中，血浆传输只有 3% 的氧气（由氧气分压 PaO_2 测出），大量的氧气（大约 97%）是结合血红蛋白（由动脉血红蛋白氧饱和度 SaO_2 测出）。血氧测定法作为非侵入性方法测量动脉血氧饱和度[73,74]。氧饱和度通过血氧测定法报导血氧饱和度[75,76]和可能测量充分散布至末梢脉搏。

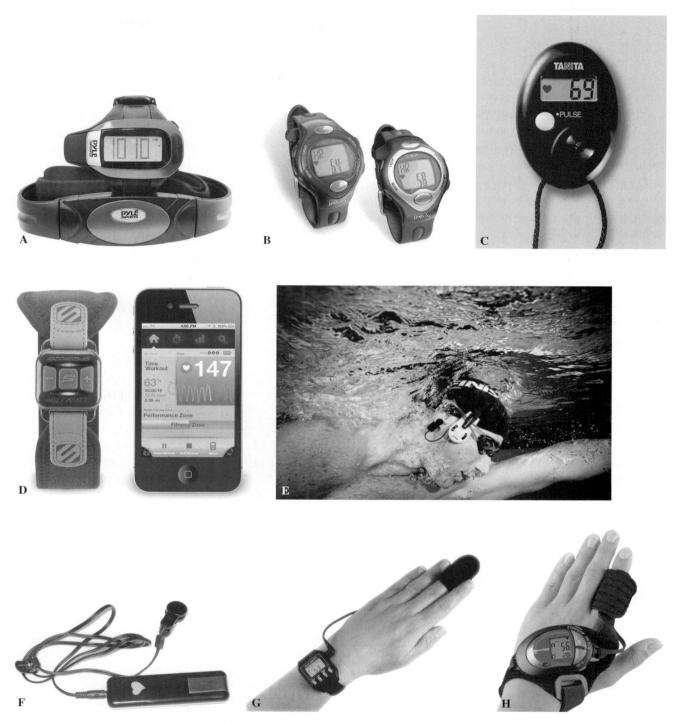

图 2.20　心率监测器(HRM)(**A**)手腕佩戴监测,胸带发射器直接穿在皮肤上并放置在心脏水平。(**B**)手腕监测的例子有两个指尖传感器在液晶显示器的上和下,放置在食指和中指的接触点获取心率。(**C**)监测颈圈和手指感应器。(**D**)该监测器佩戴在前臂,无线连接应用程序下载到智能手机上。(**E**)折叠护目镜,这个防水心率监测器有耳垂红外线感应器和口头宣布心率,通过使用者定期的时间间隔。(**F**)心率监测器用耳垂感应器集成 USB 接口。(**G**)手腕监测用导线和手指感应器。(**H**)心率感应器佩戴背部手指套

正常的氧饱和度水平在96%~100%之间。一般来说,饱和度水平低于90%被认为是值得注意的,并且需要其他的测验,远不止由血氧测定法提供的数据(比如:动脉血气分析),同时也是需要辅助供氧的重要指征[77]。血氧不足这一术语用来描述血液的含氧量不足。缺氧是氧气供给减少身体组织的可利用性,缺氧症是完全缺乏氧气[47],环境只可以用来维持非常短暂的时期。心脏功能的改变(比如:心律失常、心率下降)通常减少心排出量和大量氧气传递至组织。其他可能影响氧饱和度水平的情况包括肺部能力受损、贫血(血红蛋白分子数量携氧可用性减少)、通气不足(比如:支气管炎、肺气肿)和影响血液气体交换损伤扩散(比如:肺泡纤维化、间隙液体)[76]。

血氧饱和仪提供氧气结合血红蛋白(血氧饱和度)百分比的数据。自动装置相对较小(图2.21A和B),易于使用和传输,和提供给临床医学家患者饱和度水平的及时信息[76]。监测器提供血红蛋白氧饱和量百分比数值和显示脉动波形和心率,用可听见信号表明每次脉动。患者界面提供一个导线和感应器连接到装置。感应器放置在有规律的小动脉血管床之上[75]。各种类型的感应器可供使用,包括粘合指尖和前额(图2.22A和B)鼻子、耳垂和足部样式。感应器包含两个光源(红色和红外线)和光电探测器(图2.23)。双光源由于氧化和脱氧血红蛋白具有不同的光吸收模式[78]。每个光吸收量的比率在心脏收缩和舒张期间允许量化的氧饱和度(血氧饱和度)测量[75~78]指甲油会干扰血氧测定,所以监测前应擦去。

血氧测定法有助于①低氧血症的早期诊断;②监测患者的耐受活动;③评估患者的治疗反应。血氧测定法测量可能是连续完成的,随后间歇的生成一系列的数值,或作为给定时间点的单一测量(比如:当做初期筛选工具)。测量模式将决定在研究范围内患者病史和检查结果。遥测血氧测定监测允许持续血氧饱和度数据与外部场所的交流[75]。

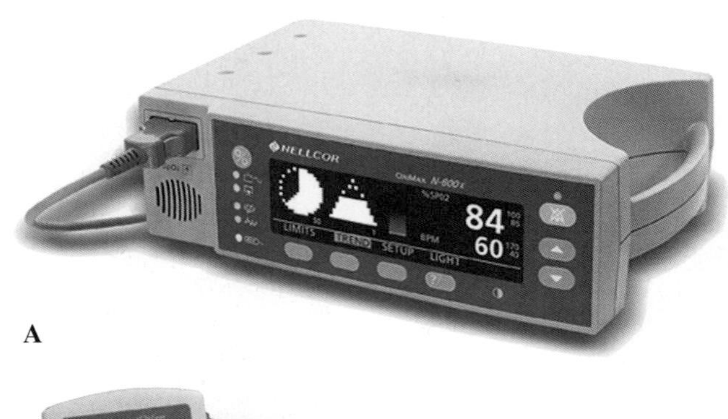

A

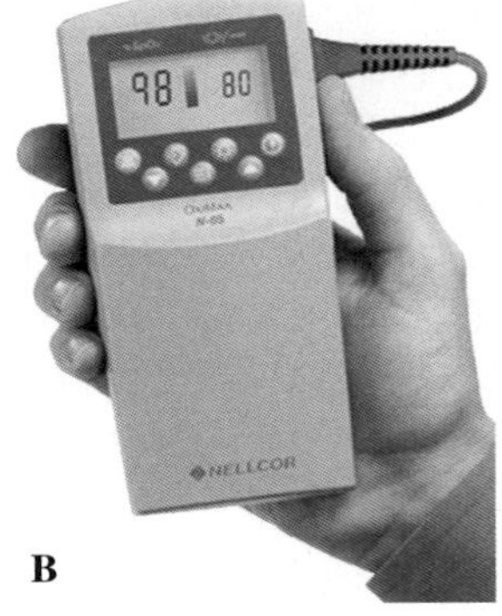

B

图 2.21 血氧饱和仪提供关于动脉血氧饱和度数据作为心率(**A**)标准血氧饱和仪装置。(**B**)便携式手提血氧饱和仪

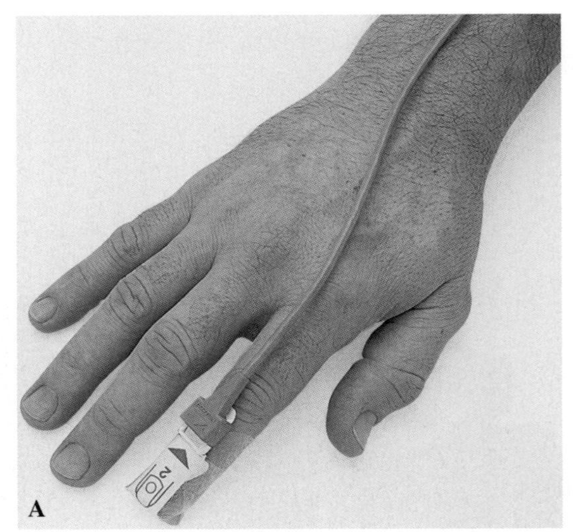

A

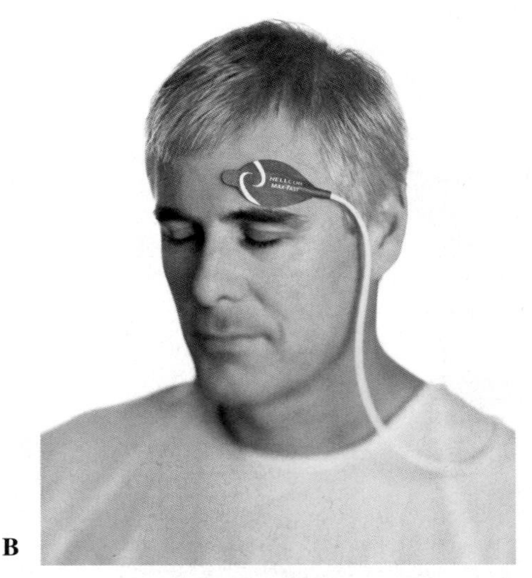

B

图 2.22 血氧测定感应器。(**A**)指尖(传输)感应器。(**B**)前额(反射)感应器

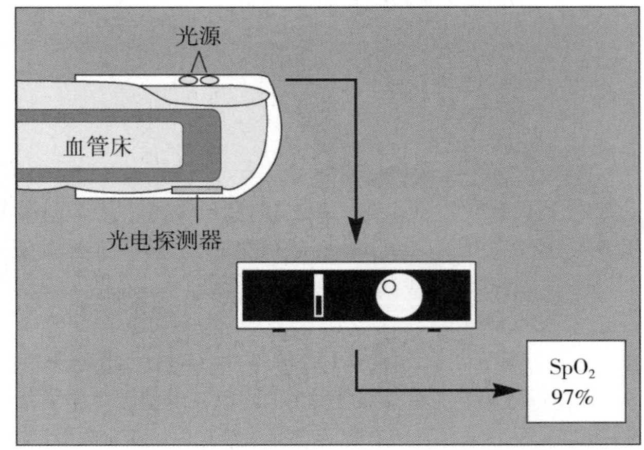

图 2.23 指尖血氧测定感应器代表性剖面图图解双光源、光电探测器,图解血氧测定和假定氧饱和度测量输出。注解:在指尖(传输)感应器,光源放置在光源探测器的对面。在前额(反射)感应器,光源和光源探测器放置在感应器的一边

呼吸

呼吸的主要功能(空气运动出入肺部)是提供身体新陈代谢的氧气和排除二氧化碳。呼吸系统由一系列的气管分支组成,使大气的氧气进入肺膜在肺泡中接触进行气体交换。氧气然后通过心血管系统传输贯穿全身。肺呼吸在肺与外环境之间交换氧气和二氧化碳。组织呼吸在血液循环和身体组织之间交换氧气和二氧化碳。

呼吸系统

整个路径从环境传输空气到嘴巴和鼻子延伸到肺泡囊。图 2.24 阐明呼吸系统的结构。上呼吸道包括鼻子、嘴巴、咽部和喉部。空气通过鼻子和嘴巴进入身体,然后移到咽部,该部位温暖、过滤和湿润。咽部作为空气和食物的常用途径。吸入气然后到喉部,其中包含会厌、声带和软骨结构。喉部和咽部肌肉解剖排列提供重要功能的保护当固体杂质进入肺部,也帮助发声(产生语音)和咳嗽,主要的生理机制是清理呼吸道。咽喉是固体和流质食物摄入区域与吸气时分离的。这也是喉部和食道的分歧点。当吞咽时,咽部肌肉关闭声门,吸气时保护肺部。如果异物通过声门进入气管支气管树,咳嗽反射启动清理气道。直接在甲状软骨的喉头(喉结)下面是安全地打开气管通道(气道造口术)的位置[47,76,81,82]

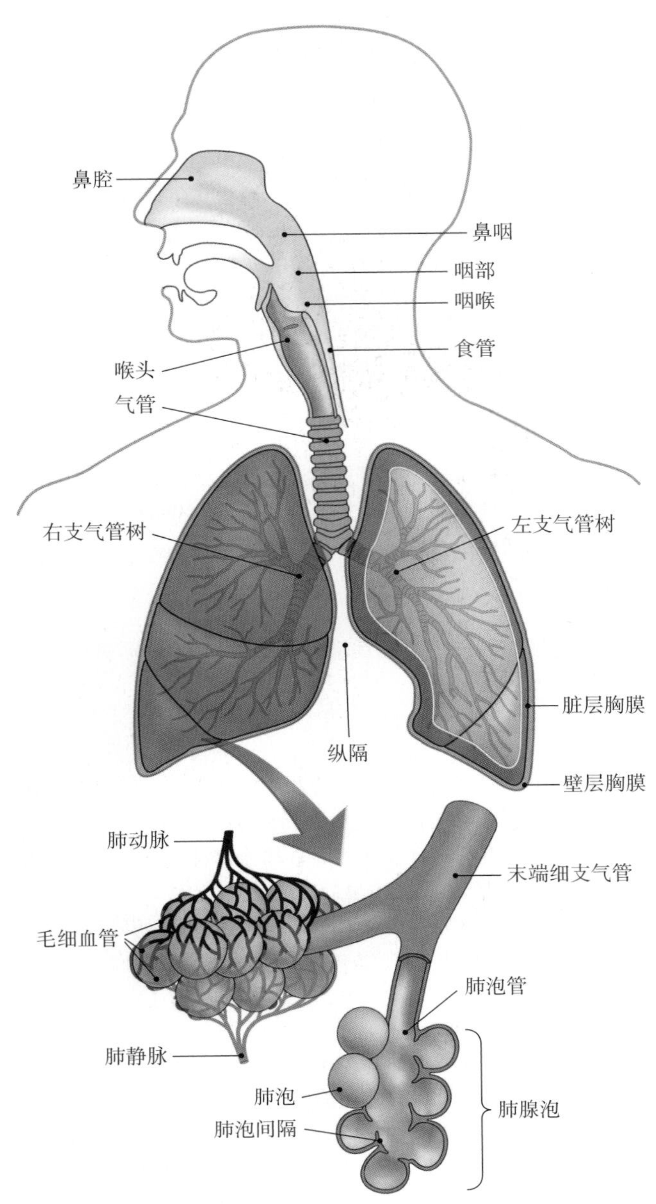

图 2.24　呼吸系统结构

气管从颈部到胸部大约 4~5 英寸(11~13 厘米)长,为连续的软骨结构。在隆突的水平线(图 2.25),气管分为两个主支气管。隆突包括大部分咳嗽感受器和位于大约在第二肋间隙胸骨和柄状体之间。左右主支气管大小和形状不对称,继续进入下呼吸道,进一步细分为呼吸性细支气管,是气体交换的开始。然而,气体交换首先发生在肺泡小管和由肺泡大面积提供。呼吸性细支气管、肺泡小管和肺泡(肺泡小囊)包含为了气体交换(图 2.26)的呼吸带。传导区域(气管、细支气管和末端细支气管)提供连续不断的空气运动进出肺部;这些区域不产生气体交换[47,76,78,81]。

吸气

吸气由隔膜和肋间肌收缩引起。在这些肌肉收缩期间,隔膜向下移动,肋间肌升起肋骨和胸骨向外。因此,胸腔尺寸增加和使肺部扩张。正常的吸气持续 1~1.5 秒[59]。

呼气

在放松呼吸期间,呼气本质上是被动的过程。一旦呼

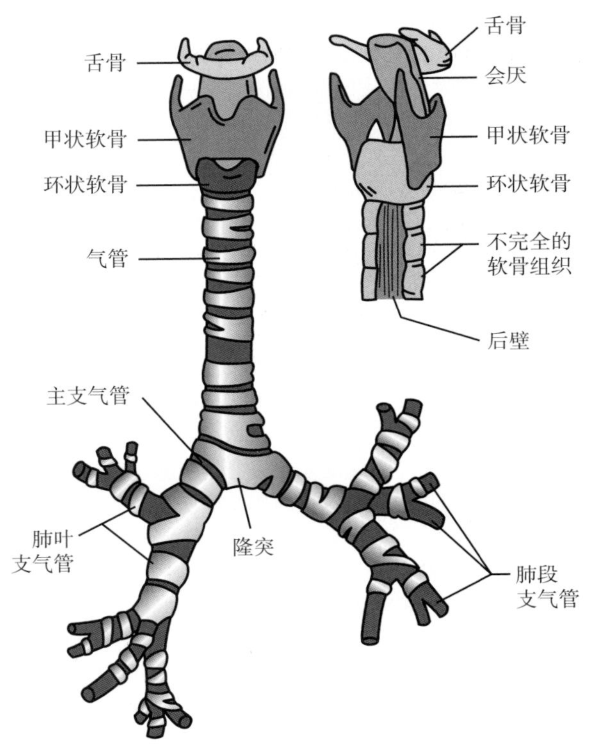

图 2.25　软骨呼吸道结构,包括气管和主要的细支气管

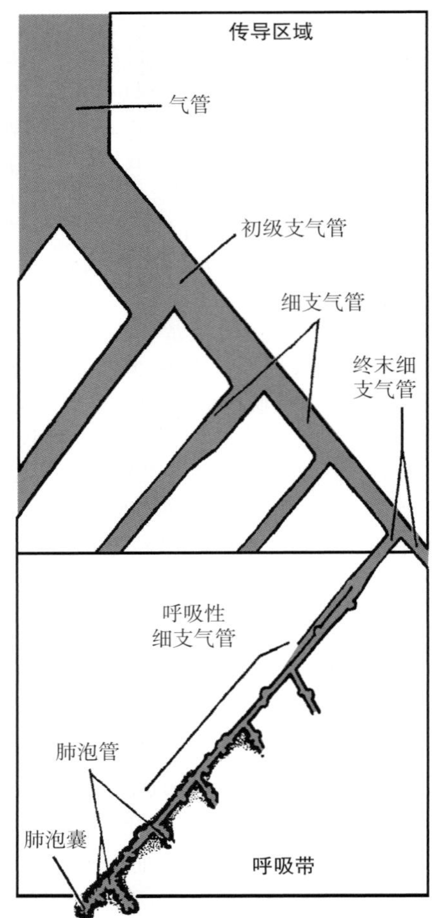

图 2.26 呼吸道功能区简图。顶部区域从气管到末端细支气管被称为“传导区域”，因为这些传输道吸入空气到呼吸区域。插图底部区域表明发生气体交换的区域。气体交换发生在逐渐增加呼吸性细支气管、肺泡管和肺泡囊的数量。这些区域共同构成了“呼吸带”

吸肌放松，胸腔恢复到静息位置，和肺部回缩。这种回缩的能力的发生是因为肺部固有的弹性性能。正常的呼气持续2~3 秒[59]。

管理机制

规范的呼吸功能涉及多个组件的神经和化学控制以及与心血管系统紧密结合。呼吸由呼吸中枢控制，位于脑桥和延髓的两边。运动神经细胞体位于该区域控制呼吸肌。呼吸中枢提供控制呼吸速度和深度来回应身体新陈代谢的需要[83]。

中枢和外周化学感受器同时影响呼吸。中枢化学感受器位于呼吸中枢，对二氧化碳或动脉血的氢离子水平的改变敏感。增加二氧化碳或氢离子浓度会刺激呼吸[46]。外周化学感受器位于颈动脉（颈动脉体）分支和主动脉弓（主动脉体）。这些受体对肺泡氧分压（PaO_2）敏感。当动脉血中肺泡氧分压水平下降，传入冲动把这些信息传输至呼吸中枢。运动神经元的呼吸肌刺激**潮气量**（每次呼吸空气交换量）的增加，或极低的含氧量，会增加呼吸速率。这些外周化学感受器引起呼吸增加，当肺泡氧分压水平降至大约 60mmHg（正常水平在 90~100mmHg）。这是因为感受器只有对在等离子体中的肺泡氧分压水平敏感，而不是血液中的总氧量[46,83]

呼吸也通过保护性牵张机制影响，被称为黑伯反射。肺牵张感受器遍布肺壁以监测吸入的空气产生的牵张程度[84]。当牵张过度时，这些感受器发出冲动至呼吸中枢来抑制进一步吸气和增加呼气的持续时间。在呼吸结束时，冲动停止，以便另一个吸气开始[46,76]。在成人中，这反射极少被论证，也很可能不被激活，直到潮气量达到高于 1.5 公升[46]。然而，证据表明黑伯反射对新生儿的呼吸模式产生重大的影响[85]。呼吸也受到有力的关节运动和肌肉（锻炼）的刺激和受到自主皮层运动的强烈影响。

影响呼吸的因素

许多因素可能改变正常的、放松的和容易的呼吸。正如体温和脉搏一样，任何影响增加新陈代谢率也会增加呼吸频率。新陈代谢的增加和随之而来的氧需求量增加将会刺激呼吸增加。相反，随着新陈代谢需求减少，呼吸也将降低。当检查呼吸时，几个影响因素是十分重要的。这些包括年龄、身材、身高、锻炼和体位。

年龄

新生儿的呼吸频率在每分钟 30~90 次之间。速度逐渐缓慢直到成年，范围在每分钟 12~20 次之间。在年老的个体中，呼吸频率增加是由于肺部弹性减少和气体交换效率的减少。其他因素与正常年龄相关的影响呼吸功能的包括呼吸肌的衰减、肺泡壁的退化、胸廓流动性的减少和肺活量的减少[86]。

身材和身高

通常男性的肺活量大于女性，成年人大于青少年和儿童。通常高瘦的个体肺活量大于矮胖子或肥胖过度的个体。有较大的肺活量同样也有较低的呼吸频率。

锻炼

呼吸频率和深度将在运动过程中增加，使得需氧量和二氧化碳的产生增加。

体位

仰卧位可以显著的影响呼吸和使患者易于血流停滞。在限制肺部扩张的影响因素之中，当躺下时支撑面压缩胸部和对着横膈压迫腹部器官。这些因素都导致对抗呼吸增加。斜卧式呼吸困难是常见的怀孕后期胎儿向上移动至隔膜[60]。充血性心力衰竭（CHF）的患者当平躺时，同样经历呼吸困难，站立或端坐时则改善。

环境

污染物暴露比如气体和粒子、石棉、化学废物或煤尘可以减少气体流动的能力。其他普遍的令人不愉快的污染物包括高臭氧浓度、二氧化硫和一氧化碳[50]。这些呼吸刺激物典型的增加黏液的产生。高海拔也影响呼吸系统，由于空气的减少（比如：吸入空气中氧气分压很低），这意味着每升空气中氧分子更少，成为动脉血氧水平减少和引起气促（呼吸困难)和减少活动耐受性的原因。过度换气综合征、心动过速和肺水肿(在肺泡壁的液体积累)也可以发生在高海拔的情况下[50,60,87,88]。

情绪 / 压力

压力和情绪由于交感神经系统受到刺激也可以导致呼吸速度和深度的增加。

药理作用

本质上任何药物都可以降低中枢神经系统(CNS)功能导致呼吸抑制。麻醉药[比如:阿片类药物(吗啡)]、盐酸哌替啶(杜冷丁)会减低呼吸速度和深度。其他类别的中枢神经系统镇静剂包括巴比妥类[比如:苯巴比妥(戊巴比妥钠)、司可巴比妥(速可眠)]、苯二氮䓬类[比如:安定(劳拉西泮)、咪达唑仑(通用类)、地西泮(安定)]、神经松弛剂[比如;氯丙嗪、氟哌啶醇(好度)、氯氮平(通用类)]、骨骼肌松弛剂、三环抗抑郁药和抗痉挛药。相反的,支气管扩张药物减少气道堵塞和剩余气体,增加肺活量和气流。普通的支气管扩张剂药物包括沙丁胺醇(AccuNeb、喘乐宁、沙丁胺醇)、双甲苯喘定(Tornalate)、肾上腺素(环氧氯丙烷)、福莫特罗(福莫特罗干粉吸入剂)、异丙肾上腺素(止喘灵)、间羟喘息定(奥西那林)和间羟叔丁肾上腺素(通用类)[89,90]。

呼吸参数

在检查呼吸时,四种参数需要被考虑:速度、深度、节律和声音。速度是每分钟呼吸的数量。吸气或呼气中任选一种计数,而不是两个都计数。正常成年人的呼吸频率是每分钟 12~20 次。速度需要计数 30 秒然后乘以 2。如果计数不规律,必须计数完整的 60 秒。

呼吸的深度指的是每次的气体交换量。通常呼吸的深度是一致的,生产相对平均、一致的胸部运动。正常成年人呼吸容量大约 500ml 空气。呼吸的深度由胸部运动观察报告决定,根据空气交换量大于或小于正常,通常描述成成深或浅。深呼吸,较大容量的空气被交换;浅呼吸,较小容量的空气被交换,典型的最小的肺膨胀或胸壁运动。

节律指的是规律的吸气和呼气。通常,在两呼吸时间有一个时间间隔。呼吸节律被描述成规律的(正常)或不规律的(异常的)。

呼吸的声音指的是偏离正常、安静、轻松的呼吸。虽然有些呼吸的声音可听得见,精确地识别需要听诊(用听诊器直接放置在胸壁上)。正常(有泡的)的呼吸声主要听到吸气和声音相对平静和柔软[78]。通常异常(偶发的)的呼吸声包括以下:

- **喘息声**(哮喘):是空气穿过狭窄的气道比如细支气管或小支气管时产生的连续啸声;通常与哮鸣音相比,当伸长颈部和允许空气慢慢从狭窄的通道漏出。在吸气相和呼气相都可能听到,但是呼气更突出。哮喘是通常的气喘症状,在充血性心力衰竭中也可见,可以由气道阻塞引起。
- **喘鸣**:刺耳的、尖锐的喘鸣声,常出现在上呼吸道气道阻塞,导致声门或气管的狭窄。表明气管狭窄或存在外来异物。
- **爆裂音**(也称为啰音):分泌物在呼吸道气道中发出的震动或冒泡的声音。这个声音通常与玻璃纸袋的沙沙声相比。爆裂音可以直接通过耳朵听到,但使用听诊器判定更加准确。爆裂音在充血性心力衰竭的患者身上更明显。
- **叹息**:深吸气随后是一个延长的、可听见的呼气。偶尔的叹息是正常的,可扩张肺泡;频繁的叹息是异常的,可能暗示情绪压力。
- **鼾声**:打鼾声是由于上呼吸道(如气管、大支气管)局部的梗阻(如分泌物)。

呼吸模式

临床医学家通过检查速度、节律和深度来判定呼吸模式。不是所有的患者都有明显的呼吸模式。然而,有些模式经常发生,可使用统一的术语来明确定义。常见的呼吸模式见图 2.27。

平静呼吸是用来描述成年人平均每分钟 12~20 次正常的呼吸模式的术语。换气过度综合征是不正常的快速的和深度的呼吸,通常与焦虑、情绪压力和惊恐障碍有关系。急性发作时的常用处理方式是用纸袋套住患者并再呼吸,来更替流失的二氧化碳(低碳酸血症)。中枢神经系统或肺部疾病可能导致长期的过度换气。**通气不足**是呼吸速度和深度减少。进入肺部空气量的减少导致动脉二氧化碳水平增加。

困难的或憋气的呼吸被称为**呼吸困难**。呼气困难的患者表现出明显增加的努力呼吸,通常表现为努力让空气进入肺部。为了增加呼吸的效果,辅助呼吸肌比如肋间肌和腹肌通常被激活。肋间肌帮助提高肋骨来扩张胸腔;腹肌帮助隔膜的功能。可能在呼吸中提供附加功能的其他肌肉有胸锁乳突肌、大和小胸肌、斜角肌和锁骨下肌。使用辅助呼吸肌的呼吸被称为**肋骨**或**胸廓呼吸**。呼吸困难有时还会伴随疼痛和鼻骨灼热感(进入更多的空气)。急性发作时可能导致气道堵塞、呼吸道感染或胸腔创伤。长期存在呼吸困难是慢性阻塞性肺病的特点,比如哮喘或支气管炎。治疗师通常教育慢性阻塞性肺病的患者呼吸技巧是缩**唇呼吸**,帮助防止小气道阻塞。该方法是,鼻子慢慢吸气和嘴唇慢慢呼气。

端坐呼吸是当患者躺下时,困难的或憋气呼吸(呼吸困难),转为坐位或站立位时缓解。位置的改变导致腹部器官重力下降,允许增加胸部扩张的空间。端坐呼吸是充血性心力衰竭症状的特征,也可以在哮喘、晚期肺气肿和肺水肿可见。**呼吸急促**是异常快速的呼吸频率,通常每分钟大于 24 次。这种模式理解为呼吸功能不全和身体发热试图摆脱多余的热量。在发热期间,呼吸频率可能随体温每增加 1℉(0.6℃)每分钟增加 4 次[54]。**呼吸过缓**是异常缓慢的呼吸频率,通常每分钟 10 次或更少。呼吸过缓与呼吸中枢系统损伤有关,可能发生颅内压增高(肿瘤)、药物摄入(麻醉剂)或代谢障碍。**呼吸暂停**是指通常短暂的呼吸缺乏。如果多持续几分钟,可能发生脑补损伤或死亡。**Cheyne-Stokes 呼吸**的特点是呼吸暂停的时间持续 10~60 秒,随后逐渐增加呼吸的深度和频率(换气过度综合征)。这发生在脑半球的抑制(比如:昏迷),基底神经节疾病中,偶尔发生在充血性心力衰竭中。意味着预后不良。Box2.6 证据总结包括研究测量呼吸频率的信度和效度。

类型	描述	图解
平静呼吸	正常呼吸，平均的速度和深度，12~20 次/分	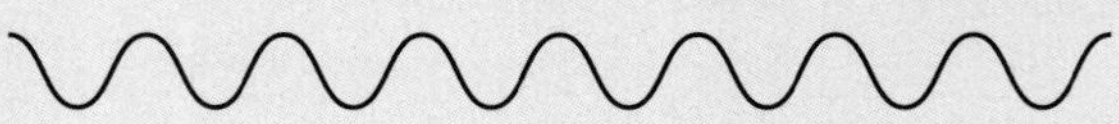
呼吸过缓	缓慢呼吸，<10 次/分	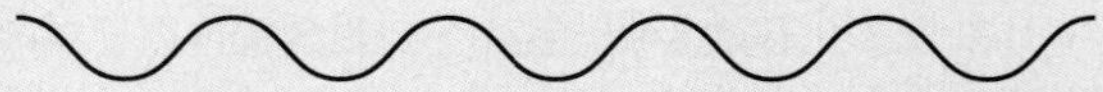
呼吸急促	快速呼吸，<24 次/分，通常较浅	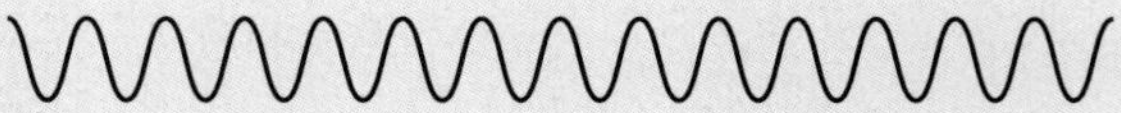
深长呼吸	呼吸正常，但是深度不正常和速度增加	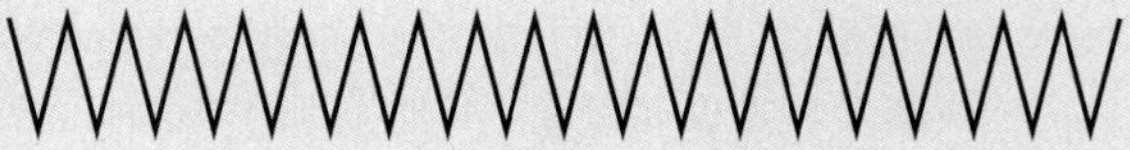
比奥呼吸（间停呼吸）	不规律的可变的呼吸深度（通常较浅），与呼吸暂停交替（没有呼吸）	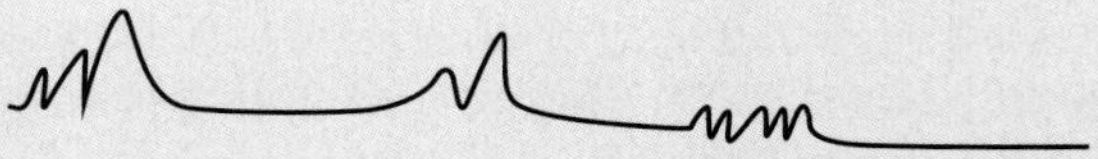
Cheyne-Stokes呼吸（潮式呼吸）	逐渐增加呼吸的深度，随后逐渐减少，然后一段时间呼吸暂停	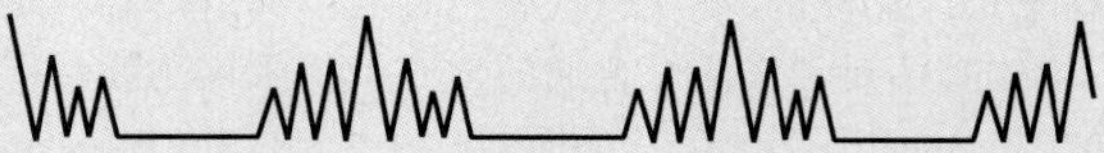
呼吸暂停	没有呼吸	

图 2.27 正常（上）和异常的呼吸模式 当检测呼吸模式，考虑呼吸的速度、节奏和深度和描述观察使用这些术语

知识点 2.6 证据总结——研究测量呼吸频率的信度和效度

参考	方法	主题 / 设计	结果	结论 / 评论
Smith 等(2011)	比较电子呼吸频率监测与人工计数方法，人工方法需要相同的保健医生把手放置在计数胸部偏移 60 秒	共有 220 名术后患者，需要包括通过成人尺寸的面罩获得氧气，使用电子监测仪和人工方法同时监测呼吸频率	这两种测量呼吸频率的方法有显著的相关(r=04.8)，人工测量呼吸频率平均值 14.32、电子监测呼吸频率平均值 13.46。两种呼吸频率方法差别平均值是 0.86	该研究显示电子呼吸频率监测容易使用而且安全。另外，电子监测可以提供连续的监测，而人工方法不可以。这两种方法最大的区别是观察不稳定的患者
Considine 等人(2009)	根据症状（包括生命体征）和体征来预测入住重症监护	设计一个 386 名患者的回顾病例对照研究（每组 193 名患者）。研究组基于年龄、性别、急诊科诊断和分类类别相匹配	对照组(32.3%)与控制组(22.3%)相比有较高的异常呼吸频率发生率。事实上，异常呼吸频率在最初的护理评估中（增加率 =1.66，95% CI=1.05~2.06 增加入住重症监护可能性	该研究表明可能预测入住重症监护的因素，包括比如异常的呼吸频率

知识点 2.6　证据总结——研究测量呼吸频率的信度和效度　续

参考	方法	主题 / 设计	结果	结论 / 评论
Chaboyer 等人 (2008)	预测离开重症监护室（ICU）后 72 小时内的不良事件。预测检查包括人口统计和临床特征，以及生命体征	该研究检查 300 名入住重症监护室的患者，其中 208 名（69.3%）没有不良事件；92 名有一些不良事件；17 名（5.7%）有大部分不良事件	基于单因素分析，呼吸频率 <10 或≥25 是一个预警器：任何不良事件（增加率 =4.23，95% CI=2.12~8.45）大部分不良事件：（增加率 = 5.82，95 % CI=2.03~16.68 基于多因素分析，呼吸频率 <10 或 ≥25 是任何不良事件的强烈预测（增加率 =3.22，95% CI=1.56~6.66）	自从进入重症监护室，异常呼吸频率和过高的心率通常用于风险评估。基于单因素和多因素分析，呼吸频率和心率都是不良事件的独立预警器，呼吸频率是最强的预警器
Lockwood 等人 (2004)	检查最有效的证据与监测生命体征相关，包括： • 目的 • 局限性 • 最佳测量频率 • 什么测量应该考虑到生命体征	叙述系统地回顾生命体征。更新回顾伊娃等人（2001）研究。研究包括 124 名新生儿、儿科和成年患者人群	关于呼吸频率测量有着有限的研究。研究发现集中在测量呼吸频率的准确性和呼吸频率作为功能障碍的标记	临床医生不应该单独使用呼吸频率作为生理机能退化的指标。对儿童来说，呼吸频率不应该用来单独测量严重的疾病。当测量呼吸频率时，计数 60 秒，当呼吸频率急促时，对儿童和婴儿使用听诊器，当患者休息时评估呼吸频率在急性状态时，呼吸频率增加可能表明呼吸功能紊乱
Evans 等人 (2011)	检查最有效的与监测生命体征相关的证据，包括： • 构成生命体征的测量 • 最佳测量频率 • 生命体征的局限性	综述，系统地回顾生命体征。包括 69 名新生儿、儿科和成年患者人群	在频率上有有限研究的低水平证据，这样生命体征应该被监测。关于呼吸频率测量的研究较少	生命体征测量的临床前沿不是基于研究而是依据惯例和专家意见。几项研究已经报导根据使用技巧对不正确的呼吸频率测量。同样也有证据支持使用脉搏血氧测定来发现生理测定的退化

Prepared by Kevin K. Chui，PT，PhD，GCS，OCS.

Smith，I，et al：Respiratory rate measurement：A comparison of methods. British Journal of Healthcare Assistants 15：18，2011.

Considine，J，Thomas，S，and Potter，R：Predictors of critical care admission in emergency department patients triaged as low to moderate urgency.J Adv Nurs 65：818，2009.

Chaboyer，W，et al：Predictors of adverse events in patients after discharge from the intensive care unit.Am J Crit Care 17：255，2008.

Lockwood，C，Conroy-Hiller，T，and Page，T：Systematic review：Vital signs. JBI Reports 2：207，2004.

Evans，D，Hodgkinson，B，and Berry，J：Vital signs in hospital patients：A systematic review.Int J Nurs Stud 38：643，2001.

呼吸系统检查

因为呼吸是在自主(皮质的)和非自主控制之下,重要的是检测患者无意识下的呼吸。一旦意识到检测,呼吸模式的特征将可能改变。这是被观察的正常反应。通常推荐在把脉后立刻观察呼吸。在监测脉搏后,手指可以保持放在脉搏处,在患者无意识的情况下监测呼吸模式。理想情况下,检查呼吸应该暴露胸部。如果无法暴露,或者如果穿着衣服不容易检测呼吸,保持手指放在桡动脉脉搏处并让患者的前臂放在胸部上,使得触诊时在没有引起患者的注意下检测呼吸。第12章 慢性肺功能障碍,提供呼吸检测的深入讨论。

监测呼吸

A. 组装设备

1. 看手表(或挂钟)的秒针。

B. 洗手

C. 步骤

1. 确保患者的安全和舒适。监测典型的呼吸模式,患者仰卧位或坐卧位。

注解:监测呼吸前,患者应该在安静的休息位置至少5分钟。

2. 暴露胸部位置;如果不能暴露位置,呼吸不能很容易观察时,把患者的前臂放置在胸部和确定手指位置,像持续监测桡动脉脉搏的样子。

3. 随着患者呼吸,观察胸部的起落;在呼吸时注意患者需要的所有努力或可听见的声音。(通常,呼吸是容易的和无声的)

4. 使用有秒针的手表或挂钟,确定30秒的呼吸计数(吸气或呼气,不是两者)的速度并乘以2。

5. 确定节律(规律的吸气和呼气);注意与正常连续的节律的偏差,甚至间隔。如果注意到任何不规律的情况,计数完整的60秒来调节变动和确保精确计数。

6. 观察呼吸深度;确定呼吸深度是否小于、大于或接近于正常空气容量。观察辅助呼吸肌是否参与,提示主要呼吸肌疲劳(隔膜和外部肋间肌);如果不容易观察,触诊胸壁偏移可用于鉴定呼吸深度。结果可以记录为浅、深或正常。

注解:胸壁偏移也可以通过使用卷尺在特殊的骨骼标志测量胸部环状面来确定。三个通常的胸部环状面的测量标志①路易斯胸骨角;②剑突;③剑突和肚脐之间的中线。

7. 如果有异常提示,使用听诊器确定呼吸声音。

8. 如果暴露胸部,穿好衣服。

9. 洗手。

血压

血压指的是血压对血管壁产生的力量。以毫米汞柱(mmHg)测量和以部分的形式记录(比如:119/79)。上面的数字表明收缩压,下面的表明舒张压。因为液体的流动从较高压力往较低压力,动脉中的压力最高,毛细血管较低,静脉中最低[45,47]。

由于心脏是一个间歇的脉动泵,压力需要测量脉搏的最高和最低点。这些点代表心脏的收缩(心室收缩)和舒张(心室放松)压。**收缩压**是对动脉血管壁施加最大的压力。**舒张压**(不断地提出)是最小的压力。动脉壁的弹性性能允许膨胀和回缩对循环的血液容量的改变在心动周期时的反应。心脏收缩和舒张的压力在数字上的区别称之为**脉压**。比如:收缩压119mmHg和舒张压79mmHg导致40mmHg的脉压。

血压是一个功能的两个主要元素:①心排出量(血流数量,CO);②外周阻力(在血管内阻止血流,R)必须克服。BP、CO和R的关系表达方程式是:BP=CO·R。额外的因素有助于该关系的包括血管壁的直径和弹性,血容量和血液黏度[91]。

血压的调节

血管舒缩中枢位于脑桥和髓质的双边。通过交感神经冲动传递至身体各血管中。血管舒缩中枢是活跃的,产生缓慢而持续的激励神经元的血管收缩。这是缓慢而持续的激活来维持局部的血管收缩和提供正常的血管紧张度[49]。血管舒缩中枢帮助供给动脉血压的稳定必须维持血流至身体组织和器官。发生这个是因为这在髓质中与心脏控制中心紧密联系(因为改变心排出量会影响血压)。此外,血管舒张和心脏控制中心需要传入输入感受器。

输入关于血压提供主要有压力感受器和化学感受器。压力感受器受到血管壁延伸的刺激改变压力。这些感受器在颈动脉分叉的颈内动脉壁和主动脉弓壁具有高强度。压力感受器位于颈动脉的颈动脉窦用于监测大脑的血压。主动脉弓的主动脉窦上的压力感受器检测遍布全身的血压。

对血压上升的反应,压力感受器输入血管舒缩中枢导致髓质中心的血管收缩抑制和刺激迷走神经中心[47]。这导致心率下降,心脏收缩力下降和血管舒张,随后导致血压下降。在血压下降后压力感受器输入可以引起相反的效果。

化学感受器通过减少动脉氧浓度来刺激二氧化碳张力增加和增加氢离子浓度。这些感受器位于接近于化学感受器的位置。他们位于颈动脉被称为颈动脉体和位于主动脉弓被称为主动脉体。来自这些感受器的冲动经由迷走神经和舌咽神经的传入通路传入大脑(心脏调节中枢和血管舒缩中枢)。来自这些中心的传出神经冲动,对血压改变的反应,将会改变心率、心脏收缩强度和血管的大小[46]。

影响血压的因素

许多因素影响血压。与所有生命体征一样,血压代表一系列正常数值和监控一段时间内产生最有用的数据。当检测血压时,考虑到的最有用的影响因素包括血容量、动脉直径和弹性、心排出量、年龄、锻炼和手臂安放位置。

血容量

大量在身体中的循环血液直接影响压力。失血(比如:出血)将会导致压力下降,由于不充分的组织灌注可以导致**低血容量休克**。相反的,大量的循环血液(比如:输血)增加将会导致压力的上升。减少流体体积,可能发生在腹泻或口腔摄取量不充分(脱水)的情况下,也将使血压下降;额外增加的流体体积，会发生充血性心力衰竭，也会增加压力[60]。本质上，任何情况导致体液(血管内的、间隙的、细胞内的)的变化(增加或减少)都将会影响血压[60]。膀胱扩张也可以使得血压的升高。

动脉直径和弹性

血管内腔的直径(大小)将增加外周阻力(血管收缩)或减小心排出量的阻力(血管舒张)。血管壁的弹性也会影响阻力。通常，动脉管壁的扩张和回缩特性使得血液在心跳之间连续的、平滑的进入毛细血管和静脉。随着年龄增长，这些特性将削弱；动脉硬化降低血管壁的依从性。因此，血流阻力增高的结果是使得血压增高。

动脉硬化的特点是血管壁依从性对压力变动的反应减少。对于老年人，血压增高通常与动脉硬化退化相关。在疾病进展中，小动脉和细动脉失去弹性，血管壁变厚变硬，不能顺应血流施加的压力，内腔逐渐狭窄并最终可能导致阻塞。多因素可能都促成老年人高血压(比如：吸烟、活动程度、肥胖、饮食、心血管疾病的并发症)。在大量的文献综述中，Pinto声明："随着年龄的增加，血压的增加最有可能由于个体的环境和生活方式所致的复杂多变的因素造成"[92]。

心排出量

当有大量的血液增加泵入动脉，血管壁膨胀，导致更高的血压。随着心排出量降低，少量的血液进入血管，随后压力降低。

年龄

血压随着年龄而变化。通常出生后逐渐升高，在青春期达到顶点。青春期后期(18~19 岁)达到成年人的血压。多年来，正常成年人血压在 120/80mmHg。最新的美国国家联合委员会(JNC)第 7 版提出了预防、检测、评估和治疗高血压的血压指南(表 2.8)[93]。新的建议认识到高血压的患病率高，影响到数以百计的美国和全世界人群。高血压(等于或高于 140/90mmHg)是心肌梗死、心力衰竭、脑卒中和肾病的一级风险因素。前者正常的成年人血压值 120/80mmHg，现在落入新分类的高血压前期(收缩压：120~139mmHg；舒张压：80~89mmHg)。"高血压前期不是疾病的分类。相反，它是指向性选择来明确个体是否有发展成高血压的高风险，患者和临床医生对风险的警惕和鼓励干预和预防或延缓病情的发展[93]。"119/79mmHg 的血压值或更低是最新正常成年人的标准。第七版美国全国联合委员会推荐了一些可实施的方案来防止高血压患病率进一步升高[93]。

表 2.8 18 岁及以上成年人的血压分类

血压分类	收缩压(mmHg)	舒张压(mmHg)
正常	< 120	<80
高血压前期	120~139	80~89
高血压		
高血压第一期	140~159	90~99
高血压第二期	≥160	≥100

临床注解：年长者可能会更多地出现白大衣高血压或非持续性高血压。发生在患者在临床机构内测得的血压高于其在临床机构之外的环境中；被认为与有压力和见到医生("白大褂")焦虑有关。

运动

体力活动增加心排出量，血压随之线性增加。由于末梢血管压力，收缩压按比例梯度变化显著增加。这意味着虽然心排出量在运动时升高，血管舒张降低了外周阻力保持相对较低的舒张压。血压增加与工作量强度成正比。在增加运动强度时出现收缩压下降 10mmHg 或更多，是停止运动的指征(美国大学运动药物指南)。

Valsalva 动作

Valsalva 动作是指试图用闭上声门、鼻子和嘴巴并用力呼气。这会引起胸腔内压力增加，伴随着胸壁静脉塌陷。随后血流入心脏减少，静脉回心血量减少和血压下降。这个方法有助于腹部和胸壁的内部稳定性在快速的最大的用力过程中，比如举起重物。当呼吸释放时，胸内压减小，静脉回心血量突然恢复，类似于"超越"机制来补偿血压下降。心率和血压依次显著增加。动脉血压急速增加导致迷走神经兴奋使心率放缓(心动过缓)。虽然 Valsalva 动作可以通过内部稳定的原理暂时提高肌肉功能，但因为增加了血压，会产生间接的不良影响，在有心脏损伤和高血压的个体中应该避免[45,49]。

临床注解：关于 Valsalva 动作的普遍误解是导致心率和血压的直接增加。如前所述，身体的恢复机制突然增加静脉回心血量导致血压增加。由于 Valsalva 动作继而产生的血压下降，导致可能看见"黑点"或感觉头昏，常常伴随在举起重物时出现。

直立(体位)性低血压

与持续固定的和长期卧床相关，**直立**或**体位性低血压**使血压突然发生下降，当在转变为直立体位(坐着或站着)时。体位的改变导致重力血液淤积在下肢(LE)静脉。静脉回心血量和心排出量减少，与脑部合成灌注不足。这可能引起一段时间的头晕目眩、头昏或甚至意识丧失(晕厥)。对正常情况下的体位改变的反应，血压通过血管收缩反射保持(经由压力感受器)，因此心率增加。在静息一段时间后，应该预测到会出现体位性低血压；需要逐步适应到直立位置，直到恢复正常反射控制。其他体位性低血压的发病诱因包括运动、药物(比如降压药和血管舒张药)，年龄增长、Valsava 动作和血容量减少(异常低的血液循环量)压力感受器减少[94,95]。患者中枢神经系统(CNS)包括自主神经系统(比如：患者有急性的颈脊髓损伤或帕金森病)通常表现出与位置变化相关的直立性低血压。作为有效的预防措施，短时间内任何限制患者在仰卧位都应该考虑体位性体血压的风险。可以通过施以少量的外部压力比如腹带和支撑物或全身的弹性长袜(弹性绷带也可以有效的使用）以及逐渐适应直立姿势来缓解。在治疗期间发生直立性低血压，患者应该从直立位躺下，并抬高双腿。

手臂位置

血压可能随着手臂位置改变而产生约20mmHg的变化。为了测量的一致性，患者应该坐位且手臂支撑与心脏水平平齐。如果患者的病情或活动类型阻碍这些体位，应该谨慎记录这些改变。正如其他生命体征一样，比如：恐惧、焦虑或情绪紧张等因素也会引起血压的增加。

危险因素

高血压也有大量的危险因素，包括高钠盐摄入、肥胖和体重过重、久坐的生活方式、大量饮酒、怀孕、性别和年龄。在美国，大约7640万20岁或以上的人有高血压[96]。预测显示，到2030年，另外270万人可能有高血压。到45岁，男性患高血压的比例比女性更高；45~64岁之间，男性与女性比例相当；64岁之后，女性患高血压的比例比男性更高[96]。非洲裔美国人比高加索人患高血压的风险更高。在这些群体中，高血压的比率是44%，在世界上是最高的[97]。遗传（父母有高血压）也使个体风险增加。在全球，在脑卒中患者中收缩压增高者有51%，在缺血性心脏病患者有45%[98]

此外，一些药物也可以增加血压或干扰抗高血压药。这些药物包括类固醇、非甾体类抗炎药、减肥药、环孢霉素、红细胞生成素、三环抗抑郁药、单胺氧化酶抑制药和一些口服避孕药。

设备要求

物理治疗师使用非侵入性或间接测量血压。在急救护理环境下，侵入性或直接测量血压可通过将导管直接放入动脉获得。普通的非侵入性听诊（助听）也可获得血压，包括血压计和听诊器。血压计（通常称为血压表袖套）有扁平的、封闭的、膨胀的乳胶可充气囊袋。有两个管子从袖套中伸出。一个管子连接橡皮带并有一个阀门维持或释放袖套中的空气。第二根管子连接压力计（部分压力计指示压力读数）。在住院患者中，血压计可以放在墙上（图2.28A）或使用轴距放在呼吸机移动支架上（图2.28B）。

知识点 2.7 证据总结——显示研究血压测量的信度和效度

参考	方法	主题/设计	结果	结论/评论
Frese 等(2011)	为物理治疗师和助理物理治疗师提供血压(BP)测量指南	这是一个叙述性综述论文	提供高血压的分类信息、常见的误差来源、推荐袖套的大小、参考数据和特殊情况的注意事项	精准的测量血压对治疗师至关重要
Verrij 等(2009)	检查升高手臂到头顶30秒的效果在柯氏音的幅度上	该研究检查46名患者(平均年龄54岁)比较柯氏音的幅度在头顶普通手臂的位置	手臂在头顶的第一次柯氏音的幅度与手臂在普通位置的第一次柯氏音的幅度有显著相关(1.82次)	柯氏音在测量血压时通过放置手臂在头顶30秒然后把手臂放在普通位置可能会增加；放置手臂在头顶不会影响血压
Scisney-Matlock 等(2009)	检查临床(手动血压计)和家庭(自动式)测得的血压的可靠性和重复性。比较临床和家庭血压计对24小时流动血压的监测	不同种族的中年女性(n=161)，使用两种临床血压平均值和两种家庭血压中较高者	家庭收缩压的测量与流动收缩压血压的监测具有较强的相关性，白人女性强于非洲裔美国女性	对于非洲裔美国女性和白人女性，家庭(自动式)血压测量是可信的(比较24小时流动血压监测时)
Heinem Ann 等人(2008)	比较自动血压(BP)装置和手动血压计	在大型的区域性医院患者来自不同的部门(n=63)。血压的采集可以同时使用两种设备	这两种方式有显著性差异。收缩压(SBP)和舒张压(DBP)显著高于自动收缩压和舒张压	自动化机器一直低于手动血压数据。自动化机器可以用来自信的测量收缩压，但是警告应该用于测量舒张压
Nelson 等人(2008)	比较无液血压计、手臂自动监测和手腕自动监测与水银柱血压计的区别(为“金标准”)	总共有83名参与者(年龄范围19~92岁)测量的获得来自左手手臂5分钟	收缩压随着年龄显著增加而不是由于装置。而且年龄和装置之间有显著的相互作用	监测器的区别取决于人群的年龄。手腕自动监测器最不可靠。无液压力计、手臂自动监测和手腕自动监测相比水银压力计准确性较低

知识点 2.7　证据总结——显示研究血压测量的信度和效度　续

参考	方法	主题 / 设计	结果	结论 / 评论
Eser 等人(2006)	比较在血压测量上四种不同的体位的效果。①坐位,②站立位,③仰卧位;④双腿交叉仰卧。用手臂自动监测仪测量血压	来自 157 名健康女学生,年龄在 18~24 岁。血压获得来自左臂。测量获得来自相同的位置(坐位、站立位、仰卧位然后双腿交叉仰卧)	所有的位置,舒张压没有显著的差异。仰卧位的收缩压明显高于其他位置。位置间在收缩压上所有的变化都很显著,除了仰卧位和双腿交叉仰卧	收缩压和舒张压在仰卧位最高。通过位置在收缩压有明显的差异,但是舒张压没有。在位置上所有的改变都具有显著性除了仰卧位和双腿交叉仰卧
Fonseca-Reyes 等人(2003)	使用标准的袖带在测量肥胖的患者的血压的效果。同时使用标准袖带和大号袖带	在研究中,测量 120 名个体平均年龄 43.1 岁,平均手臂围 37.9 厘米(14.9 英寸)	当使用标准袖带时,收缩压和舒张压有显著的差异。由于肥胖广泛流行,临床需要不同尺寸的袖带测量血压	使用标准袖带测量肥胖手臂时,将过高评价血压

Prepared by Kevin K. Chui, PT, PhD, GCS, OCS.

Frese, EM, Fick, A, and Sadowsky, HS: Blood pressure measurement guidelines for physical therapists. Cardiopulm Phys Ther J 22:5, 2011.

Verrij, EA, Nieuwenhuizen, L, and Bos WJ: Raising the arm before cuff inflation increases the loudness of Korotkoff sounds. Blood Press Monit 14(6):268, 2009.

Scisney-Matlock, M, et al: Reliability and reproducibility of clinic and home blood pressure measurements in hypertensive women according to age andethnicity. Blood Press Monit 14:49, 2009.

Heinemann, M, et al: Automated versus manual blood pressure measurement: A randomized crossover trial. Int J NursPract 14:296, 2008.

Nelson, D, et al: Accuracy of automated blood pressure monitors. J Dent Hyg 82:1, 2008.

Eser, I, et al: The effect of different body positions on blood pressure. J Clin Nurs 16:137, 2006.

Fonseca-Reyes, S, et al: Effects of standard cuff on blood pressure readings in patients with obese arms. How frequent are arms of "large circumference"? Blood Press Monit 8:101, 2003.

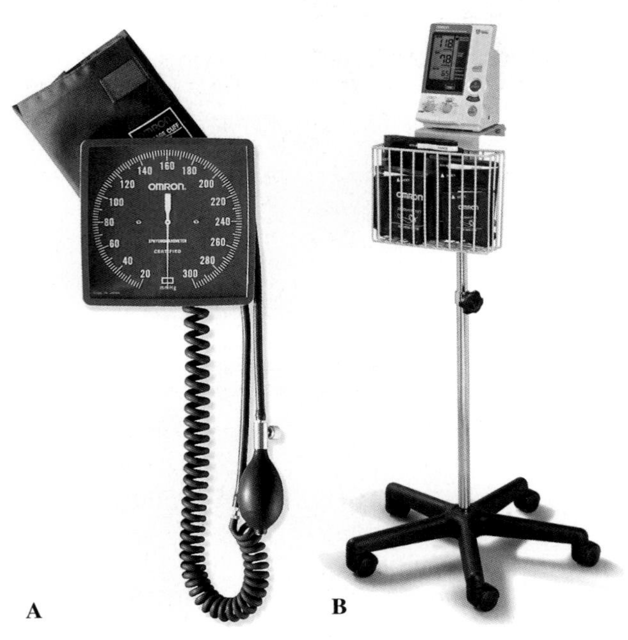

图 2.28　在临床设置中,血压计可能(**A**)安装在墙上或(**B**)安放在呼吸机移动支架上

血压袖带通常用压合带安全地收紧患者的四肢。它们有不同的大小。在成年人中,袖带的宽度应该大约是臂围的 40%,袖带的长度应该足够包围至少 80% 的臂围[92,99]。合适的袖带尺寸非常重要。袖带过窄将会不准确的高估读数;袖带过宽将会不准确的低估读数[93]。

血压计记录血压读数。血压计是水银的或无液血压计(图 2.29)。水银血压计在校标圆柱水银填充来记录血压。水银柱最重要的部分是一个凸曲线称之为弯月面。读数通过在视平线观察弯月面获得。如果不能在视平线直接观察,将获得不准确的读数。无液血压计通过循环校标刻度盘和指针记录血压;自动血压装置提供数字液晶显示屏。由于环境问题,无液血压计和自动化显示器已经大面积取代水银血压计在大多数患者护理机构。

自动化血压计(图 2.30A)是充气式蓄电池或电子动力设备;大多数电池供电模式也都有交流电转换器设备。一些包括"平均模式"特征执行两个或三个读数,然后平均总数。设备的设计用于临床使用通常包括各种袖带尺寸(比如:小、中、大和超大)(图 2.30B)。

用水银或无液血压计监测血压,当袖带释放压力时,声学听诊器被用来听动脉的声音。结合聆听听诊器和观察血压计,获得血压读数。听诊器扩大和传输了身体的声音至检查者的

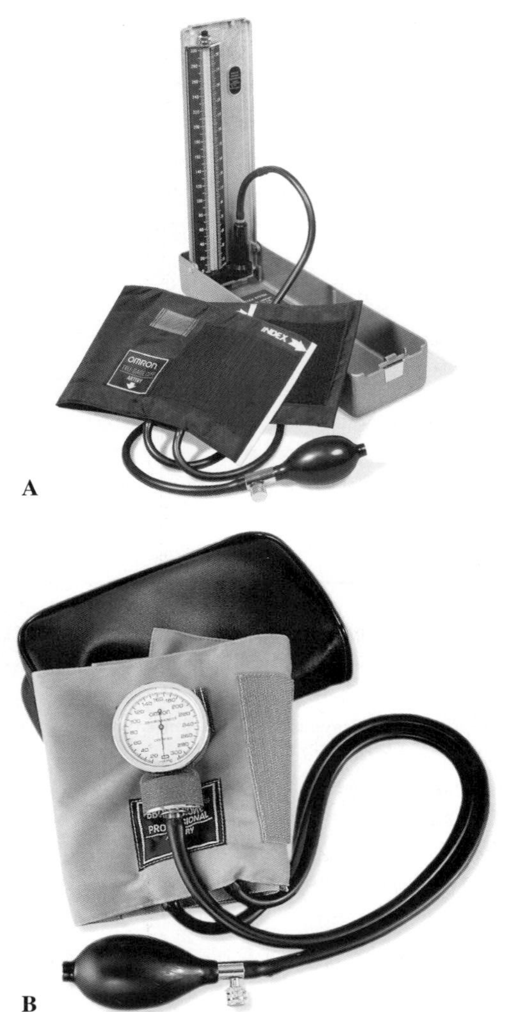

图 2.29 血压计(**A**)水银血压计,包括一垂直放置的内含液体水银的玻璃管,共计 300mmHg,标尺以每 2mm 的数值递增。(**B**)无液血压计包括一个圆形玻璃覆盖的测量计,共计 300mmHg,标尺以每 2mm 的数值递增,通过指针来标记数值(*Omron, Inc., Lake Forest, IL 60045.*)

耳朵。近端包含两个橡胶或塑料听筒连接狭窄的金属管,设计听筒旁边 1 英寸(2.5 厘米)和向下大约 6 英寸(15 厘米)。管子连接柔软的、半圆形金属弹簧装置;听诊器的总长度大约 30 英寸(76.2 厘米)。这些金属管被称为双耳道(设计使用两个耳朵)。当检查者的使用耳朵时,半圆形弹簧提供张力保持听筒的位置。然后金属管①插入叉形橡胶或塑料管连接单管和附着远处的头部(图 2.32,左侧);或②插入两个没有连接在一起的独立的橡胶或塑料管(图 2.32,右侧)和单独的直接的听诊器头部(两个管子与两个小的金属钩连在一起)。

听诊器上有两种类型的末梢传声器:一种是钟型的(图 2.33,左侧),另一种是平面盘状隔膜(图 2.33,右侧)。听诊器可能只有一种类型的头部;另一种联合设计一边是钟型,另一边是平面磁盘。钟面扩大低频音,比如在血管中产生的声音;通常推荐用于测定血压。平面磁盘隔膜对高频音更加有用,

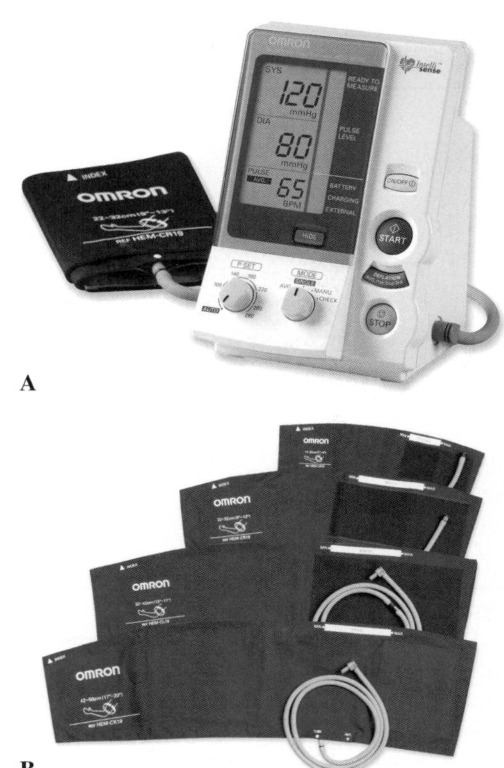

图 2.30 (**A**)自动临床血压计,包括(**B**)不同尺寸的袖套(*Omron, Inc., Lake Forest, IL 60045.*)

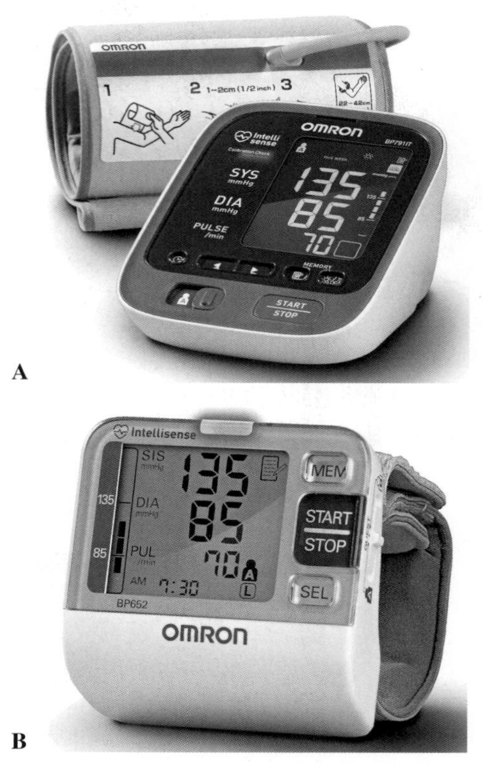

图 2.31 个人尺寸的自动化血压计(**A**)手臂袖带和(**B**)手腕袖带

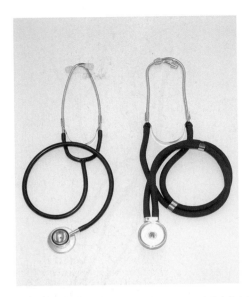

图 2.32　听诊器　标准声学听诊器用单管通向隔膜（左侧）和多功能听诊器由两个独立的管子通向隔膜（右侧）

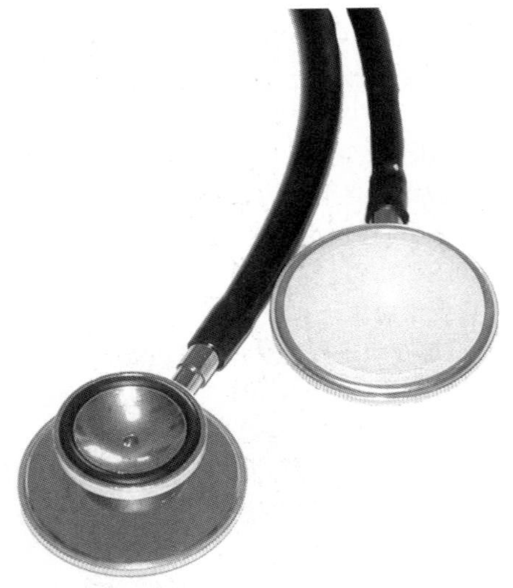

图 2.33　联合设计的听诊器，头部的一边有个钟型（左侧）听诊低频音和相反的一边是平面磁盘隔膜（右侧）听诊高频音

比如心肺音。其他类型的传声器可以同时在单面具有测听高频音和低频音两种形式的能力，避免听诊时转换听诊器头部。为了听到低频音（钟型），检测者手指使用较轻的压力；用力下压则可以听到高频音。

靠电池供电的听诊器（图 2.34A）可以扩大控制较高层次的音量和过滤双频音；一些可提供互相交换和可拆端盖。通过更换听筒设计为院前急救医疗服务（EMS）人员能够在移动急救车上消除噪音以提高听诊水平（图 2.34B）。在高风险情况下也可以使用一次性听诊器，最小程度地减少相互传染的风险。

柯氏音

当测量血压时，听诊器听到的一系列的声音被称为柯氏音。听诊时采用听诊器的钟面，因为柯氏音是低频音。最初

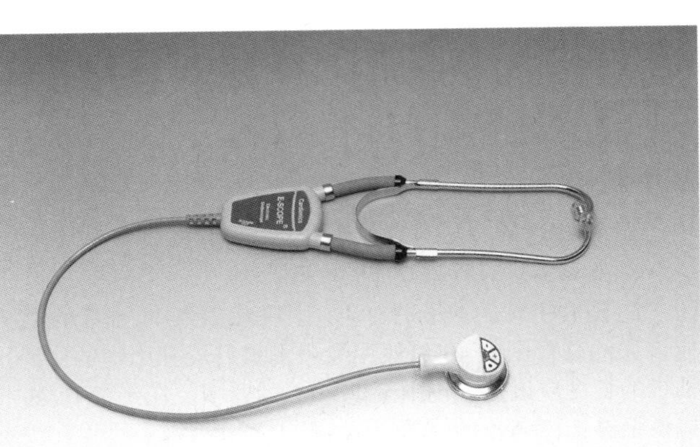

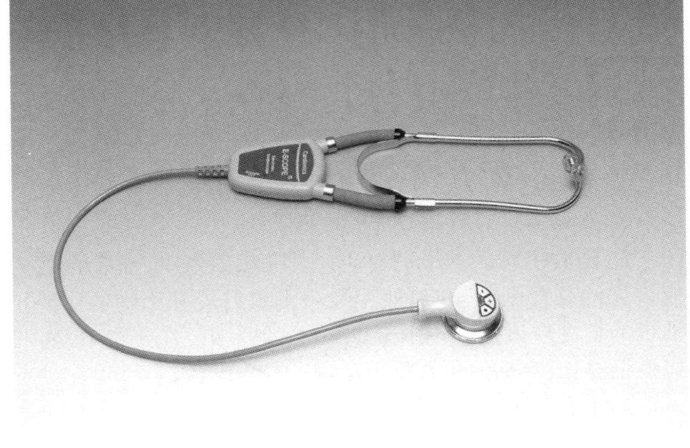

A

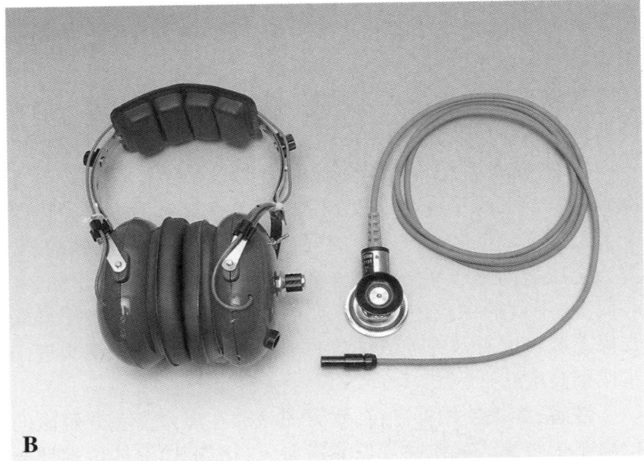

B

图 2.34　自动化听诊器。（**A**）标准的自动化听诊器和（**B**）自动化听诊器用听筒阻挡环境噪音，应用于急救医疗服务（EMS）人员中

当患者手臂缠绕袖带时，血流被堵塞，声音不能由听诊器听到。随着压力逐渐释放，可以识别出五个阶段一系列的声音。

临床医学家应该警惕听诊无音间隙的存在，尤其患者的血压在正常值（高血压）之上。听诊无音间隙是指正常的声音暂时消失，股动脉在第一期和第二期之间可能存在约 40mmHg 跨度范围的无音间隙。无法识别无音间隙可能会导致低估收缩压和高估舒张压。

1. **第一期**：第一个清晰、模糊、有节律的敲击声，强度逐渐增加。将血流第一次通过动脉的压力记录为收缩压。这代表在动脉系统中心室收缩期的最高压力。警惕听诊无音隙。
2. **第二期**：由于动脉变宽，听到潺潺声或嗖嗖声，更多的血流进入动脉。
3. **第三期**：声音变得清脆、更强烈和大声；目前血流畅通无阻。
4. **第四期**：声音显著变化，突然消声；柔软地拂面而来的感觉。
5. **第五期**：听到最后的声音；在成年人中记录为舒张压。

收缩压血压读数 117 和一秒舒张读数 76 将被记录为 117/76。测量血压的重要注意事项是应该在最短的时间内完

成。血压的袖带可以充当止血带。因此如果袖带停留时间过长，会出现静脉淤滞和患者感觉相当不舒服。肱动脉是监测血压最常见的放置点。

测量肱动脉血压

A. 组装设备。

1. 听诊器。有钟型头部的更好。

2. 适合手臂的袖带的血压计。在成年人中，袖带的宽度应该大约是臂围的 40%(使用卷尺测量肩峰和鹰嘴的中线)，袖带的长度应该足以包围至少 80% 的臂围。在儿童中，袖带应该足够长，完整的包裹整个手臂。

3. 在使用前后，用消毒剂擦拭清洗听筒和听诊器的头部。

B. 洗手

C. 步骤

1. 明确的说明步骤和基本原理，获得患者理解。告知患者在监测中保持安静，避免干扰听诊。

注解：与其他生命体征测量一样，在患者安静休息一段时间后再进行血压监测，因为活动或体力运动将导致测量偏高。

2. 指导患者配合所需体位。坐位时建议患者背后有支撑，双腿放平，脚平放在地板上。椅子放在靠近治疗桌旁边便于上肢固定。上肢应该不穿衣服(不可以接受卷起衣服袖子，因为会压迫动脉产生影响和干涉袖带位置)手臂轻微弯曲，掌心向上，手臂的中点应该与心脏水平平齐。通过在治疗桌面支撑上肢可以有效完成该体位(如果需要，可以使用枕头进一步调整高度)。

注解：如果使用仰卧位，手臂应该放在患者身旁并轻微的抬高躯干中部。如果站立位测量血压(比如：监测体位性低血压)，确保手臂放置在心脏水平位置。

3. 确保患者理解、安全和舒适。

4. 使用抗菌剂擦拭清洁听筒和听诊器的头部。

5. 将放完气的袖带舒适和平坦地包裹在患者裸露的手臂上，大约肘窝之上 1 英寸(2.5 厘米)；袖带的中心应该放在与肱动脉一致(图 2.35)。一些袖带标记了动脉的指导位置。

6. 确保无液血压计容易可见(水银血压计一定要在与眼平水平面位置)。检查血压计记录为零。

注解：第一次测量患者血压，应该安排评估收缩压。这将确保在实际测量中，袖带在适当的水平。步骤如下：

a. 在绑袖带的前臂远端定位和触诊桡动脉。

b. 关闭血压袖带的阀门(顺时针旋转)。

c. 继续监测脉搏，迅速把血压袖带加压到桡动脉脉搏消失水平再往上 30mmHg。

d. 记录测量到的压力值。(这是评估时的最大压力，在个别患者需要测量收缩压时。)

e. 允许迅速释放空气。

7. 放置听诊器的听筒(轻微倾斜放入)至耳道；听诊器的管子不应该交叉或相互接触，应该自由的悬挂；使用听诊器钟面的低频音。

8. 在肘窝上或中间轻轻地定位和触诊肱动脉。放置听诊器的钟面在肱动脉点，位于血压袖带的下边界。在钟面和皮肤之间应施以足够的压力以避免听诊无音间隙。(在这些情况下，脉搏及其微弱和可能觉察不到，多普达超声可能替代听诊器。)

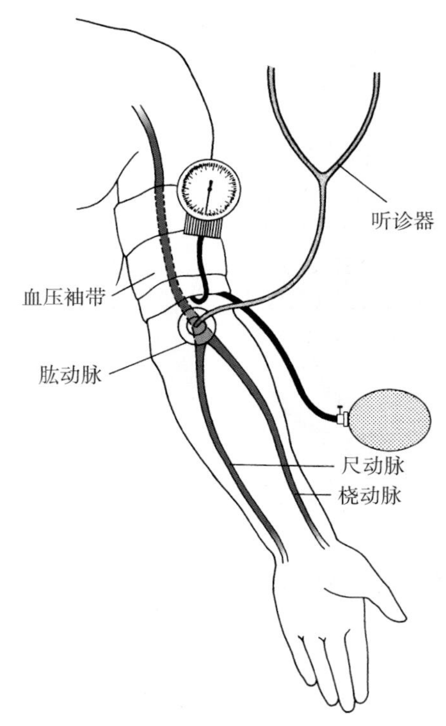

图 2.35 血压袖带和听诊器的定位，监测肱动脉血压

9. 关闭血压袖套的阀门(顺时针旋转)，迅速和稳定的膨胀袖套在预估收缩压之上大约 30mmHg。

10. 用拇指小心的释放阀门，使得空气缓慢释放；应该以 2mmHg/ 每搏心跳的速度释放。聆听柯氏音的出现。

11. 密切观察血压计和记录第一次听到有节律的敲击声(水银血压计应该在眼平视观察)；这是血流第一次开始流入动脉的点，代表收缩压(柯氏音第 1 期)。刻度盘或水银柱的倾斜此刻可以记录。

12. 继续以 2mmHg/ 每心跳的速度仔细释放空气。当声音第一次开始听不清时(柯氏音第 4 期)记录，因为其后的声音很快将会消失(柯氏音第 5 期)；记录为舒张压。

13. 允许剩余的空气快速释放。

14. 用抗菌剂擦拭清洗听诊器的头部和听筒。如果相同的检查者再次使用听诊器，不需要清洗听筒。然而，在不同患者中，听诊器头部应该经常被清洗。

15. 洗手

注解：建议至少测量血压两次以获得平均值[92]。在复测时，两次之间至少 1 分钟间隔。

测量腘窝(大腿)血压

测量腘窝的血压常用于比较上肢和下肢的血压，比如周围性血管疾病。当上肢压力禁忌测量时，也可以测量下肢血压，比如创伤或外科手术后。与肱动脉相比，腘动脉通常收缩压更高；舒张值几乎相同。本质上，步骤与确定肱动脉的压力相同，有以下变化：

1. 患者俯卧位或仰卧位，两者选一。公开使用合适的消毒程序。

2. 在腘窝通过触诊定位脉搏。轻微的弯曲膝盖帮助脉搏定位，在动脉深处后膝盖内。弯曲膝盖也可以促进听诊器定位。因为腘窝脉搏很深，一开始常用每只手的第二或三根手指触诊任一侧膝后。一旦测到脉搏，注意力转向直接定位最强的脉搏点。

3. 将泄气袖带舒适和平坦的包裹在患者大腿中部（使用宽的袖带，使用测量肱动脉血压指南中的袖带尺寸），袖带的中心应该直接放在腘动脉上。

注解：和测量上肢血压一样，触诊评估测量收缩压所需的最大压力，使用腘窝或足背动脉。

4. 继续像听诊肱动脉一样听诊。

记录结果

物理治疗文件中，许多治疗师需在记录部分录入直接的生命体征数据。记录这些信息的重要内容时，可以允许一个接一个地简单对照。数据、时间、患者体位、检查者名字和使用的设备都应该有清晰地指示。任何标准的血压测量过程产生的偏差都应该在文档中记录。

护理的医疗记录是生命体征数据的重要来源，应该定期检查。在这里，数据通常以图表的形式提供，水平轴代表时间和垂直轴代表测量值。一些医疗记录软件程序从数值数据条目自动创建图表。直观记录要求很容易识别出数据趋势，反映正常的变化或疾病或治疗干预的变化。由于治疗师所在的临床机构中会使用这些表格，因此熟记特定的记录系统很重要。一些方法可以用来区别录入的生命体征；通常包括一些多种多样的开放圆圈和闭合圆圈、连接线、颜色代码或其他标志来区别体温、心率、呼吸频率和血压数据。

资源

多个网络资源可以用于提高患者理解生命体征数值改变的影响和维持在正常范围内的重要性，不仅是预防、发现和获得治疗干预。许多组织机构提供了丰富的在线信息，以及患者和家属的临床指导教育方案，健康专业人士的资源材料。附录 2.C 提供了一些患者、家庭和临床医生的资源。

总结

监测生命体征的价值是为物理治疗师提供患者生理状态的重要信息。这些测量结果帮助建立和维持每个患者的数据库，也可以帮助在明确诊断和预后，建立预后和保健计划，以及建立和评估选择的治疗干预措施的有效性等方面做出临床判断。

每个生命体征的测量步骤已经阐述。由于影响生命体征的因素众多，测量时应定期间隔复测而不是以单次测量为最终结果，以获得最有效的数据。连续测量用在患者状态的改变或随着时间监控治疗的反应，也可以用于某个特定时间点状态的急性改变。

在物理治疗的文书记录中，生命体征数据通常包含在叙述的部分。不管选择哪种文件记录系统，都应该随着时间推移有连续记录的简单比较，这非常重要。

复习思考题

1. 在监测患者血压时，从以往其他治疗师那里，你可以获得哪些有显著价值的记录。你将如何处理这个情况？
2. 在监测生命体征之前，如何通过仔细系统观察患者来获得初始数据？
3. 联合其他检查数据，生命体征结果可以帮助物理治疗师在哪些方面对患者的治疗做出临床决策？
4. 举例说明可能影响生命体征测量的生活方式模式（可修正的）和患者特征（不可修正的）。
5. 身体储存和产生热量的机制是什么？
6. 消散身体余热的方法有哪些？ 请逐一描述。
7. 手卫生在防止致病菌传播方面起到至关重要的作用。世界卫生组织提出的手卫生五个重要时刻和具体实践操作内容是什么？
8. 使用便携式电池供电的温度计测量口腔温度的步骤是什么？
9. 在监测过程中会用到哪三种脉搏参数（特征）？ 描述逐一描述。
10. 听诊器监测心尖脉搏时放置在什么地方？
11. 什么是脉搏短促，如何推断？
12. 在什么临床情况下提醒临床医生可能需要使用脉搏血氧测定法监测氧饱和度？
13. 在检查呼吸时会用到哪些参数（特征）？ 逐一描述。
14. 使用听诊器和血压计测量肱动脉血压的步骤是什么？

病例分析

急诊室入院

由于预料之外的强力暴风雪，一位 24 岁年轻男子与他的滑雪队走散，独自一人在一个陌生的没有电子通讯设备的复杂环境中。为期两天的直升机搜索才找到他，他已经在 10~20℉（-12.22℃到 -6.67℃）的温度下暴露大约 48 小时。紧急小组在送往医院途中对其进行静脉注射补液（帮助恢复体液和电解质平衡）。

病史

根据他的父母描述，没有明显的既往病史，除了常见的儿童期疾病。他因为想参与竞技滑雪（他一直都很喜欢该活动）最近刚搬到该区域。他在当地的投资公司做会计。

入院诊断

体温过低，两侧脚趾、拇指和食指、中指冻疮。

血压：收缩压 45mmHg；舒张压监测不到。

脉搏：脉搏率下降，小而弱的颈动脉（12bpm）；外周脉搏触不到。

呼吸频率：每分钟 6 次；呼吸几乎监测不到。

体温：82℉（27.78℃）（肛温）。

认知：抑郁，反应迟钝。

腱反射：无。

运动功能：没有自主运动。

皮肤感觉：所有感觉反应迟钝，包括痛觉。

皮肤：苍白，触诊冰冷；指甲床和嘴唇呈蓝灰色。

物理治疗

患者现住在重症监护室，已经请求物理治疗安排“检查和治疗”

指导性问题

1. 描述低体温症的全身系统反应。
2. 患者低体温症的症状是什么？
3. 在早期被困时，体温感受器的输入已经提示体温下降到“某个体温值”。此时，哪种保护机制被激活产热？
4. 考虑患者反应迟钝和发绀，哪种方式最适合监测脉搏？为什么？

参考文献

1. American Physical Therapy Association (APTA): Guide to Physical Therapist Practice, ed 2. APTA, Alexandria, Virginia, 2001.
2. Dillon, PM: Nursing Health Assessment, ed 2. FA Davis, Philadelphia, 2007.
3. Wilkinson, JM, and Van Leuven, K: Fundamentals of Nursing, Electronic Study Guide. FA Davis, Philadelphia, 2007.
4. Centers for Disease Control and Prevention (CDC): National Health and Nutrition Examination Survey. CDC, Atlanta, GA. Retrieved March 29, 2012, from www.cdc.gov/nchs/nhanes.htm.
5. Wright, JD, et al: Mean systolic and diastolic blood pressure in adults aged 18 and over in the United States, 2001–2008, National Health Statistics Reports; Number 35. National Center for Health Statistics, Hyattsville, MD, 2011. Retrieved March 29, 2012, from www.cdc.gov/nchs/products/nhsr.htm.
6. Ostchega, Y, Porter, KS, Hughes, J, et al: Resting pulse rate reference data for children, adolescents, and adults: United States, 1999–2008, National Health Statistics Reports; Number 41. National Center for Health Statistics, Hyattsville, MD, 2011. Retrieved March 5, 2012, from: www.cdc.gov/nchs/products/nhsr.htm.
7. Wilkinson, JM, and Treas, LS: Fundamentals of Nursing, ed 2, vol 1. FA Davis, Philadelphia, 2011.
8. Alfaro-LeFevre, R: Applying Nursing Process: A Tool for Critical Thinking, ed 7. Wolters Kluwer/Lippincott Williams & Wilkins, Philadelphia, 2010.
9. Dahl, JL, and Gordon, DB: Joint Commission pain standards: A progress report. APS Bull 12(6), 2002. Retrieved March 20, 2012, from www.ampainsoc.org/library/bulletin/nov02/poli1.htm.
10. Kerns, RD, et al: Veterans Health Administration national pain management strategy: Update and future directions. APS Bull 16(1), 2006. Retrieved March 20, 2012, from www.ampainsoc.org/library/bulletin/win06/inno1.htm.
11. Howell, D, and Olsen, K: Distress—the 6th vital sign. Curr Oncol 18(5):208–210, 2011.
12. Bultz, BD, et al: Implementing screening for distress, the 6th vital sign: A Canadian strategy for changing practice. Psychooncology 20(5):463, 2011.
13. Thomas, BC, and Bultz, BD: The future in psychosocial oncology: Screening for emotional distress—the sixth vital sign. Future Oncol 4(6):779, 2008.
14. Mower, WR, et al: Pulse oximetry as a fifth vital sign in emergency geriatric assessment. Acad Emerg Med 5(9):858, 1998.
15. Mower, WR, et al: Pulse oximetry as a fifth pediatric vital sign. Pediatrics 99(5):681, 1997.
16. Patel, PJ, et al: Testing the utility of the Newest Vital Sign (NVS) health literacy assessment tool in older African-American patients. Patient Educ Couns 85(3):505, 2011.
17. Welch, VL, VanGeest, JB, and Caskey, R: Time, costs, and clinical utilization of screening for health literacy: A case study using the Newest Vital Sign (NVS) instrument. J Am Board Fam Med 24(3):281, 2011.
18. Bierman, AS: Functional status: The sixth vital sign. J Gen Intern Med 16(11):785, 2001.
19. Fritz, S, and Lusardi, M: White paper: Walking speed: The sixth vital sign. J Geriatr Phys Ther 32(2):2, 2009.
20. Registered Nurses' Association of Ontario: Nursing care of dyspnea: The 6th vital sign in individuals with chronic obstructive pulmonary disease (COPD). Registered Nurses' Association of Ontario, Toronto, Canada, 2005. Retrieved March 14, 2012, from www.rnao.org/Storage/11/604_BPG_COPD.pdf.
21. Boyle, R, and Solberg, LI: Is making smoking status a vital sign

sufficient to increase cessation support actions in clinical practice? Ann Fam Med 2(1):22, 2004.
22. Joseph, AC: Viewpoint: Continence: The sixth vital sign? AJN 103(7):11, 2003.
23. Leavitt, R (ed): Cultural Competence: A Lifelong Journey to Cultural Proficiency. Slack, Thorofare, NJ, 2010.
24. Tripp-Reimer, T, Johnson, R, and Sorofman, B: Cultural dimensions. In Stanley, M, Blair, KA, and Beare, PG (eds): Gerontological Nursing: Promoting Successful Aging with Older Adults, ed 3. FA Davis, Philadelphia, 2005, p 25.
25. Tseng, W, and Streltzer, J: Cultural Competence in Health Care: A Guide for Professionals. Springer Science and Business Media, New York, 2008.
26. Purnell, LD, and Paulanka, BJ (eds): Transcultural Health Care: A Culturally Competent Approach, ed 3. FA Davis, Philadelphia, 2008.
27. Spector, RE: Cultural Diversity in Health and Illness, ed 7. Pearson Education, Upper Saddle River, NJ, 2008.
28. US Census Bureau: Overview of Race and Hispanic Origin: 2010 Census Briefs. US Department of Commerce, Economics and Statistics Administration, Washington, DC, 2011. Retrieved December 17, 2011, from www.census.gov/prod/cen2010/briefs/c2010br-02.pdf.
29. Fortier, JP, et al: Assuring Cultural Competence in Health Care: Recommendations for National Standards and an Outcomes-Focused Research Agenda. US Department of Health and Human Service Office of Minority Health, Washington, DC, 1999. Retrieved March 29, 2012, from http://minorityhealth.hhs.gov/Assets/pdf/checked/Assuring_Cultural_Competence_in_Health_Care-1999.pdf.
30. American Physical Therapy Association (APTA) Committee on Cultural Competence: Blueprint for Teaching Cultural Competence in Physical Therapy. APTA, Alexandria, VA, 2008. Retrieved March 25, 2012, from www.apta.org/Educators/Curriculum/APTA/CulturalCompetence/.
31. Commission on Accreditation in Physical Therapy Education (CAPTE): Evaluative Criteria PT Programs Accreditation Handbook. APTA, Alexandria, VA, 2011. Retrieved March 25, 2012, from www.capteonline.org/AccreditationHandbook/.
32. Commission on Accreditation in Physical Therapy Education (CAPTE): Evaluative Criteria for Accreditation of Education Programs for the Preparation of Physical Therapist Assistants. APTA, Alexandria, VA, 2011. Retrieved March 16, 2012, from www.capteonline.org/AccreditationHandbook/.
33. American Physical Therapy Association (APTA): A Normative Model of Physical Therapist Professional Education: Version 2004. APTA, Alexandria, VA, 2004.
34. American Physical Therapy Association (APTA): A Normative Model of Physical Therapist Assistant Education: Version 2007. APTA, Alexandria, VA, 2007.
35. Burton, M, and Ludwig, LJM: Fundamentals of Nursing Care. FA Davis, Philadelphia, 2011.
36. Purnell, LD, and Paulanka, BJ: Guide to Culturally Competent Health Care, ed 2. FA Davis, Philadelphia, 2009.
37. Galanti, G: Caring for Patients from Different Cultures, ed 4. University of Pennsylvania Press, Philadelphia, 2008.
38. Perez, MA, and Luquis, RR (eds): Cultural Competence in Health Education and Health Promotion. Jossey-Bass/A Wiley Imprint, San Francisco, 2008.
39. Srivastava, R: The Healthcare Professional's Guide to Clinical Cultural Competence. Mosby/Elsevier, St Louis, 2006.
40. Kosoko-Lasaki, S, Cook, CT, and O'Brien, RL (eds): Cultural Proficiency in Addressing Health Disparities. Jones and Bartlett, Sudbury, MA, 2009.
41. Campbell, L, Gilbert, MA, and Laustsen, GR: Clinical Coach for Nursing Excellence. FA Davis, Philadelphia, 2010.
42. Chapman, S, et al: Oxford Handbook of Respiratory Medicine, ed 2. Oxford University Press, New York, 2009.
43. Jarvis, C: Physical Examination and Health Assessment, ed 6. Elsevier/Saunders, St Louis, 2012.
44. Wilkins, RL: Fundamentals of physical examination. In Wilkins, RL, Dexter, JR, and Heuer, AJ (eds): Clinical Assessment in Respiratory Care, ed 6. Mosby/Elsevier, St Louis, 2010, p 68.
45. McArdle, WD, Katch, FI, and Katch, VL: Exercise Physiology: Nutrition, Energy, and Human Performance, ed 7. Lippincott Williams & Wilkins, Philadelphia, 2009.
46. Hall, JE: Guyton and Hall Textbook of Medical Physiology, ed 12. Saunders/Elsevier, Philadelphia, 2011.
47. Barrett, KE, et al: Ganong's Review of Medical Physiology, ed 23. McGraw Hill/Lange, New York, 2010.
48. Sherwood, L: Human Physiology: From Cells to Systems, ed 7. Brooks/Cole (Cengage Learning), Belmont, CA, 2010.
49. McArdle, WD, Katch, FI, and Katch, VL: Essentials of Exercise Physiology, ed 4. Wolters Kluwer/Lippincott Williams and Wilkins, Philadelphia, 2010.
50. Powers, SK, and Howley, ET: Exercise Physiology, ed 5. McGraw-Hill, New York, 2004.
51. Guyton, AC, and Hall, JE: Human Physiology and Mechanisms of Disease, ed 6. WB Saunders, Philadelphia, 1997.
52. Goodman, CC, and Peterson, C: Infectious disease. In Goodman, CC, and Fuller, KS (eds): Pathology: Implications for the Physical Therapist, ed 3. Saunders/Elsevier, Philadelphia, 2009, p 298.
53. United States Environmental Protection Agency (EPA): Thermometers. EPA, Washington, DC, 2011. Retrieved February 1, 2012, from www.epa.gov/hg/thermometer-main.html.
54. Taylor, C, et al: Fundamentals of Nursing: The Art and Science of Nursing Care, ed 7. Wolters Kluwer/Lippincott Williams & Wilkins, Philadelphia, 2008.
55. Smith, SF, Duell, DJ, and Martin, BC: Clinical Nursing Skills: Basic to Advanced Skills, ed 7. Prentice Hall Health, Upper Saddle River, NJ, 2008.
56. Hausfater, P, et al: Cutaneous infrared thermometry for detecting febrile patients. Emerg Infect Dis 14(8):1255, 2008.
57. World Health Organization (WHO): WHO Guidelines on Hand Hygiene in Health Care. WHO, Geneva, Switzerland, 2009. Retrieved February 14, 2012, from http://whqlibdoc.who.int/publications/2009/9789241597906_eng.pdf.
58. Hogan-Quigley, B, Palm, ML, and Bickley, LS: Bates' Nursing Guide to Physical Examination and History Taking. Wolters Kluwer/Lippincott Williams & Wilkins, Philadelphia, 2011.
59. Berman, AJ, et al: Kozier and Erb's Fundamentals of Nursing: Concepts, Process, and Practice, ed 8. Prentice Hall, Upper Saddle River, NJ, 2007.
60. Craven, RF, and Hirnle, CJ (eds): Fundamentals of Nursing: Human Health and Function, ed 6. Lippincott Williams & Wilkins, New York, 2008.
61. Inbar, O, et al: Normal cardiopulmonary responses during incremental exercise in 20–70-yr-old men. Med Sci Sport Exerc 26(5):538–546, 1994.
62. Robergs, RA, and Landwehr, R: The surprising history of the "HRmax=220-age" equation. JEPonline 5(2):1–10, 2002. Retrieved February 16, 2012, from http://faculty.css.edu/tboone2/asep/Robergs2.pdf.
63. Stevens, J, and MacAuley, D: Older exercise participants. In Kolt, GS, and Snyder-Mackler, L (eds): Physical Therapies in Sport and Exercise, ed 2. Churchill Livingstone/Elsevier, Philadelphia, 2007, p 484.
64. Moore, KL, Dalley, AF, and Agur, AMR: Clinically Oriented Anatomy, ed 6. Wolters Kluwer/Lippincott Williams & Wilkins, Philadelphia, 2009.
65. Laukkanen, RMT, and Virtanen, PK: Heart rate monitors: State of the art. J Sports Sci 16:S3, 1998.
66. US Food and Drug Administration (FDA): Radiation-Emitting Products: About Wireless Medical Telemetry. FDA, Silver Spring, MD, 2009. Retrieved February 20, 2012, from www.fda.gov/Radiation-EmittingProducts/RadiationSafety/Electromagnetic-CompatibilityEMC/ucm116574.htm#2.
67. Federal Communications Commission (FCC): Wireless Medical Telemetry Service (WMTS). FCC, Washington, DC (undated). Retrieved February 20, 2012, from www.fcc.gov/encyclopedia/wireless-medical-telemetry-service-wmts.
68. Gandsas, A, et al: In-flight continuous vital signs telemetry via the Internet. Aviat Space Envir Md 71(1):68, 2000.
69. Myers, BA: Wound Management: Principles and Practice, ed 2. Prentice Hall, Upper Saddle River, NJ, 2008.
70. Patterson, GK: Vascular evaluation. In Sussman, C, and Bates-Jensen, BM (eds): Wound Care: A Collaborative Practice Manual for Health Professionals, ed 3. Wolters Kluwer/Lippincott Williams & Wilkins, Philadelphia, 2007, p 180.
71. Rees, S: Vascular assessment. In Merriman, LM, and Turner, W (eds): Merriman's Assessment of the Lower Limb, ed 3. Churchill Livingstone/Elsevier, Philadelphia, 2009, p 75.
72. Howell, M: Pulse oximetry: An audit of nursing and medical staff understanding. Br J Nurs 11(3):191, 2002.

73. Vines, DL: Respiratory monitoring in the intensive care unit. In Wilkins, RL, Dexter, JR, and Heuer, AJ: Clinical Assessment in Respiratory Care. Mosby/Elsevier, St Louis, 2010, p 286.
74. McMahon, MD: Pulse oximetry and carbon monoxide oximetry. In Proehl, JA (ed): Emergency Nursing Procedures, ed 4. Saunders/ Elsevier, St Louis, 2009, p 87.
75. Clinical Monograph: Monitoring Oxygen Saturation with Pulse Oximetry. Nellcor, Pleasanton, CA, 2001. Retrieved February 20, 2012, from http://macomb-rspt.com/FILES/RSPT1050/ MODULE%20G/Pulse_Oximetry_Monograph.pdf.
76. Cottrell, GP: Cardiopulmonary Anatomy and Physiology for Respiratory Care Practitioners. FA Davis, Philadelphia, 2001.
77. Cahalin, LP, and Buck, LA: Physical therapy associated with cardiovascular pump dysfunction and failure. In DeTurk, WE, and Cahalin, LP (eds): Cardiovascular and Pulmonary Physical Therapy: An Evidence-Based Approach, ed 2. McGraw-Hill, New York, 2011, p 529.
78. Weinberger, SE, Cockrill, BA, and Mandel, J: Principles of Pulmonary Medicine, ed 5. WB Saunders/Elsevier, Philadelphia, 2008.
79. Coté, CJ, et al: The effect of nail polish on pulse oximetry. Anesth Analg 67(7):683, 1988.
80. Hinkelbein, J, et al: Artificial acrylic finger nails may alter pulse oximetry measurement. Resuscitation 74(1):75, 2007.
81. Collins, SM, and Cocanour, B: Anatomy of the cardiopulmonary system. In DeTurk, WE, and Cahalin, LP (eds): Cardiovascular and Pulmonary Physical Therapy: An Evidence-Based Approach, ed 2. McGraw-Hill, New York, 2011, p 85.
82. Henderson, BS: Anatomy and physiology of the respiratory system. In Ruppert, SD, et al (eds): Dolan's Critical Care Nursing: Clinical Management Through the Nursing Process, ed 2. FA Davis, Philadelphia, 1996, p 387.
83. Ikeda, B, and Goodman, CC: The respiratory system. In Goodman, CC, and Fuller, KS (eds): Pathology: Implications for the Physical Therapist, ed 3. WB Saunders, Philadelphia, 2009, p 742.
84. Schelegle, ES, and Green, JF: An overview of the anatomy and physiology of slowly adapting pulmonary stretch receptors. Respir Physiol 125:17, 2001.
85. Hassan, A, et al: Volume activation of the Hering Breuer inflation reflex in the newborn infant. J Appl Physiol 90:763, 2001.
86. Certo, C: Cardiopulmonary Rehabilitation of the Geriatric Patient and Client. In Lewis, CB: Aging: The Health-Care Challenge, ed 4. FA Davis, Philadelphia, 2002, p 143.
87. Robergs, RA, and Keteyian, SJ: Fundamentals of Exercise Physiology for Fitness, Performance, and Health. McGraw-Hill, New York, 2003.
88. Prentice, WE: Arnheim's Principles of Athletic Training: A Competency-Based Approach, ed 13. McGraw-Hill, New York, 2009.
89. Woo, TM: Drugs Affecting the Respiratory System. In Wynne, AL, Woo, TM, and Millard, M: Pharmacotherapeutics for Nurse Practitioner Prescribers. FA Davis, Philadelphia, 2002, p 311.
90. Ciccone, CD: Medications. In DeTurk, WE, and Cahalin, LP (eds): Cardiovascular and Pulmonary Physical Therapy: An Evidence-Based Approach, ed 2. McGraw-Hill, New York, 2011, p. 209.
91. Perry, AG, and Potter, PA: Clinical Nursing Skills and Techniques, ed 7. Mosby/Elsevier, St Louis, 2010.
92. Pinto, E: Blood pressure and ageing. Postgrad Med J 83:109, 2007. Retrieved February 23, 2012, from www.ncbi.nlm.nih.gov/ pmc/articles/PMC2805932/pdf/109.pdf.
93. Chobanian, AV, Bakris GL, Black HR, et al: Seventh report of the Joint National Committee on Prevention, Detection, Evaluation, and Treatment of High Blood Pressure: The JNC 7 report. JAMA 289(19):2560, 2003.
94. Smirnova, IV, and Goodman, CC: The cardiovascular system. In Goodman, CC, and Fuller, KS (eds): Pathology: Implications for the Physical Therapist, ed 3. WB Saunders, Philadelphia, 2009, p 519.
95. Gould, BE, and Dyer, RM: Pathophysiology for the Health Professions, ed 4. Saunders/Elsevier, St Louis, 2011.
96. American Heart Association: High Blood Pressure Statistical Fact Sheet—2012 Update. American Heart Association, Dallas, TX. Retrieved February 24, 2012, from www.heart.org/idc/groups/ heart-public/@wcm/@sop/@smd/documents/downloadable/ ucm_319587.pdf.
97. American Heart Association: Heart Disease and Stroke Statistics—2012 Update. American Heart Association, Dallas, TX Retrieved. February 24, 2012, from http://circ.ahajournals.org/content/early/ 2011/12/15/CIR.0b013e31823ac046.
98. World Health Organization (WHO): Global Health Risks: Mortality and Burden of Disease Attributable to Selected Major Risks. WHO, Geneva, Switzerland, 2009. Retrieved February 24, 2012, from www.who.int/healthinfo/global_burden_disease/ GlobalHealthRisks_report_full.pdf.
99. National Health and Nutrition Examination Survey (NHANES): Health Tech/Blood Pressure Procedures Manual. Centers for Disease Control and Prevention, Atlanta, GA, 2009. Retrieved February 26, 2012, from www.cdc.gov/nchs/data/nhanes/ nhanes_09_10/BP.pdf.

推荐阅读

Aronow, WS, Fleg, JL, Pepine, CJ, et al: ACCF/AHA 2011 Expert Consensus Document on Hypertension in the Elderly: A Report of the American College of Cardiology Foundation Task Force on Clinical Expert Consensus Documents. Circulation 123(21):2434, 2011. Retrieved February 27, 2012, from http://circ.ahajournals. org/content/123/21/2434.full.pdf.
Frese, EM, Fick, A, and Sadowsky, HS: Blood pressure measurement guidelines for physical therapists. Cardiopulm Phys Ther J 22(2):5, 2011.
Gillespie, C, Kuklina, EV, Briss, PA, et al: Vital signs: Prevalence, treatment, and control of hypertension—United States, 1999–2002 and 2005–2008. MMWR 60(4):103, 2011. Retrieved December 6, 2010, from www.cdc.gov/mmwr/preview/mmwrhtml/mm6004a4. htm?s_cid=mm6004a4_w.
Hsia, J, et al: Women's Health Initiative Research Group. Resting heart rate as a low tech predictor of coronary events in women: Prospective cohort stud. BMJ 338:b219, 2009.
Hugueny, S, Clifton, DA, Hravnak, M et al: Understanding vital-sign abnormalities in critical care patients. Crit Care 14(Suppl 1):147, 2010.
Khoshdel, AR, Carney, S, and Gillies, A: The impact of arm position and pulse pressure on the validation of a wrist-cuff blood pressure measurement device in a high risk population. Int J Gen Med 2010(3):119, 2010.
Kressin, NR, Orner, MB, Manze, M et al: Understanding contributors to racial disparities in blood pressure control. Circ Cardiovasc Qual Outcomes 3(2):173, 2010.
Myers, MG, Godwin, M, Dawes, M, et al: Conventional versus automated measurement of blood pressure in primary care patients with systolic hypertension: Randomised parallel design controlled trial. BMJ 342:d286, 2011.
Perloff, D, et al: Human Blood Pressure Determination by Sphygmomanometry. American Heart Association, Dallas, TX, 1993. Retrieved February 26, 2012, from http://circ.ahajournals.org/ content/88/5/2460.full.pdf+html.
Takeshi, T, and Saito, Y: Effects of smoking cessation on central blood pressure and arterial stiffness. Vasc Health Risk Manage 7:633, 2011.
US Preventive Services Task Force: Screening for High Blood Pressure: U.S. Preventive Services Task Force Reaffirmation Recommendation Statement. AHRQ Publication No. 08-05105-EF-2, 2007. (First published in Ann Intern Med 147[11]:783, 2007.) Retrieved December 9, 2011, from http://www.uspreventiveservicestaskforce. org/uspstf07/hbp/hbprs.htm.
Wan, Y, Heneghan, R, Stevens, R J, et al: Determining which automatic digital blood pressure device performs adequately: A systematic review. J Hum Hypertens 24(7):431, 2010.
Wedgbury, K, and Valler-Jones, T: Measuring blood pressure using an automated sphygmomanometer. BJN 17(11):714, 2008.
Wills, AK, Lawlor, DA, Matthews, FE, et al: Life course trajectories of systolic blood pressure using longitudinal data from eight UK cohorts. PLoS Med 8(6):e1000440, 2011.
Yönt, GH, Korhan, EA, and Khorshid, L: Comparison of oxygen saturation values and measurement times by pulse oximetry in various parts of the body. Appl Nurs Res 24(4):e39, 2011.
Zhang, GQ, and Zhang, W: Heart rate, lifespan, and mortality risk. Ageing Res Rev 8(1):52, 2009.

测量口温：玻璃水银温度计

附录 2.A

A. 组装设备

1. 清洗玻璃水银温度计
2. 用纸巾擦拭温度计
3. 手表（或挂钟）

B. 步骤

1. 把干净的温度计放进储藏箱内。如果存储在消毒液中，用冷水冲洗和用纸巾擦干，旋转手指擦干球部。

2. 用拇指和食指拿着温度计主干后端（球部对面）。把温度计放在与眼平视的水平（获得精确读数），旋转直到水银柱清晰可见。记录水银柱读数。在把温度计放进患者嘴巴之前，读数应低于 95℉（35℃）。如果数值过高，“摇晃”温度计直到低于 95℉（35℃）。摇晃时，应牢牢握住温度计，快速向下做掰手腕样的动作，可降低水银柱。

3. 让患者张开嘴巴，把温度计的球部放在舌后部基底舌下系带的左侧或右侧。指导患者闭上嘴唇（不是牙齿），用嘴巴包住温度计。

4. 把温度计放置 3~5 分钟。

5. 拿出温度计。

6. 使用干净的纸巾，从手指处（朝向球部）开始旋转擦拭温度计。

7. 把温度计放在与视力平齐的水平线，旋转体温计直到清晰可见，然后读取水银上升数值的最高点。

8. 用微温的肥皂水冲洗温度计，然后放到存储容器中。

9. 洗手。

附录 2.B 测量腋温：玻璃水银温度计

A. 组装设备

1. 清洗口腔玻璃水银温度计

注解：腋窝温度也可以用自动化温度计和一次性温度计测量。

2. 用纱布清洗擦拭温度计
3. 用毛巾弄干腋窝区（湿度会影响热度）
4. 手表（或挂钟）

B. 步骤

1. 暴露腋窝，确保该区域干燥。如果有水分存在，应该轻轻地用毛巾拍打该区域擦干（用力摩擦会增加该区域的温度）。

2. 从存储容器中拿出干净的温度计。如果存储在消毒液中，在冷水下冲洗，然后用旋转的方式擦干，朝向手指方向擦干球部。

3. 把温度计放在和眼平视水平，旋转直到水银柱清晰可见；记录温度水平。如果可以，摇晃温度计直到温度低于95℉（35℃）。

4. 把温度计的球部放在腋窝中心，躯干和上臂之间。患者的上肢应该放在胸部并紧紧地将温度计保持在适当位置（通常要求患者把手放在相反的肩膀上）。如果患者没有判断能力或非常年轻，温度计必须固定在适当的位置上。

5. 温度计放在适当的位置上 10 分钟（当测量腋温时，需要更多的时间让水银扩张）。

6. 移开温度计

7. 使用干净的纱布，从手指（朝着球部）开始用旋转擦拭温度计。

8. 把温度计放在视平线，旋转体温计直到清晰可见，然后读取温标水银上升数值的最高点。

9. 用微温的肥皂水冲洗温度计，然后放到存储容器中。

10. 洗手

患者、家庭和临床医生的资源

附录 2.C

美国心脏协会(www.heart.org/HEARTORG)

- 为患者提供以下多种健康信息:营养、体力活动、体重和压力管理及戒烟。
- 提供特殊情况,如:心律失常、糖尿病、心脏病发作、高血压和卒中方面的信息。
- 与美国卒中协会一起,为健康专家提供科学数据库和实践指南

美国卒中协会(www.strokeassociation. org)

- 提供大量的患者教育和支持材料
- 倡议者目标:卒中,一项提高卒中结局的计划,将从卒中发病到静脉血栓形成的时间降低到 60 分钟或以下。所需支持包括:出版物、患者教育和临床工具。
- 提高可轻松获得的卒中报告和指南数据库。

国家心肺和血液机构[NHLBI](美国健康与人类服务部门)(www.nhlbi.nih.gob)

- 倡议国家高血压教育计划,旨在通过教育减少高血压相关的死亡和残疾。
- 为健康专家提供临床实践指南。
- 推动教育活动,例如 COPD:学习更多,呼吸更好以及心脏的真相。
- 为患者提供个人降低高血压的指南,包括发现、预防和治疗高血压。

(黄澎　译)

第3章 感觉功能检查

Kevin K. Chui, PT, DPT, PhD, GCS, OCSThomas J. Schmitz, PT, PhD

学习目标

1. 理解进行感觉检查的目的；
2. 理解初步精神状态检查和感觉功能检查之间的关系；
3. 描述涉及感觉感知感受器机制的功能和分类；
4. 明确传导感觉的脊髓通路；
5. 理解感觉功能检查管理的指南；
6. 描述每种感觉类型的检查流程；
7. 应用病例学习案例，应用临床决策技术来使用感觉检查数据。

章节大纲

感觉整合

如果进入中枢神经系统的所有感觉刺激均可以轰击大脑高级中枢，人体的效率将极其低下。大脑的任务是过滤，组织和整合大量的感觉信息，以便发展和实施大脑功能[1]。

——A.Jean Ayers, PhD

人类系统不停歇地接收来自于不同环境的感觉信息输入，以及来自运动、接触、人体空间意识、视觉、声音和味觉的信息输入。“在所有高级别的运动行为中，大脑必须把感觉输入和运动输出相关联，以精确评估和控制身体和环境的相互作用”[2]。感觉整合是大脑组织、解释和使用感觉信息的能力。这个整合提供了一个通知和指导运动反应的来自环境的内部表现[2]。这些感觉表现为目的性运动的计划、协调和实施提供了基础[3]。Ayers 定义感觉整合为“组织自身感觉和环境感觉的神经程序，使人可能在环境中有效地使用身体”[4]。在完整的系统中，感觉整合可以在无意识下自动发生，不需要努力。

感觉整合理论由 A.Jean Ayers（1920—1989）创造。作为作业治疗师，他专注于感觉整合的产生，辨别儿童学习功能障碍的模式，以及发展促进感觉信息处理的治疗方式。这种理论主张，感觉整合障碍直接影响运动和认知学习，改善感觉整合的治疗将改善学习[1]。Bundy 和 Murray[5]认为这个理论的价值体现在以下几个方面：①解释感觉整合功能受损的个体的行为；②将一个医护计划（POC）应用于特殊损害；③预测选择性干预的结果。

感觉和运动

运动学习和运动操作不可避免地和感觉相关联。当一个运动任务实施时，个体以中枢神经系统（CNS）组织和整合的感觉输入为基础，学习参与、矫正或修饰运动。中枢神经系统运用这些信息并通过反馈和前馈来控制影响运动。反馈控制使用在运动期间接收到的感觉信息监控和调整输出。前馈控制是个前瞻性的策略，它使用从经验中获得的感觉信息。信号在运动之前被发出，允许在姿势控制或运动中先行调整[3,6]。在运动中，感觉的主要作用在于①通过与环境能有效地相互作用来指导运动反应的选择；②通过反馈的纠正作用，适应运动和塑造运动程序。感觉也具有保护机体免受伤害的重要功能。参见第 5 章，运动功能检查：运动控制和运动学习。其中有中枢神经系统控制运动功能的更多详细的讨论。

感觉完整性

术语体感指从皮肤和骨骼肌肉系统接收到的感觉（相对于来自视觉或听觉等特殊感觉）。涉及测试感觉完整性的感觉功能测试，可以确定患者解释和辨别感觉信息输入的能力。感觉测试基于以下前提：在完整的人体系统中，感觉信息来自于身体和环境。之后，中枢神经系统加工和整合这些信息来计划和组织行为。这个前提更适合命名为理论性构造（一个代表不可观察事件的概念）。我们不能直接观察到中枢神经系统处理、整合感觉信息或运动计划的过程。然而目前，根据我们有关于中枢神经系统功能和运动行为的知识表明，这些不可观察的事件确实发生了。我们能观察到运动行为的损害，但是只能假设这来源于错误的感觉整合机制[5]。

物理治疗师实践指南将感觉完整性定义为“皮质感觉处理的完整性，涉及本体感觉、振动觉、实体觉和位置觉”[7]。感觉完整性涉及 24 个分类目录的测试方式，物理治疗师在检查患者和各种临床实践中（例如：肌肉骨骼、神经肌肉、心血管 / 肺和皮肤）均可能使用这些方式。

知识点 3.1 列举了病理、损害、活动限制、残疾、危险因素、保健、健康和健身需求伴随感觉完整性的变化。

本章重点介绍躯干和四肢躯体感觉完整性的检查，也关注颅神经完整性筛查。颅神经完整性的测试方法和反射测试在第 5 章（检查运动功能：运动控制和运动学习）中介绍。由于中枢神经系统分析和使用所有的感觉输入来识别运动的错误并启动矫正性反应，因此感觉功能检查一般在运动功能检查之前进行。这个顺序有助于物理治疗师辨别感觉损害对运动功能的影响。

临床指征

感觉功能检查的指征基于病史和系统回顾（包括在本章后面将描述的感觉筛查），它们包括：患者 / 代理人、家属、重要的他人或看护者所提供的信息；患者 / 代理人所描述的症状；在系统回顾中观察到或证实了的体征；从其他资料或记录中获得的信息[7]。这些数据可能表明导致感觉变化的疾病的存在（或者疾病的风险），这些感觉变化可能导致损害、活动限制、

知识点 3.1　病理、损害、活动限制、残疾、危险因素、健康和健身需求伴随感觉完整性变化的例子

Ⅰ. 下列系统的病理学 / 病理生理学（ICF：健康状态）：
- 心血管系统（例如：脑血管意外、周围血管疾病）
- 内分泌 / 代谢系统（例如：糖尿病、风湿疾病）
- 皮肤系统（例如：烧伤、冻伤、淋巴水肿）
- 多个系统（例如：获得性免疫缺陷综合征、吉兰巴雷综合征、创伤）
- 骨骼肌肉系统（例如：关节紊乱、滑囊、滑液和肌腱疾病）
- 神经肌肉系统（例如：脑瘫、发育迟缓、脊髓损伤）
- 肺（例如：呼吸衰竭、通气泵衰竭）

Ⅱ. 损伤分类（ICF：身体结构 / 功能[损害]）：
- 循环（例如：足部麻木）
- 皮肤完整性（例如：用矫形器后皮肤发红）
- 肌肉功能（例如：握力下降）
- 矫形，防护和支撑设备（例如：佩戴踝足矫形器）
- 姿势（例如：头前倾）

Ⅲ. 执行工作、任务或以下活动能力的功能局限性（ICF：活动 / 活动局限性）：
- 自我照顾（例如：因为丧失足部感觉，站立时不能穿上长裤）
- 家庭管理（例如：因为麻木感，变化顺序困难）
- 工作（工作 / 学习 / 娱乐）（例如：由于手指感觉缺失、不能尽职地给孩子换尿布、由于笨拙而不能操作收银机）
- 社区 / 休闲（例如：由于丧失空间识别感不能驾驶小汽车、由于感觉过敏不能弹吉他）

Ⅳ. 残疾，是指在任务或在个体社会文化背景下，在下列分类中不能执行动作、任务，或所要求的角色活动，或者这些能力受限（ICF：参与 / 参与限制）：
- 自我照顾
- 家庭管理
- 工作（工作 / 学习 / 娱乐）
- 社区 / 休闲

Ⅴ. 感觉完整性损害的危险因素（ICF：个人和环境因素）：
- 在所有环境中缺乏危险警示
- 有危险倾向行为（例如：不戴防护手套工作）
- 吸烟史
- 药物滥用

Ⅵ. 保健、健康和健身需要（ICF：个人因素）：
- 健身，包括身体参与（例如：舞蹈竞赛中平衡不良，跳交谊舞期间手臂和腿的空间感知受限）
- 健康(例如，在平衡中不恰当地理解本体感觉的作用)

ICF= 功能，残疾和健康国际分类

参与限制，或者残疾（知识点 3.1）。

感觉功能异常可以和一些影响周围神经系统或中枢神经系统的疾病或损伤相关，或者两个系统都涉及。损害可以发生在这个系统的任何一点上，包括感觉感受器、周围神经、脊神经、脊髓核团和脊髓束、脑干、丘脑和感觉皮层[8]。通常表明某种程度的感觉损害的情况，可包括病理状态和疾病，或周围神经损伤，例如创伤（譬如骨折）可以离断、压伤或者损害神经；代谢紊乱（糖尿病、甲状腺功能减退、酒精中毒）；感染［莱姆病、麻风病、人免疫缺陷症病毒（HIV）］；撞击或者压迫（关节炎、腕管综合征）；烧伤；毒素（铅、汞、化学疗法）；和营养缺乏（维生素 B_{12}）。感觉损害也和神经根或脊髓束损伤、脑血管意外（CVA、短暂性脑缺血发作（TIA）、肿瘤、多发性硬化（MS）及脑外伤或疾病相关联。这些尚不完全的例证表明，大量的损伤、疾病和病理情况可呈现出感觉缺损的成分。

感觉损害的模式（分布）

感觉功能检查有助于获得关键信息，以建立物理治疗诊断和预后，确定预期目标和预期结果，并制定 POC。检查感觉功能的一个重要特征是确定感觉受累的模式（特别的界限）。确定受累模式，需要脊神经背根和周围神经支配皮肤节段的

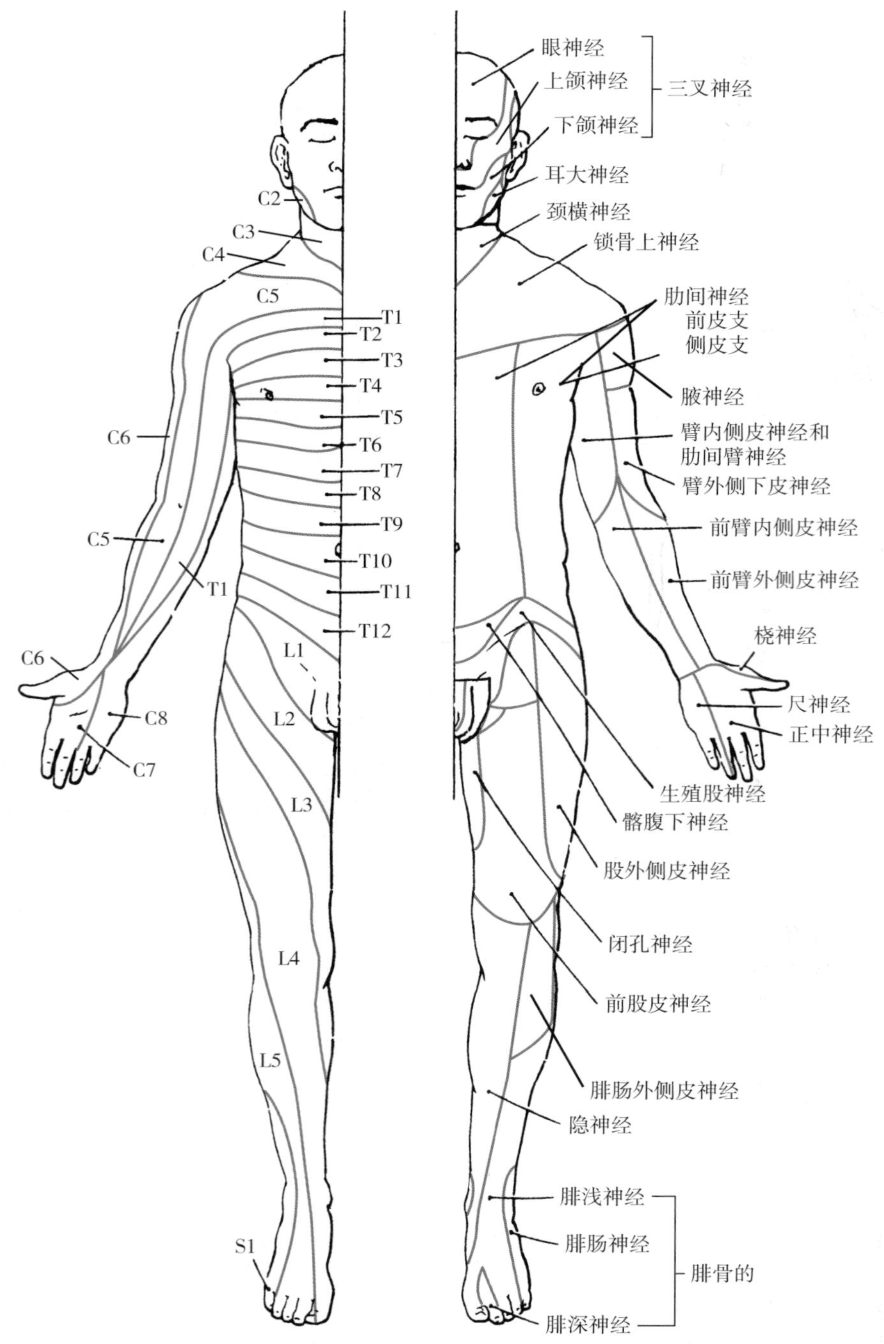

图 3.1 脊神经背根（左）和周围神经（右）支配的皮肤节段前面观

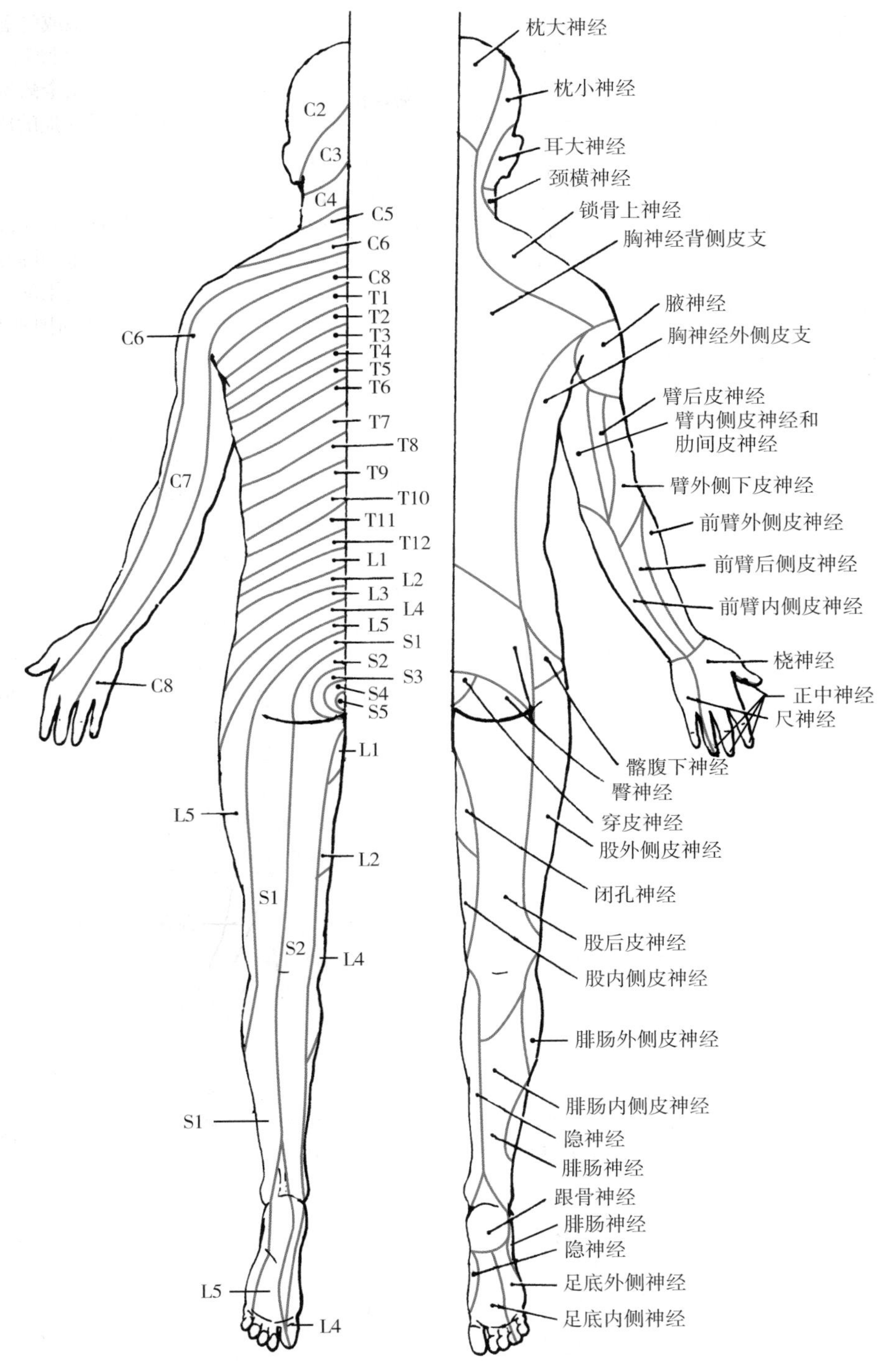

图 3.2　脊神经背根（左）和周围神经（右）支配的皮肤节段后面观

知识（图 3.1 和图 3.2）。术语皮节（或皮肤节段）指一个脊神经背根支配的皮肤区域[9]（图 3.1 和图 3.2）中呈现的皮肤神经支配节段，可称之皮节地图。此图和以往基于识别皮肤节段支配的方法学所发表的皮节地图存在一些差异。Downs 和 Laporte[10]在临床评论中讨论过皮节的历史，包括方法学使用的变更和皮节地图使用在教育和实践上的不一致性。作为新的方法学要确定更精准的神经分布，作者建议应该再次评估皮肤脊神经分布。

临床注解：感觉损害临床表现迥异。临床表现迥异和受累的神经系统（中枢神经系统或周围神经系统）、损伤、病理和疾病类型明显相关，也和损伤的严重程度，范围和持续时间相关。

在系统性检查时，应要求患者仔细地描述感觉症状（例如麻刺感，麻木感，感觉减退或缺失）的模式和分布区域，这可以提供给治疗师初步的信息，帮助其指导检查和确认累及的皮节和神经。周围神经损伤呈现的感觉损害通常和累及的神经分布一致，并和神经支配的模式相符合。例如，如果一个患者主诉环指尺侧半、小指和手尺侧半麻木，治疗师在感觉检查时将会重点关注尺神经（C_8 和 T_1）的完整性。拇指掌侧面、食指和中指掌侧面和背面末节及环指桡侧面感觉障碍的主诉，则提示正中神经受累（C_6~C_8 和 T_1）。

其他感觉缺失的模式可能和特殊的病理相关。例如周围神经病（例如，糖尿病），其感觉缺失常常是早期的症状，呈现手套袜套样分布（是指累及手足）。相反，多发性硬化的感觉障碍通常不可预知，或呈散发状。

脊髓损伤（SCI）常出现损伤平面以下的弥散的感觉障碍模式，一般是双侧的，但不一定对称。脊髓损伤后的感觉功能检查为神经学的损伤程度提供了重要数据。结合其他的试验和量表，感觉检查结果有助于判断损伤的相对完全程度，并有助于判断部分保留区的存在（完全性损伤的远端区域保留部分的神经支配），损害的对称或者不对称性和损伤神经水平以下骶部感觉的存在与否（不完全性损伤的确定特征）。

脊髓束通路

感觉功能检查也可以反映传递躯体感觉信息的脊髓束的完整性。例如：对侧痛温觉的丧失或损害提示前外侧束的损害，而振动觉和两点辨别觉等识别觉的缺失则提示后束的损害。

运动和感觉均受损，一般提示神经根受累（背侧和腹侧神经根汇集组成脊神经）。中枢神经系统损伤（例如：脑血管意外和脑外伤）可能导致明显的弥散的感觉障碍（例如：头、躯干和四肢），并可导致明显的运动功能障碍（感觉性共济失调），精细运动控制及运动学习的损害。除此之外，缺失感觉的肢体容易损伤（例如：不能确定沐浴水的温度）。

年龄相关的感觉变化

正常老化的感觉功能变化和特定疾病或病理相关的感觉功能变化应该区别开。近年来，对年龄相关的感觉变化的原因和结果的兴趣和相关信息逐渐增多。显而易见，大量且日渐增多的文献关注老化相关的神经科学，以及老化对功能和老年人生活质量的影响[11~34]。受关注的主题包括：特定年龄相关的视觉、听觉以及躯体感觉系统的变化；治疗、患病率和危险因素信息；公共政策和公共保健在关注年龄相关的感觉缺失方面所起的作用。由美国保健和人类服务部发表的《健康的人民 2020》[35]，展现了一个全面健康促进和 2011-2020 年的健康议程。《健康的人民 2020》的首要目标是，①获得高质量的长寿，免于可预防的疾病、残疾、伤害和夭折；②争取健康公平，消除差异，提高全民健康；③创造促进全民健康的社会和自然环境；④提高各个生活阶段的生活质量，促进健康发展和健康行为。第一个目标描绘了全民对于老年人口扩张的关注和年龄对健康促进和健康促进策略的影响（包括视觉和听觉等感觉变化）。很多感觉灵敏度下降的发生，被认为是与年龄相关的特征[36~40]。确切的和年龄相关的感觉减退形态学还没有完全建立。然而，一些神经学上的变化已经被证实，可提供一些可能的解释。

寿终的神经元以逐渐减缓的速度被替代，这可能可以解释伴随老化的脑平均重量下降。正常老化不会产生皮层神经元在数量上显著的丢失，阿尔茨海默病则相反[40]。脑的其他变化包括：出现神经元变性及取而代之的胶质增生，神经元中脂质沉积，髓鞘丢失，神经原纤维的增多（大量小而紊乱的原纤维）和细胞斑块[40~42]。脑的变化还包括负责合成多巴胺和去甲肾上腺素的酶数量的减少，合成乙酰胆碱酶数量减少的程度相对不大[43]。除此之外，在老化的大脑中也有神经树突的损耗[43,44]。

电生理研究已经证实，随着年龄增加感觉神经传导速度逐渐下降[45~47]，这可能反映髓鞘变性或缺失，或感觉轴突体积的减小[36,41,45,48]。诱发电位提供了感觉功能定量测定的方法，已经发现伴随老化，诱发电位的波幅下降[49]。触觉小体（Meisssner 小体）数量减少也已经被证实[50]。这些小体主要负责触觉探测，它们局限于无毛区域，随着老化变得稀疏，分布不规则，并出现大小和形态上的变化[50]。年龄相关的形态学变化和帕西尼小体密度下降已经被报道，帕西尼小体感知快速的组织运动（例如振动）[51]。

已经证实，中枢和周围神经系统中均有髓鞘的退行性变化[40,45,52]。Peters 在有关正常老化对髓鞘和神经纤维的影响的文献综述中指出[40]：①年龄相关的认知减退，可能很大程度上归咎于皮层神经轴突髓鞘的广泛损害，而不是这些神经元实际的丢失；②传导速度的变化改变了神经回路的正常时相。

在周围神经系统中，郎飞结间距离的下降是和年龄增长相关的[53]。这可能和一些学者发现的跳跃式传导减慢相关[41,45]。髓鞘的破坏和原始髓鞘蛋白表达的减少、轴突的萎缩、细胞骨架蛋白质表达和轴突转运减少相关联[54]。和年轻人相比，老年人的正中神经[55,46]和腓肠神经[46]感觉神经传导速度较低。

尽管资料尚不完整，现有的其他资料证实了年龄相关的感觉变化，它们包括姿势稳定性和姿势控制的改变[15,20,24,26,56,57]，对触觉刺激的反应减慢[12,55,58,59]，振动觉[51,60]和本体感觉敏感度的下降[13,31,61]，皮肤温度觉阈值[11]和两点辨别觉的下降[29,62]，对任务要求的感觉运动反应适应性的能力改变[17]。

临床注解：除了年龄相关的感觉变化，肌肉无力会加重活动限制，肌肉无力与骨骼肌纤维数量和容量以及肌肉横断面积减少相关联。参见第 5 章中的讨论，运动功能检查：运动控制和运动学习。

这些变化常出现在与年龄相关的视觉和听觉损失的情况下，这些功能缺失损害了代偿能力。除此之外，一些药物可能进一步造成感觉输入的失真。这些感觉损害综合起来，可能对老年个体造成各种活动限制，例如姿势不稳定，扩大的身体摆动，平衡问题，宽基步态，精细运动协调的下降，手握住的东西容易掉下，和难于识别身体的空间位置。知识点 3.2 概括了关于年龄相关感觉变化的研究。

知识点 3.2 证据摘要——感觉功能与年龄相关变化的研究

参考文献	方法	受试者/设计	结果	总结和评价
Tochihara 等[11]	在中性温度(28℃)和"冷"(22℃)的环境下，检查年龄相关的皮肤温度阈值的差异以了解温度敏感性。使用温度刺激器放在脸颊，胸部，腹部，上臂前臂，手，大腿，胫部和足部	在两种不同的环境下比较12个年轻男性(22±1岁)和13个老年男性(67±3岁)。两组之间在平均身高，肩胛下皮褶厚度和体重指数(BMI)上有显著的差异	在中性温度和凉的环境下年长者手、胫部和足部的皮肤温度阈值显著高于年轻人。在身体其他部位没有观察到差异	在两种环境下，老年男性的温度敏感性较年轻男性低。头部和躯干(如：脸颊，胸部，腹部)温度敏感性的差异是不一致的，而四肢的差异是显著的(例如：手，胫部，足部)
Davila 等[32]	检测美国65岁及以上的工人的感觉(听觉或视觉)损害的患病率	检查来自1997-2004年全美健康问卷调查的数据。样本(N=5590)中大部分是女性，65~69岁，白种人，非西班牙裔，已婚或和伴侣同居，在贫穷线之上，有大于12年的教育经历，有健康医疗保险	听力损害的患病率(33.4%)是视力损害患病率(10.2%)的3倍以上。听力或视力损害最易发生于农场经营者，机械和汽车工人中	这个研究结果强调工作场地环境改良的需要。除此之外，还需要有对导致工人感觉损害的危险因素的预防措施
Shaffer 和 Harrison[28]	对以下文献进行回顾：①年龄相关的本体感觉和皮肤感觉；②基础科学研究与年龄相关的临床变化之间的关系；③在老年人中，本体和皮肤感觉系统与平衡之间的关系	描述包括以下几个方面：肌梭，高尔基腱器，本体感觉，皮肤感受器，皮肤躯体感觉，周围感觉神经分布和躯体感觉整合	不同感觉结构和生理学方面均有年龄相关的衰退，衰退随着年龄的增长而加快。大的有髓感觉纤维和感受器随着老化首先被影响。证据显示老年人有本体感觉、振动觉、辨别觉、触觉和平衡的损害。随着老化，感觉受累先于运动改变之前发生	综合文献为老化和感觉系统对平衡的影响提供基础知识。文章也强调使用可靠和有效的感觉功能检查方法的重要性。有必要进一步研究感觉系统的年龄相关变化与平衡之间的关系
Laurienti 等	检测对视觉、听觉或视觉和听觉(多重感觉)刺激分辨反应的速度。视觉反应时间和多重反应时间之间的差异，是对多重感觉增益的一种评估(例如有附加感觉输入时，操作能力及反应时间的改善)	比较年轻人(N=31，28.1岁 ±5.6岁)和老年人(N=27，70.9岁 ±5.1岁)之间的感觉分辨速度。这个研究也检测操作的精确度，它也是检测多重感觉增益时的协变量	当使用精确度作为协变量时，和年轻人相比，老年人有显著增大的多重感觉增益	在接受多重感觉信息时，老年人操作能力的改进大于年轻人。尽管感觉功能有年龄相关的衰退，使用多种感觉信息可能可以弥补个体感觉功能的损害

初步见解

感觉功能检查资料的准确性，依赖于患者对多种躯体感觉刺激应用的反应。使用几种简单的初步测试，就可以提供充分的依据来判断患者对一系列感觉测试的注意力和反应程度。初步测试的两大基本类别包括，①觉醒水平、注意广度、定向和认知[63]；②记忆，听力和视敏度。这些初步测试常被认为和中枢神经系统损伤引起的感觉损害有关。

唤醒、注意力、定向、认知

判断患者参与测试程序的觉醒水平是必要的第一步。**觉醒**是人类参与活动的生理学准备状态[7]。描述觉醒状态时，我们通过使用传统上认可的关键术语和定义来确定患者的意识水平。这些术语包括觉醒、欲睡、嗜睡、昏睡和昏迷，代表了一系列生理学的活动准备状态；它们的定义如下[63]：

- 觉醒：患者对正常的刺激是清醒和注意力集中的。患者和治疗师之间的互动是正常而合适的。

- 欲睡：患者昏昏欲睡，如果缺乏刺激则可能进入睡眠。因注意力不集中，和治疗师之间的互动可能变得困难。患者对于问题提问或任务指令，难以集中或维持注意力。
- 嗜睡：患者很难从嗜睡状态觉醒，觉醒时经常思维混乱。需重复的刺激来维持清醒。与治疗师之间的互动很可能无意义。
- 昏睡（半昏迷）：患者仅对强烈的、广泛的伤害性刺激有反应，当刺激停止时恢复无意识状态。觉醒时，患者不能和治疗师互动。
- 昏迷（深昏迷）：任何形式的刺激不能唤醒患者。可能或不能看见反射性的运动反应。

可以从清醒患者获得躯体感觉系统完整性的可靠信息。在欲睡的患者中，此可靠性相应地下降，在嗜睡、半昏迷和昏迷患者中则不可靠。

注意力是对环境或者对刺激或对任务的反应能力的选择性觉醒，它不被其他的刺激所分散[6,9,64]。注意力可以通过让患者复述逐渐增加难度的条目来检测。这些复述任务可以从2~3个条目开始，逐渐延长。例如：可以要求患者复述一系列的数字、字母或单词。另外一些检测注意力的方法是要求患者拼写背景单词（例如：书、叉、瓶子、花园）。通过使用逐渐加长的单词，可以增加任务的挑战性。高度注意力集中者可完成这个任务。当字母顺序混乱时，注意力缺陷将表现出来[64]。

定向力涉及患者对时间、人物和地点的感知度。在医疗记录文件中，这个精神状态的筛选结果常常被缩写为“定向 ×3，”即指时间、人物和地点三个参数。如果患者不能完全地定向一个或更多的区域，这个表示法将写作“定向 ×2(时间)”或“定向 ×1(时间，地点)。”此法表示不完全的定向力参数的数目，括号里为定向力障碍的区域。知识点 3.3 为检测定向力的示例提问[9,63,64]。

认知是认识的过程，包括认识和判断[6]。Nolan[63]提出以下三个方面来测试认知相关的功能：①知识储备；②计算能力；③谚语的解读。知识的储备是指一个人学习和生活经历的总和，患者之间有很大的差异。患者发病前知识基础的详细信息经常是得不到的。然而，大量而全面的分类信息，可以被用作测试认知。示例提问如下[63]：

- 肯尼迪总统射杀之后谁成为了总统？
- 谁是现在美国的副总统？
- 哪个更大——1 升或 1 毫升？
- 金字塔在哪个国家？
- 加什么东西到食物中，可使它变得更甜？
- 波士顿市在哪个州？
- 合成水和盐的元素有哪些？
- 你能说一个通用汽车制造的小轿车名字吗？
- 谁是查尔斯·狄更斯？

计算能力测试基础数学能力[63,64]。有两个相关的术语，即失算（不能计算）和**计算困难**（完成计算困难）[63]。计算检查可以口头或书写形式进行。当提问计算问题时，要求患者心算。测试应该由简单问题开始，逐渐增加难度。加减法一般较乘除法容易。另一方法是提供书面计算问题，要求患者填写答案（例如：4+4=____；10+22=____；46 × 8=____；13 × 7=____；4 × 3=____；6 × 6=____；等等）。

谚语解读检测患者解释言语在通俗语境或含义之外的用途，这是高级的认知功能。检查时，患者应该要求解释谚语的含义。谚语实例如下[63,64]：

- 住在玻璃房子的人不可投掷石头。
- 滚石不生苔。
- 一针及时缝，可以省九针。
- 早起的鸟儿有虫吃。
- 走得快小狗能发现骨头。
- 空马车制造的噪音最大。
- 黑暗中总有一线光明。
- 草不会长在繁忙的街道上。

知识点 3.3 检测定向力的示例提问

一系列的简单提问呈现给患者。这些提问被设计用来确定患者对以下问题的认知：他或她是谁，目前设施的位置（医院或诊所的名字），目前时间或过去的时间。

人物

- 你的名字叫什么？
- 你有中间名吗？
- 你多大年龄？
- 你什么时候出生的？

地点

- 你知道你现在在哪里吗？
- 这是什么地方？
- 你知道我们所在的城市和省份吗？
- 你知道你住在什么城市或城镇吗？
- 你家庭地址是什么？

时间

- 今天的日期是？
- 今天是星期几？
- 现在几点？
- 现在是上午还是下午？
- 现在是什么季节？
- 现在是哪一年？
- 你在这里待了多久？

记忆、听觉和视觉分辨率

感觉测试时患者的记忆、听觉和视觉的功能状态，也和反应能力有关。

记忆

远期和近期记忆均应该检测。近期记忆损害的患者由于难以记忆和遵循指令，因此感觉信息的收集损害最严重。长期（远期）记忆是通过询问以下信息来检测的，如出生的时间和地点，有几个兄弟姐妹，结婚时间，上学时间和历史事件。短期记忆可以通过口头提供一系列的单词或数字来检测。单词可包括“车、书、茶杯”，数字可以是 7 位数，也可以用短句来测试短期记忆。为了确保任务的理解，患者应该立即复述。具有正常记忆功能的人，可以在 5 分钟后全部回忆出[9]。30

分钟后，正常人至少可以回忆出其中的 2 个条目[63]。

听觉

观察患者对会话的反应，即能在总体上评估患者的听觉。应注意音量和语调对患者反应的影响。

视觉

总体的视觉检测，可以使用标准的挂在墙上的斯内伦视力表，或在床旁使用视力卡片。如果患者使用矫正眼镜，测试时应该戴上，镜片应该清洁。视力通常在斯内伦视力表（标准视力表）外 20 英尺（6 米）处记录。在 6 米这个距离检测时，字体大小应该适于辨别。例如：视力 20/20 视为优秀，20/200 则视力较差[9]。

> **临床注解：**一些诊断和合并症如多发性硬化、高血压和糖尿病，会直接影响视力。检查颅神经（CNs）将为视觉提供附加的信息。例如，动眼神经（第三对颅神经）常受糖尿病影响（动眼神经麻痹）。

可以通过坐在患者面前打开双臂来检查周围视野。伸展的食指逐渐移动至患者脸部正中间。当治疗师的手指临近被看见时，患者应确认。应仔细记录左右视野的差异。可以持两支铅笔或用两根手指（一前一后）来粗略地检查纵深感知，要求患者触摸或抓住前面的铅笔或手指。

因为感觉完整性测试要求对刺激有言语反应，患者有觉醒、注意力、定向力、认知或短期记忆损害时，测试一般不准确。然而，如果有良好的适应机制来确保指令提供和反应确认，则视觉、听觉或言语损害就不会反过来影响测试结果（例如：用一个或两个手指打比方来示意两点辨别觉测试，指出刺激接触的区域，用对侧肢体运动来模拟关节位置觉或运动觉，通过选择一组物体中的一件来测试实物辨别觉）。

感觉系统分类

在分类感觉系统时，有几种不同的方案。较普遍接受的，是按感受器类型（或位置），和传递信息至更高级中枢的脊髓通路来分类。

感觉感受器

感觉感受器（感觉神经末梢）位于传入神经纤维的远端。一旦受刺激，它们就感知特殊的感觉。

感觉感受器对它们特定的刺激类型高度敏感（术语感受器特异性）。对单一感觉体感觉的神经纤维敏感特异性称之为专线原理[65]。这意味着当不同类型的感受器被刺激时，个体会感知不同的感觉。例如：对于触觉反应，Merkel 触盘和 Ruffini 小体会被选择性激活，从而在感受器上的皮肤区域产生稳定的压力感觉[66]。

术语感觉形式（modality）在感觉的语义中有特殊含义。感觉形式是“确定刺激的大种类，由刺激造成能量传输的类型和感受能量的特定感受器决定”[66]。每种感觉类型的感知（例如：视觉、听觉、味觉、触觉、嗅觉、疼痛觉、温度觉、本体感觉）都涉及一种感觉的感受器。

感觉感受器的三种类型，可分别传递浅表的、深部的和复合的（皮层的）感觉[9]。

浅表感觉

外感受器感受浅表的感觉[67]。它们通过皮肤和皮下组织接受来自外环境的刺激。外感受器负责感知疼痛、温度、轻触觉和压力[9,67]。

深感觉

本体感觉器感受深部感觉。这些感受器接受来自肌肉、肌腱、韧带、关节和筋膜的刺激[64]，负责位置觉[68]，负责位置觉和关节静止觉、运动感觉（运动觉）和振动觉。

复合皮层感觉

浅表和深部感觉在机制上的组合，组成第三种复合感觉类型。复合皮层感觉需要来自外感受器和本体感觉感受器的信息，还需要皮层感觉联系区域的功能完整。皮层复合感觉包括**实体觉**、**两点辨别觉**、**重量觉**、**皮肤书写觉**、触觉定位觉、质地辨别觉和双同步刺激识别。

脊髓通路

感觉也可以依据感觉传递至更高中枢的系统来进行分类。感觉可以通过脊髓丘脑前外侧系统或后索 - 内侧丘系来传递[47,67,69]。

脊髓丘脑前外侧系统

该系统启动自我保护性反应，对有潜在危害性的刺激起反应。它包括直径小传导慢的纤维，它们一些纤维没有髓鞘。此系统与温度和伤害性疼痛信息的传导有关，介导疼痛、温度、局部粗触觉、瘙痒和性感觉。

后索 - 内侧丘系

后索是对多种感觉做出识别反应的系统。它包含大直径、粗髓鞘和快传导纤维。该系统介导精细触觉、压力感觉、振动觉、运动觉和位置觉，以及感知关节静止觉。上述两个系统为行使功能而相互依赖和整合。

感觉感受器类型

感觉感受器通常依据它们的结构和优先反应的刺激种类来分类。分类包括，①机械感受器，它对感受器或周围区域的机械变形做出反应；②温度感受器，对温度变化做出反应；③伤害性感受器，对伤害性刺激做出反应，并产生疼痛感觉；④化学感受器，对化学物质做出反应，感受味觉、嗅觉、动脉血氧水平、二氧化碳浓度和体液渗透压浓度（浓度梯度）；⑤光（电磁）感受器，对可见光谱做出反应[8,9,67,70]。

疼痛感觉不局限于来自伤害性感受器的刺激，因为其他种类的感受器和神经纤维也会促成这种感觉。对任意感受器的高强度刺激均可能引起疼痛（例如：极度的热或冷以及高强度的机械变形）。

感觉感受器的总体分类见于知识点3.4[64,65,71]。知识点里包括了负责电磁(视觉的)和化学刺激的感受器。

皮肤感受器

皮肤感受器位于传入纤维的终末端。它们包括游离的神经末梢,毛囊末梢,Merkel触盘,Ruffini小体,Krause球状小体,Meissner触觉小体和帕西尼小体。这些感觉感受器的密度在身体的不同部位是不同的。例如:指尖的触觉感受器比背部多。这些高感受器密度区域,在皮层的体感I区投射区域较大。在解释体表的感觉检查结果时,感受器的密度是非常重要的因素。图3.3注解了皮肤感觉感受器和它们在皮肤不同板层中各自的位置。

游离神经末梢

这些感受器存在于身体各处。刺激游离神经末梢产生疼痛觉,温度觉,触觉,压力觉和瘙痒感觉[9,64]。

毛囊末梢(头发终末器官)

在每个毛囊的基底缠绕着游离神经末梢。毛囊和它的神经组合成敏感的感受器。这些感受器对机械运动和触觉敏感[72,73]。

Merkel 触盘

这些触觉感受器位于无毛而光滑的皮肤(无毛皮肤)表皮下,尤其集中在指尖。它们对低强度触觉敏感,此外还对触的速度敏感,并感知对皮肤的持续压痕(压力)。它们可感知物体对皮肤持续的接触,也对两点辨别觉和触觉定位起重要作用[67,73]。Merkel 触盘也被认为有助于质地辨别。

Ruffini 末梢

这些位于真皮深层的包裹性小体,可感知触觉和压力。它们是慢适应感受器,在感知诸如持续拉紧或牵伸等使皮肤变形的信号时非常重要;它们也存在于关节囊,可协助感知关节位置觉[65,73]。

Krause 球状尾端

这些球状包裹性神经末梢的功能还不是很清楚。它们存在于真皮和眼结膜中。它们可能是低阈值的机械感受器,在感知触觉和压力觉中起作用。

Meissner 触觉小体

这些位于真皮中的神经末梢小体包含很多神经丝分支。它们是低阈值和快适应感受器,在指尖、唇和脚趾等要求高分辨水平的区域中密度较高。这些感受器在辨别触觉(例如对质地的感知)和感知皮肤上的运动物体方面起重要作用[41,65,73]。

帕西尼小体

这些感受器位于皮肤的皮下组织层和身体的深部组织(包括肌腱和关节周围的软组织)。它们是快适应感受器,可被组织的快速运动激活,在感知深感觉和振动觉方面起重要作用[73,74]。

知识点 3.4 感觉感受器分类

Ⅰ. 机械感受器

A. 皮肤感觉感受器
  1. 游离神经末梢
  2. 毛囊末梢
  3. Merkel 触盘
  4. Ruffini 小体
  5. Krause 球状尾端
  6. Meissner 触觉小体
  7. 帕西尼小体

Ⅱ. 深感觉感受器

A. 肌肉感受器
  1. 肌梭
  2. 高尔基腱器
  3. 游离神经末梢
  4. 帕西尼小体

B. 关节感受器
  1. 高尔基型末梢
  2. 游离神经末梢
  3. Ruffini 小体
  4. 帕西尼型末梢

Ⅲ. 温度感受器

A. 冷
  1. 冷感受器

B. 热
  1. 热感受器

Ⅳ. 伤害性感受器

A. 疼痛
  1. 游离神经末梢
  2. 极端刺激 *

Ⅴ. 电磁感受器

A. 视觉
  1. 视柱
  2. 视锥

Ⅵ. 化学感受器

A. 味觉
  1. 味蕾感受器

B. 嗅觉
  1. 嗅上皮中嗅神经感受器

C. 动脉氧
  1. 主动脉和颈动脉体感受器

D. 渗透压浓度
  1. 可能是视上核神经元

E. 血二氧化碳
  1. 在延髓内部或表面以及主动脉及颈动脉体的感受器

F. 血糖,氨基酸,脂肪酸
  1. 在下丘脑中的感受器

* 对其他感觉感受器的极端刺激也将产生疼痛

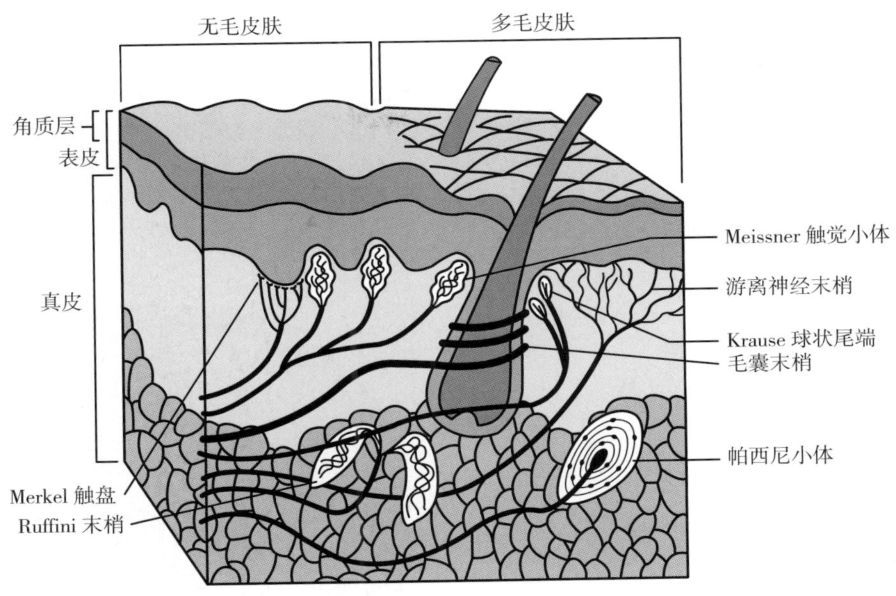

图 3.3　皮肤感觉感受器和它们在皮肤不同层的各自位置(表皮、真皮和皮下层)

深感觉感受器

深感觉感受器位于肌肉、肌腱和关节中[64,65,69],包括肌肉和关节感受器。它们主要感知姿势、位置觉、本体感觉、肌张力,以及运动速度和方向。深感觉感受器包括肌梭、高尔基腱器、游离神经末梢、帕西尼小体和关节感受器。

肌肉感受器

肌梭

肌梭纤维(梭内肌纤维)与肌纤维(梭外肌纤维)平行排列。它们觉察肌肉长度(Ⅰa 和Ⅱ型肌梭传入末梢)的变化,和变化的速度(Ⅰa 末梢)。肌梭在感知位置觉和运动感觉以及在运动学习中起重要的作用。

高尔基腱器

此感受器成串地排列于肌肉近端和远端的肌腱处。高尔基腱器的功能为监测肌肉张力。它们也提供保护性的机制,以阻止在极端张力环境下肌肉结构的破坏,这是通过抑制肌肉收缩和易化拮抗肌来实现的。

游离神经末梢

这些感受器存在于肌肉筋膜中,可能对疼痛和压力起反应。

帕西尼小体

位于肌肉筋膜中,对振动刺激和深压力起反应。

关节感受器

高尔基类型末梢

这些感受器位于韧带中,可感知关节运动速度。

游离神经末梢

被发现于关节囊和韧带中,可能感知疼痛,也可能对关节运动有粗略的感知。

Ruffini 末梢

位于关节囊和韧带中,Ruffini 末梢感知关节运动的方向和速度。

帕西尼型末梢

被发现于关节囊中,主要监测快速关节活动。

躯体感觉信号传导通路

躯体感觉信息通过后根进入脊髓。感觉信号通过两个系统之一的上升通路传入更高级的中枢:脊髓丘脑前外侧系统或后索 - 内侧丘系。

脊髓丘脑前外侧束通路

脊髓丘脑束是分散的通路,与非辨别性的感觉如疼痛、温度、瘙痒和性感觉有关。这个系统主要被机械性感受器、温度感受器和伤害性感受器所激活,它们包含小直径、慢传导的传入纤维。由这个系统传递的感觉信号不做信号源的精确定位或信号强度的精确分级。

脊丘束通路纤维从后根出发,立即交叉并从脊髓上升至延髓、脑桥和中脑至丘脑的腹后外侧核(VPL)(图 3.4)。VPL 神经元的轴突通过内囊投射至躯体感觉皮层[41,74]。

与后索 - 内侧丘系相比,脊髓丘脑前外侧通路是一个较粗略和初级的系统。脊髓丘脑束能够传导广泛的感觉源。然而它们终点的扩散模式,使之仅能粗略地定位身体表面刺激,对刺激强度的辨别力也较弱[64]。

脊髓丘脑系统有三条主要通路：①脊髓丘脑前束（腹侧），它传导粗定位的触觉和压力觉；②脊髓丘脑侧束，它传导疼痛觉和温度觉；③脊髓网状束，它与弥漫性疼痛觉有关[64]。

脊柱后索 - 内侧丘系通路

这个系统负责传导从特殊的机械感受器接收到的辨别觉。要求精确的强度分级和在身体表面精确定位的感觉源是这个系统传导的。由后索 - 内侧丘系通路传导的感觉包括辨别触觉、实体觉、触压觉、重量觉、皮肤书写觉、质地辨别觉、运动觉、两点辨别觉、本体感觉和振动觉。

这个系统由有髓鞘的、快速传导的大纤维组成。进入后索之后，纤维上升至延髓，突触联络于背柱神经核（薄束核和楔束核）。之后它们交叉到对侧，经过双侧通路上达丘脑，称之为内侧丘系。每侧内侧丘系终止于腹后外侧丘脑。第三级

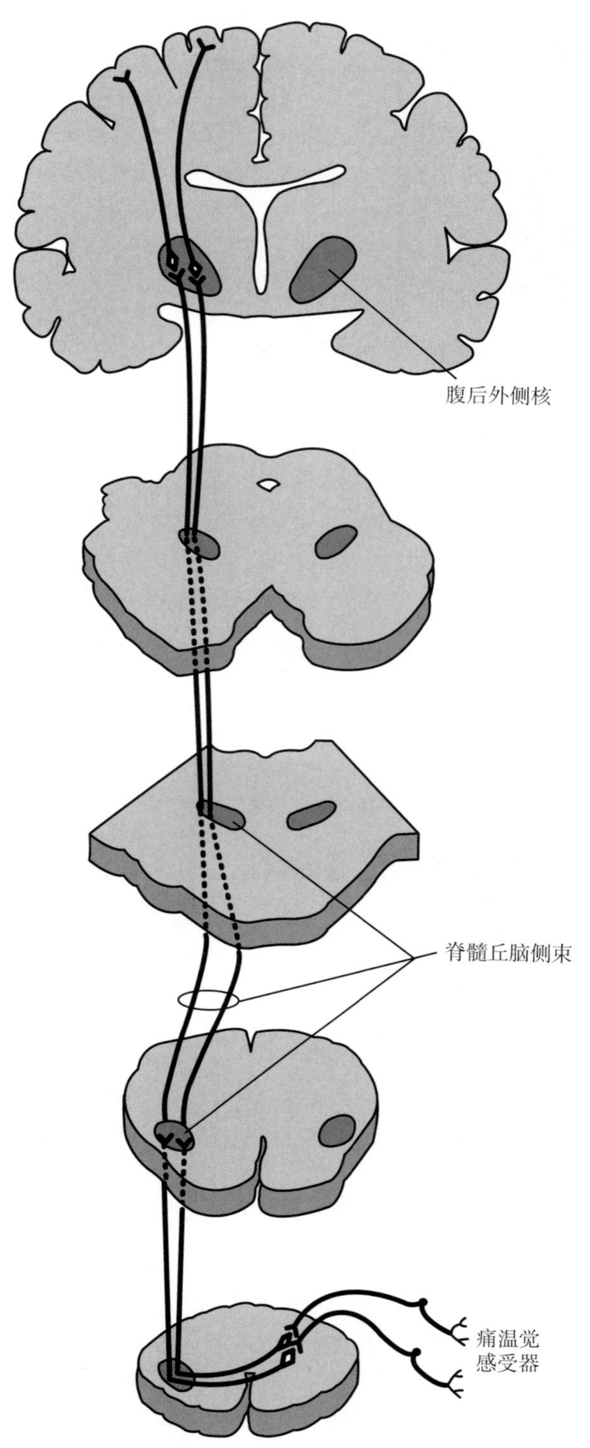

图 3.4 脊髓丘脑前外侧束传导疼痛和温度觉

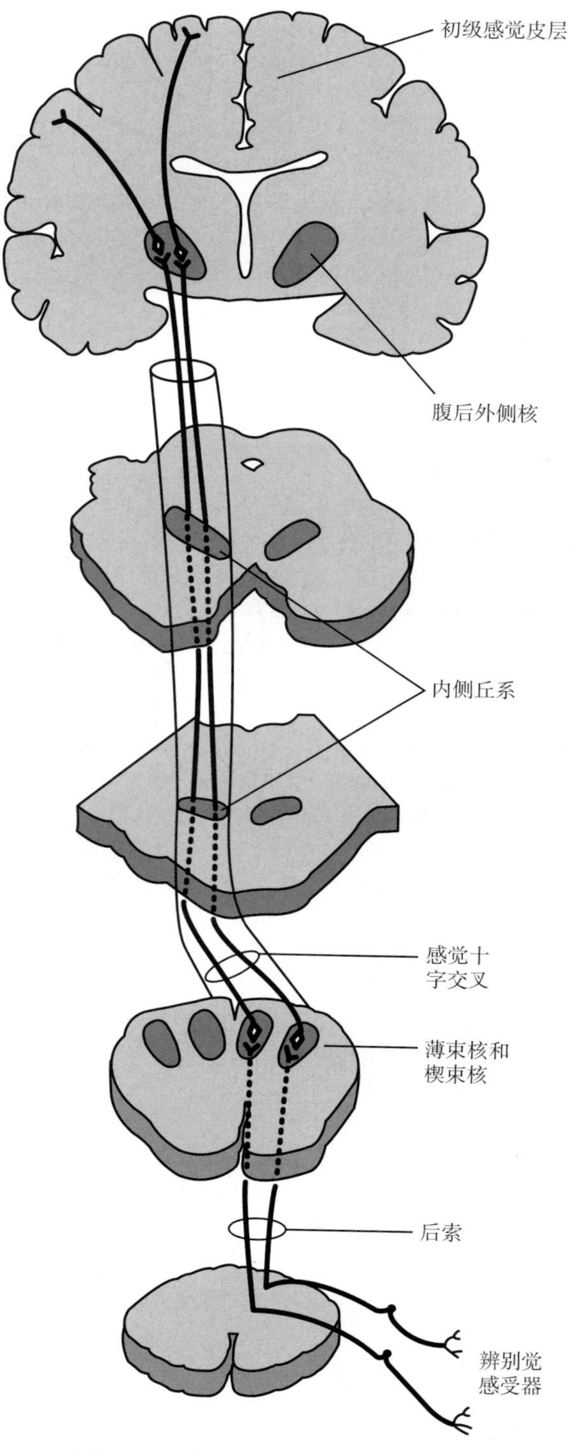

图 3.5 后索 - 内侧丘系传导辨别觉，例如运动觉和触觉

表 3.1 躯体感觉信号传导通路的特点

通路	感觉类型	传入纤维	起源	投射
脊髓丘脑前外侧束	没有分辨力(如痛觉和温度觉);宽谱的感觉形式;粗糙的定位;弱的强度分辨;对刺激源空间定向弱	小直径,慢传导	皮肤: 机械性感受器 温度感受器 伤害性感受器	从脊神经后根,在后角处形成突触,纤维交叉在脊髓上升,通过延髓、脑桥和中脑至丘脑腹后外侧核
后索-内侧丘系	有分辨力(如实体觉,两点辨别觉);精确定位;精确的强度分级;对刺激源有高程度的空间定向	大纤维,传导快	皮肤,关节,肌腱;专门的机械感受器	从脊神经后根,上升至延髓,与背柱核形成突触,交叉至对侧并上升至丘脑,之后投射至感觉皮层

神经元从丘脑投射至躯体感觉皮层。在皮层感觉投射相关区域,可感知和解释复合皮层感觉(图 3.5)[64,65,67,74]。表 3.1 比较了两个上升通路最突出的特征。

躯体感觉皮层

感觉信息最复杂的处理过程发生在躯体感觉皮层,躯体感觉皮层有三个主要的分区:初级躯体感觉皮层(S-Ⅰ)、次级躯体感觉皮层(S-Ⅱ)和顶叶后部皮层(图 3.6A)。初级躯体感觉区(S-I)占据的外侧条状区域称之为中央后回(中央沟的后部),它包括四个不同的区域:Brodmann3a、3b、1 和 2 区 S-Ⅰ神经元识别刺激的位置,还辨别物体的大小、形状和质地。在外侧沟上面的区域是次级躯体感觉皮层(S-Ⅱ),它被来自 S-Ⅰ的神经元所支配。S-Ⅱ投射至可支配颞叶的岛叶皮层,岛叶可能在触觉记忆中很重要。顶叶后部在 S-Ⅰ后面,由 5 区和 7 区组成。5 区整合来自皮肤机械感受器输入的触觉和从肌肉和关节传入的本体感觉。7 区整合来自视觉、触觉和本体感觉输入的实体觉和视觉信息[69,74,75]。这些处理加工区域分析和整合躯体感觉信息,通过以下几点促进运动的执行:①在运动发生之前确定必需的初始位置;②检测运动产生的错误;③确定运动的结果,有助于塑造学习。

对动物模型的研究已经在很大程度上了解了皮层联络区的功能。完全切除躯体感觉系统 S-I 区域,会引起位置觉及确定物体大小、质地和形状能力的缺损。温度觉和痛觉会减弱,但没有消失。由于 S-Ⅱ依赖 S-Ⅰ的支配,切除 S-Ⅱ可导致感知物体形状和质地两种感觉的严重损害。动物模型研究也显示,学习新的辨别任务能力的下降,这些任务是居于辨别物体形状基础上的。损坏顶叶后部皮层,会造成身体对侧感觉传入的严重损害[75]。

感觉模型(躯体位置图)代表了通过中央后回的剖视图,标识了特定身体部位投射至皮层的相应大小(图 3.6B)。必须注意,由于身体某些部位皮肤有较大的神经支配密度,这些部位被放大,如手、脸和嘴。相应的身体部位大小显示了从身体区域传入的感觉密度,也显示了来自相关区域感觉信息的重要性,这和功能有关[74,75]。例如:足的相应大小反映出它在移动中的重要性。示指相对应的大小反映了它在精细运动技能中的作用。相反,躯干和背部的皮层区域很小,意味着较低的感受器密度和相应功能的感觉感知作用较少。

使用两点辨别觉为例,Bear 等提供了一个特别的例证[74],来说明身体在感知刺激的能力方面,有非常明显的不同。

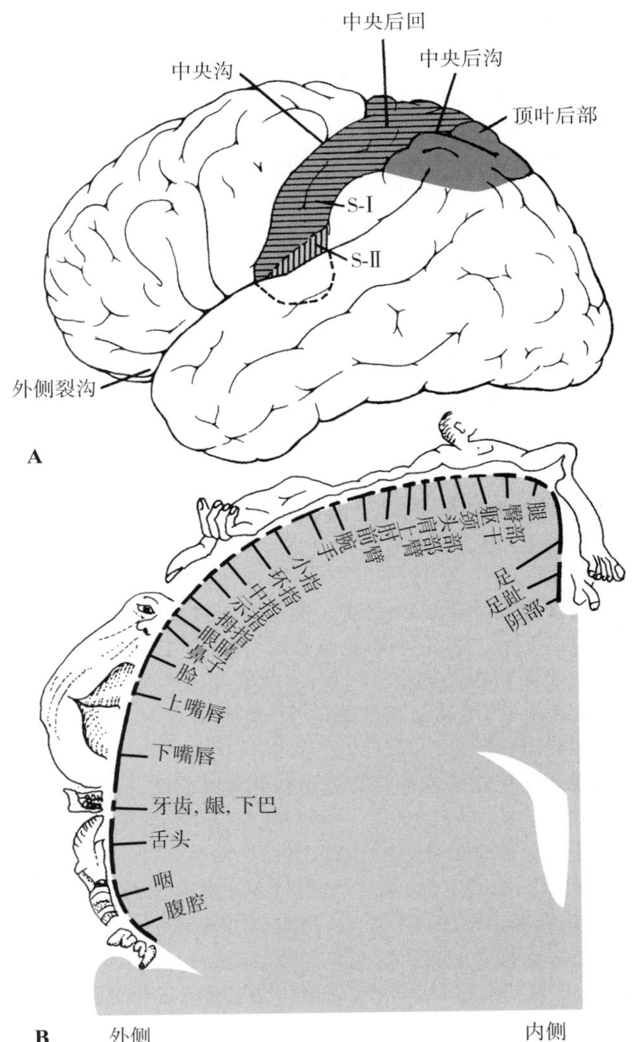

图 3.6 (**A**)躯体感觉皮层有三个主要分区,初级区域(S-Ⅰ),次级区域(S-Ⅱ)和顶叶后部。(**B**)感觉模型。执行分辨触觉的身体区域(如唇、舌和手指)被皮层组织大面积区域所代表。较小的皮层代表区域,反映在感觉感知中起作用较少的身体部分,如躯干

身体不同部位的两点辨别觉至少相差 20 倍。指尖有最高的分辨能力。盲文小点 1 毫米高,2.5 毫米宽,六个小点组成一个字母。一个熟练的盲文阅读者可以通过食指触摸一页

凸起的点来浏览，一分钟大概能阅读600个字母，大致和一个人大声阅读一样快。在阅读盲文时，为何指尖比肘部更好的原因在于：①指尖皮肤比身体任何部位有更多的高密度机械性感受器；②指尖富含感受细小区域的感受器；③相对于其他任何部位，有更多的脑组织（因此有更多粗略的计算能力）致力于处理每平方毫米的指尖的感觉信息；④可能有特殊的神经机制致力于高解析的辨别[74]。

筛选

物理治疗干预的一个重要组成部分就是准确并有效地符合患者个人的需求。结合从病史和系统回顾得到的信息，筛查有助于治疗师熟练地选择所需的测试和评定方式，并在测试过程中设置优先项目。筛查包括一系列简单的测试，提供给治疗师有关感兴趣系统的概况（如：肌肉骨骼系统，神经肌肉系统）。因而，筛查可用于下列情况[7,76]：

- 确定是否需要进一步或更详细的检测；
- 适时确定是否有必要请其他医务人员会诊；
- 着重于寻找症状起源的特殊部位或身体某个部分；
- 判断导致活动受限或残疾的系统相关损害。

临床注解：术语筛查也用于其他方面。例如：它涉及鉴别目前不需要接受物理治疗，但可能存在健康问题风险的个体或人群[7]。如下背部损伤、糖尿病、肥胖或老年人跌倒的风险。典型的物理治疗干预和筛查种类相关，它们包括预防策略、健康宣教、健康促进和健康计划制定，以满足个体患者或目标人群的需要。

进行感觉筛查时，可选择一些简单的感觉测试方式（如对专门的仪器要求低或不需要仪器）。重要之处在于不应遗漏总体感觉条目中的选项。例如：治疗师可选择测试痛觉和轻触觉（浅表觉）、运动觉和振动觉（深部觉）以及两点辨别觉或实体感（复合觉）。

使用相应的感觉测试方式进行感觉筛查时，应随机测试一些大的表面区域。例如：一种刺激源可分别应用于上下肢和躯干上。检查后获取的信息，有助于治疗师制定决策。如果感觉损害被确定，决策可以是：①提示需要更多详细的测试；②协助缩小症状的来源；③了解活动限制的原因。

像之前提及的，精神状态（觉醒、注意力、定向力、认知和记忆）、视觉和听力筛查测试，应该在感觉测试之前完成。

感觉检查管理安排

感觉功能测试之前，应该确定和布置测试环境，准备需要的仪器，做好患者的准备工作（例如要提供什么信息和指令给患者）。

测试环境

应该在安静、光线好的环境下进行感觉测试。根据测试身体区域的面积选择坐位或卧位。如果要测试全身，则需选取俯卧位和仰卧位。推荐使用治疗床，以便于检查身体的每一侧。

仪器

执行感觉检查，需使用以下仪器和物品：

1. 痛觉安全大头针，或有一个弯曲开放节段的大回形针（提供一个尖锐和一个钝的末端）。装置尖锐的一端不能过于尖锐，以免刺破皮肤。如果使用安全大头针，可使用磨砂纸将尖锐端稍微磨钝。也可使用市购一次性、防护性的神经病学大头针（图3.7）。

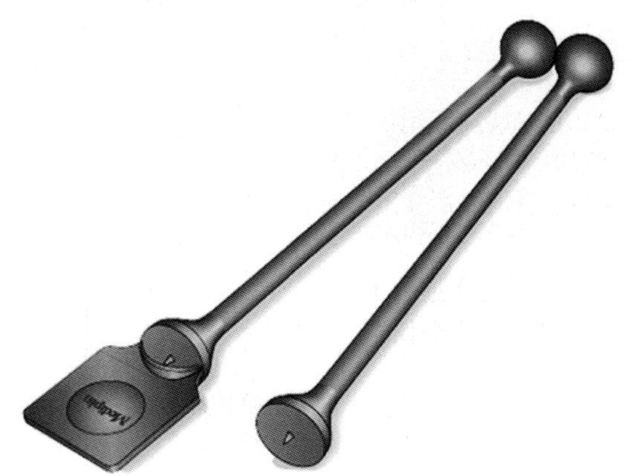

图3.7 一次性、防护性神经病学大头针。左图显示了大头针使用前带了完整保护帽（尽管图示了大头针的位置）。在右图，保护帽被移除，针被暴露。大头针的另一端是光滑的圆表面，用于随机进行钝觉刺激。使用后，将尖端压在坚硬处破坏，丢弃于生物危险容器中

2. 温度觉两个带塞子的标准实验室试管。

临床注解：Tip Therm® 是为检测糖尿病相关多发性神经病而设计的、确定温度觉变化的早期工具（图3.8）。它是患者自行测试足部温度敏感性的方法。它仅能大致上评估温度感知的，但它有方便、廉价和患者易于使用的重要特点。这个工具可以多次使用，无需供能。它利用了合成材料和金属的特点。它一端是金属，另一端是合成材料。需在室温下使用两种材料，而金属端会从身体上吸取更多的热量（金属比合成材料有更高的导热性）。结果，金属端被感知为温的，合成端为冷的。

3. 轻触觉驼毛刷、一块棉花或者纸巾。
4. 振动觉音叉和耳机（如果有耳机可以减少听觉线索）。音叉由不锈钢或镁合金制成，非常像尖端分两叉的叉子。当叉尖敲击一个平面（常常是检查者的手掌）时，音叉会在特殊音调（如128 256，或512Hz）下共振，音调由两个U形叉的长度决定（音叉）。
5. 实体觉（物体识别）不同大小的日常用品，如：梳子、叉子、回形针、钥匙、弹子、硬币、铅笔等。
6. 两点辨别觉有一些测量计可以用来测量两点辨别觉。两点辨别觉触觉计（图3.9）是一个小的手提式测量计，设计用来测量能够分辨皮肤上两个接触点的最短距离。此测量计一端固定，一端可滑动，尖端表面涂有乙烯树脂。乙烯树脂覆盖

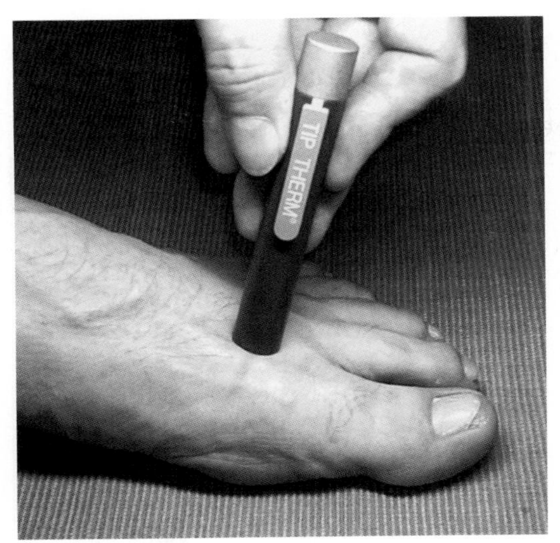

图 3.8　Tip Therm® 是为了患者监测足部粗略温度感知而设计的感觉仪器。这个仪器长 4 英寸(100 毫米),直径 0.59 英寸(15mm)

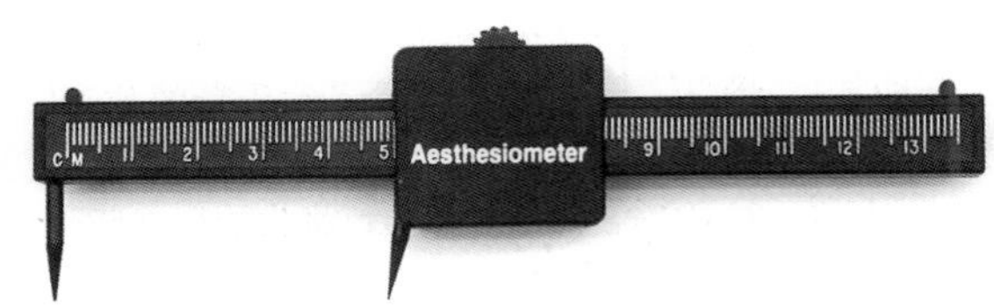

图 3.9　手提式的触觉测量计提供两点辨别觉的定量测试。当尖端距离依次缩小触碰患者的皮肤时,即可用最小辨别距离决定两点辨别觉的阈值。标刻度的范围小至 0.1 厘米,大至 14 厘米

物使感知到的温度影响减到最小。一些测量计还有第三个尖端,使测试时易于从两点接触变为一点接触。当在不平坦的身体表面上使用时,应该注意不让仪器“尺”的位置与皮肤接触。注解:术语触觉测量计不是特指这种测量计,而是任何的被设计用于检测触觉感知的测量计。

更精细级别的测量(例如:指尖),可用小圆盘来测量两点辨别觉(图 3.10)。这类测量计允许两点辨别觉的定量范围为 1~25 毫米。

还有一种心电图卡尺[77],附有用砂纸磨钝的尖端[78],也可以用来测量两点辨别觉。

7. 质地识别觉不同质地的面料的样品如:棉花、羊毛、仿粗麻布或丝绸[大约 4 英寸 ×4 英寸(10cm×10cm)]。

患者准备

应全面地向患者解释测试目的。应该告知患者,为了获得精确的测试结果,必须相互合作。须告知患者,不能确定的话不要猜测,这点相当重要。

测试时,患者应该处于舒适放松的体位。测试最好应该

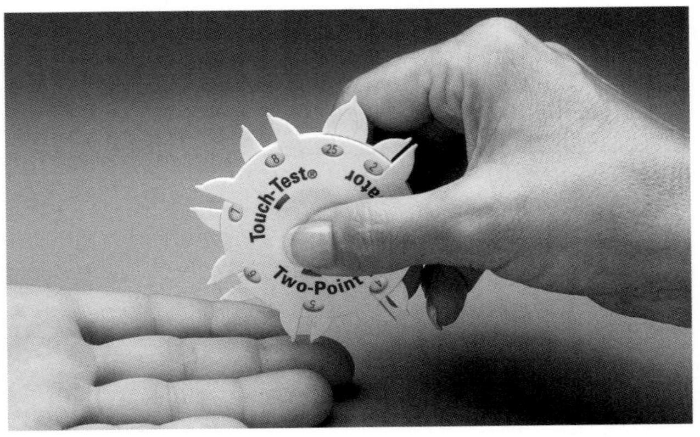

图 3.10　这个圆形的两点辨别觉测量计,包括两个相连的可旋转的塑料圆盘,圆的末端被放置于标准测量间隔中

在患者充分休息后进行。由于需要注意力高度集中,感觉测试的结果可能会被疲劳影响[77]。

注解:实际测试之前,应该进行“预测试”,或进行每个测试的示范。这样,患者就会了解测试的感觉,并预测测试什么,有什么样的反应。不应该低估预测试的重要性。如果实施的测试不适当或不能被完成,它所出现的感觉损害可能实际上仅仅反映患者缺乏对测试程序或对刺激如何做出反应的理解。

在测试中应该使用一些阻挡患者视觉的方法(在解释和示范时视觉不应该被阻挡)。阻止视觉输入,是因为视觉可能对其他感觉缺失进行补偿,因而会降低测试结果的准确性。传统阻挡视力的方法如使用织物蒙住眼睛(就像飞机上旅行者戴着睡觉的眼罩),用折叠的小毛巾,或者要求患者闭上眼睛。这些方法在大多数情况下是实用的。然而,在中枢神经系统功能异常的情况下,如果视觉被阻挡很长一段时间,患者可能变得焦虑或无定向力。在这种情况下,小屏幕或屏风作为视觉障碍可能更合适。无论使用何种阻挡物,应该在两次测试之间将其移除,从而给予患者清晰的指导和示范。

感觉检查

通常先测试浅感觉(感受外界刺激),因为它们包含更多的原始反应。其次是深部觉(本体感觉),然后是复合的皮层觉。如果一个测试显示有浅表反应的损害,更多的需分辨力的(深部和复合)感觉损害也会被发现。浅感觉损害是进一步测试的禁忌(例如:触觉的缺失将不能进行实体觉测试)。也就是说,初级感觉体(触觉)必须是十分完整的,以便进行有意义的皮层感觉功能测试(能辨别确定放在手上的物品)。

每种感觉测试,要生成以下数据:

- 测试的感觉形式;
- 累及量或受影响的体表面积(模式识别);
- 累及的程度或严重度(例如,缺失、损害或反应延迟);
- 感觉损害的精确分界线的位置;
- 患者感觉改变后的主观感受;
- 感觉缺失后对功能的潜在影响(例如:活动受限、残疾)。

具有神经根和周围神经支配(图 3.1 和 3.2)的皮肤节段

此表格可记录感觉损害类型、严重程度和分布部位。如需要，它可与附加的皮区记录单联合使用，来图形化地标出损害界限的轮廓。可用P和D来标注肢体或躯体损害部位的近端（P）或远端（D），皮区表需用颜色编码，并使用不同密度的填充标记（用高密度来表示损害严重的区域）。在题为颜色编码的方框中，要标明文字记录所使用的颜色（不同颜色反映不同的感觉）。检查面部及识别周围神经受累时，须使用分隔符。在总结部分，须简明描述异常反应。

患者姓名: ______________________ 日期: ____________

检查者: ______________________

感觉	上肢		下肢		躯干		注解
	右	左	右	左	右	左	
疼痛觉							
温度觉							
触觉							
振动觉							
两点辨别觉							
运动觉					▒	▒	
本体感觉					▒	▒	
实体觉			▒	▒	▒	▒	

注解：阴影部分表示相应的身体部位通常不会检测

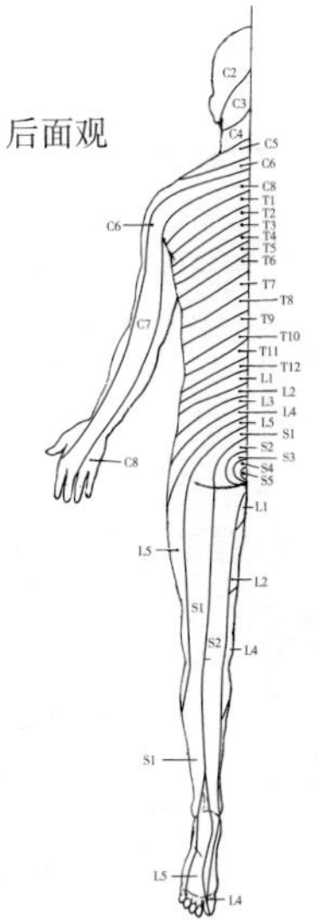

分级表

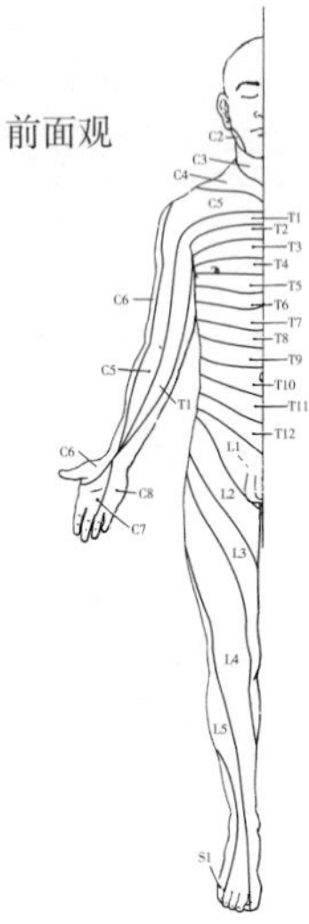

0 = 缺失，没反应
1 = 减低，反应迟钝
2 = 增加，反应放大
3 = 不一致的反应
4 = 完整的，正常的反应
NT = 不能测试
P = 近端; D = 远端

色码

颜色	感觉

周围感觉神经受累标示:

前面观

后面观

图 3.11 感觉检查表格示例

(皮区)的知识,是做出合理的、精确的诊断和预后判断的前提。皮区是测试过程中的重要参考物,也作为结果记录的一个框架。

感觉测试通常从远端至近端的方向进行。这种进程将节约时间,特别是在处理涉及单个肢体局部损害,此时往往远端感觉缺损更严重。一般来说,不需要测试每个皮区的每个节段,大致的身体区域测试就足够了。然而,一旦记录到感觉缺失区域,测试就必须更加独立,并应该确定确切的损害界限。皮肤记号笔有助于标记感觉直接变化的边界。这个信息应该稍后转化为感觉测试表格,即用图解形式呈现确定累及的皮区和周围神经。图3.11显示了感觉检查表格的样板。在不同的实践条件下,适用于各种各样的患者的一个文件表格是不存在的。专科中心或机构已经形成了特殊的感觉功能检查表格(例如,美国脊髓损伤协会(ASIA)标准化了脊髓损伤的神经分类,参见第20章外伤性脊髓损伤)。然而,以下方面是感觉检查表格的常见组成:(1)皮区图示结果;(2)分级量表(例如:0-缺失;1-损害;2-正常;NT-不能测试;等等)记录患者个人的感觉形式;(3)解释注解部分。

皮区图常用色彩编码完成(例如:每种颜色代表不同的感觉形式)。检查者使用颜色绘制每种感觉,然后直接编码到表格上(图3.11)。在很多情况下,绘制不同密度的标记可用来显示感觉损害的级别(例如,标记越接近,感觉损害越严重)。用这种方法的话,如区域中颜色标记满,就表示对某项感觉检查刺激没有反应。不同的或"参差不齐"的感觉缺失并不少见,常常不易用一个皮区图表完全描述出所有的测试结果。如使用几个皮区图表,应在页首使用粗体字显示所记录的感觉类型。

图3.11显示了典型感觉检查档案的基础组成。它可以被改良或扩展,以满足给定人群或机构的要求。治疗师常用此图表来收集描述性的感觉测试数据或进展报告。可在这个表格中记录感觉损害类型、严重程度和位置,同时还应该结合使用皮区表。如必要,须用图示标记损害边界的确切轮廓。可以添加标记P和D到分级表上,以表明损害位于肢体或身体部位的近端(P)或远端(D)。皮区图表应该用颜色编码,并填充不同密度的影线记号(较高密度表示较严重的损害区域)。在色彩编码标题知识点内,标记记录的颜色(每种感觉使用不同的颜色)。面部检查和周围神经累及时,须用单独标记。异常反应须在注解部分简略地描述。测试过程中,检查者应该用随机的、有时间变化的、不可预测的刺激方式。这可以提高检测结果的准确性。应避免一致的刺激模式,因为这可能为患者的正确反应提供"暗示"。应用刺激时,应考虑皮肤条件。疤痕组织或结茧区域的敏感性一般较低,对感觉刺激的反应也相应减低。记住进行预测试,使患者理解测试目的,并对特殊刺激做出相应的反应;测试期间阻挡患者的视觉。

以下是个体感觉测试部分。这些测试细分为浅感觉、深感觉和复合的皮层觉。表3.2显示了常见的感觉损害的术语。

临床注解:接触患者前后应该洗手。"手卫生是标准预防的一个主要组成部分,是阻止卫生相关病原体传播最有效的方法"[79]。世界卫生组织(WHO)建议使用肥皂洗手并用水冲洗40至60秒,并使用含酒精的手凝胶擦洗20~30秒[80]。参见第2章,生命体征检查(标题为手卫生部分)部分有较详细的讨论和图片,讲解了使用肥皂和水冲洗,以及使用含酒精手凝胶的手卫生技术。

表3.2　描述常见感觉损害的术语

压觉缺失	不能识别重量
异处感觉	感觉体验在刺激点的远隔部位
异常性疼痛	非伤害性刺激产生疼痛
痛觉缺失	疼痛敏感性完全缺失
实体感觉缺失	通过触觉不能识别物品的形状和类型(同义词:触觉失认)
位置觉缺失	不能感知位置
灼痛	疼痛,灼热感,常沿神经分布
触物感痛	触觉产生疼痛体验
痛觉减退	疼痛敏感性下降
痛觉过敏	疼痛敏感性增加
感觉过敏	对感觉刺激敏感性增加
感觉减退	对感觉刺激敏感性下降
振动觉缺失	对振动的感知减退或缺失
感觉异常	异常感觉如麻木、刺痛或麻刺感,没有明显的原因
丘脑	丘脑的血管病变导致感觉障碍以及一侧肢体部分或者完全瘫痪,伴随严重的、令人讨厌的疼痛;感觉刺激可能产生夸大的、延长的或疼痛的反应
热性痛觉缺失	不能感知热
温度觉缺失	不能感知热和冷
温度觉过敏	对温度敏感性增加
温度觉迟钝	温度敏感性下降
触觉缺失	轻触觉缺失

浅感觉

疼痛觉

这个测试也称之为锐/钝的分辨觉测试,体现了保护性的感觉功能。为了测试疼痛感知,可使用安全大头针的尖锐端和钝端,改变回形针形状(远离回形针体部节段提供一个尖锐端),或者一次性使用的保护性的神经病学大头针。在测试实施前,应仔细清洗测试用品,测试完后立即丢弃(神经病学大头针上有保护帽,不需要清洗)。将装置的尖锐端和钝端随机而垂直地刺激皮肤。为了避免总和效应,两次刺激不应该彼此太近,也不可过快。为了保持每次刺激有一致的压力,须持紧大头针或变形回形针。当接触皮肤时,手指可以在大头针或回形针上"滑动",这可以避免装置对皮肤压力的逐渐增加。用于疼痛感知测试的装置,可以尖锐到使皮肤变形,但不能刺破它。

反应

患者感觉到刺激时,须口头表述是尖锐的还是钝的。应该检测身体所有的区域。

温度感知

这个测试确定分辨冷热刺激的能力。这个测试需要两个带塞子的试管;一个装满热水,另一个装压碎的冰。冷的理想温度在41℉(5℃)至50℉(10℃)之间,热的温度在104℉(40℃)至113℉(45℃)之间。切记,实际应用时温度必须保持在这个范围之内,因为超过这个范围可能会引出疼痛反应,从而导致不准确的测试结果。应该将测试管一整面接触皮肤放置(而不是仅用试管远端接触)。这样,才有足够的体表面积接触以确定温度。测试管须随机放置于被测的皮肤区域。应该测试所有的皮肤表面。

反应

每次刺激后要求患者回答是热的还是冷的。

临床注解:温度测试的临床益处存在问题。Nolan 指出[77],不同日子里重复这个测试是非常困难的,因为测试管一旦暴露在室内空气中,温度会很快发生变化。尽管它是个操作简单的测试,但随时间改变而确定温度变化并不实际,除非应用某种监测试管温度的方法[77]。

触觉感知

这个测试确定触觉输入的感知。可使用驼毛刷、棉花(棉球或棉签)或薄的纱织品。须轻触或抚过被测区域。可使用单丝定量测试,来进行轻触觉精细分级检查(本章定量感觉测试和专业测试工具部分)。

反应

当患者感知到刺激时,需用"是"或"否"作答来表示。

注解:可以将正确反应的数目除以运用的刺激数目,来获得痛觉、温度觉和轻触觉感知的定量评分(正常反应是100%)[81]。此外,口头交流的障碍对于获得准确数据没有妨碍。例如,患者可以用举起一个或两个手指来表示两种不同的反应(是/否;热/冷)。也可以用其他方法,如点头,在打印出的索引卡中指出反应,或使用手势来表明对刺激的识别。

压力感觉

治疗师用指尖或双头棉拭子,对皮肤表面施加一个较强的压力。这个压力应该足够强,以挤压皮肤并刺激深部的感受器。也可以使用拇指和四指挤压跟腱来进行这个测试[77]。

反应

当感知刺激时,患者须用"是"或"否"回答做出表示。

深感觉

深感觉包括运动觉、本体感觉和振动觉。运动觉是对运动的感知。本体感觉包括位置觉和静止时关节的感知。振动觉涉及感知快速振动或振动刺激的能力。尽管这些感觉关系很密切,它们还是需要单独分开来检测。

运动觉

这个测试检查对运动的感知。将肢体或关节被动运动,产生一个较小的活动度(ROM)。ROM 的略微增大,将在活动范围中的某个特定点,激活关节感受器。治疗师应确定被检测的 ROM 范围(例如:初始 ROM、中期 ROM 或终末 ROM)。如前所述,应该在正式测试之前实行预测试或示范操作过程。这将确保患者和治疗师就描述运动方向的用语方面达成一致。

反应

当肢体运动时,要求患者使用之前和治疗师讨论过的用语,口头描述运动的方向(向上、向下、向里、向外等等)和范围。患者也可以同时使用对侧肢体模仿动作来做出反应。但是,在进行下肢近端关节测试时,第二种方法不实用,因为会对腰部形成潜在压力。测试时,分辨大关节的运动通常比小关节快。治疗师的抓握力应该保持恒定的和最小限度(指尖抓握于骨性突起),以降低触觉刺激。

本体感觉感知

这个测试检测关节位置觉和静止时的关节感知。肢体或关节须在 ROM 中运动,并保持在一个静态位置。须小幅增加运动范围。确定运动范围的用词应该在预测试时被患者认同过(例如:初始 ROM、中期 ROM 或终末 ROM)。跟检查运动觉一样,应该注意手的放置位置,避免过度的触觉刺激。

反应

当治疗师将肢体或关节保持在静态位上时,要求患者口头描述位置,或用对侧肢体模仿肢体或关节的位置(位置匹配)。这个测试也可以使用同侧的肢体或关节单独完成:首先,检查者保持一个位置,然后回到休息位,随后患者用同一肢体主动重复这个位置。

临床注解:基于一系列由密西根大学运动控制实验室实施的位置匹配的研究,Goble[82]提出一系列重要的因素,以帮助临床医生对本体感觉匹配的测试结果做出有见地的决定:

- 有关位置匹配的测试,使用同侧肢体(由检查者被动活动的同一手臂来主动重建关节角度)与使用对侧肢体(患者根据检查者放置的位置,运动对侧肢体来模拟重建)两种方式,有不同的记忆影响和不同的大脑半球间联系要求。
- 可能由于右侧大脑半球在本体感觉反馈处理过程中有更大的作用,因此左臂在匹配任务上更有优势。

- 关节角度的参考值大小(值越大,相关的错误越多)和如何重建位置(主动运动用于位置重建,相对于被动运动来说错误较少),会影响操作。
- 在存在年龄因素或有特殊诊断(例如脑卒中)等可能发生的预期改变的情况下,须考虑本体感觉敏感性。
- 任务的工作环境(完成日常生活活动的地方)可能影响关节位置匹配的完成。在位置匹配实验中,较好的表现出现在身体中线的左边,在工作环境的最左边错误发生最少。

振动觉

这个测试需要一个振动频率为 128Hz 的音叉[77]。通过把振动的音叉的基底放置在骨性突起上,来检测感知振动刺激的能力(例如:胸骨、肘或者踝)。检测者的拇指和示指握持音叉的基底(音叉的“柄”),不能接触叉端。检测者将叉端快速击打对侧摊开的手掌来启动振动。注意不要接触到叉端,否则振动将会停止。音叉的基底放置在骨性突起上。如果振动觉没有受损,患者将感受到振动。如果有损害,患者将无法分辨振动的和不振动的音叉。因此,应该随机应用振动和不振动的刺激。

听觉提示会严重影响精确的测试结果。通常来说,用力触碰检测者的手掌以启动振动,很容易发出音叉的声音。如果没有听到这种声音,患者就得到了一个很明显的暗示:下面的刺激没有振动。为了减少这种影响,每次刺激应用前均应启动振动。当治疗师希望进行无振动刺激时,在放置皮肤上之前,将叉端短暂接触手指振动即停止。然而,这也不能彻底解决振动刺激应用时听觉提示产生的问题。最好的解决办法是使用声音阻断耳机(就像机场地面工作人员佩戴的那种)。遗憾的是,临床上很少有这样的耳机。

反应

要求患者口述,或用其他方式对音叉接触时的刺激做出是否振动的分辨反应。

复合皮层感觉

实体觉

这个测试确定通过接触辨别物体形状的能力(实体觉)。测试中需要各种小型的、容易获得的、不同体积和形状的熟悉物品(例如:钥匙、硬币、梳子、安全大头针、铅笔等等)。将单个的物品放在患者手上,使其触摸后口头做出辨别。在解释和示范期间,允许患者触摸测试样品。

反应

要求患者口头命名物品。如果患者有言语障碍,检查者可以使用感觉测试遮蔽架(图 3.12)。测试完毕后,患者可从提供的照片中辨别触摸过的物品。

触觉定位

这个测试确定皮肤触觉定位的能力(位置觉)。要求患者识别触觉刺激特定的点(例如:环指尖、外踝等等),而不是简单的触觉感知。触觉定位通常不单独检查,而经常和压力感知或触觉感知等类似的测试一起检查。治疗师使用棉签或指尖,接触不同的皮肤表面。每次刺激后,患者在给定的时间内做出反应。

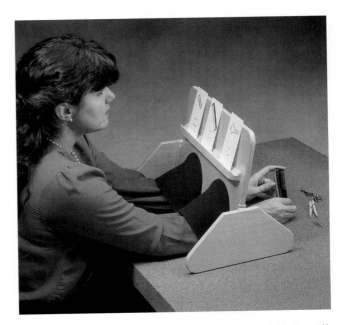

图 3.12 在言语或语言损害存在的情况下测试实体觉,可使用感觉测试遮蔽架。在这个模拟测试中,受试者触摸物体时没有视觉输入。之后,受试者在测试壁架的图片上指出相应的物品

反应

要求患者通过指出刺激的区域或通过口头描述,来辨别刺激的位置。患者的眼睛在测试辨别期间可以睁开。测量和记录刺激部位和患者所指的位置之间的距离。身体不同部位定位的精确度,可以作为不同部位的相对敏感度进行互比。

两点辨别觉

这个测试检查分辨同时放置于皮肤上的两点的能力。它测量两个刺激之间的最小距离(要求同时和同样的压力),而这两个刺激仍然可以作为两个不同的刺激被感知。两点辨别能力因人而异,也因身体的不同部位而异。上肢远端是常用的检测部位,拥有最精确的两点辨别觉功能。这可能得益于精确的抓握运动和日常生活活动(IADL)中使用工具[83]。

对于皮肤感觉测试来说,两点辨别觉是其中最实用的、最容易重复的测试。若干年前,Nolan 实施了一系列经典的两点辨别觉的研究[84~86]。他的研究目的在于建立年轻人的两点辨别觉标准数据。他的样本为 43 名年龄从 20~24 岁之间的大学生。Nolan 有关上肢和下肢,还有面部和躯干的研究数据,在附件 3.A 中呈现。这些研究结果在应用时需谨慎,因为它和特定的人群相关。这些数据不应该被认作是从老年或年轻患者处得来的概括性数据。其他一些作者也研究记录过有关两点辨别觉的标准数据,包括 vanNes 等[29],Kaneko 等[62],Vriens 和 van der Glas[87]。

如前所述，触觉计（图 3.9）和圆形两点分辨计（图 3.10）是最常用的测量设备。也可以使用两个塑形的回形针，而这要求第二个检查者协助使用一把小尺来测量两点间的距离。在测试过程中，设备的两个末端要伸展并同时放在皮肤上。为了增加测试的效度，应随机轮流使用两点刺激和单点刺激（在一些触觉计上设计有 3 个末端）。随着连续测试，两个末端逐渐接近，直到刺激变成一个点被感知。测量仍被作为两个不同点被感知的刺激之间的最小距离。

反应

患者被要求确定是“一个”还是“两个”刺激的感觉。

双同步刺激

这个测试确定感知同时接触刺激的能力[双同步刺激（DSS）]。治疗师同时（和用相同的压力）接触：①身体两侧相同的位置；②身体两侧的近端和远端；③身体同侧的近端和远端。术语消失现象描述这种情况：仅仅近端的刺激被感知，而远端的刺激“消失”。

反应

患者口头陈述感知到的触觉刺激和刺激数量。

检查复合（皮层）感觉的一些额外测试包括皮肤书写觉（辨别手指书写痕迹）、质地识别和重量觉（重量的识别）。然而，如果发现实体觉和两点辨别觉未受损，这些测试则通常不检测。

皮肤书写觉（图形痕迹的辨别）

这个测试确定分辨写在皮肤上的字母、数字或图形的能力。测试时，在患者的掌心，使用指尖或铅笔的橡皮端，描绘一系列的字母、数字或图形。在实际测试时，描记的方向应该一致[例如，描绘的图形底部应一直朝向患者手掌的基底部（手腕）]。进行另一次手掌画图前，应该用柔软的布料轻轻地擦拭手掌，以向患者清楚地表明要更换图形了。当瘫痪手不能抓握物品时，这个测试也用作对实体觉检查的替代。

反应

患者要求口头辨别画在皮肤上的图形。如果患者有言语或者语言损害，则可以从一系列的绘制图片中选择（指出）图形。

质地辨别觉

这个测试确定分辨不同质地的能力。合适的材质可包括棉花、羊毛、仿粗麻布或丝绸。逐一放置这些物品在患者手中，让患者触摸样品的质地。

反应

要求患者逐一辨别放置在他们手中物品的质地，可以直接说出材质的名字（例如，丝绸，棉花），也可以辨别出质地（例如：粗糙的、光滑的）。

重量觉（重量的识别）

这个测试确定感知不同重量的能力，使用相同大小和形状但不同重量的一组有差异的砝码（图 3.13）。治疗师可向同一个手中一次一个放置不同的砝码，或在两个手上同时放置不同砝码，或要求患者用指尖抓起每个砝码。

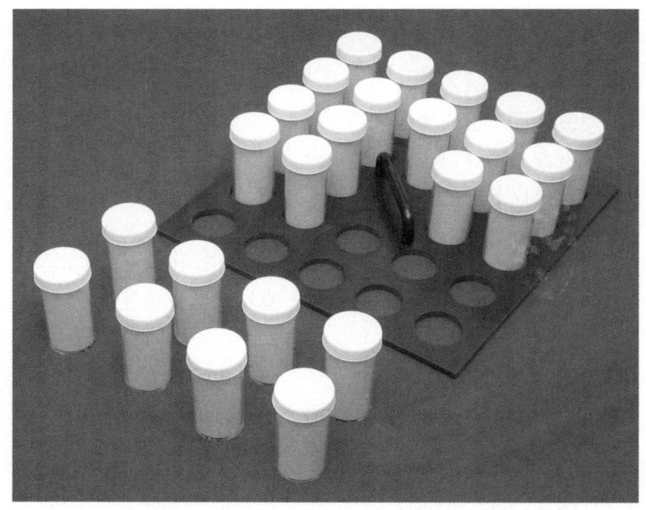

图 3.13 大小，形状和质地完全相同的但有差别的砝码。唯一区别是重量不同

反应

要求患者分辨一组物品的相对重量（例如：跟前一个物品重量相比较），或当同时放置不同物品（或抓起）在双手中时，要求患者比较两个物品的重量。患者通过表明物品是“较重”还是“较轻”来做出应答。

临床注解：某些物理检查对感觉损害是禁忌或慎用的。因为，检查最终的强度范围或持续时间，经常跟患者感受刺激的主观表述相关（例如，患者的容忍度）。

信度

信度是任何检测或评价的一个非常重要的参数。然而，很少有系统报告提及传统感觉测试的信度。这个可能是由于不能精确地定量测试感觉的结果。Kent[88]的一个重要的早期信度研究，测试了 50 个成年偏瘫患者上肢感觉和运动损害的情况。他使用了三个感觉测试试验，并由同一个测试者在 1~7 天中重复测试。结果显示实体觉（γ=0.97）和位置觉（γ=0.90）都有很高的信度。而两点辨别觉的信度较低，根据被测身体部位的不同，相关系数范围从 0.59~0.82。

最近出现了更多的研究。Moloney 等[89]检测了年轻健康成人温度定量感觉测试的评定者组间信度，组间信度从低到高依次为：冷感觉阈（组内相关系数 =0.27~0.55），热感觉阈（组内相关系数 =0.38~0.69），冷痛阈（组内相关系数 =0.88~0.94）和热痛阈（组内相关系数 =0.52~0.86）。Juul-kritensen 等[90]测试了健康受试者肘部的本体感觉，关节位置觉（组内相关系数 =0.59）和被动运动感觉阈（组内相关系数 =0.69）的重测信度（也就是绝对误差）分别为一般到良好。Khamwong 等[91]测试了健康男性志愿者双上肢的振动觉，外上髁（组内相关系数 =0.94）和桡侧腕短伸肌肌腹（组内相关系数 =0.93）振动觉的重测信度非常好。Byl 等[92]测试了检测有手问题的患者和对照组之间，一个实体觉新试验的信度，报告有很好的组间信度（组内相关系数 =0.99）。他们的新试验和其他实体觉和皮肤书写觉的试验也有中度的相关（γ=0.41~0.53）。在一个类似的研究中，Rosen[93]检测了一个最近建立的触觉感知（实体觉）评估试验的特性。这个试验检查严重上肢神经损伤患者时，具有良好的组间信度（kappa = 0.66）。

尽管有关信度测量公布的数据有限，我们仍可以用其他方法来提高测试的信度，包括：①测试时使用同一指南；②由受过训练的、技术熟练的测试者实施测试；③后续的复测由同一检查者完成。也应该注意到，患者对测试过程的理解和患者表达结果的能力，将进一步影响感觉测试的信度。随着技术的发展（详见以下讨论），出现了一些新的定量感觉测试工具，因而测试的信度问题将更受重视。其他有关测试过程标准化和确定不同年龄组的标准数据的研究，将提高整体的信度和完善对测试结果的解释。

定量感觉测试盒和专业的测试仪器

随着专业系统和工具的拓展，定量感觉测试（QST）获得了相当多的临床和科研关注。以 QST 为主题的文献数量越来越多[94~104]。QST 允许根据感觉体的感知来定量刺激的级别。尽管没有足够的数据来预测 QST 设备最终整合应用到临床实践的情况，但前期的信息提示了它潜在的实用性。下文节选了部分 QST 设备，进行简略的概述。网络信息对这方面的发展技术和仪器使用上，提供了丰富的资源。

TSA-II 感觉分析仪 + VSA 3000（Medoc，Ltd.，Durham，NC）

这个电脑控制系统（图 3.14）能够产生重复振动和温度刺激，并记录受试者的反应（例如：热、冷，热或冷诱发的疼痛）。测试温度觉时，把能够调节冷热的变温器放置在患者皮肤上（图 3.15）。患者通过按压反应按钮，来对刺激做出反应。仪器记录感觉阈值后，可在电脑中与年龄匹配的标准数据进行比对。这个系统包括支撑手足（图 3.16）的振动刺激器，还包括一个手持式的振动设备（图 3.14）。它可以生成各种各样的报表格式；示例见图 3.17。临床应用的实例包括神经病变（例如：糖尿病性、代谢相关性、癌性）、挤压性损伤和药理试验。

von Frey 触觉计（Somedic Sales AB，Hörby，Sweden）

单纤丝测量计不是新的感觉功能检查设备，一般认为它是检测触觉诱发电位的标准工具（图 3.18）。它们被设计用于探测非常小的触觉阈值变化。纤丝可以做成一组，有不同大小（例如：不同粗细），每个纤丝装在一个手柄上。使单纤丝弯曲的压力，可以从第一个手柄的 0.026g，增加至最后一个手柄的 100g（压强范围在 5~178g/mm²之间）。逐一应用纤丝在患者皮肤上直到它弯曲。每个纤丝提供一个特定的压力量（如果受试者不能感知细的纤丝，则使用粗的纤丝）。阻挡患者视觉。当感觉到刺激时，患者以“是”来做出应答。纤丝垂直接

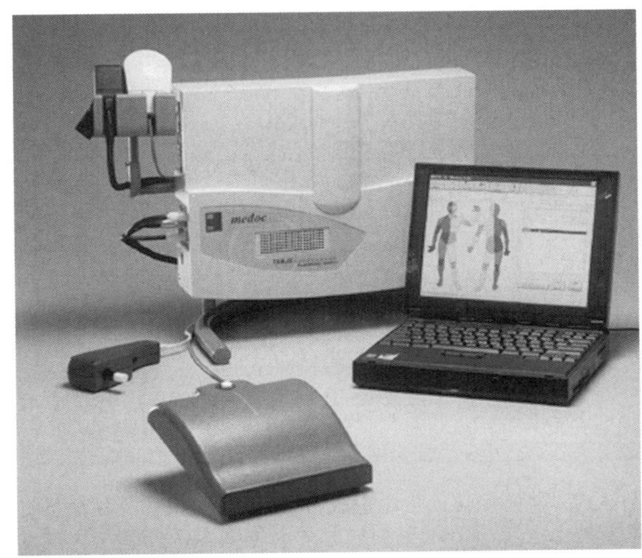

图 3.14　TSA-Ⅱ 感觉分析仪 + VSA3000。这个系统通过使用各种患者界面，进行温度和振动刺激的定量检测。注意左边小的手持式振动设备

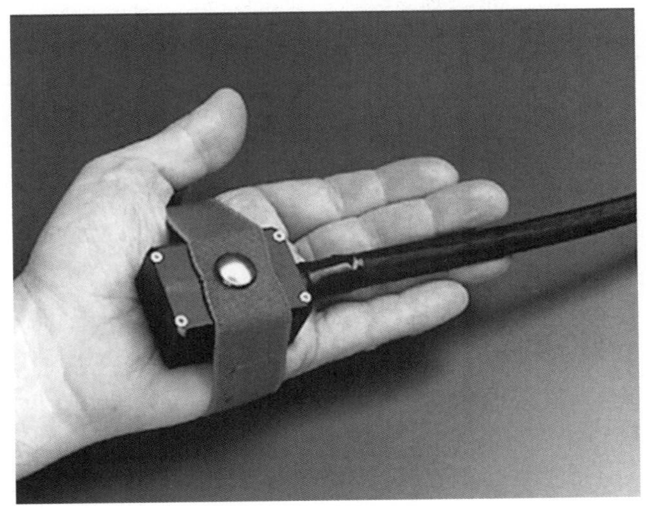

图 3.15　放在手上检测温度刺激感知的变温器

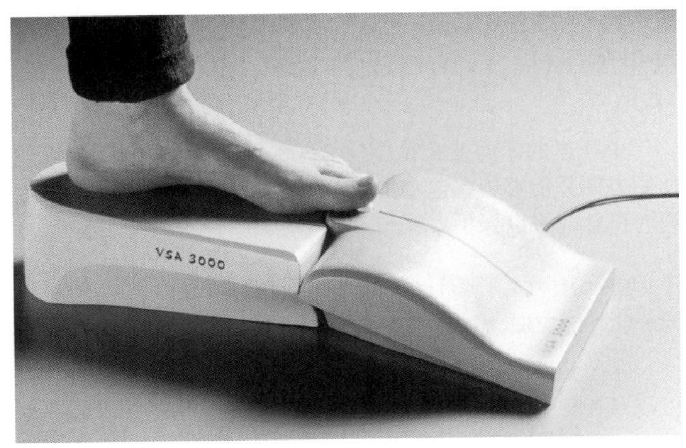

图 3.16　足支撑式振动刺激器

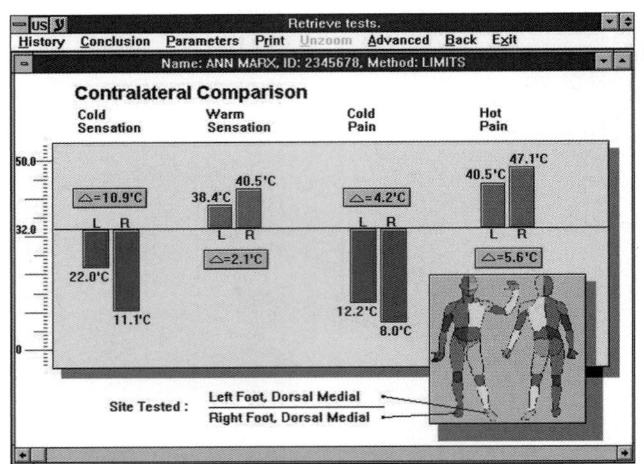

图 3.17 温度测试产生的电脑数据，以身体左右两侧对照的形式呈现。注意右侧足部的阈值数据始终比左侧高。每侧足部均生成一个阈值，也显示两个足部之间的总体差异。所有的值都是摄氏温度。左边图框上温度标度的单位换算为：32℃=89.6℉；50℃=122℉

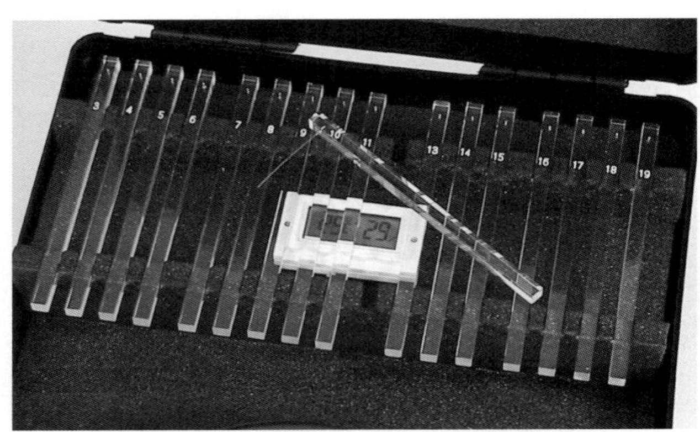

图 3.18 von Frey 触觉计。这组包含了 17 根装在树脂玻璃手柄上的单纤丝

触皮肤，通常在每个测试部位重复三次[81]。单纤丝通常在手功能康复诊所使用，其他的临床应用实例包括神经病变（例如：糖尿病神经病变）和周围神经损伤。

触觉测量计（North Coast Medical，Inc.，Morgan Hill，CA）

单纤丝的压力变化范围从 0.008~300g（图 3.19）。单纤丝使用方便并能够装在包中携带。测试时手柄打开至 90°，不使用时折叠起来以保护单纤丝。

Rydel-Seiffer 64/128Hz 带刻度的音叉（US Neurologicals，Kirkland，WA）

这个定量音叉在两个叉尖的远端包含有小的砝码刻度，可以从 128Hz 频率转换成 64Hz（图 3.20）。两个三角形逐渐移近，它们的交集往上移，振动的强度就相应减弱。当患者不能再感觉到振动时，记录三角形交集的相邻数字即为振动强度。相对于定性音叉来说，此仪器在检测感觉变化时更加敏感和特异，经研究具有很高的组间信度和组内信度[105]。

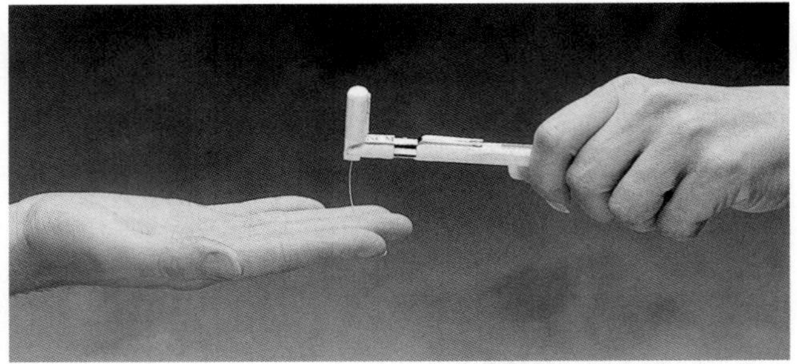

图 3.19 单个的单纤丝触觉计

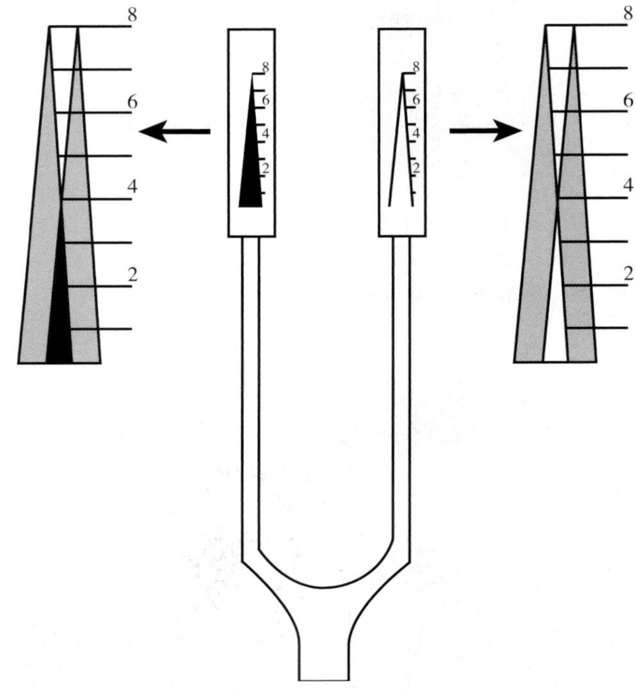

图 3.20 Rydel-Seiffer 音叉原理图解

滚筒式温度测量计（Somedic Sales AB，Hörby，Sweden）

此仪器用作为确定温度觉感知变化的筛查工具（图 3.21）。滚筒放置在储存装置中保温。滚筒接触皮肤时，检查者可对受试者的温度感知做出大致的评定。

生物感觉测定仪（Bio-Medical Instrument Co，Newbury，OH）

此仪器用来定量测定振动刺激的阈值感知（图 3.22）。使用手持式的设备应用刺激至皮肤来进行检测。刺激的强度可以预先设定，或逐渐增加至阈值（或逐渐降低至不能再感觉到为止）。

振动计（Somedic Sales AB，Hörby，Sweden）

这个振动计也能定量检测振动感知（图 3.23）。此仪器标

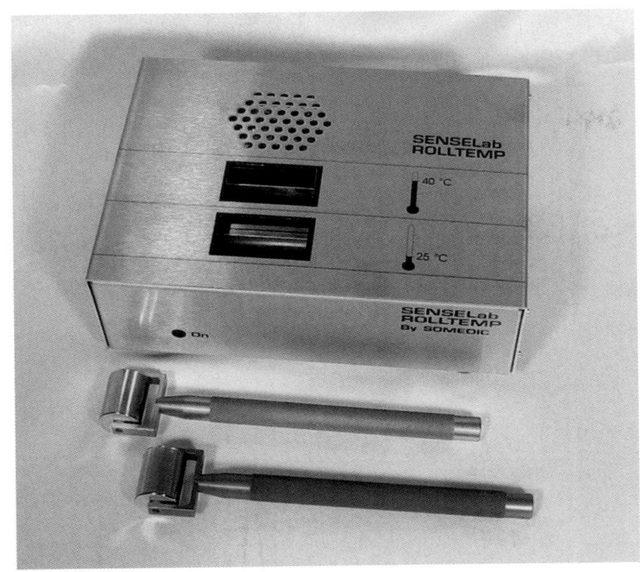

图 3.21　滚筒式温度计是个温度觉的快速筛查工具。两个滚筒都装在手柄上，并分别垂直插在储存装置的两个方形孔中保存。一个滚筒温度保持在 40℃；另一个保持在 25℃

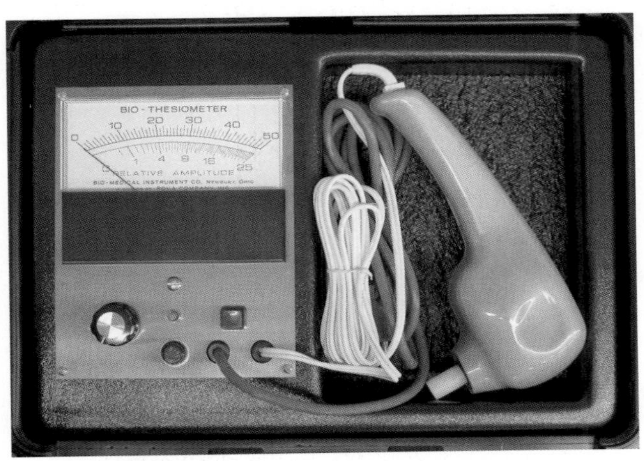

图 3.22　测定振动刺激感知的生物感觉测定仪

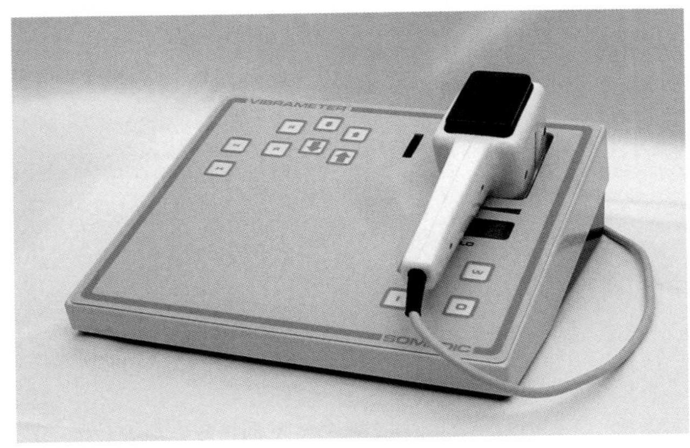

图 3.23　测定振动刺激感知的振动计

准化的测试位点已确定。测试位点（例如：示指掌骨的背面、第一跖骨和胫骨）便于比较和解释结果。这些位点的测试也相对代表了传导至 CNS 的长神经通路。使用手提式设备产生刺激。

感觉测试工具箱（Somedic Sales AB，Hörby，Sweden）

此仪器可以检测痛阈（痛觉计）和触觉诱发电位（von Frey 传感器）。它可以确定可控的机械刺激的强度和患者反应之间的关系。手持式的传感器用于刺激（图 3.24 A 和 B）。使用手提式的按钮设备，或连续的、电子的直观类比标度（VAS），记录患者的反应。测试期间，数据将自动存储于电脑数据库中。

MSA（模式化感觉分析仪）温度测试系统

MSA 温度测试系统检测对温度（热和冷）刺激的反应。不同大小的变温器可以测试不同解剖部位的温度。计算机界面使用 SenseLab 软件，建立和运行温度测试系统，并分析和存储数据。温度范围从 5~52℃。

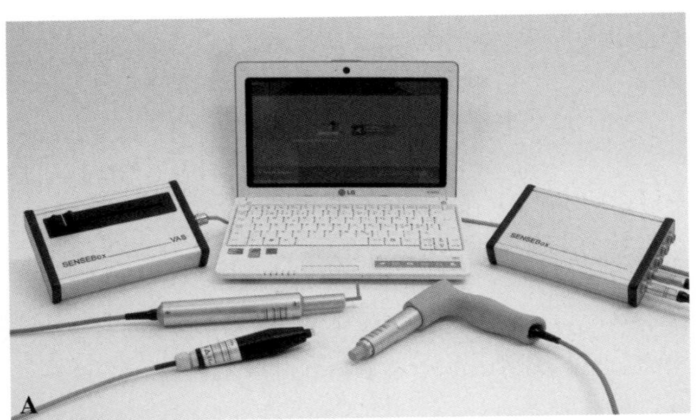

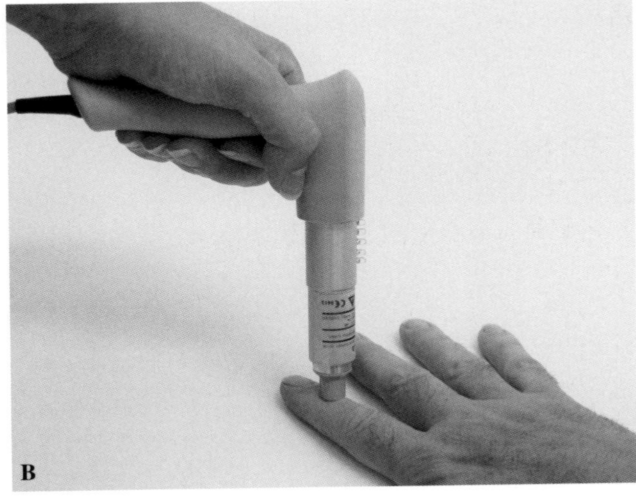

图 3.24　**（A）**感觉测试工具箱。逆时针看，从电脑左边起依次为：患者反应的电子直观类比标度（VAS），触觉诱发电位 von Frey 传感器，按钮式患者反应设备，测定痛觉敏感性的痛觉传感器和数据收集设备。**（B）**感觉测试工具箱的痛觉传感器

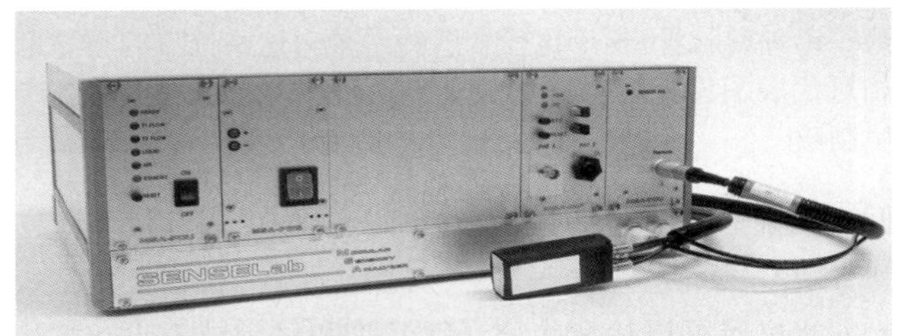

图 3.25 MSA 温度测试系统。右前下方是一个 1 寸 ×2 寸(25mm×50mm)大小的、用于温度刺激的标准变温器

颅内神经筛查

颅神经筛查测试提供脑干功能障碍定位信息及确定需要详细检查的颅神经。生成的数据包括:颅神经支配肌肉的功能;视力、听力、感觉和咽反射完整性;味觉感知;吞咽特点;眼球活动;瞳孔缩小和扩大模式。

表 3.3 为颅神经的功能组成成分的概述。知识点 3.5 呈现了每对颅神经的筛查检测。如筛查期间记录到损害,就说明需要进行进一步的综合检查。有关颅神经检查的其他内容详见第 5 章,运动功能的检查:运动控制和运动学习。

表 3.3 颅神经的功能组成成分

颅神经顺序	名称	组成成分	功能
Ⅰ	嗅神经	传入神经	嗅觉(气味)
Ⅱ	视神经	传入神经	视力
Ⅲ	动眼神经	传出神经	
		躯体的	上提眼睑
			眼球向上、向下、向内移动
		内脏的	缩瞳
			调节晶状体
Ⅳ	滑车神经	传出神经(躯体的)	眼球内收向下致眼球内转(内旋)
Ⅴ	三叉神经	混合神经	
		传入神经	面部感觉
			角膜感觉
			舌前部感觉
		传出神经	咀嚼肌
			声音减震(鼓膜张肌)
Ⅵ	外展神经	传出神经(躯体的)	眼球外展
Ⅶ	面神经	混合神经	
		传入神经	舌前部味觉
		传出神经(躯体的)	面部表情肌
			声音减震(镫骨肌)
		传出神经(内脏的)	流泪(泪腺)
			分泌唾液(下颌下腺和舌下腺)
Ⅷ	前庭蜗神经	传入神经	平衡(半规管,椭圆囊,球囊)
			听力(螺旋器)
Ⅸ	舌咽神经	混合神经	
		传入神经	舌后部味觉
			舌后部感觉
			口咽部感觉
		传出神经	分泌唾液(腮腺)
Ⅹ	迷走神经	混合神经	
		传入神经	胸腔和腹腔脏器
		传出神经	咽喉肌
			减慢心率
			增加胃肠活动
Ⅺ	副神经	传出神经	头部运动(胸锁乳突肌和斜方肌)
Ⅻ	舌下神经	传出神经	舌头的运动和外形

与治疗关联的感觉完整性

运动行为的学习依赖于患者从身体和外界环境中接收感觉信息(感觉输入),处理感觉信息(信息整合),和使用它来计划和组织行为(输出)的能力。当患者处理感觉输入能力出现损害时,计划和组织行为通常会出现缺失。如此产生的行为可能干扰正确的运动学习和运动功能。

知识点 3.5　颅神经筛查检测[9,63]

第Ⅰ对颅神经:使用无害的味道譬如:柠檬油、咖啡、丁香或烟草等味道来检测嗅觉。
第Ⅱ对颅神经:使用斯内伦视力表检测视力;中心和周边视力均应该检测。
第Ⅲ,Ⅳ,和Ⅵ对颅神经:确定瞳孔大小和两侧瞳孔是否等大等圆;对光反射;出现斜视(眼睛调整能力的丧失);头不动眼球跟随移动目标运动的能力;出现上睑下垂。
第Ⅴ对颅神经:面部感觉测试(辨别尖/钝,轻触觉);抵抗阻力张嘴和闭嘴;下颌反射。
第Ⅶ对颅神经:检查静息和随意收缩时的面部不对称。
第Ⅷ对颅神经:使用震动着的音叉放置在颅顶或前额测试听力(韦伯试验),患者指出响声偏向哪一侧;在一段距离处摩擦手指并逐渐靠近患者,记录首次听到声音的距离;改变说话的音量;林纳试验(传导性耳聋):振动着的音叉置于乳突,然后靠近外耳道,记录听力。
第Ⅸ对颅神经:检测舌后1/3的味觉;检查咽反射。
第Ⅹ对颅神经:检查吞咽;观察悬雍垂和软腭是否有不对称(压舌板)。
第Ⅺ对颅神经:检查胸锁乳突肌和斜方肌的肌力。
第Ⅻ对颅神经:伸出舌头,检查舌头快速来回运动的能力。

为感觉损害患者设计的POC,通常以下列两种方法中的一个作为导向:感觉整合法和代偿法。治疗模式的选择,须基于综合所有的检查信息,以及已知的预后和诊断方面的信息。在图3.26中描绘的治疗方法,很大程度上是基于由Ayers[1,106~110]发展过来的感觉整合模式。这种方法的基本依据就是,专业的治疗技术可以增强感觉整合(CNS处理过程),从而引起运动的改变。

采用感觉整合法,从感觉功能检查中获得的数据,可促进POC的建立,从而在有意义的功能技术框架下,增加了可控的感觉输入机会。在治疗期间,患者利用内在反馈(从运动本身)和强化反馈(治疗师有计划的提示),在计划和组织运动行为时进行指导性的练习。这个方法被设计用于提高CNS处理和整合信息以及促进运动学习的能力。审稿人提及了Ayers的贡献[1,106~110],Bundy和Murray为感觉整合模型的理论和实践提供了详细的说明[5]。

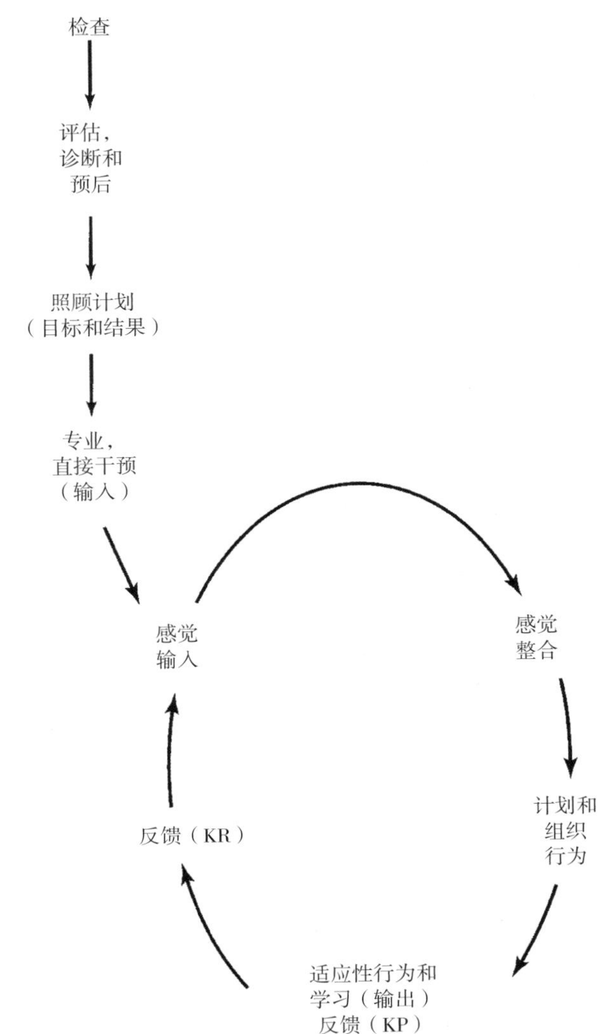

图3.26　感觉损害患者管理的原理。KP是指操作认识(有关产生运动质量的反馈),而KR是指结果认识(有关最终结果或运动结果的反馈)

代偿法是一种较传统的干预方法,它注重患者的教育,使患者适应因感觉缺失所造成的局限性。治疗师的任务就是帮助患者获得适当的实用能力,使活动限制最小化,并保护感觉缺失的肢体,以建立适当的环境适应来提高安全性和功能。以这种方法为指导时,治疗师可指导患者一些实际策略。例如,洗澡前用温度计或感觉正常的身体部位测试浴水温度;不要赤脚行走;定期检查感觉迟钝的皮肤区域以发现割伤或擦伤(对糖尿病患者尤为重要);在搬运物品时,适应(作为感觉缺失的"补偿")可包括使用视觉输入来替代触觉信号的缺失;在厨房干活时戴上耐热的手套;在厨房或其他工作场所,使用手推车把物品从一个地方转运到另一个地方;避免把厨房用品安排在火炉上方的储存区域放置。

总结

感觉功能检查为躯体感觉系统的完整性提供了重要信息。检查结果有助于对诊断、预后、预期目标和预期结果做出临床判断,并有助于建立 POC。定期复查可了解患者状态变化,并为判断朝向目标和结果的进展提供了重要数据。本文呈现了每种感觉体的测试方式。通过如下方式可提高这些测试操作的信度,即认真执行统一的指南,由受过训练的检查者实施测试,以及同一检查者执行后续的复测。测试结果的文档记录应该标明受累感觉的类型,累及的定量和程度,以及感觉缺失确切边界的定位。最后,应强调有必要进行有关感觉测试的进一步研究。QST 技术进一步的发展,标准化的流程,信度测量,以及附加的标准数据,将显著提高从感觉功能检查中所获数据的临床应用。

复习思考题

1. 定义皮区,描述使用已出版的皮区图形的注意事项。
2. 指出需行感觉功能检查(或表明需要)的六种病理或健康状态。
3. 描述通常用于表述患者意识水平的五个术语。
4. 在运动和振动时,什么类型的感觉感受器负责位置感觉和静止时关节的感知?怎样综合检查这种感觉感受器?
5. 何种肌肉感受器感知压力,在极端张力下感受器如何影响肌肉?
6. 有可疑局限性损伤时,什么方法可以指引你对感觉功能做出检查?为什么?
7. 描述感觉系统筛查的四种目的。
8. 描述物理治疗师如何使用从感觉功能检查中获得的数据。
9. 描述常用于评估实体觉的设备(项目)。
10. 感觉功能检查的何种结果可以表明需要会诊?
11. 解释为何感觉损害时为何某些物理因子治疗需禁用或慎用。
12. 在感觉测试实施前,你为征得患者的同意需提供怎样的信息?
13. 测试什么肌肉可以评估副神经?
14. 描述用于记录感觉测试结果的变量。

病例分析

一个 68 岁在门诊做物理治疗的女性患者,拿着不合适的手杖。你护送她至检查室,同时观察她的步态模式。她的步态特征是:较慢的自主步行速度,宽基支撑,双下肢支撑时间延长。她有长期的高血压(15 年)、高血脂(10 年)和糖尿病(25 年)病史。除此之外,在过去 6 个月里她有几次跌倒记录,但损伤轻微,无需住院。患者诉下肢的疼痛逐渐加重,疼痛为深部的,尖锐的和烧灼样的,并且双侧对称,偶尔在晚上会痛醒。患者单独居住在一居室的公寓里,这个公寓带有电梯,并且有水平入口进入大厅。

指导性问题

1. 在所有的感觉中,何种感觉是最影响患者身体状态的?如何评估它?
2. 考虑到她的跌倒病史,你需要检查患者何种感觉系统?为什么?怎样检查?
3. 考虑到患者长期的糖尿病病史,你需要怎样检查她的痛觉,并且预期得到怎样的结果?为什么检查患者的痛觉是重要的呢?
4. 你如何定量检测这个患者的触觉感知(触觉诱发电位)?
5. 测试结果显示患者的下肢的本体感觉和振动觉有轻度的损害(远端重于近端)。什么感受器负责这些感觉体?这些感受器位于哪里?指出介导本体感觉和振动觉的上升通路。

参考文献

1. Ayers, JA: Sensory Integration and Learning Disorders. Western Psychological Services, Los Angeles, 1972.
2. Byl, NN: Multisensory control of upper extremity function. Neurology Report (now JNPT) 26(1):32, 2002.
3. Ghez, C, and Krakauer, J: The organization of movement. In Kandel, ER, Schwartz, JH, and Jessell, TM: Principles of Neural Science, ed 4. McGraw-Hill, New York, 2000, p 653.
4. Ayers, AJ: Sensory Integration and Praxis Tests (SIPT Manual). Western Psychological Services, Los Angeles, 1989.
5. Bundy, AC, and Murray, EA: Sensory integration: A. Jean Ayres' theory revisited. In Bundy, AC, Lane, SJ, and Murray, EA: Sensory Integration: Theory and Practice, ed 2. FA Davis, Philadelphia, 2002, p 3.
6. Cooper, C, and Canyock, JD: Evaluation of sensation and intervention for sensory dysfunction. In Pendleton, HM, and Schultz-Krohn, W (eds): Pedretti's Occupational Therapy:

Practice Skills for Physical Dysfunction, ed 7. Elsevier/Mosby, St. Louis, 2013, p 575.
7. American Physical Therapy Association (APTA): Guide to Physical Therapist Practice, ed 2. APTA, Alexandria, Virginia, 2001.
8. Greenberg, DA, Aminoff, MJ, and Simon, RP: Clinical Neurology, ed 5. Lange Medical Books/McGraw-Hill, New York, 2002.
9. Gilman, S, and Newman, SW: Manter and Gatz's Essentials of Clinical Neuroanatomy and Neurophysiology, ed 10. FA Davis, Philadelphia, 2003.
10. Downs, MB, and Laporte C: Conflicting dermatome maps: Educational and clinical implications. J Orthop Sports Phys Ther 41(6):427, 2011.
11. Tochihara, Y, et al: Age-related differences in cutaneous warm sensation thresholds of human males in thermoneutral and cool environments. J Therm Biol 36(2):105, 2011.
12. Deshpande, N, et al: Association of lower limb cutaneous sensitivity with gait speed in the elderly: The Health ABC Study. Am J Phys Med Rehabil 87(11):921, 2008.
13. Adamo, DE, Martin, BJ, and Brown, SH: Age-related differences in upper limb proprioceptive acuity. Percept Mot Skills 104 (3 Part 2):1297, 2007.
14. Callisaya, ML, et al: A population-based study of sensorimotor factors affecting gait in older people. Age Ageing 38(3):290, 2009.
15. Dickin, DC, Brown, LA, and Doan, JB: Age-dependent differences in the time course of postural control during sensory perturbations. Aging Clin Exp Res 18(2):94, 2006.
16. Voelcker-Rehage, C, and Godde, B: High frequency sensory stimulation improves tactile but not motor performance in older adults. Motor Control 14(4):460, 2010.
17. Sosnoff, JJ, and Voudrie, SJ: Practice and age-related loss of adaptability in sensorimotor performance. J Mot Behav 41(2): 137, 2009.
18. Saunders, G, and Echt, K: Dual sensory impairment in an aging population. ASHA Leader 16(3):5, 2011.
19. Hondzinski, JM, Li, L, and Welsch, M: Age-related and sensory declines offer insight to whole body control during a goal-directed movement. Motor Control 14(2):176, 2010.
20. Kim, S, Nussbaum, MA, and Madigan, ML: Direct parameterization of postural stability during quiet upright stance: Effects of age and altered sensory conditions. J Biomech 41(2):406, 2008.
21. Cressman, EK, Salomonczyk, D, and Henriques, DY: Visuomotor adaptation and proprioceptive recalibration in older adults. Exp Brain Res 205(4):533, 2010.
22. Strotmeyer, ES, et al: Sensory and motor peripheral nerve function and lower-extremity quadriceps strength: The Health, Aging and Body Composition Study. J Am Geriatr Soc 57(11):2004, 2009.
23. Schumm, LP, et al: Assessment of sensory function in the National Social Life, Health, and Aging Project. J Gerontol B Psychol Sci Soc Sci 64B(Suppl 1):i76, 2009.
24. Illing, S, et al: Sensory system function and postural stability in men aged 30–80 years. Aging Male 13(3):202, 2010.
25. Webber, SC, Porter, MM, and Gardiner, PF: Modeling age-related neuromuscular changes in humans. Appl Physiol Nutr Metab 34(4):732, 2009.
26. Redfern, MS, et al: Perceptual inhibition is associated with sensory integration in standing postural control among older adults. J Gerontol B Psychol Sci Soc Sci 64B(5):569, 2009.
27. Mahoney, JR, et al: Multisensory integration across the senses in young and old adults. Brain Res 2(1426):43, 2011.
28. Shaffer, SW, and Harrison, AL: Aging of the somatosensory system: A translational perspective. Phys Ther 87(2):193, 2007.
29. van Nes, SI, et al: Revising two-point discrimination assessment in normal aging and in patients with polyneuropathies. J Neurol Neurosurg Psychiatry 79(7):832, 2008.
30. Cacchione, PZ: Sensory changes and aging. Insight 35(2):24, 2010.
31. Wright, ML, Adamo, DE, and Brown SH: Age-related declines in the detection of passive wrist movement. Neurosci Lett 500(2): 108, 2011.
32. Davila, EP, et al: Sensory impairment among older US workers. Am J Public Health 99(8):1378, 2009.
33. Laurienti, PJ, et al: Enhanced multisensory integration in older adults. Neurobiol Aging 27(8):1155, 2006.
34. Callisaya, ML, et al: Sensorimotor factors affecting gait variability in older people—a population-based study. J Gerontol A Biol Sci Med Sci 65(4):386, 2010.
35. US Department of Health and Human Services, Office of Disease Prevention and Health Promotion: Healthy People 2020. Washington, DC. Retrieved April 5, 2012, from www.healthypeople.gov/2020/default.aspx.
36. Schulte, OJ, Stephens, J, and Joyce, A: Brain function, aging, and dementia. In Umphred, DA (ed): Neurological Rehabilitation, ed 5. Mosby/Elsevier, St. Louis, 2007, p 902.
37. Hooper, CD, and Dal Bello-Haas, V: Sensory function. In Bonder, BR, and Dal Bello-Haas, V: Functional Performance in Older Adults, ed 3. FA Davis, Philadelphia, 2009, p 101.
38. Shumway-Cook, A, and Woollacott, MH: Translating Research into Clinical Practice, ed 4. Wolters Kluwer/Lippincott Williams & Wilkins, Philadelphia, 2012.
39. Elfervig, LS, and Gallman, RL: The aging sensory system. In Stanley, M, Blair, KA, and Beare, PG: Gerontological Nursing: Promoting Successful Aging with Older Adults, ed 3. FA Davis, Philadelphia, 2005, p 121.
40. Peters, A: The effects of normal aging on myelin and nerve fibers: A review. J Neurocytol 31:581, 2002.
41. Ropper, AH, and Samuels, MA: Adams and Victor's Principles of Neurology, ed 9. McGraw-Hill, New York, 2009.
42. Gould, BE, and Dyer, RM: Pathophysiology for the Health Related Professions, ed 4. Saunders/Elsevier, Philadelphia, 2011.
43. Price, DL: Aging of the brain and dementia of the Alzheimer type. In Kandel, ER, Schwartz, JH, and Jessell, TM: Principles of Neural Science, ed 4. McGraw-Hill, New York, 2000, p 1149.
44. Shankar, SK: Biology of aging brain. Indian J Pathol Microbiol 53(4):595, 2010.
45. Lewis, CB, and Bottomley, JM: Geriatric Physical Therapy: A Clinical Approach, ed 3. Pearson Education, Upper Saddle River, NJ, 2008.
46. Bouche, P, et al: Clinical and electrophysiological study of the peripheral nervous system in the elderly. J Neurol 240(5):263, 1993.
47. Taylor, PK: Nonlineal effects of age on nerve conduction in adults. J Neurol Sci 66:223, 1984.
48. Fuller, KS: Introduction to central nervous system disorders. In Goodman, CC, and Fuller, KS: Pathology: Implications for the Physical Therapist. Saunders/Elsevier, St. Louis, 2009, p 1319.
49. Onofri, M, et al: Age-related changes in evoked potentials. Neurophysiol Clin 31(2):83, 2001.
50. Matsuoka, S, et al: Quantitative and qualitative studies of Meissner's corpuscles in human skin, with special reference to alterations caused by aging. J Dermatol 10(3):205, 1983.
51. Stuart M, et al: Effects of aging on vibration detection thresholds at various body regions. BMC Geriatr 3:1, 2003.
52. Bartzokis, G, et al: Lifespan trajectory of myelin integrity and maximum motor speed. Neurobiol Aging 31(9):1554, 2010.
53. Lascelles, RG, and Thomas, PK: Changes due to age in internodal length in the sural nerve of man. J Neurol Neurosurg Psychiatry 29:40, 1966.
54. Verdu, E, et al: Influence of aging on peripheral nerve function and regeneration. J Peripher Nerv Syst 5(4):191, 2000.
55. Dorfman, LJ, and Bosley, TM: Age-related changes in peripheral and central nerve conduction in man. Neurology 29(1):38, 1979.
56. Pedalini, MEB, et al: Sensory organization test in elderly patients with and without vestibular dysfunction. Acta Otolaryngol 129(9): 962, 2009.
57. Bohannon, RW: Single limb stance times: A descriptive meta-analysis of data from individuals at least 60 years of age. Top Geriatr Rehabil 22(1):70, 2006.
58. Menz, HB, Morris, ME, and Lord SR: Foot and ankle characteristics associated with impaired balance and functional ability in older people. J Gerontol A Biol Sci Med Sci 60A(12):1546, 2005.
59. Menz, HB, Morris, ME, and Lord, SR: Foot and ankle risk factors for falls in older people: A prospective study. J Gerontol A Biol Sci Med Sci 61A(8):866, 2006.
60. Deshpande, N, et al: Physiological correlates of age-related decline in vibrotactile sensitivity. Neurobiol Aging 29(5):765, 2008.
61. Westlake, KP, and Culham, EG: Influence of testing position and age on measures of ankle proprioception. Adv Physiother 8(1):41, 2006.
62. Kaneko, A, Asai, N, and Kanda, T: The influence of age on pressure perception of static and moving two-point discrimination in normal subjects. J Hand Ther 18(4):421, 2005.

63. Nolan, MF: Introduction to the Neurologic Examination. FA Davis, Philadelphia, 1996.
64. Waxman, SG: Clinical Neuroanatomy, ed 26. New York, Lange Medical Books/McGraw-Hill, 2010.
65. Hall, JE: Guyton and Hall Textbook of Medical Physiology, ed 12. Saunders/Elsevier, Philadelphia, 2011.
66. Gardner, EP, and Martin, JH: Coding of sensory information. In Kandel, ER, Schwartz, JH, and Jessell, TM: Principles of Neural Science, ed 4. McGraw-Hill, New York, 2000, p 411.
67. Kiernan, JA: Barr's The Human Nervous System: An Anatomical Viewpoint, ed 9. Wolters Kluwer/Lippincott Williams & Wilkins, Philadelphia, 2009.
68. Schmidt, RA, and Lee, TD: Motor Control and Learning, ed 5. Human Kinetics, Champaign, IL, 2011.
69. Lundy-Ekman, L: Neuroscience: Fundamentals for Rehabilitation, ed 3. Saunders/Elsevier, Philadelphia, 2007.
70. Gardner, EP, Martin, JH, and Jessel, TM: The bodily senses. In Kandel, ER, Schwartz, JH, and Jessell, TM: Principles of Neural Science, ed 4, McGraw-Hill, New York, 2000, p 430.
71. Fitzgerald, MJT, Gruener, G, and Myui, E: Clinical Neuroanatomy and Neuroscience, ed 5. Elsevier/Saunders, Philadelphia, 2007.
72. O'Connor, A, and McCreesh, K: Function and dysfunction of joint. In Petty, NJ (ed): Principles of Neuromusculoskeletal Treatment and Management: A Guide for Therapists. Churchill Livingstone/Elsevier, New York, 2011, p 3.
73. Siegel, A, and Sapru, HN: Essential Neuroscience. Lippincott Williams & Wilkins, Philadelphia, 2006.
74. Bear, MF, Connors, BW, and Paradiso, MA: Neuroscience: Exploring the Brain, ed 3. Wolters Kluwer/Lippincott Williams & Wilkins, Philadelphia, 2007.
75. Gardner, EP, and Kandel, ER: Touch. In Kandel, ER, Schwartz, JH, and Jessell, TM (eds): Principles of Neural Science, ed 4. McGraw-Hill, New York, 2000, p 451.
76. Boissonnault, WG: Upper quarter screening examination. In Boissonnault, WG (ed): Primary Care for the Physical Therapist: Examination and Triage, ed 2. Elsevier/Saunders, Philadelphia, 2011, p 167.
77. Nolan, MF: Clinical assessment of cutaneous sensory function. Clin Manage Phys Ther 4:26, 1984.
78. Werner, JL, and Omer, GE: Evaluating cutaneous pressure sensation of the hand. Am J Occup Ther 24:347, 1970.
79. World Health Organization (WHO): Standard precautions in health care. WHO, Geneva, Switzerland, 2007. Retrieved April 9, 2012, from www.who.int/csr/resources/publications/EPR_AM2_E7.pdf.
80. World Health Organization (WHO): WHO Guidelines on Hand Hygiene in Health Care. WHO, Geneva, Switzerland, 2009. Retrieved April 9, 2012, from http://whqlibdoc.who.int/publications/2009/9789241597906_eng.pdf.
81. Bentzel, K: Assessing abilities and capacities: Sensation. In Vining Radomski, M, and Trombly Latham, CA (eds): Occupational Therapy for Physical Dysfunction, ed 6. Wolters Kluwer/Lippincott Williams & Wilkins, Philadelphia, 2008, p 212.
82. Goble, DJ: Proprioceptive acuity assessment via joint position matching: From basic science to general practice. Phys Ther 90(8):1176, 2010.
83. Gutman, SA, and Schonfeld, AB: Screening Adult Neurologic Populations: A Step-By-Step Instruction Manual, ed 2. AOTA Press, Bethesda, MD, 2009.
84. Nolan, MF: Limits of two-point discrimination ability in the lower limb in young adult men and women. Phys Ther 63:1424, 1983.
85. Nolan, MF: Quantitative measure of cutaneous sensation: Two-point discrimination values for the face and trunk. Phys Ther 65:181, 1985.
86. Nolan, MF: Two-point discrimination assessment in the upper limb in young adult men and women. Phys Ther 62:965, 1982.
87. Vriens, JP, and van der Glas, HW: Extension of normal values on sensory function for facial areas using clinical tests on touch and two-point discrimination. Int J Oral Maxillofac Surg 38(11):1154, 2009.
88. Kent, BE: Sensory-motor testing: The upper limb of adult patients with hemiplegia. J Am Phys Ther Assoc 45:550, 1965.
89. Moloney, NA, et al: Reliability of thermal quantitative sensory testing of the hand in a cohort of young, healthy adults. Muscle Nerve 44 :547, 2011.
90. Juul-Kristensen, B, et al: Test-retest reliability of joint position and kinesthetic sense in the elbow of healthy subjects. Physiother Theory Pract 24(1):65, 2008.
91. Khamwong, P, et al: Reliability of muscle function and sensory perception measurements of the wrist extensors. Physiother Theory Pract 26(6):408, 2010.
92. Byl, N, Leano, J, and Cheney, LK: The Byl-Cheney-Boczai Sensory Discriminator: Reliability, validity, and responsiveness for testing stereognosis. J Hand Ther 15(4):315, 2002.
93. Rosen, B: Inter-tester reliability of a tactile gnosis test: The STI-test. Hand Ther 8(3):98, 2003.
94. Backonja, MM, et al: Quantitative sensory testing in measurement of neuropathic pain phenomena and other sensory abnormalities. Clin J Pain 25(7): 641, 2009.
95. Blumenstiel, K, et al: Quantitative sensory testing profiles in chronic back pain are distinct from those in fibromyalgia. Clin J Pain 27(8): 682, 2011.
96. Courtney, CA, et al: Interpreting joint pain: Quantitative sensory testing in musculoskeletal management. J Orthop Sports Phys Ther 40(12):818, 2010.
97. Geletka, BJ, O'Hearn, MA, and Courtney, CA: Quantitative sensory testing changes in the successful management of chronic low back pain. J Manual Manipulative Ther 20(1):16, 2012.
98. Gröne, E, et al: Test order of quantitative sensory testing facilitates mechanical hyperalgesia in healthy volunteers. J Pain 13(1):73, 2012.
99. Heldestad, V, et al: Reproducibility and influence of test modality order on thermal perception and thermal pain thresholds in quantitative sensory testing. Clin Neurophysiol 121(11):1878, 2010.
100. Matos, R, et al: Quantitative sensory testing in the trigeminal region: Site and gender differences. J Orofacial Pain 25(2):161, 2011.
101. Said-Yekta, S, et al: Verification of nerve integrity after surgical intervention using quantitative sensory testing. J Oral Maxillofac Surg 70(2):263, 2012.
102. Tamburin, S, et al: Median nerve small- and large-fiber damage in carpal tunnel syndrome: A quantitative sensory testing study. J Pain 12(2): 205, 2011.
103. Walk, D, et al: Quantitative sensory testing and mapping: A review of nonautomated quantitative methods for examination of the patient with neuropathic pain. Clin J Pain 25(7):632, 2009.
104. Yekta, SS, et al: Assessment of trigeminal nerve functions by quantitative sensory testing in patients and healthy volunteers. J Oral Maxillofac Surg 68(10):2437, 2010.
105. Pestronk, A, et al: Sensory exam with a quantitative tuning fork: Rapid, sensitive and predictive of SNAP amplitude. Neurology 62(3):461, 2004.
106. Ayers, JA: Tactile functions: Their relation to hyperactive and perceptual motor behavior. Am J Occup Ther 18:83, 1964.
107. Ayers, JA: Interrelations among perceptual-motor abilities in a group of normal children. Am J Occup Ther 20:288, 1966.
108. Ayers, JA: Improving academic scores through sensory integration. J Learn Disabil 5:338, 1972.
109. Ayers, JA: Cluster analysis of measures of sensory integration. Am J Occup Ther 31:362, 1977.
110. Ayers, JA: Sensory Integration and the Child. Western Psychological Services, Los Angeles, 1979.

推荐阅读

Apok, V, et al: Dermatomes and dogma. Pract Neurol 11(2):100, 2011.
Boles, DB, and Givens, SM: Laterality and sex differences in tactile detection and two-point thresholds modified by body surface area and body fat ratio. Somatosens Mot Res 28(3-4):102, 2011.
Collins, S, et al: Reliability of the Semmes Weinstein Monofilaments to measure coetaneous sensibility in the feet of healthy subjects. Disabil Rehabil 32(24):2019, 2010.
Connell, LA, and Tyson, SF: Measures of sensation in neurological

conditions: A systematic review. Clin Rehabil 26(1):68, 2012.
Di Pietro, F, and McAuley, JH: (Thermal) Quantitative Sensory Testing—tQST. J Physiother 57(1):58, 2011.
Drago, V, et al: Graphesthesia: A test of graphemic movement representations or tactile imagery? J Int Neuropsychol Soc 16(1):190, 2010.
Feng, Y, Schlosser, FJ, and Sumpio, BE: The Semmes Weinstein monofilament examination is a significant predictor of the risk of foot ulceration and amputation in patients with diabetes mellitus. J Vasc Surg 53(1):220, 2011.
Gahdhi, MS: Progress in vibrotactile threshold evaluation techniques: A review. J Hand Ther 24(3):240, 2011.
Lane, SJ, and Lynn, JZ: Sensory integration research: A look at past, present, and future. Sensory Integration Special Interest Section Quarterly 34(3):1, 2011.
Mørch, CD, et al: Exteroceptive aspects of nociception: Insights from graphesthesia and two-point discrimination. Pain 151(1):45, 2010.
O'Conaire, E, Rushton, A, and Wright, C: The assessment of vibration sense in the musculoskeletal examination: Moving towards a valid and reliable quantitative approach to vibration testing in clinical practice. Man Ther 16(3):296, 2011.
Perkins, BA, et al: Prediction of incident diabetic neuropathy using the monofilament examination: A 4-year prospective study. Diabetes Care 33(7):1549, 2010.
Tamè, L, Farnè, A, and Pavani, F: Spatial coding of touch at the fingers: Insights from double simultaneous stimulation within and between hands. Neurosci Lett 487(1):78, 2011.
Temlett, JA: An assessment of vibration threshold using a biothesiometer compared to a C128-Hz tuningfork. J Clin Neurosci 16(11):1435, 2009.
Yoshioka, T, et al: Perceptual constancy of texture roughness in the tactile system. J Neurosci 31(48):17603, 2011.

附录 3.A 20~24 岁年龄段健康受试者两点辨别觉的数据

20~24 岁年龄段健康受试者上肢两点辨别觉的数据（N=43）

皮肤区域	平均值（mm）	标准差
上臂外侧上部	42.4	14.0
上臂外侧下部	37.8	13.1
上臂内侧中部	45.4	15.5
上臂后中部	39.8	12.3
前臂外侧中部	35.9	11.6
前臂内侧中部	31.5	8.9
前臂后中部	30.7	8.2
第一背侧骨间肌上	21.0	5.6
拇指远节指骨掌面	2.6	0.6
中指远节指骨掌面	2.6	0.7
小指远节指骨掌面	2.5	0.7

20~24 岁年龄段健康受试者下肢两点辨别觉的数据（N=43）

皮肤区域	平均值（mm）	标准差
大腿前面近端	40.1	14.7
大腿前面远端	23.2	9.3
大腿外侧中部	42.5	15.9
大腿内侧中部	38.5	12.4
大腿后中部	42.2	15.9
小腿外侧近端	37.7	13.0
小腿外侧远端[a]	41.6	13.0
小腿内侧	43.6	13.5
踇趾末端	6.6	1.8
1~2 跖骨之间	23.9	6.3
第五跖骨上	22.2	8.6

续表

[a]n=41

20~24 岁年龄段健康受试者面部和躯干两点辨别觉的数据（N=43）

皮肤区域	平均值（mm）	标准差
眉毛	14.9	4.2
脸颊	11.9	3.2
下颌骨外侧	10.4	2.2
颈部外侧	35.2	9.8
肩峰内侧	51.1	14.0
乳头外侧	45.7	12.7[a]
肚脐外侧	36.4	7.3[b]
髂嵴	44.9	10.1[c]
第 7 颈椎外侧	55.4	20.0[b]
肩胛下角	52.2	12.6[b]
第 3 腰椎外侧	49.9	12.7[b]

[a]n=26 [b]n=42 [c]n=33

（李放 李琴英 译）

肌肉骨骼检查 第4章

D. Joyce White, PT, DSc, MS

学习目标

1. 明确肌肉骨骼检查的目的；
2. 讨论肌肉骨骼检查的内容；
3. 明确对患者问诊所需包含的问题；
4. 描述肌肉骨骼检查中选择性测试特定组织类型的步骤；
5. 明确完成肌肉骨骼检查的常用补充测试；
6. 通过案例分析，应用临床决策技巧对肌肉骨骼测试结果进行评价。

章节大纲

肌肉骨骼系统是由骨骼、肌肉、肌腱、滑膜鞘、滑膜囊及关节结构，如软骨、半月板、关节囊、韧带所组成。任何引起骨骼肌肉组织在解剖或生理上紊乱的急性损伤或慢性劳损，都会造成骨骼肌肉直接损伤，如疼痛、炎症、肿胀、结构畸形、关节活动受限、关节不稳定、肌无力等，严重影响患者的日常生活活动能力。可以引起肌肉骨骼系统直接损伤的诊断包括骨折、类风湿关节炎（rheumatoid arthritis，RA）、骨关节炎（osteoarthritis，OA）、关节脱位、肌腱炎、滑囊炎、肌肉劳损/断裂、韧带扭伤/断裂等。

很多最初影响神经系统、心血管系统、呼吸系统等的病理状况，能继发性或间接地损害肌肉骨骼系统。这通常发生在患者活动受限——可能是由于长期卧床或坐轮椅不能自主活动——或患者上肢/下肢活动效率低或压力模式的情况下。以下列举的是可以引起肌肉骨骼系统间接受损的一些疾病，如脑外伤（traumatic braininjury，TBI）、脑血管意外（cerebral vascular accident，CVA）、脑瘫（cerebralpalsy，CP）、脊髓及周围神经损伤、烧伤、心肌梗死（myocardial infarction，MI）。

肌肉骨骼系统的直接或间接受损，都可能会导致患者活动受限、参与受限和残疾，从而影响患者完成某些活动和扮演社会角色的能力。结合上文中提到的能引起肌肉骨骼系统直接或间接损伤的疾病，不难看出，物理治疗师和其他卫生专业人员在临床上经常会碰到影响肌肉骨骼系统的问题。进行具体的检查和测量往往是对患者进行初步检查的重要内容。

本章旨在讨论肌肉骨骼检查的目的，并为之提供大致框架。重点强调骨骼肌肉检查的原则、组成部分以及如何组织和整合骨骼肌肉系统与其他身体系统的数据。特定身体部位的肌肉骨骼检查方法可以参考其他资源[1~5]。

肌肉骨骼检查的目的

评价肌肉骨骼检查所得的数据有助于确立诊断和判断预后、制定预期目标和预期结果、并制定和实施医疗计划（plan of care，POC）。肌肉骨骼检查也是在治疗过程及治疗结束时评价疗效的一个重要组成部分。肌肉骨骼检查的目的包括以下内容：

1. 确定包括肌肉、骨骼及相关关节结构在内的组织是否存在损伤、活动受限及残疾；
2. 确定引起损伤、活动受限或残疾的具体的组织；
3. 确定基线水平；
4. 帮助制定适当的预期目标、预期结果和治疗计划；
5. 评估康复、药物、手术治疗的有效性；
6. 识别风险因素、防止损伤、活动受限或残疾加剧或恶化；
7. 确定患者在进行日常生活活动（activities of daily living，ADL）、职业和（或）休闲活动等功能性活动时，是否需要矫形器和辅助器具；
8. 鼓励患者。

检查流程

病史和问诊

在体格检查之前，充分了解患者的现状与既往史非常重要。这些信息能让医生更加直接、集中地对身体的某个区域或系统进行检查。相关症状与功能能力的信息可以为治疗效果提供判断基准。这也将有助于确保检查和后续治疗安全地进行。

通常，大部分信息来源于问诊。然而，利用其他信息来源也是非常有效的，可以补充问诊信息的客观性并提供细节。如果患者曾住院接受急性期治疗或康复治疗，应要求他提供病历，包括入院报告、病程记录、用药记录、手术记录、影像学报告及实验室检查结果。转诊记录可能还包括先前的医疗机构对既往治疗的总结及功能状况的讨论。可以参考医疗团队其他成员的意见。

门诊患者前来治疗时，通常只有转介医师的一个大致诊断甚至可能是患者自己登门。这种情况下，要求患者完成病史问卷之后再进行体格检查是很有益处的。病史问卷中应该给患者留出空间填写其主要问题和发病日期；对于该问题进行诊断检查；所进行的外科手术的名称及日期；目前正在服用的所有药物；针对该问题过去或当前的治疗（包括那些最初患者的自我治疗）；患者过往曾经历过的医疗状况的清单；简短的家族史；患者的年龄、职业以及生活方式问题（如吸烟、酗酒、运动）。图 4.1 是一份病史问卷模板。《物理治疗临床实践指南》（*Guide to Physical Therapy Practice*）中还包括一份详细的患者健康自查问卷模板[6]。

深入了解患者的医疗历史，是正确选择和安全进行检查和治疗的关键。例如，有心肌梗死病史的患者，治疗师会在肌肉性能测试过程中限制并更留意患者的活动。对已有糖尿病（diabetes mellitus，DM）病史的患者，治疗师会质证并检查患者是否存在外周血管或周围神经系统病变，并在治疗过程中尽可能地避免采用热疗。

有证据表明，患者在普通内科[7]和骨科门诊[8]填写的健康自查问卷大体是准确的。然而，即使是患者已完成病史问卷，治疗师对其进行回顾，并向患者核对这些信息也是重要的。有时患者会过度关注当前问题而无意间忘记重要的医疗历史和用药记录。口头回顾这些信息可能会唤起患者的记忆。

回顾完医疗记录、其他医疗人员提供的资料及患者自己完成的病史问卷后，治疗师准备开始对患者问诊。理想情况下，患者应在一个安静、光线充足且隐私性良好的房间里进行问诊。为了良好的沟通，治疗师应与患者视线齐平、面对面——按照美国惯例相隔约 3 英尺（91.44cm）的空间较为舒适。让患者把注意力集中在问诊上，避免被来电或其他打扰。治疗师可能想要用纸和笔记录一些容易忘记的特定日期和信息，但一定要与患者积极互动，而不是进行听写访谈。通过反

这个问卷的目的是帮助我们更好的了解您的整体健康情况，以便我们提供更合适的治疗。这个问卷是您保密的医疗档案的一部分。

姓名：__________ 日期：__________

主要问题或症状主诉：__________

转介医生：__________ 下次医生复诊日期：__________

药物史：请写出最近服用的所有药物，尽可能写出剂量和频率。

1. __________ 4. __________
2. __________ 5. __________
3. __________ 6. __________

手术史：请写出您所做过的所有手术以及大致的时间。

1. __________ 日期：__________
2. __________ 日期：__________
3. __________ 日期：__________
4. __________ 日期：__________

诊断性检查：请写出关于目前这个疾病您所做过的检查。

X 光：________ CT：________ MRI：________ 骨扫描：________

心电图：________ 血液检查：________ 脊髓造影：________ 其他：________

职业：__________

生活习惯：不吸烟：______ 吸烟______/天

不饮酒：______ 饮酒______/天或______/周

不锻炼：______ 锻炼______/天或______/周

家族史：母亲、父亲、兄弟姐妹：是否健在：__________

是否有疾病、死亡原因：__________

图 4.1 病史记录表格样板

你是否有或曾经有过以下疾病：请确认以下所有项目。

________高血压
________心脏问题
________心悸，心脏杂音
________胸痛
________气短
________咳嗽

________平卧呼吸困难
________肺部问题
________哮喘
________过敏

________溃疡
________近期体重增加或减少
________恶心，呕吐
________大便或小便改变
________食欲减退

________性功能障碍
________月经异常或痛经
________盆腔炎
________近期怀孕
________最近一次乳房 X 片时间：________

________血尿
________小便失禁

________癫痫
________脑外伤痛
________瘫痪
________意识丧失
________头痛

________麻木或刺痛
________头晕
________平衡障碍病

________关节炎

________畏寒或怕热
________糖尿病
________低血糖
________甲状腺问题
________肿瘤________癌症
________出血或挫伤
________透析
________输血

________皮疹
________瘢痕
________毛发或指甲改变

________戴眼镜、隐形眼镜
________视力改变
________视物模糊或重影

________吞咽困难
________耳痛
________声音改变
________耳鸣

________假牙
________主要的牙科治疗
________吃东西困难

________静脉曲张
________肌痉挛
________关节或肌肉疼痛

________精神心理治疗

________骨折
部位？________
________穿矫形鞋的原因
________髋或踝问题
________年幼时不寻常疾病

图 4.1（续）

复实践练习可以极大地提高治疗师的倾听、问诊过程的掌控、与患者建立积极的工作关系等能力。

通过问诊，治疗师可以从患者的主诉中获得以下信息：症状发生的起因、部位、类型与表现、目前用药、既往治疗、继发问题、病史及康复治疗目标等。应注意患者的年龄和性别，一些疾病在特定年龄段或某一性别中更为常见。通常，为了解病变和活动受限的原因，及根据患者康复目标制定相应的治疗计划，需要掌握患者的职业、休闲活动、社会/生活状况等详细信息。采用开放式提问，提客观问题时不应向患者提供偏倚的答案。例如：不应该问患者右侧膝盖是否疼痛？而应该问患者哪里不舒服呢？治疗师应该仔细地引导患者把主题集中在相关信息上，并及时作出总结。所有问题都采用口头语言，而非医学术语，这样患者才能更好地理解问题。治疗师应一次只问一个问题，确保在提下一个问题之前得到回答。有时可能需要重复询问来确认最初的回答。最重要的是，治疗师在访谈过程中应保持开放的态度，不要急于对患者的症状和诊断下结论。

下面的是关于问诊顺序的建议。一般患者问诊中需要收集的信息，可以参考 Talley & O'Connor[9]，Hertling&Kessler[1]，Paris[10]和 Coulehan & Block[11]等的著作，格式可能会稍有不同。

开放性问题

问诊中应以常见的问题开始，如今天你是因为什么来接受物理治疗？或者大概是什么问题？如果是住院患者，治疗师可能需要改述，以避免要患者把病史复述给每一个医务人员。"我看了一下你的病历，你髋部骨折，昨天做了手术，是不是？"治疗师应该给予患者讲述故事的机会。患者讲完后，治疗师可以恰当地说："好的。我现在知道问题在哪了。我还有一些问题想要问一下，可以帮助我更好地了解你的病情。"根据患者提供的信息，可以提下列问题。

症状发作

疼痛（肿胀、受限问题等）是如何开始发生的？治疗师必须明确起病是否是突发（例如：跌倒、殴打、滑雪或车祸所造成的创伤）。关于患者受伤时身体或身体部位位置和损伤机制的具体信息，可以帮助确定受累的结构。如果发病较为缓慢或较为隐匿，可能是系统性疾病或慢性生物力学问题。先天性疾病也是发病的一种可能性。

症状的位置

疼痛的位置在哪里？你能指出它的位置吗？体格检查图表（图 4.2）可以用来帮助确定和记录症状的具体位置。患者（或治疗师根据患者所指部位）用钢笔或铅笔涂黑身体图表上所涉及的区域。通常症状发生的位置与病变的位置相吻合。如果病变组织位置表浅且在肢体远端，这种可能性就更高了。例如：病变位于靠近踝关节的浅表肌腱，通常会导致肌腱所在的部位疼痛。如果更深层或远端组织病变，则会沿着骨节（图 4.3）或皮节分布（第 3 章感觉功能检查）

引起远端组织的牵涉痛。牵涉痛可能是源于病灶同一脊髓节段所支配的部分或全部组织。例如：由于髋关节炎引发的疼痛往往引起腹股沟和大腿的疼痛（L_2 和 L_3 的支配的骨节和皮肤感觉区域）。需要注意的是骨节和皮节分布的个体差异[12]。

疼痛部位有没有改变？有没有延伸至其他部位？有没有越来越集中？如果疼痛延伸至其他部位，通常表明病情恶化；如果疼痛部位越来越集中，表明病情有所改善。值得注意的是，症状会随患者体位、活动和治疗的变化而发生改变。

症状性质

疼痛有多严重？锐痛？钝痛？跳痛？可以用一种简单却有效的方法确定疼痛严重程度，让患者从 0（无疼痛）到 10

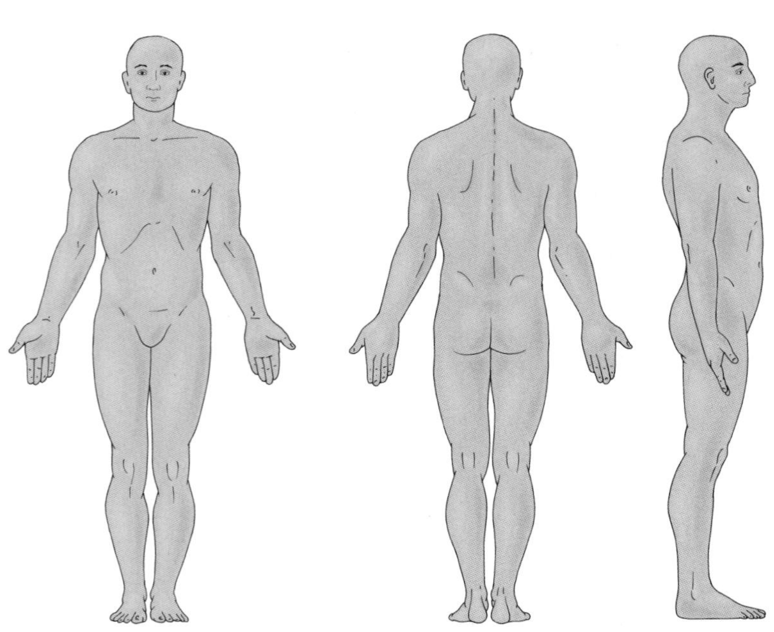

图 4.2 体像图可提供给患者用于口头描述疼痛部位

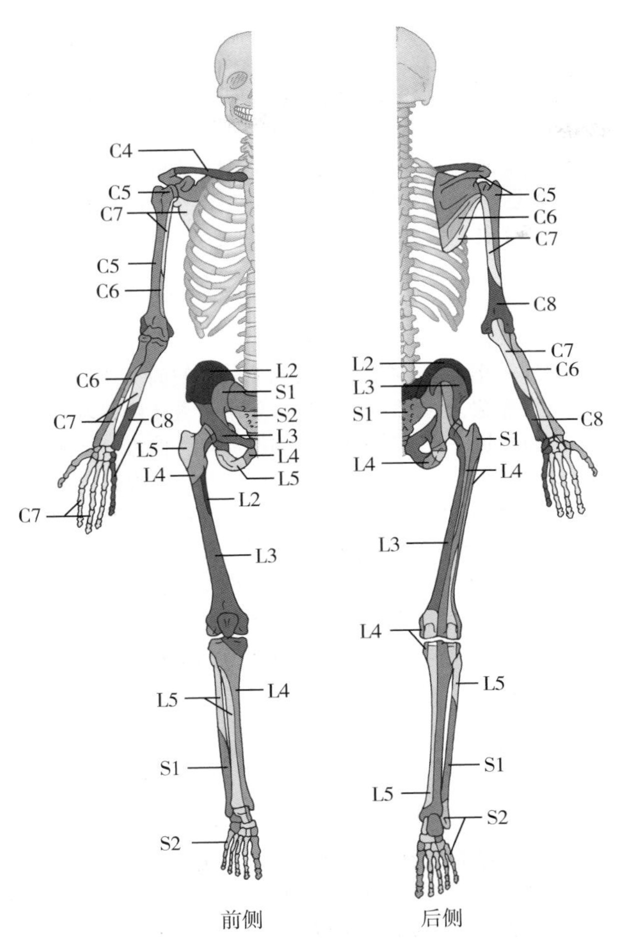

图 4.3　身体前面和后面骨节分布图

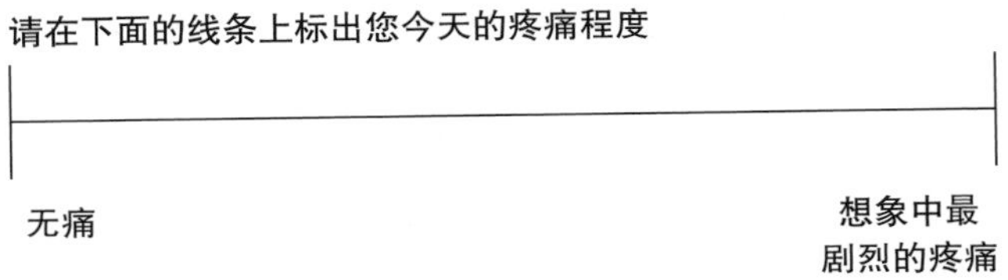

请在下面的线条上标出您今天的疼痛程度

无痛　　　　想象中最剧烈的疼痛

图 4.5　视觉模拟疼痛评分法。直线通常 10cm 长。患者标记测量是从左侧起点开始(无痛),记录以厘米为单位

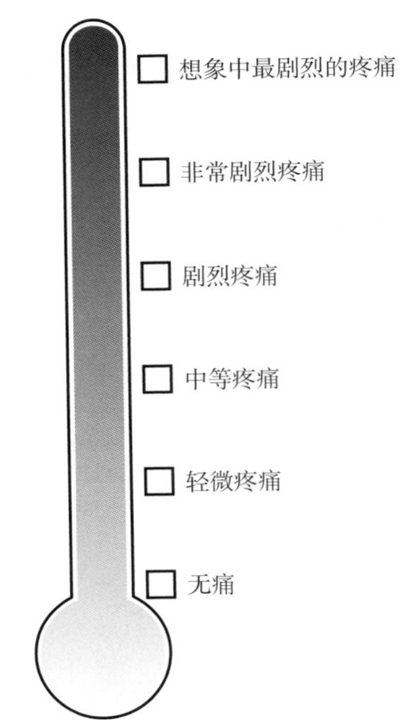

图 4.6　温度计疼痛评分法

(最严重的疼痛)之间(如图 4.4)圈出一个最能代表自身疼痛程度的数字。也可以采用视觉模拟评分法(图 4.5)或疼痛温度计评分法(图 4.6)对患者疼痛程度进行评估。McGill 疼痛问卷[13](图 4.7)中描述疼痛的形容词清单,可进一步明确症状。

用于描述疼痛的形容词具有诊断意义。钝痛、酸痛可能表明肌肉或关节病变。麻木、刺痛、枪击样痛,或某身体部位的烧灼感可能表明神经系统受累。深痛、跳痛、或某身体部位的发凉可能表明血管问题。无力、动作迟缓、动作不协调可能表示肌肉和周围神经甚至中枢神经系统功能障碍。

在最能反映您今天疼痛程度的数字上画圈

0　1　2　3　4　5　6　7　8　9　10

轻微　　　　中等　　　　严重

在最能反映您今天疼痛程度的数字上画圈

0　1　2　3　4　5　6　7　8　9　10

无痛　　　　想象中最剧烈的疼痛

图 4.4　两种数字疼痛等级量表

症状表现

症状在什么情况下会加重?减轻?骨骼肌疾病在休息、活动和体位等增加或减少周围组织机械应力的情况下,症状通常会发生改变。症状的表现有助于建立诊断和确定更有效的治疗技术。例如:过用性综合征所致的疼痛如肌腱炎可以通过休息而缓解。但关节炎引起的关节僵硬,往往在休息后加重。如果患者反映坐姿下腰背部疼痛可以减轻,那么有效的治疗是通过躯干屈曲缓解疼痛而不是伸展训练。

如果症状不随活动或体位改变而变化,很可能不是骨骼肌病变引起的,可能是患有严重疾病的警告信号,如占位性肿瘤、内脏器官病变。有时患者会说疼痛没有任何变化。应该用后续问题充分挖掘这句话中所蕴含的信息,如晨起时疼痛是加重还是减轻?仰卧或俯卧时,疼痛会不会变化?

最近 48 小时之内症状表现

不仅仅是刚刚发病时的状况,了解发病后一段时间内的症状表现同样重要。体检时,症状会突然加重或者消失。如果把时间跨度定为 48 小时内,那么患者可以有一个更准确的病情描述。症状是否有加重或者减轻,还是和发病的时候一样,这个问题的答案可以帮助治疗师预测治疗的有效性。如仔细阅读下列 20 组词组,在最能体现您疼痛的词语上画圈。但是一组词语只能画一个圈,所以您必须在一组中选择最恰当的词语。
若一组词语中没有符合您疼痛的词,就不需要画圈。

组 1	组 2	组 3	组 4	组 5
时发时缓的	一跳而过	针刺痛	锐利痛	拧捏痛
时剧时轻的	闪发性痛	钻痛	切割痛	掀压痛
搏动性痛	枪击样痛	锥刺痛	撕裂痛	咬样痛
跳痛		戳痛		夹痛
鞭打痛		撕裂痛		压榨痛
重击痛				
组 6	组 7	组 8	组 9	组 10
牵引痛	热辣痛	麻痛	钝痛	触痛
拉扯痛	烧痛	痒痛	疮疡痛	绷紧痛
扭痛	灼烫痛	针刺痛	伤痛	擦痛
	烧烙痛	蛰痛	酸痛	割裂痛
			猛烈痛	
组 11	组 12	组 13	组 14	组 15
疲倦	令人作呕的	可怕的	惩罚的	颓丧的
衰竭	窒息感	惊恐的	折磨人的	不知所措的
		恐怖的	残酷的	
			狠毒的	
			置人死地的	
组 16	组 17	组 18	组 19	组 20
烦恼的	扩散的	紧束的	发凉	使人不宁
恼人的	放射的	麻木的	发冷	令人厌恶
悲伤的	穿透的	抽吸的	僵冷	极度痛苦
严重的	刺骨的	挤压的		骇人的
难忍的		切割的		受刑似的

图 4.7 McGill 疼痛问卷。前 10 组词表示身体上的感觉(描述疼痛像什么),11~15 组词表示影响;16 组词表示评估,17~20 组词表示其他

果患者在 48 小时内疼痛逐渐加重,接受治疗后病情稳定,就说明该治疗可能是有效的。然而,如果患者在 48 小时内疼痛有所改善,接受治疗后疼痛情况不变,就说明该治疗可能是无效的。

针对问题的既往治疗

针对患者的疾病之前都接受过什么治疗?还有谁(如医生、治疗师、体能训练师、整脊治疗师)针对患者的疾病做过治疗?他们做了什么检查和治疗?他们做了怎样的处理缓解患者的病情?从这些及类似的问题中,能够知道患者既往所接受的物理因子治疗、手法治疗、药物治疗、注射治疗、矫形器以及手术治疗。这些问题的答案可以帮助治疗师决定是否需要转诊以及将重点放在最有效的治疗方式上。例如:患者 3 天前摔倒导致踝关节严重的疼痛伴有肿胀。患者向朋友借了拐杖,并自行冰敷和抬高患肢。治疗师会建议患者先让医生检查和拍 X 光片,排除骨折的可能性后再进行治疗。再比方说,患者有粘连性肩关节囊炎,先前治疗师使用超声波和摆动练习对其进行治疗,症状没有改善,那么应该考虑采用其他物理疗法。

具体病史

之前是否发生过此问题?是如何治疗的?是如何解决的?如果患者存在潜在性的身体力学异常、无力、关节松弛或者过紧,许多肌肉骨骼问题往往会由于长时间的工作、娱乐和日常活动复发。有关过往类似问题的治疗信息,不管成功与否,都有助于针对目前存在的问题制定治疗计划。

一般病史

简短的病史应包括身体其他部位或系统存在的问题和手术史。应该注意心脏、呼吸、神经、血管、代谢、内分泌、胃肠道、生殖泌尿、视觉、皮肤系统的问题。要求患者在检查前完成一份病史问卷,是获取这类信息最有效的方法;但需要在访谈时核实这些信息。治疗师也需要去了解那些与肌肉骨骼系统疾病具有相似体征和症状的疾病。例如:胆囊炎会引起右肩疼痛。然而,与胆囊炎有关的肩部疼痛,不会在肩部肌肉活动或等长收缩测试时加重;如果是骨骼肌问题,疼痛会加重。胆囊炎患者可能还有其他症状,如上腹部不适、腹胀、嗳气、恶心或不耐受油炸食品。系统的人体病理学知识,让治疗师意识到需要其他医生参与疾病的评估和干预。Boissonnault[14]与Goodman&Snyder[15]提供了非常有用的信息来帮助物理治疗师筛查疾病情况。

用药

应注意患者服用药物的类型、使用频率、剂量和疗效。镇痛或消炎药的使用,会导致检查时症状减轻。改变药物的用法,可能会使物理治疗的疗效难以确定。某些药物的副作用可能需要在检查和治疗时加以迁就,例如:长期服用激素会导致骨质疏松(骨量减少)和韧带抗拉强度降低,治疗师应减少施加在长骨上的杠杆应力,以预防骨折或韧带撕裂发生。使用抗凝剂会使患者容易有挫伤或**关节积血**,应密切监测这类患者,观察其有无擦伤或关节肿胀,同时应减轻训练和手法治疗时的力量。

社会史和职业、休闲和功能状态

在这方面的问题可能包括以下内容:患者在家里或者社会上做什么类型的工作?目前的这个问题怎样影响到患者完成工作的能力?在照顾孩子、打高尔夫球、梳妆打扮或者洗澡时会有怎样的影响。某些作业活动和休闲活动可能增加患者的问题或干扰恢复。在患者完成必要的任务时,可能需要考虑关节保护技术和使用辅助装置。医疗保险公司往往基于患者的功能状态制定其医疗问题的治疗补偿决策。图 4.8 给出了一些可用于量化疾病对功能影响的问题。详细的评估工具,如针对患者独立的日常生活的卡兹指数,效果和评估信息集(OASIS)和 SF-36 已经可以针对患者的功能进行量化(第 8 章功能检查)。

患者是否需要上楼梯进入自己的房子、卧室或者卫生间,家居环境的特点可确定使用移动辅助设备的患者回家前是否需要在上下楼梯活动方面的指导。 应考虑轮椅使用者家中的地板、大厅、门道、家具布置以及浴室设施的情况。关于家庭、工作场所和社区环境的更详细的讨论参见第 9 章环境的

能达到正常工作的百分之几										
0%	10%	20%	30%	40%	50%	60%	70%	80%	90%	100%
能达到家庭活动的百分之几										
0%	10%	20%	30%	40%	50%	60%	70%	80%	90%	100%
能达到正常娱乐活动的百分之几										
0%	10%	20%	30%	40%	50%	60%	70%	80%	90%	100%

图 4.8　用于评估患者功能的问题。患者在他们能达到的活动百分数上画圈

测评。

患者是否一个人居住，这个问题有助于了解患者的生活状况，以确定是否需要其他人协助患者执行训练计划、步行和转移。有些患者需要照顾孩子、年迈的父母、残疾配偶或兄弟姐妹，此时可能需要调整，以便于患者有时间休息和恢复。

患者是否吸烟、饮酒或使用软性毒品，吸烟可能会造成骨密度降低、延缓骨折愈合、加重椎间盘退变、增加腰背痛、并加重上下肢骨骼肌肉功能紊乱。喝酒和使用软性毒品可使患者做出一些危险的行为而使得受伤的风险增加，或者难以安全地进行功能性活动训练和家庭训练计划（HEPS）。治疗师不妨建议患者减少使用这些物质，并建议他们寻求社会服务或自助组织的辅导帮助。

预期目标，预期结果和恢复进度

治疗师可以适当的询问如下类型的问题：如患者希望物理治疗的效果是怎样的？患者预期何时可以回家、工作或者玩足球？这些问题让治疗师和患者可以共同讨论并确定预期的目标和预期结果。治疗师不应假定知道什么问题对患者最重要。这些问题的答案可以帮助治疗师确定患者是否有切合实际的期望，或是否需要为患者提供有关其状况和恢复进行耐心的教育。例如：一位昨日髋关节骨折的老年患者，目前正在住院治疗，他可能希望继续留在急症医院 2 周，直到他可以独立走动和生活自理。鉴于目前的医疗保险状况，可能需要讨论更为现实的做法。比如在急症医院进行 3 或 4 天的治疗后出院，到康复或延伸服务机构去作进一步的治疗、物理治疗以及作业治疗，或出院回家作家庭保健、由走访护士、居家物理和作业治疗师提供帮助。

问题总结

最后，当治疗师完成关于上述信息的询问，可能需要对患者提出开放式问题："还有什么事情你想告诉我吗"或"关于你的问题，还有什么你觉得我应该知道而刚才没有提到的？"患者最有可能会说他没有更多的信息需要告诉你，并且相信你已经清楚地了解了问题。但是，有时患者可能借此机会澄清先前的话题或表达对疾病的担心对他的生活造成压力。在问诊中如果没有这种类型的问题作为总结，有些影响治疗和恢复的重要信息可能被忽略。

上面所讨论的提问中所提到的信息可以在对身体具体区域或疑似病因的检查的基础上附加提问加以补充。物理治疗师以解剖、运动机能学、运动病理学、生理学及病理生理学的相关知识，再结合体征及骨骼肌肉病情的进展，以此为基础组成问诊的问题。

精神状态

在询问过程中，应注意患者对人、位置及时间的定位、兴奋度、认知和沟通能力（第 3 章感觉功能检查中的警醒度、注意力、定向力和认知部分）。如果在这些方面存在问题时，可能需要相应地改变检查方法，以获得准确的信息。使用简单的语句、简洁的指令和任务示范可能会有所帮助。应尽力降低环境干扰，沟通困难可以通过使用外语翻译、手势、画图和语言交流板加以克服。改变药物、处于直立的姿势下、并通过窗户或天窗透入自然光可以改善患者的警醒度及时间定向。根据病变的类型，患者可以通过神经科医师、神经心理学家、言语治疗师、和（或）作业治疗师的评估获取帮助。

生命体征

如果患者的病历或问诊中显示他的心血管系统受损，那么在其他体格检查之前应该检查心率、血压、呼吸频率（第 2 章生命体征的检查）。近期手术或长期卧床的患者在首次下床活动前，应该常规采集生命体征的数据以建立其基线。

观察 / 望诊

无论是在住院患者床边，还是在门诊候诊的患者，观察开始于治疗师与患者的第一次接触。患者的整体姿势及功能活动的能力，如床上转移、坐位到站位的转移、步行至检查室等，均可以提供有关症状的严重程度、患者的行动意愿、关节活动度和肌肉力量的信息。这些初步的信息有助于发现问题并制定个性化体检。例如：与站立时一侧肩胛骨上抬，转移或步行中把上肢保护性地抱在怀里的患者相比，另一个同样是肩部疾病的患者，在从坐位起立时能用上肢支撑，站位时双肩高度一致，步行过程中手臂交替摆动，那么可以预计该患者的症状较轻，可以耐受较为广泛的检查，关节活动度（ROM）与肌肉功能也更好。如果注意到患者存在功能性的障碍和步态异常，后续会进行细致的功能状况与步态检查（第 8 章功能检查和第 7 章步态检查）。

要进行体检或者检查身体的具体区域时，患者必须穿戴合适。检查肩、肘、或脊柱时，需要男性脱去衬衫，女性只穿胸罩或松垮的患者服，方便露出上臂和背部。检查下肢，患者应

暴露腰部以下,或者只穿着内衣或者短裤。

当患者处于私密性的检查室并适当暴露检查部位后,治疗师根据问诊中提示的部位及生物力学相关部位,进行细致检查。下肢与腰部在负重活动中的参与比较复杂,检查时应视为一个功能单位。同样,涉及肩部的检查,需要同时检查颈椎和胸椎,反之亦然。望诊应集中于骨、软组织结构、皮肤和指甲。治疗师应从身体前方、后方及侧方进行观察。望诊有时会结合触诊,这将在下一章节中讨论。

根据标准模型的对称性,比较身体两侧的骨骼与关节,注意其外观与对位对线。骨外观改变的常见原因包括急性骨折、骨折愈合导致的骨痂形成或成角愈合、先天性或骨腱结合处的骨质增生以及关节炎。对位对线的差异可能是由于上述原因,同时包括肌肉和软组织紧张、肌肉无力,肌肉或韧带松弛以及关节错位。

对于肌肉骨骼受累的患者往往选择姿势检查。前面观,双眼、双肩(肩峰)、髂嵴、髂前上棘、股骨大转子、髌骨、内踝尖应该是水平的。腰部的角度应是对称的。髌骨和脚应该朝向前。侧面观,重力线应该纵贯外耳道、肩峰、大转子、髌骨正后方、外踝前约 2 英寸(5 厘米)[16](图 4.9)。

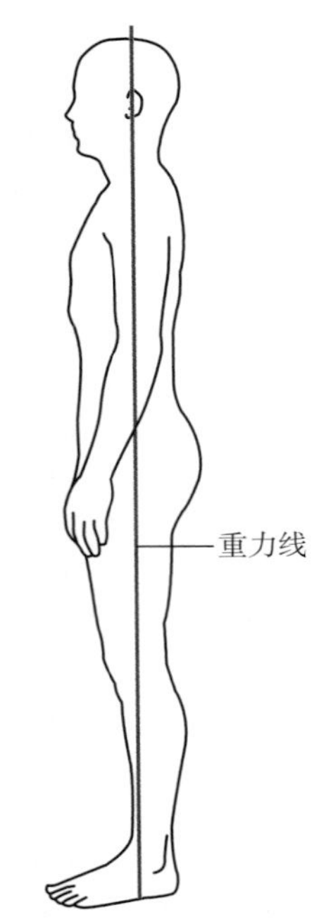

图 4.9 侧面观上重力线的位置

颈椎和腰椎应表现为正常的前凸曲线,胸椎为正常后凸曲线。后面观,两侧耳垂、肩膀、肩胛骨下角、髂嵴、髂后上棘、大转子、臀部及膝部的皱褶、踝应保持水平。脊柱要直,脊柱到两侧肩胛骨内侧缘的距离相等。应注意膝关节与跟骨是否有内外翻畸形。

软组织结构的尺寸和轮廓也应双侧对比检查。体积的增加可能表明软组织水肿、关节积液或肌肉肥大。体积减小往往预示肌肉萎缩。软组织失去连续性可能提示肌断裂。囊肿、类风湿结节、神经节疾病和痛风都可以改变软组织轮廓。杵状指,即远端的手指和指甲变圆(球形)被认为是由慢性低氧血症引起,并且通常伴随心血管系统和呼吸系统疾病以及神经血管损伤,杵状指也可能发生在脚趾。皮肤的颜色和质地也是病理状态的重要提示,发绀、皮肤和甲床发蓝,表明浅表血管缺乏氧气而二氧化碳过量。舌头是否有发绀助于确定是中枢性还是周围性的血流灌注不佳。面色苍白提示血流量或血液中的血红蛋白减少。例如:末梢血管收缩、休克、内部出血和贫血。红斑、局部发红,通常表示血流增加和炎症反应。全身发红可能提示发热、晒伤或一氧化碳中毒。皮肤发黄,可能是由于胡萝卜素摄入增加或肝脏疾病。棕色、色素沉积、多毛区有时覆盖于骨缺损区域,如脊柱裂。对开放性伤口应该进行测量并用图标记录在患者病历中。新瘢痕为红色,而陈旧的瘢痕将变成白色。皮肤组织增厚如老茧,表明相关皮肤长期超负荷和承受压力。皮肤变薄、皮肤光滑但弹性下降以及毛发脱落往往与周围神经病变或神经血管紊乱有关。

触诊

建议望诊之后即刻进行触诊或与望诊结合,并安排在其他检查之前。其他的检查可能会加重病情,如果在其之后进行触诊就很难确定压痛的位置。而触诊的结果也可以帮助确定补充检查与测量的必要性。

触诊需要掌握详细的解剖知识与系统的方法。触诊到该部位身体表层的所有结构之后才能进行下一部位触诊。例如:患者身体一面所有结构触诊完再开始另一面结构的触诊。首先进行对侧肢体的触诊,可以让患者熟悉检查步骤,甚至,在某些情况下,可以与标准模型进行对比。治疗师应该形成自己触诊移动体系:从身体上部到下部、或从内到外、或从关节线上到关节线下。触诊移动的方向并不重要,重要的是触诊的程序应保证一致性和全面性。

治疗师通过改变触诊的压力和手的不同姿势对骨骼、软组织结构以及皮肤进行触诊。对于皮肤浅表组织的触诊采用压力较少的轻触,而深层结构比如骨骼则需要更大的压力进行触诊。通常用指尖触诊,但更大、更深的结构如肩胛骨的边缘、股骨大转子则用手的整个表面来触诊比较容易定位。在指尖和拇指之间滚动皮肤和软组织可帮助治疗师判断肌筋膜的活动性。治疗师的手背可能更容易感受到皮肤温度的变化。当从一个区域移动到另一个时,治疗师的手应该与皮肤紧密接触,这样可以防止患者发痒。手指不应该在患者的皮肤上爬行或者游走。

治疗师在触诊过程中应通过患者的反馈来定位疼痛的组织。一些深层或身体近端的病变会引起身体其他部位的症状,但是局部的压痛往往可以提示具体的结构组织。局部的皮肤温度应注意以下两点:体温下降提示循环减少、而皮肤发热表明循环加速,通常存在炎症。还应考虑皮肤和软组织的密度和延展性。通常肌肉痉挛及皮肤与结缔组织的粘连都可以触诊到。外周脉搏的质量(幅度)可提供动脉血液供应情况的粗略信息。在双侧的踝关节和腿上触压后形成凹陷(称为凹陷性水肿)可以提示心脏衰竭、肝脏或肾脏病变。单侧凹陷性水肿通常与循环回流受阻有关。

人体测量特征

望诊与触诊中发现的异常情况可经过进一步人体测量进

行记录，使用软卷尺在肢体的骨性标志点间进行长度测量，并比较双侧。例如：腿的绝对长度通常测量从髂前上棘到内踝的距离。

围度测量有助于证实是否存在关节积液、水肿、肌肉肥大和萎缩。通常，对于围度的测量是在骨性标志的上方或下方，测量一个特定的距离（英寸或厘米），这样可以使之后的重复测量更为可靠。例如：上臂的围度应在肩胛骨的肩峰远端的特定距离或尺骨鹰嘴近端的特定距离处进行测量。如果需要测量手部或足部，可以采用体积测量法，即将肢体末端浸没在水的容器中，然后观察的水的体积的变化。

关节活动度

在关节及其相关结构是作主动和被动运动时进行测量。关节活动是大部分功能性活动的必要成分之一。许多研究已经明确人走在平地上[17~21]、上下楼梯[21~23]、从椅子上坐站转移[24~26]、下蹲、下跪以及盘腿坐[27,28]时需要下肢的关节活动度。研究也表明用勺子吃饭[29,30]和执行许多上肢活动[31~33]时需要上肢关节活动度。仔细地检查关节活动度、终末感觉、活动对症状的影响以及活动受限的模式有助于识别受损并对受损所致的活动受限进行量化，并确定哪些结构需要治疗[34]。

主动关节活动度

首先应进行**主动关节活动度**测试（active range of motion，AROM）。主动活动是指无辅助的关节随意运动。要求患者通过骨骼的运动来移动身体某关节和其他相关生物力学部位。**骨运动学**是指骨干的角向运动。这些运动发生在身体的三个基本面：矢状面上是屈曲与伸展运动、冠状面上是外展与内收运动、水平面上是内旋与外旋运动。举例来讲，进行髋关节检查时，会要求患者进行髋关节屈曲、伸展、外展、内收、内旋与外旋运动。通常，还会进行膝关节屈伸测试与腰椎屈伸、旋转及侧屈测试，因为膝关节及脊柱的运动会影响到髋关节的功能。部分治疗师倾向于让患者进行功能性、复合性运动，而不单单是单一关节面的运动。比如：他们会要求患者做手摸头后部的动作，以此来同时测试肩关节外展与内旋运动，而不进行孤立的，单一的运动。

对于之后的体格检查来讲，主动运动是一个非常好的肌肉骨骼筛查步骤，需要在主动运动过程中记录运动的幅度、质量、模式、疼痛与摩擦音。进行肌肉骨骼筛查时，可以通过观察大致判断 AROM 是否在功能范围内（within functional limits，WFL）；然而，假如需要建立病理基线或评估治疗反应，就要通过量角器进行更加客观和精确地测量了。正常的 ROM 因人而异，受很多因素影响，如年龄、性别[35~44]以及测量方法[45~50]。理想来讲，确定 ROM 是否受限，需要通过相同的测量手段在同一年龄段及同一性别的人群中进行 ROM 数值的比较。Norkin 与 White 总结了提供年龄与性别 ROM 标准值的研究[34]。然而当遇到某些特殊值无法参考时，治疗师需要比较患者对侧肢体的 ROM 或者参考美国骨科手术学会（American Academy of Orthopedic Surgeons）[51,52]与美国医学会（American Medical Association）[53]中成年人的平均值。如果患者可以轻松完成 AROM 且没有疼痛或其他症状，通常接下来就不需要进一步检查被动运动了。

如果主动活动范围小于正常值，那么治疗师需要进一步检查测试以确定原因。关节囊、韧带、肌肉、软组织过紧、关节面畸形、肌力不足都会引起 AROM 受限。AROM 过程中疼痛的出现可能是由于收缩性组织如肌肉，肌腱及骨腱结合处的收缩、牵拉或挤压；或是由于拉伸或挤压非收缩性组织如韧带、关节囊及滑膜囊[54]。除了肌肉骨骼结构紊乱之外，中枢及外周神经系统病变及代谢性疾病都会引起主动运动质量与模式的改变。因此，虽然主动运动是一项有效的筛查步骤，但是阳性结果仍需要一系列补充检查以确定潜在病因，然后采取有效的治疗。

被动关节活动度

被动运动指在没有患者的帮助下由治疗师完成动作。**被动关节活动度**（passive range of motion，PROM）通常是指患者不用力，而其关节被动活动时，患者骨骼可达到的运动范围。一般地，PROM 会稍大于 AROM，因为在关节活动范围的末端有很小一部分不能通过随意运动达到，而该范围会帮助关节吸收外在的力，以保护关节的结构。PROM 不仅检查活动度，还检查运动对症状的影响、运动终末端治疗师感觉到的软组织抵抗感的类型（终末感），及受限的模式。

被动的骨关节活动度依赖于关节面的完整性与关节囊、韧带、肌肉、肌腱及软组织的延展性。PROM 受限可能是由于骨骼或关节畸形，或软组织结构过紧。PROM 是由治疗师提供外力完成而不是靠患者自己，因此 PROM 不依赖于患者的肌力与协调性。

PROM 过程中出现疼痛，通常是由移动、牵拉或挤压到非收缩性结构所致。PROM 终末出现疼痛，可能是由于牵拉到了收缩性结构和非收缩性结构。PROM 中出现的疼痛跟肌肉的主动缩短牵拉到肌腱与骨附着处无关。通过比较主动与被动运动中产生的疼痛，记录疼痛的位置，治疗师可以获得重要的信息：损伤的组织有哪些。

例如：检查发现，患者膝关节主动屈曲受限，且有疼痛。可能是由于损伤了腘绳肌（包括肌腱及骨附着处）、股四头肌（包括髌腱及骨附着处）、胫股与髌股关节面、半月板、关节囊、侧副韧带、十字韧带、及前后各个滑囊。如果患者在 PROM 中有类似的疼痛与受限，可能的损伤就包含股四头肌、胫股与髌股关节面、半月板、关节囊、侧副韧带、十字韧带、及前方各个滑囊。由于膝关节被动屈曲时，腘绳肌松弛，张力减小，因此不考虑腘绳肌。慎重考虑患者的病史、望诊及触诊结果、补充测试和测量的结果，如终末感觉的确定、关节囊与非关节囊的受限模式、附属关节运动测试、韧带压力测试等会帮助治疗师找出受累的结构。本章后面会介绍这些补充测试。但是，若被动屈膝 ROM 正常，且无痛，而主动屈曲疼痛，那么损伤的结构很可能是腘绳肌。然后可以通过腘绳肌等长抗阻收缩来确认腘绳肌是否存在损伤。

在临床上，通常会用**通用量角器**（图 4.10）测量 PROM、其次是**倾角仪**（图 4.11A，4.11B），标尺测量以及卷尺。由于视觉评估没有角度仪测量精确，因此它很少会用在除筛查以外的检查[55,56]。通过测量活动的起始与末端位置，确定运动范围，并记录起始与终末的角度值（如 0°~110°）（图 4.12）。

除了旋转之外，其他的运动均可以通过最常见的 0°~180°

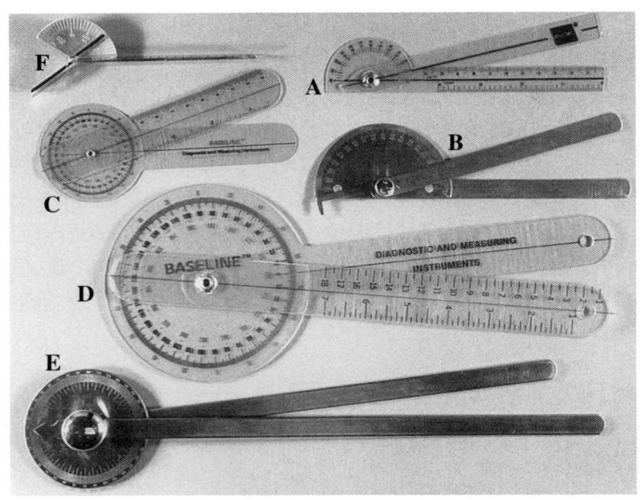

图 4.10 不同尺寸与形状的金属和塑料通用量角器。所有通用量角器都有一个中央躯干作为支点放在患者的关节上，同时两条臂与患者身体平行

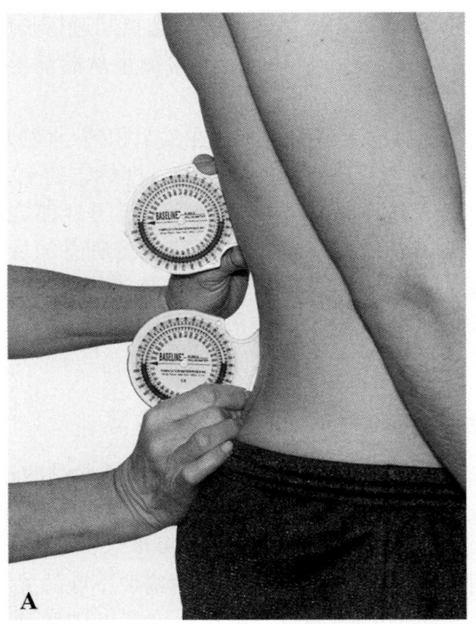

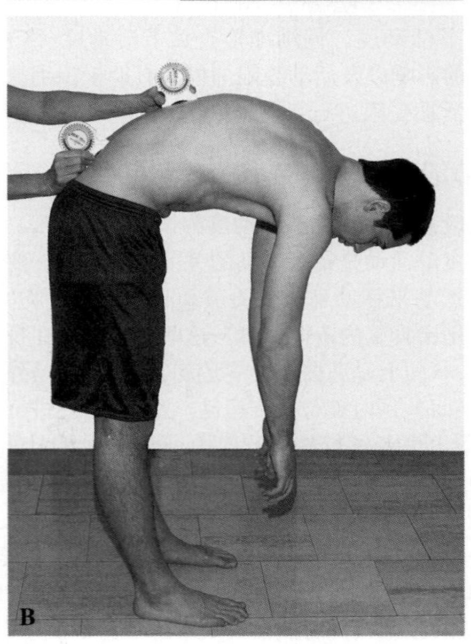

图 4.11 倾角仪 - 表示量角器与重力位置关系的圆形仪器，被用于测量腰椎屈曲活动度起点（**A**）与止点（**B**）

记数系统来记录，解剖位为起始位，记为 0°，然后向 180° 方向运动。例如，某个运动起始位 0°，终末位 135°，记录为 0°~135°。假如某个关节的运动起始位没有从 0° 开始，或没有到正常终末位就结束，就意味着该**关节活动不足**。起始端的**关节活动度过大**，是指所测得的起始到终末端的活动范围包含了零度（正常起始位）在内，例如：如果肘关节存在 5° 过伸、140° 屈曲，那么就记录为 5°~0°~140°。而末端活动度过大时，表现为运动终末位角度值高于正常值。测量结果记录在报告中，或专用表格中。专用的 ROM 记录表通常会把关节名称和运动列在表格的中间，左右两侧采用多列分别记录日期、检查者姓名及一系列 ROM 的测量结果（图 4.13）。通过这些表格中的系列测量结果，可以很容易评估患者的进步。Norkin 与 White[34]，Clarkson[57] 以及 Reese 与 Bandy[58] 提供了量角器测量的详细步骤。

大体上讲，采用通用量角器测量肢体关节角度有很高的信度。信度会随所要测量的关节与运动而有所差异。知识点 4.1 中提及了关于使用通用量角器测量肘关节 ROM 的信度研究。研究发现，上肢关节 ROM 测量的信度较下肢[46,60,66]与

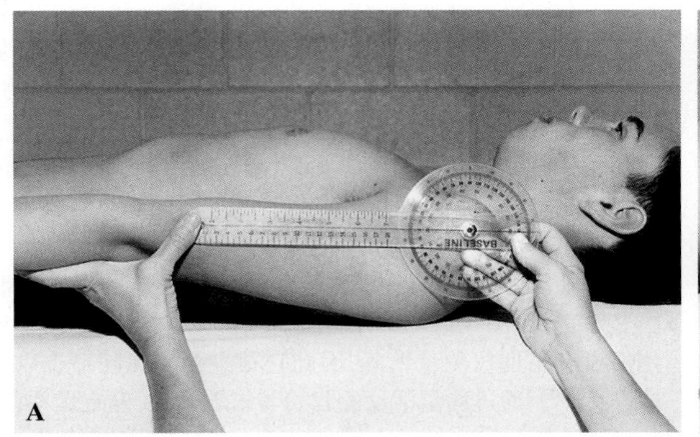

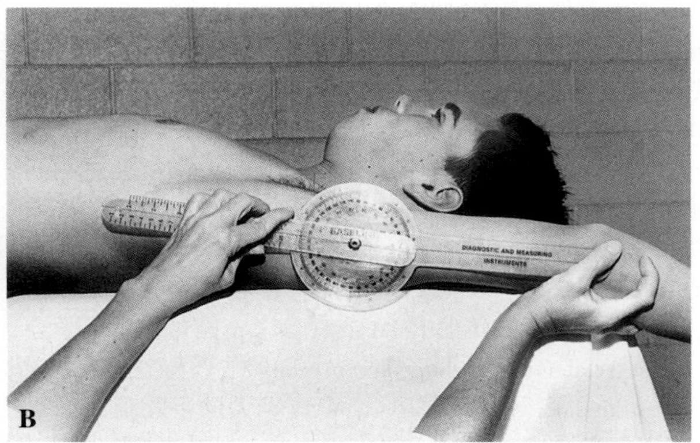

图 4.12 运用通用量角器测量肩关节屈曲活动度起点（**A**）与止点（**B**），通用量角器臂随着动作从 0°~180°

关节活动度—下肢

患者姓名________________　出生日期________________

左边				右边		
			日期			
			检查者姓名			
			髋关节			
			屈			
			伸			
			外展			
			内旋			
			外旋			
			膝关节			
			屈			
			踝关节			
			背屈			
			跖屈			
			内翻—跗骨			
			外翻—跗骨			
			内翻—距骨			
			外翻—距骨			
			内翻—跗骨间			
			外翻—跗骨间			
			蹋趾			
			跖趾关节屈			
			跖趾关节伸			
			跖趾关节外展			
			趾间关节屈			
			足趾			
			跖趾关节屈			
			跖趾关节伸			
			跖趾关节外展			
			近端趾间关节屈			
			远端趾间关节屈			
			远端趾间关节伸			
			评论：			

图 4.13　下肢活动度记录表格。在表格中央所列出的关节及运动名称的两侧的多个竖列中记录日期、检查者姓名以及所测得的一系列的测量数据

知识点 4.1 使用通用量角器测量肘关节活动度信度的文献总结

参考文献	研究对象	设计 / 干预 / 持续时间	结果	评论
Hellebrandt 等[59] (1949)	77 名患者	重复测量设计 主动活动度 1 名经验丰富的 PT 测量者 8 名经验一般的 PT 测量者 同一测量者做 2 次测量,2 次测量间时间无明确注明	经验丰富测量者的两次测量间平均误差为:屈 1.0° 伸 0.1°。在屈曲上有显著差异	测量者内部信度高。显著差异没有临床意义。没有显示经验一般的测量者关于肘关节活动测量的数据
Boone 等[60] (1978)	12 名年龄在 26~54 岁之间的健康男性,	重复测量设计 主动活动度 标准化方法 4 名工作经验在 5~20 年的 PT 测量者 每个测量者每次测量 3 遍 每周测量一次,连续 4 周	每次测量 3 遍之间没有显著差异 测量者内信度(r=0.94 SD=0.2°)和测量者间信度(r=0.88 SD=2.6°)有显著差异	测量者内与测量者间具有高度信度 测量者内信度比测量者间信度高
Rothstein 等[46] (1983)	12 名患者接受肘关节测量	盲法重复测量设计; 被动活动度 方法没有标准化 12 名工作经验在 1~4 年的 PT 测量者 3 种通用量角器:长金属,长塑料;短塑料 每个测量者用每个量角器测量 2 遍 2 个测量者评估 1 个患者	单组 测量者内信度 r=0.95~0.99 ICC =0.86~0.99 测量者间信度 r=0.89~0.97 ICC =0.85~0.95 2 组之间 测量者间信度 r=0.94~0.97 ICC =0.89~0.96	测量者内与测量者间具有高信度 测量者内信度稍微高于测量者间信度
Grohmann[61] (1983)	1 名健康成人	盲法重复测量设计 肘关节被固定在 2 个位置上:1 个钝角和 1 个锐角 40 名 PT 学生测量者用在关节上方和侧方的方法去测量每一个体位 每天测量 1 次,持续 4 天	两种方法之间没有显著差异	运用在关节上方和侧方的方法测量肘关节无显著差异
Walker 等[43] (1984)	4 名 60 岁的健康成人	盲法重复测量设计 主动活动度 4 个测量者 每个测量者在一天内对每一个患者做 5 次测量	测量者内信度 r= 81	测量者内信度高
Fish and Wingat[62] (1985)	1 名健康成人	盲法重复测量设计 46 个 PT 学生测量者用两种工具:塑料和金属量角器 三种情况:ALIGN= 肘关节固定在标记位置上 ASSIGN= 肘关节固定在没有标记位置上 PROM= 肘关节被动全范围屈曲	ALIGN 塑料的: SD = 1.8°~2.1° ALIGN 金属的: SD = 2.0°~2.6° ASSIGN 塑料的 SD = 2.5°~3.0° ASSIGN 金属的: SD = 2.5°~3.4° PROM 塑料的 SD = 3.4°~3.8° PROM 金属的: SD = 3.9°~4.2°	标准测量方法降低时分数变化增大

知识点 4.1　使用通用量角器测量肘关节活动度信度的文献总结　续

参考文献	研究对象	设计 / 干预 / 持续时间	结果	评论
Greene and Wolf,[64](1989)	20 名 18~55 岁健康成人(10 个男性 10 个女性)	重复测量设计 主动活动度 1 名 PT 测量者 2 种工具:通用量角器和倾角仪 每种工具测量 3 次 在两周内做 3 组	组间通用量角器 屈 ICC =0.94;SD = 1.2°; 95% CI = 3.0°; 伸 IC = 0.95;SD = 1.0°; 95% CI = 1.9°; 两种工具每组间都有显著的差异低关联(r=0.11~0.21)组内工具间具有显著差异	组内用通用量角器测量者信度高 如果同一个测量者在一组内测量 95% 时间信度在 2°~3° 不同的工具不能交换使用
Goodwin 等,[63](1992)	23 名 18~31 岁健康女性	重复测量设计 主动活动度 3 名有经验的测量者 3 种工具:通用量角器、液体量角器、电子量角器;在皮肤上做标记 一组内每个测量者用每种量角器测量 3 次,2 组间隔 4 周	通用量角器测量者内信度为 r=0.6 ~0.92 ICC =0.56~0.91 平均差组间为 0.9° 测量者间平均差为 5.1° 在量角器间、测量者间和组间具有显著差异	2 组间间隔 4 周测量者内信度高 组间差异小于测量者间差异 不同的工具不能交换使用
Armstrong 等[65](1998)	38 名有上肢外伤手术史患者 19 位男性,19 位女性,年龄在 14~72 岁之间	重复测量设计 主动活动度 5 名不同经验测量者 2 种工具:通用和电子量角器 1 天内每个测量者用每种工具测量 2 次	通用量角器: 屈曲时测量者内信度 ICC=0.55~0.98, 每次之间平均差为 3.2°,95% CI = 5.9° 伸:ICC =0.45 ~ 0.98,平均差 = 3.5°;95% CI = 6.6° 屈曲测量者间信度:ICC = 0.58~0.62,平均差 = 6.4°;95% CI = 9.2°; 伸:ICC=0.58~0.87,平均差 =7.0°;95% CI=8.9	中等到高的测量者间信度,中等测量者内信度 同一测量者的 95% 时间可信度在 6.7°,不同测量者为 9°

AROM = 主动活动度;CI = 置信区间;ICC = 组内相关系数;PROM = 被动活动度;PT = 物理治疗师;r= 皮尔逊相关系数;sig = 显著

脊柱高[67~69]。在一篇经常被引用的研究中,Boone 等人[60]发现同一部位,不同测量人员测量结果中,上肢运动平均偏差为 4.2°,而下肢运动的平均偏差为 5.2°。这些信度上的差异来源于与简单的铰链关节相比,测量较复杂的关节的难度、对骨性标志的触诊及移动较重的肢体[60,70]。使用标准测量姿势、关节活动测量时固定身体近端、利用骨性标志摆放量角器以及相同检查人员重复测量(而非多个治疗师)可以有效提高角量角器测量的效度与信度[46,56,71]。

运动终末感

每个关节运动的终点位置都会受其解剖结构的限制,不会让它有更多的活动。关节结构的类型不同,关节终末端活动受限的感觉也是不同的。治疗师可以在进行 PROM 时感受到。治疗师感受到的抵抗感或进一步活动关节的阻碍感就是**运动终末感**。Cyriax 与 Cyriax[54],Kaltenborn[72]以及 Paris[73]描述了各种正常(生理性)与异常(病理性)的终末感。运动终末感类型的总结来源于这些作者的工作。通常正常的运动终末感被形容为柔软(soft)、紧实(firm)和坚硬(hard)(表 4.1)。柔软的终末感是由活动末端肌肉、皮肤及皮下组织被肢体之间挤压产生的,阻力感是逐渐增加的[74]。紧实的终末感与柔软的终末感相比阻力感比较突然,它包含组织不同的蠕变或弹性,主要取决于运动终末的阻碍是因为拉伸到肌肉、关节囊还是韧带组织;紧实的终末感觉中最具弹性如橡胶般阻力的应是牵拉肌肉组织所产生的,弹性最少的应是由牵拉韧带组织所产生的,而由于牵拉关节囊所产生紧实的终末感通常是中等弹性的。坚硬的终末感是突然出现的,由骨与骨相接触所致,运动会突然终止。

当终末感出现过早或过晚,或者终末感的类型与该关节运动正常的终末感不符,则认为该终末感异常。异常终末感比正常终末感更多地与疼痛有关[75]。许多异常的、病理性的终末感都介绍过了,但是大多数异常终末感可以分类为不同种类的柔软感,紧实感与坚硬感(表 4.2)。而空虚感不能归类

表 4.1 正常的终末感

终末感	结构	举例
柔软	软组织	膝关节屈曲(大小腿后侧的软组织之间的接触)
紧实	肌肉牵拉	髋关节屈曲同时膝关节伸直(腘绳肌的被动弹性张力)
	关节囊牵拉	手指掌指关节伸直(关节囊前方的张力)
	韧带牵伸	前臂旋后(远端尺桡关节上的桡腕掌侧韧带、骨间膜、斜索的张力)
坚硬	骨与骨碰撞	伸肘(尺骨鹰嘴与肱骨鹰嘴窝之间的接触)

表 4.2 异常的终末感

终末感		例子
柔软的	较正常情况下出现得早或迟,或正常情况下该关节的终末应该是紧实或坚硬的。 就像充满液体的波动感	软组织肿胀 滑囊炎
紧实的	在关节活动中出现较正常更早或更晚,或在正常情况下该关节的终末应该是柔软或坚硬的	肌张力升高 关节囊、肌肉、韧带缩短
坚硬的	在关节活动中出现较正常更早或更晚,或在正常情况下该关节的终末感应该是紧实或柔软的 就像摩擦感或骨性阻力感	软骨钙化 骨关节炎 关节中有游离碎骨 骨化性肌炎 骨折
空虚的	没到实际终末,因为疼痛限制关节活动到终末 除了患者佩戴了保护肌肉的支具或肌痉挛,否则感觉不到抵抗感	急性关节炎 滑囊炎 脓肿 骨折 精神心理疾病

为柔软、紧实或坚硬,它也是一种异常终末感,是指治疗师在ROM终末感受不到解剖结构的限制。另一方面,患者会通过口头或非口头去表示不能作进一步的活动,通常是由于疼痛所致。

治疗师对于终末感类型的把握非常重要,可以帮助鉴别患者受限的结构,选择有针对性的、高效的治疗方法。获得这种能力需要不断练习和敏感度。被动ROM,特别是到了活动的末端,必须缓慢且谨慎地进行,确保所测试的关节近端骨头被固定,以防止多个关节及结构移动是关键[76,77]。

关节囊型活动受限

Cyriax与Cyriax[54]最早描述了由于整个关节囊弥漫性关节内炎症造成的ROM受限的特征类型。这些类型的活动受限称作**关节囊型**,通常会累及关节多个方向的活动。该受限不只是一个具体的的度数的缺失,而是某个方向活动受限会按比例地牵连到其他活动方向。不同关节,关节囊受限模型不同。表4.3展示了Cyriax与Cyriax[54]及Kaltenborn[72]描述的常见的关节囊型受限。虽然关节囊模型在临床决策上已经应用了很多年,但对于其原因的假说仍需进一步研究,并确定各个关节的受限模式[78,79]。

Hertling与Kessler[1]详述了Cyriax的工作,并提出关节囊模型主要有两个基本情况之一所引起:①关节积液或滑膜炎,或②相对性关节囊纤维化。关节积液或滑膜炎会使整个关节囊肿胀、使关节维持在一个关节内容量最大的位置上,从而造成关节囊型受限。关节囊受到牵拉后会引发疼痛和肌肉痉挛,以防止关节囊被进一步牵拉、活动受限,因而引起关节囊型活动受限。另一种引起关节囊型受限的常见情况是相对性关节囊纤维化。可见于急性关节囊炎症、慢性轻度关节囊炎症与关节制动。这些情况下,由于关节囊的胶原含量相对于粘多糖增加更多,或由于胶原组织内部发生变化,从而引起整个关节囊的延展性下降。

设计有效的治疗方案前,治疗师必须明确关节囊型受限的原因是关节积液/滑膜炎,还是关节囊纤维化。如果是关节积液/滑膜炎,治疗方法通常集中在解决急性炎症上,如休息、冷疗、加压、抬高、关节松动采用1级持续手法与1、2级震动手法、柔和的ROM练习以及消炎药物。而关节囊纤维化是一个相对慢性的情况,可以采用热疗、关节松动中3级持续拉伸与3,4级震动手法、被动拉伸及充分的ROM训练。病史、望诊、触诊及谨慎的运动终末感的判断可以帮助明确关节囊型受限的原因。

非关节囊型活动受限

类似于关节囊模型,不均匀的被动ROM受限,被称作**非关节囊型**活动受限[1,54]。非关节囊受限模式通常累及关节的1或2个活动方向;而关节囊型受限则累及所有或大多数的活动方向。非关节囊型受限更多是由于结构问题,而非整个

表 4.3　肢体关节的关节囊模型

肩关节(盂肱关节)	外旋受限最大 外展受限中等 内旋受限最小
肘关节	屈曲受限比伸直受限大
前臂	无受限以及无痛 在肘关节受限时旋前旋后同时受限
腕关节	屈和伸同时受限
手	
第 1 腕掌关节	外展和伸受限
第 2~5 腕掌关节	各方向同时受限
手指	屈曲受限比伸直受限大
髋关节	内旋、屈、外展受限最大 伸受限最小
膝关节(胫股关节)	屈曲受限比伸直受限大
踝关节(距小腿关节)	跖屈比伸受限大
距下关节	内翻受限
跗骨关节	背屈、跖屈、外展和内旋受限
足趾	
第 1 跖趾关节	伸比屈受限明显
第 2~5 跖趾关节	多变的,屈曲受限倾向
趾间关节	伸直受限倾向

关节囊。关节内部错位、关节囊附着处与关节囊外的损伤,如韧带变短、肌肉扭伤及肌肉变短,这些情况都会引起非关节囊型受限。例如,髂腰肌过短会引起髋关节伸展方向的非关节囊型受限;髋关节其他方向的运动不受影响。与之相比,由弥漫性关节积液或关节囊纤维化引起的关节囊型受限,则累及被动内旋、屈曲及外展方向的活动。

仅是确认非关节囊模型并不能给出合理的治疗方案,还需整合患者病史、望诊、触诊、主动及被动 ROM、终末感、肌肉等长抗阻收缩测试、关节松动测试与特殊测试,才能明确非关节囊型受限最可能的原因。比如,髂腰肌的慢性缩短与急性扭伤都有可能导致被动髋关节伸展方向的非关节囊型受限。但是,它们在患者病史、主动与被动 ROM 中疼痛的出现、终末感以及肌肉等长抗阻测试中表现又不相同,需要不同的治疗方案。

关节附属运动

如果被动活动受限或疼痛,则表明需要进行关节面运动检查,**关节运动学**是指发生在关节面的运动,通常称为**附属运动**或**关节内运动**,用于判断关节的灵活性和完整性。典型的附属运动包括滑动、旋转和滚动。**滑动**是一个关节面在另一个关节面之间的线性运动(图 4.14),**滚动**是一种类似于摇椅的底端在地面上摇摆或轮胎滚过地面的运动(图 4.15),**旋转**是固定于一定点或轴的旋转运动(图 4.16)。

附属运动通常以相互组合的形式出现,导致骨干发生角运动、或生理性运动。Kaltenborn[72]将平移滑动和滚动的组

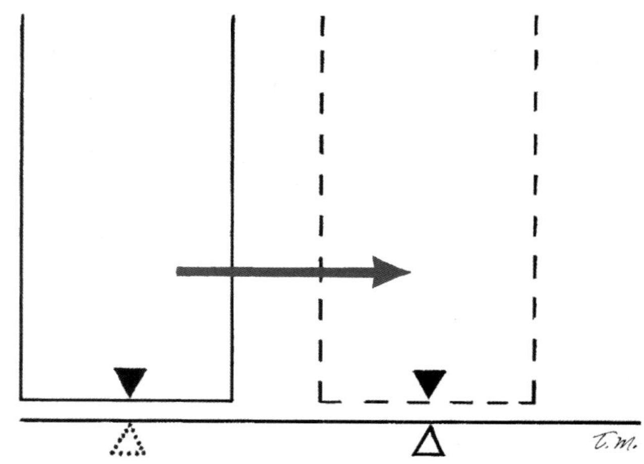

图 4.14　滑动是一种线性关节附属活动,其中活动侧关节表面的点逐渐与其相对关节表面的点相连接

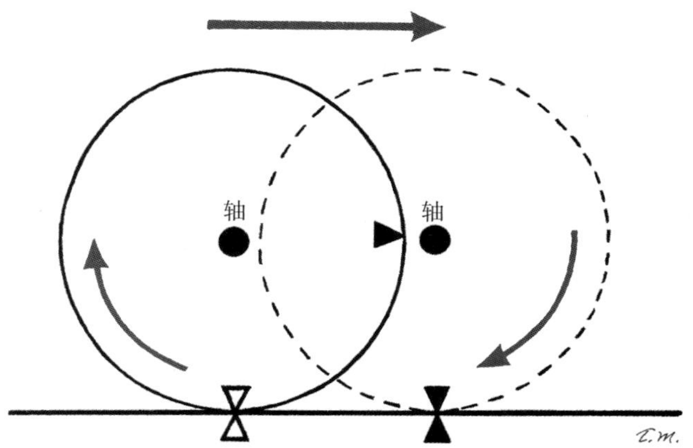

图 4.15　在滚动中,活动侧关节表面的点逐渐与其相对关节表面的点相连接,旋转轴也在动,在这个例子中,轴移动到右边

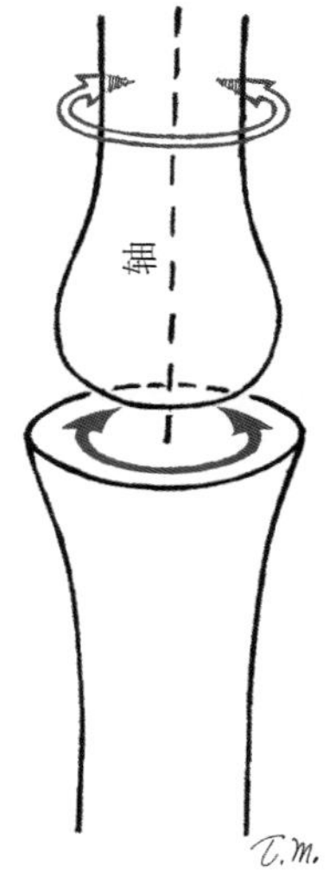

图 4.16　旋转是一种关节附属活动,其活动侧表面的点围绕一个固定轴旋转

合动作称为**滚动 - 滑动**。与单纯的滚动运动相比，滑动和滚动的组合运动可以通过延缓两个关节面的之间的挤压和分离来增加活动度。滚动和滑动的方向取决于移动的关节面为凹面或凸面，如果移动面是凹面，滑动的方向与滚动或骨干角运动方向一致（图 4.17），例如：股骨固定做屈膝运动，胫骨干向后旋转，胫骨平台同样向后滑动。如果运动面是凸面，滑动的方向与滚动或骨干角运动方向相反，例如：外展盂肱关节，肱骨干与肱骨头旋转向头侧，而肱骨头连接关节的面向尾端滑动。在人体中，滚动—滑动是最常见的关节附属运动，虽然也有几个单纯的旋转例子，如桡骨在肱桡关节内发生的旋前和旋后。

正常的关节面运动（附属运动）对于完整健康的生理运动是非常必要的。准确的关节附属运动检查可以更好地解决生理运动受损的根本问题所在。由于附属运动不能主动控制，所以患者不能执行附属运动，只能由治疗师完成检查。附属运动的检查通常有滑动 - 平行于关节面的滑动、分离和挤压 - 垂直于关节面。Kaltenborn[72]，Kisner 与 colby[80]，Edmund[81]及 Hertling 与 Kessler[1]提出了针对于附属运动的特殊检查与治疗技术—通常指**关节松动术**。密切注意患者的体位、关节的特定位置、周围肌肉的放松、固定一侧关节面以及松动另一侧。

通过附属运动检查可以了解运动的幅度、其对症状的影响以及终末感。附属运动的活动度很小，使用量角器和标尺都难以测量。但是对于相同的动作可与身体的对侧进行对比，或者治疗师根据以往检查过的相同年龄与性别的患者进行比较。附属运动将关节内运动分为 0~6 级[72]，对于治疗有指导意义[1,81]（表 4.4）。

附属运动的检查使特定的解剖结构承受压力，通过附属运动检查时症状的改变可以帮助明确受累的结构。分离运动使整个关节囊和众多包绕和支撑关节的韧带承受压力。滑动使特定部分的关节囊和韧带承受压力，这取决于滑动的方向和不同的关节。挤压把力量作用于关节内部的结构如半月板、骨骼、软骨和把关节囊衬里的滑液膜突起挤压至关节间隙内。附属运动非常细微以至于不能对周围肌肉产生作用。生理性运动会对关节位置角度产生变化，影响肌肉的长度。与被动生理运动一样，在被动附属运动中，正常和异常的终末感也被描述为柔软、紧实和坚硬，这在明确受限结构及指导治疗方案时有很大帮助。

表 4.4 附属关节运动分级以及对治疗的影响

分级	关节情况	对治疗的影响
0	关节僵硬	不推荐关节松动，可考虑手术
1	相当大的关节受限	1 级和 2 级：可用关节松动来增加关节结构的伸展性。可考虑在松动前加热疗以及松动后进行关节活动度锻炼
2	轻微关节受限	
3	正常	不需要进行关节松动，因为检查正常
4	轻微活动过度	4 级和 5 级：不推荐关节松动来增加关节结构的伸展性，可考虑扎贴、支具、力量锻炼以及姿势训练
5	相当大的活动过度	
6	不稳定	不推荐关节松动，可考虑手术

肌肉性能

肌肉性能是肌肉做功的能力[6]。**线性做功**定义为力 × 距离，**旋转力做功**定义为力矩（力 × 其到旋转轴的垂直距离）× 运动弧度。通常在肌肉骨骼检查中，会对作为肌肉性能

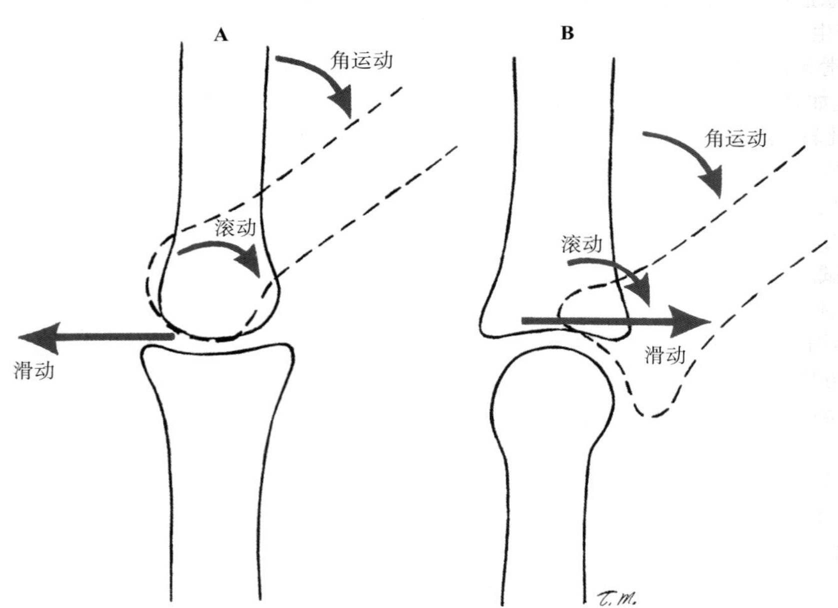

图 4.17 图解凹凸理论。**(A)** 如果移动骨侧关节是凸面，滑动是朝骨头角运动的反方向进行。**(B)** 如果移动骨侧关节是凹面，滑动朝骨头角运动的相同方向进行

的一个组成部分 - 肌力 - 进行测试。根据《物理治疗师实践指南》[6]，**肌力**指肌肉或肌群为克服阻力在一次最大用力下产生的力。临床上测定肌力的方法包括徒手肌力检查(manual muscle testing，MMT)、手持式测力计测试与等速肌力测试。根据患者的情况，肌肉的其他特性也可以进行测试。**肌肉爆发力**指单位时间内做功或力 × 速度。**肌肉耐力**指肌肉在一段时间内反复收缩的能力。除了这些定量测量，患者在抗阻等长收缩测试中的定性反应或称疼痛的改变，对于肌腱损伤的鉴别也十分重要。

抗阻等长收缩

在进行主动和被动 ROM 测试时，患者可能会诉说有疼痛。患者的病史、疼痛的部位与疼痛的运动模式可能会提示收缩性组织存在损伤，如肌肉或肌腱及它们的骨附着处；或惰性组织如关节面、关节囊或韧带。抗阻等长收缩测试可以用来进一步区分受损组织的类型—收缩组织，还是惰性组织。抗阻等长收缩时，由于肌肉缩短，会拉伸到肌腱，若疼痛增加，就可以确认受损组织是收缩性组织。有时在收缩后放松时与拉长时，会感到更痛，这也认为是收缩性组织受损的阳性结果。若进行抗阻等长收缩测试时无痛，而附属关节运动、关节囊型活动受限或 PROM 与附属运动时特殊终末感，同时伴随疼痛，则可以确认受损的是惰性组织。例如：肱二头肌肌腱炎患者在肘关节与肩关节抗阻等长收缩测试时会出现疼痛。而盂肱关节粘连性关节囊炎的患者在进行相同测试时则不会有疼痛出现。

进行抗阻等长收缩测试时，阻力应准确的施加在具体收缩的组织上，而要注意避免对周围惰性组织加压。且治疗师应该把患者的关节摆在 ROM 的中间，这样惰性结构的张力最小；治疗师还需很好的固定测试关节的近端，以尽量减少其他肌肉的代偿运动。然后要求患者保持在摆放位置，治疗师逐渐施加阻力。要注意避免关节的任何运动，尽管进行等长收缩时，会对关节面产生一定压力，但这并不会对结果造成影响。位于肌腱深层的滑囊在测试时也会被挤压到，虽然滑囊并不是结缔组织，但是如果滑囊发炎，在等长收缩测试中，患者也会感到疼痛。而比较幸运的是滑囊炎的治疗与肌腱扭伤或发炎的治疗是类似的。

除了明确抗阻等长收缩中是否出现疼痛之外，治疗师也需要记录肌肉收缩力的大小。如果力量不足，则需使用 MMT 或测力仪进行肌力测试。肌力不足可能有很多原因，如上运动神经元、周围神经、神经肌肉偶联、肌肉及肌腱等的病变。疼痛、疲劳及弥漫性萎缩也可能会引起肌力不足。肌力不足的类型可以帮助确定病变的位置与对应的治疗方案。患者的病史、及感觉、协调、运动控制、心肺功能与心电图测试等结果也同样有帮助。

部分研究者[1,2,54]认为可以通过抗阻等长测试结果确定病变类型。通过肌肉收缩力的大小(有力或无力)与疼痛是否存在(疼痛或无痛)判断病变的可能性(表 4.5)。Franklin 等人[82]认为如果抗阻等长收缩测试结果发现肌力不足，伴疼痛，那么可能存在严重的病变也可能是如离心等速运动练习所导致的相对较轻的肌肉损伤或炎症。用于明确肩关节与膝关节的病变类型的抗阻等长测试，其检查人员内部与检查人员之间的信度已经过测试[83,84]。

表 4.5　抗阻等长收缩测试结果

发现	可能的病理
有力并无痛	受测肌肉和肌腱无病变或无神经损伤
有力并疼痛	受测肌肉和肌腱有轻度损伤
无力并无痛	存在神经系统疾病、神经肌肉接头疾病、受测肌肉或肌腱完全断裂或废用性肌萎缩等
无力并疼痛	存在严重、疼痛疾病，例如骨折或新生物。还有可能是一个急性炎性病变阻碍肌肉收缩或受测肌肉或肌腱部分断裂

徒手肌肉测试

徒手肌力测试是由 Wright[85] 与 Lovett[86] 在 1912 年发明的，通过重力和徒手施加阻力对肌力进行测试并分级。多年来许多学者描述了不同的 MMT 方法，但在美国使用得最多的两种方法是由 Daniels 及 Worthingham[87] 与 Kendall 等人[88] 提出的。这两种方案都是在 Wright 与 Lovett 的基础上，利用运动弧度与重力、治疗师徒手施加阻力去测试肌力并分级。一般来说，患者肢体要被摆放在某种姿势下，以便需测试的肌肉或肌群可以活动或抗重力运动。如果以上动作可以完成，治疗师在测试部位的远端徒手施加阻力，阻力方向是肌肉(群)收缩力矩的相反方向。

最新版本中，这两种方法都推荐以**中断试验**(break test)的形式进行徒手抗阻测试，具体情况是患者保持关节在特定位置，治疗师逐渐施加阻力，直到患者出现离心收缩。同时这两种方法认为在测试单关节肌时，中断试验应该在关节 ROM 的末端进行；而双关节肌应该在 ROM 中间进行。另外，许多治疗师会在患者活动关节的过程中施加徒手阻力，这种方法被称为**运行测试**(make test)，或**主动抗阻试验**，通过这种方法可以明确肌肉抗最大抗阻向心收缩能力。肌力不足而导致关节不能抗重力保持在某个位置或运动时，可以把患者的身体摆放在去重力的(水平)运动平面。在所有测试中，都要强调固定肌肉起点处的身体部位并小心防止其他肌群代偿。

虽然这两种常用的 MMT 方法有很多相似之处，但是也有些不同的地方。Kendall 等人[88]提出测试单个肌肉，只要实用，而 Daniels 与 Worthingham[87]的方法是测试完成关节特定运动的肌群。在测试体位的摆放方面两者各有类似和不同，如 Daniels 与 Worthingham 会提供更多的引导，且对弱的肌群测试时强调尽可能地用去重力体位。同时他们推荐不论是抗重力还是去重力的情况下测试，都应该让患者通过运动弧来移动肢体。Kendall 等人只是在去重力的测试时会要求患者完成一个运动弧的移动；而在抗重力体位下，则要求患者把体位保持在 ROM 中间或末端。

这两种方法的分级系统都是基于 Lovett 的分类：正常、良好、尚可、差、微、零。但是 Kendall 等人建议采用 0~100% 法或 0~10 分级量表；Daniels 与 Worthingham 建议采用 0~5 分级量表(表 4.6)。如果采用数字记分，要采用分数 / 量表最大分值的方式记录，以分清使用的量表。比如，肌力分级为尚可，

表 4.6 徒手肌力检查分级

分级	缩写	0~5 级	0~10 级	标准
正常	N	5	10	抗重力下关节达全范围活动,能对抗最大阻力
良好 +	G+	4+	9	抗重力下关节达全范围活动,能对抗接近最大的阻力
良好	G	4	8	抗重力下关节达全范围活动,能对抗中等阻力
良好 –	G–	4–	7	抗重力下关节达全范围活动,能对抗接近中等的阻力
可 +	F+	3+	6	抗重力下关节达全范围活动,能对抗小阻力
可	F	3	5	抗重力下关节达全范围活动,不能对抗阻力
可 -	F-	3-	4	抗重力下关节活动达 50% 以上,但不能达全范围,不能对抗阻力
差 +	P+	2+	3	去重力下关节达全范围活动,稍微对抗阻力
差	P	2	2	去重力下关节达全范围活动,不能对抗阻力
差 –	P–	2–	1	去重力下,关节活动达 50% 以上,但不能达全范围,不能对抗阻力
微弱 +	T+	1+		去重力下,可见较少活动(小于 50% 活动度)不能对抗阻力
微弱	T	1	T	无可观察到的运动,可触及肌肉收缩,不能对抗阻力
零	0	0	0	未触及肌肉的收缩

若采用 0~5 分级量表则记录为 3/5;若采用 0~10 分级量表,则记录为 5/10。最终结果记录在报告中或专用记录表格中(图 4.18)。

需要强调的是,这些数字是顺序数据,因为数字之间的间隔不是等量单位。MMT 分级为良好与正常者,代表的肌肉力量范围很大。而尚可、差、微弱代表的范围则很窄。Sharrard[89]对脊髓灰质炎患者进行尸体解剖时,对脊髓中 α 运动神经元进行记数,发现之前评价肌力为良好者,有 50% 的运动神经元支配;而级别为尚可者,仅有 15% 的运动神经元支配。Beasley[90]发现,伸膝肌力分级为良好,尚可与差的脊髓灰质炎患者,其伸膝肌力分别只有正常人的 43%、9% 及 3%。Andres 等人[91]在研究肌萎缩性脊髓侧索硬化症患者(amyotrophic lateral sclerosis,ALS)的四组肌群的过程中发现,肌力丢失 50% 以内的,肌力通常认定为正常。

许多研究结果都认为 MMT 测量肌力的同时效度可以通过手持肌力测量仪(下文有详述)与压力传感器进行测量。Schwartz 等人[92]研究了 122 名脊髓损伤患者(spinal cord injury,SCI)的 24 组肌群,发现 MMT 与手持肌力测量仪在进行肌力测试时,相关系数为 0.59~0.94。其他学者也报道了类似结果。然而,部分研究人员发现[91,93,94]MMT 分级包含的力量范围过大,且 MMT 相邻级别间力量数值有重叠,尤其是良好与正常级别[92,94~96]。徒手肌力检查对于较强的肌肉力量缺失的敏感性没有较弱的肌肉好。与 MMT 相比,手持肌力测量仪价格昂贵且比较耗时,但是也更加客观与敏感。当肌力强到足以抗重力做运动并能移动测力器的杠杆臂时,也可以用等速测力仪来进行测量。

总体上,经过培训的 MMT 测量人员内部信度很好,相关系数为 0.63~0.98[96~98]。而研究发现,MMT 测量人员之间的信度则区别很大。部分研究人员发现[98~102],用 MMT 测试同一个患者,测试结果之间一致性最低,为 28%~75%。使用 0~5 分量表,测试结果之间的一致性在使用半级制(加或减)时要好些,范围是 50%~97%。采用 0~10 分量表,测量人员之间的测试结果在使用半级制(加或减)时的一致性高,范围是 89%~100%。测量人员之间信度的相关系数为 0.11~0.94[92,98,99,103]。对测试人员在准化的测量姿势、固定和评级标准上进行培训,可提高一致性与相关系数[98,103]。把多个肌群 MMT 肌力测量结果平均后,得到整体力量分数也可以提高信度。

表 4.6 展示了 Kendall 等人[88]及 Daniels 与 Worthingham[87]的改良版的分级定义,根据患者的活动情况增加了额外的级别标准:尚可 –、差 –、微 +;而尚可 + 至正常级别的判定则依赖于治疗师对小阻力、中等阻力与最大阻力的理解。正常级别的肌力判定要考虑到患者的年龄、性别及体格。需要注意的是,对正常级别肌肉施加的预估阻力的大小有非常大的可变性。例如:下肢的大肌群正常情况下可以对抗很大的阻力,进行中断试验时,很难压住患者;而手部的小肌群正常情况下仅能对抗很小的力,在做中断试验很容易就压住患者。除了仅在运动弧的某一点施加阻力(中断试验)外,在运动全过程中施加阻力(**运行测试或主动抗阻试验**)也有助于准确地判断肌肉力量。

手持测力计测量法

手持测力仪(Handheld dynamometers,HHDs)是便携设备,使用时放置在治疗师的手与患者测量部位之间,测量作用点的机械力(图 4.19)。通常要求患者对抗阻力进行最大等长收缩(运行测试 make test),或要求患者对抗阻力保持在某一位置,直到克服不了阻力,肌肉产生离心收缩(中断试验)。测力仪测量到的力值大小取决于施加阻力的方法(运行测试 make test 或中断试验)、患者体位与重力的关系、关节角度、测力仪在患者身上的位置(力臂)、防止肌肉代偿的固定以及治疗师的力量[104~106]。虽然运行测试与中断试验测得的力值之间高度相关,但是中断试验通常会产生更大的力值[107,108],因此应该交替使用。

肌力检查量表

左 3	左 2	左 1	检查日期：　　　　检查者：	右 1	右 2	右 3
			颈			
			头伸			
			颈伸			
			联合伸(头伸加颈伸)			
			头屈			
			颈屈			
			联合屈(头屈加颈屈)			
			联合屈和旋(胸锁乳突肌)			
			颈旋			
			躯干			
			伸—腰			
			伸—胸			
			骨盆上抬			
			屈			
			旋转			
			膈肌力量			
			最大吸气量小于最大呼气量(间接肋间测试)(英寸)			
			咳嗽(间接用力呼气)(F、WF、NF、O)			
			上肢			
			肩胛外展和上旋			
			肩胛骨上抬			
			肩胛骨内收			
			肩胛骨内收和下旋			
			肩关节屈			
			肩关节伸			
			肩关节内收			
			肩关节外展			
			肩关节水平外展			
			肩关节水平内收			
			肩关节外旋			
			肩关节内旋			
			肘屈			
			肘伸			
			前臂旋后			
			前臂旋前			
			腕屈			
			腕伸			
			掌指关节屈			
			近端指间关节屈			
			远端指间关节屈			
			掌指关节伸			
			指外展			
			指内收			
			拇指掌指关节屈			
			拇指指间关节屈			

图 4.18　徒手肌力检查量表举例

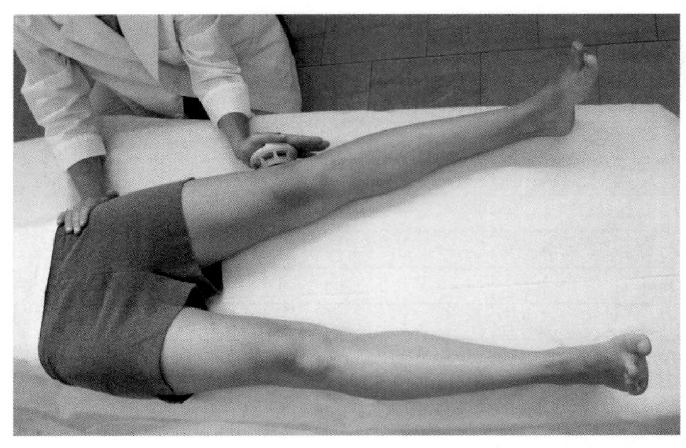

图 4.19 运用手持测力仪测力左髋外展力量。这是手持测力仪测量力的一个应用，其中力矩等于力值乘以到关节运动轴之间的距离

为了减少移动身体部位的重力对力量测试产生的影响，一般推荐采用被测肌群的去重力体位。比如：为了检查髋关节外展肌力，可让患者采用仰卧位，这样在肌肉收缩时产生的力相对于地面是水平的(图 4.19)。Soderberg[106]提供了有关 HHD 的推荐体位与测试步骤的详细说明。关节应该放在容易复测的角度，以便肌肉长度保持一致。测力仪垂直放在患者身体上既定的测量位置。肌肉收缩时会产生力矩，从而引起关节的角运动。治疗师必须施加足够的力，以对抗患者的**力矩**，并确保患者肌肉的等长收缩(运行测试 make test)，或离心收缩(中断试验)。可以把测力仪固定在某个固定面上[109,110]或用等速测力仪，并把速度设定为 0°/ 秒，这样提供的阻力要比徒手大得多。

不同年龄与性别特定肌群的标准力值已有报道[111~115]；但要注意的是，要遵循标准研究中的方法，才能保证测量结果有可比性。部分作者在总结回归方程的时候也考虑到了体重与身高的问题[111,112]。大多数标准研究报道的力值采用了 lb、N 或 Kgf 为单位。而力值大小取决于测力仪的测量点与患者关节运动轴的距离也就是力臂。因此，人群中的比较选择力矩会更加适合[105,115,116]。力矩等于测得的力值乘以测量点与关节运动轴之间的距离。力矩单位包括如 ft-lbs、N·m 或 kgf/m。

若患者只有单侧障碍，就可以同时测量双侧肢体并比较。Andrews 等人[112]发现采用 HHD 测量下肢肌力时，优势侧与非优势侧之间无统计学差异；而上肢之间的差异则有统计学意义。一般，差异在 0~4.5Lb 之间，或是在平均力值的 0%~11.2% 之间。Phillips[111]等人发现上下肢各肌群的肌力，双侧差异为 0.2%~8.0%，有显著统计学意义。Sapega[117]认为双侧肢体肌力差异达 20% 以上时，很可能会存在异常；差异在 10%~20% 之间时，有可能存在异常。

有人用 HHD 肌力测量与等速测力仪相比，来评价同时效度。大多数研究发现信度好 - 极好，相关系数达 0.78~0.98[118~120]。据部分研究者报道，在进行大肌群的肌力检查，如伸膝肌群[121~122]，或当肌力高达 196~250N 时[118,123]，HHD 测量结果偏低。

研究发现[107,122,124~130]，HHDs 在检查人员内部信度为好 - 极好，而测量人员之间信度为欠佳 - 极好。可以参考部分信度研究的综述[106,131,132]。上肢测量信度似乎高于下肢及躯干[125,127]，尤其是踝关节背屈肌力与髋关节外展肌力[111,112,122,125]。Agre 等人[124]发现，用平均力值百分比表示重复测量的标准偏差(重复变异系数)时，上肢肌群为 5.1%~8.3%，下肢肌群为 11.3%~17.8%。Wang 等人[128]报道了三个下肢肌群的重复变异系数，为 4.2%~7.8%。研究人员认为使用 HHDs 时产生的部分误差主要是测力仪放置不当、体位错误、固定不良以及检查人员力量不足与缺乏经验。

等速肌力测定法

等速测力仪是固定的机电装置，通过阻力来控制身体部位的移动速度，并测量患者用力情况，患者无法超过预设的角速度(图 4.20)。比如：Cybex Humac Norm (Computer Sports Medicine, Inc., Stoughton, MA 02071) 等速测力仪的预设速度可以从 0°~500°/ 秒；阻力以力矩表示，可高达 500ft-lb 或 680N·m[133]。相对久坐的人群常用速度为 60°/ 秒、120°/ 秒、180°/ 秒；而经过训练的人则可设定更高的速度。等速测力仪可以用来测量等长收缩力矩(设定速度为 0°/ 秒)，向心收缩力矩与离心收缩力矩。虽然比较昂贵，但是等速测力仪在测试大肌群或比较强壮的肌群时很有帮助，而在这种情况下 MMT 与 HHDs 对肌肉的异常情况比较不敏感[90,105]。等速设备常用测试肌群有膝关节、肩关节、背部，肘关节与踝关节使用相对较少。

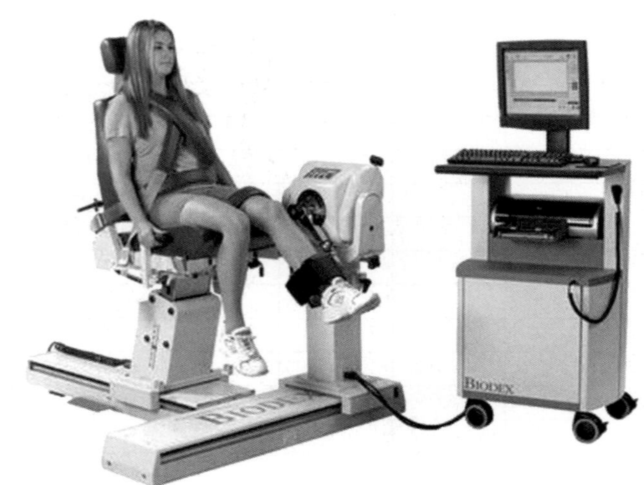

图 4.20 运用等速测力仪测量右膝伸肌(股四头肌)的肌力。峰值力矩是最为关注的值

等速测力仪测量力矩与 ROM 的时间函数。肌肉的工作特性最常用峰值(最大)力矩表示，较少用峰值力矩 / 体重(Nm/kg)与平均力矩表示。做功可以通过角位移与力矩值计算。功率，即单位时间内做功，也可以确定。可以通过测定峰值力矩至力矩衰减到峰值力矩 50% 的时间来进行评价耐力(肌肉疲劳)[117]。其他测试耐力的方法还有：重复设定运动 25 次所做的功；最后 5 次做功除以最初 5 次做功的比率[134,135]。

相互拮抗的(主动肌 - 拮抗肌)肌群，如腘绳肌 / 股四头肌、肩关节外旋肌群 / 内旋肌群，其峰值力矩比也有文献报道。但是，准确比值的获得需要精确控制肢体重量（重力影响）[136~139]。若不进行重力修正，借助重力进行测量的肌肉会产生不正确的高力矩值，而抗重力测量的肌肉的力矩值则偏低。

研究认为，患者的次最大用力可以通过增强的重复测量的峰值力矩变异性、平均力矩以及等长与向心收缩中峰值力矩的斜率而获得[140~142]。然而，该领域的研究结果比较矛盾，并已证实将患者用力分为最大用力与次最大用力是错误的[138,143~145]。患者的疼痛、恐惧或疲劳、潮湿的环境、预加力、机械构件及加减速斜波等因素都会影响到力矩的变异性。不建议使用等速测力仪的结果给出患者的用力情况的临床评价。

为确保等速测力仪的有效性，需要进行设备校准，且应每天进行仪器测试，测试时应在相同的湿度环境中，设定相同的速度[138]。关节轴与机械轴对准、固定身体近端、校正重力。通过一些练习体验让患者熟悉设备与测试方案有很大益处。记录测量结果前应最少完成 1~3 次最大重复测试[146,147]。需要注意的是，肌肉收缩类型（等长、向心、离心）不同，力矩大小不同。而速度设定、关节角度、患者体位、练习、休息间隔、患者反馈及预加载力、湿度与斜坡设置的改变，也会改变力矩大小。例如：相同肌群等长收缩的力矩值会大于向心收缩，而离心收缩会大于等长收缩。向心收缩时，速度设定越快，力矩值越低。如需重复测量数据，并有效评估患者的进步情况，则需要保证这些因素前后一致。Keating 与 Matyas[148]，Rothstein 等人[138]，Davies 等人[149]，及 Gaines 与 Talbot[150]提出了提高等速测试效度与信度的方法。大量健康人群与患者测量后发现[146,151~161]，峰值力矩与做功在向心收缩时信度为好 - 极好，而离心收缩时为尚可 - 好。倒数（主动肌 - 拮抗肌）比率的信度低于峰值力矩[161]。

在评价或解释患者的数据时，可以参考成人常模数据[161~168]及儿童常模数据[169~174]，但是只有在测试程序、设备完全相同、测试人群相似的情况下，才可以与已发布的数据进行对比。患者的年龄、性别、体重、身高与运动情况都会影响到结果。测试的肢体通常需要与对侧肢体进行比较。总体上，研究发现膝关节[165,169,175~177]、肘关节[170,174]、与肩关节[170,178]优势侧与非优势侧的力矩，没有统计学上的显著差异。相对的，由于肘关节与肩关节在某些运动上的健侧优势，有研究发现两侧有差异，尤其是男性高水平运动员[169~174]。双侧力矩差异 10% 以上时，提示有损害[183,184]。而其他研究也有发现健康人群中身体两侧不平衡高达 10%。若要明确双侧肢体差异大小与损害的关系，还需进一步研究。目前，似乎 Sapega[117]的指南可能更适合，认为双侧肌力差异大于 20% 时，很有可能存在异常，而差异在 10%~20% 时，有可能存在异常。

特殊检查

在完成患者问诊、望诊、触诊与 ROM 检查、附属运动检查、肌肉性能检查之后，治疗师会对病变的性质有所怀疑。特殊检查关注身体某一部位的具体情况，可以帮助确认诊断。一般治疗师会根据之前的检查结果，锁定相关部位，再进行该部位的特殊检查。也有可能会出现假阳性与假阴性结果。但是与其他方面的测试结合后的阳性结果则高度提示存在病变。在 Hoppenfeld[3]，Magee[2]，Starky 等人[5]，与 Konin 等人[185]的著作中提及了许多特殊检查。

有一类特殊检查主要是用来判断支撑关节的韧带的完整性。韧带不稳定性试验，又称**韧带压力试验**，由治疗师在关节放松位时被动活动患者的关节。这些方法通常与附属运动和关节运动的检查相似。虽然说这些试验是检查韧带完整性，但肌肉的动态支撑、关节囊的完整性也会影响到试验结果。有可能的话，将测试结果跟对侧关节比较。松弛度的大小通常可以分为Ⅰ到Ⅳ级（表 4.7）[186]。韧带不稳定性检查有很多，如 Lachman 试验，检查膝关节前交叉韧带的损伤情况；内外翻压力试验，检查肘关节与膝关节侧副韧带的完整性[2,3]。

表 4.7 韧带不稳定性检查分级

分级	移动距离
Ⅰ	0~5mm
Ⅱ	6~10mm
Ⅲ	11~15mm
Ⅳ	>15mm

除了韧带不稳定性试验外，还有更加综合的试验来检查关节半脱位与脱位的情况。这些试验通常称为**疑虑试验**，因为患者的关节会被摆放在比较脆弱的位置，并观察患者的恐惧反应。比如：为了检查曾患盂肱关节前方半脱位或脱位的患者，需要把肩关节摆放在 90°外展位，然后进一步外旋。如果诱发患者出现不适感，这些刺激性的试验结果为阳性，并停止试验。

如果肌肉仅跨越并作用于一个关节，通常该肌肉的长度检查会在 PROM 过程中完成。但是部分肌肉在两个或多个关节上起作用，那就需要特别检查这些多关节肌长度了。特殊检查有很多，如 Thomas 试验[34,88]可以检查髋关节单关节肌与双关节肌的长度；Ober 试验[34,88]则是检查阔筋膜张肌的长度；Bunnel-Litter 试验[3]用来确认近端指间关节屈曲受限时，蚓状肌、骨间肌、指伸肌及关节囊的情况。

许多特殊检查是针对影响肌肉肌腱结构的完整性的常见病变。这些检查会牵拉或收缩到发炎或受损的组织，从而产生疼痛而定性为阳性。比如：Finkelstein 试验[3]，通过在腕关节和拇指上牵拉拇长展肌和拇短伸肌，来检查这些肌腱是否有炎症。网球肘试验[3]采用徒手等长抗阻收缩桡侧腕伸肌完成。通常，治疗师会在之前的 ROM 与肌肉性能的测试中记录下疼痛、受限及可能的力量不足等，而特殊检查则用来分清前面的评估结果。

还有一类特殊检查是通过激惹、挤压或限制周围神经的移动性来诱发患者的症状。例如，Tinnel 检查，徒手沿浅表神经走向轻敲，如果出现疼痛、麻木、灼烧感或针刺感，则认为是阳性，可能存在神经激惹或神经瘤。腕管综合征采用 Phalen 检查，患者腕关节完全屈曲 60~90 秒，腕横韧带挤压正中神经，从而诱发疼痛与异常感觉[2,3]。神经活动性检查是通过相继拉伸两个或更多个关节，从周围非神经结构中把神经组织松动出来[186~188]。关节位置的顺序可与对侧进行比较。一旦症状诱发，检查者将其中一个关节放回原位，减少对神经的牵拉，观察症状是否缓解，以确定受累神经组织。但是在进行神经活动性检查之前，要进行所有关节与非神经软组织的受限排查，以免混淆判断[189]。降落伞试验就是神经活动性检查的一个例子，患者依次完成胸椎、腰椎、颈椎屈曲、髋关节屈曲、踝关节背屈、然后伸膝，该检查用来评价脊髓、颈椎、腰椎神经根和坐骨神经的力学敏感性[2,80,186]。已经有其他神经活动性检查，下肢的坐骨神经、股神经、闭孔神经与腓神经检查和上肢的正中神经、桡神经与尺神经检查[2,80,186,187,189~192]。

触诊可以通过肱动脉、桡动脉、股动脉、腘动脉、胫动脉及足背动脉的波动判断其血流情况，而特殊检查也可以通过检查判断身体某部位的外周循环情况。比如：Allen 检查就可以检查手部桡尺动脉的血流情况[2,3]。Homan 征可以通过踝关节背屈、伸膝、同时深触诊，若诱发出小腿疼痛，则提示深层血栓性静脉炎；但是诊断信度有限[2,3]。

补充测试与测量

根据检查结果，可能会提示需要补充检查与测量。许多补充检查程序在本书其他章节中有详述。如：患者主诉感觉异常或肌肉无力常常提示有神经病变，需要进行浅感觉、深感觉与本体感觉检查（第 3 章感觉功能检查）、反射检查与运动张力检查（第 5 章运动功能检查：运动控制与学习）及协调与平衡检查（第 6 章协调与平衡检查）。这些检查结果与肌肉表现情况可以帮助鉴别周围神经、神经根及中枢神经病变。治疗师必须区分开周围神经与神经根型感觉、运动的神经支配模式。如 Kendall 等人[88]及 Hislop 与 Montgomery[87]之类的徒手肌力检查类教科书，提供了大量神经支配图谱。图 4.21 展示的肌肉检查结果记录表可以有效鉴别受损的神经支配模式。肌节检查作为肌肉骨骼检查的一部分，在表 4.8 中展示；深腱反射在第 5 章运动功能检查：运动控制与学习会做详述。上运动神经元损伤通常会导致腱反射亢进，而下运动神经元损伤如脊神经根或周围神经损伤，则会造成深腱反射减退。

ROM、附属运动与运动表现的损害可能会影响日常生活活动（activities of daily living，ADL）、职业与娱乐活动。在这些情况下，通常比较适合进行步态检查（第 9 章步态检查）、功能能力（第 9 章功能检查）与周围环境检查（第 9 章环境检查）。有些情况下可能需要其他健康专业人员进行特殊检查，如专科医生、心理医生、言语矫正师与作业治疗师。

结果评价

在肌肉骨骼检查总结时，要对患者所有相关的病史、主观感觉和体格检查结果进行评价，确定物理治疗的诊断结果，这是治疗的基础。诊断是指包含一组体征与症状、或综合征、或类别的综合标签[6]。必须鉴别引起损伤的具体组织，这样治疗才有针对性，也更有效。治疗师必须充分理解病理改变对身体的常见影响。将病理改变的症状及临床表现与现有的检查结果进行比较，最终确认诊断。物理治疗师实践指南[6]中列出的肌肉骨骼练习模式可以将诊断分成常见的大类，并提供了预后、预期目标与期望结果、治疗计划及干预策略等信息（第 1 章临床决策 附录 A）。

有时评估过程并没有得出清晰的明确诊断，此时，临时性诊断并缓解症状和损伤是治疗的基础。其他情况下，结果评价可能出现两种或多种疾病，治疗师应该优先并集中考虑最初引起最严重损害、活动受限或残疾的疾病。

评估应该明确患者症状、损害、活动受限与参与受限的基线，这些信息是临床问题列表的基础，指导确立预期目标与期望结果。后续评估结果可以与该基线进行比较，以评价治疗的有效性。

除了建立诊断与基线信息外，评估结果还应确定病因。如果没有意识到潜在病因，没有得到治疗，那么就会出现慢性问题[1]。治疗师不仅要关注具体受累的组织，还要更加广泛地考虑功能和生物力学上的生理单位。比如：膝关节内侧副韧带扭伤的患者，治疗方案为弹性加压、冰敷、抬高患肢、减少活动及保护性的无负重拐杖行走。最初，患者反应良好，但是，如果患者的问题一部分是由足部不正常旋前引起的，若不进行下肢的对线矫正，当患者重新进行负重活动的话，可能会再次损伤。类似的还有冈上肌肌腱炎，可能在休息、理疗及柔和的盂肱关节 ROM 练习后感觉很好，但通常还需要训练旋转带肌力、斜方肌中下束、与前锯肌肌力、盂肱关节囊后方与下方拉伸、恢复肩胛肱骨节律、预防冈上肌肌腱炎尖峰下撞击的反复发作。

在评价过程中，应明确其他影响预后及治疗方案的信息。还需建立发病的模式与机制：是突然发病、慢性起病、还是先天性的？总体上，有一个清晰的起病原因要比先天性或慢性隐匿起病的病症预后更好。起病的模式与机制也会为预防损伤或疾病的再次发作的方案提供有用信息。

最后，分析检查结果，确定患者病情所处的阶段。病情阶段，不论是急性、亚急性还是慢性可以提示当前患者对机械负荷的耐受度，如日常生活或治疗师治疗过程中施加力的大小。**急性期**指起病 48~72 小时内，**亚急性期**指病情持续 2 周至数月，而病情持续 3~6 个月之后就认为是**慢性期**。另一种确定病情阶段的方法可能与治疗方案的制定相关性更高，其注重组织炎症与修复过程[1]。疾病处于急性炎症阶段主要表现与炎性相关的症状与体征，如充血、血管通透性提高导致蛋白质与血浆渗出、而粒细胞与其他防御细胞进入反应部位。从而出现损伤部位肿胀、皮温升高、休息时持续疼痛、且在 ROM 检查与抗阻等长收缩（即使几乎无压力）时加重。慢性炎症反应阶段是组织修复阶段产生的症状，修复阶段纤维细胞及肉芽组织增加，此阶段患者几乎没有肿胀或皮温升高。疼痛倾向于在 ROM 终末端或施加中等或大强度等长抗阻收缩时出现。急性期的组织通常不能耐受日常、娱乐、工作或治疗性运动的机械力负荷。治疗过程中必须密切监控力的大小、频率和持续时间，以免引发更多炎症反应，使病情恶化。相对的，慢性期的组织通常可以耐受也需要在治疗过程中施加更大的负荷、频率与持续时间，这会使组织产生良好反应。一般情况下，与慢性疾病相比，急性疾病变经过较短的时间就会出现更多自发性的改善，慢性疾病通常需要更长时间的治疗才能有比较小的提高。

脊神经和肌肉表

颈部、横膈膜和上肢

姓名　　　　　　　　　　　　　　日期

外周神经　关键词 ⟶ D.=背侧主要分支　V.=腹侧主要分支　P.R.=从神经根　S.T.=上干　P.=后束　L.=外侧束　M.=内侧束

		肌力级别	肌肉	颈神经 D. T.1 颈段1~8	颈神经 V. 1~8	颈神经 V. 1~4	膈神经 V. 3,4,5	胸长神经 P.R. 5,6,7(8)	肩胛背神经 P.R. 4,5	锁骨下的神经 S.T. 5,6	肩胛上神经 S.T. 4,5,6	上肩胛下神经 P. (4),5,6,(7)	胸背神经 P. (5),6,7,8	下肩胛下神经 P. 5,6,(7)	胸外侧神经 L. 5,6,7	胸内侧神经 M. T.1 (6),7,8	腋神经 P. 5,6	肌皮神经 L. (4),5,6,7	桡神经 P. T.1 5,6,7,8	正中神经 L.M. T.1 5,6,7,8	尺神经 M. T.1 7,8	C1	C2	C3	C4	C5	C6	C7	C8	T1
			头颈部伸肌	●																		1	2	3	4	5	6	7	8	1
颈神经			舌骨下肌群			●																1	2	3						
颈神经			头前直肌&头侧直肌			●																1	2							
颈神经			头长肌			●																1	2	3	(4)					
颈神经			颈长肌		●																		2	3	4	5	6	(7)		
颈神经			肩胛提肌			●			●															3	4	5				
颈神经			斜角肌（前、内、后）		●																			3	4	5	6	7	8	
颈神经			胸锁乳突肌			●																(1)	2	3						
颈神经			斜方肌（上，内、下）			●																	2	3	4					
颈神经			膈肌				●																	3	4	5				
臂丛	根		前锯肌					●																		5	6	7	8	
臂丛	根		菱形肌（大，小）						●																4	5				
臂丛	干		锁骨下肌							●																5	6			
臂丛	干		冈上肌								●														4	5	6			
臂丛	干		冈下肌								●														(4)	5	6			
臂丛	后束		肩胛下肌									●		●												5	6	7		
臂丛	后束		胸背神经										●														6	7	8	
臂丛	后束		大圆肌											●												5	6	7		
臂丛	外侧束		胸大肌（上部）												●											5	6	7		
臂丛	内侧和外侧束		胸大肌（下部）												●	●											6	7	8	1
臂丛	内侧和外侧束		胸小肌													●											(6)	7	8	1
腋神经			小圆肌														●									5	6			
腋神经			三角肌														●									5	6			
肌皮神经			喙肱肌															●									6	7		
肌皮神经			肱二头肌															●								5	6			
肌皮神经			肱肌															●								5	6			
桡神经			肱三头肌																●								6	7	8	1
桡神经			肘肌																●									7	8	
桡神经	外侧正中		肱肌（小部分）																●							5	6			
桡神经	外侧正中		肱桡肌																●							5	6			
桡神经	外侧正中		桡侧腕长伸肌																●							5	6	7	8	
桡神经	后内		桡侧腕短伸肌																●								6	7	(8)	
桡神经	后内		旋后肌																●							5	6	(7)		
桡神经	后内		指伸肌																●								6	7	8	
桡神经	后内		小指伸肌																●								6	7	8	
桡神经	后内		尺侧腕伸肌																●								6	7	8	
桡神经	后内		拇长展肌																●								6	7	8	
桡神经	后内		拇短伸肌																●								6	7	8	
桡神经	后内		拇长伸肌																●								6	7	8	
桡神经	后内		示指伸肌																●								6	7	8	
正中神经			旋前圆肌																	●							6	7		
正中神经			桡侧腕屈肌																	●							6	7	8	
正中神经			掌长肌																	●							(6)	7	8	1
正中神经			指浅屈肌																	●								7	8	1
正中神经	前内侧		指深屈肌I和II																	●								7	8	1
正中神经	前内侧		拇长屈肌																	●							(6)	7	8	1
正中神经	前内侧		旋前方肌																	●								7	8	1
正中神经			拇短展肌																	●							6	7	8	1
正中神经			拇对掌肌																	●							6	7	8	1
正中神经			拇短屈肌（浅）																	●							6	7	8	1
正中神经			蚓状肌I和II																	●							(6)	7	8	1
尺神经			尺侧腕屈肌																		●							7	8	1
尺神经			指深屈肌III和IV																		●							7	8	1
尺神经			掌短肌																		●							(7)	8	1
尺神经			小指外展肌																		●							(7)	8	1
尺神经			小指对掌肌																		●							(7)	8	1
尺神经			小指屈肌																		●							(7)	8	1
尺神经			掌侧骨间肌																		●								8	1
尺神经			背侧骨间肌																		●								8	1
尺神经			蚓状肌III和IV																		●							(7)	8	1
尺神经			拇内收肌																		●								8	1
尺神经			拇短屈肌（深）																		●								8	1

感觉

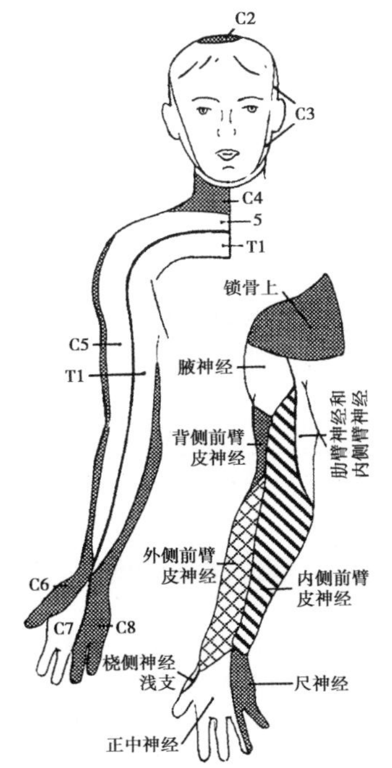

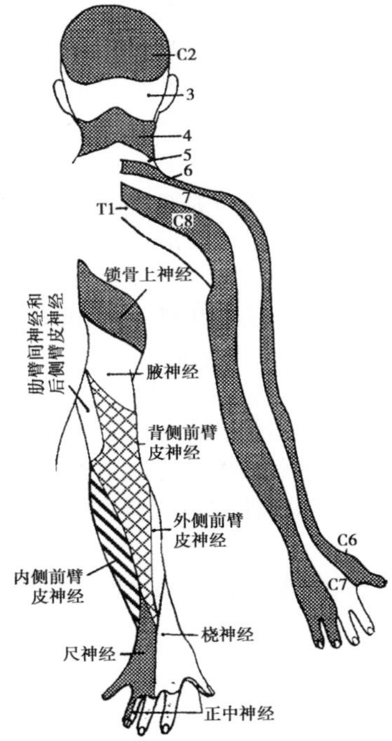

Dermatomes redrawn from Keegan and Garrett Anat Rec 102. 409. 437. 1948
Cutaneous Distribution of peripheral nerves redrawn from *Gray's Anatomy of the Human Body*. 28th ed

图 4.21　徒手肌力测试量表可帮助判断神经损伤部位或程度

表 4.8 肌肉节段

节段	上肢肌节		节段	下肢肌节	
	待检查动作	肌肉		待检查动作	肌肉
C_5	肩关节外展 肩关节屈曲	三角肌	L_2,L_3	髋关节屈曲	髂腰肌
C_5,C_6	肘关节屈曲	二头肌	L_2,L_3,L_4	膝关节伸展	股四头肌
	腕关节伸展	桡侧腕长伸肌 桡侧腕短伸肌	L_4	踝关节背屈	胫前肌群
C_7	肘关节伸展	三头肌	L_5	蹋趾伸展	蹋长伸肌
	腕关节屈曲	桡侧腕屈肌 尺侧腕屈肌	S_1	跖屈	腓肠肌
C_8	尺偏	尺侧腕屈肌 尺侧腕伸肌		踝关节外翻	小腿外侧肌群
T_1	指内收 / 外展	骨间肌			

总结

肌肉骨骼检查提供了很多关于骨骼、关节软骨、关节囊、韧带及肌肉的重要信息，检查首先从回顾患者医疗记录及详细问诊开始，接着进行准确的望诊、触诊、ROM 检查、附属运动检查及肌肉性能检查。根据检查结果与需求，选取合适的相关的部位的特殊检查；通常还需要进行周围神经系统与中枢神经系统检查、步态检查、功能能力检查及环境检查。在检查的总结阶段，需对所有的检查结果进行评价以确定诊断、基线资料、致病因素、发病模式及病情阶段（急性、亚急性或慢性）。这时，可以完善预后情况、预期目标、预期结果及治疗计划。

复习思考题

1. 肌肉骨骼检查的目的是什么？
2. 在与患者面谈中，我们可以知道哪些有关患者症状的信息？
3. 正常运动终末感有哪三种？分别由哪些组织造成？
4. 比较关节囊型与非关节囊型活动受限。
5. 至少分别举出三个生理运动与附属运动的例子。典型的滑液关节的凹面在进行生理运动时，附属运动怎么相伴发生？凸面呢？
6. 区分肌肉性能、肌力、肌耐力、做功、功率。
7. 讨论：进行抗阻等长收缩测试中，出现痛与无痛、有力与无力时的隐含意义。
8. 确定徒手肌力检查分级的三个重要因素是什么？徒手肌力检查中良好、尚可、差的标准分别是什么？
9. 采用徒手肌力检查、手持肌力测量仪以及等速肌力测量仪测量肌力的优缺点分别是什么？
10. 顾虑试验阳性表示什么？
11. 从评价肌肉骨骼检查结果以建立临床问题列表、目标、预期结果、预后及治疗计划，我们应该确定什么内容概要？

病例分析 1

患者男性，45 岁，因右肩部持续疼痛 1 周来门诊理疗科就诊。周末在家里抹墙刷漆后，周一早上出现疼痛。患者形容自己的疼痛是酸痛且难受；疼痛量表得分 6/10。自述已婚，做家务如草坪剪草有困难。仅能完成之前 30% 的正常家庭或娱乐活动。治疗师决定进行肌肉骨骼检查。肩部触诊发现右肩部前侧肱二头肌肌腱沟处有压痛，皮温升高。右肩部 AROM 提示疼痛增加，且肩关节屈曲、外展及伸展部分受限；其他主动活动无痛，ROM 正常。被动活动检查发现肩关节伸展时活动受限，且在运动末端疼痛增加；其他方向被动检查 ROM 正常且无痛。

指导性问题

1. 面谈 / 问诊中应该收集患者哪些额外的信息？
2. 什么是关节囊型活动受限？该患者盂肱关节是否存在关节囊型活动受限？

3. 治疗师怀疑患者存在肱二头肌肌腱炎，主被动 ROM 检查是否支持该诊断？并解释。

4. 为了有选择的检查收缩组织，并判断肱二头肌肌腱炎的诊断是否成立，需要进行哪些特殊检查？论述你的选择。

病例分析 2

患者女性，14 岁，自行车意外事故后，左小腿胫骨与腓骨骨干骨折，门诊物理治疗 12 周。骨折愈合良好。患者主诉屈曲左膝关节与踝关节时感觉僵硬伴疼痛，左腿无力。当前患者扶双拐杖步行，承重大小以其耐受度为准。患者期望早日脱拐行走。

指导性问题

1. 观察发现，患者左侧大腿与小腿比右侧细。如何对所观察到的问题进行客观的测量并记录？患者的左腿为何比右侧细？

2. 左膝关节被动 ROM 为 10°~70°，运动终末感为紧实。什么是运动终末感？正常运动终末感有哪三种？该患者膝关节屈曲时，哪种组织可以产生紧实的终末感？

3. 考虑到膝关节 PROM 受限，需要进行何种关节附属运动？根据凹凸法则，既定的关节面可以确定滑动方向。检查时发现关节附属运动不足，应该采取哪一级别的附属运动？

4. 除了望诊、触诊、AROM 检查、PROM 检查、附属运动检查与肌肉性能检查外，还有哪些检查对该患者十分重要？

参考文献

1. Hertling, D, and Kessler, RM: Management of Common Musculoskeletal Disorders: Physical Therapy Principles and Methods, ed 4. Lippincott, Philadelphia, 2006.
2. Magee, DJ: Orthopedic Physical Assessment, ed 5. WB Saunders, Philadelphia, 2008.
3. Hoppenfeld, S: Physical Examination of the Spine and Extremities. Prentice-Hall, Englewood Cliffs, NJ, 1976.
4. Dutton, M: Orthopaedic Examination, Evaluation, and Intervention. McGraw-Hill, New York, 2004.
5. Starkey, C, Brown, S, and Ryan, J: Evaluation of Orthopedic and Athletic Injuries, ed 3. FA Davis, Philadelphia, 2009.
6. American Physical Therapy Association: Guide to Physical Therapist Practice, ed 2. Phys Ther 81:1, 2001.
7. Pecoraro, RE, et al: Validity and reliability of a self-administered health history questionnaire. Public Health Rep 94:231, 1979.
8. Boissonnault, WG, and Badke, MB: Collecting health history information: The accuracy of a patient self-administered questionnaire in an orthopedic outpatient setting. Phys Ther 85:531–543, 2005.
9. Talley, N, and O'Connor, S: Clinical Examination: A Guide to Physical Diagnosis, ed 4. Williams & Wilkins, Baltimore, 2001.
10. Paris, SV: The Spine. Course notes, Boston, 1976.
11. Coulehan, JL, and Block, ML: The Medical Interview, ed 5. FA Davis, Philadelphia, 2006.
12. Downs, MB, and Laporte, C: Conflicting dermatome maps: Educational and clinical implications. J Orthop Sport Phys Ther 41:427, 2011.
13. Melzack, R: The McGill pain questionnaire: Major properties and scoring methods. Pain 1:277, 1975.
14. Boissonnault, WG: Examination in Physical Therapy Practice: Screening for Medical Disease, ed 2. Churchill Livingstone, New York, 1995.
15. Goodman, CC, and Snyder, TK: Differential Diagnosis in Physical Therapy, ed 4. WB Saunders, Philadelphia, 2007.
16. Levangie, PK, and Norkin, CC: Joint Structure and Function: A Comprehensive Analysis, ed 5. FA Davis, Philadelphia, 2011.
17. Murray, MP: Gait as a total pattern of movement. Am J Phys Med 46:290, 1967.
18. Ostrosky, KM, et al: A comparison of gait characteristics in young and old subjects. Phys Ther 74:637, 1994.
19. Kuster, M, Sakurai, S, and Wook, GA: Kinematic and kinetic comparison of downhill and level walking. Clin Biomech 10:79, 1995.
20. Kerrigan, DC: Gender differences in joint biomechanics during walking: Normative study in young adults. Am J Phys Med Rehabil 77:2, 1998.
21. Rowe, PJ, et al: Knee joint kinematics in gait and other functional activities measured using flexible electrogoniometry: How much knee motion is sufficient for a normal daily life? Gait Posture 12:143–155, 2000.
22. Livingston, LA, et al: Stairclimbing kinematics on stairs of differing dimensions. Arch Phys Med Rehabil 72:398, 1991.
23. Protopapadaki, A, et al: Hip, knee and ankle kinematics and kinetics during stair ascent and descent in healthy young individuals. Clin Biomech 22:203, 2007.
24. Rodosky, MW, Andriacchi, TP, and Andersson, GB: The influence of chair height on lower limb mechanics during rising. J Orthop Res 7:266, 1989.
25. Ikeda, ER, et al: Influence of age on dynamics of rising from a chair. Phys Ther 71:473, 1991.
26. Janssen, GM, Bussmann, HBJ, and Stam, HJ: Determinants of the sit-to-stand movement: A review. Phys Ther 82:866, 2002.
27. Mulholland, SJ, and Wyss, UP: Activities of daily living in non-Western cultures: Range of motion requirements for hip and knee joints. Int J Rehabil Res 24:191–198, 2001.
28. Hemmerich, A, et al: Hip, knee and ankle kinematics of high range of motion activities of daily living. J Orthop Res 24:770, 2006.
29. Safee-Rad, R, et al: Normal functional range of motion of upper limb joints during performance of three feeding activities. Arch Phys Med Rehabil 71:505, 1990.
30. Packer, TL, et al: Examining the elbow during functional activities. Occup Ther J Res 10:323, 1990.
31. Morrey, BF, et al: A biomechanical study of normal functional elbow motion. J Bone Joint Surg Am 63:872, 1981.
32. Ryu, J, et al: Functional ranges of motion of the wrist joint. J Hand Surg 16A:409, 1991.
33. Matsen, FA: et al: Practical Evaluation and Management of the Shoulder. WB Saunders, Philadelphia, 1994.
34. Norkin, CC, and White, DJ: Measurement of Joint Motion: A Guide to Goniometry, ed 4. FA Davis, Philadelphia, 2009.
35. Boone, DC, and Azen, SP: Normal range of motion of joints in male subjects. J Bone Joint Surg Am 61:756, 1979.
36. Bell, RD, and Hoshizaki, TB: Relationship of age and sex with range of motion: Seventeen joint actions in humans. Can J Appl Sci 6:202, 1981.
37. Roach, KE, and Miles, TP: Normal hip and knee active range of motion: The relationship to age. Phys Ther 71:656, 1991.
38. Schwarze, DJ, and Denton, JR: Normal values of neonatal limbs: An evaluation of 1000 neonates. J Res Pediatr Orthop 13:758, 1993.
39. Moll, JMH, and Wright, V: Normal range of spinal mobility. Ann Rheum Dis 30:381, 1971.
40. Chen, J, et al: Meta-analysis of normative cervical motion. Spine 24:1571, 1999.

41. Allander, E, et al: Normal range of joint movement in shoulder, hip, wrist and thumb with special reference to side: A comparison between two populations. Int J Epidemiol 3:253, 1974.
42. Beighton, P, et al: Articular mobility in an African population. Ann Rheum Dis 32:23, 1973.
43. Walker, JM, et al: Active mobility of the extremities in older subjects. Phys Ther 64:919, 1984.
44. Escalante, A, et al: Determinants of hip and knee flexion range: Results from the San Antonio Longitudinal Study of Age. Arthritis Care Res 12:8, 1999.
45. Boon, AJ, and Smith, J: Manual scapular stabilization: Its effect on shoulder rotation range of motion. Arch Phys Med Rehabil 81:978, 2000.
46. Rothstein, JM, et al: Goniometric reliability in a clinical setting: Elbow and knee measurements. Phys Ther 63:1611, 1983.
47. Ekstrand, J, et al: Lower extremity goniometric measurements: A study to determine their reliability. Arch Phys Med Rehabil 63:171, 1982.
48. Sabari, JS, et al: Goniometric assessment of shoulder range of motion: Comparison of testing in supine and sitting positions. Arch Phys Med Rehabil 79:64, 1998.
49. Kebaetse, M, McClure, P, and Pratt, NA: Thoracic position effect on shoulder range of motion, strength, and three-dimensional scapular kinematics. Arch Phys Med Rehabil 80:945, 1999.
50. Simoneau, GG, et al: Influence of hip position and gender on active hip internal and external rotation. J Orthop Sports Phys Ther 28:158, 1998.
51. American Academy of Orthopaedic Surgeons: Joint Motion: A Method of Measuring and Recording. AAOS, Chicago, 1965.
52. Greene, WB, and Heckman, JD (eds): American Academy of Orthopaedic Surgeons: The Clinical Measurement of Joint Motion: AAOS, Chicago, 1994.
53. Cocchiarella, L, and Andersson, GBJ (eds): American Medical Association: Guide to the Evaluation of Permanent Impairment, ed 5. AMA, Milwaukee, 2001.
54. Cyriax, JH, and Cyriax, PJ: Illustrated Manual of Orthopaedic Medicine. Butterworth, London, 1983.
55. Low, JL: The reliability of joint measurement. Physiotherapy 62:227, 1976.
56. Watkins, MA, et al: Reliability of goniometric measurements and visual estimates of knee range of motion obtained in a clinical setting. Phys Ther 71:90, 1991.
57. Clarkson, HM: Musculoskeletal Assessment: Joint Range of Motion and Manual Muscle Strength, ed 2. Lippincott Williams & Wilkins, Philadelphia, 2000.
58. Reese, NB, and Bandy, WD: Joint Range of Motion and Muscle Length Testing. WB Saunders, Philadelphia, 2002.
59. Hellebrandt, FA, Duvall, EN, and Moore, ML: The measurement of joint motion: Part III—Reliability of goniometry. Phys Ther Rev 29:302, 1949.
60. Boone, DC, et al: Reliability of goniometric measurements. Phys Ther 58:1355, 1978.
61. Grohmann, JL: Comparison of two methods of goniometry. Phys Ther 63:922, 1983.
62. Fish, DR, and Wingate, L: Sources of goniometric error at the elbow. Phys Ther 65:1666, 1985.
63. Goodwin, J, et al: Clinical methods of goniometry: A comparison study. Disabil Rehabil 14:10, 1992.
64. Greene, BL, and Wolf, SL: Upper extremity joint movement: Comparison of two measurement devices. Arch Phys Med Rehabil 70:288, 1989.
65. Armstrong, AD, et al: Reliability of range-of-motion measurement in the elbow and forearm. J Shoulder Elbow Surg 7:573, 1998.
66. Pandya, S, et al: Reliability of goniometric measurements in patients with Duchenne muscular dystrophy. Phys Ther 65:1339, 1985.
67. Tucci, SM, et al: Cervical motion assessment: A new, simple and accurate method. Arch Phys Med Rehabil 67:225, 1986.
68. Burdett, RG, Brown, KE, and Fall, MP: Reliability and validity of four instruments for measuring lumbar spine and pelvic positions. Phys Ther 66:677, 1986.
69. Nitschke, JE, et al: Reliability of the American Medical Association Guides' model for measuring spinal range of motion. Spine 24:262, 1999.
70. Gajdosik, RL, and Bohannon, RW: Clinical measurement of range of motion: Review of goniometry emphasizing reliability and validity. Phys Ther 67:1987.
71. Ekstrand, J, et al: Lower extremity goniometric measurements: A study to determine their reliability. Arch Phys Med Rehabil 63:171, 1982.
72. Kaltenborn, FM: Manual Mobilization of the Joints: The Extremities, ed 5. Olaf Norlis Bokhandel, Oslo, 1999.
73. Paris, S: Extremity Dysfunction and Mobilization. Institute Press, Atlanta, 1980.
74. Riddle, DL: Measurement of accessory motion: Critical issues and related concepts. Phys Ther 72:865, 1992.
75. Petersen, CM, and Hayes, KW: Construct validity of Cyriax's selective tension examination: Association of end-feels with pain at the knee and shoulder. J Orthop Sports Phys Ther 30:512, 2000.
76. Chesworth, BM, et al: Movement diagram and end-feel reliability when measuring passive lateral rotation of the shoulder in patients with shoulder pathology. Phys Ther 78:593, 1998.
77. Hayes, KH, and Petersen, CM: Reliability of assessing end-feel and pain and resistance sequence in subjects with painful shoulders and knees. J Orthop Sports Phys Ther 31:432, 2001.
78. Hayes, KW, Petersen, C, and Falconer, J: An examination of Cyriax's passive motion tests with patients having osteoarthritis of the knee. Phys Ther 74:697, 1994.
79. Fritz, JM, et al: An examination of the selective tissue tension scheme, with evidence for the concept of a capsular pattern of the knee. Phys Ther 78:1046, 1998.
80. Kisner, C, and Colby, LA: Therapeutic Exercise: Foundations and Techniques, ed. 5. FA Davis, Philadelphia, 2007.
81. Edmond SL: Manipulations and Mobilization: Extremity and Spinal Techniques, ed 2. Mosby, St. Louis, 2006.
82. Franklin, ME, et al: Assessment of exercise-induced minor muscle lesions: The accuracy of Cyriax's diagnosis by selective tension paradigm. J Orthop Sports Phys Ther 24:122, 1996.
83. Pellecchia, CL, Paolino, J, and Connell, J: Intertester reliability of the Cyriax evaluation in assessing patients with shoulder pain. J Orthop Sports Phys Ther 23:34, 1996.
84. Hayes, KW, and Peterson, CM: Reliability of classifications derived from Cyriax's resisted testing in subjects with painful shoulders and knees. J Orthop Sports Phys Ther 33:235, 2003.
85. Wright W: Muscle training in the treatment of infantile paralysis. Boston Med Surg J 167:567, 1912.
86. Lovett, R: Treatment of Infantile Paralysis. Blakiston's Son & Co., Philadelphia, 1917.
87. Hislop, HJ, and Montgomery, J: Daniels and Worthingham's Muscle Testing: Techniques of Manual Examination, ed 8. WB Saunders, Philadelphia, 2007.
88. Kendall, FP, McCreary, EK, and Provance, PG: Muscles Testing and Function, ed 4. Williams & Wilkins, Baltimore, MD, 1993.
89. Sharrard, WJW: Muscle recovery in poliomyelitis. J Bone Joint Surg Br 37:63, 1955.
90. Beasley, WC: Quantitative muscle testing: Principles and application to research and clinical services. Arch Phys Med Rehabil 42:398, 1961.
91. Andres, PL, et al: A comparison of three measures of disease progression in ALS. J Neurol Sci 139-S:64, 1996.
92. Schwartz, S, et al: Relationship between two measures of upper extremity strength: Manual muscle test compared to hand-held myometry. Arch Phys Med Rehabil 73:1063, 1992.
93. Aitkens, S, et al: Relationship of manual muscle testing to objective strength measurements. Muscle Nerve 12:173, 1989.
94. Bohannon, RW: Measuring knee extensor muscle strength. Am J Phys Med Rehabil 80:13, 2001.
95. Noreau, L, and Vachon, J: Comparison of three methods to assess muscular strength in individuals with spinal cord injury. Spinal Cord 36:716, 1998.
96. Wadsworth, CT, et al: Intrarater reliability of manual muscle testing and hand-held dynametric muscle testing. Phys Ther 67:1342, 1987.
97. Florence, JM, et al: Intrarater reliability of manual muscle test (Medical Research Council scale) grades in Duchenne's muscular dystrophy. Phys Ther 72:115, 1992.
98. Barr, AE, et al: Reliability of testing measures in Duchenne or Becker muscular dystrophy. Arch Phys Med Rehabil 72:315, 1991.
99. Frese, E, et al: Clinical reliability of manual muscle testing: Middle trapezius and gluteus medius muscles. Phys Ther 67:1072, 1987.
100. Silver, M, et al: Further standardization of manual muscle test for

clinical study: Applied in chronic renal disease. Phys Ther 50:1456, 1970.

101. Iddings, DM, et al: Muscle testing: Part 2. Reliability in clinical use. Phys Ther Rev 41:249, 1961.
102. Lilienfeld, AM, et al: A study of the reproducibility of muscle testing and certain other aspects of muscle scoring. Phys Ther Rev 34:279, 1954.
103. Escolar, DM, et al: Clinical evaluator reliability for quantitative and manual muscle testing measures of strength in children. Muscle Nerve 24:787, 2001.
104. Smidt, GL, and Rodger, MW: Factors contributing to the regulation and clinical assessment of muscular strength. Phys Ther 62:1283, 1982.
105. Mulroy, SJ, et al: The ability of male and female clinicians to effectively test knee extension strength using manual muscle testing. J Orthop Sport Phys Ther 26:192, 1997.
106. Soderberg, GL: Handheld dynamometry for muscle testing. In Reese, NB (ed): Muscle and Sensory Testing, ed 2. Elsevier Saunders, St. Louis, 2005, p 473.
107. Bohannon, RW: Make tests and break tests of elbow flexor muscle strength. Phys Ther 68:193, 1988.
108. Stratford, PW, and Balsor, BE: A comparison of make and break tests using a hand-held dynamometer and the Kin-Com. J Orthop Sports Phys Ther 19:28, 1994.
109. Ford-Smith, CD, et al: Reliability of stationary dynamometer muscle strength testing in community-dwelling older adults. Arch Phys Med Rehabil 82:1128, 2001.
110. Nadler, SF, et al: Portable dynamometer anchoring station for measuring strength of the hip extensors and abductors. Arch Phys Med Rehabil 81:1072, 2000.
111. Phillips, BA, et al: Muscle force measured using "break" testing with a hand-held myometer in normal subjects aged 20 to 69 years. Arch Phys Med Rehabil 81:653, 2000.
112. Andrews, AW, et al: Normative values for isometric muscle force measurements obtained with hand-held dynamometers. Phys Ther 76:248, 1996.
113. Bohannon, RW: Upper extremity strength and strength relationships among young women. J Orthop Sport Phys Ther 8:128, 1986.
114. Backman, E, et al: Isometric muscle force and anthropometric values in normal children aged between 3.5 and 15 years. Scand J Rehabil Med 21:105, 1989.
115. Van der Ploeg, RJO, et al: Hand-held myometry: Reference values. J Neurol Neurosurg Psychiatry 54:244, 1991.
116. Magnusson, PS: Clinical strength testing. Rehab Management Dec-Jan:38, 1993.
117. Sapega, AA: Muscle performance evaluation in orthopaedic practice. J Bone Joint Surg 72A(10):1562, 1990.
118. Visser, J, et al: Comparison of maximal voluntary isometric contraction and hand-held dynamometry in measuring muscle strength of patients with progressive lower motor neuron syndrome. Neuromuscul Disord 13:744, 2003.
119. Brinkmann, JR: Comparison of a hand-held and fixed dynamometer in measuring strength of patients with neuromuscular disease. J Orthop Sports Phys Ther 19:100, 1994.
120. Bohannon, RW: Hand-held compared with isokinetic dynamometry for measurement of static knee extension torque (parallel reliability of dynamometers). Clin Phys Physiol Meas 11:217, 1990.
121. Reinking, MF, et al: Assessment of quadriceps muscle performance by hand-held, isometric, and isokinetic dynamometry in patients with knee dysfunction. J Orthop Sport Phys Ther 24:154, 1996.
122. Kilmer, DD, et al: Hand-held dynamometry reliability in persons with neuropathic weakness. Arch Phys Med Rehabil 78:1364, 1997.
123. Beck, M, et al: Comparison of maximal voluntary isometric contractions and Drachman's hand-held dynamometry in evaluating patients with amyotrophic lateral sclerosis. Muscle Nerve 22:1265, 1999.
124. Agre, JC, et al: Strength testing with a portable dynamometer: Reliability for upper and lower extremities. Arch Phys Med Rehabil 68:454, 1987.
125. Bohannon, RW, and Andrews, AW: Interrater reliability of hand-held dynamometry. Phys Ther 67:931, 1987.
126. Riddle, DL, et al: Intrasession and intersession reliability of hand-held dynamometer measurements taken on brain-damaged patients. Phys Ther 69:182, 1989.
127. Moreland, J, et al: Interrater reliability of six tests of trunk muscle function and endurance. J Orthop Sport Phys Ther 26:200, 1997.
128. Wang, CY, Olson, SL, and Protas, EJ: Test-retest strength reliability: Hand-held dynamometry in community-dwelling elderly fallers. Arch Phys Med Rehabil 83:811, 2002.
129. Ottenbacher, KJ, et al: The reliability of upper- and lower-extremity strength testing in a community survey of older adults. Arch Phys Med Rehabil 83:1423, 2002.
130. Hayes, K, et al: Reliability of 3 methods for assessing shoulder strength. Shoulder Elbow Surg 11:33, 2002.
131. Bohannon, RW: Intertester reliability of hand-held dynamometry: A concise summary of published research. Percept Mot Skills 88(3 Pt 1):899, 1999.
132. Sloan, C: Review of the reliability and validity of myometry with children. Phys Occup Ther Pediatr 22:79, 2002.
133. Cybex Humac Norm: Computer Sports Medicine, Inc, Stoughton, MA, 02071. Retrieved October 22, 2011, from www.csmisolutions.com.
134. Wilcox, A, et al: Use of a Cybex Norm dynamometer to assess muscle function in patients with thoracic cancer. Biomedical Central Palliative Care 7:3, 2008. Retrieved October 22, 2011, from www.biomedcentral.com/1472-684X/7/3.
135. Cybex Norm testing and rehabilitation system: User's guide. Blue Sky Software Corporation, Ronkonkoma, New York, 1996.
136. Keating, JL, and Matyas, TA: Method-related variations in estimates of gravity correction values using electromechanical dynamometry: A knee extension study. J Orthop Sports Phys Ther 24:142, 1996.
137. Kellis, E, and Baltzopoulos, V: Gravitational moment correction in isokinetic dynamometry using anthropometric data. Med Sci Sports Exerc 28:900, 1996.
138. Rothstein, JM, et al: Clinical uses of isokinetic measurements: Critical issues. Phys Ther 67:1840, 1987.
139. Winter, DA, et al: Errors in the use of isokinetic dynamometers. Eur J Appl Physiol 46:397, 1981.
140. Lin, PC, et al: Detection of submaximal effort in isometric and isokinetic knee extension tests. J Orthop Sports Phys Ther 24:19, 1996.
141. Bohannon, RW: Differentiation of maximal from submaximal static elbow flexor efforts by measurement variability. Am J Phys Med Rehabil 66:213, 1987.
142. Kishino, ND, et al: Quantification of lumbar function. Spine 10:921, 1985.
143. Robinson, ME, et al: Variability of isometric and isotonic leg exercise: Utility for detection of submaximal efforts. J Occup Rehabil 4:163, 1994.
144. Murray, MP, et al: Maximum isometric knee flexor and extensor contractions: Normal patterns of torque versus time. Phys Ther 57:637, 1977.
145. Hazard, RG, et al: Lifting capacity: Indices of subject effort. Spine 17:1065, 1992.
146. Johnson, J, and Siegel, D: Reliability of an isokinetic movement of the knee extensors. Res Q 49:88, 1978.
147. Mawdsley, RH, and Knapik, JJ: Comparison of isokinetic measurements with test repetitions. Phys Ther 62:169, 1982.
148. Keating, JL, and Matyas, TA: The influence of subject and test design on dynamometric measurements of extremity muscles. Phys Ther 76:866, 1996.
149. Davies, GJ, et al: Assessment of strength. In Malone, TR, et al (eds): Orthopedic and Sports Physical Therapy, ed 3. Mosby, St. Louis, 1997, p 225.
150. Gaines, JM, and Talbot, LA: Isokinetic strength testing in research and practice. Biol Res Nurs 1:57, 1999.
151. Molnar, GE, et al: Reliability of quantitative strength measurements in children. Arch Phys Med Rehabil 60:218, 1979.
152. Tredinnick, TJ, and Duncan, PW: Reliability of measurements of concentric and eccentric isokinetic loading. Phys Ther 68:656, 1988.
153. Morris-Chatta, R, et al: Isokinetic testing of ankle strength in older adults: Assessment of inter-rater reliability and stability of strength over six months. Arch Phy Med Rehabil 75:1213, 1994.
154. Emery, CA, Maitland, ME, and Meeuwisse, WH: Test-retest reliability of isokinetic hip adductor and flexor muscle strength. Clin J Sports Med 9:79, 1999.
155. Ayalon, M et al: Reliability of isokinetic strength measurements of the knee in children with cerebral palsy. Dev Med Child

Neurol 42:398, 2000.
156. Pohl, PS, et al: Reliability of lower extremity isokinetic strength testing in adults with stroke. Clin Rehabil 14:601, 2000.
157. Hsu, AL, Tang, PF, and Jan, MH: Test-retest reliability of isokinetic muscle strength of the lower extremities in patients with stroke. Arch Phys Med Rehabil 83:1130, 2002.
158. Quittan, M, et al: Isokinetic strength testing in patients with chronic heart failure—a reliability study. Int J Sports Med 22:40, 2001.
159. van Meeteren, J, Roebroek, ME, and Stam, HJ: Test-retest reliability in isokinetic muscle strength measurements of the shoulder. J Rehabil Med 34:91, 2002.
160. Plotnikoff, NA, and MacIntyre, DL: Test-retest reliability of glenohumeral internal and external rotator strength. Clin J Sports Med 12:367, 2002.
161. Kramer, JF, and Ng, LR: Static and dynamic strength of the shoulder rotators in healthy, 45 to 75 year-old men and women. J Orthop Sports Phys Ther 24:11, 1996.
162. Cahalan, TD, et al: Quantitative measurements of hip strength in different age groups. Clin Orthop 246:136, 1989.
163. Murray, MP, et al: Strength of isometric and isokinetic contractions: Knee muscles of men aged 20 to 86. Phys Ther 60:412, 1980.
164. Smith, SS, et al: Quantification of lumbar function. Part I: Isometric and multispeed isokinetic trunk strength measures in sagittal and axial planes in normal subjects. Spine 10:757, 1985.
165. Neder, JA, et al: Reference values for concentric knee isokinetic strength and power in nonathletic men and women from 20 to 80 years old. J Orthop Sports Phys Ther 29:116, 1999.
166. Gajdosik, R, Vander Linden, DW, and Williams, AK: Concentric isokinetic torque characteristics of the calf muscles of active women aged 20 to 84 years. J Orthop Sports Phys Ther 29:181, 1999.
167. Hulens, M, et al: Assessment of isokinetic muscle strength in women who are obese. J Orthop Sports Phys Ther 32:347, 2002
168. Aniansson, A, et al: Muscle function in 75-year-old men and women. A longitudinal study. Scand J Rehabil Med Suppl 9:92, 1983.
169. Holmes, JR, and Alkerink, GJ: Isokinetic strength characteristics of the quadriceps femoris and hamstring muscles in high school students. Phys Ther 64:914, 1984.
170. Weltman, A, et al: Measurement of isokinetic strength in prepubertal males. J Orthop Sports Phys Ther 9:345, 1988.
171. Henderson, RC, et al: Knee flexor-extensor strength in children. J Orthop Sports Phys Ther 18:559, 1993.
172. Ramos, E, et al: Muscle strength and hormonal levels in adolescents: Gender related differences. Int J Sports Med 19:526, 1998.
173. Kellis, S, et al: Prediction of knee extensor and flexor isokinetic strength in young male soccer players. J Orthop Sports Phys Ther 30:693, 2000.
174. Ellenbecker, TS, and Roetert, EP: Isokinetic profile of elbow flexion and extension strength in elite junior tennis players. J Orthop Sports Phys Ther 33:79, 2003.
175. Grace, TG, et al: Isokinetic muscle imbalance and knee-joint injuries. J Bone Joint Surg Am 66:734, 1984.
176. Hageman, PR, et al: Effects of speed and limb dominance on eccentric and concentric isokinetic testing of the knee. J Orthop Sports Phys Ther 10:59, 1988.
177. Lucca, JA, and Kline, KK: Effects of upper and lower limb preference on torque production in the knee flexors and extensors. J Orthop Sports Phys Ther 11:202, 1989.
178. Golebiewska, JA, et al: Isokinetic muscle torque during glenohumeral rotation in dominant and nondominant limbs. Acta Bioeng Biomech 10(2):69, 2008.
179. Aquino Mde, A, et al: Isokinetic assessment of knee flexor/extensor muscular strength in elderly women. Rev Hosp Clin Fac Med Sao Paulo 57:131, 2002.
180. Hinton, RY: Isokinetic evaluation of shoulder rotational strength in high-school baseball pitchers. Am J Sports Med 16:274, 1988.
181. Lertwanich, P, et al: Difference in isokinetic strength of the muscles around dominant and nondominant shoulders. J Med Assoc Thai 89(7):948, 2006.
182. Perrin, DH, et al: Bilateral isokinetic peak torque, torque acceleration energy, power, and work relationships in athletes and nonathletes. J Orthop Sports Phy Ther 9:184, 1987.
183. Mira, AJ, et al: A critical analysis of quadriceps function after femoral shaft fracture in adults. J Bone Joint Surg Am 62:61, 1980.
184. LoPresti, C, et al: Quadriceps insufficiency following repair of the anterior cruciate ligament. J Orthop Sports Phys Ther 9:245, 1988.
185. Konin, JG, et al: Special Tests for Orthopedic Examination, ed 3. Slack, Thorofare, NJ, 2006.
186. Butler, D. Mobilisation of the Nervous System. Churchill Livingstone, Melbourne, 1991.
187. Butler, D: The Sensitive Nervous System. Noigroup Publications, Adelaide, Australia, 2000.
188. Topp, KS, and Boyd, BS: Structure and biomechanics of peripheral nerves: Nerve responses to physical stresses and implications for physical therapist practice. Phys Ther 86:92, 2006.
189. Coppieters, MW, et al: Addition of test components during neurodynamic testing: Effect on range of motion and sensory responses. J Orthop Sports Phys Ther 31(5):226, 2001.
190. Byl, C, et al: Strain in the median and ulnar nerves during upper-extremity positioning. J Hand Surg (Am) 27(A):1032–1040, 2002.
191. Kleinrensink, GJ, et al: Upper limb tension tests as tools in the diagnosis of nerve and plexus lesions. Clin Biomech 15:9–14, 2000.
192. Reisch, R, et al: ULNT2-Median nerve bias: examiner reliability and sensory responses in asymptomatic subjects. J Manual Manipulative Ther 13(1):44–55, 2005.

（王楚怀 译）

运动功能检查：运动控制和运动学习

第5章

Susan B. O'Sullivan, PT, EdD　Leslie G. Portney, PT, DPT, PhD, FAPTA

学习目标

明确运动功能检查的目的和成分：运动控制和运动学习。

1. 描绘出检查过程和特殊检查及运动功能的各种成分。
2. 论述一般缺陷。
3. 讨论影响运动检查和评价过程复杂性的因素。
4. 描绘用在肌电图(EMG)和神经传导速率(NCV)检查的电器仪表系统和一般的方法。
5. 描绘出正常和异常EMG和NCV结果的特征。
6. 论述如何用临床EMG和NCV的结果来设定目标和治疗计划。
7. 讨论诊断为运动功能障碍的物理治疗影响决定的因素。
8. 当遇到一个临床案例研究的时候，能分析和解释患者资料，制定现实的预期目标和预期结果，制定合适的干预措施。

章节大纲

运动功能概论

运动控制由一系列复杂的、调节姿势及动作的神经、物理及行为学过程演变而来。有些动作有其遗传学基础，经正常的生长发育后出现，例如：大部分支配发育早期的反应性反射模式，并可见于一些脑损伤的患者。其余被称作运动技能的动作，则从对环境的适应和探索中习得。实践及反馈是决定运动学习和运动技能形成的重要变量。动作的感觉信息能引导和塑造运动程序的形成。**运动程序**定义为一种一旦开始，就会引起一系列协调动作的抽象概念[1]。例如支配运动和步态的复杂的脊髓神经元回路——中枢模式发生器。我们可将较高级的运动程序看作用以协调动作的抽象规则或代码(广义的运动程序)。广义的运动程序包括动作的顺序和时间(瞬时结构)、肌肉收缩的合力、及参与动作的肌肉和肢体等信息[1]。从反应肢体而来的感觉反馈与从环境中的感觉反馈调节所产生的运动[1]。**运动计划**(复杂的运动程序)是一种为完成目标动作，由多个运动程序组成的意图或规划。**运动记忆**(程序性记忆)包括运动程序及其子程序的记忆和以下相关信息：①起始动作条件；②动作的感受、外观和声音(感觉结果)；③特殊的动作参数(对表现的认识)；④动作的结果(对结果的认识)。

多系统协调运动以保证动作满足特定的任务和环境的需要的适应性。这种运动控制的分配模型概念被定义为系统理论。该理论的核心观点即多个系统相互作用以完成协调动作，并不局限于神经系统。例如：影响整个动作完成质量的骨骼肌肉系统的机械性因素(肢体重量、惯性、重力)。认知(注意力、记忆力、学习力、判断力和决断力)和知觉(感觉的理解)同样至关重要。任何累及这些相互作用系统的损伤，都将明显影响动作完成质量，及功能水平的达到[2]。另一个观点是中枢神经系统是围绕特定的任务需求的(称作任务系统)。复杂任务可能需要调动整个中枢神经系统，而简单任务仅需其一小部分。需完成的具体任务决定了中枢神经系统的需求水平。因此，完成一些简单动作可不需要CNS的最大调动[2,3]。远端肌肉的随意运动需调动外侧通路，并直接由皮质支配(如皮质脊髓束和红核脊髓束)。维持姿势和运动则需调动腹内侧通路，并由脑干支配(如：前庭脊髓束，顶盖脊髓束和脑桥网状脊髓束)。脊髓腹角(前角)神经元是引发外周肌肉随意运动的最后共路。

通过运动学习，中枢神经系统活动使患者获得运动技巧并得以改善。**运动学习**被定义为：一组与实践和经验相关的、导致对技能行为能力造成相对持久改变的内在过程[1]。中枢神经系统组织与整合大量的感觉信息。**反馈**是一种运动时或运动后、由结果产生的信息，通过监控输出信号以校正动作。**前馈**则是先于运动产生，向感觉运动系统发送信号，以提前调整姿势。神经系统的信息加工具有连续性和同时性，由此协调运动得以发生。**协调**是指流畅而精准地在可操控范围内执行运动反应的能力。**协调结构**(协同单位)是一种受神经系统约束的、功能上的肌肉特定单元，它的协同工作可产生相对稳定的运动模式[1]。

功能恢复是指受损伤后丢失的运动技巧的再获得。运动功能可完全恢复如初。而对于神经损伤的患者，运动功能一般被改变或无法完全复原。所以需要确定动作的质量和效率是否足够满足其回归功能活动(如：脑卒中后患者学习用患侧上肢穿衣)**代偿**是指采用替换的行为策略来完成任务。运动中，通过利用不同的肌肉和策略可代偿丧失的功能(例如：脑卒中患者穿衣时，患侧上肢利用较少)。**神经可塑性**指的是大脑自我修复的能力。神经可塑性可看作从突触连接效率及强度的短期改变到神经元连接数量的结构性改变的连续性过程[2]。就像学习过程一样，存在短期记忆向长期记忆转换的过程。记忆允许对现有动作模式的重复表现或修改。

中枢神经系统的损伤影响运动功能的完成。损伤累及的中枢系统部位将产生特定的、可辨认的功能障碍，这些功能障碍在患者中是一致的(例如上运动神经元损伤的患者)。根据神经可塑性的个体差异，可推断患者恢复程度和功能预后。广泛的中枢神经系统损伤(如外伤性脑损伤)将导致复杂繁多、难以描述的运功功能障碍。初次检查可能不易直接获损伤范围的精确成像。随着时间推移，对患者的重复检查会很好地了解患者表现能力和缺陷。综合检查注重于损伤、活动受限和参与障碍三个方面的描述。那些直接影响运动功能和运动学习的损伤应准确辨认。由此，可有效制定预期目标、治疗结果及护理计划。本章将回顾体检的重要内容、限制体检(初步检查)完成的制约因素，以及运动功能检查的要素[除外共济运动和平衡检查(第16章)]。此外，运动学习的重要内容和检查皆有详述。

检查要素

运动功能的检查有以下三方面：1 病史；2 相关系统回顾；3 有助于完善诊断、预后和护理计划的特定检查和测量。

患者病史

回顾患者病史应关注：①一般人口统计学资料；②社会史；③职业史/工作情况；④居住环境；⑤健康状况；⑥社会习惯或卫生习惯；⑦家族史；⑧用药史或手术史；⑨现病史、主诉；⑩功能状态和活动水平；⑪药物治疗情况；⑫其他临床检查。可从患者及其相关人士(家庭成员、其他重要人士和护理者)那里采集信息。如果患者自身不能传达出精准有效的信息(例如大部分脑外伤患者)，须另寻渠道采集病史(如求助于家庭成员或护理者)。回顾病历，可以核实和查验谈话中收集来的信息。通常情况下，回顾典型运动功能损伤的患者(如脑外伤患者)的病史时，数据繁多复杂，不易分类，难于分类。应用框架回顾病历，有利于治疗师识别和分类这些问题。国际功能、残疾和健康分类模型(ICF)就是着眼于损伤、活动和参与受限的一个实用框架(第1章临床决策的制定)。

系统回顾

系统回顾即简洁迅速的检查全身各系统，以筛查遗漏的疾病线索。物理治疗师可应用这些信息来识别潜在的问题，并由此行相关检查。例如对姿势和肌张力的筛查可发现一些很重要的损伤。揭示问题的本质尚需更多详尽的检查和测量。有时我们可通过筛查发现阻碍其他检查完成的沟通障碍或认知障碍。例如：存在严重沟通和认知障碍的脑卒中患者无法听从指示和配合体格检查。此时治疗师则将目前因沟通和认知障碍无法完成测试记录于病历中。

测试和测量

控制不良的具体参数需要通过恰当的测试和测量方法来获得。如果一个测试精确的测量了它想测量的对象，那么此测试时有**效度的**。效度包括结构效度、内容效度和标准相关效度(同时效度、预测效度和规范效度)。**信度**体现在独立评估者重复测试结果达成一致的程度(评价者内信度)，或不同测试者得到测试结果的相同程度(评价者间信度)。**敏感性**是指分析方法正确地辨别出存在的异常的比例(真阳性)。**特异性**是指分析方法正确地识别不存在的异常的比例(真阴性)。治疗师应选择符合美国物理治疗协会以循证实践为目标的、已确定信度和效度的标准的方法和工具。

运动功能的检查是多方面的过程，需要许多不同的特异性的测试与测量。工具可以是定性的，利用对复杂表现的观察而来。对动作或姿势形式的见解和理解是从归纳推理而来的(从特定的观察形成概括)有经验的治疗师或临床专家比新手治疗师能更有效的从定性表现推断出决策。定量工具则是使用客观测量来检查性能。保健系统的记录限制和第三方支付越来越强调客观工具来作为需要服务和服务有效性的证明。然而，运动功能的许多方面并不是能轻易测量的。例如：运动学习不是直接可量的，而是通过对性能，保留情况，概括性和适应性的测量推断而来的。因此，这些结构就用于推断学习中发生的中枢神经系统的改变。治疗师须对所检查的变量的性质很敏感用来选择合适的测量方法以对患者的功能进行有意义的分析。

一种测量不太可能提供运动功能检查的所有的数据。再检查是用来决定目标与结果是否达到以及患者是否获益于医护计划。然后干预措施就可以修改和重新制定。预计目标的达成和预计的结果是出院和后续转诊或额外服务的指示。再检查同样也是一项重要的质量保证。

可能限制运动功能检查的因素

无论是外伤还是疾病引起的脑损伤，都可导致患者的认知、感觉或沟通障碍，这些将影响他们体验环境和与他人交流。感觉和感觉完整性的损伤也会严重影响患者的动作反应。有必要了解这些因素是如何影响运动功能检查的。在检查患者的运动行为时，如果使用易造成混淆指示，或明显超出患者能力范围的检查，只会得出不准确的信息。

意识和觉醒程度

意识水平和觉醒的检查对确认患者可回应的程度意义重大。上行网状激活系统包括脑干的核心神经元、蓝斑、丘脑中缝核的突触、皮质及其他脑区。高水平的活动与高兴奋性有关（高度情绪唤醒），而脑干的损伤则引起嗜睡和昏迷。下行网状激活系统由脑桥和网状脊髓束组成。脑桥（内侧）网状脊髓束加强脊髓抗重力反射和下肢的伸肌张力。延髓（外侧）网状脊髓束有相反的作用，降低抗重力控制[6]。

目前认为存在五种不同层次的意识水平。**意识**是指伴随对环境的感知，个体的觉醒状态。神志清楚的患者清醒、警觉并可以适应周围环境。**嗜睡**是一种觉醒度下降的意识障碍。嗜睡患者昏昏欲睡，能被叫醒，可自主睁眼并简单回应。如无持续刺激，患者容易继续入睡，不能完全感知环境。患者注意力集中障碍，难以与之沟通。治疗师须大声呼喊患者的名字。提问须简洁且有针对性（如您感觉怎么样？）**迟钝状态**是指觉醒和意识的减弱。迟钝的患者不易唤醒，唤醒后感觉迷惑混乱。试图与患者沟通一般无明确意义。患者缓慢作答，对环境和觉醒反应淡漠。治疗师可轻摇患者的手来唤醒他，并再一次提问一些简单的问题。**昏睡**是指患者的意识状态和对环境反应的改变。患者仅能被强烈或不愉快的刺激唤醒（比如疼痛刺激：屈曲大拇指、尖锐刺激或捏、在甲床上滚动铅笔等）。患者很少主动说话或产生运动反应。疼痛刺激或高声刺激可引发较大的动作反应。意识丧失的患者又被称为处于**昏迷**状态，无法被唤醒。患者一直闭着眼睛，且不存在睡眠觉醒周期。对重复性疼痛刺激无反应，或需呼吸机维持生命。反射的存在或消失取决于中枢神经系统的损伤部位[7]。

临床上，患者可由一种意识障碍水平进展到另一种。例如：颅内出血的患者，血块膨胀挤压脑组织，导致逐渐严重的意识障碍。患者从意识清醒到嗜睡，再到昏睡，最终进展为昏迷。如果医疗干预有效，复原则按上述演变的反向进行。真正的昏迷是有时间限制的。患者进入最小意识（植物）状态，表现为重新出现不规则的睡眠觉醒周期，而所谓的植物功能正常——包括呼吸、消化和血压控制。患者可被唤醒，但对周围环境认知功能全部丧失。无目的性的注意或认知反应。持续植物状态是指脑外伤后植物状态持续 1 年以上，或缺氧性脑损伤后持续 3 个月或以上。这种持续状态由严重的脑损伤造成。

Glasgow 昏迷量表是评价急性脑损伤引起的意识水平的金标准。该量表检查三方面功能：睁眼、最佳运动反应和言语反应。GCS 量表的评分在 3~15 分之间。评分小于等于 8 分提示严重脑损伤和昏迷，9~12 分提示中度脑损伤，13~15 分提示轻度脑损伤[8]。在康复机构中，大量使用 RLA 量表和认知功能水平评定来检查脑损伤的患者从昏迷（Ⅰ水平，无反应）到有意识（Ⅷ水平，有意义 - 合适的）恢复过程。描述不同水平的行为功能见第 19 章外伤性脑损伤，系统论述这些量表。

检查意识障碍患者的瞳孔大小和反射同样具有重要意义。瞳孔双侧缩小可见于下丘脑交感传导损伤或代谢性脑病。针尖样瞳孔提示脑桥出血或镇静剂（吗啡、海洛因）中毒。瞳孔固定居中，轻微散大提示中脑损伤，而双瞳散大固定提示严重缺氧或药物（如三环类抗抑郁药）中毒。仅有单侧瞳孔固定散大，常为钩回疝压迫动眼神经所致[7]。

适度水平的唤醒引起最佳的运动，过低或过高可引起恶化，这被称为**倒 U 原则**（Yerkes Dodson 法则）[10,11]。患者在唤醒连续体的两端(非常高或非常低)可能无反应或反应异常。该现象或可解释脑损伤后患者情绪不定、自我调节失控，而对正常功能反应异常。巨大压力之下，行为表现严重受影响。

治疗师需理解自主神经系统反应。自主神经系统主要由两部分构成；多系统广泛参与其中（表 5.1）。交感神经系统在个体紧张时启动保护性反应（报警系统）。运动系统参与自卫反应，产生战或逃反应（如有意识的 TBI 患者可能打人或咬人）。副交感神经系统持续兴奋以维持内环境稳态。交感系统兴奋时，副交感系统关闭，并在其兴奋过后继续工作，使机体恢复稳态[6]。

表 5.1　自主神经系统刺激的效果

SNS 刺激	PNS 刺激
战逃反应	维持内稳态
高度警觉；对环境的感知增强	对环境的感知减弱
瞳孔扩散	瞳孔收缩
心律增加	心律减缓
血压上升	血压下降
呼吸加快加深	呼吸变慢变浅
血液向肌肉流动增加；向皮肤和胃肠道流动变少	血液回流至胃肠道
消化变慢；胰岛素和消化酶的释放变缓	消化恢复
产生糖原和释放增加	
大量肌肉激活	多数肌肉群放松
出汗增加	出汗停止

PNS= 副交感神经系统；SNS= 交感神经系统

基础检查的关键内容包括：①自主神经系统反应的代表性表现：心率（HR）、血压（BP）、呼吸（RR）、瞳孔散大和出汗；②患者反应性测定：包括对刺激的反应程度和速度；③生理压力测定（如环境因素）。运动检查中密切监测以上指标，有助于确定内环境的稳定性。生命体征检查的具体指南详见第 2 章生命体征检查。

自主神经功能紊乱是一种常见的疾病和症状，可见于外伤性脑损伤、帕金森病、多发性硬化和脊髓损伤（尤其是损伤平面高于 T_5）的患者。因此，当怀疑患者自主神经失调，则应优先检查自主神经系统的功能参数。持续监测，除能保护患者外，对于保证数据准确同样重要。

认知

对认知功能的筛查应包括：定向、注意、回忆、沟通、执行或高阶认知（计算，抽象思维，构建思维）。存在神经病变（外伤性脑损伤）或精神疾病（惊恐发作，脑卒中后抑郁症）的患者可见异常。认知功能受损可以是定向障碍、记忆障碍，或判断力差、注意力分散，又或信息加工、抽象推理困难和学习能力减退,以上只是认知障碍的一部分表现。

存在部分或全部认知功能障碍的患者,病理表现多分布弥散而多发(如阿尔茨海默病、慢性脑病综合征)。损伤发生在某区或少数几区的患者测试时典型的表现为局部缺陷(如脑卒中患者)[12]。物理治疗师可能是最初接触患者的专业人士之一,他应筛查其认知障碍并开始合适的转介。转介给作业治疗师和(或)言语-语言病理医生做更仔细的检查是完整而准确地获取这些损伤信息很必要(第27章认知和感知功能障碍、第28章语言和言语的神经源性障碍,仔细描述了病变和其检查过程)。

定向力

定向力是识别和适应时间、地点和人物身份的能力。其检查包括以下几个方面:①时间(现在几点、年月日、季节);②地点(你在哪里、我们在哪个城市/国家、这地方是哪里);③人物(姓名、年龄、生日、妻子/丈夫叫什么名字)。治疗师记录患者回答的准确性。将结果记录于病历中:患者清醒并可定位 ×3(时间、人物、地点)或 ×2(人物、地点)取决于他可准确识别的领域。此外,还可检查对环境的识别(你怎么了?这是什么地方?我们为什么来这里?)。患者必须能理解、记忆和回想起新信息才能准确回答最后这些问题。创伤性脑损伤将严重破坏患者此类功能。定向障碍也常见于谵妄或严重痴呆的患者。

注意力

注意力是精神集中于某个人或事、直觉或思考。它取决于大脑处理来自环境或长期记忆的信息的能力。在筛选任务或环境的信息时,具有选择性注意力的个体可甄别和处理筛选出的相关感觉信息。任务的复杂性和熟悉度决定了需要注意力集中的程度。陌生或复杂的问题让人全神贯注、全力以赴。注意力分散的患者很难集中精神。注意力缺陷通常见于患有谵妄、脑损伤、痴呆、智力障碍或焦虑症的患者。

通过要求患者完成特定任务,可检查选择性注意。比如:请患者正序或倒序复述一个简短的数字表(数字广度测试)。治疗师记录患者可回想起的数字。通常情况下,正常人正序可复述7个数字,倒序5个。对于沟通障碍的患者,治疗师阅读一些项目,当某一特定项目被提到时,患者要识别或标记出它。持续性注意(或警觉性)的检查取决于患者持续关注某项特定任务的时间(时间之于某任务)。转换型注意(注意力的灵活性)可通过请患者交替完成两个不同任务来检查。而分散注意则通过要求患者同时完成两个不同任务来检查。例如:请患者一边走路一边说话,或一边走路一边找出路边的某一目标(模拟逛百货)。应记录以下具体检查项目,包括:反应的任何迟缓或犹豫,注意力障碍发生的时长和频次,环境中影响注意力的有利/阻碍因素,以及任务所需的重新定向的数量(口头提醒)。

记忆力

记忆即记录、储存和回想既往经验、知识和想法的过程。陈述性记忆(外显记忆)包括清醒的回忆起事实、往事、经历和到过的地方。**运动记忆(程序记忆)**包括——大脑内侧颞叶和海马回损伤的患者外显记忆严重受损而内隐记忆保留,内隐记忆相关区域在中枢神经系统运动区分布更广(纹状体、小脑、前运动皮质)。

瞬时记忆(即时回忆)是指直接回想起几秒前刚发生的事(比如跟我读)。短期记忆(近期记忆)是指记住当前事情(比如早餐吃了什么,日期等)、学习新事物、时隔几分钟几小时或几天重新想起的能力。长期记忆(远期记忆)是指回忆起几年前发生的事件(例如生日、纪念日或历史事件)。这也包括了个体应该知道的内容。

简单的记忆检查可通过以下方式,给患者看一张列有无关事物的清单(包括矮种马、硬币、铅笔),然后要求患者即时回忆清单上的内容,并于五分钟后再次回忆(瞬时记忆)。检查远期记忆,可使患者回忆其过去经历的事或认识的人(你的家乡在哪里?你在哪里上学?你在哪里工作?)。也可检查患者过去掌握的知识(谁是现在的总统?谁是二战期间的总统?)。提问时,注意选择与患者文化程度和教育背景密切相关的问题。同时须考虑到影响记忆的因素,如动机、训练、疲劳或其他因素[11]。简易智能状态测试是一种能快捷、有效、可靠的筛查认知功能的量表[13]。

健忘症是指患者暂时或永久的失去部分或全部记忆。顺行性遗忘(创伤后失忆)是指脑损伤后无法认识新事物。逆行性遗忘是指无法回想起脑损伤发生之前的事。谵妄患者(急性精神错乱)可表现为瞬时记忆障碍,伴随神志错乱、情绪激动、定向障碍,并常出现错觉或幻觉。痴呆患者存在广泛的学习和记忆障碍。弥漫性脑病、双侧一过性损伤、Korsakoff's 精神病(硫胺素缺乏症)患者也会出现严重的记忆障碍。有的药物可提升记忆力(中枢神经系统兴奋剂、拟胆碱药),有的则使之降低(苯二氮䓬类药物、抗胆碱药)[7]。存在信息检索障碍的患者常把这种情况形容为话就在嘴边(舌尖现象)。可通过多种措施来促进回忆(比如提示、练习和背诵)。对于注意力障碍和记忆受损的患者,检查中的提示应尽量简单明了(一级指令 VS. 二级或三级指令)。治疗师应选择一个能减少干扰的环境(如一个封闭的环境),以便保证患者在检查中的最佳发挥。示范和积极的反馈能帮助患者明白治疗的预期目标,并激发和改善表现。在检查过程中应用的任何提高记忆的措施都要认真记录在患者病历中。须注意的是,因陈述性记忆障碍的患者保留程序性记忆,所以他完成运动任务能力也被保留(例如脑损伤患者知道如何骑自行车)。同时也要记录下陈述性记忆与程序性记忆的比较。

沟通力

为评估患者掌握信息和与人沟通的能力,物理治疗师在初次检查时应认真聆听其自主言语。通过一些简单测试,可了解患者对口语的理解力。对词语理解能力的检查可通过一些不同难度的指令,从一级指令到二级或三级(指鼻、指你的右手,再举起你的左手)。重复和命名能力也被检查(跟我读:叫出手表的部件)。言语失误证明了发音问题(构音障碍)如时机、音质量、音调、音量和呼吸控制的障碍。应注意言语的不流畅,单词流无停顿或间断。口语流利,但语句错误,新词(无实际意义的词)增多,用词不当以及陈述累赘(词语替换)提示流畅性失语(如 Wernicke's 失语)。患者表现为明显的听理解障碍，伴言语流利而混乱。言语迟缓停顿，词汇单一，句法错误提示存在非流畅性失语（如 Broca 失语）。明显表现为讲话费力，找词困难。某些情况下，尤其是在急诊，最早发现患者存在交流障碍的人可能就是物理治疗师。言语治疗师的工作还需参照系统的检查和评估（第 28 章神经源性言语与语言障碍）。

为保证治疗师检查的效度，必须确定好与患者沟通的合适的手段。有必要征求言语病理医生的意见。这包括简化指令、应用书面提示或使用其他交流方式如手势或交流板。最常见的错误是以为患者已理解了当前的任务，其实他 / 她根本不明白。为保证测试的准确性，在检查过程中，应不时检查患者是否理解如何执行。比如：使用存在差异的信息（说出一样事物却比划成另外一种）可测试患者理解能力的程度。

本标题下要介绍的执行能力包括：意识、推理、判断、直觉和记忆。脑损伤患者可能无法正常的安排计划、操纵信息、识别错误、解决问题、抽象思考以及开始或终止行动。以上执行能力方面的任何障碍都将严重影响学习和行为。作业治疗师可参考系统的检查和评估（第 27 章认知和感觉障碍）。对这些障碍的认知和理解可提高运动功能检查的效度和康复护理的有效性。康复小组成员的协作一致有助于缓解可能存在的挫折和不恰当的期望。

感觉完整性和整合能力

感觉信息是运动功能的关键一环。它所提供的必要反馈支持了运动前初始位置的确定、运动中错误的检测，以及运动完成后对进一步学习的塑造。运动控制的闭环系统定义为一种反馈参与的控制系统，为精确运动提供参考，探测运动错误，并后续更正运动错误以维持期望的状态[1]。视觉系统、前庭系统、本体感受器和触觉系统等多种反馈信息可监控动作完成。本体感觉（躯体感觉输入）是指从皮肤或骨骼肌肉系统收集到的感觉信息。中枢神经系统分析有用的运动信息，发现错误，并在必要时进行适当的纠正。因此，对这些系统完整的感觉检查是运动功能检查的重要的第一步（第 3 章感觉功能检查）。在运动控制中，闭环系统的主要任务似乎是监控一种恒定状态，比如姿势和平衡，并控制慢动作，或控制那些要求高精度或高准度的动作。反馈信息对学习新的运动技巧同样至关重要。运动监测传感系统的任何功能障碍可能会被其他感觉系统代偿。例如：主要存在本体感觉障碍的患者可通过视觉修正错误，以保持平衡姿势。然而，当视觉同时受损时，姿势不稳则变得更加明显。显著的感觉缺失和其他感觉系统的代偿不足可引起严重的动作反应失调。本体感觉失伴严重视觉障碍（如复视，常见于多发性硬化）的患者，可能根本无法难维持平衡姿势。因此，准确的检查需要治疗师在关注患者感觉系统的同时了解整个感觉系统的交互与整合，并检查代偿性调整是否充分。调整姿势任务、平衡、慢（渐进）动作、追踪作业或其他新的运动任务在这为测试反馈控制机制和闭环过程提供了理想的挑战。

运动控制的开环系统是指由一系列效应器的预编指示指导的控制系统，该系统不使用反馈信息和错误检测[1]。动作源于已知的运动模式，包括规则、概念或经验基础上形成的关系[1]。由此，快速而娴熟的动作序列或熟练的动作，能在不依靠感觉反馈的情况下完成。实际情况是，大部分动作存在闭环通路和开环通路的双重控制（混合控制系统）。感觉缺失会降低动作质量（例如感觉神经病变或感觉性共济失调的患者）。

关节完整性，姿势控制和活动力

关节活动度和软组织弹性是运动功能的重要方面。两者若受限可阻碍正常肌肉的协同运动并改变身体节段的生物力学对齐和姿势。长期固定可引起挛缩和活动受限，挛缩是指由关节周围软组织纤维化引起的持续活动受限。由此引起的代偿性运动模式常存在功能障碍，并对骨骼肌肉系统产生了额外的应力与应变。这种代偿运动一般耗能更多，且明显限制功能活动力。例如，腓肠肌缩短可引起脚尖走路的步态；髋内收肌紧张可导致剪刀步态。由于肌肉紧张引起的身体的姿势变化也会改变姿势控制。比如：站立时，臀部屈肌紧张可引起典型的骨盆前倾及髋、膝关节屈曲。而骨盆后倾则与坐位时脊柱后弯和颈部前伸相关，往往是腘绳肌紧张造成的。支撑面内重心的改变造成的对线异常会提高姿势控制系统的要求。例如：脑卒中患者会将重量放在健侧腿而不是患侧腿上。患者将难以使用正常的姿势控制策略。因此，有必要在检查整个运动功能之前，先进行骨骼肌肉系统的检查是必要的。

运动功能检查的内容

张力

肌张力是指被动牵伸或拉长时的肌肉阻力。影响肌张力的因素有很多，包括：①物理惰性；②肌肉和结缔组织本身的机械性弹性刚度；③脊髓反射肌肉收缩（紧张性牵张反射）。不包括对抗软组织挛缩而产生的被动牵伸的阻力。因肌肉很少单独工作，一些医师倾向于将姿势性张力描述为一种遍及全身并影响所有肌群的肌紧张的模式。肌张力异常可被分为：肌张力亢进（高于正常水平的张力），肌张力减退（低于正常水平的张力），或肌张力障碍（肌张力受损紧张性失调）。

张力亢进

痉挛状态

痉挛是一种以速度依赖性张力增高伴随肌肉牵伸阻力增强为特征的运动障碍。牵伸越大，越快，阻力越强。在快速运动中，对牵伸刺激做出的反应表现为初始的阻力较大（痉挛性紧握）之后突然受到抑制或肢体放松（舒张）的现象，称为折刀样反应。慢性痉挛常伴随挛缩、异常姿态、畸形、功能受限和残疾。

痉挛是由于皮层下行运动通路（锥体束）或脑干（内侧和外侧前庭脊髓束，背侧网状脊髓束）的损伤导致脊髓反射受到抑制及紧张性牵张反射亢进或失去其交互抑制。其结果是 α 运动神经过度兴奋。它作为**上运动神经元（UMN）综合征**的一部分（表 5.2）。在休息时，肌肉的强直性收缩增加，表现为典型的静止性姿势异常。当尝试运动时，结果是导致动作引

表 5.2 上运动神经元综合征的阳性和阴性体征

阴性体征	阳性体征
轻瘫和麻痹	痉挛
灵巧性丧失	刻板动作协同作用;痉挛性肌张力障碍
疲劳	痉挛(屈肌/伸肌/内收肌)
	痉挛性共同收缩
	伸肌跖反应(巴宾斯基征)
	阵挛
	深腱反射(DTR)过度活跃
	联合反应
	运动效率和速度紊乱;粗大运动

起的异常运动模式(刻板协同动作或痉挛性肌张力障碍)。其他体征包括**联合反应**,定义为活动时,身体的其他部位发生的不自主运动(例如:打喷嚏、打哈欠、握拳)。**阵挛**的特点是持续牵伸时,肌肉收缩放松呈现周期性的,痉挛交替性的反应。阵挛常见于跖屈肌,但也可以发生在身体的其他部位,如下颚或腕关节。Babinski 征是在足底外侧刺激后大脚趾与其他脚趾呈扇形分开[14~16]。

僵硬

僵硬是张力亢进状态,其特征是在不依赖运动速度的全关节活动范围内恒定的阻力(铅管样强直)。它与基底神经节系统的病变有关(锥体束外综合征),见于帕金森病。僵硬由于过度的脊髓上冲动(上运动神经元易化)作用于 α 运动神经元所导致的结果;脊髓反射机制通常是正常的。患者表现出僵硬,缺乏灵活性和显著功能受限。齿轮样强直指的是张力亢进状态随棘轮样叠加抖动,通常出现在帕金森氏疾病患者的上肢的运动(如腕关节或肘关节屈伸运动)。它可以表示震颤叠加在僵硬的存在。震颤,运动迟缓以及姿势的不稳定性是帕金森氏疾病患者的联合运动障碍。

去皮质和去大脑强直

严重的脑损伤可以导致昏迷伴随去皮质或去大脑强直。**去皮质强直**是指上肢屈曲和下肢伸展的持续收缩姿态。肘、腕和手指在屈曲,肩关节内收夹紧,同时双腿伸直,内旋并跖屈。**去大脑强直**(异常伸肌反应)是指持续的四肢与躯干的收缩姿势。肘关节伸展,肩关节内收,前臂旋前,腕和手指屈曲。下肢伸展强直并跖屈。去皮质强直表示皮质脊髓损伤在间脑的水平(高于上丘),而去大脑强直表示皮质病变在上丘和前庭之间的脑干。角弓反张的特征是颈部和躯干伸肌的强烈而持续收缩,从而导致僵硬的过伸姿势。近端肢体的伸肌也可能受累。这些姿势被认为是痉挛的夸张和严重形式。

肌张力障碍

肌张力障碍是长期非随意运动障碍,其特点是重复的扭曲或转动动作和肌肉张力增加。肌张力障碍样姿势是指肌肉的共同收缩引起持续异常姿势,可能会持续几分钟、几个小时,或永久。CNS 损伤造成的张力障碍通常发生在基底神经节,具有遗传性(原发特异性肌张力障碍)与神经退行性病变(威尔森氏病、帕金森氏症过量左旋多巴治疗)或代谢紊乱(氨基酸或脂质病症)相关联。肌张力障碍可能只影响身体局部(局部肌张力障碍)如痉挛性斜颈(斜颈)或孤立的书写痉挛。节段性肌张力障碍影响邻近的两个或更多的相邻区域(如,斜颈和上肢肌张力障碍姿势)。

肌张力减退

张力减退和肌肉松弛用来定义肌肉张力的减退或缺失。被动运动的阻力减弱,牵张反射减轻或消失,肢体很容易移动(松软的)。关节的过度伸展是常见的。**下运动神经元(LMN)综合征**是由于前角细胞和周围神经的病变(如:周围神经病变、马尾损伤神经损伤、神经根病)导致。表现为张力的减少或消失,反射的减少或消失,轻瘫,失神经性肌束震颤和纤颤及神经源性萎缩。小脑病变也可见张力轻度减退伴随无力(虚弱)。急性 UMN 损伤(如截瘫、偏瘫、四肢瘫)可以产生暂时的张力减退,取决于病变的位置称为脊髓休克或脑性休克。伴随休克发生的中枢神经抑制和张力减退的持续时间有很大的可变性,持续数天或数周。通常紧随其后出现的是痉挛状态典型的 UMN 体征。

肌张力检查

张力的检查包括(1)初步观察静息体位和触诊;(2)被动运动测试;(3)主动运动测试。张力变化是很常见的。例如,痉挛患者的表现从早上到下午,每天,甚至每小时都可能有不同的表现,取决于许多因素,包括(1)意志努力和运动;(2)焦虑和疼痛;(3)体位和紧张性反应的相互作用;(4)药物;(5)一般健康状况;(6)环境温度;(7)中枢神经系统兴奋或警觉的状态。此外,膀胱状态(满或空),发烧和感染,代谢和(或)电解质失衡都可以影响张力。因此,治疗师应考虑这些因素的影响来确定张力。重复(连续)测试和方法的一致是必要的,用以提高测试结果的准确性和可靠性。

初步观察患者可提示肢体或身体的异常姿势。应进行关于四肢,躯干和头部的位置的仔细检查。由于痉挛,固定的抗重力的体位很常见;例如:痉挛上肢通常保持与身体相反的肩内收、肘屈曲、前臂旋后、手腕/手指弯曲。在仰卧位,下肢通常保持伸展位、内收伴跖屈和内翻(表 5.3)[18]。肢体表现为松软的、生命力的(例如下肢外旋到边)可能表明张力减退。肌腹触诊可发现静息状态的额外信息。一致性、紧致度、饱满程度都应该检查。低张力的肌肉感觉比较柔软和松弛,而张力亢进的肌肉会有拉紧的感觉,比正常肌肉硬。

被动运动测试反映了肌肉对牵伸的反应。由于这些反应应在无自主控制下检查,应由治疗师支撑和移动肢体。在被动运动测试中,治疗师的手应保持紧密和持续接触,移动肢体。当张力正常,肢体移动轻松,治疗师不会感觉到方向改变和速度异常。肢体反应灵敏,感觉轻。张力亢进通常会觉得僵硬和运动抵抗,而弛缓的肢体感觉沉重无反应。有些老年人可能发现很难放松;其硬度不应该被误认为是张力亢进。根据动作速度而改变是痉挛的重要决定因素。在痉挛肢体中,

表 5.3　上运动神经元综合征的典型痉挛模式

上肢	动作	受影响的肌肉
肩胛骨	回缩，向下旋转	斜方肌
肩	内收和内旋，下垂	胸大肌，背阔肌，大圆肌，肩胛下肌
肘	屈曲	肱二头肌，肱肌，肱桡肌
前臂	旋前	旋前圆肌，旋前方肌
腕	屈曲，内收	桡侧腕屈肌
手	手指屈曲，拇指握紧拳头，手掌内收	指深屈肌，指浅屈肌，拇内短收肌，拇短屈肌
骨盆	回缩（髋上提）	腰方肌
臀部	内收（剪切） 内旋 伸展	内收长 / 短肌 大收肌，股薄肌 臀大肌
膝盖	伸展	四头肌
脚和踝	跖屈 内翻 马蹄内翻足 脚趾沟（跗跖伸，跖趾屈） 脚趾屈曲（跗骨和跖趾屈曲）	腓肠肌 / 比目鱼肌 胫骨后肌 趾长屈肌 蹋长伸肌，腓骨长肌
髋和膝（长时间坐姿）	弯曲 骶骨坐姿	髂腰肌 股直肌，耻骨肌 腘绳肌
躯干	侧凹面弯曲 旋转	回旋肌 内 / 外斜肌
姿势向前（长时间坐姿）	过度前倾前屈 头向前	腹直肌，腹外斜肌 腰小肌

痉挛的形式和强度可以有很大变化，这取决于中枢神经系统病变部位和损伤的程度
痉挛程度因人而异（如，由于体位，激励水平，感官刺激，自身努力）
痉挛为主的抗重力肌（如，上肢屈肌和下肢伸肌）。如果不及时治疗，痉挛会造成运动障碍，导致挛缩，关节退行性病变和畸形

肢体以缓慢速度移动阻力可能会接近正常。动作加快会加大被动运动的阻力。要记住同样重要的是，痉挛伴肌强直在第一次牵张和之后的每一个连续牵张阻力中，提供的最大的阻力减少了高达 20%~60%[15]。肌强直患者中，阻力为恒定的，不随被动运动的速度增加而增加。

阵挛，位相性牵伸反应，通过快速牵伸然后保持来检查。例如：测试踝阵挛是足突然背屈并保持背屈姿势。折刀反应也应注意。所有四肢和身体部分进行检查，尤其要注意初步观察中那些认定为存在问题的。应在上下肢和左右肢之间进行比较。不对称的张力异常通常表示神经功能障碍。

可使主观判定张力分级。治疗师需要熟悉各种正常和异常的张力反应以作为张力评级的参考。用于病历的记录，张力通常为 0~4+ 分级量表：

0 无反应（肌肉松弛）；

1+ 反应下降（张力减退）；

2+ 正常反应；

3+ 过度反应（轻度至中度张力亢进）；

4+ 持续反应（严重张力亢进）。

改良 Ashworth 量表

改良 Ashworth 量表（MAS）是用来评估肌肉痉挛临床量表，通常在许多康复中心和痉挛诊所使用（表 5.4）。最初的 Ashworth 量表（AS），为 4 点等级量表，是开发出来用于临床评价抗痉挛药物在 MS 患者中疗效的简单测量[19]。Bohannon 和 Smith 修改了此量表，在其中增加 1+ 分级来提高此评价工具的灵敏度，使之成为一个 5 等分级量表。在这两个版本中，测试者使用被动运动，来评估由于痉挛造成的被动运动阻力。MAS 已被证明具有中度至良好评价者内信度，但只有弱至中度的评价者间信度[21~26]。使用此量表局限性包括①无法检测的微小变化；②软组织的粘弹性和神经源性改变之间的无法区分；③与心理测量学性质相关的问题（分级差距不一致）。在 MAS 的中间分数（1、1+、2）是最有问题的。学习时应考虑提高测试者之间的间信度。改良 Ashworth 量表作为评估痉挛的可靠性临床工具（表 5.1）。

表 5.4 改良 Ashworth 量表痉挛分级

等级	描述
0	肌张力不增加
1	肌张力稍增加，受累部分被动屈伸时，在关节活动度之末时呈现最小的阻力或出现忽然卡住和释放
1+	肌张力稍增加，在整个 ROM 中其余部分(少于一半)为最小的阻力
2	通过关节活动度的大部分时，肌张力较明显地增加，但受累部分仍能较易地被移动
3	肌张力严重增加：被动运动困难
4	受累部分被动屈伸时呈现僵直状态

专项测试

可以使用钟摆试验对下肢痉挛进行测试。患者于仰卧位，膝关节屈曲悬于桌子的边缘。测试者抵抗重力被动伸展膝关节并让腿部下降让腿部的摆动像钟摆一样。正常和张力减弱肢体会自由地摆动若干次。股四头肌或腘绳肌痉挛的患者，被动伸展膝关节时会有阻力，下降摆动时只能重复几次。它会迅速地回到初始悬挂的开始位置。钟摆测试可以使用等速测力计，电测角计，或具有较高的重测信度的电脑视频设备进行量化。

紧张性牵张反射可以通过肌电图(EMG)进行精确测量。不同牵伸速度的反应和痉挛性共同收缩可以量化且记录下来(EMG 在本章的后面部分)。肌张力测量器是由 Leonard 和同事开发的用于测量肌肉张力的手持式电子设备。它可以定量测量肌肉组织产生的力量和位移，并且能够检测出在肢体和姿势张力微小变化[29,30]。

记录

张力异常的记录应包括存在张力异常的具体部位，异常的类型(如痉挛、强直)，变化是否是对称，静息体位和相关体征(如 UMN 综合征)，和改变(增加或减少)张力的因素。重要的是要记住在某种体位下测量的张力，并不意味着其他体位或功能活动中张力也是一样。体位的变化，如坐或站立起来可以极大地改变了姿势张力的要求。张力对主动运动，体位及功能影响的是需要最重要的记录的。

反射的完整性

深腱反射

反射是一种不自主的，可预测的，并依赖于一个完整的反射弧(感觉受体，传入神经元，传出神经元，反应的肌肉或腺体)的刺激反应。深腱反射(DTR)通过刺激牵张敏感性神经肌肉轴 IA 传入神经元经由单突触通路产生肌肉收缩。深腱反射是通过标准的叩诊锤或治疗师手指尖端突然叩击肌腱来测试。为确保产生足够的反应，肌肉放置于中间位置并指示患者放松。刺激可以导致可观察到的关节活动(快速或强烈反应)。较弱的反应可能需要靠触诊(轻微或缓慢的反应，很少或没有关节运动)。反应的质量和强度应仔细记录。在医疗记录中，反射分级在 0~4+：

0 消失，没有任何反应；

1+ 轻微反射，存在但是微弱，低于正常；

2+ 普通，典型的反射；

3+ 反射活跃，可能但不一定是异常；

4+ 反射明显活跃，异常，有阵挛。

表 5.5 列出深腱反射检查的概要。

如果深腱反射难以引出，反应可以通过特定强化手法来增强。Jendrassik 手法中，患者强拉勾在一起的手指，将它们分开。压力维持时，进行 LE 反射测试。通常采用加强在上肢反应(UEs)的手法包括膝盖并拢，紧咬牙齿，或对侧肢体握拳。使用任何引出低张力患者反射增强的强化手法应仔细记录。

在 UMN 综合征(例如脑卒中)中深腱反射增加，LMN 综合征、小脑综合征和肌肉的疾病中深腱反射减弱(例如：周围神经病变，神经根受压)。反射扩散(通常延伸的反应超出肌肉正常的预期收缩)表明 UMN 综合征。因为每个深腱反射来自特定的脊髓节段，反射消失可用于鉴别脊髓损伤(例如，神经根病变)位置。

皮肤浅反射

皮肤浅反射可以通过于皮肤表面给予轻刺激而引出。预期反应是此神经阶段支配的肌肉产生轻微收缩。强刺激会可产生强皮肤信号而激活保护性收缩反射。浅反射包括跖反射，足外踝征(Chaddock)和腹壁反射。跖反射(S_1,S_2)是通过施加沿着足底外侧边缘向上跨越跖球的刺激而测试的。正常反应是踇趾屈曲；有时其他脚趾会表现出向下弯(屈曲)的反应，或根本没有反应。异常反应(阳性 Babinski 征)包括踇趾的伸展背屈(向上弯)，旁边的四个脚趾呈扇形打开。这表明皮质脊髓(上运动神经元)病变。Chaddock 反射(或征)是轻划脚踝外侧向上至足外侧背侧而引出。它也产生了拇指的伸展背屈，被认为是一个确定的足趾征。腹壁反射轻划腹肌表面的皮肤而引出。刺激下产生一个局部收缩，造成脐向刺激区域偏移。测试每个象限应当在对角方向进行。在肚脐向上 / 外向偏移表示脊髓节段 T_8、T_9 的完整性。脐向下 / 外向偏移表示脊髓节段 T_{10}~ T_{12} 的完整性。反射消失是异常的，表明病理性(如胸段脊髓损伤)。两边不对称显著表明是神经系统疾病。腹壁反射消失也可能是患者肥胖或腹部手术(表 5.6)。

原始反射和紧张性反射

原始反射和紧张性反射在正常发育的婴儿期出现，在幼年时由中枢神经系整合。一旦整合后，这些反射在成年人一般不易识别。它们可能继续存在，但作为行为自适应片段，是在正常运动控制下的。超正常年龄发生的持续的反射(有时称为强制性反射)或出现在脑损伤后神经系统受累的成年患者。有此反射的患者典型表现为广泛的脑损伤(如脑卒中、脑外伤)等上运动神经元体征。

检查患者疑似有异常反射活动的反射包括屈肌收缩、牵引、抓握、紧张性颈、紧张性迷路、阳性支持和联合反应。屈肌收缩反射最是简单，通过观察明显的动作反应来判断。另一方面，紧张性颈反射，偏斜的肌肉组织可能不是通过显性

知识点 5.1　证据总结:改良 Ashworth 评分的测量信度

参考文献	受试者	实验设计或干预措施	结果	内容
Ghotbi et al (2011)[21]	23 名有下肢痉挛的卒中患者或多发性硬化患者(14 女;9 男)	通过两次测试法研究评估者内信度;资深 PT 用标准化测试进行 MAS 评分;分 2 天测试;测试 3 块上肢肌肉	整体一致性的 Kappa (κ) 值非常好(加权 κ=0.87); 髋内收肌中等;膝关节伸肌良好,跖屈肌非常好	下肢痉挛患者的评估者内信度良好,踝跖屈肌的信度明显高于臀内收肌
Craven and Morris (2010)[22]	20 位慢性脊髓损伤的患者(C5-T10,ASIA A-D,> 12 个月)	通过两次试验法研究评估者内和评估者间信度;两名评估者盲法 MAS 评分;评分在同日同时完成;1 次 /5 周;评估 6 块上肢肌肉	评估者 A 评估者内信度非常高 (0.6<κ<1.0),评估者 B 不好到一般 (κ<0.4);所有肌肉的评估者间信度差到中等 (κ<0.6)	下肢痉挛患者的评估者内信度良好,评估者间信度则从差到中等不等。评估者自身的能力存在差异。推荐选择能量化评估痉挛的其他测量方式
Ansari et al (2008)[23]	30 名上下肢肌肉痉挛的患者	通过两次试验法研究评估者内和评估者间信度;两名资深 PT 进行 MAS 评分;1 次 / 周;评估上下肢肌肉,顺序随机	评估者间信度中等(κ=0.514);评估者内信度也中等(κ=0.590) 上肢和下肢的一致性相似。上肢远端腕屈肌的一致性明显高于近端肩内收肌的一致性	评估者内和评估者间信度一般;肢体的选择对信度无影响;研究者质疑测量方法的有效性
Mehrholz et al (2005)[24]	30 名严重创伤性脑损伤的患者,伴随意识障碍	通过两次试验法研究评估者内和评估者间信度;4 名资深 PT 进行 MAS 评分;1 次 /2 天;顺序随机评估上下肢肌肉	评估者内信度中等到良好(κ=0.47-0.62) 评估者间信度差到中等(κ=0.16-0.42)	评估者内信度有限;与 MAS 相比,改良 Tardieu 量表的评估者内和评估者间信度更高;研究者质疑是否能把 MAS 作为评估痉挛的金标准
Blackburn et al (2002)[25]	20 名卒中两周后的患者和 20 名卒中 12 周后的患者	通过两次试验法研究评估者内和评估者间信度;数名资深 PT 进行 MAS 评分;隔 1 小时再测试;1 周后重复测试;评估 3 块上肢肌肉	2 个评估者的评估者间信度差,相关系数为 0.62(P=0.461);评估者内信度是 0.567 (P<0.001)	对单一评估者,评估者内信度一般;评估者间信度差;大多数的一致性在 0 级;差的一致性在 1,1+,和 2 级;研究者质疑 MAS 的应用
Pandyan et al (1999)[26]	对 7 个研究的信度鉴定;其中 4 篇使用 MAS;2 篇使用 AS;1 篇两者兼备	对 MAS 研究文献的回顾性研究	评估者内信度比评估者间信度高	MAS 和 AS 的特征和使用限制存在混淆;AS 量表是一种评估被动运动时阻力的序数性测量方法;MAS 则是一种名目测量被动阻力的方法;1 和 1+ 级的界定含糊;为提高评估者间信度应事先培训评估者
Bohannon and Smith (1987)[20]	30 名受试者:1 名多发性硬化患者;5 名外伤性脑损伤患者;24 名 CVA 患者	通过两次试验法研究评估者间信度;2 位资深 PT 用标准化测试进行 MAS 评分;隔几分钟再测试;评估肘屈肌	评估者间一致性为 86.7%,Kendall's tau 相关系数为 0.847(P<0.001)	徒手测试肘屈肌痉挛的评估者内信度良好

ASIA = 美国脊髓损伤学会损伤量表;AS = Ashworth 量表;κ = kappa 值;LE = 下肢;m = 男性;mod.= 中等; MAS = 改良,Ashworth 量表; MS = 多发性硬化;PF = 跖屈肌; PM = 被动活动;PT = 物理治疗师; SCI = 脊髓损伤; TBI = 外伤性脑损伤;UE = 上肢;w = 女性(罕见名称不一定用英文缩写)

表 5.5　深腱反射的检查

静力反射(牵伸)	刺激	反应
下颌(CN V)	患者坐位,下颌放松,微微张开。手指放于下颌上,以叩诊锤叩击指腹使下颌张开	下颌弹回或闭合
肱二头肌神经(C5,C6)	患者坐位,前臂屈曲并支撑。以拇指置于肱二头肌腱上,拇指或直接在肌腱上轻叩	肘屈肌轻微收缩
肱桡肌(旋后肌) 桡神经(C5,C6)	患者坐位,前臂屈曲至腹部。用叩诊锤轻叩桡骨粗隆	肘关节屈肌轻微收缩,轻微伸腕或桡侧偏
肱三头肌 桡神经(C6,C7)	患者坐位,前臂支撑稍外展肘弯曲。直接叩击尺骨鹰嘴突上方的肱三头肌肌腱附着处	肘部伸肌轻微收缩
手指屈肌 正中神经(C6~T1)	中立位握拳,轻叩手指掌面四肢末节	指屈肌轻微收缩
腘绳肌 胫骨分支,坐骨神经(L5,S1,S2)	患者容易出现膝关节半屈曲和支撑。触摸膝关节的肌腱。轻叩手指或直接于肌腱上	膝关节屈肌轻微收缩
股四头肌(髌骨,膝反射) 股神经(L2,L3,L4)	患者坐位,膝关节屈曲,脚离地。叩击髌骨与胫骨粗隆之间的股四头肌肌腱	膝关节伸肌轻微收缩
跟腱反射(S1~S2)	患者双足超出底座末端或坐位时伴随膝关节屈曲和足的轻微背屈。跟骨上方叩击跟腱。在腓肠肌 - 比目鱼肌上维持轻微紧张可改善反应	踝跖屈轻微收缩

表 5.6　浅反射的检查

浅反射(表皮的)	刺激	反应
跖反射(S1,S2)	用钝器(钥匙或敷药棒的木头末端)划足底外侧至小趾掌关节处再转向蹈趾侧	正常的反应是大脚趾屈曲(跖屈)有时其他脚趾(阴性 Babinski 征)。异常反应称为阳性 Babinski 征,表现为大脚趾与其他四趾呈扇形伸展(表明 UMN 病变) 同跖反射
	另一种刺激足底(足敏感性): • **Chaddock 征**:患侧足外踝和外侧部 • **Oppenheim 征**:患侧胫骨前缘下滑	
腹壁反射	患者仰卧位放松。每个腹部象限由外向脐轻划使活跃	在局部收缩的刺激下,导致脐移行到刺激
脐上 =T8~T10		肥胖掩盖
脐下 =T10~T12		在 UMN 和 LMN 病变中可消失

运动反应可见。实际上,运动很少产生,通常通过张力调节姿势的影响。因此,张力性反射是其功能的一个适当的描述。异常姿势应检查其反射的依赖(如:脑损伤患者仰卧位表现出过多的伸肌张力,但不是在侧卧位)。为了获得准确的检查,治疗师必须关注几个因素。患者必须是适当体位以保证预期的反应。适当的测试激励是必不可少的,包括足够的强度和刺激时间。需要敏锐的观察能力来检测一下可能会有的细微运动变化和异常反应。触诊可以帮助肉眼难以辨别的张力变化。原始反射和紧张性反射使用的是 0~4+ 量表分级[31,32]:

0+ 消失;

1+ 有轻度、短暂的肌张力变化,无肢体运动;

2+ 可见的肢体运动;

3+ 出现肢体过度的整体运动;

4+ 强制性反射运动持续时间 >30 秒。

表 5.7 列出原始反射和紧张性反射检查的概述。

反射的完整性记录

反射异常的记录应包括确定①特定反射测试;②观察到的异常的程度;③相关联的征兆(例如上运动神经元综合征)和④修改的反射因素。非常重要的是对主动运动、姿势和功能异常反射行为影响的描述。

颅神经的完整性

人体有 12 对颅神经,除了Ⅹ神经(迷走)分布至胸腹,其余所有颅神经都分布在头部和颈部。Ⅰ、Ⅱ 和Ⅷ感觉神经,进

表 5.7　原始和紧张性反射检查

原始 / 脊髓反射	刺激	反应
屈肌反射	有害刺激(针刺)足底。测试为仰卧或坐位	足趾伸展,足背屈,全部下肢屈曲不受控制 出现:妊娠 28 周 消失:1~2 个月
交叉伸肌反射	有害刺激下肢足底伸展;测试为仰卧位 掌握前臂和从仰卧拉起到坐的位置	对侧下肢屈曲,然后内收和伸展 出现:妊娠 28 周 消失:1~2 个月
拥抱反射	头部与躯干位置突然改变;患者的后回缩姿态	上肢突然伸展或外展,双手打开并大哭,手臂屈曲内收在胸前 出现:妊娠 28 周 消失:5~6 个月
惊吓反射	声音突然变大或刺耳	上肢突然伸展或外展,大哭 出现:出生时 消失:存留
握持反射	手掌保持压力(手掌握持)或足的脚趾(足跖握持)	保持手指或脚趾屈曲 出现:手掌,出生;足底,妊娠 28 周 消失:4~6 个月;足底,9 个月
紧张性 / 脑干反射	**刺激**	**反应**
非对称性紧张性颈反射(ATNR)	头转向一侧	颜面侧肢体屈曲,后头侧肢体伸展,呈“弓箭”或“击剑”状 出现:出生时 消失:4~6 个月
对称性紧张性颈反射(STNR)	头部屈曲或伸展	头前屈:上肢屈曲,下肢伸展;头背屈:上肢伸展,下肢屈曲 出现:4~6 个月 消失:8~12 个月
紧张性迷路反射(TLR 或 STLR)	俯卧或仰卧位	俯卧位:屈曲张力增加 / 肢体;屈曲;仰卧位:伸肌张力增加 / 肢体伸展 出现:出生时 消失:6 个月
阳性支持反射	直立位接触足底	下肢伸肌僵直(共同收缩) 出现:出生时。 消失:6 个月。
联合反应	身体的任何部位抗随意运动	肢体放松时的不自主运动 出现:出生时 ~3 个月 消失:8~9 年

行嗅觉,视觉,听觉和平衡的特殊感官。颅神经Ⅲ、Ⅳ和Ⅵ是运动神经,控制瞳孔的收缩和眼球运动。颅神经Ⅺ和Ⅻ也是运动神经,支配胸锁乳突肌,斜方肌和舌肌。颅神经Ⅴ,Ⅶ,Ⅸ和Ⅹ是混合神经,同时包括运动和感觉纤维。运动功能包括咀嚼(Ⅴ),面部表情(Ⅶ),吞咽(Ⅸ,Ⅹ)和发声(Ⅹ)。感觉神经分布于脸部和头部(Ⅴ,Ⅶ,Ⅸ)、消化道、心脏、血管、肺(Ⅸ,Ⅹ)和舌头、口腔、上颚(Ⅶ,Ⅸ,Ⅹ)。副交感神经分泌纤维(ANS)于第Ⅲ颅神经控制眼球的平滑肌,于第Ⅶ颅神经控制唾液腺和泪腺,于第Ⅸ颅神经到腮腺,于第Ⅹ颅神经到心脏,肺和大部分消化系统。颅神经功能的检查应该在疑似病变的脑,脑干和颈椎进行。嗅觉功能(CNⅠ)障碍,应怀疑鼻腔和前 / 下大脑的病变。视神经通路和视觉皮层病变[视神经(CNⅡ Ⅱ),视交叉、视束、外侧膝状体、上丘]会产生视觉障碍。中脑(中脑的)病变可能会导致颅神经第Ⅲ和Ⅳ(动眼神经、滑车)的功能障碍。脑桥病变可影响多个中枢神经系统,包括Ⅴ(眼、上颌、下颌分支)和Ⅵ(外展)。第Ⅶ颅神经(面部)和Ⅷ(前庭和耳蜗分支)位于桥脑和髓质交界处。延髓损伤可能会涉及第Ⅸ颅神经(舌咽)、Ⅹ(迷走神经)、Ⅺ(脊髓附件)Ⅻ(舌下神经)损伤。第Ⅺ颅神经的脊髓根在第五颈椎段上部。中枢神经系统的功能、临床试验可能的异常发现列于表 5.8。

颅神经完整性的记录

颅神经完整性的检查需记录的内容包括确定以下几个①特定的颅神经测试;②观察到的异常的程度(特异的缺陷)及③异常的颅神经完整性对功能的影响。患者感知功能的丧失需要确定。

表 5.8 颅神经完整性的检查

颅神经	功能	测试	可能的异常发现
Ⅰ嗅神经	嗅觉	测试每侧的嗅觉(关闭其他鼻孔):使用普遍,无刺激的气味	嗅觉丧失(无法探测到气味),见于额叶损伤
Ⅱ视神经	视觉	测试视觉准确性 中央:Snellen 视觉检查表;每只眼睛单独检查(覆盖另一只眼);测试距离为 20 英尺 通过面对检查周边视觉(视野)	盲,近视(远距离视觉受损),远视(近距离视觉受损) 视野缺陷:同侧偏盲
Ⅱ,Ⅲ 视,动眼神经	瞳孔反射	通过光线照射测试瞳孔反应(收缩),测试近反射 检查瞳孔大小 / 形状	无瞳孔收缩 瞳孔不等(瞳孔大小不等) 霍纳综合征,动眼神经瘫痪
Ⅲ,Ⅳ,Ⅵ 动眼,滑车,展神经	眼外运动	测试眼跳(要求患者看每个方向)追踪眼球运动(患者追踪移动的手指)	斜视(眼球偏离正常的共轨位置) 眼球活动受损 复视
Ⅲ	眼直肌内侧,上下面:斜眼肌下面;眼上翻,下翻,内翻 抬高眼睑	观察眼睛的位置 测试眼睛的运动	斜视:眼球被Ⅵ神经向外拉 眼球不能向上,向下向内运动 可见眼垂症,瞳孔扩散
Ⅳ	向上斜视:当外展时将眼球下翻	测试眼球运动	眼球向外时不能向下看
Ⅵ	眼外直肌:使眼球向外	观察眼睛的位置 测试眼睛的运动	内斜视(眼球向内) 不能向外看
Ⅴ 三叉神经眼支,上颌支,下颌支	感觉:面部 感觉:角膜 运动:咀嚼肌	测试疼痛,轻触感觉:前额,面颊,下巴(闭上眼睛) 测试角膜反射:用棉签轻触 触摸颞肌与咬肌 观察自发运动 让患者叩齿,加阻力	失去面部感觉,CN Ⅴ损伤时麻木 扳机点三叉神经痛 同侧角膜反射消失(刺激角膜时眨眼) 虚弱,肌肉萎缩 张嘴时,下巴向同侧偏移
Ⅶ 面神经	面部表情 舌头前三分之二的味觉	测试面肌的运动功能 抬眉,皱眉 咧嘴露牙,微笑 轻轻闭眼 鼓双侧腮 用棉签蘸盐溶液和糖溶液涂于舌头	瘫痪: 不能闭眼,嘴角下垂,言语构音困难 单侧 LMN:Bell 面瘫(PNI) 双侧 LMN:Guillain-Barre 单侧 UMN:中风 不能正确的鉴别溶液
Ⅷ 前庭耳蜗(听)神经	前庭功能 耳蜗功能	测试平衡:前庭脊髓功能(VSR) 测试眼睛 - 头协调:前庭眼反射(VOR) 测试听敏度 测试偏向性(Weber 测试):将音叉放在头顶正中;检查是否只有一侧耳朵听见声音还是两侧都同等的听见 对比气传导和骨传导(Rinne 测试):将音叉放在乳突骨处,然后靠近耳道;声音在空气中的传导长于在骨中的传导	头旋转时眩晕,平衡失调凝视不稳,眼球震颤(持续的,不自主的眼球垂直运动) 耳聋,听力受损,耳鸣 单侧传导丧失:声音偏向患耳 感觉神经丧失:健耳听见声音 传导丧失:在骨中听到的声音与空气中的一样或更长 感觉神经丧失:空气中听到的声音较长

续表

颅神经	功能	测试	可能的异常发现
Ⅸ舌咽神经	舌头后三分之一的感觉，咽喉，中耳	使用盐溶液和糖溶液 无典型测试	不能正确的鉴别溶液
Ⅸ，Ⅹ舌咽神经和副神经	发声	听声音的质量	发声困难：嘶哑说明声带虚弱；鼻音说明上颚虚弱
	吞咽	检查吞咽一杯水的难度	咽下困难
	上颚，咽控制	让患者发“啊”的音；观察软腭（上抬）动作和悬雍垂（保持在中间）位置	瘫痪：上颚不能上抬（CN Ⅹ损伤）；单侧抬高则表现为不对称的抬高
	Gag 反射	轻轻的刺激两边喉的后部	无反射：CN Ⅸ损伤；可能 CN Ⅹ
Ⅺ脊髓副神经	运动功能： 斜方肌 胸锁乳突肌	检查体积，力量。抗阻耸双侧肩 抗阻将头转向一侧	LMN：萎缩，肌束震颤，同侧虚弱不能耸同侧肩；肩下垂时不能将头转向对侧 UMN：同侧胸锁乳突肌及对侧斜方肌虚弱
Ⅻ舌下神经	舌运动	听患者的发音	发音困难（见于 CN Ⅹ或者 CN Ⅻ，Ⅴ，Ⅶ） 舌头萎缩或震颤（LMN，ALS）
		检查静息时舌头的位置 检查舌头的活动：让病人伸出舌头，移动舌头	动作异常，偏向虚弱侧 UMN 损伤：舌头偏离皮质损伤侧

肌肉表现

肌肉萎缩

萎缩，肌肉体积的减少（消瘦），发生于功能性活动丧失后（失用性萎缩），LMN 疾病（神经源性萎缩），或者蛋白质卡路里不足型营养不良。失用性肌萎缩在制动后一段时间就会很明显，在数周或数月发展迅速。它通常是广泛性的主要影响抗重力的肌肉群。力量会由于失用性肌萎缩而降低。肌肉缺乏阻力负载会减弱肌节总数，造成肌肉产生力矩的能力减弱（收缩力量）。同样肌肉的被动张力也降低，造成关节稳定性丧失，姿势异常的风险增加[33]。神经源性萎缩伴随着 LMN 损伤（如：周围神经损伤，脊神经根损伤）通常发生的很快，一般 2~3 周。萎缩同样也伴随着其他 LMN 损伤的症状（如：张力的消失或减弱，或者深腱反射的消失或减弱，肌束震颤，主动动作薄弱或消失）。肌萎缩的分布是呈节段性的或局部模式的（神经根）。

肌肉体积的检查

检查过程中，治疗师目测检视肌肉的对称性和形状，对比对照他们的尺寸和外形。萎缩的肌肉看上去较平或凹。需在肢体间和肢体内进行对比。萎缩是双侧的还是单侧的？萎缩发生在近端，远端还是两者都有？测量肢体围度可以用来比较正有神经源性萎缩肢体与正常肢体。在静息状态和肌肉收缩时触摸是用来确定肌肉张力。围度测量或体积转移测量（如手或足）可以用来确认目测结果。

力量与功率

肌肉性能是某肌肉或一组肌肉产生力的能力[4]。**肌肉力量**是某肌肉或一组肌肉在特定环境下对抗阻力所产生的力[4]。等张收缩包括主动缩短肌肉，离心收缩包括主动拉长肌肉。等长收缩在没有过度动作产生的情况下保持收缩产生高水平的张力。**肌肉功率**是单位时间内的做功或力与速度的乘积[4]。肌肉性能取决于一些相关的因素，包括长度 - 张力特征，血管弹性，速度及适当代谢（燃料的储存与输送）。同样重要的还有 CNS 作用于运动单位的整合活动（神经肌肉控制因素），包括①募集的运动单位的数量；②运动单位的放电速度和连续调制。CNS 控制肌肉募集顺序和时机。协同动作和姿势调整也同样取决于周围神经的完整性及肌肉纤维的完整性。

运动控制障碍和神经损伤的患者在进行肌肉性能检查时特别有挑战性。无力是不能产生足够水平的力，可能从轻瘫（部分虚弱）到全瘫（无肌肉力量）。UMN 综合征的患者可见肌肉无力，伴随有痉挛和反射活跃。患者可能表现为偏瘫（一侧瘫痪），截瘫（LE 瘫痪），或全瘫（四肢瘫）。LMN 损伤的患者同样可见无力。

脑卒中患者肌肉性能明显改变，包括募集形式改变，产生力的时机异常，及运动单位放电速度降低[34~36]。其患肢在损伤后两个月内，Ⅱ型（快肌）纤维大量损伤，运动单位数量下降高达 50%。上肢的能力障碍表现为握力过度增高，抓握时间异常以及难以维持抓握[39]。卒中患者的肌肉性能也受其他上运动神经原损伤的症状的影响，包括肌肉痉挛、异常的协同运动模式、肌肉同步收缩异常和（或）严重的感觉缺失[40~42]。肌力障碍远端重于近端。那些“所谓正常”的肢体也可见肌力下降[43~45]。小部分的（大约 10%）的皮质脊髓束不交叉证明了单侧皮质损伤的双侧效应。其他不确定的因素可能同样存在。这提示我们注意一些术语的使用条件，用少受累或受影响较小来替代一些传统说法,如不受影响、未受累、好的、正常或良好的一侧。因此,用对侧未受累侧作为偏瘫患者正常肌力的参照能否保证信度可靠也值得怀疑。

周围感觉运动神经病变(如慢性糖尿病性神经病变)或急性运动神经病(如格林 - 巴利综合征)的患者,随着病情发展,其肢体远端(即脚和脚踝)肌力下降更明显。神经疾病多进展缓慢(数月或数年),而格林 - 巴利综合征则进展迅速(数天或数周)且更完全,不止下肢近端受累,也包括躯干和上肢,某些情况下也包括低位中枢神经。原发性肌肉病(如肌病)通常近端无力,而重症肌无力患者则渐进性肌力下降。因此,最初肌肉收缩有力,而后肌肉收缩力度逐渐下降。

肌肉力量与功率的检查

临床检查肌肉力量和动力是用标准方法和工具[如徒手肌力测定(MMT)、手持式测力计等速测试系统](第 4 章肌肉骨骼检查)。肌肉收缩时机的分析包括幅度、时长、波形及频率,这些可以通过 EMG(下一部分)来获得。功能活动表现的分析同样可以产生关于肌肉性能的重要数据。

徒手肌力测定(MMT)开始是用于检查脊髓灰质炎(一种 LMN 疾病)患者运动功能的。在临床用于 UMN 损伤患者的检查中其效度也有研究[46,47]。对于一些 UMN 损伤的患者用标准的力量测试可能并不合适。因此,确定是否 MMT 的效度与信度能满足的合适的标准尤为重要。首先最重要的,治疗师需要考虑到患者的运动能力。UMN 损伤的患者常表现出异常的刻板的动作模式,因而不能按照 MMT 程序或等速方案来单独活动某关节。异常的共同收缩,痉挛及异常的姿势都可能阻碍患者做单独的关节活动。这些障碍在正常运动叫做主动限制。如果出现异常的反射模式也同样妨碍用这些标准体位(如平躺体位会因为紧张性迷路反射影响)。肌肉和软组织在血管弹性上的改变造成了被动限制,也同样会阻碍采用标准测试。在这种情况下,也不能使用标准的 MMT 测试。在进行功能活动时也可以通过观察主动活动来估测力量。例如:膝关节浅蹲或者坐站转移可以用来检查髋伸肌和膝伸肌的力量。站立时抬脚跟或抬脚尖可以用来检查踝足肌肉力量(背屈肌和跖屈肌)。需清楚的记录不能使用标准 MMT 测试是因为 UMN 损伤的因素。通过对日常功能活动进行力量的估算可以基于以下几个准则:

- 肌肉活动可见,不能对抗重力,能在全 ROM 内活动的低等级。
- 可抗重力活动整个 ROM 但是不能加阻力的一般等级。
- 可以抗重力活动整个 ROM,且可以对抗一定的阻力(中等阻力)的较好等级。
- 可抗重力活动整个 ROM,且可以对抗强阻力的正常等级。

读者会发现这与 MMT 的评分等级很相似。但是,在这种评分中,肌肉群在特定的功能活动任务中的表现不同于标准测试里的单关节的活动。

如果使用 MMT 测试,治疗师应尽可能地使用标准体位进行。如果需要改变体位(如患者 ROM 不足或不能保持稳定),在记录时一定要仔细说明。需要确认替代动作(因特定的肌肉无力而代偿的肌肉活动),且尽可能地减少其出现,出现后要仔细记录。例如:SCI 的患者典型的表现为肌肉的代偿替代动作(如:手指的抓握时用到腕伸肌而呈现出肌腱固定术抓握)。当遇到此类型的患者时,了解到常见的替代动作是很有帮助的。

手持式测力计是小型可携带的测力装置;在临床已配合 MMT 而使用。治疗师可以直接在测试过程中读出所较好和正常等级所产生力量的具体的数值,而不是估算阻力值。研究已经发现此法具有较高的测试者内和测试者间信度。此方法的不足有同时固定肢体和测力计有困难,控制肌肉张力的增加困难及在分段测试中施加足够的阻力困难。这些都是在已报道的关于利用测力计对下肢肌肉群进行测试的信度的影响因素[48~51]。

利用等速测力计可以使治疗师在测试过程中观察运动控制的重要参数。测试时可以检查肌肉在全关节活动范围产生力量的能力,峰力矩,肌肉在不同速度下产生力的能力。张力增加的速度(到峰力矩所需要的时间)及力矩的曲线都可以得到。向心、等长与离心收缩及主动肌 / 拮抗肌交互关系可进行分析。此参数对于理解功能表现尤为重要[52]。

脑卒中患者在进行等速测试时就会表现许多典型的缺陷,包括:①总力矩患侧比健侧降低;②测试速度增加产生的力矩减少;③肢体活动减少;④到达峰力矩的时间延长,峰力矩的持续时间也延迟;⑤交互收缩时时间间隔变长。例如很多脑卒中患者不能在 70~80 度 / 秒的速度下产生张力。当对照正常步行所需的速度时(100 度 / 秒),患者不能步行的原因就显而易见了。标准值可以为评价和解释患者数据提供参考[53,54]。

力量与功率的记录

记录力量与功率变化时,需要记录所测的详细的肌肉和身体节段以及所用的测试;变化的类型和程度(如轻瘫、瘫痪);改变是否对称,于近端还是远端;相关的症状(如 UMN 或 LMN);是否有萎缩;改变肌肉性能的因素。关于肌肉无力对主动活动,姿势和功能的影响也应记录。当检查功能表现时,在一种体位下估测到的力量不能用于其他体位(如可以在站立时全身重量支撑下活动)。

肌肉耐力

肌肉耐力是重复维持力量或在一段时间内产生力量的能力[4]肌肉耐力是肌肉功能的重要部分。**疲劳**表现为一种持续劳累的感觉,且有日常水平的身体和心理功能能力下降。疲劳可能的原因有:过度活动后代谢废物(例如乳酸)累积,营养不良(例如营养缺失),心肺功能障碍(例如组织中的氧和营养不足),情绪压力及其他因素。尽管疲劳是保护性的且能保护过劳和损伤,但对于某些人来说却是个严重的问题。例如:脊髓灰质炎后综合征患者或慢性疲劳综合征患者过度疲劳可表现为功能活动和工作明显受限。其他因为疲劳出现活动受限的疾病包括,多发性硬化(MS)、肌萎缩侧索硬化(ALS)、杜氏肌营养不良和 Guillain-Barré 综合征[55,56]。其他可能影响疲劳的因素包括,健康状况、环境状况(如压力)、体温(MS 患者的热应激)。

衰竭是耐力的极限,超出此范围后,则无其他活动。大部分患者可表述到达衰竭的精确点。一些患者**过度活动性无力（损伤）**，又称部分失神经支配肌肉的过度活动导致绝对肌力和耐力持续下降[57]。例如：脊髓灰质炎后综合征患者剧烈活动后会表现为无力，一般休息后无法缓解，需卧床休息 1~2 天。因此说明休息的类型、长度和效率是很重要的。延迟性肌肉酸痛（DOMS）患者过劳后症状在第 1~5 天达到高峰。

疲劳的检查

疲劳检查从调查开始。患者要求选择出疲劳的活动，疲劳发作的频率和严重程度，出现疲劳时的周围环境。定义疲劳阈值很重要，定义为不能维持下去的运动量[58]。大部分情况，疲劳是渐进的，不是突然出现的，还取决于活动的强度和时限。突然发生的活动需要与习惯性的日常活动鉴别。患者要求说出其克服疲劳的情况及其成功的经验。例如：改良疲劳影响量表（MFIS），一个独立的与 MS 患者疲劳相关的生活质量的量表。包括认知和社会方面的问题，及生理学表现（第 16 章多发性硬化；附录 16.B）[59]。

然后可以通过特定的基于表现的测试来测试疲劳。由于测试可能会对患者造成疲劳，表现测试应该使用那些在早期调查和问卷中所认为的关键的功能活动。治疗师在测试时需认真记录患者的疲劳程度，包括独立程度，改良的独立能力（需设备），或需要辅助的程度（轻、中、重）。独立功能评测（FIM）的等级评定标准是一个实用的打分法，而其所测试的功能(例如转移、步行）也是独立生活的基础[60]。在活动测试时，可使用 Borg 自感劳累分级量表对疲劳进行分级[61]。为了更好的定义肌肉疲劳的水平，治疗师需让患者区分两个分数，一种是肌肉水平的疲劳，另一种是中枢水平的疲劳（呼吸急促）。接下来治疗师需区分疲劳的周围因素和中枢因素。

肌肉疲劳的检查还可以包括自主性和电诱发疲劳试验，需使用等速测力仪。等速测力仪能输出量化的力矩数据，患者需做重复的、最大力量的等速收缩，力矩峰值下降 50% 为疲劳的指标[62]。电诱发疲劳试验也可用于检测肌肉功能，对于低动力的患者或中枢障碍（如卒中）患者是有项可靠的测量指标。使用脉冲电（脉冲序列）刺激肌肉，测量所产生的力下降的百分数[63,64]。定时执行功能性任务的能力(如：定时自理，规定距离的行走时间，6 分钟步行测试）也是客观的可重复的肌肉耐力检查方法。

记录

对肌肉耐力的记录包括①导致疲劳的活动，包括起始、时间、恢复；②所需辅助或辅具；③尝试休息的频率和效果；④采用的代偿策略及效果；⑤对生活质量的影响。需记录特定问卷和测试的结果。还需记录患者对社会和环境压力的情绪 / 生理反应（抑郁或焦虑的程度）。

主动运动模式

协同运动就是将受中枢神经支配的肌肉功能上联系起来合作产生预期动作。他们可以简化控制，减少或限制自由度，并发起协调的动作模式。**自由度**指单独的独立维度的动作的数量，这些动作必须控制参与肌肉动作的合作[1]。协同的动作定义为精确的时间、空间上的组织包括速度、距离、方向、节律以及肌肉紧张度的高度协调（第 6 章协调与平衡的检查）。在正常人的运动控制中，主动动作时功能性的、任务特异性的以及根据任务的目的及环境而可调的。中枢神经系统控制模式有①单肢体及多肢体动作；②双边（双手）对称性或不对称性的动作；③交互动作；④近端稳定模式和支撑姿势。动作也与环境中的事件相一致（同步时间）。

异常协同模式

中枢神经系统的病变会打乱动作的协同组织。皮质脊髓束的损伤（例如：脑卒中）会导致异常**强迫协同模式**，定义为动作是原始的且非常刻板的。主动动作会受限于丧失使动作适应要求的变化的能力。选择性动作控制（独立关节动作）会严重失调或完全消失。脑卒中患者典型的表现为强制屈曲和伸展协同（15 章脑卒中，表 15.5）。异常协同是很常见的且是脑卒中恢复中期的典型特征[65~67]。

检查

异常协同运动的检查是既定性又定量的。治疗师观察患者的主动动作是否可以开始，是否能完成以及动作完成的如何。如果动作时刻板且强迫的，哪些肌群是联在一起的呢？这种肌群间的联合有多强？这些联系是上下肢之间的还是一侧与另一侧的（联合反应）？这些动作是否被其他上运动神经元症状影响，如原始反射、痉挛、瘫痪或体位？举个例子，是不是当肩关节开始屈曲时肘、腕、指关节就会一起屈曲？是否头部的转动会启动或加强上肢屈曲（非对称性颈紧张性反射）？治疗师也需要去判断什么时候会出现这种模式，在什么环境下出现，以及会发生什么变化。随着中枢神经系统的恢复，这种协同会逐渐减弱，只在受到压力或疲劳时才出现。脑卒中后异常协同的减弱以及分离动作的出现是患者恢复的标志[64~66]。Fugl-Meyer 脑卒中后身体功能评定为强制协同的测量以及脑卒中恢复情况提供了一个客观且量化的测量方式[68]（15 章脑卒中；附录 15.A）。

记录

异常协同的记录应该包括对以下几个方面的测定结果①出现的是什么样的异常协同方式；②出现的协同的总的强度如何；③在每个协同中最强的成分是什么；④其他上运动神经元症状对协同的影响；⑤从典型的协同中什么动作的变化是可能的，如果有的话；⑥强迫协同对功能的影响（基础日常生活活动 BADL，功能性活动技能）。

表 5.9 列出了鉴别上下运动神经元症状的总结。表 5.10 列出了比较不同损伤部位 / 运动控制障碍鉴别诊断小结。

基于活动的任务分析

功能水平检查注重的是观察和区分功能活动以及鉴定活动限制。基于绩效的工具会产生重要的关于功能和独立水平或依赖水平（监管，辅助，辅助性器具）的信息。现已有大量定量打分系统的工具（如 FIM 评分）。第 8 章功能检查，将会有一个全面的基于绩效的测量的介绍。

基于活动的任务分析是将一项特异性的活动分开不同的部分来理解及评价任务的要求及患者的表现的过程。首先要

表 5.9 鉴别诊断:上下运动神经元症状对比

	上运动神经损伤	下运动神经损伤
损伤部位,损伤结构	中枢神经系统皮质、脑干、皮质脊髓束、脊髓	脑神经核 / 神经 脊髓:前角细胞、脊神经根、周围神经
诊断 / 病理	中风,创伤性脑损伤,脊髓损伤	脊髓灰质炎,格林巴利 周围神经损伤 周围神经病变 神经根病
张力	增强:高张力 速度依赖性	减退或消失:低张力 皮反射降低或消失
反射	增强:反射亢进,阵挛 皮反射和自主反射增强,巴宾斯基征(+)	减退或消失:反射减退 皮反射和自主反射减退或消失
不自主动作	肌肉痉挛:屈肌或伸肌	有神经支配:肌束震颤
力量	减弱或无力:单侧(中风)或双侧(脊髓损伤) 皮质脊髓束:对侧如果十字交叉在髓质;同侧如果低于分布区:局部神经	同侧减弱或无力 局限性分布:节段性或病灶模式,神经根支配模式
肌肉体积	废用性萎缩:可变,广泛性分布,尤其是抗重力肌	神经源性萎缩:快速,病灶分布,严重消瘦
自主动作	受损或消失:失协调模式,强制大量的协同	如有神经阻断减弱或消失

摘自 O'Sullivan and Siegelman[18],第 127 页

表 5.10 鉴别诊断:几种主要的中枢神经系统疾病的对比

损伤部位	大脑皮质 皮质脊髓束	基底节	小脑	脊髓
诊断 / 病理	中风	帕金森疾病	肿瘤,中风	外伤,肿瘤,血管病变:完全,不完全脊髓损伤
感觉	减弱或消失:取决于损伤部位;对侧感觉缺失	不受影响	不受影响	损伤部位下方减弱或消失
张力	张力亢进 / 痉挛速度依赖性;折刀样 开始时无力:大脑休克	铅管样僵直:增强,统一阻力 齿轮样僵直:增强,齿轮式阻力	正常或可能降低	张力亢进 / 损伤部位下痉挛 开始时无力:脊髓休克
反射	反射亢进	正常或减退	正常或减退	反射亢进
力量	对侧力弱或瘫痪:偏瘫或偏侧麻痹 慢性期废用性力弱	慢性期废用性力弱	正常或虚弱:无力	损伤部位以下减退或无力:截瘫或下肢轻瘫,四肢瘫或四肢轻瘫
肌肉体积	急性期正常;慢性期废用性萎缩	正常或废用性萎缩	正常	废用性萎缩
不自主动作	痉挛	静止性震颤	无	痉挛
自主动作	协同失常:不正常机会,共同收缩,疲劳	动作迟缓:动作变慢 运动不能:无动作	共济失调:意向震颤 辨距不良 协同失调 眼球震颤	损伤平面以上:完整(正常) 损伤平面以下:受损或无
姿势控制	受损或不能,取决于损伤部位 平衡受损	受损:弯曲(屈曲) 平衡受损	受损:共济失调 平衡受损	损伤以下受损 平衡受损
步态	受损:步态缺陷由于肌力变弱,协同,痉挛,时间不足	受损:拖曳,慌张步态	受损:共济失调步态缺陷,支撑变宽,不稳	受损或缺失:取决于损伤平面

摘自 O'Sullivan and Siegelman[18],第 126 页

理解正常动作以及与任务相关的正常运动学。治疗师检查评价患者的表现分析与典型或预期表现的差别。这一过程的关键技术包括准确的观察以及认识在向正确模式活动中的障碍或阻碍。结果解释主要是运动表现的性质跟所记录的残损与表现困难之间的联系。环境对表现的影响也同样需要记录。举例，不能从床转移到轮椅的患者可能缺乏姿势躯干支持（稳定性），足够的下肢伸肌控制（力量），及从一处转移至另一处的控制能力。或者急性脑卒中患者依靠其健侧支持及推进从仰卧位坐起来。患侧拖后，没有很好的参与此动作模式。最后的坐姿不对称，健侧负重多且患侧上肢异常地置于屈曲内收位。此外，此患者因为繁忙的门诊环境而注意力较差很容易分心。记录这些有质量的发现会为制定运动功能的有效医护计划提供极为有价值的信息。主动需求是指蕴藏于活动中每步的要求。环境需求（约束）指为成功完成动作（调整性条件）所需要的环境的物理属性或特性。在知识点 5.2 中所罗列的问题可以用来为定性的任务分析作为指南。

任务分类

任务通常分为功能类别。**日常生活活动能力**指一个成年人管理生活所需的日常生活技能。基本日常生活活动能力（BADL）包括修饰技能（口腔清洁、淋浴或盆浴、穿衣）、用厕、喂食及个体用具护理。工具性日常生活能力（IADL）包括财务管理，社会交流功能，社区功能活动及保持健康能力。

功能活动技能（FMS）指以下一些技能：

1. 床上活动：床上翻身、桥式动作、在床上滑动、从躺到坐、从坐到躺；
2. 坐立：scooting 半卧？
3. 转移：从坐到站，从站到坐，从一个表面转移到另一个表面（如：床 - 轮椅转移、上下厕所、上下汽车座椅），从地板到站立；
4. 站立：迈步；
5. 行走与爬楼梯。

运动控制还可以从其他姿势来检查包括：以肘部支撑俯卧，四点支撑（手和膝盖），跪位以及半跪位。要注意的是功能活动技能在生长发育过程中是不断变化的[69~73]。根据身体尺寸、年龄、健康和身体活动水平的改变而改变。因此，两个不同大小，年龄或健康水平的成年人，他们的翻身及坐起来的活动显著不同。

任务可根据动作以及执行任务时的运动控制的类型性质（神经运动的过程）来分类。包括：①转移活动力；②稳定性（静态姿势控制）；③动态姿势控制（控制的活动力）；④技能。由于任务中对姿势和动作控制的要求不同而难度不同。因此，诸如站立和行走之类的任务由于自由度的增加和注意力的需要就比俯卧或仰卧之类的仅有极少分体部分需要控制的动作要难。

转移活动力是安全独立的从一个姿势变换到另一姿势的能力（如：翻身、躺到坐、坐到站、转移）。正常的活动力的共同特征包括保持姿势控制能力的同时开始动作，控制动作以及终止动作的能力。正常活动力的共同特征包括在保持平衡的情况下起始动作的能力，控制动作的能力及终止动作的能力。活动力的缺陷包括不能起始动作及保持动作，动作控制不良，不能及时终止动作等。活动力极低水平的患者只能部分翻身至侧躺且不能很好的保持这个姿势。到最高水平时则要求患者能站立且在房间内步行。而活动力障碍的患者可能存在站立困难（可能需要多次尝试）但一旦站起来就能走几步不太正常的步子的特征。治疗师需要观察及记录的几个关键元素包括①起始动作的能力；②运用的策略及总体动作控制的情况；③终止动作的能力；④所需协助的水平及类型（人工线索，口头线索，指引动作）；及⑤可能影响表现的环境限制因素。

稳定性（静态姿势控制）是指在静止时能够维持姿势稳定

知识点 5.2　功能性任务分析工作单

任务分析始于鉴别正常动作。完成检查和评价患者的任务表现以及对比差别。关键技能包括准确的观察、识别和解释运动缺陷，确定与之相关的潜在损伤，以及确定哪些需要改变及如何改变。以下问题可以用来指导定性的功能性任务分析。

A. 被观察的功能活动的正常需求是什么样？

1. 总的动作顺序（运动计划）是怎样？
2. 所需的起始条件是什么？起始位置和起始的姿势？
3. 动作是如何开始的以及从哪开始？
4. 动作执行得怎么样？
5. 完成任务所需的肌肉骨骼成分是怎么样？
6. 完成任务所需的运动控制策略是什么？
7. 在动作的时机、力量及方向上有什么要求？
8. 平衡的要求是什么？
9. 动作是如何终止的？
10. 哪些环境限制是必须考虑到的？
11. 哪些运动学习因素是必须要考虑到的？

B. 从结果来看，患者的整体动作表现如何？

1. 总的动作都完成了吗？
2. 患者的动作成分有哪些是正常的？大部分正常？
3. 患者的动作成分有哪些是不正常的？
4. 患者的动作成分有哪些是失去了？延迟了？
5. 如不正常，这些动作是代偿的且有功能？非代偿的且无功能？
6. 有哪些潜在的损伤限制或损害了运动？
7. 动作中的错误不停增多吗？疲劳是一个制约因素吗？
8. 这是一个转移性的活动嘛？需求都满足了吗？
9. 这是一个稳定性水平的活动吗？静态和动态控制的需求都满足了吗？
10. 这是个技能水平的活动吗？需求都满足了吗？
11. 平衡需求满足了吗？患者在整个任务中都足够安全吗？
12. 哪些环境因素限制或阻碍了动作？
13. 患者能适应变化的任务和环境的需求？
14. 你预计患者在另一些功能活动中可能会有什么困难？
15. 你预计患者在其他环境中可能会有什么困难？
16. 运动学习策略是否成功？

及控制身体重心(COM)在支撑面(BOS)的定向活动的能力。例如:患者能够在坐位或站立时极少摆动,无手扶物而不失去平衡地保持姿势。治疗师需要观察及记录的几个关键元素包括①支撑面;②重心在支撑面的位置及稳定性;③姿势摇摆的程度;④依赖上肢或下肢获得稳定的程度(如:手扶,hooked legs);⑤失去平衡的次数与方向以及摔倒安全风险;⑥所需协助的水平及类型(人工线索、口头线索、指引动作);⑦可能影响表现的环境限制因素。

动态姿势控制(动态平衡,或受控制的活动力)是指部分身体在活动中时保持稳定性(一个稳定的、不动的支撑面,重心在支撑面内)的能力。因此,个体能够在某种姿势(如坐或站)时重心转移或前后摆动或左右摆动而不失去控制。当执行第二个任务时一侧肢体不再负重所做的姿势控制的调整也是动态姿势控制的证据(有时也叫静态 - 动态控制)。当动态肢体控制受到挑战时,起始时的重量转移和重新分布负重点会增加对负重段的稳定性要求。如:创伤性脑外伤的患者处于四点跪位时,当要求其举起一个肢体时,或同时举起相反的上下肢时就会出现困难。坐位时,脑卒中患者不能用健侧上肢向前或向患侧伸手而不失去平衡和跌倒。在站立位时,小脑性共济失调患者不能向前向后或向侧边迈步而不失去平衡。治疗师需要观察及记录的几个关键元素包括①由负重部分维持的姿势稳定性的程度;②动态活动的部分控制的范围和程度;③所需协助的水平及类型(人工线索、口头线索、指引动作);④可能影响表现的环境限制因素。

技能是为了取得某个动作目标而具有的持续的协调的动作顺序的能力。技能性行为可允许与物理环境及社会环境有目的的观察和互动(如:操作物体或搬运)。技能是习得的,是运用运动计划提前组织动作的操练与经历的直接结果。技能动作时可变的且不局限于一系列运动模式而是由动作目的与环境组织的。因此,一个熟练的个体能够很容易的在他所面临的环境的变化而适应性的运动。例如:控制步行可以在医疗场所以及家庭与社区中都可以进行。技能可以通过持续的或者可变的动作来表现。调整性条件可以因为静止的环境或环境中的运动而不同[74]。

运动技能可以被进一步分类。踢足球就是一个离散技能的例子,可辨别出开始跟结束。步行则是一个连续技能(不能分出开始与结束),弹钢琴是一个系列技能(需要将一系列的离散技能组合起来)。运动技能在一个稳定的不变的环境表现出来叫做**闭合运动技能**,而在一个可变的环境中表现则叫做**开放运动技能**[1]。一个掌握技能的个体可以在移动中同时执行第二件任务(**双任务控制**)。如:脑卒中患者能够在站立或行走的时候手持或操作一个物体(如拍球),交谈或是执行一项认知任务(从 100 倒数,每次减 3)。表 5.11 列出了运动技能分类的总结。

在功能任务分析中,关键要素是治疗师需要观察和记录的包括①组织及控制动作的能力;②合理用力;③是否成功达到动作目的(结果);④轻松及成功的适应任务的能力;⑤轻松及成功的适应变化的环境的能力;⑥口头指导语帮助,如有需要。知识点 5.2 是功能性任务分析的工作单。

摄像

还可以通过摄像来加强对动作技能的定性分析。患者的反应被记录下来,动作表现永久记录下来可以给治疗师在不同时间去进行比较。治疗师可以不需要依赖记忆或手写记录来轻松比较通过对 3 或 6 周的恢复的记录。观察的准确性也能得到提高。如果治疗师集中注意在辅助或保护患者的表现中则有可能不能集中注意在观察所有的动作指标(如:辅助严重共济失调的 TBI 患者时)。依靠器材的能力,摄像可以观察在不同的速度下的表现以确定在不同的任务中的控制及不同身体节段的动作。举例如,患者从平卧到坐立位的这个任务中的表现可以先在正常速度下观察,然后在较慢的速度下观察。动作顺序中的分离有问题的点则可以通过停止或暂停来进行。这点很有用,特别是对于经验不足的治疗师,用来提高观察的质量和信度。重复的功能表现测试是不必要的,且会造成患者的疲劳从而影响表现。在康复的过程中的顺序记录为患者的恢复过程提供了可视化的记录资料,而且也是治疗

表 5.11 运动技能的分类

类型	特征	例子	障碍
转移活动力	从一个姿势到另一姿势的能力;支撑面和或重心的改变	翻身;从卧位到坐位;从坐位到站立;转移	在范围内无法开始或保持动作;动作控制不良
静态姿势控制(稳定性,静态平衡)	当身体没有运动时保持姿势稳定及控制重心在支撑面上的能力;支撑面是固定的	保持抗重力姿势:肘支撑位,四点跪位,坐位,跪位,半跪位,改变的跖立位或站立位	无法保持稳定姿势;过度姿势摇摆;宽支撑面;高防卫手臂位置或抓握;失去平衡(重心超出支撑面)
动态姿势控制(可控的活动力,动态平衡)	当身体的部分处于运动时保持姿势稳定及控制重心在支撑面上的能力;支撑面是固定的	重量转移;在上述的抗重力姿势下的上肢伸手;改变的跖立位或站立位时的下肢踩踏	无法在动态躯干或肢体运动时保持或控制姿势;失去平衡
技能	为了观察与物理及社会环境相互作用的目的而持续地执行上下肢协调动作顺序的能力;在运动中,重心是活动的且支撑面是不断改变的	上肢技能:抓握及操作 下肢技能:双足步行	协调动作不良;准确度不良,控制不良,不能持续及过度用力

中一项重要的激励和教育工具。不同阶段的记录之间比较的信度可以通过以下方法提高。一起的摆放需提前计划以达到最佳位置且需在后续的测量中放置于同一位置。使用三脚架可以提高记录的稳定性。每个试验表现的口头描述可以直接编辑到录像内,或手写记录总结下来[75]。

运动学习

运动学习是一个复杂的过程,需要 CNS 的空间、时间及等级组织以利于动作的习得与修改。正如先前所述,CNS 系统的改变不是直接可视的,往往都是通过练习与经历的原因造成的表现上的进步而推理而来。学习的个体差异是可预见的且影响学习的程度和速度。个体间的运动学习能力因为三大主要功能能力的不同而不同:认知能力,感知速率能力,心理运动能力[76]。由于基因与经验的不同而存在差异。治疗师需注意下列因素如警觉,焦虑,记忆,信息处理速度,动作的速度与准确性以及设置的独特性。此外,恢复中的患者会因为其所处病理特征,损伤的数量与种类,恢复潜力与总体健康状况以及并发症的不同而使其学习潜力不同。尽管多数技能可以通过练习与经历而习得,治疗师还是需注意患者的可能存在的某些技能的潜在能力。如:一些脊髓损伤患者可能学不会用轮椅上下台阶,因为这项任务的难度,他们残存的能力以及他们的总体健康状况。

运动学习的阶段

Fitts 和 Posner[77]将学习运动技能分为三个阶段。这种模型为检查及发展运动学习能力的策略提供了整体框架,此章与第十章提高运动功能的策略就是运用此模型。同样 Anderson 也是支持三个阶段的过程[78,79],而 Gentile 提出的是两个阶段的过程[80]。

在早期的**认知阶段**,学习者开发对任务的理解。在实践中认知映射是学习者评定能力和任务需求,确认相关的和重要的刺激,及根据先前的动作经验形成的清楚记忆发展而来的动作策略(运动程序)的过程。学习者执行初始实践任务,保留一些策略而丢弃一些以为发展初始运动策略。在连续的实践试验中,学习者修正及改进动作。在这个阶段,有相当的认知活动且每个动作需要高度的意识关注及思考。学习者高度依赖视觉反馈的运用。当患者进展到下一个阶段时表现出。这就回答了基本的做什么决定。

第二个中间阶段是运动学习的**联系阶段**。在这个阶段,学习者练习及改进运动模式,做出细微调整。当错误和多余动作减少时,空间时间上的组织增加。表现变得更加持续而认知活动减少。学习者较少依赖视觉反馈而使用本体觉反馈增加。因此,学习者开始学习感受动作。这个间断可能持续很长一段时间,取决于学习者和练习的水平。这就回答了"怎么做"决定。

第三也是最后阶段是运动学习的**自动阶段**,学习者继续练习及改进动作模式。动作的时间及空间成分已可以很好地组织。表现已经处于非常高的水平(如高技能运动员)。在这个学习阶段,动作很少出现错误且不需要认知监控和注意。这就回答了怎样成功完成的问题。

脑损伤的患者进入主动康复过程时常需要通过完全不同的动作控制机制和策略重新学习基本动作技能。之前能很容易做到的活动和动作现在变得不熟悉且艰难。这些患者可能持续在认知学习阶段直到他们开发出动作技能的想法。运动控制的障碍可能影响第二阶段或联系阶段的表现和学习,从而延长此期持续的时间。有时患者在技能修正与完全习得之前就出院了。许多患者无法到达第三个学习阶段,无法达到高度熟练的表现。

运动学习的测量

观察表现

传统练习中表现的进步用来评价运动学习。建立性能标准以及用于比较以确定学习的成功与否。表 5.12 列出一些关于运动表现的可能测量。如:个体脑卒中恢复,通过一段时间的训练可以表现出转移功能独立。功能得分(如 FIM 评分)的进步可以记录其所需辅助水平的改变。对比标准技能所做的关于表现改变的定性评价也可以用来记录运动学习。因此,协调性提高来执行动作是提示时间和空间组织改变。错误数可以用来记录动作的准确性。所以,治疗师报告在一次练习中及整个练习中出现的错误的数量和类型(常量、变量)。错误出现的频率降低也间接说明学习的提高。在技能学习中,一个常见的测量问题是速度 - 准确性权衡。典型地,开始时的练习中总是以慢来提高动作的准确性。随着学习进程,一旦准确性得到保证就开始提速了。治疗师需要记录的是完成活动所需的时间及出现的错误。费力程度及注意力减少也是表现提高的标志也应记录。需要认知监管在早期学习中是必要的(认知阶段)。相对的,在联系和自主阶段运动学习就会降低认知监管提高自主性[76]。学习进程中,动作表现会越来越持久稳定。所以,习得技能在练习的过程中是可变的,但随着练习过程会减少。

观察运动表现可能产生误导,虽然表明起始的学习,但不能准确反映长期学习或保持。足量的练习可以暂时提高表现,但不是保持学习。相反的,类似于疲劳、焦虑、缺乏动力、枯燥或药物这些因素可能造成学习中表现变差。如:MS 患者在日常治疗中处于极其疲劳和受压的情况下就会表现很差,但周末休息和平静后回来,就可以很轻松地完成任务。表现平台期,定义为在一段时间持续的进步后出现的平稳期,是属于正常的练习中可以预见的。在平台期时,尽管表现没有改变,学习还是可以继续的。问题也可能发生在所选的测量工具上。不能显示出表现的进步可能因为天花板效应,定义为在高水平的表现时,因为测量的工具的局限,再出现更高水平的表现却无法探测出来。相反的,地板效应则是处于极低水平的表现时,由于测量工具的局限使得再出现更差的表现而无法检测出来。这些可以影响消极学习的决定[1]。

保持测试

关于学习更可靠的推断可以通过保留测试和转移测试。**保持**指学习者在一段时间后和在没有练习(**保持间歇**)后展示出的技能的能力。**保持测试**定义为一种性能测试用于在过了保持间歇期后评价学习的测试[1]。这是一项重要的评定学

表 5.12 运动表现的测量

分类	测量举例	表现举例
测量结果	**运动时间**:运动起始与完成的时间间隔,以秒或分钟为单位	10 分钟步行测试 完成一项功能活动所需的时间(如:从轮椅转移到地垫) Minnesota 操作速度测试
	反应时间:出现刺激到做出反应的时间间隔,以秒或分钟为单位	听到指令后开始功能性任务的时间(如:躺到坐或坐到站转移)
	距离:完成的总长度,以米或英尺为单位	6 或 12 分钟步行测试
	观察表现变化:观察目标行为与其表现的差异	观察性步态分析:系统检查步行周期中每点的身体节段的动作模式
	表现得分的变化,使用标准化的结果测量	功能性独立测量,Barthel 指数、Berg 平衡量表或者 Purdue Pegboard 测试得分的变化
	表现中的误差,使用规范任务	计划选择的错误:中风病人没有按要求向患侧转移而向健侧转移 计划执行的错误:TBI 患者注意力不集中,不能够完成转移
	固定误差:一组数据与目标值的平均误差;一种平均误差的指标	患者在功能性前伸测试中的平均距离为 3 次试验 15cm,平均年龄(72 岁,女性)≥35cm
	可变误差:个体自身平均得分的一组分值的标准差;动作一致性的指标	患者在功能性前伸测试中 3 次试验平均标准差为 3 英寸
	试验成功数量:在练习一项活动的过程中对比总的尝试数	患者尝试 10 次独立的坐到站转移,成功执行 4 次
	试验成功的百分比	患者执行坐到站转移的成功率为 40%
	目标时间,对照总的时间,以秒或分钟为单位	患者能够在 5 分钟的测试中保持 2 分钟的稳定独立坐姿
	平衡时间	患者站立在海绵上能够维持重心在支撑面内的时间
	完成所需的试验次数:获得正确反应所需要的试验次数	患者从轮椅转移到地垫需要 10 次的练习
借助仪器的反应性测量	**肢体位移,轨迹**	在运动分析仪,运动步态分析仪所测得的肢体走过距离
	速率	在运动分析仪,运动步态分析仪所测得的肢体移动的速度
	加速度/减速度	在运动分析仪,运动步态分析仪所测得的肢体加速或减速的模式
	关节角度	在运动分析仪,运动步态分析仪所测得的肢体每个关节的活动角度
	肌肉活动/肌电图检查:基于运动单位的肌电活动	在休息和收缩时的肌肉收缩模式,时机与正常肌肉的正常值对比(如:幅值,持续时间,形状,声音,及频率);与肌肉无力和性能临床表现相关
	神经传导速度检查:外周运动或感觉神经传递一个冲动所需的传导时间(速度)	直接刺激神经记录不同点的诱发电位数值,与正常的 NCV 值比较(如诱发电位,运行时间);与肌肉无力和感觉改变等临床表现相关

习的测试。保持间歇长短不一。如:一个一周做一次门诊训练的患者要求展示其在上周所练习的技能。保持间歇期后的表现用来对比初始练习时的表现。因而可以得出差值记录下来,这就是在初始获得阶段的最后得分与间歇保持期后的起始值。保持间歇期过后,如果患者有学习,通常其表现可能会有小小的下降,但在几次练习之后就会回到原来的水平(称为热身减量)。在保持间歇期时不要给予口头引导或结果回馈(KR)。同样的患者可能给予的是家庭训练计划,这包括了对所需技能的日常练习。如果,数周后返回门诊,所需技能表现不能维持或变差,那么治疗师可以有理由地总结这个患者没有积极参与家庭训练计划,他的学习就没有保持住。

迁移测试

学习迁移是指获得(或失去)在一个任务的表现的能力是通过在其他任务上的练习与经历而来的。从标准任务学习而来的增强(正迁移)或减弱(负迁移)对其他任务的学习。例如:脑卒中患者练习用健手进食技能,那可能他的患手进食技能也得到提高。治疗师需要观察并记录用患手时进行预先练习的有效性(如:练习的数量与频率、时间、努力程度)。学习迁移在类似任务间最明显,也就是,拥有相似的刺激跟相似的反应。

适应能力

适应是根据任务的变化和环境的要求改变及适应动作的表现的能力。因此,个体就能在其他类似的任务上应用已学的技能。个体学会了从轮椅到地垫转移就会应用到学习其他转移上(如轮椅到车、轮椅到浴缸)。在执行这些新的转移任务时所练习的次数,时间及努力程度需要观察并记录下来。这些参数通常是比从原始技能学习要少的。

抗环境变化

抗环境变化也是一项测量学习的重要指标。这是在改变的环境条件下执行运动任务所需要的适应力。因此,个体学会了某技能(如拄拐步行)应该能够应用在新的可变的环境里(如:在家里、户外、市中心繁忙的街道中步行)。治疗师观察并记录个体在新的不同的环境中执行技能的情况。患者只能在一个类型的环境中执行技能,如 TBI 患者只能在紧凑的严格控制的诊所环境(密闭环境)中有功能,而在其他环境中表现出受限的主要为非功能性的技能。那这个患者可能不能返回家中独立地在其社区环境(开放性环境)中,而需要辅助生活(结构性)环境替代。

主动解决问题

患者能够积极参与到主动反省与自我评价自身表现,知道如何改进来提高表现时展示学习能力的重要要素。有些物理治疗师过分强调向导性动作和无错的练习。尽管这对于安全性来说是非常重要的,但缺乏对错误表现的认识会阻碍患者发展自我评价的能力。在财政负责的年代,只允许有限数量的物理治疗,很多患者能够在主动康复中学到基本的技能。大部分必须学会的功能技能都是在出院后门诊学会的。治疗师不能合理组织好练习课程来满足所有可能面临的功能挑战。能够学到独立处理问题 / 做决定的技能确保了康复的最终目标—独立的功能—可以实现。治疗师需要促进,观察和记录这个非常重要的功能。

学习形式

每个个体的学习方式不同,定义为各自独特的获得,处理,和存储知识的模式。学习方式因为数个因素而不同,包括个性特征,推理方式(归纳或演绎),和主动性(主动的或被动的)。一些个体利用分析式 / 客观的学习方式。他们处理信息运用的是按部就班的顺序且对于事实信息和结构学的最好。另一些个体是直觉的 / 总体的学习者。他们倾向于一次性处理所有的信息,当信息具备个性化且呈现在实际环境中时,他们学习的最好。他们可能在安排步骤和了解细节方面存在困难。一些个体严重依赖于视觉处理和展示来了解一项任务。其他个体更多地依赖于听觉处理,在任务中持续谈论自己。运用认证聆听和观察的技巧,通过与患者及其家人的交谈,可以最好地确定个体的特征和偏好。病历卡也可提供患者病发前的相关信息(例如:教育水平、职业、兴趣)。全面理解每一个因素,将有助于治疗师准确构建学习环境以及治疗师 - 患者之间的互动。

肌肉与神经的电生理完整性

在评估肌肉功能和运动控制时,我们主要关心的是其中枢和周围的机制。评估神经和肌肉的电生理特性可为诊断神经肌肉疾病或损伤,周围神经系统病变部位,预后、治愈率或衰退提供基本信息。这些疾病导致运动无力或运动协调性差,进而导致反馈和运动控制障碍。这些疾病可能与神经痛或肌肉痛或神经肌肉接头疾病相关[81]。临床**肌电图(EMG)**通过测量肌肉电活动来评估神经肌肉疾病的范围。**神经传导速率(NCV)测试**是指周围运动或感觉神经传导冲动的速度。通过测定 EMG 和 NCV 有助于判定肌肉骨骼病和神经肌肉疾病患者的预后和结果。EMG 不是一单独的诊断,必须与临床其他情况,如物理治疗、药物、生理检查相结合。

肌电图的概念

肌电图是对运动单位的电活动的记录。运动单位由前角细胞、轴突、神经肌肉接头及轴突支配的肌纤维组成。(图 5.1)单个轴索可将冲动传至其支配的所有肌纤维,导致其同时去极化。去极化产生电活动,表现为一个**运动单位动作电位(MUAP)**,能够一个可记录并可显示图形的 EMG 信号。当神经或肌肉损伤时,MUAP 的特征改变。

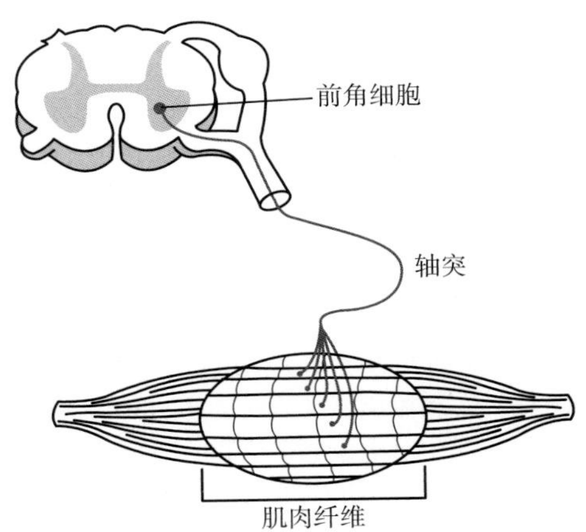

图 5.1 运动单位是由一个运动前角细胞、一个轴突、其神经肌肉结点及所有由该轴突支配的肌肉纤维

记录 EMG 信号

用电极针透过皮肤插入肌肉记录 EMG 信号。最常见的电极针类型是双极和单极。双极电极为皮下针,其中有一根

铂或银制内丝。针管和内丝互相绝缘,仅末端暴露。内丝和针管分别为记录电极和参考电极,两者之间的电位差用伏特表示。

单极电极针为一单一的细针,除末端外其余部位均绝缘。另一表面电极位于插入电极附近的皮肤,作为参考电极。这种电极直径小,较同心圆电极产生的痛感小。

通过理解 MUAP 转变为放大信号的过程,可理解 MUAP 是如何被转换的。由于一个运动单位纤维分散,一些运动单位的肌纤维互相交叉(图 5.2)。因此当一个运动单位收缩时,不一定是相邻的纤维去极化。所以,一个电极针不可能完全记录的是同一运动单位的情况。

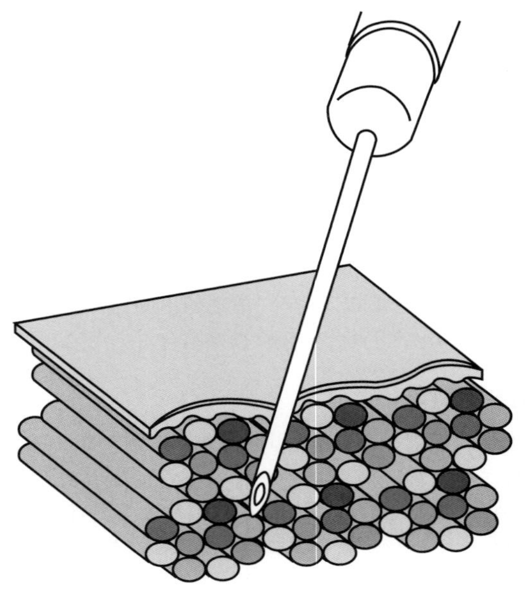

图 5.2 针电极插入肌腹的横截面。不同颜色的纤维代表不同的运动单位

一个运动单位所支配的所有纤维几乎同时收缩,收缩所产生的电流经体液向各方向传导,而不仅是向插入电极针的方向传导。纤维组织、脂肪、血管为绝缘体。因此实际的电流情况是无法预测的。电极所记录的信号被传输至放大器。在同一时间所有纤维收缩产生的电活动叠加,并几乎同时到达电极。电极仅记录通过它的电位,而不会区分电位来源。因此,若相同或邻近肌肉的两个运动单位同时收缩,两个单位的纤维活动会被叠加并记录为更大的电位。

MUAP 的形态和振幅可受某些变量的影响。邻近电极的激活纤维会影响所记录电位的峰值和时限,距离越远,影响越小。位于电极和激活肌肉纤维的组织也可表现为一低通滤波,衰减信号的高频部分。运动单位中纤维的数量和形态可影响电位形态。运动单位越大,激活越多。最后,纤维间的距离将影响输出,因为若纤维越分散,它到达电极的活动就更少。

除了这些变量,EMG 还可能同时记录和处理许多多余的信号,或称伪差。伪差是指一些由非被检测组织产生的电活动。这些伪差的电压使信号失真,例如:来自其他电器或荧光灯的电压。肌电图检查者需常观察示波器或电脑屏幕上的输出信号以监测伪影。

一个 MUAP 实际上记录的是电极周围纤维的电位的总和。波幅(电压)受所涉及的纤维数量或运动单位范围的影响。时限和形状反映电极所记录的纤维的功能,距离最远的纤维位于电位的最后时相。这些变量使得每个运动单位波形的形状独特(图 5.3)。

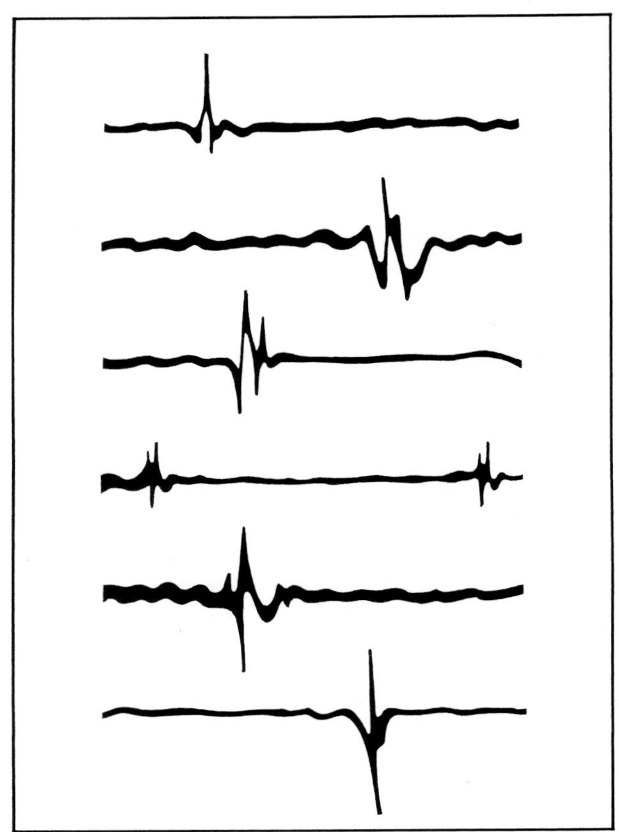

图 5.3 单个运动单位,每个运动单位均有其独特的形状

肌电图检查

完整的一套检查除肌电图(EMG)检查外,还包括病史和临床检查。例如:检查肌力、疼痛、反射、疲劳性、感觉功能,是否萎缩和功能状况。临床检查可提示所需测试的肌肉神经。

首先,在插入电极针时嘱患者放松肌肉。插入收缩的肌肉时会出现不适感,但可耐受。因针插入肌纤维膜,肌电图将记录到一突然自发的电位,称为插入电位,持续时间少于 300ms[82]插入点位可描述为正常、减少、缺失、增加或延长。

插入点位结束后,正常放松肌肉会出现电静息状态,无任何电位可见。观察放松状态下的静息电位是 EMG 检查的一个重要部分。此期间若出现电位自发上升即为异常。

观察完肌肉的静息态后,患者要求以小力收缩肌肉,小力自主收缩可导致单个运动单位激活。记录运动单位单位的振幅、时限、波形、声音和频率(图 5.3)。通过这 5 个参数能区分出正常和异常电位。

最后,患者进行大力收缩,产生募集电位。随着收缩力量逐渐增加,肌电图师可观察到肌肉的募集电位。收缩力越大,运动单位激活数量越多,频率越高,直至每个电位累加并

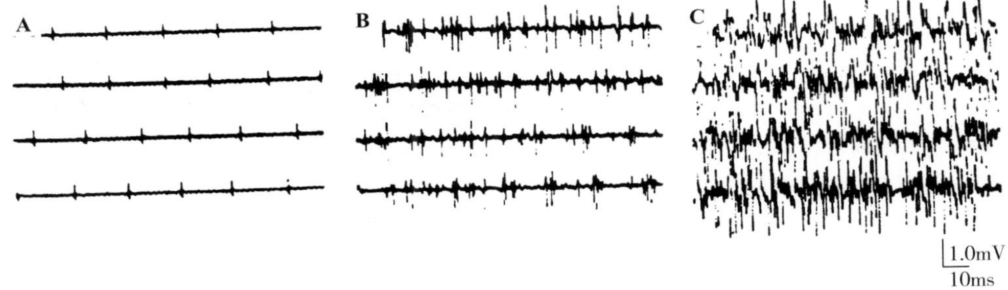

图 5.4　44 岁健康男性肱三头肌的正常电位。(**A**)最小收缩时的电活动，可见单个运动单位电位。(**B**)中等力收缩，可见运动单位的募集。(**C**)最大力收缩，可见干扰相(摘自 Kimura，83，p24)

不能再被识别，并出现干扰相(图 5.4)此为大力收缩的正常表现。

电极针在每块肌肉的不同部位和深度以采集不同肌纤维和运动单位。这一步很重要，因为电极针面积小，且每块肌肉的病理不同。可在一块肌肉上选取大于 25 个不同点，移动并重新插入电极针。

在正常肌肉，由一个同心圆针所记录的一个 MUAP 的峰 - 峰值为 5~100mV。峰值由电极末端有限的纤维数量决定。因此，必须在一块肌肉的不同点进行采集以精确测量运动单位的波幅。正常运动单位为清晰、明显的敲击声。电位的时限从开始到结束，通常 2~14ms[84]。

正常运动单位的时相可为 1~4 个时相。MUAP 的典型形状为双相或三相，即电位的一段位于基线上或下。在正常肌肉出现少量多相电位(5 个以上时相)不属于异常。但是，当一个肌肉的多相电位大于整体的 10%，则为异常。

自发异常电位

因为正常肌肉在放松时会出现电静息状态，放松状态下的任何电活动均可视为异常。这样的活动是自发的，因其并非由肌肉的自主收缩所产生。已归纳了一些类型的自发电位。**纤颤电位**为单个肌纤维自发去极化而产生，透过皮肤不可见。纤颤电位呈双峰，提示下运动神经元疾病，例如周围神经损伤，前角细胞病变，神经根病和多发神经病伴突损伤(图 5.5)。也可见于少数肌肉病，例如：肌萎缩症、皮肌炎、多发性肌炎和重症肌无力。声音为高调敲击声，如雨点落在屋顶声或揉包装纸声。

正锐波在静息状态下去神经支配的肌肉中测得，常与纤颤电位伴随出现。也可见于肌肉病早期，尤其是肌萎缩症和多发性肌炎。该波形为典型的双峰，起始为尖锐正向波(基线下)，后出现一平缓的负向曲线(图 5.5)。负向波的振幅较正向波低，时限更长，偶尔大于 100ms。峰 - 峰值各异，电压为 5μV ~2mV。声音为沉钝的敲击声。

健康人的正常肌肉中也可观察到自发电位，主要是在足部肌肉中[85]。这提示轴突损伤，节段性脱鞘和侧枝发芽，可能足部的衰老和机械损伤有关。

肌束震颤，见于前角细胞受刺激或退变、慢性周围神经损伤，神经根压迫，肌肉痉挛或抽搐。肌束震颤表明肌肉不自主不同步的收缩。声音为低沉的敲击声。肌束震颤通常在皮肤即可见，可见小的抽搐。但这并不一定代表异常，因为肌束震

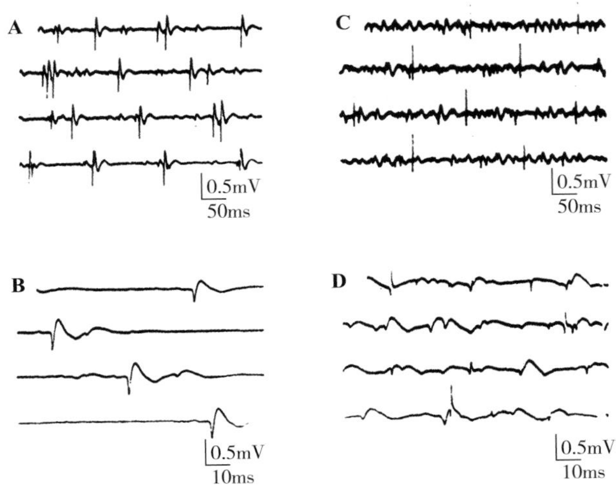

图 5.5　68 岁女性，肌萎缩侧索硬化，胫前肌的自发电活动。**A**、**B** 为正锐波，起始为尖锐的正向波，后出现长时限、低波幅的负向波。**C**、**D** 为纤颤电位，低波幅的双向波(摘自 Kimura，83，p256)

颤也可见于正常人，特别是小腿、眼、手、足部的肌肉[86]。

复合重复放电见于前角细胞和周围神经损伤，和肌肉疾病。其电位特点为一系列相同或近似相同的波形。其不同于其他自发电位的特征在于其具有规律和重复的波形。频率通常为 5~100 个冲动每秒。肌强直样放电振幅以消长方式增减见于肌强直疾病，例如强直性肌营养不良，和其他肌肉病(图 5.6)。声音很有特征，类似于俯冲轰炸机的声音。高频放电常由电极针在不稳定肌肉纤维中移动，或由自主活动造成。

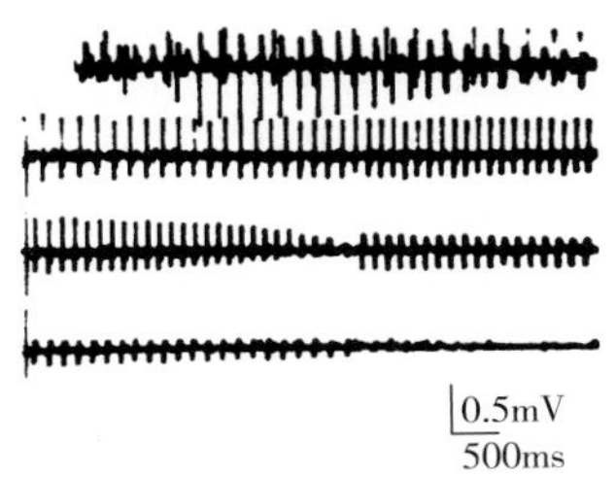

图 5.6　39 岁强直性肌营养不良患者，右侧胫前肌重复放电。其消长方式会出现俯冲轰炸机的声音(摘自 Kimura，83，p254)

多相电位

多相电位通常是异常的,为自主收缩(非静息状态)引起。从定义上来说,多相波是5个以上时相的运动单位电位(图5.7)。可反映肌肉疾病,周围神经病和神经根压迫。在肌肉疾病初期,其较正常运动单位振幅小,时限短,可被描述为肌肉病电位。产生这些多相变化的原因是病变导致单个运动单位激活的肌肉纤维数量减少。尽管自主收缩会激活整个运动单位,但每个单位中能对电位的电压、时限产生作用的纤维数量减少。

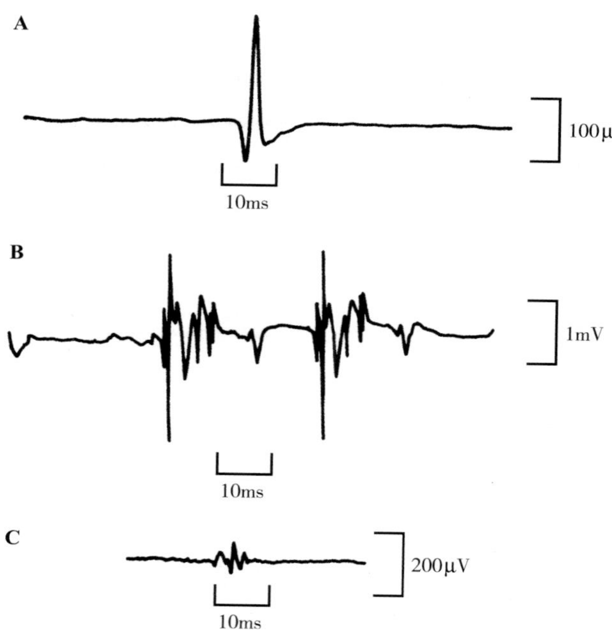

图 5.7 运动单位动作电位。(A)正常电位。(B)长时程多相电位(2个波)。(C)短时程低波幅多相电位(摘自 Aminoff,MJ:Electromyography in Clinical Practice,ed3.Churchill Livingstone (Elsevier),New York,1997,p74)

电位的形态多样,这可能是由于一个运动单位中的运动纤维轻度不同步的激活,可能与每个纤维轴突末端的分支长度不一有关。该现象并不多见,因为时间的差异很小。当某些纤维不再收缩,或末端分支延迟传导时,这些变化会更明显,出现运动单位电位分离。

多相电位可见于末梢神经退变或再生后。一些肌纤维恢复神经支配,自主收缩时产生动作电位,却较原始单位的激活纤维明显减少,这些纤维反映了去极化的不同步性。这些多相电位的波幅、时限较正常单位小,被称为新生运动单元。尽管多相电位通常为异常,在周围神经病变再生的患者中,此为良性指征,提示神经再生。

某些形式的神经病变,如慢性周围神经病变,周围神经病和前角细胞病将导致失神经的运动单位轴突侧枝出芽,形成较正常运动单位电位更大的巨型运动单位。在该过程的早期,这些出芽直径小,传导速率慢,这导致所记录到的电位分散,波幅和时限增加出现多相波。该电位可见于脊髓灰质炎后综合征[87~89]。若此现象极普遍,该干扰模式可能不完整。小肌肉,如手、足内肌肉的电位振幅大于5mV。其他肌肉的振幅大于3mV可视为异常。该运动单位的时相为4、5ms至25、30ms。其他特点同正常运动单位。

神经传导测试

神经传导速度(NCV)测试直接刺激运动或感觉神经。传导时间通过测量运动神经或感觉神经所支配的肌肉而得到。任何浅表周围神经均可侧NCV,通过刺激浅表皮肤上两点测得。最常用的运动神经为尺神经、正中神经、腓神经、胫神经、腓神经、桡神经、股神经、坐骨神经。常用的感觉神经测试包括正中神经、尺神经、胫神经、桡神经、腓肠神经、腓浅神经。进行NCV测试的完整指南见参考文献[82,84,90]。

运动神经传导速度测试

因为周围神经干同时包括了感觉和运动神经,所以无法从周围神经上直接记录纯感觉或运动神经电位。因此,为区分某电位是由运动轴突或混合神经发出,则记录所测试神经支配的远端肌肉诱发电位。尽管刺激该神经会诱发出感觉和运动冲动,而仅有运动纤维使肌肉收缩。例如:检查尺神经时,测试的肌肉为小指展肌;检查正中神经时,需测试拇短展肌;检查腓神经时,需测试趾短伸肌;检查胫神经时,需测试小趾展肌。

小的表面电极常用于记录所测试肌肉的诱发电位,记录电极置于肌腹,参考电极置于肌腱。

以下将演示正中神经运动神经传导速度的测定(图5.8)。对于所有神经,除电极刺激和置放的位置不同,其余基本一致。例如:记录电极置于拇短展肌,刺激电极置于腕部正中神经,即手掌表面远端至近端的皱褶处。

发出刺激,刺激伪差出现在示波屏左侧(图5.9)。刺激伪差由触发器控制,并出现在屏幕的同一个位置,利于一致性测量。该波纯粹是机械发出的,不代表任何肌肉活动。

刺激强度由低起,逐渐增加至可清晰记录到诱发电位。当刺激电极正确的置于神经上时,所有受其支配的肌肉将收缩,患者将看到并感受到剧烈跳动。此时刺激强度继续增强以确保刺激超过极限,该强度必须足够达到神经支配的所有肌纤维的阈值。刺激器需正确置于神经干以确保刺激到达所有运动轴突。

出现在屏幕上的EMG信号为记录电极所记录到的电活动。信号代表运动终板肌纤维的初始去极化。在此期间,记录电极不会记录到电位的差别,因为电极下无电活动。当肌纤维去极化时,电位传导至电极,在示波器上显示。该诱发电位称作M波(图5.9)。M波也称运动动作电位(MAP)或复合运动动作电位(CMAP)。M波为神经干受刺激后其所支配的肌肉中所有运动单位电活动的总和。波幅反映运动单位收缩所产生的总电压。M波的起始为基线以上的负向波。

运动神经传导速率的计算

M波离开基线的点为神经冲动产生至电极下肌纤维去极化的时间,称为反应潜伏期。潜伏期从刺激伪差至M波的起始点,以毫秒计算。该时间不反映有效的神经传导,因为除纯粹的神经传导外其还结合了其他事件,即神经肌肉接头处的传导,和肌肉动作电位的产生。计算运动MCV时,上述因素

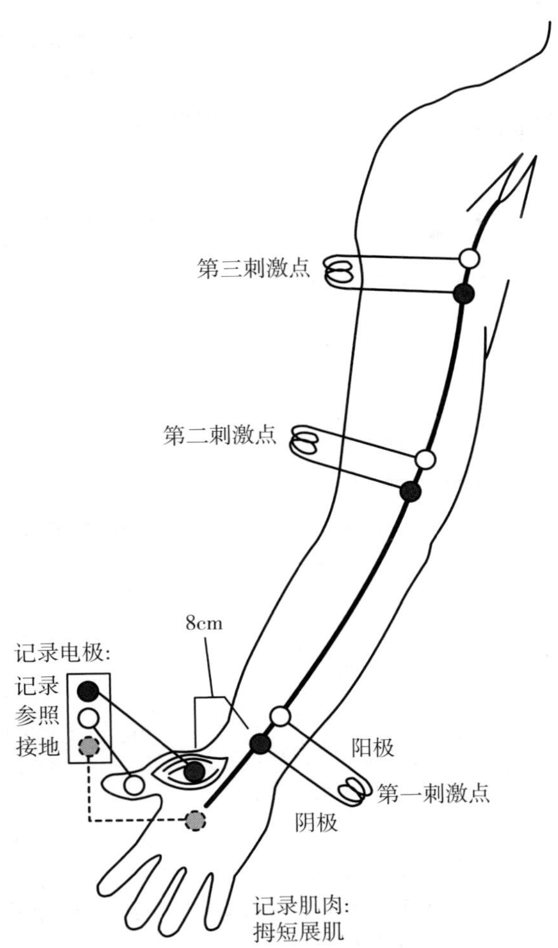

图 5.8 正中神经运动传导速度测定的刺激点(摘自 Echternach,84,p34)

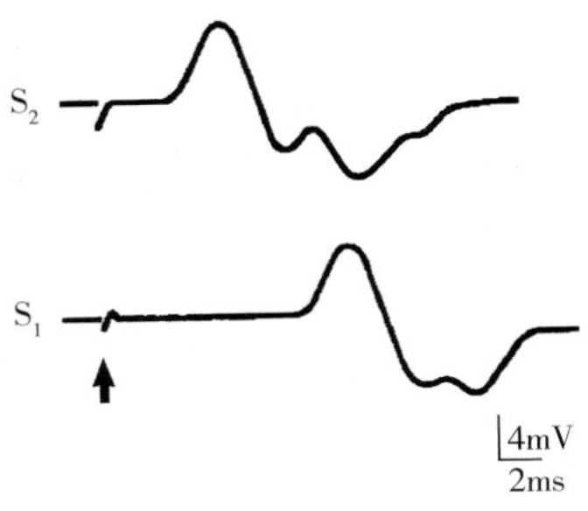

图 5.9 正中神经传导速度测试中所记录到的 M 波。S2 为在远端刺激所得到的波,S1 为在近端刺激所得到的波。刺激伪差位于左侧,潜伏期为刺激伪差至 M 波起始处的时间

应受限制,MCV 仅反映了神经干的传导速度。

考虑到以上远端的变异性,需在另一个较近点刺激神经。这将产生一个与远端刺激相似的反应。刺激伪差将出现在屏幕相同的位置,而由于冲动到达肌肉的时间显著增加,M 波将出现在其他位置。近端与远端潜伏期的差值将决定两点刺激间的神经干传导参数。传导速度(CV)由两刺激点间的距离(在体表测量)除以两潜伏期的时间差所得到(速度 = 距离 / 时间)。

CV= 传导距离 /(近端潜伏期时间 – 远端潜伏期时间)。传导速度常表示为米每秒(m/s),而距离常用厘米计量,潜伏期常用 ms 计量。它们的单位在计算时需转换。

以正中神经为例,需刺激正中神经走行的肘和腋窝两处(图 5.8)。尽管运动神经 NCV 测试可在神经干的更近端得到,但这些测试部位较远端少用。

计算运动神经传导速率,近端和远端潜伏期通过测量刺激伪差至 M 波起始处之间的时间得到。传导时间通过潜伏期间的差异而得到。传导距离通过测量两点间神经的长度而得。例如:

近端潜伏期:7ms

远端潜伏期:2ms

传导距离:300mm 或 30cm

CV=0cm /(7ms–2ms) = 30cm/5ms = 60m/s

对运动 NCV 的解释需与正常值联系,通常包括均数、标准差和范围。不同实验室的正常值不同。尽管如此,正常值大致一致。上肢的运动 NCV 范围几乎一致,介于 50~70m/s。平均正常值大约 60 m/s。对于下肢,平均值约为 50 m/s。远端潜伏期和 M 波的平均正常振幅可见参照其他表,但必须认真查对,因为这些值受测量技术、电极设置、器材、患者的体形的影响。年龄和体温也可影响 NCV,大于 35 岁和体温降低会使得 NCV 减慢[81]。对多种神经的测定技术和正常值的更详细情况可参考文献[84,90]。

传导速率反映的是传导最快的神经轴突的速率。尽管所有轴突均在同一时间受刺激,同一时间被激活,然而其形态不同,传导速率也不同。并非所有运动单位在同一时间收缩,有些运动单位接收到的冲动较其他晚。因此,初始 M 波的偏差反映了传导速度最快的运动单位的收缩。M 波的曲线形态反映了随后到达运动单位的传导速度较慢的轴突。

M 波可反映神经或肌肉的完整性。需测量其三个参数:波幅、形状、时限。其参数的改变称作时间离散。这些参数反映了测试肌肉中所有运动单位收缩时产生的随着时间累加的电压。因此,若肌肉部分失神经,神经受到刺激时收缩的运动单位更少。这使得 M 波波幅减少,时限改变(由完整单位的传导速率所决定)。这种改变也可见于肌肉病,虽然运动单位完整,但每个运动单位中可利用的纤维减少。

M 波的形状多变,偏离的平滑曲线不一定异常,常需要根据病情对比近端和远端的 M 波,或与对侧比较。它们在正常情况下是相似的。异常情况下,M 波形态的改变可能的原因有:某些轴突传导速度显著减慢,受单个刺激后重复激活或异常激活。

感觉神经传导速率测定

感觉神经元与运动神经元的生理学特征相似,可用相同的方法测量 NCV。然而需要一些技术来区分感觉和运动神经元。尽管感觉纤维可通过顺向传导(生理性传导)和逆向性传导(与正常传导相反的方向传导),逆向传导测试的应用更普遍。运动轴突是在肌肉上记录得到,感觉轴突则是通过刺激和记录感觉神经而得到。这样可减少记录到的电位中的运动轴突的激活。

测量感觉 NCV 的刺激电极常为环形电极,置于此神经支

配的手指中间的基底部周围。记录电极为表面电极或针式电极。表面电极置于神经干处的皮肤上。

正中神经和尺神经的感觉电位可通过记录腕部、肘部和上肢近端的逆向刺激而得。对这些神经的感觉研究主要在腕部。其他感觉神经的研究在上肢，包括浅部的桡神经、前臂内侧皮神经、尺神经背侧。对于下肢最常见的感觉神经为腓肠神经和腓(腓侧)神经表面。通常感觉 NCV 介于 40~75m/s。表面电极记录的振幅为 10~120V，时限慢，少于 2ms。感觉诱发电位形态常尖锐，不似平滑的 M 波。感觉 NCV 较运动 NCV 略快，因为感觉神经的直径更大。

H 反射

H 反射是诊断神经根病和周围神经病的有效检查。其最常用于检查 S_1 神经根的感觉和运动单突触通路，以及 C_6 和 C_7[91]。对腘窝处的胫神经施以一个次强刺激，记录腓肠肌内侧头的运动反应。动作电位通过 IA 传入神经传导至脊髓，再通过突触传导至前角的 α 运动神经元。运动神经元激活将冲动传至腓肠肌，使肌肉收缩。因为该刺激会通过混合神经传导至远端和近端，所以测得的反应潜伏期可表示感觉和运动纤维神经的完整性。

正常的反应潜伏期的范围为 ±5.5ms。平均反应为 29.8ms(±2.74 ms)[92]。潜伏期延长表明远端神经根功能异常，常见于椎间盘突出或撞击综合征。由于中枢的参与，周围运动和感觉 NCV 可不受影响。潜伏期可先于 EMG 发现神经根压迫情况。

F 波

F 波属于 NCV 测试，通过远端神经参数以反映神经根的传导。F 波异常为周围神经病的敏感指标。F 波比为近端神经通路的传导比远端神经通路的传导，以此来判定传导减慢的部位，例如区分远端神经病的神经根损伤部位。

F 波通过对远端周围神经施以超强刺激所诱发，冲动向双方传导。顺向传导至远端肌肉，逆向传导至前脚细胞，轴突前膜发生去极化，导致树突去极化，再次使轴突前膜去极化，使肌肉再次收缩。此过程无神经元参与，所以 F 波不能称为反射，而是对运动神经元传导的检查。

F 波是神经传导检查和 EMG 中的一种有效方法，常用于诊断轴突近端的情况，如 Guillain-Barré 综合征，胸廓出口综合征，臂丛神经损伤，神经根和神经丛病[84]。F 波的潜伏期正常值上肢约 30s，下肢约 60s。仅小部分运动神经元参与 F 反射[94]。因反射的不一致性，一个部位需连续测定 10 次以上。

周围神经疾病

电生理诊断常用于诊断神经或肌肉疾病。周围神经病的损伤分为 3 类。**神经失用**为暂时性的神经传导障碍，常见原因为局部的压迫或阻塞，例如腕管综合征。NCV 检查可发现压迫处纤维的变性和传导减慢，而其他部位的神经可能正常。正常值可能与其他疾病有关，如糖尿病或活跃的工人[95]。**轴索断裂**是指轴索损伤而神经鞘保留。华勒变形为神经受损后发生病变远端的轴索死亡。可能为长期神经失用，或创伤所致。NCV 受轴突数量的影响。纤颤电位和正锐波在损伤 2~3 周后出现。**神经断裂**为轴索功能完全丧失，神经鞘破坏。病变节段以下无神经传导，NCV 测不出。EMG 静息相出现自发电位。可检查神经再生，通过系列检查，显示一些小的多相波，可能为明显的神经再生。

神经病指发生在神经上的任何疾病。多发神经病累及多个神经，常出现感觉改变，远端无力和反射减弱。与疾病，如糖尿病、酗酒、肾病、副肿瘤综合征及其治疗有关[96]。这些情况常导致轴索损伤或/和脱髓鞘。EMG 可检查轴索损伤，表现为募集电位减少，自发电位常见(图 5.10)。NCV 可用于检查运动或感觉神经纤维的脱髓鞘改变。

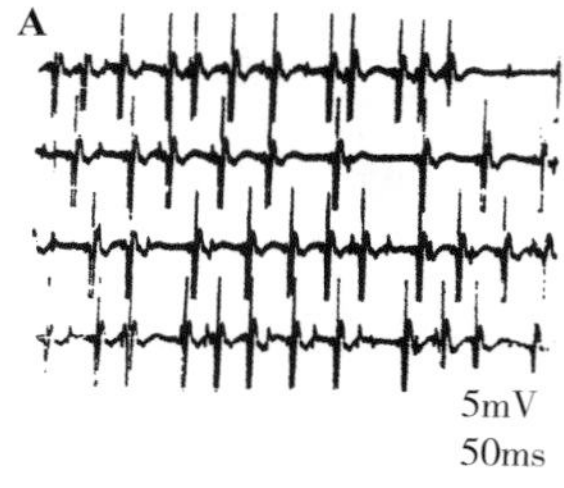

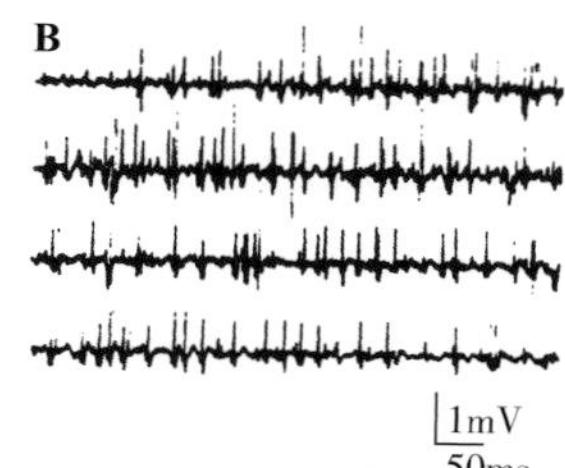

图 5.10 第一背侧骨间肌的高振幅，长周期的运动单位诱发电位。(**A**)与眼轮匝肌的正常运动单位诱发电位相对比。(**B**)多神经病的患者身上的表现。可以看到在最大随意收缩时可见不连续的单一的干扰图像

运动神经元疾病

运动神经元病常导致脊髓前角细胞变性，如多肌炎；或累及 UMNs 和 LMNs，例如肌萎缩侧索硬化。可见自发电位和募集减少，出现单个运动单位电位甚至干扰相。运动 NCV 减慢，取决于变性的部位。病程后期可见大的多相电位，与侧支的出芽和再生有关。

肌病

肌病为主要的获得性或先天性肌肉疾病。(肌萎缩症、肢带型肌营养不良症)。运动单位完整，但肌纤维变性。因此尽管 M 波波幅降低，但运动 NCV 正常。感觉电位正常。在疾病早期，EMG 表现为持续的插入电位，静息相出现纤颤电位和正锐波，自主收缩时出现短时限、低波幅、多相的电位，这反映肌纤维丢失(图 5.11)。小力收缩时出现干扰相。疾病进展期，由于肌肉纤维化，可能无电活动。

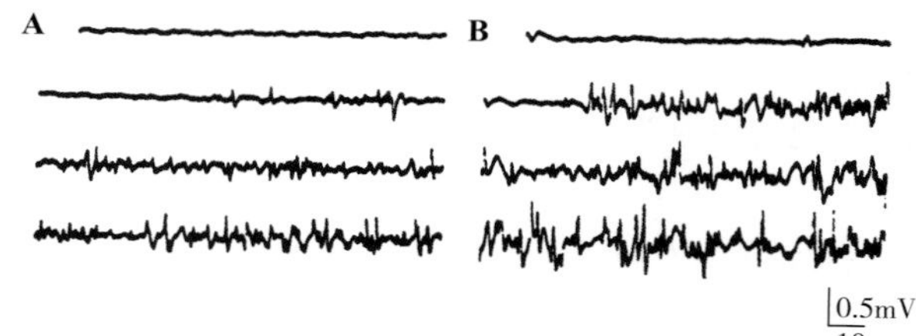

图 5.11 肱二头肌最小随意收缩时，低振幅、短周期的运动单位潜在电位记录。(**A**)胫前肌。(**B**)患有杜氏肌无力的 7 岁男孩。在最小收缩时可见非常多的运动单位放电，提示由于肌纤维活动减少导致的早期募集

评价

临床评价是指治疗师根据检查中获得的数据来做出临床判断[4]。多种因素可能影响治疗师的对运动功能损伤患者的判断,包括神经系统的复杂性、临床表现、心理社会因素以及整体功能和健康。治疗师评价这些数据时常会用到这些术语表达:功能的严重程度(如损伤、活动受限和参与受限)和慢性发展的程度。治疗师还必须考虑到干预失败的后果,尤其是当患者存在其他损伤或长期活动受限的风险时。潜在放电的位置和来源也可能影响数据的评价和制定治疗计划。显而易见,影响功能的问题和可以成功治疗的问题需要治疗师直接关注。

诊断

物理治疗诊断是基于症状、体征和分类,并通过一系列检查结果发现来明确的。物理治疗师临床实践指南[4],是临床物理治疗专家的共识意见,明确了诊断学分类和优先选择的治疗方案,包含了合适的干预措施(见第 1 章,临床决策,附录 1A)。例如,中枢神经系统获得性非进展性障碍所导致的运动功能和感觉功能损伤,包括了脑外伤患者、脑血管意外患者和脑肿瘤患者[4,p365]。读者可以参考这些文献来比较和精练他们的治疗方案。新手治疗师见习其他治疗师处理有复杂临床情况的运动损伤患者,能帮助他们理解和学会更深入地解决问题。

总结

运动功能的检查是一项具有挑战性的,多层面的过程,与治疗师的能力极其相关用以准确决定和分类发现。理解正常的运动控制和运动学习的机制是非常必要的。确定导致异常动作模式和行为的致病因素需要通过将患者的异常行为对比于预期的或正常的反应(常模参照行为)。这最好通过系统且全面的方法来检查。着重强调需使用有效的,可信的及反应灵敏的测量工具。

系统的检查会产生关于个体成分(如:神经肌肉的,肌肉骨骼的,认知的)完整性的有意义的信息。但是,需要记住的是中枢神经系统的完整性是获得正常的运动控制和运动学习的保证。因此,治疗师需集中于检查功能水平的来确定功能的完整性。康复的成功也依赖于对于患者学习能力和对于认知参与和实践很重要的潜在训练策略的理解。关于中枢神经系统的理论理解,运动控制和运动学习过程都是不完全和不完整的。因而治疗师须要时刻强化其神经科学和神经学康复的知识来为其检查和治疗计划融入新的想法。

复习思考题

1. 区分功能恢复和代偿。
2. 描述意识和觉醒的检查。意识和觉醒的水平对于运动功能的检查有怎样的影响?
3. 区分选择性注意与交替性注意。怎么检查?
4. 区分痉挛与僵硬。怎么检查?
5. 描述高兴奋性髌深肌腱反射的检查。亢进的 DTR 用什么分数记录?
6. 脑卒中患者有异常眼肌控制及不能于各个方向上顺利的移动其眼球。颅神经检查应包括哪些神经和测试?
7. 对有严重的痉挛和协同模式的上运动神经元损伤(脑卒中)患者,使用徒手肌力检查的有效性考虑哪些问题?
8. 多发性硬化患者说其疲劳是妨碍其在家庭环境中的功能独立性的最重要的症状。那此患者的疲劳应该用什么方法来检查和记录?
9. 定义稳定性。应怎么样检查?
10. 区分使用观察表现和保留测试进行运动学习的测量。
11. 什么是 EMG 中的纤颤电位?其意义是什么?
12. 怎样计算神经传导速度?

病例分析

患者 17 岁,女性,摩托车祸后 6 个月。入院时,昏迷无意识。CT 见颅内出血至右枕角。行气管插管及胃管插入。两个月后转移至脑外伤专科长期照顾机构。

在最初入院时,她能在言语和轻触觉刺激后睁开眼睛但无视觉追踪。她能在刺激后回缩上下肢但不能按指令活动。她有警觉性但是混乱的,不能进行交流。关节活动度除右肘关节屈曲与(20°~100°)和右膝关节屈曲(10°~110°)外其余均在正常范围内(WNL)。左侧上肢(LUE)张力增高(改良 Ashworth 量表 3 级),右侧上肢(RUE)4 级,双下肢(BLEs)4 级。双侧踝阵挛 4+。不能独坐。坐在轮椅上时,头及躯干控制较差,偏向左侧。

目前她已经是摩托车祸后 6 个月了,正行检查为转移至主动康复状态。

物理检查结果

意识/觉醒

完全清醒；对于各种刺激反应恰当。

认人；对于地方和时间有些困惑。

对于微小刺激会变得焦躁，尤其是疲劳时。

认知/行为

集中注意力有困难。

可以遵循简单的指令（一级或二级指令）但是偶尔会忘记指令内容。

当可选数量增多时，反应变慢。

容易忘记自己在做什么。

感觉整合

所有肢体的感觉输入（针刺、振动、轻触）良好。

立体辨别觉测试时不能辨别置于双手的常见物体。

关节完整性与活动力

RLE：跖屈挛缩（40~50 度）；髋关节及膝关节屈曲挛缩（10°~120° ）。

RUE：肘关节屈曲挛缩（10~110 度）。

LUE 和 LLE 被动活动全范围。

肌张力

双侧均增加（右侧 > 左侧）。

改良 Ashworth 评分：RUE 和 RLE 3 级；LUE 和 LLE2 级。

反射完整性

亢进，RUE，RLE 3+DTRs。

双侧踝阵挛 3+。

颅神经完整性

存在吞咽障碍及言语障碍。

肌肉性能

RUE，RLE 及躯干力量减弱（不能用 MMT 测得）。

她于站立位时不能保持右侧膝关节伸直。

主动运动模式

RUE 在部分范围内活动，明显的大量屈肌协同模式。

RLE 以屈肌和伸肌协同模式运动无变异性。

LUE 和 LLE 表现为完整的对独立关节动作的主动控制。协调性降低。不能伸手够在其范围外的物体及在坐位及站立位时存在足的位置问题。

表现出协调肢体与躯干动作的协调性问题。

姿势控制和平衡

在任何体位下，头的控制较好。

坐位：可以独立坐 5 分钟以上。不能保持体重平均分布两侧臀部。当将重量主要置于左侧臀部时，会向右侧倾倒。可以向前和左侧伸手；当向右侧稍有倾斜时便失去平衡。

站立位：可以于平行杠内以很小的辅助站 1~2 分钟。需要提醒将重心向 RLE 移动。如果动作变快则会失去平衡；同时有短暂的头昏和眩晕。

功能活动技能

翻身：向右侧翻身时需要监护及偶尔需较小的辅助；向左侧翻身时需较多辅助。

从躺到坐：可以向左侧翻身后以 LUE 支撑坐起；需较小帮助。

转移：可以在很小帮助（1 级）下完成站立中心的转移。

步态：不能独立开始步行。可以在有两人以较大支撑下步行平行杠的长度[2m 或 6 英尺（1.83m）]。需要后限型支具来稳定右侧膝关节。

使用左侧上肢和双足来推动轮椅前行；需有人监护其安全。

运动学习

表现出较大的短时记忆的问题；在治疗中不能记住新的信息。在摩托车祸之前其记忆事情和学习的能力是好的。

指导性问题

基于对上述案例的评价报告及物理治疗检查报告,回答以下问题:

1. 此患者的意识 / 觉醒状态从入院到长期护理机构再到现在的评价有怎样的改变? 这对运动功能的检查有怎样的影响?
2. 建一个物理治疗问题单。按照(a)直接损伤,(b)间接损伤和(c)功能局限的方法分类患者存在的问题。
3. 根据患者问题需要安排医护计划。
4. 使用物理治疗实践指南(第 1 章附录 1A)中确定的首选实践模式来确定物理治疗的诊断结果。

参考文献

1. Schmidt, R, and Lee, T: Motor Control and Learning, ed 5. Human Kinetics, Champaign, IL, 2011.
2. Shumway-Cook, A, and Woollacott, M: Motor Control: Theory and Practical Applications, ed 4. Lippincott Williams & Williams/ Wolters Kluwer, Philadelphia, 2011.
3. Bernstein, N: The Coordination and Regulation of Movements. Pergamon Press, New York, 1967.
4. American Physical Therapy Association. Guide to Physical Therapist Practice, ed 2. American Physical Therapy Association, Alexandria, VA, 2001.
5. World Health Organization (WHO): ICF: Towards a Common Language for Functioning, Disability, and Health. Geneva, Switzerland, 2002. Retrieved March 4, 2011, from www.who.int/classifications/en.
6. Bear, M, Connors, B, and Paradiso, M: Neuroscience: Exploring the Brain, ed 3. Lippincott Williams & Wilkins/Wolters Kluwer, Philadelphia, 2007.
7. Bickley, LS, and Szilagyi, P: Bates' Guide to Physical Examination and History Taking, ed 10. Lippincott Williams & Wilkins/Wolters Kluwer, Philadelphia, 2009.
8. Jennett, B, and Bond, M: Assessment of outcome after severe head injury: A practical scale. Lancet 1:480, 1975.
9. Rancho Los Amigos Hospital: Rehabilitation of the Head Injured Adult. Professional Staff Association, Downey, CA, 1979.
10. Duffy, E: Activation and Behavior. Wiley, New York, 1962.
11. Yerkes, R, and Dodson, J: The relation of strength of stimulus to rapidity of habit-formation. J Comp Neurol Psychol 18(5):459, 1908.
12. Strub, R, and Black, F: The Mental Status Examination in Neurology, ed 4. FA Davis, Philadelphia, 2000.
13. Folstein, M: Mini-mental state: A practical method for grading the cognitive state of patients for the clinician. J Psychiatr Res 12:189, 1975.
14. Shean, G, and McGuire, R: Spastic hypertonia and movement disorders: Pathophysiology, clinical presentation, and quantification. PM & R 1:9, 2009.
15. Gracies, JM: Pathophysiology of spastic paresis. I: Paresis and soft tissue changes. Muscle Nerve 31:535, 2005.
16. Gracies, JM: Pathophysiology of spastic paresis. II: Emergence of muscle overactivity. Muscle Nerve 31:552, 2005.
17. Fuller, G: Neurological Examination Made Easy, ed 4. Churchill Livingstone/Elsevier, New York, 2008.
18. O'Sullivan, S, and Siegelman, R: National Physical Therapy Examination Review and Study Guide. Therapy Ed, Evanston, IL, 2013.
19. Ashworth, B: Preliminary trial of carisoprodol in multiple sclerosis. Practitioner 192:540, 1964.
20. Bohannon, R, and Smith, M: Interrater reliability of a modified Ashworth scale of muscle spasticity. Phys Ther 67:206, 1987.
21. Ghotbi, N, et al: Measurement of lower-limb muscle spasticity: Intrareliability of Modified Ashworth Scale. JRRD 48(1):83, 2011.
22. Craven, BC, and Morris, AR: Modified Ashworth Scale reliability for measurement of lower extremity spasticity among patients with SCI. Spinal Cord 48:207, 2010.
23. Ansari, NN, et al: The interrater and intrarater reliability of the Modified Ashworth Scale in the assessment of muscle spasticity: Limb and muscle group effect. Neuro Rehabil 23:231, 2008.
24. Mehrholz, J, et al: Reliability of the Modified Tardieu Scale and the Modified Ashworth Scale in adult patients with severe brain injury: A comparison study. Clin Rehabil 19:751, 2005.
25. Blackburn, M, et al: Reliability of measurements obtained with the Modified Ashworth Scale in the lower extremities of people with stroke. Phys Ther 82:25, 2002.
26. Pandyan, AD, et al: A review of the properties and limitations of the Ashworth and Modified Ashworth Scales as measures of spasticity. Clin Rehabil 13:373, 1999.
27. Bajd, T, and Vodovnik, L: Pendulum testing of spasticity. J Biomech Eng 6:9, 1984.
28. Bohannon, R: Variability and reliability of the pendulum test for spasticity using a Cybex II Isokinetic Dynamometer. Phys Ther 67:659, 1987.
29. Leonard, C, Stephens, J, and Stroppel, S: Assessing the spastic condition of individuals with upper motoneuron involvement: Validity of the Myotonometer. Arch Phys Med Rehabil 82:1416, 2001.
30. Leonard, C, et al: Myotonometer intra- and inter-rater reliabilities. Arch Phys Med Rehab 2003.
31. Capute, A, et al: Primitive Reflex Profile. University Park Press, Baltimore, 1978.
32. Capute, A, et al: Primitive reflex profile: A pilot study. Phys Ther 58:1061, 1978.
33. Sahrmann, S: Diagnosis and Treatment of Movement Impairment Syndromes. Mosby, St. Louis, 2002.
34. Kokotilo, K, Eng, JJ, and Boyd, L: Reorganization of brain function during force production after stroke. JNPT 33:45, 2009.
35. Gowland, C, et al: Agonist and antagonist activity during voluntary upper-limb movement in patients with stroke. Phys Ther 72:624, 1992.
36. Frascarelli, M, Mastrogregori, L, and Conforti, L: Initial motor unit recruitment in patients with spastic hemiplegia. Electromyogr Clin Neurophysiol 38:267, 1998.
37. Bourbonnais, D, et al: Abnormal spatial patterns of elbow muscle activation in hemiparetic human subjects. Brain 112:85, 1989.
38. Bourbonnais, D, and Vanden Noven, S: Weakness in patients with hemiparesis. Am J Occup Ther 43:313, 1989.
39. Nowak, DA, Hermsdorfer, J, and Topka, H:. Deficits of predictive grip force control during object manipulation in acute stroke. J Neurol 250:850, 2003.
40. Noskin, O, et al: Ipsilateral motor dysfunction from unilateral stroke: Implications for the functional neuroanatomy of hemiparesis. J Neurol Neurosurg Psychiatry 79:401, 2008.
41. Chae, J, et al: Muscle weakness and cocontraction in upper limb hemiparesis: Relationship to motor impairment and physical disability. Neurorehabil Neural Repair 16:241, 2002.
42. Dewald, JP, et al: Abnormal muscle coactivation patterns during isometric torque generation at the elbow and shoulder in hemiplegia. Brain 118:495, 1995.
43. Watkins, M, et al: Isokinetic testing in patients with hemiparesis. Phys Ther 64:184, 1984.
44. Andrews, AW, and Bohannon, RW: Distribution of muscle strength impairments following stroke. Clin Rehabil 14:79, 2000.
45. Marque P, et al: Impairment and recovery of left motor function in patients with right hemiplegia. J Neurol Neurosurg Psychiatry 62:77, 1997.
46. Rothstein, J, et al: Commentary. Is the measurement of muscle strength appropriate in patients with brain lesions? Phys Ther 69:230, 1989.
47. Bohannon, R: Is the measurement of muscle strength appropriate in patients with brain lesions? Phys Ther 69:225, 1989.
48. Andrews, AW: Hand-held dynamometry for measuring muscle strength. J Hum Muscle Perform 1:35, 1991.
49. Riddle, D, et al: Intrasession and intersession reliability of hand-held dynamometer measurements taken on brain-damaged patients. Phys Ther 69:182, 1989.
50. Bohannon, R, and Andrews, A: Interrater reliability of handheld dynamometry. Phys Ther 67:931, 1987.
51. Agre, J, et al: Strength testing with a portable dynamometer: Reliability for upper and lower extremities. Arch Phys Med Rehabil

68:454, 1987.
52. Rothstein, J, et al: Clinical uses of isokinetic measurements. Phys Ther 67:1840, 1987.
53. Pohl, P, et al: Reliability of lower extremity isokinetic strength testing in adults with stroke. Clinical Rehabil 14:601, 2000.
54. Kim, C, et al: Reliability of dynamic muscle performance in hemiparetic upper limb. JNPT 29:1, 2005.
55. Curtis, C, and Weir, J: Overview of exercise responses in healthy and impaired states. Neurology Report 20:13, 1996.
56. American College of Sports Medicine: ACSM's Exercise Management for Persons with Chronic Disease and Disabilities, ed 3. Human Kinetics, Champaign, IL, 2009.
57. Bennett, R, and Knowlton, G: Overwork weakness in partially denervated skeletal muscle. Clin Orthop 12:22, 1958.
58. Bigland-Richie, B, and Woods, J: Changes in muscle contractile properties and neural control during human muscular fatigue. Muscle Nerve 7:691, 1984.
59. Fisk, J, et al: The impact of fatigue on patients with multiple sclerosis. J Can Sci Neurol 21:9, 1994.
60. Guide for the Uniform Data Set for Medical Rehabilitation (including the FIM instrument), Version 5.0 State University of Buffalo, 1996.
61. Borg, G: Borg's Perceived Exertion and Pain Scales. Human Kinetics, Champaign, IL, 1998.
62. Barnes, S: Isokinetic fatigue curves at different contractile velocities. Arch Phys Med Rehabil 62:66, 1981.
63. Binder-Macleod, S, and Synder-Mackler, L: Muscle fatigue: Clinical implications for fatigue assessment and neuromuscular electrical stimulation. Phys Ther 73(12):902, 1993.
64. McDonnell, M, et al: Electrically elicited fatigue test of the quadriceps femoris muscle. Phys Ther 67:941, 1987.
65. Brunnstrom, S: Movement Therapy in Hemiplegia. New York, Harper & Row, 1970.
66. Bobath, B. Abnormal Postural Reflex Activity Caused by Brain Lesions. Heinemann, London, 1965.
67. Twitchell, T: The restoration of motor function following hemiplegia in man. Brain 74:443, 1951.
68. Fugl-Meyer, A: The post-stroke hemiplegic patient. I: A method for evaluation of physical performance. Scand J Rehabil Med 7:13, 1975.
69. VanSant, A: Life span development in functional tasks. Phys Ther 70:788, 1990.
70. Shenkman, M, et al: Whole-body movements during rising to standing from sitting. Phys Ther 70:638, 1990.
71. VanSant, A: Rising from a supine position to erect stance: Description of adult movement and a developmental hypothesis. Phys Ther 68:185, 1988.
72. Green, L, and Williams, K: Differences in developmental movement patterns used by active vs sedentary middle-aged adults coming from a supine position to erect stance. Phys Ther 72:560, 1992.
73. Richter, R, et al: Description of adult rolling movements and hypothesis of developmental sequences. Phys Ther 69:63, 1989.
74. Gentile, A: Skill acquisition: Action, movement and neuromotor processes. In Carr, JH, et al (eds): Movement Science: Foundations for Physical Therapy in Rehabilitation, ed 2. Aspen, Gaithersburg, MD, 2000, p 111.
75. Lewis, A: Documentation of movement patterns used in the performance of functional tasks. Neurol Rep 16:13, 1992.
76. Ackerman, P: Individual differences in skill learning: An integration of psychometric and information processing perspectives. Psychol Bull 102:3, 1988.
77. Fitts, P, and Posner, M: Human Performance. Brooks/Cole, Belmont, CA, 1969.
78. Anderson, JR: Acquisition of cognitive skill. Psychol Rev 89:369, 1982.
79. Anderson, JR: Learning and memory: An Integrated Approach. Wiley, New York, 1995.
80. Gentile, AM: A working model of skill acquisition with application to teaching. Quest 17:3, 1972.
81. Lynch, MC, and Cohen JA: A primer on electrophysiologic studies in myopathy. Rheum Dis Clin North Am 37(2):253–268, vii, 2011.
82. Kimura, J: Electrodiagnosis in Diseases of Nerve and Muscle: Principles and Practice, ed 3. Oxford University Press, New York, 2001.
83. Kimura, J: Electrodiagnosis of Diseases of Nerve and Muscle: Principles and Practice, ed 2. FA Davis, Philadelphia, 1989.
84. Echternach, JL: Introduction to Electromyography and Nerve Conduction Testing, ed 2. Slack, Thorofare, NJ, 2002.
85. Falck, B, Stalberg, E, and Bischoff, C: Influence of recording site within the muscle on motor unit potentials. Muscle Nerve 18:1385, 1995.
86. Van der Heijden, A, Spaans, F, and Reulen, J: Fasciculation potentials in foot and leg muscles of healthy young adults. Electroencephalogr Clin Neurophysiol 93:163, 1994.
87. Rodriquez, AA, et al: Electromyographic and neuromuscular variables in post-polio subjects. Arch Phys Med Rehabil 76:989, 1995.
88. Roeleveld, K, et al: Motor unit size estimation of enlarged motor units with surface electromyography. Muscle Nerve 21:878, 1998.
89. Stalberg, E, and Grimby, G: Dynamic electromyography and muscle biopsy changes in a 4-year follow-up: Study of patients with a history of polio. Muscle Nerve 18:699, 1995.
90. Pease, WS, Lew, HL, and Johnson, EW: Johnson's Practical Electromyography, ed 4. Lippincott Williams & Wilkins, Philadelphia, 2006.
91. Gersh, MR: Electrotherapy in Rehabilitation. FA Davis, Philadelphia, 1992.
92. Misiaszek, JE: The H-reflex as a tool in neurophysiology: Its limitations and uses in understanding nervous system function. Muscle Nerve 28:144, 2003.
93. Mallik, A, and Weir, AI: Nerve conduction studies: Essentials and pitfalls in practice. J Neurol Neurosurg Psychiatry 76(Suppl 2):ii23, 2005.
94. Dumitru, D, Amato, AA, and Zwarts, M: Electrodiagnostic Medicine, ed 2. Hanley & Belfus, Philadelphia, 2001.
95. Werner, RA, and Andary, M: Electrodiagnostic evaluation of carpal tunnel syndrome. Muscle Nerve 44:597, 2011.
96. Custodio, CM: Electrodiagnosis in cancer treatment and rehabilitation. Am J Phys Med Rehabil 90:S38, 2011.

（毕胜 译）

协调和平衡检查

第 6 章

Thomas J. Schmitz, PT, PhD
Susan B. O'Sullivan, PT, EdD

学习目标

1. 了解进行协调和平衡检查的目的。
2. 列出检查所得资料的类型。
3. 描述与中枢神经系统损伤相关的常见协调和运动损伤。
4. 了解影响协调和平衡能力的主要年龄相关因素。
5. 在运动功能的背景下，讨论筛查的目的。
6. 说明检查前对患者进行初步观测的基本原理。
7. 在协调和平衡检查过程中，明确运动任务的需要以及所需运动能力。
8. 区分用于检查协调和平衡能力的不同测试。
9. 采用样本案例研究，将协调平衡的检查资料运用于临床决策过程中。

章节大纲

协调功能检查

运动控制是指中枢神经系统在目的性运动和姿势调整过程中，通过选择性支配髋关节肌肉张力，以达到控制或指导神经运动系统的能力[1]。此外，运动控制也能够被可定义为调节或支配运动基本机制的能力[2]。运动控制的组成包括了正常的肌肉张力和姿势反应机制，选择性运动能力以及协调能力[3]。

协调是指执行流畅、精确以及可控运动的能力。协调运动涉及多个关节和肌肉的激活，肌肉在适当的时机以合适的力量能够产生流畅、有效和精确的运动。因此，协调的本质是多个肌群按程序、时间、等级激活[2]。

协调功能的产生依赖于躯体感觉、视觉以及前庭感觉的输入，同样也是一个充分完整的从运动皮层至脊髓的神经肌肉系统[4]。协调运动的特点是合适的运动速度、距离、方向、时机以及肌肉张力。除此之外，还包含有适当的协同影响（肌肉的募集），拮抗肌群间的易于转换（以产生合适的收缩和放松次序），以及相应的近端固定（使得远端活动或维持姿势）[5]。Schmidt 和 Lee 定义协调为能够在两个或多个自由度间熟练活动的行为[6]。协调损伤的运动特征表现为笨拙、多余、不均衡以及不精确的运动。

常与协调相关的两个概念是灵活性和敏捷性[1]。灵活性是指熟练使用手指执行精细动作的能力[7]。而敏捷性则是指在姿势控制中，迅速、流畅的启动、停止或调整运动的能力。

协调被分为如下几个类型：1. 肢体内协调：指的是出现在单个肢体内的活动[8~13]（例如：单肘关节的屈伸，用单上肢去梳头，或者步态周期中，单下肢的活动）；2. 肢体间协同：指的是两个或两个以上肢体的整体活动[14~18]（例如屈曲一侧肘关节，而同时伸展另一侧肘关节；滑动移位过程中双上肢的交替活动；穿衣动作等）；3. 视觉运动协调：指的是在各种环境中，协调并整合视觉和运动功能，以完成某一任务的能力[19~23]（如走 Z 字形路，写信，骑自行车或开车灯等）。眼手协调能力是视觉运动协调的亚型[24~30]，它与日常生活活动能力（ADL）紧密相关。例如使用餐具、打扫个人卫生或者手伸展至某个可见目标（如从书架上拿书）。眼手协调实际上被称为眼手头协调更为合适，这是因为头部的活动对于双眼锁定某一目标非常重要。

临床上，物理治疗师经常需要处理存在协调损伤的患者。对协调功能进行检查，能够让治疗师知晓患者协调功能损伤的情况。这些损伤通常与患者的活动受限相关，而这些活动受限则又与中枢神经系统（CNS）病理定位、分型以及损伤程度相关。有些中枢神经系统损伤的症状是常见和典型的，而有一些则是难以预测的。造成协调功能受损的中枢性疾病有很多，如创伤性脑损伤、帕金森病、多发性硬化、Huntington 病、脑瘫、Sydenham 舞蹈症、脑部肿瘤、前庭病变以及一些学习障碍性疾病等。

《物理治疗师执业手册》[1]将协调（包括灵活性和敏捷性）

列为运动功能(运动控制和运动学习)的一个亚类。该手册共有 24 类测试试验,供治疗师在对患者进行体格检查时使用。此外,该手册[1]还将协调作为肌肉骨骼实践模式、神经肌肉实践模式 A-H、心肺实践模式 D 等测试的内容之一。

进行运动功能的协调检查有以下几个目的:

1. 确定在自发运动中,肌肉的活动特征;
2. 确定肌肉或肌群协同工作,执行某项功能活动的能力;
3. 确定运动的熟练度和效率;
4. 确定启动、控制和终止运动的能力;
5. 确定运动模式的时机、顺序以及精确度;
6. 确定治疗和药物干预对运动功能的影响。

此外,协调检查还有助于物理治疗师确立相应的诊断(损伤、活动受限、失能等)、治疗预期目标、活动受限和失能治疗的预期结局。还有助于确立患者预后情况、制定特定有效的干预措施等。

运动系统概述

运动系统大致能够分为外周和中枢两个部分。外周躯体运动系统包含了肌肉、关节以及相应的感觉运动神经[31]。而中枢运动系统则可被分为 3 个层次水平帮助了解其组织关系和神经解剖结构的作用。然而,这并不意味着中枢对运动协调能力的调控是严格按照从上至下的方式进行的,因为根据任务需求,各个水平的中枢系统是可以相互影响的(即灵活分层理论)。针对三个层次水平对运动控制的调控作用,Bear 等进行了生动的描述:最高层次水平(大脑新皮层和前脑基底节联合区)作用的重点是整体部署:制定运动目标以及为达到运动目标所采用的最好的运动策略。中级层次水平(运动皮层和小脑)作用的重点则是制定相应策略:根据时空关系,制定肌肉收缩的顺序,以使能够顺利精确的完成整体目标。而最低层次水平(脑干和脊髓)作用的重点则是执行:激活运动神经元和中间神经元池,产生目标指向性运动,并进行必需的姿势调整[31]。

运动系统也能够被认为是并联排布的系统。例如信息传递不仅仅通过运动皮层至脊髓,也能够从运动前区直接进行传递。虽然小脑与基底节也参与运动控制,但是它们对脊髓并无直接的信息输出,它们通过对运动皮层信息的传递完成对运动的调控[32]。

运动系统的感觉输入非常重要。感觉传入信息的整合能够提供环境的内在表征,以此影响和引导运动反应[5]。这些感觉表征是运动项目的基础,用于计划、协调和执行相应的目的性运动。运动系统的感觉输入能够引导运动反应的选择和适应,影响正确运动技能程序的形成。例如:当从光滑的地面行走至凹凸不平的地面时,躯体感觉系统能够给机体提供相应的信息,以使步态能够适应这种变化;再例如在移动的公共汽车上保持身体的平衡;从稳定的坐位平面(椅子)和不稳定的坐位平面(治疗球)抛球等。为了排除感觉损伤所致的协调损伤(第 3 章),一般来说,感觉功能检查要先于协调检查。

运动皮层

与运动功能相关的主要脑区是运动皮层,该脑区包含了皮层(Brodmann 区)4 区和 6 区,主要位于额叶与顶叶的交界处,称之为中央前回(图 6.1)。然而,规划一个协调运动去完成某个任务,则需要多个脑区共同参与。这是因为这个过程需要感知身体的空间位置、预期目标的定位、最佳运动策略的选择(例如:选择合适的肌肉、关节或身体节段进行活动)、执行运动前的记忆存储情况以及执行运动策略的具体指令等(如去哪或做什么)[31,33]。

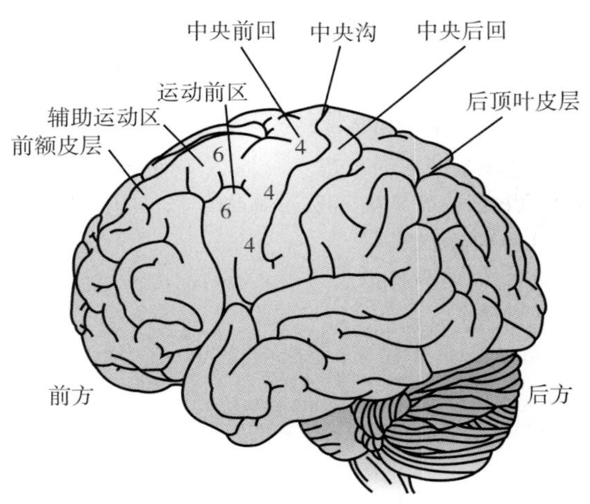

图 6.1 协调运动的主要皮层区

Brodmann4 区是初级运动皮质(PMC),因为该区是最具特异性的皮质运动区,包含了大量的皮质脊髓神经元[34]。该区具有电兴奋性,低强度刺激就能激活运动反应。该区位于中央沟的前方,控制身体对侧的自发性运动。Brodmann6 区也具有电兴奋性,但需要更高强度的刺激才能激活,引起运动反应。它位于 4 区的前方[35]。该区又被分为处于优势作用的辅助运动区(SMA),以及次要作用的运动前区(PMA)[35]。

SMA 区发出轴突,直接支配运动单元,以激发运动行为、双侧肢体的抓取运动、序列性任务以及眼和头的定位等。而 PMA 区则输出信息至网状脊髓神经元,这些神经元同样支配相应运动单元,用以控制躯干、近端肢体的运动,同时该区域还在预期姿势改变中发挥作用[31,36]。刺激 4 区会产生简单的单关节活动,而刺激 6 区的运动前区,则会产生复杂的、多关节协调运动。

运动皮层的躯体定位组构与感觉皮层相似。运动人体图(图 6.2)显示的就是支配人体部分或区域性运动控制的皮层区域的数量。从人体图的外侧开始,该区域对应的是口和面部,向上是手、躯干、下肢和足。值得注意的是,由于手指、手和面部运动需要更为精细的控制,因此,它们所对应的运动皮层非常大(几乎占一半运动皮层)。而 SMA 和 PMA 也具有相似的躯体定位组构。

运动皮层的原始信息来源有三个:躯体感觉皮层(外周感受野),小脑和基底节。躯体感觉信息从丘脑投射至主要运动皮层(例如:皮肤触觉、肌肉和关节感受器等),丘脑也传递小脑和基底节的信息,投射至运动皮层。这些信息通路使得运动皮层、小脑和基底节的运动控制功能实现整合(也就是说执行正确的运动程序)[37]。

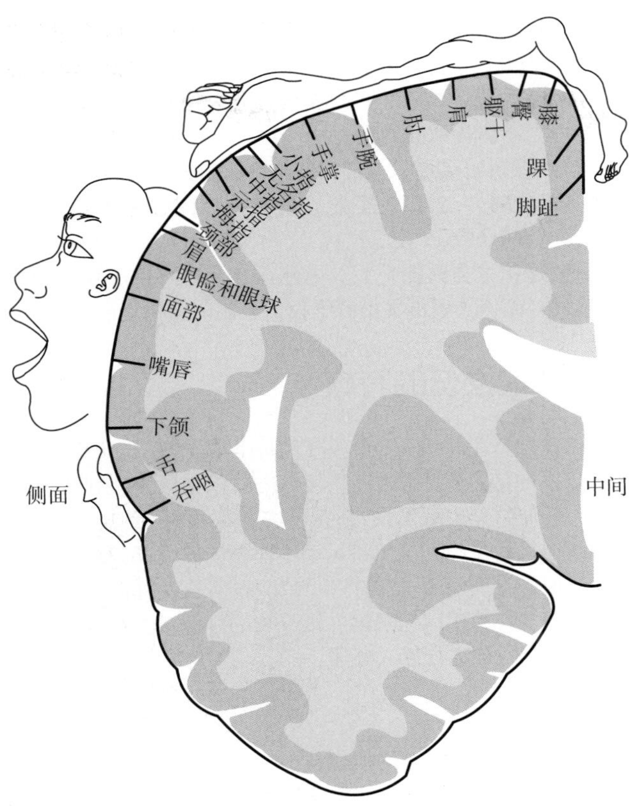

图 6.2　运动小人图显示的是人体的躯体皮层定位。图中人体组分相对大小就是大脑皮层参与该组分活动的区域大小

下行运动通路

运动系统中,最为重要的下行通路就是皮质脊髓束(锥体束),该通路能够将运动皮层的信息直接传递至脊髓。该通路是中枢神经系统最长和最大的传导束,起源于皮层 4 区和 6 区,经内囊和脑干,大部分的传导纤维在延髓交叉至对侧,在脊髓内,通过皮质脊髓侧束下行。而不交叉至对侧的纤维则形成皮质脊髓前束,该传导束的大部分纤维最终在颈髓或上胸髓交叉至对侧。所有皮质脊髓束的纤维最终终止于脊髓灰质的中间神经元。皮质脊髓束的作用与熟练、精细的运动控制相关,尤其是肢体远端的活动[37]。其他的主要的下行运动通路还有:

- 皮质延髓束:一些纤维直接投射至运动颅神经(CN)核团(如三叉神经,面神经和舌下神经等),而其他纤维则提前投射至网状结构。
- 顶盖脊髓束:该传导束相对较小,投射至颈髓的运动神经元。该传导束能够影响支配颈部肌肉的神经元,同时也影响了脊髓副神经核(CN XI),该核团在视觉运动任务中,起到非常重要的作用,能够支配头部的运动。
- 网状脊髓束(内侧束和外侧束):该束投射至脊髓前角,通过影响肌梭活性(增强或降低敏感性),进而影响肌张力和肌肉反射活动。其中,脑桥网状脊髓束(内侧束)通过增加脊髓抗重力反射,进而易化下肢的伸展运动(兴奋伸肌神经元),这对于步态和姿势都有着非常重要的影响。而延髓网状脊髓束(外侧束)则具有相反的作用(兴奋屈肌神经元)。
- 前庭脊髓束(内侧束和外侧束):外侧束下降至脊髓各个层面,对于姿势控制和头部活动具有非常重要的作用(易化轴向伸肌,抑制轴向屈肌)。而内侧束则主要投射至同侧颈髓,这对于协调头眼部运动也有着重要的影响。
- 红核脊髓束:该束在颈髓区与皮质脊髓束融合。研究认为,该传导束对于人类运动控制的作用非常小。这是因为,在灵长类动物进化过程中,该传导束的功能已经完全被皮质脊髓束取代。

小脑

小脑最主要的功能是调节运动、姿势控制以及维持肌肉张力。虽然目前对于小脑的功能机制尚未完全研究清楚,但损伤小脑可造成明显的运动功能和平衡功能损伤,同时肌张力下降(本章节小脑病理部分)。

有关小脑对于运动的作用,目前存在几种理论。目前广泛接受的理论是比较器以及纠错装置理论[33.38](comparator and error-correcting mechanism),该理论认为小脑的功能具有比较以及纠错的作用。小脑会比较运动皮层发出的预期运动指令以及肢体实际运动表现。这是通过比较来自皮层的信息和来自外周反馈机制的信息来实现的(称之为前馈控制)。运动皮层和脑干运动结构会给预期运动反应提供运动指令(内反馈)[38]。在运动反应过程中,肌梭、Golgi 腱器官、关节和皮肤感受器、前庭器官以及眼耳则提供了外周反馈(外反馈)。这些反馈提供了有关姿势、平衡、位置、速率、节奏以及肢体缓慢活动时力量大小等信息。如果这些反馈信息与皮层指令不相符(如运动偏离了预期指令),那么小脑将施加正确的引导。小脑将正确的信号传递给皮层,通过运动传导束,纠正或调整正在进行的活动(例如:增加或减少特定肌肉的活动水平)。小脑也可以调整皮层指令来指导即将发生的动作[8,39]。

中枢神经系统分析运动信息,确定运动精确度水平,并进行错误纠正,这被称之为**闭环系统**。Schmidt 和 Lee 将此系统定义为一个控制系统,可以进行反馈分析,正确验证,错误估算以及后继矫正,以使机体能保持理想状态[6]。值得注意的是,并不是所有的运动都受此系统调控。研究人员认为,刻板动作(例如步态运动)以及快速、持续时间较短的活动受**开链系统**控制,这是因为没有足够的时间进行相应反馈。该系统则被定义为一个控制系统,具有针对效应器的预排程序指令,但不具备信息反馈和检错处理程序[6]。在该系统,控制主要来源于运动程序,该程序依据记忆信息和预设信息进行协调运动。运动系统依据预设的方式(不依赖于反馈或检错机制)进行运动。该运动程序能够被完整启动,修改或以新的顺序重新排列。其功能的重要性在于避免高级皮层参与调控运动反应。

基底节

基底节是一群位于大脑皮层基底部核团的总称。基底节的三个主要核团是:尾状核、壳核以及苍白球。丘脑下核和黑质也是皮层下核团,解剖结构和功能上与基底节的三个核团紧密相连,因此也被认为是基底节的一部分[32,40]。

与小脑相比,基底节对于运动功能的影响不是很清楚。但是有证据表明,基底节对于运动和姿势控制的某些复杂层

面有着非常重要的作用。例如能够启动和调节意向性粗大运动,计划和执行复杂性运动反应,易化期望性运动反应,同时选择性抑制非期望性运动反应,还能够参与完成自发性运动和姿势调整[37,41,42]。此外,基底节对于维持正常肌肉张力也有着非常重要的作用,并同时伴有对于运动皮层和低位脑干的抑制效应。还有研究表明,基底节对于感觉和认知功能也有着重要的影响。

基底节的运动组分采用的是躯体定位组构。因此,通过解剖定位可以了解其对运动表现的影响。运动脑区发出密集传导束投射至壳核的运动部分,而该传导途径的输出信息又投射回辅助运动区以及运动前区,形成运动环路。而辅助运动区以及运动前区与主要运动皮层相互关联,它们都投射纤维至脑干运动中心和脊髓。这些解剖结构特点说明,基底节对运动功能的影响是间接的,是通过运动皮层的下行传导束来介导的[41~43]。图 6.3 显示了基底节的运动环路。

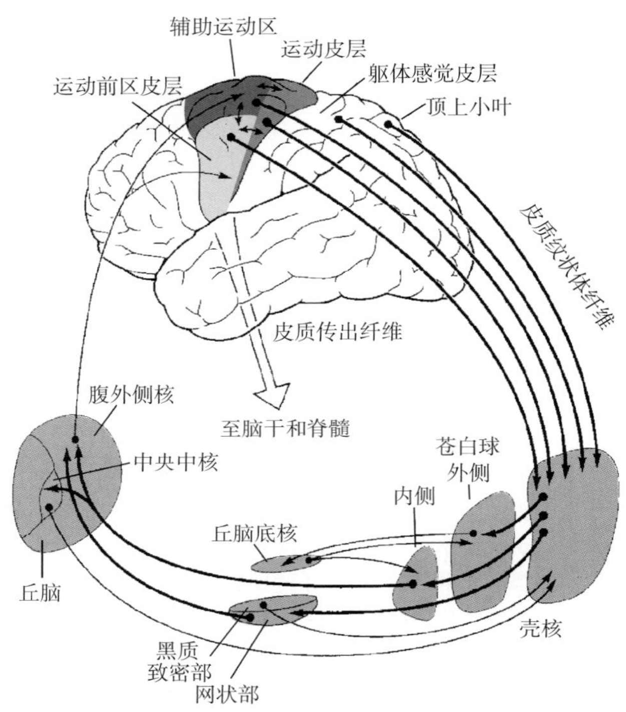

图 6.3 基底节运动环路形成了运动和躯体感觉的皮层下反馈环路:运动脑区发出的信号通过基底节和丘脑又投射回辅助运动区以及运动前区,形成运动环路

背髓 - 内侧丘系

运动的调节要依赖于感觉输入信息。外周躯体感觉感受器和传导通路能够提供环境、机体状况的相关信息,此外还能够提供与环境相关的机体状况信息。这些信息被编码后,传入中枢神经系统的各个部分。依据外周反馈和记忆,中枢对这些信息进行处理,最终做出选择(或调整),制定适应个体和环境需求的运动策略。

背髓 - 内侧丘系对于运动协调非常重要,这是因为它起到了辨别性感觉信息传入的作用。诸如体表良好的强度感受等级和精确定位的感觉模式,就需要由该传导系统上传。通过背髓 - 内侧丘系传递的感觉信息包括了:辨别触觉、实体觉、触压觉、重力觉、皮肤书写觉、组织识别觉、肌肉运动知觉、两点辨别觉、本体觉和振动觉。

该传导系统包含了大量有髓鞘快速传导纤维。这些传导纤维进入背髓后,上升至延髓,与背柱核(薄束核和楔束核)神经元发生突触联系。在此位置,这些传导束交叉至对侧,上升至丘脑,这称之为内侧丘系。内侧丘系最终终止于丘脑的腹后外侧核,而该核团再发出纤维投射至躯体感觉皮层。

协调功能损伤的特点

在皮层产生协调运动的过程中,小脑、基底节以及背髓 - 内侧丘系的信息输入皮层,并且与皮层相互作用,因此,这些区域的任何部分出现损伤,都会影响更高水平的信息处理,以及协调运动的实施。虽然将运动不协调的原因都归结于这些区域的损伤有失偏颇,但这些区域出现损伤,的确会在成人身上造成许多特异性运动缺陷。接下来的在此章将对这些运动缺陷的临床特征进行逐一概述。

小脑病理

很多影响协调运动的损伤与小脑病理改变相关[43~47]。这些损伤直接或间接影响患者实施精确地、流畅地、受控制地动作的能力。运动缺陷强调的是小脑损伤对患者平衡、姿势、肌张力以及动作启动和力量等方面的关键性影响。**共济失调**可能是最常见的小脑源性运动损伤。共济失调可以影响患者的步态、姿势以及运动方式,还可以导致运动启动困难,此外还会引起运动速率、节奏以及运动反应时机发生错误。

Perlman 对于小脑主要区域损伤所致的运动损伤进行了专业化总结[48]:小脑从解剖结构上分为 3 个主要区域,它们会分别引起 3 种常见类型的功能失调。1. 中线区域(蚓部、旧小脑):该区会引起步态蹒跚、躯干共济失调、体位性震颤以及步态失衡;2. 半球区域(新小脑——右侧控制右侧肢体,左侧控制左侧肢体),该区域损伤会引起肢体共济失调(例如轮替动作障碍、辨距困难、动时震颤等)、构音障碍以及张力减退等;3. 后部(绒球小结叶、古小脑),该区域损伤也会影响患者姿势和步态,同时还会导致眼球运动失调(例如眼球震颤、前庭眼反射中断)[48]。

以下运动损伤是小脑病变的临床表现:

- **无力** 广泛的肌肉无力与小脑损伤相关
- **构音障碍** 意即构音肌的功能失调。小脑构音障碍的特征是**断续言语**(通常被描述为一字一句的方式说话)。患者说话速度很慢、含糊不清、吞吞吐吐,并且伴有长音节和不恰当的停顿。患者用词和语法等都完好无损,但言语的旋律却发生了改变[38,39]。
- **轮替运动障碍** 指的是执行快速交替动作出现障碍。这种障碍通常在运动进行中被发现,例如前臂旋前旋后快速交替时出现。此时,运动呈现不对称状态,当速度增加后,运动范围和速率都会出现急剧减小[39]。
- **辨距障碍** 指的是患者不能判断运动的幅度和距离,患者通常高估(**运动范围过度**)或低估(**运动范围不足**)达到目标物所需的距离(范围)。

● **协同失调(运动分解)** 指的是一个动作的完成是由一系列动作组分分解完成的,而不是以单一、流畅的方式进行。例如:当被要求用食指指鼻时,患者可能首先屈肘、然后调整腕关节和手指的位置,再进一步屈肘,最后前屈肩关节,最终完成指鼻动作。

● **共济失调步态** 在此情况下,患者步行时,支撑面变宽。患者直立时,稳定性较差,需要将上臂离开躯干,以保持平衡(高防护姿态)。在步行方向和距离上,患者迈步方式呈现不对称状态,下肢启动迈步缓慢,肢体骤然迅速用力前冲,可以听到触地声[49]。患者步态通常是不稳定的(姿势不稳),不对称的,蹒跚的,偏离了前进的路线(偏向一侧,或者在不同的方向摇摆、前冲)。

● **张力减退** 指的是肌肉张力减退。目前认为,张力感受器传入信号的中断,和(或)小脑对肌梭系统易化作用的缺乏,是导致肌张力减退的原因。患者对被动活动的抵抗减少,肌肉异常柔软和松弛,深部肌腱反射也减弱[38]。对于正常人来说,髌腱反射测定结束后,膝关节会迅速恢复至静息状态,而小脑病变患者,膝关节会摇摆 6~8 次后才恢复至静息状态[38]。

● **眼球震颤** 指的是眼球呈现快速节律性反复摇摆震动。当眼球从中线区移至一侧,并凝视内侧或外侧视野中(即颞侧和鼻侧视野的边缘)的某一物体时,震颤会表现得非常明显。患者对于视野中的某一物体不能保持凝视。眼球常不自主的移回中线区,接着又迅速返回注视目标[51]。眼球震颤会使患者精确凝视和视觉能力下降,研究认为,眼球震颤与小脑对眼外肌的张力和协同的作用发生改变相关。

● **反跳现象** 该现象最初由 Holmes 描述,指的是机体抑制反射或抑制因素消失而出现的一系列症状[49]。正常情况下,突然移除施加于等长收缩的肌肉阻力后,由于拮抗肌的作用使肢体位置会几乎保持不变。例如:给予肘关节施加阻力,使得肘关节处于中立屈曲位(等长收缩),而当阻力突然撤除后,机体通过三头肌的拮抗作用,会迅速抑制关节的进一步活动,同时也会向上反馈关节位置以及肌力大小(抑制关节活动)的信息。如果小脑出现病变,那么阻力解除后,患者肢体将不受控制,不能停止运动,可能会击中患者自己或他人(物体)。

● **震颤** 震颤指的是机体一种不自主的振动运动,其原因是拮抗肌群的交替收缩。意向性震颤或运动性震颤通常在肢体自主运动时发生,并且当肢体接近意向目标或加速时,会加速诱发震颤的发生[38]。在静息状态下,意向震颤会减少或消失。而当患者保持站立位时,则会出现姿势性震颤(静止性震颤),患者肢体来回摆动。当肢体处于抗重力状态运动时,也会出现上下摆动的姿势性震颤。摇晃一般是指患者头部呈现节律性震颤(左右震颤、前后震颤或旋转震颤等),但摇晃这个词却很少用于躯干的轴向震颤。

除了以上临床表现外,小脑病变的患者还会出现自发运动的启动时间延长(**迟发反应时间**),运动停止困难、**运动时间**延长等[32]。而相关运动参数也发生改变(如力量、速度、运动方向等),而运动学习能力也显著受到影响。小脑会将意向性运动(内反馈)与实际运动(外反馈)情况进行对比,根据对比结果,发出正确信号以减少运动错误(前馈控制),缺乏前馈控制将会导致运动学习和协调能力障碍。

基底节病理

基底节病变患者通常出现几种典型的运动功能损伤表现。①运动困难和缓慢;②不自主无关运动;③姿势和肌肉张力发生改变[36,42]。因此,基底节病变的患者通常出现运动减少(如晚期帕金森病患者)、无关运动过多(如亨廷顿氏病患者)等[42]。

以下是基底节病变的临床表现[52~59]:

● **运动不能** 指的是患者不能启动运动行为,常见于帕金森病晚期。这与患者固定姿势的建立和维持相关(冻结期)。患者执行最简单的动作都需要高度集中精神,并且需要很大努力。

● **手足徐动** 手足徐动指的是患者出现缓慢的、不自主的运动。运动呈现扭曲、蠕虫样。该临床表现最常见于远端上肢[60]。患者腕关节和手指关节过伸与屈曲动作交替进行,同时还伴有手足的旋转运动。颈部、面部、舌以及躯干也可受累。这些临床表现也常常称为手足徐动样运动。单纯的手足徐动很少见,更多的是伴有肌痉挛、肌强直、舞蹈症等。手足徐动也是某些脑瘫患者的临床表现。

● **运动迟缓** 指的是患者运动幅度和速率的降低。它的临床表现多样,例如手的摆臂幅度减小、缓慢、拖曳步态、启动运动和改变运动方向存在困难,面部表情缺乏(面具脸),终止运动困难等。运动迟缓是帕金森病的特征性临床表现。

● **舞蹈症** 舞蹈症的特点是不自主的多关节快速活动,这种活动无规律可言,并且呈现忽动忽停的特点。舞蹈症样活动则呈现出异常运动时机,并且不能随意停止,上肢最为常见,常发生于亨廷顿氏病患者。

● **舞蹈手足徐动症** 患者的活动兼具舞蹈症和手足徐动的特点。

● **肌张力障碍(张力障碍性运动)** 指的是主动肌和拮抗剂持续的不自主收缩[42],引起姿势异常(张力障碍性姿势)或扭转运动。张力障碍常常发生于躯干和四肢的肌肉系统,但也累及颈部、面部以及声带。目前,扭转痉挛也被认为是张力障碍的一种表现形式,痉挛性斜颈即是最为常见的临床表现[49]。

● **偏身投掷(症)** 指的是单侧上肢和下肢突发大幅度、剧烈的挥动动作。偏身投掷症被认为是四肢轴向和近端肌肉受累所致。其病理基础是肢体对侧下丘脑核团损伤所致[32,35]。

● **运动过度** 指的是肌肉活动或运动异常增加。运动过度会导致机体运动反应降低,尤其是针对某些特异性刺激。

● **强直** 指的是肌张力增加所致的被动活动阻力增大。常常累及躯干和四肢的屈肌,这将会导致穿衣、转移、言语、进食以及姿势控制出现功能障碍[2]。目前,临床上常见两种类型的强直:**铅管样强直**指的是四肢在关节活动度范围内活动时,检查者能够感受到均匀、持续的阻力。而**齿轮样强直**则被认为是铅管样强直和震颤的结合体。它的特点是肢体被动活动时,出现交替性松和紧的阻力变化。

● **震颤** 指的是在静息状态下,机体呈节律性的不自主震颤活动(**静止性震颤**)。这种震颤通常在目的性活动时减少或消失,而情绪压力又可诱发或加重震颤。这种震颤(如帕金森病)常常累及上肢远端,表现出搓丸样动作,患者拇指和前两指之间就像在搓动药丸。而患者腕部活动以及前臂的旋前旋后活动也非常明显。此外患者其他部位也可能出现震颤活动,例如下颌部等,这也是帕金森病的临床特点。表 6.1 对小

表 6.1 小脑和基底节病变所致常见的协调障碍

小脑病理	
无力	广泛的肌无力
协同不能	不能协同各肌群去完成复杂动作
反应时间延长	自发运动的启动时间延长
构音障碍	构音肌的功能失调
轮替动作障碍	执行快速交替动作的能力受损
辨距不良	不能判断运动的幅度和距离
协同失调	动作的完成是由一系列动作组分分解完成的，而不是以单一、流畅的方式进行，运动分解
步态失调	步态失调；支撑基座变宽；姿势不稳；上臂呈现高防护姿态
肌张力减退	肌肉张力减退
运动范围过度	高估完成运动所需的范围和幅度
运动范围不足	低估完成运动所需的范围和幅度
眼球震颤	眼球呈现快速节律性反复摇摆震动
反跳现象	抵抗刺激移除后，不能停止有力运动；患者不能终止肢体快速运动
震颤 • 意向性震颤（运动震颤） • 姿势性震颤（静止震颤）	拮抗肌群的交替收缩所致机体一种不自主的振动运动 肢体自主运动时发生，并且当肢体接近意向目标或加速时，会加速诱发震颤的发生 患者保持站立位或肢体处于抗重状态运动时，会诱发姿势性震颤
摇晃	头部呈现节律性震颤，也包括躯干的轴向震颤
基底节病理	
运动不能	不能启动运动行为，与患者的固定姿势相关
手足徐动	缓慢的、不自主的运动。运动呈现扭曲、蠕虫样。该临床表现最见于上肢远端
运动迟缓	运动幅度和速率的降低
舞蹈症	不自主的多关节快速不规律抽动，并且呈现忽动忽停的特点。上肢最为常见
舞蹈手足徐动症	活动兼具舞蹈症和手足徐动的特点
肌张力障碍(肌张力障碍性运动)	主动肌和拮抗剂持续的不自主收缩
偏身投掷（症）	单侧上肢和下肢突发大幅度、剧烈的挥动动作
运动过度	肌肉活性或运动异常增加
运动功能减退	对特定刺激的运动反应减少
肌强直 • 铅管样肌强直 • 齿轮样肌强直	肌张力增加所致的被动活动阻力增大，常常累及屈肌 四肢活动时，呈现均匀、持续的阻力 肢体被动活动时，出现交替性松和紧的阻力变化
震颤（静息）	静息状态下，机体呈节律性的不自主震颤活动

脑和基底节损伤所致的协调功能障碍进行了详细的总结。

背髓 - 内侧丘系病理

背髓 - 内侧丘系（DCML）损伤诱发的协调功能障碍，与小脑或基底节相比，影响更小。DCML 损伤通常可导致患者出现协调和平衡功能障碍，这是因为患者缺乏关节位置觉以及对运动的感知。DCML 通路可以上传前反馈所必须的外周(外)反馈，它可以介导对协调运动至关重要的感觉，如本体觉、运动觉以及精细触觉。

DCML 损伤通常会出现步态异常，呈现出宽基步态和摇摆步态。患者表现为步长不等，侧方移位过多，前腿抬高过度，猝然下降，可以听到明显的触地声。步行时低头看足是典型的本体觉缺失的表现。DCML 损伤还会导致患者出现辨距不良。如前所述，辨距不良指的是患者不能准确地判断目标距离和实际运动距离，该症状在上肢和下肢中尤甚。这表明，患者不能将肢体准确摆放，或者不能准确的伸展至目标物体。

例如：患者试图锁住轮椅，但不能准确的地够着轮椅闸杆所需的运动距离（高估或低估）。此外，由于辨别触觉和目标识别能力受损，患者的精细功能也会受到损害。

视觉有助于引导运动及维持平衡，还能够提高辨别任务的精确度，因此视觉反馈能部分弥补DCML损伤所致的协调障碍。所以当视觉受阻或闭眼时，患者的协调和（或）平衡问题将会被放大。如果患者出现闭目后站立不稳，而睁眼时能保持稳定的站立姿势，则称为**Romberg征**阳性，这说明患者本体觉缺失。此外，视觉也能够减轻辨距不良和触觉障碍的症状。因此，DCML损伤后，我们能观测到运动速度减慢，这是因为当运动速度降低时，视觉引导运动将会变得更为精确。

年龄对协调运动的影响

机体执行流畅、精确和受控运动的能力会随年龄增长而发生改变。越来越多的文献开始涉及老年人运动功能的变化情况，这充分说明年龄因素对于协调运动的重要性[62~78]。本章节将对年龄相关因素引起协调运动能力的改变进行逐一概述。读者也可以参阅Guccione，Wong，Avers，Lewis和Bottomley等人的文献，全方位的了解年龄因素对机体生理、神经、肌肉骨骼等方面的影响[80]。

力量减弱：已有大量文献报道老年人力量减弱[76,78,81,82]。肌肉减少症指的是由于增龄所导致的骨骼肌肌肉质量减少（肌肉横截面积减少），同时肌肉组织再生能力也发生改变。这种变化会直接导致肌肉力量、耐力、活动度以及执行流畅受控运动的能力降低。导致肌肉质量减少的因素很多，包括了营养缺失、蛋白合成能力减弱、内分泌发生改变、缺乏锻炼以及患有各种慢性病等（共同病现象）[83~85]。而alpha运动神经元减少（功能性运动单元数量减少）、快缩肌纤维萎缩/丢失（主要是Ⅱb型）、肌纤维数量和直径降低、运动骨骼肌氧化能力减弱（继发肌肉产生力矩能力减弱）等等因素也是肌肉纤维数量减少的原因[82]。总体来说，与上肢肌肉相比，下肢和背部抗重力肌肉的力量减退更为明显（如背阔肌、髋伸肌、股四头肌），而肢体近端肌肉也比远端肌肉尤甚[80]。

反应时间减慢：老年人常常行动迟缓，这在执行对速度和精度都有要求的任务时，会表现得非常明显，这样患者便会降低速度以保证运动的精确度（速度-精度权衡）[87]。通常来说，刺激和激活之间的时间间隔会被拉长[6]。研究认为这与运动单元的退行性变相关。除此之外，在正常的老化中运动前反应时间（是刺激起始与反应启动的间隔时间）和**运动时间**（为运动起始与运动结束的间隔时间）也延长。研究还表明，如果进行技巧性运动或双重任务性运动，那么还需要更多的认知功能参与[88]。

运动范围减少：既往研究表明，随着年龄增长，机体的关节活动度（ROM）将会减小[89~91]。研究已经发现，腕关节的屈伸活动度、髋膝关节旋转活动度会随年龄增长而降低[89]，而髋膝关节平均主动活动度也小有降低（5°或小于5°）[90]。James和Parker对80名健康老年人（均大于70岁）进行了调查[91]，结果表明10个下肢关节的活动度（主动和被动）均持续减少。关节活动至ROM末端时关节过紧症状最为明显，这将影响机体进行协调运动。衰老引起关节活动度下降的原因有很多，包括关节面生物退化[91]，胶原纤维降解，营养缺乏，静态生活方式等[80]。Walker等人测定了两组老年人28个关节的主动活动度（分别是60~69岁以及75~84岁）[92]，结果表明两个年龄段的老年人主动关节活动度之间无显著性差异。

姿势改变：在正常状态下，从侧面看，人体的耳、肩峰、大转子、髌骨后缘、外踝连线应是一条直线。而衰老后，人体常见的姿态改变是：头前倾，圆肩（驼背），前屈曲线变平或曲度加大，髋膝关节屈度轻度增加[80]，支撑基座增宽。由于关节活动度和肌力减退，活动减少，久坐等原因，造成了老年人的姿势改变。其最为重要的后果是：机体执行运动前，不能提前做好相应的姿势调整。

平衡障碍（姿势控制）：衰老后，机体平衡能力减退，姿势摇摆增加（放松站立时，双足以上的躯干来回晃动）[93~96]。此外，机体的姿势稳定极限（LOS），功能性伸展幅度也都有所降低[97~99]。然而，Robinovitch和Cronin认为[100]，老年人并不知道自身LOS降低，因此，常常做出一些超出LOS的运动，结果导致自身平衡的破坏。

随着衰老，我们可以预见一些熟练运动的能力会发生改变，但这并不意味着无需进行相应的治疗以提高功能表现和生活质量。这是因为衰老的神经肌肉系统还保持着对训练刺激的生理性适应性反应[101]。物理治疗是非常有效的提高老年人群生活质量的方法[102~109]。随着人口老龄化，其重要性越来越高。2010年人口普查显示，大于或等于65岁的人口达到4.03千万，占整个人口的13%[110]，而到2030年，预估老年人口达到7.1千万，占整个人口的20%[111]。

临床注解：关节退行性变，机体灵活性减低，感觉异常（第3章 感觉功能检查），知觉障碍（第27章 认知和知觉功能障碍），视觉和听觉灵敏度减退均会加重老年人协调运动功能障碍。我们有必要熟悉与衰老相关的机体机能改变，这样有助于提高治疗效果，优化患者表现。此外还有助于对临床测试结果做出合理解释。在协调功能检查过程中，这些潜在的机能改变对于治疗师如何与患者沟通，如何提供指导都有着非常重要的影响。作为一名物理治疗师，灵敏而又精确的沟通最为重要，这是因为这样能够增强治疗师和患者之间的治疗互动。治疗应在对患者有意义的环境中进行，采用患者能够理解的语言，相互信任，相互尊重，对患者抱有同情心。

筛查

筛查指的是针对患者进行一系列简要的测试，通过测试，治疗师能够对所关注的功能领域进行总体的概述（如感觉功能、关节活动度、肌力等）。筛查有如下几个目的：①确定是否需要进行进一步的详细检查；②排除或区分机体受累系统；③确定是否需要其他医疗卫生从业人员参与；④确定机体特异性定位症状的来源；⑤确定引起患者功能受限或功能障碍的相关损伤。结合患者病史，筛查能够帮助治疗师确定患者还需要进行哪些检查或治疗，并且确定检查的优先顺序。

对患者进行定位筛查，最重要的出发点就是要考虑到所有的可能引起患者功能障碍的因素。例如：患者存在穿衣的功能障碍，这样治疗师就会根据其协调功能障碍情况，仔细寻找其原发灶。在对患者进行详细的系统检查之前，筛查能够给患者提供如下的信息：

- 筛查结果显示功能正常无需进行进一步的检查；
- 筛查提示疑似功能异常则部分需要进行进一步的检查；
- 确定是否需要其他的医疗从业人员参与（例如需要作业治疗师对患者知觉障碍进行治疗）。

例如：关节活动度、肌力、感觉功能水平等因素直接与运动协调的实施相关。因此，在临床工作中，在进行协调功能检查前，针对这些因素的常规检查很可能就已经完成。如果没有，那么就需要进行这些因素的相关筛查工作。

临床注解：由于关节活动度、肌力、感觉等因素受损，会使患者执行流畅、精确、受控运动反应的能力下降，因此，在协调功能检查前，都要针对这些因素进行常规筛查。但是，即便是关节活动度、肌力、感觉等因素正常，患者也有可能出现协调功能障碍。

筛查示例

因目的不同（如为了快速有效地获得信息）筛查时患者根据需要坐在坚实表面的物体上。但是要对患者某些部位进行全方位筛查（如髋关节），或者要逐一进行不同部位的筛查工作时，患者最好处于仰卧位，这样更利于检查。如果筛查有异常发现，那么这就提示治疗师需要进行进一步的检查。

关节活动度

一般来说，关节活动度检查包括了主动运动。治疗师要求患者在力所能及的范围内，主动活动关节和肢体。例如：屈、展、伸肩关节；屈、伸肘关节；屈、伸或屈 - 外展 - 伸 - 内收腕关节；屈伸膝关节；跖曲、背屈踝关节。为了缩短口头指导的时间，治疗师还可以坐在患者对面，给患者示范镜面动作，让患者模仿他。若检查多组关节，可以让患者进行功能性运动。例如，要求患者将每只手分别放到背部或过头，或则将上肢尽可能举高，或者将手放到腰（背）部，或者将上肢往下够自己的脚踝等。

治疗师需要知晓关节活动度的正常值，通过仔细检查，能对患者的关节活动情况做出粗略判断，看其是否在正常范围内。而若对患者进行功能活动检查，那么就应该看其关节活动是否在正常功能范围内。如果患者的关节活动度正常，那么就无需进行进一步的检查。若患者主动关节活动受限、疼痛，那么就需要进行进一步的详细检查，以明确原因及受限（和（或）疼痛）程度[113]。

肌力

肌力检查在 ROM 检查之后进行，通过 ROM 检查，治疗师也能得到患者肌力情况的相关信息。如果患者能对抗重力进行主动关节活动，从逻辑上来说，其肌力至少 3/5 级。这样，接下来的肌力检查就可以施加人工阻力。在肌力筛查中，虽然无需患者处于标准徒手肌力检查的体位[114,115]，但是筛查过程还需遵守徒手肌力检查的基本原则。检查部位肢体近端必须处于稳定状态，在远端施加阻力，阻力方向与运动主轴呈 90°。

患者处于坐位，向上抬膝关节，并在股骨远端施加阻力，测试髋关节屈曲肌力；伸展膝关节，并在小腿远端施加阻力，测试膝关节伸展肌力；屈曲上肢，并在前臂远端。

感觉

进行感觉功能筛查，可以选择几种简单的感觉测定实验（即无需特殊设备或只需一些简单设备）。根据不同的感觉种类，选择不同的测定实验。例如：治疗师可以选择痛觉和轻触觉（浅感觉），运动觉和振动觉（深感觉）以及两点辨别觉和实体觉（深浅感觉）。例如：测定痛觉和轻触觉，应随机在广泛的体表进行，测试刺激应分布于上肢、下肢和躯干。对于运动觉和本体觉来说，筛查应该包括了上肢和下肢的关节和运动测试。如果出现异常结果，则提示该患者需进行进一步详细的感觉功能检查。

协调测试的特点

协调测试内容一般分为两种类型：粗大运动和精细运动。**粗大运动测试**包括了身体姿势、平衡以及大肌群的肢体运动测试等。其动作包括了爬行、跪下、站立、行走和奔跑等动作。**精细运动测试**着重于测试小肌群的运动，这些运动需要技巧，以及对目标的操控。例如手指灵巧度测试，包括扣扣子、打字、书法等。

从传统上来说提供测试的结构和组织管理的协调性测试分为两个亚类：均衡和非均衡测试。非均衡测试主要用于测试四肢运动协调能力，而均衡测试则指的是在静态和动态下，机体维持平衡的能力[1]。当然，我们必须注意到，非均衡某种意义上有用词不当的嫌疑，这是因为，非均衡测试也需要具备姿势平衡等因素（即直立坐姿）。

协调测试还包括了功能运动所需的四个基本能力：移动能力、稳定性（静态姿势控制）、动态姿势控制（控制移动）以及技巧（第 5 章运动功能检查：运动控制和运动学习以及表 5.11 运动技巧分类）。

运动能力

非均衡协调功能检查着重检测以下几个方面的运动能力：

- 反复或交错运动能力指的是在主动肌和拮抗肌之间，反复转换运动的能力；
- 叠加 / 协同运动能力指的是肌群共同作用，完成运动的能力；
- 精确运动能力指的是测量或判断自主运动的距离和速度的能力；
- 肢体固定能力指的是保持单个肢体或肢体节段于固定体位的能力。

协调测试的难度可以按以下顺序增加（对患者的挑战加大）：①单侧任务；②双侧对称任务；③双侧不对称任务；④多肢体任务（最高等级难度）。此外，也可以通过逐渐增加机体平衡难度而加大测试难度（即患者从坐位测试过渡到站立测试）。

协调检查的执行

进行协调检查前，应做好相应准备工作，如确定测试环境，准备好测试装置，做好患者测试前准备工作（即告知患者相关测试信息及说明等）。

检查准备

测试环境

协调测试应在安静、明亮的环境中进行，并且场地应足够大，能够让患者行走，以便进行相应的平衡能力测试。理想情况下，房间里应该有两张标准座椅，一张垫子或治疗桌。此外还应具备一块带秒表的手表或钟，以便在测试过程中计时。此外，还需要有遮挡视线的设备（睡眠遮光眼罩价格低廉，遮挡视线效果好）。

患者准备

应在患者充分休息后进行协调检查。应给患者提供一份有关检查目的的详细说明。检查前，治疗师应告知患者每个测试的详细内容，并进行示范。患者应仔细听取治疗师的示范，否则将会影响测试过程中患者的运动反应。因为测试需要患者高度集中精神，并且还有一些体力活动，因此，患者有可能会出现疲劳、不安以及恐惧等情绪，这将对测试结果产生负面影响。

初步观察

在临床决策制定中，观察是医务人员最基本的技能。在协调检查前，对患者进行精确、仔细的观察，可以获取很多有关病情的初步信息。由于治疗措施的目的（至少部分上）是提高患者功能活动能力，因此，从逻辑上说，初步观察也应聚焦于此。依据检查实际情况，观察患者进行功能活动的能力，例如床上活动能力，自我护理能力（如穿衣、梳头、刷牙等），转移、进食、书写、体位改变（从躺 / 坐位至站位）、站姿维持以及行走能力等。可以使用合适的患者监控技术进行观察。通过观察，可以了解患者病情的大致情况，这有利于对特定损伤区域进行定位。这些病情信息包括：

- 每个活动的技巧水平，需要辅助或辅助设备的数量；
- 无关肢体活动的出现情况，特定肢体参与情况；
- 姿势摇摆或不稳；
- 部位：近端和（或）远端肌肉，单侧或双侧肌肉；
- 加重或减轻障碍的情况；
- 执行运动所需时间；
- 安全等级，跌倒风险。

根据观测结果，治疗师能够选择一些针对功能障碍的合适的测试。表 6.2 列出了一些检测非均衡协调能力的测试。值得注意的是，一个检查通常可以同时检测几种不同的运动能力，这样可以节省一定的测试时间。表中只列出了一部分检测方法，并不包含所有的检测实验。也可以根据需要增加一些针对特定障碍的测验方法，这样更适用于某些特定患者。如前所述，患者功能技巧水平（如自我护理能力、轮椅使用技巧、转移能力、穿衣能力等）也是有效的检测其运动能力的方法（如反复 / 交错运动能力、叠加运动能力、精确运动能力等）。

表 6.3 列出了选择性协调障碍以及建议采用的测试方法。

表 6.2　非均衡协调测试

测试	说明
1. 指鼻试验	患者肩外展 90 度，肘关节伸展。要求患者用食指指尖指向自己鼻尖。起始姿势可以变化，从不同方位观察患者完成表现
2. 手指指向治疗师手指试验	患者和治疗师对向而坐，治疗师食指置于患者前方，要求患者用自己的食指触碰治疗师食指。治疗师食指位置可以变化，以观察患者改变方向、距离以及力量的能力
3. 指指试验	患者肩外展 90 度，肘关节伸展。要求患者双手向中线方向活动，使双手食指靠近触碰
4. 交替鼻指试验	患者交替用食指指向自己的鼻尖和治疗师的手指。治疗师手指位置可以变化，以观察患者改变方向、距离以及力量的能力
5. 对指试验	患者用拇指指尖按顺序触碰其余指尖，触碰速度逐渐增加
6. 粗大抓握试验	张开手和握拳交替进行（从手指屈曲至完全伸展），速度逐渐加快
7. 旋前 / 旋后试验	患者肘关节屈曲 90 度，靠近身体，交替翻转手掌。也可以肩关节屈曲 90 度，肘关节伸展时翻转手掌。速度逐渐加快。很多关节都可以进行拮抗剂间的翻转运动，如屈伸膝关节、踝关节、肘关节以及指关节
8. 反弹试验	患者肘关节呈屈曲位，治疗师徒手施加阻力使肱二头肌保持等长收缩状态。阻力突然移除，正常状态下，拮抗剂（肱三头肌）将收缩，以抑制上肢的运动。其他肌群也可以进行上述测试。如肩关节外展肌或屈肌、肘关节外展肌等
9. 敲击试验（手）	患者肘屈曲，前臂旋后，治疗师要求患者用手敲击膝关节
10. 敲击试验（足）	治疗师要求患者在不升高膝关节的情况下，用足掌敲击地板，而足跟保持与地板接触
11. 过指试验	患者和治疗师相对而站（或坐）。治疗师和患者均保持肩关节水平位 90 度屈曲，肘关节外展。两人食指相互接触。然后要求患者肩关节完全屈曲（食指指向天花板），然后再回到水平位，与治疗师食指再次触碰。左右两臂均应进行上述测试（分开或同时进行测试）。正常情况下，患者食指应能准确回复至起始位置，而在异常状态下，患者会出现“过指”反应，即食指错过治疗师的食指。该试验也可以在其他方向进行，例如要求患者肩关节朝向 90 度外展或 0 度屈曲（指向地板）活动，活动结束后再回复至水平起始位置

续表

12. 交替跟膝试验，跟趾试验	仰卧位时，要求患者用足跟触碰对侧肢体的膝关节以及大脚趾。上述试验交替进行
13. 脚趾指向检查者手指试验	仰卧位时，要求患者用大脚趾触碰检查者手指。治疗师食指位置可以变化，以观察患者改变方向、距离以及力量的能力
14. 跟膝胫试验	仰卧位时，患者一侧足跟沿对侧下肢的胫骨上下滑动
15. 画圈试验	患者用上肢或下肢画一个虚圈（可能需要使用桌子和地板）。也可以画8字形。下肢进行画圈试验时，患者也可以处于仰卧位
16. 固定姿势保持试验	上肢：要求患者将上肢保持于前水平位（站或坐） 下肢：要求患者将下肢保持于膝关节伸展位（坐位）

*试验应首先在患者睁眼时进行，然后再在闭眼时进行。异常反应包括：逐步偏离固定位置；视线遮挡后，反应质量下降。如果没有特殊说明，试验应在坐位进行

表 6.3 选择性协调障碍抽样试验

轮替动作障碍	指鼻试验 交替指鼻试验 旋前 / 旋后试验 膝关节屈 / 伸试验 步行试验（改变速度和方向）
辨距障碍	过指试验 画圈或八字试验 跟膝胫试验 足置于地板的标记物上；坐，站
协同失调	指鼻试验 手指指向治疗师手指试验 交替跟膝试验 脚趾指向检查者手指
肌张力减退	被动运动 深部肌腱反射
震颤（意向性）	观察患者功能活动时的表现（接近意向目标或加速时，震颤会增加） 交替指鼻试验 指指试验 手指指向治疗师手指 脚趾指向检查者手指
震颤（静止性）	观察患者静息状态下，四肢和下颌活动 观察患者功能活动时的表现（活动时震颤将减小或消失）
肌无力	固定姿势保持试验（上肢和下肢） 治疗师采用徒手阻力明确患者维持姿势的能力
肌强直	被动活动 观察患者的功能活动 观察患者静息姿势
运动迟缓	行走时，观察患者躯干活动和摆臂情况 行走时改变速度和方向 治疗师要求步行中的患者突然停止行走 观察患者的功能活动：计时试验

续表

姿势扰动	固定姿势保持试验（上肢和下肢） 患者坐位或站立时，突然破坏其平衡（扰动） 站立时改变支撑基座（如单足站立，或踵趾相连）
步态扰动	沿着直线行走 横行，向后 原地踏步 改变步行速度和方向 走环形步

检查

通过对患者功能活动的观察，治疗师选择合适的测试方法（表6.3），以检测患者所需的相关运动能力。通常来说，首先进行非均衡功能测试，再进行均衡功能测试。测试过程中，要仔细监测患者情况，必要时要系好安全带。在测试中，以下问题有助于治疗师进行相应检查，而结果应记录到协调功能检测表格的意见栏中。

- 运动是直接、精确、易于反转的？
- 运动是在正常（合理）的时间内进行的吗？
- 增加速度会影响活动的质量吗？
- 如果运动方向和速度发生改变，那么机体会做出持续、恰当的调整吗？
- 在肢体姿势维持过程中，是否会出现摇摆、晃动或无关运动吗？
- 上肢或下肢运动是否精确？
- 阻挡住视线，会影响运动活动质量吗？
- 近端还是远端肢体参与运动更多？
- 身体一侧还是另一侧参与运动更多？
- 患者迅速感到疲劳吗？
- 随着测试进行，患者一直有持续的运动反应吗？

测试结果记录

目前，尚无统一的结果记录方式。各机构和各治疗师对于结果的记录方式大不相同。由于测试类型多样，而患者的严重程度也不一致，因此，检测结果记录表格不能做到完全标准化。但是，上肢标准化测试已有了完全的标准化结果记录方式。该

测试是利用功能或作业相关任务来检测患者手部灵活性。这些测试结果可以帮助我们决定是否需当患者在从事某些特殊工作时,需要针对性的给予一些相应的技能训练。整个测试的实例我们将在本章"标准化工具:上肢协调"部分中进行详述。

可以有几种方式记录协调检查结果。其中,协调检查表格可以立体的反映患者障碍部位状况。这些表格是在临床使用中建立起来的,适用范围较广(表 6.4),有些则适用于特定患者(如脑损伤患者)。通常来说,这些表格都缺乏信度测试,但却能系统的收集和整体患者资料。此外,定期使用这些表格对患者进行复测,有利于比较患者的病情变化情况。这些表格通常包含一些评定量表,这些量表将患者测试表现分级,每个级别都附有相关描述词(表 6.4)。

表 6.4　平衡和协调检查表格

患者姓名:　　　　检查者:　　　　日期:

部分 1:非均衡协调试验

分级:

4 级　**正常**

3 级　**轻微损伤:**能完成活动;运动控制、速度以及稳定性轻微低于正常

2 级　**中度损伤:**能完成活动;运动迟缓、笨拙和不稳

1 级　**严重损伤:**只能启动运动,但不能完成运动。运动迟缓、不稳、摇晃,并出现无关运动

0 级　**运动不能**

出现如下情况需要在意见栏注明:

1. 视觉输入缺乏,致使活动不能或使运动表现发生改变
2. 完成活动需要口头提示
3. 速度改变将会使运动表现发生改变
4. 超时完成运动的时间
5. 手臂位置发生改变,这种改变能影响坐位平衡
6. 明显姿势不稳:不稳,晃动,无关运动
7. 疲劳影响了运动反应的持续性
8. 运动时,患者存在安全隐患,需要贴身保护

分级:左	协调测试	分级:右	意见栏
	指鼻试验		
	手指指向治疗师手指试验		
	指指试验		
	交替指鼻试验		
	对指试验		
	粗大抓握试验		
	旋前/旋后试验		
	敲击试验(手)		
	敲击试验(足)		
	过指试验		
	交替跟膝试验,跟趾试验		
	脚趾指向检查者手指		
	跟膝胫试验		
	画圈试验(手)		
	画圈试验(足)		
	固定姿势保持试验(上肢)		
	固定姿势保持试验(下肢)		

部分 2:姿势控制和平衡测试

分级:

4 级　**正常:**无需扶手等设施,保持稳定平衡(静态)

能承受最大外力干扰,并且能够在各方向全范围转移重心(动态)

3 级　**好:**无需扶手等设施,保持稳定平衡,但姿势晃动受限(静态);

能承受中等程度的外力干扰,并且能够从地板上捡起物体(动态)

2 级　**中等:**在扶手等设施帮助下,保持稳定平衡,但有时可能需要最小的辅助措施(静态)

能承受最小程度的外力干扰,转头/躯干时能保持平衡(动态)

1 级　**差:**在扶手等设施帮助下,保持稳定平衡,但需要中等程度的辅助措施(静态)

不能承受外力干扰,运动时失去平衡(动态)

0 级　**缺失:**不能保持平衡

出现如下情况需要在意见栏注明:

1. 视觉输入缺乏,致使活动不能或使运动表现发生改变
2. 完成活动需要口头提示
3. 速度改变将会使运动表现发生改变
4. 超时完成运动的时间
5. 手臂位置发生改变,这种改变能影响坐位平衡
6. 明显姿势不稳:不稳,晃动,无关运动
7. 疲劳影响了运动反应的持续性
8. 运动时,患者存在安全隐患,有跌倒风险

续表

分级	平衡测试	意见栏
	以正常舒适的姿势保持坐位	
	坐位:重心能在任意方向活动	
	坐位:多方向功能性伸展	
	坐位:从地板上捡起物体	
	以正常舒适的姿势站立	
	站立:双足并拢(支撑基座变窄)	
	单足站立	
	站立:踵趾相连	
	站立:睁眼至闭眼(Romberg 试验)	
	站立:踵趾相连,从睁眼至闭眼(改良 Romberg 试验)	
	站立,多方向功能性伸展	
	步行,足放置于地板标记物上	
	步行:横行	
	步行:向后	
	步行:交叉步	
	步行:走环形步,方向交替进行	
	步行:用足跟行走	
	步行:用足尖行走	
	原地踏步	
	步行时头部水平或垂直转动	
	越过或绕行障碍物	
	在扶手帮助下爬楼梯	
	无扶手帮助爬楼梯	
	逐级爬楼梯	
	跨级爬楼梯	

在测试过程中,尤其是在独立坐位时,患者可能表现出明显的姿势不稳,这时可能需要治疗师的贴身保护,这些都应该在表格的意见栏中记录下来。

在分级量表中,协调检查的各个部分都有相应的分值。该量表的优势在于可依据主观分级,量化患者活动表现。当然,采用量表也存在一些固有局限性:①描述词也许不能反映个别患者的测试表现;②描述词可能不够明确,也不能详细说明患者情况;③如果不经培训,个别解释有可能降低检测者自身和检测者间的测试信度。通常来说,表格通常包含意见栏,该栏允许对患者表现进行文字叙述性描述。同时采用量表和叙述性文字能确保对患者协调障碍情况做到记录充分。

测定患者完成功能任务的时间,可以将患者运动功能定量化。这是因为在合理的时间内完成某项活动,是评判患者运动表现的标准。治疗师通过秒表记录患者的完成时间,这对于患者的功能和安全性都有着非常重要的意义。例如:某个患有多发性硬化的轮椅患者,他计划重返校园,但是需要花费 2.5 小时完成穿衣动作,那么这个时间对于患者来说就不具备功能性,尤其当患者要上早上的课时。再比如一位共济失调步态患者,不能在绿灯的时间内通过马路,那么患者过马路的时间就不具备功能性,因为这对于患者来说存在安全隐患。目前已经有基于活动计时的标准化测量工具(例如:计时起立测试和步行测试等)[116,117]。当然,在实际应用中,这些测量工具也可能被整合入其他的功能 / 运动任务测量中。

定期录制患者的运动行为,也是一种有效的记录患者协调障碍情况的方法。此方法还可以监测患者的病情进展。对某些患者来说,这种方式还将有助于他们改变自身的运动策略,提高运动功能,并引起患者对相关安全注意事项的重视。此外,按时间顺序观看录像,也能够激励患者不断进步。而且,也能确定药物(前干预和干预)对协调功能的影响(例如帕金森病患者)。

定量协调测试和专业化测试工具

CATSYS 系统

CATSYS（Danish Product Development，Ltd.，Denmark） 是基于 Windows 的测试系统，用于定量测定某些类型的协调障碍。它通过一个小的数据记录器（串行电缆）与电脑连接，而信号来源于 4 个传感器：

- Tremor Pen™ 用于记录震颤的强度和频率；
- 记录拇指触发的手动开关的反应时间；
- 触摸式记录板用于记录旋前/旋后以及手指敲击动作；
- 测力板用于记录姿势晃动情况。

系统提供了基线资料，并且可以比较患者间以及患者自身前后的测试结果。该系统可被用于记录与神经变性疾病相关的运动功能障碍，也适用于水银和金属镁等神经毒性物质所致疾病的功能障碍。在一项有关特发性震颤的病例研究报道中，该系统也用于检测帕金森病患者对于丘脑底核深部脑刺激（DBS）的反应。通过该系统，量化了患者的震颤和手指敲击特点[123]。

选择性反应时间分析仪

选择性反应时间分析仪（Neuro-Test Inc.，Pasadena，CA 91117）是一部采用计算机操作的测试系统，用于记录患者简单反应时间（SRT）和选择反应时间（CRT）。SRT 仅仅包含了一个刺激和一个反应（受试者无需判断该刺激是否为必要刺激），而 CRT 则包含了多个刺激，并需要针对刺激作出相应的反应。反应时间指的是刺激出现（设备屏幕上出现）至反应出现之间的时间。患者按 A 或 S 键来记录反应时间。例如：测量 SRT 时，每当蓝色出现时，患者尽可能快的按 A 键，系统所记录的时间即为 SRT。当然，刺激形式可以多种多样，如字母、颜色等都可以。而各种角度方向也可以作为刺激，如斜向、倒置等等。而测量 CRT 时，患者则通过按 A 或 S 键以作出对不同刺激的不同反应。例如：当出现倒置的数字 2 时，患者迅速按 A 键，而出现正置数字 2 时，则按 B 键。

标准化工具：上肢协调功能

上臂 - 手和眼 - 手协调功能、手指运动灵活度的测定都可以通过几个标准化测试来完成。这些测试都需要检查患者的功能性活动。这些测试最初是用来预测患者的就业成功度，尤其是对于需要操作小零件的工作，如流水线工作等。这些测试的评分主要是依据受试者测试完成时间以及准确度(质量)来决定的。

这些测试大都设有检测者手册，包含了测试的基线资料，这有助于对测试结果进行解释。此外，检测者还必须严格按照规定的方法进行测试，任何偏差都会影响测试的效度和信度，成为无效测试（与基线相比）。检测者的技巧也非常重要，需要对测试指南非常熟悉，这样才能对测试结果做出合理的解释。而对于同一个体，则还需进行后续再测试。因此，通过这些标准化测试，可以对患者的病情变化情况做出客观的评价。以下是几个常用的标准化测验。

Jebsen-Taylor 手功能测试（Sammons Preston Rolyan，Bolingbrook，IL 60440）：该测试用于检测手和手指的协调功能，包含了 7 个有关手功能技巧的子测试项目：写、翻卡片、拿起小件物体、模拟进食、堆积物品、拿起大件轻物体、拿起大件重物体(图 6.4)。该测试易于实施和评分(已有商品化测试包，含有测试工具及测试说明)，而测试的基线资料则包含了年龄、性别、峰时、优势手等信息。七个手部常用的日常生活能力均在此测试中得以检测[125~129]。

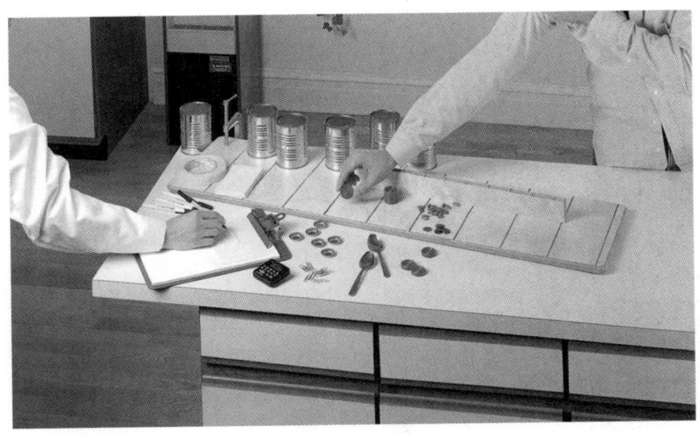

图 6.4　Jebsen-Taylor 手功能测试包含了 7 个有关手和手指协调运动所需技巧的子测试项目。常用的工具如：勺子、曲别针、易拉罐以及铅笔等

Minnesota 手灵巧度测试（Lafayette Instrument Co.，Lafayette，IN 47903）该测试可以为需要半熟练操作的工作选择合适人选，这些工作通常需要协调的手臂 / 手 / 手指的运动，也需要眼 - 手协调。例如操作小工具或装配材料（无需区分材料的形状或大小）（图 6.5）。该测试包含了放置和旋转任务，测试工具是一个带孔（井）的木板和一些圆盘，测试也设有基线资料。该测试还有扩展版本，即 Minnesota 操作速度测试，该测试包含了五个操作内容：放置、旋转、移位、单手放置和旋转、双手放置和旋转[129~132]。

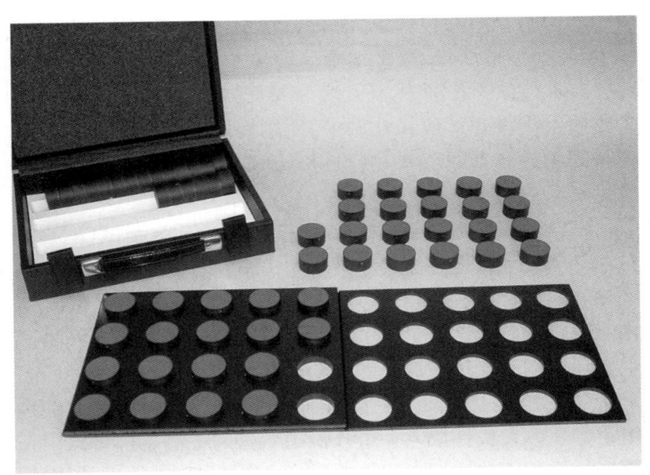

图 6.5　Minnesota 手灵巧度测试包含了两个操作测试：放置和旋转。先进行一次练习，再进行测试。每个操作测试四次，最终得分依据每次测试所花费时间

Purdue 钉板测试(Lafayette Instrument Co.,Lafayette,IN 47903)该测试主要用于检查手臂/手/手指粗大协调功能以及精细协调功能(灵巧度)。测试中,患者将大头针、领圈、垫圈等放入钉板中(图 6.6)。该测试也有几个子项目:右手抓握、左手抓握、双手抓握和装配。该测试可用于筛选工业方面工作的合适人选,这些工作都需要一定的操作技能。该测试设有基线资料,可用于测定单侧和双侧肢体的协调功能。该测试的工具包括了一块测试木板、大头针、领圈、垫圈等。既往研究表明,Purdue 钉板测试对于多发性硬化患者有着较高的测试-复测信度[135]。

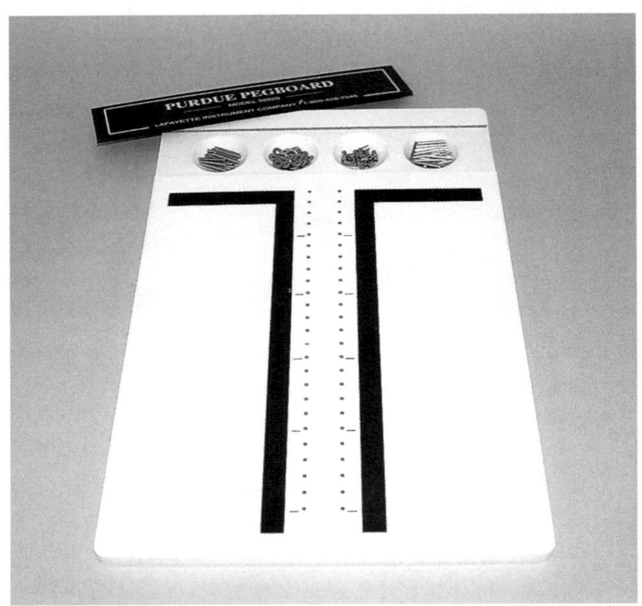

图 6.6 Purdue 钉板测试包含有一块钉板,并附带有大头针、领圈、垫圈等。在 30 或 60 秒的时间段内,计算装配零件的数目

Crawford 零件灵巧测验(Harcourt Assessment,San Antonio,TX 78270)该测验通过受试者操作一些小零件,来测定其运动功能。这些小零件包含了大头钉、领圈、螺丝等,同样也包含一块与这些小零件适配的木板。测试中,需要用镊子将大头针放入木板中的孔洞中,还要将领圈套入大头针上。另外,还需要用手指将螺丝放入孔洞中,而用螺丝刀将螺丝拧紧。本测试同样设有基线资料,测验得分采取的是完成任务所花费的时间[129,136]。

O'Connor 镊子测试(图 6.7,左)和手指灵敏测试(图 6.7,右):该测试用于检测受试者快速操作小物体的能力(Lafayette Instrument Co.,Lafayette,IN 47903)。镊子测试要求受试者使用镊子将一枚大头针放入直径为 1/16 英寸的孔洞中,该测试主要强调的是受试者眼-手协调以及精细运动的灵活度。而手指灵敏测试也强调了手指精细运动的灵活度,但其方法是用手将 3 枚大头针放入一个孔洞中。这两个测验都可以用来筛选流水线工作人员,因为这个岗位需要快速操作小的物件(例如装配手表小零件等)。

徒手工具灵巧度测试(图 6.8):利用常规工具检测受试者上臂/手/手指的协调运动功能。该测验工具包含了一块两

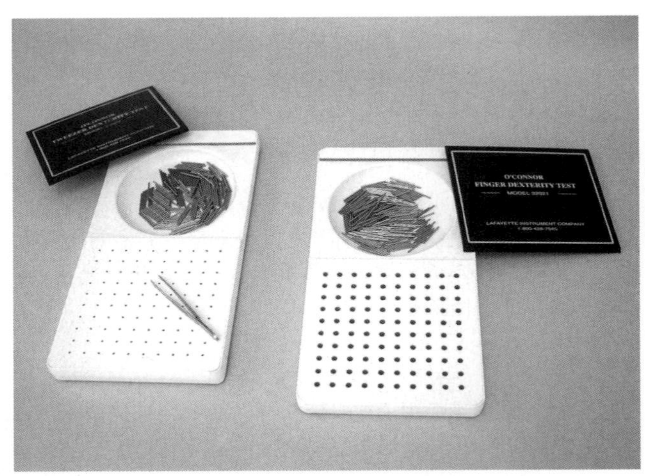

图 6.7 O'Connor 镊子测试(左)和手指灵敏测试(右)用于检测手部精细运动协调功能。图中每块木板大小 11 × 5.5 inches (28cm × 14cm),木板上有 100 个小孔和浅坑,用来放大头针。褐色盖子可以通过滑槽盖住木板,以使存储时大头针不会掉落

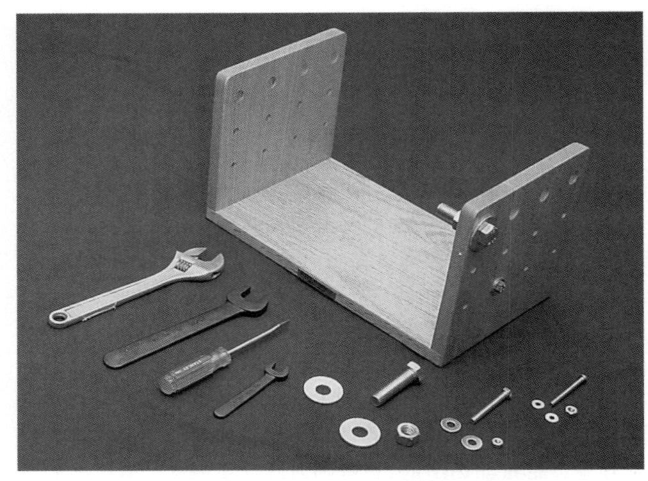

图 6.8 徒手工具灵巧度测试利用常规工具移除和重新安装螺帽和螺钉,该测试是计时测试

侧直立竖起的平板。测试要求受试者使用合适的工具将一侧竖边上的螺帽和螺钉取下,再装备到对侧竖边上去。该测试是计时测试,并提供了测试基线。

Roeder 操作能力测试(图 6.9):测试了手臂/手/手指的协调运动功能(包括推和转),同样也测试了眼-手协调能力。测试材料包括了一块高密度塑料板,上面有四个凹槽,装着垫圈、竿子、螺帽以及螺母。此外还有一个用来装配垫圈-螺母的 T 形杆,以及数排孔洞,用于装配螺母。整个测试包含了四个计时操作:优势手杆-螺帽装配,T 杆垫圈-螺母装配(右手、左手以及双手)。同样该测试也提供了基线资料。

目前已有多种商业化标准测试工具。选择哪种测试工具应依据如下原则:①预期检测哪种运动功能,如往复运动、叠加运动、反应时间、精确度等;②测试所包含的任务应能全面评估不同类型患者的协调运动能力(单侧任务、双侧对称任务、双侧非对称任务)。此外,为了测试的标准化,测试者还

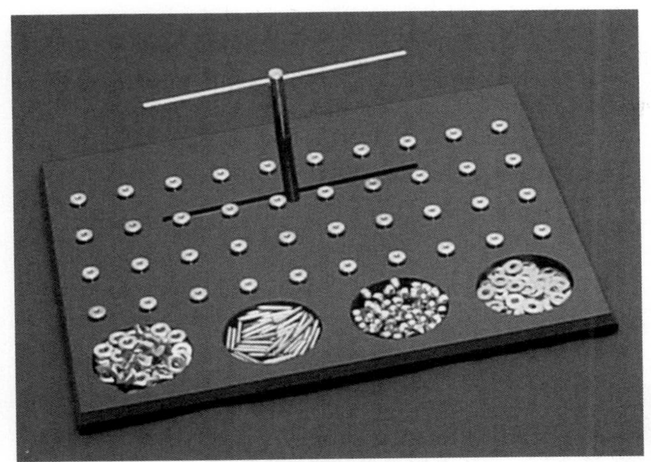

图 6.9　Roeder 操作能力测试：在既定时间内计算安装垫圈和螺母的数量

必须仔细研究测试准则，而基线资料有助于检查者解释测试结果。

姿势控制和平衡检查

姿势定位指的是骨骼肌和重力对身体各组分相对位置的控制。而**平衡**则指的是身体的一种状态，在此状态下，作用于躯体所有的力均处于平衡状态，重心（COM）处于稳定极限及支撑基座（BOS）的范围内。姿势控制的整体目标（稳定和功能）是通过中枢整合控制来完成的。当外力作用于身体时（如摇晃），导致重心和支撑基座（如移动平台，治疗球等）发生移动，此时身体会出现反应性姿势控制。反馈系统将会反馈输入感觉信息，以激活正确的反应。而当内生扰动力作用于躯体自身运动时，则会出现主动（预期）姿势控制（如抓一个重球等）。采用前反馈机制，个体既往经验能够让躯体预先为即将到来的运动做好准备（调适）。依据任务和环境特点，姿态需求也具有多样化特点。当任务和环境发生变化时，适应性姿势控制允许机体调整自己的感觉和运动系统[2]。

平衡的出现来源于以下复杂的相互作用①感觉 / 知觉系统，用以观测躯体位置和运动；②运动系统，用以组织和执行协同运动；③高级中枢处理过程，用于运动的计划和整合。因此，平衡检查必须聚焦于这三个方面。

姿势调整和重量分布

检查机体站立时的正常姿势力线可采用铅垂或重力线观测骨性对位对线，可以。而若进行更为精细的分析，则可以采用带有光发射信号的动作分析系统，摄像技术以及肌电图检查。在站立过程中，重心一般出现在支撑基座上 2/3 身体高度处。若要检查静态站姿，那么，患者需要两足分开站立，两足间距正常，从侧面观（矢状面），铅垂线（垂直线）正处于外踝的前方。垂直重力线（LOG）紧贴大多数关节轴：其位于踝膝关节稍前方，髋关节稍后方（或正处于踝关节上），躯干的中线，肩关节前方，通过外耳道（图 6.10）。

在直立位时，脊柱生理曲线存在扁平，这依赖于姿势紧张

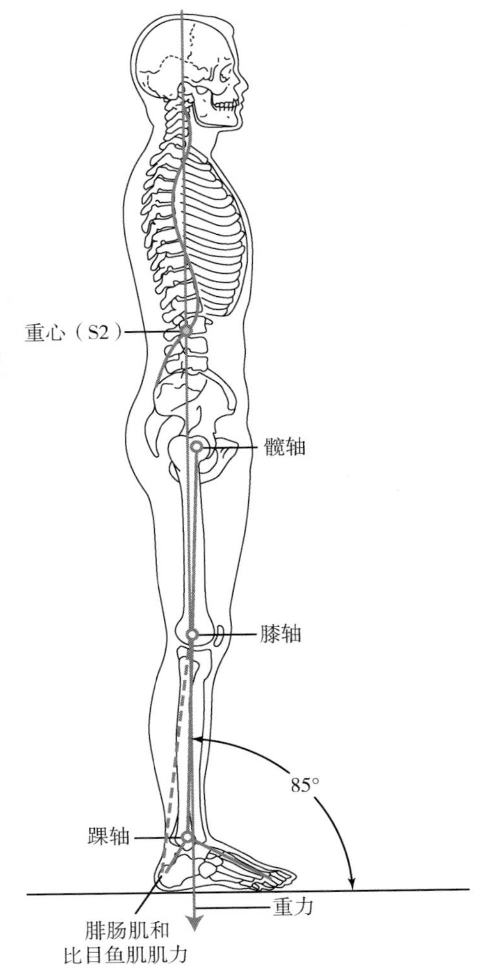

图 6.10　站立矢状面正常人体的姿势调整情况。最佳姿势下，LOG 通过某些既定的解剖结构

程度，腰颈部前凸以及胸背部后凸程度等。而骨盆位于中立位，无前后倾斜，从前后面观察时（额面），双足与铅垂线保持相等距离。此时，检查者需观察患者双足是否均等承受体重，此外还需观察躯干和四肢是否对称。站立时，正常姿势调整会使肌肉主动收缩的需求降至最低。静息状态下，胫前肌、腓肠肌 - 比目鱼肌、阔筋膜张肌、臀肌、髂腰肌、腹肌以及骶脊肌等均处于低水平的紧张活动状态。

而坐位时，从侧面观察，会发现头部和躯干均与地面垂直，脊柱生理曲线也会存在，骨盆位于中立位（图 6.11）。而从前后面观察，头和躯干也位于中立位，并且体重会对称分布于双下肢（臀部、大腿及双足）。

稳定极限指的是在不失去平衡或不改变重心的情况下，机体向任意方向倾斜的最大距离。因此，在站立位时，只要在稳定极限内活动（前、后、两侧），就不会失去平衡或迈步以保持平衡。影响稳定极限的因素很多，其中包括了人群个体的自身特性，例如：身高与足长调控前 / 后（AP）稳定极限，而身高与两足间距则又调控内 / 外（ML）稳定极限[138]。而重心位置和运动（速度和位移）也影响稳定极限[139]。稳定极限的中点又称作重心校准。而稳定性指的是利用最小幅度的运动（摇晃）维持既定姿势的能力[140]。站立时，机体常会表现出小幅

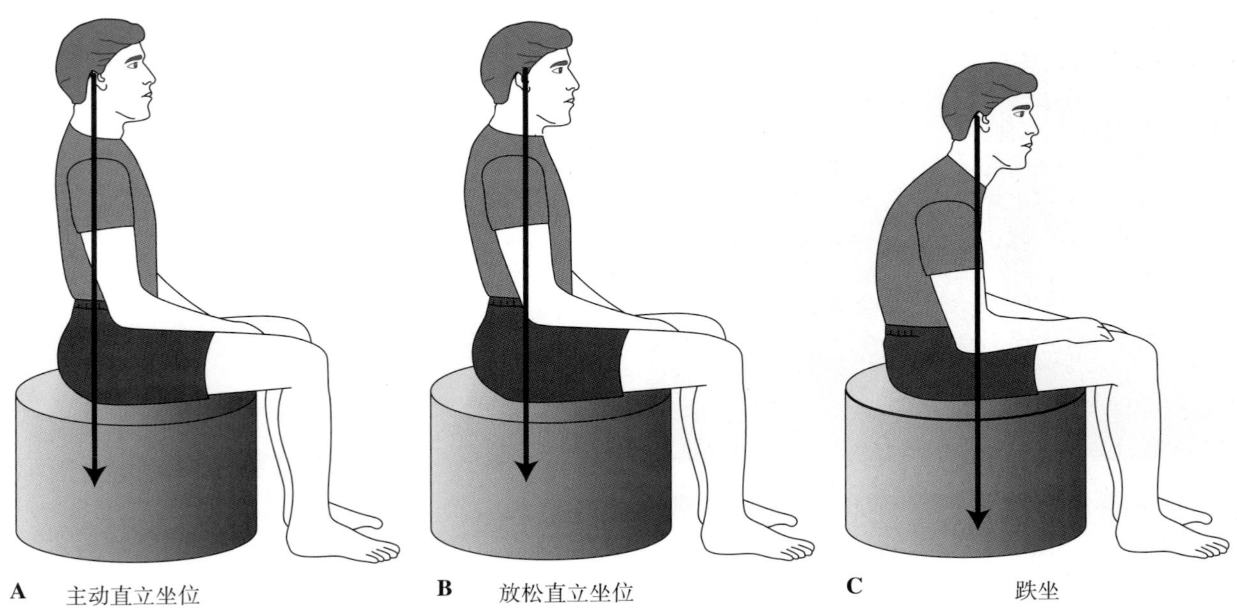

图 6.11 坐位矢状面正常人体的姿势调整情况。(**A**)最佳姿势下，重力线接近头部、颈部以及躯干旋转轴。(**B**)放松状态下，重力线略有改变，仍接近旋转轴。(**C**)跌坐状态下，重力线在脊柱和髋关节的前方

度的体位变化(体位摇晃)，一般方向是从一侧至另一侧和从脚跟至脚趾的循环间歇进行。摇摆范围则指的是站立过程中，体位变化路径。在行走过程中，人体重心在左右以及上下间移动，其移动幅度非常小，轨迹可形成一个平滑的正弦曲线。而坐位时，支撑基座较大，重心位置较低(刚好高于支撑基座)，因此其平衡极限范围较大。

检查和记录

姿势调整和摇摆可以通过以下方式进行：患者站于姿势网格前，通过肉眼观测其姿势调整及体位摇摆情况。还有一些精密仪器也可以用来检查姿势情况，如姿势描绘图，该仪器利用测力板定量测定地面反作用力的情况(力心或压力中心测量)。该仪器利用垂直力计算中心力(center of force)，而利用垂直力和水平切力来计算压力中心(center of pressure)。在确定两足各自承受体重情况，并计算力大小后，结果可转化为可视图像(图 6.12)。经软件分析后，能够明确该患者的起始相姿势(调整中心)、平均摇摆路径、总摇摆距离(LOS)以及稳定区域等信息。对于姿势控制来说，这些测量结果信度和效度较高[142,143]。

根据两足各自承重情况，治疗师能够客观地分析患者姿势是否对称。如果患者姿势不对称，那么就有可能出现压力中心偏离中线位置。例如：脑卒中患者站立时，通常将更多的体重分配给健侧肢体。而摇摆幅度过大则是姿势不稳的表现。例如：共济失调患者通常呈现出反应过度，其体位摇摆幅度过大，运动不协调，因此其姿势稳定性较差。而帕金森病患者则存在相反的情况，运动反应不足是其特点[144,145]。患者摇摆幅度减小，姿势稳定性过高。稳定极限可以通过以下方式来测量：让患者站立时，主动将重心向任意方向移动，直至失去平衡或双足迈步。运动控制存在缺陷的患者，其稳定极限通常会降低(压力中心移动距离减小)。例如：脑卒中患者的稳定极限会减小，尤其是偏瘫侧躯体。而帕金森病患者的稳定

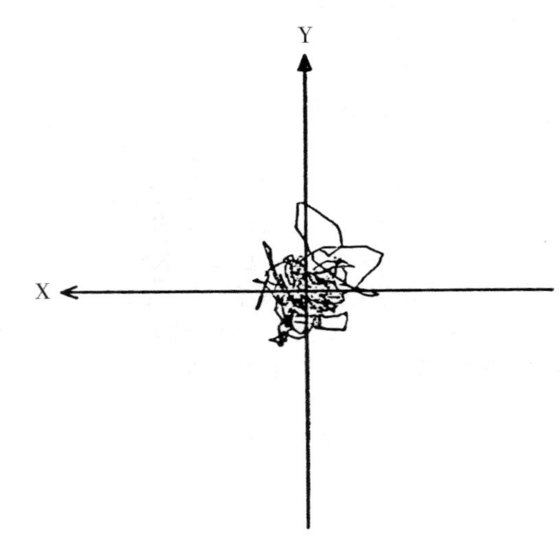

图 6.12 姿势摇晃：受试者站在平衡平台上，记录 60 秒内压力中心的运动情况。数值：摇晃路径的平均幅度(英寸)=0.13 × 0.15 (0.33cm × 0.38cm)；路径长度 =32.2 英寸(81.2 厘米)；速度 =0.45 英寸 / 秒(1.14 厘米 / 秒)

极限也会减小，如果这类患者呈现出弯腰姿态，那么说明他向前的稳定极限显著减小。其他病理改变也会导致稳定极限和重心调整发生改变(例如：肌无力、骨骼畸形、肌张力异常等)。测力平台反馈系统可以用来训练患者的姿势控制能力，训练后对该患者进行复测，这样又可以记录患者姿势控制的恢复情况，也可以评估训练效果优劣[140,145,148]。

姿势控制的感觉运动整合

感觉系统(视觉、躯体感觉以及前庭感觉)为中枢神经系统提供有关姿势控制与平衡的重要讯息，包括自身活动后效

果以及周围环境信息等。中枢整合这些输入信息，引起目标导向性意识动作，以及姿势和运动的自发性、无意识调整。对于中枢来说，每个感觉系统的信息都是独一无二的重要的，但却不能涵盖所有必需的信息。

视觉系统是重要的信息来源，它具有感知运动、观察躯体节段间相对方位及空间定向的能力。该能力也被称为**视本体觉**[140]。视觉系统有两个独立且已被认同的功能系统：①焦点视觉（认知视觉或清晰视觉）；②周围环境视觉（感觉运动视觉或隐式视觉）。焦点视觉在定位环境特征以及个体对视觉事件的意识性反应上有着非常重要的作用。相反的，周围环境视觉主要是利用整个视野去获取有关环境定位特征的信息，此外还能利用非意识知觉去引导个体的运动。因此，每个视觉系统都有其独一无二的功能意义。例如：脑损伤患者可能有视觉性共济失调的功能障碍，即患者能够利用焦点视觉辨认出物体，但是却不能利用视觉信息准确地去拿该物体（即周围环境视觉受损）。而相反的情况则出现于脑卒中患者中，他们有可能出现视觉失认，即患者不能辨认出普通的物体，但是却能运用周围环境视觉抓住该物体或进行环境导向。此外，视觉还有利于头部、躯干以及四肢的翻正反应（视翻正反应）。

Snellen 视力表可以用来检测患者的视觉灵敏度（焦点视觉）。远视力若低于 20/50，则会对姿势稳定产生显著影响[150]。焦点视觉只能通过中央视网膜检查来检测，而周围环境视觉则可以通过全视野（中央和周边视觉）检查来检测。如果周边视觉丧失（例如：脑卒中偏盲患者、青光眼患者等），那么患者将在视本体觉以及功能活动方面存在缺陷。面对面视野检查法可用于检查周边视觉。患者坐在治疗师面前，并被告知凝视治疗师的鼻子，治疗师将一个目标物体（一根手指或铅笔等）从患者左侧或右侧，缓慢的移入其视野中，当患者看见该物体时，要说明（指明或声明），何时何地看见目标物。周围环境视觉的测定是要求患者自行穿越忙碌的理疗室，在此过程中，评估患者安全导向、准确定位环境特征的能力，以及为躲避障碍物，而提前做出相应的动作调整，最终能够成功到达目标区域的能力。存在地形定向障碍的脑卒中患者环境导向困难，他们也不能理解地点与地点之间的位置关系。

躯体感觉输入指的是身体节段与支撑面接触时的皮肤和压力感觉（如站立时的双足以及坐位时的臀部、大腿及双足），还包括全身肌肉和关节的本体觉。轻触稳定支撑面的双手对平衡也具有辅助作用[151]。这些感觉输入为中枢神经系统提供了相对于支撑面的躯体定位及运动信息。足 / 踝部的皮肤感觉（触觉和压力觉）以及足 / 踝、髋的本体觉对于维持人体直立姿势有着极其重要的作用。因此，四肢和躯干的感觉检查也显得尤为必要（第 3 章感觉功能检查）。

前庭系统也是姿势控制和平衡的重要信息来源。半规管（SCCs）可以感受头部的正负角加速度，而耳石器官能够感受重力相关的线性加速度以及头部位置。半规管对于头部的快速（时相）运动非常敏感，而耳石则对头部的慢速运动以及与重力相关的姿势改变很敏感。因此，在头部运动时，前庭系统可以通过前庭眼动反射（VOR），稳定眼部的凝视功能。还可以通过前庭脊髓反射（VSR）调节姿势张力及促进相关肌肉的激活。前庭功能的测定包括体位试验和运动试验，这些试验可用以检测患者是否存在前庭功能障碍（例如头昏、眩晕、眼球震颤等）[152]。第 12 章前庭功能紊乱将对此有详细讨论。

在支撑相中，所有的感觉输入都是用来维持姿势的。感觉权重理论认为，中枢神经系统会依据特定的感觉环境和任务，对各种感觉输入信息进行加权[153~156]。安静站立指的是在稳定的支撑平面和环境中的站立。而干扰站立则是指支撑面发生简短的位移或重心在支撑基座之上发生移动时（干扰），机体仍保持站立。在静息相，正常成人的中枢神经系统对躯体感觉输入比支撑相时有更多的加权。出现意外干扰后，更多的躯体感觉输入将迅速被激活，这对早期的再稳定控制起到主导作用。而前庭和视觉输入的处理速度较慢，它们在后期的姿势稳定再建立中起到主导作用。如果躯体感觉输入受损（如外周神经病）或躯体感觉冲突（如站在高密度泡沫垫上），那么视觉将承担更为重要的作用。如果躯体感觉和视觉输入同时受损或缺失，那么，前庭输入对于姿势的维持和感觉冲突的消除起到至关重要的作用。实际上，中枢对于各种感觉输入的利用非常灵活。平衡反应具有任务相关性和情境依赖性的特点。中枢依据信息的有效性、时机性以及特定感觉输入信息的精确性进行加权，从而激活平衡反应。

由于感觉信息输入量非常大，因此，即便在不稳定的表面或感觉刺激的情况下或是出现明显的感觉输入受损时，机体也可以维持一定程度的平衡。然而，如果超过一个感觉系统受损，那么平衡控制将会出现明显的损伤。例如，糖尿病患者会出现糖尿病神经病变（足、踝的躯体感觉输入缺失）以及视网膜病变（视觉受损），这将会导致患者出现明显的姿势不稳，增加跌倒风险。此外，认知系统也对于信息的处理和分析也有着重要的作用。中枢处理这些信息后再制定有效的姿势反应。而不同任务（新学习 VS 熟悉的反应）和环境（开 VS 闭或双重任务）对于注意力的要求也各不相同。因此，认知或注意力受损时，患者的跌倒风险将显著增加，尤其是当这些患者进行对稳定性要求较高的活动时。

Romberg 试验

Romberg 试验是最经典的姿势控制感觉试验[159]。在测试中，要求患者双足并拢，睁眼（EO）独立站立 20~30 秒（如果睁眼时，患者出现明显的摇晃或不稳，那么测试结束）。此后患者闭眼站立（EC），如果此时其稳定性与睁眼时相同，或仅有细微的变化，那么该试验结果为阴性。但如果患者睁眼时能够稳定站立，而闭眼后出现大幅度的摇晃和（或）不稳，那么该试验结果为阳性。Romberg 商数指的是睁眼与闭眼时，机体摇晃比率，可以用来反映稳定性大小。在测试过程中，治疗师需要告诉患者，万一发生跌倒，治疗师会随时准备保护他（她）。Romberg 征阳性提示该患者本体觉缺失（感觉性共济失调），常见于脊髓后侧柱损伤（如颈椎病、肿瘤、退行性脊髓病、脊髓痨等）和外周神经病变。如果睁眼时就出现不稳，那么患者可能存在有其他的中枢神经系统功能失调（例如小脑共济失调或前庭功能失调等）。而加强 Romberg 试验则需要患者双足前跟与后脚趾相连，再观测睁眼与闭眼时的平衡状况。

感觉统合试验

感觉统合试验（SOT）是由 Nashner 建立的[153,154]。该试验用来检测中枢有效利用和整合不同感觉输入信息的能力。它检测患者在 6 种不同的测试环境下，机体静态站立时的摇摆情况(图 6.13)。该试验采用动态姿势图仪,该设备装有一运动平台,该平台能够产生机械扰动(滑动或倾斜运动)。此外该设备还有一块移动环绕屏,可以随之摇摆,这便对患者产生了视觉冲击。环绕屏和运动平台均依据液压机械原理进行工作。测试环境 1 提供了精确的躯体感觉、视觉以及前庭感觉信息,作为测试的参考基线。而其余 5 种环境则依据程序改变感觉输入,增加感觉冲突水平以及姿势难度(表 6.5)。

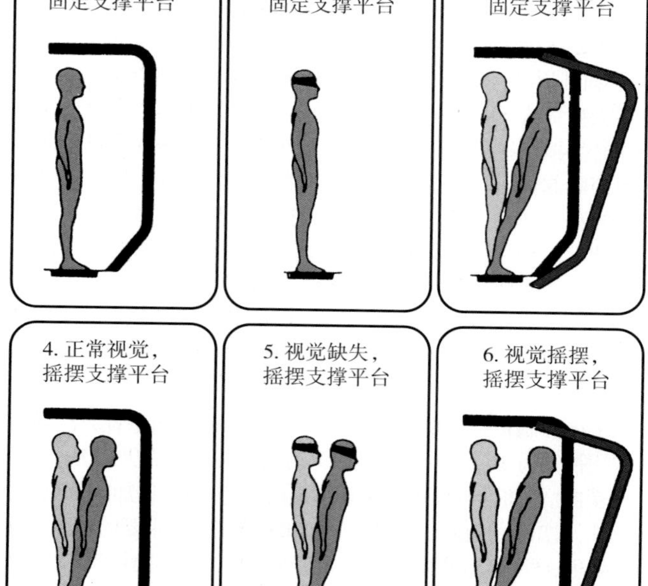

图 6.13 感觉统合试验

表 6.5 感觉统合测试

条件	感觉输入
条件 1: 睁眼,稳定支撑面(EOSS)	所有感觉系统不变
条件 2: 闭眼,稳定支撑面(ECSS)	视觉缺失 躯体感觉系统不变 前庭系统输入完好
条件 3: 环绕屏移动产生视觉冲突 稳定支撑面(VCSS)	视觉发生变化 躯体感觉系统不变 前庭系统输入完好
条件 4: 睁眼 支撑面移动(EOMS)	视觉不变 躯体感觉发生变化 前庭系统输入完好
条件 5: 闭眼 支撑面移动(ECMS)	视觉缺失 躯体感觉发生变化 前庭系统输入完好
条件 6: 环绕屏移动产生视觉冲突 支撑面移动(VCMS)	视觉发生变化 躯体感觉发生变化 前庭系统输入完好

测试环境 1~3 中,患者站在稳定的平台上,该环境提供了精确的躯体感觉输入,但视觉输入信息会有所改变:环境 1 要求患者睁眼,环境 2 要求患者闭眼,而环境 3 时,环绕屏会随着躯体摇摆而发生移动,这样会使患者产生错误的视觉信息输入。环境 4~6 重复环境 1~3 的视觉变化,除此之外,支撑平台也会发生移动,这样便会产生错误的躯体感觉信息。环境 5 和 6 时,由于躯体感觉和视觉信息输入减少,那么姿势的维持就需要依赖于精确和有效的前庭感觉信息输入,因此前庭功能障碍的患者在环境 5 和 6 时就会出现非常明显的姿势不稳。而姿势控制依赖视觉的患者,在环境 2、3、5 和 6 时会出现姿势不稳。躯体觉依赖的患者则在环境 4、5、6 时出现不稳。如果患者存在感觉选择障碍,那么环境 3 和 6 时会有异常表现。每个环境的测试时间为 30 秒,再进入下一个环境测试。如果患者首次尝试不成,则可以给以二次测试。依据观察到的患者摇摆方向和次数进行评分。以下为该测试常用的数字评分系统:

1 最小摇摆
2 轻微摇摆
3 中等摇摆
4 平衡丧失

姿势图仪最终可为检测者提供一份可打印的柱状图表,该图表依据患者的姿势摇晃情况,说明了 6 种环境下患者的姿势平衡表现。两种环境的得分比率可以反映出机体对某一感觉系统(相对于另一感觉系统)的信赖度。此外,肌电图(EMG)也可以用来进行运动协调功能分析,它可以提供机体肌肉活动相对水平的信息,还能够反映出总体肌肉的募集方式。

对于所有的姿势控制和平衡功能测试,患者的安全是最为重要的考量。而姿势图仪测试中,患者要佩戴安全带防止跌倒,此外该设备还有扶手,也能增加测试的安全性。

平衡感觉互动临床测试法

如果没有精密昂贵的姿势图仪,也可以采用改良版测试方法,该方法适用于临床和家庭使用。平衡感觉互动临床测试法(CTSIB)是 SOT 的简化版本,由 Shumway-Cook 和 Horak 设计建立的[160]。该测试使用中等密度的泡沫垫来代替运动平台,一个改良视觉穹顶(一个日本灯罩置于受试者头部)替代了移动环绕屏。与 SOT 类似[161],该测试也在 6 种环境下进行。此外,还有更为简单的改良 CTSIB(m-CTSIB),它只有 4 个不同的测试环境(在平坦表面和泡沫垫上睁眼和闭眼)。不进行环境 3 和 6(视觉穹顶环境)的测试。以上两个版本中,受试者都保持相同的姿态(足间距与肩同宽),进行 3 次持续 30 秒的测试。记录平衡时间,以及摇摆时间或平衡丧失时间。同时也记录受试者的主诉(如恶心、头晕等)以及所采用的姿势策略(如踝或髋策略、手臂伸展、抬高等)等。如果患者姿势改变(足间距增宽,双足移动或睁眼等)、平衡丧失或需要旁人扶助,那么就中止该测试[162]。

平衡的运动策略

通过婴幼儿和损伤动物(去大脑实验)的观察研究发现,婴幼儿和动物的翻正和平衡反射中就已经包含了姿势反射机制。自动翻正反射(RR)可以定位头部空间位置(视觉 RR、迷路 RR、头部 RR),还可以确定身体相对头部和支撑面的位置关系(颈 RR、体壁 RR)。平衡反射则包括了倾斜反射和降落伞(保护性)反射。而成年人的姿势反应则更为复杂,并且对环境和任务需求的适应度也更高。从简单的牵张反射到特定的运动策略(协同方式)都是成人姿势反应的类型。支撑基座附近的肌肉对于平衡姿势的维持尤其重要。当重心不稳致使躯体达到稳定极限时,姿势反应的幅度也随之增加。

固定支点策略

固定支点策略指的是控制支撑基座(BOS)以上重心的运动策略(原位策略)。站立时,躯体(躯干和腿部)可以当做一个相对固定的钟摆(相对于踝关节)前后移动重心,这称之为踝策略(图 6.14)。此时肌肉按照从远至近的顺序激活。向前晃动时,腓肠肌首先激活,接下来是股后肌群。而向后晃动时,则胫前肌先激活,接下来是股四头肌,最后是腹肌。当患者的摇晃频率较低,重心所受干扰较小,并且重心在稳定极限内时活动时,通常采用踝策略维持姿势平衡。

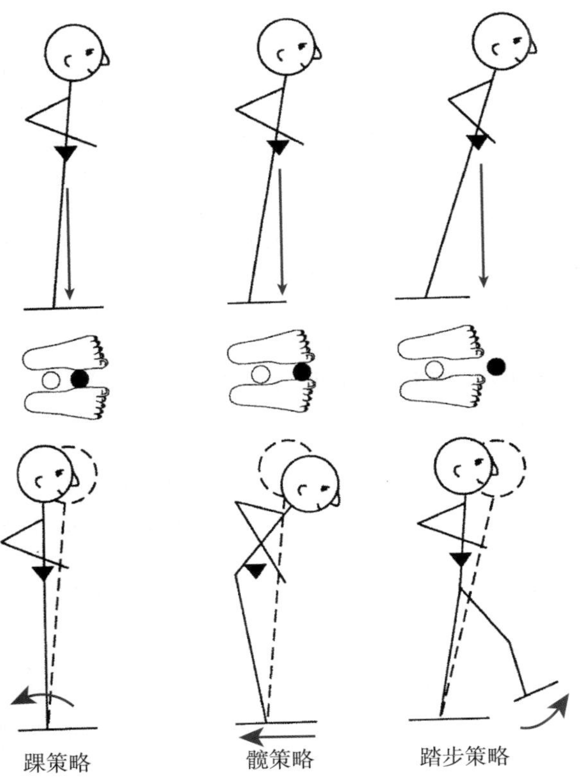

图 6.14　纠正扰动的平衡策略

髋策略则是指通过髋关节的屈伸使得重心产生位移(图 6.14)。该策略先激活近端肌肉,再激活远端肌肉。向前摆动时,腹肌首先激活,接下来是股四头肌。向后摆动时,则是先激活椎旁肌,再是股后肌群。髋策略主要起到控制中间侧方的稳定的作用。激活髋肌(外展肌和内收肌)主要用于控制侧方摇晃。当患者摇晃频率较高(高于 1Hz),重心所受干扰较大、支撑面较小(小于足的大小,)或较软时(如站在泡沫垫上),身体会采用髋策略维持期平衡能力[163,164]。

支撑改变策略

支撑改变策略指的是通过上下肢的活动,使得机体与支撑面产生新的接触[97]。踏步策略指的是在位移力的方向,快速踏步(如向前或向后)或跳步,以达到重新调整支撑基座的目的。如发生侧向失衡,那么机体将向侧方踏步或者交叉踏步,以重新调整支撑基座。当机体平衡受到大的快速干扰时(重心超出支撑基座的范围),而髋策略又不足以使其平衡恢复,此时通常采用踏步策略维持平衡(图 6.14)。而上肢的支撑改变策略也能够稳定重心,该策略能够缓和冲击力,同时在患者跌倒时起到保护头部的作用。伸展运动能有助于扩大支撑基座,同时稳定姿势。当机体处于不稳状态时,该运动反应非常常见(试验中,85% 的受试者出现该反应)。而踏步策略在试验中也很常见,因此研究人员认为,支撑改变策略并不能看做是维持平衡的最后手段。与传统观点截然相反的是,支撑改变策略通常在重心接近或超出平衡极限时就会启动[164~166]。

虽然研究人员发现不同运动方式会有不同的运动策略,但研究也表明,在正常平衡状态下,几种运动策略会联合起作用[163]。运动控制策略是实际上是统一连续的。根据活动和环境的控制需求,中枢神经系统可以在不同的运动策略间快速转换。因此,一个干扰力可以诱发踝策略,进而迅速转换为髋策略,以保证对平衡的控制。当干扰力足够大时,踝策略和髋策略已不足以维持平衡,那么跨踏步策略就会激活,以防止跌倒[167]。因此,中枢神经系统可以通过持续的感觉反馈,使得运动策略的选择更为灵活和适宜,这对于多方向姿势控制非常重要。

坐位时,支撑基座包括了大腿、臀部以及双足(如果双足与支撑面接触)。此时,维持平衡的运动策略就包括了近髋躯干的运动。向后晃动可以直接激活髋屈肌,同时伴有腹肌和颈部屈肌的激活。而向前晃动时,则髋伸肌被激活,同样伴有颈部和躯干伸肌的激活。如果双足和地面接触,那么当手臂做向前伸展运动时,胫前肌就被激活,而腓肠肌则可以抑制该运动,使身体恢复直立坐姿[168]。研究表明,骨盆后旋对于激活坐位时的姿势策略有着非常重要的作用[169]。而坐位时进行额状面运动时,髋沿着腰方肌进行外展和内收运动,对于身体的内外稳定起主要作用。

运动策略的检查和记录

站立控制

运动策略的检查应该从检查肌肉骨骼开始(关节活动度、姿势张力、肌力等)。踝部肌力差以及踝关节活动度受限将会影响踝策略的应用。而髋肌肌力差、髋关节活动受限则会影响髋策略。而原发性前庭功能紊乱患者,则会引发颈部关节活动度受限。作为研究人员,需要明确前后和内外失衡时的有效运动策略。

动态姿势描记图仪是记录站立时运动策略的理想手段。Nasher 和她的工作团队开发了运动协调测试(MCT)。该测试能够记录平台活动时受试者控制重心的姿势反应的相关信息,如承重和力量产生的对称性,姿势反应的潜伏期、与刺激大小相关的反应幅度以及所采用的运动策略(髋或踝)等。肌电图检查则能揭示特定肌肉激活的方式和潜伏期。但是由于费用昂贵，不便携，因此该设备在临床使用中存在一定的局限性（例如一般只有在平衡或前庭障碍专科诊室才有该设备）。此外，该设备也不能检测执行功能任务时（如行走），受试者运动表现与运动策略之间的关联性。

在干扰相，干扰方向是多变的（前后或内外）。此时，应检查和记录患者所采用的运动策略以及这些策略的实际效果。如果患者出现非常明显的特定方向的不稳，那么提示该患者某种运动策略缺失，并且过度依赖于另一种运动策略。例如，存在踝足躯体感觉缺失的老年人，通常表现出放弃使用踝策略，而尽可能地使用髋策略。此外，还应该检查患者的运动协同顺序，确定激活模式。例如严重强直状态的患者就不会出现上升激活模式（远 - 近），治疗师能观察到该患者存在近 - 远激活模式，并伴有髋膝关节强直肌肉的同步激活。

坐位控制

坐位姿势控制和平衡的检查也非常重要。在静态坐位时，要确定受试者身体晃动的程度和方向。而在干扰无保护坐位时，需要检测和记录受试者避免不稳所采用的运动策略。在受试者处于明显不稳状态时，抓握策略（即抓住座位的边缘）或下肢钩住策略（即足和腿钩住平台垫腿）则是常用的运动策略。神经系统损伤患者通常存在坐位不稳，例如脑卒中患者常常表现出摇摆增加、躯干肌肉激活障碍（例如躯干自主屈伸）、伸展方向和伸展程度受限、姿势调整（患者将更多的体重置于受累较少侧肢体）等。

记录

无论是站立还是坐位控制，治疗师需要明确并记录如下几点：①运动策略是否正常出现；②运动策略虽然出现，但是否受限或出现延迟；③运动策略虽然出现，但是否不适用于特定环境；④运动策略是否异常；⑤运动策略是否缺失[91]，同时还需要记录调整运动策略的能力和使运动适应不断变化的任务环境的能力。例如：治疗师要求患者先以正常足间距进行站立，再逐步缩窄支撑基座站立（如双足并拢站立、一前一后站立或者单腿站立等）。表 6.6 是功能平衡分级量表，该量表对坐位和站立时机体静态和动态控制进行了明确分级。

表 6.6 平衡功能分级

分级	描述
4 级 . 正常	无需扶手等设施，保持稳定平衡（静态） 能承受最大外力干扰，并且能够在各方向全范围转移重心（动态）
3 级 . 好	无需扶手等设施，保持稳定平衡，但姿势晃动受限（静态）； 能承受中等程度的外力干扰，并且能够从地板上捡起物体（动态）
2 级 . 中等	在扶手等设施帮助下，保持稳定平衡，但有时可能需要最小的辅助措施（静态）
1 级 . 差	在扶手等设施帮助下，保持稳定平衡，但需要中等程度的辅助措施（静态） 不能承受外力干扰，运动时失去平衡（动态）
0 级 . 确实	不能保持平衡

预期姿势控制

预期姿势控制指的是受试者在进行去稳定自发活动前，机体激活姿势调整的能力，这也是需要治疗师记录的内容。例如，治疗师要求患者（站立或坐位时）抬高手臂过头或去拿一个重球。在这个自发运动中，观察和记录患者姿势稳定性控制的变化情况。运动功能障碍的患者（如脑卒中[170,171]、帕金森病[172]、脑损伤[173]等）常常出现预期姿势控制受损。

双重任务控制

双重任务控制也是需要检测的内容。双重任务控制指的是患者保持站立或坐位时，执行第二项任务（运动或认知）的能力。例如：患者站立时，治疗师要求其从 100 倒数至 7（同时进行言语 - 认知任务）或者往杯子中倒水（二次运动任务）。帕金森病患者就会表现出明显的双重任务控制受损[174,175]，而脑卒中和创伤性脑损伤患者也存在相似的临床表现[176,177]。

标准化工具：姿势控制和平衡

本章节主要讲述目前常用的选择性平衡试验（均衡协调试验）。读者要仔细分析每个测试，弄清每个测试是检测姿势控制和平衡的哪个方面？（如动态还是静态控制、主动性还是反应性控制）。患者独有的损伤和活动受限症状有助于治疗师选择最为合适的试验。而患者也必须了解到在测试过程中，将会被要求执行各种各样的功能活动。有些活动难度较高，会使患者丧失平衡，因此治疗师必须全程保护患者，防止其跌倒。在测试过程中，所有防护措施都必须到位，这些防护措施包括近身或贴身保护，使用安全腰带或过头安全带等。表 6.3 列出了平衡试验的项目示例。

平衡和步态检查的标准化工具在以下几个方面有着非常重要的作用：①确定协调功能障碍与运动任务技术水平之间的联系；②明确患者表现参数与正常姿势和步态参数的差异；③提供造成运动损伤潜在原因的相关信息。标准化测试的信度、效度以及敏感度都已确立。测试过程中，依据量表特定的描述词进行评分。此外，也可以采用计时器计时的方式来定量观测受试者表现[178,179]。

Berg 平衡量表

Berg 平衡量表（BBS）是由 Berg 等人开发出来的[180~183]，用于客观测量患者动态和静态平衡能力。该量表包含了 14 个日常生活常用的功能任务。具体项目包括了坐或独立站立，运动转移（坐到站、站到坐），站立姿势的变化（EO/EC），双足并拢，向前伸展，从地板上捡起物品，转身，单足站立，单脚放在凳子上等。评分采用 5 级顺序评分，得分从 0~4 分。每个等级的得分都有相应的描述词：4 分指的是该患者能够独立执行任务，并满足相应的时间和距离的要求。0 分指的是患者不能执行运动任务（附件 6.A）。该量表的最高得分为 56 分。

该量表最初是用来评估脑卒中患者平衡功能，但一般来说，它对于老年人的平衡功能也具有较高的敏感度[183]。该量表能够很好地预测老年人群的跌倒风险，并评估接受物理治疗的患者的病情变化情况[183~185]。评分低于等于 45 分，表明患者的再次发病或者多次跌倒的风险较高,而评分低于 40 分,则上述风险也急剧升高[186,187]。通过对社区生活的老年人以及慢性卒中患者的研究发现,在区分高跌倒风险患者方面,BBS 选择性测试项目可能比全部测试项目的精确度更高[188,189]。这些选择性测试项目包括从地板上捡起物品和单腿站立,也包括转身 360 度,单脚放在凳子上以及双足串联站立[188]。Donoghue 和 Stokes 研究了 BBS 量表得分的最小检出差异(MDD)[190],这对于提示老年人病情变化的显著性非常必要。BBS 基线得分是 45~56 分,MDD 则是 4 分;如果得分在 34~44 分之间,MDD 则是 5 分;如果得分是 25~34 分,MDD 则是 7 分;而得分若小于 25 分(0~25 分),那么 MDD 则是 5 分。有报道也将阈得分作为评估有跌倒风险[191]和扶住步态[192]的老年人的有效方法。

表现导向性活动测试

表现导向性活动测试(POMA)是由 Tinetti 等人开发而成的[193,194]。该测试是测定动态和静态平衡较为简单、可靠的方法[195]。该测试包括平衡和步态两个子测试。平衡测试项目包括了静态坐位平衡、坐位至站立以及站立至坐位转移,站立平衡(静态、轻推受试者、EC),动态站立平衡(转身 360°度)等。而步态测试则包括了步态启动,路径、错步(绊倒或失去平衡),转身,计时步行。有些项目是两级得分(0 或 1 分),有些是 3 级得分(0~2 分)(附件 6.B)。最初版本 POMA I 量表的最高得分为 28 分,主要用于虚弱的老年人的评估,尤其适用于居住于疗养院且有跌倒倾向的老年人群[196,197]。得分少于 19 分,患者的跌倒风险较高,而得分在 19~24 之间时,患者将存在中等程度的跌倒风险。而 POMA Ia 是该量表的修订版,增加了 5 个附加项目,主要用于社区老人跌倒风险的预测(最高得分为 40 分)。POMA II 则是一个结局测量,它是在一个虚弱和损伤预防试验中开发起来的[the Yale Frailty and Injuries: Cooperative Studies of Intervention Techniques(FICSIT) trial],总得分为 54 分[198]。

伸展测试

功能性伸展测试(FR)由 Duncan 等人开发,主要用于快速筛查老年人的平衡问题[199~201]。它测试的是患者处于站立位时,在保持支撑基座不变的情况下,患者向前伸展手臂,所能超出臂长的最大距离。测试开始前,治疗师会在墙上装有刻度标尺,高度位于患者肩峰水平。患者站在墙的侧面(与墙不接触),足间距处于正常范围,并且体重均匀地分布于双足上,肩关节 90 度屈曲,肘关节伸展,手握拳。首先测量患者第三掌骨在刻度标尺的位置,然后治疗师要求患者在不失去平衡或向前迈步的情况下,尽可能前倾身体,然后再次测量第三掌骨的位置。两次结果相减,即是测试结果。表 6.7 给出了 FR 的正常数值。

表 6.7 伸展测试(FR)年龄相关参考值(NORMS)

年龄	男性(cm)	女性(cm)
20~40	42.4(± 4.8)	37.1(± 5.6)
41~69	37.9(± 5.6)	35.1(± 5.6)
70~87	33.5(± 4.1)	26.7(± 8.9)

多方向伸展测试(MDFR)是由 Newton 依据早期 FR 开发而出[202,203]。测试的是受试者向前、向后以及侧向方向伸展,所能达到的最大距离。向后伸展测试时,患者体位与 FR 相同,但是标尺的位置要置于身体后部。而侧向伸展测试时,患者背向墙面站立,然后尽可能向右侧伸展手臂(然后再向左侧伸展)。在进行正式的三次测试前,先进行一次练习性测试。正式测试共进行 3 次,记录单位为英寸,取 3 次测量的平均值。患者伸展距离受几个因素影响,这包括了身高、体型、性别、年龄以及健康状况等。此外,在测试过程中,治疗师还需要记录患者所采用的运动策略(如踝或髋策略、躯干旋转、肩胛前伸等)。表 6.8 列出的是老年人 MDRT 的正常数值。而改良伸展测试也可以用于坐位时的检测,信度较好[204,205]。

表 6.8 多方向伸展测试(MDFR)参考值

伸展方向	均值(cm)标准差,平均年龄 74	高于均值(cm)	低于均值(cm)
向前	22.6 ± 8.6	>30.1	<14.2
向后	11.7 ± 7.9	>19.3	<4.1
右侧	15.7 ± 7.6	>23.9	<9.7
左侧	16.8 ± 7.1	>23.9	<9.7

计时起立步行测试

起立步行测试(GUG)由 Mathias 等人开发[206],可以快速检测患者动态平衡以及移动能力。在测试开始时,患者坐在一张稳固的座椅中,手臂和背部紧靠座椅。治疗师要求患者迅速起身站立,然后以正常步速,面向墙面步行 3 米(10 英尺),转身(不接触墙面),返回座椅,转身,最后坐下。录影带记录患者的行走距离,以及转身点等。最早的 GUG 测试的计分方式采用五级顺序评分:1(无跌倒风险);2(极轻微异常);3(轻微异常,跌倒风险增加),4(中度异常);5(严重异常,高跌倒风险)。如果有辅助设备,那么也可以记录患者的异常类型。由于以上计分方式的附加描述词很少,因此计分的主观性较强,这使得测试的可信度有限。

通过 Podsiadlo 和 Richardson 的努力[207],计时起立步行测试(TUG)被逐渐用于临床,其客观性和信度都有明显提高。治疗师命令患者步行时,开始用秒表计时,而当患者返回起始位置,并坐下恢复最初的位置后停止计时。健康人能在 10 秒内完成测试,而老年人(60~80 岁)的平均用时也会小于 10 秒(平均为 8 秒)[207~209]。如果得分在 11~20 秒,那么该患者通常是虚弱的老年人或残疾人。而得分要是大于 30 秒,那么提示该患者存在功能灵活性受损,并且具有较高的跌倒风险。目前,TUG 已被用于评估卒中[210,211]和帕金森病患者[212,213]的功能性移动能力缺损情况。帕金森病患者的功能性移动能力的最小检出差异已有报道[214]。

计时步行测试

计时步行测试是姿势控制和平衡测试的重要组成部分。治疗师要求患者先以其(他或她)优选速度行走一段预设距离(地板上已标注)[如 10 米步行测试(33 英尺)],然后再以尽可能快的速度行走，用秒表计时。结果记录为患者速度（米/秒或步/秒）或总耗时（秒，少用）。通过对比两组试验结果，研究者发现，步速对于患者功能性运动能力的变化情况更具敏感性[215]。对于正常成人，正常步速的范围很大，从1.2~1.5米/秒(4~5英尺/秒)。而老年人、残疾人以及需要扶助设施行走的人，其步速会降至0.9~1.3米/秒或3~4.25英尺/秒[216]。

距离测试（如3、6、或12分钟步行测试）也能够被用于记录患者的功能性移动能力[217~220]。患者被要求以舒服的速度行走。在测试过程中，患者可以停下来休息，也可以使用所需的辅助器具。记录患者在既定时间段内行走的距离，步速，休息次数，步行路径[15英寸(38cm)宽]偏离的次数以及失去平衡(LOB)的次数。此外，还可以记录支撑基座、步宽、步长、踏步节奏、躯干和四肢活动以及劳累等情况[心率、胸痛、气短、自感劳累分级(RPF)情况]。第7章步态检查将对此有更加详细的叙述。患者如果出现步态异常，治疗师要详细记录。不协调以及不规律的步行、步态交错、蹒跚、步距变宽、臂摆过高或过低等等都是姿势控制和平衡能力减退的表现[221]。

动态步态指数

动态步态指数(DGI)由Shumway-Cook等人开发[187]，主要用于检测患者在行走过程中，依据治疗师的命令，执行各种变化运动的能力。测试项目包括了改变速度（患者以正常步速和较快步速行走），行走时转头（向左或向右看，向上或向下看），行走时转身，行走时越过或绕过障碍物，爬楼梯（上和下）。该测试采用四级顺序计分(0~3)，并附有详细的描述词：正常控制3分；轻度障碍2分；中度障碍1分；严重障碍0分；最大可能得分为24分。该指数对于预测老年人的跌倒风险非常敏感（总得分低于19分提示具有较高的跌倒风险），当然，它也适用于前庭功能障碍[222~225]、慢性脑卒中[225,226]以及多发性硬化患者[227]。Whitney等人发现[222]，对于存在前庭和平衡功能障碍的患者，动态步态指数与Berg平衡量表间存在中度关联。

双重任务测试

交谈时停止步行测试

交谈时停止步行测试(SWWT)又称为Walkie-Talkie测试，主要通过与行走中的患者交谈（第二项任务），测定患者注意需求的影响。患者以一个舒适的步速行走，治疗师在患者身旁一起步行，并发起二者之间的对话。治疗师提出问题，而患者回答问题，答案不能是简单的“是”或“不是”。如果患者为了和治疗师说话，而停止行走，那么该测试结果为阳性。该测试对于伴随双重任务出现的大范围变化缺乏敏感性。

而通过步行计时，进行双重任务测试，又可以提高测试的敏感性（计时起立步行，10米行走测试）。例如：在10米行走测试过程中（正常步速），让患者进行认知任务（如从100开始连续减去3以上数字）。比较正常行走（单任务行走）和双重任务行走的时间差异。并观测患者行走时的表现差异，这包括了行走犹豫或停止，姿势稳定性降低以及行走变异增加（如脱离行走路径）。认知改变（如错误次数，思维迟钝）同样是治疗师需要观察的内容。第二项任务也可以涉及其他相关方面，如背诵字母表，轮换字母表中的字母，步行时记忆（数字广度测验）等[228]。注意和姿势控制能力（尤其是自发姿势控制）障碍的患者在执行第二项任务时将非常困难。执行双重任务困难，常见于脑卒中[229]、创伤性脑损伤[230]、多发性硬化[231]、帕金森病患者[232]以及存在跌倒风险的老年人[233~236]。此外，脑卒中患者在坐位平衡时，也常常存在双重任务执行能力受损[237]。

治疗师也可以命令患者在行走的同时进行另外一项运动活动，这个运动活动也可以作为第二项干扰任务。例如动态步态指数就要求患者在行走时依据指令转头，或者躲避障碍物等。治疗师也可以要求患者在行走过程中捡起和携带一个包裹、一个托盘或者一杯水等。需要注意的是，治疗师所选的任务必须要在患者的能力范围内，同时要适应于患者功能目标以及环境的需求。治疗师比较患者正常行走（单任务行走）和双重任务行走的时间差异。以上测试增加了行走的复杂性，这有可能会降低受试者行走的速度以及姿势控制的能力[228]。

坐位平衡测试

坐位功能测试(FIST)由Gorman等人开发[238]，包含了14个测试项目，用于检测患者在静态坐位时（手放在膝上），维持身体平衡的能力（睁眼和闭眼），同时也检测患者平衡在受到动态挑战时，维持平衡的能力。反应性挑战指的是外力轻推患者（前、后、侧向），而预期挑战则包括了晃头（一侧至另一侧），抬足，转身并从身后拿起物体，前向和侧向伸展，从地板上捡起物体以及起身迅速走开（前、后、侧向）。FIST采用五级顺序计分：0分指的是受试者需要完全性辅助，4分指的是受试者完全独立。每个得分都有详细的描述词，这些描述词说明了受试者上肢辅助程度或者额外所需身体辅助的程度。通过对急性脑卒中患者（损伤发生3个月内）的测试，研究人员发现，该测试具有较好的效度（内容、结构和共点）和信度，可以对功能障碍受限的患者早期坐起进行相应评估。

自觉平衡信心测试

在与患者最初的交谈中，治疗师应该询问患者，什么样的活动执行起来最无安全感，并且很可能会跌倒。治疗师还应了解患者在最近几天或者几个月内跌倒事件的发生情况，以及所受损伤情况。如果可能，治疗师还可以要求患者采用自我报告法测量其平衡信心（量表见下文），并自我评估平衡能力。自觉平衡信心测试不应在测试后进行，这是因为平衡测试情况可能有损受试者的自信心（尤其是当测试难度加大时）。患者如果自信心较差，并且有跌倒史，那么该患者的身体活动很可能会减少，并且跌倒风险增加[239,240]。

活动特异性平衡自信量表

活动特异性平衡自信量表(ABC)由Powell和Meyers开发[241]，包含了16个测试项目。该量表要求患者对其进行家庭活动以及社会活动的自信状况进行分级。家庭活动包括了在屋里行走、上下楼梯、从地板捡起拖鞋以及几个伸展运动（伸展至眼的水平，伸展至脚尖，站在椅子上伸展）。社会活动包括了步行至汽车，进出汽车，在各种地面（如停车场、斜坡）和环境下（如拥挤的商场、结冰的人行道）行走。依据量表，受试者被要求对其自信状况进行分级，100%表示完全自信，而

0 表示没有自信。

平衡功效量表

平衡功效量表(BES)由 Tinetti 等人开发[242]。它采用自我报告法测量患者在执行 10 项日常生活活动以及功能性活动时,患者自身所感受的自信程度。测试中所测量的日常生活活动包括了基本日常生活能力(穿衣、脱衣、洗澡等)和工具性日常活动能力(打扫房屋、准备简单食物、简单的购物等)。而活动能力则包括了进出汽车,上下楼梯,在家附近散步,伸展,匆忙去接电话等。患者在无跌倒的情况下进行上述每项活动时,其自信水平如何,并对自己的自信进行分级:从 0 级(无自信)至 10 级(完全自信)。最高分是 100 分(每个测试项目满分均为 10 级),表明受试者具有高自信力,而 0 则表明低自信力。

表 6.9 显示的是采用国际病损、残疾、残障分类(ICF)模型检测平衡功能。Box6.1 还列出了本章节所选的平衡功能测试的信度和效度测试结果。

表 6.9 采用 ICF 模型进行平衡功能检查

ICF 模型成分	平衡检查
健康状况	• 病历回顾:疾病或功能失调;用药情况 • 面谈,病史(跌倒史)
身体机能 身体结构残损	• 心血管 / 重要脏器;体位性低血压 • 关节灵活度以及关节活动度 • 肌力以及肌耐力

续表

ICF 模型成分	平衡检查
身体机能 身体结构残损	• 姿势调整 • 姿势描记术:压力中心(COP),摇摆 • 协调,运动策略(固定支点,支点变化) • 感觉整合:躯体感觉、视觉、前庭觉 • Romberg 试验 • 感觉统合试验(SOT) • 平衡感觉整合临床测试法(CTSIB) • 认知整合:记忆、注意 • 运动功能:适应性控制(任务改变、环境变化)
活动受限	• 功能性伸展试验(FR) • 多方向功能性伸展试验(MDFR) • 计时起立步行试验(TUG) • Berg 平衡量表(BBS) • 表现导向性活动测试(POMA),Tinetti • 10 米步行试验(10 MWT) • 6 分钟步行试验 • 交谈时停止步行测试(SWWT) • 坐位功能测试(FIST) • 功能独立指标(FIM):转移,移动
参与局限性	• 自我报告活动日志 • 活动特异性平衡自信量表(ABC 量表) • 平衡功效量表(BES)

知识点 6.1 总结平衡功能检查

检查工具	内容	效度	信度	说明
Berg 平衡量表 Berg 等[180] (1989)	14 个日常生活常用的功能任务:6 项静态平衡任务;8 项动态平衡任务 该量表重点在于: • 姿势的维持 • 自主运动的姿势适应	内容效度:专家共识(健康专家和老年患者) 同时效度:与 Tinetti 平衡子测验关联度 = 0.91	评估者间信度 =0.98 评估者内信度 =0.99 单项信度范围从 0.71~0.99;内部统一性(Cronbach's Alpha)= 0.96	评估者间具有高度的一致性,内部统一性也非常高 简单易于操作(15~20min) 要求:受试者能够独立站立
所需设备:座椅(有 / 无 扶手)、秒表、尺子、6 英寸(15 厘米)高台阶	项目 1~5 测试基本平衡能力 评分:5 级评分(0~4 级),每个等级都有相应的任务标准。有些项目需要计时 最高得分 =56	Barthel 活动度 =0.67 TUG=0.76 预测老年人摔倒几率(医院、长期护理、社区)		不包含有关步态的测试项目,也不测试受试者对外来刺激 / 粗糙表面 量表提供基线数据和结局资料,评分低于等于 45 分提示患者有多次跌倒风险
Tinetti 表现导向性活动测试(POMA) Tinetti 等[193] (1986)	多重任务测试:平衡子测试:包含 9 个项目(4 个静态,5 个动态) 步态自测试:包含 8 个项目 该量表重点在于: • 姿势的维持 • 自主运动的姿势适应	内容效度:专家共识(健康专家和老年患者)。同时效度:与 Berg 平衡量表关联度 =0.91;Barthel 指数 =0.76;预测老年人摔倒几率(长期护理)	评估者间信度 =0.85 缺乏评估者内信度测试	评估者间具有高度的一致性,内部统一性也非常高,简单易于操作(15min) 要求:受试者能够独立站立和行走

知识点 6.1 总结平衡功能检查 续

检查工具	内容	效度	信度	说明
所需设备：座椅，人行通道。患者能够使用常规助行器	• 对于扰的姿势反应 • 步态灵活性 得分：某些项目能够/不能进行分级得分。某些3级评分项目都有相应的任务标准。 最高得分=28			有些评分标准比较模糊，检查者难以观测受试者细微的变化。测试提供基线资料。预测老年患者跌倒风险：>24 低风险；19~24 中等风险；<18 高风险
计时起立步行测试 Podsiadlo 和 Richardson[207] (1991) 所需设备：秒表、扶手椅、测量用人行通道。患者能够使用助行器	单任务测试：站立、行走3m，转身，再返回座椅 该量表重点在于：功能性移动能力 得分：计时测试 1次练习，3次测试，取平均值	内容效度：专家共识。 同时效度：Berg 平衡量表关联度=0.81 Barthel 指数=0.78	评估者间信度=0.99 评估者内信度=0.98	评估者间具有高度的一致性。内部统一性也非常高。简单易于操作(<3min)。 要求：受试者能够独立站立和行走 量表提供基线数据和结局资料 预测老年人的跌倒风险：<10s=健康独立人群；20~29s=虚弱的老年人或残疾人；>30s=移动功能受损，高跌倒风险
功能性伸展测试(FR) Duncan 等[199] (1990) 所需设备：固定于墙壁的刻度标尺	单任务测试： 肩关节90°屈曲，双足保持不动，测量上肢向前伸展距离 该量表重点在于： • 与上肢自主运动相关的姿势反应 • 检测稳定极限(LOS) 评分：伸展距离 1次练习，3次测试，取平均值	内容效度：专家共识。 同时效度： Duke 活动度=0.65 步速=0.71	评估者间信度=0.98 评估者内信度=0.92	评估者间具有高度的一致性，内部统一性也非常高，简单易于操作(5min)。 要求： • 受试者能够独立站立 • 肩关节活动度要能够完成测试 该测试可受身高和年龄影响。 量表提供基线数据和结局资料。 预测老年人的跌倒风险
多方向伸展测试(MDRT) Newton[203] (2001) 所需设备：墙壁、刻度标尺	单任务测试： 肩关节90°屈曲，双足保持不动，测量上肢向前、向后以及侧向方向伸展的距离。 该量表重点在于： • 与上肢自主运动相关的姿势反应 • 检测稳定极限(LOS) 评分：伸展距离 1次练习，3次测试，取平均值			同功能性伸展测试

知识点 6.1　总结平衡功能检查　续

检查工具	内容	效度	信度	说明
计时步行测试 Murray 等[216] (1966)	单一、连续测试项目 比较患者的步行节奏、步速和最快步速 该量表重点在于： • 总体步速(测试时间内的行走距离) • 适应步速的能力 • 计算步长			简单易于操作(3min) 要求：受试者能够独立站立、步行，受试者为具有中至高等功能水平的成人
所需设备：测量用人行通道，秒表	1 次练习，3 次测试，取平均值。			量表提供基线数据和结局资料。 结果为步行时间(秒)或速度(距离 / 秒)。若使用助行器，那么受试者步速也会相对减慢 不同年龄段标准： • 健康年轻成人 1.2~1.5m/s • 老年人 =0.9~1.3m/s

总结

平衡和协调检查给治疗师提供了有关患者运动表现的信息。检查结果可以提示患者损伤的潜在来源(虽然有些临床表现并不是中枢单一区域损伤所致)。检查结果也有助于针对患者制定预期康复目标、康复计划、预后，以及评价治疗干预措施的有效性。

平衡和协调测试很多，针对特定患者，治疗师需要选择一系列测试来检测患者某个功能这是因为有些测试标准化程度不高，测试结果存在错误或曲解可能。因此，只要可能，都应选择标准化测试。通过完善的评定量表，有经验的检测者检查以及同一治疗师重复测量，能够将测试的错误降至最低。记录结果应包含障碍的类型、严重程度和定位，同时也应记录影响患者测试表现的因素。影响运动功能的因素是平衡和协调检查的重点。测试结果应与其他测试结果放在一起综合考量，如感觉、关节活动度、肌力、肌张力和功能状态等。

复习思考题

1. 运动功能协调检查的目的是什么？
2. 小脑对协调运动的作用是什么？
3. 在运动反应中，外周反馈是如何进行的？
4. 小脑病变以及基底节病变引起运动障碍的临床表现有何不同？请各自举出至少 5 个特征性表现。
5. 正常衰老可影响协调运动的哪些方面？
6. 进行协调检查前，精确仔细的患者观察可以为治疗师提供患者病情的初步信息。作为治疗师，你将观察患者哪些活动行为？通过观察，能够给你提供哪些有用信息？
7. 如果你要进行一项协调检查，如何进行筛查比较合适？
8. 列出三个上肢与三个下肢非均衡协调测试，这些测试要适用于检测存在严重共济失调的创伤性脑损伤患者。
9. 意向性震颤和姿势性震颤患者协调检查有何不同？
10. 从所检查平衡方面，说明 Berg 平衡量表和表现导向性活动测试有何不同？

病例分析

62 岁老年患者，有帕金森病病史 5 年。从疾病诊断开始，患者就出现进行性功能活动水平减退。在妻子和子女的鼓励下，患者 3 年前退休(原为商业航线飞行员)。患者与他的妻子在郊区居住有 38 年，住宅为一层。其四个已成年子女居住在临近小区。

初步检查提供了如下信息：

- 运动减少变慢。
- 肢体被动活动时，会出现持续一致的抵抗。患者自述在用药间歇期，其全身强直感会加重。
- 在静息状态下，患者上肢末端会出现不自主的节律性震颤（搓丸样）。
- 患者上肢末端活动存在困难，如扣衬衣、使用餐具、写字等。
- 患者转移活动启动困难。不能从座椅上站起，从俯卧位翻滚到仰卧位困难。
- 患者站立时呈现驼背姿势，重心落在支撑面的前方。
- 站立平衡很容易被破坏，强直跌倒可能性较大。
- 患者改变运动方向存在困难，行走时停下困难。
- 规律性跌倒（每周 2~3 次）。

患者服用 Sinemet（左旋多巴和卡比多巴合剂）。患者开始门诊康复前，物理治疗师需要检查记录基线功能。

引导性问题

1. 描述该患者的运动障碍和活动受限特征。
2. 说出运动迟缓的临床表现。
3. 请选择合适的协调测试，用于检查患者上肢远端交替运动功能。
4. 结果记录有哪些要求？
5. 请选择合适的测试区检查患者姿势控制和平衡改变情况。
6. 哪些平衡功能测试会有效反映患者功能受限情况。

参考文献

1. American Physical Therapy Association: Guide to Physical Therapist Practice. Phys Ther 81:1, 2001.
2. Shumway-Cook, A, and Woollacott, MH: Motor Control: Translating Research into Clinical Practice, ed 4. Wolters Kluwer/Lippincott Williams & Wilkins, Philadelphia, 2012.
3. Preston, LA: Evaluation of motor control. In Pendleton, HM, and Schultz-Krohn, W (eds): Pedretti's Occupational Therapy: Practice Skills for Physical Dysfunction, ed 7. Mosby/Elsevier, St. Louis, 2013, p 461.
4. Ghez, C, and Krakauer, J: The organization of movement. In Kandel, ER, Schwartz, JH, and Jessell, TM (eds): Principles of Neural Science, ed 4. McGraw-Hill, New York, 2000, p 653.
5. Byl, NN: Multisensory control of upper extremity function. Neurology Report (now JNPT) 26(1):32, 2002.
6. Schmidt, RA, and Lee, TD: Motor Control and Learning: A Behavioral Emphasis, ed 5. Human Kinetics, Champaign, IL, 2011.
7. Wiesendanger, M, and Serrien, DJ: Toward a physiological understanding of human dexterity. News Physiol Sci 16:228, 2001.
8. Crowther, RG, et al: Intralimb coordination variability in peripheral arterial disease. Clin Biomech (Bristol, Avon) 23(3):357, 2008.
9. Daly, JJ, et al: Intra-limb coordination deficit in stroke survivors and response to treatment. Gait Posture 25(3):412, 2007.
10. Farmer, SE, Pearce, G, and Stewart, C: Developing a technique to measure intra-limb coordination in gait: Applicable to children with cerebral palsy. Gait Posture 28(2):217, 2008.
11. Gittoes, MJR, and Wilson, C: Intralimb joint coordination patterns of the lower extremity in maximal velocity phase sprint running. J Appl Biomech 26(2):188, 2010.
12. Lewek, MD, et al: Allowing intralimb kinematic variability during locomotor training poststroke improves kinematic consistency: A subgroup analysis from a randomized clinical trial. Phys Ther 89(8):829, 2009.
13. MacLean, CL, van Emmerik, R, and Hamill, J: Influence of custom foot orthotic intervention on lower extremity intralimb coupling during a 30-minute run. J Appl Biomech 26(4):390, 2010.
14. Bernardin, BJ, and Mason, AH: Bimanual coordination affects motor task switching. Exp Brain Res 215(3-4):257, 2011.
15. Christel, MI, Jeannerod, M, and Weiss, PH: Functional synchronization in repetitive bimanual prehension movements. Exp Brain Res 217(2):261, 2012.
16. Dimitriou, M, Franklin, DW, and Wolpert, DM: Task-dependent coordination of rapid bimanual motor responses. J Neurophysiol 107(3):890, 2012.
17. Hu, X, and Newell, KM: Aging, visual information, and adaptation to task asymmetry in bimanual force coordination. J Appl Physiol 111(6):1671, 2011.
18. Rodriguez, TM, Buchanan, JJ, and Ketcham, CJ: Identifying leading joint strategies in a bimanual coordination task: Does coordination stability depend on leading joint strategy? J Mot Behav 42(1):49, 2010.
19. Brown, T, and Unsworth, C: Evaluating construct validity of the Slosson Visual-Motor Performance Test using the Rasch Measurement Model. Percept Mot Skills 108(2):367, 2009.
20. Parmar, PN, Huang, FC, and Patton JL: Simultaneous coordinate representations are influenced by visual feedback in a motor learning task. Conf Proc IEEE Eng Med Biol Soc (Aug):6762, 2011.
21. Sarpeshkar, V, and Mann, DL: Biomechanics and visual-motor control: How it has, is, and will be used to reveal the secrets of hitting a cricket ball. Sports Biomech 10(4):306, 2011.
22. Coats, RO, and Wann, JP: The reliance on visual feedback control by older adults is highlighted in tasks requiring precise endpoint placement and precision grip. Exp Brain Res 214(1):139, 2011.
23. Wang J, et al: Aging reduces asymmetries in interlimb transfer of visuomotor adaptation. Exp Brain Res 210(2):283, 2011.
24. Bowman, MC, Johansson, RS, and Flanagan, JR: Eye-hand coordination in a sequential target contact task. Exp Brain Res 195(2):273, 2009.
25. Gao, KL, et al: Eye-hand coordination and its relationship with sensori-motor impairments in stroke survivors. J Rehabil Med 42(4):368, 2010.
26. Hsu, HC, et al: Effects of swimming on eye hand coordination and balance in the elderly. J Nutr Health Aging 14(8):692, 2010.
27. Liesker, H, Brenner, E, and Smeets, JB: Combining eye and hand in search is suboptimal. Exp Brain Res 197(4):395, 2009.
28. Ma-Wyatt, A, Stritzke, M, and Trommershäuser, J: Eye-hand coordination while pointing rapidly under risk. Exp Brain Res 203(1):131, 2010.
29. Srinivasan, D, and Martin, BJ: Eye-hand coordination of symmetric bimanual reaching tasks: Temporal aspects. Exp Brain Res 203(2):391, 2010.
30. Rand, MK, and Stelmach GE: Effects of hand termination and accuracy constraint on eye-hand coordination during sequential two-segment movements. Exp Brain Res 207(3-4):197, 2010.
31. Bear, MF, Connors, BW, and Paradiso, MA: Neuroscience: Exploring the Brain, ed 3. Lippincott Williams & Wilkins/Wolters Kluwer, Philadelphia, 2007.
32. Nolte, J: The Human Brain: An Introduction to Its Functional

Anatomy, ed 6. Mosby/Elsevier, St. Louis, 2009.

33. Krakauer, J, and Ghez, C: Voluntary movement. In Kandel, ER, Schwartz, JH, and Jessell, TM: Principles of Neural Science, ed 4. McGraw-Hill, New York, 2000, p 756.
34. Mihailoff, GA, and Haines, DE: Motor system II: Corticofugal systems and the control of movement. In Haines, DE (ed): Fundamental Neuroscience for Basic and Clinical Applications, ed 3. Churchill Livingstone/Elsevier, New York, 2005, p 394.
35. Ropper, AH, and Samuels, MA: Adams and Victor's Principles of Neurology, ed 9. McGraw-Hill, New York, 2009.
36. Lundy-Ekman, L: Neuroscience: Fundamentals for Rehabilitation, ed 3. WB Saunders/Elsevier, Philadelphia, 2007.
37. Hall, JE: Guyton and Hall Textbook of Medical Physiology, ed 12. Saunders/Elsevier, Philadelphia, 2011.
38. Ghez, C, and Thach, WT: The cerebellum. In Kandel, ER, Schwartz, JH, and Jessell, TM (eds): Principles of Neural Science, ed 4. McGraw-Hill, New York, 2000, p 832.
39. Melnick, ME: Clients with cerebellar dysfunction. In Umphred, DA (ed): Neurological Rehabilitation, ed 5. Mosby/Elsevier, St. Louis, 2007, p 834.
40. Latash, ML: Neurophysiological Basis of Movement, ed 2. Human Kinetics, Champaign, IL, 2008.
41. Melnick, ME: Metabolic, hereditary, and genetic disorders in adults with basal ganglia movement disorders. In Umphred, DA (ed): Neurological Rehabilitation, ed 5. Mosby/Elsevier, St. Louis, 2007, p 775.
42. DeLong, MR: The basal ganglia. In Kandel, ER, Schwartz, JH, and Jessell, TM (eds): Principles of Neural Science, ed 4. McGraw-Hill, New York, 2000, p 853.
43. Ghez, C, and Gordon, J: Voluntary Movement. In Kandel, ER, Schwartz, JH, and Jessell, TM, et al (eds): Essentials of Neural Science and Behavior. Appleton & Lange, E. Norwalk, CT, 1995, p 529.
44. Marsden, J, and Harris, C: Cerebellar ataxia: Pathophysiology and rehabilitation. Clin Rehabil 25:195, 2011.
45. D'Angelo, E: Neuronal circuit function and dysfunction in the cerebellum: From neurons to integrated control. Funct Neurol 25(3):125, 2010.
46. Haines, DE, and Manto, MU: Clinical symptoms of cerebellar disease and their interpretation. Cerebellum 6(4):360, 2007.
47. Porth, CM: Essentials of Pathophysiology, ed 3. Wolters Kluwer/Lippincott Williams & Wilkins, Philadelphia, 2011.
48. Perlman, SL: Cerebellar ataxia. Curr Treat Options Neurol 2(3):215, 2000.
49. Waxman, SG: Clinical Neuroanatomy, ed 26. Lange Medical Books/McGraw-Hill, New York, 2010.
50. Gutman, SA: Quick Reference Neuroscience for Rehabilitation Professionals: The Essential Neurologic Principles Underlying Rehabilitation Practice, ed 2. Slack, Thorofare, NJ, 2008.
51. Fuller, KS: Introduction to central nervous system disorders. In Goodman, CC, and Fuller, KS (eds): Pathology: Implications for the Physical Therapist, ed 3. Saunders/Elsevier, Philadelphia, 2009, p 1319.
52. Hou, JG, and Lai, EC: Overview of Parkinson's disease: Clinical features, diagnosis, and management. In Trail, M, Protas, EJ, and Lai, EC: Neurorehabilitation in Parkinson's Disease: An Evidence-Based Treatment Model. Slack, Thorofare, NJ, 2008, p 1.
53. Albert, F, et al: Coordination of grasping and walking in Parkinson's disease. Exp Brain Res 202(3):709, 2010.
54. Fuller, KS, and Winkler, PA: Degenerative diseases of the central nervous system. In Goodman, CC, and Fuller, KS (eds): Pathology: Implications for the Physical Therapist, ed 3. Saunders/Elsevier, Philadelphia, 2009, p 1402.
55. Rao, AK, Gordon, AM, and Marder, KS: Coordination of fingertip forces during precision grip in premanifest Huntington's disease. Mov Disord 26(5):862, 2011.
56. Rao, AK, et al: Spectrum of gait impairments in presymptomatic and symptomatic Huntington's disease. Mov Disord 23(8):1100, 2008.
57. Grimbergen, YA, et al: Falls and gait disturbances in Huntington's disease. Mov Disord 23(7):970, 2008.
58. Quarrell, OWJ: Huntington's Disease, ed 2. Oxford University Press, New York, 2008.
59. Xia, R, and Mao, ZH: Progression of motor symptoms in Parkinson's disease. Neurosci Bull 28(1):39, 2012.
60. Ma, TP: The basal nuclei. In Haines, DE (ed): Fundamental Neuroscience for Basic and Clinical Applications, ed 3. Churchill Livingstone/Elsevier, New York, 2005, p 413.
61. Kiernan, JA: Barr's The Human Nervous System: An Anatomical Viewpoint, ed 9. Lippincott Williams & Wilkins/Wolters Kluwer, Philadelphia, 2009.
62. Bangert, AS, et al: Bimanual coordination and aging: Neurobehavioral implications. Neuropsychologia 48(4):1165, 2010.
63. Cesqui, B, et al: Characterization of age-related modifications of upper limb motor control strategies in a new dynamic environment. J Neuroeng Rehabil 5:31, 2008.
64. Dalton, BH, et al: The age-related slowing of voluntary shortening velocity exacerbates power loss during repeated fast knee extensions. Exp Gerontol 47(1):85, 2012.
65. Diermayr, G, et al: Aging effects on object transport during gait. Gait Posture 34(3):334, 2011.
66. Diermayr, G, McIsaac, TL, and Gordon, AM: Finger force coordination underlying object manipulation in the elderly—A mini-review. Gerontology 57(3):217, 2011.
67. Fling, BW, et al: Differential callosal contributions to bimanual control in young and older adults. J Cogn Neurosci 23(9):2171, 2011.
68. Fujiyama H, et al: Age-related differences in inhibitory processes during interlimb coordination. Brain Res 1262:38, 2009.
69. Hartley, AA, Jonides, J, and Sylvester, CC: Dual-task processing in younger and older adults: Similarities and differences revealed by fMRI. Brain and Cogn 75(3):281, 2011.
70. Hatzitaki V, et al: Direction-induced effects of visually guided weight-shifting training on standing balance in the elderly. Gerontology 55(2):145, 2009.
71. Leung, CY, and Chang, CS: Strategies for posture transfer adopted by elders during sit-to-stand and stand-to-sit. Percept Mot Skills 109(3):695, 2009.
72. Noble, JW, and Prentice, SD: Intersegmental coordination while walking up inclined surfaces: Age and ramp angle effects. Exp Brain Res 189(2):249, 2008.
73. Paquette, C, and Fung, J: Old age affects gaze and postural coordination. Gait Posture 33(2):227, 2011.
74. Poonam, K, et al: Sensitivity to change and responsiveness of four balance measures for community-dwelling older adults. Phys Ther 92(3):388, 2012.
75. Poston, B, Enoka, JA, and Enoka, RM: Endpoint accuracy for a small and a large hand muscle in young and old adults during rapid, goal-directed isometric contractions. Exp Brain Res 187(3):373, 2008.
76. Quinn, TJ, et al: Aging and factors related to running economy. J Strength Cond Res 25(11):2971, 2012.
77. Sommervoll, Y, Ettema, G, and Vereijken, B: Effects of age, task, and frequency on variability of finger tapping. Percept Mot Skills 113(2):647, 2011.
78. Stenholm, S, et al: Long-term determinants of muscle strength decline: Prospective evidence from the 22-year mini-Finland follow-up survey. J Am Geriatr Soc 60(1):77, 2012.
79. Guccione, AA, Wong, RA, and Avers, D: Geriatric Physical Therapy, ed 3. Elsevier/Mosby, St. Louis, 2012.
80. Lewis, CB, and Bottomley, JM: Geriatric Rehabilitation: A Clinical Approach, ed 3. Prentice-Hall, Upper Saddle River, NJ, 2008.
81. Puthoff, ML, and Nielsen, DH: Relationships among impairments in lower-extremity strength and power, functional limitations, and disability in older adults. Phys Ther 87(10):1334, 2007.
82. Verdijk, LB, et al: Characteristics of muscle fiber type are predictive of skeletal muscle mass and strength in elderly men. JAGS 58(11):2069, 2010.
83. Fielding, RA, et al: Sarcopenia: An undiagnosed condition in older adults. Current consensus definition: Prevalence, etiology, and consequences. International working group on sarcopenia. J Am Med Dir Assoc 12(4):249, 2011.
84. Jansen, I: The epidemiology of sarcopenia. Clin Geriatr Med (3):355, 2011.
85. Morley, J, et al: Sarcopenia with limited mobility: An international consensus. J Am Med Dir Assoc 12(6):403, 2011.
86. King, GW, et al: Effects of age and localized muscle fatigue on ankle plantar flexor torque development. J Geriatr Phys Ther 35(1):8, 2012.
87. Forstmann, BU, et al: The speed-accuracy tradeoff in the elderly brain: A structural model-based approach. J Neurosci 31(47):17242, 2011.
88. Fraser, SA, Li, KZ, and Penhune, VB: Dual-task performance reveals increased involvement of executive control in fine motor sequencing in healthy aging. J Gerontol B Psychol Sci Soc Sci

sequencing in healthy aging. J Gerontol B Psychol Sci Soc Sci 65(5):526, 2010.
89. Allander, E, et al: Normal range of joint movements in shoulder, hip, wrist and thumb with special reference to side: A comparison between two populations. Int J Epidemiol 3(3):253, 1974.
90. Roach, KE, and Miles, TP: Normal hip and knee active range of motion: The relationship to age. Phys Ther 71(9):656, 1991.
91. James, B, and Parker, AW: Active and passive mobility of lower limb joints in elderly men and women. Am J Phys Med Rehabil 68(4):162, 1989.
92. Walker, JM, et al: Active mobility of the extremities in older subjects. Phys Ther 64(6):919, 1984.
93. DiFabio, RP, and Emasithi, A: Aging and the mechanisms underlying head and postural control during voluntary motion. Phys Ther 77:458, 1997.
94. Woollacott, MH, and Tang, PF: Balance control during walking in the older adult: Research and its implications. Phys Ther 77:646, 1997.
95. Woollacott, MH: Changes in posture and voluntary control in the elderly: Research findings and rehabilitation. Top Geriatr Rehabil 5:1, 1990.
96. Pyykko, I, et al: Postural control in elderly subjects. Age Ageing 19:215, 1990.
97. King, MB, et al: Functional base of support decreases with age. J Gerontol 49(6):M258, 1994.
98. Duncan, PW, et al: Functional reach: Predictive validity in a sample of elderly male veterans. J Gerontol 47(3):M93, 1992.
99. Weiner, DK, et al: Functional reach: A marker of physical frailty. J Am Geriatr Soc 40(3):203, 1992.
100. Robinovitch, SN, and Cronin, T: Perception of postural limits in elderly nursing home and day care participants. J Gerontol A Biol Sci Med Sci 54(3):B124, 1999.
101. Vandervoort, AA: Aging of the human neuromuscular system. Muscle Nerv 25(1):17, 2002.
102. de Vries, NM, et al: Effects of physical exercise therapy on mobility, physical functioning, physical activity and quality of life in community-dwelling older adults with impaired mobility, physical disability and/or multi-morbidity: A meta-analysis. Ageing Res Rev 11(1):136, 2012.
103. Fahlman, M, et al: Effects of resistance training on functional ability in elderly individuals. Am J Health Promot 25(4):237, 2011.
104. Fahlman, M, et al: Combination training and resistance training as effective interventions to improve functioning in elders. J Aging Phys Act 15(2):195, 2007.
105. Graef, FI, et al: The effects of resistance training performed in water on muscle strength in the elderly. J Strength Cond Res 24(11):3150, 2010.
106. Healey, WE, et al: Physical therapists' health promotion activities for older adults. J Geriatr Phys Ther 35(1):35, 2012.
107. Mangione, KK, Miller, AH, and Naughton, IV: Cochrane review: Improving physical function and performance with progressive resistance strength training in older adults. Phys Ther 90(12): 1711, 2010.
108. Van Stralen, MM, et al: The long-term efficacy of two computer-tailored physical activity interventions for older adults: Main effects and mediators. Health Psychol 30(4):442, 2011.
109. VanSwearingen, JM, et al: Physical therapy impact of exercise to improve gait efficiency on activity and participation in older adults with mobility limitations: A randomized controlled trial. Phys Ther 91(12):1740, 2011.
110. US Census Bureau: 2010 Census Shows 65 and Older Population Growing Faster Than Total U.S. Population. US Department of Commerce Economics and Statistics Administration, Washington, DC, 2011. Retrieved March 10, 2012, from http://2010.census.gov/news/releases/operations/cb11-cn192.html.
111. Werner, CA: The Older Population: 2010 (2010 Census Briefs). US Department of Commerce Economics and Statistics Administration, Washington, DC, 2011. Retrieved March 10, 2012, from www.census.gov/prod/cen2010/briefs/c2010br-09.pdf.
112. Janos, SC, and Boissonnault, WG: Upper quarter screening examination. In Boissonnault, WG (ed): Primary Care for the Physical Therapist: Examination and Triage. WB Saunders, Philadelphia, 2005, p 138.
113. Norkin, CC, and White, DJ: Measurement of Joint Motion: A Guide to Goniometry, ed 4. FA Davis, Philadelphia, 2009.
114. Hislop, HJ, and Montgomery, J: Daniels and Worthingham's Muscle Testing, ed 8. Saunders/Elsevier, Philadelphia, 2007.
115. Kendall, FP, et al: Muscles: Testing and Function with Posture and Pain, ed 5. Lippincott Williams & Wilkins, Philadelphia, 2005.
116. Podsiadlo, D, and Richardson, S: The timed "up and go": A test of basic functional mobility for frail elderly persons. J Am Geriatr Soc 39:142, 1991.
117. Hermana, T, Giladia, N, and Hausdorffa, JM: Properties of the 'Timed Up and Go' Test: More than meets the eye. Gerontology 57(3):203, 2011.
118. Aguilar, D, et al: A quantitative assessment of tremor and ataxia in FMR1 premutation carriers using CATSYS. Am J Med Genet A 146A(5):629, 2008.
119. Allen, EG, et al: Detection of early FXTAS motor symptoms using the CATSYS computerised neuromotor test battery. J Med Genet 45(5):290, 2008.
120. Despres, C, Lamoureux, D, and Beuter, A: Standardization of a neuromotor test battery: The CATSYS system. Neurotoxicology 21(5):725, 2000.
121. Netterstrom, B, Guldager, B, and Heeboll, J: Acute mercury intoxication examined with coordination ability and tremor. Neurotoxicol Teratol 18(4):505, 1996.
122. Ellingsen, DG: A neurobehavioral study of current and former welders exposed to manganese. Neurotoxicology 29(1):48, 2008.
123. Papapetropoulos, S, et al: Objective monitoring of tremor and bradykinesia during DBS surgery for Parkinson disease. Neurology 70(15):1244, 2008.
124. Papapetropoulos, S, et al: Objective tremor registration during DBS surgery for essential tremor. Clin Neurol Neurosurg 111(4):376, 2009.
125. Jebson, RH, et al: An objective and standardized test of hand function. Arch Phys Med Rehabil 50:311, 1969.
126. Taylor, N, et al: Evaluation of hand function in children. Arch Phys Med Rehabil 54:129, 1973.
127. Beebe, JA, and Lang, CE: Relationships and responsiveness of six upper extremity function tests during the first six months of recovery after stroke. J Neurol Phys Ther 33(2):96, 2009.
128. Davis Sears, E, and Chung, KC: Validity and responsiveness of the Jebsen-Taylor Hand Function Test. J Hand Surg Am 35(1): 30, 2010.
129. Asher, IE: Occupational Therapy Assessment Tools: An Annotated Index, ed 3. American Occupational Therapy Association, Bethesda, MD, 2007.
130. Gloss, DS, and Wardle, MG: Use of the Minnesota Rate of Manipulation Test for disability evaluation. Percept Mot Skills 55(2):527, 1982.
131. Lourenção MIP, et al: Analysis of the results of functional electrical stimulation on hemiplegic patients' upper extremities using the Minnesota manual dexterity test. Int J Rehabil Res 28(1):25, 2005.
132. Surrey, LR, et al: A comparison of performance outcomes between the Minnesota Rate of Manipulation Test and the Minnesota Manual Dexterity Test. Work 20(2):97, 2003.
133. Muller, MD, et al: Test-retest reliability of Purdue Pegboard performance in thermoneutral and cold ambient conditions. Ergonomics 54(11):1081, 2011.
134. Shin, S, Demura, S, and Aoki, H: Effects of prior use of chopsticks on two different types of dexterity tests: Moving Beans Test and Purdue Pegboard. Percept Motor Skills 108(2):392, 2009.
135. Gallus, J, and Mathiowetz, V: Test-retest reliability of the Purdue Pegboard for persons with multiple sclerosis Am J Occup Ther 57(1):108, 2003.
136. Boyle, AM, and Santelli, JC: Assessing psychomotor skills: The role of the Crawford Small Parts Dexterity Test as a screening instrument. J Dent Educ 50(3):176, 1986.
137. Levangie, P, and Norkin, C: Joint Structure and Function: A Comprehensive Analysis, ed 5. FA Davis, Philadelphia, 2011.
138. Nashner, L: Sensory, neuromuscular, and biomechanical contributions to human balance. In Duncan, P (ed): Balance. American Physical Therapy Association, Alexandria, VA, 1990, p 5.
139. Pai, Y, et al: Thresholds for step initiation induced by support-surface translation: A dynamic center-of-mass model provides much better prediction than a static model. J Biomech 33:387, 2000.
140. Nichols, D: Balance retraining after stroke using force platform biofeedback. Phys Ther 77:553, 1997.

141. Horak, F: Clinical measurement of postural control in adults. Phys Ther 67:1881, 1987.
142. Goldie, P, et al: Force platform measures for evaluating postural control: Reliability and validity. Arch Phys Med Rehabil 70:510, 1989.
143. Liston, R, and Brouwer, B: Reliability and validity of measures obtained from stroke patients using the Balance Master. Arch Phys Med Rehabil 77:425, 1996.
144. Horak, F, et al: Postural perturbations: New insights for treatment of balance disorders. Phys Ther 77:517, 1997.
145. Dettman, M, et al: Relationships among walking performance, postural stability, and functional assessments of the hemiplegic patient. Am J Phys Med 66:77, 1987.
146. De Haart, M, et al: Recovery of standing balance in postacute stroke patients: A rehabilitation cohort study. Arch Phys Med Rehabil 85:886, 2004.
147. Geurts, A, et al: A review of standing balance recovery from stroke. Gait Posture 22:267, 2005.
148. Dickstein, R, et al: Foot-ground pressure pattern of standing hemiplegic patients: Major characteristics and patterns of movement. Phys Ther 64:19, 1984.
149. Lee, DN, and Lishman, JR: Visual proprioceptive control of stance. J Hum Mov Stud 1:87, 1975.
150. Brandt, T, et al: Visual acuity, visual field and visual scene characteristics affect postural balance. In Igarash, M, and Black, F (eds): Vestibular and Visual Control on Posture and Locomotor Equilibrium. Karger, Basel, 1985.
151. Jeka, J: Light touch contact as a balance aid. Phys Ther 77:249, 1997.
152. Herdman, S: Vestibular Rehabilitation, ed 3. FA Davis, Philadelphia, 2007.
153. Nashner, L: Adaptive reflexes controlling human posture. Exp Brain Res 26:59, 1976.
154. Nashner, L, and McCollum, G: The organization of human postural movements: A formal basis and experimental synthesis. Behav Brain Sci 9:135, 1985.
155. Kuo, A, et al: Effect of altered sensory conditions on multivariate descriptors of human postural sway. Exp Brain Res 122:15, 1998.
156. Peterka, R: Sensorimotor integration in human postural control. J Neurophysiol 88:1097, 2002.
157. Horak, F, Earhart, G, and Dietz, V: Postural responses to combinations of head and body displacements: Vestibular and somatosensory interactions. Exp Brain Res 141:410, 2001.
158. Horak, F, et al: Postural strategies associated with somatosensory and vestibular loss. Exp Brain Res 82:167, 1990.
159. Romberg, M: Manual of Nervous Diseases of Man. London, Sydenham Society, 1853.
160. Shumway-Cook, A, and Horak, F: Assessing the influence of sensory interaction on balance: Suggestion from the field. Phys Ther 66:1548, 1986.
161. Cohen, H, et al: A study of CTSIB. Phys Ther 73:346, 1993.
162. Whitney, SL, and Wrisley, DM: The influence of footwear on timed balance scores of the modified clinical test of sensory interaction and balance. Arch Phys Med Rehabil 85:439, 2004.
163. Horak, F, and Nashner, L: Central programming of postural movements: Adaptation to altered support-surface configuration. J Neurophysiol 55:1369, 1986.
164. Nashner, L: Fixed patterns of rapid postural responses among leg muscles during stance. Exp Brain Res 30:13, 1977.
165. Maki, B, and McIlron, W: The role of limb movements in maintaining upright stance: The "change-in-support" strategy. Phys Ther 77:488, 1977.
166. Brown, L, Shumway-Cook, A, and Woollacott, M: Attentional demands and postural recovery: The effects of aging. J Gerontol 54A:M165–M171, 1999.
167. Creath, R, et al: A unified view of quiet and perturbed stance: Simultaneous co-existing excitable modes. Neurosci Lett 377:75, 2005.
168. Dean, C, and Shepherd, R: Task-related training improves performance of seated reaching tasks following stroke: A randomized controlled trial. Stroke 28:722, 1997.
169. Forssberg, H, and Hirschfeld, H: Postural adjustments in sitting humans following external perturbations: Muscle activity and kinematics. Exp Brain Res 97:515, 1994.
170. Horak, F, et al: The effects of movement velocity, mass displaced and task certainty on associated postural adjustments made by normal and hemiplegic individuals. J Neurol Neurosurg Psychiatry 47:1020, 1984.
171. Slijper, H, et al: Task-specific modulation of anticipatory postural adjustments in individuals with hemiparesis. Clin Neurophysiol 113:642, 2002.
172. Latash, M, et al: Anticipatory postural adjustments during self-inflicted and predictable perturbations in Parkinson's disease. J Neurol Neurosurg Psychiatry 58:326, 1995.
173. Arce, F, Katz, N, and Sugarman, H: The scaling of postural adjustments during bimanual load-lifting in traumatic brain-injured adults. Hum Move Sci 22:749, 2004.
174. Morris, M, et al: Postural instability in Parkinson's disease: A comparison with and without a concurrent task. Gait Posture 12:205, 2000.
175. Ashburn, A, and Stack, E: Fallers and non-fallers with Parkinson's disease (PD): The influence of a dual task on standing balance. Mov Disord 15(Suppl 3):78, 2000.
176. Brauer, S, et al: Simplest tasks have greatest dual task interference with balance in brain injured adults. Hum Move Sci 23:489, 2004.
177. Hyndman, D, and Ashburn, A: "Stops Walking When Talking" as a predictor of falls in people with stroke living in the community. J Neurol Neurosurg Psychiatry 75:994, 2004.
178. Lee, W, et al: Quantitative and clinical measures of static standing balance in hemiparetic and normal subjects. Phys Ther 68:970, 1988.
179. Bohannon, R, et al: Decrease in timed balance test scores with aging. Phys Ther 64:1967, 1984.
180. Berg, K, et al: Measuring balance in the elderly: Preliminary development of an instrument. Physiother Can 41:304, 1989.
181. Berg, K, et al: A comparison of clinical and laboratory measures of postural balance in an elderly population. Arch Phys Med Rehabil 73:1073, 1992.
182. Berg, K, et al: Measuring balance in the elderly: Validation of an instrument. Can J Public Health 83(Suppl 2):S7, 1992.
183. Berg, K, et al: The Balance Scale: Reliability assessment for elderly residents and patients with an acute stroke. Scand J Rehabil Med 27:27, 1995.
184. Thorbahn, L, and Newton, R: Use of the Berg Balance Test to predict falls in elderly persons. Phys Ther 76:576, 1996.
185. Blum, L, Korner-Bitensky, N: Usefulness of the Berg Balance Scale in stroke rehabilitation: A systematic review. Phys Ther 88:559, 2008.
186. Muir, SW, et al: Use of the Berg Balance Scale for predicting multiple falls in community-dwelling elderly people: A prospective study. Phys Ther 88:449, 2008.
187. Shumway-Cook, A, et al: Predicting the probability of falls in community dwelling older adults. Phys Ther 77:812, 1997.
188. Alzayer, L, Beninato, M, and Portney, L: The accuracy of individual Berg Balance Scale items compared with the total Berg score for classifying people with chronic stroke according to fall history. JNPT 33:136, 2009.
189. Chui, AY, Au-Young, SS, and Lo, SK: A comparison of four functional tests in discriminating fallers from non-fallers in older people. Disabil Regabuk 25:45, 2003.
190. Donoghue, D, and Stokes, E: How much change is true change? The minimum detectable change of the Berg Balance Scale in elderly people. J Rehabil Med 41:343, 2009.
191. Romero, S, et al: Minimum detectable change of the Berg Balance Scale and Dynamic Gait Index in older persons at risk for falling. J Geriatr Phys Ther 34(3):131, 2011.
192. Stevenson, TJ, et al: Threshold Berg Balance Scale scores for gait-aid use in elderly subjects: A secondary analysis. Physiother Can 62(2):133, 2010.
193. Tinetti, M, et al: A fall risk index for elderly patients based on number of chronic disabilities. Am J Med 80:429, 1986.
194. Tinetti, M, and Ginter, S: Identifying mobility dysfunctions in elderly patients: Standard neuromuscular examination or direct assessment? JAMA 259:1190, 1988.
195. Faber, MJ, Bosscher, RJ, and van Wieringen, PC: Clinimetric properties of the Performance-Oriented Mobility Assessment. Phys Ther 86(7):944, 2006.
196. Tinetti, M: Factors associated with serious injury during falls by ambulatory nursing home residents. J Am Geriatr Soc 35:644, 1987.
197. Tinetti, M, et al: Risk factors for falls among elderly persons living in the community. N Engl J Med 319:1701, 1988.

198. Tinetti, M, et al: Yale FISCIT: Risk factor abatement strategy for fall prevention. J Am Geriatr Soc 41:315, 1993.
199. Duncan, P, et al: Functional reach: A new clinical measure of balance. J Gerontol 45:M192, 1990.
200. Duncan, P, et al: Functional reach: Predictive validity in a sample of elderly male veterans. J Gerontol 47:M93, 1992.
201. Weiner, D, et al: Functional reach: A marker of physical frailty. J Am Geriatr Soc 40:203, 1992.
202. Newton, R: Balance screening of an inner city older adult population. Arch Phys Med Rehabil 78:587, 1997.
203. Newton, R: Validity of the multi-directional reach test: A practical measure for limits of stability in older adults. J Gerontol Med Sci 56A:M248, 2001.
204. Lynch, S, Leahy, P, and Barker, S: Reliability of measurements obtained with a modified functional reach test in subjects with spinal cord injury. Phys Ther 78:1128, 1998.
205. Thompson, M, and Medley, A: Forward and lateral sitting functional reach in younger, middle-aged, and older adults. J Geriatr Phys Ther 30(2):43, 2007.
206. Mathias, S, et al: Balance in elderly patients: The "Get Up and Go" test. Arch Phys Med Rehabil 67:387, 1986.
207. Podsiadlo, D, and Richardson, S: The timed "Up and Go": A test of basic mobility for frail elderly persons. J Am Geriatr Soc 39:142, 1991.
208. Isles, R, et al: Normal values of balance tests in women aged 20–80. J Am Geriatr Soc 52:1367, 2004.
209. Pondal, M, and del Ser, T: Normative data and determinants for the timed "Up and Go" test in a population-based sample of elderly individuals without gait disturbances. J Geriatr Phys Ther 31(2):7, 2008.
210. Faria, C, Teixeira-Salmela, L, and Nadeau, S: Effects of the direction of turning on the timed Up and Go test with stroke patients. Top Stroke Rehabil 16:196, 2009.
211. Ng, S, and Hui-Chan, C: The timed Up and Go test: Its reliability and association with lower-limb impairments and locomotor capacities in people with chronic stroke. Arch Phys Med Rehabil 86:1641, 2005.
212. Campbell, C, et al: The effect of attentional demands on the timed Up and Go test in older adults with and without Parkinson's disease. Neurol Rep 3:2, 2003.
213. Dibble, L, and Lange, M: Predicting falls in individuals with Parkinson's disease: a reconsideration of clinical balance measures. JNPT 30:60, 2006.
214. Haug, SL, et al: Minimal detectable change of the timed "up and go" test and the dynamic gait index in people with Parkinson disease. Phys Ther 91(1):114, 2010.
215. Cunha, I, et al: Performance-based gait tests for acute stroke patients. Am J Phys Med Rehabil 81:838, 2002.
216. Murray, M, et al: Comparison of free and fast speed walking patterns of normal men. Am J Phys Med 45:8, 1966.
217. Sadaria, K, and Bohannon, R: The 6-Minute Walk Test: A brief review of literature. Clin Exerc Physiol 3:127, 2001.
218. Harada, N, Chiu, V, and Stewart, A: Mobility-related function in older adults: Assessment with a 6-minute walk test. Arch Phys Med Rehabil 80:837, 1999.
219. Miller, P, et al: Measurement properties of a standardized version of the Two-Minute Walk Test for individuals with neurological dysfunction. Physiother Can 54:241, 2003.
220. Wetzel, JL, et al: Six-Minute Walk Test for persons with mild or moderate disability from multiple sclerosis: Performance and explanatory factors. Physiother Can 63(2):166, 2011.
221. Guralnick, J, et al: Lower-extremity function over the age of 70 years as a predictor of subsequent disability. N Engl J Med 332:556, 1995.
222. Whitney, S, Wrisley, D, and Furman, J: Concurrent validity of the Berg Balance Scale and the Dynamic Gait Index in people with vestibular dysfunction. Physiother Res Int 8:178, 2003.
223. Hall, CD, and Herdman, SJ: Reliability of clinical measures used to assess patient with peripheral vestibular disorders. J Neurol Phys Ther 30:74, 2006.
224. Wrisley, DM, et al: Reliability of the Dynamic Gait Index in people with vestibular disorders. Arch Phys Med Rehabil 84:1528, 2003.
225. Marchetti, GF, et al: Temporal and spatial characteristics of gait during performance of the Dynamic Gait Index in people with and people without balance or vestibular disorders. Phys Ther 88:640, 2008.
226. Jonsdottir, J, and Cattaneo, D: Reliability and validity of the Dynamic Gait Index in persons with chronic stroke. Arch Phys Med Rehabil 88:1410, 2007.
227. McConvey, J, and Bennett, SE: Reliability of the Dynamic Gait Index in individuals with multiple sclerosis. Arch Phys Med Rehabil 86:130, 2005.
228. McCulloch, K: Attention and dual-task conditions: Physical therapy implications for individuals with acquired brain injury. JNPT 31:104–118, 2007.
229. Bowen, A, et al: Dual-task effects of talking while walking on velocity and balance following a stroke. Age Ageing 30:319, 2001.
230. Park, NW, Moscovitch, M, and Robertson, IH: Divided attention impairments after traumatic brain injury. Neuropsychologia 37:1119–1133, 1999.
231. Penner, I, et al: Analysis of impairment related functional architecture in MS patients during performance of different attention tasks. J Neurol 250:461–472, 2003.
232. Rochester, L, et al: Attending to the task: Interference effects of functional tasks on walking in Parkinson's disease and the roles of cognition, depression, fatigue and balance. Arch Phys Med Rehabil 85:1578, 2004.
233. Shumway Cook, A, et al: The effects of two types of cognitive tasks on postural stability in older adults with and without a history of falls. J Gerontol A Biol Sci Med Sci 52:M232–M240, 1997.
234. Shumway-Cook, A, Grauer, S, and Woollacott, M: Predicting the probability for falls in community-dwelling older adults using the timed Up and Go test. Phys Ther 80:896–903, 2000.
235. Hauer, K, et al: Cognitive impairment decreases postural control during dual tasks in geriatric patients with a history of severe falls. J Am Geriatr Soc 51:1638–1644, 2003.
236. Lundin-Olsson, L, Nberg, L, and Gustafson, Y: "Stops walking when talking" as a predictor of falls in elderly people. Lancet 349:617, 1997.
237. Harley, C, et al: Disruption of sitting balance after stroke: Influence of spoken output. J Neurol Neurosurg Psychiatry 77:674, 2006.
238. Gorman, S, et al: Development and validation of the Function in Sitting Test in adults with acute stroke. JNPT 34:150, 2010.
239. Delbaere, K, et al: Fear-related avoidance of activities, falls and physical frailty: A prospective community-based cohort study. Age Ageing 33:368, 2004.
240. Deshpande, N, et al: Activity restriction induced by fear of falling and objective and subjective measures of physical function: A prospective cohort study. J Am Geriatr Soc 56:615, 2008.
241. Powell, L, and Meyers, A: The Activities-specific Balance Confidence (ABC) Scale. J Gerontol Med Sci 50A(1):M28–M34, 1995.
242. Tinetti, M, Richman, D, and Powell, L: Falls efficacy as a measure of fear of falling. J Gerontol 45:P239–P243, 1990.

推荐阅读

Arampatzis, A, Peper, A, and Bierbaum, S: Exercise of mechanisms for dynamic stability control increases stability performance in the elderly. J Biomech 44(1):52, 2011.
Beebe, JA, and Lang, CE: Relationships and responsiveness of six upper extremity function tests during the first six months of recovery after stroke. J Neurol Phys Ther 33(2):96, 2009.
Krishnan, V, and Jaric, S: Effects of task complexity on coordination of inter-limb and within-limb forces in static bimanual manipulation. Motor Control 14(4):528, 2010.
Nijland, R, et al: A comparison of two validated tests for upper limb function after stroke: The Wolf Motor Function Test and the Action Research Arm Test. J Rehabil Med 42(7):694, 2010.
Przybyla, A, et al: Motor asymmetry reduction in older adults. Neurosci Lett 489(2):99, 2011.
Sleimen-Malkoun, R, Temprado, JJ, and Berton, E: A dynamic systems approach to bimanual coordination in stroke: Implications for rehabilitation and research. Medicina (Kaunas) 46(6):374, 2010.
Telles, S, Singh, N, and Balkrishna, A: Finger dexterity and visual discrimination following two yoga breathing practices. Int J Yoga

5(1):37, 2012.
Tyson, SF: Measurement error in functional balance and mobility tests for people with stroke: What are the sources of error and what is the best way to minimize error? Neurorehabil Neural Repair 21(1):46, 2007.
Tyson, SF, and Connell, LA: How to measure balance in clinical practice: A systematic review of the psychometrics and clinical utility of measures of balance activity for neurological conditions. Clin Rehabil 23(9):824, 2009.
van de Ven-Stevens, LA: Clinimetric properties of instruments to assess activities in patients with hand injury: A systematic review of the literature. Arch Phys Med Rehabil 90(1):151, 2009.
Velstra, IM, Ballert, CS, and Cieza, A: A systematic literature review of outcome measures for upper extremity function using the International Classification of Functioning, Disability, and Health as reference. PMR 3(9):846, 2011.
Wang, W, et al: Interlimb differences of directional biases for stroke production. Exp Brain Res 216(2):263, 2012.
Wang, YC, et al: Assessing dexterity function: A comparison of two alternatives for the NIH Toolbox. J Hand Ther 24(4):313, 2011.
Yancosek, KE, and Howell, D: A narrative review of dexterity assessments. J Hand Ther 22(3):258, 2009.

附录 6.A Berg 平衡量表

1. 从坐位站起

说明：请站起，试着不要用你的手支撑

(　)4 分　不用手扶能够独立地站起并保持稳定

(　)3 分　用手扶着能够独立地站起

(　)2 分　几次尝试后自己用手扶着站起

(　)1 分　需要他人小量的帮助才能够站起或保持稳定

(　)0 分　需要他人中等或大量的帮助才能够站起或保持稳定

2. 无支持站立

说明：请无支持下站立 2 分钟

(　)4 分　能够安全地站立两分钟

(　)3 分　在监视下能够站立两分钟

(　)2 分　在无支持的条件下能够站立 30 秒

(　)1 分　需要若干次尝试才能无支持地站立 30 秒

(　)0 分　无帮助时不能站立 30 秒

3. 无靠背坐位，但双脚着地或放在一个凳子上

说明：请双手交叉相抱保持坐位 2 分钟

(　)4 分　能够安全地保持坐位两分钟

(　)3 分　在监视下能够保持坐位两分钟

(　)2 分　能坐 30 秒

(　)1 分　能坐 10 秒

(　)0 分　没有靠背支持不能坐 10 秒

4. 从站立位坐下

说明：请坐下

(　)4 分　最小量用手帮助安全地坐下下

(　)3 分　借助于双手能够控制身体的下降

(　)2 分　用小腿后部顶住椅子来制身体的下降

(　)1 分　独立地坐，但不能控制身体的下降

(　)0 分　需要他人帮助坐下

5. 转移

说明：排放 1~2 个椅子做旋转移位(pivot transfer)。要求患者旋转移向一带扶手的椅子和移向一无扶手的椅子。你可能需要两张椅子(一张有扶手一张无扶手的)或者一张床和一张椅子。

(　)4 分　稍用手扶就能够安全地转移

(　)3 分　绝对需要用手扶着才能够安全地转移

(　)2 分　需要口头提示或监视才能够转移

(　)1 分　需要一个人的帮助

(　)0 分　为了安全，需要两个人的帮助或监视

6. 无支持闭目站立

说明：请闭上您的双眼并安静的站立 10 秒

(　)4 分　能够安全地站立 10 秒

(　)3 分　监视下能够安全地站立 10 秒

(　)2 分　能站 3 秒

(　)1 分　闭眼不能达 3 秒钟，但站立稳定

(　)0 分　为了不摔倒而需要有人帮助

7. 双脚并拢无支撑站立

说明：双脚并拢无支撑站立

(　)4 分　能够独立地将双脚并拢并安全地站立 1 分钟

(　)3 分　能够独立地将双脚并拢并在监视下站立 1 分钟

(　)2 分　能够独立地将双脚并拢，但不能保持 30 秒

(　)1 分　需要别人帮助将双脚并拢，但能够双脚并拢站 15 秒

(　)0 分　需要别人帮助将双脚并拢，双脚并拢站立不能保持 15 秒

8. 站立位时上肢向前伸展够(物)

说明：上肢向前伸展达水平 90° 位，要求被检查者尽量远的向前伸展做向前够物动作(被检查者上肢在伸展达水平 90° 位时，检查者将一把尺子放在手指尖，在够物过程中手指不要触及尺子。测量的距离是被检查者身体从垂直位到最大前倾位时手指向前移动的距离。如有可能，要求被检查者伸出双臂以避免躯干的旋转)。

(　)4 分　能够确切的向前伸出 20~30 厘米(10 英寸)

(　)3 分　能够安全地向前伸出 12 厘米(5 英寸)

(　)2 分　能够安全地向前伸出 5 厘米(2 英寸)

(　)1 分　上肢能够向前伸出，但需要监视

(　)0 分 在向前伸展时失去平衡或需要外部支持

9. 站立位时从地面捡起物品

说明：请将放在你脚前面的鞋 / 拖鞋捡起来

(　)4 分　能够轻易地且安全地将鞋捡起

(　)3 分　能够将鞋捡起，但需要监视

(　)2 分　伸手向下达 2~5 厘米，且独立保持平衡，但不能将鞋捡起

(　)1 分　试着做伸手向下捡鞋的动作时需监视，但仍不能将鞋捡起

(　)0 分　不能试着做伸手向下捡鞋的动作，或需要帮

助免于失去平衡或摔倒

10. 站立位转身从左右侧肩向后看

说明:转身回头从你的左侧肩膀向后看你身体的正后方,接着转向右侧向后看。检查者可以拿一物体置于患者的正后方让患者来看以鼓励被检查者能更好地扭转身体。

(　)4 分　从左右侧向后看,体重转移良好

(　)3 分　仅从一侧向后看,另一侧体重转移较差

(　)2 分　仅能转向侧面,但身体的平衡可以维持

(　)1 分　转身时需要监视或言语提示

(　)0 分　需要帮助以防身体失去平衡或摔倒

11. 转身 360°

说明:转身达一整圆圈,稍停,再反方向转身一整圆圈。

(　)4 分　在≤4 秒的时间内安全地转身 360°

(　)3 分　在≤4 秒的时间内仅能从一个方向安全地转身 360°

(　)2 分　能够安全地转身 360°,但动作缓慢

(　)1 分　需要密切监视或口头提示

(　)0 分　转身时需要帮助

12. 无支持站立时交替的将一只脚放在台阶或凳子上

说明:交替的将每只足放到台阶或凳子上。要求每只足分别接触台阶或凳子 4 次。

(　)4 分　能够安全且独立地站立,在 20 秒时间内完成 8 次踏步

(　)3 分　能够独立地站并完成 8 次踏步,时间 >20 秒

(　)2 分　无需辅助具,在监视下能够完成 4 次踏步

(　)1 分　需要少量帮助能够完成 >2 次踏步

(　)0 分　需要帮助以防止摔倒或完全不能做

13. 一脚在前无支持站立

说明:将一只脚放在另一只脚的正前方。如果你觉得你不能把你的脚放在正前方,就试着足够远地向前跨一步使前脚的足跟落在后脚足趾的前方(记录 3 分的情况是跨步长度应该超过前足的长度而且步宽大约是被检查者正常的步宽)。

(　)4 分　能够独立地将双脚一前一后地排列(串联)并保持 30 秒

(　)3 分　能够独立地将一只脚放在另一只脚的前方(有间距)并保持 30 秒

(　)2 分　能够独立地迈一小步并保持 30 秒

(　)1 分　向前迈步需要帮助,但能够保持 15 秒

(　)0 分　迈步或站立时失去平衡

14. 单腿站立

说明:尽量长时间无支撑保持单腿站立

(　)4 分　能够独立单腿站立并保持时间 >10 秒

(　)3 分　能够独立单腿站立并保持时间 5~10 秒

(　)2 分　能够独立单腿站立并保持时间 >2 秒

(　)1 分　试图抬腿,但不能保持 3 秒,但可以维持独立站立

(　)0 分　不能抬腿或需要帮助以防摔倒

总分:______________(最高 56 分)

附录 6.B Tinetti 平衡与步态量表

说明：患者坐在没有扶手的硬椅子上，进行以下测试：

1. 坐位平衡

0= 斜靠或从椅子上滑下

1= 轻微地靠在椅子上，或者轻微地增加臀部与椅背之间的距离

1= 稳定、安全、直立坐位

2. 起身

0= 没有帮助就无法完成或失去平衡

1= 用胳膊帮助才能完成

2= 不用胳膊就能完成，或者需要尝试超过两次，或需要过度前屈才能完成

3= 不用胳膊帮助一次就能完成

3. 立即站起来时平衡功能（站起的头 5 秒）得分

0= 不稳（明显的失稳摇晃，移动脚步，明显躯干摆动或抓住其他物体支撑）

1= 稳定，但是需要助行器或手杖，或者轻度摇晃，但不需要抓住其他物体保持平衡

2= 稳定，不需要助行器或手杖，或抓住其他物体支撑

4. 站立平衡

0 分 = 不稳定

1 分 = 稳定，但步距宽[足跟中点距离超过 4 英寸（10 厘米）]，需借助助行器或手杖等支撑物

2 分 = 窄步距站立，无须支持

5. 轻推（患者双脚尽可能靠拢站立，测试者站在患者身后，用腕轻推患者背部）

0= 开始就会摔倒

1= 摇晃并要抓东西，但是只抓自己

2= 稳定

6. 转身 360°

0= 不稳定（抓物、摇晃）不连续的步骤

1= 稳定，但步态不连贯

2= 稳定，步态连贯

7. 能单腿站立 5 秒钟（选一条腿）

0= 不能站立，或紧紧抓住任何物体

1= 有些摇晃和摆动，或足轻度移动

2= 能站立

8. 双足串联站立

0= 一足在另一足前面时患者不能站立或者开始跌倒

1= 有些摇摆、晃动，活动手臂，或足轻度移动

2= 能双足串联站立 5 秒钟

9. 抬起够取试验——检查者将 5 磅（2.27 公斤）的重量置于受试者完全伸展抬起的高度

0= 不能站立，或紧紧抓住任何物体

1= 有些摇晃和摆动，或足轻度移动

2= 能站立

10. 弯腰试验——检查者将 5 磅（2.27 公斤）的重量置于地板上，并让受试者拿起

0= 不能完成，或不稳定

1= 能完成，并保持稳定

10a. 需要______秒完成

11. 坐下

0= 不安全（错估距离，跌入椅子中）

1= 借助于上肢的帮助，或不是圆滑的动作

2= 安全，圆滑的动作

11a. 计时起身

从椅子上起身 3 次所需时间是______秒

平衡分测试总分：21 分

计时项目：10、11

步态

说明：受试者与检查者站在一起，行走 15 英尺（4.6 米）走道（测量）。要求受试者行走，转身，走回。受试者应使用惯用的助行器。

1. 起步（在告诉患者“走”后立即）

0= 没有迟疑，或须尝试多次才能启动

1= 正常启动

2. 走路路径（评估与地板或地毯上直线路径的相关性）

观察行走 10 英尺（3 米）过程中，单足偏离中线的情况

0= 明显偏移到某一方

1= 轻度 / 中度偏离或使用步行辅具

2= 走直线，且不需要辅具

3. 错步（绊足或失去平衡）

0= 有，采用不适当的方式恢复平衡
1= 有，采用适当的方式恢复平衡
2= 没有

4. 行走时转身

0= 摇摆，不稳
1= 不连贯，但无摇摆，或使用助行器或拐杖
2= 稳定，连贯，未使用步行器

5. 1~7 次完成后，步行计时。［量出 15 英尺(4.6 米)走道］

a）受试者按正常步速行走，需要______秒

b）受试者尽可能快的，并感到安全的步速行走，需要______秒

6. 跨越障碍（在行走中放置有障碍物，独立一次行走评估）

0= 开始跌倒或不能跨越
1= 能完成，但需要助行器或有些摇摆，自己抓我自己
2= 能稳定完成
平衡分测试总分：9 分
计时项目：5

总分：________分（最高 30 分）

（李玲　江山　译）

第 7 章 步态检查

Judith M. Burnfield, PT, PhD
Cynthia C.Norkin, PT, EdD

学习目标

1. 定义用于描述正常步态的常用术语；
2. 解释与步态分析相关的信度、效度、敏感性和特异性；
3. 解释运动学定性分析、运动学定量分析和动力学分析等步态分析方法中得常用指标；
4. 描述最常用的步态分析方法并举例说明；
5. 比较运动学定性分析和定量分析间的优劣；
6. 通过案例分析模式学习将临床决策技巧应用于步态分析数据评估中。

章节大纲

康复主要目标之一是根据患者存在的功能障碍情况、帮助其恢复到最理想的功能状态，从而使其能以最佳状态参与感兴趣的各种活动。人类步行或步态是人们实现独立功能的基本要素之一，但非常容易受到疾病或损伤的影响。因此，许多物理治疗干预的理想结局是重建或提高患者的步行功能。步态与移动（locomotion）是两个不同的概念，前者是指人们行走的方式和基本特征（如步频、步长、跨步长、步速和步行节律等），而移动则主要指个体所具备从一个地点移动到另一地的能力[1]。尽管进行步态分析有许多特定原因，但几乎所有的步态分析都需要收集存在某种功能障碍的个体或群体步行能力的有关信息。由于步态分析的方法也多种多样，可以非常简易也可能异常复杂，所以治疗师必须仔细斟酌如何使用步态分析中获得的数据。步态分析的一般和某些特殊的临床适应证可参考《物理治疗师实践指南》（*Guide to Physical Therapist*），本章包含指南中的部分内容[1]。

步态分析的目的

1. 辅助了解某一特定疾病的步态特征，包括：

- 准确描述不同疾病状况下特征性的步态模式和参数；
- 确定并描述病态步态的表现，或特定疾病的典型步态特征；
- 判断平衡功能、耐力、能量消耗情况和安全性；
- 判定患者在家庭、社区或工作环境中完成功能性步行能力；
- 对残疾的严重性进行分类；
- 预测患者未来的功能状况。

2. 通过下列手段辅助诊断患者运动功能：

- 甄别和描述异常步态，描述患者步行实际表现与正常步行参数间的差异；
- 分析异常步态并明确导致异常步态的原因；
- 检查步态、耐力、能量消耗和安全性，并了解上述因素对步态的影响。

3. 指导治疗师选择干预措施：

- 为可能影响步态表现的功能障碍提供恰当的治疗方案；
- 决定是否需要使用代偿性、辅助性、矫形器、假肢、保护性或支持性器具或设备。

4. 评定治疗效果并指导治疗师：

- 确定诸如治疗性运动、耐力运动、发育性治疗运动、力量训练或牵伸训练、电刺激、平衡训练、手术治疗和药物等干预措施如何影响步态；
- 确定所选用的提供关节支持和保护、矫正关节偏斜和功能障碍、减少能量消耗以及提高安全运动功能的仪器和设备所产生的效果以及使用中的合适程度。

从文献中也能找到阐述步态分析目的的例子：描述患者步行表现与正常步态参数间差别[2~11]，甄别导致功能障碍的机制[12,13]，确定是否需要使用假肢及其使用效果[12,14]，比较使用不同辅助具产生的效果差异[15,16]，判定矫形器使用的必要性及其使用效果[17~21]，确定治疗措施的效果[22,23]，确定能量消耗状况[14,15,24]以及功能恢复转归的预测[25~27]。

步态分析方法的选择

步态分析方法的选择不仅需要考虑分析的目的，也要考虑可供使用的步态分析设备状况以及治疗师的经验、相关知识和技术水平等。进行特定步态分析所需的步态分析设备取决于步态分析的具体目的、可供使用的具体设备以及治疗师可用于步态分析工作的时间。从所使用的步态分析设备来说，最简单的分析仅需铅笔、纸张和秒表等工具[28]，当然复杂的步态分析系统就包括了电子成像系统、嵌于地面的测力平台以及贴于受试者肌肉的表面肌电图电极等[29~32]。治疗师必须熟知每种可供使用的不同步态分析方法，而且明确哪些方法具有较好的可靠性和可信度才能对选用恰当的步态分析方法。作为临床科研手段，我们通过使用装备复杂的步态分析设备系统已经对一些特定疾病后的步态特征、产生步态改变的机制有了明确了解，但这些设备基本尚未广泛地用于一般患者的检查。如果治疗师对正常步态的生物力学机制，包括特征性的关节活动度和肌肉活动需求有较扎实的认识，就有可能采用简单的步态分析方法来甄别出异常运动的特征，并找到可解决问题的原因，进而可以针对潜在原因的进行有效处理。

无论采用何种方法，针对个体患者的步态分析应提供准确、具有信效度的数据，以作为描述患者当前功能状态（表现中优点和缺点）、治疗的规划和执行、治疗效果的评估、随时间延续而出现的功能改善和评估转归的基础，并预测将来状态。

信度

步态分析中的**信度**（可靠性）是指同一种测量设备（如足底开关、测力平台、运动分析系统和电子角度计等）或分析方法（如观察性步态分析清单、步行能力特征以及跨步长的计算公式）结果一致性水平。判断某评估工具是否具有较好信度的标准是使用该设备连续测量或不同时间重复测量所得数据是否一致。例如：用某一电子角度计在连续两个月的在每周一上午重复测量一个已知角度为60°的物体，结果两个月时间内每次测得角度都为60°，就表明该电子角度计具有良好信度。反过来，如果第一个周一上午测得值为60°，而第二、第三周测得值分别为30°和40°，那所用的电子角度计信度就非常低。信度可以分类为相对信度（相关性）和绝对可信度（一致性）。相对信度一般采用相关性统计学方法监测数据之间是否存在相关关系[33]；而绝对可信度所采用的统计学方法则主要用于发现不同时间所获得测量值之间差异的大小。

与严格控制的科学研究环境中的信度研究不同，步态分析中用于确定信度（可靠性）的测量事实上包含了测量过程中可能出现的所有变异类型。通常包括受试者同一天测试中不同重复测量之间或不同测试日期中存在的差异，也包括测试者完成监测所用的方法学差异。为了明确某一测试仪器信度的最佳潜在决定因素，我们需要排除除了仪器本身以外的所有可能影响测试结果的因素（比如：确保受试者在连续检测过程中没有膝关节损伤情况的变化，测试所用仪器的摆放也保持一致仪器的摆放位置也应相同）。

步态分析方式是否同时具有相对和绝对信度，需要根据两种类型的信度来判定：测试者内信度和测试者间信度。某一方法的测试者内信度主要是通过评估同一位测试者重复测试结果的一致性来判断的，比如治疗师用某一种特定方法检测和分析某一实习物理治疗师的步态，在8周时间内每两周重复评估一次，最后每次步态评估都得到完全一致的结果。由于同一位测试者在不同时间内所获得的结果是一致的，我们就可以认为该方法具有良好的测试者内信度。但我们也要明确上述例子从严格意义上来说是假设的情况，因为治疗师评测技巧以外的很多因素诸如疲劳、每次测试的具体时间等因素都可能影响受试者步行的实际表现，因此在测试和分析过程中必须控制这些干扰因素。

测试者间信度则主要反映多位不同测试者完成同一项测试所得结果的一致性。如果多位测试者所得结果都具有较好的绝对和相对信度，而且各测试者之间的结果无明显差异，则可认为该测试方法具有较高的测试者间信度。

敏感性和特异性

敏感性和特异性是选择分析方法的重要考量因素。步态分析的**敏感性**是指某一步态分析方法能够甄别出受试者实际存在的步态异常的次数的比例。**特异性**是指受试者本身无步态异常的情况下，所用的步态分析方法能够识别出无异常次数所占的比例[34]。随着人们在步态分析数据处理中越来越多地使用这些复杂统计学方法，可以获得更多关于这些参数的附加信息。

效度

效度是指测量工具确能反映其原本需要测量内容的程度。效度可以分为下列类型：

- 构念效度（构想效度）- 取决于基于理论性研究证据的逻辑辩论（就是量表测量抽象概念或构念的能力）；
- 内容效度 - 取决于所提供的证据能表明评估工具包含了某一概念的所有重要因素且无额外因素。从该意义上来说，量表创立者需要证明其包含的所有条目之间存在相关性；
- 效标效度 - 通过将比较不同仪器设备获得的信息或数据间的比较或者与其他形式获得数据进行比较；
- 同时效度（共时效度）- 效度取决于基本上同时完成的两类试验结果之间的关系，如步态分析与其他类型的功能评定结果；
- 预测效度 - 评估方法对未来事件的预测能力，例如跌倒。

难以想象将一项自身对于步态测定缺乏内在效度的评测方法用于步行功能的评测与分析。然而，步态本身就不是单一构成的，而是反映人类表现的复杂过程。通过相对比较简单的方法，我们可以判定某一评估方法对于特定的评估目的是否有效。阅读后续内容，其中某一评估工具可能适用于前面所述的步态分析目的、并判定其是否能有效用于该分析目的。

通过查阅文献，治疗师可以确定某一评估方法或工具是否已经通过信度和效度分析。如果尚未明确评估的信效度，治疗师则会倾向于采用科研方法进行重复测量评测来确定该评估的信度可重复性。

步态术语

步态周期

步态周期是步行的基本单位，通常包括空间（距离）和时间参数。正常步行时的步态周期是指一侧足跟与支撑面接触直到同一足跟再次触及支撑面所经过的时间。但是在某些异常步态情况下，首先与支撑面接触的并非支撑腿的足跟，而可能是支撑腿的其他部位，这些情况下步态周期的时间起点就是指支撑腿的任意部位与地面发生接触的瞬间，止于同侧肢体再次与地面接触时。

步态周期首先可分为支撑相和摆动相（图 7.1）。支撑相是指肢体与地面接触并承受重力的时间，当以舒适速度行走时，支撑相约占正常步行步态周期的 60%；摆动相则占步态周期的约 40%，是指该侧肢体离开地面在空中摆动的时间。单个步态周期分别包括左、右两侧肢体的支撑相和摆动相。步行时，身体重量在步态周期的两个双支撑相期间从一侧下肢平稳地转移到另一侧下肢，双支撑相是步态周期中人体双下肢同时与地面接触的时期。初始双支撑相始于步态周期的起始，此时身体重量从跟随腿转移到处于伸展位的参照腿。末次双支撑相是站立相的终结，身体重量从处于跟随位置的参照腿转移到领先腿。参照腿的初始双支撑相恰好对应于对侧腿的末次双支撑相。单支撑相是初始和末次双支撑相之间的时期，也就是步态周期中仅有单一肢体支撑身体重量的时期。上述变量的每个时间段比如步态周期时间、支撑相时间（右侧和左侧）、摆动相时间、初始双支撑相、末次双支撑相和单支撑相等变量的持续时间等都能测量。

左右两步组成一个跨步，跨步等同于一个步行周期。步和跨步都可以从时间和空间两方面进行描述。步长（step length）指一侧足跟着地点至对侧足跟着地点之间的距离，而跨步长（步幅）指一侧足跟着地点至同一侧足跟再次着地点之间的距离。在一些异常步态情况下，可以根据受试者实际表现中与地面首先发生相对固定接触的部位来确定着地点以作为参考点。相应地，步长时间和跨步（步幅）时间分别指完成迈步和跨步所需要的时间（图 7.2）

步态时相

早期用以描述步态分期的术语包括支撑相的足跟着地、足底平触地面、支撑相中期、足跟离地和足趾离地以及摆动相的如加速期、摆动相中期和减速。虽然它们能够用来描述正常步态，但用于描述病理步态时则容易产生混淆。比如胫前肌肌力不足或严重踝跖屈挛缩的患者在步行周期的“足跟着地期”并无明显的足跟着地动作出现。部分踝跖屈肌痉挛的患者在整个支撑相内都表现为明显的足跟离地，而并非仅仅出现于足跟离地期。另外一些踝跖屈肌肌力不足的患者则相反并不存在明显的足跟离地期，而是在支撑相末期全足抬离地面。

为了避免以往所使用术语引起的混淆，来自美国 Rancho Los Amigos 国立康复中心的 Perry 及其同事创立了新的通用术语，从功能的角度将步行周期分为 8 个重要的时期[32,35]。前五个时期构成支撑相：首次触地、承重反应、支撑相中期、支撑相末期和摆动前期；另外三个时期摆动相早期、摆动相中期和摆动相末期构成摆动相。表 7.1 罗列了两套术语体系的异同。

支撑相的第一个时相是首次触地，是向前伸出的下肢首次接触地面的瞬间。随后的承重反应是身体重量（重心）迅速转移到向前伸出并已触地的下肢。此时，通过膝关节略微屈曲用以分散快速转移身体重量时的反作用力。首次触地和承重反应期构成初始双支撑相，有时也将其称为承重期（weight acceptance）[32]。初始双支撑相结束的标志是对侧肢体抬离地面进入摆动相。

体重在支撑相中期和支撑相末期继续往前转移至支撑腿。足跟在支撑相末期抬离地面从支撑腿变为跟随腿姿势，躯干也

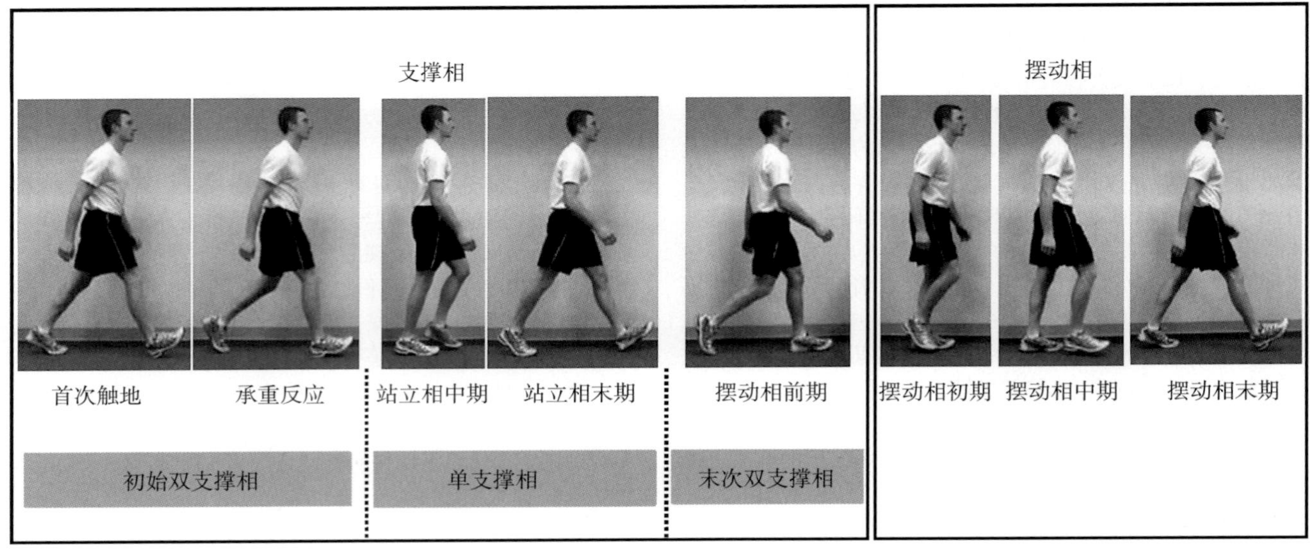

图 7.1　步行周期的 8 个时相。支撑相是指参照腿与地面接触的时间，可以分为：首次触地、承重反应、支撑相中期、支撑相末期和摆动前期等五个时相。摆动相是指足离开地面的时期，包括三个时期：摆动相早期、摆动相中期和摆动相末期。此外，步行周期中先后出现两次双足都与地面接触的时期，即初始双支撑相（包括首次触地和承重反应）和末次双支撑相（摆动相前期）。还有一个时期只有单腿与地面接触的，即单支撑相，包括站立相中期和站立相末期两个时相；单支撑相期间对侧肢体处于摆动相

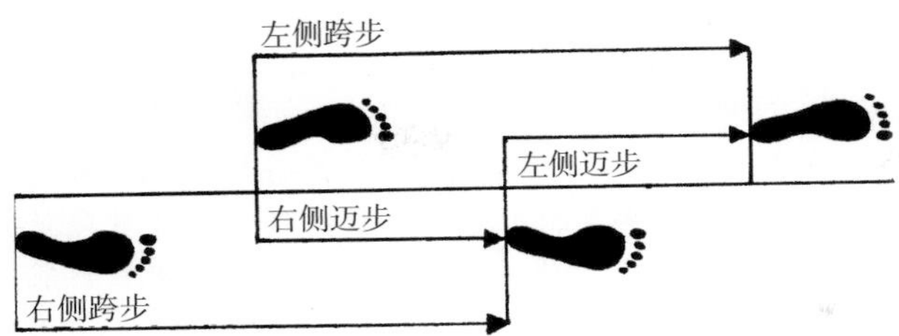

图 7.2 分别表示一次右侧跨步与左侧跨步。右跨步长就是右侧足跟连续两次着地点之间的距离(图示左下角);左跨步长就是左侧足跟连续两次着地点之间的距离(图示左上角)。跨步长相当于左迈步与右迈步的总和,图中显示左跨步长包含右侧迈步和左侧迈步。示意图中间显示的右步长是从左足跟着地点至右足跟着地点之间的距离,相反左步长是从右足跟着地点至左足跟着地点之间的距离。步长时间和跨步长(步幅)时间则分别指完成一次迈步和跨步所需要的时间

随之前移到原支撑腿的前方。站立相中期和站立相末期可以合称为单支撑期,表示该时期仅单侧下肢与地面接触[32]。

摆动相前期是支撑相的最后一个时相,也可以成为终末双支撑相期或蹬离期。身体中心体重在此期由原处于支撑相的跟随腿转移到向前摆动、并处于首次触地和承重反应期的对侧下肢。摆动相前期跟随腿(原支撑腿)承受的身体重量逐渐减少,因为除了那些踝跖屈肌肌力明显减弱的患者以外,支撑相中期和末期储积在跟腱的残余能量急剧爆发而使踝关节出现快速跖屈动作[32,36~38]。膝关节随之屈曲至 40°,地面廓清至少需要膝关节屈曲超过 30 度以上的角度。

足部抬离地面标志着摆动相的开始,首先进入摆动相初期,此时膝关节和髋关节的快速屈曲运动确保摆动相初期的顺利完成。随后进入摆动相中期,大腿仍继续向前屈曲摆动,并达到相对于垂直方向呈 25°的最大屈曲角度。但膝关节相反出现伸展运动,在摆动相中期终末时点基本处于与地面垂直的位置,同时踝关节处于中立位(背伸 0°)。髋关节在摆动相末期继续屈曲运动,而膝关节进一步伸直并基本上达到目测的中立位。踝关节继续保持中立位,并为足跟首次着地做姿势准备。

表 7.2~ 表 7.4 罗列了正常步态的特征性表现。其中前 4 列包括步态时相、关节运动、力的内力矩和肌肉活动情况。治疗师熟练掌握正常运动特征是其在步态分析时从标准中辨别偏倚并进行比较的基础。各关节的内力矩表示由肌肉的可收缩和不可收缩成分以及韧带和关节囊所产生的力,内力矩与重力和惯性等作用于身体节段而产生的外力矩相抵消。因为所出版文献将关节内力矩作为比较常用的参考点,因此本章节我们选用关节内力矩作为主要讨论内容。然而了解外力矩(以及相应的内力矩)相关知识可帮助解释步态周期中包括与稳定性相关的肌肉活动、重心前移、减震和地面廓清等等过程的特征性模式。例如,正常步态的单腿支撑相,随着身体重心逐渐移动到踝关节前方,身体随之出现一个逐渐增加的背屈外力矩;如果踝跖屈肌群不能相应地产生抵抗踝背屈力矩,踝关节就会出现背屈塌陷。踝跖屈肌群收缩产生的力量就产生跖屈内力矩使胫骨前移处于可控状态而不至于出现塌陷。所以,踝跖屈肌

表 7.1 步态术语的比较

	Rancho Los Amigos[3,32]	传统术语
支撑相	首次触地:从足跟或足部的其他部位接触地面开始。构成首次双支撑相的一部分	足跟触地:始于足跟触地以后、支撑相的开始
	承重反应:身体重量(重心)迅速从支撑腿转移到迈步腿的时期。髋关节保持稳定、膝关节屈曲吸收冲击力、足前部降低并接触地面。紧随着首次触底期出现,也是首次双支撑相的结束。并以对侧肢体离地进入摆动相而结束	全足触地:足跟触地以后即刻出现全足掌与地面接触的时期
	站立相中期:躯干从一侧支撑腿踝关节后方前移到关节前方。是单支撑相的前半程,始于对侧足部抬离地面开始摆动	站立相中期:是指身体通过支撑腿上方的特定时间点
	站立相末期:躯干继续前移、足跟逐渐抬离地面并成为跟随腿的姿势,以对侧肢体首次触底而结束	足跟离地:站立相中期之后支撑腿足跟离开地面的时间点
摆动相	摆动相前期:双支撑相末期身体重量从支撑腿快速转移、支撑腿完成进入摆动相的准备。始于对侧肢体首次触地期、终止于同侧肢体前脚掌离地	脚趾离地:足跟离地以后仅支撑腿脚趾接触地面的时间点
	摆动相初期:起始于支撑腿足部抬离地面。髋、膝和踝关节在摆动相的前三分之一时间内快速屈曲以廓清地面和向前摆动	加速期:支撑腿脚趾离地以后的摆动相至该肢体经过躯干下方的时期
	摆动相中期:摆动相的中间三分之一时间,大腿继续向前摆动、膝关节趋于伸直、踝关节处于中立位	摆动相中期:指肢体摆动处于躯干正下方位置的时间点。是加速期终止也是减速期开始的过渡阶段
	摆动相末期:摆动相末三分之一,膝关节处于最大伸展位、踝关节中立位并准备足跟首次触地。终止于足部与地面接触	减速期:指肢体摆动速度减慢并准备足跟着地的时期

表 7.2 踝足关节:矢状面正常数据及肌力不足的影响[32,35]

时相	关节角度特征	关节内力矩	正常肌肉活动	肌力减弱的影响	可能代偿措施
首次触地	中立位(背屈 0°)	背屈肌力矩在承重反应期达到峰值	胫前肌肉(胫前肌、趾长伸肌、踇长伸肌)使将脚掌着地速度降低并在首次触地以后拖动胫骨前移	临界肌力不足(3+/5)出现足跟着地后的脚掌拍击地面。肌力明显减退(2+/5 或更低)不足以保持踝关节中立位时、将出现全脚掌落地或前脚掌首先触地	临界肌力不足,主要通过减慢步行速度降低承重反应期对胫前肌群力量的要求。或者用过度跖屈的姿势触地来降低对胫前肌群力量的要求
承重反应期	跖屈 5°				
支撑相中期	背屈 5°	跖屈肌力矩在支撑相末期达到峰值	跖屈肌群(腓肠肌、比目鱼肌、趾长屈肌、胫后肌、腓骨长肌和腓骨短肌)在该两个时期活动逐渐增加使胫骨在有控制的情况下前移。弹性势能储存于跟腱	过度背屈、胫骨前移失去控制、足跟离地延迟或动作消失。但如果股四头肌(股中间肌、股外侧肌、股内长肌和股斜肌)肌力不足,可以避免踝关节多度背屈而导致膝关节过度屈曲以及对力弱的股四头肌要求显著增加	步长缩短、步速减慢从而减少对小腿肌肉力量的需求
支撑相末期	背屈 10°				
摆动前期	背屈 15°		摆动前期小腿肌肉停止工作。储存于跟腱的弹性势能引起足离地瞬间的快速跖屈	足跟离地幅度减小或消失;快速跖屈动作缺失	利用近端肌肉完成肢体向前摆动和地面廓清
摆动相初期	跖屈 5°	小幅度背屈力矩	胫前肌群主动收缩在摆动相中期之前完成背屈抬高足部并继续保持踝关节中立位	踝关节过度跖屈和足部拖曳,摆动相中期表现尤为显著。随后的首次触地期姿势控制不良	站立侧提髋(Hip hike),髋关节过度屈曲和外展以辅助足廓清地面;或通过对侧肢体过度踝跖屈帮助患肢廓清地面
摆动相中期	中立位				
摆动相末期	中立位				

表 7.3 膝关节:矢状面正常数据及肌力不足的影响[32,35]

时相	关节角度特征	关节内力矩	正常肌肉活动	肌力减弱的影响	可能代偿措施
首次触地	接近完全伸直位	背屈肌力矩在承重反应期达到峰值	腘绳肌(半膜肌、半腱肌、股二头肌(长头))小幅度活动对抗死关节过伸	依靠后关节囊稳定膝关节并阻止膝过伸	灰色底纹表明该表头不适用于相应的步行时相
承重反应期	屈曲 20°	伸肌力矩	股四头肌离心性收缩(股中间肌、股外侧肌、股内长肌和股斜肌)使膝关节屈曲吸收振动力同时避免膝关节塌陷	膝关节屈曲时不能稳定膝关节,进而导致膝关节塌陷。	通过①过度跖屈或②躯体前倾避免膝关节屈曲、并减少伸膝肌群力矩
支撑相中期	接近完全伸直	伸肌力矩并过渡到屈肌力矩	股四头活动在支撑相中期的中间点终止		
支撑相末期	接近完全伸直	屈肌力矩			
摆动前期	屈曲 40°	伸肌力矩	股四头肌控制和调节膝关节屈曲的速度		
摆动相初期	屈曲 60°		股二头肌(短头)、股薄肌和缝匠肌参与膝关节屈曲	限制膝关节屈曲以便足廓清地面	代偿性提髋,或髋关节屈曲、外展以辅助廓清地面
摆动相中期	屈曲 25°	屈肌力矩	腘绳肌调节膝关节伸展速度		
摆动相末期	接近完全伸直		腘绳肌继续活动、同时四头肌开始活动为首次双腿支撑相做准备	股四头肌肌力显著低下(低于 2+/5)时,摆动相末期膝关节伸展不足	大腿后缩或膝关节突然快速伸展以确保膝关节可以完全伸展

表 7.4 髋关节:矢状面正常数据及肌力减弱的影响[32,35]

时相	关节角度特征	关节内部力矩	正常肌肉活动	肌力减弱的影响	可能代偿措施
首次触地	20°屈曲	伸肌力矩	髋关节单关节的伸肌和外展肌强烈收缩以稳定骨盆和躯干于股骨上方。腘绳肌活动逐渐减弱	骨盆和髋关节稳定性受限,导致矢状面上躯干前倾和髋关节屈曲角度增加。若外展肌力不足,可能导致骨盆向对侧倾斜	减小摆动相末期髋关节屈曲角度以减少首次触地和承重反应期对伸髋肌群的肌力要求。躯干后仰减少伸髋肌力矩。髋外展肌力不足则使躯干向支撑腿侧倾以减少髋外展肌力矩
承重反应期	20°屈曲				
支撑相中期	中立位	伸肌力矩并过渡到屈肌力矩	腘绳肌少量活动辅助膝关节伸展运动。低水平外展肌活动以稳定骨盆	骨盆向对侧下移	躯干可能向支撑腿倾斜以减少对外展肌群的需求
支撑相末期	20°明显过伸(髋关节本身不允许20°伸展,该角度综合了髋伸展、骨盆后旋以及骨盆与大腿在关节处相对于竖直线的前倾)	屈肌力矩逐渐增加	阔筋膜张肌低幅度活动	骨盆向对侧下移。	躯干可能向支撑腿倾斜以减少对外展肌群的需求
摆动前期	10°明显过伸	屈肌力矩	股四头肌参与早期的大腿前向摆动		
摆动相初期	15°屈曲	屈肌力矩	髂肌、长收肌、股薄肌和缝匠肌主动收缩将腿部向前摆动	屈髋肌力明显不足(肌力低于2/5),可能出现屈髋、大腿摆动和足廓清地面受限	为改善地面廓清,可能通过同侧骨盆上抬和髋过分外展代偿,或对侧提踵(过度跖屈)
摆动相中期	25°屈曲	伸肌力矩	腘绳肌活动增强以限制腿部进一步前向摆动		
摆动相末期	25°屈曲	伸肌力矩	腘绳肌继续活动控制大腿前向摆动;髋关节单关节伸肌和外展肌活动度快速增强为步行下一时相做准备	无法实现下次首次触地的理想触地位置	速度改变

群产生的内力矩对抗了主要由身体重量产生的背屈外力矩。

肌肉兴奋的时间点(即过早或过迟出现肌肉活动)和幅度(过大或过小)都能扰乱正常步态模式。熟知正常步态时肌肉的兴奋、活动和功能特点有助于治疗师甄别步态异常的潜在原因。表 7.2~表 7.4 的后两列罗列了肌力下降对步态的影响和可能出现的代偿方式。上述表格的目的在于列举观察和分析步态过程中必须加以考虑的正常步态的关键因素,并且为如何分析造成非典型步态或特定步态异常的原因提供范例。

步态分析类型

目前所用的步态分析类型基本可以分为两大类:**运动学**和**动力学分析**。步态的运动学分析主要描述运动特征而不考虑引发运动的力量。运动学分析的主要内容是对步行过程中人体整体运动或身体节段之间相互运动关系进行定性或定量描述。动力学分析则主要关注步行中力的问题。在实际应用的很多情况下,步态分析往往同时考虑运动学和动力学指标。除此以外,可能还会考虑到心率、耗氧量、能量消耗水平以及通过肌电图了解肌肉活动特征等生理学指标。

运动学定性步态分析

步态的定性运动学分析临床实践中最常用的方法,原因是定性分析仅需要少量设备在较短时间内完成。位移是定性运动学分析的主要指标,具体包括运动特征、正常身体姿势偏移的情况以及步行周期中特定时间点的关节角度。

观察性步态分析

仅有少数临床机构具有足够的资源(空间、资金以及医护人员的时间成本等)开展使用步态分析设备系统为每位患者进行步态检查,因此观察性步态分析(observational gait analysis,OGA)常常作为物理治疗检查的基本内容。观察性步态分析的结果可用来确定患者存在的结构性障碍或活动受限等情况，亦可用以设计干预计划并评估结局。当物理治疗师寻求一种简单、有效确定步态异常、指导治疗方案制定（如判定是否需要使用矫形器）以及评估治疗进展的步态分析方法[39]，现存的各种评估量表的信效度都不是非常理想。本章节主要介绍临床上可以考虑采用的一些观察性步态分量表。

Rancho Los Amigos 观察性步态分析系统可能是目前物理治疗师使用最广泛的 OGA 系统[32,35]。Rancho Los Amigos OGA 分析法包括一套针对步态周期各时相的运动模式中身体各关键部位（足、踝、膝、髋、骨盆和躯干等）的系统检查。该评估方法所用的记录表包含了步行中常见的 45 种异常改变的描述，如脚尖拖曳、踝关节过度跖屈或背屈、过度膝内翻或外翻、侧提髋以及躯干过度前后倾等（图 7.3）。负责观察的治

步态分析：全身

RANCHO LOS AMIGOS 国立康复中心物理治疗部

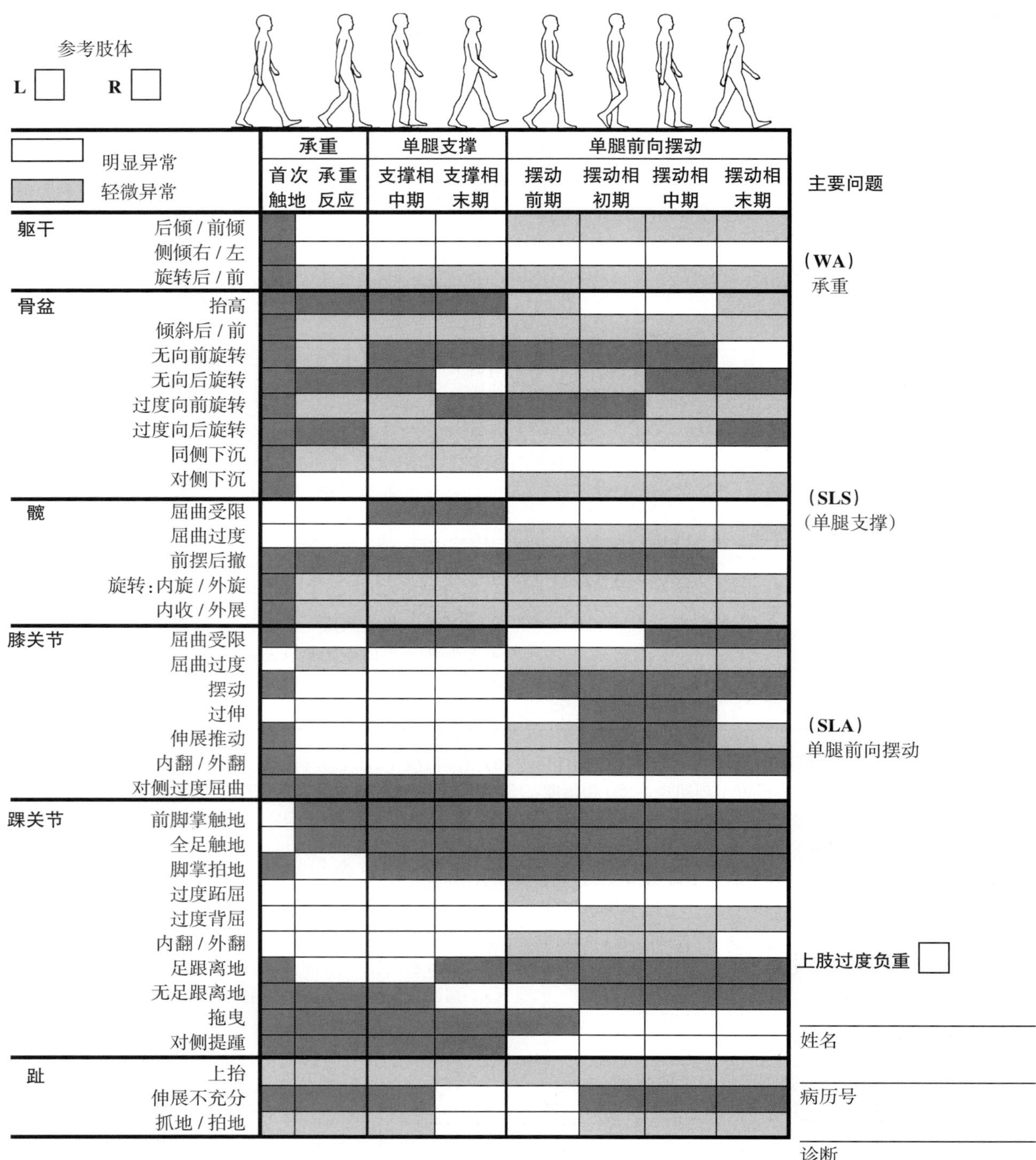

参考肢体 L □ R □

□ 明显异常
■ 轻微异常

		承重		单腿支撑		单腿前向摆动			
		首次触地	承重反应	支撑相中期	支撑相末期	摆动前期	摆动相初期	摆动相中期	摆动相末期
躯干	后倾/前倾								
	侧倾右/左								
	旋转后/前								
骨盆	抬高								
	倾斜后/前								
	无向前旋转								
	无向后旋转								
	过度向前旋转								
	过度向后旋转								
	同侧下沉								
	对侧下沉								
髋	屈曲受限								
	屈曲过度								
	前摆后撤								
	旋转：内旋/外旋								
	内收/外展								
膝关节	屈曲受限								
	屈曲过度								
	摆动								
	过伸								
	伸展推动								
	内翻/外翻								
	对侧过度屈曲								
踝关节	前脚掌触地								
	全足触地								
	脚掌拍地								
	过度跖屈								
	过度背屈								
	内翻/外翻								
	足跟离地								
	无足跟离地								
	拖曳								
	对侧提踵								
趾	上抬								
	伸展不充分								
	抓地/拍地								

主要问题

(WA)
承重

(SLS)
(单腿支撑)

(SLA)
单腿前向摆动

上肢过度负重 □

______ 姓名

______ 病历号

______ 诊断

图 7.3 全身步态分析表格

疗师需要判定是否存在异常,并在特定表格中注明其出现及出现的确切时间[35]。

治疗师需要经过大量的培训和实践才可能培养出胜任观察性步态分析检查所必需的观察技能和技巧。希望掌握Rancho观察性步态分析方法的治疗师可以通过学习Rancho Los Amigos观察性步态分析手册[35]。Los Amigos研究和教育学院(LAREI)网站可以获取(www.larei.org)实践性的步态录像,对于获得和提升治疗师对步态的观察能力以及学习记录表格的使用都有很大帮助。

足病治疗师创建了独特的观察性步态分析系统[40]。图7.4就是由Southerland[40]设计的足病治疗师用于步态分析的生物力学记录表格。该表格需要和另外一些静态定量评估如

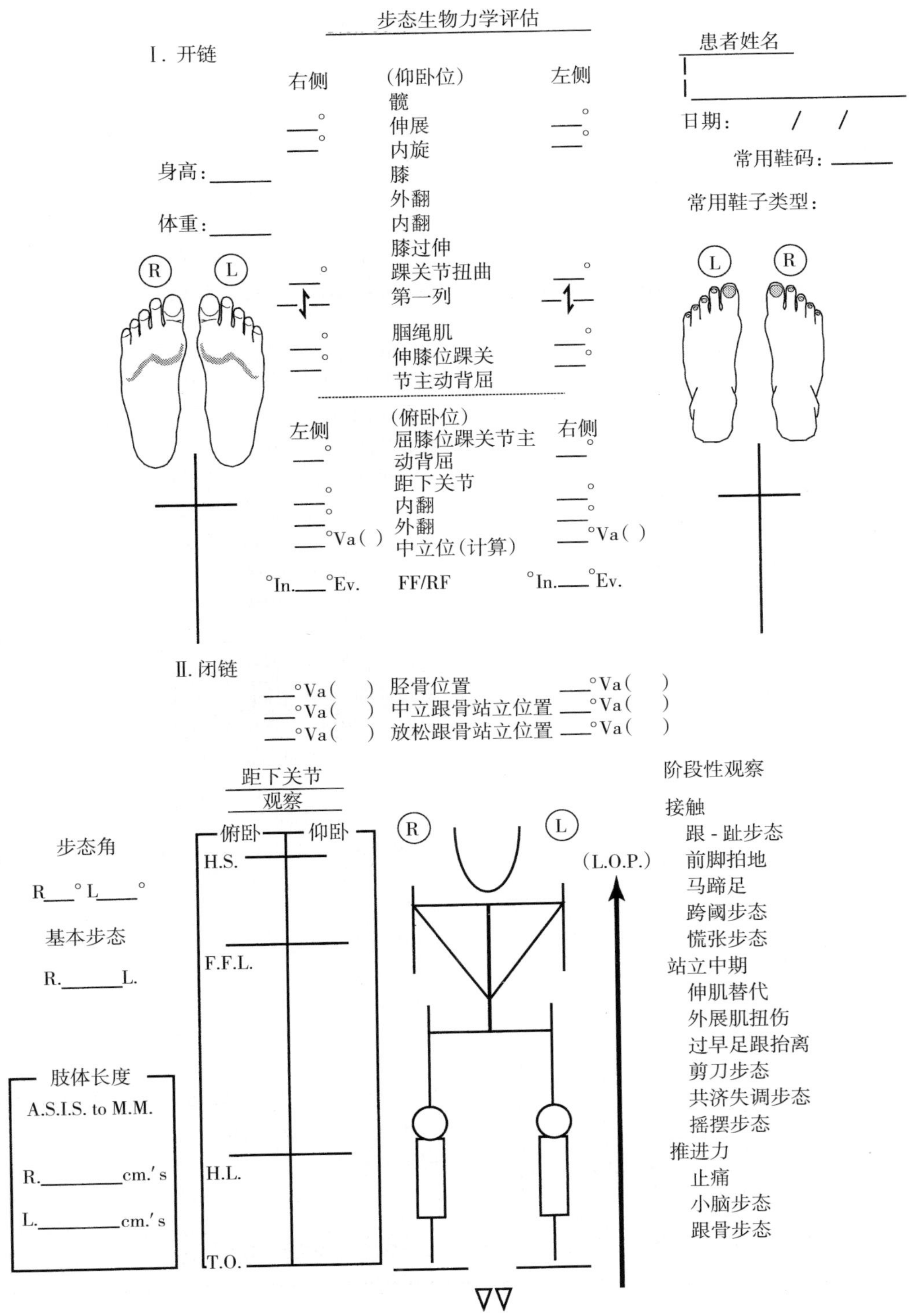

图 7.4 观察性步态分析的步态生物力学表格

包括髋关节和踝关节在内的所有下肢关节活动度(ROM)以及下肢肢体长度等配合使用。静态评估时还要检查足背和足底,了解并记录是否存在胼胝形成和鸡眼,是否有踇外翻和锤状趾等异常。分析的动态定性成分使用简短记录系统记录观察性步态分析的细节。缩写 GHORT(分别表示 Gait、Homunculus Observed, Relational, Tabulator)用于辅助观察性步态分析中所收集数据记录(图 7.5)。图 7.6 列举了记录方法的实例。完成动态评估以后,评估者要将患者步态的定性印象与静态评估结果进行对比,了解评估的准确性并确定导致步态异常的原因。作者介绍认为,原来没有经验的评估者经过 5 例患者的评估后就能获得与其他有经验评估者相似甚至相同的评估结果;但作者并未用其他信效度研究来引证这个说法[40]。总体来说,这些观察性评估分析法为治疗师在步态周期的特定时间点所要关注的特定关节或身体节段提供了基本框架。

观察性步态分析的优势是仅需非常简单甚至无需专用设备、使用成本低廉即可提供步态分析的基本参数和描述。

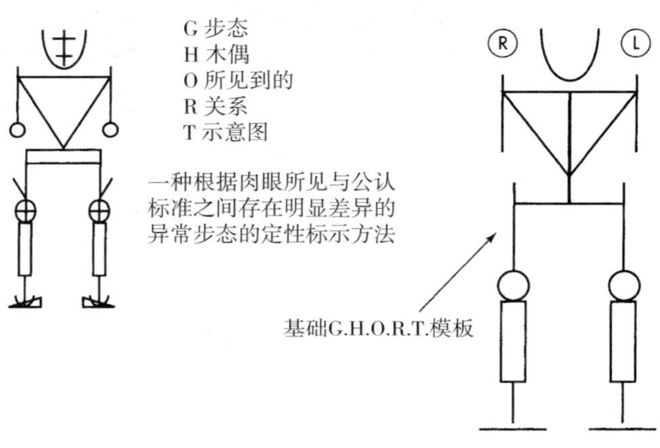

图 7.5　GHORT

GHORT 评估的记录要点

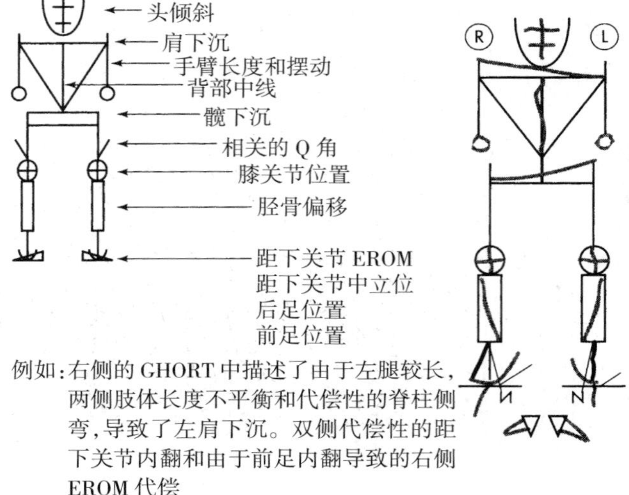

图 7.6　GHORT 评估的记录要点。GHORT 按从上到下,从前到后的顺序记录

而不足之处则包括对治疗师的培训和观察技巧,由于这些主观评估仅具有低到中度等程度的信度,而尚无研究表明其效度[41]。该类方法信度不高的原因可能包括需要在同一时间点观察多个身体节段并作出准确判断,另外对于评估者的培训不充分和评估者评估技巧和能力差异也会造成这个问题。使用 Rancho Los Amigos 观察性步态分析技术的缺陷就是对其信效度相关研究并未出版。

数字化视频录像

若治疗师决定用观察性步态分析方法,应当考虑采用具有慢速放映和停止运动的数字化视频摄录机(DVR)。Rancho Los Amigos 分析法评估 6 个身体节段或部位的大量数据所需要耗费的大量时间,而大部分患者可能不具备长时间连续步行让评估者有足够时间完成详细的、全身运动特征的观察性分析,因而凸显了观察性步态分析过程中同步进行数字化录像录制的价值;此外,评估者也无法在受试者行走过程中完成大量指标的评分。数字化录像资料允许以较慢速率播放原始步行状态的视频资料,使治疗师有足够时间判断步行周期内容。播放过程中可使用暂停功能使画面静止,还可以使用量角器两臂分别对齐屏幕上的相应身体节段来评估(确认)某些关键时间点的关节角度。这种方法可能有助于提升治疗师的观察技巧。

虽然使用数字化视频录像为治疗师提高观察行步态分析评分的信度创造了一定条件,除非治疗师对于正常步态参数和指标有足够了解和认识并对评估所用量表有充分培训,否则观察行步态分析的信度也只能为低至中等程度。Russell[42]等发现观察者经过对粗大运动功能测试(Gross Motor Function Measure, GMFM)评分方法的培训后,与仅在评估前使用视频进行评估的观察者相比,评估准确性显著提升。Brunnekreef 及其同事[43]使用同一份表格评估骨科步态异常的结果时发现,专家水平分析者的评估者间信度(组内相关系数,intraclasscorrelation coefficient, ICC= 0.54)明显高于有经验的和缺乏经验的评估者间信度(两组 ICC 分别为 0.42 和 0.40)。另一方面,Eastlack 等人[44]观察了 54 位见习物理治疗师分析 3 位患者的步态录像资料中 10 个步态分析指标的过程。治疗师们均表示能够胜任观察性步态分析。但结果发现,由于缺乏对正常步态参数和术语的正确知识,评估者间一致性较低,从而将进一步影响基于这些观察性步态分析结果而设计的患者治疗方案[44]。Krebs[45]甚至认为无法在临床实践中使用观察性步态分析。但是有研究发现治疗师可以在录像中准确判断和对卒中患者步行时蹬离力量进行计分。这项研究表明,针对于特定步行参数的分析比全面分析更加可靠[46]。

与传统视频肉眼分析方法相比,专用视频分析软件可能有助于提高步态分析时评估者间信度。Borel 等人[47]报告使用 Dartfish® 提高了两位评估者分析结果的一致性,该软件使评估者可以从视频录像中分析步行过程中的关节角度、距离和时间参数(附录 7.C. 汇总罗列了本章所列厂商的联系方式)。评估者利用 Windows Media 播放器® 和 Dartfish® 从脑瘫患儿的 20 段视频资料中进行测量并完成观察性步态分析量表的评分。使用评估者之间 Dartfish® 软件提供的数字化量角器、直线画线和空间工具后,评估者之间对站立相中期膝关节位置、站立相中期足部触地、足跟抬起的时间点、站立相中期足后部的位置以及总分等数据的一致性有明显提高。使用Dartfish®进行分析的缺陷是相对Windows Media播放器需要更长的时间,两者分别为18分钟和10分钟。但该研究也没有进一步评估使用Dartfish®所获得的一致性较好的数据是否具有较好的效度。观察性步态分析需要与定量分析结合使用。数字化视频摄像为患者的步行进行了永久记录。播放过程中暂停画面下进行角度测量可以完成髋、膝、踝关节活动的测量。Stuberg等人[48]对比研究10位脑瘫患儿与9位正常发育儿童发现,从数字化录像中计算得到的关节角度与利用数字化标志所测得角度无显著差异。数字化标志测试过程中需要在下肢和肩部等6个关键解剖标志点分别放置蓝色标识物。放置蓝色标识物的目的是为了确保关节(或明显的旋转轴)能清晰可见并便于肉眼观察或用量角器测量。

观察性步态分析过程

本章主要介绍观察性步态分析的基本过程。首先要对患者的步态特征进行准确描述并鉴别是否存在异常。第二步则是确定导致异常的原因。为了准确识别和描述患者的步态,治疗师需要对正常步态和术语有充分了解,对正常步态姿势和步行各个周期中身体节段在矢状面、冠状面和横截面的位置在脑海中也需要形成清晰的图像。确定导致患者步态特征和特定异常的原因则要求治疗师充分掌握步行中各个肌肉的正常作用和功能以及所涉及的力量[32,35,49,50]。步态异常的基本原因就是因为患者无法用正常的方式完成行走任务。举例来说,踝背屈肌群瘫痪(可导致足下垂)的患者就不能在摆动相起始正常完成地面廓清所需要的踝关节中立位。因此患者需要使用替代性策略来完成地面廓清,代偿措施可能包括增加髋关节和膝关节屈曲角度、整个下肢的画圈运动或者抬高骨盆等方式。特定患者所选择的代偿方式取决于其存在的功能障碍情况,比如增加髋膝关节屈曲角度的患者肯能仅仅存在踝关节背屈不能,而其余肌肉力量及关节活动度可完成相应动作。画圈和侧提髋代偿则主要见于膝关节僵直或伸膝肌群强直的患者,限制了通过增加膝关节屈曲角度使跖屈的足部进一步抬离地面[6]。治疗师要明确患者可能使用的不同方法以代偿关节或肌肉功能障碍。

常见步态异常及其原因概述

表7.5~表7.8罗列了常见的步态异常及其可能原因。考虑到步态不同时相对肌肉的要求也不同,不同时相出现的特定异常的潜在原因也不尽相同。比如摆动相踝关节过度跖屈的常见原因使胫前肌力量不足,但导致站立相中期和末期踝关节过度跖屈的原因并非胫前肌力量不足,因为该时期胫前肌通常不被激活。相反,该时期的踝关节过度跖屈更多的是因为跖屈肌群痉挛或者挛缩而导致的。因此,需要把观察到的步态异常与步行周期各时期特定的肌肉活动等需求结合起来考虑,进而确定最可能的原因。正确判断告知步态异常的功能障碍或残损是指导治疗干预措施的重要基础。

表7.5 常见的踝足异常表现[32,35]

异常表现	出现时相	特征描述	可能原因	分析
脚趾或前脚掌着地	首次触地	脚趾或前脚掌代替足跟、成为首先触地的部分	双腿不等长;跖屈挛缩或痉挛;踝背屈肌力严重不足;足跟疼痛;膝关节过度屈曲并伴有任何可能导致踝关节不能保持中立位的病症	检查关节活动范围、腿长度、髋和(或)膝关节挛缩和(或)踝关节跖屈挛缩。检查跖屈肌群肌肉张力和活动时间点。检查胫前肌群力量和足跟疼痛情况
全脚掌触地	首次触地	首次触地时全脚掌同时接触地面	跖屈挛缩;背屈肌力不足;膝关节屈曲挛缩使胫骨在首次触地之前难以调整到理想姿态	检查膝关节、踝关节ROM,胫前肌群肌力
脚掌拍地	承重反应期	首次触地足跟着地以后前脚掌拍打地面	踝背屈肌力不足或踝背屈肌群交互性抑制	检查肌力。评估胫前肌群肌肉活动时序
过度跖屈	支撑相中期或末期	支撑相中期踝关节无法完成背伸5°和(或)支撑相末期无法完成背伸10°	跖屈挛缩;跖屈肌群过度活跃或痉挛;跖屈肌群和股四头肌肌力不足时主动采取代偿性措施以免膝踝关节塌陷	检查关节活动范围和跖屈肌肌张力(痉挛);检查小腿肌肉和四头肌肌力。评估这种异常是否是由于该两个区域肌力下降造成
过度背屈	支撑相中期或末期	支撑相中期踝关节背伸5°和(或)支撑相末期背伸10°出现踝关节塌陷	跖屈肌群无力控制胫骨前移幅度。膝关节屈曲挛缩或髋关节屈曲挛缩	检查关节活动范围和跖屈肌肌力;检查是否存在髋、膝关节屈曲挛缩
足跟过早离地	支撑相中期	支撑相中期足跟离开地面	跖屈肌群痉挛或挛缩	检查踝关节ROM和肌张力,了解是否存在踝跖屈肌群痉挛和挛缩
无足跟离地动作	支撑相末期或摆动相前期	支撑相末期足跟无法恰当地抬离地面	跖屈肌力不足;内翻肌力不足以在支撑相末期锁定中足部;足趾伸展ROM不足;足前部或足趾疼痛	评估跖屈肌群和胫后肌;足趾伸展ROM,特别关注第一掌趾关节;以及足前部疼痛的原因

续表

异常表现	出现时相	特征描述	可能原因	分析
足趾屈曲	支撑相	足趾屈曲并“抓地”	趾屈肌痉挛；趾屈肌过分活跃以代偿腓肠肌和比目鱼肌肌力不足；足底抓握反射部分留存；阳性支持反射	检查趾屈肌张力；跖屈肌群肌力，以及是否存在原始反射
过度内翻或外翻	支撑相或摆动相	与预期位置相比，距下关节处于过度内翻或外翻位置	过度内翻：内翻肌群过度活跃或挛缩；外翻肌群活动减弱；原始伸肌模式。 过度外翻：外翻肌群过度活跃或挛缩；内翻肌群肌力减弱；原始屈肌模式	检查下肢肌肉力量和下肢运动时肌肉活动特征与张力，以及相应肌群是否存在挛缩
拖曳	摆动相	参照组足的部分结构在摆动相与地面相接触	胫前肌肌力不足；跖屈肌群痉挛或挛缩；髋膝关节屈曲不足	检查髋、膝和踝关节的关节活动度；检查参与地面廓清过程的相关肌肉

表 7.6 常见的膝关节异常[32,35]

异常表现	出现时相	特征描述	可能原因	分析
膝关节过度屈曲	整个步行周期	在步行周期的各个时相，膝关节屈曲角度均大于预期	屈膝肌群痉挛或挛缩使关节角度超过特定时相所需的度数；膝关节疼痛或肿胀；对侧下肢长度短缩；如果单支撑相出现膝过屈，需要考虑小腿肌力不足或髋关节挛缩	检查肌张力、痉挛和关节活动范围(挛缩与否)；膝关节疼痛、肿胀和本体感觉丧失；下肢不等长
膝关节屈曲受限	承重反应相	膝关节屈曲角度不足 20°	股四头肌肌力不足时主动选择的代偿方式；跖屈肌或股四头肌高张力、痉挛或挛缩的代偿方式；或膝关节本体感觉异常	检查跖屈肌和股四头肌肌力、张力和痉挛；跖屈 ROM 和膝关节伸展 ROM；膝关节本体感觉
	摆动前期和摆动相初期	膝关节屈曲角度在摆动前期和摆动相初期分别小于 40° 和 60°	继发于跖屈肌张力、痉挛或挛缩而在支撑相末期限制胫骨前移；膝关节疼痛或肿胀；小腿肌力不足或髋关节屈曲挛缩使跟随腿无法在支撑相末期调整至合理姿态。摆动相初期，屈髋肌力不足	评估跖屈肌、股四头肌和股直肌；关节活动范围和膝关节本体感觉。检查膝关节疼痛和肿胀。 评估跖屈肌肌力和髋关节屈曲挛缩 评估上述因素是否限制肢体调整至合理姿态
膝过伸	支撑相	膝关节伸展超过解剖中立位	结构性异常；股四头肌瘫痪或肌力不足而由过度跖屈或臀大肌在大腿后侧牵拉而逐渐发展而成；股四头痉挛、跖屈固定疾病的适应性改变或长期外力作用使膝关节处于过伸位同时伴膝关节本体感觉异常	检查股四头肌肌力；股四头肌和跖屈肌张力、痉挛；膝关节 ROM 和本体感觉
关节不稳	支撑相	膝关节交替出现屈曲和伸展	膝关节本体感觉损害或膝关节屈伸肌群交替痉挛	评估膝关节本体感觉损害和局部肌肉痉挛情况

附录 7.A 是观察性步态分析记录所用的样表，利用打勾(√)方式来表示在步态分析中特定时相所观察到的异常。表格中最右侧两列分别用于记录从临床分析中所得出的可能原因以及发现。为了方便指导临床步态分析的实施过程，附录 7.A 的表格格式已经根据表 7.5 到表 7.8 的格式进行了调整。需要注意上述表格仅作为介绍和指引用途，并未进行评估，若有读者准备将这些表格在临床上使用，则首先需要进行信度测试。

表 7.7 常见的髋关节异常[32,35]

异常表现	出现时相	特征描述	可能原因	分析
过度屈曲	首次触地和承重反应期	髋关节屈曲角度大于特定时相所需角度	单关节伸髋肌(臀大肌、大收肌)肌力不足并由股四头肌代偿；严重髋关节屈曲挛缩；屈髋肌群和屈膝肌群张力过高	检查单关节伸髋肌和腘绳肌肌力；髋、膝关节屈曲活动范围、张力和痉挛
	站立相中期至摆动前期		髋、膝关节屈曲挛缩或痉挛；跖屈肌力不足以控制胫骨过度前移；髋关节疼痛或肿胀	评估髋、膝关节屈曲肌群张力和痉挛；髋、膝关节 ROM；跖屈肌肌力和髋关节疼痛情况
	摆动相		下肢功能性过长时用加大髋关节屈曲角度作为代偿；摆动相屈曲共同运动导致过度屈髋	评估屈髋肌群、屈膝肌群和踝背屈肌群肌力；膝、髋关节屈曲 ROM 和踝背屈以及是否存在异常伸肌模式
内旋	所有时相	股骨内旋	内旋肌群痉挛或挛缩；外旋肌群肌力不足；对侧骨盆过度旋前	检查内旋关节活动范围、张力以及外旋肌群的肌力
外旋	所有时相	股骨外旋	外旋肌群痉挛或挛缩；内旋肌群肌力不足	评估内旋肌群张力和肌力以及髋外旋 ROM
外展	所有时相	股骨相对于竖直位外展	臀中肌或髂胫束挛缩；可能作为摆动相辅助廓清地面的方式	评估髋外展 ROM 以及作为地面廓清代偿措施的可能性
内收	所有时相	股骨相对于竖直位内收	髋内收肌群痉挛或挛缩；对侧骨盆过度下倾	评估屈髋肌群和内收肌群张力以及髋外展肌群肌力

表 7.8　常见的骨盆与躯干异常[32,35]

异常表现	出现时相	特征描述	可能原因	分析
躯干后仰	支撑相或摆动相	躯干相对于竖直位出现后仰	臀大肌肌力不足时身体主动后仰减少对臀大肌的要求；或屈髋肌力不足时用以辅助肢体向前摆动	检查髋关节屈伸肌群的肌力
躯干前倾	主要出现于支撑相	躯干相对于竖直位出现前倾	股四头肌肌力不足的代偿；身体前倾降低了伸膝肌力矩从而减少股肌负荷。也可能作为髋膝关节挛缩的代偿措施	检查股四头肌肌力和髋膝关节挛缩与否
躯干同侧倾斜	大多出现于参照侧肢体的支撑相	身体向参照肢体一侧侧倾	大多数出现于参照肢体支撑相。代偿同侧髋外展肌肌力不足、髋关节疼痛、髂胫束过紧或脊柱侧弯	检查同侧臀中肌肌力；髋关节疼痛和同侧髂胫束紧张度以及躯干 ROM
躯干向对侧倾斜	大多出现于参照侧肢体的摆动相	身体向对侧肢体侧倾	辅助为了参照侧下肢功能性过长而顺利廓清地面出现的骨盆上抬；对侧款外展肌群肌力不足、髋关节疼痛、髂胫束紧张或脊柱侧弯的代偿措施	检查对侧臀中肌、髋关节疼痛；检查髂胫束紧张度和躯干 ROM。检查引起摆动肢体过长的原因(如膝关节屈曲受限或摆动相初期踝跖屈或两腿不等长
对侧骨盆下沉	支撑相	对侧髂嵴高度低于同侧髂嵴高度	同侧髋外展肌肉肌力不足；髋内收肌痉挛或者髋内收挛缩	检查同侧内收肌和外展肌肌力、柔韧性和张力
同侧骨盆下沉	摆动相	同侧髂嵴高度低于对侧髂嵴高度	对侧髋外展肌肌力不足、髋内收肌痉挛或髋内收挛缩	检查对侧内收肌和外展肌肌力、柔韧性和张力
骨盆上抬	摆动相	骨盆上抬使同侧髂嵴高于对侧髂嵴	由于髋膝关节屈曲和(或)踝背屈难以廓清地面时腰方肌收缩辅助地面廓清	检查髋、膝和踝关节周围肌群肌力和 ROM；评估膝踝关节肌肉张力

观察性步态分析实施指南

以下介绍观察性步态分析的实施指南：

1. 选择供患者行走的恰当场地并确定和测量步行道的长度。

2. 评估者选择适当的观察位置，确保视线无阻挡。如进行同步摄像，则需确保摄录范围从矢状面和冠状面都能涵盖患者全身影像（包括头部、躯干和下肢）。为了避免由于视觉偏差而出现关节角度测量误差[32,48]，在视频录像出现视线与受试者下肢或躯干处于同一平面时暂停画面并完成角度测量。这一点非常重要，因为非同一平面的视角可以严重影响角度测量。

3. 首先选定需要进行观察的关节或身体节段（如踝关节和足部等），同时在脑海中重现所要观察步行时相的正常关节角度位置和肌肉活动情况（例如首次触地）。

4. 确定观察的平面，观察矢状面（从侧方）或观察冠状面（从前后方），也需要确定首先观察患者的哪一侧（左侧或后侧）。

5. 观察所选定身体节段在步行周期某特定时相（如首次触地）的关节角度或身体节段位置、判定有无偏离正常位置并做相应记录。

6. 继续观察同个身体节段在下一个步行时相或另一个身体节段在同一个步行时相中的位置和角度。如第5点所述，判定有无偏离正常值并进行记录。

7. 重复上述步骤，直至在矢状面和冠状面上都完成步行周期各个时相中全身各身体节段运动特征的观察。要点是需要谨记在一个时相的单次观察仅重点关注一个身体节段或关节，不要随意在同一时相跳跃性地观察不同身体节段或随意变化步态时相。

8. 需要对左右两侧进行观察。虽然病理过程常单纯影响一侧肢体，但对策肢体往往继发性地受到一定程度影响。

9. 对引起步态异常的潜在原因（如肌力不足、关节活动度受限或肌肉痉挛等）提出假设。

10. 通过物理治疗和临床评估结果判定导致步态异常的可能性最大的原因。

11. 根据上述导致步态异常的原因制定针对性的治疗方案并实施。

12. 定期通过观察性步态分析重新评估患者的步态表现，判断治疗后反应。

神经肌肉疾病的观察性步态分析

神经肌肉疾病患者的步态异常主要受到肌力减退、肌张力及肌肉协同组织异常、非整合的早期反射异常、翻正和平衡反应影响的减弱以及躯体各部分之间联动异常和协同障碍等因素的影响。若近端稳定性（如躯干的姿势肌共同收缩）受到肌张力过低、过高或肌张力波动等影响，将丧失运动控制能力。步行时，肌肉激活时序控制异常可以导致步长和跨步长对称性丧失。此外，还可能出现躯干过度前倾或后倾、髋膝关节过度屈曲或屈曲不足，甚至出现踝关节背屈或跖屈改变。

如果患者存在多块肌肉功能异常或神经功能损害而影响平衡、协调性和肌张力，步态分析中所能观察到的异常势必增多，分析过程也将变得更加复杂也将比表格中所罗列的情况更加复杂。后文中将描述痉挛和肌张力低下时出现的步行模式。

痉挛患者（如双瘫型脑瘫患者）可能会出现骨盆后倾、上体前屈、肩胛骨前伸和一定程度颈部过度伸展。站立相常表现为髋关节过度屈曲、内收以及内旋（剪刀腿），可能还伴有膝关节过度屈曲或膝过伸。站立相后期，踝跖屈肌群肌力不足会使膝关节塌陷而出现过去背屈、进而使膝关节过屈。站立相末期踝关节过度背屈也可能作为膝关节屈曲挛缩或腘绳肌张力增高或痉挛的代偿措施。

肌张力低下的患者则表现为站立相膝关节过伸、部分患者伴有踝跖屈和足内翻。肌电图（EMG）检测可发现股四头肌和小腿三头肌等肌群激活时间过长。腘绳肌、臀肌和踝背屈肌群则表现为交互性抑制。

躯干肌群肌张力低下的患者核心稳定性（主要指核心肌群张力性伸展和协同收缩）下降。骨盆前倾使躯干上部轻度后伸、肩胛骨后缩和头部前屈。站立相时髋关节屈曲、膝关节过伸并伴有踝关节跖屈。可能还有足外翻并由足内缘承担大部分体重。此外还常常见到这些患者身体长轴上的旋转明显减少和躯干平衡反应显著减缓，倾向于依赖腿部的保护性伸展反应来保持平衡。下肢的摆动和迈步反应反而更为明显和突出，会出现左右两侧的跨步长和步长不对称、步宽加大而且不稳定。

虽然神经疾病导致的步态表现较为复杂，原因的分析也有相当困难，但详细的观察性步态分析仍能提供许多有价值的数据和信息。一般来说，进行神经系统疾病患者的步态分析过程中需要首先提出下列问题：

1. 肌张力异常（肌张力过高、低肌张力和肌张力不稳定）对关节位置和运动的影响有哪些？
2. 头部位置将如何影响肌张力、身体位置和运动？
3. 身体负重将如何影响肌张力，身体位置和运动？
4. 肌肉协同活动异常对身体位置和运动有哪些影响？
5. 肌力下降（瘫痪）对身体位置和运动有哪些影响？
6. 协调障碍如何影响身体位置和运动？
7. 平衡反应下降对身体位置和运动有哪些影响？
8. 肌肉或关节挛缩如何改变身体位置和运动？
9. 本体感觉、视觉和前庭感觉丧失或减退对身体位置和运动有哪些影响？

步行指数和评估量表

步行指数和评估量表涵盖的步态分析通常同时包括观察性的定性分析和包括时空时空参数的定量分析。步行指数和评估量表有众多应用范畴，包括步行技能评估[51,52]、了解患者步行是否需要辅助、判定患者状态的改变[52]，筛查和确定物理治疗的需求[53]，判断和评估个体的（老年人）跌倒风险[25,26]。某种步态分析结果可能就是一类步行指数的主要内容，另外一些步行指数除了步态分析参数以外、也包括了平衡功能和其他功能性活动更宽泛的检查内容。这些检查量表具有一个显著的特点就是可以为那些尚不具备独立步行能力的患者进行基础的步行技能如站立平衡的评估。由于大部分量表是基于特定人群研制的，因此都有可供治疗师比较实用的参照数据。

接下来讨论的评估工具都是目前临床上较为普遍使用、并且经过信度效度验证，包括：功能性步行指数[51]，Emory 功能性步行指数[54]以及改良 Emory 功能性步行指数[55],Iowa 辅助水平量表[56],功能独立性评测[57],功能独立性评测和功能评估测量[58,59],社区平衡和活动量表[52,60,61],步态异常分级量表(GARS)[62]以及改良 GARS[25],动态步态指数[63~65],功能性步态测量[66~70],高水平活动能力测量工具[71~76],活动、平衡和恐惧的快速评估[77]和 8 字步行试验[78]。

功能性步行指数及其改良版

功能性步行指数是由 Arthur J. Nelson(PT,PhD,FAPTA)创立、用于评估患者平行杠内站立平衡到独立步行之间所有步行基本技能的一个量表[51]。用秒表来计算保持某一体位或完成某一特定任务的时间。完整测试包括三个阶段:第一阶段要求患者在平行杠内完成平行站立、非受累侧站立和受累侧站立;第二阶段要求患者用尽量快的速度在两侧下肢之间完成重心转移;第三阶段要求患者在使用辅助具的条件下、平行杠内步行 6 米,可能情况下独立完成上述任务。Wolf 等人[54]以 28 位脑卒中和 28 位无卒中史的共 56 位患者作为受试者评估了功能性步行指数的信度和效度,结果发现两位评估者评估受试者实际表现的信度很高(0.997)。结构信度主要反映在该指数能区分出有卒中病史与无卒中病史的受试者。同时效度显示 10 米步行试验和 Berg 平衡量表间有着良好的相关性。新版本的 FAP 是由 Emory 大学修订完成并称为 Emory 功能性步行指数(EFAP)[54],与传统版本最大的区别是增加了 5 个环境测试条目,患者可在佩戴或不佩戴矫形器或辅助具的情况下完成上述环境测试。

改良 Emory 功能性步行指数(mEFAP)[55]在 EFAP 基础上增加了人工辅助的因素。各项任务包括分别在 5 米的硬质地面和地毯上行走,从椅子上起立前行 3 米后折返并坐回,通过标准化设置的障碍步道以及上下 5 级台阶。Liaw 等人[79]以 40 位早期卒中患者的 20 名慢性卒中患者为对象研究了 mEFAP 的心理测量学特性,作者认为 mEFAP 用于评估康复治疗的卒中患者具有良好的信度、效度和反应度。

Iowa 辅助水平量表

Iowa 辅助水平量表(ILAS)[56]主要评估 4 项功能性任务:离开床面、从床边站起、步行 4.57 米和上下 3 级台阶。根据患者的实际表现进行 7 级分类:① 由于安全原因未测试;② 尝试但未成功;③最大帮助(治疗师有 3 点或以上的身体接触);④中等程度帮助(治疗师给予 2 点身体接触);⑤最小程度帮助(治疗师给予单点身体接触);⑥监督性辅助(治疗师无身体接触,但治疗师在旁监督、并必要时给予帮助);⑦独立(治疗师有信心离开治疗房间,让患者独立完成)。Shields 等人[56]在 86 例全髋关节和全膝关节置换中评估了 ILAS 的信度、效度和反应度,结果发现评估者重复测量信度(k = 0.79 to 0.90)和评估者间信度(k = 0.48 to 0.78)分别为良好和中等。ILAS 得分与 Harris 髋关节评分结果具有高度相关性(r = –0.86)。

功能独立性评测

功能独立性评测(The Functional Independence Measure,FIM)是美国国立残疾研究所资助开发项目的组成部分,旨在为医疗康复建立统一数据库指南[80]。FIM 有 18 个项目,分别评估患者的躯体、心理和社会功能。FIM 目前由 Buffalo 大学基金会活动有限公司的分支机构、医疗康复统一数据系统拥有专利,并以 FIM™ 作为注册商标(第 8 章功能评估一更多了解 FIM 有关知识)。FIM 步行:是医疗康复统一数据库应用指南文档中有关步行和轮椅使用指南的部分,其中使用 7 级计分法评估患者所需要的从完全独立到完全依赖的不同依赖程度(表 7.9)。一项旨在研究患者功能状态评估中临床判断准

表 7.9 功能独立性评测(FIM)评估表运动的 7 分计分法(V 5.1)

运动:步行 / 轮椅: 包括直立行走或坐位轮椅在平整地面上移动。安全行动。指明最常用的行走方式(步行或轮椅);若两者使用时间基本相等,则标注为"两者"。
无需他人帮助 7 完全独立——可以在无任何辅助器具下连续步行 50 米以上。无需使用轮椅。能安全行走。 6 有条件的独立——使用腿部矫形器或假肢、特制的鞋子、手杖、拐杖或助行器;所需时间较长,而且可能存在安全问题。 如不能行走,则能独立操纵手动或电动轮椅前进 50 米以上;能转身;移动轮椅到餐桌、床、厕所;可以上下 3% 坡度的斜坡;能在地毯上和越过门槛。 5 例外(家庭内行走)——患者能短距离独立步行(17 米,使用或不使用辅助具)。所需时间较一般正常情况长,或存在安全问题或独立操纵手动或电动轮椅前进 17 米。
他人帮助 5 监护 具步行能力,患者需要在旁监护、提示和劝导以步行 50 米以上 不具步行能力,患者需要在旁监护、提示和劝导下用轮椅前进 50 米以上 4 少量身体接触的帮助—患者自己付出 75% 或更多的努力步行 50 米以上 3 中度身体接触的帮助—患者自己付出 50%~74% 的努力步行 50 米以上 2 大量身体接触的帮助—患者自己付出 25%~49% 的努力步行 17 米以上;仅需一人帮助 1 完全依赖—患者自己付出的努力小于 25%,或需要两人帮助,或不能行走或用轮椅前行 17 米以上 备注:患者需要使用轮椅、假肢、助行器,手杖、AFO、特制鞋等辅助器具步行,该项目得分不能超过 6 分。入院和出院评估时所用的运动模式需一致。如果患者经过治疗、改变了运动模式,记录入院时所用模式、并以出院时使用频率更高的模式为出院时运动模式。

确性的研究发现,50 位康复专业人员对患者的功能判断和分值评估存在比较明显的偏倚和判断准确性不够。作者随之提出针对 FIM 采用盲法评估并进行减少偏倚的必要培训有助于提高准确性[81]。

功能评估测量

位于美国加利福尼亚州 San Jose 的 Santa Clara Valley 医学中心的一个多学科临床工作团队创立了 12 项的功能评估测量量表[58],用于脑外伤和脑卒中患者的交流、社会心理调节和认知功能方面所存在的功能障碍的评估。FAM 采用与 FIM 类似的 7 级评估法评定患者的独立水平,所需辅助的多少,是否使用辅助器具以及能顺利完成任务的百分比(表 7.10)[82]。

表 7.10 功能评估测量(FAM)项目清单

1. 吞咽	7. 情感状态
2. 乘车转移	8. 对限制的调整
3. 社区进入	9. 就业
4. 阅读	10. 定向力
5. 书写	11. 注意力
6. 语音清晰度	12. 安全性判断
FAM 的 12 项清单设计本意并非独立使用,而是与 12 项的 FIM 联合使用而产生 FIM+FAM	

曾有学者联合使用 12 项的 FAM 量表与 18 项 FIM 量表,试图为脑外伤[59]和脑卒中患者提供更为详细的功能评估。FIM 和 FIM+FAM 量表的总分是在心理测量学上基本相似、主要反映患者整体功能障碍状态的两种评估量表,而 Barthel 指数、FIM 和 FIM+FAM 的运动指数主要反映躯体功能障碍状况[83]。然而,另外一项针对 376 位加拿大脑卒中康复住院患者同时进行 FIM 和 FAM 评估的研究发现,Rasch 分析结果显示对于运动功能评估领域来说,仅有 FAM 的社区指标比 FIM 指标有一定难度。认知领域的评估中 FAM 的受雇佣就业能力指标在一定程度上扩展了 FIM 的评定内容。根据这些研究结果,Linn[84]等人总结认为在 FIM 评定基础上叠加使用 FAM 评估项目降低了 FIM 的评估效率,而对降低 FIM 的天花板效应仅有微弱作用。

社区平衡和活动量表

社区平衡和活动量表[52]的研发初衷是用于评估轻度到中度脑外伤患者的平衡和运动能力。量表包括 13 项评估内容,包括多重任务完成能力(行走的同时注视放置在右侧或左侧的物体),运动的程序安排能力(屈膝下蹲捡起地面物体然后继续前行)以及复杂运动技巧(通过交叉迈步快速向侧方移动以及根据突发信号改变前行方向)等。向左右两个方向分别评定 6 个项目,并使用 6 级评估法评定结果(0 级 - 表现最差;5 级 - 表现最佳)[52,60]。虽然该量表最初是专门用于轻中度脑外伤患者评估所用,其实也可用于卒中后社区居住的患者以及各种不同严重程度的慢性阻塞性肺气肿患者(COPD)的评估[52,60,61]。

步态异常分级量表及其改良版

步态异常分级量表(The Gait Abnormality Rating Scale, GARS)[62]最初是用于区分那些入住养老院并有近期 2 次以上跌倒史与近期没有跌倒病史的患者。量表研制者选择了步行周期的 16 个关键特征并制订了评分系统,以 0~3 分分别表示各关键特征的异常情况(0= 正常,1= 轻度异常,2= 中度异常,3= 严重异常)。该 16 个关键特征中,研究者发现手臂摆动幅度、上肢和下肢协调和谨慎状态是区分跌倒史患者与其他人的最佳指标。上述指标也可以用于筛选和识别存在跌倒史的个体。由于护理院的时间、空间及其他资源常常受限,使用 GARS 的唯一成本就是购置数字视频摄像机一台、摄像存储介质,以及治疗师用以回放视频并进而评估、评分的时间。然而,GARS 无法提供患者跌倒方式,如绊倒、滑倒或失去平衡等的信息[62]。因此,GARS 无助于判定跌倒的具体原因。

改良 GARS(GARS-M)是在 GARS 缩减为 7 个项目的改良版,指标包括:①变异性;②谨慎性;③犹豫和蹒跚;④触地;⑤髋关节 ROM;⑥肩关节伸展;⑦手臂 - 足跟触地协调性。改良版制定时选择上述指标的缘由是因为这些指标在 GARS 中具有最好的可靠性。7 个项目得分总和即为量表总得分,总分就是以步态分析中所见异常的数目以及严重程度为基础表示跌倒风险的大小,得分越高表明步态异常越严重。与 GARS 一样,改良版得分也可以区分有无跌倒史的老年人,已经作为跌倒风险的良好预测指标[25]。

动态步行指数

动态步行指数(Dynamic Gait Index, DGI)设计用于评估个体根据具体任务要求调整和改变的适应能力,最初用于存在平衡功能和前庭功能异常社区居住老年人的评估[85],但目前也已经用于众多不同年龄和不同疾病患者的评估[86]。DGI 根据患者在 8 个评估项目中的表现分别给予 0 分(严重异常)至 3 分(正常),具体项目包括平地行走步态、步行速度变化时的步态、头部上下转动或水平转动时的步态、跨越障碍物以及单足支撑旋转前进方向并迈步等。Whitney 等人[85]评估 DGI 与前庭功能障碍患者跌倒史的关系后报告,DGI 指数≤ 19 的患者过去 6 个月内跌倒的相对风险为 2.58 倍。该指数也已经用于帕金森病[87]、卒中[64]以及多发性硬化[88]等一些疾病的动态步行能力和平衡能力的评估。

四条目动态步行指数(Four-Item Dynamic Gait Index)仅仅选取了原始动态步行指数中的一半类目,包括平底行走步态、步行速度变化时的步态、头部上下转动或水平转动时的步态等[65]。相对来说,可以明显加快评估速度,而且也足以区分是否存在平衡和前庭功能障碍。

功能性步态测量

功能性步态测量(The Functional Gait Assessment, FGA)是 8 条目 DGI 的另一种修订版,初衷是避免或消除前庭功能障碍患者评估时由 DGI 所致的天花板效应,同时将 DGI 使用有关的指南或操作性定义表述的更为清楚[69]。FGA 保留了 DGI 的 7 个项目,另外增加了 3 个项目:狭窄支撑物上行走的步态、退后步行和闭眼行走步态。有研究评估了 FGA 在年龄于 40~89 岁独立居住成年人中年龄相关的正常参数，结果发现 FGA 具有非常好的评估者间信度（ICC=0.93）[68]。此外，根据 7 位治疗师和 3 位 PT 实习生为 6 位前庭功能障碍患者重复评分的结果分析，FGA 具有较好的同一评估者重复评估信度和评估者之间信度（总 FGA 信度：评估者内部 =0.83，评估者之间 =0.84）[69]。针对社区居住的 60~90 岁成年人进行 6 个月随访发现，以 FGA 得分≤ 20/30 作为阈值可以非常准确地预测 6 位患者无确切原因的跌倒[67]。但作者建议采用更保守的 FGA 得分≤ 22/30 作为阈值，以更好地筛选存在跌倒风险的患者。FGA 已经在帕金森病[66]和卒中[70]患者的评估中使用。

高水平活动能力测量工具

高水平活动能力测量工具（The High-Level Mobility Assessment Tool，HiMAT）用于脑外伤年轻患者回复以后参加工作、承担社会角色以及休闲和体育活动所需要的高水平运动技能的评估[73]。该评估量表由 13 项内容，所需要的工具仅包括秒表、14 阶台阶的楼梯、带墨水的绒布标记、砖块大小的物体以及一个卷尺[71,72]。评估中需完成的任务包括行走（向前、向后、跨越障碍物、脚尖、8 字形）、跑动、跑动中停止、跳动、跳跃前进、向上弹跳（受累侧肢体和非受累侧肢体），使用或不使用扶手情况下上下楼梯。其中上下楼梯用 6 分计分法，其余项目均用 5 分计分法评估表现（0：无法完成；4：以正常方式完成）。最大得分为 54 分。本评估量表仅适用于可以在无辅助设施帮助下独立行走 20 米以上患者的评估。因此，最佳适用对象就是具有较好身体机能的患者，比如住院康复治疗后期患者或者已经回归社区居住的患者。评估者间信度和重测信度都很高（ICC=0.99）[74]。不同日期重复测试结果显示 24 小时内患者有轻微改善（得分提高 1 分），表明患者在熟悉测试过程以后测试结果会有相应提高。因此，有必要让患者在正式测试之前至少有一次完整的练习机会。

目前使用更多的是从原始 13 项目 HiMAT 缩减为 8 项目的量表，具体内容为步行（向前、向后、踮足和跨越障碍物）、跑动、跳动、跳跃前进以及非受累测肢体向上弹跳[76]。两个版本间关键的区别是后者删除了楼梯移动能力的评估项目，最大的好处是避免那些不具备 14 级楼梯的医务人员无法进行 13 项 HiMAT 的测试。同时由于该任务是原始 13 项目中最低难度的测试项目，因此去除以后应该不会影响高水平运动能力的评估。然而经过调整的量表可能会存在地板效应，也就是无法区分那些存在一定程度功能障碍的患者。

活动、平衡和恐惧的快速评估

活动、平衡和恐惧的快速评估（The Fast Evaluation of Mobility，Balance，and Fear，FEMBAF）是用于识别影响和妨碍活动能力的危险因素、功能表现[77]。评估内容包括 22 条目的危险因素调查问卷和 18 条目的功能性表现评估内容，其中包括其他一些量表同样采用的上下楼梯、跨越障碍物以单腿站立等。Di Fabio 和 Seay[77]通过对 35 位社区居住的老年人进行研究后发现，FEMBAF 是用于辨别危险因素、功能表现和妨碍活动能力方面具有相当信度和效度的评估方式。

8 字行走试验

很多平地步行或步态分析都关注患者直线行走时的表现（比如 5 米步行试验），与此相反，8 字行走试验（Figure-of-8 Walk Test，F8W）[78]可以用于步行困难老年人直线和曲线行走能力的评估。如图 7.7 所示，受试者围绕两个 5 英尺（1.5 米）间隔中心点完成 8 字行走所需要的步数、总时间以及平稳性就是 8 字行走试验的评估内容。Hess 等人评估了 51 位步行困难的社区居住老年人的 8 字行走试验，结果发现 8 字行走所需时间与平地步行速度、GARS-M 得分、部分躯体功能和效率评估指标、步长和步宽的变异性以及执行功能评估结果（如 the Trail Making Test B，Trails B）存在显著相关关系。完成 8 字行走所需要的步数与步行速度、部分躯体功能和效率评估指标、步长和步宽的变异性以及执行功能评估结果高度相关。运动平稳性则与步宽变异性有关。

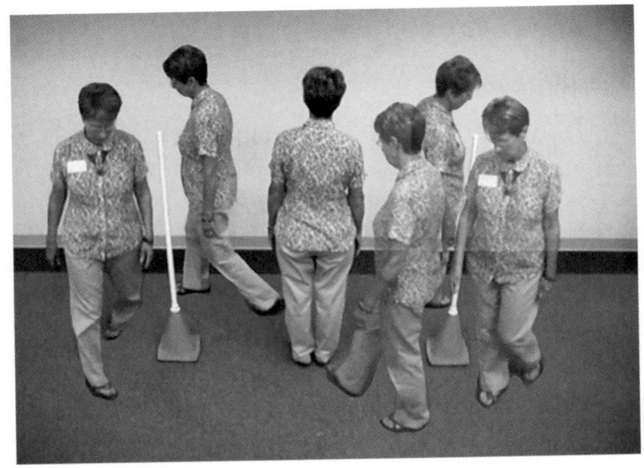

图 7.7　受试者完成 8 字行走试验。该试验用于定量评估存在运动功能障碍老年人的行走能力。完成步行所需的时间、迈步数和运动的平稳性作为评估受试者围绕两个 5 英尺间隔单词 8 字步行试验的依据

运动学定量步态分析

定量步态运动学分析用于了解步行的时空参数指标和运动特征或模式参数。所获得定量数据可供治疗师作为基线数据，用于治疗方案的设计和规划、评估治疗进展以及了解是否实现治疗目标。能够将这些数据定量化也具有一定现实意义，因为第三方支付机构一般要求治疗师利用可量化的评估工具了解患者功能变化情况、制定治疗策略和记录治疗结果。但是定性评估或观察的一些指标仍有助于决定运动功能缺损的程度、判定定量指标的效度。

时空参数是判断和决定患者独立步行能力的重要因素。举例来说，患者需要达到一定的步行速度才能在交通信号灯限定的时间范围内横穿马路，或者患者需要具有连续步行一定距离的能力以实现前往附近超市购物。Perry 等人[89]通过研究卒中后 3 个月以上患者步行能力发现，步行速度是患者社区步行状况的可靠预测指标。步行速度小于 24 米 / 分表明患者具有家庭内步行能力，步行速度介于 24~48 米 / 分则

具有社区内有限步行能力；速度快于48米/分则具有社区内无限步行能力。卒中患者社区内步行的平均速度只有正常、无功能障碍成年人速度（80米/分）的60%[32]。虽然慢于同龄健康人的速度对于处于卒中恢复期患者完成大部分日常活动已近个足够，但是仍不足以在交通灯限定的时间内穿越宽敞的商业街[90]。Graham等人[91]经过对174位收治入院准备接受外科手术治疗并具有步行能力的65岁或以上老年人观察后发现，21米/分可以作为区分患者在医院内是否具有独立步行能力或需要帮助的分界线。

治疗师首先需要了解社区的实际环境、确定患者到达社区商店或公共建筑所需要的距离和时间，才能判定患者实际所具有的功能性步行能力。Robinett和Vondran[92]发现一个步态分析表格中设定的步行能力目标比社区调查中发现的穿越街道所需的距离和速度要求都要低一些。Walsh等人[93]则发现全膝关节置换术后1年的患者恢复了同龄同性别健康人步行速度的80%，但是62%的女性患者和25%男性患者的步行速度仍不足以保证其能够安全地横穿马路。

时间和空间参数

表7.11罗列了定量步态分析所用的参数。由于时间和空间参数（时空参数）可以收到诸如年龄[94~98]、性别[99,100]、身高和体重[101,102]、体力水平[103,104]、发育水平[105]等一些因素的影响，临床应用中已经做出种种努力考虑上述因素的影响。使用一些比值，比如跨步长/功能性腿长的比值用于消除个体之间腿长的差别。步长/身高也是一个用以消除患者身高差异的常用方法。身体质量指数（BMI）用于同时控制体重和升高的影响。另外一些比值则常用以评估或衡量对称性，比如右侧摆动相时间/左侧摆动相时间，摆动相时间/支撑相时间等。Sutherland等人[105]指出将骨盆宽度与脚踝距离之间的比值作为儿童步态是否发育成熟的标志。

时空参数的测量

用于测量步态分析中时空参数的技术和设备简繁两宜，测试所需时间也不尽相同。治疗师需要对测试这些参数的不同方法比较熟悉，一边可以根据具体情形选用最恰当的检测方法。选用检测方法之前，治疗师一定要明确需要检测的主要指标及该指标与患者步态之间的关系。

时空参数测量的简单方法

足偏角、支撑基础宽度、步长和步幅可以通过简单、经济的足印法来测定。足印法就是在患者或受试者足底或鞋底涂上颜料、墨水或粉笔以便记录脚印。比如：临床上就使用墨水浸泡过的胶贴[106]和felttipped标记[107]粘贴与鞋底或后跟处用来测量步长、步幅、步宽和足偏角。

获取步长、步幅数据的另外一个简便方法就是在地面铺设格子图案[108]。利用美纹纸胶带在地面铺设一个30厘米宽和10米长的直线方格图案。沿着长度以3厘米为一小格、并用连续数字标记每个小格子，治疗师就可以利用连续数字标记足跟着地位置。

步行速度、步幅、步长和步频等时空参数治疗也可以根据患者完成已知距离所需要的时间和期间所需要的步数来计算（表7.11）。如果已知的固定距离较短，如仅为6米或10米，一般要求患者在开始线以前数步的起始点开始行走，以便在通过开始线的时候已经处于稳定行走状态利于数据收集[75,106]。同时也要求受试者越过终点线以后继续前行数步的距离。滚动开始和结束的方式避免了通常让患者站立开始与结束非常容易出现的启动速度较慢和终点线时即刻停止对步行速度等指标的影响[75]。

Todd等人[98]测试了84位年龄介于13个月至12岁的健康儿童（41位女孩、43位男孩）、同时分析了200名以上，年龄

表7.11 步态指标：定量步态分析

指标	描述和解释
速度	仅表示大小、而无方向的标量
自由步行速度	个人正常步行速度
慢速	比个人正常速度较慢的步行速度
快速	比正常速度更快的步速
步频	单位时间里的迈步数
	步频＝步数/时间 计算步频的简易方法就是计算一定时间内的迈步数。所需设备仅包括秒表、纸和笔。正常成年女性的平均步频（117步/分）略高于成年男性步频（111步/分）[3]
速度	人体在指定方向上运动的表述方式
线性速度	人体沿直线运动的速率大小
角速度	人体或身体节段围绕特定轴旋转速率的大小
步行速度	人体向前直线运动的速率大小。单位可以采用厘米/秒或米/秒。计算方法：步行速度＝步行距离/时间 步行速度可能受到年龄、生长发育水平、身高、性别、鞋子和体重等因素影响。同样，速度会影响步频、步长、步幅、足偏角和其他步行指标
	20~85岁男性的平均自由步行速度（86m/min）略快于同龄女性（77m/min）[32]

续表

指标	描述和解释
加速度	速度相对于时间的变化率。通常以米/秒^{2}为单位
角加速度	身体角速度相对于时间的变化率,通常以弧度/秒^{2}为单位
步幅时间	指一足着地与该足再次着地之间的时间,也就是左右分别迈步所需的时间。需要记录左右两脚分别作为启动脚的步幅时间。一般以秒为单位
步长时间	左脚和右脚分别依次迈步所需要的时间(秒)。需要分别记录左右两侧步长时间
步幅	同一侧脚两次落地点之间的直线距离(米或厘米)。成年男性平均步幅为1.46米[32],女性[3]平均步幅
摆动相时间	指步行周期中一侧肢体在空中摆动的时间,需要分别计算左右两侧的摆动相时间。一般以秒为单位
双支撑相时间	指步行周期中双下肢均与地面接触的时间。以秒为单位
步行周期(步幅时间)	完成一个步态周期所需要的时间。以秒为单位
步长	左脚或右脚落地点与对侧肢体下一次落地点之间的直线距离。通常测量一侧肢体首次触地时落地点与对侧肢体首次触地落地点之间的距离。如果一侧或两侧都不能以足跟落地,可以第一跖骨作为检测点。以厘米或米为单位
步宽	也称支撑基础宽度,也就是冠状面上两足之间的水平距离。以厘米或米为单位
足偏角(外偏角或内偏角)	足中心线与前进方向之间的夹角。以度为单位
双足站立时间(FAP)	患者双足负重平行杠内站立能持续的时间(最长30秒)
非受累侧站立时间(FAP)	非受累侧负重平行杠内单足站立能持续的时间(最长30秒)
受累侧站立时间(FAP)	受累侧负重平行杠内单足站立能持续的时间(最长30秒)
动态体重转移速率(FAP)	平行杠内站立时体重从一侧肢体转移到另一侧肢体的速率。指一侧肢体抬离地面到对侧肢体抬离地面所需时间(秒)

FAP=功能性步行

介于11个月至16岁儿童的步行功能。并在此基础上建立了步态图表供儿童步行表现记录之用。虽然不同身高和体重儿童在步态记录图表上的结果较为相像,该图表也提供了根据身高调整以后的步频和步幅(图7.8)。

6分钟步行试验(6-Minute Walk Test,6MWT)和10米步行测试(10-Meter Walk Test,10MWT)是临床上用于定量评估步行速度的两种相对简便和标准化的测试方法。所需工具仅仅是一只秒表和一把卷尺。附录7.B呈现了记录步态时空参数的表格。

6分钟步行测试

6分钟步行测试[109,110]可以测定受试者6分钟内以舒适的步速能完成的步行距离。6MWT最初用于评估心肺疾病患者的耐力和运动能力[109,110],但目前已经将应用范围扩展至很多不同疾病患者步行耐力的评估,包括帕金森病[111]、获得性脑损伤[112]和脑卒中[113]患者。6MWT测试的方案之一是要求患者用其惯用的步行方式以及常用的辅助设施和矫形器、用尽可能快的速度连续行走6分钟[114]。要求患者围绕着距离18米远的两把椅子所组成的椭圆形轨迹行走,以便总步行距离的计算。在不中断秒表计时的情况下,受试者可以根据自身情况适当休息,测试过程中也可以定期给予标准化的鼓励性语言。总步行距离除以6或者360可以分别得到以米/分或米/秒为单位的步行速度值。

将6MWT与ROM、肌力测试等其他躯体功能或功能障碍评估指标联合使用可用来监测功能减退或者治疗以后功能改善的程度。Mossberg[112]认为6MWT是获得性脑外伤患者功能性步行能力评估的可靠方法。Fulk等人[113]则发现6MWT是社区居住的慢性卒中患者每日平均步数的主要预测指标,对社区步行活动变异性影响权重约为46%。

曾有众多不同的预测公式用于根据受试者身高、年龄、体重和心率等因素来预测期望的6分钟步行距离,但事实上这些预测公式只能反映6MWT步行距离变异值得20%~78%[115~122]。不同研究之间所采用测试方案的差异、受试者年龄的不同等可能是导致6分钟步行距离预测值存在显著差异的原因。增加测试可靠性的具体方式包括将提示语(包括提示种类、言语提示的次数等)标准化以及测试场地的固定化(固

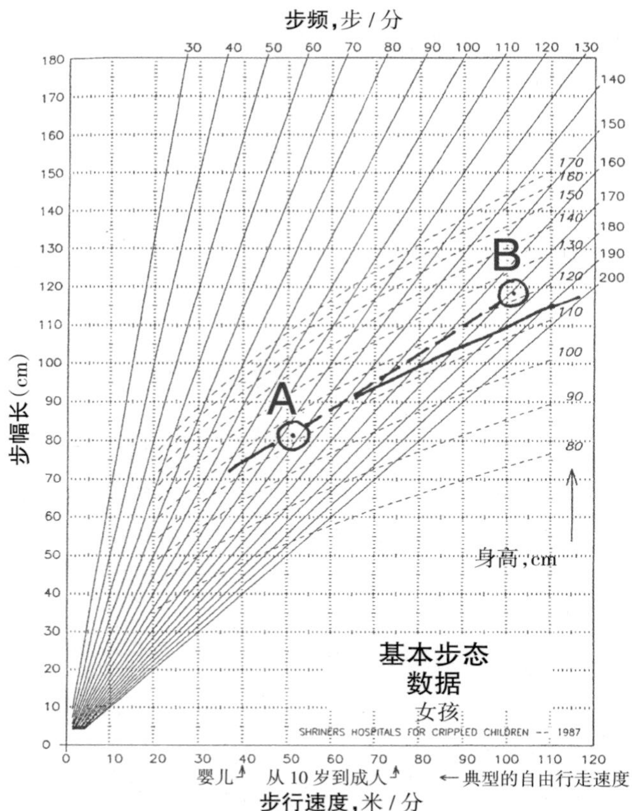

图 7.8 图中所示实线为相应身高的正常步行参数。虚线代表一位 6 岁、身高为 114cm 正常女孩的步行参数。有类似图标供男孩使用

定选择长廊或圆形跑道）[75,115,123]。将受试者结果与正常值比较时应该考虑上述因素以及患者年龄、身高、体重甚至民族[115,119,122]等自身个人特征。

运动耐力有限的患者也可以考虑选用 2 分钟步行试验[124,125]和 3 分钟步行试验[63]。耐力较好的患者则可以考虑选用 12 分钟步行试验[110,124]。

计时步行测试（5m，10 m 或 30 m 步行计时试验）

计时步行测试的主要指标是受试者步行特定距离所需要的时间并以此推算平均步行速度。临床上已经有采用不同距离的文献报道，包括 5 米[126,127]、10 米[125,128~130]和 30 米[130]。进行 10 米计时步行试验的常用测试方案就是患者在使用的辅助器具和下肢矫形器具的情形下步行通过 14 米长的步道[114]，秒表记录受试者通过中间 10 米距离所用的时间（秒）。一般进行两次测试，分别采用受试者自我选择、舒适的步行速度和快速步行速度。步行速度（米 / 秒）等于 10 米步行距离除以秒表所记录的时间（秒）；该数值乘以 60 就是以米 / 秒为单位的步行速度值。通过记录受试者完成 10 米距离步行所需要的步数就可以计算出平均步频和步幅。诸如心率、血压、呼吸频率等生理反应指标可以在步行测试前后即刻进行监测。

虽然已经为测试标准化做了诸多努力，但是文献上报道的数据仍提示存在显著差额，包括所采用的步道是直线疑惑弯道，是否使用辅助器具，步行速度（自我选择的舒适速度或快速行走），采用滚动开始与结束（就是指在开始线之前和结束线之后分别行走数步）抑或站立开始与结束[75]。因此在比较患者步行速度与文献罗列的正常数据时需要考虑所采用的测试方式。

时空参数测定的低成本仪器

加速度计步行时身体产生可以通过**加速度计**检测的力量。随后可以利用这些数据计算步频、步行对称性、步行时间等时空参数。加速力量的具体测试方法大相径庭，可以包括应变计、压阻式、电容式、压电式等，但总的来说，上述仪器为在家庭或社区环境进行数天、数周的长时间记录特定定量指标提供可承受的、非侵入性的简便检测方法[131]。

已有文献报道将三轴加速度计贴敷于躯干用以检测平均加速度、步频和步长、步幅[132~136]。也有人将加速度计贴敷于头部和骨盆用来评估受试者在不同表面行走时相应解剖部位的加速度特征[137]。同时应用多个加速度计则可以用来区分不同移动方式之间的差别。比如说，有人用一个包含 5 个加速度计（分别置于双足、双侧大腿和胸骨）的系统对 69 位无明显运动系统异常的受试者进行测试，结果发现该系统可以准确区分运动速度（慢速、中等速度和快速）以及运动方式（如步行、上下楼梯、跑步和跳跃等），准确性超过 94% 以上[138]。

加速度计的准确性可以收到一些因素的影响[131,138,139]。首先加速度计需要根据厂家说明要求进行准确定向，否则可能导致加速度信号不能准确反映运动的方向从而影响数据的解释。脂肪组织明显增厚、使用辅助器具时的上肢运动以及设备固定过紧或过松都可能使数据增加运动的信号干扰，进一步影响数据解释。最后对于患者来说，正常的足触地特征由于病理步态干扰或者身体部位对线关系异常也会引起加速度信号异常，后者常见的例子就如帕金森疾病患者躯干位置固定的加速度计会受到持续前倾的身体位置影响[131]。

步行活动监测仪（Step Watch Activity Monitor 3™，SAM）是商品化可售的一种加速度计[140~144]，可以 1 分钟为间隔、连续记录 15 天内日常生活活动中的步数。SAM 的构成包括感受器（定制的加速度计），空间尺寸分别为（7.5Å~ 50Å~ 20mm）、重量 37g（图 7.9）。电池使用寿命 4~5 年[145]。盒子外形根据外踝上方形状定制并用弹力带固定。通过个人计算机设置 SAM、监测以及将所收集的数据下载到计算机文件以供后续处理和分析。Michael[141]利用 SAM 评估卒中后慢性恢复期患者的步行能力，结果发现卒中患者每天步行频率（均值 2837 步 / 天）显著低于久坐生活方式的老年人（均值 5000~6000 步 / 天）。

陀螺仪（Gyroscopes）是可以用以评测步行时空参数的一种设备。所检测的原始参数为振动三棱镜科里奥利加速度，而该加速度与角速度基本成比例。陀螺仪是一种轻便可携带、不昂贵的设备。固定于小腿皮肤表面的单个单轴陀螺仪提供的数据可以用于计算步频、确定步数以及估算步幅和步行速度[146]。

Kotiadis 等人研发了包含加速度计、陀螺仪和专门设计的惯性计算公式在内的整合系统替代了原本以足底开关作为激发信号来源的足下垂电刺激器[147]。研究人员针对曾佩戴足

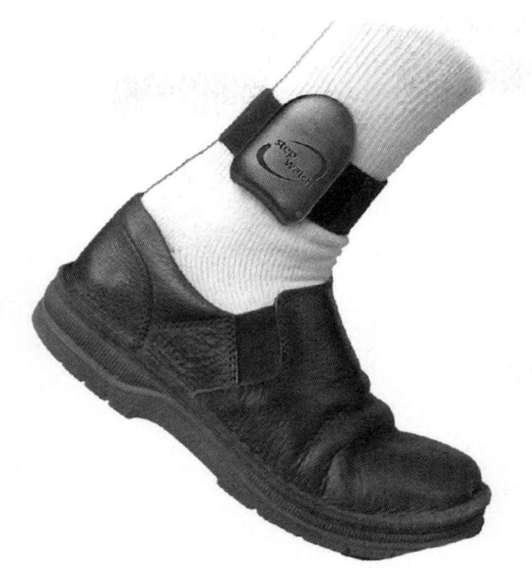

图 7.9 步行活动监测仪(Step Watch Activity Monitor 3™, SAM)是仅有纸片大小、佩戴于踝关节用于长期监测步行功能的小型设备

底开关激发式足下垂电刺激器的卒中患者选用新型刺激方法以后的表现进行测试和调整,结果发现整合加速度计和陀螺仪以后收集的数据足以准确区分佩戴者行走和上下楼梯的步态时相和控制足下垂电刺激器的工作。

测定时空参数的专用系统

测定步行时空参数专用系统的范例如两种步道(GaitMat™ⅡandGAITRite.)和两种足底压力开关系统(KrusenLimb Monitor and the Stride Analyzer)。附录 7.C 罗列了上述设备厂商的联系方式。

步道(Walkways)与需要使用摄像头和足底开关的复杂步态分析系统相比,专门制作的步道可以作为快速获取具有较高信效度时空参数的相对成本较低的方法[148~154]。临床或科研机构使用这类便携式设备帮助识别和定量评估患者功能障碍的严重程度、指导和评估治疗效果。GaitMat™Ⅱ和GAITRite®是当前市场上使用最为广泛的两种步道。

The GaitMat™Ⅱ是已经商品化供应的、埋设有根据受试者双足触地情况出现开关的压力感受开关,通过计算机记录开关时间从而获取单足与步道接触时间、步长和步幅、支撑面积(BOS)以及迈步时间、摆动相、支撑相、单支撑相和双支撑相的时间。该系统最突出的优点就是患者无需背负或在足部粘贴各种设备。

Barker 等人[148]评估了利用 GaitMat™Ⅱ和 Vicon 运动分析系统所采集数据的可靠性,结果发现时间参数具有非常突出的可靠性(0.99),空间参数的可靠性则较差(0.24);但是 GaitMat™Ⅱ和 Vicon 运动分析系统所测得数据的差别仅为11.7mm,提示除了 BOS 以外、利用 GaitMat™Ⅱ所得的数据的准确性是有基本保证的。Bowen 等人[155]对比了 11 位卒中患者完成并行双任务与单一任务时步行表现,发现 GaitMat™Ⅱ可以甄别并行双任务时受试者步速减缓、双支撑相延长[155]。Rosano 等人[156]评估了 220 位 65 岁以上老年人脑灰质体积并发现其体积大小与 GaitMat™Ⅱ测得多个步行参数有显著关系,尤其步长缩短和双支撑相延长与感觉运动区、额颞叶灰质体积缩小有关,而步基变宽则与 palladium 和顶下小叶脑容积缩小有关。

GAITRite® 是另一款已商品化供应的步道系统(图 7.10)。便携式 GAITRite 的步道 1/8 英寸厚(3.2mm)、2 英尺宽(61cm)和 16 英尺长(4.9m),有 18482 个内置感受器埋植于乙烯基层与橡皮层之间。GAITRite 系统可用于测定时空参数以及步行时足印动态压力分布图的描绘。可测定的压力参数包括峰值压力、受压时间以及随时间累积的区块整体压力。受试者可以穿鞋或光脚、使用矫形器或助行器在步道上行走,系统软件还可以计算时空参数、并以适当图表形式呈现。

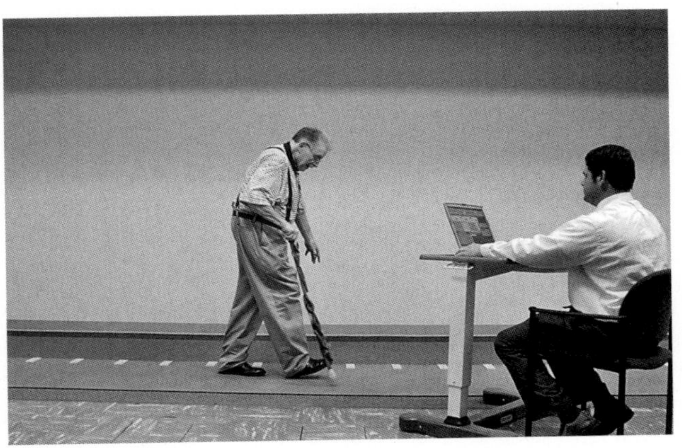

图 7.10 帕金森病患者步行通过 GAITRite® 步道同步记录步态的时空参数,具体包括步行速度、步幅长和步行周期、步频、步长和迈步时间

总体来说,GAITRite® 可以为多个步态相关的参数提供信效度较高的评测结果[150,151,153]。Bilney 等人[153]总结发现 GAITRite® 步道所获数据与临床步幅分析仪(Clinical Stride Analyzer)所获参数具有高度相关性,25 位健康成年人以三种不同速度(自选速度、慢速和快速)行走时结果分析显示步行速度、步幅、步频的相关系数均为 0.99。重复测试的可靠性评估发现自选速度和快速行走比慢速行走具有更高的可靠性[153]。同样,也有学者发现 BOS、内八字或外八字等评估指标的一致性有下降[151,152],尤以老年人明显[152]。评估卒中后门诊患者时空参数也发现其具有明显共时效应,即便患者步行时使用了手持步行辅助具[149]。知识点 7.1 循证依据小结罗列了部分针对 GAITRite® 信效度的研究报告。

足底开关和足底开关测试系统足底开关就是将压力敏感的开关直接置于足底或鞋子内外。足底开关测试系统本身不要求使用特殊步道,但患者需要携带或佩戴数据收集系统。足底开关主要由传感器和半导体构成,并借此记录足跟着地等步态时相和时间点。Krusen 肢体负荷监测器[158]就是临床上用以记录和分析步行时间参数和承重参数的一款代表性设备。其主要构造为能够置入受试者鞋内的压力感应性测力板,与条带录音机连接便可以永久性记录步行的时空参数[158]。

步幅分析仪(Stride Analyzer)是一款特制的鞋垫型足底开关系统,分别在足跟、第一和第五跖骨头和大踇趾处理置 4 个压力感受性开关。该步幅分析仪可以检测的数据包括步幅、

知识点 7.1 研究证据汇总 GAITRite 步道所获步态时空参数信效度评估的研究

文献题录	受试者	研究设计 / 治疗措施	结果	结论 / 评论
Bilney 等[153] (2003)	25 位健康成人(男 13；女 12；平均年龄 40.5 岁，范围 21~71 岁)	通过 GAITRite 获得的步态参数与临床步幅分析仪所获数据(速度、步频、步幅、双侧单支撑相时间和双支撑相占步态周期百分比)进行比较	ICCs(速度)=0.99，ICCs(步频)=0.99，ICCs(步长)=0.99，两种分析仪在三种步行速度条件下都具有相当高的一致性。单支撑相的一致性为中高(ICCS=0.69~0.91)；双支撑相的一致性较差(ICCs=0.44~0.57)	作者认为 GAITRite 适用于正常成年人的部分时空参数评估具有很强的同时效度和重复测试的可靠性
McDonough 等[150] (2001)	唯一受试者：具有相同腿长度的健康女性	比较 GAITRite 所获步态参数(步频、步行速度、步长(左、右)、步幅和左右迈步时间)与笔印法和基于视频的分析法获得数据同时效应并确定受试者不同速度和对称性情形下的信效度	GAITRite 与笔印法对空间参数具有极高相关性(ICC>0.95)；与基于视频分析法也具有极高相关性(ICC>0.93)	作者认为 GAITRite 是用于评估部分步态时空参数具有较高信效度的方法
Menz 等[152] (2004)	30 位健康年轻人(12 位男性；平均年龄 28.5 岁，范围 22~40 岁。31 位无明确病史老年人(13 位男性；平均年龄 80.8 岁，范围 76~87 岁)	按自由步行速度通过 GAITRite 采集的时空参数重复测试可靠性(同个测试阶段重复行走 3 次)，相隔约两周重复测试。 计算 ICCs 和变异系数(CV)	两年龄组的步行速度、步频和步长都具有很高可重复性(ICCs：0.82-0.92；CVs：1.4%~3.5%)。支撑基础和足偏角也具有高 ICCs(0.49~0.94)，但 CV(年轻者 8.3%~17.7%；老年 14.3%~33%)高于步行速度、步频和步长(CVs 仅为 1.4%~3.5%)	作者认为 GAITRite 为不同年龄组采集的大部分步行参数具有极高的可重复性，但支撑基础和足偏角的解释需要较为谨慎，尤其用于老年受试者时
Stokic 等[149] (2009)	52 位健康成人(男：29；女：23；平均年龄 47 岁，范围 23~87 岁)；20 位慢性卒中患者(男：11；女：9；平均年龄 58 岁，范围 16~90 岁)	利用 GRITRite 和 8 摄像头运动分析系统同步记录受试者用自由速度完成多次步行时的步态参数(速度、步行周期和步幅、步长、单支撑相 %，支撑相 %)	两种方法计算所得平均差别分别小于平均值的 ≤ 1.5%。比如，健康成年人两种方法测得平均步行速度分别为 129.1cm/s(GAITRite 法) 和 127.7 cm/s；慢性卒中患者则分别为 63.9cm/s 和 63.4cm/s	作者认为 GAITRite 和运动分析系统可以为健康成年人和卒中恢复期患者提供具有可比性的时空参数测量值
Van Uden 和 Besser[151] (2004)	21 位无明显可能影响步态的骨科疾病或疼痛成年人(男：12，女 9；平均年龄 34 岁，范围 19~59 岁)	相隔一周时间用 GAITRite 重复测试受试者自选速度步行和快速步行的时空参数。具体包括步行速度、步长、步幅、支撑基础、步长时间、步行周期、摆动相时间、支撑相时间，单支撑相和双支撑相时间以及足偏角	自选速度步行，除支撑基础(ICC=0.80)以外的所有指标 ICCs 均高于 0.92；快速步行时，除支撑基础(ICC=0.79)以外的指标 ICCs ≥ 0.89。	作者认为一周间隔的时空参数重复测定具有良好 - 优秀的重复可靠性
Webster 等[157] (2005)	5 位男性、5 位女性(平均年龄 66.5 岁，范围 54~83 岁)单髁膝关节置换术后 121 月以上	GAITRite 系统采集的单一步长和平均时空参数与 Vicon-512 三维运动分析系统所获同样参数之间的比较	两种采集系统所获得平均步行速度、步频、步长和迈步时间等数据具有极好一致性(ICCs=0.92~0.99)。两种系统的步长和迈步时间等数据之间无显著系统性差异	作为认为 GAITRite 是进行单一患者和平均步行参数指标测定的可靠工具。该研究的样本量较小，而且步行状态与手术无明显关系

步行速度、步频、步行周期、单支撑相和双支撑相时长、摆动相时长以及支撑相时长。系统能自动记录上述数据并上传至进一步分析的计算机，计算机也能图形化显示足-地面接触的特征。时间以秒为单位、并同时以步态周期的百分比呈现。此外，计算机也以植入数据库的正常值为基础值将上述记录数据以百分比值表示（附录7.D）。步幅分析仪的优势是可以进行双足的公布分析、系统轻便利于搬动，更重要的是通过大量治疗师对不同患者评估以后收集的大量数据提供了与正常值比较的可能性[13~15,20,53,159~167]。

步幅分析仪适用与不同年龄组人群以及神经系统疾患和骨科患者。Mulroy等人[18]利用粘附于鞋底的该系统对30位卒中后患者佩戴三种不同类型踝足矫形器后行走改变情况及AFO能否改善踝关节跖屈挛缩进行了研究。测试中患者穿着平常所穿的鞋并佩戴3中各不相同的AFO矫形器：①背屈式AFO带有背屈锁止机制；②跖屈式AFO无背屈锁止机制；③硬质固定式AFO。足底开关不仅用于比较穿戴三种矫形器的步幅特征差异、也是为了准确判定步态时相以便为后续的关节运动学和肌肉活动特征（表面肌电图）的进一步分析提供时间标准。作者比较了受试者穿戴不同矫形器后的步态参数、也比较了有无踝关节中等程度跖屈挛缩受试者步态参数的差异。结果发现无踝关节挛缩的患者可以因为佩戴站立相允许出现踝关节背屈运动的AFO而得到改善，背屈式AFO带有背屈锁止机制以及无背屈锁止机制的跖屈式AFO均优于固定式AFO，因为后者限制了胫骨前移。而股四头肌无力患者可以通过使用带有背屈锁止机制的背屈式AFO、因为在承重反应期允许踝跖屈，实验数据提示使用这类背屈式AFO后膝关节屈曲角度明显减小。

Powers等人[159]利用步幅分析仪观察了22位经胫骨截肢患者等长收缩肌力与步行时空参数之间的关系。发现患者平均步行速度仅为正常值的59%，主要是因为步频（正常时83%）和步幅（69%）均较正常人减缓。残肢伸髋肌力矩是患者自选步行速度或快速步行速度的唯一预测因素，而健侧髋关节外展力矩则为自选步行速度或快速步行速度的唯一预测因素。

关节运动学评估

电子角度计

关节角度变化可以方便地通过电子角度及进行测量。早期的电子角度计设计包括由电位计连接的两个硬质可移动臂，电位计的作用是将移动臂的运动信号按一定规律转换为成比例的电信号。测量角度的时候将两个移动臂分别置于肢体阶段的近段和远段。新近研发的电子角度计移动臂通常使用软轴连接两个小端块以分别附着于关节的近端和远端肢体节段，这种新型设计为受试者将测试硬件穿着于衣服下方以便长时间记录运动信号。Biometrics有限公司生产各种不同型号的电子角度计，其中有采用双轴设计以便同时测量多个平面上的关节运动。Lam等人[168]利用这些角度计测量健康婴儿在运动平板上步行时足部受到突然外力作用时候出现姿势纠正反映时髋关节（外展、内收）及膝关节屈伸角度的变化。作者发现摆动相足背受到突然外力作用后引起屈肌肌电活动增加和摆动相膝关节屈曲角度增加。电子角度计为步行时关节角度测量提供了成本可承受的检测手段[32]。

基于视频的运动分析系统

目前有二维和三维的基于视频的运动分析系统可用于步态分析之用，然而因为提供数据的准确性尚存在一定问题而限制了应用。二维视频运动分析系统仅需单一数字视频摄像头捕捉和记录受试者的运动过程，随后使用计算机软件协助甄别参考点。不过由于肢体转动或摄像机与受试者位置关系导致的平面外角度很难准确计算。三维视频运动分析系统至少需要2个以上摄像头采集三维坐标数据，通过硬件同步不同摄像头采集的空间运动数据、随后进行后处理以自动或人工处理的方式甄别参考点。数据采集过程中可采用皮肤上粘贴标志点以便系统识别解剖标志。虽然这类系统也具有便携性，二维和三维视频分析系统的准确性仍然是其广泛应用的限制因素。

光学运动分析系统

基于成像的运动分析系统是最复杂和昂贵的测定关节运动位置变动和运动特征的系统。在计算机化的运动分析系统中，放置于髋关节、膝关节和踝关节等部位的标志点的位置信息能被自动化系统捕获并跟踪记录。运动分析系统主要利用主动或被动标志来记录运动轨迹[31]。

主动标志通常指的是在特定频率下工作的发光二极体（LED）[169]。每个标志点摆放在事先设定的部位，其个体的特定频率被用于识别该标志点移动时跨越每个时间瞬间的空间位置。LED的供电可通过受试者背负连接中央电源的电缆或者佩戴小型电源组。细电缆延伸可使每个LED和电源单位连接。LED设备相对价格稍高、而且所用的细电缆容易断裂。主动标志在自动识别和标记过程中最大的挑战是反光地面的反射会干扰和影响标志的识别，尤其是置于足部的主动标志。Codamotion，Qualisys和PheoniX技术公司是三家生产主动标志分析系统的制造商。

被动标志（图7.11）需要外部光源或摄像机镜头周围的红

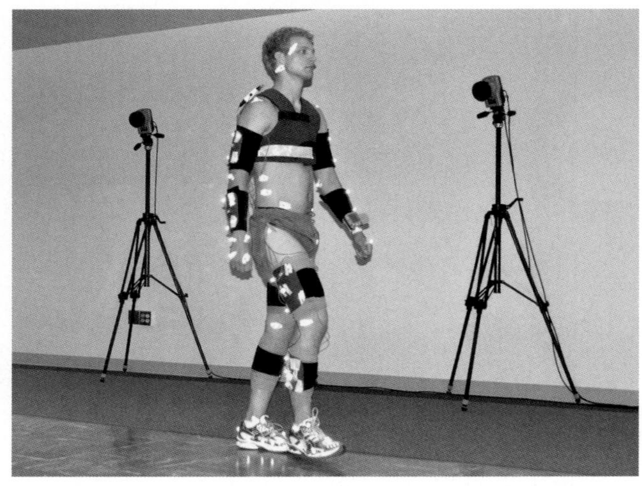

图7.11　Oqus Series-3 Qualisys系统摄像头追踪在6米长步道行走的受试者身体特定解剖位置和以集群方式置于身体节段的被动反光标志的运动。标志点的运动数据用于重建整个步行周期内上肢、躯干和下肢的关节运动

外发光二极体提供外源性照明条件。在后者的情况下，红外发光二极体让被动标志反光，摄像头能接收“可见”的被动标志反射回来的光线来判定其位置，也意味着必须要有大量的摄像头来捕获无限制被动反光标识的视图。Qualisys，Vicon 和 Motion Analysis 是生产被动标志系统的主要制造商。

被动标志运动分析系统在研发投入使用的早期，标志点的可视化是一个比较麻烦的问题；不过，目前利用计算机技术，标志点已可被自动识别和跟踪且所用的计算机也能进行成千上万次的运算。然而，这些系统需要多个摄像头，价值昂贵，而且需要经过专门培训才能熟练使用所有硬件和配套软件。图 7.12 展示了利用 Qualisis 生产的被动标志运动分析系统采集运动学数据经计算机处理后的图例，同时显示了 EMG 感受器采集的肌电信号。图 7.13 以时间为横轴，描画了踝关节和膝关节运动角度变化特征。图 7.14 显示了线条身体图的动作所同步伴随的膝关节角度变化动态曲线。

使用主、被动标志运动分析系统中仍存在一系列重要问题，比如运动过程中身体节段对标志点的阻挡、皮肤 / 软组织的移动、标志物振动以及标志点相对于关节运动中心之间的位置摆放不当都可能导致错误。髋关节中心点的确定尤为困难，球窝关节的解剖学特征意味着髋关节运动中心点位于股骨头内部中心，股骨头触诊的困难使得该标志点的摆放难以实现。放射学的研究创建和修订根据体表可触及的解剖标志（髂前上棘、耻骨结节）来推算髋关节中心点的公式[170]。标志点放置位置的不统一是公认导致运动学分析数据变异性的首要原因[171]。Gorton 发现，经过标志摆放的标准化程序的教育，作者汇总分析了 12 个运动分析实验室（分别采用 2 套摄像头系统）24 位检查者所采集的 9 个运动学指标准确性，结果发现其中 7 个指标的标准差平均下降了约 20%。

随着价格合理的计算机设备进行数据处理和存储能力的快速提升，市场上不同类型运动分析系统产品也在不断进步和发展。很多基于视频的运动分析系统对于标志点捕捉的准确性可以控制在 1mm 以内，从而显著提升了对运动中标志点的准确捕捉[172]。大多数系统还允许其他信号来源以同步采集有关步态的其他重要数据，常用的其他数据来源包括识别足部 - 地面接触特征和步幅基本特征数据的足底开关、识别肌肉活动特征的 EMG 系统以及测量地面反作用力的测力平台。与步幅特征性数据同时记录的 EMG 信号可以用于判断步行周期中特定时相的肌肉活动情况。图 7.15 列举了 EMG 与 VICON 运动分析系统综合应用的范例。图中显示了 EMG 输出信号和 ROM，计算机生成的图像提供了步行周期的示意图。从图中可以清晰地区分出三种不同步行特征时肌肉活动的变化。膝关节 ROM 不同于正常膝关节活动范围的特征性表现也清晰可见。仔细观察最上方膝突伸步态图示还可以看到首次触地以后即刻出现的膝关节突然快速伸展和足跟触地以及整个步行周期中踝关节过度跖屈。请参见本书第 5 章内容，了解更多有关 EMG 的资料。

不同步态分析系统之间的关键区别因素包括价格、反射标志系统的特性（主动反光、被动抑或主被动结合），以及后处理软件的处理能力和效率等。多数运动分析系统提供原厂生产的、通常较容易上手使用的分析软件；然后，软件本身比较

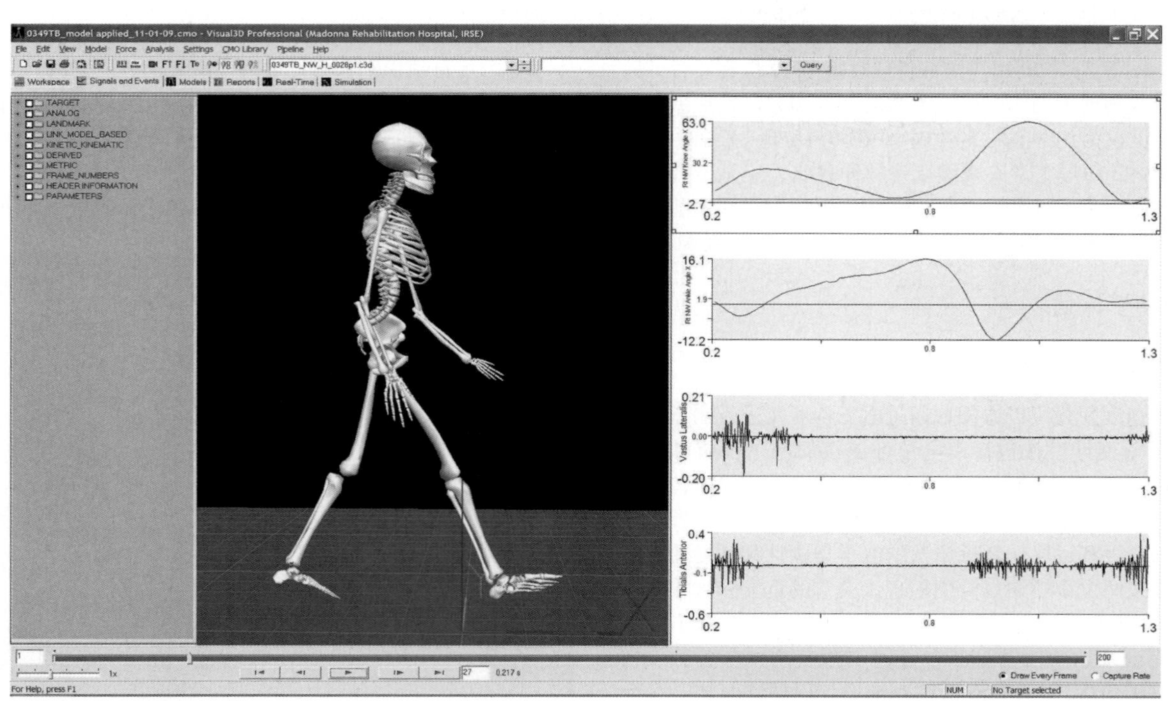

图 7.12 Visual 3D 呈现一位 31 岁男性受试者平面步行时利用 Qualsys 运动分析系统记录的运动学数据和 MA-300 肌电系统记录的表面肌电图信号。置于身体已知特定位置的反光标志为图中所示骨骼模型提供了解剖学依据、也可用于关节运动的后续分析。右侧图示的上面两个分别是膝关节和踝关节在矢状面的运动轨迹；下面两行分别表示股外侧肌和胫前肌的表面肌电信号

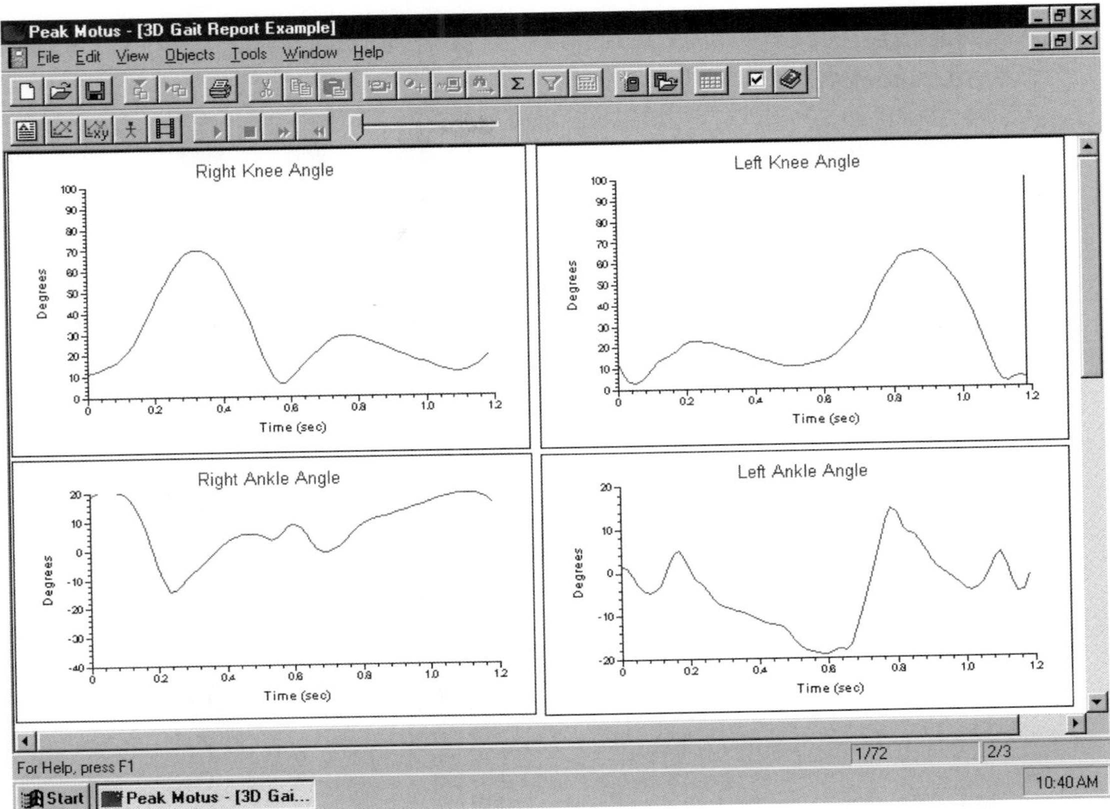

图 7.13 运动分析系统生成的典型图表。图中所示为双侧膝、踝关节相对于时间的关节角度变化特征

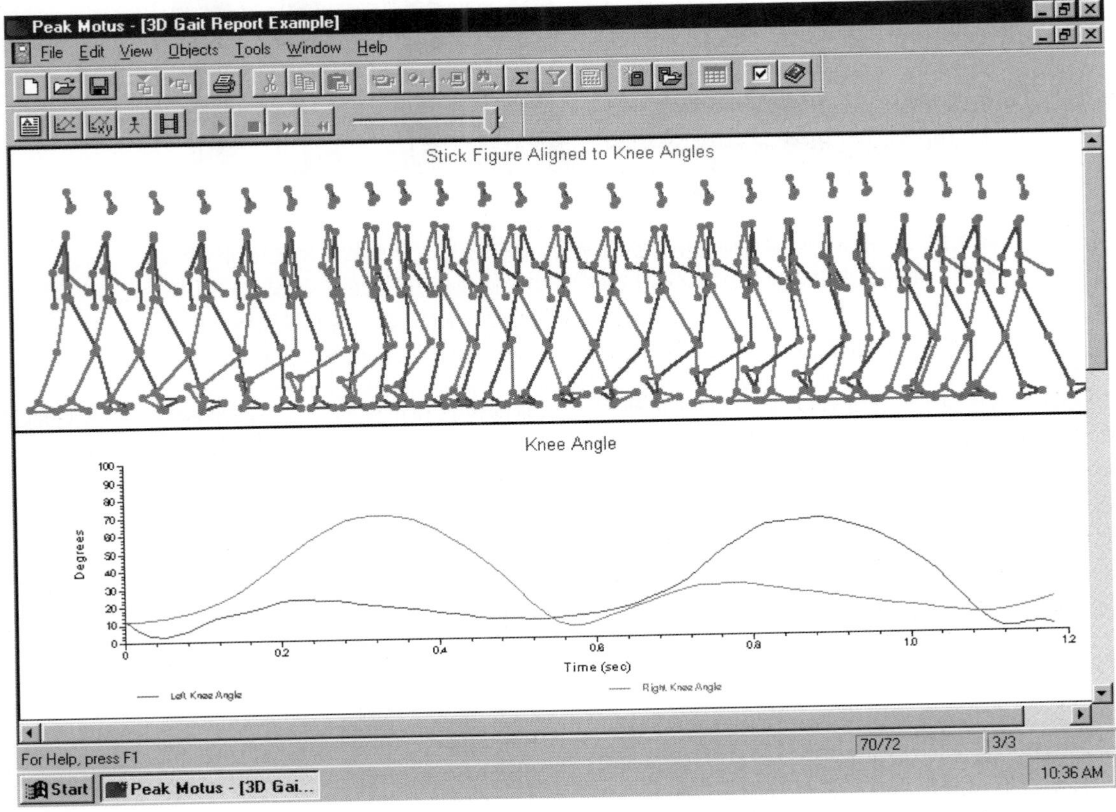

图 7.14 运动分析系统生成另外一种图例呈现模式，以棍状图表示一个完成步行周期中关节相对位置的变化。下方图示为步行周期中膝关节角度的变化曲线

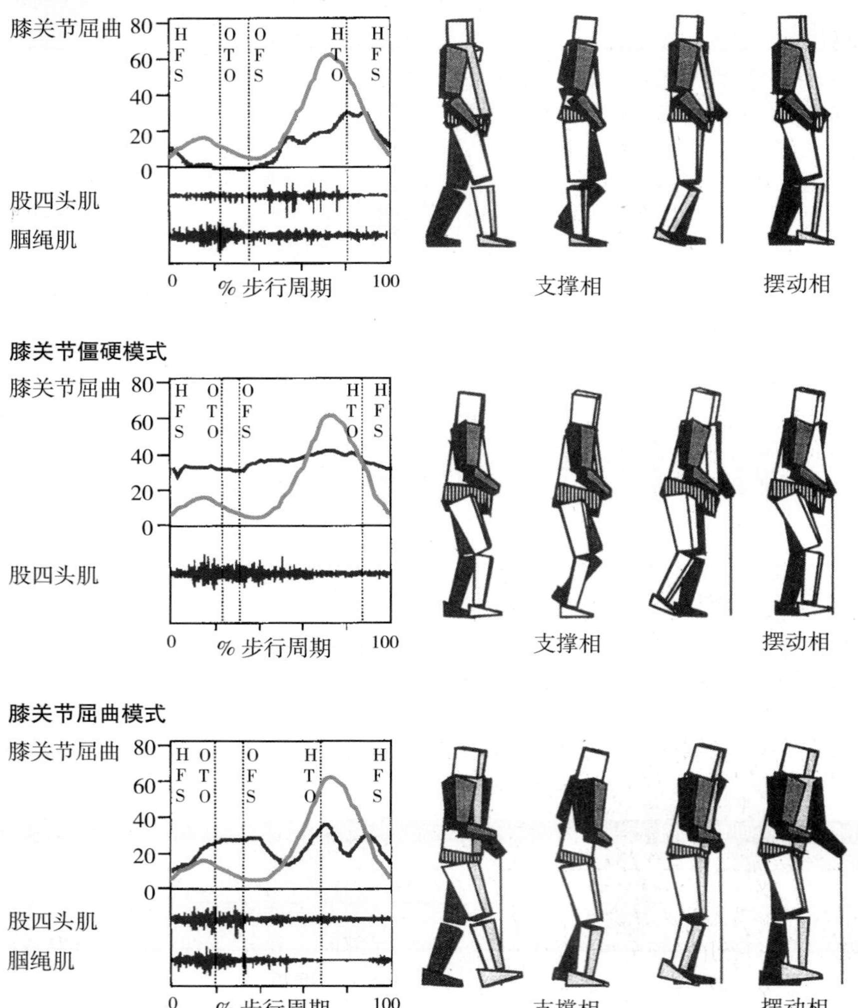

图 7.15 三种不同运动特征时单个步行周期内膝关节在矢状面的运动变化曲线和 EMG 数据。每位患者都仅呈现三种不同运动特征中与慢速行走有关的一种模式。图中深色实线表示受试者运动特征、浅色表示正常运动曲线。HFS：表示偏瘫侧肢体首次触地；OTO：非受累侧脚趾离地；OFS：非受累侧肢体首次触地；HTO：偏瘫侧脚趾离地

难以由使用者进行调整和个性化处理以满足更详细的研究。不同系统的报告生成能力也存在显著差别，需要根据实验室或临床实际需求进行考虑（比如：需要生成快速、容易解释和放入患者病历资料的报告或者输出数据以用于研究为目的的统计分析之用）。附录 7.C 罗列了部分步态分析软件和硬件的生产厂商和联系方式。考虑到技术进展迅速，建议读者访问官方网站进一步了解各自系统的最新信息和功能。

电磁运动分析系统

光学运动捕捉和跟踪系统应用最大的挑战是反射标志点必须在摄像头的可视范围内无阻挡地暴露，摄像头才能跟踪和捕捉个标志点的空间位置并据此计算运动学数据。而这在患者使用多种辅助具或者需要多位治疗师大量帮助下引导步行时则很难实现。利用电磁追踪能力判定每一感受器的位置和角度的三维空间坐标是一种较好的替代方案。Ascension Technology 公司生产的 Flock of Birds®，Nest of Birds® 和 MotionStar® 以及 Polhemus® 出品的 FASTRAK 都是电磁运动分析系统的商品化运动分析系统。MotionStar® 系统可同时追踪 120 个感受器，因此可以同时完成一人以上的运动分析。迄今为止，利用电磁运动分析系统进行步态相关活动研究尚不多见[173,174]。这类设备在虚拟现实和动画行业中已经引起较多关注。

动力学步态分析

动力学参数

步态的动力学分析主要牵涉到步态过程中关于力的分析，包括地面反作用力（**Ground Reaction Force，GRF**），关节

力矩,**压力中心**(center of pressure,COP),**质量中心**(center of mass,COM),机械能,力矩、功率、支持力矩、功、关节反作用力和足内压力等(表 7.12)。过去步态动力学分析主要是以科研为目的,但现在已经逐渐应用于临床。考虑到糖尿病神经病变患者足底压力过高导致足部溃疡的风险,部分临床医师采用鞋垫式压力分布测试系统判定患者是否存在发生足部溃疡的风险。患者穿用带有压力测试系统的特制鞋垫后在步行或活动过程中就同时记录了足底压力分布情况。如果足底压力异常增高,可以建议患者选用特殊类型辅助具或采用软质鞋以便于足底过高的压力的重新分布。

表 7.12 步态参数:动力性步态分析

地面反作用力	脚与支撑面接触产生的竖直向上、前-后及内-外方向上的力量。这些力量与脚步作用于地面的力量大小相等、方向相反。GRF 可以通过测力平台测定,以牛顿或磅作为单位
压力	压力等于单位面积内的作用力。步态分析中常测量的压力指数包括峰值压力、压力-时间积分和足底的总体压力分布特征
压力中心(COP)	合力的作用点。COP 运动相对于时间的函数作为受试者在测力平板站立或行走时身体稳定性的评估方法
扭力(力矩)	力作用以后引起物体转动或旋转。力的作用点与物体转动轴心之间垂直距离越远,越容易引起物体转动,也就产生了扭力或力矩。力矩等于力与力的作用点和轴心之间的垂直距离的乘积。力矩=力 * 垂直距离或力臂

监测动力学数据所需的仪器设备价格昂贵、也比较复杂,因为动力学的推导过程需要获得作用于所分析身体节段(如足部或大腿)的所有的力。动力学分析一般从作用于足部的力开始,因为其可以通过嵌于地面的**测力平台**方便地检测到。测力平台包含载荷传感器,可监测步行时的**压力中心(COP)**、质量中心和地面反作用力。通常测力平台是以应变式或压电式为基本技术完成力的监检测。

踝关节动力学指标的计算需要首先明确作用于踝关节的力、身体质量和身体质量中心的确切位置(根据标准人体测量数据表推算),以及身体质量中心移动的加速度。知道上述数据以后,就可以根据公式计算特定时间内引起踝关节一定加速度运动时的净作用力和力矩。一旦确定作用于踝关节的力和力矩,进一步利用相似的公式推算作用于邻近肢体节段(小腿)的力和力矩。随后也就明确每一瞬间占主导地位的内部力矩是产生于踝背屈肌群或跖屈肌群的。每一瞬间的内部力矩乘以踝关节和小腿之间净角速度值就等于跨踝关节肌肉所产生的功的大小。向心性收缩为肢体增加做功(功率增加),而离心性收缩则减少做功(功率吸收)。预期的功率增加或吸收的变化在判断是否存在异常或决定治疗目标的过程中有着特别重要的意义。但是,有关 COM、COP 以及力矩和功率的详细计算过程已经超出本章节的范围,感兴趣的读者可以阅读 David Winter 撰写的相关书籍(补充阅读材料)。

地面反作用力(GRF)是指作用于足底与支撑面之间在竖直方向和水平方向上产生的净作用力。如图 7.16 所示,三维方向上的力可以被分解为三个成分:竖直、前后和内外方向上的力。步行周期中各个力随时发生变化,并受到步行速度、步频和身体质量等因素的影响。用比重百分比表示的 GRF 在竖直和前后方向上分力的平均波形在正常人中表现出比较一致的特征,尤其以载荷率、峰值力、平均力和去载荷率等参数为明显。竖直方向的 GRF 明显表现为双峰型;前后方向的分力则在足触地后由于身体运动减速出现一个负向波以及随后紧接出现的正向波(表示支撑相后期身体质量的前向加速运动)。初次触地后较短时间内 GRF 即出现向外侧的分力,随后则常常出现较长时间向内的 GRF 分力。

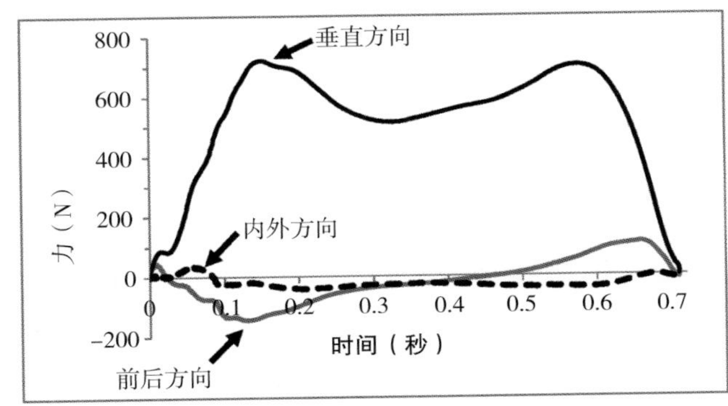

图 7.16 图示为一位成年受试者步行通过 AMTI 测力平台时计算机生成的地面反作用力在竖直方向、前-后和内-外方向分力

摩擦力是步行中必不可少的外力,一般与所需的运动的方向相反。例如:在承重反应期,随着身体重量向触地脚转移,足势必向地面传递向前方向的剪力,而摩擦力趋于限制触地的足部向前滑动。行走时个体所需要的摩擦力,也称为利用或要求的摩擦力可以在其通过测力板行走时进行检测,其大小等于个体剪力(等于前-后方向与内-外方向合力)和竖直方向 GRF 分力的比值。如果患者行走所需要的摩擦力超过足部与地面接触所能提供的实际摩擦力大小,很容易导致滑倒或跌倒[27,175,176]。摩擦力计就是用于不同地面或出现不同污染物(水或油)时摩擦力评估的仪器。一些地板厂商会为他们的地板表面提供防滑性报告(不同类型的瓷砖等)。地板表面所具有的摩擦力越高,其防滑能力就越强。

动力学指标的测量仪器

测力板技术

测力板技术,比如 Kistler 器械公司和美国 Advanced Mechanical Technology,Inc.(AMTI)公司生产的测力板可测定 GRF 值,并进而用于计算 COM、**加速度**、**速度**、**位移**、**功率和功**。可以用图示方式显示 GRF 在步行周期中得动态变化过程。Kistler 器械公司还在市场上销售一款名为 Gaitway 的运动平板,该平板能用于步行和跑步时 GRF 和 COP 的测定,除了图表式呈现测定结果和统计功能以外,平板测试系统还具有计算时空参数的功能。

Cook 等人[177]利用测力平板评估了用膝支具限制膝关节

屈曲和不同步行速度对 GRF 的影响。作者认为无论是损伤后或术后组织修复期利用膝支具保护膝关节，使用支具来限制膝关节屈曲实际上反而增加了双下肢肢体和关节的压力负荷。

Hesse 等[178]比较了 10 位健康人与 14 位偏瘫患者步行时 COP 和 COM 的运动轨迹。结果发现健康人用左右脚作为启动脚对 COP、COM、时间参数和步长等指标无明显影响；但偏瘫患者则会由于以受累侧或非受累侧作为启动脚而表现出显著的非对称性：患者以受累侧作为启动脚开始步行表现出与健康人类似的步态特征，而以非受累侧作为启动脚步行则使 COP 轨迹明显不同于健康人，甚至无法提示出明显的方向性运动的躯体的 COM 轨迹。临床上，这就提示治疗师需要关注偏瘫患者采用哪侧脚作为启动脚发动步行，出现上述情况的原因可能是因为受累侧肢体尚不足以支撑对侧肢体重量的迈步。Rossi 等[7]研究了经胫骨截肢的患者启动步行时 COM、COP 和 GRF 的规律，结果发现无论采用哪侧作为启动腿，患者都倾向于以非患侧下肢承受更多体重[7]。

测力板可以作为运动分析系统、时空参数分析系统的一部分或组合使用，同时还能联合 EMG、电子角度计以进行完整的运动学和动力学分析。Perry 等人[13]采用同步采集 GRF、关节运动和下肢肌肉活动的系统来探究踮足步行效率相关的悖论以及其治疗干预的潜在需求。有研究者已经发现，踮足步行与传统的足跟 - 脚趾步态不同，前者会出现一个低水平的踝跖屈肌内力矩、提示足跖屈是为减少跖屈肌群肌力用力程度而采取的一个代偿措施[179]。但是该研究没有采用 EMG 评估肌肉活动情况。Perry 的随访研究[13]，以及随后进行的踮足步行之生物力学要求的建模研究[180,181]指明了该悖论的源泉。虽然该内部力矩幅度较小[13]，跖屈肌群的平均和峰值肌肉活动都有实际上的增高，其原因为维持踝关节跖屈使跖屈肌群的长度 - 张力关系处于非理想状态从而降低了生物力学效率[180]。踝跖屈也要求近端关节周围的肌肉进行代偿性活动[181]。该系列研究提示临床研究中单纯依赖运动学和动力学数据解释肌肉活动特征的局限性：也就是说不同形式的肌肉共同收缩可能引起同样的内部力矩。此外，还应注意如果肌肉长度处于长度 - 张力曲线的非理想范围，产生同样的内部力矩会需要更大程度的肌肉活动。

足底压力测量系统

压力测量系统同样可以使用测力板。压力等于作用于单位面积内的力，一般采用压力感受器测量。因此，压力就等于作用于感受器的力的大小除以感受器面积。步态分析中采用足底压力测量的主要目的是为了明确足底压力分布情况：足 - 地面、足 - 鞋以及鞋 - 地面间接触与压力。压力测量也可以用于确定矫形器功效、糖尿病伤口风险以及术后负重调节指标等。接触压力可采用多种技术手段来评估。Tekscan 公司开发的 F-Scan® 双侧鞋 - 足底压力 / 力测量系统采用可置入患者鞋内的纸片样厚度、一次性压力传感器测量双足足底压力；所使用的感受器超薄、柔软、可裁剪适应不同形状，整个足底可用 960 个感受器植入覆盖。图 7.17 是该系统所采集数据的范例。F-Scan 系统的信度由 Randolph 等人[182]的研究确认，可充分用于设计减轻对足部过度受压为目的的纠正干预措施。Tekscan 公司研发的另一款 Mat-Scan 系统 ® 是可以赤脚时压力分布测试的压力传感垫。Mueller 等人[183]采用 F-Scan 系统来研究不同的鞋类设计是如何影响足底压力，研究对象为 30 位经跖骨截肢后由于糖尿病存在再次截肢风险的患者。与传统采用趾填料的鞋类设计不同，所有新的鞋类设计都降低了残足远段的足底压力，而最有效的设计类型则为带有全接触型个体化塑模制作 Plastazote 填充物和硬质弯底的全长鞋垫。因已经截肢的糖尿病患者仍存在相当高的再次截肢的风险，该研究就具有重要的临床意义[184]。Armstrong 等[185]发现足底压力高以及创面大于 8cm 的患者需要更长时间使创面愈合。

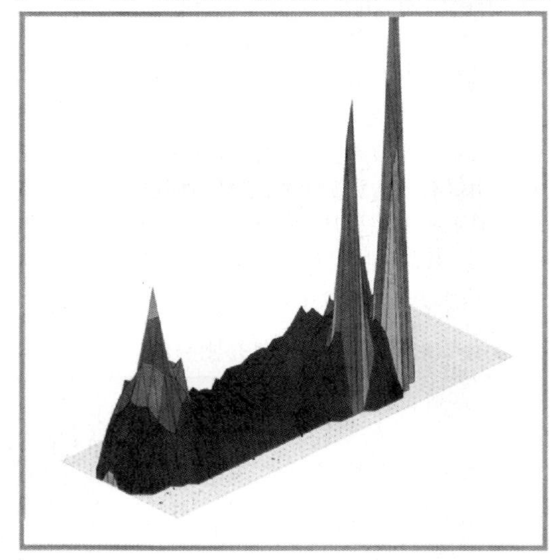

图 7.17 一次完整的左足着地过程中足底压力的变化和峰值压力的位置。图中可见最高的压力分别出现在足跟、第一跖骨和大踇趾处

Novel Electronics 公司的 pedar® 和 emed® 压力测绘系统是压力测量的另外一种替代方式。pedar® 系统是一种由不同长度和宽度能放入鞋内以测量足底压力的鞋垫式压力测量系统。每一鞋垫包括 2mm 厚的 99 只电容式压力传感器，能计算包括峰值压力、平均压力、接触面积以及压力 - 时间积分等多个数据。该鞋垫也能通过穿上薄的尼龙袜置于足底以后测试光脚的足底压力[186]。Burnfield 等人[186]采用 pedar^R 系统采集受试者以事先设定的三种不同速度（57、80、97 米 / 分）光脚和穿鞋行走时的足底压力特征。与慢速步行相比，快速步行时足跟、中央和内侧跖骨以及脚趾的峰值压力都有增高；而光脚行走与穿鞋行走相比，足跟和内侧跖骨的峰值压力有一定幅度增高（图 7.18）。这些研究结果提示，在足底跟部和前脚掌需要特别保护的情况下（如糖尿病性感觉神经病变），应鼓励这类患者尽量穿鞋走路，且不要快速、长时间步行。后续有研究比较了光脚和穿鞋在草地、地毯和混凝土地面行走的足底压力，发现光脚在混凝土地面行走足底压力显著增高[187]。Burnfield 等人重点关注了年轻人和中年人在进行不同心血管耐力训练时足底压力的变化情况，训练形式包括平板步行、平板跑步、椭圆形训练、楼梯攀爬以及卧位自行车等。作者认为

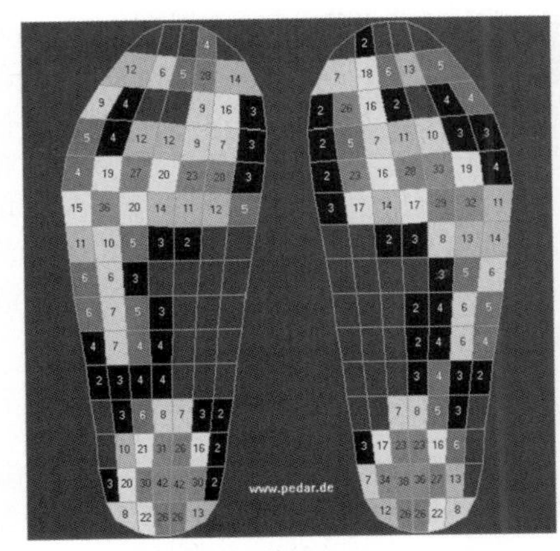

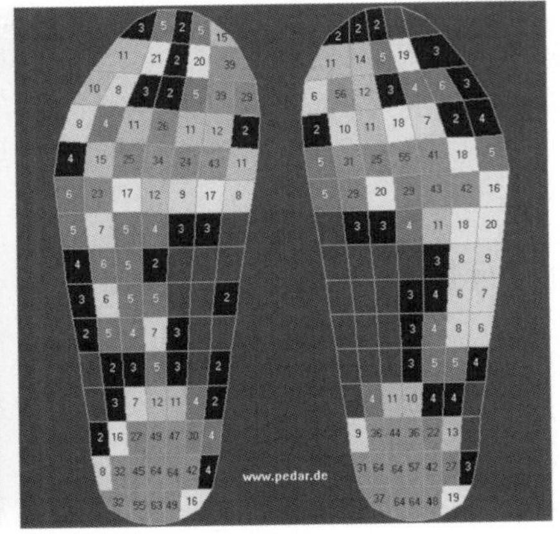

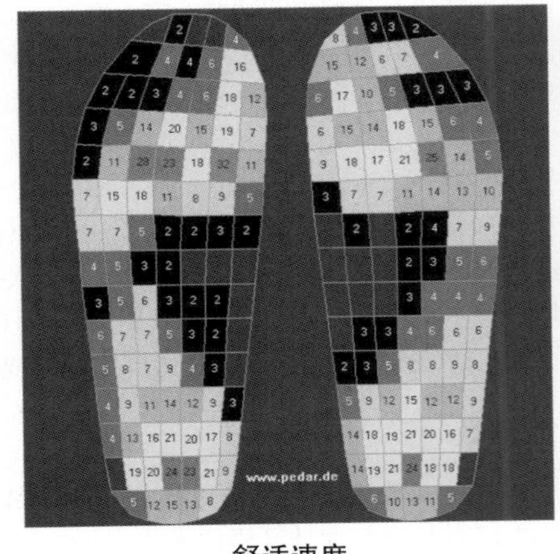

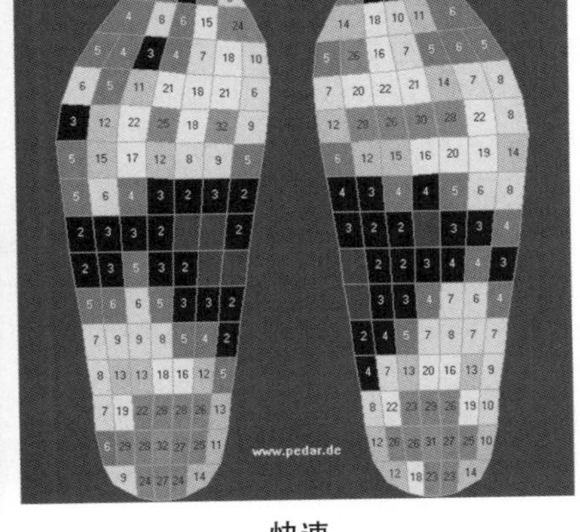

图 7.18 29 岁男性赤脚和穿鞋后用舒适速度或快速行走是由 Pedar(Novel 公司)压力映射系统描绘的压力分布特征;可见赤脚快速行走时足跟、第一跖骨头和大拇趾处压力相对高于穿鞋后舒适速度行走时相应位置的压力。小方框内数字表示步行测试中该部位的峰值压力(N/cm^2)

如果需要特别保护前脚掌,自行车和楼梯攀爬可以起到降低压力的效果;而如果需要保护的部位是以足跟部为主,则卧位自行车、爬楼和椭圆形运动可起到缓解足底压力的作用[188]。

Emed® 是可以用于记录和评估静态、动态足底压力分布的便携式平台。Semple 等人[189]利用该系统评估类风湿性关节炎(Rheumatoid Arthritis,RA)患者和无明显足病史健康者行走时 COP 的前进规律。结果发现 RA 患者足部疼痛区域的负重减少,数据显示 COP 通过疼痛较轻侧足中部有明显延迟、随后出现 COP 快速通过变形及疼痛的前脚掌。

等速和等长力矩测量系统

简易手持式测力系统和**等速测力**系统都可以用于时空参数测试之前获取静态和动态峰值力矩等数据。Connelly 与 Vandervoort[104]发现老年女性股四头肌等长肌力和动态肌力减退可以显著降低快速步行和自选速度步行的速度。有研究试图探索矢状面下肢等速肌力力矩与步幅特征之间的关系,结果发现这组具有步行能力的老年人中,伸髋肌群的最大等长收缩肌力是步幅、步频和自由行走速度的唯一独立预测因素[190]。该研究也证实了维持伸髋肌群的力量对久坐生活方式老年人功能的重要性。

处理、分析和呈现运动学和动力学数据的软件

Visual 3D 是用于处理各种步态分析数据(如运动学、EMG、测力平板和陀螺仪等)的生物力学分析和建模的创新软件,基本上与所有运动捕捉系统兼容、并拥有一个集成报告生成器的软件。该软件允许用户采用生产厂家规定的标记系统和分析规则。但是,若有一定编程技能人员的技术支持,则更有助于充分理解和应用 Visual 3D 软件的多功能性和强大性能。

运动学和动力学步态分析总结

从步态分析的发展历史来看,我们可预期很多步态分析系统会不断进化升级,更多的量化的创新分析方法也会逐渐创立。对于物理治疗师来说,最关键的问题就是步态分析所获得的信息和数据资料如何满足在《物理治疗师实践指南》[1]中所描述的步态分析的四大基本目标(前面本章中步态分析的目的所介绍的)。简而言之,步态分析的四大基本目标就是帮助了解特殊疾病的步态特征、帮助运动异常的诊断、为选择

治疗措施提供辅助以及评估治疗效果。

时空参数测量的最大优势就是可通过简便方式获取客观、可信的基线数据以帮助设定预期目标和转归、评估患者功能改善情况。举例来说，与无膝关节疾患的健康人相比，患膝关节炎患者倾向于表现为膝关节活动范围缩小、膝关节屈伸活动速度减缓，而且步行速度也变慢。Brinkmann 和 Perry[191]发现关节炎患者行关节置换术以后，膝关节活动范围和速度比术前有一定程度增加，但仍未达到正常水平。

一般情况下，步频和步行速度增加表示患者步行功能有所改善。然而，功能参数的提升与正常值相比较仅适用于治疗目标为恢复正常步态特征的情形(比如半月板切除术等)；对于脑血管意外患者来说，则不适宜与正常值相比较。偏瘫患者步态相对比的正常值应该选用相似年龄、同性别和同侧受累的一群患者的步行特征，或者单纯与患者治疗前情况相比较。

治疗师在选择用以判断患者功能是否有改善的正常值或标准时需非常谨慎。以往的数据已经表明，年龄、性别、体重和活动水平等都可以显著影响时空参数[192~194]。Himann[193]等人发现，一组年龄介于 63~102 岁的 289 位老年人的自选步行速度慢于年轻人、步长也缩短。62 岁以后人群的年龄是其步行速度的重要决定因素，而62岁以下患者则以身高为主要决定因素。与年轻人的数据库资料相比，老年人步长明显缩短、而双支撑相则明显延长[94]。Cho 等人[195]则发现运动学和动力学的步态特征存在明显的性别差异。举例来说，与男性相比，女性的步幅通常较短、步宽较窄，骨盆前倾角度增大、髋关节屈曲和内旋角度增大、膝关节外翻角度增大和踝关节力矩减小[195]。

定量分析运动学存在一些缺点，除了设备昂贵以外，如何确保标志点的准确定位以获取信效度较高的数据，以及如何根据腿长、身高、年龄、性别、体重、生长发育程度和功能障碍情况进行标准化也是实际应用中尚未解决的问题。通过运动分析系统所获得步态特征模式的进一步解释通常需要将受试者的数据与正常人数据平均值曲线(以一个标准差(1 SD)作为边界)作比较。Sutherland 等人[196]认为只有充分考虑曲线中每一点的数值才算完整的分析，因此建议在平均值曲线每个点的上下方添加多倍 SD 曲线数据作为预测值。如图 7.19 所示，实际关节运动曲线的任意一点超出预测值曲线范围则可以认为患者的步态不属于正常。

步态模式分类

根据正常值数据判定所测得步态参数偏离正常值是步态分析结果判定的简单过程。然而，根据一系列步态异常表现判定存在某种疾病的过程则比较复杂，也是为更好推广步态分析临床使用急需解决的问题。为了更好地进行步态异常的分类，人们已经尝试多种统计学方法用于运动学和动力学参数的处理。引导技术[197](The bootstrap technique)用于围绕健康对照者的平均曲线建立预测值范围、并以此作为正常变异范围的区分界线。判别分析(Discriminant analysis)则用于区分健康人群与步态异常人群的不同特征。主成分分析(Principal components analysis)的主要作用是从步态分析中所得到大量数据中提取能确切描述步态特点的特征性数据。聚类分析(Cluster analysis)则根据制定的输入参数将受试者分为同质群体或集群。

正常指数

主成分分析用于建立正常指数(NI)，并以此为依据定量评估受试者步态与无功能障碍者步态平均数据之间的偏差程度[198]。研究发现正常指数有足够的敏感度区分无明显功能障碍者与原发性踮足行走的受试者，也能区分卒中患者受累侧和非受累侧肢体。然而，不能独立行走患者的病理性步态

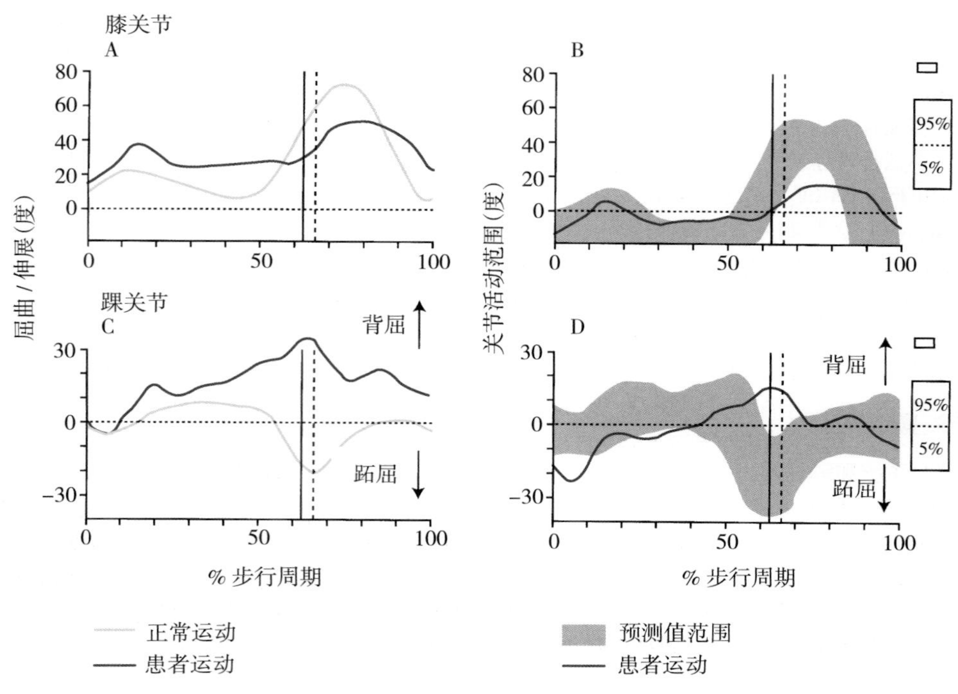

图 7.19 预测值范围

尚无法归类。作者认为,分析运动学参数的同时纳入动力学的分析可能有助于解决该问题。

主成分分析通过评估无功能障碍人群中每个步态参数变化量呈反比的分配加权系数确定正常指数。然而,步态分析所获数据可能会因为软组织假象干扰和标志位置摆放不当而出现数据错误[198]。

聚类分析

聚类分析是社会科学中比较普遍使用的统计手段,最近才应用于步态特征的客观分类。已有人将其用于根据步态周期各时相的时空参数进行受试者步态特征的分类。现已将步态特征分为:快速、中速、屈曲式和伸展式等四类[199]。作者建议临床工作者利用关键参数对卒中患者进行分类,在此基础上可更有效地针对潜在的功能障碍采取相应的治疗措施。

步行过程中能耗分析

匀速步行是一个周期性运动,期间要求身体通过向心性收缩为身体增加能量、离心性收缩吸收能量。机体通过非常巧妙的途径完成能量转移和交换,使步行具有较高效率[24]。一般来说,任何影响步行或姿势运动控制以及影响关节和肌肉结构和功能的情形都可能增加步行时的能量消耗[14,200~204]。另外,鞋子的类型[205]、辅助具的使用以及步行速度[206]也会影响能量消耗水平。能量消耗水平是步态分析中的重要考量因素,尤其是存在明显的肌肉能量储备低下的神经系统疾病患者。常用的测定能量消耗水平的三种方法有:生理指标检测、机械能价分析和心率。测量方法的选择取决于测定目的和本章前面所提到的测量性质的相对重要性。

能量消耗的生理学检测

生理性消耗测量通过间接热量来估算静息和运动时个体产生的热量,其基础假设是身体的所有能量消耗反应都来自于所摄入的氧量。摄氧量测定的最常用方法是使用开环肺功能检查计、能对吸入气体采样和分析其中氧含量,经典方法就是使用多氏袋法(Douglas bag method)[24]。最近,有固定式或移动式代谢功率车或轻便可携带式测量仪用于每次呼吸的氧气和二氧化碳分析。最主要的指标包括氧价和耗氧率。某些研究者可能重点关注单位步行距离的氧价或能量消耗[ml/(kg·m)],该参数与完成任务时的生理性工作有关,也能反映步行效率。另外,耗氧率或单位时间的能量消耗反映了步行的功率,需根据患者步行速度进行解释[201,207]。Perry 等人[14]利用改良多氏袋法比较双侧经股骨截肢和经桡骨(肘关节以下)截肢患者穿戴不同假肢行走时的能量消耗。穿戴微处理器控制的 C-Leg 假肢的患者明显比穿戴传统的无微处理器控制关节截肢或无关节短腿假肢步行速度加快。总体氧气消耗和氧价也比穿戴其他假肢者降低。

生理性消耗分析法最有意义的用处是可对行走时的能量消耗水平与正常值或个人最佳能力水平进行比较,并判定使用假肢、矫形器或辅助具等措施后能量消耗水平的变化。生理性消耗分析反应一定时间和距离内行走时的总体能量消耗,但无法据此辨别可能的原因。如果需要进一步分析是否由特定运动所致,有必要进行机械能量分析。

机械能量消耗判定

获得机械能价有两种方法。第一种方法需要通过运动分析获取运动学数据以及身体节段和部位质量的估算值以及上述身体阶段和部位质量中心的所在位置。通过利用带有运动学基本公式和身体节段的身体测量学常数的空间运动分析系统,各个身体部位的势能、平移和转动的动能均可计算出来。各个时间点之间的差异就是能量消耗(能价)。利用不同公式将身体各部位的能量消耗整合起来就是全身能价。身体重量中占据最大比重的头 - 双臂 - 躯干节段为运动过程中动能和势能之间的转换提供了最佳范例,为身体移动提供了良好的能量效率。身体处于支撑相中期的最高位置时,运动速度也是最慢的;随着头 - 双臂 - 躯干节段向下移动过渡到脚的首次触地,势能也就转换为动能,躯干运动速度就加快。通过这种方式人体可以节省很多能耗并提高运动效率。但是人体在缓慢行走或及快速行走、或膝关节僵硬而不得不过度抬高对侧身体来廓清地面时,动能和势能也就不能再按正常方式相互补充、能量转换更少[208]。这些步行方式相比正常行走方式的效率降低。

计算机械能价的第二种方式是动力学方法。简短地说,身体部位相连时间点的能量改变根据①关节终端的力的大小与力作用点的速度的乘积;②肌肉功率等于各肌肉力矩和身体部位角速度的乘积。肌肉既可为身体整体增加能力,也可吸收能力。机械能、能量交换和转移有很多种不同计算方法,但是 McGibbon 等人[209]提出的是最可靠的计算方法。

心率数据

第三种测定行走时相对能量消耗的普遍方法是通过测定行走时的心率(Heart rate,HR)。相对能量消耗与心率存在高度相关关系,能量消耗的绝对水平也与心率和最大行走速度高度相关。心率测定的最可靠方法是采用遥测系统,可提供逐个心脏搏动的信息以及心电信息。市场上也有很多价格低廉的心电监护仪,其中有一些具有下载所记录数据到计算机供后续进一步分析的功能(第 2 章生命体征的检查)。行走时的心率反应也可通过桡动脉或颈动脉触诊判定,当然触诊可能出现一定错误率。

HR 测量在某些领域具有较强的敏感性。举例来说,有人观察了 21 位脊髓脊膜膨出儿童运动平板行走、8 位使用轮椅以及 5 位同时采用两种方法移动的心率反应,结果发现 HR 和最大步行速度可以预测行走的能量消耗水平($r=0.89$)[210]。Herber 等人也发现经胫骨截肢患儿的能量消耗比健全儿童增高 15%,但是两组儿童的心率并无明显差别。Waters 及其同事[200]则发现髋关节融合术后患者耗氧量比正常人高 32%、同时心率和显著增高。

根据心率推算的能量指数称为生理消耗指数(Physiological Cost Index,PCI)旨在评估个体步行单位距离的相对能量消耗[211]。PCI=(步行时心率 - 静息心率)/ 平均步行速度,单位为次 / 米。PCI 的信度已经在无明显病理基础受试者[212~214]、脊髓损伤[214,215]和脑损伤[112]患者中得到验证和确认。临床上也已经将其用于脊髓损伤(SCI)[216,217]、风湿性关节炎[218]和脑卒中[219~221]患者治疗效应的定量评估。例如:一项为期 12 周、采用功能性电刺激和传统康复治疗旨在纠正卒中以后足下垂的随访研究采用 PCI 作为主要终点评估方法[221]。结果发现经过 12 周治疗,患者步行速度加快了 38.7%、PCI 下降了 34.6%,说明患者在步行速度增加的同时显著提升了步行效率。PCI 与耗氧量之间的关系也在不同人群、如截肢患者[222]、脊髓损伤患者[223]以及健康人[212]中进行了广泛研究。一些研究者认为摄氧量测定比 PCI 具有更好的重复性、变异性更小[213,215,224,225]。心率测定的一个潜在问题是容易受到脑外伤[226~229]或药物[230]对迷走神经和交感神经的影响。

总心搏指数(Total Heart Beat Index)是步行相对能量效率的替代性表达方式。计算公式为行走单位时间内累计心搏次数除以步行距离[214]。已经用于糖尿病足部溃疡和截肢[231],慢性不完全性脊髓损伤[232]以及质量障碍和发育障碍者[233]的评估。将其用于心率反映不良患者评估时的信效度有待进一步研究。

总结

本章首先选择性地描述了多种运动学和动力学步态分析方法,也包括了步态分析中常用指标的概念和具体范例。由于观察性步态分析和时空参数在临床实际工作中较为广泛的应用,特别强调了上述指标系统。随后简要介绍了几款常用的运动分析系统。因篇幅有限,如果需要获取更多信息和具体系统所具有的功能以及信效度,请读者参阅步态有关的文献。执行步态分析并能够准确描述患者的步态特征将为制定最佳合理的治疗方案提供重要的量化参考信息。

复习思考题

1. 描述步态分析的三种方法(定性运动学分析、定量运动学分析和动力学分析)并罗列各自的主要评估参数。指出各种方法中一项以上的评估参数,并说明可用于评测该参数的具体技术或方法。
2. 比较定性运动学分析和定量运动学分析的优势和不足之处。
3. 描述治疗师确定使用 GAITRite® 所获得步行时空参数与通过步幅分析仪所获得结果的同时效度的方法。
4. 治疗师刚接诊一位由于糖尿病性感觉和运动神经病变导致步行功能异常的初诊患者。患者曾有反复发作双侧第一跖骨头底部溃疡的病史,并影响其长时间站立或行走功能。最近定制了一双鞋垫并要求按嘱使用以降低足底压力。但是由于继发性感觉神经病变,患者并不能判断鞋垫是否合适。试问何种技术可以评估鞋垫是否有助于降低足底压力?需要评估哪些活动方式?为什么?
5. 一位患者步行时过度背屈、无足跟离地,支撑相末期足趾伸展受限。检查发现支撑相髋关节和膝关节屈曲,支撑相末期无明显正常“伴随腿”特征。说明出现上述异常的可能原因。为了解确切原因,需要进行哪些检查或测试?
6. 说明评估患者行走时能价的方式。
7. 如果利用步态分析的时间参数来证明患者的治疗效应:改善抑或无效?

病例分析

病史

65 岁老年女性,右侧全髋关节置换术后 5 天。手术原因是由于在家门前的冰面上跌倒后导致的股骨颈骨折。患者已接受床边物理治疗 3 天,目前已能独立转移。但患者要求出院回家前能独立行走。

患者有 15 年的糖尿病史(50 岁时发现),目前通过胰岛素注射控制血糖。曾有足部溃疡反复发作史,并因局部感染住院治疗两次。否认心脏病史。既往无良好锻炼习惯,女裁缝的工作性质决定其大部分时间处于坐位。患者时间、空间定向良好,神态轻松愉悦。患者身高约 161.7cm(5 英尺 3 英寸),体重 72.64kg(160 磅)。

被动关节活动范围的角度计评估结果(度)

下肢				下肢			
关节	运动	左侧	右侧	关节	运动	左侧	右侧
髋关节	屈曲	功能性范围内	15~40*	膝关节	屈曲	功能性范围内	0~120
	伸展	功能性范围内	0~10	踝关节	背屈	功能性范围内	0~15
	外展	功能性范围内	0~20		跖屈	功能性范围内	0~45
	内收	功能性范围内	0~10		内翻	功能性范围内	0~5
	内旋	功能性范围内	未测量 *		外翻	功能性范围内	0~20
	外旋	功能性范围内	0~20*				

功能性范围内;

上肢所有关节活动度都在功能性范围内

* 活动时疼痛

徒手肌力测试(MMT)

下肢				下肢			
关节	运动	左侧	右侧	关节	运动	左侧	右侧
髋关节	屈曲	G	F	踝关节	背屈	F	P
	伸展	G	P		跖屈	F	F
	外展	G	P		内翻	F	F
	内收	G	F+		外翻	F+	F
	内旋	G	F+	足趾	屈曲	F	F
	外旋	G	F+		伸展	P	P
膝关节	屈曲	G	F+				
	伸展	G	F+				

上肢:所有肌肉肌力为G或G-

感觉检查

	左足足底	右足足底		左足足底	右足足底
锋利/麻木	5	5	温度觉	5	5
轻触觉	5	5	本体感觉	4	4

感觉功能评分标准

感觉功能评估

1. 完整:正常、准确
2. 减退:反应减慢
3. 感觉过敏:敏感性增加
4. 感觉错误:刺激判断不准确
5. 缺失:无反应
6. 不一致或不明确

视诊

右足底内侧缘有一直径0.7cm×6.0cm、1.5mm深的创面。

功能评估

运动

FIM评分=5

转移

FIM评分=7

日常生活活动

进食:FIM=7

洗浴:FIM=7

穿衣:FIM=7

指导性问题

1. 罗列所存在的物理治疗康复问题

2. 参见附录7.A,根据上述信息完成观察性步态分析列表中有关右下肢的相关内容。说明可能会出现的步态异常表现及其原因。如果告知患者避免出现足底溃疡的右前脚掌负重,患者的步行姿势会出现何种变化?

3. 请给出您的物理治疗干预方案建议。

参考文献

1. American Physical Therapy Association: Guide to Physical Therapist Practice, ed 2. Phys Ther 81:1, 2001.
2. Mueller, MJ, et al: Differences in the gait characteristics of patients with diabetes and peripheral neuropathy compared with age-matched controls. Phys Ther 74:299–313, 1994.
3. Von Schroeder, HP, et al: Gait parameters following stroke: A practical assessment. J Rehabil Res Dev 32:25, 1995.
4. Walker, S, et al: Gait pattern alteration by functional sensory substitution in healthy subjects and in diabetic subjects with peripheral neuropathy. Arch Phys Med Rehabil 78:853, 1997.
5. Hesse, S, et al: Asymmetry of gait initiation in hemiparetic stroke subjects. Arch Phys Med Rehabil 78:719, 1997.
6. De Quervain, IA, et al: Gait pattern in the early recovery period after stroke. J Bone Joint Surg Am 78:1506, 1996.
7. Rossi, SA, et al: Gait initiation of persons with below-knee amputation: The characterization and comparison of force profiles. J Rehabil Res Dev 32:120, 1995.
8. Roth, EJ, et al: Hemiplegic gait. Relationships between walking speed and other temporal parameters. Am J Phys Med Rehabil 76:128, 1997.
9. Al-Zahrani, KS, and Bakheit, AMO: A study of the gait characteristics of patients with chronic osteoarthritis of the knee. Disabil Rehabil 24:275–280, 2002.
10. Kim, C, and Eng, JJ: The relationship of lower-extremity muscle torque to locomotor performance in people with stroke. Phys Ther 83:49–57, 2003.
11. Cook, TM, et al: Effects of restricted knee flexion and walking speed on the vertical ground reaction force during gait. JOSPT 25:236, 1997.
12. Postema, K, et al: Energy storage and release of prosthetic feet. Part 1: Biomechanical analysis related to user benefits. Prosthet Orthot Int 21:17–27, 1997.
13. Perry, J, et al: Toe walking: Muscular demands at the ankle and knee. Arch Phys Med Rehabil 84:7–16, 2003.
14. Perry, J, et al: Energy expenditure and gait characteristics of a person with bilateral amputations walking with the "C-Leg" compared to stubby and conventional articulating prostheses. Arch Phys Med Rehabil 85:1711, 2004.
15. Park, ES, et al: Comparison of anterior and posterior walkers with respect to gait parameters and energy expenditure of children with spastic diplegic cerebral palsy. Yonsei Med J 42:180, 2001.
16. Haubert, LL, et al: A comparison of shoulder joint forces during ambulation with crutches versus a walker in persons with incomplete spinal cord injury. Arch Phys Med Rehabil 87:63–70, 2006.
17. Self, BP, et al: A biomechanical analysis of a medial unloading brace for osteoarthritis in the knee. Arthritis Care Res 13:191, 2000.
18. Mulroy, SJ, et al: Effect of AFO design on walking after stroke: Impact of ankle plantar flexion contracture. Prosthet Orthot Int 34:277–292, 2010.
19. Gok, H, et al: Effects of ankle-foot orthoses on hemiparetic gait. Clin Rehabil 17:137, 2003.
20. Radtka, SA, et al: A comparison of gait with solid, dynamic, and no ankle-foot orthoses in children with spastic cerebral palsy. Phys Ther 77:395–409, 1997.
21. Eng, JJ, and Pierrynowski, MR: The effect of soft foot orthotics on three-dimensional lower-limb kinematics during walking and running. Phys Ther 74:836, 1994.
22. Granata, KP, et al: Joint angular velocity in spastic gait and the influence of muscle-tendon lengthening. J Bone Joint Surg Am 82:174–186, 2000.
23. Damiano, DL, et al: Effects of quadriceps femoris muscle strengthening on crouch gait in children with spastic diplegia. Phys Ther 75:658, 1995.
24. Waters, RL, and Mulroy, SJ: The energy expenditure of normal and pathological gait. Gait Posture 9:207, 1999.
25. Van Swearingen, JM, et al: The modified Gait Abnormality Rating Scale for recognizing the risk of recurrent falls in community-dwelling elderly adults. Phys Ther 76:994–1002, 1996.
26. Shumway-Cook, A, et al: Predicting the probability for falls in community-dwelling older adults. Phys Ther 77:812, 1997.
27. Burnfield, JM, and Powers, CM: Prediction of slips: An evaluation of utilized coefficient of friction and available slip resistance. Ergonomics 49:982–995, 2006.
28. Wall, JC, and Scarbrough, J: Use of a multimemory stopwatch to measure the temporal gait parameters. J Orthop Sports Phys Ther 25:277, 1997.
29. Sutherland, DH: The evolution of clinical gait analysis part III—kinetics and energy assessment. Gait Posture 21: 447–461, 2005.
30. Sutherland, DH: The evolution of clinical gait analysis part I: Kinesiological EMG. Gait Posture 14:61–70, 2001.
31. Sutherland, DH: The evolution of clinical gait analysis part II—kinematics. Gait Posture 16:159–179, 2002.
32. Perry, J, and Burnfield, JM: Gait Analysis, Normal and Pathological Function, ed 2. Charles B. Slack, Thorofare, NJ, 2010.
33. Domholdt, E: Physical Therapy Research, ed 4. WB Saunders, Philadelphia, 2010.
34. Strube, MJ, and DeLitto, A: Reliability and measurement theory. In Craik, R, and Oatis, C (eds): Gait Analysis: Theory and Application. Mosby–Yearbook, St. Louis, 1995, p 88.
35. Pathokinesiology Service and Physical Therapy Department: Observational Gait Analysis, ed 4. Los Amigos Research and Education Institute, Inc., Rancho Los Amigos National Rehabilitation Center, Downey, CA, 2001.
36. Ishikawa, M, et al: Muscle-tendon interaction and elastic energy usage in human walking. J Appl Physiol 99:603, 2005.
37. Maganaris, CN, and Paul, JP: Tensile properties of the in vivo human gastrocnemius tendon. J Biomech 35:1639, 2002.
38. Fukunaga, T, et al: In vivo behavior of human muscle tendon during walking. Proc R Soc Lond B 268:229–233, 2001.
39. Toro, B, et al: The status of gait assessment among physiotherapists in the United Kingdom. Arch Phys Med Rehabil 84:1878, 2003.
40. Southerland, CC: Gait evaluation. In Valmassy, RL (ed): Clinical Biomechanics of the Lower Extremities. Mosby–Yearbook, St. Louis, 1996, pp 149–177.
41. Bernhardt, J, et al: Accuracy of observational kinematic assessment of upper-limb movements. Phys Ther 78:259, 1998.
42. Russell, DJ, et al: Training users in the gross motor function measure: Methodological and practical issues. Phys Ther 74: 630, 1994.
43. Brunnekreef, JJ, et al: Reliability of videotaped observational gait analysis in patients with orthopedic impairments. BMC Musculoskelet Disord 6:17–26, 2005.
44. Eastlack, ME, et al: Interrater reliability of videotaped observational gait-analysis assessments. Arch Phys Med Rehabil 71:465, 1991.
45. Krebs, DE: Interpretation standards in locomotor studies. In Craik, R, and Oatis, C (eds): Gait Analysis: Theory and Application. Mosby–Yearbook, St. Louis, 1995, pp 334–354.
46. McGinley, JL, et al: Accuracy and reliability of observational gait analysis data: Judgments of push-off in gait after stroke. Phys Ther 83:146, 2003.
47. Borel, S, et al: Video analysis software increases the interrater reliability of video gait assessments in children with cerebral palsy. Gait Posture 33:727, 2011.
48. Stuberg, WA, et al: Comparison of a clinical gait analysis method using videography and temporal-distance measures with 16-mm cinematography. Phys Ther 68:1221, 1988.
49. Levangie, PK, and Norkin, CC: Joint Structure and Function: A Comprehensive Analysis, ed 5. FA Davis, Philadelphia, 2011.
50. Craik, RL, and Otis, CA: Gait assessment in the clinic: Issues and approaches. In Rothstein, JM (ed): Measurement in Physical Therapy. Churchill Livingstone, London, 1985, pp 169–205.
51. Nelson, AJ: Functional Ambulation Profile. Phys Ther 54:1059, 1974.
52. Howe, JA, et al: The Community Balance and Mobility Scale—a balance measure for individuals with traumatic brain injury. Clin Rehabil 20:885, 2006.

53. Harada, N, et al: Screening for balance and mobility impairment in elderly individuals living in residential care facilities. Phys Ther 75:462, 1995.
54. Wolf, SL, et al: Establishing the reliability and validity of measurements of walking time using the Emory Functional Ambulation Profile. Phys Ther 79:1122, 1999.
55. Baer, HR, and Wolf, SL: Modified Emory Functional Ambulation Profile: An outcome measure for the rehabilitation of poststroke gait dysfunction. Stroke 32:973, 2001.
56. Shields, RK, et al: Reliability, validity, and responsiveness of functional tests in patients with total joint replacement. Phys Ther 75:169, 1995.
57. The Guide for Uniform Data System for Medical Rehabilitation (including the FIM™ Instrument) Version 5.1. University of Buffalo Foundation Activities, Inc, Amherst, NY, 1997.
58. Santa Clara Valley Medical Center: Introduction to the Functional Assessment Measure. The Center for Outcome Measurements in Brain Injury (COMBI). Retrieved May 30, 2011, from http://tbims.org/combi/FAM/index.html.
59. Hawley, CA, et al: Use of the functional assessment measure (FIM+FAM) in head injury rehabilitation: A psychometric analysis. J Neurol Neurosurg Psychiatry 67:749, 1999.
60. Butcher, SJ, et al: Reductions in functional balance, coordination, and mobility measures among patients with stable chronic obstructive pulmonary disease. J Cardiopulm Rehabil 24: 274–280, 2004.
61. Knorr, S, et al: Validity of the Community Balance and Mobility Scale in community-dwelling persons after stroke. Arch Phys Med Rehabil 91:890, 2010.
62. Woollacott, MH, and Tang, PF: Balance control during walking in the older adult: Research and its implications. Phys Ther 77:646–660, 1997.
63. Shumway-Cook, A, and Woollacott, WJ: Motor Control: Translating Research into Clinical Practice, ed 4. Williams & Wilkins, Baltimore, 2011.
64. Jonsdottir, J, and Cattaneo, D: Reliability and validity of the Dynamic Gait Index in persons with chronic stroke. Arch Phys Med Rehabil 88:1410, 2007.
65. Marchetti, GF, and Whitney, SL: Construction and validation of the 4-Item Dynamic Gait Index. Phys Ther 86:1651, 2006.
66. Leddy, AL, et al: Functional Gait Assessment and Balance Evaluation System Test: Reliability, validity, sensitivity, and specificity for identifying individuals with Parkinson disease who fall. Phys Ther 91:102–113, 2011.
67. Wrisley, DM, and Kumar, NA: Functional gait assessment: Concurrent, discriminative, and predictive validity in community-dwelling older adults. Phys Ther 90:761–773, 2010.
68. Walker, ML, et al: Reference group data for the Functional Gait Assessment. Phys Ther 87:1468, 2007.
69. Wrisley, DM, et al: Reliability, internal consistency, and validity of data obtained with the Functional Gait Assessment. Phys Ther 84:906, 2004.
70. Lin, JH, et al: Psychometric comparisons of 3 functional ambulation measures for patients with stroke. Stroke 41:2021, 2010.
71. Williams, G, et al: The High-level Mobility Assessment Tool (HiMAT) for traumatic brain injury. Part 1: Item generation. Brain Inj 19:925–932, 2005.
72. Williams, GP, et al: The High-level Mobility Assessment Tool (HiMAT) for traumatic brain injury. Part 2: content validity and discriminability. Brain Inj 19:833–843, 2005.
73. Williams, G, et al: The concurrent validity and responsiveness of the High-level Mobility Assessment Tool for measuring the mobility limitations of people with traumatic brain injury. Arch Phys Med Rehabil 87:437–442, 2006.
74. Williams, GP, et al: High-level Mobility Assessment Tool (HiMAT): Interrater reliability, retest reliability, and internal consistency. Phys Ther 86:395–400, 2006.
75. Tyson, S, and Connell, L: The psychometric properties and clinical utility of measures of walking and mobility in neurological conditions: A systematic review. Clin Rehabil 23:1018, 2009.
76. Williams, G, et al: Further development of the High-level Mobility Assessment Tool (HiMAT). Brain Inj 24:1027, 2010.
77. Di Fabio, RP, and Seay, R: Use of the "Fast Evaluation of Mobility, Balance, and Fear" in elderly community dwellers: Validity and reliability. Phys Ther 77:904, 1997.
78. Hess, RJ, et al: Walking skill can be assessed in older adults: Validity of the Figure-of-8 Walk Test. Phys Ther 90:89–99, 2010.
79. Liaw, LJ, et al: Psychometric properties of the modified Emory Functional Ambulation Profile in stroke patients. Clin Rehabil 20:429–437, 2006.
80. Morton, T: Uniform data system for rehab begins: First tool measures dependent level. Progress Report, American Physical Therapy Association, Alexandria, VA, 1986.
81. Wolfson, AM, et al: Clinician judgments of functional outcomes: How bias and perceived accuracy affect rating. Arch Phys Med Rehabil 81:1567, 2000.
82. Gurka, JA, et al: Utility of the Functional Assessment Measure after discharge from inpatient rehabilitation. J Head Trauma Rehabil 14:247, 1999.
83. Hobart, JC, et al: Evidence-based measurement: Which disability scale for neurologic rehabilitation? Neurology 57:639, 2001.
84. Linn, RT, et al: Does the Functional Assessment Measure (FAM) extend the Functional Independence Measure (FIM) instrument? A Rasch analysis of stroke inpatients. J Outcome Meas 3:339, 1999.
85. Whitney, SL, et al: The Dynamic Gait Index relates to self-reported fall history in individuals with vestibular dysfunction. J Vestib Res 10:99–105, 2000.
86. Brown, KE, et al: Physical therapy outcomes for persons with bilateral vestibular loss. Laryngoscope 111:1812, 2001.
87. Huang, SL, et al: Minimal detectable change of the timed "Up and Go" test and the Dynamic Gait Index in people with Parkinson disease. Phys Ther 91:114–121, 2011.
88. Cattaneo, D, et al: Reliability of four scales on balance disorders in persons with multiple sclerosis. Disabil Rehabil 29:1920, 2007.
89. Perry, J, et al: Classification of walking handicap in the stroke population. Stroke 26:982, 1995.
90. Lerner-Frankiel, MB, et al: Functional community ambulation: What are your criteria? Clinical Management in Physical Therapy 6:12–15, 1986.
91. Graham, JE, et al: Walking speed threshold for classifying walking independence in hospitalized older adults. Phys Ther 90:1591, 2010.
92. Robinett, CS, and Vondran, MA: Functional ambulation velocity and distance requirements in rural and urban communities. A clinical report. Phys Ther 68:1371, 1988.
93. Walsh, M, et al: Physical impairments and functional limitations: A comparison of individuals 1 year after total knee arthroplasty with control subjects. Phys Ther 78:248, 1998.
94. Winter, DA, et al: Biomechanical walking pattern changes in the fit and healthy elderly. Phys Ther 70:340, 1990.
95. Blanke, DJ, and Hageman, PA: Comparison of gait of young men and elderly men. Phys Ther 69:144, 1989.
96. Bohannon, RW, et al: Walking speed: Reference values and correlates for older adults. J Orthop Sports Phys Ther 24: 86–90, 1996.
97. Ostrosky, KM, et al: A comparison of gait characteristics in young and old subjects. Phys Ther 74:637, 1994.
98. Todd, F, et al: Variations in the gait of normal children. A graph applicable to the documentation of abnormalities. J Bone Joint Surg Am 71:196–204, 1989.
99. Murray, MP, et al: Walking patterns of normal men. J Bone Joint Surg 46A:335–360, 1964.
100. Murray, MP, et al: Walking patterns of normal women. Arch Phys Med Rehabil 51:637–650, 1970.
101. Spyropoulos, P, et al: Biomechanical gait analysis in obese men. Arch Phys Med Rehabil 72:1065, 1991.
102. Hills, AP, and Parker, AW: Gait characteristics of obese children. Arch Phys Med Rehabil 72:403, 1991.
103. McGibbon, CA, and Krebs, DE: Discriminating age and disability effects in locomotion: Neuromuscular adaptations in musculoskeletal pathology. J Appl Physiol 96:149–160, 2004.
104. Connelly, DM, and Vandervoort, AA: Effects of detraining on knee extensor strength and functional mobility in a group of elderly women. J Orthop Sports Phys Ther 26:340–346, 1997.
105. Sutherland, D: The development of mature gait. Gait Posture 6:163, 1997.
106. Holden, MK, et al: Clinical gait assessment in the neurologically impaired: Reliability and meaningfulness. Phys Ther 64:35–40,

1984.
107. van Loo, MA, et al: Inter-rater reliability and concurrent validity of step length and step width measurement after traumatic brain injury. Disabil Rehabil 25:1195, 2003.
108. Robinson, JL, and Smidt, GL: Quantitative gait evaluation in the clinic. Phys Ther 61:351, 1981.
109. Guyatt, GH, et al: The 6-minute walk: A new measure of exercise capacity in patients with chronic heart failure. Can Med Assoc J 132:919, 1985.
110. Butland, RJ, et al: Two-, six-, and 12-minute walking tests in respiratory disease. Br Med J (Clin Res Ed) 284:1607, 1982.
111. Schenkman, M, et al: Reliability of impairment and physical performance measures for persons with Parkinson's disease. Phys Ther 77:19–27, 1997.
112. Mossberg, KA: Reliability of a timed walk test in persons with acquired brain injury. Am J Phys Med Rehabil 82:385, 2003.
113. Fulk, GD, et al: Predicting home and community walking activity in people with stroke. Arch Phys Med Rehabil 91:1582, 2010.
114. Sullivan, KJ, et al: Effects of task-specific locomotor and strength training in adults who were ambulatory after stroke: Results of the STEPS randomized clinical trial. Phys Ther 87:1580–1602, 2007.
115. Jenkins, S, et al: Regression equations to predict 6-minute walk distance in middle-aged and elderly adults. Physiother Theory Pract 25:516, 2009.
116. Geiger, R, et al: Six-minute walk test in children and adolescents. J Pediatr 150:395, 2007.
117. Chetta, A, et al: Reference values for the 6-min walk test in healthy subjects 20–50 years old. Respir Med 100:1573, 2006.
118. Camarri, B, et al: Six minute walk distance in healthy subjects aged 55–75 years. Respir Med 100:658, 2006.
119. Casanova, C, et al: The 6-min walk distance in healthy subjects: Reference standards from seven countries. Eur Respir J 37:150, 2011.
120. Priesnitz, CV, et al: Reference values for the 6-min walk test in healthy children aged 6–12 years. Pediatr Pulmonol 44:1174, 2009.
121. Troosters, T, et al: Six minute walking distance in healthy elderly subjects. Eur Respir J 14:270, 1999.
122. Poh, H, et al: Six-minute walk distance in healthy Singaporean adults cannot be predicted using reference equations derived from Caucasian populations. Respirology 11:211–216, 2006.
123. Bohannon, RW: Six-minute walk test: A meta-analysis of data from apparently healthy elders. Top Geriatr Rehabil 23:155–160, 2007.
124. Kosak, M, and Smith, T: Comparison of the 2-, 6-, and 12-minute walk tests in patients with stroke. J Rehabil Res Dev 42:103, 2005.
125. Rossier, P, and Wade, DT: Validity and reliability comparison of 4 mobility measures in patients presenting with neurologic impairment. Arch Phys Med Rehabil 82:9–13, 2001.
126. English, CK, et al: The sensitivity of three commonly used outcome measures to detect change amongst patients receiving inpatient rehabilitation following stroke. Clin Rehabil 20:52, 2006.
127. Askim, T, et al: Effects of a community-based intensive motor training program combined with early supported discharge after treatment in a comprehensive stroke unit: A randomized, controlled trial. Stroke 41:1697–1703, 2010.
128. Flansbjer, U-B, et al: Reliability of gait performance tests in men and women with hemiparesis after stroke. J Rehabil Med 37: 75–82, 2005.
129. Hollman, JH, et al: Minimum detectable change in gait velocity during acute rehabilitation following hip fracture. J Geriatr Phys Ther 31:53, 2008.
130. Nilsagard, Y, et al: Clinical relevance using timed walk tests and "Timed Up and Go" testing in persons with multiple sclerosis. Physiother Res Int 12:105–114, 2007.
131. Kavanagh, JJ, and Menz, HB: Accelerometry: A technique for quantifying movement patterns during walking. Gait Posture 28:1–15, 2008.
132. Moe-Nilssen, R: Test-retest reliability of trunk accelerometry during standing and walking. Arch Phys Med Rehabil 79:1377, 1998.
133. Moe-Nilssen, R, and Helbostad, JL: Estimation of gait cycle characteristics by trunk accelerometry. J Biomech 37: 121, 2004.
134. Henriksen, M, et al: Test-retest reliability of trunk accelerometric gait analysis. Gait Posture 19:288–297, 2004.
135. Levine, JA, et al: Validation of the Tracmor triaxial accelerometer system for walking. Med Sci Sports Exerc 33:1593, 2001.
136. Hartmann, A, et al: Reproducibility of spatio-temporal gait parameters under different conditions in older adults using a trunk tri-axial accelerometer system. Gait Posture 30:351, 2009.
137. Menz, HB, et al: Acceleration patterns of the head and pelvis when walking on level and irregular surfaces. Gait Posture 18: 35–46, 2003.
138. Zhang, K, et al: Measurement of human daily physical activity. Obes Res 11:33–40, 2003.
139. Foerster, F, et al: Detection of posture and motion by accelerometry: A validation study in ambulatory monitoring. Comput Hum Behav 15:571, 1999.
140. Macko, RF, et al: Microprocessor-based ambulatory activity monitoring in stroke patients. Med Sci Sports Exerc 34:394, 2002.
141. Michael, KM, et al: Reduced ambulatory activity after stroke: The role of balance, gait, and cardiovascular fitness. Arch Phys Med Rehabil 86:1552, 2005.
142. Gebruers, N, et al: Monitoring of physical activity after stroke: A systematic review of accelerometry-based measures. Arch Phys Med Rehabil 91:288–297, 2010.
143. Hartsell, H, et al: Accuracy of a custom-designed activity monitor: Implications for diabetic foot ulcer healing. J Rehabil Res Dev 39:395–400, 2002.
144. Brandes, M, and Rosenbaum, D: Correlations between the step activity monitor and the DynaPort ADL-monitor. Clin Biomech 19:91, 2004.
145. Coleman, KL, et al: Step activity monitor: Long-term, continuous recording of ambulatory function. J Rehab Res Dev 36:8–18, 1999.
146. Aminian, K, et al: Spatio-temporal parameters of gait measured by an ambulatory system using miniature gyroscopes. J Biomech 35:689–699, 2002.
147. Kotiadis, AD, et al: Inertial gait phase detection for control of a drop foot stimulator: Inertial sensing for gait phase detection. Med Eng Phys 32:287–297, 2010.
148. Barker, S, et al: Accuracy, reliability, and validity of a spatiotemporal gait analysis system. Med Eng Phys 28:460, 2006.
149. Stokic, DS, et al: Agreement between temporospatial gait parameters of an electronic walkway and a motion capture system in healthy and chronic stroke populations. Am J Phys Med Rehabil 88:437–444, 2009.
150. McDonough, AL, et al: The validity and reliability of the GAITRite system's measurements: A preliminary evaluation. Arch Phys Med Rehabil 82:419–425, 2001.
151. van Uden, C, and Besser, M: Test-retest reliability of temporal and spatial gait characteristics measured with an instrumented walkway system (GAITRite®). BMC Musculoskelet Disord 5:13, 2004.
152. Menz, HB, et al: Reliability of the GAITRite® walkway system for the quantification of temporo-spatial parameters of gait in young and older people. Gait Posture 20:20–25, 2004.
153. Bilney, B, et al: Concurrent related validity of the GAITRite® walkway system for quantification of the spatial and temporal parameters of gait. Gait Posture 17:68–74, 2003.
154. Titianova, EB, et al: Gait characteristics and functional ambulation profile in patients with chronic unilateral stroke. Am J Phys Med Rehabil 82:778, 2003.
155. Bowen, A, et al: Dual-task effects of talking while walking on velocity and balance following a stroke. Age Ageing 30:319–323, 2001.
156. Rosano, C, et al: Gait measures indicate underlying focal gray matter atrophy in the brain of older adults. J Gerontol A Biol Sci Med Sci 63A:1380, 2008.
157. Webster, KE, et al: Validity of the GAITRite walkway system for the measurement of averaged and individual step parameters of gait. Gait Posture 22:317–321, 2005.
158. Wolf, SL, and Binder-Macleod, SA: Use of the Krusen Limb Load Monitor to quantify temporal and loading measurements of gait. Phys Ther 62:976–984, 1982.
159. Powers, CM, et al: The influence of lower extremity muscle force on gait characteristics in individuals with below-knee amputations secondary to vascular disease. Phys Ther 76:369, 1996.
160. Burnfield, JM, et al: Similarity of joint kinematics and muscle

demands between elliptical training and walking: Implications for practice. Phys Ther 90:289–305, 2010.
161. Morris, ME, et al: Changes in gait and fatigue from morning to afternoon in people with multiple sclerosis. J Neurol Neurosurg Psychiatry 72:361, 2002.
162. Powers, CM, et al: The effects of patellar taping on stride characteristics and joint motion in subjects with patellofemoral pain. J Sports Phys Ther 26:286–291, 1997.
163. O'Shea, S, et al: Dual task interference during gait in people with Parkinson disease: Effects of motor versus cognitive secondary tasks. Phys Ther 82:888–897, 2002.
164. Evans, MD, et al: Systematic and random error in repeated measurements of temporal and distance parameters of gait after stroke. Arch Phys Med Rehabil 78:725–729, 1997.
165. Maurer, BT, et al: Quantitative identification of ankle equinus with applications for treatment assessment. Gait Posture 3: 19–28, 1995.
166. Teixeira-Salmela, LF, et al: Effects of muscle strengthening and physical conditioning training on temporal, kinematic and kinetic variables during gait in chronic stroke survivors. J Rehabil Med 33:53–60, 2001.
167. Schwartz, MH, et al: Comprehensive treatment of ambulatory children with cerebral palsy: An outcome assessment. J Pediatr Orthop 24:45–53, 2004.
168. Lam, T, et al: Stumbling corrective responses during treadmill-elicited stepping in human infants. J Physiol 553:319–331, 2003.
169. Woltring, HJ, and Marsolais, EB: Optoelectric (Selspot) gait measurement in two- and three-dimensional space, a preliminary report. Bull Prosthet Res 17:46–52, 1980.
170. Bell, A, et al: A comparison of the accuracy of several hip center location prediction models. J Biomech 23:617, 1990.
171. Gorton, GE, et al: Assessment of the kinematic variability among 12 motion analysis laboratories. Gait Posture 29:398–402, 2009.
172. Richards, JG: The measurement of human motion: A comparison of commercially available systems. Hum Mov Sci 18:589–602, 1999.
173. Cornwall, MW, and McPoil, TG: Motion of the calcaneus, navicular, and first metatarsal during the stance phase of walking. J Am Podiatr Med Assoc 92:67–76, 2002.
174. Fishco, WD, and Cornwall, MW: Gait analysis after talonavicular joint fusion: 2 case reports. J Foot Ankle Surg 43:241, 2004.
175. Burnfield, JM, and Powers, CM: Influence of age and gender of utilized coefficient of friction during walking at different speeds. In Marpet, MI, and Sapienza, MA (eds): Metrology of Pedestrian Locomotion and Slip Resistance, ASTM STP 1424. ASTM International, West Conshohocken, PA, 2003, pp 3–16.
176. Burnfield, JM, et al: Comparison of utilized coefficient of friction during different walking tasks in persons with and without a disability. Gait Posture 22:82–88, 2005.
177. Cook, TM, et al: Effects of restricted knee flexion and walking speed on the vertical ground reaction force during gait. J Orthop Sports Phys Ther 25:236, 1997.
178. Hesse, S, et al: Treadmill training with partial body weight support: Influence of body weight release on the gait of hemiparetic patients. J Neurol Rehabil 11:15–20, 1997.
179. Kerrigan, DC, et al: Compensatory advantages of toe walking. Arch Phys Med Rehabil 81:38–44, 2000.
180. Neptune, RR, et al: The neuromuscular demands of toe walking: A forward dynamics simulation analysis. J Biomech 40:1293, 2007.
181. Sasaki, K, et al: Muscle contributions to body support and propulsion in toe walking. Gait Posture 27:440, 2008.
182. Randolph, AL, et al: Reliability of measurements of pressures applied on the foot during walking by a computerized insole sensor system. Arch Phys Med Rehabil 81:573, 2000.
183. Mueller, MJ, et al: Therapeutic footwear can reduce plantar pressure in patients with diabetes and transmetatarsal amputation. Diabetes Care 20:637, 1997.
184. Mueller, MJ, et al: Incidence of skin breakdown and higher amputation after transmetatarsal amputation: Implications for rehabilitation. Arch Phys Med Rehabil 76:50, 1995.
185. Armstrong, DG, et al: Peak foot pressures influence the healing time of diabetic foot ulcers treated with total contact casts. J Rehabil Res Dev 35:1–5, 1998.
186. Burnfield, JM, et al: The influence of walking speed and footwear on plantar pressures in older adults. Clin Biomech 19:78–84, 2004.
187. Mohamed, OS, et al: Effect of terrain on foot pressure during walking. Foot Ankle Int 26:859–869, 2005.
188. Burnfield, JM, et al: Variations in plantar pressure variables across five cardiovascular exercises. Med Sci Sports Exerc 39:2012, 2007.
189. Semple, R, et al: Regionalised centre of pressure analysis in patients with rheumatoid arthritis. Clin Biomech 22:127, 2007.
190. Burnfield, JM, et al: The influence of lower extremity joint torque on gait characteristics in elderly men. Arch Phys Med Rehabil 81:1153, 2000.
191. Brinkmann, JR, and Perry, J: Rate and range of knee motion during ambulation in healthy and arthritic subjects. Phys Ther 65:1055, 1985.
192. Winter, DA, et al: Biomechanical walking pattern changes in the fit and healthy elderly. Phys Ther 70:340, 1990.
193. Himann, JE, et al: Age-related changes in speed of walking. Med Sci Sports Exerc 20:161, 1988.
194. Hageman, PA, and Blanke, DJ: Comparison of gait of young women and elderly women. Phys Ther 66:1382, 1986.
195. Cho, SH, et al: Gender differences in three dimensional gait analysis data from 98 healthy Korean adults. Clin Biomech 19:145–152, 2004.
196. Sutherland, D, et al: Clinical use of prediction regions for motion analysis. Dev Med Child Neurol 38:773, 1996.
197. Chester, VL, et al: Comparison of two normative paediatric gait databases. Dyn Med 6:8, 2007.
198. Romei, M, et al: Use of the Normalcy Index for the evaluation of gait pathology. Gait Posture 19:85–90, 2004.
199. Mulroy, S, et al: Use of cluster analysis for gait pattern classification of patients in the early and late recovery phases following stroke. Gait Posture 18:114–125, 2003.
200. Waters, RL, et al: Energy expenditure following hip and ankle arthrodesis. J Bone Joint Surg 70:1032, 1988.
201. Marsolais, EB, and Edwards, BG: Energy costs of walking and standing with functional neuromuscular stimulation and long leg braces. Arch Phys Med Rehabil 69:243, 1988.
202. Herbert, LM, et al: A comparison of oxygen consumption during walking between children with and without below-knee amputations. Phys Ther 74:943, 1994.
203. Davies, MJ, and Dalsky, GP: Economy of mobility in older adults. J Orthop Sports Phys Ther 26:69–72, 1997.
204. Torburn, L, et al: Energy expenditure during ambulation in dysvascular and traumatic below-knee amputees: A comparison of five prosthetic feet. J Rehabil Res Dev 32:111, 1995.
205. Ebbeling, CJ, et al: Lower extremity mechanics and energy cost of walking in high-heeled shoes. J Orth Sports Phys Ther 19:190, 1994.
206. Waters, RL, et al: Energy-speed relationship of walking: Standard tables. J Orthop Res 6:215, 1988.
207. Olgiati, R, et al: Increased energy cost of walking in multiple sclerosis: Effect of spasticity, ataxia, and weakness. Arch Phys Med Rehabil 69:846, 1988.
208. Olney, SJ, et al: Mechanical energy of walking of stroke patients. Arch Phys Med Rehabil 67:92, 1986.
209. McGibbon, CA, et al: Mechanical energy analysis identifies compensatory strategies in disabled elders' gait. J Biomech 34:481–490, 2001.
210. Findley, TW, and Agre, JC: Ambulation in the adolescent with spina bifida. II. Oxygen cost of mobility. Arch Phys Med Rehabil 69:855, 1988.
211. MacGregor, J: The objective measurement of physical performance with Long-Term Ambulatory Physiological Surveillance Equipment (LAPSE). Proc 3rd Int Symp on Ambulatory Monitoring, London, 1979, pp 29–39.
212. Graham, RC, et al: The reliability and validity of the Physiological Cost Index in healthy subjects while walking on 2 different tracks. Arch Phys Med Rehabil 86:2041, 2005.
213. Boyd, R, et al: High- or low-technology measurements of energy expenditure in clinical gait analysis? Dev Med Child Neurol 41:676, 1999.
214. Hood, VL, et al: A new method of using heart rate to represent energy expenditure: The Total Heart Beat Index. Arch Phys Med Rehabil 83:1266, 2002.
215. Ijzerman, MJ, et al: Validity and reproducibility of crutch force and heart rate measurements to assess energy expenditure of paraplegic gait. Arch Phys Med Rehabil 80:1017, 1999.
216. Winchester, P, et al: A comparison of paraplegic gait performance

using two types of reciprocating gait orthoses. Prosthet Orthot Int 17:101, 1993.
217. Harvey, LA, et al: Energy expenditure during gait using the walkabout and isocentric reciprocal gait orthoses in persons with paraplegia. Arch Phys Med Rehabil 79:945–949, 1998.
218. Steven, MM, et al: The physiological cost of gait (PCG): A new technique for evaluating nonsteroidal anti-inflammatory drugs in rheumatoid arthritis. Br J Rheumatol 22:141, 1983.
219. Olney, SJ, et al: A randomized controlled trial of supervised versus unsupervised exercise programs for ambulatory stroke survivors. Stroke 37:476–481, 2006.
220. Stein, RB, et al: A multicenter trial of a footdrop stimulator controlled by a tilt sensor. Neurorehabil Neural Repair 20:371, 2006.
221. Sabut, SK, et al: Effect of functional electrical stimulation on the effort and walking speed, surface electromyography activity, and metabolic responses in stroke subjects. J Electromyogr Kinesiol 20:1170, 2010.
222. Chin, T, et al: The efficacy of Physiological Cost Index (PCI) measurement of a subject walking with an Intelligent Prosthesis. Prosthet Orthot Int 23:45, 1999.
223. Ijzerman, M, et al: Validity and reproducibility of crutch force and heart rate measurements to assess energy expenditure of paraplegic gait. Arch Phys Med Rehabil 80:1017, 1999.
224. Bowen, TR, et al: Variability of energy-consumption measures in children with cerebral palsy. J Pediatr Orthop 18:738, 1998.
225. Danielsson, A, et al: Measurement of energy cost by the Physiological Cost Index in walking after stroke. Arch Phys Med Rehabil 88:1298–1303, 2007.
226. Naver, HK, et al: Reduced heart rate variability after right-sided stroke. Stroke 27:247–251, 1996.
227. Colivicchi, F, et al: Cardiac autonomic derangement and arrhythmias in right-sided stroke with insular involvement. Stroke 35:2094, 2004.
228. Korpelainen, JT, et al: Dynamic behavior of heart rate in ischemic stroke. Stroke 30:1008, 1999.
229. Lakusic, N, et al: Gradual recovery of impaired cardiac autonomic balance within first six months after ischemic cerebral stroke. Acta Neurol Belg 105:39–42, 2005.
230. Gordon, N, et al: Physical activity and exercise recommendations for stroke survivors. An American Heart Association scientific statement from the Council on Clinical Cardiology, Subcommittee on Exercise, Cardiac Rehabilitation, and Prevention; the Council on Cardiovascular Nursing; the Council on Nutrition, Physical Activity, and Metabolism; and the Stroke Council. Circulation 109:2031, 2004.
231. Kanade, R, et al: Walking performance in people with diabetic neuropathy: Benefits and threats. Diabetologia 49:1747, 2006.
232. Kim, MO, et al: The assessment of walking capacity using the Walking Index for Spinal Cord Injury: Self-selected versus maximal levels. Arch Phys Med Rehabil 88:762–767, 2007.
233. Lotan, M, et al: Improving physical fitness of individuals with intellectual and developmental disability through a Virtual Reality Intervention Program. Res Dev Disabil 30:229–339, 2009.

推荐阅读

Brach, JS, et al: Diabetes mellitus and gait dysfunction and possible explanatory factors. Phys Ther 88:1365–1374, 2008.

Hergenroeder, AL, et al: Association of body mass index with self-report and performance-based measures of balance and mobility. Phys Ther 91:1223–1234, 2011.

Winter, DA: Biomechanics of Human Movement. John Wiley & Sons, New York, 1979.

观察性步态分析记录表

附录 7.A

患者姓名________________ 年龄________ 性别________ 身高________ 体重________

诊断 ____

鞋子________________________ 辅助设施________________________

日期________________ 治疗师________________________________

说明：在观察到异常相对应的空格处打勾（√）

身体节段/观察平面	异常现象	支撑相										摆动相						可能原因	分析
		首次触地		承重反应		支撑相中期		支撑相末期		摆动前期		摆动初期		摆动中期		摆动末期			
踝足	无异常	右	左	右	左	右	左	右	左	右	左	右	左	右	左	右	左		
矢状面观察	平足																		
	脚掌拍地																		
	足跟离地																		
	无足跟离地																		
	过度背屈																		
	脚趾拖曳																		
	脚趾抓地																		
	对侧提踵																		
冠状面观察	内翻																		
	外翻																		
	膝																		
	无异常																		
矢状面观察	过度屈曲																		
	屈曲受限																		
	无屈曲																		
	过伸																		
	膝反屈																		
	伸展范围缩小																		
冠状面观察	内翻																		
	外翻																		
髋关节	无异常																		
矢状面观察	过度屈曲																		
	屈曲受限																		
	无屈曲																		
	伸展范围受限																		

续表

身体节段/观察平面	异常现象	支撑相										摆动相						可能原因	分析
		首次触地		承重反应		支撑相中期		支撑相末期		摆动前期		摆动初期		摆动中期		摆动末期			
冠状面观察	外展																		
	内收																		
	外旋																		
	内旋																		
	划圈																		
	髋侧提踵																		
骨盆	无异常																		
矢状面观察	前倾																		
	后倾																		
	后旋增加																		
	前旋增加																		
	后旋受限																		
	前旋受限																		
	向对侧下沉																		
躯干	无异常																		
冠状面观察	后旋																		
	侧倾																		
	前旋																		
	后倾																		
	前倾																		

时空参数步态分析表格　附录 7.B

患者姓名______ 年龄______ 性别______ 身高______ 体重______
诊断______
步行辅助设施:有______ 无______
类型:拐杖______ 手杖:右______ 助行架:______ 左______
其他:______

说明:患者耐力允许情况下,可根据单次步行或多次行走测试结果计算行走的距离、耗费时间和步行速度。治疗师需要根据患者完成多个完整步行周期的步行结果计算跨步长、步长、步宽和足偏角等数据的平均值。

日期
治疗师签名
步行距离(从首次足跟触地至最后一次足跟触地之间的距离)
耗费时间(从首次足跟触地至最后一次足跟触地之间的时间)
步行速度(步行距离除以耗费时间)
左侧跨步长(连续两次左足跟触地点之间的距离)
右侧跨步长(连续两次右足跟触地点之间的距离)
左侧步长(右足跟触地点与左足跟下一个触地点之间距离)
右侧步长(左足跟触地点与右足跟下一个触地点之间距离)
步长差异(右侧步长与左侧步长间的差异)
步速(总步数除以耗费时间)
步基宽度(左右足跟触地点之间的垂直距离)
左侧足偏角(前行方向与左足长轴形成的夹角)
右侧足偏角(前行方向与右足长轴形成的夹角)
右跨步长与右下肢长之比(右跨步长除以右下肢长)
左跨步长与左下肢长之比(左跨步长除以左下肢长)

附录 7.C 步态分析软件、硬件产品信息

厂商	地址	步态分析产品	官方网站
Advanced Medical Technology, Inc. (AMTI)	176 Waltham Street Watertown, MA 02472	Force plates and sensors	www.amtiweb.com
Ariel Performance Analysis System	Ariel Dynamics 6 Alicante St. Trabuco Canyon, CA 92679	Gait and motion analysis hardware and software	www.arielnet.com
Ascension Technology Corporation	P.O. Box 527 Burlington, VT 05402	Flock of Birds motion analysis hardware and software	www.ascension-tech.com
B and L Engineering	1901 Carnegie Ave. Suite Q Santa Ana, CA 92705	Stride Analyzer and EMG hardware and software	www.bleng.com
Bioengineering Technology Systems (BTS)	viale Forlanini 40 20024 Garbagnate Milanese MI Italy	Integrated gait systems	www.btsbioengineering.com/
Biometrics Ltd.	PO Box 340 Ladysmith, VA 22501	Electrogoniometers	www.biometricsltd.com/gonio.htm
Charnwood Dynamics Ltd.	Fowke Street Rothley, Leicestershire LE7 7PJ United Kingdom	Coda motion analysis hardware and software	www.codamotion.com
C-Motion, Inc.	20030 Century Blvd Suite 104A Germantown, MD 20874	Visual 3D software for analyzing biomechanical data	www.c-motion.com/index.php
CYMA Corporation	6405 218th St. S.W. Suite 100 Mountlake Terrace,WA 98043-2180	StepWatch Activity Monitor 3™	www.orthocareinnovations.com/pages/stepwatch_tradefaq
Dartfish	6505 Shiloh Rd. Suite 110-B Alpharetta, GA 30005	Movement analysis software	www.dartfish.com/en/ index.htm
GaitMat Ⅱ™	EQ, Inc. P.O. Box 16 Chalfont, PA 18914-0016	Instrumented gait mat	www.gaitmat.com
GAITRite®	CIR Systems, Inc. 60 Garlor Drive Havertown, PA 19083	Instrumented gait mat	www.gaitrite.com
Kistler Instrumen Corporation	75 John Glenn Dr. Amherst, NY 14228-2171	GaitWay Treadmill®, force plates, accelerometers	www.kistler.com
Motion Analysis Corporation	3617 Westwind Blvd Santa Rosa, CA 95403	Gait and motion analysis hardware and software	www.motionanalysis.com
Northern Digital Inc.	103 Randall Drive Waterloo, Ontario Canada N2V 1C5	Optotrak and 3D Investigator Motion Capture Systems	www.ndigital.com
Novel Electronics, Inc.	964 Grand Ave. St. Paul, MN 55105	emed®, pedar®, and pliance® pressure mapping hardware and software	www.novel.de

续表

厂商	地址	步态分析产品	官方网站
PhoeniX Technologies Inc.	4302 Norfolk St. Burnaby, BC Canada V5G 4J9	Motion analysis hardware and software	www.ptiphoenix.com/index.php
Polhemus	40 Hercules Drive P.O. Box 560 Colchester, VT 05446	Motion analysis hardware and software	www.polhemus.com
Qualisys AB	Packhusgatan 6 S-411 13 Gothenburg, Sweden	Gait and motion analysis hardware and software	www.qualisys.com
Tekscan, Inc.	307 W. First St. South Boston, MA 02127	F-Scan®, MatScan®, and Walkway™ pressure and force mapping hardware and software	www.tekscan.com
Vicon Motion Analysis System	Vicon Colorado 7388 S. Revere Parkway Suite 901 Centennial, CO 80112	Gait and motion analysis hardware and software	www.vicon.com
Windows Media Player®	Microsoft Corporation Redmond, WA 98052	Video player for viewing video recordings of gait	www.windows.microsoft.com
Xsens North America Inc.	2684 Lacy Street Suite 205 Los Angeles, CA 90031	Motion tracking hardware and software	www.xsens.com

附录 7.D 步态分析系统表格化结果样表

科室名称
机构名称
步态分析报告——步行

姓名	JOHN SMITH	评估人员	
病历号	1234	跨步数	
日期	05/13/93	距离(米)	
年龄	29	评估状态:	
性别	男性	步行	
诊断	右踝扭伤		

步态特征	患者实测值	%正常值
速度(米/分)	60.3	74.0
步速(步/分)	100.4	92.7
跨步长(米)	1.201	79.8
步态周期(gait cycle,GC 秒)	1.20	106.8
	右	左
单支撑相(秒)	0.429	0.418
(正常值的百分比)	86.4	84.2
(步行周期的百分比)	35.9	35.0
摆动相(步行周期的百分比)	33.5	34.5
支撑相(步行周期的百分比)	66.5	65.5
双支撑相		
初期(步行周期的百分比)	15.2	15.4
终末期(步行周期的百分比)	15.4	15.2
总时间(步行周期的百分比)	30.6	30.6
左足(支撑相=65.5%的步行周期)		
足跟	—	正常触地于 0.0%GC(0.0%支撑相) 结束延迟于 50.6%GC(77.2%支撑相)
第5跖骨	—	提前触地于 3.8%(5.7%支撑相) 结束延迟于 63.3%GC(96.6%支撑相)
第1跖骨		正常触地于 22.4%GC(34.2%支撑相) 结束延迟于 63.9%GC(97.5%支撑相)
足趾		正常触地于 33.7%GC(51.4%支撑相) 结束延迟于 65.5%GC(100%支撑相)
右足(支撑相=66.5%的步行周期)		

足跟	—	正常触地于 0.0%GC(0.0% 支撑相) 结束延迟于 50.8%GC(76.4% 支撑相)
第 5 跖骨	—	提前触地于 4.0%(6.0% 支撑相) 结束延迟于 64.8%GC(97.5% 支撑相)
第 1 跖骨		正常触地于 19.6%GC(29.4% 支撑相) 结束延迟于 63.8%GC(96.0% 支撑相)
足趾		正常触地于 38.1%GC(57.3% 支撑相) 结束延迟于 65.2%GC(98.1% 支撑相)

(刘元标 译)

第8章 功能评估

David A. Scalzitti, PT, PhD, OCS

学习目标

1. 讨论健康状态、功能、活动、参与、残疾、病损、活动限制和参与受限的概念。
2. 定义功能的概念，讨论功能检查的目的和内容。
3. 根据患者个体情况和健康状况，选择适当的活动和角色来指导功能检查。
4. 比较多种正规的功能测试，比如躯体功能测试及多维功能评价工具。
5. 确定在评估功能时选择正规工具的相关因素。
6. 比较功能评价工具不同的评分方法。
7. 讨论与功能评估相关的信度、效度及有意义的改变。
8. 利用学习病例，在功能检查的评估中应用临床决策技巧。

章节大纲

临床工作者要根据评估的目的来决定进行哪些功能评估。比如：一项评估是否可以体现明确的活动受限或者是否能够描述个体的总体功能；一项评估能否应用于评价某一阶段康复的结果，能否确定出院时的康复目标，能否获得结果，能否适应常规要求，或者能否包括以上所有的问题？因为功能可融合躯体、个体和社会水平的表现，临床医师应认识到功能测试的这些作用并通过它获得捕捉适当的信息。

任何康复计划的最终目的都是尽量恢复个体病前的功能水平，或者是尽可能发挥目前潜在的功能并使之保持在最好的状态。对一个上肢骨折的健康人，这是一个十分简单的过程：提高关节活动度、肌力和身体功能的损害就可以重建执行活动的技能，如：穿衣和吃饭。然而，对于一个脑卒中的患者而言，这项任务会更加复杂，因为脑卒中患者面临的问题更加广泛、复杂。然而这两个例子在广义上还是类似的。在这两类患者中，治疗都是治疗师从获取病史并据此描述功能障碍开始，进行详细的系统回顾，有选择地利用测试和评估进行详细检查，评估数据，确定诊断和预后情况，到采取干预措施减轻或限制已经发现的问题，记录逐渐向理想功能结局恢复的过程[1]。

每个人都重视独立生活的能力。功能的概念包括了所有的任务、活动和角色，这些方面是确立独立的成人或者一个逐渐成长为独立成人的儿童的必要特征。这些活动需要将运动技巧与认知及情感功能相结合。功能活动是一个与患者相关的概念，它依赖于支撑躯体和心理健康所必须的个人自我认知，并且这种认知衍生出个体对有意义的生活方式的感受。功能不是完全个体化的，对所有人而言许多类型的功能活动是共通的。进食、睡觉、排泄、卫生对于所有动物而言都是生存和保持共性的主要成分。人类的特殊性在于双足移动和复杂手部活动的进化，从而允许了个体在周围环境中的独立性。在社会环境中工作和娱乐也是功能活动。

这一章提出了依据国际功能、残疾和健康（ICF）进行功能状态评估的概念性框架，并向读者介绍了本领域使用的术语。本章综述了功能检查的目的及目前临床医生及研究人员可用的正式测验工具的范围及严密性。另外还涉及选择测量方式的注意事项及管理原则。

概念性框架

在美国人口中患有慢性疾病及功能缺陷的人群占很大一部分。2008年，约有3700万美国人口（12%）存在残疾（因一种或多种慢性疾病限制了他们的日常活动）[2]。通常将这些患者根据内科疾病或身体状况进行分类。如体检或实验室检查之类的医疗程序是揭示患者因疾病造成的问题的基本工具。严格关注生物医学模式及其强调疾病的特征（病原学、病理学、临床症状），或许有助于将他们归纳到某类疾病中，比如：指的是截肢患者、截瘫患者或关节炎患者，而不是处于这些条件下的个体。该模式几乎忽略了同样重要的疾病的心理、社会及行为维度。疾病指的是当患病这个事实被个体内在化及经历时出现的个体行为。与疾病相关的因素在决定康复训练成功与否中有十分关键的作用，这种作用效果远远超出了因疾病而促使患者进行物理治疗的效果。在帮助患者治疗疾病的过程中，物理治疗师需要了解每位患者的疾病。

一个广义上的概念性框架对于充分理解健康的概念以及健康与功能和残疾的关系是必须的。在描述健康状态时健康、健康相关生活质量与功能状态常被交换使用。WHO 提出了最具全球性的健康定义：健康不仅是指没有疾病，而且包括完好的生理、心理及社会适应状态[3]。虽然这样一个全球化的定义适用于哲学描述，但对于临床医生和研究人员而言缺乏必要的准确性。

为描述健康的组成部分，并为描述健康和健康相关状态提供一种统一、标准的语言和框架，《国际功能、残疾和健康分类（ICF）》应运而生[4]。2001 年 5 月 22 日世界卫生大会审批通过了 ICF 在全球的应用，及其补充 WHO 其他的健康分类如国际疾病分类第 10 版（ICD-10）[5]。由于 ICD-10 是对疾病、功能障碍及其他健康状况的分类，ICF 致力于有意义地描述健康的组成部分和这些成分与人体健康状况之间的关系。ICF 提出以后，包括世界物理治疗联盟（WCPT）和美国物理治疗协会（APTA）在内的物理治疗组织支持其在临床工作中的应用，并逐渐代替了其他的分类[6]。表 8.1 提供了一些其他分类，包括 ICF 的前身 ICIDH[7]，APTA 出版的《物理治疗师实践指南》中描述的残疾发展过程的基础 -Nagi 模型[8]。

表 8.1　在残疾分类中曾使用过的术语

ICIDH[7]	Nagi[8]
疾病 内在的病理或功能障碍	**动态的病理过程** 阻断或干扰正常过程，机体努力修复至正常状态
病损 心理、生理、解剖结构或功能上的缺失或异常	**病损** 解剖、生理、精神、情绪上的异常或缺失
残疾 因病损导致个体以正常的方式、在正常的范围内从事活动的能力受限或缺失	**功能限制** 人在个体水平上的自理能力限制
残障 因病损或残疾，使个体限制或不能充分发挥其正常的社会角色（由年龄、性别、社会和文化因素决定）的缺陷	**残疾** 完成社会角色及执行社会文化和环境中的任务能力限制

在 ICF 中，功能是一个涵盖性的术语，包括了所有的躯体功能和结构、活动及参与；而残疾则包括了躯体功能和结构受损、活动限制及参与受限。在 ICF 中，功能和残疾与以前的分类不同，它们对健康的内涵进行了连续性的描述，包括从积极方面到具体项目，个体不能表现功能或以一种限制的方式或辅助下表现功能。

ICF 框架由两部分构成。第一部分描述了在健康的背景下功能和残疾的内容，第二部分描述了可能与第一部分的内容相关联的环境因素（图 8.1）。这些内容并没有像之前的分类框架那样模拟残疾的发生过程，而是提供了一种从多角度进行功能和残疾分类的方法。ICF 的内容和其两大部分间并不意味着因果关系。在图 8.1 中双向箭头表示了这种复杂的关系。比如，心绞痛可能会影响移动能力的某些方面，比如：步态，而与此同时，通过规律的步行训练提高个体移动能力有可能影响个体的健康状态。此外，在框架中某一成分的限制不意味着其他成分的限制。

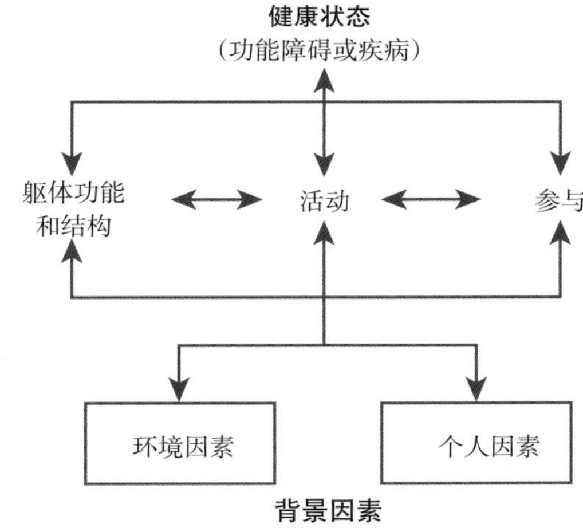

图 8.1　ICF 原理图

ICF 将身体功能定义为身体的生理功能，身体结构则为身体的组成部分如器官、肢体及其他组成。病损是用来描述身体功能或结构问题的名词。虽然在 ICF 中，用这两大分开的部分来对身体功能和结构进行分类，但此分类需一起使用。例如：在身体功能分类中名为“神经肌肉和运动相关功能”的章节中与在躯体结构分类中名为“运动相关结构”的章节是相关的。因此，对于一个患类风湿性关节炎的患者，临床医生可以利用身体功能分类中的某些方面描述指间关节活动度和手内在肌肌力，同时利用身体结构分类来描述手部关节的完整性。表 8.2 提供了 ICF 身体功能和结构分类章节的标题。

ICF 将活动定义为个体执行任务或活动的能力，参与定义为个体融入生活环境的能力。活动限制和参与受限用来描述此部分的问题。通过活动和参与的定义，我们可尝试区分出个体差异和环境差异对个体活动的影响。然而，在 ICF 中，一个表格同时包含了活动和参与。与 ICF 不同，在 ICIDH-2 中，却用独立的表格来区分活动与参与[9]。所以 ICF 允许使用者在操作上区别活动和参与。ICF 中可能出现的可能性包括：①将一些方面指定为活动，将另一些方面指定为参与，二者不重复；②将一些方面指定为活动，另一些方面指定为参与，二者可重复；③将所有方面指定为活动，而将整个范围指定为参与；④所有方面都可以认为是活动和参与[4]。迄今为止依然缺乏区分活动和参与的标准，物理治疗师在实践和研究中应用此分类时需注意[10]。

表 8.2 ICF 身体功能及躯体结构分类

身体功能	躯体结构
精神功能	神经系统结构
感觉功能及疼痛	眼、耳及相关结构
发音及言语功能	发音和言语相关的结构
心血管系统、血液系统、免疫系统功能	心血管系统、免疫系统和呼吸系统的结构
消化系统、代谢 系统及内分泌系统的功能	消化系统、代谢系统及内分泌系统的结构
泌尿生殖系统功能	泌尿生殖系统结构
神经肌肉骨骼及运动相关系统功能	有关运动的结构
皮肤及相关结构的功能	皮肤及相关结构

在图 8.2 中给出了 ICF 活动与参与分类中的九章内容的标题及一章中的分类举例。这九章是对活动和参与的一级分类,可对功能的积极与消极方面进行分类。二级分类包括不同的动作、任务及活动的类型。子分类为主要分类提供了额外的细节。例如:周围移动(moving around)是 ICF 中移动方面的分类,而爬行则是到处移动分类中的子分类。

ICF 的第二部分为"情境因素",描述了个体生活的完整背景,并描述了对功能的组成部分有利或有害的影响因素。从环境被描述的个体的角度看,情境因素对功能或有利或不利。情境因素包括环境因素和个体因素两大内容:环境因素是个体的外部环境,对个体表现有积极和消极的影响;个人因素即个体的特征,如:年龄、性别、种族等不属于健康或健康状况的因素。由于 ICF 结构的双向性,情境因素有可能因第一部分而发生改变。ICF 将环境因素进行分类,然而,对个体因素的分类很明显被忽略了(表 8.3)。

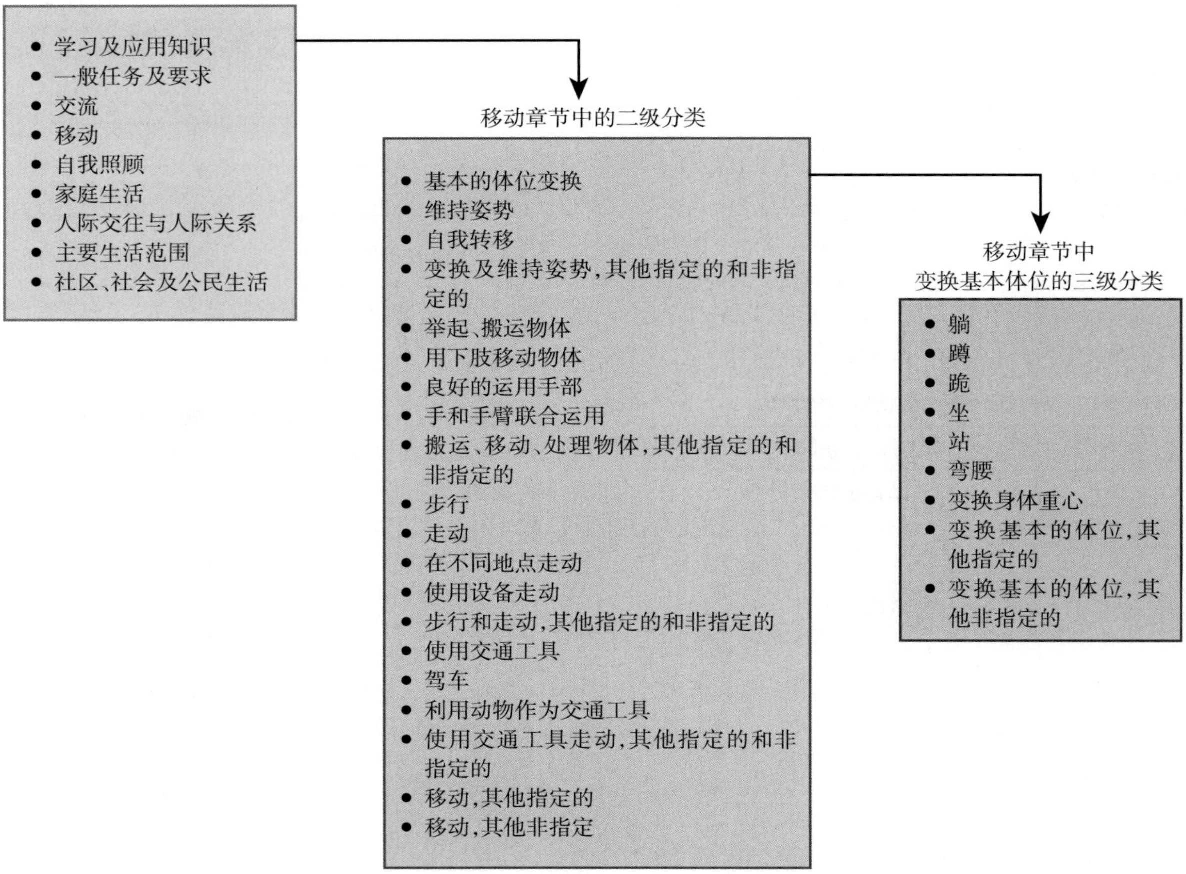

- 学习及应用知识
- 一般任务及要求
- 交流
- 移动
- 自我照顾
- 家庭生活
- 人际交往与人际关系
- 主要生活范围
- 社区、社会及公民生活

移动章节中的二级分类

- 基本的体位变换
- 维持姿势
- 自我转移
- 变换及维持姿势,其他指定的和非指定的
- 举起、搬运物体
- 用下肢移动物体
- 良好的运用手部
- 手和手臂联合运用
- 搬运、移动、处理物体,其他指定的和非指定的
- 步行
- 走动
- 在不同地点走动
- 使用设备走动
- 步行和走动,其他指定的和非指定的
- 使用交通工具
- 驾车
- 利用动物作为交通工具
- 使用交通工具走动,其他指定的和非指定的
- 移动,其他指定的
- 移动,其他非指定

移动章节中变换基本体位的三级分类

- 躺
- 蹲
- 跪
- 坐
- 站
- 弯腰
- 变换身体重心
- 变换基本的体位,其他指定的
- 变换基本的体位,其他非指定的

图 8.2 活动与参与的 ICF 分类

表 8.3 ICF 之环境因素

一级分类	举例
产品和技术	药物、衣服、假肢、步行装备、代步车、助听器、坡道、有利条件
自然环境及人工改造环境	地理、气候、光、空气质量
支持和人际关系	直系亲属、旁系亲属、朋友、上司、私人助理、家畜、健康专家
态度	直系亲属的态度、健康专家的态度、社会的态度
服务系统、制度、警察	住房、交通、法律、协会、健康、教育、政治

ICF和诸如医学研究机构的赋能-失能过程之类的模型(图8.3)[1],强调了个人与环境间的相互关系是理解功能和残疾的关键。物理治疗师可以帮助改变歧视、侮辱患者的社会态度及改造限制患者参与社会的如建筑设施障碍之类的环境限制。改造障碍、结合各项促进因素与减轻活动受限对促进功能恢复同样重要[11]。

除了提供功能分类的结构框架,ICF还提供了编码的分类方案,该编码分类方案虽然还没有在世界范围内为物理治疗师所使用,但它以一种内含式分级结构生动地阐述了功能活动中的动作、任务及活动。在这种分级当中,动作(比如:旋转、弯曲、左、站、举起、伸)是任务和活动(例如:洗澡、穿衣、打扮)的成分。动作的测试和评估与物理治疗师的临床实践关系特别密切,因为动作是允许个体保持姿势、变换姿势或维持安全有效活动的各系统的融合。

尽管在某些疾病中存在典型的身体功能缺陷和活动问题,躯体功能和结构的损害与活动受限之间的确切的经典关系仍然不清楚[12]。在临床工作中通过经典证据推测最多的即是病损与活动限制间的因果关系。例如,物理治疗师可能会认为一位患者无法独立转移的原因是由于患者髋关节活动范围明显受限(如:髋关节屈曲挛缩)以至于不能维持充分的立位平衡;改善关节活动引起活动的恢复从而被认为是功能或结构的病损与活动限制间关系的临床证据。物理治疗师对患者进行功能评估时必须包含所有适宜的成分,这样的结果才能对临床工作有所帮助。

功能检查

功能检查的目的

功能分析着重于识别相关活动及评价个体成功从事这些活动的能力。在本质上,功能评价检测的是在ICF框架描述的生活的各个维度中个体如何完成某种任务或实现某种角色。选择性的功能测试和评估所得出的数据可用于①作为设定功能恢复目标和干预结局的基线;②作为患者初步能力和逐步向复杂功能发展过程的指标;③作为配置的标准,比如:住院患者所需的康复治疗、延伸护理或社区服务;④个体执行一项特定任务的安全水平以及持续执行任务时发生损伤风险的指标;⑤特殊干预(药物、手术或康复)有效性的证据。

总体考虑

物理治疗师具有独特的识别、减轻及预防功能障碍的相关知识体系。因此,他们通常参与身体功能检查。在康复团队中,其他成员包括作业治疗师、护士、康复咨询师、娱乐治疗师也都参与功能检查及其管理。一些正式的测试工具被设计为由康复团队来共同应用。专业健康人员在特定领域设计一些测验并填入患者表格中。在康复团队中,物理治疗师代表性地负责与运动相关的某些方面的功能测试,比如:床上移动、转移、移动(轮椅移动、走动、爬楼梯和通过坡道、在社区中长距离步行等)。日常生活活动(ADL)评价可以由物理治疗师单独进行或与其他健康专业人员共同进行。当康复团队中的成员对某项功能的评价存在重叠时,比如:如厕转移,其数据可以由物理治疗师、作业治疗师或护士收集。在这种情况下,成员间需要协调以减少不必要的重复测试和患者的压力。在非专业机构的环境内或没有康复团队时,物理治疗师通常需要测验患者各方面的功能。

测试的视角

功能测试中,对于物理治疗师检测或评价什么,存在两种完全不同的视角。治疗师预先确定下列问题十分重要:数

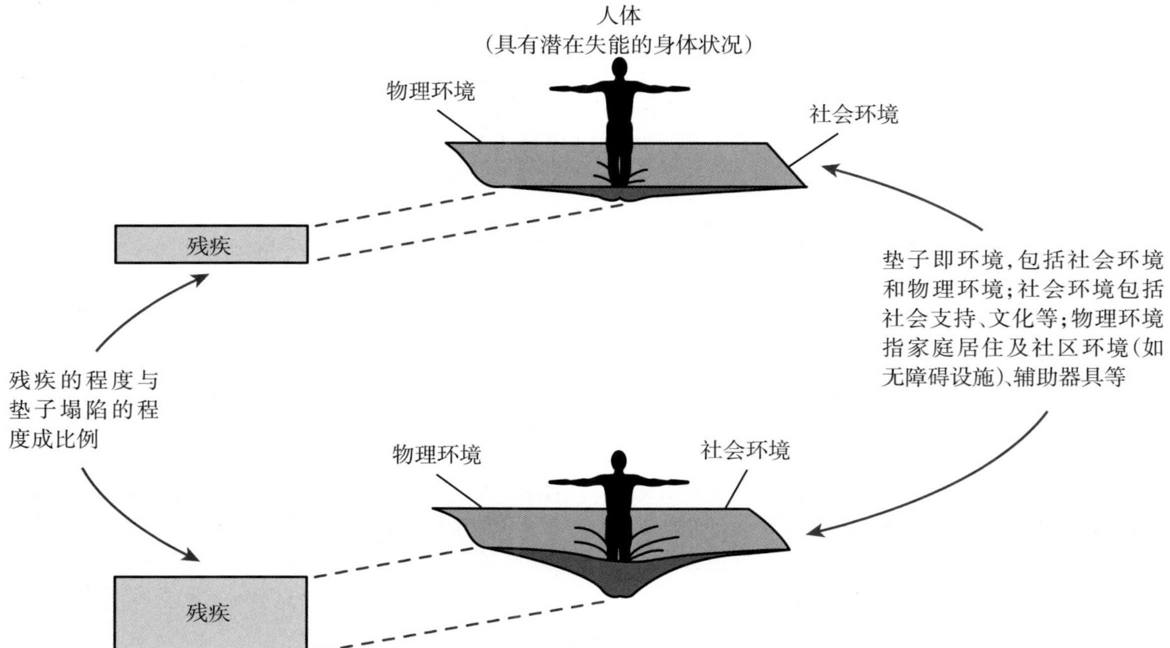

图8.3 赋能-失能过程医学模型。残疾是一种个人和环境相互作用的功能状态。垫子的塌陷程度代表了个人所经历的残疾程度。垫子的塌陷程度表示支持一个人的生理和社会环境的力量,以及发展至残疾状态可能性的大小

据是需要用来描述患者执行特定任务和活动能力的习惯性水平，还是用来判断患者执行特定任务和活动的能力（capacity），是患者习惯性地进行到此水平还是不能达到此水平，甚至完全表现。这些视点通过表现（performance）和能力（capacity）的结构融入在 ICF 中，ICF 允许对这两种结构进行独立编码。

这些不同的视角直接影响到测试和评估种类的选择，以及哪些评估的参数适合用来形成对临床判断有利的数据。最重要的是，物理治疗师在判断康复预后及某项干预成功的可能性时必须考虑功能能力和习惯性功能的区别。患者只有在感知到最高级的能力中进行习惯性功能的需要和动机时才接受治疗师关于治疗的预期目标的建议。明白一个人能做什么或想要做什么和一个人可能能够做什么是设计一个现实且可实现的功能目标的必要因素。例如，即便一个人有爬楼梯的能力，他却可能不想这么做。最终，当决定哪些任务和活动将被融合到日常常规、什么是有意义的功能水平时，治疗师必须遵守患者自己的决定，而不是治疗师的专业性意见。

在不考虑使用特殊工具的情况下，有几个基本事项需要掌握。所选择的环境必须对测试的类型有益且无干扰。使用说明必须精确无歧义。疲劳可能会导致测试结果发生偏倚。如果患者在早晨表现最好而在下午感到疲劳，那么精确判断患者的活动能力时必须考虑到其表现的多样性。治疗师需注意患者在一天中体力的波动性，并根据这种波动性解释数据。总之，关于躯体功能、结构、活动及参与的信息，以及个人因素和环境因素，应在初次检查（或尽快）产生，以此才能够综合考虑这些信息以形成患者的功能概貌。在治疗期间和从阶段性医疗出院前需定期重复评估功能来记录患者的进步。

工具的类型

基于表现的测试

基于表现的测试涉及观察患者执行一项活动时的表现。总体来说，治疗师选择基于表现的测试是为了发现患者在特定环境中可以做哪些事情，而这种特定环境可能与患者活动的自然环境相同或不同。如果一项基于患者活动表现的测验是用来推断该患者在家中的表现，那么，测试的条件和设定应该尽可能地与该患者执行任务或活动的实际环境相吻合。基于表现的测试可以用来描述患者目前的功能水平，也可以确定患者可能达到的最大功能水平。

在进行测试的过程中，患者需要执行测试中的每项任务。例如：对患者目前轮椅移动的功能水平进行测试，患者会收到如下指令："将你的轮椅推到那边的红色椅子处并停下。"为确定患者在该项活动中的最大功能，那么指令可以提出详细的要求："将你的轮椅尽可能快的推到红色椅子处并停下。"尽管这两项指令都是观察患者操作轮椅的表现，了解这两项指令的不同是做出合理临床决策的要点。第一个例子的数据仅仅体现了患者在特定环境中能做什么，而无法支持该患者可以在短时间内在人行道上通过繁忙的十字路口的推断。指令的形式决定了是否可以推测患者的最大功能水平，以便形成干预和医疗计划的目标。

上述测试中，无论哪种情况，都没有给予患者额外的指令或帮助，除非患者不能或不知该如何活动。他们只能获得他们所需的指引或帮助。在执行任务过程中需要说明适当的安全注意事项以避免患者尝试进行任务时的潜在危险。

一些病损评估有时也能够用来进行功能测试，包括 6 分钟步行试验[13]，躯体功能及活动试验[14]，功能性取物试验（the Functional Reach Test）[15,16]，起立行走试验[17]，起立行走时间试验[18]，**躯体表现试验（Physical Performance Battery）**[19]。这些测试工具代表性地评估了病损的复杂组合、活动表现或根据直接观察得出的二者的综合。总的说来，这些测试提供了对于个体保持姿势、姿势变换或保持安全有效活动的个体能力的一些线索。集中这些控制的环境下测试出来的资料，可体现出一个患者因为病损导致的活动受限，同时，综合病损对多系统活动功能障碍的影响的综合评分，可以预测到患者在自然环境下完成目标导向性任务或活动的成功或失败。每项测试都可以帮助治疗师了解患者某一方面的功能，不能代表患者所有的功能。尽管这些测试使用了直接观察患者表现的方法，但这些测试通常不评估患者在"真实"生活中可能完成任务或活动，而这些任务常常会受到动机和习惯的影响。

自我报告

与直接观察法不同，通过自我报告法也能获得一个人功能状况的有用数据，在自我报告法中，可以由治疗师或接受过训练的观察者（观察者报告）直接询问，或使用自我评估报告工具。自我报告法准确而全面地捕捉到功能状况的关键在于问题精确无语言偏差，完成问题的方向明确，以及一个可以利于回答者准确回答所有问题的格式。自我报告法是确定功能的有效方法之一，在某些情况下或许比基于表现的评估方法更受欢迎[20]。自我报告法应该设计为标准化格式的问题，按预先指定的选择来记录回答。过长的纸笔测验对于上肢残疾者来说可能有些困难。

进行面试的临床工作人员需要进行培训来执行问卷调查。面试工作人员需要进行练习直到在同一个病例中达到与专业检查者高度的一致性。如果面试者没有经常使用测验工具，那么需要进行定期的再培训。自我报告法需要与患者提前预约并需要在有利于集中完成的环境中进行。测试可以通过电话或面对面进行，如果需要进行数据的比较，那么测试执行的方式需保持不变。我们不鼓励面试官或看护者即席催促的答案，因为这些答案会导致患者的自我报告结果出现偏差。如果患者在填表或回答问题时需要帮助，这个情况应该记录下来。同样，如果数据是由配偶、家庭成员、看护者提供，该情况也应记录。

在根据表现进行功能评估中对功能测试的不同视角也同样适用于自我报告。区别显示患者习惯性表现的问题（如：你自己煮饭吗？）和自我感觉到的完成任务的能力的问题（如：如果需要，你能自己做饭吗？）十分重要。同样，一个人的活动表现和一个人在活动中的信心的区别也十分关键。例如：在 APTA 的门诊患者物理治疗进展运动评估记录（OPTIMAL）中，21 项自信和活动表现条目由不同的表格分别进行测量[21]。

自我报告的时间范围也是一个需要考虑的因素。治疗师需要提前考虑一个患者功能水平的相关"时间窗"是过去的 24 小时、过去一周内、过去一个月内还是过去一年内。我们可以很容易理解为什么在某一参考标准中同一个人在相同的活动中会有不同的反应。评估短期目标的工具或许不能很好地评估康复计划中的长期目标。

工具的参数和形式

根据表现进行测试的工具和自我报告工具通过多样化的格式和不同的评价标准对患者的表现进行评级。没有一种参数或格式适合所有临床问题或研究需要。尤为重要的是要保证患者进步不会被地板效应或天花板效应所覆盖。例如：如果一个治疗师想要评价老年患者功能改善情况，而某项评估工具中最高级的功能活动为“在水平面上独立步行”，那么就失去了显示患者进步或退步的空间，而仅仅只是突出在平地上步行的功能。同样，一位过度虚弱的患者的转移能力提高，可表现为有可能从最多需要两人协助到最多需要一人协助，而某项评估工具仅评价从“最大帮助”到“适度帮助”的变化，那么该患者真正的进步有可能会被忽略。

描述性参数

治疗师应该使用已经定义和没有歧义的描述性术语。所有使用医学记录的其他人员也应该清楚描述性术语的意义。知识点 8.1 提供了一套可接受的术语和定义的样本。其他的用来描述功能的术语包括依靠和困难。通常，独立指的是完全不需要他人或器械辅助完成一项任务，但有一些评分系统把依靠器械和辅助而不依靠其他人帮助认为是修饰的独立。在进行功能任务时使用工具需要详细注明，比如：“使用腋拐独立步行”或“独立穿改制的衣服及使用长柄鞋拔穿鞋”。

困难是一个复合型术语，表示一项活动给患者带来了额外的负担，而不考虑依赖程度。目前不清楚它是否是对整体知觉 - 运动功能、协调、耐力、效率或以上综合的评价。困难可以通过两种途径评价。一种方法认为提出困难，量化个人

知识点 8.1　功能检查及病损术语

定义

1. 独立：患者能够在无他人在场时持续安全执行任务。
2. 监督：患者需要他人在近距离内(上肢可及的范围)作为预防措施；患者需要帮助的可能性很小。
3. 近距离保护：他人保持帮助姿势，双手举起但不接触患者，注意力集中于患者，患者有可能需要帮助。
4. 接触性保护：治疗师姿势同近距离保护，双手接触患者但不给予任何帮助，患者很有可能需要帮助。
5. 最少量帮助：患者不需协助可以完成多数活动。
6. 中等量帮助：患者不需协助可以完成部分活动。
7. 最大量帮助：患者不能完成任何活动。

描述性术语

A. 床上活动
   1. 独立——不给提示[a]
   2. 监督
   3. 最少量帮助
   4. 中等量帮助
   5. 最大量帮助
   （2～5：可能需要提示）

B. 转移，步行
   1. 独立——不给提示
   2. 监督
   3. 近距离保护
   4. 接触性保护
   5. 最少量帮助
   6. 中等量帮助
   7. 最大量帮助
   （2～7：可能需要提示）

C. 功能性平衡等级
   1. 正常　患者可在无支持的情况下保持稳定的平衡(静态)。可接受最大程度干扰，可以随意转移重心，可以在各方向全范围移动(动态)。
   2. 好　患者可在无支持下保持平衡，可有有限的姿势变化(静态)。可接受中等程度干扰，能够在拾起地上物品时保持平衡(动态)。
   3. 正常　患者双手握住支持的情况下能保持平衡；可能偶尔需要最小量帮助(静态)。可接受最小程度的干扰，在转头或转躯干时可以保持平衡(动态)。
   4. 差　需要握住患者双手，给予中等或最大量帮助来保持姿势(静态)。在接受干扰或移动移动时不能保持平衡(动态)。
   5. 失去平衡功能

[a] 提示类型：口头、视觉或触觉。在一些情况下(如：记忆力缺陷、注意力不集中、学习障碍、视觉缺损的患者)，即使依赖水平保持不变，提示数量的减少也可能代表治疗的进程，期间进展记录可以通过使用频率(如 3 次尝试中的 2 次)或任意定义的次序等级(如总是、偶尔、很少)来表示这些变化

在进行活动时感到的困难(如:"你在做家务事感觉到多难?无,有一些,或很多")。另一种方法量化了在进行活动过程中出现困难的频率(如:"你在穿鞋时感到困难的次数"从不,有时候,很经常或总是?)。

将观察与非特异性病损指标结合对于评价一个人的表现很有帮助,病损如完成功能任务时需消耗的能量与患者在从事活动时投入程度的多少。有关患者对活动的生理反应的简单评价包括在休息时(基础测量)、活动期间(尽可能)及刚完成最难部分时的心率、呼吸频率、血压。例如:"独立在楼梯上步行时心率每分钟增加至 100 次,呼吸频率无增加"。另外,患者自觉劳累、力竭,明显的生理压力,如气短,也应该记录下来。这些标记有助于治疗师快速判断一些限制功能的病损,然后,需对这些病损进行特定的病损测试和评价。

经常使用的进一步用来说明功能表现的附加描述包括①疼痛;②随一天中不同时间的波动;③药物治疗水平;④环境影响。物理治疗师对任何影响患者功能的因素都应仔细记录并在评估数据中考虑到。

定量性参数

当需要评定患者以设定的执行活动的速度完成活动或预期其执行活动的速度出现改善时,治疗师常利用患者完成一系列活动所耗费的时间来量化功能。一个常见的计时功能技能的例子是利用左旋多巴治疗帕金森病患者其治疗前后的表现。可用来计时的活动包括:①步行规定的距离;②签名;③穿衣服;④在绿灯亮时穿过马路。计时测试不是绝对的,而是患者表现的一个方面。尽管在规定时间内完成特定任务的能力确实为患者综合能力提供了重要数据,但"更快"并不一定意味着"更好"。就如患者可能很快穿好了衣服(数秒内),但可能是通过不协调的身体活动完成的,且只是一个偶然的结果。当放慢执行任务的速度时,身体运动可能会更协调,并且有一个更令人满意的功能结果,尽管这延长了完成任务的时间。同样,某些影响能量消耗的医疗条件可能要求患者以恰当的速度来完成某项功能活动。因此仅仅根据时间进行评分并不一定能都得到完整的功能数据。当在其他方面解释患者的临床表现时,时间方面的评分的确为在功能测试中获得的数据提供了额外的信息。

反应形式

功能可通过结果报告为定类、定序、定距(区间)、定比资料的一些试验进行评估。临床医生在决定使用哪种格式时需要考虑评估方法的作用。当临床决定应用定类评价,比如该患者准备出院回家时,一项诸如患者能否独立上 10 层楼梯的名义测量可能是适合的。当获得比例测量时,比如:Berg 平衡量表评分,临床医生可以将这项评分解释为两种与临床决策相关的结果(该患者平衡功能是或否适于出院回家休养)。在一些临床决策比较复杂的病例中,比如患者活动时需要帮助的数量,名义测量就不能够使用,同时,评价必须反映临床决策所需的信息的类型和数量。

名义测量

名义测量是功能测试中最简单的格式之一,利用通过列出各种功能任务的表格,依据能 / 不能、独立 / 依赖、完成 / 未完成或可能完成等结果简单地对患者进行评分。这些结果不能详细说明患者受限的具体性质,通常在解释前需要进一步的检查。然而,名义测量对作出二分类决定可能很有帮助。比如:了解患者自身执行 ADL 的能力对于决定患者能否出院,能否独立在家生活十分重要。

序级测量

一部分测试使用描述性等级来记录患者完成任务的表现范围或程度。通常,这些等级为**顺序或排序性**(如:"没有困难","有些困难"或"不能完成";或"总是","有时","几乎不","从不")。这些等级可能为升序或降序排列。使用这种评分系统进行功能评价最大的缺点是没有定义以同样间隔分开的类别。例如:使用这种评价方法很难解释一个患者从需要最大量到需要中等量帮助的改变是否与患者从需要中等量到需要最小量帮助的改变相同。

区间测量

概括性或累计性评价可以将一系列特定的技能进行分级,对部分或整体表现打分,并将每部分得分相加且换算成可能的总分的比例,如 60/100 或 6/24 等等。尽管有些等级可能包括零分,但这个值代表的是等级的地板效应,而不是结构的缺失。物理治疗师所熟知的 Barthel 指数即为这样一种概括性测量的例子[22]。

一些正式的标准的功能测量工具通过整体指数评分概括了复杂功能的所有细节部分。使用这些工具利于复杂数据的解释,让临床医生能够对疾病、项目和人口进行横向比较。然而,在单纯考虑综合评分时需十分注意,因为功能能力中个体间潜在的重要差异很可能被掩盖[23]。一位仅在任务的某一方面存在限制的患者,在很多功能测试中都可以得到高分,尽管他 / 她在与物理治疗师的预期治疗目标相关的分散的功能活动中存在大量的受限。同样,两位患者,因为各自在不同的活动评估中得到(或失去)分数,尽管其功能评价得分数值相同,但其功能缺陷可能有很大的差异。虽然这些评价可以得到一个"硬性分数",在统计学上可以认为是区间水平的评价,但对这些得到的等距分数或仅仅是定序的结果需要进行仔细审核。

比例测量

视觉或直线模拟评分利用一条水平直线表达测量结果(图 8.4)。直线的两端标记描述性术语或数字来定义直线规模的范围并为在该范围中的所有评分提供一个框架。一些评分系统还会在两个端点间提供名词或数字间隔来帮助测试者进行分级测试。通常视觉模拟直线为 10cm(100mm)。要求患者

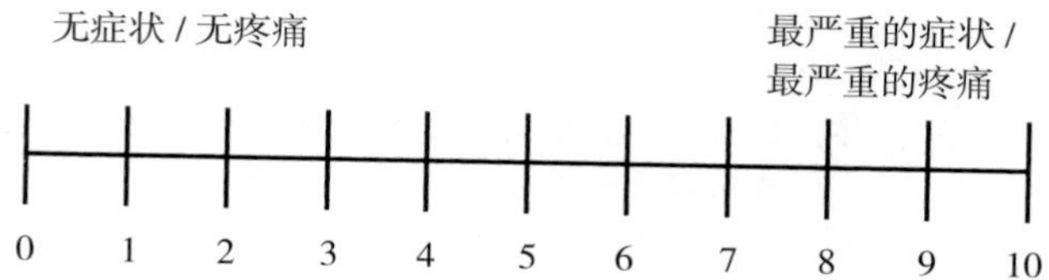

图 8.4 视觉模拟评分评估疼痛或其他症状。指导患者在能够反映其疼痛或症状严重程度的点做标记

在直线上能代表自己目前水平的点对直线进行评分。然后，通过计算0分到均分直线的中点评分获得患者的评分。

在康复治疗过程中可以利用视觉模拟评分评估疼痛、呼吸困难、功能或对护理的满意程度。视觉模拟评分包括了零点和等分间距，因此可以视为等比测量。相反，一些临床医生则利用数字评定量表（如将功能从0~10分进行分级）来评估类似的损害。尽管在临床操作中使用数字评分可以更快获得结果，得到的数据可能不能代表等距或等比数据，正如报告的数值也不能代表相同的间隔。例如：一个患者给出的数值4并不一定表示其功能为给出数值2的患者的两倍。这是由等距或等比测量的性质决定的，因为一个等比数据允许对数据进行加减乘除的比较，等距数据允许对数据进行加减比较。名义评价和定序评价无法使用这些数学功能。

对评价水准的了解对于分析一组患者的数据而言十分重要，就如一个康复小组想要总结所有患者某一特殊的时间范围内入院时的功能状态。对等距或等比评价，可以计算均值和标准差（假设数据呈正态分布）；对定序测量，可计算中位数和四分位数间距，而定类测量则可以表示为种类或频数。

检测结果解释

显然，功能状态评估的最重要目的就是利用结果确定和修改康复目标、预测康复结局以及制定康复计划。治疗师需详细描述导致功能障碍的因素。当能力减退十分明显时，治疗师必需查明造成问题的原因。需提出一些重要问题如：

1. 完成这项任务哪些正常活动是必须的？

2. 哪方面的病损限制了任务的执行或完成？例如：诸如运动规划和执行欠缺，肌力下降，关节活动范围下降或关节结构异常之类的因素阻碍功能发挥吗？疲劳是否影响功能能力？

3. 患者的功能障碍是否是由交流、知觉、视觉、听觉或认知障碍所引起？

表8.4的两个病例中展示了治疗师必须提出以评价功能，并将其结果融入到综合治疗计划中的此类问题的例子。

表8.4　病例示例表

病例A	病例B
36岁男性，建筑工人	72岁女性，家庭主妇
诊断：创伤性经右胫骨截肢，左股骨骨折	诊断：脑血管事件，右侧偏瘫，皮质性失语
部分检查结果	
运动控制和肌肉力量	
长期制动导致四肢力量下降	右侧肢体迟缓性瘫痪
活动受限	
不能完成床-轮椅转移	不能完成床-轮椅转移

虽然这两个例子中患者存在的活动受限相同，但是导致功能受限的原因、治疗目标和结果以及干预措施是完全不同的。在病例A中，患者不能转移是由于肌力下降所致；当肌力恢复后，患者可以获得利用假肢独立步行的结局。而病例B则存在不能单靠物理治疗解决的问题；另外，也难以确定是偏瘫还是失语影响其功能评估和功能改善。对病例B，虽可提出与病例A相似的目标——轮椅上独立和独立转移的目标，但在康复过程中，重复功能评价会显示其功能障碍持续存在，尽管其运动功能得到改善，在这种情况下，理解和语言功能的损害可能是功能受限更为重要的因素。因此，应以导致功能障碍的主要病损为基础来制定康复计划。如果对病损的矫正不能解决功能障碍的问题，那么治疗师需要通过寻找其他潜在成为原因的因素来重新评价最初的临床印象。

对某些功能任务需要进行更仔细的分析。活动可以分解成不同的从属部分，或子程序。**从属部分**指活动的成分，缺乏该成分将导致任务不能安全或有效地进行。例如，床上移动包括以下从属部分：①床上挪动（因为了舒适和皮肤护理而改变姿势，移到床边）；②滚动到床边；③垂腿；④坐起；⑤在床沿保持平衡。以上从属部分中任一活动能力受损均可能导致床上移动独立性的丧失。这些从属部分不仅是检查患者的要点，也代表了后来各种干预的预期目标。患者参与得越多，学得越慢，或任务越复杂，功能就需要拆分成更多的从属部分。

判断工具的质量

在康复环境中，有很多工具用于功能或其组成部分的评价。例如：在APTA的“物理治疗师实践指南”中的“测试和评估分类”包括了将近500种测试和评估[24]。在决定使用哪种评估工具时，需要考虑其**信度**和**效度**。如果一项测试工具的信度和效度尚未建立，那么其结果或得到的结论可信度则不高。一项结构很差的测试工具得出的结果即使有价值，也会存在很多问题。针对物理治疗是基于功能结果来作为补偿服务可行性，信度和效度这些概念对于功能测试的重要性已经很清楚。根据APTA评估标准，物理治疗师只能运用已知其信度和效度的评估工具[25]。虽然没有一项评估工具有完美的信度和效度，治疗师必须能够估计数据的准确性和数据所提供的合理的推断范围。

信度

一项可以信赖的工具随时间推移可以可靠地、精确地、可预见地评估某种现象，且不发生变化。如果一项功能测试不可靠，那么患者的初始基线状态或治疗的真实效果就会不真实。一项具有可接受的重测信度的工具是稳定的，且在功能没有发生变化时不会显示变化。由同一个治疗师对同一患者的执行能力的测试结果应该高度相关（评测者内信度）。测试工具还必须具有很高的评测者间信度，或多位测试者对同一事件的评价结果应具有很高的一致性。如果在治疗过程中几位治疗师评估同一个患者，或随着时间推移进行重复测量来确定患者长期的功能变化，那么，必须知道功能评测工具的信度。

临床应用多种标准化测试和评估的一个缺点是忽视评测者间的信度。为了最精确地应用功能测试，必须：①精确定义评分标准，且需互相排除；②在每种临床情况下都需严格执行标准；③一个机构里所有的治疗师必须定期进行使用评价工具的培训以保证一致性。

我们推荐使用信度系数值。如:Portney 和 Watkins 建议小于 0.5 为较差信度,0.5~0.75 为中等信度,大于 0.75 为高信度[26]。这些数值应以测量变量的精确性和信度检测结果如何应用为基础。临床医生在确定评估的精确性时应将这些数值作为指导方针,不能绝对化,同时需考虑到工具的使用。在进行临床决策时如果需要工具高度精确,那么应使用高于高信度范围最低值的信度系数。除信度系数外,临床医生还需考虑测量的变异性(SD),如标准差和可信区间(CI)。

效度

效度是一个多层面的概念并建立在不同的方面上。关于一项工具效度的问题需要判断①一个设计用于测量功能的工具是否真正仅仅是评价功能;②一个工具合适的应用程序是什么;③如何解释数据。

首先,一项有效的工具需在表面上看起来是在测量其打算测量的项目(表面效度)[25,26]。如,一项声称用来测量平衡的工具应该看来是在测量平衡的某些方面。另外一个关键的方面为该评估工具是否测量了功能所有重要或特殊的维度(内容效度)。如果存在**金标准**(测量某现象一种可靠方法,如有标准值的实验室检查),那么可以用该标准来检验一项新的工具(校标关联效度)。功能测评的工具不存在金标准,然而新的功能测评工具可以和已存在的被接受为可以对相同功能活动进行检查的工具进行比较。两种工具结果相近的程度有助于设定共时效度。共时效度也可以通过一项测评工具对其他功能现象进行合理测评来确定。这种方法与自我报告法特别相关。某些自我报告的工具的共时效度是通过与临床医生评级和其他临床结果的比较来确定的,如通过一项工具显示的一位患者的功能等级与临床医生对其改善的评级直接相关,且与患者自我报告的疼痛成负相关。

敏感性和特异性

在比较一项功能测试和金标准或另一项已存在的工具时,需考虑到该评估做出正确分类的能力。一项测试的敏感性指功能活动受限的人被正确分类的比例(与金标准或其他测量工具相同),换句话说,敏感性是一项反应测试(或评估工具)能够判断一个人的阳性结果程度的指标。相反,一项测试的特异性则指的是没有功能活动受限的人被正确分类的比例。一项测试的附加特性为它的阳性预测值和阴性预测值。阳性预测值是指通过类比测验发现确有功能障碍的人在该项测验中有阳性发现的比例,阴性预测值指一个没有功能障碍的人在该项测试中有阴性发现的比例。

敏感性和特异性都用 0~1 间的数值表示。敏感度和特异度最理想的值都应尽可能接近 1,但这在现实中很少见。尽管如此,不同的测试对辨别一些病情有帮助而另一些测试可以辨别状态较好的人。这可以通过敏感性和特异性的分值反映出来。当敏感性或特异性的值接近 1,SpPIn 和 SnNOut 首字母缩写可以协助进行解释[27]。SpPIn 首字母缩写是指测验具有很高的特异性:一项阳性结果有助于发现某种疾病。SnNOut 指的是有高敏感性:一项阴性结果可以帮助排除某种疾病。总体说来,敏感性和特异性值指高于 0.95 均认为很高。

结合敏感性和特异性值,通过以下公式可得出似然比(LR)。似然比的计算有助于确定一项测试的结果对判断一位患者病情或功能受限程度的影响;特别适用于当敏感性和特异性值达不到使用 SpPIn 和 SnNOut 规则时。

阳性似然比 = 敏感性 /(1- 特异性)

阴性似然比 =(1- 敏感性)/ 特异性

阳性似然比值越大,阳性测试的结果对确定病情的帮助就越大。同样,阴性似然比值越小(如接近 0),阴性测试的结果对排除疾病的帮助就越大。相反,阳性或阴性似然比值接近 1 对确定病情没有帮助。似然比通过在 Bayes' 定理(即验前比数(似然比 = 验后比数))中的应用有助于确定验后比数[27]。

一项测试或评估还有预测效度,它以先前现象(如一项功能基线测量)为基础,显示发生后续现象或事件(如回归工作)的可能性。最终,久而久之就可建立一项工具评估躯体活动或社会交往等抽象概念的程度(结构效度)。应用各种统计过程得出的结构效度,是一个没有结果的程序,因为我们对于结构的理解会随着其评估工具的发展中进一步优化。

有意义的变化

除了信度和效度之外,一项功能状态的评估工具应具有能足以反映患者功能状态发生有意义的变化的敏感性。患者的改变可超过评估工具的**最小可检测变化值**(MDC)和**最小临床重要差异**(MCID)。MDC 可以描述为在一项评估中超过了评价工具的测量误差的最小的变化值。物理治疗师应关注已发表的功能评价工具的 MDC 值。表 8.5 中展示了 MDC 和 MCID 值的例子。临床工作者需牢记 MDC 值对于使用工具进行评价的患者人群的重要性。

在一些未提及 MDC 值的文献中,如果信度值如组内相关系数(ICC)和衡量其可变性的数值如标准差已经知道,那么可以计算 MDC 值。以下公式体现了 MDC95(超出测量误差的 95% 可信区间的变化量)和平均数标准误间(SEM)的关系。如果已知用于判断信度的信度系数和标均差(SD)的值,就可利用第二个公式来计算标准误。需注意的是,由于 ICC(组内相关系数)和标准差(SD)是来自一个独立样本,标准误(SEM)和测量误差的 95% 可信区间值可用于类似条件的人。

$$MDC95=1.96\times SEM\times\sqrt{2}\ \text{where}\ SEM=SD\times\sqrt{(1-ICC)}$$

例如:如果一项对全膝置换术后患者的研究报道膝关节屈曲标准差为 5° 的 ICC(组内相关系数)为 0.75,其标准误则为 2.5°。在第一个公式中应用该值,MDC95 值为 6.925°。换句话说,膝关节屈曲需改善大于 7° 以获得 95% 可信区间,这种情况下膝关节屈曲角度的变化才不是因测量误差所造成的。

MCID 指的是在测量变量中最小的差别,表示的是患者病情中重要的而不是不重要的差别。MCID 的值应大于 MDC 的值,也就是说,MCID 需超过测量误差。例如:在 6 分钟步行实验中 50 米的步行距离改变可能会超出测量误差,然而,在 6 分钟步行 50 米的能力对一个患者功能有足够的意义吗?人们提出了很多不同的方法来确定 MCID 的值[26]。目前仍然没有一个通用的方法。对于现存的各种确定 MCID 值的方法目前存在很多争议,这些方法有的以何为有意义的观点为基

表 8.5 MDC 值与 MCID 值举例

功能测试及特定人群	MDC 或 MCID 值	参考文献
全髋或全膝关节置换术后患者 6 分钟步行试验	61.34m	Kennedy et al (2005)[28]
COPD 患者 6 分钟步行试验	37~71m	Make (2007)[29]
老年人 6 分钟步行试验	~50 m	Perera et al (2006)[30]
阿尔茨海默病患者 6 分钟步行试验	33.5 m	Ries et al (2009)[31]
卒中患者 6 分钟步行试验	54.1 m	Fulk et al (2008)[32]
阿尔茨海默病患者站起步行测验时间 (Timed up and Go test)	4.09 sec	Ries et al (2009)[31]
全髋或全膝关节置换术后患者站起步行时间 (Timed up and Go test)	2.49 sec	Kennedy et al (2005)[28]
卒中患者步速	0.1 m/sec	Fulk and Echternach (2008)[33]
髋部骨折患者步速	0.1 m/sec	Palombaro et al (2006)[34]
卒中患者 Berg 平衡量表得分	7 分	Liaw et al (2008)[35]
帕金森病患者 Berg 平衡量表得分	5 分	Steffen and Seney (2008)[36]
COPD 患者 FEV1	100ml	Make (2007)[29]

础，有的以与测量相关的问题为基础[37,38]。临床工作者在评估功能时应查阅有关 MCID 推荐值的文献。此外，越来越多的在线资源可以帮助临床工作者确定一些测试的相关值[39,40]与 MDC 的解释类似，在查阅已发表的一项评估的 MCID 值时，临床医生需考虑该值建立在哪一种样本之上。

选择工具时的考虑

目前已经开发出很多评估和分类功能的工具。考虑到目前存在过多的评估工具，了解这些工具与其他工具的比较是非常合理的。没有一项评估工具适用于所有患者或所有病情。没有工具可以评估与一个特定个体相关的所有条目并提供完整的评估结果。例如，一项工具可能可以评估广泛的 ADL 的项目，但却不能评估心理或社会方面的功能。而另一项工具则可以评估个体的社会功能却忽略了一些 ADL 方面的任务。在不同评估工具中很多条目是重复的。例如，一个关于走动能力的问题是大多数身体功能评估工具中的共同问题。虽然不同工具可以包括相同类型的活动，对相同活动的表现所提出的问题则可能完全不同。例如：一项工具或许测量穿衣的困难程度和需他人帮助的程度，包括穿上衣服、系纽扣、拉链、饰品。而另一项测量工具的提问则可能是“你穿衣时需要多少帮助？”。正如文中讨论，各种工具在某一时间段中可能存在多种差异。在知识点 8.2 中列举了在选择工具时需考虑到的关键问题。

根据众多测量工具推算出的条目或许可以提供我们想要的数据，但是我们需要特别注意这个过程会很大程度上改变测量的信度和效度。一些如使用者的理论取向、使用目的以及对特定患者使用特定功能条目的关系等因素都参与了决策过程。在最后分析中，工具的选择可以由实际情况决定。例如：以患者提供的信息为基础的自我评估报告，并不适用于有精神问题的人。执行测评的时间和资源也可能影响测试的选择，或在一些康复机构中会对所有患者采取同一种测评工具（如：功能独立性评测 FIM）。总之，现有很多适合于评估功能状态的工具，其中的一些在临床工作者和研究者之间得到广泛应用。

知识点 8.2 选择工具时的关键性问题

1. 该项评估工具注重哪些方面或类别？
2. 该工具评估某方面或各方面抽样的充分程度？
3. 该评估工具包含了哪些方面的身体功能？该工具是否评价 ADL？该工具是否评价工具性日常生活活动（IADL），如处理个人事务、煮饭、驾车等更高级的技能？是否评价移动技能？
4. 该工具评价功能的哪些方面？是否考虑到依赖 - 独立的水平？该评估中所要求的完成功能任务的时间有多少？是否评价困难程度？是否评价疼痛的影响？
5. 在该评估中提出的时间框架？
6. 执行该评估的模式？
7. 该评估中使用的评分系统是什么类型？
8. 是否需要更多的评估工具提供更完整的功能状态？
9. 由谁来完成评估——临床工作者、患者（自我报告）还是家庭成员（代理人）？
10. 完成该评估耗时多久？

一维与多维功能评价比较

在考虑选择测量工具的因素中需注意是选择单方面还是多方面的功能评估。例如：单方面评估可能包括一个具体的方面，如平衡、步态或者取物的能力；而多方面评估则包括了这些方面的综合或包括一些代表病损、活动限制和参与受限的条目。例如：在单方面评价中，步速就可能代表了功能。这项测试在临床工作中经常使用，因其只需要很短的时间和除了秒表及无障碍走廊外几乎不需其他工具即可完成。在这项测试中，需记录患者走完一段距离，如 10 米的时间，并通过距离除以时间算出速度，其单位以米 / 秒的形式记录。虽然这只是一项特殊的移动能力的测试——步行，但我们可以根据这项测试推测患者的其他功能。临床工作者有责任通过查阅文献来确定这些推测是否有证据支持，因为在有些特殊人群中步速就代表了一个患者的功能能力。例如：一项研究已证实，在髋关节置换术后的患者，其步速可以比步行表现更好地体现患者的步行能力，因为，当患者在实际生活环境中测出的步速小于在医院环境中测出的步速。然而，在这个例子中，能力和表现的评估是高度相关的（ρ=0.44）[41]。一项近期针对老年人的调查证据也表明步速与整体健康水平高度相关[42]。尽管如此，对于没有经过测试的人群而言，临床工作者利用步速来推断功能还是要十分谨慎。

另外也有一些测试会使用各种不同的条目来测量单方面的功能，例如在巴氏指数中评价 ADL 的条目或 Berg 平衡量表中计算平衡得分的 14 项。临床医生需正确使用这些测试描述其感兴趣的与患者问题有关的维度。然而，除非有数据，否则不能根据这些测试结果去推断其他方面的损害、活动限制和参与受限。其他针对那些维度的评价工具也需根据患者的描述合理使用。

或者，临床医生可以采取一种合适的方法了解患者健康状态的所有维度。测量工具的进一步发展导致了多维健康测量工具的出现，它能更全面综合地评价健康状态。与检查症状和体征的传统医疗方法相结合，多维健康状态评估工具可以提供一个重要的与患者整体健康状态有关的综合评价；在这方面，多维评估在评价个体健康时提供了一个严格的、以前的方法所缺失的成分。

近来，出现越来越多的复合型工具，通过评估 ICF 中的多个维度来全面体现一个人的功能。特别是出现了针对特定患者状态的 ICF 核心组合，例如：卒中[43]、急性期后康复集合[44]。每种核心组合包括了与躯体功能、躯体结构、活动、参与和对于患者的特殊状态十分重要的情境因素。这些核心集合是通过专家意见建立的，并通过实证检验来确定是否包括了代表性条目。这些核心集合或许可以是临床医生在 ICF 分类的大量特定条目中关注相关性最高的条目。

本章节最后部分简单讨论了物理治疗师在操作中可能使用的一种单维评估工具和三种多维评估工具。其他许多工具在本章节之前已经提到过，也有一些包括在其他章节中。对于选择测评工具而言，阅读者应参考 APTA 的测试和评估分类[24]。

为了举例说明，本章节列举了三种多维评估工具，包括功能独立性评测（FIM）、结局与评估信息集（OASIS）以及 SF-36。选择多维评估工具与选择单维评估工具时的注意事项相同[47]。没有一项测评工具可以评估所有潜在的相关的项目。另外，由于措辞问题，表面上看起来评估功能的相同维度的项目实际上可能评估的是不同维度[48]。表 8.6 列举了这些测试中一些项目的对比。在躯体功能方面，走动能力的有关问题是在这些测评工具中唯一相同的项目，均没有涉及的包括床上移动和灵活程度。FIM 和 OASIS 比疾病影响概要（SIP）或 SF-36 包括了更多的 ADL 项目。而 SIP 和 SF-36 评估了工作能力，FIM 和 OASIS 则没有。这并不奇怪，因为研发 FIM 的最初目的是作为评估康复环境中住院患者的工具，OASIS 则是专门用于家庭健康机构，且两者都是为老年患者服务的。相反，SIP 和 SF-36 的研发则主要用于在可走动的疗养环境中的年轻的成年人群。在 SIP、SF-36 和 OASIS 中焦虑和抑郁作为心理功能评估的一个维度被提出，而在 FIM 中则没有。OASIS 没有评价社会功能，而其他三项评估则有。最后，只有 SF-36 记录患者整体健康的感知。

表 8.6 选取的多维功能评估工具中的项目

	FIM	SF-36	OASIS
症状	−	+	+
躯体功能			
转移	+	−	+
走动	+	+	+
ADL			
洗澡	+	+	+
修饰	+	−	+
穿衣	+	+	+
进食	+	−	+
如厕	+	−	+
ADL			
室内	−	+	+
杂务			
室外	−	+	+
杂务 / 购物			
社区	−	+	+
旅游 / 驾车			
工作 / 学校	−	+	−
情感功能			
交流	+	−	+
认知	+	−	+
焦虑	−	+	+
抑郁	−	+	+
社会功能			
互动	+	+	−
活动 / 休闲	−	+	−
总体健康的感知	−	+	−

评价功能的代表性工具

Barthel 指数

巴氏指数是在45年前由一位物理治疗师研发的[22]，虽然现在其使用不如其他一些工具常用，但在临床研究中仍然被用于功能评估，它代表了最早对功能状态评估具有贡献的文献之一，确定了物理治疗师在实践中长期对功能性活动和ADL测量的关注。巴氏指数针对性地评估了个体在活动的10个项目中和ADL的自我护理方面需要帮助的程度（表8.7）。评估的等级限制在完全独立和需要帮助。每个项目依据患者完成活动的表现按序级等级依次记分，每一分值均对应相应的功能水平或等级。其变量权重是由巴氏指数的研发者以临床判断或其他隐藏的标准为基础而确定的。例如：患者进食时需要他人帮助，得5分，而独立进食可以得到10分。表的总分分值0~100分，通过所有项目得分加权的总和得出，0分表示十项活动完全依赖，100分表示十项活动完全独立完成。巴氏指数广泛用于评价住院患者接受康复后的功能改变，特别是对卒中患者功能结局的预测[49,50]。虽然巴氏指数的心理评价功能没有经过完整的测评，但已经证明巴氏指数有很高的评价者间信度（0.95）和重测信度（0.89），同时与其他评价躯体残疾的工具有很高的相关性（0.74~0.80）[51]。

表8.7 巴氏指数中包含的项目

进食：得分从独立（能够使用餐具和其他工具）到依赖（需要帮助）
沐浴：得分从独立到依赖
个人卫生：得分从独立（能够洗澡、梳头、刷牙或剃须）到依赖（需要帮助）
穿衣：得分从独立（能够穿衣、拉链、系鞋带、需要时佩戴矫形器）到依赖（需要帮助）
直肠功能：得分从独立（不出现意外，必要时能使用肛门栓剂或灌肠）到依赖（偶尔意外，需要帮助）
膀胱功能：得分从独立（不出现意外，必要时能使用尿壶）到依赖（偶尔出现意外，需要帮助）
如厕转移：独立（能够使用坐便器或便盆）到依赖（需要帮助）
椅-床转移：得分从独立（需要时能够操作轮椅）到依赖（需要帮助）
走动：得分从独立（需要时能够使用辅助设施）到依赖（需要帮助）
爬楼梯：得分从独立（需要时能够使用辅助设施）到依赖（需要帮助）

FIM

功能独立性评测（FIM）[52,53]是包含18个项目评估躯体、心理及社会功能的工具，是医学康复统一数据系统（UDSMR）的一部分。UDSMR收集参与的康复机构数据以及录入UDSMR数据系统的综合问题报告。FIM利用个体需要帮助的程度对功能状态从完全独立到完全依赖进行评估分级（图8.5）。受试者使用辅助工具或许可以评为独立，但是与“完全”独立的记录是分开的。此工具列举了六项自我照顾活动：进食、修饰、沐浴、穿上衣、穿裤子、如厕。直肠和膀胱功能被认为是病损而不属功能维度，所以对其进行独立分类。功能性

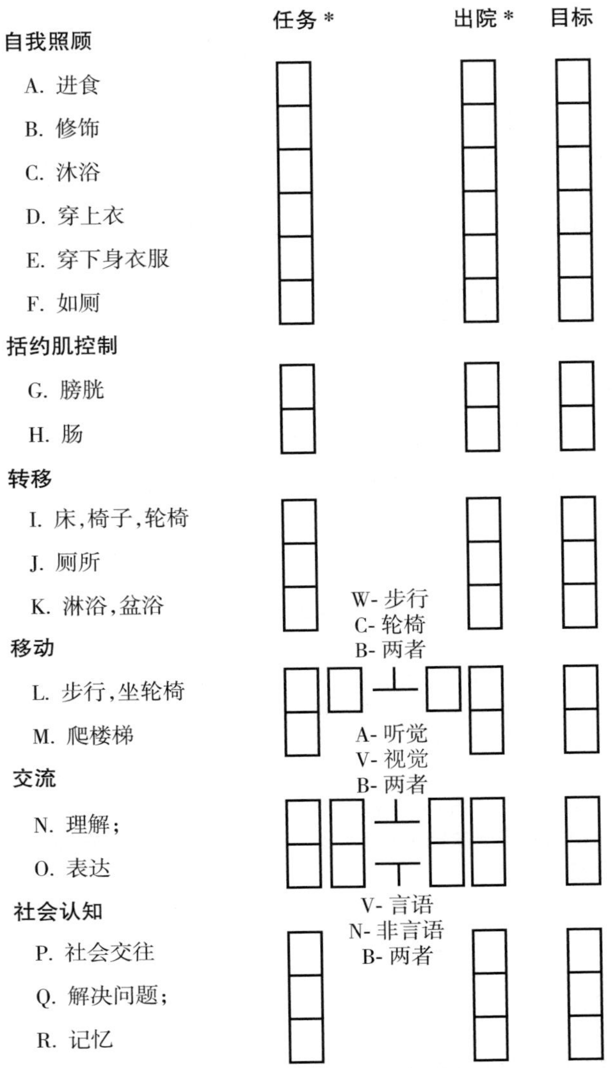

任务＊ 出院＊ 目标

自我照顾
A. 进食
B. 修饰
C. 沐浴
D. 穿上衣
E. 穿下身衣服
F. 如厕

括约肌控制
G. 膀胱
H. 肠

转移
I. 床，椅子，轮椅
J. 厕所
K. 淋浴，盆浴

移动
L. 步行，坐轮椅
M. 爬楼梯

W-步行
C-轮椅
B-两者

交流
N. 理解；
O. 表达

A-听觉
V-视觉
B-两者

V-言语
N-非言语
B-两者

社会认知
P. 社会交往
Q. 解决问题；
R. 记忆

＊不要留空，如果因为危险不能测试则填1

等级
没有帮助者
7 独立完成（及时，安全）
6 修饰的独立（使用辅助工具）
帮助者——修饰的依赖
5 监护（完成100%）
4 最小量帮助（完成75%或以上）
3 中等量帮助（完成50%或以上）
帮助者——完全依赖
2 最大量帮助（完成25%或以上）
1 完全帮助或不能测量（完成少于25%）

图8.5 独立功能评定量表依据患者主动参与活动程度的百分比使用7分等级

移动通过转移的三个项目进行评价。在移动的分类中，步行和使用轮椅相等列出，而楼梯则单独考虑。FIM 还包括了两项交流和三项社会认知项目。

FIM 评价的是个体做什么，而不是其在特定环境下能做什么。目前，已建立 FIM 的评定者间信度，在心理测量可接受的水平（组内相关系数范围为 0.86~0.88）[53]，也已确立其表面效度、内容效度，及其发现患者功能水平变化的能力。任何临床工作者在经过对其每一项的反应设置的适当的训练后，都可以使用 FIM。

对于卒中患者而言，FIM 的运动评分部分显示出与巴氏指数相同的高共时效度（ICC>=0.83）[55]。Gosman-Hedstrom 和 Svensson[56]已显示巴氏指数的项目与 FIM 评价功能受限的项目之间都有很高的结构效度。为开发等距测量工具，Rasch 分析已被应用于 FIM 的定序等级评分[57]。另外，已利用 FIM 为基础开发出包括 18 项条目的评估工具——WeeFIM，适用于年龄在 6 个月到 18 岁之间的儿童[58]。

结局及评估信息表

结局和评估信息集（OASIS）是设计用来确保搜集到在家庭康复环境中的成年患者的相关数据，允许家庭健康机构通过评估医疗结局来评价医疗质量[59,60]。在最初的几年里，家庭健康机构使用 OASIS 都是自愿的。然而，自 1991 年 1 月 1 日，家庭健康机构被保健资金管理机构强制要求使用 OASIS 作为参加 /Medcare 项目的条件。现在的 OASIS 版本，即 OASIS-C，包含了涵盖社会人口特征、环境因素、社会支持、健康状态、功能状态的核心条目[61]。该版本与之前的版本有很大的变化，在 2009 年得到批准认可。OASIS 设计初衷不是对患者进行综合评价或作为一项附加测评。OASIS 的评估项目是为整合进临床记录来强调患者状态的不同方面，从而确定其在入住家庭健康机构、每 60 天随访及出院时的特殊护理需求。OASIS 倾向于一种中规中矩的记录，可被包括物理治疗师在内的任何健康专家使用。作为开发适用于家庭健康结局评估方法研究项目的一部分，OASIS 已在实验项目中进行实际测试，并经由专家组进行改进。目前，OASIS 还在进行信度的测试。

操作的简便性增加了使用工具的熟练度。与其他大多数评估工具不同，与每个项目伴随的应答集与该项目都密切相关。有些应答集仅有两种可能的关于行为的描述，而其他则可能有多达九种的描述。因此，使用者须熟悉每个项目的可能应答集，并预测使用工具的适应程度，这将可能增加学习曲线。ADL/IADL 部分由 13 个不同的项目组成（表 8.8）：修饰、穿上衣、穿裤子、沐浴、如厕转移、如厕、转移、步行 / 移动、进食、准备食物、使用电话的能力、现有功能、跌倒风险。

表 8.8 结果和评估信息集（Oasis）：ADL/IADL

（M0640）修饰：照顾个人卫生需求的能力（例如：洗脸和洗手、头发护理、刮胡子、化妆、刷牙或者假牙护理、指甲护理）

之前	现在	
☐	☐	0- 有能力修饰自己，使用或者不使用辅助器具或者适应性的方法。
☐	☐	1- 在能完成修饰活动之前，必须将修饰所需的器具放在伸手可及处。
☐	☐	2- 他人帮助下患者完成修饰
☐	☐	3- 完全依靠他人完成修饰需求。
☐	☐	UK- 不知道

（M0650）穿上衣能力（利用或不利用帮助）：包括内衣，套头毛衣，前开口的男衬衫和女衬衫，拉链，按钮，纽扣。

之前	现在	
☐	☐	0- 无需帮助，能从衣柜或抽屉中拿出衣服、穿上、脱下
☐	☐	1- 如果衣服放置好或者递给患者，在不需要帮助下患者穿好上衣。
☐	☐	2- 必须有人帮助患者穿好上衣。
☐	☐	3- 完全依靠他人帮助穿好上衣。
☐	☐	UK- 不知道

（M0660）穿下身衣服能力（利用或不利用帮助）包括内衣，便裤，袜子或者尼龙长袜，鞋子

之前	现在	
☐	☐	0- 无需帮助能取、穿上、脱下下身衣服和鞋子。
☐	☐	1- 如果衣服和鞋放置好或者递给患者，在无需帮助下可穿好下身衣服
☐	☐	2- 他人帮助下穿好内衣，便裤，袜子或者尼龙长袜，鞋子。
☐	☐	3- 完全依靠他人帮助穿好下身衣服。
☐	☐	UK- 不知道

（M0670）沐浴：清洗全身的能力，排除修饰（仅洗脸和洗手）

之前	现在	
☐	☐	0- 能够独立进行淋浴和盆浴
☐	☐	1- 使用辅助设备，能够独立进行淋浴和盆浴
☐	☐	2- 能够进行淋浴和盆浴，但需要另一人帮助
		（a）提供间歇性的监督、鼓励和提醒，或者
		（b）进出淋浴和盆浴，或者
		（c）洗患者难以触及的部位

续表

☐ ☐ 3- 自己参与淋浴和盆浴洗澡的过程，但在洗澡全过程中需要另一人在场以提供帮助和监督。
☐ ☐ 4- 不能进行淋浴和盆浴，只能在床上或床边椅上沐浴
☐ ☐ 5- 不能有效地参与沐浴过程，完全依靠另一人沐浴
☐ ☐ UK- 不知道

(M0680)如厕：使用厕所或床旁马桶的能力

之前 现在

☐ ☐ 0- 利用或不利用辅助设施情况下独自进出厕所。
☐ ☐ 1- 在另一人的提醒，帮助或者监视下，能进出厕所。
☐ ☐ 2- 不能进出厕所，但在利用或不利用辅助设施情况下能利用床旁马桶
☐ ☐ 3- 不能进出厕所或床旁马桶，但可独立使用便盆/尿壶
☐ ☐ 4- 如厕完全依赖
☐ ☐ UK- 不知道

(M0690)转移：从床移动到椅子，上下厕所或者马桶，进出浴盆和淋浴龙头的能力，卧床不起者的翻身和调整体位能力

之前 现在

☐ ☐ 0- 能够独自转移
☐ ☐ 1- 需要最小的人力帮助或者使用一个辅助设备转移
☐ ☐ 2- 不能独自转移，但在转移过程中能负重或作为转移的支点
☐ ☐ 3- 不能独自转移，在被别人转移过程中不能负重或作为转移的支点
☐ ☐ 4- 卧床不起，不能转移但能在床上翻身或者调整体位
☐ ☐ 5- 卧床不起，不能转移，也不能在床上翻身或者调整体位
☐ ☐ UK- 不知道

(M0700)步行/运动：站立位，或使用轮椅，蹲位，在各种平面上安全行走的能力

之前 现在

☐ ☐ 0- 能在平坦或者粗糙的路面上走路，或者利用或不利用扶手爬楼梯。
☐ ☐ 1- 在一个辅助设施(例如手杖或助行器)帮助下独立行走，或者需要在别人监督和帮助下爬楼梯、步行、或在不平整表面上行走
☐ ☐ 2- 始终需要一人的监督和帮助才能行走
☐ ☐ 3- 坐于椅，不能步行，但能独自使用轮椅
☐ ☐ 4- 坐于椅，不能步行，也不能独自使用轮椅
☐ ☐ 5- 卧床，不能步行，也不能坐到椅子上
☐ ☐ UK- 不知道

(M0710)进食：独立进食的能力，注意：此处仅指吃、嚼、吞咽，不是指准备食物

之前 现在

☐ ☐ 0- 能独立进食
☐ ☐ 1- 能够独自进食，但需要
(a) 摆好食物，或
(b) 另一人间断的帮助或监视或
(c) 流质、泥、肉末之类的食物
☐ ☐ 2- 不能独自进食，进餐/吃零食的全程均需另一人监视或帮助
☐ ☐ 3- 能经口进食和通过鼻饲、胃造瘘术摄入营养
☐ ☐ 4- 不能经口进食，通过鼻饲、胃造瘘术喂食
☐ ☐ 5- 不能经口或通过鼻饲管进食
☐ ☐ UK- 不知道

(M0720)计划和准备清淡食物(如燕麦、三明治)或加热 提供的食物：

之前 现在

☐ ☐ 0-(a)能独立计划和准备各种清淡食物或加热提供的食物，或
(b)身体、认知和精神允许能够规律地准备清淡食物，但过去没有常规准备(即入住疗养院前)
☐ ☐ 1- 因身体、认知和精神方面的限制不能规律准备清淡食物
☐ ☐ 2- 不能准备任何清淡食物或加热提供的食物
☐ ☐ UK- 不知道

续表

(M0730)交通:安全使用轿车、出租车或公共交通设施(汽车、火车、地铁)的能力

之前 现在

☐ ☐ 0- 能独立驾驶常规或改制的小轿车,或乘坐常规或残疾人公共汽车
☐ ☐ 1- 能乘坐由他人驾驶的轿车,或在他人帮助或陪伴下能乘坐公交车或残疾人车
☐ ☐ 2- 不能乘坐汽车、出租车、公交车、残疾人车,需要救护车转运
☐ ☐ UK- 不知道

(M0740)洗衣:自己洗衣——将衣服放入洗衣机、从洗衣机取出,使用洗衣机、甩干机,手洗小件衣服

之前 现在

☐ ☐ 0-(a)能独立完成所有洗衣任务;或
(b)身体、认知和精神允许能够洗衣和使用洗衣设备,但过去没有常规执行洗衣任务(即入住疗养院前)
☐ ☐ 1- 仅能洗小的衣物,如手洗小件衣服或机洗较少的衣物,因身体、认知和精神方面的限制,在洗大件衣物,如将较重衣服放入或从洗衣机取出时,需要帮助
☐ ☐ 2- 因身体功能限制或精神、认知功能限制需要持续监视和帮助,而不能洗任何衣物
☐ ☐ UK- 不知道

(M0750)家务:安全有效地进行家务或从事较重的清洁任务

之前 现在

☐ ☐ 0-(a)能独立完成所有家务;或
(b)身体、认知和精神允许进行所有家务,但过去没有常规参与家务(即入住疗养院前)
☐ ☐ 1- 仅能独立完成较轻的家务(如吸尘、擦厨房的柜台)
☐ ☐ 2- 在另一人间断的帮助或监视下能完成家务
☐ ☐ 3- 不能自始至终的完成家务,除非另一人给予全程的帮助
☐ ☐ 4- 不能有效地参与任何家务
☐ ☐ UK- 不知道

(M0760)购物:计划、在商店内挑选、购买物品,将物品搬回家并摆放好

之前 现在

☐ ☐ 0-(a)能独立计划购物所需、完成所有购物活动,包括搬运包裹;或
(b)身体、认知和精神上能从事购物活动,但过去没有从事购物活动(即入住疗养院前)
☐ ☐ 1- 能够购物,但需要一些帮助
(a)自己能购买小件物品和搬运较轻的物品,需要他人帮助偶尔购买大件物品或
(b)不能购物,但可与他人一起去帮忙购物
☐ ☐ 2- 不能购物,但能识别所需的物品,有序摆放物品,安排家庭物品的摆放
☐ ☐ 3- 所有购物和杂事需要他人帮助
☐ ☐ UK- 不知道

(M0770)使用电话:应打电话、拨号、有效地使用电话交流

之前 现在

☐ ☐ 0- 拨号,合适地应答电话
☐ ☐ 1- 能使用特殊改制的电话(如:拨号盘上的数字显示较大,聋人使用的电传打字电报电话),拨打必需的电话
☐ ☐ 2- 能应答电话、进行正常交流,但不能呼叫电话
☐ ☐ 3- 能在某些时候应答电话、进行有限的交流
☐ ☐ 4- 不能应答电话,但利用设备帮助下能听
☐ ☐ 5- 根本不能使用电话
☐ ☐ NA- 患者没有电话
☐ ☐ UK- 不知道

SF-36

SF-36包括了36条基于兰德医疗保险研究问题的项目。这36个项目是从113个兰德医疗保险研究在医疗结局研究(Medical Outcomes Study, M O D)中使用的,用来发现医生实践模式和患者结局之间的关系[62]。因此,它被命名为SF-36,因为它是MOS的精简版,只有36个问题。MOS提供一些患有慢性疾病的成年患者功能状态[63]以及一些相对于慢性疾病患者而言正在经历抑郁状态的患者健康状况[64]的重要资料。SF-36具有较高的信度和效度(相关系

数的范围从0.81~0.88)[65~68]。这些自我报告的规范性数据已被收集[69]。

SF-36包括八个不同的维度:生理功能、社会功能、生理职能、精神健康、活力/疲劳、疼痛、总体健康状况。最后一个问题是患者自我感觉过去一年的健康变化。项目根据定类(是/否)或定序计分。每个项目的每个可能回答都有一序列的计分点。每个表中所有项目总分相加,通过数学换算成百分比,100%代表最佳健康状态。生理功能和生理职能的各项目见表8.9. SF-36在一系列的研究中已被用来描述因各种残疾接受物理治疗的患者的健康状况和生理功能状态[70~75]。

目前,已利用SF-36开发出其精简版[76],即SF-12,它包括从SF-36的八个维度中选取具有代表意义的项目,可计算身体和精神两大方面的评分。其优势是使用更少的时间完成问卷调查,但其得分可能不够精确,不能敏感反映个体患者的功能变化[77]。SF-36是迄今为止,第一个完成和发表的将心理特性作为其必要成分的工具,也是一个对其发明者在验证SF-36为一个科学工具的质量的责任证明(知识点8.3证据总结)。

表8.9 SF-36的生理功能和生理职能

下列问题是关于你在每日中可能进行的活动,你的健康限制你进行这些活动吗?如是,限制多少?每行中勾选一个答案	是 限制很多	是 限制一点	完全不 限制
1. 剧烈活动,如跑步、举重或其他剧烈活动	1□	2□	3□
2. 适度活动,如移桌子、推吸尘器、洗碗、打高尔夫	1□	2□	3□
3. 举或搬运杂物	1□	2□	3□
4. 上楼梯的几级台阶	1□	2□	3□
5. 上楼梯的一级台阶	1□	2□	3□
6. 弯腰、屈膝	1□	2□	3□
7. 步行一英里多	1□	2□	3□
8. 步行几条街区	1□	2□	3□
9. 步行一条街	1□	2□	3□
10. 自己洗澡或修饰	1□	2□	3□
在过去的4周中,在你的工作或日常生活活动中,你是否因为健康出现下列任一问题(每行勾选一项)	是	否	
1. 工作或其他活动的时间减少	1□	2□	
2. 完成的工作或活动量减少	1□	2□	
3. 完成的工作或活动种类有限	1□	2□	
4. 难以完成工作或活动(如,需要额外的努力)	1□	2□	

知识点8.3 SF-36的信度和效度的证据总结

研究	研究设计	样本	地点	信度	效度	评论
Stewart et al[63] (1989)	横断	9385例,年龄在18岁及以上已看内科医师	流动救护站	量表分数的内部一致性为0.67~0.88	未提	使用MOS SF-20
Stewart et al[65] (1988)	横断	11 186例说英语者,18岁及以上,已看内科医师	3个大城市的流动救护站	量表分数的内部一致性为0.81~0.88	使用内部一致性作为效度评价;也比较了好的和差的健康样本以区别鉴定;还与社会人口学因素相关	使用MOS SF-20
McHorney et al[68] (1994)	横断和纵向	3445例英语语言者,18岁及以上,患有慢性医学及心理疾病	3个大城市的流动救护站	内部一致信度为0.78~0.93	项目的区分效度从0.09~0.58到0.20~0.62	SF-36

知识点 8.3 SF-36 的信度和效度的证据总结 续

研究	研究设计	样本	地点	信度	效度	评论
Ware et al[76] (1996)	纵向	2333 例,包括患有慢性疾病的成年人	国际功能、健康状况、医疗结局调查参与者	一般美国人群,生理功能评分的 2 周重测效度为 0.89,精神健康的重测效度为 0.76	不同的躯体和心理疾病患者,SF-12 的区分效度与 SF-36 相似	关于 SF-12 的文章
Riddle et al[77] (2001)	纵向	101 例下腰痛的连续病例	Richmond, VA 地区的 3 个物理治疗诊所	未提	在初次检查和出院前完成 SF-36；SF-12 条目从 SF-36 提取。SF-36 与 SF-12 反映的生理功能评分的变化无显著性差异 score of the SF-36 and SF-12	
King and Roberts[78] (2002)	横断	88 例脊髓型颈椎病患者	神经外科诊所门诊患者	量表评分内部一致信度为(Cronbach' salpha)0.79~0.92	效度利用 urick, Cooper, 和 Harsh 设计的颈椎病量表,及日本骨科学会(JOA)设计的颈椎病量表的西方修订版验证	
Kosinski et al[79] (1999)	横断	1016 例骨性关节炎或类风湿关节炎患者	门诊或住院患者	基线量表评分的内部一致信度为 0.75~0 .91	未提	
Kosinski et al[80] (1999)	纵向	1016 例骨性关节炎或类风湿关节炎患者	门诊或住院患者	未提	治疗前和治疗 2 周后利用 SF-36 评定。区分效度通过一组进行骨关节炎严重性评定,并通过治疗获得改善的患者来显示。	
Hagen et al[81] (2003)	前瞻、观察	招募的最近一月内发生脑卒中的 153 例患者在 1、3 和 6 个月时利用 SF-36 评定	苏格兰的 24 个一般诊所	除了活力维度一个月时得分内部一致信度=0.68,3 个月时总体健康维度信度为 0.66,量表其他维度内部一致信度均大于 0.7	结构效度通过 Barthel 指数、加拿大神经功能量表及简明精神状态检查量表验证。Barthel 指数与身体功能、社会功能维度之间的相关性最高	
Findler et al[82] (2001)	横断	597 例,其中 326 例为创伤性脑损伤后至少一年	纽约州的居民	创伤性脑损伤个体量表得分的内部一致信度为 0.79~0.92	与 Beck 抑郁量表、TIRR 症状检查列表、健康问题列表相比较。SF-36 与其他量表间具有显著的相关性	
Yip et al[83] (2001)	横断	32 名 60 岁及以上的患者及他们的代理受访者	从老年公寓项目、辅助生活设施和老年活动中心招募的社区居住的老年人	量表在受访者和代理人间的相关性在 0.31~0.84	未提	

知识点 8.3 SF-36 的信度和效度的证据总结 续

研究	研究设计	样本	地点	信度	效度	评论
Andresen et al [84] (1999)	纵向	128 例在养老院居住至少 3 个月、简明健康问卷得分在 17 分及以上者	养老院	一周的重测信度为 0.55~0.82(ICC)	生理健康总分与日常生活指数的聚合效度在 0.37~0.43；精神健康总分与老年抑郁量表得分效度为 0.63~0.71。SF-36 量表与简明精神健康问卷得分无明显相关性	
Hobart et al [185] (2002)	横断	51 例女性脑卒中患者，入院时平均年龄 62 岁	印第安纳波利斯的三家医院	未提	因为天花板和地板效应，量表在这些脑卒中患者中的区分效度有限。假设从 8 个维度中的产生 5 个和计算 2 个(生理健康和精神健康)总结分令人不满意	

总结

本章勾画了理解功能和检查评价功能的概念性框架。传统的医学模式主要关注疾病及其症状，没有考虑到环境对人的影响，以及疾病广阔的社会、心理、行为维度。所有这些因素均对个体的活动和参与产生影响。虽然功能的个体方面可以被评定，但功能状态的检查必须视作是一个广阔的，多维度的过程。最后，对功能检查的特异性方面进行了讨论，包括目的，工具的选择，测试管理的各个方面，测试结果的解释，以及评价工具质量的判定。

复习思考题

1. 功能评价与健康状况如何相关？
2. 如您的康复机构应用 FIM，如何保证其可信性，使其结果能用于治疗计划和研究？
3. 选择功能评价的工具时可采用什么标准？
4. 讨论基于表现的工具、评价者报告、自我报告的用途，优点和缺点。
5. 解释环境、疲劳和其他相关问题如何影响功能评价，提出在临床中控制上述这些因素的建议。
6. 明确功能评价工具中评分系统的种类。什么是分析解释测试结果中常见的错误？
7. 回顾表 8.4，表 8.6~ 表 8.8。假设某个特定环境中的一个病例，指出如何以及何时可以使用这些工具。介绍每个评价工具的优点和缺点。想象一下，你正在另一个环境中处理这些相同的患者，你会选择哪一个工具？
8. 利用这些工具中的一个，设计出一个结果，利用它们去确定治疗目标、功能结局和设计治疗计划。
9. 确认下列人员与其个体功能状态相关的特殊生理任务：

一个 22 岁的女文员

一个 31 岁的男性物理治疗师助手

一个 39 岁的女性，有孩子的家庭主妇

一个 45 岁的男性建筑工人

一个 56 岁的女教师

一个 65 岁的男性记者

10. 讨论疾病、身体结构、身体功能、活动、参与、环境因素、个人因素之间的关系。

病例分析

一名78岁的女性骨性关节炎患者，住院接受右全髋关节置换术。她报告了一个长久不适的病史，她描述了髋关节疼痛伴向后方的臀部和腰背放射痛，负重和爬楼梯时加重。最近一年中，疼痛和关节僵硬明显加重。影像学检查显示髋臼及股骨头出现与骨关节炎相一致的退行性改变。外科干预利用金属假体取代右股骨头和股骨颈，并用塑料杯重塑髋臼表面。过去史不明显。

社会史

该患者是她和她丈夫建立的一个小型会计师事务所的退休经理。她的丈夫已去世。她有三个已成年的孩子，居住在邻近社区。在髋关节疼痛引起功能受限前，她一直独立于所有ADL和IADL。她还主动为当地的一家为闲居个人提供餐饮的慈善机构提供每周1天的志愿会计服务。她是家庭出游的常客，喜欢去剧院、音乐会和博物馆，是社区历史保护协会的一个活跃的成员。最近，这些活动因加重的髋部不适而必须减少。入院前3个月她基本上没有家庭外的活动，且使用助行器以减少负重和减轻疼痛。她也需要一个家庭护理员提供每周两次、每次4小时的帮助(主要用于购物、杂事和一些生活管理事务)。她对不能沐浴和依赖于他人的帮助来进行基本的生活自理感到相当沮丧。她一直使用阿司匹林以镇痛抗炎；但最近几个月，阿司匹林和其他保守治疗已无法缓解其疼痛。她已被指导应用局部热疗、间断休息、温和的关节活动范围练习。她有全额医疗保险，没有财务问题。

右髋手术后注意事项

髋关节屈曲不超过90°；
避免交叉腿(一腿或踝置于另一腿或踝上)；
避免右下肢内旋。

系统回顾

沟通、情感、认知、学习模式：3次充分的沟通、定位。合作和动机。听力完整。戴合适的镜片；经历“夜盲症”即她描述为在昏暗的灯光下看不清，从明亮的地方到昏暗的地方她需要花费较长的时间去适应。

心肺：心率＝84次/分；血压(BP)＝130 / 78毫米汞柱；呼吸频率＝16次/分钟；活动后上述指标没有明显的增加。

皮肤：手术伤口愈合良好；皮肤钉已拆除。

肌力：上肢关节活动范围正常，除手外，上肢其他部位肌力从好到正常。左髋，膝和踝关节周围肌肉力量在间断测试中至少为良好。右下肢部分负重。

关节的完整性和活动性：患者报告手腕和指偶尔在清晨醒来后或一段时间不活动后出现僵硬。在右膝盖有捻发音。左食指的远端和近端指间关节存在Heberden结节。

关节活动范围：右膝盖和踝关节活动范围正常；右髋关节未测。

肌肉活动：双手握力下降(4~15)。

疼痛：患者否认腕、手指或右髋关节疼痛。

步态，步行和平衡：在监护下，患者使用双侧标准铝质腋拐、右下肢部分负重可在水平地面上步行；爬楼梯也需要最低限度的帮助。预测该患者出院时可在水平地面上独立行走。

功能状态：床上移动(修改后的独立装置)及坐到站、转移(最小的援助)均受限。

家庭环境：患者独自居住在楼房第5层的公寓，楼房带电梯，居住空间为带有一间卧室的一层一套的公寓。

患者的目标：患者渴望能重获个人自理和独立家务管理的能力。人工关节置换缓解了她术前的绝大部分疼痛(她现在的大部分不适很轻，主要与手术切口相关)。她还想重回家庭，参加志愿者，社会和休闲活动。她非常有决心尽快终止家务管理上的援助。

指导性问题

1. 基于最初的检查结果，利用ICF模型讨论身体结构和生理功能层面的疾病、损害，活动限制，参与受限，和共同存在的因素间的联系。

2. 判断使患者重获最高级别的功能和实现康复目标需要检查的特定的ADL和IADL技能。讨论本章中提出的适合检查该患者功能和记录其结局的工具的适宜性。

参考文献

1. American Physical Therapy Association: The Guide to Physical Therapist Practice, ed 2. Phys Ther 81:9, 2001.
2. Adams, PF, Heyman, KM, and Vickerie, JL: Summary health statistics for the U.S. population: National Health Interview Survey, 2008. Vital Health Stat 10(243):1, Dec 2009.
3. World Health Organization (WHO): The First Ten Years of the World Health Organization. World Health Organization, Geneva, 1958.
4. World Health Organization (WHO): International Classification of Functioning, Disability and Health. World Health Organization, Geneva, 2001.
5. World Health Organization (WHO): ICD 10: International Statistical Classification of Diseases and Related Health Problems, Tenth Revision, Volume 1. World Health Organization, Geneva, 1992.
6. Escorpizo, R, et al: Creating an interface between the International Classification of Functioning, Disability and Health and physical therapist practice. Phys Ther 90:1053, 2010.
7. World Health Organization (WHO): International Classification of Impairments, Disabilities, and Handicaps. World Health Organization, Geneva, 1980.
8. Nagi, S: Disability concepts revisited. In Pope, AM, and Tarlov, AR (eds): Disability in America: Toward a National Agenda for Prevention. National Academy Press, Washington, DC, 1991, p 309.
9. ICIDH-2: International Classification of Impairments, Activities and Participation. A Manual of Dimensions of Disablement and Functioning. Beta-1 draft for field trials. World Health Organization, Geneva, 1997.
10. Jette, AM, Haley, SM, and Kooyoomjian, JT: Are the ICF Activity and Participation dimensions distinct? J Rehabil Med 35(3):145, 2003.
11. Brandt, EN, Jr, and Pope, AM (eds): Enabling America: Assessing the Role of Rehabilitation Science and Engineering. National Academy Press, Washington, DC, 1997.
12. Jette, AM, and Keysor, JJ: Disability models: Implications for arthritis exercise and physical activity interventions. Arthrit Rheum 49:114, 2003.
13. Guyatt, GH, et al: The 6-minute walk: A new measure of exercise capacity in patients with chronic heart failure. Can Med Assoc J 132:923, 1985.
14. Winograd, CH, et al: Development of a physical performance and mobility examination. J Am Geriatr Soc 42:743, 1994.
15. Duncan, PW, et al: Functional reach: A new clinical measure of balance. J Gerontol 45:192, 1990.
16. Duncan, PW, et al: Functional reach: Predictive validity in a sample of elderly male veterans. J Gerontol 47:93, 1992.
17. Mathias, S, et al: Balance in elderly patients: The "Get Up and Go" test. Arch Phys Med Rehabil 67:387, 1986.
18. Podsiadlo, D, and Richardson, S: The timed "Up and Go": A test of basic functional mobility for frail elderly persons. J Am Geriatr Soc 39:142, 1991.
19. Guralnik, JM, et al: A short physical performance battery assessing lower extremity function: Association with self-reported disability and prediction of mortality and nursing home admission. J Gerontol 49:85, 1994.
20. Tager, IB, et al: Reliability of physical performance and self-reported functional measures in an older population. J Gerontol 53:295, 1998.
21. Guccione, AA, et al: Development and testing of a self-report instrument to measure actions: Outpatient Physical Therapy Improvement in Movement Assessment Log (OPTIMAL). Phys Ther 85:515, 2005.
22. Mahoney, F, and Barthel, D: Functional evaluation: The Barthel Index. Md Med J 14:61, 1965.
23. Guccione, AA, et al: Defining arthritis and measuring functional status in elders: Methodological issues in the study of disease and disability. Am J Public Health 80:949, 1990.
24. Catalog of tests and measures. Guide to Physical Therapist Practice. Retrieved March 25, 2011, from http://guidetoptpractice.apta.org.
25. Standards for Tests and Measurements in Physical Therapy Practice. Phys Ther 71:589, 1991.
26. Portney, LG, and Watkins, MP: Foundations of Clinical Research: Applications to Practice, ed 3. Prentice-Hall Health, Upper Saddle River, NJ, 2008.
27. Straus, SE, et al: Evidence-Based Medicine: How to Practice and Teach It, ed 4. Churchill Livingstone, Edinburgh, 2011.
28. Kennedy, DM, et al: Assessing stability and change of four performance measures: A longitudinal study evaluating outcome following total hip and knee arthroplasty. BMC Musculoskelet Disord 28(6):3, 2005.
29. Make, B: How can we assess outcomes of clinical trials: The MCID approach. COPD 4(3):191, 2007.
30. Perera, S, et al: Meaningful change and responsiveness in common physical performance measures in older adults. J Am Geriatr Soc 54(5):743–749, 2006.
31. Ries, JD, et al: Test-retest reliability and minimal detectable change scores for the timed "up and go" test, the six-minute walk test, and gait speed in people with Alzheimer disease. Phys Ther 89(6):569–579, 2009.
32. Fulk, GD, et al: Clinometric properties of the six-minute walk test in individuals undergoing rehabilitation poststroke. Physiother Theory Pract 24(3):195–204, 2008.
33. Fulk, GD, and Echternach, JL. Test-retest reliability and minimal detectable change of gait speed in individuals undergoing rehabilitation after stroke. J Neurol Phys Ther 32(1):8–13, 2008.
34. Palombaro, KM, et al: Determining meaningful changes in gait speed after hip fracture. Phys Ther 86(6):809–816, 2006.
35. Liaw, LJ, et al: The relative and absolute reliability of two balance performance measures in chronic stroke patients. Disabil Rehabil 30(9):656–661, 2008.
36. Steffen, T, and Seney, M: Test-retest reliability and minimal detectable change on balance and ambulation tests, the 36-item short-form health survey, and the unified Parkinson disease rating scale in people with parkinsonism. Phys Ther 88(6):733, 2008. Epub March 20, 2008. Erratum in Phys Ther 90(3):462, 2010.
37. MCID—Gatchel, RJ, and Mayer, TG: Testing minimal clinically important difference: Consensus or conundrum? Spine J 10(4):321, 2010.
38. Rennard, SI: Minimal clinically important difference, clinical perspective: An opinion. COPD 2(1):51, 2005.
39. Rehabilitation Measures Database. Retrieved March 25, 2011, from www.rehabmeasures.org/default.aspx.
40. Neurology Section Outcome Measures Recommendations: Stroke. Retrieved March 25, 2011, from www.neuropt.org/go/healthcare-professionals/neurology-section-outcome-measures-recommendations/stroke.
41. Foucher, KC, et al: Differences in preferred walking speeds in a gait laboratory compared with the real world after total hip replacement. Arch Phys Med Rehabil 91(9):1390–1395, 2010.
42. Studenski, S, et al: Gait speed and survival in older adults. JAMA 305(1):50–58, 2011.
43. Geyh, S, et al: ICF Core Sets for stroke. J Rehabil Med 44(Suppl): 135–141, 2004.
44. Grill, E, et al: ICF Core Sets for early post-acute rehabilitation facilities. J Rehabil Med 43(2):131–138, 2011.
45. Starrost, K, et al: Interrater reliability of the extended ICF core set for stroke applied by physical therapists. Phys Ther 88(7):841, 2008.
46. Algurén, B, Lundgren-Nilsson, A, and Sunnerhagen, KS: Functioning of stroke survivors—A validation of the ICF core set for stroke in Sweden. Disabil Rehabil 32(7):551, 2010.
47. Guccione, AA, and Jette, AM: Multidimensional assessment of functional limitations in patients with arthritis. Arthrit Care Res 3:44, 1990.
48. Guccione, AA, and Jette, AM: Assessing limitations in physical function in persons with arthritis. Arthr Care Res 1:170, 1988.
49. Granger, CV, et al: The Stroke Rehabilitation Outcome Study—Part I: General Description. Arch Phys Med Rehabil 69: 506, 1988.

50. Granger, CV, et al: The Stroke Rehabilitation Outcome Study: Part II. Relative merits of the total Barthel Index score and a four-item subscore in predicting patient outcomes. Arch Phys Med Rehabil 70:100, 1989.
51. Granger, C, et al: Outcome of comprehensive medical rehabilitation: Measurement by Pulses Profile and the Barthel Index. Arch Phys Med Rehabil 60:145, 1979.
52. Granger, CV, et al: Advances in functional assessment for medical rehabilitation. Top Geriatr Rehabil 1:59, 1986.
53. Granger, CV, et al: Functional assessment scales: A study of persons with multiple sclerosis. Arch Phys Med Rehabil 71:870, 1990.
54. Guide for the Uniform Data Set for Medical Rehabilitation (Adult FIM), Version 4.0. Buffalo, Uniform Data System for Medical Rehabilitation, UB Foundation Activities, Inc, 1993.
55. Hsueh, IP, et al: Comparison of the psychometric characteristics of the Functional Independence Measure, 5 item Barthel Index, and 10 item Barthel Index in patients with stroke. J Neurol Neurosurg Psychiatry 73:188, 2002.
56. Gosman-Hedstrom, G, and Svensson, E: Parallel reliability of the Functional Independence Measure and the Barthel ADL Index. Disabil Rehabil 22:702, 2000.
57. Heinemann, AW, et al: Relationships between impairment and physical disability as measured by the Functional Independence Measure. Arch Phys Med Rehabil 74:566, 1993.
58. Ottenbacher, KJ, et al: Measuring developmental and functional status in children with disabilities. Dev Med Child Neurol 41:186, 1999.
59. Krisler, KS, et al: OASIS Basics: Beginning to Use the Outcome and Assessment Information Set. Center for Health Services and Policy Research, Denver, 1997.
60. Shaughnessy, PW, and Crisler, KS: Outcome-based Quality Improvement. A Manual for Home Care Agencies on How to Use Outcomes. National Association for Home Care, Washington, DC, 1995.
61. Deitz, D, et al: OASIS-C: Development, testing, and release. An overview for home healthcare clinicians, administrators, and policy makers. Home Healthc Nurse 28(6):353–362, quiz 363–364, 2010.
62. Tarlov, AR, et al: The Medical Outcomes Study: An application of methods for monitoring the results of medical care. JAMA 262:925, 1989.
63. Stewart, AL, et al: Functional status and well-being of patients with chronic conditions: Results from the Medical Outcomes Study. JAMA 262:907, 1989.
64. Wells, KB, et al: The functioning and well-being of depressed patients: Results from the Medical Outcomes Study. JAMA 262:914, 1989.
65. Stewart, AL, et al: The MOS short general health survey: Reliability and validity in a patient population. Med Care 26:724, 1988.
66. Ware, JE, and Sherbourne, CD: The MOS 36-item short form health survey (SF-36): I. Conceptual framework and item selection. Med Care 30:473, 1992.
67. McHorney, CA, et al: The MOS 36-item short form health survey (SF-36): II. Psychometric and clinical tests of validity in measuring physical and mental health constructs. Med Care 31:247, 1993.
68. McHorney, CA, et al: The MOS 36-item short form health survey (SF-36): III. Tests of data quality, scaling assumptions, and reliability across diverse patient groups. Med Care 32:40, 1994.
69. Ware, JE, et al: SF-36 Health Survey: Manual and Interpretation Guide. Boston, The Health Institute, New England Medical Center, 1993.
70. Mossberg, KA, and McFarland, C: Initial health status of patients at outpatient physical therapy clinics. Phys Ther 75:1043, 1995.
71. Jette, DU, and Downing, J: Health status of individuals entering a cardiac rehabilitation program as measured by the Medical Outcomes Study 36-item short form survey (SF-36). Phys Ther 74:521, 1994.
72. Jette, DU, and Downing, J: The relationship of cardiovascular and psychological impairments to the health status of patients enrolled in cardiac rehabilitation programs. Phys Ther 76:130, 1996.
73. Jette, DU, and Jette, AM: Physical therapy and health outcomes in patients with spinal impairments. Phys Ther 76:930, 1996.
74. Jette, DU, and Jette, AM: Physical therapy and health outcomes in patients with knee impairments. Phys Ther 76:1178, 1996.
75. Jette, DU, et al: The disablement process in patients with pulmonary disease. Phys Ther 77:385, 1997.
76. Ware, J, Kosinski, M, and Keller, SD: A 12-item short-form health survey: Construction of scales and preliminary tests of reliability and validity. Med Care 34:220, 1996.
77. Riddle, DL, Lee, KT, and Stratford, PW: Use of SF-36 and SF-12 health status measures: A quantitative comparison for groups versus individual patients. Med Care 39:867, 2001.
78. King, JT, and Roberts, MS: Validity and reliability of the Short Form-36 in cervical spondylotic myelopathy. Spine 97:180, 2002.
79. Kosinski, M, et al: The SF-36 Health Survey as a generic outcome measure in clinical trials of patients with osteoarthritis and rheumatoid arthritis: Tests of data quality, scaling assumptions and score reliability. Med Care 37:MS10, 1999.
80. Kosinski, M, et al: The SF-36 Health Survey as a generic outcome measure in clinical trials of patients with osteoarthritis and rheumatoid arthritis: Relative validity of scales in relation to clinical measures of arthritis severity. Med Care 37:MS23, 1999.
81. Hagen, S, et al: Psychometric properties of the SF-36 in the early post-stroke phase. J Adv Nurs 44(5):461, 2003.
82. Findler, M, et al: The reliability and validity of the SF-36 Health Survey questionnaire for use with individuals with traumatic brain injury. Brain Inj 15(8):715, 2001.
83. Yip, JY, et al: Comparison of older adult subject and proxy responses on the SF-36 health-related quality of life instrument. Aging Ment Health 5(2):136, 2001.
84. Andresen, EM, et al: Limitations of the SF-36 in a sample of nursing home residents. Age Aging 28:562, 1999.
85. Hobart, JC, et al: Quality of life measurement after stroke: Uses and abuses of SF-36. Stroke 33:1348, 2002.

推荐阅读

Dittmar, S, and Bresham, G: Functional Assessment and Outcome Measures for the Rehabilitation Health Professional. Aspen, Gaithersburg, MD, 1997.
Field, MJ, and Jette, AM (eds): The Future of Disability in America. Institute of Medicine Committee on Disability in America. National Academies Press, Washington, DC, 2007.
Finch, E, et al: Physical Rehabilitation Outcome Measures: A Guide to Enhanced Clinical Decision Making, ed 2. Lippincott Williams & Wilkins, Baltimore, 2002.
Hazuda, HP, et al: Development and validation of a performance-based measure of upper extremity functional limitation. Aging Clin Exp Res 17(5):394, 2005.
Jette, AM: Physical disablement concepts for physical therapy research and practice. Phys Ther 74(5):380, 1994.
McDowell, I, and Newell, C: Measuring Health: A Guide to Rating Scales and Questionnaires, ed 2. Oxford University Press, New York, 1996.
Nickel, MK, et al: Changes in instrumental activities of daily living disability after treatment of depressive symptoms in elderly women with chronic musculoskeletal pain: A double-blind, placebo-controlled trial. Aging Clin Exp Res 17(4):293, 2005.
Peel, C, et al: Assessing mobility in older adults: The UAB Study of Aging Life-Space Assessment. Phys Ther 85(10):1008, 2005.
Shaver, JC, and Allan, DE: Care-receiver and caregiver assessments of functioning: Are there gender differences? Can J Aging 24(2):139, 2005.
Vittengl, JR, et al: Comparative validity of seven scoring systems for the instrumental activities of daily living scale in rural elders. Aging Ment Health 10(1):40, 2006.

（叶超群 译）

环境评估 第9章

Thomas J. Schmitz, PT, PhD

学习目标

1. 明确物理治疗师在环境评估中的角色和职责。
2. 理解可及性环境对优化患者功能的重要性。
3. 明确常见的影响患者功能的家庭、工作场所和社区环境障碍。
4. 明确在评估环境、家庭和工作场所障碍时会产生哪些数据,以及用于收集数据的检测方法和工具。
5. 描述用于测量环境对患者功能影响的评估工具。
6. 明确通过环境改造改善患者功能的策略。
7. 描述活动受限和残疾患者可选择的适应性设备和辅助技术的范畴。
8. 认识到环境评估在全面照顾计划中的重要性。

章节大纲

人类发挥功能的物理环境(physical environment)包括一系列的建筑和自然对象。建筑指由人类创造的建筑物和结构;自然对象包括其他人类以及各种地理对象,比如植物、山脉、河流、不平坦的地形等[1]。环境包含众多影响人类发挥功能的成分,除个体的教育、工作场所、娱乐、商业及自然设施外,还包括个体的家庭、邻居、社区以及交通方式[2]。

环境障碍(environmental barriers)的定义是阻碍个体在其周围环境发挥最佳功能的物理障碍,包括安全危害、可及性问题以及家庭和工作场所设计障碍[3]。**可及性(accessibility)**是指相对于某一个体的功能水平来说,某种环境可提供的资源的可用程度。**可及性设计(accessible design)**通常是指满足规定的可及性标准的结构。在美国,这些标准可从美国国家标准协会[4]1988年公平住房修订法案和联邦统一可及性标准(Uniform Federal Accessibility Standards,UFAS)查到。公共和商用建筑的要求受美国残疾人法案(Americans with Disabilities Act,ADA)对可及性设计的标准指南管理[5]。

通用设计

通用设计(universal design,UD)是指"产品或环境的设计能够在不需要改良或特殊设计地的前提下,为所有人最大程度地使用"[6]。这一设计理念强调社会包容性,比如所创造的产品和环境可以被不同年龄段、身高、体形以及能力的人群所使用,它强调的是人类在不同生命阶段变化的需求。其他与这一设计理念相关的术语还包括包容性设计(inclusive design)、为所有人所用的设计(design-for-all)、可及性设计(accessible design)、无障碍设计(barrier-free design)、跨越整个生命过程的设计(life span design)、原地终老的设计(aging-in-place design)以及可维持的(sustainable)和继代设计(transgenerational design)。Joines建议"尽管个体本身的能力(capabilities)并不会因设计的结果而改变,但他/她的能力(abilities)会改变。通过重新定义所存在的问题、改变环境以及选择不同的产品,个体的生活质量可能会提高"[7]。

尽管已确定人们在很早之前就对通用设计的理念有所认识,但通用设计一直被认为是20世纪60年代残疾人权利运动的产物。它确保残疾人机会均等、消除歧视的核心要素已被植根于社会众多方面[8]。设计的原则不仅涉及居民住房和商用住房,还要考虑到老年人和残疾人的需求。在创造空间、家具、景观、产品及服务时,充分体现以人为中心的理念,以无缝隙地适应各个年龄段不同能力人群的需求[9,10]。

循证设计(Evidence-based design,EBD)支持并为通用设计提供信息。健康设计中心(Center for Health Design,CHD)定义EBD为"基于可靠研究确定建筑的环境,以取得最佳可能结果的过程"[11]。它强调的是使用研究来影响设计过程,评估设计的创新之处。EBD一般与健康照顾类型的建筑相关,但现在也开始支持包括学校、办公空间、汇演中心、餐馆、博物馆和监狱在内的建筑环境中的很多结构的设计决定[12]。

尽管通用设计既具有可及性又属于无障碍设计，但它与将现有建筑或结构改造地符合 ADA 可及性设计标准[5]或者符合其他建筑法典和法律等并不是一回事。把现有结构改造地符合这些标准，通常会收到重要的但仅仅是选择性地可及的效果。相反，通用设计是从建筑设计计划之初就开始采用，而不是在完成建筑后，再完成消除环境障碍的任务。比如，若一开始的设计计划考虑到所有使用者的需求，就不需要再把一个新的建筑翻新加装斜坡。Ostroff 认为这些欠考虑的附加物“同美国曾经的一个规范——‘公交车后部’运动(译者注：美国曾经有一段时间，男士坐在公交车前部，女士由前门付款后从后门上车，坐在公交车后部)一样有污蔑的嫌疑”[13]。

相比对现有结构进行改造来说，通用设计的元素都融入在初始的设计中，基本上“察觉不到”。它们体现在建筑物的所有空间和特点上。比如：无台阶的入口、宽的走道和门口、房间之间的平坦过渡(无门槛)、使用防滑地板、水平门把手、摇臂式灯光开关、单手柄的水池龙头、无台阶的浴室通道等。使用加固的墙壁以承受住扶手和抓杆、层与层之间距离适当的大型电梯箱，这些都是为满足日后居住者需求的通用设计元素的例子[4,5,14]。

Bjork 认为通用设计有三大特点。第一，它设计的侧重点由残疾人扩展到更加广泛的群体。第二，通用设计强调致力于发挥主动权的新思维和创造新方案的策略，而不是重建和改造；它是一种创新的方法。第三，通用设计致力于通过创造灵活的产品和优良的可用环境，让所有人在一生中充分地参与社会。它并不是一个通用的普适方案，而是在使用和操作上可提供一定灵活性的方案[15]。

通用设计的原则

通用设计的原则(附录 9.A)由北卡罗莱纳州大学的通用设计中心(Center for Universal Design，CUD)制定，参与制定的专家包括建筑、产品设计、工程和环境设计研究人员。这些原则指导一些产品和环境的设计。同时，它还意图教育设计者和消费者有关可增加所有人可用性的特点[6]。这些原则的主要元素包括以下几点：

- 使用的公平性。设计应对不同能力的人都有使用价值和市场。
- 弹性的使用方法。设计应能依不同的个人喜好与能力调整。
- 简单直觉地使用。浅显易懂，不受使用者的经验、知识、语言能力及教育程度影响，设计的使用方法是容易理解明白的。
- 可察觉的资讯。不论周围情况或使用者的感官能力如何，设计都能把必要的信息传递给使用者。
- 容错设计。设计应尽量降低意外和不小心引起的危险和负面影响。
- 省力设计。设计使用起来应该有效、舒适且不费力，以降低疲劳。
- 适当尺寸与使用空间。不论使用者的身材、姿势或行动能力如何，都能提供适当的尺寸和使用空间，以便使用者够取与操作。

尽管通用设计一开始是为了满足有活动受限和残疾的个体的环境需求，但它的许多设计元素都已被证实非常实用，受到大众的拥护。Riley[14]提供了一个这种发展趋势的恰当实例：“想一下车库的自动门，一开始是为一个身患残疾无法提起很重的门的顾客所设计的，现在几乎所有所谓‘健全’的人以及残疾人都在使用。这仅仅是通用设计如何提高了人们对家庭设计要求的一个例子”[14]。

残疾可及性标志

为反映**环境可及性**的重要性，一个全世界都认可的轮椅标志标注对残疾人来说可以进入的建筑。1973 年康复法案(第 503 和 504 节)要求所有联邦资助的机构都必须提供可及性的项目和活动。美国残疾人法案(1990)又将这种可及性扩大至私人部门，以改善雇佣机会，同时零售业、文化活动、电影院、餐馆、旅行等也必须满足环境的可及性。其他可及性标志标明了可使用的一些辅助听力设备、电话打字机(可允许使用者使用键盘和显示屏进行交流)、音量控制电话、手语翻译等等。图 9.1 列出了残疾可及性标志。这些标志主要用来表明及告知公众可及性服务的可用性。

评估的目的

康复的主要目标是为了让患者能够在既往的环境和生活方式中充分地发挥功能。为达到这个目标，个体的环境必须具备可继续使用的性能。为充分达到可使用的目标，环境评估必须强调患者 - 环境之间在可及性、安全性、可使用性和功能方面的关系。环境评估的目的有很多，是为了：

1. 确定患者在物理环境中的安全程度和功能水平；
2. 明确可能会影响使用性或者会影响患者任务或活动表现的设计障碍；
3. 为患者、家人 / 照顾者、雇主、政府组织或其他潜在可用的资金来源和第三方支付者提出关于环境可及性的切实可行的建议和调整；
4. 确定对辅助设备和辅助技术的需求，支持和促进功能的发挥；
5. 协助患者和家人 / 照顾者准备患者重新回到之前的环境，并帮助确定是否需要进一步的服务(比如：门诊治疗、家庭卫生服务等)。

评估策略

物理治疗师会使用一系列的测试和测量来评估影响患者 - 环境关系的物理障碍(比如：安全障碍、可及性问题、设计障碍)。所产生的数据可用来为环境改造提供建议，提供适应性器具和辅助技术的建议，以及提出完成任务或活动的改良方案以促进功能最佳化(比如：改善安全性、节约能量等)。物理治疗师实践指南[3]中含有物理治疗师可能会使用的 24 类测试和测量，用于检查环境、住宅和工作(上班 / 上学 / 玩耍)障碍。表 9.1 概括地呈现了所有的评估成分，包括所使用的测试和测量的类型、收集数据的工具以及产生的数据类型。

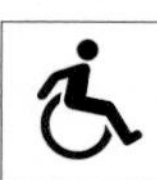	**可及性标志** 轮椅标志仅能用于表明活动受限的个体(包括轮椅使用者)可以使用。例如,这个标志用于表明一个无障碍入口、卫生间或者一个供轮椅使用者使用的低位电话。请注意,如果坡道入口没有连接人行道和街道的斜坡就不是完全的可及;如果电梯只能通过台阶才能上去也不是可及的
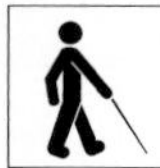	**盲人及低视力人群可及(不是打印的也不是盲文)** 这个标志可用于表明盲人和低视力人群可以使用,包括:有指引的旅行、一条通往自然小道的通路或者公园里的一处有花香的花园;一个能触知的旅行或者可以触摸的博物馆展览
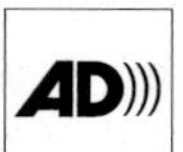	**音频描述** 为盲人或低视力的人群提供的服务,可以使他们更易接受表演艺术、视觉艺术、电视、视频和电影。视觉元素的描述由一个经过训练的音频描述者通过电视机的二级音频程序(Secondary Audio Program,SAP)和带有立体声的显示器提供出来。非立体声电视可以通过美国盲人联合会(800)-829-0500配一个适配器。现场直播的音频描述是由经过训练的音频描述者提供现场评论或叙述(通过耳机和一个小发报机),精准客观地对视觉元素进行描述(如:剧院的表演或视觉艺术展览)
	**电话打字机(telephone typewriter,TTY)** 这个设备也叫文本电话(text telephone,TT),或为失聪的个体设计的电讯设备(telecommunications device for the deaf,TDD)。TTY是为与失聪个体或失聪个体之间、听力有困难的个体、言语受损和(或)听力受损的个体电话交流时所使用的设备
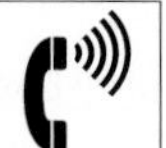	音量控制电话 这个标志表示带有可调节音量的电话听筒的电话位置
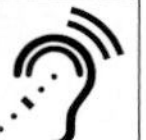	**助听系统** 这些系统通过助听器、听筒或其他设备传递放大的声音。包括红外的、线圈的和调频系统。部分系统可从会务听视觉设备供应商那里获得
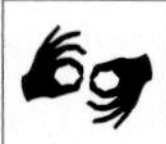	**手语翻译** 这个标志表示演讲、旅行、电影、表演、会议或其他节目提供手语翻译
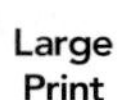	**可及性打印(18磅或更大)** 大号打印的标记是“Large Print”,18磅(8.1kg)或更大文本打印。除了可以用于表示大号打印版的书、小册子、博物馆指引、戏剧项目,你还可能会在会议上或会员表填写时使用这个标志,表示可提供大号打印的材料。对比度良好的无衬线或改良衬线打印也很重要,另外还需要特别关注字体和字间隙
	**信息标志** 当今社会最有价值的商品就是信息;对残疾个体来说也是如此。比如,这个标志可以用在引导标示或楼面布置图上,以表明信息台或安全台的位置,获取更多特定的信息,或者关于可及性住房和服务的材料,比如:“LARGE PRINT”(大号打印)的材料、材料的音频磁带或者带手语翻译的旅行等
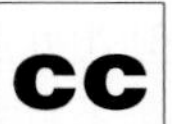	**闭路字幕(Closed Captioning,CC)** 这个标志表示可以选择是否显示某一电视节目或视频的字幕。可以安装有内置或独立解码器的电视,观看者可以选择是否用字幕显示节目的对话。1990年的电视解码器电路法要求所有13寸及以上的电视显示屏都必须配备内置解码器(1993年7月)。同时,作为展览的一部分的视频,也可以使用这个标志表示有闭路字幕,可以通过按某一个按钮来开启
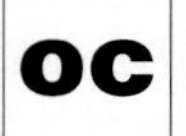	**开放字幕(Opened captioning,OC)** 这个标志表示视频、电影或电视节目上都会有字幕显示,将对话和其他声音转为文本。开放字幕受很多人喜爱,包括失聪和听力困难的个体以及第二语言是英文的人群。此外,也有利于教小朋友认字以及在博物馆和宾馆内尽量压低音量
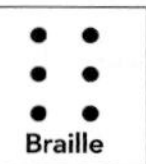	**盲文标志** 这个标志表示打印的材料有盲文提供,包括展览的标签、出版物和引导标示

图9.1 残疾可及性标志

表 9.1 环境、住宅和工作(上班 / 上学 / 玩耍)障碍:所使用的测试和测量的类型、收集数据所使用的工具和所产生的数据类型

环境、住宅和工作(上班 / 上学 / 玩耍)障碍是阻碍患者在其周围环境中发挥最佳功能的物理障碍。物理治疗师使用测试和测量的结果来鉴别可能的障碍,包括安全障碍(如扔掉小块的地毯、光滑的表面)、可及性问题(如过窄的门、门槛、高台阶、没有电动门和电梯)、住宅或办公室设计障碍(如过长的距离、多楼层的环境、水池、浴室、柜台、开关的位置)。物理治疗师也使用这些结果给出环境改造的建议(如浴室内加装扶手、斜坡、加高的马桶座、增加照明),以便患者能够改善在住宅、工作环境和其他设施内的功能表现

测试和测量	收集数据所使用的工具	所产生的数据
测试和测量可能包括描述或量化以下内容: ● 现有和潜在的障碍(如:检查表、面谈、观察、问卷) ● 物理空间和环境(如兼容标准、观察、照片评估、问卷、结构图、科技辅助评估、视频评估)	收集数据所使用的工具包括: ● 摄像机和相机 ● 检查表 ● 面谈 ● 观察 ● 问卷 ● 结构图 ● 科技辅助分析系统 ● 摄像机和录像带	记录的数据可能包括: ● 对障碍和环境的描述 ● 与常规标准符合程度的描述和记录 ● 环境的观察 ● 物理空间的量化数据

根据患者活动受限或残疾的性质,环境评估所使用的数据收集工具可能包括①面谈;②自我报告(检查表、问卷);③环境对功能影响的测量;④视觉描述(相片、录像带)和物理空间尺寸(结构规格);⑤远程环境观看;⑥实地访问。

我们可能需要联合使用两种或两种以上的策略,以便集齐所有需要的数据。当今的消费观对实地访问的时间和路程花费有所限制。在这种情形下,就需要换其他的数据收集方法[比如,面谈、自我报告、基于表现的测量;以及使用相片或者建筑图表(带尺寸的)等]以达到环境评估的目标。

数字健康系统(电子通信技术)也具备实现远程访问的潜力,它使用互联网语音程序(voIP)和应用软件(如:Skype,Linphone)或者其他视频会议程序。已有大量的文献强调电子健康系统在卫生健康服务提供方面的广泛应用[17~29],包括物理治疗[30~33]。在一篇题为电子健康——定义和指南的文件中,美国物理治疗协会(American Physical Therapy Association,APTA)董事会将其定义为“使用电子通信,跨长距离或短距离,提供和传递健康相关信息以及卫生健康服务,包括但不限于物理治疗相关信息和服务。电子健康包含很多卫生健康和促进健康的相关活动,包括但不限于教育、建议、提醒、干预和治疗的监控”[34]。

Sanford 等[35]报道了一例早期使用电子健康系统进行家庭环境评估的实例。作者将实地考察评估的结果同远程视频会议技术获得的结果进行比较,数据显示不论患者家庭地址或距离远近,视频会议系统具备为治疗师提供患者环境评估的潜力。远程评估收集的数据可明确 51/59(86.4%)实地访问所发现的问题,以及 54/60(90%)实地访问所获得的定量测量数据。

面谈

环境的探索一般从对患者和家属 / 照顾者面谈开始。如果患者的活动受限或残疾仅影响到单独的任务或活动,或者可及性问题仅涉及有限的环境障碍,面谈可能就足以确定物理环境的障碍,并提供合适的建议和指导,来改善患者的表现,解决可及性的问题了。如果患者存在诸多的活动受限或残疾,面谈可能是所有环境评估和数据收集策略的第一步。面谈可用于建立环境的整体特征(楼层数、台阶数、扶手等),确定患者之前遇到的所有问题,提醒治疗师潜在的安全障碍是什么,并确定进一步测试和测量的需要,以获取必要的信息。面谈的过程还可提供给治疗师机会,获取患者家人 / 照顾者的特征,包括①对患者的态度;②他们对患者回归既往环境的欲望程度;③他们照顾的目标和能力;④对康复团队成员的态度,这些都可能会影响他们对环境改造建议的接受程度。

自我汇报和基于表现的功能测量

自我报告会涉及询问患者,让其提供关于在特定环境中完成特定任务和活动的能力。可以书面的方式实施,也可由治疗师引导通过面谈的形式进行。自我报告的固有缺点是,个体往往会高估表现能力或者低估环境障碍的影响。报告的准确程度可通过以下方法改善,要求患者①侧重近期(如过去一周内)的表现情况;②分辨清楚某一活动(如日常使用淋浴来洗澡)的实际表现和在未持续执行这项任务的前提下自我感觉到的能力。

基于表现的测量强调功能性能力的分类和活动限制的鉴别。治疗师执行这些测量的同时观察患者的活动表现。有很多工具可以使用,包括定量打分系统。比如用来评估平衡、运动能力和跌倒风险的工具,包括功能性够物(Functional Reach,FR)[36~38]测试和多方向够物测试(Multidirectional Reach Test,MDFR)[39,40]、起立行走(Get Up and Go,GUG)试验[41]和计时起立行走(Timed Up and Go,TUP)试验[42],表现为导向的运动能力评估(Performance-Oriented Mobility Assessment,POMA)[43~45],定时和定距离步行测试[47~50],以及 Berg 平衡量表(Berg Balance Scale,BBS)[51~54]。治疗师将这些数据同标准化的表现结果对比,进行解读。但这些测量并不能获得重要的信息,比如障碍对功能的影响程度,无法帮助预测患者在实际环境中的表现情况。自我报告和基于表现的功能测量已在第 8 章功能评估中讨论。

环境对功能影响的测量方法

环境可以直接影响患者完成支持其生理-社会-心理良好状态的任务和活动的能力。在患者的社会和文化背景下，环境因素可以抑制也可以促进患者完成日常活动的能力。现已制定出很多量表来评估环境对功能的影响程度，比如：

- 身体活动资源评估（Physical Activity Resourc Assessment，PARA）[55]。由于物理环境和身体活动水平之间的密切关联，这些量表都是设计来评估和记录患者周围或社区环境中可以促进活动的可用资源的。PARA是用来评估患者环境中身体活动可用资源的类型、数量、可及性、质量和特征。这个评估表及其评估程序和定义可以在网上查到[56]。
- 家庭和社区评估工具（Home and Community Environment，HACE）[57]。是一个用于确定患者家庭或社区对其功能影响的自我汇报式评估工具。检测环境主要包括家庭和社区移动能力，基础交通工具和社区设施，以及个人态度。这个评估工具和得分手册可在网上查到[58]。
- 功能和康复环境的安全性评估（Safety Assesment of Function and the Environment for Rehabilitation，SAFER）工具[59~61]。这是一个评估老年人综合能力和环境的工具。它包括15个关心的领域：生活情形、运动能力、厨房、进食、家务管理、防火设施、穿衣、修饰、浴室、药物、交流、娱乐、一般物品、闲逛和记忆辅助。每个类目都在患者实际的家庭环境中评估功能性能力。
- 个人住宅的可用性（Usability in My Home，UIMH）[62~65]。这个自我报告工具是用来检查住宅环境是抑制还是促进患者活动表现（附录9.B）。它强调基本日常生活活动（BADL）和工具性日常生活活动（IADL）两个方面，由23个条目组成，其中16项以1~7分计分（1分代表最消极的影响，7分代表最积极的影响）。此外量表还包括7个开放性问题（6个是描述特定的可用性的问题，1个是用来表述其他观点的）。可用性是指患者的需求和喜好在家中可以被满足的程度。UIMH包括个人的、环境的和活动三大成分。
- 家庭赋能者（Housing Enabler）[62,64]。这个工具实施的时候需要面谈和观察结合，用来评估家庭可及性。其包括三个步骤：①确定活动限制（13个条目）以及对移动装置的依赖情况（2个条目）；②评估环境障碍（188个条目），包括室内和室外可及性、入口和交流情况；③计算可及性分值（高分反应更大的可及性问题）。现在已经制定出信效度良好的家庭赋能者Nordic版[66]。
- 运动能力的环境分析问卷（Environmental Analysis of Mobility Questionnaire，EAMQ）[67,68]。EAMQ是一个自我报告工具，用来评估环境对社区运动能力的影响。包括24个环境特征，8个维度。每个特征都包括一个遭遇过的问题（“你遭遇……的频率是？”）以及一个会回避的问题（“你回避……的频率是？”）。记录遭遇和回避的影响都分5个等级（从不、几乎不、有时、经常、总是）[68]。遭遇和回避的分数取平均，产生一个总环境分和一个总回避分。
- Craig残障评估和报告技术（Craig Handicap Assessment and Reporting Technique，CHART）[69]。这个工具用来记录患者在其社会环境中的功能表现情况。评估涉及6个维度的功能：躯体独立性、认知独立性、运动能力、作业、社会整合以及经济自给程度。每个领域都是100分（最高600分），参与程度越高，分数越高。CHART简明量表（CHART-SF）[70,71]是CHART的简版，19个条目。
- Craig医院环境因素清单（Craig Hospital Inventory of Environmental Factors，CHIEF）[72,73]。这个清单用来记录25种影响家庭和社区功能表现的环境障碍的出现频率和影响。除了物理和建筑障碍，这个工具还包括社会、态度和政策方面的障碍，回答条目采用数值方式。CHIEF收集遭遇每种障碍的频率（每天=4，每周=3，每月=2，几个月一次=1，从不=0）和问题的严重程度（大问题=2，小问题=1）。最后分值由以上两项乘积得出影响分。分数越高，表明环境障碍影响越大。CHIEF简明量表（CHIEF-SF）是从原始量表中抽出12个条目组成。[74]CHIEF手册、工具制定的一些内容信息以及CHIEF和CHIEF-SF都可以从网上查到[75]。
- ADL-台阶（ADL-Staircase）[76~83]。在原始的Katz ADL指数基础上[84]，ADL-Staircase（附录9.C）由4项工具性活动（清洁、购物、交通和做饭）[80,81]结合6项个人日常生活活动（洗澡、穿衣、去厕所、转移、大小便控制和进食）[84]组成。完成每种活动的能力都分3个等级：独立、部分依赖和依赖。部分依赖指需要另外一人的帮助。分值也可分为独立和依赖两类，然后就可排列成一个0~9或10（包括失禁的话就10步，如果不包括就只有9步）的序列分值。ADL-step0意味着所有活动都可独立完成，ADL-step9（或10）意味着所有活动都需依赖他人完成。这个量表已经过信效度验证，这10个等级的ADL量表在老年人中有良好的信度和效度[82]。在一个选取3组不同年龄段人群的研究中发现，ADL-Staircase量表对18~29岁和75~89岁的人群信效度最好[79]。该量表还制定了适用于农村的版本[85]。

视觉描述和物理空间尺寸

治疗师有时会要求家属或照顾者提供患者将要回归的环境的视觉描述（比如：使用电脑、手机拍一段视频，或者用表格、照片、视频、图表、楼面布置图）和物理空间尺寸。如果获得视觉资源有困难，建议使用价格并不昂贵的一次性相机达成此目的。

这样一来，治疗师就可以根据患者生活环境的视觉资料和空间尺寸的数据，提出改造的建议。这些环境信息也可协助治疗师（在出院前）模拟患者周边环境来进行训练，以确保最大的安全性和功能表现。这也可辅助治疗师确定患者是否有适应性器具的需求。

现场访问

现场访问要求治疗团队与患者一起去患者的生活环境（住宅、社区以及工作地点[上班/上学/玩耍]）进行实地访问。现场访问的最大优点是，它可以在患者完成活动的实际环境中观察患者的表现。现场访问通常可以帮助减少患者、家人、照顾者以及雇佣者对患者在环境中功能表现的担忧，也可以提供给治疗师重要的机会，确定安全障碍，以及给出改变、应对或适应特定环境障碍的建议。在访问过程中，患者活动应注意有一定的休息间歇，避免疲劳对表现的影响。

不论使用哪个评估策略或者联合使用哪些评估策略，患者家庭成员和照顾者的参与都可以增加所收集信息的范围。由于治疗师不可能全面评估患者的所有环境，所以让其他人参与进来，可以确保实现最大化患者生活环境的可及性。这对确定整个社会可及性来说非常重要。治疗师可以指挥和指导关于社区娱乐、教育和商业设施以及公共交通便利性的可及性调查。治疗师还可提供给患者改造所需要环境的资金方面的必要信息（可用的资金来源在本章后文描述）。

从环境评估中所获得的信息，可用来评估特殊的可及性、可用性及安全干预方面的需求。Corcoran 和 Gitlin[82]确定了环境干预策略的 5 个主要领域：①辅助性或适应性设备，比如扶手、抓手、改良的进食用具（比如摇臂刀）、拐杖或助行器；②安全设备，比如照明、烟雾探测器或者其他感应设备；③结构性改变，包括拓宽门口、安装扶手或斜坡，或移除门槛；④环境改造或位置改变，比如：改掉火炉、在门上加锁、使用水平门把手、移除小地毯或者移动家具；⑤任务改造，比如：使用视觉、听觉或其他感觉提示、工作简化、能量节约或关节保护技术。

下文提供了住宅和工作场所的环境评估和改造建议，所呈现的信息并不够全面，不能概括所有患者的需要。环境方面的考量一般是把注意力放在可获得性、可用性和安全方面。

住宅评估

现场访问的准备

在现场访问患者的住宅之前，家人和照顾者都应参与作业和物理治疗阶段。这些访问有众多功能。它们可提供给治疗师熟悉患者能力和活动限制的机会；可以给患者家人 / 照顾者时间来学习安全方法（例如：适当的身体力学、保护技术）帮助患者步行、转移、运动及完成功能性活动。在这些治疗期间，作业和物理治疗师将有机会教会患者使用辅助性设备、适应性器具以及辅助技术。家人和照顾者教育所花费的时间，通常在促进患者成功回归家庭、社会和（或）工作（上班 / 上学 / 玩耍）方面至关重要。

临床注解：尽管有时会受报销问题的限制，但如果有可能，最好还是在现场访问之前，花一天或一个周末去患者家里看看。在这次访问中，治疗师、家人和（或）照顾者之前没有想到的问题可能会呈现出来。这样，在现场访问和患者真正回归之前，就可以着重制定初步的计划来解决这些问题。

在现场访问之前，有几个重要领域的信息要收集，这会影响对访问时所提意见的准备及意见的类型。这些信息包括：

- 现有功能水平的详细信息（如交流能力、床上移动能力、转移、步态等）；数据应从所涉及的所有专业人员那里收集（作业治疗师、物理治疗师、言语治疗师等）。
- 了解活动表现所要求的物理辅助或口语提示。
- 适应性设备和（或）辅助技术（如加高马桶座位、加长够物器、环境控制）以及移动辅助设备（如：手拐、拐杖和助行器）的特点和尺寸。
- 了解最佳功能预期或改善（希望的结果）。
- 活动限制或残疾的性质（如静止性的还是进展性的）。
- 保险覆盖范畴、经济资源以及可用的潜在的资金来源（确定环境改造的能力或者获得所需要的适应性和辅助设备或辅助技术的能力）。
- 了解患者对未来的计划（家务管理、家庭照顾、是否考虑上班、上学、职业训练等等）。
- 了解所住的房子或公寓是自己的还是租赁的；住宅的类型和归属会影响或阻碍患者所需改造的类型。但需要注意，公平住房法案要求房屋的主人应该允许有残疾的居住者对所住房屋进行合理的可及性改造，包括个人起居空间和常用的空间，如入口通道。
- 了解居住是否相对固定，如果患者近期打算搬家，也会影响到所建议的改造类型（比如：安装永久斜坡还是可移动斜坡，或者铺一条碎石路）。

这些信息可从多方面获得，包括患者、康复治疗团队会议、患者 / 家属和照顾者会议或者面谈、所有相关部门的医疗记录文件和社会服务访谈等。一旦收集了这些信息，治疗师就可以给出是否需要辅助或适应性设备以及需要哪些设备的建议，以及确定陪同患者家访的合适的人员组成。

理想情况下，因为 PT 和 OT 的专长和能力互补，所以一般 PT 和 OT 都会陪同患者家访。他们有责任共同评估患者 - 环境之间的关系。根据患者、家人和（或）照顾者的特定需求，言语治疗师、社会工作者以及护士也可能要和康复团队一起家访。根据组织和结构方面的目的，家访通常分为两个要素：①住宅的外部可及性；②家庭的内部环境评估。可以使用一次性的相机来提供建筑障碍的照片，与所需要的改造公义信放在一起。卷尺和家访评估表也是家访中很重要的工具。许多康复部门都有他们自己的家访评估表，以满足患者的特殊需要。这些表格（或者说检查表）可以帮助组织家访，便于有序地指导所有需要进行的评估细节。附录 9.D 是一个家访评估表的模板。这个表格可以根据患者的特定需求进行扩展或修改。但当解读家访评估表中的数据时需要谨慎，因为可能没有经过标准化或者说没有进行可靠性的检验。

现场访问

当到达现场访问的家庭后，开始评估之前，患者可能需要休息一段时间。这一点考虑很重要，因为患者长时间离开又回到期待已久的家庭环境后，可能会非常兴奋或者情绪激动。这在正式家访之前的某一天或周末进行访问，也有可能出现。

收集家庭内部环境数据的一种方法是，从患者在床上开始，好比是早晨，然后模拟所有的日常任务和活动，包括穿衣、洗漱、浴室内的活动、准备饭菜等。患者应该尽可能独立地尝试完成所有的转移、运动、移动、自理和家务活动。这将提供额外的机会，教会家属和照顾者如何辅助患者。

外部可及性

入口的通道

1. 如果住宅有不止一个入口，要选择一个最可及的（离路边最近、地面最平坦、楼梯最少、有扶手的等等）。

2. 理想上，路面必须平坦光滑，容易达到住宅。入口的地面要仔细的评估。开裂或者不平的地面要进行修补或者选择其他途径。

3. 通往入口的道路要平坦，照明良好，并能在不良天气条件下提供足够的遮挡。在入口的地方放一个行李架，便于解放双手来开关门。

4. 需要注意楼梯的高度、数量和条件。理想上，台阶不能高于18cm，阶深不少于28cm[4]。楼梯踏级的前缘，也叫"唇"，是台阶前面边缘的一条1.3cm宽的突出部分。这些突出的部分往往会绊到患者的脚趾。所以如有可能，应尽量移除或者减少。或者在这些突出的部分下面安装一个小的木头楔块，这样就可以提供一个相对平滑的轮廓，可以减少突出的程度(图9.2A)。这些台阶也应该尽可能有防滑的表面，改善摩擦力，可以用粗糙的防滑胶带实现(图9.2B)。

5. 如有必要，应该安装扶手。扶手高度通常需要测量。对台阶、斜坡和水平路面来说，扶手高度最低86.5cm，最高96.5cm(图9.3)。这个范围内的扶手高度可以进行改造，以适应不同身高个体的需求。台阶的底部和顶部最少有一边，扶手应延伸出去至少30.5cm(图9.4)。外部的扶手横截面直径最好在最小3.2cm最大5.1cm之间。如果固定在墙上，扶手和墙之间的距离至少应有3.8cm[4,5]。

6. 安装斜坡需要足够的空间。大的斜坡通常是木制的或者混凝土的，小斜坡可以用铝或纤维玻璃制作。对轮椅来说，**斜坡等级**(斜率)最少要每1英寸(2.54cm)高对应12英寸(30.5cm)斜面长(1∶12)[4]。室外会暴露在恶劣天气如冰雪天的斜坡需要更缓和的坡度，大约1∶20。斜坡应至少91.5cm宽，表面要防滑。所有斜坡的总体高度不应超过76cm。斜坡应设有扶手，最低86.5cm，最高96.5cm，斜坡顶部和底部应该延长30.5cm(图9.5)[4,5]。过路牙和小的台阶可购买小斜坡使用。

7. 如果没有足够的空间安装斜坡，可以考虑购买垂直升降平台和楼梯升降机。垂直升降平台(图9.6)可直上直下约243.84cm。开放和封闭式均可。升降平台通常挨着楼梯安装，有一层楼高，尺码有很多种，长度137.16~152.4cm不等，宽度86.36~106.68cm不等。升降机可以把轮椅使用者从地面带到一楼，然后到达住宅的入口(这类升降梯也可以室内使用)。楼梯升降机可直接安装到室外楼梯上面，但比较常用在室内。楼梯升降机固定在比楼梯稍微高一点的轨道上，有一些类型可以把平台靠墙收起来，这样腾出足够的楼道方便他人进出。

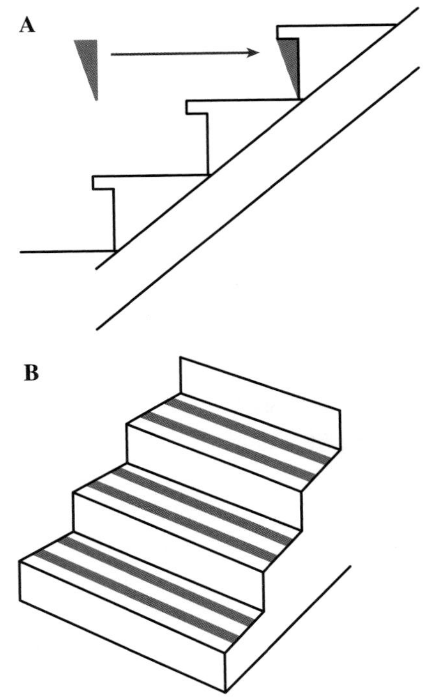

图9.2 (**A**)木制斜面放置在楼梯踏级前缘下方，在踏上下一级台阶时，可减少"绊脚"的危险。(**B**)粗糙的防滑带可改善摩擦力和对深度的感知

入口

1. 对使用轮椅的个体来说，入口应有足够大的平台休息和准备进入。如果使用斜坡的话，平台的面积就很重要。它可以提供患者从倾斜面到水平面的安全过渡。如果坐在轮椅

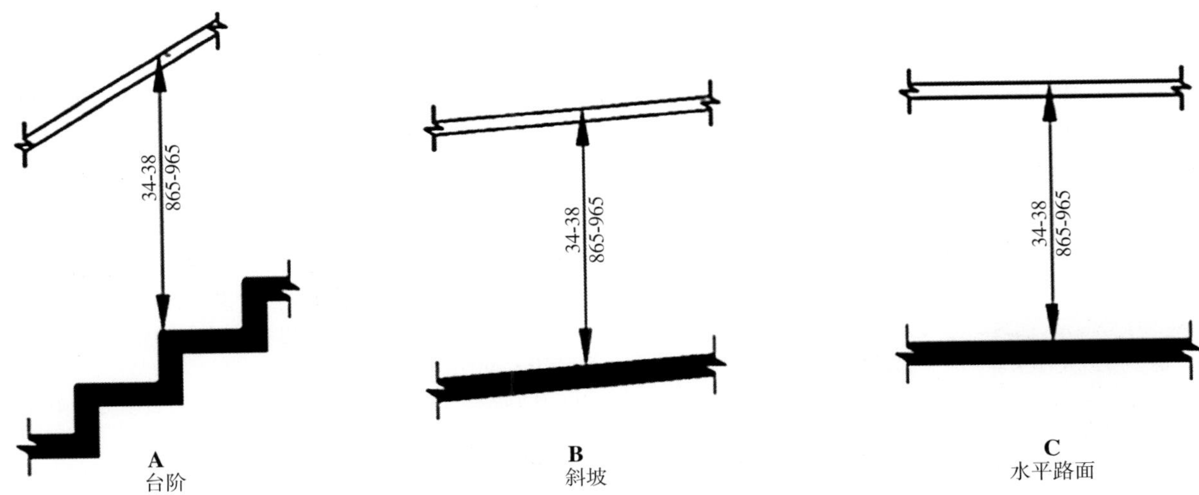

图9.3 台阶(**A**)、斜坡(**B**)及水平路面(**C**)的扶手高度(单位:英寸/毫米)

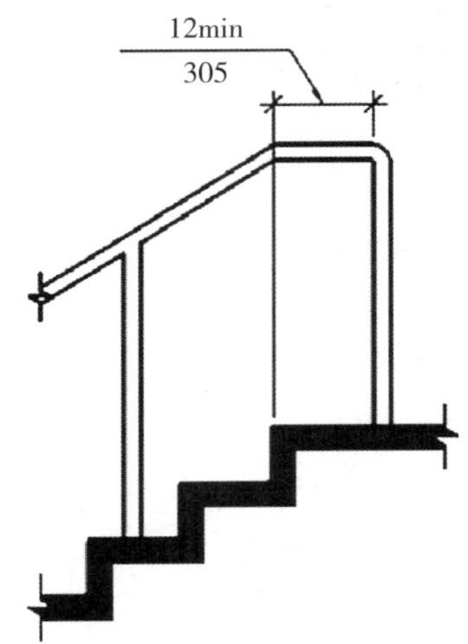

图 9.4　台阶顶部的扶手延伸。在台阶底部也有一个类似的30.5cm 的延伸

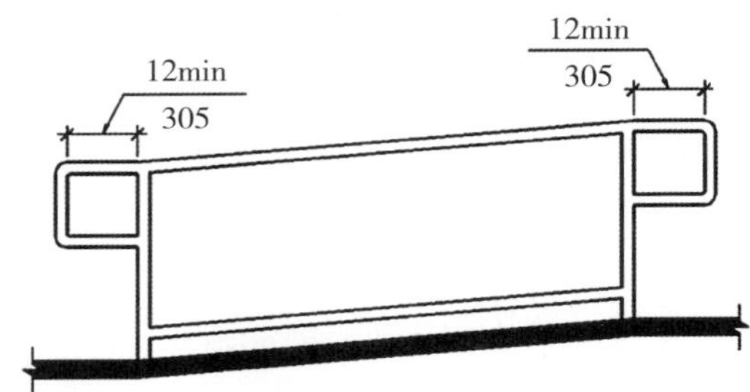

图 9.5　在斜坡的顶部和底部扶手应延长至少 30.5cm

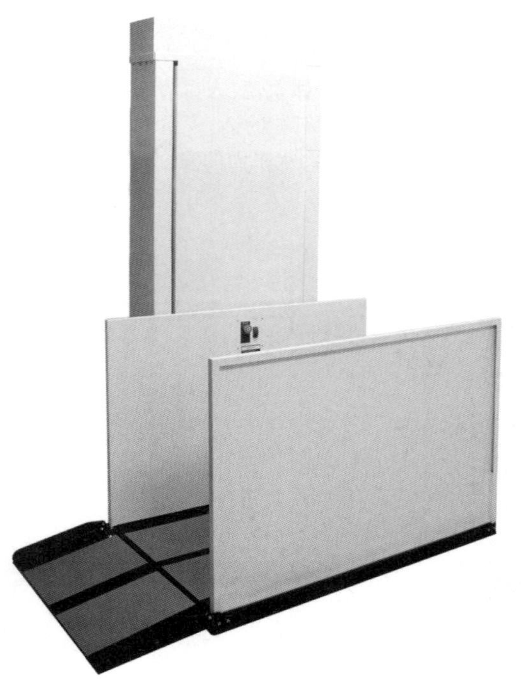

图 9.6　住宅电动垂直升降机。这个升降机可承重 272.16kg，平台约 91.44cm 宽，121.92cm 深

上需要打开一个向外开的门，面积需要至少 153cm × 153cm。如果门向内开，至少需要 91.5cm 深，153cm 宽。

2. 患者应该能够到门锁。锁的高度要考虑，还要考虑开锁需要力的大小。对有些患者来说，可能要考虑换锁（比如：声控或者用卡来激活的锁、远程遥控的锁、电子面板安全系统或者按键板锁）。还有一点要特别注意，要确保门锁上有足够的照明。

3. 门把手要容易旋转。圆形把手外加一层橡胶（提供良好的抓握）或者水平把手（图 9.7）对握力有限的患者会比较容易使用（可以用螺钉把一个活动杆固定在球形门把手上，把它变成水平把手）。水平把手不需要传统球形把手那么大的力和活动范围[7]。

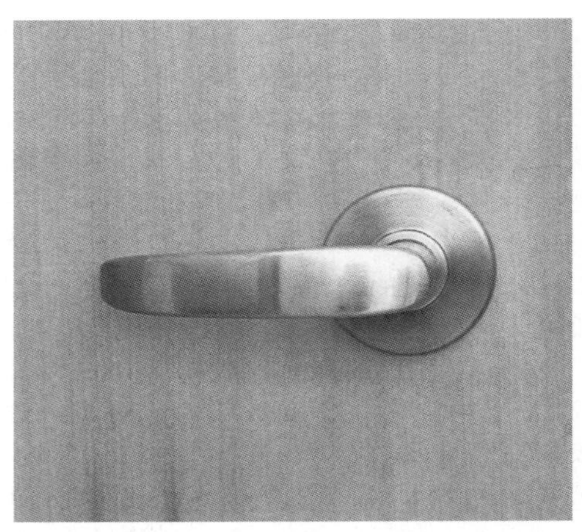

图 9.7　水平门把手（常见的通用设计元素）对握力有限的患者非常有用，因为他们可以用身体其他部位活动（比如拳头、前臂和肘）

4. 门的开关方向要对患者有利。可以用一条长的“门带”固定在门外面（或者在门把手附近）帮助轮椅使用者在离开时把门关上。长的比较结实的腰带可以用作门带。

5. 远程控制的自动门开关也可使用，来开、关和锁门。有些会配有“常开”功能，以满足患者在特定时间内进出门口。手持式远程控制或触摸板都可以用来激活这些装置。

6. 安装对讲系统可以让患者知道和（或）听到谁在门口。有些可以实现在屋内远程控制开门。

7. 如果门口有门槛，应该去除。如果不能去除，门槛不应该高于 1.3cm，而且应该有斜面[4]；换句话说，应该装一个门槛斜坡（见门这一部分的描述）。如果需要的话，可加装挡风雨条。

8. 门口宽度需要测量。通常来说，81.5~86.5cm 对多数轮椅来说都可以接受。肥胖患者的椅子需要更大的宽度（知识点 9.1，对肥胖症患者的考量）。

9. 如果门是加重的，以帮助关闭，那么压力最好不要超过 3.6kg，便于患者操作。

10. 如果患者经常使用轮椅或者步行辅助设备进出门口，可以在门下面加一个保护的金属板，距离门底部约30.5cm。

知识点 9.1 对肥胖症患者的考量

肥胖和病态肥胖的患者对环境有特殊的需求。肥胖通常使用身体肥胖指数(BMI)定义,可以分为三大类[1]:

分类	BMI
Ⅰ肥胖(中等)	30~34
Ⅱ肥胖(严重)	35~39
Ⅲ肥胖(非常严重)(病态肥胖)	>40

肥胖患者通常需要特殊的设备来升降、移动、转移。肥胖症患者的设备很占空间,这种情况对老房子来说尤其严重,因为那个时候成年人的平均身高和体重都比现在小。下文就是对这组特殊人群的环境考量要点。

- **患者、家庭和照顾者培训:** 肥胖症患者设备的使用和患者抱扶技巧的特定培训非常重要。肥胖患者一天的很多常规活动(如:体位转换、仰卧-坐、坐-站、洗澡、如厕和穿衣)都需要帮助。这些照顾要求必须由经过高级培训的照顾者完成,才能保证患者和自身的安全性,预防损伤发生。如有可能,应鼓励患者指导其他人完成这些照顾。
- **体力辅助:** 可能需要不止一个人来帮助患者。有可能会出现需要3~4个人来帮助抱扶转移患者的情况。第三方赔付往往不能报销超过1个人的陪护费用(双重服务)。因此需要自己的家人和(或)寻求其余的资金来满足这一需要(环境改造资金部分)
- **肥胖症患者的设备:** 根据它的目的,肥胖症患者的设备是大号的,可增加承重能力,通常比较重,比一般的设备贵。肥胖症患者的设备范畴很广,包括床(有时带内置的体重秤)、床边坐便器、标准的头上方的升降机、倾斜椅、钢制椅、承重453.59kg的电动升降椅、浴室设备、适应性设备、轮椅(宽达121.92cm)、推车、步行辅助设备。耐用医疗器械(durable medical equipment, DME)供应商通常会提供家庭使用说明。有些会提供后续支持,提供照顾者额外所需要的培训。
- **压疮的风险:** 肥胖患者因其体形和不爱活动等因素,压疮的风险增加。他们可能无法进行有效的体位转换,长此以往变敏感的部位会承受过多的压力。因此要求使用特殊的床垫(比如:充气的压力可变换的垫子)。潮湿和汗水都可能导致压疮形成。
- **照顾环境:** 宽106.68~137.16cm,长203.2~228.6cm,可承重453.59kg的大床,升降机和其他大的肥胖症患者设备都需要更大的房间尺寸来容纳。通道方面也要求门宽152.4cm。窗户也需要大一些,以便临时移动,方便这些大物品通过。地面也需要有充足的空间便于照顾者在身边照顾。床两边和床尾要有152.4cm的地面廓清空间[2]。地面和承重结构下方也需要仔细检查,需要能够承受患者的重量(226.9~453.59kg)外加所有需要的设备和支持设备。通常住宅的第一层要腾出来使用(而不用将患者和设备沿着狭窄的楼梯升到二楼卧室),所以可能需要将客厅变成患者的照顾区。环境控制单元也是一项重要的考虑。
- **浴室:** 若想进入一个标准化的住宅浴室,空间是首要关心的问题。浴室的门需要足够宽,能包容患者的体形、辅助设备和(或)照顾患者的人。因此建议门和旋转半径至少152.4cm²。如果马桶上需要放置有扶手的肥胖坐便器或者允许两个人辅助如厕,马桶两侧至少需要60.96cm的空间,前方需要111.76cm的廓清空间[2]。可能需要一个坐浴盆来帮助便后清洗。马桶和水池应固定在地面上,可承重543.59kg[2]。扶手也要比一般扶手长,承重也要达到543.59kg,要固定在加固的墙面上。淋浴区至少1.22m×1.83m,入口要平坦,要有肥胖专用的淋浴座椅、手持花洒和扶手,承重能力要达到543.59kg。可使用浴帘,便于照顾者帮助。

1. Gabel, L, and Musheno, E: Understanding the Special Needs of the Bariatric Population: Design, Innovation, and Respect, 2010. Retrieved June 6, 2012, from www.ki.com/pdfs/Understanding_Needs_Bariactric_Population.pdf.
2. Facility Guidelines Institute (FGI) with assistance from the U.S. Department of Health and Human Services: Guidelines for Design and Construction of Health Care Facilities, FGI, 2010. Retrieved June 6, 2012, from www.fgiguidelines.org/guidelines2010.php.

一般考量:内部可及性

家具的布置和特征

1. 必须有充足的空间操作轮椅或者使用辅助器具步行。第一步尽量把所有的家具靠墙放置,以增加足够的空间和稳定性(比如在移动过程中防止家具的滑动)。家具的稳定性还可通过在沙发腿和椅子腿上加装橡胶套(地面保护套)来实现。其他的物品,比如咖啡桌、脚凳、电话线和电线等都不应该阻碍到达家具的道路。

2. 房间之间的通道必须通畅。

3. 通常来说,太软的沙发和椅子在坐站转移时无法提供足够的支持。客厅的椅子应该有两个扶手,一个牢固的坐位支持面和一个直立的靠背,虽然大多数情况都不是这样。有时,会在家里其他地方找到这种合适的椅子,可以把它移到客厅用。也可以改造现有家具,在坐垫下面、座椅背后垫一个合适的木板(如果可以移动的话)。如果要买新椅子,要把这些建议的特征告诉患者、家人和(或)照顾者(比如:座椅的高度应该允许脚平放在地面上，膝关节屈曲约90°，坐垫要牢固，要有牢固的靠垫提供直立位支持，两个扶手）。

4. 对多数患者来说，都不鼓励使用不稳定的家具，如摇椅。也尽量不要使用皮革类的家具，因为增加的摩擦力会阻碍运动。可以买到后背可机械抬高的椅子，但使用的时候要小心。因为对患者来说，当座椅升高时，稳定双脚会有困难，会导致双脚（和骨盆）向前滑而摔倒。

电源开关

1. 电源开关和插座应该够及无限制。可以使用电插板（电涌保护器）增加插座的数量，增加可及性。插座位置需要稍高一些，墙壁开关要稍低一些。对使用轮椅的患者来说，可以使用拉绳来控制某些高的电源开关。

2. 可以把标准套索开关（比如过头拉绳）换成摇臂式开关，可能有利于某些精细运动功能差的患者操作（图9.8）。摇臂式开关有光亮的表面和运动感应器，能自动完成开和关。电源开关面板有很多种颜色，可以选择与墙面对比度大的，更容易看到。比如：亮色的墙面（白、米白、米黄）可选择深色的电源插座和电源开关面板。在潮湿的地方，比如浴室，应安装接地故障阻断器（Ground fault circuit interrupter，GFCI），预防电击。接地故障阻断器实际上是监控火线和零线之间电流平衡的装置，在出现情况的时候（比如：有问题的设备、电线破损或者设备浸水），及时阻断电路。

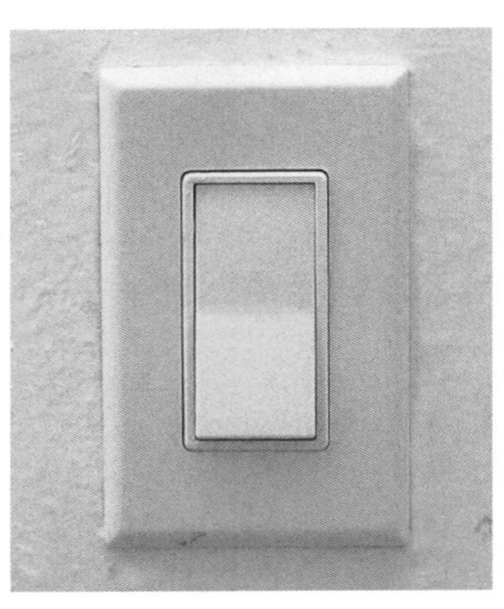

图9.8 摇臂式开关不需要精细运动功能，可以不使用手指（可使用拳头、手掌侧面、前臂远端）激活。摇臂开关有带光亮的表面和运动光线感应器，可以在进出房间时自动开关

3. 对有些患者来说，可以使用高瓦数的灯泡、日光灯、全光谱灯、白炽灯或高强度卤素灯强化照明。使用寿命长的节能灯，可以减少更换灯泡的频率。

4. 可使用并不昂贵的程序化的电子计时器来规律性地控制电灯一天的开关。

5. 可在特定位置使用并不昂贵的具有运动感应功能的夜灯，提供额外的照明。

6. 可使用带小控制把手的触摸板调光开关激活电灯。调光器组件可插在墙壁面板上，灯接在组件上。灯泡可以通过触摸板"开"、"关"或调节明亮度。也可用声控调光器。

7. 可在家中所有房间使用并不昂贵的远程控制系统来控制电灯和小设备。这些最简化的远程控制单元设计通过有线（接收器插在插座上，设备插在接收器上，由远程手柄控制）发射信号；其他是无线的，使用音频信号。接收组件也可以直接连到住宅的电路系统中。有加大按钮和数字的远程控制板可用。

地面

1. 地面应平坦防滑。所有的地面覆盖物都要牢牢固定（粘）在地面上，防止使用轮椅的时候起皱痕。如果使用地毯，要使用厚重的、低绒（0.635~1.27cm）、低水平开圈的地毯，一般轮椅或者步行辅助设备较容易移动。工业型或"室内/室外"型地毯通常可以满足这些要求。高绒的地毯、地毯垫都会增加滚动时的阻力（比如：轮椅和带滚动轮的助行器）；厚实牢固的地毯可以减少滚动阻力。颜色灰暗的混合色地毯会给人视觉困扰，影响对空间距离的判断[86]。地毯下面尽量不要加垫子，如果要用，应该很稳固[5]。

2. 要检查地面不平坦的地方，尤其是很老的木地板，很容易出问题。木地板连接的地方应该浅平，不应超过0.635~1.27cm宽。连接处深宽大于1.9cm会导致轮椅脚轮打转、卡住，阻碍轮椅运动[86]。最好能把有问题的区域修补或者换掉。如果不能修复，也可以选用以下方案：①重新选一条路，避免使用有问题的区域；②放一个家具在不好的区域；或者③放一个亮色的带子在破坏区域的边缘，持续提醒患者尽量避免这个有危险的区域。

3. 分散的小地毯要撤除；大面积的地毯可以换成好的地毯，安全固定好。建议使用防滑蜡。

4. 若要换地板，建议使用无光粗糙层减少反光。有视力障碍的患者，建议在房间周边使用对比鲜明的板，帮助患者识别房间的边缘。可以使用宽的、明亮的胶带。

门

1. 去除高起的门槛，地面要平坦。如果难以去除，可安装简易门槛斜板（"过渡斜板"）（图9.9）。

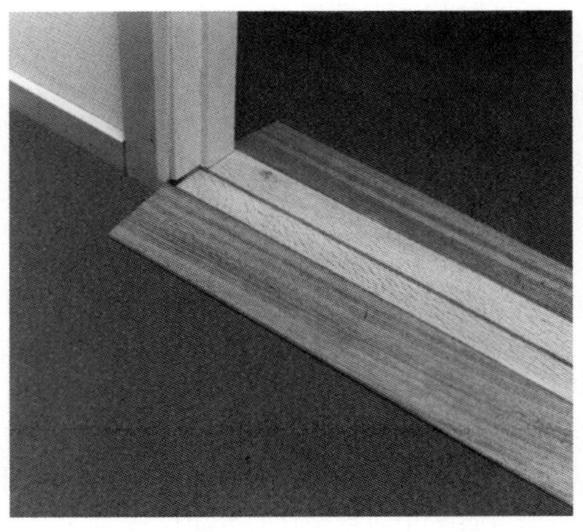

图9.9 常用的门槛斜板材料是木头（图示）和铝，表面漆成防滑的。如果门槛不能去除，可在房间与房间之间使用

2. 门口要拓宽(若小于81.5cm的话),以便轮椅和辅助设备有足够廓清空间。门应可移动、双开(比如:向外开便于出去,尤其是在紧急情况下),或者可以用折叠门代替。还可有其他的选择,来增加门的廓清:

- 安装口袋门,不用的时候可以滑到临近的墙体中;有些滑动门可以装在门框和墙外面,这样就可以减少结构上的改变。
- 移除门框内的木条,将增加大约1.9~2.54cm的廓清空间。
- 使用偏置铰链(也叫合页折弯铰链),可以把开着的门摆离门框,可提供大约5.1cm的额外空间。
- 移除门,安装帘子(使用并不昂贵的弹簧门帘杆,和纤维或塑料的浴帘);如果用在浴室门上,就不太合适,因为这样的话,私密性不好。

3. 同室外的门一样,也要检查屋内的把手。可考虑用橡胶裹住球形把手或者使用水平类型的把手。对有视力障碍的患者,可以在室内使用有凸边的(粗糙的)门把手。这些粗糙的突起的表面可以提供触觉线索,提醒患者门口外面是有障碍的区域,要注意安全。(注:地面上亮色的粗糙区域也提示有潜在危险;比如火车或地铁站台的边缘)。

窗

1. 为减少反光,可以装窗户膜。磨砂窗户膜可有效分散灯光而不会减少周围的光亮。

2. 也可以使用厚重的布料,可以增加对背景噪声的吸收,改善听力和对话。

3. 可使用远程遥控系统控制窗帘的开、关或半开、半关。

4. 窗扉尽管在老建筑内并不常见,但它可为轮椅使用者或者上肢功能受限的患者提供很多重要功能。窗扉使用的是曲柄风格的手柄,可以使用窗底部单杠杆锁定机制锁定。也可以在这些窗户上安装自动开关。

楼梯

1. 所有的室内楼梯都应有扶手,而且要有良好的照明条件。扶手最好在楼梯的顶部和底部都延长出至少30.5cm,确保安全性[4,5]。如果不能提供电子照明的话,可以使用电池控制的触摸式开关照明灯。可以使用只需一个电源控制的轨道照明,价格不贵,而且具备多个可以调节的灯。照明要亮,但不要刺眼。安全起见,也可考虑使用动作感应照明灯,当患者靠近楼梯(或家庭其他区域)时,可以自动开关。

2. 楼梯不要堆积杂物。有时候,患者不是直接拿着物品爬到楼上,而是会中途"储存"或者收集物品。这样会造成许多安全上的问题:①在爬楼时弯腰取物,会改变姿势的稳定性;②拿着很多物品爬楼梯会破坏平衡,且会限制扶手的使用;③其他家庭成员可能会因看不到这些物品而导致摔倒。那么,可以选择使用帆布袋或带柄的"楼梯篮"(可以一手拿着),放在楼梯旁边,在患者准备去到另一层楼之前,收集好所需要的所有物品。

3. 对视力减退和年老所致的视力改变,可以在楼梯的顶部和底部使用粘性的反光触摸警示带,提供质地对比,提醒患者楼梯的尽头快要到了。这些警示带也可用在每个台阶上,提醒台阶的边缘。也可以在扶手的顶部和底部使用圆形的胶带,以达到相同的目的。触摸警示带也可贴在地面上,提示地面的改变或者通往另一房间的入口。

4. 许多有视力障碍的患者,如果使用明亮的对比鲜明的彩带贴在每个台阶的边缘,可使他们从中获益。暖色(红色、橙色、黄色)通常比冷色(蓝色、绿色和紫色)更容易被看到。

5. 如果患者要到住宅的第二层楼,却无法爬楼梯,可以使用自动楼梯升降机(图9.10)。这些电池控制的单元具备多种选择,比如可以把扶手摇开方便轮椅转移、宽度可调节的座椅(57.2~64.8cm),以及无线传输控制等。也可使用室外版,以及可以适应楼梯转弯的单元。也可以选择稍贵一些的住宅电梯,这需要有一个可以容纳电梯的空间结构。如果家里有"堆放"的壁橱(不同楼层相同位置),就可以把这些壁橱合并起来,形成容纳电梯的空间。

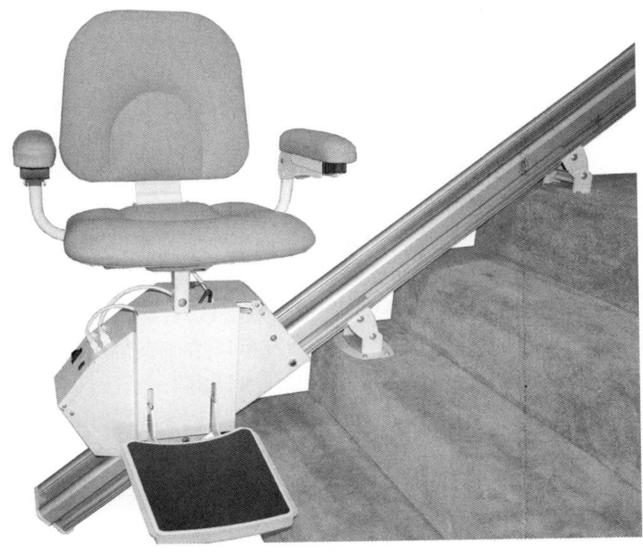

图9.10 电动楼梯升降机。不使用的时候,可以把它靠墙折叠起来。它有一个齿轮驱动系统,可以安全转移350磅(160kg)重量。座椅宽48.26cm,深35.56cm

热力单元

1. 所有的散热器、热风口以及热水管都要有安全管套覆盖,防止烫伤,尤其对感觉障碍的患者。可以做适当改变,以便患者能控制这些热力单元(比如:遥控器、使用够物器或者加大加长改良手柄来控制热力单元的控制阀)。

2. 热源要远离可燃物,不要堆放杂物。不鼓励使用空间加热器。

3. 家中要安装烟雾报警器和一氧化碳探测器,并且要定期按测试按钮检查。有些新版本的探测器可以使用闪光或者远程遥控来测试。

特殊考量:内部可及性

卧室

1. 床要固定,并且放置在可提供足够转移空间的地方。可以将床靠墙放置或者放在房间角落里,改善稳定性(除非患者计划做一张床)。也可以在每条床腿上使用橡胶套来固定。

2. 床面的高度要便于转移。家具升高器可用来提高床的高度。可以买到不同高度的木制和加厚密度的橡胶家具升高器，固定在床腿上（或椅子桌子等其他家具上）。也可使用额外加厚的床垫或弹簧床垫来提高床面高度。使用降低高度的弹簧床垫可降低床的高度。

3. 床垫应仔细检查。床面要牢固舒适。如果床垫相对比较好，可以在床垫和床之间插入一张坚硬的床板，就足以改善睡眠的舒适度。如果床垫已经破坏，建议换新的。

4. 床边最好有一张床头柜（或小桌子），放置电灯、电话（最好是无线的，带有常用号码和应急电话号码记忆功能的；手机也可以，还可以随身携带）、必要的药物、警铃（如果需要照顾者照顾的话）。Brooks 等[87]检查了患者床头柜上物品的种类，以及他们考虑使用小巧的床头柜的意愿。结果显示，床头柜的上层和下层抽屉最常使用；床头柜中最常见的物品种类包括个人卫生用品（比如除臭剂、滴眼剂、化妆品）、垃圾、衣服（比如：腰带、手套、手帕等）、餐具（比如：叉子、杯子）、电话、书 / 杂志、盛水的容器、乳液、纸巾盒、药品（比如：酒精棉球、呼叫按钮、冰袋）。大多数患者都愿意考虑使用小巧的床头柜。患者喜欢的设计特点包括高度能够升降、现代化设计、经过良好设计的储存空间以及声控激活。

5. 壁橱内的衣架杆能被降低，便于轮椅使用者够及。衣杆应能降低到离地面 132cm 的范围。同时也建议使用防滑设计的衣架。也可以在壁橱内使用墙壁挂钩，应该距离地面 101.6~142.2cm 之间。衣柜升降系统可以增加衣柜的储存空间，同时又可维持可及性（图 9.11）。衣杆由一个铰链支撑固定在衣柜里面；使用加长把手，衣杆能够向下向外拉出，以便够取衣物。也可以买到电动液压的衣柜升降杆。衣架也可以安装在衣柜的不同高度，最高不得超过 115.5cm。常用的衣服和化妆品可以放在最容易够及的抽屉里。也有不同规格的可移动壁橱，通常可提供衣杆、衣架和抽屉，可以调整以便满足患者需求。图 9.12 显示了可及性卧室的基本成分和尺寸。

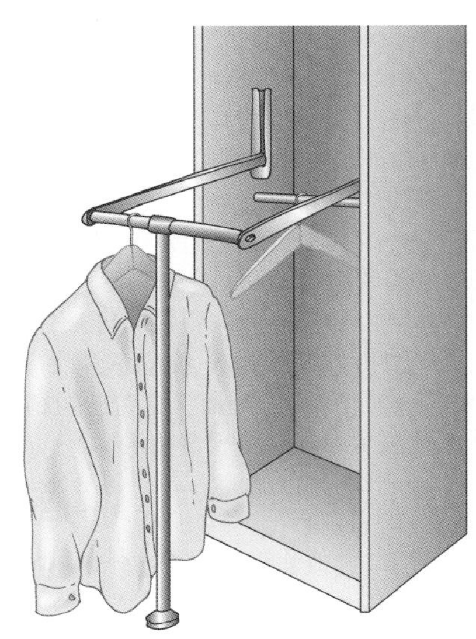

图 9.11 手动操作的衣柜升降机。衣柜升降机有很多规模，有些可以安装在背面或者侧面的墙壁

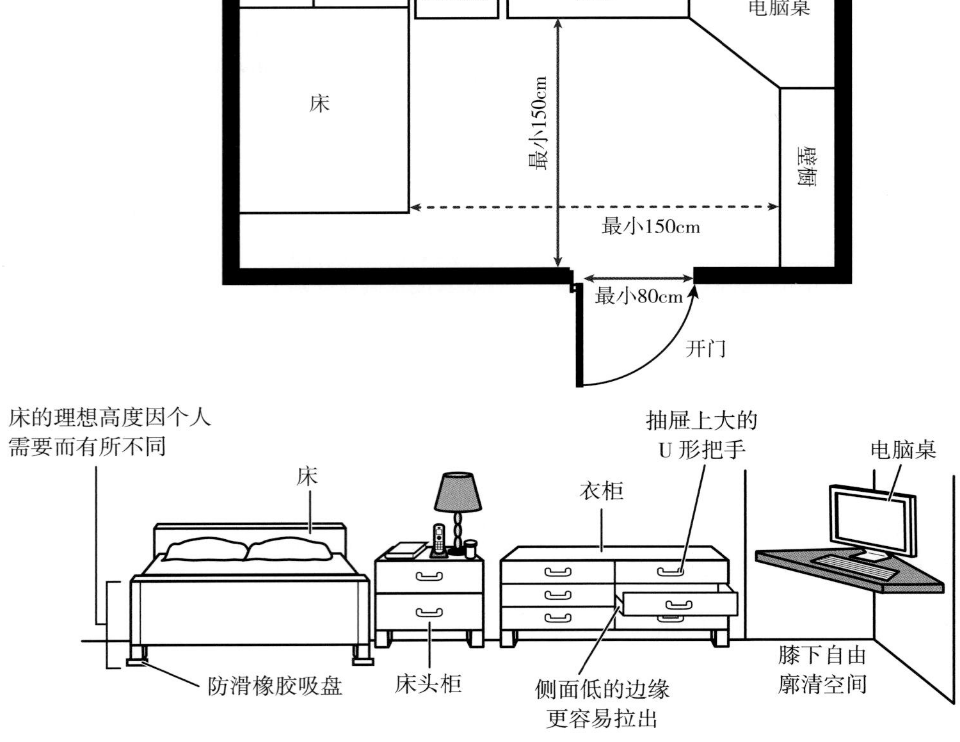

图 9.12 可及性卧室的尺寸和特点（模板）

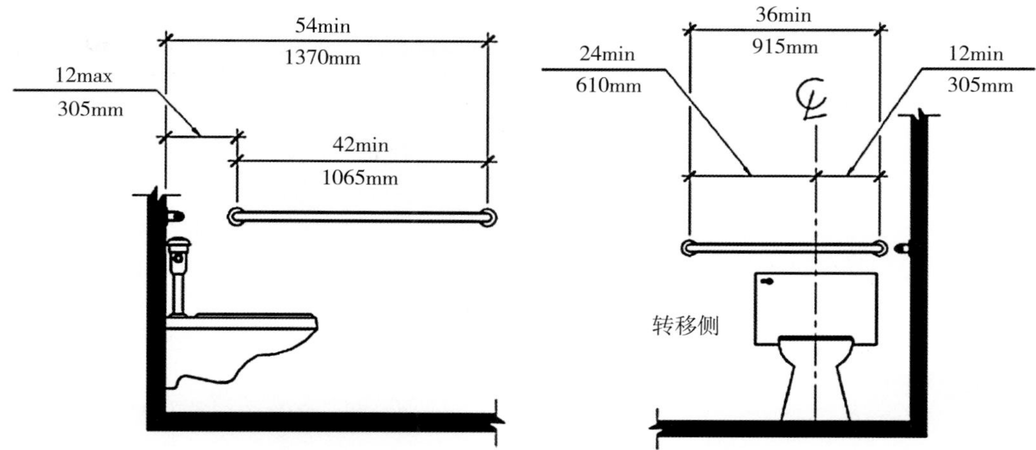

图 9.13 浴室扶手的位置和尺寸(以英寸和毫米为单位)。扶手应水平固定,距离地面 84cm-91.5cm 之间[4]。(左图)侧面扶手宽 42~54 英寸(107~137cm),放置在离后方墙壁不超过 30.5cm 处。若固定在后方 L 墙面或其附近,应自墙面起延长出 137cm。(右图)后方墙壁的扶手宽 24~36 英寸(61~91.4cm)[若墙壁有足够的空间,应至少考虑 36 英寸宽(91.4cm)。若长度为 35 英寸(89cm),其中 24 英寸(61cm)(从马桶中心算起)放置在用于转移的那侧

浴室

1. 如果门口过窄阻碍轮椅通行,患者可以在门口转移到带轮子的椅子上,然后再过。如前所述,也可以采用其他方法来解决门口狭窄的问题(见内部可及性:一般考量,门)。

2. 可以使用加高的坐便器促进转移。有些坐便器高度可根据需要调整,而有的则是提供固定高度的升降。通常也伴有扶手。电子升降伴扶手的坐便器可帮助患者完成站立(从座椅后部升起)。与其他机械升降的座椅一样,使用时要注意,可能在座椅抬高之后,难以固定足部,而造成不稳。对一些新的建筑,可建议使用固定在墙壁上的马桶座,安装在合适使用者的高度,可提供更多的地面空间,便于转移。

3. 固定在加固墙上的扶手既可以辅助从马桶转移,又可以帮助从浴缸进行转移。扶手横截面直径至少 3.2cm 最多 5.1cm,而且要有凸起的边。若用于马桶边转移,扶手水平固定在离地面 84~91.5cm 之间。侧面墙扶手的长度在 106.5~137cm 之间,后方墙面扶手长度在 61~91.5cm 之间(图 9.13)。理论上,浴缸转移时,后方墙面最好有两个平行固定的扶手。一个距离浴缸底部 84~91.5cm,另一个在浴缸上缘 23cm。扶手也可以水平固定在浴缸尾部墙面(长度建议距离浴缸尾部边缘 61cm)和头部的墙面(建立距离浴缸前方边缘 30.5cm)(图 9.14)。一般扶手都要使用凸起的表面,便于抓握,防止打滑。

4. 洗澡时可建议使用浴缸转移凳(浴缸凳)。有许多类型的浴缸凳可以购买。选择浴缸转移凳的时候,首要考虑功能和安全性。浴缸凳应有一个宽的支撑面(有些设计使用带吸盘的脚凳,有些高度可以调整)、有靠背、有一个合适的座椅面帮助进出浴缸(图 9.15)。座椅面稍长一些的浴缸转移凳一般是两个脚在浴缸内,两个脚在浴缸外邻近的地面上。小一些的凳子四脚都在浴缸内。

5. 为节省空间,可以把厕所和浴缸凳结合到一个座椅(图 9.16)。这种设计有一些潜在的好处,它既可以让相对小的浴室创造出可及性的厕所和淋浴间,同时还降低了花费,因为这种安装通常不需要进行墙面的拆除。

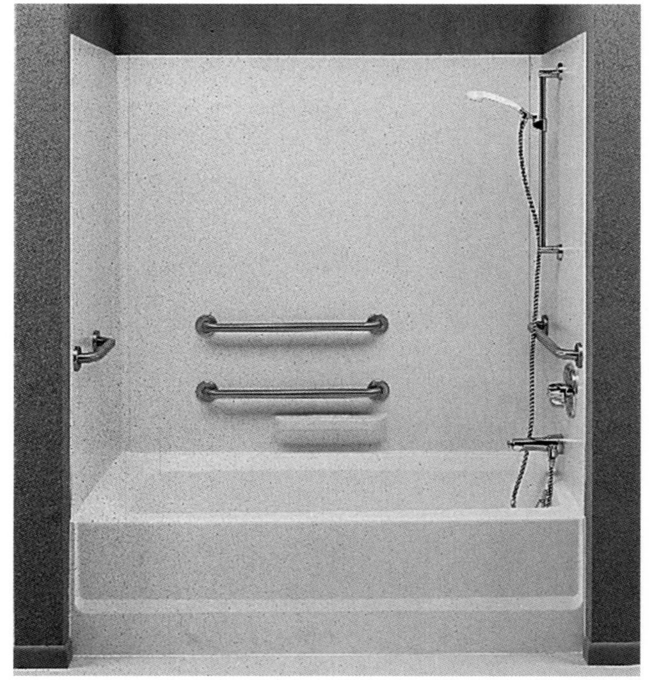

图 9.14 扶手固定在背面、尾端和头端墙壁的浴缸。手置式水龙头可帮助坐位下控制水流的方向

6. 淋浴间可以安装一个墙面永久式的折叠座椅(图 9.17)。不用的时候,就靠墙收起来,就可以很方便地淋浴了。有些新的淋浴设计,会融入内置式的永久座椅。

7. 防滑自粘带可以粘在浴缸的地面或者淋浴区内。

8. 其他浴室内的考虑还可能包括手置式的花洒设备或淋浴龙头(图 9.14 和图 9.17)、防烫伤阀门(防止水温超过预设

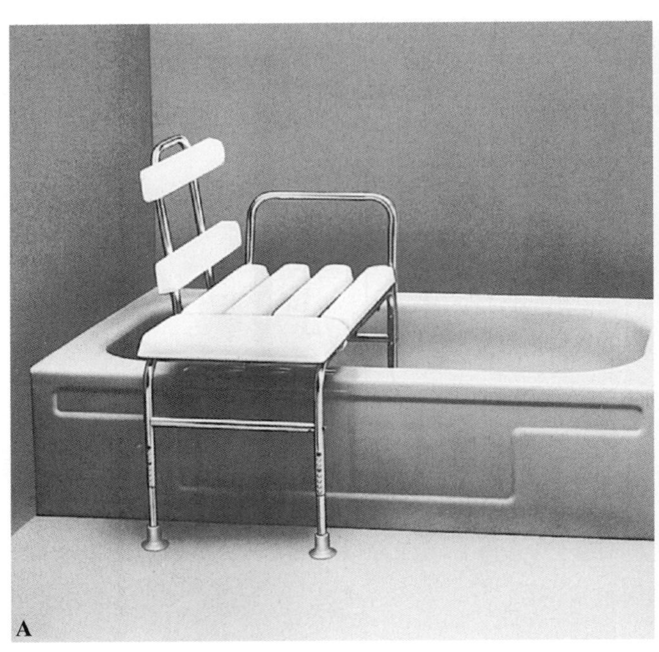

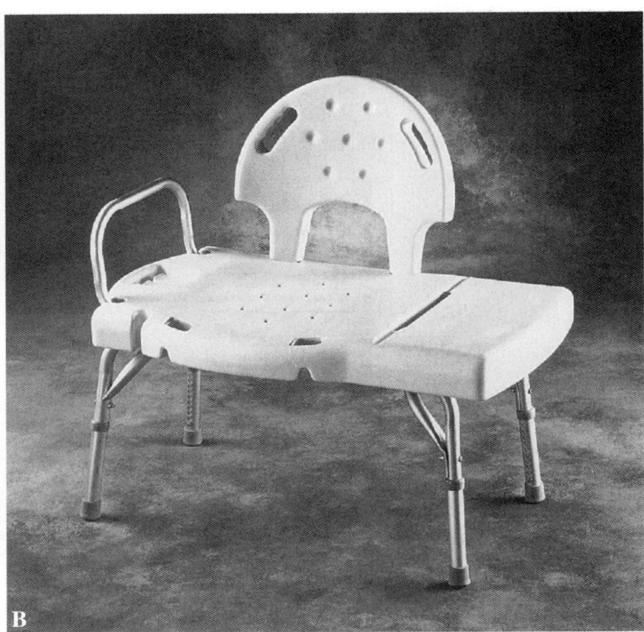

图 9.15 两种浴缸凳的设计，都含有宽的支撑面、安全靠背和长的座椅面，促进转移

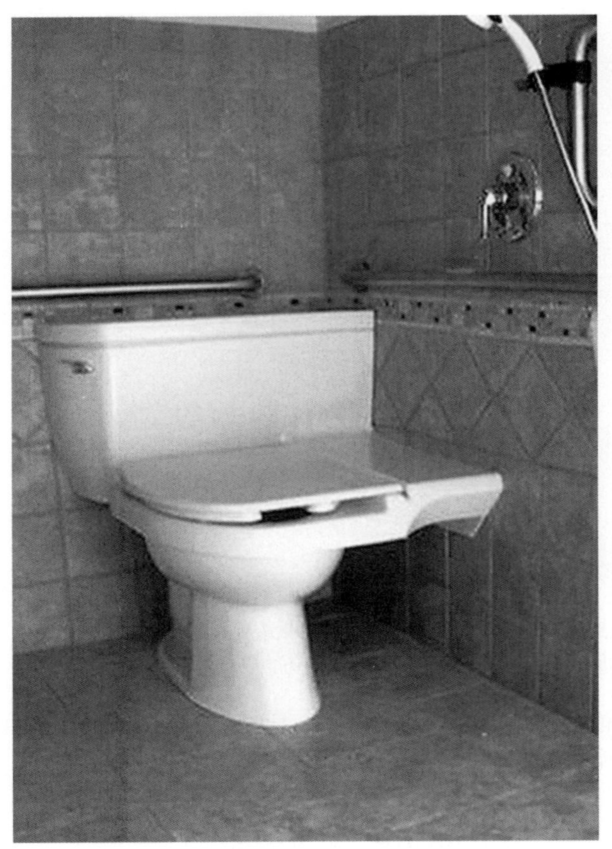

图 9.16 厕所和浴缸凳结合到一起的座椅

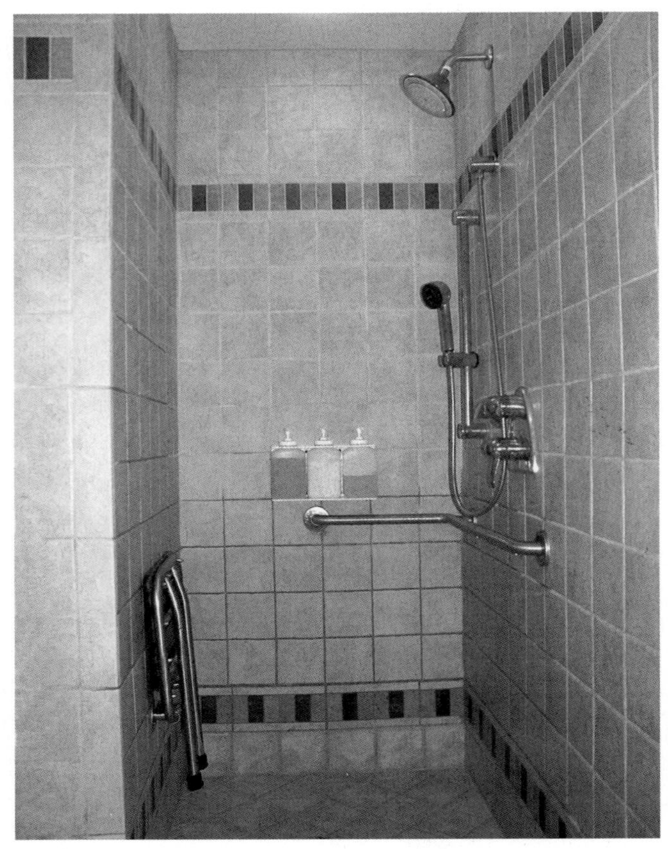

图 9.17 带有可折叠座椅、扶手和手置式花洒的淋浴间

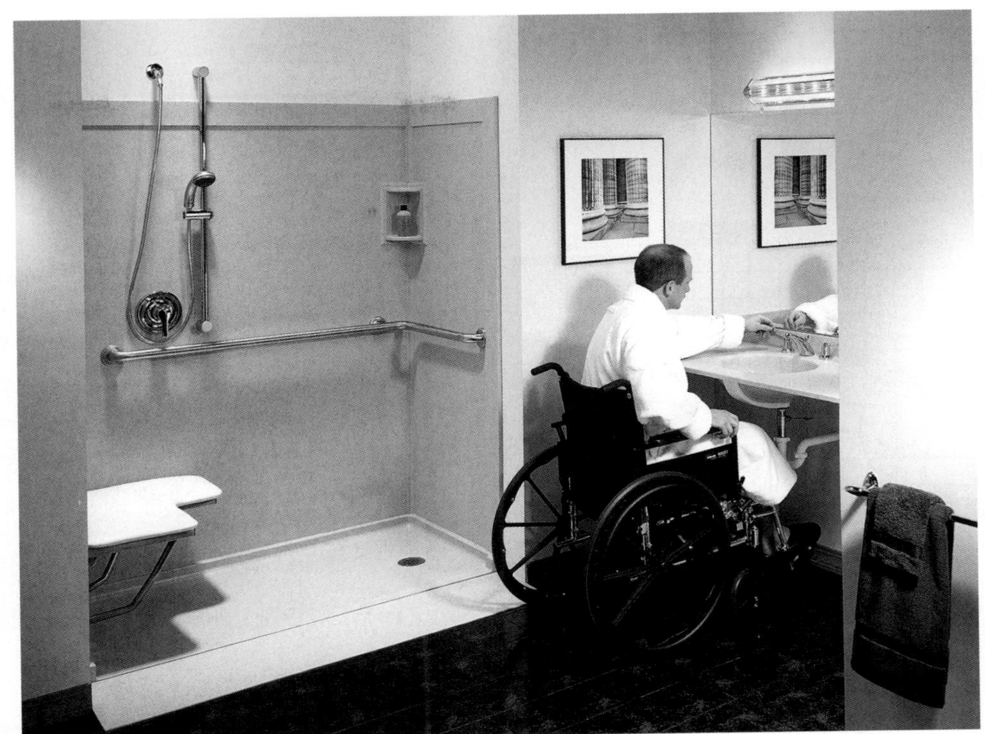

图 9.18 可及性浴室内下方可供膝关节廓清的水池以及带包裹的管道。淋浴入口有一个小坡道，以适应不同的地面高度。注意淋浴手持花洒固定在一个垂直方向可以滑动的杆上(可调节高度)，这样就可以允许坐位下淋浴。这样手持花洒可以拿着来控制水流的方向，清洗特定部位

值)、水量控制机制(防止水突然溢出，导致温度变化)、浴缸或水池加大的龙头柄(最好是水平式龙头，便于使用)、动作感应的龙头、水池中安装花洒(可以不用进浴缸或淋浴间洗头)、毛巾架和小的架子放卫生用品以及比较容易够到的警铃。

临床注解：为防止感觉缺损的患者受伤，教育患者、家属和照顾者时，应该包括在洗澡之前使用温度计来测量水的温度。

9. 理想上，水池下面应有足够的廓清空间，并且所有暴露的热水管子都要包裹起来，防止烫伤(图 9.18)。在一些新的建筑中，会安装浅的水池，以增加膝部的廓清，同时龙头装在侧面，便于够到。如果担心因为水池留出空间而使储藏空间减少，可以使用可拖出来的橱柜，当轮椅需要进入时，就将橱柜拖出来。水池上方使用加大的镜子，镜面顶部稍向外倾斜，远离墙壁，可促进坐位时镜子的使用(图 9.19)。也可使用前倾的镜子，配有可调节的枢纽，可以改变靠近和远离墙面的距离。带枢纽的镜子、鹅颈镜或者可折叠的镜子(一面是放大镜)都可以帮助近距离使用。

厨房

1. 工作台的高度要合适。若使用轮椅，扶手应该可以放入工作台下方。工作台面理想高度距离地面不应超过 79.4cm，同时下方应有 70.5~76.9cm 的膝部廓清空间。工作台深度至少 61.5cm。所有的台面都应光滑，以便滑动转移重的

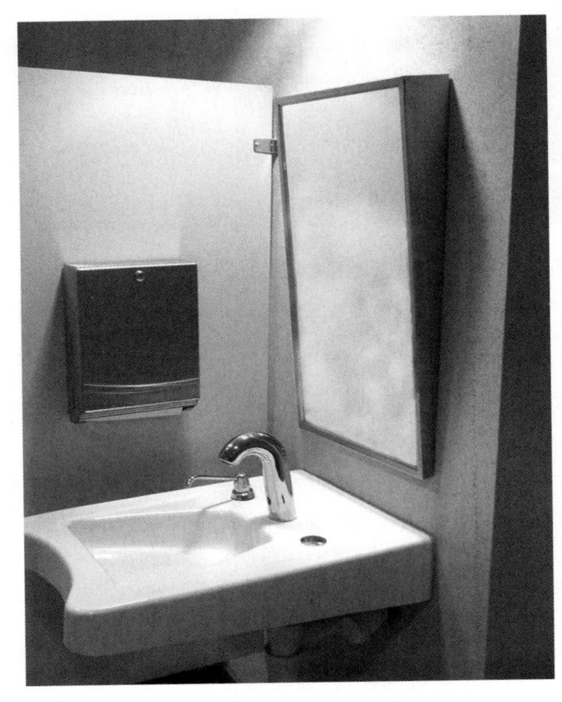

图 9.19 水池上方的镜子，顶部倾斜，远离墙面，允许坐位使用

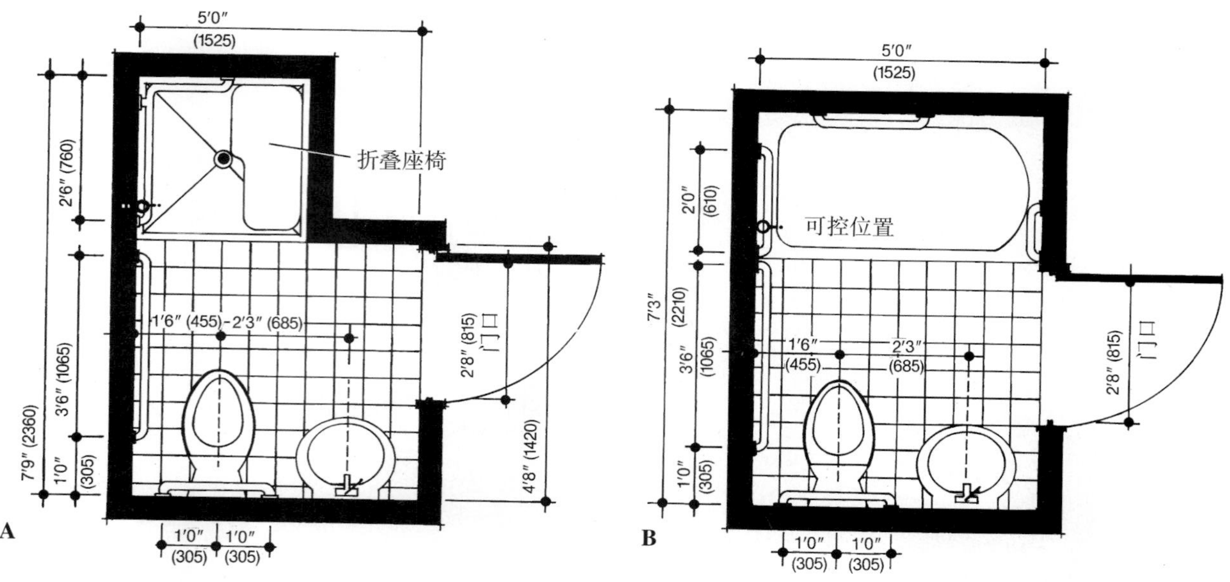

图 9.20 该图显示了轮椅可及性浴室的最小空间要求。**(A)**淋浴室。**(B)**浴缸浴室的最小空间要求。虚线部分表示需要加固的墙壁的长度,以便安装扶手或其他支持物

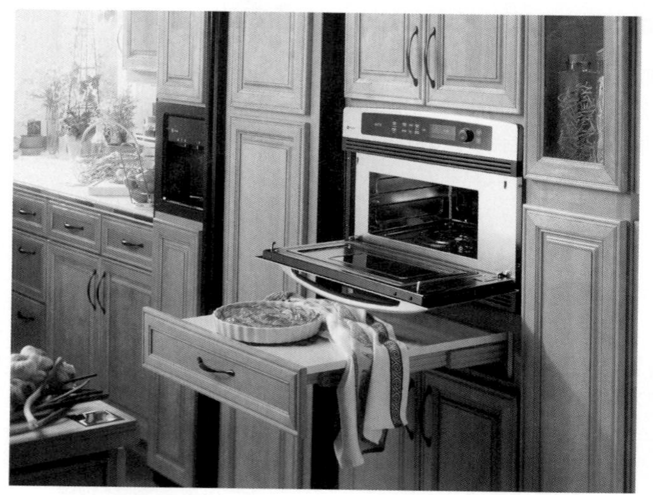

图 9.21 可滑出的台面空间可提供膝关节上方的工作面。位于内置烤箱的下方,可以拉出的工作面在转移热的盘子时更加容易

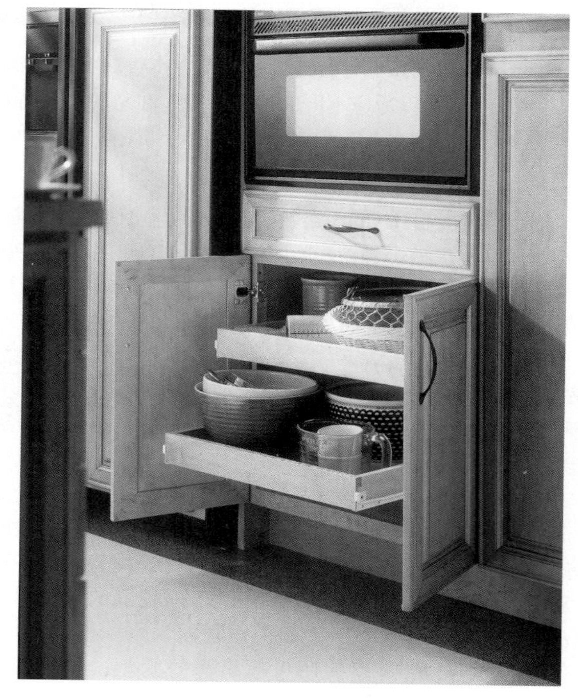

图 9.22 柜台下方可以滑出的架子可改善看和拿到储存物品的能力

物品。可以滑出的台面空间很有用,可以提供一个膝关节上方的工作台面(图 9.21)。可移除一部分底柜来提供坐位下的工作台空间。如果患者可以走动,可以在主要的工作区有策略地放一些凳子(最好有靠背和踏板)。对有视力障碍的患者,可在工作台边缘贴一些与工作台颜色对比鲜明的彩带,便于明确工作台的边缘位置。台面下方可滑出的高度可调节的架子可以改善储存区的可及性(图 9.22)。

2. 带有大的刀片型把手或者单一杠杆型龙头的水池、防烫伤阀门或者电动感应器(解放患者双手,自动开关水龙头)可以改善患者的功能,提高安全性。软管喷头可以在不需要将比较重的锅拿起来的情况下,把锅注满水。压力平衡阀可以用来平衡冷热水;还有些水龙头可以预设好水温。热水器可用来准备泡咖啡和茶以及速溶粥或谷物,减少火炉的使用。深度为 12.8~15.3cm 的浅水池可以帮助下方膝关节的廓清。可能需要将水池下方的橱柜移除,以便于轮椅使用者充分接近水池。正如在浴室内,厨房水池下方的热水管也应该包裹起来,防止烫伤。电动可调节高度的水池(图 9.23)可安装在两个固定的橱柜之间的墙上,这样下方可有足够的空间。通过激活控制按钮,水池的高度可以根据使用者是坐在轮椅内还是站立来调整。

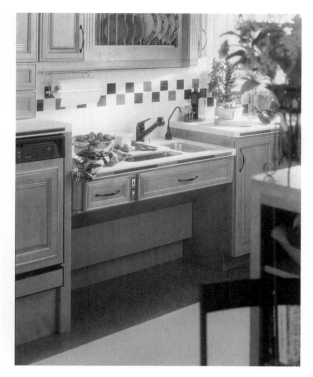

图 9.23 电动可调节高度的水池可以升高或降低，以便在坐位或站位下舒适地使用。高度调节按钮可以固定在水池前方的面板上

3. 带轮子的小车可能比较实用，可减轻使用者从冰箱到操作台转移物品的困难。

4. 台面的高度也需要检查，桌面可能不得不加高或降低。

5. 设备和食物储存区也应经过选择，要有最佳能量保存的观念。所有常使用的物品应放在最容易够到的地方，不必要的物品要拿走。额外的储存空间可以通过安装开放的架子或者使用钉板来放锅和盆来实现。如果要加架子，最好是能调节的架子，放在台面上方 41cm 左右的地方[88]。也可使用电动储藏柜，可以自动降低，便于够及（图 9.24）。

6. 电炉通常比明火燃气炉要好。安全起见，控制按钮最好在炉子的前面或侧面，避免跨过火焰去够。左右并排的炉子比前后并排的要安全。炉子旁边用隔热防火材料的灶台，一旦东西烧好后，可以帮助转移热的物品。光滑的陶瓷灶台也可以减少做饭时需要提起的量（图 9.25）。如果灶台下提供膝关节廓清空间，那么暴露的或者潜在的接触面也必须要包裹起来。也可以用没有火焰的电磁炉加热食物。

7. 对视觉障碍的患者来说，可以使用字码较大的设备或者贴上大码的文字，来表明控制键和面板（比如恒温器、微波炉、电炉和烤箱的开 / 关和温度指示器）。计时器、墙表、电话也都可以使用带大码数字的。

8. 装在墙上的烤箱（与火炉分开的）应放置在距离地面 76~102cm 处，门侧开。这些厨具通常比单独的低位的烤箱和火炉连在一起的单元更容易够到。烤箱应带自我清洗功能。

9. 对一些患者来说，台面上的微波炉是准备食物的必需用具。

10. 洗盘器应抬高 22.86cm，前方承重，可以将架子拉出来，控制板在前方（图 9.26）。抬高的（22.86cm）并排的洗衣机和烘干机也应该前方承重，控制板装在前方（图 9.27）。

11. 可以通过使用横排的（冷藏 - 冷冻）冰箱来增加可及性。

12. 应该有标准的或遥控的烟雾和一氧化碳探测器以及

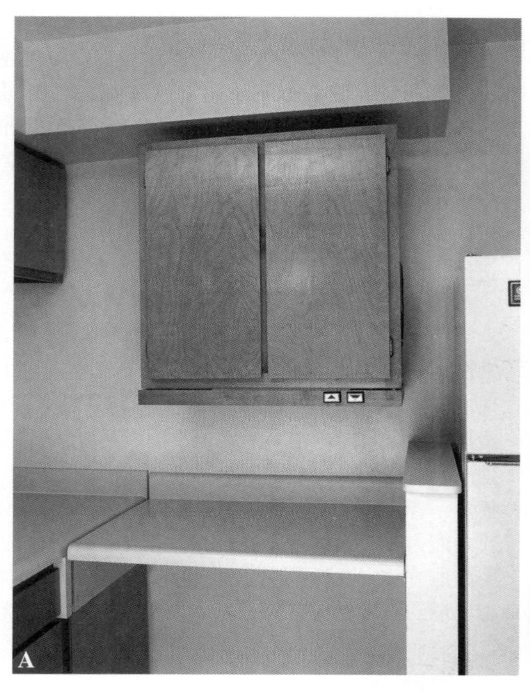

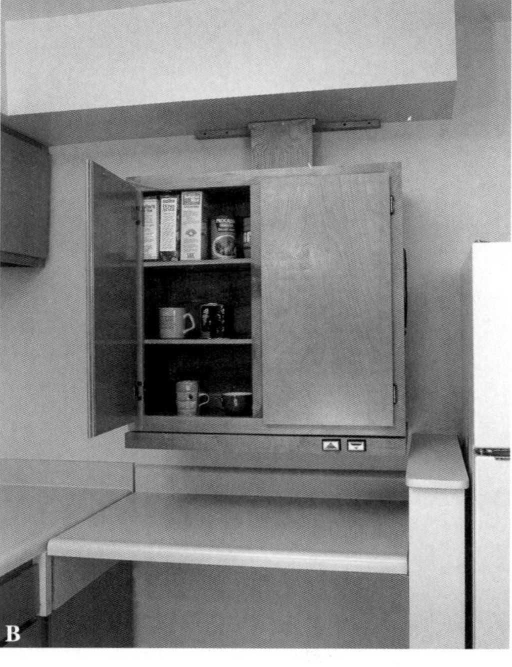

图 9.24 电动储藏柜可以从静止位置降低，便于够及。高度调节控制［（A）高和（B）低］位于橱柜右前方的面板上

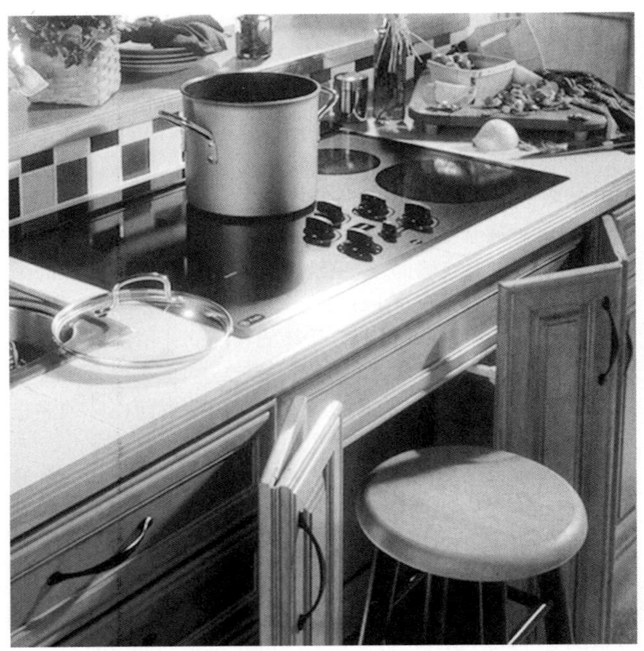

图 9.25 控制按钮在前方的灶台，光滑的表面允许将物品从炉子滑动（而不用提起来）到台面上。把门折起来就可提供下方膝关节的廓清空间

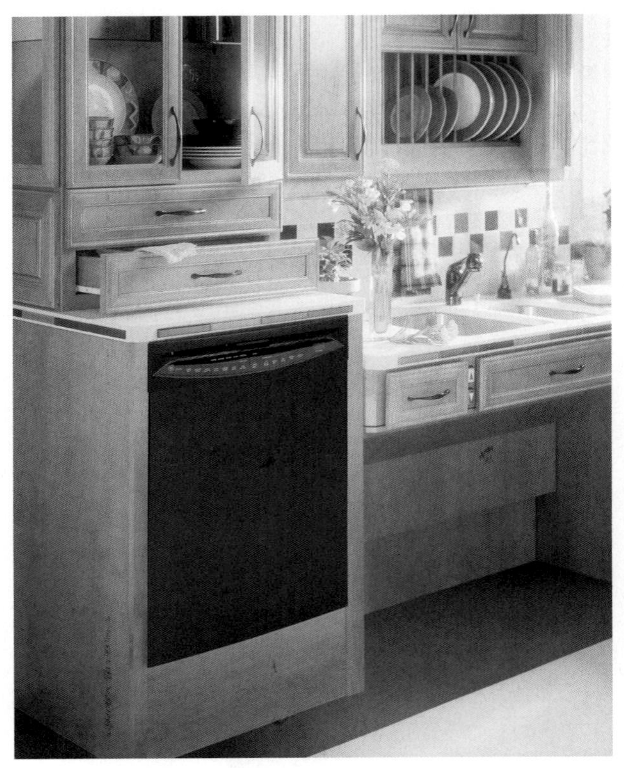

图 9.26 前方承重的洗盘器，抬高了 22.86cm，控制板在前方

1~2 个容易够及的便携的灭火器可用。一般建议灭火器放在一眼能看到的、离出口近、离厨具远的地方。对有听力障碍的患者，烟雾探测器可连接到一个既可激活声音又可激活闪光灯的信号系统，从视觉途径提示有危险。这些信号系统还可以用

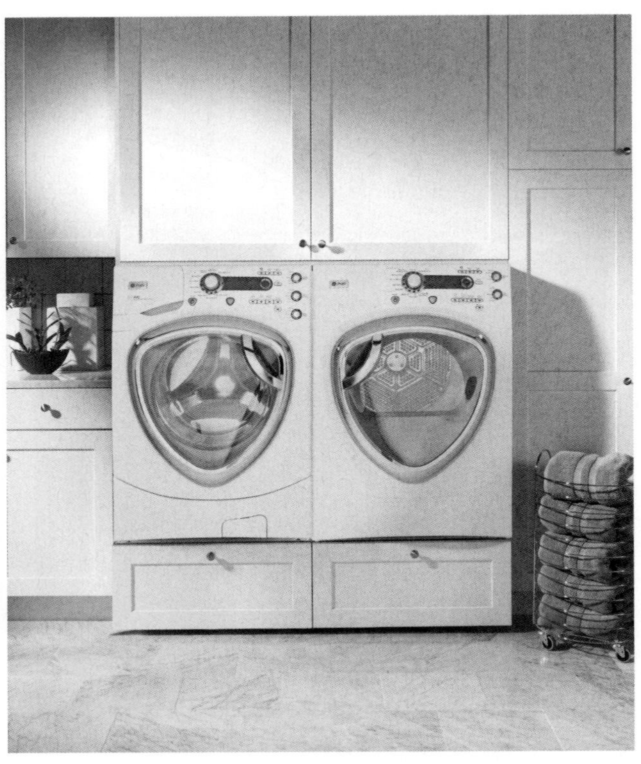

图 9.27 前方承重的洗衣机和烘干机，抬高了 22.86cm，控制板在前方

来激活对门铃、敲门声、电话铃或盗铃作出反应的闪光灯。

尽管对许多患者来说都很重要，但住宅环境的评估对老年人来说更加有必要，对他们来说住宅中的某些区域比其他人障碍更大。Gitlin 等[89]着重描述了老年人在家中所经历的困难种类。所收集的数据来自 296 位参与者（平均年龄 73.24 岁），使用采访、自我报告、临床评估和直接观察住宅环境的方式进行。研究者侧重 9 个住宅区域：浴室、厨房、卧室、住宅的入口、客厅 / 餐厅、室外空间、一般房间、台阶和从街到房间的区域。调查对象遇到问题最多的区域是浴室（88%）、厨房（76%）、卧室（61%）和入口（58%）。

适应性器具

市面上有很多可增加完成 ADL 独立性、速度、技巧和有效性的**适应性器具**出售。适应性器具可辅助以下各方面的表现：洗澡、个人护理、穿衣、准备饭菜和一般家务活动（如进食器具上和个人护理物品上增加手柄、带吸盘的装置来固定碗和盘、长柄够物器、勺、除尘器、垃圾铲和扫把、摇臂刀、改良的切板）。一般来说，适应性器具是代偿训练方法的一部分，强调将残余能力发挥到潜在功能的最大水平。这一方法包括考虑使用其他方法完成任务、使用完整的成分代偿丧失的成分、使用能量节约技术和关节保护技术以及改良环境来优化表现。

辅助技术

在 1988 年残疾人科技相关的辅助法案中，辅助技术的定

义是“不论是否可以从货架上购买到,还是需要改良的或者个性化制造的,只要是能够增加、维持或改善残疾人的功能性能力的任何物品、设备或产品系统[90]”。辅助技术可以是简单的机械性设备或者辅助移动的设备,但这个术语通常表示某些类型的电子设备、计算机辅助设备(如:硬件、软件、外部设备等)、写字板或微处理设备等(如膝关节假肢控制系统)。

辅助技术(Assistive technologies, ATs)通过代偿患者丧失和受损的功能,使其能够完成日常生活活动。辅助技术可以辅助患者在交流、教育、环境可及性和工作娱乐活动等领域的表现,促进患者最大程度上的独立性,明显改善患者的日常生活质量。确定是否需要AT的三个重要考量是①患者的可用功能有哪些;②要完成的任务或活动的性质是什么;③将要在什么样的环境中使用。

很多种类的AT可从市面上购买。理想上,要有一个多学科康复团队负责评估、评价以及提出关于特殊器具的建议。尽管会受照顾机构性质的影响,但一般参与的个体包括患者、家属及/或照顾者、物理治疗师、作业治疗师、言语治疗师和辅助技术专业人员(见下文)。根据患者的需要,其他有可能参与的人员包括特教老师、座椅体系专家、康复技术提供者、增强交流的专家以及社工和基金专家。知识点9.2概括了AT的一般分类。

辅助技术专业人员(assistive technology professional, ATP)或康复技术专家负责分析患者的AT需求。通过系统地应用科技和工程的原则,这一专家会关注患者众多领域的需要,包括但不限于教育、受聘、独立生活、交通出行和休闲娱乐活动。ATP会建议和指导选择合适辅助技术,并教育患者家属/照顾者如何使用这一技术。ATP或康复技术专家可能会有一个诸如辅助技术工程、辅助技术和人类服务、物理治疗或作业治疗、工程学、人体因素和工效学或其他相关领域的学位。此外,他们通常会有一张辅助技术方面的认证证书。美国有许多这样的认证项目,比如北美康复工程和辅助技术协会(Rehabilitation Engineering and Assistive Technology Society

知识点 9.2 辅助技术的类型

日常生活辅助

在诸如进食、准备饭菜、穿衣、个人卫生、洗澡和家务管理等活动中增强ADL表现和独立水平的辅具或设备。如:扶手、斜坡、楼梯升降机、低位橱柜、浴缸凳、改良门把手、进食辅具、个人清洁物品、固定盘或其他物体的防滑面以及改良的门铃。

强化交流能力

强化个人表达和接受信息能力的设备。如:强化交流能力的设备(电子的)、书本固定器、交流板、目光注视板、电子翻书器、头棒、口棍、激光笔、读书器、扩声器、信号系统和电话改良设备。

电脑应用设备

可帮助电脑使用的硬件、软件和其他设施。如:改良键盘、声音识别软件、改良工作站(电动可调节高度和倾斜度的电脑桌)、盲文翻译软件(打印字体和盲文之间转换)、盲文打印器、可及性辅助具(头控棒、光笔、眼睛凝视输入)、改良开关(最小的压力、声控激活)和轨迹(鼠标)控制、声音合成器、大码刊载软件可以让使用者改变背景和字体颜色(如电子书、电子杂志、电子报纸)、可放大的屏幕、触摸屏、屏幕键盘、屏幕阅读器、键盘保护和前臂支撑设备、文本-语言转换软件、语言-文本转换软件、光学字符辨识(optical character recognition, OCR)系统(可以将书写的文本扫描到电脑上,然后由声音合成或屏幕复查系统读出来)、带笔记本电脑支撑的自动轮椅。

环境控制系统

增强控制各种设备的能力的电子系统。例如:控制家中各种设备、灯、门和安全系统的电子系统。

助听技术

设计用来增强信息接收能力的设备(助听设备)。例如:靠近的字幕、调频放大系统(可将声源分离并放大的系统)、助听器、红外放大系统、个人放大系统、TDDs/TTYs、电视声音放大器、电话改良器、视觉和触觉警报系统。

辅助移动技术

设计用来提供在环境内走动或移动方法的设备。例如:手动或电动轮椅、电动带滚轮的小车、车辆改装(驾驶改良、手控、轮椅升降梯)、楼梯升降梯、公交升降梯、无大梁低底盘公车、步行辅助设备。

座椅和姿势

用轮椅(或其他座椅系统)来改善姿势对线、稳定性和头控,减少皮肤压疮。例如:带合适垫子的轮椅(倾斜的后背、抬高的脚踏板)、带倾斜的轮椅、个人定制的座椅表面、刹车、压力缓解座垫、头和颈部支撑、内收垫、外展马鞍、腰部支撑、躯干支撑和骨盆和足部定位器。

视觉技术

针对有视觉障碍的患者,强化其与环境间相互作用的设备。例如:会说话的设备(钟表、计算器、温度计、刻度尺、手置拼写器、字典、辞典)、放大器、语言输出设备、加大字码的显示屏、迷你口袋磁带录音机、可用声音激活的日程计划、大按钮的手机、加大字码的书/杂志/报纸、有声音的书、硬盘里的书(可下载到电脑,使用声音合成器读给使用者)。

of North America，RESNA）的辅助技术专业人员（ATP）认证项目。

环境控制单元（Environmental Control units，ECUs）是一个很重要的诠释 AT 如何强化和改善独立性的例子。ECUs 有很多电子界面，使用者可以控制很多设备和设施（如：电话、遥控床、各种娱乐单元的部件、房间温度和灯光、开关帘子、开门）。这些设备将所有应用设施的操作融合到一个中央控制面板上，为严重残疾的患者提供了更多的独立性。

ECU 的三个主要成分是：①输入装置；②控制单元；③相应的设备。输入装置可通过患者可用的任意随意运动来控制 ECU［如：操纵杆、控制面板、小型键盘、键盘（也可使用 ECU 电脑软件程序）、系列开关、触摸板和触摸屏、光笔、视觉定位器、大脑植入物（如高位脊髓损伤患者）、声控、口棍和眼球控制］。控制单元是核心处理器，可将输入信号转化为输出信号，调控目标设备。设备实质上可以是任何可以电子控制的设备。

工作场所评估

工作场所的调查也是环境综合评估的一个重要部分，用来探索工人 - 工作 - 环境之间的关系，并决定是否能够回归原有工作，或者做出合理改良调整，提供重返工作的必要支持。物理治疗师所使用的评估工作场所的测试和测量可分为两大类：①工效学，应用科学和工程学的原则评估工人 - 工作 - 环境之间的关系，以改善安全性、有效性和运动质量；②身体力学，由身体产生的力或者外部施加于身体的力所引起的肌肉 - 关节相互作用[3]。基于这两大类型的评估，表 9.2 总结了物

表 9.2 工效学和身体力学：测试和测量、收集数据所使用的工具以及所产生的数据类型

工效学是工人、所做的工作、工作（上班 / 上学 / 玩耍）所包含的动作、任务或活动以及工作（上班 / 上学 / 玩耍）的环境之间的关系。工效学使用科学和工程学的原则，以改善安全性、有效性和工作（上班 / 上学 / 玩耍）所涉及的运动的质量。身体力学是指对自身产生的或外界施加的力发生反应时，肌肉和关节在维持或调整身体姿势时的相互关系。物理治疗师使用这些测试和测量来评估工人和工作（上班 / 上学 / 玩耍）环境，确定来自不合理工作场所设计可能导致的潜在外伤或重复性压力损伤。这些测试和测量可以在工作损伤之后实施，也可以作为预防。物理治疗师可以将这些测试和测量作为工作强化或工作适应项目的一部分来实施，也可以使用这些测试和测量的结果来制定这些项目。

测试和测量	收集数据所使用工具	所产生的数据
测试和测量包括量化或描述以下内容的特征： 工效学 • 工作（上班 / 上学 / 玩耍）时的灵活性和协调性（如手功能测试、损伤分级量表、操作能力测试）	收集数据所使用的工具包括： • 加速度计 • 相机和摄像机 • 检查暴露标准、障碍物和提举标准的表	提供记录时所使用的数据可能包括： 工效学 • 使用工具、设备和工作站的有效性和效率的特征
• 执行工作的动作、任务或活动时的功能性能力和表现（如加速度测量术、测力计、电子神经肌电图、耐力测试、力台测试、量角器、面谈、观察、图片评估、身体能力测试、姿势负荷分析、科技辅助的评估、视频评估、工作分析）	• 测力计 • 电子神经肌电图 • 环境测试 • 力台 • 功能性能力评估 • 量角器 • 手功能测试 • 索引 • 面谈 • 肌肉测试	• 环境障碍、健康风险和安全风险的描述 • 工具、设备、器械和工作站的描述 • 以下情况的描述和量化： —工作动作、任务和活动时的异常运动模式 —灵活性和协调性 —功能性能力 —工作动作、任务或活动的重复性、工作 / 休息间隔 —工作动作、任务或活动 • 有无工作环境中实际的、潜在的或重复性的损伤
• 工作环境的安全性（如障碍筛查表、工作严重性指数、提举标准、风险评估表、暴露限制标准）	• 观察 • 身体能力和耐力测试 • 姿势负荷测试 • 问卷 • 比例 • 筛查	
• 特殊工作条件或活动（如操作检查表、工作模拟、提举模型、雇佣前筛查、任务分析检查表、工作站检查表）	• 科技辅助分析系统 • 视频和录像带 • 工作分析	
• 工作动作、任务或活动相关的工具、设备、器械和工作站（如：观察、工具分析检查表、震动评估）		身体力学 • 异常或不安全身体力学的特征 • 在自我照顾、家庭管理、工作、社区、娱乐动作、任务或活动中的限制的描述和量化

续表

测试和测量	收集数据所使用工具	所产生的数据
身体力学 • 在自我照顾、家庭管理、工作、社区、娱乐动作、任务或活动中的身体力学(如:日常生活活动[ADL]和器械性日常生活活动[IADL]评估表、观察、图片评估、技术辅助评估、视频评估)		

理治疗师常用的测试和测量,以及收集数据的工具和所产生的数据类型。

面谈

工作场所评估开始是一个初步的工作分析面谈。面谈的目的是为了收集关于①在全面了解责任义务的基础上对工作的功能性要求;②要求个体在其中工作的物理环境的特征(工作分析将会在现场访问时继续)信息。面谈的问题视雇佣的类型(如:装配工、饮食服务工作、职员、机动车辆操作、手工材料制作、工厂工作等)而定。在面谈时,应鼓励患者提供工作职责和义务的具体信息(如工作时长、提举/携带/推拉物品的重量和距离、所用的身体姿势等)。表9.3是针对职员岗位所建议的工作分析面谈问卷样表[91]。

工作分析

工作分析提供了使残疾人适应工作的基础。一般包括工作功能的陈述,即明确整体目标及描述①工作的基本功能和每个功能所花费的相对时间;②完成基本功能的物理环境(如室内、室外、温度起伏、噪音水平);③身体要求(如提举、推拉活动、弯腰、够物);④所需要的技能(认知过程、语言、书写和电脑能力);⑤工作的社会背景(监督水平、独立性、与公众的接触)。

工作分析提供了对工作(不是潜在的工人)的描述。一般在一个工作岗位刚创立的时候就有,目的是指导残疾人找到工作。(附录9.E是一个工作分析的样表。)物理治疗师也可能会在患者刚受伤时就被请求做一个当前的工作分析,以便给出合理的调适建议。

功能性能力评估(FCE)

一般来说,最有效地评估患者-工作环境关系的方式是现场访问。但也可以在现场访问之前,使用各种标准化的功能性能力评估(FCE)工具来收集初步数据。APTA定义FCE为"一种综合地基于表现的测试组套,通常用来确定工作、日常生活活动或休闲活动的能力。"[92]根据工作的任务要求,FCE是回归原有工作或重新选择新工作所需要确定的能力。FCE提供了一系列的客观测试和测量,用来确定工作相关能力和活动受限的情况。测量参数通常包括耐力、ROM、灵活性、力量、爆发力、姿势、协调、手灵活性和表现的一致性[93~95]。

FCE用来测试工作相关任务特定部分的表现。工作的特殊性决定了所需要做的功能性运动。然后根据这些要求来选择相应的FCE工具,评估组成工作任务的特定技能(如提举、弯腰、躯干旋转、够物)。SimulatorII功能性测试系统[Baltimore Therapeutic Equipment(BTE)Co.,Hanover,MD 21076-3105]就是FCE工具的一个例子。这一计算机整合的系统(图9.28)可以使用标准化的测试程序或个性化的身体测试来重现患者工作环境中所需要的身体任务要求。这一系统可模拟各种任务,包括但不限于提举、推拉、搬运能力、旋转阀门以及使用各种不同的工具(如挥锤子、使用墙滚、使用锯子)。图9.29还

表9.3 职员岗位所建议的面谈问卷

面谈问卷用于收集关于工作和个体工作所处物理环境的功能性要求的一般数据。

1. Y N 你是否经常提举超过15.88kg的物品?
2. Y N 你是否需要偶尔或经常从膝部下方或超过肩膀的高度提举物品?
3. Y N 当你提举时,你是否需要跨过其他物品或在上臂长度范围内来完成提举?
4. Y N 白天你是否经常要够肩部上方的物品?
5. Y N 你每天是否坐位超过4个小时?
6. Y N 你的工作需要你维持一个姿势或体位30-60分钟或更长时间吗?如果是,是什么姿势? ________
7. Y N 是否经常要做重复性动作(如打字)?
8. Y N 你的工作是否需要手指、腕、肘或肩部频繁地运动?(如果是,请圈出所有使用的部位)
9. Y N 你觉得桌子的高度是否舒适?
10. Y N(a)你觉得椅子是否舒适?
    Y N(b)你觉得它很合适你吗?
    Y N(c)你知道如何调整椅子吗?
11. Y N 你有足够的空间完成你的工作吗?
12. Y N 你的工作是否包括频繁地弯腰、扭动或突然的运动?

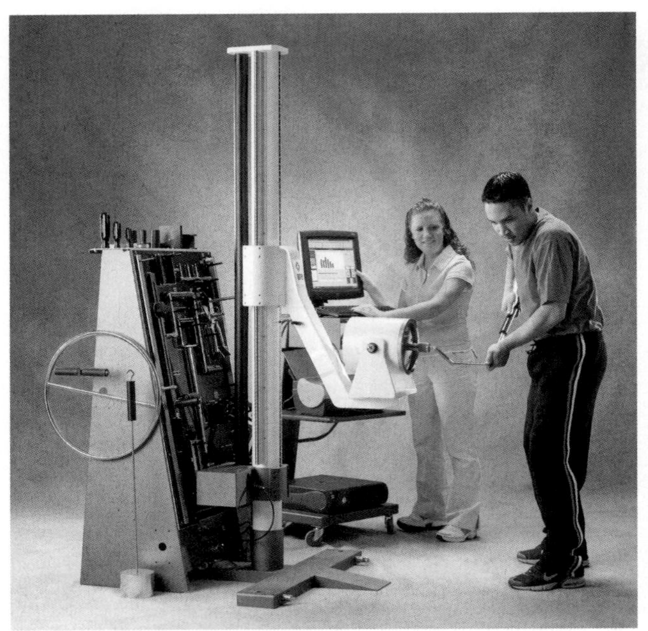

图 9.28 Simulator Ⅱ功能性能力评估系统

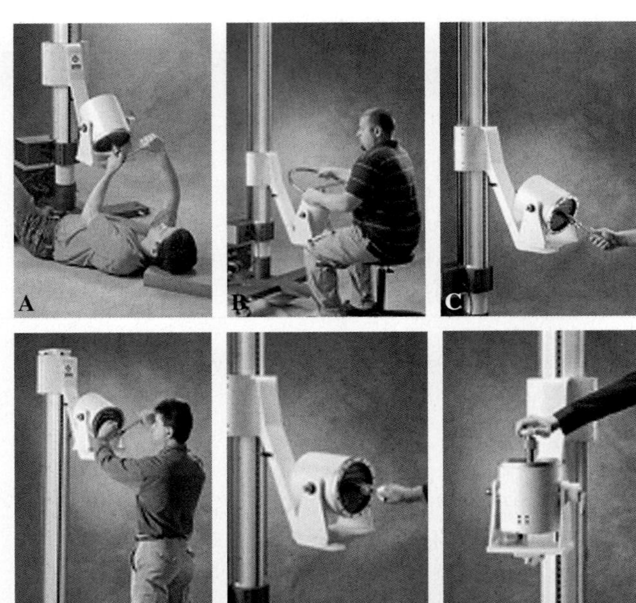

图 9.29 任务模拟举例:(**A**)自动修理;(**B**)开车;(**C**)使用螺丝刀;(**D**)过头的工作;(**E**)旋转和(**F**)开瓶

列举了一些其他的例子。这一系统还可以使用任务特异性的测量模拟患者真实环境中的要求,来训练耐力,进行工作再训练。其他的一些身体工作能力的评估工具包括 Joule 功能性能力评估系统(Valpar International Corporation,Tucson,AZ85703-5767)、Arcon 功能性能力评估系统(Arcon Vernova,Inc.,Saline,MI48176)、ErgoMed 工作系统(ErgoMed USA,San Antonio,TX78269)和 Isernhagen 功能性能力评估工作系统(WorkWell Systems,Inc.,Aliso,CA92656)。

系统内的软件可把 FCE 的数据同标准值比较,如力量和 ROM,所产生的 FCE 数据可辅助物理治疗师完成以下任务:

- 预测个体的工作能力和安全重返工作的能力;
- 确定优化功能和预防进一步损伤所需要的物理环境的参数(合理的调整);
- 确定活动受限的程度(如:代偿过程);
- 根据能力给予合适的工作安置;
- 保护工作强化训练的潜在好处。

还可以从美国劳工部职业信息网站(O*NET)上获取其他的信息[96]。上面提供了各种职业的工作要求(如所需要的技能和知识、如何以及在哪里完成工作)及工人特性的数据库。O*NET 系统包括 O*NET 数据库(申请后可免费下载文件)、O*NET 在线系统(可获取 O*NET 信息)和 O*NET 职业探索工具(职业探索和评估工具)。

工作强化 / 适应

工作强化 / 适应是指旨在改善工人能力和功能的治疗措施。APTA 定义工作强化 / 适应为"特别为恢复患者系统、神经肌肉骨骼和心肺功能而设计的一种工作相关的、高强度的、目标为导向的治疗项目。工作适应的目的是为了恢复受伤员工重返工作的身体能力和功能"[92]。

工作强化 / 适应方案通常包括渐进性的基于功能的训练项目,是经过慎重的工效学和身体生物力学原则考虑后,经过工作相关活动的分析而建立的。工作强化训练所期望的目标和结果与特定的工作要求有关。训练可包括①改善关节和软组织活动、改善运动功能、增强工作相关任务的功能性技巧和协调性、改善肌肉性能(如:力量、爆发力、耐力)、ROM、灵活性和心血管 / 肺功能状态的措施;②在模拟工作活动中的指导性练习和说明(对身体要求的重复训练);③教育(如:身体生物力学、安全性、损伤预防、行为教育项目);④促进自我管理的策略[97~99]。

也可以购买到工作强化 / 适应产品(图 9.30),治疗师可使用不同大小和重量的物品(图 9.31A)、不同的高度、装配任务(图 9.31B)、分类任务、铲、推拉活动、使用桌面和固定在墙面

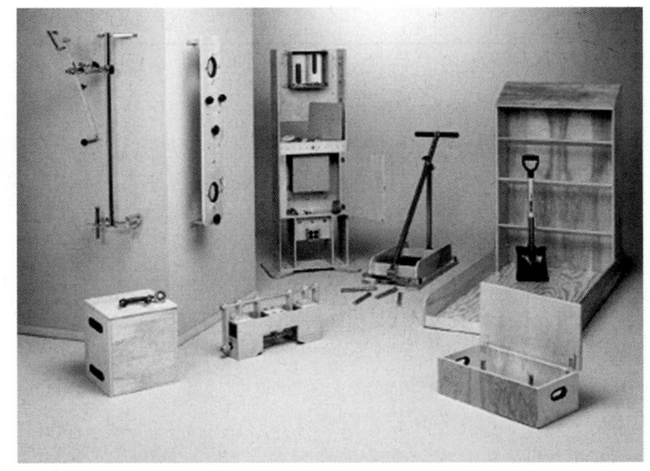

图 9.30 工作强化设备可基于模拟各种任务和装配活动,应用良好的工效学和身体力学原则,制定渐进性地治疗(适应)活动方案

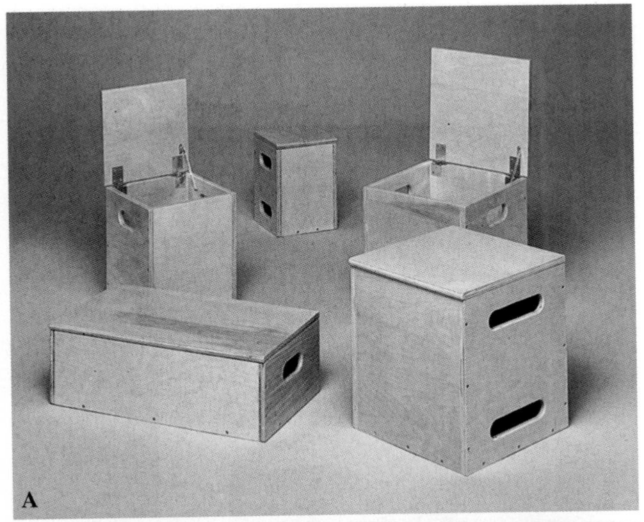

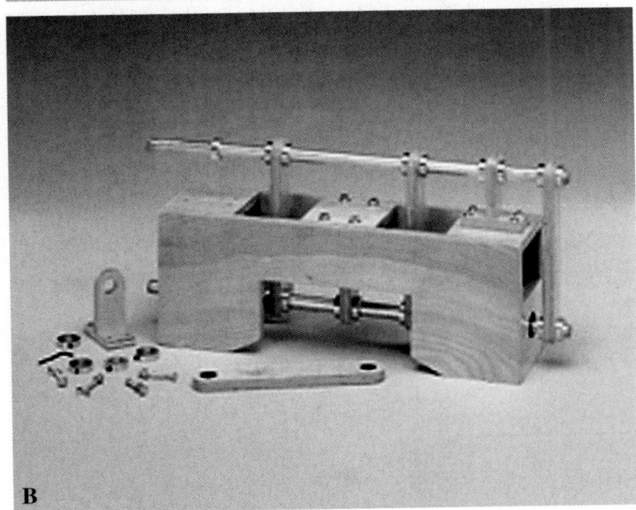

图 9.31 (A)提举活动所用的一系列不同形状、大小和重量(渐进性增加)的箱子。(B)桌面装置包括螺栓、垫圈、螺母等手动装配或工具性(如扳手)装配装置

的工作站等,来模拟工作活动如提举、移动物品等,以渐进性地对患者进行挑战。

现场访问

工作场所现场访问通常包括①通过观察患者在实际环境中做相应的工作任务,进一步对工作分析进行精炼;②应用工效学原则,确定某一个工人骨骼肌肉损伤的即时或可能风险。现场访问所获得的数据将允许治疗师建立风险降低计划,提供相应的建议,以消除潜在的损伤;建立优化功能计划,可包括以某种可在工作环境中强化效率和表现、避免伤害的方式,将工作与患者解剖和生理特点相匹配的建议[100,101]。

当在工作环境中以现场访问的方式检查功能水平时,能量节约、工效学、身体生物力学和人体测量学原则在预防损伤和优化效率及舒适度上非常重要。患者的能力需要在满足工作环境的物理要求下进行测量,治疗师使用适应性器具和应用生物力学的知识,可对当前情形作出适当改变。

检查许多住宅中的区域、提出的建议以及所应用的适应性策略都可以用在工作环境中。一些针对工作场所的考量描述见下文。

外部可及性

如果患者计划开车去工作,停车场应该在办公楼附近较短距离内。对轮椅使用者,停车空间应至少宽 244cm,另外还要有 152.5cm 宽的通道。轮椅停车的位置要有明显标志,预留出来。

办公楼外部可及性应与住宅外部可及性一样,使用类似的指南进行操作。

内部可及性

工作任务所要求的基本成分在一开始就要确定,但有些任务的复杂性或者与工作环境之间必要的互动,可能会让我们在现场访问之前对这些任务作出不合适的分析,包括确定活动需求(主要工作场所内外的运动)以及确定下列领域所需要的技能和要求:肌肉的性能(包括力量、爆发力和耐力[躯干、上下肢])、ROM、姿势、手灵活性、眼手协调、视力、听力和交流。

直接的工作区域应仔细检查,包括灯光、温度、座位表面(如果不是轮椅的话)、工作站的高度和大小(有些患者可能适合不同高度和倾斜度的工作面)、是否接触噪声、振动和火焰。要根据患者的垂直和水平够物能力,考虑患者是否可以便利地拿到供应品、材料或者器械,也要考虑是否用到公用电话、饮水龙头及厕所等。

由于电脑工作站在大多雇佣单位的普及,治疗师还会被请过去提建议,以便优化工作效率,减少因工作区的不良设计而导致的潜在外伤和重复性压力损伤。一个充分可调节的椅子是组成一个完整的符合工效学工作站的一部分[102]。工作站椅子的基本要求在图 9.32 中有所描述。尽管每个人所要求的参数不同,但放在电脑工作站所要满足的一般原则包括屏幕稍低于双眼水平,身体重心位于键盘和显示器正前方,前臂水平或轻微上斜,打字时手腕自由悬空,下背部有良好的支撑,两侧大腿水平放置在座椅表面,双足平放在地面(图 9.33)[102]。

在检查轮椅患者的工作站时,功能性的坐位够物范围是一个重要的考量。直立坐在轮椅中时,无障碍前伸的最大高度距地面 122cm,向下够最小距地面 38cm(图 9.34A)。当工作台面深度不超过 51cm 时,向前向上伸的范围最高距地面 122cm(图 9.34B)。若工作台的深度改变,那么向前向上够的距离也会相应地变化。比如,若工作台深度为 51~63.5cm 时,允许向上向前够的最大距离不会超过 112cm(图 9.34C)。地面障碍物为 25.5cm 宽时,同侧向上够最大高度为 122cm,向下够距离地面最少 38cm(图 9.34D)。若障碍物宽度为 61cm,向上够最大高度为 117cm[5]。若患者的躯干控制能力很好,够物的能力也会有所增加。

也有一些详细的资料可指导工作场所的评估,包括美国残疾人法案(Americans with Disabilities Act,ADA)法规和科技辅助材料[103],ADA 建筑物和设施的可及性指南(ADA Accessibility Guidelines for Buildings and Facilities,ADAAG)[104],以及 2010ADA 可及性设计标准(2010 ADA Standard for Accessible Design)[5]。这些文件都可以免费获得,包括

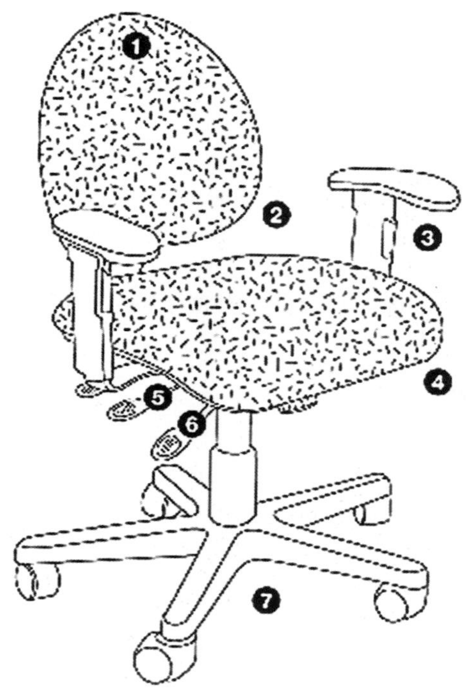

图 9.32　推荐的工作站椅子应符合的特征概述:(1)透气的中等材质的垫衬物;(2)可上下调节的腰部支撑;(3)可调节的扶手;(4)前方边缘圆滑的座椅(瀑布式设计);(5)可上下及前后倾调节的座椅;(6)可前后倾的倾斜手柄;(7)可 360° 旋转的 5 个脚的座架

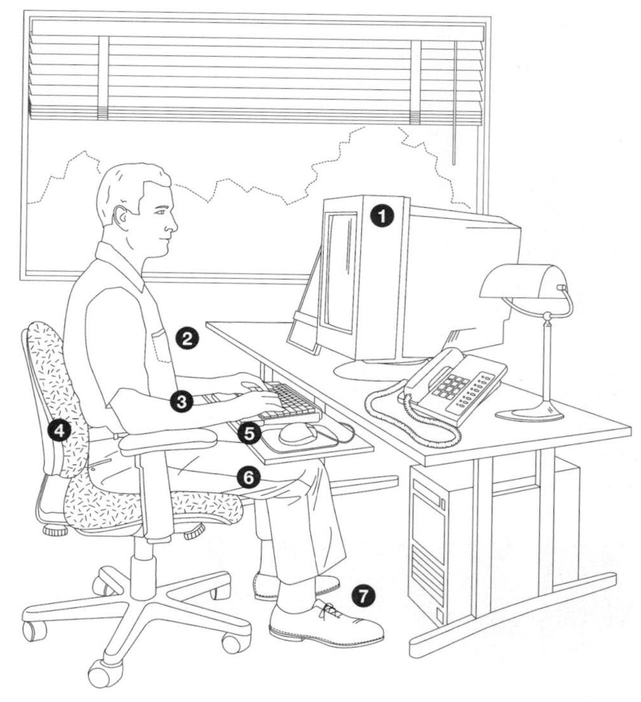

图 9.33　推荐的电脑工作站坐姿概述:(1)显示器顶部稍低于双眼水平;(2)身体重心在显示器和键盘前方;(3)前臂水平或稍上斜;(4)下背部有座椅支撑;(5)打字时双腕自由悬空;(6)两侧大腿水平;(7)双脚平放在地面

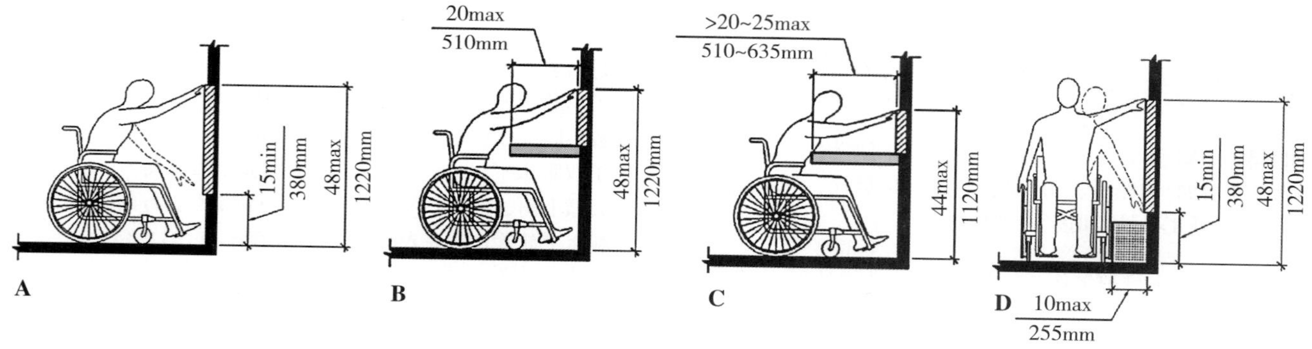

图 9.34　**(A)**无障碍前伸最大高度距离地面 122cm,向下够最小距离地面 38cm。**(B)**在 51cm 深的工作台前,向上向前够的范围最高距地面 122cm。**(C)**工作台深度在 51~63.5cm 之间时,最大的前伸够物范围距离地面不超过 112cm。**(D)**侧方够物深度为 25.5cm 时,最高侧方够物为 122cm,最低为 38cm。图上单位以英寸和毫米表示

1990ADA 的残疾人建筑物和设施的无障碍技术要求。关于 ADA 详细的资料信息,在美国 ADA 司法部主页上有所提供[105]。

社区可及性

为充分达到可及性的目标,必须对社区资源、服务和设施的可行性进行调查。若治疗师不能直接介入,可给患者及其家人/照顾者提供调查当地设施可及性的指南,由他们来完成。

另外一个重要事情是,要告诉患者、家人和(或)照顾者一些社区机构,如关节炎协会、美国国家肢障儿童协会、多发性侧索硬化协会、市长办公室、商会,或者退伍军人管理局。这些组织都会为社区内的残疾人提供相应的服务信息。计划回学校的患者,要鼓励他们同校园学生服务办公室联系,他们会关注残疾同学的需求,提供关于住宿、特殊服务和一般校园资源等信息。

交通

当前,不同地区公共交通的可及性差距很大。正因如此,患者、家人和(或)照顾者需要仔细的探查,以确定特定的地区

有哪些可用资源。很多社区至少会有部分时间提供完全无障碍或部分无障碍的公共汽车。其中包括所谓的“无大梁低底盘公车(Kneeling buses)”,装有液压单元,可将入口降低到与路边齐平,方便上下车(图 9.35)。现在很多公共汽车都设计有液压升降梯,可允许轮椅使用者直接进入(图 9.36)。

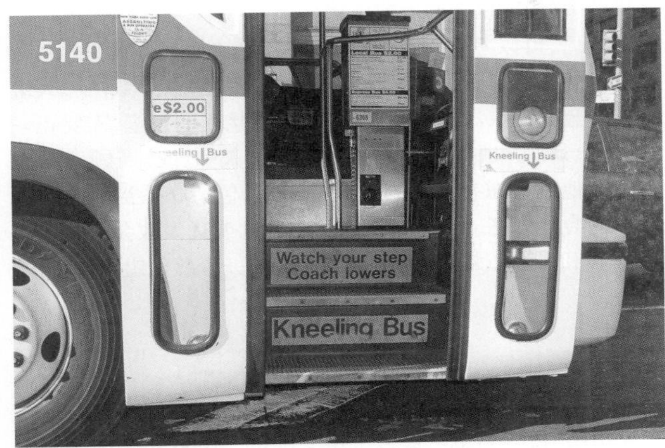

图 9.35　无大梁低底盘公车,可以把台阶降低 7.62~15.24cm 到马路边。设计为无大梁低底盘的公共汽车一般在门或者门附近都有一个标志(Kneeling ↓ Bus)

在美国,并不是所有的公共交通系统都允许不能行走或有行走功能障碍的患者使用。但很多城市交通系统都在逐步调整,以适应移动障碍的患者(如安装电梯、换掉十字转门的入口、为轮椅使用者留出空间)。很多不能使用公共交通的地区,门对门可及性的厢式货车可供残疾居民使用。同样,一些农村地区也没有这些服务。

一些患者可能会希望驾驶改良的汽车或货车。这当然会显著改善社区内活动的机会。机动车改良可根据个人的身体能力进行选择。通常改良的设备包括手控操作刹车和油门、控制面板直接安装在方向盘上,来控制挡风玻璃刷、方向

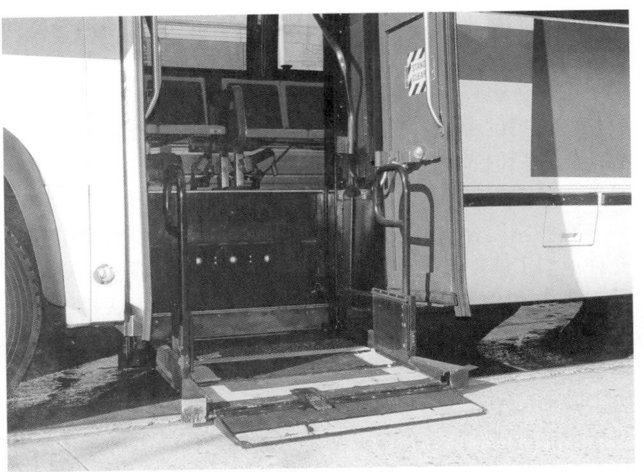

图 9.36　公车升降梯可容许轮椅和电动带轮车上下。一般在车门上会有国际轮椅无障碍的标志显示

灯和近 / 远光灯、方向盘附件(如握力不足的患者配上万能袖套)、升降单元辅助将轮椅放到车上,对四肢瘫或高位截瘫的患者而言,自带升降平台可使患者坐在轮椅内就可以进到车中。驾驶训练项目由作业治疗师教授,绝大多数康复中心都有提供。

对长距离步行受限或者耐力比较差的患者,社区内电池驱动的带轮车(图 9.37)可能对他们完成近距离转移来说是一个比较实际的选择。

社区设施的可及性

在社区可及性检查时,同样要关注一些工作环境评估的考量。简要地说,患者使用的场所内设施要进行探查,看是否有合适停车的区域、马路牙是否有斜坡、建筑物内外结构的可及性以及公用电话、水龙头、浴室和宾馆等的可及性。剧院、礼堂、演讲厅也必须要考虑是否有无障碍的座椅区。很多公共场所现在都会设计一个无障碍岛,与开阔的地面相通,内有

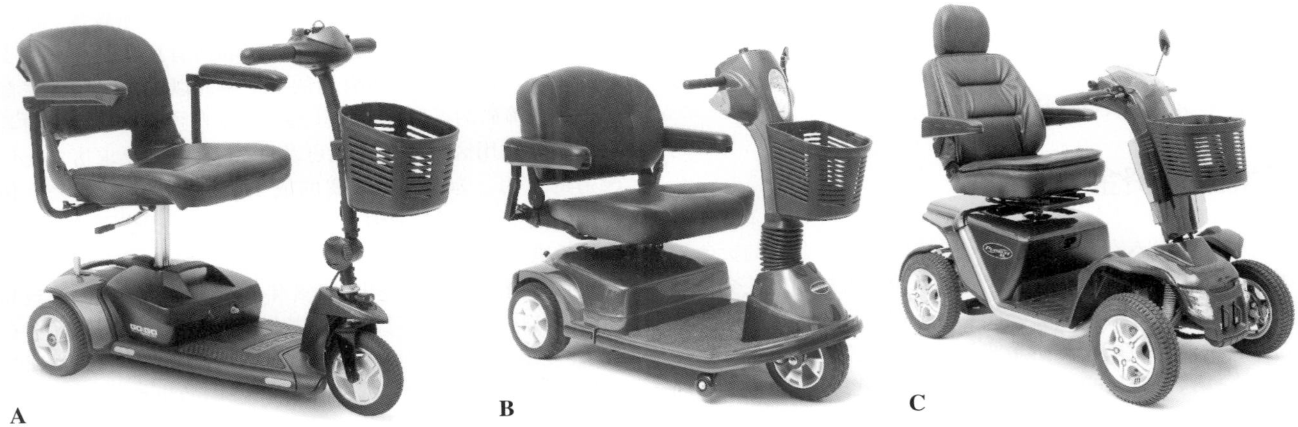

图 9.37　适合室外转移的电动小轮车。**(A)**这种轻便的小轮车承重 124.74kg,最大速度 6.84 km/h,旋转半径 90.17cm。**(B)**这种类型车包括一个重型传动系统,最大承重 226.8kg,最大速度 8.45km/h,旋转半径 127.96cm。**(C)**这种类型的特点是有一个倾斜靠背,有头拖,大的充气轮胎,最大承重 181.44kg,最大速度 13.28 km/h,最大旋转半径 209.55cm

散开排放的标准座椅，可容纳轮椅进入。这允许使用轮椅的患者可以选择坐到一个可步行的人旁边或者坐到一个轮椅使用者的人旁边。所有设施也都应该注意安全出口的位置。除了这些一般的考量，商场和购物区也都应该检查是否能够拿到商品(尤其是轮椅使用者)、走道的宽度是否合适、收银柜台是否有足够的空间。

有些剧院会给盲人或视觉障碍的患者提供"触摸引导"，允许他们了解产品的视觉成分。这些由演员、剧组成员和(或)管理者带来的多感官的体验，弥补了现场表演无法提供的细节信息。当导游人员解释每个独立片段的意义时，他们提供给参与者一个机会，去触摸和把握戏剧的片段[106]。

其他关于社区可及性的有用的信息来源还有很多大城市所提供的指南(通常有市长办公室资助或作为一种本地的社区商业服务)。这些指南会提供关于当地文化、市民和宗教机构、政府办公室、剧院、宾馆、餐馆、购物区、交通和社会及娱乐设施的可及性信息。这些出版物通常可以从城市的商业办公室、市长办公室或旅游办获取。使用这些指南，同时事先打电话询问详细的可及性信息，可促进当地社区内外的转移。很多指南也可以从网上找到(如 Accessible NYC!![107]和 Guide for Washington，DC[108])。

记录

一旦完成环境评估，就要准备一个最终的整合报告，包括所有参与评估的成员所收集到的信息。报告包括从住宅收集到的信息，如有可能，也包括工作场所和学校的评估报告。还要有评估一般社区可及性的测量数据等信息。

其他需要提供的信息包括①描述帮助患者步行或功能性活动所使用的方法；②确定所需要的适应性器具的类型和数量(包括来源和价格)；③ AT 建议；④对特定环境改造的具体建议。如果在现场访问时使用评估表、调查表或者检查表，也应该包括在记录中，或者把收集到的数据总结在表格中。

社区可及性相关的记录应包括患者对可用的社区资源的了解程度。这些信息的来源以及治疗师是直接参与到社区调查还是间接询问的，都要报告。

然后，完整的报告会作为患者医疗报告的一部分放入病历，报告的复印件一般会给患者的家人 / 照顾者、医生以及第三方支付者或其他潜在的资金来源方和所有可能会提供照顾的社区健康卫生人员或社会服务机构。

环境改造资金

患者和家人 / 照顾者可能需要辅助以确定合适的资金来源，进行环境可及性改造。通常，患者照顾机构的社工会提供一些这方面的指引。关于资金来源机构的信息也可以从残疾人联合会获取。潜在的资金来源包括私人医疗保险公司、住宅公平或其他类型的银行贷款、退伍军人管理局、职业康复部(the Division of Vocational Rehabilitation，DVR)、工人赔偿会以及国家组织的当地分会[如：国际吉瓦尼斯俱乐部(美国工商业人士的一个俱乐部)、海外作战退伍军人协会、共济会 / 圣地兄弟会和国际狮子会]或者一些特殊病种的组织(如：国家脑卒中协会、国家多发性硬化协会、国家帕金森协会)。

还有一个重要的考量，并不是所有人当前的住房都可以进行改造(如原来住在三层没有电梯的公寓的患者，现在使用轮椅)。在这种情况下，当地的住房和城市发展办公室(Housing and Urban Development，HUD)将会是一个重要的资源。它可以提供社区内可用的住房列表。因为通常这些房屋都有很多人排队等候，所以需要提前申请。

最后，可以考虑一些针对特殊物品(比如其他来源的基金不包含的一些特殊的适应性器具)的创意基金，一般由私人组织或基金会提供。当然，锁定一家可以接受的组织，需要花一些时间、研究和耐心。通常给患者、家人和(或)照顾者的建议会让他们考虑寻求下列组织的帮助，包括联系当地商业或社团供给办公室、市民服务俱乐部、教堂或犹太教会堂、工会、Jaycess 和哥伦布骑士会(美国天主教的一个慈善组织)。

立法

社会现已很关注环境可及性的重要性。通过立法和一些私人组织，这一领域已取得了很大进步。1990 年美国残疾人法案写入法律。这一立法是针对残疾人公民权利最全面的法律之一。它保证公民权利受到保护，并且有平等的机会享受政府服务、雇佣、公共交通、私人所有的针对公众的交通、电话服务以及公共住房等[109]。这一法律要求所有的"公共住房区"都必须能让残疾人使用，除非修建时为了给残疾人提供说得过去的便利条件而使开发商处于非常困难或过度花费的境地。这一法律详细说明了餐馆、电影院、宾馆、办公室、零售店等要做合理的改造。

至于个人，ADA 将残疾的定义为"某一身体或精神上的损伤，显著地影响了该个体的一项或多项主要生活活动；有这样的损伤记录；或被认为有过这样的损伤"[109]。过度的困难包括改良环境的直接花费过多、设施资源不足、或者这些改变会实质性地改变公司的性质或日常运作。ADA 还提供了联邦税务信用值，刺激商家按照这一法律的规定采取相应措施。

1988 年的公平住房修正法案，禁止以种族、肤色、宗教、性别、残疾、家庭地位和国籍为由在住房方面有所歧视。法案包括私人住房、国家和地区政府住房和所有接受联邦财政支持的住房。法案要求，所有新的 4 个单元以上的多层住宅都必须有无障碍的可及性单元。法案要求房主允许残疾人对其房屋及其常用区域做合理地可及性改造，但不要求房主支付改造的费用。为促进对法案的依从性，1991 年 3 月，公平住房修正法案还为首次居住的多用户住宅单元提供了的可及性建筑标准。

1973 年康复法案提出，1968 年后所有联邦资助的建筑和交通设施内必须考虑可及性。法案禁止在联邦雇佣方面存在歧视，规定联邦建筑内要实现无障碍，并且成立了建筑交通障碍和合规董事会。但由于很多联邦资助的机构不符合 1973 年的康复法案要求，所以 1978 年又通过了修正案。1978 年全面康复服务修正案(P.L.95-602)强调了原始的 1973 年康复法案的实施。建筑交通障碍和合规董事会负责监管实施这一立法。

1968年建筑障碍法案(P.L.90-480)提出,某些由联邦基金赞助的建筑在设计和建设的时候应"保证身体有残疾的个体有机会进入和使用这些建筑"[110]。另外一些重要的与环境可及性相关的立法条目还有1983年的公共建筑法案,它为联邦政府部门提供了公共建筑政策。这一法案(307章)提供了对1968年建筑障碍法案的众多修改,进一步强调和描述了可及性的重要性。在这个法案中充分可及性(fully accessible)一词的定义是"为残障人士消除物理和交流上的障碍,以便能使用相应建筑,并能进出或在其中活动;或者有必要使用这样的一些器械,以便能使用某一有历史、建筑或文化意义的建筑,并能进出或在其内活动;以这种方式消除如上障碍、结合使用如上器械,以便能在最大程度上与建筑物重要的建筑特征相匹配"[111]。

1996年电信法适用于所有电信设备和服务。它规定"电信设备或用户端的设备,在准备应用时,制造商应保证设备的设计、发展和制造对所有残疾人都可及可用"[112]。法案也把相似的可及性指示发布给电信服务的供应商。

尽管最近在建筑可及性上取得一些收获,但障碍依旧存在。由于大多数公共交通系统建立在1968年之前,那个时候法律并未对可及性做出要求。然而ADA指出,所有提供固定路线的公共交通,必须同时提供对残疾人包括使用轮椅的客人可以使用的公交巴士。但其他领域始终存在问题,包括旋转门、许多超市和商圈的设计(收银台的障碍以及高货架摆放的物品无法够及)、缺乏可用的停车区、很多建筑物入口的多层台阶、一些剧院和礼堂的设计并未特殊针对使用轮椅的个体等。

ADA主页(www.ada.gov)提供了大量可用的ADA出版物的链接列表,以及联邦资源的链接。

尽管越来越多建筑物的设计都可以提供可及性,但这一领域需要治疗师进一步的参与。物理治疗师就是很好的提倡人物,并有能力在现有和新法规实施中做好领导者的角色。他们具备重要的知识和技巧,能够为无障碍设计的初始计划和(或)后期改造提供有价值的信息。附录9.F为临床医生、患者和家庭提供了一些可用的网络资源。

总结

环境评估是促进患者过渡到家庭、工作和社区的重要因素。康复团队使用所获取的数据,来确定患者可及性、安全性以及在该环境中功能表现的水平。这些信息还可以用来确定是否需要额外的治疗干预措施、辅助器具、环境改造、门诊服务以及适应性器具。此外,评估可以帮助患者、家庭、照顾者和(或)同事以及雇主做好残疾个体回归的准备。

本章提供了一个环境评估的样本,强调了需要特殊注意的常见环境问题。由于回归原有的环境通常是康复的首要目标,所以需要提前考虑这些问题。团队成员、患者和患者家属及/或照顾者之间相互合作,才能保证取得最佳的高度个性化的人-环境相互作用。

复习思考题

1. 请解释通用设计的概念。
2. 进行环境评估的目的是什么?
3. 环境评估时用来收集数据的工具有哪些?
4. 请阐述自我报告式评估工具的内在缺点。如何改善报告的准确性?
5. 在现场访问患者住宅前,需要哪些初步信息?
6. 现场访问时,应该评估患者家庭外部环境的哪些特殊方面?你的回答应强调到达住宅的通道以及住宅的实际入口,包括潜在的可及性问题的建议。
7. 家庭访问时,如果你发现一个轮椅使用者的浴室门宽只有77.74cm。患者的房子已经50年了,而且依旧打算继续住在这里。可以有哪些选择来增加浴室门宽?
8. 工作分析包含什么?
9. 什么是功能性能力评估(functional capacity evaluation,FCE)?如何使用从FCE获得的数据(如数据提示应做什么决定)?
10. 什么是工作强化/适应?请描述工作强化/适应方案所包含的要素。

病例分析

患者78岁女性,诊断骨性关节炎,为右髋关节置换收治入院。患者主诉长时间站立会有不适。她描述髋部的疼痛会向臀后部和下背部放射,负重和爬楼会加重症状。过去12个月内疼痛和僵硬明显加重。影像学资料显示髋臼和股骨头退行性改变,伴骨性关节炎。外科干预换掉了右股骨头和股骨颈,代之以金属假体,髋臼用可塑性杯体再造。既往史不明。

社会史

患者是一个小会计公司的退休经理,公司是她和丈夫创建的。她丈夫已过世。她有三个子女,都住在邻近的社区。在她因髋关节疼痛而致活动受限之前,患者在所有的BADL和IADL都是独立的。她每周还拿出一天,义务为当地的一家给住家老人供饭的慈善机构做会计服务。她还常规参加家庭远足;喜欢去剧院、音乐会、博物馆;她是社区历史保护协会的活跃分子。最近这些活动都因为髋关节不适加重而减少。

她入院前基本上已经有 3 个月没有任何室外活动了,使用一个助行器来减少负重,减轻疼痛。她还需要每周两次,每天 4 个小时,请他人帮助照顾家务(主要是购物、差使和一些家务活)。她表示相当痛苦,因为不能独立洗澡而不得不依赖他人帮助来完成一些基本的照顾活动。她曾服用阿司匹林来减轻疼痛和抗炎。但最近几个月都没有效果,一些别人曾指导她使用的保守治疗方法(如局部热敷、周期性的休息以及温和地 ROM 活动)也没效果。

患者有医疗保险,没有经济方面的担忧。

系统回顾

认知功能:完好。

视力:戴矫正眼镜;有夜盲,在光线不好的情况下看不清楚,从明到暗的适应过程比正常人慢。

听力:完好。

力量——上肢:

- 基本都在功能性范围内;患者主诉早上醒来或者一段时间不动后偶尔会感到腕部和手指僵硬。
- 双侧握力降低(指屈肌徒手肌力检查[MMT]=G-)。
- 左食指远端指间关节(DIP)和近端指间关节(PIP)有赫伯登氏结节。患者无腕或指部疼痛。

力量——下肢:

- 左:功能范围内。
- 右:功能范围内(髋关节运动因手术原因未查);右膝关节存在捻发音。
- 右下肢负重状况:部分负重

活动范围:功能范围内(除了右髋关节未查外)。

右髋术后预防:髋屈曲不超过 90°。避免跷二郎腿以及双踝交叉放。避免右下肢内旋。

协调:正常范围内。

感觉:完好。

步态:患者可在监护下使用双侧标准铝质腋拐,右下肢部分负重,在水平地面行走。爬楼梯也需要少量辅助。期待患者出院时能够实现在室内水平地面独立步行。

患者目标

患者非常积极,想要实现个人生活和家务管理独立。假体置换成功缓解了术前髋部的疼痛(目前她主要的不适是"小量的"手术切口的不适)。她还想重返她的家庭、志愿、社会和休闲活动。而且非常想尽快摆脱居家自理方面的辅助。

家庭环境

患者独自住在一个带电梯的 5 层公寓。生活环境是一个单层的单卧室公寓。在你的要求下,患者的一个子女提供了一份门框、睡眠高度、座椅表面大小的图和每个房间的照片。物理尺寸和照片表明:

- 卧室:两个小的地毯、有闹钟的床头几、一张桌子、一个老的木制四柱床在房间中央(床面离地 45.72cm)、天花板的灯具由门口附近的开关控制。
- 浴室:一块地毯、标准的马桶和水池、浴缸没有花洒、门口宽度 76.2cm。
- 厨房:擦亮的漆布地面、充足的柜台空间、房屋中间有个餐桌、配有标准的餐椅。
- 客厅:又软又厚的家具(坐面很低)、一张可爱的摇椅、一张大的地毯看上去有好几处皱折、中央有一张咖啡桌、一部电话(带超长延伸出来的电话线,摆在咖啡桌上)、一台遥控电视、两张茶几和一个书架。
- 走廊(两个房屋之间):照明不佳,有一张又长又窄的地毯。

指导性问题

了解了患者居住的一般情况后,你会建议或提供哪些环境改造、适应性器具或者其他指导来优化以下住宅区域的安全性和功能?

1. 卧室
2. 浴室
3. 厨房
4. 客厅
5. 走廊

其他信息,包括问题总结和案例讨论所提问题的答案。

参考文献

1. Corcoran, M, and Gitlin, L: The role of the physical environment in occupational performance. In Christiansen, CH, and Baum, CM (eds): Occupational Therapy Enabling Function and Well-Being, ed 2. Slack, Thorofare, NJ, 1997, p 336.
2. Lawton, MP, et al: Assessing environments for older people with chronic illness. J Ment Health Aging 3:83, 1997.
3. American Physical Therapy Association (APTA): Guide to Physical Therapist Practice, ed 2. APTA, Alexandria, Virginia, 2003.
4. American National Standards Institute: American National Standard: Accessible and Usable Buildings and Facilities (ICC A117. 1-2009). International Code Council, Inc, Falls Church, VA, 2009.
5. Department of Justice (DOJ): 2010 ADA Standards for Accessible Design. US DOJ, Washington, DC, 20301. Retrieved April 14, 2012, from www.ada.gov/regs2010/2010ADAStandards/2010ADAStandards.pdf.
6. Mace, R: What Is Universal Design? RL Mace Universal Design Institute, Chapel Hill, NC, 2012, p 1. Retrieved April 18, 2012, from www.udinstitute.org/whatisud.php.
7. Joines, S: Enhancing quality of life through universal design. NeuroRehabilitation 25(3):155, 2009.
8. Steinfeld, E, and Maisel, J: Universal Design: Designing Inclusive Environments. John Wiley & Sons, Hoboken, NJ, 2012.
9. Crews, DE, and Zavotka, S: Aging, disability, and frailty: Implications for universal design. J Physiol Anthropol 25:113, 2006.
10. Rossetti, R: A living laboratory. PN 62(8):16, 2008.
11. The Center for Health Design (CHD): An Introduction to Evidence-Based Design: Exploring Healthcare and Design, ed 2. CHD, Concord, CA, 2010.
12. Whitemyer, D: The Future of Evidence-Based Design. Perspective (International Interior Design Association [IIDA]), Spring 2010. Retrieved May 1, 2012, from www.iida.org/resources/category/1/1/1/6/documents/sp10-ebd.pdf.
13. Ostroff, E: Universal design: An evolving paradigm. In Preiser, WFE, and Smith, KH (eds): Universal Design Handbook, ed 2. McGraw-Hill, New York, 2011, p 1.3.
14. Riley, CA: High-Access Home: Design and Decoration for Barrier-Free Living. Rizzoli International Publications, New York, 1999.
15. Bjork, E: Many become losers when the universal design perspective is neglected: Exploring the true cost of ignoring universal design principles. Technol Disabil 21(4):117, 2009.
16. Connell, BR, et al: The Principles of Universal Design. The Center for Universal Design, North Carolina State University College of Design, Raleigh, NC, 1997 (updated 2011). Retrieved May 1, 2012, from www.ncsu.edu/project/design-projects/udi/center-for-universal-design/the-principles-of-universal-design.
17. Ackerman, MJ, et al: Developing next-generation telehealth tools and technologies: Patients, systems, and data perspectives. Telemed J E Health 16(1):93, 2010.
18. Brewer, R, Goble, G, and Guy, P: A peach of a telehealth program: Georgia connects rural communities to better healthcare. Perspect Health Inf Manag 8(Winter):1, 2011.
19. Cosentino, DL: Ten steps to building a successful telehealth program. Caring 28(7):34, 2009.
20. Doarn, CR, Portilla, LM, and Sayre, MH: NIH conference on the future of telehealth: Essential tools and technologies for clinical research and care—a summary. June 25–26, 2009, Bethesda, Maryland. Telemed J E Health 16(1):89, 2010.
21. Doorenbos, AZ, et al: Developing the native people for cancer control telehealth network. Telemed J E Health 17(1):30, 2011.
22. Doorenbos, AZ, et al: Enhancing access to cancer education for rural healthcare providers via telehealth. J Cancer Educ 26(4):682, 2011.
23. Mori, DL, et al: Promoting physical activity in individuals with diabetes: Telehealth approaches. Diabetes Spectr 24(3):127, 2011.
24. Prinz, L, Cramer, M, and Englund, A: Telehealth: A policy analysis for quality, impact on patient outcomes, and political feasibility. Nurs Outlook 56(4):152, 2008.
25. Radhakrishnan, K, and Jacelon, C: Impact of telehealth on patient self-management of heart failure: A review of literature. J Cardiovasc Nurs 27(1):33, 2012.
26. Suter, P, Suter, WN, and Johnston, D: Theory-based telehealth and patient empowerment. Popul Health Manage 14(2):87, 2011.
27. Wade, VA, et al: A systematic review of economic analyses of telehealth services using real time video communication. BMC Health Serv Res 10:233, 2010.
28. Woo, C, et al: What's happening now! Telehealth management of spinal cord injury/disorders. J Spinal Cord Med 34(3):322, 2011.
29. Young, LB, et al: Home telehealth. J Gerontol Nurs 37(11):38, 2011.
30. Huijbregts, MPJ, McEwen, S, and Taylor, D: Exploring the feasibility and efficacy of a telehealth stroke self-management programme: A pilot study. Physiother Can 61(4):210, 2009.
31. Lee, ACW: The VISYTER telerehabilitation system for globalizing physical therapy consultation: Issues and challenges for telehealth implementation (Case Report). J Phys Ther Educ 26(1):90, 2012.
32. Lee, ACW, and Harada, N: Telehealth as a means of health care delivery for physical therapist practice. Phys Ther 92(3):463, 2012.
33. Shaw, DK: Overview of telehealth and its application to cardiopulmonary physical therapy. Cardiopulm Phys Ther J 20(2):13, 2009.
34. American Physical Therapy Association (APTA): Telehealth—Definitions and Guidelines BOD G03-06-09-19 (Retitled: Telehealth; Amended BOD G03-03-07-12; Initial BOD 11-01-28-70) (Guideline). APTA, Alexandria, VA (document updated December 14, 2009). Retrieved May 1, 2012, from www.apta.org/uploadedFiles/APTAorg/About_Us/Policies/BOD/Practice/TelehealthDefinitionsGuidelines.pdf#search=%22Telehealth%20–%20Definitions%20Guidelines%22.
35. Sanford, JA, et al: Using telerehabilitation to identify home modification needs. Assist Technol 16(1):43, 2004.
36. Duncan, P, et al: Functional reach: A new clinical measure of balance. J Gerontol 45:M192, 1990.
37. Duncan, P, et al: Functional reach: Predictive validity in a sample of elderly male veterans. J Gerontol 47:M93, 1992.
38. Weiner, D, et al: Functional reach: A marker of physical frailty. J Am Geriatr Soc 40:203, 1992.
39. Newton, R: Balance screening of an inner city older adult population. Arch Phys Med Rehabil 78:587, 1997.
40. Newton, R: Validity of the multi-directional reach test: A practical measure for limits of stability in older adults. J Gerontol Med Sci 56A:M248, 2001.
41. Mathias, S, Nayak, US, and Isaacs, B: Balance in elderly patients: The "Get Up and Go" test. Arch Phys Med Rehabil 67(6):387, 1986.
42. Podsiadlo, D, and Richardson, S: The timed "Up and Go": A test of basic mobility for frail elderly persons. J Am Geriatr Soc 39:142, 1991.
43. Tinetti, M, et al: A fall risk index for elderly patients based on number of chronic disabilities. Am J Med 80:429, 1986.
44. Tinetti, M, and Ginter, S: Identifying mobility dysfunctions in elderly patients: Standard neuromuscular examination or direct assessment? JAMA 259:1190, 1988.
45. Faber, MJ, Bosscher, RJ, and van Wieringen, PC: Clinimetric properties of the Performance-Oriented Mobility Assessment. Phys Ther 86(7):944, 2006.
46. Cunha, I, et al: Performance-based gait tests for acute stroke patients. Am J Phys Med Rehabil 81:838, 2002.
47. Sadaria, K, and Bohannon, R: The 6-minute walk test: A brief review of literature. Clin Exerc Physiol 3:127, 2001.
48. Harada, N, Chiu, V, and Stewart, A: Mobility-related function in older adults: Assessment with a 6-minute walk test. Arch Phys Med Rehabil 80:837, 1999.
49. Miller, P, et al: Measurement properties of a standardized version of the two-minute walk test for individuals with neurological dysfunction. Physiother Can 54:241, 2003.
50. Wetzel, JL, et al: Six-minute walk test for persons with mild or moderate disability from multiple sclerosis: Performance and explanatory factors. Physiother Can 63(2):166, 2011.
51. Berg, K, et al: Measuring balance in the elderly: Preliminary development of an instrument. Physiother Can 41:304, 1989.
52. Berg, K, et al: A comparison of clinical and laboratory measures of postural balance in an elderly population. Arch Phys Med Rehabil 73:1073, 1992.

53. Berg, K, et al: Measuring balance in the elderly: Validation of an instrument. Can J Public Health 83(Suppl 2):S7, 1992.
54. Berg, K, et al: The Balance Scale: Reliability assessment for elderly residents and patients with an acute stroke. Scand J Rehabil Med 27:27, 1995.
55. Lee, RE, et al: The Physical Activity Resource Assessment (PARA) instrument: Evaluating features, amenities and incivilities of physical activity resources in urban neighborhoods. Int J Behav Nutr Phys Act 2(1):13, 2005.
56. Department of Health and Human Performance: Understanding Neighborhood Determinants of Obesity (UNDO)—Assessment Tools: Physical Activity Resource Assessment (PARA) (Revised 2010), University of Houston, Houston, TX 77204. Retrieved May 3, 2012, from http://grants.hhp.coe.uh.edu/undo/?page_id=21.
57. Keysor, J, Jette, A, and Haley, S: Development of the Home and Community Environment (HACE) instrument. J Rehabil Med 37(1):37, 2005.
58. Home and Community Environment (HACE) Survey: Instrument and Scoring Manual, 2008. Retrieved May 3, 2012, from www.bu.edu/enact/files/2011/05/HACE-Survey-and-Manual-v1_7-30-2008.pdf.
59. Oliver, R, et al: Development of the Safety Assessment of Function and the Environment for Rehabilitation (SAFER) tool. Can J Occup Ther 60(2):78, 1993.
60. Letts, L, et al: The reliability and validity of the Safety Assessment of Function and the Environment for Rehabilitation (SAFER tool). Br J Occup Ther 61(3):127, 1998.
61. Letts, L, and Marshall, L: Evaluating the validity and consistency of the SAFER tool. Phys Occup Ther Geriatr 13(4):49, 1995.
62. Fänge, A, and Iwarsson, S: Changes in accessibility and usability in housing: An exploration of the housing adaptation process. Occup Ther Int 12(1):44, 2005.
63. Fänge, A, and Iwarsson, S: Changes in ADL dependence and aspects of usability following housing adaptation—a longitudinal perspective. Am J Occup Ther 59(3):296, 2005.
64. Fänge, A, and Iwarsson, S: Accessibility and usability in housing: Construct validity and implications for research and practice. Disabil Rehabil 25(23):1316, 2003.
65. Fänge, A, and Iwarsson, S: Physical housing environment: Development of a self-assessment instrument. Can J Occup Ther 66(5):250, 1999.
66. Helle, T, et al: The Nordic Housing Enabler: Inter-rater reliability in cross-Nordic occupational therapy practice. Scand J Occup Ther 17(4):258, 2010.
67. Shumway-Cook, A, et al: Assessing environmentally determined mobility disability: Self-report versus observed community mobility. J Am Geriatr Soc 53(4):700, 2005.
68. Shumway-Cook, A, et al: Environmental components of mobility disability in community-living older persons. J Am Geriatr Soc 51(3):393, 2003.
69. Whiteneck, GG, et al: Quantifying handicap: A new measure of long-term rehabilitation outcomes. Arch Phys Med Rehabil 73(6):519, 1992.
70. Whiteneck, G, et al: Environmental factors and their role in participation and life satisfaction after spinal cord injury. Arch Phys Med Rehabil 85(11):1793, 2004.
71. Gontkovsky, ST, Russum, P, and Stokic, DS: Comparison of the CIQ and CHART Short Form in assessing community integration in individuals with chronic spinal cord injury: A pilot study. NeuroRehabilitation 24(2):185, 2009.
72. Whiteneck, GG, Gerhart, KA, and Cusick, CP: Identifying environmental factors that influence the outcomes of people with traumatic brain injury. J Head Trauma Rehabil 19(3):191, 2004.
73. Whiteneck, GG, et al: Quantifying environmental factors: A measure of physical, attitudinal, service, productivity, and policy barriers. Arch Phys Med Rehabil 85(8):1324, 2004.
74. Ephraim, PL, et al: Environmental barriers experienced by amputees: The Craig Hospital Inventory of Environmental Factors—Short Form. Arch Phys Med Rehabil 87(3):328, 2006.
75. Craig Hospital Inventory of Environmental Factors (Version 3.0). Craig Hospital, Englewood, CO, 2001. Retrieved May 5, 2011, from www.craighospital.org/repository/documents/Research%20Instruments/CHIEF%20Manual.pdf.
76. Iwarsson, S, Horstmann, V, and Sonn, U: Assessment of dependence in daily activities combined with a self-rating of difficulty. J Rehabil Med 41:150, 2009.
77. Norberg, E, Boman, K, and Löfgren, B: Impact of fatigue on everyday life among older people with chronic heart failure. Aust Occup Ther J 57:34, 2010.
78. Jakobsson, U: The ADL-staircase: Further validation. Int J Rehabil Res 31(1):85, 2008.
79. Jakobsson, U, and Karlsson, S: Predicting mortality with the ADL-staircase in frail elderly. Phys Occup Ther Geriatr 29(2):136, 2011.
80. Åsberg, KH, and Sonn, U: The cumulative structure of personal and instrumental ADL in the elderly: A study of elderly people in a health service district. Scand J Rehab Med 21(4):171, 1989.
81. Sonn, U, and Åsberg, KH: Assessment of activities of daily living in the elderly: A study of a population of 76-year-olds in Gothenburg, Sweden. Scand J Rehab Med 23(4):193, 1991.
82. Sonn, U, Grimby, G, and Svanborg, A: Activities of daily living studied longitudinally between 70 and 76 years of age. Disabil Rehabil 18(2):91, 1996.
83. Sonn, U: Longitudinal studies of dependence in daily life activities among elderly persons. Scand J Rehab Med 34:1 (Suppl), 1996.
84. Katz, S, et al: Studies of illness of the aged. The Index of ADL: A standardized measure of biological and psychosocial function. JAMA 185:914, 1963.
85. Iwarsson, S: Environmental influences on the cumulative structure of instrumental ADL: An example in osteoporosis patients in a Swedish rural district. Clin Rehabil 12(3):221, 1998.
86. Schwab, C: A home that makes house calls (part 2). PN 65(2):23, 2011.
87. Brooks, JO, et al: Toward a “smart” nightstand prototype: An examination of nightstand table contents and preferences. HERD 4(2):91, 2011.
88. Building Design Requirements for the Physically Handicapped, Revised Edition. Eastern Paralyzed Veterans Association, New York, undated.
89. Gitlin, LN, et al: Factors associated with home environmental problems among community-living older people. Disabil Rehabil 23(17):777, 2001.
90. Technology-Related Assistance for Individuals with Disabilities Act of 1988 (Public Law 100-407). Retrieved May 27, 2012, from http://codi.buffalo.edu/archives/.legislation/.techact.htm.
91. Hunter, S: Using CQI to improve worker’s health. PT Magazine of Physical Therapy 3(11):64, 1995.
92. American Physical Therapy Association (APTA): Glossary of Workers’ Compensation Terms. APTA, Alexandria, VA, 22314, 2011. Retrieved May 28, 2012, from www.apta.org/Payment/WorkersCompensation/Glossary.
93. Talmage, JB, Melhorn, JM, and Hyman, MH (eds): AMA Guides to the Evaluation of Work Ability and Return to Work, ed 2. American Medical Association, Chicago, 2011.
94. Genovese, E, and Galper, JS (eds): Guide to the Evaluation of Functional Ability: How to Request, Interpret, and Apply Functional Capacity Evaluations. American Medical Association, Chicago, 2009.
95. Gibson, L, and Strong, J: A conceptual framework of functional capacity evaluation for occupational therapy in work rehabilitation. Austral Occup Ther J 50(2):64, 2003.
96. United States Department of Labor (DOL): O*NET—beyond information—intelligence. DOL, Washington, DC 20210. Retrieved May 28, 2012, from www.doleta.gov/programs/onet.
97. Bethge, M, et al: Work status and health-related quality of life following multimodal work hardening: A cluster randomised trial. J Back Musculoskelet Rehabil 24(3):161, 2011.
98. Cheng, AS, and Hung, L: Randomized controlled trial of workplace-based rehabilitation for work-related rotator cuff disorder. J Occup Rehabil 17(3):487, 2007.
99. Johnson, LS, et al: Work hardening: Outdated fad or effective intervention? Work 16(3):235, 2001.
100. Dennis, L, et al: Screening for elevated levels of fear-avoidance beliefs regarding work or physical activities in people receiving outpatient therapy. Phys Ther 89:770, 2009.
101. Godges, JJ, et al: Effects of education on return-to-work status for people with fear-avoidance beliefs and acute low back pain. Phys Ther 88:231, 2008.
102. United States Department of Defense (DOD): Workplace Ergonomics Reference Guide: A Publication of the Computer/Electronic Accommodations Program, US DOD, Washington, DC 20301. Retrieved May 29, 2012, from http://cap.mil/Documents/CAP_Ergo_Guide.pdf.
103. Department of Justice (DOJ): ADA Regulations and Technical

Assistance Materials. US DOJ, Washington, DC 20301. Retrieved May 30, 2012, from www.ada.gov/publicat.htm.
104. ADA Accessibility Guidelines for Buildings and Facilities. Retrieved May 30, 2012, from www.access-board.gov/adaag/html/adaag.htm#toc.
105. Department of Justice (DOJ): ADA Home Page. US DOJ, Washington, DC 20301. Retrieved May 30, 2012, from www.ada.gov.
106. Udo, JP, and Fels, DI: Enhancing the entertainment experience of blind and low-vision theatregoers through touch tours. Disabil Soc (2):231, 2010.
107. Accessible NYC!! Retrieved May 30, 2012, from www.accessiblenyc.org.
108. Disability Guide for Washington, DC. Retrieved May 30, 2012, from www.disabilityguide.org.
109. The Americans with Disabilities Act of 1990 (As Amended): Public Law 101-336. Retrieved June 5, 2012, from www.ada.gov/pubs/adastatute08.htm.
110. Architectural Barriers Act, Public Law 90-480, 1968.
111. Public Buildings Act, 98th Congress, 1st session, 1983.
112. Telecommunications Act of 1996. Retrieved December 18, 2012, from www.gpo.gov/fdsys/pkg/BILLS-104s652enr/pdf/BILLS-104s652enr.pdf.

推荐阅读

Bjork, E: Why did it take four times longer to create the universal design solution? A comparative study of two product development projects. Technol Disabil 21:159, 2009.
Choi, SD: Safety and ergonomic considerations for an aging workforce in the US construction industry. Work 33:307, 2009.
Goetz, P, et al: An Introduction to Evidence-Based Design: Exploring Health and Design, ed 2. Center for Health Design, Concord, CA, 2010.
Gossett, A, et al: Beyond access: A case study on the intersection between accessibility, sustainability, and universal design. Disabil Rehabil Assist Technol 4(6):439, 2009.
Kiser, L, and Zasler, N: Residential design for real life rehabilitation. NeuroRehabilitation 25(3):219, 2009.
Levine, D (ed): The NYC Guidebook to Accessibility and Universal Design, ed 2. Center for Inclusive Design and Environmental Access, University at Buffalo, State University of New York, 2003. Retrieved April 14, 2012, from www.nyc.gov/html/ddc/downloads/pdf/udny/udny2.pdf.
Lombardi, AR, and Murray, C: Measuring university faculty attitudes toward disability: Willingness to accommodate and adopt universal design principles. J Vocat Rehabil 34(1):43, 2011.
Pasquina, PF, et al: Using architecture and technology to promote improved quality of life for military service members with traumatic brain injury. Phys Med Rehabil Clin North Am 21(1):207, 2010.
Rodríguez, CIR: Seniors and technology, ergonomic needs and design considerations. Work 41:5576, 2012.
Schraner, I, et al: Using the ICF in economic analyses of assistive technology systems: Methodological implications of a user standpoint. Disabil Rehabil 30(12–13):916, 2008.
Steinfeld, E, and Danford, GS (eds): Enabling Environments: Measuring the Impact of Environment on Disability and Rehabilitation. Kluwer Academic/Plenum Publishing, New York, 1999.
Vavik, T (ed): Inclusive Buildings, Products and Services: Challenges in Universal Design. Tapir Academic Press, Trondheim, Norway, 2009.
York, SL: Residential design and outdoor area accessibility. NeuroRehabilitation 25(3):201, 2009.
Zolna, JS, et al: Review of accommodation strategies in the workplace for persons with mobility and dexterity impairments: Application to criteria for universal design. Technol Disabil 19(4):189, 2007.

附录 9.A 通用设计的原则

The Principles of Universal Design

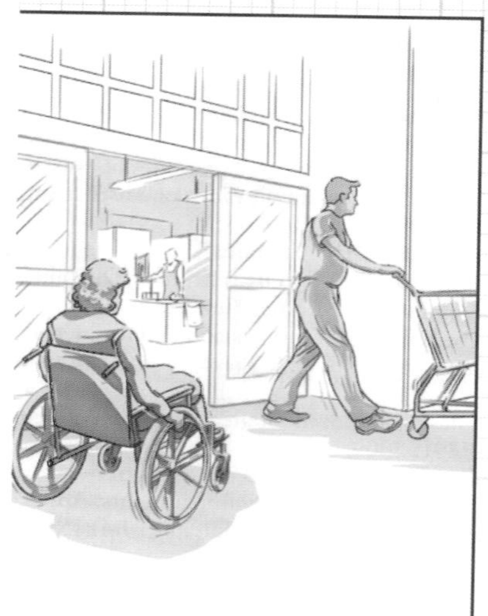

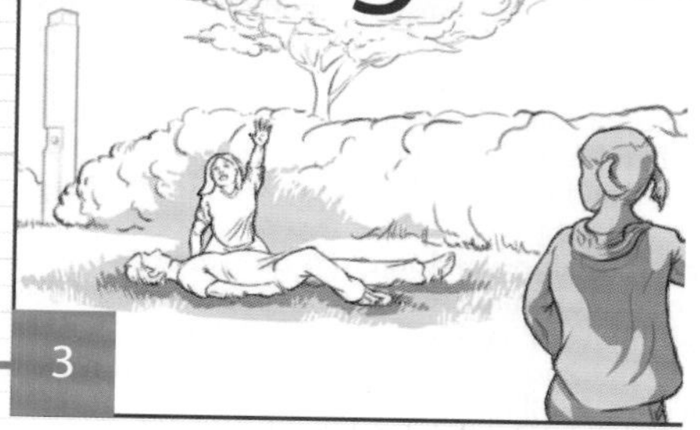

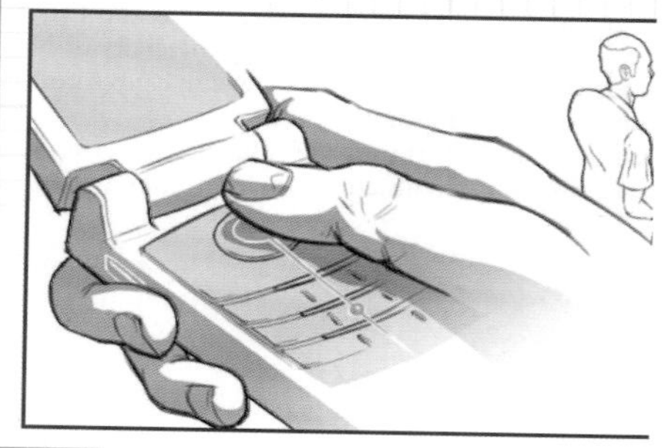

	1	2	3
原则	**1. 使用的公平性** 设计应对不同能力的人都有使用价值和市场。	**2. 弹性的使用方法** 设计能依不同个人的喜好与能力调整。	**3. 简单直观地使用** 设计的使用方法是容易理解明白的，不受使用者的经验、知识、语言能力及教育程度影响。
指导方针	1a. 提供尽可能相同的使用方法，如有不同也要尽可能地保持平等。 1b. 避免隔离或歧视任何使用者。 1c. 对所有使用者的隐私权、安全性均要周祥考虑。 1d. 产品的设计能引起所有使用者的兴趣，愉快地使用。	2a. 提供多种使用方法以供选择。 2b. 支持惯用左手或右手的处理或使用。 2c. 促进使用的精准性。 2d. 适应不同使用者的使用节奏。	3a. 减少不必要的复杂性。 3b. 与使用者的期待与直观感觉尽可能一致。 3c. 适合不同的文字语言能力。 3d. 将信息按重要性排列。 3e. 在完成任务的过程中和完成之后，提供有效的提示和反馈。
实例	• 电动门可方便所有人进出公共场所。 • E -mail 让沟通对所有人来说都更加简便，包括那些使用电话交流有困难的人。	可供任意手操作的大把手剪刀，在重复性任务中可两手交替使用。	• 在公共应急站应用公认的颜色和简洁的设计，可以让路人快速获知其功能。 • 直观的 ATM 界面可以让使用者不需要任何指导或培训。

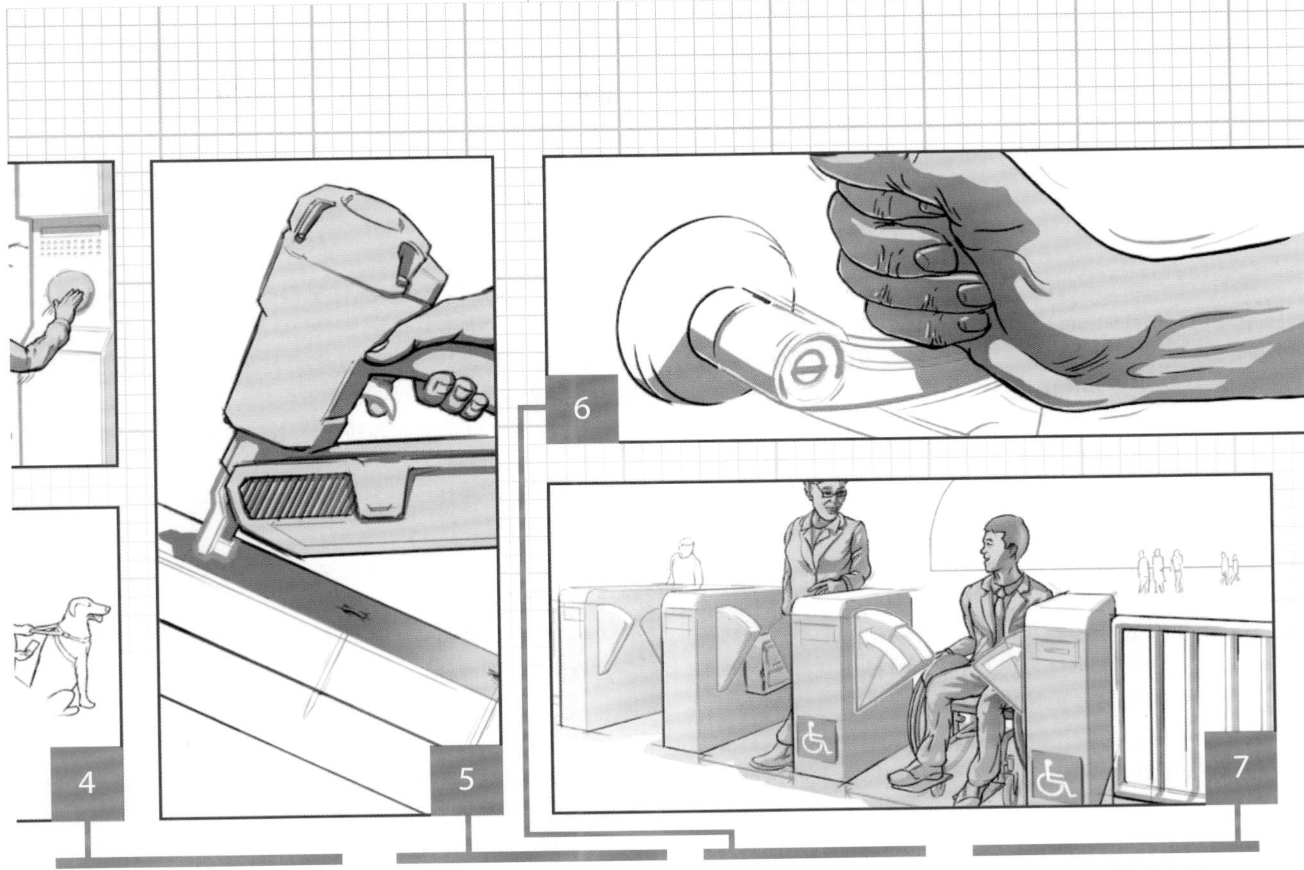

1. 可察觉的信息
不论周围情况及使用者的感官能力如何，设计都能把必要的信息传递给使用者。

2. 容错设计
设计应尽量减低意外和不小心所引起的危害和负面影响。

3. 省力设计
设计使用起来应有效率、舒适且不费力。

4. 适当尺寸与使用空间
在通过、操作和使用时，不论使用者的身材大小、姿势或行动能力如何，都能提供适当的尺寸和空间，以便操作。

4a. 使用不同方式(图形、声音、触觉)重复呈现主要的信息。
4b. 主要信息与周边信息间提供适当的对比。
4c. 增加主要信息的“可辨识性”。
4d. 复杂信息应分割成可描述的段落，以便给予说明或指示。
4e. 为感觉缺失者提供多种技术或设备。

5a. 适当安排以降低危险和错误的发生：常用的部分放在最便利的位置，删除危险的部分、隔离或建立防火墙。
5b. 发生危险和错误时提出警告。
5c. 提供失败安全特写。
5d. 在需要警觉性的任务时，避免误触的设计。

6a. 允许使用者维持正常的身体姿势。
6b. 使用合适的操作力度。
6c. 减少重复性动作。
6d. 减少持续用力。

7a. 对坐着或站着的使用者均能提供重要部分明确的视觉指引。
7b. 对坐着或站着的使用者都提供合适的操作高度，能舒适地够到所有物品。
7c. 适合不同的手部尺寸。
7d. 提供足够空间，以符合使用辅助具或个人协助的需求。

手机按键上的小突起可以告诉使用者重要的键在哪边，不需要使用者看键盘寻找。

射钉枪上的“连续触发”机制可在其未对准物体时，预防意外走火。

水平门把手操作时不需要握力，可以通过握紧的拳头或肘关节来操作。

地铁站内宽的出入门可以让轮椅使用者及带行李的乘客方便地通过。

附录 9.B 我的住宅的可用性——自我报告工具

说明：这一问卷由两部分组成，是一些关于你所生活的物理住宅环境（physical housing Environment）设计的问题。你会被这样问及一些问题：你感觉物理住宅环境的设计和形式是否适合你、你的需求和你的愿望。

这里的物理住宅环境的意思是你的住宅、停车场、车库、或者如果你有车你所用的停车位、你的信箱、垃圾箱、储藏间以及公用的洗衣房（如果有的话）。包括所有你去某个地方或者从这些地方回来所经过的所有路径，还包括阳台、天井和花园，如果有的话。

这些问题非常普通，目的是捕获你对物理住宅环境是否适合你的直观感觉。

每个问题都有 7 个选项，以数字 1~7 的形式呈现。数字 1 代表对你来说是最差的或者最低的，7 代表最好的或最高的。数字 2~6 描述的位于最好和最差的选择之间。数字 4 是中立位，代表不好也不坏。请你在最符合你直觉的选项上画一个圈。

比如：如果你非常不满意你的物理住宅环境，在你看来差的不能再差了，那就把数字 1 圈出来。如果你非常满意你的物理住宅环境的设计，在你看来好的不能再好了，那就把数字 7 圈出来。你使用数字 2~7 来描述你觉得你的住宅环境有多接近最好或最差的选择。

接下来是一些关于你觉得你的物理住宅环境的设计是否适合你的需求和愿望的问题。有些问题关注安全性、社会融入等等，有些则关注住宅环境的设计是否能让你做你想做和需要做的每日任务时更加容易或困难一些。

在你觉得最符合你的直觉的数字上画一个圈。

1. 关于你日常处理个人卫生、穿衣、如厕、或进食等方面，你觉得住宅环境设计的合适性怎么样？（如果你不需要处理这些事情，请划掉整个题目。）

1（一点也不合适） 2 3 4 5 6 7 （非常合适）

2. 关于你日常处理做饭 / 加热食物或准备快餐等方面，你觉得住宅环境设计的合适性怎么样？（如果你不需要处理这些事情，请划掉整个题目。）

1（一点也不合适） 2 3 4 5 6 7 （非常合适）

3. 关于你日常处理洗刷、清洁、照顾花草等方面，你觉得住宅环境设计的合适性怎么样？（如果你不需要处理这些事情，请划掉整个题目。）

1（一点也不合适） 2 3 4 5 6 7 （非常合适）

4. 关于你日常处理洗衣、熨衣或修补衣服等方面，你觉得住宅环境设计的合适性怎么样？（如果你不需要处理这些事情，请划掉整个题目。）

1（一点也不合适） 2 3 4 5 6 7 （非常合适）

5. 在你的住宅环境中，你觉得安全性如何？

1（一点也不安全） 2 3 4 5 6 7 （非常安全）

6. 住宅环境的设计能在多大程度上允许你如你所愿地自由生活？

1（一点也不能如我所愿） 2 3 4 5 6 7（非常如我所愿）

7. 住宅环境的设计能在多大程度上允许你与想见的亲戚朋友交往？

1（一点也不能如我所愿） 2 3 4 5 6 7 （非常如我所愿）

8. 住宅环境的设计能在多大程度上允许你追求休闲娱乐和放松？

1（一点也不能如我所愿） 2 3 4 5 6 7 （非常如我所愿）

9. 如果你的健康必须改变，你会对你的住宅环境进行简单改变的可能性是多少（如：使用不同的停车位，使用不同的厕所，重新安排家具，使用不同的房间作为卧室，等等）？

1（一点也不可能） 2 3 4 5 6 7 （尽我可能去做）

接下来是一系列关于你觉得你的住宅环境可用性如何的问题。首先请你做一个整体的评价（问题 10）。然后是一些更加详细的关于住宅环境不同部分的可用性问题。陈述一下你所感觉到的问题，针对这些问题，对住宅环境的每个部分的可及性如何做一个评价（问题 11~22）。如果你并未感觉到任何特殊问题，请如实陈述。即便没有任何特殊问题，也不要忘记对物理住宅环境的每个部分进行评价。

10. 你从整体上觉得你的住宅环境的可用性如何？

1（一点也不可用）2 3 4 5 6 7（充分可用）

11. 你觉得你的住宅外部的物理环境存在什么问题？（如：小路和人行道、停车场 / 车库 / 车棚、垃圾桶位置的设计、信箱的位置等等）

____

____

12. 回顾上面的问题 11，你觉得你住宅外的环境的可用性如何？

1（一点也不可用）2 3 4 5 6 7（充分可用）

13. 你觉得住宅的入口设计是否存在什么问题？（如：门太重、楼梯狭窄、斜坡、电梯太拥挤、光照太差等等）

____

____

14. 回顾上面的问题 13，你觉得住宅入口的可用性如何？

1（一点也不可用）2 3 4 5 6 7（充分可用）

15. 你觉得住宅的次要空间的设计存在什么问题(例如:储藏室、阁楼/地下室、垃圾箱位置、洗衣房[如果有的话]/以及室内你到达这些地方需要经过的路线)。

____

____

16. 回顾上面的问题15,你觉得住宅区域内的次要空间的可用性如何?

1(一点也不可用) 2 3 4 5 6 7(充分可用)

17. 你对建筑物外或入口处的标记和标志辨识和理解起来是否存在问题?(比如:电梯的按钮是否充分可见并且便于使用?垃圾分类站的标志是否清晰和易于理解?楼梯的标记是否很容易看到?)(这些问题仅供住在公寓内的人来回答。如果你住在自己家的房子里,请忽略这个问题,直接回答第18题。)

____

____

18. 回顾上面的问题17,你觉得建筑外和入口的标记和标志是否可以很容易辨识和理解?

1(一点也不容易) 2 3 4 5 6 7(非常容易)

19. 你觉得阳台、天井或者花园的设计是否存在什么问题?(如果你没有阳台、天井和花园,请如实告知。你可以忽略问题20。)

____

____

20. 回顾上述问题19,你觉得阳台、天井或花园的可用性如何?

1(一点也不可用) 2 3 4 5 6 7(充分可用)

21. 你觉得你的住宅内部设计是否存在什么问题?

____

____

22. 回顾上述问题21,你觉得你的住宅内部的可用性如何?

1(一点也不可用) 2 3 4 5 6 7(充分可用)

最后,有一个整体的问题允许你来表达你的愿望和需要。

____

____

23. 如果你可以实现关于你的家庭和住宅环境的一个愿望,你希望实现什么愿望?

____

____

____

____

____

____

____

____

____

____

附录 9.C ADL 楼梯

注：在这个工具中，术语个人日常生活活动(personal activities of daily living，P-ADL)与基本日常生活活动(basic activities of daily living，BADL)同义。

定义

清洁：完成家庭清洁、吸尘、擦地。

独立：可以在需要的时候完成这一活动。

部分依赖：需要别人帮忙把地毯拿到外面或偶尔需要帮助。

依赖：不能完成这一活动，或经常需要别人帮助来完成这一活动的某些部分。

购物：去商店，能处理楼梯和其他障碍，能拿到食品杂货，付款并带回家。

独立：可以在需要的时候完成这一活动。

部分依赖：能完成这一活动，但需要另一个人陪同。

依赖：不能完成这一活动，或这一活动的某些部分需要辅助。

交通：去到公共交通车站，搭乘公交、电车或火车。

独立：可以在需要的时候完成这一活动。

部分依赖：能完成这一活动，但需要另一个人陪同。

依赖：不能完成这一活动。

做饭：进入厨房，准备食物，操作火炉。

独立：可以在需要的时候完成这一活动。

部分依赖：不能准备主餐食物，或只能加热准备好的食物。

依赖：不能完成这一活动。

洗澡：海绵擦浴(不入水的擦浴)、浴缸浴或淋浴。

独立：不需要任何帮助(自己进出浴缸，如果浴缸浴是常用的洗澡方式的话)。

部分依赖：洗澡时需要别人帮助清洗某一处身体(比如背部或腿)。

依赖：洗澡时需要别人帮助清洗多处身体(或不能自己洗澡)。

穿衣：从衣柜或抽屉里拿出所有需要的衣服，并穿上，包括系纽扣、穿支具(如果穿的话)。

独立：不需要任何帮助拿到衣服并穿戴完整。

部分依赖：可以不需帮助拿到衣服并穿上，但系鞋子需要帮助。

依赖：拿衣服或穿衣服时需要帮助，或者只能穿部分衣服。

如厕：进入厕所排空大小便，便后清洁和整理衣物。

独立：不需要任何帮助进入厕所，自我清洁，整理衣物。(可以使用支撑物如拐杖、助行器或轮椅，可以使用夜壶或坐便器，早上倒空。)

部分依赖：在进入厕所或便后自我清洁或整理衣物时需要帮助，或者使用夜壶或坐便器。

依赖：不能进到厕所排空大小便。

转移：上下床和椅子。

独立：上下床和椅子不需要任何帮助。(可以使用支撑物比如拐杖或助行器。)

部分依赖：进出床和椅需要帮助。

依赖：不能起床。

大小便控制：控制膀胱和直肠清空的能力。

独立：可以完全自行控制大小便。

部分依赖：偶尔会失禁。

依赖：需要监督帮助控制大小便，或者需要导尿管，或者失禁。

进食：从盘子或容器里取出食物送到嘴里的基本过程。

独立:不需要帮助自己进食。

部分依赖:自我进食,但在切肉或给面包抹黄油时需要帮助。

依赖:在进食时需要帮助,或者只能部分进食,或完全通过鼻饲管进食,或完全通过静脉补液。

个人(P)和工具(I)ADL 是根据假定的 ADL- 台阶(ADL 楼梯)累计值来定义的。

I 和 P ADL 的 ADL- 台阶

台阶 0 所有活动都独立

台阶 1 仅在一个活动上依赖

台阶 2 在清洁和另外一个活动上依赖

台阶 3 在清洁、购物和另外一个活动上依赖

台阶 4 在清洁、购物、交通和另外一个活动上依赖

台阶 5 在所有 I-ADLs 和一个 P-ADL 上依赖

台阶 6 在所有 I-ADLs、洗澡和另外一个 P-ADL 上依赖

台阶 7 在所有 I-ADLs、洗澡、穿衣和另外一个 P-ADL 上依赖

台阶 8 在所有 I-ADLs、洗澡、穿衣、如厕和另外一个 P-ADL 上依赖

台阶 9 所有活动都是依赖

"其他" 在两个或两个以上的活动上依赖,但不在以上分类中。

如果包括大小便控制这一项,那么最后两个台阶将按如下定义:

台阶 9 在所有 I-ADLs、洗澡、穿衣、如厕、转移和另外一个 P-ADL 上依赖

台阶 10 所有活动都是依赖

ADL- 台阶 0

ADL- 台阶 1 清洁

ADL- 台阶 2 购物

ADL- 台阶 3 交通

ADL- 台阶 4 做饭

ADL- 台阶 5 洗澡

ADL- 台阶 6 穿衣

ADL- 台阶 7 如厕

ADL- 台阶 8 转移

ADL- 台阶 9 大小便控制

ADL- 台阶 10 进食

附录 9.D 住宅评估表

住宅的类型

(表明是公寓还是单独的家庭住宅)

☐ **公寓**

拥有____________租用____________

是否有电梯可用?____________

患者住在哪一层?____________

☐ **单独的家庭住宅**

两层及以上____________

患者仅住在一层,还是使用住宅所有楼层?____________

地下室。患者是否有或使用地下室?____________

建筑或住宅的入口

位置

前后面(圈出一个)

哪个入口最常使用或最容易使用?____________

患者能否到达入口?____________

楼梯

患者是否能使用外部的楼梯?____________

楼道的宽度____________

台阶的数目______台阶的高度____________

上楼时是否有扶手? R______L______两边都有______

是否有斜坡供轮椅使用?____________

门

患者是否能开锁、开、关和锁门? (圈出所有可以的)

如果有门槛,高度____________,材质____________

门口的宽度____________

患者是否可以进____________出____________门口?

走廊

走廊的宽度____________

是否有东西阻挡道路?____________

通往公寓或居住区的道路

(若不适用,请忽略)

阻碍物?____________

台阶

楼道的宽度____________

台阶的数量____________台阶的高度____________

上楼时是否有扶手? R______L______两边都有______

是否有斜坡?____________

门

患者能否开锁、开、关和锁门? (圈出来)

门槛? 高度____________材质____________

门的宽度____________

患者能够进出____________门口?

电梯

是否有电梯?____________是否与地面齐平?____________

电梯门开的宽度____________

控制按钮的高度____________

患者是否能独自使用电梯?____________

住宅内部

注意走廊和门入口的宽度。

注意是否有门槛及其高度。

注意若患者必须爬楼梯才能进入屋内。

患者能够从房屋的一部分移动到另一部分?

走廊____________

卧室____________

浴室____________

厨房____________

客厅____________

其他____________

患者是否可以安全移动?

宽松的地毯____________

电线____________

高度涂蜡的地板____________

家具的边缘是否锐利____________

注意对患者来说可能会有危险的区域。

热水管____________

散热器____________

卧室

是否可以够到电源开关?____________

患者能够开关窗?____________

床

高度____________宽度____________

床两边是否都可用?____有无床头板?____床尾板?____

床是否带轮子?____________稳定吗?____________

患者能否从轮椅转移到床？____从床到轮椅呢？______
是否有患者在床上就能够到的床头柜？______________
上面有没有电话？________________________________

穿衣

患者的衣柜是否在卧室？__________________________
患者能否将衣服从抽屉里拿出？______________从衣柜呢？______________从其他地方？______________________

浴室

患者是否在浴室内使用轮椅________助行器？________
轮椅__________助行器________是否合适在浴室使用？
是否能够到电源开关？____患者能够开关窗户？______
浴室的墙是由什么材料组成的？____________________
如果铺了瓷砖，瓷砖从马桶边的地面开始延伸出去多少英寸？____
瓷砖从浴缸上缘向上延伸出去多少英寸？____________
患者是否使用马桶？______________________________
患者能够独立转移到马桶上或从马桶上转移？________
轮椅能否直接进入厕所进行转移？__________________
马桶座位距离地面的高度是多少？__________________
马桶附近有没有扶手或者稳定的支撑物？____________
有没有空间安装扶手？____________________________
患者能使用洗手池吗？______池子的高度是多少______
患者能够到并关上水龙头吗？______________________
水池下面有没有膝关节的廓清空间？________________
患者能够到一些必需物品吗？______________________
镜子？________________电源插座？________________

洗澡

患者是否洗浴缸浴？____淋浴？____海绵擦浴？______
如果使用浴缸，患者能够安全独立转移？____________
浴缸附近有没有扶手或稳定的支撑？________________
是否有必需的工具？（浴缸凳、手持花洒附件、浴缸扶手、防滑条、扶手杆、其他：______________________________）
患者是否能操作水龙头和排水塞？__________________
浴缸边缘距离地面的高度__________________________
浴缸是内置的____________还是带腿的？____________
浴缸内部的宽度__________________________________
如果使用独立的淋浴间，患者能否独立转移并操作水龙头？____
如果患者洗海绵擦浴，请描述方法。
____
____

客厅

电源开关是否可用？______患者能否开关窗？________
家具能否重新安排以便轮椅操作？__________________
患者能否从轮椅上转移到椅子上，或从稳定的椅子上转移？____
椅子的高度______________________________________
患者能否完成轮椅 - 沙发之间的转移？______________
沙发的高度______________________________________
具备步行能力的患者能否转移到椅子或沙发上、或者从椅子或沙发上转移？____患者能否操作电视和收音机？____

餐厅

电源开关是否可用？______________________________
患者能否使用餐桌？__________桌子的高度__________

厨房

桌子的高度是多少？______下方能否容纳轮椅？______
患者能否开冷藏室门并从中拿食物？________________
患者能否开冷冻室门并从中拿食物？________________

水池

患者能否坐在水池边？____________________________
患者能否够到龙头？____________开关龙头？________
患者能否够到水池底部？__________________________

架子和橱柜

患者能否开关？__________________________________
患者能否够到盘、锅、餐具和食物？________________
评论：
____
____
____

运输

患者能否拿着物品从厨房的一边到另一边？__________

火炉

患者能否够到并操作开关？________________________
操作火炉的门？__________________________________
将食物放进去、拿出来？__________________________
操作烘烤机的门？________________________________
把食物放进去、拿出来？__________________________

其他设备

患者能否够到、打开其他设备？____________________
患者能否使用插座？______________________________

柜台空间

有没有足够的储藏和工作面积？____________________
图表（包括火炉、冰箱、微波炉、水池、桌子、柜台、其他设备若有的话）

洗衣房

如果患者没有设备，如何洗衣服？__________________
____
____
设备在家中或公寓中的位置，并描述设备：

患者能否到达洗衣区？________________

患者能否使用洗衣机和烘干机？________________

装衣服、清空衣服？________________

操作门和控制按钮？________________

患者能否使用水池？________________

水池的高度多少？________________

能够到、打开水龙头吗？________________

水池下方膝关节的空间？________________

能够到必需物品吗？________________

有没有洗衣车用？________________

患者能否晾衣服？________________

烫衣板________________

位置：________________

一直打开的吗？________________

如果不是一直打开的，患者能安装好并收起烫衣板吗？____

患者能否够到插座？________________

清洁

患者能否从储藏间把拖把、扫把、吸尘器、提桶拿出来？____

使用设备？（拖把、扫把、吸尘器等）________________

急救

电话在房间中的位置：________________

患者能否独自在紧急情况下使用逃生通道或后门？____

患者有没有邻居、警察、火警和医生的电话？________

其他

患者是否需要照顾小孩？________________

如果需要，小孩的数量________年龄________

患者是否需要自己购物？________________

患者是否有家庭成员或朋友？________________

他们能否提供帮助？________________

家里有没有汽车？________________

家庭成员或朋友能否帮忙打理草坪、换高处的灯泡等等？________________

____

____

____

完成基本和边缘职业功能分析表的指南

附录 9. E

目的和使用

- 它定义了一个职位，描述了该职位在相应部门的目的和需求。
- 它是一个全面的职业描述，描述了需要完成的任务以及这一职业的身体和认知需求。
- 它将面谈信息最大化，以便确定求职者的能力是否能完成基本的功能。
- 它明确了表现评价标准。
- 当某一健康状况需要进行 ADA 改造 / 调节时，所有的工作调节要求都需要它。
- 所有需要公告的新职位或者当前这一职位空缺需要公告进行再次分类请求时，都需要有它。

帮助台

部门：指这一职位所在的部门。

职位 / 职业代码头衔：价值分类或职业和科学分类。

职业代码：爱荷华大学职业代码（如：GB11，PC67）。

现任者：目前在位或“空缺”的人名。

职位编号：人力资源系统分配的 8 位数职位编号（如：00000755）。

申请编号：为了公告，将申请编号与功能分析相匹配。

职位总结：职业的基本目的和存在的理由。

功能陈述：动作结果的陈述，以动词开始，对这个职位来说可能是基本的（主要的）也可能是边缘的（次要）的，按时间所占百分比来加以鉴定，总数加起来是 100%。

基本功能：按他们完成的频率、完成他们所需要的总时间、如果这个职位不完成它对整个职业有什么影响以及这些功能能否由其他职位来完成定义的功能。

边缘功能：仅偶尔才需要做的、如果由其他人来做也通常不会对整个职业的使命造成很大影响的功能。

职位内容变量：完成基本功能时所需要的。选“yes”即使此时只应用了一个变量。

评论：增加任何尚未提及的完成职业基本功能所需要的内容，或者进一步解释背景变量。

认知过程：完成这一职位的基本功能所需要的培训水平，分中等教育水平的培训到高等教育 / 技术培训。选“yes”即使此时只应用了一个变量。

双语要求：完成这一职位所使用的外语。

推拉活动的程度：标出该职业中完成基本功能所需的全部的推拉形式，总计 100%。

身体要求：<u>不能</u>同时完成的动作，反映了第 1 页和第 2 页的基本功能。

身体要求：<u>可以</u>同时完成的动作，反映了该职业的基本功能。

视觉清晰度：要有合适的视力来完成基本功能。

设备、工具、电子设备和软件：完成基本功能需要操作的设备、工具、电子设备和软件。

物理环境和障碍：适用于所有完成某一职位的基本功能的区域（如：办公室、工作点、实验室、医院、厨房等）

评论：与完成这一职位基本功能所涉及的物理环境或潜在障碍相关的任何内容。

车辆驾驶：仅在完成基本功能需要时（外出工作、传递等等）。

地点：所有完成基本功能的工作地点。

天 / 小时时间表：轮班或换班。

主管姓名和头衔：接收这张在职报告的人名。

完成这张表格的人：在职者或主管（打印或打字）。

在职者签名：当前在职者的签名。如果“空缺”或“新”，留白。

基本和边缘职业功能分析

爱荷华大学
大学人力资源部
残障人士服务部教职工
大学服务楼 121 栋,12 层
爱荷华市,爱荷华 52242-1911

每栏逐一输入数据(或用鼠标点击)。按 F1 键查看对这一栏的描述。

部门:__________ 职位头衔:__________ 职业代码:__________

在职者:__________ 职位 # :__________ 申请书 # :__________

职位总结:

提供了一个职位总结。如果你需要更多空隙,请附加单独的一页。职位总结由准确、定性的陈述组成,简明扼要地总结了这一职业的基本目的和它的存在理由。

功能陈述:

功能陈述应强调目的、完成的结果以及所要求的产出,而不是该功能完成的方法。每一陈述都要以动词开头。每条陈述都包含一个能产生想要的结果的动作。确定对这个职位来说,哪些是基本功能,哪些是边缘功能(主要或次要功能)。提供在某一典型的时间段内,每一职业功能所占时间的预期百分比。

基本(主要)功能	%	边缘(次要)功能	%
1.	0.00	1.	0.00
2.	0.00	2.	0.00
3.	0.00	3.	0.00
4.	0.00	4.	0.00
5.	0.00	5.	0.00
6.	0.00	6.	0.00
7.	0.00	7.	0.00
8.	0.00	8.	0.00
9.	0.00	9.	0.00
10.	0.00	10.	0.00
11.	0.00	11.	0.00
12.	0.00	12.	0.00
13.	0.00	13.	0.00
14.	0.00	14.	0.00
基本栏总计 **	0.00%	边缘栏总计 **	0.00%

** 基本和边缘栏之和必须等于 100%

职位背景变量:

表示完成这一职位基本/边缘功能所需要的责任和态度。

是 否 在合适的方框内打"X"(或用鼠标点击方框)

☐ ☐ 工作遇到挫折的情况:工作受到不受员工控制的其他事件阻碍。
☐ ☐ 建议:在法律的、财务的、科学的、技术的或其他特殊领域给他人建议;建议,指导警告。
☐ ☐ 协调:商议,监控及组织他人活动来达到目的,但没有管理职权。
☐ ☐ 指导:教其他人,正式地或非正式地。
☐ ☐ 小组活动:参与需要人际交往技巧和与他人合作的活动。
☐ ☐ 有时间压力地工作:紧急的时间期限。
☐ ☐ 不按常规时间表的工作:未事先安排的加班、召集回去工作、意料之外地更换工作场所。
☐ ☐ 处理多项作业、冲突的要求/优先次序。
☐ ☐ 专注力:需要超长时间集中精力到细节上,能持续感知情景改变带来的变数。
☐ ☐ 反应:对不同后果的紧急情况作出快速反应/即刻反应。
☐ ☐ 研究和分析:为准备报告或评估而做实情调查、解释、调查研究。
☐ ☐ 出错的问责和后果:为钱、设备或人员负责。若工作目标没有完成,就会对部门、学校或同事造成严重后果。
☐ ☐ 工作独立性:工作要独立完成,或仅有少量的现场监督。
☐ ☐ 监督:招聘、筛选、雇佣、分配和(或)总结工作,训练和(或)评价其他员工。
☐ ☐ 机密性:工作涉及机密情报、材料、记录。

评论:______

认知过程:

表明完成基本功能所需要的认知能力。

是 否 在合适的方框内打"X"(或用鼠标点击方框)

☐ ☐ 检查产品、物品或材料。
☐ ☐ 分析信息或数据。
☐ ☐ 计划操作或行动顺序。
☐ ☐ 面临中到大量效果、多种变数和中到大量后果时做出决定。
☐ ☐ 利用逻辑定义问题,收集资料,建立事实,作出有效结论,解释信息,处理抽象的变数。
☐ ☐ 完成基本的计算,数字的加法和减法。
☐ ☐ 使用代数、几何和统计完成计算。

理解书面交流:

☐ ☐ a. 中学毕业水平,理解基本的指令、安全法则、办公室备忘录。
☐ ☐ b. 高等教育水平,理解技术或专业材料、财务或法律报告。

作书面交流:

☐ ☐ a. 中学毕业水平,使用标准的商务英语书写信件或备忘录。
☐ ☐ b. 高等教育水平,创作和编辑报告或技术性、专业性的材料。

言语理解能力:

☐ ☐ a. 中学毕业水平,理解简单的口头语句和指令。
☐ ☐ b. 高等教育水平,理解技术性和复杂的信息。

言语沟通能力:

☐ ☐ a. 中学毕业水平,标准英语交流。
☐ ☐ b. 高等教育水平,使用复杂技术性或专业英语交流。

外语能力要求:

评论:______

推 / 拉活动的程度

表示所需要做的推拉活动所占的时间比例。总和应等于 100%。

		N/A	**<25%**	**25%~49%**	**50%~74%**
静坐	偶尔施加相当于 4.536kg 的力 * 和(或)经常用很小的力 **	☐	☐	☐	☐
轻	偶尔施加相当于 9.072kg 的力 * 和(或)经常施加相当于 4.536kg 的力 **	☐	☐	☐	☐
中	偶尔施加 9.072~22.68kg 的力 * 和(或)经常施加 4.536~6.804kg 的力 **	☐	☐	☐	☐
重	偶尔施加 22.68~54.36kg 的力 * 和(或)经常施加 11.34~22.68kg 的力 **	☐	☐	☐	☐
很重	偶尔施加 45.36kg 的力和(或)经常施加 22.68kg 的力	☐	☐	☐	☐

* 偶尔:活动或这种情况的出现大约占 1/3 的时间

** 经常:活动或这种情况的出现占 1/3~2/3 的时间

身体要求:

表示完成以下活动所占的时间。

下述活动不能同时完成,因此总数应该等于 100%。		N/A	<25%	25%~49%	50%~74%	>75%
跪	双膝跪,坐在双膝上	☐	☐	☐	☐	☐
蹲	身体向前向下弯,弯曲双腿和脊柱	☐	☐	☐	☐	☐
爬	用双手、双膝和脚移动	☐	☐	☐	☐	☐
攀登	上下梯子、楼梯、斜坡	☐	☐	☐	☐	☐
坐	每次长达 2 小时	☐	☐	☐	☐	☐
•	每次长达 2 小时	☐	☐	☐	☐	☐
•	用脚移动	☐	☐	☐	☐	☐
下述活动可以同时完成,因此数量不需要总计。		N/A	<25%	25%~49%	50%~74%	>75%
提	从一个平面到另一个平面升高或降低某个 >4.536kg 的物体	☐	☐	☐	☐	☐
提	从一个平面到另一个平面升高或降低某个 >11.34kg 的物体	☐	☐	☐	☐	☐
搬	运送某个物体	☐	☐	☐	☐	☐
推	用稳定的力压,把物体推向前、向下、向外	☐	☐	☐	☐	☐
拉	拖或拉物体	☐	☐	☐	☐	☐
弯	腰部向下向前弯	☐	☐	☐	☐	☐
平衡	超过普通的身体平衡	☐	☐	☐	☐	☐
够	向任一方向伸长手和手臂	☐	☐	☐	☐	☐
操作	用手抓住、拿住、旋转	☐	☐	☐	☐	☐
手指	捏、打字、手指的活动	☐	☐	☐	☐	☐
重复动作	手臂、手、腕等的重复性运动	☐	☐	☐	☐	☐
说	口头表达或交换想法	☐	☐	☐	☐	☐
听	通过耳朵接收声音	☐	☐	☐	☐	☐
看 ***	通过眼睛获取印象	☐	☐	☐	☐	☐

*** 检查所有看的东西,应用:

☐视觉清晰度大于 50.8cm

☐视觉清晰度小于 50.8cm

☐分辨颜色的能力

设备、工具、电子和交流设备，以及软件：

列出员工完成基本/主要功能需使用的物品。

1.		4.	
2.		5.	
3.		6.	

物理环境和障碍：

表示出哪些陈述是合适的。

□ 大约80%以上的时间在室内。
□ 大约80%以上的时间在户外。
□ 室内外的活动大概各占一半时间。
□ 每次超过1小时的时间在低于0℃的环境下。
□ 每次超过1小时的时间在高于37.8℃的环境下。
□ 噪声大得足以让员工吼着嗓门交流。
□ 肢体或整个身体会暴露在振动中。
□ 有身体损伤的风险，因为会靠近遇到的机械零件、电流、动物等。
□ 影响呼吸系统或皮肤的环境，如：烟雾、气味、空气悬浮物。

一般信息：

评论：________________________________

必须开车才能完成基本/主要功能吗？□是 □否

工作完成的地点：________________________________

天/小时安排表：________________________________

这份职位报告所交给的主管姓名/电话：________________________________

主管头衔：________________________________

完成表格的人名：____________________ 日期____________________

在职者签名：*____________________日期____________________

* 当前在位的人的签名。如果“空缺”或“新”，请留白。

如果你要申请成立一个新的价值职位或重新分类现有的价值职位，请将这份表格交给：

报酬和分类办公室，121-11 USB。

所有的价值请求必须在请求之前，在所雇部门有一个EFMA文件才会被处理。

建议所有的P&S请求在公告时，在所雇部门都有一个EFMA文件。

评论：________________________________

附录 9.F 临床医生、患者和家庭可用的网络资源

1990 年美国残疾人法案，经修订的

www.ada.gov/pubs/adastatute08.htm

美国残疾人法案—建筑和设施的可及性指南

www.access-board.gov/adaag/html/adaag.htm#toc

美国残疾人法案—美国华盛顿司法部主页

www.ada.gov

美国残疾人法案—美国华盛顿司法部法规和技术辅助材料

www.ada.gov/publicat.htm

Craig 医院环境因素清单(第 3 版)。哥伦比亚恩格尔伍德 Craig 医院

www.craighospital.org/repository/documents/Research%20Instruments/CHIEF%20Manual.pdf

联邦资源法律摘要

www.fws.gov/laws/lawsdigest/adminlaws.htm#ARCHBAR

工人赔偿术语词汇表。美国物理治疗协会，亚历山大，维吉尼亚

www.apta.org/Payment/WorkersCompensation/Glossary

住宅和社区环境(HACE)调查表：工具和评分手册

www.bu.edu/enact/files/2011/05/HACE-Survey-and-Manual-v1_7-30-2008.pdf

O*NET—超越所给的信息—情报。美国劳动部，华盛顿，哥伦比亚

www.doleta.gov/programs/onet

1988 年残疾人法案之科技相关的辅助(公共法 100-407)

http://codi.buffalo.edu/archives/.legislation/.techact.htm

1996 年电讯法

www.gpo.gov/fdsys/pkg/BILLS-104s652enr/pdf/BILLS-104s652enr.pdf

通用设计的原则。大学设计中心，北卡罗莱纳州立大学设计院，罗利，新喀里多尼亚

www.ncsu.edu/project/design-projects/udi/center-foruniversal-design/the-principles-of-universal-design

2010ADA 可及性设计标准。美国，司法部，华盛顿，哥伦比亚

www.ada.gov/regs2010/2010ADAStandards/2010ADAStandards.pdf

了解社区肥胖因素(UNDO)——评估工具：身体活动资源评估(PARA)，健康和人类表现系，休斯敦大学，休斯敦，得克萨斯

http://grants.hhp.coe.uh.edu/undo/?page_id=21

通用设计学院，教堂山，新喀里多尼亚

www.udinstitute.org/whatisud.php.

工作场所工效学参考指南：电脑/电子适应程序出版物，美国，国防部，华盛顿，哥伦比亚

http://cap.mil/Documents/CAP_Ergo_Guide.pdf

(伊文超　译)

第二篇

康复的干预策略

改善运动功能的策略

第 10 章

Susan B. O'Sullivan

学习目标

1. 描述供临床决策使用的模型，包括正常运动控制及运动学习部分。
2. 明确运动控制的关键因素，并描述旨在优化运动控制学习的干预策略。
3. 明确功能康复的关键因素，并描述旨在优化恢复的干预策略。
4. 明确运动学习的关键因素，并描述旨在优化运动学习的干预策略。
5. 区别以下概念：以任务为导向的功能式干预、强化式干预及补偿式干预。
6. 临床病例研究时，能分析和解读患者的资料，制定预期目标和结果，设计全面医疗计划。

章节大纲

研究改善运动功能（运动控制与运动学习）的策略要求我们对运动与学习涉及的神经过程以及可能对中枢神经系统（CNS）产生影响的病理改变有全面的认识。此外，掌握中枢系统神经损害后恢复过程和神经可塑性的知识也至关重要。基于运动控制、运动学习和康复理论的治疗有助于治疗师形成有条理的推理和临床决策思维。中枢神经系统病变的患者常表现出运动功能的受损，包括各种功能障碍、活动受限和以正常角色的（社会）参与能力受限。仔细检查认知、知觉、运动与学习行为，结合发病时的环境背景性因素为治疗程序的设计提供了基础（参见第五章，运动功能检查：运动控制与运动学习）。物理治疗师开发了不同的干预策略及技术来应对运动功能障碍的问题。优化的医疗计划（POC）必须满足患者的个性化需求，这包括最大限度地减少或消除障碍，减少活动的限制和身体残疾，并在最大程度上促进患者充分参与到生活中的角色。有效的优化照护计划有助于提高患者的整体生活质量。

运动控制

信息处理

运动控制被定义为一项研究生物（例如人类）运动的神经、生理和行为特征的学科领域[1]。人类运动行为的信息处理过程分为不同的阶段（图 10.1）。起始阶段即刺激的识别阶段，识别与当前身体状态、运动和环境相关的刺激因素。该过程包括躯体感觉、视觉及前庭输入，根据既往感觉运动经验赋予相应的意义。在这个阶段，知觉和认知过程包括记忆、注意、动机和情感控制，这些在确保信息处理的容易性和准确性方面都起着不可或缺的作用。对相关感觉输入的选择取决于所接受到的刺激的强度及清晰度。因此，精确而强烈的刺激可增强关注性机制和信息处理，而且处理过程也受刺激模式复杂程度的影响。复杂和新奇的刺激模式需要更长的识别时间。运动的固有知识（例如：肢体的位置，肢体的长度，距离目标等）是运动行为的关键特性。

响应选择阶段形成运动计划。**运动计划**即目的性运动的意愿或方案，是由运动程序的不同部分组成。该阶段选择的

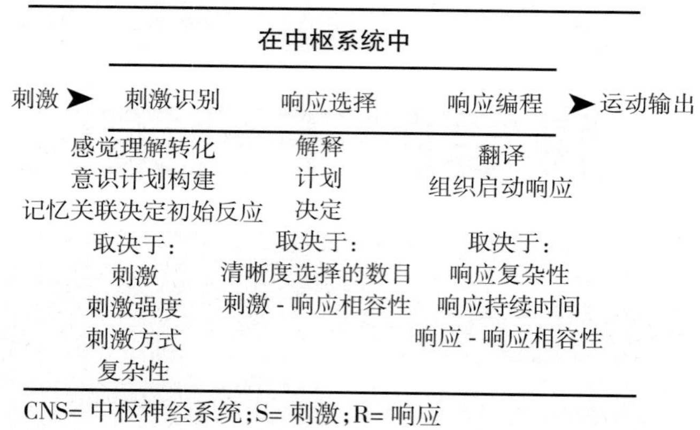

在中枢系统中

刺激 ➤	刺激识别	响应选择	响应编程	➤ 运动输出
	感觉理解转化 意识计划构建 记忆关联决定初始反应	解释 计划 决定	翻译 组织启动响应	
	取决于： 刺激 刺激强度 刺激方式 复杂性	取决于： 清晰度选择的数目 刺激 - 响应相容性	取决于： 响应复杂性 响应持续时间 响应 - 响应相容性	

CNS= 中枢神经系统；S= 刺激；R= 响应

图 10.1 运动控制在信息处理阶段的模型

是整体性而非细节反应，即最终运动的雏形。其决策过程取决于可选运动方式的数量和可能的刺激 - 响应兼容性。刺激和响应之间存在自然的或紧密的关联者将加快决策过程。例如：过红绿灯这样的熟悉的事情，绿灯亮起人们即会有向前进的反应；但有时，红灯亮起而交警仍然示意人们前进时，人们的反应更多的是犹豫。

最后阶段被称为响应编程。神经控制中心以运动程序的方式将想法转化为肌肉运动。**运动程序**定义为一种抽象的表达方式，一旦启动将产生协调的运动序列[1]。运动程序的结构包括对特定参数的注意，如协同运动部分、力、方向、时间选择、持续时间及程度。根据个体、任务和环境的限制来设定参数。该阶段的信息处理过程与预期运动的复杂程度和持续时间高度相关，其耗时随运动序列复杂性和长度增加而增加。程序形成过程也受响应 - 响应相容性（response-response compatibility）的影响。这种影响出现在两个运动任务同时发生（例如：走路时拍球）或需要选择时（例如：配对运动中先发生哪一个）。在响应执行（运动输出）阶段，会针对特定情形选择性激活适当肌群以维持姿势控制。**前馈控制**是信号的发送先于运动出现，令部分系统做好准备以迎接即将出现的感觉反馈或运动指令[1]。它使姿势活动中出现预期性调整。**反馈**是运动过程中或者运动后接收到的感觉信息，并在纠正性动作中用于监控运动输出[1]。虽然这种简化的模型从表面上来看信息流是线性的，但实际上它的信息处理是以串联或并联方式进行的。因此，信息流的处理常通过特定通路（串联）和多通路（并联）来完成，并非由单一中心执行。根据运动的复杂程度，处理过程会同时使用顺序串联和并联通路。

运动由大脑皮层联合区发起。运动前区（PMA）和辅助运动区（SMA）（统称为 6 区）负责运动方案设计。初级运动皮层（4 区）位于中央前沟前部和分配运动指令通过神经核和脑干与脊髓的中间神经元直接或间接到达下行运动神经元。皮层下的输入主要来源于一个环路，该环路起于大脑皮层穿过基底神经节（BG）再回到皮层，主要是通过背侧丘脑的腹外侧核（VL）到达辅助运动区（SMA）的。此环路辅助随意运动的选择和启动。第二运动环路起自大脑皮层经过小脑外侧，再经过腹外侧核（VL）回到皮层。此环路的功能亦为产生随意运动，并在计划的执行和协调多关节运动（例如，方向，时间和力度）时起作用。引起下行通路的神经元叫做**上运动神经元**（UMNs）。外侧上运动神经元通路通过皮层脊髓束参与随意运动的控制。上运动神经元通路也通过脑干的次级神经系统参与间接控制。网状脊髓束和小部分红核脊髓束是随意运动的主要替代通路。顶盖脊髓束起自上丘向下迁延至颈椎水平，它对反射性的头部转向非常重要。前庭脊髓束参与姿势调整和头部运动控制。脊髓腹角继续迁延形成周围神经［**下运动神经元**（LMN）］。肌肉纤维的激活来自于运动单元。

系统理论

当代运动控制理论与时俱进，反映了神经系统功能的最新理解和阐释。读者可参考 Schmidt 和 Lee[1]以及 Shumway-Cook 和 Woollacott[2]的著作，他们完美地回顾了这一主题。**系统理论**这一术语是用来描述多个大脑和脊髓中心协同工作来调节意向性运动的过程。运动计划的设计均需考虑内部因素（关节僵硬、惯性和运动 - 依赖性力量）和外部因素（重力）。该理论假定神经控制的位移轨迹，称为分布式控制模型；中枢神经系统的大部分区域参与复杂的运动任务，仅有少量区域参与离散型任务。这种分布式多级控制可实现对多个独立的运动维度的控制，称为自由度[3]。执行级别（大脑皮层）可从对运动进行控制的角色中或同时控制多个自由度的命令中解脱出来[4]。例如：利用脊髓的中枢模式发生器（CPGs）发起多关节及肢体协调（耦合）运动已得到了充分证实[5,6]。这与旧的运动控制理论 - 层级理论 - 形成鲜明对比，后者的控制定义为严格的垂直等级系统，自上而下地由高一级的中心控制影响低一级的中心，同时始终受大脑皮层控制。多个下行系统都参与运动和姿势控制，包括皮层脊髓 / 皮层延髓、内侧（例如：内侧前庭脊髓）和外侧（例如：网状脊髓的、外侧前庭脊髓）下行通路。因此，随意（有意识的）和非随意（自发）通路都参与了姿势控制和运动调节。

协调结构

在感觉缺失（或传入神经阻滞）或负反馈控制过程速度受限的情况下，运动程序也能启动运动。运动程序也将神经系统从有意识运动决策中解放出来，减少由于多自由度带来的问题。预编程指令可令效应器（运动程序）不受无外围反馈或错误检测过程的影响，称之为**开环系统**[7]。例如：快速、娴熟的钢琴演奏中动作的控制由于速度太快而只能依赖于开环系统。这与**闭环控制系统**形成对比，后者采用反馈和正确参考来计算误差并启动后续修正[1]。反馈和闭环过程在学习新运动技巧（反应选择）和形成并修正正在进行的运动（反应执行）中起着关键的作用。此外，反馈对维持躯体姿势和平衡也至关重要[8]。

人体运动的复杂性使得任何简单的运动控制模型都无法奏效。间歇控制假说（intermittent control hypothesis）是由 Schmidt 和 Lee[1]提出的，假说提出开环和闭环混合控制，即它们作为一个庞大系统的一部分和谐运作。运动程序为运动事件提供通用编码（**模式**）并储存于大脑中，而非为单个特定的运动行为；以反馈用来改善和完善运动[8]。或根据当前任务假定一个主要职责，但在不同的时间且不同的功能状态下可操作一个给定的运动。普适性的运动程序包括恒定特征和参数。恒定特征是指所存储代码的独特特点：相对力量、相对时序和各组分的顺序。参数的可变性则保证了运动程序的灵活性和从一种表现到另一种表现的多样性。这些包括运动所需的总体力量和总体持续时间。例如：当跨步周期和各组分的相对时序（恒定特征）保持不变时，加速或减速可改变步行的表现（速度改变）。

肌肉**协同作用**被用来简化控制，减少或限制自由度，并启动协调运动模式。协同效应是与功能相关的肌肉在中枢神经系统支配下相互协调来产生预期动作。控制就是小脑对力量、时序和方向进行精确化的结果。协同也可产生分离运动。通常，协同作用是产生一系列功能性任务中所需要的肌肉反应（例如：在转移过程中的一系列动作）。协同效应通过运动技巧练习习得，并能适应环境和任务的改变。例如：基本运动策略（协同效应）是姿势控制和平衡，包括踝、髋和踏步策略[9~11]。从静止到受扰站立和不稳定姿势，不同状态下对运动策略的组织和利用方式不同。

运动学习

运动学习被定义为一组与练习或经验相关可带来运动技能永久性改变的内在加工过程[1]。运动技巧学习是一个复杂的过程，需要中枢神经系统的空间、时间和组织层次等方面的功能。中枢神经系统的变化无法直接观察但可通过运动行为的变化来推断。对任务理解的深入和实践所引起的表现改善，常用作学习效果的测量指标。例如：个体可通过练习建立各成分的更合理运动顺序、改良运动时序并减少努力和注意力程度。**表现曲线**可以用来描述一个或一组受试者在一组练习过程中的平均表现。然而，表现并不总是能够准确反映学习的效果。练习可以暂时提高表现，但不能保持学习的效果。相反，诸如疲劳、焦虑、内在动力不足或药物可能会在运动学习的过程中降低运动表现。由于运动表现受到诸多因素的影响，因此它应该被看做是练习中运动行为的暂时性变化。**保留**可以更好地用来评价学习效果。保留可以通过保留测试来测量，指学习者在一段时间或是在一段时间未进行训练后（**延时间隔**）展现所习得技巧的能力[1]。在延时间隔后的表现可能有轻度下降，但这种表现降低可通过数次练习恢复至正常表现水平。这被称为表现的热身损耗。例如：骑自行车是一项较好习得的技能，能够保留很长时间，即便数年未骑通常也能显示出良好表现。针对任务和环境需求的变化所产生的适应和优化已习得技巧的能力被称为**适应性**[2]。这是运动学习的另一个重要衡量标准。个体通过学习获得从轮椅到平台的转移能力，并且能够将这种学习效果移植至其他类型的转移任务当中（例如：轮椅至车或轮椅至浴盆的转移）。在学习这些新的转移任务时，所耗费的时间减少。最后，环境变化抗力也可用来衡量学习效果。这是在不断变化的环境中完成运动任务所需要的适应性能力。当个体习得一项新技巧时（例如使用助行架在室内步行）应能够将其应用于新的、变化的环境中（例如室外步行或在繁华的商场中步行）。运动学习是实践的直接结果，高度依赖于感觉信息的输入和反馈过程。根据任务和学习阶段的不同，对各种不同类型感觉信息的需求和依赖程度不同。**运动能力**有个体差异，这种本质的差异通常无法通过训练改变。这种能力支撑并成为技巧发展的基础[1]。

运动学习理论

Adams 的运动学习理论[7]基于闭环控制（闭环理论）。他假设从正在进行的运动中获得的感觉反馈与记忆中所储存的运动（知觉痕迹）间比较的结果为中枢神经系统提供了正确性参考和错误侦测依据。记忆痕迹随后将用于恰当的运动动作的产生以及结局的评价。练习者可通过闭环过程的运动学习实践获得能力的提升，且此时练习亦可强化知觉痕迹。这个理论解释了发生在慢速、线性位置反应的学习现象。但是，这个理论并不能充分阐释快速（开环控制过程）或发生在感觉反馈缺失情况下（传入神经阻滞）的学习过程。

图式理论由 Schmidr[8]创立，是运动学习理论的核心概念。**图式**定义为形成经验基础的规则、概念或关系[1]。它可被视作通用运动程序（GMP）。

图式是将诸如初始条件（身体位置、物体重量等）、运动要素间关系、运动结果和运动的感觉结果储存在短期记忆当中。这些信息随后被抽象为运动记忆（**程序性记忆**），指对运动或运动信息的记忆[1]。图式包括回忆图式和认知图式：回忆图式用来选择和定义这些不同运动组合过往发生的各参数、初始条件和运动结果；认知图式基于这些运动组合过往发生初始条件、运动结果和感觉结果等之间的关系，评估运动反应[1]。从临床上来看，图式理论支持通过学习与我们身体功能相关的规则来获得技巧，形成肌群间如何激活、怎样运作以及这些动作发生时是何种感觉这三者间的关系这个概念[1]。通过研发不同的运动规则和图式，对不同类型运动任务及结局的练习能够进一步提高学习效果。还可加深对在与学习时相异的环境中如何完成新颖或开放性运动技巧的理解。

运动学习的分期

Fitts 和 Posner[12]描述了运动学习的过程，指包括认知、联系和自发三个独立阶段的过程。这些阶段为描述学习过程和组织康复训练策略提供了一个有用的架构。表 10.1 对这三个阶段进行了总结。

认知阶段

在运动学习最初的**认知阶段**，首要任务是形成对技巧的整体理解，即认知映射（cognitive map）。在这个决策做什么的阶段，需要学习者以较高的认知处理水平方能连续粗略成功完成整个任务，抛弃错误策略，保留正确策略。反复实践的初期常伴有各种错误，表现水准不稳。感觉信息的处理和认知 - 运动的组织最终筛选出那些合理的、可成功完成任务的运动策略。在这个阶段可观察到学习者由初期组织混乱、运动笨拙的状态逐渐进阶至有组织性地完成运动，从而达到表现水准的提高。此阶段高度依赖视觉引导学习和运动，因此一个稳定的无干扰的环境可优化最初阶段的学习。

联系阶段

在运动学习的中间或**联系阶段**，通过不断练习以优化运动模式。时间和空间方面组织更加有序，此时运动发展出协调模式。当表现提高时，展示出更高的一致性、较少的错误或无关运动。此时，学习者关注于如何做这个运动而非做什么。

表 10.1 运动学习阶段和训练策略的特点

认知阶段的特征	训练策略
学习者建立对任务的认识；**认知映射**评估能力和任务需求；甄别刺激，接触记忆；选择反应；完成对任务的初始粗略估计；组织运动计划架构；修正初始反应 做什么决策阶段	从功能性角度强调任务的目的。 展示理想的任务表现以形成**正确的参考**。 让患者口述任务的成分和要求。 指出当前任务与既往习得任务的相似性。 直接关注任务关键要素。 选择恰当反馈。 • 强调未受损害的感觉系统，内在反馈系统。 • 将外在反馈和内在反馈仔细配对。 • 高度依赖视觉：让患者注视运动。 • **表现认识(KP)**：应关注持续出现的错误；不在大量随机错误出现时提示。 • **结果认识(RP)**：关注成功的运动结果。 让学习者评价表现和结局；确认问题和解决方案。 强化正确表现，持续激励。 组织反馈计划。 • 在学习早期对每一个表现提高给予反馈。 • 变化式反馈(总结、淡化、带宽设计)将加深认知加工的深度，强化记忆；但在最初时可能降低表现。 组织初始练习。 • 强调控制下的运动以减少误差。 • 若运动练习较复杂、冗长或消耗大量能量，或如果学习者容易疲倦、注意力短暂或注意力较差，则应提供适当的休息时间(分散式练习)。 • 按需使用徒手引导来进行辅助。 • 将复杂任务分散成不同部分进行练习，各部分分别练习后再进行整合。 • 按需使用双侧转移。 • 对同一任务使用分段式(重复)练习，以提高表现。 • 对相关技巧使用不同训练形式(顺序或随机练习次序)，提高认知加工和记忆的深度；这种方式在训练初始可能降低表现。 • 通过意象性练习来提高表现和学习效果，降低焦虑。 按需评估和提高觉醒程度。 • 觉醒程度过高或过低都将会影响表现和学习过程。 • 应避免产生压力或精神疲劳。 组织环境结构。 • 尽量减少周围环境中的刺激和干扰物以确保注意力集中。 • 强调将最初的闭合性技巧逐渐发展至开放性技巧。
联系阶段特征	**训练策略**
学习者练习运动，优化运动程序；空间和时间组织；减少错误和不相关的运动 视觉反馈依赖程度降低，本体感觉反馈使用程度增加；认知参与程度降低 “如何做”决策阶段	选择适当反馈。 • 继续提供KP；在持续出现错误时进行干预。 • 强调本体感觉反馈，“运动感觉”可以辅助建立内在正确性的参考。 • 继续提供RP；强调相关功能性结局。 • 辅助学习者提高自我评价和决策技巧。 • 使用促进技术引导那些在学习阶段未到达预期目标的运动。 组织反馈计划。 • 继续提供激励性反馈；鼓励患者进行自我表现评价。 • 避免过度强化式反馈。 • 关注不同类型反馈的使用(总结式、淡化式和带宽式)，以增强记忆效果。 组织练习。 • 鼓励提高表现的一致性。 • 关注使用相关技巧的不同练习次序(顺序或随机)以增强记忆效果。 组织环境结构。 • 逐渐进阶至开放、变化的环境中。 • 为学习者回归家庭、社区和工作环境作准备。

续表

自发阶段特征	训练策略
学习者练习运动，继续优化运动反应，能很好组织空间和时间，大部分运动无错误发生，认知监控水平最低 如何成功决策阶段	评估认知注意和运动自发性的需求。 选择恰当反馈。 • 学习者展示出恰当自我评价和决策技巧。 • 当错误出现时可偶尔提供反馈(KP 和 KR) 组织练习。 • 强调不同环境和不同人物中表现的一致性(开放性技巧)。 • 使用高水平的练习(集中练习)。 组织环境结构。 • 变换环境以对学习者形成挑战。 • 为回归家庭、社区和工作环境作准备。 若条件允许，可关注一些竞技性技巧，如轮椅体育等。

本体感觉提示变得更为重要，对视觉提示依赖程度降低。学习所需要的时长取决于不同因素的影响，因影响因素的不同而异，如任务的性质、学习者的先前经验和学习动机、可用的反馈及实践的组织都能影响学习者的习得。

自发阶段

在运动学习的最终或**自发阶段**以经过大量练习后运动表现自发化为特征。此时仅需极小程度的注意力参与，优化的运动程序可自动运行。运动时间和空间成分高度组织有序，学习者能够完成协调运动模式。此时学习者可有能力关注其他方面，例如在个人目标或竞技体育层面如何成功。运动中极少出现错误，并极少受到周围环境的干扰。学习者在稳定、可预测的环境(**闭合技能**)或改变、不可预测的环境(**开放技能**)中同样表现稳定。

运动控制和学习的限制

神经损伤的患者可表现出启动再学习和协调运动所需的随意运动(运动计划或程序损害)或纠正性动作(反馈调整)障碍。运动不协调表现为运动速度规划障碍和力度、时序或方向控制障碍。功能相关的协同效应可能失发生紊乱或丧失，可能表现为缩放比例方面的障碍。正常情况下协调良好的主动肌-拮抗肌交互性活动出现异步。协同模式中断或异常可导致身体功能障碍。由于损伤，运动从原先与意向性运动和环境相匹配的运动模式，转变成高度刻板和受限的模式。异常的强制性或刻板协同模式可见于脑卒中后恢复期患者，常难以完成日常功能性活动。姿势控制和平衡是人体的自主能力，当出现损伤时将表现出显著的运动策略激活受损、意识控制水平增加和平衡维持困难。总体而言，运动模式的效能和灵活性显著降低。

骨骼肌肉系统的损伤可造成额外限制(例如：力弱、挛缩和姿势畸形)。神经系统疾患常存在肌力下降，患者可能表现为肌力完全丧失(麻痹或瘫痪)或部分丧失(轻瘫)；障碍可为单侧(偏瘫)、双侧下肢(截瘫)或四肢受累(四肢瘫)；随意运动可能受限或丧失，完成常见任务的能力受限。疲劳可能直接由疾病本身直接造成(如 MS)或因长时间制动等继发性因素造成，常伴肌力下降。肌张力异常(痉挛或肌力低下)也可能导致运动受限和姿势改变：痉挛和主动肌-拮抗肌的共同作用通常导致固定、异常的休息姿势，关节僵硬并受限；过度活跃的牵张反射和运动神经元不恰当的募集将增加运动激活和控制的难度；慢速运动可能出现失谐状态或无法完成快速运动。总而言之，运动的数量、范围和速度都大幅降低。

感觉接收或感知障碍同样能引起功能限制，这将导致刺激识别或响应选择的障碍。运动学习延迟、无序或缺失。响应编程过程可能受损，表现为监控、矫正运动和姿势反馈的准确性丧失。这种运动的中枢代表区被称为正确性参考，当反馈不准确或获取丧失时其准确性受影响。认知过程(注意、计划、解决问题和情绪稳定性)障碍都可能显著影响学习和运动控制，严重认知损害者(例如脑外伤患者)就无法理解运动的意思。无法形成认知映射的功能障碍将对学习最初阶段造成严重限制，特别对复杂和新颖的动作。认知受扰在双重任务和在新奇或在开放环境中完成任务等复杂任务时尤为明显。存在认知损害的患者可能完全意识不到其认知方面问题的存在。心血管系统的损伤(例如耐力受限)也会显著影响运动行为和实践能力。存在严重的运动控制和学习障碍的患者可能会缺乏主动训练的意愿，每次运动尝试都将是饱含挫败感的挑战，原来能够很容易完成的运动都变得费力且难以实现。学习新的运动行为的挑战似乎难以逾越。除了上述单个系统的限制和损害，罹患中枢神经系统系统疾病的患者可能表现出所有系统整合后的功能障碍。一份成功干预计划的设计需要基于对每个部分以及整体的细致评估才得以完成。

运动技巧

运动发育是由于生长、成熟和经验等结果产生的运动行为发展变化[1]。基础技巧在婴儿期和儿童期习得并且表现出发育成熟的特定标记[13~15]。这些技巧通常被认为是发育性运动技巧，但由于它们是个体生命周期中永久性运动经验的一部分，因此命名为功能性运动技巧可能更为合适。例如：翻身和从床上坐起等运动。运动技巧根据特定的属性或特征主要分为以下四类：

- **过渡性转移**是指从一个姿势转换至另一姿势的技巧(例如：从仰卧到坐，从坐到站)。

• **静态姿势控制**或**稳定性**,是指维持重心(COM)在支撑面(BOS)上的姿势并将身体保持稳定的能力(例如:维持坐位、跪位或站立位)。

• **动态姿势控制(控制性运动)**是在部分肢体运动时维持姿势稳定性的能力。例如:在难度逐渐进阶的运动中转移重心或维持姿势(例如:坐位下上半身旋转同时上肢够物或站立位下踏步)。

• **技巧**是运动行为的最高水平,包括高度协调的运动模式,例如:抓握、操作和移动。表 10.2 举例不同运动技能的活动 / 姿势和障碍特征

生命周期中运动技巧的变化非常显著。婴儿期(出生至 1 岁)和儿童期(1~10 岁),运动技巧的变化非常迅速且与认知 / 知觉发育和经验相关。青少年期(11~19 岁),运动技巧变得更加复杂且敏捷,这是认知 / 知觉发育、任务复杂性和环境需求不断提高的结果。成年期运动技巧继续改善,但受年龄相关改变、整体健康和营养状况、活动水平和病理状况的改变等一系列因素的影响[16-19]。中年期(40~59 岁),大多数系统呈现与衰老相关的中等程度变化。老年期(60 岁及以上),尽管个体随年龄增大的变化不同,但总体而言改变还是非常显著的。Spirduso 等[19]发现老年人身体功能水平差异较大,可有较高的身体健康程度及体能状况、适中的独立水平、身体虚弱、无法独立乃至残疾等不同状况。老年人信息处理的所有阶段均受影响[20]。感觉缺失(感受器敏感性、认知和感觉编码能力降低)将影响刺激识别。特别是当任务复杂性增加时,响应选择和程序编码会受中枢神经系统改变、响应延缓的影响。已有大量文献证实了这种年龄相关性的运动时间的改变[21]。例如:运动单元整体数量减少和运动单元体积增加等变化将影响协调性,特别是精细运动技巧。此外,老年人肌力输出能力下降,主动肌 - 拮抗肌共同收缩的趋势更加明显。这种共收缩可能是老年人试图调节运动变异性和保持准确性的结果[22]。老年人对复杂运动可能更加敏感[23],随着年龄的增加,速度 - 准确率权衡现象表现更为明显,即当运动速度提高时其准确性下降。为了适应这种改变,老年人选择较为缓慢的运动,特别是在对准确性有要求时[1]。总体来说,随着年龄的增加,运动效能变低的同时变异性增加了。

其次,生活方式相关因素(营养、体重和运动)也对个体的健康维持和延缓年龄带来的影响显著相关。心血管健康水平、力量和耐力的降低,以及伴随着坐位生活方式衍生的肥胖问题都将影响运动技巧的表现。此外,老年人常罹患影响移乘和学习能力的各种疾病。例如:老年人可能由于体重增加、整体实力和体能的下降以及存在诸如帕金森氏病(PD)等病理状况而改变其翻身和坐起时所用的策略。

功能恢复

运动表现的**恢复**定义为重新获得中枢神经系统损伤前所存在的运动模式。完全恢复者,其重获的技巧表现与损伤前完全相同。但现实生活中,通常中枢神经系统受损的患者在执行损伤前的技巧时只能以某种改良的形式来完成。恢复进一步归纳为以下两种主要类型:

1. **自发性恢复**:中枢神经系统受损后即刻发生的修复过程,神经元发生改变,使得神经组织最初丧失的功能恢复。

2. **功能性恢复**:重建以损伤前相同或相似的模式完成运动的能力;响应活动和环境的改变(例如:在任务相关行为中增加所运用的身体节段)。

代偿定义为由于残余运动成分的适应性或运动策略和身体节段的替代所产生的新运动模式。此时患者以新的方式完成以往熟练的运动。例如:严重脑卒中恢复期患者学习如何使用非受累侧上肢独立穿衣;T_1 节段完全性脊髓损伤的患者学习利用上肢和身体惯性完成翻身动作[24]。

自发性恢复

脑损伤后即刻出现的系列变化,大脑功能出现一过性的抑制。受损的局部脑组织发生细胞水平上的改变。血 - 脑脊

表 10.2 运动技能类别

类别	特征	举例	障碍
过渡性运动	从一个姿势变换至另一姿势的能力;支撑面(BOS)和(或)重心(COM)发生变化	翻身;从仰卧到坐;从坐到站;转移	在活动范围内无法启动或维持运动;运动控制较差
静态姿势控制(稳定性,静态平衡)	指维持 COM 在 BOS 上的身体姿势与稳定;BOS 固定	维持抗重力姿势:俯卧肘支撑位、四点支撑位、坐姿、跪位、半跪位、修正式四肢着地(双脚掌着地,双手支撑于某一平面上)或站立姿势	无法维持稳定姿势;姿势过度摆动;BOS 过宽;高水平手臂防御姿势;失去平衡(COM 超出 BOS)
动态姿势控制(控制性运动,动态平衡)	维持姿势稳定性和部分肢体运动时 COM 在 BOS 内的能力;BOS 固定	重心转移;在任何抗重力姿势下上肢够物;改良跖行或站立姿势下踏步	在动态躯干或四肢运动中无法维持或控制姿势;失去平衡
技巧	以观察和与物理及社会环境互动为目的持续完成协调的上、下肢运动序列的能力;在移动中,COM 不断移动且 BOS 不断改变	上肢技巧:抓握和操作;下肢技巧:双足移动	协调运动能力差;失去精确控制、一致性和省力等运动特征

液屏障受损导致脑水肿、并伴有细胞内液积聚和血细胞、蛋白质和毒性物质渗出，从而影响神经功能。神经递质、谷氨酸盐和钙离子的释放激活与神经元凋亡和神经元降解相关的酶类。氧和铁离子的有毒物质引起的自由基损伤介导细胞凋亡。去神经超敏定义为突触后神经敏感性增高，导致突触效能降低。在远离脑损伤区域的局部脑组织也会发生变化。双侧大脑半球的皮层、皮层下结构和远离损伤区域的局部脑区都发现由于神经活动性抑制导致的血流改变[25-27]。

损伤相关皮层重组表现为损伤区域内运动皮层兴奋性降低、瘫痪肌肉的皮层代表区面积减小以及运动功能障碍。损伤后短时间内（通常为 3~4 周内）的自发性恢复以去除暂时性阻碍因素（如：震荡、水肿、血流减少和谷氨酸盐使用降低）后大脑未受损区域的功能恢复为特征。这个过程被称为神经机能联系不能。例如：卒中后脑水肿患者早期可出现与脑水肿加重的临床表现一致的脑功能缺损加重过程，随后数周内随着脑水肿和其他因素缓解而表现出明显的自发性功能改善[25]。

长期以来，脑损伤常被认为是永久性的，大脑修复的潜能很小。但套用在脑损伤的患者中，这个自我应验的预言（selffulfilling prophecy）被证实是错误的。**神经可塑性**是指大脑改变和自我修复的能力[25]。神经可塑性的机制包括神经解剖学、神经化学和神经受体方面的变化。解剖学上的变化包括神经生长（神经再生）和先前未被激活脑区的激活。营养分子（神经生长因子）已被证实在这个过程中起关键作用。由于突触层面的生理变化，神经细胞间的相互作用亦被改变。再生性突触发生是指受损的轴突以出芽方式支配（重新利用）先前受神经支配的突触。反应性突触再生（侧支出芽）是指临近轴突的树突纤维重新利用受损轴突的突触位置。神经递质释放和受体敏感性增加（突触可塑性）。被称为长时程增强（LTP）的突触强度强化了神经元间连接，为记忆和学习提供基础[26-30]。

需谨记，大脑是通过平行和分散式的环路为功能相互重叠的不同脑区提供多重信息输入的。大脑中未被利用的区域（例如皮层辅助和联合区）可以取代受损组织的功能，这个过程被称为皮层重映。另一种可能性式中枢神经系统存在一个备份或故障 - 安全系统（平行皮层映射），当原生系统崩溃时自动启动。这个新的神经元通路允许皮层映射重组并维持功能。整个大脑的不同区域还可以重新编程，这个过程被称为替代。盲人手部感觉信息系统的敏感性增加就是替代的一个例子，感觉策略的改变可导致大脑内结构性重组。针对大脑映射的新技术可以让我们更好地了解这个过程。这些技术包括①正电子发射技术（PET）；②聚焦式经颅磁刺激（TMS）用来测量运动皮层区域对局部磁场刺激的反应；③功能性核磁共振成像（fMRI）用来侦测大脑激活时血流的微小改变[28-31]。总而言之，恢复是个动态的复杂过程，包括众多细胞、网络和生物化学过程。需注意的是，这种神经可塑性改变可在功能提高后发生适应或由于非功能性运动行为而发生适应不良。

功能导向性恢复

功能性恢复（使用依赖性皮层重组）是指神经系统对活动和环境的改变发生自我改良的能力。反复的学习行为可预防退化和萎缩，促进神经元生长，加强突触间联系（LTP），改变皮层代表区域，扩大运动活动区域拓扑学分布；接受区域改变，处理时间改进，同步化提高使得诱发的反应强度和一致性增加。功能性的改善与所观察到的神经适应性改变密切相关，包括精细和粗大运动协调性、感觉辨别、姿势控制和平衡、程序性记忆、适应能力提升等等[32-35]。在康复中，强制性运动疗法、使用部分体重支撑（BWS）和跑步机的运动训练都是为促进功能性恢复进行的针对性的干预；从而使得患者的身体功能（例如，患者以更加正常的模式移动肢体）和活动（患者以更加正常的运动模式完成够物或步行）等各个层面发生改变。这些方法有别于常规或标准的治疗手段，它们通过更高的治疗强度和治疗频度来改善神经可塑性和功能。

已有许多研究证实脑卒中患者应用**强制性运动疗法（CIMT）**可显著提高患者的上肢功能[36-45]。EXCITE 随机对照试验是其中一项非常重要的大型、多中心研究。在为期两周的 CIMT 干预计划中，患者每天 90% 清醒时间均需佩戴连指手套以限制非受累侧上肢的活动，受累侧上肢每天接受超过 6 小时的训练。同时鼓励患者每天在家完成 2~3 项任务。评估的节点包括 2 周的 CIMT 治疗开始前后，以及治疗后的 4、8、12 个月随访时间点。在所有的手功能测量中（Wolf 运动功能评估表现时间、动作活动记录量表 - 活动使用数量和质量、自觉手部困难程度 - 卒中影响量表，干预组与对照组相比均表现出更大进步[36,37]。CIMT 治疗也引起了皮层功能重组[44,45]。知识点 10.1 证据总结展示了该领域的部分研究证据。影响功能结局成功的关键因素包括：

- 采用重点关注受累侧上肢、反复进行任务特异性训练（图 10.2）。训练强度大，CIMT 研究中平均训练时间为 6 小时 / 日。Page 等[41]展示了使用低强度但维持时间更长的改良 CIMT（mCIMT）也能使功能有效改善。患者在治疗开始时已拥有部分自主运动能力（伸指和伸腕）。
- 每天 90% 的清醒时间都使用连指手套限制非受累侧上肢的活动。
- 使用行为疗法帮助提高患者在日常活动中使用受累侧上肢的频率和依从性。患者签署一份行为合约，其中标注出何种活动中应使用受累侧上肢及其使用频率。使用动作活动记录量表（MAL）进行日常活动管理可以提高对患肢使用的知觉，克服习得性失用。塑型技术（操作性条件反射）和功能性训练用来设计富有挑战的干预任务。这些任务应针对患者特定的运动障碍并加以调整以使得运动控制能力能获得更大程度的提高，同时应包括合理的休息时间。反馈、辅导、示范和鼓励用来帮助设定目标、提供内在驱动力并克服习得性失用。当患者进步或表现出正确运动模式时应给予奖励。可忽略患者尝试打破习得性失用循环时所出现不正确或不良的运动模式。

任务特异性运动训练使用部分减重（BWS）、运动平板和徒手辅助躯干及四肢运动的方式，同样能有效促进功能恢复[46-50]。与 CIMT 类似，练习需具有一定强度且呈任务特异性。肢体在可耐受范围内增加负荷，并完成最大程度的主动姿势控制。可控的运动平板，可使步行速度逐步进阶并为踏步运动提供节奏。可通过降低减重（BWS）量和徒手辅助水平或转移至地面及社区步行来提高训练难度（第 11 章移动训练、

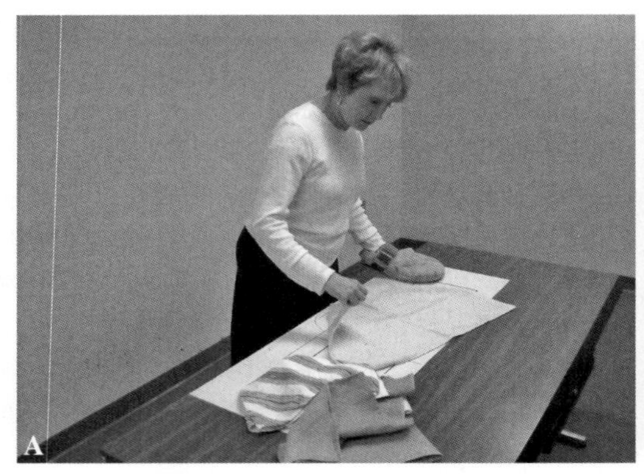
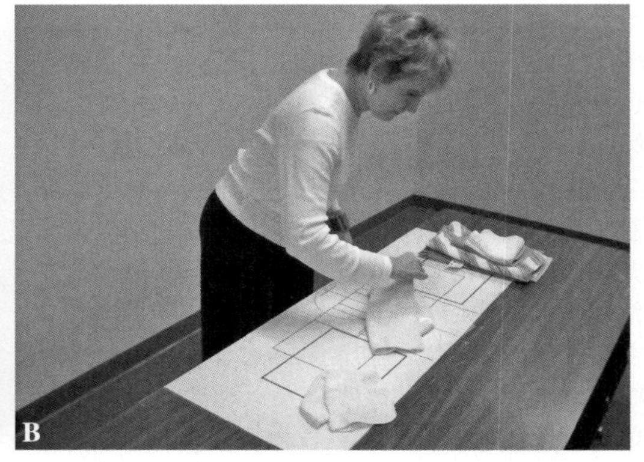

图 10.2 患者正在执行折叠毛巾并把毛巾堆叠起来的任务，(**A**)任务开始。(**B**)任务后期

知识点 10.1 证据总结——强制性运动疗法(CIMT)

参考文献	受试者	干预设计	时长	结果	评语
Wolf 等[36] EXCITE 随机对照试验(2006)	106 名脑卒中后 3~9 个月的患者与 116 名参照对象对比	RCT；前瞻性、单盲、随机的多中心临床试验 评估包括基线评估、CIMT 治疗后、治疗结束后的 4、8、12 个月随访时	2 周的 CIMT 干预计划，≥6 小时 / 日	CIMT 对上肢功能的提高有显著性差异并有临床意义，这种提高维持至少 1 年时间 WMFT 表现时间和 MAL(使用频度和运动质量)提高；自觉手部功能困难(SIS)程度降低	支持 CIMT 是一种提高脑卒中后患者上肢功能的有效治疗方法 由于设计、样本量和长时间随访等特征决定了这项研究的重要性
Sirtori 等[38]，Cochrane 数据库(2009)	CIMT 和 mCIMT 的系统性回顾；确定了包含 619 名患者在内的 19 篇文献；CIMT 和 mCIMT 干预，包括在适当水准的练习中限制健肢的使用	对多篇研究(随机对照试验和半随机对照试验)的荟萃分析评估了 CIMT、mCIMT 疗效或偏瘫患者强制性上肢使用的效能	因研究不同而异	在治疗后评估中 CIMT 能够中等程度减轻残疾。但治疗结束后数月再次对残疾程度进行评估发现，疗效未能持续。大部分研究都存在效能较低的问题(患者平均人数为 15 人)	支持 CIMT 是一种提高脑卒中后患者上肢功能的有效治疗方法。 对 19 篇研究的 Meta 分析揭示了 CIMT 多方面干预的本质。后续还需更多的大样本量和更长随访时间的 RCT
Hakkennes 和 Keating[39] (2005)	CIMT 和 mCIMT 的系统性回顾；确定了 14 篇研究	对多篇 RCT 的 Meta 分析评估了与对照(13 篇研究)相比的 CIMT 的效能以及两个 CIMT 计划(1 篇研究)间的优劣	因研究不同而异	与其他疗法或无治疗相比较，证据支持 CIMT 能显著提高上肢功能	需要更多设计良好且具备足够效能的研究来评价对不同脑卒中人群使用不同治疗程序的效能，以及评估对生活质量、花费和患者 / 照护者满意度的影响
Dahl 等[40] (2008)	脑卒中后存在单侧上肢功能障碍的患者，住院康复	单 RCT CIMT，使用连指手套限制患者健肢活动 在基线、治疗后和随访 6 个月时评估	6 小时 / 日，连续 10 日	与对照组相比，使用 WMFT 评估时 CIMT 组有更短的表现时间和更好的功能性能力。手部使用(MAL)方面无差异。FIM 无差异。在 6 个月随访时，CIMT 功能性提高能够维持；而对照组功能提高更多	支持 CIMT 是一种短期提高脑卒中后运动功能有效且简便的方法；未发现其长期效应

知识点 10.1　证据总结——强制性运动疗法（CIMT）续

参考文献	受试者	干预设计	时长	结果	评语
Page 等[41]（2004）	17 名患者，慢性脑卒中(发病超过 1 年)	mCIMT、前瞻性、多基线、治疗前后对比的单 RCT 干预：应用患者有价值的功能性活动相关的 PT 和 OT 治疗进行上肢训练，使用连指手套限制健肢活动 5 日 / 周，5 小时 / 日	每节 30 分钟，3 次 / 周，共 10 周	mCIMT 组 FMA 和 ARA 得分增加；仅 mCIMT 组的 MAL 上肢使用频度和质量提升	支持 CIMT 是一种提高慢性脑卒中患者上肢功能的有效治疗方法。 强化的任务特异性联系是重获功能的关键，练习强度的重要性次之
Taub 等[42]（2006）	41 名慢性脑卒中患者(平均发病 4.5 年)	CIMT 安慰剂对照试验。两组：CIMT 组：接受强化式 CIMT 训练和塑形；对照组接受体能、认知和放松训练（同等治疗时间；治疗师互动与 CIMT 组相同）	6 小时 / 日，连续 10 日；CIMT 组限制非受累侧肢体活动 6 小时 / 天	CIMT 组患者在日常功能活动受累侧肢体的使用显著提高（WMFT 和 MAL 评估）。	支持 CIMT 可有效改善慢性脑卒中患者上肢运动功能。
Taub 等[43]（1993）	9 名患者，脑卒中后中等程度运动功能障碍（脑卒中发病平均时间 4.1 年） 纳入筛选工具：认知测试 IC：脑卒中后至少 1 年；主动伸腕 20°，主动伸指 10°；无认知或平衡问题	单随机对照试验 治疗组：在 90% 清醒时间中使用夹板 / 吊带对健肢限制时进行患肢 CIMT 训练 对照组：接受患肢使用为主的训练策略；传统物理治疗和行为疗法技术；使用 WMFT 和 MAT 进行治疗前后评估	7 小时 / 日，5 日 / 周，共两周	运动表现（表现时间、WMFT 运动质量）和上肢使用（MAT）显著提高效果。这种提高在 2 年后随访中仍能维持。	支持 CIMT 有效提高慢性脑卒中患者的上肢功能。 样本量较小；随访时间长。 这是一篇经典的创新性研究
Sawaki 等[44]，2008	30 名患者 脑卒中后亚急性期（发病 >3 个月和 <9 个月）	RCT： 两组：CIMT 治疗组和对照组（接受常规治疗或 CIMT 治疗结束超过 4 个月者）；在基线、两周和 4 个月随访时完成 TMS 评估	连续 10 日进行 CIMT 训练；每天超过 90% 的清醒时间里佩戴带垫的连指手套，持续时间超过两周	2 周后 CIMT 组和对照组均获得手功能的提高。与对照组相比，CIMT 组在干预和随访评估时均显示握力显著提高，TMS 运动映射区域范围增加	支持 CIMT 是亚急性期脑卒中患者上肢运动功能康复的有效手段，此研究证实 TMS 运动映射区增大和 CIMT 相关的可塑性改变

ARA= 上肢动作研究量表（含包括上肢力量、灵巧性和协调性在内的 19 个项目）；BI=Barthel 指数（测量基本 ADL 能力和残疾）；CIMT= 强制性运动疗法（限制健肢使用时，在监督下进行的患侧上肢强化的任务特异性练习）；FMA=Fugl-Meyer 评估量表（包含上肢运动部分的脑卒中专用量表）；mCIMT= 改良强制性运动疗法；MAL= 动作活动记录量表（包含 30 个日常活动在内的结构式访谈）；N= 受试者数量；NDT= 神经发育疗法；NIHSS= 美国国立卫生院卒中量表（脑卒中专用量表）；OT= 作业治疗；PT= 物理治疗；RCT= 随机对照试验；RAP= 康复活动档案（基于 ICIDH，由 5 个大项、21 个小项的半结构式访谈，评估残疾和残障）；Rehab= 康复；SIS= 脑卒中影响量表；TMS= 经颅磁刺激；WMFT=Wolf 运动功能测试（包含 14 项计时测试和 2 项力量测试的上肢功能性测试）

第 20 章创伤性脊髓损伤和第 15 章脑卒中和第 20 章中的证据总结框)。

动物实验的证据表明丰富的环境可为促进脑的可塑性和发育提供正面效应。与饲养在贫瘠环境中的大鼠相比,饲养在丰富环境中并有机会进行体力活动和与其他同类进行互动的大鼠的皮层深度、大脑重量、树突分支、突触接触面积和酶活性均增加。它们在运动任务中表现也更优。当大鼠发生大脑损伤时,在手术造成损伤前暴露于丰富环境中和活动对大鼠具有保护效应,表现为更多残余功能保留和更快的功能恢复。与暴露于贫瘠环境中的大鼠相比,将损伤后的大鼠暴露于丰富的环境中同样能够促进恢复并提高表现。最后,社会化活动也会影响功能结局。丰富环境中群居的大鼠较独居的大鼠恢复更快[51~55]。

在人类中,不熟悉、不可预测的医院或康复环境可能导致抑郁、迷失和功能下降。相同的环境可能导致习得性无助和失用。Carr 和 Shepherd[56]提出脑卒中恢复不良可能部分归结于脑卒中恢复期的个体暴露于贫瘠和无挑战的环境。尽管关于人类环境的研究甚少,证据表明与在普通病房接受物理治疗的患者相比,经过急性卒中单元治疗的患者表现出更好的恢复和更佳的功能性结局[57]。Carr 和 Shepherd[58]指出,一个重要的考量是患者在整个康复过程中所经历"中断运转时间"的持续时长。如患者一天中 30%~40% 的时间耗费在被动状态中,导致治疗时间受限[59]。而在非治疗时间中,通常仅有小部分注意力集中于自我导向性练习,从而进一步限制了功能最优化恢复的潜能[60,61]。总而言之,一个关注促进功能性恢复的康复 POC 将强调基于患者特殊需求、丰富环境和治疗中及治疗外练习时间的有效使用,进行主动、任务导向性训练。促进功能性恢复的原则总结于表 10.3。

改善运动功能的干预措施

用于改善运动功能障碍的神经康复干预方法随着时间的推移不断发展。许多治疗的理念来源于经验知识及临床实践。人们用理论来解释这些治疗方案的有效性,并将其组织成连贯的治疗理念。多年以来,我们对运动功能的理解及其理论基础已经发生改变。目前医学界对循证实践的强调导致更多的治疗性干预措施的有效性得到了临床研究的验证。

治疗师的角色就是准确地判定患者的优势及限制性因素,并制定出符合患者独特需求的目标和结局、多学科协作的最优医疗计划(POC)。知识点 10.2 罗列了运动功能障碍患者总体康复目标与结局的范例。治疗师同时需要确定合适的康复治疗强度、频率及持续时间。临床治疗实践框架是基于目前公认的运动三要素的理念,即运动由任务、个体及环境三个基本要素相互作用产生(图 10.3)[2]。制定成功的最优医疗计划(POC)时必须考虑这三个基本要素。

知识点 10.3 展示了目前神经康复干预的基本构架。神经康复干预从恢复性干预措施开始,由上至下编排。恢复性干预措施旨于促进及重获最佳功能状态,包含使用正常模式来完成任务及运动学习策略的功能训练。功能训练是指以活动为基础,具有任务导向性的干预和治疗措施。另一个水平的干预包括残损特异性及强化式干预措施。其中强化式干预包括徒手的辅助训练(引导或协助下的活动)以及神经运动发育的训练。强化式干预旨于为有运动功能限制及独立运动能力受限的个体"快速启动"功能恢复。最后,某些患者因严重的功能障碍、不良预后以及多种并发疾病的缘故,需要代偿性的干预措施。代偿性干预措施的目的是通过改变运动模式及动用全身身体节段的策略来优化运动功能。此外,对预防

表 10.3 促进功能性恢复的原则

关注运动技巧的主动练习 不用则废	让患者进行特定的目标导向性活动的主动练习
重复非常重要	通过使用治疗内、治疗外高水准的练习和精心编制的居家练习方案(HEP)达到足够多的重复次数以刺激大脑功能重组
强度非常重要	使用足够大的训练强度以刺激大脑功能重组,但需注意平衡活动训练所需要的练习时间和休息时间
关注运动技巧的提升 使用,并根据患者能力塑造	在患者获得新的运动技巧后持续挑战患者的运动能力,以确保持续学习;逐渐提升技巧以达到功能的需求
增加选择行为学上重要的刺激物	强化行为学上重要的刺激以增强技巧性学习;为学习创造最佳环境
增加注意和反馈	让患者积极参与评估目标的实现,并在适当的使用反馈的基础上准确地调整运动技巧
目标导向性技巧	选择与功能相关且对患者重要的技能;关注提高患者的动机和投入;为了成功,应选择参与性和趣味性更强的活动
时机非常重要	不同类型的可塑性发生在训练的不同阶段。对于某些类型的神经损伤来说,过早进行训练可能是有害的(例如,对于脑卒中急性期或存在过度细胞损伤的 TBI 患者过早进行强化训练)。延迟或不训练也可能限制恢复,导致神经功能退化,产生习得性失用
年龄	可塑性和适应性脑改变在年轻人群中最强;老年人的可塑性和适应性脑改变较缓慢且不明显

知识点 10.2　运动功能障碍患者总体康复目标和结局的示例

病理学 / 病理生理学的影响降低
- 复发的风险降低
- 继发残残的风险降低
- 需照护的强度降低

伤残的影响降低
- 机敏性、注意力及记忆力改善
- 关节完整性及活动能力改善
- 感知力及分辨力改善
- 运动控制能力改善
- 协调能力改善
- 肌肉性能(力量、爆发力及耐力)改善
- 姿势控制及平衡功能改善
- 步态及移动能力改善
- 耐力增强

执行动作、任务或活动的能力增强
- 日常生活活动的功能独立性及工具性日常生活活动能力增强
- 对执行任务的监督水平下降
- 姿势和活动的耐受性增加
- 对各种任务及环境的适应性增强
- 运动学习技能增强
- 决策能力增强
- 患者、家属、照料者的安全性增加

与急性或慢性疾病相关的残疾减少
- 承担 / 恢复生活自理、家庭管理、工作(职业 / 上学 / 娱乐)、社区活动及休闲角色的能力增强

健康状况改善
- 幸福感提升
- 洞察力、自信心、自我形象提升
- 健康、体能状态改善

满意度、可取性、可用性以及临床服务可被患者接受。

患者、家属、照料者对诊断、预后、预期目标 / 预期结局及干预措施的认知度增加

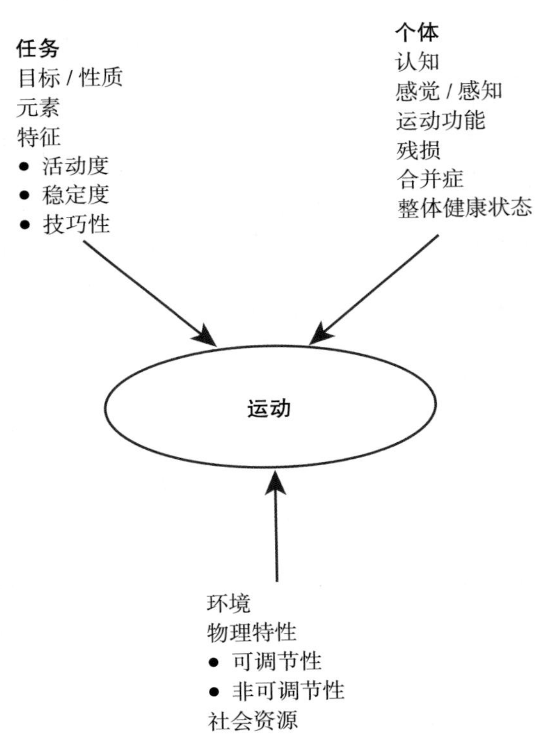

图 10.3　运动源于任务、个体、环境三要素的相互作用

性的干预措施的关注亦非常重要,一些旨于将残损及残疾最小化的活动即属于该类。例如:肩部松弛无力的卒中患者在转移训练中给予佩戴保护性肩吊带可以降低肩关节疼痛及半脱位的可能性。上述康复干预治疗措施可以同时或循序进行。例如:髋、膝关节伸肌无力及伸髋活动度受限的患者只有在增强下肢力量以及改善关节活动度后才能完成坐 - 站转移。本章后续内容将简要阐述运动学习策略及治疗性干预。

知识点 10.3　改善运动功能和功能独立性的干预措施

治疗性结局:改善运动功能和功能独立性

恢复性的干预

功能性训练	**运动学习策略**
任务 - 特异性训练:	策略发展
• 功能性运动技巧	反馈
• 日常生活活动	实践
环境背景	转移
行为塑造	主动决策
安全意识培训	

残损特异性和强化式干预

残损特异性干预	**强化式干预措施**
肌力、爆发力、耐力	神经发育疗法
柔韧性	神经肌肉促通技术
姿势控制和平衡	感觉刺激疗法
协调性和灵活性	生物反馈疗法
步态和转移	神经肌肉电刺激
有氧运动能力 / 耐力	
放松	

代偿性干预

替代性训练	辅助性 / 支持性用具

运动学习策略

运动学习需要大量的实践和反馈,对与控制、错误检测及纠正相关的信息进行高水平的整合。如表 10.1 所示,分阶段

的有效训练策略有助于促进运动学习。

策略形成

学习的早期认知阶段的总体目标是促进任务的理解及组织早期练习。首先，必须确定学习者对所学技能及现存问题的认识情况。治疗师须以功能相关的内容来强调学习该技能的目的。所学的任务对学习者来说应该是重要、可取及现实的。治疗师应当准确地演示所学的任务(模型)(例如:以流畅的时间控制及理想的执行速度来协调动作的完成)。这有利于学习者形成一个内部认知构图或正确的参考。同时还要重视期望的结局以及关键的任务要素。治疗师应指出该学习任务与既往已学任务的相似之处从而唤起学员对其他运动训练项目中部分模式的记忆。对运动表现有重要影响的环境特征也应给予重视。

已成功出院的功能恢复良好的个体可作为专业的康复范例。他们成功“回归现实”的案例对刚开始接触康复的患者有正向激励作用。例如:完全无肌肉功能障碍的治疗师很难向 C_6 水平完全性脊髓损伤的四肢瘫患者充分演示如何进行正确的转移。而一个既往遭受类似节段损伤并成功康复的患者则能准确地示范所需完成的动作。即便是没有受过专门训练的患者，也对运动的学习起积极地示范作用。因为学习者 / 患者将从观察动作不熟练的案例如何努力改正错误而达到完成理想动作的过程中获得感知信息整合及问题解决的能力[61]。案例的示范教学可采取现场病例示范的方式或视频教学的方式。成立一个由技能熟练的康复患者示范教学的视频图书馆是保证运动案例示范教学可行的有效策略。

引导式运动是指治疗师通过身体接触等方式协助患者学习完成所指派的任务。这对学习者早期技能的掌握有很大的促进作用[62~64]。治疗师的双手可取代缺失的运动环节和要素：抑制多余运动、减少错误、引导如何正确做动作的同时保持患者身体稳定。同时也可让学员预先感知任务中触觉及运动觉的输入，即学习运动的感觉。治疗师双手的帮助在保证患者安全的同时减轻了其恐惧的心理，并逐步增强其自信。口头指导(在训练中与患者交谈)亦是帮助患者提升患者运动表现的一种形式。正如前面所述，引导下运动表现的改进并不意味着真正学会或保留了某种技能。没有主动的反复尝试和错误，即发现式学习，只能获得暂时的动作表现提升。引导式运动成功运用的关键是使患者尽量和尽快启动主动运动实践，尽量减少指导性的帮助。过度使用引导式运动会导致患者对治疗师产生过度依赖而成为拐杖。如果患者对你说他 / 她只有在治疗师的帮助下或利用治疗师完全相同的方式才能完成任务就是过度依赖引导式运动的表现。引导式运动对于慢速姿势反应动作(姿势调整任务)来说是最有效的，而对于快速动作任务作用效果略差。

在训练最初阶段，治疗师应给予正确的反馈，突出强调对运动效能起关键作用的信息，且所提供的反馈和口头提示要恰到好处。当错误的动作持续存在或出现安全隐患时，加强错误动作的纠正及干预显得非常重要。该阶段的特征就是患者会出现诸多错误、但治疗师不应试图去纠正所有错误，而应鼓励反复探索 - 发现错误的学习方式。反馈尤其是视觉反馈在早期技能掌握阶段非常重要。治疗师应引导患者密切地观察动作，也可将患者早期的动作表现用视频记录下来供后期对比。暗示法或引导式观察任务动作均能提高学习的效率。

在联系及自发学习阶段，患者继续通过高水平的练习来改善和修正运动策略。学习中的随机错误逐渐减少。一旦发现持续存在的错误，应给予及时反馈并提出解决方案。重点应放在运动技能的修正并在不同环境下保持运动动作的一致性。这是为了保证运动模式能全面适应和匹配环境变化的要求。此时患者的注意力应集中于本体感觉的反馈，即对运动的感觉。因此，应指导患者去感受运动本身所固有的感觉并将其与运动活动联系起来。在这个阶段，引导式运动的效用会因为其限制了自主运动模式而适得其反。在学习的后期，训练中插入干扰因素如训练时对话或双任务训练(例:站立或行走时使用训练球)即是自发控制能力提升的显著标志。需要重点指出的是，许多康复患者将无法达到此后期学习阶段。例如:创伤性脑损伤的患者，在特定环境中其动作表现完成一致性尚可，但在开放的社区环境中完成安全且一致性好的运动表现就不可能了。

反馈

大量运动学习的文献证实，反馈在促进运动学习中扮演着非常重要的角色。反馈是指运动过程中自然产生的结果即内在或外在反馈，后者即通常不能感受到的、但能在运动中整合产生的信息。内在反馈类型包括本体感觉、视觉、前庭觉以及体表的信号，外在反馈的形式包括视觉，听觉以及感觉提示[比如:言语提示，手法提示，生物反馈装置如肌电图、压力感觉器(测力平台、脚垫)]。内在和外在反馈都可以在治疗过程中用于提高运动学习的效果。强化的反馈作为一种重要的信息资源，有利于学习者将运动参数与目标动作相联系[1]。并行反馈于任务执行过程中给予，终点反馈则在任务完成后再提供。与目标结局性质相关的强化式反馈被称为**结局反馈(KR)**，与运动模式的性质和质量相关的反馈被称为**表现反馈(KP)**[1]。两种反馈形式都很重要，但两者的相对重要性可因所学的运动技能的不同以及内在信息反馈是否及时提供而发生变化[65~69]。例如:追踪任务高度依赖于内在视觉及运动觉的反馈(表现反馈)，而结局反馈对运动准确性所起的作用则较小。在其他任务中(如转移)，结局反馈为如何塑造下一次运动的整体提供关键信息，而表现反馈没有这么大的作用。表现提示(表现反馈)的重点应放在影响最终结局成功与否的关键任务元素上。

治疗师在决定使用何种反馈时，应考虑患者认知和躯体的资源情况以及所学任务的复杂性。反馈的临床决策应包含以下几个要点：

- 使用什么类型的反馈(类型)？
- 用多大量的反馈(强度)？
- 什么时候给予反馈(时间安排)？

反馈类型的选择包括选择性强化何种内在感觉系统，使用什么形式的增强化式反馈及如何将匹配内在和外在的反馈。对感觉系统的选择是基于感觉完整性的详细专科检查。所选的感觉系统必须能够提供准确的、有用的信息。如果一个内在感觉系统受损，不能提供准确完整的信息(如糖尿病神经病变的患者本体感觉受损)，应强调选择使用另一种感觉系统反馈(如视觉)。额外的强化式反馈可改善运动学习的效果。根据学习所处的不同时期做出决策。视觉反馈较容易吸引患者注意力,因此对学习的早期阶段非常重要。而在学习的中后期,应重点强调如本体感觉等不易感知的感觉信息。同时必须确定反馈实施的频率以及反馈给予的时点安排(时间及量)。频繁的强化式反馈(如每次运动后给予)有利于快速指导学习者提高其运动学习表现,但会减缓技能的记忆进程及整体的学习过程。相反,多变的反馈(非每次试运动后给予)虽会影响最初的技能学习表现,却可提升学员在技能保持能力测试中的表现[70~74]。这可能是因为多变的反馈表现可增加认知整合的深度。相反,治疗师如果在患者完成任务时马上给予过量的强化式语言反馈可能阻碍学习者主动信息处理过程[75,76]。当治疗师的言语提示占主导作用时,患者自身的决策能力将被削弱了。Winstern[77]指出,这种现象可以很好地解释许多关于治疗措施有效性研究指出,新近习得的运动技能的极少的遗留和有限的保持力。最后,如果要暂停强化式反馈应根据患者正确使用内在反馈信息的程度,应谨慎地循序渐进进行。表 10.4 总结了强化式反馈的形式和应用。

练习

影响运动学习的第二大因素是练习。练习的总原则是:①增加练习可提升运动学习的效能;②所观察到的大幅度和快速的进步源自于从训练初始阶段开始的不断积累。治疗师的角色主要是协助患者做好练习的准备,保证其练习预期的动作。不正确的运动模式将会导致负面的学习状态(干扰)。在掌握正确的动作要领之前必须摒弃错误的习惯及姿势。组织联系需考虑几个因素,包括患者的动机、注意广度、专注度、耐力及任务的类型。让患者认识到任务的重要性及可行性可提升其参与训练的动机及融入度。让患者参与到目标的制定和特定任务参数的确定(任务目的、时间安排、限制)会使其更加融入到练习中。另一个影响训练的因素是可提供的治疗频率,这往往取决于医院的安排、服务的可及性及费用问题。对所有患者尤其是那些无法享受到物理治疗的患者,制定有效使用治疗外的训练计划非常重要。对于出院的患者而言,居家运动训练主要取决于其自身的动机、家庭支持以及适当的环境等。

治疗师在决定训练类型时应该考虑患者认知和躯体的资源以及任务的复杂性。关于训练的临床决策包含以下几个要点:

- 怎样安排训练及休息的间期(训练的时间分布)?
- 安排何种任务及任务的变化(任务的多样性)?
- 如何安排训练(训练顺序)?
- 如何构造训练环境(封闭式还是开放式)?
- 哪些任务需要按从部分到整体的顺序进行?

分配:集中训练与分散训练

集中训练指一系列的训练及休息间隔,其中休息时间远比训练时间短[1]。进行集中训练时应注意疲劳、运动表现力下降以及损伤风险等因素。分散训练指一系列的训练及休息,其中训练时间等于或小于休息时间[1]。两种训练方式都可促

表 10.4 强化式反馈的类型

类型	说明
并行反馈	运动过程中出现的反馈。提供表现反馈的信息,例如,关节位置的信息;身体向前移对于坐 - 站转移时调整重心相对于支撑面位置的重要性;或生物反馈。适用于从内在反馈中不易得到而与主动问题解决相关的信息反馈
终末反馈	运动后给予的反馈
即时反馈	运动后立即出现的反馈
延迟反馈	短时间延迟后所给予的反馈,使学员有简短的时间进行反省及自我评估,如 3 秒的延迟反馈。需要注意,过长时间的延迟反馈是禁忌的,尤其是当后面的其他运动与所学习的任务之间不相关联时,会降低学习训练的效能
总结反馈	一定数量训练动作后的反馈。例如:每 2 个或 5 个或 20 个动作后的反馈
消退反馈	一开始在每个动作后给予反馈,接着在后面的试验中逐渐降低给予反馈的频率。例如,从每一个动作给予反馈进阶到每 3 个动作反馈一次,再到每 5 个动作反馈一次
频带 - 结局反馈	只有当训练表现偏离了正确的功能表现范围时才给予反馈;提前确定好误差的范围。(如预设好误差范围的上限和下限)
区组反馈	单源性反馈;为连续动作中同一身体节段的内容提供结局反馈;学习者处理任务相关的一部分信息;例如,步态训练过程中,为连续动作中膝关节的运动信息提供反馈 区组结局反馈可改善特定节段的运动表现但无法改善总体训练任务的表现和学习状态(包括多个节段);一旦结局反馈撤消其训练表现则会下降
变量(随机)反馈	多源性反馈;在连续动作中不同节段提供的结局反馈;例如:步态训练时,为连续动作中不同的身体节段(躯干、髋、膝)提供结局反馈 随机结局反馈在同时改善任务表现和任务学习效果优越;可激励学习者学会处理更多与任务相关的信息

进运动学习;虽然分散式训练导致总训练时间延长,但这种训练可使每次训练时学习效果达到最大。该模式尤其适用于运动能力以及耐力不足的患者进行主动康复。适当的休息间隔可使患者减少因疲劳或安全方面的问题而影响运动表现。分散训练对于注意力维持时间短、专注力低或运动计划能力缺陷(比如失用症)的学习者非常有用。当训练任务本身就比较复杂、冗长或耗能较大时应考虑分散训练。而如果患者的训练动机及技能水平较高且有足够的耐力和注意力水平,则可以考虑集中训练模式。例如:脊髓损伤的患者在最后的康复阶段值得进行长时间的训练节段以获得社区转移所需的轮椅操作技巧。

模块训练与随机训练

模块训练是指连续完成单个任务中的所有动作,而不参插其他任务的练习[1]。随机训练是指不同任务的训练内容按随机排序完成[1]。虽然两者都应用于运动技能的学习,随机训练在技能的长期维持中有显著优势[78~80]。例如:不同类别的转移(床至轮椅,轮椅至厕所,轮椅至浴缸转移座)可在同一次训练课程中进行。虽然随机训练会减慢早期技能的掌握速度,但可预见其技巧转移的能力将保留。持续变换任务的挑战给患者提供了高水平的情境干扰,并通过从记忆中提取训练过程而增加了其认知信息加工的深度。因此更容易将所获得的技能应用于在其他任务情景及环境中。而持续的集中训练由于减少了情景干扰可获得良好的初始学习表现,也适用于如创伤性脑外伤后因存在较重的认知和行为障碍而需要高度的结构化及一致性学习训练的患者及晚期帕金森病患者等一些特定患者群体中。

训练顺序

训练顺序是指任务训练时的次序安排。模块顺序是指按次序重复一个或一组任务(任务 1、任务 2、任务 3 各重复三次试验:111222333)。序列顺序指可预测的重复顺序(按以下顺序完成含多个任务的训练:123123123)。随机顺序指不重复且不能预测的顺序(123321312)。三种训练顺序均有助于运动技能的学习和获取,但之间存在一定差异。模块训练可提高学员学习早期技能的获得(表现),而序列和随机训练顺序对运动技能的保持及泛化效果更好。这种效果归因于多种情境干扰及认知信息加工深度的增加[81,82],其关键因素是学员从记忆中主动提取的所习得技能的程度。例如:一个治疗课程可以包含大量不同的任务(向前、向后及侧边跨步和爬楼梯)。随机顺序训练可能会减慢学习早期理想的跨步运动模式的掌握速度,但有利于对运动技能的长期保持和泛化至不同环境。

想象训练

想象训练是用想象和形象化方式进行任务训练而不产生实际动作的一种训练方法[1]。其中对训练任务要素的认知预演可为患者带来有利的训练效益。据推测,想象将会激活任务工作的潜在运动计划,但只引起运动阈下活动。大脑映射技术也显示冥想活动可激活和实际运动类似的大脑区域[83~84]。目前一致发现,想象训练可以促进运动技能的获得[85~88]。对易疲劳及不能耐受躯体运动训练的患者应考虑这种训练方式。通过预视即将进行的动作,想象训练还可有效舒缓训练起始阶段带来的焦虑。据显示,想象与躯体的联合训练比单纯的躯体训练更能显著而快速地提高训练动作的准确性和有效性[89]。在进行想象训练时,应确保患者理解训练的任务及主动预演正确的运动模式。让患者大声说出所预演的步骤可保证到这一点。但这种训练方式对存在深度认知、交流和(或)感知障碍的患者不适用。

部分 - 整体训练

复杂的运动技巧可拆分为不同的部分来进行训练。在训练整个任务前先训练分解任务。例如:在轮椅转移训练时,在整体转移前先单独训练每个转移步骤(刹车、抬脚踏、在轮椅上向前移、站立、旋转和坐下)。通过准确的任务分析来确认关键步骤并将其按要求排序非常重要。将整体和分解任务训练整合起来使患者形成对所学任务的整体概念同样非常重要(比如认知映射)。延迟整合整体任务的训练会影响训练技巧的转移效应及学习表现[1]。部分 - 整体训练对离散型或系列组成任务包含高度独立的成分任务最有效。部分 - 整体训练对连续型运动(如步行)或组成部分高度整合的复杂任务则不甚有效,这两种运动类型在空间和时间上的次序都对运动的协调性有较高的要求。对于这些任务,整合式整体运动训练将产生最佳效果。

技巧的转移

学习的转移是指通过练习其他任务而获得(或失去)某一任务表现的能力。利用对侧肢体促进学习训练的方式被称为双侧转移。例如:脑卒中患者一开始可先进行受累较少侧肢体(健侧)的运动模式训练。这种初始训练可强化必要运动程序的形成和回忆,之后可用于患侧训练。然而,这种方法无法替代受累侧肢体本身运动潜能的丧失(如偏瘫侧的肌肉弛缓)。在训练任务和环境相似的情况下(如相同的成分和动作),转移训练的效果最佳[90]。例如:可先在一侧完成上肢屈曲模式的练习,然后再过渡到另一侧的训练,可得到最优化的训练效果。

预备任务训练是物理治疗中经常使用的训练方式。预备任务训练为患者完成一个更重要的复杂任务和活动作准备[1]。这些子任务在较容易的姿势及减少活动自由度的情况下完成,同时也减少了任务训练时的焦虑并且保证了安全。因此,站立训练之前可先用跪坐、跪立或脚掌着地等动作来训练直立位站立姿势的控制。上述的预备训练,在去除完全站立的要求及跌倒的恐惧下训练了患者维持站立所必需的躯干、髋后伸 / 外展的稳定性控制。预备动作(亚技巧)与最终任务越相似,训练效果的转移性越好。例如:桥式运动要求仰卧位,双腿屈膝,髋关节伸展至中立位,是成功进行坐 - 站转移的重要准备。

提升患者决策的主动性和自主性

患者的基本心理需求包括自主性、能力及社会关联性。为了更有效地制定计划,治疗师需要清晰了解患者的价值观(信仰和态度)、自我感知、偏好、转归预期及自我效能(患者能

表 10.5 训练类型及训练参数

	训练类型
集中训练	一系列的训练及休息，其中休息时间短于训练时间
分散训练	一系列的训练及休息，其中训练时间等于或小于休息时间
	训练顺序
模块训练	一个任务中所有试验一起完成，不受其他任务干扰的训练顺序
随机训练	所有任务中的动作按随机顺序完成
	训练规则
区组命令	按次序重复一个或一组任务：完成 3 次任务 1，三次任务 2，三次任务 3（如，111222333）
序列命令	可预测的重复顺序，按以下顺序完成多任务练习（如，123123123）
随机命令	随机顺序指不重复且不能预测的顺序（如，123321312）
	训练策略
想象训练	用想象和形象化方式完成任务而没有明显身体动作的训练方法
部分 / 整体训练	在训练整个任务之前训练任务的组成部分
转移训练	通过练习其他任务获得（或失去）某一任务表现的能力 ● 在某一次训练经历中获得的技巧增加相似或相关技巧的获得（正面学习） ● 在某一次训练经历中获得的技巧影响其他技巧的获得（负面学习）
预备训练	为完成一个更重要和复杂的任务和活动前准备的训练

成功完成任务的信念）。重视决策技能的发展对保证患者在现实环境中感知自信、持续学习以及成功解决问题非常重要。治疗师在与患者共同制定计划时也应与患者进行有效沟通，保持密切关系，给予支持。患者在活动过程中主动参与自我监督、分析、自我更正能够激励他们自我决策的行为。只有让患者不断在接受挑战中去思考运动、分析运动表现的反馈信息及评估运动的结果，反复尝试的运动学习才会成功[91]。知识点 10.4 列出了激励患者积极、主动决策的关键问题。

治疗师应给予患者适当的处理反应时间和保证患者反应的正确性。比如：如果患者的努力没有得到预期结果，应鼓励他们思考其中的原因。对于站立时始终向右侧倾倒的患者，可提出以下问题：患者向哪边倒了？以及纠正这个问题患者需要做什么？治疗师作为一个激励性的教练角色，起着非常重要的作用（我们可以合作一起来完成）。治疗师应定期强调患者的能力而非失败，并指出其在提高技能及克服困难方面的成就。以正面的、成功的运动经历来开始和结束一个治疗节段也是一种有效提高患者自我效能的方法。

知识点 10.4 激励患者积极、主动决策的关键问题

- 预期运动目标是什么？
- 你完成任务了吗？如果没有，所设定的目标是否需要修改？
- 你是否按计划运动？如果没有，在运动中遇到了什么困难？
- 你需要做些什么来解决这些问题？
- 对于复杂的运动，任务的组成部分及步骤是什么以及应该如何进行排序？
- 你觉得环境的哪个方面导致成功（或失败）达到预期目标
- 什么激励你不断尝试？
- 你有多大的信心能够独自活动？在家庭环境中活动是否安全？

功能性训练

功能性、任务特异性的训练要基于对患者的运动功能及活动表现的仔细检查（第 8 章运动功能检查）。早期康复的目标任务包括基础日常生活活动能力（BADL）（如进食、穿衣、自我卫生管理等等）及功能性移动技巧（FMS）（如床上活动、转移、移动）。后期康复以工具性日常生活活动能力（IADL）（如做家务、购物），社区活动以及工作为目标，这些活动依赖于患者恢复的水平及出院去向。对任务进行分析可以让患者理解任务，了解任务的基本元素及其发生的环境（第 5 章运动功能检查：运动控制和学习，知识点 5.1）。然后治疗师在这些分析的基础上选择运动任务，制定出最佳照护计划。

如前所述，要获取技巧并提高恢复程度，大量的训练及正确的反馈是基础。受累的部分是训练的目标。例如：训练脑卒中患者在日常活动中重点使用受累较重的肢体，尽量少使用受累较轻的肢体（如强制性使用疗法）。初始任务的选择要保证患者能成功完成并对其有激励作用（如：进食前训练抓或放下一个杯子，上肢穿衣前训练向前够物）。训练早期可以对一些任务进行改良，例如：脑卒中或不完全性脊髓损伤患者早

期运动训练可以用部分减重系统联合带有动力的运动平板。要不断地改良任务来提高其难度,提高患者的适应能力及自主性。坐-站转移训练从较高的椅子站起开始,然后在训练过程中逐渐降低椅子的高度以提高任务的难度,直到患者可以从正常高度的椅子站起。早期训练过程中可能会使用辅助器具来协助改善功能(如转移训练、步态及移动、穿衣),目的是让患者尽快从使用这些器具过渡到独立完成动作。持续性使用或依赖辅助器具则可以归为代偿性功能训练的范畴(如完全性截瘫患者的轮椅转移训练)。

传统的康复措施使用大量的手法促进功能的改善和(或)代偿,功能性训练的使用象征着传统康复方法已经开始发生的、转变。功能性训练能够帮助患者进行早期运动,但患者的主动运动才是最终目标。治疗师作为训练教练的角色,在组织训练、鼓励患者的同时,提供正确且恰当的挑战及反馈。任务导向性训练能有效减少制动的危害及减少由肌肉无力、柔韧性下降导致的间接损伤的发生。通过刺激中枢神经系统康复时也可以预防受累肢体发生习得性失用。

康复干预的一个重点是实现对不同类型功能性活动及姿势的控制。认真分析不同姿势的要求能有效地帮助解决身体节段控制中自由度问题,并且可以影响预备技能的选择。例如:肘撑式俯卧位主要是肩部、躯干上部和头部的控制,而不需要躯干下部的运动控制。身体的重心降低、支撑面扩大时,姿势的安全性自然就提高了。跪坐的姿势可以在忽略膝和踝关节控制的情况下改善对躯干和髋关节的控制。就肘撑式俯卧位来说,低重心和宽支撑面可以降低跌倒及损伤发生的风险。表 10.6 总结了各种姿势及其潜在的治疗效益。在参考 O'sulivan 和 Schmitz's《改善物理治疗中的功能结局》[92]基础上作进一步探讨。

强化式任务导向性训练并不适用于每一位患者。对训练的选择取决于患者恢复的程度及患者运动缺陷的程度。研究显示,早期过度强调使用-依赖性训练可能导致动物[93,94]和人[95-98]的大脑更易受到额外的损害。缺乏自主控制或有认知功能障碍的患者均不能参加任务导向性训练。例如:一个康复初期的创伤性脑损伤患者能力有限,无法参加这类高强度训练。类似的,上肢偏瘫较严重且有感知功能缺陷的脑卒中患者不适合上肢强制性使用疗法。受累较严重的手一直无

表 10.6 功能性姿势及其潜在的治疗效果

姿势	治疗效果
肘撑式俯卧	• 改善躯干、上肢及颈/头控制 • 通过肩部、肘部屈曲支撑体重 • 增加髋的后伸活动度 • 改善头/颈及肩部稳定肌的力量 • 宽支撑面、低重心;(姿势)固有的安全性 • 限制自由度:控制动作中不需要使用到的下躯干及下肢
肘膝四点跪位	• 改善对躯干上部、躯干下部、下肢髋关节、上肢(肩部、肘部)及颈/头部的控制 • 通过髋、肩部及伸展的上肢支撑体重 • 改善髋、肩及肘部稳定肌力量 • 通过延长体重支撑时间降低膝部伸肌张力 • 通过延长体重支撑时间降低肘、腕及手部屈肌张力 • 增加肘、腕及手指的伸展关节活动度 • 宽支持面、低重心 • 限制自由度:控制动作中不需要使用到的膝、足和手;允许上肢分担姿势负重及下肢支撑
桥式	• 改善躯干下部及下肢控制 • 增加髋部稳定肌力量 • 通过足及踝支撑体重 • 床上运动、坐-站转移的准备运动 • 宽支撑面、低重心 • 限制自由度:控制动作中不需要使用到的躯干上部、颈/头及上肢
跪坐及半跪坐	• 改善头/颈、躯干上部、躯干上部及下肢的控制 • 通过髋部直立、抗重力姿势支撑体重 • 通过延长体重支撑时间降低膝部伸肌张力 • 增加髋及躯干稳定肌力量 • 改善平衡反应 • 半跪位下通过踝支撑体重 • 窄支撑面、重心处于中间位置(跪位) • 宽支撑面、重心处于中间位置(半跪位) • 限制自由度:控制跪位中不需要使用到的膝、足/踝

续表

姿势	治疗效果
改良跖行	• 改善头 / 颈、躯干上部、躯干下部及上下肢的控制 • 通过伸展上下肢，直立抗重力姿势支撑体重 • 改善平衡反应 • 站立、迈步以及够物的预备功能性姿势 • 通过延长体重支撑时间降低肘、腕及手指伸肌张力 • 增加腕及手指的伸展活动度 • 宽支撑面、高重心 • 需要控制头 / 颈、躯干、上下肢多层次自由度：允许上肢分担姿势负重及下肢支撑
站立	• 改善头 / 颈、上躯干、下躯干及上肢的控制 • 通过伸展上肢，完全直立、抗重力姿势支撑体重 • 改善平衡反应 • 功能性姿势；对 ADL 技巧非常重要；步行的预备姿势 • 通过延长体重支撑时间降低肘、腕及手指伸肌的张力 • 窄支撑面、高重心 • 需要最大程度控制头 / 颈、躯干、上肢的自由度

ADL= 日常生活活动能力；BOS= 支撑面；COM= 重心；LE= 下肢；ROM= 关节活动度；UE= 上肢

法完成自主的伸腕和伸指动作是强制性使用疗法一个公认的排除标准。因此，训练前需明确患者需完成的任务中基本动作成分的能力阈值。仔细分析其潜在的缺陷，重点关注相关的干预方式（如增强肌力、改善关节活动度），与任务导向性训练互补。例如：使用减重训练系统及平板训练移动功能时，应指导有效的迈步及骨盆运动模式。接受该训练的先决条件包括直立位时头部控制的稳定性。

环境内容

变更环境内容是训练期的考量重点之一。许多患者在早期学习阶段能从稳定、可预测的、封闭的环境中受益。随着学习的深入，训练环境也应发生改变，并包含更多与现实世界，开放环境相一致的不同特征。只在物理治疗门诊部进行步行训练，可能会使患者在门诊时表现出色（特定情境学习），但对其在家庭或社区中的移动却帮助不大。治疗师应在患者的功能表现水平趋于稳定时逐渐改变环境中的内容。还必须考虑为患者提供一个安全的环境，使其能够在没有损伤或失败的风险下学习。许多康复中心拥有模拟外界环境（如简易街道环境）的场景，它们在患者从医院过渡至家庭或社区场景前作为中间练习环境。需要记住的是，有些患者（如创伤性脑损伤及认知功能恢复受限的患者）可能永远都只能在一个高度结构化的环境中才能完成任务。

行为塑造

行为塑造指的是应用指定任务练习的难度水平系统性进阶的技术体系。治疗师提供即时和明确的反馈以塑造并提高患者的表现。行为塑造时，注意力应集中在患者成功表现的方面，治疗师应引导并激励患者朝最佳功能表现的方向努力。所选择的练习任务应该在患者力所能及的范围内。过度的要求将降低患者的表现效能及积极性，应注意避免。要让患者专注于训练的活动，知晓训练的进展，并不断接受挑战[99]。

安全意识培训

功能训练的一个重要元素是预防和减少损伤。首先最重要的是自我照顾、姿势控制、平衡训练及功能性运动过程中的安全意识训练。例如：通过姿势意识训练，患者学会确认重心转移过程中的稳定性限制（LOS）。在预期或反应性的干扰中，患者学会如何为保持姿势和平衡做出适当调整，从而对这些不稳定的外力做出反应。识别跌倒的危险因素并制定降低跌倒风险的策略在功能性运动训练中非常重要。安全意识训练还包括对患者所需辅助器具或设备的使用指导。例如：脊髓损伤患者学习洗澡时安全地从浴缸转移并能测试水温以避免损伤。最后，二级预防（通过早期诊断和治疗以减少残疾的程度及后遗症）是康复的重要组成部分之一。例如：对于使用轮椅的脊髓损伤患者，避免和处理上肢过度使用造成的损伤是康复的重要环节之一。知识点 10.5 总结了促进功能恢复的任务导向性训练策略。

损伤干预

任务分析能揭示患者能否完成功能性运动及其基本成分的内容。额外的检查及评估能提示一种或一组特定的残损是否与功能性 / 任务受限有关。治疗师需重点注意哪些特定的干预措施可以改善功能表现。例如：多发性硬化的患者表现为在丧失他人中等辅助下站立或转移不能。下肢伸髋、伸膝力量弱，应把强化这些肌肉力量的训练作为干预的目标。尤其需要记住的是，这些解决方法可能仍无法产生理想的功能结局。这完全可能由于另外一种先前无法完成的任务表现所掩盖的功能障碍影响了患者独自站立的功能（如平衡障碍）。如果不关注及纠正这种功能障碍，持续的功能性训练可能会导致康复进程延迟并产生大量后期难以改正的错误运动模式。例如：脑卒中患者在治疗师大量辅助下拖着被支具固定

知识点 10.5 功能性、任务导向性训练策略

强调早期训练

- 促进使用 - 依赖性皮质重塑并克服习得性失用

明确训练的目标

- 让患者参与目标设定和制动策略，从而增强其训练的动机和恢复的主动性

确定训练的活动

- 考虑患者的病史、健康水平、年龄、兴趣和经验。
- 考虑患者的能力 / 长处、恢复的水平、学习方式、残损和活动障碍。
- 为每一个训练目标确定一组需要练习的活动。
- 选择患者感兴趣、有激励性且重要的活动。
- 选择患者有较大潜力完成的活动，并且在简单的活动中穿插一些较难的活动。
- 目标主动活动应包括患肢的使用。
- 约束或限制使用健肢；设定约束的参数和时间。
- 预防和限制代偿性策略。

明确训练的参数

- 处理疲劳，明确休息和练习的时间。
- 建立理想表现模型，建立正确的参考。
- 设立需要的强度及最小重复量。
- 建立练习时间表（成组的或可变的）；尽快转移至多变的训练以提升保持能力。
- 明确练习中任务的顺序（固定的，连续的，随机的）；尽快转移至随机顺序以提升保持能力。
- 控制使用指令说明和增补反馈来促进学习。
- 控制使用辅助或有指导的运动来促进最初的学习；保证患者尽快成功的转变到主动运动中。

使用行为塑形技术

- 逐步改良任务以增加挑战性，当患者的表现有进步时逐渐提高任务的难度。
- 提供即时明确的反馈；识别和认可患者在任务表现中细微的提高。
- 强调表现中积极的方面。
- 避免过度的努力，因为竭尽全力会降低任务表现和训练动力。

促进问题的解决

- 让患者评估表现，识别困难，制定可能的解决方案，选择解决方案并评估结局。
- 将成功和整体目标相联系。

构建环境

- 在一个有支持且无干扰的环境下（封闭环境）进行初始训练。
- 逐步进阶到在现实环境中（开放环境）进行变化的练习。

设置治疗以外的训练参数

- 确定无人监督式练习的目标和策略；将机会最大化。
- 利用书面合同的形式，使患者同意在白天完成目标行为。
- 为患者 / 家庭 / 照料者提供足够训练量的家庭训练项目。
- 让患者使用日志或家庭训练日记形式记录无人监督的训练。

将重点保持于主动学习

- 将辅助治疗最小化。
- 将治疗师作为训练教练的角色最大化。

监控恢复程度并记录进展

- 运用灵敏的，正当的，可靠的功能结局测评指标。

注意时间表和预期结局，因为恢复所需要的时间可能比预期要长。

的患侧下肢在平行杠内进行步态训练对提高其下肢的主动运动控制作用甚微。另外需谨记，针对残损的特定干预措施应与功能性训练相关。患者在进行功能性训练的同时需要改变或减轻残疾的状态。可以通过训练方式的改良来保证患者的安全，并使其更容易实施。以下部分概述了针对残损的特定干预措施。

提高肌力、爆发力和耐力的干预方法

肌肉表现定义为肌肉或肌群产生力量的能力[100]。**肌力**即肌肉在特定环境下克服阻力产生的力量[100]。**爆发力**即单位时间内肌肉做的功，或肌力和速度的乘积[100]。**肌肉耐力**即持续性维持一定力量的能力，或在一段时间内产生力量的能力[100]。肌肉表现受一系列因素影响。神经性因素包括运动单位募集（数量和种类）、运动神经元放电模式以及协同收缩模式的有效性。肌肉和生物力学因素包括肌肉初始长度和张力、肌纤维组成类型、能量储存和分配、收缩速度和种类以及力臂长度。在特定任务和环境要求下，若一项技术能够将这些因素优化，则将能发挥出最大效能。

需要进行神经康复的患者一般表现出中枢通路中运动神经元的传导中断以及肌肉力量减弱，这是上运动神经元受损后产生的直接影响。肌肉无力和麻痹将对躯体各部位产生不同影响，例如：累及单侧肢体（单侧轻瘫或偏瘫）、双侧下肢（下肢轻瘫或截瘫）、四肢（四肢轻瘫或四肢瘫）、单个肢体或单个肢体部分节段瘫痪。单侧脑损伤的卒中患者可以表现出双侧的肌肉无力，其中健侧肌肉呈现轻度无力状态[101]。随着神经功能恢复，肌肉力量和肌肉表现会产生变化（如不完全脊髓损伤的患者重新获得肌肉的自主收缩控制能力，功能表现改善）。此外，长时间失用和制动会导致神经活动减少、肌肉萎缩和肌肉无力。老年人会特征性出现Ⅱ型肌纤维数目减少的情况。需要注意的是，患者可能在损伤发生之前就已经处于活动减少的状态，从而导致了身体机能水平降低。身体体积（总体重）和任务需求（如上下楼梯和在平地上行走对比）也影响了所需要的力量大小。

力量训练

对于运动功能障碍的患者，进行力量训练有以下益处：

- 由于神经传导的变化（运动单位募集增加、速率增加、运动单位放电模式同步化及反应时间缩短），产生的最大力量增加。
- 肌肉改变（肌纤维肥大、代谢增强 / 酶适应性增强、肌纤维体积和数量增加和肌纤维种类适应性改变）。
- 结缔组织张力强度增加和骨密度增加。
- 通过改良身体组成成分，改善脂肪和肌肉的比例。
- 功能性表现和活动水平提高。
- 自我健康感和自信心增强。

肌力训练的基本原则包括负荷、特异性、交叉训练和可逆性。施加于肌肉的负荷必须超过正常情况下的负荷（超载原则）。训练效果是由作用于目标肌肉的训练模式决定的（特异性原则）。因此，等长收缩的训练效果只针对被训练的肌肉，且只在所训练的活动范围内才有效，对肌肉的动态表现无改善效果(向心或离心收缩）。上肢的训练效果不能泛化至下肢。交叉训练指训练方案包含了一系列训练元素（如等长、向心、离心和耐力训练）。交叉训练通常针对神经肌肉系统给予不同的任务需求，并克服训练特异性的效果。可逆性原则指如果肌肉没有规律性地进行维持性的抗阻训练或功能性活动，则通过训练所获得的肌肉力量会逐渐丧失。训练效果丧失效应包括肌肉表现下降、神经募集减少及肌肉萎缩。足够强度的训练刺激是训练效果的保证。力量训练的指导详见表 10.7[102~105]。

表 10.7　力量训练的运动指导

决定因素	训练参数
肌肉收缩类型	等长、离心和向心收缩
运动训练模式	开链运动（针对单一节段）：等张和等速训练 闭链运动：运动链负重训练（如向前走、改良深蹲） 循环训练：不同方法的组合 水中训练 协同模式：可能对功能改善更加有效（根据特异性原则），如 PNF 模式结合徒手阻力
阻力 / 设备类型	重物、滑轮装、弹力带、抗阻设备、等速抗阻（功率计）、徒手抗阻、自体重量和水中抗阻（水疗）
强度：最能挑战患者的负荷（根据超载原则）	使用次极量负荷 • 使用重物，负荷量为 60%~80%1 个 RM • 非常虚弱的患者可以从 50%1 个 RM 开始，重复次数不超过 10 次 训练进阶：增加重复次数、组数或负荷量；根据训练反应、力量测量、自觉疲劳程度和疲劳阈值的情况调整训练负荷
重复次数和组数；每组练习的次数	每组 10~15 次，共 3 组
持续时间	阻力训练总时间：15~30 分钟
频率	每周 2~3 天，根据障碍 / 疾病严重程度适当进行调整

续表

决定因素	训练参数
热身和缓和运动	包括 5~10 分钟的热身(健身操、牵伸和活动度练习)及 5~10 分钟的缓和运动(肌肉放松和牵伸)
其他考量	运动应在慢速并可控状态下进行 进阶应缓慢小幅度增加 若突然出现疲劳或非常劳累,应减轻训练强度 若出现延迟或严重的迟发性肌肉酸痛,应减轻训练强度 维持规律的呼吸模式,避免用力呼吸 /Valsalva 呼吸动作 考虑训练和药物治疗间相互作用 运动对于某些患者来说是禁忌证(如严重的脊髓灰质炎患者近期出现力弱或肌力小于 3 级的肌萎缩侧索硬化症)
结果	将肌力训练与功能性任务相结合 通过可理解且有意义的方式改善患者的功能表现

运动功能障碍的患者会表现出肌肉激活不足。由于等长和离心收缩状态比向心收缩时能够更好维持肌肉张力,早期的训练应侧重等长和离心收缩。等长收缩时,收缩的外周反射性支撑增强;相反,向心收缩使肌肉长度缩短同时,解除加载于肌梭上的负荷。与向心收缩相比,肌肉离心收缩可在运动单位放电速率较慢情况下产生更大力量。训练时,起初是嘱患者维持在能够产生最大张力的关节活动的中间范围,随后缓慢放下肢体(离心收缩)并保持(等长收缩)。当能较好控制离心收缩和等长收缩时,可尝试进行向心收缩。对于等张收缩,当对肌肉进行预牵伸时,可借助粘弹性力(根据肌肉的长度 - 张力曲线确定)和外周反射性支撑增强这一现象,增加延长区域内肌肉的张力(例如:PNF 模式;将在后文中论述)。无力的肌肉可以在启动时进行轻微抗阻收缩,通过肌梭的本体感觉负荷(募集)实现。速度的控制在保证初始运动效率上至关重要。在向心收缩过程中,随着收缩速度增加,总张力下降。因此,患者更可能在慢速状态下产生肌肉收缩而非在高速状态下。例如:控制力下降的脑卒中患者应该从慢速的、可控制范围内的活动开始训练。随着运动效能提高,可逐渐提高动作速度。

痉挛是上运动神经元受损患者的典型表现。早期的神经康复方法(如 Bobath)认为痉挛是导致神经肌肉功能障碍的主要原因。力量训练及强抗阻训练被视为禁忌,因为他们认为力量训练会增加痉挛程度(反射性活动性增高)、共同收缩和异常运动模式[105]。目前的科学性文献已不支持此种观点,而研究者发现力量训练可增强肌力,且不会对张力和运动控制产生不良影响[106~112]。

开链运动包含了肢体的一个节段在空中自由运动而相邻关节同时不产生运动。肌肉激活主要出现在髋关节的主运动肌(群)上。阻力通常施加在非负重体位下运动节段的远端。闭链运动指肢体远端固定(足或手),同时发生近端节段运动(如站立位下重心转移或双侧的短弧半蹲)。闭链运动在负重位下进行,包含多关节协同肌的同步收缩。临近关节的参与和关节肌肉的本体感觉刺激能够提升神经肌肉控制和关节稳定(共同收缩)。闭链运动的缺点之一是特定肌肉力弱时,其他的主动肌可能会代偿其功能。相比之下,开链运动可以针对某一肌肉或肌群进行收缩。尽管如此,所训练的肌肉和所采用的运动方式较难接近正常功能性活动,因为在这些活动包含复杂的运动和多节段连接[105]。

利用自由重量或固定式抗阻器械进行渐进性抗阻训练可以提高肌力。渐进性抗阻训练的主要缺点是所选择的阻力是由活动范围内力量最弱的点能够完成动作的次数来决定的。等速训练设备可以在关节活动全范围内提供阻力,此时,肌肉表现最薄弱点将不会成为阻力限制因素。等速训练设备记录所产生的数据,用来作为肌肉表现的客观评价。等速训练也可以采取向心和离心收缩的不同训练模式。等速训练的速度可以提前确定,对于神经肌肉同步性和速度控制有损伤的患者,速度是考量的重点。例如:恢复期的脑卒中患者可能无法在不同步态时相中产生加速或减速的力。这会导致肌肉收缩时序延后及整体步行缓慢。针对不同的时序问题,等速训练可以有效提高步行功能。

本体感觉神经肌肉促进技术(PNF)利用特定手法抗阻模式,产生功能性的协同运动模式。运动模式以螺旋和对角线方式产生,而非常规解剖平面,这些模式更接近功能性模式。治疗师通过施加特定范围内重复的渐进阻力和额外的促进易化刺激,以改善或维持患者表现。有效的口头命令可以提高肌肉收缩程度。牵拉时产生延长的范围可辅助启动肌肉收缩及维持整个活动范围所需的收缩。可使用关节挤压辅助伸肌模式,使用关节牵引辅助屈肌模式。特定的 PNF 技术(如动态反转及重复性收缩等)可有效改善肌力。在 PNF 协同模式中,可以用弹力带或滑轮重物来提供阻力[113,114]。

任务相关性练习的方式可在功能性训练中提高肌力。通过自重或重力给予阻力,同时施加于多个运动节段。可以通过治疗师徒手、重物、弹力带或水疗时水的阻力来提供训练所需阻力。所选择的活动从针对身体局部节段开始,逐渐进阶,直到更多身体节段参与。通过变化训练内容增加训练难度,但必须确保所增加的活动自由度在患者可控范围内。功能性训练的优点包括提高肌肉协调能力、增强姿势控制和平衡及改善肌肉延展性和柔韧性。功能性训练可以提高患者在多平面和多轴向上活动时发生协同收缩各肌肉群间的控制能力。同时也促进了正常活动中肌肉不同类型收缩(向心、离心和等长收缩)及联合收缩的能力。这与渐进性抗阻训练(PRE)和等速训练所侧重的在解剖平面上的运动和单一关节的运动是有很大区别的。在功能性训练中,内在感觉输入(躯体感觉、前庭觉和视觉)是最丰富的。

力量训练方案与特异性任务训练相结合的训练方案,是将所获得的能力转化为运动技能的最优策略。例如:下肢伸肌肌力降低,可以首先采用等速训练装置针对股四头肌的向心和离心收缩能力进行训练。这种训练可与同样需要伸肌控制的反复功能性活动有效结合(如半蹲、坐站转移和上下楼梯)。通过对 ROM 获得以及收缩类型、程度和速度方面的考量,可设计针对特定功能性活动的力量训练以符合功能性需求。利用不同的力量训练和环境条件可促进运动表现灵活性的发展,这也是独立日常生活重要的目标。

肌肉耐力和疲劳

运动功能障碍的患者可能表现出肌肉耐力差且容易疲劳。**疲劳**是指不能完成多次重复肌肉收缩。因此,不能持续运动,运动耐力也会下降。每位患者产生疲劳的原因不同。虽然很多因素都会造成疲劳,其中最重要的是训练的类型和强度。随着疲劳的产生,患者表现出力量减弱,进而发展到精疲力尽的阶段(天花板效应)。由神经肌肉疾病造成的疲劳主要由三个方面导致:①中枢神经系统(中枢性疲劳);②周围神经系统或神经肌肉接头;③肌肉本身。中枢神经系统产生疲劳包括多发性硬化(MS)、格林巴利综合征(GBS)、慢性疲劳综合征和小儿麻痹后遗症(PPS)。对这些患者来说,运动训练带来的真正危险是急性运动过量,可能出现疲劳和损伤。过度训练,定义为长期过量的运动,与心理和生理性失代偿相关,也和肌肉骨骼损伤有关[104]。过度使用无力是表现在用力时发生疼痛,由于过度活动导致长期绝对肌力和耐力减弱,在小儿麻痹后遗症患者中常见。例如:在训练结束后,小儿麻痹后遗症患者出现长期力弱和疲劳,这种感觉在休息后无法缓解。若练习强度非常大,患者可能第二天无法起床或无法完成正常日常生活活动(ADL)。即便一个简单的调整也应该在谨慎监护下缓慢进行,以避免过度用力和受伤。

有氧训练

存在运动功能障碍的患者进行有氧训练的益处包括以下几点:

- 提高心血管和外周(肌肉)的耐力;
- 减少焦虑和抑郁;
- 增强身体功能;
- 增加幸福感。

心血管训练计划的制定取决于患者机能降低的水平和特定的症状。有氧练习可包括踏 / 摇车运动(两肢或四肢)、仰卧踏步、水上运动治疗和传统的负重活动如步行。总体上来说,多数患者可接受中等强度主动康复训练(如:最大耗氧量的 40%~70%),但高强度运动是训练禁忌。推荐每次 20~30 分钟、每周 3~5 次的训练频率(如脑卒中或脑外伤的患者);或每 10 分钟为一组,进行多组训练。大多数患者要严格地执行训练与休息相间隔的平衡方案[104]。治疗师可以借助临床实践指南提供的证据,指导慢性病患者进行运动训练[115-120]。《ACSM 对于慢性疾病和残疾的运动管理》对康复治疗师特别有用,其中讨论了针对不同残疾的运动指南(如:脑卒中、脑外伤、脊髓损伤、多发性硬化和帕金森病等)[104]。

低耐力和疲劳患者的有效管理包括节能技术、活动节奏、生活方式改变、每天规律休息及通过放松技术和药物改善睡眠。活动日志可以帮助患者确定易引起疲劳的活动,也可以记录休息的效果。停止不必要的能量消耗活动,调整必要的活动,合理安排全天的休息时间。患者可以通过疲劳程度量表[121]监测其疲劳水平,应保持其疲劳程度维持在有点累水平(14 或者更低,采用 6-20 的 RPE 量表)。基于人体工效学的改造(如坐位和工作台)可以降低活动的能量消耗。最后,宣教计划中还应包括心理压力的管理[118]。

改善柔韧性的干预方法

关节活动度和肌肉柔韧性是维持正常肌肉功能和生物力学对线的保证。由于神经损伤导致的长时间失用、制动和运动障碍会引起肌肉和关节功能、姿势对线及一系列间接损害。这些损害包括肌肉紧张、萎缩、纤维化、挛缩、关节僵硬和姿势异常。老年人会表现出年龄相关的改变,影响关节柔韧性[122]。这些改变包括滑液黏性增加、关节囊和韧带变硬及关节软骨钙化。神经损伤(如脑卒中、脑外伤和脊髓损伤)后积极主动干预是整个干预方案的重要组成部分。慢性且不可逆转的疾病(如帕金森、多发性硬化、肌萎缩侧索硬化症)也需要设定干预目标(三级干预)以限制后遗症和功能障碍程度。干预的益处在于维持关节柔韧性、软组织延展性、体能和功能。此外,还可通过改善肢体循环和组织营养来抑制疼痛。

治疗技术包括关节活动度练习、被动牵伸和关节松动。可先使用治疗性热疗(如热敷袋)增加肌肉温度和弹性,改善胶原蛋白延展性。亦可以采用热身运动。例如:健美操和低阻力踏车可以逐渐增加组织温度和弹性,提高牵伸的安全性。冷疗可以用来冷却肌肉、减轻肌肉痉挛和僵硬。

活动度练习

活动度指发生在单个或连续多个关节活动形成的弧度[100]。活动度包括主动活动度(AROM),即完全由患者通过主动肌肉收缩完成受控制的活动,主动 - 辅助活动度(AAROM)需要一定的外力协助完成;被动活动度(PROM),即由治疗师或照护者帮助完成的活动。《物理治疗师操作指引》将前两种归为运动性治疗,被动关节活动被归为徒手治疗[100]。当无法完成主动活动时采用 PROM 训练(如由于疼痛、瘫痪或无意识状态)。AROM 和 AAROM 可以改善循环,减轻萎缩,增强运动功能。由于主动活动是家庭练习计划(Home exercise program,HEP)重要组成部分,若患者情况允许,应尽可能进阶至主动活动练习。活动度练习应在患者能够完成的关节活动度全范围内进行。通过稳定摆位使患者肢体得到良好支撑,避免关节创伤。运动应缓慢且在患者耐受范围内进行。应避免出现过度用力和疼痛。对于有骨质疏松和异位骨化危险因素的患者,应特别注意。

可以在解剖平面上或以对角线模式(PNF 模式)进行关节活动度练习。由于肢体活动常为多关节的共同运动而产生,因此,对角线模式动作可能更有效率。关节活动度也可在功能性训练中完成(例如:在四点位和两点位下做重心转移来完成肩部关节活动度练习)。用这种方式练习的附加好处是患者在运动过程中不会将注意力过多地集中在关节活动上。

被动牵伸

牵伸指利用徒手技术或机械力量来伸展(延长)已发生适应性缩短和活动性降低的组织结构[100]。静态牵伸指在个体能够忍受的范围内缓慢牵伸肌肉的方法。牵伸至终末位(能忍受范围内肌肉长度最长位置)时应维持至少 20~30 秒,并根据患者的耐受程度重复 4~5 次。缓慢而持续的牵伸可以改变目标肌肉的神经活动性,即将肌梭激活程度和反射性收缩水平降至最低。在牵伸终末位维持住可以激活高尔基肌腱器(GTOs),通过自生抑制机制抑制被牵伸的肌肉。这两种机制的联合效应可延长肌肉长度。被动牵伸可通过影响肌肉的粘弹性而改变肌肉的延展性,直接对肌肉产生作用。低负荷牵伸不易导致软组织撕裂、肌肉酸痛及降低能耗[122~124]。根据挛缩时间长短和严重性、患者年龄、组织完整性、愈合水平以及医疗管理(如皮质类固醇的使用)等方面的因素,确定牵伸的频率(每天或每周牵伸的次数)[105]。牵伸最好是每天进行,并在每次牵伸间有足够时间休息以最小化组织的酸胀感。用进废退,牵伸所获得的关节活动度应该配合主动训练来维持。作为家庭训练计划的一部分,应教导患者及其照护者牵伸的方法(如自我牵伸)来维持在医院的训练结果。

弹震牵伸(Ballistic stretching)指高负荷、短时间和间歇性的牵伸方法,这种牵伸方法对于长者、慢性病患者或正接受主动康复训练的神经肌肉损伤患者来说为禁忌[125]。这种高速度、高强度的运动不易控制。此外,对肌肉牵张感受器(Ⅰa型肌梭终末端)的激活导致反射性收缩,并限制肌肉伸展。而且,对于长时间挛缩的肌肉,结缔组织更加脆弱,容易被撕裂。因此,弹震牵伸常导致微小创伤和损伤[105]。

低负荷长时程牵伸(LLPS,15~30 分钟)可以通过机械滑轮和重量或特制矫形装置完成。通过装配在倾斜桌面上的三脚架和绳子组合进行针对下肢的长时间牵引,可有效增加下肢关节活动度(如腘绳肌或腓肠肌)[126,127]。长时间牵伸亦可应用于打石膏后预防和减少关节挛缩(将在本章后文中讨论)。

易化牵伸

易化牵伸指牵伸同时采用神经肌肉抑制技术来放松(抑制)并延长肌肉的牵伸方法。PNF 易化牵伸技术包括保持 - 放松(HR)和收缩 - 放松(CR)。肢体首先主动活动到被动活动度的末端(关节活动度受限位置),然后患者在该处完成受限且短缩肌肉的最小等长抗阻收缩(拮抗肌模式)。收缩维持至少 5~8 秒。这种牵伸前的收缩通过激活高尔基肌腱(通过自生抑制机制)抑制肌肉活动。接着进行自主放松。在保持 - 放松模式里,治疗师会将患者肢体摆放到新的关节活动度受限处。在收缩 - 放松模式里,患者抗阻,主动将肢体移动至新的关节活动极限处。这种抗阻状态下的主动肌等张收缩特别关注旋转肌,并提供额外的交互性抑制效应(如主动肌收缩激活肌梭,从而抑制紧张肌肉)。这些技术最初与 PNF 模式结合使用,目前一些临床医生已将这种模式使用于解剖平面上运动模式中[113,114]。不少研究证明了易化牵伸,特别是当结合主动收缩时,相较于静态牵伸具有显著效果和优势[128~130]。另一个优点是,相对于静态牵伸,易化牵伸给患者的感觉较舒适。抑制机制将对主动肌产生影响并取决于自主收缩,因此易化牵伸技术对肌力较弱、瘫痪的肌肉及由于软组织挛缩导致的关节活动度受限(如慢性挛缩)患者效果不佳。

痉挛患者的牵伸及体位摆放

上运动神经元损伤综合征(UMN syndrome)的患者典型表现是痉挛(速度依赖型的高张力)和深反射活动亢进(DTRs)。患者表现出自主运动控制差等功能性缺陷。由于抗重力肌受累,肢体常维持在固定的异常屈曲体位。例如:上肢表现出异常屈曲模式,而下肢表现异常伸肌模式。如果不对痉挛进行处理,则可能导致诸如挛缩、姿势不对称和畸形等继发性损害。

牵伸和体位摆放是痉挛患者管理计划的重要部分。仔细评估患者的耐受度非常重要。对痉挛肢体的准确握持也很重要。握持肢体时,治疗师应使用稳定而牢固的力量握持在患者骨性或非痉挛区域,避免直接在痉挛区域上施加压力。然后通过缓慢重复的旋转将肢体移动至超过活动受限范围。之后将患者肢体在新获得的活动范围内维持牵伸。例如:治疗脑卒中患者的痉挛上肢时,治疗师握住患者拇指,缓慢将肘关节完全伸直手指打开。接着患者掌心向下,用身体重量将手掌压向床垫,并维持肘关节伸直,腕关节和手指伸直。通过在坐位下重心向前向后的转移可以维持此关节活动度,抑制痉挛。尽管这种通过牵伸降低痉挛的最佳维持时间尚未得知,一组研究者发现维持 10 分钟是目前最理想的方法[131]。

系列石膏

系列石膏被推荐用于处理由于 PROM 降低或痉挛而存在挛缩风险的患者。证据表明这种方法能有效改善活动度减轻挛缩和预防肢体畸形[132~137]。治疗师首先将肢体摆放在完全伸展的活动度终末位置,将一层薄薄的泡沫材料和白色的棉花敷在肢体上,其上覆盖石膏材料(如 Softcast™,强化版 Softcast™ 和对半包绕的玻璃纤维)。石膏每 7~10 天更换一次(连续使用),并连续使用 1~6 周。常见的石膏制作问题包括未将肢体摆在活动度终末端、石膏过松以及衬垫不足。这些问题可能导致活动度改善不足,甚至有升高肌肉张力和导致皮肤破损(特别是打在骨突处的石膏)的风险,循环变差以及出现外周型水肿。高度焦虑的患者(如脑外伤)可能会伤害到他们自己,并且有较高几率产生皮肤破损和石膏断裂。由于认知障碍或交流障碍患者(如脑卒中和失语症患者)不能正确表达疼痛或不适以及潜在的皮肤破损情况,应对他们进行密切观察。对于严重异位骨化,皮肤不完整如开放性伤口、水疱和擦伤,循环障碍,明显水肿,控制不良的高血压,交感神经活动性增高,颅内压不稳定,病理性发炎状态如关节炎、痛风,有骨筋膜室综合征和神经卡压风险的患者,是使用系列石膏的禁忌证。系列石膏也不适用于长时间挛缩(挛缩超过 6~12 个月)的患者[138]。

可调型矫形器可提供被动、长时间的牵伸。它们方便清洁,并易于观察患者情况。这种装置将一个可旋转、能调整的刻度盘附着在金属杆和丙烯酸热塑基底上[139]相比于制作一整个新的系列石膏，可调型矫形器耗费时间更少。动态矫形器主要用于肘关节和膝屈曲挛缩的患者，它采用弹簧支撑或液压来提供几乎连续的压力。

肌张力低下患者的活动度训练

下运动神经元受损患者的典型表现是肌肉张力降低，表现为肌肉力弱或瘫痪、关节失稳和畸形。神经系统损伤后，肌张力根据恢复阶段的不同而变化。例如：对于新发或近期发生脑卒中或脊髓损伤的患者，其肌肉在脑震荡或脊髓休克期呈现松弛无力状态，但在疾病后期将会表现出痉挛状态。在为肌张力降低的患者进行被动关节活动度练习时，治疗师应该意识到这些患者在活动至关节活动末端时是不稳定的，容易出现关节过伸损伤。在进行功能性训练时，保护性或支撑装置是必要的，可以预防肢体受伤和姿势不对称。

提高姿势控制和平衡能力的干预方法

姿势控制指能够稳定控制肢体在空间中位置的能力。**姿势定向能力**指能够在维持身体各节段间以及身体与环境间正常力学对线的能力。静态姿势控制（静态平衡控制，稳定性）是身体静止情况下，身体重心在支撑面上维持稳定和正常定向的能力。动态姿势控制(动态平衡控制，可控制的活动能力）是在身体运动条件下，身体重心在支撑面上维持稳定和正常定向能力（表 10.2）[2]。改善姿势控制的干预计划必须根据运动缺陷的准确评估而定（第 5 章运功功能检查：运动控制和运动学习）。

姿势控制训练可以改善以下功能：

- 姿势对线排列、身体力学和静态姿势控制；
- 动态姿势控制，包括运动和姿势控制中所必须的肌肉骨骼反应能力；
- 不同任务及复杂环境下平衡功能适应性；
- 对姿势控制的感觉检测能力；
- 有效防跌倒的意识和代偿策略。

随着对姿势平衡策略的范畴和多样性的进一步理解，既往基于反射控制的发展观点（如翻正和平衡反射）显得过于简单。总体来看，姿势控制策略是灵活多样而非一成不变的，常包含多个身体节段和多种姿势策略[140~142]。策略的模式根据不同影响因素而异，包括初始条件、平衡需求和挑战、干扰因素、学习能力和目的[143]。在静态和动态姿势控制任务中，需要训练稳定能力、预判和反应性平衡能力。功能性活动的选择应当基于对患者能力和需求的准确评估的结果而确定。所采用的活动应尽量包含日常生活活动、社会参与、娱乐和工作等内容。如可能，感觉训练应包含在平衡训练计划中。重复和练习是发生中枢神经系统适应性的重要因素。

应特别注意的是，在刚开始平衡训练时可能引起患者焦虑状态。患者处于有跌倒风险的环境中会自然产生威胁感。此时，治疗师应该给予患者更多的安全感，向患者清楚解释训练的内容、告知任务对平衡的挑战是什么，以及如何采取防跌倒所的安全措施。稳定性欠佳的患者可在训练时佩戴腰带或头戴安全头盔。治疗师应在一定距离外保护患者，距离太近可能会影响患者训练。对于平衡极度不稳定的患者，可能需要两个人在旁辅助。可以利用环境防止患者跌倒。例如：在平行杆内、两张桌子间、墙边或直角墙边、水深到腰部或胸部的水池里训练平衡。一旦患者能够主动控制，应及时除去辅助性支撑。

对维持直立姿势要点的理解将指导治疗师对患者的姿势控制和身体力学进行改良。坐位状态下，身体相对稳定，身体重心相对较高，支撑面包括了臀部、大腿和足底。正常坐位下，身体重量均匀分布在双侧臀部，骨盆处于中立位或稍稍前倾。头与躯干垂直于地面，处于身体中线上。重力线穿过脊柱关节间的轴。颈椎、胸椎及腰椎肌肉保持激活状态，维持直立位姿势控制和核心稳定性。可通过单手或双手的支持，增加支撑面。

坐位平衡差可以粗略划分为身体力线、负重和伸肌肌力差三方面的问题。身体力线变化可导致其他节段的相应改变。例如：懒人姿势（驼背和头前倾姿势）是骨盆后倾的结果。治疗师应该指导患者正确的坐姿，并引导准确的坐姿。应让患者将注意力关注在关键点上，从而提高患者对正确坐姿和身体在空间中位置的正确感知。

站立姿势是相对不稳定的，其重心更高，支撑面较小、仅有足与支撑面接触着。正常静态站立位下，有小幅度身体摆动，此时踝部肌肉收缩（背屈 / 跖屈，内翻 / 外翻）抵消身体摆动。身体重量均匀分布在两足。重力线轨迹靠近大部分关节轴线：踝关节、膝关节稍稍前方；髋关节稍后部；颈椎、腰椎后方；胸椎和寰枕关节前方。存在正常的脊柱生理曲度，但直立位可能会稍稍曲度变直，这要视姿势张力而定（颈椎、腰椎前凸或胸椎后凸）。骨盆处于中立位，无前倾或后倾。在直立位下，维持正常身体力线只需最小程度地肌肉激活。

站立平衡差也可以粗略分为力线、负重和肌肉无力三个方面的问题。错误的姿势如头前伸、脊柱前凸后后凸增加、髋膝关节过度屈曲及骨盆不对称会降低姿势的稳定性。对直立状态和疼痛的不准确感觉将影响姿势位置，对平衡功能产生显著影响。患者通常不能自我矫正错误姿势。物理治疗的干预应首先关注如何改善特定骨骼肌肉问题（如关节活动度受限和肌肉无力）。例如，站立位跟腱牵伸、提踵、足尖离地、靠墙微蹲、扶椅提踵（chair-rises）、侧踢、后踢和原地踏步，这些主动训练都可用来改善站立问题。这些训练有时被称为“厨房水池训练”。姿势再教育从正确姿势示范开始。口头提示重点为姿势控制的关键部分，如中立稳定的骨盆，中轴伸展（例如：尽量挺拔站立）以及正确身体力线（头中立位、肩部回缩和重量均匀分布）。在训练的最初阶段使用触觉提示常能有效帮助患者（可使用徒手或接触面提示）。例如：患者靠墙站立，脑卒中后有倾倒综合征的患者可以侧身靠着治疗师或墙面已提供支撑。对于身体重心偏移的患者，可以让他们站在墙角或平行的桌子间。直立位下，还可以利用镜子提供重要的视觉反馈信息。例如：患者穿上一件贴上一条垂直胶布的衬衣，治疗师引导患者将该胶布与贴在镜子上的垂直胶布相重合[2]。这些胶布所提供的视觉反馈信息对患者维持直立非常重要。然而，对于有视觉空间知觉障碍的患者，镜子疗法并不合适。将这些姿势调整技术应用于现实生活中非常重要，这样才能保证训练效果的持久性。恰当的身体力学指导应包括对站立、举重物、够物、携带物品和从地上站起等这些活动的分析讨论。

改善静态姿势控制的干预方法

由于各种原因造成静态姿势控制(稳定性)障碍的患者通常表现出无法维持静态姿势,这些原因包括肌力下降、肌张力不平衡(肌张力低下、痉挛和肌张力障碍)、自主控制障碍和活动过度(共济失调和手足徐动症)、感觉过敏(触觉逃避反应)、焦虑或高觉醒状态(高度"应对或逃离"状态)。这种不稳定的状态将导致姿势摇摆增加、支撑面增大、高低手、握住环境中的物体(扶手)以及跌倒。

治疗师可以选择任意负重程度(抗重力)来训练稳定性控制。典型的训练姿势包括坐位和站立位(在改良的四点位和完全站立位下)。姿势的患者依据①患者的安全性和控制水平;②功能性任务的重要性。治疗师可改变训练的水平和所选择的活动类型,让患者能够成功完成任务同时赋予任务一定挑战。

治疗师应该关注患者对称且平衡的身体负重。患者常常表现出特定方向上不稳定,如身体一侧负重超过对侧。例如:脑卒中患者通常健侧负重较多。此时训练的重点是在坐位和站立位下,教导患者将重心尽量移向患侧,使身体重新回到中线。指导患者在坐位和站立时"维持稳定",将目光注视在前方的目标上。可不断增加维持的时间以增加难度。快速牵伸、扎贴、抗阻、手法接触和口头提示等技术可增强稳定性肌肉的收缩能力。对于无法主动稳定身体的患者,治疗师可以从对其拮抗肌的抗阻等长收缩开始进行训练(例如 PNF 技术中的节律性稳定)。例如:对于无法独立维持坐位平衡的脑外伤患者,治疗师首先训练其在坐位支撑下维持躯干的中立位置。治疗师可以要求患者进行主动直立坐位,随后进阶到对直立(抗重力)姿势控制(站立位)要求更高的练习。若患者存在肌力失衡的状况,则应同时增强其肌力较弱肌肉的肌力。随着躯干稳定性增加,患者需要在稳定的体位下做更多的动作。对于活动过度的患者(运动失调和手足徐动症),可用 PNF 技术中的稳定反转技术。应用不同的等张收缩,使身体仅发生小幅度的运动。活动幅度不断减小,直到患者能够在抗阻情况下维持姿势稳定。

另一个提高稳定性的策略包括了使用弹力带来强化本体感觉负荷和稳定肌的收缩。例如:在俯卧肘支撑位下或者坐位下肘支撑于桌面上,可以将弹力带绕于双前臂。要求患者两前臂尽量向外张开对抗弹力带阻力。这种训练方式可选择性促进了肩关节稳定肌群的收缩(内收肌群和肩袖肌群)。弹力带也可在跪位或站立位时绕于双小腿。要求双腿尽量分开同时对抗弹力带阻力。这种形式促进了髋关节稳定肌群的收缩(外展肌群和伸肌群),提高髋关节的稳定性控制。

随着静态姿势控制的改善,治疗师可以让患者进阶至动态平面(如坐在治疗球上)上的平衡训练。治疗球产生缓和的弹性能够使各脊椎相互靠近,促进脊柱伸肌以及直立姿势。对于需要更多挑战的患者,可在各种软性平面(如泡沫、平衡板或 Dynadisc™)上进行坐位平衡训练。治疗师可以通过减少身体支撑面[从双足分开支撑到双足靠近支撑,再到单足支撑(或双腿交叉)]来提高任务难度。

水疗可以有效增强本体感觉负荷。水可以产生减重效果,并为运动提供阻力。这样的联系可有效减少活动过度并增强姿势稳定性。例如:脑外伤后共济失调的患者可以在水池中借助少量的助力完成坐、站等练习,而患者无法在水池外完成这些练习。

为了改善站立平衡控制,应知道患者练习髋/踝关节的神经肌肉固定-支持策略[142]。反馈可以帮助患者建立获取正确的肌肉收缩模式。患者进行小幅度、低速度的平移、进展到维持稳定来训练踝策略。要注意踝关节肌肉控制,以维持身体重心分配在固定的双足上。进一步训练踝策略的方法是站立在平衡板(动态平面)或泡沫轴上练习。也可教导患者进行髋策略的动作练习,练习包括较大幅度、快速将身体重心转移至稳定极限,这样可较早激活髋关节近端和躯干肌肉。髋屈和髋伸反应发生在身体前、后向移动过程中。髋部侧向激活反应发生在侧方移动中。患者可在站立于泡沫轴上,将上半身向前或向后移动同时控制身体重心。更高难度的练习包括双足并拢站立、脚尖脚跟直线走以及单足站立。在泡沫轴上脚尖脚跟直线走可有效激活髋外侧肌群[97]。

练习中还应增加预期性姿势调整方面的训练,因为这种预期性控制是为功能性的平衡做准备的。患者在开始时就被告知接下来任务的要求。例如:需要患者在保持坐位(或站立位)平衡时接住一个 5 磅(2.25 公斤)重的球。这种预先告知的任务信息对患者启动正确的姿势模式非常重要。为了提高训练的普适性,训练应该在不同的环境下进行。例如:可以从在封闭的环境(如安静的房间)进阶到复杂的环境(如繁忙的物理治疗室)。训练必须最终进阶至真实生活环境或社区环境,以保证训练效果的延续(如能够在浴室或厨房站立)。

改善动态姿势控制的干预方法

动态预期性姿势控制功能受损的患者是无法在身体节段运动过程中控制姿势稳定和定向。导致动态姿势控制能力下降的原因包括肌张力不平衡(痉挛、僵直和低张力)、关节活动度受限、随意控制受损以及活动度过大(运动失调和手足徐动)、拮抗肌的交互动作削弱(小脑功能障碍)或肢体近端稳定能力下降。临床中,患者表现为侧向、前后或对角线上重心转移困难,有时也表现在需要维持姿势时难以运动单个或多个肢体(有时指静态平衡)。例如:肢体在活动时(上肢够物或下肢踏步),患者维持坐或站的姿势。四点位时,患者抬起一侧手臂或腿,或者同时抬起对侧手臂和腿。由于总支撑面减少,额外的动作增加了对稳定控制的要求,重心必须转移至维持支撑状态的其他肢体上以完成肢体活动。

治疗师可以选择一系列负重姿势(抗重力)来训练动态姿势控制(表 10.7),通常选择坐位和站立位下进行训练。练习从强调需要拮抗肌参与、方向平顺改变的动作开始(如重心转移)。应启用稳定极限(Limits of stability)的方法,例如:在坐位或站立位下,患者缓慢向各个方向(前后向、左右向)尽可能远地做摆动,同时维持姿势平衡。在身体重心保持在支撑面内时,身体能够移动至的最远点被称为稳定极限。当身体超过稳定极限时,个体将失去平衡,比如:当身体重心超出支撑面时。意向性身体摆动练习可很好地帮助患者建立对稳定极限的感知,这是中枢神经系统内在姿势控制模型的重要组成部分。由于稳定极限随任务的变化而变化,因此需要在不同环境下进行功能性活动训练。随着控制能力提高,动作幅度可逐渐增加。对于难以启动或控制动作的患者，可以通过快速牵伸、扎贴、轻负荷阻抗、手法接触和动态语言命令等方式来促进。尽管目标是患者的主动活动，特定的引导性协助有时也是必要的，特别尝试启动动作阶段。

特定的任务导向性训练包含了够物和踏步练习，在选择时应尽量选择功能性和激励性的练习。例如：患者进行够取杯子练习时（要求在维持肩关节稳定时肘伸直和腕关节稳定能力），同时维持坐位平衡。或者是在维持稳定站立位时进行双上肢训练（如折叠毛巾等）。

将 PNF 肢体模式引入姿势稳定性训练中增加训练动态挑战，并促进运动过程中的协同模式。例如：在坐位下患者上肢做对角线上砍 / 反向砍的动作。除上肢活动外，躯干的对角线上和旋转轴上伴随重心转移的个动作也是动态挑战的成分。此时患者应将全部注意力集中在完成模式化动作上，而非稳定姿势。这种对认知注意力的再次定向能力是衡量姿势控制发展的重要部分，原因在于良好的姿势控制功能是自发和下意识的。可采用主动或抗阻形式（如 PNF 技术中的动态反转）进行训练[97]。

使用坐位下治疗球上的运动可有效地发展动态稳定控制。例如：患者坐在治疗球上，同时向左右向、前后向或复合方向上缓慢移动球（骨盆时钟运动）。或者让患者坐在治疗球上完成主动上肢或下肢运动（如交替上下肢抬高）。从单侧进阶到双侧，最终进阶到肢体交替活动（如墨西哥帽子舞）。可以坐在治疗球上进行主动躯干运动（如手臂向侧方伸展时将头和躯干进行旋转）。训练中，可通过弹力带、重力球或者在患者脚踝和手腕处绑缚沙包来提供阻力。通过增加第二任务（双重任务）来提高训练难度，第二任务包括抛接球、击打气球、踢球等。第二任务也可是认知领域的任务（如向前 / 后拼写、清单记忆或按每间隔 3 完成递减读数）[2]。

为了改善站立控制，患者需要直接练习神经肌肉的踏步策略（Stepping strategies）[142]。当存在引起重心偏移的摆动时，踏步策略将被诱发。踏步动作的发生伴随着静态单腿支撑期发生的髋外展肌群的早期激活和维持稳定而出现的踝关节内外侧肌肉共同收缩[144]。Maki 和 Mcilroy[145]的研究观察了为维持直立时肢体运动的作用，特别是代偿性踏步和上肢抓握动作的意义，这称之为变换支撑策略[（change-in-support strategies）和髋、踝关节的固定支撑策略相反]。研究发现踏步和上肢的活动在平衡受扰时常见。不仅如此，在重心到达稳定极限之前，踏步和上肢的活动常能较好启动，这与传统观点认为的踏步和上肢活动是最终代偿手段是正好相反。他们还发现踏步策略更倾向于使用髋策略。变换支撑策略的方向和幅度随平衡受扰的方向和幅度而改变。例如：为了应对重心向前或向后的位移，将出现向前或后的踏步策略。在 87% 的外侧踏步反应中观察到非直线侧方踏步。对于大部分经历过跌倒的长者来说，存在由于侧方重量转移需求增加而引起的侧方稳定性降低的问题。在 85% 的失稳案例中，当全身不稳时常出现肩关节周围肌肉激活的手臂动作反应。

站立位下的训练应该包含一系列自主的踏步运动（如原地、向前、后侧方以及交叉踏步）。踏步可以从较小的步幅开始，逐渐增加到半弓箭步，最后到弓箭步。也可以从双脚前后踏步开始（如脚尖脚跟挨着踏步向前再向后）进阶至交叉踏步（向前跨步后向后交叉跨步）。交叉踏步训练可与上半身旋转和手臂摆动相结合。可使用弹力带围绕在骨盆水平提供阻力以提高踏步中的肌力[97]。研究表明这些训练可显著提高平衡控制能力[146~152]。

改善反应性平衡控制的干预方法

存在运动功能和平衡障碍的患者通常无法有效应对外界干扰。治疗师可以通过对患者髋或肩处施加缓和的推或拉力，亦或使用移动平台来提供干扰。小幅度的干扰可以激活维持姿势的身体策略（如踝策略、髋策略），而大幅度的干扰可以诱发踏步策略。治疗师应该给予患者不同的干扰（如方向、类型及反应速度），使患者在非预判情况下做出反应。围绕在髋周的弹力带可以用来提升踏步策略。治疗师使用弹力带在髋关节水平形成持续阻力，然后突然放开，此时患者为维持平衡将出现跨步反应。在进行干扰训练过程中，需确保患者安全，预防跌倒。研究表明这些训练可有效改善反应性平衡控制[149,152]。太极也可用来改善平衡控制和踏步策略[153~155]。

改善平衡感觉选择和利用的方法

平衡训练的另一个重点是感觉系统的利用和整合。正常情况下，用以维持平衡的感觉来源有三：躯体感觉（即足踝部的触觉输入和本体感觉）、视觉和前庭觉。通过对患者的仔细检查，可以分辨其维持平衡所依赖的感觉来源[如感觉交互作用和平衡的临床检查（Clinical Test for Sensory Interaction and Balance，CTSIB），第 5 章运动功能检查：运动控制和运动学习，将在本章接下来部分进行讨论]。可直接使用不同的感觉刺激对患者进行训练。例如：对于表现出高度依赖视觉平衡的患者，可以在去掉视觉提示下进行训练（如闭眼或闭一只眼），或者在视觉提示减少情况下进行训练（如弱光环境下），抑或在模糊视野情况下进行训练（如戴上特制眼镜）。改变视觉输入可以使患者从对视觉输入的依赖转移至其他感觉上，如正常的躯体感觉和前庭觉。患者可通过在平面（地面）、柔软平面（硬、软地毯）及硬质泡沫等不同表面的支撑面上进行站立或步行训练，练习不同躯体感觉输入。相对于穿硬质鞋底的鞋，患者在赤脚或穿薄底鞋时能更好获得来自足底的感觉输入。可通过感觉冲突方式在减少视觉和躯体感觉输入环境中，形成对患者前庭觉得挑战。例如：患者闭眼站立于硬质泡沫上。也可让患者闭眼在软垫上行走，这需要充足的前庭觉输入方能完成。患者还需要在不同的环境条件下进行训练，如在室外行走，从相对平整地面走到不平的、甚至是活动地面（电动扶梯或电梯）等。训练可从充足光源环境下走到弱光环境。研究证明改变感觉输入环境可有效改善平衡的感觉选择和整合[156~160]。

对于存在明显感觉缺失的患者，可能需要借助其他未受损的系统通过代偿性训练策略来适应。例如：下肢本体感觉缺失患者（例如糖尿病周围神经病变）需要学习如何依赖视觉输入来完成功能性活动和维持平衡。双侧下肢截肢的患者学习如何依靠视觉输入来控制站立和步行的平衡。但当超过一个主要的感觉系统出现问题，这种代偿性策略常不能很好发挥作用，平衡受到极大挑战。因此，糖尿病神经病和视网膜病的患者平衡丧失和跌倒的风险非常高，推荐进行使用配合辅助具的代偿性训练。鼓励患者忽略失真感觉信息(如脑卒中后本体感觉受损),而依靠更加准确的感觉信息来源(如视觉)。视力差的患者应佩戴眼镜进行平衡训练。特例是若患者佩戴的为双焦点眼镜,则不应在平衡训练中佩戴。下半部镜片(设计用于读书)会在低头向下看时干扰深度感知(如上下楼梯时)。

增强式反馈干预

增强式反馈干预可以运用于平衡训练(生物反馈的听觉信号、肢体负重监测和姿势图)。测力台装置用于测量力的变化并提供压力中心的生物反馈(姿势图反馈)。压力中心位移与身体重心的移动或姿势的摆动相关。即使压力中心摆动范围总是超过身体重心,却特别类似身体以足部为中心的钟摆运动,这种形式跟踝部运动时(踝策略)很接近。然而当启动髋策略时(上半身以髋部运动为主),压力中心和身体重心的关系被破坏,此时不能准确反映摆动[161]。电脑分析数据并在屏幕上反馈有关摆动路径和压力中心位置的信息。有的装置也可以提供听觉反馈。

姿势图可以用来加强摇摆运动的对称性和稳定性。患者通过增加或减少摇摆活动或者移动电脑屏幕上压力重心的光标到一个指定的范围或匹配一个指定的目标。对于有着力量问题的患者来说,这是一个有效的训练模式。例如:典型的帕金森患者有力量不足的问题(低张力),在姿势图训练期间,患者被要求进行更大幅度更快速度的摇摆移动[162]。典型的小脑共济失调患者表现出高张力问题,他们被要求进行小幅度的摇摆活动,慢慢进阶到能够维持一个稳定的平衡的姿势。研究证明平台训练对改善重量的对称性分布是有效的[163~166]。

尽管利用姿势图的反馈进行平衡的再训练能够改善对称性的站立,它并不能自发地获得功能性活动如步行的能力。Winstein 等人[163]发现站姿平衡不对称的减少没有减少偏瘫步态中肢体活动模式的不对称。考虑到训练的特异性原则,平台训练获得的能力不能转移到步行能力也就不足为奇了。最后,一套浴室磅秤或者肢体负荷监测仪能够提供低技术、低成本的生物反馈重量的信息来协助患者完成对称的负重练习。

提高安全性及降低跌倒危险的策略

防止老人和平衡缺乏的患者跌倒是治疗的重要目标。对患者的教育和生活方式咨询能够帮助患者认识到潜在的危险情形,因此能够降低跌倒的可能性。例如:可能导致跌倒的高风险活动包括转身,坐到站的转移、够物、俯身和爬楼梯。患者也应该被阻止做一些明确有危险的活动,例如:爬梯子、凳子、椅子,或者在滑面或冰面上行走。教育计划应强调久坐不动生活方式的不良影响。鼓励患者养成运动的生活方式,包括常规的锻炼和步行的计划。检查患者的药物,关注那些可能提高跌倒风险的药物(如降低姿势张力的药物)。应建议患者向医师咨询药物的情况。

代偿性训练可以在缺乏普通策略时用于防止跌倒。患者要被教会如何一直保持足够的支撑面。例如:一个患者应该在转身或坐下时增加支撑面积。如果已知外力存在,患者应该被教会朝着已知力的方向增加支撑面积(依靠风的力量)。如果需要更好的稳定性,应该学会怎样降低身体重心(如蹲下来减少跌倒的可能性)。如果身体和支撑面间的摩擦力增加,能达到更高的稳定程度。患者应该因此学会穿平底像胶鞋(如运动鞋),从而能更好得抓地。辅助设备也应当适时地被应用到提高平衡中来。应该总是考虑应用限制最少同时兼备安全性的设备。用一个垂直或倾斜的手杖(用于盲人)提供轻触摸支撑可以提高平衡[167]。一个防止跌倒的系统必须指出导致摔倒的环境因素,家庭环境中防止跌倒的建议请见知识点 10.6。

知识点 10.6 预防跌倒策略:家居环境改造

- 充足光线是必要的。弱光和闪光可能导致危险,特别对于老年人。可以用半透明的窗帘减少闪光。
- 光线的开关装置应该在房间入口处。利用定时器可以保证每天黄昏时都有光线进入。声感装置可以让患者在房间内自如打开灯。典型的浴室或走廊的夜灯并不能在夜晚提供足够的光线。
- 松散的地毯的边缘应被压平。小地毯应移走。
- 阻碍到走道的家具应移走或重新摆放。
- 椅子高度和硬度应能够满足坐站转移。需要有扶手的椅子和足够高的椅子。那些能够将患者抬起到站立位的椅子可能是危险的,因为①一些患者不能在一定时间内完成主动的平衡反应;②一些患者下肢肌力不足,不能在椅子抬高时维持足底的支撑。
- 楼梯是常见的导致跌倒的地方。应保证足够的光线。使用明亮的、暖色调的有一定色差的带子来强调台阶的存在。扶手是台阶重要的防跌倒装置,如果没有,则一定要安装。
- 浴室内的扶手或抓杆减少了跌倒的风险。防滑垫和坐垫或者冲凉椅子也很重要。厕所内的椅子应可升高,满足独立性的需求。

提高协调性和敏捷性的干预措施

协调性是执行平滑、准确且受控制运动的能力。**敏捷性**是在维持垂直站立平衡时完成协调运动的能力。**共济失调**定义为不协调的运动,表现为尝试进行主动运动时,步态、姿势和运动模式受到影响。造成共济失调的主要诱因是小脑疾病或损伤(例如:小脑萎缩、肿瘤、MS、TBI、卒中、Friedereich 共济失调和慢性酒精中毒)。存在共济失调的患者通常表现出包含运动子成分的协同动作受损(协同失调),判断距离或运动范围能力受损(辨距不良),完成快速轮替动作能力受损(轮替动作障碍),可能合并震颤或姿势和步态受扰。典型的异常站立姿势包括腰椎前凸增加、骨盆前倾、髋关节处屈曲、膝关节过伸以及足跟承重增加。共济失调患者常表现出轻度肌力(无力)、张力(低张力)降低以及过度活动。共济失调患者出现的姿势不稳合并过度姿势摆动、宽 BOS、手部高度防卫姿势、需扶持以及经常出现平衡丧失(跌倒)。由于小脑无法快速正确利用反馈信息来调节运动,运动学习过程常变慢。读者可以

参考第六章 - 协调性和平衡的检查以获取更多信息。

训练活动可以达到以下效果：

- 提高姿势稳定性和平衡；
- 提高肢体运动精确性；
- 提高功能；
- 提高安全意识以及有效运动控制和跌倒预防的代偿策略。

在前文中已经讨论了提高姿势稳定性和平衡的干预措施。共济失调患者可以从缓慢肢体和躯干轻抗阻运动中获益，可暂时减轻辨距不良和震颤的情况。训练方法包括负重(踝关节和腕关节处)、弹力带、负重背心、负重助行架和手杖以及水中阻力(泳池活动)。强调肌肉协同运动的 PNF 模式是一种恰当的针对性治疗。包括节律性稳定、动态反转或动态反转 - 维持等 PNF 抗阻技术和渐进式抗阻都是备选的治疗技术。治疗师需掌握的关键点是在不产生过度疲劳的前提下为增强本体感觉符合和运动提供足够阻力。在训练中，运动应当缓慢且受控制；快速运动常会为学习和表现造成困难。包括身体较大节段运动的复杂粗大运动技巧(例如：从坐到站、转移和移动)对于共济失调患者来说非常困难。包含手部小肌肉的精细运动技巧(例如：进食、书写和 ADL)难度很高，常导致功能性依赖(例如不能进食或穿衣)。通过生物反馈和节律性听觉刺激(节拍器和音乐)产生的强化式反馈可以用来调节速度病并提高注意力集中程度。促进交互性运动和时序的设备(例如：功率自行车、有过头悬吊装置的电动运动平板)同样有效。为提高运动学习，患者应当在低刺激环境中进行练习。仅当所发展出的运动技巧变得明显且在当前任务下逐步进阶时，才考虑变换练习。由于共济失调患者表现出耐力降低和疲劳增加，因此使用分散式训练非常重要。对于存在明显共济失调和姿势不稳定的患者，手把手扶持和引导是必要的。移动辅助具(辅助性设备)可能能够确保安全性并预防跌倒。在物理治疗改善共济失调方面缺乏研究证据支持[168~171]。

改善步态和移动的干预措施

大部分运动功能受损的患者在完成如步态和移动等复杂且高水平运动技巧的任务时常存在能力缺陷。大量的康复工作直接针对提高步态和移动能力以重建或提高患者的功能性移动和独立。相比其他考量而言，步行能力对于想要行走患者来说常为首要目标。步行或独立使用轮椅的能力常为决定出院与否的关键因素(例如回归家庭或转至照护机构)。为了建立符合实际情况的 POC，物理治疗师必须对患者步态及移动能力进行精确评估。综合步态分析在第 7 章步态检查中讨论。患者居家、社区或工作环境的功能性需求必须考虑在成功的干预措施计划和预测患者未来状态中。第 11 章移动训练为训练提供了综合讨论。轮椅训练将在第 20 章外伤性脊髓损伤中讨论。

放松训练

运动功能受损患者常需要承受由于运动控制丧失、疼痛、不能完成受伤前能够完成的简单任务以及生活决策中控制丧失等带来的心理压力。交感神经系统反应(战斗或逃离)常增强(第 5 章运动功能检查：运动控制和运动学历，讨论交感和副交感反应)。治疗的目标是促进压力程度降低和放松。放松反应伴随副交感反应并同时伴随 α 脑电波出现。放松训练的积极效果包括：

- 放松肌肉；
- 降低血压；
- 减少缺血性疼痛；
- 提高情绪状态知觉和记忆；
- 增加能量级别；
- 提高控制感。

Benson[172]描述了在产生放松反应时有两个非常重要的元素：安静的深呼吸和关注单一焦点(想法、词汇或目标)。患者可以从卧位开始练习，之后逐渐变换至舒适的坐位或站立位练习。引导患者深呼吸，在空气进入肺时膈肌向下移动。患者缓慢吸气，屏气数秒后缓慢呼出。放松训练可以一天中需要时随时进行(例如：4~5 分钟每次)，并且可以以个体或小组形式(例如在小组训练前)进行练习。想象是另一种能够使患者从由于表现或疼痛带来的挫败感中脱离出来的方法。闭眼，嘱患者想象一个能够完全放松的地点或体验(例如：海边的日出)，并将维持关注这种特定的体验。环境应当放松且安静，灯光柔和[173]。Jocobson[174]最初描述了这种渐进式放松练习以促进放松。当舒适休息时，将直接改变患者紧紧抓握的状态，放松不同的肌群，逐渐进阶至全身放松。但这种技术可能不适用于那些肌肉张力较高或肌肉特别弱的患者。

强化式干预

强化式干预措施适用于恢复不足或缺乏自主运动控制的患者(例如：无法启动或维持运动)。一种强化式的使用方法(例如神经发育疗法)和神经 / 感觉刺激可以用来“引进”恢复并促进早期运动。生物反馈和电刺激也都是很好的帮助手段。强化式干预措施不适用于已有足够主动运动控制能力的患者。对于这部分患者来说应当进行主动练习和任务导向性训练(表 10.8 和表 10.9)。

决定是否使用强化式干预的关键因素包括：

- 强化式干预能够改善什么运动？
- 应当使用何种类型的刺激或因子，计量如何？
- 什么时候该放弃刺激 / 因子？
- 如何使用其以增强主动、任务导向性练习？

在持续长时间使用强化式干预后患者可能产生依赖。例如：一名治疗师长期徒手辅助患者后，发现患者向其助手说他或她提供的帮助不正确，应该像“我的治疗师”那样做才对(即“我的治疗师”综合征)。这位患者表现出在运动时对治疗师的过度依赖。强化式干预能够帮助患者搭建运动消失或严重运动障碍与主动运动间的桥梁。一旦患者发展出独立的主动运动控制，这些治疗方法是会起反作用的。

神经发育疗法

神经发育疗法(NDT)是在 19 世纪 40 年代末至 60 年代由英格兰内科医生 KarelBobath 和物理治疗师 BertaBobath 发明[175,176]。他们的工作重点为神经科疾病的患者(脑瘫和脑

表 10.8 神经肌肉易化技术

刺激	反应	评论
阻力：徒手施加、使用身体位置/中立或机械力	易化梭内肌和梭外肌的收缩；使梭外肌纤维肥大；增加运动知觉（肌梭）	肌力较弱时，使用轻阻力；在向心收缩前进行等长和离心收缩。最大阻力可在同一协同模式中由肌力强的肌肉扩散至肌力弱的肌肉，亦可扩散至对侧肢体
主动肌**快速牵伸**	易化梭内和梭外主动肌的收缩（牵伸反射）	应用于延长范围内最佳。 出现短暂的低阈值反应；可在维持收缩时施加阻力
对肌腱或肌腹处进行**贴扎/反复快速牵伸**	易化梭内和梭外主动肌的收缩（牵伸反射）	肌腹处的贴扎比肌腱处贴扎产生的反应更弱 对肌肉进行贴扎可增加负重姿势的维持时间
长时间牵伸：缓慢、持续牵伸，在最大可达到范围内	通过外周反射效应抑制肌肉收缩和肌张力	体位：抑制性夹板、支具；使用低负荷重量的机械牵引
关节靠近：关节面挤压，使用徒手压力或姿势/中立；负重背心或绑带	易化姿势性伸展和稳定反应（共同收缩）；增加关节知觉（关节感受器）	在直立负重位下进行肩或骨盆的关节靠近可以易化姿势性伸肌和稳定性（例如：坐位、跪位或站立位） 使用 PNF 肢体伸展模式，用推的动作
关节牵引：徒手关节牵引；手腕或踝关节负重	促进关节运动；增加关节知觉（关节感受器）	使用缓慢持续牵引状态下的关节松动来提高活动性，缓解肌肉痉挛，降低疼痛 使用 PNF 肢体伸展模式，用推的动作

表 10.9 感觉刺激技术

刺激方式	机体反应	备注
持续加压：对后背中线，腹部稳定的徒手加压；通过锥体，衬垫的机械压力。	镇静作用，广泛的抑制，减轻战斗或逃避反应，皮肤脱敏	对于激动或高兴奋度者有效（如颅脑外伤的患者）。 可联合运用其他放松技术（深呼吸、想象疗法、安静的环境） 对高敏感性的患者同样有效（如有触觉防御的患者）。
慢速，重复性的轻抚：应用部位在后背中线	镇静作用，广泛的抑制效果，减轻战斗或逃避反应	在患者俯卧位或俯坐位（手臂和头部支撑于桌上）下操作 可使用按摩润滑剂；轻抚脊柱双侧；持续 3~5 分钟。 不适用于多毛的部位
轻触：轻快地拍打	促进肌肉收缩；可诱发保护性/屈肌退缩反应	反应阈值较低，可快速适应 可用于诱发低反应水平的患者早期的活动（如颅脑损伤后反应度极低）
适中的温热：包裹身体以保留体热（紧密包裹/毛巾包裹，舒适而合身的衣服、手套，袜子和紧身衣）；空气夹板；温浴）	镇静作用，广泛的抑制效果，减轻战斗或逃避反应。	适用于兴奋度高和交感神经活跃的患者 预防过热刺激，以免产生反跳效应
长时间冷却：冷水浸泡；冰敷，冰按摩和冷却衣	减少神经和肌梭的放电反应 抑制肌肉及疼痛肌痉挛 降低组织的新陈代谢速度	密切监测反应：可产生交感神经兴奋，退缩反应或战斗-逃避反应 禁忌证：感觉障碍，泛化性兴奋，自主神经系统不稳和血管性疾病
前庭系统的缓慢刺激：持续重复的摇摆；徒手辅助侧卧和坐位；机械（摇椅）；治疗球；吊床	镇静作用，广泛的抑制效果，减轻战斗或逃避反应。	对于高张力，高度活跃，兴奋或有触觉防御的患者（如颅脑损伤后行为激动的患者）有效
前庭系统的快速刺激：快速移动，在椅子上快速的旋转，网格	提高姿势反射和活动度水平	对于张力低下（如唐氏症），感觉统合障碍（如过度活跃的小孩）；运动迟缓（如帕金森）的患者有效 可激活交感神经兴奋反应

卒中)。这些患者的核心问题为肌张力异常(痉挛)和来源于更高级中枢神经系统控制姿势反射异常(初级脊髓和脑干反射),导致正常姿势反射机制(翻正、平衡和保护性伸展反应)以及正常运动缺失。治疗师最初的焦点是通过特殊的处理方式,抑制痉挛或烦着模式,促进正常运动。这个方法的原理(自上而下控制的层级理论)已被最近越来越多的神经系统研究推翻[177,178]。目前的 NDT 已采用新的运动控制理论(多系统理论和中枢神经系统控制的分散式模型)。许多不同因素都将引起神经疾病患者运动功能的缺失,包括各种类型感觉和运动损害(力弱、ROM 受限、肌张力和协调受损)。强调同时使用反馈和前馈机制来支持姿势控制。姿势控制被看做是所有技巧学习的基础。强调儿童和所有患者正常运动模式的发展。患者学习在一系列逐渐进阶的姿势挑战和活动中完成控制姿势和运动。NDT 使用身体处理技术和关键点控制(例如:肩、骨盆、手和足),直接支撑身体节段并辅助患者达到主动控制。治疗中可按需使用感觉刺激(通过最初本体感觉和触觉输入的易化和抑制)。当张力过高和异常运动被抑制时,可促进姿势对线和稳定性。例如:在脑卒中患者中,当协同运动易化时,异常的协同运动被限制。应选择与功能相关的活动,并改变任务难度和环境内容。应避免代偿性运动策略(使用受损害较少节段)。对患者、家庭和照顾者的教育可以促进治疗效果保留。NDT 目前已经成为一门公认的课程[179]。近期关于 Bobath 技术用于脑卒中康复的文献并未显示这种方法优于其他。然而,目前的研究尚存在方法学方面的缺陷,还需要更多高质量的试验[180~182]。

神经肌肉易化技术

神经肌肉易化是指肌肉收缩和运动反应的易化、激活或抑制。易化是指通过增加神经活动性和改变突出电位的方式增加运动反应的启动能力。刺激可降低 α 运动神经元的突触阈值,但可能并不能产生可见的运动反应。激活,从另一个角度来说指实际产生运动反应并达到神经元放电的阈值水平。抑制是指通过改变突触电位以降低启动运动反应能力。当突触阈值升高时,增加神经元放电及产生运动的难度。来源于脊髓和脊髓下作用于 α 运动神经元(最终共同通路)的输入信息将决定肌肉反应是否易化、激活或抑制。表 10.8 罗列了常用的神经肌肉易化技术。

一些常见的指南可以作为重点的参考依据。首先,易化技术可被叠加。例如:许多刺激是同时施加的,如快速牵伸、阻力和语言提示,常结合 PNF 模式同时使用。这些刺激可产生预期的运动反应,但单一刺激并不一定能够引起。这显示了中枢神经系统内空间叠加的本质。反复的刺激(例如贴扎)可通过时间叠加产生预期运动反应,而单一刺激不能引起。因此,反复牵伸能够可以使患者原本力弱的肌肉从伸长的范围移动向缩短的范围。久而久之,感受器会发生适应性的变化。一般来说,它们可以分为两大类,快适应感受器和慢适应感受器。在治疗中,通常快适应、位相感受器例如触觉感受器和 Ia 类位相性肌梭纤维对启动和完成动态动作效果显著。而慢适应、紧张感受器如关节感受器,高尔基腱器官,Ⅱ类紧张性肌梭纤维终端对监控和调整姿势的作用明显。对刺激或抑制的反应因人而异,且取决于许多不同的因素如中枢系统的完整水平,兴奋度,运动神经元的特定活动水平等。因此,对一个抑郁和活动水平低下的患者,要达到预想的反应需要大剂量的刺激。极度活跃或兴奋的患者通常是刺激的禁忌证,对其应选择抑制或放松的技巧。刺激的强度,持续时间和频率应根据个体的需要进行调整。不正确的治疗可能会引起不可预知的反应,如对痉挛的肌肉的牵伸有可能会加重痉挛及对其主动活动产生消极作用。易化技术不适用于有足够自主控制能力的患者,它们应作为暂时连接过渡到主动运动控制的桥梁。

感觉刺激技术

感觉刺激指的是通过呈现结构化刺激来达到①提高注意力及兴奋水平;②强化感觉选择和识别力的作用。感觉刺激有即时的效用,且对当前神经系统的状态有特异性。利用人体固有的或自然出现的感觉输入进行活动训练,对形成有意义的或持续的功能性变化非常必要。感觉功能缺陷的患者会表现出不同的感知觉障碍。例如:老龄人、卒中或创伤性脑损伤等神经系统疾病的患者,通常会呈现明显的感觉减退。表 10.9 列举了常用的感觉刺激技术。

感觉刺激技术的应用有以下的一般原则。适当的刺激强度对确保达到预期的反应很重要。而过度的刺激可引起不必要的后果,如泛化的兴奋或交感神经的“战斗”或“逃跑”反应。感觉感受器随着时间逐渐产生适应性。身体的特定部位如脸、手掌和脚底同时具有高密度的触觉感受器以及增加的感觉皮质投射区。这些区域对刺激有高度的敏感性,并且与机体的保护性功能和探索性功能密切相关。

触觉,本体感觉,视觉和前庭系统的变化可影响患者转移和学习功能活动的能力。动物和人类的传入神经的阻滞和肢体的失用相关,但在被迫的情况下粗大活动仍可出现。感觉障碍会损害新动作的学习能力。即使患者对感觉缺陷的肢体活动欲降低,治疗师亦应加强该肢体的功能训练。传导阻滞会导致肢体的精细控制出现明显的缺陷,从而导致训练的动作难以接近正常。

感觉刺激和再训练已被用于改善脑卒中相关的感觉障碍[183~186]。干预的方法包括感觉再教育、触动觉指导、重复性感觉练习和脱敏治疗。患者反复地暴露在感觉体验中,练习感觉确认任务(把字母、数字写在手臂或手上),辨别任务(手中物体大小,重量和质地的检测),或者使用铅笔在助动下画画。同时可使用自动模式的间歇性气压疗法或电刺激疗法。应对受累较重侧和受累较轻侧的两手进行交替任务训练。结局评价指标包括感觉形态的测试(如轻触觉、两点辨别觉、持续压觉、实体觉、运动觉等等)和上肢功能活动测试(如运动评估量表、活动日志、Frenchay 活动指数)。在一篇系统性回顾中,Doyle 等指出[185],证据表明目前尚无对上肢感觉障碍有效的干预措施。有限的初步证据指出镜像疗法对轻触压觉以及对温度和疼痛的感知有所改善。热刺激能够增加感觉恢复的速度。间歇性气压疗法对触动觉有促进作用[185]。Schabrun and Hillier[186]也发现电刺激能改善手感觉功能和灵巧度。尽管某些技术很有前景,但仍需更高质量的研究来证实。在任何感觉重建训练中,持续练习配合功能性任务对于维持其疗效必不可少。

生物反馈

对于严重肌肉无力的患者，肌电生物反馈(EMG-BFB)可用于辅助其重获神经肌肉控制。电极的位置放置准确后，它能够提供肌肉工作时精确的电流活动，但无法显示肌肉收缩的强度。表面肌电(sEMG)电极是常用的记录工具，电信号被扩大并转换成声音和(或)视觉表现形式，给患者提供其肌肉表现活动的有用信息。对于肌力低下(3级及以下肌力)或感觉缺陷的患者，反馈疗法最为有效。生物反馈的应用能增加肌肉的收缩，痉挛肌的主动抑制和减轻肌肉僵硬[187]。

Woodford等在Cochrane数据库中荟萃分析了EMG-BFB对脑卒中后运动功能恢复的作用，少量的个案研究证据指出其相比纯物理治疗的额外效用表现为肌力，功能恢复和步态参数方面的改善[188]。但由于试验样本量较小且设计粗劣，评价指标不统一，研究结果有一定的局限性。在Amagan等[189]，Basmjian[190]，Gant等[191]，Hiraoka[192]，Moreland等[193]和Schleenbaker，Mainous[194]的总结工作中可以找到另外的研究和meta分析，EMG-BFB被指出能够改善不完全性脊髓损伤患者的运动功能[195]。在功能性活动模式的实践中，治疗师必须仔细地设计及应用生物反馈疗法。随着患者的恢复，外界的反馈刺激须逐渐减少，以促进其内在反馈系统作用以及主动运动。

神经肌肉电刺激

神经肌肉电刺激(NMES)可很好刺激力量极弱的肌肉产生收缩，且改善其运动功能。电极直接放置在需要被刺激的肌肉的位置。运动神经元去极化，伴随着大运动单位和众多Ⅱ型肌纤维的激活，诱发了肌肉的收缩。运动单元会持续工作直到刺激结束为止。NMES能够用于肌肉再教育，增加活动度，减轻水肿和治疗失用性肌萎缩。它也可通过对拮抗肌的刺激而减轻肌痉挛状态，如作用于胫前肌或腓总神经可缓解踝跖屈肌的痉挛及改善背屈功能[196]。电刺激应用于脑卒中的患者能减轻屈肌张力和手部不良姿势，同时改善抓握功[197~200]和降低肩关节半脱位的发生几率[201]。

功能性电刺激(FES)运用微处理器以设定的协同顺序来刺激肌肉收缩，从而达到改善功能性活动的作用[187]。研究已证实FES能辅助脑卒中患者达到踝背屈活动(纠正足下垂)和改善步行能力[202~205]，并能有效将其结合到部分负重训练和运动平板训练中[206,207]。此外，FES的刺激也可用于非完全性脊髓损伤患者的运动训练中，包括功率自行车和步行[208,209]。

代偿式干预

代偿性训练策略允许患者在活动过程中交替使用四肢和不同的运动模式，患者因此能够通过运用新的方式来完成任务。例如：偏瘫患者可使用较少受累的上肢和躯干活动来完成穿衣过程；截瘫患者利用上肢的功能完成功能性翻身、转移和轮椅控制。适应性代偿是指形成替代式或新的运动模式，代替性补偿是使用身体的不同部分、效应器来完成任务[210]。在训练过程中，患者需要先认识到自己运动不足之处(同时提高认知能力)，然后针对执行功能性任务的方法适当调整。将可供选择的方法提出，然后简化并采纳以最终完成任务。患者习得的新的任务模式需要强化和训练，并在可能产生功能性活动的特定环境下练习。将能量节省技术纳入实践中，以确保患者能够成功地完成所有的日常任务。环境适应同样也适用于帮助患者获得技能，运动过程放松以及获得最佳运动表现。例如：单侧空间忽略的患者通过穿着颜色不同的鞋子(左脚的鞋子用红色的带子，右脚的鞋子用黄色的带子)以辅助独立完成活动。如延长轮椅制动柄并用色彩编码以方便患者辨认。

这种方法最主要问题之一是关注较少受累的肢体可能会对某些患者的恢复有抑制作用，导致患侧的习得性失用。例如：脑卒中的患者无法更多地使用患侧躯体。对于有潜在恢复能力的患者，补偿训练不应成为治疗的重点，重要的是给予合适的训练，能够使患者在恢复期(如脑卒中)也能有持续的运动功能提高。补偿训练也是分裂技能的训练，这种获得性技能与个体已拥有的技巧不一致，且它较难以泛化到其他任务或环境中。

当患者恢复潜能有限，或患者表现出明显残障和功能受限，或者恢复期望较低时，补偿性的训练方式可能是唯一比较现实的办法。例如：完全性脊髓损伤患者，脑梗死恢复期有严重的感觉运动缺陷合并严重并发症(例如：严重的心肺器官损害或与阿尔茨海默病有关的记忆缺失)的患者。后者(阿尔茨海默病)康复的主动参与程度和运动再学习的能力受到严重的限制。

患者/客户相关的指导说明

患者/客户相关的指导说明是康复护理计划中的重要组成部分。以下是与患者/客户有关的指导和训练内容：

- 目前的状况(病理学/病理生理学、损伤、活动受限和参与受限)；
- 沟通障碍、认知障碍、行为情感障碍的环境适应；
- 预期恢复目标和预后；
- 提高功能和运动表现；
- 病理学/病理生理学危险因素，可能出现残障、功能受限和参与受限的预防；
- 提高健康身体状况和体适能的策略和干预措施。

为达到最大恢复的可能，有功能缺失的患者需要认识到重复性练习的重要性，包括治疗中或治疗外的训练。其他有关的确保高质量训练的方法包括行为合同、看护者合同、日程表、活动日志或家庭日记和家庭技巧布置。这些方法使得患者专注其最佳医疗计划(POC)，并确保其充分和积极地参与以达到圆满的结局。鼓励患者学习自我评估技能、解决问题技能和决策技能来提高其独立性。这种方式有助于提高残疾患者生活质量并提供其终生生活方式重整的捷径。如果患者因为复杂的功能缺陷或恢复受限不能够独立生活，对其家庭、朋友和护理人员的教育就极为重要。

总结

本章基于对运动控制，运动再学习和康复的正常流程的理解，概述了运动功能障碍的患者实施康复训练的框架。临床决策须基于对患者损伤后各方面的彻底检查和评估，包括功能障碍，活动限制，参与受限的情况。由于每个患者问题的个体差异，治疗师需要考虑许多相关因素，其中包括个人需求和社会地位变更、动机、康复目标、个人顾虑和恢复独立的潜能。运动功能障碍患者呈现出复杂多变的问题，提示我们并非所有的单一干预措施或组合干预都适用于所有人。本文介绍了一系列的干预方法，重点强调了训练功能性技巧和促进运动学习的主要方法。同时也需提升患者适应在实际环境中运用运动技巧的功能。治疗师需要选择成功率较高的干预措施，同时还必须考虑其他因素，包括提供照护的能力，住院时长及物理治疗的（数量、时间）的成本效益，患者的年龄、并发症、社会支持和出院的安排。精心策划及结构性的教育能给予患者动力，并确保其终身学习和环境适应的技巧。

复习思考题

区分运动控制和运动学习。运动控制障碍如何与运动学习缺陷区分？

1. 区分运动学习的三个阶段。每个阶段的训练策略有何区别？
2. 神经可塑性的定义。功能恢复过程中，神经可塑性的可能机制（脑功能的变化）是什么？
3. 讨论提高功能记忆和普适化的反馈策略。它们与优化初始学习能力和运动表现的策略有何不同？
4. 功能性恢复的定义。举例说明用来促进不完全截瘫患者的功能性恢复的干预措施。
5. 指出三种可以使高兴奋和激动状态的创伤性脑损伤患者镇静的强化式干预措施。
6. 代偿性训练的定义。制定一个针对左侧偏瘫和严重单侧忽略患者的代偿性训练策略。

病例分析

现病史

患者男性，36 岁，从摩托车上摔下造成创伤性脑损伤。在当地医院被发现右额撕裂伤伴隐形线性颅骨骨折。CT 扫描显示水肿，右侧基底节和左额叶挫伤。入院时患者是昏迷状态，送入急诊时有颅内压升高和严重痉挛，并插了胃管。

急性期住院期间患者的神经症状没有得到明显的改善，损伤 4 周后转到康复医院进行强化康复治疗。因第 6 周出现了低温和甲状腺功能减退，患者又转到急性医院，此后又继续回到康复医院进行康复训练。他曾服用的药物包括卡马西平（每天 200 毫克口服），多种维生素以及多库酯钠。

第一部分　物理治疗检查结果（初始进入康复科，损伤四个星期之后）

行为 / 认知：患者功能停留在 Rancho 认知功能（RLOCF）5 期水平，即困惑 - 不恰当行为，可正确地完成简单的指令任务。随着指令复杂性的增加或外界的刺激的减少，反应变得没有目的性，随机或片段性。注意力高度分散而且无法专注于特定任务。记忆力严重受损；常见物品的不恰当使用。可在结构性指引下完成以前学过的作业但是无法学习新信息。容易沮丧，回应会有去抑制化的举动（骂人或说脏话）。

语言—沟通：无法配合检查。

社会背景：已婚未育。妻子是一个注册护士，非常支持她的丈夫。

生命体征：心率 60 次 / 分，血压 122/70 毫米汞柱；呼吸 14 次 / 分，血氧饱和度在 92 水平。

感觉：能定位针刺部位，有退缩反应。

被动关节活动度

- 右侧上肢肘关节活动度（0°~70°）；左侧上肢肘关节活动度（0°~100°）；
- 除了右侧踝背屈 0°~5°，左侧踝背屈 0°~10°外，双下肢的活动度均无受限。

运动功能

肌张力（改良 Ashworth 量表[M-AS]）：严重的屈肌高张力和躯干痉挛，导致患者在床上移动被迫从仰卧位到左侧卧位再到蜷缩位（胎儿位），肌张力为 4 级。

- 右上肢伸肌张力，M-AS 为 3 级；
- 右下肢伸肌张力，M-AS 为 3 级；
- 左上肢屈肌张力，M-AS 为 3 级；
- 左下肢伸肌张力，M-AS 为 2 级。

反射

- 头转向右侧时常可诱发出非对称性紧张性颈反射；

- 双侧对疼痛的反应均有屈肌回避反射(左侧反应度较弱且有延迟);
- 左侧支持反射阳性;
- 全身深反射亢进;
- 偶尔出现下肢剪刀步态(伸肌及内收肌紧张),尤其当上肢屈肌张力增加时。

自主运动

- 不停地活动,表现烦躁和激动,且易出汗;
- 头部和躯干控制差,坐位需依赖;
- 右上肢可有自发活动,偶尔有目的性,非协同活动;
- 右下肢有自发活动,无目的性,非协同活动;
- 左上肢:无主动活动;
- 左下肢:异常强制性伸肌协同模式。

协调性:无法评估

坐位平衡

静态:差;需要把柄扶持和中等程度的辅助;骶骨于床沿,表明有骨盆后倾。

动态:差;无法在平衡状态下抗干扰和完成躯体活动。

站位平衡

静态:差;需要两人最大程度的扶持,在平行杠内并穿戴左下肢支具。

动态:差;无法完成重心转移和踏步。

- **步态和移乘能力(轮椅):**不能完成。

皮肤:膝关节及小腿多处愈合伤口,双侧外踝和跟骨有佩戴定位夹板形成的压疮。

膀胱和直肠功能:大小便失禁,有导尿管和尿袋。

功能性活动:日常生活最大依赖,功能独立性评定(FIM)2 级。

第一部分(题目 1~3)

1. 基于最初的入院数据(伤后 4 周),从有关功能障碍和日常活动受限情况两方面,来分析本例患者运动功能出现的问题,并按优先顺序排列;
2. 分析本例患者在该时点(最初入院)的康复治疗干预目标;
3. 指出患者在该时点(入院)合适的运动学习技术以及两种治疗干预方案。

第二部分:伤后 12 周再次评估

行为 / 认知:处于 RLOCF 认知功能 7 期水平,自发意识 - 恰当行为。在医院的环境内,患者有适当的定向力;自动执行日常事务,但经常是机械化的动作。困惑程度极小或无,对活动仅有浅回忆能力,新学的知识有后续记忆效应但记忆逐渐消退。能在指令下进行社交行为和休闲活动,但判断力受损。

语言 - 交流:患者有构音障碍,言语流利但难以听懂,言语启动延迟。听觉理解力正常。

生命体征:正常范围内。

皮肤:伤口已愈合。

感觉

- 视觉和听觉均正常范围内;
- 左上肢:感觉缺失;
- 左下肢:感觉缺损,本体感觉减弱;
- 右上肢和右下肢:完整。

活动度

- **右上肢:**肘关节活动度 0°~90°;左上肢肘关节活动度 5°~110°。
- **双下肢:**除外双侧踝背屈 0°~15°外,其余均正常。

运动功能

肌张力(改良 Ashworth 量表[M-AS]):

躯干:偶有屈肌痉挛

- **右侧上下肢:**伸肌张力 M-AS 为 1 级;
- **左上肢:**屈肌张力 M-AS 为 2 级;
- **左下肢:**伸肌张力 M-AS 为 1 级。

反射

- 左上肢表现出强烈的联合反应,应对压力性活动时屈肌姿势增强。

自主运动

- **右侧上下肢**:在抗重力的活动度范围内可以完成有目的性的,完整的分离运动。右侧肢体肌力为 F+;
- **左上肢**:自主运动受限,伸肌协同运动为主导;
- **左下肢**:运动有目的性;肌力大概在 F;
- **头和躯干**:有功能性活动,肌力大概在 F。

协调性

躯干有中等程度的共济失调。

右上肢指鼻试验和敲趾试验显示中等功能障碍,左上肢未测试。

坐位平衡:

- **静态**:较好,能在没有扶持的状态下保持平衡,轻微的姿势晃动。
- **动态**:较好,能抵抗中等程度的干扰,移动过程中没有失衡。

站位平衡:

- **静态**:一般,在平衡双杠内站立需要手扶持,偶尔需要帮助。
- **动态**:一般,能接受轻微干扰,转动头部或躯干时能保持平衡。

功能性活动

- **床上运动**:在监督下向左右翻身(S);
- **卧坐转移和坐站转移**:中等帮助,FIM 为 3 级;
- **移乘**:站立旋转移位需中等帮助,FIM 为 5 级;
- **轮椅控制**:手动操作轮椅,需保证安全,FIM 为 3 级;
- **步态**:在平衡双杠内需要中等帮助走 10 步,FIM 为 3 级;
- **穿衣和修饰**:最小帮助,FIM 为 4 级。

第二部分(题目 4~6)

4 从有关功能障碍和活动受限情况两方面(伤后 12 周),来分析确认本例患者运动功能出现的问题,并按重要性进行排序。

5 确认本例患者在该时点的物理治疗干预目标及结局。

6 确认适合患者在该时点的运动学习策略并列出两种治疗干预方案。

参考文献

1. Schmidt, R, and Lee, T: Motor Control and Learning: A Behavioral Emphasis, ed 5. Human Kinetics, Champaign, IL, 2011.
2. Shumway-Cook, A, and Woollacott, M: Motor Control Theory and Practical Applications, ed 4. Lippincott Williams & Wilkins, Baltimore, 2012.
3. Bernstein, N: The Coordination and Regulation of Movements. Pergamon Press, Oxford, 1967.
4. Kelso, J: Dynamic Patterns: The Self-Organization of Brain and Behavior. MIT Press, Cambridge, MA, 1995.
5. Calancie, B, et al: Involuntary stepping after chronic spinal cord injury: Evidence for a central rhythm generator for locomotion in man. Brain 117:1143, 1994.
6. Griller S: Neurobiological bases of rhythmic motor acts in vertebrates. Science 228:143, 1989.
7. Adams, J: A closed-loop theory of motor learning. J Motor Behav 3:111, 1971.
8. Schmidt, R: A schema theory of discrete motor skill learning. Psychol Rev 82:225, 1975.
9. Nashner, L: Adapting reflexes controlling human posture. Exp Brain Res 26:59, 1976.
10. Nashner, L: Fixed patterns of rapid postural responses among leg muscles during stance. Exp Brain Res 30:13, 1977.
11. Nashner, L, and Woollacott, M: The organization of rapid postural adjustments of standing humans: An experimental-conceptual model. In Tablott, RE, and Humphrey, DR (eds): Posture and Movement. Raven, New York, 1979, pp 243–257.
12. Fitts, P, and Posner, M: Human Performance. Brooks/Cole, Belmont, CA, 1967.
13. Bayley, N: The development of motor abilities during the first three years. Monogr Soc Res Child Dev 1(1, serial no 1), 1935.
14. Gesell, A: The First Five Years of Life. Harper & Brothers, New York, 1940.
15. McGraw, M: The Neuromuscular Maturation of the Human Infant. Hafner, New York, 1945.
16. VanSant, A: Life span development in functional tasks. Phys Ther 70:788, 1990.
17. Woollacott, M, and Shumway-Cook, A: Changes in posture control across the life span: A systems approach. Phys Ther 70:799, 1990.
18. Woollacott, M, and Shumway-Cook, A (eds): Development of Posture and Gait Across the Life Span. University of South Carolina Press, Columbia, 1989.
19. Spirduso, W, Francis, K, and MacRai, P: Physical Dimensions of Aging. Human Kinetics, Champaign, IL, 2005.
20. Light, K: Information processing for motor performance in aging adults. Phys Ther 70:821, 1990.
21. Salthouse, T, and Somberg, B: Isolating the age deficit in speeded performance. J Gerontol 37:59, 1982.
22. Benjuva, N, Melzer, I, and Kaplanski, J: Aging-induced shifts from a reliance on sensory input to muscle cocontraction during balanced standing. J Gerontol A Biol Sci Med Sci 59A:166, 2004.
23. Light, K, and Spirduso, W: Effects of adult aging on the movement complexity factor of response programming. J Gerontol 45:107, 1990.
24. Levin, M, Kleim, J, and Wolf, S: What do motor "recovery" and "compensation" mean in patients following stroke? Neurorehabil Neural Repair 23:313, 2009.
25. Stein, D, Failowsky, B, and Will, B: Brain Repair. Oxford University Press, New York, 1995.
26. Pascual-Leone, A, et al: The plastic human brain cortex. Annu Rev Neurosci 28:377, 2005.
27. Chen, R, Cohen, LG, and Hallett, M: Nervous system reorganization following injury. Neuroscience 111(4):761, 2002.
28. Kleim, J, et al: Cortical synaptogenesis and motor map reorganization occur during late, but not early, phase of motor skill learning. J Neurosci 24:628, 2004.

29. Luscher, C, et al: Synaptic plasticity and dynamic modulation of the post synaptic membrane. Nat Neurosci 3(6):545, 2000.
30. Nudo, R: Functional and structural plasticity in motor cortex: Implications for stroke recovery. Phys Med Rehabil Clin North Am 14(1, Suppl):s5, 2003.
31. Nudo, R: Adaptive plasticity in motor cortex: Implications for rehabilitation after brain injury. J Rehabil Med 41(Suppl):7, 2003.
32. Fraser, C, et al: Driving plasticity in human adult motor cortex is associated with improved motor function after brain injury. Neuron 34:831, 2002.
33. Kleim, J, Jones, T, and Schallert, T: Motor enrichment and the induction of plasticity before and after brain injury. Neurochem Res 28:1757, 2003.
34. Shepherd, R: Exercise and training to optimize functional motor performance in stroke: Driving neural reorganization. Neural Plast 8:121, 2001.
35. Ploughman, M: A review of brain neuroplasticity and implications for the physiotherapeutic management of stroke. Physiother Can 164(Summer), 2002.
36. Wolf, S, et al: Effect of constraint-induced movement therapy on upper extremity function 3 to 9 months after stroke: The EXCITE randomized trial. JAMA 296:2095, 2006.
37. Wolf, S, et al: The EXCITE trial: Retention of improved upper extremity function among stroke survivors receiving CI movement therapy. Lancet Neurol 7:33, 2008.
38. Sirtori, V, et al: Constraint-induced movement therapy for upper extremities in stroke patients. Cochrane Database of Systematic Reviews. 2009, Issue 4. Art. No.: CD004433. DOI: 10.1002/14651858.CD004433.pub2.
39. Hakkennes, S, and Keating, J: Constraint-induced movement therapy following stroke: A systematic review of randomized controlled trials. Aus J Physiother 51:221, 2005.
40. Dahl, A, et al: Short-and long-term outcome of constraint-induced movement therapy after stroke: A randomized controlled feasibility trial. Clinical Rehab 22:436, 2008.
41. Page, S, et al: Efficacy of modified constraint-induced movement therapy in chronic stroke: A single-blinded randomized controlled trial. Arch Phys Med Rehabil 85:14, 2004.
42. Taub, E, et al: A placebo-controlled trial of constraint-induced movement therapy for upper extremity after stroke. Stroke 37:1045, 2006.
43. Taub, E, et al: Technique to improve chronic motor deficit after stroke. Arch Phys Med Rehabil 74:347, 1993.
44. Sawaki, L, et al: Constraint-induced movement therapy results in increased motor map area in subjects 3 to 9 months after stroke. Neurorehabil Neural Repair 33:505, 2008.
45. Liepert, J: Motor cortex excitability in stroke before and after constraint-induced movement therapy. Cog Behav Neurol 19:41, 2006.
46. Duncan, P, et al: Body-weight-supported treadmill rehabilitation after stroke. N Engl J Med 364:2026, 2011.
47. Moseley, A, et al: Treadmill training and body weight support for walking after stroke. Cochrane Database of Systematic Reviews 2005, Issue 4. Art. No.: CD002840. DOI: 10.1002/14651858.CD002840.pub2.
48. Ada, L: Randomized trial of treadmill walking with body weight support to establish walking in subacute stroke—the MOBILISE Trial. Stroke 41:1247, 2010.
49. Sullivan, K, et al: Effects of task-specific locomotor and strength training in adults who were ambulatory after stroke: Results of the STEPS randomized clinical trial. Phys Ther 87:1580, 2007.
50. Franceschini, M, et al: Walking after stroke: What does treadmill training with body weight support add to overground gait training in patients early after stroke? A single-blind, randomized controlled trial. Stroke 40:3079, 2009.
51. Kolb, B, and Gibb, R: Environmental enrichment and cortical injury: Behavioral and anatomical consequences of frontal cortex lesions. Cerebral Cortex 1:189, 1991.
52. Held, J, Gordon, J, and Gentile, A: Environmental influences on locomotor recovery following cortical lesions in rats. Behav Neurosci 99:678, 1985.
53. Held, J: Environmental enrichment enhances sparing and recovery of function following brain damage. NeuroReport 22:74, 1998.
54. Ohlsson, A, and Johansson, B: Environment influences functional outcome of cerebral infarction in rats. Stroke 26:644, 1995.
55. Johansson, B, and Ohlsson, A: Environment, social interaction and physical activity as determinants of functional outcome after cerebral infarction in the rat. Exp Neurol 139:322, 1996.
56. Carr, J, and Shepherd, R: Stroke Rehabilitation. Butterworth-Heinemann, London, 2003.
57. Mackey, F, et al: Stroke rehabilitation: Are highly structured units more conducive to physical activity than less structured units? Arch Phys Med Rehabil 77:1066, 1996.
58. Carr, J, and Shepherd, R: Neurological Rehabilitation: Optimizing Motor Performance, ed 2. Churchill Livingstone/Elsevier, St Louis, 2010.
59. Tinson, D: How stroke patients spend their days: An observational study of the treatment regime offered to patients in hospital with movement disorders following stroke. Int Disabil Stud 11(1):45, 1989.
60. Esmonde, T, et al: Stroke rehabilitation: Patient activity during non-therapy time. Aust J Physiother 43:43, 1997.
61. Lee, T, and Swanson, L: What is repeated in a repetition? Effects of practice conditions on motor skill acquisition. Phys Ther 71:150, 1991.
62. Winstein, C, Pohl, P, and Lewthwaite, R: Effects of physical guidance and knowledge of results on motor learning: Support for the guidance hypothesis. Res Quart Exer Sport 65:316–323, 1994.
63. Singer, R, and Pease, D: A comparison of discovery learning and guided instructional strategies on motor skill learning, retention, and transfer. Res Q 47:788, 1976.
64. Wulf, G, Shea, C, and Whitacre, C: Physical-guidance benefits in learning a complex motor skill. J Mot Behav 30:367–380, 1998.
65. Salmoni, A, et al: Knowledge of results and motor learning: A review and critical appraisal. Psychol Bull 95:355, 1984.
66. Lee, T, et al: On the role of knowledge of results in motor learning: Exploring the guidance hypothesis. J Mot Behav 22:191, 1990.
67. Bilodeau, E, et al: Some effects of introducing and withdrawing knowledge of results early and late in practice. J Exp Psychol 58:142, 1959.
68. Magill, R: Augmented feedback in motor skill acquisition. In Singer, RN, Hausenblas, HA, and Janell, CM (eds): Handbook of Sport Psychology, ed 2. Wiley, New York, 2001, p 86.
69. Winstein, C, et al: Learning a partial-weight-bearing skill: Effectiveness of two forms of feedback. Phys Ther 76:985, 1996.
70. Bilodeau, E, and Bilodeau, I: Variable frequency knowledge of results and the learning of a simple skill. J Exp Psychol 55:379, 1958.
71. Ho, L, and Shea, J: Effects of relative frequency of knowledge of results on retention of a motor skill. Percept Mot Skills 46:859, 1978.
72. Sherwood, D: Effect of bandwidth knowledge of results on movement consistency. Percept Mot Skills 66:535, 1988.
73. Winstein, C, and Schmidt, R: Reduced frequency of knowledge of results enhances motor skill learning. J Exp Psychol Learn Mem Cogn 16:677, 1990.
74. Lavery, J: Retention of simple motor skills as a function of type of knowledge of results. Can J Psych 16:300, 1962.
75. Boyd, L, and Winstein, C: Explicit information interferes with implicit motor learning of both continuous and discrete movement tasks after stroke. J Neur Phys Ther 30:46–57, 2006.
76. Swinnen, S, et al: Information feedback for skill acquisition: Instantaneous knowledge of results degrades learning. J Exp Psychol Learn Mem Cogn 16:706, 1990.
77. Winstein, C: Knowledge of results and motor learning: Implications for physical therapy. Phys Ther 71:140, 1991.
78. Shea, J, and Morgan, R: Contextual interference effects on the acquisition, retention, and transfer of a motor skill. J Exp Psychol: Hum Learn 5:179, 1979.
79. Wulf, G, and Schmidt, R: Variability in practice facilitation in retention and transfer through schema formation or context effects? J Mot Behav 20:133, 1988.
80. Wulf, G, and Schmidt, R: Variability of practice and implicit motor learning. J Exp Psychol: Learn, Mem, Cogn 23:987, 1997.
81. Lee, T, Wulf, G, and Schmidt, R: Contextual interference in motor learning: Dissociated effects due to the nature of task variations. Q J Exp Psychol 44A:627, 1992.
82. Lee, T, and Magill, R: The locus of contextual interference in motor skill acquisition. J Exp Psychol Learn Mem Cogn 9:730, 1983.

83. Jeannerod, M: Neural simulation of action: A unifying mechanism for motor cognition. Neuroimage 14:103, 2001.
84. Jeannerod, M, and Frak, V: Mental imaging of motor activity in humans. Curr Opin Neurobiol 9:735, 1999.
85. Feltz, D, and Landers, D: The effects of mental practice on motor skill learning and performance: A meta-analysis. J Sports Psychol 5:25, 1983.
86. Braun, S, et al: Using mental practice in stroke rehabilitation: A framework. Clin Rehabil 22:579–591, 2008.
87. Richardson, A: Mental practice: A review and discussion (part 1). Res Q 38:95, 1967.
88. Warner, L, and McNeill, M: Mental imagery and its potential for physical therapy. Phys Ther 68:516, 1988.
89. Maring, J: Effects of mental practice on rate of skill acquisition. Phys Ther 70:165, 1990.
90. Lee, T: Transfer-appropriate processing: A framework for conceptualizing practice effects in motor learning. In Meijer, O, and Roth, K (eds): Complex Movement Behavior: The Motor-Action Controversy. North Holland, Amsterdam, 1988, p 201.
91. Gentile, A: Skill acquisition: Action, movement, and neuromotor processes. In Carr, J, and Shephard, R (eds): Movement Science. Foundations for Physical Therapy in Rehabilitation, ed 2. Aspen, Rockville, MD, 2000, p 147.
92. O'Sullivan, S, and Schmitz, T: Improving Functional Outcomes in Physical Rehabilitation. FA Davis, Philadelphia, 2010.
93. Humm, J, et al: Use-dependent exaggeration of brain damage occurs during an early post-lesion vulnerable period. Brain Res 783:286, 1988.
94. Humm, J, et al: Use-dependent exaggeration of brain injury: Is glutamate involved? Exp Neurol 157:349, 1999.
95. Dromerick, A, et al: Very early constraint-induced movement during stroke rehabilitation. Neurology 73:195, 2009.
96. Griesbach, G, Gomez-Pinilla, F, and Hovda, D: The upregulation of plasticity-related proteins following TBI is disrupted with acute voluntary exercise. Brain Res 1016:154, 2004.
97. Biernaskie, J, Chernenko, G, and Corbett, D: Efficacy of rehabilitative experience declines with time after focal ischemic brain injury. J Neurosci 24:1245, 2004.
98. Kleim, J, and Jones, T: Principles of experience-dependent neural plasticity: Implications for rehabilitation after brain damage. J Speech Lang Hear Res 51:S225, 2008.
99. Morris, D, and Taub, E: Constraint-induced movement therapy. In O'Sullivan, S, and Schmitz, T (eds): Improving Functional Outcomes in Physical Rehabilitation. FA Davis, Philadelphia, 2010, p 232.
100. American Physical Therapy Association: Guide to Physical Therapist Practice. Phys Ther 81:1, 2001.
101. Hermsdorfer, J, et al: Effects of unilateral brain damage on grip selection, coordination, and kinematics of ipsilesional prehension. Exp Brain Res 128:41, 1999.
102. Kisner, C, and Colby, L: Therapeutic Exercise Foundations and Techniques, ed 5. FA Davis, Philadelphia, 2007.
103. American College of Sports Medicine: ACSM's Guidelines for Exercise Testing and Prescription, ed 8. Lippincott Williams & Wilkins, Philadelphia, 2009.
104. American College of Sports Medicine: ACSM's Exercise Management for Persons with Chronic Diseases and Disabilities, ed 3. Lippincott Williams & Wilkins, Philadelphia, 2009.
105. Davies, P: Steps to follow. Springer, New York, 2000.
106. Smith, G, et al: Task-oriented exercise improves hamstring strength and spastic reflexes in chronic stroke patients. Stroke 30:2112, 1999.
107. Riolo, L, and Fisher, K: Is there evidence that strength training could help improve muscle function and other outcomes without reinforcing abnormal movement patterns or increasing reflex activity in a man who has had a stroke? Phys Ther 83:844, 2003.
108. Sharp, S, and Brouwer, B: Isokinetic strength training of the hemiparetic knee: Effects on function and spasticity. Arch Phys Med Rehabil 70:1231, 1997.
109. Teixeira-Salmela, L, et al: Muscle strengthening and physical conditioning to reduce impairment and disability in chronic stroke survivors. Arch Phys Med Rehabil 80:1211, 1999.
110. Miller, G, and Light, K: Strength training in spastic hemiparesis: Should it be avoided? NeuroRehabil 9:17, 1997.
111. Yang, Y, et al: Task-oriented progressive resistance strength training improves muscle strength and functional performance in individuals with stroke. Clin Rehabil 20:860, 2006.
112. Eng, J: Strength training in individuals with stroke. Physiother Can 56:189, 2004.
113. Voss, D, et al: Proprioceptive Neuromuscular Facilitation, ed 3. Harper & Row, Philadelphia, 1985.
114. Adler, S, Beckers, D, and Buck, M: PNF in Practice, ed 3. Springer-Verlag, New York, 2008.
115. Gordon, N, et al: Physical activity and exercise recommendations for stroke survivors: An American Heart Association scientific statement from the Council on Clinical Cardiology, Subcommittee on Exercise, Cardiac Rehabilitation, and Prevention; the Council on Cardiovascular Nursing; the Council on Nutrition, Physical Activity, and Metabolism; and the Stroke Council. Circulation 109:2031–2041, 2004. Retrieved January 20, 2012, from http://circ.ahajournals.org/content/109/16/2031.
116. Teasell, R, et al: Evidence-Based Review of Stroke Rehabilitation Executive Summary, ed 14. Retrieved January 20, 2012, from www.ebrsr.com.
117. Post-Polio Health International: A statement about exercise for survivors of polio. Excerpt from the Handbook on the Late Effects of Poliomyelitis for Physicians and Survivors, 1999. Retrieved January 20, 2012, from www.post-polio.org/ipn/pnn19-2A.html.
118. March of Dimes: Post-polio syndrome: Identifying best practices in diagnosis and care, 2001. Retrieved January 20, 2012, from www.marchofdimes.com/files/PPSreport.pdf.
119. Anderson, P, et al: European Federation of Neurological Societies Task Force on diagnosis and management of amyotrophic lateral sclerosis: Guidelines for diagnosing and clinical care of patients and relatives. Eur J Neurol 12:921, 2005. Retrieved January 20, 2012, from www.ncbi.nlm.nih.gov/pubmed/16324086.
120. Pahwa, R, et al: Practice parameter: Treatment of Parkinson disease with motor fluctuations and dyskinesia (an evidence-based review). Report of the Quality Standards Subcommittee of the American Academy of Neurology. Neurology 66:983, 2006. Retrieved January 20, 2012, from www.neurology.org/content/66/7/983.long.
121. Borg, G: Borg's Perceived Exertion and Pain Scales. Human Kinetics, Champaign, IL, 1998.
122. Taylor, D, et al: Viscoelastic properties of muscle-tendon units. The biomechanical effects of stretching. Am J Sports Med 18:300, 1990.
123. DeDeyne P: Application of passive stretch and its implications for muscle fibers. Phys Ther 81:819, 2001.
124. Anderson, B, and Burke, E: Scientific, medical, and practical aspects of stretching. Clin Sports Med 10:63, 1991.
125. Sady, S, et al: Flexibility training: Ballistic, static or proprioceptive neuromuscular facilitation. Arch Phys Med Rehabil 63:261, 1982.
126. Gracies, J: Pathophysiology of impairment in patients with spasticity and the use of stretch as a treatment for spastic hypertonia. Med Rehabil Clin North Am 12:747, 2001.
127. Bohannon, R. and Larkin, P: Passive ankle Dorsiflexion increases in patients after a regimen of tilt table: Wedge board standing. Phys Ther 65:1676, 1985.
128. Fasen, J, et al: A randomized controlled trial of hamstring stretching: Comparison of four techniques. J Strength Conditioning Research 23(2):660, 2009.
129. Etnyre, B, and Lee, E: Chronic and acute flexibility of men and women using three different stretching techniques. Res Q 59:222, 1988.
130. Osternig, L, et al: Differential response to proprioceptive neuromuscular facilitation (PNF) stretch technique. Med Sci Sports Exerc 22:106, 1990.
131. Hale, L, Fritz, V, and Goodman, M: Prolonged static muscle stretch reduces spasticity—but for how long should it be held? J Physio 51:3, 1995.
132. Booth, B, Doyle, M, and Montgomery, J: Serial casting for the management of spasticity in the head-injured adult. Phys Ther 63:1960, 1983.
133. Moseley, A: The effect of casting combined with stretching on passive ankle dorsiflexion in adults with traumatic head injuries. Phys Ther 77:240, 1997.
134. Singer, B, et al: Evaluation of serial casting to correct equinovarus deformity of the ankle after acquired brain injury in adults. Arch Phys Med Rehabil 84:483, 2003.
135. Jones, C: Case in point. Effect of lower extremity serial casts on hemiparetic gait patterns in adults. Phys Ther Case Rep 2:221, 1999.

136. Singer, B, Singer, K, and Allison, G: Serial plastering to correct equinovarus deformity of the ankle following acquired brain injury in adults: Review and clinical applications. Disabil Rehabil 23:829, 2001.
137. Rothstein, J, et al: The effect of casting combined with stretching on passive ankle dorsiflexion in adults with traumatic head injuries. Phys Ther 77:248, 1997.
138. Cincinnati Children's Hospital Medical Center: Evidence-Based Care Guideline: Serial Casting of the Lower Extremity, January 2009. Retrieved January 22, 2012, from www.guideline.gov/content.aspx.
139. Young, T, and Nicklin, C: Lower Limb Casting in Neurology: Practical Guidelines. Royal Hospital for Neurodisability, London, 2000.
140. Nashner, L: Adapting reflexes controlling the human posture. Exp Brain Res 26:59, 1976.
141. Nashner, L, and Woollacott, M: The organization of rapid postural adjustments of standing humans: An experimental-conceptual model. In Talbott, RE, and Humphrey, DR (eds): Posture and Movement. Raven, New York, 1979, pp 243–257.
142. Nashner, L, Woollacott, M, and Tuma, G: Organization of rapid responses to postural and locomotor-like perturbations of standing man. Exp Brain Res 36:463, 1979.
143. Horak, F, and Nashner, L: Central programming of postural movements: Adaptation to altered support surface configurations. J Neurophysiol 55:1369, 1986.
144. McIlroy, W, and Maki, B: Adaptive changes to compensatory stepping responses. Gait Posture 3:43, 1995.
145. Maki, B, and McIlroy, W: The role of limb movements in maintaining upright stance: The "change-in-support" strategy. Phys Ther 77:488, 1997.
146. Gillespie, L, et al: Interventions for preventing falls in elderly people. Cochrane Database of Systematic Reviews, 2009, Issue 2. Art. No.: CD000340. DOI: 10.1002/14651858.CD000340.pub2.
147. Means, K, Rodell, D, and O'Sullivan, P: Balance, mobility, and falls among community-dwelling elderly persons: Effects of a rehabilitation exercise program. Am J Phys Med Rehabil 84: 238–250, 2005.
148. Marigold, D, et al: Exercise leads to faster postural reflexes, improved balance and mobility, and fewer falls in older persons with chronic stroke. J Am Geriatr Soc 53:416–423, 2005.
149. Shumway-Cook, A, et al: The effect of multidimensional exercises on balance, mobility, and fall risk in community dwelling older adults. Phys Ther 77:46, 1997.
150. Nitz, J, and Choy, N: The efficacy of a specific balance-strategy training programme for preventing falls among older people: A pilot randomized controlled trial. Age Ageing 33:52–58, 2004.
151. Shumway-Cook, A, et al: Effect of balance training on recovery of stability in children with cerebral palsy. Dev Med Child Neurol 45:591, 2003.
152. Lubetzky-Vilnai, L, and Kartin, D: Effect of balance training on balance performance in individuals post stroke: A systematic review. J Neurol Phys Ther 34:127, 2010.
153. Taggart, H: Effects of Tai Chi exercise on balance, functional mobility, and fear of falling among older women. Appl Nurs Res 15:235, 2002.
154. Li, F, et al: Tai Chi and fall reductions in older adults: A randomized controlled trial. J Gerontol A Biol Sci Med Sci 60:187–194, 2005.
155. Gatts, S, and Woollacott, M: Neural mechanisms underlying balance improvement with short term Tai Chi training. Aging Clin Exp Res 18:7–19, 2006.
156. Hu, M, and Woollacott, M: Multisensory training of standing balance in older adults. 1. Postural stability and one-leg stance balance. J Gerontol 49:M52–M61, 1994.
157. Hu, M, and Woollacott, M: Multisensory training of standing balance in older adults. 2. Kinetic and electromyographic postural responses. J Gerontol 49:M62–M71, 1994.
158. Cass, S, Borello-France, D, and Furman, J: Functional outcome of vestibular rehabilitation in patients with abnormal sensory organization testing. Am J Otol 17:581–594, 1996.
159. Bayouk, J, Boucher, J, and Leroux, A: Balance training following stroke: Effects of task-oriented training with and without altered sensory input. Int J Rehabil Res 29:51–59, 2006.
160. Smania, N, et al: Rehabilitation of sensorimotor integration deficits in balance impairment of patients with stroke hemiparesis: A before/after pilot study. Neurol Sci 29:313–319, 2008.
161. Benda, B, et al: Biomechanical relationship between center of gravity and center of pressure during standing. IEEE Trans Rehab Eng 2:3, 1994.
162. Nichols, D: Balance retraining after stroke using force platform biofeedback. Phys Ther 77:553, 1997.
163. Winstein, C, et al: Standing balance training: Effect on balance and locomotion in hemiparetic adults. Arch Phys Med Rehabil 70:755, 1989.
164. Shumway-Cook, A, Anson, D, and Haller, S: Postural sway biofeedback: Its effect on reestablishing stance stability in hemiplegic patients. Arch Phys Med Rehabil 69:395, 1988.
165. Barclay-Goddard, R, et al: Force platform feedback for standing balance training after stroke. Cochrane Database Syst Rev 4:D004129, 2004.
166. van Peppen, R, et al: Effects of visual feedback therapy on postural control in bilateral standing after stroke: A systematic review. J Rehabil Med 38:3–9, 2006.
167. Jeka, J: Light touch contact as a balance aid. Phys Ther 77:476, 1997.
168. Brandt, T, Buchele, W, and Krafczyk, S: Training effects on experimental postural instability: A model for clinical ataxia therapy. In Bles, W, and Brandt, T (eds): Disorders of Posture and Gait. Elsevier, Amsterdam, 1986, pp 353–365.
169. Armutlu, K, Karabudk, R, and Nurlu, G: Physiotherapy approaches in the treatment of ataxic multiple sclerosis; a pilot study. Neurorehab Neural Repair 15:203, 2001.
170. Topka, H, et al: Motor skill learning in patients with cerebellar degeneration. J Neurol Sci 158:164, 1998.
171. Gill-Body, K, et al: Rehabilitation of balance in two patients with cerebellar dysfunction. Phys Ther 77:534, 1977.
172. Benson, H: The Relaxation Response. Avon Books, New York, 1975.
173. Kabot-Zinn, J: Full Catastrophe Living: Using the Wisdom of Your Body to Face Stress, Pain, and Illness. Random House, New York, 1990.
174. Jacobson, E: Progressive Relaxation. University of Chicago Press, Oxford, England, 1929.
175. Bobath, B: The treatment of neuromuscular disorders by improving patterns of coordination. Physiotherapy 55:1, 1969.
176. Bobath, B: Adult Hemiplegia: Evaluation and Treatment, ed 3. Heinemann, London, 1990.
177. Bernstein, N: The Coordination and Regulation of Movement. Pergamon, London, 1967.
178. Kamm, K, Thelen, E, and Jensen, J: A dynamical systems approach to motor development. In Rothstein, J (ed): Movement Science. American Physical Therapy Association, Alexandria, VA, 1991, pp 11–23.
179. Howle, J, et al: Neuro-Developmental Treatment Approach. Neuro-Developmental Treatment Association, Laguna Beach, CA, 2002.
180. Luke, C, Dodd, K, and Brock, K: Outcomes of the Bobath concept on upper limb recovery following stroke. Clin Rehabil 18:888, 2004.
181. Pollock, A, et al: Physiotherapy treatment approaches for stroke. Cochrane Corner. Stroke 39:519, 2008.
182. Kollen, G, et al: The effectiveness of the Bobath concept in stroke rehabilitation. What is the evidence? Stroke 40(4):e89, 2009.
183. Celnik, P, et al: Somatosensory stimulation enhances the effects of training functional hand tasks in patients with chronic stroke. Arch Phys Med Rehabil 88:1369, 2007.
184. Lynch, E, et al: Sensory retraining of the lower limb after acute stroke: A randomized controlled pilot trial. Arch Phys Med Rehabil 88:1101, 2007.
185. Doyle, S, et al: Interventions for sensory impairment in the upper limb after stroke. Cochrane Database of Systematic Reviews, 2010, Issue 6. Art. No.: CD006331. DOI: 10.1002/14651858.CD006331.pub2.
186. Schabrun, SM, and Hillier, S: Evidence for the retraining of sensation after stroke: A systematic review. Clin Rehabil 23:27–39, 2009.
187. Prentice, W: Therapeutic Modalities in Rehabilitation, ed 4. McGraw Hill Medical, New York, 2005.

188. Woodford, Henry J, Price, Christopher IM. EMG biofeedback for the recovery of motor function after stroke. Cochrane Database of Systematic Reviews 2007, Issue 2. Art. No.: CD004585. DOI: 10.1002/14651858.CD004585.pub2.
189. Armagan, O, Tascioglu, F, and Oner, C: Electromyographic biofeedback in the treatment of the hemipletic hand: A placebo-controlled study. Am J Phys Med Rehabil 82:856, 2003.
190. Basmajian, JV, et al. Stroke treatment: comparison of integrated behavioural-physical therapy vs traditional physical therapy programs. Arch Phys Med Rehab 68:267-72, 1987.
191. Gantz, M, et al: Biofeedback therapy in poststroke rehabilitation: A meta-analysis of the randomized controlled trials. Arch Phys Med Rehabil 76:588, 1995.
192. Hiraoka, K: Rehabilitation efforts to improve upper extremity function in post-stroke patients: A meta-analysis. J Phys Ther Sci 13:5, 2001.
193. Moreland, J, Thompson, M, and Fuoco, A: Electromyographic biofeedback to improve lower extremity function after stroke: A meta-analysis. Arch Phys Med Rehabil 79:134, 1998.
194. Schleenbaker, R, and Mainous, A: Electromyographic biofeedback for neuromuscular reeducation in the hemiplegic stroke patient: A meta-analysis. Arch Phys Med Rehabil 74:1301, 1993.
195. Klose, K, Needham, B, and Schmidt, D: An assessment of the contribution of electromyographic biofeedback as a therapy in the physical training of spinal cord injured persons. Arch Phys Med Rehabil 74:453, 1993.
196. Kesar, T, et al: Novel patterns of functional electrical stimulation have an immediate effect on dorsiflexor muscle function during gait for people poststroke. Phys Ther 90:55, 2010.
197. Cauraugh, J, et al: Chronic motor dysfunction after stroke: Recovering wrist and finger extension by electromyography-triggered neuromuscular stimulation. Stroke 31:1360, 2000.
198. Powell, J, et al: Electrical stimulation of wrist extensors in post-stroke hemiplegia. Stroke 30:1384, 1999.
199. Kowalczewski, J, et al: Upper-extremity functional electric stimulation-assisted exercises on a workstation in the sub-acute phase of stroke recovery. Arch Phys Med Rehabil 88:833, 2007.
200. Meilink, A, Hemmen, B, and Ham, S: Impact of EMG-triggered neuromuscular stimulation of the wrist and finger extensors of the paretic hand after stroke: A systematic review of the literature. Clinical Rehabil 22:291, 2008.
201. Wang, R, Chan, R, and Tsai, M: Functional electrical stimulation on chronic and acute hemiplegic shoulder subluxation. Am J Phys Med Rehabil 79:385, 2000.
202. Bogataj, U, Gros, H, and Kljajic, M: The rehabilitation of gait in patients with hemiplegia: A comparison between conventional therapy and multichannel functional electrical stimulation therapy. Phys Ther 75:490, 1995.
203. Yan, T, Hui-Chan, C, and Li, L: Functional electrical stimulation improves motor recovery of the lower extremity and walking ability of subjects with first acute stroke: A randomized placebo-controlled trial. Stroke 36:80, 2005.
204. Embrey, D, et al: Functional electrical stimulation to dorsiflexors and plantar flexors during gait to improve walking in adults with chronic hemiplegia. Arch Phys Med Rehabil 91:687, 2010.
205. Roche, A, Laighin, G, and Coote, S: Surface-applied functional electrical stimulation for orthotic and therapeutic treatment of drop-foot after stroke—a systematic review. Phys Ther Rev 14:63, 2009.
206. Ana, R, et al: Gait training combining partial body-weight support, a treadmill, and functional electrical stimulation on poststroke gait. Phys Ther 87:1144, 2007.
207. Daly, J, and Ruff, R: Feasibility of combining multi-channel functional neuromuscular stimulation with weight-supported treadmill training. J Neurol Sci 255:105, 2004.
208. Triolo, R, and Bogie, K: Lower extremity applications of functional neuromuscular stimulation after spinal cord injury. Top Spinal Cord Inj Rehabil 5:44, 1999.
209. Ferrante, F, et al: Cycling induced by FES improves the muscular strength and motor control of individuals with post-acute stroke. Eur J Phys Rehabil Med 44:159, 2008.
210. Levin, M, Kleim, J, and Wolf, S: What do motor “recovery” and “compensation” mean in patients following stroke? Neurorehabil Neural Repair 23:313, 2009.

推荐阅读

Schmidt, R, and Lee, T: Motor Control and Learning: A Behavioral Emphasis, ed 5. Human Kinetics, Champaign, IL, 2011.

Shumway-Cook, A, and Woollacott, M: Motor Control Theory and Practical Applications, ed 4. Lippincott Williams & Wilkins, Philadelphia, 2012.

（王于领 译）

第11章 步行训练

George D. Fulk, PT, PhD　Thomas J. Schmiz, PT, PhD

学习目标

1. 讨论针对步行功能障碍患者的主要物理治疗措施。
2. 描述步行训练的原则,以指导治疗方法的选择。
3. 鉴别通过平行杆进行步行训练的优点和缺点。
4. 阐释室内步行训练的原理。
5. 确定在不同步行任务要求下的步行训练策略。
6. 讨论通过减重及运动平板进行步行训练的原理。
7. 比较减重及运动平板进行步行训练和其他方式进行步行训练的不同。
8. 确定不同任务和环境要求中进行步行训练的策略。
9. 描述用于社区步行训练的训练活动。
10. 通过案例分析,在步行训练的背景下应用临床决策技能。

章节大纲

对于寻求物理治疗师服务的各种患者来言,步行能力的恢复是其主要目[1~3]。约三分之二的脑卒中患者最初不能步行或需要辅助步行[4]。三个月后,三分之一脑卒中患者需一定程度辅助下步行[4]。约70%脊髓损伤(spinal cord injury,SCI)患者在损伤后一年不能步行[5]。帕金森(Parkinson's disease,PD)患者常伴姿势控制障碍和步行能力受限[6]。腰痛患者、下肢(lower extremity,LE)截肢患者、多发性硬化患者(multiple sclerosis,MS)和伴其他相关健康问题者都表现为步行障碍。《物理治疗操作指南》将步态和步行训练(LT)作为一种干预策略,其中包含四种优先训练模式[7]。

步行能力的恢复是一项很重要的目标,因为独立步行者能够更容易地参与社会及娱乐活动,有更好的生活质量及健康状态[2,3,6,8,9]。

成功步行的必要因素包括:

- 下肢负重;
- 步行节律;
- 移动中身体姿势控制;
- 预期方向的推动力;
- 根据环境和任务变化调整步行的能力。

这些因素应通过能量节约的方式体现,以减少个体压力。

最近有一项基础研究,该研究以伴有不同神经健康状况的动物为模型,为治疗师针对不同患者选用步行训练策略提供有力基础。

研究以脊髓损伤的猫为模型,用带子将猫悬吊并置于平板(TM)上,通过人工辅助使它迈步,结果表明:即使没有脊髓以上的输入,猫在人工辅助步行下仍能习得步行[10~12]。通过对脑卒中动物模型的研究表明,技巧性的、任务导向性的重复训练有助于与步行和移动有关的神经元重塑[13~17]。以PD动物为模型的训练也显示出有益的影响[18~20]。

从基础研究得出的结论可指导物理治疗师的工作,临床研究者通过这些结论形成各种改善患者步行能力的物理治疗干预方式。步行训练使用的体重支撑(BWS)和平板系统[21~24],任务导向循环训练[24,28~33]、平板训练和具体任务强化训练[24,30,31]都是从基础研究到临床实践的转化。虽然具体的干预措施各有不同,但他们都有共同原则[75]。指导干预措施选择的步行训练原则如下:

- 从定向型到具体任务型步行;
- 目标指向,并对患者有意义;
- 循序渐进,逐步达到患者最大能力水平;
- 持之以恒(大量重复)。

步行训练原则的具体应用形式根据实际情况而定,包括患者健康状况、预后、患者目标、身体结构/功能损伤和负重状态等因素。步态评估分析(第 7 章步态检查)可以帮助治疗师制定合适的、任务导向型的、目标指导计划型(goal-directed plan of care,POC)的训练,更好的针对患者步行能力的缺失。步行训练治疗及原则在不同的环境中循序渐进执行,例如:平行杠、减重和平板系统、伴 / 不伴身体减重的地面步行和社区步行。步行训练的补充训练旨在改善力量,提高坐站转移和站立平衡能力的训练,这些训练与任务导向型步行相关。

知识点 11.1 总结了步行训练具体策略和补充步行训练方法。注意所有干预措施并不具体针对每个患者。干预措施的选择取决于每个患者的需要,采用多种干预措施可取得更大的进步,某些措施也可忽略。在不同环境(例如:平行杠、室内、社区)进行步行训练时,需结合运动学习原则(第 10 章)、肌力训练和有氧训练以促进步行能力改善。

知识点 11.1 步行训练补充干预措施概述和具体步行训练策略

Ⅰ. 步行训练的补充干预措施

补充训练旨在改善:
- 力量
- 坐站转移
- 站立平衡

Ⅱ. 步行训练

A. 平行杠

针对以下几点进行指导训练:
- 坐 - 站和站 - 坐,有 / 无辅助设备
- 静态和动态站立平衡,有 / 无辅助设备
- 使用合适的步态模式,在有 / 无辅助设备的情况下向前 / 后(因为场地受限,无法在平行杠内使用辅助设备)
- 向前、后、侧方迈步和转身

B. 室内地面步行

针对以下几点进行指导训练:
- 采用合适步态模式和辅助设备
- 向前、后、侧方迈步
- 交叉步行
- 围绕物体步行(例如,障碍物)
- 穿过入口和出口,穿过通道
- 步行任务的多样性(例如:改变速度、浏览物体、双重任务活动)
- 楼梯
- 跌倒并从地面爬起
- 跑步

C. 社区步行

针对以下几点进行指导训练:
- 跨过路缘石、上斜坡和台阶
- 在平坦和不平坦的地形步行
- 在特定时间内完成步行(例如,过红绿灯,进出电梯、自动扶梯)
- 长距离步行
- 不同速度下步行,使用节律设备步行(例如:节拍器)

知识点 11.1 步行训练补充干预措施概述和具体步行训练策略 续

- 边看边走
- 步行中双任务训练(认知 / 运动双任务)
- 在开放环境中分散注意力步行
- 进出交通工具
- 跑步

D. 体重支撑 / 平板

针对以下几点进行指导训练:
- 在平板上迈步,通过减重装置使患者下肢从可耐受的最大负重过渡到无减重
- 通过对下肢、躯干徒手协助,使其在接近正常躯干 / 骨盆运动学下进行交互踏步,再到无人协助下步行
- 通过上肢摆动产生步行节律
- 步行速度接近该年龄正常标准
- 向前、后和侧方步行
- 减少异常运动模式和代偿
- 提高有氧运动的能力

E. 体重支撑 / 地面

针对以下几点进行指导训练:
- 在地面上迈步,通过减重装置使患者下肢从无减重过渡到最大负重
- 在不同级别地面上使用辅助设备(如果需要)
- 通过对下肢、躯干的徒手协助,使其在接近正常躯干 / 骨盆运动学下进行交互踏步,再到无人协助下步行
- 通过上肢摆动产生步行节律
- 减少异常运动模式和代偿
- 当受到干扰时维持和获得平衡

F. 辅助设备(见附录 11.A)

针对以下几点进行指导训练:
- 辅助设备的功能和目的
- 辅助设备下坐 - 站转移和站 - 坐转移
- 辅助设备下静态和动态站立平衡
- 步态模式
- 使用辅助设备,用合适的步态在室内和社区地面步行

步行训练补充方案

根据检查结果(例如:确诊的损伤或活动受限),选择合适的步行补充训练措施,主要包括针对以下几点的措施:
- 肌力
- 坐站转移
- 站立平衡

肌力

改善肌力的关键是将肌力训练与具体任务实践结合起来。这需要设计导向特定结果(例如:步行训练)及有益患者特定功能的重复性任务练习。尽管单一肌肉的力量训练(例如:渐进抗阻、等速训练)能够辅助步行训练,但具体任务导向

型的训练更能够将肌力训练的效应移到功能技巧中。

具体任务型力量训练的阻力可以来源于身体重量或肢体节段重量，这个阻力可以通过外来阻力（例如：弹力带、游泳运动）加大。我们根据任务要素选择具体任务，包括涉及身体的部位、所需的类型、速度、最大收缩力、预期需要的活动度。任务的目标是连续的。活动从单个关节或身体部位开始，逐渐过渡到整个身体。

例如：下肢伸肌肌力训练通常是一些患者（例如：卒中、帕金森）重要的补充训练。针对伸肌控制的任务导向型训练包括靠墙下蹲、上踏步、下踏步、坐站转移、先双侧后单侧提踵（强化踝跖屈肌）。再例如，通过侧向跨步及交叉步行，训练髋外展肌及内收肌的力量。任务导向型训练非常重要，因为在该训练中，肌肉收缩的方式与步行中肌肉收缩的方式相似。

坐-站转移/站-坐转移

转移训练往往从患者坐位臀部均匀负重开始，该姿势为：坐于椅子前缘、骨盆中立或轻度前倾、足置于膝关节后方（允许踝背屈来辅助下肢摆动到足前）。训练重点为协调的肌肉收缩和恰当的收缩时序。通过阅读 Fulk[25]的著作，读者可以更好地了解转移训练。

坐站转移中，患者首先要屈曲躯干和髋部，使身体重心前移。手臂交叉置于胸前，或双手十指交叉前举、或手置于椅子扶手上（注意：不能用手支撑来代替身体重心前移）。对于较虚弱的患者，最初治疗中可以使用较高的稳固的座位（例如：高-矮治疗桌）以降低难度，之后逐渐降低座椅高度来增加难度。让患者的注意力集中在眼前目标上，从而在身体前倾过程中增加躯干伸肌力量，改善姿势对线能力。当患者转移进入伸展相时，重点指引患者髋膝关节伸肌运动，从而使患者直立。触觉和本体觉的提示可以促进患者伸肌的收缩。

站坐转移训练和坐站转移训练非常相似，仅仅是运动顺序相反。但站坐转移中肌肉收缩的时序和类型不同。从站到坐的过程中，肌肉通过离心收缩控制身体重心向后下方移动。

起初，转移训练以很慢的速度进行，经过反复训练后，应重点提高转移速度，无辅助下坐站和站坐。训练要点包括：座椅平面、座椅高度、开放的环境、逐渐减少口头指令。

站位平衡

足够的站位平衡和控制是步行的必要成分。由于步行过程中需要不断调整姿势，改善站位平衡的干预措施是必要的。步行需要静态姿势控制（稳定性）能力，以保持站并控制动态姿势（有控制的运动），从而控制站位的运动（例如：重心转移、下肢踏步）。改善平衡的训练（第 10 章 O'Sullivan 的运动功能改善策略）[26]。

训练开始需要给患者提供手部支撑，我们可以在平行杠、在两桌子间或在墙边（墙角站立）进行。最初，指示患者保持直立站位并维持姿势稳定。快速牵伸或挤压的技术能加强肌肉收缩以维持姿势稳定。在应对外力进行重心转移时，命令患者将重心维持在稳定极限（LOS）内，从而加强患者姿势控制意识。改善站立平衡的动态训练包括：站立提踵、站立脚趾离地、后踢腿、侧方踢腿、髋膝关节屈曲、髋屈曲膝伸展、靠墙下蹲等。这些训练也可在游泳池里进行。增加踝关节负重、改变支撑面（BOS）（两脚分开、并拢、双脚一前一后站立）、改变上肢位置（例如：手前够、摇晃板）都会加大训练难度。

训练中逐步改变重心（COM）对线、加大摆动幅度，可以改善髋策略和踝策略。我们可以利用泡沫垫（睁、闭眼）、按摩滚轮（平面向上向下）和摇晃板来加大训练难度。各个方向超过稳定极限的重心转移可以改善迈步策略。也可以通过人工干扰、迈步时骨盆处捆绑阻力带（前、后、侧向）、在复杂基底面上改变支撑面（足并拢，一脚在前一脚在后站，单脚站）来加大训练难度。

步行训练环境

步行训练可在以下几种环境中进行：①平行杠内；②室内地面；③社区地面；④减重状态下在运动平板上；⑤减重状态下在地面上；⑥其他。

以下部分是平行杠内步行训练的过程。平行杠在步行训练中有着悠久的历史。它提供稳定安全的环境，使患者逐步适应站立，它还为患者提供室内地面环境来进行早期步行训练。平行杠还提供上肢支撑，以保证患者直立姿势和动态平衡控制，使下肢部分或无负重。上肢支撑提供较好的稳定性，降低正常步行中平衡控制和协调运动的难度。然而，长期在平行杠中训练会促成代偿活动，并且所学到的技能难以转换成独立地面步和使用辅助器步行。由于上肢负重增加，患者会呈现头前倾和躯干屈曲的姿势（髋后伸及负重受限），步行的速度、对称性和节律都会变差，这也难以改善动态平衡。此外，我们也很难监控减重的多少。

近些年，各种减重训练设备削弱了平行杠的使用频率。身体减重训练可在运动平板或地面上进行，训练中患者利用悬吊带连接身体和头顶的悬吊架，从而使患者处于直立姿势。运动平板减重步行训练会在本章节之后部分讨论。

平行杠

站立前，我们必须为患者佩戴保护带并调整平行杆高度。最初，根据患者身高调整平行杠。理想的高度应使患者处在直立位并保持肘关节屈曲 20~30 度，大约与大转子齐平。考虑个体身体组成和臂长的差异，测量肘关节通常最准确。患者站立后，检查平行杠高度。如果需要调整，患者应回到坐立位。

训练前，我们需考虑轮椅位置并使用保护带。患者的轮椅应放置在平行杠一端。锁住刹车，脚踏板置于垂直位，患者脚放在座椅下面（重心在支撑面内），保护腰带系紧腰部。保护带能够帮助治疗师控制患者，防止患者失衡、保证患者安全、提高治疗师利用身体力学机制的效率。我们应向患者解释保护带使用细则。

平行杠内步行训练应从教育患者和示范开始。首先，在动作分解前，治疗师需向患者展示整个步行过程。包括说明如何在平行杠中站立、治疗所使用的保护措施、站立平衡的组成成分、使用的步态模式、如何转身以及转换到坐位。通过扮演患者，向患者展示上述步行训练内容，附带口头解释让患者更容易理解。在患者训练前，每一个训练环节都要重新回顾。使用平行杠进行步行训练包括以下环节：

展示站立姿势

站立前，指挥患者在椅子上向前移动。治疗师位于患者前面。治疗师的保护应不会干扰患者利用上肢转移到站位。患者向座椅前部移动中保持足部置于座椅下方，在治疗师指令下（肩部向前并持续摆动，数三下后用力推扶手，之后站起来，一、二、三），患者通过身体前倾或向前摆动、双手的支撑完成站立转移。患者不能通过拉平行杠站立，因为这没有功能意义。当患者身体接近垂直姿势时，双手同时离开扶手并置于平行杠上。将身体重心置于支撑面内，以维持稳定的站立姿势。

站立活动

最初平行杠内活动，治疗师面对患者站在平行杆内，或在平行杆外站在患者患侧。为了在平行杠内监护患者，治疗师需一手抓住保护带前端，另一手放在患者肩前，但不接触患者。（注意：抓握保护带时要低位抓握）在平行杠外保护患者时，治疗师需一手抓住保护带后端，另一手置于患者肩前，但不接触患者。这种监护方法有效摆放手的位置，以应对患者丧失平衡时的突发情况。此外，患者没有被阻碍和拖拽的感觉。随后，根据患者负重情况和要求及时调整平行杠内活动（例如：使用假体或矫形器）。治疗师在活动中始终保护患者。

1. **站立并维持直立体位** 脚处于对称站立位置，双下肢受力均衡，手扶平行杠。

2. **改善稳定性（支撑相时重心转移）** 改变手在平行杠上的位置。

a. 不改变支持面的情况下，重心向侧方移动，手放置在平行杠上不动。

b. 不改变支持面的情况下，重心向前后移动，手放置在平行杠上不动。

c. 手和重心前后向移动；患者举起手向前移动至把手上，身体重心前倾。之后手向后放置，身体重心后移。

d. 患者单手支撑以维持平衡。两手交替进行。可以通过腾空手或活动上肢逐渐增加该训练难度。例如：空手在平行杆上几英寸处移动，逐渐改变肢体位置，如肩关节屈曲、外展、交叉过身体中线并向前。这可以帮助患者在手不扶持下获得平衡。

3. **前后迈步** 患者一侧下肢前进迈步，重心前移，然后回到初始位置（正常支撑面）。接着对侧下肢向后迈步，重心后移，然后回到初始位置。

4. **侧方迈步和交叉迈步** 患者转身90度，将两手放在平行杠上。重心置于支撑腿，对侧下肢向侧方外展迈步。该训练可进阶至交叉迈步。重心放置在支撑腿，对侧下肢向支撑腿移动并超过支撑腿。

5. **循序渐进** 在平行杠内，用选定的步态模式和适当的负重模式（例如：部分负重、全部负重）移动。

临床注解：步行中，患者应下推平行杠而非沿着杠的方向，使用其他步行辅具时，要求也是如此。在平行杠内步行，建议患者放松手部去抓握，而不是紧紧地抓握。手部放松也有利于步行辅具的使用。

6. **转弯** 当走到平行杠一端时，我们需命令患者向健侧转弯。例如，患者左下肢不负重时，应向右侧转弯。患者转弯半径需小，并且不能围绕单腿画圈。这项技术可应用于平行杠外的步行训练。我们不提倡围绕一点转弯，因为这会使患者因为支撑面较小而丧失平衡。治疗师可采用两种监护措施。一是治疗师位于患者前方，保持手的位置相同并随患者转身。治疗师必须始终在患者前方；二是治疗师不跟随患者转身，但从后面保护患者。该方法中，治疗师手的位置在患者转身时要发生改变。一手在保护带后方，另一个手在患者患侧肩前指引患者朝向座椅，但并不接触患者。尽管两种方法都可使用，但考虑到平行杠空间狭小，后者更加实用。

7. **返回坐位** 当患者靠近椅子，重复上述转身过程。转身完成时，指示患者后退直至腿部触碰到座椅。这时，患者把健手从平行杠转移到轮椅扶手上。一旦患者安全抓握住扶手，指示患者身体微微前倾，将对侧手从平行杠上放到另一侧扶手上。患者保持头和躯干前倾，自然地回到座位。

临床注解：由于空间有限，患者可能无法使用助行器。然而如果是宽度可调节的平行杠，就可通过额外使用辅助设备以增加安全性。另一方法是在标准平行杠外侧或靠近握杆使用辅助设备。

室内地面

室内地面活动包括：前行、倒行、渐进抗阻步行、侧方迈步、交叉迈步以及上下楼梯。如果有必要，治疗师可以徒手接触并辅助患者骨盆运动。通过口头指令，可以改善患者肌肉收缩时序和步行节律（例如：患者手轻放在治疗师肩部；或者治疗师肘屈曲，前臂旋后，站在患者前方，必要时给予手部接触支持）。步行训练初，患者需要上肢的支撑，但随着训练的进展，支撑量逐渐减少至无。

1. **前行和倒行** 该训练从站立开始，迈步时注意身体重心前后向的移动。骨盆旋转伴随肢体摆动。

2. **进行抗阻前行和倒行时** 治疗师可以在患者骨盆捆绑弹力带来施加阻力。患者向前迈步时，弹力带固定在患者后方。患者向后迈步时，弹力带固定在患者前方。在站立位，患者和治疗师共同抓住木杆水平方向前后摆动，通过这种方式来促进患者上肢的交互运动及躯干的旋转。

3. **侧向和交叉迈步** 侧向迈步主要过程为：支撑足固定后，运动足在同一水平线上节律性髋外展（对称站立）。过程中应注意保持骨盆平稳。交叉迈步要求患者在侧方迈步后，抬起支撑足并越过对侧下肢。

4. **十字步** 包括侧方迈步和交叉迈步，一侧下肢侧方迈步，对侧足交叉有节律的前后向迈步。该运动包含低端躯干旋转。该活动难度较大，需要治疗师在患者前方进行保护（患者前臂旋前置于治疗师手上），患者也可用上肢扶持治疗桌。

5. **抬脚** 练习抬脚之前，需在患者前方放置合适的台阶。训练中，患者先将重心侧向转移到支撑腿，之后将摆动腿向前迈进至台阶上。最后,支撑腿从台阶上抬起并回到起始位。在训练中,如果有需要可以给予患者口头指令和手法引导。治疗师通过改变台阶的高度来调整训练的难度。一般从10cm高的台阶开始,逐步过渡到17.5cm。之后,可进阶至爬楼梯。起初,患者可能需要握住扶手以获取帮助。爬楼梯的过程中,患者需保持身体直立,避免拉扶手。

室内训练活动应包括各种步行任务要求,例如:

- 步行时头转向各个方向,口头指令:左看、右看、上看、下看。
- 增加步行速度和节律,使用不同口头指令:慢走、快走。
- 用节拍器和个人听力设备(例如,进行曲)来提高速度和节律。
- 逐步增加步行距离,减少休息次数,进而提高步行耐力。
- 双任务步行训练(如:步行中说话、步行中抛接球、步行中拍气球、步行中拍皮球等)。
- 在不同的室内地面上步行,如:砖面、木地板或软地毯。
- 在开门和关门的情况下练习进门。
- 从封闭环境到开放环境中步行。

知识点11.2列举了不同要求下的步行训练策略。它提供建议性的练习,用于加强步态中特殊(缺失)成分,可与室内地面渐进练习相结合。

循环训练

知识点11.2和其他活动共同构成任务导向的循环训练活动。循环训练包括不同的节点,在不同的节点上患者进行特定的任务导向性的训练,用以改善步行能力[24,28~33]。比如一个循环周期包含6~8个节点,每个节点患者训练5~10分钟。特定节点的训练可能包括站立平衡、站立够物、不同支持面站立、绕障碍物步行、从仰卧位转移至坐位至站位、携带物品步行、步行并从地面捡物、上下台阶、以不同速度步行、站立位踢球。当患者的能力进步时,训练任务可以进阶到更复杂和困难的任务。例如:在绕障碍物步行过程中可以让患者以更快的速度执行,或者让患者携带物品进行,或者让患者跨过高的物体。双认知任务可以增加训练难度。核心力量练习可以用于强化患者的能力[31]。在知识点11.3中简要的证据表明循环训练对提高步行能力的有效性[24,28~32]。

知识点11.2 不同要求下的步行训练策略

直立位对线

- 训练直立位行走;用手法接触和口头指令协助患者保持直立姿势(“向前看,站直”)
- 减重悬吊装置可以用于改善患者的直立姿势,减少上肢负重,改善头前倾躯干屈曲姿势(通常运用辅助设备,例如助行器)
- 通过辅助具的使用渐进减少上肢的负重,然后使用腰带或者墙,最后到没有上肢支撑

足的放置/足廓清

- 训练足后跟、足尖触地,通过在胫前肌上贴胶带促进触觉感受
- 训练原地高踏步,然后高踏步步行伴随前进音乐
- 训练沿着地板上的足印步行
- 通过地板格子增加步长或步宽
- 用不同支撑面进行步行训练,从宽支撑面(20.32~30.28cm)到窄支撑面(5cm),最后到串联站立(脚尖接脚踵)
- 训练迈步-步行
- 将3英寸(7.5厘米)线贴在地板上,在其上步行;在半泡沫滚筒上步行;

单、侧双侧下肢支撑

- 训练侧面和对角重心移动
- 将对角重心移动和骨盆旋转结合在一起,向前向后迈步

向前迈步并蹬离

- 训练支撑相足上推(足尖抬起);逐渐过渡到足尖步行
- 训练足跟抬起;逐步过渡到足跟步行
- 在步行中训练用力蹬离
- 训练交替足尖和足跟步行(例如,用脚后跟步行一定步数,再用脚尖步行相同的步数)

抗阻步行

- 训练在人工阻力下使用抗阻步行
- 通过骨盆使用弹力带进行抗阻步行
- 游泳池步行(是共济失调患者首选的理想治疗环境)

知识点 11.2　不同要求下的步行训练策略　续

躯干旋转和手臂摆动

- 在大幅手臂摆动下步行
- 治疗师站于患者后侧,双手持木杆帮助患者在步行中摆动上肢和旋转躯干

侧向步行

- 使用侧向步训练步行;抗阻进阶(徒手抗阻或弹力带抗阻)
- 使用交叉步训练步行
- 交替前后、侧方交叉步行

后向步行

- 向后步行(倒行)
- 训练合适的伸髋屈膝

上下台阶

- 训练上下台阶迈步;台阶高度从低(4cm)到高(20cm)进阶
- 训练侧方迈上台阶
- 训练前方迈上台阶
- 训练迈上或下不同表面的台阶(例如,泡沫垫、泡沫滚筒、不平整的圆盘)

听指令停止、开始和转向

- 训练听指令(突然停止和开始)
- 训练听口令转向,从四分之一到二分之一到全程的转向;从宽支撑面到窄支撑面进阶
- 训练 8 字型转向

视觉输入

- 训练睁眼闭眼下的步行;睁眼下步行 3 步,然后闭眼下步行 3 步

头部运动

- 训练头部交替运动时的步行;头转向左侧步行 3 步,然后头转向右侧步行 3 步
- 训练在口头指令下头部运动时的步行("向左看,向右看,向上看,向下看")

训练长时间步行,增加速度和步行节律

- 开始步行时用平缓速度,然后逐渐增加步行速度
- 用不同的节奏指令改变步行速度(例如,"走快点,走慢点")
- 使用节拍器或轻快音乐增加速度和步行节律
- 以适当速度训练短促而快速的步行(口头提示)

提高步行的耐力

- 长距离步行并减少休息次数

双任务步行

- 聊天下步行
- 数数过程中步行
- 拍球过程中步行

提高在意外干扰下的反应能力

- 当患者在平板上步行时改变平板速度或者开始和停止平板
- 患者在前向步行过程中,通过弹力带提供阻力,并在患者不知的情况下释放阻力
- 训练从人工施加的外部干扰中恢复后的步行

知识点 11.3 证据汇总 关于脑卒中患者循环训练的研究

参考	受试者	方法过程	结果	评价
Fritz 等(2011)[24]	4 个慢性神经疾病患者	每个受试者完成 10 组高强度运动训练：每天 3 小时，1 小时身体减重步行训练，1 小时平衡训练，1 小时协调力量训练，重点是在训练中将不同的任务组合	尽管诊断范围广泛，所有患者都能耐受高强度运动训练，最终在步态、平衡、移动性等方面至少有一个提高	研究具有可行性；需要进行随机同源大样本试验
Van de port 等[28] (2012)	250 个脑卒中受试者随机分配到循环训练或常规物理治疗	循环治疗组(n=126)患者实行任务导向性的循环治疗；常规物料治疗组(n=124)实行常规门诊物理治疗	循环治疗组的患者经过 12 周的训练后在步行速度、步行距离和上楼梯等方面都有小但显著的改善；常规物理治疗组的患者在治疗后无显著差异	循环训练和常规治疗一样安全有效。步态速度、距离在临床上意义不大。常规治疗的治疗内容和剂量细节不详
Rose 等[29](2011)	180 名脑卒中患者(平均脑卒中后 10 天)参加传统急性康复治疗计划	研究对比了标准物理治疗组与循环物理治疗组的治疗效果。标准物理治疗每天 1.5 小时，一周五次，针对患者的活动性、步态、平衡和上肢功能进行治疗；循环物理治疗每天 1.5 小时，一周五次，60 分钟一组，包含 4 个任务节点。循环训练物理治疗包括基于脑卒中患者病情严重程度的四级循环训练	循环训练物理治疗比标准物理治疗的任务重复强度更高。对于循环训练物理治疗的步行速度改变更大。两组患者间下肢功能、平衡和灵活度之间无差异。后期随访未发现两组间有差异	非双盲随机对照实验。该研究主要的发现是作为脑卒中后 10 天的受试者能够经受一定强度的干预模式
Combs 等[30](2010)	12 名慢性脑卒中受试者	每天 4 小时一组的训练，持续两周。训练包括渐进抗阻训练、步行训练、具体任务技巧训练、教育和家庭训练项目	大部分患者在平衡、步行能力和上肢功能上都有改善，但改善空间不大。大部分患者都有自我感知的进步(基于参与的评估)而且改善空间很大	这是典型的以患者为中心、任务导向和整体训练的研究
Wing 等[31] (2008)	回顾性研究了 35 个慢性脑卒中患者接受综合的门诊治疗的效果	患者接受高强度的整体康复，一天 3 到 6 小时，一周 4 天，最少两周。训练包括减重平板步行训练、地面步行训练、渐进抗阻训练、平衡和转移训练、上肢任务导向性训练	患者在步行速度和上肢功能上有较大进步，平衡功能也有少量改善	该研究是另外一个很好的关于整体康复计划如何能被应用于这类人群例子。慢性损伤或治疗量和功能结果没有关系
English 和 Hillier[32] (2010)	系统回顾 2009 年关于脑卒中患者的随机对照试验的综述	最终有 6 个研究包括 292 名受试者入选用于最终的分析	4 个研究的发现支持循环训练，提出循环训练对于步行能力和速度效果优于对照组，2 个研究表明循环训练能够改善平衡和缩短住院时间	作者认为循环训练可有效提高脑卒中患者的灵活性，减少康复住院时间

体重支撑 / 运动平板

减重平板步行训练（BWS 和 TM）指通过减重系统对患者进行部分减重，并将其悬吊于运动平板上进行的步行训练。减重系统对患者进行部分减重，使患者能够在下肢和躯干力弱的情况下更自然的站立和迈步，不需要通过上肢负重或者代偿运动模式。使用这个系统时，物理治疗师和其他康复专家可以用手辅助患者在平板步行（第 20 章外伤性脊髓损伤，图 20.37）。

减重平板步行训练首先被用于脊髓损伤患者。有实验通过对胸段脊髓损伤的猫进行悬吊平板步行训练，最终其后肢重获迈步能力，该研究为减重平板步行训练提供了理论支持[10~12]。这些发现表明：在缺少脊髓以上输入的情况下，步行运动模式可以在脊髓平面的中央模式发生器中（central pattern generator，CPGs）产生。中央模式发生器受到感觉输入的影响，允许运动输出按环境需要进行改变。

Behrman 等人[21]以及和 Behrman 和 Harkema[34]提出了以下步行训练指导原则：

- 下肢最大程度的负重，上肢最小程度的负重（例如：通过减重系统减重，让下肢能够站立和迈步，让上肢最小或较小负重）。
- 提供与正常步行一致的感觉提示（例如：在支撑相和摆动相，通过徒手接触促进下肢伸肌和屈肌）。
- 促进躯干、肢体、骨盆在步行时的正常运动
- 促进正常步行时平衡和直立姿势控制
- 最大程度恢复正常运动模式，最小化代偿运动

步行训练总的原则是模拟正常步态。其关键因素是：在一定强度和任务导向（全任务练习）的背景下，用减重支撑和平板系统促进步行。当身体通过悬吊减重时，运动平板可提供运动节律输入。治疗师还可以通过徒手辅助来加强步态节律。减重支撑和平板训练系统为执行步行训练提供了良好的环境。

感觉输入，例如：恰当的徒手辅助运动可以促进功能恢复[28,31]。在具体任务活动和安全环境下，可以让治疗师接触患者躯干、骨盆进行徒手辅助、引导和调整，以改善步行节律、下肢摆放、重心摆动及迈步的对称性。运动刺激可以诱发正常的步态、维持直立姿势和平衡、控制步行速度。Kosak 和 Reding[35]认为在减重和平板系统中增加感觉输入对步行训练有重要作用。训练中，步长和节律随着平板速度的变化而变化，这表明腰骶部的中央模式发生器收到局部感觉反馈。足部压力感受器和髋、膝、踝部本体感受器可以产生感觉反馈，可促进或抑制脊髓屈肌和伸肌的运动神经元[35]。

使用减重支撑和运动平板的步行训练优势如下[34]：

- 在下肢能够支撑体重前，可练习肢体和肢体间节律。
- 在医疗服务早期进行步行训练。
- 通过具体动态任务训练，可提高步行周期的具体环节（例如：支撑相中期的负重，摆动相减重和跨步）。
- 根据下肢负重能力，改变其承受负荷。
- 通过强制步行运动，防止发生习得性失用。
- 通过悬吊减重平板进行步行训练，可减少步行中对摔倒的恐惧。
- 通过降低减重支撑量和增加平板速度，来增强动态平衡。
- 减少下肢代偿运动模式（例如：上肢支撑）。
- 恒定的平板速度提供了节律输入，加强交互步态运动模式。
- 促进髋关节外展。

在减重和平板系统步行训练中，增加平板速度、减少身体减重支撑和人为指导、增加平板步行时间可以使治疗进阶。比如，训练最初，采用低速（例如：0.3 米 / 秒）平板运动和少量下肢负重（减重 30%~40%），并在下肢和躯干骨盆处给予徒手辅助，步行时间持续 1~3 分钟。随着治疗的进行和患者的进步，可逐渐增加至与年龄匹配的步行速度（1.2~1.4 米 / 秒）、下肢承受全身重量且无人工辅助，步行持续 30 分钟。

减重和平板步行训练可以和机器治疗联合使用。用机器设备代替物理治疗师来移动患者下肢[36~39]。虽然已经对大量患者（包括脊髓损伤[39~43]、脑卒中[35,44,45]、帕金森病[46~48]和多发性硬化[49,50]）进行了减重平板步行训练效果的评估，但目前仍无法证明该训练方法优于其他方法，也不确定适应人群。

社区地面

社区步行训练可帮助患者回到原先生活环境和方式。进行室外社区训练前，必须判断这是否适合给定患者。

1. 路缘石　是一个有效的训练，通过爬一系列高度递增的台阶促进迈步。为了保证训练中的安全性，这些阶梯可以放置在治疗桌边、墙边或其他支持面边。改变台阶高度来进阶治疗，可从最初的 7.62~10.16cm 递增到 17.78cm。

2. 斜坡　患者可通过不同方式跨过斜坡和其他斜面。如果坡度较缓，患者上下斜坡时只需用较小的步伐。如果坡度较陡，患者则需用更小的步伐从对角线通过（走曲线或 Z 型线）。训练包括不同高度的斜面。在斜坡上步行需要有较低的步速、步频和步长。

3. 地形变化　社区步行包含各种地形，要求患者有足够的步行技巧。训练应包含在不平坦的地面、边道、草地、停车场等地形中行走。

4. 时间要求　不同社区环境下步行有精确的时间限制（时间同步）。在特定情况下，步行应该在时间限制内完成，这些情况包括穿过有交通灯的路口、踏上和踏下移动的走道、上电梯、穿过旋转门。

5. 开放环境　步行训练应该在开放环境下进行，比如商场、社区中心、百货店或者其他特定地点。因为是任务和环境导向的学习，训练应该在患者日常生活环境中进行。

其他室外社区训练活动如下：

- 进出大门（居住环境和商业机构）；
- 爬室外楼梯（例如：水泥楼梯）；
- 进出公共或私人交通工具；
- 视觉条件的改变（例如：从光线充足到不足）；
- 扫视环境。

越野式步行

越野式步行应用于各种需室外步行训练患者，并体现出不同的效果[51~58]。越野式步行可改善患者健康状况[55,59]。国际

越野式步行联盟（The International Nordic Walking Federation，INWA）给出的定义为：越野式步行是一项在普通步行中频繁使用越野撑杆的运动。越野式步行保留了自然步行中生物力学、姿势等各方面的特性[60]。

越野式步行涉及上肢和躯干肌肉的参与，能有效提高步行和有氧运动能力[60]。大量证据表明：在室外步行训练中使用越野式步行是有效的。越野式步行对慢性阻塞性肺病（Chronic Obstructive Pulmonary Disease，COPD）患者和冠心病患者是安全有效的[51]。帕金森患者使用越野式步行，可以提高其姿势稳定性、步长、步态模式和步态多样性[52]腰痛[53]、肌纤维痛[55,56]、间歇跛行[58]、Ⅱ型糖尿病引起肥胖[54]的患者进行越野式步行也是有效的。

越野式步行训练目标如下[60,61]：

- 增加心肺耐力；
- 改善站位对线和姿势；
- 改善平衡、灵活度和协调；
- 改善步态特征和步行速度；
- 促进多肌肉的参与；
- 增加关节活动度和力量。

越野式步行可从室内地面训练进阶到室外社区训练（见之前部分）。推动越野式步行发展的组织包括：美国越野式步行协会和国际北欧体育健身组织。

减重/地面

任务导向性的步行训练可以通过身体减重支撑系统在地面进行。一些减重系统装配脚轮（图 11.1），使减重步行训练能够在地面进行。将悬吊减重系统从运动平板移到地面为减重步行训练的持续进行创造了可移动的、安全有效的环境。虽然减重步行训练可以在地面进行，但很少有研究评估其对步行能力改善的有效性[62]。

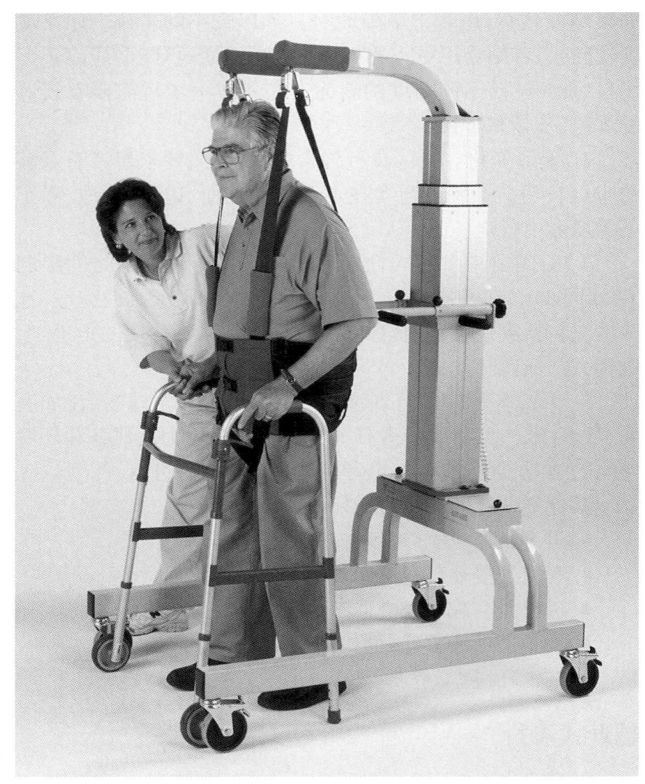

图 11.1 减重地面步行训练下使用助行器

在减重步行训练初期，可在患者需要的情况下给予口头指令和徒手辅助。在缺少运动平板步行节律输入的情况下，减重地面步行的速度应慢于平板步行训练。步行辅助设备，如手杖或者助行器可用在地面步行训练中（附录 11.A，步行辅助具：类型、步行模式、步行训练）。步行训练中，需要人工移动减重悬吊系统，以保持其和患者步行节律的一致性。在不使用步行辅助具的情况下，患者可以用双上肢掌控减重悬吊系统的移动，也可以在步行中自由往复摆动上肢（图 11.2）。

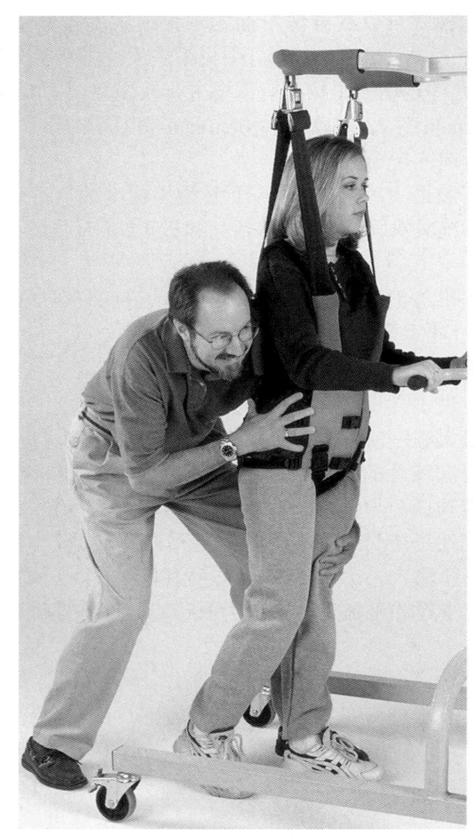

图 11.2 减重地面步行训练下不使用助行器。当患者前进时，治疗师用手引导患者移动

新兴的步行训练方案

其他用来提高步行能力的干预策略包括视觉模拟现实治疗[63~66]和步行运动想象训练[67~69]。视觉模拟现实治疗往往和运动平板及下肢机器人配合使用（图 11.3）。在视觉模拟现实的治疗中，计算机为患者提供视觉环境，并让患者在任务导向性的环境中进行步行训练。视觉、本体觉及听觉的反馈能够让患者在模拟现实的环境中强化步行学习。

运动想象是一种进行性想象运动，通过精神层面的反复训练以提高现实能力[69]。在患者进行步行运动想象时，大脑

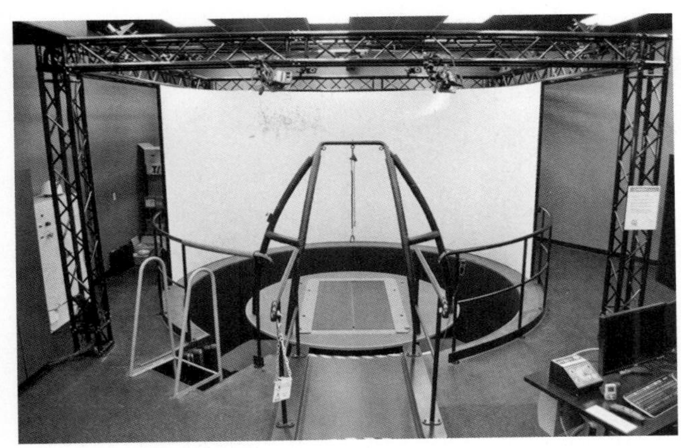

图 11.3 电脑辅助康复环境(Computer Assisted Rehabilitation Encironment,CAREN)扩展系统包含一个在移动基底面上的跑步机,一个 12 相机实时监控系统,120° ~180°圆柱形投影屏幕和一个环绕声响,曲线型的屏幕使患者在一个可视的环境中活动。该系统用于平衡和步态

的特定区域会像患者进行真正的步行一样被激活。有研究[69]证实不管患者是实际步行还是想象步行,大脑的感觉运动皮层区(supplementary motor area,SMA)中部都会被激活[69]。如果患者能够将运动想象训练和实际步行训练相结合,会取得更好的效果。

临床决策

根据上面讨论,有很多不同种类的干预策略可以提高步行能力。尽管这些康复干预措施被证明是有效的,但研究中没有证明某个特定的干预方法优于其他,也没有指出某个干预最有效的治疗量,或者在恢复阶段采用哪种特殊的干预策略[32,70~73]。当制定目标指导计划型训练时,将挑战干预措施的选择。

选择干预策略时需要考虑多种因素。根据运动控制和运动学习理论,我们目前提倡在步行训练中采用任务导向的、重复的干预方法[74]。两个基本治疗策略是**代偿**和**恢复**。代偿的治疗策略主要通过补偿失去的技能,提高患者现有的功能水平。例如,使用辅助设备(比如手杖)改善患者在步行过程中直立姿势。恢复的治疗策略是寻求能够重建患者步行功能的正常运动。减重平板训练系统可以看成是一种恢复策略,因为在减重平板步行训练中要尽可能的恢复患者的正常步行能力,减少代偿运动模式的发生。在很多干预案例中,需要在代偿和恢复策略间找到平衡。以下是选择具体干预策略时需要考虑的因素:

- 受伤程度(例如:感觉运动损伤程度、负重受限程度);
- 慢性病;
- 并发症;
- 心理不健康状况;
- 认知交流或行为障碍;
- 运动学习能力;
- 心理和财政支持;
- 出院目标。

当决定干预治疗量时,需要考虑神经塑性[75](第 19 章脑外伤)、力量训练和耐力训练[76]的原则。

总结

在很多康复机构中,恢复独立步行能力对于很多患者来说是极其重要的目标。步行直接影响患者在社会、文化和物理环境中的角色表现。步行训练的框架在上文中已经提出,在实际的训练过程中可以根据患者的情况进行调整。制定和执行针对患者特殊情况的步行训练方案时,我们需要进行详细的检查,与患者、患者家人、患者照料者进行交流沟通。

复习思考题

1. 描述步行训练原则。
2. 作为步行训练的补充训练活动,通过任务导向的方式进行力量训练的优点在哪里?如何决定任务导向性的任务?
3. 假设患者在平行杠中,描述一个指导患者训练的方法。
4. 室内地面步行的经典活动是什么?
5. 描述室内地面步行训练不同任务要求下的不同策略。
6. 描述悬吊减重平板步行训练的指导原则。
7. 悬吊减重平板步行训练的优点是什么?
8. 描述减重平板步行训练的参数。
9. 描述社区步行训练的训练活动。
10. 在很多干预案例中,需要在代偿和恢复策略间找到平衡。在选择具体的干预策略时需要考虑哪些因素?

病例分析

病史

患者74岁,男性,右利手,右侧急性无力数小时入院,CT扫描未见异常;颈动脉多普勒未见异常,无明显狭窄。ECG正常范围内。胸片没有明显病变。全血细胞计数(CBC)正常范围内。

体格检查

血压:130/70mmHg
心率:80次/分
呼吸:20次/分
体温:97.9℉(36.6℃)
头、眼、耳鼻喉未见异常
胸叩诊、听诊未见异常
颈部柔软,无颈动脉杂音
腹部检查,肥胖无压痛或者肿块
四肢无畸形

初步神经检查

患者清醒且有轻度构音障碍,言语表达流利。可执行复杂指令。无忽略或失认。视野完整。眼球运动正常无震颤。双瞳孔等大、对光正常。脸右侧下垂。脸部感觉正常。舌头和软腭在中线位置。运动检查表明有右侧痉挛性偏瘫。右上肢三角肌3+/5,肱三头肌正常,肱二头肌2+/5,指屈肌2+/5,右下肢髂腰肌2/5,股四头肌3/5,腓肠肌4-/5,无自发踝背屈运动。深反射右侧轻微活跃,右侧巴宾斯基征阳性。左侧各肌群力量正常,各种感觉正常。

诊断

左侧脑血管意外。

既往史

非胰岛素依赖型糖尿病7年;
肥胖[身高5英尺7英寸(170.2厘米),体重102公斤];
无高血压、心脏病,既往无脑卒中;
前列腺切除。

用药

阿司匹林(q.d);
甲磺吖庚脲(250mg q.d);
胰岛素(bid)。

社会史

已婚,和妻子居住在两层楼房。患者在一楼,有两个楼梯。患者是退休的海产商人。

认知

清醒,能够听从简单指令,注意力在正常范围内;
对地点、时间、人物、环境的定向力正常;
记忆:即刻和短期记忆障碍,长期记忆在功能正常;
安全性:在功能状态下保持安全;
解决问题:较小的损伤;
执行功能:计划、决定存在困难;
自我洞察力:在最小的提示下认识到当前自身不足。

交流

听理解:正常;
阅读理解:正常;
写作表达:右手主导,左手也可;
语言表达:正常;
运动语言:轻微障碍。

感觉

听觉:正常;
视觉:正常;
本体感觉:正常。

关节活动度

左上肢、左下肢:被动活动正常;
右上肢被动关节活动:正常,指腕无挛缩;
右下肢被动关节活动:正常;
右肩关节半脱位:1/2 英寸(1.27 厘米)(一指宽)。

肌张力

左上肢和左下肢:正常;
右上肢:肩关节下降;屈肘肌、旋前肌、腕、指屈肌张力增高,达到改良 Ashworth 1 级;
右下肢:髋、膝肌张力减退;踝趾屈肌改良 Ashworth 2 级。

肌力 / 主动关节活动度

左上肢和左下肢:正常;
右上肢:在肩关节屈曲、外展、外旋,伴随肘关节屈曲并对抗重力时,运动控制较差;
右下肢:伸屈协同模式,能够抗重力进行下肢运动。

平衡

坐位:
静态平衡:好,没有手支撑下能保持稳定;
动态平衡:一般,能够接受较少的外界干扰。
站立:
静态平衡:差,需要手支撑帮助;
动态平衡:差,无法对抗外界干扰,移动中无法保持平衡。

姿势改变

驼背;
头前倾姿势。

步态

在帮助下能够在平行杠中步行 10 米;
步态异常:步态不稳,需要口头指令帮助,右下肢向前的过程中足廓清减少,可从踝足矫形器中获益。

知觉

空间意识正常。

皮肤

干燥
完整

心理功能

情感：合适，没有抑郁或情绪压抑；
药物适应：良好；
康复积极性：良好。

功能：(FIM)

吃饭 =6
洗漱 =4
洗澡 =4
穿上衣 =4　穿裤子 =4
上厕所 =5
小便 =5
大便 =5
床椅转移 =3
厕所转移 =2
洗澡转移 =2
步行 =1　轮椅 =5
楼梯 =1
理解 =7
表达 =5
社交 =7
解决问题 =7
记忆 =5

床上活动

患者需要较小协助翻到健侧，推起至坐位。

患者目标

我想像以前一样步行。

指导性问题

1. 找出影响该患者步行功能的问题，包括直接损害、间接损害和活动限制；
2. 确定早期目标（2 周以内）和步行训练预期结果；
3. 确定三个步行补充训练措施；
4. 确定三个步行训练环境并说明训练过程。

参考文献

1. Bohannon, RA, Andrews, AW, and Smith, MB: Rehabilitation goals of patients with hemiplegia. Int J Rehabil Res 11(2):181, 1988.
2. Lord, SE, et al: Community ambulation after stroke: How important and obtainable is it and what measures appear predictive? Arch Phys Med Rehabil 85(2):234, 2004.
3. Bain, NB, et al: Factors associated with health-related quality of life in chronic spinal cord injury. Am J Phys Med Rehabil 86(5):387, 2007.
4. Jorgensen, HS, et al: Recovery of walking function in stroke patients: The Copenhagen Stroke Study. Arch Phys Med Rehabil 76(1):27, 1995.
5. National Spinal Cord Injury Statistical Center (NSCIS): The 2010 Annual Report for the Spinal Cord Injury Model Systems. NSCIS, Birmingham, AL. Retrieved July 30, 2012, from https://www.nscisc.uab.edu/PublicDocuments/reports/pdf/2010%20NSCISC%20Annual%20Statistical%20Report%20-%20Complete%20Public%20Version.pdf.
6. Duncan, RP, and Earhart, GM: Measuring participation in individuals with Parkinson disease: Relationships with disease severity, quality of life, and mobility. Disabil Rehabil 33(15-16):1440–1446, 2011.
7. American Physical Therapy Association (APTA): Guide to Physical Therapist Practice, ed 2. APTA, Alexandria, VA, 2003.
8. Schmid, A, et al: Improvements in speed-based gait classifications are meaningful. Stroke 38(7):2096, 2007.
9. Kierkegaard, M, et al: The relationship between walking, manual dexterity, cognition and activity/participation in persons with multiple sclerosis. Mult Scler 18(5):639–646, 2012.
10. Barbeau, H, and Rossignol, S: Recovery of locomotion after chronic spinalization in the adult cat. Brain Res 412(1):84, 1987.
11. Lovely, RG, et al: Effects of training on the recovery of full-weight-bearing stepping in the adult spinal cat. Exp Neurol 92(2):421–435, 1986.
12. Edgerton, VR, et al: Use-dependent plasticity in spinal stepping and standing. Adv Neurol 72:233, 1997.
13. Adkins, DL, et al: Motor training induces experience-specific patterns of plasticity across motor cortex and spinal cord. J Appl Physiol 101(6):1776, 2006.

14. Nudo, RJ: Functional and structural plasticity in motor cortex: Implications for stroke recovery. Phys Med Rehabil Clin North Am 14(1 Suppl):S57, 2003.
15. Nudo, RJ: Plasticity. NeuroRx 3(4):420, 2006.
16. Nudo, RJ: Neural bases of recovery after brain injury. J Commun Disord 44(5):515, 2011.
17. Rossini, PM, et al: Neuroimaging experimental studies on brain plasticity in recovery from stroke. Eura Medicophys 43(2): 241–254, 2007.
18. Al-Jarrah, M, et al: Endurance exercise training promotes angiogenesis in the brain of chronic/progressive mouse model of Parkinson's disease. Neurorehabilitation 26(4):369, 2010.
19. Petzinger, GM, et al: Enhancing neuroplasticity in the basal ganglia: The role of exercise in Parkinson's disease. Mov Disord 25(Suppl 1):S141, 2010.
20. Vergara-Aragon, P, Gonzalez, CL, and Whishaw, IQ: A novel skilled-reaching impairment in paw supination on the "good" side of the hemi-Parkinson rat improved with rehabilitation. J Neurosci 23(2):579, 2003.
21. Behrman, AL, et al: Locomotor training progression and outcomes after incomplete spinal cord injury. Phys Ther 85(12):1356, 2005.
22. Dobkin, B, et al: Weight-supported treadmill vs over-ground training for walking after acute incomplete SCI. Neurology 66(4):484, 2006.
23. Duncan, PW, et al: Body-weight-supported treadmill rehabilitation after stroke. N Engl J Med 364(21):2026, 2011.
24. Fritz, S, et al: Feasibility of intensive mobility training to improve gait, balance, and mobility in persons with chronic neurological conditions: A case series. J Neurol Phys Ther 35(3):141, 2011.
25. Fulk, GD: Interventions to improve transfers and wheelchair skills. In O'Sullivan, SB, and Schmitz, TJ: Improving Functional Outcomes in Physical Rehabilitation. FA Davis, Philadelphia, 2010, p 138.
26. O'Sullivan, SB: Interventions to improve standing control and standing balance skills. In O'Sullivan, SB, and Schmitz, TJ: Improving Functional Outcomes in Physical Rehabilitation. FA Davis, Philadelphia, 2010, p 163.
27. Schmitz, TJ: Interventions to improve locomotor skills. In O'Sullivan, SB, and Schmitz, TJ: Improving Functional Outcomes in Physical Rehabilitation. FA Davis, Philadelphia, 2010, p 194.
28. van de Port, IG, et al: Effects of circuit training as alternative to usual physiotherapy after stroke: Randomised controlled trial. BMJ 344:e2672, 2012.
29. Rose, D, et al: Feasibility and effectiveness of circuit training in acute stroke rehabilitation. Neurorehabil Neural Repair 25(2):140, 2011.
30. Combs, SA, et al: Effects of an intensive, task-specific rehabilitation program for individuals with chronic stroke: A case series. Disabil Rehabil 32(8):669, 2010.
31. Wing, K, Lynskey, JV, and Bosch, PR: Whole-body intensive rehabilitation is feasible and effective in chronic stroke survivors: A retrospective data analysis. Topics Stroke Rehabil 15(3):247, 2008.
32. English, C, and Hillier, SL: Circuit class therapy for improving mobility after stroke. Cochrane Database Syst Rev (7):CD007513, 2010.
33. Wevers, L, et al: Effects of task-oriented circuit class training on walking competency after stroke: A systematic review. Stroke 40(7):2450, 2009.
34. Behrman, AL, and Harkema, SJ: Locomotor training after human spinal cord injury: A series of case studies. Phys Ther 80(7):688, 2000.
35. Kosak, MC, and Reding, MJ: Comparison of partial body weight–supported treadmill gait training versus aggressive bracing assisted walking post stroke. Neurorehabil Neural Repair 14(1):13, 2000.
36. Hidler, J, et al: Multicenter randomized clinical trial evaluating the effectiveness of the Lokomat in subacute stroke. Neurorehabil Neural Repair 23(1):5, 2009.
37. Wu, M, et al: A cable-driven locomotor training system for restoration of gait in human SCI. Gait Posture 33(2):256, 2011.
38. Wu, M, et al: A novel cable-driven robotic training improves locomotor function in individuals post-stroke. Conf Proc IEEE Eng Med Biol Soc (8539–8542), 2011.
39. Field-Fote, EC, and Roach, KE: Influence of a locomotor training approach on walking speed and distance in people with chronic spinal cord injury: A randomized clinical trial. Phys Ther 91(1):48, 2011.
40. Dobkin, B, et al: Weight-supported treadmill vs over-ground training for walking after acute incomplete SCI. Neurology 66(4):484, 2006.
41. Jayaraman, A, et al: Locomotor training and muscle function after incomplete spinal cord injury: Case series. J Spinal Cord Med 31(2):185, 2008.
42. Harkema, SJ, et al: Balance and ambulation improvements in individuals with chronic incomplete spinal cord injury using locomotor training–based rehabilitation. Arch Phys Med Rehabil, July 20, 2011 [Epub ahead of print].
43. Behrman, AL, et al: Locomotor training restores walking in a non-ambulatory child with chronic, severe, incomplete cervical spinal cord injury. Phys Ther 88(5):580–590, 2008.
44. Plummer, P, et al: Effects of stroke severity and training duration on locomotor recovery after stroke: A pilot study. Neurorehabil Neural Repair 21(2):137, 2007.
45. Duncan, PW, et al: Body-weight-supported treadmill rehabilitation after stroke. N Engl J Med 364(21):2026, 2011.
46. Fisher, BE, et al: The effect of exercise training in improving motor performance and corticomotor excitability in people with early Parkinson's disease. Arch Phys Med Rehabil 89(7):1221, 2008.
47. Toole, T, et al: The effects of loading and unloading treadmill walking on balance, gait, fall risk, and daily function in parkinsonism. Neurorehabilitation 20(4):307, 2005.
48. Miyai, I, et al: Treadmill training with body weight support: Its effect on Parkinson's disease. Arch Phys Med Rehabil 81(7): 849, 2000.
49. Giesser, B, et al: Locomotor training using body weight support on a treadmill improves mobility in persons with multiple sclerosis: A pilot study. Mult Scler 13(2):224, 2007.
50. Fulk, GD: Locomotor training and virtual reality-based balance training for an individual with multiple sclerosis: A case report. J Neurol Phys Ther 29(1):34, 2005.
51. Breyer, M, et al: Nordic walking improves daily physical activities in COPD: A randomised controlled trial. Respir Res 2010 (doi:10.1186/1465-9921-11-112). Retrieved June 16, 2012, from www.ncbi.nlm.nih.gov/pmc/articles/PMC2933683/pdf/1465-9921-11-112.pdf.
52. Reuter, S, et al: Effects of a flexibility and relaxation programme, walking, and Nordic walking on Parkinson's disease. J Aging Res 2011 (doi: 10.4061/2011/232473). Retrieved June 16, 2012, from www.ncbi.nlm.nih.gov/pmc/articles/PMC3095265/pdf/JAR2011-232473.pdf.
53. Hartvigsen, J, et al: Supervised and non-supervised Nordic walking in the treatment of chronic low back pain: A single blind randomized clinical trial. BMC Musculoskelet Disord 2010 (doi: 10.1186/1471-2474-11-30). Retrieved June 16, 2012, from www.ncbi.nlm.nih.gov/pmc/articles/PMC2831827/pdf/1471-2474-11-30.pdf.
54. Fritz, T, et al: Effects of Nordic walking on health-related quality of life in overweight individuals with type 2 diabetes mellitus, impaired or normal glucose tolerance. Diabet Med 28(11): 1362, 2011 (doi:10.1111/j.1464-5491.2011.03348.x). Retrieved June 16, 2012, from www.ncbi.nlm.nih.gov/pmc/articles/PMC3229676/pdf/dme0028-1362.pdf.
55. Kim, DJ: Nordic walking in fibromyalgia: A means of promoting fitness that is easy for busy clinicians to recommend. Arthritis Res Ther 13(1):103, 2011 (doi:10.1186/ar3225). Retrieved June 16, 2012, from www.ncbi.nlm.nih.gov/pmc/articles/PMC3157638/?tool=pmcentrez.
56. Mannerkorpi, K, et al: Does moderate-to-high intensity Nordic walking improve functional capacity and pain in fibromyalgia? A prospective randomized controlled trial. Arthritis Res Ther 12(5):R189, 2010 (doi: 10.1186/ar3159). Retrieved June 16, 2012, from www.ncbi.nlm.nih.gov/pmc/articles/PMC2991024/pdf/ar3159.pdf.
57. Walter, PR, et al: Acute responses to using walking poles in patients with coronary artery disease. J Cardiopulm Rehabil 16(4):245, 1996.
58. Oakley, C, et al: Nordic poles immediately improve walking distance in patients with intermittent claudication. Eur J Endovasc Surg 36(6):689, 2008.
59. Rutlin, T: Activating older adults with "Nordic" pole walking and exercise programs. Journal on Active Aging 10(5):66, 2011.
60. International Nordic Walking Federation (INWA): Definition of Nordic Walking, 2010. Retrieved June 18, 2012, from http://inwa-nordicwalking.com/.
61. Nottingham, S, and Jurasin, A: Nordic Walking for Total Fitness. Human Kinetics, Champaign, IL, 2010.

62. Fulk, G: Locomotor training with body weight support after stroke: The effects of different training parameters. J Neurol Phys Ther 28:20, 2004.
63. Laver, K, et al: Cochrane review: Virtual reality for stroke rehabilitation. Eur J Phys Rehabil Med 48:1, 2012.
64. Mirelman, A, Bonato, P, and Deutsch, JE: Effects of training with a robot–virtual reality system compared with a robot alone on the gait of individuals after stroke. Stroke 40(1):169, 2009.
65. Mirelman, A, et al: Virtual reality for gait training: Can it induce motor learning to enhance complex walking and reduce fall risk in patients with Parkinson's disease? J Gerontol A Biol Sci Med Sci 66(2):234, 2011.
66. Mirelman, A, et al: Effects of virtual reality training on gait biomechanics of individuals post-stroke. Gait Posture 31(4):433–437, 2010.
67. Deutsch, JE, Maidan, I, and Dickstein, R: Patient-centered integrated motor imagery delivered in the home with telerehabilitation to improve walking after stroke. Phys Ther 92(8): 1065, 2012.
68. Verma, R, et al: Task-oriented circuit class training program with motor imagery for gait rehabilitation in poststroke patients: A randomized controlled trial. Topics Stroke Rehabil 18 (Suppl 1): 620, 2011.
69. Malouin, F, and Richards, CL: Mental practice for relearning locomotor skills. Phys Ther 90(2):240, 2010.
70. Mehrholz, J, et al: Treadmill training for patients with Parkinson's disease. Cochrane Database of Syst Rev (1): CD007830, 2010.
71. Laver, K, et al: Cochrane review: Virtual reality for stroke rehabilitation. Eur J Phys Rehabil Med 48(3): 523, 2012.
72. Mehrholz, J, Kugler, J, and Pohl, M: Locomotor training for walking after spinal cord injury. Cochrane Database Syst Rev (2):CD006676, 2008.
73. States, RA, Salem, Y, and Pappas, E: Overground gait training for individuals with chronic stroke: A Cochrane systematic review. J Neurol Phys Ther 33(4):179–186, 2009.
74. Shumway-Cook, A, and Woollacott, MH: Motor Control: Translating Research Into Clinical Practice, ed 4. Lippincott Williams & Wilkins, Philadelphia, 2012.
75. Kleim, JA, and Jones, TA: Principles of experience-dependent neural plasticity: Implications for rehabilitation after brain damage. J Speech Lang Hear Res 51(1):S225, 2008.
76. Durstine, JL, et al (eds): ACSM's Exercise Management for Persons With Chronic Diseases and Disabilities, ed 3. American College of Sports Medicine, Champaign, IL, 2009.

推荐阅读

Darter, BJ, and Wilken, JM: Gait training with virtual reality–based real-time feedback: Improving gait performance following transfemoral amputation. Phys Ther 91(9):1385, 2011.
Espay, AJ, et al: At-home training with closed-loop augmented-reality cueing device for improving gait in patients with Parkinson disease. J Rehabil Res Dev 47(6):573, 2010.
Galvez, JA, et al: Trainer variability during step training after spinal cord injury: Implications for robotic gait-training device design. J Rehabil Res Dev 48(2):147, 2011.
Geroin, C, et al: Combined transcranial direct current stimulation and robot-assisted gait training in patients with chronic stroke: A preliminary comparison. Clin Rehabil 25(6):537, 2011.
Hidler, J, et al: ZeroG: Overground gait and balance training system. J Rehabil Res Dev 48(4):287, 2011.
Kang, HK, et al: Effects of treadmill training with optic flow on balance and gait in individuals following stroke: Randomized controlled trials. Clin Rehabil 26(3):246, 2012.
Liu, HH, et al: Assessment of canes used by older adults in senior living communities. Arch Gerontol Geriatr 52(3):299, 2011.
Moe, RH, Fernandes, L, and Osterås, N: Daily use of a cane for two months reduced pain and improved function in patients with knee osteoarthritis. J Physiother 58(2):128, 2012.
Mulroy, SJ, et al: Gait parameters associated with responsiveness to treadmill training with body-weight support after stroke: An exploratory study. Phys Ther 90(2):209, 2010.
Perez, C, and Feung, J: An instrumented cane devised for gait rehabilitation and research. J Phys Ther Educ 25 (1):36, 2011.
Tefertiller, C, et al: Efficacy of rehabilitation robotics for walking training in neurological disorders: A review. J Rehabil Res Dev 48(4):387, 2011.
Wirz, M, et al: Effectiveness of automated locomotor training in patients with acute incomplete spinal cord injury: A randomized controlled multicenter trial. BMC Neurol 11:60, 2011.

步行辅助具:类型、步行模式、步行训练

附录 11.A

步态模式和类型

目前主要有三种步行辅助设备:手杖、拐杖和助行器。每种都曾在基础设计上进行多次改良,以满足患者具体诊断和问题。辅助设备处方因人而异,涉及的问题包括:平衡、疼痛、疲劳、无力、关节不稳定、骨骼负荷大和美容术后。辅助设备的另一个功能是消除或减轻下肢(lower extremity,LE)负重。减重机制是借助辅助具将力从上肢(upper extremities,UEs)转移到地面。恰当的辅助器处方需要结合患者身体负重状况。临床上常用的身体负重状态描述符号如知识点 11.A.1 所示。肥胖人群识别方法如知识点 11.A.2 所示。

手杖

大部分临床上使用的手杖都是由铝合金制成。有证据表明手杖能有效改善平衡[1,2,3]和姿势稳定[1,4,5,6]。尽管手杖能减少下肢生物力学负重[2,7],但这并不适用于负重受限的患者(例如:无负重或部分负重)。患者通常将手杖用于非患侧肢体。健侧上肢配合对侧下肢运动,这种握杖方式能够产生正常交替运动步态。与患侧握拐相比,该握法可以扩大支撑面,减少重心(center of mass,COM)摆动。

几个研究[4,8,9,10]表明手杖用于健侧可减少患侧髋外展肌的活动。在正常步态中,支撑侧下肢髋外展肌收缩,能够有效减少对侧骨盆在摆动相中的下沉。这防止骨盆向对侧倾斜,但同时产生作用于支撑侧髋关节的压力。通过上肢手杖的使用能够有效减少支撑下肢的压力。通过手杖传导由地面产生的反作用力,有效的保持对侧骨盆在重心转移时的稳定性[3]。因此,髋外展肌的张力需求减少,关节压力也随之减小。

几股由地面产生的反作用力对关节造成挤压,我们可以通过使用手杖减少这些压力。早期在 Ely 和 Smidit 的研究[11]中发现:对侧使用手杖可以减少垂直方向和后方的地面反作用力。他们发现垂直方向压力峰值减小程度取决于身体重心转移到手杖的程度,这是减少患侧髋关节肌肉收缩的主要因素。Neumann[8]在一组全由髋关节置换术(total hip arthroplasty,THA)后患者组成的研究中发现:患侧使用手杖的患者,患侧髋外展肌肌电活动(electromyography,EMG)值减少 31%,低于不使用手杖的平均值。与无负重或使用手杖下相比,髋关节置换术后患者健侧使用手杖同时患侧负重,能够减少 40% 的髋外展肌活动[10]。

知识点 11A.1　负重状态的临床描述

- 全负重(Full weight-bearing,FWB):负重无限制,下肢可支撑 100% 体重
- 无负重(Non-weight-bearing,NWB):患侧下肢不承重,足 / 脚趾不与地面接触
- 部分负重(Partial weight-bearing,PWB):下肢承受部分体重,有时用体重的百分比表达部分负重状态(例:20% 或 50%)
- 足趾接触负重(Toe-touch weight-bearing,TTWB)或足趾向下负重(touch-down weight-bearing,TDWB):患侧脚趾仅仅接触地面以改善平衡(不负重)
- 忍耐负重(Weight-bearing as tolerated ,WBAT):患侧下肢负重障碍,但强忍受着支撑体重

知识点 11A.2　步行辅助设备

对于所有患者而言,选择辅助具时考虑的首要因素是安全和功能(手杖、拐杖和助行器)。考虑因素如下:

- 设备具有适当的负重能力。肥胖患者设备制造商通常按照最大重量来设计每一款产品。标准设备应具备负重 250~300 磅(113.5~136.2kg)的能力,肥胖患者设备应达到 400~1000 磅(181.6~454kg)。
- 确定合适的尺寸(高度和宽度)。这需要了解个体身体的人类学特征(测量和比例)。
- 由于下肢长度问题以及增加支撑面以维持重心的需要,大部分患者行走中支撑面较宽。如果身体前侧负重不均衡(例如:腹部),上身的姿势会进一步改变以对抗身体前部重力作用。

以下是为肥胖患者设计的手杖、拐杖和助行器的一般特性和构造。这些信息代表大多数而非具体个例。随着新产品不断上市,为患者量身定做的设备能够有效满足个体需要。

注意:当确定或验证肥胖症患者使用的辅助具时,我们推荐使用能扩展患者能力的辅助具。

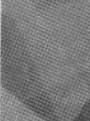

知识点 11A.2 步行辅助设备 续

助行器

- 肥胖患者通常需要更宽、更深的框架
- 普适高度从 5 尺 3 寸 ~6 尺 10(160~208cm)
- 可调节高度从 31~41.25 寸(77.5~103cm)
- 常见宽度 23.5~30 寸(58.8~75cm)
- 可能包含前侧交叉的支柱以增加稳定性
- 承重范围 500~700 磅(227~317.8kg)(无座),40~500 磅(18.2~227kg)(有座)
- 助行器重量 7~12 磅(3.2~5.5kg)(无座),19~26 磅(8.6~11.8kg)(有座)
- 座位尺寸:高 22 英寸(55cm),宽 17.5~18 英寸(44.5~45cm),深 13~14 英寸(32.5~35cm)
- 部分结构使用金属框架;对于轮椅操作者,通常使用大尺寸轮子

腋拐

- 肥胖患者腋拐通常由金属构成
- 普适高度从 5 英尺 2 英寸 ~7 英尺 4 英寸(157.5~309.7cm)不等
- 腋拐可调节高度为 44~60 英寸(110~150cm)
- 承重 550~1000 磅(249.7~454kg)
- 拐脚直径:2 英寸(5cm)
- 腋拐重:4 磅 6 盎司 ~5 磅(1.81~2.27kg)

前臂拐

- 肥胖患者前臂拐通常由金属构成。
- 普适高度:5 英尺 ~6 英尺 7 英寸(152.4~200.7cm)
- 前臂拐高度(手到地面的距离):28 英寸 ~42 英寸(70.7~210cm);前臂绑带范围:8~9.5 英寸(20~23.75cm)。使用标准前臂拐时,腿和前臂部分高度的调整是分开的。
- 负重:500~700 磅(227~317.8kg)
- 拐脚直径:2 英寸(5cm)
- 拐重:2 磅 6 盎司 ~5 磅 7 盎司(1.29~3.62kg)

手杖

- 肥胖患者手杖通常由金属构成;大部分包含一个管状把手和由螺丝加固的加强把手。
- 普适高度:4 英尺 10 英寸 ~6 英尺 4 英寸(147.3~193cm)
- 整体可调节高度:25~46 英寸(62.5~115cm)
- 承重:500~700 磅(227~317.8kg)
- 手杖重:1.8~2 磅(0.82~0.91kg)

四脚拐

- 肥胖患者四脚拐通常由金属构成,并且配有双层的底部;大多配备螺丝加固的把手
- 普适高度:4 英尺 11 英寸 ~6 英尺 5 英寸(149.9~195.6cm)
- 整体调节高度:29~39 英寸(72.5~97.5cm)
- 承重:500~700 磅(227~317.8kg)
- 自重:4~5 磅(1.81~2.27kg)
- 拐脚尺寸:小基底为 6×8 英寸(15×20cm),大基底为 8×12 英寸(20×30cm)

[a]Trimble,T:Outsize patients-a big challenge,ENW,2008. 检索 July 13,2012,from http://enw.org/obese.htm

[b]患者安全审查中心(Tampa,FL):Patient Care Ergonomics Resource Guide,Safe Patient Handing and Movement. Veterans 健康管理和防护部门,Washington,DC,2005,检索 July 13,2012,from www,visn8.va.gov/visn8/patientsafetycenter/resguide/ErgoGuidePtTwo.pdf

研究表明[4,8,9,10]手杖能有效减少髋部应力。这对于爬楼梯等活动十分重要，这些活动通常造成髋部应力增加。健侧握手杖能减少骨关节炎（osteoarthritis，OA）患者膝关节疼痛[7,12]。很显然，对于髋、膝关节置换术或退行性关节病患者而言，手杖是有效的辅助具。知识点 11A.3 总结了现存的有关手杖功能和影响的研究[1,4,7,12,13,14]。

Maguire 等人[4]发现：对于脑卒中患者，健侧握手杖能够减少 21.86% 的臀中肌活动和 19.14% 的阔筋膜张肌活动。这个发现对于经常使用手杖的脑卒中患者而言非常重要，因为改善姿势控制和平衡反应的策略会受到髋外展力量不足的影响。

除了将应力从患侧转向健侧，手杖可以在个体功能基础上改善步态，增加动态稳定性同时增加平衡能力。这是通过多点接触地面，增加支撑面而实现的。手杖提供的稳定性是一个闭联集。宽基底（四脚）手杖提供最大稳定性，标准（单脚）手杖提供的最小。以下将描述几种临床上常见手杖，同时分析它们的优缺点。

知识点 11A.3 证据总结 手杖

参考	受试者	干预设计	持续时间	结果	评价
Jones 等人[17]（2012）	64 位膝关节骨关节炎患者；89% 男性和 11% 的女性，随机分配到实验组（EG）和对照组（CG）；根据人口统计学和临床特点均匀分配	单盲平行随机对照试验；实验组使用单脚手杖，对照组不使用；结果测量（OMs）：疼痛视觉模拟分析（VAS），功能（膝关节严重程度调查表和骨性关节炎指数）；整体健康（SF-36）；以及能量消耗（6MWT/ATS）	两个月；基线测量一次 OMs，30 天和 60 天再测一次	与对照相比，实验组在疼痛（ES 0.18）和功能（ES 0.13）上明显改善，两组 SF-36 条目［身体功能（ES0.07）和身体疼痛（ES0.08）以及能量消耗（ES0.21）］	对于骨性关节炎患者而言，手杖可以有效缓解疼痛，提高功能和生活质量。患者应当被告知在恢复功能、减少疼痛以及达到少能量消耗之前，需要一段适应时间
Maguire 等人[4]（2010）	13 位单侧偏瘫患者：5 女 8 男；平均年龄 64 岁（标准差 14）；脑卒中后平均时间：9.2 周（平均 5~6 周，标准差 3.8）	随机试验，在以下三个条件下采用自选步态：①使用手杖；②使用 TheraTogs（弹性矫形器提供垂直方向的支持以提高稳定性）；③在臀中肌和阔筋膜张肌处使用绷带；OMs：从基线到顶峰肌电图、时间 / 空间步态特征	三种情境下的个体试验和基线数据	使用手杖可以减少 21.86% 的臀中肌的活动量；使用 TheraTogs 可增加 16.47%；使用绷带增加了 5.8% 使用手杖减少 1.10% 的阔筋膜张肌活动量，使用绷带减少 3%。步速（m/sec）基线 =0.44，手杖 =0.45 绷带 =0.48，TheraTogs=0.49	脑卒中之后，手杖的使用减少了髋外展肌的活动；在使用绷带和 TheraTogs 后，偏瘫患者髋部外展肌的活动和步速增加；手杖在偏瘫早期中作用不大；TheraTogs 和绷带更有助于肌肉活动和维持平衡；试验有较好的长期效果
Bohannon 等人[13]（2011）	11 位不常使用手杖的患者，获取方式为回访记录；平均年龄：79.1（标准差 =12.0）	通过描述性研究，决定是否用单脚手杖来维持静态站立时间；测量结果：单腿平衡时间（30 秒截止）	测量双侧单腿平衡时间，在以下两种情况下使用计时器：①使用手杖；②不使用手杖	将左侧（t=4.99；p<0.001）和右侧（t=7.82；p<0.001）均使用手杖者的姿势保持时间与未使用手杖者比较	证实使用手杖可以提高单腿平衡时间；对于不使用手杖的患者而言，实验提供了一个简单的方法，通过简单设备来增加稳定性
Beauchamp 等人[13]（2009）	14 位男性脑卒中住院患者；根据步态对称性将患者分成两组，对称的（5 人），不对称的（9 人）	实验设计：在以下三个条件下让患者在压力感受性走道上行走：①没有手杖；②单脚手杖；③四脚手杖。OMs：用 GAITRite+ 系统测量步态的时空参数	在同一试验中测量三种不同的情形	标准手杖有助于提高不对称步态的对称性（p=0.028）；四脚手杖不能改进对称性（p=0.36）：对于对称步态的个体，单脚的（p=0.88）和四脚手杖（p=0.32）均对对称性没有影响	对于不对称步态的患者，手杖可以有效地提高步态的对称性；更深入的研究已经证实辅助器具在偏瘫患者早期和长期恢复的影响

知识点 11A.3 证据总结 手杖 续

参考	受试者	干预设计	持续时间	结果	评价
Nolen 等人[14] (2010)	19 位物理治疗学生志愿者(12 男 7 女),志愿者接受过所有手杖使用说明的培训;年龄跨度:22~30 岁	个体在压力敏感性步道上行走,分以下四种情况:①不用手杖;②标准的单脚手杖(STC);③三脚手杖(TPC);④四脚手杖(SQC);OMs:使用 GAITRite+ 系统记录空间步态参数	给所有受试者开会进行试验情况说明,会后三天在一次试验中进行四种情况检测	在不用手杖、单脚手杖、三脚手杖、四脚手杖四种情况下,受试者表现为不断较少的步速、步调,不断增加的摆动相和支撑相时间($p< 0.001$);四种情况在步长和跨步长没有显著差异($p>0.05$);与 STC 及 TPC 相比,SQC 因为较长的支撑时间引起步行速度和步调的减慢($p<0.008$)	使用 SQC 表现最稳定,但没效最低;STC 表现最有效,但最不稳定;若考虑到步行效率和手杖的稳定性,TPC 最合适;小样本不能证明该结果可用于所有偏瘫患者
Jones 等人[12] (2012)	64 位膝关节骨性关节炎患者,其 VAS 评分 3~7;89% 女性,11% 男性;平均年龄 61.7 岁;在过去 3 个月内没有使用过手杖	观察性横断面研究;结果测量:通过 Cosmed K4b2 便携气体分析系统,在 6MWT/ATS 下测量以下两种情况的信息:①用标准手杖②不使用手杖	测试 7 天内单独的两个时间段进行测试,每种条件检测两次:第一天:一个条件下的两个测试;第二天:另一个条件下的两个测试	相比使用手杖,受试者在无手杖下走得更远($p< 0.001$);使用手杖可增加 50% 耗氧量(VO_2)和 80% 的氧消耗($p< 0.001$);疼痛降低 20%($p< 0.001$)	必须注意观察能量消耗,因为它在使用手杖适应阶段显著增高。(考虑到手杖的使用会改变步行的机械性)。需要长期随访研究来判断手杖在能量消耗上的影响,以及是否发生适应性改变

手杖的种类

标准手杖

标准手杖又称单脚手杖或直杖(表 11A.1A)。它由木头制成,有一个半圆(弯曲)或 T 型把手。

- 优点:价格便宜,适用于楼梯或其他面积较小的路况。
- 缺点:不可调试,必须定制。支撑点在半圆形把手前面,而非把手下方。T 型把手只能在手周围轻微转移支撑点。

铝制可调式标准手杖

设计与标准手杖相同(图 11A.1B)。由铝制成,半圆形把手上覆盖塑料。这种可伸缩的设计使得设备可通过一个按钮轻易调解高度。不同制造商的设备可调解高度略有不同。但是通常在 68~98cm。(注意:大部分可调式标准手杖使用一个按钮系统来改变高度;许多拐杖包含一个由翼形螺母或螺丝加固袖带)

- 优点:可快速调节合适高度。重量轻,适用于楼梯。
- 缺点:支撑点在把手前方,而非下方。比木制标准手杖

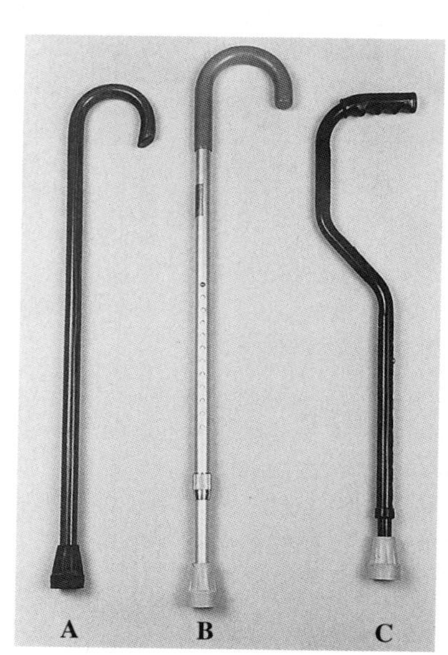

图 11A.1 如图:(**A**)标准木质手杖。(**B**)铝制可调节手杖。(**C**)可调节偏调手杖

更昂贵。

铝制可调节偏调手杖

手杖前端支杆偏向前端，形成一个直的偏调握把。由铝制成，有一个塑料或橡胶的抓握把手(图 11A.1C)。通过按钮调节高度，这种收缩设计的可调节高度约为 68~98cm。

- 优点：这种手杖的设计可以使支撑点位于手的正下方，可承受较大压力。调节快速，重量轻，适合楼梯。
- 缺点：比上述两种手杖更昂贵。

注意：对于标准手杖和偏调手杖而言，其支杆和远端橡胶脚套的直径都约为 2.54cm。

四脚手杖

由铝制成，各制造商的设计不同。大支撑面四脚手杖(large-based quad canesL，BQCs)和小支撑面四脚手杖(small-based quad canes，SBQCs)均易购买(图 11A.2 和图 11A.3)。手杖的四个与地面接触的脚提供较大支撑面。每个脚覆盖有橡胶。靠近患者的脚通常更短，并且成角，利于足廓清。大部分设计中，四脚拐的上端被偏调至前侧。手握持处是波浪形的塑料制品。收缩式设计保证其高度调节。通常为 71~91cm。

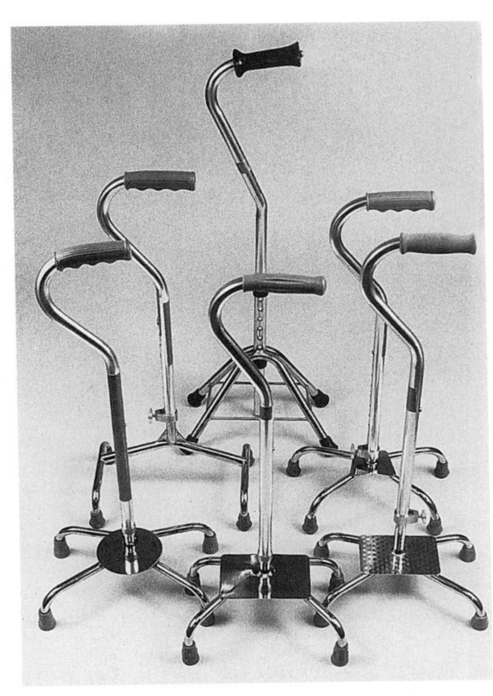

图 11A.2 各种大基底面的四脚手杖

- 优点：基底面宽，尺寸广泛，易调节。
- 缺点：视手杖设计而定，患者手部压力可能不能够集中在手杖中央，这会导致不稳。由于支撑面宽，部分四脚拐不适用于楼梯。另一个缺点是必须配合缓慢步态。如果前行过快，手杖会产生从后向前的摇晃，这会导致手杖使用效率降低。患者需将四个脚全部置于地面以最大程度维持稳定。

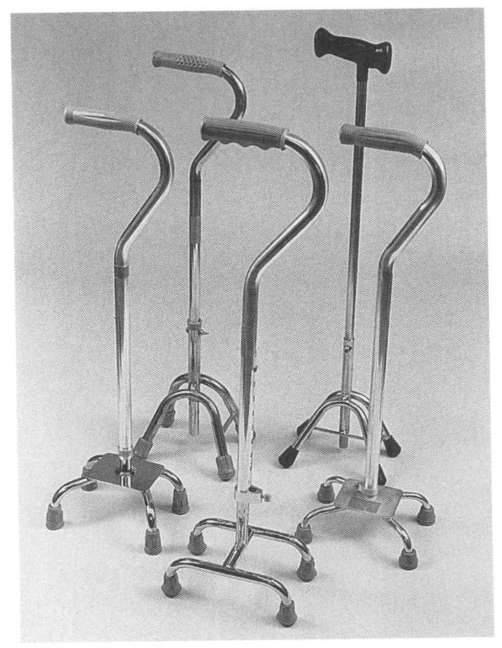

图 11A.3 各种小基底面的四脚手杖

半拐

半拐由铝组成(图 11A.4)。四只脚与地面相连，提供宽大的支撑面。远离身体的脚通过成角来保持与地面接触，从而提高稳定性。扶手是铝制管，外层包裹塑料。半楞可以折叠平放，可调解高度为 73~94cm。

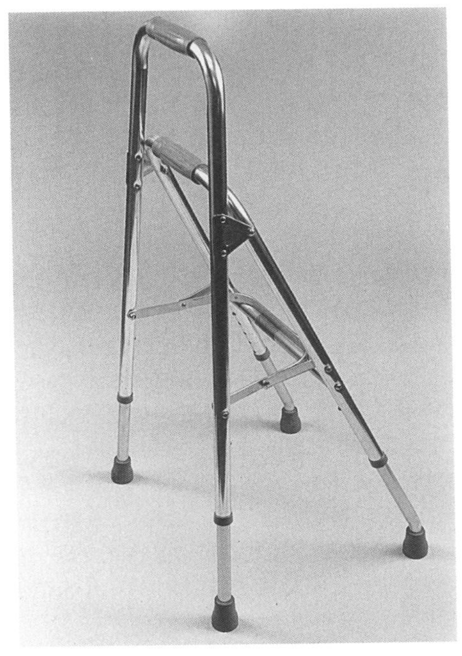

图 11A.4 半拐

- 优点：有很大的基底面，比四脚拐更稳定。可折叠用于旅游。

• 缺点：和四脚拐一样，其设计不允许压力集中于手杖中心。不可用于爬楼梯。使用时前进速度慢，比四脚手杖更昂贵。

滚动手杖

由铝和铝管构成（图 11A.5），基底宽，借助安有轮子的基底面不断前进。包括一个波浪形的握把（高度 71~94 厘米）和一个压敏刹车。刹车装在把手上，借助手的握力操控。

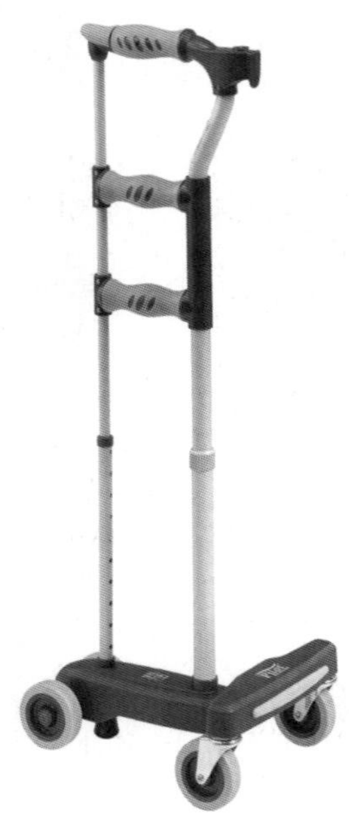

图 11A.5 滚动手杖

• 优点：因为轮子的存在，支撑过程中，轮子可以在地面持续滑动，所以没有必要将拐杖提起并向前迈出。使用该拐杖步行速度快。支柱间的第二和第三把手可辅助站立。

• 缺点：比四脚手杖昂贵，需要足够的上肢和抓握力量来操作刹车系统。不适用于前冲步态患者（例如：帕金森患者）。

激光手杖

激光手杖原理通过在地面投射一条红色激光线来克服步行时冻结期（图 11A.6）。助行器也可安装有该装置（图 11A.7）。Donovan 等人检测 26 位使用激光手杖 / 助行器的帕金森患者，借助冻结步态问卷（Freezing of Gait Questionnaire，FOG-Q）16，17 作为评估方法（得分低表明进步），当被指示跨过光线时，被试者除非出现冻结步态（freezing of gait，FOG），否则不看激光线（激光束）。结果表明 FOG-Q 显著减小 1.25 分（±0.48；p=0.0152）。摔倒频率下降 39.5%（±9.3%；p= 0.002）。使用激光手杖对患者的步速无影响。虽然需要进一步研究支持，但该研究的发现表明激光手杖可用于具有冻结步态的帕金森患者。

握把

大部分手杖都要考虑握把。握把有各种样式和大小。我们主要参照患者舒适度和从上肢转移体重至地面效果来选择握把。常见握把有：①钩状握把；②水平握把；③ T 型握把。

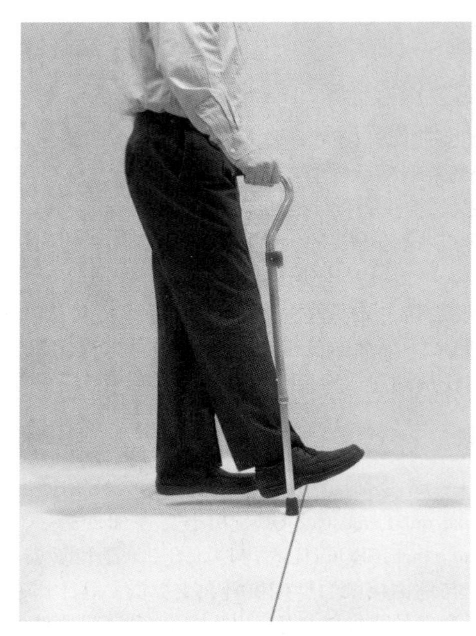

图 11A.6 激光手杖的激光束穿过患者前方的地面。当患者有震颤步态时，激光术提供踏步的视觉提示

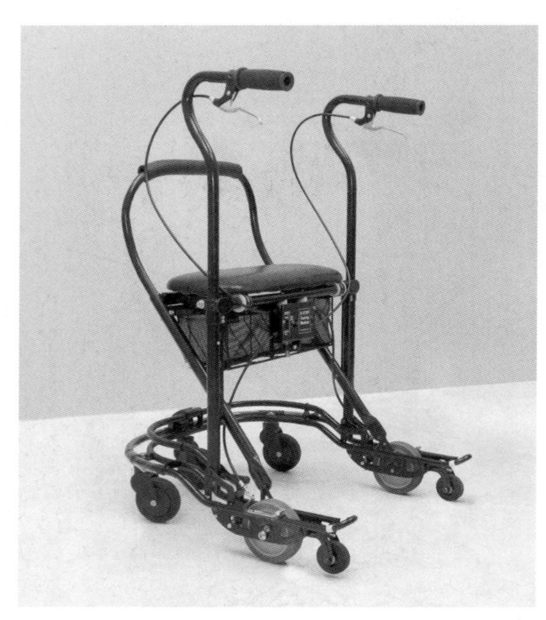

图 11A.7 U 型基底的步行稳定器，包含视觉和听觉提示。U 型基底可增加患者稳定性。它还包含一个座位，一个位于后方的投影机来帮助移动到路边和一个低滚阻力控制器

选择不同握把对患者而言很有用。

手杖的测量

测量手杖时，应将其置于距脚趾外侧边缘约 15.24cm 处。测量中有两个常用的标记点：股骨大转子和肘关节角度。手杖的顶部应处于股骨大转子处，肘关节屈曲 20~30 度。由于个体间身体比例和肢体长度存在差异，相比之下，肘关节角度

更为重要。

20~30 度的肘关节屈曲角度提供了两个重要功能。它保证上肢在不同步行时相中增长或变短，同时可以减轻震荡。和所有辅助具一样，我们最终根据患者舒适度和手杖运行效率来确定其高度。

使用手杖的步态模式

患者应用健侧上肢扶持手杖。在水平面移动时，应先同时移动手杖和患侧肢体（图 11A.8）。手杖应靠近肢体，不应位于患肢脚趾前方。如果手杖落点太靠前或是远离体侧，身体会产生屈曲，这将导致动态稳定性下降。

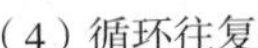

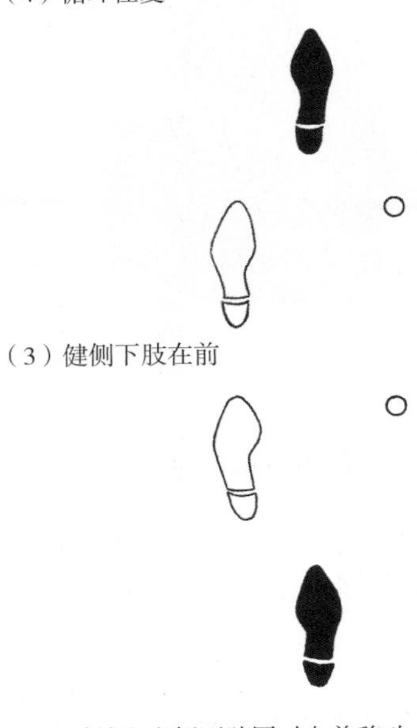

（2）手杖和患侧下肢同时向前移动

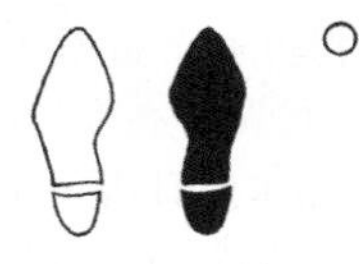

（1）初始体位。在该例中，左下肢是患侧

图 11A.8 使用手杖下的步态模式

如果患者双侧均存在障碍，则必须决定手杖应置于身体哪一侧。由患者和治疗师输入信息，通过问题 - 解决策略，这一问题可以很好地解决。需要考虑的问题如下：

- 手杖在哪一侧更加舒适？
- 某侧是否更能改善平衡和（或）移动耐力？
- 如果两侧步态存在差异，某侧是否更有效的改善步态？
- 手杖位置是否影响步行安全性？
- 双手握力是否存在差异？
- 是否需要两个手杖以增强稳定性？

当双侧肢体存在问题时，考虑上述问题可以提供有效信息，从而确定最有效的手杖位置和使用方法。

对于一些患者而言，使用双侧手杖（图 11A.9）可以获得最佳疗效。此时，患者通常采用两点或四点步态。例如，在使用四点步时，对侧手杖先迈出，之后是患侧下肢。使用两点步时，对侧手杖和患侧下肢同时迈出。这些步态模式会在之后拐杖部分提及。

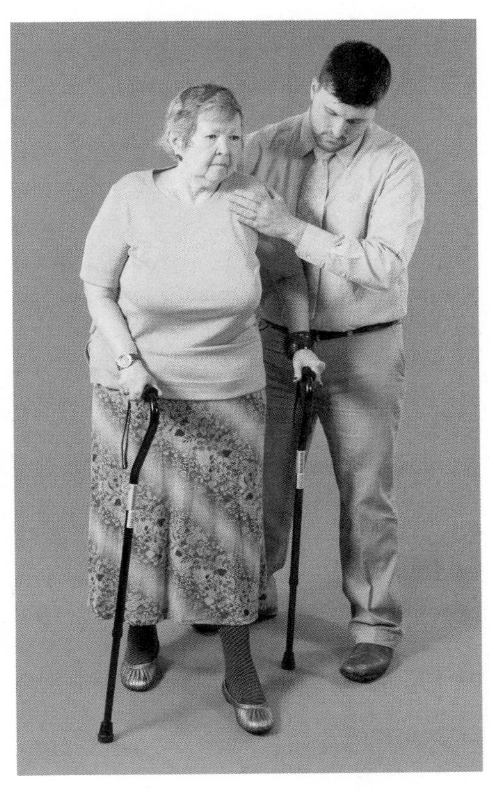

图 11A.9 该顾客双侧使用单侧杖步行，使用四点步态。一侧手杖向前迈，然后是对侧下肢。例如，右侧手杖向前迈，之后是左侧下肢，随后是左侧手杖和右侧下肢

拐杖

拐杖最常用于改善平衡和减轻下肢负重。拐杖通常用于双侧，用于增加支撑面、改善单侧稳定性，同时将身体重量通过上肢传至地面。当肢体负重受限时，通过上肢传送身体重量可以产生功能性步行。临床上常有两种拐杖：腋拐和前臂拐。

拐杖的种类和附件

腋拐

又称标准拐（图 11A.10，左）。它由轻木或铝制成。它包括一个腋部托把，一个扶手和由双侧支柱汇合成的单脚。单脚高度可调。木拐高度调节通常需改变旋钮和翼型螺栓位置。铝拐通常包括一个用于调解高度的按钮，这和铝制手杖相似（图 11A.11）。木拐扶手的高度和握把高度都可以通过调节螺母的位置改变 2.54cm 左右。铝拐的扶手高度可以通过按钮调节。腋拐可调节高度为 122~153cm，适用于儿童和需额外长度患者。

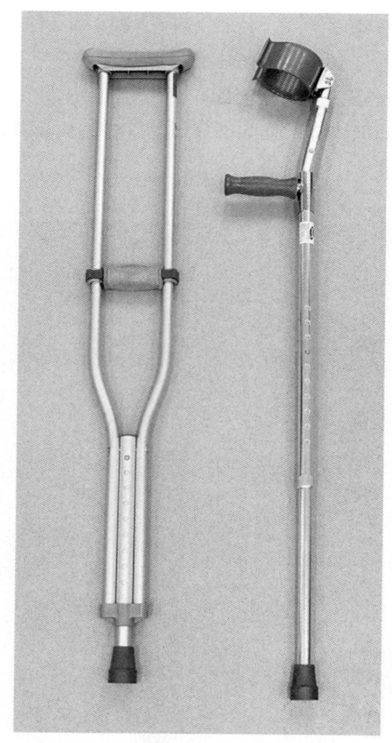

图 11A.10 腋拐（左）和前臂拐（右）

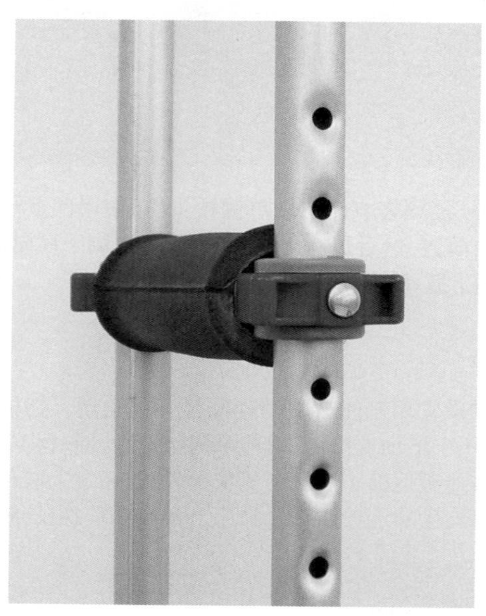

图 11A.11 用于调解握把的推钮，由一个卡锁加强

• 优点：改善平衡和外侧稳定，提供限制负重下步行。易于调解、木质、便宜并且可用于上楼梯。

• 缺点：三点站立需要大支撑面，在狭窄的区域使用会影响安全性，不适用于拥挤地区。另一个缺点是部分患者会依靠腋拐托把倾斜身体。这会导致肱骨桡神经沟高压，损伤桡神经以及腋窝神经血管。

平台附件

平台附件又称前臂垫或檐槽（图 11A.12）。同样的，平台附件也用于助行器。作用是将身体重量通过前臂转移至辅助具。前臂垫常用于腕部和手禁止负重的情况（例如：Colles' 骨折、关节炎）。前臂支有衬垫，配有握把或合钉板，以及一个钩环皮带来固定前臂位置。

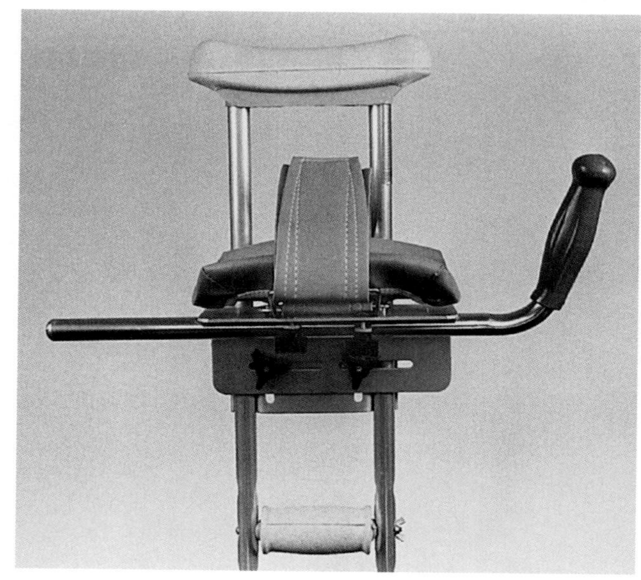

图 11A.12 腋拐的平台附件。也用于助行器

前臂拐

这设备又称加拿大拐（Canadian crutches）或洛氏拐（Lofstrand）（图 11A.10，右），铝制。包括一个单支柱、前臂套袖和握把。前臂拐可调节近端以改变袖套位置，也可调节末端以改变高度。可调节高度指握把到地面的距离，成人为 29~35 英寸（74~89cm），也有用于儿童或额外加长的高度。前臂拐末端覆盖橡胶。前臂袖套有中间或前端的开口。袖套由金属制成，可有塑料外套。

• 优点：前臂拐可在拄拐下使用手。易于调节，可用于爬楼梯。由于总高度较小，患者感觉美观合身并且易于进入汽车。这也是最适用于配备膝踝足矫形器（KAFO）患者爬楼梯的辅助具。

• 缺点：由于没有腋托，前臂拐缺少侧方支撑。袖套难以移动。

拐杖的测量

腋拐

有一些测量腋拐的方法。最常用站立位或仰卧位。站立位是首选的最精确的方法。

• 站立位：位于站立支撑位，拐杖应从腋下 2 英寸（5.08cm）处测量。宽约 2 横指。测量时，腋拐远端应该位于足外侧 2 英寸（5.08cm）和足前侧 6 英寸（15.24cm）处开始。常用患者身高减 16 英寸(40.64cm)估算腋拐高度。在肩部放松下,握把应调节至肘屈曲 20~30 度。

- 仰卧位:常从外侧脚踝开始,测量到腋前侧 6~8 英寸(5.08~7.5cm)处的距离。

前臂拐杖

常在站立位下测量。在站立支撑位下,前臂拐远端取足侧方 2 英寸(5.08cm)前方 6 英寸(15.24cm)处。在肩放松下,应保证肘屈曲 20°~30°。前部袖套可单独调解。袖套应置于前臂近 1/3 处,约肘下 1~1.5 英寸(2.5~3.8cm)。

拄拐下步态

通常根据患者平衡、协调、肌肉功能(张力、肌力和耐力)和负重状态选择步态。步态因能量需求、支撑面和速度而异。

在首次指导患者步态时,以下几点需向患者强调:

- 在使用腋拐时,身体重量应放置于手上,而非腋下把手。这可以防止腋下血管神经损伤。
- 宽支持面下平衡较好。即使在站立休息时,患者应保持拐杖至少在每侧足前侧和外侧 4 英寸(10cm)处。足不可与拐杖支点成一条直线。这会减少支撑面,从而导致前后方不稳。
- 当用标准拐,腋侧把手应靠近胸壁以保证外侧稳定性。
- 患者应注意保持头直立,行走时姿势对线良好。
- 转弯时应划一个小圈,而非绕点转动。

三点步

这是一种用三点(2 侧腋拐和 1 侧下肢)支撑地面的步态。用于一侧下肢不能负重。体重经手部传至腋拐,而非患肢。步态如图 11A.13。

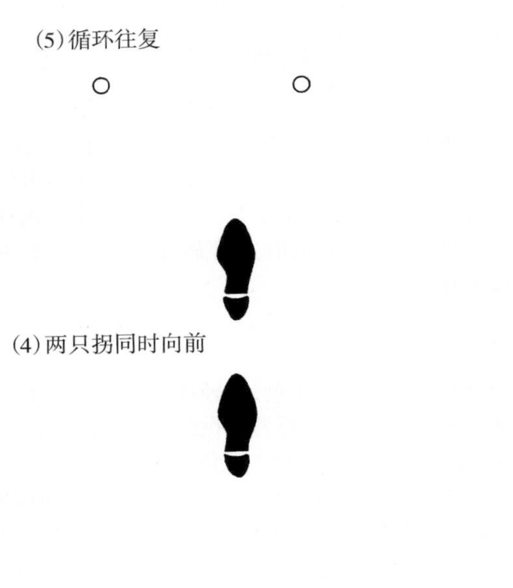

(3)体重通过双上肢转移到两拐,健侧肢体前移超过两拐

图 11A.13　三点步态

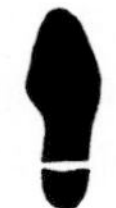

(2)体重转移到健侧右下肢,两拐前移

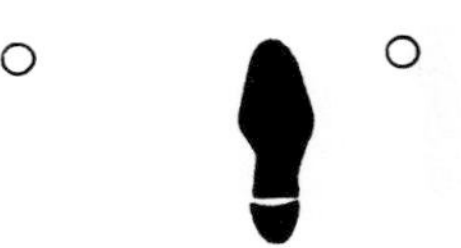

(1)初始体位。在该例中,左下肢是非承重侧

图 11A.13(续)

部分负重

这是一种由三点步改进的步态。患者下肢前进时,体重部分传递到拐杖和患肢(图 11A.14)。指导患者使用部分负重步态时,应强调患肢足正常的步行过程。告诉患者部分负重的意思是只有足趾能接触地面。使用该步态几天或几周后,跟腱会短缩紧张。肢体负荷监测常用于部分负重训练,常被称

(4)循环往复

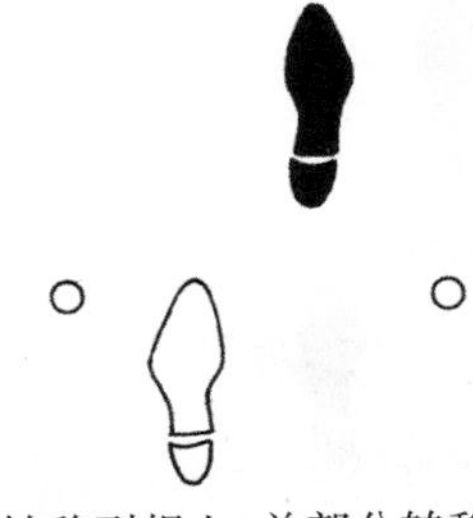

(3)体重转移到拐上,并部分转移到受累下肢,非受累侧下肢前移

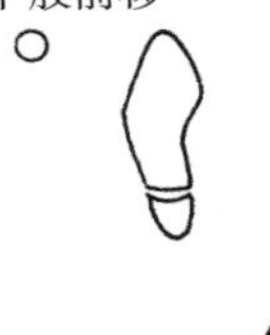

(2)体重转移到健侧,拐杖和受累侧下肢同时前移或者分为两步:(a)前移双拐;(b)前移受累下肢

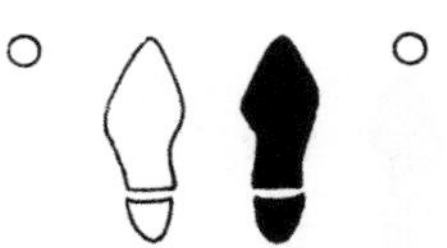

(1)初始体位:在该例中,左下肢是部分承重侧

图 11A.14　部分负重步态;改良的三点步态

作训练辅助设备。这些仪器提供听觉反馈，提示肢体负重的量。

四点步

与三点步一样，四点步提供缓慢而稳定的步态。体重传至双下肢，常用于平衡、协调和肌肉状态较差的患者。在该步态下，患者先迈出一侧拐杖，再迈出对侧足。例如：先迈出左侧拐杖，再迈出右侧下肢，接着是右侧拐杖，最后是左侧足（图 11A.15）。

（6）循环往复

（5）左侧下肢前移

（4）右侧拐杖前移

（3）右侧下肢前移

（2）左侧拐杖前移

（1）初始体位：体重负荷在双侧下肢和双拐上

图 11A.15 四点步态

两点步

与四点类似。但由于只有两点保持与地面接触，稳定性稍差。因此，使用两点步需要更好的平衡能力。该步态更像正常步态：同时迈出一侧下肢和对侧上肢（图 11A.16）。

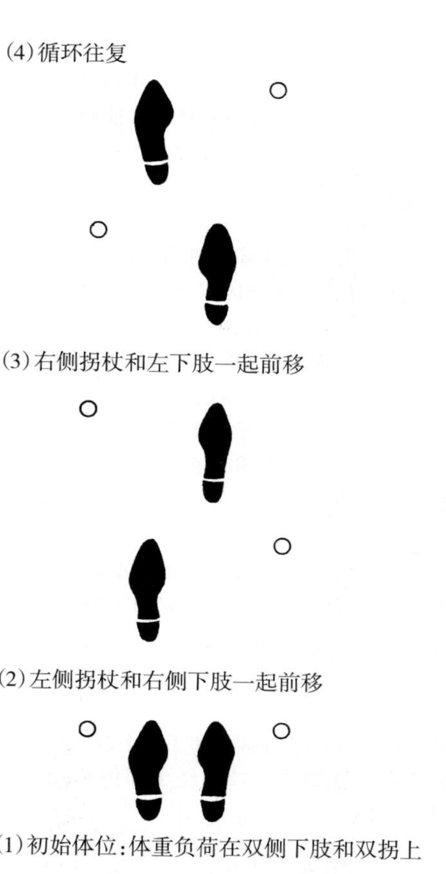
（4）循环往复
（3）右侧拐杖和左下肢一起前移
（2）左侧拐杖和右侧下肢一起前移
（1）初始体位：体重负荷在双侧下肢和双拐上

图 11A.16 两点步态

另外两种较少用的步态是摆至步和摆过步。该步态下，双侧上肢同时参与，常见于脊髓损伤患者。摆至步要求双侧拐杖同时迈出，体重转移至手上，然后下肢摆至于拐杖处。摆过步要求双侧拐杖同时迈出，体重转移至手上，然后下肢摆动至拐杖前方。

助行器

助行器常用于改善平衡，减轻或解除一侧肢体负重。在三种移动辅助设备中，助行器提供最大稳定性。它提供宽基底面，改善前外侧稳定，帮助上肢传递体重至地面。

助行器由铝制成，配有塑形乙烯制的握把和橡胶脚底。成人可调节高度为 32~37 英寸（81~92cm），也有用于儿童、青少年和高大者的尺寸。几种设计和改良将在下面讨论。

助行器的种类和特征

脚垫

脚垫很小，塑料质，附着于助行器后脚上，而后脚又与有轮子的前脚联合(图 11A.17A)。这提升了前进的流畅性,并且不需要每一步提起和放下助行器。它们由高密度塑料制成,呈蘑菇状。一种常见脚垫设计包含一个直径 1 英寸(2.54cm)的盘子,一个嵌入管状脚并用螺丝固定的中央支杆,螺帽直接置于助行器脚上。另一种脚垫包含一个有外套固定的网球(图 11A.18)。

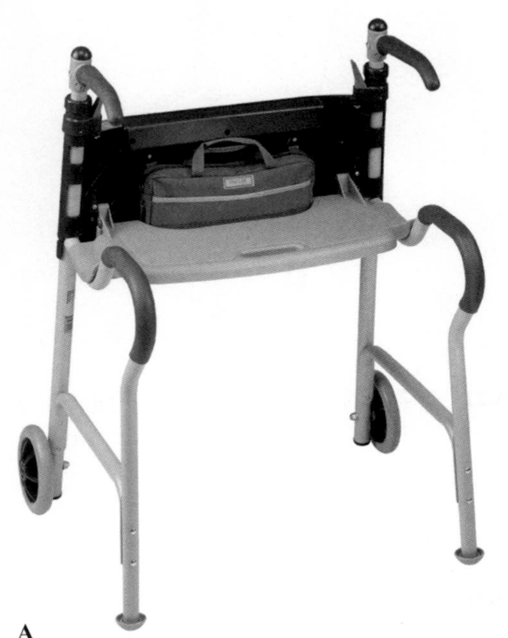

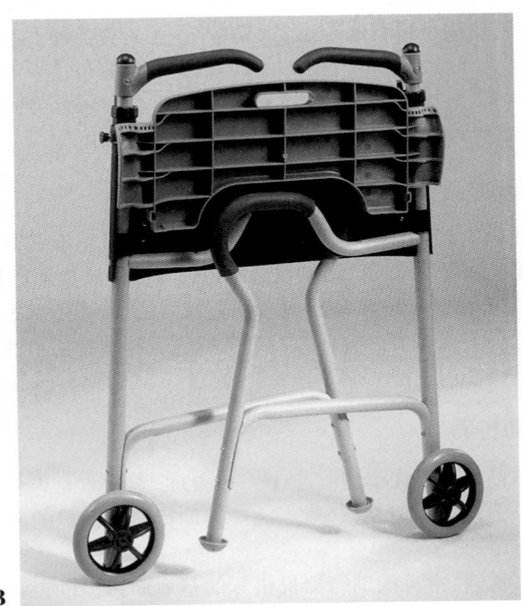

图 11A.17　打开(**A**)和闭合(**B**)状态下的助行器。包括塑料制的后方护带,一个带有模塑把手的内置座位,可供使用者休息,大的前轮以适应个各种地形,一组位于约在座椅水平的把手来辅助无扶手下的坐站转移或移动和如厕,和一个储存个人物品的可移除的助行器囊。把手高度可通过套圈和枢纽机制调节,这可避免抬起助行器来调节高度

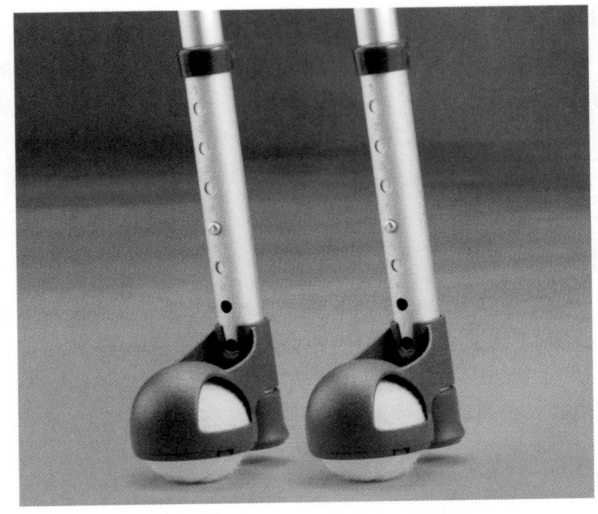

图 11A.18　助行器脚垫,把一个网球嵌入一个固定的外壳中,一个可在步行中间歇性刹车簧上负载刹车,一个可停止前行的使刹车无效的刹车锁定夹。乒乓球可以用手扭动到无磨损面或移除置换

折叠机制

适用于旅行的患者。这种助行器折叠后可以放在交通工具或其他储存设备中。(图 11A.17B)

握把

可配备大号的模塑握把,这对关节炎患者很实用。一些助行器提供第二套握把以辅助坐站转移(图 11A.17A)。

平台附件

常用于腕手不能传导体重的患者(图 11A.12)。

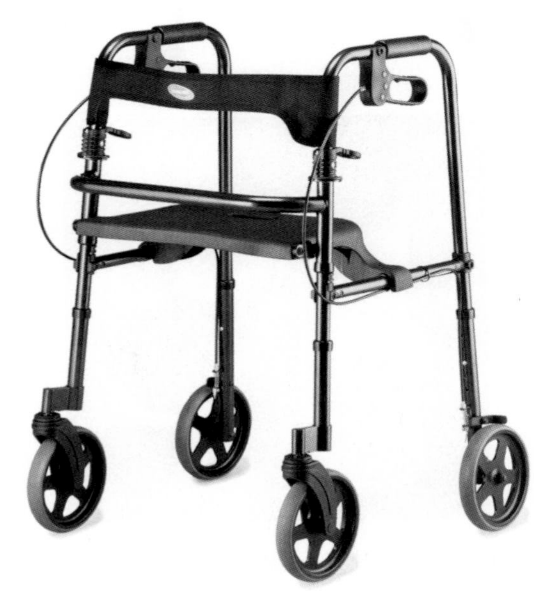

图 11A.19　助行器前轮可朝向各个方向运动。后轮只能单轴转动。刹车可以锁住后部轮子。座椅表面可容纳休息的空间

滑轮附件

适用于额外配备滑轮的助行器(又称滑轮助行器)。额外的滑轮常用于不能举起和移动助行器的患者。旋转轮围绕中心轴转动(图 11A.20A)。常见直径 3 英寸、5 英寸和 6 英寸(7.5cm、12.5cm、15cm)的滑轮,也有直径 8 英寸(20cm)的滑轮,常用于高大患者。

刹车机制

刹车系统是带轮子的助行器必备的设备。四轮助行器常包含手刹,以锁定后轮(图 11A.19)。弹簧负载锁可装在后轮上(图 11A.20A)。这些锁在体重置于助行器后脚时启动。当助行器只有前轮时,手刹的后方压力是有效的。

三脚架滚动助行器

三个轮子的助行器包含一个三脚架(图 11A.21);也称助行车。该设备最大的优点是易于操作和转弯。高度调节装置在把手处。可折叠以储存或旅行。

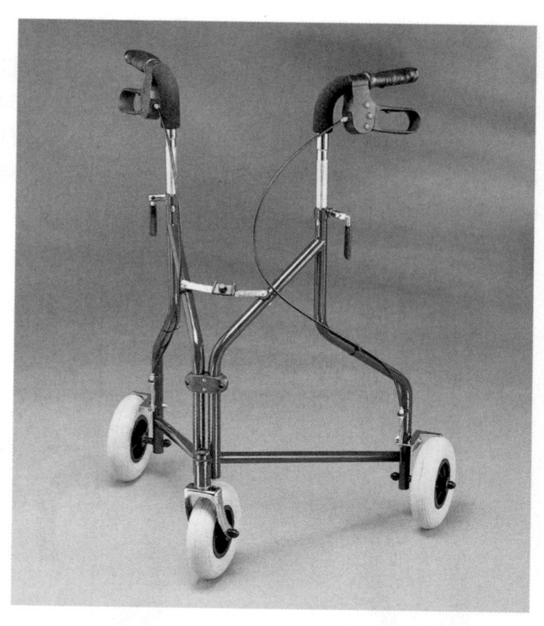

图 11A.21 带刹车的三轮助行器,氨纶制的轮胎可适应不同地面

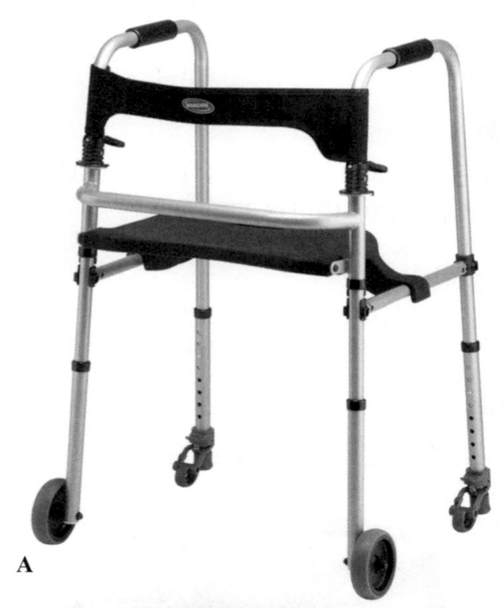

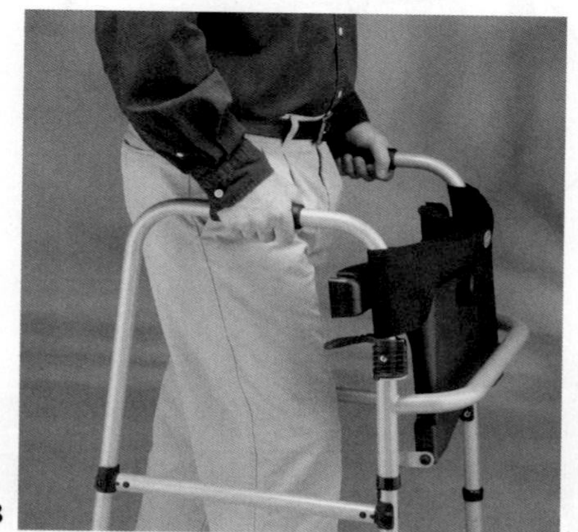

图 11A.20 助行器座椅打开状态下使用(**A**)和收起状态下行走(**B**)。该助行器 5 英寸(12.5cm)大小的前轮在单轴上转动。助行器包括一个簧上负载的刹车,一个折叠装置和一个可调节的座椅到地面高度

存储附件

对于很多患者而言,转移物件是需要考虑的,尤其是常需要服药、使用手机或遥控设备的患者。目前有各种大小和款式的篮子和袋子附件。(图 11A.22)这些存储附件需要有选择使用,并且只用于必需物品。过多的附件会导致前方负重过大,这会导致危险姿势,改变患者的步态、稳定性。

座椅表面

目前有各种设计的助行器座位,它们可以在不需要时折叠起来。许多助行器的结构设计中也包含一个波浪形后背(图 11A.19 和图 11A.20)。座位对于耐力有限的、需要休息的社区步行的患者很重要。应仔细检查座椅的稳定性和安全性。也应该提供使用座椅的指导。

交互助行器

该助行器允许单侧前进(图 11A.23)。其缺点是患者会丧失部分稳定性。但是,这对不能提起助行器来前进的患者而言是有用的。

- 优点:常见的助行器提供宽的基底面。提供极好的稳定性。也为惧怕步行的患者提供安全感。其相对轻巧,易于使用。
- 缺点:在狭窄地区,助行器显得笨拙多余,难以进门或放入汽车内。它限制了上肢摆动,不能安全的用于爬楼梯。

助行器的测量

助行器测量和手杖测量一样,握把高度在大转子处,肘屈曲 20°~30°。

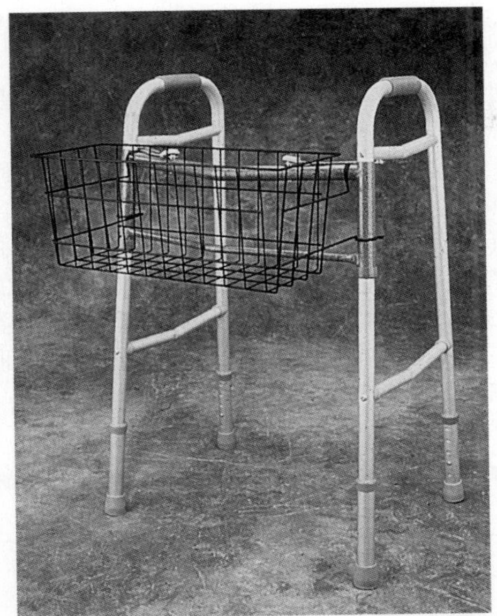

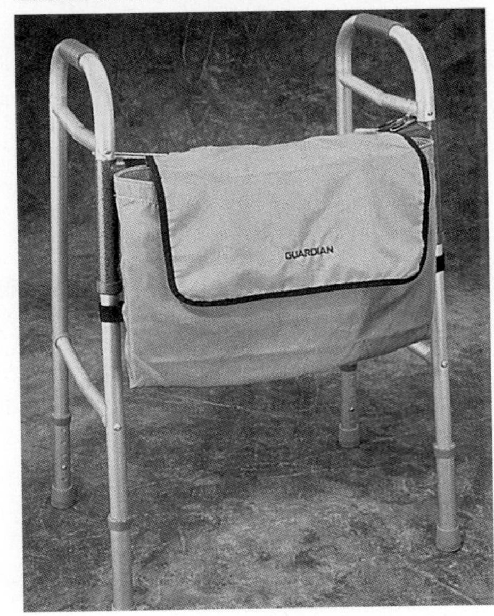

图 11A.22 助行器袋和助行器囊

步态:传统助行器

在说明使用传统助行器步行前,有几点需向患者强调:

- 助行器的四脚需同时提起、放下,以获得最大稳定性。避免从后向前摇动助行器,这会降低使用的安全性和有效性。
- 患者需保持头直立,姿势对线良好。避免躯干、颈部和头的前屈。
- 警告患者跨步不要太靠近大梁。这会减少支撑面,导致摔倒。

传统助行器下可使用三种负重步态:全负重步态(FWB)、部分负重步态(PWB)和无负重步态(NWB)。各步态详细描述如下:

全负重步态

- 提起并前移助行器约一臂距离。

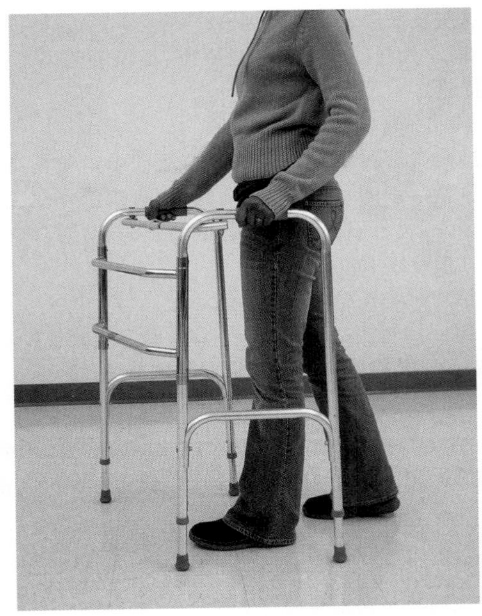

图 11A.23 允许一侧单向移动,对侧保持不动的交互助行器

- 一侧肢前移。
- 另一侧随后前移。
- 重复上述流程。

部分负重步态

- 提起并前移助行器约一臂距离。
- 受累侧肢体前移,部分体重转移于该侧下肢,同时部分体重通过上肢部分转移于助行器。
- 健侧肢体随后前移。
- 重复上述步骤。

无负重步态

- 提起并前移助行器约一臂距离。
- 体重通过上肢转移至助行器。无负重肢体保持在身体前方,但不接触地面。
- 对侧下肢前移。
- 重复上述步骤。

注意:滑轮助行器通常使用交替步态,以便助行器在行走中前转动。不需要在每一步后举起助行器,以流畅前进。

辅助设备的步行训练

室外地面

根据地面状况不同,需要采取一些重要的步行训练前准备。为了安全,这些活动在平行杠内进行。但是,如果杠的宽度不可调,助行器的支撑面会使杠内步行难以实施且不安全。一种方法是让患者在平行杠外侧靠近杠一侧步行或靠近墙或治疗桌处移动。准备活动包括:

1. 在假定的不同体位下,指导如何使用辅助具进行站立或坐。这些技术在表 11A.4 列出；

2. 辅助具帮助下维持站立平衡（类似于使用平行杠，在前面有描述）；

3. 辅助具帮助下前行和转弯。

通过口头解释示范患者在假定活动中角色是有效的方法。之后是活动的示范、手法接触、口头指示。在完成以上训练前准备后，可以开始辅助器帮助下的步行训练（知识点 11A.24）。指导技术包括：

1. 治疗师站在患者患侧的后外方；

2. 需保持宽支撑面，治疗师指导用下肢随辅助具运动。治疗师对侧下肢需外旋并跟随患者患侧下肢；

3. 治疗师一手置于保护腰带后方，另一只置于患者患侧肩前方，但不要接触。

当患者训练中丧失平衡，肩部保护的手需接触患者。通常，患侧肩处和保护腰带提供的支持足以保护患者。如果患者平衡严重丧失，治疗师需靠近患者，从而通过治疗师身体和保护腰带来维持患者平衡。患者应在治疗师帮助下恢复平衡。如果仍不能恢复平衡，患者应被移至地面上，不可进一步尝试维持患者站立，因为这会导致患者或治疗师损伤。在这种情况下，治疗师应持续支撑患者，保护其头部，将其转移并坐在地面上。口头指示患者也很重要（配合我把你放在地面上），这样患者不会挣扎着站立。

知识点 11A.4 辅助器具站立与坐下的位置和姿态

Ⅰ. 手杖

A. 准备站立

- 患者在椅子上向前移动
- 手杖放在患者未受累侧（宽基底手杖）或扶手上（标准手杖）
- 患者向前倾斜，双手扶着扶手用力推动，达到站立位置，然后抓住手杖。若用标准手杖，可以用手指轻轻地抓住，而手掌的基底部用于推椅子的扶手

B. 返回坐位

- 在患者向椅子靠近的过程中，在健侧侧转一个小圈
- 患者保持后退，直到双腿能感觉碰到椅子
- 之后，患者用未拄拐的手接近扶手，放开手杖（宽基底型）并接近另一侧扶手，标准型手杖在患者抓住扶手后斜靠在椅子上

Ⅱ. 拐杖：

A. 准备站立

- 患者在椅子上向前移动
- 拐杖垂直于地面放置，靠于患侧
- 一只手放在拐杖扶手上，一只手放在椅子扶手上
- 患者向前倾斜，双手扶着扶手用力推动
- 一旦获得了平衡，把一支拐杖小心的置于健侧腋下
- 之后谨慎地将另一支拐杖放置于患侧腋下
- 让患者呈现三点站立姿态

B. 返回坐位

- 在患者向椅子靠近的过程中，在健侧侧转一个小圈
- 患者保持后退，直到双腿能感觉碰到椅子
- 两个拐杖都垂直于健侧位置上（腋下外侧）
- 一只手放在拐杖扶手上，一只手放在椅子扶手上
- 患者以可控的方式缓慢坐下

Ⅲ. 助行器

A. 准备站立

- 患者向椅子靠近
- 助行器放在椅子前面，患者推扶手站立
- 一旦站立，患者向前抓助行器，一次一只手

B. 返回坐位

- 在患者向椅子靠近的过程中，在健侧侧转一个小圈
- 患者保持后退，直到双腿能感觉碰到椅子
- 患者依次左右触及扶手
- 患者在控制下靠近座椅

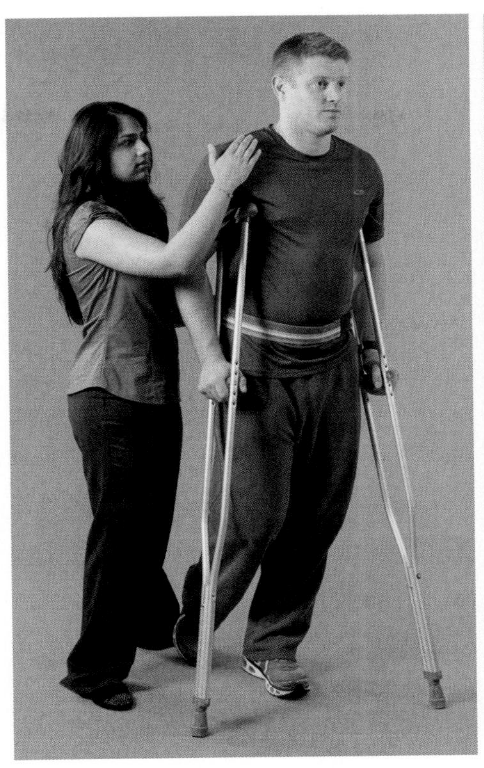
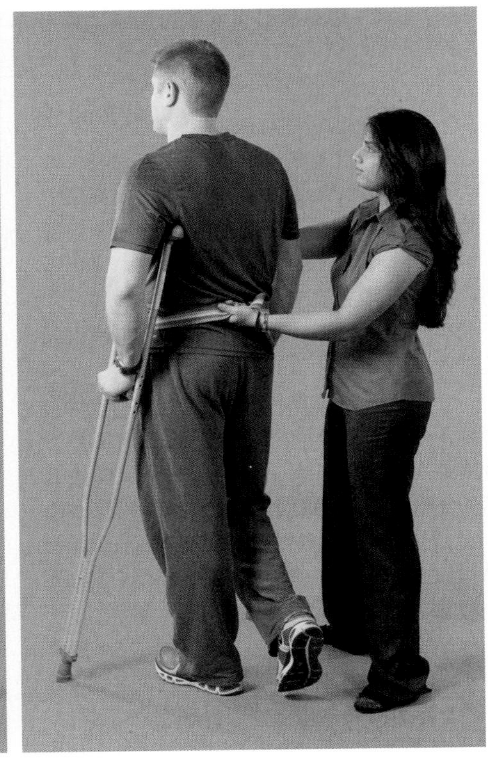

图 11A.24 使用拐杖时，不同水平地面中监护技术的前面观（左）和后面观（右）。同样的姿势也用于手杖的助行器

室内地面活动应包括指导和在进出门、电梯和门槛下实践。在使用拐杖时，进出门是最简单的。一只手可自由开门，一只拐杖要置于保持门开的位置。如果有必要，可以用拐杖推开门。

由于部分使用助行器或手杖的患者存在平衡问题，详细的检查可以帮助治疗师决定最适合其进出门的方式。临时使用助行器的患者，如果有足够平衡能力，也适用上述技巧。

上下楼梯

一些指导方针需告诉患者。首先，如果有扶手，应该使用它。即使需要用非利手控制辅助具，也要扶扶手。若使用腋拐，将所有拐杖同时置于一侧上肢下。第二，患者应使用健侧下肢上楼梯，用患侧下肢下楼梯（好腿上楼，坏腿下楼）。

上楼梯技术见表 11A.5。治疗师需用以下保护技术。

上楼梯（图 11A.25）

1. 治疗师需站在患者后外侧；
2. 每只脚在不同层楼梯下保持宽支撑面；
3. 只有当患者不在移动时，才能进行下一步；
4. 治疗师一只手置于保护腰带后方，另一手在患者肩部，但不接触。

下楼梯（图 11A.26）

1. 治疗师需在患者后外侧；
2. 每只脚在不同层楼梯上保持宽支撑面；
3. 只有当患者不在移动时，才能进行下一步；
4. 治疗师一只手置于保护腰带后方，另一只手在患者患者肩部，但不接触。

患者爬楼梯时若丧失平衡，应进行以下步骤。首先，治疗师接触保护腰带和患侧肩部。之后，治疗师移向患者，为患者提供支持。最后，如果有需要，治疗师可以移动患者，使其坐在楼梯上。口头提示患者很重要（我将扶你坐下）。

辅助具下步行训练也包括户外训练，如攀爬路缘石、上下斜面、非平面步行、在一定时间内步行（例如：一定时间内过红绿灯）、长距离步行、以不同速度步行、在有干扰的开放社区步行、进出门槛和利用交通工具。

辅助训练设备

肢体负荷监控器

肢体负荷监控器是一种双向反馈，临床常用于步态训练干预。它包括一个贴在鞋内面或脚跟后的压力计量器。当施加压力时，计量器被压缩，向使用者反馈声信号。压力越大，反馈的声音越大。该反馈可以提供肢体负重的信息。肢体负荷监控器也可用于运动中警告或计时。例如，当患者足跟接触地面，仪器会立即发出反馈声音提示足的位置。相似的设备也可用于手杖（通常指**生物反馈手杖**）。其包含一个压力计量器，使用方法相同。声信号也可向患者提供位置信息，以及施加给手杖的压力。

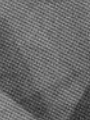

知识点 11A.5 爬楼梯技术

Ⅰ. 拐杖

A. 上楼梯

1. 健侧下肢抬起
2. 拐杖和患侧下肢抬起

B. 下楼梯

1. 患侧下肢和拐杖下降
2. 健侧下肢下降

Ⅱ. 拐杖:三点步(无负重步态)

A. 爬楼梯

1. 患者靠近楼梯脚,患侧下肢保持在后方,避免接触楼梯外缘
2. 患者向下推拐杖扶手,抬起健侧下肢
3. 拐杖抬起至健侧下肢所在的楼梯上

B. 下楼梯

1. 患者站在楼梯边缘,使健侧下肢足尖稍伸出最上层的楼梯。患侧下肢迈至下一级楼梯
2. 两支拐杖同时移动至下一阶
3. 患者双手用力下压拐杖握把,健侧下肢迈至下一阶

Ⅲ. 拐杖:部分负重步态

A. 爬楼梯

1. 患者靠近楼梯脚
2. 患者下推握把,将重量分配到拐杖和患侧下肢,健侧下肢抬起
3. 患侧下肢和拐杖一起抬起

B. 下楼梯

1. 患者站楼梯边,使足尖稍伸出楼梯边缘
2. 双侧拐杖同时移到下一个台阶的前半部分,移动患侧下肢。(根据患者技能,可组合使用)。注意:当拐杖不接触地面时,大量重量必须转向健侧下肢以保持部分负重状态。
3. 移动健侧下肢至拐杖所在楼梯

Ⅳ. 拐杖:两点步和四点步态

A. 上楼梯

1. 患者靠近楼梯脚

移动右下肢,然后左下肢

移动右侧拐杖,然后左侧拐杖

B. 下楼梯

1. 患者站在靠近楼梯边缘处
2. 双侧拐杖一起迈出。右侧拐杖迈出,然后是左侧。这个模式必须小心使用,因为两个拐杖放置在不同的楼梯上会导致躯干的旋转
3. 右下肢迈出,然后左侧(平衡足够的患者可能会觉得同时移动拐杖更容易)

这里描述的一系列爬楼梯技术是在没有栏杆下进行的。当有安全护栏时,应指导患者使用它

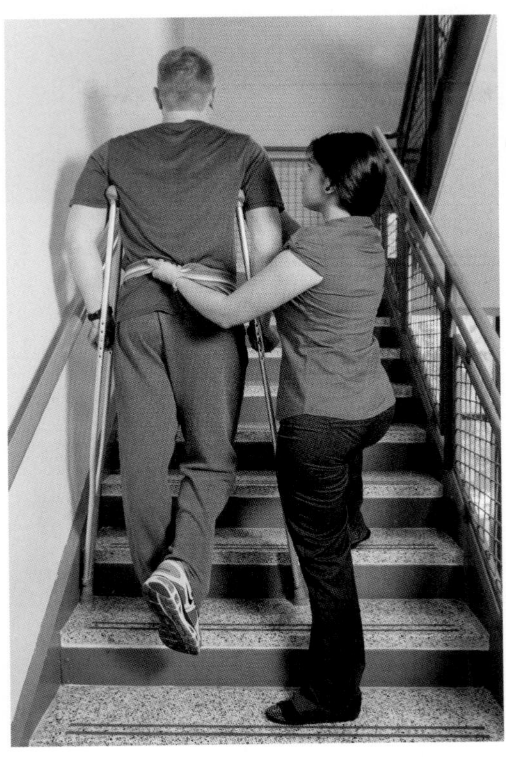

图 11A.25　上楼梯时的保护技术

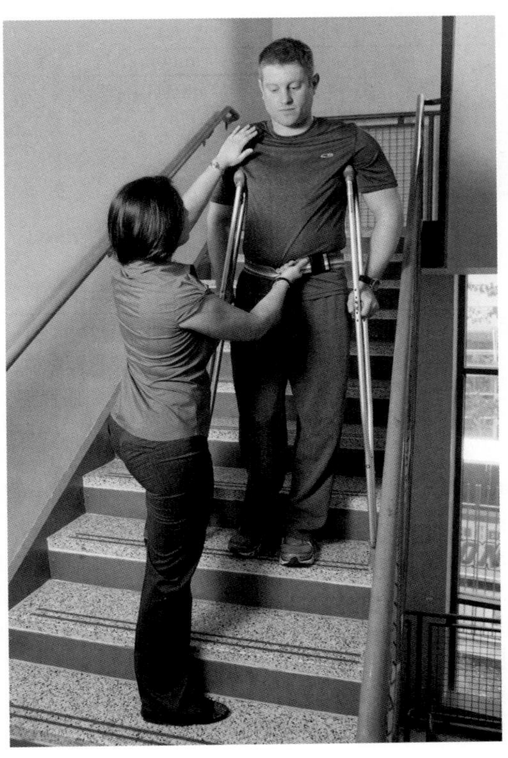

图 11A.26　下楼梯时的保护技术

参考文献

1. Bohannon, RW: Use of a standard cane increases unipedal stance time during static testing. Percept Mot Skills 112(3): 726, 2011.
2. Hsue, B, and Su, F: The effect of cane use method on center of mass displacement during stair ascent. Gait Posture 32(4):530, 2010.
3. Milczarek, JJ, et al: Standard and four-footed canes: Their effect on the standing balance of patients with hemiparesis. Arch Phys Med Rehabil 74(3):281, 1993.
4. Maguire, C, et al: Hip abductor control in walking following stroke—the immediate effect of canes, taping and TheraTogs on gait. Clin Rehabil 24(1):37, 2010.
5. Laufer, Y: Effects of one-point and four-point canes on balance and weight distribution in patients with hemiparesis. Clin Rehabil 16(2):141, 2002.
6. Laufer, Y: The effect of walking aids on balance and weight bearing patterns of patients with hemiparesis in various stance positions. Phys Ther 83(2):112, 2003.
7. Jones, A, et al: Impact of cane use on pain, function, general health and energy expenditure during gait in patients with knee osteoarthritis: A randomised controlled trial. Ann Rheum Dis 71(2):172, 2012.
8. Neumann, DA: Hip abductor muscle activity as subjects with hip prostheses walk with different methods of using a cane. Phys Ther 78(5):490, 1998.
9. Buurke, JH, et al: The effect of walking aids on muscle activation patterns during walking in stroke patients. Gait Posture 22:164, 2005.
10. Neumann, DA: An electromyographic study of the hip abductor muscles as subjects with a hip prosthesis walked with different methods of using a cane and carrying a load. Phys Ther 79(12):1163, 1999.
11. Ely, DD, and Smidt, GL: Effect of cane on variables of gait for patients with hip disorders. Phys Ther 57(5):507, 1977.
12. Jones, A, et al: Evaluation of immediate impact of cane use on energy expenditure during gait in patients with knee osteoarthritis. Gait Posture 35(3):435, 2012.
13. Beauchamp, MK, et al: Immediate effects of cane use on gait symmetry in individuals with subacute stroke. Physiother Can 61(3):154, 2009.
14. Nolen, J, et al: Comparison of gait characteristics with a single-tip cane, tripod cane, and quad cane. Phys Occup Ther Geriatr 28(4):387, 2010.
15. Donovan, S, et al: Laserlight cues for gait freezing in Parkinson's disease: An open-label study. Parkinsonism Relat Disord 17(4):240, 2011.
16. Giladi, N, et al: Validation of the freezing of gait questionnaire in patients with Parkinson's disease. Mov Disord 24(5):655, 2009.
17. Giladi, N, et al: Construction of freezing of gait questionnaire for patients with parkinsonism. Parkinsonism Relat Disord 6(3):165, 2000.

（刘守国　译）

第 12 章 慢性肺功能障碍

Julie Ann Starr, PT, DPT, CCS

学习目标

1. 明确慢性阻塞性肺病、哮喘、囊性纤维化以及限制性肺疾病的疾病过程(包括定义、病因、病理生理学、临床表现和临床过程)。
2. 掌握肺部疾病的患者体格检查流程(包括:患者受访、生命体征、观察、视诊、触诊、听诊和实验室检查)。
3. 认识肺康复的期望目标和预期结果。
4. 掌握慢性肺功能障碍患者的康复管理。
5. 了解治疗师在慢性肺功能障碍患者的康复中发挥的作用。
6. 分析和解释患者的指标数据,确定切合实际的康复目标和功能预后,制定临床病例的医疗计划。

章节大纲

肺康复是针对慢性呼吸疾病患者,以减少症状、提高身体机能和社会参与度、降低健康卫生支出为目标的多专科业合作的综合性工作[1]。卫生专业人员的多样性对满足患者医疗、身体、社会和心理需求起着关键性作用。多专科业团队包括护士、医生、物理治疗师、作业治疗师、营养师、药剂师、呼吸治疗师、运动生理治疗师、心理治疗师,以及患者、患者家人及其照护人员等最重要的参与者。

过去针对慢性肺疾病患者均给予标准的治疗方案——卧床休息和避免运动[2]。运动所产生的压力负荷被认为对呼吸功能障碍患者有害。Pierce 等[3]的重要研究推动了肺功能障碍治疗方向的改变。他们给予慢性阻塞性肺疾病(COPD)患者次最大负荷的运动训练,发现该运动下患者心率、呼吸频率、每分钟通气量、耗氧量和二氧化碳生成量均有所降低,还发现最大有氧运动能力有所增加[3],显示出对肺疾病患者进行功能重塑是可能的。

最常见的需要进行实施肺康复的慢性阻塞性肺疾病为COPD、哮喘和肺囊性纤维化。限制性肺疾病,如自发性肺纤维化,在经过肺呼吸康复治疗后也会有功能也有所改善[4]。目前已经证实,肺康复对所有由于呼吸症状导致的功能下降能力或生活质量降低出现的呼吸症状改善均有价值[1]。

本章节主要讨论在肺康复中最常见的慢性肺疾病,临床检查及其相关治疗。我们还将简要回顾通气和呼吸生理,以便更好地理解疾病病理和物理治疗的基本原理。

呼吸生理

空气通过鼻或嘴吸入,经过气道,包括支气管、肺泡管、肺泡囊和肺泡到达呼吸单位末端(图 12.1)。气体通过呼吸道

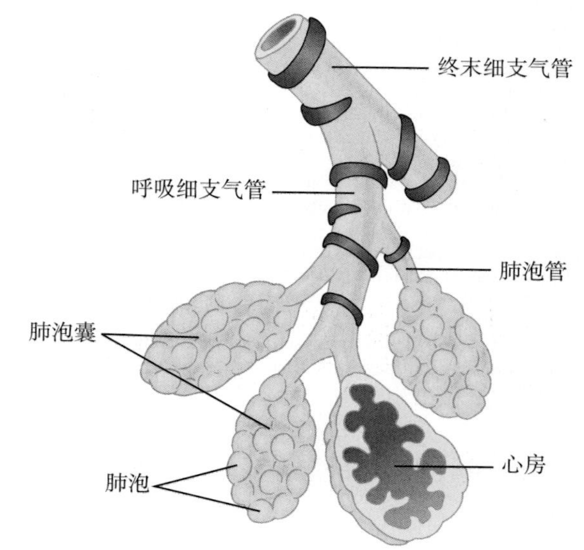

图 12.1 气道远端解剖,终末细支气管及其呼吸单位,呼吸细支气管、肺泡管、肺泡囊、肺泡

的过程移动称为**肺通气**。深吸气时，肺可达到其最大容量，该容量称为**肺总量（total lung capacity，TLC）**。肺总量可分解为以下 4 部分：①潮气量；②补吸气量；③补呼气量；④残余气量。这其中任何 2 项以及以上联合气体量称为肺容量。图 12.2 描述了肺容积和肺容量之间的关系。

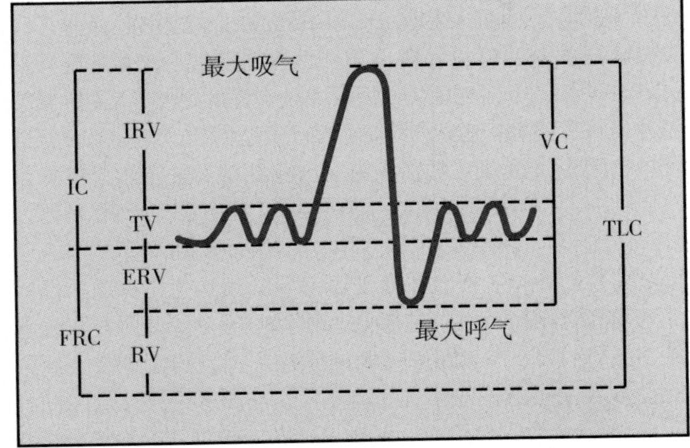

图 12.2 肺容积和肺容量，ERV= 补呼气量；FRC= 功能残气量；IC= 深吸气量；IRV= 补吸气量；RV= 残余气量；TLC= 肺总量；TV= 潮气量；VC= 肺活量

平静呼吸时吸入或呼出的气体量称为**潮气量（tidal volume，TV 或 Vt）**。潮气量的气体通过呼吸道进入呼吸系统，最终到达呼吸单位末端。年轻的健康白人男性平静呼吸时的潮气量约 500ml。在这吸入的 500ml 潮气量中，其中到达呼吸单位末端并进行气体交换的只有 350ml。余下的 150ml 气体会滞留在呼吸道内，不参与气体交换。平静吸气末尚存留一些“空间”，再尽力吸气所能吸入的气体量称为**补吸气量（inspiratory reserve volume，IRV）**。正如其名，这部分气体量在机体需要时才会被吸入，通常情况下作为保留吸气储备量。平静呼气末，再尽力呼气所能呼出的气体量称为**补呼气量（expiratory reserve volume，ERV）**。最大呼气末，肺内仍会储留一部分气体，这部分在补呼气量后尚存留在肺内的气体量称为**残气量（residual volume，RV）**。

肺容积中两项及两项以上的联合气体量称为肺容量。潮气量与补吸气量之和称为**深吸气量（inspiratory capacity，IC）**，它表示从平静呼气末做最大吸气时所能吸入的气体量。残余气量与补呼气量之和称为**功能残气量（functional residual capacity，FRC）**，它表示平静呼气末尚存留于肺内的气体量。补吸气量、潮气量、补呼气量之和称为**肺活量（vital capacity，VC）**，它是指在主观控制状况下肺内可能的全部气体量。最常用的测量肺活量的方法是，尽力吸气后，再尽力尽快地呼出至 ERV 到测量仪器内。由于这是在充分用力情况下呼出的气体，因此也称为用力肺活量（forced vital capacity，FVC）。如前所述，所有容量之和为肺总量：

$$TV+IRV+ERV+RV=TLC$$

流速测量的是一定时间内进出的气体量，因而呼气流速等于呼出气体量除以呼出气体量所需的时间。流速可以反映肺通气情况、气道状态、肺组织弹性。第 1 秒钟内用力呼出的气体体积是重要的气流测量值，被称 1 秒用力呼气量（forced expiratory volume in 1 second ，FEV1）。该指标反映了肺组织气道的状态。正常人 FEV1 占 FVC 的 70% 以上（即 FEV1/FVC>70%）[5]。呼气流速峰值（Peak expiratory flow rate ，PEF）是指用力呼气中出现的最大气流速度。肺疾病患者通过便携式流速仪测量器测量每日 PEF 并与其既往“最好”的测试结果进行比较可跟踪了解其肺功能[6]，若峰值流速降低表明气道狭窄，可能需要去看医生或改变药物治疗方案。

明确呼吸力学吸气机制有助于了解患者的肺部疾病。最大吸气压（Maximum inspiratory pressure，PImax）代表从残气量中产生的最大静吸气力，用毫米汞柱或立方厘米水为单位进行测量，可反映吸气肌的力量。最大维持吸气压（Maximal sustained inspiratory pressure ，SIPmax）用于测试吸气肌耐力。患者首次测试会给予 -6 厘米水柱压力阻力，然后每 2 分钟增加 -2 厘米水柱压力阻力，直到患者不能承受更大的通气气流水平[7]。患者在测试过程中承受的最高压力水平被定义为最大压力。

肺的容积、容量、流量及其力学机制都取决于胸腔的大小和结构。因此，个体身高、性别和种族均影响静息和运动下的测量值。随着年龄的增长或疾病的发展导致肺部或胸壁变化也会改变肺的容积、容量、流量和 / 或呼吸机制。

呼吸是指体内的气体交换，不要与通气的概念相混淆，后者是指气体的进出运动。外呼吸是指肺毛细血管与外界空气之间通过肺泡毛细血管膜发生的气体交换。内呼吸是指组织和周围毛细血管之间通过组织毛细血管发生的气体交换。下面将主要讲述气体交换的过程，特别是内外呼吸中氧气和二氧化碳的交换（图 12.3）。

外呼吸的发生，首先需要将空气从外环境通过气道吸入，到达支气管和肺泡。氧气的扩散通过呼吸单位壁、间质和毛细血管壁进行，然后大部分（98.5%）氧气通过血浆进入红细胞以氧合上血红蛋白的形式存在载体进入血浆，小部分（1.5%）以物理溶解的形式存在于血浆中。

肺毛细血管内的含氧血经过肺静脉到达左心，再从左心室射入主动脉，经过一系列的动脉、小动脉和毛细血管到达其目的地——组织。内呼吸起始于动脉血到达组织水平。氧气从载体血红蛋白上释放出来，离开红细胞、毛细血管，穿过细胞膜，到达组织细胞的线粒体。

组织代谢产生的二氧化碳，从组织细胞中扩散出来进入毛细血管。二氧化碳通过静脉血管输送到右心。载有二氧化碳的血液到达右心房，经过右心室、肺动脉和肺毛细血管，从毛细血管膜扩散出来，通过间隙空间进入肺泡，最终被呼出体外到大气中。

通过内外呼吸循环发生，氧气从外界进入体内供给身体组织，二氧化碳离开组织释放到大气中。当然，整个系统有赖于完整的心血管系统将血液泵到肺和心脏，输送到组织细胞，再迅速地回到肺部。

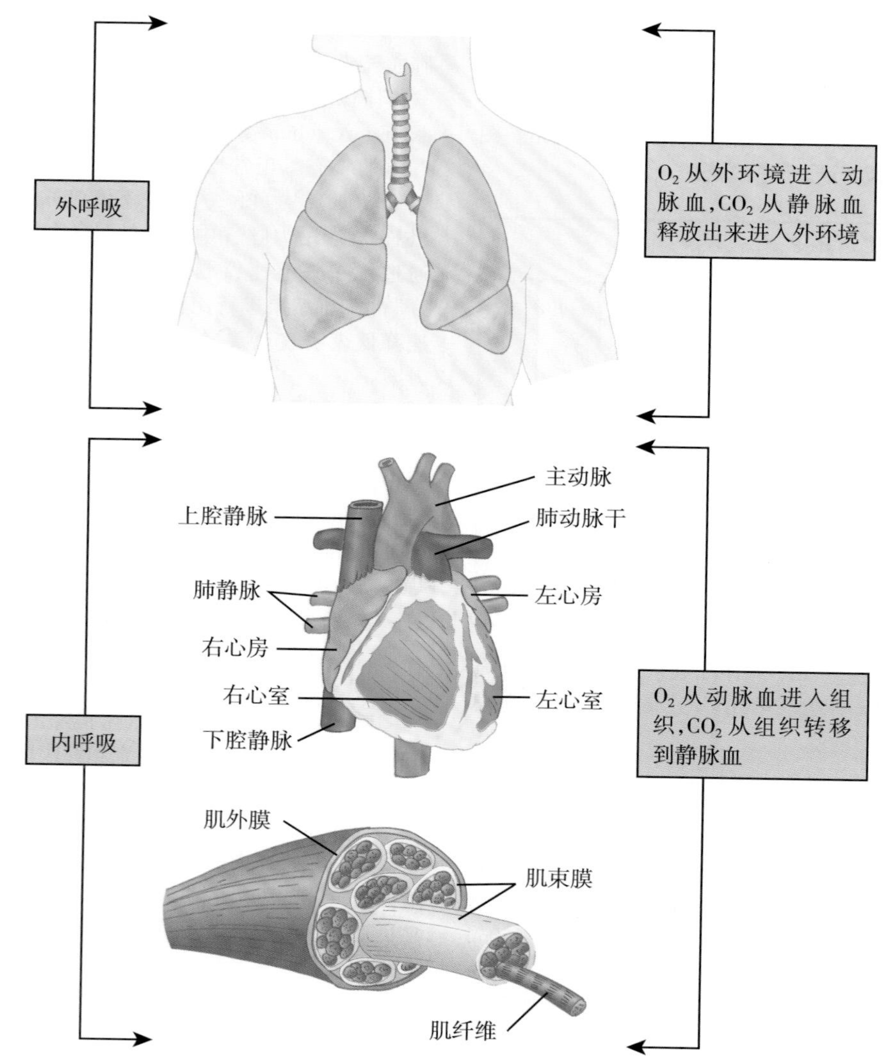

图 12.3 内外呼吸过程

慢性肺疾病

慢性阻塞性肺疾病

慢性阻塞性肺疾病（COPD）是最常见的慢性肺功能失调，是全美发病率和死亡率第四的疾病[5]。

慢性阻塞性肺疾病全球计划（The Global Initiative for Chronic Obstructive Lung Disease，GOLD）由国家心肺血液研究所（the National Heart，Lung，and Blood Institute，NHLBI）及世界卫生组织（the World Health Organization，WHO）合作而出台。GOLD 开始于 2001 年，旨在世界范围内提高对 COPD 的认识，倡导 COPD 有效预防和降低其发病率和死亡率。GOLD 认为 COPD 是可预防和可治疗的疾病。COPD 的肺部特征是不完全可逆性气流受限，这种气流受限是逐渐发展的，并且与有毒颗粒或气体引起气道异常炎症反应有关。其他显著肺外效应如体重指数（body mass index，BMI）和运动耐量下降，会增加 COPD 患者的严重程度[5]。疾病严重性的分类是基于临床症状和测量的气流受限程度限制两方面而定。表 12.1 是 GOLD 根据 FEV1 和临床症状对 COPD 患者的分级。

危险因素

COPD 发展的危险因素包括环境因素和个体宿主因素。吸烟是导致 COPD 发生的主要环境因素[5]。吸烟史的量化单位为包 / 年，用每天抽的包数和抽烟的年数确定。其他促使 COPD 发展的环境因素包括职业暴露（例如有机或无机粉尘）、室内污染（如二手烟）和户外污染（如城市污染）[5]。

个体宿主因素中，使个体更易发生 COPD 的因素包括气道高反应性，肺发育（在童年期肺组织的发育，其与营养状况、健康状况、身高、污染暴露等有关）和遗传。导致 COPD 的一个遗传因素是 α-1 胰蛋白酶缺乏[8]。令人费解的是并非所有吸烟者会发展为具有明显临床症状的 COPD。COPD 基因研究®正在调查潜在的遗传因素的影响，这将有助于解释吸烟者中，仅一部分人群发展为 COPD，而其他则表现出由于香烟烟雾引起的类似气道炎症，而不发展为 COPD[9]。从此看出，COPD 发生需要个体宿主和环境因素的多方面作用。

表 12.1　COPD 严重程度分级（GOLD 分级）

分级	特征
Ⅰ轻度	$FEV_1/FVC<70\%$ $FEV_1 \geqslant 80\%$ 预计值 有或没有咳嗽及产生痰液
Ⅱ中度	$FEV_1/FVC<70\%$ $50\% \leqslant FEV_1<80\%$ 预计值 活动后呼吸短促 有或没有咳嗽及产生痰液
Ⅲ重度	$FEV_1/FVC<70\%$ $30\% \leqslant FEV_1<50\%$ 预计值 活动后明显呼吸短促，运动能力降低，疲劳和疾病的反复加重
Ⅳ极重度	$FEV_1/FVC<70\%$ $FEV_1<30\%$ 预计值或 $FEV_1<50\%$ 预计值合并慢性呼吸衰竭

该分类中 FEV_1 是指支气管扩张剂使用后的 FEV_1，FEV_1：1 秒用力呼气量；FVC：用力肺活量；呼吸衰竭：在海平面呼吸时，动脉血氧分压（PaO_2）<8.0kPa（60mmHg）伴或不伴动脉血二氧化碳分压（$PaCO_2$）>6.7kPa50mmHg）

病理生理学

COPD 的发生是由于慢性气道炎症和重塑（愈合过程中的组织重组）导致的气道狭窄、实质组织破坏和肺血管增粗。慢性炎症以中性粒细胞、巨噬细胞和 T 淋巴细胞增多为主要特征，能破坏气道内壁。蛋白酶和抗蛋白酶、氧化剂和抗氧化剂之间失衡会加重 COPD 患者气道炎症[5]。气道损伤会导致气道的反复修复和重建会导致其损伤，这种改变最常见于外周支气管（细小的支气管）[5]。细支气管腺体和杯状细胞增生产生过多的分泌物，会部分或完全堵塞气道。支气管纤毛功能降低和分泌物理化特性改变会损害气道清洁力，并增加气道堵塞。支气管壁中已发生损伤和炎症的黏膜对刺激物的敏感性增加，反过来又会引起气道高反应性。

正常吸气时，肺和气道开放会增加气道内腔直径。正常呼气时，胸腔恢复到平静位置，气道直径逐渐减小。对于 COPD 患者，吸气时胸腔扩张使气道扩张，空气进入；呼气时，由于炎症、重建和过多分泌物导致已经狭窄的气道会过早关闭，导致将气道远端和间隙的气体滞留。滞留的气体导致过度充气，即呼气末肺组织中残留过多的气体（FRC 增加）。

COPD 最常见的肺实质改变是间隙扩张和破坏阻塞，目前认为主要是由于肺部蛋白酶和抗蛋白酶失衡所致[5]，这种改变会导致肺组织的正常弹性回缩消失。COPD 患者早期肺部血管也有改变，血管内皮逐渐增厚，在疾病晚期，肺部毛细血管床出现破坏就会堵塞[5]。

肺泡的通气和毛细血管膜的灌注扩散不协调，会导致低氧血症血氧不足，即动脉血携带至组织的氧减少。随着疾病的发展，肺部改变的区域增多，低氧血症逐渐恶化，由于代偿导致过度通气，致使更多的二氧化碳滞留在动脉血液中。低

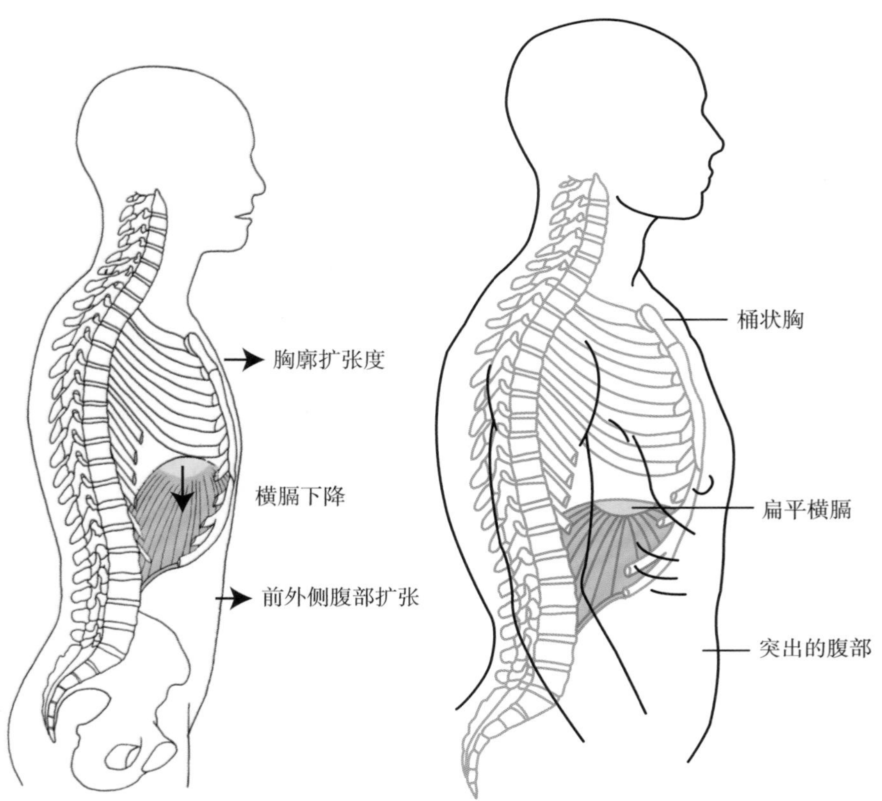

图 12.4　（**A**）正常胸廓形状。（**B**）COPD 患者胸廓形状

氧血症时,继发于毛细血管壁损伤和反射性血管收缩的肺血管阻力增加,导致右心室肥大,称为肺源性心脏病。红细胞增多症,即循环血液中红细胞增多,是 COPD 晚期常见的另一个并发症。

临床表现

COPD 患者通常有吸烟史和慢性咳嗽、咳痰及劳力性呼吸困难症状,每种症状的表现会有个体差异。咳嗽和咳痰症状通常表现隐匿且逐渐出现,随着疾病发展,症状会越来越严重。呼吸困难通常首先只在劳累后出现,随着疾病进展,症状逐渐加重,呼吸困难在低水平活动状态也会出现,严重者甚至会在休息时即表现出来。在体格检查中,患者由于肺组织弹性回缩降低及过度充气,胸腔会明显增大。脊柱后凸导致胸腔前后径增大,这种解剖学上的改变使患者表现为桶状胸(图 12.4)。

由于胸廓的静止位置保持在吸气的模式,那么胸廓的运动范围就相对受限,即胸椎活动度降低。胸廓的这种改变导致通气时由于吸气肌肉频率和功率力量需求增加导致胸廓形态改变,从而引起并可致呼吸肌的增生性肥大。图 12.5 显示了呼吸时许多呼吸辅助肌的在呼吸时被激活。在严重的患者中,呼吸辅助肌即使在平静状态下也需要参与呼吸,辅助通气。过度充气使胸廓体积增大,直接改变了呼吸肌的长度 - 张力关系。过度充气会导致肌肉纤维改变,尤其是膈肌。膈肌会变得更平,或者隆起度减少。严重病例膈肌纤维排列横向化比纵向化更加明显,吸气时膈肌收缩导致下肋部的内向运动(图 12.6)。

呼吸音和心音更远且难以听到。部分阻塞的支气管和细支气管会出现呼吸哮鸣音,一种有节律的口哨样的声音。由于气道分泌物的存在,也会出现断续的鼓泡或爆裂声。在 COPD 晚期,会相继出现辅助呼吸肌增生肥厚、缩唇呼吸、发绀和杵状指。(物理治疗章节的相关检查部分)

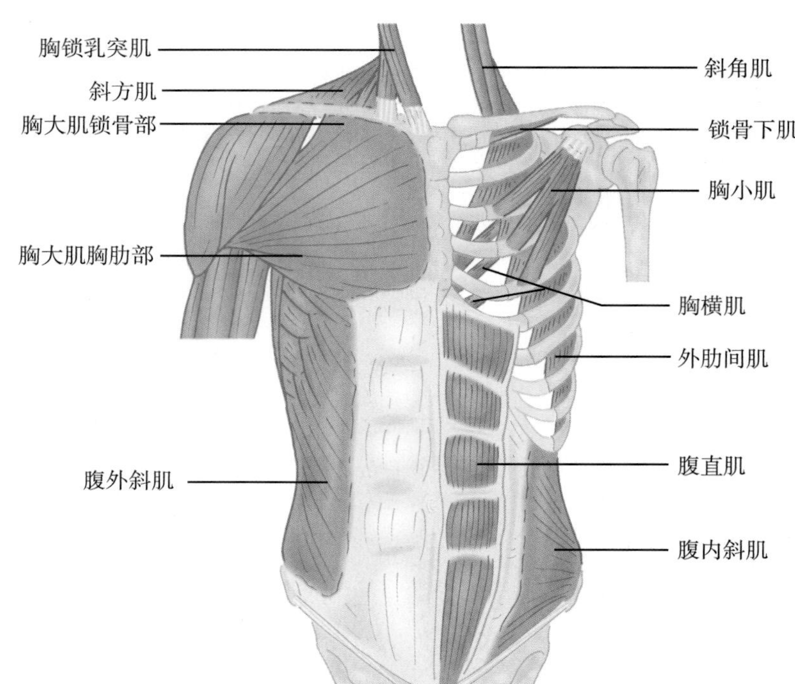

图 12.5 通气需求增加时所参与的辅助呼吸肌。图右侧部分显示的是参与辅助呼吸的胸部前部浅层肌肉,左侧部分显示的是深层的辅助呼吸肌

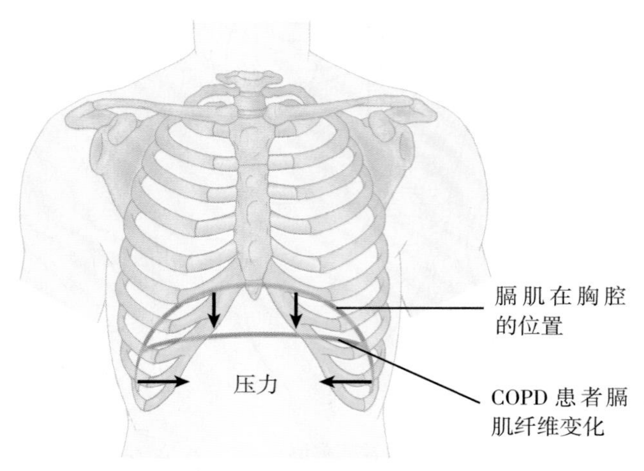

图 12.6 过度充气导致膈肌纤维发生变化,可观察到膈肌纤维横向变化比纵向明显,圆顶幅度降低

肺功能检查的改变可反映出明显的或进行性的气道受限。由于气体滞留在肺内，肺容积和肺容量，尤其是残余气量(RV)和功能残余气量(FRC)会增加。图 12.7 显示了阻塞性肺疾病肺容积和肺容量的改变。

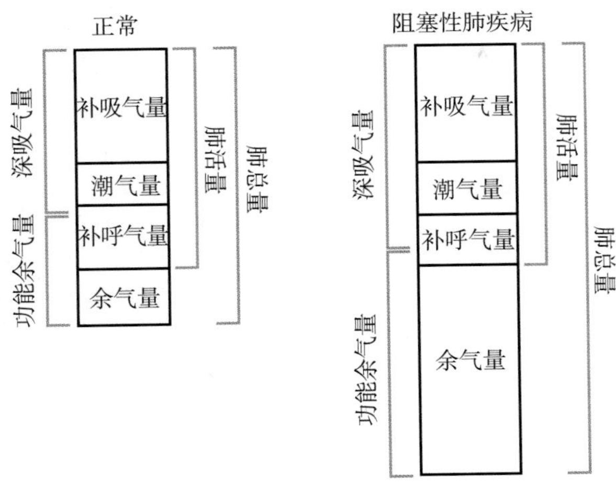

图 12.7　正常成人和阻塞性肺疾病患者肺容积对比

呼气流速尤其是 FEV_1 降低，FEV_1/FVC 比值也下降(低于 70%)[5]。这些肺功能变化在对药物制剂的反应中不表现为明显的可逆性。

低氧血症血氧不足在 COPD 早期可通过动脉血气分析反映出来(动脉血氧含量降低)。随着疾病的发展会出现过度呼吸(动脉血二氧化碳增加)。胸片也会有一些特征性的表现，包括下压变平的膈肌，肺血管纹理的改变，胸腔过度通气导致，明显的胸腔前后径扩大，肋间隙增宽，X 线显示肺组织密度降低，心影增大长和右心室肥厚。

COPD 患者气道炎症反应也会影响到其他系统[10]，除了肺功能失调外，其他系统改变包括骨骼肌质量和功能改变、心血管疾病、骨质疏松症和抑郁[11]。

病程和预后

慢性阻塞性肺病的临床起病需经过数年的发展累积，难以早期识别具有高危因素的可能发展为 COPD 的个体。尽管吸烟被公认为与疾病发生关联性最强，但并非所有吸烟者都会出现显著的肺疾病症状，所以独立的吸烟史并不能作为 COPD 的预测征兆。死亡率预后指标包括高龄、氧气需求量、运动能力和胸部疾病[12]。BODE 指数可作为 COPD 患者死亡率预测指标，该指数主要采纳 4 个指标：体重指数(B)、肺阻塞(O)、呼吸困难(D)和运动能力(E)[13,14]，详细参数见表 12.2。BODE 得分越高，死亡风险越大。导致 COPD 患者最主要的死亡原因是呼吸功能衰竭、肺癌和心血管疾病[15]。

哮喘

哮喘是一种常见的肺部慢性疾病，全世界约有 30 亿人患有此病[16]。这种疾病以导致支气管痉挛的与气道高反应性有关的慢性呼吸道炎症导致的支气管痉挛为特征。气喘、呼吸困难和咳嗽、咳痰且至少部分可逆是哮喘的特征性临床表现。哮喘的发作可以自然缓解或者经药物治疗改善，且有一

表 12.2　BODE 指数对 COPD 患者预后评估[13]变量

变量	BODE 指数得分			
	0	1	2	3
FEV_1(% 预计值)	≥65	50~64	36~49	≤35
6min 步行测试(m)	≥350	250~349	150~249	≤149
MMRC 呼吸困难程度	0~1	2	3	4
体重指数	>21	≤21		

BODE=(B)体重指数；(O)肺阻塞程度；(D)呼吸困难；(E)运动能力；FEV_1= 第一秒用力呼气量；

MMRC dyspnea scale= 改良医学研究理事会(Modified Medical Research Council，MMRC)呼吸困难量表

段无症状的间隔期。

诊断

哮喘的临床诊断是基于反复发作的喘息、气急、胸闷和/或咳嗽，常可能在夜间无明显诱因下加重等病史表现。急性发病期 FEV_1 小于预计值的 80%，用药(能迅速缓解症状的药物如吸入短效 β-2 受体激动剂)后 FEV_1 至少较用药前增加 20%(或者 200ml)表明气流受限可逆，可作为哮喘的诊断标准之一[16,17]。用了 β-2 受体激动剂后呼气流速峰值(peak expiratory flow，PEF)改善为 60 升/分钟(或增加 20%)也有助于哮喘的诊断[16]。

病因学

哮喘的病因不完全清楚，主要有两种类型的哮喘。过敏性(或外源性)哮喘是对某些环境刺激物(如尘螨、花粉、真菌、动物毛发)发生免疫应答(免疫球蛋白 IgE 介导)，从而导致嗜酸性炎症反应(气管黏膜内发现嗜酸性粒细胞数目增多)，这种反应可以引起哮喘的常见症状和相关病理生理改变。特异性反应或者超敏性是过敏性哮喘发展的最强促进因子。非过敏性(内因性)哮喘是一种较少见的哮喘，虽然非过敏性哮喘临床没有发现特异性过敏源，但是吸烟、愤怒、感染或者冷空气感冒等刺激可导致炎症反应。哮喘的研究已经开始认为这两种哮喘并非完全不同：外源性是大家熟悉的普遍广泛的过敏反应，而内因性为更局限的炎症反应[18]。哮喘全球行动计划(The Global Initiative for Asthma，GINA)对过敏性与和非过敏性哮喘的管理和预防没有区别[16]。病毒感染已被认为对于哮喘的发展和发作有非常重要的影响[19]。任何年龄阶段都可以出现哮喘症状。

病理生理学

哮喘的主要生理学表现为触发反应性的气道狭窄。支气管黏膜的嗜酸性炎症、支气管痉挛和支气管分泌物的增加可导致呼吸道狭窄，狭窄的呼吸道增加气流阻力的抵抗，引起气流受限，导致肺过度充气。这些狭窄的气道导致肺泡通气的不正常分布。即使在缓解期，也可能出现不同程度的气道炎症(图 12.8)。

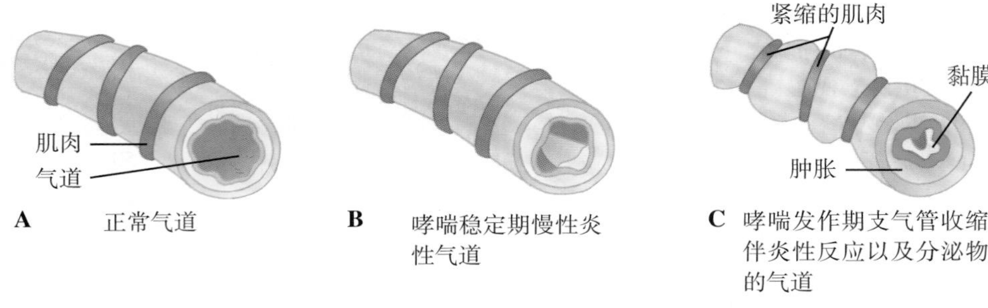

图 12.8 (**A**)正常呼吸系统的气道。(**B**)哮喘慢性炎症气道。(**C**)哮喘发作期气道

临床表现

哮喘的急性发作期的临床症状可能包括咳嗽、活动或静息时呼吸困难和气喘。若胸廓处于扩张的状态则提示肺过度充气膨胀。辅助呼吸肌在静息时也可能参与呼吸,吸气时可见肋间隙、锁骨上窝和胸骨上窝部位凹陷(软组织明显的向内运动)。呼气性时气喘是哮喘最具特征性表现,也可能出现湿啰音。当严重气道严重阻塞时,由于很小的气体流动,呼吸音明显减低,喘息也不仅仅只在呼气相,还可能出现在吸气相。

哮喘发作期胸片示胸廓的前后径增加和肺野的高透性,提示肺过度膨胀。少数胸片也能看到因支气管阻塞引起的局域性渗出或肺不张。哮喘发作间期胸片也可能表现为正常。

哮喘发作时可出现反映呼气流速的PEF和FEV1的降低,同时由于气流受限,VC 和 IRV 减少,RV 和 FRC 增加。哮喘的特点是这些异常肺功能检测指标具有可逆性,当哮喘患者处于缓解期时,这些指标可能正常或者接近正常。

哮喘发作期最常见的动脉血气分析为轻到中度的低氧血症,过度通气又继发性引起低碳酸血症。重度发作时,低氧血症更加明显,同时出现高碳酸血症,这就提示患者将会感觉疲乏,并可能发生呼吸衰竭。

临床病程

儿童哮喘患者常常没有哮喘典型表现,直到成人后才出现症状[19-21]。如果哮喘症状出现较晚,则提示疾病的临床过程进展迅速更快,甚至在缓解期都存在肺功能指标的改变。慢性呼吸道炎症导致的气道重构被认为与疾病进展相关。

肺囊性纤维化

囊状纤维化(Cystic fibrosis,CF)是影响机体分泌腺的一种慢性疾病,腺体会分泌比正常情况更加黏稠和浓厚的分泌物,这些分泌物能影响机体的许多器官:肺、胰、肝、肠、鼻窦和生殖器官。CF 患者发病和死亡最常见的原因是肺部的功能紊乱。呼吸道由于多且黏稠的肺部分泌物变得狭窄和阻塞,导致肺膨胀、感染和肺组织破坏。其他器官系统的囊状纤维化也导致一些疾病,如:营养不良、糖尿病、鼻窦炎、胆道疾病和不孕不育。

病因学

CF 是一种常染色体隐形遗传病(图 12.9)。美国大约3700 名新生儿中有一个患有该病[22]。美国 CF 患者中,白种人占绝大多数。西班牙人中(黑人和白人)CF 少见,非裔美国人和印第安人几乎不患此病[22]。编码 CF 的基因(囊性纤维化病跨膜转运调节因子[CFTR])位于 7 号染色体的长链上。CFTR 的功能是转运水和电解质进出机体器官的上皮细胞,如肺、胰、消化和生殖道。钠离子、钾离子和水转运障碍,导致分泌腺分泌厚稠且难移动的黏液,常常阻塞分泌腺的内腔。到目前为止,超过 1400 个基因突变已经被发现[23]。

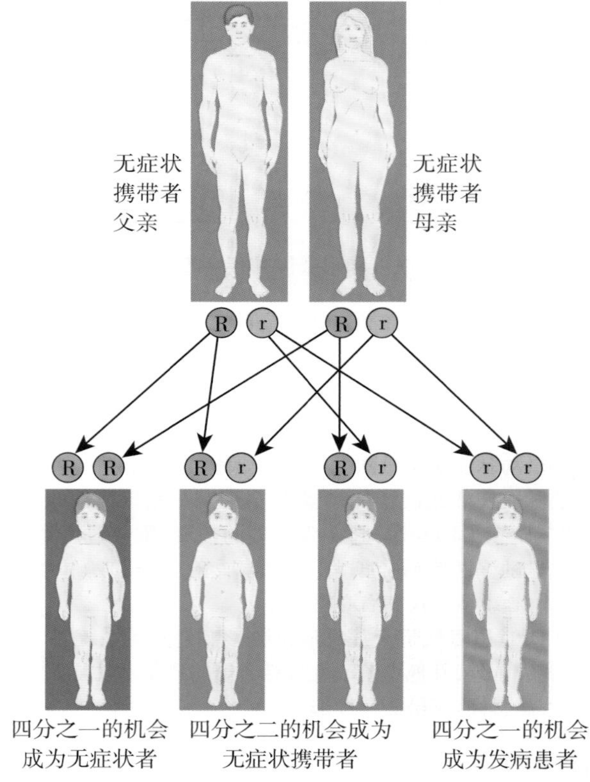

图 12.9 常染色体隐性遗传特性—若孩子获得某种疾病,则父母需都是该病的遗传基因携带者或患者

病理生理学

慢性肺囊状纤维化与气管支气管树的异常分泌黏液分泌有关。分泌物性状的改变导致呼吸道阻塞和过度充气,损害了黏膜纤毛传送系统的功能。感染引起的严重且持续的气道中性粒细胞炎性反应也是该病的特点之一[24]。气道部分或者全部的阻塞减少了肺泡的通气,肺的通气血流比值不匹配,

最终造成肺实质纤维化改变。

诊断

患者有 CF 病的阳性家族史，且反复出现金黄色葡萄球菌和 / 或铜绿假单胞菌呼吸道感染，或伴营养不良的诊断和 / 或者消瘦，可被怀疑患有 CF。CF 诊断的阳性结果是在儿童患者的汗液中发现氯离子浓度大于或者等于 60mmol/L。当病患者汗液中的氯离子浓度在临界值范围波动，也可以做最常见的 CFTR 突变基因类型的检测确诊。

临床表现

CF 的临床表现和相关的系统疾病表现有关。胃肠道功能紊乱导致消瘦，胰腺功能障碍导致糖尿病，或者反复呼吸道感染和因肺部功能不全所致的慢性咳嗽都是疾病的阳性表现。CF 的严重性、多变性和 CFTR 突变的种类有关[25]。

当肺受累时，支气管分泌物浓厚而难以清除。严重疾病可出现胸廓的前后径增加和后凸畸形而引起的桶状胸，这是因肺的弹性回缩力丧失和过度充气所致，继而发生胸廓移动度减少。呼吸音降低，伴有气喘和湿啰音，还可出现辅助呼吸肌肥大、缩唇呼吸、发绀和杵状指。

肺功能学研究表明为阻塞性通气困难，包括 FEV_1、PEF、FVC 降低，RV、FRC 增加。因肺的通气 / 血流比异常，动脉血气分析显示低氧血症和高碳酸血症。当疾病进一步发展，发生肺泡毛细血管网的破坏会导致肺高血压和肺心病。严重病例胸片示广泛的肺充气、肺纹理增加和肺不张。

病程和预后

在美国婴幼儿强制性被要求行 CF 检测，因而 70% 的 CF 新发患者在 1 岁内即被确诊。早期诊断和不断完善的治疗方案可以增加预期寿命。虽然有一些患儿在幼儿期死亡，但目前确诊为 CF 的患者中有 45% 年龄大于 18 岁[25]。1970 年，患者平均寿命大幅度提高了 16 年，2008 年患者的预测平均寿命为 37.4 岁[22]。呼吸衰竭是 CF 患者最常见的死亡原因，因此包括清除异常的浓厚分泌物和肺部感染的有效治疗在内的肺功能不全的治疗是 CF 治疗的关键。合理饮食、补充维生素、胰岛素的代替治疗都对治疗 CF 引起的胃肠功能不全有帮助。日常运动可增加有氧运动能力，提高生活质量和延长寿命[26]。身体的营养状态也是评估预后的有力指标[27]。

限制性肺疾病

限制性肺疾病是一组由不同的原因导致肺扩张困难和肺容积不足的疾病。这个疾病可能的病因①肺实质和 / 或胸膜的疾病；②胸壁的改变；③胸腔的神经肌肉器官的改变。下面讨论在开展肺康复时可能见到的因肺实质和胸膜病变引起的限制性肺疾病。

病因学

这组疾病有各种各样的病因。许多原因如放射线治疗、无机粉尘、吸入有毒气体、氧中毒、接触石棉等都可能引起肺实质和胸膜的损害，从而引起限制性肺疾病。最常见的限制性肺疾病是特发性肺纤维化（idiopathic pulmonary fibrosis，IPF）。IPF 的病因还不太清楚，但有些病例显示发生了免疫反应。

病理生理学

发生在肺实质和胸膜的改变与被认为是限制性肺疾病的致病因素有关。肺实质的改变常常从慢性炎症以及肺泡和间质的增厚开始，随着疾病的进展，末端肺组织纤维化，肺组织扩张更受限（扩张度减少），继而肺容积减少。减少的肺血管床最终可导致低氧血症和肺心病。石棉肺（石棉沉着引起肺纤维化）是引起肺实质和胸膜均纤维化的一种限制性肺疾病。

临床表现

活动性呼吸困难和干咳是实质性限制性肺疾病典型表现。限制性肺疾病表现为浅快呼吸，胸腔扩张不全，特别在下肺野吸入性湿啰音，杵状指和发绀[28]。

肺间质性疾病时，胸部平片中很容易看到肺间质网状影。胸部平片上也能显示全肺容积减少和提供胸膜反应的影像学证据，但是其诊断和评估预后的能力有限。高分辨率 CT（HRCT）是诊断 IPCF 的一种影像学检测手段，能很好地显示下胸膜基底区域的网状影改变、支气管扩张（气道壁的纤维组织牵拉导致异常呼吸道）以及蜂窝肺[28,29]。

肺功能检测表现为 VC、FRC、RV 和 TLC 减少，呼气吸流速气流比值可能正常，FVC/FEV_1 可能正常甚至增高。图 12.10 显示限制性肺实质疾病时肺容积和容量的变化。

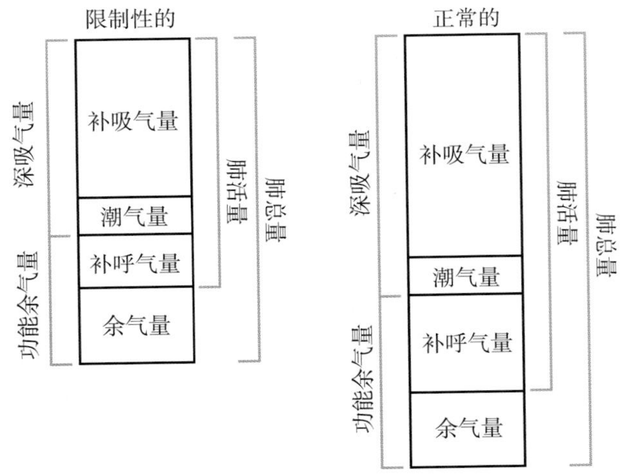

图 12.10　正常成人和限制性肺疾病患者肺容积对比

动脉血气分析提示不同程度的低氧血症和低碳酸血症。即使静息时患者的氧合指数正常，运动可能导致非常低的氧合指数。

病程和预后

限制性肺疾病可能起病比较缓慢，但会出现一个长期且进行性的进展。存活率取决于限制性疾病的种类、致病因素和治疗方法。从症状出现开始到死亡，IPF 患者存活期大约为 80 个月。从确诊疾病到死亡时间约 35 个月[30]。死亡率预测因素包括年龄、性别、吸烟史、呼吸困难的次数、肺功能指标、氧合水平和6分钟步行实验的步行距离[29,30]。

医疗处理

慢性肺疾病的临床治疗包括戒烟、药物治疗和吸氧，下面逐一讨论。

戒烟

吸烟是COPD进展最主要的原因，也是许多其他肺部疾病的诱因。戒烟是提高COPD患者预后最重要的干预措施[31]。吸烟成瘾和戒烟后的戒断症状导致吸烟者很难戒烟。大多数吸烟者可独立完成戒烟，可惜94%吸烟者会发生首次戒烟失败[32]。吸烟者称在他们成功戒烟前，平均要经历6~9次的失败[32]。应用系统性戒烟方案能提高戒烟者的成功率。

戒烟有两种普遍模式：行为治疗和药物治疗。行为治疗包括教育人们知晓不吸烟的好处，劝告，戒断吸烟过程给予支持。针灸和催眠也是行为疗法的一种，因为他们的目的都是改变吸烟行为。药物治疗包括尼古丁替代疗法和非尼古丁替代疗法如安非他酮 bupropion（Zyban）和伐尼克兰 varenicline（Chantix）帮助戒烟。尼古丁替代疗法用尼古丁胶囊、锭剂、片剂、喷雾或者吸入剂减少戒断症状，例如：渴望烟草品、愤怒、兴奋、焦虑、抑郁和注意力问题[33]。安非他酮和伐尼克兰减少了戒烟的戒断症状，增加了不用尼古丁系列药品而戒烟的可能性。

没有任何支持的戒烟只有大约6%的成功率。2008年的荟萃分析显示用行为疗法戒烟的成功率为14.6%，单独用药物疗法的成功率为21.7%，行为疗法和药物疗法同时治疗的成功率为27.6%[34]。戒烟治疗方案应该因人而异，因为有些患者可能很难获得个性化咨询或者某些药物可能出现不良反应。美国肺脏协会区域办公室（The regional offices of the American Lung Association）和美国癌症协会（the American Cancer Society）都能为当地戒烟方案提供较好资源。

药物治疗

药物治疗能缓解慢性肺部疾病的症状，提高肺部疾病患者的健康和功能状态。每个肺部疾病的诊断和严重程度都需要相配套的保健计划。对患者而言，联合几种药物治疗肺部疾病的方法很常见。这些药物能影响患者静息和运动时的运动能力、心率和血压。我们接下来讨论稳定期和急性加重期药物在肺疾病患者中的应用。表12.3提供了肺部疾病药物治疗的基本信息。根据GOLD水平分级，表12.4显示了不同的COPD严重程度的推荐治疗方法[5]。表12.5显示了GINA推荐治疗哮喘的药物[16]。

表12.3 慢性肺疾病临床治疗常见药物

种类	药物	商品名	作用	副反应
维持性药物（定期用药）	抗胆碱能类	定喘乐	支气管扩张剂	咽喉刺激、气管干燥、分泌物、心动过速、心悸
	长效β2受体激动剂	施立稳	支气管扩张剂	心动过速、心悸、胃肠道不适、神经过敏、震颤、头痛、眩晕
	激素类	氟替卡松	减轻炎症反应	血压升高、钠滞留（水肿）、骨质疏松症、胃肠道不适、动脉粥样硬化血脂增高、易感染
	色甘酸钠	色甘酸钠	阻止炎症反应	咽喉刺激、咳嗽、支气管痉挛
	白三烯受体拮抗剂	孟鲁司特	抗过敏反应（抗白细胞三烯）	胃肠道不适、咽喉痛、上呼吸道感染、眩晕、头痛、鼻塞
	甲基黄嘌呤	氨茶碱	支气管扩张剂	癫痫、心律失常、胃肠道不适、震颤、头痛
急救药（用于缓解急性发作症状）	短效β-2受体激动	沙丁胺醇	支气管扩张剂	心动过速、心悸、胃肠道不适、神经过敏、震颤、头痛、眩晕

表12.4 根据肺疾病严重程度GOLD分级推荐药物治疗

	Ⅰ：轻度	Ⅱ：中度	Ⅲ：重度	Ⅳ：极重度
特征	• $FEV_1/FVC<70\%$ • $FEV_1 \geq 80\%$	• $FEV_1/FVC<70\%$ • $50\% \leq FEV_1<80\%$	• $FEV_1/FVC<70\%$ • $30\% \leq FEV_1<50\%$	• $FEV_1/FVC<70\%$ • $FEV_1<30\%$ 或者 $FEV_1<50\%$
	减少危险因素，接种流感疫苗必要时增加短效支气管扩张剂			
		增加一种或更多长效支气管扩张剂规律治疗加强肺康复		
			如果反复恶化增加吸入性糖皮质激素	
				如果慢性呼吸衰竭增加长期吸氧考虑外科治疗

FEV＝用力呼气量；FVC＝用力肺活量

表 12.5　Global Initiative for Asthma（GINA）建议的哮喘患者药物治疗方案

步骤一	步骤二	步骤三	步骤四	步骤五
健康教育 控制环境 必要时 快速 β2 受体激动剂				
	选择 1 种	选择 1 种	增加 1 种以上	增加 1 种或 2 种
	低剂量吸入性糖皮质激素	低剂量吸入性糖皮质激素以及长效 β-2 受体激动剂	中等剂量或者高剂量糖皮质激素以及长效 β-2 受体激动剂	口服糖皮质激素（低剂量）
	或白三烯调节剂	中等或高剂量糖皮质激素	白三烯调节剂	抗 IgE 治疗
		低剂量吸入性糖皮质激素以及白三烯调节剂	氨茶碱缓释剂	
		低剂量吸入性糖皮质激素以及氨茶碱缓释剂		

哮喘初始确诊患者从步骤一开始用于症状控制，若步骤一不足以控制症状，则进展到下一步骤。阴影部分为首选药物

维持性药物

维持性药物治疗主要用于减少或者最小化患者全天的肺部临床症状。长期规律的服药，可控制呼吸系统症状。慢性肺部疾病维持性治疗药物包括激素类、抗胆碱能类、长效 β-2 受体激动剂、色甘酸钠、抗白三烯类药物等。茶碱类也是治疗慢性肺疾病的一种有效的药物，但是因为安全性没其他药物好，所以被提及的不那么频繁。维持性药物服用方式一般吸入或者口服。如果吸入是有效的，建议采用吸入的方式，因为可以减少副作用。

吸入性或者全身性抗炎药物，如激素类是治疗哮喘慢性炎性反应的主要药物[35]。吸入性抗胆碱药物是治疗 COPD 常见药物，抗胆碱药物的功能是阻止由副交感神经系统引起平滑肌收缩，从而扩张支气管。吸入性长效 β-2 受体激动剂模拟交感神经系统，扩张支气管，缓解患者由于支气管收缩引起的肺部临床症状。吸入性色甘酸钠稳定肺泡的肥大细胞膜，阻止了呼吸系统的炎症反应。如果在刺激物引起支气管收缩之前服用色甘酸钠，能事先阻止呼吸道狭窄，所以色甘酸钠能够很好预防支气管收缩，如运动诱发的支气管痉挛。抗白三烯药物是减少呼吸道炎症和松弛呼吸道平滑肌的一种全身性药物。此外，所有维持性药物都用于慢性肺疾病的长期治疗，选择哪种药物选择和剂量取决于疾病的严重性、患者的症状和对药物的反应。

急救药物

急救药物如吸入性短效 β-2 受体激动剂，用于直接缓解支气管收缩急性发作症状（尽管经过精心护理，急性发作症状依然出现）。首选吸入性短效 β-2 受体激动剂缓解症状。建议患者根据需要而不是长期有计划地服用短效 β-2 受体激动剂。如果患者频繁使用急救药物，意味着维持性药物治疗方案需要调整或者患者肺部疾病状态有新的变化。运动前使用短效 β2 受体激动剂可减少临床症状，防止运动引起支气管痉挛[36]。

虽然每种支气管扩张剂的作用机制不一样，但是使用后都可能增加静息时心率和血压。根据提高的静息心率，可以应用心率储备计算方法（Karvonen 公式）计算出规定的运动强度时所达到的合适的靶心率（具体内容详见物理治疗管理中运动处方部分）。支气管扩张剂的其他副作用包括神经紧张、震颤、焦虑和恶心。全身使用激素副作用包括骨质疏松、肌病和肌肉萎缩，可能需要运动训练来调整。

抗生素

慢性肺疾病时肺部感染频繁发生。感染能让病情恶化，是影响肺康复效果的主要阻碍。感染的早期标志是患者的基础状态的改变（如运动能力的改变、峰值流速、呼吸困难、痰量或颜色以及吸入性急救药物使用率增加）。抗生素可以干扰细菌的生长和 / 或繁殖。这些药的功效一般为抑菌或者灭菌。许多种类的抗生素（如青霉素、头孢菌素、四环素）对不同的感染性微生物都是有效的，选择合适的抗生素治疗相应的感染性微生物非常重要。不提倡预防用抗生素的预防用药抗感染，APUA（the Alliance for the Prudent Use of Antibiotics，慎用抗生素联盟）建议抗生素只用于确诊有细菌感染的疾病，以减少耐药细菌的产生[37]。

吸氧

当 COPD 患者静息状态下动脉血氧分压压力（PaO_2）低于 60mmHg 时，吸氧能延长患者寿命[38,39]。长期吸氧治疗的指标为 $PaO_2 \leq 50mmHg$，即 $SaO_2 \leq 88\%$[40]。当患者因呼吸困难致运动能力受限，吸氧也是必要的[38,41]。氧流量应该根据个人情况调节，尽可能应该维持 $SaO_2 \geq 90\%$[42]。有各种不同的给氧方法，其中持续给氧、脉冲给氧、储备给氧最常见。

手术治疗

肺疾病几乎没有外科手术指征。肺部分切除术（Lung volume reduction surgery，LVRS）是一种切除无功能、过度膨胀的肺组织，更多恢复胸腔生物活性机制的一种外科手术。

LVRS 可能切除有功能肺组织旁的无功能肺气肿异化组织区域。外科手术切除病变组织的大约 20%~35%，减少了正常组织的负担。外科手术减低 RV 和 FRC（减轻过度充气），横膈膜更多处于正常的静止位置，膈移动度增加，胸壁运动更加正常[5]。研究显示对于中度的上叶肺疾病患者，手术可以提高运动能力、改善肺功能、提高生活质量和气体交换[5,43]。但对于严重的其他肺叶疾病患者，手术似乎达不到同等效果，而仅仅是轻微改善功能和生活质量，但是死亡率较高[5,43~46]。许多开展 LVRS 手术的中心建议手术前就要开始肺康复训练。接受术前肺康复的患者住院天数更短，需要机械通气的天数也更少[47]。

末期肺疾病的肺移植 1 年存活率 83%，5 年存活率大约 54%[48]。肺移植的目的是恢复正常的肺功能、运动能力和延长寿命[49]。COPD、CF、特发性肺纤维化和肺高压患者可以考虑肺移植。由于等待进行肺移植的患者数量持续增长，远远超过能利用的移植器官的数量，因此只有一小部分个体真正接受了肺移植手术[48]。

物理治疗

慢性肺病及其有关的功能紊乱有一个缓慢的发展过程。肺功能紊乱的人常会避免进行一些引起他们呼吸困难这种不舒服感觉的活动，随之这些患者的功能性活动会出现缓慢但持续地减少，并导致有氧功能逐渐失调。对于一些有肺病的人来说，在寻求医学帮助之前已经普遍存在功能能力的丧失。肺部康复的预期结果是阻止这种身体能力的急剧下降，提高运动功能，减少呼吸困难的症状并且提高生活质量[50~52]。

目标和预后

物理治疗师实践指南为那些因为通气泵功能紊乱导致通气、呼吸以及有氧能力、有氧耐力受损的患者的物理治疗介入提供了一个大体的框架（实践模式 6F）[53]。对于个别的肺功能紊乱的患者，具体的预期目标和预期结果的发展可以根据知识点 12.1 中所描述的总体目标为基础。

知识点 12.1 慢性肺功能障碍患者的总体目标与结果举例

- 患者、患者家属和照护人员对疾病的过程、预期、目标及结局的了解有所增强。
- 心血管耐力提高。
- 外周的肌肉力量、能量及耐力有所增长。
- 包含基本 ADL 和工具 ADL 两个方面在内的任务性活动有所提高。
- 呼吸肌的力量、能量和耐力有所增长。
- 气道清除的自主性得到改善。
- 呼吸做功总体减少。
- 患者对于健康保健资源利用的决策能力得到改善。
- 患者对症状及肺病的自我管理增强。

检查

患者肺部情况的检查有几个目的：①评价患者是否适合在肺部康复项目中患者参与的适当性；②确定对于参与者的医疗计划（the participant's plan of care，POC）来说最合适的治疗干预；③监控参与者训练的生理反应；④随着时间适当地调整推动参与者的 POC。

病史

患者病史采集应该以主诉和患者为什么寻求肺部康复开始。一般情况下主诉通常是呼吸困难和 / 或功能丧失。病史中应包含这个患者相关的肺部详细症状：咳嗽、咳痰、哮喘和呼吸困难。职业、社会、药物和家庭史同样应该记录在内。

检验和测量

生命指标

心率、血压、血氧饱和度（S_aO_2）、呼吸频率、体温和疼痛的存在（一般与呼吸困难有关）应该被仔细检查和记录（第 2 章，生命指标的检查）。需要测量患者个人的身高，因为身高和肺容积直接有关。体重应该用一个标准刻度测量并且后面的每一次测量都应该以相同的刻度进行。

观察、检查和触诊

观察肺病患者的颈部和肩部，可以看到辅助呼吸肌的使用（见图 12.5）。正常胸部构造为胸部前后径和左右径的比值为 1∶2。肺实质的破坏导致前后径的增加和比值的减小（达到 1∶1）（图 12.4）。在吸气和呼气时，胸廓两侧对称性移动；如果不对称，应该注意并且记录下来。

发绀是指皮肤颜色发蓝，可以发生在它能够在口周围、眼眶周围和甲床里被观察到，表明有严重的组织缺氧。较长期的组织缺氧的标志是手指或者脚趾的杵状指。在杵状指中，指端与指甲相连一点所构成的基底角增大，出现指端膨大（图 12.11）。

肺部听诊

听诊包括气体进出肺部的过程。肺部听诊时，把听诊器固定置于患者胸廓的前面、侧面和后面（图 12.12）。要求患者

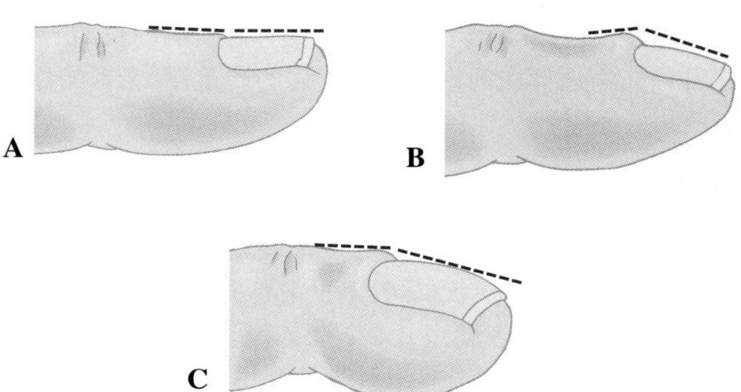

图 12.11 杵状指是慢性组织缺氧的一个标志（**A**）正常。（**B**）早期的杵状变化即指甲和相邻皮肤之间角度的增加。（**C**）进展性的杵状变化；指端出现膨大

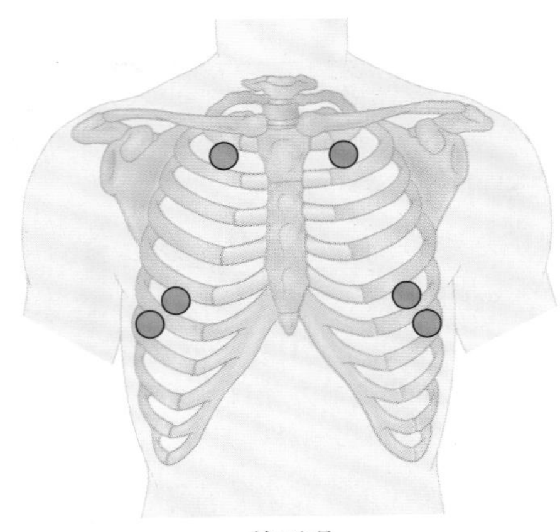

前面观

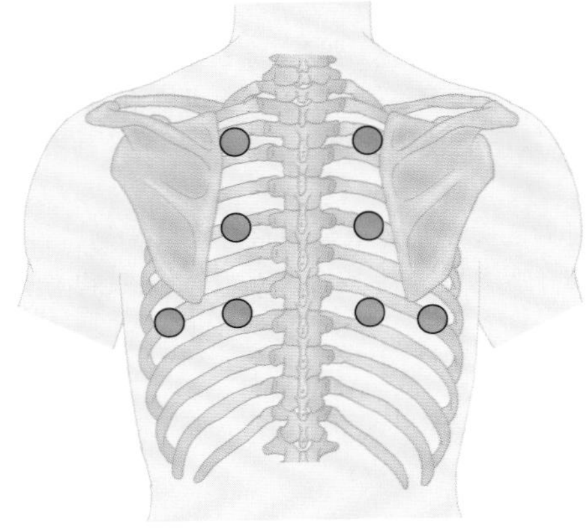

背面观

图 12.12　肺部听诊。全肺部听诊评估要求把听诊器放在胸的上部、中部、下部的前面、侧面和后面

张嘴充分吸气，然后平稳地呼出。通常吸气和呼气初产生的是一个温和的“沙沙”声，呼气末是安静的，这种正常的呼吸音称为肺泡呼吸音。当呼吸周期中出现明显的大而空洞并伴有回声的声音时，这个呼吸音被称为支气管呼吸音。当呼吸音非常轻几乎听不见时，称为呼吸音减弱。听诊者可以用这三个术语—肺泡呼吸音、支气管呼吸音和呼吸音减弱来描述呼吸音的强度[54]。

除了呼吸音强度的描述，在听诊中可能还听到额外的声音和颤动。这些被叫做附加呼吸音。这些声音叠加在已有的呼吸音上。美国胸科医师协会（the American College of Chest Physicians）和美国胸腔学会（the American Thracic Society）把附加音分为两种类型：爆裂音和哮鸣音[55]。爆裂音也被称为啰音和鼾音，它的声音像玻璃纸的沙沙声，是由大量潜在的原因（组织纤维化、气道中的分泌物等等）引起。而哮鸣音为高调粗糙哨声样杂音。气道管腔的减小会产生哮鸣音，就像拉伸充气气球的颈部时会使气体溢出的管腔通道变窄，从而产生哨笛音。

呼吸困难和生活质量的评估

在肺康复的开始、结束阶段以及急性发作期都可以使用基础呼吸困难指数（the Baseline Dyspnea Index，BDI）来对呼吸困难程度进行量化（表 12.6）[56,57]。针对慢性肺功能紊乱的生活质量（QOL）评估，例如：慢性呼吸问卷（the Chronic Respiratory Questionnaire）或者乔治呼吸问卷（the St. George's Respiratory Questionnaire）可以帮助患者确定与健康相关的基本生活质量活动。慢性呼吸问卷对呼吸困难进行分级，而乔治呼吸问卷对症状进行分级。这两项 QOL 评估和 BDI 一样可以对物理治疗后症状改善提供证明[58,59]。

功能测试

用 6 分钟步行测试（6-MWT）或者 10 米往返测试（10-MSWT）可以反映患者的检查患者的基本功能活动，也这可以作为物理治疗介入后患者功能改善的一个疗效判定指标来证明物理治疗介入对患者功能的改善。

肌力测定

在肺部疾病的发展过程中，由于去适应作用，营养不良及使用类固醇，患者会出现外周和呼吸肌的肌力减退[10,11,60]，肌力减退会导致运动受限以及日常生活（ADL）能力受限。因此，在肌力锻炼中需要进行肌力测定（例如：MMT）和吸气压力（例如：PI_{max}）的测定。

实验室检查

肺部疾病的患者可以进行不同的实验室检查，包括放射学检查，肺功能检查（PFT_S）。PFT_S 包括气流速度、运动耐受测试（ETT_S）、功能性表现评估、动脉血含气量（ABG）分析、S_aO_2 测试和心电图（ECG_S）。

肺疾病患者的运动测试

功能能力的测试是肺病患者检查中的一部分。ETT 可以提供以下的客观信息①记录患者的症状和身体障碍；②制定安全运动处方；③记录运动中氧合的变化从而决定氧气的补给量；④在训练中可以判定肺部功能的变化。在物理治疗后重复反复进行 ETT 将会提供重要的结果数据。

有很多方法可以确定肺疾病患者很多最大耗氧量和功能能力的测试方法对于肺疾病患者都是有价值的。在使用运动平板或功率自行车进行 ETT 测试时，会逐渐增加肺功能障碍患者的训练强度直至其最高耐受量。整个测试过程中需要监测生命指征。心电图记录整个训练过程中的心率和心脏传导系统的电活动。训练及恢复期间隔 1~3 分钟测量一次血压可以提供患者的血流动力学信息。ABG_S 是评估训练中动脉氧合作用及肺泡通气是否充足最好的方法，虽然这个测试的侵入性限制了它的使用。动脉血氧饱和度监测提供的信息很少，但其无创性特点使其广泛运用。虽然在 ETT 过程中收集到的耗氧量和 VO_2 的测量数据是有益的，但并非通常实验室都具有所需的设备。表 12.7 中列举了部分 ETT 方案[61~66]。（更多训练方案的信息详见在第 13 章心脏疾病的训练测试部分可以找到）。症状限制性 ETT 要求患者持续训练直到必须停止运动的症状出现为止（知识点 12.2）。

10-MSWT 是一项功能性测试，在间隔 10 米的两个目标点内，用一个录制好的口述递增的音频信号来增加步行速度。受试者需要跟着加快频率的音频信号到达每个目标点。10-

表 12.6 基础呼吸困难指数

功能损伤	用力程度
____4 级:没有损伤。在没有呼吸急促的情况下可以进行普通的活动和工作。	____4 级:非常大。当用可以想象的最大程度的力时才会呼吸急促。普通的施力没有呼吸急促。
____3 级:轻度损害。至少在一个活动中有明显的损伤但是没有完全不可以进行的活动。需要减少工作或日常活动的状况很轻或不会出现明显呼吸急促。	____3 级:大。使用亚极量的力时呼吸急促。除了要求使用极量的力不间断地进行的工作,其他都可以。
____2 级:中度损伤。患者因为呼吸急促已经换工作且/或放弃了至少一个普通活动。	____2 级:中度。使用中度的力呼吸会变得急促。工作时偶尔需要间断且完成的时间比一般人多。
____1 级:严重损伤。患者因为呼吸急促不能工作或者已经放弃了大多数甚至全部的习惯性活动。	____1 级:轻度。几乎不用力就会呼吸急促。进行几乎不花费力量的工作或者做较难的工作时频繁休息并且需要花费正常人 1.5~2 倍的时间来完成工作。
____0 级:极严重的损伤。因为呼吸急促不能工作且已经放弃大多数甚至全部的习惯性活动。 ____W:大多数不确定。患者因呼吸急促而功能受损,但是大多数不能被特异性描述。缺乏充足细节以将损伤归类。 ____X:不可知。关于受损的信息难以获得。 ____Y:损伤呼吸急促外的其他原因。例如,肌肉与骨骼的问题或者胸痛。	____0 级:不能施力。休息、坐着、躺着都会呼吸急促。 ____W:大多数不确定。患者由于呼吸急促劳力性能力受限,但是大多数不能被特异性描述。缺乏充足细节以将损伤归类。 ____X:不可知。关于用力限制的信息难以获得。 ____Y:损伤呼吸急促外的其他原因。例如,肌肉与骨骼的问题或者胸痛。

任务强度
____4 级:极度。仅仅当进行极度活动时呼吸会变得急促,例如在平地上运输非常重的负荷,运输较轻的负荷上坡或者跑。普通的工作不会有呼吸急促。
____3 级:重度,做一些大体力运动,如上一个陡峭的斜坡,或爬楼梯超过三个,在平地上背负了中等负荷的重物,就会呼吸急促。
____2 级:中等,做一些中等强度或平常的体力运动,例如上一个倾斜度很小的斜坡,爬了不到三个楼梯或者在平地上背负一些轻负荷的重物就会呼吸急促。
____1 级:轻微,做一些轻微的活动,比如平地行走,做清洁,站立或者购物就会呼吸急促。
____0 级:无承受力,休息,坐着或者躺着就会呼吸急促。 ____W:强度不确定。患者由于呼吸急促而感觉劳累,但强度不确定。缺乏充足细节以将损伤归类。 ____X:未知。关于限制任务的信息难以获得。 ____Y:受损的原因不仅是呼吸急促。例如肌肉与骨骼的问题或者胸腔疼痛。

MSWT 的结果与 VO_{2max}(最大耗氧量)呈正相关[67,68]。

6-MWT 也是一种功能性测试,它要求患者在 6 分钟内尽可能地快走走远。在测试过程中,患者可以休息和停止测试,测试的记录结果是步行总距离。6-MWT 可以很好地预测示功能能力[69,70]。10-MSWT 和 6-MWT 易于进行,所需设备易于准备,提供的测试结果可以有效显示在物理治疗介入后患者能力的变化。

训练测试的数据提供的信息可以用来确定残疾,预测死亡率,评估日常生活的能力,量化健康相关的生活质量,决定是否需要氧疗治疗时的需氧量,证明药物的有效性的变化,也可用来制定训练方案[13,68~72]。运动前后进行 PFTs 可以确定运动对肺功能的影响。若 FEV_1 减少大于或等于 10%,则提示运动引起了气道的高反应性[73]。总之,基于 ETT 所制定的运动处方可以安全地改善心肺健康。

表 12.7 肺部疾病患者的运动训练方案

测试	作者	方案
脚踏车测试	Jones[62]	开始 100kpm，每分加 100kpm
	Berman and Sutton[63]	开始 100kpm，每分加 100kpm，若 FEV_1 小于 1L/sec，就增加 50kpm
平板测试	Bruce 等[64]	开始 1.7mph，10% 坡度，每 3min 速度与坡度均增加
	Naughton 等[65]	开始 1.2mph，坡度 0%，每 2min 增加速度和 3% 坡度
	Balke and Ware[66]	从开始一直持续 3.3mph，每分钟增加 3.5% 坡度
10 米折返测试	Revill 等[67]	在两个间隔 10 米的标记间步行，跟随声音信号或节拍器同步增加速度
步行测试（6 或 12min）	美国胸腔学会[69]	在规定的时间内尽量走到最远

知识点 12.2 等级运动测试的终止标准

1. 最大程度呼吸困难
2. P_aO_2 下降超过 20mmHg 或 P_aO_2 小于 55mmHg
3. P_aCO_2 提高超过 10mmHg 或 P_aCO_2 大于 65mmHg
4. 心肌缺血或心律失常
5. 有疲劳的症状
6. 舒张压增加 20mmHg，收缩压高于 250mmHg，或运动负荷增加时血压下降
7. 腿疼
8. 极度疲劳
9. 心排出量不足的征象
10. 达到量不足的征象

运动处方

运动处方是治疗师所应用的以提高患者功能能力为目的，为患者特别定制的整合四种变量的训练方案。这些变量为方式、强度、持续的时间和频率。

方式

任何类型的持续有氧运动都可以用于肺部康复。下肢活动，包括行走、慢跑和骑车训练，都经常被用来提高运动耐力，因为这些模式的运动更容易转化为功能性活动能力。上肢有氧运动也可以包括进来(例如：上肢功率自行车，力量训练器)。相比上下肢其他单独的训练来说，康复项目中的上肢和下肢的联合训练可以提高功能状态[74]。一些项目运用循环方案(结合多种阻力和有氧训练)去训练不同的肌肉群以维持参与者的兴趣。

强度

三个指标可以用来确定运动强度：耗氧量、心率、自感劳累分级（rating of perceived exertion，RPE）或自感呼吸困难评分（rating of perceived dyspnea，RPD)，以下逐一展开讨论。

最大摄氧量（VO_{2max}）百分比作为运动强度指标

ETT 可以根据测得的 VO_{2max} 来反映功能能力。在 ETT 试验中，达到 40%~60%VO_{2max} 被规定为中等训练强度，高于 60% VO_{2max} 时为中至高度训练强度[75]。轻度到中度的肺部疾病患者可以维持一段时期上述的运动强度以达到运动效果。但是，重度肺疾病患者不能承受长时间高强度运动（大于 60%）。降低运动强度对于重度肺病患者未必是正确的，因为低强度的运动效果较小甚至无效[76,77]。相反，与低强度训练或休息相搭配，进行一些能够达到患者高峰负荷的短时冲击性高强度训练是可以耐受并达到训练效果的[75~84]。近期对于间断运动训练和连续运动训练的研究的证据摘要见知识点 12.3，可以看到运动强度和训练结果之间存在一种量效关系，意味着运动强度越高，训练效果越好[50]。

心率储备百分比作为运动强度指标

在等级运动测试中用 VO_2 的百分比来规定运动强度是最精确的方法，然而在实际训练中它不能作为临床医生监控运动强度的一种手段。在增加运动负荷，VO_2 和 HR 增加之间存在一定的相关性，使得运动时 HR 成为有一种联系，它使测量和监控运动强度的一项使用有了明确的参数[85]。靶心率范围(The target heart rate range，THRR)规定了一个广泛、安全、有效的可以在整个治疗期间执行的运动强度范围。对特殊患者而言，靶心率（The target heart rate ，THR）设定为一个更小的 HR（在设定的 THRR 之内)，它是能确保患者能够坚持有氧训练的最佳心率。有氧训练和患者能够坚持下来的最佳心率。

确定患者 THRR 和 THR 常用一般方法是利用心率储备（the heart rate reserve，HRR） 或 Karvonen 氏 法[75]。HRR 不同于坐位下的安静休息心率（HR_{rest}）和 ETT 中的最大心率（HR_{max})。计算 THRR 的计算，即心率储备百分率（40% 和 85%）加上安静休息心率。Karvonen 氏法确定 THRR 的上、下限值方法是：

靶心率下限 = [（最大心率 – 安静休息心率）× 0.40]+ 安静休息心率

靶心率上限 = [（最大心率 – 安静休息心率）× 0.85]+ 安静休息心率

例如：一个人在 ETT 中最大心率是 165 次 / 分，他的安静休息心率是 85 次 / 分。HRR 计算为 165-(85=80 次 / 分；40% × 80 次 / 分 (32)+ 休息心率 (85)=117 次 / 分；85% × 80 次 / 分 (68)+ 休息心率 (85)=153 次 / 分)。因此，对这个人而言，THRR 可以通过运动试验数据计算出来的 THRR 是 117~153 次 / 分。

确定适当的 THR 需基于完整的病史和所有试验和测试的数据。轻、中度肺病患者也许在进行运动时并没有肺功能受限；因此，最大心排出量试验是可以进行的。如果患者没有

知识点 12.3 证据摘要 运动训练强度:间歇和持续训练

文献	研究对象	设计/干预	周期	结果	结论
Beauchamp 等[80](2010)	388 个患者随机分为 8 组临床试验	系统综述		间隔或连续的训练,对 COPD 患者运动能力或和健康相关的 QOL 程度没有任何差异。	
Nasisi 等[81](2009)	42 个 COPD 患者(FEV_1 为 42% 预计值)	随机分配为 2 个治疗组来做临床实验: 1. 间断训练组通过踏车运动试验,使用 126% 的高峰负荷 2. 连续训练组通过踏车运动试验,使用 76% 的高峰负荷	2 组:每周 3 次持续 10 周。间断训练在 45min 的踏车运动试验训练时蹬车 30s,休息 30s。持续组踏车运动试验持续 30min	两组 BODE 指数评分(呼吸困难评分降低以及 6-MWT 距离增加)均明显提高,但两组之间没有明显差别	如果间隔式训练和连续式训练一样可以降低 BODE 指数(预后指标),那么两种训练方法对 COPD 患者都是有益的
Amardottir 等[82](2007)	60 位 COPD 患者(FEV_1 32%~35% 预计值)	两治疗组进行随机对照试验: 1. 间歇训练组用踏车运动试验峰值负荷的 80% 和 30%~40% 交替训练 2. 持续训练组用踏车运动试验峰值负荷的 65% 进行训练	两组都要进行:2 组 39min 的运动,每周 2 次,持续 16 周,间歇训练组进行 3min 高强度和 3min 低强度训练交替训练 39min。持续训练组进行 39min 的持续运动	每组的峰值负荷和 VO_2 峰值均显著增加。功能能力,呼吸困难分级,QOL 显著提高。两组的提高程度一致	如果间歇训练和持续训练效果相同,那么间歇训练对不能进行长期活动的患者是有利的
Varge 等[83](2007)	71 位 COPD 患者(FEV_1 为 55% 预计值)	分 3 个治疗组。1. 间歇训练组用踏车运动试验峰值负荷的 90% 和 50% 交替训练。2. 持续训练组用踏车运动试验峰值负荷的 80% 进行训练 3. 自定义组通过踏车运动、平地行走或爬楼梯等方法采用患者可承受的最大负荷进行训练	三组都要进行的每次 45min 的运动,每周 3 次,持续 8 周。间歇训练组:2min 高强度和 2min 低强度训练交替进行 30min. 同时有 7.5min 热身运动和 7.5min 的整理运动 . 持续训练组:45min 的踏车运动训练。自定义组:从 30min 开始训练,在研究结束时逐渐增加至 45min	这三种干预同样有效地改善了活动问卷的得分,指定组(间歇训练组和持续训练组)相较于自定义组明显有着更高的峰值工作效率。VO_2 峰值和乳酸阈值的提高,差异无统计学意义	离研究中心较远的参与者被分配到自定义组。其余的患者被随机分到间歇训练组和持续训练组。因此,这并不是一个真正随机的临床试验
Puhand 等[84](2006)	87 位 COPD 患者(FEV_1 为 34% 预计值)	两治疗组进行随机对照试验: 1. 间歇训练组用斜坡踏车运动试验峰值负荷的 50% 和 10% 进行交替训练 2. 持续训练组用增量脚踏车运动峰值负荷的 70% 进行训练	每组都要接受为期 3 周的住院肺康复计划,共 12~15 次训练,每次持续 20min。 间歇训练组:采用 20s 高强度和 40s 低强度交替训练,持续 20min。持续训练组:20min 持续训练	在 CRQ 得分中,两组都有明显的提高,两组在 6-MWT 中显著增加。(间歇训练组训练后增加了 42m,持续训练组增加了 37m)	6-MWT 中的差异尽管有统计学意义,但并没有接近临床上明显的差异 54m。间歇训练组的患者相对于持续组能更好地坚持训练。因此,就提高运动坚持性,间歇训练更有意义

BODE:判断预后的工具,包含(B)体重指数;(O)气流阻塞严重程度;(D)呼吸困难;(E)运动能力;COPD:慢性阻塞性肺疾病;CRQ:慢性呼吸疾病问卷;FEV_1:第一秒用力呼气量;6-MWT:6min 步行试验;QOL:生活质量;VO_2:耗氧量

其他伴随的疾病，没有肌肉骨骼或神经病学上的限制，并且可以完成运动，他的靶心率就可采用 THRR 上限值。例如：如果 THRR 被确定为 117~153，那此人的 THR 最高可能为 153 或 141~153。另一方面，如果患者伴有其他疾病，像肌肉骨骼、神经病学或肾脏的问题，并且不经常没有运动经历，那么他的 THRR 是中等强度（129~141）或者更低（117~129）。

严重肺功能受损的患者在达到最大心率之前已经达到了最大肺通气量。这就是说，由于肺功能受限，他们运动时最大心率可能低于实际心血管最大心率。对于这类患者运动强度的选择，应控制在其最大通气量范围内为宜。其数据可以通过 Karvonen 公式计算所得靶心率区间的上限而换算得到[61,79]。根据美国胸科医师学会（ACCP）和美国心肺康复协会（AACVPR）所著的肺部康复指南：接近运动峰值的强度运动可有效改善耐受力和生理机能[79]，然而，他们提醒——低强度运动可能会有更好的依从性[79]。应该强调，使用心率作运动强度的指标时，应有一定上限和下限的心率范围，而不是单一数值。

自觉用力程度分级（*RPE*）或呼吸困难分级（RPD）作为运动强度指标

对于严重肺部疾病者，呼吸困难是患者运动能力的一个限制因素。如前一节所述，用心率描述运动并不能直接解释解决低通气储备患者运动身体限制的原因问题。Borg 的 RPE 常被用于作为描述心肺疾患的患者的运动强度的方法[75,86]。RPE 允许患者根据个人他或她的自觉用力程度来自己调节运动强度（表 12.8）。RPE 与 VO_2 相对应，具有相关性，在描述和监控运动强度方面有很重要的作用。自觉用力程度分级的 3、4、5 级分别对应 VO_{2max} 的 60%、72% 和 78% 的 VO_{2max}[80]。RPE 可转化为自感呼吸困难评分 RPD（rating of perceived dyspnea，RPD）作为运动强度的参考标准[87,88]（表 12.9）。呼吸困难分级在 3（中等呼吸急促）和 6（严重和极重度呼吸急促之间）之间的范围定义为肺功能受损患者一般普通运动范围。分级 3 大约对应 VO_{2max} 的 50%。分级 6（或 4 和 8 之间）大约对应 VO_{2max} 的 80%[89]（第 13 章心脏病，获取更多相关资料）。

表 12.8　自觉用力程度分级（RPE）：Borg 分级量表

0	一点也不	没有用力
0.3		
0.5	极弱	稍感用力
1	非常弱	
1.5		
2	弱	轻度用力
2.5		
3	中等程度	
4		
5	强	大量用力
6		
7	非常强	
8		
9		
10	极强	最大用力
11		
12	达到极限	最极限的用力

注意：要正确使用此量表须遵循 Borg 中具体设计和说明。在 Borg Perception 有量表的正确说明

表 12.9　自感呼吸困难分级

分级	自感呼吸困难
0	一点也不
0.5	非常非常轻（稍有感觉）
1	非常轻
2	轻微
3	中度
4	有时严重
5	严重
6	
7	非常严重
8	
9	非常非常严重（几乎达到最大）
10	达到最大

临床医生通常用几种参数（如 THR、RPE 和 RPD）组合来描述运动强度。

运动时间

运动强度达到靶心率后，通常至少持续 20~30 分钟[75]。训练时间也可根据患者不同耐受力而适量调整，如有患者不能连续运动 20~30 分钟，可适量间断休息，但其运动时间的总和不得少于 20~30 分钟。

运动频率

运动频率指运动训练期间每周重复运动的次数。它通常取决于训练强度的大小和持续时间的长短。如果能在靶心率范围内持续有氧运动 20~30 分钟，则每周平均做 3~5 次运动即可。功能水平较低者可适当增加运动频率；功能水平极度低下者可每日重复 1~2 次运动。

肺康复

有氧运动训练

有氧运动训练是肺康复的重要内容，包括训练前评估、准备活动、有氧运动和结束活动。训练前评估是为了获得患者的基本信息，包括静息心率、呼吸频率、血压、氧饱和度、肺部听诊及体重情况，还包括用药方案，上次评估后遇到的新情况和需要肺康复团队处理的问题，比如呼吸流速量、咳嗽或痰量的改变。如 ETT 显示 FEV_1 明显下降，则需维持性药物治疗以保持肺部症状得到有效控制。便携式肺功能检测仪（PFTs）可在运动前、后评估维持性药物使用的影响。在训练前还应

明确患者是否可能需要使用β-2 肾上腺素吸入气雾剂。在训练前需要备足氧气，以便训练时血氧饱和度明显下降的患者使用。

准备活动即运动前的热身，可缓慢提高心率和血压，以便为心血管适应有氧运动强度。对于运动测试具有运动测试心血管终止指标的轻度或中度肺疾病患者，准备活动通常与有氧运动方式相同，但强度更低，且重点是呼吸的控制训练。例如，自行车训练可以用无阻力的骑车运动作热身。准备活动一般需持续运动 5~10 分钟以上。对高强度训练易引发症状的严重肺疾病患者可能无法完成准备活动情况下，运动方案应在前一次运动基础上逐步提高。

有氧运动可由一种或多种适量强度的活动组成，需维持运动处方中建议的靶心率范围。不论连续性运动或间断性运动，靶强度运动总时间至少要持续 20 分钟以上。运动中使用自感劳累分级（RPE）和自感呼吸困难分级（RPD）监测，并测量心率、呼吸频率和血氧饱和度（SaO_2）。

结束活动是有氧运动阶段完成之后的“冷却”放松活动，为低运动强度水平并持续 5~10 分钟的运动，目的是让心血管系统缓慢恢复到运动前的状态，并适应运动停止后低水平的活动。同样，此阶段它也强调呼吸控制的训练。

最后，牵伸训练可维持关节和肌肉的完整性并防止损伤。牵伸训练在呼气时进行可预防使肺功能恶化的瓦氏动作出现。患者在训练中会经常使用辅助呼吸肌肉，因此，颈部和上肢肌肉都应进行牵伸训练。

全身肌力训练

肢体训练

提高心肺耐力的有氧运动是肺康复的主要手段，同时，肌力训练也被证实能有效提高 COPD 患者外周肌和呼吸肌的肌力。适量的训练能有效增加上肢和下肢的肌力。肌力训练的模式可与耐力训练相同，但需改为高阻力和低重复的运动形式（如：增加跑步机的坡度、增加自行车或手臂训练器的阻力），或特定肌群的负重训练。患者在训练期间应避免出现损害呼吸功能和影响运动效果的 Valsalva 动作。

呼吸肌训练

COPD 患者因吸气肌力减弱易导致呼吸急促和运动受限[79]。呼吸肌力训练器能在吸气相、呼气相或两相同时提供阻力以增强其肌力和耐力。图 12.13 为一种呼吸肌训练器（Philips Healthcare，Andover，MA）。大量研究表明使用抗阻呼吸训练器可以有效增强呼吸肌的肌力和耐力，特别是呼吸肌力严重减弱的患者[90-94]。研究表明呼吸肌力训练对自感呼吸困难有改善作用。许多研究已证实进行呼吸肌力训练可有效降低日常生活活动和运动训练时呼吸困难的严重程度[92,95,97,98]。呼吸肌力训练效果的最新研究可在知识点 12.4 中找到证据摘要。

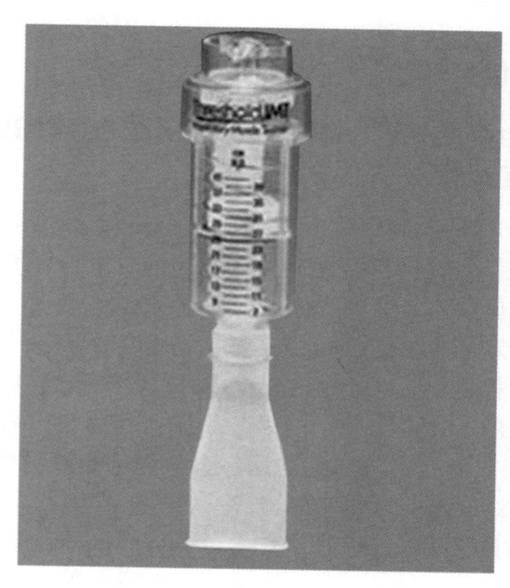

图 12.13 一种呼吸肌训练器，这是一种 Threshold 吸气肌训练器用于改善吸气肌的肌力和耐力

知识点 12.4 证据总结——呼吸肌力训练

参考文献	研究对象	设计 / 方法	时间	结果	点评
Scherer et al[91] (2000)	30 例 COPD 患者，FEV_1 为 50%~52% 预计值，支气管扩张后 FEV_1 改善 <15%	随机对照试验，分 2 组：1. 试验组：使用呼吸肌训练器训练呼吸肌耐力 2. 对照组：使用诱发性肺量计训练	2 个组均为：2 次 / 日，每次 15 分钟，每周 5 日，共 8 周。试验组：训练装置设为频率 60%MW 以及潮气量 50%~60% VC。	呼吸肌耐力，PE_{max}，6-MWT，VO_2 峰值和 SF12 生理指标均有显著提升；PI_{max}，SF12 精神心理指标，呼吸困难指数和平板耐力等指标无差别。	训练设备是一种固定潮气量和频率的耐力训练设备，而非阈值或阻力的训练器
Riera et al[92] (2001)	20 例严重 COPD 患者，FEV_1<50%	随机化对照试验分 2 个组： 1. 试验组：IMT 为 SIP_{max} 的 6 0% 2. 对照组：无阻力流量计训练	试验和对照组：15 分钟训练，2 次 / 日，每周 6 日，共 6 个月。2 组均用不同阻力的流量计（详见设计）	训练后显著提升有：SIP_{max}，PI_{max}，SWT 距离，CRQ 分值；呼吸困难显著降低；无显著变化指标：VO_{2max}，VE_{max} 及 W_{max}；自感劳累分级无变化	家庭基础项目训练维持在 60% 吸气压力，即约 $30\%PI_{max}$。 通过视觉反馈控制设备的吸入和呼出时间

知识点 12.4　证据总结——呼吸肌力训练　续

参考文献	研究对象	设计 / 方法	时间	结果	点评
Weiner et al[93] (2003)	32 例 COPD 患者，FEV_1<50% 预计值	随机化对照试验，3 个试验组和 1 个对照组： 1. SIMT 组：高负荷 IMT 和低负荷 EMT 2. SEMT 组：高负荷 EMT 和低负荷 IMT 3. SEMT+SIMT 组：高负荷 IMT 和 EMT 4. 对照组：低负荷 IMT 和 EMT	1 小时 / 日（IMT 和 EMT 均 30 分钟），每周 6 天，共 3 个月。高负荷第一个月内增高到 60% 最大量。低负荷是 $7cmH_2O$	吸气训练组：PI_{max} 显著提升。呼气训练组：PE_{max} 显著提升 6-MWT 在试验组均提升。呼吸困难分数在 SIMT，SEMT+SIMT 组中显著变化。呼吸困难感觉仅在 SIMT 和 SEMT+ SIMT 组中有变化	每组仅 8 个参与者的小样本。6-MWT 在统计学上有意义但在 SEMT 和 SEMT+SIMT 组并没有达到临床功能显著改善（>54m）
Beckerman et al[95] (2005)	42 例 COPD 患者，FEV1<50% 预计值	随机化对照试验 2 个组： 1. 治疗组：IMT 以 15% PI_{max} 负荷开始，4 周内提高到 60%，并维持新测量 PI_{max} 的 60% 2. 对照组：用 S-IMT 即无法改善吸气肌肌力的低负荷训练	2 个组均 15 分钟 / 次，每天 2 次，每周 6 天，共 12 月。第一个月在康复中心训练，后 11 个月在家中，每日电话和每周家访。检查评估在第 3，6，9 和 12 月。	6-MWT：治疗组前 3 个月显著提升，9 个月小幅提升。对照组无变化。治疗组 PI_{max} 统计学差异开始于 3 个月并持续整个试验。对照组无变化，与对照组相比，治疗组呼吸困难 6 个月开始显著下降 HRQOL（SGRQ 测量）6 个月开始有显著提升	持续 1 年的每日健康检测有些不切实际；因此重复这项研究会受到很大质疑。42 个参与者中 11 人没有完成这项项目（6 人死亡）。治疗组住院时间缩短。两组中病情恶化的需要住院的人数相似
Weiner and Weiner[96] (2006)	28 例 COPD 患者（$FEV_1$36%~39% 预计值）及明确有吸气肌无力	2 个组随机化对照试验： 1. 治疗组：IMT 从 15%PImax 起，4 周内提至 60%，并维持新 PI_{max} 的 60% 2. 对照组：IMT 稳定在 7cm 水柱压力	两组均为：每周 6 天，每天 1 小时，共 8 周。	治疗组 PI_{max} 统计显著提高（46.1~58.7cmH_2O）对照组无变化	PImax 增加与吸气流速峰值的增加有关。当使用干粉吸入剂时，高通气速率会增加肺部药物的沉积量
Magadle et al[97] (2007)	34 例 COPD 患者（FEV_1 为 45%~46% 预计值）12 周的 GER 肺功能康复计划	随机化对照试验分 2 组：IMT 组，S-IMT 组，另 6 个月持续 GER 训练 1. 治疗组：IMT 以 15%PImax 开始，4 周内提高至 60%，并维持在新 PImax 的 60% 2. 对照组使用 S-IMT，与治疗组设备相同，但是设定一个低负荷且无效果的训练值	肺功能康复：前 12 周 1.5 小时 / 日，每周 3 日；后 6 个月为第二阶段，两组均含 GER，1 小时 / 日，每周 3 天。IMT 每日进行，每周 6 次，持续 8 周。但很难鉴别治疗组和对照组的实施情况	前 12 周 GER：所有参与者的 6-MWT 显著改善；呼吸困难感觉和 SGRQ 分数无显著提高。加入 IMT 和 S-IMT 后 GER：两组 6-MWT 均无进一步改善；治疗组 PImax，呼吸困难感觉和 SGRQ 分数显著提高	加入 IMT 导致 QOL 测量和呼吸困难分级发生改变，这在仅有 GER 的肺功能康复计划中是不会产生的。由于患者的主诉为呼吸困难或丧失功能，因而这篇文章引人注目的是在肺功能康复计划中添加 IMT

知识点 12.4 证据总结——呼吸肌力训练 续

参考文献	研究对象	设计/方法	时间	结果	点评
Hill et al[98] (2006)	35例COPD患者 (FEV_1为37.4%预计值)	随机化对照试验2个组： 1. 治疗组：H-IMT使用最大负荷2分钟，休息1分钟，然后重复7次 2. 对照组：在整个训练中，S-IMT使用10%PImax的恒定负载	两组均是每次21分钟，每周3次，总共8周	治疗组吸气肌肌力提高29%，对照组提高8%。治疗组吸气肌耐力提高56%，而对照组保持不变。治疗组6-MWT提高27米，对照组无变化。呼吸困难和QOL测量两组均提高。治疗组疲劳和情绪的功能区域有所改善	尽管结果显示6-MWT提高27米，但没有达到有临床的意义54米。因此，虽然6-MWT有显著变化，但不能反映临床改善

6-MWT = 6分钟步行试验；CRQ = 慢性呼吸道问卷；EMT = 呼气肌肉训练；GER = 一般运动整理；GXT = 渐进式锻炼测试；H-IMT = 高强度吸气肌训练；HRQOL = 健康相关生活质量；IMT = 吸气肌训练；MIP = 最大吸气压力；MVV = 最大呼吸量；PEmax = 最大呼气压力；PImax = 最大吸气压力；QOL= 生活质量；SEMT = 特定呼气肌肉训练；SF12 = 简式12量表；SGRQ = 圣乔治呼吸问卷；S-IMT = 假吸气肌训练；SIMT = 特定吸气肌训练；SIP_{max} = 最大持续吸气压力；SWT =10米穿梭行走测试；VE_{max} = 最大每分钟通气量；VO_{2max} = 最大摄氧量；Wmax = 最大工作量

单独训练呼吸肌力是否能直接有效的改善临床功能具有临床意义的重要功能尚不太明确。6-MWT和10-MSWT是呼吸肌力训练研究中统计学上变化显著的数据[92,93,95,98]。然而，这些数据并不能直接说明临床功能的显著改善。例如：大于54米的6-MWT改变被认为具有显著的临床功能改善指标[69]。然而，Hill等人[98]研究发现呼吸肌力训练后患者在6-MWT的距离上有显著提高，但是增幅低于54米，它是否意味着这种提升可能没有临床价值？经荟萃分析后，Lotters等[90]指出通过呼吸肌训练来改善功能提升的水平仍有待进一步研究。有严重肺疾病和呼吸肌衰弱的患者，通过呼吸肌训练运动治疗能有效改善呼吸肌的肌力和耐力，并减轻呼吸困难程度[79,94]。然而，对于轻、中度肺疾病患者，呼吸机训练运动治疗并不能显著提升呼吸肌功能。特定呼吸肌训练器的使用取决于疾病种类、严重程度、吸气肌力减弱的程度和参与能力[79]。

运动方案调整

对运动方案的调整必须考虑患者的年龄、功能水平、症状和疾病的严重程度。以下情况可进行运动处方调整：当个人感觉训练变容易(低RPE评分或目标呼吸困难程度难达到目标)，或在训练时能维持较低的水平心率水平完成训练，即机体已完全适应此强度的运动要求。

运动处方调整首先直接增加运动的持续时间以及减少低强度运动时间或休息时间。如能完成20分钟的连续运动，则建议增加运动的持续时间或强度。运动频率应依据运动时间和强度情况进行调整。

训练周期

提高运动耐力可在不同环境中进行：住院训练计划、门诊训练计划或家庭训练[1]。由于住院时间的限制，大多数门诊或家庭训练计划都较住院训练计划有更显著的提高。一般训练计划是，每周三次，持续6~12周[79]。整个训练计划完成后，需重新评估QOL和呼吸困难程度以判断肺功能康复训练对患者的有效性。重复6-MWT或10-MSWT亦可分析患者有氧运动能力的改善情况。在肺功能康复训练完成的12~18个月后，已获得的运动功能会随时间推移而逐渐降低。相对短期训练计划，长于12周的康复训练能更有效的维持肺功能状态[79]。

不幸的是，肺功能不全患者随病情恶化常会出现运动能力衰退。目前尚不确定，重复进行康复训练计划是否对肺疾病患者有益[99]。以自助组和社区训练小组形式开展的持续康复训练能有效维持肺疾病患者的功能活动水平[1]。

家庭训练计划

家庭训练计划(HEP)始于患者加入肺功能康复计划之时。给予相应运动参数(基于运动反应和实验室检查结果)，患者可在家中执行训练计划。患者用运动日志记录相关参数，如运动心率、自感劳累分级、运动负荷量及源自HEP的其他问题(图12.14)。治疗师定期分析数据，并根据需要调整HEP。对于家庭训练计划的调整是以提高患者功能和促使患者能终身持续锻炼为康复目标。

运动日志

第____周

有氧运动

	周一	周二	周三	周四	周五	周六	周日
方式							
平均 HR							
平均 RPE							
平均呼吸困难程度							
开始时间							
结束时间							
备注：							

肌力训练

	周一	周二	周三	周四	周五	周六	周日
方式							
重量							
重复次数							
备注：							

图 12.14　根据患者运动能力，对肺康复计划进程与独立参与性进行管理的运动日志

多专科团队

有氧运动治疗对于肺功能康复训练是不可或缺的，但仍需参考其他的治疗和方法来优化患者的运动功能和生活质量。下面的章节将介绍肺功能康复的其他治疗方法：患者的宣教、分泌物清除（排痰）技术和**运动呼吸节律**。戒烟亦是肺功能康复的一个重要组成部分（医疗管理章节中关于戒烟的部分）。

患者教育

肺康复方案中，个人及集体宣教促使了患者自我管理理念的发展[79]。参与者通过一对一的宣教以确定其个人需求，并且解决其特有的问题。集体宣教的优点包括：患者同伴在感情或精神需求上的支持、学习他人的经验及教训问题、提供集体社交的机会。患者教育计划的主要内容见知识点 12.5。

康复宣教可使患者明确自身对健康管理的职责。因为患者只有在知道什么该做、该如何做、并且想要做的状况下，才有可能执行必须的活动以创造出预期的结局。对肺疾病患者，这种自我有效管理就体现在日常生活中，包括自我评估、坚持药物治疗计划、气道廓清技术操作、ADL 中节奏调整和适度的家庭训练计划（HEP）。

知识点 12.5　宣教主题

- 呼吸系统疾病的解剖及生理
- 气道廓清技术
- 营养指南
- 节省能量的技巧
- 压力管理和放松
- 禁烟的好处
- 环境因素对 COPD 的影响
- 药物学 /MDIs 的使用
- 氧气输送系统
- COPD 的社会心理因素
- 诊断技术
- COPD 的管理
- 社区资源
- 运动：作用、禁忌证、坚持

COPD= 慢性阻塞性肺疾病；MDIs= 定量吸入器

自我评估常用于识别疾病恶化的首发征象，如呼吸困难增加、运动耐力降低；最高呼气流速改变、痰的颜色或黏稠度的改变；足部水肿或其他明显的变化。目前已经单独设计了一份疾病恶化草案，草案中包含与参与者疾病或活动能力相

一致的整套标准说明，说明内容包括：气道廓清技术的使用、节奏技术，或者改变运动处方的改变以及与主治医师联系以对其症状和药物控制进行检查。

肺疾病的管理可以通过宣教规划来讲授，以满足肺部疾患的个体需求。与普通指导比较，肺疾病的宣教作为个体化综合肺康复方案的一部分，能显著改善患者运动能力、减轻呼吸困难、产生较大的自我效能[100]。一旦患者通过肺部康复得到改善，患者还可通过社区支持团体（如由 American Lung Association 资助的 Better breathing Club）接受新的信息以及长期的支持。

分泌物清除技术

分泌物的滞留会干扰一些肺疾病患者的通气功能，以及氧气和二氧化碳的扩散。这类患者如果在体育活动之前使用适当的分泌物清除技术，可能会提高他们的运动能力。对于这类患者，首选的操作模式应该来源于《物理治疗师操作指南》中 6C-1：通气障碍、呼吸障碍以及与气道廓清功能障碍相关的有氧代谢能力障碍[53]。直接应用于受累部位的个体化分泌物清除技术方案可以优化通气以及气体交换能力。分泌物清除技术包括依赖于照顾者的依赖性计划（体位引流、叩击以及震动）或独立性计划，如：主动循环呼吸技术（ACBT）；呼气正压技术（PEP），如：TheraPEP[R]® 呼气正压治疗系统（史密斯医疗公司，都柏林，OH）；气道震动装置，如：Flutter®[R]（卡地纳健康集团，都柏林，OH）或 Acapella®[R]（史密斯医疗公司，都柏林，OH）；或高频胸部按压装置（HFCC）如：Vest[R]® 系统（Hill-Rom，圣保罗，MN）。

徒手分泌物清除技术

体位引流

体位引流的基本原理主要是通过对患者体位摆放，从而达到受累肺段的支气管与地面垂直。利用重力的作用，这些体位可促进黏液纤毛转运系统将气管内多余的分泌物排出。标准的体位引流姿势见图 12.15。尽管这些体位引流姿势利用重力对特定的肺段有很好的作用，但是这些体位对一些患者可能不太现实。这些标准体位的修改版可以避免不必要的影响，同时仍然可以促进分泌物排出。知识点 12.6 列举出了在对具有每日肺部分泌物增加症状和体征的患者开始进行体位引流前需要考虑的注意事项。这些注意事项并不是绝对禁忌证，只是相对的注意事项。这份列表虽然没有包含所有的内容，但是它提供了在体位引流开始前需要考虑处理的范围。

知识点 12.6 体位引流的注意事项

摆放仰卧头低脚高位（特伦德伦伯卧位）的注意事项：
- 循环系统：充血性心力衰竭、高血压
- 肺部：肺水肿、头低位时呼吸困难加重
- 腹部：肥胖、腹部膨胀、食管裂孔疝、恶心、摄食后不久或患者其他特异性情况

摆放侧卧位的注意事项：
- 血管：腋股搭桥术
- 肌肉骨骼：关节炎、近期肋骨骨折、肩关节滑囊炎、肌腱炎或患者其他特异性情况

叩击

叩击是治疗师使用空掌节律性地拍打患者的胸部。叩击技术实施在与受累肺段相关的特定胸部区域。这项技术会在每个受累肺段上操作 3~5 分钟。叩击被认为可以松解来源于气道壁和气道管腔内的肺部分泌物。对特定的肺段联合使用叩击和适当的体位引流姿势，分泌物排出的可能性会增加。由于叩击是直接对胸廓用力，所以这项技术在有些情况下有必要小心使用，如：肋骨骨折、连枷胸、骨质疏松、高凝血状态或血小板减少，对这些病例可能需要根据患者的表现实施改良叩击技术（轻微地用力于胸部）或不实施这项技术。

震动

紧接着深吸气之后，治疗师张开手掌用一个弹跳的手法作用于患者胸廓，并且贯穿整个呼气相。这个震动作用于与受累肺段相关的特定胸部区域。5~7 次深呼吸，同时在呼气时震动，有助于加快通过黏液纤毛转运系统排出分泌物。震动技术通常紧接在体位引流姿势下的叩击之后。因为这项技术需要加力于胸廓上，所以与叩击的使用一样，也需要考虑循环系统及骨骼肌肉系统的注意事项。

气道廓清

一旦分泌物通过体位引流、叩击和震动后被松动，从气道内移除分泌物的任务就需要使用气道廓清技术。咳嗽是最常用也是用以清理气道最简单的气道廓清方法。然而，需要注意的是咳嗽时产生的高胸腔内压，可以促使一些阻塞性肺疾病的患者小气道的关闭。由于气体被密封于关闭的气道内，就无法通过咳嗽驱动气体流动而达到廓清分泌物的作用。对于阻塞性肺疾病的患者，哈气是一种可选择的用于气道廓清的有效方法。哈气可以利用与咳嗽相同的步骤，但是不产生高胸腔内压。患者首先深吸气，然后在强有力的说“哈 - 哈 - 哈”的同时收缩腹部肌肉，通过稳定开放的气道用力呼气并有效移除分泌物[101]。

主动循环呼吸技术

主动循环呼吸技术是一项独立的呼吸训练程序，患者可用与清理以从气道内清理分泌物，它包括：①呼吸控制相；②胸廓扩张训练；③用力呼气技术。主动循环呼吸技术从呼吸控制相开始，持续几分钟，呼吸控制相被定义为放松、腹式、潮气量呼吸。胸廓扩张训练 3 或 4 次，胸廓扩张训练被定义为先深吸气，屏气 3 秒钟，接着被动呼气，然后返回到呼吸控制相。呼吸控制相主要依赖于患者的需求，可持续几秒钟到几分钟。如果患者感觉有分泌物准备要向上移动，紧接着用力呼气技术可用来完成这个循环。如果分泌物没有准备好被排出，患者返回到胸廓扩张训练，接着另一个呼吸控制相用以放松和让患者评估分泌物在气道内的状况。用力呼气技术被定义为应用 1 或 2 次哈气，使肺从潮气量降到较低的肺容量，从而将分泌物移入上面更大的气道。用力呼气技术跟随在呼吸控制相放松期后面。使用主动循环呼吸技术，分泌物

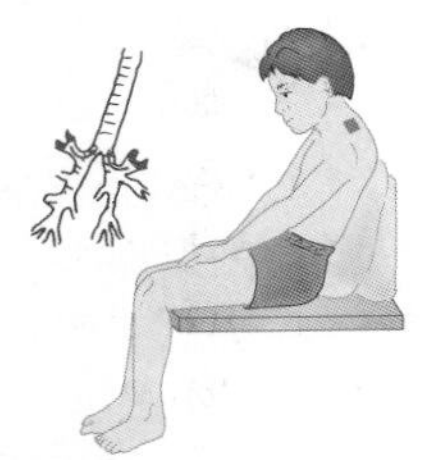

1. 上叶　尖段

床或引流平板。
患者坐位，背靠枕头，向后倾斜 30°。
治疗师站立于患者后面，用空掌依次叩击每侧锁骨间和肩胛上方区域。

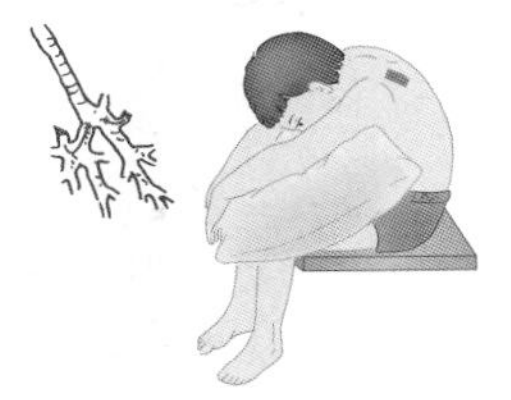

2. 上叶　后段

床或引流平板。
患者坐位，向前 30°弯下身体靠在蜷曲的枕头上。
治疗师站立于患者后面，叩击患者双侧背面上部区域。

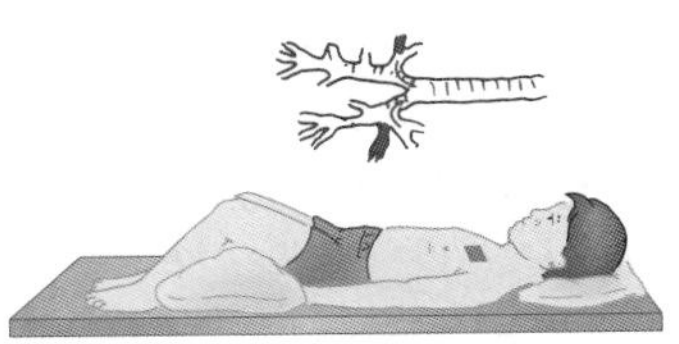

3. 上叶　前段

床或引流平板
患者仰卧位，用枕头垫在膝关节下面。
治疗师叩击每侧锁骨与乳头之间的区域。

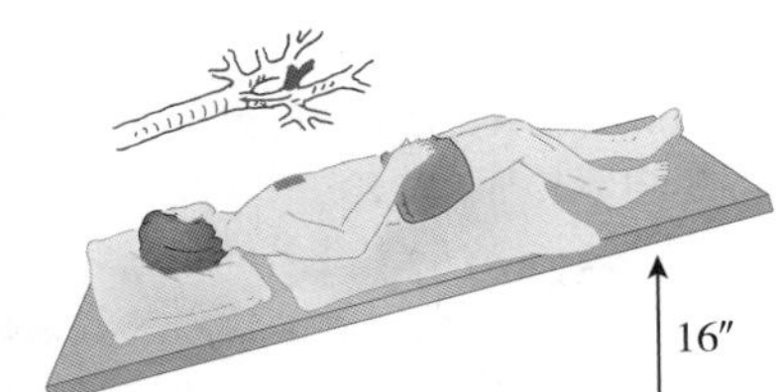

4. 右侧中叶

引流平板或床的尾端抬高 16 英寸（约 40cm）
患者头低脚高左侧卧位，并且 1/4 后旋。枕头放于肩关节及髋关节的后侧，膝关节屈曲位。
治疗师叩击患者右侧乳头区域。女性乳腺发育或触痛时，治疗师掌根位于腋窝处，手指向前伸展至乳房的下方进行叩击。

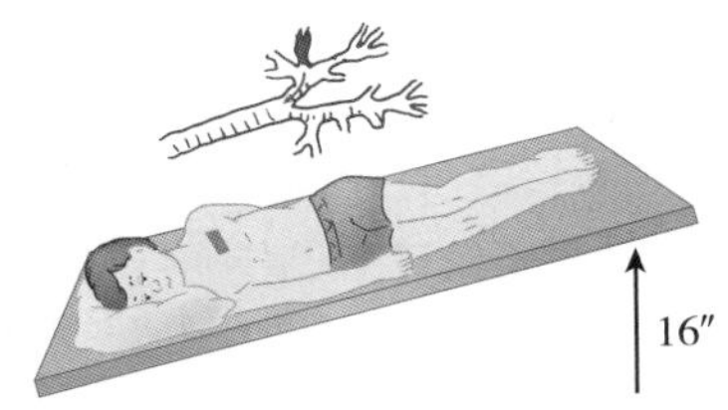

5. 左侧上叶　舌段

引流平板或床的尾端抬高 16 英寸（约 40cm）
患者头低脚高右侧卧位，并且 1/4 后旋。枕头放于肩关节及髋关节的后侧，膝关节屈曲位。
治疗师中度空掌叩击左侧乳头区域。女性乳腺发育或触痛时，治疗师掌根位于腋窝处，手指向前伸展至乳房的下方进行叩击。

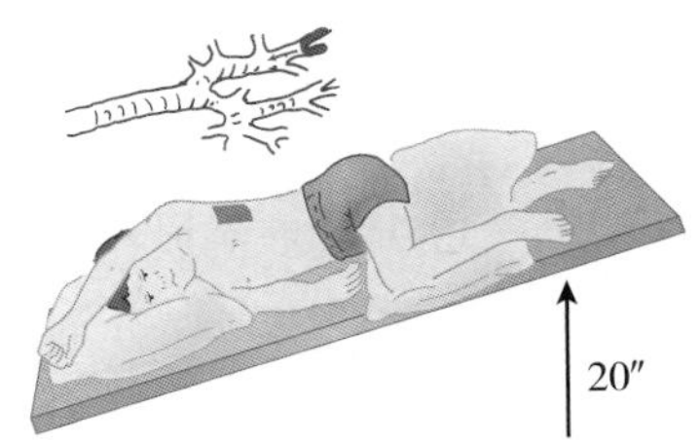

6. 下叶　前底段

引流平板或床的尾端抬高 20 英寸（约 50cm）
患者侧卧，头低脚高位，枕头放于膝关节下方。
治疗师用轻微的空掌叩击下肋部。（图上所示为左前底段的引流图。引流右前底段时，患者左侧卧位，同样的姿势。）

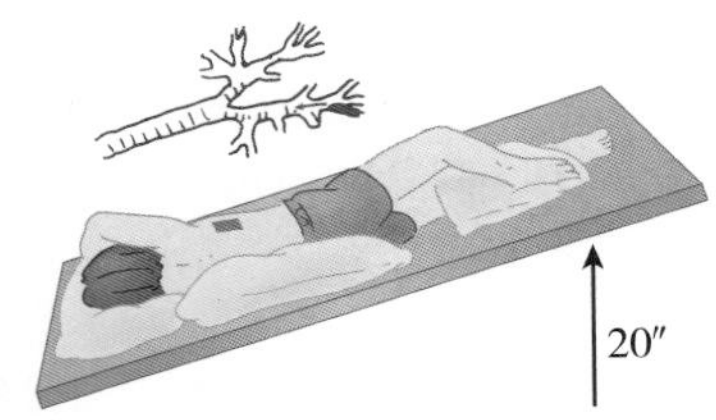

7. 下叶　外侧底段

引流平板或床的尾端抬高 20 英寸（约 50cm）
患者侧卧位，头低脚高，1/4 后旋，并将大腿屈曲放于枕头上。
治疗师叩击下肋部最高的区域。（图上所示为右外侧底段的引流图。引流左外侧底段时，患者右侧卧位，同样的姿势。）

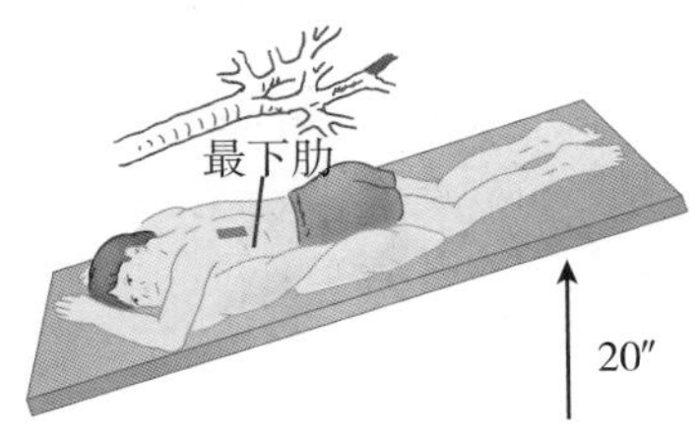

8. 下叶　后底段

引流平板或床的尾端抬高 20 英寸（约 50cm）
患者俯卧位，头低脚高，枕头放置于髋关节下方。
治疗师叩击每侧下肋部靠近脊柱的区域。

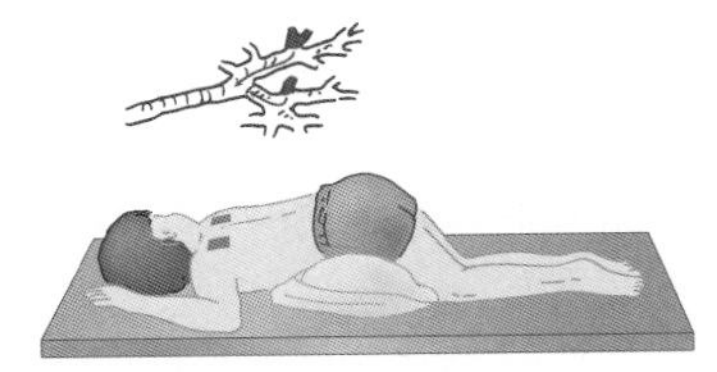

9. 下叶　上段

引流平板或床平放
患者俯卧位，用两个枕头放置于髋关节下方。
治疗师叩击背部中央每侧脊柱旁的肩胛骨上部区域。

图 12.15　体位引流的姿势摆放

就像“挤奶”一样，从小气道向大气道移动。一旦分泌物移动到大气道，中等或高等肺容量的哈气可使分泌物排出气道。这项独立技术被证实和体位引流、叩击和震动一样有效[102]。图 12.16 强调了患者开始于呼吸控制并通常返回到呼吸控制，用以放松以及患者在使用屏住呼吸的胸廓扩张训练或者用力呼气技术排出分泌物之前自我评估自身气道状况。

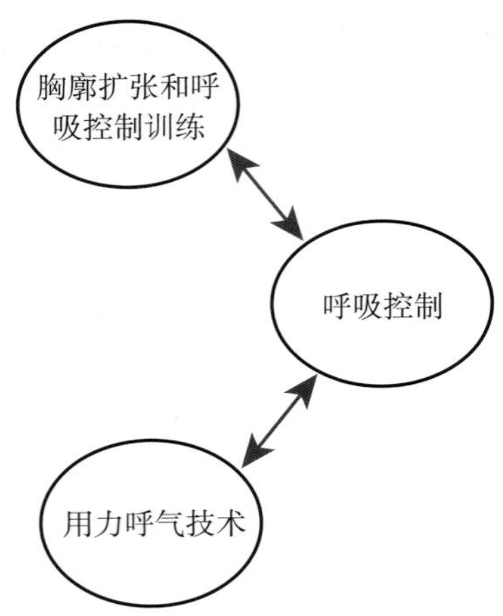

图 12.16 主动循环呼吸技术开始于呼吸控制。所有的技术选择都在呼吸控制相。每个技术选择确定之后，如胸廓扩张训练或用力呼气技术，患者返回到呼吸控制以放松和做下一个技术的选择

经口气道震动装置

气道震动装置，如 Flutter® 或 Acapella®（图 12.17），可以改变贯穿整个气道的吸入气流。患者吸入正常呼吸容量的气体，在通过这个装置主动呼气时，呼出的气体会引起一个间歇的返回气流压力，并震动气道。通常步骤为使用装置呼吸 10 次，接着使用装置 2 次深呼气，最后做一次哈气或咳嗽以清理松动分泌物。这个程序一直重复直到分泌物从肺部清除。气道震动装置已经被证实对清除气道分泌物有帮助[103,104]。

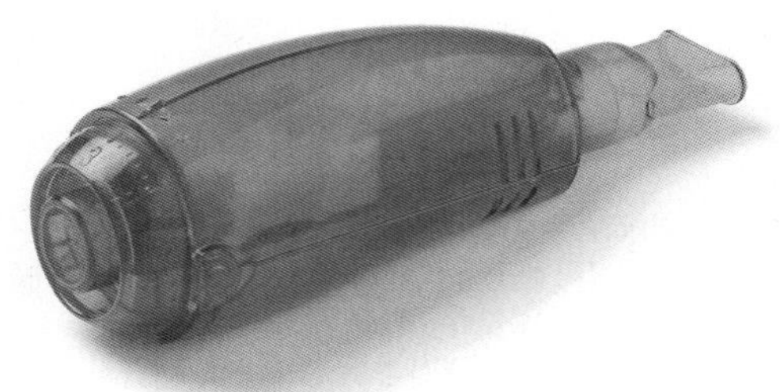

图 12.17 Acapella® 装置是用于分泌物清除的独立操作性项目

呼气正压（PEP）

呼气正压装置包含一个调节呼气阻力的阀门（图 12.18）。使用面罩或吸管吸入正常呼吸容量的气体是没有阻力的。主动呼气会对抗 10~20cmH_2O 的呼气正压。一次治疗会持续约 10~20 分钟，期间可多次暂停以脱下面罩让患者通过哈气排出分泌物。当所有分泌物从气道内排出时则治疗完成。呼气正压已被证实和体位引流、叩击和震动同样有效[105,106]。

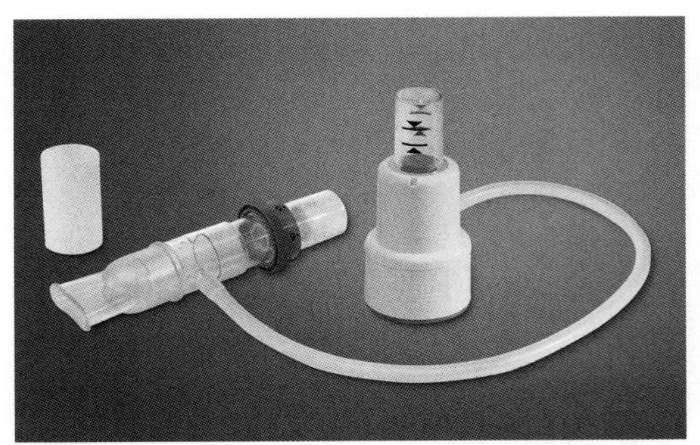

图 12.18 胸部正压系统是用于分泌物清除的独立操作性项目

胸部高频按压装置

胸部高频按压（HFCC）装置使用一个可充气的背心和空气管道一起穿在患者的胸部外面（图 12.19）。背心与一台空气压缩机相连，可快速输送小量的空气进出。膨胀的背心造成对胸壁的压迫，放气又使胸壁弹回至静息位。患者采取舒适的坐位，治疗持续 20~30 分钟。分泌物可能通过哈气在治疗时随时被清除。胸壁高频按压已经被证实与其他分泌物清除技术一样有效[107]。

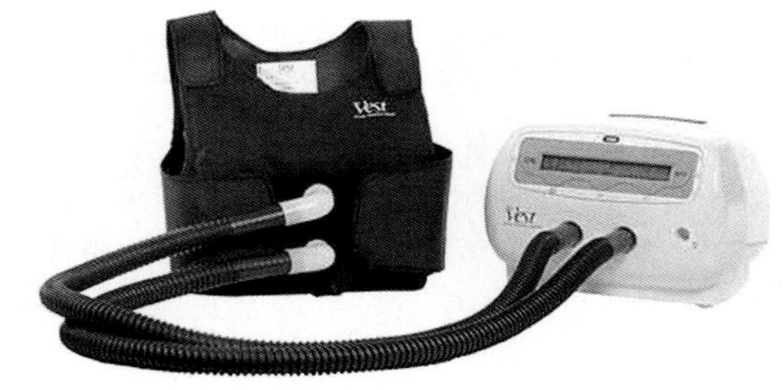

图 12.19 胸壁高频按压装置（背心）可作为独立操作性项目用于移除分泌物

呼吸训练

缩唇样呼吸包括首先是没有阻力的吸气，接着通过缩小张口（或缩唇）主动经口呼气。当 COPD 患者使用缩唇呼吸时，它可以延迟或避免气道塌陷，从而允许更好的气体交换[108,109]。大多数患者在呼吸困难的时候使用这种策略，而且极少情况下需要教患者这种技术。

尽管膈肌呼吸已经教给慢性肺功能障碍的患者很多年，却很少有证据支持它用于改善肺部的呼吸力学[109]。一些患者需要在训练时、疾病病情加重时或者呼吸困难时使用辅助呼吸肌。无效的膈肌呼吸无助于促进呼吸肌肌力，肌肉活动也有限，因此通气时辅助呼吸肌的力量训练可能比鼓励使用膈肌呼吸更加有效果。对平坦横膈膜患者，强调使用膈肌呼吸甚至可能有害。

活动节奏制定

活动节奏制定主要针对活动时呼吸能力受限或在受限边

缘的患者执行各项活动时使用。例如，一项活动如果会引起呼吸困难，那么就需要将其分解成多个组成部分，执行每个组成部分都可以不超越呼吸能力的范围。通过将活动分解成多个组成部分，并且在每个组成部分之间安排休息时间，整个活动可以完全不会出现呼吸困难和疲劳。例如，患者通常发现爬楼梯会引起很大程度上的呼吸困难和不适感，与其爬整层楼梯（通常爬得过快以及屏住呼吸），不如患者按照以下指令执行："深吸气、呼气、上一阶（或二或三）楼梯，放松。再深呼吸，然后再上一阶（或二或三）楼梯，然后放松。重复这项技术直到上完所有的楼梯"。患者可爬到最高层楼梯，并且没有出现呼吸困难和疲劳。节奏制定必须作为每天活动的一部分，否则会导致呼吸困难。在日常生活活动、转移、上下楼梯以及其他日常活动中都应该应用节奏制定。肺康复方案中的有氧训练部分不应控制节律。在训练时，有时也会出现预期的呼吸短促。

总结

肺康复方案是一项得到确认的针对慢性肺部疾病的治疗方案。这项方案的代表性组成部分包括：运动训练、力量训练、宣教、分泌物排出指导以及社会心理的支持。肺部康复的结局可能包括：有氧运动能力提高、骨骼肌肌肉力量增强、运动及日常生活活动时的呼吸困难减轻、健康相关生活质量改善。肺康复方案可帮助患者从依赖性生活方式转变为独立性生活方式。物理治疗师在其中扮演重要角色，他们需要评估患者、确定患者的潜在能力并通过运动处方和运动方案确保实现康复目标和结局。

复习思考题

1. 阻塞性肺疾病与限制性肺疾病的临床表现有什么不同之处？
2. 请解释气道结构改变是如何导致气流受限的。
3. (a) COPD 患者会出现什么样的呼吸音（描述声音强度和附加音）？（b）哮喘患者病情加重时会出现什么样的呼吸音（描述声音强度和附加音）？
4. 明确肺部疾病的程度所需的检查和评估。
5. 进行症状限制性分级运动试验时，由于肺部情况何时终止检查？
6. 轻度肺部疾病的患者相对于重度肺部疾病的患者运动处方有什么不同？
7. (a) 如何确定何时增加患者运动项目的难度？（b）增加难度的种类有哪些？（c）是否需要一个新的运动耐受试验（ETT）来加强患者运动量？
8. 你会如何回答患者使用节奏制定来爬楼梯会比不使用耗时更长？
9. 请为囊状纤维化患者在进行肺部康复前，设计一项能独立执行的分泌物清除治疗计划。
10. 目前的文献资料中，哪些可以证明肺部康复的好处？

病例分析

COPD

67 岁女性，白种人，因急性细菌性肺炎收入院。接受机械通气 5 天，类固醇、抗生素和支气管扩张剂治疗。在急症医院住院 7 天后，患者转移到康复医院住院 7 天。患者目前转诊到肺部康复门诊。

既往史

COPD，2 年内患肺炎四次，8 年前右侧 s/p 乳房肿瘤切除术，吸烟史 45 包 / 年；因为急性细菌性肺炎入院后停止吸烟。

药物治疗

2L/min 脉冲给氧，定喘乐（维持性、抗胆碱能作用）每天 4 次、每次喷 4 下，沙丁胺醇（急性缓解性、β_2 肾上腺素能作用）需要时喷 2 下，泼尼松（维持性、抗炎作用）5mg/d。

职业

秘书，工作 32 小时 / 周。目前因病休假。

社会史及环境

同丈夫一起住在自己的家里。进入住宅需要上 3 级台阶，住宅内包含 12 级阶梯。

客观检查

整体观察

精神状态：神志清楚、使用3~4字句子交谈。主诉：呼吸短促，限制功能活动。患者能在需要静息改善呼吸之前约步行45米。未诉分泌物增加。呼吸困难基线指标：功能障碍，1级；任务级别，1级；努力程度，1级（表12.6）。患者上一层楼自感劳累分级6级（Borg 0~10级量表）。患者依靠他人购物、家庭清洁、洗衣服。圣乔治呼吸问卷入院时评分54分。患者希望的功能结局是不依赖氧气以及能够在不呼吸短促的情况下照顾孙子们。

生命体征

HR：72次/分，BP：96/74mmHg，静息时 SaO_2：86%（室内，不吸氧）、98%（2L/min 脉冲氧气，1脉冲/呼吸），RR：32次/分，T：36.7℃。

视诊、触诊

瘦弱、鼻导管吸氧；驼背明显。患者前倾坐姿，上肢支撑于椅背以增加辅助呼吸肌的使用。胸廓前后径增加，静息时辅助呼吸肌可见使用；费力的、对称的缩唇呼吸模式。未见静脉扩张，未见水肿，未见发绀，轻度杵状指。

听诊

双侧肺部呼吸音减弱，尤其是肺底部。左肺外底部呼气末可闻及哮鸣音。

肌力

双侧下肢徒手肌力测试：屈髋3+/5，伸膝3+/5，踝跖屈3+/5，背伸4/5。双侧肩上提、外展，屈肘，屈腕和伸腕，都是3+/5。患者由于端坐呼吸不能继续配合俯卧位和仰卧位的进一步检查。使用替代姿势评估其他肌肉肌力：所有的肌群都可以对抗重力，并且可对抗中等阻力。最大用力吸气压力（PI_{max}）52mmHg；SIP_{max}26mmHg。

运动测试数据

患者使用改良的方案完成了7分钟分期（3分钟/期）平板运动检查。平板速度恒定在每小时3200米，坡度逐渐从0%（第一期）增加至2%（第二期）至3%（第三期）。ECG在正常范围内。$HR_{静息}$为84次/分，$HR_{高峰}$为121次/分。给予2L脉冲氧，静息时 S_aO_2 为98%，最大运动时93%，在结束活动的第一分钟为90%，4分钟恢复到静息水平。运动顶峰时的主观劳累程度分级为7级（1~10级）。运动顶峰时的主观呼吸困难程度分级为9级。运动因为患者诉呼吸短促而终止。结束测试前的单次呼吸TV测量为0.99L，呼吸频率为36次/分钟。运动后未见肺功能改变。6分钟步行测试结果为使用2L的脉冲氧气情况下200m。

实验室检查数据（使用支气管扩张剂后）

肺功能检查	结果
FEV_1	1.107L/s（45%预计值）
FVC	1.78L（64%预计值）
FEV_1/FVC	62%
MIP	36mmHg（60%预计值）

指导性问题

1. 患者目前处于GOLD什么阶段？
2. 是否会因肺部和心血管系统而终止运动测试？
3. 定患者的损伤、功能缺陷和残疾的限制水平。确定患者预期治疗目标，以及采用3个月（12周）肺康复方案的预后。确定评估肺康复方案有效性的结局评估方法。
4. 患者第一周的治疗可设定为3次/周，请制定第一周的物理治疗方案，并简要说明第一个月方案中的运动进展。

读者可参考病例分析1：COPD患者和急性呼吸窘迫综合征患者的急救护理视频作为附加阅读和学习资料。包括所有的图片、表格和3个视频片段（检查、治疗和预后）在内完整的病例分析都可在DavisPlus的网站上看到。针对病例分析的相关问题以及参考答案也可在同一网站上找到。

参考文献

1. Nici, L, et al: Pulmonary rehabilitation. American Thoracic Society/European Respiratory Society Statement on Pulmonary Rehabilitation. Am J Respir Crit Care Med 173:1390, 2006.
2. Hughes, R, and Davison, R: Limitation of exercise reconditioning in COLD. Chest 83:241,1983.
3. Pierce, A, et al: Responses to exercise training in patients with emphysema. Arch Intern Med 114:28, 1964.
4. Foster, S, and Thomas, H: Pulmonary rehabilitation in lung disease other than chronic obstructive pulmonary disease. Am Rev Respir Dis 141:601, 1990.
5. Global Strategy for the Diagnosis, Management and Prevention of COPD, Global Initiative for Chronic Obstructive Lung Disease (GOLD), 2010. Retrieved August 26, 2011, from www.goldcopd.org.
6. Nunn, AJ, and Gregg, I: New regression equations for predicting peak expiratory flow in adults. Br Med J 298:1068, 1989.
7. Martyn, JB, et al: Measurement of inspiratory muscle performance with incremental threshold loading. Am Rev Respir Dis 135:919, 1987.
8. Laurell, CB, and Eriksson, S: The electrophoretic alpha-1 globulin pattern of serum in alpha-1 antitrypsin deficiency. Scand J Clin Lab Invest 15:132, 1963.
9. Study protocol, June 19, 2009: Genetic epidemiology of chronic obstructive pulmonary disease (COPDGene®). Retrieved January, 10, 2011, from www.copdgene.org.
10. Gan, W, et al: Association between chronic obstructive pulmonary disease and systemic inflammation: A systematic review and a meta-analysis. Thorax 59:574, 2004.
11. Angusti, A: Systemic effects of chronic obstructive pulmonary disease. What we know and what we don't know (but should). Proc Am Thorac Soc 4:522, 2007.
12. Martinez, F, et al: Predictors of mortality in patients with emphysema and severe airflow obstruction. Am J Respir Crit Care Med 173:1326, 2006.
13. Celli, B, et al: The body-mass index, airflow obstruction, dyspnea, and exercise capacity index in chronic obstructive pulmonary disease. N Engl J Med 350:1005, 2004.
14. Doherty, D, et al: Chronic obstructive pulmonary disease: Consensus recommendations for early diagnosis and treatment. J Fam Pract Suppl S1, Nov 2006. Retrieved August 26, 2011, from www.jfponline.com/Non_cme.asp.
15. Fletcher, C, and Peto, R: The natural history of chronic airflow obstruction. Br Med J 1:1645, 1977.
16. Global Strategy for Asthma Management and Prevention, Global Initiative for Asthma (GINA) 2010. Retrieved August 26, 2011, from www.ginasthma.org.
17. National Heart, Lung, and Blood Institute: National asthma education and prevention program. Expert Panel Report 3: Guidelines for the diagnosis and management of asthma. US Department of Health and Human Services, National Institutes of Health, NIH publication 08-5846, 2007. Retrieved August 26, 2011, from www.nhlbi.nih.gov/guidelines/asthma/asthgdln.pdf.
18. Humbert, M, et al: The immunopathology of extrinsic (atopic) and intrinsic (non-atopic) asthma: More similarities than differences. Immunol Today 20:528, 1999.
19. Sigurs, N, et al: Severe respiratory syncytial virus bronchiolitis in infancy and asthma and allergy at age 13. Am J Respir Crit Care Med 171: 137, 2005.
20. Weinberger, M: Clinical patterns and natural history of asthma. J Pediatr 142:515, 2003.
21. Panhuysen, CI, et al: Adult patients may outgrow their asthma. Am J Respir Crit Care Med 155:1267, 1997.
22. American Lung Association: Cystic fibrosis. In Lung Disease Data: 2008. American Lung Association, New York, 2008, p 55. Retrieved August 26, 2011, from www.lungusa.org/assets/documents/publications/lung-disease-data/LDD_2008.pdf.
23. Cystic Fibrosis Foundation Patient Registry 2002. Annual Report, Bethesda, MD, 2002. Retrieved January 10, 2011, from www.cff.org/aboutCF/FAQs.
24. Ratjen, F, and Doring, G: Cystic fibrosis. Lancet 361:681, 2003.
25. McKone, EF, et al: Effect of genotype on phenotype and mortality in cystic fibrosis: A retrospective cohort study. Lancet 361:1671, 2003.
26. William, C, et al: Exercise training in children and adolescents with cystic fibrosis: Theory into practice. Int J Pediatr 2010. Retrieved April 14, 2011, from www.hindawi.com/journals/ijped/2010/670640/cta.
27. Elbom, J, and Bell, S: Nutrition and survival in cystic fibrosis. Thorax 51:971, 1996.
28. Collard, H, and King, T: Demystifying idiopathic interstitial pneumonia. Arch Intern Med 163:17, 2003.
29. Caminati, A, and Harari, S: IPF: New insight in diagnosis and prognosis. Respir Med 104:S2, 2010.
30. King, T: Idiopathic interstitial pneumonias: Progress in classification, diagnosis, pathogenesis and management. Trans Am Clin Climatolo Assoc 115:43–78, 2004.
31. Pauwels, R, and Rabe, K: Burden and clinical features of chronic obstructive pulmonary disease (COPD). Lancet 364:791, 2004.
32. Johnson, TS: A brief review of pharmacotherapeutic treatment options in smoking cessation: Bupropion versus varenicline. J Am Acad Nurse Pract 10:557, 2010.
33. Stead, L, et al: Nicotine replacement therapy for smoking cessation. Cochrane Database Syst Rev CD000146, 2008. Retrieved December 26, 2011, from www.thecochranelibrary.com.
34. AHCPR Supported Guide and Guidelines: Treating tobacco use and dependence. Agency for Health Care Policy and Research, Rockville, MD, 2008. Retrieved April 26, 2011, from www.ncbi.hlm.nih.gov/books/NBK12193.
35. DeKorte, C: Current and emerging therapies for the management of chronic inflammation in asthma. Am J Health-Syst Ph 60:1949, 2003.
36. Belman, M, et al: Inhaled bronchodilators reduce dynamic hyperinflation during exercise in patients with chronic obstructive pulmonary disease. Am J Respir Crit Care Med 153:967, 1996.
37. Alliance for the Prudent Use of Antibiotics. Retrieved April 28, 2011, from www.tufts.edu/med/apua/Patients/patient.html.
38. Tarpy, S, and Celli, B: Long-term oxygen therapy. N Engl J Med 333:710, 1995.
39. Nocturnal Oxygen Therapy Trial Group: Continuous or nocturnal oxygen therapy in hypoxemic chronic obstructive lung disease: A clinical trial. Ann Intern Med 93(3):391, 1980.
40. Man, SF, et al: Contemporary management of chronic obstructive pulmonary disease: Clinical applications. JAMA 290:2313, 2003.
41. Garrod, R, et al: Supplemental oxygen during pulmonary rehabilitation in patients with COPD with exercise hypoxaemia. Thorax 55:539, 2000.
42. British Thoracic Society Standards of Care Subcommittee on Pulmonary Rehabilitation: Pulmonary rehabilitation. Thorax 56: 8278, 2001.
43. Naunheim, K: Long-term follow-up of patients receiving lung-volume-reduction surgery versus medical therapy for severe emphysema by the National Emphysema Treatment Trial research group. Ann Thorac Surg 82:431, 2006.
44. Washko, G, et al: The effect of lung volume reduction surgery on chronic obstructive pulmonary disease exacerbations. Am J Respir Crit Care Med 177:164, 2008.
45. Fishman, A, et al: National Emphysema Treatment Trial research group: Patients at high risk of death after lung volume reduction surgery. N Engl J Med 345:1075, 2001.
46. National Emphysema Treatment Trial Research Group: A randomized trial comparing lung-volume reduction surgery with medical therapy for severe emphysema. N Engl J Med 348:2059, 2003.
47. Szekely, L, et al: Preoperative predictors of operative morbidity and mortality in COPD patients undergoing bilateral lung volume reduction surgery. Chest 111(3):550, 1997.
48. Patient Survival by Year of Transplant at 3 Months, 1 Year, 3 Years, 5 Years and 10 Years. United States Department of Health and Human Services. Retrieved April 26, 2011, from www.ustransplant.org.
49. Kesten, S: Pulmonary rehabilitation and surgery for end stage lung disease. Clin Chest Med 18:173, 1997.
50. Cassaburi, R, et al: Reductions in exercise lactic acidosis and ventilation as a result of exercise training in patients with obstructive

lung disease. Am Rev Respir Dis 143:9, 1991.
51. Lacasse, Y, et al: Pulmonary rehabilitation for chronic obstructive pulmonary disease. Cochrane Database of Systemic Reviews 2006, Issue 4. Art. No: CD003793. Retrieved December 26, 2011, from www.thecochranelibrary.com.
52. Morgan, M, et al: Pulmonary rehabilitation. British Thoracic Society Standards of Care Subcommittee on Pulmonary Rehabilitation. Thorax 56:827, 2001.
53. American Physical Therapy Association: Guide to Physical Therapist Practice, ed 2. Phys Ther 81:1, 2001.
54. Murphy, R: Auscultation of the lung: Past lessons, future possibilities. Thorax 36:99, 1981.
55. American College of Chest Physicians and American Thoracic Society: ACCP-ATS joint committee on pulmonary nomenclature: Pulmonary terms and symbols: A report of the ACCP-ATS Joint Committee on Pulmonary Nomenclature. Chest 67:583, 1975.
56. Mahler, D, et al: The impact of dyspnea and physiologic function in general health status in patients with chronic obstructive pulmonary disease. Chest 102:395, 1992.
57. Mahler, D: Dyspnea: Diagnosis and management. Clin Chest Med 8:215, 1987.
58. Guyatt, G, et al: A measure of quality of life for clinical trials in chronic lung disease. Thorax 42:73, 1987.
59. Brazier, J, et al: Validating the SF-36 health survey questionnaire: New outcome measure for primary care. BMJ 305:160, 1992.
60. Casaburi R: Skeletal muscle function in COPD. Chest 117:267S, 2000.
61. American Thoracic Society/American College of Chest Physicians: ATS/ACCP statement on cardiopulmonary exercise testing. Am J Respir Crit Care Med 167:211, 2003.
62. Jones, N: Exercise testing in pulmonary evaluation: Rationale, methods and the normal respiratory response to exercise. N Engl J Med 293:541, 1975.
63. Berman, L, and Sutton, J: Exercise for the pulmonary patient. J Cardiopulmonary Rehabil 6:55, 1986.
64. Bruce, R, et al: Maximal oxygen intake and nomographic assessment of functional aerobic impairment in cardiovascular disease. Am Heart J 85:546, 1973.
65. Naughton, J, et al: Modified work capacity studies in individuals with and without coronary artery disease. J Sports Med 4:208, 1964.
66. Balke, B, and Ware, R: An experimental study of physical fitness of Air Force personnel. US Armed Forces Med J 10:675, 1959.
67. Revill, S, et al: The endurance shuttle walk: A new field test for the assessment of endurance capacity in chronic obstructive pulmonary disease. Thorax 54:213, 1999.
68. Singh, S, et al: Comparison of oxygen uptake during a conventional treadmill test and the shuttle walk test in chronic airflow limitation. Eur Respir J 7:2016, 1994.
69. American Thoracic Society: Guidelines for the 6-Minute Walk Test. Am J Respir Crit Care Med 166:111, 2002.
70. Solway, S, et al: A qualitative systematic overview of the measurement properties of functional walk tests used in the cardiorespiratory domain. Chest 119:256, 2001.
71. Revill, S, et al: The endurance shuttle walk test: An alternative to the six minute walk test for the assessment of ambulatory oxygen. Chronic Respir Dis 7:239, 2010.
72. Bradley, J, and O'Neill, B: Short-term ambulatory oxygen for chronic obstructive pulmonary disease. Cochrane Database of Systematic Reviews 2005, Issue 4. Art. No.: CD004356. Retrieved December 26, 2011, from www.thecochranelibrary.com.
73. Rundell, K, and Slee, J: Exercise and other indirect challenges to demonstrate asthma and exercise-induced bronchoconstriction in athletes. J Allergy Clin Immunol 122:238, 2008.
74. Lake, F, et al: Upper limb and lower limb exercise training in patients with chronic airflow obstruction. Chest 97:1077, 1990.
75. American College of Sports Medicine: Guidelines for Exercise Testing and Prescription, ed 8. Lea & Febiger, Philadelphia, 2009.
76. Dattal, D, and ZuWallack, R: High versus low intensity exercise training in pulmonary rehabilitation: Is more better? Chronic Respir Dis 1:143, 2004.
77. Normandin, E, et al: An evaluation of two approaches to exercise conditioning in pulmonary rehabilitation. Chest 121:1085, 2002.
78. Punzal, P, et al: Maximum intensity exercise training in patients with chronic obstructive pulmonary disease. Chest 100:618, 1991.
79. Ries, A, et al: Pulmonary rehabilitation joint ACCP/AACVPR evidence-based clinical practice guidelines. Chest 131:4S, 2007.
80. Beauchamp, M, et al: Interval versus continuous training in individuals with chronic obstructive pulmonary disease—a systematic review. Thorax 65:157, 2010.
81. Nasis, I, et al: Effects of interval-load versus constant-load training on the BODE index in COPD patients. Respir Med 103:1392, 2009.
82. Arnardottir, R, et al: Interval training compared with continuous training in patients with COPD. Respir Med 101:1196, 2007.
83. Varga, J, et al: Supervised high intensity continuous and interval training vs. self-paced training in COPD. Respir Med 101:2297, 2007.
84. Puhan, M, et al: Interval versus continuous high-intensity exercise in chronic obstructive pulmonary disease. Ann Intern Med 145:816, 2006.
85. da Cunha, FA, et al: Methodological and practical application issues in exercise prescription using heart rate reserve and oxygen uptake reserve methods. J Sci Med Sport 14:46, 2011.
86. Borg, G: Psychophysical basis of perceived exertion. Med Sci Sports Exerc 14:377, 1982.
87. Mahler, D: Hit the dyspnea target. J Cardiopulm Rehabil 23:226, 2003.
88. Mejia, R, et al: Target dyspnea ratings predict expected oxygen consumption as well as target heart rate values. Am J Respir Crit Care Med 159:1485, 1999.
89. Horowitz, MB, et al: Dyspnea ratings for prescribing exercise intensity in patients with COPD. Chest 109: 1169, 1996.
90. Lotters, F, et al: Effects of controlled inspiratory muscle training in patients with COPD: A meta-analysis. Eur Respir J 20:570, 2002.
91. Scherer, TA, et al: Respiratory muscle endurance training in chronic obstructive pulmonary disease: Impact on exercise capacity, dyspnea, and quality of life. Am J Respir Crit Care Med 162:1709, 2000.
92. Riera, HS, et al: Inspiratory muscle training in patients with COPD: Effect on dyspnea, exercise performance and quality of life. Chest 120:748, 2001.
93. Weiner, P, et al : Comparison of specific expiratory, inspiratory, and combined muscle training programs in COPD. Chest 124:1357, 2003.
94. Wild, M, et al: The outcome of inspiratory muscle training in COPD patients depends on stage of the disease. Chest 120S:181S, 2001.
95. Beckerman, M, et al: The effects of 1 year of specific inspiratory muscle training in patients with COPD. Chest 128:3177, 2005.
96. Weiner, P, and Weiner, M: Inspiratory muscle training may increase peak inspiratory flow in chronic obstructive pulmonary disease. Respiration 73:151, 2006.
97. Magadle, R, et al: Inspiratory muscle training in pulmonary rehabilitation program in COPD patients. Respir Med 101:1500, 2007.
98. Hill, K, et al: High-intensity inspiratory muscle training in COPD. Eur Respir J 27:1119, 2006.
99. Figlio, K, et al: Is it really useful to repeat outpatient pulmonary rehabilitation programs in patients with chronic airway obstruction? A 2 year controlled study. Chest 119:1696–1704, 2001.
100. Ries, A, et al: Effects of pulmonary rehabilitation of physiologic and psychosocial outcomes in patients with chronic obstructive pulmonary disease. Ann Intern Med 122:823, 1995.
101. Hietpas, B, et al: Huff coughing and airway patency. Resp Care 24:710, 1979.
102. Wilson, G, et al: A comparison of traditional chest physiotherapy with the active cycle of breathing in patients with chronic suppurative lung disease. Eur Respir J 8(suppl 19): 171S, 1995.
103. Konstan, M, et al: Efficacy of the flutter device for airway mucus clearance in patients with cystic fibrosis. J Pediatr 124:689, 1994.
104. Gondor, M, et al: Comparison of flutter device and chest physical therapy in the treatment of cystic fibrosis during pulmonary exacerbation. Pediatr Pulmonol 28:255, 1999.
105. Van Asperen, P, et al: Comparison of a positive expiratory pressure (PEP) mask with postural drainage in patients with cystic fibrosis. Aust Paediatr J 23:283, 1987.
106. Steen, H, et al: Evaluation of the PEP mask in cystic fibrosis. Acta Paediatr Scand 80(1):51, 1991.
107. Braggion, C, et al: Short term effects of three chest physiotherapy regimens in patients hospitalized for pulmonary exacerbations of CF: A cross-over randomized study. Pediatr Pulmonol 19:16, 1995.
108. Morgan, M, and Britton, J: Chronic obstructive pulmonary disease: Non-pharmacological management of COPD. Thorax 58:453, 2003.
109. Dechman, G, and Wilson, C: Evidence underlying breathing retraining in people with stable chronic obstructive pulmonary disease. Phys Ther 84:1189, 2004.

推荐阅读

American College of Sports Medicine: Guidelines for Exercise Testing and Prescription, ed 8. Lea & Febiger, Philadelphia, 2009.

Global strategy for asthma management and prevention. Update 2008. Retrieved December 26, 2011, from www.ginasthma.com.

Global strategy for the diagnosis, management, and prevention of chronic obstructive pulmonary disease. NHLBI/WHO global initiative for chronic obstructive lung disease (GOLD) workshop summary. 2009. Retrieved December 26, 2011, from www.goldcopd.org.

Goodman, C, Boissonnault, W, and Fuller, K: Pathology: Implications for the Physical Therapist, ed 3. WB Saunders, Philadelphia, 2009.

Pulmonary rehabilitation joint ACCP/AACVPR evidence-based clinical practice guidelines. Chest 131:4S–42S, 2007.

（陆敏　译）

第 13 章 心 脏 病

Konrad J. Dias, PT, DPT, CCS

学习目的

1. 描述冠心病的病因、病理生理、症状以及转归。
2. 描述充血性心力衰竭的病因、病理生理、症状以及转归。
3. 确定和描述用于评价有心脏病患者的检查程序，并且确立一个诊断和治疗计划。
4. 描述物理治疗师在协助患者从心脏病的干预措施、与患者有关的指令、协调、交流和处理文件等方面的康复中所扮演的角色。
5. 确定和描述心脏康复不同阶段的干预策略。
6. 当看到一个临床研究案例时，分析和说明患者数据，制定可行的预期目标和预期结果，并且制定一个治疗计划。

章节大纲

心脏病的介绍及流行病学

心血管疾病（Cardiovascular disease，CVD）指的是动脉粥样硬化影响整个动脉血液循环的病理过程。**冠状动脉疾病（Coronary artery disease，CAD）**，也叫**冠心病（coronary heart disease，CHD）**，指的是动脉粥样硬化特别地影响冠状动脉的病理过程。冠状动脉疾病包括心绞痛、**心肌梗死（myocardial infarction，MI）**、心肌缺血和心源性猝死。心血管疾病的病理生理学基础是动脉粥样硬化、心肌肌力改变、瓣膜功能障碍、**心律失常**和**高血压（hypertension，HTN）**。**动脉粥样硬化**是由于在中、大动脉的血管壁内层形成载脂斑块（病灶）的疾病；随着时间的推移，斑块可能会扩展到血管内腔，导致内腔的狭窄。动脉粥样硬化同时也是脑血管疾病［脑血管意外（CVA）以及周围血管病变（PVD）］的主要病因之一。

心肌肌力的改变包括心脏收缩和（或）舒张功能的改变，从而损害左心室（LV）的功能。**心力衰竭**是由于左心室功能的损坏而引起的一个临床诊断，当伴有水肿的体征或症状时（即充血），叫做**充血性心力衰竭（CHF）**。心衰有很多种病因，包括心肌梗死之后的心肌瘢痕和心肌重构、不同原因引起的心肌病［包括扩张的、肥厚的和（或）硬化的心肌］或是瓣膜功能的损坏，特别是二尖瓣和主动脉瓣的损坏。

心律失常是心脏的电生理活动受到干扰而引起的电生理冲动的形成或传输受损。心律失常可呈现出良性或恶性（即危及生命）。恶性心律失常如：持续性室性心动过速（V-tach）和室颤（V-fib）。老年人中比较常见的一种良性心律失常：房颤（A-fib）伴有可控的心室反应，心室率在 60~100 次 / 分(bmp)。在美国，高血压是最普遍的心脑血管疾病，也是最重要的心血管发病和死亡的原因之一。当收缩压持续的高于 140mmHg，或是舒张压等于或高于 90mmHg，就是高血压。

在美国，心血管疾病仍然是致死和致残的首要因素。根据美国心脏联合会 2011 年最新的关于心脏疾病和卒中的统计，大约有 82 600 000 的美国成年人（超过 1/3）有一种或多种心血管疾病。当前，76 400 000 的人患有高血压，有 16 300

000的人患有冠心病,其中5 700 000的人伴发心衰。年平均新发心血管疾病发病率在35~44岁男性中为千分之三,而85~94岁则上升为千分之74。对于女性而言,随着年龄的增长,十年间的发病率变化相对较小。通常,每天有2200个美国人死于心血管疾病即每39秒就会有1人死亡。自1900年以来的每一年,除了1918年,心血管疾病在所有主要的致死因素中都占第一。

值得注意的是,美国正处在人文转移的中间期,美国人口的多样性明显增加。到2050年,非拉美裔的白人比例将会从1990年的75.7%降低到52.5%。拉美裔人口将会增加到22.5%,而非裔美国人将会变为15.7%,亚洲和太平洋岛国的人将会占到10.3%。这些统计数据在不久的将来将会对心血管疾病的流行病学、病理生理和治疗带来巨大的影响。因此,在美国以及世界上,我们面临着心血管疾病占死亡原因的主导地位的挑战。这一章节将会回顾正常心血管系统的解剖和生理,并且通过不同病理情况和相关的物理治疗的影响来讨论它与物理治疗师操作的关系。

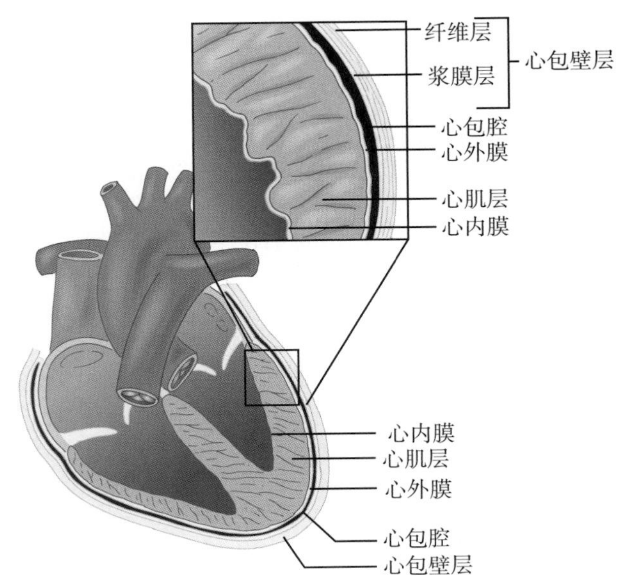

图 13.2 心脏分层

心脏的解剖及生理

表面解剖

心脏位于左胸腔。心底位置在上方,大约在第二和第三肋之间;心尖在下方,大约在第五肋水平(图13.1)。在这个位置,心脏在矢状位水平旋转,这样的话右心室(RV)就位于左心室(LV)的前面并且在前方倾斜,使得心尖靠近胸壁。根据前后胸部X线显示,右心室占据了冠状面的一个重要位置。右心房通常位于第二肋间隙和Louis角。Louis角就是触摸胸骨时划分胸骨柄和胸骨体的一个突起。第二肋间隙在louis角的侧方,且略微低于louis角。第二肋间隙是个很重要的听诊部位。右侧是主动脉瓣听诊区,左侧是肺动脉瓣听诊区。正常心尖位置位于第五肋间隙与锁骨中线交界处。在正常心脏中,这个区域是心脏搏动最强点(PMI),也是左心室收缩最明显的地方。

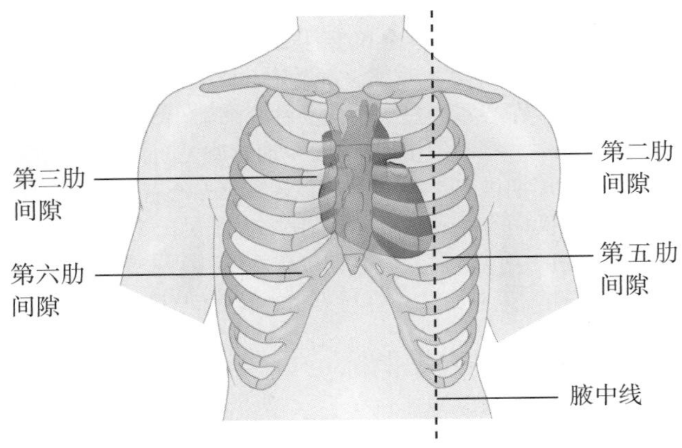

图 13.1 心脏的表面解剖

心脏组织

心脏壁由三层组织构成(图13.2)。最外层的是双层的液囊称作心包。心包有两层,外面由致密的结缔组织构成的一层粗糙纤维层叫做心脏壁层,内面为薄的心外膜。在这两层之间是一个封闭的空间,充满着心包液,它的作用是起两层之间的润滑作用。临床上,患者可能受到感染从而引起心包的炎症,称为心包炎。伴随这个病理的临床症状并且可以用来鉴别诊断心包炎的是:在每一个心跳中都能被听到的心包摩擦音(可听到的摩擦音提示心包受到刺激)并且伴随持续的胸痛。在有些患者中,心包间隙过多的液体累积,可能会导致一个并发症状叫做心包填塞。填塞涉及液体在心肌层和心包之间积聚,从而使心脏受压。在这种情况下,由于在封闭空间中过多的液体对抗心肌的作用,患者会出现心脏功能和收缩能力的减弱。

心脏的中间一层由肌肉组成叫做心肌层。这一层作用是促进心脏的泵作用,使血液流进全身。心脏肌肉壁的改变叫做**心肌病**。有三种常见心肌病的分型:扩张性、肥厚性和限制性。肥厚性心肌病可见心室的扩张以及心脏肌肉收缩功能的改变。冠状动脉疾病是扩张性心肌病的初始病因,造成线粒体的功能异常和心肌损伤。心肌炎(心脏肌肉的炎症)和酗酒是扩张性心肌病的其他原因。肥厚性心肌病表现出心脏舒张功能的障碍以及心室质量的增加。长期的高血压和主动脉瓣狭窄可引起肥厚性心肌病。由于心室壁的过度坚硬,限制性心肌病同样变现出舒张功能的障碍,导致顺应性的降低。心脏中与糖尿病有关结缔组织的病变是限制性心肌病的一个例子。心肌病中心肌细胞的损伤以及各种各样其他病因导致心肌功能障碍和心衰,将会在本章后面全面讨论。

心脏最里面的一层称为心内膜。心内膜的组织形成了心腔的内层,并且与瓣膜的组织以及血管的内皮细胞相连续。由于心内膜和瓣膜有相同组织,有心内膜感染的患者有发展成瓣膜功能障碍的危险。心内膜感染可以扩展到瓣膜组织,在瓣膜上形成疣状赘生物(细菌和血块的混合物)。有新生疣状赘生物的患者,支气管肺的敲击和震动是严格禁止的,因为赘生物可能会脱落,成为栓子,导致患者栓塞。

冠状动脉

冠状动脉起始于主动脉窦，位于主动脉瓣附近的动脉壁内。右冠状动脉起始于右主动脉瓣叶的附近，左冠状动脉起始于左主动脉瓣叶的附近。当心脏收缩时，主动脉瓣开放，冠状动脉的起始部位位于主动脉瓣后方的血管壁内。当心脏舒张时，主动脉瓣关闭，冠状动脉的开口完全暴露，使得灌注非常容易。因此冠状动脉的血流灌注主要在舒张期，而不像身体中其他的动脉是在收缩期得到灌注。左冠状动脉的起始是左主干（LM），然后分成左前降支（LAD）和回旋支（CX）（图13.3）。左前降支还有分支，称为对角支，是左前降支的主要分支。左前降支及其分支主要营养左心室的前面后尖端以及部分室间隔。回旋支也有分支，称为边缘支。回旋支及其分支营养左心室的侧面、部分下面以及部分左心房。右冠状动脉（RCA）营养右心房、大部分右心室、部分左心室下壁、部分室间隔以及传导系统。后降支（PDA）是右冠状动脉最重要的分支，灌注心脏的后面。如果右冠状动脉没有灌注心脏的后面，那么回旋支会灌注。当后降支来自于右冠状动脉，解剖上叫做右侧主导。如果后降支来自于回旋支，解剖上叫做左侧主导。对于治疗师来说，心肌解剖上是左侧主导还是右侧主导没有临床意义。

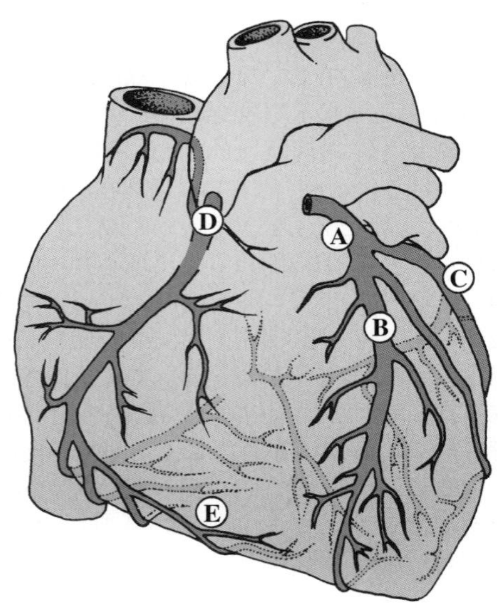

图 13.3 冠脉循环（**A**）左主干（LM）。（**B**）左前降支（LAD）。（**C**）回旋支（CX）。（**D**）右冠状动脉（RCA）。（**E**）后降支（PDA）。左前降支的分支称为对角支；回旋支的分支称为边缘支

动脉的内径（即开口）称为管腔，是血液流经的地方。管腔的大小对于充足的血流是至关重要的。管腔的明显狭窄，例如一个固定的动脉粥样硬化病灶，将会减少心肌的有效血流供应。管腔的大小也可被动脉壁内的平滑肌细胞所改变，因为平滑肌细胞可以调节冠状动脉血管的舒张。平滑肌细胞的舒张会引起血管的舒张，从而使管腔增大；同理，平滑肌细胞的收缩会引起血管的收缩，从而使管腔缩小。动脉平滑肌细胞的反应性还受到内皮完整性的影响，冠状动脉的内壁直接与管腔相接触。内皮有许多功能，在控制血管壁生物性方面扮演重要角色。其中一些重要功能包括抗炎、抗血栓形成和影响血管舒张。内皮细胞释放内皮源性舒张因子（EDRF），可促使血管平滑肌松弛。一氧化氮（NO）是最常见的内皮源性舒张因子。内皮的损伤会影响 NO 的释放和血管舒张的减弱。NO 的释放受到许多因素的影响，包括乙酰胆碱、去甲肾上腺素、5- 羟色胺、腺苷、二磷酸、缓激肽和组胺。

临床上冠脉痉挛的病因还不是很清楚，发生时，由于血管壁内的平滑肌收缩，导致冠状动脉的狭窄。冠脉痉挛发生于内皮受损（如动脉粥样硬化）的动脉和一些看似正常却对于一些血管收缩刺激（如 5- 羟色胺、麦角新碱和内皮源性舒张因子的缺乏等）具有高度敏感性的动脉。

心脏瓣膜

四个心脏瓣膜保证了心脏血流的单向通过。两个房室瓣位于心房和心室之间。位于右心房和右心室之间的房室瓣，叫做三尖瓣。左侧的房室瓣叫做二尖瓣，位于左心房与左心室之间。半月瓣位于心室与动脉之间，是基于它们相对应的血管命名的（即右侧是肺动脉瓣与肺动脉相对应，左侧是主动脉瓣与主动脉相对应）。

组织的瓣又叫做瓣叶或是尖瓣，决定心瓣膜的开关。右侧的房室瓣因为有三个尖瓣，因此称为三尖瓣，同理，左侧的房室瓣因为有二个尖瓣，因此称为二尖瓣。这些瓣叶通过腱索与心脏的乳头肌相连接。房室瓣的主要功能是防止心室在收缩和舒张时血液从心室回流入心房，而半月瓣是防止心脏舒张时血液从主动脉和肺动脉回流入心室。每个瓣膜的开关取决于心动周期时压力梯度的变化。

心动周期

心动周期由两个相关的阶段组成：收缩阶段的收缩期以及充盈阶段的舒张期。在舒张期，通过房室瓣的开放，心房的血液灌注心室。心房与心室之间的房室瓣包括右侧的三尖瓣和左侧的二尖瓣。心室前 2/3 的充盈是被动的；后 1/3 的充盈时通过心房的收缩推动血液进入心室。这个收缩被称为心房强力收缩。在心房强力收缩之后，舒张期结束，同时房室瓣关闭。收缩期起始时，房室瓣和半月瓣都关闭。初始的等容收缩类似于骨骼肌的等张收缩。随着心室内压力的增加，半月瓣开始打开。左心室经过一个向心性收缩射出的血液容量称为心搏量（SV）。当心搏量射出后，主动脉瓣关闭，同时收缩期完成。心动周期被正常心音第一心音和第二心音所界定。心音与瓣膜的关闭有关；第一心音与房室瓣的关闭有关，第二心音与半月瓣的关闭有关。收缩期发生在第一心音和第二心音之间，舒张期发生在第二心音与第一心音之间（图 13.4）。

血流量和血流动力学指标

血液通过上下腔静脉进入右心房。血液继续流动，通过三尖瓣从右心房进入到右心室，又经过肺动脉瓣进入肺动脉（PA）和肺毛细血管。肺毛细血管营养肺泡，肺泡的毛细血管膜是气体交换的位置。在肺静脉（PVs）中含有新鲜氧气的血液流进左心房然后经过二尖瓣进入左心室。在左心室内流入到尖部，收缩期时经过压缩和扭转后运输到左心室的流出道，最后经过主动脉瓣进入到主动脉中。

心脏收缩　心脏舒张　心脏收缩　心脏舒张　心脏收缩
S_1 ↔ S_2　　S_1 ↔ S_2 S_3　　S_4 S_1 ↔ S_2

心脏收缩发生在第一心音和第二心音之间（在阴影区域）
心脏舒张发生在第二心音和第一心音之间

正常心音
第一心音 = 二尖瓣（和三尖瓣）关闭
第二心音 = 主动脉瓣（和肺动脉瓣）关闭

非正常心音
第三心音见于充血性心力衰竭心脏舒张的早期
第四心音见于心肌缺血或是高血压心脏舒张的晚期

图 13.4 心动周期的心音

在任何一个腔或是血管内，血容量都会产生压力。心血管系统的正常压力值在表 13.1 中列出。由于血容量和压力之间的关系，心脏内血容量的测量是通过有创性地检测血管内或心腔内的压力完成的。在右心插管中，一个带有压敏记录能力，被称为漂浮导管或是肺动脉导管的有创性导管被插入到颈静脉内或是锁骨下静脉内，然后继续前进进入右心。右心插管通常测量右心房的压力、肺动脉的压力以及肺毛细血管楔压（PCWP）。毛细血管楔压可间接测量左心室舒张末期的压力（LVEDP），是测量左心功能最敏感的方法之一。右心插管的好处之一是，它不仅能监测右心的充盈压，还能通过计算监测左心的充盈压，而不需要进行更加困难和危险的左心插管了。左心插管的有创性监测是将一导管置于股动脉或桡动脉，在血管中逆着血流推进导管，穿过主动脉瓣进入左心室，在那可以直接测量左心室舒张末期的压力。左心室的导管在一个高压环境内（左心和主动脉），由于在高压系统内穿刺置管的困难，导管只能在左心室停留很短的时间（例如：1 个小时）。相反地，右心插管位于相对低压的环境中（右心），可以持续地监测压力并且可以保持几天。

表 13.1　血流动力学变量

右心插管	正常范围
中心静脉压（CVP）	0~8mmHg
右心房（平均）	0~8mmHg
肺动脉（PA）	收缩期 20~50mmHg 舒张期 6~12mmHg 平均 9~19mmHg
肺毛细血管楔压（PCWP）	6~12mmHg
左心插管	**正常范围**
左心室舒张末期压力	5~12mmHg
左心室收缩期压力峰值	90~140mmHg
体循环动脉压	收缩期 110~120mmHg 舒张期 70~80mmHg 平均 82~102mmHg
心排出量（CO）	4~5L/min
心脏指数（心排出量 ÷ 体表面积）	2.5~3.5L/min
每搏输出量	55~100ml/beat
全身血管阻力	800~1200dynes/（sec·cm^{-5}）

神经激素对心血管系统的影响

自主神经系统（ANS）通过神经直接和神经激素间接的影响心脏和血管。心脏有交感和副交感神经系统双重神经支配。心脏的交感神经受体主要是 β 肾上腺素受体，位于心肌窦房结处。通过神经递质去甲肾上腺素来刺激受体可以通过提高心率（心律变率性）、提高收缩力量（收缩性）来提升心肌的整体活动，同样也可以使冠状动脉舒张。外周血管的 α 肾上腺素受体受到交感神经刺激时会引起血管收缩和外周血管阻力（PVR）的增加。

交感神经系统也可以刺激肾上腺皮质来分泌儿茶酚胺。这种血源性的激素有交感神经的作用，有时甚至比直接的交感神经激动更加持久和有效。肾上腺素的释放是正常运动反应，特别是当运动持续了一段时间。心率和收缩力的增加提示在某种程度上运动受到了这种激素的影响。许多心血管药物可加强或是抑制交感神经功能。那些类似于交感神经系统作用的药物称为交感神经能拟似药；那些抑制交感神经系统功能的药物被称为交感神经阻滞剂。通常使用的交感神经能拟似药有：多巴胺、肾上腺素和阿托品，它们通常在医疗急救中所使用。多巴胺和肾上腺素增加心排出量，而阿托品在出现严重的心动过缓之前会增加心率。通常使用的交感神经阻滞剂是一类称为 β 受体阻滞剂（β 肾上腺素拮抗剂）的药物，它可以抑制 β 肾上腺素的作用。它们通常用来作为抗缺血药物方案的组成部分和高血压的治疗。

正常的副交感神经主要通过迷走神经对静息时的心脏产生作用，对静息时的心率的影响远远大于交感神经系统。副交感神经的刺激导致心率的减慢、心房收缩力的减弱以及房室结传导速度的减慢。迷走神经纤维支配心室肌相对较弱；因此对于左心功能的影响很小。在运动中，交感神经系统和儿茶酚胺释放的作用明显的超过副交感神经系统的作用。副交感神经对于外周血管的直接作用仅仅是对于肠道、膀胱和生殖器的血管舒张作用。

在运动时，儿茶酚胺对心肌功能的作用对于失去直接交感神经激活心脏的患者来说是至关重要的。对于经历过心脏移植的患者来说，去神经是必要的；心脏的交感和副交感神经纤维被剥离。因此去神经心脏的交感神经作用只能依靠儿茶酚胺刺激心肌的 β 肾上腺素受体来提高心率和收缩力。临床上，经过心脏移植后心脏去神经的患者，将会提高静息时的心率来达到正常心排出量，运动时心率的延迟增加是因为儿茶酚胺循环、降低的最大心率反应和在运动恢复阶段缓慢减少的心率数值。

心排出量

心脏的目标是提供足够的心排出量来生成有氧能量以满足身体新陈代谢的需要。由于心脏对于能量的需求在不断的变化，心脏的心排出量必须要能适应全身能量变化的需要和它自身心肌的氧气需要。心排出量的定义是每分钟从心室流出的血流量，用 L/min 来表示。在休息的时候正常心排出量大约在 4~6L/min。心排出量受到心率和心搏量的影响。

心搏量（SV）是每次心肌收缩所射出的血液容量，它受三个因素的影响：①前负荷，心脏舒张末期心室内的血容量[也叫做左心室舒张末期压力（LVEDV）]；②收缩力，心室收缩的能力；③后负荷，左心室在收缩期必须要产生的力以对抗主动脉压力和打开主动脉瓣。后负荷也可以被形容为压力……在左心室射血时对抗左心室的收缩。

整个心动周期中，收缩期和舒张期对心室有不同的要求。在舒张期，心室必须要顺从性好，能够舒张来容纳血液进入心室（前负荷）。在收缩期，心室必须要能充分收缩来射出足够的心搏量。Starling 长度 - 肌力关系的理论也同样适用于心肌、舒张能力和收缩能力的关系。舒张期随着肌肉长度的增加(即心室腔增大)，心肌的肌力也增加，达到一个顶点。但当超过一定的长度时，力的增加也会因为肌动蛋白和肌球蛋白细丝的排列不齐而受到影响（图 13.5）。

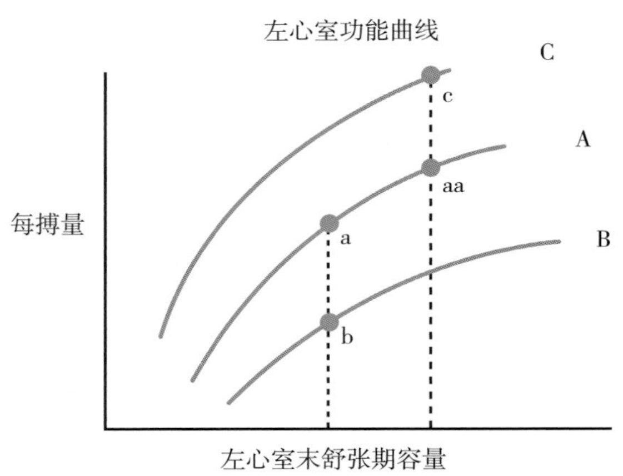

图 13.5 左心室功能曲线（**A**）正常左心室功能，随着左心室体积的增加，心搏出量也会相应增加。（**B**）随着左心室功能的损伤，曲线会往右边移动，对于任何给定长度，心搏出量相对于正常的都减少（b 点相对于 a 点的心搏出量减少了）。（**C**）当正常左心室功能的交感兴奋性增加，曲线会往左边移动并且心搏出量会增加（注意 c 点比 aa 点高）

总的来说，心搏量会随着前负荷和收缩性的增加而增加，会随着后负荷的增加而降低。通常 55%~75% 的前负荷血流被射出，成为心搏量。射血分数（EF）是描述心搏量与左心室舒张末期压力之间的关系：EF=SV ÷ LVEDV。这个值代表的是左心室每次收缩所射出的血流量与左心室紧接着的舒张期所接收的血流量之间的比值。正常的射血分数大约是 55%~75%（67% ± 8%）并且作为衡量心肌收缩力的指标在临床上被广泛应用。

临床上，特别是重症监护病房，通常首选心排出量（CO）来表示**心脏指数（CI）**。心脏指数指的是心排出量与人体体表面积（BSA）的比值：CI=CO/BSA。通常心排出量的范围在 4~5L/min；心脏指数的范围在 2.5~3.5L/（min·m^2）。心脏指数比心排出量能够更好完整评测一个人的心排出量是否足够。例如：对比一个 6 英尺（1.83 米）高与一个 5 英尺（1.52 米）高的人，心排出量都是 3L/min，那个 5 英尺（152 米）高的心脏指数更高并且组织灌注更好，因为同样 3L/min 灌注更少的体表面积。定量人体体表面积和心脏指数通常使用基于 Geigy 科学量表的诺谟图（二维图表）。

心脏的电传导

值得注意的是心室的机械收缩只有在电传导通过整个心脏时才会发生。有效的收缩依赖于一个完整的电传导系统，它取决于心肌的去极化和及时的复极化。在正常窦性心率，冲动起始于窦房结然后通过心房、房室结、房室束、浦肯野纤维、隔膜和心室。心电传导可通过

心电图波形观察（图 13.6）。波形的每个组成部分反映了传导路径的一个特定阶段[19]。

- P 波描述的是窦房结和心房的去极化。
- PR 间期描述的是通过房室结的传导。
- QRS 描述的是电信号通过心室，导致心室去极化。
- ST 段描述的是心室复极化的起始。
- T 波描述的是心室复极化的结束。

每个心电图代表一个心动周期或是一次心跳。在一连串窦性节律的心电图中，每个 QRS 波前都要有一个 P 波，并且 QRS 波之间的间隔要相等，表明这是正常节律。心电图的解读使临床医生能够鉴别诊断心排出量减少的原因是由于真正的器质性问题还是由于电生理的问题导致心肌的机械活动受影响。

心肌氧气的供应和需求

心肌的氧气供应和需求必须达到一个平衡。心肌的氧气供应依赖于携氧的血液在冠状动脉的转运，动脉血的携氧能力和心肌细胞从动脉血中吸取氧气的能力。心肌需氧量（MVO_2）即心肌的能量消耗取决于许多因素。临床上，心肌需氧量是由心率和收缩期血压计算的，称为心率 - 收缩压乘积（RPP）或是两项乘积[9]。任何可以提高心率和（或）血压的活动都会提高心肌需氧量。所以任何能提高全身氧气需求的活动（例如运动）都可以提高心脏的耗能和心肌需氧量。

通常情况下心肌从它的供氧血管中吸取氧气十分有效率，所以当氧气的需求成倍的上升时，氧气的吸取也只会很少的上升。在氧气需求成倍上升时，增加氧气供应的主要机制是提高冠脉血流量（CBF）[11]。总的来说，冠状动脉血流量与心肌需氧量之间存在线性关系。在运动期间，为应对需求的增加，冠状动脉血流量会比休息时增加 5 倍。骨骼肌具有有氧代谢和无氧代谢的能力，和骨骼肌不同的是，心肌基本上依靠有氧代谢，无氧代谢的能力微乎其微。

实验室数值

当管理有心脏病的患者时，确切的实验室数值显得尤为重要。表 13.2 提供了各种实验室检查的参考值。血红蛋白和血细胞比容压积描述了系统的携氧能力。在动脉血中，每克血红蛋白大约携带 1.34ml 的氧气。正常的血红蛋白值成年男性大约是 12~14g/100ml，成年女性为 14~16g/100ml。比如：若血液中血红蛋白水平在 15g/100ml，其血液中携氧能力大约在 20ml/100ml。现在，如果我们考虑一个患者的血红蛋

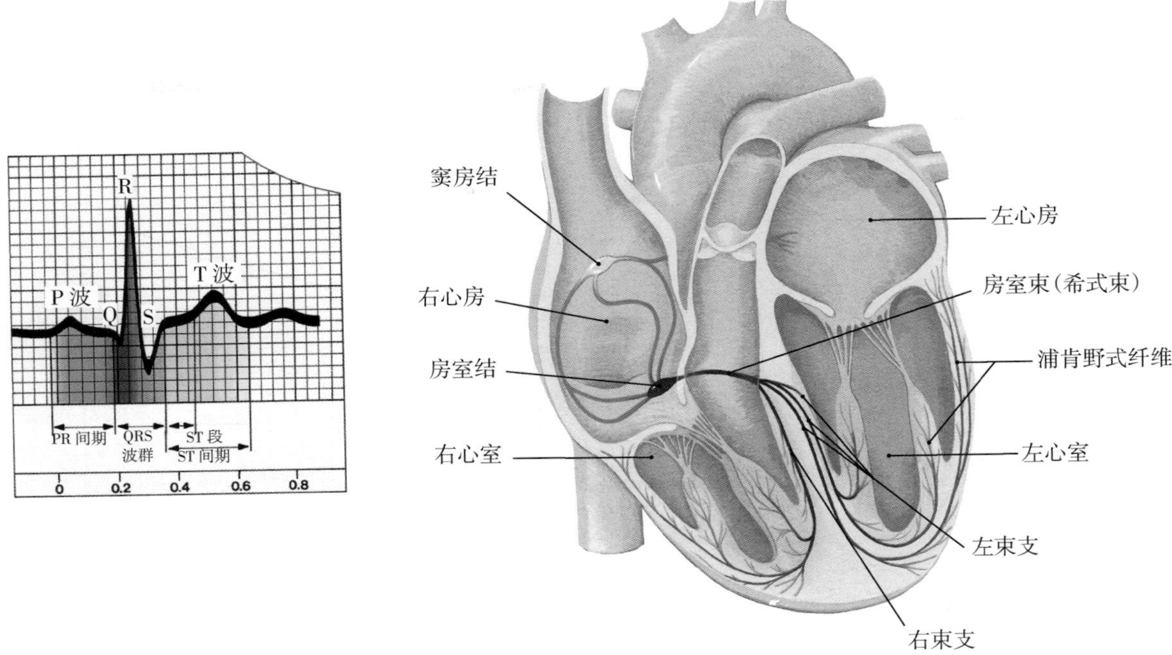

图 13.6 心脏的示意图和正常心电活动。心电图是心脏去极化和复极化波在身体表面的表现形式。P 波是因为心房去极化产生,QRS 波是心室肌去极化,T 波是心室复极化。PR 间期是衡量心房到心室的传导时间,QRS 持续时间表示的是所有心室肌细胞被激活所需要的时间。QT 间期反映的是心室动作电位的持续时间

表 13.2 实验室检查和参考值

检查项目	参考值
钠	135~145mmol/L
钾	3.0~5.0mmol/L
氯化物	95~105mmol/L
钙	9~11mg/dl
尿素氮	10~20
肌酐	0.5~1.2mg/dl
葡萄糖	70~110mg/dl
二氧化碳	20~29mmol/L
镁	1.5~2.5mmol/L
Hgb(g/dl)	成年女性:12~16 成年男性:13~18
HCT(%)	成年女性:36~46 成年男性:37~49

白水平降低到 7.5g/100ml,血液携氧能力也会降低一半,大约为 10ml/100ml。随着携氧能力的降低,心脏必须更加努力工作来弥补血氧不足,从而提供充足的氧气给外周组织。在心衰期间,心功能本身不全的患者,如果增加工作压力会加剧心衰的发展。通常的经验是在训练一名血红蛋白浓度低于 8g/100ml 的患者时务必要谨慎和降低强度。

在进行康复训练之前,关注心脏病患者电解质水平也很重要。适当水平的钾、钙、镁可以维持心脏正常的电传导现象。低血钾症(<3.5mmol/L)会导致 T 波低平、ST 段压低,以及双下肢肌肉抽搐。低血钙症和低血镁症有增加室性心律失常的可能。此外,钙还可以提高肌肉细胞的收缩功能。患有低钙血症的患者通常心肌收缩力下降并伴有心律不齐。

肾功能检查是用来检测患者的肾脏功能、尿素氮(BUN)和肌酐水平。对于心衰患者或使用利尿剂的患者应当关注这些指标的水平。最后,很大一部分心脏病患者伴有糖尿病,因此训练之前关注血糖水平很重要。

心血管对于有氧运动的反应

正常反应

外部负荷的增加通常伴随着摄氧量的增加。心率和外部负荷之间存在着直接的、完全的直线关系(图 13.7)。因此,如果物理治疗引起全身摄氧量增加[表现为 MET 值,kcal、L/O_2、ml/(kg·min)增加],则心率也应该相应增加。虽然有些心脏药物,特别是 β 受体阻滞剂,抑制了心脏交感神经系统的作用,限制心率的增加,但 HR 应该仍有升高。若心率不随负荷的增加而升高,则应立即对患者病情进行评估,包括血压、呼吸频率、皮肤颜色、体温以及患者的认知水平和主观体力等。任何参数的异常,都表明患者目前的血流动力学无法适应当前的工作量。

血压(blood pressure)应当在患者运动前和运动刚刚结束时相同体位下(如:仰卧位、坐位、站位)对同一个肢体进行测量。理想状态下,应该在运动过程中对血压进行监测以观

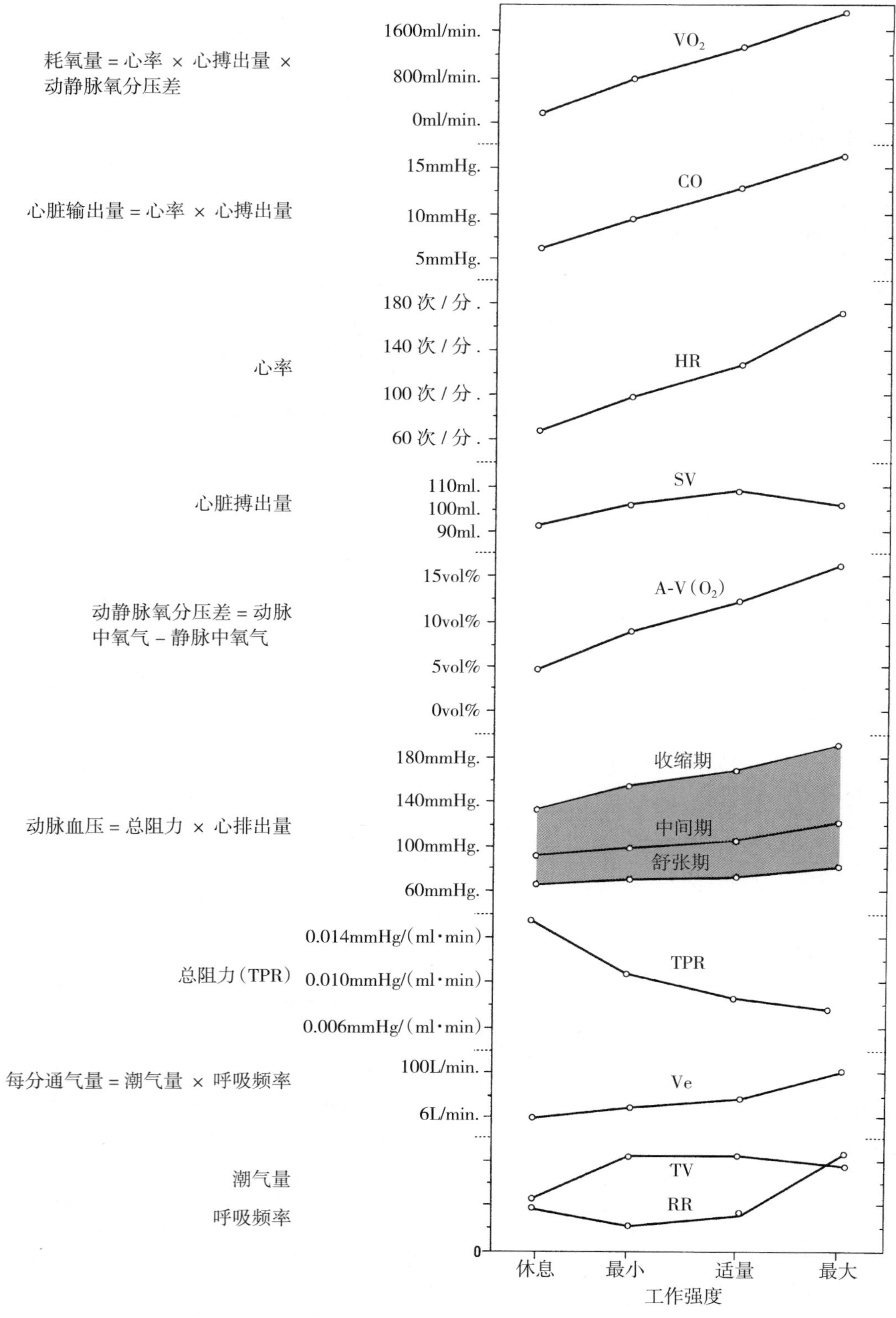

图 13.7 急性有氧运动的心肺反应

察随着运动强度增加的实时血流动力学反应。然而,根据运动方式的类型,实施起来存在技术上的困难。所以在这种情况下,应该在运动停止后立即测量心率和血压。就像心率一样,我们期待看到随着运动强度的增加,收缩压呈直线型增加(图 13.7)。Hellerstein 等人[20]报道最大心率增加 10%,收缩压将增加 12~15mmHg。Naughton 和 Haider[21]将运动过程中收缩压增加超过 12mmHg/MET 的情况称为高血压性运动反应(hypertensive exercise response),收缩压增加低于 5mmHg/MET 称为低血压性运动反应(hypotensive exercise response)。随着运动强度的变化,舒张压可能不发生或仅增加或减少 10mmHg。

另外,随着全身需氧量的增加,与静息状态相比,呼吸加深加快。因此潮气量和呼吸频率发生相应改变,以满足组织的代谢需求。

异常反应

运动不耐受的症状和体征见知识点 13.1。患者出现任何一项症状,都应当停止运动并让患者恢复稳定。同时应该告知患者有些不良反应可能会在运动停止长达几小时后延迟出现(如:长期疲劳、失眠、水液潴留导致的体重突然增加)。患者在康复训练过程中的反应为进一步的检查提供依据。治疗师必须密切关注患者面部表情、皮肤颜色、语调甚至思想过程的突然改变,因为这些都可能暗示患者的运动不耐受甚至需要立即对患者进行检查并调整治疗方案。除了患者主观疲劳或不舒服之外,若存在其他不良反应该停止训练[15]。不良反应详见知识点 13.1。

知识点 13.1　需要改良或停止运动的指征

症状和体征

- 中重度或持续增加的心绞痛
- 明显的呼吸困难
- 头昏,头晕,或共济失调
- 发绀或苍白
- 过度劳累
- 下肢抽搐或跛行

其他不良反应

- 随着运动的持续收缩压不上升
- 高血压反应,包括收缩压大于 200mmHg 和(或)舒张压大于 110mmHg
- 收缩压持续下降 10~15mmHg
- 触诊或 ECG 显示心脏节律发生显著变化(如:心律失常 ST-T 波改变)

心脏的病症以及物理治疗的影响

心脏疾病的病理生理学基础包括高血压、冠状动脉粥样硬化、心肌动力学改变、瓣膜改变及心律失常。心血管疾病因冠状动脉的灌注、左室心肌收缩力或者心肌电生理等不同改变,而出现不同的临床表现。心脏疾病的常见症状和体征为胸痛、呼吸困难、疲劳、晕厥及心悸。然而,尽管这些症状和心脏疾病有很强的相关性,但并不排除心脏以外的其他疾病。因此,详细了解患者的病史、适当的检查及评定对康复诊断、预期目标、预期结果及医疗计划(plan of care,POC)的制定至关重要。

值得重视的一点是目前并没有仅仅根据患者的诊断和病理而确定的活动受限量表。具有相似病理诊断的患者也可以经受不同的活动限制。冠心病和心衰患者遭受的活动限制多种多样,并且受心肌完整性、心肌灌注量及左室功能之外的很多其他因素影响。心肌损伤之后,神经内分泌和心血管代偿机制被激活,使患者出现症状或功能显著变化之前心脏功能仍然持续下去。因此,患者的活动受限程度取决于代偿的程度及用药情况。接下来的部分将讲述影响心脏功能的主要病理学基础、心脏疾病的药物管理及对物理治疗师操作的相关影响。

高血压

高血压是美国最常见的心血管疾病,同时也是心血管疾病发病率和死亡率的最主要因素之一[22]。据统计,美国共有 7600 万高血压患者。且从 1994-2002 年,美国黑人的患病率从 35.8% 提高到 41.4%,已经成为世界上发病率最高的种族[23]。

高血压被定义为持续的收缩压≥140mmHg 和(或)舒张压≥90mmHg。在某些患者,血压并不是持续的升高而是在高血压和正常值之间波动,根据血压升高的程度和持续的时间,诊断为不稳定型高血压。

美国国家联合委员会(Joint National Committee,JNC Ⅶ)对高血压进行评价并达成共识。高血压共分为以下几个阶段:高血压前期、高血压 1 期、高血压 2 期和高血压 3 期(表 13.3)[24]。高血压患者可见收缩压和舒张压的同时升高,然而,在老年患者单纯性收缩期高血压很常见,即收缩压≥140mmHg,而舒张压正常。

表 13.3　JNC Ⅶ 高血压分期

高血压是通过收缩压或舒张压的升高界定的。110/90 为舒张期高血压 1 期;160/60 为收缩期高血压 3 期

高血压分期	收缩压(mmHg)	舒张压(mmHg)
高血压前期	120~130	80~89
1 期	130~140	90~100
2 期	140~160	100~110
3 期	>160	>110

正常值:≤119/79

广义上,高血压被分为两大类:原发性高血压和继发性高血压。基于目前的医学发展水平和检查手段,没有发现导致血压升高的确切病因,则称为原发性高血压,大约占所有高血压患者的 90%~95%。原发性高血压的影响因素有遗传因素、环境影响(包括食盐的摄入)、压力、肥胖、酒精摄入及其他的危险因素(包括年龄、缺乏运动以及葡萄糖不耐受)。忽略高

血压的潜在因素，高血压是降压机制失败的继发结果。继发性高血压占所有高血压患者的5%~10%，通常继发于肾、内分泌、血管或神经系统疾病。

不经控制的高血压会产生一系列并发症，包括心衰、肾衰、夹层动脉瘤、PVD、视网膜病变以及脑卒中，且病变严重程度与血压升高程度直接相关。既往研究表明任意舒张压水平下的收缩压升高均会增加死亡率，并且与性别无关。

高血压的医疗管理

原发性高血压最常见的医疗管理方式为药物介入。目前共存在6种类型的药物：β-肾上腺素能受体阻滞剂、α-肾上腺素能受体阻滞剂、血管紧张素转换酶抑制剂（angiotensin-converting enzyme inhibitors，ACEI）、利尿剂、血管扩张剂以及钙离子拮抗剂[9]。除了药物介入，生活方式的改变包括减轻体重、限钠、饮酒适量以及规律的有氧运动等，可以有效地降低药物的使用剂量和减少不良副作用的发生。

对治疗师的启示

原发性高血压在全身器官出现并发症之前一般无临床症状，因此被称为“隐形杀手”。当高血压影响到心功能时，患者会出现高血压性心脏病并表现出劳力性呼吸困难、疲劳、运动耐力下降、心动过速、心前区不适甚至心脏衰竭的迹象。美国《物理治疗实践指南》（Guide to Physical Therapist Practice）提示年龄超过35岁或伴有肥胖、糖耐量降低史、糖尿病或肾功能障碍的年轻患者，都应当监测血压[26]。并且，在静息状态下和运动时均要对血压进行检测。根据美国运动医学协会（American College of Sports Medicine），如果静息状态下血压升高（收缩压超过200mmHg或舒张压超过100mmHg），在治疗之前必须经过临床医生进行检查，体检合格方可进行康复治疗[15]。同样的，若收缩压超过250mmHg或舒张压高于115mmHg，治疗必须停止[15]。

急性冠脉综合征

急性冠脉综合征（Acute coronary syndrome，ACS）是缺血性心脏疾病或冠心病的新术语，包括从最轻微的损伤（不稳定型心绞痛）到最严重情况（心源性猝死）的一系列心脏实质损伤。此外还有非Q波型心肌梗死（NQMI）或称为非-ST段抬高型心肌梗死（NSTEMI）和Q波型心肌梗死（QMI）即ST段抬高心肌梗死（STEMI）。心脏实质损伤的典型症状即为心肌氧供需不平衡引起的缺血性胸痛。

急性冠脉综合征的主要障碍是心肌供氧与心肌需氧量（MVO_2）的不平衡。心肌供氧量的降低通常是由冠状动脉粥样硬化导致管腔狭窄引起的。动脉粥样硬化是指大中型血管内膜层形成冶脂质斑块（病灶）；随着时间的增长，斑块可延伸入管腔造成管腔狭窄。最先造成血管内膜内皮损伤逐渐发展致管腔狭窄。造成最初内膜损伤的原因目前尚不清楚，但是危险因素已经被证实可以增加发生动脉粥样硬化的风险。最早被流行病学研究如Framingham Heart Study确定的危险因素有吸烟、高胆固醇、高血压、糖尿病、情绪紧张以及家族病史[27~29]。肥胖、久坐、高同型半胱氨酸和纤维蛋白原水平也被认定为可疑因素[30]。

临床表现

冠状动脉狭窄之后可能不会出现临床症状。通常情况下，管腔狭窄超过70%时才会出现冠心病的典型表现，正因如此有许多患者并没有注意到他们正处于亚急性闭塞状态，因此弄清患者的危险因素并进行相应的干预和调整非常必要。

冠状动脉粥样硬化的临床病症是由于心肌供氧不足以满足MVO_2引起的。急性冠脉综合征常见的三种临床表现为心绞痛、心肌损伤及心肌梗死。

心绞痛

心绞痛是冠状动脉供血不足，心肌急剧的、暂时缺血与缺氧所引起一种临时状态，若恢复心肌氧供需平衡，缺血将会逆转，心绞痛消失。

心绞痛分为三种类型：不稳定型心绞痛、稳定性心绞痛和变异型心绞痛。不稳定型心绞痛有时也被称为梗死前心绞痛或渐强性心绞痛，通常在休息且没有明显诱因的情况下出现，且胸痛疼痛程度、出现频率、持续时间逐渐增强并且难以治疗。由于不稳定型心绞痛很容易发展为心肌梗死或严重的心律失常（室速或房颤）通常需要立即治疗。

运动或活动过程中发生的心绞痛通常为稳定型心绞痛。胸痛通常是出现在心肌需氧量超过供氧量的一定强度运动下，并且可以通过降低MVO_2缓解。之前提到过，MVO_2是通过心率和收缩压计算的，称为两项乘积（rate pressure product，RPP）。当患者出现几次规律的稳定型心绞痛之后，运动必须停止并且通过心率和收缩压控制患者的RPP（RPP=HR×SBP）。除了停止运动和休息之外，也可以使用硝酸甘油（nitroglycerin，NTG）降低患者的MVO_2。稳定型心绞痛患者通常描述疼痛的感觉低于5/10，而当氧供需达到平衡时则疼痛感可改善至0/10，但需要重视的是，任何程度的心绞痛均需要进行干预，即使患者描述心绞痛症状很轻微（1~2/10）临床医生也不能忽略。

第三种类型为变异型心绞痛，是因冠状动脉痉挛但不引起闭塞而导致的。这种类型的心绞痛患者通常对硝酸甘油敏感。但长期用药的最佳选择是钙离子拮抗剂，以减少钙离子流入冠状动脉平滑肌细胞从而减少血管痉挛。

心肌损伤及心肌梗死

心肌损伤即为出现新的心肌梗死[31]。当心脏病突发心肌组织受到急性损伤时通常被称为心肌损伤。心肌组织急性损伤进而发展为不可逆损伤，即心肌梗死。组织一旦死亡即为不可逆性损伤。因此，心肌损伤表示一种新的MI出现，而心肌梗死表示就心脏病发作导致的组织死亡不可逆转。

每个心肌细胞的缺血耐受不同，但是一般来讲，心肌缺血后20~120分钟开始出现不可逆改变[32]。损伤和梗死的过程通常需要几个小时。心肌梗死通常在心绞痛之后发生，但症状强度显著增加。急性心肌梗死患者用疼痛量表对自己的不适感进行评分时通常为10/10。由于缺血是由冠状动脉狭窄引起，梗死是由冠状动脉完全闭塞引起，因此心肌梗死是不可逆的。这种闭塞通常是由斑块破裂导致血栓形成引起的。斑块的类型通常会决定斑块破裂的危险性。富含脂质的软斑块通常比富含胶原蛋白的硬斑块更容易破裂。且造影显示的大斑块不一定比小斑块更容易破裂。由于动脉斑块首先损伤动脉壁,在血管造影时许多易破裂的斑块没有显示出来或显示比实际尺寸小。虽然冠状动脉痉挛、冠状动脉血栓形成、先天性血管畸形和各种炎症疾病不像斑块破裂那样常见,但也可引起冠脉闭塞[33]。目前引起斑块破裂的真正原因还不清楚,但是破裂的结果为导致血栓形成。血栓形成的机制可能有以下几种:管腔的机械性梗阻、组织凝血活酶的释放及其级联反应的激活、从血小板接触到胶原蛋白暴露的血小板血栓的形成[34]。只有病灶引起血管狭窄超过 70% 才可以造成缺血,但是较小的病灶能够并确实可以引起心肌梗死。需要注意的是,初始病灶的大小并不决定心肌梗死的发生与否;造成管腔狭窄 30% 的斑块与 80% 的斑块一样可能破裂并引起血栓形成使血管闭塞。大多数的心肌梗死是由于初始病变小于 60% 且没有引起明显的血流动力学变化的病灶破裂引起的[35]。心肌梗死对心室的影响往往在急性期结束之后继续存在,这些长期效应主要存在于心室中等面积或大面积梗死后。随着心室损伤愈合,梗死组织及其周围组织的扩张促进心室发生重塑。并且随着时间的推移,这种重塑造成心室大小、形状及功能的改变。因此,由于其心肌力学的低效性,心室往往处于一个能耗不断增加的状态。通常情况下,心肌损伤部位用三个同心圆来表示(虽然组织学显示不一定正确),最中心的圆表示梗死部位,其次为损伤部位,最外层为缺血部位(图 13.8)。

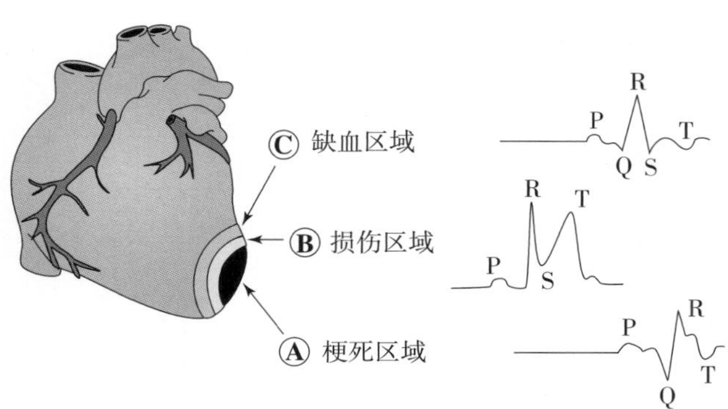

图 13.8 心肌梗死后心电图变化(**A**)梗死区域:当发生透壁型心肌梗死时会出现异常 Q 波。(**B**)损伤区域:ST 段抬高。(**C**)缺血区域:ST 段压低和(或)T 波倒置

虽然大部分心肌梗死在开始恢复时没有发生任何不良事件,但依旧有发生并发症的可能。最主要的并发症是缺血复发、左心室衰竭和室性心律失常。因此,当患者有复杂的心肌梗死时,则提示在心肌梗死后急性期可能发生缺血、左心室衰竭或显著的室性心律失常。心肌梗死后缺血非常重要,因为它表明氧供应不足的心肌有可能继续发生心肌梗死和已有新梗面积的扩大。严重左心室衰竭由于心排出量不足及重要器官灌注不足最终会引起的**心源性休克**。这可能需要特殊的医疗干预,如主动脉内球囊反搏(IABP)。IABP 可以增加心排出量、降低 MVO_2,并增加冠状动脉灌注。IABP 为放置于主动脉内的气囊导管,在心舒张期气囊膨胀以增加冠脉血供;心收缩期气囊放气以降低后负荷。IABP 可以在心肌梗死后心源性不稳以外的情况下使用,如:血流动力学失代偿等待进行心脏移植的患者、不稳定型心绞痛及恶性心律失常(如 V-tach 或 V-fib)或者心脏术后血流动力学严重不稳患者[16]。

急性冠脉综合征的诊断(诊断三联征)

除了病史采集和体格检查,ACS 诊断主要根据以下三个重要组成部分:评估患者的主诉、ECG 变化及心肌酶水平(图 13.9)。

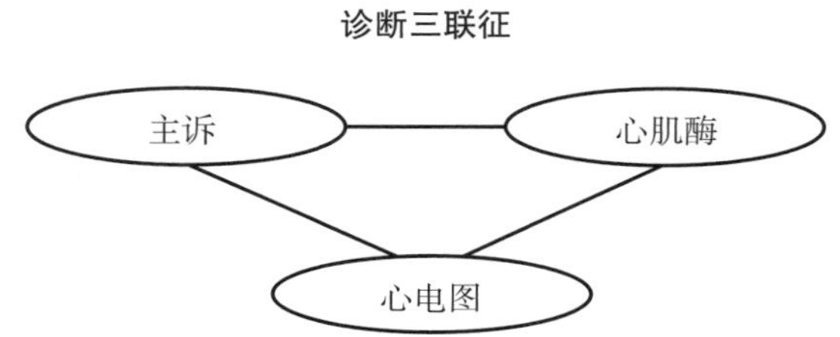

图 13.9 急性冠脉综合征的诊断

患者主诉

ACS 胸痛特点为弥漫性的胸骨后疼痛,并可放射至心前区与左上肢,尤其是左臂和左颚部位,患者经常将这种疼痛描述为像一只大象坐在胸口上。图 13.10 为胸痛的常见区域。鉴别缺血性胸痛的非缺血性胸痛标志性的方法是观察伴随症状(如头晕、头昏、虚弱、出汗和疲劳)与心排出量之间的关系。心肌缺血或心肌梗死引起的胸痛会伴随心排出量的降低,而其他原因引起的胸痛如肺源性胸痛、胸腔疾病引起的胸痛或肌肉骨骼引起的胸痛则不会出现这种现象。

ECG 改变

心肌梗死是由 12- 导联心电图诊断的。ECG(又称为 EKG)可用于监测心率、心律、传导阻滞及冠脉灌注。最常用的两种 ECG 为单导联 ECG 和 12- 导联 ECG(图 13.11)。单导联心电图只能用于心脏一个区域的监测(如前壁、侧壁或下壁),随着电极位置的改变,监测区域发生变化,而 12- 导联心电图则可以同时监测 12 个区域。

单导联 ECG 对心率和心律敏感,常用于对患者运动或活动过程中进行检测。单导联 ECG 可通过遥测方式(无线传输)或有线连接方式实现对患者的持续检测。遥测方式为患者佩戴一种便携式检测设备从而允许患者自由移动;而有线连接方式通过长约 15 英尺(4.6 米)长的导线将患者与监测设备连接,从而限制了患者活动。三导联 ECG 为单导联 ECG 的一种变异类型,通常是通过有线连接方式实现对住院患者的监测。三导联心电图可以在治疗过程甚至整个住院期间持续使用。不同于单导联 ECG 和三导联 ECG,12- 导联 ECG 只运动耐力测试(exercise tolerance test ,ETT)中提供连续监测。常用的 12- 导联 ECG 为仰卧位下静息态心电图和 ETT 中运动心电图。12- 导联心电图对诊断冠状动脉灌注损伤及协助诊断心律失常非常重要。ETT 过程中,对心电图进行连续监测以确定随着运动负荷的增加有无心肌缺血或心律失常的出现。12- 导联心电图对心肌灌注的敏感性与心率、心律及心电

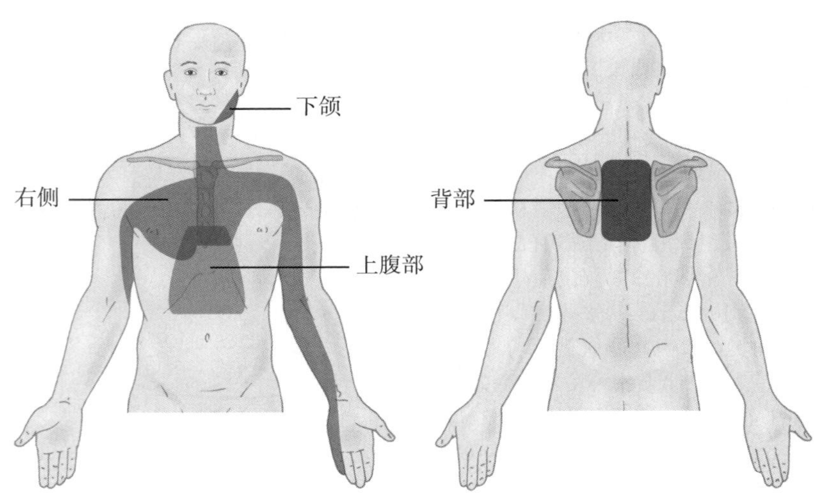

图 13.10 心肌缺血疼痛的常见分布

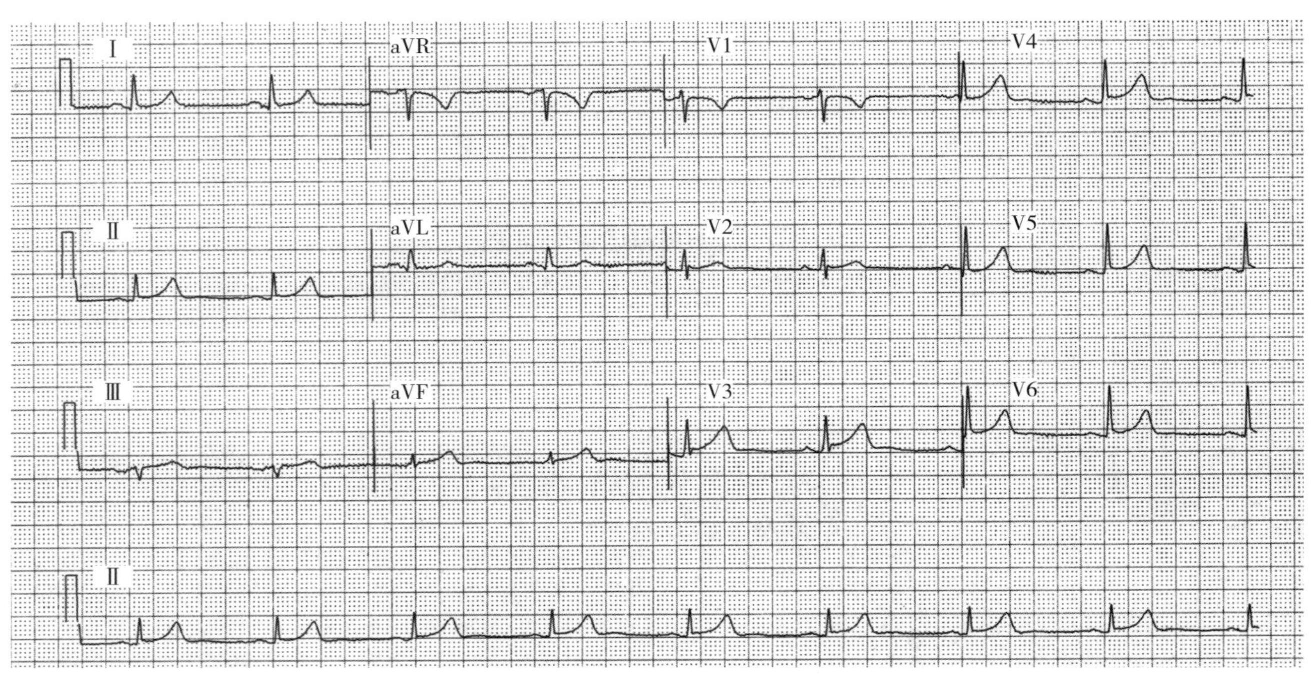

图 13.11 一位 50 岁女性的正常心电图；轻微的 ST 段抬高没有临床意义。图中呈现了 12 个导联，页面底部为Ⅱ导联心电图。从心电图来看心率大约为 52（Ⅱ导联 3~4 之间为 5.8 小格，一分钟为 300 速度为 300 小格，因此心率为 300/5.8=52）

传导一样。冠状动脉的每个分支都用一系列导联代表，虽然这个模式并不与所有人的解剖结构完全相关，但代表冠脉血供的一个普遍模式。

在 12- 导联 ECG 中，最常用于诊断冠脉灌注损伤（心肌缺血或心肌损伤）的是 ST 段的改变。J 点，即 S 波与 ST 段的交点，是观察 ST 段改变的参照点。如果出现心肌缺血，ST 段将下移至比 J 点低 0.10mV，并可能出现 T 波倒置。缺血性心电图表现仅仅出现在心肌缺血的当时，当缺血缓解后，ECG 恢复正常。相反，大面积的急性心肌梗死伴随后续的心肌组织损伤时，表现为 12- 导联 ST 段普遍升高。大面积的 ST 段抬高型心肌梗死（ST elevation myocardial infarction，STEMI）表现为急性损伤后数小时至数天出现病理性 Q 波。因此，QMIQ 代表广泛性心肌梗死（由于它涉及心室的全层又名为透壁型心肌梗死）。相反，小面积的急性 MI 可能不会造成心肌组织的急性损伤，因此 ST 段未见升高，称为 NSTEMI 或 NQMI。NQMI 原名为非透壁性心肌梗死或心内膜下心肌梗死，因为它通常仅涉及内膜。最初表现为 STEMI 患者可能是急诊溶栓治疗或血管成形术的指征。

MI 的解剖学分类基础为血管在左心室表面的分布情况而非心脏的解剖结构。前壁心肌梗死涉及左心室的前壁，下壁心肌梗死涉及左心室(膈区)的下壁,侧壁心肌梗死涉及左心室的侧壁(即左心室侧壁不与其他结构接触的游离部分),隔性心肌梗死涉及心脏的与隔膜接触的表面,后壁心肌梗死涉及左心室后壁。心室不同部位的梗死源于特定血管内血流的损害水平。RCA 的血液供应到左心室的下壁和后壁,因此其损伤后会产生下壁或后壁心肌梗死;LAD 的血液供应到左室的前壁和室间隔,因此 LAD 闭塞可能产生前壁或室间隔梗死;CX 的血液供应到左室侧壁,因此当 CX 闭塞则产生侧壁梗死。根据 12- 导联心电图可以确定血管的受累情况。RCA 闭塞最可能出现的是Ⅱ、Ⅲ和 aVF 导联的变化(加压单极肢体导联),LAD 闭塞会出现 V1、V2、V3 和 V4 改变;CX 闭塞则会出现Ⅰ、aVL、V5 和 V6 的改变(图 13.12)。

I 侧壁 循环	aVR	V1 房间隔左前 降支	V4 前壁 左前降支
Ⅱ 内侧壁 回旋支	aVL 侧壁 循环	V2 房间隔左前 降支	V5 侧壁 循环
Ⅲ 内侧壁 回旋支	aVF 内侧壁 回旋支	V3 前壁 左前降支	V6 侧壁 循环

图 13.12 病理解剖及心电图解释 I、AVL、V5 和 V6 导联显示由于内回旋支闭塞引起的左心室侧壁的病变;Ⅱ、Ⅲ和 aVF 导联显示由于右冠状动脉闭塞引起的左心室下壁病变;V1 至 V4 导联显示由于左前降支闭塞引起的左心室前臂病变

酶水平

血液检查也有助于确诊心肌梗死。心肌损伤时,肌酸激酶同工酶(creatine kinase MB subunit,CK-MB)被释放入血从而提高在血液中的含量。除心肌中外,许多其他组织中也发现肌酸激酶(creatine kinase ,CK)存在,尤其是骨骼肌、脑组织和肝组织中。这些组织受损将同样会引起血液中总 CK 升高。为了区分不同来源的 CK,使用 CK-MB 来表示心肌源性 CK。横纹肌损伤时,肌钙蛋白水平不会升高。因此,可用于诊断急性心肌梗死其他标志物有肌钙蛋白 I、肌钙蛋白 T 及肌红蛋白。CK-MB 总量、肌钙蛋白 I 和肌钙蛋白 T 对 MI 的诊断具有很高的灵敏度[10,11]。CK-MB 是 MI 患者灵敏度最高的生物标记物,在患者发病后 6~10 小时即可出现改变从而成为紧急医疗干预的指征[10]。10 小时后,由于肌钙蛋白的灵敏度超过 CK-MB 而成为首选生物标志物[11]。表 13.4 为酶升高水平与心肌梗死范围的关系的小结。

急性冠脉综合征的医疗管理

一旦心肌梗死的诊断已经确定(即患者被确诊为心肌梗死),医疗管理的目的即为保持患者血流动力学稳定和促进心肌伤口愈合。以下各节讨论将讨论血管成形术和药物介入。

血管重建术

经皮冠状动脉腔内成形术(PTCA)

经皮冠状动脉腔内成形术(PTCA)是使用尖端带有球囊和折叠支架(不锈钢带有很多孔的笼状管)的导管插入桡动脉或股动脉逆行沿主动脉进入冠状动脉的开口部的前端,然后球囊膨胀支架打开,压缩主动脉内壁上的斑块从而增大管腔,随后球囊被放气移走,支架保留在受损部位保持管腔开放。支架上通常涂有药物(如紫杉醇)称为药物涂层支架。药物涂层支架用于防止因内皮细胞损伤或冠状动脉存在异物时内皮细胞增殖而导致的再狭窄(狭窄复发)。

对治疗师的临床启示

根据手术和导管检查报告可以确定哪些血管进行了 PTCA,以及哪些血管狭窄小于 70% 而没有进行 PTCA。没有进行 PTCA 是由于当前的血管不适合进行手术,但并不保证随着病情的发展血管不会发生破裂或粥样硬化不会进一步发展。而且断定进行 PTCA 的患者不会出现心肌缺血是没有远见的。

目前对血管成形术患者何时可以恢复有氧运动没有严格的指导方针。但传统意义上,倾向于术后 2 周后介入,以允许手术导致的炎症过程消退。新的运动处方应根据血管成形术后 ETT 制定,而非术前 ETT,这样可能会产生更加积极的作用。患者可在 PTCA 后 1~2 周以低强度和舒适速度进行步行训练,但应避免与有氧运动相关的中度至更高强度的训练。

冠状动脉旁路搭桥术

冠状动脉旁路搭桥术(coronary artery bypass graft,CABG)为使用供体血管绕过狭窄的病变血管,建立一个替代通路以增加病变部位的血液供应。供体血管可以来源于非受累上肢的桡动脉、隐静脉或乳内动脉。大隐静脉和桡动脉必须从其近端至远端完全剥离,并且必须将其近端与主动脉缝合,远端与超过病变部位的远端血管进行缝合。若使用乳内动脉,则保持其近端固定不变,而远端部分与闭塞血管的远端进行缝

表 13.4 心肌酶与心肌损伤或心肌梗死的关系

心肌酶类型	正常水平	轻微心功能不全	主要心功能不全	峰值
CK-MB	0%~3%	5%	10%	14~36h
LDH	100~225mU/ml 或 127IU	300~750mU/ml	≥1000mU/ml	
肌钙蛋白	0~0.2μg/ml	5μg/ml	≥10μg/ml	24~36h
肌红蛋白	<100ng/ml	200ng/ml	≥500ng/ml	

合。近年来，搭桥手术技术在不断地发展；传统搭桥术需要将整个胸骨切断并内缩，而新的较少涉及胸骨切割的微创技术已经出现被称为微创冠状动脉搭桥（MIDCAB），还另外有些技术是通过肋间进入心脏的。

大部分的CABG手术需要将患者暂时连接体外循环机（旁路泵）。体外循环机在手术心脏停止跳动时保持血液循环和氧气的正常供应。使用体外循环机的搭桥术，术后患者可能会发生体重增加、疲劳、短暂的房颤和认知改变。较新的技术则使用非体外循环技术从而限制手术中体外循环机的使用时间。外科医生在全部或部分手术过程中直接在跳动的心脏上进行操作，以减少体外循环机的使用时间，从而降低连续使用体外循环机产生的负面效应。

对治疗师的临床启示

由于手术的复杂性和切口愈合情况，旁路手术患者（例如CABG）恢复略慢于PTCA患者，且在手术过程中患者长时间处于十字位置容易发生术后的尺神经麻痹。因此，需对患者进行感觉功能检查和徒手肌力测试以排除可能造成的臂丛神经损伤。

手术切口的数量和位置取决于外科医生的技术（如：无论是完全胸骨切口，局部胸骨切口或采用肋间方法产生的伤口）。供体血管部位需要额外的切口：若使用大隐静脉则会造成腿部切口；若使用桡动脉则会造成非优势侧上臂切口；若使用乳内动脉则不会产生额外的切口。由于患者供体血管部位经常会感到酸痛等不适，物理治疗干预主要解决与切口附近组织的延展性和关节活动度（range of motion，ROM）相关的软组织损伤。如果存在胸骨切口，则应进行适当的体位摆放并且进行肩胛骨回缩和肩关节功能训练。本体感觉神经肌肉促进技术（Proprioceptive neuromuscular facilitation，PNF）UE螺旋对角线模式与传统的ROM训练一样均可以起到很好的效果。应该提醒患者的是，与高频率高重复次数相比，每日进行一次训练，每次训练均重复几次的训练方案更容易耐受，且高重复次数容易导致切口疼痛。一些外科医生选择在术后4~6周胸骨愈合期间限制UE的关节活动度，然而，关于限制是否合理目前仍不清楚。

胸骨注意事项通常用于减少切口开裂。据报道引起切口开裂的危险因素包括糖尿病，乳房下垂，肥胖和慢性阻塞性肺病[36]。奇怪的是没有直接的证据表明上肢的运动或活动与术后胸骨并发症风险增加有关[36]。既往研究表明，慢性胸骨不稳患者双手撑椅子扶手进行坐站转移时胸骨分离程度最大，而当双手上举过头时胸骨分离程度最小[37]。另外，在正常人中，坐站转移和仰卧向长腿坐位转换时胸骨部位皮肤移位最大，而单侧上肢负重（小于3.63kg）超过肩关节水平时胸骨部位皮肤移位最小[38]。与双侧上肢负重上举相比，慢性胸骨不稳患者单侧上肢负重上举往往会更加疼痛[39]。

由于手术医生、手术机构及进行手术类型不同，胸骨注意事项有很大的差别。禁忌事项为限制患者术后8周内进行提2.27~4.54kg的重物。治疗师与手术团队就手术技术及转移方式进行充分的沟通，对保证治疗效果至关重要。

为了避免胸骨不适，患者在大笑、咳嗽或打喷嚏时需用手或枕头固定手术切口。还应该对患者进行能量节省原则及休息的相关教育。尽管与术前相比，手术后心脏功能显著提高，但是必须向患者强调手术对能量水平和移动方式的影响。对自我感觉良好的人，疲劳的影响是非常大的，因此让患者清楚何时需要休息与进行移动训练同等重要。术后第一天开始进行转移和移动训练有助于患者的身体和情绪恢复。

在心脏手术后的最初几个星期，由于从理论上来讲，心脏与术前相比是健康的，因此早期院内活动受限更多地与手术方式和移动方式的改变相关，而与心脏本身无关。术后疲劳可能与麻醉、术中出血、体外循环机引起的体重增加、常见的心律失常（如A-fib）、伤口愈合消耗能量等因素有关。与MI后的恢复期一致，当患者术后出院回家，可以制定一个时间表，把一天的时间分成不同的子单元分别用于休息、休闲活动、与亲友通电话或拜访亲友，保持时间表的灵活性有助于患者对一天中的能量水平进行有效的控制。

术后4~6周，患者可以逐渐增加步行时间及强度，最终达到30分/次，1~2次/日。如果选择在户外步行，建议患者初次步行在社区中进行，而不是到街区中进行。因为采取社区步行，如果患者高估自己的能量水平，在社区可以随时休息，从而防止过度疲劳。许多患者雄心勃勃地开始他们的步行路程才发现自己突然疲倦，并且发现距离家的距离比想象远。姿态练习、UE和躯干活动训练、胸骨的保护也是家庭运动计划（HEP）的重要组成部分。

一旦患者的切口已经愈合（约6周），且血细胞比容和血红蛋白等血液检查结果在可接受的范围内，心脏恢复即可开始。可以对患者进行极限ETT，并开始进行有氧和力量训练。

药物管理

CAD患者的药物管理在医疗管理中至关重要。许多药物旨在恢复心肌氧的供需平衡，并且不断有新的药物产生。抗心肌缺血药物的最主要类型为β受体阻滞剂、钙离子通道阻滞剂和硝酸盐类。β受体阻滞剂通过降低心脏β交感神经活性，降低心率和心肌收缩力，从而降低心肌需氧量。钙离子通道阻滞剂通过降低血压减少心脏做功后负荷。钙离子通道阻滞剂还可缓解冠状动脉平滑肌痉挛，从而增加心肌供氧量。硝酸盐类药物是最老的一类药物，通过强效的血管扩张作用以减少心脏前、后负荷，因而降低心肌做功，并扩张冠状动脉。后负荷降低剂，特别是那些影响肾素-血管紧张素-醛固酮系统，如血管紧张素转换酶抑制剂（ACEI）和血管紧张素Ⅱ受体阻滞剂（ARBs），常用于调整血压进而降低心脏负荷。表13.5为广泛应用的强心药物对心率，血压和心电图的影响。

心力衰竭

心衰是由心脏泵血功能受损导致全身灌注下降，不足以满足身体代谢需求而引起的一系列综合征。作为综合征，心衰患者表现出一系列症状和体征。本节主要介绍心衰的流行病学、原因及类型、病理生理学及临床表现、医疗管理与诊断。心衰患者的康复管理将在本章后面进行讨论。

心衰的流行病学

随着抗心肌缺血药物的普遍应用，对CAD危险因素的认识和管理水平的提高，精密监测设备及血运重建技术的应用，

表13.5 常见药物对患者心率、血压、心电图及运动能力的影响

药物	心率	血压	心电图	运动能力
Ⅰ. β受体阻滞剂(包括卡地洛尔和拉贝洛尔)	↓*(R,E)	↓(R,E)	↓心率*(R) ↓缺血+(E)	↑心绞痛患者 ↓或↔非心绞痛患者
Ⅱ. 硝酸盐类	↑(R) ↑或↔(E)	↓(R) ↓或↔(E)	↑心率(R) ↑或↔心率(E) ↓缺血+(E)	↑心绞痛患者 ↔非心绞痛患者 或↔充血性心力衰竭患者
Ⅲ. 钙离子通道阻滞剂			↑或↔心率(R,E) ↓缺血(R,E)	↑心绞痛患者 ↔非心绞痛患者
络活喜				
依拉地平				
尼卡地平	↓或↔(R,E)	↓(R,E)		
尼莫地平				
硝苯地平				
地尔硫革			↓(R,E)	
异搏停	↓(R,E)		↓缺血+(E)	
Ⅳ. 洋地黄类	↓房颤和充血性心衰可疑患者 窦性心律患者改变不明显	↔(R,E)	可能会引起非特异性ST-T波改变(R) 可能会引起ST段压低(E)	仅在房颤和充血性心力衰竭患者中有改善
Ⅴ. 利尿剂	↔(R,E)	↔或↓(R,E)	↔或PVCs(R) 低血钾症患者可能会引起PVCs或假阳性结果;低镁血症患者可能会引起PVCs(E)	↔CHF患者除外
Ⅵ. 血管扩张剂	↑或↔(R,E)	↓(R,E)	心率↑或↔(R,E)	↔除外↑或↔CHF患者
ACEI	↔(R,E)	↓(R,E)	↔(R,E)	
ARB				↔除外↑或↔CHF患者
α-肾上腺素能受体阻滞剂	↔(R,E)	↓(R,E)	↔(R,E)	↔
无选择性肾上腺受体阻滞剂	↓或↔(R,E)	↓(R,E)	↓或↔(R,E)	↔
Ⅶ. 烟碱	↑或↔(RE)	↑(R,E)	↑或↔心率可能会引起缺血及心律失常(R,E)	↔除外↑或↔心绞痛患者

冠状动脉疾病患者与20年或30年前的同类患者相比,寿命明显延长。虽然新技术和新药物的出现使人们不断提高对CAD的认识和管理;但是长期CAD依旧会造成心衰即**充血性心力衰竭**(congestive heart failure,CHF)的发病率逐渐增高。技术及药物的进步在降低死亡率的同时伴随着CHF发病率的增加。因此,心脏衰竭患者死亡的可能性较小,更可能是长期处于心衰状态。在美国,心力衰竭影响到570万人其中每年大约67万新发病例[40]。与美国相似,心力衰竭在欧洲人群中患病率为0.4%~2%[41]。在北美和欧洲,40岁人群中有心衰风险的患者为20%左右,且65岁以上的人群中6%~10%的人患有心衰,以上数据表明心衰的发病率随着年龄的增加而增加[42]。在研究性别差异时,虽然女性心衰的发病率低于男性,但是由于女性的寿命比男性长而占所有心衰患者的一半[43]。心衰已超过心肌梗死成为美国心脏病死亡的主要原因,并成为入院与再入院最常见心脏疾病。

心力衰竭的原因

心力衰竭的最常见的原因是心肌功能障碍。心肌功能障碍是一个一般性术语,描述由于心脏的结构或功能改变而引起的心肌收缩和(或)舒张功能改变[9]。心肌功能障碍是众多原因的综合结果。知识点13.2为心肌功能障碍的潜在先兆和危险因素。

知识点 13.2 引起心肌功能障碍的原因

危险因素	描述
高血压	外周动脉压的增加会增加后负荷导致左心室的病理性肥大
冠心病	心肌组织的心肌损伤损伤左心室收缩导致收缩功能障碍
心律失常	心脏正常的电传导引起心室正常的机械性收缩。异常电传导将改变心室的机械活动从而加重心衰
瓣膜异常	心脏瓣膜病变(狭窄或关闭不全)导致相关心腔的结构性变化,最终引起心肌功能障碍和心衰
心包病变	心包炎(心包中存在液体)压迫心室引起心肌功能不全和心衰
心肌病变	各种改变心室收缩和(或)舒张功能的病理过程均会损伤心肌细胞

心衰的类型

心衰可以从解剖结构和功能分别进行分类。根据心脏解剖结构,可以分为左心衰和右心衰[44]。**左心衰**病变位置为左心室,病理学显示左心室病变导致心排出量的降低,血液反流入左心房和肺。肺中血液增加则产生左心衰的两个标志性肺部体征:呼气急促(SOB)和咳嗽。**右心衰**直接源于肺动脉高压引起的右心室病变。肺动脉内压力不断增高引起心脏的后负荷持续增加,对右心室的收缩力要求更高从而导致心衰。右心衰后,血液不能有效的泵出右心室并淤积于右心房和静脉系统,则产生右心衰的两个典型体征:颈静脉怒张和外周性水肿。通常情况下,左心衰可表现为心衰发作加重的状况。严重的左心室病变,血液从左心室反流入肺,增加肺动脉压力,从而导致右心及全身静脉系统血液潴留,称为全心衰。因此,全心衰患者将同时呈现左心衰引起的肺部症状和右心衰引起的全身性症状。表 13.6 为左心衰竭、右心衰竭以及全心衰竭的血流动力学压力。

表 13.6 心力衰竭患者血流动力学压力

PAP 和(或)PCWP 的增加与左心衰竭有关;CVP 增加与右心衰竭有关;CVP,PAP 和 PCWP 同时增加与全心衰竭有关。

压力(正常范围)	左心衰竭	右心衰竭	全心衰竭
CVP(0-8mmHg)	6mmHg	12mmHg	12mmHg
PAP(9~19mmHg)	22mmHg	16mmHg	22mmHg
PCWP(6~12mmHg)	18mmHg	10mmHg	18mmHg

CVP:中心静脉压;LV:左心室;PAP:肺动脉压;PCWP:肺毛细血管楔压;RV:右心室

根据心脏功能分类,心衰可以分为收缩期心衰或舒张期心衰[44,45]。收缩性心衰的特征为心室收缩功能受损导致每搏输出量、心排出量和射血分数的减少。通常表现为射血分数小于 40%。舒张性心衰的特征是心室的舒张功能障碍,即在心动周期的舒张期心室不能放松。心室舒张功能障碍导致心室内血液变少,从而每搏输出量及心排出量降低。但射血分数不变,维持在 55%~75% 之间,原因为心室的收缩能力没有发生变化。然而,由于心室的舒张功能发生变化,心室每次收缩搏出的血量减少,同时每次心室收缩前进入心室的血量减少。

心力衰竭的病理生理学

心衰包含了一系列涉及心肌功能障碍所引起的代偿的病理生理学过程[46~51]。当心肌功能障碍时,代偿机制被激活以保证足够的心排出量。激活包含交感神经在内的神经内分泌机制以增加心率,维持休息状态下的心排出量。因此,患者在休息时出现心衰急性发作很有可能是由心动过速引起的。

当心衰患者出现每搏输出量减少时,血液开始在心室内堆积,这种堆积会增加 LDEVE,从而导致左心室压力升高,增高的压力向左心房和肺逆向传导,肺静脉压力的升高会导致液体从静脉进入肺间隙,从而导致肺水肿[46~51]。

心力衰竭的患者同样要关注肾功能。心排出量的降低会引起肾脏灌注的减少从而可能引起肾衰竭。出现急性心衰的患者往往也会伴随着肾衰竭。因此,对治疗师而言,检测血尿素氮和血肌酐水平是至关重要的。若尿素水平增加、尿素氮和肌酐水平升高同时尿量减少表明患者肾功能不全[45]。

从肌肉骨骼的角度看,心衰患者通常表现出骨骼肌萎缩、肌肉疾病和骨质疏松。这些症状通常是由缺乏运动及长期卧床引起的。几项关于 CHF 对骨骼肌肉系统影响的研究发现心衰患者Ⅰ型和Ⅱ型肌纤维直径和数量均减少[52~54]。因此,物理治疗 POC 目前的重点是改善这一群体的整体耐力和功能步行能力。

心力衰竭的临床表现

心衰患者的临床表现不仅取决于左心室功能受损情况,还取决于代偿机制及药物治疗的影响。随着病情的发展,代偿机制消耗的能量对受损心肌而言成了一种负担,随后患者开始逐渐出现 CHF 的症状和体征。虽然术语可能会有些迷惑,需要注意的是,当心衰患者处于代偿阶段时,患者的充血症状可以通过医疗干预而得到缓解。失代偿阶段的患者表现出的充血的症状和体征则需要医疗和药物的共同参与。

CHF 的常见症状和体征为疲劳、呼吸困难、水肿(肺水肿和周围性水肿)、体重增加、存在第三心音 S_3 及肾功能障碍。肺水肿可以通过胸部 X 片及听诊确诊。外周水肿则可以通过肉眼可见的与重力相关的凹陷性水肿来确诊。心衰引起的凹陷性水肿通常是双侧的,从脚逐渐延伸到胫前区[55,56]。凹陷性水肿的描述应包含根据指压后凹陷持续时间进行的分级。根据血管、淋巴管及皮肤病变情况对凹陷性水肿的分级(第 14 章)。体重增加和周围性水肿是全身容量超负荷的表现。

对心衰患者进行听诊,可以听到心音和肺部呼吸音的典型改变。与心衰相关的常见的异常心音为第三心音 S_3 的出现。第三心音频率低,出现在心室舒张早期,由于心室顺应性降低,心室内快速充盈的血流冲击室壁引起[7]。心衰患者也可以出现与二尖瓣关闭不全有关的心脏杂音，是由心室扩大牵动二尖瓣导致二尖瓣关闭不全引起的。心衰患者肺部听诊提示有湿啰音或啰音。这些声音提示肺中存在液体。通常在吸气时可以听到湿啰音或啰音，原因为肺泡被液体黏着而陷闭，当吸气时肺泡突然张开重新充气所产生的爆裂音[44]。

呼吸困难是左心衰竭最常见的症状之一。SOB 与肺水肿有关，当血液在肺中积聚时会影响肺泡毛细血管的气体交换，且只有当肺泡通气和肺毛细血管血流灌注相匹配时气体交换才会进行。肺实质内过多的液体导致通气 / 血流不匹配，从而使血液中氧含量减少引起呼吸困难。

CHF 患者常见的另外两个症状为夜间阵发性呼吸困难和端坐呼吸。**夜间阵发性呼吸困难（Paroxysmal nocturnal dyspnea，PND）**的特征是夜间突然发生的呼吸急促。**端坐呼吸**为是指患者为了减轻呼吸困难被迫采取端坐位或半卧位。端坐呼吸的严重性通常通过观察患者保持端坐呼吸所需要的枕头的数量来记录。因此，与需要一个枕头的患者相比，需要 3~4 个枕头保持端坐呼吸的患者心衰程度更重。生理学上，患者从直立位到仰卧位，双下肢的血液流入心脏从而增加心脏前负荷。由于心衰患者的心脏不能承受增加的前负荷，出现更多的血液滞留于心脏，从而逆流入肺加重呼吸急促症状。

心衰患者还可出现动脉阻力的增加，从而导致后负荷增加及心肌耗氧量的增加。动脉阻力升高可能由以下几方面引起：①交感神经肾上腺素刺激增加；②内皮源性松弛因子一氧化氮释放减少引起的血管平滑肌舒张降低；③内皮源性血管平滑肌收缩因子内皮素 -1 的增加；④盐和水潴留引起的血管硬度增加；⑤强大的外周血管收缩剂血管紧张素Ⅱ和血管加压素的存在[57]。

CHF 患者最常见的主诉之一即为早期肌肉疲劳。引起肌肉疲劳的原因可能是多方面的，包括：外周血量的减少、外周血管床的改变、外周血管收缩、肌纤维萎缩和无氧代谢率升高[58,59]。对肌肉疲劳的胞内机制进行研究，结果显示钙离子的释放和再摄取控制的改变[60]及细胞凋亡[61]。除了心衰患者的外周肌肉功能，还对患者的运动过程中氧摄取动力学，神经激素的参数和血管内皮功能等可能影响运动效应的因素进行了研究[62~64]。虽然与心衰患者疲劳相关的潜在因素有很多（尤其是Ⅲ类和Ⅳ因素），阻塞性睡眠呼吸暂停最近被证实为主要原因。心衰患者的睡眠呼吸暂停可在睡眠时佩戴持续正压通气设备进行治疗[65,66]。

由于病理生理学和代偿机制的限制，心衰患者的运动耐力将不断下降。当体重增加、呼吸急促及心率较快时，患者将很难进行运动训练。目前有很多用于测量心衰患者运动耐力的方法。最常用的为 NYHA（表 13.7），此方法是根据患者症状和运动所需要的能量进行分级。Ⅰ级患者具有轻度的心力衰竭并具有较好的运动耐力，而Ⅴ级患者为严重的心力衰竭及极差的运动耐力。

心衰的检查和诊断

医疗干预包括确定心衰病理学和严重程度的一系列检查。在给患者进行心衰症状和体征的检查时，通常选择几项具有代表性的检查，包括胸部 X 片、实验室检查、超声心动图和核素显像检查。

CHF 患者的影像学表现

CHF 患者胸部 X 片的三个典型表现[9]（图 13.13）。

1. 心影增大：心衰患者心脏的扩大继发于肺部充血和心室病理性肥大；

2. 间质性水肿和实质性水肿混杂（白色区域）：由于左室收缩末期压力超过 25mmHg 过多的血液积聚在肺底部引起[44]；

3. 肋膈角变钝；X 片显示横隔上方两侧与肋骨内缘形成一个锐利的角称为肋膈角。CHF 患者，血液沉积到肺底部，产生一个不透明的外观，并使肋膈角变钝。

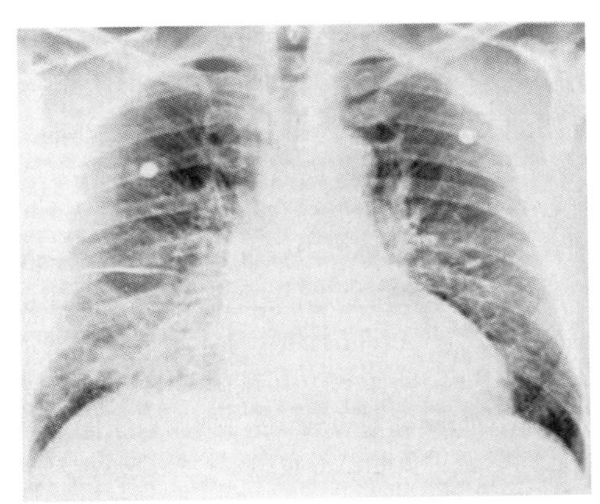

图 13.13　CHF 患者胸部 X 片

CHF 的实验室检查

尿钠肽包括心房利钠肽（ANP）和脑利钠肽（BNP），当血容量增加时由心房和心室肌释放到各腔室[67]。ANP 和 BNP

表 13.7　心脏疾病患者心功能分级

功能分级	功能描述	最大 METs
Ⅰ级	4.0~6.0cal/min（16.7~25.1J/min） 患者患有心脏病，但活动量不受限制，平时一般活动不引起疲乏、心悸、呼吸困难或心绞痛	6.5METs
Ⅱ级	心脏病患者的体力活动受到轻度的限制，休息时无自觉症状，但一般体力活动下可出现疲乏、心悸、呼吸困难或心绞痛	4.5METs
Ⅲ级	心脏病患者体力活动明显受限，小于平时一般活动即引起上述的症状	3.0METs
Ⅳ级	心脏病患者不能从事任何体力活动。休息状态下出现心衰的症状，体力活动后加重	1.5METs

根据患者的功能受限程度分为四级

是由心脏释放的神经激素，作用于肾脏增加利尿从而减少血管和心腔中的循环血液总量[44]。心衰患者血浆中BNP水平升高，但心衰患者与非心衰患者之间BNP的水平没有明显的界限。正常的BNP水平应小于100pg/ml，高于500pg/ml通常被认为是心衰阳性。BNP水平为心衰严重程度的判定提供了依据，且BNP水平明显升高但无肾衰提示心室功能进一步恶化。因此，BNP升高至1000pg/ml的患者比BNP升高至500pg/ml的患者心衰程度严重。研究发现，BNP与心衰预后具有相关性($p<0.05$)[68,69]，且BNP与最大摄氧量(VO_{2max})之间存在中度相关至强相关($r=-0.38\sim-0.64$)[68,69]。

超声心动图及核素显像

超声心动图用于检查室壁运动完整性、瓣膜状态、室壁厚度、心腔大小以及左心室功能。射血分数也可以通过超声心动图计算。超声心动图伴随着应力测试称为应力回波。应力回波的目的是比较患者休息和运动引起VO_2增加导致MVO_2增加时左室功能和室壁运动状况。正应力回声表示随着运动的增加左室功能恶化，负应力回声表示左心室已经充分适应了能量需求的增高。核素显像(如铊异丁基异腈)用于比较休息和运动时的冠状动脉灌注，如果随着负荷的增加，冠脉灌注没有减少，该测试为阴性；相反则为阳性。

CHF的药物管理

随着新药物如α和β联合阻滞剂、ACEI及血管扩张剂的出现，血容量超负荷的情况得到有效的控制[70,71]。CHF药物管理原则如下：①增加心脏的收缩能力或射血能力以减轻充血；②减少全身血容量(前负荷)或减轻血管阻力(后负荷)。增加心脏收缩能力的药物被称为正性肌力药，最常见的代表药物为地高辛。利尿剂可以降低前负荷，从而降低LEVDV。利尿剂的剂量往往根据患者的体重计算。CHF常用的药物还包括降低后负荷的药物，特别是阻断肾素-血管紧张素系统(如ACEI或ARB类)的药物。其机制为通过抑制醛固酮减轻盐和水潴留从而降低前负荷，通过抑制血管紧张素2阻断血管收缩从而降低后负荷。心衰患者往往交感神经兴奋引起MVO_2的增加(通过刺激β受体)、末梢血管收缩从而引起外周血流量减少(刺激α-肾上腺素受体)。由于β受体阻滞剂将可以降低MVO_2，α阻断剂可以抑制外周血管收缩从而降低后负荷，同时结合了的β-受体阻滞剂和α-受体阻滞剂的药物将大大缓解这些症状。

机械和手术支持

对于心功能NYHA Ⅲ级/Ⅳ患者，手术可以改善心功能，包括心脏移植、左心室辅助装置(left ventricular assist devices，LVADs)、心肌整形术及双心室起搏。本章将不再详细的讨论每种手术的复杂性。心脏移植是指用供体健康心脏代替患者的心脏。供体心脏需要进行去神经支配处理，因此不会受交感神经和副交感神经的支配，而依靠窦房结和激素调节增加心率。心脏移植患者需要仔细的药物管理，需应用免疫抑制剂防止排异及感染的发生。

LVAD是被植入到患者体内以代替左心室或提高心脏功能的临时泵。患者与外部能源相连接或者身上带有电池组使患者自由活动几个小时，从而进行购物、看电影等活动。治疗师需要考虑横膈下方2.72kg(外源性能源设备的重量)重量对呼吸肌的影响而缓慢增加运动强度。治疗师还需要密切注意可能继发于机械驱动泵的流速限制(10~12L/min)和心血管功能变化。

心肌整形术是通过切除扩张的疤痕心肌，减小左心室容量以增加心肌的收缩性。

双心室起搏器作为一种新的起搏器，用于治疗伴有室内传导阻滞(如心电图示左束支传导阻滞)的重度CHF患者。这种起搏器可以协调左右心室以使左心室更加有效的收缩从而增加心排出量[73]。

心脏瓣膜病

一般来说，主要为一个或一个以上瓣膜发生以下三种障碍：狭窄、脱垂和反流。

1. 狭窄是指心脏瓣膜口变窄限制血液通过瓣膜。随着病情的进展，瓣膜肥大从而进一步阻止血流通过，加重狭窄。

2. 脱垂是指瓣膜尖变软并向后方膨出。当瓣膜尖的支持机制被破坏时，即出现瓣膜脱垂。随着病情的进展，脱垂可能进展为反流[75]。

3. 反流是指血液从关闭不全的瓣膜通过产生向前和向后的运动。心动周期的某些特定阶段，瓣膜必须关闭以阻止血液反流。而发生反流现象时，瓣膜不能及时的关闭从而导致血液逆流。

瓣膜置换通常被用于治疗瓣膜病变，其最佳适应证为主动脉瓣或二尖瓣狭窄或关闭不全，手术方式为胸骨正中切开。用于置换术的瓣膜主要分为两大类型：①机械瓣膜；②来源于人尸体、猪或牛的生物瓣膜[74,76]。机械瓣膜由于其耐用性和寿命长适用于小于65岁患者。由于机械瓣膜容易引起血栓形成，进行机械瓣膜置换的患者必须终生抗凝治疗。因此，先前有出血史、希望怀孕或服药依从性差的患者不适宜进行机械瓣膜置换，而更加适用于生物瓣膜。瓣膜置换后的术后护理与CABG患者相似。此外，由于患者术中或术后容易出现脑栓塞，术后必须对患者的神经功能进行持续的检测。

电传导异常

心律失常是心脏正常跳动时任何类型的电传导异常，是由心脏电活动紊乱引起的电脉冲形成受损或传导障碍[76]。心律失常可以表现为良性或恶性(即致命性)。常见的恶性心律失常即为持续性室性心动过速(V-tach)和心室颤动(V-fib)。老年人常见的良性心律失常为心房纤维性颤动(A-fib)。本节将回顾常见的传导功能障碍并介绍对物理治疗师的相关影响。

异位搏动

源于窦房结以外的任何部位引起的心脏搏动被称为异位搏动。常见的异位搏动为房早(PACs)和室早(PVCs)。室早可以是单发也可以是多发的如连续出现2个或3个PVC，也可以表现为二联律(每一次正常心跳后出先一个PVC)或三联律(每两次正常心跳后出先一个PVC)[77,78]。

房早是起源于心房表现为节律不规律的异位搏动。(图13.14B)房早和交界区期前收缩很难区别。交界区期前收缩

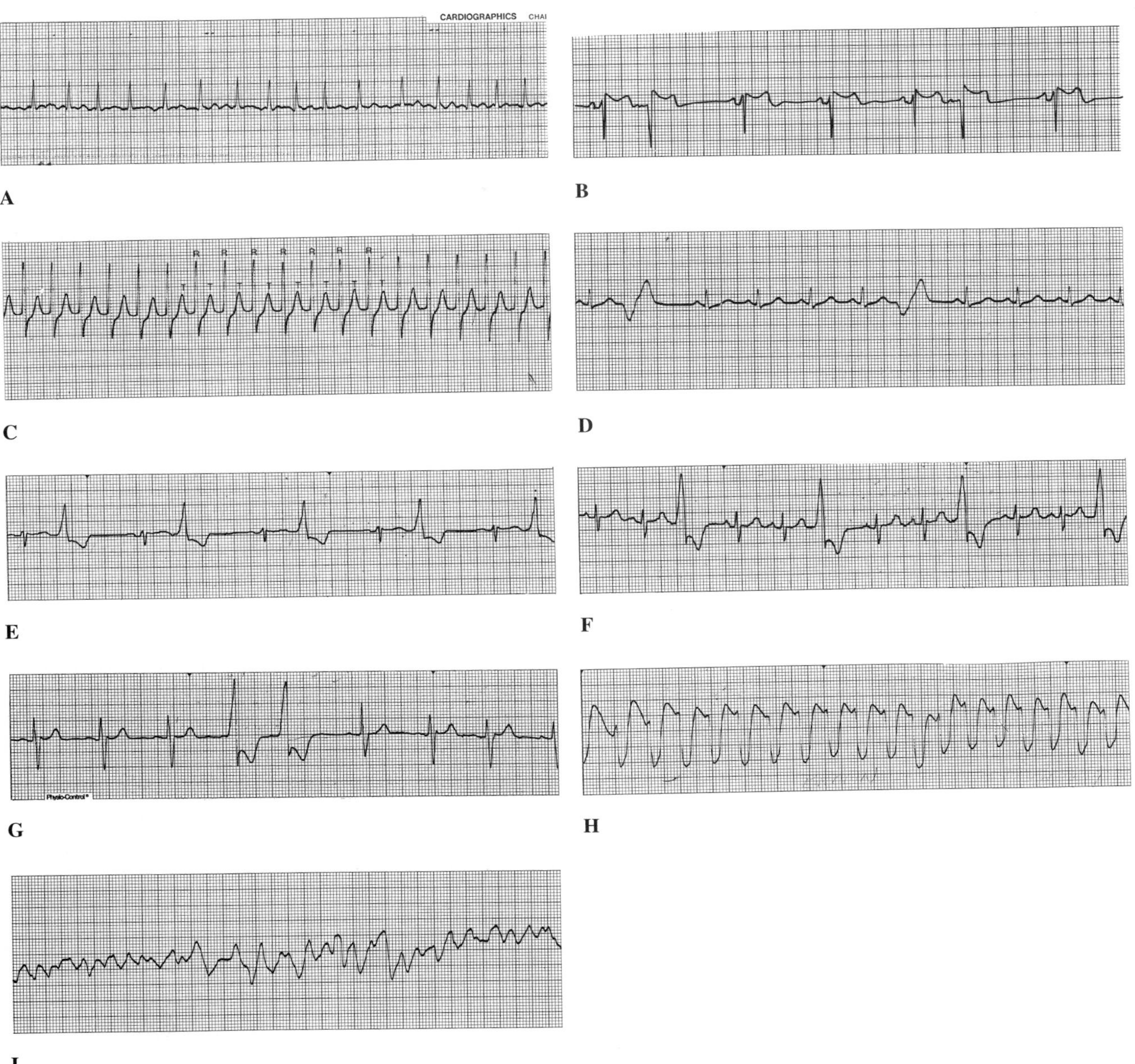

图 13.14 异位搏动和心律失常的心电图(**A**)房颤。(**B**)房性期前收缩(注意第三次波群)。(**C**)室上性心动过速。(**D**)室性期前收缩(注意第三次波群)。(**E**)二联律(注意第二、四、六波群为 PVCs)。(**F**)三联律(注意第二、五、八波群为 PVCs)。(**G**)成对室早(注意第四、第五波群为 PVCs)。(**H**)室性心动过速。(**I**)室性纤维颤动(室速转为室颤)

为窦房结周围发生的异位搏动。通常,房早和交界区期前收缩不会影响心排出量,如果血流动力学正常,康复治疗是可以介入的。

异位搏动可能会导致心律的紊乱。通常情况下,异位搏动是短暂的,其严重程度取决于对心排出量的影响。即使在正常人,也会出现偶发的室早,如很多人在紧张或摄入尼古丁和咖啡因之后出现异位搏动。尽管健康人出现偶发期前收缩很正常,但对于有异位搏动或心律失常等不希望发生异位搏动的患者,避免这些因素的刺激是很重要的,且不宜对近期吸烟的心脏病患者进行运动训练。虽然患者发生异位搏动增多风险的具体时间窗尚不明确,但目前认为在运动前后 2 小时尽量不要吸烟。对任何疾病的吸烟患者进行健康和戒烟教育都是非常必要的。

室上性心律失常

室上性心律失常是指源于心室以上(心房或房室交界区)的任何部位发生的快速的异位搏动。常见的室上性心律失常包括:①阵发性房性心动过速;②室上性心动过速。房早发生频率为 100~200 次 / 分时被称为阵发性房性心动过速(paroxysmal atrial tachycardia, PAT)。房早或交界性期前收缩发生频率为 150~250 次 / 分时被称为室上性心动过速(supraventricular tachycardia, SV-tach)(图 13.14C)。室上性心动过速通常可以通过按摩颈动脉从而刺激颈动脉内的压力感受器产生副交感效应而缓解。此外，咳嗽、屏气也可以降低SV-tach患者的心率。

室性心律失常

起源于左心室的节律不规则的搏动为室早。室早心电图典型表现为：① P波消失；②宽大畸形的QRS波群（图13.14D）。若每分钟单发性室早不超过7次则不会对心排出量造成影响。因此，如患者的血流动力学反应正常，康复治疗是可以进行的。若在运动过程中室早次数增加，则应停止运动，并检查患者的心排出量是否受影响。若室早来源于同一部位则称为单灶性室早，若室早来源于心室不同的异位搏动点则称为多灶性室早（图13.15A）。多灶性室早提示心室处于更加易激惹状态，因此比单灶性室早更严重。治疗师应该在运动前或运动中对患者进行临床评估。当室早出现在前一心动周期的T波上时被称为R-on-T性室早，是一种罕见的室早类型（图13.5B）。由于此类型的心律失常很容易发展为恶性心律失常如室性心动过速，因此必须对此类型患者进行密切监护[77]。

室早二联律为每次心脏正常搏动后出现一次室早（图13.14E），室早三联律为每两次心脏正常搏动后出现一次室早（图13.14F）[77]。二联律和三联律均是一过性的，但在许多患者会出现频发室早二联律或室早三联律。若在运动过程中二联律或三联律增多，应立即停止运动。若两个室早连续出现则为成对室早（图13.14G）；三个室早连续出现则为室早三联律。成对室早和三联律表明心室对于高应激状态。心室异位搏动的常见原因为左心室功能改变和缺血，因此，改善左心室功能和灌注的医疗管理与控制心律失常同等重要。因此，最好是在患者的血流动力学稳定的基础上进行康复治疗。

室性心动过速

连续出现4个或4个以上室早时被称为室性心动过速（V-tach）（图13.14H）。室性心动过速可以是持续的也可以是非持续性的。心率超过100bpm持续时间超过30秒被称为持续性室性心动过速[79]。发生室性心动过速时，可能会摸不到患者的脉搏，或脉搏很微弱。由于此节律下心排出量的迅速下降，持续性室速被认为是紧急情况，必须尽快进行急救处理。此期，除了启用心肺复苏术等高级生命支持系统等稳定患者的措施之外不宜进行物理治疗。室速容易迅速恶化成室颤。

非持续性室性心动过速包括连续出现3~5礼花式室早，或连续出现6个或6个以上持续时间最长不超过30秒的室早[79]。非持续性室速被认为是致命性心律失常的高危因素。然而，除非心律失常的诱因被确认并且节律得到控制，否则不宜进行物理治疗。

心室颤动

心室颤动的特点为由于不恰当心电刺激引起的心肌不协调的收缩，心室丧失有效的整体收缩能力。心电图显示持续的不规则的来源于心室不同部位的室性期前收缩（图13.14I）。由于心室丧失有效的收缩，患者心排出量急剧下降，若室颤没有立即得到改善，患者将出现休克甚至死亡，此时应选择的治疗方法为高级生命支持系统包括电除颤和急救药物的应用。经电除颤抢救回来的患者成为埋藏式自动复律除颤器（automatic implantable cardiac defibrillator，AICD）的最佳人选。

埋藏式自动复律除颤器

AICD的最佳适应证为患有致命性室性心律失常（室速、室颤）的患者。若患者的心率超过AICD的预设心率，则AICD给予心脏一次电刺激。因此对于治疗师来说，了解AICD的预设值并避免运动强度过大无意间激活AICD至关重要[80]。除了要了解患者AICD的心率预设值，还有其他的注意事项。心电图最常见的ST段改变对于缺血诊断的特异性不高，因此需要进行其他的检查。此外，在起搏器植入术后初期应避免UE的有氧或力量训练，以避免无意中撞击到设备或牵扯到导线[80]。当患者在做有氧或力量训练时，必须谨慎的观察患者的反应。防盗装置的电磁信号可能会激活患者的AICD引起心率减慢或加快，从而使患者处于危险状态。患者仅仅是路过这些装置也许不会出现危险，但是长时间受这些装置的影响是极其危险的。

心房纤维颤动

房颤的特点是由于心房电信号不足引起的心房颤动。心电图特点为每个QRS波群前均存在数个非窦源性P波（颤动波，图13.15A）。由于心室节律的不规律性没有规律，心室节律被描述为不规则的不规则。需要注意的是心排出量的15%~20%是由于心房有效收缩引起的（这种效应被称为心房收缩驱动）[9,74]。异常心电传导引起的房颤，心房的机械收缩力降低，导致患者心房收缩驱动及心排出量降低[9,74]。

患者可以持续处于房颤阶段，也可以在休息或活动时间断的出现房颤。房颤患者如果心室率具有稳定的节律性且活动时伴有血流动力学增加及心率的增加即可进行物理治疗。若房颤患者静息状态下心室率超过100bpm，必须立即停止活动并密切观测血流动力学。这是因为心室率变快将进一步降低心房收缩驱动及心排出量从而改变血流动力学反应。因此，若患者静息心率超过150bpm、出现不舒服或伴有血流动力学响应不足应避免体力活动并及时就医。由于此时心率不规律，因此获得患者精确心率时应进行1分钟检测，而非通过检测15~30秒来计算。

传导阻滞

传导阻滞的心电图变化特点为PR间期、QRS波群宽度以及QT间期的时间长度变化。

通过房室结的传导阻滞分为一度、二度和三度。一度房室传导阻滞是指房室传导时间延长，心电图表现为P-R间期延长（图13.15C）。二度房室传导阻滞分为两型：根据心室脱漏情况分为莫氏Ⅰ型和莫氏Ⅱ型。莫氏Ⅰ型又称为文氏，表现为PR间期的不断延长直至心室漏搏（图13.15D）；莫氏Ⅱ型表现为PR间期固定，每隔一个或数个心动周期出现一个或数个心室漏搏（图13.15E）。三度房室传导阻滞表现为完全性房室传导阻滞，心房和心室搏动之间没有一致性（即P波和心电图QRS波群之间没有关系）（图13.15F）。一度房室传导阻滞患者不需要限制运动，二度和三度患者运动与否取决于

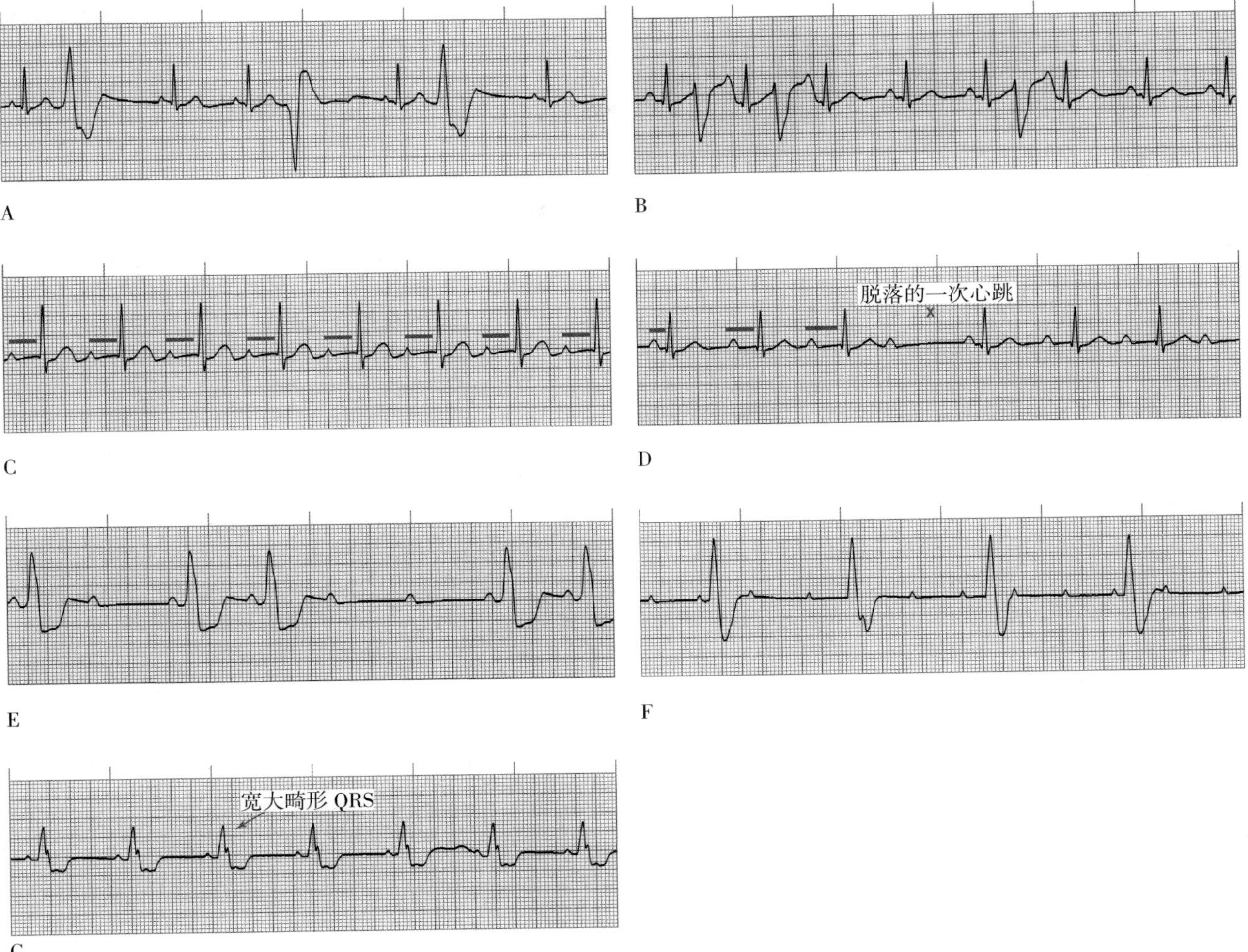

图 13.15 **(A)**多灶型或多形型室性期前收缩。**(B)**R-on-T 型室性期前收缩。**(C)**一度房室传导阻滞。**(D)**文氏。**(E)**二度房室传导阻滞Ⅱ型。**(F)**三度房室传导阻滞。**(G)**束支传导阻滞

病因及运动引起的血流动力学反应情况。运动之前必须对患者进行评估。

在通过希氏束时发生的传导阻滞称为右束支传导阻滞(right bundle branch block,RBBB)或左束支传导阻滞(left bundle branch block,LBBB)。束支传导阻滞并不是真正的心律失常,因为它并没有引起心脏节律的变化,只是通过希氏束的时间延长。心脏仍然是从同一个起搏点去极化,只不过被激活的途径发生了变化。束支传导阻滞的心电图变化为QRS 波群宽大畸形(图 13.15G)。左束支传导阻滞的心电图表现往往是永久性的,且表示心脏的病理状态。右束支传导阻滞是由多种原因引起的,由于潜在的疾病,它可以是永久性的变化,也可以是良性或一过性的变化。通常情况下,LBBB 比RBBB 临床表现明显。

在开始进行康复训练前应该对新出现的束支传导阻滞进行医学评估。通常情况下临床筛检后 RBBB 和 LBBB 患者没有运动禁忌证。由于 LBBB 患者中 QRS 波群的改变会引起ST 段发生改变,所以不能通过心电图 ST 压低段来诊断心肌缺血。

心脏起搏器

目前,心脏起搏器已经被广泛使用。起搏器的最常见的适应证为:①心率过缓(症状型心动过缓);②心率不随运动强度增加而增加(变时性功能不全);③心电传导阻滞引起的房室延搁或房室传导阻滞[82]。

心脏起搏器是放置在皮下靠近心脏的位置,由导线将一个植入式脉冲发生器与心肌相连接的设备。脉冲发生器包括长寿命的电池及电路,用于定时、传感和输出电信号。电池的寿命往往决定起搏器的寿命,而电池的寿命取决于电池的类型及起搏器使用的程度。如果患者完全依赖起搏器进行心脏收缩,则电池的寿命较短[83]。起搏器电池的平均寿命为 5~10 年,当一系列检查均证实电池寿命缩短之后即可更换起搏器电池。当起搏器用于维持患者的心率在一定的水平时,电池的寿命可能会更短。

不同患者对起搏器的依赖程度不同。有些患者大部分情况下具有正常的电传导,因此不需要全部依赖起搏器。其他心脏电传导发生改变的患者则时刻依赖起搏器。因此,对治

疗师而言清楚患者对起搏器的依赖程度至关重要。当心脏异常的电传导激活起搏器时,ECG 则显示出一个起搏波。因此,如果患者装有起搏器但在心电图中没有显示出起搏波,则为正常的心脏起搏,起搏器仅用于紧急情况。相反,如果心电图中显示每个心动周期中均有起搏波的存在,治疗师必须清楚患者完全依赖起搏器,因此,治疗师评估患者对其起搏器的依赖程度是非常重要的。当起搏器因心脏电传导变化而引发一次起搏心律,心电图提示一次起搏钉样信号。因此,如果患者有心脏起搏器但是心电图并没有观察到起搏钉样信号,治疗师就可以推断目前心脏电传导正常,起搏器只在紧急情况下需要。相反,如果心电图证实了每个心动周期都观察到起搏钉样信号,治疗师必须明白该患者是 100% 依赖心脏起搏器的,并且确保起搏器在整个活动过程中得到充分的响应。

心脏起搏电极导线的基本功能是为起搏器提供心肌内在活动信息和记录心肌内在冲动失败。起搏器有四个主要功能:①感应心脏内在功能的能力;②当心脏内在冲动产生失败时有引发心脏去极化的能力;③当代谢需求增加时为其提供频率适应性的脉冲的能力;④为起搏器储存诊断信息的能力[84]。

心脏起搏器有速度和节律的敏感性以及纠正某些心律失常的能力。心脏起搏器也可以有自动除颤的能力(AICD)。起搏器是由一个三腔或五腔系统编码而成的,当不论电刺激引发一个冲动或是被抑制时,不同的心房或心室被感应或是被同步[85](表 13.8)。因起搏器有可能会工作异常,心电图监测对于观察起搏器是否工作正常有帮助。

表 13.8 起搏器的分类系统

起搏腔室	感知腔室	响应方式	频率应答方式
O= 不起搏	O= 无	O= 无	R= 频率应答
A= 心房	A= 心房	I= 抑制	
V= 心室	V= 心室	T= 触发	
D= 双腔	D= 双腔	D= 抑制和触发的能力	

起搏器通常由三个字母编码而成,如图中的前三列。起搏器还有感应生理刺激的能力从而增加心率(第四列),覆盖房性心动过速。由于增加了新植入除颤器 / 起搏器的复杂性,从而导致这种功能失效,第五列不经常用于抗心动过速。例如:WI 起搏器感受到心室没有活动时在一个合适的时间范围向心室提供了电冲动。如果有固有的心室电活动,则起搏器将会被抑制

如之前阐述,患者有Ⅲ期充血性心衰(CHF)和左束支传导阻滞(LBBB)有可能会需要使用专业的一种两心室起搏器,它的目的是同步左心室(LV)收缩以提供更有效地心脏输出(CO,Cardic Output)。两心室起搏器不影响心率或心律[86]。

心脏移植

做过心脏移植手术的患者可能有以下表现:①因服用免疫抑制药物环孢霉素导致的小腿抽筋(大概发生率为 15%);②静力运动力量下降;③因长期服用皮质类固醇导致的肥胖;④因长期服用大剂量皮质类固醇引起骨质疏松症导致骨折风险;⑤心脏移植术一年后供者心脏冠状动脉血管发生粥样硬化的可能性增加。因移植心脏为去神经支配,孤立的心率只能为运动强度提供一个非常有限的估量。因此,血压和主观用力程度均应被包含在常规数据记录中。

心血管检查

由于心脏疾病发病率不断增加和社会普遍存在,许多涉及物理治疗的患者都会有心血管功能失调或有发生心血管疾病(CVD)的风险。问诊、系统回顾、特殊检查数据会引导和告知物理治疗的诊断、预期值、结果、预后和医疗计划(POC)。本节列举心血管系统的具体检查和测量。

医疗记录回顾

患者既往的心血管疾病的诊疗记录有时是非常重要的,与患者面谈并且记录医疗文件通常很有帮助。对于不同的患者类型(门诊、住院、急性康复、家庭护理),不同的特殊医疗文件内容需要记录。重要的一些医疗文件条目主要有以下内容:

1. 病史、既往史、体格检查。
2. 用药史,包括用药种类、剂量、用药时间。
3. 实验室检查

- 心脏酶学血液检查有可能提示心肌梗死,如 CK-MB 或肌钙蛋白水平阳性或增高;
- 电解质,包括钾,如果有室性心律失常还应包括镁和钙;
- 全血细胞计数,有可能通过血红蛋白和血细胞压积提示贫血;
- 肾功能(肌酐和尿素氮)和肝功能(肝功能检查);
- 心血管疾病(CAD)危险因素的存在,如脂质值增高(例如总胆固醇、低密度脂蛋白、甘油三酯)和血糖增高(葡萄糖);
- 动脉血气(ABGs)。

4. 任何诊断性研究或干预的结果:如胸片、心电图、气管插管、心脏导管介入、手术记录、血流动力学监测(如中心置管的压力记录数值)。
5. 护理记录和其他卫生保健记录。

诊疗记录信息主要包括患者发生了什么状况?同时患者在入院 24 小时内或距离上一次的家庭护理干预至今的情况。通过流程图,记录生命体征、体温、不同时间的氧含量和氧容量的变化,提供最新的患者数据,特别是病情复杂又挑战性的患者。

患者谈话

正式的患者面谈应当遵循医疗记录回顾的步骤。需要认定患者总体的认知能力(如定向、记忆、学习需求、理解)。记录内容须关注患者的生活方式、以前的功能分级、娱乐爱好兴趣、工作需求,康复目标对于建立干预计划也是非常重要的。患者对于健康和疾病、应激状态、支持系统、心脏病知识的反应的数据也应当被记录。重要的一点是并不是所有的数据都必须在第一次面谈过程中得到。在随后的会面中,患者感觉

会好转并且不会那么紧张，这样能够更容易的交流。在面谈过程中，对患者的健康教育可以巧妙的穿插其中。患者应当用其自己的语言描述医学上需要关注的症状的性质、部位。物理治疗师询问患者关于疼痛是非常常见的。对于那些有心脏病的患者，推测患者有疼痛的症状应当谨慎对待。因为许多患者可能不会用疼痛来形容，但是如果患者描述相关的症状例如感到胸口有压迫、沉闷、呼吸困难、酸痛、心灼热或全身不适等仍需仔细鉴别。了解每位患者的症状表达对于帮助患者教育及以后参与活动进展将会更加顺利。能够确定任何诱发因素和缓解因素，同症状的发作时间和频率一样是非常重要的。

面谈能够帮助建立治疗师和患者间的默契和信任，为一个共同的目标提供和谐的环境，也可以促进患者能够融入到康复计划当中。有心肌梗死或心脏手术的康复患者需要了解一个治疗和恢复期的时间框架，家庭成员的健康教育对于患者能够坚持和理解康复计划也是至关重要的。

体格检查

物理治疗师需要仔细监测静息状态和活动状态下的生命体征（第2章），进行心肺听诊，完成一个综合的观察记录。相关的组成概述如下：

心率和心律

记录一个初始状态的心率，不论是触诊还是听诊，计数完整的一分钟是非常重要的。当观察患者活动状态下的反应发现没有心律失常时，立即记录10~15秒的运动后心率。不论心律是否规整都需要多加记录。除非有心电监护仪，不然很难通过触诊或听诊确定心律失常的具体类型。要注意在心率的记录过程中有正常的呼吸性波动，吸气时心率增快，呼气时心率减慢。

心率数据同样可以通过心电图获取。心电图的记录图纸由密集的小方格（浅色）和大方格（深色）组成。每个大方格由五个小方格组合而成。横轴代表时间，当心电图的图纸以25毫米/秒的速度移动时，五个大方格组成一秒钟。了解了X轴代表时间后，从心电图图纸上就有很多计算心率的方法。一种简单的计算心率的方法是每六秒钟（如30个大方格）心电图完整波形的数量，然后乘以10。通常心电图纸有3秒钟的间隔前标记。另一种替代的方法是确定一个紧邻深色线或在深色线上的心电图波形周期的R波，然后按13.16图依次在每个深色线上标记数字：300，150，100，75，60，50，40。下一个R波所紧邻的线所对应的数值即代表心率值。或者用300除以两个R波之间大方格的数目也可以计算出心率值。如果心率是规整的，之前所述的方法都适用。如果心率是不规整的，则心电图波形需要计算更长的周期，至少要6秒钟。

呼吸频率、节律和呼吸困难

同心脏一样，呼吸的频率和节律、呼吸模式、使用的辅助呼吸肌同样也要被记录。有心脏损害的患者通常有呼吸困难的症状，冠心病（CAD）、充血性心衰（CHF）、肥厚性心肌病、瓣膜功能异常、高血压性心脏病、心内膜炎、心律失常等有左室功能失调的患者，都可有呼吸困难的表现。有时，呼吸困难表现为活动时出现症状，成为劳力性呼吸困难（DOE），进展后演变为安静时也有呼吸困难。了解何种活动以及何种强度会诱发劳力性呼吸困难是非常重要的。心源性的呼吸困难通常伴随有心排出量下降引起的其他症状，包括头晕、眩晕、疲劳和低血压。在仰卧姿势症状更明显。有些患者把呼吸困难当成心绞痛发作，那是因为他们没有典型的因局部缺血引起的胸口不适，而是气短（SOB）。有一个常用的确定呼吸困难程度的呼吸困难评分量表（知识点13.3）。

知识点 13.3 呼吸困难评分

0= 没有呼吸困难
1= 轻度，可感觉到
2= 轻度，有些费力
3= 中度费力，但是可以坚持
4= 严重呼吸困难，不能坚持

心绞痛

典型的心绞痛表现为胸骨下压榨性疼痛伴随莱文叹息（Levine sigh）（患者拳头紧按胸骨）。莱文叹息症状对缺血有很高的诊断价值。但是有些患者，他们并没有典型的心绞痛发作的症状，但是可以表现为肩部、下颌、手臂、肘部、肩胛骨间的上背区域疼痛或感觉沉重。心绞痛可能会有从胸口到手臂或靠近咽喉的放射痛，或者可能表现为消化不良甚至是气短。需要根据心绞痛评分表（知识点13.4）来询问患者感觉不适的程度。

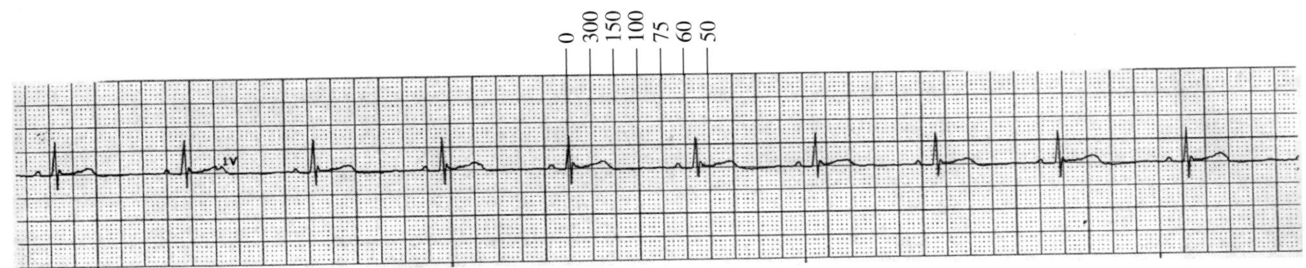

图 13.16 通过心电图带计算心率。以图中第五个波峰（正好落在深色的黑线上）开始，然后计数右侧每一条深色黑线所对应的值为300，150，100，75，60，50，第六个波峰落在两条深色黑线之间（为50~60之间）每个深色线之间有5条浅色线，在50~60之间有10次，因此每一小格代表2次。因此心率是60-4=56，另一种替代的方法是计算每6秒内波峰的数目然后乘以10

知识点 13.4 心绞痛评分

0= 没有心绞痛
1= 轻度,很难察觉
2= 中度,有症状产生
3= 严重,非常不舒服:梗死前疼痛
4= 所经历过最痛的感觉:梗死痛

血压

动脉血压(BP)是心排出量(CO)同总外周阻力(TPR)的产物,BP=CO×TPR。不论哪一个因素值增高都可导致血压增高,同样,不论哪一个因素值降低也会导致血压降低。在临床上,增加有氧运动的强度可以增加心排出量,伴随着增加血压。相反,有氧运动过程中血压下降提示心排出量下降,或者心脏不能够同步适应外周组织增加的代谢需求。这种过程中的血压下降常常伴随着心排出量下降引起的伴随症状,包括乏力、虚弱、疲劳、头晕等等。因此,心脏病患者有此类症状的在移动过程中血压值需要密切监测来确定心排出量是否能够维持。当运动时血压值与安静状态下相比降低提示心排出量并没有满足运动过程的需要。

精确地测量血压值是检查过程中非常重要的一个步骤。用不适合的袖带测量血压是造成血压误差最常见的原因。合适的袖带应当是充气囊袋长度的 80% 及宽度的 40% 包绕手臂。除此之外,使手臂放在与心脏平齐的水平对提高血压测量的精确度及减少流体静力学压力的误差也很重要。在心脏水平每上下移动 2.5cm,血压读出值将变化 1~2mmHg。一侧手臂高于心脏水平将使血压的读出值比实际值要小,而当手臂低于心脏水平则会使血压的读出值比实际值要大。关于测量血压的更多内容(第 2 章的体格检查)。

观察和检查

首先要检查患者的皮肤颜色。发绀:皮肤、指甲床,有时嘴唇及舌头为蓝色,可能是动脉血氧饱和度小于 85% 甚至更低。苍白:通常缺少粉红色或玫瑰红色,可能提示心排出量的下降。发汗(汗液过多,皮肤湿冷):可能提示心血管反应过度或反应不足。指尖发冷也可能是由于心排出量下降引起代偿性的血管收缩或 β 受体阻滞剂引起的 β 交感神经抑制。

四肢的检查首先要检查有无水肿。左心衰的患者有可能产生四肢末梢水肿,因血液由心脏流向静脉系统的过程中血液逆流增加了左心室的压力,而使血管内流体压力增加。双侧外周水肿则有可能是充血性心力衰竭(CHF)引起。一侧下肢水肿,则通常与局部因素有关,如静脉曲张、淋巴水肿或血栓性静脉炎。慢性充血性心衰患者因水钠潴留导致体重增加,需要注意脚踝和下肢白天是否有水肿(因血管流体压力增加),晚上水肿消退。

心脏听诊

心肺**听诊**对于了解心脏健康状态是非常重要的。正常的心音包括 S1(“噗”声),是因二尖瓣(同三尖瓣)关闭时产生的声音,代表心脏收缩的开始。而 S2(“嘟”声),为主动脉瓣(同肺动脉瓣)关闭时产生的声音,代表心脏收缩的结束。表 13.17 描述了胸部不同瓣膜区听诊的位置。肺动脉听诊区为胸骨左缘第二肋间。三尖瓣听诊区位于胸骨左缘第四肋间。二尖瓣听诊区在锁骨中线内侧第五肋间。

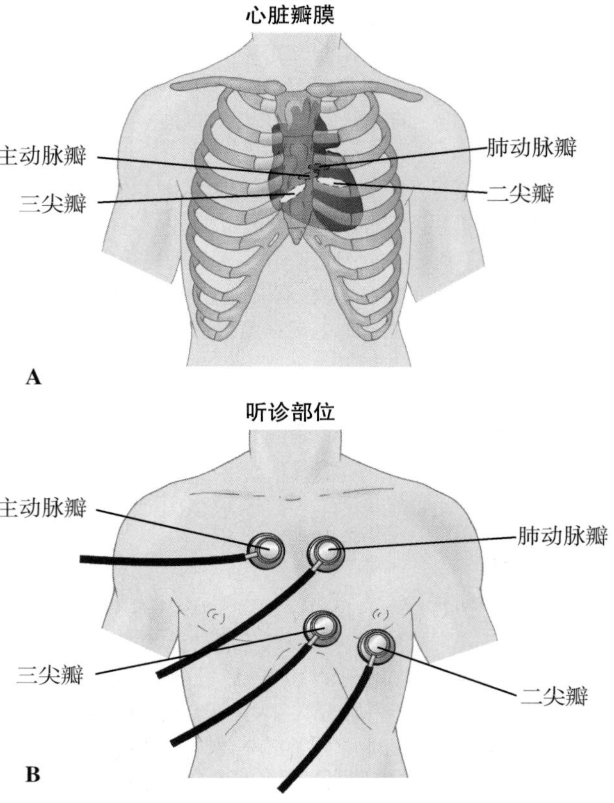

图 13.17 男性胸前骨性标志、心脏、心脏瓣膜位置及听诊区域

心脏杂音是指在心脏收缩或舒张时血液在心脏或血管内湍流所致的室壁、瓣膜或血管震动所产生的异常声音。收缩期杂音为 S1 之后开始,S2 之前结束,舒张期杂音则为 S2 之后开始,S1 之前结束。瓣膜狭窄会影响瓣膜开放,而回流不畅会影响瓣膜关闭,一个瓣膜有可能既有狭窄也有关闭不全。

其他的异常声音包括 S3 和 S4。S3,又叫室性奔马律,多在 S2 之后,临床上常见于左心衰。S4,又叫房性奔马律,通常在 S1 之前产生,临床上常见于心肌梗死或慢性高血压。

还有一类听诊发现为心包摩擦音。这些摩擦音表现为抓刮样粗糙的高频声音。但是声音的强度有可能会变化,可能持续几个小时,或全天都出现,也可能瞬间消失。心包摩擦音被描述为与皮革摩擦的吱吱声很相似。声音产生是由于心包膜炎症,不论是否有过多的炎性液体存在。许多原因均可导致心包疾病,如外伤、感染、肿瘤、胶原病,抗凝血药物、心肌梗死、心肌梗死后综合征(Dressler's syndrome)。概括心音有一个例子:RRR Ø m,g,r,意思是:心率和心律规整(regular rate and rhythm),没有杂音、奔马律、摩擦音(without murmurs, gallops, or rubs)。

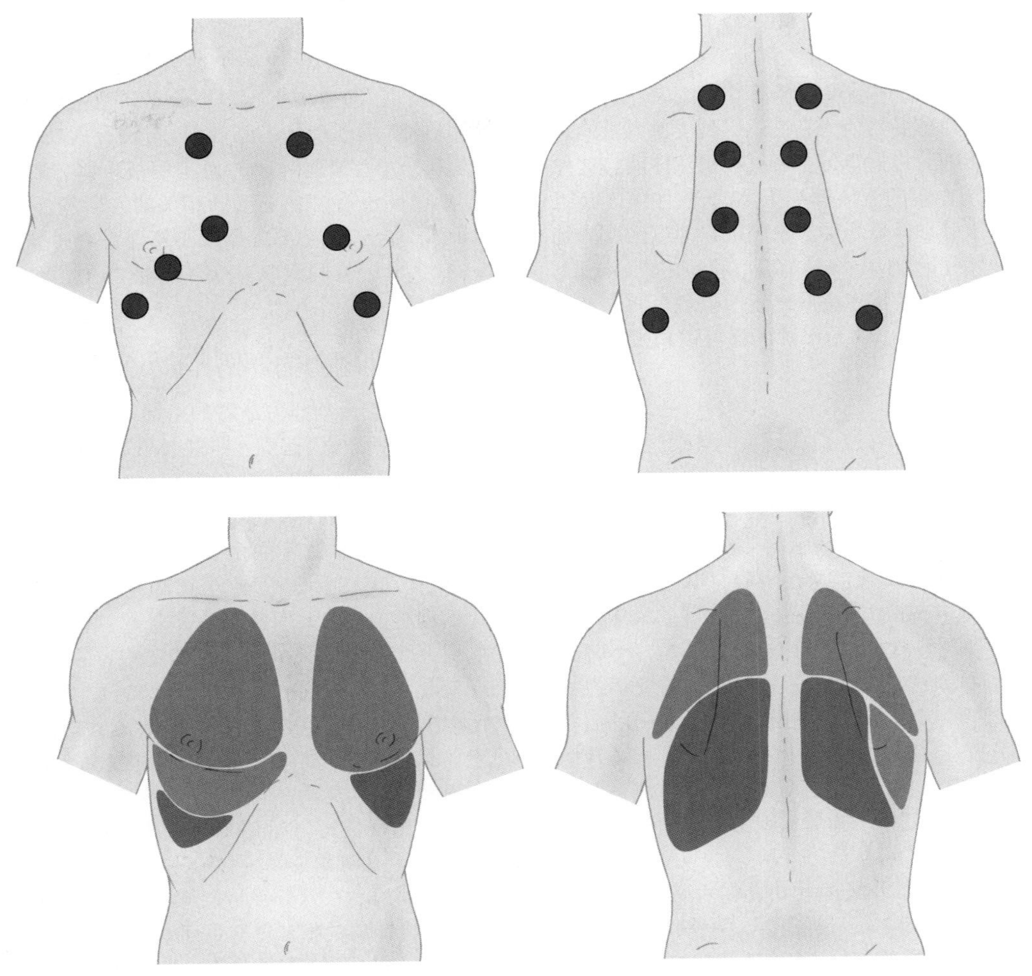

图 13.18　肺部听诊

心界听诊用于检查心脏大小。需要确定心脏冲动的部位(PMI)。心脏冲动点通常位于第五肋间左锁骨中线内。如果左心室增大,通常伴有左心衰,则心脏冲动点通常会移向腋下。

肺部听诊

肺部听诊也是心脏体格检查一个重要的组成部分。正常的肺部组织产生的可在肺部外侧听到的肺泡呼吸音(柔和、低调)及可在沿着胸骨柄中央可以听到的支气管呼吸音(声音响亮、高调)。肺泡呼吸音随着吸气声音增大并且延长。而支气管呼吸音随着呼吸声音增大和延长。图 13.18 说明了肺部听诊呼吸音的区域。

左心衰的患者经常会有"噼啪"爆裂样的附加音。此爆裂音有可能是因肺不张引起。如果是那样,深呼吸屏气或者咳嗽可能会纠正这种情况。患者有呼吸音减低或者有浊音可能存在血氧含量降低,氧合作用降低可能导致心肌负荷加重,进而会导致心脏损伤。

颈静脉扩张

充血性心衰的患者通常有血液淤滞在静脉系统,所以需要检查颈静脉有无扩张。检查此体征,患者需半卧 45° 的体位。患者的头部需要转向一边,临床医生观察胸骨上 3~5cm 处的颈静脉有无扩张或搏动。确定观察到搏动的最高点,记录该位置同胸骨角平面的垂直距离(图 13.19)。

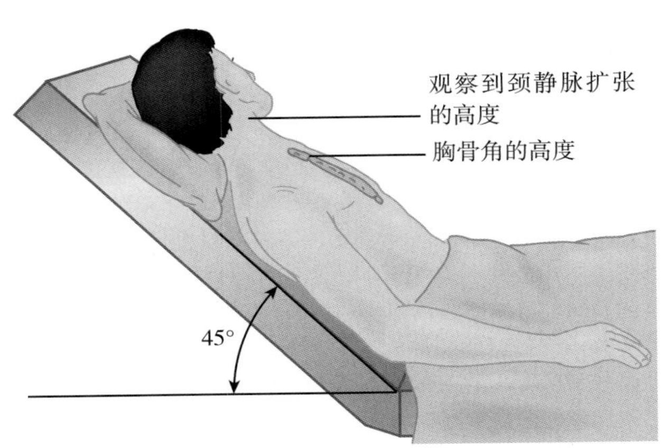

图 13.19　颈静脉扩张检查

凹陷性水肿

充血性心衰的患者，每搏输出量降低导致流向外周的血液减少。这刺激了压力感受器因为它们感受到了血容量的减少。这些压力感受器随后将信息传至肾脏而锁住体液。这种水液储留增加了外周血管的流体静水压，从而使体液流向组织间隙导致周围性水肿和体重增加。水肿可以通过围度测量或通过凹陷性水肿评分量表(第 14 章血管、淋巴和皮肤疾病)。周围性水肿的严重程度通过按压皮肤出现凹陷到返回原来状态的时间分为四期，需要提出的是水肿同样可以积聚在腹部(腹水)和骶骨部位。

运动耐受试验

为了了解心血管系统适应增加的代谢需求的能力，需要进行运动负荷试验(ETT)。患者通过不断增加的运动负荷进行运动，以氧耗量来表示。氧耗量表示为 L/min，ml/(kg·min)，kcal，或**代谢当量(METs)**。代谢当量代表静息状态下的全身基础的氧耗量，大概是 3.5ml O_2/(kg·min)。METs 的临床用途是可以使不同的活动与静息状态下有数值的比较。例如：布鲁斯方案(Bruce protocol)第一级大概是 5METs(需要消耗静息状态下 5 倍的能量)。有心血管损害的患者最常用的运动测试方式是运动平板、自行车和测力计(图 13.20)。心血管病患者以往的运动测试检查主要采用台阶测试。台阶测试对于健康人群筛选和有训练经验的心血管病或无心血管病的人群非常有用。

了解全身能量需求对于开具运动处方和活动建议，同有心血管损害的患者进行运动测试一样重要。许多图表用氧耗量的变化描述全身能量需求也是很实用的(表 13.9)。

运动测试的两个主要目的一是了解患者是否存在局部缺血，二是确定患者有氧运动的能力。患者在测试和恢复过程中通过 12- 导联心电图监测。监测的内容如血流灌注情况、心律、传导改变都可以被及时记录。除了心电图以外，其他的一些诊断工具也可能要用到，最常见的是超声心动图和核素显像。负荷试验可以检查静息状态下是否存在室壁运动异常。随着运动负荷的增加可能会表现可能会更显著。核素显像(如铊、锝)可以比较静息状态和运动状态下的冠脉灌注。如果随着运动负荷的增加灌注并没有减少，则运动试验为阴性。如果下降，则试验考虑为阳性。

负荷试验描述要么是阳性(+)或阴性(-)。运动负荷试验阳性提示当心肌氧耗需求增加时心肌供氧不能满足需求。对于局部缺血的患者试验为阳性。运动负荷试验阴性提示每当生理性运动负荷增加时，氧耗和氧需求都在平衡的水平。患者通常对这种分级系统感到很困惑。在这种情况下，测试结果阴性固然是好事，对于消除他们的疑虑有帮助，但是负荷试验同其他的诊断工具不同，它对确定缺血的存在并不是 100% 特异和敏感的。假阴性的运动负荷试验是指虽然测试阴性，但是患者实际上存在缺血。相反，假阳性的负荷试验是指虽然测试阳性但是实际上患者并没有缺血。

当患者因为一些限制如肌肉骨骼或神经损伤而无法完成运动测试，则推荐如双嘧达莫铊试验这样的药理学负荷试验。通过静脉给予双嘧达莫，扩张小动脉而降低冠状动脉血管阻力，从而使通过毛细血管床的血流增加。如果是动脉粥样硬化的血管，它的小动脉有可能会为了增加毛细血管床的血流，自动调整压力。但是当给予双嘧达莫以后，病变的动脉远端小动脉扩张受限，与没有病变的动脉比较，病变动脉通过毛细血管床的血流明显下降，成像也可以显示病变动脉同没有病变的动脉相关的心肌灌注血流比较会相对减少。腺苷作为冠状动脉和外周血管扩张剂(同样也是抗心律失常药)，同双嘧达莫一样有类似的作用，可以替代应用。

供氧能力和耐力的评估

判定有氧运动能力最好的指标是最大耗氧量和无氧阈。为了获得这些数据，需要一些复杂昂贵的仪器，如代谢车。大部分物理治疗师并没有条件利用到这些仪器或获取这些数据。但是，物理治疗师可以从患者运动过程中监测的数据动态观察，从而了解患者的耐力程度。每一个级别强度的心率、血压、氧饱和度、呼吸频率和节律都为临床医师提供一个患者有氧运动能力和耐力的详细数据。

另一个非常方便的测试是确定患者的功能状况，运动耐力和氧耗量是 6 分钟步行测试(6-MWT)。患者被要求在 6 分钟的时间内行走尽可能远的距离，在这段时间里需要休息就尽量休息。6 分钟步行测试被认为是仅次于最接近于充血性心衰患者的最大运动能力并且与峰值耗氧量有密切关系。除了可以预测峰值耗氧量，300 米的步行距离也被认为是充血性心衰患者短期和长期生存率一个重要的预测指标。Coats 等研究表明患者在六分钟步行测试行走超过 300 米的距离比小于 300 米距离的患者短期生存率更高，Bittneret 等研究也证明不能完成超过 300 米的患者长期生存率也更低。

心脏病患者的物理治疗干预

冠状动脉疾病患者的干预

通过 APTA《物理治疗师指南》，心血管疾病(CVD)患者推荐的运动管理指南是指南 6-D。CAD 患者的预期康复目标和期待结果取决于物理治疗干预的总体目标知识点 13.5。

知识点 13.5 冠状动脉疾病——预期目标及期望结果

- 有氧能力提高
- 能够完成自理相关的体力工作，家庭管理、社区和工作一体化或重新整合，业余活动能力提升
- 对需氧增加的生理学应答提高
- 力量、能量和耐受性提升
- 需氧增加相关的症状减少
- 有认识复发的能力，并且能够及时的寻找方法调节
- 复发的风险降低
- 得到培养健康的习惯、身心健康、预防的方式
- 加强关于患者健康和来自于患者自身、家庭、护理提供者和其他密切人员的健康护理资源的决策

功能级别	临床情况	氧债 ml/kg/min	METS	步行测试	功率自行车	运动平板														
				Nagle Balke Naughton	1 watt=6kpds	Bruce		Cornell		Balke-Ware	ACIP		mACIP		Naughton			Ware	
				2 分钟阶段 30 步 / 分钟 步行高度增高 4cm q 2min	70kg 体重	3 分钟阶段		2 分钟阶段		3.3mph 时 %grad 1 分钟阶段	2 分钟阶段 开始的 2 个阶段 1 分钟				2 分钟阶段			2 分钟阶段	
				高度（cm）	KPDS	MPH	%GR	MPH	%GR		MPH	%GR	MPH	%GR	%GR / MPH	%GR 3 MPH	%GR 3.4 MPH	MPH	%GR
						5.5	20												
						5.0	18	5.0	18	26 25 24 23 22 21 20 19 18 17 16 15 14 13 12 11 10 9 8 7 6 5 4 3 2 1						32.5	26		
正常和I级	年龄相关的健康，活动力	56.0	16													30	24		
		52.5	15					4.6	17		3.4	24	3.4	24		27.5	22		
		49.0	14		1500						3.1	24	3.1	24		25	20		
		45.5	13			4.2	16	4.2	16										
		42.0	12	40	1350			3.8	15		3	21	2.7	24		22.5	18		
		38.5	11	36	1200											20	16		
	久坐健康	35.0	10	32	1050	3.4	14				3	17.5	2.3	24		17.5	14	3.4	14.0
		31.5	9	28												15	12	3.0	15.0
	受限	28.0	8	24	900			3.0	13		3	14	2	24		12.5	10	3.0	12.5
		24.5	7	20	750	2.5	12	2.5	12						17.5	10	8	3.0	10.0
II	有症状的	21.0	6	16	600			2.1	11		3	10.5	2	18.9	14	7.5	6	3.0	7.5
		17.5	5	12	450	1.7	10	1.7	10		3.0	7.0	2	13.5	10.5	5	4	2.0	10.5
III		14.0	4	8	300	1.7	5	1.7	5		3.0	3.0	2	7	7	2.5	2	2.0	7.0
		10.5	3	4	150						2.5	2.0	2	3.5	3.5	0		2.0	3.5
		7.0	2			1.7	0	1.7	0		2.0	0	2	0	0			1.5	0
IV		3.5	1															1.0	0

图 13.20 步行、自行车、运动平板中预计的耗氧量。标准的 Bruce 方案从 1.7mph 开始，10% 的级别递增（大约 5METs）。所有形式的运动中，耗氧量随着逐渐增加的工作负荷而增加

表 13.9 代谢当量(MET)表

强度(70kg 人)	耐力促进	职业相关	娱乐休闲
1.5~2METs 4~7ml/(kg·min) 2~2.5kcal/min (8.4~10.5kJ/min)	能量水平太低	桌面活动、自动驾驶、操作电子计算机、轻度家务劳动、清洗家具、洗衣服	站、散步(1mph)、飞行、骑摩托车、玩扑克牌、缝纫、编制
2~3METs 7~11ml/(kg·min) 2. 5~4kcal/min (10.5~16.7kJ/min)	能量水平太低,除非能力非常低	汽车修理、收音机和电视机修理,卫生工作、调酒、驾驶割草机、轻度的伐木劳动	平地步行(2mph)、平地自行车(5mph)、桌球、双向飞碟射击、沙狐球、机动船驾驶、动力车高尔夫、皮划艇、缓步骑马
3~4METs 11~14ml/(kg·min) 4~5kcal/min (16.7~20.9kJ/min)	可以,如果可以持续并且能够达到靶心率	砌砖、灰泥墙面、独轮车[100 磅(45.4kg)负荷]、机器装配、焊接、温和负荷、擦窗户、清理地板、吸尘打扫、推轻重量的除草机	步行(3mph)、自行车(6mph)、掷马蹄铁、排球(6 人,非竞技),高尔夫(拉推带小车)、射箭、航海(手动小型船)、钓鱼(着高筒靴)、骑马(慢跑)、羽毛球(社会双打)
4~5METs 14~18ml/(kg·min)	娱乐活动可以促进耐力提升,工作活动必须是连贯性的,持续至少超过 2 分钟	绘画、砌石、糊墙壁、轻度木工手艺、擦地、扫落叶、锄地	步行(3.5mph),骑自行车(8mph),打乒乓球、高尔夫(手持木棍),网球(双人)、集体健美操、芭蕾舞
5~6METs 18~21ml/(kg·min)	可以	花园挖土、铲轻质地面	步行(4mph)、自行车(10mph)、独木舟(4mph)、骑马(小跑)、溪流钓鱼(在轻的冰面上行走)、滑冰或滚轮滑雪(9mph)
6~7METs 21~25ml/(kg·min) 7~8kcal/min (29.3~33.5kJ/min)	可以	铲挖 10 次 / 分(4.5kg 或 10 磅)、劈柴、铲雪、手工锄草	步行(5mph)、自行车(11mph)、竞技性羽毛球、网球(单人)、民族或广场舞、轻度滑降滑雪、篮球、滑雪(21.2mph)、滑水、游泳(20 码 / 分)
7~8METs 25~28ml/(kg·min) 8~10kcal/min (33.5~41.8kJ/min)	可以	挖河沟、背 36kg 或 80 磅的重物、锯硬木	慢跑(5mph)、自行车(12mph)、骑马(飞驰)、有力的下坡滑雪、篮球、爬山、冰球运动、划独木舟、触身式橄榄球、板手球运动
8~9METs 28~32ml/(kg·min) 10~11kcal/min (41.8~46kJ/min)	可以	铲挖 10 次 / 分(5.2kg 或 14 磅)	跑步(5.2mph),自行车(13mph),滑雪(4mph)、壁球(社会性质)、手球(社会性质)、击剑、篮球(竞技)、游泳(30 码 / 分),跳绳
10+METs 32+ml/(kg·min) 11+kcal/min (46+kJ/min)	可以	铲挖 10 次 / 分(7.5kg 或 16 磅)	跑步(6mph=10METs,7mph=11.5METs,8mph=13.5METs,9mph=15METs,10mph=17METs),滑雪(5+mph),手球(竞技性)、壁球(竞技性)、游泳(超过 40 码 / 分)

物理治疗师治疗的患者有时不仅仅是单纯的有心脏疾病的诊断,同时非常常见的是患者还可能伴有多种医学诊断,心脏疾病只是其中的一种。传统的急性心脏病康复阶段物理治疗的干预包括帮助患者从心脏事件如心肌梗死中恢复,提供活动过程中的血流动力学监测、出院指南、教育、门诊转诊注意事项。它同样包含门诊管理,包括护理、营养等多学科的内容。有心脏病史的患者通常终身需要其他方面的物理治疗。例如:既往有心肌梗死的患者有可能因为髋部骨折而需要步行训练,因滑雪运动受伤需要参加门诊膝关节康复项目以及网球肘介入,假肢移动训练或脑血管意外的介入等等。如果物理治疗师理解心脏病理生理的状况及能量需求,治疗师就会调整相应的康复项目。

很重要的一点是有 CAD 疾病的患者可能并没有典型的缺血症状,因为病变不足以明显到可以对血流造成影响,或者抗缺血的药物可以保证患者对活动及缺血阈值的生理性应答。对于一个无合并症的心肌梗死患者,缺血不会发生在动脉灌注的区域因为梗塞的组织不会有缺血。不管怎样,如果其他的动脉有病变,缺血有可能发生在任何一个没有梗塞的有血液供应的组织。物理治疗师对有诊断明确的 CAD 患者需要注意他们的心脏损伤是有不平衡的心肌氧气供应和需求，任何全身的氧耗增加都会增加心肌的耗氧。既往有 CAD 病史的患者并不意味着疾病过去发生过以后就不会发生，当患者被诊断为 CAD，他以后就有潜在的发生动脉粥样硬化的风险。尽管斑块破裂的诱发因素尚不清楚，但氧化低密度脂蛋白水平增高被认为是斑块的一个不稳定的因素，斑块破裂的风险大大增加。重要的一点是斑块破裂有可能发生在任何病变的血管，不仅仅是那些堵塞了 70% 以上的血管。因此，对于物理治疗师而言非常重要的一点是了解所有冠状动脉血管的状态，不仅仅是那些重建血管或病变堵塞 70% 以上的血管。

患者发病率和死亡率增高的程度取决于许多因素，美国心血管和肺康复联合会（AACVPR）提供了一个心脏损害分级的图表（表 13.10）

运动处方

心脏康复的临床指南是基于大量权威的科学研究数据。这些指南指导心脏病患者进行运动训练，对耐受性的提高很有益处，且进行每周三次，12 周以上的持续性训练获益最多。有氧运动训练持续时间从 20~40 分钟之间，强度为以运动测试所达最大心率的 70%~85%。运动处方需要基于频率、强度、持续时间和运动方式，即 FITT 方程。活动需要根据逐步合理的增加强度，使监测到的心率和血压能够适应增加的能量消耗。

尽管对于心脏病患者强烈推荐运动，但是也存在不适宜运动的情况。AACVPR 指南说明了评估患者是否能够参加运动训练。运动训练的禁忌证主要包括不稳定心绞痛、有症状的或失代偿的心力衰竭、未控制的心律失常、中重度主动脉缩窄、未控制的糖尿病、安静血压超过 200/110 和未控制的心动过速。

当患者的这些症状被纠正后仍然需要重新评估，如果评估通过，则开始运动计划。识别心脏疾病是一个动态的过程，患者上周病情稳定能够参加物理治疗但是这周并不一定可以参加。这种情况非常具有挑战性。对患者在每个项目开始之前进行个体专业化的评估是非常重要的，它能够让物理治疗

表 13.10　美国医师学会（ACP）和美国心血管和肺部康复联合会（AACVPR）关于心脏病患者的危险因素纳入分类

ACP	AACVPR
低危因素	
无并发症的心肌梗死或冠脉搭桥术后	无并发症的心肌梗死，冠脉搭桥术后，血管成形术、或粥样斑块切除术
* 临床事件发生 3 周后的功能能力 ≥8METs	临床事件发生后 3 周以上功能能力 ≥6METs
无缺血、左室功能障碍、或复杂心律失常	没有安静或运动诱发的由心绞痛或 ST 段改变证实的心肌缺血 没有安静或运动诱发的复杂室性心律失常
运动能力适合大部分工作的和休闲的活动，在安静状态下无症状	* 没有明显的左室功能紊乱（EF≥50%）
中级危险因素	
临床事件发生后 3 周功能能力 <8METs	临床事件发生后 3 周或以上功能能力 <5-6METs
近期心肌梗死（<6 月）出现休克或充血性心衰（EF31%~49%） 不能够自我监测心率	轻到中度的左室功能减退
不能遵循运动处方	不能遵循运动处方
运动诱发 ST 段压低小于 2mm	运动诱发 ST 段压低 1~2mm 或可逆的缺血改变（超声心动图或核素造影）
高危因素	
严重的左心功能障碍（EF<30%）	严重的左心功能障碍（EF<30%）
安静状态复杂室性心律失常（低级Ⅳ或Ⅴ）	安静状态复杂室性心律失常或在运动中出现或增多
出现室性期前收缩或者随着运动期前收缩增加	
运动性低血压（运动过程中收缩期血压降低超过 15mmHg）	运动过程中收缩期血压降低超过 15mmHg 或不能随着运动强度的增加而相应的血压增高
近期心肌梗死（<6 月）并发严重室性心律失常	心肌梗死并发充血性心衰、休克或复杂室性心律失常
运动诱发 ST 段压低超过 2mm	严重心血管病患者和运动诱发 ST 段压低超过 2mm
心脏停搏后的生还者	心脏停搏后的生还者

师能够给出适当的干预措施。

运动强度

处方运动强度可以根据心率或者根据患者的主观报告，即主观用力程度评级(RPE)。主观用力程度评价以往用来评价运动过程中的劳累程度。主观用力程度评分量表(The Borg RPE Scale),是由 Borg 发明的,目前被广泛应用(表 13.11)。它包含从 6~20 的一系列数字,患者可以主观感觉他们运动过程的劳累程度,用相应的数值来表示他们是劳累还是非常累等。通常上,患者通常会被询问他们的主观感觉从非常轻松到有些劳累之间。Borg 还发明了一个 0~10 比例的分类,局部的症状,如肌肉疼痛、肌肉抽筋、疼痛、疲劳、全身的症状,如感到乏力或气短,有助于了解整个运动过程中的表现。RPE 评级同心率和有氧运动能力在正常人和心脏病患者中已被证明有很高的相关性。

最常见的有氧运动处方是基于运动峰值心率的 70%~85%。然而,很多体力较差的患者有氧训练强度需降到运动峰值心率的 50%~60%。任何有心血管病的患者在开始有氧运动项目之前,需在严密的医学观察下进行运动负荷试验。如果没有运动负荷试验,则不可能了解该心脏病患者的峰值心率。心电图监护下的运动负荷试验对于诊断运动诱发缺血性心脏病也是有帮助的。如果不能够获得运动负荷试验的数据,则无法开具基于心率的运动处方。运动过程中需密切小心谨慎保证安全,同时用主观劳累程度分级及观察运动不耐受出现的不适症状。有一个简单自我监测的方法就是患者在运动过程中讲话不觉得喘不过气是比较安全的。这被称作说话测试,提供了不错的指标,使患者在运动过程中强度在产生无氧阈值以下,通常是 55%~70% 最大氧耗量的水平。

运动频率

处方运动频率通常是一周三到五次。患者在运动后不会感觉越来越疲劳,如果患者出现了疲劳,则运动频率或强度需要减少或降低。如果患者每天都运动,则要观察疲劳或者劳累过度的症状,有些疲劳并不是在活动过程中立刻会出现,而是会延后到当天的某个时候或者第二天。

运动持续时间

有氧运动持续的目标时间是 30~40 分钟,再加上 5~10 分钟的热身和最后放松。如果这种时长的活动患者觉得不舒适,则以他不出现不适症状的任何时长的运动即可。患者健康状况较差的时候可能运动的中途需要休息,在训练早期每 5 分钟就有一次短暂的休息。充分的热身运动对于所有患者特别是 CAD 患者是至关重要的。这样可以逐渐增加氧耗量,并且使冠状动脉可以有足够的时间来舒张,使随后的运动心肌供需能够达到平衡。

运动方式(类型)

运动设备在近二十年来发展非常迅速,患者有机会能够体验到一系列的运动设备如平板、台阶训练机、自行车、划船机、越野滑雪模拟器等等。患者经常会询问哪一种设备是最好的,通常他们最感兴趣并且能够方便使用的那一款对他们来讲就是最好的。

如果患者在运动治疗干预过程中出现了症状性心绞痛,需要立刻降低氧耗量的水平,并且活动立刻停止。患者必须立刻坐下或者有条件时躺在床上。物理治疗师需要测量患者的心率和血压,然后相乘(即 RPP=HR(SBP)来确定患者缺血时候的氧耗量水平,即为其缺血阈。如果患者是在住院期间,则需要立刻根据指南来处理患者。指南包括吸氧、12- 导联心电图,给予硝酸甘油和其他抗缺血的药物。如果患者是一个门诊患者,则立刻用他随身携带的硝酸甘油给他服用,患者需要遵循处方指南配合治疗。硝酸甘油有效时通常会产生一种刺痛感或烧灼感。如果硝酸甘油并没有产生这些症状则提示可能没有产生效果。患者通常是舌下服用硝酸甘油,有些患者是以喷雾的方式服用。他们需要等待五分钟如果症状不能够缓解需要再次服用。再过 5 分钟可能需要再服用第三次。如果患者经过三次口服硝酸甘油后仍然症状不能缓解,则患者需要至急诊获取进一步的治疗。如果患者在门诊并没有携带硝酸甘油,经过几分钟的休息仍然有不适的症状,则指南提示患者需要进一步加强护理。如果患者的症状加重,甚至在第一次服用硝酸甘油以后,仍然第一时间需要紧急处理。如果患者在爬楼梯,则需要立即停止,做几次深呼吸,当症状缓解后前倾身体然后缓慢走向最近的可支撑的物体。然而,如果患者的症状在立刻停止活动并且进行深呼吸仍然症状加重,患者需要立刻采取一个让自己舒适的体位并且求助于最近的急救中心。治疗师在此过程中应保持沉稳冷静并安慰患者病情可以得到很好地控制,这一点是非常重要的。

心脏康复:心肌梗死

尽管当今进行心脏康复是理所当然的,但是在不久以前心肌梗死患者的治疗仍然包括数周的卧床休息。Levine 和 Lown 的一项 1952 例的临床研究表明,通过轮椅休息和低强度的活动证明比传统的八周卧床休息更有效。当今,一个没有并发症的心肌梗死的患者住院周期已经缩减为 3~5 天。

心脏康复需要多学科共同协作,团队成员包括医师、护士、物理和作业治疗师、运动生理学家、营养学家和社会工作者。心脏康复起始于医院然后延伸至任何维持阶段。住院期间康复参照第一阶段。门诊阶段包括第二阶段,即运动训练期和第三阶段,即维持阶段。第二阶段通常定位为刚出院阶段,还需要加强监护包括心电图的监控和相关危险因素的干预。有氧运动和力量训练应基于运动负荷试验的结果,通常在第四周开始。在第三阶段,患者病情稳定,只有出现症状需要时才使用心电监护,继续进行耐力训练及调控危险因素。理想化的状态,第二阶段为出院后的两周内,需要指出的是这些时间段并不是绝对的,时间段和不同时期的活动都是根据患者的状态而变化的。因为保险覆盖的原因,有些患者直到心肌梗死后 4~6 周以后达到症状限制运动负荷试验后才进入正规的心脏康复训练计划。

住院期间 / 第一阶段

心肌梗死患者的住院时间在过去几十年已明显缩短,一个没有合并症的心肌梗死(无心肌梗死后心绞痛、恶性心律失常、心力衰竭等)患者住院时间通常为3~5天,而80年代的时间比当今要多出4倍。

住院患者的心脏康复计划是基于活动能力、患者教育程度、血流动力学和心电监测,协同医学和药理学管理的团队模式。物理治疗师的角色是监测运动耐受能力、做出院准备,教育患者识别活动中可能出现的严重症状,改善高危因素的各种方式,给予精神支持,同其他组员协作等。

活动之前、过程中和之后,如有可能都要监测生命体征。活动的强度应当是低强度,患者的主观用力程度在Borg RPE量表中应当对应的是很轻松(表13.11)。活动强度每增加1~2个METs,在没有使用β受体阻滞剂或抑制心率的其他药物情况下,心率增加10~20次是比较合适的。尽管如此,在第一阶段使用β受体阻滞剂是很常见的。如果使用了β受体阻滞剂,则没有评价心率变化的相关标准,则患者主观用力程度评分尤为重要。如果一个患者在使用了β受体阻滞剂后在住院低强度的活动中心率仍然增加超过20次,则被认为是用药不恰当,除非活动的级别比合适的强度要更高。任何患者,不论是否用药,如果在活动过程中心率或血压下降,应当评估有无心律失常的存在。通过物理治疗干预,患者活动耐受程度及血流动力学的稳定程度都应当被记录。

表13.11 主观用力程度:Borg RPE量表 *

6	毫无用力
7	
8	极轻微
9	非常轻微
10	
11	轻微
12	
13	有些用力
14	
15	用力
16	
17	非常用力
18	
19	极用力
20	最大程度用力

* 摘自Gunnar Borg. 经授权

为了正确使用该量表,需要阅读Borg文件中的详细设计和介绍

Borg,G:Borg's Perceived Exertion and Pain Scales. Human Kinetics,Champaign,IL,1998,or www.borgproducts.com

住院患者的心脏康复项目有很多,如果要状况不断进步则需要能量消耗水平不断提高(如MET水平)。每个项目都会有它自己的标准为患者提供活动方案及教育。表13.12就是一项住院康复项目的例子。需要指出运动项目是需要连续进行的并且不拘泥于特定的形式。虽然患者在走廊行走之前需要卧床或坐在床边经过观察达到合适的血流动力学反应,患者个体的反应及病史会提示他能够进入运动计划需要多久的时间。患者不管是何种治疗过程中都应当完成至少一级的进展。

第一级患者位于重症监护病房,病情稳定;物理治疗干预至少要在患者病情稳定24小时以后开始。物理治疗干预需要在血液检测提示心肌梗死已平稳度过后开始。监测CK和肌钙蛋白(I和T)水平。对于CK和肌钙蛋白水平,在症状出现的12~16小时内诊断最具敏感性(超过90%)。CK的最高峰产生于14~36小时之间。48~72小时以后恢复正常水平。肌钙蛋白的最高峰产生于24~36小时,在10~12天左右恢复到正常水平。通常上需要收集每8个小时的CK值,因为CK释放到血液中很快会被破坏,通常第一次和第二次的CK水平提示一个进行性增高的过程,第三次则明显低于第二次(如CK最高峰已经到达,但是数值已经开始下降)。由于CK有可能因为细胞降解释放到除心肌以外的其他部位,则可以监控特异性的心肌酶如CK-MB。在ICU中的患者在第一个24小时内合适的活动包括舒适地在床上移动、踝泵运动、深呼吸训练、使用洗脸池(血流动力学稳定情况下)和做有限制的个人呼吸项目。

第二级当患者的血流动力学稳定超过24小时,则患者可以下床活动。治疗师需要在患者由仰卧位转为床边站位时警告其站立性低血压的迹象。患者的脚不能够直接接触到地面时应当先在板凳上支撑以帮助静脉回流。然后走向床边的椅子上。患者坐在直背椅上,每次不超过30分钟,每天多次。健康护理人员可让患者在坐着的时候做一些事情,如洗漱、吃饭或家庭会客。当患者第一次坐立的时候最好不要让患者做一些有负担的工作,治疗师需要评估患者在直立状态下的反应。如果患者有一个比较大的心肌梗死或需要缓慢移动才能达到直立的姿势,倾斜椅则是一种让其循序渐进达到直立体位的一种工具。患者做一些静立性的运动如踝泵运动、膝关节伸展或原地踏步,需要监测生命体征以保证血流动力学稳定和合适的活动反应。保证充足的康复运动时间、调节活动节奏、建立一个健康的康复环境是一个全面患者康复教育项目的组成部分。

第三级指导患者逐渐增加他们的步行时间。一种方法是指导患者以步行时间的评价来取代步行的距离。时间是一个可复制的测量方式,而距离相比而言更难于判断(如让患者行走两分钟与让患者行走200米的比较)。这也提供了一个简便的康复转换程序,即通常基于时间长短。为了记录方便,最有效的记录方式是在时间范围内行走的距离(如患者在6分钟的时间内行走500米,RPE为10/20)。心血管病危险因素的信息让患者对他们自己运动和生活方式作出负责的选择。尽管如此,对有些患者来说还言之过早,他们不能够注意到教给他们的注意事项。所以给予患者书面的信息是给患者教育并且让患者做出选择的很好的方式。Borg RPE评分量表帮助患者监测活动的强度。

第四到第六级患者在舒适和休闲的状态下增加他们的行走时间。目标是行走时间从最初的2分钟,到5分钟,直到10分钟,并且有适当的血流动力学应答。在上楼梯的过程中两脚交替行走上楼梯,中途要考虑到休息,或者每次一只脚上台阶,这取决于患者的活动状况。患者经常移动的时候很迟疑,特别是当上臂举过头顶伸展,因此提供一系列重复的如躯

表 13.12 住院患者的心脏康复项目

CCU- 基本上需要卧床休息

第一级

1~1.5METs

- 评估和教育患者
- 手臂帮助进食和日常生活活动(ADL)
- 床上运动和脚悬挂支撑(如果 CK 水平增高,患者无并发症)

教育

- 介绍住院心脏康复计划和物理治疗的目标
- 健康教育
- 监测活动进展
- 家庭运动 / 活动指南 / 出院心脏康复

坐立 - 限制室内移动

第二级

1.5~2METs

- 坐立 15~30 分钟,2~4 次 / 天
- 下肢运动
- 床边洗漱护理
- 可倾斜的座椅
- 限制 ADL
- 电动剃须刀
- 小范围无并发症的心肌梗死的限制监视下的室内移动

教育

- CAD 危险因素的识别
- 康复区间的概念和需要有节奏的活动

房间 - 限制走廊移动

第三级

2~2.5METs

房间或走廊提高到 5 分钟的移动,3~4 次 / 天。

- 站立随意的下肢运动
- 坐在床边或洗手间洗漱(护士 / 物理治疗师协助)
- 手工剃须
- 独立使用卫生间
- 在物理治疗师的监督下独立或在帮助下于房间或走廊上移动

教育

- 心肌梗死的面积大小以及相对应的需要逐渐恢复相关的活动
- 教其使用 Borg 评分量表的使用来评价活动时的适当参数表示主观劳累程度

进一步的走廊移动

第四级

2.5~3METs

- 走廊移动 5~7 分钟耐受,3~4 次 / 天
- 站立时可随意躯干活动
- 物理治疗师的监督下在走廊可以独立或协助下移动

教育

- 教其测量脉搏和了解适合的活动参数
- 强调出院后心脏康复的益处

进一步的走廊移动

第五级

3-4METs

- 走廊移动 8~10 分钟耐受
- 上肢随意运动
- 站立淋浴
- 物理治疗师的监督下独立在走廊步行

教育

- 书面的家庭运动 / 活动指南评估
- 给予患者书面的出院心脏康复信息

爬楼梯

第六级

4~5METs

- 能够耐受进一步的走廊移动
- 完全阶梯步级(或者在家中)每次可以上下一个阶梯
- 回答患者的疑问
- 检查活动指南的理解程度

患者结局 - 活动过程中没有血流动力学的监测证据(所有级别)

收缩压下降没有超过 10mmHg 或增加超过 30mmHg

使用 β 受体阻滞剂时心率增加没有超过 12 次,或者没有使用 β 受体阻滞剂时心率增加没有超过 20 次

没有眩晕、头晕、心绞痛等症状

主观劳累评级 <13/20

血流动力学监测

第一级

- 卧位床上运动前后的心率和血压
- 直立位征象(仰卧和床边悬挂)

第二级

- 运动和转移前直立位征象(仰卧、坐、站)
- 下肢活动 / 转移到椅子上后的心率和血压
- 返回床上的心率和血压

第三 ~ 六级

- 活动前坐位和站立位的心率和血压
- 活动后的即刻心率和血压
- 活动后 5 分钟的心率和血压

干、手臂、下肢运动可以缓和患者的恐惧情绪，能够帮助患者在移动过程中感到舒适。

患者需要注意一些平淡的活动过程中（如淋浴）也可伴随疲劳，需要根据情况安排休息。会客通常是常见的隐性消耗能量的事件。患者通常会客时很兴奋并且希望会客，但是随后的疲乏通常是令人不安的，帮助患者了解能量消耗的概念并不完全是体力活动，精神活动也是不可估量的。把能量消耗类比为金钱会帮助患者参与活动。告知患者具有价值一美元的能量，每做一件事都相当于消耗这一美元。然而，他们不能一次花费50~60美分，每当他们休息的时候，就像给ATM机重新快速装满钞票。通过这种方式，患者对能量的可消费性有更好的见解，也会为他们选择消耗（或保存）能量负责。

文件记录

有很多种记录物理治疗检查和干预的方式。在这类患者人群中，文件记录需要包括以下方面：

1. 客观的活动数据，包括时间、步行距离，坐位和站位运动的方式、爬楼梯的数目（阶梯的数目）、休息的次数和时间。

2. 患者在每个活动过程中的生命体征，包括在一个活动阶段记录患者当时的生命体征（如：患者步行6分钟共500米，用扶手爬了10级阶梯，没有不适症状，无任何血流动力学的异常变化）。

3. 对患者、家庭、看护人员提供的教育及他们的反应。

家庭运动项目

患者出院时需要了解的最重要的两个概念是症状识别和合适的活动指南。患者能够了解心脏症状和了解发生症状时他们应当做的事情是至关重要的。

物理治疗师制定心肌梗死后4~6周时间内的活动指南，此时心肌正在康复阶段。在这个康复阶段，体力活动包括循序渐进的步行时间，目标是在心肌梗死后的4~6周内步行能力达到每天1~2次，每次20~30分钟，建议患者舒适地行走，适合的着装，建议患者如果天气不好试着在温度适合的室内商场活动（气温低于40℉（4.4℃）并且有冷风或大于80℉（26.7℃），或者空气不佳或特别潮湿）。有些患者对环境因素非常敏感，他们应当在适合的环境条件或者室内进行活动。对于有些患者来说，家庭运动设备是可以负担的，相对于户外活动来说，这也是一个合理的可供选择的方式。考虑安全原因，患者独自在家进行活动训练之前需要对身体进行监测。这个时候患者不适合去尝试一个新的运动方式，而是应当继续采用他熟悉的运动方式。步行由于简便、熟悉而成为活动的首选。

患者的康复过程需要包括休息和低水平的活动如步行、上肢和下肢活动。建议患者每1~2个小时变化一下姿势和活动方式。例如：患者整个早上活动，整个下午休息是不明智的，很重要的一点是让患者口头概括一下他们出院后每天需要做些什么。这样能够提供一个了解患者兴趣爱好的机会，可以给出具体详细的建议，确定患者了解活动指南和节约体力的技术。

门诊第二阶段

患者通常需要在心肌梗死后4~6周做一个症状限制性运动负荷测试。基于测试的结果，不管是缺血阳性或是阴性，都需要做出运动处方。对于测试阴性的患者，常规运动处方为达到测试峰值的70%~85%，而同样有效的选择为65%~80%。需要了解运动负荷测试阴性并不代表患者就没有疾病，仍然有可能有潜在的风险，因此，最好采用保守一点的处方。

如果患者运动负荷试验阳性，则运动处方变得相对简单：在有氧运动过程中，非常重要的是使心肌耗氧量保持在患者缺血心肌耗氧量的阈值以下。记住临床测量MVO_2是通过心率和收缩压实现的，即两项乘积（RPP=HR×SBP）。重要的一点是需要考虑到缺血阈值的识别，因为应用不同的运动装备会募集不同的肌肉而导致血压会发生变化。在心率相同的情况下，血压不同，则患者的MVO_2就会有差别。例如，如果患者在平板运动时心率为100次/分，血压为140/80mmHg，而在固定自行车上的心率为100次/分，血压为160/80mmHg，自行车比起平板，虽然心率都相同，心肌却要消耗更多的能量。根据患者的缺血阈，相比起平板，心绞痛更有可能在自行车上运动时发生。比较安全的一条是不要超过90%的缺血RPP。常规的有氧运动处方的组成部分包括根据患者心脏状况制定的运动频率、强度、持续时间。

力量训练

心脏康复计划的力量训练相比较于传统的心脏康复计划，是一个额外的补充。起初的担心是抗阻运动会过度增加MVO_2和室性心律失常的风险并且被认为是有害的。Beniamini的公开研究详细阐述了这一方面。但是AACVPR在此方面的系统回顾文献上阐述了这样一个结果抗阻训练被证明对于改善力量和心血管的耐力，减少危险因素的发生和改善低危心脏病患者的自我效能感是安全有效的。抗阻训练开始可以使用弹力带和轻的手持重量[1~3lb（0.45~1.36kg）]，随后进行12~15次的重复动作。AACVPR指南进一步描述了力量训练应当在患者参加心脏康复计划至少3周以上，心肌梗死后至少5周或冠脉搭桥术后至少8周才能进行。一些对于力量训练的指南包括以下方面：①先进行小的肌群训练然后才是大肌群；②强调用力呼气；③避免持久的、紧紧地抓握；④RPE评分在11~13分；⑤用缓慢、容易控制的动作；⑥出现任何不舒服征象时立刻停止运动。美国心脏病协会、美国运动医学院、AACVPR均强调心脏损害患者的肌肉训练的重要性和支持将抗阻训练加入患者的运动计划项目中。

充血性心力衰竭患者的干预

APTA物理治疗师指南包括因心血管功能失调及衰竭所致相关运动功能及耐力受损类型（6-D型）的充血性心衰患者的管理。充血性心衰患者的总体预期康复目标取决于物理治疗干预后的恢复情况（知识点13.6）

知识点 13.6 充血性心衰 - 预期目标和期望结局

- 对于氧需求增加的生理反应改善
- 自觉症状得到改善
- 完成体力工作的能力提升
- 获得培养健康习惯、身心健康和预防的行为
- 急性或慢性病引起的残疾减少
- 次级损伤因素降低
- 社区资源的使用和认识得到改善
- ADL 的表现和独立性得到提高

运动处方

充血性心衰患者的运动项目是近期才提出的。以往患者的心功能如果被认为太差而不适宜参加运动，目前认为不仅可以参与运动，并且，运动被推荐为医疗管理项目中不可或缺的一部分。有研究表明心衰患者可以安全的进行运动，并且规律的锻炼可以改善心功能、生活质量、运动能力和减少并发症。

力量训练和外周适应性训练的安全性和重要性也被广泛的研究。采用多学科的方法包括在运动项目开始前进行全面的体格检查，了解患者的总体症状和药物治疗情况。在患者血流动力学稳定的情况下应从低强度的训练开始。充血性心衰是一个多系统的疾病，它不仅影响心脏，同时也影响外围肌肉和动脉。有研究证明了骨骼肌和呼吸肌的肌纤维出现了萎缩，动脉血管舒张功能也出现了改变。运动证明可以减少这些不良的改变。因此，一个运动项目不仅仅应当考虑全身的情况，也应当考虑外周耐力训练、低强度的抗阻训练、呼吸肌训练。当患者处于充血性心衰代偿期即可以开始运动训练。知识点 13.7 提供了心衰患者开始运动的相关纳入标准及改变及终止运动的相关标准。

知识点 13.7 心衰患者运动修正或终止的标准

- 明显的呼吸困难或疲劳
- 呼吸频率 >40 次 / 分
- 出现第三心音
- 肺部啰音增加
- 在平稳阶段或进阶运动过程中心率或血压分别下降 >10bpm 或 mmHg
- 中心静脉压增加超过 10mmHg
- 发汗、苍白或精神错乱

运动开始的标准

- 充血性心衰代偿
- 呼吸频率 <30 次 / 分可以舒适地谈话没有呼吸困难的症状
- 中度疲惫程度以下
- 心脏指数 >2.0L/min
- 中心静脉压 <10mmHg
- 啰音出现的范围小于 1/2 的肺部
- 安静心率小于 120 次 / 分

有氧运动

有大量的研究表明有氧运动对充血性心衰患者有益，运动处方必须保持低强度，当患者耐受时逐渐增加运动时间。总体而言，有氧运动训练包括低强度的运动，并且逐渐增加强度、频率和时间。强度必须以呼吸困难的程度或主观劳累程度评分来监测，并且保持在一个非常轻松的等级。心率不能够作为评估强度的方式，因为有各种药物有可能影响到它，包括 β 受体阻滞剂等。同样重要的一点是在正常的心脏，心率的增加伴随着收缩力的增强，而在心衰的心脏，心率的增加有可能导致力量的下降，被称为负阶梯效应。

监测血压反应对于确定心排出量是否能够维持有氧运动是至关重要的。有氧运动过程中血压的下降表示心脏不能够在运动的时候维持正常的心排出量。对于这些患者，治疗师需要选择减少有氧的部分，专注更多在力量训练上，以达到外周适应而不是中央适应。通过力量训练外周肌肉，治疗师可以增加线粒体的数目和肌肉水平的血氧利用，因而使肌肉产生更多的能量维持活动，而不用给心脏施加更多的压力。

有两个重要的研究阐述了心衰患者的运动训练的益处。2006 年 van Tol 的一个荟萃分析研究了关于收缩性心衰的 35 个随机交叉对照分析。这些研究的平均运动包括有氧运动 3 次 / 周，每次 60 分钟，共 12 周。研究者发现 6 分钟步行测试的距离平均增加了 46.2 米，此研究荟萃包括了 15 个研究，共 599 名患者。31 个研究大概 1240 名患者，最大氧耗量通过运动后增加了 2.06ml/(kg·min)。研究者同样发现安静时舒张压、安静时心排出量和安静时心率通过运动后都有改善。最终，患者同样被证实经过 12 周的运动训练，LVEF 增加，患者对于强度的耐受也明显提高。一项由 Smart 和 Marwick 的系统回顾荟萃了包含 2387 名训练对象的 81 个研究，共包括 1197 名受试患者，60 000 小时运动时间。每项研究的平均对象数目是 30 ± 25；平均年龄为 59 ± 7 岁，平均 EF 为 27% ± 7%。调查者报告显示有氧运动训练研究(n=40)证实 VO_{2max} 增加了 16.5%。除此之外，单纯利用力量训练研究(n=3)证实 VO_{2max} 增加了 9.3%，联合有氧和力量训练项目的研究证实(n=30)VO_{2max} 增加了 15%。临床上，这意味着个体的 VO_{2max} 由 15ml/(kg·min)可以增加到 17.4ml/(kg·min)，换算后大约为 0.68MET，并且能够维持在水平面步行。知识点 13.8 的证据概要列出了心衰患者相关的运动作用研究。

力量训练

力量训练对于心衰患者改善外围肌肉力量和耐力是非常重要的组成部分。轻度抗阻力的活动证明在这类人群中是安全的。抗阻训练的方式包括使用弹力带进行轻度上肢和下肢活动或轻重量抗阻运动。Braith 和 Beck 提供给临床医师证据表明抗阻训练对改善骨骼肌形态有帮助，并且提供了临床指南抗阻运动的处方。知识点 13.9 对心衰患者抗阻运动进行了推荐。

知识点 13.8 证据概要充血性心衰患者运动的影响调查研究

第一作者（引用）	实验设计	对照组（n）	运动组	训练时间、频率、持续时间	训练强度	氧耗量的改变
Adamopoulos	交叉	20	24	30 分钟，5 次 / 周，12 周	60%~80% 最大心率；有氧	15%
Barlow	纵向		23	60 分钟，3 次 / 周，16 周	50%1RM；90% 无氧阈；有氧 + 力量	3%
Delagardelle	纵向		20	40 分钟，3 次 / 周，12 周	50%~75% 最大氧耗量；60%1RM	0% 力量 8% 有氧
Harris	纵向		24	30 分钟 5 次 / 周，6 周	70% 最大心率；有氧	4%
Kemppainen	随机对照	7	9	45 分钟，3 次 / 周，20 周	70% 最大氧耗量；有氧 + 力量	27%
Stolen	随机对照	11	9	45 分钟 3 次 / 周，20 周	50%~70% 最大氧耗量；有氧 + 无氧	27%
Malfatto	随机对照	15	30	60 分钟，5 次 / 周，12 周	40%~50% 最大氧耗量；有氧	18%
Radzewitz	纵向	88		25 分钟 3 次 / 周，4 周	60%~80% 最大氧耗量；有氧 + 力量	11%
Santoro	纵向	6		90 分钟，3 次 / 周，16 周	50%~60% 最大氧耗量；50% 1RM；有氧 + 力量	18%
Vibarel	纵向		10	46 分钟，3 次 / 周，8 周	70%~80% 最大氧耗量；有氧	22%

知识点 13.9 充血性心衰患者的抗阻训练推荐

	NYHA 第 I 级	NYHA 第 Ⅱ ~ Ⅲ 级
频率	2~3 天 / 周	1~2 天 / 周
持续时间	25~30 分钟	12~15 分钟
强度	50%~60%，1RM	40%~50%，1RM
组数	2~3	1~2
重复次数	6~15	4~10

呼吸肌训练

呼吸锻炼和吸气肌训练被证明对心衰患者有益。腹式呼吸有可能减少辅助呼吸肌的过度应用，减少呼吸做功。缩唇呼吸也不仅可以促进 COPD 患者呼吸末的压力同时也适用于充血性心衰的患者，缩唇呼吸对于帮助减慢心衰患者的呼吸频率也是很有帮助的。

心衰患者通常被认为呼吸肌功能减退。呼吸肌力量可以通过一个装置即吸气训练仪加强。患者呼吸的最大吸气压可以通过这种仪器得到改善，它还可以抵抗吸气，从而加强吸气肌的力量。一个公认的方法是用吸气训练仪以 20% 最大吸气压力训练，每天 3 次，每次 5~15 分钟。

活动节奏和节约能量的技巧

心衰患者需要有节奏的活动和节约能量来减少心脏做功。下面列举的一些技巧可能对患者有帮助：

- 当患者感到劳累前推荐他们频繁的中途休息。
- 当患者参与的活动需要消耗更大的能量时，选择在他们一天之中最充满能量的时候进行。
- 提前考虑到一些有可能避免的活动然后委派给其他人员。
- 在休息间歇交替安排简单和复杂的活动。
- 根据所处的环境使活动更简单，当做一些费力的活动时尽可能坐下完成。

心脏病患者的教育

对于心脏病患者，患者和家庭的健康教育应连贯并取决于患者的基线状态和接收信息的程度。物理治疗师，同健康护理小组其他成员一样，必须确定患者和家庭的接受能力来了解和接受这些信息。合适的出院或门诊教育专题需要包括以下方面：

1. 活动指南　患者需要了解详细的活动指南，包括制定好的运动计划和休闲活动时间和休息安排。

2. 自我监测　患者需要通过一系列的方法来监测他们活动的强度。两种常见的方法是脉搏触诊和 RPE 评分。因为许多老年患者触诊的敏感性降低，所以 RPE 评分对他们而言则更简单并且更可靠。那些可以通过脉搏触诊或者有心率监护的患者则更建议仍选择这样的方法。自我监测不仅包括心率和 RPE，同时需要留意到其他的症状也可提示运动的不耐受，如头晕、精神错乱、呼吸困难、在活动中不能完成一个简短的对话。充血性心衰患者通常会应用呼吸困难评分和 Borg RPE 评分量表。

3. 症状识别和应对　能够识别具体的心脏症状，了解如何应对是患者健康教育的一个关键。患者需要一些书面信息，是关于他们参加活动时有可能出现不适症状的一些信息，例如：何时呼叫治疗师或去医院。心绞痛是最常见的冠状动脉疾病相关的症状，还有体重增加[1~2天内增加2lb(0.91kg)]，呼吸困难、下肢水肿，睡眠时枕头抬高都是常见的充血性心衰的症状。

4. 营养 患者通常需要和营养师讨论他们平常的饮食习惯，营养师会根据需要提供一些更有益于心脏健康的建议。通常建议心脏病的患者减少脂肪摄入，有充血性心衰的患者需监测水盐摄入。

5. 药物 患者需要有书面的关于他们服用的药物信息，潜在副作用、剂量、服用时间。患者需要知道哪一种非处方药如感冒药、过敏药、抗炎药物等他们需要避免服用，因为有些药物和他们的处方药物有可能发生相互作用，还需要建议患者停用所有的中草药和补品。

6. 生活方式问题 有很多因素影响患者在心脏事件发生后是否会返回工作。许多心脏事件发生前仍被雇佣的CAD患者通常会返回工作。而充血性心衰的患者大多是年老的人群，与CAD患者相比较，很多都已经退休了。

对于某些患者来说，恢复性生活可能是一个不舒服的话题。其中患者有许多顾虑的方面（如恐惧、焦虑、担忧、缺少性欲）。需要鼓励患者及其伴侣相互说出他们的担心，从他们的健康护理小组寻找相关的信息。有些药物（如β受体阻滞剂）可能会抑制性冲动，患者对此与医师交流是非常重要的，这时另一种或一类药物治疗可能更能接受。当患者已经准备要恢复性生活，他们白天的精力水平应当更适合他们，他们可以外出步行或舒适地爬楼梯，这样他们才有可能为性生活做好准备。让患者知道性生活不像其他身体活动方式那样消耗能量，计划、步行、热身对于一个好的结局贡献很大。在有些病例中，医师会推荐在性生活之前预防性服用硝酸甘油。

7. 知识点13.10推荐的美国充血性心衰患者健康和人类服务临床指南关于患者、家庭、护理者的教育和咨询信息。

知识点13.10 患者、家庭、护理者的教育、咨询建议主题

一般咨询

- 解释心衰和症状出现的原因
- 心衰的诱因或可疑诱因
- 可能出现的症状
- 心衰加重时的症状表现
- 如果症状加重应当做些什么
- 日常体重的自我监测
- 患者的职责说明
- 戒烟的重要性
- 治疗计划中家庭成员或其他护理人员的职责
- 有资质的当地支持组织的可用性和价值
- 流感和肺炎球菌疾病的疫苗接种的重要性

知识点13.10 患者、家庭、护理者的教育、咨询建议主题 续

预后

- 预期寿命
- 预立遗嘱
- 家庭成员在死亡突然发生时给予建议

活动建议

- 娱乐、休闲和工作活动
- 锻炼
- 性生活，性生活困难和应对策略

饮食建议

- 限制钠的摄入
- 避免过量水液摄取
- 液量限制(如有需要)
- 戒酒

药物治疗

- 药物对生活质量和生存的作用
- 剂量
- 可能出现的副作用以及如果出现时的应对方法
- 处理复杂医学治疗的机理
- 降低医疗费用或寻求财政支援

服从治疗护理计划的重要性

心理/社会问题

心脏疾病并不仅仅只是产生新的情绪上的问题，同时也会加强心脏事件发生前已经存在的其他问题。告知患者许多因素只是心脏事件的普通并发症以消除他们的疑虑。鼓励他们只要有需求就寻找指导和咨询（如健康护理、咨询、宗教）。

许多研究列出了冠状动脉搭桥后情绪低落的关系。尽管情绪低落是存在的，但是客观的测量CABG对随后产生的情绪低落的直接影响十分困难。有一部分困难来自于情绪低落量表的使用（Beck或CES-D）、分级标准、术前情绪状态和性别。Burg等人报告了在2003年89名男性经过术前和术后两年随访的两个研究。研究发现术前抑郁是一个与术后疼痛时间延长及不能够恢复以往活动的独立的预测因子。Blumenthal等对817例患者术前到术后平均5.2年的研究发现基准线在中等至严重抑郁的患者相比较于没有抑郁的患者存在术后持续的死亡率增高。Ai等报告指出患者术前存在合并症会明显影响到是否产生抑郁。Mckhann等在124例患者的研究中得出大部分患者在术后出现抑郁实际上是在术前即有抑郁的症状。Pirraglia等报告了237例患者中43%被分类为术前抑郁，只有23%为术后抑郁。影响术后评分的因素包括ICU中住院时间的长短和社会资助的数额。术后抑郁与术前抑郁相比较有下降在Lindquist等2003年的文献中得到了支持，他们研究了650例男性和女性发现经过了手术，他们与术前相比忧虑和抑郁减少了。同样，他们报道经过1年的术后随访发现，女性生活质量评分比男性要低。Westin 等同样报告了一项关于 CABG 后抑郁和生活质量（QOL）结局的性别差异，在超过 300 例患者的研究中，女性的 QOL 低于男性，但是抑郁评分在 CABG 后一月和一年的随访发现均高于男性。Phillips 等研究报告女性相比较于男性，经过一年的 CABG 术后随访发现，有更高的认知障碍和焦虑发生率。物理治疗师因此需要注意到经过外科手术后抑郁的存在，同样作为健康护理小组的一员，应该帮助给予患者合适的护理指导和支持。

冠状动脉疾病的一级预防

没有诊断为 CAD 但是有明确的危险因素的患者需要建议他们采取可以改变危险因素的生活方式。通过个体化的教育和运动指南的健康教育和初级预防项目尝试改变患者的危险因素进而预防 CAD 的发生。

指导患者进行适合的饮食指导，包括低脂肪、充足的纤维素、矿物质和维生素、低盐，特别是在患者患有高血压的情况下。除了降低整体的脂肪摄入，患者还需要减少饱和脂肪酸的摄入和反式脂肪酸的摄入。同型半胱氨酸水平的增高会增加动脉内皮疾病发生的风险。叶酸，一种维生素 B，可以降低同型半胱氨酸的水平，如果需要减重，需要鼓励患者咨询营养专家然后设计一个合理的饮食计划。需要鼓励患者逐渐增加他们的耐力活动，如步行的目标达到 30~40 分钟（不包括热身和最后的放松），每周 4 次。美国运动医学研究院和美国心脏协会建议每位超过 40 岁的有超过 2 种危险因素的人群在开始进行有氧运动或力量训练项目之前进行运动负荷试验，运动负荷试验的目的是确认患者有无潜在的缺血存在。

如果没有缺血存在，一个标准的有氧运动处方包括以下方面：

- 强度：有氧运动训练峰值心率的 70%~85%。
- 时间：30~40 分钟有氧运动训练；5~10 分钟的热身和最后放松。
- 频率：每周 3~4 次。

最大心率可以通过 220 减去年龄计算得出。但是，这个不是对于任何个体都是准确的，并且当患者服用任何的心脏药物如 β 受体阻滞剂等，都可能降低最大心率，因而是不准确的。同样建议额外的中等强度的抗阻运动，一开始也要监测心率和血压。

其他 CAD 危险因素的改变也是初级预防干预能否成功的关键。鼓励患者确定危险因素，找出解决方法改变他们。有很多戒烟的团体或医疗监督项目可以让患者尝试参加。力量训练项目可以多种多样，也可以按个体进行个性化的设计。适合的长期服用的药物的应用对控制危险因素如抗高血压、抗高血脂、降低血糖、抗焦虑或抗抑郁等，都是项目能否成功的关键性因素。

高血压，作为美国最广泛的心血管疾病，是导致心血管病死亡率和并发症最强的因素。美国高血压预防、检查、评估、治疗联合会推荐一个改变生活方式的多因素的方法和建议，包括降低体重、身体活动、低钠饮食等作为高血压的决定性或附加性治疗。

总结

身体活动对于所有个体都是非常重要的，特别是对于那些已经被诊断为心血管病或充血性心衰的患者。有心脏疾病的患者应当了解一个长期连续的运动项目是控制他们疾病的一部分，并和他们的药物治疗同样重要。有心脏病意味着患者需要了解他能够安全参与不论是娱乐性还是运动处方的活动身体指标。物理治疗师的首要原则就是要提供给所有患者一个安全的运动处方。

在患病期间，减少活动有可能导致非常严重的后果。与其相悖论的是，做的活动越少，则能做的活动越少，从而导致工作能力降低。因此，有关所有活动的能量消耗增加，心脏实际工作也越用力。不鼓励患者直到他们达到医学稳定状态才重新开始活动，这是非常有伤害的行为。作为物理治疗师，我们的原则很明确：了解疾病过程的病理生理学，仔细检查患者，然后建议一个安全的康复项目。最终的目标是改善患者对活动的生理学应答，降低心血管系统的做功。

复习思考题

1. 讨论 NSTEMI（非 ST 段抬高型心肌梗死）和 STEMI（急性 ST 段抬高型心肌梗死）之间的关键性的区别。
2. 讨论三种不同类型心绞痛的区别。如何指导你的患者进行症状的识别？
假如患者在治疗过程中出现心绞痛，描述一下采取怎样的物理治疗措施？
3. 讨论给做过正中胸骨切开手术的患者什么样的胸骨护理注意事项。
4. 讨论一下代偿性和非代偿性慢性心力衰竭的区别。
5. 讨论装有起搏器患者做物理治疗时的注意事项。
6. 讨论急性冠脉综合症的患者在行 I 期心脏康复时的预期目标、健康教育和治疗干预措施。
7. 讨论慢性心力衰竭患者的预期目标和治疗指南。
8. 描述一个心衰患者做能够耐受的有氧运动训练项目时需要的注意事项。

病例分析

一位58岁的男性患者至当地急诊室就诊,主诉是前一夜晚有呼吸急促和入睡困难。患者需要整夜坐起才能使症状稍微减轻。患者至急诊室就诊是因为他由于呼吸急促越来越严重已经无法准备工作。患者诉最近几个月时有反复的呼吸急促,通常与体力活动有关;当休息后患者的症状则缓解。今日患者是第一次出现影响睡眠的症状。

既往史

- 冠心病:4年前曾有心肌梗死;
- 高胆固醇血症;
- 周围血管病。

用药史

- 地高辛、卡托普利、呋塞米、地尔硫䓬、辛伐他汀。

家族史/社会史

- 患者是全职工程师;每月外出旅行3~4天;
- 已婚,与妻子居住于建在2英亩土地上的2层楼房;3名大学学龄的子女;
- 患者是一名狂热的高尔夫球手;热爱园林绿化。

体格检查

- 心脏听诊:第一心音、第二心音正常;可闻及第三心音;未及第四心音;2/6级收缩期杂音;
- 肺部听诊:湿啰音1/3肺;
- 心律/心率:律不齐,140次/分;
- 血压:100/60mmHg;
- 呼吸频率:26次/分;
- 氧饱和度:90%;
- 颈静脉扩张:5cm;
- 超声心动图:心尖部活动异常、远端室间隔和前壁活动异常,心房和左室扩大;
- 胸片:未查。

实验室检查

- 酶学结果未出;除了尿素氮和肌酐外全血细胞计数、白色的嗜中性粒细胞淋巴细胞计数轻度增高;
- BNP:900pg/ml;
- 患者住院2日用药已经调整。在此期间患者需要进行进一步的检查,包括心电平板运动试验。

心电平板运动试验结果

- 布鲁斯方案:4分钟;最大摄氧量;20ml/(kg·min)(约6METs);对应最大心率130次/分;血压120/60mmHg;
- 心电图:阴性,无心肌缺血、胸痛表现;
- 中止运动原因:疲劳不能耐受;
- 心电平板运动试验后立刻检查:可闻及第三心音;
- 运动训练和出院计划中应包含物理治疗和作业治疗。

患者目标

- 回归工作
- 恢复步行
- 在未来的五周中准备在他花园里春种

物理治疗干预

- 运动耐力通过低级别的站和坐的训练,以及步行5分钟

生命体征

- 坐位(休息):心率:90 次 / 分;血压 110/60mmHg
- 坐位训练:心率:108 次 / 分;血压 110/60mmHg
- 站立(休息):心率:110 次 / 分;血压 108/60mmHg
- 站立训练:心率:116 次 / 分;血压 110/60mmHg
- 5 分钟步行:1000 英尺(300 米);心率 120 次 / 分;血压 116/60mmHg

家庭指导

- 与患者及患者家属会面讨论关于未来 4~8 周的出院计划

跟踪随访

- 患者在 3 个月后回到他的治疗医师处,超声心动图提示心脏的射血分数维持在 30% 未变,患者称他一直遵循着出院计划

生命体征

- 心率 100 次 / 分;血压 116/70mmHg(休息)
- 患者称自我感觉很好,想要回归正常生活

指导性问题

1. 什么是合理的当前诊断? 确定每一条你用来做这个诊断信息(你如何解释它);
2. 解释患者当前症状的病理生理学。讨论与他症状相关的心率和心律的特征;
3. 如果患者的症状和体征恶化,他就会进入冠心病监护中心。
a. 你觉得漂浮导管的血流动力学参数会是什么样的?
b. 你认为哪些症状和体征会使患者进入冠心病监护中心;
c. 可能是什么原因致使他的症状或体征加重;
d. 在冠心病监护中心,应该使用什么样的药物或是治疗措施。
4. 患者的心律会是什么样的? 为什么? 你认为可能会是什么原因?
5. 你认为胸部 X 线片会是什么样的? 为什么?
6. 患者的生命体征对于物理治疗的反应,你会有什么干预措施?你下一个阶段有什么计划。
7. 当患者在家时,你会给患者推荐什么样的运动处方(形式、强度、持续时间、间隔时间)。

参考文献

1. Roger, VL, et al: Executive summary: Heart disease and stroke statistics—2011 update: A report from the American Heart Association. Circulation 123:e18–e209, 2011.
2. Xu, J, et al: Deaths: Final data for 2007. Natl Vital Stat Rep 58: 1–135, 2010.
3. National Center for Health Statistics. Health Data Interactive. Retrieved August 20, 2011, from www.cdc.gov/nchs/hdi.htm.
4. Barnett, E, et al: Men and Heart Disease: An Atlas of Racial and Ethnic Disparities in Mortality, ed 1. Office of Social Environment and Health Research, Morgantown, WV, 2001.
5. Gray, H, Williams, PL, and Bannister, LH: Gray's Anatomy: The Anatomical Basis of Medicine and Surgery, ed 38. Churchill Livingstone, New York, 1995.
6. Frownfelter, D, and Dean, E: Cardiovascular and Pulmonary Physical Therapy: Evidence and Practice, ed 4. Mosby–Elsevier, St. Louis, 2006.
7. DeTurk, W, and Cahalin, L: Cardiovascular and Pulmonary Physical Therapy: An Evidence-Based Approach, ed 2. McGraw-Hill, New York, 2010.
8. Guyton, AC, and Hall, JE: Textbook of Medical Physiology, ed 11. Elsevier, Philadelphia, 2006.
9. Hillegass, E: Essentials of Cardiopulmonary Physical Therapy, ed 3. Elsevier, St. Louis, 2011.
10. Fuster, V, Walsh, R, and Harrington, R: Hurst's the Heart, ed 13. McGraw-Hill, New York, 2011.
11. Bonow, R, et al: Braunwald's Heart Disease: A Textbook of Cardiovascular Medicine, ed 9. Elsevier, Philadelphia, 2012.
12. Hungerford, J, and Little, C: Developmental biology of the vascular smooth muscle cell: Building a multilayered vessel wall. J Vasc Res 36:1, 1999.
13. Berne, RM, and Levy, MN: Cardiovascular Physiology, ed 9. Elsevier, St. Louis, 2007.
14. Fox, S: Human Physiology, ed 11. McGraw-Hill, Boston, 2009.
15. ACSM's Guidelines for Exercise Testing and Prescription, ed 8. Lippincott Williams & Wilkins, Philadelphia, 2010.
16. Braunwald, E, et al: Heart Disease: A Textbook of Cardiovascular Medicine, ed 8. Elsevier, Philadelphia, 2008.
17. Ganong, WF: Review of Medical Physiology, ed 21. McGraw-Hill, New York, 2003.
18. Lentner, C (ed): Geigy Scientific Tables, ed 8. Ciba Geigy, Basel, Switzerland, 1981.
19. Phillips, RE, and Feeney, MK: The Cardiac Rhythms, ed 3. WB Saunders, Philadelphia, 1990, p 44.
20. Hellerstein, HK, et al: Principles of exercise prescription. In Naughton, JP (ed): Exercise Testing and Exercise Training in Coronary Heart Disease. Academic, New York, 1973, p 147.
21. Naughton, J, and Haider, R: Methods of exercise testing. In Naughton, JP, and Hellerstein, HK (eds): Exercise Testing and Exercise Training in Coronary Heart Disease. Academic, New York, 1973, p 80.
22. Fryar, CD, et al: Hypertension, high serum total cholesterol, and diabetes: Racial and ethnic prevalence differences in U.S. adults, 1999–2006. NCHS Data Brief, pp 1–8, 2010.
23. Hertz, RP, et al: Racial disparities in hypertension prevalence, awareness and management. Arch Intern Med 165:2098–2104, 2005.

24. Chobanian, AV, et al: US Department of Health and Human Services: The Seventh Report of the Joint National Committee on Prevention, Detection, Evaluation, and Treatment of High Blood Pressure. NIH Publication No. 03-5233. National Institutes of Health, National Heart, Lung, and Blood Institute, 2003.
25. Kannel, WB, et al: Epidemiological assessment of the role of blood pressure in stroke. JAMA 276:1269, 1996.
26. American Physical Therapy Association: Guide to Physical Therapist Practice, ed 2. Phys Ther 81(1):471, 2001.
27. Kannel, WB, et al: Factors of risk in the development of coronary heart disease—six-year follow-up experience. The Framingham Study. Ann Intern Med 55:33, 1961.
28. Kannel, WB, Castelli, WP, and Gordon, T: Cholesterol in the prediction of atherosclerotic disease. New perspectives based on the Framingham study. Ann Intern Med 90(1):85, 1979.
29. Wilson, PW: Established risk factors and coronary artery disease, the Framingham Study. Am J Hypertens 7(7 pt 2):7S, 1994.
30. Grundy, SM, et al: Assessment of cardiovascular risk by use of multiple-risk-factor assessment equations: A statement for health care professionals from the American Heart Association and the American College of Cardiology. Circulation 100(13):1481, 1999.
31. Berry, C, Tardif, JC, and Bourassa, MG: Coronary heart disease in patients with diabetes. I. Recent advances in prevention and noninvasive management. J Am Coll Cardiol 49:631–642, 2007.
32. Moore, K, and Dalley, A: Clinically Oriented Anatomy, ed 5. Lippincott Williams & Wilkins, Baltimore, 2006.
33. Huether, S, and McCance, K: Understanding Pathophysiology, ed 3. Elsevier, St. Louis, 2004.
34. Pandey, S: A review on pathology of myocardial ischemia and various types of novel biomarkers. Int J Pharm Sci Rev Res 2:1, 2010.
35. Ross, R: Atherosclerosis—an inflammatory disease. N Engl J Med 340:115–126, 1999.
36. Cahalin, LP, LaPier, TK, and Shaw, DK: Sternal precautions: Is it time for change? Precautions versus restrictions—a review of the literature and recommendations for revision. Cardiopulm Phys Ther J 22(1):5–13, 2011.
37. El-Ansary, D, Waddington, G, and Adams, R: Measurement of non-physiological movement in sternal instability by ultrasound. Ann Thorac Surg 83:1513–1517, 2007.
38. Irion, G, et al: Effects of upper extremity movement on sternal skin stress. Acute Care Perspectives 15:3–6, 2006.
39. El-Ansary, D, Waddington, G, and Adams, R: Relationship between pain and upper limb movement in patients with chronic sternal instability following cardiac surgery. Physiother Theory Pract 23(5):273–280, 2007.
40. Bahrami, H, et al: Differences in the incidence of congestive heart failure by ethnicity: The multi-ethnic study of atherosclerosis. Arch Intern Med 168:2138–2145, 2008.
41. Swedberg, K, et al: Guidelines for the diagnosis and treatment of chronic heart failure: Executive summary (update 2005): The Task Force for the Diagnosis and Treatment of Chronic Heart Failure of the European Society of Cardiology. Eur Heart J 26:1115, 2005.
42. Lev, D, et al: Long term trends in the incidence of and survival with heart failure. N Engl J Med 347:1397, 2002.
43. Loehr, LR, et al: Heart failure incidence and survival (from the Atherosclerosis Risk in Communities study). Am J Cardiol 101: 1016–1022, 2008.
44. Chatterjee, K, and Massie, B: Systolic and diastolic heart failure: Differences and similarities. J Cardiac Fail 13:569–576, 2007.
45. Parish, TR, Kosma, M, and Welsh, M: Exercise training for the patient with heart failure: Is your patient ready? J Cardiopulm Phys Ther 18(3):12, 2007.
46. Watchie, J: Cardiovascular and Pulmonary Physical Therapy—A Clinical Manual, ed 2. Saunders Elsevier, St. Louis, 2010.
47. Goodman, CC, Boissenault, WG, and Fuller, KS: Pathology: Implications for the Physical Therapist, ed 3. Elsevier, St. Louis, 2009.
48. Cahalin, LP: Heart failure. Phys Ther 76:516–533, 1996.
49. Cahalin, LP: Physiotherapy for the disablement of heart failure—part II. Physiother Singapore 3:31–38, 2000.
50. Mitchell, SH, et al: Oxygen cost of exercise is increased in heart failure after accounting for recovery costs. Chest 124:572–579, 2003.
51. Piña, et al: Exercise and heart failure: A statement from the American Heart Association Committee on Exercise, Rehabilitation, and Prevention. Circulation 107:1210–1225, 2003.
52. Warburton, DER, and Mathur, S. Skeletal muscle training in people with chronic heart failure or chronic obstructive pulmonary disease. Physiother Can 56(3):143–157, 2004.
53. Lipkin, DP, et al: Abnormalities of skeletal muscle in patients with chronic heart failure. Int J Cardiol 18(2):187, 1988.
54. Poole-Wilson, PA, Buller, NP, and Lipkin, DP: Regional blood flow, muscle strength and skeletal muscle histology in severe congestive heart failure. Am J Cardiol 62(8):49E–52E, 1988.
55. Bickley, L: Peripheral vascular system. In Bickley, L (ed): Bates' Guide to Physical Examination and History Taking, ed 8. Lippincott, Philadelphia, 2003.
56. Jarvis, C: Physical Examination and Health Assessment, ed 3. WB Saunders, Philadelphia, 2004.
57. Schlant, RC, and Sonnenblick, EH: Pathophysiology of heart failure. In Alexander, RW, Schlant, RC, and Fuster, V (eds): Hurst's the Heart, ed 9. McGraw-Hill, New York, 1998.
58. Atsumi, H, et al: Cardiac sympathetic nervous disintegrity is related to exercise intolerance in patients with chronic heart failure. Nucl Med Commun 19:451, 1998.
59. Linjiing, X, et al: Effect of heart failure on muscle capillary geometry: Implications for O_2 exchange. Med Sci Sports Exerc 30:1230, 1998.
60. Lunde, PK, et al: Skeletal muscle fatigue in normal subjects and heart failure patients: Is there a common mechanism? Acta Physiol Scand 162:215, 1998.
61. Vescovo, G, et al: Apoptosis in the skeletal muscle of patients with heart failure: Investigation of clinical and biochemical changes. Heart 84(4):431, 2000.
62. Rocca, HPBL, et al: Oxygen uptake kinetics during low level exercise in patients with heart failure: Relation to neurohormones, peak oxygen consumption, and clinical findings. Heart 81:121, 1999.
63. Bank, AJ: Effects of short-term forearm exercise training on resistance vessel endothelial function in normal subjects and patients with heart failure. J Card Fail 4:193, 1998.
64. Genth-Zotz, S, et al: Changes of neurohumoral parameters and endothelin-1 in response to exercise in patients with mild to moderate congestive heart failure. Int J Cardiol 30:137, 1998.
65. Yan, AT, Bradley, TD, and Liu, PP: The role of continuous positive airway pressure in the treatment of congestive heart failure. Chest 120(5):167, 2001.
66. Mansfield, DR, et al: Controlled trial of continuous positive airway pressure in obstructive sleep apnea and heart failure. Am J Respir Crit Care Med 169(3):361, 2004.
67. Januzzi, JL, Jr: Natriuretic peptide testing: A window into the diagnosis and prognosis of heart failure. Cleve Clin J Med 73(2):149–152, 155–157, 2006.
68. Norman, JF, et al: Relationship of resting B-type natriuretic peptide level to total cardiac work and total physical work capacity in heart failure patients. J Cardiopulm Rehabil Prev 29:310–313, 2009.
69. Felker, MG, et al: N-terminal pro-brain natriuretic peptide and exercise capacity in chronic heart failure: Data from the Heart Failure and a Controlled Trial Investigating Outcomes of Exercise Training (HF-ACTION) study. Am Heart J 158(4):S37–S44, 2009.
70. Avezum, A, et al: Beta-blocker therapy for congestive heart failure: A systemic overview and critical appraisal of the published trials. Can J Cardiol 14:1045, 1998.
71. Cleland, JG, et al: Beta-blockers for chronic heart failure: From prejudice to enlightenment. J Cardiovasc Pharmacol 32:S36, 1998.
72. Ciccone, CD: Current trends in cardiovascular pharmacology. (Special series: Cardiopulmonary Physical Therapy.) APTA 1: 1–22, 1996.
73. Salukhe, TV, Dimopoulos, K, and Francis, D: Cardiac resynchronization may reduce all-cause mortality: Meta analysis of preliminary COMPANION data with CONTAK-CD, InSync ICD, MIRACLE and MUSTIC. Int J Cardiol 93(2-3):101, 2004.
74. Paz, JC, and West, MP: Acute Care Handbook for Physical Therapists, ed 3. Butterworth & Heinemann, Boston, 2009.
75. Plowman, SA, and Smith, DL: Exercise Physiology for Health, Fitness and Performance, ed 3. Lippincott Williams & Wilkins, 2011.
76. Watchie, J: Cardiovascular and Pulmonary Physical Therapy, ed 2. Saunders Elsevier, St. Louis, 2010.

77. Dubin, D: Rapid Interpretation of EKG's, ed 6. Cover Publishing, Tampa, FL, 1996.
78. Jones, SA: ECG Success: Exercises in ECG interpretation. FA Davis, Philadelphia, 2008.
79. Brugada, P, et al: A new approach to the differential diagnosis of a regular tachycardia with a wide QRS complex. Circulation 83(5):1649, 1991.
80. ACC/AHA/NASPE 2002 guideline update for implantation of cardiac pacemakers and antiarrhythmia devices: Summary article. Circulation 106:2145–2161, 2002.
81. Mallela, VS, et al: Trends in cardiac pacemaker batteries. Ind Pacing Electrophysiol J 4(4):201–212, 2004.
82. Martinez, C, et al: Pacemakers and defibrillators: Recent and ongoing studies that impact the elderly. Am J Geriatr Cardiol 15(2): 82–87, 2006.
83. West, M, Johnson, T, and Roberts, SO: Pacemakers and implantable cardioverter defibrillators. In American College of Sports Medicine: ACSM's Exercise Management for Persons with Chronic Diseases and Disabilities. Human Kinetics, Champaign, IL, 1997, p 37.
84. Harvard Heart Letter: Hazards for patients with cardiac pacemakers and defibrillators. Harvard Heart Lett 19:6, 1999.
85. Mitrani, RD, et al: Cardiac pacemakers. In Fuster, V, Alexander, RW, and O'Rourke, RA (eds): Hurst's The Heart, ed 10. McGraw-Hill, New York, 2001.
86. Dias, KJ, Collins, SM, and Cahalin, LP: Physical therapy implications in managing patients with pacemakers and defibrillators. Cardiopulm Phys Ther J 17(2), 2006.
87. Keteyian, SJ, and Brawner, C: Cardiac transplantation. In American College of Sports Medicine: ACSM's Exercise Management for Persons with Chronic Diseases and Disabilities. Human Kinetics, Champaign, IL, 1997, p 54.
88. Cahalin, LP: Physiotherapy for the disablement of heart failure—part II. Physiother Singapore 3:31–38, 2000.
89. Edmondstone, WM: Cardiac chest pain: Does body language help the diagnosis? BMJ 311(7021):1660, 1995.
90. Goodman, CC, Boissenault, WG, and Fuller, KS: Pathology: Implications for the Physical Therapist, ed 3. WB Saunders, 2009.
91. Frese, E, Fick, A, and Sadowski, S: Blood pressure measurement guidelines for physical therapists. Cardiopulm Phys Ther J 22(2): 5–12, 2011.
92. Tingle, LE, Molina, D, and Calvert, CW: Acute pericarditis. Am Fam Physician 76(10):1509, 2007.
93. Collin, V: Contribution to diseases of the heart and pericardium: I. Historical Introduction. Bull N Y Med Coll 18:1, 1955.
94. Bendjelid, K, and Pugin, J: Is Dressler syndrome dead? Chest 126(5):1680, 2004.
95. McGuinness, ME, and Talbert, RL: Cardiovascular testing. In Dipiro, J (ed): Pharmacotherapy: A Pathophysiologic Approach. McGraw-Hill, New York, 2002.
96. Pollentier, B, et al: Examination of the Six Minute Walk Test to determine functional capacity in people with chronic heart failure: A systematic review. Cardiopulm Phys Ther J 21(1):13–20, 2010.
97. Schaufelberger, SM, and Swedberg, K: Is Six-Minute Walk Test of value in congestive heart failure? Am Heart J 136:371, 1998.
98. Cahalin, L: The Six-Minute Walk Test predicts peak oxygen uptake and survival in patients with advanced heart failure. Chest 110:325, 1996.
99. Faggiano, P, et al: Assessment of oxygen uptake during Six Minute Walk Test in patients with heart failure. Chest 111(4):1146, 1997.
100. Coats, AJ: Heart failure: What causes symptoms of heart failure? Heart 86(5):578, 2001.
101. Bittner, V, et al: Prediction of mortality and morbidity with a 60-minute walk test in patients with left ventricular dysfunction. JAMA 270(14):1702, 1993.
102. Maehara, A, et al: Morphologic and angiographic features of coronary plaque rupture detected by intravascular ultrasound. J Am Coll Cardiol 40(5):904, 2002.
103. US Department of Health and Human Services: Effects of Cardiac Rehabilitation Exercise Training. Clinical Practice Guidelines, Cardiac Rehabilitation, AHCPR No. 17, publication No. 96-0672, October 1995.
104. Cardiopulmonary exercise testing in the clinical evaluation of patients with heart and lung disease. Circulation 123:668–680, 2011.
105. Levine, SA, and Lown, B: Armchair treatment of acute coronary thrombosis. JAMA 1948:1356, 1952.
106. ACCF/AHA/AMA-PCPI 2011 performance measures for adults with coronary artery disease and hypertension: A report of the American College of Cardiology Foundation/American Heart Association Task Force on Performance Measures and the American Medical Association–Physician Consortium for Performance Improvement. J Am Coll Cardiol 58:316–336, 2011.
107. American Association of Cardiovascular and Pulmonary Rehabilitation: Patient education, psychological issues and outcomes. In Guidelines for Cardiac Rehabilitation Programs, AACVPR ed 2. Human Kinetics, Champaign, IL, 1995.
108. McCartney, N: Role of resistance training in heart disease. Med Sci Sports Exerc S396, 1998.
109. Beniamini, Y, et al: Effects of high intensity strength training on quality of life parameters in cardiac rehabilitation patients. Am J Cardiol 841, 1997.
110. American Association of Cardiovascular and Pulmonary Rehabilitation: Graded exercise testing, exercise prescription, and resistance training. In Guidelines for Cardiac Rehabilitation Programs, AACVPR, ed 4. Human Kinetics, Champaign, IL, 2004.
111. American College of Sports Medicine: General principles of exercise prescription. In ACSM's Guidelines for Exercise Testing and Prescription, ed 6. Lippincott Williams & Wilkins, Philadelphia, 2000.
112. Fletcher, GF, et al: Exercise standards for testing and training: A statement for healthcare professionals from the American Heart Association. Circulation 104(14):1694, 2001.
113. Rossi, P: Physical training in patients with congestive heart failure. Chest 101(5 Suppl):350S, 1992.
114. Afzal, A, et al: Exercise training in heart failure. Prog Cardiovasc Dis 41:175, 1998.
115. Piepoli, MF, et al: Exercise training meta-analysis of trials in patients with chronic heart failure (exTraMATCH). Br Med J 328(7433):189, 2004.
116. Kokkinos, PF, et al: Chronic heart failure and exercise. Am Heart J 140(1):21, 2000.
117. Wielenga, RP: Safety and effects of physical training in chronic heart failure: Results of the chronic heart failure and graded exercise study (CHANGE). Eur Heart J 20:872, 1999.
118. Dubach, D, et al: Hemodynamic response to training in CHF. JACC 29(7):1591, 1997.
119. Piepoli, M: Experience from controlled trials of physical training in chronic heart failure. Eur Heart J 19:466, 1998.
120. Coats, A, et al: Controlled trial of physical training in chronic heart failure: Exercise performance, hemodynamics, ventilation and autonomic function. Circulation 85:2119, 1992.
121. Giannuzzi, P, et al: Attenuation of unfavorable remodeling by exercise training in postinfarction patients with left ventricular dysfunction: Results of the Exercise in Left Ventricular Dysfunction (ELVD) trial. Circulation 96:790, 1997.
122. Willenheimer, R, et al: Exercise training in heart failure improves quality of life and exercise capacity. Eur Heart J 774, 1998.
123. Kelvie, RS, et al: Effects of exercise training in patients with heart failure: The Exercise Rehabilitation Trial (EXERT). Am Heart J 144:23, 2002.
124. Hambrecht, R, et al: Effects of exercise training on left ventricular function and peripheral resistance in patients with chronic heart failure: A randomized trial. JAMA 283(23):3095, 2000.
125. Tyni-Lenne, R, et al: Improved quality of life in chronic heart failure patients following local endurance training with leg muscles. J Card Fail 2:111, 1996.
126. Johnson, PH, et al: A randomized controlled trial of inspiratory muscle training in stable chronic heart failure. Eur Heart J 19:1249, 1998.
127. Balady, GJ: Exercise training in the treatment of heart failure: What is achieved and how? Ann Med 30(Suppl 1):61, 1998.
128. Cahalin, LP: Heart failure. Phys Ther 76:516, 1996.
129. Schlant, RC, and Sonnenblick, EH: Pathophysiology of heart failure. In Alexander, RW, Schlant, RC, and Fuster, V (eds): Hurst's The Heart, ed 9. McGraw-Hill, New York, 1998.
130. van Tol, BAF, et al: Effects of exercise training on cardiac performance, exercise capacity and quality of life in patients with heart failure: A meta-analysis. Eur J Heart Failure 8(8):841–850, 2006.
131. Smart, N, and Marwick, TH: Exercise training for patients with heart failure: A systematic review of factors that improve mortal-

ity and morbidity. Am J Med 116(10):693–706, 2004.
132. Adamopoulos, S, et al: Physical training modulates proinflammatory cytokines and the soluble Fas/soluble Fas ligand system in patients with chronic heart failure. J Am Coll Cardiol 39:653–663, 2002.
133. Barlow, CW, et al: Effect of physical training on exercise-induced hyperkalemia in chronic heart failure. Relation with ventilation and catecholamines. Circulation 89:1144–1152, 1994.
134. Delagardelle, C, et al: Strength/endurance training versus endurance training in congestive heart failure. Med Sci Sports Exerc 34:1868–1872, 2002.
135. Harris, S, et al: A randomized study of home-based electrical stimulation of the legs and conventional bicycle exercise training for patients with chronic heart failure. Eur Heart J 24:871–878, 2003.
136. Kemppainen, J, et al: Insulin signalling and resistance in patients with chronic heart failure. J Physiol 550:305–315, 2003.
137. Stolen, KQ, et al: Exercise training improves biventricular oxidative metabolism and left ventricular efficiency in patients with dilated cardiomyopathy. J Am Coll Cardiol 41:460–467, 2003.
138. Malfatto, G, et al: Recovery of cardiac autonomic responsiveness with low-intensity physical training in patients with chronic heart failure. Eur J Heart Fail 4:159–166, 2002.
139. Radzewitz, A, et al: Exercise and muscle strength training and their effect on quality of life in patients with chronic heart failure. Eur J Heart Fail 4:627–634, 2002.
140. Santoro, C, et al: Exercise training alters skeletal muscle mitochondrial morphometry in heart failure patients. J Cardiovasc Risk 9:377–381, 2002.
141. Vibarel, N, et al: Effect of aerobic exercise training on inspiratory muscle performance and dyspnoea in patients with chronic heart failure. Eur J Heart Fail 4:745–751, 2002.
142. McKelvie, RS, et al: Comparison of hemodynamic responses to cycling and resistance exercises in congestive heart failure secondary to ischemic cardiomyopathy. Am J Cardiol 76:977, 1995.
143. Braith, R, and Beck, D: Resistance exercise: Training adaptations and developing a safe exercise prescription. Heart Failure Rev 13(1):69–79, 2008.
144. Mancini, DM, et al: The sensation of dyspnea during exercise is not determined by the work of breathing in patients with heart failure. J Am Coll Cardiol 28(2):391, 1996.
145. Bernardi, L, et al: Effect of breathing rate on oxygen saturation and exercise performance in chronic heart failure. Lancet 351(9112):1308, 1998.
146. Winkelmann, ER, et al: Addition of inspiratory muscle training to aerobic exercise training improves cardiorespiratory responses in patients with heart failure and inspiratory muscle weakness. Am Heart J 158(5):768e1; 2009.
147. Manacini, DM, et al: Benefits of selective respiratory muscle training on exercise capacity in patients with chronic heart failure. Circulation 91(2):320, 1995.
148. McParland, C, et al: Inspiratory muscle weakness and dyspnea in congestive heart failure. Am Rev Respir Dis 146(2):467, 1992.
149. US Department of Health and Human Services: Clinical Practice Guideline, Number 11, Heart Failure: Management of Patients with Left Ventricular Systolic Dysfunction. AHCPR Publication No. 94-0613, 1994.
150. Burg, MM, et al: Presurgical depression predicts medical morbidity 6 months after coronary artery bypass graft surgery. Psychosom Med 65(1):111, 2003.
151. Burg, MM, et al: Depressive symptoms and mortality two years after coronary artery bypass graft surgery (CABG) in men. Psychosom Med 65(4):508, 2003.
152. Blumenthal, JA, et al: Depression as a risk factor for mortality after coronary artery bypass surgery. Lancet 362(9384):604, 2003.
153. Ai, AL, et al: Psychological recovery from coronary artery bypass graft surgery: The use of complementary therapies. J Altern Complement Med 3(4):343, 1997.
154. McKhann, GM, et al: Depression and cognitive decline after coronary artery bypass grafting. Lancet 349(9061):1282, 1997.
155. Pirraglia, PA, et al: Depressive symptomatology in coronary artery bypass graft surgery patients. Int J Geriatr Psychiatry 14(8):668, 1999.
156. Lindquist, R, et al: Comparison of health-related quality-of-life outcomes of men and women after coronary artery bypass surgery through 1 year: Findings from the POST CABG Biobehavioral Study. Am Heart J 146(6):935, 2003.
157. Westin, L, et al: Differences in quality of life in men and women with ischemic heart disease: A prospective controlled study. Scand Cardiovasc J 33(3):160, 1999.
158. Phillips, BB, et al: Female gender is associated with impaired quality of life 1 year after coronary artery bypass surgery. Psychosom Med 65(6):944, 2003.

（陆晓 译）

血管、淋巴和表皮障碍

第 14 章

Deborah Graffis Kelly, PT, DPT, MSEd

学习目标

1. 理解血管、淋巴和表皮系统的解剖、生理和病理生理的基本概念；
2. 描述伤口的生理特征，因为其涉及伤口的正常和异常愈合；
3. 理解血管、淋巴和表皮系统常见功能障碍的特征和危险因素；
4. 为血管、淋巴和(或)表皮障碍的患者制定综合评定方案；
5. 对评定数据进行分析和整合以完成物理治疗评定；
6. 解读皮肤和伤口愈合的基本原理，特别需要注意湿润伤口愈合、动脉干性伤口水合软化、静脉伤口压迫、淋巴水肿的治疗和糖尿病患者的足部护理；
7. 对有血管、淋巴和(或)表皮障碍的患者制定适合的治疗方案；
8. 通过文中的病例范例，如何为高级伤口进行临床决策制定治疗方案。

章节大纲

在血管、淋巴和表皮系统障碍的患者中，通常存在着复杂和相关的健康问题，在伤口愈合之前，必须理解这些相关的健康问题。在近几年中，可供选择的干预方式显著增多，为物理治疗师提供了挑战，为患者提供了有意义的临床治疗。本章节所提供的基础材料，可以帮助制定有效的临床决策。虽然本章所讨论的系统相互关联，但是每个系统都有独特的特征和功能。本章的内容能帮助理解不同的系统，然后说明了这些系统是如何相互联系的。针对所有障碍的检查和干预部分的内容的目的在于确保在制定治疗计划(POC)时，必须确定和考虑到重叠症状、体征、障碍和活动限制的存在。在本书中，与热损伤相关的信息与本章节的信息是相互补充的(第 24 章烧伤)。

血管、淋巴和表皮系统的解剖和生理

在循环的微观世界中，血管和淋巴管渗透到绝大部分组织中，在运送氧气和营养物质的同时，也移除二氧化碳和组织代谢产物。所涉及的血管和淋巴管中，并不是所有和循环系统相关的脉管都是大管道。在大部分组织、肌纤维周围、结缔组织间和上皮基底膜下所存在的都是毛细血管[1]。动脉和静脉过大过厚以至于无法使得血流和周围组织之间产生弥散，所以由毛细血管和淋巴管所构成的精密网络控制着所有化学物质和气体在血液、组织间液和淋巴液中的交换[1]。每年，都有新的信息来进一步揭示循环系统的复杂性，以及循环系统是如何与体内的不同系统相互作用。因此，为了洞悉本章节后续所讨论的功能障碍，清晰的理解将血液传输至外周组织的精密血管以及正常的传输过程是十分重要的。

血管

动脉

动脉输送来自于心脏的富含氧气的血液，分支成直径更小的小动脉，最终移行成为毛细血管。动脉有三层管壁，因此具有收缩力和弹性。因为要承受由心脏产生的较强的血流压力，动脉管壁一般较静脉厚。动脉较粗且持久力佳，在牵伸时也能维持原有的圆柱形。动脉内血液的流动取决于心脏功能。当流经动脉的血容量变化时，动脉的管径也能随之相应变化。当自主神经系统的交感神经被激活时，动脉的管径也会发生变化——血管收缩或血管舒张。由于动脉具有收缩能力，因此不需要瓣膜来影响血液流动。在之后本章节中讨论到外周血管疾病、毛细血管血流量和伤口愈合时，这些术语和概念就显得极为重要了。

静脉

静脉主要将氧气耗尽的血液从组织和器官输送回心脏。在静脉系统的起始部，浅表的毛细血管将血液排空至小静脉，之后小静脉将血液输送至中静脉(管径与肌性动脉相似)。浅静脉在肌筋膜上走行。深静脉在肌筋膜间走行。穿静脉在深浅静脉之间走行，穿透筋膜连接浅表和深部的血管。静脉同样有三层管壁，但是由于静脉血压低于动脉血压，所以不需要像动脉一样存在肌性或弹性组织。静脉管壁极薄，所以在受压的情况下会变形、塌陷，或在受牵拉时破裂。随着血液在外周血管系统(身体的最外部)中从动脉流向静脉，血压逐渐降低。中静脉内的血压是如此之低，以至于如果没有组织支撑的话血管不能够对抗重力[1]。在肢体，中静脉内存在从静脉内壁凸起的瓣膜，指向血液流动的方向。在正常的情况下，瓣膜可以使得血液向一个方向流动，防止血液回流。当瓣膜功能正常时，对静脉的挤压或拉伸能促进血液向心脏回流。骨骼肌收缩也能促进静脉血回流入心脏。步行能帮助排空静脉、促进血液从下肢(LEs)向中心流动。当静脉壁变薄，或静脉管径增大时，静脉瓣的功能会出现异常，血液会淤滞在静脉中。静脉逐渐出现扩张，最后导致静脉曲张。如果瓣膜关闭不全，则会导致静脉反流。在之后本章节中讨论到慢性静脉病变和下肢水肿时，这些术语和概念就显得极为重要了。

淋巴系统

淋巴系统和静脉系统伴行且和静脉系统相互作用，但是淋巴系统的功能却与静脉系统不完全相同，淋巴系统具有独特的功能。由于淋巴系统作用繁多，且弥漫分布在身体的各个部位，淋巴系统的解剖定位讨论将和免疫系统、循环系统和表皮系统一起进行。淋巴系统的两个主要功能如下，其一是通过免疫应答保护躯体免受感染和疾病的侵袭，其二是促进液体在血液和组织间隙中来回流动、移除多余的液体、血液代谢产物和体液交换时所产生的蛋白质分子。除了中枢神经系统(CNS)和角膜外，淋巴系统位于身体各个部位[2]。淋巴系统包括淋巴管(浅淋巴管、中间淋巴管和深淋巴管)、淋巴液，以及淋巴组织和器官(淋巴结、扁桃体、脾脏、胸腺和胸导管)。

淋巴液首先在毛细淋巴管水平吸收，然后形成小淋巴管，最终组成管径较大、具有瓣膜的淋巴管。淋巴管具有收缩的特征，具有平滑肌和瓣膜。与静脉相比，在受压时淋巴管更容易塌陷[2-4]。驱动淋巴在体内回流的机制有数个。在浅淋巴管中，主要是通过弥散和渗透来使淋巴液流动的。在真皮层下，内在收缩驱动淋巴液在深淋巴管中流动。促进淋巴管收缩的力量并非来自于心脏，而是来自于大淋巴管内泵样的小节段。经典的文献都报道了关于淋巴回流的信息[4-8]。新的文献则提示科学家们仍在继续探索淋巴系统的复杂世界[9,10]。人体内数个部分都会刺激淋巴管产生收缩，详述如下：

- 副交感、交感和感觉神经刺激；
- 邻近淋巴管的肌肉收缩；
- 邻近淋巴管的动脉搏动(甚至是前毛细动脉的搏动)；
- 在呼吸时腹腔和胸腔内压力变化；
- 每一条淋巴管内的容量变化(内部受体感知张力变化从而触发收缩)；
- 来自于真皮组织的轻度机械刺激会增加淋巴管收缩的频率。

最后淋巴液被输送到胸导管，之后排入左右颈静脉干附近的静脉角。在正常的情况下，淋巴回流不会受到重力的影响。但是在异常的情况下，会出现淋巴液汇集在重力相关部位，尤其是在下肢。

表皮系统

一般也将表皮系统视为一个器官，在机体所有的系统中，表皮系统是物理治疗师最常看见和触及的系统。表皮系统的功能和机体其他系统的功能存在着联系。表皮系统的健康取决于动脉、静脉和淋巴管(真皮循环)的功能正常。对皮肤功能的充分回顾证实哪怕该器官的一小片区域受损都会造成重要的影响。对皮肤解剖的讨论和简图将会在本书的其他章节进行补充说明(第24章烧伤)。在表皮中没有血管分布，并且表皮是防水的。它能保护我们免受感染、擦伤和化学物质的伤害，同时也能辅助温度调节、维持温度和散热。存在于表皮内的黑色素细胞决定了皮肤的颜色，可以保护免受紫外线辐射的影响。表皮的再生速度极快，在正常情况下，表皮受损的愈合速度极快。与表皮相比，真皮的厚度增加了20~30倍。真皮内存在血管和淋巴管、神经和神经末梢，以及感觉神经元，这些结构都为表皮提供支持。真皮内同时也含有毛囊、汗腺和皮脂腺，以及指甲。所有的这些结构都透过表皮至皮肤的表面。这些附属物都是表皮细胞的来源，在伤口愈合时需要这些附属物的参与。胶原、弹性蛋白和基质包围和支撑着真皮层内的成分，为其提供结构、强度、柔韧性和弹性支撑。真皮下层(也被称为皮下组织层)虽然不属于表皮但是在稳定骨骼肌和器官表面皮肤覆盖上具有重要的作用。它由疏松结缔组织和脂肪细胞构成，能为相应的结构提供绝缘和保护作用。在防止压疮方面真皮下层起到重要作用，尤其是在坐骨结节和大转子处起到的作用尤为明显。

当表皮损伤时，表皮的部分或全部组分可能会受损，从而可能会出现下述情况，如润滑成分的减少、弹性的丧失、瘢痕形成的增加、抗张力强度减弱、抗感染能力减退，以及敏感性增加或减少。

伤口生理

正常伤口愈合

在人体内，一系列的事件会按序出现以确保当损伤发生时，伤口能愈合。在体液中，每个细胞和每种化学介质都具有各自的作用，并在需要时能迅速作出反应。当一切正常时，机体具有自愈的能力。

愈合的分期

伤口愈合重叠阶段的经典模型描述了一个连续的过程，该过程中的分期并非是独特的。在本章应用这个模型的目的在于加深读者对于正常伤口愈合过程的认识，为正常伤口愈合中出现的事件提供一个指导概要。根据年龄、伤口的大小、合并症、是否是持续外伤、营养状态、血流情况、用药情况、应力和感染等因素等差异，正常伤口愈合的每个阶段所需要的时间也各不相同。对所有的伤口而言，修复的过程都是相同的，但是在较浅的伤口中，由于组织损失较少，所以愈合较快。在伤口愈合的各个分期，损伤的组织正在努力实现自我稳定和修复。下文中的斜体字提示的是重要的概念。

炎症期（第Ⅰ期）

- 正常的免疫系统对损伤做出反应。
- 伤口愈合的中心活动。
- 胶原（凝血因子和血小板）和短期减少的血流开始了临时修复过程。
- 在细胞损伤或破坏后出现**坏死**。
- 碎屑和细菌受到宿主细胞的攻击，病原的传播减慢。如果伤口是急性的，可能会发生伤口周围的水肿、**红斑**和渗出[11]。如果液体在伤口部位积聚则称为**脓液**。
- 血流量增加从而带来氧气增加，使吞噬细胞存活并具有功能。
- 创造清洁的伤口可以促进永久修复的发生，为下一阶段的愈合创造条件；信号是上皮再生的开始。
- 时间框架：自损伤之日起约 10 天。
- 伤口的大小、血供情况、可获得的营养物质和外部环境影响着炎症过程的速度。
- 如果炎症期受到干扰或延迟，那么会导致慢性炎症反应，可能会持续数月或数年（本章异常伤口愈合和慢性伤口）。

增殖期（第Ⅱ期）

- 随着成纤维细胞分泌**胶原**，新的组织开始填充伤口。
- 通过表皮再生和（或）收缩来恢复皮肤的完整性（下文的讨论）。
- 出现**血管生成**：内皮细胞生成新的血管，创面出现毛细血管床（脆弱）的生成；新出现的淡红色，略高低不平的组织被称为肉芽组织。
- 上皮细胞分化成Ⅰ型胶原。胶原合成发生，但是所形成的新的瘢痕组织非常脆弱，因此需要对其进行保护；在此期若发生外伤会导致伤口重回炎症期。
- 时间框架：自伤后第 3 天起至约第 20 天。
- 伤口的大小、血供情况、可获得的营养物质和外部环境影响着增殖过程的速度。
- 如果增殖期受到干扰或延迟，会形成慢性伤口。

伤口成熟 / 重塑（第Ⅲ期）

- 当在增殖期中肉芽组织形成时，新生组织的成熟或重塑就开始了。
- 上皮细胞继续分化成Ⅰ型胶原。
- 新生组织的抗张强度为正常组织的 15%。瘢痕组织重塑，但是最佳情况也是达到正常抗张强度的 80%。
- 更细的血管组织代替了底层的肉芽组织。
- 在较深的伤口中，真皮附属物几乎不能被修复（毛囊、脂肪和汗腺和神经等），但是它们可被纤维组织所替代。
- 在瘢痕组织成熟时，颜色会从红色变为粉色，再变为白色，从高低不平变为平坦，从较硬的伤口变为柔软的伤口。
- 时间框架：自伤后第 9 天起至伤后 2 年。
- 伤口的大小、血供情况、可获得的营养物质和外部环境影响着成熟 / 重塑的速度。

氧气在伤口愈合中的应用

氧气通过血流到达伤口的底部。很明显，生命需要氧气来维持，这不仅是在系统水平，也体现在细胞水平。伤口环境中的绝大多数细胞都具有一种酶，它能将氧气转变成可供细胞利用的形式，从而促进伤口愈合[12]。伤口收缩、胶原沉积、血管生成和肉芽都是伤口愈合的标志，当然这些过程都需要氧气的参与。对于术后感染发生风险而言，伤口组织的氧合情况是一个敏感的预测因素[13]。伤口内对氧的利用降低会导致感染可能性增高。一系列的因素会使伤口中氧的灌注受限。水肿和坏死组织的存在使得氧气难以到达伤口处。由于压迫可以减轻水肿，清创术可减少坏死组织，因此这些干预措施在伤口处理中是十分重要的组成部分。除非是由于动脉病变所导致的禁忌，压迫和清创术能减少伤口氧合障碍。外周血管收缩也会限制伤口灌注。血管收缩的问题无法即刻得到改善。能够增加伤口灌注、同时也适应于所有患者的干预措施包括保持伤口处温暖、避免吸烟、个体保持清洁以及控制疼痛和焦虑。临床研究证实对患者保温和补充氧气能降低感染的发生率，也能缩短住院时间[14]。改善伤口组织中的氧气水平或许能触发伤口愈合。充足的氧含量同样能促进生长因子的效果，以及控制其他需要氧气来维持自身功能的细胞。外源性氧的传递将在本章后面的干预一节再行讨论。如之前所讨论的患者的营养状态同样也对氧合产生影响，因为血红蛋白、铁、维生素 B_{12} 和叶酸是红细胞携氧至愈合组织的必要条件。

水分在伤口愈合中的作用

在过去，治疗伤口的目的在于创造和维持一个干燥的环境，采用干燥的敷料进行包扎，用灯照射加热干燥伤口，以及将伤口暴露在空气中。现代伤口治疗的理念是创造及保持一个湿润的伤口环境，从而促进伤口愈合。50 多年前，研究证实了干燥伤口并不利于伤口愈合。干燥的伤口会导致伤口结痂和焦痂，这会抑制上皮细胞的迁移，为病原菌提供养分，以及影响创面的血供。干燥的伤口同样也会使得伤口表面冷却，从而丧失保护屏障，伤口表面的温度降低，伤口愈合速度也会减缓。在伤口表面粘附纱布或其他干燥的敷料后，当要移除这些覆盖物时，会对创面造成损伤，也会引起患者疼痛。由于缺乏保护屏障，细菌更容易进入干燥的伤口。随着伤口变得干燥，富含促进伤口愈合必要元素的内生体液便会丢失。

治疗伤口的专家们也同意为了伤口最佳愈合，充足的伤口水化是最重要的外部因素[15~18]一般采用封闭或半封闭敷料覆盖伤口。这种类型的敷料也被称为保湿敷料，因为该类型的敷料能保持创面的液体。目前，有很多类型和种类的敷料能将伤口保持在一个湿润的环境（详见敷料章节的进一步的讨论）。应用封闭敷料保持一个湿润的伤口应该在伤口内保有一定量的内生体液，保存细胞愈合所需要的液体，以及使得这些液体和创面接触。在一些慢性伤口中的液体或许会含有一些可能延迟伤口愈合的物质，因此，必须在水分和分泌物清除上保持平衡[19]水分可以软化伤口的瘢痕和焦痂；在合适的情况下，机体所具有的酶可以分解焦痂，这一过程称为自溶清创。封闭敷料能在伤口表面维持合适的温度，来预防伤口延迟愈合的发生，以及保护伤口表面免受外伤、细菌和其他污染物的侵袭。在自溶清创的过程中可以促进伤口清洁，并且预防伤口周边区域的皮肤破损。

湿性伤口愈合的基本原则包括用一个屏障覆盖伤口（封闭敷料），从而保存充分的伤口水化；当敷料在位时可从伤口的便面限制液体的流失；允许气体进行交换；维持伤口周边区域的完整性；控制较多的渗出；以及当渗出物从敷料的周边溢出时更换敷料。

长期以来我们一直认为在感染伤口的表面不应该覆盖封闭敷料，因为这样可能会导致细菌被封闭于其中从而爆发。但是研究所带来的证据证明事实正好相反。由于在急性伤口，以及一些慢性伤口中，内生体液中含有可以和细菌作战的化学物质，有证据显示伤口中存在定植的细菌时，并不能想当然的自动排除选择封闭敷料。在这种情况下特殊的敷料如水胶体敷料是很好的选择。

通过全身应用抗生素和仔细观察患者所存在的症状的变化，在某些类型的感染伤口中，临床医师或许能应用封闭敷料或保湿敷料。如果证据的力度持续增加的话，那么这种敷料技术的应用会进一步增加。同时，目前正有一个研究关注慢性伤口的渗出物和它对生长因子的破坏作用，以及延长伤口愈合的炎症期。在这一层面上的信息将会指导在慢性伤口愈合环境中封闭敷料的应用[23]。

虽然近半个世纪的研究支持湿润伤口愈合的理念，但是仍有医务人员对这些证据视而不见，并采用过时的方法对伤口进行治疗。临床医师必须努力教育患者、家庭和所有其他参与到伤口治疗团队的成员，以传递给他们正确的伤口治疗理念。

营养在伤口愈合中的作用

目前已经确定营养状态对伤口愈合产生显著的影响。胶原合成、新生血管和肌肉组织的生成需要充足的蛋白摄入。文献中有很多和营养问题相关的重要信息，如某些特别的营养物质在伤口愈合中所起的作用、营养状态较差是如何延迟伤口愈合的、某些特殊药物的干预以及合适的营养支持途径（肠内营养/肠外营养）[24-32]。

某些特殊患者群体（如存在特殊医疗需要的儿童）的营养状态需要由多学科协作团队讨论后决定。需要长期接受治疗的儿童患者、术后的儿童、存在伤口的儿童、烧伤患儿或外伤后儿童存在压疮的风险[33]。与成人患者一样，在这些患者中充足的蛋白质摄入对伤口及时愈合是必需的。另一个需要引起关注的患者群体是老年患者，他们的组织十分脆弱，免疫系统也容易受损。在这一患者群体中，营养摄入对压疮的预防和治疗也起到一定作用[34]。

伤口愈合所必需的营养物质包括铁、维生素 B_{12} 和叶酸（红细胞携氧至组织所必需），维生素 C 和锌（组织修复所必需），维生素 A（促进胶原蛋白交联所必须），以及精氨酸（促进伤口修复和免疫功能）[35,36]高蛋白摄入可提供新生组织形成所必需的氨基酸。根据伤口的大小和患者的一般情况不同，蛋白和热量的需要量不同。需要建立的是指南性的意见，如伤口愈合所需要的能量水平和营养物质。就现有信息和未来研究的需要而言，急性和慢性患者中营养和代谢支持正成为医学中一个重要的分支。

作为伤口治疗团队中的一员，物理治疗师也应该为患者的营养支持做出自己的贡献。临床医师会通过对病例的回顾、对患者的观察、病史采集和饮食检查等方法收集信息[37]鉴于运动、液体和食欲改善之间存在相互作用，物理治疗师在鼓励患者摄入液体和营养物质时，必须密切关注患者的活动水平、力量、一般状态和任何移动问题。

伤口特征

伤口特征可以被定义为干燥、湿润或颗粒伤口。也能根据伤口形成的病因对其进行定义，如糖尿病性、血管性或创伤性伤口。伤口特征通常描述的是伤口的外观，有时也能提供和伤口病因、愈合分期以及闭合可能性等相关的信息。伤口特征能为在进行深入临床判断后所做出治疗方案制定上提供有价值的信息。比如，伤口的部位能给临床医师提供信息，以选择特定的敷料、改变患者的体位或配置矫形鞋。当文件资料中描述伤口特征时，相关信息能提示伤口至闭合及愈合的进展情况（或未能出现进展）。应该在最初检查的时候就确定伤口特征，然后在伤口愈合阶段至少每周监测一次伤口的情况。根据不同病因所造成的伤口，以及慢性伤口，有一些伤口特征在初次检查时可能不明显，但是在后期伤口愈合阶段中会比较明显的显现出来。

下文是在伤口愈合期中应该追踪和记录的伤口特征：

- 部位：身体的哪个部分；
- 大小：深度、宽度和长度；
- 形状：不规则形或是独特的形状；
- 边缘：伤口边缘的情况和形状、伤口过早愈合的证据；
- 隧道样伤口、皮下剥离、窦道：是否存在，如存在则深度如何；
- 伤口基底部：与伤口侧面和边缘相比伤口基底部的特征：
- 坏死、焦痂和**腐坏组织**：量、颜色、结构，以及与创面的粘附情况；
- 渗出物：量、颜色和气味；
- **肉芽组织**：存在与否，量和部位；
- 上皮形成：存在与否，过早或按时；
- 暴露结构：骨骼、肌腱和韧带的颜色和情况；
- 伤口周边区域：水肿、硬化和**浸渍**；
- 疼痛：虽然这不是一个可见的特征，但是疼痛是可以评定的，并且对伤口的治疗产生显著影响；
- 细菌的数量：在伤口中存在的细菌数量，被称为**生物负荷**。

在进行伤口培养时定量活检是金标准，但是由于费用、缺乏实验室条件和疼痛（对患者而言）等原因，定量活检还没有得到广泛的应用[1]。拭子培养是常用的替代方案，但采用这种方法只能监测表面的污染，并不能直接获取感染组织。有一些文献支持应用拭子培养,若使用适宜,也是针对慢性伤口治疗的辅助措施[38]。临床直觉在确定感染是否存在上也起到重要作用。

检查需要包括采用观察、触诊、测量、照片和描记等方法来表现伤口的特征以提供信息。新加入伤口治疗团队的医务人员要牢记这些需要应用的技能。

伤口闭合

一期愈合

通过将伤口边缘靠拢来闭合伤口的方法称为一期愈合。通过采用缝线、U 型钉、胶水、皮肤移植或皮瓣来使伤口边缘靠近。关于皮肤移植的详细信息请参见第 24 章烧伤。通过一期愈合使伤口闭合仍然需要经历伤口愈合的两个分期,但需要愈合的范围较小。一期愈合的主要机制是结缔组织的沉积。一期愈合的伤口,如果出现由于浸渍或感染的所造成的伤口裂开,那么需要再次打开伤口(图 14.1)。在伤口裂开发生后,几乎仅能采用二期愈合来使伤口愈合。

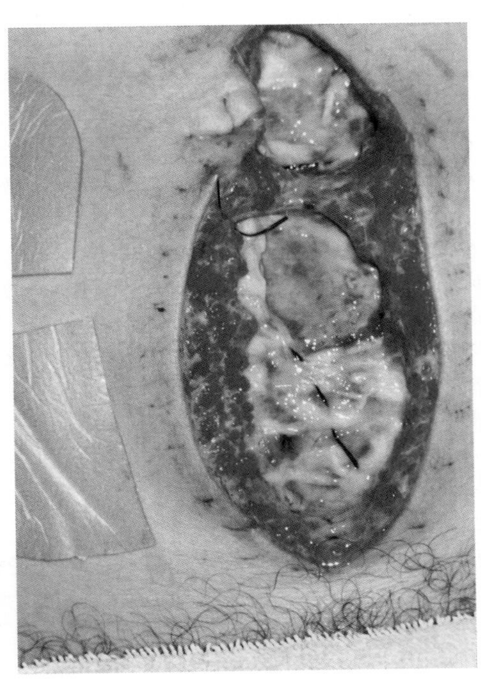

图 14.1　阑尾切除术后伤口裂开

二期愈合

等待伤口自然愈合的方法被称二期愈合。二期愈合的机制为收缩、上皮再生或两者结合。当胶原充满创面时,瘢痕组织就会替代损伤组织,从而使较深的伤口愈合。

在收缩的过程中,现有的组织发生迁移,将伤口边缘拉向伤口中心。这一过程中不会形成新的组织。新的组织或许会在伤口中同步形成,但并非通过收缩来形成新的组织。生长因子触发肌纤维母细胞将伤口边缘向内靠拢。一些生理因素如可利用的氧气和营养物质的量、机械因素如外部压迫和伤口的形状,会对生长因子和肌纤维母细胞产生积极影响或不利作用。在某些类型的伤口愈合过程中,虽然收缩是一种正常的存在,但是如果收缩发生过快,可能会出现瘢痕,以及影响组织的功能。由于周边的皮肤整层向中心运动,组织延长或许不能和收缩的速度保持一致,所以可能造成显著的功能障碍和外观畸形。临床医师应该适时干预,在组织上施加特殊类型的压力,从而延缓异常的收缩力(本章的后半部分会详细讨论瘢痕治疗)。

上皮化是机体闭合伤口的另一种应对策略。正如在正常伤口愈合分期中所提到的,在伤口愈合的第一阶段炎症期化学介质就传递信号开始了上皮再生。在伤口愈合的第二期,新生组织开始覆盖伤口的时候急性修复就开始了。生长因子刺激特殊的上皮细胞、角蛋白细胞,从而开始从伤口周边向中心迁移。在皮肤附属物未遭到破坏的部分皮层损伤伤口中,细胞也会从毛囊、皮脂腺和汗腺中迁移。在较小较浅的伤口中,这一过程早在伤后 12 小时就受触发而开始。在较大的伤口中,或许在 10 天之后才会开始细胞的迁移。在慢性伤口中,造成迁移过程未能触发或干扰迁移过程的原因有很多(异常伤口愈合和慢性伤口部分的讨论)。当新皮肤覆伤口时,由于接触抑制的存在,上皮再生停止了。

当上皮细胞在伤口的中心相聚时,迁移就停止了,细胞也将停止分化。这被称为接触抑制。当接触抑制和(或)上皮完全再生时,伤口就闭合了。然而,伤口愈合将会持续数年。因此,想要支持伤口成功地从“闭合”状态转变为“愈合”状态仍然需要一系列的干预措施。在二期预后中,影响伤口闭合速度和类型的因素列举如下:

- 伤口形状:线性伤口(外科伤口)创面收缩最快;环形伤口(压疮)创面收缩最慢[39];
- 伤口深度:在所有其他条件都均等的情况下,伤口越浅、闭合越快[40~43];
    - 表浅伤口(表皮丢失):通过上皮再生闭合;
    - 部分皮层损伤伤口(表皮和真皮丢失):在轻微收缩下主要依靠上皮再生闭合;
    - 全皮层损伤伤口(表皮、真皮和深部组织全部丢失):通过收缩和瘢痕形成闭合;然而在周围环境平衡的情况下表皮细胞会从伤口边缘迁移来辅助伤口愈合;
- 伤口部位:与受压较大,回流较差的部位(骶骨和足跟)相比,在受压较小、回流较好的区域(面部)伤口闭合较快;
- 伤口病因:与创伤性伤口(压疮和烧伤)相比,创伤较小的伤口(手术切口)闭合较快。

在深度较深的伤口愈合时,组织会填充伤口,但是修复过程中无法替代受损的肌肉、脂肪或真皮组织。伤口主要是由胶原组织所构成的瘢痕组织所填充的。伤口会闭合,之后愈合,但是由于修复的组织和损伤前的组织并非完全一致,所以无法回到损伤之前的状态。这一概念对理解测试和评定部分中所描述的对压疮的反向分期是非常重要的。同样,对存在伤口的患者(无论伤口是急性、闭合、愈合还是慢性)而言,在制定保护、体位摆放、患者教育、足矫形器和运动项目的计划时,理解这一概念也是非常重要的。

三期愈合

同样也称为延迟一期愈合，伤口在二期愈合后，又通过一期愈合的方式作为最终的治疗方法时，则被认为是三期愈合。通常是由于感染的存在，才会导致一期愈合的延迟。

异常伤口愈合和慢性伤口

当伤口愈合没有按照正常伤口愈合的过程发展时，就会导致慢性伤口的出现。根据患者个体伤口的类型、过去的疾病史和产生伤口的病因的不同，慢性伤口的特征和成因也各不相同。即使慢性伤口按照伤口愈合的典型分期发展，它也是以一种异常的模式进行的。在慢性伤口中，对于伤口愈合重要和必要的反应会受到干扰、出现障碍，甚至缺失。

虽然异常伤口愈合的特征各不相同，这些概念也能帮助我们及时判断伤口未能经历正常愈合。下文的讨论关注的是经典伤口愈合阶段受到干扰后所产生的结果：

- 炎症期（第一期）：如果血流和氧气不够支持细胞生命和活动，细胞就不会启动修复程序。碎屑和细菌就会堆积，病原菌会快速扩散。根据感染的经典定义，生物负荷指组织中细菌超过 10^5/g。
  - 临床症状：引流量增加、颜色或气味变化、持续肿胀、缺血导致的焦痂 / 坏死、伤口周围浸渍、慢性炎症、**隧道样伤口**、**皮下剥离**，如果患者的免疫系统无法抵抗细菌负荷所造成的影响则会出现感染。
- 增生期（第二期）：在这一期，如果胶原合成延迟，则皮肤的完整性会变差。如果血管生成延迟，就不会有足够的肌纤维母细胞来激活伤口收缩。此期中，对氧气和营养物质的需求量非常高，如果缺乏氧气和营养物质，那么现有的细胞就无法快速复制，从而导致上皮化延迟。
  - 临床症状：由于创面缺乏湿润、健康、清洁和肉芽，角化细胞就不会发生迁移。上皮细胞会试图从伤口边缘迁移，但如果创面无愈合条件时，它们仅能在伤口边缘堆积，或在伤口边缘迁移从而形成卷曲的伤口边缘。肉芽组织或缺失、或苍白或延迟；新生的组织脆弱，容易破裂或出血；可能会出现隧道样伤口、焦痂和伤口周围浸渍。如果这些没有被清除的话，那么就会出现坏死从而使血管生成延迟。若出现引流物颜色、量、气味或水肿的变化可能是又回到炎症期的信号。
- 成熟期 / 重塑期（第三期）：如果胶原合成和分解失衡，脆弱的组织很容易破裂，或过快形成肥厚的瘢痕组织。
  - 临床症状：轻微的刺激就容易导致新生的皮肤破裂，在最初的伤口周边出现瘢痕组织堆积（肥厚型），或者在最初伤口边缘之外出现瘢痕组织堆积（瘢痕瘤）。

伤口愈合中的感染

在任何患者中，伤口感染都是显著的问题。与绝大部分潜在的其他医疗问题相比，生物负荷对伤口愈合的影响更大[11,44]。在老年患者或病重患者中，感染或许会威胁生命。无论患者个体一般情况如何，伤口感染会对伤口闭合和愈合时间造成不利影响。如果定量培养出组织中细菌或微生物的量大于 10^5/g，那么就可以确定感染的存在。只有进行活检才能确诊。皮肤表面总是存在很多类型的细菌，因此表面拭子培养并不能最终确定感染的存在与否。

- 感染产生的影响：
  - 细胞活性不足，胶原代谢降低，化学介质缺失或减弱，并且由于缺乏来自化学介质和其他细胞的作用也会出现细胞的缺乏或混乱；当组织的生物负荷超过 10^5/g 时，上皮化可能不会出现[38]；
  - 创面氧含量降低；氧气不足以支持组织再生和感染预防；
  - 细胞坏死率增加；
  - 机体对特定细胞所产生的影响出现总体降低；
  - 发生脓毒症，**骨髓炎**和**坏疽**的风险增加；
- 潜在感染的症状：
  - 伤口引流液的变化（量、颜色和气味）；
  - 肿胀；
  - 伤口周边色红或皮温增高（在皮色较深的患者中不是很明显）；
  - 疼痛或敏感性增加；
  - 肉芽组织质量的变化，或未能形成高质量的组织（可能是苍白、柔软，容易破裂）；
  - 在 2~4 周内没有出现可以测量的伤口收缩；
  - 组织培养 / 钻取活检所得结果提示组织中微生物超过 10^5/g；
  - 发热、呕吐、虚弱、食欲丧失。

临床医师应选择程序化的方法来确定临床感染的存在与否。明确感染是否存在能避免过度应用抗生素[45]。钻取活检是感染确诊的金标准，但是物理治疗师应该仔细观察感染的早期征象是否存在：皮温增高、皮肤色红、肿胀、发热、不适和食欲丧失。

异常伤口愈合的影响因素

伤口异常愈合的影响或触发因素多种多样，为了更好地理解我们将其进行分类。所有分类中的因素都会对绝大部分的异常伤口愈合产生影响。仅针对这些因素制定的治疗方案是不完整的。

内在因素

内在因素是体内原本存在可能导致异常愈合的因素。这些因素主要与伤口和伤口周围相关，包括由于血流不足、氧供不足和皮肤衰老所导致的低氧血症。随着表皮的老化，所含有的水分会减少，从而导致皮肤脆性增加，皮肤更新时间延迟则影响角质层。**上皮钉突**，位于表皮和真皮接触层的突起，随着剪切力增加风险的增高而出现功能减退。

皮中发生的变化包括弹性减退、胶原减少和肥大细胞产生减少，同时也会出现血供减少和疼痛受体数量减少。70 岁之后会出现皮下脂肪消溶，从而导致对压力和剪切力的保护作用降低。最后，潜在的疾病会影响急性和慢性伤口愈合。影响伤口愈合的常见疾病包括糖尿病、肿瘤、循环不足、人类免疫缺陷病毒感染和结缔组织病。

外部因素

来自于体外的影响因素被称为外部因素或环境因素。治疗伤口的专业医务人员可以采取一些措施来中和外部因素对伤口环境所造成的影响。影响因素包括放疗或化疗、失禁、药物、吸烟、软性药物和酒精(所有都会减慢愈合所需要的细胞反应或使其消失);脱水和营养不良(两者都会减慢氧向伤口组织的输送);生物负荷 / 感染(病原体、坏死组织和肉芽肿都会减慢愈合过程);最后,压力也会产生不良影响,从而影响愈合过程[42,46~51]。

医源性因素

医源性指的是任何由医疗行为所造成的损伤或疾病。从理论上来看,这些因素可以受到医务人员控制,因此是可预防的。医源性因素包括但不限于:伤口治疗差、经常应用不合适的消毒剂对伤口造成刺激、采用不合适的敷料和包扎技术、外用细胞毒性药物从而导致细胞活性不全、缺乏水分导致角蛋白细胞迁移延迟或不能迁移。经常更换敷料会通过降低伤口温度而减慢愈合的过程。在更换敷料后,至少需要 30 分钟伤口才能恢复到正常的温度。由下述因素所造成的感染为医源性感染,包括交叉污染、应用不合适的手套和其他防护性装备,卫生和清洁技术不充分,未能充分洗手、不遵守**标准防护措施**、卫生和清洁技术不充分等。其他造成伤口异常愈合的医源性因素包括在转移和体位摆放时造成的剪切力损伤(皮肤撕裂),此外由于翻身不及时或没有翻身,或压力重分布装置(PRDs)不充分而导致压力不能缓解,从而造成**缺血**。

伤口慢性化的并发症

对每个患者而言,慢性伤口会造成复杂和严重的健康问题(图 14.2)。慢性伤口所导致的并发症如下:机体功能和结构障碍、活动和参与受限、需要生活帮助或家庭护理、生活质量下降、抑郁、感染、营养不良和体重下降、蛋白质耗竭、组织纤维化、肢体缺失和死亡。每年,超过 500 万的美国人因慢性伤口而接受治疗,治疗费用达数十亿美金,使得这一类型的伤口成为了卫生事业中花费最多的挑战[52]。慢性伤口未能愈合的原因主要是存在潜在的病理因素,在病因没有纠正或改善之前,伤口是不会愈合的。临床医师必须首先确定造成异常伤口愈合的因素,然后才能制定合适的 POC 来克服或解决问题。

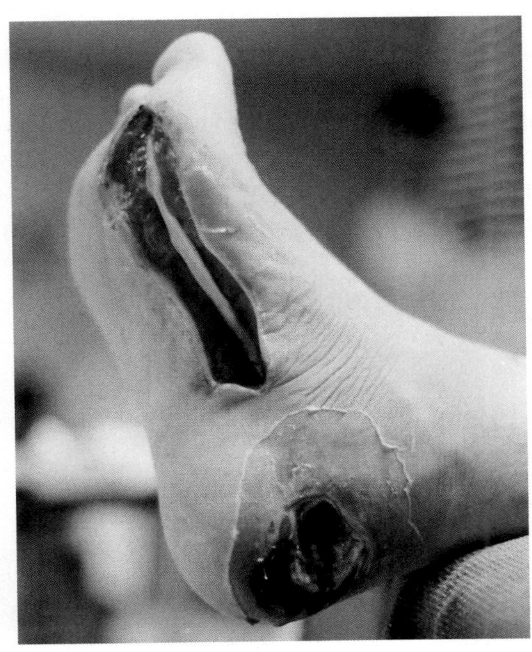

图 14.2　糖尿病周围神经病导致的慢性伤口

血管、淋巴和表皮系统障碍

动脉供血不足和溃疡

动脉供血不足指的是机体的某一部位或多个部位的血供不充分。动脉供血不足会带来很多不同的障碍,根据不同描述进行分类。基于本章的目的,将会讨论由于动脉供血不足所导致的肢体血供障碍或**周围血管病**(PVD)。PVD 用于描述任何导致肢体动脉供血不足和静脉功能不全的疾病。由动脉供血不足导致的 PVD 或许与吸烟、心脏病、糖尿病、高血压、肾脏疾病,以及血脂和甘油三酯升高有关。在疾病的发展和血管阻塞过程中,肥胖和静坐生活方式也起到一定作用。当这些因素中的数个结合作用时,产生健康问题的可能性几乎达到 100%。由这些因素所造成的损害主要表现为动脉壁结构的变化,从而造成血流异常。下文简要回顾了因动脉血流异常所导致的病变:

- 动脉硬化:动脉管壁增厚、变硬,丧失弹性。
- 动脉粥样硬化:动脉硬化中最常见的,与血管内皮细胞损伤和脂质沉积相关,最终导致斑块形成。
- 闭塞性动脉硬化:动脉硬化的外周表现,以**间隙性跛行**、静息痛和皮肤营养变化为特征。这是最容易导致**溃疡**形成的动脉病变[53]。导致闭塞性动脉硬化发病的危险因素包括吸烟、糖尿病、高血压、高脂血症和高同型半胱氨酸血症。
- 血栓闭塞性脉管炎(Buerger 病):炎症导致动脉闭塞和组织缺血,在吸烟的年轻男性中尤为多见。
- 雷诺病(Raynaud's disease):影响小动脉和微动脉舒缩的疾病,最常见的特征是手指苍白和发绀。在一些患者中,手足都会受到影响。雷诺病的病因至今不明,但是常因受寒或情绪影响而诱发。
- 溃疡:是长期疾病过程的外周症状;从定义上来看,动脉溃疡和动脉供血不足相关。

在下肢溃疡中,约有 10%~25% 由动脉病变所导致[54]。动脉病变和下肢溃疡的发病率显著低于静脉病变和溃疡发病率;然而,动脉伤口更容易导致肢体缺失和死亡。因此,在任何可能存在动脉病变的患者中,在最初访视时,进行全面的病史采集、系统回顾以及详细的皮肤检查是至关重要的。

临床表现

- 下肢伤口最为多见:外踝、足底、足趾。
- 当缺血肢体出现伤口时,外周血管通常已经出现了动脉粥样硬化性血管闭塞。

- 动脉供血不足的患者中大部分同时存在糖尿病。
- 皮肤营养的变化包括指甲异常生长、下肢和足部的毛发减少和皮肤干燥。
- 触诊皮温降低。
- 伤口疼痛,患者同时也会描述下肢和(或)足部疼痛(下文关于间歇性跛行的讨论)。
- 创面通常是坏死且苍白,缺乏肉芽组织。
- 伤口周围的皮肤或许为黑色和干燥的(干性坏疽)。
- 动脉供血不足的其他体征如脉搏减弱、下肢抬高时颜色苍白,以及压迫时色红。

病史

在下肢动脉慢性闭塞的患者中,最常见的主诉是步行时下肢出现痛性抽搐和(或)疼痛。疼痛出现的原因是运动的肌肉无法得到维持正常功能所需的血流,因此出现了**间歇性跛行**。如果存在间歇性跛行的症状时,还需要检查患者是否存在其他动脉供血不足的体征。夜间可能会出现静息痛,使患者惊醒,或需要镇痛药来缓解疼痛,此时的症状比间歇性跛行更严重。血管功能不全的患者或许同时合并有糖尿病。糖尿病也会延长愈合时间,增加感染治疗的难度。在远端缺血部位的伤口不容易愈合,增加血供的情况下或能促进伤口愈合。罹患动脉疾病和糖尿病的个体更容易合并高血压,既往或许存在足趾的旁路移植或截肢,在步行或休息时出现疼痛,或在抬高肢体时出现疼痛,手足发冷,以及手指和足趾的颜色改变。由于在受伤和出现动脉循环不良和临床症状之间可能存在很长的潜伏期,因此医务人员、家属、护理人员和患者需要在教育、预防和警惕早期症状的出现上共同努力。

测试和评定

对罹患动脉疾病的患者而言,**踝肱指数(ABI)**是最重要的检查之一。ABI 测试的目的在于检查血管系统。检查结果就下肢可能丧失的灌注提供信息(后文测试评定中的动脉灌注)。

干预

如果存在溃疡,干预的重点在于增强创面化学物质和气体的平衡、促进表浅血流流入靶组织,以及使患者认识到促进血流向肢体流动的重要性。治疗包括适当的伤口护理和其他重要的辅助措施。ABI 的结果将会指导治疗师和相关医务人员适当应用压迫治疗。在混合性动静脉疾病中,情况更加严重,需要首先进行治疗。如果动脉的情况更差,那么即使存在水肿,进行压迫治疗也是不合适的。缺血肢体上存在的未愈合的伤口会导致坏疽的出现、截肢、进一步的截肢,甚至于丧失生命(图 14.3)。在最严重的情况下,条件不允许伤口闭合。此时,由于坏死的组织不会被新的组织所替代,因此不应该对坏死组织进行清创。伤口闭合和愈合的条件很差。皮肤移植物不会粘附在没有生命的创面。抗生素无法到达全身的伤口,外用药物的作用太过表浅以至于无法阻止感染。从这一点上来看,血管手术或许是某些患者的治疗选择。采用旁路移植在缺血组织中重建动脉循环。对于另一些患者而言,和慢性未愈合的伤口共存,或接受截肢则是他们唯一的治疗选择。大部分的专家同意在 PVD 中最重要的单个干预措施是预防吸烟。其次是进行运动来控制体重。运动也能改善侧支循环、控制血脂和血压。在动脉伤口治疗中物理治疗师起到至关重要的作用,应该对患者进行教育,在治疗计划中增加运动治疗。

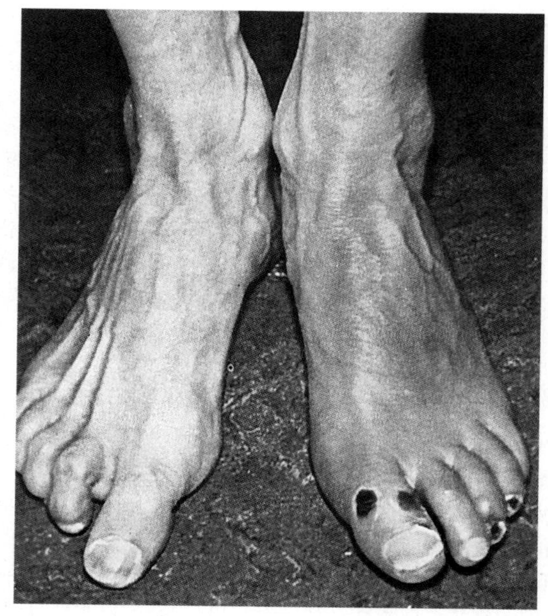

图 14.3 动脉供血不足的临床表现

静脉功能不全和溃疡

静脉功能不全指的是静脉回流不充分,通常会导致水肿和(或)皮肤异常和溃疡形成。**慢性静脉功能不全(CVI)**指的是静脉功能不全在很长一段时间内持续存在。PVD 中的大部分患者都确诊为 CVI。CVI 是导致腿部溃疡形成最常见的原因[55]。在目前的文献中,静脉功能不全和静脉高压是同义的,定义为一系列病理生理事件的开始,通常以溃疡形成而告终。虽然已经证实血液淤滞并非这些伤口形成的原因,但有一些作者仍然应用静脉淤滞性溃疡这一术语[56]。目前已经明确溃疡的形成是由于静脉循环不充分所造成的,但其机制尚未明确。目前的研究所关注的皮肤破损是受到循环中白细胞(WBCs)功能不全、血管内皮细胞功能障碍、纤维蛋白沉积、水肿和淋巴管阻塞的影响而形成的[57,58]

静脉溃疡的发病率远高于动脉溃疡发生率(图 14.4)。事

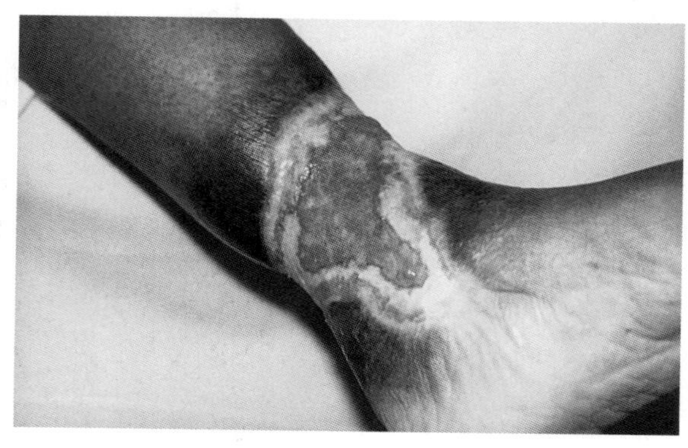

图 14.4 静脉功能不全伴腿部溃疡

实上，所有腿部溃疡中有 80% 是由于静脉病变所造成的[54]。虽然数年前研究者就已经开展了针对静脉病变的临床和基础研究，但是目前导致如此高的发病率的原因还不甚明了。从 CVI 至溃疡形成要经历很多的转变。衰老、缺乏运动、肥胖、妊娠、长时间站立或坐位以及遗传会促使个体出现静脉高压和并发 CVI。溃疡发生的预测因素包括上述所列的因素，以及既往是否存在深静脉血栓（DVT）病史、女性妊娠的次数、溃疡家族史，在其他危险因素中包括是否存在剧烈活动的病史[59]。

临床表现

- 单侧或双侧下肢肿胀，在早期抬高下肢能缓解；
- 主诉受累肢体出现瘙痒、无力、疼痛和沉重感；
- 皮肤变化包括**含铁血黄素沉积**和**脂性硬皮病**；
- 真皮纤维化；
- 下肢皮温增高；
- 伤口：
- 下肢的伤口最为常见：能发生于任何部位，常见于内踝近端（动脉伤口也有可能出现在这一部位）；
- 疼痛并不明显；通常主诉为腿部轻微钝痛，抬高疼痛可缓解；
- 创面常有肉芽组织；
- 由于存在大量引流物渗出，组织通常是湿润的。
- 可能存在淋巴水肿的症状和体征（触发淋巴水肿发生的是慢性炎症和体液过度负荷）。

病史

由于 CVI 的发病率随年龄增长而增加，在老年患者中，医务人员应该怀疑是否存在 CVI。静脉病变和溃疡的缓慢发展通常意味着既往存在长期肿胀、愈合慢、反复感染和皮肤破损经常复发的病史。一旦溃疡形成，静脉伤口存在可以持续数年。体征的进展会导致淋巴系统机械负荷增加，之后出现淋巴水肿。如果患者的年龄在 50 岁以上，那么很有可能存在合并症，如糖尿病、高血压、充血性心衰（CHF）或 DVT 病史。由于在损伤至静脉循环异常和临床症状出现之前存在较长的潜伏期，因此健康服务提供者、患者、患者家属和护理人员必须共同努力使用教育、预防工具，警惕症状体征的出现。

测试和评定

在检查过程中，第一个任务是确定在静脉病理变化中是否混合有动脉病变的成分。如果存在动脉供血不足，愈合过程会受到影响，且不能进行压迫治疗[54,60]。ABI 的结果能提供基本信息，但是更精确的实验室检查能确诊或排除存在静脉功能不全的个体是否同时合并有动脉病变。如果动脉病变和静脉病变同时存在，针对静脉功能不全的血管检查的结果会显示远端搏动强烈，以及正常的 ABI。触诊可发现下肢皮肤温度可能增高。这一体征的出现或许意味着病情加重或 CVI 可能出现的并发症[61]。在检查过程中，采用工具来评定皮肤温度是非常重要的。除非在病变晚期或是同时伴有淋巴水肿，否则抬高肢体可改善水肿的症状。在静脉病变中，在伤口周边区域、足部和踝部、或身体的其他部位可能出现凹陷性水肿。晚期水肿和淋巴水肿通常不受肢体抬高的影响而缓解，因此需要压迫治疗。

干预

对静脉性腿部溃疡而言，最重要的预防和治疗方法是**压迫治疗**。压迫治疗指的是采用特殊的绷带和压力服，也包括间歇性充气加压治疗。这些治疗措施都会在本章中进行讨论。虽然在伤口愈合的第一个阶段水肿是正常的特征，但是过度的水肿会造成组织灌注减慢，以及促进细菌生长，从而延迟伤口愈合[15]除了进行压迫治疗和适当的伤口护理之外，治疗方案包括运动增加灵活性，体位摆放支持和增加静脉血流[55]，如果已经排除了动脉病变，从伤口及时愈合的角度来看，压迫治疗是必要的。如前文所提及，在混合性动脉病变和静脉病变中，病理表现越严重越需要首先治疗。显著的动脉病变是压迫治疗最重要的禁忌证。对于确诊为静脉病变或混合性（轻度）动脉 / 静脉病变的患者而言，联合治疗可加速愈合[62]。联合治疗包括绷带和压力服压迫、步态训练、手法淋巴回流治疗（MLD），以及运动（包括关节活动度训练 ROM）。伤口护理计划不应该包括存在体位依赖风险的漩涡浴、交叉污染、细胞毒性添加剂和不必要的费用。

淋巴水肿

淋巴水肿是一种慢性障碍，其特征为淋巴液异常积聚在身体一个或数个区域的组织内[2,63]导致液体积聚因素很多，最常见的原因是淋巴系统机械功能不全。这意味着淋巴系统的一些成分功能不全，以至于无法清除体内积聚的淋巴液。淋巴水肿分为原发性淋巴水肿和继发性淋巴水肿。**原发性淋巴水肿**（图 14.5）即先天性或遗传性。在原发性淋巴水肿中，淋巴结或淋巴管组成是异常的。最常见的异常是发育不全，即淋巴管数量减少，以及淋巴管较正常细。原发性淋巴水肿最常见的一种形式出现在 Milroy 病中。**继发性淋巴水肿**（图 14.6）是由于淋巴系统中一个或数个组分损伤所导致的，如淋巴系统中的一部分被阻滞、分割、纤维化，或者损坏或改变。

继发性淋巴水肿比原发性淋巴水肿更为常见。在发达国家，造成继发性淋巴水肿最常见的原因是乳腺癌手术和（或）

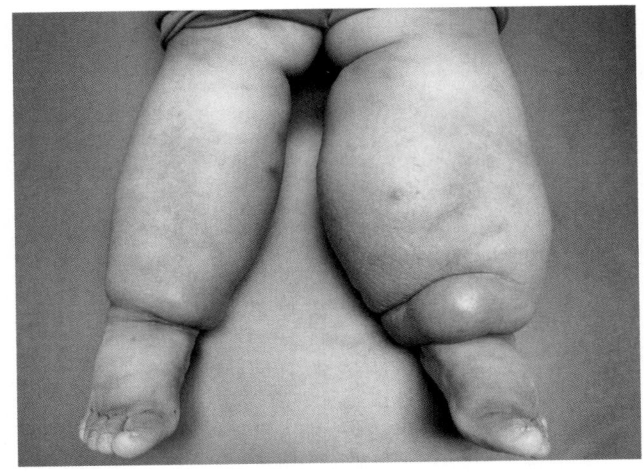

图 14.5　双侧下肢原发淋巴水肿，其中一侧下肢为重

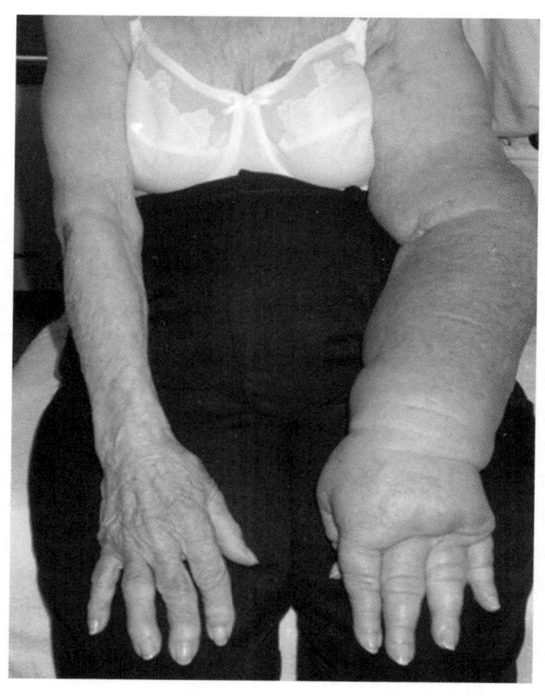

图 14.6 单侧上肢继发性淋巴水肿

放疗。随着其他类型肿瘤(如前列腺癌、膀胱癌、子宫肿瘤、卵巢癌和皮肤肿瘤)的发病率增高,以及针对这些肿瘤后续的治疗方案的增多,淋巴水肿发生的报道也在增多。但是肿瘤并不是造成淋巴水肿的唯一因素。如果患者本身就存在 CVI 的话,那么很容易发生淋巴水肿,主要是下肢长期体液过度负荷所触发的[64]。继发性淋巴水肿也可由于并发症所触发,如瘫痪、慢性区域性疼痛综合征所导致的废用,或抽脂术、骨盆骨折、疝气修复术后所造成的区域性淋巴结损伤,以及在淋巴结和淋巴管区域内进行手术[65~67]淋巴水肿是一种常见病,在未来的 10 年中,我们能预见这类患者会继续增加[68]由于在医务人员中缺乏针对淋巴水肿的教育,以及在对既往存在肿胀病史的患者进行体格检查时缺乏相关的临床怀疑,因此临床上缺乏非肿瘤相关的继发性淋巴水肿发病率的信息。在热带和亚热带地区,继发性淋巴水肿最常见于丝虫病。在丝虫病患者中,丝虫幼虫在淋巴管中度过完整的生命周期,从而导致淋巴管的炎症和阻塞。

临床表现

- 在淋巴管功能受损区域的远端或邻近部位的肿胀;
- 患肢抬高不能缓解肿胀;
- 在疾病早期为凹陷性水肿,在疾病后期纤维化改变出现后则转变为非凹陷性水肿;
- 受累区域的疲劳、沉重、压力或紧缩感;
- 麻木和刺痛;
- 程度从轻微到剧烈的不适感;
- 真皮的纤维性变化;
- 皮肤异常如**囊肿、瘘管、淋巴漏、乳头状瘤和过度角化;**
- 对感染的易感性增加,最初是受累区域的局部感染,之后通常变为全身感染;
- 活动能力和 ROM 丧失;
- 伤口愈合受损。

病史

在淋巴水肿的诊断中,患者是否存在淋巴系统损伤或畸形的病史,是至关重要的。患者的病史包括肿瘤、肿瘤治疗、放疗、淋巴结破坏、CVI、外伤、手术或出生时或青春期时出现的水肿(原发性淋巴水肿)。在损伤至淋巴受累症状和临床表现出现之间可能存在很长的潜伏期;因此,医务人员和患者需要遵照预防指南,在出现任何提示淋巴水肿的症状和体征时需要高度警惕,怀疑是否存在淋巴水肿。淋巴水肿可在淋巴系统受损后数周内出现,也可在损伤后 30 年时才出现。

测试和评定

在大部分患者中,淋巴水肿的确诊并不需要采用特异性的测试。在大部分的患者中,如果既往存在淋巴系统损伤或畸形的病史,在经过系统回顾、鉴别诊断、体格检查、对表皮系统触诊,以及周径测量后就能做出精确的临床诊断。淋巴水肿的独特体征包括 Stemmer **征**、皮肤质地的变化、皮肤皱褶、纤维化、周径的增加、**丘疹**、淋巴渗漏和**象皮肿**。病情的严重程度是根据以下信息来判断的,如是否存在组织的纤维化变化(质硬和(或)分叶状[圆形凸起]);蜂窝织炎的发作次数;淋巴水肿肢体表皮的状态(丘疹、渗出、真菌和静脉伤口);受累肢体和非受累肢体的周径或体积;生活质量(睡眠、活动能力、日常生活活动能力 ADL 和人际关系)。有一种名为**淋巴系统闪烁造影**的无创特异性的检查方式,应用放射性示踪剂和 γ 照相机,以提供淋巴系统的影像。该测试有助于进行鉴别诊断和评价淋巴水肿的严重程度[68~70]。

干预

在身体的水肿部位或淋巴水肿部位应用压迫治疗时,物理治疗师必须小心谨慎。虽然压迫治疗是一项必须的治疗措施,但是如果压力过高的话会导致表浅淋巴管闭塞,以及阻碍了控制水肿和液体吸收(淋巴水肿治疗的第一步)[4]。

目前针对淋巴水肿的患者的干预需要从细节上关注,以及需要足够的经验来提供非入门级专业教育项目。医务人员需要通过获得额外的教育来装备自身,以期能更好地治疗患者。目前推荐的护理方案包括 2 阶段的**完全降低充血疗法**(CDT)[71~74]。第一阶段(强化期)包括皮肤护理、MLD、淋巴水肿绷带疗法、运动和在第一阶段最后穿着压力服。第二阶段(自我管理期)包括皮肤护理、日间穿压力服、运动、夜间行淋巴水肿绷带治疗,必要时行 MLD。在国家淋巴水肿网络(NLN)上提供了一系列的信息,包括训练项目,或者其他有关于 CDT、培训治疗师和患者教育的信息。

由于存在很多进展性、慢性的障碍,早期干预可以显著改善治疗的有效性。当医务人员对淋巴水肿的症状和体征极为敏感,并且对体格检查结果进行仔细分析,就能对淋巴水肿进行早期的准确诊断。在 POC 中,不应该根据淋巴水肿的分期和不同肢体周径的差异来决定治疗的数量和频率,这是因为并不能根据上述情况来确定淋巴水肿的严重程度。有一些存在淋巴水肿的个体可能会出现与评定指标相比关系更密切的症状和体征。

压疮

压疮是由于压力作用于真皮和底层的血管且无法缓解所造成的，通常发生于骨和支持面之间。当压力不能及时缓解时，损伤就会产生，并且受损组织无法进行自身修复。随着深部的血管被压闭，血流会进一步减少，从而导致细胞死亡、组织坏死，最终形成可见的伤口。在破溃出现之前，表层的真皮能耐受 2~8 小时的缺血。深部的肌肉、结缔组织和脂肪组织所能耐受的缺血时间小于 2 小时。因此，当表皮和真皮尚保持完好时，其下的组织就已经受到了显著的损伤。在后文及测试和评定部分中会讨论这种现象对临床的提示意义。读者们能够通过阅读第 24 章烧伤章节来更好的理解表皮系统的损伤深度，通过浏览皮肤那一部分，该部分内容按照损伤的降序排列列举了损伤所致皮肤缺失的部分。

压疮最常见于长期制动的个体。虽然在制动时，无论患者年龄如何，都有可能发生压疮，但是压疮最多见于住院、老年、失禁和(或)体重低下的患者，以及所有年龄层的脊髓损伤(SCI)患者[45,75~77]。在住院获得性压疮中，有 25% 或许起源于手术中[78]。据 Reed 等的研究指出[79]，白蛋白水平低下、意识混乱、拒绝心肺复苏(DNR)也是压疮发生的危险因素[79]。在老年患者中，无论其是住家还是住院，亦或是长期居住于护理机构，压疮都会增加其死亡风险[80]。在发达国家，慢性伤口的发病率(包括压疮)随着年龄的增长而增加。

临床表现

可以通过观察临床症状来估计压疮的严重程度[81]。在本章的后文中会提出更多关于如何确定压疮深度的细节。

- 压疮的首个临床症状是**苍白性**红斑，同时伴有皮肤温度增高。如果压力解除的话，组织或许能在 24 小时内恢复。如果压力没有得到解除，那么就会发展为非苍白性红斑。
- 如果进展成为了表皮的破损或凹陷成浅坑的话，那么提示着真皮层也受累了。
- 当全层皮肤缺失明显时，压疮表现为较深的凹陷。出血很少，组织**出现硬结**且温暖。焦痂形成提示着全层皮肤缺失。往往存在隧道样伤口或皮下剥离(本章中后面的内容将包含压疮的官方分期分类)。
- 压疮中的大部分都发生在 6 个主要的骨性部位(图 14.7)：骶骨(图 14.8)、尾骨、大转子、坐骨结节、跟骨(脚后跟)和外踝。

病史

如果患者存在长期制动的病史，并且在骨性突出部位出现了温暖、色红斑片状结构的话，那么通常能确定压疮的存在。如果该部位触感柔软，那么就足以怀疑损伤的深度已经超过了表皮。

测试和评定

在检查的时候，除了具有一般伤口的特征以外，也可以通过分级或分期体系(描述组织损伤程度)对压疮进行分类。同样，在压疮出现之前，采用工具来评定个体压疮发生风险也是

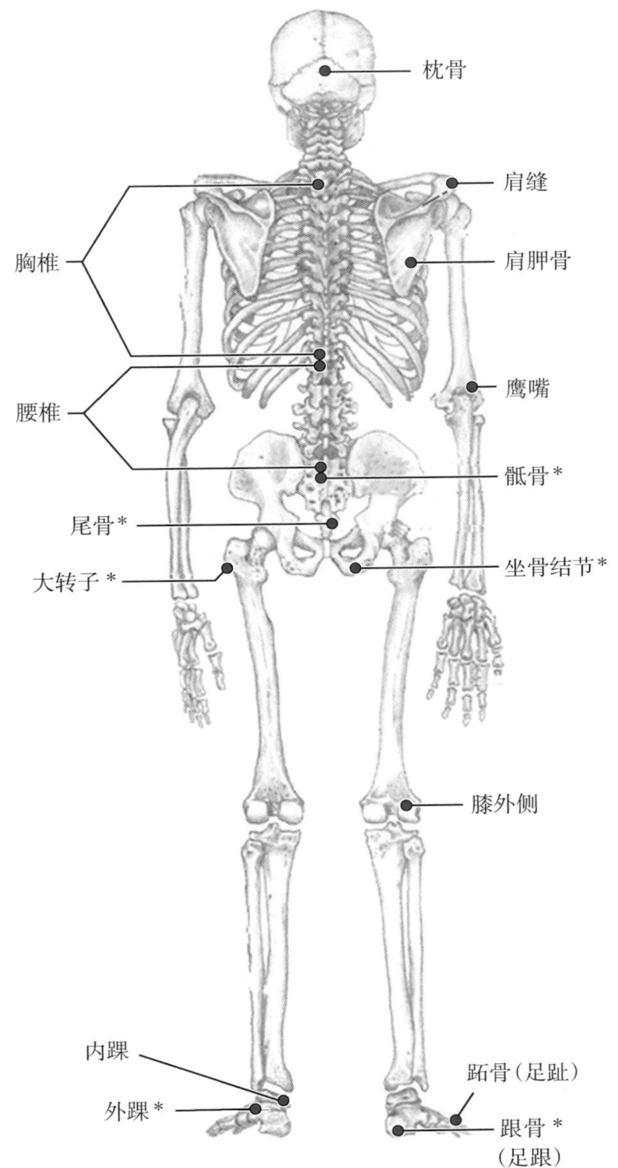

图 14.7　骨突部位受压点

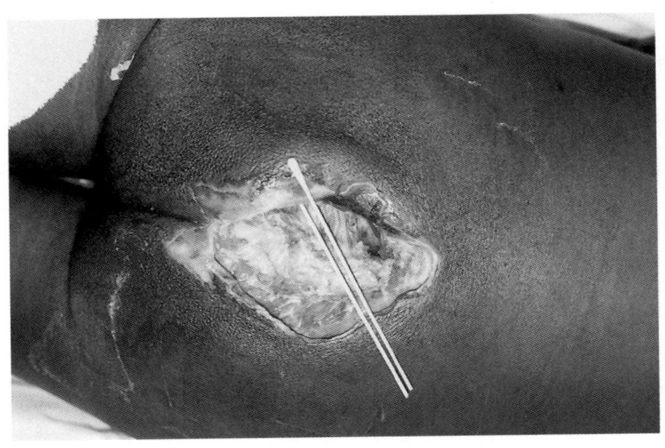

图 14.8　骶骨压疮

十分重要的。更多有关于压疮的风险评定请参见本章中表皮完整性部分。

干预

物理治疗师针对表皮系统障碍进行治疗,包括累及表皮、真皮、皮下组织、或在暴露的骨、肌腱、肌肉和器官的障碍。为了促进愈合,针对表皮系统障碍的干预必须促进局部和区域血管系统和淋巴系统达到平衡。除了适当的伤口护理,当务之急是确定造成压力的潜在原因。除非压力得到解除,否则伤口是不会闭合和保持愈合的,在干预计划中,预防破损的出现是最重要的。在缓解压力的治疗中,可以采用压力再分布装置(PRDs)来缓解压力,采用压力图来确定压力负荷,体位/转换时间表以及对患者、家属和护理人员进行教育。也应该考虑到/确定其他对压疮产生影响或增加压疮发生风险的因素。这些因素包括剪切力、摩擦、移动力、感觉功能、皮肤湿润、营养状态、年龄和潜在的医疗问题。通过适当的伤口护理、压力控制和关注造成压疮的危险因素,伤口可以顺利通过愈合期,在几周内就表现出症状的改善[41,82,83]。

神经病变

任何神经的疾病都能定义为**神经病变**,可以包括周围神经、颅神经、和(或)自主神经。在很多疾病的过程中都能出现神经病变;然而,造成神经病变最常见的疾病为糖尿病。在绝大多数的慢性病中(包括糖尿病),神经病所影响的是外周神经。在物理治疗师接诊的周围神经病患者中,绝大部分患者的病因为糖尿病。目前,对糖尿病周围神经病的病因还不甚明了,但是目前认为其发病与血糖长期处于高水平相关。糖尿病周围神经病是一个通用术语,用于描述任何与糖尿病相关的周围神经或自主神经或颅神经障碍。糖尿病神经病的主要症状出现在下肢,最常见的是脚步的感觉敏感性降低,以及后续出现的溃疡(图 14.9)。

据估计在糖尿病患者中,有 15% 的患者会在一生中的某个时期出现足部溃疡,在糖尿病患者群体中由于伤口经久不愈,因而需要截肢的患者是非糖尿患者群的 40 倍[54,84]。更为复杂的是,由于病情并非相互排斥,所以在很多糖尿病患者中,同时存在动脉病变。虽然发病率低于动脉伤口和静脉伤口的发病率,但是潜在的糖尿病创造了一个不利于伤口闭合的环境。随着人群年龄的增长和糖尿病发病率的持续增高,下肢神经病性伤口的发病率也可能随之增高。根据美国健康与人类服务部(HHS)指出,在美国,每 25 秒就有一人被诊断为糖尿病[85]。在成人中,约有一半的人有罹患糖尿病的风险[86]。基于来自疾病控制和预防中心(CDC)的信息,在美国,糖尿病影响的人数超过了 25 800 000。这一数量占美国人口的 8.3%。在糖尿病的患者中,有 60%~70% 存在轻度至重度的神经病变,并且在美国,所有非外伤性下肢截肢的患者中,超过 60% 为糖尿病患者[87]。至少有一半的截肢是由于足部溃疡所造成的,而通过适当的团队治疗合作可以预防足部溃疡的发生。如果照目前的趋势进一步发展,糖尿病周围神经病对未来的伤口治疗需求所产生的影响还将继续扩大。

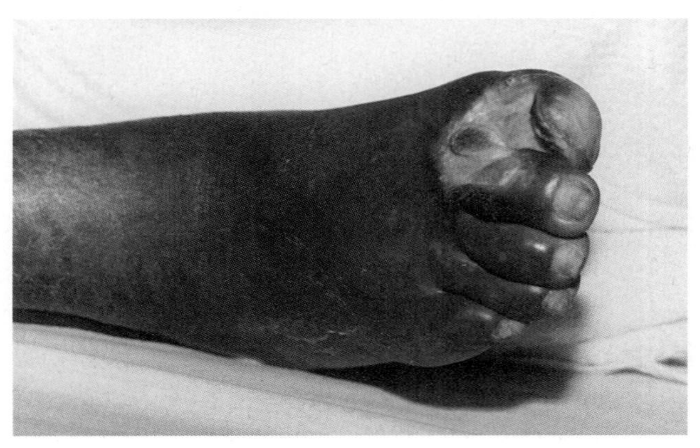

图 14.9 糖尿病神经病变所导致的慢性伤口

临床表现

- 溃疡通常位于足部负重面;
- 通常位于感觉较差、圆形、在骨突表面,但是能分布于身体的各个地方;
- 感觉神经病变存在会有如下表现:
  - 患者无法感受到疼痛和压力;
  - 在患者没有察觉的情况下出现皮肤破损的风险;
  - 造成伤口出现的最常见的原因为机械性的反复压迫。
- 运动神经病变存在会有如下表现:
  - 手内肌的萎缩;
  - 锤状趾和爪形趾畸形导致足部压力分布不均,并且与鞋子内部摩擦,从而增加了皮肤破损的发生风险。
  - 足下垂;
- 自主神经病变存在会有如下表现:
  - 出汗减少或无汗,油脂分泌减少或缺失,从而导致皮肤干燥,丧失弹性;
  - 对皮肤破损和受损的易感性增加;
  - 厚茧形成的可能性增加;
  - 血管损伤存在会有如下表现:
  - 通常为动脉的病变,但是通常会伴有因自主神经系统原因而导致的心功能减退
  - 缺血
- 愈合时间延长(糖尿病也会造成上述表现)
- 愈合所需要的氧、抗生素和营养物质的运输受损

病史

如果患者存在糖尿病的病史就足以提示可针对糖尿病神经病变进行检查。如果患者糖尿病病史已达数年,或数年来难以调节胰岛素水平,那么很有可能存在糖尿病神经病变。当出现溃疡时,病史既需包括与伤口相关的特殊的细节,也需要包括其他症状的信息。

测试和评定

在检查中,需要检查每一名糖尿病患者,采用单丝来确定下肢**保护性感觉**是否存在。即使糖尿病不是患者的主要诊断,也需要将上述检查作为糖尿病患者系统检查的一部分。在检

查过程中，也需要记录关于下肢皮温的数据。血糖水平的信息也应该是检查的一部分，必须考虑 POC 的安全发展。

干预

在糖尿病患者群体中，物理治疗师在提供教育和综合足部护理干预上起到重要的作用。据全国糖尿病简介指出，综合足部护理项目能减少截肢率达 45%~85%[87]。除了包括适当的伤口护理和维持血糖水平在可接受的范围之内以外，干预还应该包括减少体重负重压力的方法。减少负重的方法包括使用拐杖或助行器，改变步态，步行石膏和夹板以及穿特殊的鞋子。在治疗足部溃疡的过程中，利用减重的治疗方法是常见的。干预必须为综合性的治疗方案，包括伤口护理、足部护理、教育、PRDs、矫形器、运动和物理治疗。医务人员和患者必须尽一切努力来改善或保持患者足部皮肤的完整性。附录 14.A 中所述的是针对患者的足部护理教育信息。除了糖尿病所带来的其他合并症，足部循环改变也会并发糖尿病神经病变。干预首先需针对最严重的问题，但是当血管障碍和神经病变共存时，需要降低对伤口愈合的预期。

我们已经讨论了血管、淋巴和表皮系统中最常见的五种障碍。手术、外伤、恶性病变、血液系统疾病、结缔组织病和热损伤也会影响本章中所讨论的血管、淋巴和表皮系统，但是由于篇幅受限本章中我们暂不讨论。对这些问题有兴趣的读者可以自行检索参考文献中所列出的补充信息[1,2,42,56,63]。根据患者的具体情况，针对其他障碍的检查和治疗，也可选择本章中所介绍的来处理。

检查和评定

检查

病史

充分的病史采集需要包括局部受累区域以外的系统的信息。正如在第 1 章临床决策制定这一章节中所指出的，针对所有障碍的物理治疗检查都始于向患者、家庭成员和其他相关成员的信息采集。至于本章中所讨论的障碍，需要的病史信息也是相似的。在本章中所讨论的很多障碍所具有的特征都是缓慢起病或隐匿性起病，这为病史采集增加了挑战，也使得病史采集尤为重要。请参见第一章来回顾通过采集详细病史而获得的信息类型。

系统回顾

在检查的过程中，为了节省时间，通常都会选择跳过在进行其他检查和评定之前所需要的系统回顾。然而，系统回顾这一步骤却是至关重要的，因为这体现出了物理治疗师的自主权。回顾的结果可以促使物理治疗师发现患者是否存在需要转介到其他临床专科的问题。在本章中，系统回顾尤为重要，这是因为本章所讨论的障碍都是体内其他系统功能不全所导致的疾病。比如：糖尿病会造成足部伤口，乳腺癌手术会导致淋巴水肿，心脏病会导致腿部的动脉伤口，偏瘫或许会导致压疮的出现。对患者进行综合的观察和体格检查可以为之后的信息采集和调查分期。

测试和评定

由于血管、淋巴和表皮系统障碍、鉴别诊断的重要性和患者可能存在一种以上的障碍之间存在着紧密的联系，因此，物理治疗师在检查过程中需要尽可能地利用可行的测试和评定手段。本章中所讨论的测试和评定方案的顺序是根据《物理治疗师实践指南》中的顺序所排列的[88]。测试和评定种类应作为提醒治疗师进行详细记录的手段。由于篇幅问题，本文仅讨论了最必要的需要进行测试评定的类别。我们也纳入了一些测试和评定的注释版本以供读者更好的理解检查中的这一环节。

有氧能力 / 耐力

评定在功能活动中的有氧能力是重要的，鼓励患者活动是本章中所列举的障碍的长期治疗方案。作为系统回顾中所得到的信息的补充，也要根据不同的患者特征收集额外的信息。或许包括应用评定心绞痛、间歇性跛行和呼吸困难的量表，肺功能评定和心电图（ECG）。也需要确定心律和心音，呼吸音和声音。

人体特征

身高和体重　为了确定和追踪正常的体重权重值，身高和体重的信息是必须的，尤其对于可能导致异常体液潴留的疾病如糖尿病、水肿、淋巴水肿、静脉疾病或潜在的心肺疾病等尤为重要。

容量测定　容量测定是采用可以装水的特殊容器，以及收集水的量筒进行的（图 14.10）。这一方法可以精确测量肢体周径的变化，最常用于手、上肢、足部和下肢全长的评定；然而，这一方法耗时，对检查者尴尬、由于存在交叉感染可能，当存在开放式伤口时不适宜进行本检查。

周径测量　采用卷尺来记录周径以确定肢体的直径（图 14.11）。理想状态下，应采用专门设计测量周径的卷尺进行测量。虽然在测量肢体周径时有时会采用骨性标志作为参考点，在治疗淋巴水肿的专家中所用的标准方法为应用相同的间隔进行测量（以厘米为单位）。例如：在测量下肢时，从腹股沟至地板或沉重面，每隔 1cm 测量一次周径。临床常选的间隔为

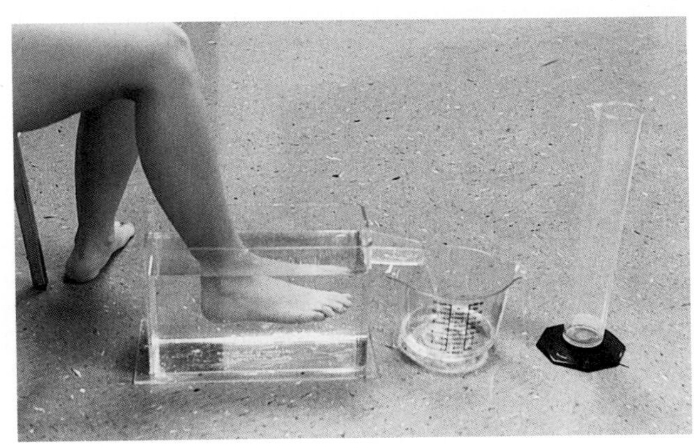

图 14.10　水肿的容积检查

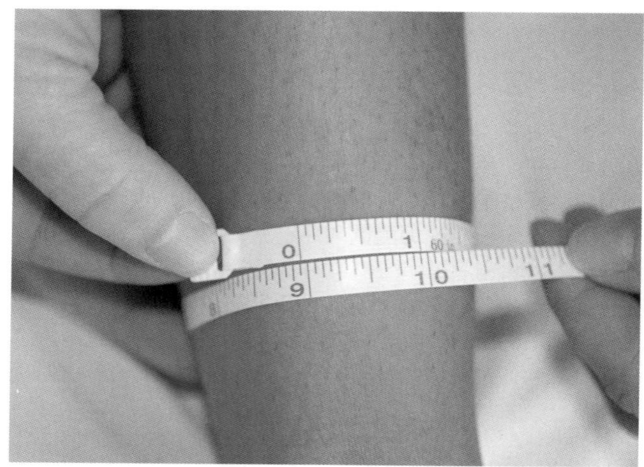

图 14.11 用卷尺进行周径的测量

4cm、6cm 或 10cm。间隔越小，对肢体直径的代表性就越好。特殊的测量板（图 14.12）能获得下肢的测量信息，或安放稳妥的剪贴板可用于最初的测量。物理治疗师牢记亲自进行周径测量，但是不能凭借周径测量的结果来确定严重程度、决定访视频率或护理持续的时间。晚期真皮和结缔组织发生纤维化改变，而肢体的直径不会出现显著增加[2,6]。

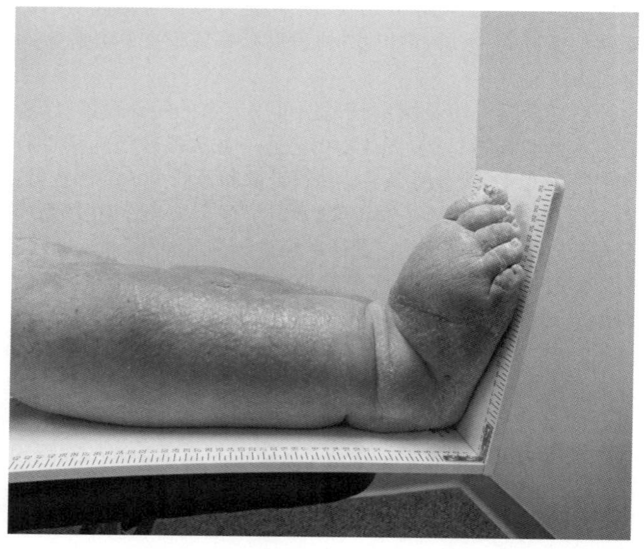

图 14.12 为测量下肢周长使用带刻度的踏脚板来确定相同的间隔

额外的工具

可采用张力测量法或生物电阻抗来收集相关的测量数据。软组织张力测量法采用装置来测量皮肤表面组织张力，但是这并非是标准的测量程序。柔韧度低的皮肤张力高，这提示存在液体和（或）组织纤维化。在水肿、淋巴水肿和纤维化变化还不可见或可触及之前，来自于张力测定的数据就是上述变化存在的亚临床证据。生物电阻抗分析能提供精确的测量信息来帮助预测淋巴水肿的开始，通常在临床诊断之前数月就可作出判断。这一技术涉及将很少量的交流电（AC）通过肢体来测试和评价不同频率时电流的阻抗。在检测细胞外液容量变化上，这一技术的敏感性要高于肢体体积测量。至今为止，研究证实该方法的假阴性率为 0[89~92]。

淋巴水肿的分期或分级

在严重性的分类上，所能应用的方法除了上文所提及的一种或几种评定方式以外，一些专业人员还应用其他的针对水肿和淋巴水肿的分期或分级体系[2]。在医务人员中，并没有广泛的使用针对水肿和淋巴水肿的分级和分期评定方法，在检查结果中应该提供客观的信息。常用的体系之一为 Folde 等[63]所描述的国际淋巴分期体系协会和美国肿瘤协会[93]的评判标准：

- 临床前期：患者感到肢体沉重，在出现可见的水肿或凹陷性水肿之前就存在纤维化变化和体液积聚；在一些仅有轻微水肿的患者中，也报告肢体出现胀感。
- Ⅰ期，可逆性淋巴水肿：富含蛋白的体液积聚，抬高肢体可减轻水肿；按压时可见凹陷。
- Ⅱ期，自发不可逆性淋巴水肿：蛋白刺激成纤维细胞形成，结缔组织和瘢痕组织增生；虽然水肿已达中度，但仍然只有轻微凹陷。
- Ⅲ期，淋巴象皮肿：真皮组织变硬、皮肤乳头状瘤、皮肤象皮样表现。

触诊 / 凹陷性量表

软组织触诊检查必须成为血管、淋巴和表皮系统检查的常规部分。目前并无得到广泛应用的凹陷性量表。有一些量表评价的基础是指尖施压离开之后所留下的指痕有多深。另一些量表的基础是检查者认为凹陷的程度有多重。下文所列举的量表，被物理治疗师和医师应用最多，其通过指尖压迫后痕迹所维持的时间来进行分级：

1+：痕迹几乎不可见。

2+：当皮肤被压迫时可见轻度的痕迹，在 15 秒内恢复正常。

3+：当压迫时可见较深的痕迹，在 30 秒内恢复正常。

4+：痕迹持续超过 30 秒。

如果在检查中应用凹陷性量表进行评定，那么对应用的分级或评分体系进行解释和文书记录是明智的选择。慢性伤口、炎症、感染、蜂窝织炎、糖尿病、肝脏病变、肾脏病变、CVI、淋巴水肿、静脉淋巴水肿、CHF 或外伤或许都是造成足部水肿的原因。

觉醒、注意力和认知

在筛查了病史和系统回顾的结果后，物理治疗师需要决定是否有必要进行觉醒、注意力和认知方面的评定。对治疗师而言，理解患者的动机、定向力、注意力和遵嘱能力是非常重要的。本章中的大部分障碍如糖尿病神经病变、慢性静脉功能不全和淋巴水肿等，在治疗过程中都需要患者参与，进行持续终生的自我护理，从而保证在治疗过程中得到的治疗获益。这类评定信息可以通过访谈和观察获得。额外的工具包括认知和行为量表、安全性检查表和学习曲线。

辅助和支持性装置

对于存在血管、淋巴或表皮系统障碍的患者而言，在治疗和自我护理的过程中，很有可能需要辅助和支持性装置。观察、步态分析和手法肌力评级经常用于指导判断是否需要配置辅助和支持性装置。

循环

收集血液和淋巴液在动脉、静脉和淋巴系统中的走行信息和表皮系统完整性的测试和评定相关。皮肤改变的测试和评定将在表皮完整性这一部分进行讨论。在很多患者中，通过仔细的观察和触诊（如观察温度和脉搏）就能发现循环系统障碍是否存在，以及循环系统病理变化的发生风险。

温度

为了进一步检查循环状况，可以先通过触诊评定皮肤温度。由于表面皮肤的温度变化经常是病理变化出现的提示因素（图 14.13），所以应用**放射计**或**电热调节器**可以定量采集客观的信息。皮肤温度降低意味着动脉灌注差。皮肤温度增高提示着感染或活动性病变在进一步进展之中，如蜂窝织炎或 Charcot 关节病。温度的增高也预示着 CVI 并发症的加重或可能出现并发症[61]。

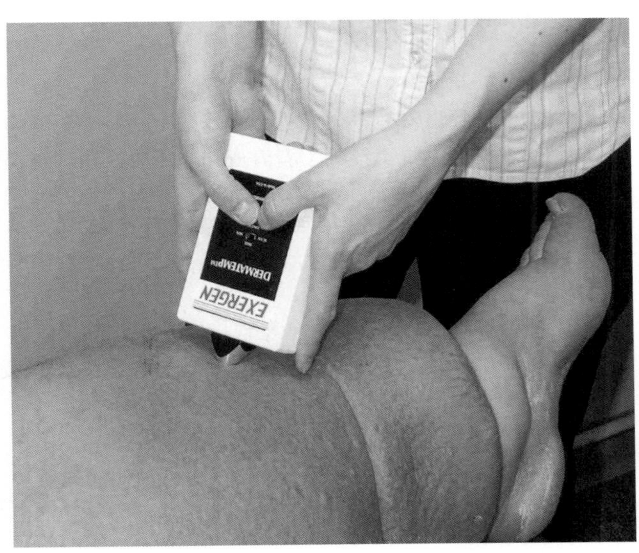

图 14.13 采用皮肤温度计进行皮肤温度测定

动脉灌注

治疗师收集数据以确定远端组织血液灌注是否充分。如果血供充足，氧供应也相应充足。一些无创的测试和评定被用于确定血液灌注情况和皮肤灌注情况，另一些则被用于确定组织中的氧气水平。在检查最初就应触诊脉搏，以确定血管的情况。检查应该包括触诊下述动脉：肱动脉、桡动脉、股动脉、腘动脉、足背动脉和胫后动脉。物理治疗师和医生通常应用下文所列的量表来对搏动的质量进行数字化分级：

0= 无搏动

1+= 搏动微弱，难以触及

2+= 可触及搏动但是非正常搏动，搏动减弱

3+= 正常，容易触及

4+= 跳跃性搏动，搏动强烈，可能提示着动脉瘤或其他病理状态存在

通过听诊器对主要的波动点进行听诊或许能确定**杂音**的存在。如果听到湍流的血流声，患者或存在动脉部分阻滞。影响听诊的因素包括瘢痕组织、水肿、纤维化和组织硬化。

多普勒超声被认为是血管检查的必要组成部分[53,56,94,95]。检查者应用手持探头引导声波进入血管从而进行测定。声波反映的是红细胞在血管中移动的情况。声波信号后转化为可听到的声音，从一个小型的手持式单元中传出。多普勒超声所进行的最常见的检查时 ABI。应用血压充气袖带使血流暂时闭塞，然后放气，检查者可以听到反回的血流声。观察的位置在上肢（UE）肱动脉处，下肢的胫后动脉和足背动脉处（图 14.14）。ABI 比率是下肢血压除以上肢血压。表 14.1 所列出的是 ABI 值的范围和针对血管病变的潜在提示意义。由于 ABI 提示可能存在下肢血流灌注丧失，因此 ABI 的结果能提供动脉系统相关的有价值的信息。检查结果将指导治疗师制定治疗决策——针对压迫疗法和清创的应用，也能帮助预测伤口闭合。当检查者应用血压计袖带不能使血流闭塞时，所得到的结果是 ABI 假性升高。动脉粥样硬化或糖尿病患者血管钙化会导致袖带压迫血管困难，从而不能得到准确的 ABI 值。应将靶动脉记录为不可压迫的血管。当血管不可压迫时，可供选择的检查方案包括采用特殊的袖带测量足趾的血压、进行经皮氧分压测试（下文），或转诊至血管实验室进行进一步检查评定。

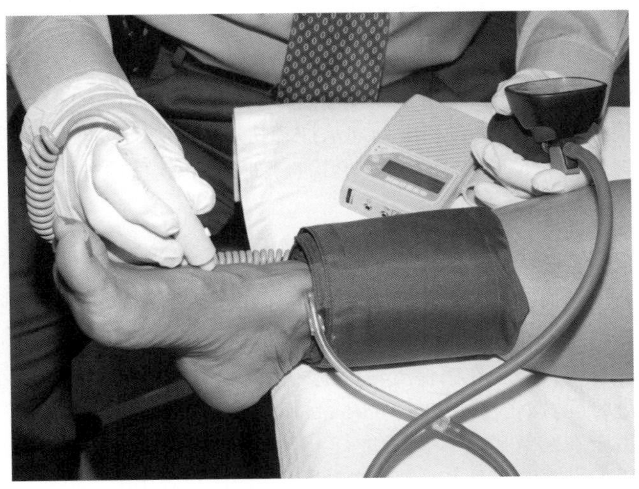

图 14.14 采用多普勒超声探针进行 ABI 测试

表 14.1 踝肱指数及其提示意义

ABI 范围	可能的提示意义
>1.2	假性增高、动脉病变、糖尿病
1.19~0.95	正常
0.94~0.75	轻度动脉病变、+ 间歇性跛行
0.74~0.50	中度动脉病变、+ 静息痛
<0.50	严重动脉病变

营养变化

当动脉血流差造成循环受阻时，下肢的皮肤就会出现营养变化。观察是最准确的方法。营养变化包括干燥、皮肤具有光泽(白种人中表现为肤色苍白)、腿毛减少或缺失，以及足趾的指甲变厚。需要注意到的是这些体征也是老龄化的表现，但是在老龄化表现中的程度不及营养变化那么严重。这些变化的出现意味着需要对循环进行其他的测试评价。

疼痛

当存在循环相关的问题时，详细的疼痛病史问诊或许就足以提示是否存在动脉病变。疼痛的存在提示着需要进一步针对血管系统进行测试和评定。在本章之前已经描述了间歇性跛行(IC)的疼痛。静息痛出现在夜间，影响患者睡眠，或需要止痛药来缓解疼痛等情况出现时，提示此时的疼痛已经较间歇性跛行时加重。可应用视觉模拟量表(VAS)来评定疼痛的严重程度。IC 所导致障碍的程度通常通过患者在出现急性腿部疼痛或疲劳之前所能步行的距离来评价。采用评级量表能客观的评定 IC 的严重程度，主要根据在疼痛出现之前步行的距离来进行评价。步行障碍问卷(WIQ)是一份疾病特异性常用于评价跛行的量表。然而，该问卷并不能评价跛行对生活质量(QOL)的影响[96]。针对 IC 并得到最广泛研究的疾病特异性 QOL 问卷为跛行量表(CLAU-S)[96~98]。

特异性测试

还有很多其他无创和有创的测试可用于发现、检查、诊断或确诊动脉病变和功能障碍。附录 14.B 针对动脉和静脉功能的特异性测试做了简要的描述，如发红依赖现象、空气体积描记法(APG)、经皮氧分压($TcPO_2$)测试和皮肤灌注压(SPP)测试。虽然有一些测试对预测溃疡愈合和截肢伤口愈合有价值，但是这些检查若由物理治疗师执行时，医保可能不予支付。由于 APG、$TcPO_2$ 和 SPP 检查耗时，所以这些检查主要都用于研究。

静脉通畅度

能通过一系列测试和评定方法来检测静脉疾病和功能障碍。影响检查进行的因素包括检查所需要花费的时间以及检查项目是否在医保支付范围之内。附录 14.B 中对静脉充盈时间、撞击实验和 Trendelenburg 测试进行了简要的描述。由于在结果解释和测试进行上存在不一致，不能单纯依靠 Homan 测试或 Homan 征(被动背屈足部时出现小腿三头肌疼痛)来判断是否存在 DVT。如果患者存在下述体征中的两项时，应该联系医生，行多普勒检查，它们是：皮肤温度变化、皮肤颜色变化(变深)、小腿三头肌疼痛(约有半数患者存在此症状)或肿胀。

淋巴管完整性

在诊断淋巴水肿时，最常用的是患者病史和临床发现。由于染料和针刺存在诱发淋巴水肿发生的风险，也存在加速已存在的淋巴水肿发生的风险，因此已经减少了大部分有创性检查。淋巴闪烁造影是最常用的有创性的检查。该检查应用染料和特殊的照相机和电脑，使得很多淋巴系统功能可视化[2,99]。

步态、移动和平衡

运动的重要性在于能改善血流和淋巴回流，在大部分患者中能促进回流，可以通过记录患者在这些方面的能力来验证这些测试和评定的应用。在最初的检查时，通过观察、步态分析和姿势控制所得到的数据就已足够。检查结果或许能提示是否需要进行额外的检查，来进一步记录安全性(跌倒风险)或设备需要。在检查过程中，针对肥胖患者应该解决步态相关的问题。

表皮完整性

在循环和表皮感觉评价上，应收集皮肤和皮下组织的信息并和检查的结果相结合。

观察和触诊

通过观察和触诊几乎能体现出所有的皮肤特征。将受累表皮和和正常的表皮进行比较，尤其要关注两者之间颜色、湿润度、质地、硬度、温度、弹性、对称性和形状的差异。在伤口存在的情况下，需要观察伤口组织、伤口周边的区域和伤口渗出物的情况，并根据观察结果记录相关数据。也需要人体图谱上记录伤口的位置、水肿和淋巴水肿的部位。

营养变化

在累及表皮系统的很多障碍中，营养改变是一个重要的部分，因此在本节中再次提到了营养变化。需要快速理解表皮完整性相关问题可阅读本章节中所有相关部分中营养变化的内容。在循环的章节中，观察一个重要的部分。

纤维化

通过触诊受累区域的组织是发现皮肤纤维化的最好方法。表浅的皮肤和其下的组织会存在变厚、变硬、不能弯曲或难以移动的感觉。在淋巴水肿的检查中，Stemmer 征的存在与否是一项客观的评价指标。Stemmer 征阳性指的是，当足趾或手指背侧的皮肤皱褶不能完全提起或完全不能提起。临床医师必须注意的是，皮肤皱褶评定阴性或不存在并不能排除淋巴水肿的存在。

颜色

根据病情的不同，皮肤颜色也有很大差异。观察是发现正常组织和待检查组织之间是否存在差异的最好方法。最异常的颜色改变包括红色、紫色和褐色。颜色改变或许提示着慢性病变如含铁血黄素沉积的存在，也可能暗示着急性病变如 DVT 相关的皮肤变红。如果颜色改变是间歇存在的，那么可能提示 Raynauld 病。

温度

皮肤的温度是触诊检查中最常见的一项，可应用辐射计或热敏电阻调节装置来客观和定量收集皮肤温度信息(图 14.13)。维持正常的皮肤温度有助于伤口愈合良好。异常的皮肤温度可能提示真皮或其他结构异常。表皮温度降低或许是动脉灌注较差的表现。表皮温度增高提示感染或病情处于活动阶段。

伤口

大小和深度

一系列工具和量表可用于评价伤口、水肿、淋巴水肿和其他表皮完整性。不采用分期和分级对伤口进行评价的情况下，可根据组织损伤的深度来进行评价。用于烧伤深度的评价包括浅表、部分全层和全厚，这种评价方式也可用于其他类型伤口深度的评价。在和患者沟通的过程中，文字资料中的记录是非常重要的。记录伤口大小和深度的最常用的方法包括经校准的表格、照片、描记、图片和特别设计的表格。

引流物

可通过观察引流物的颜色和黏稠度来评价引流物。对伤口引流物的检查是非常重要的，因为引流物的性质提示着对外伤的正常反应（几天）、或是对坏死组织、伤口中的异物或感染的延长反应。表 14.2 列举了对伤口引流物的描述术语。

分期

通常采用分期和分级体系对压疮进行分类，由于可提供组织损伤深度相关的信息，所以可以反映出伤口的严重程度。国家压疮专家小组（NPUAP）和卫生保健研究和质量（AHRQ）两家机构都支持应用表 14.3 中所列的分类系统[100,101]。

表 14.2 引流物颜色和黏稠度的描述

引流物类型	颜色	黏稠度
漏出液	清	稀薄，水状
血清血液	清或红褐色	稀薄，水状
渗出液	乳脂状，淡黄色	中度至稠厚，可随着自溶而清创
脓液	黄色，褐色	中度至稠厚
感染脓液	黄色，蓝色，绿色	稠厚，通常提示感染（但也可以是正常的，白细胞吞噬坏死细胞并将其转变为坏死物质），恶臭的引流物不一定提示伤口感染的存在

表 14.3 NPUAP 修订的压疮分期标准

压疮分期	定义
深部组织可疑损伤	由于受到压力和（或）剪切力对皮下软组织的损伤，从而造成完整皮肤局部脱色呈紫色或褐色或充血的水泡。与邻近的组织相比，该区域的组织可能会首先出现疼痛、紧致、糊状、潮湿、温暖或温度降低
进一步描述	在肤色较深的患者中可能难以发现深部组织的损伤。演变包括颜色较深的创面出现较薄的水泡。伤口可能进一步被较薄的焦痂覆盖。演变的速度可能很快，即使在最佳的治疗下也可能暴露额外的组织层
Ⅰ期	局部区域皮肤完整，色红不伴苍白，通常位于骨突处。在颜色较暗的皮肤上，或许看不见皮肤发红，但该区域皮肤的颜色和周围区域不同
进一步描述	与邻近组织相比，该区域或许会出现疼痛、紧实、柔软、皮温增高或降低。在皮肤颜色较暗的患者中，或许很难识别Ⅰ期。Ⅰ期出现意味着该患者存在风险（风险的前兆）
Ⅱ期	在红色的创面上出现较浅的溃疡，代表着真皮的部分缺失，不存在腐坏的组织。可能表现为完整的或是开放的/破裂的浆液性水泡
进一步描述	表现为没有腐坏组织或擦伤的干燥的表浅溃疡。（擦伤提示可疑深部组织损伤）。此期不用于描述皮肤撕裂、烧伤、阴部皮炎、浸渍或表皮脱落
Ⅲ期	全层组织损伤。可见皮下脂肪，但骨、肌腱和肌肉并未暴露。或存在腐坏的组织，但并不会遮挡组织损伤的深度。或存在皮下剥离和隧道
进一步描述	Ⅲ期压疮的深度根据解剖部位的不同而各不相同。在鼻、耳、枕部和踝部，由于不存在皮下组织，所以Ⅲ期压疮可为表浅。相反，在一些肥厚的区域可以出现非常深的Ⅲ期压疮。不能看见或直接触碰到骨/肌腱
Ⅳ期	全层组织损伤，伴有骨、肌腱或肌肉的暴露。在创面的部分区域会出现腐坏组织或焦痂。通常包括皮下剥离和隧道
进一步描述	Ⅳ期压疮的深度根据解剖部位的不同而各不相同。在鼻、耳、枕部和踝部，由于不存在皮下组织，所以压疮可为表浅。Ⅳ期压疮可延伸到肌肉内和（或）周围的支持结构（如筋膜、肌腱或关节囊），可能导致骨髓炎的发生。可以看见或直接触摸到暴露的骨/肌腱
无法分期	全厚的组织缺失，在伤口内溃疡的底部被腐坏组织（黄色、棕色、灰色、绿色或褐色）和（或）焦痂（棕色、褐色或黑色）所覆盖
进一步描述	直到移除足量的腐坏组织和（或）焦痂才能暴露出伤口底部，明确真正的损伤深度，才能够确定分期。足跟部位处稳定的（干燥、粘附、完整不存在红斑或波动）焦痂起到机体天然（生物）屏障的作用，因此不建议移除

压疮分期虽然已经标准化和被一些政府机构所接受，但在伤口治疗专家中，压疮分期仍然存在争议，究其原因是压疮的分期经常被误用。这种误用产生的原因是分期体系仅描述了组织损伤的深度，而没有描述其他也需要被纳入考虑范围的伤口特征。因此，不能完全根据分期体系来确定治疗方案。对临床工作者而言，进行正确的分期是一项挑战，原因如下，首先，由于组织损伤可能会比表面上显现出的更深，其次是当坏死组织存在时无法对伤口进行分期，第三是暗色的皮肤可能不会出现皮肤红色的变化（通常提示着Ⅰ期）。为了应对这些挑战，NPUAP 重新定义了压疮和压疮的分期。分期仅用于评定压疮，而不描述其他类型伤口的严重性。

伤口愈合的评价工具

一系列的工具可用于记录伤口状态和伤口愈合情况。因为不存在单个伤口特征可用于监测愈合情况或预测预后，最好的方法是在评定伤口愈合时应用包含了多个特征的工具。目前重复性和特异性最好的三个工具是 Sussman 伤口愈合工具（SWHT）[43]、压疮愈合量表（PUSH）[43,102]和压疮状态工具（PSST）[43]。Wagner 压疮分级体系是用于再神经病变和缺血存在的情况下，对糖尿病足进行评定[103]。

危险因素的评定

所有个体都可能在相同的时间内暴露于相同强度的压力下，但是并不是所有的个体都会出现压疮。因此，需要确定影响个体发生风险、易感性和耐受力的因素。物理治疗师需要寻找于风险评定的结果，这有助于制定成本效益策略。正如在本章前半部分所讨论的，很多因素都会导致压疮的发生，如外周循环差、糖尿病、营养状态、运动能力和控制力等等。为了使风险评定客观化和标准化，研究验证了一系列可靠的量表：

- Norton 风险评定量表：根据患者的生理情况、认知情况、活动度、移动能力和失禁来进行风险评定评分的最早的量表[104]。
- Gosnell 量表 - 压疮风险评定：Norton 量表的精炼版，包括下列评分的变化：营养、精神状态、活动、移动力、控制力、皮肤外观、药物、饮食和体液平衡[105]。
- Brade 压疮风险预测评分量表：六个评分类别，包括感知觉、湿润度、活动、移动力、营养和摩擦 / 剪切力[106]。

肌肉状态

对存在血管、淋巴或表皮系统障碍的患者而言，进行系统回顾时需要筛查肌力，在体格检查时需要进行手法肌力测试。在评定功能性移动技巧和日常生活活动能力时，确定功能性肌力也是十分重要的。当缺乏力量和制动同时存在时，会导致压疮、CVI、下肢水肿和淋巴水肿发生增加、静脉曲张和糖尿病并发症难以控制。

支具、保护性和支持性装置

在很多情况下，存在本章所述的障碍的患者都需要接受评定以确定是否需要配置支具、保护性或支持性装置。如果对于那些已经开始使用上述装置的患者而言，则需要对现用的装置进行改良。对那些足部感觉受损的患者而言，可能需要应用加深鞋。需定期检查目前穿着的鞋子的舒适度和磨损情况。也需要转介至其他专家处来进一步评定是否需要保护性的鞋子。支持性装置可以帮助增加患者的活动水平，抵消久坐生活方式所带来的风险。压力服和弹力绷带也是支持性装置，必须定期检查它们的舒适性和功能以确保维持其有效性。对于大部分存在水肿和淋巴水肿的患者，压力服和弹力绷带是必须的治疗。在晚期，患者所需要的装置所可能起到的作用如下，能定量确定辅助装置对疾病所带来的功能障碍或活动受限的改善情况。

疼痛

应该就疼痛的存在与否、疼痛部位和强度、对睡眠的影响和其他 QOL 因素进行评定（第 25 章慢性疼痛）。疼痛量表、图画和分布图是有效的记录工具。由于在血管、淋巴和表皮系统障碍的患者中，合并症的发生率很高，所以对疼痛的评定或许也能帮助进行鉴别诊断。

姿势

疼痛、肢体沉重、瘢痕组织、体质差（如肿瘤治疗之后）、肥胖和感觉减退都提示需要进行姿势评定。姿势评定包括来自于姿势图、皮尺、观察和触诊所得到的数据。物理治疗师所进行的姿势评定始于观察患者如何进入治疗室，之后则通过体检和在治疗过程中继续评定和观察患者的姿势（正式场合和非正式场合）。

关节活动度

适当的关节活动度是必需的，不能轻视关节活动度降低所带来的影响。在系统回顾中，应该进行关节活动度筛查，针对某些关节进行关节活动度评定时必要的，尤其是当改善运动成为患者症状治疗方案中的一部分时。类似的例子很多，包括 CVI 患者的踝关节 ROM、乳腺肿瘤术后患者的肩关节 ROM，或下肢淋巴水肿患者的膝关节 ROM。为了得到客观的 ROM 结果，普遍采用量角器和皮尺来测定。

自我护理和家庭治疗

在血管、淋巴和表皮系统障碍的患者中，活动受限和残疾是十分常见的。在计划制定和自我治疗实施阶段，通过体检、教育和训练促进患者安全的进行自我护理和家庭治疗是十分重要的。在记录和目标设置阶段，有必要进行描述和量化。检查工具应包括基本日常生活活动（BADL）和工具性日常生活活动（IADL），以及跌倒风险量表（第 8 章功能检查）。

感觉

关于病史和系统回顾的信息或许意味着需要对感觉功能进行详细的检查。治疗师不能完全依赖于患者的病史来判断是否存在感觉评定的指征，因为很多患者直到测试的时候，才意识到自身的功能缺陷。感觉测试在症状长期存在时尤为重要，当患者存在麻木、麻刺感或灼烧感时感觉评定也十分重要。接受下肢压迫治疗的患者应该需要常规进行感觉评定，所有确诊为周围神经病、糖尿病和（或）动脉病变的患者也需要定期进行感觉评定。除了观察和触诊，初始的测试应该包括保护性感觉测试，可以采用 Semmes-Weinstein 单丝进行测试。有不同尺寸的单丝，每根单丝都配备一个手柄。将单丝触碰皮肤直至其弯曲。患者需要在闭眼状态下汇报单丝是否触碰到身体的某一部位。每一根单丝都在测试区提供不同的应力，并能轻度弯曲。单丝是以一组的形式出现，但是在绝大多数的测试中应用几根单丝就能完成评定。感觉正常的个体能感受到 4.17 单丝的触碰（力量为 1g）。保护性感觉完整的个体能感受到 5.07 单丝的触碰（力量为 10g）（图 14.15）。当保护性感觉丧失时，个体就不能感受到足部的外伤，从而导致足部溃疡的产生。对于丧失保护性感觉的个体而言，需要应用特殊的保护性鞋类。感觉缺乏，尤其是保护性感觉缺乏是糖尿病的特征之一。感觉减退可能是某种疾病的信号，如**硬皮病**。为了测试锐痛 / 钝痛、震动觉、触压觉和其他的感觉，需要借助一定的工具来收集数据，如压力量表、音叉和（或）触觉计。其他信息可通过阅读本书的其他章节获得。（第 3 章感觉功能评定）

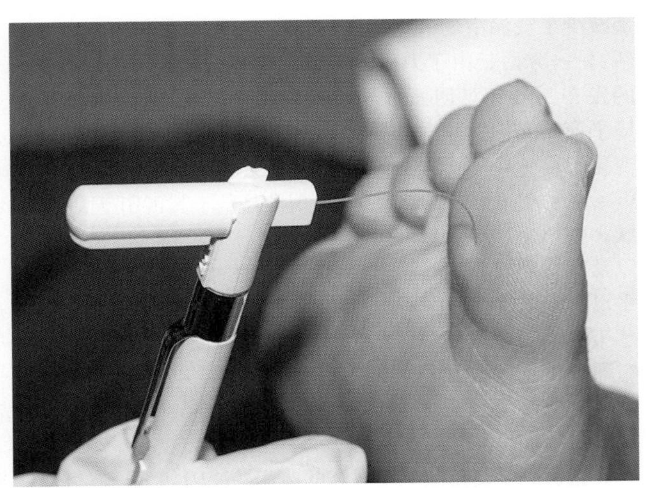

图 14.15　Semmes-Weinstein 单纤维用于评定保护性感觉是否存在。纤丝弯曲意味着施加了适当的压力

通气和呼吸

需要通过评定来确定患者的通气和呼吸是否足以满足正常的氧气需要。通过呼吸音或甲床的颜色可以预测是否存在病理状态。还有一些预测性略差的体征如踝周水肿或许也能提示病理状态的存在。可以通过进行动脉血气分析、观察呼吸情况或肺活量测定来获得最初的数据。其他适当的评定方式包括气道清除试验和应用脉搏血氧饱和度测试仪。（第 12 章慢性肺功能不全）。

评定

诊断、预后和护理计划

一旦完成了检查，物理治疗师需要评定数据，确定患者的诊断和预后。物理治疗师需要考虑一系列的因素，如临床表现、总体的躯体功能和健康状态、社会支持、多系统受累和合并症，以及慢性、严重程度和病情的稳定性。物理治疗师实践指南[88]中总结了相关信息，在本书中也纳入了（第 1 章临床决策的制定）。下一步则是设计和完成 POC，包括干预的程序。

干预

物理治疗师针对血管、淋巴和（或）表皮系统障碍的干预应该包括一系列的技术，旨在解决评定中所确定的问题。对存在这类障碍的患者而言，多个因素对主要诊断造成影响。干预计划应反映患者的整体情况。比如，在具有静脉病变症状和体征的患者中，或许也会存在踝关节 ROM 受限、下肢伤口和淋巴水肿。必须清洁伤口和包扎伤口，但是为了达到最佳愈合状态，也应该对肢体进行压迫治疗。由于步行会增强小腿三头肌肌肉泵的功能，所以踝关节 ROM 必然得到改善。另一个需要整体看待患者的例子是在具有动脉病变症状和体征的患者中，也可能同时存在下肢力量的减退、糖尿病和周围神经病变。运动对这类患者是十分重要的，但为了确保动脉的健康、糖尿病治疗方案和皮肤保护，需要对运动方案进行仔细的整合。

将患者视为整体的一个自然的组成部分能确定患者是否需要多学科护理。在具有血管、淋巴或表皮系统障碍的患者中，这一理念更为重要，原因已在前段中列举：这些患者存在复杂的多学科问题，只有通过团队合作才能最好的处理这些问题。综合护理有利于促进医务人员间就患者护理相关问题进行信息交流。这一护理模式或许能通过每天在一起工作的团队来实施，或是可以通过物理治疗师将其他满足患者特定需要的医务人员组成团队来实施。

协调、交流和记录

在符合实践标准的同时，物理治疗师要协调患者的干预方案，从而确保患者能接受最高质量的护理。实现这一目标至关重要的是在医疗护理团队、患者、家属和护理人员间进行开诚布公的沟通。这一团队的人员组成包括医师、护士、物理治疗师、作业治疗师、营养师和社工。也能将患者转介到其他可以提供支持的医务人员处（如足科医生）。细致的记录会对下述方面产生显著的影响，如护理的连续性、得到充分的程序性访视数量以及和有关人员建立更强的合作联系。为了增强沟通和记录，照片、特殊形式的数据收集和人体图是非常有效的工具。附录 14.C 提供了一个评定表格的例子，该表格中记录了来自于一名存在血管、淋巴或表皮系统障碍的患者的数据。

患者 / 来访者相关的指导

对患者和他们的家属而言，血管、淋巴和表皮系统障碍是一类主要的健康问题，并且相应的治疗策略需要持续终生。当患者和其家属获悉这类情况会永远存在时，通常会表现为愤怒、绝望或至少是混乱。我们不能低估患者和家属教育所带来的价值。在帮助患者做好准备处理其症状、预防复发和对病情保持警惕等情况下，患者教育是十分关键的。在准备随访时所提供的信息必须适合患者 / 家属 / 护理人员的教育水平。为了确保能够坚持自我治疗，激励策略是十分重要的。

在很多慢性病中，高质量的患者教育能带来积极的变化，包括在健康行为中、QOL上和坚持家庭治疗上。对患者的指导应该包括资源、教育材料和家庭项目。

- 资源；
  - 与患者诊断相关的社区服务和支持组织；
  - 患者所需要的咨询服务，尤其是QOL支持相关的；
  - 网址（附录14.D所列出的是临床医师、家属和具有血管、淋巴和表皮系统障碍的患者所需要的网络资源）；
  - 家庭成员参与护理；
- 教育材料；
  - 指示性材料、多媒体工具；
  - 自我治疗策略；
  - 现有的资源包括Sussman的伤口护理[107]和Enrlich、Vinje-Harrewijn和McMahon的带淋巴水肿生存[108]；
- 家庭项目
  - 皮肤和（或）伤口护理；预防措施；瘢痕治疗
  - 穿着和护理压力服或绷带
  - 运动
  - 水肿控制
  - 压力再分布装置
  - 糖尿病患者的足部护理（附录14.A足部护理指南）

对某些患者而言，需要门诊或家庭治疗。定期按计划进行随访或许是促进患者遵从家庭治疗项目及预防症状复发和加重的最好方法。

干预程序

这一部分内容的排序是根据物理治疗师所提供的患者护理来确定的。在每一部分中，信息排列的顺序是从创伤最大/选择性最低（非特异性）到创伤最小/选择性最高（特异性最高）。在POC的发展中，物理治疗师应该选择创伤最小/选择性最高的干预，并且要努力创造有助于愈合的环境。最终的目标是使躯体愈合的机会最优化。虽然在血管、淋巴和表皮系统障碍的治疗中有很多新的收获，但是仍然有众多从业人员采用过时和有害的方法来治疗这些障碍。过度使用的方法如碘伏、湿到干燥敷料、漩涡浴和压力泵，至少在10年前，上述方法就已经被更先进、更具有生物相容性和符合成本效益的治疗方法所替代。应用不合适的药物会延迟愈合，甚至可能造成伤害。大量支持性文献的存在促使医师需找基于证据的实践。通常皮肤和伤口护理中的某些要素所产生的影响会被忽视或低估，包括PRDs、体位、运动、患者教育、压迫治疗和支具等。

治疗师在治疗存在伤口的患者时，应该努力建立一个理想的适宜于伤口的环境。为了达到这一理想的环境，应围绕这一目标来选择适当的治疗，理想的环境包括湿润、无坏死组织、无渗出、温暖、保护避免受到外伤和感染的侵袭等。在伤口护理中，物理治疗师或起到主要作用，或需要和医生和（或）其他的医务人员进行协商。如果干预涉及药物应用，那么需要在和医生商量后才能进行处方。虽然随着新的证据的涌现，临床实践也会发生相应的变化，但以最人性化的方法和最快的时间促进伤口愈合仍然是治疗的目标[109]。

清洁

伤口清洁不同于清创，伤口清洁的方法将在下面的部分中详细描述。伤口清洁方法的选择需要根据其支持或促进创面回归平衡状态来确定。即使感染存在时，也应该避免化学性创伤和机械性创伤。很多伤口并不需要在每次更换敷料时都进行清洁，因此需要仔细决断是否需要伤口清洁。通常来说，伤口清洁所带来的不利影响要多于有利影响。不仅因为在进行伤口清洁时会导致伤口表面内源性体液的丢失，而且在伤口清洁的3小时内也会显著减慢细胞的活动[110]。

漩涡浴

漩涡浴既是一种伤口的清洁方式，也是一种机械性的清创方式，所以在上述两部分内容中都有探讨漩涡浴。在经过至少10年的探索之后，虽然几乎没有证据支持应用漩涡浴，但无论是在非选择性机械性清创还是在伤口清洁中，还是会选择这一方式。然而，伤口护理专业的很多临床人员已经显著减少了漩涡浴的应用，一方面是由于伤口护理中所取得革新，另一方面是由于卫生保健研究和质量机构（AHRQ）指南的发布。随着对创面微环境的认识的增加，以及对维持环境平衡所必需的化学介质的认识的深入，相应标准也在随之变化。

在历史上，应用漩涡浴的合理性是基于其可用于除臭、皮肤和伤口清洁、机械性非选择性清创、伤口清洗和感染控制，以及在清创的准备过程中软化粘连的坏死组织。但是目前几乎没有证据支持漩涡浴是达到上述目的的最好方法。如果在感染的伤口中应用漩涡浴，AHRQ的建议是当溃疡创面清洁时即停止漩涡浴治疗。该指南首先在1994年发布，但是该指南仍然适用于当下[101]。指南中包含了300条参考文献、文献资料，并且很容易得到更新的版本[111]。

循证医学支持减少漩涡浴的应用的原因如下。有可能发生水中病原体污染的风险，也有来自患者的交叉感染的风险。体位依赖会导致或增加静脉淤血和肢体水肿。在进行漩涡浴时，会导致创面的内源性体液丢失，以及热量的丧失，从而影响机体核心温度和伤口局部区域。即使机体核心温度仅发生了轻微的变化（低氧血症），也会给对伤口愈合起到重要作用的细胞造成不利影响。此外，进行漩涡浴时对肉芽组织、上皮细胞和新生皮肤移植物的机械性破坏主要来自于水的震荡。浸在漩涡浴中的伤口组织和周边的皮肤，可能发生浸渍、皮肤破裂和正常皮肤屏障暂时失活。因此，有可能会造成炎症期延长和伤口愈合延迟。漩涡浴也可能造成心率和呼吸次数的增加。最后，漩涡浴治疗耗费人力，并且从水的消耗、有效性、亚麻布和人员配备来看，漩涡浴治疗成本较高[3,112~116]

基于文献中现有的护理标准和指南，在某些情况下还是需要进行漩涡浴治疗。例如：清洁频率较高、且无法用其他方法来完成清洁的伤口或许能从漩涡浴治疗中获益。为了减少漩涡浴治疗中水的震荡所造成的温度和压力变化所带来的不利影响，推荐漩涡浴治疗时间在5~10分钟，并且治疗部位仅为身体的一小部分。除非组织培养确诊感染存在，否则应该避免在水中加入细胞毒药物，如碘伏和氯。在需要软化疏松粘附组织的伤口中，如果其他软化组织的方法都不适合的话，那么在进行强烈的、酶性或自溶性清创方法之前，对伤口进行漩涡浴治疗可能会带来获益。（**注意**：在清创前应用漩涡浴治疗来软化组织这一方法几乎或很少能得到支付补偿）。如果伤口能获益于增加外周循环刺激的治疗方法，那么也可能从漩涡浴治疗中获益。一般推荐在治疗温度适中或非热性[正常体温为 98.6℉（37℃）]。

脉冲式灌吸洗

脉冲式灌吸洗（PLWS，也称为压力灌洗）是一种在伤口灌洗时同时配有吸引的方式（图 14.16）[117]。脉冲式的灌洗和同步进行的吸引可以清除灌洗液体、伤口渗出物和疏松的碎片。在经过过去 20 多年的使用，与漩涡浴清洁相比，这种伤口清洁和清创方式有数个优点。PLWS 使用的水更少、所需要的人力支持也更少、治疗时间短，清理时间也更短。PLWS 既能在床边进行也能在患者的家庭中进行。（**注意**：在操作进行时由于可能产生微生物气雾，因此家属或探视者不能停留在房间内）[118]。这一类型的清洁方式能有效的收集伤口的渗出物和伤口碎片，也能有效地进行局部抗生素、抗菌药和抗细菌溶液。PLWS 通过快速清除污染物从而加速伤口愈合，也能通过应用特殊的套管来治疗隧道样伤口和皮下剥离。在使用了一次性设备之后，伤口周边区域发生浸渍和交叉感染的风险就消失了。

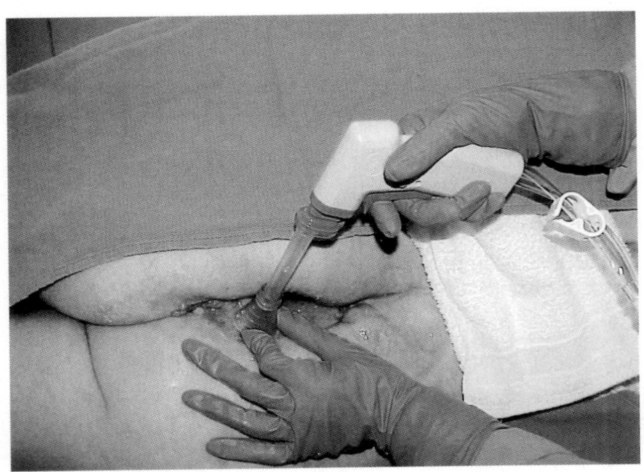

图 14.16　在骶骨表面的伤口上，物理治疗师的手指抵住模型进行 PLWS

虽然 PLWS 具有非常明确的优点，但是这种方法也存在一定的不足。包括：使用过度的风险，尤其在清洁的肉芽伤口中，其次是塑料尖端、脉冲式和（或）吸引存在造成新生组织损伤的风险。对患者而言，治疗过程中可能存在疼痛。PLWS 的应用应该仅限于熟知解剖的经验丰富的治疗师，尤其是当灌洗隧道样伤口、皮下剥离区域、或暴露的骨、肌腱、血管、腔隙、移植物或皮瓣时。在进行 PLWS 时，所有的工作人员都需要穿戴一次性的个人防护装备（PPE）。

与其他的灌洗方式相比，一次性单次使用的装备会造成垃圾填埋的负担。当计算人力成本、PPE 和设备的成本时，PLWS 治疗的花费就相当可观了。

非压力性灌洗

伤口清洁应该在尽早的时间内完成，并且应该采用非压力性灌洗方式对创面产生最小的压力的方式来完成。这可以通过将液体倾倒在伤口上，或使用冲洗球或其他装置对伤口进行灌洗（图 14.17）。有数种产品内含生理盐水用于伤口清洁：如 Blairex® 伤口盐水冲洗装置（由 Blairex Laboratories，Inc.，Columbus，IN 47202 所生产），以及 Saljet® 单剂量无菌盐水冲洗装置（由 Winchester Laboratories，LLC，St. Charles，IL 60174 所生产）。数个厂家所生产的内含盐水或表面活性物质的喷雾器能产生非常柔缓的压力（图 14.18）。采用非压力性灌洗

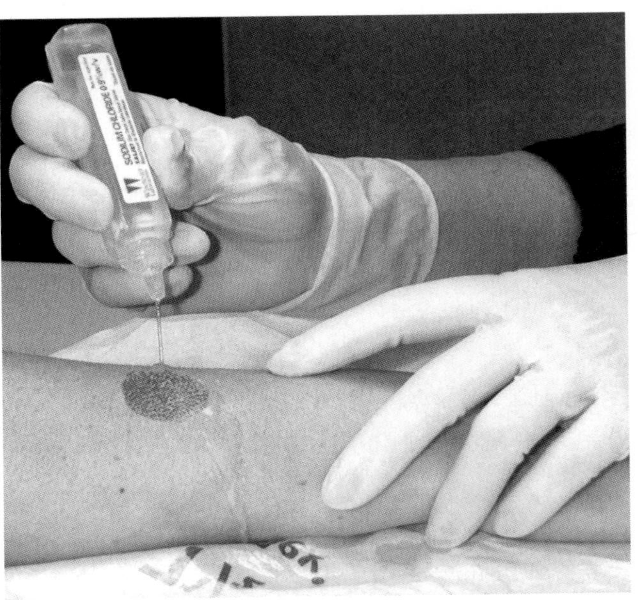

图 14.17　采用非压力性冲洗清洁伤口

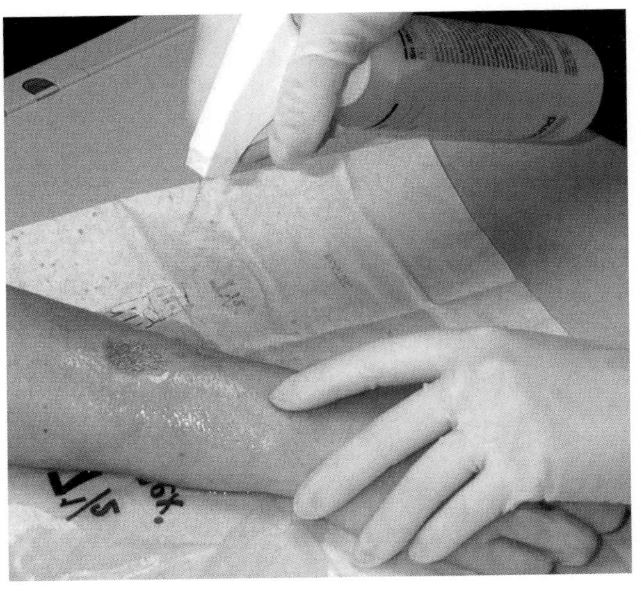

图 14.18　采用喷雾清洁伤口

能有效的清洁感染性伤口。然而,存在坏死组织或组织碎片的伤口可能对具有一定压力的清洁方式的反应更好。在清洁性伤口和新生组织生长的伤口中,清洁的目的仅为去除过多的内源性液体或清除敷料的残留物。

皮肤和伤口清洁产品

目前市场上存在很多皮肤和伤口的清洁器来治疗急性和慢性伤口,以及用于外涂液体。很多年来,我们总是不加区别的使用液体,不会去考虑及评价所使用的液体对创面增生的新生细胞的潜在不良影响。这些外用的清洁剂或许具有抗微生物的作用,但绝大部分也同时存在显著的抗有丝分裂作用(抑制有丝分裂)[119]。这意味着清洁剂或许会对组织修复产生重要作用的细胞如成纤维细胞和表皮角化细胞产生不利的影响。受影响最大的细胞是所有填充和覆盖伤口的重要细胞。为了帮助医务人员选择或拒绝应用清洁剂,常用的清洁剂的毒性相关信息已被创建[119]。我们早已熟知醋酸对伤口中的细胞具有极大的毒性作用,更应引起我们注意的事实是即使是普通的肥皂,甚至含有滋润成分的洗涤剂,也极具细胞毒性。物理治疗师在对清洁剂商品和普通的肥皂的选择上,应考虑到将每一种外用制剂作用于伤口的基本原理,权衡它们对伤口造成的影响:有一些促进伤口愈合,而另一些则是影响伤口愈合以外的其他方面。

清创

清创是一种将异物和坏死或损伤组织从伤口移除的方法。为了预防或控制细菌生长、促进创面正常的细胞活动,以及增强组织修复率,清除无活性组织或感染组织是治疗中十分重要的一个环节。非选择性清创是将所有的组织都清除——无论是坏死组织还是具有活性的组织。这种清创方法快速但会带来疼痛、对邻近的健康组织造成损伤。选择性清创是采用控制的方法仅清除坏死组织。对创面而言,选择性清创更舒适和轻柔,但是其清除组织的速度相当缓慢。

物理治疗师对锐性清创精通程度的重要性在物理治疗师执照考试内容纲要、物理治疗教育认证委员会评价标准以及《物理治疗师实践指南》中得到了体现[88]。因此,大部分的专业培训项目都在其课程中包括了针对锐性清创的指导内容。在大部分的州中,清创属于物理治疗师的执业范围之内。在提供清创干预之前,物理治疗师应该向所在州咨询以确认清创在该州内是否属于其执业范围。

当选择清创的方法时,临床医师不仅需要考虑到伤口的状态,还应该考虑到患者的身体情况、情绪和经济情况。现代的伤口治疗专家会避免进行清创,这是因为他们认为清创会造成伤口组织的破坏从而导致伤口出血。

非选择性清创

湿到干燥敷料 湿到干燥敷料(WTD)是将湿的敷料覆盖在创面,并使其在伤口上干燥。将干燥的敷料去除时即是清创过程,可以清除任何粘附在纱布表面的细胞物质。这种清创方法能去除坏死组织,同时也带走了丰富的内源性体液、纤维蛋白和其他在伤口愈合中起到关键作用的细胞。对患者而言,这一过程也经常充满着不适,通常会引起出血和造成创面损伤。既往有文献描述了 WTD 敷料用于清创,但是该方法的有效性并未被证实[120,121]。伤口治疗专家在过去的 20 多年间达成了多学科处理共识:湿到干燥敷料是非选择性机械性清创中应用最广及最不适当的方法[122]。过去曾经认为 WTD 纱布敷料的花费比其他敷料少,但是事实上是它比很多高级的敷料都贵。知识点 14.1 证据总结中列举了 WTD 敷料在护理中的一部分研究结果。

知识点 14.1 文献总结 应用湿敷作为伤口护理中一部分的研究结果

参考文献	受试者	设计 / 干预	时限	结果	评价
Ovington[123] (2001)	不适用	前瞻性队列研究	不适用	虽然研究提示纱布敷料无论对患者、医师或健康服务体系而言都非最佳选择,但是 WTD 敷料仍然是伤口护理的常规步骤	纱布敷料并不支持最佳愈合,并且与高级的敷料相比,需要的劳动强度更大。本文向医师提供了合理的证据支持临床医生应和医师合作来选择符合成本 - 效益的产品来对患者预后产生积极影响
Shinohara 等[124](2008)	134 例外科手术切口患者	RCT	术后 7 天(术后)	与纱布敷料相比,闭塞性水胶体敷料价格相对便宜。但是术后感染的发生率在两组间并无差异	纱布仍然是术后常用的敷料。证据提示纱布敷料的成本 - 效益并不高。研究中并未发现所担心的使用闭塞性敷料时出现的伤口感染
Singh 等[125] (2004)	不适用	荟萃分析	不适用	与常规纱布敷料相比,在慢性伤口中,有 72% 能通过闭塞性敷料而达到完全愈合	结果具有临床和统计学显著性意义

知识点 14.1　文献总结　应用湿敷作为伤口护理中一部分的研究结果　续

参考文献	受试者	设计 / 干预	时限	结果	评价
Vermeulen 等[126](2004)	不适用	系统综述：所有评价在经由Ⅱ期愈合方式愈合的手术伤口愈合中，敷料和外用药物的有效性	不适用	纱布敷料的使用与疼痛加重、更换的敷料数量增加，以及费用增加相关，因而患者满意度下降	作者认为在经由Ⅱ期愈合方式愈合的手术伤口愈合的过程中，需要仔细决断是否局部应用纱布敷料。在经由Ⅱ期愈合方式愈合的手术伤口中，大部分的研究都不具有足够的效力支持应用纱布敷料，并且研究都无法复制进行。因此需要进一步的研究来验证该领域内的经验报道和个案报道
Cowan and Stechmiller[121] (2009)	202 例经由Ⅱ期愈合方式愈合的开放式伤口	描述性研究。回顾性病例分析研究	不适用	WTD 敷料占伤口护理中的 42%。在经由 WTD 治疗的伤口中 69% 为手术伤口。在经由 WTD 敷料治疗的伤口中，超过 78% 的伤口并无临床提示需要机械性清创	在本综述中，78% 不合适的应用了 WTD 敷料。这些结果提示 WTD 敷料被不合适的用于并无证据支持使用的情况下
Bergstrom 等[127](2005)	长期居住于护理机构的 882 例受试者，年龄在 18 岁及以上且至少存在一个部位的压疮	方便取样的回顾性队列研究	12 周	采用多元回归模型对每一期的压疮进行了分组分析。无论是哪一期的压疮，与干燥的敷料相比，湿润敷料能减少压疮的面积	在该研究中，与愈合最显著相关的治疗因素是使用湿润的敷料，与使用干燥的敷料或不使用敷料相比，湿润敷料对愈合的影响更显著
Jones and Fennie[128] (2007)	114 例医院、诊所、护理院和养老院、年龄在 50 岁及以上，至少存在一处Ⅱ期至Ⅳ期的压疮	多中心、回顾性病例分析，使用结构性数据摘要和方案形式	不适用	双变量分析显示有数个因素和伤口愈合显著相关。Logistic 回归模型确定了对伤口愈合最有显著意义的预测因子。其中之一是应用湿润的敷料进行治疗。纱布敷料则与治疗后 6 个月仍然没有愈合的伤口相关	支持应用敷料来保持伤口 / 敷料交界处湿润环境的证据的确存在
Lawrence[129] (1994) 和 Lawrence 等[130](1992)	在第一个研究中模拟感染伤口，第二个研究中为 7 例存在烧伤伤口的患者，14 个敷料更换 IC：丛集性烧伤伤口	队列设计	每个伤口 2 种敷料更换	将干燥或湿润的纱布敷料从伤口表面揭开会释放出大量的微生物到空气中。但是在揭开闭塞性敷料时所释放到空气中的微生物显著减少。在更换完纱布敷料 30 分钟后，空气中仍然存在相当数量的细菌	虽然这些研究在很久以前进行，但是它们是经典的而研究，在文献中未被重复。伤口经常暴露于开放的环境中，加之有时附近也会有其他的患者。有一些医务人员在换药时并不佩戴口罩。因此，如果在揭除干燥或湿润的纱布敷料时，同处一室且无防护措施的个体存在交叉感染的风险

知识点 14.1 文献总结 应用湿敷作为伤口护理中一部分的研究结果 续

参考文献	受试者	设计 / 干预	时限	结果	评价
Kohr[131] (2001)	1 例受试者 IC:未能愈合的伤口	病例研究:在经过了 21 天 WTD 敷料治疗仍未愈合的伤口中,应用湿润的伤口环境进行治疗	10 天	从 WTD 转变为湿润伤口愈合(MWH)敷料:10 天至伤口出现明显愈合	使伤口中的温度最优化,促进自溶清创。本文也很好的阐述了 WTD 和 MWH 之间的成本比较
Payne 等 1[132] (2009)	在美国的 5 个中心内的 36 例存在Ⅱ期压疮的患者	前瞻性 RCT;受试者被随机分为泡沫敷料组和生理盐水纱布敷料组	4 周	在泡沫敷料组中,研究过程中总花费每名受试者低于 $466。并且,与生理盐水纱布敷料组相比,泡沫敷料组的每天敷料费用更低、每处压疮愈合所需要的花费也更低、无压疮日的花费也更低	泡沫敷料组的患者更换敷料的频率更低。根据本研究提供的证据,在Ⅱ期压疮的患者中,与生理盐水纱布敷料相比,泡沫敷料的成本-效益更高
Capasso and Munro[133] (2003)	50 例存在伤口的成人患者,IC:25 为 WTD 敷料,25 为非结晶水凝胶敷料	非试验性、回顾性病例分析	4 个每 2 周一次的数据收集点	正常生理盐水组中伤口护理的花费显著增加,护士来访的次数和花费都更高	证实了水凝胶敷料的价值和成本-效益,增强了治疗决策制定和指导治疗决策时的选择

IC = 纳入标准;MWH = 湿润伤口愈合;N/A = 不适用;PrU = 压疮;RCT = 随机对照临床研究;RCTs = 随机对照临床研究(复数);WTD = 湿润至干燥

因为能将 WTD 敷料分类为机械性清创和(或)主要的伤口敷料,详细过程在此处和敷料章节进一步讨论。

外科手术清创 当存在威胁生命的坏死、大型伤口、窦道和坏死或感染的骨时,外科手术清创能快速完成。外科手术清创通常在手术室麻醉状态下完成,过程中进行广泛的切除、清除存在活性和不存在活性的组织。激光清创是外科手术清创的另一种形式,当患者不适合进行手术室清创时,可作为备选的方案。外科手术清创并不在物理治疗师的执业范围内。

吸引状态下的搏动性灌洗 PLWS 在清洁伤口时还能提供非选择性的清创(本章节伤口清洁)。

漩涡浴 漩涡浴的特征是水的振荡,能用于机械性清创。其也能用于锐性清创、酶性清创或自溶性清创的准备阶段——软化坏死组织。然而,与漩涡浴相比,还有很多其他为清创进行组织准备的方法。请参见清洁部分的讨论。

选择性清创

锐性清创 锐性清创的定义是应用无菌器械如手术刀、剪刀和(或)镊子从伤口内或伤口周围清除死亡组织、坏死组织或异物的一种方法(图 14.19)。锐性清创是清除坏死组织的金标准,在床边或操作室就能进行的小型的组织准备过程。在美国的大部分州中,锐性清创属于物理治疗师的执业范围。

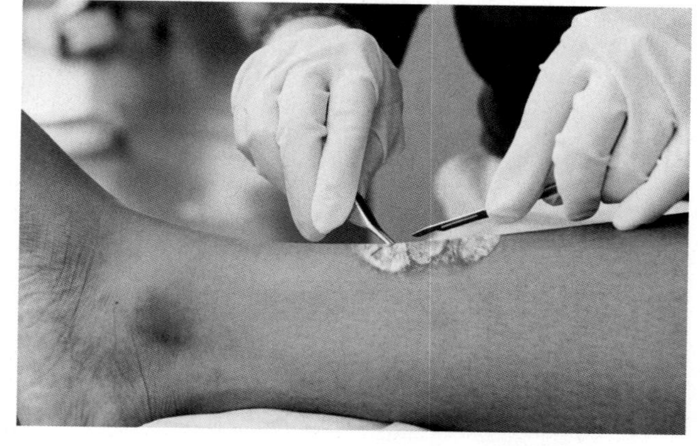

图 14.19 采用手术刀和镊子进行锐性清创

治疗师有义务认识到在他们所在的州进行锐性清创是否合规。美国物理治疗协会(APTA)发表的声明指出锐性清创应完全由物理治疗师来完成,而不是其他人员。其他的额外信息参见《物理治疗师实践指南》[88]。为了维持现有的标准,只有在坏死组织存在的情况下,物理治疗师才能够进行清创。

虽然锐性清创针对所有的坏死组织都有效,在某些情况下进行锐性清创并不合适。在血供有限的血管性伤口中锐性清创即为禁忌，因为在这种情况下，焦痂所起到的作用是覆盖慢性开放性伤口的表面。此时，如果没有充分的灌注，伤口闭合是无望的。锐性清创在窦道伤口（看不到创面）中也不适用，在干性坏疽的部位也不适用。血小板低的患者、服用抗凝药物的患者，或在其他凝血功能抑制的情况下，也不适合进行锐性清创。如果在足跟处的压疮表面覆盖有干性焦痂的话，则也是锐性清创的禁忌。（**注意**：有些专家认为在这种情况下，只要不存在感染焦痂就能够起到保护作用；而另一些专家则认为焦痂的存在会抑制表皮细胞生长，所以必须清除。）

化学性或酶性清创　**酶性清创**是一种选择性的清创术，包括局部应用含有酶的外用药物，从而起到溶解坏死组织的作用。有数种类型和品牌的酶制剂，每一种都能对某一特殊类型的坏死组织起作用。这种治疗的优点在于清创过程是选择性的，患者的不适度最低，操作过程也最简单。缺点包括伤口周围的完整的皮肤存在发生真皮炎的可能、经常更换敷料可能会对创面造成影响以及为了使得酶能够穿透伤口需要用手术刀在焦痂上画出交叉线。酶性清创制剂不会影响创面的病原学水平，因此这一过程并非抗菌过程。一些酶性清创的制剂中包括木瓜蛋白酶。由于没有得到美国食品和药品管理局（FDA）的批准，含有木瓜蛋白酶外用药物在 2008 年 11 月从美国退市。当需要应用其他仍在销售的酶制剂时，在北美的大部分区域目前都需要转诊治疗和酶制剂的处方。

生物手术　生物手术是一种选择性的清创术，也被称为蛆虫清创治疗（MDT）或蛆虫或幼虫治疗（图 14.20）。虽然在西方国家这种疗法的历史已经超过了 150 年，随着抗生素的出现，这种疗法的流行性降低。由于多重耐药菌的出现，如**甲氧西林耐药金黄色葡萄球菌**（MRSA），现在生物手术又引起了人们的新的兴趣。无菌新孵的幼虫被置于慢性伤口的表面，并在清除前使用敷料或 biobag（一种塑料袋）固定 2~5 天。生物手术能移除失活的组织，降低感染的风险，在没有副反应的情况下改善伤口愈合情况（适用于一系列种类的伤口）。在骨髓炎和深部伤口感染的情况下，如果同时对常规的抗生素和外科治疗无效，那么推荐应用生物手术治疗。虽然湿润伤口愈合环境和生物手术不冲突，但是如果伤口环境过于潮湿，那么会对幼虫的生存产生不利影响。与其他的敷料相比，某些类型的保湿敷料更有利于幼虫的存活[134~141]。

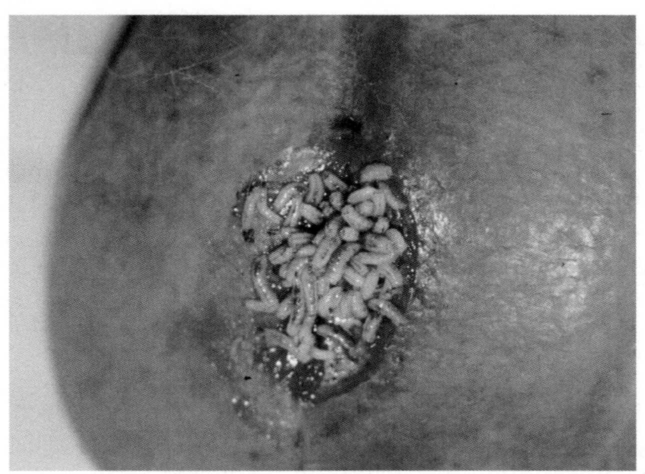

图 14.20　在伤口腔中进行蛆虫疗法

医疗级的蜂蜜

将医疗级的蜂蜜作为伤口敷料能增强清创和愈合。蜂蜜敷料为水胶体、藻酸盐和液体类别。其可以促进**自溶性清创**、降低或消除伤口的异味、预防生物膜（细菌薄层）的形成，以及软化坏死组织[142~145]。

自溶性清创

自溶性清创应用的是创面内源性的酶来溶解失活的组织和促进肉芽形成。在实践中，机体自身产生的中性液体在保湿敷料的覆盖下保持和创面接触 3~7 天。通过应用富含酶的体液来增加腐肉和坏死组织中的潮湿度，可以增加自溶的活性。虽然这种方法的侵袭性最低选择性最高，但是在实施该治疗之前，要对每一名患者进行检查以确定这种清创方式是否是最适合该患者伤口的清创方式。根据伤口周围组织的健康程度和真菌及细菌的负荷水平来选择能够促进自溶性清创的保湿敷料的类型。正如在湿润伤口愈合的讨论部分所提到的，感染的存在并不代表着不能使用封闭性敷料。

外用药物

目前针对慢性伤口护理的标准已经减少了外用药物的应用，在感染存在的情况下也是如此。在文献中，这些药物被称为抗菌药、消毒剂和（或）抗微生物药。其他的外用药物分类还包括抗生素和镇痛药。指南指出，即使经过稀释，几乎所有的人造产品都对白细胞具有细胞毒性作用[101]。有很多制剂过去被认为是安全的，现在则认为对愈合中的组织是不安全的，无论其浓度如何，都可能对愈合中的组织造成不良反应。过去认为很多制剂作为抗菌药物或净化剂有效，目前则认为它们是无效的。当为了在创面内达到动态平衡，我们更希望保持内源性体液中的细胞活性而不是应用添加剂对其造成破坏。很多物理治疗师和伤口治疗专家都使用这句格言来指导其治疗决策："只有结膜囊所能耐受物质才能被置于伤口中"[15]。换而言之，"如果你不能把东西放进眼睛里，那么也不要把它放到伤口中去。"在美国的很多州中，物理治疗师不能处方治疗伤口的药物，即使是非处方药也一样。如果在检查或治疗过程中，物理治疗师决定使用外用药物，那么应该和医生联系共同商讨。决定是否使用外用药物总是包括风险和获益，如潜在的细胞毒性、生物相容性、安全性和有效性等问题。

抗菌剂

碘伏　碘伏（PVI）是碘和多聚体的复合物，具有杀菌作用。常见的产品名是 Betadine（Purdue 公司产品，斯坦福德，CT 06901）。在过去的很多年中，被不加区分的用于急性和慢性伤口，目前其主要用于感染金黄色葡萄球菌的伤口。发表在 1994 年的 AHRQ 指南指出：不要用皮肤清洁剂或抗菌药［如碘伏、强力碘、次氯酸钠（Dakin 溶液）、过氧化氢和醋酸］清洁溃疡伤口[101]。虽然指南中仅提到了压疮，但是关于伤口愈合的证据可以用于所有伤口的治疗。这一证据意味着 PVI 和其他抗菌剂的使用不符合实践标准。在极端的例子下，假设医生推荐应用这一类药物，或者的确需要应用这类药物时，应记录需要应用这类药物的原因，否则的话可能会因违反了现行的指南而被问责。一个例子是，如果在应用了细胞毒性较低的治疗之后，未能成功减少感染伤口中的细菌负荷的情况下，就可能需要用到上述提及的药物。

文献中并没有提供充分的临床或法律原因支持应用 PVI 治疗伤口[146]。此外，FDA 也没有批准应用 PVI 溶液或 PVI 手术擦洗液来治疗伤口。PVI 能减少感染伤口中的细菌负荷，但是目前对 PVI 并不存在抗菌药耐药的情况[147]。但是 PVI 禁忌用于未感染的伤口[101]。

次氯酸钠溶液：Dakin 溶液（漂白剂和硼酸），次氯酸钠（家用漂白剂）即使将次氯酸钠稀释至很低的浓度，它也存在细胞毒性作用，会破坏成纤维细胞和上皮细胞，对肉芽组织造成损伤。同时它也会对皮肤造成刺激，在某些个体中造成严重的反应。在治疗有脓性渗出的伤口时，需要使用次氯酸钠。但当伤口恢复清洁后，则需要中断治疗。在非感染性伤口中，次氯酸钠的应用是禁忌[101]

醋酸溶液 醋酸过去被用于抑制细菌感染；然而，随后发现，与细菌相比，醋酸溶液对成纤维细胞的破坏更大。醋是醋酸最常见的一种形式。无论醋酸稀释到何种程度，都具有腐蚀性和细胞毒性。最近，醋酸被用于治疗由铜绿假单胞菌污染的伤口。但是在非感染性伤口中醋酸的应用是禁忌[101]。

氧化剂：过氧化氢溶液 当该溶液和组织接触时，会释放出氧气，产生短暂的抗菌活性。所产生的气泡可疏松小的碎片组织从而起到非选择性清创的作用。除非稀释到非常低的浓度，否则细胞毒性作用持续存在。在非感染性伤口、隧道样伤口或肉芽组织中，氧化剂的应用是禁忌[101]。

抗菌药物

这一部分内容包括的是常用的外用抗微生物药、抗生素和抗细菌药物。这类外用药物每一种都对一大类的细菌有效，医生会根据患者培养的结果选择不同的药物。这类药物的不良反应类似，都表现为灼烧感、瘙痒感、接触性皮炎，和（或）敏感性增加。目前文献中很少有证据提示这类外用药物中所产生的细胞毒性的水平。举例如下：

- 杆菌肽：与过敏反应增加相关。
- 新孢霉素 / 硫酸新霉素：导致过敏反应发生率最高。
- 磺胺嘧啶银：主要用于热损伤，银离子对细菌产生选择性毒性作用但是有可能使外用的蛋白水解酶失活[148]。
- 呋喃西林：动物研究显示存在细胞毒性作用[149]。
- 磺胺米隆 / 醋酸磺胺米隆：在焦痂中易弥散，主要用于热损伤。
- 百多邦 / 莫匹罗星：目前对所有的葡萄球菌都有效。
- 庆大霉素：目前对所有的葡萄球菌和链球菌都有效。

由于对细胞毒性反应的信息匮乏，不良反应发生的风险和耐药菌的发生率增高，在慢性伤口中应用上述抗菌药物需要慎重考虑，在非感染性伤口中应用抗菌药物通常是禁忌。

乳膏和软膏（非处方药）有一些抗菌药物的乳膏和软膏如杆菌肽和新孢霉素，不需要处方也可以购买。由于其稀释度，这些只能达到最小抑菌状态。一旦它们失去了抗菌强度，这些软膏就成为细菌生长的基质，并促进细菌从被污染的表面生长。如果使用了乳膏或软膏，就应该定期清洁伤口，来清除潜在的污染物；然而，经常清洁伤口可能会阻碍伤口愈合过程。乳膏和软膏能用于干燥伤口的湿润准备，但是也可能造成多脂的创面，使得早期上皮细胞迁移困难。Aquaphor®（Beiersdorf Inc.，Wilton，CT 06897）是一款生物相容性极佳的乳膏，能提供滋润的环境供伤口愈合。

镇痛药

在文献中，对于是否能应用外用镇痛药来控制伤口疼痛还存在争议。由于不同的研究存在不同的结果，加之缺乏可靠的研究，因此镇痛药对创面究竟产生怎样的作用还是一个引人关注的问题。而又由于患者伤口的特征、伤口病因学和合并症的不同，则进一步使得上述问题更加复杂。常用的外用镇痛药包括利多卡因和 EMLA（局麻药的混合剂）乳液，它是利多卡因和丙胺卡因的混合物（AstraZeneca，Wilmington，DE 19850）。阿米替林，一种三环类抗抑郁药，也具有局麻的特点，是治疗伤口疼痛的一种新的选择[150]。虽然还没有对外用镇痛药的有效性（尤其是血管收缩作用）进行审查，但鉴于在具有伤口的患者中，疼痛是主要问题，所以需要进行进一步的探究。

生长因子

在伤口的体液中通常富含内源性生长因子。在大部分的慢性伤口中，正常的愈合时间点被延迟或阻止。减少或缺乏的生长因子可以外源性添加到创面中。越来越多的证据支持在伤口中添加生长因子来促进愈合。外源性生长因子的应用联合良好的伤口护理能增加伤口愈合的机会，将慢性伤口转换为愈合的伤口[19,151-156]。可以从患者自身的组织内提取生长因子，然后添加到实验室的液体配方，最后应用于伤口。很多临床医生所熟悉的自体生长因子产品是 AutoloGel™ 系统（Cytomedix Inc.，Gaithersburg，MD 20877）[157]。重组 DNA 技术所带来的产品是贝卡普勒明凝胶，商品名是 Regranex® 凝胶（Ortho-McNeil-Janssen Pharmaceuticals，Inc.，Titusville，NJ 08560）。保险对生长因子的支付情况各不相同，因此在应用前需要再次进行确认。比如：FDA 批准贝卡普勒明凝胶用于下肢糖尿病神经病所致的溃疡累及到皮下组织或更深部位的治疗，但是目前还没有获批用于压疮、静脉伤口和其他非糖尿病性伤口的治疗。

外用药和急性伤口

抗菌药和抗细菌药物的使用能减少急性创伤性伤口中的细菌水平，这和治疗慢性伤口的机理不同。对外伤性伤口和热性伤口而言，受到污染的风险很高。因此，在急性创伤性伤口中，早期应用细胞毒性药物如碘伏或 Silvadene®（磺胺嘧啶银）是实践的一部分。目标是使伤口变为清洁伤口，在产生和维持内源性体液之后，就尽早停用细胞毒性药物。

机械性方法

需要根据患者的特征和对治疗反应的不同来决定应用的方法。常用的方法是首先选择综合性伤口治疗文中所推荐的治疗方案，如 McCulloch 和 Kloth 的伤口愈合：基于证据的治疗[158]，以及 Sussman 和 Bates-Jensen 的伤口护理：卫生专业人员协作实践手册[159]。鉴于医保的支付规则在不断地变化，因此谨慎的做法是在计费之前核对目前的支付规则和指南。一般由物理治疗师决定是否需要使用机械性方法治疗，但是为了将费用纳入报销范围内就需要得到医生的同意。不同州的医保政策不同，有时候在同一个州内由于支付方法不同也会出现不同的情况。在一些情况下，医生会有自己的治疗方案，因此需要物理治疗师在改变 POC 前联系医生。

超声

用于伤口治疗的超声（US）所选用的方法不同于疼痛治疗所选择的方案。超声能促进细胞活性、加速炎症反应过程等。过去认为其只能靶向针对炎症期的愈合缓慢的伤口，目前的证据则证实在伤口愈合的整个过程中超声都有效。基础科学的证据和临床研究都已经证实了超声治疗可以加速皮肤修复和伤口收缩的过程、也可以刺激胶原分泌，影响弹性蛋白从而增强瘢痕组织。标准的治疗过程是用一片水凝胶覆盖伤口，或使用水凝胶胶体覆盖伤口。然后通过一个手持的声极进行超声治疗（图 14.21）。治疗的另一个选择是将超声的耦合剂抹在伤口周边的皮肤，从这一区域开始治疗，在到创面进行治疗，或仅在伤口周边的区域进行治疗[160~164]。

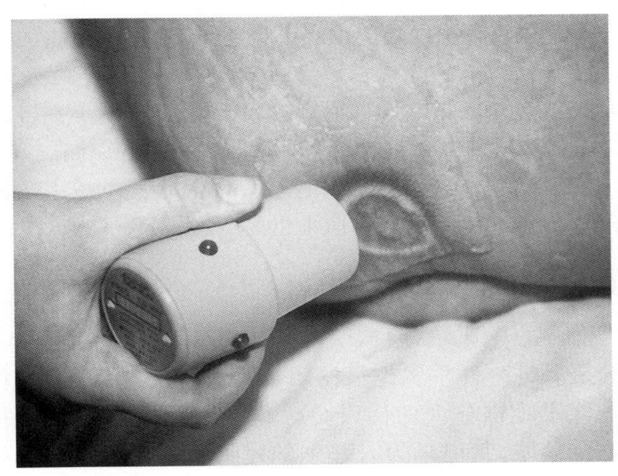

图 14.21　在水凝胶片耦合下超声治疗伤口和伤口周围组织

超声治疗的另一个方式是使用不需要直接接触、非热性的低频超声系统（图 14.22）。向伤口喷洒无菌盐水，就能在不接触患者皮肤或在无痛的情况下进行超声治疗。既往研究提供的证据显示这一类型的超声治疗可以减少伤口中细菌的数量，并且能促进伤口的愈合，尤其是在愈合很慢的伤口中[84,165~169]

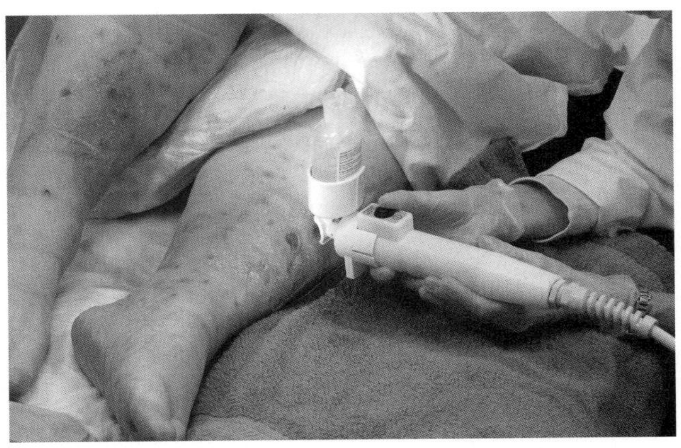

图 14.22　在腿部伤口上采用非接触性、非热性低频超声进行治疗

电刺激

既往文献已经记录了应用电刺激（ES）治疗慢性伤口，最近也有应用电刺激治疗急性伤口的报道。推荐应用电刺激来降低伤口的细菌负荷、促进肉芽组织生长、减轻炎症反应、减轻水肿、减轻伤口疼痛和增加血流。人体的皮肤、伤口和促进伤口愈合的细胞都存在可测量的电流强度。电刺激通过支持、改变或提供电流来影响不同类型的细胞和其活性，从而加速伤口愈合。对医学电流的认识将支持医生选择和应用合适的 ES 治疗。现有的文献种类多样，具有指导意义[170~177]根据治疗的目标、伤口类型和患者的状态的不同，可供选择的治疗设置有很多。直接用于治疗的标准设备包括电刺激仪、治疗和非治疗性电极和用于伤口或腔道以增强治疗性电极下方的导电性的物质，如生理盐水浸泡过的纱布或水凝胶敷料等（图 14.23）。对非直接方法，凝胶电极连接了伤口和周围皮肤。临床决策包括电压、电极位置、电流强度和其他变量，但是这些都必须根据患者的情况来决定。在伤口护理部分将会详细阐述治疗方案、证据强度和治疗指南等信息[178,179]

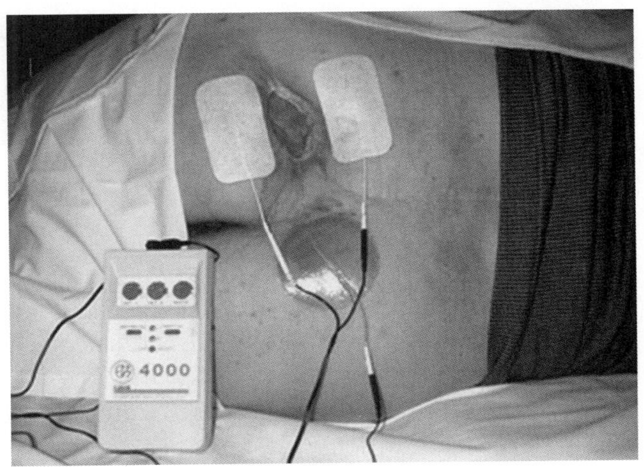

图 14.23　在伤口对侧放置极性相反的电极片进行导电耦合双极治疗

热性和非热性透热疗法

脉冲短波透热疗法（PSWD）、连续短波透热疗法（CSWD）和非热性脉冲射频刺激（PRFS）已经成功用于治疗慢性开放性伤口，促进伤口愈合从一个阶段进展到另一个阶段。这些透热治疗利用不同频率的波来提供热性和非热性的疗效。所有的模式都能将辐射从声极传导至靶组织。PSWD 能使表浅组织和深部组织都受热。CSWD 能使深部肌肉和关节组织受

热。PRFS 不产生热量，但是能从细胞水平影响组织。动脉供血不足的个体并不适合接受 PSWD 或 CSWD 治疗，因为这些患者的组织并不能很好的散热，有可能会造成灼伤。已经证实在接受透热疗法治疗的部位会出现成纤维细胞增生增加、胶原形成增加，组织灌注和代谢率的增加。虽然与其他治疗方法相比，与透热疗法相关的临床研究的数量较少，关于透热疗法在伤口愈合中所起作用的证据在持续涌现。由于一系列与脉冲式透热疗法非热效应相关的研究的发表，以及更多小型、便携式、操作简单的透热治疗仪的涌现，物理治疗师越来越多的使用透热疗法[180~182]。治疗所需要的设备包括透热治疗仪 / 电子操作台，以及一个或两个声极头。治疗一般不需要接触患者的皮肤。在治疗前，需要根据供应商所提供的指南来对伤口进行准备。应用新的设备如 Provant® 治疗系统（Regenesis® Biomedical Inc.，Scottsdale，AZ 85257），治疗垫能放在伤口的敷料、压力服和支具上。由于热效应在治疗后还能持续存在，应该仔细观察患者，并且根据指南来进行操作（图 14.24）。

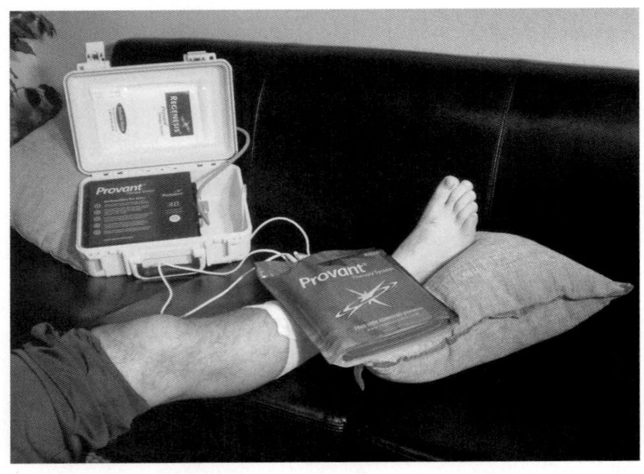

图 14.24 腿部伤口上覆盖 Provant® 治疗垫

紫外线辐射治疗

紫外线（UV）辐射治疗所释放的能量在电磁频谱上介于 X 线和可见光之间的[183]。UV 波长被分为波长和频谱。对人类皮肤最有效的三个频段为 UVA、UVB 和 UVC。UV 具有皮肤效应和杀菌作用，包括血流增加、增加肉芽组织形成、破坏细菌、刺激 Vit D 形成和角质层增厚。由于该治疗所能产生的生理效应极广，所以适用于一大类皮肤病、急性和慢性伤口[160]。UV 辐射对耐药菌所产生的效果使其成为伤口护理中的有效工具；然而，目前所存在的设计控制良好的临床试验较有限[184,185]。早期支持应用 UV 辐射治疗的文献已经过时，因此为新的临床研究留下了空间来提供证据证明 UV 辐射治疗的有效性。UVC 对治疗甲氧西林耐药的金黄色葡萄球菌（MRSA）、万古霉素耐药的肠球菌（VRE）有效，最近则证实对某些铜绿假单胞菌也有效[186,187]。治疗通常是应用 UVB 或 UVC 灯，在去除了伤口表面的敷料后开始治疗。根据治疗的目标和伤口的状态来决定治疗的距离、剂量、频率，所得到的临床结果也不同。由于在北美存在生产上的挑战，所以用于伤口治疗的便携式的手持 UV 治疗仪尚未面世。如果物理治疗师计划在伤口护理中使用 UV，那么需要和伤口护理团队、供应商商讨，利用最新的证据来制定治疗计划。

高压氧治疗

高压氧治疗（HBOT）能为处于密封舱的个体输送 100% 的氧气。所输送氧气的压力高于大气压。该治疗能增加细胞代谢所需要的氧气的量，改善缺氧组织的氧供。然而，全身性 HBOT 也有造成氧中毒的风险。文献已经证实在其他伤口护理的基础上增加高压氧治疗能带来积极作用，但是几乎没有完成的随机对照研究[160,188-191]能局部供氧的舱体出现已经至少十年。这些小型的氧舱能纳入一个肢体或身体的一个节段，而不需要整个躯体的进入。

在接收到医生的转诊之后，物理治疗师可以帮助安排或协调进行全身或局部治疗。通常由接受过训练的技术员控制和进行治疗。根据医生和经治机构的治疗方案，HBOT 治疗既可以在伤口护理之前，也可以在伤口护理之后，亦或是在局部 HBOT 治疗时。目前，关于比较全身高压氧治疗和局部氧疗的优劣的讨论正在进行之中。在一些研究中，局部氧疗也被称为局部高压氧治疗（THBO）和 O_2 治疗[13,192,193]。与 HBOT 中的整舱不同，THBO 是便携式的，仅在肢体的局部进行治疗[13,192]。THBO 可以和电刺激联合治疗，也能和冷激光联合治疗压疮和神经病变的足部伤口[193,194]。在过去的几年中所进行的研究提示，局部 O_2 治疗能增强生长因子的效果[12] O_2 研究人员对此重燃了兴趣，因此该领域内出现了更多的修正方案，以及证据强度的改善。如果研究继续提供阳性的结果，那么与系统 O_2 治疗相比，应用局部 O_2 治疗的成本效益更高、疗效更佳、风险更低，适应证也更广。

伤口负压治疗

伤口的负压治疗（NPWT）用于伤口愈合的邻近组织，目的是促进急性手术伤口的闭合，更加具有挑战的一个目标是促进难以愈合的伤口闭合。对这一过程可用数个术语进行描述，其中最为人熟知的是负压辅助闭合（vacuum-assisted closure）或 VAC®（Kinetic Concepts，Inc.，San Antonio，TX 78265）。开放式的细胞泡沫敷料被置于伤口上，吸引管连接泡沫敷料和便携式泵。用透明的密闭性的薄膜在泡沫敷料和吸引管间形成密闭的空间（图 14.25）。通过泡沫敷料在控制下对整个创面进行负压（低于大气压）治疗。一般来说，在 48 小时内采用便携式泵进行连续性的负压吸引。在引流出大量的伤口内液体后，将泵的程序设置成间断性负压。感染性伤口的泡沫敷料每 12 小时更换一次，而在清洁伤口中更换的时间可以延长至 48 小时及以上。随着基础研究的深入，证据不断涌现。NPWT 能增强肉芽组织形成、促进伤口边缘靠拢、消除伤口的水肿以及改善伤口内氧含量水平[195-201]。研究也提示与标准的伤口护理方法相比，采用 NPWT 能减少愈合时间[202,203]。仍在研究中的一个问题是 VAC 清除创面细菌的能力。虽然治疗的类型由医生决定，但是很多医生还不知道 NPWT，因此他们很乐意接受治疗师所提出的合理的建议。在不同的环境下，物理治疗师、护士或其他临床工作人员也能进行 NPWT 治疗。

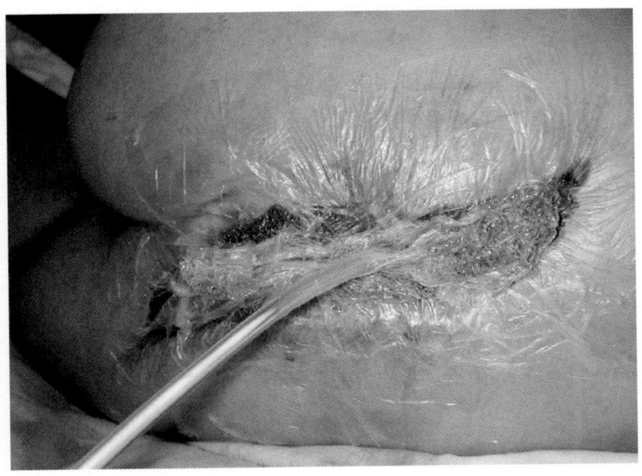

图 14.25　在真空辅助闭合疗法中，Ⅳ期压疮伤口表面覆盖网状泡沫敷料、导管和聚氨酯板以维持伤口内真空环境

冷激光治疗

在文献中，冷激光也被称为低水平冷激光、低水平红外激光或单色红外光能（MIRE）。低能量激光治疗所应用的是红外频谱内的光。该治疗能促进伤口的愈合[204]，在糖尿病患者中逆转周围神经病的症状[205,206]。一般认为激光能通过增加NO释放至微循环来改善循环、减轻疼痛。虽然同行评议的文献认为激光治疗的疗效为中等，但是已经发表的研究则认为激光治疗疗效很好，因此关于激光治疗的疗效还存在争议[207~210]。虽然被称为冷激光，但是红外频谱中的光还是能释放热量进行治疗的。由于缺乏充分的证据，在一些第三方支付的情况下，冷激光，除非被用于作为热疗，否则并不在保险覆盖的范围内。但是随着冷激光治疗周围神经病变有效的证据强度的增加，这一情况将很快发生变化。市场上最著名的产品是 Anodyne® 治疗系统（Anodyne® Therapy，LLC，Tampa，FL 33626），图 14.26 中是应用特殊的足垫来传导红外光能。

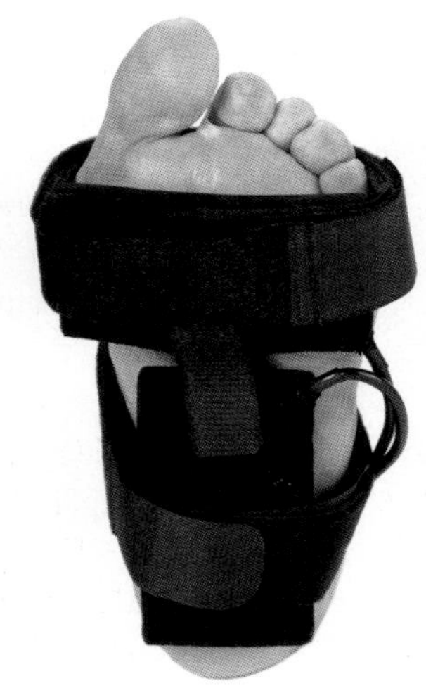

图 14.26　使用 Anodyne® 治疗足垫将红外线能量传导至足部

敷料

伤口敷料的选择会对伤口的愈合时间产生深远的影响。有数百种敷料可供医生挑选。附录 14.E 中列举了供应商处提供的信息——适应证、禁忌证和预期的预后，也可以从伤口护理的内容中获得相关的信息[158,159]。在敷料的选择上，物理治疗师最有发言权，这是因为他们定期观察伤口的情况，并且对敷料的理解非常深入。这一部分的内容包括了选择敷料的基本信息：不同分类的敷料的特征，以及不同分类的敷料对创面的作用。附录 14.F 中，根据治疗的目的（目标）或伤口的类型（适应证）对敷料进行了分类。必须根据伤口和伤口周围组织的特点来选择或推荐敷料，而不能根据供应室所能提供的敷料种类来进行选择。理想的敷料能保持伤口水化和限制体液流失。

在敷料选择的过程中，除了要遵循湿润伤口愈合的原则以外，还需要确定下文所列的伤口的特征，以及根据伤口的特征，敷料所要起到的作用，详述如下：

- 感染：存在与否；预防或治疗；
- 坏死：清除与否；自溶或机械性；
- 引流液：干燥（无引流液）、适当（湿润）或过度（潮湿）；恢复、保存、或清除；
- 肉芽组织：存在与否；保护、促进形成；
- 上皮化：存在与否；促进形成；
- 伤口周边：完整、高危或存在浸渍；保护或吸收；
- 失禁：存在与否；保护或吸收；
- 腔和隧道：存在与否；填充和保护；
- 摩擦：存在、有一定风险、显著风险；减震垫、保护或预防；
- 气味：最小或需要减少；暂不处理或增加可减少气味的敷料。

直接接触伤口的敷料为第一层敷料。覆盖于主要敷料上方的为第二层敷料。有一些高级的敷料同时具有第一层敷料和第二层敷料的作用，一个敷料同时具有粘附的特性和吸收的特性。

纱布 / 纤维

在很多伤口治疗专家看来，纱布敷料（图 14.27）并不属

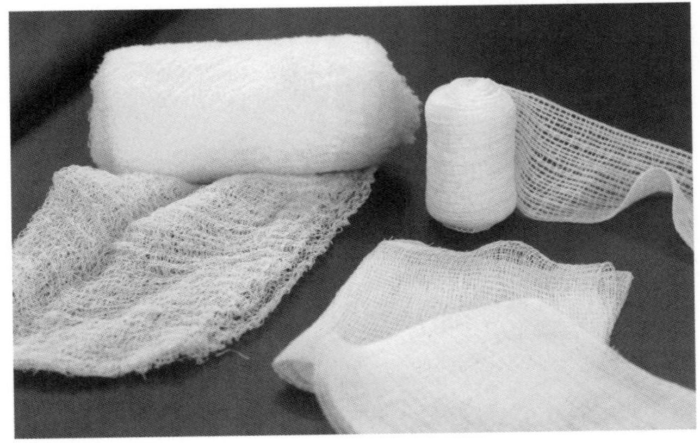

图 14.27　纱布敷料

于现代伤口敷料的范围[120]。数十年来,纱布敷料一直在被使用,也一直在被误用,不建议使用纱布的理由要多于应用纱布的指征。作为主要的敷料,伤口内可能会残留纱布的纤维,纱布有助于保持伤口干燥,可渗透细菌,可能粘附在伤口上,在移除纱布时可能会向空气中释放过量的细菌,造成体温的丧失,如果纱布粘附在伤口表面的话,在移除纱布时会造成疼痛。过去认为纱布的应用符合经济成本效益,但是不止一个研究指出与其他的敷料相比,纱布花费更大(知识点 14.1 证据总结)。在隧道样伤口中,纱布条可用于保持开放式引流。纱布敷料也能用于轻柔的支撑伤口腔,但是不能将纱布一味的填充到任何形状的伤口中。过去一度认为在空腔伤口中,应该使用纱布填满伤口,但是已经证实如果将纱布填塞的很满的话,不利于肉芽组织和上皮细胞的生长。紧密填塞所造成的额外的压力阻碍氧气和营养物质进入肉芽创面。但是纱布是有效的次要敷料,在需要经常更换敷料的情况下或是存在大量渗出的情况时尤为重要。4×4s 的纱布和纱布卷是 WTD 敷料的主要组成部分。之前,在清创这一部分内容中对 WTD 敷料进行过详细介绍,之所以在清创部分讨论的原因是在更换敷料时,WTD 敷料具有非选择性移除组织的特征。由于 WTD 敷料能作为机械性清创的工具,或作为主要敷料,因此在这两部分内容中都对 WTD 进行了讨论。需要进一步了解的读者可参见之前的内容。

油纱布

为了能减少粘连,这一种类的产品包含紧密的合成网状纤维或无纺布制品如醋酸纤维素。用凡士林乳液浸透纤维材料,旨在预防纱布粘连在伤口表面。将油纱布作为第一层敷料可能会造成吸收性最小、提供最少的保护、不会增强湿润环境,可能还会造成创面油腻。油纱布最适合的角色是在新缝线处作为主要敷料来预防缝线粘附在第二层的纱布敷料上。

透明薄膜

透明薄膜表面存在丙烯酸粘附层(图 14.28)。透明薄膜可以阻止细菌或水分进入伤口。它们能促进湿润的伤口环境、将内源性体液保存在创面内从而促进自溶性清创、保持创面环境平衡和血管的生成。薄膜能保护皮肤免受剪切力、摩擦和失禁污染所造成的影响。在移除薄膜敷料时必须小心谨慎,因为在此过程中可能会造成皮肤撕裂,尤其是在皮肤薄弱部位或老化的皮肤处特别容易出现。目前,薄膜敷料几乎没有吸收的特性,因此不能用于渗出量大的伤口。

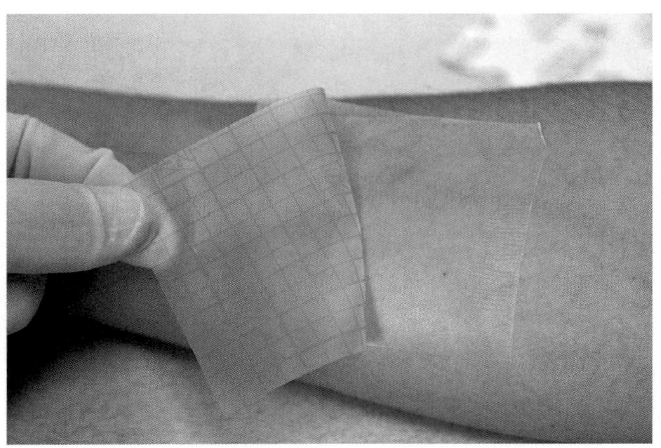

图 14.28 薄膜敷料的使用

泡沫敷料

泡沫敷料是由聚氨基甲酸酯所构成的吸收力非常强的垫状、片状或条索状的敷料,有很多不同尺寸和特征(图 14.29)。根据泡沫敷料是否存在粘附层,可作为第一层敷料和(或)第二层敷料。泡沫敷料吸收性极佳,也能创造一个有利于湿润愈合的封闭式环境。泡沫敷料不应该单用在干燥伤口上,但是如果第一层敷料是凝胶片状的话,那么泡沫敷料可作为第二层敷料。

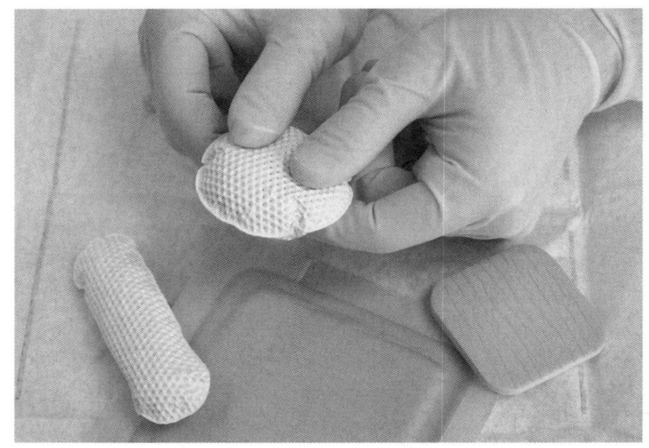

图 14.29 泡沫敷料

水凝胶敷料

水凝胶敷料被分类为非结晶敷料,指的是液体状的凝胶,或是由含水至少在 90% 以上的聚合物组成的薄片状物体(图 14.30)。这两种类型的敷料都能增加干燥伤口中的水分、软化坏死组织以及支持自溶清创。它们也都具有吸收的特性,并且能轻微膨胀直至其达到饱和状态。在伤口中,液体状凝胶(图 14.31)

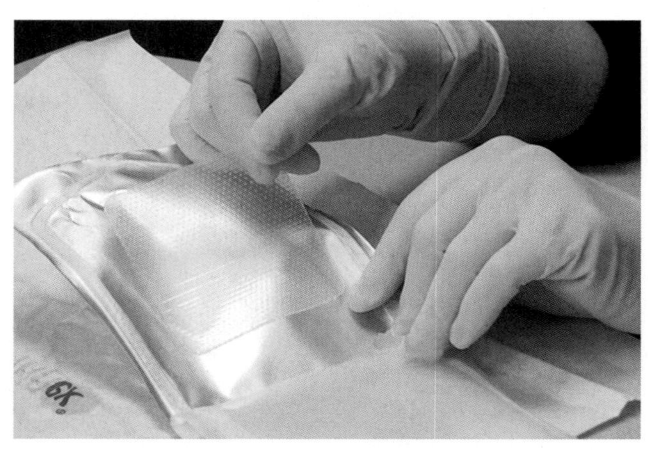

图 14.30 水凝胶敷料

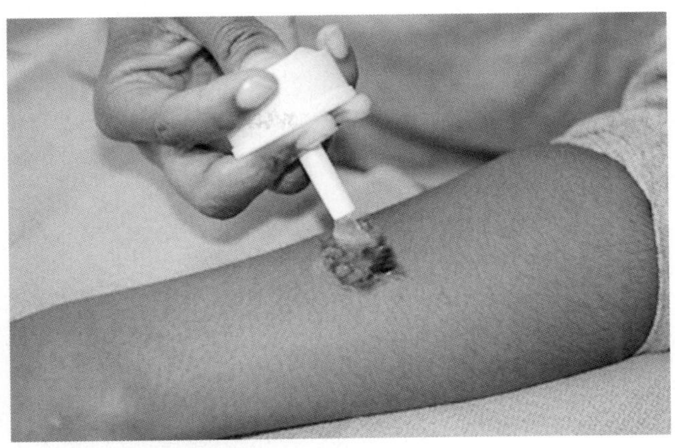

图 14.31　应用非晶体凝胶敷料

必须作为第二层敷料。片状的水凝胶敷料通常需要第二层敷料，但是某些片状敷料的周边存在胶带可帮助固定。由于应用水凝胶敷料后所带来的舒缓的感觉，患者对此类敷料的反应良好。

水胶体敷料

水胶体敷料被视为封闭性最好的保湿敷料，也有封闭性较差或半透性的水胶体敷料。与泡沫敷料一起，它们具有不同的类型和形状，包括糊状、颗粒状、粉状和片状，通常包括可吸收的胶体组织与薄膜或泡沫背部材料(图 14.32)。水胶体敷料在轻度至中度渗出的伤口中效果最佳。当伤口的渗出物与胶体聚合物结合时，就会形成柔软、凝胶状、黄色臭性的物体。必须告知患者、患者家属、护理人员和其他健康服务提供者上述物质为正常反应，并不是感染存在的表现。水胶体敷料能作为封闭性敷料用于感染伤口(现存的细菌未爆发)。在蛆虫清创治疗时，水胶体敷料也被用于覆盖和保护蛆虫。

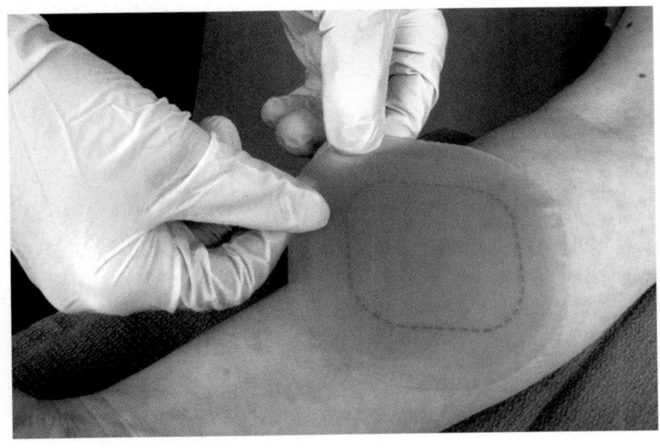

图 14.32　水胶体敷料

藻酸盐类敷料

这一类型的敷料也被称为藻酸钙敷料，是因为制作敷料的材料是从来自于海洋的藻类和海带所提取的藻酸和钙盐。原材料是无纺布，然后制作成片状、绳状和带状(图 14.33)。

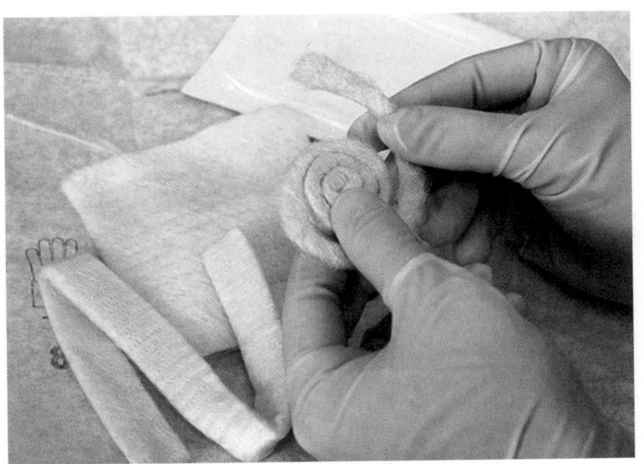

图 14.33　藻酸盐敷料

藻酸盐类敷料所能吸收的物质是其自重的 20~30 倍，质地轻柔，易用易取，并且和创面具有很好的生物相容性。通过敷料和伤口渗出物之间的化学反应所形成的凝胶状物质在吸收伤口过量渗出物的同时也能保持伤口环境湿润。由于可渗透性的存在，藻酸盐类敷料并不能提供针对细菌的屏障。因此当感染性伤口不能选择封闭性敷料来覆盖创面时，藻酸盐敷料的这一特征使其成为有效的选择。目前的藻酸盐类敷料中的大部分需要第二层敷料来进行固定。有一些生产商将藻酸盐类敷料和其他产品如水胶体敷料相结合，以使得这两种敷料的疗效最大化。目前，在高级敷料中增加银离子，从而使得藻酸盐敷料的吸收特征和银离子的抗微生物特性相结合。但是该敷料的长期效果还未知。因此需要临床研究和长期的随访来确定敷料对伤口愈合的长期效果[211]。这类敷料的代表是 SILVERCEL®(Johnson & Johnson Wound Management，ETHICON，Inc.，Somerville，NJ 08876)。

吸水纤维

吸水纤维或吸水敷料(Hydrofiber or hydroactive)具有选择性吸收的作用。该敷料融合了藻酸盐类敷料、泡沫敷料和凝胶敷料的特点。当和伤口接触时，合成纤维吸收渗出液，使其垂直于伤口表面。这一垂直吸附过程可以保持真皮和伤口内的液体保存在敷料内部[212]。由于敷料内的纤维不会粘附在伤口上并变得干结，因此移除吸水敷料时不会带来明显的疼痛[212,213]。敷料的特征使得生长因子和其他的肽类在创面内存活。Aquacel® 是 Hydrofiber® 敷料，能快速吸收伤口内的水分(图 14.34)。Aquacel® Ag 则是在吸收性敷料中添加了银离子(ConvaTec，Skillman，NJ 08558)。

皮肤替代物

人类皮肤替代物和生物工程组织在伤口护理领域中正逐渐占据位置，有些认为它们是外用制品，有些则认为是敷料。皮肤替代物应用一系列的技术和物质组成。细胞的来源为男性新生儿的包皮或猪真皮层的胶原。这一产品在实验室完成，冷冻或冷藏转运，然后再通过伤口护理团队应用于患者的伤口上。虽然是由医生处方皮肤代替物，根据不同机构的程序

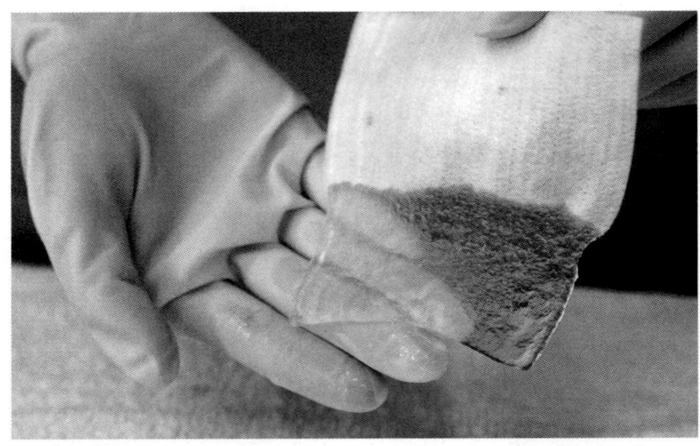

图 14.34 AQUACEL®,是一款 Hydrofiber® 敷料,模拟随着从伤口吸收液体的过程中,敷料从干燥至凝胶状的过程

其他专业人员能将皮肤替代物应用于伤口上。皮肤替代物包含模拟皮肤结构和功能的"活"的皮肤,或许还包含表皮层和真皮层。在暂时覆盖伤口上它们有一定的作用,能够保护创面。有一些皮肤替代物还能刺激内源性细胞活性。大部分皮肤替代物用于对常规治疗无效的伤口,如慢性糖尿病足溃疡、腿部静脉性溃疡和深度烧伤[214]。皮肤替代物包括 Apligraf (Novartis,East Hanover,NJ 07936)、Dermagraft 和 Transcyte (Advanced Biohealing,LaJolla,CA 92037),以及 Biobrane (UDL Laboratories,Rockford,IL 61103)。

创新型敷料

随着研究和伤口护理领域的发展,每年都有新的产品进入市场。种类繁多,难以计数,分类包括多聚糖敷料、可吸收填充物、亲水性纤维、合成敷料、胶原和生物产品。Hyalofill-F (ConvaTec,Skillman,NJ 08558)是一种透明质酸衍生物敷料,可直接用于伤口。透明质酸在细胞增生中起到重要的作用。有助于慢性伤口度过愈合期。其最初用于神经病变所致的足部溃疡,目前已成功用于腿部静脉溃疡的临床研究[215,216]。

手法淋巴回流治疗

手法淋巴回流(MLD)是一种主要通过影响表浅淋巴回流的手法治疗技术。MLD 被认为是针对淋巴水肿和其他类型水肿的五项有效治疗技术之一。治疗手法通过对皮肤的轻柔的牵拉从而增强毛细淋巴管的活性。MLD 能增加淋巴管收缩的频率、改善淋巴运输能力、重新引导淋巴液回流至侧支血管、吻合支和未受累的淋巴区域,以及动员过度积聚在身体某一节段或区域的淋巴回流[74,217,218]。MLD 技术是轻柔且有针对性的,需要经过特别的教育后才能准确的进行 MLD(图 14.35)。为了获取提供作为 CDT 一部分的 MLD 教育的机构的信息(附录 14.D)。能从这一治疗中获益的人群并不仅限于淋巴水肿的患者。MLD 可治疗由 CVI、运动损伤、神经损伤和手术后所造成的水肿,但是为了提供高质量的证据还需要进行设计良好的随机对照研究来反应 MLD 对改善水肿的疗效[219,220]。但是在心源性、肺源性和肾源性水肿的患者中,MLD 是禁忌,其原因在于当上述病变存在时,MLD 所动员的液体可能会在受累系统中过度积聚而进一步加重症状[221]。

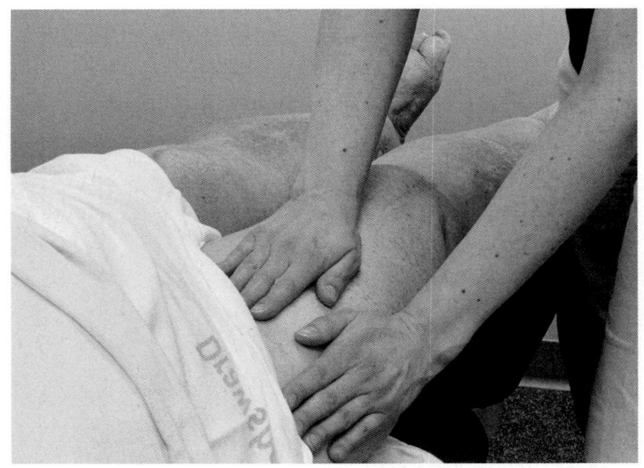

图 14.35 下肢手法淋巴回流

压力治疗

在伤口愈合的所有阶段,控制水肿或淋巴水肿是十分重要的。水肿不仅能通过影响组织灌注从而抑制伤口愈合,也会抑制皮肤抵御细菌的能力[222]。除非存在禁忌,否则在淋巴水肿、水肿和 CVI 患者中压力治疗应成为日常治疗的一部分。在肿胀或纤维化症状出现之后,就应该立刻开始压力治疗。物理治疗师在患者体检或之后进行物理治疗的过程中或许会发现患者是否存在进行压力治疗的适应证。在大部分情况下,由物理治疗师决定治疗的种类和(或)压力的类型。然而,如果要纳入医保支付范围则需要医生授权进行压力治疗。当下肢存在伤口时,为了促进伤口及时愈合必须进行压力治疗。在动静脉病变混合存在的患者中,ABI 测试能提供关于下肢压力治疗是否安全的信息。对淋巴系统功能的深入理解能够转变肿胀干预计划的制定和执行。积极的压迫技术过去一度用于将液体从肢体排出。目前的认识已经出现了转变,即深部压力和机械挤压技术反而达不到预期的目标,可能对充盈淋巴液和组织间液的表浅毛细淋巴网络产生不利影响[4]。

抬高

在进行压力治疗之前进行抬高可用于控制某些类型的肿胀。肢体轻度急性的肿胀可经由抬高肢体获得暂时的缓解。在抬高的基础上增加主动的 ROM 运动(如踝泵)能促进肢体血液回流。应该教育患者如何安全的抬高肢体,注意肢体抬高的位置从而促进最佳的静脉和淋巴循环。当进行其他控制水肿的治疗时,抬高仅仅是暂时或互补的措施,这一点需要引起注意。

Unna 靴

在具有静脉伤口的下肢进行压力治疗时,可应用锌粉浸透纱布或 Unna 靴(图 14.36)。常见的产品包括 Medicopaste (Graham-Field Inc.,Bay Shore,NY 11706),Unna-FLEX (ConvaTec,Skillman,NJ 08558) 和 Gelo-Cast (BSN-JOBST, Charlotte,NC 28209)。文献中很少有信息支持外用锌来促进伤口愈合。这一治疗成功的原因来自于压迫。这种方法并不昂贵,只需覆盖伤口、提供压迫和支持小腿泵排空下肢静脉内

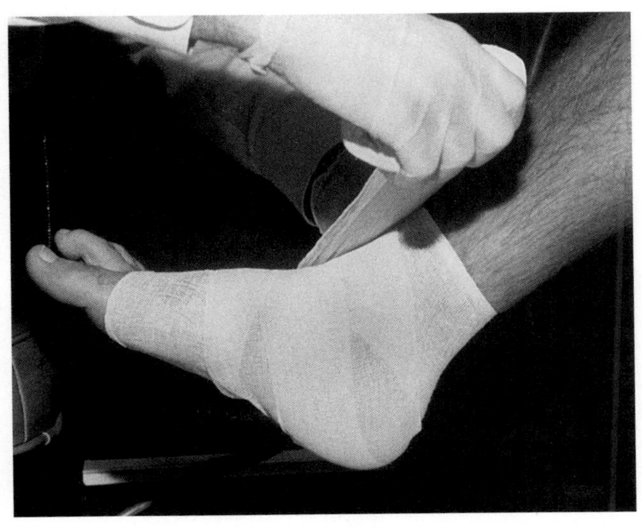

图 14.36　Unna 靴的应用

的血液。Unna 靴不适用于动脉或混合型动脉 / 静脉溃疡的患者。虽然该治疗应用频繁，但是也存在其他方法和压迫疗法联用来治疗静脉伤口[223]。

四层绷带

四层绷带与下肢溃疡闭合相关。其包括具有中度吸收特征的伤口覆盖层和数层压迫层。四层绷带舒适且具有成本 - 效益[224]。其中为人熟知的是 Profore™(图 14.37)(Smith & Nephew，Inc.，Largo，FL 33773)。在合适的患者中，四层绷带至多可以保持一周。

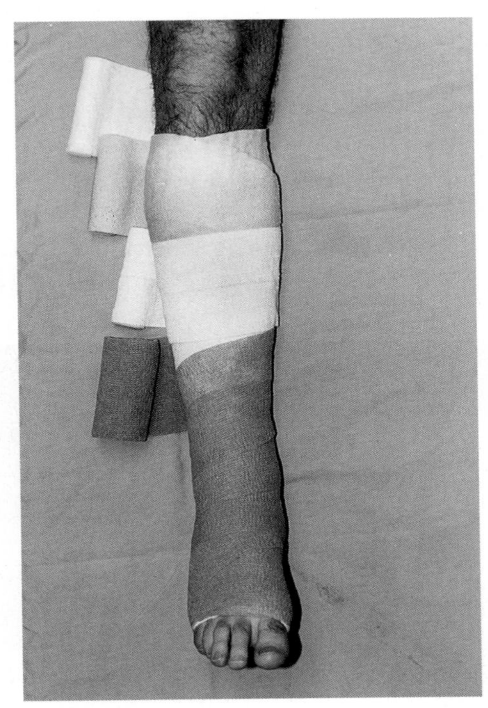

图 14.37　Profore™ 含有四层绷带，由棉花、纱和两层压缩层(从顶端至底部)

长弹力绷带和低弹绷带

长弹力绷带和低弹绷带都能用于控制水肿，提供能够支持静脉和淋巴系统的治疗级别的压力。长弹力绷带如 Ace (3M，St. Paul，MN 55144)绷带能提供较高的静息压力，这意味着即使着长弹力绷带者处于静息状态下它们也持续收缩。由于长弹力绷带的伸展性和延展性，它们并不能提供显著的工作压力，即在活动时抵挡肌肉收缩的能力。长弹力绷带的普及性较好，略微培训即能应用。低弹绷带如 Comprilan (Smith & Nephew，Auckland 1140，NZ) 和 Rosidal (Lohmann & Rauscher，Topeka，KS 66619)，所提供的是较低的静息压力和较高的工作压力(图 14.38)。它们的伸展性和延展性略差，应用于肢体时能提供更强的支持。这一特征使得低弹绷带更适用于治疗水肿和淋巴水肿。较高的工作压力可以增加活动时肌肉泵的有效性，而较低的静息压力则使得绷带的耐用性更好。需要经过特别的训练采用使用低弹绷带。数个重要的因素影响到传导至肢体的工作压力和静息压力，如绷带的层数、绷带的新旧和使用情况、绷带的张力和医务人员的使用技巧[225]。

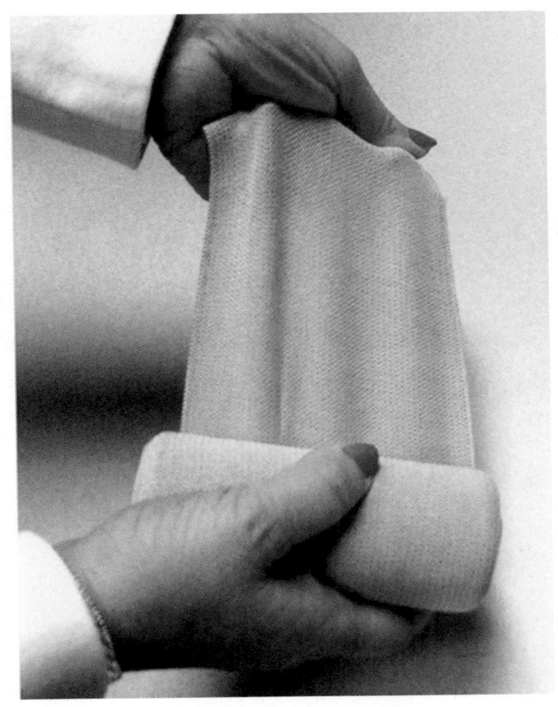

图 14.38　短弹力绷带

淋巴水肿绷带治疗

这种高度专业的绷带治疗利用的是数层独特的填充材料和低弹绷带来创造出一个针对水肿和淋巴水肿身体节段的支持结构。淋巴水肿包扎能够对失去弹性的组织提供支持、促进组织压力轻度增加、辅助淋巴管排空、预防 MLD 治疗之间出现组织间液的再次填充、改善活动时肌肉泵的有效性，以及提供软化纤维组织的局部压力。

绷带治疗方案包括将压力施加于头颈部、手指和手部的技术(图 14.39 和图 14.40)、上肢(图 14.41) 和下肢的技

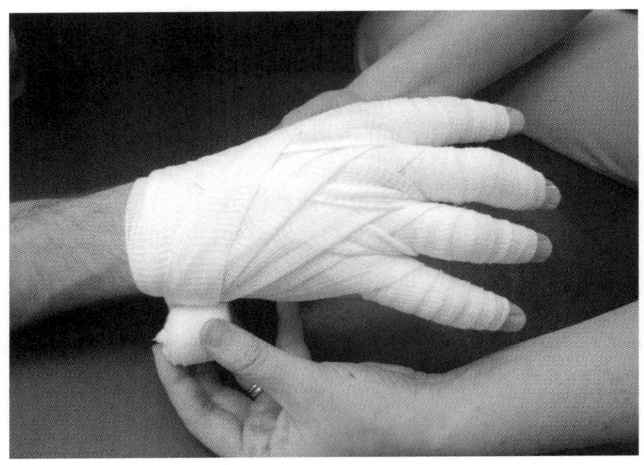

图 14.39 将淋巴水肿绷带裹于手指和手

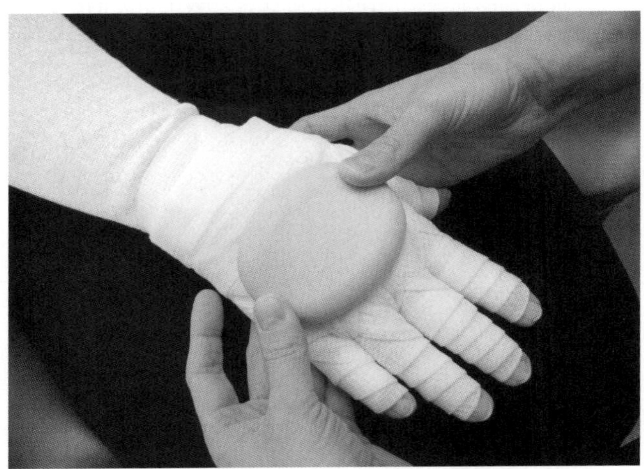

图 14.40 应用泡沫填充物增强淋巴水肿绷带的疗效

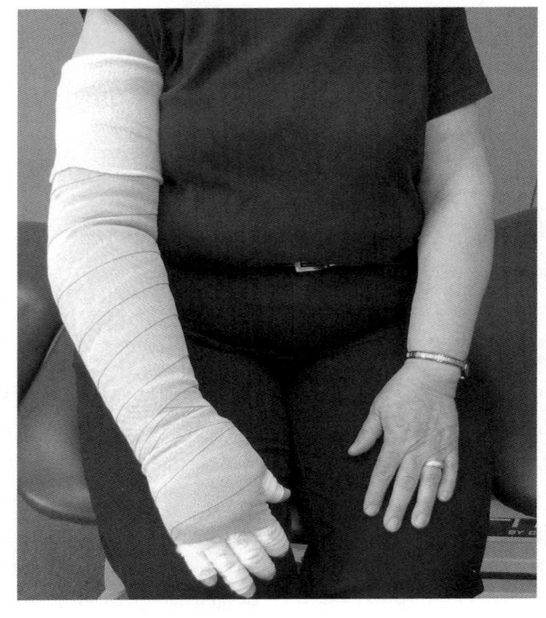

图 14.41 上肢淋巴水肿绷带

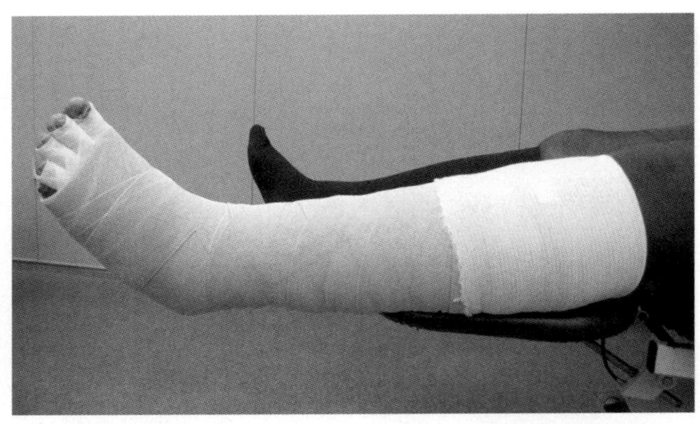

图 14.42 足、踝和小腿的淋巴水肿绷带

术(图 14.42)。胸部、腹部、生殖器部位和背部也能应用压力治疗[225]。

与 MLD 联用时,这种治疗方案的受益群体不仅仅是淋巴水肿的患者。当有指征进行压力治疗时,标准或改良的淋巴水肿绷带治疗技术能给存在水肿的患者群体带来治疗获益(如术后的患者、CVI、静脉溃疡和骨科患者)[226-231](附录 14.D)。获取提供淋巴水肿包扎绷带治疗教育的机构的联系信息。

压力服

目前可供患者使用的压力服有很多(图 14.43)。压力服最初设计的初衷是改善下肢静脉血流,目前它们专用于治疗烧伤和存在手术瘢痕的患者,以支持静脉循环、预防淋巴水肿肢体内液体的再积聚。为了满足不同患者群体的独特的需要,压力服有很多类型和质地,可定制也有成品。在生产时,不同质地的压力服能提供不同的压力。压力计量的单位为毫米汞柱(mmHg)。低压的范围为 12~25mmHg,高压的范围为 30~40mmHg。患者需要选择合适的压力服,并由经过训练的专业人员组装,当患者做好准备正确穿着之后,那么压力服在治疗慢性、长期的病变如 CVI 和淋巴水肿中就可以起到必不可少的作用[225,231]。

不能将压力服用做清除肢体过多液体的治疗方式。如果将压力服用于尚未充分排空的肢体,可能会引起患者的不

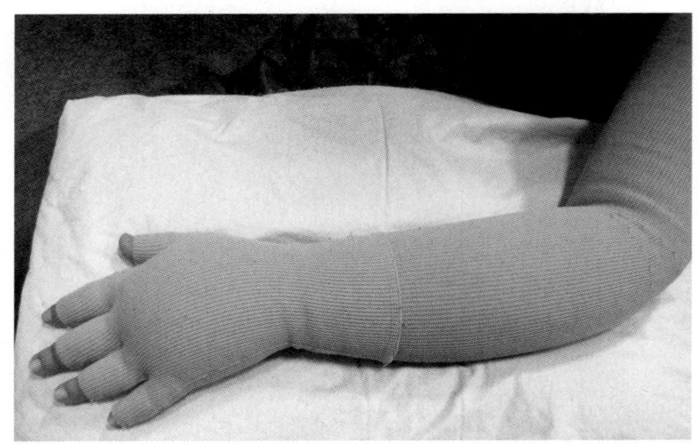

图 14.43 患者穿着定制的上肢袖套和独立的分指手套

适，甚至加重患者的症状[232~234]目前，一些生产商正在进行一些临床试验(将银用于压力服)。Juzo Silver(Juzo，Cuyahoga Falls，OH 44223)将银离子添加到下肢压力服的纤维中，从而起到抑制细菌生长和清除异味的作用。

肢体制动系统

对一些患者而言，棉质压力装置或肢体制动系统也是可供选择的治疗方式。这些压力治疗装置易于穿脱、能单独穿戴也能和低弹绷带联合应用，可以根据身体的任何一个部位的情况进行定制(图 14.44 和图 14.45)。这些治疗适用于那些无法自行穿脱更为合适的支持性压力服的患者或皮肤缺乏免疫力的脆弱的患者。患者发现这些治疗有助于他们在家庭中维持既往治疗的效果。这些特殊的压力服能通过改变回流渠道的类型来支持静脉循环或淋巴回流。物理治疗师能通过访问 www.jovipak.com 和或 www.solarismed.com 来和顶尖的制造商联系，以获取相关信息，将这一类型的压力治疗整合到 POC 中或后续的治疗中。

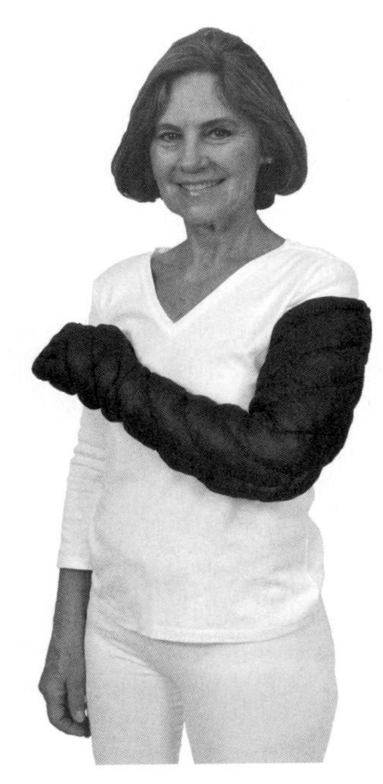

图 14.44　患者穿着专为夜间淋巴水肿治疗定制的上臂压力服

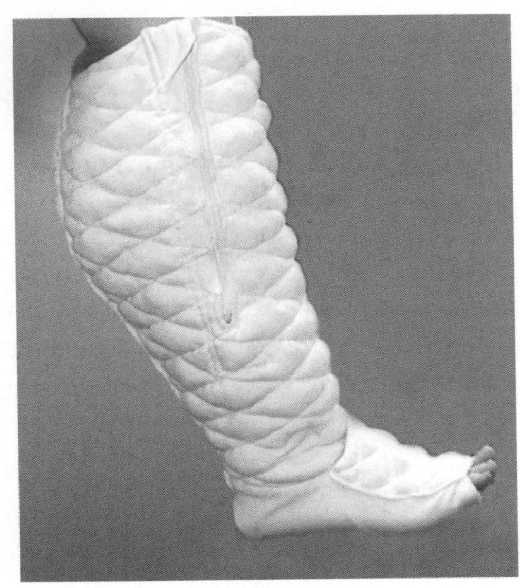

图 14.45　用于静脉功能不全的棉质压力服

压力治疗指南

应该制定个体化的压力治疗方案。首先评定是否存在进行压力治疗的相对禁忌证，包括既往是否存在 DVT 史、是否存在急性局部感染、CHF、肺心病和急性真皮炎。为了辅助临床决策的制定，下述指南总结了治疗水肿和淋巴水肿的压力绷带和压力服的指南：

- 动脉伤口：不进行压力治疗，或在医生的密切指导下进行很低的压力治疗。可以使用长弹力绷带或非定制的低压压力服(12~25mmHg)。在这种情况下，水肿不会很严重，很快就能吸收。
- 静脉伤口：为了促进伤口愈合，以及支持静脉系统，压力治疗是治疗方案中必须的组成部分。具有较高工作压力和较低静息压力的低弹绷带能促进活动时小腿肌肉泵的功能。建议踝关节处的压力保持在较高的 40mmHg[229]。根据水肿的部位和严重程度以及患者穿脱压力服的能力分别选择压力在 20~30mmHg 或压力在 30~40mmHg 的压力服。
- 神经病变伤口：压迫治疗能暂时阻止血流。在神经病变的患者中有 15% 同时合并动脉病变，因此在进行压迫治疗之前必须先进行 ABI 检查。如果没有累及到动脉，可以应用低弹绷带包扎进行压力治疗。在随访中，可以长期应用压力在 12~25mmHg(至多为 20~30mmHg)的压力服进行治疗。
- 淋巴水肿：可以应用低弹绷带进行包扎直至肢体水肿减轻达到既定的目标，之后则根据水肿的部位和严重程度，以及患者是否具有穿脱压力服的能力来选择中等压力压力服(20~30mmHg)或高压压力服(30~40mmHg)[225]。
- 水肿：病例研究和报道提示针对淋巴水肿的压迫治疗对水肿的治疗也行之有效[230]。低弹绷带压迫治疗每日维持时间为 23 小时，仅在白天暂时取下，当水肿消退时可以逐渐减少时间。提供压力水平较低的非定制压力服能够支持皮肤，帮助维持治疗所取得的疗效。

间歇充气加压治疗

直到 20 世纪 90 年代，间歇充气加压治疗(IPC)是用于治疗水肿为数不多的方法之一(图 14.46)。从那之后起，随着与水肿和淋巴水肿以及淋巴系统功能相关的新信息不断涌现，限制了 IPC 在治疗某些水肿和大部分淋巴水肿之间的价值。间歇加压泵能促进静脉回流，因此在存在静脉病变的患者中是其他形式压迫治疗的重要补充部分[3,235]但证据仅中度支持在下肢静脉溃疡的患者中应用 IPC 治疗[236~238]很多长期存在静脉功能不全的患者也同时存在淋巴水肿。但在淋巴水肿的患者中，应用 IPC 治疗的证据更少，争议更多[239~242]。如果提示需要 IPC 治疗，那么在 IPC 治疗前后都需要进行 MLD，来减少积聚在肢体套筒边缘的液体所带来的不利影响。如果确有指征治疗，IPC 压力必须设置的很低，以避免表浅毛细淋

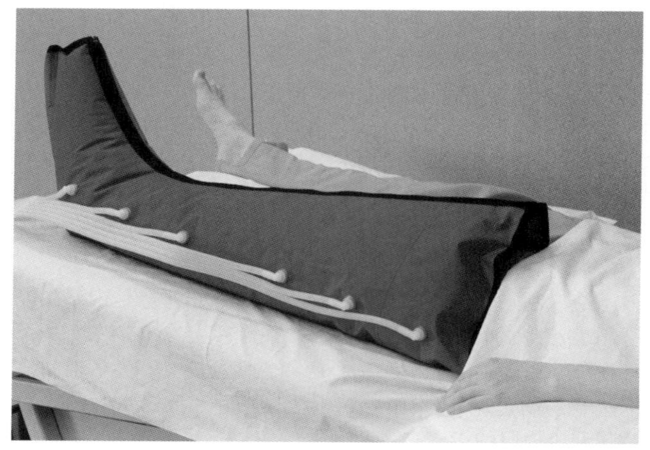

图 14.46　间歇充气加压泵

巴管的塌陷。专业的医务人员在进行 IPC 治疗之前必须仔细检查每一位患者。每次治疗之前必须测量血压以确保 IPC 治疗能安全地进行。在充气加压治疗时，外周总阻力增高，会增加心脏的工作负荷，增加血压。在高血压患者或血压大于 140/90 的患者中，充气加压治疗是禁忌。间歇充气加压治疗的其他禁忌证包括急性炎症或外伤、局部感染、血栓存在、心脏或肾脏功能不全、淋巴管阻塞和认知功能障碍。

含躯干成分在内的连续充气加压治疗

随着加压系统的进步，更多的加压充气舱出现了，包括在非常低的压力时就能进行充气和放气的连续充气加压舱。最新的家用模式包括在为接受受累身体部分的淋巴液做准备时所进行的躯干减轻充血和清除。这一模式模拟了 MLD 所带来的治疗获益（图 14.47）。手法治疗在治疗更远端的躯体节段时，需要先清除近端躯干的液体。弹力纤维牵伸被整合到应用时则进一步模拟了 MLD 对皮肤的轻度牵拉[74,243~245]。

体位

体位技术可帮助预防或保护压疮的发生，以及其他类型的伤口、水肿、淋巴水肿和血管障碍。在制定治疗计划时，不应该忽视或低估姿位摆放和 PRDs 在干预中的重要性。用于姿位摆放的装置和技术应该和患者的健康状态相适应。制定个体化的姿位摆放和复位时间表是极为重要的，在不能独立摆放姿位或进行复位的患者中应推迟。对于那些虚弱、皮肤脆弱或存在伤口的患者而言，变换体位的标准时间间隔（如每 2 小时一次）显得过长。在某些患者中，体位变换间隔可为每 30 分钟一次，而在另一些患者中，可以为每 4 小时一次。患者体位摆放项目的建议如下[246~248]：

- 应该保护患者的足跟，并抬高离开床面。
- 除非在医疗必须的情况下，床头抬高不应该超过 30°。
- 必须制定个体化的体位变换方案。
- PRDs 应该和体位变换计划相结合。
- 应该避免直接在大转子处负重。
- 应该避免在现有伤口上负重。
- 不应该应用环形装置解决坐位问题。
- 应该使用枕头和楔形垫来分割骨性突起和床以及身体的其他部分。

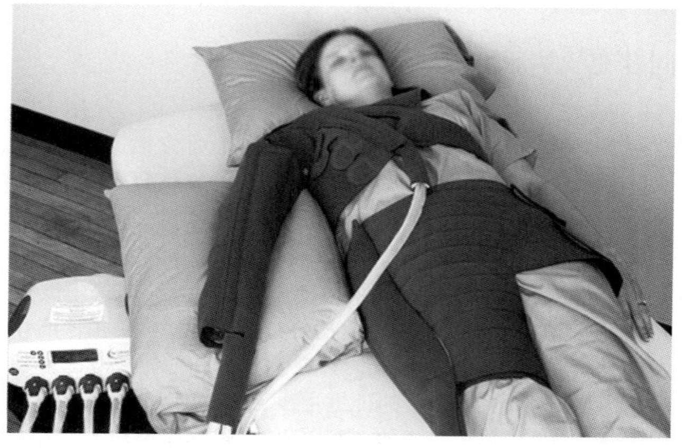

图 14.47　Flexitouch® 系统：包含有躯干部分在内的顺序气动压迫装置，用于在家庭中能保持和支持在院内淋巴水肿的疗效

压力再分布装置

压力对伤口部位的灌注和血管存在直接的影响。在伤口愈合期和自我治疗阶段，PRDs 应该用于预防皮肤破损，具有长期保护和预防作用（图 14.48）。关于姿位摆放问题，应该对患者和其照料者进行教育，使其了解压力再分布和预防压力相关的损伤[249]随着相应支持面（具有压力再分布作用）生产技术的进步，使其变得更完善和有效（图 14.49）。在姿位领域的专家们已经做好准备建议和指导临床医务人员如何面对这些特殊的患者群体[250]。脊髓医学联合会、NPUAP 和 HHS 等已经在姿位摆放和压力再分布装置等问题上进行了推荐和指导，因此，在进行干预计划制定时能参考上述推荐意见[76,101,251,252]

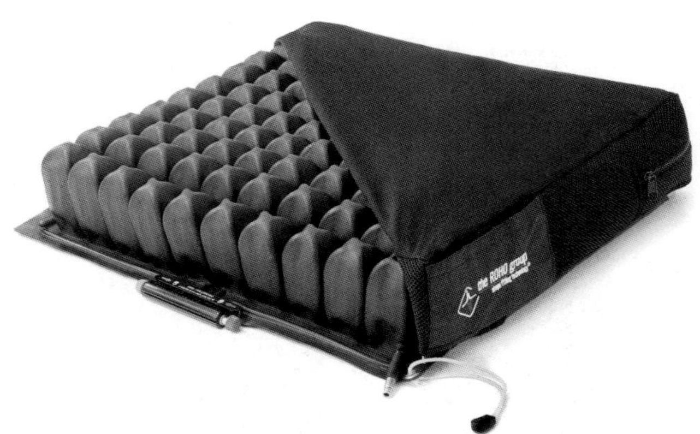

图 14.48　ROHO® QUADTRO SELECT® HIGH PROFILE® 气垫用于压力再分布和皮肤保护

运动

物理治疗师应对患者进行教育，促进 POC 相关的活动，从而增加其运动水平。经常发生的情况是，在血管、淋巴和表皮系统障碍的患者（尤其是存在伤口或水肿的患者）的干预计划中，常常缺少运动这一环节。有很多原因都提示要在干预

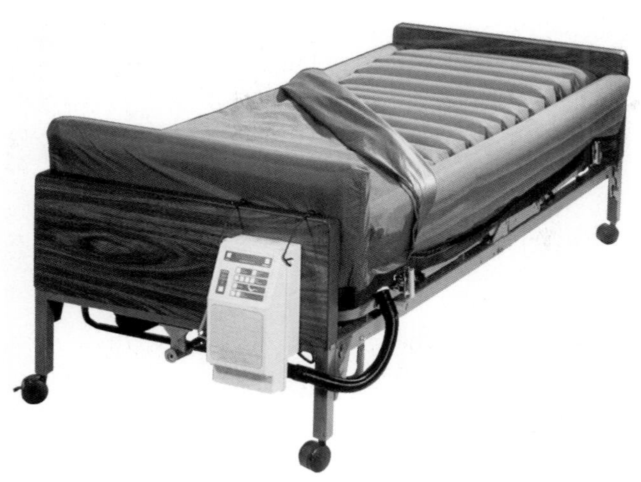

图 14.49　SelectAir®MAX，用于缓解压力的低压损失支持系统

计划中增加运动，包括但不局限于：增加力量和关节 ROM、改善活动的质量、增加 ADL、改善 QOL、增加肢体血供、改善小腿肌肉泵的作用、预防压疮和增强淋巴水肿绷带的疗效。当患者存在某些医学问题时，运动是禁忌或需要谨慎进行，如足部的伤口不能负重、心肺情况不稳定或存在需要限制活动的骨科问题。

运动处方应该根据患者的需要和医疗状态量身定制。在具有步行能力的患者中，步行可以使绝大部分的患者获益，短距离步行也是如此。水中进行的运动项目能促进从床或椅子至地面转移的进行。如果患者的伤口能采用封闭性敷料覆盖，就可以参与水中运动。水的流体静压能支持在水肿和淋巴水肿的身体节段，为大部分水肿的患者创造理想的运动环境。

应该对患者进行教育，使其理解活动、运动和正规的运动对本章所列疾病的长期治疗是十分重要的。物理治疗师应该介绍这些概念、提供专业的指导，并制定合适的家庭运动方案。患者需要承担的责任是遵循所制定的家庭运动处方，并使其成为每日生活的一部分。

支具

夹板

在制动的患者中，应用静息夹板能帮助其保持功能性 ROM，应用动态夹板能帮助其重获功能性 ROM。在制动过程中，使用夹板有助于预防保持正常姿位所造成的皮肤破损。应用半刚性的热塑性材料制作夹板时，应使用额外的防护措施（如软垫）来保护老化或脆弱的皮肤发生破损。在热损伤的患者中，应用夹板治疗烧伤瘢痕是 POC 中必须的一部分（第 24 章烧伤）。姿位摆放和夹板也能用于存在其他类型伤口的患者。

完全接触支具

减少足底负重压力的一个方法是应用完全接触支具（TCC）。如果患者足底存在神经病变所导致的溃疡，那么这一方法就非常有效。在感染和肿胀控制之后，石膏支具从足趾延伸到膝关节下方。然后，经过训练的技师将应用石膏、填充技术，以及在支具和负重部位之间插入橡胶来完成完全接触支具的制作。一个 TCC 一次可佩戴 7~10 天，然后需要取下进行皮肤护理，之后可以再次佩戴。根据 Salsich 等的经典理论[253]，TCC 在最初能有效使溃疡愈合，但是一旦去除支具后，溃疡的再次发生率极高。

神经性助行器

在足部感觉消失、慢性足部溃疡和 Charcot 关节病的患者中，可定制或预制可移动的踝足矫形器（AFO）来提供压力分布，起到缓冲作用（图 14.50）。这一治疗可以满足和允许进行皮肤检查、敷料更换和压力调整等多方面需求。

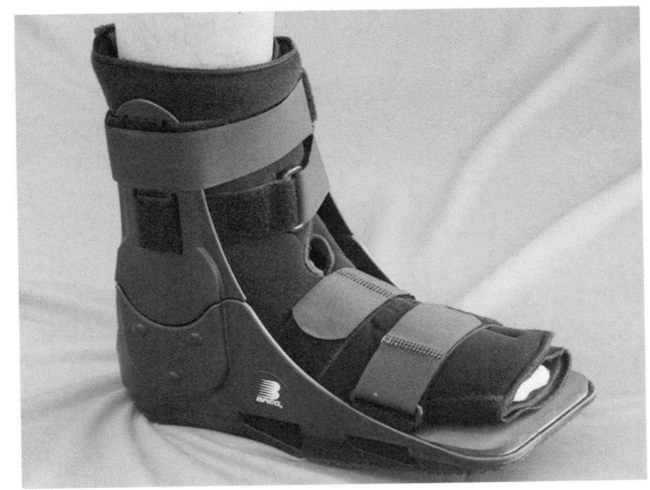

图 14.50　特别为周围神经病变患者设计的能起到压力分布的踝足矫形器

支具鞋

在伤口需要减压的时候，支具鞋或术后鞋是一种价廉和可短暂应用的替代方案。然而，这些支具鞋并不能控制足部的活动，在慢性伤口中也鲜少起到缓冲的保护作用。因此这一治疗选择是暂时性的。对穿戴支具鞋以改善压力分布的患者，需要密切监测是否有并发症的存在。

加厚鞋

加厚鞋具有宽敞的鞋头和较深的鞋底来吸收冲击和提供缓冲。该鞋能对足底压力进行再分布，使压力远离骨突处和伤口部位（图 14.51）[254]。加厚鞋有很多不同的类型，能在矫形器商店购买或在专业鞋店购买。足部感觉消失的患者，无论其足部是否存在伤口，都应该考虑穿着这一类型的鞋来保护皮肤和预防溃疡的发生。

瘢痕治疗

如本章前文所述，瘢痕形成是伤口愈合的一部分[255]。在胶原填充伤口之后，组织必须重塑，并成形为最后精细的结构。瘢痕组织的收缩会导致畸形、功能丧失，如果瘢痕组织位

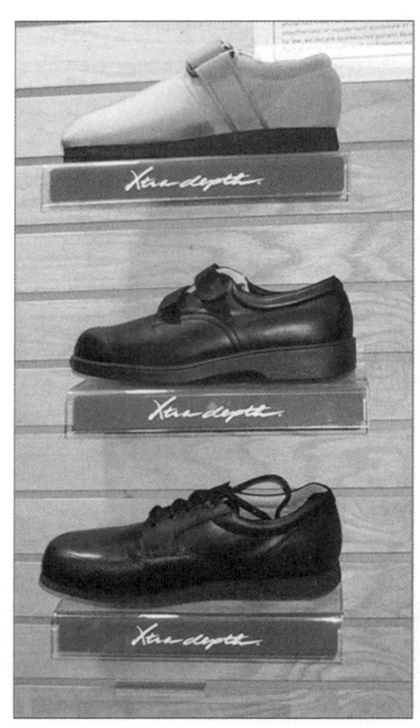

图 14.51 加深鞋

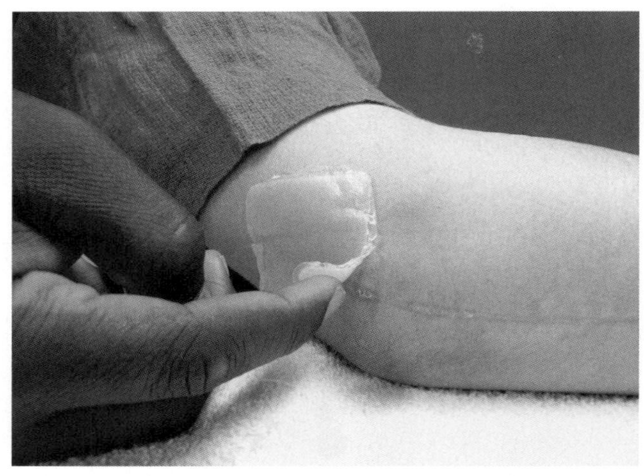

图 14.52 在伤口愈合成熟期时将硅凝胶片用于瘢痕组织

于关节表面时上述情况就更为严重。在热损伤之后,最严重的问题是畸形和功能障碍(第 24 章烧伤)。目前,控制瘢痕的机制还不甚明了。虽然有一些干预措施似乎有效,但是还需要进一步探究如何能够最好的控制瘢痕形成。物理治疗师通过压力服、牵伸运动、支具、良姿位摆放、推拿以及辅助外用治疗如硅凝胶片(图 14.52)和橡胶石膏(图 14.53),能治疗绝大部分瘢痕组织。外用的乳液、油和软膏对瘢痕也存在积极作用,但是目前未知的是这种疗效来自何处,是按摩所带来的效果,还是制剂本身的疗效。早期充分的干预能预防瘢痕所造成的大部分并发症。由于瘢痕形成的过程通常要持续 6~24 个月,因此随访必须是干预计划中的一部分。存在瘢痕的患者必须学习如何安全的在家中按摩皮肤,因为对新生结缔组织形成而言,压力治疗是影响作用最大的治疗之一。当保守治疗未能控制瘢痕时,需要进行手术干预。在手术后,新的伤口会出现,需要治疗的新的瘢痕也随即出现。

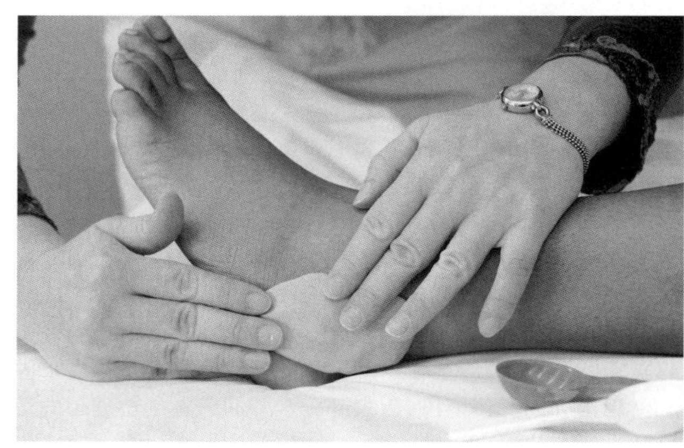

图 14.53 在伤口愈合成熟期时将合成橡胶石膏用于瘢痕组织

总结

对致力于治疗血管、淋巴和表皮系统障碍的临床工作者而言,目前是令人振奋的时代。随着临床研究、随机对照研究的出现,皮肤和伤口治疗的发展也在继续,同时经验数据也在充实着我们的知识库。在血和淋巴微循环上所得到的新的信息改变了治疗的策略。新的观点是皮肤也是一个器官。为了满足上述系统受累的患者的需要,相关的研究、文献和产品不断涌现,这一事实并不令人惊讶。当代和未来数代人所面临的医疗挑战是前所未有的,包括罹患本章所述疾病的患者的数量增加。糖尿病、肥胖、血管和淋巴系统疾病、慢性伤口的发病率在增高,耐药菌的发生率也在增高。所面临的挑战包括日益增加的老年群体、医疗保险的挑战和日常工作中的伦理问题。

本章可以给临床医务人员提供支持,从而使得他们能给患者最好的治疗和护理。尤为重要的内容是伤口治疗策略、充分和合适的患者教育的重要性、压疮预防和注意事项、糖尿病神经病变患者的足部治疗、淋巴水肿的最佳压迫治疗方案、湿润环境在伤口愈合中的必要性,以及运动作为 POC 一部分的重要性。

我们需要研究结果来建立其证据强度,所针对的问题或许是对血管、淋巴和表皮系统障碍有重要意义的,或许是不具有重要意义的。需要再次思考的概念是生物负荷对伤口连续感染的影响、创面的准备、外源性氧的应用、非接触性 US、非热性射频刺激、冷激光、生物手术、生物工程组织、外源性生长因子、医疗级蜂蜜和外用银制剂。除了扩充证据库,也需要改善现有伤口治疗教育的标准。伤口治疗多学科的本质需要更多医疗专业人员之间进行交流沟通。明智的临床工作者需要掌握新的信息和现有标准的治疗程序，对新的领域有较强的临床直觉，以及牢牢掌握现有的科学证据。

复习思考题

1. 讨论动脉、静脉和淋巴系统间所存在的区别相似点和关系。就解剖、液体流动方法和功能进行比较。
2. 概括血管、淋巴和表皮系统障碍的独特临床特征。
3. 列举造成伤口异常愈合的影响因素。并将其分为内源性、外源性和医源性进行讨论。
4. 回顾本章节所提及的需要在物理治疗检查中所应用的测试和评定方法。确定在血管、淋巴或表皮系统障碍的患者中常用的测试和评定方法。
5. 设计一个针对血管、淋巴和（或）表皮系统障碍患者的检查量表。
6. 创建一个针对存在伤口的患者的 POC 的总列表。
7. 请解释物理治疗师应该如何应对下述情况：很多血管、淋巴和表皮系统障碍存在很长的潜伏期，以及为了确定症状和尽早开始治疗需要提高警惕。
8. 请解释在皮肤和伤口治疗中下述方法的合理性：湿润伤口愈合、动脉伤口水化、静脉伤口压迫、淋巴水肿治疗，以及糖尿病患者的足部护理。

病例分析

转诊

有一名主要诊断为阿尔茨海默病的 78 岁的老年女性在护理机构中居住了 10 个月。该机构的医生转介她进行物理治疗。转诊的原因是需要进行更高级别的伤口治疗。

既往史

3 年前出现阿尔茨海默病的症状。

现病史

该患者的健康状况包括轻度高血压，平素控制良好，以及在右侧坐骨结节处有一个Ⅲ期压疮。

在此次转诊之前的医疗干预

压疮已经治疗了 4 周（30 天），治疗方案是每日两次过氧化氢冲洗，继之以干纱布 4×4s 表面覆盖纱布垫和胶布。4 周来伤口的创面没有发生任何变化。没有其他的干预措施。

社会心理

患者的丈夫也居住在同一机构，同一间房间。虽然患者的丈夫健康状况欠佳，但还具有行动能力，可以照顾他的妻子。他们没有孩子。患者喜欢音乐，乐意用轮椅前往机构的活动中心活动。

认知情况

患者的地点和时间定向能力差。在伤口治疗的过程中变得烦躁。她无法独立完成体重转移和体位转化计划，也无法遵循指令完成动作。

物理治疗检查结果

身体结构 / 功能

- 伤口：在右侧坐骨结节处有一个Ⅲ期压疮。大小为 6cm×4cm，深度为 4cm。创面的 50% 为黄色坏死组织，另 50% 为红色肉芽组织。伤口周围组织完整。引流液为中等量、黄褐色稀薄、略带异味。伤口目前为污染状态，但是没有感染（如有细菌定植，但还没有达到临床感染的水平）。
- 力量和 ROM：患者不能跟随完成肌力检查的指令，但是双侧上肢（BUEs）都具有一定的力量和 ROM。双侧下肢（BLE）肌力受损，可能是由于活动减少所造成的。BUEs 主动 ROM 在功能范围内。双侧髋关节屈曲挛缩至 30°，但在被动 ROM 时可减少至 15°。

活动限制——移动能力

患者 24 小时 / 天或坐在轮椅上，或躺在床上。患者无法自主翻转，但是在指导下能用 BUEs 辅助进行翻转。患者需要在 2 人协助下进行转移。此时患者已无法自主步行。

参与受限

由于患者变得较为烦躁，因此需要在密切监护下参与社会活动。

指导性问题

1. 最有可能造成伤口慢性化的因素是？
2. 其他可能造成伤口缓慢愈合的因素是？
3. 何种清洁和清创方式能在保护肉芽组织的同时清除坏死组织？
4. 从临床情况分析，哪一种电疗方案适合本例患者的伤口治疗（不考虑支付方式），它们将如何作用于伤口愈合？
5. 除了局部伤口治疗，还有哪一项治疗是伤口愈合所必须的？
6. 一旦伤口开始愈合，如果伤口变得干燥，那么应该使用什么类型的敷料来创建一个湿润的伤口环境？
7. 如果使用封闭性敷料，为什么要对患者进行密切监测？
8. 假设该患者的伤口会闭合，请预测伤口处的皮肤情况。

参考文献

1. Martini, FH: Fundamentals of Anatomy and Physiology, ed 4. Prentice-Hall, Upper Saddle River, NJ, 2008.
2. Kelly, DG: A Primer on Lymphedema. Prentice-Hall, Upper Saddle River, NJ, 2002.
3. McCulloch, JM: Therapeutic modalities stimulate wound management. Biomechanics 67, April 2004.
4. Eliska, O, and Eliskova, M: Are peripheral lymphatics damaged by high pressure manual massage? Lymphology 28:21, 1995.
5. Casley-Smith, JR: Varying total tissue pressures and the concentration of initial lymphatic lymph. Microvasc Res 25:369, 1983.
6. Mortimer, PS, et al: The measurement of skin lymph flow by isotope clearance—reliability, reproducibility, injection dynamics and the effect of massage. J Invest Dermatol 95(6):677, 1990.
7. Olszewski, WL, and Engeset, A: Intrinsic contractility of prenodal lymph vessels and lymph flow in human leg. Am J Physiol 239(6):H775, 1980.
8. Smith, A: Lymphatic drainage in patients after replantation of extremities. Plast Reconstr Surg 79:163, 1987.
9. Bertram, CD, Macaskill, C, and Moore, JE, Jr: Simulation of a chain of collapsible contracting lymphangions with progressive valve closure. J Biomech Eng 133(1):011008, 2011.
10. Gashev, AA: Lymphatic vessels: Pressure-and flow-dependent regulatory reactions. Ann NY Acad Sci 1131:100, 2008.
11. Campton-Johnson, S, and Wilson, J: Infected wound management: Advanced technologies, moisture-retentive dressings, and die-hard methods. Crit Care Nurs Q 24(2):64, 2001.
12. Sen, CK: The general case of redox control of wound repair. Wound Repair Regen 11(6):431, 2003.
13. Gordillo, GM, and Sen, CK: Revisiting the essential role of oxygen in wound healing. Am J Surg 186:259, 2003.
14. Grief, R, et al: Supplemental perioperative oxygen to reduce the incidence of surgical wound infection. N Eng J Med 342:161, 2000.
15. Atiyeh, BS, et al: Management of acute and chronic open wounds: The importance of moist environment to optimal wound healing. Curr Pharm Biotechnol 3:179, 2002.
16. Svensjo, T, et al: Accelerated healing of full-thickness skin wounds in a wet environment. Plast Reconstr Surg 106(3):602, 2000.
17. Bolton, L: Operational definition of moist wound healing. J Wound Ostomy Continence Nurs 34(1):23, 2007.
18. Okan, D, et al: The role of moisture balance in wound healing. Adv Skin Wound Care 20:39, 2007.
19. Schultz, GS, et al: Wound bed preparation: A systematic approach to wound management. Wound Rep Reg 11:1, 2003.
20. Lee, JE, et al: An infection-preventing bilayered collagen membrane containing antibiotic-loaded hyaluronan microparticles: Physical and biological properties. Artif Organs 26(7): 636, 2002.
21. Thomas, DW, et al: Randomized clinical trial of the effect of semi-occlusive dressings on the microflora and clinical outcome of acute facial wounds. Wound Repair Regen 8(4):258, 2000.
22. Koupil, J, et al: The influence of moisture wound healing on the incidence of bacterial infection and histological changes in healthy human skin after treatment of interactive dressings. Acta Chir Plast 45(3):89, 2003.
23. Ratliff, CR: Wound exudate: An influential factor in healing. Adv Nurs Pract 16(7):32, 2008.
24. Mechanick, JI: Practical aspects of nutritional support for wound-healing patients. Am J Surg 188(1, Suppl 1):52, 2004.
25. Shepherd, AA: Nutrition for optimum wound healing. Nurs Stand 18(6):55, 2003.
26. Gray, M: Does oral supplementation with vitamins A or E promote healing of chronic wounds? J Wound Ostom Continen Nurs 30(6):290, 2003.
27. Gray, M: Does vitamin C supplementation promote pressure ulcer healing? J Wound Osteom Continen Nurs 30(5):245, 2003.
28. Collins, N: The right mix: Using nutritional interventions and an anabolic agent to manage a Stage IV ulcer. Adv Skin Wound Care 17(1):36, 2004.
29. Collins, N: Diabetes, nutrition and wound healing. Adv Skin Wound Care 16(6):292, 2003.
30. Williams, JZ, and Barbul, A: Nutrition and wound healing. Surg Clin North Am 83:571, 2003.
31. Zulkowski, K, and Albrecht, D: How nutrition and aging affect wound healing. Nursing 33(8):70, 2003.
32. Barnes, P, Sauter, T, and Azheri, S: Subnormal prealbumin levels and wound healing. Tex Med 103(8):65, 2007.
33. Rodriguez-Key, M, and Alonzi, A: Nutrition, skin integrity, and pressure ulcer healing in chronically ill children: An overview. Ostomy Wound Manage 53(6):56, 2007.
34. Stechmiller, JK: Understanding the role of nutrition and wound healing. Nutr Clin Pract 25(1):61, 2010.
35. Zhang, XJ, et al: Enternal arginine supplementation stimulates DNA synthesis in skin donor wound. Clin Nutr, Jan 29, 2011. [Epub ahead of print.]
36. McMahon, L, et al: A randomized phase II trial of arginine butyrate with standard local therapy in refractory sickle cell leg ulcers. Br J Haematol 151(5):516, 2010.
37. Cartwright, A: Nutritional assessment as part of wound management. Nurs Times 98(44):62, 2002.
38. Bill, TJ, et al: Quantitative swab culture versus tissue biopsy: A comparison in chronic wounds. Ostomy Wound Manage 47(1):34, 2001.
39. Hardy, M: The physiology of scar formation. Phys Ther 69(22):1014, 1989.
40. Goldberg, SR, and Diegelmann, RF: Wound healing primer. Surg Clin North Am 90:1133, 2010.

41. Dunn, SL: The wound healing process. In Kloth, LC, and McCulloch, JM (eds): Wound Healing: Evidence-Based Management, ed 4. FA Davis, Philadelphia, 2010, p 9.
42. Sussman, C, and Bates-Jensen, BM: Wound healing physiology and chronic wound healing. In Sussman, C, and Bates, BM (eds): Wound Care: A Collaborative Practice Manual for Physical Therapists and Nurses, ed 3. Lippincott Williams & Wilkins, Baltimore, MD, 2007, p 21.
43. Bates-Jensen, BM, and Sussman, C: Tools to measure wound healing. In Sussman, C, and Bates, BM (eds): Wound Care: A Collaborative Practice Manual for Physical Therapists and Nurses, ed 3. Lippincott Williams & Wilkins, Baltimore, MD, 2007, p 144.
44. Weed, T, Ratliff C, and Drake DB: Quantifying bacterial bioburden during negative pressure wound therapy. Ann Plast Surg 52(3):276, 2004.
45. Lindholm, C: Pressure ulcers and infection—understanding clinical features. Ostomy Wound Manage 49(5A):4, 2003.
46. Beitz, JM, and Goldberg, E: The lived experience of having a chronic wound: A phenomenologic study. Medsurg Nurs 14(1):51, 2005.
47. Glasper, ER, and Devries, AC: Social structure influences effects of pair-housing on wound healing. Brain Behav Immun 19(1):61, 2005.
48. Detillion, CE, et al: Social facilitation of wound healing. Psychoneuroendocrinology 29(8):1004, 2005.
49. Ebrecht, M, et al: Perceived stress and cortisol levels predict speed of wound healing in healthy male adults. Psychoneuroendocrinology 29(6):798, 2004.
50. Norman, D: The effects of stress on wound healing and leg ulceration. Br J Nurs 10;12(21):1256, 2003.
51. Jones, J: Stress responses, pressure ulcer development and adaptation. Br J Nurs 12(11 Suppl):S17, 2003.
52. Worldwide Wound Management 2002–2012: Products, Technologies and Market Opportunities, Report S200, February 2003, MedMarket Diligence, LLC.
53. Hiatt, WR: Medical treatment of peripheral arterial disease and claudication. N Engl J Med 344(21):1608, 2001.
54. Valencia, IC, et al: Chronic venous insufficiency and venous leg ulceration. J Am Acad Dermatol 44(3): 401, 2001.
55. Kunimoto, B, et al: Best practices for the prevention and treatment of venous leg ulcers. Ostomy Wound Manage 47(2):34, 2001.
56. Seiggreen, MY, and Kline, RA: Vascular ulcers. In Baranoski, S, and Ayello, EA (eds): Wound Care Essentials: Practice Principles. Lippincott Williams & Wilkins, Springhouse, PA, 2004, p 271.
57. Word, R: Medical and surgical therapy for advanced chronic venous insufficiency. Surg Clin North Am 90(6):1195, 2010.
58. Kolbach, DN, et al: Severity of venous insufficiency is related to the density of microvascular deposition of PAI-1, uPA and von Willebrand factor. J Vasc Dis 33(1):19, 2004.
59. Berard, A, et al: Risk factors for the first-time development of venous ulcers of the lower limbs: The influence of heredity and physical activity. Angiology 53(6):647, 2002.
60. Gloviczki, P, et al: The care of patients with varicose veins and associated chronic venous diseases: Clinical practice guidelines of the Society for Vascular Surgery and the American Venous Forum. J Vasc Surg 53(5 Suppl):2S, 2011.
61. Kelechi, TJ, et al: Skin temperature and chronic venous insufficiency. J Wound Ostomy Continence Nurs 30(1):17, 2003.
62. Strossenreuther, RHK, et al: Guidelines for the application of MLD/CDT for primary and secondary lymphedema and other selected pathologies. In Foldi, M, Foldi, E, and Kubik, S (eds): Textbook of Lymphology for Physicians and Lymphedema Therapists, ed 5. Elsevier, Munich, Germany, 2003, p 590.
63. Foldi, E, et al: Lymphostatic diseases. In Foldi, M, Foldi, E, and Kubik, S (eds): Textbook of Lymphology for Physicians and Lymphedema Therapists, ed 5. Elsevier, Munich, Germany, 2003, p 232.
64. Bunke, N, Brown, K, and Bergan, J: Phlebolymphedema, usually unrecognized, often poorly treated. Perspect Vasc Surg Endovasc Ther 21(2):65, 2009.
65. Gaber, Y: Secondary lymphoedema of the lower leg as an unusual side-effect of a liquid silicone injection in the hips and buttocks. Dermatology 208:342, 2004.
66. Halaska, MJ, et al: A prospective study of postoperative lymphedema after surgery for cervical cancer. Int J Gynecol Cancer 20(5):900, 2010.
67. Kasper, DA, and Meller, MM: Lymphedema of the hand and forearm following fracture of the distal radius. Orthopedics 31(2):172, 2008.
68. Szuba, A, et al: The third circulation: Radionuclide lymphoscintigraphy in the evaluation of lymphedema. J Nucl Med 44:43, 2003.
69. Tartaglione, G, et al: Intradermal lymphoscintigraphy at rest and after exercise: A new technique for the functional assessment of the lymphatic system in patients with lymphoedema. Nucl Med Commun 31(6):547, 2010.
70. Yuan, Z, et al: The role of radionuclide lymphoscintigraphy in extremity lymphedema. Ann Nucl Med 20(5):341, 2006.
71. Hamner, JB, and Fleming, MD: Lymphedema therapy reduces the volume of edema and pain in patients with breast cancer. Ann Surg Onc 14(6):1904, 2007.
72. Mondry, TF, Riffengurgh, RH, and Johnstone, PA: Prospective trial of complete decongestive therapy for upper extremity lymphedema after breast cancer therapy. Cancer J 10:42, 2004.
73. Koul, R, et al: Efficacy of complete decongestive therapy and manual lymphatic drainage on treatment-related lymphedema in breast cancer. Int J Radiat Oncol Biol Phys 67(3):841, 2007.
74. Mayrovitz, HN: The standard of care for lymphedema: Current concepts and physiological considerations. Lymphat Res Biol 7(2):101, 2009.
75. Baumgarten, M, et al: Pressure ulcers and the transition to long-term care. Adv Skin Wound Care 16(6):299, 2003.
76. Consortium for Spinal Cord Medicine: Pressure Ulcer Prevention and Treatment Following Spinal Cord Injury: A Clinical Practice Guideline for Health-Care Professionals. Paralyzed Veterans of American, Washington, DC, 2000. Retrieved July 4, 2011, from www.pva.org.
77. Langemo, DK, Anderson, J, and Volden, C: Uncovering pressure ulcer incidence. Nurs Manage 34(10):64, 2003.
78. Scott, EM, et al: Effects of warming therapy on pressure ulcers—a randomized trial. J Periop Nurs, May 2001.
79. Reed, RL, et al: Low serum albumin levels, confusion, and fecal incontinence: Are these risk factors for pressure ulcers in mobility-impaired hospitalized adults? Gerontology 49(4):255, 2003.
80. de Souza, DM, and de Gouveia Santos, VL: Incidence of pressure ulcers in the institutionalized elderly. J Wound Ostomy 37(3):272, 2010.
81. Institute for Clinical Systems Improvement (ICSI): Pressure Ulcer Prevention and Treatment. Health Care Protocol. ICSI, Bloomington, MN, 2010.
82. Lyder, C, et al: Quality of care for hospitalized Medicare patients at risk for pressure ulcers. Arch Intern Med 161:1549, 2001.
83. Van Rijswijk, L: The question of outcomes. Ostomy Wound Manage 49(2):6, 2003.
84. Ennis, WJ, et al: Ultrasound therapy for recalcitrant diabetic foot ulcers: Results of a randomized, double-blind, controlled, multicenter study. Ostomy Wound Manage 51(8):24, 2005.
85. Centers for Disease Control and Prevention: National Diabetes Fact Sheet: National Estimates and General Information on Diabetes and Prediabetes in the United States, 2011. US Department of Health and Human Services, Centers for Disease Control and Prevention, Atlanta, 2011.
86. Cowie, CC, et al: Prevalence of diabetes and impaired fasting glucose in adults—United States, 1999–2000. MMWR Morb Mortal Wkly Rep 52(35):833, 2003.
87. Centers for Disease Control and Prevention: National Diabetes Fact Sheet: General Information and National Estimates on Diabetes in the Unites States, 2011. US Department of Health and Human Services, Centers for Disease Control and Prevention, Atlanta, 2011.
88. American Physical Therapy Association: Guide to Physical Therapist Practice, ed 2. Phys Ther 81(1):S49, 2001.
89. Ridner, SH, et al: Comparison of upper limb volume measurement techniques and arm symptoms between healthy volunteers and individuals with known lymphedema. Lymphology 40(1):35, 2007.
90. Warren, AG, et al: The use of bioimpedance analysis to evaluate lymphedema. Ann Plast Surg 58(5):541, 2007.
91. Cornish, BH, et al: Early diagnosis of lymphedema using multiple frequency bioimpedance. Lymphology 34(1):2, 2001.

92. Czerniec, SA, et al: Assessment of breast cancer–related arm lymphedema—comparison of physical measurement methods and self-report. Cancer Invest 28(1):54, 2010.
93. Brittain, A (ed): Lymphedema: Understanding and Managing Lymphedema after Cancer Treatment. American Cancer Society, Atlanta, 2006, p 59.
94. McCulloch, JM: Assessing the circulatory and neurological systems. In Kloth, LC, and McCulloch, JM (eds): Wound Healing: Evidence-Based Management, ed 4. FA Davis, Philadelphia, 2010, p 94.
95. Patterson, GK: Vascular evaluation. In Sussman, C, and Bates, BM: Wound Care: A Collaborative Practice Manual for Physical Therapists and Nurses, ed 3. Lippincott Williams & Wilkins, Baltimore, 2007, p 180.
96. Mehta, T, et al: Disease-specific quality of life assessment in intermittent claudication: Review. Eur J Endovasc Surg 25: 202, 2003.
97. Lehert, P: Quality-of-life assessment in comparative therapeutic trials and causal structure considerations in peripheral occlusive arterial disease. Pharmacoeconomics 19(2):121, 2001.
98. Marquis, P, Comte, S, and Lehert, P: International validation of the CLAUS-S Quality-of-Life Questionnaire for Use in Patients with Intermittent Claudication. Pharmacoeconomics 19(6):667, 2001.
99. Tiedjen, KU, et al: Radiological diagnostic procedures in edema of the extremities. In Foldi, M, Foldi, E, and Kubik, S (eds): Textbook of Lymphology for Physicians and Lymphedema Therapists, ed 5. Elsevier, Munich, Germany, 2003, p 434.
100. Black, J: National Pressure Ulcer Advisory Panel's updated pressure ulcer staging system. Adv Skin Wound Care 20(5): 269, 2007.
101. Bergstrom, N, et al: Pressure Ulcer Treatment, Clinical Practice Guideline, Quick Reference Guide for Clinicians, No. 15. AHRQ Pub. No. 95-0653. U.S. Department of Health and Human Services, Public Health Service Agency, Agency for Health Care Research and Quality, Rockville, MD, December 1994.
102. Hon, J, et al: A prospective, multicenter study to validate use of the PUSH in patients with diabetic, venous, and pressure ulcers. Ostomy Wound Manage 56(2):26, 2010.
103. Gul, A: Role of wound classification in predicting the outcome of diabetic foot ulcer. J Pak Med Assoc 56(10):444, 2006.
104. Schoonhoven, L, et al: Prospective cohort study of routine use of risk assessment scales for prediction of pressure ulcers. BMJ 12:325, 2002.
105. Mortenson, WB, et al: A review of scales for assessing the risk of developing a pressure ulcer in individuals with SCI. Spinal Cord 46(3):168, 2008.
106. Beeson, T, et al: Thinking about the Braden Scale. Clin Nurse Spec 24(2):49, 2010.
107. Sussman, C: Wound Care: Patient Education Resource Manual. Aspen, Gaithersburg, MD, 2000.
108. Ehrlich, A, Vinje-Harrewijn, A, and McMahon, E: Living Well with Lymphedema. Lymph Notes, San Francisco, 2005.
109. Ayello, EA: New evidence for an enduring wound-healing concept: Moisture control. J Wound Ostomy Continence Nurs 33(65):S1, 2006.
110. Sarsam, SE, Elliott, JP, and Lam, GK: Management of wound complications from cesarean delivery. Obstet Gynecol Surv 60(7):462, 2005.
111. Folkedahl, BA, and Frantz, R: Treatment of Pressure Ulcers. University of Iowa Gerontological Nursing Interventions Research Center, Research Dissemination Core, Iowa City, IA, August 2002.
112. McCulloch, JM, and Boyd, V: The effects of whirlpool and the dependent position on LE volume. J Orthop Sports Phys Ther 16:169, 1992.
113. Sussman, C: Whirlpool. In Sussman, C, and Bates, BM (eds): Wound Care: A Collaborative Practice Manual for Physical Therapists and Nurses, ed 3. Lippincott Williams & Wilkins, Baltimore, 2007, p 644.
114. Burke, DT, et al: Effects of hydrotherapy on pressure ulcer healing. Am J Phys Med Rehabil 77(5):394, 1998.
115. Hess, CL, Howard, MA, and Attinger, CE: A review of mechanical adjuncts in wound healing: Hydrotherapy, ultrasound, negative pressure therapy, hyperbaric oxygen, and electrostimulation. Ann Plast Surg 51(2):210, 2003.
116. Ho, CH, and Bogie, K: The prevention and treatment of pressure ulcers. Phys Med Rehabil Clin North Am 18:235, 2007.
117. Luedtke-Hoffmann, KA, and Schafer, DS: Pulsed lavage in wound cleansing. Phys Ther 80:292, 2000.
118. Loehne, HB, et al: Aerosolization of microorganisms during pulsatile lavage with suction. Presented at Combined Sections Meeting/American Physical Therapy Association, February 2000, New Orleans, LA.
119. Wilson, JR, et al: A toxicity index of skin and wound cleansers used on in vitro fibroblasts and keratinocytes. Adv Skin Wound Care 18(7):373, 2005.
120. Spear, M: Wet-to-dry dressings—evaluating the evidence. Plast Surg Nurs 28(2):92, 2008.
121. Cowan, LJ, and Stechmiller, J: Prevalence of wet-to-dry dressings in wound care. Adv Skin Wound Care 22(12):567, 2009.
122. Rodeheaver, G, et al: Wound healing and wound management: Focus on debridement. Adv Wound Care 7(1):22, 1994.
123. Ovington, LG: Hanging wet-to-dry dressings out to dry. Home Health Nurse 19(8):477, 2001.
124. Shinohara, T, et al: Prospective evaluation of occlusive hydrocolloid dressing versus conventional gauze dressing regarding the healing effect after abdominal operations: Randomized controlled trial. Asian J Surg 31(1):1, 2008.
125. Singh, A, et al: Meta-analysis of randomized controlled trials on hydrocolloid occlusive dressing versus conventional gauze dressing in the healing of chronic wounds. Asian J Surg 27(4):326, 2004.
126. Vermeulen, H, et al: Dressings and topical agents for surgical wounds healing by secondary intention (review). Cochrane Database Syst Rev 1; CD003554, 2004.
127. Bergstrom, N, et al: The national pressure ulcer long-term care study: Outcomes of pressure ulcer treatments in long-term care. J Am Geriatr Soc 53:1721, 2005.
128. Jones, KR, and Fennie, K: Factors influencing pressure ulcer healing in adults over 50: An exploratory study. J Am Med Dir Assoc 8:378, 2007.
129. Lawrence, JC: Dressings and wound infection. Am J Surg 167(1A):21S, 1994.
130. Lawrence, JC, Lilly, HA, and Kidson, A: Wound dressings and airborne dispersal of bacteria. Lancet 339:807, 1992.
131. Kohr, R: Moist healing versus wet to dry. Can Nurse 97(1):17, 2001.
132. Payne, WG, et al: A prospective, randomized clinical trial to assess the cost-effectiveness of a modern foam dressing versus a traditional saline gauze dressing in the treatment of Stage II pressure ulcers. Ostomy Wound Manage 55(2):50, 2009.
133. Capasso, VA, and Munro, BH: The cost and efficacy of two wound treatments. J Perioper Nurs 77(5):984, 2003.
134. Hall, S: A review of maggot debridement therapy to treat chronic wounds. Br J Nurs 19(15):S26, 2010.
135. Sherman, RA: Maggot therapy takes us back to the future of wound care: New and improved maggot therapy for the 21st century. J Diabetes Sci Technol 3(2):336, 2009.
136. Mumcuoglu, KY: Clinical applications for maggots in wound care. Am J Clin Dermatol 2(4):219, 2001.
137. Jones, M: An overview of maggot therapy used on chronic wounds in the community. Br J Community Nurs 14(3): S16, 2009.
138. Wollina, U, et al: Biosurgery in wound healing—the renaissance of maggot therapy. Eur Acad Dermatol Venereol 14: 285, 2000.
139. Allen, CS: Merit in maggots. Physical Therapy Products, p 44, May/June 2003.
140. Paul, AG, et al: Maggot debridement therapy with Lucilia cuprina: A comparison with conventional debridement in diabetic foot ulcers. Int Wound J 6(1):39, 2009.
141. Hunter, S, et al: Maggot therapy for wound management. Adv Skin Wound Care 22(1):25, 2009.
142. Gethin, G, and Cowman, S: Manuka honey vs hydrogel—a prospective, open label, mulitcentre, randomized controlled trial to compare desloughing efficacy and healing outcomes in venous ulcers. J Clin Nurs 18:466, 2009.
143. Robson, V: Leptospermum honey used as a debriding agent. Nurse 2(11):66, 2002.

144. Cutting, KF: Honey and contemporary wound care: An overview. Ostomy Wound Manage 53(11):49, 2008.
145. Molan, PC: Re-introducing honey in the management of wounds and ulcers—theory and practice. 48(11):28, 2002.
146. Kramer, SA: Effect of povidone-iodine on wound healing: A review. J Vasc Nurs 17(1):17, 1999.
147. Landis, SJ: Chronic wound infection and antimicrobial use. Adv Skin Wound Care 21:531, 2008.
148. Bates-Jensen, BM, and Ovington, LG: Management of exudate and infection. In Sussman, C, and Bates, BM (eds): Wound Care: A Collaborative Practice Manual for Physical Therapists and Nurses, ed 3. Lippincott Williams & Wilkins, Baltimore, 2007, p 215.
149. Takahashi, M, et al: Possible mechanisms underlying mammary carcinogenesis in female Wistar rats by nitrofurazone. Cancer Lett 156(2):177, 2000.
150. Popescu, A, and Salcido, R: Wound pain: A challenge for the patient and the wound care specialist. Adv Skin Wound Care 17(1):14, 2004.
151. Nagai, MK, and Embil, JM: Becaplermin: Recombinant platelet derived growth factor, a new treatment for healing diabetic foot ulcers. Expert Opin Biol Ther 2(2):211, 2002.
152. Mandracchia, VJ, Sanders, SM, and Frerichs, JA: The use of becaplermin (rhPDGF-BB) gel for chronic nonhealing ulcers. A retrospective analysis. Clin Podiatr Med Surg 18(10):189, 2001.
153. Kantor, J, and Margolis, DJ: Treatment options for diabetic neuropathic foot ulcers: A cost-effectiveness analysis. Dermatol Surg 27(4):347, 2001.
154. Edmonds, M, et al: New treatments in ulcer healing and wound infection. Diabetes/Metab Res Rev Suppl 1:S51, September-October 2000.
155. Ladin, D: Becaplermin gel (PDGF-BB) as topical wound therapy. Plastic Surgery Educational Foundation DATA Committee. Plast Reconstr Surg 105(3):1230, 2000.
156. Goldman, R: Growth factors and chronic wound healing: Past, present, and future. Adv Skin Wound Care 17(1):24, 2004.
157. Rappl, LM: Effect of platelet rich plasma gel in a physiologically relevant platelet concentration on wounds in persons with spinal cord injury. Int Wound J 8:187, 2011.
158. McCulloch, JM, and Kloth, LC: Wound Healing: Evidence-Based Management, ed 4. FA Davis, Philadelphia, 2010.
159. Sussman, C, and Bates, BM: Wound Care: A Collaborative Practice Manual for Health Professionals, ed 3. Lippincott Williams & Wilkins, Philadelphia, 2007.
160. Kloth, LC, and Niezgoda, JA: Ultrasound for wound debridement and healing. In Kloth, LC, and McCulloch, JM (eds): Wound Healing: Evidence-Based Management, ed 4. FA Davis, Philadelphia, 2010, p 545.
161. Sussman, C, and Dyson, M: Therapeutic and diagnostic ultrasound. In Sussman, C, and Bates, BM (eds): Wound Care: A Collaborative Practice Manual for Physical Therapists and Nurses, ed 3. Lippincott Williams & Wilkins, Baltimore, 2007, p 612.
162. McCulloch, J, and Kloth, L: Physical agents in wound repair: What is the evidence? Course handout. Annual Conference and Exposition of the American Physical Therapy Association, Washington, DC, 2003.
163. McCulloch, J: The integumentary system—repair and management: An overview. Physical Therapy Magazine, p 52, February 2004.
164. Baba-Akbari, SA, et al: Therapeutic ultrasound for pressure ulcers. Cochrane Database Syst Rev CD001275, 2006.
165. Serena, T, et al: The impact of noncontact, nonthermal, low-frequency ultrasound on bacterial counts in experimental and chronic wounds. Ostomy Wound Manage 55(1):22, 2009.
166. Lai, J, and Pittelkow, MR: Physiological effects of ultrasound MIST on fibroblasts. Int J Dermatol 46(6):587, 2007.
167. Cole, PS, Quisberg, J, and Melin, MM: Adjuvant use of acoustic pressure wound therapy for treatment of chronic wounds: A retrospective analysis. J WOCN 36(2):171, 2009.
168. Haan, J, and Lucich, S: A retrospective analysis of acoustic pressure wound therapy: Effects on healing progression of chronic wounds. Journal of the American College of Certified Wound Specialists 1(1):28, 2009.
169. Bell, AL, and Cavorsi, J: Noncontact ultrasound therapy for adjunctive treatment of nonhealing wounds: Retrospective analysis. Phys Ther 88(12):1517, 2008.
170. Kloth, LC: Electrical stimulation for wound healing: A review of evidence from in vitro studies, animal experiments, and clinical trials. Int J Low Extrem Wounds 4(1):23, 2005.
171. Demir, H, Balay, H, and Kirnap, M: A comparative study of the effects of electrical stimulation and laser treatment on experimental wound healing in rats. J Rehabil Res Dev 41(2):147, 2004.
172. Ojingwa, JC, and Isseroff, RR: Electrical stimulation of wound healing. J Invest Dermatol 121(1):1, 2003.
173. Houghton, PE, et al: Effect of electrical stimulation on chronic leg ulcer size and appearance. Phys Ther 83(1):17, 2003.
174. Edsberg, LE, et al: Topical hyperbaric oxygen and electrical stimulation: Exploring potential synergy. Ostomy Wound Manage 48(1):42, 2003.
175. Kloth, LC: Five questions—and answers—about electrical stimulation. Adv Skin Wound Care 14(3):156, 158, 2001.
176. Thawer, HA, and Houghton, PE: Effects of electrical stimulation on the histological properties of wounds in diabetic mice. Wound Repair Regen 9(2):107, 2001.
177. Evans, RD, Foltz, D, and Foltz, K: Electrical stimulation with bone and wound healing. Clin Podiatr Med Surg 18(1):79, 2001.
178. Kloth, LC, and Pilla, AA: Electromagnetic stimulation for wound repair. In Kloth, LC, and McCulloch, JM (eds): Wound Healing: Evidence-Based Management, ed 4. FA Davis, Philadelphia, 2010, p 514.
179. Sussman, C: Electrical stimulation for wound healing. In Sussman, C, and Bates, BM (eds): Wound Care: A Collaborative Practice Manual for Physical Therapists and Nurses, ed 3. Lippincott Williams & Wilkins, Baltimore, 2007, p 505.
180. Johnson, W, and Draper, DO: Increased range of motion and function in an individual with breast cancer and necrotizing fasciitis—manual therapy and pulsed short-wave diathermy treatment. Case Report Med 2010. [Epub July 14, 2010.]
181. Hill, J, et al: Pulsed short-wave diathermy effects on human fibroblast proliferation. Arch Phys Med Rehabil 83(6):832, 2002.
182. Al-Mandeel, MM, and Watson, T: The thermal and nonthermal effects of high and low doses of pulsed short wave therapy (PSWT). Physiother Res Int 15(4):199, 2010.
183. Conner-Kerr, T et al: Phototherapy in wound management. In Sussman, C, and Bates, BM (eds): Wound Care: A Collaborative Practice Manual for Physical Therapists and Nurses, ed 3. Lippincott Williams & Wilkins, Baltimore, 2007, p 591.
184. Rennekampff, HO: Is UV radiation beneficial in postburn wound healing? Med Hypotheses 75(5):436, 2010.
185. Ennis, WJ, Lee, C, and Meneses, P: A biochemical approach to wound healing through the use of modalities. Clin Dermatol 25(1):63, 2007.
186. Thai, T, et al: Ultraviolet light C in the treatment of chronic wounds with MRSA: A case study. Ostomy Wound Manage 48(11):52, 2002.
187. Murugan, S, et al: Prevalence and antimicrobial susceptibility patter of metallo β lactamase producing *Pseudomonas aeruginosa* in diabetic foot infection. Int J Microbiol Res 1(3):123, 2010.
188. Boykin, JV: The nitric oxide connection: Hyperbaric oxygen therapy, becaplermin and diabetic ulcer management. Adv Skin Wound Care 13:169, 2000.
189. Londahl, M, et al: Hyperbaric oxygen therapy facilitates healing of chronic foot ulcers in patients with diabetes. Diabetes Care 33(5):998, 2010.
190. Duzgun, AP, et al: Effect of hyperbaric oxygen therapy on healing of diabetic foot ulcers. J Foot Ankle Surg 47(6):515, 2008.
191. Boykin, JV, and Baylis, C: Hyperbaric oxygen therapy mediates increased nitric oxide production associated with wound healing: A preliminary study. Adv Skin Wound Care 20(7):382, 2007.
192. Kalliainen, L, et al: Topical oxygen as an adjunct to wound healing: A clinical case series. Pathophysiology 9:81, 2003.
193. Edsberg, LE, et al: Topical hyperbaric oxygen and electrical stimulation: Exploring potential synergy. Ostomy Wound Manage 48(11):42, 2002.
194. Landau, Z, and Schattner, A: Topical hyperbaric oxygen and low energy laser therapy for chronic diabetic foot ulcers resistant to conventional treatment. Yale J Biol Med 74:95, 2001.

195. Joseph, E, et al: A prospective randomized trial of vacuum-assisted closure versus standard therapy of chronic nonhealing wounds. Wounds 12(3):60, 2000.
196. Gupta, S, Gabriel, A, and Shores, J: The perioperative use of negative pressure wound therapy in skin grafting. Ostomy Wound Manage 50(4A Suppl):32, 2004.
197. Armstrong, DG, et al: Plantar pressure changes using a novel negative pressure wound therapy technique. J Am Podiatr Med Assoc 94(5):456, 2004.
198. Mendez-Eastman, S: Determining the appropriateness of negative pressure wound therapy for pressure ulcers. Ostomy Wound Manage 50(4A Suppl):13, 2004.
199. Wanner, MB, et al: Vacuum-assisted wound closure for cheaper and more comfortable healing of pressure sores: A prospective study. Scand J Plast Reconstr Surg 37(1):28, 2003.
200. Zannis, J, et al: Comparison of fasciotomy wound closures using traditional dressing changes and the vacuum-assisted closure device. Ann Plast Surg 62(4):407, 2009.
201. Borgquist, O, Ingemansson, R, and Malmsjo, M: Individualizing the use of negative pressure wound therapy for optimal wound healing: A focused review of the literature. Ostomy Wound Manage 57(4):44, 2011.
202. Vuerstaek, JD, et al: State-of-the-art treatment of chronic leg ulcers: A randomized controlled trial comparing vacuum-assisted closure (VAC) with modern wound dressings. J Vasc Surg 44(5):1029, 2006.
203. Eginton, MT, et al: A prospective randomized evaluation of negative-pressure wound dressings for diabetic foot wounds. Ann Vasc Surg 17(6):645, 2003.
204. Hunter, S, et al: The use of monochromatic infrared energy in wound management. Adv Skin Wound Care 20(5):265, 2007.
205. Kochman, AB, Carnegie, DH, and Burke, TJ: Symptomatic reversal of peripheral neuropathy in patients with diabetes. J Am Podiatr Med Assoc 92(3):125, 2002.
206. Leonard, DR, Farooqi, MH, and Myers, S: Restoration of sensation, reduced pain, and improved balance in subjects with diabetic peripheral neuropathy: A double-blind, randomized, placebo-controlled study with monochromatic near-infrared treatment. Diabetes Care 27(1):168, 2004.
207. Powell, MW, Carnegie, DE, and Burke, TJ: Reversal of diabetic peripheral neuropathy and new wound incidence: The role of MIRE. Adv Skin Wound Care 17(6):295, 2004.
208. Harkless, LB, et al: Improved foot sensitivity and pain reduction in patients with peripheral neuropathy after treatment with monochromatic infrared photo energy—MIRE. J Diabetes Complications 20(2):81, 2006.
209. Burke, TJ: Five questions—and answers—about MIRE treatment. Adv Skin Wound Care 16(7):369, 2003.
210. Prendergast, JJ, Miranda, G, and Sanchez, M: Improvement of sensory impairment in patients with peripheral neuropathy. Endocr Pract 10(1):24, 2004.
211. Carter, MJ, Tingley-Kelley, K, and Warriner, RA: Silver treatments and silver-impregnated dressings for the healing of leg wounds and ulcers: A systematic review and meta-analysis. J Am Acad Dermatol 63(4):668, 2010.
212. Cohn, S, et al: Open surgical wounds: How does Aquacel compare with wet-to-dry gauze? J Wound Care 13(1):10, 2004.
213. Bethell, E: Why gauze dressings should not be the first choice to manage most acute surgical cavity wounds. J Wound Care 12(6):237, 2003.
214. Allie, DE, et al: Novel treatment strategy for leg and sternal wound complications after coronary artery bypass graft surgery: Bioengineered Apligraf. Ann Thorac Surg 78(2):673, 2004.
215. Colletta, V, et al: A trial to assess the efficacy and tolerability of Hyalofill-F in non-healing venous leg ulcers. J Wound Care 12(9):357, 2003.
216. Taddeucci, P, et al: An evaluation of Hyalofill-F plus compression bandaging in the treatment of chronic venous ulcers. J Wound Care 13(5):202, 2004.
217. Williams, AF, et al: A randomized controlled crossover study of manual lymphatic drainage therapy in women with breast cancer–related lymphoedema. Eur J Cancer Care 11:254, 2002.
218. Williams, A: Manual lymphatic drainage: Exploring the history and the evidence base. Br J Community Nurs 15(4):S18, 2010.
219. Molski, P, et al: Patients with venous disease benefit from manual lymphatic drainage. Int Angiol 28(2):151, 2008.
220. Vairo, GI, et al: Systematic review of efficacy for manual lymphatic drainage techniques in sports medicine and rehabilitation: An evidence-based practice approach. J Man Manip Ther 17(3):80, 2009.
221. Strossenreuther, RHK, et al: Practical instructions for therapists—manual lymph drainage according to Dr. E. Vodder. In Foldi, M, Foldi, E, and Kubik, S (eds): Textbook of Lymphology for Physicians and Lymphedema Therapists, ed 2. Elsevier, Munich, Germany, 2006, p 526.
222. Robson, MC: Treating bacterial infections in chronic wounds. Contemp Surg Suppl 9, September 2000.
223. Koksal, C, and Bozkurt, AK: Combination of hydrocolloid dressing and medical compression stockings versus Unna's boot for the treatment of venous leg ulcers. Swiss Med Wkly 133(25-26):364, 2003.
224. Moffat, CJ, et al: Randomized trial comparing two four-layer bandage systems in the management of chronic leg ulceration. Phlebology 14:139, 1999.
225. Weissleder, H, and Schuchhardt, C: Lymphedema: Diagnosis and therapy. In Weissleder, H, and Schuchhardt, C (eds): Therapy Concepts, ed 4. Viavital Verlag, Essen, Germany, 2008, p 403.
226. Leduc, O, Peeters, A, and Borgeois, P: Bandages: Scintigraphic demonstration of its efficacy on colloidal protein reabsorption during muscle activity. Progress in Lymphology—XII. Elsevier, Philadelphia, 1990.
227. Johansson, K, et al: Effects of compression bandaging with or without manual lymph drainage treatment in patients with postoperative arm lymphedema. Lymphology 32:103, 1999.
228. Schmid-Schonbein, GW: Microlymphatics and lymph flow. Physiol Rev 70(4):987, 1990.
229. Simon, DA, Dix, FP, and McCollum, CN: Management of venous leg ulcers. Br Med J 328:1358, 2004.
230. Weiss, J: Treatment of leg edema and wounds in a patient with severe musculoskeletal injuries. Phys Ther 78(10):1104, 1998.
231. Asmussen, PD, and Strossenreuther, RHK: Compression therapy. In Foldi, M, Foldi, E, and Kubik, S (eds): Textbook of Lymphology for Physicians and Lymphedema Therapists, ed 5. Elsevier, Munich, Germany, 2003, p 528.
232. Yasuhara, H, Shigematsu, H, and Muto, T: A study of the advantages of elastic stocking for leg lymphedema. Int Angiology 15(3):272, 1996.
233. Harris, SR, et al: Clinical practice guidelines for the care and treatment of breast cancer: 11. Lymphedema. Can Med Assoc J 164(2):191, 2001.
234. Badger, CM, Peacock, JL, and Mortimer, PS: A randomized, controlled, parallel-group clinical trial comparing multiplayer bandaging followed by hosiery versus hosiery alone in the treatment of patients with lymphedema of the limb. Cancer 88(12):2832, 2000.
235. Apaqut, U, and Dayioglu, E: Importance and advantages of intermittent external pneumatic compression therapy in venous stasis ulceration. Angiology 56(1):19, 2005.
236. Berline, E, Ozbilgin, B, and Zarin, DA: A systematic review of pneumatic compression for treatment of chronic venous insufficiency and venous ulcers. J Vascul Surg 37(3):539, 2003.
237. Comerota, AJ: Intermittent pneumatic compression: Physiologic and clinical basis to improve management of venous leg ulcers. J Vasc Surg 53(4):1121, 2011.
238. Nelson, EA: Intermittent pneumatic compression for treating venous leg ulcers. Cochrane Database Syst Rev 16; 2:CD001899, 2011.
239. Haghighat, S, et al: Comparing two treatment methods for post mastectomy lymphedema: Complex decongestive therapy alone and in combination with intermittent pneumatic compression. Lymphology 43(1):25, 2010.
240. Partsch, H, et al: Clinical trials needed to evaluate compression therapy in breast cancer related lymphedema (BCRL). Proposals from an expert group. Int Angiol 25(5):442, 2010.
241. Devoogdt, N, et al: Different physical treatment modalities for lymphoedema developing after axillary lymph node dissection for breast cancer: A review. Eur J Obstet Gynecol Reprod Biol 149(1):3, 2010.

242. Rockson, SG: Current concepts and future directions in the diagnosis and management of lymphatic vascular disease. Vasc Med 15(3):223, 2010.
243. Adams, KE, et al: Direct evidence of lymphatic function improvement after advanced pneumatic compression device treatment of lymphedema. Biomed Opt Express 1(1):114, 2010.
244. Ridner, SH, et al: Home-based lymphedema treatment in patients with cancer-related lymphedema or noncancer-related lymphedema. Oncol Nurs Forum 35(4):671, 2008.
245. Wilburn, O, Wilburn, P, and Rockson, SG. A pilot, prospective evaluation of a novel alternative for maintenance therapy of breast cancer–associated lymphedema. BMC Cancer 6:84, 2006.
246. Van Rijswijk, L: Pressure ulcer prevention updates. Am J Nurs 109(8):S6, 2009.
247. Brienza, DM, Geyer MJ, and Sprigle, S: Seating, positioning, and support surfaces. In Baranoski, S, and Ayello, EA (eds): Wound Care Essentials: Practice Principles. Lippincott Williams & Wilkins, Philadelphia, 2004.
248. National Pressure Ulcer Advisory Panel, European Pressure Ulcer Advisory Panel: Pressure ulcer treatment recommendations. In Prevention and Treatment of Pressure Ulcers: Clinical Practice Guideline. National Pressure Ulcer Advisory Panel, Washington, DC, 2009.
249. Brienza, D, et al: A randomized clinical trial on preventing pressure ulcers with wheelchair seat cushions. J Am Geriatr Soc 58(12):2308, 2010.
250. Stockton, L, Gebhardt, KS, and Clark, M: Seating and pressure ulcers: Clinical practice guidelines. J Tissue Viability 18(4):98, 2009.
251. McInnes, E: The use of pressure-relieving devices (beds, mattresses and overlays) for the prevention of pressure ulcers in primary and secondary care. J Tissue Viability 14(1):4, 2004.
252. Stier, L, et al: Reinforcing organization-wide pressure ulcer reduction on high-risk geriatric inpatient units. Outcomes Manage 8(1):28, 2004.
253. Salsich, GB, et al: Effect of Achilles tendon lengthening on ankle muscle performance in people with diabetes mellitus and a neuropathic plantar ulcer. Phys Ther 85(1):34, 2004.
254. Cavanagh, PR, and Bus, SA: Off-loading the diabetic foot for ulcer prevention and healing. Plast Reconstr Surg 127:248S, 2011.
255. Shaw, TJ, Kishi, K, and Mori, R: Wound associated skin fibrosis: Mechanisms and treatments based on modulating the inflammatory response. Endocr Metab Immune Disord Drug Targets 10(4):320, 2010.

附录 14.A 皮肤护理和鞋类说明

检查您的皮肤

1. 每日检查你的皮肤。应用镜子、放大镜或在家庭成员的帮助下检查双脚，包括足趾之间的区域和足底。

2. 检查双足有无存在下述表现：水泡、溃疡、鸡眼、老茧、红斑、肿胀、疼痛、溃疡的引流液、破损的趾甲、皮肤皲裂和气味。如果在足部发现上述征象或损伤了足部，那么需要及时告知您的医生。

照料您的皮肤

1. 每日使用温水和温和的肥皂轻柔的清洗双足。在清洗双足前，首先用手测试水温。如果手对温度也不敏感，那么请使用温度计。水温应控制在 85 华氏温度(29.44 摄氏度)。

2. 干燥双足，尤其是足趾之间的皮肤。

3. 您或许会使用以羊毛脂为基础的乳液凡士林来软化干燥的皮肤。不要在足趾之间涂抹乳液。可以在足趾之前使用粉或玉米淀粉。

4. 不要用尖锐的工具、家庭中备用的药物或购自商店的足部护理产品来治疗鸡眼、老茧或足趾趾甲。这些工具会损害您的皮肤。

5. 直接剪足趾趾甲；不要剪到趾甲旁边的区域。使用金刚砂来磨平尖锐的边缘。可以使用浮石来治疗小的鸡眼和老茧。提醒您的医生注意您足部护理。

6. 在足趾之间使用少量羊羔毛来填充并有利于空气流通。每日更换羊羔毛。确保在清洁足部后使用新的羊羔毛。不要使用棉花或棉球，因为它们的纤维可能会刺激皮肤。

7. 在常规足部护理之后换上干净的袜子。

8. 不要赤脚走路。

9. 如果睡觉时足部发冷，请穿棉袜入睡；不要使用装有热水的瓶子或加热垫来温暖足部。

检查您的鞋子

1. 每天在穿鞋之前检查鞋子。检查鞋内是否存在可能会造成足部疼痛的小的异物。每天更换鞋子，从而能使鞋子通气和充分干燥。

2. 确保鞋子的尺寸和宽度合适。

3. 不要穿破损的鞋子或袜子。

4. 午后脚会变大，应购买专门在午后穿着的鞋子。

5. 逐渐扩大您的新鞋。

至医生处随访

1. 寻求帮助控制糖尿病。

2. 定期至医生处随访。

3. 如果在足部发现伤口，请立刻和医生联系。

动静脉功能的特殊检查

附录 14.B

特殊检查	描述
发红依赖现象	检查下肢(LE)是否存在缺血的无创性检查。在抬高肢体之后,放下肢体时皮肤的颜色应该恢复至粉色。如果颜色为暗红色,并且要经过 30s 以上才能恢复颜色,那么动脉供血不足测试为阳性
空气体积描计法(APG)	用于评价动脉和静脉循环的无创性检查。应用压力袖带定量的评定下肢体积在休息、站立和步行时的变化情况。测试能反应是否存在静脉阻塞和动脉流量
经皮氧分压测试($TcPO_2$)	用于评价动脉循环的无创性检查。采用特殊的探针和加热的原件进行评定。在皮肤水平进行氧含量评定能提供在细胞水平所发生的变化的信息。该测试也被称为经皮部分氧分压和经皮氧气压力测试。测试结果对溃疡和截肢伤口的情况具有预测价值
皮肤灌注压(SPP)测试	评定皮肤血流的无创性检查。为了进行测试,一个改良的激光多普勒探究被固定在特殊的血压袖套的囊中。结果对溃疡和截肢伤口的愈合情况有预测价值
静脉充盈时间	首先抬高肢体,然后降低至依赖的位置。记录足趾顶端静脉重新充盈所花费的时间。正常的充盈时间为 15s。超过 15s 提示存在动脉病变,而小于 15s 提示存在静脉病变
叩击测试	当下肢处于依赖位置时,用手在膝关节远端触及大隐静脉,另一手在膝关节近端 6 in(15.2cm)处叩击大隐静脉。如果在远端的触诊处触及到了液波,则提示存在瓣膜功能不全的可能
Trendelenburg 测试	该测试评定的是足背静脉再充盈所需要的时间。抬高下肢使得静脉血液排空。在大腿上扎止血带防止反流。在 1 分钟后,患者站起。如果在止血带释放之前 5s 内静脉完全排空,那么要怀疑是否存在深静脉瓣膜功能不全。如果在止血带释放之后 5s 内出现扩张,那么需要怀疑是否存在表浅静脉功能不全

附录 14.C 伤口检查表格样本

姓名______________________________

血压__________ 呼吸__________ 心率__________ 体温__________ 体重__________

日期：时间/地点/人物定向？（ ）是 （ ）否

到达：（ ）步行 （ ）手杖 （ ）腋拐 （ ）助行器 （ ）轮椅 （ ）担架 （ ）不适用

（ ）最初检查回顾：用药变化、过敏史，或末次就诊后健康状况 （ ）是 （ ）否
（如果选择是，请记录）

伤口数量				
伤口部位				
伤口类型	溃疡： □压力 □静脉 □动脉 □糖尿病 □ SDTI □烧伤 □供区 □其他 □感染 □污染 □未知 □活检：□是， 日期： □否 □其他	溃疡： □压力 □静脉 □动脉 □糖尿病 □ SDTI □烧伤 □供区 □其他 □感染 □污染 □未知 □活检：□是， 日期： □否 □其他	溃疡： □压力 □静脉 □动脉 □糖尿病 □ SDTI □烧伤 □供区 □其他 □感染 □污染 □未知 □活检：□是， 日期： □否 □其他	溃疡： □压力 □静脉 □动脉 □糖尿病 □ SDTI □烧伤 □供区 □其他 □感染 □污染 □未知 □活检：□是， 日期： □否 □其他
伤口分期（环形）	Ⅰ Ⅱ Ⅲ Ⅳ U/S	Ⅰ Ⅱ Ⅲ Ⅳ U/S	Ⅰ Ⅱ Ⅲ Ⅳ U/S	Ⅰ Ⅱ Ⅲ Ⅳ U/S
长度				
宽度				
深度				
隧道样伤口/皮下剥离	（ ）是 （ ）否	（ ）是 （ ）否	（ ）是 （ ）否	（ ）是 （ ）否
肉芽				
腐肉				
焦痂	（ ）是 （ ）否	（ ）是 （ ）否	（ ）是 （ ）否	（ ）是 （ ）否
气味	（ ）是 （ ）否	（ ）是 （ ）否	（ ）是 （ ）否	（ ）是 （ ）否
引流量	（ ）无 （ ）少量 （ ）中等 （ ）大量	（ ）无 （ ）少量 （ ）中等 （ ）大量	（ ）无 （ ）少量 （ ）中等 （ ）大量	（ ）无 （ ）少量 （ ）中等 （ ）大量
引流液颜色	（ ）无色 （ ）血清样 （ ）血红色 （ ）脓性 （ ）黄/绿 （ ）不适用	（ ）无色 （ ）血清样 （ ）血红色 （ ）脓性 （ ）黄/绿 （ ）不适用	（ ）无色 （ ）血清样 （ ）血红色 （ ）脓性 （ ）黄/绿 （ ）不适用	（ ）无色 （ ）血清样 （ ）血红色 （ ）脓性 （ ）黄/绿 （ ）不适用

创缘 (　)是(　)否	(　)创缘清晰 (　)创缘模糊	(　)创缘清晰 (　)创缘模糊	(　)创缘清晰 (　)创缘模糊	(　)创缘清晰 (　)创缘模糊
骨质暴露	(　)是 (　)否	(　)是 (　)否	(　)是 (　)否	(　)是 (　)否
肌肉/肌腱/韧带暴露	(　)是 (　)否	(　)是 (　)否	(　)是 (　)否	(　)是 (　)否
伤口周围组织	(　)浸渍 (　)完整	(　)浸渍 (　)完整	(　)浸渍 (　)完整	(　)浸渍 (　)完整
外表	(　)老茧(　)坏死 (　)红斑	(　)老茧(　)坏死 (　)红斑	(　)老茧(　)坏死 (　)红斑	(　)老茧(　)坏死 (　)红斑

疼痛治疗

疼痛评分：无 0 1 2 3 4 5 6 7 8 9 10 严重

部位

描述：(　)锐痛 (　)钝痛 (　)烧炙痛
(　)跳痛(　)放射痛(　)牵涉痛
(　)间歇(　)上午(　)下午
(　)仅在更换敷料时

减轻：(　)抬高患肢/减负荷/休息
(　)药物
(　)站立/步行 (　)其他______
评论：______________________

疼痛治疗评定：(　)LAT (　)利多卡因 (　)NA (　)拒绝 (　)其他

力量/关节活动度/日常生活能力/步态/转移/移动：(　)受损 (　)未受损

评论：

其他测试结果：ABI：　　　　单丝测试：

护理计划

清洁：

敷料：

物理治疗：

清创：

运动：

教育：

减压：

压力治疗：

其他：

ABI：踝肱指数

LAT：利多卡因，肾上腺素和丁卡因

ROM：关节活动度

分期描述

SDTI：可疑的深部组织损伤（在脱色的完整区域中出现局部紫色或栗色）

Ⅰ期：皮肤完整，浅色皮肤：按压不变白；深色皮肤：温暖，变硬的，硬水肿

Ⅱ期：部分厚度的皮肤丧失

Ⅲ期：全层皮肤丧失

Ⅳ期：累及肌肉/骨骼/关节

U/S：不可分级（全层组织损丧失/基底部被腐肉和（或）焦痂覆盖）

签名：______________________

日期/时间：__________________

附录 14.D 面向临床医务人员、家属和存在血管、淋巴和表皮系统障碍患者的网站资源

临床医务人员

American Academy of Wound Management (AAWM)	www.aawm.org
American College of Certified Wound Specialists (ACCWS)	www.accws.org
World Wide Wounds	www.worldwidewounds.com
The Wound Care Institute, Inc.	www.woundcare.org
Wound Care Net	www.woundcarenet.com
National Lymphedema Network	www.lymphnet.org
JoViPak Corporation	www.jovipak.com
Solaris Med	www.solarismed.com
Wound Expert	www.woundexpert.com
Consortium for Spinal Cord Medicine	www.scicpg.org
Boston University Wound Biotech	www.bu.edu/woundbiotech/woundcare
Wound Care Information Network (WCIN)	www.medicaledu.com
Wound Care Consultants	www.wound.com
Journal of Wound Care	www.journalofwoundcare.com
Association for the Advancement of Wound Care (AAWC)	www.aawcone.com
American Podiatric Medical Association (APMA)	www.apma.org
Medline	www.medline.com
Wound Care Associates	www.woundcareresources.com
Merck	www.merck.com
Wound, Ostomy and Continence Nurses Society (WOCN)	www.wocn.org
Medscape Reference	www.emedicine.medscape.com
US Department of Health and Human Services (HHS)	www.hhs.gov
Centers for Disease Control and Prevention (CDC)	www.cdc.gov/diabetes/pubs/factsheet.htm

CDT 和 MLD 特别教育项目列表

National Lymphedema Network	www.lymphnet.org
Academy of Lymphatic Studies	www.acols.com
Dr. Vodder School International	www.vodderschool.com
Klose Training & Consulting	www.klosetrainng.com
Norton School of Lymphatic Therapy	www.nortonschool.com
Complex Lymphatic Therapy	www.casley-smith-lymphedema-courses.org

患者和其家属

National Lymphedema Network	www.lymphnet.org
Veins Online	www.veinsonline.com
American Cancer Society	www.cancer.org
Lymph Notes	www.lymphnotes.org
Wound Care Caregiver Support	www.walgreens.com/pharmacy/caregivers/woundcare
The Care Giver Partnership	www.blog.caregiverpartnership.com
Strength for Caring	www.strengthforcaring.com
Kestrel Health Media	www.kestrelhealthinfo.com/catalog/caregiver education-skin-and-wound-care

附录 14.E 伤口敷料生产商网址

Augustine Medical	www.augustinemedical.com
Coloplast	www.coloplast.com
ConvaTec	www.convatec.com
DeRoyal	www.deroyal.com
Healthpoint	www.healthpoint.com
Jobst	www.jobst-usa.com
Johnson & Johnson	www.jnj.com
Kendall	www.kendall.com
Smith & Nephew	www.smith-nephew.com
Spenco	www.spenco.com
3M	www.shop3M.com

根据治疗目标（目的）和伤口类型（适应证）选择伤口敷料

附录 14.F

Ⅰ 根据治疗目标选择伤口敷料	
目的	敷料
填充（腔、漏、隧道式或窦道）	纱布 泡沫敷料（某些） 水凝胶敷料（非结晶的/张） 藻酸盐类敷料 浸透纱布 吸收性敷料（滴、粉末和糊状） 复合敷料（某些）
机械性清创	纱布
渗出物吸收	纱布 泡沫敷料 吸收性敷料（滴、粉末和糊状） 藻酸盐类敷料 水胶体敷料 胶原
水合作用	水凝胶敷料（非结晶的/张） 生理盐水浸润的纱布
自溶性清创	透明薄膜 水胶体敷料 水凝胶敷料（非结晶的/张） 泡沫敷料 藻酸盐类敷料 浸透纱布 吸收性敷料（滴、粉末和糊状） 复合敷料
防污染	透明薄膜 水胶体敷料 水凝胶敷料（张）（某些） 复合敷料（某些） 泡沫敷料（某些）
止血	藻酸盐敷料 胶原
伤口覆盖	透明薄膜 水胶体敷料 水凝胶敷料（张）（某些） 泡沫敷料（某些） 复合敷料（某些） 纱布

续表

目的	敷料
减少摩擦	透明薄膜 水胶体敷料 水凝胶敷料(张)(某些)
隔离	透明薄膜 水胶体敷料 水凝胶敷料(非结晶/张) 泡沫敷料(某些) 复合敷料(某些) 纱布
减轻疼痛	透明薄膜 水胶体敷料 水凝胶敷料(非结晶/张) 泡沫敷料(某些) 藻酸盐敷料 复合敷料
减少异味	水胶体敷料 水凝胶敷料(非结晶/张)(某些) 藻酸盐敷料(某些) 泡沫敷料(活性炭) 吸收性敷料(滴、粉末和糊状)(某些)
缓冲	水胶体敷料 水凝胶敷料(张)(某些) 泡沫敷料 复合敷料(某些) 纱布
抗菌	含银纱布 含碘纱布 磺胺嘧啶银
Ⅱ 根据伤口类型选择敷料	
适应证	**敷料**
感染伤口	纱布 藻酸盐敷料 水凝胶敷料 水凝胶敷料(张) 浸透纱布 泡沫敷料
烧伤	藻酸盐敷料 水胶体敷料 水凝胶敷料 透明薄膜 浸透纱布 泡沫敷料 生物敷料 胶原
Ⅰ期压疮	透明薄膜 泡沫敷料

续表

适应证	敷料
Ⅱ期压疮	藻酸盐敷料 水胶体敷料 水凝胶敷料 透明薄膜 浸透纱布 泡沫敷料 胶原
Ⅲ期压疮	藻酸盐敷料 水胶体敷料 水凝胶敷料 浸透纱布 泡沫敷料 胶原
Ⅳ期压疮	藻酸盐敷料 水胶体敷料 水凝胶敷料 浸透纱布 泡沫敷料 胶原
静脉溃疡	藻酸盐敷料 水胶体敷料 水凝胶敷料 泡沫敷料
动脉溃疡	藻酸盐敷料 水凝胶敷料 泡沫敷料
糖尿病溃疡	藻酸盐敷料 水胶体敷料 透明薄膜 泡沫敷料
供区	藻酸盐敷料 水胶体敷料 水凝胶敷料 水凝胶敷料(张) 透明薄膜 浸透纱布 胶原

（吴毅　译）

第 15 章 脑卒中

Susan B.O'Sullivan, PT, EdD

学习目标

1. 了解脑卒中的流行病学、病因学、病理生理学、症状学和后遗症。
2. 了解并掌握脑卒中患者的评估过程，完成疾病的诊断、预后评价、医疗计划制定。
3. 了解脑卒中患者康复治疗过程中物理治疗师职责，包括给予患者康复治疗，指导患者/陪护人员，促进患者协调与交流和整理文案资料。
4. 了解并掌握住院患者的康复治疗措施。
5. 分析和探讨患者临床资料，在提供新的临床个案时能够针对性制定目标和判断预后，制定医疗计划。

章节大纲

脑卒中(cerebrovascular accident，CVA)是指大脑血流中断造成神经功能的突然缺失。**缺血性脑卒中**是最常见的类型，占脑卒中的80%，是由于脑血管阻塞或供血不足，对大脑非常重要的氧和营养物质供给的丧失所致。**出血性脑卒中**源于血管突然破裂，造成血液流进脑组织或周围。不同部位的病灶造成不同的临床表现，包括意识的改变，感觉功能、运动功能、认知功能、知觉和言语功能障碍。若要确诊为脑卒中，则相关神经系统损害症状需持续至少24小时。脑卒中后，运动功能损害表现为麻痹(偏瘫)或无力(轻瘫)，典型症状是一侧病灶造成对侧肢体功能障碍。偏瘫一词多指由脑卒中造成的各种各样的运动障碍，病灶的部位和范围，侧支循环的数量，急性期的处理决定了一个患者神经系统损害的严重程度。通常在发病3周内，大脑水肿消退(可逆的脑功能损害)后，脑功能损害可能慢慢自然的恢复。神经功能损害后遗症是指那些持续超过3周以上的，可能导致永久损害的症状。脑卒中根据病因可分为血栓形成、栓塞和出血性卒中，根据特定供血血管的分布范围可分为大脑前动脉综合征，大脑中动脉综合征等等，根据处理原则的不同分为短暂性脑缺血发作，小卒中，大卒中和进展性卒中。

流行病学和病因学

在美国，脑卒中是造成死亡的第四大原因，也是成年人中长期残疾的首位因素。美国成年人中大约有 700 万大于 20 岁的脑卒中患者。每年大约有 79.5 万人发生脑卒中，其中约 61 万是首次发病，18.5 万是脑卒中复发。女性在低龄组中患病率低于男性，而高龄组则恰恰相反，大于 85 岁女性发生脑卒中的风险升高，患病率高于男性。美籍非洲人首次脑卒中的概率是白种人的 2 倍；美籍墨西哥人、印度籍美国人与阿拉斯加原住民患病率则更高。脑卒中发病率随年龄的增加明显升高，65 岁后 10 年内发病率可翻 2 倍。低于 65 岁的患者占脑卒中的 28%。初发脑卒中中有 5%~14% 的患者在 1 年内会再发脑卒中，24% 的女性和 42% 的男性在 5 年内会再发。现有数据表明，脑卒中发生率近几年在大部分的白种人群中有所减少[1]。

每年因脑卒中死亡的人数超过 14.3 万。在美国，每 18 个人中就有 1 个人死于脑卒中。脑卒中类型对患者生存率有重大影响，出血性脑卒中占了死亡的大多数，死亡率达 37%~38%/ 月，而缺血性脑卒中的死亡率只有 8%~12%/ 月。生存率随年龄的增长明显下降。高血压病、心脏相关疾病、糖尿病、脑卒中后意识丧失、病灶大小、持续的严重瘫痪、多重神经功能缺失及既往脑卒中病史都是预知患者死亡率的重要因素[1,2]。

在美国，脑卒中是导致长期残障的首要原因。65 岁及以上的缺血性脑卒中患者中，发病 6 月后各类残疾的发生率为：轻瘫 50%，无法独立行走 30%，日常活动依赖 26%，失语 1%，抑郁 35%。脑卒中存活者是康复医院里一个最大的群体，大约 1/3 的患者在门诊接受康复治疗。残障的另一个现实指标是大约 26% 的脑卒中患者需要长期的医疗设施的辅助。脑卒中直接和间接的花费达数十亿美元[1]。

动脉粥样硬化是脑血管疾病的主要易感因素。它以脂质、纤维蛋白、淀粉类复合物以及钙物质沉积在血管壁后积累形成的粥样斑块导致血管的进行性狭窄为特征，动脉粥样硬化斑块好发于特定的部位进而造成血流中断。这些部位包括动脉的分叉、狭窄、扩张和成角处。最容易累及的部位分别是颈动脉起始处或是移行为大脑中动脉处，大脑中动脉的主要分叉处，椎动脉和基底动脉交汇处（图 15.1）。

缺血性脑卒中是由于血栓形成、栓塞或全身低灌注压引起。脑血流（cerebral blood flow，CBF）不足导致大脑所需氧和葡萄糖缺乏，细胞代谢障碍，从而造成组织损伤和坏死。血栓的形成源于血小板在粥样斑块上的聚集和粘附。**大脑血栓形成**指的是在大脑动脉或其分支形成和发展成的血凝块。需要指出的是，颅外血管（颈动脉或椎动脉）的损害也可产生脑卒中症状。血栓导致动脉缺血或闭塞，从而造成**脑梗死**或组织坏死，即**动脉粥样硬化性脑梗死**（atherothrom-botic brain infarction，ABI）。血栓还可能脱落并运行到更远的地方，形成动脉内栓子。**脑栓塞**（Cerebral embolus，CE）是指在任何地方形成的小片状物释放到血流，经血循环到达脑动脉并停留在血管内，造成动脉闭塞和脑梗死形成。脑栓塞常源于心血管系统疾病。有时全身其他系统性疾病可导致脓毒栓子、脂肪

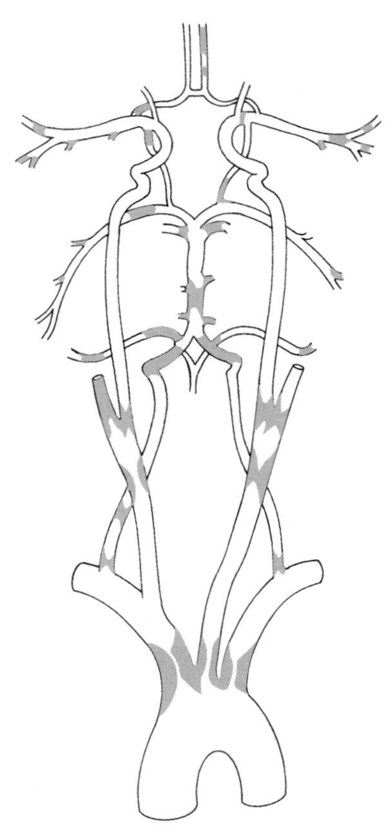

图 15.1　动脉粥样硬化的好发部位

栓子、空气栓子形成并堵塞脑循环。心功能衰竭或严重失血造成低血压时，脑灌注压降低也能引起缺血性脑卒中。全身机能障碍造成的神经系统损害通常是双侧大脑损害。

出血性脑卒中（hemorrhagic stroke）是由于脑血管破裂或创伤引起血液溢出脑血管外。出血导致颅内压增高，继而造成脑组织损伤及血液循环障碍。**脑内出血**（intracerebral hemorrhage，IH）是指脑血管破裂之后血液流入到脑组织内。**原发性脑出血**（非创伤性的自发出血）好发于动脉粥样硬化致动脉瘤形成的小动脉血管处。**蛛网膜下腔出血**（subarachnoid hemorrhage，SH）是由于初级大动脉产生的动脉瘤处出血流入到蛛网膜下腔所致。先天性血管畸形造成血管壁薄弱是形成动脉瘤的主要危险因素，其破裂出血与慢性高血压密切相关。**动静脉畸形**（arteriovenous malformation，AVM）是造成脑卒中的另一类血管畸形。动静脉畸形的特征是毛细血管网发育不全，从而形成扭曲的动静脉血管团。畸形的血管团随着年龄的增长不断地增大，约有 50% 的概率最终会破裂出血。突发的严重脑出血可在几小时内导致死亡，这是因为颅内压迅速增高，脑干受压移位形成脑疝所致。

危险因素和脑卒中预防

心脑血管疾病是导致动脉粥样硬化常见的一大类危险因素。主要的脑卒中危险因素包括高血压、心脏病（heart disease，HD）、心律失常和糖尿病（diabetes mellitus，DM）。大动脉粥样硬化的患者中，约有 70% 有高血压，30% 有心脏病，

15% 有充血性心力衰竭(congestive heart failure, CHF), 30% 有外周动脉疾病(peripheral arterial disease, PAD), 15% 有糖尿病[2]。同时合并多种病理变化的情况随着年龄的增长而显著增加。高血压(血压≥140/90mmHg)的个体患脑卒中的风险是正常人的 2 倍。随着总血胆固醇量的增高(≥240mg/dl,高胆固醇血症),个体患脑卒中的风险增大。血脂的类型也很重要。低密度脂蛋白(LDL"坏胆固醇")升高,患脑卒中风险增大。LDL 分临界高值(130~159mg/dl)、高值(160~189mg/dl)、极高值(≥190mg/dl)。高密度脂蛋白(HDL"好胆固醇")水平偏低(成人男性 <40mg/dl,女性 <50mg/dl)同样可增加脑卒中风险。成人甘油三酯升高超过 150mg/dl 亦被视为增加心脏疾病和脑卒中的危险因素。红细胞压积明显增高的患者由于脑总血流量减小,患缺血性脑脑卒中的风险也会增高。心脏疾病如风湿性心脏病、心内膜炎或心脏手术(如冠状动脉搭桥术[coronary artery bypass graft, CABG])也会增加脑栓塞的风险。心房纤颤是造成脑卒中的高危险因素,可使脑卒中风险增加 5 倍。肾病晚期和慢性肾病同样增加脑卒中风险。睡眠呼吸暂停(sleep apnea)是脑卒中的独立危险因素,可使脑卒中风险或死亡率增加 2 倍。控制这些疾病或症状是减少脑卒中风险的关键[1,2]。

有些脑卒中危险因素是特定于女性的。女性在更年期早期(42 岁以前)患缺血性脑卒中的风险是更年期晚期的 2 倍。单独使用雌激素或联合使用雌激素与孕激素增加了缺血性脑卒中的发生(增加 44%~55% 或以上)。怀孕、生产和产后 6 周也是脑卒中风险增加的阶段,尤其是对于高龄产妇及非裔美国人。先兆子痫(preeclampsia)是脑卒中的独立危险因素[1]。

一些可控的危险因素包括吸烟、缺乏运动、肥胖、饮食习惯。吸烟者患脑卒中的风险是非吸烟者或已戒烟超过 10 年以上者的 2~4 倍。中到重度运动能够减低 35% 的脑卒中风险,而轻度运动(如散步)并未发现有同样的作用。就心脏疾病相关风险因素而言,现有危险因素越多或危险因素异常水平越高,脑卒中的风险则越大。不可控的危险因素包括家族史、年龄、性别和种族(美籍非洲人)。

生活习惯的改变能大大地减少脑卒中风险。包括控制血压、饮食(胆固醇和血脂)、减轻体重、戒烟、增加运动及有效的疾病处理都是推荐的方式[1,2]。

有效的预防脑卒中有赖于向公众普及脑卒中的先兆症状。只有大约 60% 的美国人能识别出至少一种先兆症状,而只有 55% 的人可以确认一种脑卒中的症状[1]。此处列举的知识点 15.1 是美国心脏病协会和全国脑卒中协会(the American Heart Association and National Stroke Association)给出的早期预警信号[3]。识别早期预警信号的意义在于遵循"时间即是大脑"的原则迅速开始急救措施。建议患者或家人紧急呼救 911,即使这些症状很快消失或患者并未感到痛苦。早期计算机断层扫描(computed tomography, CT)可用于区分动脉粥样硬化血栓性脑卒中和出血性脑卒中。如果脑卒中是动脉粥样硬化性血栓形成所致,链激酶[如组织型纤维蛋白溶酶原激活物(tissue plasminogen activator, tPA)]可用于溶解血栓。溶栓疗法如使用 tPA 必须在症状开始的 3 小时内进行,但不能用于出血性脑卒中,因为这会使出血量增加。在该治疗时间窗内,患者必须认识到这是个医疗紧急事件,需被及时运送到合适的医院,及时接受急诊科(emergency department, ED)医生评估(包括头颅 CT 扫描),及时治疗[4,5]。虽然这项治疗自从 19 世纪 90 年代中期就可以施行,而且安全有效,能明显降低死亡率和致残率,但是仍少于半数发生脑卒中的患者能在症状发生后 2 小时内赶到急诊室[6]。症状相当的女性比男性能及时赶到医院的则更少。那些在症状发生后 2 小时内赶到急诊室的患者中,只有 65% 能在 1 小时内完成检查[7]。

在美国,有一家专注于提供高质量的脑卒中急救措施的脑卒中中心网络。患者能够直接进入综合脑卒中中心(Comprehensive Stroke Center, CSC),获得更短的从发病至治疗的时间间隔,同时通过溶栓治疗获得更好的疗效[8]。尽管由于政策的改变,急救车能第一时间到达 CSC,仍然仅有半数患者能够被及时送达[9]。预后较好的患者大多数拥有能够配合急救处理且"执行力强"的配偶,或其他能帮助患者立即寻求治疗的人。能在 3 小时内使用 tPA 治疗的患者,在脑卒中 3 月后仅仅遗留少量功能障碍甚至完全无功能障碍的比率比非溶栓治疗者至少高 33%[10]。心脏与脑卒中专业组织目前正在促进脑卒中发作(brain attack)这一词的使用,这是相对于心脏病发作(heart attack)一词而设,目的是帮助人们认识到

知识点 15.1 卒中早期预警症状

卒中预警症状

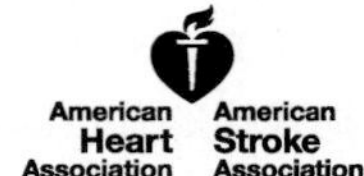

突然出现面部、手臂或腿,尤其是半边身体麻木或无力

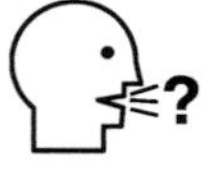

突然出现思维混乱、言语困难或不能理解

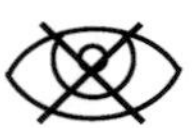
突然出现一只或两只眼睛视力问题

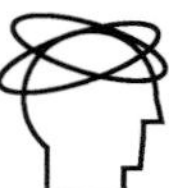
突然出现步行困难、头晕、失去平衡或协调

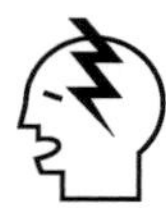
突然出现没有任何诱因的头痛

立即拨打 911 或急诊医疗服务号码,为你派遣救护车(应配备先进的生命支持系统)

同时,确认第一次出现症状的时间。采取立即的措施非常重要,如果在最初症状的 3 个小时内,使用溶栓药物——组织纤维蛋白溶酶原激活剂(tPA)可能会减少大多数常见类型的脑卒中患者的长期残疾

立即呼叫急救的重要性。

病理生理学

脑血流的突然中断，氧与葡糖糖供给缺乏，启动了一系列的病理学变化。缺血中心的神经元在几分钟内即可死亡，而在周围缺血半暗带的大多数神经元能存活稍久。神经细胞能否存活取决于缺血的严重程度和持续时间。为了使细胞存活，至少需要 20%~25% 正常血供。若缺乏及时的再灌注，半暗带的神经元细胞也将死亡。过量神经递质（如谷氨酸、天冬氨酸）的释放阻碍了能量代谢和神经去极化的过程，激活了无氧代谢途径，使得供给脑细胞能量的物质的产生发生障碍，特别是三磷酸腺苷（adenosine triphosphate ，ATP）。随之，细胞膜泵功能衰竭，细胞钙内流增多，过多的钙与细胞内磷脂反应产生自由基。钙内流还诱发一氧化氮和细胞因子的释放。双重机制都使脑细胞损害加重。相关研究正在进行，意在开发能促进血管再生的药物，恢复血流供应，刺激神经保护基因以及逆转缺血半暗带的代谢[11]。

缺血性脑卒中会造成**脑水肿**，在损害之后几分钟内脑水肿即开始出现，3~4 天达到高峰。这是由于组织坏死和广泛的细胞膜破裂，液体从血管流入脑组织。肿胀会慢慢消退，通常 2~3 周内消失。明显的脑水肿会升高颅内压，造成高颅压和神经系统功能恶化，脑组织移位压迫对侧和尾端的大脑，造成脑组织结构破坏甚至脑疝（**脑干脑疝**）。颅内压（intracranial pressure，ICP）升高的临床征象包括意识水平下降（昏睡和昏迷）、脉压差增大、心率加快、呼吸节律不规则（潮式呼吸）、呕吐、瞳孔反射消失［第Ⅲ对颅神经(cranial nerve，CN)受压征象］以及视神经乳头水肿。脑水肿是急性脑卒中最常见的死亡原因，是大脑中动脉和颈内动脉闭塞造成大面积脑梗死的特征。

疾病分类

短暂性脑缺血发作（Transient ischemic attack，TIA）是指脑组织血流供应的暂时中断。神经损害的定位症状可能持续数分钟或数小时，但绝不超过 24 小时。发作期过后，不遗留任何脑组织破坏的证据及持续性的神经系统功能障碍。造成 TIA 的病因有多种，包括血管闭塞发作、栓塞、脑灌注压下降（心律失常、心排出量减少、低血压、抗高血压药物使用过量、锁骨下动脉盗血综合征）或脑血管痉挛。TIA 的主要临床意义是它同时是脑梗死和心肌梗死的敏感预兆。大约 15% 的脑卒中是以 TIA 为首发征象，在 TIA 发作后 90 天内发生脑卒中的风险最高[1]。

目前情况稳定的患者被视为可能发生具有严重损害的大脑卒中。恶化性脑卒中一词被用于专指那些入院后神经系统症状进行性加重的患者。这可以由神经系统或全身系统引起（例如：脑水肿、血栓进行性加重）。青年脑卒中指的是年龄 <45 岁的人群发生脑卒中。儿童脑卒中的病因包括：围产期动脉缺血性脑卒中、镰状细胞病、天性心脏病、血栓性静脉炎及创伤等[1]。

血管综合征

脑血流量(Cerebral blood flow，CBF)随血管的开放而变化。进行性的血管狭窄甚至动脉硬化会减少脑血流量。如冠心病，通常血流减少超过 80% 才引起症状。脑卒中症状的严重性取决于许多因素。包括了：(1)发生缺血的部位；(2)缺血的范围；(3)缺血组织结构的性质和功能；(4)侧支循环的有效性。脑卒中主要症状还取决于血管闭塞的速度，闭塞速度慢有利于侧支循环的生成，而突发的血管闭塞情况则没有时间生成侧支循环。

CBF 由一系列的（脑的）自身调节系统调控，将脑血流灌注量控制在恒定的状态。这种自我调节机制可抵消收缩压的波动，将正常脑血流量维持在 50~60ml/100g 脑组织 / 分钟。脑组织耗能量大但储备非常少，因此，需要持续不断丰富的血流灌注来输送氧和葡萄糖供脑组织利用。脑血流量约占心排出量的 17%。脑血流量的化学调节是通过感受血液中氧气和二氧化碳浓度来进行。血管舒张和脑血流量增加造成二氧化碳分压上升和氧分压下降，而血管收缩和脑血流量减少时情况则相反。血流量还因血液 PH 值的变化而变化。PH 值下降时（酸性增加）造成血管舒张，而 PH 值上升（碱性增加）造成血流量减少。血流量的神经调节是根据局部脑组织代谢活跃的比率直接舒张血管产生。代谢产物的释放很可能直接作用在局部血管壁的平滑肌上。血液粘滞度或颅内压的改变也可影响 CBF。血压的变化对 CBF 的改变较小。当血压上升时，动脉紧张，从而使血管平滑肌收缩，因此血管的开放减少，CBF 随之减少。当血压下降时，血管收缩减少则 CBF 增多。脑卒中后，CBF 自主调节机制受损[12]。

脑血管解剖知识对于理解脑卒中的症状、诊断和处理至关重要。颅外的血液供应到颅内依靠左右颈内动脉和左右椎动脉。颈内动脉起自颈总动脉分叉处，随后走形在颈部深处，到达颈动脉管，然后向内向前弯折，向上进入颅内。随后进入硬脑膜，分叉形成大脑中动脉和大脑前动脉两大终支前分出眼动脉和脉络膜前动脉。前交通动脉连接两侧的大脑前动脉，构成 **Willis 环**的前部（图 15.2）。椎动脉在锁骨下动脉分出后

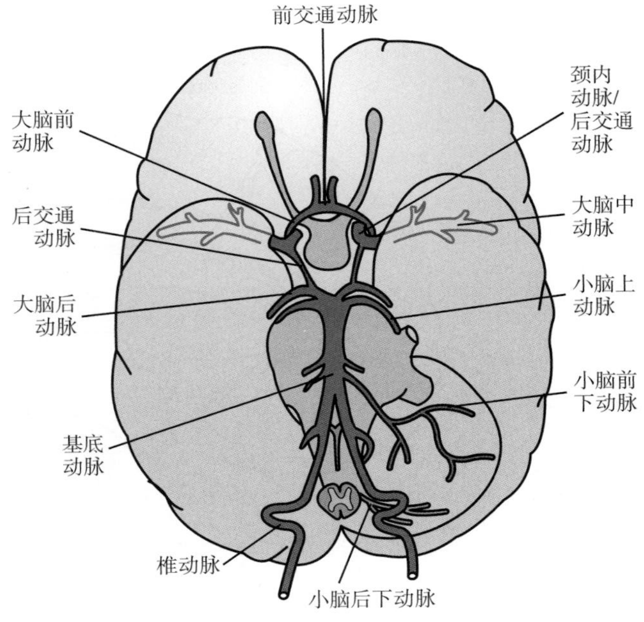

图 15.2 脑循环：Willis 环

上行，进入第6颈椎锥孔，经上6节椎体横突孔上行，到达枕骨大孔，进入颅内，然后在后颅窝的前中部走行，在上髓帆水平与对侧的椎动脉汇合形成基底动脉。在脑桥上界，基底动脉分出大脑后动脉及形成Willis动脉环后部。后交通动脉连接两侧大脑后动脉与颈内动脉一起构成了Willis环。

大脑前动脉综合征

大脑前动脉（anterior cerebral artery，ACA）是颈内动脉两大分支中的第一支，且较小的一支。它供应大脑半球的内侧部分（额叶及顶叶）和皮质下结构，包括基底节（内囊前肢和尾状核下部）、穹窿前部、胼胝体前4/5（图15.3）。由于前交通动脉连接两侧大脑前动脉近端，近端堵塞造成的损害最小。

越远端的病变造成的损害越明显。表15.1列出了大脑前动脉综合征（anterior cerebral artery syndrome）的临床表现。ACA综合征最常见的症状包括对侧偏瘫，下肢（lower extremity，LE）感觉缺失比上肢（upper extremity，UE）严重，因为皮质内侧部分的特定区域包括了LE的功能区。

表15.1 大脑前动脉综合征的临床表现

症状和体征	累及部位
主要累及LE的偏瘫（UE较轻）	初级运动区，皮质内侧部分，内囊
主要累及LE的偏身感觉缺失（UE较轻）	初级感觉区，皮质内侧部分
尿失禁	额上回后内侧部
模仿困难，双手同时运用困难，失用症	胼胝体
意志力缺乏（无动性缄默），迟钝，拖延，自发活动缺乏，活动减少	定位不明确
对侧抓握反射，吸允反射，Willis环有效时可无症状	定位不明确

LE＝下肢；UE＝上肢

大脑中动脉综合征

大脑中动脉（the middle cerebral artery，MCA）是颈内动脉的第二大主要分支，其供应整个大脑半球的外侧部分（额叶、颞叶、顶叶）和皮质下结构，包括内囊（后肢部分）、放射冠、苍白球（外侧部分）、尾状核的大部分以及硬脑膜（图15.4）。MCA近端闭塞会造成严重的神经功能损害，明显的脑水肿，颅内压增高并导致意识丧失，脑疝以及极高的死亡率。表15.2列出了MCA综合征的临床表现，最常见的症状是对侧痉挛性偏瘫和面部、上肢、下肢感觉缺失，面部及上肢累及多于下肢。典型的优势半球（通常是左侧半球）顶枕叶皮质的损害造成失语。典型的非优势半球（通常是右侧半球）顶叶损害造成感觉障碍（如单侧忽视、疾病失认、失用以及空间失认）。

颈内动脉综合征

颈内动脉（the internal carotid artery，ICA）闭塞典型的症状是大脑中动脉供血区域中断造成大面积脑梗死。ICA同时供给MCA和ACA。如果Willis动脉环的ACA侧支循环不存在，则同时存在ACA和MCA供血区的严重脑梗死。常见明显的脑水肿及可能产生钩回疝、昏迷和死亡（占位效应）。

大脑后动脉综合征

两支大脑后动脉（posterior cerebral arteries，PCAs）为基底动脉的终支往上延伸，每支供应相应的枕叶和颞叶内下部（图15.3）。同时供应脑干上部中脑和间脑，包括大部分丘脑。表15.3列出了大脑后动脉（PCA）综合征的临床表现。后交通动脉近端的闭塞很可能仅造成很小的损害，这有赖于后交通动脉对侧的血流供应（与大脑前动脉很相似）。丘脑支的闭

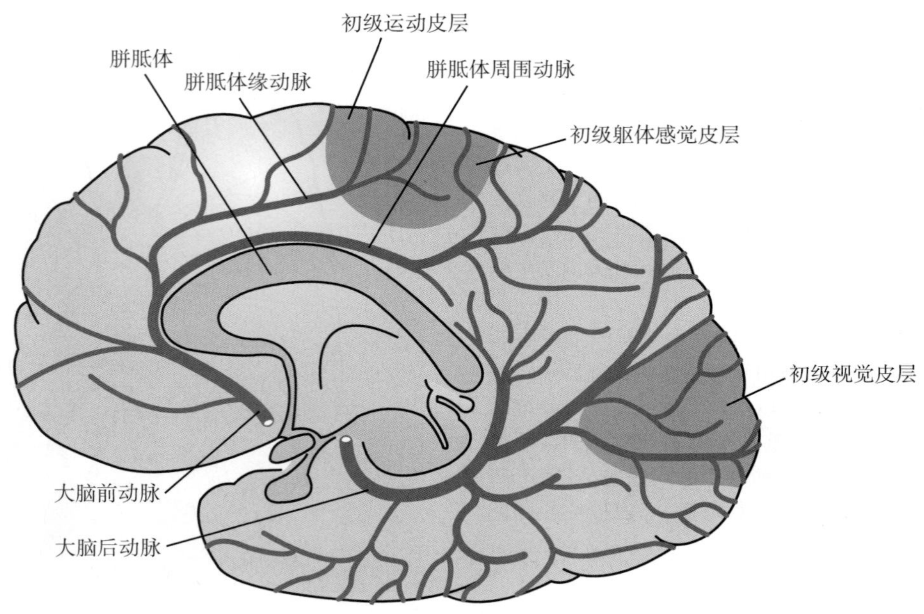

图15.3 脑循环：大脑前动脉及大脑后动脉分布的正中矢状位图示

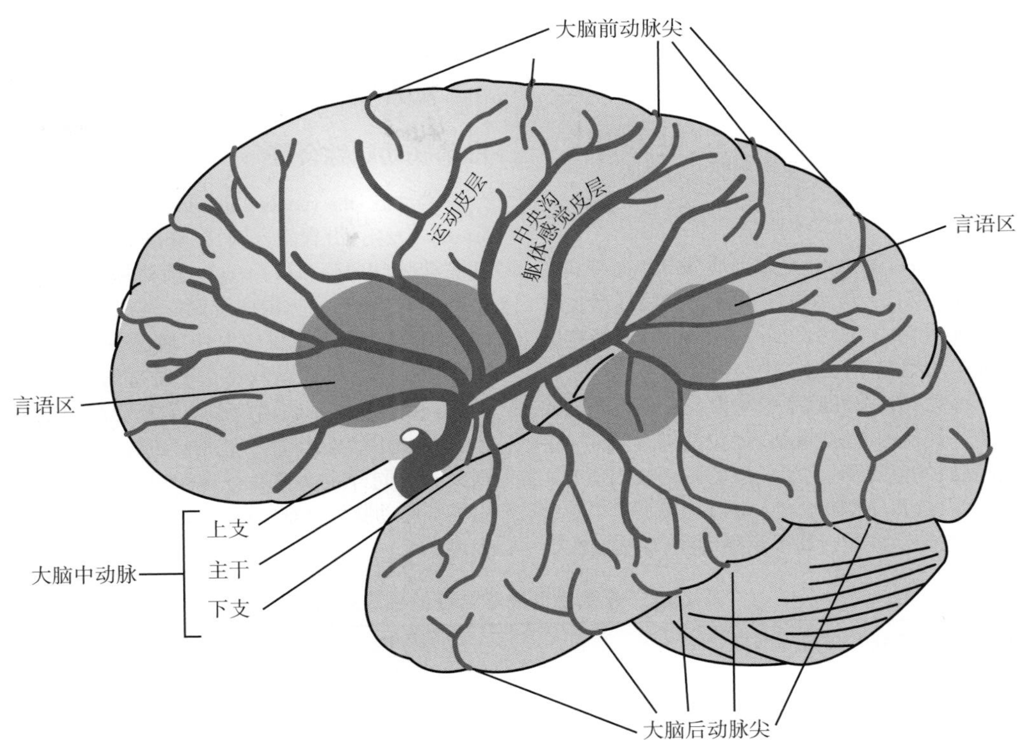

图 15.4 脑循环:大脑中动脉走行分布侧视图

表 15.2 大脑中动脉综合征的临床表现

症状和体征	累及部位
主要累及对侧 UE 和面部的偏瘫(LE 较轻)	初级运动皮质和内囊
主要累及 UE 和面部的偏身感觉缺失(LE 较轻)	初级感觉皮质和内囊
运动性失语:Broca 失语或非流利性失语,词汇量少,语速慢	优势半球 Broca 区(第三额回),特别是左侧半球
感觉性失语:Wernicke 失语,或流利性失语,听理解受损,语速和韵律流利性受损	优势半球的 Wernicke 区(颞上回后部),特别是左侧半球
完全性失语:非流利性失语,理解力非常差	第三额回和颞上回后部同时受损
知觉障碍:单侧忽略,深感觉障碍,空间关系失认	非优势半球顶叶感觉相关区域,特别是右侧半球
肢体失用症	顶叶前皮质运动区
对侧同向性偏盲	内囊的视辐射
对侧凝视障碍	额叶眼动区或传导束
对侧肢体共济失调(感觉性共济失调)	顶叶
纯运动性偏瘫(腔隙性脑卒中)	内囊后肢的上部

LE= 下肢;UE= 上肢

表 15.3 大脑后动脉综合征的临床表现

症状和体征	累及部位
周围区域	
对侧同向性偏盲	初级视觉皮质或视辐射
双侧同向性偏盲及一定程度的黄斑回避	距状皮质(黄斑回避是由于枕极接受对侧 MCA 血流供应)
视觉失认	左侧枕叶
人面失认症(通过视觉认人困难)	视觉相关皮质
失读症(阅读困难)不伴失写(书写困难)、颜色命名(命名障碍)以及辨色能力障碍	优势半球距状皮质及胼胝体后部受损
记忆力减退	双侧颞叶前内侧部或仅优势半球侧受损
定位困难	非优势半球初级视觉区,常常为双侧受损
中央区域	
脑卒中后中枢性疼痛(丘脑痛)自发疼痛和触觉迟钝、感觉受损(各种形式)	丘脑腹后外侧核
非随意运动、手足徐动症、意向性震颤、偏身投掷症	丘脑底核或其相关联的苍白球
对侧偏瘫	中脑大脑脚
Weber 综合征、动眼神经麻痹和对侧偏瘫	动眼神经和中脑大脑脚
眼球垂直运动障碍、轻度瞳孔缩小和眼睑下垂以及瞳孔对光反射迟钝	动眼神经核上束

LE= 下肢;UE= 上肢

塞可能造成偏身感觉缺失(对侧感觉缺失)或中枢性疼痛(丘脑性疼痛)。枕叶梗死造成同向性偏盲、视觉失认、人面失认，如果是双侧梗死则出现皮质性盲。颞叶缺血造成记忆缺失，累及丘脑下支可能波及丘脑底核或相应苍白球，造成各种不同的损害症状。累及大脑脚时出现对侧偏瘫。

腔隙性脑卒中

腔隙性脑卒中(lacunar strokes)是脑白质深部小血管病变造成的病损(穿支动脉疾病)，与高血压出血和糖尿病微血管病变密切相关。腔隙性综合征(lacunar syndromes)由特定的解剖位置决定。纯运动型腔隙性脑卒中与内囊后肢、脑桥、椎体束密切相关。纯感觉型腔隙性脑卒中与累及丘脑腹外侧或丘脑皮层密切相关。其他的腔隙性综合征包括构音障碍 - 手笨拙综合征(累及脑桥的基底部，内囊前肢的膝部或内囊)、共济失调性偏瘫(累及内囊和丘脑联合处)、肌张力障碍 / 非随意运动(壳核或苍白球腔隙性梗死引起手足徐动症，丘脑底核受损造成偏身投掷症)。由于高级皮层区域未受损，认知、言语或视觉区域的损害在腔隙性脑卒中患者中并未发现。高血压出血累及丘脑同样可造成中枢性疼痛[12]。

椎基底动脉综合征

椎动脉(the vertebral arteries)由锁骨下动脉(the subclavian arteries)发出，沿脊髓入脑，在脑桥下缘，左右椎动脉合成一条基底动脉(the basilar artery)。椎动脉通过小脑下后动脉供应小脑；通过脊髓动脉供应脊髓。基底动脉通过脑桥动脉供应脑桥；通过迷路动脉供应内耳，通过小脑前下动脉和小脑上动脉供应小脑。基底动脉终止于脑桥的上缘，分为两条大脑后动脉(表 15.2)。基底动脉系统闭塞会产生很多同侧和对侧的体征，这是因为脑干的一些神经束在此处交叉，而其他的一些则没有。同样也会存在许多小脑和颅神经异常。表 15.4 列出椎基底动脉综合征(vertebrobasilar artery syndromes)的临床表现。

表 15.4 椎基底动脉综合征的临床表现

症状和体征	相关结构
延髓内侧综合征	椎动脉脊髓支闭塞
病变同侧损伤 舌肌萎缩，伸舌时偏向瘫痪侧	第 12 对颅神经，舌下神经或神经核团
病变对侧损伤 UE 和 LE 瘫痪	皮质脊髓束
触觉和本体感觉受损	内侧丘系
延髓背外侧综合征 (Wallenburg 综合征)	小脑后下动脉或椎动脉闭塞
病变同侧损伤 面部温痛觉减退	第 5 对颅神经，三叉神经下行传导束和核团
小脑性共济失调：步态和四肢共济失调	小脑或小脑下脚
眩晕、恶心、呕吐	前庭神经核及其相关联神经纤维
眼球震颤	前庭神经核及其相关联神经纤维
Horner 综合征：瞳孔缩小、眼睑下垂和出汗减少	交感神经下行传导束
吞咽障碍和言语障碍：上颚和喉部肌肉瘫痪、咽反射减弱	第 9 对颅神经，舌咽神经；第 10 对颅神经，迷走神经或神经核团
同侧 UE、躯干或 LE 感觉减退	薄束或楔束核
病变对侧损伤 超过身体 50% 疼痛和热觉减退，有时含面部	脊髓丘系 - 脊髓丘脑束
完全性基底动脉综合征(闭锁综合征)	基底动脉，腹侧丘脑
四肢瘫痪	双侧皮质脊髓束
双侧脑神经麻痹：向上凝视未受损	与双侧脑神经核团相连的长传导束
昏迷	网状激活系统
认知功能未受损	
脑桥内侧综合征	基底动脉中央支闭塞
病变同侧损伤 向病变侧的共轭凝视麻痹(共轭凝视的保存)	脑桥旁正中网状结构的侧向凝视中心
眼球震颤	前庭神经核及其联系

续表

症状和体征	相关结构
四肢和步态的共济失调	小脑中脚
侧向复视	第6对颅神经，外展神经或神经核团
病变对侧损伤 面部、UE和LE轻瘫	脑桥下部皮质脊髓束和皮质延髓束
触觉和本体感觉受损超过身体的50%	内侧丘系
脑桥下外侧综合征	小脑前下动脉（基底动脉的一个分支）闭塞
病变同侧损伤 水平和垂直眼球震颤，眩晕、恶心、呕吐	第8对颅神经，前庭神经或神经核团
面瘫	第7对颅神经，面神经或神经核团
向病变侧的共轭凝视麻痹	脑桥侧视中心
耳聋、耳鸣	第8对颅神经，耳蜗神经或神经核团
共济失调	小脑中脚和小脑半球
面部感觉减退	第5对颅神经主要感觉核团和下行传导束
病变对侧损伤 偏身（可能包括面部）温痛觉减退	脊髓丘脑束
脑桥内侧综合征	基底动脉中段旁正中分支的闭塞
病变同侧损伤 四肢和步态共济失调（双侧病变表现为主）	小脑中脚
病变对侧损伤 面部、UE和LE的瘫痪	皮质延髓束和皮质脊髓束
眼球偏向一侧	外展神经和内侧纵束
脑桥中央侧综合征	短旋动脉的闭塞
病变同侧损伤 四肢共济失调	小脑中脚
咀嚼肌瘫痪	第5对颅神经，三叉神经运动纤维或核团
一侧面部感觉减退	第5对颅神经，三叉神经感觉纤维
脑桥基底内侧综合征	基底动脉上部旁正中分支的闭塞
小脑性共济失调	小脑上脚或中脚
核间性眼肌麻痹	内侧纵束
病变对侧损伤 面部、UE和LE瘫痪	皮质延髓束和皮质脊髓束
脑桥外侧综合征	脑桥上动脉，基底动脉分支的闭塞
病变同侧损伤 四肢和步态的小脑性共济失调，身体偏向病变侧	小脑中上脚，小脑上表面，齿状核
头晕、恶心、呕吐	前庭神经核
水平性眼球震颤	前庭神经核
共轭眼球凝视（同侧）麻痹	不确定
视动性眼球震颤的缺失	不确定
Horner综合征：瞳孔缩小、眼睑下垂和对侧面部出汗减少	交感神经下行纤维
病变对侧损伤 面部、四肢和躯干温痛觉减退	脊髓丘脑束
LE触觉、振动觉和位置觉减退重于UE（倾向于不协调的痛觉和触觉减退）	内侧丘系（外侧部）

CN=中枢神经系统，LE=下肢，UE=上肢

闭锁综合征(locked-in syndrome,LIS)发生于基底动脉栓塞和腹侧脑桥的双侧梗死。LIS是一种突发性的灾难事件。患者很快出现轻偏瘫,并迅速进展为四肢瘫和下延髓麻痹(影响第5对及第12对脑神经)。最初患者表现为构音障碍和发音障碍,但迅速发展为缄默症。患者仍存在意识和感觉,因此患者虽不能移动和说话,但仍存在警觉性和定向力。患者的眼球水平运动受损,眼球的垂直运动和眨眼功能保留完整。可通过眼球的这些运动进行交流。该类患者死亡率高(59%),存活的患者则存在严重的功能受损和脑干损伤[12]。

椎动脉穿过颈椎时的颅外损伤也会产生椎基底动脉症状和体征。颈部的暴力活动(如颈椎过度屈伸或颈部侵袭性操作)是更为常见的损伤类型。

神经系统并发症和相关因素

意识改变

严重的颅脑损伤(如大脑中动脉近端梗死)可发生不同水平的意识改变(昏迷、觉醒水平降低)。由Teasdale和Jennett研制的格拉斯哥昏迷量表[13]是用于描述昏迷水平(第19章脑外伤)的金标准。需要检查三个方面的功能:睁眼反应、语言反应和肢体运动。治疗师应当使用标准化的描述词汇,如正常、嗜睡、昏睡、昏迷,以说明患者的意识水平(第5章运动功能的检查:运动控制和运动学习)。由于患者的行为可能存在较大的变化,因此需要进行反复的观察评估。

语言障碍

患者发生大脑皮层优势半球(以左侧大脑半球为代表)损伤时,表现为言语和语言功能障碍。**失语症**(Aphasia)是一个用来描述脑损伤所致的获得性交流障碍的词汇,其典型表现为语言理解、陈述和使用障碍。据估算大约30%~36%的脑卒中患者会发生失语[2]。失语症有很多不同的类型,主要的分类包括流利型、非流利型和完全性失语。**流利性失语(Wernick感觉性失语)**表现为伴有语法结构的流利语言,韵律存在,听觉理解力受损。因此,患者在口语理解和执行指令方面存在困难。损伤部位位于左外侧颞叶的听觉相关皮层区。**非流利性失语(Broca运动性失语)**表现为语速缓慢、停顿、词汇减少、句法错乱,语言表达费力或完全丧失,而理解力正常。损伤部位位于左侧额叶皮层的运动前区。**完全性失语**是一种严重的失语,表现为明显的语言表达和理解困难。这通常是广泛性颅脑损伤的征象。交流方面的严重问题会限制患者的学习能力,还通常会影响康复治疗的效果。详细内容请参阅第28章言语和语言功能障碍,可对该类疾病及其治疗进行完整的了解。

据报道,48%~57%的脑卒中患者通常会表现出**构音障碍**(dysarthria)[2]。是一种因调节语言生成的周围或中枢神经系统受损所致的运动性失语。患者的呼吸、声音清晰度、音韵、共振和(或)感觉反馈可能会受到影响。损伤部位位于额叶的初级运动皮层、顶叶的初级感觉皮层或小脑。有意识和无意识的行为,如咀嚼、吞咽、下颌和舌的运动受损,导致言语不清。脑卒中患者可能同时存在构音障碍和失语症,使康复治疗过程复杂化(第28章)。

在进行其他的检查步骤之前,应当完全查明患者的交流能力。家属和工作人员往往会过高的估计患者的语言理解能力,特别是在患者配合良好时。当对患者的交流障碍进行评定时,同言语-语言病理治疗师之间的密切合作很重要。应当认真检查患者语言接受能力(听理解、阅读理解)和语言表达能力(找词、流利性、书写)。应当明确区分神经运动障碍(构音障碍)和失语症。如果患者的交流能力严重受限,需要其他的替代形式(手势、演示、通讯板)时,治疗师在进行物理治疗检查之前,应当对这些方式有充分的了解。

吞咽困难

吞咽障碍(dysphagia)是指患者无法吞咽或存在吞咽困难,其发生率约占脑卒中患者的51%。吞咽障碍多出现在半球性脑卒中、脑干卒中或假性球麻痹和核上性麻痹后。在脑干卒中患者中,其发生率高达81%。脑神经受损导致口腔期吞咽障碍(第5对颅神经、三叉神经)、咽期(第9对颅神经、舌咽神经、第10对颅神经、迷走神经、第11对颅神经、副神经)或口咽期(第12对颅神经、舌下神经)。多发性脑卒中患者往往存在吞咽障碍。患者最常见的问题包括吞咽反射的延迟触发、咽部蠕动减少和舌控制力减弱。意识改变、感觉改变、下颌和口唇闭合障碍、头部控制受损、坐姿不良也会加重患者的吞咽困难。多数患者表现出很多问题,包括流口水、摄食困难、营养状况不佳和脱水。约1/3存在吞咽障碍的患者会因食物、液体、唾液或反流的胃液渗透至呼吸道,而发生误吸。**误吸**是一种严重的并发症,因为它可能导致患者在数小时内发生急性呼吸困难、吸入性肺炎,如不及时治疗,将会导致患者死亡。吞咽困难也可能导致患者脱水和营养不良[14,15]。

患者接受吞咽障碍治疗专家的治疗或多学科的吞咽障碍治疗团队的综合治疗是必要的。团队成员通常包括医生、护士、作业治疗师、言语-语言病理治疗师和营养学家。吞咽障碍的临床评定包括口腔运动功能、咽功能和功能状态的检查(如直立坐姿、适应性喂养器具的使用),异常反射的检查和喂食试验。辅助检查包括改良钡餐检查(a modified barium swallow,MBS)、吞咽造影检查(videofluoroscopic evaluation of swallowing)和光纤内镜检查(a fiberoptic endoscopic evaluation of swallowing,FEES)[16]。如果吞咽困难非常严重,应嘱患者禁食(nothing-by-mouth,NPO),必要时需使用胃管,短期可使用鼻饲管(nasogastric,NG),长期为便于护理则需行侵袭性胃造瘘术(gastrostomy,G)。也可通过静脉途径供给营养[全肠外营养(total parenteral nutrition,TPN)]。

认知障碍

认知障碍(cognitive dysfunction)发生于大脑皮层损伤,包括警觉性、注意力、定向力、记忆力或执行功能障碍。病理性老化相关的发病前改变也可解释上述的一些功能障碍,应通过访谈家庭成员、重要他人或护理员以仔细确定。急性脑卒中患者可能很大程度上不清楚外界环境的变化,这是由前额叶皮层和网状结构受损所致的警觉性下降。患者也可能由于前额叶皮层、边缘系统和边缘皮质受损,出现定向障碍,无法提供自身、时间、身体或地理位置或残疾的信息。注意力

(attention)是指选择和对特定刺激的注意,同时抑制外来的刺激。注意障碍包括持续性注意、选择性注意、分散性注意或交替性注意等功能障碍。交替性注意障碍是由于前额叶皮层和网状结构受损所致。记忆力(memory)是指贮存经验、知觉而后被忆起的能力。瞬时和短期记忆受损很普遍,约占脑卒中患者的 36%,而长期记忆通常是完整的[2]。因此,患者无法记起仅仅数分钟或数小时前所交代新任务的指令,但能轻易地回忆起发生于 30 年前的事件。短期记忆障碍与边缘系统、边缘联合皮质(前额叶眶面区域)或颞叶受损有关。长期记忆障碍与边缘系统的海马结构受损有关。记忆间隙可充满不恰当的词语或虚构的故事,后者被称为虚构症,病损部位在前额叶皮层。患者会感到困惑,表现出定向障碍,无法理解谈话的具体内容。困惑症由前额叶皮层的破坏所致。持续言语症是指持续的重复与所处环境无关的话语、想法或行为。因此,患者会出现"卡住",一旦停止言语就不能重复言语或行为。持续言语症是由于前运动区和(或)前额叶皮层受损所致。

执行功能是指一个人参与目的行为的能力,包括意志、计划、目的性行动和有效的执行能力。前额叶皮层受损患者通常表现出执行功能障碍,包括下述一些或所有表现:冲动、思维僵化、缺乏抽象思维、组织和排序障碍、洞察力减退和判断力受损。患者不能实际地评价所处的环境及环境中的人和事。他们也表现出自我监控和自我纠正行为障碍,因而造成安全危险[17,18]。(第 27 章认知和知觉障碍,对该类疾病及其治疗进行完整的了解)。

多灶梗死性痴呆(血管性痴呆,vascular dementia)是由于脑部多发性小缺血灶所致,6%~32% 患者出现上述症状。60 岁以上患者更为常见,与脑缺血发作(微血管或小血管病)和高血压有关。其他的影响因素包括心律失常、心肌梗死、短暂性脑缺血发作、糖尿病、肥胖和吸烟。局灶性神经功能缺损表明病变涉及脑部散在的区域,症状发作突然。患者表现出记忆和认知功能障碍,会在功能障碍发生期和功能改善期之间出现波动。这种智力功能渐进性和突发性恶化的特征,与阿尔茨海默病缓慢起病和较稳定的广泛性减退形成对比[17]。

谵妄(delirium),又称为急性精神错乱,在急性期更为常见,由急性脑卒中后诸多因素所致。大脑缺氧、代谢失衡或药物不良反应都可能导致精神错乱。其余伴随因素包括感觉和知觉减退以及陌生的医院环境和不活动。谵妄的特征表现为意识模糊、认知过程迟钝和警觉性减退。因此,患者注意力不集中、语无伦次、波动性意识水平错乱。幻觉和躁动也很常见,特别是在夜间容易发作。脑卒中后存在明显感觉减退的患者可能会因出现感觉剥夺,而表现出易怒、困惑、精神错乱、妄想甚至幻觉。这些问题在急性期更容易出现,尤其是患者在卧床或病床位置固定限制社会因素干扰时(如损伤侧朝向门口),一些患者同样不能处理过多刺激所致的感觉超载,唤醒水平的变化与之相关。

由于认知功能会影响其他问卷和测试的有效性,因而早期检查患者的认知功能很重要。对患者定向力(人物、时间、地点和环境,如对需要住院治疗事件的认知)、注意力(选择性、持续性、交替性、分离性)、记忆力(瞬时、短期和长期)和执行功能(1、2、3 水平的指令)的检查可通过观察患者的交流以及对特定问题的回答来实现。更高级皮层功能的检查可采用简单的算术和抽象推理(信息的理解、抽象思维和解决问题能力、计算能力、组合能力)来实现。简易精神状态量表(The Mini-Mental Status Examination, MMSE)在快速评估认知功能方面表现出良好的信度和效度[19]。学习功能障碍(记忆和概括)的评估要求患者在确定一个完整的图片之前,与患者反复进行对话。当患者的交流能力或感觉能力受损时,对患者的认知功能进行准确的评估变得困难。作业治疗师、言语 - 语言病理治疗师和团队其他成员之间有必要进行密切的协作。

情感改变

脑损伤波及额叶、下丘脑和边缘系统时会出现许多情感改变。脑卒中患者可能表现出**假性延髓情绪**(pseudobulbar affect, PBA),又称为情感不稳定(emotional lability)或情感失调综合征(emotional dysregulation syndrome)。约 18% 患者存在假性延髓情绪,其特征表现为情感爆发,即与情感不一致的非自控或夸张性哭或笑。患者通常无法控制这些症状的发作或抑制自发性情感的表达。约 22% 患者出现淡漠,其特征表现为情感反应迟钝。对于这类患者,淡漠经常被误认为沮丧或动力不足。患者也会出现欣快症(幸福感夸大),易怒或失望水平增加,不适应社会。同发病前相比,感觉、运动、交流、思考和行动能力的改变会令脑卒中患者充满沮丧感,并给患者造成很大的压力。焦虑、易怒、失望水平增加是压力增高的自然结果。这些行为以及一个人对自我和环境的感觉减退会导致隔离和不合群的增加[18]。

抑郁很常见,大约发生在 35% 的脑卒中患者身上[18]。抑郁的特征性表现为长期的悲伤伴有绝望、自轻和(或)无助感。抑郁患者也会表现为精力不足或长期疲倦、精力无法集中和对日常生活兴趣减弱,同时伴有体重和睡眠节律、广泛性焦虑和反复出现死亡或自杀的想法。抑郁的病变部位位于左侧额叶(急性期)和右侧顶叶(亚急性期)[20]。多数患者在数月内一直出现明显的抑郁,平均持续时间约 7~8 个月。脑血管事件发生后的 6 个月至 2 年内是最易发生抑郁的时期[21],轻度和重度脑损伤患者均可出现抑郁,其与运动障碍的水平无明显的相关性。与右侧大脑半球损伤或脑干卒中患者相比,左侧大脑半球损伤患者会出现更常见和更严重的抑郁症状。这些发现表明脑卒中后抑郁并不简单是残疾所产生的心理反应结果,而是脑血管事件的直接损伤[22]。在恢复的任一时期,焦虑会同抑郁并存[20]。长期的脑卒中后抑郁会影响康复治疗的效果,并导致长期的功能康复结局较差。读者可参阅第 26 章心理障碍,对该类疾病及其治疗进行完整的了解。

双侧半球差异

脑卒中患者处理信息的过程和行为存在广泛性差异。左侧半球损伤患者(右侧肢体瘫痪)在交流以及以顺序性和线性方式处理信息方面存在困难。患者时常被描述为谨慎、焦虑和无组织性。这使他们在尝试新任务时会犹豫不决,并增加对反馈和支持的需求。然而,在对自己所存在的问题进行评价时,他们倾向于服从实际。另一方面,右侧半球损伤患者(左侧肢体瘫痪)在空间 - 知觉任务和理解一项任务或活动的整体思路时存在困难。患者时常被描述为敏感、冲动。他们易于过高地估计自己的能力,而同时却不能觉察自己的缺点。

这种觉察力的缺乏损害患者参与康复治疗的能力。在经常出现判断错误的地方，安全问题对左侧肢体瘫痪患者而言是一个很大的问题。患者在学习一项新任务时，需要大量的反馈。反馈应当集中于减慢行动、校对顺序性步骤和将他们与整个任务相关联。患者也需要外界帮助其认识行动的结果和危险性。左侧肢体瘫痪患者经常不能有效地注意到视空间信息，尤其是在杂乱或拥挤的环境中。表15.5概括了左、右侧半球损伤的行为差异。

表15.5 脑卒中后常见的半球性差异

右半球损伤	左半球损伤
左侧偏瘫/轻瘫	右侧偏瘫/轻瘫
左侧感觉缺失	右侧感觉缺失
视觉-感觉障碍: 左侧感觉丧失 失认 视觉空间障碍 体象障碍 视觉线索处理困难	**言语-语言障碍:** 大脑优势半球: • 非流利型失语(Broca失语) • 流利型失语(Wernicke失语) • 完全性失语 语言线索、口头指令处理困难
行为障碍: 迅速、冲动的行为类型 判断力差、不切实际 无法自我纠正 洞察力差、意识障碍、否认残疾 安全风险增加	**行为障碍:** 缓慢、谨慎的行为类型 杂乱无章 对损伤和残疾的程度很了解
智力障碍: 抽象推理、解决问题困难 构词困难和对任务整体思路的理解困难 思想僵化 记忆障碍，通常与空间-知觉信息相关	**智力障碍:** 解决问题杂乱无章 启动任务困难，处理延迟 极度不专心 记忆障碍，通常与语言记忆相关
情感障碍: 情感感知困难 消极情绪表达苦难	**情感障碍:** 积极的情绪化表达苦难
工作表现: 表现呈波动性	**工作表现:** 失用症常见:动作的规划和排序困难 • 观念的 • 观念运动的
半球性障碍取决于病变部位: 视野缺失:同侧偏盲 情绪异常:不稳定、淡漠、易怒、失望、焦虑、抑郁 认知障碍:困惑、注意力短暂、记忆缺失、执行功能	

情绪状态和行为方式可通过在不同时期不同情境中观察患者进行最好的评估。将评估结果同其他团队成员和患者家庭所报告的患者发病前行为和情感特征相关联。那些报告为脑卒中后"人格改变"的家庭可能会对出现的情感障碍和去抑制作出反应。应当对患者欣快和哭泣的发作进行认真的记录，并与所处的环境条件相联系。此外，还应记录发作的频率和持续时间以及能够有效终止症状发作的方法(重定向策略)。还应仔细观察患者对陌生或压抑环境的反应以便寻找焦虑的证据(如过度担心、坐立不安、易怒)。治疗师应当仔细检查以寻找抑郁的证据。抑郁患者也可能表现为易怒、生气或怀有敌意、希望被遗弃[18]。贝克抑郁量表[23](Beck Depression Inventory)是筛查抑郁症十分有用的工具。它包括21个项目，每项评分为0~3(简易版包含13个项目，完成该量表评估需要5分钟)。

感觉障碍

据报道，脑卒中导致视觉-感知觉功能缺陷的发生率为32%~41%[2]。常由右侧顶叶皮质损伤所致，且伴随左侧偏瘫较右侧(偏瘫)常见。这种视觉损伤导致的功能障碍包括**躯体结构认识障碍/体象障碍**(body scheme/body image)、**视空间障碍**(spatial relations)以及**失认**(agnosias)。躯体结构认识指的是一种躯体的姿势模型，包括躯体各部分之间的关系及躯体与环境的关系。体象指对自身躯体的视觉及心理意象，包括对自身躯体的感觉，患者可因脑卒中的发生而产生躯体认识障碍。躯体认识障碍/体象障碍具体包括**偏侧忽略**(unilateral neglect)、**疾病失认**(anosognosia)、**自体认识不能**(somatoagnosia)、**左右侧分辨障碍**(right-left discrimination)、**手指失认**(finger agnosia)。视空间障碍综合征(spatial relations syndrome)指一系列以不能感知自身与外界两个或两个以上物体之间的关系为共同特征的损伤症状群。它具体包括**图形-背景分辨障碍**(figure-ground discrimination)、**形状分辨障碍**(form discrimination)、**空间关系识别**(spatial relations)、**空间定位障碍**(position in space)以及**地形定向力障碍**(topographical disorientation)。失认指尽管感知能力是完整的，但患者不能识别输入的信息。失认可以是视觉失认、听觉失认，或者触觉失认(实体感觉缺失)。重要的感知觉缺陷信息可以通过职业治疗师的帮助和密切合作再次获取。对感知觉缺陷及其治疗的完整探讨详见本书第27章认知与感知功能障碍。

因左侧偏瘫的患者可能表现出将他或她的功能障碍最小化，所以医护人员容易高估患者的感知觉功能。对于有视觉空间缺陷的患者来说，使用手势或者视觉提示会降低其完成任务的能力，反之，言语的提示会提高其成功率。同样重要的治疗对策还包括仔细地构建环境从而将干扰降至最小，提供充足的光线以及划定清晰的界线和参考点。

偏侧忽略(unilateral neglect)对躯体的一部分或者外界环境认识不能会限制患侧肢体(通常为非显性左侧)的运动及使用。患者特征性地对来自患侧的感觉刺激(视觉、听觉或躯体感觉)无反应。仔细观察患者对患侧肢体的自发使用和对要求其活动患侧或向患侧活动的特殊反应可提示存在患侧忽视。

癫痫

癫痫(Seizures)可见于少数脑卒中患者，且相比大脑中动脉疾病(17%)更多见于颈动脉闭塞性疾病(11%)。癫痫常见于急性期，紧随脑卒中发生之后(例如：见于 15% 的脑出血患者)；迟发性癫痫也可发生于脑卒中若干个月后。发作类型常见为部分运动性型。癫痫若不控制可成为潜在威胁生命的因素。抗惊厥药物[例如：苯妥英(大仑丁)，卡马西平(得理多)，苯巴比妥(Solfoton)]可用于控制其发作[2]。

膀胱肠道障碍

膀胱功能紊乱常见于急性期，约 29% 的患者会发生该功能障碍[2]。膀胱反射亢进或减退、括约肌控制失调和(或)感觉丧失均可导致尿失禁。制订排尿计划表以促进膀胱排空常用于减轻尿失禁的发生率，并可调节引起功能性尿失禁的因素，例如：注意力不集中、精神状态改变或者不能运动。通常，这些问题都能很快改善。持续性尿失禁常归因于医学上可治疗的情况(如尿路感染)。吸收垫及特制内衣或外置收集装置可用于难治性尿失禁。尿潴留可采取药物治疗及间歇性导尿或留置尿管。早期治疗对预防远期并发症如慢性尿路感染及皮损疗效满意。尿失禁的患者常要忍受尴尬、孤立与抑郁。持续性尿失禁与功能恢复的长期不良预后相关。

肠道功能紊乱包括大便失禁、腹泻、便秘及疝。便秘的患者可能需要使用大便软化剂、特殊饮食 / 流质及药物来解决这一问题。身体运动也有助于恢复。

心肺功能不全

大多数脑卒中是由血管性疾病引起的。因冠状动脉疾病(coronary artery disease，CAD)导致的脑卒中患者可查出心排出量受损、心功能失代偿及严重的心律失常。若这些问题持续存在，则会直接改变大脑血供，并引起其他局灶征象(如精神紊乱)。脑卒中患者在运动中 VO_2 水平可特征性表现出低峰值(约为年龄匹配健康个体水平的一半)[24]。该水平值可因年龄、残疾程度、伴发病的数量及严重程度、继发并发症及用药不同而异。心脏对运动耐量的局限会限制康复潜能，并需要物理治疗师密切的监控及仔细确定运动处方。

许多脑卒中患者非常虚弱且表现出工作能力低下、急性期疾病状态、卧床休息及活动水平受限。一些患者也许在脑卒中前就已经处于不活动的状态。与虚弱状态相关的心血管系统变化包括心排出量减少、最大心率减慢、静息及运动时血压均升高、最大摄氧量降低及肺活量下降。肌肉骨骼系统的变化(如：肌肉质量及肌力下降、骨量减少、弹性降低)和葡萄糖耐量降低也会影响运动的耐量与持久性。活动量减少也可能与抑郁相关，而抑郁在脑卒中患者中很常见。

脑卒中患者的肺功能常受损。肺容量减小、肺灌注及肺活量减小以及胸壁呼吸运动改变，这些都是一般表现。呼气量减少同时伴有因使用变异且不常用的运动模式活动所致需氧量增加。例如，用矫形器及辅助器械行走极大地增加运动所需能量。脑卒中患者的终末结局是疲劳增加及耐力下降。

深静脉血栓形成与肺栓塞

深静脉血栓(deep venous thrombosis，DVT)及肺栓塞(pulmonary embolus，PE)是所有不能运动的患者的潜在并发症。DVT 在脑卒中患者中的发病率高达 47%，且约 10% 的死亡病例归因于 PE[2]。其危险性在急性期相当高，因不能运动及长久卧床、肢体瘫痪、偏侧忽视和认知状态下降引发的静脉淤滞极大地提高了该风险。约 50% 的患者无明显临床症状，仅可通过多普勒超声检查(快速筛查的金标准)、造影剂静脉造影或者阻抗容积描记术识别。有症状的患者可自诉有小腿疼痛及压痛，或小腿束缚感。肿胀程度可从轻到重不等且影响到脚和踝。迅速确定诊断及治疗急性 DVT 对减小致命性 PE 的风险是必需的。约半数患者在诊断为 DVT 时已经有 PE。PE 的症状和体征包括胸痛、呼吸急促、心动过速、烦躁、不安、恐惧感以及伴随有持续性咳嗽。约 10%~15% 的 PE 患者会死亡。对有症状 DVT 的治疗包括持续性输注或者皮下注射低分子肝素(low-molecular- weight heparin，LMWH)，随后长期口服抗凝药[华法林(香豆素)]。药物抗凝作用生效后 24 小时才可行卧床休息。与此同时应鼓励患者多下床活动且嘱患者穿弹力袜。在一些病例中，选择性的采取手术去除血栓或置入腔静脉内滤器的方法。对 PE 的治疗措施包括吸氧或严重时行气管插管、抗凝药、溶栓药以及在某些病例中行手术干预。预防 DVT 和 PE 的首要措施有预防性使用抗凝药、腿部运动改善血流、早期活动以及使用弹力袜[25]。

骨质疏松症与骨折风险

骨质疏松(Osteoporosis)是一种以单位体积骨量丢失为特征的骨病，它常见于老年人，引起该病的因素有躯体活动减少、蛋白营养改变、激素缺乏以及钙缺乏。脑卒中患者不能运动且负重受限，这提示骨质疏松与废用性肌萎缩的风险增加。慢性脑卒中患者跌倒风险也增加，发生率介于 23%~50% 之间[26]。多种因素均可引起脑卒中患者跌倒风险，其中有感觉运动功能缺陷、平衡觉受损、神志不清、注意力缺陷、感知觉缺陷、视觉损害、行为冲动、抑郁以及交流障碍[27~29]。骨折风险增加，特别是椎骨和髋部骨折，是骨质疏松和跌倒的必然后果。对于脑卒中患者，骨质疏松和髋部骨折更容易于发生在患侧肢体[30]。

脑卒中的诊断

病史及体格检查

简要描述神经病学事件发生时序的准确病史一般由患者提供，或当患者意识丧失或无法交流时可由家属处获得。起病的确切时间及症状特点非常重要。起病突然伴症状加重及意识水平进行性下降提示脑出血。被患者描述为“有生以来最糟糕的头痛”的剧烈头痛提示蛛网膜下腔出血。脑栓塞发生速度也很快，没有任何征兆，且经常与心脏疾病和(或)心脏并发症有关。起病更多变且不均衡是脑血栓形成的特征表现。患者的既往史包括 TIA 的发作或头部外伤、是否存在主要或次要危险因子、药物、相关家族史以及患者近期发生的机能变化(无论是暂时的还是永久的)都要详细地调查[31]。脑卒中必须与许多其他情况相鉴别，包括癫痫、占位性病变(如硬膜下血肿、脑脓肿 / 感染、肿瘤)、晕厥、躯体症状、败血症继发的谵妄[32]。

对患者的体格检查包括检查生命体征(心率、呼吸、血压)、心脏失代偿体征以及大脑半球、小脑、颅神经、双眼和感觉运动系统功能。症状表现有助于确定病变的部位,而双侧躯体对比会显示病变侧别。出现双侧体征提示脑干病变或病变累及大范围脑组织[31]。

测试和评估

美国国立卫生研究院脑卒中量表(The National Institutes of Health Stroke Scale,NIHSS)是一个非常有价值的筛查工具,它着眼于对脑卒中发生后初始及后续损伤的检查。该量表包括 11 个项目并进行等级分类。一些项目评 0~2 或 0~3 分(意识水平、凝视、视野、面瘫、共济失调、感觉、语言、构音障碍、忽视);其他项目评 0~4 分(上肢运动和下肢运动)。每一项评分都有具体的描述。该量表的完成时间为 5~8 分钟。NIHSS 详见 www. ninds. nih. gov/ doctors/NIH_ Stroke_ Scale. Pdf.[33]。NIHSS 的检查评分服务由美国国立脑卒中协会提供。NIHSS 已用于对脑卒中亚型的鉴别[34~36]。

许多生物标记物可用于辅助识别大脑急性缺血灶。它们包括炎症调节因子如 IL-6、基质金属蛋白酶(matrix metalloproteinase,MMP-9)、神经胶质激活标志物等。随着更多的研究出现,生物标记物试验在诊断急性脑卒中的应用会越来越多[32]。

一系列标准化的血液分析,包括血液学研究、血清离子水平以及肝肾功能试验,用于排除代谢异常、血液、肾或者肝的疾病。

脑血管成像

脑血管影像学是确立缺血性脑卒中诊断并排除出血性脑卒中及其他类型的中枢神经系统(central nervous system,CNS)病变(如肿瘤或脓肿)的主要手段。先进的神经影像学可迅速确定闭塞的动脉并估计病灶核心及缺血半影区的大小。它还可用于指导缺血性脑卒中的治疗。在急性脑卒中初始阶段缺乏影像学运用非常普遍,因为许多患者都是过了严格的 3 小时时间窗才到达医院[37]。

电子计算机断层扫描

电子计算机断层扫描(computed tomography,CT)是最常用且便利的神经影像学技术。CT 的分辨率可鉴别大动静脉及静脉窦,但对小梗死灶及后颅窝的梗死敏感性较低,在急性期多次用 CT 扫描均为阴性,没有明确的证据证明有异常存在。然而,急性出血及出血性改变在 CT 上可以看见(图 15.5)。在亚急性期,CT 可了解脑水肿的发展过程(发病 3 天内),而这一现象在接下来的 2~3 周内会逐渐消失。注入造影剂后,脑梗死灶(发病 3~5 天内)可表现为低密度区域。远期的脑实质改变类似于疤痕形成,也可从 CT 上看到。有一点很重要需要谨记,CT 上显示的病灶范围与临床体征或功能改变没有必然的联系。

磁共振成像

磁共振成像(magnetic resonance imaging,MRI)在一些脑卒中中心已作为一线的影像学检查,而在其他机构,当 CT 没能提供明确的病灶定位证据时才使用该方法。MRI 测量原子核粒子在一个强磁场中的相互作用。MRI,特别是弥散成像 / 灌注成像 MRI,与 CT 相比,对脑组织的分辨率更高,对结构上的细节显示得更清晰(图 15.6)。MRI 对急性脑卒中的诊断更敏感,它可以早在血管阻塞发生后 30 分钟就能显示脑缺血灶并能发现 2~6 小时的梗死灶。它还能够详细地描述梗死或出血的范围并能检出 CT 不能检出的小病变。造影剂增强后可了解梗死灶在初始的 2~3 周内的变化。MRI 检查不能用于带有某些植入装置(如起搏器)的患者或者有幽闭恐惧症的患者[37]。

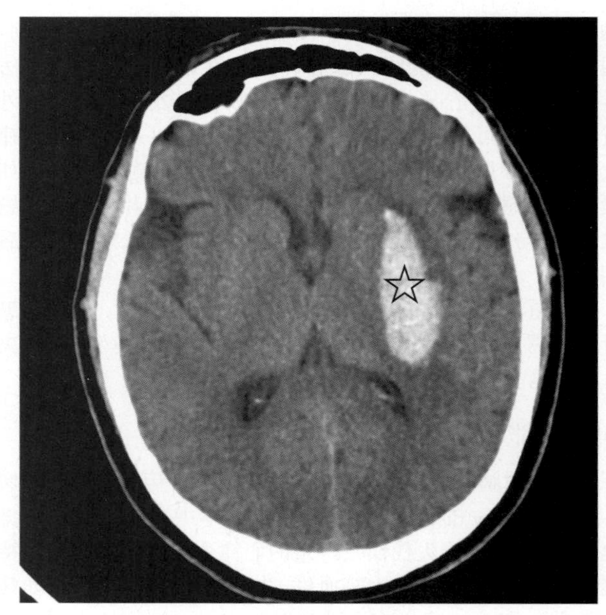

图 15.5 CT 显示一急性大脑内出血灶(标记处)

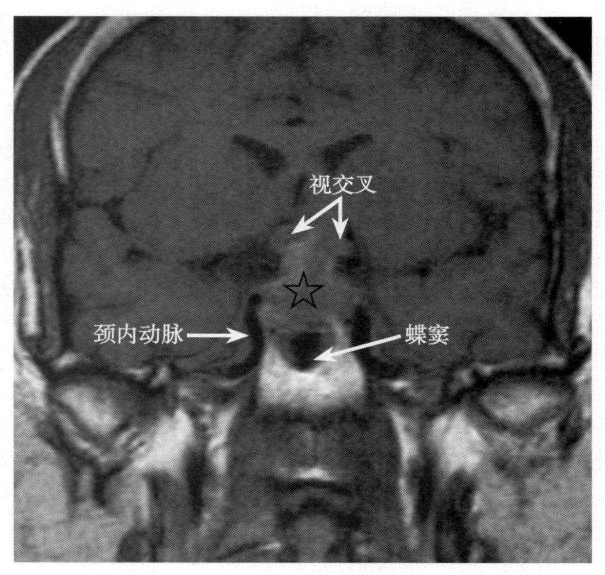

图 15.6 一位患有头痛及视野缺损的孕妇头部冠状 MRI,无造影剂增强。明显增大的垂体为 T1 高信号,提示亚急性出血。ICA= 颈内动脉

磁共振血管成像

磁共振血管成像(magnetic resonance angiography,MRA)是一种通过特殊的软件将脑中的血管显示出来的磁共振成像。它是用于识别血管异常(如狭窄),以及由血栓或栓塞导致的血流变化。它所提供的信息与传统的血管造影(用X-线检查注射造影剂后的血管)相似,但其敏感性更高且风险更低[37]。

多普勒超声

多普勒超声成像(doppler ultrasound imaging)是一种非侵入性的技术,其原理是发出声波进入人体内,声波遇流动的血液和动脉反射产生回声并形成影像。在诊断上,经颅多普勒用于检查大脑后循环(椎基底动脉系统)。颈动脉多普勒用于检查颈动脉且特别是颈动脉内膜切除术前,它在诊断PAD时还可用于检查周围动脉。

动脉造影与数字减影血管造影

动脉造影(arteriography)是从下肢或上肢动脉注射特殊的造影剂后使用X-线检查颈动脉。数字减影血管造影(digital subtraction angiography,DSA)也是用X-线检查颈动脉但使用较少的造影剂。这些检查是侵入性的且存在引起脑卒中的小风险。

脑卒中的内科用药与外科处理

内科处理

对已发生的脑卒中的内科治疗需满足以下原则:

- 通过循环和氧供重建改善大脑灌注并辅助阻止病变继续发展从而局限损伤范围。氧气由面罩或鼻氧管提供。昏迷的患者可能需要气管插管或者辅助通气以及吸痰。
- 维持适当的血压。低血压或者极端的高血压要处理;降压药会增加引起低血压及减少脑部灌注的风险。
- 维持充足的心排出量。若脑卒中是心源性的,内科治疗要集中在控制心律失常及心功能失代偿。
- 恢复/维持水电解质平衡。
- 维持血糖水平在正常范围内。
- 控制癫痫和感染。
- 控制脑水肿、颅内压和脑疝,使用抗水肿药物。脑室造口术可用于监测及排出脑脊液。
- 维持肠道与膀胱功能,需要时可使用尿管。对于昏迷的患者,导尿是短期甚至长期使用的措施。
- 维持皮肤与关节的完好,可通过建立保护性体位,每2小时翻一次身,以及早期物理及职业治疗。
- 降低DVT、误吸、褥疮等并发症的风险。

用药原则

药物对已发生的脑卒中及其并发症的干预(表15.2)[38,39]。

外科处理

神经外科的治疗方法包括如下[40]:

- 对于出血性脑卒中的患者,常采用手术治疗的方法来修补破裂的浅表动脉瘤或脑动静脉畸形,同时防止再出血和疏散凝血块(血肿)。但是,较大较深的颅内或脑干的血管损伤通常无法使用手术治疗。另外,神经外科手术可以切除有破裂和脑卒中危险的浅表完整脑动静脉畸形。
- 对于不适用tPA治疗或使用tPA治疗无效的患者,可以使用Merci挽救系统(Merci® Retriever System)进行手术治疗。这种装置可以穿过导管进入梗阻的大动脉。装置使用螺旋状的细小工具来缠绕并套牢凝血块,然后自动脉中缓慢回抽凝血块将其移出。这样血流就成功恢复了。这套系统对于较小的动脉和较末端的梗阻部位并不十分有效。
- 半影系统(Penumbra System®):使用导管和分离器在梗阻部位进行手术,它可以吸住并抓取凝血块,从梗阻部位抽吸出凝血块。这套系统对于症状发作后8小时时间窗内的患者比较有效。
- 颈动脉内膜切除手术是一种用来除去颈动脉脂肪沉积的手术方式。这种手术可以有效预防复发性脑卒中或患有短暂性脑缺血发作的患者发生脑卒中。手术的代表性指征为血管狭窄程度达到60%~99%,手术最多可以降低脑卒中风险的55%。由于变动的血压水平可以导致缺血区域更大的损伤,因此急性脑卒中患者不适宜此种手术。

康复原则

康复对于减轻残障和促进个人独立自理非常重要。另外,提高生活质量可以减少或预防已知的脑卒中并发症。最佳的治疗方案需要多学科协作的团队来建立全面的医疗计划(a comprehensive plan of care,POC)。康复团队的专家们包括内科医师、护士、物理治疗师、作业治疗师、言语治疗师和社工。还需要纳入的专家包括神经心理学家、营养师、娱乐治疗师和职业顾问。患者/客户及其家人和护理人员也是这个团队的重要成员并需要参与到POC的所有决策中。在团队的有效运作中跨学科的合作沟通显得尤为关键,这种沟通常采用的形式包括病例研讨会、非正式的交流会议、对患者进行查房和患者/客户的家庭会议。有效的病患管理还包括个性化的教育方案和准确有效的文件资料备案。很重要的一点是,康复团队要为患者提供支持性的环境来帮助患者及其家人去适应这个改变他们生活的疾病事件。

美国脑卒中协会(The National Stroke Association)建立了一套认定脑卒中康复专家资质的程序。对临床脑卒中康复专家(clinical stroke rehabilitation specialist,CSRS)的资质确认保证了治疗师在脑脑卒中方面都是熟练的临床专业人士。而这个过程包括4个阶段严格的培训课程,最终通过笔试的学员才可以拿到国家认证的证书,即CSRS证书。想要获取更多信息可以登录www.stroke.org。

制定康复POC时需仔细斟酌患者的病史、病程和症状,另外还要考虑患者存在的功能损伤、活动受限和参与受限。同样要留心的是患者保有的能力(资产)、存在的优势和拥有的资源,这包括家人、住宅和社区资源。治疗措施是恢复性的(目的在于改善功能损伤、活动受限和参与受限),预防性的(目的在于最小化可能的并发症和间接损害)和补偿性的(目的在

知识点 15.2 脑卒中患者常用的治疗方案[38,39]

- **溶栓剂**(阿替普酶[阿克伐司 /tPA]):使纤溶酶原转换成纤溶酶,降解出现在凝血块中的纤维蛋白,溶解凝血块并重建血流(如:血栓崩解导致的缺血性脑卒中;也可用于溶解冠状动脉中的凝血块、肺栓子和深静脉血栓)。
  可能的副作用:最常见的并发症是渗血和脑出血。
- **抗凝剂**[如:华法林(香豆素)、肝素、达比加群酯(泰毕全)]:通过稀释血液来降低血栓的发生风险并预防已经存在的血栓继续增大;用药指征包括深静脉血栓的预防、脑卒中的预防、周围血管病。使用香豆素时需要密切监测凝血时间。肝素使用静脉给药,起效迅速。
  可能的副作用:增加渗血、出血和血肿的发生风险。
- **抗血小板疗法**[如:乙酰水杨酸(阿司匹林)、硫酸氯吡格雷(波立维)、达比加群酯(泰毕全)、盐酸噻氯匹定(抵克利得)]:预防血小板(血细胞)聚集;低剂量长期使用可以降低血栓形成和复发性脑卒中的风险;更高的剂量可以作为抗凝剂使用,也可以推荐房颤患者使用。
  可能的副作用:增加胃溃疡和出血的风险。
- **抗高血压药**[如:ACEI 类药物、α- 受体阻滞剂(盐酸哌唑嗪)、β- 受体阻滞剂、钙离子通道阻滞剂、直接扩血管药物、利尿剂、节后神经元抑制剂]:用于控制血压。
  可能的副作用:头晕、低血压及其他症状。
- **血管紧张素Ⅱ受体拮抗剂**[替米沙坦(美卡素)、氯沙坦钾片(科素亚)]:血管紧张素Ⅱ是一种可致血管周围肌肉收缩从而使得血管缩窄的化学物质。而这种药物可以抑制血管紧张素Ⅱ,扩张血管并降低血压。
  可能的副作用:头晕、低血压及其他症状。
- **抗胆固醇药物 / 他汀类药物**[阿托伐他汀钙(立普妥)、瑞舒伐他汀钙(可定)、辛伐他汀、洛伐他汀、氟伐他汀]:通过抑制肝脏中生成胆固醇的酶来降低血液中的胆固醇水平;可以用来治疗高胆固醇血症和混合性血脂异常。
  可能的副作用:头晕、头痛、失眠、乏力。
- **肌肉松弛剂**[如:卡利普多(Soma)、氯唑沙宗片(Parafon Forte)、环苯扎林(Flexeril)、地西泮(安定)、美索巴莫(Robaxin)、邻甲苯海明(Norflex/Norgesic)]:用来放松骨骼肌并减轻肌肉痉挛。
  可能的副作用:可能会导致困倦,头晕,口干和其他症状。
- **解痉药**[如,巴氯芬(力奥来素)、丹曲林钠(丹曲林)、地西泮(安定)、替扎尼定(Zanaflex)]:被用来放松骨骼肌并减轻肌肉痉挛。
  可能的副作用:可能会导致困倦,头晕,意识模糊,乏力和其他症状。
- **抗癫痫药**[如:卡马西平(得理多)、氯硝西泮(克诺平)、地西泮(安定)、苯巴比妥(鲁米那)、苯妥英钠(狄兰汀)]:被用来控制癫痫发作;对中枢神经系统有广泛的抑制作用。
  可能的副作用:可能会导致困倦,共济失调,镇静状态和其他症状。
- **抗抑郁药**[如:氟西汀(百忧解)、单胺氧化酶抑制剂、舍曲林(左洛复)、三环类(阿米替林)]:被用来控制抑郁病情。
  可能的副作用:可能会导致焦虑、震颤、失眠、恶心。

于调整任务、活动或环境以提高功能)。关于这部分的讨论可以查看第 1 章:临床决策。对中度到重度脑卒中患者的整体关注体现在长期计划中,其中需要考虑患者希望的医疗方式,较为典型的包括入院治疗(急症医疗和住院康复)、门诊康复和家庭 / 社区康复。

脑卒中患者首选的训练模式是来自《物理治疗师执业指南》(Guide to Physical therapist Practice)的 5D 模式,《受损运动功能、感觉完整性与青春期或成年获得性非进行性中枢神经系统损伤[41]。读者可以在其中找到患者 / 客户诊断分级的相关信息,CD-9-CM 疾病编码,考试范围;评估、诊断和预后的注意事项,以及推荐的治疗方法。因此,《物理治疗师执业指南》常被物理治疗师们用来当做设计全面的 POC 和记录服务内容、患者取得成绩的首选材料。

治疗的连续性指的是提供给患者的医疗、服务和(或)项目的全部过程。对于脑卒中的患者,治疗的持续性基于 2 个重要的因素:(1)恢复的阶段;(2)脑卒中所致的残障程度。

急性期

一旦判断脑卒中患者处于医学稳定期,一般是急性发作后 72 小时内,患者就可以在急性期医疗设施的监护下进行低强度的康复训练。这种急性期的患者常见于神经科重症监护室(intensive care unit,ICU)或具备可以提供综合性康复服务设施的专门的脑卒中监护室。和没有接受特别监护的患者相比,有证据支持专门的脑卒中监护室能够更好地改善患者的功能。接受这种治疗的患者在脑卒中 1 年后更有可能存活、自理和归家生活[42,43]。治疗师应该通过查找医学记录以及和医学团队沟通来掌握患者的现有状态。在急性医疗期,治疗师应该帮助监测患者的病情恢复并警惕患者病情的重大变化(如:生命指征的变化[心率(heart rate,HR)、血压(blood pressure,BP)或呼吸频率(respiratory rate,RR)]、血氧饱和度的下降、皮肤改变、精神和意识状态的改变等)。早期活动可以预防或降低长期卧床的不良影响和去适应作用(指长期失重后，心血管机能的一种改变），还可以促进患者的意识水平恢复和生活独立性恢复。早期刺激和偏瘫侧肢体的使用可促进患者功能重建，还可以改善患者偏瘫侧肢体的习得性废用和运动不适应模式。通过培养患者对康复过程的积极展望可以减轻神经衰弱、抑郁和兴趣丧失。治疗的手段包括但不局限于姿势训练，还包括功能性运动训练（如：床上移动、坐立转换、转移、移动）、ADL 训练、关节活动度（range of motion，ROM）训练和夹板疗法等。

根据患者的现状（病理状态、损伤情况、活动受限）和致残障的风险因素，应在早期对患者及其家属 / 护理人员进行指导、教育和训练。这需要治疗师对患者的恢复过程、康复 POC 和在治疗期间希望发生的转变有个大概的了解。需要注意的是治疗的过程对于患者及其家属是一段高度紧张的时期，所以应该逐级给予他们合适的信息，并在该信息阶段重复强调这些信息。治疗师应该学会有效地沟通技巧，包括与患者交流时使用平常的语调和音量，语速要缓慢并给患者足够的时间来反应，使用简单的是或否问答题，以及尽可能使用肢体语言和触觉信号。掌控周围的环境并减少患者注意力分散，能够使患者集中注意力并促进良好的沟通。治疗师还需注意患者是否存在视野缺损（同侧偏盲）和感知觉的改变（单侧感觉丧失），这些会影响治疗师和患者互动时姿势的选择。治疗师应该敏锐地了解到这些伴随脑卒中而来的变化对患者及其家属是灾难性的，并帮助他们能够早期开始康复治疗，使他们明白治疗师和他们是一个团队，将共同度过这一时期。

现在的康复理念趋向急性期短期住院治疗（平均住院日约 5 天）[1]。但是，过早出院会造成患者在亚急性或家庭康复期并发症的增加。这些并发症可以导致主动康复期的延后，对于一些患者甚至是暂时停止治疗或返回急性康复医院直至并发症得到解决。因此，治疗师要注意监测患者是否存在发生并发症和急症的潜在风险（如：心律失常、深静脉血栓、血压不稳、复发性脑卒中等）。

亚急性期

有中度或重度残留损伤或活动受限的患者，适宜在独立性康复机构或综合性医院的康复科进行高强度的住院康复治疗。康复机构认证委员会（Commission on Accreditation of Rehabilitation Facilities，CARF）和卫生服务认证联合委员会（the Joint Commission on Accreditation of Healthcare Organizations，JCAHO）通过的康复治疗方案有机会添加至行业统一标准中并被认为可以提供高质量的医疗服务[2]。有证据支持物理治疗对脑卒中患者的功能改善的价值[43~52]。因此，推荐能够接受高强度训练的患者进行住院康复。住院康复训练包含 2 个及 2 个以上的康复项目，每天至少 3 个小时、1 周 6 天的主动康复训练。如果患者要求降低训练强度，可以将患者转入有专业护理设施的过渡病房（transitional care unit，TCU），这里的康复训练强度较低，一般为 1 周 5 天，每天 60~90 分钟的康复训练[2]。

康复训练的时间是预测康复效果的重要因素。一般来说，在发病后的 20 天内，与较长的发病到入院时间间隔相比，较短的间隔被证明能够显著改善患者的功能结果[53]。其他影响康复时间选择的因素包括病情稳定性、认知 - 感知觉功能障碍的严重程度、积极性、耐力和恢复情况。因为综合康复训练的效果有时间限制，因此选择最佳的康复训练时间可以防止不必要的失败并提高患者功能的长期预后。

慢性期

慢性期的康复治疗一般是在脑卒中后 6 个月开始，通常在医院的康复门诊、社区或家中进行。从康复科住院部出院的患者，如果需要继续康复治疗并且能够从家中较方便的出行，那么可以给这样的患者开具门诊康复治疗的处方。很多从住院康复期开始的治疗会一直持续并继续加强，就是为了维持已经取得的成果和提高患者功能[44,46,48~52]。其他可供使用的治疗方法包括强制性使用运动疗法（constraint-induced movement therapy，CIMT）[45]、双侧功能训练[47]、虚拟现实训练[53]、电动机械辅助行走训练[54]。部分患者只想稍稍参加康复训练，并不要求高强度的住院康复治疗，这些患者从门诊康复治疗中也获得了有益的治疗效果。患者应该为这些机构提供完整的既往医疗记录和康复治疗资料。这些医疗机构提供的训练强度各有不同，但一般都比住院康复的训练强度低（如，每次就诊期间进行 60~90 分钟的训练，每周 2~3 次）。目标设定为进一步改善灵活性、肌力、平衡能力、运动功能、耐力和上肢功能的门诊治疗治疗已经被证实可以产生有益的效果[55]。患者及其家属在治疗师的指导下学习家庭训练方案（home exercise program，HEP），了解保持训练强度、促进健康、防跌倒和注意安全的重要性。

对于不能独自离开住处的患者，还可以选择接受家庭康复治疗。家庭康复带来的挑战会使患者及其家属产生额外生活压力。一旦产生困难应该以合适的方式解决。治疗师要注意帮助患者加强解决问题的技巧以保证其能够成功适应多变的家庭和社区生活。跌倒的危险因素应该尽可能地或适当地被减少或消除。仔细检查周围环境并对家庭设施的调整提出建议是治疗师帮助患者重返家庭的重要的准备工作（第 9 章环境检查）。

最后，治疗师应帮助患者重新开始娱乐活动并融入社区生活。随着活动的增加，治疗师要密切监测患者的承受水平，并根据需要指导患者的活动节奏和节省体力的技巧。社区健身计划[51]和水上活动[56]被证实可以改善脑卒中后患者的功能。一小部分脑卒中后患者能够通过治疗师的评估，并在帮助下重返工作岗位。随着患者成功地适应家庭和社会生活，康复治疗应该逐渐淡出患者的生活。周期性的随访被推荐用来确定患者病情的发展变化和确认功能的长期维持。

注意：虽然有很多关于脑卒中康复有效性方面的研究和 10 篇以上的 Cochrane 系统评价[43~56]，Cochrane 研究者得出的结论是：仍然需要更多高质量的研究（即随机对照实验）以确定最有效的治疗方法。为了确定康复治疗对生活质量、社区参与和整体的成本效益比的作用效果，同时弄清楚脑卒中的严重程度、潜在因素和年龄所致的差别效应，尚需要进一步的研究。

检查

全面的物理治疗检查的三个基本组成部分是患者 / 客户

的病史、系统回顾、功能测试和评估。检查项目的选择会根据各种因素而不同,这些因素有患者年龄、脑卒中的部位和严重程度、恢复的程度、初步检查结果、康复阶段、家庭/社区/工作环境及其他因素。

检查的目的

- 做出疾病诊断并依据专业指南进行分级。
- 监测脑卒中的恢复情况。
- 确定适合康复治疗的患者并做出最恰当的治疗决策。
- 制定个体化的POC,其中包含预期目标、可能的结果、预后和干预。
- 通过周期性再评估,检测患者在实现预定目标中的进步和取得的效果。
- 考虑是否需要将患者转送至其他医师处。
- 制定出院计划。

综合检查是临床决策所需信息的主要来源。检查结果应该与康复团队已知的信息相结合以制作出综合的POC。表15.3显示了脑卒中患者检查要点[41]和可能存在的功能障碍。在前面的章节中,我们已经探讨过很多检查程序、测试和评估(第2~9章)。在这部分我们着重讨论与检查相关的内容,包括测试和评估以及脑卒中患者特定评估仪器。治疗师要能够鉴别哪些是脑卒中所致的直接损伤,哪些是其他系统疾病的后遗症或并发症所致的间接/继发损伤。患者功能表现中的活动受限和参与受限对于确诊同样重要。

通过与患者/患者家属交谈以及查看医疗记录所获取的数据信息,应包括一般人口统计学资料、内科/外科病史、社会和工作经历、家族史、居住环境、平素健康水平和危险因素以及社会和健康习惯。同样需要确认的是患者是否同时存在其他的健康问题和正在进行的药物治疗。年龄较大的脑卒中患者往往存在多种心血管疾病和其他并发症。从病史中获得的信息能够帮助治疗师在系统回顾和深入检查时找到要点。

颅神经完整性

治疗师应该检查患者的面部感觉(CN Ⅴ)、面部运动(CNs Ⅴ和Ⅶ以及迷路/听觉功能(CN Ⅷ)。存在吞咽困难和流涎的患者,还应检查其低位脑干神经(CNs Ⅸ,Ⅹ和Ⅻ)中影响面部、舌及咽喉肌肉的运动核团。这些检查可以帮助判断口、唇、舌、腭、咽和喉的运动功能。因为活动减退可以导致误吸,因此咽反射的检查是必要的。另外,还要仔细检查患者是否有足够的咳嗽反射机能。治疗师应能够辨识出吞咽困难并及时进行转诊。

检查视觉神经系统时应该十分小心,检测内容包括视野缺损(CN Ⅱ,视辐射,视皮层),视敏度(CN Ⅱ),瞳孔反射(CNs Ⅱ和Ⅲ),以及眼外肌运动(CNs Ⅲ,Ⅳ和Ⅵ)。脑干卒中的患者可有眼球运动障碍,如:复视、振动幻觉、视物变形或共轭凝视麻痹。视野缺损(同侧偏盲)需要与视觉忽略和感知觉障碍相鉴别,而这些疾病的特点是无法注意到或忽略受损视野内的视觉刺激。单纯偏盲的患者通常知道自己的功能障碍,患者可以通过患侧偏斜头部或眼睛,自发性地弥补患侧功能;而视觉忽略的患者不知道(未注意到)自己的功能损伤(第29章)。是否需要佩戴规定的眼镜应在测试前决定;治疗师应确保眼镜适宜佩戴并且洁净。

知识点 15.3 脑卒中患者的检查要点[41]

患者病史

- 年龄、性别、民族/种族、母语、教育背景
- 社会经历:文化信仰和行为习惯、家庭和医疗资源、社会保障系统
- 专业/就业情况/职业
- 生活环境:家庭/工作环境障碍
- 左手优势还是右手优势
- 一般身体状况:生理、心理、社会、角色功能、卫生习惯
- 家族史
- 内科/外科疾病病史
- 身体现状/主诉
- 药物治疗
- 医学/实验室检查结果
- 功能活动水平:发病前

系统回顾

- 神经肌肉系统
- 肌肉骨骼系统
- 心血管/呼吸系统
- 表皮系统

测试和评估/功能障碍

测试和评估是根据患者的个人功能进行选择的,陈列并详述如下:

- 意识水平、觉醒、注意力和认知水平:精神状态、观察能力、积极性
  主要功能障碍:警觉性和注意力受损、重复行为、虚构、精神错乱、定向力障碍、注意力 分散、记忆受损、判断力减退
- 情绪状况
  主要功能障碍:抑郁、假性延髓效应、兴趣丧失、狂喜
- 行为模式
  主要功能障碍:冲动型行为模式或谨慎型行为模式、挫败感、易激惹
- 语言交流:与发音治疗师一起进行
  主要的功能障碍:流利、不流利、完全性失语、构音障碍
- 循环系统;心血管疾病的体征和症状
  常见的并发症:高血压病、冠状动脉疾病(CAD)、慢性心力衰竭(CHF)、糖尿病、深静脉血栓(DVT)
- 吸气和呼气/换气:呼吸系统的体征和症状
  常见的并发症:慢性呼吸系统疾病
- 人体测量指标:体重指数(BMI)、腰围、身高
  继发性损伤:水肿,常出现于手部和脚部
- 皮肤完整性:皮肤状况、压力敏感部位、压力释放系统的有效性
  继发性损伤:皮肤完整性发生改变、褥疮
- 疼痛:程度和部位
  主要的功能障碍:脑卒中后中枢痛
  继发性损伤:患侧肩部/手部疼痛
- 颅神经和周围神经的完整性

知识点 15.3 脑卒中患者的检查要点[41] 续

主要的功能障碍:吞咽困难

- 感觉的完整性和统合性
  主要的功能障碍:同侧偏盲、触觉 / 本体感觉 / 运动觉的缺失、实体觉缺失
- 感知觉功能:需要患者与作业治疗师协作进行
  主要的功能障碍:空间关系综合征、体象障碍、单侧忽略、失认、地形定向障碍
- 关节的完整性、对线和运动:关节活动度(主动和被动)、肌肉长度和软组织的延展性
  继发性损伤:生物力学性对线关系改变、关节活动度的缺失、肌肉和软组织长度缩短
- 姿势:对线和摆位、对称性(静态和动态、坐位和站位)、人体工程学和人体力学
  继发性损伤:生物力学性对线关系改变
- 运动功能:运动控制和运动学习
  主要的功能障碍:
  反射的完整性发生改变:反射亢进、强直反射、联合反应
  肌张力异常:早期为肌张力减低,痉挛:痉挛姿态
  异常的(强制性)协同效应:屈伸协同模式
  自主运动模式发生改变:动作的启动、动作序列、肌肉收缩的时点发生改变,肌肉力量的产生发生改变协调性、灵活性、敏捷性:协调障碍

运动计划:观念性运动或观念运动性失用

- 肌肉性能:肌肉强度、肌力和耐力
  主要的功能障碍:乏力或无力,疲劳继发性损伤:失用性萎缩
- 姿势控制和平衡:感觉运动整合、平衡策略(静态的和动态的),安全性
  主要的功能障碍:平衡能力改变,跌倒风险增加
- 步态和移动:步行模式和速度,是否使用辅助设备 / 矫形装置,安全性
  主要的功能障碍:动作序列、发动时点、平衡、持久力发生改变
- 轮椅的管理和使用:安全性和持久性
- 有氧代谢能力和耐力:功能性运动测试,逐级增强的运动负荷试验

继发性损伤:耐力下降

- 矫形装置、保护设备、辅助设备:适用性、校准、功能、使用、安全性
- 功能状态和活动水平:功能性使用技能的评估通过测试FIM 水平,基本性和工具性日常生活能力(ADL),功能性运动技巧,处理家务的技能,辅助或自适应性装置的适用、校准、功能、使用,安全性
  主要的功能障碍:独立功能丧失
- 工作、社区和休闲活动:开始 / 继续参加活动,安全性

感觉检查

脑卒中后患者常有躯体感觉障碍(触、温、痛觉和本体感觉)。而损伤的类型和程度与血管损伤的部位、大小有关。大脑皮质损伤常表现为特定部位的功能障碍,但是弥漫性偏身功能障碍常提示可能伤及更深的丘脑及其邻近组织。触觉障碍(64%~94%)、本体感觉障碍(17%~52%)、震动觉障碍(44%)和针刺觉缺失(35%~71%)都已有相关报道[57~59]。也有报道发现受累较小侧肢体,即同侧肢体感觉缺失的病例,不过缺失程度低于患侧(12%~25%)。交叉性感觉缺失(同侧面部功能障碍伴有对侧躯干和肢体功能障碍)是脑干损伤的典型症状。另外,还存在皮质感觉通路的功能障碍(两点辨别觉、实体辨别觉、运动觉、体表图形觉)[60,61]。深感觉障碍对运动功能、运动学习和康复效果的影响是消极的,并会促进单侧忽略和肢体习得性废用的发展。感觉障碍还与压力评分、皮肤损伤、肩痛和肩关节半脱位有关。

脑卒中后中枢性疼痛(Central post-stroke pain,CPSP)指的是中枢躯体感觉系统的损伤或疾病直接导致的疼痛,在脑卒中患者中发生率为 10%[62]。无论是在髓质、丘脑还是皮质,躯体感觉通路上任何节段发生损伤都可能导致 CPSP 的发生。丘脑被认为在中枢性疼痛潜在的病理生理学中扮演着重要的角色。CPSP 的疼痛可以是非常严重而且持久的(常用“火烧样”或“酸痛”来描述),或是间歇性自然发作的(描述为“撕裂痛”或“射击痛”),也可以由机械性刺激(轻抚皮肤轻压)或温度刺激(热或冷)激发。症状可以是局灶性的,只影响手部 / 手臂或脚部 / 腿部,但是某些严重的病例半侧身体都会受到影响。虽然疼痛的症状可能延迟数月才会发作,但是疼痛的发展一般发生在脑卒中后的头几个月内。自然痊愈的患者少见,而不得不长期忍受疼痛煎熬的患者常见。CPSP 使患者极度虚弱的特点常常会限制患者进行康复训练治疗并降低康复的效果[63]。

感觉检查应该包括浅感觉检查(如:触觉、压力觉、尖锐或钝性的分辨、温度觉)和深感觉检查(如:本体感觉、运动觉、振动觉)。一旦确定包括触觉和压力觉在内的浅感觉的完整性,就可以开始检查复合(皮层)感觉。复合感觉包括实体辨别觉、触觉定位、两点辨别觉和材质识辨觉。检查感觉功能的过程详述于第 3 章:感觉功能的检查。患者感觉障碍的经历各种各样,小到轻微的感知觉改变,大到感觉阈值的显著改变、感知觉迟滞、反应的不确定、感觉适应的时间改变及感觉持续存在[57]。感觉障碍可能集中体现在某一种感觉形式上,而不伴有其他感觉形式的明显障碍。偏瘫上肢和偏瘫下肢的感觉障碍有时并不相同,这是由损伤部位决定的。当与非患侧的感觉进行对比时要十分注意,因为推测为肢体“正常”也可能存在感觉障碍,这是由年龄和并发症造成的。认知障碍或交流障碍会造成感觉检查困难或检查时间延长。

关节活动度和完整性

关节活动度的检查应该包括使用角度计测量被动关节活动度,关节过度活动 / 活动过小的角度,软组织的改变(水肿、炎症或受限)。由于关节对位不齐较为常见,所以应仔细检查患者的肩关节和腕关节。腕关节水肿常导致腕骨错位,从而造成伸腕时腕骨相互冲撞。痉挛可以导致关节活动度多次测量结果不一致,这是因为肌张力的波动可以从一个测量部位发展到下一个部位。因此,在做检查时,应该及时发现肌张力的异常。处于恢复早期或中期阶段的患者,如果存在轻度瘫痪、痉挛或强制协同效应等症状,将会妨碍患者进行独立的自主运动,因

此这部分患者进行主动关节活动度(AROM)测量会受到限制或根本无法进行。对关节活动度受限和挛缩进展要详细记录。

身体的任何部位都可以发生挛缩,但尤为明显的是瘫痪侧肢体。随着挛缩的进展,水肿和疼痛也会继续发展并进一步限制活动。在上肢,肩关节的屈曲、外展和外旋活动受限较为常见。肘关节屈肌肌群、腕关节和指关节的屈肌肌群以及前臂的旋前肌群发生挛缩较为相似。在下肢,跖屈肌群的挛缩较为常见。

运动功能

运动功能的康复阶段

脑卒中后最开始出现的是弛缓性瘫痪(第1阶段)。这一症状随着痉挛、反射亢进和协同运动模式/强制性协同运动的出现被取代,这些新出现的症状都是上运动神经元综合征的表现。发生强制性协同运动的肌肉以一种高度统一的异常模式被强力地连接在一起,使得这种模式外的独立关节运动无法实现。在第2阶段(早期协同作用),易化性刺激能够从协同运动中诱导出少量的自主运动。随着病情恢复,痉挛症状越来越明显,并伴有强烈的强制性完全协同作用(第3阶段)。从第4阶段开始,随着一部分协同作用外的独立关节运动复苏,协同作用的影响逐渐减弱。在第5阶段,相对独立于协同作用,痉挛状态继续减弱而独立关节运动变得更为明显。当到达第6阶段时,运动模式基本正常。这种康复的一般模式最初是由Twitchell[64]和Brunnstrom[65,66]提出的,后来又被其他的研究者证实[67,68](表15.4)。其中有一些要点值得思考。虽然个体的恢复常常不同,但是运动功能恢复的一般模式都是存在的。有些患者出现轻度受累的早期恢复,但也有患者出现严重受累的不完全恢复。

患者的康复程度由多种因素决定,包括损伤部位和严重程度以及通过训练形成的适应能力。最后,不同的患者康复效果不同。举例来说,在大脑中动脉闭塞综合征的患者中可以观察到:上肢较下肢相比受累更多并且较少能够完全恢复。关于不同康复阶段的检查项目,请查看这部分后面的《Fugl-Meyer运动功能评估量表》和附表15.A中的讨论。

肌张力

卒中后由于大脑处于休克期,即刻会出现肌肉张力下降。一般这种**低张力**状态仅持续短暂的几天或者几周。一小部分脑卒中损伤位于运动皮层区或者小脑的患者,低张力状态可能持续存在。约90%的脑卒中患者损伤对侧肢体会出现**痉挛**,这种源于上运动神经元损伤综合征的痉挛主要累及抗重力收缩肌群(第5章,表5.3)。脑卒中患者上肢较常出现痉挛的肌群包括:肩胛提肌、肩内收肌群、肩胛降肌、内旋肌群、肘屈肌群、前臂旋前肌群、腕屈及指屈肌群。痉挛出现在颈部及躯干部则会导致躯干向偏瘫侧侧屈加强。下肢痉挛较易累及骨盆肌,髋内收及内旋肌群,髋部及膝关节伸肌,踝跖屈及旋后肌群,趾屈肌群等。痉挛导致肌肉僵直,限制自主运动的产生。肢体常呈现出中度到重度的痉挛模式(例如:上肢呈手握拳、肘屈曲、肩外展后缩模式,下肢呈膝关节伸直、踝跖屈模式)。痉挛姿势可导致渐进性痉挛性疼痛,退行性病变,不可逆的关节挛缩等。在运动启动前及运动过程中起姿势自动调节作用的肌肉也会受累出现痉挛,使得脑卒中患者在运动过程中调整和稳固躯干及近端肢体的能力受损,导致姿势异常,平衡受损,跌倒风险增加。

肌张力检查是最基本的检查项目。测试肌肉张力降低或者痉挛可采用被动关节活动检查。痉挛的严重程度可采用改良Ashworth量表(the Modified Ashworth Scale,MAS),根据被动牵伸肌肉时的阻力来分级(第5章,表5.4)。要注意肌张力对受累肢体静态及自主活动时的影响。

反射

脑卒中后反射也会根据恢复阶段产生变化。脑卒中初期,反射减弱。当痉挛及共同运动出现时,反射亢进随之出现。肌腱反射亢进可能同时伴有阵挛、折刀样反应、Babinski征阳性及所有上运动神经元综合征(第5章,表5.5)。

张力性反射(tonic reflexes)常见于不同类型的神经系统损伤疾病中,例如:脑外伤(traumatic brain injury,TBI)、脑瘫(cerebral palsy,CP)等。当头部及躯体姿势发生改变时,则不可避免的出现静止性张力及肢体运动状态的改变。最常见的是非对称性紧张性颈反射(the asymmetrical tonic neck reflex,ATNR),旋转头部时,颜面侧上肢肘关节呈伸展位,对侧肘关节呈屈曲位(第5章,表5.7)。

联合反应(associated reactions)也较常见于脑卒中后出现较强痉挛及共同运动的患者中。当一侧肢体自主活动时,及出现其他刺激如:打哈欠、打喷嚏或咳嗽等,偏瘫侧肢体出现不自主运动。例如:当患者大力屈曲健侧肘关节时,患侧肘关节同时出现屈曲运动。或者患者坐位屈曲抬高患侧髋关节时,偏瘫侧上肢也会出现屈曲运动。联合反应会限制功能性活动,尤其是在上肢。由此,需对患者进行牵张反射及病理性反射的检查

知识点15.4 脑卒中后的运动恢复过程

第一阶段	在卒中的急性发病期即刻,几乎所有偏瘫患者的运动功能都处于软瘫期,患侧肢体没有任何运动可以被引出。
第二阶段	当开始恢复时,患侧肢体开始出现协同作用,或者其中的一部分出现协同反应,或者甚至出现少量的随意运动。此时,痉挛开始出现。
第三阶段	此后,患者开始出现随意控制的共同运动模式,尽管此时还不能做全范围的动作。痉挛进一步增加且加重。
第四阶段	开始出现部分分离运动,一开始很困难,逐渐变得容易,此时痉挛程度开始下降。
第五阶段	运动功能如果继续恢复,共同运动模式逐渐减弱,更多复杂的组合动作开始出现。
第六阶段	随着痉挛的消失,每个关节开始出现独立活动,协调能力也恢复正常。自此,作为运动恢复的最后一个恢复阶段,已经具备正常的运动能力,但是并不是所有人都能达到最后一个阶段,运动恢复可能会停留在上述任何一个阶段。

(包括:Babinski 征、张力性反射、联合反应)(第 5 章,表 5.7)。

自主性运动

脑卒中后,异常的原始共同运动模式伴随痉挛而出现,导致患者不能在试图完成单个肢体的分离运动时,不影响其他肢体关节的运动。例如:当患者试图屈曲肘关节时,会同时导致肩关节屈曲、外展、内收、外旋。严重的影响患者根据不同作业及环境要求产生相应运动的能力。共同运动在患者恢复早期或者出现随意运动时即会出现,随着患者的逐渐恢复,伴随着痉挛程度的加强不断加强。患者肢体有两种不同模式的共同运动(表 15.6):屈肌共同模式和伸肌共同模式。对共同运动模式的检查提示某些肌群不常参与屈肌及伸肌共同模式,包括:①背阔肌;②大圆肌;③前锯肌;④指伸肌群;⑤踝外翻肌群等。因此,当患者处于共同运动模式中时,这些肌群很难产生活动。共同运动模式限制患者日常生活活动能力(ADL)及功能性作业活动,例如:当患者下肢伸肌共同模式较重时,则会由于下肢踝跖屈、髋膝过伸、髋内收等异常模式导致步态异常(剪刀步态)。随着进一步功能恢复,痉挛及共同运动逐渐消失,正常的单关节分离运动逐渐产生。

表 15.6 脑卒中后常见共同运动模式

	屈肌共同模式组成	伸肌共同模式组成
上肢	肩胛后缩 / 上提或过伸	肩胛前伸
	肩外展、外旋	肩内收 *、内旋
	肘屈曲 *	肘过伸
	前臂旋后	前臂旋前 *
	腕关节及指关节屈曲	腕关节及指关节屈曲
下肢	髋屈曲 *、外展、外旋	髋伸展、内收 *、内旋
	膝屈曲	膝过伸 *
	踝背屈、外翻	踝跖屈 *、内翻
	足趾背屈	足趾跖屈

* 最常见症状

自主运动模式的评估需考虑共同运动的影响。治疗师评估时根据典型的共同运动模式各个组成部分来判断共同运动是否占优势。单个肢体之间可能存在共同运动程度的差异(例如:共同运动模式可能在上肢比下肢显现更多优势)。协同模式及分离运动控制能力在不同肢体间亦存在差异(例如:肩关节较腕关节及手部呈现更多的分离运动控制能力)。恢复过程中,随着痉挛及共同运动的进一步减弱,自主性单关节活动逐渐恢复正常。具体的 Fugl-Meyer 评估讨论见此章节后部。

协调性

本体感觉障碍常导致感觉运动共济失调。当脑卒中导致小脑损伤时容易出现小脑性共济失调(例如:延髓背外侧综合征、基底动脉综合征、脑桥综合征)及运动功能减弱,随着时间的推移,则会出现肌肉功能损害,对环境及作业要求改变的适应性降低。基底神经节受累(大脑后动脉综合征)则会导致运动迟缓或手足徐动症。

协调性检查可用于确定运动控制能力。治疗师更专注于速度控制、稳定性、定向力及反应和运动时间。良好的运动控制及灵活性可通过书写、修饰及进食等作业活动来检测(第 6 章协调及平衡能力检查)。尽管偏瘫侧的协调性障碍更为常见,仍不能忽略非损伤侧存在的精细活动受损。因此,同时检测单侧及双侧运动能力非常重要,包括对称性、非对称性及复合性运动能力检测。患者的协调能力随着患者由卧位至坐位及至站立位的过程中对姿势控制能力及自由度要求的升高而产生变化。

失用症

任意一侧前额叶皮质、左侧顶下小叶、胼胝体等的损伤均可导致**失用症**。失用症更常见于左半球损伤,常与失语症一同出现。患者不能够有目的的计划和发起运动,且不能用其他原因解释(例如:肌力、协调性、感觉、张力、认知功能及交流合作能力受损)。失用症主要有两种形式。**观念性失用**(ideational apraxia)是指患者不能产生指令性及自发性运动,表现出执行概念化任务的能力完全丧失。患者既不知道如何发起运动,也不能够规划要求的运动指令。**观念运动性失用**(ideomotor apraxia)患者不能够发起要求的运动,但是能够在无意识状态下产生运动。这类患者能够在非指令下重复产生习惯性动作。作业治疗师可帮助患者获取有意义的信息及功能恢复。更多详细的功能障碍及治疗方案探讨可见于第 28 章。

肌肉力量

80%~90% 的脑卒中患者存在瘫痪,这也是导致患者运动功能障碍、活动能力受限及残疾的主要因素之一。患者没有足够的力量发起及控制运动。患者瘫痪的程度与大脑损伤的部位及大小有关,从肌肉收缩能力的完全丧失至可估测的轻瘫不等[69]。大脑损伤对侧的上肢及下肢均会累及,由于脑卒中常见于大脑中动脉闭塞,上肢较下肢更易受累。约有 20% 大脑中动脉闭塞所致脑卒中患者上肢功能完全丧失。通常肢体远端肌力丧失程度较近端更重。这是因为皮质脊髓束中支配肢体远端肌群的神经较近端肢体肌群的更为复杂。常规认为不会受影响的损伤同侧也会出现轻度瘫痪[70,71]。这是因为通常只有 75%~90% 的皮质脊髓束纤维交叉至对侧,其余的沿着同侧分为皮质脊髓前束及皮质脊髓侧束进入脊髓。在脊髓这些纤维一部分交叉至对侧,一部分沿着同侧下行,这就可以解释为什么损伤同侧也会出现肌力的下降[72]。患者瘫痪的程度由于制动(废用性萎缩)的程度和水平不同而有所不同。如此,患者可能在某项功能性活动方面表现尤为突出[73]。

脑卒中后瘫痪伴随着大量肌纤维及运动单位(motor units)的改变。肌肉组成成分发生改变,包括肌纤维的萎缩,主要是选择性Ⅱ型快收缩肌纤维(type II fast-twitch fibers)的丢失,随之而来的Ⅰ型纤维所占比率的增加(老年人中也发现类似情况)。这种选择性的Ⅱ型快收缩肌纤维的丢失导致力量的募集减慢,运动的启动及速度维持、高强度运动的维持困难,肌肉易产生疲劳感等[60,73~75]。功能性运动单位的数量及其电兴奋能力均降低,这是皮质脊髓束神经支配丧失后导致 α- 运动神经元突触连接的退化所致。随着时间的改变将出现运动单位的异常募集[76~78],继而导致患者肌肉激活效率下降,难以产生共同收缩。异常的肌肉活动导致肌力及肌肉协调性下降,有报道显示,脑卒中后瘫痪侧及非损伤侧上肢均会出现肌肉力量及肌肉协调能力下降[79,80]。患者会自诉频繁的疲劳感等不适。由于皮质脊髓束的失神经改变，肌电图(electromyography，EMG)检查常可见失神经电位(denervation potentials)。患者患侧整体反应时间延长，这种整体反应时间延长的情况在受损较轻的肢体及老年人中也有报道。由于运动协调能力的下降，患者的总体运动时间延长。

肌力的评定非常重要，但是传统的手法肌力检查(manual muscle test，MMT)不适用于存在严重痉挛、异常反射及共同运动模式占优势时期的患者。患者未产生分离运动之前，MMT检查并不适用。较合适的检查方法是观察患者功能性活动过程中的力量变化(functional strength testing，功能性力量测试)。患者的自诉也能够暴露其自身肌力下降及疲劳感的程度。当患者进一步恢复并出现分离运动后，则可采用MMT法及手握力计进行肌力检查。等速肌力测试仪检测能够反映肌力相关重要客观指标，包括：作用力、峰力矩、峰力矩时间、总做功量与体重的比值等(第4章肌肉骨骼检查)。

姿势与平衡控制

脑卒中后姿势控制及平衡能力受损，包括：力线、稳定性、对称性、动态平衡等。脑卒中后姿势力线的改变情况(表15.7)。

表15.7 脑卒中后常见姿势力线改变情况

身体组成	姿势力线改变
骨盆	• 骨盆称重不均衡，健侧承受大部分重量 • 抗拒(恐惧)身体重量向患侧转移 • 坐位时，骨盆后部倾斜(骶后区承重) • 站立位时，患侧骨盆后倾上提
躯干	• 骶后区承重状态下，腰椎屈度变直而胸椎过度屈曲并头下垂 • 躯干向患侧侧屈
肩	• 两侧肩部高度不平衡，患侧塌陷 • 肩关节半脱位、肩胛骨下旋、躯干侧屈 • 可能出现肩胛骨失稳定性(翼状肩)
头颈	• 头颈前屈伴躯干侧屈 • 头侧屈并转向健侧
上肢	• 患侧上肢呈屈曲状态，肩前屈、内收、内旋，肘屈曲，前臂旋前，腕指屈曲，患侧上肢不能负重及维持姿势 • 健侧上肢用以支撑及维持姿势稳定
下肢	• 坐位：患侧下肢呈典型的髋膝屈曲，髋外展外旋模式(屈肌共同模式) • 站立位：患侧下肢呈典型的髋膝过伸，髋内收内旋模式(剪刀模式)，伴踝跖屈 • 双足负重不均衡，类同坐位时骨盆负重状态

平衡障碍可见于患者受到外力作用失去固有稳定性的情况下(即他动姿势控制能力)和(或)自身发起运动时(姿势控制前馈机制)。因此，患者在坐位及站立位时不能够维持平衡稳定性，或者转移时维持平衡。这是由于中枢运动感觉整合系统受损导致大脑不能够提取加工有用的姿势策略来适应环境及作业要求的姿势改变及平衡。患者典型的表现是站立位时重心分布不均及姿势摆动度加大(老年人群中亦常见)。患者发起运动时，动作准备时间延长，相关肌群收缩序列及时间异常，肌肉协同收缩异常等，最终导致患者姿势协同能力障碍。例如：一些患者中(老年人亦常见)，本应该在远端肌群运动之前发起运动的邻近肌群却延迟发动，髋膝运动增加的代偿性反应，姿势摆动及稳定性能力不足致平衡能力下降及跌倒风险的增加，偏瘫患者出现向患侧跌倒的典型表现[80~85]。

静态及动态平衡的检测可选择坐位及站立位，确定患者维持固有姿势的能力(稳定性)及一定支撑面(base of support，BOS)下姿势的对称维持能力(对称性)。动态平衡稳定性可通过姿势变换时重心的转移能力及肢体伸展时的稳定极限(limits of stability，LOS)。鼓励患者进行不同方向的重心转移，尤其是向受损一侧的重心转移训练。姿势变换(如：卧位-坐位、坐位-站立位)的功能性作业活动也可用于检测患者的动态姿势控制能力[86]。

可用于脑卒中后姿势控制及平衡检测的检查量表的信度及效度介绍(第6章)。常见的有：

- Berg平衡量表(The Berg Balance Scale，BBS)
- Tinetti平衡与步态量表(The Performance-Oriented Mobility Assessment，Tinetti POMA)
- 功能性伸手取物测试(The Functional Reach Test，RT)和多方位伸手取物测试(the Multidirectional Reach Test，MDRT)
- 计时起立-走测试(The Timed Up and Go Test，TUG)
- 感觉相互作用和平衡的临床试验(The Clinical Test for Sensory Interaction in Balance，CTSIB)

脑卒中后姿势控制及平衡功能的特殊检查还包括：

- 脑卒中姿势评估量表(The Postural Assessment Scale for Stroke Patients，PASS)主要用于评估急性脑卒中患者姿势控制能力。量表包括12个评分项目：无支持下保持坐位，无支持保持站位，用瘫痪侧下肢站立，以及变换姿势下平衡能力(从仰卧位翻身到瘫痪侧，从仰卧位翻身到非瘫痪侧，从仰卧位到床边坐位，从坐位站起，站位从地板上拾起一支铅笔等)。评分按照患者完成项目的情况进行。从不能完成该项活动至在较少帮助下能完成该项活动，及至在没有帮助下能完成该项活动。该量表具有较好的结构效度及评估者间和评估者内信度(分别是0.88和0.72)[87]。
- 躯干损伤评估量表(The Trunk Impairment Scale)用于评估脑卒中后躯干的运动功能损害程度。量表中有3个项目评估躯干的静态平衡控制能力，10个项目评估躯干动态平衡控制能力，4个项目评估协调能力。评估取无后背及前臂支持状态下坐位(床边或者治疗桌旁)。每项评估可重复测试3次，取得分最高的一次，评分从0分(最低)至23分(最高分)不等[88]。
- 坐位功能测试(The Function in Sitting Test，FIST)源自急性脑卒中患者坐位平衡功能障碍评估的专家共识。包括评估静态及动态平衡功能的14个项目。静态坐位平衡检测时，患者取坐位，在睁眼及闭眼状态下分别评估，从不同方向(前方、后方、侧方)推患者胸部观察其反应能力。评估患者的动态平衡及前馈能力采用躯干不同节段的活动，如：转动头部，举高非损伤侧脚，旋转躯干捡起患者身后的物体，前方及侧方够物，捡起地板上的物体等，以及迅速移动躯干（向前、向后、向侧方）。有 11 个项目检测患者的前后控制能力，3 个项目检测侧方及旋转躯干的控制能力。评分分 5 个级别：没有平衡能力（0 分），平衡能力很差（1 分），平衡能力一般（2 分），平衡能力较好（3 分），平衡能力正常（4 分）。每个评估级别均有详细的评估标准细则。量表最高得分 56 分（与 BBS 一样）。关于 FIST 的信度及效度已有初步研究，尚需进一步的更深入的研究[89]。

患侧倾斜

患侧倾斜（亦可称之为健侧推倒症）是一种异常运动行为模式，病患表现出身体中线倾向患侧肢体方向的不平衡姿势[90]，并最终导致躯干向患侧倾斜。约 10% 的急性脑卒中患者，尤其是脑卒中累及丘脑腹后外侧核的患者会表现出患侧倾斜[91,92]。主要是影响到患者的躯体定向能力。Karnath 等[90]研究发现，患者存在躯体垂直定向感知能力障碍时，当其躯干向患侧倾斜达到 20° 时其仍认为躯体处于垂直状态。他们同时也发现，当患者能够在视觉提示及意识策略帮助下调整身体处于中立位，则其垂直定向感知相关的视觉及前庭感觉输入是保持完整的。目前尚未发现患侧倾斜与偏侧忽略、疾病失认、失语症及失认症等相关[91]。

患侧倾斜的患者功能性作业活动能力明显受损。患者坐位时，躯体会向患侧倾斜；当患者坐于轮椅上时，则易出现患者躯体倾斜至轮椅扶手上。站立位时，患侧倾斜导致患者姿势不稳，跌倒风险增加，这是因为瘫痪侧下肢不能够承受倾斜向患侧的整个躯体的重量。患者对于患侧倾斜导致的躯体不稳并不感到害怕，对于被动矫正姿势使其处于中立位、承重对称的状态表现出强烈的抵抗。这种异常模式与常见的脑卒中后姿势障碍完全不同，常见姿势障碍主要表现为躯体向健侧倾斜以代偿患侧承重不足的情况。这类患者也常表现出转移及步态方面的严重障碍，当患者尝试向非损伤侧转移时，躯体反而离目标更远。

行走时，患者的典型表现是患侧下肢伸展不充分，而身体承重不能够转移至非损伤侧。下肢摆动时，受损侧下肢典型表现为明显内收。步行时使用手杖则会导致患者向患侧倾斜加重。Pedersen 等[91]证实存在患侧倾斜的患者康复效果较差，住院时间更长，恢复时间延长。患者在出入院功能方面得分明显较低，尽管如此，经过康复训练，患者也会获得很好的功能代偿。该症状典型表现很少会持续超过 6 个月[93]。

患侧倾斜患者的评估包括数个标准行为：(1) 无意识状态下患者向损伤侧倾斜的姿势；(2) 非损伤侧肢体外展及前伸所增加患侧倾斜的程度；(3) 被动矫正躯体姿势时患者的抵抗力。Broetz 和 Karnath94 制定了临床倾斜评估量表（Clinical Assessment Scale for Contraversive Pushing，SCP），根据以上三个方面，在坐位及站立位下进行评估。每项评估的评分为 0~1 分，由于每项评估分为坐位及站立位评估两个方面，因此每项得分最高为 2 分，总分最高是 6 分。患者的确诊主要依据以上三条标准，每项得分在 1 分及 1 分以上即可确诊。功能性检测则会显露患者向健侧转移困难，独立完成坐起、站立及行走的困难[95]。

步态与步行

脑卒中诸多因素导致患者步态异常。偏瘫步态较常见症状及可能致病原因总结如知识点 15.5。步态各个因素的分析称之为观察性步态分析（observational gait analysis，OGA）。临床医师主要观察行走过程中踝、足、膝、髋、骨盆及躯干的运动

知识点 15.5

步态站立期	步态摆动期
躯干 / 骨盆	躯干 / 骨盆
患侧躯干及骨盆易被忽略：本体感觉减弱	骨盆前倾旋转不充分（骨盆后缩）：腹肌力量不够
身体前倾：	足廓清时躯干倾斜向健侧：屈肌力量不足
• 髋后伸困难	髋
• 屈曲挛缩	屈曲不充分
髋	• 屈髋力量不足
髋部姿势异常（常呈内收屈曲）：本体感觉异常	• 本体感觉异常
Trendelenburg 跛行步态：髋外展不足	• 股四头肌痉挛
剪刀步态：内收痉挛	• 腹肌力量不足
膝	• 髋外展肌力不足
前倾时膝关节屈曲：	异常的代偿动作，包括：环转，外旋 / 内收，躯干后倾 / 足趾拖地，惯性 / 不受控的摆动
• 屈曲挛缩	髋过度屈曲：屈肌共同模式较强
• 髋膝伸展无力	膝
• 本体感觉减弱	膝关节屈曲不足：
• 踝关节过度背屈	• 屈髋不足及足廓清不够
• 患侧下肢伸肌模式不足，或者选择性髋膝屈曲及踝跖屈不足	• 股四头肌痉挛

知识点 15.5 续

步态站立期	步态摆动期
前倾时膝关节过去后伸： • 踝跖屈挛缩超过 90 度 • 本体感觉受损：膝关节不稳或出现膝反屈 • 股四头肌过度痉挛 • 伸膝肌无力：导致膝关节代偿性的处于过伸位 踝 / 足 马蹄足（足跟不能触地）：小腿三头肌痉挛或挛缩 内翻足（患者足底外侧面承重）：胫后肌、胫前肌趾屈肌、腓肠肌痉挛或者过度活跃 步长不等：趾屈肌痉挛导致槌状趾，避免患者向前迈步时趾屈肌群产生负重和疼痛 患侧下肢不能产生足背屈 （正常行走过程中要求有 10 度的背屈）	步态周期内延迟的膝关节过度屈曲：屈肌共同模式较强 承重期膝关节伸展不足 • 股后肌群痉挛 • 持续的屈肌痉挛模式 伸膝肌群肌力不够或本体感觉减弱 踝 / 足 马蹄足 / 马蹄内翻足 • 踝跖屈肌群痉挛和（或）挛缩 • 踝背屈肌力不足 • 踝背屈肌收缩时项延迟 • 摆动相中期足趾拖地 内翻足：胫前肌痉挛，腓骨肌及趾伸肌肌力不足 马蹄内翻足：胫后肌及小腿三头肌痉挛 踝关节过度背屈：屈肌共同模式较强

状态变化（步态运动学参数分析）。从步态的不同运动层面进行观察分析并最终发现差异变化。数码摄像技术用于记录患者的步态并用于步态分析能够帮助识别更多的步态异常，提供可视化分析素材，更可作为教学工具（视觉反馈）帮助患者矫正步态异常。利用步行测量通道及秒表（例如：10 米步行测试[10-Meter Walk Test]）记录步行距离、步行时间、步频、步速及步幅时间等量化参数也是必要的。而步态运动学参数检测要求使用精细复杂的专用设备（测力台等）详见第 7 章步态评估。

步态分析及量表评估可用于判断脑卒中后患者的步行功能。这些量表及检测方法（如下）已行信度及效度检测（第 7 章）。

- 功能步行量表及其改良版（Functional Ambulation Profile [FAP] and modifications）
- 爱荷华辅助水平得分（The Iowa Level of Assistance Score）
- 社区平衡及运动评估量表（The Community Balance and Mobility Scale）
- 步态异常等级量表及改良的步态异常等级量表（The Gait Abnormality Rating Scale [GARS] andthe Modified GARS）
- 活动步态指数（The Dynamic Gait Index，DGI）
- 功能性步态评估（The Functional Gait Assessment，FGA）
- 高水平运动评估工具（The High-Level Mobility Assessment Tool，HiMAT）
- 运动，平衡和恐惧的快速评估（The Fast Evaluation of Mobility，Balance，and Fear）
- 八字型步行测试（The Figure-of-Eight Walk Test）
- 双重任务：走路 - 说话测试（Dual Tasking：Walks while Talking Test）

Perry 等[96]对约 147 名脑卒中恢复期患者就其步行功能障碍进行问卷调查，然后对脑卒中后步行障碍进行分类（表 15.6）。采用功能性分类（将步行分为基础步行、家庭内步行、社区步行）为识别常规家庭内及社区内步行能力提供了一

知识点 15.6 功能性步行分类

基础步行

- 在家里或者平行杠内进行物理治疗时的训练性步行

家庭内步行

家庭内限制性步行者：

- 根据家庭日常活动需要进行步行训练
- 需要辅助设备帮助完成步行活动，例如：轮椅等，否则就不能完成日常活动

家庭内非限制性步行者：

- 不需要借助轮椅等任何辅助就可以完成家庭日常活动
- 上下楼梯及不平地面上行走仍有困难
- 不能独立离家及返回

社区内步行

较多受限的社区步行：

- 能独立离家及返回
- 能够独立上下阶梯
- 一定程度上可完成上下楼梯
- 可完成中等程度的社区活动（如：约会、餐厅就餐），辅助下能够完成或者
  辅助下至少有一项挑战性社区活动不能够完成
  （例如：教堂做礼拜、拜访邻居及朋友）

最小受限的社区步行：

- 可示范性的独立上下楼梯
- 不需要辅助及轮椅，独立完成中等程度的社区活动
- 可独立完成居住附近商店购物及相对不拥挤的购物中心的活动

知识点 15.6 功能性步行分类 续

- 至少可独立完成 2 项以上的社区活动

社区步行：

- 可独立完成家庭及社区日常活动
- 能够适应人群拥挤及地面不平整
- 完全独立的在购物中心活动

注：更高阶段水平的患者能够完成前一阶段的所有活动，并完成该阶段具有挑战性的活动

种有用的方法。由此可鉴别步行能力受限的社会不利因素，即步行障碍的社会性因素。社区步行有别于家庭步行的影响因素包括：肌力、本体感觉、单个膝关节控制能力（屈伸运动能力）、步速等。这种分类形式可促进临床医师对治疗计划及相关文件的理解。也是形成功能性步行分类表（the Functional Ambulation Classification Scale）的理论基础[97]。

皮肤完整性

脑卒中损伤后会出现皮肤坏死，继而导致皮肤破溃及压疮（褥疮）。皮肤破损常见于承受压力、摩擦、剪切力及/或受浸渍的骨性突起部位。短时间的高强度压力及长时间的低压力均可造成压疮。当皮肤在支撑面上摩擦或者拖动时就会产生摩擦力，例如：当患者在床面上下滑或者被向上拖动时即会产生摩擦力。肢体痉挛或者挛缩也会进一步增加皮肤摩擦力。剪切力产生于相邻两种结构朝相反的方向滑动时（比如：皮肤与其邻近的骨组织），例如：当患者由床上向轮椅上转移时，皮肤与其邻近的骨组织之间即会产生剪切力。皮肤浸渍多源于皮肤组织局部过分潮湿，例如：患者尿失禁。其他的危险因素还包括：活动过少（长期卧床或者使用轮椅）、体位固定不动、感觉减退、运动模式异常、营养不良、意识水平降低等。压疮的发病率会因为伴发感染、周围性血管疾病、水肿、糖尿病等而有所升高。

对于压疮高危人群，需行日常的皮肤全面检查，尤其是皮肤破溃好发部位。注意保持皮肤清洁、干燥，避免皮肤受伤害。适时的变换姿势、翻身、转移等方法预防压疮是非常必要的。临床医师需要定时检查患者翻身时间卡，定时翻身。使用减压装置（Pressure-relieving devices，PRDs）尽量减小高密度的压力。包括：泡沫垫、压力变换垫、水垫、气垫床、羊皮、跟骨及肘部保护装置、透气的靴子、轮椅坐垫等。密切监察经常使用减压装置及轮椅的患者的皮肤。

氧代谢与耐力

心电图（electrocardiogram，ECG）监测下的运动试验能够检测出脑卒中亚急性期患者是否伴发心血管疾病。检测指标包括：心电图的变异、心率（HR）、血压（BP）、自感劳累分级（Rating of Perceived Exertion，RPE）及其他不耐受缺血的指标改变。检测模式根据患者实际情况进行，包括下肢功率自行车、半卧位功率自行车、上下肢混合功率自行车、跑步机测试、阶梯实验。若患者存在平衡功能障碍，跑台测试时可使用辅助设备或者头部保护装置。检测方案的制定是个体化因人而异的，一般从低强度开始逐渐递增。一部分患者适用间歇性检测方案，预留检测中间休息的时间。检测的临床终点与其他心血管疾病患者一致（严重心律失常、超过 2mm 的 ST 段压低或者抬高、收缩压高于 250mmHg 或者舒张压高于 115mmHg、疲劳）[24]。

对于非卧床患者，步行耐力测试可采用 6 分钟或者 12 分钟步行测试（见第七章讨论部分）。步行时间、距离、休息位点数目、休息时体征均被记录。对于急性脑卒中患者，可采用更短距离的测试（如：2 分钟步行测试）[98]。

功能状态

功能状态检测可用于确定疾病损伤对患者的影响及患者活动受限的程度，制定医疗计划（POC），评估功能进步，确定脑卒中后康复治疗效果，为长期康复提供依据。评估包括检测功能性运动技巧（床上活动、运动转变、转移能力、行动能力、上下楼梯等），基本日常生活活动（BADL）技能（交流沟通能力、家务能力）。脑卒中后功能性障碍的评定一般可通过任务导向性活动的检测获取。Barthel 指数[99]（The Barthel Index）和功能性独立量表（Functional Independence Measure，FIM）[100]已被检测并证实具有良好的信度、效度和敏感度。目前 FIM 量表被美国各康复机构广泛应用。较高的 FIM 量表得分预示着脑卒中患者良好的预后，能够回归家庭及社区生活[101]。关于该量表更为详细的讨论见第 8 章功能检查。

脑卒中特有检查工具

Fugl-Meyer 运动功能评估量表（Fugl-Meyer Assessment of Physical Performance，FMA）

Twitchell[64]和 Brunnstrom[65,66]在脑卒中后运动功能及行为恢复方面的开拓性工作最终促使 FMA 量表的产生[102]。该量表根据功能损伤的逐步恢复阶段设置测试项目，属于 3 分等级量表，测试自主活动能力的评分由 0 分（完全不能执行检测项目）至 2 分（充分执行检测项目要求），每项检测均附有相应检测要求的描述，评估亚项目包括上肢功能评估、下肢功能评估、平衡功能评估、感觉评估、关节活动度（ROM）、疼痛评估等。所有项目综合评分为 226 分，同时亦可行亚项目单独评分（例如：上肢最高评分 66 分，下肢评分 34 分，平衡评分 14 分）。该量表用于脑卒中后运动功能评估具有良好的结构效度和较高的信度（r=0.99）（金标准量表）[103,104]。FMA 具有可量化的评估数据，标准化的评估方法，评估治疗师的规范化培训，可确保该评估量表在评估患者阶段性恢复情况及康复结局方面具有较高的评估者间信度，已经大型多中心临床研究（LEAPS trials）证实[105]。量表评估的完成约需 30~40 分钟（附录 15.A）。简化版本主要包括上肢和下肢评估部分，即 Fugl-Meyer 运动功能评估量表（Fugl-Meyer Motor Scale）。该版本评估时间更短，同样可以评估患者阶段性恢复情况及康复结局[106]。

脑卒中康复运动功能评定量表

脑卒中康复运动功能评定量表（Stroke Rehabilitation Assessment of Movement，STREAM）是用于脑卒中后自主运动及基本运动功能的临床评估量表。共有 30 个评估项目，平

均分为3个亚级评估量表:上肢功能、下肢功能和基础运动功能。自主运动评估项目检测脱离共同运动的运动控制能力,采用3级评分(不能完成、部分完成、完全完成)。基本运动功能评估部分包括一系列不同的评估项目(床上摇摆、桥式运动、坐 - 站运动、站立、踏步、步行和上下阶梯),采用4级评分(不能完成、部分完成、辅助下完全完成、完全独立下完成)。STREAM总分70分,上肢功能及下肢功能评估亚量表各20分,基础运动功能评分30分[107]。该量表具有较好的结构效度及较高的信度[108]。用于评估运动功能恢复情况及预测脑卒中患者出院时功能终点[109,110]。

Chedoke-McMaster 脑卒中评估法

Chedoke-McMaster 脑卒中评估法(Chedoke-McMaster Stroke Assessment)用于评估脑卒中后躯体功能障碍及残疾状况。量表包括2个部分:伤残情况及活动能力情况。

量表包括14个评估项目,采用7级分级评分,其中步行距离评分为2级评分标准。功能损伤部分评估检测6个部分存在的功能损伤及其严重性(肩痛、姿势控制、前臂、手、足及下肢控制能力)。活动能力测试部分又被分为粗大运动功能指数(Gross Motor Function Index)(包括床上运动及床椅转移能力)和步行指数(包括在不平支撑面上行走及爬楼梯能力)[109]。

脑卒中影响量表

脑卒中影响量表(Stroke Impact Scale,SIS)是脑卒中后评估患者功能及生活质量的自评量表。量表包括59个评估项目,共8个亚组:力量、记忆思考能力、情绪、交流、日常生活活动能力、运动功能、手功能及参与能力。评估最后一项要求患者就自身可能的恢复情况从0~100分进行预测,100分代表完全恢复,0分代表没有恢复。量表评估需要约30分钟。SIS具有良好的信度、效度及敏感度[111,112]。同样量表响应度也较好[113]。该量表及相关使用协议可从以下网站获取:www2.kumc.edu/coa/SIS/Stroke-Impact- Scale.htm。

目标和结果

由物理治疗师实践指南(Guide to Physical therapist Practice)所改编[41]、与脑卒中患者相关的普适性目标和结局制定方案已在知识点15.7中列出(最优实践模式第5版,Preferred Practice Pattern)。这些普适性的目标将为每个患者的特定预期目标和期望结局的制定提供证据。

物理治疗干预

治疗师们所选择的干预手段是建立在对已有身体损伤、活动受限及其功能目标准确评估的基础上。功能性、任务导向性的训练是治疗遵循的最主要原则,治疗师应以此来设计训练方案,以帮助患者重获功能性运动的控制能力。通过针对性的运动再教育策略可以达到改善其整体的运动控制能力、躯干及各个肢体、尤其是患侧肢体的肌力水平。在治疗实施期间和治疗结束后均需要一定强度的练习来促使躯体产生有价值的改变。治疗师需要将运动学习原则和行为塑造技术相结合,以便患者更有效地完成训练动作的学习。同样,创造一个可以帮助动作学习和提供日常生活相关挑战的训练环境是十分重要的。为了防止严重的功能缺失、康复进程受限和

知识点 15.7 脑卒中患者普适性的目标和结局范例

减少病理学/病理生理学的影响
- 加强患者、家人和照顾者对疾病、预后和照料计划的知识和意识。
- 改善并发症和综合征处理。
- 监测与恢复相关的改变。
- 降低二次损伤的风险和复发率。
- 减少照料的强度。

减少损伤的影响。
- 改善认知功能。
- 改善交流。
- 提高感官触觉和皮肤完整性。
- 改善知觉功能。
- 增加对偏瘫侧的注意和使用。
- 减轻疼痛。
- 改善关节的完整性和活动。
- 提高运动功能(运动控制和运动学习)。
- 改善肌肉表现(肌力、爆发力和耐力)。
- 改善姿势控制和平衡。
- 改善步态和移动功能。
- 提高有氧运动能力。

提高执行躯体动作、任务或活动的能力。
- ADL 的独立性增加。
- 对直立姿势和活动的耐受性增加。
- 加强解决问题和做出决定的技巧。
- 提高患者、家人和照顾者的安全性。

减少与慢性疾病相关的残疾。
- 提高承担/恢复自我照顾和家庭管理的能力。
- 承担工作(职业/学校/娱乐),小区和休闲的角色的能力被改善。
- 增加对小区资源的认识和利用。

健康状态和生活质量的提高。
- 增加幸福感。
- 减少引起压力的因素。
- 提高洞察力、自信和自我管理技巧。
- 改善健康、体适能。

提升患者的满意度。
- 服务的使用权和易获取性对患者和家人来说是可接受的。
- 康复服务的质量对患者和家人来说是可接受的。
- 护理与患者、家人、照顾者及其他专业人士相协调。
- 决定出院相关的安置需要。

(或)其他多种并发症的出现,用健侧肢体和改良的运动模式所进行的代偿性训练策略或许对于身体功能的重新恢复起到必要的促进作用。用于改善运动功能的各种治疗策略将在第 10 章展开讨论。

循证实践模式(evidence-based practice,EBP)推进了对目前最优研究结果的临床运用,并同个人的专业临床经验一起达到对每个患者治疗方案的制定均有据可循。循证实践允许治疗师们鉴别出最佳(最有效的)的临床技术,并可根据证据资料不断更新对所选训练内容进行主动评估。那些针对脑卒中患者描述其不同运动方法区别所设计的研究[如:神经肌肉再教育;易化技术,包括神经发育疗法(neurodevelopmental treatment,NDT)、本体感觉促通技术(proprioceptive neuromuscular facilitation,PNF);运动再学习方案及功能性训练]均不能证明一个方法优于另一种方法[44,46,114-117]。从 Cochrane 循证组织得出的结论是:“没有足够证据表明物理治疗中的任何一种方法在促进脑卒中后下肢功能恢复或者姿势控制方面优于其他的物理治疗技术。我们建议今后的研究应重点观察某项已描述明确的单个训练技术和任务特异性训练,而不去追究这些技术的历史或理论来源”[44]。许多研究都存在方法学上的缺点。如某些研究纳入的样本量较少,或没有对照组,或没有控制实验者间的偏移和联合干预方法间的相互影响,又或者使用了定义不准确的治疗技术和(或)不恰当的结局评测指标。只有很小一部分是可以为临床工作者提供可信度高的、大样本的、多中心的随机对照试验(randomized controlled trail,RCTs)。部分试验将随后在本节的后半部分涉及(如:STEPS 试验、LEAPS 试验、EXCITE 试验)。那些着重于研究任务导向性训练有效性的证据已在第 10 章的知识点 10.1 和知识点 15.9(本章后部分)中予以描述。从这些研究证据中所得出的重要理论即为(1)当与没有治疗或安慰剂效应相对比时,所有研究均一致认可物理治疗的效果;(2)有关任务导向性训练的研究已在行走功能(卒中后行走训练研究)和上肢功能(强制性使用疗法研究)改善方面得出了正性结果。在这些正性结果中,训练方法的特异性和训练所增加的强度是较重要的两个因素。

更重要的是没有一种干预措施适合于所有脑卒中患者。因为脑卒中患者是一个有不同功能水平的多样化群体,所以必须以个体能力和需要为基础仔细选择干预形式。治疗师需要选择那些最有机会成功恢复现存损伤并促进功能恢复的干预手段。同时,选择干预时必须考虑其他一些因素,包括卒中后恢复的分期(急性期、急性后期、慢性期)、患者的年龄、并存疾病的数目、社会关系和经济状况,以及出院后被安置的可能性。早期着重改善功能方面的独立性可以为患者和家人的参与积极性提供一个重要的来源。

运动学习

运动技巧的学习是通过重组和适应机制,以脑部的恢复能力为基础的。一个有效的康复计划应利用这项潜能,鼓励主动参与——患者必须全身心投入。选择有意义且对患者重要的活动。最理想的运动学习可以通过同时注意多种因素来得以改进,最重要的是策略发展、反馈和练习。Carr 和 Shepherd[118] 在他们的书《脑卒中的运动再学习程序》(A Motor Relearning Programme for Stroke)中描述了多种相关的策略。

策略优化

治疗师首先应协助患者学习所需任务(认知阶段)。使用明确的口头指示来引导他们集中注意力于任务上。更具体地说,要明确关键的任务元素和成功的结果。理想的任务应是以最合理的速度表现出来。然后,患者开始练习。如果任务有许多互相关联的步骤,各步骤的练习可能要在整个任务练习之前进行。但更重要的是,不要延误整体任务的练习,因为这将有碍于学习效应的有效转移。治疗师应给予清晰简单的口头指示,不应以过量或冗长的指示来加重患者的负担。有证据表明,对任务提供过量的信息可能对学习过程造成混乱,尤其是对涉及感觉运动皮质的大脑中动脉综合征患者。这种干扰可能会阻碍身体固有运动计划的形成[119,120]。治疗师应加强患者正确的表现,并对一贯发生的动作错误给予干预。主动参与对学习是必需的;被动活动无法学到东西。受影响较少的一侧先进行练习可产生重要的转移效应。

意象训练(metal practice)或心理复述是想象技术的系统化应用以提高任务执行表现与学习。指导患者使动作形象化,想象自己在功能化的运用患肢。意象训练可通过使用录音带来易化效果,并已成功结合躯体训练促进脑卒中患者的上肢功能[121]、下肢功能和步行能力(步行速度)的恢复[122]。在一项早期脑卒中后患者的随机对照试验中,使用意象训练患者的手部运动恢复情况并不优于接受同等强度传统治疗的患者。

随着练习能力的提高,要求患者自我检查其表现并发现问题,即存在什么困难,可做些什么来纠正困难,以及哪些动作可以被排除或再优化。若要练习一项复杂的任务,要求患者确定是否正确执行了各运动成分,每个单独的成分如何整合在一起,以及运动成分的排序是否恰当。若患者不能提供这些问题的准确评估,治疗师可利用引导性问题来提示患者做出决定,并通过运动示范来帮助识别问题。例如,如果患者站立时始终倒向右边,则可直接指向这个问题(如:“你倒向哪个方向?”“你需要做什么去避免自己跌倒?”)。因此,患者主动参与到优化任务分析和问题解决技巧之中,从而使得自我纠正动作的能力提高。这些技巧是保证家庭及社区独立生活所必需的。

反馈

反馈可以是内在的(作为自然发生的部分动作反应)或外在的(由治疗师提供)。早期运动学习中,治疗师提供了外在的反馈(如口头提示、手法提示)和亲手指引来塑造行为。仔细监测行为并提供准确的反馈是很重要的。患者的注意力应引导出那些自然发生的内在反馈上。在早期干预中,视觉输入对于运动学习是必需的。运动可借助患者的注视得以促进(PNF 的一个核心概念)[124,125]。在随后的学习中(组合阶段),本体感觉对动作改善而言变得重要。在多种直立活动中,应较早且准确地对影响较多一侧进行负重(挤压)运动来加强本体感觉。额外的本体感觉输入(手法接触、贴扎、牵伸、轻的引导阻力、抗重力姿势)可用于提高反馈和刺激学习。当患者学习分辨正确与错误的动作反应时,应鼓励他们去“体会动作”。表面肌电生物反馈可扩大反馈效应。外感受性输入(研磨、击打)可提供感觉输入的额外来源,尤其是在本体感觉不可信时。随着治疗进行,重点再次由外在反馈转移至内在反馈和自我监测与自我修正的动作反应。此时,必须采取较大的努力来避免患者对治疗师产生依赖(即患者只能在治疗师的手法或口头协助下移动),这可通过减少提供身体引导和反馈频率来达成。这点需要在每一次的训练课程中加以仔细考量。治疗师应允许患者有充足的时间去回想动作过程和可利用的反馈信息。

镜子的使用对一些患者来说可能是利用视觉反馈提高运动功能的一种有效辅助物。镜像疗法(mirror therapy,MT)是一种集中于在移动受影响较少肢体的同时观察其在镜中的映像的干预措施。把一面镜子放在患者的正中矢状面,向患者展现其受影响较少肢体的镜中映像,就好像运动的是偏瘫肢体一样。这首先是由 Ramchandran 等人[126]针对上臂截肢术后的个体所提出的。对于脑卒中患者,MT 已被证实能改善下肢恢复和踝背屈[127],而且能提高上肢恢复和远端肢体运动功能,以及单侧忽略的恢复[128,129]。在这些研究中,镜像组和对照组都参与传统的卒中康复计划。需要注意的是,镜子的使用对于有明显的视觉空间知觉障碍的患者是禁忌的。

练习

练习、练习、更多的练习,对运动技能学习与恢复是必需的。治疗师需要组织患者的治疗课程以保证最佳的训练。闭合练习(blocked practice,即一项单一任务的持续重复)用于改善行为启动和动机形成,特别是对有组织运动混乱的患者。同样,由于耐力有限,大多数住院患者最初都需要一个有充足休息间歇的分布式训练时间表。因为躯体和认知的疲乏可导致表现能力的下降。应鼓励患者自我监督式训练,并察觉到何时开始疲劳和需要休息的。治疗师需尽早按连续式或随机排序的方法使患者进展到多样化练习(一次治疗课程中练习一项以上的任务)。多样化练习可提高任务表现,使得学习技巧更大的保留,提升适应任务需求变化的能力。患者、治疗师、家庭的努力应相互协调,以保证结束治疗的期间有持续且一致的训练。

对于学习环境的高度重视亦会产生重要的治疗收益。应减少注意力的分散,提供一个让患者可一直注意学习的舒适环境。对于许多伴有脑卒中和认知/知觉障碍的患者,最初应给予一个限制干扰的封闭环境。随后的环境可以是各式各样的,提供适当水平的情景干扰。从而,患者逐渐进展至可在一个有可变因素和现实挑战的开放环境中执行同一技能。许多康复中心提供简易街道环境,这是模拟小区环境的一项重要工具。

动机是成功学习的关键。患者应该从一开始就完全参与到这种协作性是目标制定当中,不断向患者提醒目标、任务、已经取得的进展和期望的结果。治疗单元应包括正面经验,以保证患者在治疗中经历成功并逐渐灌输自信的心理。以一种乐观愉悦的状态开始和结束治疗(一项成功的活动)是十分有用的策略。自我效能评分和概括性评述可用于监测发展过程(例如:"你在今天的治疗中取得哪些成功?")。应与家人和照顾者讨论家庭支持的方案。最后,治疗师需要持续地沟通、支持和鼓励。脑卒中的康复是一次压力极大的经历,对患者及其家人的处理能力都是一个挑战。

改善感觉功能

有明显感觉障碍的患者会表现出自发运动的减少或缺失。患者受到使用患侧的鼓励越多,认知和功能改善的机会就越大。相反,拒绝使用偏瘫侧的患者会促成感觉运动经验缺乏问题的出现。在治疗中缺乏注意力,这种习得性废用现象会造成功能的进一步恶化[130]。

已描述了多种针对脑卒中后上肢感觉障碍的干预方法。这些均可被分类至感觉再训练或感觉刺激方法之中。感觉再训练计划包括镜像疗法(前文已述)、重复性感觉辨别活动、双侧同时运动和重复性任务训练(例如:感觉运动综合治疗,重点在于使肌张力正常化、训练功能性活动和使用放大的感觉提示)。感觉刺激干预包括加压技术(负重、手法挤压、充气加压夹板、间歇充气加压)、松动术、电刺激、热刺激或磁刺激。一篇有 13 个研究的综述中,Cochrane 研究人员发现[48]这些研究在临床和方法学方面有明显的多样性、随机对照试验少、通常有因数据缺失所致的样本量少、结果测量指标的多变、较少使用功能性表现以及参与方面的结果测量。他们的结论为,证据不足以支持或反驳这些用于改善感觉功能的干预手法的有效性。以下为支持一方的有限证据:

- 镜像疗法可改善轻触觉、压觉和温度觉的觉察力。
- 热刺激干预可提高感觉恢复的速度。
- 间歇充气加压可提升触觉和运动觉。

Schabrun 和 Hillier[131]对感觉再训练的系统性综述的结果与上述相似,并附加了对电刺激干预的支持。

在功能训练时,治疗师需要对感觉缺失肢体作最大程度的负重和加压训练。挤压手法可以在坐位或站位/改良的四点跪位,以及站立活动时的骨盆中运用于感觉缺失上肢的承重练习。坐在球上时,患者可练习弹起运动。通过脊柱发生的加压和挤压会促进姿势性伸肌群的活动。对累及严重的肢体应用感觉刺激时,治疗师要使患者的注意力集中,协助患者形成运动的反应[132,133]。

应在早期对患者、家人和照顾者开展安全性教育计划,以提高对感觉障碍的认识和确保感觉缺失肢体的安全,对于预防转移练习和轮椅活动时的上肢创伤尤其重要。

改善偏盲和单侧忽略的干预

伴有偏盲或单侧忽略的患者表现为缺乏对对侧事物的意识。损伤在患有忽略的患者中更为普遍,最严重的忽略形式(疾病失认症)会扩大至完全没意识到残疾或问题的严重程度。这些患者受益于那些可促进认知、偏瘫侧肢体使用以及关注患侧环境使用的训练策略。教会患者主动通过向受影响较多一侧的头部转动和躯干轴向旋转来进行视觉扫描运动是至关重要的。线索提示(如视觉、口头或运动提示)可用于引起患者的注意。例如:在地上贴一条红色的锚线,患者便会直接在从视觉上跟随那条线从一端走到另一端。或在患者的偏瘫手腕上贴一个红色蝴蝶结,患者会注意于把蝴蝶结保持在视线范围内。还可以利用电脑产生的视觉追踪任务激活视扫描运动。对患者的努力给予反馈,加强每一次成功的表现(塑形过程)。想象也被证明有帮助(例如:"想象你是一束灯塔上的光线，用你的光线在地面从一侧扫视向另一侧”）。在治疗时，治疗师应刺激并鼓励被忽略肢体的主动自发动作，同时也要鼓励患者在移动时去看他或她的肢体。那些包括了越过中线向忽略侧的上肢运动是很重要的（例如：伸手取物活动、PNF 中的砍或举模式）。需要双侧相互配合的功能性活动也很有意义（例如：倒一杯饮料并从杯中喝掉、用患侧的手捡起物件并传给另一只手、双手持一块布“拂去桌面的尘埃”）。治疗师需通过对受影响较多一侧肢体使用优化的视觉、触觉或本体觉刺激来最大化患者的注意力。这包括击打、刷擦、贴扎或震动偏瘫侧肢体。随着注意力不集中的程度加深，治疗师也需不断地再调整患者。觉醒水平很低的患者可能对治疗响应的较少[134-136]。

改善关节活动度与关节功能完整性

早期即开始进行软组织 / 关节松动术和关节活动（range of motion，ROM）可维持关节完整性和活动性，并避免挛缩。日常的所有运动中均应执行配有末端牵伸的被动关节活动（passive range of motion，PROM）以及可能的话做主动关节活动（active range of motion，AROM）。如果发生挛缩，则需要更频繁的 ROM 训练（每日两次或以上）。

体位摆放策略对维持软组织长度也很重要（知识点 15.8）。偏瘫侧肢体的有效姿势摆放可促进正常的关节对线，而通常也会采取摆放肢体于一个脱离异常姿势的位置。使用保护性装置如休息性夹板可能是有必要的。治疗人员、家人和照顾者的相互协调对长期管理而言是必需的。

知识点 15.8　减少常见对线不良的姿势策略

仰卧位

- 头 / 颈：中立且对称，支撑在枕头上。
- 躯干：对准中线。
- 受影响较多的上肢：肩胛骨前伸，肩关节前屈并稍外展；手臂支撑在枕头上；伸肘，手在枕头上呈休息位；腕中立位，手指伸展，拇指外展。
- 受影响较多的下肢：髋关节前移（骨盆前移）；膝关节放在一个小枕头或毛巾卷上以防过伸；脚底不要有任何支撑。由于持续保持踝跖屈，可用支具置足踝于中立位。

健侧卧位

- 头 / 颈：中立且对称。
- 躯干：对准中线；可放小枕头或毛巾在胸廓下以拉长偏瘫侧。
- 受影响较多的上肢：肩胛骨前伸，肩关节前屈；手臂支撑在枕头上；伸肘，腕中立位，手指伸展，拇指外展。
- 受影响较多的下肢：髋关节前移并屈曲；膝关节屈曲并支撑在枕头上。

患侧卧位

- 头 / 颈：中立且对称。
- 躯干：对准中线。
- 受影响较多的上肢：肩胛骨前伸，肩关节前屈；手臂支撑在枕头上；伸肘，腕中立位，手指伸展，拇指外展。
- 受影响较多的下肢：伸髋屈膝并支撑在枕头上。另一个姿势是在骨盆伸展下稍屈髋屈膝。

知识点 15.8　减少常见对线不良的姿势策略　续

坐于扶手椅或轮椅

- 头 / 颈：中立且对称，头在骨盆的正上方。
- 躯干：脊柱伸展。
- 骨盆：对齐中立位，两侧臀部同时负重。
- 受影响较多的上肢：肩胛骨前伸，肩关节前屈；手臂支撑在枕头上；伸肘，腕中立位，手指伸展，拇指外展。（按需使用休息位支具）
- 双侧下肢：屈髋 90°，至于旋转在中立位。

在上肢中，正确的被动活动技术需仔细注意肱骨外旋和分离，特别是屈曲范围达 90° 或以上时。肩胛骨应以向上旋转和前伸在胸壁上进行活动，以防止手臂举高过头时软组织在肩峰下间隙中受挤压（图 15.7），并为前伸够物模式作准备。使用头上滑轮作自我关节活动度训练是禁忌的，因为无法达到上述对肩胛肱骨运动的要求。肘的完全伸展是重要的，因为大多数脑卒中患者表现为屈肘肌群紧张，出现过度屈肌痉挛。由于肌紧张在屈曲模式下十分典型，所以伸腕肌和伸指肌的正常长度也要同时维持。功能性训练方法为：患者坐位，患侧上肢伸直以负重，腕关节背伸，手指打开并伸直（图 15.8）。水肿和手背局部张力的变化可能会阻碍伸腕运动，这种情况下，在牵

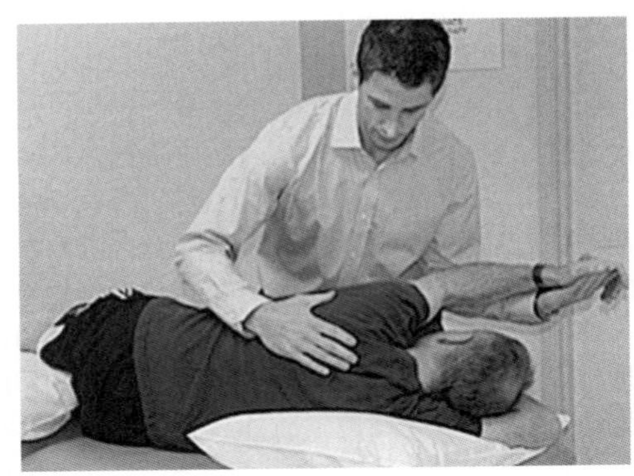

图 15.7　偏瘫侧上肢的关节活动度运动。治疗师小心地在手臂举起时松动肩胛骨

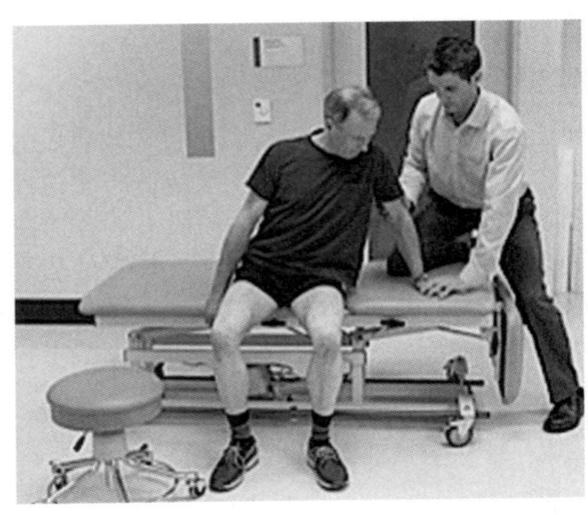

图 15.8　坐位，伸臂支撑。治疗师协助稳定伸肘和伸指

拉腕关节之前应该先松动腕骨。

应早期开展教育患者进行安全的自我关节活动的策略。建议的活动包括如下几点：

- 手臂支撑：较有力的上肢支撑并举起受影响较多的上肢至肱骨前屈 90°，手臂水平外展和内收。手臂运动结合主动的躯干旋转。
- 擦亮桌面：将受影响较多的上肢置于肱骨前屈、肩胛骨前伸和伸肘的位置；双手放在毛巾上。受影响较少的手通过拉毛巾来移动偏瘫侧手(向前、从一边到另一边)。把椅子放在桌子稍微靠后的地方以优化躯干运动和关节活动。
- 坐位，患者身体前倾，双手触碰地面。这个姿势促使肱骨前屈，肩胛骨前伸，以及肘、腕、手指的伸展。
- 仰卧位，双手紧扣一起放在头后，肘部平放在垫上。只在肩胛骨存在向上运动趋势时才考虑这项活动。若肩胛肱骨节律缺失，双手紧扣并自我举高过头的动作是禁忌。

当坐在轮椅中时，患者偏瘫侧上肢可被放在一个附着在扶手上的臂槽中(浅的肘或前臂的支持)。肩关节外展和前屈 5°，旋转中立位；肘关节屈曲 90° 且稍向前；前臂旋前；手处于一种功能性的休息位。手部石膏夹板也很常用。掌部休息位夹板可使前臂、肘和手指处于功能位(伸腕 20°~30°，掌指关节屈曲 40°~45°，指间关节屈曲 10°~20°，拇指对掌)。休息位夹板适于夜间使用，让患者在日间使用他们的手。在痉挛存在的情况下，可以考虑降低张力的装置(例如：手指外展支具、减轻痉挛的支具或充气压力支具)。

由于大多数患者在早期的恢复中会不同程度地重拾下肢的功能，所以针对具体患者的关节活动技术需要多加注意几类常见的损伤。对许多患者来说，因跖屈肌痉挛和(或)背屈肌无力，足踝的自发运动会受限。在改良的四点跪位(前移牵拉跖屈肌)进行负重转移活动，或使用辅助设备(即有楔形足趾支撑的倾斜板)长时间维持静止牵伸，都可以增加足踝的活动范围。背屈肌主动收缩的易化技术还可以配合牵伸以便借助交互抑制作用抑制跖屈肌紧张。如果协同运动的作用影响较大，患者可以被摆放于患侧下肢外展、屈膝、足平放在地上或凳子上的仰卧体位下。这个姿势包含髋关节外展、后伸和膝关节屈曲，有助于打破协同优势，使下肢脱离典型的剪刀样痉挛姿势。若患者有相当长时间需要坐在轮椅上，应注意牵伸屈髋肌群。若屈髋肌群发生挛缩，则会增加站立、转移和步行的难度。

改善肌力的干预

肌肉无力是脑卒中后的主要表现，可导致明显的活动受限(例如：步行、坐站转移、爬楼梯、上肢活动)。渐进性抗阻肌力训练已被证实可提高脑卒中个体的肌力[137~149]，而没有关于痉挛增加或 ROM 减少的证据[137,138]。尽管某些研究不能证明已改善的功能可以一直保留[137]，但许多研究都发现肌力训练可改善其功能[138,142,143,145,149]。训练的特异性和可变的训练强度均可以解释这种不一致性。

增强肌力的运动形式包括力量训练器、橡皮筋或橡胶管，以及机器(PRE、等速仪)。对于肌力很弱的患者(3 级以下)，可使用滑板、悬吊系统或水中运动作重力最小化的运动。对于 3 级肌力的患者(例如：举臂、抬腿)，应作抗重力的主动运动。当患者有充足的肌力进行独自抗重力运动(例如：重复 8~12 次)时，可进展到外加阻力的运动(例如：力量训练器、橡皮筋或机器)。理想的抗阻训练应该每周进行 2~3 次，每次 3 组，每组将每项运动重复 8~12 次。

从促进功能改善的角度来说，将抗阻训练与任务导向活动相组合可以强化功能的保留[例如：坐站转移、靠墙半蹲(图 15.9)、蹬台阶、负重爬楼梯]。循环训练工作模式可以使肌肉训练效果最大化。提举力量训练器或使用橡皮筋增加了对坐位和站位姿势稳定性的需求，是提高姿势控制的一个重要训练元素。

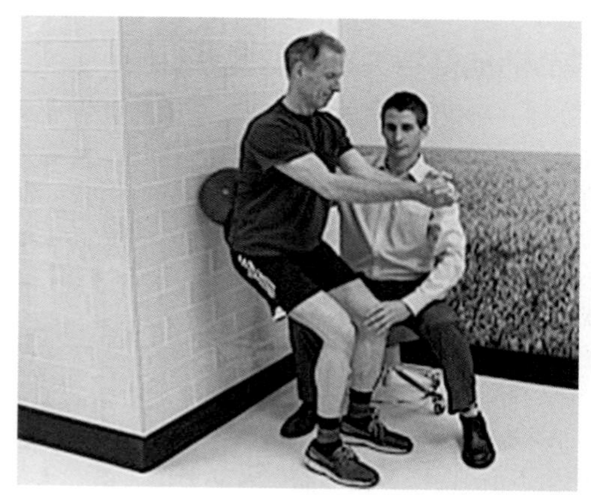

图 15.9 利用小球靠墙半蹲，治疗师协助控制膝关节

训练注意事项

许多脑卒中患者表现出较差的手功能，无法有效地抓握。这可能需要特别设计的手套来维持与运动器械的接触(如：Velcro® 的皮质连指手套，手腕袖套)。感觉受损的患者有更高的受伤风险，应密切监察。姿势控制障碍的患者应安放在安全的位置，避免跌倒(如：稳定的座位、举起力量训练器时站立在墙角)。

在确定一个安全的运动处方时，要谨记脑卒中患者的高血压和心脏疾病高发率。通常，高强度力量训练(持续的最大强度)对近期脑卒中和血压不稳定的患者是禁忌的。伴有 Valsalva 的憋气动作和血压升高危险的等长训练也是禁忌的。直立位(坐位)下的动态运动比斜卧位 / 仰卧位运动血压升高得较少。对于高危患者，开始运动时应选取较低强度运动(如 30%~50% 的最大量自发收缩)的次大量运动处方。改变运动模式也是降低心血管风险的有效策略。治疗师需要保证适度的热身和放松运动，以及循序渐进地完成整体运动过程。

处理痉挛的干预

表现为痉挛的患者可从旨在处理痉挛影响(不能移动、软组织挛缩和畸形)的干预中获益。这些干预包括早期的松动术和日常牵伸，以维持痉挛肌肉和软组织的长度，并促进最佳的姿势摆放[150]。需要注意的是，在这方面的研究其方法学的质控多种多样，并未进行科学的控制，所以，可获得的关于牵伸有效性的证据是无结论的[151,152]。节律性旋转(rhythmic rotation)技术能有效地获得初始运动范围[153]。这是一种手法技术，它结合了肢体的慢速轻柔旋转的技术，同时渐进性地移动肢体至其拉长的范围内。一旦达到全范围活动，肢体就应放在拉伸位上。比如：在肘关节、腕关节和各手指保持伸直位时，肩关节处于伸直、外展和外旋位。将患手负重置于偏瘫侧（图 15.8），并保持几分钟。持续性牵伸的好处是可以通过自我抑制的机制达到肌肉放松。坐位下，可以加入缓慢的摇晃运动以增加由慢速前庭刺激所产生的放松效应。股四头肌的痉挛状态同样可以通过持续的体位摆放以及双膝跪位或四点跪位的下肢负重体位达到抑制的目的。节律性旋转技术或节律性启动配合躯干轴向旋转的技术可以大幅降低躯干周围肌群的僵硬程度（如：侧卧体位、坐位或钩状躺卧、节段性的躯干旋转）[153]。PNF 中那些强调躯干旋转性运动的上躯干模式（下砍或上提）同样可以在保持躯干活动度和降低躯干僵硬方面起到作用[125]。向偏瘫侧的侧坐体位对痉挛的侧边屈肌群提供持续性的牵伸。患者本人、家属及其照顾者都应该学会针对关节活动度和肌肉牵伸的一些安全的技术和方法。

主动训练应该通过一些缓慢且有控制的运动来激活较弱的拮抗肌群。局部易化技术（如：牵伸、肌效贴、轻阻力）可以用于强化非常弱的拮抗肌进行主动收缩。拮抗肌的主动收缩可以通过交互抑制的作用帮助减少主动肌的张力。因此，在上肢方面，对于存在屈肘肌痉挛的患者应该直接去强化伸肘肌群的主动收缩，而对下肢而言，应该直接强化屈膝肌群的主动收缩来改善伸膝肌群的痉挛。同时，也应该记住这种交互的关系并不一定在正常的全活动范围内进行，尤其当肌群存在十分明显的痉挛性共收缩状态时。训练中，应该避免过度用力，因为它在痉挛抑制方面会产生负面影响。一些柔和的口头指令和心理放松技术（心理意象）可以促进全身性放松和帮助整体张力的降低，而疼痛却有着相反的效应。

物理因子治疗也可以用于治疗痉挛。这些治疗包括冷疗、按摩和电刺激。冷疗可以减慢神经传导的速度，并降低肌梭的活性。这些效应可以用来暂时减轻肌张力。冷疗的实施可以采用冰袋、冰棒按摩（持续 10~20 分钟）或者使用冷冻喷雾。冷疗的效果十分短暂，一般只能持续大约 20~30 分钟。功能性电刺激（functional electrical stimulation，FES）可以直接作用于较弱的拮抗肌群（如：腓总神经刺激器），并通过交互抑制的作用降低肌张力。目前，已有部分案例表明使用一段时间的功能性电刺激可以有效降低肌张力[152]。

矫形支具可以用于保持痉挛肌长时间维持在其伸长位，并帮助降低高肌张力状态，以及增加或保持被动的关节活动度。类似的支具包括充气式压力支具[154]，静态或休息位的夹板以及石膏矫正支具[155,156]。空气式夹板能帮助控制不希望出现的共同运动，并在早期负重训练时稳定肢体（如：坐位、改良的爬行位）。软瘫或张力过低的患者也会受益于压力夹板的使用，它可以提供感觉输入和起始位的稳定。较长的或者整个肢体的压力夹板还可以辅助控制患侧常会出现的水肿问题。将带有支具的肢体摆放在抬高的位置下可以帮助减轻水肿。

改善运动控制

那些促进个体自主运动控制、姿势控制和上下肢功能性使用的主动活动是早期运动训练最主要关注的内容。脑卒中患者的典型表现即为缺少分离运动或者伴有共同运动模式的分解化的运动。例如：当抬起上臂时，会导致伴有肩关节屈曲、外展、外旋的肘关节屈曲，同时手指反映出强烈的屈曲状态，从而手指就丧失了协调性抓握和操作物体的能力。由于联合反应，不同肢体间和肢体各关节间的控制均出现异常，表现为一个肢体的运动会牵涉到其他肢体的运动。在起初的训练中，治疗师需要将关注点放在不同身体节段间的分离运动训练（即指分离和单独运动身体或肢体不同部位的能力）和选择性运动模式上（脱离共同）。例如，当患者在改良的四点跪位下练习迈步运动时，更容易受到影响的患侧上肢应该固定在伸直且负重的姿势下。

将适当的运动成分和分离控制的精细调节联系在一起需要付出大量的注意力和意志力的控制。那些完成地太快或者使用太多力量的运动都将不能有效地帮助个体获得运动所需的控制力。因此，治疗师需要提醒患者在运动期间避免过度用力。治疗师应以尽可能使用接近正常的力量水平进行运动为目标，并且通过适宜的生物力学稳定机制和（或）在运动范围内选取恰当运动点的方式来选择一些可以有利于正常运动出现的姿势。随着控制能力的进步，姿势体位就能够被改造为对现有控制能力具有挑战性的难度更大的姿势。例如：伸肘动作最初可以在肩前屈 90° 的侧卧体位下引导（如：患者向前推胳膊，并伸肘）。然后，这个姿势可以变换到坐位，最终在站位下完成。

治疗师可能需要辅助（引导）最初的尝试性运动或者需要使用易化技术（如：牵伸、抗阻、电刺激）。这些辅助运动应该尽可能早地转移到主动运动中。通常借助本体感觉性负荷，抗自身重力的阻力或者轻微的徒手阻力就足以启动或者易化正确的运动反应。

反复的、任务特异性的训练是康复计划的主要内容。所选择的任务应该是与患者相关且对其重要的任务（如：够物和操作、行走、上下楼梯）。正常的功能状态意指运动具有多样性。肌肉需要使用多种收缩模式在各种多变的活动中得以激活。所有的收缩模式包括离心收缩、等长收缩和向心收缩，这些收缩模式对于一个训练计划都很重要。在那些表现出运动能力非常低的脑卒中患者中，等长收缩和离心收缩应该在向心收缩之前先进行练习，这是因为这两种收缩方式可以更高效地利用肌肉的弹性成分和肌梭装置。产出同等数量的张力，它们需要更少的运动单元。同时，也应该训练一些运用多种肌肉收缩方式的功能相关的任务。比如：一个在站立位练习改良靠墙下蹲起动作的患者就是在运用髋、膝关节一系列的离心（蹲下时）、等长（维持下蹲）和向心收缩（伸直站起）（图 15.9）。力弱的肌群（特别是痉挛严重肌群的拮抗肌）首先应单向运动中激活。随着控制能力的提高，训练可以先转移到在限定范围内的主动肌和拮抗肌之间缓慢的主动交互收缩模式中，然后进展到全范围的交互收缩。这种在主动肌和拮抗肌之间相互平衡的强化训练对于正常的协调和功能性活动至关重要。本体感觉神经促通运动模式对于自主控制受限的患者是有效的，因为它强调的是正常的运动协作模式（如：D1 模式），拮抗肌逆转和通过轻阻力产生本体感觉承重[124,125]。对于训练最好的资源和对于脑卒中患者最佳的治疗方案可以在 Carr 和 Shepherd[157]，Davies[158,159]和 Howle[160]四位学者的著作中找到答案。

改善上肢功能的治疗策略

具有大脑中动脉综合征的患者可能会出现一些严重的、较难恢复的上肢感觉、运动和功能障碍。这些患者将会从早期的关节松动、关节活动度训练、体位摆放以及本章之前已讨论的方法中获得帮助。为了最大程度的恢复功能,代偿训练方法和环境适应性的调试应该被考虑。对于那些已经获得一定自主运动的患者,训练方案应该更注重于反复的、任务特异性的练习。上肢训练活动应多与作业治疗师沟通和协调。

上肢负重训练作为一种体位性的支持

伴有上臂伸直负重,手部稳定于支撑面,且朝向患侧的姿势性转移是一项十分重要的早期活动。它可以促进近端肢体的稳定能力,并消除屈肌张力过高和屈肌共同运动主导所产生的效应。临近固定可以用于增加肩周或肩胛周围稳定装置的活性,贴扎可以易化伸肘肌的活性。负重运动可以在坐位(图 15.8)、改良的四点跪位(图 15.10)和站位姿势下进行。运动控制应该从维持不动逐渐进展到动态的稳定活动中。例如:患者用受影响较重一侧上肢稳定身体,而另一侧完成一些体重转移和功能性的任务(如够物)。正如之前所提到的,患侧上肢也应以姿势辅助的作用被安排到功能性的练习中(如:从侧卧到坐位的撑起动作)[161]。

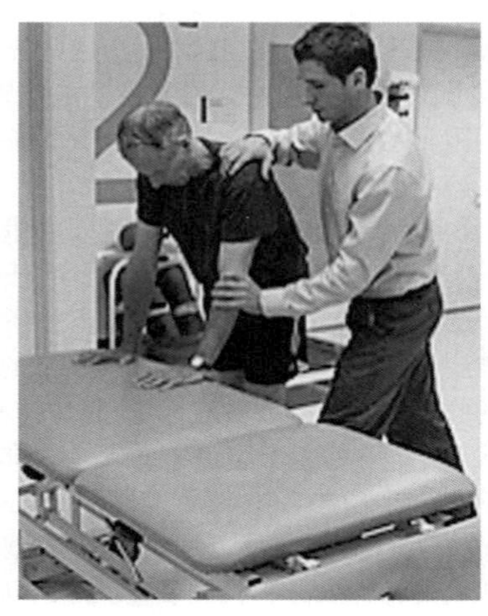

图 15.10 以改良的四点跪位站立,双侧上肢伸直并负重;治疗师辅助患侧上肢伸直肘关节,同时通过肩关节提供临近支撑

任务导向性的够物和操作

脑卒中患者在处理上肢向前够物和操作活动所必需的一些运动成分上存在困难,不能重新获得控制肩胛骨上旋、前伸、伸肘、伸腕和伸指的能力。够物和操作还需要精确的运动处理和运用视知觉信息的能力。自主控制能力有限的患者可以首先在一个有支撑的体位下练习够物(如:由治疗师支撑或泡沫板支撑手臂下的侧卧位,或上肢置于桌板的坐位)。训练中应鼓励患者向前滑动手掌超过桌板边缘,以便诱导肩关节前屈肌、肩胛骨前伸肌群和伸肘肌群。当患者练习擦洗和清洁桌面时,可以借助一块滑布来降低摩擦力的效应。患者还应该练习向前够物和向下触地板的运动。难度更大的够物活动包括独立拎起物品并向前(如上肢伸进一件衬衫的袖子)、过头或者侧向运动。PNF 的 D1 前推的模式可以用于够物练习的动作(反向的推力即表明治疗不正确,因为肢体会进入屈肌共同运动模式)。在改良的四点跪位或站立位下,将够物训练与增加平衡的练习组合起来同样是可行的。例如:患者可以练习侧向或前后向的推球任务,同时以改良的四点跪位站立(图 15.11)。或者站立位下,患者尝试从一个架子、矮凳或者地板上够到并取走物体。够物高度和距离的变化、手持物体重量的增加以及任务所需精确性和速度的调整都可以用于增加够物训练的难度。但一些代偿性的运动是不被允许的(如:躯干和头部的侧向运动)。过度的肩关节上抬也是不希望出现的表现[161]。

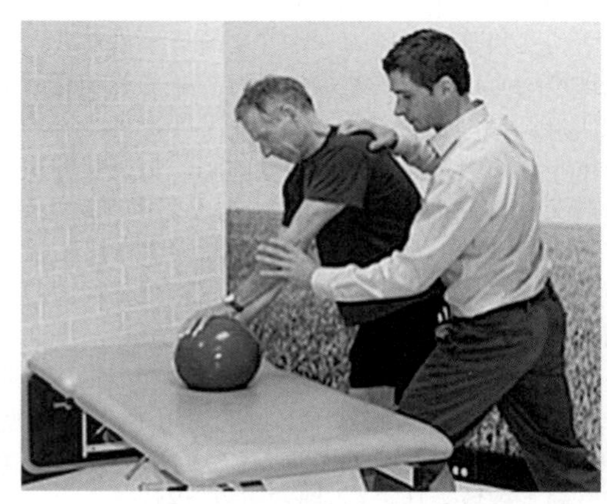

图 15.11 改良四点跪位的站立下偏瘫手置放于小球上;患者练习从一侧向另一侧滚动小球的运动;治疗师稳定肘关节和肩关节

一些涉及抓握和手部操作的有意义的任务导向性训练对于诱发功能恢复十分重要。较为典型的早期手部运动包括集团抓握和放松,而高级阶段的手部运动模式(精细的运动控制)是与更进一步的功能恢复相对应的。通常,与自主抓握相比,手部自主松开的动作要更难于完成,并且,牵伸(或姿势维持)和抑制技术对于易化伸展运动可能更有必要训练。起初手部任务可以包括使用患手来固定物体(如:患手固定纸张而健手完成书写,患手固定食物而健手切东西)或者双手拿住书本阅读。应该鼓励患者使用功能较差的手来帮助日常生活活动(如:用洗澡毛巾来清洗上身,将食物送进口中)。刀叉、牙刷和钢笔可能需要为了方便抓握而增加一个把手。任务训练应将手部运动和够物模式联系起来(如:从地板上捡起短袜,从架子上够取物体)。较高级的手部活动包括腕关节和手指的伸展、对掌运动和操作物品的练习(如:用餐具进食、拿口杯喝水、写字、捡硬币、翻转硬币、使用回形针或其他物品)。由于患者前臂以旋前模式占主导,所以在肘关节、肩关节屈曲的情况下很难完成主动的前臂旋后运动。治疗师必须仔细观察患者运动,并帮助消除运动模式中那些降低效率和干扰有效肢体控制的不利因素。阶段化的身体接触性的辅助技术和运动想象疗法的使用可以帮助提

高学习动作和执行动作的能力[157,161,162]。

强制性使用疗法

强制性使用疗法(constraint-induced movement therapy,CIMT)是一组经过设计的,涉及多个方面的干预措施,目的以增加受影响较大一侧上肢的使用时间。患者会接受一系列针对影响较重一侧上肢高强度的、任务相关的练习,这些练习每天最多可达 6 小时,并连续治疗 10~15 天(图 15.12)。受影响较小的一侧上肢会通过佩戴一个安全不露手指的手套来限制其使用,佩戴时间可达清醒时间的 90% 以上[163]。治疗师会使用行为塑造技术来调整和改变任务执行的难度(如:物品被拿起和放在离患者身体较远的位置上)。反馈、指导、示范和鼓励等技巧可以运用于训练当中。为了确保训练和随之出现的任务导向性行为之间有密切的联系,所设计的行为学方面的方法包括让患者主动参与以下几项:

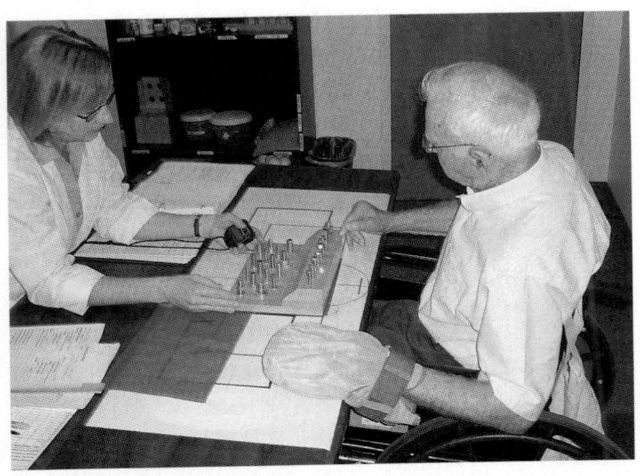

图 15.12 强制性使用疗法(CIMT)。患者使用患手练习木钉板任务,与此同时健手佩戴一个不露指的手套。治疗师一边鼓励患者一边对活动进行计时

1. 目标行为的自我监督(如:活动的模式、持续时间、运动频率、可觉察到的努力以及对活动全身的反应情况)
2. 问题解决能力,以便识别困难和得出可行的解决方案。
3. 行为上的保证,以便让患者在一整日参与治疗行为的实施。
4. 社会支持策略来培训和鼓励照顾者们提供最佳的帮助。

读者可以参考 Morris 和 Taub 两位学者的著作[164,165],著作中对这些技术有更详细的描述。良的强制性使用疗法($_{m}$CIMT)也已开始运用于脑卒中患者。例如:Page 等人[166,167]每周三天使用 30 分钟的任务特异性练习和行为塑造技术,并每天限制健侧上肢达 5 个小时。训练持续 10 周的时间。这种出院计划增加了患侧上肢的使用和功能改善[166,167]。

已经有研究证明,脑卒中患者按照强制性使用疗法训练最明显的改善即为运动功能的提高和部分残疾程度的降低[45,168,169]。EXCITE 试验是一项包括 222 名脑卒中患者的大型前瞻性的、单盲、随机且多中心的研究。强制性使用疗法与常规疗法相对比,发现在 Wolf 上肢运动功能测试和运动状态指数(the Motor Activity Log)两项评价指标中均有显著提高[170]。强制性使用疗法在脑部的相关变化已经通过功能性磁共振(functional magnetic resonance imaging,fMRI)技术得以证实,具体包括运动皮层的激活区域明显地移向同侧的其他区域和对侧半球[171]。同样,已经证实在接受改良式强制性使用疗法的患者中功能也有显著的改善[165,166,172]。值得注意的是上述研究中招募的患者是那些上肢有恢复潜能以及具有部分残存的上肢和手部运动但不积极使用的对象。其他入选标准还包括疼痛、痉挛程度轻,以及不存在认知功能障碍。许多相关的早期研究只涉及慢性期的脑卒中患者(超过 1 年)。也有部分对于亚急性期(少于 1 年)[170]和急性期(发病少于 2 周)[173]脑卒中患者的研究得出了阳性结果。考科兰循证组织的研究者们在他们的文献综述中指出,缺乏能够支持强制性使用疗法使用 6 个月后功能改善保持的证据[45]。读者可以在第 10 章正文和表 10.1 中列出的有关强制性使用疗法研究结果的总结中参考到更多的论述。

双侧同时进行的训练

双侧同时训练是指单纯地同时使用双侧肢体或者是与扩大感觉反馈相结合的两种训练方式。配合节律性听觉指导的双侧上肢训练(bilateral arm training with rhythmic auditory cueing,BATRAC)是这种干预技术的其中一种[174]。理论上,在健侧肢体的类似运动可以促进患侧肢体的运动。有关脑卒中后使用该技术改善运动功能的阳性结果已有报道[174~176]。相对于常规或传统技术而言,在日常生活活动能力、上肢和手的运动,或是运动残损评分的总分等方面双侧同时训练并没有明显优于上肢的其他干预手段。而在上述这些结果中,Cochrane 循证研究者们引用的都是缺乏高质量的证据。

肌电生物反馈

肌电生物反馈(electromyographic biofeedback,EMG-BFB)一直被用于改善脑卒中患者的运动功能。这项技术是通过放大的声音和视觉反馈信号来帮助患者调整运动单元的活性。训练模式可以关注于痉挛肌群的自发抑制(如:降低痉挛屈指肌群的放电频率),或者可以着重于增加力弱、肌张力较低肌群(如:腕 / 前臂伸肌肌群)的运动单元募集数目和运动觉的输入。已有证据表明,对于那些基本完成自然恢复过程的患者(病程 6 个月以上的脑卒中患者),通过生物反馈治疗可以促进后期功能的恢复[177,178]。现已报道的作用包括改善关节活动度、自主控制以及功能状态。研究人员发现,当肌电反馈和任务特异性训练组合练习时,生物反馈神经肌肉再教育会产生更大的治疗效应。

电刺激

神经肌肉电刺激(neuromuscular electrical stimulation,NMES)常被用于脑卒中患者的功能恢复,包括降低痉挛、改善感觉意识,防止或减轻肩关节半脱位以及刺激有意识参与的运动产生等[179~182]。神经肌肉电刺激已被证明可以通过优先激活快收缩运动单元来增加肌肉活性,从而完成发力动作。

已证明神经肌肉电刺激可有效提高伸腕肌群和三角肌、冈上肌等肌群的功能。在后者的例子中,盂肱关节的对位得以改善,半脱位减轻。正如生物反馈治疗的研究一样,当与任务特异性练习相结合时,此疗法会获得更好的效果[182]。

机器人辅助治疗

机器人装置逐渐发展为可以辅助中度到严重运动功能受损的脑卒中患者改善上肢功能恢复的一种治疗手段。该疗法常与任务特异性训练以及运动学习理论相结合。机器人用于重建缺失的运动功能,它主要包括气动驱动装置(作用于肌肉)以驱动整套设备,或是使用弹性绑带、夹板的被动机器人辅助系统。此疗法的主要目标意在改善够物和抓握(或松开物体)的运动。这些相关设备可以用于增加治疗师对患者的干预时间,并能实施高质量、高强度的训练[183]。较少的证据证明在日常生活中,已出现的治疗效应可以泛化到臂部和手部的使用上。设备的高成本也限制了其在临床中的广泛使用[184]。

肩部疼痛的处理

已发现有多种原因可以导致偏瘫性肩痛,大致可将它们分为发生于软瘫期和发生于痉挛期两类。在软瘫期,本体感觉障碍、肌张力缺失、肌肉麻痹削弱了肩袖肌群的稳定性与其正常解剖位置的维持,特别是冈上肌群。因此,唯一的支持组织仅剩下四周的韧带与关节囊。由于关节窝的解剖位置,凹面是朝上、朝外、朝前的,以此保持关节囊上部处于拉紧状态,并从力学角度参与维持肱骨头的稳定性。由于缺乏肌肉组织的承托,任何肩部的外展与前屈动作、肩胛骨的下压与内旋动作,皆会使肩关节周围稳定性下降,并引起肱骨头的半脱位。肩关节半脱位的初期不伴随疼痛,但是组织牵拉所产生的应力与重力作用会导致肩关节持续处于异常的解剖对位对线与疼痛。当进行肩部的前屈、外展动作时,由于缺乏正常的肩胛肱骨节律(撞击综合征),挤压摩擦产生的压力同时也存在于肱骨头与肩袖的上部软组织之间。在痉挛期,异常的肌肉张力引起了肩胛骨解剖位置的异位(下压、内收、内旋)、肩关节半脱位以及活动受限。从而,继发韧带、肌腱、关节囊的挛缩,同时也会伴随粘连性关节炎的出现(关节囊炎、冰冻肩)。对于患侧上肢,不适当的处理与摆位,更容易导致细微的创伤与疼痛。一些容易损伤上肢的操作包括,在没有充分松动肩胛骨下进行的被动活动(促进正常的肩胛肱骨节律),在身体转移时过度的牵拉和拖拽以及使用交叉性滑轮[185~187]。由此继发的异常关节对位更容易损害患肢的正常生理活动。能有效处理、减少半脱位附加的治疗方法包括,神经肌肉电刺激、肌电图生物反馈、肌内效贴、肩吊带。

复合型局部疼痛综合征Ⅰ型(complex regional pain syndrome type 1,CRPS-1),也称为肩手综合征(shoulder-hand syndrome,SHS)、反射性交感神经失养症,通常因肩关节或颈部近端的创伤、脑血管意外、自主神经系统的异常改变所引起。与肩手综合征进展相关的临床因素包括关节运动受限、肌肉痉挛、感觉缺失与初期的昏迷[188]。早期表现有间续的疼痛并只局限于肩关节,后期表现为患侧肢体的剧痛,并累及这个肢体。而 CRPS-1 还涵盖了许多与之相关的其他症状。在腕关节背伸时,随着疼痛程度的增加,腕关节可能更倾向于维持在掌屈位下。肘关节一般不受累。在第 1 阶段,血流动力学改变包括皮肤改变(苍白、冰冷)与皮温改变,皮肤表现为对触觉和压觉的过敏、皮温多变。患者的典型表现为不尝试任何肢体运动。第 2 个阶段,疼痛减弱伴随早期的失营养改变,包括肌肉与皮肤萎缩、血管痉挛、多汗(持续性出汗)、毛发与指甲变粗糙。同时,影像学证据可以显示早期的骨质疏松。第 3 个阶段,即营养不良阶段,疼痛和血流动力学改变较少。皮肤、肌肉、骨骼分别有不同程度进展性的营养不良(骨质疏松等)。关节囊四周的纤维化与关节面的改变十分显著。手掌保持掌指关节伸直位与指间关节屈曲的爪形位(与手内肌萎缩相似)。手掌面和小鱼际肌萎缩明显,手部变扁平。适当的干预对于第 1 阶段是有效的,对第 2 阶段还可有逆转机会,然而,第 3 阶段时大部分的症状都是不可逆的[188]。

早期的诊断和鉴别引起 CRPS 的因素是十分必要的。介入的手段因以临床检查结果为基础进行选择。由于患者与治疗师的接触较为频繁,物理治疗师是其中最容易发现并鉴别早期症状和指征的人。此时,就需要制定并实施相应的介入方案[189]。在软瘫期,肩膀应该随时处于受支撑的状态。正确的体位摆放和处理十分必要,卧床时,患者应保持良肢位,以免翻身至患侧时使患侧受压。在仰卧位与轮椅坐位时,肩关节、肩胛应处于手臂轻度外展前屈,且不发生旋转的支持位下。在转移与站立训练中,治疗师应考虑使用支撑装置来预防患者受到牵拉伤(本章后部分)。以减少疼痛与僵硬发生的介入手段包括正确的被动活动和松动技术(轻度一级、二级松动手法)。上肢在没有松动肩胛骨时,进行被动活动的治疗是不被允许的。肩关节的被动活动应限制在屈曲与外展 0~90°范围内,或者在无痛范围内进行活动。治疗师必须让所有涉及帮助患者的人员(如:患者家属、护士、照料人等)均参与到介入方案中,使他们认识到如何正确处理与转移患侧肢体,并清楚如何预防由被动活动、转移、轮椅转移等引起的创伤与牵拉伤。上肢的主动活动是一种正确地提高患侧活动度的方式(如:站立位下推动桌面的治疗球)。同时,处理水肿的一些相关治疗也是必须纳入考虑的。一些其他的考虑包括禁止偏瘫侧或患侧的静脉输液。长期的疼痛需进行口服镇痛剂、局部的封闭注射技术(皮质醇类)等处理。同时,重复频繁的皮质醇注射对肩袖肌群是有害的,对于顽固性的疼痛,一些神经阻断手术可予以考虑[187]。

辅助支具

对于处于肌肉低张力的患者来说,他们更容易遭受牵拉伤。一些肩部吊带装置可以用于预防软组织的牵拉(冈上肌、关节囊),缓解对于神经、血管(如:臂丛或肱动脉)的压力。肩吊带通过帮助肩关节负重减压,达到保护局部组织的目的。同时,便于治疗师在功能训练时只关注于患者的姿势或躯干控制。然而,它们也有一系列负面作用。它们在预防关节的半脱位方面作用很小,也无法有效提高肩关节的功能性活动,特别是,当肩胛骨与躯干的对位不良没有被给予重视时。大部分的肩吊带的另一个弊端是其更容易使患侧上肢处于肩关节内收、内旋且肘关节屈曲的体位。从长期使用方面考虑,更容易加重局部的组织挛缩与肌肉张力增加。此外,肩吊带更容易引起患者发生体像障碍与患侧忽略。长期使用此类支撑性的支具一方面限制了上肢的功能性活动，患者更容易发生习得性废用，另一方面也会阻碍那些有上肢参与的平衡反应训练。

不同辅助支具的特点，赋予了他们不同的功用。一种成袋状的吊带，或者可以同时支撑肘部与腕部有两个袖口单独捆绑半边的吊带可对肱骨起到轻微的力学支撑。另一种将传统吊带改进的辅具是肱骨悬吊袖带。它通过八字形的背带在肱骨远端形成支撑。这种吊带可以在允许肩关节轻度外旋且肘关节伸直的状态下支撑肱骨。这可一定程度上避免发生关节半脱位。由于这种类型的吊带不会将肘关节限制在屈曲位，或者阻碍远端肢体功能运动，所以可以考虑长期穿戴[190~192]。

在支具的选择和使用方面，与作业治疗师的紧密合作是十分重要的。Gillen[161]提出了如下一些建议：

- 在康复治疗的过程中，应减少吊带的使用。
- 吊带在最初的康复疗程，如转移与步态训练中，具有较好的功效。
- 让上臂处于屈曲状态的吊带尽量少使用，仅用于直立位功能训练和短期使用。
- 吊带的使用应因人而异；应仔细评估吊带的选择和使用，对其疗效的观察仍需重复评估。
- 可考虑其他同吊带类似的有效方法：可兴奋或者抑制肩胛骨周围肌肉的肌内效贴；神经肌肉电刺激；以及手可摆放于衣服口袋等。

患者、家庭陪护、看护工应该在正确的培训下，学会如何穿戴与使用这些支具。随着恢复的进展、肌张力升高、自主运动的出现，肩关节半脱位的发生率会有一定程度的下降。这时，吊带类辅助支具就没有应用的价值了。

对于使用轮椅的患者，前臂的支撑平板与一些辅助的托盘可以为偏瘫侧的肌张力低下肢体提供有效的支持。如果患侧肢体会脱出轮椅外缘，一些轮椅外部的肘关节支撑平板也有必要使用。一些手部感觉减退的患者具有一定手部损伤的风险，例如手指卡在轮辐内，肘关节滑出轮椅扶手造成肘关节创伤（如：进出门时，肘关节碰撞到门框）。

提高下肢功能的策略

下肢训练活动为患者的步态训练提供了很好的基础。这种训练需要打破下肢的异常协同运动，例如：在支撑中期，人体需要通过髋部的外展肌与背屈肌群激活髋与膝部的伸肌群。一些认可的训练方法包括 PNF 技术中下肢 D1 型伸展模式；仰卧位或站立位下对抗固定于大腿上半部分弹力带的作用力；以及站立位时向外侧跨步的运动。治疗师应在患者髋部和膝部屈曲的体位下强化髋关节的内收运动。常用的训练方法为仰卧位下，PNF 技术中下肢的 D1 型屈曲模式；坐位下，双腿交叉，将患侧置于健侧的上方；站立位下，进行阶梯运动。伸髋、屈膝运动是站立末期足尖离地时的必要成分。可以用于提供伸髋位下的屈膝运动包括桥式运动（图 15.13）；仰卧位下，伸髋屈膝置于垫子的边缘，同时用足跟用力向下推压训练垫；站立位下，提踵运动。骨盆的控制对于下肢训练也十分重要。这可以通过那些强化骨盆前倾旋转（前伸运动）的下躯干旋转运动（lower trunk rotation，LTR）加以改善；脑卒中患者的骨盆常常处于上提后缩的位置。下躯干旋转运动可以在侧卧

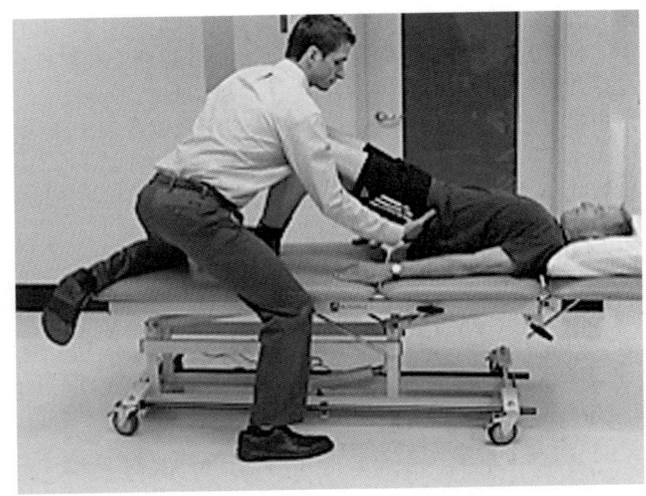

图 15.13 患者在屈髋伸膝位置下练习桥式运动；治疗师利用手法接触和本体感觉刺激来进行辅助，以刺激偏瘫侧下肢的伸髋肌群

位、仰卧位，改良的桥式卧位（Hook-lying）、跪立位或站立位下进行训练。坐在治疗球上，通过骨盆的重心转移是另一种提高骨盆控制的有效方法。膝关节的控制也是另一棘手的难题。脑卒中后，患者常常在站立位，由于膝关节无力而处于膝过伸的状态。交互运动（屈伸交替运动的慢逆转技术）应该早期着重锻炼，由仰卧位开始（如桥式运动体位下的患足滑动），逐渐过渡到坐位（椅坐位下的足部滑动）、半坐位以及站立位下的半蹲姿势。

一个富有成效的运动过程应该是治疗师可以在降低共同运动影响的同时通过不断改进运动体位的方法来提高训练的难度（如：髋外展训练首先在桥式体位下进行，然后在仰卧位、侧卧位、改良的四点跪位，最后在站立位下完成）。踝背屈肌群在早期先让患者坐位下进行保持训练，然后缓慢地诱发完成上下运动患肢前足的运动。由于从摆动期到站立期时，足部需要完成上述这样的运动，所以这个训练是出于正常步态的功能性考量。患者还可以继续在站立位下重复练习，站立位对于患者进行踝背屈的控制难度更大。由于足外翻肌群在任何一个协同运动中都不具备功能性，所以，足外翻的自主控制通常是最难以达到的。在进行需要踝背屈和外翻肌群参与的功能性运动中，这些肌群的牵伸和抗阻训练或许可以更有效地启动运动反应（如：桥式运动、膝关节一侧向另一侧的摇动）。

改善功能状态

由于一侧缺乏正常的感觉和运动功能，患者在进行功能性活动和努力重新学习姿势控制时会遇到巨大的挑战。最初的介入方案应着重于躯干的对称性活动和身体两侧同时进行的运动。当患者刚刚可独立地完成躯体控制时，运动的进程就应该从指导性的运动过渡到主动性的运动。有效的干预手段如下：

卧位活动

在治疗床上练习向双侧的翻身，向健侧翻身是其中较困

难的活动。肢体的运动模式可以增强目的活动(如:PNF 技术中下肢的 D1 型屈曲模式)。日常的照料应让患侧上肢更多地在患者前方,而不是滞留在身体后方,例如:最初将两只手十指相扣的交叉握手姿势。患侧下肢可以协助翻身动作,即在桥式位置下,患侧下肢从屈曲内收位推离开来(图 15.14)。向患侧翻身,并处于肘部支撑的侧卧位更有助于早期的肢体负重,且更有助于牵伸易痉挛的躯干外侧的屈肌。

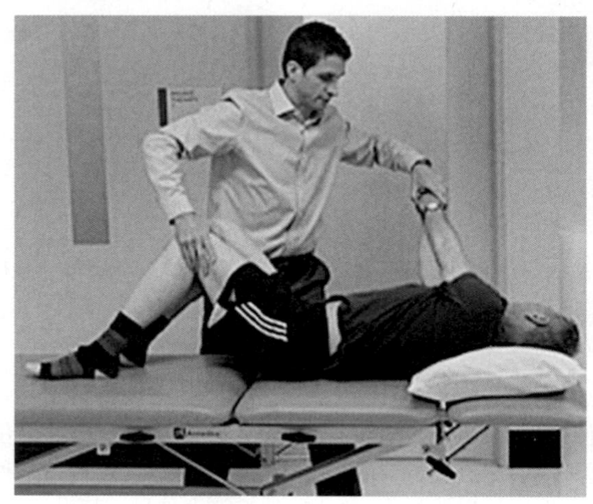

图 15.14 早期的身体移动训练:翻身至健侧。通过治疗师抓住膝关节和患者已握好的双手来辅助翻身运动

患者应该经常练习双侧的从仰卧位到坐位的转移,并强调先进行更多的侧向移动(移向靠近床缘)。治疗师可以在患者从患侧卧位坐起时提供帮助,即在患者用双上肢支撑准备坐起时治疗师辅助将双下肢移出床缘外边。患者还需练习下肢有控制地放下。

桥式运动可以帮助提高躯干与髋部的伸肌群的控制,这种控制能力对于便盆的使用,臀部减压、床上转移以及坐站转移都十分重要。同时,它也有利于脱离协同运动对肢体的影响以及借助足部提高早期下肢负重的能力(图 15.13)。桥式运动训练包括早期独立地完成桥式运动、维持桥式姿势以及从其他的体位转为桥式体位(侧方负重的转移,撑起并将两侧髋关节置于一侧)。如果患者由于患侧的无力无法保持桥式姿势,则治疗师需要通过固定患侧的足部来协助患者保持此姿势。在保持骨盆水平的情况下,从一个支撑面上抬起健侧肢体(健侧下肢放在一个小球上)的活动可明显增加训练的难度,同时也增加了对患侧下肢力量的要求。运动的难度还可以通过变换双侧上肢的位置来增加,即上肢从侧卧位时的后伸和外展姿势过渡到双臂交叉于胸前或于交叉相扣的双手一起举过头顶保持像朝圣者式的体位。

坐位

早期的坐位训练应该旨在让躯干处于一个脊柱于骨盆对位对线良好的双侧对称体位。此时骨盆应是中立位的,脊柱是保持竖直的。双足应完整贴合地面。通常来讲,脑卒中患者的典型表现是身体更多地移向健侧负重,骨盆处于后倾,上部分躯干屈曲(驼背)。患侧屈曲现象也十分常见。治疗师可以借助手法引导患者处于一个正确的坐位姿势,并提供口头的提示与适当的辅助。早期的坐位可以让患者的双侧肢体协助保持平衡,即双手支撑在身体两侧,放于桌面,大的治疗球或者放于坐于正对面的治疗师肩膀上。治疗球上的坐位训练可以促进患者骨盆的对位对线和移动(骨盆旋转),以及躯干的直立姿势(借助轻柔的弹起训练)。坐位的控制训练应该是渐进性的,从最初的静态坐位到坐位下的肢体运动(动态稳定),最后进入动态挑战性活动(够物)。偏瘫患者普遍存在的一个问题是上下躯干的不协调,即下躯干独立运动时上躯干不能保持稳定。上躯干的交替屈伸、侧屈、旋转的运动应该进行着重训练。PNF 技术中那些少量涉及由上肢引导的上举或反向运动的模式可以用于训练上躯干旋转,患侧上肢脱离共同运动的双侧上肢活动以及跨中线的运动(对于单侧忽略患者很重要)(图 15.15)。向患侧的负重转移也是较为棘手的一个问题。在移动方向上配合有轻微阻力的手法引导可以提供重要的早期学习转移的线索。患者也应该经常练习坐位下的体位移动("臀部走路")以满足穿衣时的重心控制(穿裤子时),还需练习由坐到站转移的起始体位摆放(移到床边,将双足放在身体的后方)。

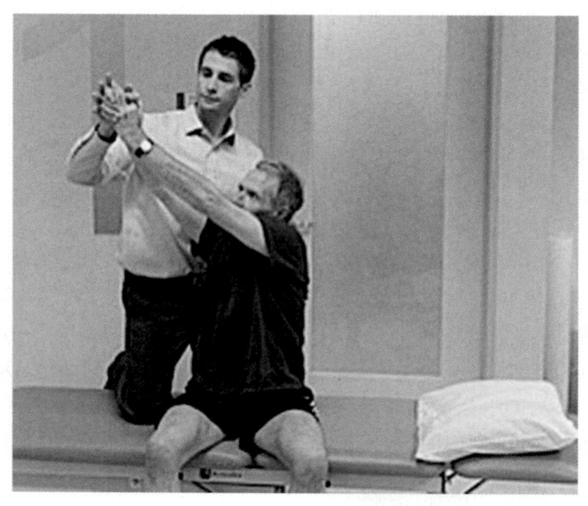

图 15.15 坐位下,患者练习 PNF 的上举模式(健侧上肢引导)。这种模式促进上躯干的旋转,患侧上肢脱离共同运动的双侧上肢活动,并跨过中线

坐位到站位的转移

坐位到站位的转移应该注重双侧对称负重、协调的肌肉反应及足够的反应时间。最初,患者应该主动屈曲躯干,借助动力来移动身体重心向前(屈曲 - 动力阶段)。足部应该处于一个利于踝部背屈的姿势以协助躯干前倾。脑卒中患者常缺乏向前的运动与动力。治疗师应将患者的视线集中于前方与眼睛同一水平的可视目标物上,并应用口头指令("把你的肩膀向前移并站起来")来促使正常坐起运动的出现。在这个阶段,允许患者使用双手相扣的方式向前移动躯干。通过双手支撑椅子来获得躯干前倾的力量是不正确的,也是不鼓励使用的。之后,患者的运动将进行伸展阶段,这需要患者运用

伸髋和伸膝肌群的力量产生推动身体直立的垂直运动。治疗师可借用触觉和本体感觉刺激辅助患者伸膝(图 15.16)。起初可以增加凳子的高度以减少对伸肌肌力的要求。随后,可以渐进性地降低椅子高度来增加难度。还可通过变换足部起始的摆放位置来增加健侧下肢的负重能力,即将健侧的足置于患侧足的后方。随着功能的提高,双足的位置可以进行调转以增加力量较弱一侧下肢的负重能力。脑卒中患者很慢才会学会坐站转移。在反复的练习中,需要不断地鼓励患者增加运动速度,并且要求在坐 - 站动作的两个阶段之间不要出现停顿。用朝圣者式的姿势(双手交叉相握,伸直肘关节并举高过头)可以减少用手撑床的动作出现。脑卒中患者由于缺乏较好的肌肉离心控制能力,所以,在坐下的过程中常出现较弱的控制能力,即在向下坐至某一位置时突然地坐下。

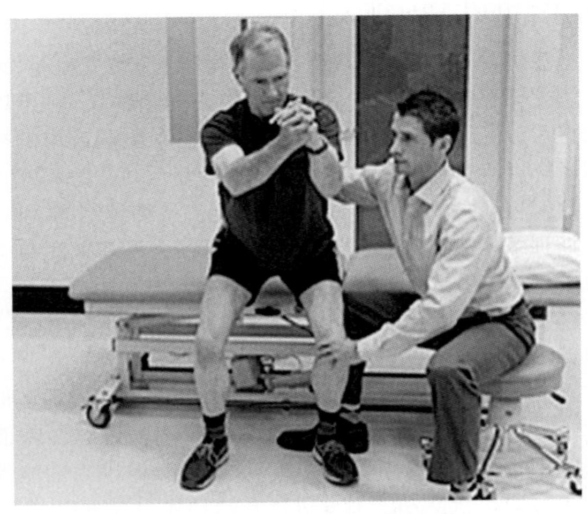

图 15.16 坐 - 站转移。治疗师辅助患者伸直患侧膝关节,与此同时引导患者重心前移。患者双手交叉相握

下肢的离心运动(小范围运动)可以通过患者背部靠着墙进行半蹲进行训练。下部分躯干的旋转动作可以通过患者在运动垫子上练习坐位到站位的动作来增强。从站起的过程来看,患者会更倾向于将骨盆倾斜于患侧,之后再练习坐下。通过练习上述的运动,患者可以一直在垫上轮流进行站起和有控制地坐下训练,并始终注意向患侧移动重心。

站立

改良的四点跪位是一个早期练习站立姿势的理想训练项目,它可用来增强姿势和肢体的控制能力。这个体位是指患侧上肢伸展并负重(脱离共同运动的姿势),同时患侧下肢伸展(也是一个脱离共同运动的模式,即伸膝屈髋位)。躯干前倾的动作对膝关节产生了一个伸膝力矩,因此,有助于膝关节的伸展。此外,该体位有较宽的支撑面(四点),所以十分稳定(图 15.10)。运动进阶的方案可以从维持四点位的姿势发展到为了完成够物任务去主动移动至该体位(重心转移技术)。

早期的站立可以通过双侧手指轻触高台面或墙面来增加稳定性。应尽早鼓励患者进行单侧上肢支撑的站立训练(患侧支撑),之后进入没有支撑的站立练习。同其他的姿势训练进展计划一样,都是先掌握维持此运动姿势,然后主动形成该运动姿势(重心转移),最后在该姿势下完成对其动态平衡有挑战的训练(所有方向上的够物练习,上下台阶)。患者应该在运动中保持姿势对称和良好的身体对线。轻微的阻力可以运用于训练中以辅助完成维持姿势的要求,如使用 PNF 中的节律性稳定技术。负重转移应该涵盖前后移动、左右侧向运动和对角线运动(组合有上躯干的旋转)。将重心侧向转移至患侧肢体是其中最重要的。通过治疗师的手法引导,并结合轻阻力可以让患者更快掌握站立位下的负重转移。

转移

早期的转移患者通常需要较大的协助。按照座椅或轮椅的高度来调整病床的高度可以减少转移的难度。治疗师经常建议将椅子放在健侧,这样可以使得患者方便站起,并利用健侧下肢做轴心转身半圈坐下。尽管此类的代偿措施可以减少早期转移的困难,但是它忽略了患侧的作用,可能增加后期运动训练的难度。因此,在治疗期间,应该教会患者进行双侧的转移,并着重训练患侧。由于大多数的洗浴间都没有足够大的空间置放轮椅在浴盆或坐便器的任意一边,所以,从功能角度出发,这种双侧训练是有意义的。同时,一旦患者转移至床上,他就不可能再去重新摆放轮椅的位置,因此,练习双侧转移就可以在患者要从床上转移出来时,完成一次向床同一侧的身体转移。在转移时,患侧的上肢应倚靠于治疗师的身上,处于伸展与外旋的位置。另一种方法是患者可以双手紧握,将双侧上肢举起(朝圣者式姿势)搭在前方或侧方治疗师的肩膀上支撑。治疗师可以通过支撑患者的躯干或者骨盆来协助患者的转移。如果有需要,治疗师的膝盖应顶住患者的膝盖以帮助其稳定患侧下肢。转移训练应该在不同的情况下进行训练,包括不同的平面和不同的床椅高度(如:轮椅、卫生间、浴盆、轿车)。

功能性的训练应尽早开始,并贯穿于整个康复期。训练的方式因人而异。一些不同的体位,如改良的肘支撑俯卧位(桌面负重)、四点跪位、侧坐、跪位和半跪位均可以用于增加训练的困难度,并且有控制地着重训练某一具体的身体节段和功能障碍。然而也有某些姿势对于练习转移不合适(如:有心肺问题、软瘫、上肢半脱位的患者练习俯卧位下的肘支撑,或者有骨关节炎的患者练习跪位)。级别较高的功能性训练方法包括练习坐到地板上或在摔倒时可以从地板上坐起。更加具体完整的描述和其他的训练活动可以参见 *Improving Functional Outcome in Physical Rehabilitation* 一书[150]。

改善姿势控制和平衡

脑卒中导致患者平衡与姿势控制的显著改变。由于患者肌肉收缩的潜伏期、收缩幅度和时序性受到损伤,所以他们通常表现为延迟的、多变的平衡反应,甚至无任何的平衡反应。跌倒和骨折经常发生,这会导致患者对于自身的平衡与运动功能丧失信心[193]。因此,循序渐进地练习,并选择适合患者目前功能水平的任务是至关重要的。所有训练的目标即为渐进性地增加训练的难度(如:自主运动的范围和速度),同时也要促进患侧的协调性、对称性和最大程度的使用。一些支撑性支具,如后侧腿部支撑板、步态练习安全腰带或者减重支持装置的悬吊带都可以运用于早期的站立训练,以防止摔倒发生和增强患者信心。

一旦在直立位下达到正确的姿势对位对线和静态稳定，即表示患者能够进行一些重心维持的训练。在患者的坐位与站位下，可以指导患者通过小频率的重心转移来摸索自身的稳定极限。患者也应该学会无论在一个方向移动的多远，他/她都可以安全地移回，并学会如何将重心维持在支撑面内以保持直立位的稳定。治疗师需要强化对称性负重以及那些需要将重心转移至患侧的功能性活动。应鼓励坐位下患侧髋关节和站立位下患侧双足的负重练习，而减少健侧肢体不必要的活动（为了支撑抓住物体）。治疗师可通过以下方法来增加训练的难度：

- 支撑面：坐位、双下肢从不交叉到交叉；站位，双足由宽支撑面到窄支撑面，再到前后一字脚站立；单侧下肢站立（开始是健侧下肢支持，然后进展到患侧下肢支撑）。
- 支撑表面：从坐在软垫到坐在治疗球上；站在地板上进展到站在硬泡沫上。
- 感觉输入：睁眼到闭眼；双足在软硬不同的平面上。
- 上肢的姿势：轻微的支撑；双上肢在身体两侧伸直到双上肢交叉在胸前。
- 上肢的动作：单侧上肢上举到双侧上举（对称式的，不对称式的），向患侧的够物训练；从桌面、凳子及地板上捡起物体。
- 下肢的运动：单侧下肢支撑、跨步练习（前后向、侧向、上下台阶）、原地踏步、足部置于球上并移动球。
- 躯干运动：头和躯干的转动、抬头看天花板、低头看地板。
- 不稳定的功能性运动：由坐到站、坐起、转身、从地板站起、弓箭步。
- 步行活动：前后左右向步行、交叉迈步。
- 双重任务训练：站立的同时进行抓物或踢球；边讲话边行走；拿着一个放有玻璃杯的托盘站立。
- 环境改良：从封闭环境到开放式环境。

姿势控制策略的训练是一项十分重要的干预手段。踝策略可以通过在髋部施加轻微的前后向外力或小范围的重心前后转移来提高。站在一半是泡沫的滚板或是摇动平板上（wobble broad）也可以改善踝调节，但是在早期康复训练中对于某些患者太过困难。髋策略可以通过明显的前后向移动或在髋部施与较大的外力来进行练习。提高内外向的髋调节策略可以借助前后一字脚站位的方法（在地板或软榻）。跨步策略是由重心移动的进一步增加引出的（如，前倾、后倾和侧倾，并使重心超出自身的支撑面范围）。治疗师可以通过在髋关节周围所绑弹力带产生的阻力训练前倾控制。一旦患者达到期望的前倾范围时，阻力就会即刻被释放，这时就需要患者通过跨步动作来控制身体平衡。跨台阶也应该进行训练（小跨步到大跨步；软的支撑平面）。

患者的专注力与注意力应该集中于现有的锻炼上。治疗师应提供恰当及时的反馈以帮助患者在减少用手支撑的同时纠正身体对线和调整姿势控制（仅在有需要时）。在平衡训练中，患者应该学会主动解决问题。患者应该可以面对平衡挑战，识别潜在平衡问题，并失衡时可以采取安全的调节策略来调整自身的稳定与平衡。此外，仍需提高那些有助于患者成功回归社区所需的适宜性的平衡相关技能。而安全教育也应进行强调，以便让患者维持住这来之不易的功能上的独立性[194]。

大多数的文献支持通过平衡训练可以提高患者的平衡能力。对于急性期的患者，一些需要高强度、高频率的训练方式通常有较高的脱失率。造成这类现象的大部分原因是由于一些医疗与疲劳问题。在这类患者中的一个合理的运动方案可能是一星期5次训练课程，每次课程持续45~60分钟。而对于一些亚急性期与恢复期的脑卒中患者，高强度的个体化训练方案是必须的。治疗师经常会将静态平衡与动态平衡相组合进行训练。一对一的训练与小组训练也都有较好的效果。最后，也有较少的文献提出[195,196]，一旦介入停止，患者的平衡能力会有不同程度的下降。

压力平台的生物反馈

当患者站在一个由电脑控制的压力感应装置上时，来自于压力平台的生物反馈（足底压力中心的生物反馈）可以提供给患者，用于改善其平衡功能。患者会对电脑产生的视觉反馈目标进行自主的重心转移运动。患者也可以练习对平台突然倾斜（干扰力）的反应能力，以此提高平衡控制的反应性。在早期训练时有必要使用一个悬吊装置，而不建议用单手或者双手抓住悬吊带来维持平衡。

已发现，生物反馈或压力平台训练可改善姿势稳定性（减少摆动）[197,198]，姿势的对称性[197,198]和动态稳定能力[198~200]。并且，与改善姿势稳定性相比，后两种作用有更明确的证据支持[201]。但是，很少的证据支持改善的平衡功能可在功能类的技能中得以泛化，特别是在转移技能、耐力[200]、功能性够物[202]、日常生活活动能力评价以及活动能力等方面[198]。同样，平衡功能也不能泛化到行走能力的改善中[197,200]。未发现与步态改善的相关性的最可能原因是训练内容的特异性，尤其是训练模式和结局测量之间的差异性。那些将传统平衡训练方法与压力平台生物反馈治疗相对比的研究均是以功能性的平衡评价指标改善为基础（如：Berg平衡量表、起立-行走计时测试），势必不能发现训练模式之间的显著差异。两种训练手段在改善平衡功能方面都是有效的[203,204]。

卒中同侧倾倒（健侧推倒综合征，Pusher syndrome）

患有同侧倾倒综合征的患者表现出的是一套完全不同的姿势控制和平衡问题。患者经常出现不对称的坐位和站位，而大部分重心却是朝向患侧肢体的。患者用健侧上肢或下肢把身体推向患侧，这种状态常会导致身体不稳甚至摔倒。由治疗师被动施加的那些纠正患者异常姿势的方法往往会使得患者的倾斜症状更加严重。因此，需要通过向健侧主动转移重心的方法来强化直立姿势的平衡。使用视觉刺激是有效的，因为患者可以运用这个刺激来获得纠正姿势的能力，但是患者可能不会自动地去寻找这种刺激。治疗师应要求患者注视自己的姿势，并观察是否是直立的。环境相关的促进手段可以辅助躯体定向。这些方法包括如果没有视空间功能缺失就可以使用镜像治疗，或者利用环境中垂直的物体结构。例如：治疗师坐于患者的健侧，然后给出口令“向我倾斜”。或者治疗师可以将健侧肢体紧贴墙面，然后给患者口令"向墙倾斜"[95]。治疗师可以给出言语或触觉提示以帮助患者进行姿势定向。为了改善坐位下的姿势，训练内容可以坐于治疗球上进行，以此改善坐位的稳定性和对称性。在站立早期，力弱的患肢经常处于屈曲状态，也不能够在患侧支撑身体。此时，可以使用一个充气式夹板、后侧腿部支撑板或者直接贴于股四头肌的肌效内贴来辅助伸直。改良的四点跪位对于早期维持站立也是行之有效的。但是，治疗师还应注意使用患侧上肢进行的单侧支撑问题。同样，可以用一个充气式夹板帮助患侧上肢伸直。如果使用手杖，应该缩短手杖的长度以促使重心向健侧转移。环境中的边界线可用于改善对称性的站姿（如：站在门的出入口，或是站在转角处）。另一个值得注意的是要限制患者用健侧肢体诱发倾斜，例如：在坐位或站位时，治疗师应防止患者的健侧肢体不知不觉地向外侧陷入外展、伸直和推的动作中[205,206]。当坐于轮椅上时，应帮助患者维持直立和中线的位置。运动学习策略在降低这类障碍和促进功能恢复方面非常有效。特别注意的是，治疗师应演示正确的垂直定向，对患者躯体定向的过程始终提供反馈，并且训练其进行正确的定向定位和负重转移。患者应该全身心地投入到问题解决的学习过程中。比如，治疗师要询问患者这样的问题"你现在是向哪一边倾斜呢？"以及"为了回到身体的垂直位，你应该向哪个方向移动身体？"Karnath 等人指出[93]，配合有效的训练，此综合征患者的预后仍是乐观的。

改善步态和步行

任务特异性的地面行走训练

对患者步行模式的准确分析是制定有效干预措施的关键环节（知识点 15.5）。相关的异常表现是来源于灵活性、肌力、运动控制、协调性和平衡功能的受损。在站立相，需要关注的要点包括早期的承重反应、站立中期的控制以及患侧站立时提早的重心前移。在摆动时相，膝关节的控制、足廓清机制以及足的位置摆放是重点观察的地方（图 15.17）。最后，还应注意步态进行中上肢持续姿势保持在屈曲和内收位的问题。最后这一问题可以通过将偏瘫侧上肢置于伸直、外展、手指张开的方法得以有效地解决。

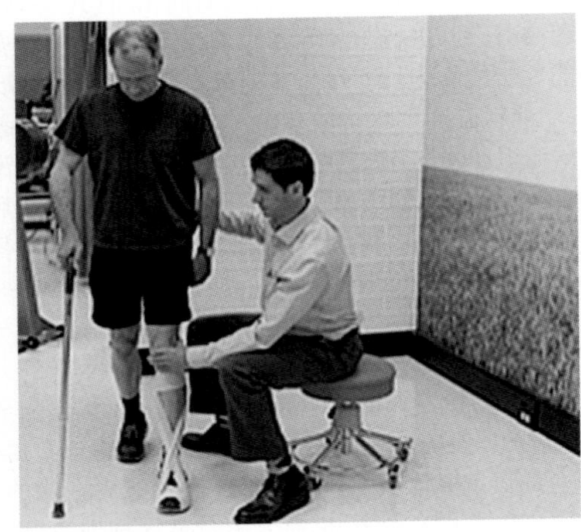

图 15.17 地面上的步态辅助训练方法。治疗师在稳定膝关节和重心转移至患侧下肢方面给予一定帮助

有关任务特异性的地面移动训练方法（locomotor training，LT）注重训练活动的多样性和提高步行质量以及步行耐力。恰当的牵伸，特别是对于小腿三头肌群的牵伸，和下肢肌群的力量训练是十分重要的预备性治疗方法。平衡杠和步行辅助具（如：助行器、单拐，四腿手杖）可以保证早期步态训练的稳定性和安全性。但是，长期使用这些用具对那些有自主步行潜力的患者来说是有问题的，因为这种方式增加了上肢和健侧下肢的负荷。随着使用时间的延长，患者一方面不能获得正确维持平衡的调节机制，另一方面还促进了姿势不对称性的发展。在使用单拐或者四腿手杖时，经常会伴有过多的体重转移到健侧肢体的现象。长期使用拐杖促使躯干前倾，并且上肢最大量的负重。使用辅助具的步行速度是很慢的，且整体行走节律都受到破坏。无论何时，都应让患者尽快达到用最少的辅助具和不用辅助具的状态，这一点至关重要。借助头上式悬吊带和部分身体负重的步态训练可以对早期的平衡训练和步行活动产生最少阻碍。

患者应按照如下一些功能性、任务特异性的措施进行练习：

- 向前行走：重点是通过伸髋、伸膝和髋外展的组合来完成脱离共同运动的下肢运动（剪刀步态很常见）。
- 向后行走：重点是通过屈膝肌群和伸髋肌群的组合来完成脱离共同运动的下肢运动。
- 侧向迈步：意在通过髋关节的外展和伸膝运动完成移动，并脱离共同运动。
- 交叉迈步：交错的 PNF 运动可将侧向迈步与交叉迈步结合在一起。
- 迈上及迈下运动；侧向迈上训练。
- 一步接着一步的上下楼梯练习。
- 在模拟家居的环境中行走：通过走廊，跨过或绕过障碍物，越过台阶进入或走出家门。
- 在社区环境中行走：行走于坡道、路边石、不平整的地方，跨过或绕过障碍物。
- 涉及同步时间性的活动：按照路灯过马路、上下直升梯或扶梯、通过自动门。
- 双重任务的活动：拿着球行走、拍着球行走、拿着托盘行走、边说话边行走。
- 平衡训练活动：沿着一条直线前后脚走，走在有软垫或没软垫的地方。

最初的步行训练应该是缓慢而且谨慎地进行。随着下肢控制能力的进步，应鼓励患者提高步行速度和节律。甚至可以使用实时的、节律性的听觉提示（如：言语提示、拍掌、节拍器）和置于地板的足印来改善迈步状态。逐步进展到迈大步和用更快的步速完成较长的步行距离。患者还应练习在多种环境下行走。这种做法促进了患者行走技能以便在有需要时可以快速调整步行模式（如：各种速度、方向、可驾驭多种不同的支持平面）。下肢运动的时序性和肢体间的相互协调性可以借助运动平板、功率自行车或 Kinetron® 等速训练设备加以提高。在真实环境中的功能相关练习将会帮助患者培养重回社区生活所需的自信心。

在一项关于慢性期脑卒中患者上述行走训练方法的 Cochrane 系统性回顾中涉及了 499 个研究对象。研究结果是喜忧参半的。功能的改善主要发生在步行速度和功能性的表现上(起立-行走计时测试、6分钟步行实验)。总体而言,研究者们认为在多种行走功能的评测中,没有足够的证据来确定上述方法的有效性。同样是因为未引用高质量的研究(如:RCT试验)[207]。在亚急性期的脑卒中患者中也只有很少的证据支持。

运用减重装置和运动平板的移动训练

虽然移动的运动控制区域分布在中枢神经系统中多个分散的脑区,但是从功能角度出发,行走的控制主要发生在脑干和脊髓。例如:已发现行走的中枢模式发生器(central pattern generator,CPGs)存在于脊髓的腹侧,而整合指令的中心位于延髓内侧网状结构。因此,有着皮质部位脑卒中的患者可能可以重获步行能力。在行走功能和恢复过程中,通过训练可引起中枢神经系统发生与训练相对应的可塑性变化。所以,那些因缺乏自主的分离运动控制而恢复受限的患者依然可以进行移动训练。尽管正常情况下感觉是步行所需要的,但是感觉输入受限的患者仍可以学会行走。

减重装置(Body weight support,BWS)和运动平板训练(motorized treadmill training,TT)配合高强度的任务导向性练习,可用于临床医生改善脑卒中后行走功能的恢复。它们可诱导正常的运动学指标以及改善整个步态周期中各时段之间的关系,即站立中期的下肢负重反应,摆动期时下肢解除负重并迈步的运动。开始训练时,由训练者提供的徒手辅助可以使那些因存在肌力弱和平衡功能障碍而出现的异常步态正常化。例如,当患者的患侧下肢迈步时,一位治疗师对其踝关节的摆放给予徒手帮助,同时,另外一名治疗师徒手协助患者的骨盆旋转运动(图15.18)。一个过头的悬吊带可用于支撑部分的患者体重(如:从30%逐渐减少到20%,或者10%的减重)。悬吊带帮助患者在缺乏较好的姿势稳定时维持直立位,并减少对摔倒的恐惧。使用悬吊装置还可以减少为代偿下肢力弱而出现的上肢适应性支撑的需要(如:已看到过的使用步行辅助具)。随着患者的步行能力改善,可以在监督下去除悬吊带,并在平板上进行完全负重训练。开始时运动平板应设置为较低的速度(0.23米/秒),之后随患者的能力提高而升高(0.42米/秒])[101]。进一步的训练是任务特异性的训练及真实地面的步行(第11章行走训练)。

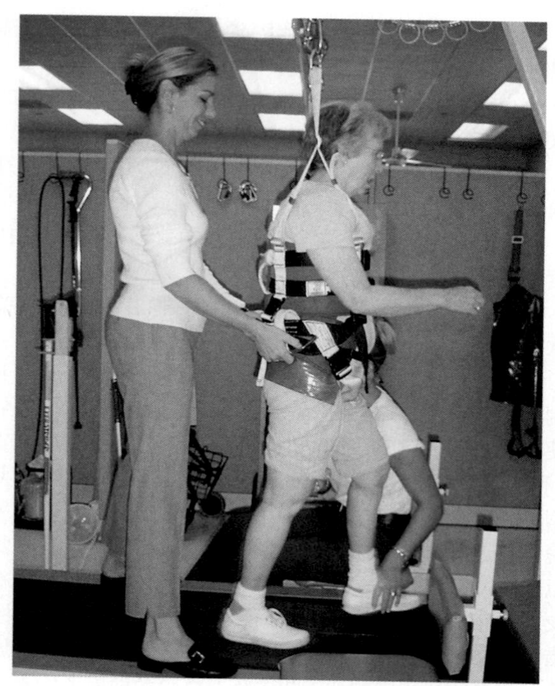

图15.18 使用减重装置和运动平板的行走训练。一名治疗师徒手帮助骨盆运动,另一名治疗师帮助左侧偏瘫下肢的迈步运动

BWS和活动平板训练是一个相对安全的下肢任务导向性的训练,并已经在脑卒中患者的康复中进行了广泛的研究[208~223]。在Cochrane的系统评价中[49],研究者们调查了15个高质量试验,试验的研究对象共622名脑卒中患者。他们的结论是进行有或没有使用减重系统的活动平板训练,或是有无组合其他物理治疗手段,其在步行的依赖性,速度和耐力的结果中,各方法间没有显著的统计学差异。对于在治疗开始时已经能独立行走的患者来说,尽管同样未出现显著的差异,但是他们的步速会明显提高。而对于那些开始治疗时未具备独立行走能力的患者,使用配有减重支持装置的活动平板会受益更多,然而,这一结果并没有明确的证据支持。这两种方法也极少出现严重的副作用。个体的研究表明使用TT后在步速[211~215,222],步行距离[211,215,216],耐力[211,218,219],步行功能[211]等方面都有改善。对急性、亚急性[208,209,216-218,221]及慢性的脑卒中[210~212,219]患者来说,TT都是一种安全的干预手段(知识点15.9)。

脑卒中的行走经历(The Locomotor Experience Applied Post-Stroke,LEAPS)试验是一个庞大的、多中心随机对照试验[223,224]。来自于6家住院康复中心的408名受试者根据其步行功能的受损情况进行分层分析。第一组为中度损伤组,步速为0.4m/s,不足0.8m/s;第二组为重度损伤组,步速小于0.4m/s。受试者被随机分配到三个治疗组中:①早期卒中行走训练组:卒中后2个月,使用减重装置的TT;②晚期卒中行走训练组:卒中后6个月,使用减重装置的TT;③家庭组:卒中后2个月,根据治疗师的指示进行家庭式训练。家庭训练计划的制定以提高下肢灵活性、力量、协调性、平衡并鼓励的日常步行。每组干预手段的强度和持续时间相同(共36次课程,每次课程90分钟,进行12~16周)。研究人员发现,所有受试者的功能性步行能力均有提高。但在步速,运动恢复情况,平衡能力,功能状态和生活质量方面,各治疗组间没有显著性差异。而早期组和晚期组的结果在1年时间内同样显示没有显著性差异。研究人员的结论是,早期干预可加快脑卒中后患者获得步行能力的速度。该研究支持物理治疗对改善步行能力的成果,但没有确切的证据指出某一项干预手段优于另一项。

机器人辅助的移动训练

机电控制的机器人辅助下肢训练已被用于提高脑卒中患者步行能力的康复方案中。在Cochrane系统性综述数据库中,Mehrholz等人[54]统计了纳入包括837名受试者在内的17项临床试验。系统评价表明,机器人结合常规物理治疗能增加患者独立步行的几率,但并没有步速和步行能力的提高。研究差异的变量在于:①患者的初始独立步行的能力水平;

知识点 15.9 证据摘要——脑卒中后运用减重装置和活动平板训练的行走训练

参考文献	受试者	设计 / 干预手段	持续时间	结果	注解
Richards 等[209] (1993)	27 例卒中患者	RCT；早期基于任务模式的 PT（站起，重心转移 Kinetron® 训练；TT）1.74h/d 传统 PT 治疗组（1.79h/d，0.73h/d） 观察指标：FMA，BI，BBS，6 个月时随访步速	每天	基于任务模式的 PT 组在步行速度方便有显著提升	小样本试验是早期探索性研究的其中一项试验
Visintin 等[211] (1998)	100 例卒中急性期后期患者	RCT；TT：对比有减重装置的 TT（BWSTT）和无减重装置的 TT（no-BWSTT） 观察指标：平衡（BBS）；运动恢复（STREAM）；平地步行速度和耐力	一周 4 次，持续 6 周	与无减重的 TT 比较，BWSTT 组在各项观察指标（平衡，运动恢复，平地步行速度，耐力）上均有显著提高	79%BWSTT 组的患者可进展到完全负重的平地步行；改善效果持久；恰当的样本量；是早期探索性研究的其中一项试验
Nilsson 等[213] (2001)	60 例急性期后期患者	RCT；对比 BWSTT 和平地步行训练（运动再学习方法） 观察指标：FIM，FMA，FAC，10 米步行试验；BBS	30 分钟 / 天 1 周共 5 次，持续 2 个月	两组在功能（FIM，FAC），平衡（BBS）和步速上都有改善	10 月的随访研究样本量大小合适
Sullivan 等[215] (2002)	24 例慢性卒中患者	非随机队列设计 治疗计划：BWSTT，按不同速度分成 3 组（慢速组 0.22m/s 变速组 0.22~0.89m/s，快速组大于 0.89m/s） 观察指标：FMA，10 米步行试验，平地行走的自选步行速度	12 次课程每次持续 20min；进行 4~5 周	在提升平地步行速度方面，训练快速组比训练慢速及变速组更有效	无对照组成效保持 3 个月小样本试验
Dean 等[218] (2010) the MOBILIZE trial)	12 例发病 4 周内接受住院治疗无法行走的患者	RCT；2 组 (1) BWSTT (2) 平地步行	30min/d	在 6 个月的时间内，两组中可独立步行的患者在步速或步幅方面无差异；BWSTT 组中独立步行的患者可比平地组多行走 57 米（6min 步行试验）	对于亚急性卒中患者来说，BWSTT 是一个安全和可行的手段；与地面步行相比，会获得更好的步行能力和步行中的感知能力
Sullivan 等[222] (2007)（the STEPS 试验）	80 例脑卒中受试者，均可步行，发病 4 个月至 5 年	RCT；多种联合治疗的 4 组： 1. BWSTT 和上肢功率车（BWSTT/UE-EX） 2. 上下肢同时进行功率自行车训练（CYCLE/UE-EX） 3. BWSTT 和固定脚踏车试验（BWSTT/CYCLE） 4. BWSTT 和下肢渐进式抗阻训练（BWSTT/LE-EX）	运动疗程 4 次 / 周，6 周（总共 24 次课程） 观察指标：自选速度步行和快速步行；6min 步行试验	BWSTT/UE-EX 组在提高步行速度方面明显优于 CYCLE/UE-EX 组；上述两组都有步行距离的增加；全部 BWSTT 组的步行速度及距离都有提高	与 CYCLE/UE-EX 相比，任务特异性的 BWSTT 在改善行走速度方面更有效，且能在 6 个月中保持时间更长；下肢抗阻练习与 BWSTT 每天交替的训练模式并不会带来额外的成效

知识点 15.9 证据摘要——脑卒中后运用减重装置和活动平板训练的行走训练 续

参考文献	受试者	设计 / 干预手段	持续时间	结果	注解
Moseley 等[49](2009)(Cochrane 系统性回顾)	15 个高质量究;622 例卒中患者	对行走训练研究进行荟萃分析 观察指标:步行依赖性,速度,耐力	随不同研究的设计而变	有或没有 BWS 的运动平板训练与其他物理治疗手段在结果上没有显著的统计学差异;可独立步行的患者在治疗开始时更想掌握快速步行的能力;不能独立步行的患者在治疗的开始可能用 BWS 获益更多 很少不良事件的报告	BWSTT 和常规行走训练的两种物理治疗方法在改善卒中后患者的步行功能方面都是有效的
Franceschini 等[221](2009)	97 例发病 6 周内的患者	RCT:2 组干预组: 1. 常规康复加 BWSTT 2. 常规康复加地面步态训练,观察指标:肌力指数,躯干控制测试,BI,FAC,10 米步行试验和 6min 步行试验;步行障碍量表	每周进行 60min 一次的训练课程,持续 4 周	治疗后所有患者均可行走,两组在所有观察指标中都显示出明显的进步	对亚急性患者来说,BWSTT 与传统的地面步行训练都是可行和有效的训练方法
Lewek 等[227]‘2009)	19 例慢性卒中患者(大于 6 个月)	RCT;对比治疗师辅助和机器人辅助的行走训练 观察指标:步态分析(运动协调)平地步行时的自选步行速度	4 周行走训练,每周 3 次训练课程	治疗师辅助的行走训练可显著地提高患侧各肢体间的运动协调能力	机器人辅助的行走训练始终提供一成不变(固定的)的运动学辅助,这不能明显改善肢体间的协调功能;小样本试验
Ducan 等[224](2011)(the EAPS 试验)	408 例发病 2 个月的脑卒中患者,分为两组:1. 中度损伤组,步速可达 0.4~0.8m/s;2. 重度损伤组,步速只达 0.4m/s	RCT;3 组不同干预方法: 1. 卒中 2 月后开始 BWSTT(早期行走训练) 2. 卒中 6 月后开始 BWSTT(后期行走训练) 3. 以家庭为基础的治疗计划 观察指标:在 1 年内,步行功能有改善的患者比例(包括步速、运动恢复、平衡、功能状态、生活质量)	30 次训练课程,每次 90min,持续 12~16 周	52% 的受试者步行能力提高;在步行功能方面各组没有显著的差异;在重度损伤组接受早期训练时,摔倒多发的现象更加普遍	没有明确发现,使用 BWSTT 的行走训练方法优于治疗师指导的以家庭为基础的治疗计划

BBS=Berg 平衡量表;BI=Barthel 指数;BWS= 使用过头悬吊带的减重装置;FAC= 功能性步行量表(Function Ambulation Category);FIM= 功能独立性评定;FMA=Fugl-Meyer 评定量表;mAS= 改良 Ashworth 评定量表;MCA= 大脑前动脉综合征;RCT= 随机对照试验;STREAM= 脑卒中运动康复评估量表(Stroke Rehabilitation Assessment of Movement);TT= 运动平板训练;UE-EX=upper extremity ergometry

②治疗的持续时间和频率以及③某些机器人设备中电刺激的使用。在一项纳入 558 名患者,共 16 项研究的系统回顾中,Tefertiller 等人[225]发现没有研究指明在行走功能改善方面,配有减重装置和机器人辅助的下肢训练方法会优于常规的下肢训练,或结合减重装置和徒手阻力的平板训练。Lewek 等人[226]指出,治疗师辅助的下肢训练和机器人辅助的相比,在肢体间运动学协调方面人工辅助的提高更显著。这一点表明与模式一成不变的机器人治疗对比,人工多样化调整的训练模式更有价值。而另一项系统评价中招募了卒中后早期不能步行的患者(纳入 6 项临床试验包括 549 名受试者),Ada[227]等人指出机械辅助的下肢训练(并使用 BWS)可以使更多患者在第 4 周至第 6 个月时就能独立行走。

功能性电刺激

功能性电刺激（FES）用于刺激背屈肌的功能和改善足下垂患者的步行模式。此仪器需要强大的股四头肌的肌力，以防止膝关节屈曲。这一要求一定程度上限制了能成功使用该设备的患者数量。患者在膝盖下方佩戴一个轻便，小巧的袖带，电极贴在胫前肌和腓骨长肌上。步态传感器装置在患者的鞋子上并发送无线电信号到刺激器上。刺激强度由手持遥控器控制，控制器可允许患者自行开关。该设备搭建了一架帮助患者恢复正常肌肉运动功能，或在已没有康复可能的情况下改善生活能力的桥梁。FES 训练应与综合的物理治疗相结合。Roche[228]等人系统性评价的文献（纳入 30 项研究）中指出，FES 对于步态，尤其在改善慢性脑卒中患者的步速和生理消耗指数（physiological cost index，PCI）方面有明显的改善作用。理论上，FES 可以通过提供高水平的感觉 - 运动信息，并输入中枢系统来对脑可塑性产生一个积极的影响[229]。这或许可以解释一些研究认为 FES 在改善步态功能方面优于矫形支具的治疗[230]。

矫形器与辅助设备

当存在一些长期的问题会影响到安全行走时，我们就需要使用矫形器（例如：摆动期踝背屈不足，踝关节内外侧不稳，支撑后期的足蹬离地面的力量不足）。支具处方会根据每一位患者自身的问题而制定。制作矫形器时主要考虑的问题包括膝踝关节处的不稳定因素，周围肌力的不足情况，痉挛的严重程度，以及感觉缺失问题。临时的矫形器（如：踝背屈矫形器）可在早期阶段用于练习站立和步行，以促进康复进程的前行。它也可以使治疗师观察什么样的构件能更有效地符合患者的需求。当患者的功能状态到达一个稳定的阶段，则可以应用永久性的矫形器。如果需要佩戴永久性的支具，需要首先咨询有执业认证的矫形器适配师和临床团队。

- **踝足控制型：**踝足矫形器（ankle-foot orthosis，AFO）是常规用来控制踝足功能受损的矫形器。包括定制的高分子聚乙烯材料的 AFO（后置弹性足踝矫形器、改良式踝足矫形器或静态踝足矫形器）；传统双直撑 / 双通道矫形器（double upright/dual channel AFO）。后置弹性足踝矫形器是用于控制垂足的限制性最小的矫形器。一个遮盖面积广且高密度聚乙烯材料的 AFO 可以为跟骨、足内翻和外翻提供额外支持。而静态的踝关节成型 AFO 通过它在前部的横向切线提供最大的稳定支撑。踝关节所有平面的运动（背屈、跖屈、内翻、外翻）都被限制。对于那些存在感觉障碍、腿围有变动、糖尿病性的神经病变或者需要额外控制的患者，由于不能耐受聚乙烯材质的矫形器，所以，可对其使用传统双直撑矫形器。加上后阻挡装置可增加对跖屈运动的限制，若同时在加入一个弹簧部件可增加踝背屈功能（Klenzak joint）。传统 AFO 的好处有提高踝关节稳定度，改善足跟着地以及蹬地的能力[231]。缺点则是增加了下肢负重、不美观、穿脱不方便。
- **膝控制：**卒中后的膝关节不稳可通过使用 AFO 以调整踝关节位置的方法来控制膝不稳。踝背屈保持 5° 可以限制膝过伸，而踝跖屈 5° 可在站立中期稳定膝关节和减少屈肌力矩。没有足踝踝不稳的膝过伸患者可使用 Swedish 膝关节支具或膝部捆扎的方法来保护膝关节。使用膝踝足矫形器（Knee-ankle-foot orthosis，KAFO）大范围包裹肢体的方法已很少有提及，也很少取得功能恢复。使用 KAFO 由于额外增加了负重和限制正常膝关节的运动，所以，显著提高了自身的能量消耗，并限制了功能独立性。

矫形器的需求或特殊种类的矫形器应尽可能根据患者的康复进程而调整。治疗师可能需要建议患者改变矫形器的处方或停止使用这种矫形器。由于有限的医疗保险赔偿，患者再定做一个新的矫形器可能会出问题，因此在最初订做矫形器时就应事先告知所预期的改变。例如：给一个需要定制静态踝足矫形器的患者最明智的选择是订做一双配置有跖屈限制的铰链型 AFO。当患者恢复到有足够的控制膝和踝背屈能力时，治疗师可去掉限制跖屈的装置，以方便此时铰链发挥功能。矫形器训练包括矫形器的穿脱，皮肤检查和在佩戴 AFO 的情况下安全步行的教育。更详细的关于矫形器的介绍，评估和训练见于第 30 章矫形学。

轮椅

大多数患者在康复过程中的某些阶段需要使用轮椅作为移动工具。脑卒中患者的典型表现即为姿势的不对称，所以更需要仔细地评估。评估内容包括以下方面：

- 躯干和头明显向偏瘫侧屈曲；
- 骨盆后倾至一定倾斜角度（低于健侧）；
- 下肢呈现外展外旋状态；若处于痉挛状态，会出现伸膝状态下，髋后伸、内收并内旋；足呈典型的跖曲内翻姿势；
- 上肢屈曲内收靠近躯干，肘、腕、手指屈曲。软瘫期时由于肩部肌肉松弛出现肩关节半脱位，手悬挂于相应的位置上。

把患者安置在轮椅上时必须先纠正患者不对称的姿势，保证其坐位的正确。有关轮椅常规处方原则和轮椅的适配的具体内容参见第 32 章轮椅使用规范。

脑卒中患者应该学会使用健侧的上肢或下肢驱动轮椅。轮椅座位到地面的高度是患者能否用脚使轮椅转弯和前进的关键。这时，可能需要一个座位离地高度较少 17.5 英寸（44.45cm）的低座位（半高）轮椅。标准轮椅的座位离地高度为 19.5 英寸（49.53cm）。单臂驱动式轮椅是将两侧把手均放在一个轮子上，这是为只有单侧上肢功能完好的患者设计的。但事实上，很少脑卒中患者能成功地使用这种轮椅，因为它要求很强的力量和协调力才能使轮椅往前走。有明显的知觉和认知功能障碍的患者禁止使用这种轮椅。电动轮椅适用于不能使用普通轮椅以及那些将轮椅作为他们主要移动手段的患者。治疗师在适配轮椅时应考虑到个体需求和相关的报销政策。当支付赔偿方对重新订购轮椅的频次有限制时，平衡患者目前和未来的需求是十分重要的。配备轮椅中另一个重要问题是长时间使用轮椅可能使患者习得性废用从而使他的康复程度受到限制，尤其是把恢复步行功能作为主要治疗目标的情况下。轮椅训练活动包括教导患者和护理者关于轮椅所有部件（例如：刹车、脚靠、可拆扶手）的使用，维修保养和安全问题。教导患者学会多种驱动轮椅的方法，并提供在不同水平面和表面（例如：斜坡、室外地形）驱动的机会。患者得到规范的轮椅后就应练习转移（轮椅 - 床转移、轮椅 - 厕所转移、轮椅-浴缸转移、轮椅-车转移)。

改善氧代谢与耐力

脑卒中患者由于长时间制动以及活动的减少,常常表现出体能水平的下降。由于用异常的方式进行活动,患者完成许多功能性任务的能量消耗大于正常人水平。许多患者伴有心血管疾病,高血压,严重的心率失常和精神疲乏。因此,进行训练时需对卒中患者的心肺功能谨慎地考量和适当地监测。

卒中后正在康复的患者可以从耐力(有氧)训练中获益,这可以提高其心血管功能。在急性期的早期阶段,功能性训练是较为适宜的(例如:下地行走)。在急性期的后期,患者可能可以参与更多传统的训练活动,如:在运动平板上步行、功率脚踏车(上、下肢的功率计)或者坐式踏步机。平衡功能障碍的患者能受益于使用安全带的运动平板、地面步行或是卧式功率自行车。为了保证安全,在开始训练项目前患者应接受一个全面系统的检查,并在监测下进行运动试验(如:症状限制性分级运动试验)。规范的运动处方要素包括模式(训练类型)、频率、强度、持续时间(第13章心脏疾病)。运动模式的选择取决于个体的能力和兴趣。强度通常是最大耗氧量的40%~70%范围内。推荐的运动频率是每周3~5次,每次20~60分钟。如需使用的训练强度较低,那么训练频率可增加至每天一次。由于体适能下降到一定水平,脑卒中患者应从间歇式的训练方案开始,不过,可以逐渐发展至30分钟的持续训练。使用训练打卡或锻炼日记可帮助患者持续关注那些规范性的要素,客观的评测(心率、血压)和主观反应[自感劳累程度分级(RPE),感知娱乐性]。适当的监督、监控和对脑卒中和心脏病发作预发作警示信号的安全教育都是训练的关键点[24,232]。

运动注意事项

锻炼时仔细地监控是必要的。对于有高危因素的患者,在每次运动前、运动中和运动后都应测量血压、心率、自感劳累程度分级。随着训练能力的提高,可逐渐减少监测频率。治疗师还需要注意患者的呼吸模式和呼吸频率,以保证其不出现憋气和Valsalva式的呼吸。教导患者如何自测心率和自感劳累程度分解。还应教会患者停止训练的警告信号。这些常见信号如下:

- 头昏眼花、眩晕
- 胸口沉重、疼痛或有紧迫感;心绞痛
- 心悸或心律不齐
- 突然心跳急促(非活动增加引起)
- 意识疲惫或精疲力竭

正在接受限制心排出量药物治疗(如:β受体阻滞药)的患者可能会出现心率降低的反应和心率峰值更低的现象。为减少循环血量而使用利尿剂的患者可能会因电解质平衡改变而出现节律障碍。使用血管扩张剂的患者在训练后需要更长时间的放松运动以防止运动后低血压[24]。

进行有氧复健训练的患者在体适能、功能状态、心理学表现以及自尊心方面都会有所改善。规律的运动对降低再卒中或心脏病发作具有一定意义。参加定期体适能恢复训练计划的患者可能更会适应持久的、终生的运动习惯,以及更能成功脱离卒中相关的功能障碍。一项Cochrane的系统性评价中(纳入32项试验包括1414名受试者),Brazzelli[51]等人指出卒中后的心肺适应性训练可以提高步行表现,包括最大步行速度,最适步行速度和行走能力,并在步行时减少依赖。训练的效果在随访时仍可保留。而包括死亡在内的一些不良反应是很少发生的。

脑卒中后为改善移动功能所采用的循环模式训练(Circuit class training,CCT)是Cochrane系统性评价的其中一项试验[52]。English和Hillier[52]纳入了六组试验包括292名(住院或在社区居住的)受试者。结果指出,CCT对中度脑卒中患者,能安全且有效地改善其移动问题并减少住院时间。Rose[233]等人报告了循环训练的物理治疗(circuit training physical therapy,CTPT)计划在康复急性期时的有效性。试验中,患者接受60分钟的训练,5天/周,使用4个任务特异性工作站。同时,还针对患者的运动水平(非截肢、重度、中度、轻度组)分层进行治疗。此外,一个30分钟的日常课程被主要分配到那些重要的住院康复问题中(家属和家庭计划教育,轮椅和矫形器处方)。当与相同强度的标准化物理治疗相比,CTPT组主要可以改进能下地行走的患者的步行速度。

患者/陪护人员指导

脑卒中带给患者及其家庭一个严重的健康危机。对发病原因,恢复过程的无知和对康复过程和恢复潜力的错误理解会对患者的应对能力和进步的发展产生消极的影响。这些对许多有卒中患者的家庭来说是压倒性的且是难以解决的问题,尤其是当他们面对患者在行为、认知和情绪上的改变时。患者可能出现沮丧、感觉孤独、易怒、过分苛求等情绪。家属通常表现出的反应包括有发病之初的安心和对能完全康复的希望,随后,当知道完全康复不可能发生时,就会出现抑郁、恼怒、内疚或者像坠入陷阱般的感受中。这些转变和感受会威胁到患者和其家属间亲情关系。由于治疗师们与患者及家属有高频率的接触,并且常会和他们建立密切的关系,所以治疗师们会经常受到他们情绪变化的影响。在制定宣教性的干预措施时,可以遵循以下一些重要的指导原则:

- 提供准确、真实的信息;询问家属有关患者的能力和活动受限原因方面的内容;避免武断地给出对预期功能或日后恢复程度相关的预测性语句。
- 需仔细规划设计干预措施,只提供与患者及家属的需要或可达到完全理解程度相对应的信息量;并给予强化和重复的建议。
- 调整干预措施以保证这些反复同患者及家属的教育、文化背景相吻合。
- 提供多种多样的宣教性干预模式:说教性的会话、书籍、小手册、录像带以及家属参与的治疗活动(附表15.B)。
- 建立一个可以公开讨论和交流的论坛。
- 拥有善于助人和善于理解的性格,并保持乐观,充满希望的态度。
- 帮助患者及家属积极面对生活上的转变,并培养他们解决问题的能力。

• 治疗中应激励和给予正性强化；加强患者的自我满意和自尊感。

• 提供给患者及家属一些像如下这些国家性组织机构一样的自助查询的参考建议：

1. 美国脑卒中协会—美国心脏病学会旗下的一个部门；
2. 国家脑卒中协会。

心理学治疗和心理咨询（如：性知识、爱好、职业）可以帮助改善整体的生活质量，如有需要也应向他们推荐。

出院计划

出院计划在康复早期就已经开始，它涉及患者及家属的共同参与。可能的出院安置（安全的居所环境）、家庭的生活水平、社会支持资源、进行可持续的医疗和康复服务的需求都应考虑到出院计划中。家庭成员应经常参与治疗课程以便掌握那些为维持患者独立生活所设计的训练和活动。只有当基本达到治疗目标或结局时，出院才会予以考虑。当在两次连续的评估中均缺乏可以表明患者进步的证据时，即表明其功能恢复已出现天花板效应。家访应该在出院前完成以便及早确定家居的布置结构和可用的辅助设施。如此也可以早发现潜在存在的问题，并提出补救性措施。更多相关介绍见第9章。家居环境的调适、辅助设备以及可提供帮助的服务装置均应在患者出院前被安排妥当。患者进行多次尝试性的留宿或许可以帮助其从顺利地从康复机构到过渡至家庭环境中。一份家庭运动计划应将患者同照料者相组合。那些仍有残余损伤或活动受限问题，并要出院接受治疗或进行家庭训练的患者应被给予一切有关提供这些服务的必要信息。社区相关服务资源应加以甄别，并提供给患者及家属。同时，应进行长期定期的随访以保持患者的功能处于自己的最高水平。

恢复和结果

脑卒中后的康复一般在发病后的前几周和前几个月内进步较快。在损伤后的数个月至数年内，患者取得的可测量的且功能性的进步通常会以逐渐递减的速度进行。对于那些接受过以患侧肢体使用为主的、全面的任务特异性训练的慢性期卒中患者（发病超过一年以上）来说，后期也常常会再出现功能的恢复。功能恢复在几年时间后才出现改善的这种延迟现象在语言和视空间障碍的患者中尤为明显。运动功能恢复的速度会因治疗方法的不同而变化：受脑卒中影响较小的患者会恢复很快且没有或仅有少许残余的功能缺失，然而受脑卒中影响较严重的个体会表现出更多的功能受限且恢复时间延长。偏瘫程度的早期分级，即入院治疗时所评测得出的结果，是预测运动功能恢复的重要指标。在入院时已出现完全偏瘫的病例中，只有少于15%的患者可以完全恢复运动功能。通过大量的文献回顾，Hendricks等人[234]发现，运动恢复的潜能在脑卒中的类型（出血或梗死）以及脑卒中发生的位置（脑干或大脑半球梗死）方面没有明显的差异。

脑卒中后身体功能性的转移技巧受到损害，并且每个患者受损的情况也都有相当大的变异性。在脑卒中的急性期患者中，70%~80%均表现出行走时的转移问题，而6个月至1年后，这种现象会出现逆转，只有20%的患者在独立行走时需要帮助。基本日常生活活动能力如进食、洗澡、穿衣和用厕在急性期也易受到影响，大约67%~88%的患者出现部分或完全的依赖。日常生活活动能力的独立同样会随着时间得到改善，只有31%的患者需要部分或完全的帮助[2]。恢复完成功能性任务的能力会受许多因素的影响。运动和知觉受损对于功能的恢复影响最大，但是仍有其他的一些限制因素，包括：感觉缺失、定向力差、交流障碍以及心肺功能降低。而一些促进因素包括较高的积极性、稳定的家庭支持、经济来源和高强度的重复性训练[235~240]。

接受专科医院住院康复的患者（有技术娴熟的物理治疗师、作业治疗师和言语治疗师）在出院时会有较好的运动恢复水平、功能状态和生活质量[234~244]。在一项系统性综述中（151个研究），Van Peppen[243]等人指出，任务导向性练习和高强度的训练模式是证据支持等级较高的训练方法。入院接受康复的时间平均在两周内。大约80%的患者是被要求出院回家的[236]。当脑卒中患者功能状况在从康复机构出院后十分不稳定，以及一段时间未治疗后康复效果消失时，即表明我们要针对其进行相关的出院后的门诊治疗或家庭照料计划。那些康复结局较差的患者通常存在以下几种情况(1)年龄较大；(2)严重的运动功能受损（长期瘫痪、失语症）；(3)持续存在的临床问题（失禁）；(4)认知功能受损（警觉性下降、注意广度减小、判断力、记忆力、学习能力障碍）；(5)严重的语言错乱；(6)严重的视空间半侧忽略；以及(7)其他不能明确定义的社会和经济问题[241~244]。研究人员进行为期两年的研究发现(148名患者)，只有12%的患者出现移动能力的下降。也指出抑郁可以单独作为影响移动功能的危险因素[245]。

总结

脑卒中源于那些可以阻断脑部血液循环和损伤大脑功能的不同类型的血管事件，包括有脑血栓、栓子或脑出血。缺血发生过程的位置和大小，发生部位所涉及的组织结构和功能，对侧血流的可代偿能力以及早期临床医疗急诊处理的效果均影响着脑卒中疾病所涵盖的症候群。对于许多患者来说，脑卒中代表了残疾发生的主要原因，它会伴随产生一些影响多种身体功能的广泛性的问题。从一个临床实践的观点出发，脑卒中患者会呈现给临床工作者巨大的挑战。有效的康复措施应该充分利用大脑重塑和自我恢复的能力。康复的各项干预手段意在通过神经易化、功能性的和代偿性的训练策略去促进整体的恢复。干预措施也应着重于对继发性损伤的预防。使用针对现实环境的，并结合任务导向性训练的有效的运动学习方案是成功获得功能恢复的关键。

复习思考题

1. 根据预期出现的缺损鉴别大脑前动脉综合征和大脑中动脉综合征间的差异。
2. 根据预期出现的行为方面的缺损鉴别左侧和右侧大脑半球的病变差异。
3. 描述 CT 扫描在诊断急性脑卒中和实施急诊医疗措施方面的作用。
4. 哪些是脑卒中后出现的主要失语症类型? 这些损伤定位在哪里?
5. 鉴别如下几种脑卒中特异量表之间的区别:Fugl-Meyer 躯体功能评测量表(FMA)和脑卒中运动功能康复评测量表(Stroke Rehabilitation Assessment of Movement,STREAM)。
6. 描述具有偏侧推到症的脑卒中患者的行为表现。什么是其康复干预中的主要关注点?
7. 描述借助压力平台的生物反馈治疗在促进脑卒中患者姿势控制和改善平衡方面的作用。
8. 哪些是改善脑卒中患者上肢功能所用的强制性使用疗法的必备要求?
9. 哪些是改善脑卒中后功能恢复所进行的任务特异性的地面步态训练中的要素?
10. 哪些是为改善功能,使用身体负重支撑进行行走训练所必需的要素?
11. 当为脑卒中患者及家属制定宣教计划时,应该遵循哪些重要的原则?

病例分析

现病史

患者是一名 41 岁男性,因急诊入院,被诊断为脑血管意外伴右侧偏瘫(左侧大脑中动脉),7 天后转入康复科。

既往史

- 自小有癫痫发作。5 年前开始停服狄兰汀。
- 轻度高血压可通过药物治疗良好控制。
- 吸烟史 20 年,每天一包。

药物治疗

- 双嘧达莫 50mg 口服 tid
- 天诺敏 25mg 口服 qd
- 阿司匹林 10 粒口服 bid

检查

- 颈动脉血管造影:左侧颈内动脉完全闭塞。
- 心脏超声:间歇性二尖瓣脱垂。
- 心电图:非特异性 ST 段改变。
- CT:初次扫描不显著;重复 CT 扫描符合大面积的大脑中动脉缺血性脑梗死。

生活史

患者与妻子和三个青少年孩子同住,在发生脑血管意外前可独立进行日常活动。患者大学教育程度,作为电脑程序员工作 20 年,通向租来的独栋房屋有两级楼梯。

认知

- 对时间和地点有轻度定向力障碍。
- 注意力受限,在作业任务上可保持达 3 分钟。
- 由于语言障碍,难以进行深入检查;可能有认知缺陷。
- 患者不能按照指令执行运动;需要两或三步指令。

语言 / 交流

- 听觉理解:在理解字词和简单具体的句子上有中度至重度障碍;是 / 否的回应不可靠。
- 语言表达:严重下降至无功能性语句;偶然会出现的自发语。
- 阅读理解:在字词水平严重下降至无功能。无法用字词与物件配对。

- 书写表达:有待决定。
- 手势:自发手势的使用不明显。

物理治疗检查

被动关节活动度

- 双侧上肢在正常范围内;右侧肩关节在活动范围末端有疼痛。
- 双侧下肢在正常范围内,除了右侧背屈 0~5°。

感觉

- 右侧上肢:可能受损,由于交流障碍未能完全测试;对尖锐 / 钝刺激无明显感觉。
- 右侧下肢:可能受损,由于交流障碍未完全测试;近端对尖锐 / 钝刺激有少数正确的回应。
- 患者报告右侧上肢肩关节活动范围末端有疼痛。

肌张力

- 右侧上肢:肘屈肌群、肩外展肌群和内旋肌群的肌张力增高(中度至严重)。
- 右侧下肢:伸髋肌群、伸膝肌群和踝跖屈肌群肌张力增高(中度)。

运动控制

- 右侧上肢:部分运动(1/2 范围)为伸肌协同模式(肩和肘关节后伸);手部无自发运动;屈肌协同模式受限。
- 右侧下肢:伸肌和屈肌协同模式均可完成,其中伸肌模式占优势;完成下肢屈肌协同模式时伴有右上肢的反应(屈曲增加)。

肌力

- 左上肢和左下肢:完全独立的运动,肌力由 3+ 至 5 级正常。
- 右上肢和右下肢:活动受限,无法进行徒手肌力检查。

协调

- 左上肢和左下肢未受损伤。
- 右上肢和右下肢:活动受限,无法进行检查。

运动规划

- 怀疑有轻度运动性失用;无法进行检查。

姿势控制 / 平衡

- 手部控制:良好。
- 坐位静态平衡:良好,能在没有支持下保持平衡;维持中立位(COM)达五分钟。
- 坐位动态平衡:尚可,能保持平衡;重心在一个减小的稳定极限(LOS)中移动,转移至右侧减少 50%,转移至左侧则正常。
- 站位静态平衡:尚可,在左侧上肢握住扶手下能独立站立于平衡杆内长达 1 分钟。
- 站位动态平衡:欠佳,无法在不失去平衡下把重心向右转移;转移至左侧减少 50%。

功能状态

- 向右侧翻身:有床栏可独立进行
- 向左侧翻身:最小量帮助
- 从床上撑起:需要监督
- 卧坐转移:少量帮助
- 坐卧转移:少量帮助
- 床椅转移:站立旋转移位,中等程度帮助(FIM 3)
- 进食:需要监督
- 洗澡:右侧上下肢需中等程度帮助(FIM 3)
- 穿衣:右侧上下肢需中等程度帮助(FIM 3)

步态和移动

- 轮椅移动:在监督下驱动 45.72m(FIM 5),利用左上肢和左脚作为驱动力。
- 行走:在一人的最大程度帮助下,在平衡杆中步行 3m(FIM 1)
- 需要协助右下肢运动启动。
- 需要协助控制右膝伸直。
- 右足在站立时跖屈和旋后,在摆动相时足下垂。
- 使用暂时性背屈辅助具(弹性包裹物);或调试好的踝足矫形器(静态)。
- 上下楼梯:无法测试。

耐力

- 在多次频繁的休息中可耐受 3/4 小时的治疗。

社会心理

患者有动机且态度合作，他表现出对未来的焦虑，在初始治疗中有短暂的哭泣。其主要目标是再次步行。家人对于让他再次回家既支持又焦虑。

指导性性问题

1. 根据以下方面确定 / 分类该患者的问题：
   a. 直接损伤
   b. 间接损伤
   c. 活动受限
   d. 参与受限
2. 为该患者确定三个预期目标（损伤的治疗）和三个预期结果（活动受限的治疗）。
3. 规划三种治疗干预，在首次治疗的两周中应用。简单说明理由以证明你的选择。
4. 确定相关的运动学习策略，适于该患者的初始物理治疗。

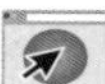
读者可以参考以下视频案例研究作为额外的复习和学习：

案例 9：右侧出血性脑血管意外患者

案例 10：左侧缺血性脑血管意外患者

案例 11：右侧丘脑缺血性脑梗且左侧延髓背外侧缺血

案例 12：右侧基底节的脑内出血

案例的文字版内容汇总在文章最末的最后一个附表中。病例研究的整套内容，包括表格、数据、图表以及 3 个视频（检查、干预方法和结果）都可以在 DavisPlus 在线学习。这些案例研究对读者提出了问题讨论，并对问题给出建议性的答案，在 DavisPlus 同样也提出讨论。

参考文献

1. Roger, V, et al: Heart and stroke statistical—2012 update: A report from the American Heart Association. 2012. Circulation, published online December 15, 2011. Retrieved February 25, 2012, from http://circ.ahajournals.org/content/early/2011/12/15/CIR.0b013e31823ac046.citation.
2. Post-Stroke Rehabilitation Guideline Panel: Post-Stroke Rehabilitation Clinical Practice Guideline. Aspen, Gaithersburg, MD, 1996 (formerly published as AHCPR Publication No. 95-0662, May 1995).
3. American Heart Association/American Stroke Association: Stroke Warning Signs. American Heart Association, Dallas Texas, 2011. Retrieved February 6, 2012, from www.strokeassociation.org/STROKEORG/WarningSigns/Stroke-Warning-Signs_UCM_308528_SubHomePage.jsp.
4. NINDS Group: Tissue plasminogen activator for acute ischemic stroke. N Engl J Med333:1581–1587, 1995.
5. NINDS t-PA Stroke Study Group: Generalized efficacy of t-PA for acute stroke: Subgroup analysis of the NINDS t-PA stroke trial. Stroke 28(11):2119, 1997.
6. Hertzberg V, et al: Methods and processes for the reanalysis of the NINDS tissue plasminogen activator for acute ischemic stroke. Clin Trials 5:308–315, 2008.
7. Kwan, J, et al: A systematic review of barriers to delivery of thrombolysis for acute stroke. Age Ageing 33:116, 2004.
8. De la Ossa, N, et al: Influence of direct admission to comprehensive stroke centers on the outcome of acute stroke patients treated with intravenous thrombolysis. J Neurol 256:1270, 2009.
9. Barclay, L: Acute cerebrovascular care in emergency stroke systems. Arch Neurol 67:1210, 2010.
10. Kwiatkowski, T, et al: Effects of tissue plasminogen activator or acute ischemic stroke at one year. N Engl J Med 340:1781, 1999.
11. Mitsios, N, et al: Pathophysiology of acute ischaemic stroke: An analysis of common signaling mechanisms and identification of new molecular targets. Pathobiology 73:159, 2006.
12. Kaplan, P, Cailliet, R, and Kaplan, C: Rehabilitation of Stroke. Butterworth-Heinemann, Woburn, MA, 2003.
13. Teasdale, G, and Jennett, B: Assessment of coma and impaired consciousness: A practical scale. Lancet 13:2, 1974.
14. Smithard, DG, et al: The natural history of dysphagia following stroke. Dysphagia 12(4):188, 1997.
15. Meng, N, Wang, T, and Lien, I: Dysphagia in patients with brainstem stroke: Incidence and outcome. Am J Phys Med Rehabil 79(2):170, 2000.
16. Avery, W: Dysphagia management. In Gillen, G: Stroke Rehabilitation: A Function-Based Approach. Elsevier/Mosby, St. Louis, 2011, pp 629–647.
17. Sachdev, P, et al: Clinical determinants of dementia and mild cognitive impairment following ischaemic stroke: The Sydney Stroke Study. Dement Geriatr Cogn Disord 21:275, 2006.
18. Chemerinski, E, and Robinson, R: The neuropsychiatry of stroke. Psychosomatics 41(1):5, 2000.
19. Folstein, MF, et al: Mini Mental State: A practical method for grading the cognitive state of patients for the clinician. J Psychiatr Res 12:189, 1975.
20. Barker-Collo, S: Depression and anxiety 3 months post stroke: Prevalence and correlates. Arch Clin Neuropsychol 22:519, 2007.
21. Berg, A, et al: Post stroke depression: An 18-month follow-up. Stroke 34(1):138, 2003.
22. Robinson, RG: Vascular depression and post-stroke depression: Where do we go from here? Am J Geriatr Psychiatry 13(2):85, 2005.
23. Beck, A, and Beck, R: Screening depressed patients in family

practice: A rapid technique. Postgrad Med 52:81, 1972.
24. Palmer-McLean, K, and Harbst, K. Stroke and brain injury. In American College of Sports Medicine: ACSM's Exercise Management for Persons with Chronic Diseases and Disabilities, ed 3. Human Kinetics, Champaign, IL, 2009, p 287.
25. Porth, C: Pathophysiology, ed 7. Lippincott Williams & Wilkins, Philadelphia, 2005.
26. Harris, J, et al: Relationship of balance and mobility to fall incidence in people with chronic stroke. Phys Ther 85:150, 2005.
27. Teasall, R, et al: The incidence and consequences of falls in stroke patients during inpatient rehabilitation: Factors associated with high risk. Arch Phys Med Rehabil 83:329, 2002.
28. Tutuarima, J, et al: Risk factors for falls of hospitalized stroke patients. Stroke 28:297, 1997.
29. Forster, A, and Young, J: Incidence and consequences of falls due to stroke: A systematic inquiry. Br Med J 311:83, 1995.
30. Ramnemark, A, et al: Fractures after stroke. Osteoporos Int 8:92, 1998.
31. Yew, K, and Cheng, E: Acute stroke diagnosis. Am Fam Physician 80(1):33, 2009.
32. Nor, A, and Ford, G: Misdiagnosis of stroke. Expert Rev Neurotherapeutics 7(8):989, 2007.
33. National Institute of Neurological Disorders and Stroke. NIH Stroke Scale. 2003. Retrieved March 7, 2012, from www.ninds.nih.gov/doctors/NIH_Stroke_Scale.pdf.
34. Leira, E, et al: Baseline NIH Stroke Scale responses estimate the probability of each particular stroke subtype. Cerebrovasc Dis 26:573, 2008.
35. Wityk, RJ, Pessin, MS, and Kaplan, RF: Serial assessment of acute stroke using the NIH Stroke Scale. Stroke 25(2):362, 1994.
36. Goldstein, LB, and Samsa, GP: Reliability of the National Institutes of Health Stroke Scale. Stroke 28:307, 1997.
37. Hakimelahi, R, and Gonzalez, R: Neuroimaging of ischemic stroke with CT and MRI: Advancing towards physiological based diagnosis and therapy. Expert Rev Cardiovasc Ther 7(1):29, 2009.
38. National Stroke Association: Explaining Stroke-Related Medications. Retrieved March 8, 2012, from www.stroke.org/site/PageServer?pagename=med_adherence#explain.
39. Deglin, J, and Vallerand, A: Davis's Drug Guide for Nurses, ed 11. FA Davis, Philadelphia, 2007.
40. National Stroke Association: Stroke Treatment. Retrieved March 8, 2012, from http://nsa.convio.net/site/PageServer?pagename=treatment.
41. American Physical Therapy Association (APTA): Guide to Physical Therapist Practice, ed 2. APTA, Alexandria, VA, 2003.
42. Langhorne, P, et al: Do stroke units save lives? Lancet 342:395, 1993.
43. Stroke Unit Trialists Collaboration: Organised inpatient (stroke unit) care after stroke (review). Cochrane Database Syst Rev 2007, Issue 4. Art. No.: CD000197. DOI: 10.1002/14651858.CD000197.pub2.
44. Pollock, A, et al: Physiotherapy treatment approaches for recovery of postural control and lower limb function following stroke (review). Cochrane Database Syst Rev 2007, Issue 1. Art. No.: CD001920. DOI:10.1002/14651858.CD001920.pub2.
45. Sirtori, V, et al: Constraint-induced movement therapy for upper extremities in stroke patients (review). Cochrane Database Syst Rev 2009, Issue 4 Art. No.: CD004433. DOI: 10.1002/14651858.CD004433.pub2.
46. Winter, J, et al: Hands-on therapy interventions for upper limb motor dysfunction following stroke (review). Cochrane Database Syst Rev 2011, Issue 6. Art. No.: CD006609. DOI: 10.1002/14651858.CD006609.pub2.
47. Coupar, F, et al: Simultaneous bilateral training for improving arm function after stroke (review). Cochrane Database Syst Rev 2010, Issue 4. Art. No.: CD006432. DOI: 10.1002/14651858.CD006432.pub2.
48. Doyle, S, et al: Interventions for sensory impairment in the upper limb after stroke (review). Cochrane Database Syst Rev 2010, Issue 6. Art. No.: CD006331. DOI: 10.1002/14651858.CD006331.pub2.
49. Moseley, AM, et al: Treadmill training and body weight support for walking after stroke (review). Cochrane Database Syst Rev 2009, Issue 4. Art. No.: CD002840. DOI: 10.1002/14651858.CD002840.pub2.
50. French B, et al: Repetitive task training for improving functional ability after stroke (review). Cochrane Database Syst Rev 2007, Issue 4. Art. No.: CD006073. DOI: 10.1002/14651858.CD006073.pub2.
51. Brazzelli, M et al: Physical fitness training for stroke patients (review). Cochrane Database Syst Rev 2011, Issue 11. Art. No.: CD003316. DOI: 10.1002/14651858.CD003316.pub4.
52. English, C, and Hillier, SL: Circuit class therapy for improving mobility after stroke (review). Cochrane Database Syst Rev 2010, Issue 7. Art. No.: CD007513. DOI: 10.1002/14651858.CD007513.pub2.
53. Laver, KE, et al: Virtual reality for stroke rehabilitation (review). Cochrane Database Syst Rev 2011, Issue 9. Art. No.: CD008349. DOI: 10.1002/14651858.CD008349.pub2.
54. Mehrholz, J, et al: Electromechanical-assisted training for walking after stroke (review). Cochrane Database Syst Rev 2007, Issue 4. Art. No.: CD006185. DOI: 10.1002/14651858.CD006185.pub2.
55. Outpatient Service Trialists: Therapy-based rehabilitation services for stroke patients at home (review). Cochrane Database Syst Rev 2009, Issue 1. Art. No.: CD002925. DOI: 10.1002/14651858.CD002925.
56. Mehrholz, J, Kugler, J, and Pohl, M: Water-based exercises for improving activities of daily living after stroke (review). Cochrane Database Syst Rev 2011, Issue 1. Art. No.: CD008186. DOI: 10.1002/14651858.CD008186.pub2.
57. Hunter, SM, and Crome, P: Hand function and stroke. Rev Clin Gerontol 12(1):66–81, 2002
58. Tyson, SF, et al: Sensory loss of in-hospital admitted people with stroke: Characteristics, associated factors, and relationship with function. Neurorehabil Neural Repair 22:166-172, 2008.
59. Carey, L: Somatosensory loss after stroke. Crit Rev Phys Med Rehabil 7(1):51–91, 1995.
60. Rand, D, Gottlieb, D, and Weiss, P: Recovery of patients with a combined motor and proprioception deficit during the first six weeks of post stroke rehabilitation. Phys Occup Ther Geriatr 18(3):69–87, 2001.
61. Connell, LA, Lincoln, NB, and Radford, KA: Somatosensory impairment after stroke: Frequency of different deficits and their recovery. Clin Rehabil 22:758–767, 2008.
62. Canavero, S, and Bonicalzi, V: Central pain syndrome: Elucidation of genesis and treatment. Expert Rev Neurotherapeutics 7(11): 1485, 2007.
63. Klit, H, Finnerup, N, and Jensen, T: Central post-stroke pain: Clinical characteristics, pathophysiology, and management. Lancet Neurol 8:857–868, 2009.
64. Twitchell, T: The restoration of motor function following hemiplegia in man. Brain 47:443, 1951.
65. Brunnstrom, S: Motor testing procedures in hemiplegia based on recovery stages. J Am Phys Ther Assoc 46:357, 1966.
66. Brunnstrom, S: Movement Therapy in Hemiplegia. Harper & Row, New York, 1970.
67. Gray, C, et al: Motor recovery following acute stroke. Age Ageing 19:179, 1990.
68. Wade, D, et al: Recovery after stroke: The first 3 months. J Neurol Neurosurg Psychiatry 48:7, 1985.
69. Patten, C, Lexell, J, and Brown, H : Weakness and strength training in persons with post-stroke hemiplegia: Rationale, method and efficacy. J Rehabil Res Dev 41:293–312, 2004.
70. Carin-Levy, G, et al: Longitudinal changes in muscle strength and mass after acute stroke. Cerebrovasc Dis 21:201, 2006.
71. Adams, R, Gandevia, S, and Skuse, N: The distribution of muscle weakness in upper motoneuron lesions affecting the lower limb. Brain 113:1459, 1990.
72. Davidoff, R: The pyramidal tract. Neurology 40:332, 1990.
73. Andrews A, and Bohannon, R: Distribution of muscle strength impairments following stroke. Clin Rehabil 14:79, 2000.
74. Canning, C, Ada, L, and O'Dwyer, N: Slowness to develop force contributes to weakness after stroke. Arch Phys Med Rehabil 80:66, 1999.
75. Eng, J: Strength training in individuals with stroke. Physiother Can 56:189, 2004.
76. Dattola, R, et al: Muscle rearrangement in patients with hemiparesis after stroke: An electrophysiological and morphological study. Eur Neurol 33:109, 1993.
77. Stoeckmann, T, Sullivan, K, and Scheidt, R: Elastic, viscous, and mass load effects on poststroke muscle recruitment and co-contraction during reaching: A pilot study. Phys Ther 89(7):665, 2008.
78. Chae, J, et al: Delay in initiation and termination of muscle con-

traction, motor impairment, and physical disability in upper limb hemiparesis. Muscle Nerve 2(25):568–575, 2002.
79. McCrea, PH, Eng JJ, and Hodgson, A: Time and magnitude of torque generation is impaired in both arms following stroke. Muscle Nerve 28:46–53, 2003.
80. Desrosiers, J, et al: Performance of the "unaffected" upper extremity of elderly stroke patients. Stroke 27:1564–1570, 1996.
81. Sackley, CM: The relationships between weight-bearing asymmetry after stroke and function and activities of daily living. Physiother Theory Pract 6:179–185, 1990.
82. Badke, MB, and Duncan, P: Patterns of rapid motor responses during postural adjustments when standing in healthy subjects and hemiplegic patients. Phys Ther 63:13–20, 1983.
83. Dickstein, R, and Ablaffio, N: Postural sway of the affected and nonaffected pelvis and leg in stance of hemiparetic patients. Arch Phys Med Rehabil 81:364–367, 2000.
84. DiFabio, R, and Badke, M: Relationship of sensory organization to balance function in patients with hemiplegia. Phys Ther 70:543, 1990.
85. Shumway-Cook, A, Anson, D, and Haller, S: Postural sway biofeedback: Its effect on reestablishing stance stability in hemiplegic patients. Arch Phys Med Rehabil 69:395, 1988.
86. Gustavsen, M, Aamodt, G, and Mengshoel, A: Measuring balance in subacute stroke rehabilitation. Adv Physiother 8(1): 15–22, 2006.
87. Benaim, C, et al: Validation of a standardized assessment of postural control in stroke patients: The Postural Assessment Scale for Stroke Patients (PASS). Stroke 30(9):1862, 1999.
88. Verheyden, G, et al: The Trunk Impairment Scale: A new tool to measure motor impairment of the trunk after stroke. Clin Rehabil 18(3):326, 2004.
89. Gorman, S, et al: Development and validation of the Function in Sitting Test in adults with acute stroke. J Neurol Phys Ther 34:150, 2010.
90. Karnath, H, Ferber, S, and Dichgans, J: The origin of contraversive pushing: Evidence for a second graviceptive system in humans. Neurology 55:1298, 2000.
91. Pedersen, P, et al: Ipsilateral pushing in stroke: Incidence, relation to neuropsychological symptoms, and impact on rehabilitation. The Copenhagen stroke study. Arch Phys Med 77: 25, 1996.
92. Karnath, H, Ferber, S, and Dichgans, J: The neural representation of postural control in humans. PNAS 97:13931, 2000.
93. Karnath, H, et al: Prognosis of contraversive pushing. J Neurol 249:1250, 2002.
94. Broetz, D, and Karnath, H: New aspects for the physiotherapy of pushing behavior. Neurorehabil 20:133, 2005.
95. Karnath, H, and Broetz, D: Understanding and treating "pusher syndrome." Phys Ther 83:1119, 2003.
96. Perry, J, et al: Classification of walking handicap in the stroke population. Stroke 26:982, 1995.
97. Viosca, E, et al: Proposal and validation of a new functional ambulation classification scale for clinical use. Arch Phys Med Rehabil 86:1234, 2005.
98. Miller, P, Moreland, J, and Stevenson, T: Measurement properties of a standardized version of the Two-Minute Walk Test for individuals with neurological dysfunction. Physiother Can 54(4):241, 2002.
99. Mahoney, F, and Barthel, D: Functional evaluation: Barthel Index. Md State Med J 14:61, 1965.
100. Keith, RA, et al: The Functional Independence Measure. Adv Clin Rehabil 1:6, 1987.
101. Uniform Data Service, Data Management Service: UDS Update. State University of New York at Buffalo, 1993.
102. Fugl-Meyer, A, et al: The post stroke hemiplegic patient, 1. A method for evaluation of physical performance. Scand J Rehabil Med 7:13, 1976.
103. Duncan, P, et al: Reliability of the Fugl-Meyer Assessment of Sensorimotor Recovery following cerebrovascular accident. Phys Ther 63:1606, 1983.
104. Gladstone, DJ, Danells, CJ, and Black, SE: The Fugl-Meyer assessment of motor recovery after stroke: A critical review of its measurement properties. Neurorehabil NeuralRepair 16: 232–240, 2002.
105. Sullivan, KJ, et al: Fugl-Meyer Assessment of Sensorimotor Function after stroke: Standardized training procedure for clinical practice and clinical trials. Stroke 42(2):427, 2011.
106. Crowe, J, and Harmeling-vander Wel, B: Hierarchical properties of the motor function sections of the Fugl-Meyer Assessment Scale for people after stroke: A retrospective study. PhysTher 88(12): 1555, 2008.
107. Daley, K, et al: The Stroke Rehabilitation Assessment of Movement (STREAM): Refining and validating the content. Physiother Can 49:269, 1997.
108. Daley, K, Mayo, N, and Wood-Dauphinee, S: Reliability of scores on the Stroke Rehabilitation Assessment of Movement (STREAM) measure. Phys Ther 79:8, 1999.
109. Ahmed, S, et al: The Stroke Rehabilitation Assessment of Movement (STREAM): A comparison with other measures used to evaluate effects of stroke and rehabilitation. Phys Ther 83: 617, 2003.
110. Gowland C, et al: Measuring physical impairment and disability with the Chedoke-McMaster Stroke Assessment. Stroke 24(1):58–63, 1993.
111. Duncan, PW, et al: The Stroke Impact Scale version 2.0: Evaluation of reliability, validity, and sensitivity to change. Stroke 30(10): 2131–2140, 1999.
112. Lin, K, et al: Psychometric comparisons of the Stroke Impact Scale 3.0 and the Stroke-Specific Quality of Life Scale. Qual Life Res 19:435, 2010.
113. Duncan, PW, et al: Evaluation of proxy responses to the Stroke Impact Scale. Stroke 33(11):2593, 2002.
114. Sunderland, KJ, et al: Enhanced physical therapy improves recovery of arm function after stroke: A randomized controlled trial. J Neurol Neurosurg 55(7):530, 1992.
115. Feys, HM, et al: Effect of a therapeutic intervention for the hemiplegic upper limb in the acute phase after stroke. Stroke 29(4): 785, 1998.
116. Langhammer, B, and Stanghelle, J: Bobath or motor relearning programme? A comparison of two different approaches of physiotherapy in stroke rehabilitation: A randomized controlled study. Clin Rehabil 14(4):361, 2000.
117. Mudie, M, et al: Training symmetry of weight distribution after stroke: A randomized controlled pilot study comparing task-related reach, Bobath, and feedback training approaches. Clin Rehabil 16(4):361, 2002.
118. Carr, J, and Shepherd, R: A Motor Relearning Programme for Stroke, ed 2. Aspen, Gaithersville, MD, 1987.
119. Boyd, L, and Winstein, C: Impact of explicit information on implicit motor-sequence learning following middle cerebral artery stroke. Phys Ther 83:976, 2003.
120. Orrell, A, Eves, F, and Masters, R: Motor learning of a dynamic balancing task after stroke: Implicit implications for stroke rehabilitation. Phys Ther 86:369, 2006.
121. Page, S, et al: Mental practice combined with physical practice for upper-limb motor deficit in subacute stroke. Phys Ther 81:1455, 2001.
122. Dicksten, R, Dunsky, A, and Marcovitz, E: Motor imagery for gait rehabilitation in post-stroke hemiparesis. Phys Ther 84:1167, 2004.
123. Ietswaart, M, et al: Mental practice with motor imagery in stroke recovery: Randomized controlled trial of efficacy. Brain 134:1373, 2011.
124. Voss, D, et al: Proprioceptive Neuromuscular Facilitation, ed 3. Harper & Row, Philadelphia, 1985.
125. Adler, S, et al: PNF in Practice, ed 3. Springer-Verlag, Berlin, 2008.
126. Ramachandran, VS, and Roger-Remachandran, D: Synaesthesia in phantom limbs induced with mirrors. Proc R Soc Lond B Biol Sci 263:431, 1996.
127. Subeyaz, S, et al: Mirror therapy enhances lower-extremity motor recovery and motor functioning after stroke: A randomized controlled trial. Arch Phys Med Rehabil 88:555, 2007.
128. Dohle, C, et al: Mirror therapy promotes recovery from severe hemiparesis: A randomized controlled trial. Neurorehabil Neural Repair 20:1–9, 2008.
129. Yavuzer, G, et al: Mirror therapy improves hand function in subacute stroke: A randomized controlled trial. Arch Phys Med Rehabil 89:393, 2008.
130. Taub, E: Somatosensory deafferentation research with monkeys. In Ince, L (ed): Behavioral Psychology in Rehabilitation Medicine: Clinical Applications. Williams & Wilkins, Baltimore, 1980, p 371.

131. Schabrun, SM, and Hillier, S: Evidence for the retraining of sensation after stroke: A systematic review. Clin Rehabil 23:27, 2009.
132. Dannenbaum, R, and Dykes, R: Sensory loss in the hand after sensory stroke: Therapeutic rationale. Arch Phys Med Rehabil 69:833, 1988.
133. Weinberg, J, et al: Training sensory awareness and spatial organization in people with right brain damage. Arch Phys Med Rehabil 60:491, 1979.
134. Bailey, M, Riddoch, M, and Crome, P: Treatment of visual neglect in elderly patients with stroke: A single-subject series using either a scanning and cueing strategy or a left-limb activation strategy. Phys Ther 82(8):782, 2002.
135. Bailey, M, and Riddoch, M: Hemineglect in stroke patients. Part 2. Rehabilitation techniques and strategies: A summary of recent studies. Phys Ther Rev 4:77, 1999.
136. Wiart, L, et al: Unilateral neglect syndrome rehabilitation by trunk rotation and scanning training. Arch Phys Med Rehabil 78:424, 1997.
137. Morris, S, Dodd, K, and Morris, M: Outcomes of progressive resistance strength training following stroke: A systematic review. Clin Rehabil 18:27–39, 2004.
138. Ada, L, Dorsch, S, and Canning, C: Strengthening interventions increase stroke and improve activity after stroke: A systematic review. Aust J Physiother 52:241, 2006.
139. Flansbjer, U, et al: Progressive resistance training after stroke: Effects on muscle strength, muscle tone, gait performance, and perceived participation. J Rehabil Med 40:42–48, 2008.
140. Carr, M, and Jones, J: Physiologic effects of exercise on stroke survivors. Top Stroke Rehabil 9:57, 2003.
141. Moreland, JD, et al: Progressive resistance strengthening exercises after stroke: A single-blind randomized controlled trial. Arch Phys Med Rehabil 84:1433, 2003.
142. Ouellette, M, et al: High-intensity resistance training improves muscle strength, self-reported function, and disability in long-term stroke survivors. Stroke 35:1404, 2004.
143. Weiss, A, et al: High intensity strength training improves strength and functional performance after stroke. Am J Phys Med Rehabil 79:369, 2000.
144. Badics, E, et al: Systematic muscle building exercises in the rehabilitation of stroke patients. Neuro Rehab 17:211, 2002.
145. Yang, YR, et al: Task-oriented progressive resistance strength training improves muscle strength and functional performance after stroke. Clin Rehabil 20:860, 2006.
146. Patten, C, et al: Combined functional task practice and dynamic high intensity resistance training promotes recovery of upper-extremity motor function in post-stroke hemiparesis: A case study. J Neurol Phys Ther 30:99–115, 2006.
147. Kim, CM, et al: Effects of isokinetic strength training on walking in persons with stroke: A double-blind controlled pilot study. J Stroke Cerebrovasc Dis 10:265, 2001.
148. Sharp, SA, and Brouwer, BJ: Isokinetic strength training of the hemiparetic knee: Effects on function and spasticity. Arch Phys Med Rehabil 78:1231, 1997.
149. Butefisch, C, et al: Repetitive training of isolated movements improves the outcome of motor rehabilitation of the centrally paretic hand. J Neurol Sci 130:59, 1995.
150. Gracies, JM, et al: Pathophysiology of impairment in patients with spasticity and use of stretch as a treatment of spastic hypertonia. Phys Med Rehabil Clin North Am 12(4):747, 2001.
151. Bovend'Eerdt, TJ, et al: The effects of stretching in spasticity: A systematic review. Arch Phys Med Rehabil 89(7):1395, 2008.
152. Watanabe, T: The role of therapy in spasticity management. Am J Phys Med Rehabil 83:S45, 2004.
153. O'Sullivan, S, and Schmitz, T: Improving Functional Outcomes in Physical Rehabilitation. FA Davis, Philadelphia, 2010.
154. Johnstone, M: Restoration of Normal Movement After Stroke. Churchill Livingstone, New York, 1995.
155. Singer, BJ, Singer, KP, and Allison, G: Evaluation of extensibility, passive torque and stretch reflex responses in triceps surae muscles following serial casting to correct spastic equinovarus deformity. Brain Injury 17(4):309, 2003.
156. Mortensen, P, and Eng, J: The use of casts in the management of joint mobility and hypertonia following brain injury in adults: A systematic review. Phys Ther 83:648, 2003.
157. Carr, J, and Shepherd, R: Stroke Rehabilitation—Guidelines for Exercise and Training to Optimize Motor Skill. Butterworth Heinemann, Elsevier, Philadelphia, 2003.
158. Davies, P: Steps to Follow, ed 2. Springer-Verlag, New York, 2004.
159. Davies, P: Right in the Middle. Springer-Verlag, New York, 1990.
160. Howle, J: Neuro-Developmental Treatment Approach—Theoretical Foundations and Principles of Clinical Practice. NDTA, Laguna Beach, CA, 2002.
161. Gillen, G: Upper extremity function and management. In Gillen, G, and Burkhardt, A (eds): Stroke Rehabilitation: A Function-Based Approach, ed 3. Mosby, St. Louis, 2011, p 218.
162. Woldag, H, and Hummelsheim, H: Evidence-based physiotherapeutic concepts for improving arm and hand function in stroke patients: A review. J Neurol 249(5):518, 2003.
163. Mark, V, and Taub, E: Constraint-induced movement therapy for chronic stroke hemiparesis and other disabilities. Restorative Neurol Neurosci 22:317, 2002.
164. Morris, D, and Taub, E: Constraint-induced movement therapy. In O'Sullivan, S, and Schmitz, T: Improving Functional Outcomes in Physical Rehabilitation. FA Davis, Philadelphia, 210, p 232.
165. Morris, D, Taub, E, and Mark, V: Constraint-induced movement therapy: Characterizing the intervention protocol. Eura Medicophy 42:257, 2006.
166. Page, S, et al: Efficacy of modified constraint-induced movement therapy in chronic stroke: A single-blinded randomized controlled trial. Arch Phys Med Rehabil 85:14, 2004.
167. Page, S, and Levine, P: Modified constraint-induced therapy in patients with chronic stroke exhibiting minimal movement ability in the affected arm. Phys Ther 87:872–878, 2007.
168. Bjorklund, A, and Fecht, A: The effectiveness of constraint-induced therapy as a stroke intervention: A meta-analysis. Occupational Therapy in Health Care 20:31–49, 2006.
169. Hakkennes, S, and Keating, JL: Constraint-induced movement therapy following stroke: A systematic review of randomized controlled trials. Aus J Physiother 51:221, 2005.
170. Wolf, SL, et al: Effect of constraint-induced movement therapy on upper extremity function 3 to 6 months after stroke: The EXCITE randomized clinical trial. JAMA 296(17):2095–2104, 2006.
171. Schaechter, JD, et al: Motor recovery and cortical reorganization after constraint-induced movement therapy in stroke patients: A preliminary study. Neurorehabil Neural Repair 16(4):326, 2002.
172. Richards, L, et al: Limited dose response to constraint-induced movement therapy in patients with chronic stroke. Clin Rehabil 20:1066, 2006.
173. Dromerick, A, Edwards, DF, and Hahn, M: Does the applications of constraint-induced movement therapy during acute rehabilitation reduce arm impairment after ischemic stroke? Stroke 31(12): 2984, 2000.
174. Whitall, J, et al: Repetitive bilateral arm training with rhythmic auditory cueing improves motor function in chronic hemiparetic stroke. Stroke 31:2390, 2000.
175. Richards, LG, et al: Bilateral arm training with rhythmic auditory cueing in chronic stroke: Not always efficacious. Neurorehabil Neural Repair 22(2):180–184, 2008.
176. Stewart, KC, Cauraugh, J, and Summers, J: Bilateral movement training and stroke rehabilitation: A systematic review and meta-analysis. J Neurol Sci 244:89–95, 2006.
177. Armagan, O, Tascioglu, F, and Oner, C: Electromyographic biofeedback in the treatment of the hemiplegic hand: A placebo-controlled study. Am J Phys Med Rehabil 82(11):856, 2003.
178. Glantz, M, et al: Biofeedback therapy in post-stroke rehabilitation: A meta-analysis of the randomized controlled trials. Arch Phys Med Rehabil 76:508, 1995.
179. Chae, J, et al: Neuromuscular stimulation for upper extremity motor and functional recovery in acute hemiplegia. Stroke 29(5):975, 1998.
180. Hardy, J, et al: Meta-analysis examining the effectiveness of electrical stimulation in improving the functional use of the upper limb in stroke patients. Phys Occup Ther Geriatr 21(4):67–78, 2003.
181. Ada, L, and Foongchomcheay, A: Efficacy of electrical stimulation in preventing and treating subluxation of the shoulder after stroke: A meta-analysis. Aust J Physiother 48(4):257, 2002.
182. Price, C, and Pandyan, A: Electrical stimulation for preventing and treating post-stroke shoulder pain. Cochrane Database Syst

Rev 2000, Issue 4. Art. No.: CD001698. DOI: 10.1002/14651858.CD00169.
183. Fasoli, S: Rehabilitation technologies to promote upper limb recovery after stroke. In Gillen, G, and Burkhardt, A (eds): Stroke Rehabilitation: A Function-Based Approach, ed 3. Mosby, St. Louis, 2011, p 280.
184. Brewer, B, McDowell, S, and Worthen-Chaudhari, L: Poststroke upper extremity rehabilitation: A review of robotic systems and clinical results. Top Stroke Rehabil 14(6):1562, 2003.
185. Jespersen, HF, et al: Shoulder pain after a stroke. Int J Rehabil Res 18A:273, 1995.
186. Turner-Stokes, L, and Jackson, D: Shoulder pain after stroke: A review of the evidence base to inform the development of an integrated care pathway. Clin Rehabil 16:276, 2002.
187. Snels, I, et al: Treating patients with hemiplegic shoulder pain. Am J Phys Med Rehabil 81(2):150, 2002.
188. Daviet, JC, et al: Clinical factors in the prognosis of complex regional pain syndrome type 1 after stroke. Am J Phys Med Rehabil 81(1):34–39, 2002.
189. Davis, J: The role of the occupational therapist in the treatment of shoulder-hand syndrome. Occup Ther Pract 1(3):30, 1990.
190. Zorowitz, R, et al: Shoulder subluxation after stroke: A comparison of four supports. Arch Phys Med Rehabil 76:763, 1995.
191. Brooke, M, et al: Shoulder subluxation in hemiplegia: Effects of three different supports. Arch Phys Med Rehabil 72:582, 1991.
192. Bernath, V: Shoulder supports in patients with hypotonicity following stroke. Centre for Clinical Effectiveness, Clayton, Australia, January 2001. Retrieved August 20, 2005, from www.med.monash.edu.au/healthservices/cce/evidence/pdf/c/470.pdf.
193. Eng, J, Pang, M, and Ashe, M: Balance, falls, and bone health: Role of exercise in reducing fracture risk after stroke. J Rehabil Res Dev 45(2):297–313, 2008.
194. Rose, D: Fall Proof: A Comprehensive Balance and Mobility Training Program, ed 2. Human Kinetics, Champaign, IL, 2010.
195. Lubetzky-Vilnai, A, and Kartin, D: The effect of balance training on balance performance in individuals poststroke: A systematic review. J Neurol Phys Ther 34:127–137, 2010.
196. Hammer, A, Nilsagarad, Y, and Wallquist, M: Balance training in stroke patients—a systematic review of randomized, controlled trials. Adv Physiother 10(4):163, 2008.
197. Winstein, C, et al: Standing balance training: Effect on balance and locomotion in hemiparetic adults. Arch Phys Med Rehabil 70:755, 1989.
198. Sackley, C, and Lincoln, N: Single blind randomized controlled trial of visual feedback after stroke: Effects on stance symmetry and function. Disabil Rehabil 19:536, 1997.
199. Hamman, R, et al: Training effects during repeated therapy sessions of balance training using visual feedback. Arch Phys Med Rehabil 73:738, 1992.
200. McRae, J, et al: Rehabilitation of hemiplegia: Functional outcomes and treatment of postural control. Phys Ther 74(Suppl):S119, 1994.
201. Nichols, D: Balance retraining after stroke using force platform biofeedback. Phys Ther 77:553, 1997.
202. Fishman, M, et al: Comparison of functional upper extremity tasks and dynamic standing. Phys Ther 76(Suppl):79, 1996.
203. Walker, C, Brouwer, B, and Culham, E: Use of visual feedback in retraining balance following acute stroke. Phys Ther 80:886, 2000.
204. Geiger, R, et al: Balance and mobility following stroke: Effects of physical therapy interventions with and without biofeedback/forceplate training. Phys Ther 81:995, 2001.
205. Davies, P: Steps to Follow: The Comprehensive Treatment of Patients with Hemiplegia, ed 2. Springer-Verlag, New York, 2000.
206. Paci, M, and Nannetti, L: Physiotherapy for pusher behavior in a patient with post-stroke hemiplegia. J Rehabil Med 36:183, 2004.
207. States, R, Salem, Y, and Pappas, E: Overground gait training for individuals with chronic stroke: A Cochrane systematic review. J Neurol Phys Ther 33(4):179, 2009.
208. Malouin, F, et al: Use of an intensive task-oriented gait training program in a series of patients with acute cerebrovascular accidents. Phys Ther 72:781, 1992.
209. Richards, C, et al: Task-specific physical therapy for optimization of gait recovery in acute stroke patients. Arch Phys Med Rehabil 74(6):612, 1993.
210. Hesse, S, et al: Restoration of gait in nonambulatory hemiparetic patients by treadmill training with partial body-weight support. Arch Phys Med Rehabil 75:1087, 1994.
211. Visintin, M, et al: A new approach to retrain gait in stroke patients through body weight support and treadmill stimulation. Stroke 29:1122, 1998.
212. Barbeau, H, and Visintin, M: Optimal outcomes obtained with body-weight support combined with treadmill training in stroke subjects. Arch Phys Med Rehabil 84:1458, 2003.
213. Nilsson, L, et al: Walking training of patients with hemiparesis at an early stage after stroke: A comparison of walking training on a treadmill with body weight support and walking training on the ground. Clin Rehabil 15(5):515, 2001.
214. Pohl, M, et al: Speed-dependent treadmill training in ambulatory hemiparetic stroke patients: A randomized controlled trial. Stroke 33:553, 2002.
215. Sullivan, K, Knowlton, B, and Dobkin, BH: Step training with body weight support: effect of treadmill speed and practice paradigms on poststroke locomotor recovery. Arch Phys Med Rehabil 83:683, 2002.
216. Ada, L, et al: Randomized trial of treadmill walking with body weight support to establish walking in subacute stroke: The MOBILIZE trial. Stroke 41:1247, 2010.
217. Eich, HJ, et al: Aerobic treadmill plus Bobath walking training improves walking in subacute stroke: A randomized controlled trial. Clin Rehabil 18:640, 2004.
218. Dean, C, et al: Treadmill walking with body weight support in subacute non-ambulatory stroke improves walking capacity more than overground walking: A randomized trial. J Physiother 56(2):97, 2010.
219. Macko, RG, Ivey, FM, and Forrester, LW: Treadmill exercise rehabilitation improves ambulatory function and cardiovascular fitness in patients with chronic stroke: A randomized controlled trial. Stroke 36:2206, 2005.
220. Hesse, S: Treadmill training with partial body weight support after stroke: A review. NeuroRehabil 23:55, 2008.
221. Franceschini, M, et al: Walking after stroke: What does treadmill training with body weight support add to overground training in patients with very early stroke? A single-blind randomized controlled trial. Stroke 40:3079, 2009.
222. Sullivan, K, et al: Effects of task-specific locomotor and strength training in adults who were ambulatory after stroke: Results of the STEPS randomized clinical trial. Phys Ther 87(12):1580, 2007.
223. Duncan, PW, Sullivan, KJ, and Behrman, AL: Protocol for the Locomotor Experience Applied Post-Stroke (LEAPS) trial: A randomized controlled trial. BMC Neurol 7:39, 2007.
224. Duncan, PW, et al: Body-weight-supported treadmill rehabilitation after stroke. N Engl J Med 364:2026, 2011.
225.Tefertiller, C, et al: Efficacy of rehabilitation robotics for walking training in neurological disorders: A review. J Rehabilit Res Dev 48(4): 387, 2011.
226. Lewek, M, et al: Allowing intralimb kinematic variability during locomotor training poststroke improves kinematic consistency: A subgroup analysis from a randomized clinical trial. Phys Ther 89(8):829, 2009.
227. Ada, L, et al: Mechanically assisted walking with body weight support results in more independent walking than assisted overground walking in non-ambulatory patients early after stroke: A systematic review. J Physiother 56(3):153, 2010.
228. Roche, A, Laighin, G, and Coote, S: Surface-applied functional electrical stimulation for orthotic and therapeutic treatment of drop-foot after stroke—a systematic review. Phys Ther Rev 14(2):63, 2009.
229. Weingarden, H, and Ring, H: Functional electrical stimulation–induced neural changes and recovery after stroke. Eur J Phys Rehabil Med 42(2):87, 2006.
230. Swigchem, R, et al: Effect of peroneal electrical stimulation versus an ankle-foot orthosis on obstacle avoidance ability in people with stroke-related drop foot. Phys Ther 92:398, 2012.
231. Gok, H, et al: Effects of ankle-foot orthoses on hemiparetic gait. Clin Rehabil 17:137, 2003.
232. Roth, EJ, et al: Physical activity and exercise recommendations for stroke survivors: An American Heart Association scientific statement from the Council on Clinical Cardiology, Subcommittee on Exercise, Cardiac Rehabilitation and Prevention; the

Council on Cardiovascular Nursing; the Council on Nutrition, Physical Activity, and Metabolism; and the Stroke Council. Circulation 109:2031, 2004.
233. Rose, D, et al: Feasibility and effectiveness of circuit training in acute stroke rehabilitation. Neurorehabil Neural Repair 20:1, 2010.
234. Hendricks, H, et al: Motor recovery after stroke: A systematic review of the literature. Arch Phys Med Rehabil 83:1629, 2002.
235. Meijer, R, et al: Prognostic factors for ambulation and activities of daily living in the subacute phase after stroke. A systematic review of the literature. Clin Rehabil 17(2):119, 2003.
236. Paolucci, S, et al: One-year follow-up in stroke patients discharged from rehabilitation hospital. Cerebrovasc Dis 10(1):25, 2000.
237. Jorgenson, H, et al: Outcome and time course of recovery. Part II: Time course of recovery. The Copenhagen Stroke Study. Arch Phys Med Rehabil 76:406, 1995.
238. Jorgensen, H, et al: Recovery of walking function in stroke patients: The Copenhagen Stroke Study. Arch Phys Med Rehabil 76:27, 1995.
239. Studenski, S, et al: Daily functioning and quality of life in a randomized controlled trial of therapeutic exercise for subacute stroke survivors. Stroke 36:1764, 2005.
240. Chen, M: Effects of exercise on quality of life in stroke survivors. Stroke 42:832–837, 2011.
241. Ottenbacher KJ, et al: Trends in length of stay, living setting, functional outcome, and mortality following medical rehabilitation. JAMA 292:1687, 2004.
242. Karges, J, and Smallfield, S: A description of outcomes, frequency, duration and intensity of occupational, physical, and speech therapy in inpatient stroke rehabilitation. J Allied Health 38:e1, 2009.
243. Van Peppen, RPS, et al: The impact of physical therapy on functional outcomes after stroke: What's the evidence? Clin Rehabil 18:833, 2004.
244. Dobkin, V: Rehabilitation after stroke. N Engl J Med 352:1677, 2005.
245. vanWijk, I, et al: Change in mobility activity in the second year after stroke in a rehabilitation population: Who is at risk for decline? Arch Phys Med Rehabil 87(1):45, 2006.

附录 15.A Fugl-Meyer 运动功能评估量表

分数汇总

运动

上臂____		最高分	36
腕和手____		最高分	30
上肢总得分____		最高分	66
下肢总得分____		最高分	34

运动总分	____	总计最高分	100	有效百分比
平衡				
总分	____	总计最高分	14	
感觉				
总分	____	总计最高分	24	
关节活动度				
总分	____	总计最高分	44	
疼痛				
总分	____	总计最高分	44	
Fugl-Meyer 总分	____	总计最高分	226	有效百分比

部位	测试动作	计分标准	最高分	实际得分
上肢(坐位)	Ⅰ. 反射 a. 肱二头肌____ b. 肱三头肌____	0——反射不可以引出 2——反射可引出	4	
	Ⅱ. 屈肌协同运动 肩上提____ 肩后缩____ 肩外展(至少 90°)____ 肩外旋____ 肘屈曲____ 前臂旋后____	0——完全无法执行 1——部分执行 2——准确无误完成	12	
	Ⅲ. 伸肌协同运动 肩关节内收/内旋____ 伸肘____ 前臂旋前____	0——完全无法执行 1——执行部分 2——准确无误完成	6	

续表

部位	测试动作	计分标准	最高分	实际得分
	Ⅳ. 伴有协同运动的活动 a. 手触腰椎____ b. 肩关节达到 90°,肘关节 0°位____ c. 肩 0°位,肘关节屈曲 90°,前臂旋前/旋后____	a. 0——没有明显活动 1——手仅可越过髂前上棘 2——准确无误完成 b. 0——在运动开始时,手臂立刻外展或肘部弯曲 1——在接近规定位置时,肩外展或肘关节屈曲 2——动作准确完成 c. 0——不能屈肘或前臂不能旋前 1——肩和肘的位置正确,在部分范围内完成旋前或旋后 2——肩和肘的位置正确,全范围进行旋前、旋后	6	
	Ⅴ. 脱离共同运动 a. 肩关节外展 90°肘关节保持 0°位,前臂旋前____ b. 肩关节屈曲 90~180°肘关节伸展位,前臂保持中立位____ c. 肩关节屈曲 30°~90°肘关节保持中立位,前臂旋前旋后____	a. 0——开始时屈肘或前臂不能旋前 1——运动可部分进行或运动过程中肘部弯曲或前臂不能保持在旋前位 2——动作准确无误 b. 0——初始时肘部屈曲或肩外展 1——肩关节屈曲过程中,肘关节屈曲或肩关节外展 2——动作准确完成 c. 0——旋前或旋后不能执行或肘和肩的位置关系不正确 1——肩肘位置正确,部分完成旋前旋后 2——动作准确完成	6	
上肢	Ⅵ. 正常反射活动 肱二头肌和(或)指屈肌和肱三头肌____	(患者只有 V 部分得到 6 分,本阶段才有可能得到 2 分) 0——至少有 2~3 个反射明显亢进 1——1 个反射明显亢进或至少 2 个反射活跃 2——不超过 1 个反射是活跃的且没有一个反射是亢进的	2	
腕	Ⅶ. a. 腕背伸,肘关节屈曲 90°,肩关节保持 0°位 b. 肘关节屈曲 90°,肩关节 0°,腕关节做屈伸运动____ c. 肘关节保持在 0°位肩关节 30°,腕关节背伸____ d. 肘关节 0°位,肩关节屈曲 30°腕关节屈伸____ e. 环转运动____	a. 1——可以完成腕背伸,但无法抗阻 2——施加轻微阻力仍可完成抗阻 b. 0——不能随意运动 1——不能在全范围内主动活动腕关节 2——顺利、平滑的完成 c 同 a d 同 b e. 0——不能进行运动 1——不平滑的运动或部分完成 2——运动完整、平滑	10	

续表

部位	测试动作	计分标准	最高分	实际得分
手	Ⅷ. a. 手指联合屈曲 b. 手指联合伸展____ c. 抓握 #1:掌指关节伸展,近端和远端指间关节屈曲,检测抗阻握力 d. 抓握 #2:第一腕掌关节及所有指间关节处于0°位,拇指内收 e. 抓握 #3:患者拇指、示指可捏住一支铅笔____ f. 抓握 #4:患者能握住一个圆筒状物体(小易拉罐)拇指、示指掌侧表面相对____ g. 抓握 #5:抓握球形物体	a. 0——不能屈曲 1——能部分屈曲,但不充分 2——(与健侧对比)能完全主动屈曲 b. 0——不能伸展 1——患者能放松屈曲的手指 2——能主动完全伸展 c. 0——不能保持要求位 1——握力较弱 2——能抵抗相当大阻力抓握 d. 0——不能进行运动 1——能用拇指示指捏住一张纸,但不能抵抗拉力 2——可以牢牢捏住纸 e 同上 f 同上 g 同上	14	
手	Ⅸ. 协调性/速度:指鼻试验(快速连续进行五次) a. 震颤____ b. 辨距不良____ c. 速度____	a 0——明显震颤 1——轻度震颤 2——无震颤 b. 0——明显或不规则的辨距不良 1——轻度或规则的辨距不良 2——无辨距不良障碍 c. 0——较健侧超过6s以上 1——较健侧慢,多于2s-5s 2——较健侧慢,少于2s	6	
		上肢最高分总计	66	
下肢(仰卧位)	Ⅰ. 反射活动:仰卧位测试 跟腱____ 髌腱____	0——无反射活动 1——有反射活动	4	
仰卧	Ⅱ. a. 屈肌协同运动 屈髋____ 屈膝____ 踝背屈____ b. 伸肌协同 髋关节伸展____ 髋关节内收____ 膝关节伸展____ 踝关节跖屈____	a. 0——不能进行 1——部分完成 0——充分完成 b. 0——无任何运动 1——部分运动 2——几乎与健侧相同	6 8	
坐位(膝放松)	Ⅲ. 伴有协同运动的活动 a. 膝关节屈曲大于90°____	a. 0——无主动活动 1——膝关节能从微伸位屈曲,但不超过90° 2——动作准确完成	4	

续表

部位	测试动作	计分标准	最高分	实际得分
	b. 踝背屈____	b. 0——不能主动背屈 1——主动背屈不完全 2——正常背屈		
站立位	Ⅳ. 分离运动，髋关节保持 0° 位 a. 膝关节屈曲____	a. 0——在髋关节伸展位无法屈膝 1——不屈髋的情况下屈膝，但无法达到 90°，或运动进行时髋屈曲 2——正常运动		
	b. 踝背屈____	b. 0——没有主动运动 1——部分运动 2——完全运动	4	
坐位	Ⅴ. 正常反射 膝部屈肌反射____ 膝反射____ 跟腱反射____	0——2~3 个反射明显亢进 1——1 个反射明显亢进或 2 个反射活跃 2——活跃的反射不超过一个	2	
仰卧位	Ⅵ. 协调性 / 速度 - 跟胫膝试验(连续重复五次) a. 震颤____	a. 0——明显震颤 1——轻度震颤 2——无震颤		
	b. 辨距不良____	b. 0——明显或不规则的辨距不良 1——轻度或规则的辨距不良 2——无辨距不良障碍		
	c. 速度____	c. 0——较健侧慢 6s 以上 1——较健侧慢，多于 2s~5s 2——较健侧慢，少于 2s	6	
		下肢最高分总计	34	
平衡	a. 无支撑坐位____	a. 0——不能保持无支撑坐位 1——能坐，但时间少于 5min 2——能坐超过 5min		
	b. 健侧伸展反应____	b. 0——肩部无外展或肘关节无伸展 1——反应减弱 2——反应正常		
	c. 患侧伸展反应____	c. 同上		
	d. 支撑下站立____	d. 0——不能站立 1——在他人的最大支撑下可站立 2——由他人少量支撑即能站立 1min		
	e. 无支撑站立____	e. 0——不能站立 1——站立时间少于 1min，或身体摇晃 2——能平衡站立 1min 以上		
	f. 健侧单腿站立____	f. 0——不能维持超过 1~2s 1——平稳站立 4~9s 2——平稳站立 10s 以上		
	g. 患侧单腿站立____	g 同 f		
		平衡总分	14	

续表

部位	测试动作	计分标准	最高分	实际得分
上肢和下肢	感觉 Ⅰ. 轻触觉 a. 上臂____ b. 手掌____ c. 大腿____ d. 足部____	轻触觉评分 0——麻木 1——感觉过敏或感觉减退 2——正常	8	
	Ⅱ. 本体感觉 a. 肩关节____ b. 肘关节____ c. 腕关节____ d. 拇指关节____ e. 髋关节____ f. 膝关节____ g. 踝关节____ h. 趾关节____	本体感觉评分 0——没感觉 1——3/4 回答正确，但与健侧比较仍有差别 2——所有答案正确，两侧比较有微小差别或无差别	16	
	活动度 / 疼痛 活动度 疼痛	活动度评分 0——只有很小活动度 1——被动关节活动度受限 2——被动关节活动度正常	活动度 44	
肩关节	屈曲 ______ ______ 外展 90° ______ ______ 外旋 ______ ______ 内旋 ______ ______			
肘关节	屈曲 ______ ______ 伸展 ______ ______	疼痛评分 0——在关节活动范围内或整个活动过程中疼痛 1——有些疼痛 2——没有疼痛	44	
腕关节	屈曲 ______ ______ 伸展 ______ ______			
指关节	屈曲 ______ ______ 伸展 ______ ______			
前臂	旋前 ______ ______ 旋后 ______ ______			
髋关节	屈曲 ______ ______ 外展 ______ ______ 外旋 ______ ______ 内旋 ______ ______			
膝关节	屈曲 ______ ______ 伸展 ______ ______			
踝关节	背伸 ______ ______ 跖屈 ______ ______			
足	旋前 ______ ______ 旋后 ______ ______			

临床医生、家属和脑卒中患者可参考的网络资源

附录 15.B

American Heart Association	http://www.americanheart.org/
American Stroke Association—a division of the American Heart Association	http://www.strokeassociation.org/
National Stroke Association	http://www.stroke.org/
American Stroke Foundation	http://www.americanstroke.org/
International Stroke Society	http://www.internationalstroke.org
Stroke Association—UK	http://www.stroke.org.uk/
Heart and Stroke Foundation of Canada	http://www.heartandstroke.ca/
Veterans Affairs—stroke	http://www.va.gov/
Americans with Disabilities Act: ADA home page	http://www.usdoj.gov/crt/ada
Medicare information	http://www.cms.hhs.gov
Social Security Online	http://www.ssa.gov
National Institute of Neurological Disorders and Stroke	http://www.ninds.nih.gov
National Library of Medicine	http://www.nlm.nih.gov
American Association of Physical Medicine and Rehabilitation	http://www.aapmr.org/condtreat/rehab/stroke.htm
American Academy of Neurology (ANA)	http://www.aan.com/professionals http://www.aan.com/public (public education) http://www.neurology.org (Journal of Neurology)
National Rehabilitation Information Center (NARIC)	http://www.naric.com
Stroke rehab forum at Med Help	http://www.medhelp.org/forums/stroke Rehab/
Rehabilitation Research & Training Center on Stroke Rehabilitation	http://www.rrtc-stroke.org
Internet Handbook of Neurology	http://www.neuropat.dote.hu/stroke1.htm
Stroke and depression	http://www.nimh.nih.gov/publicat/depstroke.cfm
National Aphasia Association	http://www.aphasia.org
National Easter Seal Society	http://www.easter-seals.org
Disease prevention	http://www.everydaychoices.org
The Neurology Channel—stroke	http://www.neurologychannel.com/stroke/
Agency for Healthcare Research & Quality	http://www.ahrq.gov/consumer/strokecon.htm
Brain attack-stroke prevention & treatment—USFDA	http://www.fda.gov/fdac/features/2005/205_stroke.html
Stroke Information Directory	http://www.stroke-info.com
Clinical trials—National Institutes of Health (NIH)—stroke	http://www.clinicaltrials.gov/search/term=stroke
Stroke survivors	http://www.stroke-survivors.com
Resource center for clinicians and families	http://www.strokehelp.com/
The Stroke Network, Inc	http://www.strokenetwork.org
National Family Caregivers Association (NFCA)	http://www.nfcacares.org
Well Spouse Foundation	http://www.wellspouse.org
Ability Hub—assistive technology solutions	http://www.abilityhub.com
ABLEDATA—assistive technology information	http://www.abledata.com
Disabled Online	http://www.disabledonline.com

（燕铁斌　李 睿　刘慧华　译）

第 16 章 多发性硬化

Susan B. O'Sullivan, PT, EdD
Robert J.Schreyer, PT, DPT, NCS, MSCS, CSCS

学习目标

1. 描述多发性硬化的病因、流行病学、病理生理、症状和体征，诊断及病程。
2. 描述多发性硬化患者药物治疗原则。
3. 明确并描述为评估多发性硬化患者物理治疗、诊断、预后及医疗计划所要做的检查程序。
4. 描述物理治疗师在多发性硬化患者治疗过程中以下方面的作用：直接干预措施、患者 / 相关当事人的健康教育，这些措施的目的是最大化改善患者的功能及提高生活质量。
5. 描述多发性硬化患者运动处方的主要组成部分。
6. 回顾与多发性硬化患者康复相关的近期研究成果。
7. 明确心理因素对多发性硬化患者的影响，并描述相关的干预措施。
8. 结合临床病例，分析并解释患者数据，提出切实可行的目标及结论，并作出医疗计划。

章节大纲

多发性硬化（MS）是一种以炎症、选择性髓鞘脱失及神经胶质异常增生为主要特点的自身免疫性疾病。它有急性症状及慢性症状，可导致明显的功能障碍从而影响人们的生活质量。在美国，多发性硬化患者就有 40 万，而全球患者的数量达到了 210 万[1]。多发性硬化临床症状主要表现为肢体无力及意向性震颤、吟诗样语言、眼震，又称 Charcot 三主征。1868 年 Jean Charcot 医生根据其临床及病理学特性第一次对其进行了命名。他通过尸体解剖发现大脑中硬化区域，于是将其命名为斑块硬化性疾病[2]。

多发性硬化多发于 20~40 岁人群，罕见于儿童和大于 50 岁的成人。女性患者多于男性患者，比例为 2：1~3：1。多发性硬化的发病率和患病率在过去 50 年大幅度增长，且主要以女性为主[3]。本病还具有明显种族特性。白种人患病率最高，而非洲裔美国人患病率只有其一半。而亚洲人及美国原住民发病率较低[1]。

流行病学统计已经确定多发性硬化患病率高、中、低的区域。高患病率区域包括北美、斯堪的纳维亚半岛、北欧、加拿大南部、新西兰及澳大利亚南部等气候较为温和区域。中度患病率区域接近赤道，包括南美、欧洲和澳大利亚北部。而亚洲、非洲和美国南部为此病的低患病率区域。对移民的研究发现，患病危险性高低与个体 15 岁以后是否移民有关。而 15 岁之前移民将表现出新移民的患病率[4,5]。

病因学

多发性硬化具有明显的家族遗传性。同辈中一人患病，其他成员患病风险为 3%，异卵双生一人患病，另外一人患病风险为 5%，而同卵双生高达 25%。基因学研究发现许多等位基因如人体白细胞表面的主组织相容性复合基因（MHC）的突变可以明显提高患此病的风险。对于并未发病的个体，如果携带易感基因，仍可造成自身免疫系统的紊乱[1]。

当携带易感基因的人群受到病毒侵袭，自身免疫系统会激活鞘磷脂淋巴细胞，这就是众所周知的子模拟学说。调查研究发现，与此病相关的病毒包括艾巴氏病毒、麻疹病毒、狂犬病毒、人疱疹病毒 -6 和肺炎衣原体病毒，但仍未确定原发病毒。病毒会潜伏在体内，导致持续性的自身免疫过程。多发性硬化的患病风险会随着维生素 D 的缺乏和吸烟而增加[1]。

病理生理学

多发性硬化患者，免疫反应会引起免疫细胞(T 淋巴细胞，$CD4^+$ T 淋巴细胞，B 淋巴细胞)的激活并通过血脑屏障。反过来，这些细胞又会激活自身的抗原，产生自身免疫毒素影响中枢神经系统(CNS)(这个过程可被看做是有益的激活)。巨噬细胞噬菌作用的激活可促进脱髓鞘的发生[1]。髓磷脂作为一种绝缘成分，在神经纤维上促进了冲动从一个郎飞节点到另一个的传导(跃进传导)。它同样为神经传导节省了能量，因为去极化只发生在神经节点的位置上。髓鞘的破坏和髓磷脂的降解减慢了神经传导速度，引起神经疲劳的增加。随着神经的破坏，神经传导阻滞发生并伴随神经功能的损害。

急性炎症反应的出现。水肿及炎性物质(单核细胞、巨噬细胞和小神经胶质)浸润伴随着急性损害的发生，能引起广泛影响(如反常性高血压)，进一步影响神经纤维传导功能。可以想象，逐步减弱的炎症反应一定程度上可以解释患者病情的起伏。随着再次损害，抗炎效果逐渐减弱，较难恢复。在多发性硬化早期，少突细胞(髓鞘生成细胞)仍存在并参与了再生过程。这个过程往往是不完全性的，随着疾病进入慢性期，重建过程也停止。最终树突逐渐分离，髓鞘的修复也逐渐停止。疾病早期的渐进过程与少突胶质细胞类疾病密切相关[6]。髓鞘脱失区域最终由星形胶质纤维包绕，进入一个称为神经胶质增多的过程。**神经胶质增多症**归咎于中枢神经系统神经纤维的过度增生，形成胶质瘢痕(斑块)。在这个过程中，轴索中断并降解。被认为可导致永久性的神经功能丧失。先前的病例，多发性硬化急性期都存在散在的不同大小退行性变(脑皮质、脑干、小脑、脊髓)。此疾病早期多为白质损伤，在白质受累前存在灰质受累者为 1 型(type 1)，损害还可能发生小血管周围区的髓鞘脱失(type2)和软脑膜表面(type 3)。轴索和髓鞘的丧失可导致脑萎缩，脑萎缩在多发性硬化早期已较为明显，随着疾病迁延而进展。多发性硬化多发生在视神经、脑室周围白质、脊髓(皮质脊髓束、后索)和小脑蚓部。

病程

多发性硬化在不同的患者具有高度的差异性和不可预知性。患者被确诊为多发性硬化，但 15 年间可能并无神经功能的改变。无症状性的多发性硬化占的比例小于 20%。而恶性的多发性硬化(马尔堡病)相对罕见，其特征是急性起病，在较短时间内出现神经功能症状或者死亡。

多发性硬化有以下 4 种发病过程：复发 - 缓解型多发性硬化(RRMS)是最常见的发病类型，约占 85%。其特点为不连续的发作或复发，即神经功能急性加重期。再发伴随在缓解之后，意味着没有疾病进展，症状和体征部分或完全减退。在疾病调节药(disease-modifying medications)出现之前，大部分 RRMS 患者发展成为继发进展型多发性硬化(SPSM)。继发进展型多发性硬化开始表现为复发 - 缓解病程，逐渐进入稳定或者不可逆的恶化，伴或不伴偶而的急性发病。原发进展型少见(primary-progressive PPMS)，约占 10%。其特点是病情自发病起即持续恶化，可能会出现少许病情的波动。进展 - 复发型多发性硬化(progressive-relapsing MS)：发病开始后病情逐渐恶化，然后进入稳定期，(类似原发进展型多发性硬化)，偶尔会出现急性发作，此部分约占 MS 患者的 5%。因为疾病进程可能改变(RRMS 和 SPMS)，临床医生应该注意临床症状和体征的变化，因为这些变化可能影响疾病严重程度、发作频率和功能损害[1,7]。知识点 16.1 为多发性硬化的临床分型。

知识点 16.1 多发性硬化 4 种主要临床分型[1]

复发 - 缓解型多发性硬化(RRMS)

- 多发的神经功能受累，在随后几周或几个月全部或部分恢复
- 缓解期疾病平稳无进行性加重
- 稳定期患者可能伴有局部炎症活动，但临床上未见症状
- 在所有多发性硬化的诊断中占 85%

继发进展型多发性硬化(SPSM)

- 初期为复发 - 缓解，后不断进展，直到稳定下来或不可逆的恶化，伴或不伴偶然的急性发病
- 疾病的进展可能归咎于轴索的脱失而不是新的损伤
- 在出现新的治疗措施之前，多数的复发 - 缓解型多发性硬化发展为继发进展型多发性硬化

原发进展型多发性硬化(PPMS)

- 自发病起疾病持续进展，功能稳定持续的丧失，患者在神经功能缺损方面可能经历病情的波动，但病灶没有多发
- 40 岁以上多发，无明显性别差异
- 在所有多发性硬化的诊断中占 10%

进展复发型多发性硬化(PRMS)

- 发病后疾病持续恶化，偶伴急性发作
- 发作间期疾病为持续进展
- 在所有多发性硬化的诊断中占 5%

加重因素

多发性硬化的复发定义为复发症状持续超过 24 小时，但通常认为更长持续时间与另外的新发病因无关。一些导致复发的因素已确定。避免这些复发因素对确保患者理想的功能状态十分重要。患者的健康状况与复发与否密切相关，一个健康状况差的患者复发几率大于一个保持相对良好健康状态的患者。病毒、细菌感染(尿路感染、窦道感染等)和一些大器官的疾病(肝炎、胰腺炎、哮喘)同样与多发性硬化的复发有关。压力与急性发病也有一定联系，生活中主要压力(离婚、死亡、失去工作、外伤)及其他(疲劳、脱水、营养不良、睡眠剥夺)都会影响免疫系统并累及中枢系统。

假性恶化是指 MS 症状的短暂性恶化。病情快速进展和快速转归，多发生在 24 小时之内。绝大多数多发性硬化患者

对热刺激表现出负面反应，称为 Uthoff 症状。患者体温的升高都能引起一场假性发作。外部热量刺激包括阳光暴露，温热的大气环境，热水澡。发热和活动时间的延长可以引起体内温度的升高。这种影响多能急剧地引起功能的降低和疲劳的增加。大多数假性恶化多随着温度的降低或者发热的减退而缓解。

症状

由于损害部位不同，多发性硬化的症状也因人而异。早期症状主要包括视觉障碍（多为双侧）和感觉异常，多进展为麻木无力和疲劳感增加。在更早期患者表现出多系统的不同程度的受累。多发性硬化的一般症状如知识点 16.2[8,9]所示。疾病的发病可以在几分钟或几小时内快速进展，低频率性，可经历数周或数月的隐匿期。疾病早期可经历缓解期，这可能使患者疏忽大意，导致未能及时就诊。

知识点 16.2 多发性硬化常见症状

感觉症状：感觉迟钝、麻木、感觉异常
疼痛：阵发性肢体疼痛、触物感痛、头痛、视神经或三叉神经炎、Lhermitte 征、感觉过敏、慢性神经痛
视觉症状：模糊不清或复视、视力减弱、暗点、眼球震颤、侧视麻痹
认知症状：短时记忆减退、注意力不集中、执行功能减弱、信息处理能力降低、视空间能力减退
情感症状：抑郁、焦虑、假性球麻痹情感异常
运动症状：轻度偏瘫或麻痹、疲劳、痉挛、共济失调（动作不协调、意向性震颤）、姿势性震颤、平衡和步行功能障碍
言语吞咽：构音障碍、语速降低、发音困难、吞咽障碍
膀胱症状：痉挛性膀胱、迟缓性膀胱、膀胱协同障碍、便秘、腹泻和失禁
性功能症状：痿、性欲降低、性高潮减少
症状特点：①个体差异较大；②同一患者不同疾病阶段症状特点不同；③首发症状较为短暂，特别是感觉和视觉症状；④诊断标准为中枢神经系统至少两处受损，时间多发性，至少间隔一个月再次发病

感觉

单一感觉的完全性丧失少见。局部病灶损害可导致局部区域的感觉减退（麻木）。感觉的改变多包括感觉过度（针刺样感觉）或面部、躯干和远端肢体的麻木。下肢的位置觉和震动觉的障碍也十分常见[9]。

疼痛

80% 的多发性硬化患者会经历疼痛，在临床上具有明显疼痛的患者约占 55%。半数患者伴慢性疼痛[10]。患者多有急性和阵发性疼痛[8]，特点是突发和自发的。疼痛特点被描述为紧张性、剧烈性、击打性、电刺激性、灼烧样。通常的类型包括三叉神经样痛、阵发性痛、头痛。三叉神经痛由于三叉神经支配区域面、颊、下颌区域感觉神经髓鞘脱失所致。进食、刮胡须或只是触碰面部就会引发疼痛。脊髓后柱损伤表现为颈部过度前伸，沿脊柱向下的过电感，称为 **Lhermitte 征**。病变侧肢体疼痛表现为反常性烧灼样痛、持续痛（感觉障碍）可影响身体的各个部位，多见于下肢。这是多发性硬化中最常见的一种疼痛类型，夜间或运动后加剧。随着体温升高，症状加重。也有可能出现痛觉过敏。例如：轻微的触碰和按压会引起剧烈疼痛。头痛在多发性硬化中较为多见，常见偏头痛和牵张痛两种类型。慢性的神经病理性痛可以归咎于脊髓丘脑束或感觉神经根处的脱髓鞘改变。这种多见于症状较轻的患者，特点多为烧灼样痛类似腰椎间盘突出患者的疼痛。机械性牵张，异常姿势和制动等引起的肌肉与韧带的牵张可导致骨骼肌的疼痛，这种牵张多由肌无力、高痉挛状态和强直痉挛性发作引起。焦虑和恐惧都能加剧疼痛症状[10]。

视觉

视觉症状在多发性硬化患者中多见，约 80% 的患者可出现视觉症状。视神经受累引起视觉敏感度的下降，而视力的完全性丧失少见。视神经炎，炎症侵袭视神经，是一个比较常见的症状，引起视力的模糊甚至一侧视力的丧失，随之可能会出现冰渣样刺痛。视觉发生模糊或灰色视野，或者发生单眼盲。视神经炎累及双侧少见，多为自限性。视力多在 4~12 周后逐渐恢复。视神经损伤同样也会影响光反射。马库斯冈恩瞳孔多见于一侧视神经炎病变的多发性硬化患者。闪烁光源照射正常侧瞳孔，双侧瞳孔会产生相应的对光反射（收缩反射）。如果仅照射患侧眼球，双侧瞳孔则出现扩大的反常表现。

眼球的活动度受多方面的影响。眼球震颤在多发性硬化患者中多见，主要是因为小脑或中枢视觉通路的损伤，这包括当患者向两侧或上下凝视或转头时眼球会无意识转动（水平方向或垂直方向）。核间性眼肌麻痹可产生受累侧眼球内收受限（一侧凝视麻痹），而另一侧则出现眼球外展时震颤。这是由于脑桥内侧纵束纤维脱髓鞘改变所致。脑干中第 3，4，6 对脑神经或脑桥内侧纵束纤维受损可引起同向的凝视损害和对眼球运动控制的失能。复视的发生多是因为控制眼球运动的肌肉损害所致。视觉障碍症状通常会有所减轻，因此并不能成为导致功能障碍的主要原因。视觉损害对平衡和运动功能的影响应受到重视[11]。

运动

皮质脊髓损伤是上运动神经元综合征的主要症状。轻瘫、痉挛、肌腱反射、无意识的屈肌和伸肌痉挛、阵挛、巴宾斯基征、过度的皮肤反应和无控制行为都是运动神经元综合征的症状（第 5 章运动功能的检查：运动控制和运动学习）。

无力

运动神经元综合征的患者行动缓慢、僵硬、无力，这是由于运动神经元的无规律性反射且获能不足所致。肌肉力度、耐力下降和失去协同能力是很明显的。患者小脑损伤的症状表现为肌无力及其引起的运动失调。患者在静止状态下也会出现轻度的肌无力，且往往会由轻度瘫痪快速转化为四肢完全瘫痪[9]。

痉挛

痉挛在多发性硬化患者当中是非常普遍的问题，占所有病例的 75%。依据疾病持续的时间，复发的次数，近几个月恶化的情况可以将痉挛划分为轻微到严重等不同程度。痉挛可以累及上下肢的肌肉，尤其是下肢肌肉。痉挛状态的临床表现包括随意运动控制受损（异常的共同收缩）、深反射亢进、阵挛、关节活动度降低。痉挛状态也能导致疲劳增加，影响移动能力及日常生活活动能力；痉挛状态也能造成疼痛、伤残、关节挛缩、异常姿势、皮肤破溃问题以及跌倒。对于一些患者，痉挛状态可能有利于姿势的保持。痉挛在一天当中有波动，因多种因素而加重，如疲劳、压力、过热（发热、环境）、感染或有害刺激（如：疼痛、膀胱、肾、肠、皮肤的病变或损害）[12]。某些抗抑郁药（5- 羟色胺再摄取抑制剂如：氟西汀、舍曲林、帕罗西汀）会加重痉挛状态[13]。痉挛通常不会自发缓解。对于进展期的患者，很难管理和控制痉挛[12]。

疲劳

疲劳已被研究多发性硬化疲劳委员会的专家们定义为"主观的体力和（或）脑力方面的能量缺乏，这种主观的体力和（或）脑力能量的缺乏能够干扰日常的和意愿性的活动"[13]。疲劳来的突然，可能一天中没有征兆，也没有典型的恶化。患者的主诉可能包括很强的疲劳感，精疲力竭感，软弱无力伴随注意力不集中以及反应迟钝[8]。疲劳是 75%~95% 患有疾病的人每天都经历的事情。大概 50%~60% 的患者声称疲劳感是他们最烦恼的症状之一。患者始终声称疲劳干扰身体功能(79% 患者)，整体的角色能力(67% 患者)，社会参与，健康状况。且疾病的严重程度似乎和疲劳的严重程度没有相关性；因为那些非卧床患者诉说疲劳的频度和程度几乎和那些有更严重伤残的患者一样[14]。疲劳是中枢活化失败的结果（中枢性疲劳），加重疲劳的因素包括：耗能的活动、高温和高湿度下作业(92% 的患者)、睡眠受扰或减少、压力、自暴自弃、情绪原因、整体健康状况（如呼吸系统感染）。药物的副作用也会影响疲劳包括：镇痛药、抗惊厥药、抗抑郁药、抗组胺药、抗高血压药和消炎药[12]。感觉减弱是一个很强的社会心理预测因子，感觉能力弱的个体自觉疲劳感及因此而带来的苦恼更为显著[15]。

协调和平衡

小脑和小脑大片脱髓鞘病变在多发性硬化中是很普遍的，这会产生小脑症状。临床表现包括：共济失调、姿势和意向性震颤、肌张力减退、躯干无力等。共济失调是一种以测距不准、协同失调、轮替运动障碍为特点的协调运动功能减退。躯干和下肢的渐进性共济失调通常很明显，坐位和站立时，肢体和身体必须抵抗重力，患者的典型表现是姿势性震颤（颤抖，反复振动性运动），意向性震颤是不随意的，有节奏的颤动性运动，发生在尝试进行目的性的运动时，由小脑对运动的抑制能力减弱而引起（第 6 章）。震颤分为不同的严重程度，从几乎不可能察觉的颤动（细震颤）到明显的震颤（粗震颤），严重的震颤明显影响正常的功能性活动，特别是在吃饭、言语、书写、个人卫生和行走等方面。震颤可以由紧张、运动和焦虑等引起，肾上腺素分泌增多，也可引起暂时性的震颤[9]。足部严重麻木感可使站立平衡和行走平衡更加困难（感觉性共济失调）。

小脑和大脑前庭通路的损伤能引起前庭功能失调。患者主要症状为头晕、作不协调、眩晕、呕吐等等。当患者头部和眼睛运动时，症状加重（第 21 章）。

步态和活动力

多发性硬化患者多因肌肉无力、疲劳、痉挛、平衡障碍、感觉及视觉障碍、共济失调等原因导致步行困难。诊断为 RRMS 的患者，在明确诊断的 15 年内，近半数将需要辅助器具以辅助行走。共济失调步态多表现为蹒跚步态、步长不均、足位置感差、下肢活动不协调和行走中频繁失去平衡。当第一次看到此患者，有可能会被误诊为醉酒状态。一些下肢伸肌痉挛容易导致剪刀步态。步态和平衡功能的损害会增加患者跌倒的风险。据报道，近一半多发性硬化患者发病后有跌倒史。而害怕跌倒的心态反过来又导致了自身运动能力受限，更加重了功能的障碍和与社会的隔离[8]。

语言与吞咽

言语障碍多因相应肌群的无力、痉挛、震颤、共济失调所致，大约 40% 的多发性硬化患者存在此障碍。**构音障碍**特点是发音含糊无力、音调较低、重音不自然、低频率。**发声困难**音质多为嘶哑、气息音、重音改变。舌肌及口腔内肌群的不协调也可导致构音障碍，甚至**吞咽障碍**。吞咽功能降低表现为咀嚼和口唇闭合困难，吞咽能力减弱，进食中或进食后咳嗽咳痰。而过多食物和液体进入肺部易导致吸入性肺炎。表现多为声音改变包括湿啰音、气过水声及发热。患者也可能面临低营养状况及脱水风险，可导致体重下降。呼吸及姿势控制不协调，会加重言语和进食的难度[16]。

认知

多发性硬化患者中将近 50% 的患者存在认知障碍。其中约有 10% 的患者症状严重到影响日常活动。认知的损害与疾病损害的特定部位有关，而与病情的严重程度、疾病进程或患者功能障碍水平无关。多发性硬化影响的认知功能主要包括短时记忆、注意力、执行能力（信息处理、概念形成、抽象推理、解决问题以及制定计划、条理能力）、视空间能力和言语的流畅性。长时记忆、交流技巧、阅读理解能力不受影响。大脑额叶局部损害可导致认知功能障碍和神经冲动控制能力降低。明显的认知障碍较为罕见，但在急性进展的恶性多发性硬化或患者伴明显中枢损害时可见。其他影响认知的因素主要包括抑郁、疲劳、药物、并发症（如心脑血管疾病）。认知障碍的程度是影响患者生活质量，社会功能和职业功能恢复的主要因素。

抑郁

多发性硬化患者多伴有临床抑郁症状，至少 50% 患者会有此症状。抑郁症状主要包括绝望感、对外界活动兴趣的丧失、食欲的改变和体重明显降低或增加、失眠或睡眠过度、昏睡感或毫无价值感、疲劳、注意力不集中和频繁的死亡或自杀想法[18]。这可能是多发性硬化损伤直接导致，或一些药物副作用(皮质类固醇,干扰素等),或是对患此类无法预期的疾病的生理性反应[19]。焦虑、排斥、生气、攻击性、依赖性也会发生。多发性硬化患者会面临如健康状况的不确定性,疾病进展的无预期性,疾病预后无预期性,功能障碍对未来生活的影响等诸多问题。绝望感和较低的生活自理能力也较常见[20]而且,多发性硬化的许多症状(如:震颤、断续性言语、大小便失禁等),在社交中可能会引起许多尴尬,从而引起患者情感障碍。

情感

10% 的多发性硬化患者伴有情感方面障碍,包括情绪、感觉、情感的表达和控制。**假性延髓病(PBA)**是以情感的表达不受控制为特点的一种疾病,其症状是无征兆性的突发强哭强笑,或其他情感障碍表现。**欣快症**是被夸大了的自我良好感,即一种与患者失能状况不协调的乐观感觉。双极化的情感紊乱(即抑郁和狂躁交替出现)亦会发生,这些情感症状多与疾病晚期以及智力损害有关[21,22]。

膀胱

泌尿膀胱功能障碍症状发生在 80% 的多发性硬化患者当中,其主要原因是脱髓鞘影响了脊髓传入和传出神经而导致骶部反射弧的中断,进而导致自主和协调式排尿反射的丧失。多发性硬化中,膀胱功能障碍的类型包括痉挛性的或小膀胱(即储尿功能障碍)、迟缓性的或大膀胱(即排空功能障碍)或协同失调性膀胱。协同失调性膀胱障碍标志着膀胱收缩与括约肌松弛之间的协调功能不一致。共同症状有尿频、尿急、排尿踌躇、遗尿症(夜间频繁)、小便淋漓、尿失禁。膀胱症状的严重程度与其他神经性症状尤其是锥体束征的严重程度有关。渐进性运动功能的丧失(手部技巧、坐立平衡以及技巧转换、步行等)可能导致个人卫生问题、情绪沮丧以及功能性失禁(无法如厕或者控制性功能紊乱)等诸多问题。伴随大量尿潴留的尿排空障碍会增加尿路感染的危险,长期尿路感染还会导致肾脏的损害[23]。

胃肠道

便秘是大多数多发性硬化患者常见的肠道症状,其主要原因是损伤因素影响了肠胃反射的调控。这与骨盆骶部肌肉痉挛不无关系,并且也是活动不足,缺少流质饮食,饮食以及排便不合理,沮丧和药物副作用的结果。肠道感染是严重的并发症需要引起重视。腹泻和大便失禁本身比较容易控制,但须认识到这可能是由于肠道控制失调,括约肌功能失调或其他问题(例如:肠胃炎、炎症性肠病)所引起[24]。

性功能

性功能障碍是常见的症状,发生于 91% 的男性以及 72% 的女性。在女性当中,症状包括敏感度的改变、阴道干涩、达到性高潮困难以及性欲缺失。在男性当中,症状包括阳痿、敏感度下降、射精困难或射精不能以及性欲缺失,性活动也会被其他症状表现所影响,例如:无法控制的痉挛、疼痛、虚弱和疲劳、膀胱或肠道便秘、功能性活动丧失、自我形象的改变等。心理上的因素对功能起了很大的影响。性功能障碍对于患者以及性伴侣有着极大的功能性和社会心理影响。

诊断

多发性硬化的诊断由神经科医师依据仔细的病史、完整的神经查体以及实验室辅助检查来确诊。损伤的证据必须表现在中枢神经系统(CNS)至少两个单独区域(损伤扩散的区域)并且损伤时间应间隔一个月以上(损伤扩散的时间点)。除此之外还须排除其他的诊断。新修订的关于诊断多发性硬化的"2010 McDonald 国际专家标准"以其较好的特异性和灵敏性广泛应用于多发性硬化的早期诊断中[26,27]。多发性硬化的辅助检查主要包括磁共振(MRI)、诱发电位检查(EP)、腰穿(LP)脑脊液(CSF)分析。

MRI 对于探测脑白质及髓核中多发性硬化斑块具有极高的敏感性(图 16.1),新的活动性病灶发生在病程的前 6 个星期,在 MRI 上表现为增强的"白点"。对比增强的 T1 加权相被用以探测更长期的疾病反应(例如:髓磷脂和轴索的丧失、胶质细胞增生等)。这些损伤在 MRI 表现为"黑洞"。损伤部位越黑,损伤越严重。大约 95% 的被诊断患有 MS 的患者会有这种 MRI 改变的表现。在 MRI 上病灶活动频繁是指在至少 15 分钟间隔的重复扫描上表现为 3 个或更多的增强影。MRI 上的损伤信号并不总是与临床症状相平行。发生在 MRI 上的"隐性发作"的数量要超过有症状例如麻痹或者其他可见的症状,其比例大约是 10 : 1。误诊亦会发生,这是因为 5% 的 MS 患者在 MRI 上并不表现出任何改变。除此之外其他的疾病也能在 MRI 上表现为相似的影像(例如:传播性的脑脊髓膜炎)以及一些正常的个体亦会在 MRI 上表现为白色的斑点影像。神经学指导方针呼吁 MRI 检查应在预先设定好的时间段内对疾病进行检查以及对药物治疗后的反应结果进行监测[28,29]

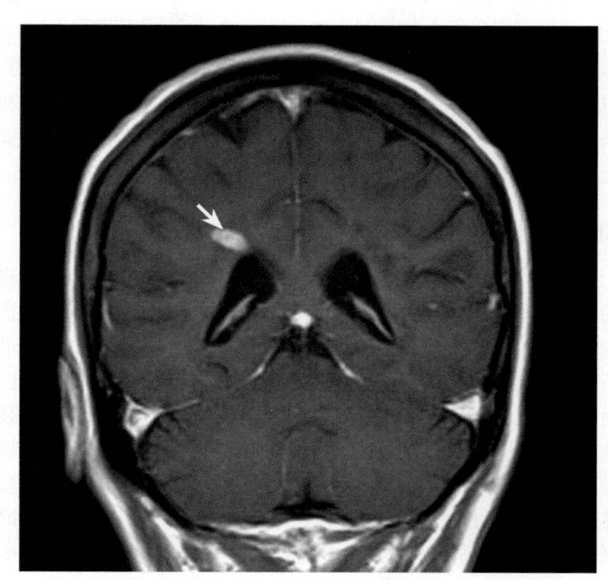

图 16.1 冠状位磁共振 T1 对比增强成像。脑室周围的白质内病灶(箭头所示)增强提示是多发性硬化活动性病灶;T2 相显示的其他(旧的)病灶未见增强表现

高达 90% 的 MS 患者会表现为异常的诱发电位(EP)。这些脱髓鞘的损伤使得视觉、听觉、躯体感觉变的迟钝。这三者中视觉诱发电位对于诊断疾病是最有帮助的[26]。

MS 患者在炎症脱髓鞘损伤中表现为脑脊液免疫球蛋白(IgG)以及寡克隆 IgG 链(见于 90%~95% 的患者)的升高。患 PPMS 的患者脊髓液中的免疫球蛋白水平高于 RRMS 的患者[26]。

治疗

多种药物被用来治疗和预防疾病恶化以及延缓神经失能过程。药物治疗也可以用于症状缓解。

急性复发的治疗

糖皮质激素疗法(甲强龙)被用于治疗急性复发(恶化),缩短病情持续时间。这些药物发挥出强大的抗炎和免疫抑制的效果,包括减轻中枢神经水肿、减少 T 细胞免疫反应、限制脑脊液中免疫细胞浸润、诱导活化的免疫细胞死亡。但是这些药物不能改变疾病过程以及恢复的程度。一般情况下,糖皮质激素给予短期(一般 3~5 天)高剂量(500~1000 毫克 / 天)静脉给药,随后给予口服用药,用量逐渐递减,持续 1~3 周。用药过程中会有许多潜在的副作用包括情绪改变、血压升高、钠水潴留、高血糖以及失眠等症状。长期慢性用药还可导致高血压、高血糖、股骨头坏死、骨质疏松、消化性溃疡等[30]。

血浆去除法(等离子置换)对于激素治疗失败的急性恶化期患者有一定疗效。其常被用于控制 RRMS 的恶化症状,但是并不推荐用于 PPMS 或者 SPMS。

治疗药物

1993 年美国食品药品管理局(FDA)就批准了用于缓解 MS 疾病症状的药物上市。人工合成干扰素药物[干扰素 β-1b(Betaseron, Extavia), 干扰素 β1-a(Avonex 和 Rebif)]是一种用于一线的注射性药物,有着充分的免疫调节能力。干扰素是许多人体内天然的化学物质的衍生物。干扰素可通过减少炎症、肿胀、抑制 T、B 细胞增生起到减轻免疫反应的作用。它也可以阻止活化的 T 细胞穿过血脑屏障以及破坏髓磷脂。其他的疾病调节药物包括格拉默(醋酸格拉替雷)、芬戈莫德(Gilenya)、那他珠单抗注射液(Tysabri)以及米托蒽醌(Novantrone)。FDA 规定每日口服药丸用以治疗 MS(例如:Aubagio、Tecficlera)。通过神经学的证据可观察到患者可能会表现为恶化减轻,MRI 新发损伤部位减少,发作严重程度减轻等。对于新发或者可疑 MS 患者(亚临床症状[CIS]),药物治疗可能会掩盖某些症状,从而延缓进入下一个阶段的治疗或者导致 MS 确诊的延误。若 MRI 显示病灶活动急剧恶化则提示应该加大用药剂量或者联合用药。然而这些治疗方式并不能逆转所存在的缺陷。所有药物对于孕妇以及哺乳期的妇女禁用[20,31]表 16.1 列出了疾病调节药物的总括。

可注射的干扰素药物的共同副作用包括注射点皮肤反应(红、肿、疼痛、淤斑)和流感症状(发热、寒战、发汗、肌肉酸疼和疲劳)并随着时间减轻。可通过改变注射点以减轻副作用。严重的副作用包括抑郁、过敏反应、肝脏反应,但极少见。醋酸格拉替雷在注射后立即会产生相应的注射部位的反应和面部充血反应(焦虑、胸痛、心悸、呼吸急促)。但是不会导致流感样反应和抑郁症状。米托蒽醌为用药方便采取静脉注射会

表 16.1　MS 的疾病调节治疗药物

药物	FDA 批准的适应证	用药方法和频率
干扰素 β1b Betaseron(贝泰隆) Extavia	RRMS, CIS	皮下注射　两天一次 皮下注射　两天一次
干扰素 β1a Avonex(阿沃纳斯) Rebif(利比)	RRMS	肌肉注射　一周一次 皮下注射　一周三次
Glatiramer acetate(醋酸格拉替雷) Gilenya(芬戈莫德)	RRMS, CIS RRMS	皮下注射　每天一次 胶囊　每天一次
Tysabri(那他珠单抗)	RRMS 并不作为首选用药	院内静脉注射　每月一次
Novatrone(米托蒽醌)	SPMS, PRMS 恶化的 RRMS 禁用于 PPMS 不用于首选用药,不用于有心功能障碍的患者	院内静脉注射　三个月一次 8~12 剂量,维持 2~3 年
富马酸二甲酯	RRMS	口服:胶囊　一天两次
Aubagio(特立氟胺)	RRMS	口服:药丸　一天一次

CIS 临床潜伏症状;FDA 食品药品管理局;IM 肌内注射;IV 静脉注射;PPMS 一期侵袭型 MS;PRMS 侵袭复发型 MS;RRMS 复发缓解型 MS;SC 皮下注射;SPMS 二期侵袭性 MS

导致严重的心脏疾病和肝脏损害。那他珠单抗注射液有发生脑部感染的风险[侵袭性多发性的脑白质病变(PML)],但较罕见[30,31]。

如何让患者做到坚持使用免疫调节药物治疗,尤其是可注射药物治疗疾病,这一问题已被关注,而医生对此影响巨大。在与患者交流的过程中医师应该充分让患者理解治疗的收益和风险、提高对其所患疾病,所需的态度和自我认识、生活方式和每日的生活状况、家庭和社区支持水平的认识。医生应该使患者对药物治疗的效果有着合适的期望值,并强调早期治疗的好处以及连续治疗的重要性[32]。

对症处理

MS 一系列症状的缓解通常依赖于药物。临床医师应该对患者所服用药物、预期效果、潜在的副作用有充分的理解。

痉挛状态

痉挛状态和抽搐的治疗包括肌肉松弛剂的使用。口服巴氯芬是常用也是高度有效的治疗方法,它能有效的缓解肌肉紧张,痉挛和阵挛的频率。逐渐增加剂量能够获得很好的效果。其他的一些口服药物包括替扎尼定、丹曲林、地西泮。要注意权衡减轻症状与药物副作用之间的关系,过量用药可导致镇静、虚弱、疲乏。治疗师应时刻警惕这些变化,并与医师保持沟通选择合适的康复用药剂量。同时治疗师也要认识到有时可利用痉挛的肢体进行肌力训练来克服肌肉力量不够这一短板。例如:伸肌痉挛可以用来辅助站立。药物减轻痉挛可能会导致功能上的丧失。加巴喷丁对于阵发性(突然发作,短促的)抽搐是有效的。对于对标准药物治疗没有足够反应的患者(例如:难治性的痉挛和抽搐)可以经脊髓注射的方式将巴氯芬通过导管注入脑脊液中,可能获得缓解。据报道下肢和躯干的抽搐和痉挛对治疗的反应比上肢好很多。副作用主要包括镇静、头晕、视力损害和言语受损。另外,泵衰竭、感染以及移位都有可能发生[8,33]。

肉毒毒素(BT)注射常被用于缓解局部肌肉紧张和痉挛。效果是短期的并且大约持续达 3 个月。过度应用肉毒毒素能够导致肌无力,所以对于有该状况的患者来说使用此项措施应当谨慎。一个很好的辅助治疗是在注射完后利用物理治疗拉伸肢体,至少 4 周。苯酚注射也是一种治疗方法,但是在反应的程度和持久度上更加不可预测,且还可能会导致感觉麻木。

对于难治性痉挛,外科干预可能是首选的办法。典型的外科干预治疗适应证是肢体痉挛性瘫痪多年且伴有肢体运动功能障碍以及严重并发症(例如:挛缩和皮肤坏疽)的患者。干预措施包括肌腱、神经、或神经根切除术[8]。

疼痛

治疗疼痛的药物很多,临床上根据疼痛类型选择不同的药物治疗。三环类抗抑郁药被用来治疗灼烧样中枢神经病理性疼痛,这与治疗外周神经病理性痛类似。立痛定、阿米替林、苯妥英钠、地西泮、加巴喷丁主要用于阵发性疼痛。低剂量的阿米替林、丙咪嗪、去郁敏容易导致感觉迟钝。抗癫痫药物(卡马西平)用于治疗三叉神经性痛。与抽搐和痉挛有关的不适和疼痛可以通过非处方药和处方类的抗炎药物得到控制。有时候疼痛可以通过一些温和的止疼片得以控制(如:对乙酰氨基酚和布洛芬),强阿片类药物(羟考酮、美沙酮、吗啡)治疗效果有限,并不作为处方用药[10,30]。

疲劳

金刚烷胺和莫达非尼对于由 MS 所引起的疲劳具有很好的作用。对于接受疾病调节药物治疗的患者来说,格拉默所致的疲劳少于干扰素 β1-b[8]。

震颤

减轻震颤的药物疗效不太一致,有的患者对于单独用药反应效果较好,有的需要联合用药,而有的没有任何效果。治疗震颤的药物主要包括羟嗪、氯硝西泮、普萘洛尔、丁螺环酮、昂丹司琼和扑米酮。抗恶心药物(氯苯甲嗪)和东莨菪碱贴片可以控制头晕、眩晕症状。对于严重的震颤可用深部脑刺激治疗,主要通过从丘脑中植入电极来实现[28]。

认知和情感障碍

认知康复训练已被用于 MS 患者的功能改善。应用补充训练策略(如:记忆辅助和编制工具),在每天的训练中同时辅以对家庭环境的调整以限制干扰因素,可以较好地改善 MS 患者功能。被批准用于治疗阿尔茨海默症的药物被证实对于记忆缺失和口头学习疗效一般。

抗抑郁药(例如:氟西汀、帕罗西汀、舍曲林)可以有效地控制抑郁。一些抗抑郁药也可以减轻疲劳。阿米替林对于患有假性延髓病的患者有很好的疗效。专业咨询服务以及加入支持团队经常可以帮助患者处理未知疾病带来的压力。锻炼和活动性的生活方式对于减轻抑郁以及焦虑是至关重要的组成部分。

膀胱和直肠障碍

泌尿系统的问题需要完整的尿动力检查以鉴定导致问题的原因并施加适当的治疗。对于高张性、痉挛性的膀胱(储尿障碍)的治疗主要通过抗胆碱能药物(丙胺太林、奥昔布宁、丙咪嗪)加以控制调节膀胱的排空。副作用包括口干、心动过速、视力模糊以及适应障碍。饮食推荐包括每天饮八杯水,同时限制咖啡和酒精的摄入。迟缓性膀胱(排空障碍)的治疗主要是通过交替排空技巧得以实现的,这些技巧包括柯雷德方法(沿着小腹部向下按压)或者每天 4~5 次自体间歇性导尿管插入(ISC)。药理学治疗机制主要是应用胆碱能刺激剂乌拉胆碱加以控制。饮食推荐主要包括每天饮用蔓越橘果汁或者服用蔓越橘片,同时限制柑橘果汁的摄入。协同功能障碍性膀胱(联合功能障碍)的治疗主要应用 α 肾上腺素阻滞剂(特拉唑嗪)、哌唑嗪、坦索罗辛和抗痉挛制剂(如:巴氯芬、盐酸替扎尼定)得以控制。在极少情况下膀胱功能障碍无法用药物和 ISC 控制时,持续导管插入(留置导管或者弗雷导管)或者手术尿路造瘘是最佳的治疗办法。例如:患者病变早期并且具有上肢的共济失调症状,这时人工自体导尿是不能实施的。尿道感染源自留置导尿的导尿管。抗生素治疗是主要的治疗方法[8]。

便秘是最常见的症状，主要跟应用加重便秘的药物（如：抗高血压药物、镇痛剂 / 麻醉剂、三环类抗抑郁药、抗胆碱能药物、利尿剂、镇定剂 / 镇静剂、抗酸剂）有关。主要治疗方法是改变饮食，包括进食流质食物（每日 6~8 杯）以及增加纤维素的摄入量。容积性泻剂（美达施、偶车前试剂、瓜尔豆胶）或者多库酯胶囊剂（多库酯钠）、多库酯钙、聚乙二醇等都可以用来治疗便秘。持续的兴奋性通便剂不主张应用。直肠训练主要包括人工嵌塞解除法。大便失禁的治疗主要通过饮食的改变，例如：避免刺激性食物的摄入（咖啡、酒精）。调节药物（托特罗定[Detrol]，丙胺太林[Pro-Banthine]）的用量以减轻痉挛从而改善症状[34]。

康复原则

由于 MS 的病程呈慢性、多变且不可预测，使人们认为 MS 患者康复预后较差。尽管疾病所导致的损害是不能改变的，但是充足的证据表明康复治疗可以显著提高活动能力和参与水平[35~50]在一个柯克伦数据库系统中关于成人 MS 的多规律性康复研究中，研究者实施了 10 个实验（包括 9 个随机对照实验和一个对照的临床实验总共 954 个受试者和 73 个陪护人员）并且满足排除标准。强有力的证据表明活动能力和参与性的运动对于发病或非发病状态的短期和长期（达 12 个月）效果都有影响。证据表明低强度的长期训练能够明显改善生活质量。就目前的临床实验结果来看，很难给出一个所谓的"最佳治疗策略"或者"最佳用药剂量"[51]。

根据联合国 MS 社会医学咨询协会建议，只要是发生急性或者渐进性的功能恶化或者损伤加剧时都应该尽早实施康复咨询，这对于患者的活动、安全、独立性以及生活质量都有很好的影响[52]。

具有神经退行性变的疾病例如 MS 能够从康复性治疗中获益，这种康复性治疗旨在缓解或减轻损害、减少活动限制或者参与受限[53]。直接性的中枢神经系统损害对于这种治疗措施不会有反应，而对于间接性的损害如由不活动或失用所致的多系统功能障碍则可以通过这种措施获得修复（图 16.2）。例如：肌力训练能够很好地改善平衡和步态。恢复性治疗的目标和结局主要聚焦于减轻损害以及重新获得功能并与此同时提高自身控制能力。随着疾病的好转，治疗目标还可以着眼于辅助患者提高对疾病的接受性和适应性，从而提高患者生活质量。生活质量的提高可能是在慢性神经退行性病变过程中的最有意义的结果。

预防性的治疗目的是使得潜在的并发症、损害、活动限制以及残疾达到最小化。对于 MS 患者的预防性治疗的方向则是减轻症状的持久性和严重性或者通过早期的检查和干预延缓疾病并发症的出现，俗称二级预防。治疗也旨在缩小残疾的程度，俗称三级预防。预防性治疗旨在提高患者的身体健康、体能和适应性以及达到最理想的功能保留[53]。

代偿性治疗旨在改善作业、活动、或者环境以在现有损伤和限制范围内保留最理想的功能。代偿性的治疗措施旨在重新获得或保持功能[53]。

维持治疗被定义为通过一系列的暂时的临床、教育和管

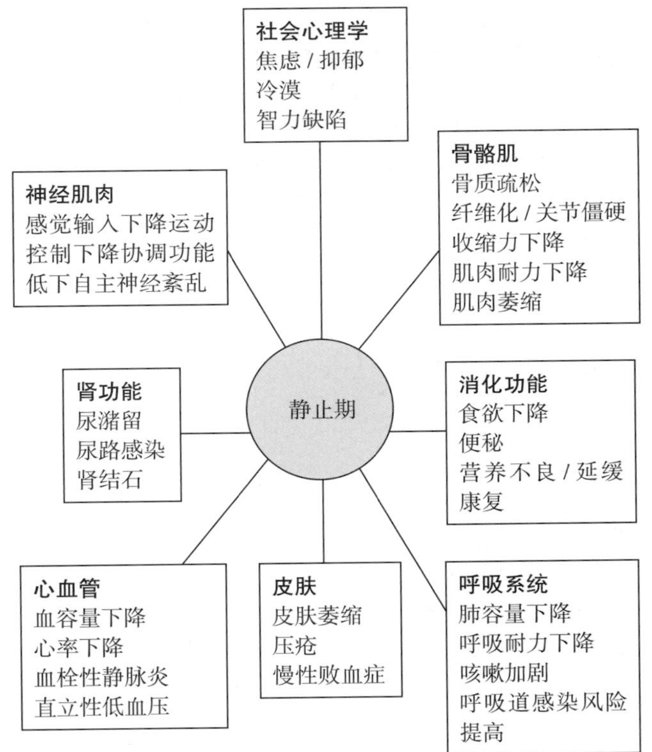

图 16.2　静止期的临床特征

理服务来维持患者当前的功能水平。MS 患者将在疾病末期阶段[扩展残疾状态量表（EDSS）评分为 7.0~9.5；EDSS 用以在疾病末期进行测验和测量]得益于维持治疗[54]。例如：继发性损害的危险和功能丧失均减轻或者陪护的安全性提高。许多的干预措施可用以实现目标和获得结果，其中包括有限的直接干预，患者 / 委托人指导，支持性的咨询。当患者 / 家庭 / 陪护能够承担独立的照看计划时治疗师可逐渐减少访问的频次。

为了应对患者各方面的复杂问题和需求，一个团结协作的跨学科的团队是必不可少的。这个团队一般包括内科医师、护士、物理治疗师、职业医师、言语治疗师、营养学家和社会工作者。在团队中患者是主要人物，家庭和陪护人员都是重要的成员。理想的康复实施过程应考虑到患者的病史、病程和症状（包括损伤、活动受限和残疾）。患者的能力、权力、和资源（包括家庭成员、社区）都是同等重要的。须建立长期的医疗方案，这一计划须以医院、门诊和家庭 / 社区为基础。Dal Bello-Haas[55]探讨了对一个患有神经退行性病变的患者的不同疾病阶段（早、中、晚期）为基础的持续照料。表 16.2 给出了对 MS 患者的建议。

体格检查

由于中枢神经系统的多个部位都可能会受到影响，仔细的体格检查以判断神经和功能受损情况是非常必要的。随后进行的间隔期的体检，可用来鉴别改变是由于疾病状态所致还是治疗本身所致。鉴别症状缓解是由于疾病的自然转归还是由于治疗所致有时是困难的。考虑到任何一个患者症状的

表 16.2 多发硬化分期:普通损伤、活动受限、干预策略

MS 分期	普通损伤和活动受限	干预策略
初期 / 轻度	• 少量损伤和活动受限 • 运动症状出现但不影响日常活动 • 复发缓解型 MS 症状增加且多变,但进展性不及原发进展型和进展复发型 • 多种进展性诱因可促进 SPMS 变为进展性	**预防性和恢复性** • 改善和维持运动功能的规律性活动:关节活动度、肌力、灵活性、力度、移动性、平衡、耐力、生活质量等方面 • 改善和提高社会交流能力、建立友情、制定乐观的生活目标 **代偿性** • 患者、家庭教育:了解疾病的进展情况、康复、和如何节约运动能量 • 学习适应性和辅助用具的使用 • 家庭和工作环境改造 • 早期心理干预和支持 • 其他专业医疗
中期 / 中度	• 进展性使损伤的数量和严重性增加 • 中度活动受限、部分功能限制 • 日常生活活动能力中等独立 • 平衡、步态、姿势的稳定性出现障碍	**预防性和恢复性** • 改善和维持运动功能的规律性活动:关节活动度、肌力、灵活性、力度、移动性、平衡、耐力、生活质量等方面 • 改善和提高社会交流能力、建立友情、制定乐观的生活目标 **代偿性** • 维持功能的辅助设备的使用 • 动力轮椅使用 • 从社区到家庭的环境改造 • 患者家庭教育和训练 • 心理支持和干预 • 其他专业的医疗

晚期 / 重度	• 多重且严重的损害,并加重
	• 重度活动受限、多数功能活动受限
	• 步行重度困难、每日多数时间在轮椅或卧床
	• 日常生活活动全部需要辅助
	• 严重受限包括:
	  • 无法独立生活
	  • 全部时间均需要辅助和护理
	• 社会活动缺失
	• 认知困难,包括痴呆、错觉、幻觉
		预防性和恢复性
		• 最大化的姿势支持,减少卧床时间
		• 尽可能的参与日常生活活动
		• 预防长期卧床并发症:肺炎、压疮、关节的挛缩
		代偿性
		• 家庭教育和训练:安全教育、转移、体位、皮肤护理
		• 减压设备
		• 医院病床、轮椅、电梯
		• 心理干预和支持
		• 其他专业医疗

不同,花费几天时间来获得一个有代表性的功能性的基线值通常往往是很有好处的。在体检的时候,诸如疲劳等造成病情恶化的因素也应该被考虑进去。

物理治疗体检的数据可以通过病史、系统回顾和相关检测和测量来获得。体检程序的选择和询问的深度由患者本身的状态来决定。问题的严重性、疾病的状态(早期 / 轻度、中期 / 中度、晚期 / 重度、年龄、康复环境和其他的因素都必须考虑进去。

患者 / 当事人病史

数据的获得主要通过询问患者及其家属以及回顾用药记录,这些记录将提供充分的信息,包括一般个人资料、药物 / 手术史、社会 / 雇佣史、家族史、生活环境史、一般健康状态、社会健康习惯。应明确患者当前的主诉和当前的功能状态和活动水平。

系统回顾

通过病史和用药记录获得数据将使得系统回顾更加明确,有助于检测和测量(知识点 16.3)。应检视的系统包括:心血管、皮肤、骨骼肌、神经肌肉、认知、情绪和交流。

检查和测试

以下是关于 MS 患者具体的功能测验和测量(更多详细描述请参看本教材的其他章节)。

认知

记忆功能、注意力、集中力、概念推理、问题解决和信息处理速度,同样还有认知过程中的疲劳情况都应该被研究。

> **知识点 16.3　多发性硬化患者检查要点[53]**
>
> **患者个人史**
>
> - 年龄、性别、种族/民族、母语、受教育程度
> - 社会史：信仰及行为习惯、家庭及医疗资源、社会支持系统
> - 职业/工作
> - 居住环境：家庭/工作环境中的障碍物
> - 优势手
> - 一般健康状况：物理、心理、社会、功能、健康习惯
> - 家族史
> - 药物/手术史
> - 当前状况/主诉
> - 服用药物
> - 内科/实验室检查结果
> - 功能状态及运动水平：发病前和当前
>
> **系统回顾**
>
> - 神经肌肉系统
> - 肌肉骨骼系统
> - 心血管/呼吸系统
> - 皮肤
>
> **检查及测量/残损**
>
> - 认知：精神状态、记忆力
> - 沟通能力
> - 人体特征：体重指数，腰围，身高
> - 循环系统：对于外界变化的反应/直立性低血压的程度
> - 有氧代谢能力：在功能性活动及标准运动量的过程中，心血管系统对运动表现出的症状及体征；呼吸系统对运动表现出的症状及体征
> - 通气灌注及气体交换
> - 皮肤：皮肤状态，压力敏感区域；运动、位置及减压姿势
> - 感觉统合
> - 疼痛：强度及位置
> - 知觉功能：视觉空间技巧
> - 关节的完整性，对线及运动：关节活动度（主动、被动）；肌肉长度及软组织的伸展性
> - 姿势：直立及位置，平衡（静态及动态，坐位及站立位）；人类工程学，健身操
> - 肌肉功能：力量、能量及耐力
> - 运动功能：运动控制及运动学习
> - 姿势控制及平衡：姿势稳定程度，平衡策略，安全性
> - 步态和转移：步行模式及速度、安全性
> - 功能状态及运动能力：功能水平（FIM 评定），基础及工具性日常生活能力；功能性运动技能；家务技能
> - 社会心理功能：动机
> - 辅助或代偿性设施：合适、精确、功能性，使用，安全性
> - 环境：家庭及工作环境中的障碍物
> - 工作、社交和娱乐活动：活动参与能力，安全性

2001 年一个专家小组被 MS 中心财团召集起来实施了一项 MS 认知功能最小化调查活动（MACFIMS）。这项 90 分钟的测验包括 7 项神经心理测试，主要测试处理速度/工作记忆、学习和记忆、执行功能、视—空间处理和单词重获[56]。应用这一小型精神状态测试（MMSE）能够进行一个简短的认知筛查[57]。

情感和社会心理功能

应检查情绪的稳定性，情绪的异变、欣快、情绪调节障碍或者抑郁（症状、严重性、持续时间、功能表现效果）；压力和焦虑的层次；应对策略；和睡眠紊乱等表现都应该加以记录。Beck 抑郁目录是一个有用的工具[58]。正如先前提到的，物理治疗师应熟悉患者的用药情况，因为药物会对患者的情感和社会心理状况产生影响。

感觉

感觉缺失在 MS 患者具有个体差异性，因此应该详细检查浅、深感觉（见第三章，感觉功能检查）。另外，感觉障碍及其对多发性硬化患者生活质量的影响（QOL）可以通过诺丁汉感觉量表[59]或 guy's 神经失能量表[60]进行量化评定。后者是一个评估多发性硬化患者失能程度的综合性的量表。这个量表通过对患者进行访谈完成[61]

疼痛

急性、突发性的疼痛（Lhermitte 征，感觉迟钝），活动引起的慢性疼痛和特定运动和诱发刺激引起的慢性疼痛应引起重视并记录。麦肯吉尔疼痛量表[62]和神经病理性疼痛评估表[63]可用于对神经病理性疼痛和特异性疼痛的性质进行评估（第 25 章慢性疼痛）。

视敏度

视觉敏感度、视觉追踪和视觉调节功能应该包括在检查范围之内。包括视力模糊、视野缺损、复视等视觉缺陷应该记录。

颅神经的完整性

应该检查运动神经、感觉神经的功能。如：眼痛（视神经炎）、动眼神经麻痹、复视、咽反射减弱、三叉神经痛等神经功能的障碍也应该记录在内。

关节活动范围

应检查主动关节活动度和被动关节活动度。PROM、AROM 的异常应该记录。

肌肉功能

肌肉性能的检测可利用徒手肌力测定和测力计仪器测定（等速测力计、抓捏力计）进行检测。当出现严重肌肉痉挛时则不能用 MMT 标准检查。

疲劳

疲劳检测包括疲劳的频率、持续时间、严重程度、诱发

因素、活动水平、休息的类型和程度也应该记录[64]。Fisk 的 MFIS 疲劳度评估量表[65,66]由 21 项组成，具有结构组织性，可用于自我评估。内容包括认知功能、运动功能、心理社会功能等，由 0、1、2、3、4、5 的顺序进行评分。0 代表“从不”，5 代表“总是存在”。每一部分可独立评分。MFIS 的总分由 0~84.(APP 16.a)。MFIS 可以 PDF 表格的形式在 MFIS 的官方网站下载(www.nationalmssociety.org)此外，对于多发性硬化的认知和运动疲劳的评估，还可以用 FSMC20 项运动和认知功能疲劳度评估量表进行评估[67]。对于在检查和治疗过程中的疲劳评估，也可以用 VAS 视觉模拟量表进行专项、自我评估[68]

温度觉灵敏度

对温度的灵敏程度和温度对疲劳的影响也应该记录。在中等强度的训练之前、过程中和之后，都可以用鼓膜温度计(耳膜温度计)进行温度测量。神经症状的恶化可能与温度的改变有关。核心体温的增加可以造成短时间的症状加重，被称为“假性加重”，其发生与神经纤维脱髓鞘引起的神经传导阻滞有关[69,70]。

运动功能

治疗师和临床医师应该检查皮质脊髓束的相关体征。[瘫痪、痉挛状态、高反应性 DTRs、巴宾斯基症阳性、无法控制的痉挛(屈肌或伸肌)]。AMCA 运动募集检查量表修订版可用于检查多发硬化患者的运动功能[71]。

痉挛状态的评定可应用主观评估量表。在肌张力痉挛的评估中，常用 Ashworth 痉挛评估量表[72]。Ashworth 利用设计用来评价痉挛的强度。改良 Ashworth 评估量表[73]在轻度后之间加入了一个新的级别以增加离散度。导致改良 Ashworth 评估量表更广泛的应用。测试需区别上下肢体、左右侧肢体及影响张力的因素。

治疗师还应进行颅神经体征的检查(共济失调、意向性震颤、眼球震颤、共济失调性言语)。体位改变(如由坐到站等)的影响也应该记录在内，例如：体位改变会否造成共济运动失调等。

治疗师还应该检查前庭功能(头晕、眩晕、头和身体位置改变时眼球的异常运动、平衡；第 21 章前庭功能失调)。

姿势

不同体位下站立和运动中的姿势控制应该检查(坐位、站立位等)。注意记录姿势的异常和身体的震颤。姿势矫正网格、重力线、带发光二极管的静态摄影等设备可用于评测。

平衡、步态和移动

治疗师还应该检查静态、动态平衡，反应性及预期性控制，感觉整合及协同策略。可用工具有：感知互动平衡临床测定[74]、动态摄影技术[75,76]、Berg 平衡量表[77,78]、Tinetti 步态评估量表、tinetti 移动检查量表 POMA、平衡评估系统检测 BESTest。

步态的参数和特征检查包括：步速、步宽、步距、稳定性、安全性和耐力等。共济失调、步态不稳可以利用录像带进行记录分析。一些有用的评估项目包括：计时步行测试(10 米步行时间测定或 6 分钟步行测试)；动态步行指数[81]和移动指数[82]等。Rivermead 视觉步态检查(RVGA)可用于多发性硬化的检查[83]。

还应该评估调整与适应性、安全性、可操作性、利用支具或辅助设备的难易程度以及能量的消耗和经济成本等。使用轮椅的技术水平以及与使用轮椅相关的能量消耗和经济成本都应考虑。

有氧能力和耐力

生命体征(体温、血压、呼吸、心率)以及运动和休息中的呼吸类型应该检查。劳累性症状(呼吸困难、血压升高、心率加快、呼吸频率加快)，运动中及运动后的自感用力度也应该记录。可用的量表有：自感用力度评估量表[84]和呼吸困难评估表[85]。

皮肤的完整性和皮肤状况

皮肤的完整性和状况检查包括：皮肤敏感区、挫伤、皮肤水肿、皮肤损伤情况、排尿控制情况、床和轮椅的使用情况、压疮情况、代偿性减压策略与减压设备(PRDs)的有效性、认知状况、对安全性的认识。

功能状态

可以使用功能性活动能力(functional mobility skills，FMS)，基础日常生活活动能力(basic activities of daily living，BADL)和工具性日常生活活动能力(instrumental activities of daily living，IADL)，并结合社会功能和社区及工作适应能力来共同评定。急性康复期患者常用的评估工具是功能独立性评估量表(FIM)[87,88](第 8 章功能评估)。

环境(家、社区及工作)

环境检查包括：居住环境障碍、进出通道情况、安全保障情况、与环境相关的特定任务分析(家庭日常生活环境活动等)(第 9 章环境的检查)。

整体健康状况评估

整体健康状况评估包括整体情况和长期的身体状况。量表包括：生活质量自我评估(运动和社会功能、健康和活力、情感状况、疼痛等)。健康状况调查表(SF-36)[88]，世界范围内被广泛应用。这个量表的内容可用于对 MS 的评定中。Freeman 等[89]发现 SF-36 也存在局限性，尤其对于中度至重度的 MS 患者，因为在其 8 项问题中有 4 项存在地板和天花板效应。疾病影响状况[90]和运动技能检查[91]也是一般健康评估的内容。

疾病相关评估

疾病相关评估项目旨在检测相关疾病对整体功能的影响。检查项目包括相关疾病信息、进展以及预后情况。经过一段时间，临床状况改变，因此检测量表应随临床状况改变及时进行评测和修改。

MS 扩展残疾状态评定量表(EDSS)

1955 年，Kurtzke 制定了 10 分制的 MS 残疾状况评估量表(残疾状况量表或 DSS)[92]。1983 年对该量表进行了增补,增加了临床情况评估项目。从而成为 EDSS(附录 16.B)[93]。该量表后被广泛应用于临床。非常适用于临床 MS 患者的功能评估。该表基于标准化的临床神经科检查,患者首先按主诉区分为 7 大功能系统(椎体系、小脑、脑干、感知觉、肠道和膀胱、视觉、精神),以及加上其他功能系统成为 FSS 功能系统评分量表。FSS 用于临床评定由 0~5 或 6 分值组成。EDSS 由 FSS 分级,由 0~10 分表示:0 为正常的神经功能,10 为 MS。例如:EDSS 评分 2.5 分,对应的功能障碍评分 FSS 为 2 分。EDSS 侧重以步行能力作为功能障碍的主要评判指标(EDSS 评分从 3.0~6.5 变化,如评分 7 或以上则属于无法步行)。EDSS 对功能变化的敏感性存在不足,但不包括功能灵活性。患者与患者之间功能障碍评分的一致性未被减弱(评分范围越低,步行障碍越轻)[94]。EDSS 评估表可在国际多发性硬化协会官方网站 www.nationalmssoiety.org/MUCS-FSS.asp 获取。

功能障碍简化量表(MRD)

MRD 由国际多发性硬化症协会联合会于 1985 年制定[95]。该量表由 3 个亚表组成:EDSS 和 FSS,功能缺陷状况表 ISS、环境状况评估表 ESS。MRD 量表包括 WHO 功能障碍术语分类被广泛使用。因此,该量表对残损(FS/EDSS),残疾(ISS),残障(ESS)进行评定。ISS 包括 16 项对与日常生活活动能力相关的功能障碍进行评定。ESS 量表侧重评估社会功能,包括工作状况、金融状况、经济状况、居住状况、交通状况、交流能力、社会活动能力等。Solari 等[96]对 MRD 自我问卷版本的有效性进行了检测,发现转移能力、日常生活活动能力、社会活动力测定都是精确的和有效的。

多发性硬化复合功能测试(MSFC)

MSFC 包括 21 项检测,由 3 大部分组成:25 英尺(7.6 米)步行时间(T25FW)、9 孔木钉测试(9HPT)、节奏听觉序列添加试验(PASAT)。MSFC 的评估手册可在国际多发性硬化协会网站获得 www.nationalmssociety.org/search results.index.sapxq=msfcandx=28=14& start=0&num=20.

MS 生活质量 -54(MSQOL-54)

多发性硬化生活质量量表((MSQOL-54)是一个多方面的健康相关生活质量评估量表[97]。它将整体健康状况和与 MS 相关的状况整合在一个量表之中,其中 36 项为一般状况、18 项是与 MS 相关的状况项[98]。这一量表并不使用各个单项的总计得分。MSQOL54 由 12 个次量表、2 个联合汇总评分和 2 个独立评定项目组成。这些次量表有:运动功能、生理状态受限、情感状态受限、疼痛、幸福感、体能、健康获取、社会功能、认知功能、健康压力、整体生活质量、性功能。总评分包括运动生理汇总评分和精神心理功能汇总评分。独立评分项目为性功能情况和健康变化情况。

MS 生活质量干预综合检验套(MSQLI)

国际多发性硬化联合会附属保健科学研究委员会制定了 MS 生活质量干预综合检验套[99]。其中包括一组含有 10 个可以自我评估的量表,可提供 MS 患者与健康相关的生活质量信息。包括:健康状况调查问卷(SF-36)、疲劳状况评估表(MFIS)、MOS 疼痛影响量表(PES)、性满意度量表(sss)、膀胱排尿控制功能量表(BLCS)、肠道功能量表(BWCS)、视觉受损状况评估表(IVIS)、感知缺陷调查问卷(PDQ)、精神健康干预(MHI)和 MOS 社会支持调查表(MSSS)。在大多数病例中,执行这些量表大约需要 45 分钟。某些量表的简明版可以减少到 81 项,大约需要 30 分钟可以评完。使用者手册可以从该网址获得。www. nationalmssociety.org/for-professionals/researchers/clinical-study-measures/msqli/index.aspx.

多发性硬化功能检查表(FAMS)

多发性硬化功能检查表是由 Cella 等[100]制定的,包括 59 项与健康相关的生活质量检测指标。有 6 个次级量表(活动能力、临床症状、精神情感、总体满意度、疲劳度、家庭社会参与感)。活动能力与 EDSS 有相关性。

MS 影响量表(MSIS-29)

MS 影响量表包括运动和心理方面的影响[101]。该量表最初是为社区患者制定,但在住院患者心理测量评估中也有一定可靠性(住院做康复治疗的患者,使用激素类药物治疗的复发型患者以及原发进展型 MS 患者)。

美国物理治疗学会神经系统疾病部多发性硬化预后评估专家小组为 ICF 相关机构制定相关量表及参考应用。相关文件可在 www.neuropt.org 下载获得。

目标和结局

中枢神经系统渐进性功能失调疾病患者的整体目标和预后[改编自物理治疗师实践指南[53](知识点 16.4)]。整体目标是个体预期目标和预后的基础。

根据物理治疗师实践指南 5E 章节,多发性硬化的首选训练方式为与中枢神经系统渐进性运动失调相关的运动功能和感觉功能缺失相关的项目。文件资料中有与 MS 诊断相关的信息、ICD-9-CM 编码,检查组件、评估、诊断和预后、干预表等。因此,根据物理治疗实践指南,治疗师可根据患者的目标制定恰当的治疗计划。

物理治疗干预措施

感觉异常的处理及皮肤护理

多发性硬化炎症引起神经系统信号传导改变,从而引起各种感觉异常症状[103]。治疗方案应能改善感觉减弱、代偿感觉缺失并提高保障[104]。感觉缺失可恢复,所以进一步的检查是必要的。合理的感觉训练方案有赖于完整的感觉系统。例如:当本体感觉受损导致平衡功能障碍时,可应用视觉补偿来减少患者跌倒风险。如果多种感官受累,这种感觉替代方法就有可能失效。

有本体感觉丧失的患者表现出运动控制和运动学习障碍。要求患者增加其他感觉系统的使用,尤其是视觉的代偿。

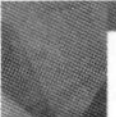

知识点 16.4 中枢性神经系统进行性疾病的总体目标和预后范例[53]

病理和病理生理影响减少

- 患者、家庭对疾病的了解以及家庭康复计划
- 症状管理改善
- 二级预防
- 重症护理需求减少失能影响降低
- 认知功能改善
- 患病率和发病率降低
- 感觉和皮肤敏感性改善
- 疼痛减少
- 运动功能改善
- 肌肉功能(肌力、能量及耐力)改善
- 姿势控制和平衡控制改善
- 步态和运动功能失调改善
- 疲劳管理增强
- 肺活量改善

运动、执行能力改善

- 日常生活活动能力独立性提高
- 工作、交流和休闲活动能力改善
- 体能提高
- 处理问题及决策能力提高
- 患者、家庭照护者安全提高

慢性病相关失能改善

- 自理和家务能力提高
- 工作、社交、娱乐能力提高
- 患者及家庭对于可能造成恶化的个人及环境因素认知提高
- 利用社区资源的意识提高

健康状况和生活能力提高

- 幸福感增强
- 压力感减轻
- 更自信和自我管理能力提高
- 身心健康和适应能力提高

患者的满意度提高

- 患者及其家属对治疗及康复服务获得渠道的认可度
- 患者及其家属对治疗及康复服务效果的认可度患者提高
- 家庭、康复护理提供者、相关治疗专家进行沟通协作制定康复方案

轻拍、口头暗示和(或)生物反馈都可以作为有效的追加反馈。运动过程中的本体负荷,轻微的跟踪抵抗,阻力带或重物以及使用水中运动可以提高残余的本体感觉功能,提高动作意识。

视觉丧失将会影响到患者的运动以及姿势控制。视神经炎发作后会出现视觉模糊,尤其是在夜晚或者是在光线较暗的环境中。MS 患者在一个较暗的环境中保持直立姿势,其摔倒的可能性增加[105]。因此,教会患者保持足够的光线是十分重要的(例如在夜晚应用强光),与此同时要降低散射干扰来保障患者的安全。在生活环境中增加色彩对比也可以增加患者的安全(例如:阶梯的标志)。视物重影通常是眼肌的协调能力下降造成的。我们可以用眼罩将一只眼睛罩住来控制视物重影,这样对患者的阅读,驾驶或者看电视等都会有帮助。然而,眼睛遮盖法并不能一直使用,因为这样会妨碍中枢神经系统的适应。眼睛遮盖法也可以影响深感觉。视觉模糊以及视物重影等这些症状会时好时坏,疲劳、高温、压力、感染都会加重这些症状。对于这些症状来说,目前最重要的治疗是提高患者的视力[104]。如果患者视力水平一直比较低下,患者有可能就会寻求于眼科的专科医生或者是那些致力于帮助视力受损的公共组织(美国视力残疾协会、美国盲人联盟、美国盲人基金会)。

MS 早期最常见的症状是触觉的减弱[103]。因此会增加压疮的危险性,这些症状包括感觉的丧失、运动障碍、直肠和膀胱功能障碍以及营养障碍等[104]。大约有 20% 的 MS 患者在患病期间会患压疮[8]。患者不会在压疮的周围位置感到不适,由于无力或痉挛患者也很难变换姿势。此外,痉挛状态可能会引起皮肤表面和支撑部位的摩擦。在康复期间,知觉、防护、脱敏位置的护理等这些都应该教给患者。有证据显示通过对患者的教育使得压疮降低了 50%[106]。患者 / 家庭 / 护理者在行皮肤护理时都应该遵循以下原则:

- 皮肤应该保持清洁干燥。污染的皮肤应该立即清洁并保持干燥。
- 皮肤应该定期仔细检查(至少一天一次),此外应格外注意压红的部位和骨突出部位。
- 衣服应该保持柔软舒适(柔软、不能太松也不能皱、不能太紧)。缝合处,扣子以及口袋均不能压到皮肤,尤其是承重区域。
- 规律性的减压是很有必要的。患者应该定期规律地改变位置,在床上要每 2 个小时翻一次身,在轮椅上要 15~30 分钟变换位置[107]。

减压设施(PRDs)可以保护感觉迟钝区域,在必要时应该有效利用起这些减压设施。这些设施包括床垫(水、凝胶、空气或变压)在身体较重部位的分布以及减低床上的剪切力和摩擦。我们在必要的时候要使用减压设施(PRDs)来保护感觉迟钝区域。这就需要使用床垫(水、凝胶、空气或变压)分散身体重量来减轻与床之间的剪切力和摩擦力。羊皮毯、空气或泡沫缓冲垫子,套袖或靴子都要用来保护患者易于损伤的部位(肩胛骨、肘、坐骨结节、骶骨、大转子、膝、踝、足跟)。减压垫子(泡沫、液体或空气等减压缓冲垫子)对于一个长期坐轮椅的患者来说是很有必要的。当我们对是否使用 PRD 进行评估时,有必要依赖压力映射系统来决定其有效性,这也能使高压区域得到足够的保护[107~109]

预防是最好的措施。保持皮肤完整及功能不被破坏的最重要措施包括充足的营养以及足够的水分。研究证明患有压疮的 MS 患者需要额外的营养;尤其是锌和铁的补充需要额外考虑[110]。患者需要尽量避免对抗性训练及活动,因为这样会使患者的皮肤受到损伤。在转移患者或进行床上训练时拖拽,碰撞或擦伤身体的某个部位均会造成皮肤损伤。接触热水或热的物体会造成烫伤。如果患者的皮肤变红(持续时间超过 30 分钟),患者则需要变换体位使得受压区域减压直至变红的区域恢复正常。如果变红的区域在 24 小时之内无法恢复正常,患者则需要在局部应用药物进行治疗。大水疱,局部发绀或者是开放性溃疡均提示损伤较为严重，需要立即进行诊治。这可能包括针对感染和创伤的系统性抗生素治疗，医疗管理(局部清洁及清创，表面抗菌治疗以及保护性的包扎)[8]。

疼痛的处理

疼痛可以分为以下四种：直接来源于MS的疼痛；继发于MS其他症状的疼痛；MS药物治疗后并发症引起的疼痛；与MS无关的疼痛。疼痛的治疗主要取决于其痛因。肌紧张或关节紊乱是重要的考虑因素，物理康复训练对其较为有效。患者在进行规律的牵拉或训练，按摩以及超声波治疗后会感觉疼痛减轻。合适的肢位摆放以及运动训练时错误姿势的纠正，坐姿的修正等均会减轻疼痛。用柔软的颈托限制颈部的活动可能会减轻Lhermitte征中的刺痛。应用微温的水来进行水疗，对于缓解疼痛也有一定的效果。弹力袜或手套也可用于减轻疼痛，其可将疼痛转换为一种压力。穿戴袜子或手套后的保温可能对疼痛的减轻也有一定的作用。也可以尝试其他慢性疼痛患者的治疗方式(第25章慢性疼痛)。心理减压，放松训练，生物反馈以及药物治疗均会减轻焦虑抑郁和疼痛。经皮神经电刺激对于MS疼痛的治疗，目前存在争议，一些患者应用后疼痛加重，而另外一些患者应用后疼痛减轻[9,10]。

体力训练

MS患者往往会出现肌肉力量及耐力减弱。此外MS患者通常都适应了静坐的生活方式，他们的训练活动也比较局限。训练对生理和心理都有良好的促进作用，生活质量可得到显著改善[111~128]在一份循证医学数据库中，有很多系统性分析MS的物理训练的文章，研究者分析了9个高质量RCTs(260个受试者)[128]。有6个试验将训练和无训练进行对比，而另外3个试验将两种不同的训练进行了对比。研究者发现有可靠证据证明物理训练可增强肌力，耐力以及灵活性。有一定证据证明训练可以改善患者的情绪。训练并不会加重疲劳以及感觉障碍。且并没有证据显示一种训练方式优于另一种训练方式。轻到中等强度损伤的患者(EDSS评分在1~6分之间)对训练的耐受能力较强，在疾病的早期就需要进行训练。MS患者训练的效果受很多因素影响，在训练期间需要格外注意以下几点：疲劳、痉挛、共济失调、平衡障碍、感觉丧失(麻木)、震颤以及多汗。抑郁可能会影响患者的训练。因此治疗师需要给患者提供一个积极的抗抑郁环境。

MS患者对训练有不同的反应。因此训练的重心必须根据患者当时的特定的能力及需要来即时制定。恶化的RRMS患者不应该进行训练，直到患者好转才开始训练。当患者好转后处于稳定期且没有新的症状出现，训练可以再次开始进行。PPMS患者可以在其能力范围内进行训练，因为训练可能会延缓病情的进展以及最大化发挥剩余的残余功能[129,130]。知识点16.5为多发性硬化患者的训练总结。

知识点16.5 证据总结——多发性硬化与训练

	受试者	参考文献	持续时间	结果	注释
Andreasen等(2011)	21名	系统性回顾评估MS患者疲劳训练的研究，研究包括耐力训练，阻抗训练，综合训练或其他的训练模式		结果表现得并不一致；仅有很少的研究证明疲劳是主要的后果；许多研究选用的是非疲劳人群，而那些选用有疲劳症状的人群的研究也呈现了阳性结果	训练对于MS的疲劳是有一定效果的，目前还不清楚哪一种训练方式是最佳的训练方式；进一步的研究需要以疲劳为目标来进一步研究不同的训练干预方式
Cakit等(2010)	45名受试者，2个训练组，1个对照组，复发-缓解型或继发进展型MS，中度的MS，没有加重或恶化，能够独立站立	RCT，训练组1.给予自行车测力计和平衡训练；训练组2.在家里给予LE强化训练以及平衡训练；对照组：在家里给予LE强化训练以及平衡训练；结果测量；训练的持续时间；TMW；TUG；DGI；FR；FES；10-mWT，FSS，Beck抑郁量表，SF-36	8周，2次/周重复15次高对抗训练(40% TMW)，紧接着是2分钟的低对抗训练或者是休息两分钟	训练组1：测量结果均有很大的进步；训练组2：FES，TMW，以及训练的持续时间均有进步；对照组：没有进步	PRT使得患者的平衡能力有所改善，降低了跌倒的风险，改善了患者的抑郁情况，同时也没有加重或者增多MS的现有症状
Dalgas等(2010)	45名复发缓解型MS患，EDSS评分，3.0~5步行距离大于100m，年龄18岁以上	RCT，交叉设计，5分钟热身后紧接着是PRT(每两周增加容量及负荷)；对照组在12周以后参加相同的训练。结果测量；FSS，MDI，SF-36，肌力(MVC)，机能	12周，2次/周；后续随访12周	肌力，疲劳以及机能评分均有所改善；心理改变很大，但是机体的SF-36改变不大	对抗训练是可以承受的，其对于肌力，疲劳，心情，QOL，以及行走功能均有所改善，随访也没有发现退化

知识点 16.5 证据总结——多发性硬化与训练 续

	受试者	参考文献	持续时间	结果	注释
Rampello 等(2007)	19名中等程度的MS,EDSS评分≤6,近期没有恶化	RCT,AT组交叉设计:下肢自行车测力计(5min热身30min60%最大训练状态,5min放松训练),对照组:神经康复计划(NR),结果测量:MFIS,MSQOL-54;6-MWT 步行速度	每周训练3次,共训练8周	只行AT不行NR训练时,步行距离以及速度,运动最大量,含氧量均有明显进步,但患者的疲劳程度没有变化	AT可以改善最大运动量以及步行能力;患者在AT中受益很多;失访率较高(AT组19人有4人失访)
Rietberg 等(2004)	9个研究(RCTs);262名MS患者	Meta-分析9个高质量RCTs,纳入标准:进行训练康复疗法的成年MS患者(近期没有恶化)。结果测量:活动局限性测量或者QOL,或者是两个都测	6个试验:训练和没有训练进行对比;3个试验:将两种训练方法进行对比	最佳证据:可靠证据显示训练可以增加肌力,耐力,灵活性;有一定证据显示:训练可以改善患者的情绪;目前还没有证据证明训练对于改善患者疲劳以及感觉障碍有效果;也没有证据证明一种训练方式优于其他的训练方式	训练对于患者来说没有副作用,对于没有恶化的MS患者是有好处的。目前我们需要对结果如何测量保持一致意见。我们目前需要做的就是控制好训练的类型以及训练的强度
Surakka 等(2004)	95名MS患者,中度的活动障碍;EDSS评分在1~5.5之间;训练组46人,对照组48人(即无训练)	RCT,5PRT和5AT,在水池中行有氧训练(温度28℃)心率为预设最大值的65%~70%;抗阻训练(RT)=循环训练UE和LE Ms 50%~60% 1-RM家庭训练计划(HEP):RT弹力带;有氧训练,步行;受试者每天保持日志记录。结果测量:MS测力计;疲劳度(FI,FSS,AFI)		在进行完6个月的有氧和肌力训练后,女性患者(n=30)在运动后疲劳程度上有所改善,但是男性患者则没有改善;女性的训练量比男性多25%	长的训练周期(6个月)可能会掩饰疾病的进展,尤其是对男性来说。男性相对来说患PPMS的可能性较大,然后可发展为RRMS
Moster, Kesselring 等(2002)	26名MS患者,中度活动障碍,康复期患者,EDSS评分在2.5~6.5之间;训练组13人;无训练组13人;健康对照组26人	随机对照试验有氧训练:下肢自行车测力计结果测量:最大GXT;肺功能测量(FVC);痉挛程度(mAS);EDSS Baecke活动调查问卷;SF-36健康调查;FSS	4周,5次/周,30min的训练时间	MS训练组有氧阈值有所增加,自我健康感觉(活力增加46%,社交能力增加36%);活动能力增加17%;疲劳感下降;但肺功能没有变化	有氧训练比较安全,而且能够增加氧含量;恶化症状低于我们的预期估计(6%);MS训练组的依从性较差(65%);需要设立鼓舞人心的训练场地;MS患者的适应性低于健康对照组,残疾程度较重的MS患者进步程度大于残疾程度较轻的MS患者;小样本
Sutherland 等(2001)	22名MS患者,中度活动障碍;ED SS评分小于5分,特定训练组11人,普通训练组11人	RCT,训练干预:体重训练;水上有氧训练,水中步行结果测量:次最大GXT;HRQOL	10周3次/周,每次45min训练时间	训练组患者体能变好(但是并不显著);患者的活力,情绪,社交能力等均有所改善;机体疼痛及疲劳都有所减轻	训练可以改善患者的心理健康以及生活质量;水上有氧训练能够有效的改善患者的痉挛以及对自身缺陷的适应力;小样本

知识点 16.5　证据总结——多发性硬化与训练　续

	受试者	参考文献	持续时间	结果	注释
Snook 和 Motl 等 (2009)	Meta 分析 22 个研究中的 600 名 MS 患者	研究了从 1960 年到 2007 年的有关训练的文章；研究测量步行能力，应用器械检验步行的灵活性以及神经功能障碍的测量，训练前后均要进行测量	47 年中的 22 个研究	计算的效应值用 Cohen's d 表示，检索了 66 个效应值，并限制加权平均效应值 g=0.19(95% 可信区间，0.09~0.28。较大的影响因素包括：监督下运动(g=0.32)，3 个月以内的持续运动训练(g=0.28)，RRMS 混合样本及进展性 MS (g=0.52)	多年累积的证据显示训练对于 MS 患者的步行灵活性的改善有一定的益处
Dodd 等 (2006)	7 名女性 MS 患者和 2 名男性 MS 患者(平均年龄 45.6，标准差为 10.7)	队列研究基于健身房的对抗牵拉训练：3 次下肢训练(压腿，膝关节伸展，抬腿训练)以及 3 次上肢训练(坐位高拉训练，坐位胸部推举训练，坐位划船训练)	10 周 2 次 / 周	机能以及心理和社交能力均有所改善，疲劳感下降。训练的关键外在因素是领导者的鼓励以及对训练知识的掌握，以及训练计划中的团队意识	对于一些 MS 患者来说，渐进性的抗阻训练比较合适。选择一个经验丰富的好的教练，以及与团队一起训练对于患者康复是很有帮助的

AFI= 行走疲劳指数(500m 行走测试)；AT= 有氧训练；BMI= 体重指数；DGI= 步态活力指数；EDSS= 扩展残疾状态量表；(Kurtzke)exer= 训练；FES= 福尔斯有效性量表；FI= 疲劳指数；FSS= 疲劳严重程度量表；FR= 功能范围；GXT= 等级训练测试；QOL= 生活质量；LE= 下肢；mAS= 修改的 Ashworth 量表；MDI= 抑郁量表；MHR= 最大心率；MFIS= 修改的疲劳量表；6MWT=6 分钟步行测试；MVIC= 最大等长收缩；MSQOL-54= 多发性硬化生活质量 -54 调查问卷；MS= 多发性硬化；POMS= 心理状态的反应；PPMS= 原发进展型多发性硬化；PRT= 渐进性抗阻训练；RCT= 随机对照试验；RRMS= 缓解复发型多发性硬化；SIP= 疾病状态的反应；1-RM= 一次重复性最大收缩；TMW= 能耐受的最大负荷量；TUG= 定时测试；UE= 上限；VLDL= 极低密度脂蛋白；VO2max= 最大载氧量

力量训练和训练条件

MS 患者维持等长或等速训练过程中的最大肌肉力量降低，并继发主动肌群功能降低(力量降低 / 肌肉单元减少)，肌肉代谢反应降低，以及继发于肌纤维萎缩、痉挛和废用的肌肉无力[129]。制定一个能提高肌力和耐力的运动处方是有难度的，需要仔细考虑，根据患者的个人情况详细制定。运动处方的制定需要考虑以下四个相关的因素：训练的频率，训练的强度，训练的方式以及训练持续时间(FITT 运动方程式)。以下指导方针可能会有所帮助[130]：

- 训练时间应该间隔安排，且应该安排在患者状态最好的时间，例如：在早上，身体的核心温度接近最低且没有疲劳。对于神经学症状较多的患者则需要更为频繁的训练(例如延长每天的训练时间)。
- 抗阻训练模式包括重力仪、拉力、训练带和等张训练仪。
- 交替训练，在不同场景里进行上下肢轮流训练可以改善工作能力，在不同肌群之间分配负荷，可以减少疲劳的发生。
- 训练时间不应该连续进行，应该与休息时间保持平衡，给予患者足够的休息时间。
- 与正常人相比，患者训练强度增加的速度较慢。
- 应该警惕过度训练的副作用。训练后出现疲劳是训练的禁忌，训练后出现疲劳会加重患者的原有症状，而且会使肌无力加重。过度训练还可能造成患者训练欲望下降。
- 注意疲劳的出现。每个 MS 患者出现疲劳的时间不一样，且疲劳的出现与躯体损伤或残疾水平不相关。
- 注意患者的体温变化，防止患者在训练时身体温度过高[131,132]。应该控制好环境温度。空调在训练环境中是必备的。可以应用风扇，冰袋降温，冷水喷雾散布在皮肤上来降温，进行水疗时可以将身体浸在水中以降温。表面制冷对于体温的控制，疲劳的控制，功能的改善是很有好处的。可使用制冷衣服和制冷衬衫[133~135]。
- 应该注意训练过程中的损伤。触觉以及本体感觉的丧失或共济失调以及震颤，会使得患者在使用一些设备时出现危险。患者在应用仪器进行训练时应该保持视觉反馈。建议患者在进行训练时应用测力计控制患者的肢体活动。
- 训练时还应注意认知和记忆损伤。患者需要记录训练指令 / 表格，包括训练重复的次数，固有的形式以及仪器的正确使用。
- 功能训练(例如闭链训练)可以提高肌力和耐力。共济失调的患者需保持姿势稳定。
- 团队训练可以调动患者的积极性以及社会支持。治疗师的首要角色就是一个教育者和领导者。团队训练的管理需要个体化,并依此来确定特定的目标和训练方法。

• 结果测量包括等张肌力测定,MMT(当出现痉挛时,这种测量方法则不可靠),功能测试(例如由坐到站),疲劳试验(MFIS),以及生活质量的测量(HRQL)。

有氧训练

MS 患者对次最大有氧训练可以发生预期生理反应,即心率(HR)、压(BP)以及氧摄取量等都会随着作业负荷的增加而呈线性增长[129]。呼吸反应(呼吸频率RR、换气量)也有所改善。疾病的持续时间以及严重程度与心血管自主功能障碍之间存在直接关系。呼吸肌功能障碍(无力、协调障碍)可降低训练的耐力。

因为活动减少而出现心肺功能下降的患者,其训练耐力以及最大载氧能力(VO_2max)均降低。工作能力降低,肺活量降低,休息时心率增加以及训练时对于训练的反应减弱,肌力减弱,疲劳感加重,焦虑加重以及抑郁均是常见的后果。

制定一个能够改善心血管状态的运动处方应依据每个患者的具体情况。虽然判断一个 MS 患者的运动量以及心肺的适应性比较困难,但是最近有证据显示最大 VO_2 以及运动能力可通过次最大测试来预估[136,137]。在临床训练测试中可用到以下指导方针[130]。

• 应用直立或侧卧位下肢循环训练器,如果患者坐位平衡受损伤我们则应用卧位设备。当下肢受累较重的时候,可以使用单独的上肢训练器,最好使用上肢和下肢联合训练方式。在患者痉挛,震颤或无力时我们推荐应用脚夹以及后跟扎带来控制足部的位置。

• 测定标准可以采用 HR、主观用力量表(RPE)、BP 和呼气分析(VO_2)。应用 RPE 量表,得到的外周(肌肉、关节)的用力程度往往高于中枢(心肺)的用力程度。

• 可应用连续的或非连续的方案(3~5 分钟的阶段),非连续的方案适用于症状性疾病,尤其是疲劳。

• 应用次最大量测试。大部分 MS 患者心率可达到预估最大心率(HRmax)的 70%~85%。

• 建议在每个阶段增加训练负荷,对于 LE 由 12~25 瓦特,对于 UE 和 LE 可由 8 增加到 12 瓦特。

• 训练终止的标准包括已达到峰值心率,最大 VO_2,主观疲劳,比较明显的血压变化(收缩压超过 250mmHg 或舒张压高于 115mmHg 或低血压反应),或随运动负荷增加而出现的氧摄取量下降。

• 训练时应该监测减慢的 HR 以及下降的 BP,一个类别比率 RPE 可以用来估计外周和中枢的用力程度[84]。

• 应注意体温变化,防止机体温度过高(可用电风扇降温)。

• 应监测疲劳程度。

• 应谨防过度用力。

• 应适当结合药物治疗:盐酸金刚烷胺可以暂时缓解疲劳;巴氯芬和盐酸阿米替林可以造成肌无力;泼尼松也能引起肌无力并伴有出汗减少和血压升高。

• 清晨是最佳测试时间

基于频率、强度、时间、类型这四项关联因素给予处方。制定锻炼计划,提高有氧训练效率,建议如下[130]:

• 建议锻炼频率每周 3~5 天,隔日一次。建议运动量按照个人情况而定,每日锻炼采用较低强度的训练[例如,3~5 代谢当量(METs)]。

• 锻炼强度应该控制在 60%~85% 峰值心率,或者 50%~70% 峰值摄氧量。

• 建议锻炼时间每次 30 分钟,对于多人参与的锻炼,可每天 3 次,每次 10 分钟。

• 锻炼方式包括骑自行车、散步、游泳、水中健身操。

• 锻炼循环功能应放在首位。

• 锻炼注意事项:前面章节已述

• 成效评定包括渐进运动负荷测试指标(GXT),心率(家族性自主神经异常者可能难以检测;指端感觉缺失可增加自我监测难度),肺功能测试[用力肺活量(FVC)],身体成分,主观疲劳分级,疲劳(疲劳指数,纠正后疲劳影响量表),功能状态和生活质量指标(健康相关生活质量)。

对患者的教育尤其重要,因为对于锻炼基本原则的理解,独立的自我监测能力,依据自身情况对锻炼进行调整的决策能力,生活方式及对健康与安全的重视程度会影响锻炼计划的整体效果。

柔韧性锻炼

伸展和关节活动对于保持关节活力、抵消痉挛的影响非常必要(图 16.3)。久坐或依赖轮椅而活动较少者通常髋部屈肌、内收肌、股后肌群和跖屈肌紧张。限制性过头关节活动常见于胸大肌或胸小肌、背阔肌紧张,与垂头弯背、向前姿势有关。制动卧床的患者通常会出现髋/膝伸肌、内收肌和跖屈肌紧张。应该每日进行伸展和关节活动。充分伸展,最后阶段保持最少 30~60 秒,至少重复 2 次。预防和一定程度纠正挛缩,矫正或动态加夹板固定是不错的选择[138,139]。对于步态偏差,关节活动限制和由痉挛引起的床上活动障碍,需积极进行躯干关节活动保留核心肌肉的全部功能[主要是腰方肌功能(图 16.4)]。对治疗持积极态度的患者也可以尝试太极拳,太极拳可以让人很好的放松和进行平衡锻炼。进行角度测定的关节活动测试是一种合适的效果测试。

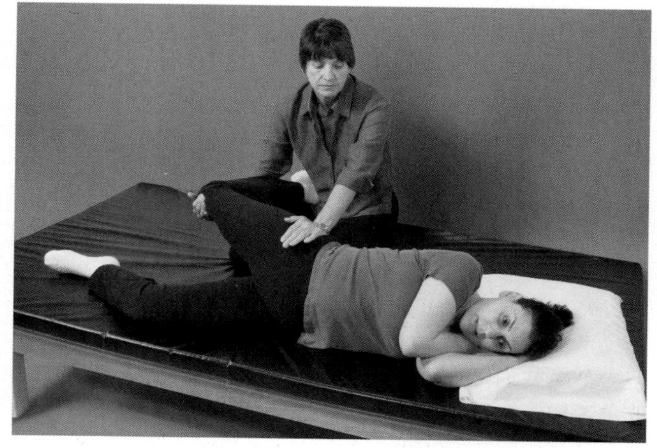

图 16.3 侧卧位髋部屈肌/股直肌伸展。治疗师通过这个姿势可以控制髋部,调整髂腰肌和股直肌伸张程度的同时,保证脊柱不会过度前弯

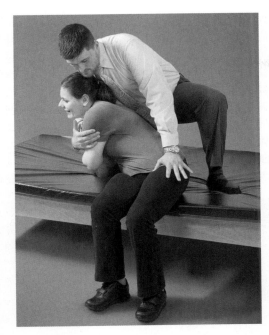

图 16.4　坐位躯干伸展。治疗师可以通过图示姿势控制骨盆，保证躯干伸展，同时控制患者躯干使特定肌群用力

疲劳的处理

接近 75% 的多发性硬化患者主诉有持续或偶发的症状，疲劳是最常见的症状之一。疲劳特点为：强烈的困倦和疲劳感，突然而严重的虚弱感。常常由于惧怕疲劳而厌恶活动。结果导致活动水平降低，以致健康状态下降、适应能力降低。临床治疗师应起到积极的作用，一方面鼓励患者进行锻炼，同时另一方面避免过度劳累和产生疲劳。有氧训练（前面涉及）和能源有效策略是减少疲劳的关键[13]。在进行锻炼和物理治疗期间，有经验的临床治疗师需要识别多发性硬化引起的疲劳和可预期的与运动相关的疲劳。锻炼中出现多发性硬化疲劳通常与热激效应有关，这种疲劳可以经过充足的休息和运动过程中的冷却和预冷治疗缓解[132~134]。

要求患者记录活动日志，记录夜间睡眠情况、白天每隔 1 小时的活动情况以及活动耗能情况。对于每项活动，要求以 1~10 分评估疲劳程度（F）、活动意义（V）和活动满意度（S），最低 1 分，最高 10 分。例如：活动可以是准备午餐，记录时分值为 F=7，V=3，S=2。对与疲劳感加重相关的诱因（如热激效应），日间多发性硬化症状发作或加重，均应记录。附录 16.C 是多发性硬化每日活动日志[140]。

在上述信息基础上，治疗师可以开展活动训练环节，提供能量有效策略。能量节约指减少任务的整体能量需求和疲劳程度。可以通过调整任务或环境保证每日活动顺利完成。例如：启动摩托车、电动轮椅用于社区或家庭内的患者移动，从而节约能量，使患者保持独立性。其他辅助移动设备，步行辅助器、拐杖或矫形器，也可以考虑。实施困难或者耗能高的活动，需要精确的活动分析，可分成不同的部分来分别完成。活动节奏指全天活动与间歇休息期的比例。对于慢性疲劳患者，制定休息 - 活动比例需要适度安排周期性休息期。如果活动使人筋疲力尽，应让患者暂停活动以获得充分休息。当患者学会考虑活动的优先性，限制自己活动，节约能量用于自己真正需要的活动（例如：那些让患者觉得愉快且有意义的活动），这时能量整体利用效率提高。职业治疗师强调 EES，能对患者的自我看护和家庭医疗规划提供有价值的建议，这可以使得工作简化，效率提高。职业康复顾问可以提供行为矫正和职业康复的有效策略。与临床治疗师以及其他人的团队协作也很重要。应常规进行活动的每周评估并不断矫正。应定期进行 MFIS 监测疲劳发展状态（附录 16.A）。最后，压力处理技巧是控制症状的重要环节。

职业临床治疗师应完成家庭和（或）工作地点的环境评估（第 9 章环境检查）。许多改变可以提高效率和安全性，包括空调、住房或工作调整以及人体工程学设备。应对患者、家属、护理人员进行相关培训。也应定期评估设备并改造环境。

职业临床治疗师和临床医生的充分沟通可以确保药物治疗剂量处于合理范围，因为治疗师有机会观察患者在不同情形下情况和活动水平。

痉挛的处理

痉挛程度因人而异，千差万别，表现典型高肌张力的肌肉包括抗引力肌。例如：在下肢，股四头肌、内收肌和跖屈肌常常痉挛；而在上肢，肘部、腕部和指屈肌与肩内收肌经常痉挛。多发性硬化患者通常下肢比上肢呈现更强痉挛状态。痉挛时功能受限，导致继发性损伤，比如：挛缩、姿势畸形和压疮。

多种物理治疗干预措施可选用，包括冷冻疗法、水疗法、运动疗法、伸展、姿势固定或者联合应用。这些干预措施的疗效应密切监测，并与药物干预结合。治疗师必须密切监测服用解痉药的疗效，使物理治疗干预与用药周期实现最优化组合。例如：应用巴氯芬的患者在用药中配合伸展技术效果较用药初或用药结束时更佳。临床治疗师应该识别影响肌张力的因素并能合理处理。例如，感染或发热可以增加肌张力，需要转诊医生建议。减少或消除加重痉挛的因素非常重要（例如：温度、湿度、应激）。

局部冷疗（冰块或冰袋）或水疗（冷浴）可以通过降低腱反射兴奋性和阵挛、减慢神经和肌肉的冲动传导暂时缓解痉挛。尽管有些患者自觉肢体力量增强且可以持续数分钟甚至数小时，但冷冻疗法效果持续时间相对较短。某些患者，特别是那些感觉正常的患者，可能对不能耐受的冷刺激表现排斥或逃避反应（自主神经系统），比如：心率、呼吸加快，恶心表现。冷冻疗法禁用于这类患者。

伸展和关节活动训练可在疾病早期开始并每天坚持，可以帮助患者在痉挛发作时保持关节完整性和活动能力。将伸展与有节奏的旋转运动（肢体的缓慢旋转）或者本体感受神经肌肉性伸展技术（在保持放松的状态下主动收缩）结合，可有效进行关节活动[141]（第 10 章改善运动功能策略），就这些相关技术进行了讨论。持续伸张，保持 30 分钟到 3 个小时，可以降低牵张反射活动。通过长时间姿势固定（如脚尖站立倚靠桌旁），低负荷重量进行皮肤牵引，或系列连续固定。空气夹板也可以使肢体长时间对抗痉挛状态。伸展运动作为家庭锻炼规划的一部分，患者 / 家属 / 委托人应接受此项培训。最后，禁忌进行弹性伸展运动，因为痉挛对速度非常敏感。伸展运动应缓慢逐步进行以达所需力度。

慢速或自我设定速度进行积极运动，应注重扩展可能的关节活动。着重收缩拮抗肌,通过相互抑制原理辅助关节活动。对痉挛肌肉的拮抗肌进行电刺激,可以减轻痉挛程度。不建议进行可造成异常姿势的运动。异常同步收缩的患者可以从改善运动协调(运动练习)的锻炼或生物反馈中获益。太极、秧歌、适当温度下[小于85℉(29.44℃)]的水中运动可有缓解作用[12]。

旨在减轻肌张力的功能活动应集中在躯干和近端部分,因为许多形式的张力增高是由于强壮的近端肌肉作用。伸肌张力占主导地位,下肢屈曲伴随躯干旋转最有效。例如:曲腿横卧时躯干下部旋转可有效降低近端伸肌张力。将患者置于弯腿横卧位,在其屈曲的双腿下放置一个治疗球,轻轻地来回滚动治疗球,这是一个非常有效的手法。当进行躯干下部旋转时,如果有抑制性的作用力持续地作用于股四头肌,从四足着地变为侧坐位可使某些患者有效减轻伸肌张力[142]。

对于功能活动受限的患者(扩展残疾状况评分量表(EDSS)≥7.0),明确异常痉挛姿势是管理规划的重要部分。一般情况下,任何固定姿势的持久或静态定位可使强烈痉挛的患者情况恶化,应当避免。例如:长期卧床患者,下肢保持外展、内收和跖曲,坐在轮椅上髋部和膝部不能充分屈曲。同样,双足保持跖曲,不能置于脚踏板上。各种姿势(卧床、座椅、轮椅)的时间计划表可以使患者免于固定于任何一个姿势。机械定位设备(如:休息夹板、趾展器、指展器、踝展器)有助于保持姿势,保护关节结构。

协调及平衡障碍的处理

小脑功能缺陷(共济失调、姿势不稳)在多发性硬化患者中常见。躯体感觉、视觉及前庭系统受损也常见,导致本体感觉障碍。痉挛和肌肉无力可以通过改变肌肉收缩力量和顺序影响平衡[143]。这些综合作用导致维持直立姿势和其他功能活动困难,从而增加跌倒风险。

直接加强姿势调控的干预措施首先应注重承重、抗重力姿势(如:坐、四足立、跪、矫正跖行和站立)的静态协调(保持)。一系列姿势的延续可通过改变脚尖距离、提高重心、增加必须控制的身体节段数量(自由度)逐步增加姿势需求。特殊运动技术可用于促进包括近端关节(肩或髋)、脊柱的联合稳定和节律稳定。严重共济失调的患者不能保持稳定,可从本体感受神经肌肉性促进法动力逆转(缓慢逆转)技术获益,通过缩减失调范围改善症状[141]。可以通过转移重心、平伸上肢(图16.5)或下肢踏步的综合活动进行动态姿势控制。坐位时,对抗本体感受神经肌肉性促进法,结合上肢运动、躯干运动(旋转屈曲和伸展)是最佳活动。可通过更加高级的动态运动——如患者坐在治疗球上而不是坚硬平面(图16.6)——提高活

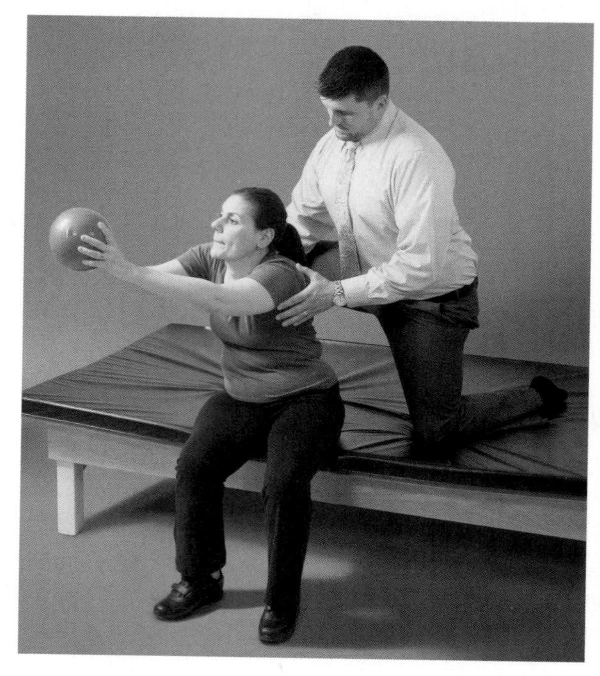

图 16.5 通过重心转移和上部躯干向右旋转控制动态姿势

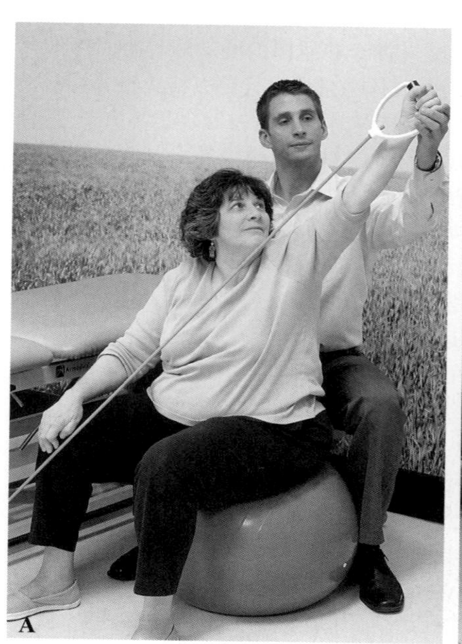

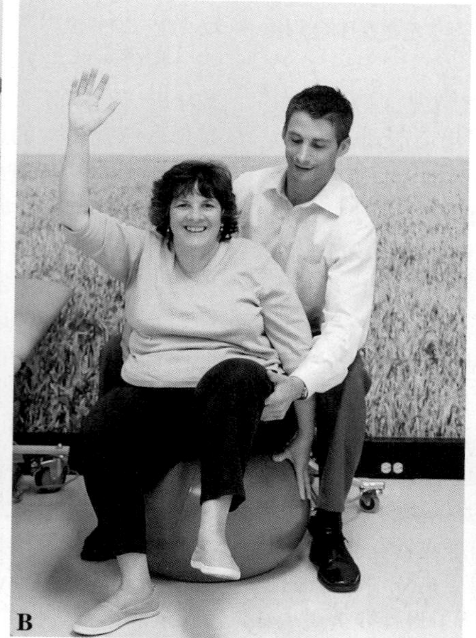

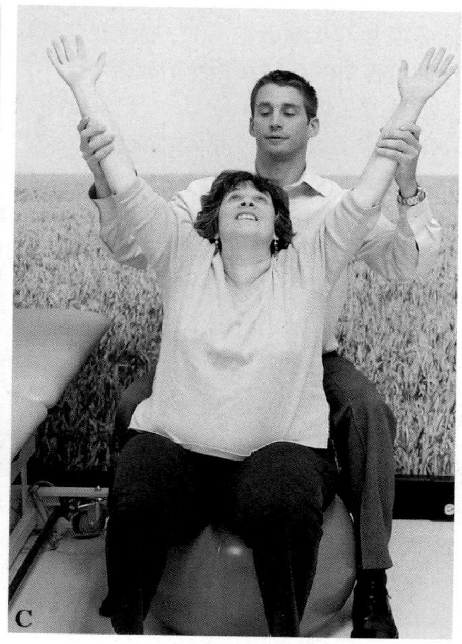

图 16.6 患者坐在球上练习动态姿势协调活动(**A**)双侧有限的过头伸展。(**B**)交替踏步和手臂过肩摇摆。(**C**)抗阻性双侧对称本体感受神经肌肉易化屈曲模式伸展练习

动能力。对踝部和膝部肌群需要降到最小时，核心肌群被调动。这样的平衡训练项目更有侧重性，能使训练者逐步提高平衡控制能力，直到能够独自站立[144,145]。

治疗的主要目标之一为促进安全的功能平衡。有效训练包括各种平衡训练。图 16.7 展示了结合踏步和平伸的动态姿势协调。图 16.8 展示坐位到站位的动作过渡。随着训练进展，不断调整任务（如：脚间距离由宽到窄，再到前后并排，由静止平面到移动平面），促进技能提升。感觉环境变化以适应不同知觉环境（如：睁眼到闭眼，坚实表面到厚板泡沫表面）[142]。多发性硬化和中枢性前庭功能障碍的患者可通过前庭康复改善平衡、缓解眩晕（图 16.9，第 21 章前庭疾病）[146]。

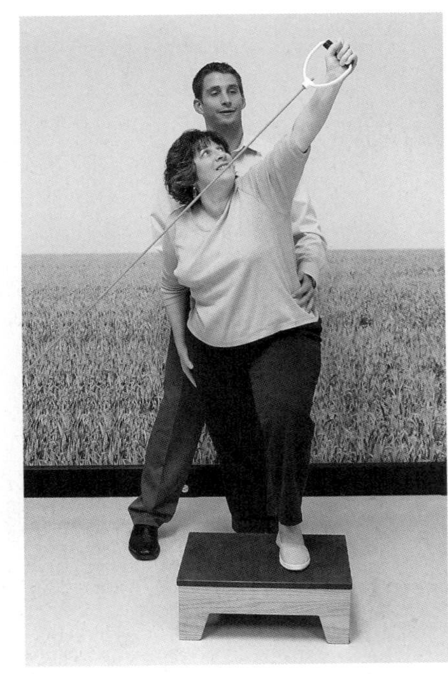

图 16.7　动态姿势控制活动。这个姿势展示手持阻力管进行踏步和伸展活动，难度可逐步增加

水疗是练习静态、动态姿势协调的重要治疗手段，无论是坐立、站立还是行走时均可。水通过阻力减轻患者共济失调，而浮力辅助身体向上平衡。水上增氧健身操可有效增强多发性硬化患者体力，减轻肌肉疲劳，增加耐力，改善生活质量[120,147]。推荐水中运动时，必须估计患者的温度承受能力。通常建议多发性硬化患者在 80~85℉（26.66~29.44℃）的水池中进行运动。

生物反馈，利用增强的反馈可以改善平衡功能。加强的视觉反馈[148]和本体感受反馈（如整体振动平台训练）[149]可改善多发性硬化患者功能。移动测力平台训练（如 SMART 平衡大师）也可以改善平衡。由视觉和（或）听觉获取的生物反馈，有助于躯体感觉缺失的患者。共济失调的患者需要学习如何减少不必要的姿势摇摆（频率和幅度）和对姿势重心的调节。可能会出现潜伏期（开始出现反应）的延长。另外，技术进步，整体振动[150]和家庭视频游戏平台（如：Nintendo Wii）已成为神经疾病患者平衡训练的有效工具[151,152]。

减轻肢体共济失调（震颤和辨距不良）可通过本体感受负荷和轻度阻力实现。例如：治疗师可以运用本体感受神经肌肉性促进法极端模式即光线跟踪阻力的动态逆转技术调整力量消耗和肌肉相互作用。运动失调有时可通过应用拉力片和较轻的重量以稳定运动。尼龙搭扣护腕（腕部或踝部），加重的靴子，或加重夹克或皮带可减轻肢体或躯干的震颤。但额外的重量会增加能量消耗，因此必须注意它们可能造成的疲劳。在步行时，加重的拐杖或步行器可以减轻上肢失调运动。加重的汤匙或叉子可辅助进餐。对于严重震颤的患者，这些

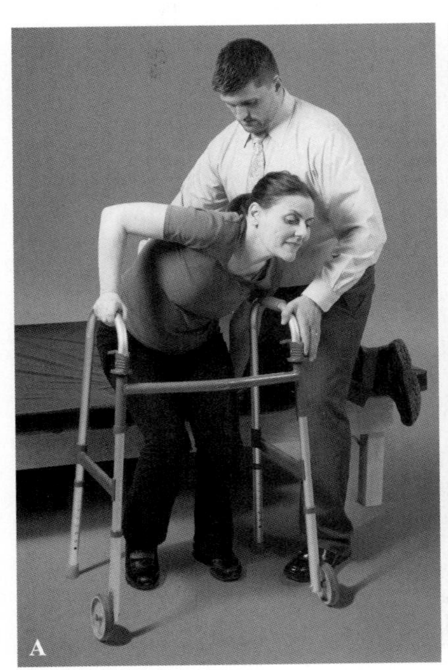

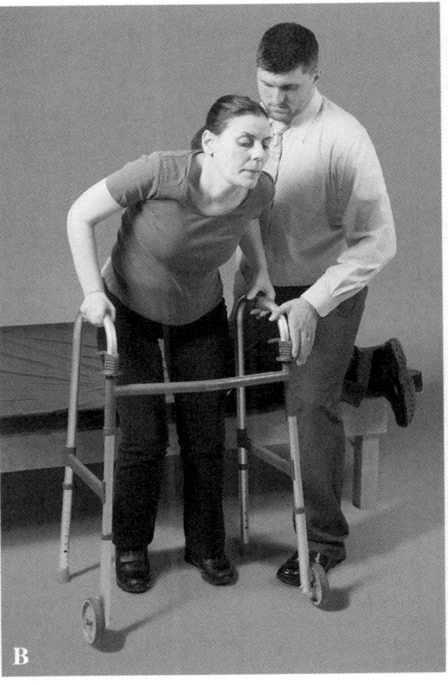

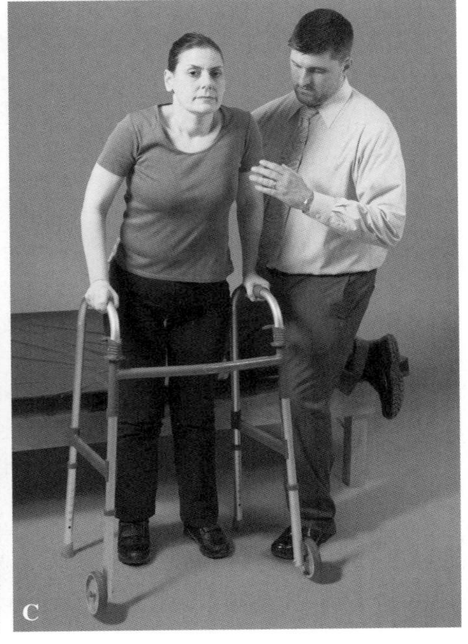

图 16.8　坐位到站位动作过渡。坐到站过渡是步态、转移、平衡训练的重要内容

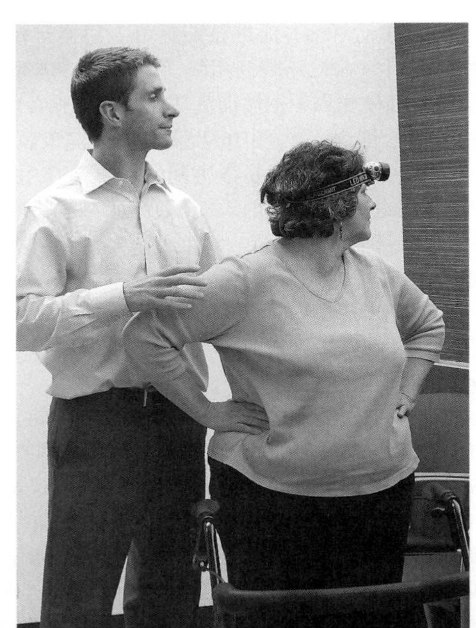

图 16.9 前庭训练的转头动作

设备在功能独立和不独立时可能会发挥不一样的效果。外力设备(吊带或夹板)可以稳定失调肢体,但也会给肢体运动带来一些阻力。空气夹板也能稳定肢体运动,且更轻便省力。软颈托可用来减轻头和颈部震颤。然而,所有措施只是暂时辅助。一旦脱离设备,失调运动重现,且可能会有暂时性加重。

在应急、焦虑、兴奋时不自主运动会加重。肾上腺素全身作用导致觉醒增加,造成功能下降、兴奋性震颤增加。应激处理技能是 POC 的重要组分。一般说,在轻微刺激环境中患者可以集中精力控制运动。他们获益于递增的反馈(结果和表现的言语提示,生物反馈)和反复练习,提高运动能力。多发性硬化患者通常在训练时通常会遭遇一些限制因素,这可能是由于神经肌肉疲劳或者神经原因导致的感觉反馈、注意力、记忆力和专注力缺陷所引起。成功的治疗师需要仔细分析患者可用的资源和经济能力,以帮助患者在最大程度上增强运动能力。

运动系统训练

MS 患者的行走能力通常受损。然而,至少 65% 的多发性硬化患者仍旧可以行走 20 年[9]。早期步态问题通常包括平衡障碍和一个或多个肢体沉重感。患者经常主诉抬腿困难(髋部屈肌无力)。背屈肌常常出现无力导致足下垂。脚间距问题可能到导致环形步态等步态异常,由于强直、痉挛、感觉缺失和(或)共济失调还会引发后续一系列问题。无力一般涉及股四头肌和髋部外展肌。股四头肌无力导致膝部过伸和脊柱前弯、躯干前屈。髋部外展肌无力导致向无力侧倾斜的特伦佰氏步态。

针对肌张力管理、伸张和强化训练的锻炼项目可以改善行走能力。站位和行走活动应该注重安全并保持稳定的 BOS,下肢可以支撑最大重量,注重重心转移,躯干、肢体和盆骨前倾须保持一致,以实现行走过程的稳定性。动力学。应练习多种功能活动,包括前后走,侧步行走和交叉行走(图 16.10)。迂回前进(一项结合侧步和交叉步伐的 PNF 活动)是一项复杂、高水平的行走活动。应在社区安全移动模式下练习爬楼梯、克服路缘和斜坡、回避障碍物及在不同平面行走,第 11 章运动训练,会进一步探讨。前文提到,水池是一个重要的媒介,可用于辅助共济失调患者训练,减轻肌张力和疲劳。

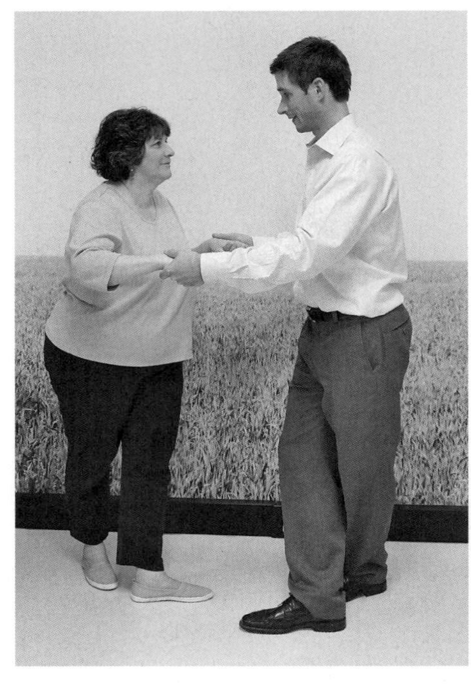

图 16.10 患者练习交叉步态。动态站立是改善步态的一套活动项目

抗重力跑步机运动训练(LT)或减重踩车训练法(TT)已被重视,并应用于改善脊髓损伤和脑卒中患者步态(第 10 章讨论、第 15 章证据总结栏目、脑卒中、第 20 章创伤性脊髓损伤)。对采用 LT 和 TT 的多发性硬化患者进行研究结果提示患者的肌肉力量、痉挛、耐受、平衡、行走速度和生活质量得到改善。自我努力程度降低,未发现疲劳带来的负面效应[153~155]。配合减重的机器人辅助跑步训练(RATT)已被采用,与传统的减重踩车训练比较,两组受试者在结果测量上都有明显提高[156,157]。而机器人辅助跑步训练与传统步态训练结果无差异[158]。总的来说,减重踩车训练是可行且安全的干预措施,对多发性硬化患者功能改善有潜在的重要意义。

矫形器和辅助设备

多发性硬化患者移动能力下降,通常需要矫形设备。可通过踝足矫形器辅助踝足稳定,而且能提高能量效率和安全性。踝足矫形器也适用于足下垂、膝关节活动不灵(尤其过伸状态),轻到中度痉挛和体感差。最常用的是标准的聚丙烯踝足矫形器,轻便又美观(图 16.11)。活节接头的踝足矫形器和辅助抑制跖屈可提供更好的踝部控制。据报道,功能电刺激(FES)设备普遍用于足下垂补充治疗,并能改善行走能力。患者也较少跌倒,可使疲劳减轻[159~161]。为有效利用矫形器或

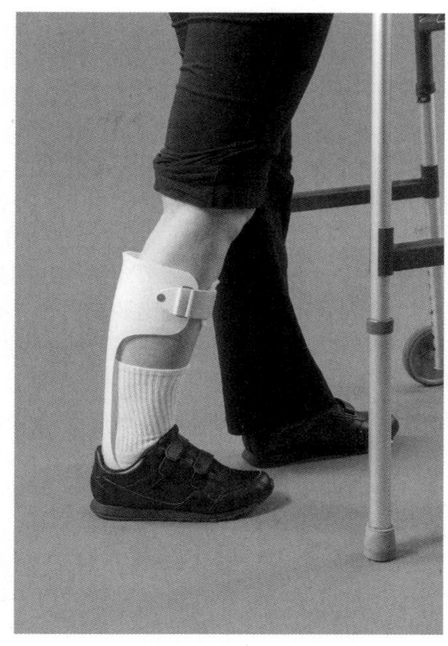

图 16.11　患者穿戴踝足矫形器，以固定踝部和防止足下垂

足下垂的功能电刺激设备，患者必须有力量充分屈曲髋部。使用这些设备的相对禁忌证包括严重痉挛、足部水肿和无力(下肢肌肉尤其髋部屈肌无功能)。尽管膝踝足矫形器(KAFOs)可以帮助稳定膝关节控制能力，但是较少应用，因为其增加能量消耗。

拐杖、前臂拐杖或者步行器，对疲劳、力量、感觉缺失(麻木)或平衡障碍的代偿很重要(图 16.12)。对许多患者而言，选择辅助设备需要充分认识到他们缺失的能力。说服他们使用这些设备远比扶墙行走或扶家具行走安全。设备也可以提高社区的整体认知：许多患者经常发生的类似醉酒时的蹒跚或失衡症状不再出现。社区参与和居家所用的辅助设备可能有所不同，这是由患者的心理因素变化所致，如在家以外的地方患者更加恐惧发生跌倒。应该鼓励患者尝试不同设备以选择最适合自己的设备。例如：严重疲劳患者适合装有手动闸阀和可以经常休息的大型车轮步行器。最新技术革新整合了电脑芯片、在设备中加入了感觉和运动的能力，这些新型设备可以更好地辅助患者行走。美观是促进患者接受的重要因素。许多创新辅助技术使选择更加容易。例如：拐杖设计有不同颜色和样式，包括透明色。ABLEDATA(www.abledata.com)是联邦基金项目，提供产品信息、来源和生产商联系方式[162]。

许多患者从轮式移动设备(电动摩托车或轮椅)中获益。选择设备时应该考虑疾病的病程发展及症状。对躯干充分稳定、上肢功能健全、拥有适度视觉和感知能力的患者，摩托车可提供保持体能的可移动性。摩托车也不会产生轮椅带来的消极耻辱感。三轮或四轮摩托车均可。四轮摩托车户外、不平地面更实用，但是不便于搬运。应推荐的性能包括，便于旋转装卸的座椅，可以随意拆装置于车内，能够不带来上肢损伤的转向操作。摩托车的一个缺点是座位不能特制。这样的座位不适于久坐或那些中到重度姿势不稳的患者。一些新型三轮摩托车设计可以在小范围内转向，而其他类型需要较大的旋转半径不适合居家使用。多发性硬化患者需要充分学习摩托车的安全措施，因为摩托车对躯干力量和稳定性的要求比电动轮椅要高。

轮椅可以协助保持患者体位。标准的轮椅需要额外的能量消耗和推进力的辅助。当推荐患者使用手动轮椅时，有必要进行宣讲，让其保留肩部力量和体力。如因各种原因导致自主推动力量不够时，应推荐电动轮椅(图 16.13)。然而，它们花费昂贵，需要特殊的轮椅厢货车或汽车搬运。

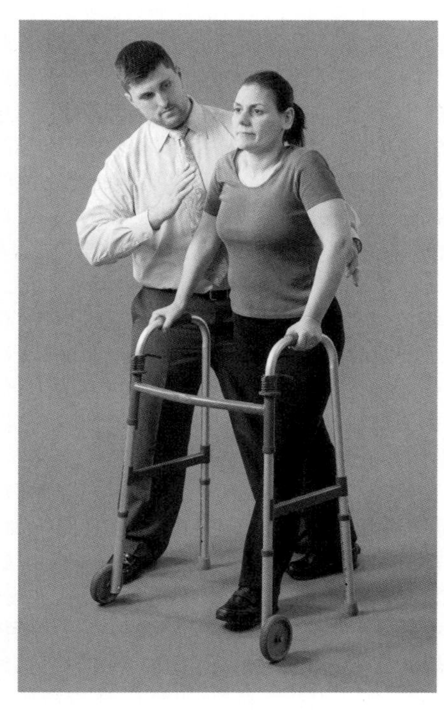

图 16.12　前轮滚动步行器辅助的运动训练

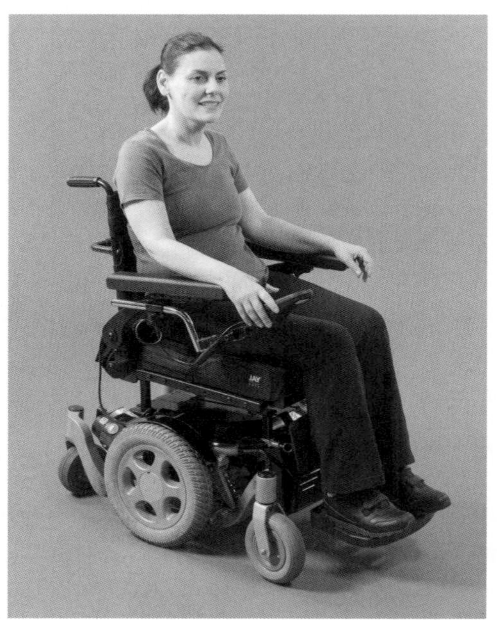

图 16.13　多发性硬化患者使用操作杆电动轮椅移动，正确电动轮椅的使用应使骨盆、躯干、头部和肢体保持一个较为合适的姿势状态

绝大多数患者会用操作杆操作。对于手部力量和感觉受损的患者,可调高操作杆的敏感性。在增强功能的同时,轮椅座位应进行骨盆、躯干、头部和肢体的合适直线校准。常见的排列不齐包括驼背、骨盆后倾(骶后区),这是股后肌群痉挛的典型表现。可通过弹性坐垫辅助改善。也可以通过曲面座椅(定制轮椅)辅助对齐姿势。加强姿势对齐和直立坐位需要坚实的背部支持和横向躯干支持。应放置脚垫以保证大腿与地板平行。如果伸肌强烈痉挛,可使患者摔下座椅。强有力的安全座椅带可以保证骨盆周围固定,这是安全必要的。对于内收肌强烈痉挛的患者,膝关节内侧保护(圆鞍头)非常必要。后跟环和皮带用来保持脚垫上足部姿势。不能进行充分躯干和头部固定的患者需要另外的座椅设计。与高背回头抬腿休息的可躺式轮椅相比,有头部或颈部支持功能的倾斜式轮椅是更好地选择。前着可以保持正常的髋部座位角度,后者使髋部伸展更适合有强烈的伸肌痉挛者。抬腿休息可以伸展股后肌群造成肌痉挛时骨盆后倾。抬腿休息的可躺式轮椅还有场所置放问题。倾斜式轮椅座椅可以进行靠背机械化控制,允许患者较容易的调整位置,从而预防皮肤破损(第 32 章对轮椅的规范化使用进行了额外的讨论)。

患者需学会轮椅的使用方法。当功能障碍加重时,可能需要转移板或液压升降机。注意良好的坐姿及减压对于保持准直型体位及预防皮肤破溃十分重要。患者应学会平衡坐在轮椅上的时间及进行其他活动的时间,如散步或运动。另外,还需努力进行肌肉牵张训练,因为保持长时间坐位往往会导致肌肉收缩(例如:屈髋、屈膝肌群)。

治疗师还需去处理一些经济问题,其中之一便是慢性多发性硬化患者因运动障碍所带来的经济补偿。私人或社会保险部门只在患者有就医必要时才进行赔偿,因为多发性硬化患者的症状不稳定,恶化和缓解可反复发生,治疗师需要提供记录患者需求、强调功能改善及安全性的清晰可信的文档记录。许多第三方支付机构不会对间隔特定时间就要更换的轮椅进行支付,或者不情愿去支付昂贵的特殊轮椅,如可以电动倾斜的或用于旅行的超轻轮椅。治疗师需要对潜在的不利影响提供详细的文件说明,从而证实新轮椅的价值。例如:如果拒绝为一个患者购买带有电动倾斜功能的新轮椅,可能产生的不良后果就是皮肤破损。如果不购买新轮椅,那么很可能需要付出护理工作及外科处理压疮这样的成本。当订购器械时,预估患者未来的需求同样重要,因为这与疾病进展的概率相关。

功能性训练

功能训练应该着眼于问题的解决以及帮助提高患者的决策能力。必须适应所学技能并不断练习以保证在家庭和社区环境中均可以做到安全操作。功能性运动技能(比如:床上活动、转移、运动)是由物理治疗师进行指导,而日常生活能力(如:穿衣、个人卫生、洗澡、如厕、洗漱、进食)及工具性日常生活能力(如:做饭、洗衣、铺床)由作业治疗师进行指导,交流能力训练由言语治疗师进行。团队成员之间亲们的交流与合作是必需的,这可以保证训练的持续和成功。患者须全程参与训练计划,这样可以降低个人的依赖性及被动性。

大多数多发性硬化患者需要使用各种各样的代偿性辅助设施。这需要仔细关注合适的处方设备及进行环境改造,从而帮助患者保存体能、维持功能。合适的设备包括床或浴室内可供手扶的栅栏,高过头的吊架,可升高的椅子,转移板或液压千斤顶。适合的位置性和功能性夹板可便于书写或打字;带有短嘴的盘子和杯子可以减少溢出。这些设施通常在协助手功能方面十分有用。长柄鞋拔子、纽扣挂扣、穿袜辅助器、velcro 粘扣可便于穿衣。需要建立写作用具或通用护腕用来书写,或者是更为复杂的电脑装置以促进有效的沟通。有严重言语问题的患者可能需要扩音设备、电子设备、或电脑控制的可供选择的通讯设备。团队必需意识到,当患者需要辅助装置时,要在功能退化前帮助患者接受并学会使用它们。

语言及吞咽的处理

交流及吞咽功能受损往往同时发生在MS患者身上[163]。据报道 44% 的多发性硬化患者在疾病早期经历了语言和构音的损害,35%~43% 的多发性硬化患者有构音、咀嚼、吞咽问题[164]。膈肌支撑能力的下降、肋间肌肉的缩短等呼吸功能的衰减导致言语障碍并增加呼吸系统感染的可能性。因此,与言语 - 语言病理学家合作进行抗阻呼吸训练(RBT),同时进行躯干肌力量训练、头部控制能力训练、坐位平衡训练对 MS 患者同样重要。呼吸功能的增强可通过以下措施:发长音的训练、抗阻呼吸训练、肺活量训练。治疗师应着重关注膈肌及胸廓的扩张、呼吸功能训练及自我控制的用力咳嗽训练[165]。

当吞咽困难发生时,PT 治疗师需与言语治疗师密切合作去维持吞咽的安全性。需要详细的检查去明确吞咽障碍发生的原因,这些原因通常都很复杂。诊疗方法包括 X 线透视吞咽功能研究(VFSS)和纤维内镜吞咽功能研究(FEES)[166]。PT 治疗师的作用在以下方面十分重要:调整坐姿、调整躯干姿势,头部控制。保持轻微前倾的直立姿势、向下压低下颌有助于吞咽的安全及预防误吸[167]。通过 800 例患者(包括成人及儿童)的研究,FDA 已在 2002 年批准应用舌骨上肌群的经皮神经肌肉电刺激(NMES)。舌骨上肌群的经皮神经肌肉电刺激配合有选择性的口唇运动训练及吞咽方法(如:门德尔松法、强力吞咽、声门上吞咽)可以改善力量、ROM、及吞咽肌肉的协调性。

热触刺激(TTS)是一种感知觉疗法,通过对前扁桃体进行刺激从而改善吞咽反射和吞咽的咽期。凉的或者冰的液体饮料如奶昔、水果汁、冰片可以提供强的感觉输入,从而改善许多患者的吞咽启动期。有的患者吃饭时通过食物与小口液体(茶匙大小)交替进食的方法同样可以改善吞咽困难。大多数患者不宜进行连续吞咽,因为它提高了对呼吸系统的需求,降低了对气道的保护。通过吸管进行吸吮同样有效。如蜂蜜样的稠厚液体可以提供一些阻力从而促进肌肉力量的提高[168]。稀薄的食物(如:带有酱汁、肉汤、水或奶)比干燥的食物更容易吞咽。半固体及泥状食物比块状固体更容易吞咽。应避免食用刺激咽喉的食物(如:醋)及脆的、纤维状的食物(如:蛋糕、饼干、薯片、芹菜、干酪)。还应指导患者集中注意力进食,绝不要试图在进食活动期(咀嚼)时交谈。进餐时，安静、平和的环境有助于改善注意力。疲劳也会影响食物的摄入。许多多发性硬化患者可以减小食物的尺寸，全天进食体积小、能量密度大的食物。严重吞咽障碍的患者有必要使用经皮内镜胃造瘘术（PEG）进食管和（或）鼻胃管[169]。一切以安全为前提，如发生紧急窒息，家庭成员、照料者、及医护人员需要掌握如何使用海姆立克急救法[170]。

认知训练

通常，认知障碍对患者和康复团队来说都很棘手。神经心理学家参与诊疗可以明确患者的优势及不足，从而有助于代偿适应过程。采用代偿方法治疗记忆力缺损是有效的，这包括记忆辅助设备、计时器、及环境策略。通过记事本将每天发生的事及提示信息记录下来有助于记忆。随着技术产品的普及，移动技术、移动装置可以对认知受损的多发性硬化患者提供更多帮助。实验已表明，使用个人数字助手(PDA)装置可以明显改善日常作业活动。患者将移动设备应用于日常生活对他们日常的功能活动有明显的改善，这给他们的生活能力带来了正向作用[171]。药物自助分发机有助于患者按时服药，提醒装置如闹钟、定时器、值班报警装置可提醒患者在特定时间进行某些作业活动（如：服用药物、进行自我放松减压）。对周围环境物品进行分类和标注同样是帮助记忆的有效策略（如：贴了标签的抽屉、橱柜）。功能性任务（如：转移、自我牵伸技术）的指导说明需要仔细写下来并交待给患者及照料者。对于复杂性任务，可以分解成多个步骤，将每一步都清楚的写明具体做法。可以将指导语贴在家中不同地方（例如：如厕及沐浴的步骤贴在洗漱间）。其他有助于认知的方法包括心理预演，请求帮助，警觉性最大化，困境回避及心理训练。重度认知障碍患者的持续性较差，因为他们几乎没有任何自知力。这种情况下，家庭及照料者的作用就要充分发挥出来[17]。

认知行为治疗（CBT）可显著提高多发性硬化患者处理以下情况的能力：焦虑、衰弱、功能障碍、疾病恶化、病程进展[172]。规律性运动训练对多发性硬化患者认知功能、自我效能、生活质量起到促进作用[173,174]。已证实，基于电脑的家庭训练项目，结合其他治疗方法可以改善多发性硬化患者的功能状态[175]。

心理学因素

应认识到多发性硬化患者及其家庭承受着许多问题，比如：社会功能、人际交往、职业、独立及功能技巧的缺失。随着病程的进展，能力逐渐丧失，各种不同的心理状态可能出现，包括愤怒、拒绝接受现实、沮丧等。这种复发缓解性疾病的特点是每当新症状出现时需要持续不断的自我调整。患者在疾病的某一阶段自我调整良好，但当疾病恶化时，又会出现退步。多发性硬化的不确定性产生明显的认知及情绪压力。患者常感到自我不可控制及不确定性。多发性硬化患者不仅需要最初的接受，也需要极大的灵活性去处理这种无休止的疾病状态。患者还需要承受因症状波动、ADL 障碍、依赖性、建筑障碍等这些较小的每天都要面临的压力所造成的累积效应。许多因素可以影响 MS 患者对待疾病的态度，包括疾病对日常生活能力的影响、应对能力、自我效能感、社会支持及精神源泉。他们也许会有“等待”或“无能为力”的态度。尽管医学指南推荐了疾病缓解期用药，仍有一些多发性硬化患者不去服用药物来控制疾病，这与他们对待疾病的态度有关。他们受这种心态影响越久，他们越不可能去寻求帮助。无助感、自我效能低下、缺少对周围环境的掌控感，这些都是造成沮丧及疲劳的主要因素[20]。

抑郁与疾病严重程度并无必然联系。疾病程度较轻的患者可能有重度抑郁，然而严重失能患者却可能没有抑郁。治疗师必须警惕抑郁的征象，并视情况而定去进行干预。第 26 章社会心理疾病会对这个话题进行充分讨论。

尽管疾病会带来负面的社会心理影响，研究表明初步诊断时往往会伴有消极反应，但随着时间流逝，积极的变化也会出现。干预措施的目标是重新评估个人价值以及增加对生活的信心，这可以协助患者更好的管理疾病、享受生活[176]。自我效能是一种信念，是个体对新奇的、不可预测的、充满压力的特定情形的应对能力。加强自我效能及自我管理的策略（认知行为疗法的组成部分）对多发性硬化患者有所帮助[177]。另外的干预措施包括教育、参与目标与计划的设定、参加健康论坛、心理治疗小组的支持与帮助。减压技术的应用（如：放松技术、药物和运动）也有助于促进有效的应对方式。家庭及多学科的支持是有效社会心理管理的重要因素[178,179]。

患者及家庭成员 / 看护者的教育

临床医师的重要角色可被归类为专业的照料者、称职的老师、有能力的从业者。从积极的作用来看，肯定的态度可有效影响患者的心态并协助他们从正面的视角去看待康复。患者及家庭成员 / 照料者之间须以尊重、同情、有效的沟通为基础来进行合作，这是通往成功康复的钥匙[177]。要将注意力放在保持希望及鼓励患者上，以此来缓和来自现实的压力。

作为教育者，治疗师在协助患者及家庭成员 / 照料者提供以下信息中起到重要作用：

- 疾病过程、临床表现及治疗的意义；
- 继发的并发症、间接损害、活动受限的预防措施；
- 康复过程、POC、及特殊的干预措施；
- HEP，包括可独立完成的干预措施；
- 药物的作用及可能产生的副反应；
- 如何使用装置及代偿器械；
- 健康宣教及压力的自我管理方法；
- 社区资源。

患者回归社区需要一个支持团队来为患者及家庭成员 / 照料者提供稳定的基础。在这样一个环境中，个体可以获取关于疾病的准确而有用的信息，可以讨论遇到的问题及应对方法，缓解焦虑及寻求解决办法。因此，支持团队相当于提供了一个有价值的论坛以帮助进行不断的调整。国际多发性硬化协会（www.nationalmssociety.org）通过他们当地的分会为多发性硬化患者及其家庭提供教育、情感支持、各种课程及服务[180]。网络资源位于附录 16.D。

约有半数多发性硬化患者在疾病的某个时期会需要他人

的协助，这无疑为其他家庭成员添加了负担。如果雇佣其他照料者会为患者增加经济负担。大多数照料者都会因为自身的职责产生轻度压力。随着身体护理工作程度及持续时间的增加，照料者会出现许多症状和体征，包括身体上的（如：疲劳、头痛、睡眠障碍、食欲变化）；心理上的（如：焦虑、抑郁、挫败感）；社会上的（如：家庭冲突、社会活动减少、生活无趣）及精神变化（如：绝望、觉得工作和生活无意义）[181]。这也经常造成夫妻关系中的压力，因为照料者往往是配偶。患者的依赖性和需要帮助的程度导致了这种紧张关系[182]。治疗师需能察觉到这些变化、矛盾与问题，需要投入大量的时间和精力来对照料者进行辅导及教育，并对家庭关系进行协调。同样需要关注多发性硬化患者的孩子，因为研究表明多发性硬化父母对孩子心理成长产生负面影响。这在一定程度上是因为对这种疾病缺乏认识了解，积极的宣教也许会消除一些这样的负面影响[183]。

总结

及时的进行神经康复训练是成功改善多发性硬化患者功能受限、残疾、及提高生活质量的关键。如出现严重残疾则需增加训练的频度。对于这种复杂性的神经退行性变疾病，需要有一份综合的 POC，标明患者所有的需求，并强调有意义的功能锻炼、患者教育及自我管理。参与性强并且安全的活动能确保患者成功完成且可以建立自我效能。许多多发性硬化患者认为自己缺乏安全锻炼的相应知识和技能。在监督下进行规律训练、步行训练、节约能量训练、及建立健康行为习惯可以达到促进自我效能、自我管理及自我掌控的目的。住院患者、门诊患者、家庭及社区康复患者需要多学科共同努力来提供多方协作的持续性的医疗。

致谢

对 Marissa A.Barrera，MS，Mphil，MSCS，CCC-SLP 对本章做出的贡献表示感激。

复习思考题

1. 多发性硬化的病理生理学过程？中枢神经系统哪个部位最先受累？
2. 多发性硬化各种临床亚型的不同特点？
3. 多发性硬化的诊断标准？明确诊断需要哪些测试和方法？
4. 多发性硬化疾病缓解期用药的作用？它们的适应证及潜在的副作用有哪些？
5. 讨论 EDSS 量表及使用的指征。
6. 为提高多发性硬化患者力量及一般状况，制定有效运动处方的原则是什么？
7. 为提高多发性硬化患者的有氧训练效果，制定有效运动处方的原则是什么？
8. 讨论多发性硬化患者疲劳问题，及疲劳对运动项目的设计有何影响。
9. 有什么方法可以帮助复发性多发性硬化患者进行心理社会学方面的调整。

病例分析

病史

27 岁患者，研究生，因复视 2 周被收入急症护理机构。自诉近期双下肢无力。4 个月前，发现左手指持续刺痛感伴有左面部麻木不适。

神经科查体发现左眼上象限盲，左眼内直肌肌力弱，左侧凝视可见水平眼震，左侧中枢性面瘫，其余肌肉肌力正常。深部腱反射右侧正常，左侧活跃，左侧足底伸肌跖屈。感觉系统查体无明显阳性体征。诊断为可疑多发性硬化。应用激素治疗后症状缓解，几天后出院。

10 个月后患者被重新收入神经科，因为出现了行走困难加重伴言语不清。

神经科医师报告

患者表现为宽基共济失调步态，言语不清，双侧指鼻实验欠稳准，轮替运动障碍。CT 检查未提示明显异常。MRI 提示数个白质区域特征性病灶。腰椎穿刺示蛋白 56mg，gamma 球蛋白水平升高。其余脑脊液指标正常。大剂量静脉应用激素改善了神经学症状。患者回家进行门诊康复。

2 个月后，患者症状加重，现在进行了住院集中康复。

药物

泼尼松 20mg po qid，抗酸剂 30ml po qid，地西泮 10mg qid。

社会史

患者患病前一直独自居住数年。已从学校休病假并返回家中与父母居住。他们都需要专业的支持及建议来适应这种完全不同的家庭生活。门口有 5 层台阶，两侧都有扶手，一楼有洗漱间。他们计划把一楼书房改造成卧室。她的父母都刚步入 60 岁，身体健康，对于女儿病情迅速恶化感到非常焦虑。

体格检查结果

精神状况

警觉性，定向力正常。

记忆力轻度受损。

有时缺少洞察力，似乎没有意识到自己目前状态的严重性。

有时情绪高涨，有时沮丧，容易哭泣。

社交能力

构音障碍，有时难以听懂。

视力

短暂复视；向左及右凝视时可见眼球震颤；辨距不良；左眼上象限盲。

耐力 / 疲劳

中度受损；最多可以持续进行接近 10 分钟的运动不休息。

皮肤

除右外踝小淤青外大致正常。

ROM

除右背屈 0°，左背屈 0~5° 外，大致正常。

肌张力

双下肢中度伸肌痉挛（修订 Ashworth 评定 2 级），左侧重于右侧。阵发性伸肌痉挛是移动过程中主要的危险因素。

感觉

双下肢感觉异常伴有中度本体感觉缺失，踝关节重于近端关节。

双上肢：轻触觉轻度减弱，左侧重于右侧。

肌力

双下肢肌力中度减弱，肌力一般（可抗重力），髋部肌力减弱最为显著。

双下肢肌力 3+ 到 4 级。

协调性

双上肢：意向性震颤伴轻度上肢共济失调；随意运动具有过多动作。

RAM 中度受损。

双下肢：痉挛导致运动受限，无法进行检查。

平衡

坐位平衡

- 静态：睁眼时，可独立保持坐位 5 分钟伴有微小姿势性震颤，闭眼时，出现躯干共济失调
- 动态：睁眼时，可以向左、向右重心转移 40% 保持稳定（LOS）；闭眼时，移动重心时便失去平衡。

站立平衡

- 静态：在最小协助下，可在双杠内保持站立位 3 分钟；站立过程中患者无法保持垂直站立，出现中度姿势性震颤；闭眼时，摇摆显著增加，患者很快失去平衡。在伸展或过度牵伸时，髋、膝关节僵直。
- 动态：左右两侧均需要助行器，否则无法进行重心转移或迈步。

功能

FIM 评定（功能独立性评定量表）

- 进食：FIM6 分，需要辅助器具。
- 修饰：FIM6 分，需要辅助器具。
- 洗浴：FIM5 分，需要监护或准备，及辅助器具。
- 穿脱衣服：上衣或裤子：FIM4 分，需要最小帮助。
- 如厕：FIM4 分，平衡需要最小帮助。

- 括约肌管理：膀胱 FIM6 分，肠道 6 分。
- 转移：床、椅、轮椅：FIM4 分，站立旋转性转移需要由他人从旁协助。
- 转移：厕所、浴缸：FIM4 分，需要他人从旁协助。
- 移动：行走：FIM4 分，需要他人从旁协助，需要步行器。
- 移动：上下楼梯，FIM2 分，在最大帮助下，上下不到 4~6 台阶。
- 移动：轮椅：FIM5 分，监护下使用手动轮椅移动 150 英尺。轮椅内姿势：骶后区坐位。
- 因为伸肌痉挛，需要安全腰带，否则会从轮椅上滑出。
- 沟通：表达：FIM6 分，需要额外的时间，轻度构音障碍
- 沟通：理解：FIM6 分，完全理解，需要额外的时间。
- 社交：FIM7 分。
- 解决问题：FIM6 分，需要额外时间，做出决定稍有困难。
- 记忆力：FIM6 分，记忆日常活动轻微困难，执行要求不需要重复。

扩展残疾状况评分量表（EDSS）评分：6.5 分。

患者目标

她希望重新获取步行功能，及能够独立生活。她认识到与父母共同生活的必要性，但认为这只是暂时的。

指导性问题

1. 写出障碍列表：按照直接损失、间接损失、功能限制及残疾，对这名患者的障碍进行分类。
2. 确定患者两种结果（功能受限和残疾的矫正）和两个目标（损伤的矫正）
3. 为达到预定结果和目标，列出 4 种早期干预措施。对每种治疗措施做简短原理阐述。
4. 为提高自我管理技能，促进自我效能、提高生活质量，可采取何种策略？

参考文献

1. Cohen, B, Zamvil, S, and Cerruto, L (eds): Neurology: Multiple Sclerosis 2011 Edition. Living Medical eTextbook. Retrieved May 23, 2012, from http://lmt.projectsinknowledge.com/Activity/index.cfm?jn=2023&sj=2023.01&i=8.
2. Rolak, LA: History of Multiple Sclerosis. National Multiple Sclerosis Society, New York, 2003.
3. Celine, J, Coyle, P, and Duquette, P: Gender issues in multiple sclerosis: An update. Women's Health 6(6):797, 2010.
4. Alter, M, et al: Migration and risk of multiple sclerosis. Neurology 28:1089, 1978.
5. Weinshenker, B: Epidemiology of multiple sclerosis. Neurol Clin 14:291, 1996.
6. Herndon, R: The pathology of multiple sclerosis and its variants. In Herdon, R (ed): Multiple Sclerosis: Immunology, Pathology and Pathophysiology. Demos Medical Publishers, New York, 2003, p 184.
7. Lublin, F, and Reingold, S: Defining the clinical course of multiple sclerosis: Results of an international survey. Neurology 46:907, 1996.
8. Cohen, B (ed): Managing symptoms in multiple sclerosis. In Neurology: Multiple Sclerosis 2011 Edition. Living Medical eTextbook. Retrieved May 23, 2012, from http://lmt.projectsinknowledge.com/Activity/index.cfm?jn=2023&sj=2023.01&i=8.
9. Shapiro, R: Managing the Symptoms of Multiple Sclerosis, ed 5. Demos Medical Publishers, New York, 2007.
10. Maloni, H: Pain in multiple sclerosis. Clinical Bulletin for Health Professionals, 2011. National Multiple Sclerosis Society, New York, 2001. Retrieved May 10, 2012, from www.nationalmssociety.org/.
11. Frohman, E: Diagnosis and management of vision problems in MS. Clinical Bulletin for Health Professionals, 2011, National Multiple Sclerosis Society, New York, 2011. Retrieved May 10, 2012, from www.nationalmssociety.org/.
12. Kushner, S, and Brandfass, K: Spasticity. Clinical Bulletin for Health Professionals. National Multiple Sclerosis Society, New York, 2011. Retrieved May 10, 2012, from www.nationalmssociety.org/.
13. National Clinical Advisory Board of the National Multiple Sclerosis Society: Management of MS-related fatigue. National Multiple Sclerosis Society, New York, 2006. Retrieved May 10, 2012, from www.nationalmssociety.org/.
14. Fisk, J, et al: The impact of fatigue on patients with multiple sclerosis. J Can Sci Neurol 21:9, 1994.
15. Schwartz, C, et al: Psychosocial correlates of fatigue in multiple sclerosis. Arch Phys Med Rehabil 77:165, 1996.
16. Logemann, J: Swallowing disorders and their management in patients with multiple sclerosis. Clinical Bulletin for Health Professionals. National Multiple Sclerosis Society, New York, NY, 2011. Retrieved May 12, 2012, from www.nationalmssociety.org/.
17. Benedict, R: Cognitive dysfunction in multiple sclerosis. Clinical Bulletin for Health Professionals. National Multiple Sclerosis Society, New York, 2011. Retrieved May 12, 2012, from www.nationalmssociety.org/.
18. Samuel, L, and Cavallo, P: Emotional issues of the person with MS. Clinical Bulletin for Health Professionals. National Multiple Sclerosis Society, New York, 2011. Retrieved May 23 2012, from www.nationalmssociety.org/.
19. Brassington, J, and Marsh, N: Neuropsychological aspects of multiple sclerosis. Neuropsychol Rev 8:43, 1998.
20. Shnek, Z, et al: Helplessness, self-efficacy, cognitive distortions and depression in multiple sclerosis and spinal cord injury. Ann Behav Med 19:287, 1997.
21. Minden, S: Pseudobulbar affect. Clinical Bulletin for Health Professionals. National Multiple Sclerosis Society, New York, 2011. Retrieved May 12 2012, from www.nationalmssociety.org/.
22. Feinstein, A, et al: Prevalence and neurobehavioral correlates of pathological laughing and crying in multiple sclerosis. Arch Neurol 54:1116, 1997.
23. Holland, N, and Reitman, N: Bladder dysfunction in multiple sclerosis. Clinical Bulletin for Health Professionals. National Multiple Sclerosis Society, New York, 2011. Retrieved May 13 2012, from www.nationalmssociety.org/.
24. Holland, N and Kennedy, P: Bowel management in multiple sclerosis. Clinical Bulletin for Health Professionals. National Multiple Sclerosis Society, New York, 2011. Retrieved May 23, 2012, from www.nationalmssociety.org/.
25. Foley, F: Assessment and treatment of sexual dysfunction in multiple sclerosis. Clinical Bulletin for Health Professionals. National Multi-

ple Sclerosis Society, New York, 2011. Retrieved May 13, 2012, from www.nationalmssociety.org/.

26. Polman, C, et al: Diagnostic criteria for multiple sclerosis: 2010 revisions to the McDonald criteria. Ann Neurol 69(2):292, 2011.
27. McDonald, W, et al: Recommended diagnostic criteria for multiple sclerosis: Guidelines from the International Panel on the Diagnosis of Multiple Sclerosis. Ann Neurol 50(1):121, 2001.
28. Cohen, B, and Pelletier, D (eds): MRI and new imaging technologies in multiple sclerosis. In Neurology: Multiple Sclerosis 2011 Edition. Living Medical eTextbook. Retrieved May 10, 2012, from http://lmt.projectsinknowledge.com/Activity/index.cfm?jn=2023&sj=2023.01&i=8.
29. Weber, E, Vilensky, J, and Fog, A: Practical Radiology: A Symptom-Based Approach. FA Davis, Philadelphia, 2013.
30. Cohen, B (ed): Currently available treatments for multiple sclerosis. In Neurology: Multiple Sclerosis 2011 Edition. Living Medical eTextbook. Retrieved May 13, 2012, from http://lmt.projectsinknowledge.com/Activity/index.cfm?jn=2023&sj=2023.01&i=8
31. Kalb, R, and Reitman, N: Overview of multiple sclerosis. National Multiple Sclerosis Society, New York, 2011. Retrieved May 13 2012, from www.nationalmssociety.org/.
32. Holland, N: Improving adherence to therapy with immunomodulating agents. National Multiple Sclerosis Society, New York, 2011. Retrieved May 5, 2012, from www.nationalmssociety.org/.
33. Orsnes, G, et al: The effect of baclofen on the transmission in spinal pathways in spastic multiple sclerosis patients. Clin Neurophysiol 111:1372, 2000.
34. Holland, N, and Kennedy, P: Bowel management in multiple sclerosis. In Neurology: Multiple Sclerosis 2011 Edition. Living Medical eTextbook. Retrieved May 13, 2012, from http://lmt.projectsinknowledge.com/Activity/index.cfm?jn=2023&sj=2023.01&i=8.
35. Thompson, A: The effectiveness of neurological rehabilitation in multiple sclerosis. J Rehabil Res Dev 37(4):455, 2000.
36. Baker, N, and Tickle-Degnen, L: The effectiveness of physical, psychological, and functional interventions in treating clients with multiple sclerosis: A meta-analysis. Am J Occup Ther 55(3):324, 2001.
37. Craig, J, et al: A randomized controlled trial comparing rehabilitation against standard therapy in multiple sclerosis patients receiving steroid treatment. J Neurol Neurosurg Psychiatry 74:1225, 2003.
38. Di Fabio, R, et al: Health-related quality of life for persons with progressive multiple sclerosis: Influence of rehabilitation. Phys Ther 77(12):1704, 1997.
39. DiFabio, R, et al: Extended outpatient rehabilitation: Its influence on symptom frequency, fatigue, and functional status for persons with progressive multiple sclerosis. Arch Phys Med Rehabil 79:141, 1998.
40. Freeman, J, et al: The impact of inpatient rehabilitation on progressive multiple sclerosis. Ann Neurol 42(2):236, 1997.
41. Liu, C, Playford, E, and Thompson, A: Does neurorehabilitation have a role in relapsing remitting multiple sclerosis? J Neurol 250(10):1214, 2003.
42. Patti, F, et al: Effects of a short outpatient rehabilitation treatment on disability of multiple sclerosis patients—a randomized controlled trial. J Neurol 250(7):861, 2003.
43. Slade, A, Tennant, A, and Chamberlain, M: A randomized controlled trial to determine the effect of intensity of therapy upon length of stay in a neurological rehabilitation setting. J Rehabil Med 34(6):260, 2002.
44. Guagenti-Tax, EM, et al: Impact of a comprehensive long-term care program on caregivers and persons with multiple sclerosis. Int J M S Care 2(1):5, 2000.
45. Khan, F, et al: Effectiveness of rehabilitation intervention in person with multiple sclerosis. J Neurol Neurosurg Psychiatry 79:1230, 2008.
46. Patti, F, et al: Effects of a short outpatient rehabilitation treatment on disability of multiple sclerosis patients: A randomised controlled trial. J Neurol 250(7):861, 2003.
47. Pozzilli, C, et al: Home based management in multiple sclerosis: Results of a randomised controlled trial. J Neurol Neurosurg Psychiatry 73:250, 2002.
48. Storr, LK, Sorensen, PS, and Ravnborg, M: The efficacy of multidisciplinary rehabilitation in stable multiple sclerosis patients. Mult Scler 12:235, 2006.
49. Stuifbergen, AK, et al: A randomized clinical trial of a wellness intervention for women with multiple sclerosis. Arch Phys Med Rehabil 84(4):467, 2003.
50. Wiles, C, et al: Controlled randomized crossover trial of the effects of physiotherapy on mobility in chronic multiple sclerosis. J Neurol Neurosurg Psychiatry 70:174, 2001.
51. Khan, F, et al: Multidisciplinary rehabilitation for adults with multiple sclerosis (review). Cochrane Database of Systematic Reviews 2007, Issue 2. Art. No.: CD006036. DOI: 10.1002/14651858.CD006036.pub2.
52. Kraft, G, and Schapiro, R (Co-Chairs) National MS Society's Medical Advisory Board: Rehabilitation: Recommendations for Persons with Multiple Sclerosis. National Multiple Sclerosis Society, New York, 2004 Retrieved June 10, 2012, from www.nationalmssociety.org.
53. American Physical Therapy Association (APTA): Guide to Physical Therapist Practice, ed 2. APTA, Alexandria, VA, 2003.
54. Medicare Benefit Policy Manual, Chapter 15, Covered Medical and Other Health Services, Rev. 151, 11-18-11. Retrieved June 10, 2012, from www.cms/gov/Regulations-and-Guidance.
55. Dal Bello-Haas, V: A framework for rehabilitation of neurodegenerative diseases: Planning care and maximizing quality of life. Neurology Report (now JNPT) 26(2):115, 2002.
56. Benedict, R, et al: Minimal neuropsychological examination of MS patients: A consensus approach. Clin Neuropsychol 16(3): 381, 2002.
57. Folstein, M: Mini-Mental State: A practical method for grading the cognitive state of patients for the clinician. J Psychiatr Res 12:189, 1975.
58. Beck, A, and Beck, R: Screening depressed patients in family practice: A rapid technique. Postgrad Med 52:81, 1972.
59. Lincoln, NB, Jackson, JM, and Adams, SA: Reliability and revision of the Nottingham Sensory Assessment for stroke patients. Physiother 84(8):358, 1998.
60. Sharrack, B, and Hughes, R: The Guy's Neurological Disability Scale (GNDS): A new disability measure for multiple sclerosis. Mult Scler 5(4):223, 1999.
61. Hoogervorst, E, et al: Comparisons of patient self-report, neurologic examination, and functional impairment in MS. Neurology 56(7):934–937, 2001.
62. Melzack, R: The McGill Pain Questionnaire: Major properties and scoring methods. Pain 1:227, 1975.
63. Rog, DJ, et al: Validation and reliability of the Neuropathic Pain Scale (NPS) in multiple sclerosis. Clin J Pain 23(6):473, 2007.
64. Flachenecker, P, et al: Fatigue in multiple sclerosis: A comparison of different rating scales and correlation to clinical parameters. Mult Scler 8(6):523, 2002.
65. Fisk, JD, et al: The impact of fatigue on patients with multiple sclerosis. Can J Neurol Sci 21(1):9, 1994.
66. Fisk, JD, et al: Measuring the functional impact of fatigue: Initial validation of the fatigue impact scale. Clin Infect Dis Suppl 1:S79, 1994.
67. Penner, IK, et al: The Fatigue Scale for Motor and Cognitive Functions (FSMC): Validation of a new instrument to assess multiple sclerosis related fatigue. Mult Scler 15(12):1509, 2009.
68. APTA Multiple Sclerosis Outcome Measures Taskforce: Multiple Sclerosis Outcome Measures. Retrieved from www.neuropt.org/files/FINAL_EDGE_DOCUMENT.pdf.
69. Karpatkin, HI: Multiple sclerosis and exercise: A review of the evidence. Int J MS Care 7(2):36, 2005.
70. Vukusic, S, and Confavreux, C: The natural history of multiple sclerosis. In Cook, SD (ed): Handbook of Multiple Sclerosis. Marcel Dekker, New York, 2001, p 443.
71. De Souza, L, and Ashburn, A: Examination of motor function in people with multiple sclerosis. Physiother Res Int 1:98, 1996.
72. Lee, K, et al: The Ashworth Scale: A reliable and reproducible method of measuring spasticity. J Neuro Rehab 3:205, 1989.
73. Bohannon, R, and Smith, M: Interrater reliability of a modified Ashworth scale of muscle spasticity. Phys Ther 67:206, 1987.
74. Shumway-Cook, A, and Horak, F: Assessing the influence of sensory interaction on balance. Phys Ther 66:1548, 1986.
75. Nelson, S, et al: Vestibular and sensory interaction deficits assessed by dynamic platform posturography in patients with multiple sclerosis. Ann Otol Rhinol Laryngol 104:62, 1995.
76. Jackson, R, et al: Abnormalities in posturography and estimations of visual vertical and horizontal in multiple sclerosis. Am J Otol 16:88, 1995.

77. Berg, K, et al: Measuring balance in the elderly: Preliminary development of an instrument. Physiother Can 41:304, 1989.
78. Berg, K, et al: Measuring balance in the elderly: Validation of an instrument. Can J Public Health Suppl 2(Jul-Aug):S7–11, 1992.
79. Tinetti, M: Performance-oriented examination of mobility problems in elderly patients. J Am Geriatr Soc 34:119, 1986.
80. Horak, FB, Wrisley, DM, and Frank, J: The Balance Evaluation Systems Test (BESTest) to differentiate balance deficits. Phys Ther 89(5):484, 2009.
81. Shumway-Cook, A, et al: Predicting the probability of falls in community dwelling older adults. Phys Ther 77:812, 1997.
82. Schwid, S, et al: The measurement of ambulatory impairment in multiple sclerosis. Neurology 49:1419, 1997.
83. Lord, SE, et al: Visual gait analysis: The development of a clinical examination and scale. Clin Rehabil 12:107, 1998.
84. Borg, G: Psychophysical bases of perceived exertion. Med Sci Sports Exerc 14:377, 1982.
85. American College of Sports Medicine: ACSM's Guidelines for Exercise Testing and Prescription, ed 8. Lippincott Williams & Wilkins, Philadelphia, 2010.
86. Guide for the Uniform Data Set for Medical Rehabilitation including the FIM instrument, Version 5.0. State University of New York at Buffalo, Buffalo, 1996.
87. Granger, C, et al: Functional examination scales: A study of persons with multiple sclerosis. Arch Phys Med Rehabil 71:870, 1990.
88. Stewart, A, Hays, R, and Ware, J: The MOS short-form general health survey. Reliability and validity in a patient population. Med Care 26(7):724, 1988.
89. Freeman, JA, et al: Clinical appropriateness: A key factor in outcome measure selection: The 36 item short form health survey in multiple sclerosis. J Neurol 68(2):150, 2000.
90. Gilson, B, et al: The Sickness Impact Profile: Development of an outcome measure of health care. Am J Public Health 65:1304, 1975.
91. Doble, S, et al: Functional competence of community-dwelling persons with multiple sclerosis using the Examination of Motor and Process Skills. Arch Phys Med Rehabil 75:843, 1994.
92. Kurtzke, J: On the evaluation of disability in multiple sclerosis. Neurology 11:686, 1961.
93. Kurtzke, J: Rating neurological impairment in multiple sclerosis: An expanded disability status scale (EDSS). Neurology 33:1444, 1983.
94. Noseworthy, J, et al, and Canadian Cooperative MS Study Group: Interrater variability with the Expanded Disability Status Scale (EDSS) and Functional Systems (FS) in a multiple sclerosis clinical trial. Neurology 40:971, 1990.
95. Haber, A, and LaRocca, N (eds): MRD Minimal Record of Disability for Multiple Sclerosis. National Multiple Sclerosis Society, New York, 1985.
96. Solari, A, et al: Accuracy of self-examination of the minimal record of disability in patients with multiple sclerosis. Acta Neurol Scand 87:43, 1993.
97. Vickrey, BG, et al: A health-related quality of life measure for multiple sclerosis. Qual Life Res 4:187, 1995.
98. Vickrey, BG, et al: Comparison of a generic to disease-targeted health-related quality of life measure for multiple sclerosis. J Clin Epidemiol 50:557, 1997.
99. Consortium of Multiple Sclerosis Centers, Health Science Research Subcommittee: Multiple Sclerosis Quality of Life Inventory: A User's Manual. National Multiple Sclerosis Society, New York, 1997.
100. Cella, DF, et al: Validation of the Functional Examination of Multiple Sclerosis quality of life instrument. Neurology 47(1):129, 1996.
101. Hobart, JC, et al: The Multiple Sclerosis Impact Scale (MSIS-29): A new patient-based outcome measure. Brain 124:962, 2001.
102. Riazi, A, et al: Multiple Sclerosis Impact Scale (MSIS-29): Reliability and validity in hospital based samples. J Neurol Neurosurg Psychiatry 73(6):701, 2002.
103. Sloane, E, et al: Anti-inflammatory cytokine gene therapy decreases sensory and motor dysfunction in experimental MS: MOG-EAE behavioral and anatomical symptom treatment with cytokine gene therapy. Brain Behav Immun 23:92, 2009.
104. Bitton, L, and Fred, D: Palliative care in patients with MS. Neurol Clin 19:801, 2001.
105. Cattaneo, D, and Jonsdottir, J: Sensory impairments in quiet standing in subjects with MS. Mult Scler 15(1):59, 2009.
106. Cramp, A, et al: The incidence of pressure ulcers in people with MS and persons responsible for their management. Int J M S Care 6(2):52, 2004.
107. Shelley, A, et al: Impact of sitting time on seat-interface pressure and on pressure mapping with MS patients. Arch Phys Med Rehabil 86:1221, 2005.
108. Taylor, V: Pressure mapping clinical protocol. Proceedings of Canadian Seating and Mobility Conference, Toronto, ON, September 22–24, 1999.
109. Yang, Y, et al: Remote monitoring of sitting behaviors for community-dwelling manual wheelchair users with spinal cord injury. Spinal Cord 47(1):67, 2009.
110. Williams, C, et al: Iron and zinc status in MS patients with pressure sores. Eur J Clin Nutr 42(4):321, 1988.
111. White, LJ, et al: Resistance training improves strength and functional capacity in persons with multiple sclerosis. Mult Scler 10:668, 2004.
112. Surakka, J, et al: Effects of aerobic and strength exercise on motor fatigue in men and women with multiple sclerosis: A randomized control trial. Clin Rehabil 18:737, 2004.
113. Mostert, S, and Kesselring, J: Effects of a short-term exercise training program on aerobic fitness, fatigue, health perception, and activity level of subjects with multiple sclerosis. Mult Scler 8:161, 2002.
114. Petajan, J, et al: Impact of aerobic training on fitness and quality of life in multiple sclerosis. Ann Neurol 39:432, 1996.
115. DeBolt, LS, and McCubbin, JA: The effects of home-based resistance exercise on balance, power, and mobility in adults with multiple sclerosis. Arch Phys Med Rehabil 85(2):290, 2004.
116. Jones, R, Davies-Smith, A, and Harvey, L: The effect of weighted leg raises and quadriceps strength, EMG and functional activities in people with multiple sclerosis. Physiother 85(3):154, 1999.
117. Lord, SE, Wade, DT, and Halligan, PW: A comparison of two physiotherapy treatment approaches to improve walking in multiple sclerosis: A pilot randomized controlled study. Clin Rehabil 2(6):477, 1998.
118. Solari, A, et al: Physical rehabilitation has a positive effect on disability in multiple sclerosis patients. Neurology 52(1):57, 1999.
119. Wiles, CM, et al: Controlled randomised crossover trial of the effects of physiotherapy on mobility in chronic multiple sclerosis. J Neurol Neurosurg Psychiatry 70(2):174, 2001.
120. Patti, F, et al: Effects of a short outpatient rehabilitation treatment on disability of multiple sclerosis patients. J Neurol 250:861, 2003.
121. Sutherland, G, Andersen, M, and Stoove, M: Can aerobic exercise training affect health-related quality of life for people with multiple sclerosis? J Sport Exerc Psychol 23:122, 2001.
122. Andreasen, AK, Stenager, E, and Dalgas, U: The effect of exercise therapy on fatigue in multiple sclerosis. Mult Scler 17(9):1041, 2011.
123. Dalgas, U, et al: Fatigue, mood and quality of life improve in MS patients after progressive resistance training. Mult Scler 16(4):480, 2010.
124. Cakit, BD, et al: Cycling progressive resistance training for people with multiple sclerosis—a randomized controlled study. Am J Phys Med Rehabil 89:446, 2010.
125. Rampello, A, et al: Effect of aerobic training on walking capacity and maximal exercise tolerance in patients with multiple sclerosis: A randomized crossover controlled study. Phys Ther 87(5) 545, 2007.
126. Dodd, K, et al: A qualitative analysis of a progressive resistance exercise programme for people with multiple sclerosis. Disabil Rehabil 28(18):1127, 2006.
127. Snook, NM, and Motl, RW: Effect of exercise training on walking mobility in multiple sclerosis: A meta-analysis. Neurorehabil Neural Repair 23(2):108, 2009.
128. Rietberg, MB, et al: Exercise therapy for multiple sclerosis (review). Cochrane Database of Systematic Reviews 2004, Issue 3. Art. No.: CD003980. DOI: 10.1002/14651858.CD003980.pub2.
129. Mulcare, J, and Petajan, J: Multiple sclerosis. In American College of Sports Medicine: ACSM's Resources for Clinical Exercise Physiology: Musculoskeletal, Neuromuscular, Neoplastic, Immunologic, and Hematologic Conditions. Lippincott Williams & Wilkins, Philadelphia, 2002, p 29.
130. Jackson, K, and Mulcare, J: Multiple sclerosis. In American College of Sports Medicine: ACSM's Exercise Management for

Persons with Chronic Diseases and Disabilities, ed 3. Human Kinetics, Champaign, IL, 2009, p 321.
131. Ku, YE, et al: Physiologic and functional responses of MS patients to body cooling. Am J Phys Med Rehabil 79:427, 2000.
132. Davis, SL, et al: Thermoregulation in multiple sclerosis. J Appl Physiol 109(5):1531, 2010.
133. Meyer-Heim, A, et al: Advanced lightweight cooling-garment technology: Functional improvements in thermosensitive patients with multiple sclerosis. Mult Scler 13(2):232, 2007.
134. White, AT, et al: Effect of precooling on physical performance in multiple sclerosis. Mult Scler 6:176, 2000.
135. Flensner, G, and Lindencrona, C: The cooling-suit: Case studies on its influence on fatigue among eight individuals with multiple sclerosis. J Adv Nurs 37(6):541, 2002.
136. Motl, RW, et al: Accurate prediction of cardiorespiratory fitness using cycle ergometry in minimally disabled persons with relapsing-remitting multiple sclerosis. Arch Phys Med Rehabil 93(3):490, 2012.
137. Kuspinar, A, et al: Predicting exercise capacity through submaximal fitness tests in persons with multiple sclerosis. Arch Phys Med Rehabil 91(9):1410, 2010.
138. Curran, SA, and Willis, FB: Chronic ankle contracture reduced: A case series. Foot Ankle Online J 4(7):2, July 2011.
139. Harvey, L, Herbert, R, and Crosbie, J: Does stretching induce lasting increases in joint ROM? A systematic review. Physiother Res Int 7(1):1, 2002.
140. Multiple Sclerosis Council for Clinical Practice Guidelines: Fatigue and Multiple Sclerosis: Evidence-Based Management Strategies for Fatigue in Multiple Sclerosis. Paralyzed Veterans of America, New York, 1998.
141. Adler, S, Beckers, D, and Buck, M: PNF in Practice, ed 3. Springer, New York, 2008.
142. O'Sullivan, S, and Schmitz, T: Improving Functional Outcomes in Physical Rehabilitation. FA Davis, Philadelphia, 2010.
143. Kelleher, K, et al: Ambulatory rehabilitation in multiple sclerosis. Disabil Rehabil 31(20):1625, 2009.
144. Vera-Garcia, FJ, Grenier, SG, and McGill, SM: Abdominal muscle response during curl-ups on both stable and labile surfaces. Phys Ther 80:564, 2000.
145. Freeman, JA, et al: The effect of core stability training on balance and mobility in ambulant individuals with multiple sclerosis: A multi-center series of single case studies. Mult Scler 16(11): 1377, 2010.
146. Hebert, J, et al: Effects of vestibular rehabilitation on multiple sclerosis–related fatigue, upright postural control: A randomized controlled trial. Phys Ther 91(8):1166, 2011.
147. Roehrs, T, and Karst, G: Effects of an aquatics exercise program on quality of life measures for individuals with progressive multiple sclerosis. JNPT 28(2):63, 2004.
148. Cattaneo, D, et al: Effects of balance exercises on people with multiple sclerosis: A pilot study. Clin Rehabil 21:771, 2007.
149. Prosperini, L, et al: Visuo-proprioceptive training reduces risk of falls in patients with multiple sclerosis. Mult Scler 16(4):491, 2010.
150. Claerbout, M, et al: Effects of 3 weeks' whole body vibration training on muscle strength and functional mobility in hospitalized persons with multiple sclerosis. Mult Scler J 18(4):498, 2012.
151. Taylor, D: Can Wii improve balance? N Z J Physiother 39(3): 131, 2011.
152. Taylor, M, et al: Activity-promoting gaming systems in exercise and rehabilitation. J Rehab Research Dev 48(10):1171, 2011.
153. Giesser, B, et al: Locomotor training using body weight support on a treadmill improves mobility in persons with multiple sclerosis: A pilot study. Mult Scler 13:224, 2007.
154. Newman, MA: Can aerobic treadmill training reduce the effort of walking and fatigue in people with multiple sclerosis? A pilot study. Mult Scler 13:113, 2007.
155. Fulk, G: Locomotor training and virtual reality-based balance training for an individual with multiple sclerosis: A case report. JNPT 29(1):34, 2005.
156. Wier, LM, et al: Effect of robot-assisted versus conventional body-weight-supported treadmill training on quality of life for people with multiple sclerosis. J Rehabil Res Dev 48(4):483, 2011.
157. Lo, AC, and Triche, EW: Improving gait in multiple sclerosis using robot-assisted, body weight supported treadmill training. Neurorehabil Neural Repair 22(6):661, 2008.
158. Schwartz, I, et al: Robot-assisted gait training in multiple sclerosis: A randomized trial. Mult Scler 18(6):881, 2012.
159. Esnouf, JE, et al: Impact on activities of daily living using a functional electrical stimulation device to improve dropped foot in people with multiple sclerosis, measured by the Canadian Occupational Performance Measure. Mult Scler 16(9):1141, 2010.
160. Paul, L, et al: The effect of functional electrical stimulation on the physiological cost of gait in people with multiple sclerosis. Mult Scler 14:954, 2008.
161. Chag, Y, et al: Decreased central fatigue in multiple sclerosis patients after 8 weeks of surface functional electrical stimulation. J Rehabil Res Dev 48(5):555, 2011.
162. Provance, P: Physical therapy in multiple sclerosis rehabilitation. Clinical Bulletin for Health Professionals. National Multiple Sclerosis Society, New York. Retrieved May 15, 2012, from www.nationalmssociety.org/.
163. Achiron, A, et al: Aphasia in multiple sclerosis: clinical and radiologic correlations. Neurology 42: 2195, 1992.
164. Beukelman, DR, Kraft, GH, and Freal, J: Expressive communication disorders in persons with multiple sclerosis. Arch Phys Med Rehabil 66:675, 1985.
165. Blumenfeld, L, et al: Transcutaneous electrical stimulation versus traditional dysphagia therapy: A nonconcurrent cohort study. Otolaryngol Head Neck Surg 135:754, 2006.
166. Mari, F, et al: Predictive value of clinical indices in detecting aspiration in patients with neurological disorders. J Neurol Neurosurg Psychiatry 63(4):456, 1997.
167. Calcagno, P, et al: Dysphagia in multiple sclerosis—prevalence and prognostic factors. Acta Neurol Scand 105(1):40, 2002.
168. Regan, J, Walshe, M, and Tobin, WO: Immediate effects of thermal-tactile stimulation on timing of swallow in idiopathic Parkinson's disease. Dysphagia 25(3):207, 2010.
169. Thomas, FJ, et al: Dysphagia and nutritional status in multiple sclerosis. J Neurol 246(8):677, 1999.
170. Duffy, JR: Motor Speech Disorders: Substrates, Differential Diagnosis, and Management, ed 2. Mosby, St Louis, 2005.
171. Gentry, T: Handheld Computers as Assistive Technology for Individuals with Cognitive Impairment Related to Multiple Sclerosis [e-book]. UMI Dissertation Services, ProQuest Information and Learning, Ann Arbor, MI, 2006. Retrieved May 22, 2012, from www.proquest.com/products_umi/dissertations/.
172. Dennison, L, and Moss-Morris, R: Cognitive-behavioral therapy: What benefits can it offer people with multiple sclerosis? Expert Rev Neurother 10(9):1383, 2010.
173. Motl, R: Physical activity and cognitive function in multiple sclerosis. J Sport Exerc Psychol 33(5):734, 2011.
174. Motl, R, and Snook, E: Physical activity, self-efficacy, and quality of life. Ann Behav Med 35:111, 2008.
175. Shatil, E, et al: Home-based personalized cognitive training in MS patients: A study of adherence and cognitive performance. Neurorehabil 26(2):143, 2010.
176. Irvine, H: Psychosocial adjustment to multiple sclerosis: Exploration of identity redefinition. Disabil Rehabil 31(8):599, 2009.
177. Leino-Kilpi, H, et al: Elements of empowerment and MS patients. J Neurosci Nurs 30:116, 1998.
178. Malcomson, KS, Dunwoody, L, and Lowe-Strong, AS: Psychosocial interventions in people with multiple sclerosis—a review. J Neurol 254:1, 2007.
179. Plow, M, Mathiowetz, V, and Resnik, L: Multiple sclerosis: Impact of physical activity on psychosocial constructs. Am J Health Behav 32(6):614, 2008.
180. Hertz, D, and Holland, N: Community Resources for Your Patients with MS (Resource Bulletin, Information for Health Professionals). National Multiple Sclerosis Society, New York, 2004.
181. Bello-Hass, V, Bene, M, and Mitsumoto, H: End of life: Challenges and strategies for the rehabilitation professional. Neurology Report (now JNPT) 26(4):174, 2002.
182. Irvine, H, et al: Psychosocial adjustment to multiple sclerosis: exploration of identity redefinition. Disabil Rehabil 31(8):599, 2009.
183. Bogosian, A, Moss-Morris, R, and Hadwin, J: Psychosocial adjustment in children and adolescents with a parent with multiple sclerosis: A systematic review. Clin Rehabil 24(9):789, 2010.

补充文献

Blackstone, M: First Year—Multiple Sclerosis: An Essential Guide for the Newly Diagnosed, ed 2. Marlow & Co., New York, 2007.

Compston, A, et al: McAlpine's Multiple Sclerosis, ed 4. Churchill Livingstone/Elsevier, St Louis, 2005.

Coyle, PK, and Halper, J: Living with Progressive Multiple Sclerosis: Overcoming Challenges, ed 2. Demos Medical Publishers, New York, 2008.

Holland, NJ, Murray, TJ, and Reingold, SC: Multiple Sclerosis: A Guide for the Newly Diagnosed, ed 3. Demos Medical Publishing, New York, 2007.

Kalb, R (ed): Multiple Sclerosis: A Guide for Families, ed 3. Demos Medical Publishing, New York, 2006.

Kesselring, J, Comi, G, and Thompson, A (eds): Multiple Sclerosis: Recovery of Function and Neurorehabilitation. Cambridge University Press, Cambridge, 2010.

Raine, C, McFarland, H, and Hohlfeld, R: Multiple Sclerosis: A Comprehensive Text. Saunders/Elsevier, St Louis, 2008.

Shapiro, R: Managing the Symptoms of Multiple Sclerosis, ed 4. Demos Medical Publishing, New York, 2007.

Weiner, L, and Stankiewicz, J: Multiple Sclerosis: Diagnosis and Therapy. Wiley-Blackwell, West Sussex, UK, 2012.

疲劳影响程度量表（MFIS）

附录 16.A

疲劳是一种身体劳累和缺乏能量的感觉。本身有疾病的人们例如 MS 患者则有更加强烈的疲劳感，这种疲劳感相对于其他健康人来说更为频繁，作用更强烈。

下面是一个描述疲劳影响的评估量表，请仔细阅读每项评估项目，然后圈出一个数字，这个数字最能够反映出在过去的四周里疲劳出现的频率。请回答每一个问题。如果你不能确定选择哪一个答案，就选择相对最符合你情况的一个。你有任何不懂的句子或短语都可以让评估者解释。

姓名:________________________　日期:______/ ______/ ____

序号:________________________　测试:1　2　3　4

过去的四周中由于我的疲劳 ......

	没有	很少	有时	经常	几乎总是
1 我的思维敏捷性下降了	0	1	2	3	4
2 我很难长时间集中注意力	0	1	2	3	4
3 我不能清晰地思考	0	1	2	3	4
4 我已出现动作笨拙和不协调	0	1	2	3	4
5 我是健忘的	0	1	2	3	4
6 在活动时我必须督促我自己	0	1	2	3	4
7 我已很少主动去做任何需要体力的事情	0	1	2	3	4
8 我已很少主动去参加社会活动	0	1	2	3	4
9 我离开家做事的能力已经受限	0	1	2	3	4
10 我已很难保持长时间的体力活动	0	1	2	3	4
11 我已很难作出决定	0	1	2	3	4
12 我已很少主动去做需要思考的事情	0	1	2	3	4
13 我感到肌肉软弱无力	0	1	2	3	4
14 我感到身体不舒服	0	1	2	3	4
15 完成需要思考的任务我已有困难	0	1	2	3	4
16 当在家或在工作中做事情的时候很难组织起我的思维	0	1	2	3	4
17 需要体力的任务我很少能完成	0	1	2	3	4
18 我的思维已经变慢了	0	1	2	3	4
19 我集中注意力已经有困难了	0	1	2	3	4
20 我的体力活动已经受限了	0	1	2	3	4
21 我需要更频繁的休息或者是休息更长的时间	0	1	2	3	4

关于 MFIS 评分的说明

MFIS 中的项目可以被分成三个分量表(身体、认知、社会心理),三者组成了 MFIS 总分,所有的项目都计入总分,因此高分表明疲劳对于一个人的活动有更显著的影响。

身体分量表

这个等级是从 0~36 分。通过相加以下项目的原始分数得到。4+6+7+10+13+14+17+20+21。

认知分量表

这等个级是从 0~40 分。通过相加以下项目的原始分数得到。1+2+3+5+11+12+15+16+18+19。

社会心理分量表

这等个级是从 0~8 分。通过相加以下项目的原始分数得到。8+9。

MFIS 总分

MFIS 总分是从 0~84 分。通过相加身体分量表,认知分量表,社会心理分量表的分数得到。

多发性硬化患者扩展残疾状态量表

附录 16.B

功能系统

锥体束功能

0. 正常
1. 有异常迹象但没有残疾
2. 最轻微的残疾
3. 轻度或中度下肢瘫或偏瘫;严重的局部麻痹
4. 显著下肢瘫或偏瘫;中等程度四肢瘫;或局部麻痹
5. 截瘫,偏瘫,或显著四肢瘫
6. 四肢麻木

V. 不清楚

小脑功能

0. 正常。
1. 有异常迹象但没有残疾。
2. 轻微共济失调。
3. 中等程度躯干或肢体共济失调。
4. 严重共济失调,累及所有肢体。
5. 由于共济失调无法执行协调性运动。

V. 不清楚

X. 当虚弱无力(锥体束 3 级或 3 级以上)影响测试时,自始至终用于每一个数字之后。

脑干功能

0. 正常
1. 仅仅有一点迹象
2. 中度眼球震颤或其他轻度残疾
3. 严重的眼球震颤,显著眼外肌麻痹,或其他颅神经中度残疾
4. 显著构音障碍或其他显著残疾
5. 不能吞咽或说话

V. 不清楚

感觉功能(1982 年修订)

0. 正常
1. 只有一个或两个肢体震颤或书写能力下降。
2. 触觉、痛觉或位置觉轻度下降 ,或一到两个肢体震动觉中度下降,或三到四个肢体只有震动觉的下降。
3. 触觉、痛觉或位置觉中度下降,或一到两个肢体基本上失去震动觉,或有三个或四个肢体在触觉或痛觉轻度下降,和(或)所有的本体感觉中度下降
4. 一到两个肢体有单独或联合的触觉或痛觉显著下降或者丧失本体感觉,或两个肢体以上触觉或痛觉中度下降,和(或)重度本体感觉下降。
5. 一到两个肢体基本上丧失感觉,或头部以下大多数身体部位触觉或痛觉中度下降,和(或)丧失本体感觉。
6. 头部以下感觉基本丧失

V. 不清楚

肠和膀胱功能(1982 年修订)

0. 正常。
1. 轻度尿踌躇,尿急,或尿潴留。
2. 中度肠或膀胱踌躇,急迫,潴留,或轻微尿失禁。
3. 经常性尿失禁。
4. 需要长期导尿。
5. 丧失膀胱功能。
6. 丧失肠和膀胱功能。

V. 不清楚

视觉功能

0. 正常
1. 暗点伴有视敏度(纠正后)大于 20/30。
2. 暗点伴有最大视敏度(纠正后)在 20/30~20/59。
3. 大暗点或中度视野下降但是最大视敏度(纠正后)在 20/60~20/99。
4. 显著视野下降但是最大视敏度(纠正后)在 20/100~20/200;在 3 分的基础上加上优势眼最大视敏度小于 20/60。
5. 最大视敏度(纠正后)小于 20/200,在 4 分的基础上加上优势眼最大视敏度小于 20/60。
6. 在 5 分的基础上加上优势眼最大视敏度小于 20/60。

V. 不清楚

X. 在上述 0~6 分的基础上出现暂时性视乳头苍白。

大脑(或精神)功能

0. 正常
1. 只有情绪改变(不影响 DSS 分数)
2. 轻度精神活动下降
3. 中度精神活动下降
4. 重度精神活动下降;慢性脑病综合征:中度
5. 痴呆或慢性脑病综合征:重度或丧失功能

V. 不清楚

其他功能

0. 无
1. 任何其他归因于 MS(特征性)的神经系统发现
V. 不清楚

扩展残疾状态量表 EDSS

0 = 正常神经系统检查(所有功能系统(FS)得分为 0);大脑可接受得分 1

1.0 = 无障碍,在一个功能系统(FS)有最小的迹象(即得 1 分,但须排除大脑得 1 分的情况)

1.5 = 无障碍,多于一个功能系统(FS)有最小的迹象(即得 1 分,但须排除大脑得 1 分情况)

2.0 = 一个功能系统(FS)有最小的障碍(一个 FS 得 2 分,其他得 0 或 1 分)。

2.5 = 两个功能系统(FS)有最小的障碍(两个 FS 得 2 分,其他得 0 或 1 分)。

3.0 = 完全能够步行,一个功能系统(FS)有中度障碍(一个 FS 得 3 分,其他 0 或 1 分),或有三到四个 FS 轻度障碍(三或四个 FS 得 2 分,其他 0 或 1 分)。

3.5 = 完全能够步行,但一个功能系统(FS)有中度障碍(一个 FS 得 3 分)和一或两个 FS 得 2 分;或两个 FS 得 3 分,或五个 FS 得 2 分(其他得 0 或 1 分)。

4.0 = 一个 FS 有相对严重的障碍(1 个 FS 得 4 分,其他得 0 或 1 分)但一天中有大约 12 个小时起床走动,可以在没有帮助的情况下独立步行,能自理;或者功能系统得分虽低,但是多个功能系统的组合得分超过前面几级的上限;能够在没有帮助的情况下持续行走约 500 米。

4.5 = 可以在没有帮助的情况下完全独立步行,一天中的多数时间起床活动,能够坚持一天的活动,但可能有活动范围或强度的限制或需要很小的帮助;以相对严重的障碍为特点,通常一个 FS 得 4 分(其他得 0 或 1 分)或者功能系统得分虽低,但是多个功能系统的组合得分超过前面几级的上限;能够在没有帮助的情况下持续行走约 300 米。

5.0 = 独立步行,或大约走 200 米即需要休息;障碍严重到影响了全天的活动。通常 FS 当量是一个 FS 得 5 分,其他得 0 或 1 分,或者功能系统得分虽低,但是多个功能系统的组合得分超过上述第 4 级的上限。

5.5 = 独立步行,或大约走 100 米即需要休息;障碍严重到影响了全天的活动,(通常 FS 当量是一个 FS 得 5 分,其他得 0 或 1 分,或者功能系统得分虽低,但是多个功能系统的组合得分超过上述第 4 级的上限。

6.0 = 断续行进,或在一侧有持续性帮助(手杖、拐杖、吊带 / 背带)的情况下能走 100 米中途休息或不休息,通常 FS 当量是有多于两个 FS 得分在 3+ 以上。

6.5 = 在双侧持续性帮助(手杖、拐杖、吊带 / 背带)的情况下能持续走 20 米中途不休息,通常 FS 当量是有多于两个 FS 得分在 3+ 以上。

7.0 = 即使有帮助,步行也不能超过 5 米,基本上局限在轮椅上;能自己控制标准轮椅进行独立移动;在轮椅上离床活动每天大约 12 小时,通常 FS 当量是有多于一个 FS 得分在 4+ 以上;或者只有椎体束得 5 分,但这种情况非常少。

7.5 = 走不了几步;局限于轮椅上;可能在轮椅移动和控制方面需要帮助但不能持续在标准轮椅上待一整天;可能需要电动轮椅,(通常 FS 当量是有多于一个 FS 得分在 4+ 以上)。

8.0 = 基本上局限于床上或椅子上或在轮椅上活动,但是一天中的多数时间可以自己离床,保留了很多自理能力;一般能有效地使用胳膊。(通常 FS 当量是混合型的,一般来说有好几个系统得分在 4+ 以上)。

8.5 = 一天中的大多数时间基本上局限于床上;能有效地使用胳膊;保留了一些自理能力(通常 FS 当量是混合型的,一般来说有好几个系统得分在 4+ 以上)。

9.0 = 卧床患者,能沟通或是进食(通常 FS 当量是混合型的,大多数 FS 得分都在 4+ 以上)。

9.5 = 完全卧床患者,不能有效沟通、进食或吞咽困难(通常 FS 当量是混合型的,几乎所有的 FS 得分都在 4+ 以上)。

10.0 = 死于多发性硬化(MS)。

多发性硬化患者活动日记

附录 16.C

说明

1. 在日记的开头，描述你以前的睡眠情况是怎样的。
2. 用 1~10 这十个数字来评估，1 表示非常低，10 表示非常高。
   - 你的疲劳水平（F）；
   - 你现在做的活动的价值或重要性（V）；
   - 你对你的行为表现的满意度（S）。

   通过把一个活动与其他一些你比较喜欢的活动进行比较，你可以计算出这一活动的价值。

   例如：下午一点：F=7　V=3　S=2；活动：解决午餐站 15 分钟。

   评论：构想模糊
3. 在活动部分总是描述做过的体力活动（如：站立 10 分钟、爬 20 层楼、走 200 步）。
4. 在活动情况下记录体外环境温度。
5. 在评论部分列出一天中所有出现的或者是恶化的多发性硬化症状，包括：认知问题、视觉问题、虚弱无力、头晕目眩、行走困难、疼痛、麻木、烧灼感等等。
6. 每小时做一次记录。

姓名：________________________ 日期：______________

描述昨晚的睡眠情况________________________________

时间	F（疲劳）	V（有效）	S（满意）	活动	评论
上午 6:00					
7:00					
8:00					
9:00					
10:00					
11:00					
下午 12:00					
1:00					
2:00					
3:00					
4:00					
5:00					
6:00					
7:00					
8:00					
9:00					
10:00					
11:00					
12:00					

附录 16.D 临床医生及多发性硬化患者/患者的家庭

成员可参考的网络资源

美国多发性硬化学会 www.nationalmssociety.org

美国残疾人法案(ADA)主页 www.usdoj.gov/crt/ada

美国老年人医疗保险制度(Medicare) http://cms. hhs.g ov

社会保险在线 www. ssa. gov

美国神经系统疾病和脑卒中协会 www. ninds. nih. gov

美国医学图书馆 www. nim. nih. gov

神经病学档案 http://archneur.ama-assn.org

神经病学 www.neurology.org

临床试验中心监测目录服务 www.centerwatch.com

优秀退伍军人多发性硬化中心 www.va.gov/ms

CLAMS:多发性硬化患者计算机教育倡议 www. clams. org

多发性硬化中心联盟 www.mscare.org

Heuga 中心—多发性硬化患者行动计划 www. heuga.org

国际多发性硬化联盟 www.msif.org

Amgen—米托蒽醌制造商 www.amgen.com www. novantrone. com

Biogen—干扰素制造商 www.msactivesource. com www. biogen.com www.avonex.com

Berlex—倍泰龙制造商 www.berlex.com www. betaseron. com

Teva Neurosciences—克帕松制造商 www. tevaneuroscience. com www. mswatch. com

Serono Group—利比制造商 www. serono. com www.rebif. com

MS 全球 www.msworld.org/communications.htm

髓磷脂计划—MS 研究 www. myelin.org

Rocky Mountain MS 中心 www. mscenter.org

美国家庭照顾者协会(NFCA) www. nfcacares.org

最佳配偶(Well Spouse)基金会 www. wellspouse.org

美国神经病学研究院(ANA) www. aan. com (ANA 会员、专家)

www.aan.com/public (public education)

美国康复信息中心(NARIC) www.naric.com

美国瘫痪退伍军人(PVA) www.pva.org

能力中心——辅助技术 www.abilityhub.com

ABLEDATA—辅助技术 www.abledata.com

残疾人在线 www.disabledonline.com

苹果电脑无障碍服务 www.apple.com/accessibility

IBM 无障碍服务 www.306.ibm.com/able

Microsoft 无障碍技术 www.microsoft.com/enable

(李铁山 译)

肌萎缩侧索硬化症

第 17 章

Vanina DalBello-Haas, PT, PhD

学习目标

1. 流行病学、风险因素、病因、发病机制、诊断及肌萎缩侧索硬化症的一般预后
2. 比较就业保险的 Escorial 诊断标准
3. 区分下运动神经元、上运动神经元病理和延髓的损害
4. 讨论 ALS 患者的医疗与健康管理。
5. ALS 患者康复计划(概要)
6. ALS 患者的物理治疗检查
7. 物理治疗在 ALS 患者管理中的作用和影响治疗决策的因素。
8. 比较过度使用性损害和废用性萎缩与 ALS 的相关性。
9. 总结运动与 ALS 的相关文献。
10. 为 ALS 患者设计训练计划时必须要考虑的注意事项。
11. 讨论 ALS 患者的常见问题及其物理治疗措施。
12. 根据物理检查的发现确定 ALS 患者预期的目标和结局。
13. 根据物理检查的发现为 ALS 患者设计治疗措施。

章节大纲

运动神经元疾病(Motor neuron diseases ,MND)是一种遗传异质性和(或)非家族性的,以上、下运动神经元损害为临床表现的散发性疾病(表 17.1)*。肌萎缩侧索硬化症(Amyotrophic lateral sclerosis,ALS),通常被称为卢伽雷病(Lou Gehrig's disease),是最常见而且极度致命的成年人运动神经元病。ALS 的特征是脊髓、脑干、大脑运动神经元的变性和丢失,导致的各种上运动神经元和下运动神经元的临床症状和体征[2]。

表 17.1 运动神经元病

亚型	神经系统病理
肌萎缩侧索硬化	皮质脊髓束、运动皮质和脑干神经元、脊髓前角细胞的退变
原发性侧索硬化	上运动神经元退变
进行性延髓麻痹	第 9、12 对脑神经运动神经元退变
进行性肌萎缩	脊髓和脑干运动神经元缺失或染色质溶解

* 英国常用运动神经元病(MND)来描述该疾病,而北美和欧洲使用肌萎缩侧索硬化(ALS)。在欧洲,ALS 也被称为 Charcot 病。

流行病学

据估计，在美国有 30 000 名 ALS 患者，每天都有 15 例新确诊的 ALS 患者。除了极少数高发病率地区如日本的关岛和纪伊半岛（地理上属 ALS 的西太平洋地区），据报道，ALS 的总发病率在 0.4~2.4/10 万人口。随着每 10 年发病率的增加，最少七个十年后，ALS 的患病率将达到 4~10/10 万人口[3~7]。

尽管 ALS 可以发生在任何年龄，但平均发病年龄为 50~60 岁年龄段的中后期[4,5,7,8]。大多数研究已经发现，这种疾病影响男性略多于女性，大约为 1.7 : 1[3,5,6]；然而，65 岁之后性别相关的发病率少有报道[3,9,10]。虽然幼年发病的 ALS 中有罕见病例是常染色体隐性遗传，但整体来说，只有大约 5%~10% 的个体表现为常染色体显性遗传特点[家族 ALS（FALS）][11]。在遗传性成人 ALS 的病例中，大约有 20% 是由于超过 1/100 的超氧化物歧化酶（SOD1）基因突变所致[12,13]。那是一种编码为铜 - 锌超氧化物歧化酶的基因。大多数的成年 ALS 患者没有疾病的家族史（散发 ALS），非常小比例散发的 ALS 的患者有 SOD1 突变[14,15]。

大约 70%~80% 的 ALS 个体是从肢体起病，四肢最先开始；20%~30% 是从延髓起病[6,16,17]，延髓相关肌肉最先起病，这在中年妇女最常见，最初的症状可能包括言语困难，咀嚼困难，或者吞咽困难[2,6]。

病因学

流行病学的证据已经证实了几种已知的 ALS 和可能的危险因素（图 17.1）。然而其他少见的遗传性（FALS）病例的病因学在很大程度上是未知的。这被认为不是一个单一的机制，而是多个或累积机制，包括氧化应激、外源性神经毒性、兴奋性毒性、轴突转运的损伤、蛋白质聚集、细胞凋亡（程序性细胞死亡）和生活方式等因素，均可能导致 ALS 患者的神经元变性[13]。

1. 超氧化物歧化酶是一组消除氧自由基的酶，虽然产生于正常细胞代谢，但被认为与神经退化有关。在人类有三种亚型的 SOD：胞质铜 - 锌超氧化物歧化酶（CuZnSOD），线粒体锰超氧化物歧化酶（MnSOD）和细胞外超氧化物歧化酶（ECSOD）。SOD1 是位于 21 号染色体的编码 CuZnSOD。成人 FALS 基因的研究已经证实，大约 20% 的这类患者存在 SOD1 突变；然而，原发的基因缺陷是未知的。当 SOD 酶活性下降，可观察到的 FALS 个体的 SOD1 基因突变，自由基可积累导致损伤[13,18,19]。在 FALS 中大多数突变患者显示出酶活性的缺失，表明突变的 SOD-1 蛋白质可能有毒性从而导致运动神经元死亡。然而，机制还有待证实[13]。

2. 谷氨酸，是一种兴奋性神经递质，也和神经退行性变有关。过多的谷氨酸引发一连串的细胞死亡事件[13]。据报道有 ALS 患者的脑脊液（CSF）、血浆和尸检组织中谷氨酸的含量增加[21,22]。在对 ALS 患者尸检中发现运动皮层和脊髓组织存在兴奋性氨基酸转运蛋白 2（EAAT2），它是一种特殊的谷氨酸转运蛋白，这支持了兴奋性神经毒素引起神经退行性变的理论。

3. 细胞体和轴突近端的神经微丝蛋白的凝集成球状是 ALS 的病理特征之一[13,25,26]。这种不正常的凝集是继发性病理改变还是导致了运动神经元的变性有待证实[13]。

4. 几项研究认为 ALS 的病因与自身免疫反应有关[7,27~29]例如：血清因子对 ALS 患者脊髓前角运动神经元的毒性作用已经有报道[27]，并且 ALS 患者存在钙通道抗体也已被证实[29]。

5. 有学者推测缺乏神经营养因子会导致 ALS 的发展和其他神经退行性疾病[30]。在活体实验和培养分离的运动神经元细胞实验表明，神经营养因子对运动神经元的存活非常重要。[31,32]但是，关于 ALS 的缺陷因子还没有得出结论。例如：对尸体的研究发现脊髓前角的睫状神经营养因子降低，而在运动皮层无变化，神经生长因子在运动皮层降低，但在脊髓侧索则是增加[33]。

6. 其他被认为可能导致 ALS 神经退行性变理论的证据是散在的、有限的或间接的，包括外源或环境因素[34]、细胞凋亡[35]和病毒感染[36]。

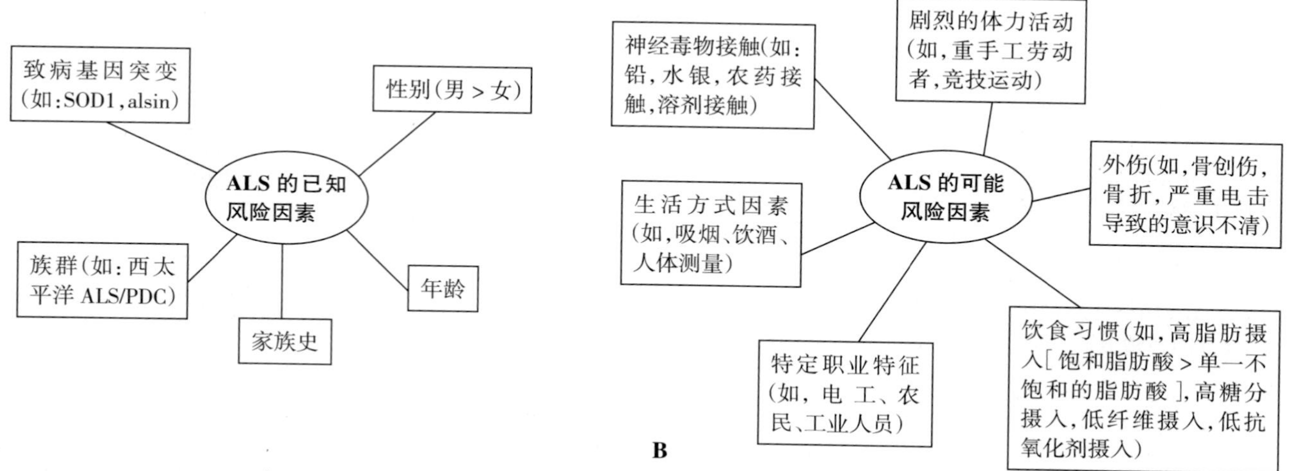

图 17.1 （A）ALS 的已知风险因素。（B）ALS 的可能风险因素 ALS/PDC= 肌萎缩性脊髓侧索硬化症合并帕金森痴呆

病理生理学

肌萎缩性侧索硬化症的特征是脊髓、脑干和运动皮层运动神经元的进行性退变和缺失(图 17.2)。皮质的上运动神经元受损,同样皮质脊髓束也会受损。脑干的颅神经Ⅴ(三叉)、Ⅶ(面)、Ⅸ(舌咽)、Ⅹ(迷走神经)和Ⅻ(舌下)和脊髓的前角细胞也会受损[2]。控制眼外肌的脑干神经核[Ⅲ(动眼神经核),Ⅳ(滑车神经核)和Ⅵ(外展神经核)]通常不受影响,如果发生变性,也是在病程的较晚期发生[37]。Onufrowicz 核(Onuf's 核)的运动神经元,位于骶 2 脊髓水平前角的腹侧缘,一般都能幸免;如果它们受到影响,也是在非常有限的范围内[38,39],这些神经元控制盆底横纹肌,包括肛门和尿道外括约肌[40]。

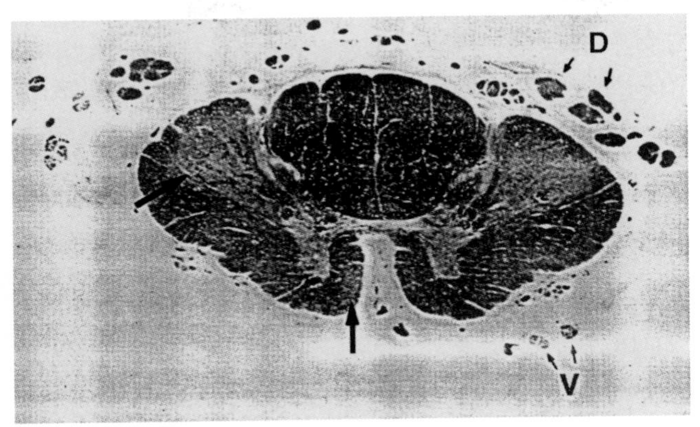

图 17.2　典型 ALS 患者高位颈段脊髓横断面 Luxol 快速 B 染色,继发于皮质脊髓前束和侧束的变性(大箭头),可以看到此处明显苍白,尤其是与背根相比较(D,小箭头)时,脊神经前根(V,小箭头)的萎缩

ALS 一般不会影响感觉系统和脊髓小脑束。一些研究表明,ALS 可能会影响感觉神经元,但影响程度比运动神经元小得多。形态学的研究发现,外周感觉神经表现出轴突萎缩,脱髓鞘和变性[41,42]。尸检发现大量脊髓背根神经节细胞的缺失[43]。Clarke 神经元和脊髓小脑束的变性也有报道[44~46]。脊髓小脑束变性是 FALS 一个公认的病理学特点,并且也用于描述很罕见的散发性的 ALS。后柱变性在 FALS 中比较常见,但在散发性的 ALS 中较少见。

当运动神经元变性后,它们无法再控制所支配的肌肉纤维,此时,周边健康完整的周围神经轴突可发芽,并再支配部分失神经支配的肌肉[48](图 17.3),从本质上承担了退化的运动神经元的作用,并在疾病早期保存肌肉的力量和功能。然而,幸存的运动单位在逐渐减少[49,50]。当运动单位损失超过 50%,神经再支配已不能补偿进行性退变[49,50]。而且肌电图(EMG)的研究发现了 ALS 患者运动单位神经再支配的证据。随着病情的发展,神经再支配已不能弥补退化的速度以及[51]各种损伤的发展(表 17.2)。

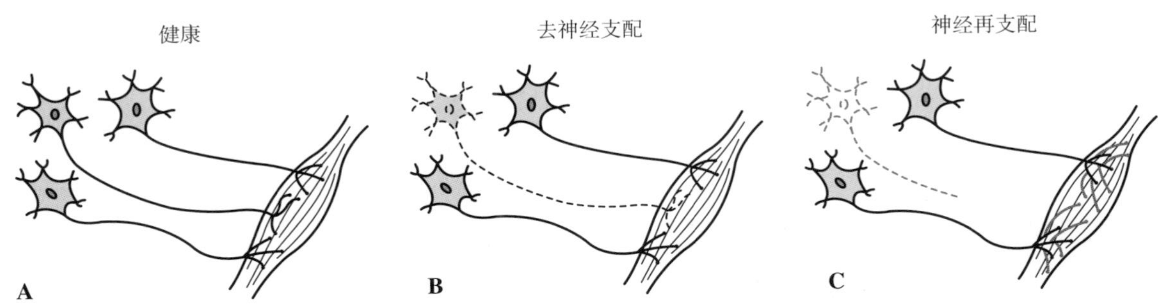

图 17.3　出芽。(**A**)正常运动神经元。(**B**)去神经支配。(**C**)神经再支配

表 17.2　肌萎缩侧索硬化症的常见损伤

病理学 / 受影响的系统	临床表现 / 损伤
下运动神经元病理	肌肉无力,反射减弱,低张力,肌萎缩,肌肉抽搐,肌束震颤
上运动神经元病理	痉挛,病理反射,反射亢进
延髓	延髓性肌无力,吞咽障碍、构音障碍,流涎,假性球麻痹
呼吸系统	呼吸肌无力(吸气和呼气)、呼吸困难、劳力性呼吸困难、夜间呼吸困难、端坐呼吸、通气不足、分泌物潴留、咳嗽无力
额颞叶痴呆性的 ALS,伴行为障碍的 ALS,伴认知障碍的 ALS	额颞叶痴呆有关的损伤(如:丧失洞察力、情感迟钝),认知障碍(如:注意力障碍、认知灵敏度降低),行为障碍(如:烦躁不安、社会行为失控)
其他	罕见的障碍:感觉障碍、大小便功能障碍、眼肌的麻痹。间接的和复合损伤:乏力、消瘦、恶病质、运动范围减少、肌腱短缩、关节挛缩、关节半脱位、粘连性关节囊炎、疼痛、平衡和姿势控制障碍、步态紊乱、功能失调、抑郁症、焦虑

ALS=amyotrophic lateral sclerosis 肌萎缩侧索硬化症

ALS 的发生发展是一种连续的过程，例如在发展到延髓或骶段症状之前先在颈脊髓节段内蔓延[17,53]因此，症状和体征先出现在局部（例如：延髓、颈髓、胸髓、腰骶髓），然后向其他区域蔓延。脊髓内尾端到头端以及从颈髓到延髓的蔓延表现得比脊髓内头端向尾端的蔓延更快。

临床表现

ALS 的临床表现取决于运动神经元损伤的部位和程度、上下运动神经元损害的范围、起病和疾病进程、身体各个部位所受的影响以及疾病进展的阶段。

下运动神经元损害病理

大多数患者最常见的损伤表现为，开始于上或下肢末端肌肉或者延髓所支配的肌肉的局灶性、非对称性肌无力。肌无力被认为是肌萎缩侧索硬化症的重要信号，可由上运动神经或下运动神经的损伤引起。相比上运动神经元损伤，下运动神经元损伤性肌无力的功能障碍更明显。肌无力最初多出现在孤立的肌肉上，最常见于远端肌，呈现出进行性无力和活动受限。[2,54]例如：起初，患者可能注意到的是活动笨拙，如：系纽扣、捏或写字，或发现走路时脚拍地或容易摔跤。延髓性肌无力患者可能注意到其声音改变，舌头活动笨拙，嘴唇活动变差或开闭口能力变差。

在肌萎缩侧索硬化患者中，颈伸肌无力为典型的症状[2,54]患者最初可能自觉颈部僵硬，在阅读或书写后出现“头重感”，或是头部不经意运动后难以使其稳定，如在车加速时。因肌无力逐渐加重，头部开始出现低头现象，后期则为低头伴颈部完全前屈，导致颈部疼痛和步行、进食障碍（图 17.4）。

肌无力所导致继发性损伤包括关节活动度减少、关节半脱位（如肩关节）、肌腱短缩（如跟腱）、关节挛缩（常见爪形手畸形）和黏液性关节囊炎。肌无力也可引起活动障碍、功能失调以及姿势控制和平衡障碍。足下垂继发于远端肌无力，失稳继发于近端肌无力，这些都是很常见的。下肢肌无力进展的模式是远端肌力较近端肌肌力丧失为重[55,56]。一项回顾性研究发现，从独立行走，到辅助下的社区步行，到室内步行，到行走不能，步行能力的降低，是相关肌力改变累积的结果[56]。跌倒也是很常见的，报道称肌萎缩侧索硬化患者跌倒的发生率为 46%[57]。

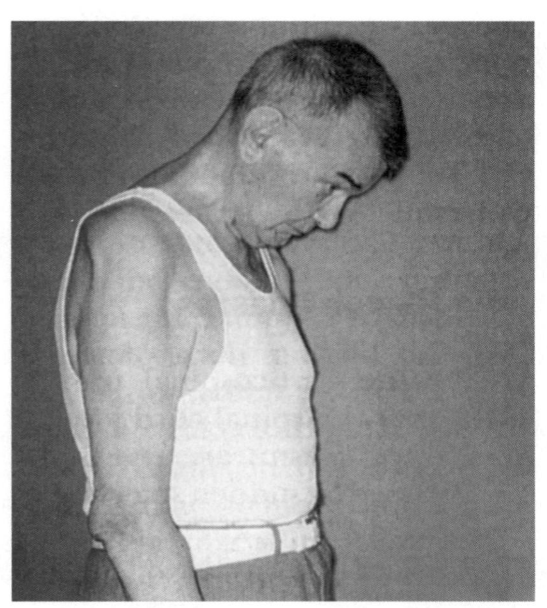

图 17.4 65 岁 ALS 男性出现典型的低头现象，其首发症状为双侧上肢进行性无力

许多因素影响着肌萎缩侧索硬化患者的疲劳度。由于运动神经元凋亡，残余神经元或新生神经元负荷过重，肌力降低的肌肉必须以更大的最大肌力百分比，才能完成相同的活动，这加速了肌肉疲劳[58]。疲劳也可能与睡眠障碍、呼吸障碍、缺氧以及抑郁相关。Sanjak 等[59]证实，肌萎缩侧索硬化患者在单次训练中存在生理和代谢反应的异常。Sharma 等[60]发现，与对照组相比，肌萎缩侧索硬化患者的持续性最大自主收缩力降低。肌萎缩侧索硬化患者未发现肌膜和神经肌肉传导的损伤，说明这类患者的肌肉疲劳部分原因归结于是收缩活动的障碍[60]。

由于肌纤维进行性去神经化，肌肉体积减小导致肌萎缩。束颤是肌纤维随机的自发性抽搐并常透过皮肤可见，在肌萎缩侧索硬化患者中常见，但初发的症状中少见。束颤的病因学尚不清楚，可能与运动轴突的兴奋性过高相关[54]。

其他下运动神经元损伤的体征包括反射减退、降低或消失，肌肉张力降低或迟缓，以及肌肉抽搐[2,54]。肌抽搐的病因尚不清楚，也认为可能与运动轴突的兴奋性过高相关。肌萎缩侧索硬化患者，肌肉抽搐可发生于少见的部位，如：舌头、下颌、颈或是腹部，也可能发生于上食管括约肌、双手以及小腿或大腿[2]。

大部分肌萎缩侧索硬化患者的感觉通路是幸免受累的；然而，有些患者可能抱怨不确定的感觉异常或是肢体疼痛。疼痛有可发生，尤其是当肌肉无力和痉挛导致制动、粘连性关节囊炎或挛缩时。肌肉抽搐和痉挛也是其他导致疼痛的原因，这是因为自身制动增加了皮肤、骨骼和关节的压力[2,54]。

上运动神经元损害病理

上运动神经元损伤的特点为痉挛、反射亢进、阵挛和病理征，如 Babinski 或 Hoffmann 征，也可能引起肌无力。随着疾病的进展，上运动神经元损伤的体征有可能减少[2,54]。

痉挛最终可导致挛缩和畸形，也可导致不正常的协同运动模式、灵活性差和易疲劳，这些都可能影响运动控制和功能[61,62]。例如：肌萎缩侧索硬化患者由于肌肉广泛的痉挛，尤其是远端肌肉痉挛和平衡降低，常可导致患者步行周期摆动相困难。

延髓损害的病理

延髓上运动神经和下运动神经退变，可分别出现痉挛性延髓麻痹或迟缓性延髓麻痹。肌萎缩侧索硬化患者常见混合性瘫痪，它包括迟缓性和痉挛性瘫痪两个部分[54]。

构音障碍之言语受损源于痉挛性或迟缓性瘫痪所导致的舌肌、口唇、颌、咽喉肌肉无力。开始时的症状是音量（如：喊叫、唱歌）和发音清晰度的问题。痉挛性构音障碍患者表现为发音困难，这是由于气流通过上呼吸道更加费力；而迟缓性麻痹患者，则为声音嘶哑或气喘。咽部肌肉无力的患者，发音时口中的空气漏到鼻内，发出鼻音。由于病情的进展，讲话变得更加困难和无法理解，患者最终出现构音障碍[2,54]。

咀嚼或吞咽受损引起吞咽障碍，也可表现为痉挛性或迟缓性瘫痪。食物在口中的操控或是将食物推进食道困难，吞咽功能受损。延髓迟缓性瘫痪患者，由于咽肌无力和咳嗽反射减弱或消失，液体可返流到鼻腔中，大大地增加了误吸的风险。延髓痉挛性瘫痪的患者将出现会厌不协调性关闭，这使得液体或固体食物进入咽喉[2,54]。吞咽困难与哽咽和进食缓慢相关，使患者存在摄取优质流体食物和热量不足的风险，引起体重下降和恶病质可能[54]。

肌萎缩侧索硬化患者常出现流涎、唾液较多。这是由于自主吞咽清除过多涎液的功能丧失，或是由于下部面肌无力，无法紧闭嘴唇以防止涎液漏出[54]。从延髓起病的肌萎缩侧索硬化患者，将会更早地表现出上述症状。最初，患者可能开始注意到夜间流涎（如早晨发现枕头潮湿）；最后发展为需要反复使用纸巾擦拭涎液。

假性延髓麻痹是用于描述情绪控制差或病态情绪控制的术语。患者在没有情绪触发时即出现自发性哭或笑，或者是情绪反应夸大，与环境不符。这种症状在痉挛性延髓麻痹中多见，50% 的患者可发生。

呼吸系统损害

肌萎缩侧索硬化的患者可见呼吸损伤，这与呼吸肌肌力降低和肺活量（VC）减小相关。平均肺活量（AVC）减小到预计值的 50% 多出现呼吸症状[65]。早期呼吸肌无力的症状体征可能包括：疲劳、劳力性呼吸困难、睡觉时不能平卧、夜间频繁醒来、反复叹气、日间过度嗜睡和由于低氧所致的晨起头痛[66,67]。由于患者四肢无力而减少了自身活动的总体水平，所以尽管呼吸肌无力进行性加重，但患者并不会抱怨有呼吸症状[68]。不同患者的呼吸肌肌力下降各异，大多情况下表现为线性下降。由于肌无力加重，讲话变少、端坐呼吸、休息时呼吸困难、反常呼吸、辅助呼吸肌活跃和咳嗽无力的症状典型而明显。平均肺活量（AVC）减少到预计值的 20%~30% 预示着极大的呼吸衰竭或死亡的风险。若患者不接受辅助呼吸，最终 CO_2 潴留，将导致酸中毒、昏迷和呼吸衰竭[68]。

认知损害

曾经认为认知障碍很少出现在西太平洋以外的区域，现在，轻度认知障碍到严重的额颞叶痴呆[71]被认为是肌萎缩侧索硬化的一部分[72]。一个大型的前瞻性研究发现，35.6% 的肌萎缩侧索硬化患者在临床上发现有显著认知障碍。肌萎缩侧索硬化伴额颞叶痴呆的特点有：认知功能减退、执行功能障碍、计划、执行、抽象概念困难以及性格行为的改变[71,74~76]不伴额颞叶痴呆的肌萎缩侧索硬化患者，有报道称此类患者有各种各样的认知障碍，包括言语的流畅、语言理解困难、记忆困难、抽象推理困难和广泛智力受损[73,76-78]。研究发现，最先出现延髓症状的肌萎缩侧索硬化患者，较之于最先出现肢体症状的患者更易于出现认知障碍[76,77]。

少见的损害

肌萎缩侧索硬化的患者，大多情况下感觉通路可幸免。一些患者可能抱怨不明确的、难以描述的感觉异常或肢体的局部疼痛[54]。肌萎缩侧索硬化的患者眼外肌常可幸免，疾病后期才会发生退化[37]。那些持续使用呼吸机很长时间的患者，可能发展到无法自行闭眼或眼肌麻痹，眼肌完全瘫痪[37]。

运动神经元控制的肛门和膀胱输尿管括约肌和盆底肌肉一般都幸免受损。但也有报道患者出现排尿症状，如：尿急、排尿不畅，推测可能是 ALS 患者核上神经元控制的交感神经，副交感神经和躯体神经元性异常所致[54]。

诊断

除了基因测试，不存在明确的诊断试验或生物标记物诊断。对于有 ALS 临床表现的患者，需进行实验室研究。肌电图，神经传导速度（NCV）研究，肌肉和神经的活组织切片检查以及神经影像学检查都可以用于支持 ALS 的诊断和排除其他诊断。

ALS 的诊断需要具备①由临床、电生理或神经病理检查发现的下运动神经元体征；②通过临床检查发现的上运动神经元体征；③疾病进展的局部症状和体征。排除①其他可以解释上运动神经元 UMN 和下运动神经元 LMN 体征的疾病的电生理和病理证据；②其他可以解释临床和电生理体征的疾病的神经影像学证据[79]。

由于 ALS 早期临床症状存在多样性，又缺乏绝对的生物诊断标志物，1994 年世界神经联合会运动神经元疾病研究小组建立了 EI Escorial 诊断标准并在 1998 年对这个标准进行了修改[79]。这是在临床实践、治疗性实验和其他研究中被广泛认可的 ALS 的诊断标准。在缺乏病理学证据的情况下，ALS 的诊断被分类为临床明确、临床疑似、临床疑似实验室支持和临床可能等类别（图 17.5）[79]。临床明确的 ALS，定义为至少四个区域（延髓、颈椎、胸椎或腰骶部）中的三个同时出现 UMN 和 LMN 体征或 UMN 和 LMN 体征在延髓区域和至少两个脊髓区域出现。临床上疑似的 ALS 是指 UMN 和 LMN 体征出现在两个区域，至少有一个口咽部的 UMN 体征及 LMN 体征的发现。临床疑似实验室支持的 ALS 被定义为 UMN 和 LMN 临床症状仅在一个区域内，或 UMN 体征单独存在于一个区域并且肌电图证实至少有两个区域 LMN 的存在。肌电图诊断标准包括失神经支配电位，如纤颤电位和正尖波；慢性失神经支配的表现为大运动单位电位（波宽、多相电位、波幅的增加）和不稳定运动单位电位。临床可能的 ALS 被定义为仅在一个区域中同时发现 UMN 和 LMN 体征，或发现 UMN 体征单独在两个或多个区域出现，或者 LMN 体征与 UMN 体征还不足以建立临床疑似实验室支持的 ALS 诊断[79]。

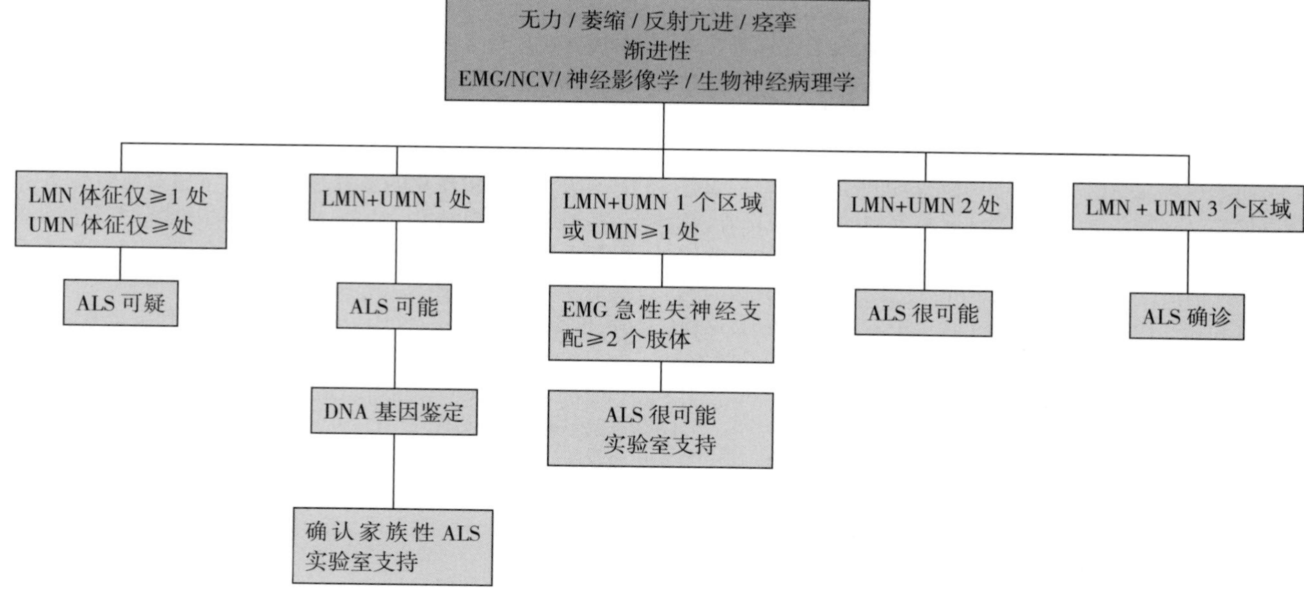

图 17.5 ALS 的 EI Escorial 诊断标准(注:修改后的 EI Escorial 标准已将可疑 ALS 的分类去除)

病程

ALS 是渐进的和不断恶化的病情进展过程,从病理损伤到活动限制到参与限制的进展是不可避免的。尽管发生在个体上的病程各不相同,但随着时间的推移,从发病到死亡数月到 20 年不等,研究发现 ALS 的平均病程在 27~43 月之间,平均病程为 23~52 月[3,5,7,80,81] 5 和 10 年生存率在 9%~40% 和 8%~16% 之间[7,80,82,83]除非使用呼吸机来维持呼吸,否则在 ALS 的第一个症状出现后,50% 的生存率仅略大于 3 年[6]。大多数患者的死亡发生在确诊后 3~5 年,通常死于呼吸衰竭[5]。

预后

发病年龄与预后间有最强的相关性。研究发现,不足 35~40 岁年龄发病者比年长者有更好的 5 年生存率[5,6,81,84,85]肢体发病 ALS 比延髓发病的 ALS 有较好的预后;据报道前者 5 年生存率 37%~44%,而延髓起病的 ALS 患者生存率为 9% 和 16%[84,85]。诊断时受累不太严重的患者,发病与诊断的间隔时间较长,并且发病时没有任何呼吸困难的症状,是另一个预后良好的相关因素[5,6,86]。

一项对 144 例 ALS 患者的研究发现,那些心理健康患者相比有心理困扰的患者有较长的生存时间。那些有心理困扰的患者,死亡率被发现增加了 6.8 倍,这种关系是独立于年龄、疾病的严重性、病程而存在的[87]。身体残疾的程度,病情进展和生存率可能通过患者的心理状态预测,这些发现在之后的研究中被证实[88]。

管理

ALS 患者可在各种健康医疗环境得到照顾。由于该疾病的渐进性和病情的不断变化(图 17.6),通过特殊中心或诊所进行的全面的和多学科的治疗方法被认为是最有利的。一项研究比较了参与多学科临床诊疗的 ALS 患者与那些只参与一般神经病学临床诊疗的 ALS 患者,其生存期中位数延长 7.5 个月。这个发现提示 ALS 患者的诊疗情况是影响生存期的独立变量,建议积极的治疗可延长寿命[89]。

肌萎缩侧索硬化症协会(Amyotrophic Lateral Sclerosis Association, ALSA)和肌肉萎缩症协会(Muscular Dystrophy Association, MDA)是非盈利的自发的健康组织,这两个组织制定了 ALS 诊所 / 中心的标准。符合标准的诊所 / 中心需要通过了 ALSA 严格的审核及实地考察后就会被认可为是 ALSA 中心。MDA 中心有诊治 ALS 的专家,也进行 ALS 的相关研究,是指定的 MDA 和 ALS 的研究和临床中心。

疾病——修饰剂

目前,ALS 不能治愈,尽管有许多临床药物试验正在进行。1995 年,FDA 批准了利鲁唑(力如太)用于治疗 ALS,利鲁唑是谷氨酸盐的抑制剂。利鲁唑的标准剂量是每次 50mg,每日 2 次;它的副作用包括:肝毒性(这通常需要停止用药)、无力、恶心、呕吐、头晕。有证据表明利鲁唑是有效的,可以适度延长寿命 2~3 个月[90,91]。

症状的管理

目前所使用的疾病改善药物不能治愈 ALS,只能延长生命一小段时间。因该病变是不可逆的,而且是自然进展的,因而对 ALS 患者的医学管理是姑息性的。就如 WHO 所定义的,"在威胁生命的疾患面前姑息治疗是一种改善患者和家属的生活质量的方法,是通过早期识别,准确评估与治疗疼痛和其他身体、心理社会和精神的问题来预防和减轻痛苦的方法"[92]。

虽然没有治愈 ALS 的方法,但仍认为 ALS 是"可治疗的

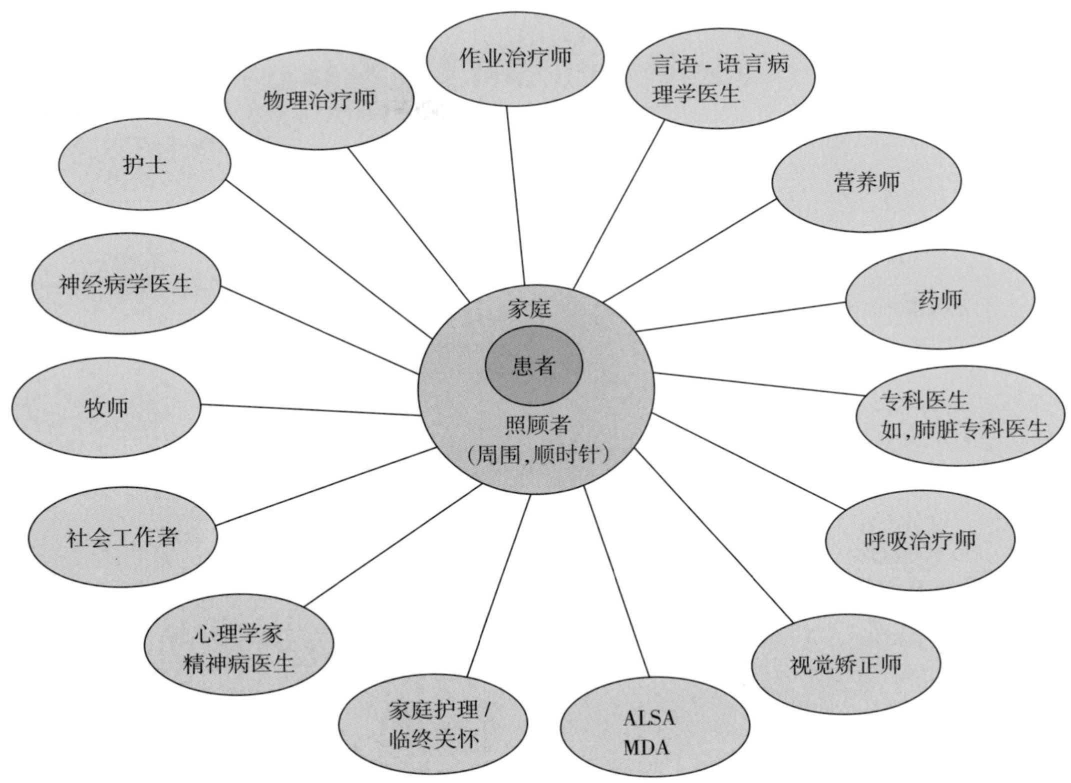

图 17.6 ALS 患者医护治的多学科方案。ALSA= 肌萎缩侧索硬化症基金会;ADA= 肌肉萎缩症协会

疾病”,在患者的全面治疗中,康复是不可或缺的部分,药物管理是对症和个体化的,包含支持治疗去应对出现的损害。药物管理包括:抗痉挛、抗流涎、抗抑郁药;推荐患者行胃造瘘,呼吸机辅助呼吸(无创通气、气管切开);以及讨论进一步的治疗方案[2,54,93]。

1999 年,多学科任务小组建立,制定了基于 ALS 患者的管理共识,并在最近更新过[94,95]。确定了与 ALS 患者治疗的研究和临床证据相关的几个关键问题:①告知患者和家属诊断及预后;②对沟通问题、失眠、焦虑、痉挛、疲惫、抽搐、流涎及假性球麻痹的处理;③营养支持及胃造瘘问题;④呼吸衰竭及呼吸机使用问题;⑤对认知和行为损害问题的诊断和处理;⑥药物治疗;⑦多学科治疗。对营养和呼吸症状与体征的管理(图 17.7 和图 17.8)。完整的关于推荐的证据级别的分级定义指南在美国神经学会的网站(www.aan.com)可以找到。

流涎和假性球麻痹的处理

ALS 患者流涎症状和其他症状的处理经常是使用抑制副交感神经兴奋的药物来降低唾液分泌;例如:吡咯糖(胃长宁)、苯托品、东莨菪碱、阿托品和苯海索(安坦)[93]对于黏液分泌过多的患者,常用 β 受体阻滞剂如普萘洛尔、美托洛尔。把小剂量的肉毒素注射入腮腺和颌下腺对 ALS 并发难治性流涎患者有效。用机械抽吸的方法清除口咽的分泌物、用非药理的治疗手段清除呼吸道分泌物(呼吸损害的管理的部分)也很有效果。

对于有假性球麻痹的患者,经常用三环类抗抑郁药,如阿米替林,或者选择性 5- 羟色胺再摄取抑制剂(SSRIs),如氟伏沙明(无忧宁)[93]。研究表明固定剂量右美沙芬 / 奎尼丁复合剂可减少强哭强笑的严重程度及发生频率。然而,困倦、头晕、恶心的副作用很常见[96]。

吞咽困难的管理

早期,轻度吞咽困难的患者由营养师或注册营养师会同语言病理学家共同解决。语言病理学家进行吞咽评估,了解吞咽障碍的程度和性质以帮助制定治疗计划。营养师提供疾病全程的咨询意见和饮食管理 。

营养状态被认为是寿命和疾病并发症的预后因素[96]。一项对住院的 1600 位 ALS 患者所进行的最常见并发症的调查研究表明,脱水和营养不良是最常见的并发症,占 36%[97]。无论营养不良是否由于吞咽障碍导致,或者是由于上肢肌肉的无力引起,均由于难以进食而导致脱水和营养不良。特别是那些由于手臂或手无力限制了自我喂食的患者。

吞咽障碍治疗的初期应遵循:①改变饮食结构,例如:适应性食物和加稠食物使得吞咽变得容易和安全;②教育患者相应的饮食策略,如:最大卡路里、营养素、碳水化合物以及保持适当补水;③促进吞咽,如点头样吞咽以及吞咽后清空性咳嗽[98]。

随着吞咽困难的进展,通常会需要很长时间去进食,这样就会增加肌肉的疲劳程度,增加咀嚼的困难,还会引起频繁的呛咳。这样的进食困难导致的体重迅速下降是非常常见的。在这种情况下经皮胃造瘘术(PEG)就会被推荐使用。PEG 是一种外科手术,这种手术就是通过插一根管子进入食道,为胃建立一个永久的食物通道。尽管没有任何证据来支持使用

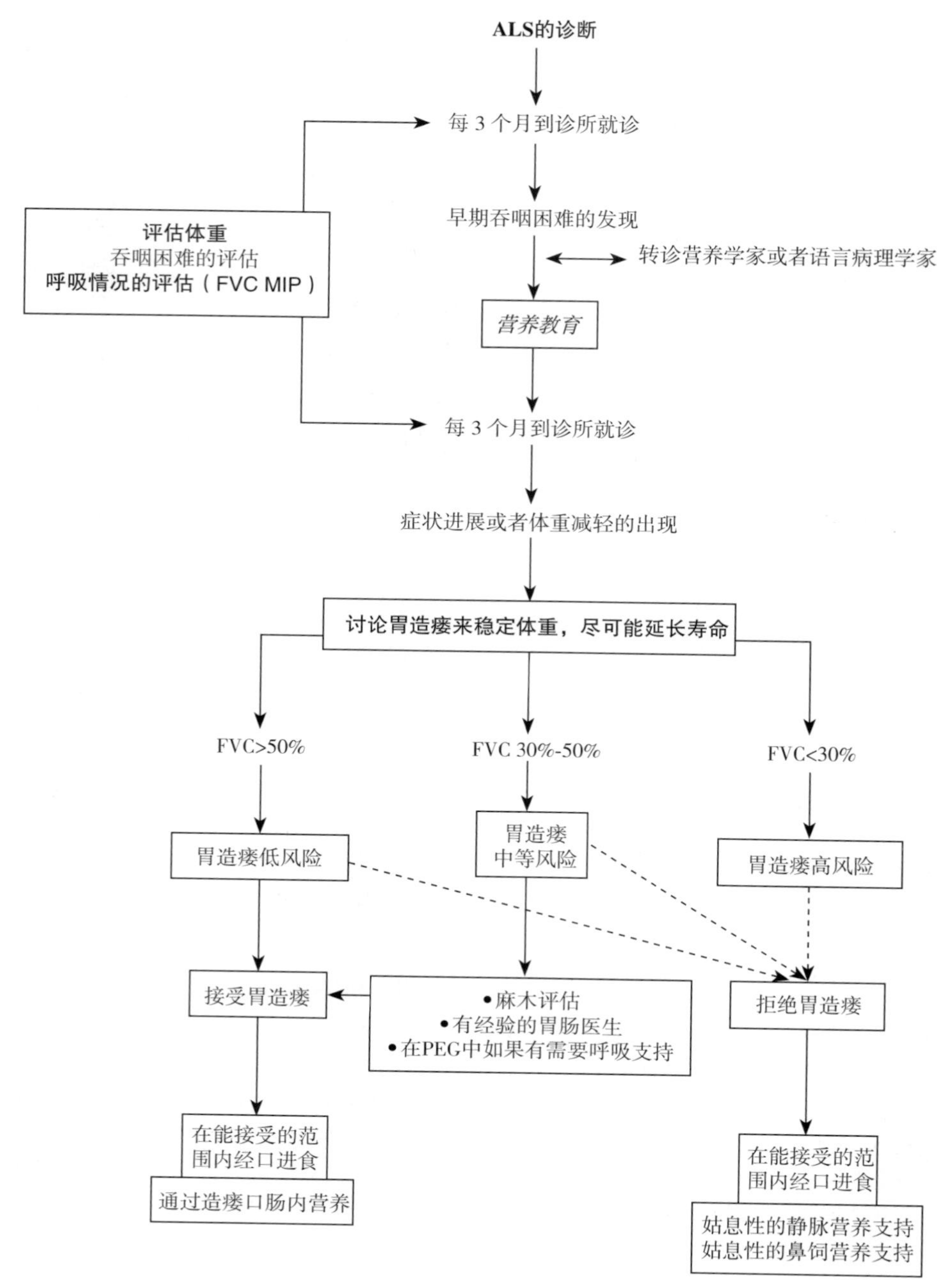

图 17.7 营养管理的临床路径。黑体字代表基于证据的信息,斜体字基于共识的信息。例如:问题 1~3(延髓的问题)来自 ALS 功能评定量表——改良的(ALSFRS-R),或者其他工具。例如:延长进餐的时间,由于疲惫而过早的借宿吃饭,由于热量摄入不足导致体重加速减轻,家庭关注的喂食困难问题

PEG,但是它对维持患者的体重指数是极为重要的[94]。安全的 PEG 手术必须要在患者的肺活量指标降到预计值的 50% 之前完成。研究发现 PEG 导管插入可以延长生存率。接受过 PEG 手术治疗的患者通常都比那些没有接受过这种治疗的人多活 1~4 个月。通常幸存者的肺活量值都会超过预计值的 50%[100,101]。这就给物理治疗师一个很重要的提示,PEG 并不能减少吸气时所带来的一系列风险[102,103]。

呼吸障碍的管理

呼吸障碍取决于很多因素,最重要的原因包括:肺炎球菌的感染,每年的流行性感冒,拒绝使用吸痰术。没有一个有效地肺部分泌物的排除必须引起注意,因为它会使呼吸动力下降,肺换气不足,呼吸性酸中毒,严重时甚至会导致呼吸暂停。这个时候,辅助供氧就会被推荐,但是这种方法只适合于

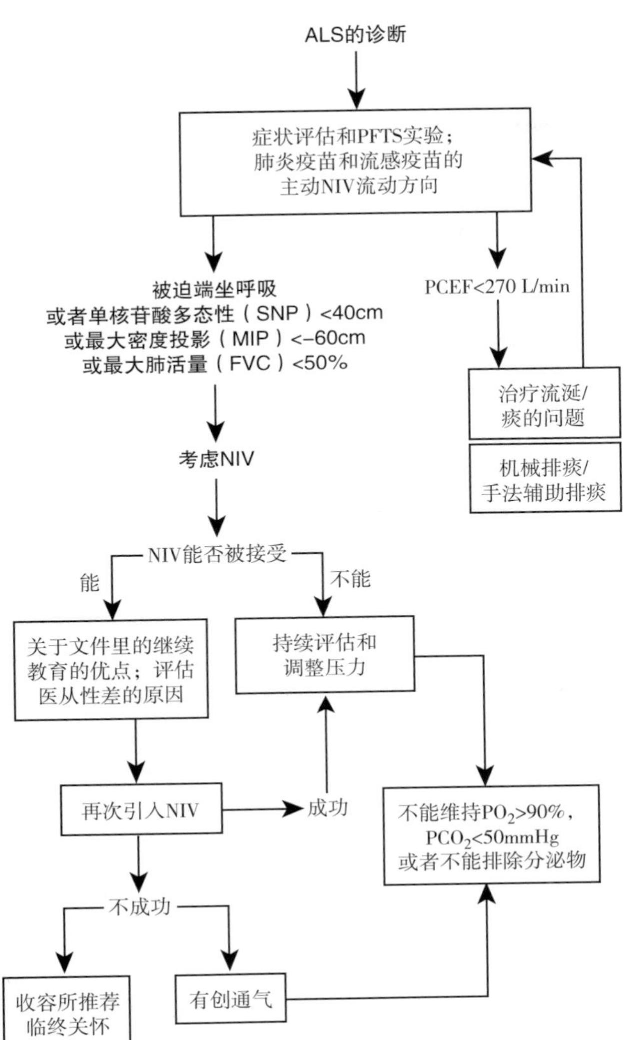

图 17.8　是呼吸评估管理的一个演示。下面将对一些缩写词进行解释。FVC 最大肺活量；MIP 最大吸气压；NIV 良好的空气流通；PCEF=peak cough expiratory flow，咳嗽呼气流峰值；PFT 肺功能测试；SNP 吸气时鼻压

那些有肺部疾病或者是作为一个安慰措施来增加患者的通气功能。

当肺活量降到预计值的 50% 以下，非侵袭性正压通气（NIV）就会被推荐使用[68,69]。NIP 会减少肺通气不足带来的症状，增加患者几个月的存活时间[104~107]另外，NIV 治疗后认知的改善已受到注意，当 NIV 不能耐受或不能起到很好的治疗效果，即必须考虑手术切开气管造口的情况下进行侵入性通气（IV）治疗或者临终关怀以处理后期呼吸道的症状。由于对 IV 治疗情感，社会，费用方面的考虑，家庭和患者必须考虑侵入性通气治疗的多种费用和带来的好处。非对照实验研究提出了很多对脱去通气设备的具体策略，并已经出版发行，尽管病例研究提出了许多实用的建议，但是脱机条件在事前应被讨论，因为使用 IV 的患者不能够交流他们的意愿[68,69]。

手法辅助咳嗽技术及机械性通气设备（MI-E）用于帮助患者排出呼吸道及口腔内分泌物[94]（图 17.9）。MI-E 的设计原理是首先使肺内充满正压，然后通过反转开关使咳嗽时

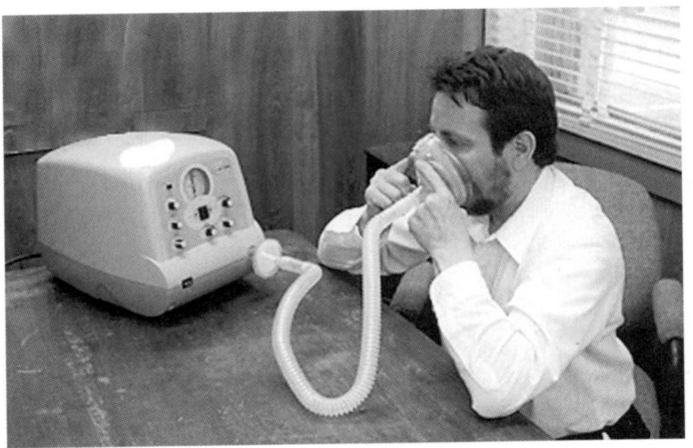

图 17.9　机械性吸气 - 呼气（MI-E）设备

产生的负压。持续 1~3 秒经口鼻面罩或气管通道所提供的 30~50cmH_2O 的正压呼吸，气道压突然反转到 -30~-50cmH_2O 并且持续 2~3 秒。此时会出现最大峰值吐气性“咳嗽”，并伴随着分泌物的清空[108]。

构音障碍的治疗

构音障碍首先由语言病理学家进行处理。最基本的言语改变通常是使声音清晰。例如：放大患者的声音清晰度，或者减慢说话的速度，也可以改良环境，比如减少周围环境的噪音。随着构音障碍的进一步严重，处理的关键是减少患者将言语作为主要沟通方法的依赖。首先使用一些比较低技术的器具来帮助患者，比如：写字板，或者给患者一支笔，再或者教他使用字母板。进一步科使用高科技的辅助设备，例如：带语音合成器或单向开关的电脑，扫屏计算机交流系统[109,110]。

肌肉抽搐、痉挛、束颤和疼痛的治疗

如果肌肉牵拉、补充水份和营养支持仍然不能减轻肌肉抽搐，则可使用抗癫痫药如苯妥英钠（大仑丁）及卡马西平（得理多）。这两种药物都会引起胃肠道的不适和皮疹，而且卡马西平还会有镇静作用。苯二氮草类药物，如：地西泮（安定）、氯硝西泮（克诺平）、劳拉西泮（氯氢去甲安定）这些药物也可以被运用来治疗肌肉抽搐，但是这些要药物也有很多副作用例如：镇静、头晕、抑制呼吸，使人变得虚弱。虽然巴氯芬和替扎尼定更常用来治疗肌痉挛，但苯二氮草类药，尤其是地西泮，也可用于痉挛。这些药物的副作用包括虚弱、无力、镇静、低血压[54,111]。

敏感的并伴有广泛性的肌肉震颤的患者，通常被教导要避免或者是减少咖啡因和烟碱的使用量。氯氢去甲安定可以降低肌震颤的强度。依据疼痛的病因学，很多治疗手段可以被使用。轻度疼痛或疼痛伴关节不适通常会给一些镇痛药如对乙酰氨基酚或非甾体类抗炎药。对于更严重的难治性疼痛推荐使用麻醉剂，如：可待因、氢可酮或美沙酮。在 ALS 的末期，吗啡有助于镇痛、镇静，也能减轻呼吸窘迫的症状[54,111]。

焦虑和抑郁的管理

焦虑和抑郁症会严重影响患者及其家庭的生活质量，包括患者对外界环境的适应力和抵抗疾病的能力。因此，药物

和心理治疗对焦虑抑郁症的治疗格外重要。抑郁个体推荐使用5羟色胺再摄取抑制剂(SSRI),例如:氟西丁(百忧解)或者是舍曲林(左洛复)。值得注意的是抗抑郁的起始作用不可能发生在数周内,但是这种药有可能导致激动和失眠等副作用。假如患者出现抑郁伴有失眠或兴奋易激惹的时候使用三环类抗抑郁药如阿米替林和丙咪嗪效果会比较好。苯二氮䓬类药物,如:氯氮䓬、氯氮、地西泮、氟西泮对治疗焦虑或者抑郁伴有失眠的患者有用。对于呼吸状态受损的患者认为使用非苯二氮䓬类抗焦虑药物如丁螺环酮较好[54,93,111]。

康复的框架

正如之前描述的那样,ALS的进程不能够改变,最终甚至患者会变得依赖。尤其在移动和生活自理方面。然而,根据患者的目标与资源制定的合适康复方案可以在疾病的全过程中在机构内尽可能长的维持患者的独立及功能。由于ALS的自然病程,所以物理治疗是不仅要关注患者目前的症状,更要为以后将要出现的问题制定治疗计划[112,113]。

目前还没有足够证据去帮助物理治疗师做出临床决策。早期人们认为ALS是一种进展性的疾病,并且这种疾病最终导致残疾。然而这种进展在病程的早期和中期其实是有很大的变异。晚期根据患者由于疾病的损害、活动及参与的受限,可帮助治疗师在疾病进程中制定适合和符合现实的干预措施,并预测患者进一步的需要[113](图17.10)。

在ALS的早期,患者通常会表现出各种不正常的症状和体征。患者有可能出现轻度的关节活动受限,但是可以完成正常的日常生活。中期患者会出现越来越多的症状体征和损害的加重。这个时期的活动受限就会表现得明显并使患者的参与受限。在ALS的后期,疾病进展导致损害的范围和程度增加,由于缺乏自主运动控制,患者功能障碍加剧,出现更多的参与受限。在活动和自我照顾的各个领域,患者就会变得完全依赖别人,可能需要机械通气去处理呼吸的问题[113]。

有了这样一个康复框架,组织损伤、活动与参与受限等可以通过恢复性、补偿性或预防性的物理治疗措施来处理。这些康复治疗措施必须根据患者的病程进展来设置,必须谨记疾病进程中的个体差异(例如:存在认知损害或呼吸的症状或体征)、疾病进展的差异(慢速或快速进展)以及基于循证医学证据的研究。患者的目标是最重要的,心理社会因素有可能影响了患者的治疗决策,比如患者是否认同你的诊断,必须考虑到患者社会和财力的问题[113]。

物理治疗检查

任何时期,身体的任何一个部位都有可能以不同的组合形式受到ALS的影响。损伤有可能直接导致病理过程(直接损害),也可能导致继发性的病理损害(间接损害)或由多种潜在的因素(综合损害)造成。因此,需要仔细和全面的检查来确定是引起的活动与参与的受限的内容。定期的有规律的检查对判断病程的进展和进展的速率是十分有必要的。但是有的时候很难判断是病情的进展还是干预措施的不足。公认的测试包含了复查,但在疾病恶化时,尤其是疾病的中后期,物理治疗师需要权衡重复测试所带来的心理社会影响。对物理治疗师来说患者病情的复查、监测和评估是十分重要的。因为一些医疗决策是基于物理治疗师的发现。例如患者预期的VC百分比,经皮胃造瘘(PEG)放置的时间。

在初次病情的评估需要考虑患者的期望值、心理社会因素、疾病进展的速度、范围,病程所处的阶段,呼吸和延髓是否受损。从患者的病史和在第1章节临床诊断部分讲到的面谈方式去提取患者的信息。收集到这些数据后,对其进行分析,并作出对患者最有利的临床决策。通过物理治疗师现实和适当的干预能够缩短患者的期望值和现实之间的差距。例如:一个患有ALS疾病的年轻母亲,她的期望就是可以照顾她的孩子,而不是继续她的工作。所以一开始就应该把重心放在与家庭相关的活动及能力评估上,而不是工作。

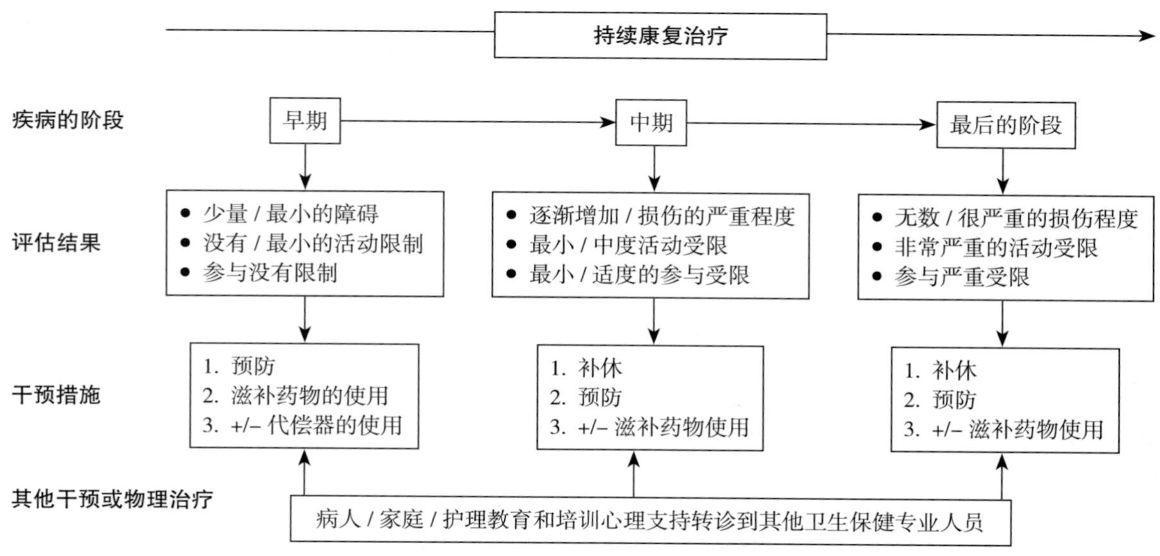

图17.10 ALS康复治疗框架

在本书中提到的很多适用于 ALS 的评定方法通常都是综合性的。然而不同的患者仍然需要不同的检查方法。这些适用于 ALS 患者的检查方法包括感觉功能测试、肌力、运动功能、协调与平衡、步态，功能状态，环境、呼吸功能及认知功能的评定（第 3、5、6、7、8、9、12、27 章），以下各项是最具有代表性的检测。

认知

没有针对与 ALS 的特殊的检查和评估工具。如果怀疑有痴呆和认知功能障碍，需要检查患者的执行任务的能力、语言理解力、记忆和对抽象概念的理解能力。MMSE 评估量表[114]虽然对额叶功能损害不敏感，但已用于临床研究。推荐神经心理评估可以发现特殊领域的认知功能障碍。

心理社会功能

ALS 的患者常见抑郁和焦虑，转介给心理医生和精神科医生进一步的评估十分重要。贝克抑郁量表[115]流行病学研究中心抑郁量表[116]医院焦虑和抑郁量表（HADS）[117] State-Trait 焦虑量表[118]都已经被用于临床研究中。

疼痛

ALS 患者常见疼痛，应该进行主观和客观检查，例如运用视觉模拟评分法（VAS）。疼痛不是 ALS 的直接损伤，而是一种间接损伤（关节活动度减少，粘连性关节囊炎）或复合损伤（由于痉挛和姿势不良造成的关节排列紊乱）。常常需要进一步检查引起疼痛的根本原因。

关节的完整性，活动范围和肌肉的长度

功能的关节活动度，主动，主动 - 辅助及被动的关节活动范围，肌肉的长度和软组织弹性以及延展性应该用标准的方法来检查。

肌肉表现

应该明确肌肉强度、力量、耐力的特定缺陷以及肌肉在功能活动中的性能，特定的缺陷可以用徒手肌力测试、等速肌力测试或手持式测力器测量出来。在临床试验中，衡量肌肉力量是用一个张力应变系统来测量最大自主等长收缩（MVIC）[119]。这种方法消除了测试中的肌肉长度和速度因素，使测试期间的数据可靠、有效[119~122]。MVIC 被认为是研究运动单位的损失最直接的技术，并且在过去的 10 年中已经被广泛应用于检查 ALS 患者的肌肉力量。他的范围和灵敏度已经被几个自然地历史研究所证实[5,27,123]。然而 MVIC 的研究需要特殊的设备和训练才能使用。

徒手肌力测试和最大随意等长收缩测定成绩的试验可靠性，已经被数个机构经过统一培训的物理治疗师所验证。二者的再现性是一致的。MMT（徒手肌力测试）被认为是观测肌力变化的最敏感的指标。然而，检测 6 块肌肉的时候需要使用 MVIC（最大等长收缩）方法来评测，32 块肌肉的时候需要用 MMT 来检测，因此在检测大量不同的肌群是需要使用简单的 MMT 而不是 MVIC[124]。

运动功能

由于肌肉的萎缩和痉挛，造成患者灵敏度、粗大的运动模式的协调以及精细运动控制的破坏。手功能以及运动控制模式的启动和改变都需要被检查。

肌张力和反射

肌张力的评定需要使用改良 Ashworth 肌张力评定量表进行测量[125]，可以通过深反射和病理反射的测试来区分是上运动神经元还是下运动神经元的病变。

颅神经的完整性

ALS 一般会影响到第Ⅴ、Ⅶ、Ⅸ、Ⅹ和Ⅻ颅神经的完整性。通过颅神经的测试来确定延髓损害程度。可以通过面谈和观察来筛查口颜面的运动功能，发声和言语的产生情况。在这个评估过程中推荐言语病理学家参与其中。

感觉

如果患者总是抱怨自己有感觉方面的问题或者是怀疑自己有感觉问题，此时需要进行感觉评估。

姿势调整、控制和平衡

人体在自我照顾和做一些功能性技巧和功能性活动时，需要评估静态和动态的姿势调整和身体力学，以及工作条件及活动情况。姿势稳定、反应控制、预期控制以及适应的姿势控制需要被测试。没有 ALS 专用的平衡测试或测量工具。最初各种平衡状态的测试被设计用于其他患者，包括 Tinettid 的定向活动表现评估（POMA）[126]、Berg 平衡量表[127]、站起行走时间测试（TUG）[128]和功能性够物测试[129]，都可以用来评估。Tinettid 总分低，表明平衡受损，并且与 ALS 患者下肢肌肉无力高度相关[130,131]。Kloos 等认为定向活动表现评估 POMA 对评估早中期的患者是十分有效的。在一项 31 例 ALS 的研究中，在 6 个月中，每个月评估 TUG，修订 ALS 功能等级量表（ALSFRS-R），FVC，MMT 以及生活质量，最后发现站起行走时间测试 TUG 的敏感度是最高的。

步态

也没有 ASL 专用步态评估量表。一般临床上是通过观察患者在特定的时间段内（如 15 秒）所走的距离或者是在特定的距离（如 10 英尺或者 3 米）所需时间。步态稳定性、安全性和耐力也应该测定。能量消耗、对位对线、健康、实用性、安全性、和矫形器的易用性和辅助设备也应定期检查。

呼吸功能

呼吸系统状态和功能的测定包括呼吸系统症状、呼吸肌功能、呼吸模式、胸部扩张度、呼吸音、咳嗽的效率以及用手持式肺量计所测定的肺活量（VC）或用力肺活量（FVC）。仰卧位用力肺活量比直立位用力肺活量更能提示膈肌无力。在呼吸功能监测中最大吸气压（MIP）是最有用的一种指标，因为它能监测到早期呼吸功能不全。用力吸气鼻内压（SNP）是监测血碳酸过多症的一种有效指标，咳嗽呼气流速峰值（PCEF）广

泛应用于测定咳嗽的效能。有氧代谢能力和心肺耐力在 ALS 早期通过用标准化和改良版的评定方法评价和监测有氧运动的方式来测定。

皮肤

一般来说，即便到 ALS 晚期，也很少有皮肤完整性的问题。皮肤检测应检查身体与辅助的、适应的、矫正的、保护的辅助工具和移动辅具的接触部分及睡眠时接触的皮肤表面。当患者移动能力越来越有依赖时，这种皮肤检查极其重要。如果皮肤存在肿胀，也需注意检查与监测。由于患肢缺乏肌肉泵的作用，远端肢体的肿胀很容易加重。

功能状态

功能性移动技能、安全和能量消耗是功能状态的三个重要考虑因素。基础性和工具性日常生活活动和适应设备的需要均需评定。在临床试验中常用 FIM 来评定功能状态。

Schwab 和 England 日常生活活动评价量表（SEADL）[134]共有 11 项功能测定，要求评定者从 100%（正常）到 0% 来评定患者的 ADL，用来评定 ALS 患者的功能（附录 17.A）。ALS 睫状神经营养因子（CNTF）治疗研究小组发现量表具有足够的可靠性，可以极好的与功能的定性定量的变化相关联，对各个时期的变化均敏感可靠。

环境的障碍

需要对患者的家庭与工作环境现有的和潜在障碍、过程和安全性进行检查评定。

疲劳

在 ALS 患者中疲劳是非常常见的。没有特定的测量 ASL 疲劳的方法；疲劳严重程度评分量表[136]已应用于临床试验。

疾病——特征性与生活质量评测

疾病——特征评测

ALS 功能测定量表（ALSFRS）[135]和其修正版（ALSFRS-R[137]）用来测定 ALS 患者的功能状态。患者被使用该量表进行功能状态测定，结果为 4 分（正常功能）到 0 分（非正常功能）。原始量表 ALSFRS 和上下肢肌力的客观测量有正性相关，并且对肌力减少所致的功能下降的测量是有效可靠的[135]。改良版 ALSFRS 扩展增加了呼吸系统的评定，具有内部一致性和结构效度，并且保持了原始量表的特性[137]。ALSFRS-R 的电话管理也是可靠的[138]。其他特定疾病量表包括 AALS 量表[139]、ALSSSS 量表[140]和 Norris 量表[141]。

生活质量评测

ALS 患者的生活质量用通用的评估方法进行评定，比如 SF-36[142]，个人生活质量评估量表 - 直接加权相（SEIQoL-DW）[143]和疾病影响简况 SIP[144]。

肌萎缩侧索硬化症评定问卷是专门测定 ALS 的生活质量，包括 40 项，代表了健康的 5 大领域：移动（10 项）、ADL（10 项）、饮食（3 项）、交流（7 项）和情感功能（10 项）。问卷涉及了患者近 2 周的状态，结果是根基 5 个层次的评分表进行评估。ALSAQ-40 用从 0 分（最佳健康状况）到 100 分（最差健康状况）的分数形式评估每个领域的健康状态。已证实此量表有效[145,146]。ALSAQ-40 现已被缩少至 11 项，也是有效可靠的[147]。

物理治疗干预

物理治疗师在 ALS 患者中的角色及提供的物理治疗干预范围取决于物理治疗师是否在 ALS 患者治疗中占有非常特殊的地位，还是作为独立的或临床指导的治疗师。其他变量包括在医疗机构中其他保健专业人员的有效性和患者需要物理治疗的原因（例如：ALS 特定问题与其并发症如关节炎的治疗）。

恢复性干预是直接矫正或改善障碍以及活动受限。在 ALS 的早期和中期，康复干预措施都是暂时的，因为疾病进展是可预计的，很可能永久性的功能损失和残疾。在 ALS 患者晚期，康复很大程度上只用来恢复其他系统病理学改变引起的障碍（例如：压疮、水肿、肺炎、肺不张、粘连性关节囊炎）。

代偿性干预是直接改造活动、作业或环境，减少活动受限和参与的限制。在 ALS 的早期和中期，作业或活动主要为了获得功能。随着疾病进展，为了维持和改善功能，提高环境的适应性是必要的[113]。

在 ALS 的早期和中期，**预防性干预**是为了直接减少潜在损伤，例如：ROM、有氧代谢能力、肌力，预防肺炎或肺不张，以及活动受限。早期预防性干预可以暂时地预防损害和维持身体功能，也可以提高幸福感，减少疲劳和降低制动并发症。在 ALS 的中晚期和晚期，病理机制更加复杂，活动越来越受限。这些时期，预防神经病理学改变导致的障碍和活动受限是非常困难甚至是不可能的。因此，预防干预是第三级角色，目的是减少其他系统病理学改变的影响（例如被动关节活动训练的教育指导是为了预防肩部粘连性关节囊炎）[113]。总体来讲，物理治疗师的角色包括以下方面：

- 运用恢复和代偿的干预手段改善障碍、减少功能受限和参与的限制，提高患者在疾病期独立生活能力，并获得最大功能。
- 在疾病早期和早中期，通过康复和预防措施促进健康。
- 当疾病进展时，提供可选择的方法解决功能性活动，即通过代偿性干预利用辅助设备和替代方案来完成作业和活动。
- 通过对整个疾病过程的预防干预，减少或预防并发症。
- 提供教育、心理支持和对设备的建议，以及社区资源，来帮助其适应疾病[113]。

由于在 ALS 疾病的开始、过程及进展中个体因素的变化，患者将会出现一系列不同的问题，因此，干预措施也需要改变。如前所述，干预措施直接减少活动受限和参与受限，因为障碍引起的受限是不能被改变的。然而，在 ALS 疾病早期和早中期，干预可能治疗潜在的中枢神经系统的损伤，延迟活动受限出现的时间。例如：研究发现对早期从事轻载荷和阻力训练的 ALS 患者（FCV ≥90% 预计值 ALSFRS ≥30）比只做牵拉活动的对照组相比，有较高的 ALSFRS 得分和 SF-36 身体功能分数[148]，患者及治疗师都需知晓任何早期预防性措施的效果都是暂时的，不会在整个疾病过程起作用。通过更多的试验来研究 ALS 患者干预效果是很有必要的。

为了制定医护计划，除了患者的目标，治疗师也必须考虑疾病进展的速度、可能受损的区域范围、疾病的阶段、呼吸系统和延髓因素，这些因素可能影响到参与、干预的时机、患者的接受程度及动机、生活质量的选择、心理社会支持的有效性和资源。

一些患者需要使用辅助工具，如步行辅助设备或轮椅，这些均被认为是疾病进展和即将死亡的明确性标记。这样可能会导致患者不愿意接受这类辅助设备作为控制疾病某些方面的方法。当在讨论干预措施时，物理治疗师就需要在实际需要获得的功能及提供的帮助，和获得希望之间找到一个平衡，而不是使患者有无助感。ALS 疾病分期和干预措施的概述在表 17.3 中有所体现。ALS 的常见障碍和活动受限及它们各自的干预措施均有描述。

颈肌无力

进展性颈部伸肌无力将会引起头部前倒，导致后部肌肉及软组织的过度伸长。这样会导致急性疼痛的发作或进展为颈部前侧肌肉紧张或慢性颈椎综合征。一些患者通过增加脊柱前凸程度来代偿头部前倒的姿势，因为这种代偿可以使他们在移动时维持姿势平衡。

为了逐步矫正颈部肌无力，在特定活动中需要佩戴软泡沫颈托。软泡沫领颈托舒适且耐受性良好。但是，穿戴颈托会引起压迫，因此需经常摘下或替换。在更严重的肌无力情况下，需要佩戴半钢式或硬式颈托。它们通常由填充硬质塑料或皮革制成，能够提供稳固的支持。患者佩戴矫形器后会感觉热；与皮肤接触处不舒服，如：下巴、下颌骨、胸骨或锁骨上；会感觉气管处有压迫；感到被限制运动。图 17.11 和 17.12 展示了几种典型的颈托，表 17.4 中描述了几种颈托的优缺点。

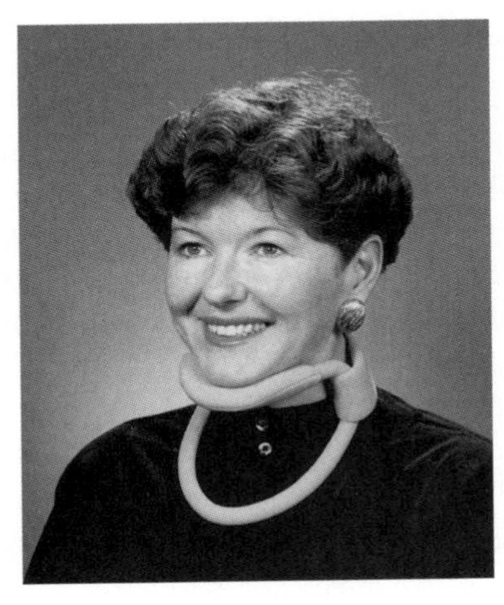

图 17.11 戴颈圈的校长（对称性设计，盐泉岛，加拿大，V8K 1C9.）

表 17.3 ALS 患者分期及常用干预措施：ALS 患者康复框架

分期	常见障碍和活动受限	干预措施
早期	特定肌群轻度无力；期末出现 ADL 和移动困难	**康复 / 预防：**肌力训练；耐力训练；主动 ROM、主 - 被动 ROM 及伸展训练 **代偿：**可能需要的适应性或辅助性工具；可能需要的家庭或工作环境的工程学改造；节省能量；教育患者疾病过程、能量节省和支持团队
中期	移动困难进展；需长时间使用轮椅，中期末轮椅需求度增加；一些肌群严重肌无力，另一些肌群轻度无力；ADL 困难进展；疼痛	**代偿：**改善无力肌（辅助设备、适应性设备、悬吊架、矫形器）；家庭或工作环境改造（安装斜坡梯、将床移至 1 楼）；轮椅；教育护理人员功能训练 **预防：**主动、主 - 被动、被动 ROM 练习和伸展训练；肌力训练；耐力训练；减压设备的使用（如减压床垫）
晚期	需依赖轮椅或卧床；ADL 不能自理；上肢、下肢、颈部肌肉及躯干肌严重无力；构音障碍和吞咽困难；呼吸困难；疼痛	**预防：**被动 ROM；肺部护理；病床和减压床；皮肤护理和卫生 **代偿：**教育护理人员对患者的转移、姿势、移动和皮肤护理；机械升降机

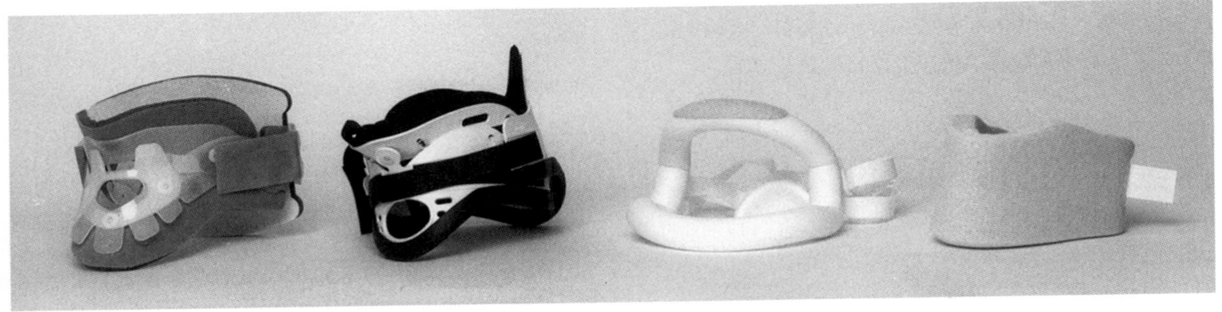

图 17.12 颈托的类型。从左至右：Aspen、Miami-J、Executive 和软质颈托

表 17.4 半钢式和硬颈托的类型

类型	实例	优点	缺点
无颈前入口的颈托	Philadelphia	可提供好的支撑	患者有束缚感；可引起气管处的压迫；患者可有吞咽和呼吸困难；有接触点有发热感
有颈前入口的颈托（便于气管插管的患者）	Miami-JR、Aspen、Malibu	填充物会吸收带走皮肤接触点的潮湿感；对三个平面肌无力的患者均适用；	患者有束缚感；有接触点有发热感；价格高
	Canadian、Headmaster	开放式设计利于呼吸；无气管压迫；一些患者认为其较美观	对下巴和胸骨有压迫；价格高；需要自定义切割；不适合旋转和横向运动的肌无力患者；对屈肌无力也存在弱点

一些有颈部和上喉部肌无力患者可以佩戴颈 - 喉矫形器或胸骨 - 枕骨 - 下颌骨固定装置。这些设备能提供更加稳固的支持，但是成本高且质量重且穿脱困难。对于严重的或难治性的颈部无力，需要矫形技师根据情况进行个人定制。

除了带颈托，颈肌无力的患者也可以通过多休息、支持性座椅例如高靠背座椅或躺椅、斜躺在轮椅上、可升降装置、手臂支撑久坐教育、在车里正确使用头枕及对工作环境进行工程学改变来得到适应。

构音障碍和吞咽障碍

物理治疗师通过与言语治疗师和营养师合作治疗，可以用摆正患者头姿势并控制座位姿势的方法来缓解构音障碍和吞咽困难。另外，物理治疗师应该加强进食和吞咽方法的使用（例如利用下巴）以及交流工具的运用和食物黏稠度改良的需要。因为患者存在误吸的危险，对于患者，其家人和照料者的教育是必需的（参见下一节的呼吸肌无力）。

上肢肌肉无力

上肢肌无力极大地影响了患者执行 ADL 的能力。有多种适应性辅助器具可以帮助患者长时期的增加功能（ADL 章节）。

由于半脱位而肩痛的患者可以利用肩吊带治疗，就像中风后肌张力降低的患者，但是半脱位是不能完全矫正的。用夹板固定腕或手可以预防挛缩或者改善功能，例如抓握功能。

肩痛

ALS 患者会出现肩痛和关节囊受限。有以下几种因素可致肩痛：由于肌痉挛或肌无力产生了不正常的肩肱节律，由于不平衡可能会导致撞击综合征；强健肌群的过度使用；肌肉拉伤；错误的休息姿势；肌无力所致的肩关节半脱位；或者摔倒。根据肩痛的原因，可选择的干预措施有正确姿势、ROM 练习、被动牵拉、关节松动术和适当的关节支持和保护教育。

ALS 患者有 20% 继发粘连性关节囊炎。控制疼痛及改善 ROM 的方法有关节内注射止痛剂和抗炎药，然后进行 ROM 训练。一些患者会立即止疼，而也有些患者 2~3 周后才有效果[149]。

呼吸肌无力

对呼吸肌无力，医学宣教极其重要。患者和护理人员均必须学习怎样平衡活动和休息之间的关系，以及节能技术，也应该学习误吸的症状与体征、姿势的摆放避免误吸，例如进食时上颈部屈曲。呼吸系统感染的原因与症状、清除口腔分泌物的措施（口腔吸入装置）或处理窒息的方法（Heimlich 急救法）。特定的呼吸训练和优化通气灌注的方法也要学习，尽管这些方法在 ALS 治疗中的效果还未被证实。一项随机的双盲的研究让 9 名 ALS 患者组成了小样本吸气肌训练组（inspiratory muscle training，IMT），实验组一天三次进行定期地 IMT 训练（每次持续 10min），12 周后，相比进行假装训练的对照组（n=10），实验组测试证明在 FVC、VC、MIP（最大吸气压力）和 SNP（鼻腔吸气压）上均有很大改善，在停止训练 8 周后呼吸肌肌力会部分减弱[150]。

当呼吸道分泌物滞留时如肺炎或肺不张，需要呼吸道清洁技术。为了代偿咳嗽无力，患者及护理人员应学会手动辅助咳嗽技术或 MI-E（咳痰机）。这些技术或设备的使用虽然在 ALS 中还未被证明有效，但是已有案例报道机械吹气装置的规律使用对 ALS 患者有益[151,152]。在研究咳嗽加强时的咳嗽流和压力时，发现手动辅助咳嗽可增加延髓型 ALS 患者 11% 的通气量和非延髓型 ALS 患者 13% 的通气量，利用 MI-E（咳痰机）可增加延髓型 ALS 患者 26% 的通气量和非延髓型 ALS 患者 28% 的通气量。在最严重的咳嗽无力患者中会有更好的改善[153]。

高频率胸壁震动器（HF-CWO）已经在对 ALS 患者运用方面引起了关注。HF-CWO 是一个外部无创性机器，通过胸壁传送高频震动压从而使分泌物从外周小气道流动和提高分泌物清除及气体交换。HF-CWO 已经证明对分泌物滞留和过度分泌的患者有效[154,155]。通过对 19 名 ALS 患者应用 HF-CWO 和 16 名没有应用 HF-CWO 的 ALS 患者 6 个月的研究，比较发现应用设备的患者较对照组，呼吸暂停的现象减少。另外，对于 FVC 在 40%~70% 预计值的患者应用了此设备后较对照组相比 FVC 下降减少，呼吸暂停和疲劳现象均减少[156]。

下肢肌无力和步态损害

矫形器通过给无力的肌肉和关节提供支持来改善功能，给残存功能或代偿肌肉减少压力，保存能量或减少肌疲劳。通常通过踝足矫形器（AFO）控制膝关节损伤；像 AFO 一样，要先控制踝部。ALS 患者考虑矫形器重量很必要，因为这会涉及能量消耗问题，对患者来说，相比于没有被纠正的异常步行，穿戴一个重的矫形器更容易疲劳。鉴于此，一般不用膝踝足矫形器（KAFO）。

是否选择商业统一制造还是个人定制的矫形器，要根据患者自身情况，但是也要考虑疾病进展速度。对于进展迅速且需要使用一段时间矫形器的患者来说，商业制作的矫形器就足够了。对于踝内侧不稳且股四头肌无力的患者，固定式的 AFO 可作为首选。固定踝关节位置且合并股四头肌无力，可能会使使坐 - 站的转换、爬楼梯、下斜坡的动作困难。铰链式 AFO 允许踝背区，适合有足够的伸膝肌肌力且踝部肌力轻微损伤的患者。

步行辅助设备的类型选择取决于：近端肌力的大小或不稳定程度；下肢功能；疾病进展的形式、程度和速度；患者可接受程度和经济限制的情况。在制定中需考虑的一个重要因素是设备重量问题，同时也要确保设备功能和安全性。如果患者不能承受设备重量，就需要使用轮椅行走。总体来说，ALS 患者很少使用拐杖。如果可以使用拐杖，应优先使用加拿大生产的 Loftstrand 拐杖。

日常生活活动

各种各样的辅助设备可以帮助肌无力患者完成日常活动。然而，针对 ALS 患者辅助设备的益处和有效性还没有被系统地评估。没有任何一种类型的装置可适用于每一个患者或疾病的每一个阶段。设备的报销是可变的，虽然在某种程度上辅助设备可帮助患者保持独立性，但有限的财政资源可能会阻碍推荐或采购这个设备。例如：在 ALS（肌萎缩性侧索硬化症）的早期阶段，将有口袋的万能袖套用于写作或喂食可能是有效的。随着疾病的进展和肱骨近端肌无力增加，可考虑活动性臂托来保持患者在饮食上的独立。ALS 的晚期，患者在饮食上依赖护理，可以推荐使用长吸管和吸管支架来协助照顾者给患者喂食。辅助设备可能有利于执行日常生活活动（表 17.5）。

移动能力降低

下肢无力患者可能会在起立或乘车时遇到困难。简单的干预措施包括将 2~3 英寸厚（5~7.6 厘米）坚固的垫子放置在坐椅上和臀下之间或在椅子的腿上放置预先做好的垫来升降坐椅（图 17.13）。自动升降垫相对廉价和便携，但为了安全使用设备患者需要足够的躯干控制和平衡（图 17.14）能力。可以动力升降，有软垫的躺椅也可推荐，但更昂贵。所有这些措施增加了生物力学优势，使患者从坐姿容易站起。

表 17.5　适应设备的常见类型

喂和吃	发泡管增加餐具手柄的大小；改良手柄或底托的餐具和杯子；长杠杆式开瓶器；护板；锯齿状或摇杆刀；腕夹板 / 改编袖（用于放置工具和仪器）；活动性臂托
自我保健和洗澡	洗澡椅；浴缸的座椅；淋浴器；手持花洒；扶手；提高马桶座；长柄海绵；电动牙刷或剃须刀；勤梳头
穿衣	拉链或拉钩；扣钩；长柄鞋拔；VelcroR 服装；弹性鞋带
写和读	发泡管增加的钢笔或铅笔大小；三角握笔；笔握持器；书固定架； 自动翻书器；可调角度表
其他	钥匙圈；门把手适配器；灯延伸开关；个人报警系统；开关式环境控制；自动拨号免提电话；手机固定器；聋人电信设备的使用（TDD）

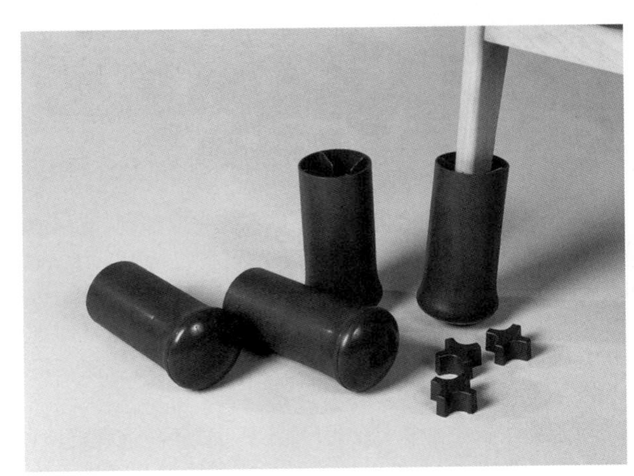

图 17.13　预置构件

关于协助患者转移，护理者需要接受教育。一旦患者无法站立，可以使用转运板转移，要么这个人有足够的手臂力量和良好的坐姿平衡，要么护理者学习如何协助患者。其他协

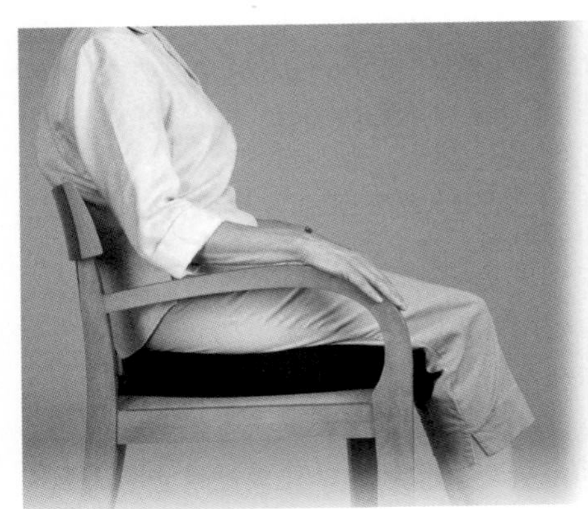

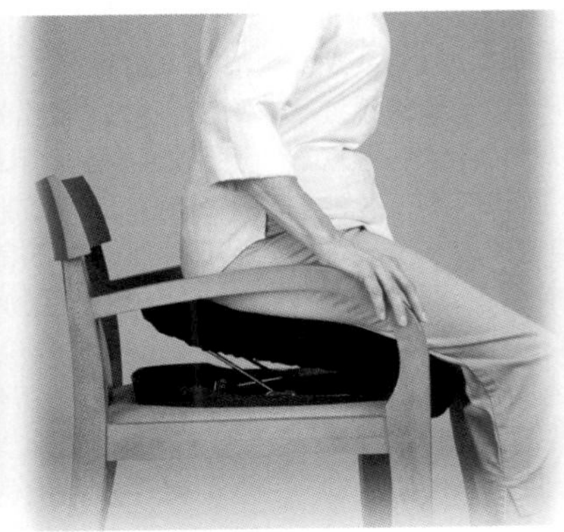

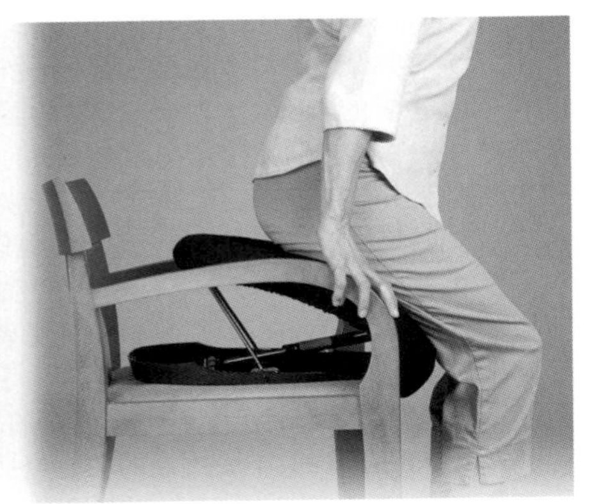

图 17.14　升起的坐垫

助患者移动性的设备有转移带和旋转坐垫或座椅。转移带为护理者减轻转运负担同时预防牵拉到患者的上肢臂丛神经的可能。旋转坐垫是轻量级的，座垫在两个方向上旋转使上下车更容易(图 17.15)。

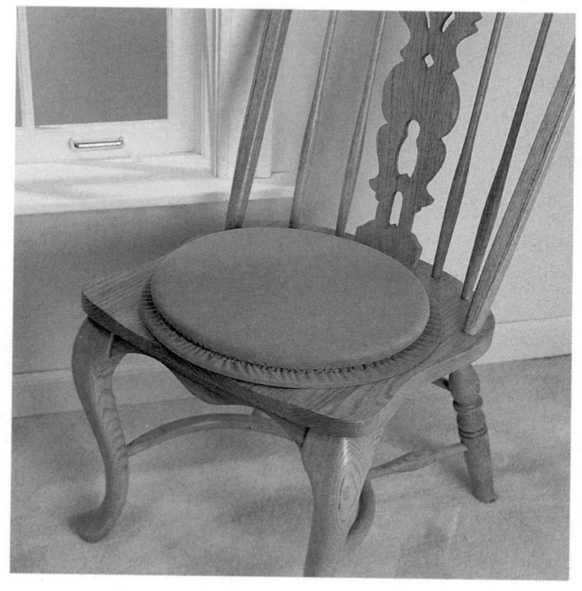

图 17.15 可旋转的坐垫

一旦患者在护理者的协助下仍不能完成移动，液压或机械升降是必需的。通常建议使用升降设备包括 Easy PivotTM(RAND- 苏格兰公司，科罗拉多州柯林斯堡 80524)和 Hoyer LiftR(日升医疗，朗蒙特，CO80503)。使用电动病床可促进床的可移动性及患者和护理者的转移。根据资源，家庭环境改造和汽车改装也可考虑。

对于那些居住在多层住宅，并且不可或不应该爬楼梯(第9章环境的评估)的人可以推荐滑行椅和楼梯升降机。这些为个人测量或定制的升降楼梯非常昂贵，保险公司通常不报销，但某些医疗供应公司提供“先租后买”的选择。此外，当地的 ALSA 或 MDA 可能有回收的升降机。

随着疾病发展到某个时间点，肌无力的程度和行走需要的能量将迫使借助轮椅来移动。在 ALS 早或中早期，手动轮椅最好是轻量级的，作为一种节能技术可用于长距离的走动。这种轮椅应该可以向当地 ALSA 或 MDA 俱乐部及其他途径短期租借，因为大多数保险公司只报销购买一个轮椅的钱。随着疾病发展，针对患者的当前需求和未来潜在的需求，电动轮椅系统是必要的。许多定制轮椅的功能和选项，可以帮助个人在独立性和舒适性上维持最高水平。由于 ALS 患者众多，不断变化的特殊需求，转诊到轮椅和坐姿综合诊所是最佳选择。

Trail 等[157]调查了 42 例 ALS 和中度残疾患者，他们发现轮椅最有利功能记录在 AALS。61% 的患者指出他们的轮椅让其维持以往的活动水平。按优先顺序，手动轮椅使用者采用一个轻量级框架，转弯半径小，高倾斜的靠背支持头部、躯干和四肢是最可取的；不受欢迎的功能包括低、悬吊、非活动性靠背；非自动的；静止的，不可调整的腿部支撑；沉重或大尺寸的；固定扶手。对于那些使用电动轮椅的患者，轮椅可取的功能包括独立地移动性，可操作性，后倾的整体舒适度；不良特点包括低的不可活动靠背，沉重或体积大的不舒服的座位，不可调整的腿部支撑和全身不适。

在 ALS 的早期阶段，虽然电动踏板车适用于有足够上肢肌力和躯干稳定的患者，但随着病情的发展，电动踏板车将具有限制性，不应该被规定购买。如果患者已经报销踏板车，大多数保险公司将不会报销电力轮椅，因为踏板车被认为是一个自动移动设备。如果电动踏板车被推荐，患者可短期租借设备。

肌肉抽搐和痉挛

按摩和拉伸运动可缓解肌肉痉挛。寒冷可以暂时减少痉挛状态。物理治疗师可指导护理者为患者做长期缓慢牵伸和被动关节活动度训练以解除痉挛状态。此外，姿势和体位摆放可以联合应用减轻痉挛状态，而且为了防止挛缩可能需要夹板疗法。一篇发表的循证医学综述验证了一个随机对照研究，用改良的 Ashworth 量表测量，发现与每天进行日常活动的对照组相比，ALS 患者每天 2 次进行 15 分钟的中强度锻炼可减轻痉挛状态[158]。

心理社会问题

被诊断为 ALS，对患者和家庭照顾成员都是毁灭性的。因为该病的进行性的特点，损伤容易导致活动和参与受限，可能会影响生活质量。在疾病的整个阶段，患者、家庭成员、照顾者的情绪反应是多重和波动的。患有进行性的不治之症要失去很多：身体健康和能力、形象、工作和家庭角色、身份、家庭和社交网络、生活方式、独立、控制、希望、意义和期待的未来[159,160]。物理治疗师必须能够识别患者的适应能力，和他(她)的心理反应，接受的水平，意愿和整合治疗建议的能力。同样，物理治疗师有必要能够区分因损伤或身体机能变化导致的正常反应性的悲伤，还是存在临床焦虑和抑郁。必要时可将患者转诊到相应的医疗小组[161]。当充满焦虑和抑郁症状时需要精神药物的积极治疗，因为不治疗这些心理障碍会影响到患者的适应、处理和参与 POC 的能力。抑郁也可能导致自杀。此外，焦虑和抑郁也可能在家庭成员或看护者中普遍存在。

运动与 ALS

尽管 ALS 患者肌无力发病率很高，但运动锻炼项目的效果还没有被广泛研究，因此不能被很好地接受。通常的物理治疗方案只有关节活动度和牵拉的训练。尽管缺乏研究证据，因为害怕过度疲劳，并且相信除了日常活动没有其他要求的运动，这些因素阻碍了运动锻炼计划。

对其他神经肌肉疾病如小儿麻痹症，杜氏肌营养不良症，强直性肌营养不良，遗传性运动和感觉神经病变，脊髓性肌萎缩，肢带型，贝克尔，面肩肱型营养不良症的研究发现，运动锻炼是有益的且不会产生过度疲劳。这些患者的研究证明：

- 过度疲劳不会发生在徒手肌力检查评分为 3 级或者 5 级(正常)的肌肉。
- 中度持续的运动可增加徒手肌力检查评分 3 级或 5 级(正常)肌肉的力量。
- 力量增加与肌力初始状态成正比。

- 应避免大强度离心运动。
- 运动可能产生功能性利益。
- 心理效益尚未确定。

当处方适当，锻炼可能是有益的，特别是在疾病的早期阶段。锻炼可能不会提高 ALS 已经萎缩肌肉的力量，即评分低于 3 级的肌肉。然而，可以采用受累关节的全身主动 ROM 和关节牵伸，未受累肌肉的低到中等量的抗阻肌力训练，以及次于最大强度水平的有氧训练，如游泳、散步、骑自行车。

当为 ALS 患者设计强化运动计划时，物理治疗师必须考虑过度疲劳和废用性萎缩间的平衡。其他神经肌肉疾病患者的经验表明，高重复和高强度的运动可能会导致失神经支配萎缩肌肉，肌力的长期丧失[170,171]。一些动物研究发现，神经肌肉的活动对部分失神经支配肌肉的生长起抑制作用[172,173,174]，而其他研究报告则显示对神经活动没有影响[175,176]或者提示活动可以促进生长或再生[177,178]。

另一方面，ALS 活动水平明显下降后，可能继发心血管功能失调和废用性虚弱，其后果超过疾病本身。因此，为了防止过度疲劳，同时使未受损肌群获得最佳利用，物理治疗师需对运动计划的类型和强度进行仔细监测和调整。应建议患者不要进行任何极疲劳状态的活动，并应记录过度疲劳的症状，如因疲劳和疼痛不能进行日常活动，运动后肌束震颤或肌痉挛增加。可以建议他们一天内做几个短时间锻炼，中间需有足够休息时间。

废用性肌萎缩

特别是长时间的体力活动减少，除了骨骼和其他器官系统之外，神经肌肉系统的功能也会降低。没有足够的活动，肌肉收缩张力少于肌肉能产生总张力的 20%，会发生废用性萎缩。由于收缩蛋白丢失，肌肉无力以每天 3% 的速度发展[179]。不活动和废用导致力量丧失可使 ALS 患者明显虚弱，影响去适应作用，肌肉和关节的紧张导致挛缩和疼痛。

过度性疲劳

过度运动可能导致 ALS 患者过度损伤是一个共同关心的问题。Sanjak 等发现 ALS 患者对单次运动会出现异常的生理代谢反应。与对照组相比，次于最大强度的运动时 ALS 患者耗氧量增加，最大携氧量和活动能力下降。此外，相比相同水平未受训练的对照组，实验组的血浆和肌节的几个代谢底物没有增加，表明底物用于产生能量的可用性受到影响。

在 ALS 患者，治疗运动的安全区间缩小，缩小范围的程度取决于疾病的严重程度和疾病进展的速度。萎缩或去神经支配的肌肉更容易过劳损害，因为它们的机能已接近其最大限度。日常生活活动可以对受损肌肉进行训练，其他训练和运动虽然可改善正常的肌肉，但是对损伤的肌肉会造成损害。其他的运动单位将对运动作出反应，它们必须更努力地工作来处理给予的运动压力[179]。因此，ALS 患者的锻炼计划必须特别注意，物理治疗师应该制定中到低强度的运动训练。

与 ALS 患者运动相关的文献是有限的。早前的两个病例研究证实了具体强化和耐力运动的积极效果[180,181]。最近，有了较大样本对 ALS 患者运动效果进行评估。这些研究都发现功能评分和运动组其他指标[182,183]下降明显减少。两个动物实验研究发现，中等强度的耐力运动训练减缓疾病的进展[184,185]；三分之一的研究发现，高耐力训练对雄性小鼠有不利影响[186]与运动和 ALS 有关的证据见知识点 17.1 证据总结（人类的研究）和知识点 17.2 证据总结（动物实验）。

知识点 17.1　证据总结　运动锻炼与肌萎缩侧索硬化症：来自人体的证据

参考文献	对象	方法	时间	结果
Sanjak 等[181] (1987)	46 岁男性	研究实例 Air-Dyne 自行车测力计前瞻性，单盲对照	6 周	等速肌力和运动心肺的反应在上肢运动中有提高，下肢没有
Pinto 等[182] (1999)	E:62 ± 14 年 C:64 ± 16 年	E:Bruce 和 Naughton 的活动平板方案，同时使用双 x 向正压通气；运动到无氧阈直到达到停止参数 C:无耐力方案	12 个月	E:FIM 评分显著增加（P< 0.02=；脊柱 Norris 评分 * 下降缓慢（P< 0.02）； FVC 下降斜率有显著性差异（P<0.008）
Drory 等[183] (2001)	E:58.0 ± 13.2 年 C:60.7 ± 16.4 年	随机分为 2 组： E: 中等负荷的肢体和躯干运动 C:无耐力方案	2 次，每天 15min，进行 12 个月	3 个月时，E:ALSFRS（P<0.001= 和 Ashworth 痉挛评分（P=0.005）显著下降；徒手肌力测试，FSS，疼痛，SF-36 评分无显著差异 6 个月时两组无显著性差异
Dal Bello-Haas 等[148] (2007)	E:56.0 ± 7.3 年 C:51.8 ± 12.7 年	随机分为 2 组： E: 中等负荷，中等强度的抗阻力运动 C:伸展运动	E:每周三次，进行 6 月	6 个月时，E:ALSFRS（P=0.02）和 ALSFRS SF-36 生理功能评分（P<0.02）显著增加，MVIC LE 评分显著下降（P=0.03）；FSS，SF-36 评分无显著差异

ALSFRS= 肌萎缩侧索硬化在功能分级量表；BiPAP= 双向正压通气；C= 对照组；E= 实验组；FIM= 功能独立性评估；
FSS= 疲劳严重程度量表；FVC= 用力肺活量；LE= 下肢；MVIC= 最大自主等长收缩；Ss= 受试者；UE= 上肢
* Norris 量表，100 分，检查肌肉力量，反射，自发性收缩和肌肉萎缩。分量表包括延髓、呼吸、躯干和肢体功能。分数越高提示“功能越好”。

知识点 17.2 证据总结 运动肌萎缩侧索硬化症：来自动物的证据

参考文献	实验对象	实验方法	持续时间	结果
Kirkinezos 等[184](2003)	7 周龄的 G93 ASOD1 转基因小鼠	E：在跑步机上跑步，最初(30min，13m/min)；速度和持续时间逐步降低) C：久坐不动	5 天 / 周，直到无法跟上 7m/min 的速度(23ft/min)	E：总体而言，G93A- SOD1 小鼠的寿命显著增加(P=0.007)；雄性小鼠寿命显著增加(P=0.02)；雌性小鼠的寿命有增加的趋势，但不显著(P=0.1)
Veldink 等[185](2003)	8 周龄低拷贝 hSOD1 转基因小鼠和野生型小鼠	E：在跑步机上跑步(45min，16m/min) C：久坐不动	直到跑不动	E：运动延迟雌性小鼠疾病的发作，而不是雄性 hSOD1 老鼠；运动延长雌性小鼠的生存
Mahoney 等[186](2004)	40 日龄 G93A 小鼠和野生型同窝对照小鼠	E：在跑步机上跑步(以 9m/min 的速度坚持 20min/d，1 周；25min/d，2 周；30min /d，3 周；在 2 和 3 周逐渐增加强度；45min/d 以 22m/min)的速度 C：久坐不动	前 3 周 3 天 / 周； 剩余 5 天 / 周	E：疾病在雌性和雄性小鼠的发作没有影响； 运动加速了雄性小鼠的死亡，但不是雌性小鼠(P<0.0001)
Liebetanz 等[187](2004)	3 周龄 G93A- SOD1 转基因小鼠；两个实验一个对照组	E：在电机驱动的传动轮上进行剧烈体力活动(2 周适应期后可达到 3.4m/min) E-PA：电机驱动跑轮(2 周适应期后 0.1m/min) C：未处理	每天 400min 直到动物的速度无法超过机动驱动速度	在疾病发作上无差异 在生存上，E：剧烈体力活动组：相比于体力活动组，改善 6 天不明显，和 C 组相比有 4 天的改善
Deforges D，等[188](2009)	年龄为 70 天的 SOD1 转基因小鼠	E- 跑步：在跑步机跑步(最大速度 13m/min) E- 游泳：在可调控的流动游泳池中训练(最多 5L/min) C- 跑步：跑步机无速度 C- 游泳：水面上漂浮，水不流动	30min/d 每周 5 天	E- 游泳：症状出现明显延迟 16 天(P<0.01)；生存率明显增加(P<0.01)
Carreras 等[189](2010)	年龄为 30 天的 SOD1 转基因小鼠	E- 中等强度运动：电动跑步机 10m/min(32.8ft/min) 坚持 30min/d，在 2 周训练方案之后(第 1 周，5m/min(16.4ft/min) 坚持 20min/d 每周 3 次；第 2 周，10m/min(32.8ft/min)，坚持 20min 每周 3 次) E- 高强度运动：20m/min(65.6ft/min) 坚持 60min/d 在 2 周训练方案之后(方案同上) C- 笼内行走，攀爬	3 天 7 周	E- 中等强度运动组：与 C 组相比出现运动缺陷症状明显延迟(P<0.05) E- 中等强度运动组神经元密度明显升高(P<0.05) E- 高强度运动组虽然变化轻微，但比实验起点时的运动缺陷症状有明显升高(P<0.05)

C= 对照组；E：实验组；min= 分钟；PA= 体力活动

患者 / 客户——相关的说明

ALS 的诊断对于其个人和他们的家人来说是毁灭性的。他们面临着持续性的，多重变故和损失，并最终导致死亡。物理治疗师的重要作用是帮助个人、其家人和其看护，协调疾病对其造成的影响。并为患者表达感情、挫折和关心的问题等提供心理支持和机会。治疗师在开放和令人鼓舞的环境中与患者合作，并指导患者、其家属和看护，要让患者努力应对自己的疾病，树立目标和自信心，同时通过增加患者对治疗师建议的依从性，增强了干预的整体效益。

对患者和其家属 / 照顾者的宣教贯穿疾病的整个阶段。

教育的范围可包括以下，但不仅限于此：

- 提供准确而真实的信息，如疾病进程和临床表现以及患者和其家属在管理方面的重要性等。提供患者，其家人和照护者所需要的尽可能多的信息；并且以他们可以理解的方式来呈现。
- 指导患者，家属和照护人员进行自我干预措施，如监控药物效果和副作用，使用辅助装置和适应性设备并防止继发性并发症。
- 向患者提供促进全身健康的方法。如能量守恒、休息和活动保持平衡、放松技术等可能有利于帮助患者应对该疾病造成的日常束缚的方法。
- 如果患者询问关于治疗和生活的决策的问题，给予他们关于这方面的建议。
- 患者支持小组或心理咨询。
- 提供关于健康和社会适应的支持建议。

肌萎缩性脊髓侧索硬化症协会和肌肉萎缩症协会是两项国家志愿组织，为 ALS 患者、其家人和照顾者提供许多帮助和安排，包括提供书本和视频教材，当地教育课程，患者和照顾者支持团体，个人设备贷款项目，休息方案，交通方案，宣传方案和 ALS 自觉意识。患者和家属可以联系 ALSA 和 MDA 得到信息，并可以在网站浏览可用的资源：

肌萎缩性脊髓侧索硬化症协会（运营）

肌肉萎缩症协会

此外，还有众多国际组织的网站提供的各种资源，包括有关 ALS 的信息，临床试验的信息，有据可依的评价，循证实践指南，与 ALS 生活相关的出版物和信息。

总结

肌萎缩性脊髓侧索硬化症是在成年人中最常见的具有破坏性的致死性运动神经元疾病，它可引起损伤、活动受限和参与受限，并且在损伤数量和损伤严重性方面渐进性增加。除了少数病例，对大多数病例而言，其病因学未知，且存在多种机制可能与疾病相关。尽管现在肌萎缩性脊髓侧索硬化症不可治愈，而且其疾病进程不可逆转，但它仍然应作为可治疗性疾病来对待。医疗管理重点关注疾病症状，团队治疗应作为首选。康复管理则专注于使功能及患者独立性尽可能最大化，并且确保患者在疾病进程及医疗保健中获得最优生活质量。

物理治疗在对肌萎缩性脊髓侧索硬化症患者治疗干预的设计与实施方面起着不可或缺的作用，它将能使患者较长时间保持独立性及功能。基于如今的循证研究，干预措施的选择以疾病的阶段及发展进程为前提，对疾病而言可能是可恢复、可代偿和可预防的。这些干预措施应考虑患者的目标及社会心理因素，因为它可能影响决策制定，如患者的诊断接受程度，社会财力资源。由于肌萎缩性脊髓侧索硬化症具有进展性，物理治疗必须能解决患者的目前问题，并为患者的长远需求考虑。

致谢

特别感谢 Ashley Chapman，Tasha Kravchenko，Gabi Watson 对稿件编辑管理方面的帮助，同时真诚的感谢 Peggy Ingels-Allred 对本章的前期版本做出深刻，重要的评论。

复习思考题

1. 描述肌萎缩性脊髓侧索硬化症的临床表现。区分由上运动神经元，下运动神经元，延髓及呼吸系统受损引起的损伤。肌萎缩性脊髓侧索硬化症患者可表现出哪些认知方面的，罕见的，间接的，综合性的损伤?
2. 应使用哪些检查手段来支持肌萎缩性脊髓侧索硬化症的诊断?
3. 明确定义 El Escorial 标准中肌萎缩性脊髓侧索硬化症的主要分类，此标准由从事运动神经元疾病的国际神经病学研究联盟制定。
4. 描述肌萎缩性脊髓侧索硬化症的疾病进程。哪些因素与疾病的预后有关?
5. 鉴于肌萎缩性脊髓侧索硬化症的损伤多样性，在确定综合性治疗中应使用哪些检测及措施时，物理治疗师应考虑哪些因素?
6. 区别恢复性、代偿性及预防性干预措施。
7. 为肌萎缩性脊髓侧索硬化症患者制定运动计划时，应考虑哪些因素?
8. 在诊断肌萎缩性脊髓侧索硬化症后，为患者及家庭教育制定计划时应考虑并包含哪些信息?

病例分析

患者 36 岁，男性，右利手，最近诊断出患有肌萎缩侧索硬化症（ALS）。7 个月前，患者出现左小腿肌肉跳动，几个月后发现他的左足无力，“他抓住了脚趾”以阻止肉跳，在打篮球时或者在高尔夫球场行走时会摔倒。他还注意到了右手、前臂和上臂肌肉无痛抽搐。自述难以给他的小儿子扣睡衣裤的扣子。

既往病史

没有显著既往病史。

社会史

该患者已经结婚 10 年。他有两个儿子,一个 3 岁,一个 9 个月大,他的妻子正怀着他们的第三个孩子。他居住在一个两层楼的房子,门前有 4 层台阶(无扶手),两层之间有 12 层楼梯(双侧扶手),通往地下室的 10 层楼梯的右侧有栏杆。他因频繁摔倒而停止打篮球和打棒球,但在周末时继续打高尔夫球。在球场上他无法跟上他的朋友们,所以他使用高尔夫球车代步。他想更加积极点。

职位

他是计算机图形设计行业的经理,自述长时间演讲后声音会变得嘶哑。在电脑前长时间工作后,或者长时间站立演讲后会感到明显疲劳。他将此归因于“变老”。

诊断性检查

肌电图研究显示

(1) 四肢肌肉低复合动作电位;

(2) 感觉神经传导正常;

(3) 四肢出现纤维性颤动和肌束震颤;

(4) 动作电位有广泛神经源性改变,腿部肌肉远端异常募集模式出现,上肢变化为轻度至中度。

体格检查结果

- 观察:双侧骨间肌明显萎缩。
- 语音:未发现异常。
- ROM:除蹈指与左脚踝外,其他关节均在正常范围(WNL)。拇指只能对到第三指。左旋背屈角度降低 5° 。
- 力量:双侧下肢肌力为 5/5,除了臀部屈肌群(右 =4/5:左 =4+/5);左踝关节内翻肌(3/5)。肩部肌力为 4+/5(右)和 4/5(左);肘肌力为 4/4(R)和 4 ± 5(L)。
- 手部力量:R =12 磅;L =24 磅(手持式测力计)。
- 捏力:右 -tripod=2 磅;横向 = 3 磅;左 -tripod=5 磅;横向 = 3 磅(见下文对握力、捏力规范的数据)。注:三角捏力器是个灵巧组件,拇指对抗的手和头两个手指作为“三脚架”。用捏力标准测得捏力。
- 手协调性:Purdue 板测试,在 30 秒内右 -6 个钉孔;左 -3 个钉孔。
- 肌张力:双上肢为 1,双下肢为 1 +(改良 Ashworth 痉挛评分)。
- 反射:阵挛性下颌反射明显;双上肢反射亢进;双下肢反射减弱;双侧巴宾斯基反射阳性。
- 步态:独立的辅助装置;步行时左足下垂和骨盆提高;15 英尺(4.6 米)步行测试 = 3.6 秒。
- 平衡(站立):单腿站立 / 睁眼,右侧 = 25 秒;左侧 =6 秒。
- 呼吸:用力肺活量(FVC)和最大吸气压力(MIP)在正常范围内。
- 功能状态:患者认为自己按 Schwab 和英格兰评定量表评分为 90%,ALSFRS-R 评分(附录 17.A)。ALSFRS-R 评分(附录 17.B):

ALSFRS-R 评分

项目	得分	项目	得分
演讲	4	床上翻身;调整床上用品	4
流涎	3	步行	3
吞咽	3	爬楼梯	3
书写(患 ALS 之前的优势手)	3	呼吸困难	3
切割食物和处理器具(患者无胃造瘘术)	3	端坐呼吸	4
穿衣和卫生	3	呼吸功能不全	4

握力、捏力值(磅)男性 35~39(n=25)

	手	平均值	标准差	标准误	低值	高值
握力	R	119.7	24.0	4.8	76	176
	L	112.9	21.7	4.4	73	157
末端	R	18.0	3.6	0.73	12	27
	L	17.7	3.8	0.76	10	24
手掌	R	26.1	3.2	0.65	21	32
	L	25.6	3.9	0.77	18	32
水平(关键)	R	26.2	4.1	0.83	19	36
	L	25.9	5.4	1.17	14	40

指导性问题

1. 你可以预期的患者病历中 El Escorial 诊断标准是什么?
2. 明确患者直接、间接、复合的损伤问题。
3. 损伤对患者的功能有什么影响(即,活动受限)?
4. 还可以应用什么其他测试和测量,或还有什么样的建议?
5. 目前,患者的教育应首先解决的是什么?
6. 明确患者物理治疗计划基本要素。

参考文献

1. Rowland, LP: Diverse forms of motor neuron diseases. Adv Neurol 36:1, 1982.
2. Swash, M: Clinical features and diagnosis of amyotrophic lateral sclerosis. In Brown, R, Jr, Meininger, V, and Swash, M (eds): Amyotrophic Lateral Sclerosis. Martin Dunitz Ltd, London, 2000, p 3.
3. Norris, F, et al: Onset, natural history and outcome in idiopathic adult motor neuron disease. J Neurol Sci 118(1):48, 1993.
4. Pradas, J, et al: The natural history of amyotrophic lateral sclerosis and the use of natural history controls in therapeutic trials. Neurology 43(4):751, 1993.
5. Ringel, SP, et al: The natural history of amyotrophic lateral sclerosis. Neurology 43(7):1316, 1993.
6. Haverkamp, LJ, Appel, V, and Appel, SH: Natural history of amyotrophic lateral sclerosis in a database population: Validation of a scoring system and a model for survival prediction. Brain 118:707, 1995.
7. Gubbay, SS, et al: Amyotrophic lateral sclerosis. A study of its presentation and prognosis. J Neurol 232(5):295, 1985.
8. Appel, SH, et al: Amyotrophic lateral sclerosis. Associated clinical disorders and immunological evaluations. Arch Neurol 43(3):234, 1986.
9. Mulder, DW, et al: Familial adult motor neuron disease: Amyotrophic lateral sclerosis. Neurology 36(4):511, 1986.
10. Strong, MJ, Hudson, AJ, and Alvord, WG: Familial amyotrophic lateral sclerosis, 1850–1989: A statistical analysis of the world literature. Can J Neurol Sci 18:45, 1991.
11. Hamida, MB, and Hentati, F: Juvenile amyotrophic lateral sclerosis. In Brown, R, Jr, Meininger, V, and Swash, M (eds): Amyotrophic Lateral Sclerosis. Martin Dunitz Ltd, London, 2000, p 59.
12. Rosen, DR: Mutations in Cu/Zn superoxide dismutase gene are associated with familial amyotrophic lateral sclerosis. Nature 362:59, 1993.
13. Jackson, M, and Rothstein, JD: Amyotrophic lateral sclerosis. In Marcoux, FW, and Choi, DW (eds): Central Nervous System Neuroprotection. Springer, New York, 2002, p 423.
14. Jackson, M, et al: Analysis of chromosome 5q13 genes in amyotrophic lateral sclerosis: Homozygous NAIP deletion in a sporadic case. Ann Neurol 39(6):796, 1996.
15. Robberecht, W, et al: D90A heterozygosity in the SOD1 gene is associated with familial and apparently sporadic amyotrophic lateral sclerosis. Neurology 47(5):1336, 1996.
16. Caroscio, JT, Calhoun, WF, and Yahr, MD: Prognostic factors in motor neuron disease: A prospective study of longevity. In Rose, FC (ed): Research Progress in Motor Neuron Disease. Pitman, London, 1984, p 34.
17. Brooks, BR: The natural history of amyotrophic lateral sclerosis. In Williams, AC (ed): Motor Neurone Disease. Chapman & Hall, London, 1994, p 121.
18. Hosler, BA, and Brown, RH, Jr: Copper/zinc superoxide dismutase mutations and free radical damage in amyotrophic lateral sclerosis. Adv Neurol 68:41, 1995.
19. Rothstein, JD, et al: Chronic inhibition of superoxide dismutase produces apoptotic death of spinal neurons. Proc Natl Acad Sci USA 91(10):4155, 1994.
20. Borchelt, DR, et al: Superoxide dismutase 1 with mutations linked to familial amyotrophic lateral sclerosis possesses significant activity. Proc Natl Acad Sci USA 91(17):8292, 1994.
21. Plaitakis, A, and Caroscio, JT: Abnormal glutamate metabolism in amyotrophic lateral sclerosis. Ann Neurol 22(5):575, 1987.
22. Rothstein, JD, et al: Abnormal excitatory amino acid metabolism in amyotrophic lateral sclerosis. Ann Neurol 28(1):18, 1990.
23. Rothstein, JD, Martin, LJ, and Kuncl, RW: Decreased glutamate transport by the brain and spinal cord in amyotrophic lateral sclerosis. N Engl J Med 326(22):1464, 1992.
24. Rothstein, JD, et al: Selective loss of glial glutamate transporter GLT-1 in amyotrophic lateral sclerosis. Ann Neurol 38(1):73, 1995.
25. Carpenter, S: Proximal axonal enlargement in motor neuron disease. Neurology 18:841, 1968.
26. Hirano, A, et al: Fine structural study of neurofibrillary changes in a family with amyotrophic lateral sclerosis. J Neuropathol Exp Neurol 43(5):471, 1984.
27. Wolfgang, F, and Myers, L: Amyotrophic lateral sclerosis: Effect of serum on anterior horn cells in tissue culture. Science 179:579, 1973.
28. Troost, D, Van den Oord, JJ, and Vianney de Jong, JM: Immunohistochemical characterization of the inflammatory infiltrate in amyotrophic lateral sclerosis. Neuropathol Appl Neurobiol 16(5):401, 1990.
29. Smith, RG, et al: Serum antibodies to L-type calcium channels in patients with amyotrophic lateral sclerosis. N Engl J Med 24(327):1721, 1992.

30. Appel, SH: A unifying hypothesis for the cause of amyotrophic lateral sclerosis, parkinsonism, and Alzheimer disease. Ann Neurol 10(6):499, 1981.
31. Lindsay, RM: Brain-derived neurotrophic factor: an NGF-related neurotrophin. In Loughlin, SE, and Fallon, JH (eds): Neurotrophic Factors. Academic Press, San Diego, 1993, p 257.
32. Thoenen, H, Hughes, RA, and Sendtner, M: Trophic support of motoneurons: Physiological, pathophysiological, and therapeutic implications. Exp Neurol 124(1):47, 1993.
33. Anand, P, et al: Regional changes of ciliary neurotrophic factor and nerve growth factor levels in post mortem spinal cord and cerebral cortex from patients with motor disease. Nat Med 1(2):168, 1995.
34. Strong, MJ: Exogenous neurotoxins. In Brown, R, Jr, Meininger, V, and Swash, M (eds): Amyotrophic Lateral Sclerosis. Martin Dunitz Ltd, London, 2000, p 279.
35. Brown, R, Jr: Apoptosis in amyotrophic lateral sclerosis: A review. In Brown, R, Jr, Meininger, V, and Swash, M (eds): Amyotrophic Lateral Sclerosis. Martin Dunitz Ltd, London, 2000, p 363.
36. Mitsumoto, H, Chad, DA, and Pioro, EK: Hypotheses for viral and other transmissable agents in amyotrophic lateral sclerosis. In Mitsumoto, H, Chad, DA, and Pioro, EK (eds): Amyotrophic Lateral Sclerosis. FA Davis, Philadelphia, 1998, p 239.
37. Mizutani, T, et al: Amyotrophic lateral sclerosis with ophthalmoplegia and multisystem degeneration in patients on long-term use of respirators. Acta Neuropathol 84(4):372, 1992.
38. Iwata, M, and Hirano, A: Sparing of the Onufrowicz nucleus in sacral anterior horn lesions. Ann Neurol 4(3):245, 1978.
39. Mannen, T, and et al: Preservation of certain motorneurone group of the sacral cord in amyotrophic lateral sclerosis: Its clinical significance. J Neuropathol Exp Neurol 47:642, 1988.
40. Barr, ML, and Kiernan, JA: The Human Nervous System: An Anatomical Viewpoint, ed 6. JB Lippincott, Philadelphia, 1993.
41. Bradley, WG, et al: Morphometric and biochemical studies of peripheral nerves in amyotrophic lateral sclerosis. Ann Neurol 14(3):267, 1983.
42. Heads, T, et al: Sensory nerve pathology in amyotrophic lateral sclerosis. Acta Neuropathol 82(4):316, 1991.
43. Kawamura, Y, et al: Morphometric comparison in the vulnerability of peripheral motor and sensory neurons in amyotrophic lateral sclerosis. J Neuropathol Exp Neurol 40(6):667, 1988.
44. Swash, M, et al: Selective and asymmetric vulnerability of corticospinal and spinocerebellar tracts in motor neuron disease. J Neurol Neurosurg Psychiatry 51(6):785, 1988.
45. Averback, P, and Crocker, P: Regular involvement of Clarke's nucleus in sporadic amyotrophic lateral sclerosis. Arch Neurol 39(3):155, 1982.
46. Takahaski, H, et al: Clarke's column in sporadic amyotrophic lateral sclerosis. Acta Neuropathol 84(5):465, 1992.
47. Hudson, AJ: Amyotrophic lateral sclerosis and its association with dementia, parkinsonism and other neurological disorders: A review. Brain 104(2):217, 1981.
48. Wohlfart, G: Collateral regeneration in partially denervated muscles. Neurology 8(3):175, 1958.
49. Hansen, S, and Ballantyne, JP: A quantitative electrophysiological study of motor neurone disease. J Neurol Neurosurg Psychiatry 41(9):773, 1978.
50. McComas, AJ, et al: Functional compensation in partially denervated muscles. J Neurol Neurosurg Psychiatry 34(4):453, 1971.
51. Swash, M, and Schwartz, MS: A longitudinal study of changes in motor units in motor neuron disease. J Neurol Sci 56(2–3): 185, 1982.
52. Swash, M, and Schwartz, MS: Staging motor neurone disease: Single fibre EMG studies of asymmetry, progression and compensatory reinnervation. In Rose, FC (ed): Research Progress in Motor Neuron Disease. Pitman, London, 1984, p 123.
53. Brooks, BR, et al: Natural history of amyotrophic lateral sclerosis: Quantification of symptoms, signs, strength and function. In Serratrice, G, and Munsat, TL (eds): Advances in Neurology: Pathogenesis and Therapy of Amyotrophic Lateral Sclerosis. Lippincott-Raven, Philadelphia, 1995, p 163.
54. Mitsumoto, H, Chad, DA, and Pioro, EK: Clinical features: Signs and symptoms. In Mitsumoto, H, Chad, DA, and Pioro, EK (eds): Amyotrophic Lateral Sclerosis. FA Davis, Philadelphia, 1998, p 47.
55. Brooks, BR: Natural history of ALS: Symptoms, strength, pulmonary function, and disability. Neurology 47(Suppl): S71, 1996.
56. Jette, DU, et al: The relationship of lower-limb muscle force to walking ability in patients with amyotrophic lateral sclerosis. Phys Ther 79(7):672, 1999.
57. Dal Bello-Haas, V, et al: Development, analysis, refinement, and utility of an interdisciplinary amyotrophic lateral sclerosis database. Amyotroph Lateral Scler Other Motor Neuron Disord 2(1):39, 2001.
58. Kilmer, DD: The role of exercise in neuromuscular disease. Phys Med Rehabil Clin North Am 9(1):115, 1998.
59. Sanjak, M, et al: Physiologic and metabolic response to progressive and prolonged exercise in amyotrophic lateral sclerosis. Neurology 37(7):1217, 1987.
60. Sharma, KR, et al: Physiology of fatigue in amyotrophic lateral sclerosis. Neurology 45(4):733, 1995.
61. Sahrmann, SA, and Norton, BJ: The relationship of voluntary movement to spasticity in the upper motor neuron syndrome. Ann Neurol 2(6):460, 1977.
62. Mayer, NH: Clinicophysiologic concepts of spasticity and motor dysfunction in adults with an upper motoneuron lesion. Muscle Nerve Suppl 6:S1, 1997.
63. Schiffer, RB, Cash, J, and Herndon, RM: Treatment of emotional lability with low-dosage tricyclic antidepressants. Psychosomatics 24(12):1094, 1983.
64. Gallagher, JP: Pathologic laughter and crying in ALS: A search for their origin. Acta Neurol Scand 80(2):114, 1989.
65. Fallat, RJ, et al: Spirometry in amyotrophic lateral sclerosis. Arch Neurol 36(2):74, 1979.
66. Rochester, DF, and Esau, SA: Assessment of ventilatory function in patients with neuromuscular disease. Clin Chest Med 15(4):751, 1994.
67. Vitacca, M, et al: Breathing pattern and respiratory mechanics in patients with amyotrophic lateral sclerosis. Eur Respir J 10(7):1614, 1997.
68. Krivickas, L: Pulmonary function and respiratory failure. In Mitsumoto, H, Chad, DA, and Pioro, EK (eds): Amyotrophic Lateral Sclerosis. FA Davis, Philadelphia, 1998, p 382.
69. Schiffman, PL, and Belsh, JM: Pulmonary function at diagnosis of amyotrophic lateral sclerosis. Rate of deterioration. Chest 103(2):508, 1993.
70. Abe, K, et al: Cognitive function in amyotrophic lateral sclerosis. J Neurol Sci 148(1):95, 1997.
71. Kew, JJM, et al: The relationship between abnormalities of cognitive function and cerebral activation in amyotrophic lateral sclerosis. A neuropsychological and positron emission tomography study. Brain 116:1399, 1993.
72. Wilson, CM, et al: Cognitive impairment in sporadic ALS: A pathologic continuum underlying a multisystem disorder. Neurology 57(4):651, 2001.
73. Massman, PJ, et al: Prevalence and correlates of neuropsychological deficits in amyotrophic lateral sclerosis. J Neurol Neurosurg Psychiatry 61(5):450, 1996.
74. Lomen-Hoerth, C, et al: Are amyotrophic lateral sclerosis patients cognitively normal? Neurology 60(7):1094, 2003.
75. Neary, D, et al: Frontal lobe dementia and motor neuron disease. J Neurol Neurosurg Psychiatry 53(1):23, 1990.
76. Strong, MJ, et al: A prospective study of cognitive impairment in ALS. Neurology 53(8):1665, 1999.
77. Abrahams, S, et al: Verbal fluency and executive dysfunction in amyotrophic lateral sclerosis (ALS). Neuropsychologia 38(6):734, 2000.
78. Abrahams, S, et al: Relation between cognitive dysfunction and pseudobulbar palsy in amyotrophic lateral sclerosis. J Neurol Neurosurg Psychiatry 62(5):464, 1997.
79. Brooks, BR, et al: El Escorial revisited: Revised criteria for the diagnosis of amyotrophic lateral sclerosis. Amyotroph Lateral Scler Other Motor Neuron Disord 1(5):293, 2000.
80. Juergens, SM, et al: ALS in Rochester, Minnesota. Neurology 30(5):463, 1980.
81. Caroscio, JT, et al: Amyotrophic lateral sclerosis: Its natural history. Neurol Clin 5(1):1, 1987.
82. Kristensen, O, and Melgaard, B: Motor neuron disease: Prognosis and epidemiology. Acta Neurol Scand 56(4):299, 1977.
83. Granieri, E, et al: Motor neuron disease in the province of Ferrara, Italy, in 1964–1982. Neurology 38(10):1604, 1988.

84. Tysnes, OB, Vollset, SE, and Aarli, JA: Epidemiology of amyotrophic lateral sclerosis in Hordaland county, western Norway. Acta Neurol Scand 83(5):280, 1991.
85. Rosen, AD: Amyotrophic lateral sclerosis. Clinical features and prognosis. Arch Neurol 35(10):638, 1978.
86. Tysnes, OB, et al: Prognostic factors and survival in amyotrophic lateral sclerosis. Neuroepidemiology 13(5):226, 1994.
87. McDonald, ER, et al: Survival in amyotrophic lateral sclerosis: The role of psychological factors. Arch Neurol 51(1):17, 1994.
88. Johnston, M, et al: Mood as a predictor of disability and survival in patients diagnosed with ALS/MND. Br J Health Psych 4(2):1999, 1999.
89. Traynor, BJ, et al: Effect of a multidisciplinary amyotrophic lateral sclerosis (ALS) clinic on ALS survival: A population based study, 1996–2000. J Neurol Neurosurg Psychiatry 74(9):1258, 2003.
90. Bensimon, G, Lacomblez, L, and Meininger, V: A controlled trial of riluzole in amyotrophic lateral sclerosis. ALS/Riluzole Study Group. N Engl J Med 330(9):585, 1994.
91. Lacomblez, L, et al: Dose-ranging study of riluzole in amyotrophic lateral sclerosis. Amyotrophic Lateral Sclerosis/Riluzole Study Group II. Lancet 347(9013):1425, 1996.
92. World Health Organization (WHO): Cancer—Definition of Palliative Care. 2012. WHO, Geneva, Switzerland. Retrieved August 22, 2012, from www.who.int/cancer/palliative/definition/en/.
93. Gordon, PH: Amyotrophic lateral sclerosis: Pathophysiology, diagnosis and management. CNS Drugs 25(1):1, 2011.
94. Miller, RG, et al: Practice parameter update: The care of the patient with amyotrophic lateral sclerosis: Drug, nutritional, and respiratory therapies (an evidence-based review): Report of the Quality Standards Subcommittee of the American Academy of Neurology. Neurology 73(15):1218, 2009.
95. Miller, RG, et al: Practice parameter update: The care of the patient with amyotrophic lateral sclerosis: Multidisciplinary care, symptom management, and cognitive/behavioral impairment (an evidence-based review): Report of the Quality Standards Subcommittee of the American Academy of Neurology. Neurology 73(15):1227, 2009.
96. Desport, JC, et al: Nutritional status is a prognostic factor for survival in ALS patients. Neurology 53(5):1059, 1999.
97. Lechtzin, N, et al: Hospitalization in amyotrophic lateral sclerosis: Causes, costs, and outcomes. Neurology 56(6):753, 2001.
98. Hillel, AD, and Miller, R: Bulbar amyotrophic lateral sclerosis: Patterns of progression and clinical management. Head Neck 11(1):51, 1989.
99. Miller, RG, et al (ALS Practice Parameters Task Force): The care of the patient with amyotrophic lateral sclerosis (an evidence-based review): Report of the Quality Standards Subcommittee of the American Academy of Neurology. Neurology 52(7):1311, 1999.
100. Mathus-Vliegen, LMH, et al: Percutaneous endoscopic gastrostomy in patients with amyotrophic lateral sclerosis and impaired pulmonary function. Gastrointest Endosc 40(4):463, 1994.
101. Mazzini, L, et al: Percutaneous endoscopic gastrostomy and enteral nutrition in amyotrophic lateral sclerosis. Neurology 242(10):695, 1995.
102. Jarnagin, WR, et al: The efficacy and limitations of percutaneous endoscopic gastrostomy. Arch Surg 127(3):261, 1992.
103. Kadakia, SC, Sullivan, HO, and Starnes, E: Percutaneous endoscopic gastrostomy or jejunostomy and the incidence of aspiration in 79 patients. Am J Surg 164(2):114, 1992.
104. Piper, AJ, and Sullivan, CE: Effects of long-term nocturnal nasal ventilation on spontaneous breathing during sleep in neuromuscular and chest wall disorders. Eur Respir J 9(7):1515, 1996.
105. Cazzolli, PA, and Oppenheimer, EA: Home mechanical ventilation for amyotrophic lateral sclerosis: Nasal compared to tracheostomy-intermittent positive pressure ventilation. J Neurol Sci 139(Suppl): 123, 1996.
106. Pinto, AC, et al: Respiratory assistance with a non-invasive ventilator (BiPAP) in MND/ALS patients: Survival rates in a controlled trial. J Neurol Sci 129(Suppl):19, 1995.
107. Aboussouan, LS, et al: Effect of noninvasive positive-pressure ventilation on survival in amyotrophic lateral sclerosis. Ann Intern Med 127(6):450, 1997.
108. Bach, JR: Respiratory muscle aids for the prevention of pulmonary morbidity and mortality. Semin Neurol 15(1):72, 1995.
109. Yorkston, KM, et al: Speech deterioration in amyotrophic lateral sclerosis: Implications for the timing of intervention. J Med Speech-Language Pathol 1:35, 1993.
110. Adams, L, and Kazandijan, M: Managing communication and swallowing difficulties. In Mitsumoto, M, and Munsat, T (eds): Amyotrophic Lateral Sclerosis: A Guide for Patients and Families. Demos Medical Publishing, New York, 2001, p 133.
111. Esposito, SJ, Mitsumoto, H, and Shanks, M: Use of palatal lift and palatal augmentation prostheses to improve dysarthria in patients with amyotrophic lateral sclerosis: A case series. J Prosthet Dent 83(1):90, 2000.
112. Gelinas, DF, and Miller, RG: A treatable disease: A guide to management of amyotrophic lateral sclerosis. In Brown, R, Jr, Meininger, V, and Swash, M (eds): Amyotrophic Lateral Sclerosis. Martin Dunitz Ltd, London, 2000, p 405.
113. Dal Bello-Haas, V: A framework for rehabilitation in degenerative diseases: Planning care and maximizing quality of life. Neurology Report (now JNPT) 26(3):115, 2002.
114. Folstein, M, Folstein, SE, and McHugh, PR: Mini Mental State: A practical guide for grading the cognitive state of patients for the clinician. J Psychiatr Res 12(3):189, 1975.
115. Beck, AT, et al: An inventory for measuring depression. Arch Gen Psychiatry 4:561, 1961.
116. Radloff, LS: CES-D scale: A self-report depression scale for research in the general population. Appl Psychol Meas 1(3):385, 1977.
117. Zigmond, AS, and Snaith, RP: The hospital anxiety and depression scale. Acta Psychiatr Scand 67(6):361, 1983.
118. Spielberger, CS, Gorsuch, RL, and Lushene, RE: Manual for the State Trait Anxiety Inventory. Consulting Psychologists Press, Palo Alto, CA, 1970.
119. Andres, PL, et al: Quantitative motor assessment in amyotrophic lateral sclerosis. Neurology 36(7):937, 1986.
120. deBoer, A, Boukes, RJ, and Sterk, JC: Reliability of dynamometry in patients with neuromuscular disorders. N Engl J Med 11(11):169, 1982.
121. Scott, OM, et al: Quantification of muscle function in children: A prospective study in Duchenne muscular dystrophy. Muscle Nerve 5(4):291, 1982.
122. Munsat, TL, Andres, P, and Skerry, L: Therapeutic trials in amyotrophic lateral sclerosis: Measurement of clinical deficit. In Rose, C (ed): Amyotrophic Lateral Sclerosis. Demos, New York, 1990, p 65.
123. Brooks, BR, et al: Design of clinical therapeutic trials in amyotrophic lateral sclerosis. Adv Neurol 56:521, 1991.
124. Great Lakes ALS Study Group: A comparison of muscle strength testing techniques in amyotrophic lateral sclerosis. Neurology 61(11):1503, 2003.
125. Bohannon, RW, and Smith, MB: Interrater reliability of a modified Ashworth scale of muscle spasticity. Phys Ther 67(2):206, 1987.
126. Tinetti, ME: Performance-oriented assessment of mobility problems in elderly patients. J Am Geriatr Soc 34(2):119, 1986.
127. Berg, KO, et al: Measuring balance in the elderly: Validation of an instrument. Can J Public Health 83(2 Suppl):S7, 1992.
128. Podsiadlo, D, and Richardson, S: The timed "Up and Go": A test of basic functional mobility for frail elderly persons. J Am Geriatr Soc 39(2):142, 1991.
129. Duncan, PW, et al: Functional reach: A new clinical measure of balance. J Gerontol 45(6):M192, 1990.
130. Kloos, A, et al: Interrater and intrarater reliability of the Tinetti Balance Test for individuals with amyotrophic lateral sclerosis. JNPT 28(1):12, 2004.
131. Kloos, A, et al: Validity of the Tinetti Balance Assessment in individuals with amyotrophic lateral sclerosis. Proceedings of the 9th International Symposium on ALS/MND, Munich, Germany.
132. Montes, J, et al: The Timed Up and Go test: Predicting falls in ALS. Amyotroph Lateral Scler 8(5):292, 2007.
133. Guide for the Uniform Data Set for Medical Rehabilitation (including the FIM instrument), Version 5.0. State University of New York, Buffalo, 1996.
134. Schwab, R, and England, A: Projection technique for evaluating surgery in Parkinson's disease. In Gillingham, J, and Donaldson, I (eds): Third Symposium on Parkinson's Disease. Livingstone, Edinburgh, Scotland, 1969.
135. The ALS CNTF Treatment Study (ACTS) Phase I–II Study Group: The amyotrophic sclerosis functional rating scale: Assess-

ment of daily living in patients with amyotrophic lateral sclerosis. Arch Neurol 53:141, 1996.
136. Krupp, LB, et al: The fatigue severity scale. Application to patients with multiple sclerosis and systemic lupus erythematosus. Arch Neurol 46(10):1121, 1989.
137. Cedarbaum, JM, et al: The ALSFRS-R: A revised ALS functional rating scale that incorporates assessments of respiratory function. J Neurol Sci 169:13, 1999.
138. Kaufmann, P, et al: Excellent inter-rater, intra-rater, and telephone-administered reliability of the ALSFRS-R in a multicenter clinical trial. Amyotroph Lateral Scler 8(1):42, 2007.
139. Appel, V, et al: A rating scale for amyotrophic lateral sclerosis: Description and preliminary experience. Ann Neurol 22(3):328, 1987.
140. Hillel, AD, et al: Amyotrophic Lateral Sclerosis Severity Scale. Neuroepidemiology 8(3):142, 1989.
141. Norris, F, et al: The administration of guanidine in amyotrophic lateral sclerosis. Neurology 24(8):721, 1974.
142. Ware, JE, et al: SF-36 Health Survey: Manual and Interpretation Guide. Health Institute, New England Medical Center, Boston, 1993.
143. Hickey, AM, et al: A new short form individual quality of life measure (SEIQoL-DW): Application in a cohort of individuals with HIV/AIDS. Br Med J 313(7048):29, 1996.
144. Bergner, M, et al: The Sickness Impact Profile: Development and final revision of a health status measure. Med Care 19(8):787, 1981.
145. Jenkinson, C, et al: Development and validation of a short measure of health status for individuals with amyotrophic lateral sclerosis/motor neuron disease: The ALSAQ-40. J Neurol 246:16, 1999.
146. Jenkinson, C, et al: Evidence for the validity and reliability of the ALS assessment questionnaire: the ALSAQ-40. Amyotroph Lateral Scler Other Motor Neuron Disord 1(1):33, 1999.
147. Jenkinson, C, and Fitzpatrick, R: Reduced item set for the amyotrophic lateral sclerosis assessment questionnaire: Development and validation of the ALSAQ-5. J Neurol Neurosurg Psychiatry 70(1):70, 2001.
148. Dal Bello-Haas, V, et al: A randomized controlled trial of resistance exercise in individuals with ALS. Neurology 68(23):2003, 2007.
149. Ingels, PL, et al: Adhesive capsulitis: A common occurrence in patients with ALS. Amyotroph Lateral Scler Other Motor Neuron Disord 2(S2):60, 2001.
150. Cheah, BC, et al: INSPIRATIonAL—INSPIRAtory muscle training in amyotrophic lateral sclerosis. Amyotroph Lateral Scler 10(5-6):384, 2009.
151. Lahrmann, H, et al: Expiratory muscle weakness and assisted cough in ALS. Amyotroph Lateral Scler Other Motor Neuron Disord 4(1):49, 2003.
152. Hanayama, K, Ishikawa, Y, and Bach, JR: Amyotrophic lateral sclerosis: Successful treatment of mucous plugging by mechanical insufflation-exsufflation. Am J Phys Med Rehabil 76(4):338, 1997.
153. Mustfa, N, et al: Cough augmentation in amyotrophic lateral sclerosis. Neurology 61(9):1285, 2003.
154. Scherer, TA, et al: Effect of high-frequency oral airway and chest wall oscillation and conventional chest physical therapy on expectoration in patients with stable cystic fibrosis. Chest 113(4):1019, 1998.
155. Arens, R, et al: Comparison of high frequency chest compression and conventional chest physiotherapy in hospitalized patients with cystic fibrosis. Am J Respir Crit Care Med 150(4):1154, 1994.
156. Lange, DJ, et al: High-frequency chest wall oscillation in ALS: An exploratory randomized, controlled trial. Neurology 67(6):991, 2006.
157. Trail, M, et al: Wheelchair use by patients with amyotrophic lateral sclerosis: A survey of user characteristics and selection preferences. Arch Phys Med Rehabil 82(1):98, 2001.
158. Ashworth, NL, Satkunam, LE, and Deforge, D: Treatment for spasticity in amyotrophic lateral sclerosis/motor neuron disease (Cochrane review). The Cochrane Library, Issue 4. Jon Wiley & Sons, Chichester, UK, 2004.
159. Kemp, C: Psychosocial needs, problems, and interventions: The individual. In Terminal Illness: A Guide to Nursing Care. Lippincott, Philadelphia, 1999, p 17.
160. Doka, KJ: Mourning psychosocial loss: Anticipatory mourning in Alzheimer's, ALS, and irreversible coma. In Rando, TA (ed): Clinical Dimensions of Anticipatory Mourning: Theory and Practice in Working with the Dying, Their Loved Ones, and Their Caregivers. Research Press, Champaign, IL, 2000, p 477.
161. Dal Bello-Haas, V, Delbene, M, and Mitsumoto, H: End of life: Challenges and strategies for the rehabilitation professional. Neurological Report (now JNPT) 26(4):174, 2002.
162. Kilmer, DD, et al: The effect of a high resistance exercise program in slowly progressive neuromuscular disease. Arch Phys Med Rehabil 75(5):560, 1994.
163. Lindeman, E, et al: Strength training in patients with myotonic dystrophy and hereditary motor and sensory neuropathy: A randomized clinical trial. Arch Phys Med Rehabil 76(7):612, 1995.
164. Aitkens, SG, et al: Moderate resistance exercise program: Its effect in slowly progressive neuromuscular disease. Arch Phys Med Rehabil 74(7):711, 1993.
165. Milner-Brown, HS, and Miller, RG: Muscle strengthening through high-resistance weight training in patients with neuromuscular disorders. Arch Phys Med Rehabil 69(1):14, 1988.
166. Florence, JM, and Hagberg, JM: Effect of training on the exercise responses of neuromuscular disease patients. Med Sci Sports Exerc 16(5):460, 1984.
167. Vignos, PJJ: Physical models of rehabilitation in neuromuscular disease. Muscle Nerve 6(5):323, 1983.
168. Einarsson, G: Muscle conditioning in late poliomyelitis. Arch Phys Med Rehabil 72(1):11, 1991.
169. McCartney, N, et al: The effects of strength training in patients with selected neuromuscular disorders. Med Sci Sports Exerc 20(4):362, 1988.
170. Bennett, RL, and Knowlton, GC: Overwork weakness in partially denervated skeletal muscle. Clin Orthop 12:22, 1958.
171. Johnson, EW, and Braddom, R: Over-work weakness in facioscapulohumeral muscular dystrophy. Arch Phys Med Rehabil 52(7):333, 1971.
172. Tam, SL, et al: Increased neuromuscular activity reduces sprouting in partially denervated muscles. J Neurosci 21(2):654, 2001.
173. Gardiner, PF, Michel, R, and Iadeluca, G: Previous exercise training influences functional sprouting of rat hind limb motoneurons in response to partial denervation. Neurosci Lett 45(2):123, 1984.
174. Rafuse, VF, Gordon, T, and Orozco, R: Proportional enlargement of motor units after partial denervation of cat triceps surae muscles. J Neurophysiol 68(4):1261, 1992.
175. Michel, RN, and Gardiner, PF: Influence of overload on recovery of rat plantaris from partial denervation. J Appl Physiol 66(2):732, 1989.
176. Seburn, KL, and Gardiner, PF: Properties of sprouted rat motor units: Effects of period of enlargement and activity level. Muscle Nerve 19(9):1100, 1996.
177. Ribchester, RR: Activity-dependent and independent synaptic interactions during reinnervation of partially denervated rat muscle. J Physiol (Lond) 401:53, 1988.
178. Einsiedel, LJ, and Luff, AR: Activity and motor unit size in partially denervated rat medial gastrocnemius. J Appl Physiol 76(6):2663, 1994.
179. Coble, NO, and Maloney, FP: Effects of exercise in neuromuscular disease. In Maloney, FP, Burks, JS, and Ringel, SP (eds): Interdisciplinary Rehabilitation of Multiple Sclerosis and Neuromuscular Disorders. Lippincott, New York, 1985, p 228.
180. Bohanon, RW: Results of resistance exercise on a patient with amyotrophic lateral sclerosis. Phys Ther 63(6):965, 1983.
181. Sanjak, M, Reddan, W, and Brooks, BR: Role of muscular exercise in amyotrophic lateral sclerosis. Neurol Clin 5(2):251, 1987.
182. Pinto, AC, et al: Can amyotrophic lateral sclerosis patients with respiratory insufficiency exercise? J Neurol Sci 169:69, 1999.
183. Drory, VE, et al: The value of muscle exercise in patients with amyotrophic lateral sclerosis. J Neurol Sci 191(1-2):133, 2001.
184. Kirkinezos, IG, et al: Regular exercise is beneficial to a mouse model of amyotrophic lateral sclerosis. Ann Neurol 53(6):804, 2003.
185. Veldink, JH, et al: Sexual differences in onset of disease and response to exercise in a transgenic model of ALS. Neuromusc Disord 13(9):737, 2003.
186. Mahoney, DJ, et al: Effects of high-intensity endurance exercise

training in the G93A mouse model of amyotrophic lateral sclerosis. Muscle Nerve 29(5):656, 2004.
187. Liebetanz, D, et al: Extensive exercise is not harmful in amyotrophic lateral sclerosis. Eur J Neurosci 20(11):3115, 2004.
188. Deforges, S, et al: Motoneuron survival is promoted by specific exercise in a mouse model of amyotrophic lateral sclerosis. J Physiol (Lond) 587(14):3561, 2009.
189. Carreras, I, et al: Moderate exercise delays the motor performance decline in a transgenic model of ALS. Brain Res 1313: 192, 2010.

推荐阅读

Albom, M: Tuesdays with Morrie—an Old Man, a Young Man, and Life's Greatest Lesson. Bantam Doubleday Dell, New York, 1997.
Andersen, PM, et al: EFNS guidelines on the clinical management of amyotrophic lateral sclerosis (MALS)—revised report of an EFNS task force. Eur J Neurol 19(3):360, 2012.
Atassi, N, et al: Depression in amyotrophic lateral sclerosis. Amyotroph Lateral Scler 12(2):109, 2011.
Blackhall, LJ: Amyotrophic lateral sclerosis and palliative care: Where we are, and the road ahead. Muscle Nerve 45(3):311, 2012.
Dal Bello-Haas, V, Kloos, A, and Mitsumoto, H: Physical therapy for the stages of amyotrophic lateral sclerosis: A case report. Phys Ther 78(12):1312, 1998.
Dal Bello-Haas, V, and Krivickas, L: Amyotrophic lateral sclerosis. In Durstine, JL, Moore, GE, and Painter, PL (eds): ACSM's Exercise Management for Persons with Chronic Diseases and Disabilities, ed 3. Human Kinetics, Champaign, IL, 2008, pp 336–341.
Feigenbaum, D (ed): Journeys with ALS: Personal Tales of Courage and Coping with Lou Gehrig's Disease. DLRC Press, Virginia Beach, 1998.
Gardner, DD: Amyotrophic lateral sclerosis in the older adult. AARC Times 35(11):22, 2011.
Genton, L, et al: Nutritional state, energy intakes and energy expenditure of amyotrophic lateral sclerosis (ALS) patients. Clin Nutr 30(5):553, 2011.
Kiernan, MC, et al: Amyotrophic lateral sclerosis. Lancet 377(9769): 942, 2011.
Lancioni, GE, et al: Technology-aided programs for assisting communication and leisure engagement of persons with amyotrophic lateral sclerosis: Two single-case studies. Res Dev Disabil 33(5):1605, 2012.
Mitsumoto, H (ed): Amyotrophic Lateral Sclerosis: A Guide for Patients and Families, ed 3. Demos Medical Publishing, New York, 2009.
Mitsumoto, H, Przedborski, S, and Gordon, PH (eds): Amyotrophic Lateral Sclerosis. Marcel Dekker, New York, 2006.
Pagnini, F, et al: Respiratory function of people with amyotrophic lateral sclerosis and caregiver distress level: A correlational study. Biopsychosoc Med 6(1):14, 2012.
Rodrigues, MC, et al: Neurovascular aspects of amyotrophic lateral sclerosis. Int Rev Neurobiol 102:91, 2012.
Thonhoff, JR, Ojeda, L, and Wu, P: Stem cell–derived motor neurons: Applications and challenges in amyotrophic lateral sclerosis. Curr Stem Cell Res Ther 4(3):178, 2009.
van Groenestijn, AC, et al: Effects of aerobic exercise therapy and cognitive behavioural therapy on functioning and quality of life in amyotrophic lateral sclerosis: Protocol of the FACTS-2-ALS trial. BMC Neurol 11:70, 2011.
Yorkston, KM, et al: Management of Speech and Swallowing in Degenerative Diseases, ed 2. Pro Ed, Austin, 2004.

附录 17.A Schwab and England ADL 量表

100%=	完全独立;能完成所有的家务,不存在迟缓、困难或障碍;基本正常;没有任何困难
90% =	完全独立;能够完成所有的家务,有一定程度的迟缓,困难和障碍;可能需要平时两倍的时间,开始意识到有困难。
80% =	大多数家务可独立,需要平时两倍的时间来完成,开始意识到迟缓和困难。
70% =	并不是完全独立的;在某些家务上有困难;一些家务上要花费平时 3 到 4 倍的时间,在一些家务上必须花费很大一部分时间。
60% =	部分依赖;可以做大多数家务,但极其缓慢,相当努力但仍会出现错误;一些家务无法完成。
50% =	更多地依赖;一半的家务需要帮助,缓慢等等;都很困难。
40% =	非常依赖;可以协助所有的家务,但能独立进行的非常少。
30% =	经过努力,偶尔单独完成或开始一些家务事;需要更多的帮助
20% =	不能完成任何家务;可以在一些家务上提供轻微的帮助;重度失能。
10% =	完全依赖,不能自理;完全失能。
0% =	营养功能,如吞咽,膀胱和肠道都失去功能;卧床不起

肌萎缩侧索硬化症功能评定量表—修改版

附录 17.B

1. 言语

4 言语正常
3 可察觉的言语失调
2 重复言语才可理解
1 言语,伴随不发音的交流
0 有效言语丧失

2. 流涎

4 正常
3 轻度但确实有口中涎液过多,可能有晚上流涎现象
2 中度涎液过多,流涎较少
1 明显涎液过多,流涎较多
0 明显流涎,需要纸巾或手帕定时擦拭

3. 吞咽

4 饮食习惯正常
3 早期进食困难—偶有哽咽
2 进食改变
1 需要辅助使用胃管
0 只能通过肠内或肠外营养

4. 书写

4 正常
3 书写减慢或马虎,但所有字体清晰可辨
2 某些字体难辨认
1 可以握笔但不能书写
0 不能握笔

5a. 切食物或使用餐具(未进行胃造瘘的患者)

4 正常
3 有点缓慢或笨拙,但不需要帮助
2 虽笨拙和缓慢,但可切大部分食物,需要部分帮助
1 必须由他人切食物,但可自己进食
0 需辅助进食
或者

5b. 切食物或使用餐具(胃造瘘的患者)

4 正常
3 笨拙但能独立地操作
2 闭合和系紧需要部分帮助
1 需要护理者提供最小的帮助
0 不能完成任何操作

6. 穿衣和卫生

4 正常
3 努力下可独立完全的自我护理,或效率减低
2 需要间断帮助或替代方法
1 需要监督
0 完全独立

7. 床上转移和床上用品的整理

4 正常
3 稍缓慢和笨拙,但不需要帮助
2 可独立转向或整理床单,但困难较大
1 可开始,但不能独立地转向和整理床单
0 不能完成

8. 行走

4 正常
3 早期移动困难
2 使用辅具步行
1 无功能性移动活动
0 无目的的腿活动

9. 上楼梯

4 正常
3 缓慢
2 轻度不稳和疲劳
1 需要帮助
0 不能完成

10. 呼吸困难

4 无
3 走路时出现
2 当有以下 1~2 种情况时出现:吃、穿、洗澡(ADL)
1 在休息的时候出现,坐或躺的时候呼吸困难
0 严重呼吸困难,考虑用呼吸机辅助呼吸

11. 端坐呼吸

4 无
3 呼吸短促致使夜间难以入睡,非常规使用 2 个以上的枕头
2 需要 2 个以上的枕头
1 只能坐着睡觉
0 不能睡觉

a 原始 ALSFRS 包括 1-9 个项目,原始的项目 10 如下:

12. 呼吸

4 正常
3 最小的活动引起气促(如:走路、讲话)
2 休息的时候气促
1 间断的呼吸机帮助
0 依赖呼吸机双向气道正压呼吸机面罩

BiPAP= 双向正压通气 NPO= 禁食

13. 呼吸功能不全

4 无
3 间断使用双向气道正压呼吸机面罩
2 晚上持续使用双向气道正压呼吸机面罩
1 日夜持续使用双向气道正压呼吸机面罩
0 有创的呼吸通气,如气管插管、气管切开

ALS 医生、家庭和患者的网络资源

附录 17.C

组织 / 资源	网址
美国神经病学学会（American Academy of Neurology）	www.aan.org *
肌萎缩侧索硬化症学会（Amyotrophic Lateral Sclerosis Association） • ALS 生存者手册和视频	www.alsa.org www.alsa.org/als-care/resources
加拿大 ALS 学会（Amyotrophic Lateral Sclerosis Society of Canada） • ALS 生存者手册	www.als.ca www.als.ca/als_manuals.aspx
欧洲神经病学学会联盟（European Federation of Neurological Societies）	www.efns.org
ALS/MND 国际学会联盟的资源（International Alliance of ALS/MND Associations' Resources Site） • 所有文件的全部目录	www.mndallianceresources.org www.mndallianceresources.org/contents/full_list_of_documents_held.asp
肌萎缩学会（Muscular Dystrophy Association）	www.mdausa.org *
美国健康服务循证指南（National Health Services Evidence）	www.evidence.nhs.uk †
美国神经疾病和卒中研究所（National Institute of Neurological Disorders and Stroke）	www.ninds.nih.gov *
美国临床技术研究所（National Institute of Clinical Excellence）	www.nice.org.uk †
全球神经病学联盟 -ALS（WFN-ALS）（World Federation of Neurology Amyotrophic Lateral Sclerosis）	www.wfnals.org

* 搜索术语：Amyotrophic lateral sclerosis（ALS）
† 搜索术语：Motor neuron disease
ALS：肌萎缩侧索硬化；ALS/MND= 肌萎缩侧索硬化和运动神经元病

（敖丽娟　译）

第 18 章 帕金森病

Susan B. O'Sullivan, PT, EdD Edward W. Bezkor, PT, DPT, OCS, MTC

学习目标

1. 阐述金森病的病因、病理生理、临床表现及后遗症。
2. 确定和阐述评估帕金森病患者的检查程序，确认其诊断、预后及医疗计划。
3. 阐述物理治疗师在直接介入及对患者和其家庭或相关护理人员的指导而使帕金森病患者的功能得到最大程度改善中的地位。
4. 阐述适合帕金森病患者训练处方内容。
5. 明确帕金森病的神经心理效应及社会影响，阐述能够最大程度提高患者生活质量的合适干预措施。
6. 当观察一个临床病例时，分析和解释患者资料，规划切合实际的目标和预后，制定医疗计划。

章节大纲

帕金森病（Parkinson's disease，PD）是一种中枢神经系统进展性疾病，表现为运动和非运动症状。主要的运动症状包括肌强直、运动迟缓、震颤，晚期时出现姿势不稳。非运动症状可能在运动症状之前数年出现，早期症状可能包括嗅觉丧失、便秘、快速眼动睡眠行为（rapid eye movement，REM）障碍、情绪障碍及直立性低血压。其他的非运动症状包括膀胱功能改变、流涎、皮肤改变、言语和吞咽困难以及认知问题（思维变慢、混乱，某些患者痴呆）。PD 患者发病隐匿，进展缓慢。常见日常生活功能、角色和活动障碍以及抑郁。

发病率

美国大约有 100 万 PD 患者，全球大约有 700 万 ~1000 万 PD 患者。超过 2% 的 PD 患者在 65 岁以上，是继阿尔茨海默病之后的第二种常见的神经系统退行性疾病。随着人口老龄化的到来，该疾病的发病率会明显增加。发病的平均年龄在 50~60 岁之间。只有 4%~10% 的患者被诊断为早发性 PD（40 岁以下发病）。21~40 岁之间发病的被归为年轻型 PD；21 岁以下发病的被归为青少年型 PD。男性患病率是女性的 1.2~1.5 倍[1,2]。

病因学

PD 是一个通称，用来描述源于基底节区（basal ganglia，BG）多巴胺系统破坏而引起的一组功能障碍。遗传学及环境因素的影响已经确认。PD 或特发性 PD 是最常见的形式，累及大约 78% 的患者。继发性 PD 起源于许多确定的病因，如病毒、中毒、药物、肿瘤等（知识点 18.1）。帕金森叠加综合征是指由其他神经系统退行性疾病引起的、表现为某些 PD 症状的现象[3]。

知识点 18.1 PD 分类

特发性 PD

迟发性(>40 岁,常为散发的)
早发性(<40 岁,常为家族性的)
青年发病(>21 岁)
少年发病(<21 岁)

特定原因导致的帕金森综合征

病毒(如嗜睡性脑炎)
中毒(如一氧化碳、锰剂、甲基苯基四氢吡啶)
药物(如酚噻嗪类、利舍平、丁酰苯类、甲氧氯普胺)
血管疾病(多发性脑梗死)
基底节肿瘤
正常颅压脑积水
偏身帕金森症,偏身萎缩
代谢性
- Wilson's 病
- 肝性脑病
- Hallervorden-Spatz 病(苍白球黑质红核色素变性)
- 甲状旁腺功能减退性帕金森症

其他神经系统退行性疾病导致的帕金森综合征

进展性核上性麻痹
皮层 - 基底节变性
小脑 / 自主神经系统 / 锥体系障碍表现:
- 多系统萎缩
- 纹状体黑质变性
- Shy-Drager 综合征(特发性直立性低血压)
- 橄榄体脑桥小脑萎缩
- Machado-Joseph 病

显著且早发性痴呆:
- 弥漫皮层路易体病
- 阿尔茨海默病伴发帕金森综合征

关岛型帕金森综合征 - 痴呆 - 肌萎缩侧索硬化复合征
- 橄榄体脑桥黑质退变 / 失抑制 - 痴呆 - 帕金森综合征 - 肌萎缩复合征

帕金森病

1817 年詹姆士·帕金森首次将病因未明或明确为遗传因素导致的 PD 描述为"震颤麻痹"。确定了两个明确的临床亚组。一个亚组的患者表现为姿势不稳和步态异常(postural instability gait disturbed,PIGD);另一个亚组的患者主要表现为震颤。震颤突出的患者很少有运动迟缓或姿势不稳[3]。

少于 10% 的患者为遗传性 PD。在少数患者家庭明确了几个突变基因(如:PARK1,PINK1,LRRK2,DJ-1 和葡萄糖脑苷脂酶等)[1]。基因被分为两种类型:(1)实际致病的致病基因;(2)没有直接导致疾病但是增加发病风险的相关基因。

继发性帕金森综合征

脑炎后帕金森综合征

1917-1926 年间爆发了流感流行性嗜睡性脑炎。许多年后,这些患者出现了帕金森症状,由此产生了一个理论,认为脑炎后帕金森症综合征是慢病毒感染了大脑所致。由于近年未再出现流行性脑炎,故脑炎后帕金森综合征也未再出现。Oliver Sacks 在 *Awakenings* 这本书中描述了脑炎后帕金森综合征演变史[5]。

中毒性帕金森综合征

暴露于特定的环境毒物下的人群出现帕金森综合征的症状,这些环境毒物包括杀虫剂(如:扑米司林、β-HCH、百草枯、代森锰、橙剂)和工业化学制剂(如:锰、二硫化碳、一氧化碳、氰化物和甲醇)。锰是其中最常见的毒物,许多矿工长期暴露于锰中可造成严重的职业损害[6,7]。在不经意间注射过含有化学物质 MPTP(1- 甲基 -4- 苯基 -1,2,3,6- 四氢吡啶)的合成海洛因的人群中发现了严重而持久的帕金森综合征[8]。这一发现提示人们仅是单纯的暴露已不足以导致帕金森综合征。

药物诱导的帕金森综合征(DIP)

许多药物可以产生锥体外系功能障碍而出现类似于 PD 的体征。这些药物被认为干扰了多巴胺能神经元突触前或突触后的功能。这些药物包括(1)抗精神病药物如氯丙嗪(Thorazine)、氟哌啶醇(Haldol)、硫醚嗪(Mellaril)和甲哌硫丙硫蒽(Navane);(2)抗抑郁剂如阿米替林(三环类)、阿莫沙平(Asendin)、曲唑酮(Desyrel);(3)降压药物如甲基多巴(爱道美)和利舍平。老年人大剂量的应用这些药物尤其容易出问题。尽管在一些病例中停用这些药物,其药物作用仍然存在,可能与亚临床 PD 相关,但通常症状会在停药几周内消失[9]。极少数情况下,代谢性疾病如导致 BG 钙化的钙离子代谢障碍也可出现帕金森综合征。这些疾病包括甲状腺功能低下、甲状旁腺功能亢进或低下、Wilson 病等[9]。

帕金森叠加综合征

一组神经系统退行性疾病可以影响黑质功能,产生帕金森症状和其他神经系统体征。这些疾病包括纹状体黑质变性(striatonigral degeneration,SND),Shy-Drager 综合征,进行性核上性麻痹(progressive supranuclear palsy,PSP),橄榄桥脑小脑萎缩(olivopontocerebellar atrophy,OPCA)和皮层 BG 变性(cortical- basal ganglionic degeneration ,CBGD)。除此之外,帕金森症状还可能出现在多发脑梗死、阿尔茨海默病、弥漫性路易体病、正常颅压脑积水、克 - 雅二氏病、Wilson 病以及青少年亨廷顿病等。这些问题大多是少见的,因此影响的人数相对较少。在病程的早期,这些疾病可能表现出与 PD 区分不明显的肌强直和运动迟缓;晚期才出现其他的具有诊断意义的症状,如阿尔茨海默病的认知损害。另一个具有诊断意义的特征是应用抗帕金森药物如左旋多巴治疗帕金森叠加综合征无效(阿扑吗啡试验)[9]。

病理生理机制

基底节区是皮层下一组核团，由尾状核、壳核、苍白球及丘脑底核和黑质组成。尾状核和壳核统称为纹状体（图 18.1）。BG 形成了一些环路，其中少量是运动环路。BG 的直接运动环路包括从皮层 - 壳核 - 苍白球 - 丘脑腹外侧核，然后再回到皮层（辅助运动区，supplementary motor area［SMA］）（图 18.2）。丘脑腹外侧核 - 运动辅助区的联系是兴奋通路，易化了辅助运动区细胞放电。基底节通过这个正反馈环路能够激活皮层，有助于自主运动的启动。BG 对丘脑的抑制被认为是 PD 患者运动迟缓的原因。BG 间接运动环路包括丘脑底核 - 内侧苍白球 - 黑质网状部 - 上丘 - 中脑被盖（图 18.3）。这个间接环路能够减少丘脑 - 皮层的活动。BG 到上丘的投射有

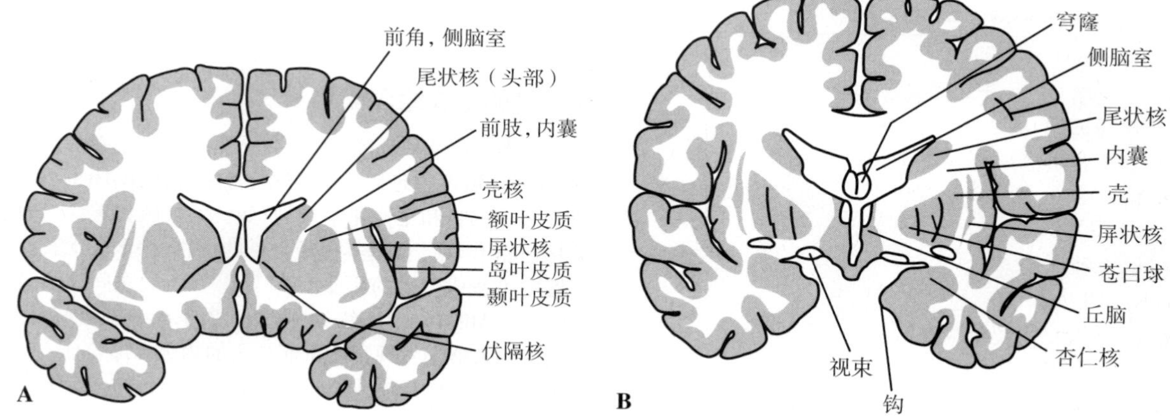

图 18.1 基底节的主要结构。（**A**）额叶喙部的冠状切面显示了尾状核、壳核和伏隔核与周围端脑的关系。（**B**）额叶尾侧的冠状切面显示后面的豆状核，背侧的尾状核体部和间脑

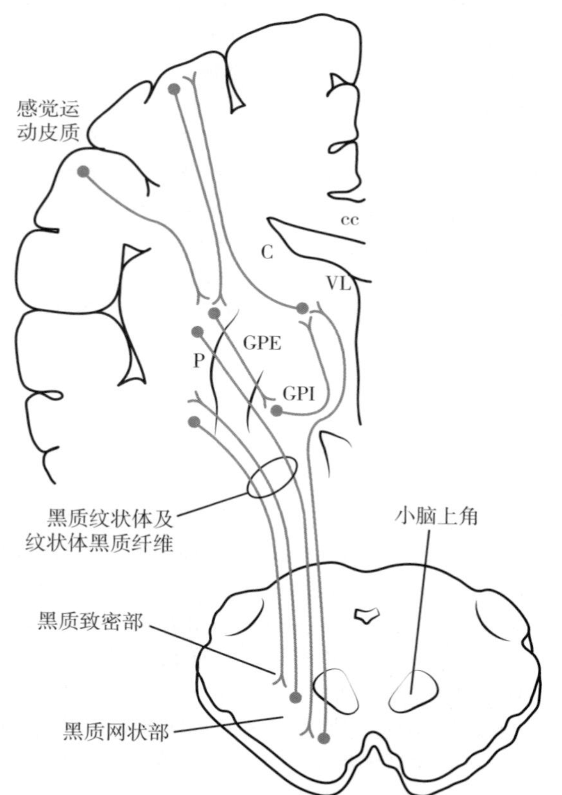

图 18.2 通过壳核及纹状体黑质致密部联络纤维的直接环路。图中的纹状体黑质纤维起自壳核。然而大部分纹状体黑质纤维来自于尾状核。C= 尾状核；cc= 胼胝体；GPe= 苍白球外侧部；GPi = 苍白球内侧部；P= 壳核；VL= 丘脑腹外侧核

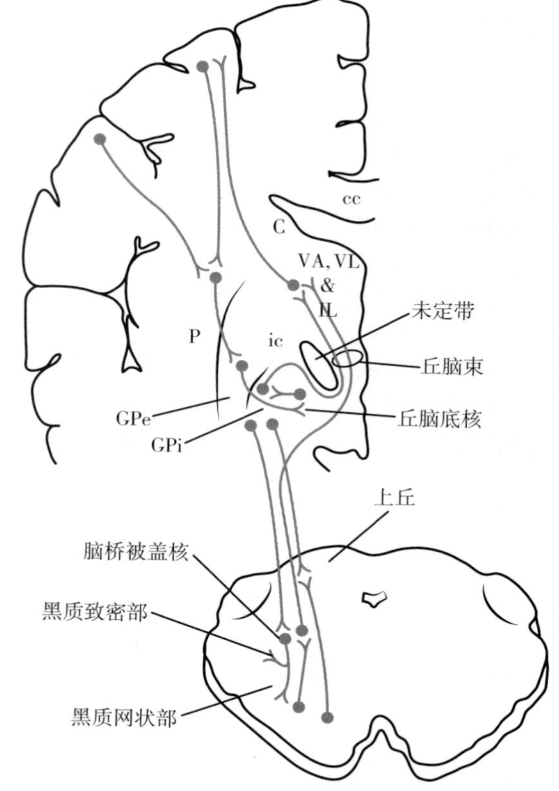

图 18.3 通过丘脑底核的间接环路；也代表从苍白球内侧部及黑质网状部的传出纤维至上丘及中脑顶盖部。C= 尾状核；GPe = 苍白球外侧部；GPi = 苍白球内侧部；ic= 内囊；IL= 丘脑板内核；P= 壳核；VA= 丘脑腹前核；VL = 丘脑腹外侧核

助于眼球快速运动的调节，到网状结构的投射有助于通过锥体外系通路调节躯干和肢体肌肉、睡眠、觉醒。BG的其他环路还涉及记忆和认知功能[10]。

PD病理生理机制是：(1)BG黑质致密部产生多巴胺的多巴胺能神经元的退变；(2)随着疾病的进展和神经元的退变，神经元胞质内出现了包涵体，即路易小体。PD黑质退变在运动症状出现前即发生，当30%~60%神经元退变时，才出现运动症状及其他临床体征。含色素的神经元的丢失产生特征性的变化，黑质褪色，出现特征性的苍白色[11]。

帕金森病分期

Braak和他的同事们对PD患者的尸检研究已经验证了PD是一种分布广泛的、分阶段进展的神经系统退行性疾病。1期，早期损害出现在延髓（背侧Ⅸ/Ⅹ对颅神经核或中间网状带）；2期，病理改变扩大到中缝核尾部，巨细胞网状核，蓝斑-蓝斑下复合体；3期，黑质纹状体系统的变化比较明显（黑质致密部）；4期，病理变化出现在皮层（颞叶中间皮质及异形皮质）；5期，病理变化出现在感觉相关新皮层及前额叶新皮层；6期，病理变化出现在感觉相关新皮层及运动前区[12~14]。

临床表现

主要运动症状

肌强直

肌强直是PD的主要特征之一，意指被动运动关节时阻力增加。患者经常主诉他们的肢体"很沉"和"僵硬"。两个方向运动均出现主动肌与拮抗肌的共同收缩。脊髓支配的牵张反射是正常的。无论运动的作业、幅度或速度如何，肌强直始终是恒定的。两种类型的肌强直需要进行鉴别：齿轮样和铅管样强直。**齿轮样肌强直**是肌肉一种急速的，像齿轮一样对抗被动活动的活动，肌肉的紧张和松弛交替。它出现在震颤与肌强直并存时。而**铅管样强直**是指对被动活动持续的、无波动性的抵抗。肌强直通常是不对称的，尤其是在PD的早期。强直比较典型的表现是，它首先影响近端肌肉，尤其是颈肩部肌肉，再进展到面部和四肢肌肉。肌强直最初可能影响左侧或右侧肢体，最终会扩展到整个身体。随着疾病的进展，肌强直会变得越来越严重。肌强直降低了运动的能力。如床上移动能力的丧失或步行时上肢的交互摆动的缺乏常与躯干强直的程度有关。主动运动、注意力集中或精神压力都可能会增加肌强直。持续的肌强直导致关节活动度受限，严重的继发挛缩和姿势畸形。肌强直可以增加休息状态下的能量消耗和疲劳程度[9,10]。

运动迟缓

运动迟缓是PD的主要特征之一，是指运动变慢。无力、震颤、肌强直都可能造成运动迟缓，但均不能完全解释它。造成它的主要障碍是运动起始时肌肉的力量不能充分募集。在内在启动运动时，患者低估了运动指令。外部提示（如视觉、声音）的应用可以部分缓解症状，被用来在治疗中指导患者的运动。运动迟缓是PD最易致残的症状之一，运动时间和反应时间延长导致患者的作业活动时间延长，日常生活依赖性增加。思维变慢或**迟钝**也可能造成运动迟缓[15]。

运动不能是指自发运动的缺乏。比如PD患者表现为**面部表情较少**的面具脸，影响了他们的社交。患者还可表现为联合运动的减少（如步行时的摆臂）或**冻结**（如冻结步态中运动的突然停顿）。挑战性的刺激可激发冻结的发作，如患者在遇到一个狭窄的空间或障碍物的时候步速会变慢并停下来。一般情况下冻结发作持续时间不长，可以通过注意力策略或使用外部提示（如丢一片纸巾来诱发迈步反应）的"行为诡计"来克服。压力能够加剧冻结发作。在进展的PD患者中，冻结发作能够造成严重的功能受限，增加跌倒的风险。肌强直的程度、疾病的分期、药物作用的波动性、注意力障碍和抑郁均可以影响运动不能[9]。

运动功能减退是指运动变慢及减少，也见于PD患者。比如：中重度PD患者常常表现出书写时字越写越小（**字体过小征**）；步行时躯干的旋转及摆臂越来越小等。

震颤

震颤是PD的第三个主要特征，包括由于拮抗肌收缩引起的一个肢体或部分肢体的自发的震颤或振动。早期，大约70%的患者出现一侧肢体轻微的手足震颤，少部分出现下颌或舌的震颤。震颤通常是轻微的，持续时间较短。PD患者的震颤属于静止性震颤，休息时出现，自主运动时减轻，入睡后消失。患者仰卧时，下肢震颤最明显。直立位抗重力时，可出现头和躯干的震颤、**姿势性震颤**。疾病晚期可出现运动性震颤。震颤在患者放松时减轻，精神紧张或情绪激动时加重。晚期，震颤通常会加重并扩展到另一侧肢体，影响到日常生活活动能力（activities of daily living，ADL）。震颤症状的频率和强度也经常出现波动[9]。

姿势不稳

PD患者表现为姿势和平衡异常，造成姿势不稳定。这些变化很少出现在患病早期（诊断后5年内）。随着疾病的进展，运动控制多方面的问题越来越明显。在将他们的重心（center of mass，COM）控制在支撑面（base of support，BOS）的过程中，患者表现为异常的、不能弯曲的姿势反应。支撑面小（双足前后站立或单腿站立）或需要增加注意力（分散注意）时使姿势不稳加重。患者在进行稳定性下降的动态运动如进行及物、步行、转身等自主运动时感到困难，面临失衡的状况时表现较差[16]。患者对不稳定状态的反应是一种异常的共同运动的模式，这种异常模式导致了身体的强直，不能利用正常的姿势协同运动来恢复平衡[17,18]。患者在调节前馈即自主运动时姿势肌群的提前调整也感到困难。感觉运动整合即调整运动策略使其适应感觉改变也有困难[17]。晚期PD患者会出现视空间损害，与低运动能力得分有关[19]。一些患者不能感知直立状态，这可能提示其与平衡有关的前庭、视觉和本体感觉信息传递过程异常。可能会造成姿势不稳的因素包括肌强直、肌肉力矩下降、肌无力、关节尤其是躯干活动度受限以及中轴肌强直。药物副作用如体位性低血压或运动不能也可导致姿势不稳。

姿势畸形逐渐进展。抗重力肌无力会出现屈曲姿势，表现为颈部、躯干、髋部和膝关节屈曲增加[20]，这会导致身体重心对线的明显变化，使患者重心前移，稳定性下降。下肢肌群出现挛缩，包括屈髋肌、屈膝肌、髋内旋肌及内收肌、跖屈肌。累及的脊柱肌群包括背侧脊肌和颈屈肌，累及的上肢肌群包括肩内收肌、内旋肌和屈肘肌。这些骨骼肌肉活动受限使患者功能活动也越来越受限。活动能力受限和饮食欠佳的老年患者很可能出现骨质疏松。

PD 进展时导致经常性的跌倒及摔伤。跌倒事件在疾病早期不会发生，中期逐渐增多，晚期患者不能活动时消失。在过去的 1 年中，近 70% 的 PD 患者在过去一年经历了跌倒事件，50% 的患者重复发生。跌倒造成损伤的比例是 40%。尽管大多数损伤不严重，仍有一些患者需要接受住院治疗。在明确诊断后的 10 年内，大约 25% 的患者出现髋关节骨折。疾病的严重程度、姿势不稳、包括冻结在内的步态损害与跌倒风险之间有明确的关联[21]。其他危险因素包括痴呆、抑郁、体位性低血压以及长期使用抗帕金森药物引起的不自主运动（运动不能）[22]。跌倒可能导致“害怕跌倒”，进而增加了制动和依赖性，生存质量恶化[23]。

次要运动症状

肌肉表现

PD 患者力量下降明显。所有速度下产生的力矩均下降，导致活动受限和肌肉无力[24~26]。力量的变化与多巴胺有关，当患者处于多巴胺替代状态（开）时，其力量增强，当患者不用多巴胺（关）时，相同的肌肉力量下降[27]。肌电图研究显示其运动单位的募集是延迟的。这些肌肉一旦被激活，肌肉收缩的特点是肌电信号多重爆发和非同步化，这意味着肌肉持续收缩时出现了中断，肌肉激活率不能平稳增加[28,29]。在复杂运动过程中，这些困难会更严重。随着疾病的进展，由于活动减少造成了废用性无力，增加了运动的困难。

PD 患者最经常出现的症状是疲劳。患者不能持续活动，且在一天中，无力和嗜睡逐渐加重。重复性运动一开始可能很有力，但随着运动的进行，力量和幅度就会下降。患者在明显用力或有压力时，其运动表现会明显下降。休息或睡眠可能会恢复运动能力。当患者刚开始接受左旋多巴治疗时，会感到症状改善很大，疲劳感明显减轻。但在病程长及长期的药物治疗过程中，疲劳感往往会再现。不断增加的运动费力感是 PD 患者的共同感受，这种费力感表现为很难启动和维持运动。

运动功能

BG 的纹状体（尾状核、壳和伏隔核）接受来自所有皮层的传入信息，再通过丘脑投射到与运动计划有关的额叶区域（前额叶、运动前区、辅助运动区）。PD 患者的运动计划缺陷是明显的，这包括了对来自于锥体系的自动运动和随意运动调控的丧失[30]。运动的丧失还伴随着运动准确性的下降。患者运动准确性下降在试图去增加运动速度时会变得更加明显（**速度 - 准确性的此消彼长**），这种现象在老年人中普遍存在。患者在执行复杂的、系列的或同时进行的（控制双重作业）运动时感到困难。患者在执行联合认知作业或从一个转移到另一个的注意力转移的认知作业以及认知和运动联合作业出现困难。PD 患者的运动准备（如什么时间、什么地点、如何启动运动）也明显延长（这在老年人中也可观察到）。随着疾病的进展，这种启动犹豫的现象变得尤其明显[31]。例如：患者在执行转移序列作业时启动运动会变得慢，而且犹豫。

PD 患者中也可观察到运动学习缺陷，但并不普遍存在。PD 早期，服用药物治疗的非痴呆患者其学习新的运动技能和技能调整的能力是完整的。保持测验可能较差，但这很可能是运动启动差而不一定是保持障碍所致。疾病晚期在进行复杂及序列作业时出现运动技能学习障碍。因此，程序性作业中的加工需求在决定预期学习效果中是非常关键的。学习能力在随机呈现刺激条件（练习次序随机）时是受损的，但在成套练习次序中学习的困难性减小。因此前后次序干扰降低了 PD 患者的学习能力。在执行同时或次序进行的多重运动方案（如多个作业之间的转换）时，学习缺陷可能会很严重。比如：当患者步行的时候被要求执行另一项运动作业（双重任务），该患者会出现冻结。能够降低学习能力的多种因素包括疾病的严重程度、痴呆、视觉 - 知觉障碍。药物治疗的水平也可以导致学习能力的差异，因为处于药物治疗“关”期的患者运动学习能力下降[31~35]。

步态

近 13%~33% 的患者的首发运动症状表现为姿势不稳和步态障碍，组成了一个 PIGD（姿势不稳和步态异常）组。步态障碍也是迟发或晚期 PD 患者的一个常见特征[36]。PD 患者因为运动减少而表现出一些显著的步态改变。步行时摆臂受限而且不对称。异常的屈曲姿态可导致**慌张步态**的形成，这种步态的特点是步速逐渐加快，步幅缩短。因此，患者采用小碎步赶上他或她的 COM（重心）前移来避免跌倒，并最终演变为小跑。步态可以是前冲式的（向前慌张步态），也可以少见的后退式的（向后慌张步态）。一些患者只有当他们碰到物体或墙壁的时候才能停下来。由于足跖屈肌挛缩造成尖足步行的患者表现出另一种姿势不稳，这种姿势不稳是由于支撑基底面的狭窄造成的。患者转身及改变方向变得特别困难，只能靠挪小碎步来完成。控制姿势和平衡的困难限制了患者的独立性、社区步行和安全性[37~41]。发病早期，冻结步态通常持续时间很短，患者极少会跌倒。随着疾病进展，冻结步态变得常见并致残，常导致跌倒。处于“关”期的患者出现冻结步态的增加及步态表现的恶化，但当药物作用达到峰值的时候，步态会改善[42]。大多数轻度步态异常患者在使用外部提示及注意力策略时可以部分纠正。

非运动症状

感觉症状

PD 患者没有初级感觉丧失。然而，大约 50% 的患者感受到感觉异常及疼痛，包括感觉麻木、刺痛、发冷、疼痛和烧灼感。疼痛可能是疾病对中枢性伤害感受器的影响所致。症状通常是间歇性的，强度和部位变化不定。一些患者报告她们的疼痛与左旋多巴治疗过程中的运动波动性有关，如在“关”期疼痛增强。抑郁患者的疼痛也可能增加[43]。值得注意的是，一些不舒服和疼痛可能来自于**姿势性压力综合征**，这种综合征继发于不当的姿势、韧带损伤、缺乏运动和肌肉强直。例如：后背痛可能伴随着脊柱出现延长的、屈曲的、后凸的姿势。

自发运动时本体感觉的调节也可能受到损伤。在测验PD患者的运动觉和位置觉时，他们的表现比对照组差很多。如果没有视觉引导，患者对运动程度准确性的感知困难，总是低估了他们的运动。患者还可以出现视空间缺陷。与正常人相比，患者在进行涉及空间组织的视觉作业时出现更多的错误[44,45]。

嗅觉障碍很常见，有研究报道近100%的患者出现嗅觉障碍。许多PD患者自述嗅觉的下降或丧失(**anosmia**)出现在运动症状出现的前几年。因此，嗅觉丧失对于PD的早期诊断有重要的意义。嗅觉障碍增加了患者维持健康饮食和摄入足够营养的困难[46]。

PD患者使用的常规药物(如抗胆碱能制剂)可能引起视觉障碍，如视线模糊或畏光。这些药物也会加重正常老化的视觉改变(远视)。眼球的共轭凝视和跳动也可能损害。眼球追踪运动可能出现急促的、齿轮样的表现。眨眼减少可产生眼球充血、眼球刺激，产生烧灼感和发痒感。

吞咽障碍

吞咽障碍即吞咽损害，可见于95%的患者，是肌强直、运动减少和活动度受限的结果[47]。尽管它可以出现在疾病的全过程，但通常是患病的早期症状。PD患者的吞咽障碍表现在吞咽过程的四个时期中：口腔准备期、口腔期、咽期和食道期。患者表现出舌的控制异常，咀嚼及食团形成困难，延迟的吞咽反应及食管蠕动障碍。吞咽障碍可导致窒息或吸入性肺炎以及营养不良，伴有显著的体重下降。营养不良可导致PD患者出现疲劳及精疲力竭[48]。因为唾液产生增多以及自发吞咽减少导致患者口水过多(流涎)。流涎在患者睡眠及开口说话时尤其成问题，在晚期病例中还增加了肺炎的风险。过多的流涎对社交产生明显的负面影响。

言语障碍

言语障碍见于75%~89%的患者，是PD主要症状导致的结果(强直、运动迟缓、运动减少及震颤)[47]。PD患者表现为**运动减少型构音障碍**，以音量减低、单音调、构音不准确或歪曲及语速不能控制为特征。发音时的音质下降，出现声音嘶哑、喘息及刺耳。除此之外，患者感到声带开放和闭合时相障碍。患者出现控制呼吸、发声、共鸣及发音的肌肉运动下降、活动度受限以及运动速度失控。肺活量下降导致发音时空气耗量下降。在晚期病例中，患者说话时可能喃喃私语甚至直接说不出话来，出现缄默症。感觉障碍可能也对言语障碍有影响。当让患者提高声音使音量增加时，他们一致地描述他们的言语“声音太大”。言语障碍会导致社会隔离和活动参与受损[47,48]。

认知障碍

认知功能损害可以是轻度的(如轻度记忆力损害)或重度的(如精神错乱)。大约20%~40%的患者出现PD痴呆。老年患者痴呆的风险更大，80岁及80岁以上老年人痴呆发生率增加4.4倍[49]。痴呆与死亡率增加有关。老年人中常见阿尔茨海默病和继发于动脉粥样硬化性疾病的多发梗死性痴呆共同存在，这可能是一些患者患病的因素。PD相关性痴呆以执行功能(计划、推理、抽象思维、判断等)丧失和视空间技能、记忆力、口语流利性改变为特征。PD患者可出现**思维迟钝**、思维变慢，这可能是疾病早期非特异性特征之一。在药物治疗“关”期，认知功能下降。因为左旋多巴的毒性，幻觉、妄想和精神错乱是常见并发症。

抑郁和焦虑

抑郁在PD患者中常见。近40%的患者出现重度抑郁[50]。相当一部分患者在运动症状出现前或刚出现后出现抑郁，这提示一个内源的原因，可能与多巴胺、5-羟色胺和去甲肾上腺素的缺乏有关。患者表现出各种症状，例如：负罪感、无望、无价值感、缺少能量、注意力下降、短期记忆力下降、缺乏欲望及激情、食欲及睡眠障碍等。也可出现自杀念头。**面具脸**即面部表情减少可能提示抑郁的存在。患者也可表现为以慢性抑郁和烦躁情绪为特征的**精神抑郁症**，这种精神障碍可导致食欲差或贪吃、失眠或嗜睡、活力低、自我评价低和注意力不集中。

焦虑是PD的常见症状，出现在38%以上的患者。临床上，患者可能出现惊恐发作(如心悸、流汗、震颤、呼吸短促等)以及社会恐惧(社会逃避)、广场恐惧症、强迫性精神障碍，或惊恐性障碍。焦虑症状不单单是患者经历的心理或社会障碍，而是与疾病相关的特异的神经生物过程。处于药物治疗“关”期的患者抑郁和焦虑明显地加重[51]。

自主功能障碍

PD患者可出现自主功能障碍，这是疾病的直接表现，被在自主神经系统中发现路易小体所证实[52]。体温调节障碍包括泌汗增多，对冷和热异常或不舒服的感觉。药物治疗“关”期患者出现了外周性血管舒张障碍，排热困难。皮脂分泌过多(皮肤脂肪腺体分泌油脂增加)和脂溢性皮炎(油性、皮肤发炎、皮肤发红)也很常见。PD患者对光线和疼痛表现出异常慢的瞳孔反应，对光线改变的整体反应下降[53]。

胃肠道障碍包括蠕动差、欲改变、水合不充分、流涎和体重下降。便秘是大多数患者的常见问题，通常出现在PD早期。尿失禁与尿频、急迫性及夜尿等相关症状一起出现。这些问题中许多出现在老年人及良性前列腺增生的男性人群。男性患者也可见勃起功能障碍，包括阳痿和性活动率下降[53]。

大多数PD患者可见早期和进展性心脏去交感神经支配，造成心脏功能下降，可能是多数患者感到疲劳的因素之一[53]。晚期PD患者训练时出现心率和血压变化，训练效率下降[54]。与年龄匹配的对照组相比，轻中度PD患者并未显示出训练容量(最大心率、最大氧耗量)有显著的差异。然而，这些患者确实表现出比对照组低的峰值功率和高的亚极量心率和氧耗率[55~57]。

直立性低血压(OP)在PD中晚期很常见，它是在体位变化(如由直立到坐下或由坐到站)时出现的血压的快速下降所引起的。典型症状包括头晕或眩晕。患者还可出现脸色苍白、出汗、无力、发抖、恶心、思维困难或晕厥。这种状况可以使患者处于失衡、跌倒或摔伤的风险。药物(如左旋多巴/甲基多巴肼、溴隐亭)可能会引起直立性低血压[53]。

据报道,大约84%的PD患者有呼吸系统损害。气道阻塞(如气体潴留、肺通气)是最常见的肺部问题,与呼吸衰竭的发作相关。其病因至今未明,可能与呼吸运动的迟缓性紊乱有关。限制性肺部功能障碍常见,与躯干肌肉强直、肌肉骨骼顺应性丧失及脊柱后凸姿势导致的胸部扩张受限有关。PD患者与年龄匹配的对照组相比表现出用力肺活量(FVC)降低、第一秒用力呼气量(FEV1)降低及残气量(RV)和残留气道阻力(RAW)增加 。有肺部功能障碍的患者日常功能及活动参与是受限的[58,59]。活动水平下降的缺乏锻炼的生活方式会导致心肺功能障碍。

长期患病的患者运动能力下降,坐位时间延长,下肢因为静脉曲张而表现出循环改变。因此,患者踝足可能会出现轻到中度水肿,通常在睡眠时减轻。

睡眠障碍

PD患者白天睡眠时间过多,晚上则失眠(睡眠类型改变),包括入睡、保持睡眠困难及睡眠质量差。快眼动睡眠(REM)行为障碍(RBD)出现在早期患者中,并影响了大约50%~60%的患者。有RBD的患者不完全或没有表现出正常REM睡眠时出现的瘫痪,这使得患者可以"表演"他或她的生动的、紧张的、激烈的梦境。表现梦境的行为包括激越和躯体活动(如说话、叫喊、拳击、踢腿、挥舞上肢和抓取)[60,61]。表18.2提供了一个PD主要特征和临床表现的总结。

知识点 18.2 PD的主要特征及临床表现

主要特征

肌强直
动作迟缓
震颤
姿势不稳

临床表现

运动能力

力矩下降
疲劳
挛缩及畸形(常见)
面具脸
字体过小征

运动计划

运动起动迟缓
冻结发作
运动减少

运动学习

学习速度慢、效率低
学习的条理特殊性增强
执行复杂连续作业时出现程序学习缺陷

知识点 18.2 PD的主要特征及临床表现 续

步态

步幅减小;步-步间变化增加
步速下降
步频(每分钟步数)通常未受累;晚期患者步频有所下降
双肢支撑相时间增加
屈髋、屈膝、踝背屈不充分:曳行步
足跟着地不充分、前足受力增加
躯干旋转减少:摆臂减少或丧失
慌张步态:前行时常见
冻结步态(FOG)
旋转困难:转身所需步数增加
处理双重作业困难:同时进行的运动和(或)认知作业
复杂环境下难以满足注意力要求

姿势

躯干屈曲,头前倾
身体向某一侧倾斜,张力不对称
跌倒风险增加

感觉

感觉异常
疼痛
静坐不能

语言、发声及吞咽障碍

运动过少性构音障碍
吞咽困难

认知功能及行为

痴呆
反应迟钝
视觉空间缺陷
抑郁
焦虑情绪

自主神经系统

过度泌汗
温度觉异常
脂溢性皮炎
泌涎过多
便秘
膀胱功能异常

心肺功能

静息血压低
运动时心血管反应不充分
呼吸功能受损

标准PD分级量表(Unified Parkinson's Disease Rating Scale, UPDRS)

临床诊断

PD的早期诊断是困难的,只有持续不断地观察临床症状和体征进展情况才能得到准确诊断。诊断时没有单一明确的测试或测试组合可用。诊断是建立在病史和临床检查的基础上的。笔迹样本、言语分析、针对症状进展的会面提问和体格检查在诊断中都被使用。在临床前期，非运动症状是突出的。在确诊非运动症状时，调查问卷和测验（如嗅觉测验、心脏交感神经支配成像等）的使用越来越多[62~64]。一些症状如嗅觉丧失、睡眠障碍、快速动眼睡眠改变时出现的清晰的梦境、足肌张力障碍和类似于不宁腿综合征的足抽搐、直立性低血压和便秘经常出现在 PD 确定诊断的许多年前。四个主要运动特征中至少出现两个即可诊断为 PD，但需要排除帕金森叠加综合征。双侧对称的锥体外系体征及对左旋多巴和多巴胺激动剂反应不敏感（阿扑吗啡实验）提示可能是帕金森叠加综合征，而不是 PD。影像检查可以用来排除其他疾病。采用化学标记物来确定 PD 多巴胺功能缺陷和相关障碍的体内功能成像（磁共振成像［MRI］）检查可检测到多巴胺功能缺陷，但不能区分 PD 和其他原因引起的帕金森综合征[65]。

临床病程

PD 是进展性的，据估计其亚临床期（没有显著的临床表现）至少长达 5 年，其平均病程大约为 13 年，其进展速度差异较大。年轻发病患者或者以震颤为突出表现的患者呈良性进展。表现为姿势不稳和步态异常（PIGD 组）的 PD 患者病情恶化较明显，进展更快，这类患者更常见神经行为异常及痴呆。应用左旋多巴治疗的患者，其进展通常变慢，总体死亡率下降。心血管疾病和肺炎是死亡的最常见病因[65]。

Hoehn-Yahr 残疾分类量表

对疾病的分期及严重程度的评估可以通过分期量表来实现。在临床实践和科研中被最广泛应用的是 Hoehn-Yahr 残疾分类量表（表 18.1）[66]。它为使用运动症状和功能要素来记录疾病进展提供了一个广义的手段。Ⅰ期被用来提示疾病的最小程度，而Ⅴ 期被用来提示严重恶化，该期患者被限制在床上或轮椅上[67]。

表 18.1　Hoehn-Yahr 残疾分类

分级	残疾特征
Ⅰ	轻微或不存在；若存在，则为单侧
Ⅱ	轻微双侧或中线结构受累，平衡功能未受损
Ⅲ	翻正反射受损 转身或从椅子上站起不稳定。部分活动受限，但患者可独立生活，且继续从事某些形式的工作
Ⅳ	所有症状均存在且程度严重。仅能在获得辅助的情况下站立行走
Ⅴ	卧床或依赖于轮椅

帕金森病统一分级量表

自 1987 年起，标准 PD 分级量表（UPDRS）已经成为评估 PD 进程的“金标准”[68]。最初的 UPDRS 由四部分组成：第Ⅰ部分—精神状态、行为及情绪；第Ⅱ部分—日常生活活动；第Ⅲ部分—运动检查；第Ⅳ部分—治疗并发症。Goetz 及其同事报告了本量表修订版，量表更名为运动障碍协会（Movement Disorder Society）赞助完成的修订版标准 PD 分级量表（MDS-UPDRS）[69~71]。该修订版旨在提高对轻度残疾患者缓慢及细微改变的检测能力，并增加对非运动性症状的关注。修订版保留原有的 4 部分，其中的提问有较大改变，并补充了 6 个项目内容（大多数为 PD 的非运动方面）共计为 48 项。所有的项目均采用 4 分量表（与最初量表中某些项目按“0”、“否”或“1”、“是”评级相反）。0 分表示“正常”或“无问题”；1 分表示轻微问题；2 分表示轻度问题；3 分表示中度问题；4 分表示严重问题。每一问题都增加了相关描述。第Ⅰ、Ⅱ部分重新命名为：第Ⅰ部分—日常生活活动的非运动方面经验，第Ⅱ部分—日常生活活动的运动经验。第Ⅲ部分为“运动检查”（与初版相同），第Ⅳ部分更名为“运动并发症”[70]。进行测试的总时间估计为 30 分钟，其中第Ⅰ、Ⅱ部分为患者自测部分（附录 18.A）。

临床管理

医疗管理意在使用神经保护策略及针对运动及非运动症状的对症治疗来减慢疾病的恶化。对于中重度患者（即 Hoehn-Yahr 残疾分类量表中分期为Ⅲ期或更高的患者）而言，患者临床管理随着时间的发展将会面临更多的挑战[72~76]。

药物管理

目前，临床上已有一些药物可被用作一线神经保护治疗及对症治疗。根据患者的特征，仔细权衡药物的临床疗效及副作用风险，针对不同的患者进行个性化的药物选择。早期开始药物治疗已被证实有助于减缓疾病的恶化。药物剂量尽可能不变，以避免较大的峰值与谷值。应向患者、患者家人及护理人员强调定时服药的重要性。当 PD 患者住院治疗，继续定时服药同样具有重要意义[77]。目前，四分之三的 PD 患者在住院过程中并没有准时服药。61% 未按时接受药物治疗的患者产生了严重的并发症[78]。（美国）国家帕金森基金会（National Parkinson Foundation）的《护理意识工具包》（Aware in Care kit）有助于避免这些并发症。

左旋多巴 / 卡比多巴

左旋多巴 / 卡比多巴（信尼麦 /Sinemet）是 PD 药物治疗的金标准药物。左旋多巴（L-dopa）作为一种试验药物于 1961 年首次被引入，并在 20 世纪 60 年代晚期广泛用于临床。它是一种多巴胺前体，会在大脑中代谢为多巴胺。因此，使用这一药物是试图调整基本的神经化学失调。约 99% 左旋多巴在进入大脑前就被代谢，因此需要大剂量用药，而这可能会产生许多副作用。现如今，左旋多巴通常与卡比多巴结合使用，后者是一种脱羧酶抑制剂，它能使更高比例的多巴胺进入大脑。因此，临床上可以使用较低剂量的左旋多巴，副作用也会减少。信尼麦（Sinemet）有速释（IR）及控释（CR）剂型。速释型的半衰期短，患者需要在全天多次口服用药。控释型为长效、持续释放型制剂。两者的临床疗效相当[79,80]。

多巴胺替代(治疗)的主要临床优势在于控制PD动作迟缓及肌强直。运动速度加快、运动的初始爆发及肌力增加均是积极的治疗效果[80]。对于减少震颤这一症状的临床疗效则较为多样化。部分患者临床使用后仅有极少反应或无反应,而其他患者服药后的震颤幅度有所下降,临床效果良好。该药对姿势不稳这一症状没有直接影响。关于何时开始左旋多巴/卡比多巴治疗由神经科医师决定,每名患者开始治疗的时间各不相同。初始少剂量左旋多巴通常会明显改善患者功能状态。这一现象有时被称为蜜月期,该阶段的药物疗效明显。

多巴胺替换治疗存在诸多副作用。对于大多数患者而言,通常治疗时间窗为最佳临床疗效消退前的4~6年(名为疗效减退状态)。此时,许多患者产生致残性运动障碍、肌张力障碍及运动症状波动。**运动障碍**为动态不受控制或不自主的运动,通常产生于左旋多巴最大剂量用药时或患者在"开"与"关"状态间转换时。患者出现舞蹈式手足徐动症,最初表现为面部表情扭曲、口唇抽搐、吐舌。随着时间推移,不自主运动越来越频繁、程度越来越剧烈,且范围越来越广,累及四肢、躯干及颈部。据估计,在患者开始进行多巴胺治疗之后,运动障碍以每年10%的速率增加。患者同样也会产生**肌张力障碍**,长时间的不随意收缩可以引起躯体部分扭曲或扭转。患者主诉通常为足趾或手指弯曲,或小腿、颈部、面部或椎旁肌抽搐。肌张力障碍通常与疼痛相关,并且通常产生于药物治疗"关"期。运动症状波动包含"开-关"现象及疗效消退。术语"开-关"现象指运动表现及反应突然、随意的波动,常出现运动错误。"疗效消退"指剂末恶化,症状在药物有效性预期时间的末期恶化[79]。患者还会产生静坐不能,一种运动不安状态。总体而言,他们会无法忍受静止状态(静坐),且睡眠及放松出现明显中断。有25%的患者出现这一症状,运动(步行)会使症状有所缓解。静坐不能与晚期PD有关,并且常见于药物治疗"关"期。

盐酸司立吉林可与左旋多巴/卡比多巴合用以控制轻度疗效消退现象。禁忌在无监管情况下减少左旋多巴/卡比多巴剂量或突然中断用药,因为这可能会产生危险、甚至危及生命的副作用。(左旋多巴/卡比多巴)与多种药物(包括抗酸药、抗惊厥药物、降压药及抗抑郁药)联合使用会产生不良的药物相互作用[80]。

患者还会产生其他与用药剂量有关的改变,这些临床改变说明了患者有必要进行用药调整。这些改变包括:①致残性精神毒性(幻视、妄想及偏执);②抑郁;③胃肠改变(恶心、口干);④心血管改变(低血压、头晕、心律失常);⑤泌尿生殖系改变(排尿困难);⑥睡眠障碍(失眠、睡眠中断)[79,80]。

多巴胺激动剂

多巴胺激动剂(DAs)是一类研发用于直接刺激突触后多巴胺受体的药物。它们可作为一线药物单独使用,或与左旋多巴/卡比多巴结合使用,在较低剂量使用情况下能够产生长时间临床疗效(即左旋多巴节省疗法)。在对左旋多巴/卡比多巴治疗反应有所下降的中重度PD患者中使用多巴胺激动剂具有一定的临床疗效。最常见的处方多巴胺激动剂包括罗匹尼罗(Requip)及普拉克索(Mirapex);溴隐亭(Parlodel)的临床应用较少。这些药物的最主要临床疗效为:缓解强直、动作迟缓及运动症状波动的情况。其副作用与左旋多巴相似,最常见的为恶心、镇静状态、头晕、便秘及幻觉。这些药物还与冲动控制障碍风险增加有关(例如:病态性赌博、强迫性购物、性欲亢进、暴饮暴食)[80]。

抗胆碱能药物

抗胆碱能制剂可以用于早期PD患者,或作为卡比多巴/左旋多巴治疗患者的辅助用药。它们可阻断胆碱功能,并在缓解震颤及肌张力障碍方面有最佳临床疗效(伴有疗效减退现象);但对其他PD症状的疗效极小或无效。这一类药物中,常用的处方药物包括三己芬迪(Artane)及甲磺酸苄托品(Cogentin)。抗胆碱能副作用包括:视力模糊、口干、头晕及尿潴留。中枢神经毒性主要表现为记忆力缺损、混淆状态、幻觉及妄想[80]。

单胺氧化酶B抑制剂

单胺氧化酶B(MAO-B)是降低大脑多巴胺水平的一种主要酶。单胺氧化酶B(MAO-B)抑制剂包括司来吉兰,又名为盐酸司立吉林(Eldepryl)及雷沙吉兰(Azilect)。早期PD患者可服用MAO-B抑制剂以提高多巴胺水平。临床上已经证实早期司立吉林单药治疗可减缓疾病恶化,但不能阻止该病的恶化。一旦开始L-dopa治疗,司立吉林联合治疗可以改善症状控制,并可以较低剂量使用。MAO-B抑制剂存在低运动障碍风险。该药物有少数副作用,包括轻度恶心、口干、头晕、直立性低血压、混乱状态、幻觉及失眠[80]。

物理治疗师的临床作用

治疗师需要充分了解患者正在使用的每一种药物,并了解潜在的副作用。重要的是,需要谨记进行多巴胺替换治疗的患者将在某一时间点产生运动并发症。最高剂量用药的患者有望获得最佳临床表现,反之临床效果恶化与剂末周期及药物消耗有关[81]。物理疗法检查及干预的时间应保持一致性,每当最佳剂量周期出现时进行。治疗师参与监测药物在患者运动能力、功能及活动参与方面的临床疗效。随着疾病的恶化,患者可能对某一特定药物不能耐受,从而有必要换药。随着患者逐渐适应处方用药的数量或类型,治疗师通常是第一个注意到患者功能状态改变的人。准确观察、检查、报告这些变化对临床医师调整药物很有帮助。若有新型药物或联合用药疗法被研制出,治疗师还会参与临床药物试验。表18.2提供了PD药理学的概述。

营养管理

高蛋白饮食会影响L-dopa的疗效。食物蛋白质中氨基酸与L-dopa竞争吸收。特别在PD患者慢性期且存在运动表现波动的患者中,高蛋白饮食会出现问题。因此,通常建议患者采取高能量、低蛋白质饮食。一般来源于蛋白质的卡路里数量不超过15%。饮食建议还包括:当患者活动量较少时,将日常蛋白质摄入转为晚餐进行。这些调整会使症状波动最小化,使患者对L-dopa治疗反应最大化。鼓励患者食用多种食品,建议患者摄入膳食补充剂以确保摄入充足的维生素及矿物质。还建议患者增加日常水及膳食纤维的摄入,以帮助控

表 18.2　PD 的药理学[80]

药物类别	举例	平均剂量	可能的副作用
抗胆碱能药物	三己芬迪(苯海索)	2mg tid	口干、头晕、视物模糊
	苯托品	1mg bid	心动过速、口干、恶心、呕吐、混乱状态
多巴胺替换疗法	左旋多巴 / 卡比多巴	10mg/100mg tid/qid	肌张力障碍
	(一般制剂)	25mg/100mg tid/qid	异常、不自主运动
	信尼麦	25mg/250mg bid	恶心、呕吐
	信尼麦(控释型)	25mg/100mg bid 25mg/200mg bid	混乱状态 多梦、幻觉
多巴胺激动剂	硫丙麦角林	1mg tid	神经质、运动障碍、失眠、幻觉、恶心、混乱状态、红斑性肢痛症
	溴隐亭	5mg bid	恶心、头痛、头晕、疲惫、肌肉抽搐 / 便秘、混乱状态、肺部 / 腹膜纤维变性
金刚烷胺	Symadine	100mg bid	头晕、网状青斑、水肿

Bid:每日 2 次;mg:毫克;tid:每日 3 次;qid:每日 4 次

制便秘问题[76]。

肌强直及动作迟缓会限制患者的直立姿势及上肢的进食运动。习得性运动项目(例如:使用茶杯或餐具)也较为困难。改善进食及建议合理的进食器具的作业疗法干预同样具有重要的临床意义,有助于维持营养及总体健康状况。在吞咽困难的评估方面以及改善吞咽功能障碍的建议方面,言语语言病理治疗师也具有重要作用。患者、家人及护理人员教育应关注维持良好营养摄入的重要性。对于晚期疾病患者,当其他管理吞咽困难的临床策略都失效的情况下,可使用经皮内镜下胃造瘘术(PEG)。

深部脑刺激

深部脑刺激(DBS)是将电极植入脑区,阻断诱发临床症状的神经信号。大脑电极放置于丘脑底核(STN)部位,或苍白球部位(后者较少)。与起搏器相似的脉冲发生器(IPG)被植入锁骨下区域,另有一根细电线穿过皮下部位以连接大脑电极,向患者提供高频刺激。患者可以使用控制器控制起搏器的"开 - 关",而医师确定所提供的刺激数量,调整其满足不同患者的需求[82]。

深部脑刺激在晚期 PD 的治疗方面具有临床疗效。对丘脑底核(STN)进行深部脑刺激能够使约 90% 药物疗法难以治疗的震颤患者症状获得改善,其中 1/3 至 1/2 患者的震颤症状受到完全抑制。临床研究也已经证实,深部脑刺激能够成功控制 PD 运动过度活跃(运动障碍)的症状,大幅度增加"开"的时间,并改善日常生活活动能力评分。另有研究证实,深部脑刺激可降低药物需求,是药物抵抗所致的症状波动及运动障碍患者的一个治疗选择。尽管深部脑刺激能够改善其他运动症状(运动不能、强直、无力及步速下降),但其反应具有较高的不确定性。可出现的副作用包括:混乱状态、头痛、言语问题、步态障碍及跌倒。大多数并发症均为暂时性,且会在 6 个月内消失。手术风险(脑内出血、感染)及设备的机械问题(导线破损、发电机功能失常)也同样存在。深部脑刺激很大程度上替代了大脑立体定位手术(丘脑切开术及苍白球切开术)[82-86]。

康复框架

康复治疗具有重要的临床意义,减轻活动受限,改善活动参与及独立能力。此外,在改善生活质量的同时可也减少或预防已知的 PD 并发症。最佳临床管理包含协作的多学科团队来监督处理不同患者临床问题、患者的关注及需求等综合性医疗计划。该团队通常包括内科医师、护士、物理治疗师、职业治疗师、言语语言病理治疗师及社会工作者。临床上还需要将患者转介至其他专业人员接受治疗,如心理学家、营养学家、胃肠病医师、泌尿科医师、呼吸科医师等。在任何团队中,患者均是主角,而患者家庭及护理人员是主要成员。

理想的康复计划应该将患者的病史、病程、症状、损伤、活动及参与受限一起纳入考虑范围。同样重要的是患者的能力(资产)、优先权及资源(包括家庭、房屋及社区资源)。应考虑到可能存在患者临床状况恶化及药物诱发性状况波动的情况。抑郁及焦虑症状最为常见,因此应谨慎监测。总体关注点在于长期方案,考虑不同阶段的护理,包括住院、门诊、家庭 / 社区护理。

治疗护理连续性

以疾病分期(早期、中期、晚期)为基础的连续治疗性护理是组织护理的一种有效方式。干预措施为恢复性(旨在改善损伤、活动受限及参与受限状况)、预防性(旨在减少潜在并发症及间接损伤)及补偿性(旨在改进任务、活动或环境以改善患者功能)(第 1 章讨论)。对于整个团队而言重要的是提供支持性环境以协助患者及其家人解决困难,与慢性及不断恶化的疾病生存。

在疾病的早期阶段,患者具备相应的功能,存在轻度的损伤。尽管在该阶段物理治疗可以通过改善体能、延迟或预防间接损伤,但将患者转介进行物理治疗通常被延迟。患者通常在门诊接受治疗。

在疾病的中期阶段，患者的临床症状明显，活动受限情况出现。患者在步态及ADL方面仍具有独立功能，尽管表现减缓且效率降低。需要向患者提供一些辅助。患者常为门诊患者、家庭护理患者或进行短期住院治疗患者。康复服务有较多临床优势。临床研究已经证实，对于轻度至中度PD患者，运动训练能够有效改善患者运动能力[97~93]。感受到的生活质量及主观幸福感也有所提高[94]。加强家庭及护理人员指导以帮助患者尽可能独立地保持其功能。

在疾病的晚期阶段，疾病恶化导致更多更严重损伤及并发症。患者在其主要日常运动技能及ADL方面需要依赖他人，并且通常需要依赖轮椅或为卧床状态。家庭及社区资源在居家患者照顾方面极为重要。部分患者需要在慢性护理机构接受照顾。这些改变造成患者及患者家庭的严重焦虑及挫折，目标需要重新制定。治疗医师需要注意预防性护理，以避免可能危及患者生命的并发症（如肺炎、压疮等）。补偿性训练的重点在于维持患者功能，包括尽可能直立及离床。由于最大程度辅助依赖转移成为常态，护理人员及患者安全已经成为一个主要的关注点。通常情况下，环境适应导致了总体依赖与改良依赖两者间的不同。无论患者的努力程度多小，康复团队都应对其努力提供相应的支持。晚期PD患者与环境互动的技能严重受限，社会隔离及脱离社会的程度加剧。患者家庭成员的护理需求也有所增加，他们筋疲力尽，且会被社会隔离。治疗医师需要进行最大程度的社会心理支持，并随时准备提供咨询。表18.3提供了帕金森疾病分期及干预策略的概况。

表18.3　PD的分期、常见损害和活动受限及干预策略

分期	常见损害和活动受限	干预措施
早期/轻度PD	• 极少见损害和活动受限，能够保持独立性 • 运动症状出现但不妨碍日常活动 • 运动症状，尤其是震颤出现在一侧肢体 • 姿势、步行能力及面部表情出现变化 • 帕金森药物可有效控制运动症状	**预防性和恢复性措施** • 常规训练来改善或维持运动表现、力量、活动、灵活性、活动度、平衡、步行、耐力和生活质量 • 社区课程来改善或维持社会化、团结，积极的世界观与生活目的 **代偿性措施** • 患者/家庭/陪护人员关于疾病进程、康复及节省能量的教育 • 确定是否需要适应性或辅助性设施 • 确定是否需要进行家庭或工作环境改造 • 对早期转介到支持小组的患者、家庭成员、陪护人员提供心理支持 • 如果需要的话转介到其他健康护理专业机构
中期/中度PD	• 损害的数量及严重程度增加 • 少量到中度活动受限，参与受限 • 身体双侧出现运动症状 • 躯体移动得更慢以抵抗增加的肌强直 • 日常生活活动出现依赖（辅助） • 平衡障碍，姿势不稳，屈曲体态，跌倒次数增加 • 步态损害明显；冻结发作可能出现 • 步行出现依赖（辅助） • 服用PD药物之间，药物作用可能“减退” • PD药物可能引起副作用，包括“运动障碍”	**预防性和恢复性措施** • 常规训练来改善或维持运动表现、力量、活动、灵活性、活动度、平衡、步行、耐力和生活质量 • 社区课程来改善或维持社会化、团结，积极的世界观与生活目的 **代偿性措施** • 辅助设施来维持功能 • 轮椅来实现社区活动 • 家庭中的环境改造 • 患者/家庭/陪护人员的教育和训练 • 对患者、家庭成员、陪护人员提供心理支持 • 如果需要的话转介到其他健康护理专业机构；作业治疗可能会提供维持独立性的策略
晚期/严重PD	• 出现很多的损害，而且严重程度增加 • 严重活动受限，大多数活动依赖 • 步行困难大；每天大多数时间在轮椅或床上 • 所有日常生活活动需要辅助 • 参与严重受限 • 不能够独立生活 • 通常需要全天辅助或安置在慢性病护理机构 • 社会交往受限 • 认知问题可能突出，包括痴呆，错觉和幻觉 • 药物不耐受增加，出现运动障碍 • 平衡药物的获益与它们的副作用变得更加具有挑战性	**预防措施** • 最大程度保持直立姿势及离床时间 • 最大程度地参与日常生活活动 • 预防挛缩、压疮、肺炎等 **代偿性措施** • 患者家庭/陪护人员的教育和训练：安全教育，转移，放置，翻身，皮肤护理 • 减压装置 • 病床，轮椅，升高设备 • 患者、家庭/陪护人员的心理支持 • 如果需要的话转介到其他健康护理专业机构

来自于《物理治疗师实践指南》比较好的 PD 患者训练模式是 5E，“与进展性中枢神经系统损害有关的运动功能及感觉完整性损害—青少年或成人获得性疾病”[97]。从该文中，读者可获取下述内容的有关信息：患者/客户诊断分类；ICD-9-CM 编码；检查内容；评估、诊断及预后的考虑内容；建议干预措施。因此，《物理治疗师实践指南》是合理医疗计划(POC)设计、记录提供的服务及达到的目标一个主要资源。

物理治疗的检查与评估

临床上要求对患者进行综合性检查，以确定损伤的程度及功能等级。在随后特定间隔时间的再检查用于确定患者状态的改变情况以及治疗效果。临床数据来源于患者病史、系统回顾及相关的测试及测量(知识点 18.3)[97]。检查程序及设备的选择取决于患者特有的状态。在组织检查及评估数据时，应考虑患者病情的严重程度、疾病阶段、年龄、康复阶段及其他因素。在 PD 的早期及中期阶段，损伤及身体活动能力的测量相对稳定。在疾病晚期以及药理学不稳定性造成患者症状波动的情况下，临床测量稳定性较低[98]。

本节介绍了检查策略以及相关的测试和评估。许多测试和措施的完整描述见前面重点描述检查方面的章节。

认知功能

应该检查患者的记忆力、定向力、逻辑推理、解决问题能力和判断力。如果怀疑患者思维迟钝，进行信息处理的速度、注意力和专注力的检查尤为重要。通过使用简易精神状态检查(MMSE)可得到一个基本的认知功能概况[99]。

心理功能

治疗师应该确定患者抑郁，压力和焦虑的总体水平以及有效的应对策略。询问患者是否存在抑郁状态非常重要，例如：悲伤、冷漠、被动性、失眠、厌食、体重减轻、运动缺乏和依赖性、注意力不集中、记忆力减退或自杀意念。有用的工具包括老年抑郁量表[100]和贝克抑郁调查表[101]。焦虑在这个患者群体中是普遍的，使患者失去能力。医院焦虑和抑郁量表在评估住院期间抑郁和焦虑的存在及严重程度分级是可靠的[102,103]。

感觉功能

需要对感觉系统进行筛查(浅感觉、深感觉及复合皮层觉)。感觉的变化跟老龄化有关(触觉迟钝，本体感觉下降，下肢重于上肢，远端重于近端)。特定区域的感觉丧失可能提示伴发的疾病，例如：脑卒中、糖尿病神经病变等。应询问 PD

知识点 18.3 PD 患者检查内容[97]

患者/客户的病史

- 年龄，性别，种族/民族，主要语言，教育
- 社会状况：文化信念和行为，家庭和陪护资源，社会支持系统
- 职业/就业/工作
- 生活环境：家庭/工作障碍
- 利手
- 一般健康状况：身体、心理、社会和角色功能，健康行为
- 家族史
- 内/外科诊疗经过
- 现病史/主诉
- 药物治疗
- 医疗/实验室检测结果
- 功能状态和活动水平：发病前后

系统回顾

- 神经肌肉
- 骨骼肌肉
- 心血管/呼吸
- 皮肤

检测和评估/损害

- 认知：精神状态，记忆：犹豫，思维过程变慢
- 口部运动功能：交流(波动，音量下降)，吞咽
- 心理社会功能：动机，焦虑，抑郁
- 人体测量特征：体重指数、腰围、长度；水肿
- 循环：体位变化的反应，直立性低血压
- 有氧能力和耐力：在功能活动和标准化的运动方案中心血管和肺部体征及症状
- 通气和换气
- 皮肤完整性：皮肤状况、压力敏感区域、缓解压力的活动、位置及姿势
- 自主神经系统的完整性：温度反应、出汗
- 感觉统合与整合
- 疼痛：程度和位置
- 知觉功能：视觉空间技能
- 关节完整、对线和活动性：活动范围(主动和被动)、肌肉长度和软组织延展性
- 姿势：对线和位置，对称性(静态和动态)；人体工程学和人体力学
- 肌肉性能：力量、强度、耐力
- 运动功能：运动控制与学习：张力，自主运动模式；不自主运动；运动犹豫、缓慢、抑制；运动缺乏
- 对于复杂的和系列的任务的程序学习
- 姿势控制和平衡：姿势不稳的程度，平衡策略，安全
- 步态及移动：步态模式和速度，安全
- 功能状态和活动水平：基于表现的功能性技能检查(FIM 水平)，基本及工具性日常生活活动能力；功能性运动技能；家庭管理技能
- 辅助或适应装置：适合，对线，功能，使用安全；
- 环境，家庭和工作障碍
- 工作、社区、娱乐活动：参与活动的能力，安全性

患者是否存在感觉异常(麻木或刺痛)和疼痛。轻微的疼痛和抽搐样感觉是常见的,且往往定位不准。检查由于缺乏运动、错误的运动和姿势以及韧带紧张造成的骨骼肌肉疼痛是很重要的。

视觉的检查应当包括视敏度、周边视力、视觉跟踪、调节、光与暗适应及深度感知。年龄老化可以导致视觉的改变,如视敏度的丧失,不能聚焦印刷文字(远视),光适应下降,光敏及眩光,颜色辨别能力缺失。PD 患者可出现视物模糊,阅读困难且不能通过矫正镜片得到改善,还有视觉追踪的问题(齿轮样)。特异的病损可能提示伴发老年人常见的疾病,如白内障(先是中心视力浑浊,再外周),青光眼(早期丧失周边视力),老年性黄斑变性和糖尿病视网膜病变(早期缺失中心视力),脑血管意外(同侧偏盲)。药物也会造成视觉受损或模糊,如抗抑郁药和抗胆碱药。

肌肉骨骼功能

关节灵活性和姿势

骨骼肌肉的活动度及灵活性检查是很重要的。治疗师可以用量角器测量记录特定的主动活动度(AROM)和被动活动度(PROM)。PD 患者可能表现出髋膝伸展、踝背屈、肩屈曲、肘伸展、脊柱和颈部伸展及轴向旋转的不足。这些损伤在老年人群中也常见,只是程度轻。

因为 PD 患者已经表现出脊柱的损伤,所以检查脊柱的 ROM(脊柱旋转、屈曲及伸展的能力)尤其重要[104]。应当检查所有脊柱节段,包括颈椎、胸椎及腰椎。在测定脊柱 ROM 和头前倾姿势时,脊柱测斜仪如背部活动度Ⅱ™(BROM Ⅱ)和颈椎活动度™(CROM)设备已经被证实是有效和可信的[105]。使用头盔式激光和墙壁测量是评估脊柱横向 ROM 的一个新的方法。站立时双足固定,患者尽可能远地向一侧旋转。通过测量激光沿墙壁移动的距离来客观评估全身(躯干)旋转程度。与独立测量颈腰段 ROM 相比,这种多节段的测量也许是对躯体运动功能的一个更好的预测。脊柱的运动也可通过一系列的功能性运动来评估,比如坐位、站位及行走时轴向旋转(向后看)。腘绳肌的长度可以采用直腿抬高试验来测定。

需要对休息状态及运动时姿势的变化进行检查。治疗师可以用姿态网格、垂直线、静态摄影或是录像来记录变化。用一个软尺测量患者站立时的脊柱的轮廓,然后描绘到图纸上可以用来记录矢状面静态姿势。这种技术是可以实施的,测试者内及测试者间具有良好的信度,而且被证明与胸腰脊柱影像学检查结果有很高的相关性[106~108]。站位时,PD 患者基本表现出一个屈曲、弯腰的姿势(脊柱后凸,头前屈),重心前置在稳定极限内(LOS)(图 18.4)。仰卧位时,头前屈的屈曲姿势仍然很明显(隐藏的枕头姿势)(图 18.5)。

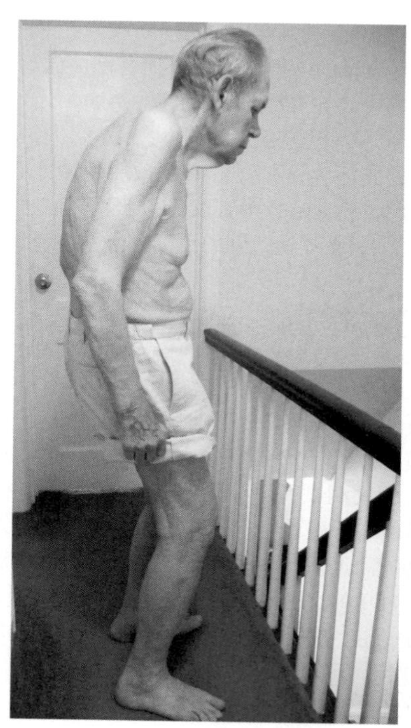

图 18.4 在站立位,PD 患者表现出典型的屈曲、弯腰的姿势,脊柱后凸,头前屈,髋关节及膝关节屈曲

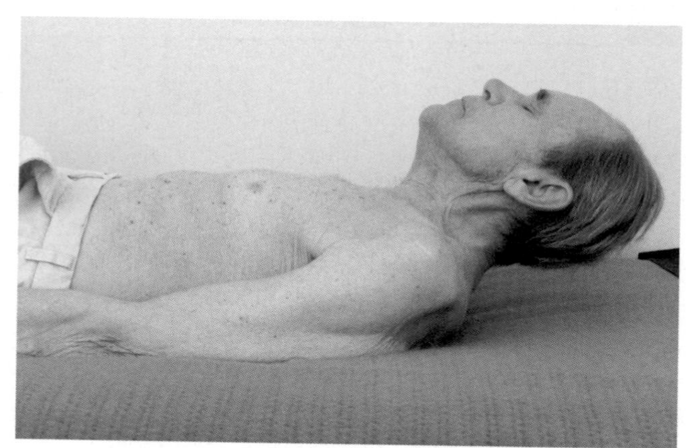

图 18.5 在仰卧位,PD 患者表现出的典型屈曲姿势(隐藏的枕头姿势)

肌肉表现

需要对肌力和耐力进行检查。治疗师可应用徒手肌力检查(MMT)检测肌力。手提式和等速肌力测定法可用于量化肌力峰值(力矩输出)。PD 患者表现出力量提升速度及最大力矩产生能力的受损。等速肌力测定法也可用于测定肌肉耐力,而且也可应用慢速(25mm/sec)和低力矩运动来记录震颤[26]。

运动功能

肌强直

PD 患者的主动肌和拮抗肌的肌强直程度一样。如前所述,肌张力增高可以是持续的(铅管样肌张力增高),也可以是间断的(齿轮样肌张力增高)。在疾病早期阶段,肌强直不对称,并且在一天当中会有变化,受药物周期及压力的影响。因此,确定哪些身体部位受肌强直影响及受影响的程度很重要。检测方法是患者在放松状态下坐位或仰卧位,治疗师对每个肢体进行全关节范围的被动活动。进行头颈部及脊柱的被动关节活动范围检查时，患者可以坐在毯子上或者坐在凳子的边缘，高坐位，以方便进行脊柱运动（屈曲、伸展、旋转）。肌强直的严重程度可以根据被动运动时的阻力大小和关节活动度的大小来确定。例如：如果完成全关节范围的被动关节活动有困难即可确定为严重肌强直。颈肩部肌张力的改变提示了疾病的早期阶段，而躯干和四肢肌张力的改变表明了疾病进入中期及广泛受累阶段。功能活动和姿势反应的缺陷应该考虑严重躯干肌强直的存在。还需要检测患者面部运动（如表情缺乏和面具脸），包括能自发的产生面部表情和张口动作，还要检测微笑的能力及运用面部表情肌的能力。另外，还需要检测患者的自主重复动作，以此判断肌强直导致的主动活动受限。

运动迟缓

PD患者最初出现运动缓慢，然后逐渐出现运动幅度减小（运动功能减退），晚期会频繁出现无规律的运动起始犹豫和暂停（运动不能）。可以使用秒表量化可检测到的运动缓慢程度（运动时间）以及运动起始犹豫和反应时间（患者的运动意愿到真正发起运动之间的时间）。治疗师应该评测患者总体的运动幅度和运动幅度的波动值。例如：PD患者早期通常会出现步行时摆臂动作的不协调和不对称。随着病程的进展，会出现特征性的运动迟缓、运动减少以及运动幅度的下降。计时快速交替运动（RAM）的测定可以用来评定运动迟缓的影响。快速交替运动包括重复的拇指和食指对指动作、前臂的旋前旋后动作交替、手反复抓握和伸开、敲击（手指或脚的敲击动作）。灵巧复杂运动任务（如书写、穿衣、熟练的物体操纵）一般在PD患者都会有损伤，应该进行检测。需要双侧肢体同时参与的动作（如双侧前臂的快速旋前旋后）也同样适用。如需其他测试方法详见第6章节，协调和平衡功能测评。

在很多研究项目中，更多复杂方法已经用于研究帕金森患者的运动功能。如肌电图已经用于定量研究强直和运动迟缓对PD患者运动表现的影响。研究表明，当肌肉受到突然的牵拉刺激时会出现潜伏期延长的肌电图反应（50~120毫秒）。另外，帕金森患者的肌电图中还出现了异常模式的运动单位募集[109]。

震颤

PD患者震颤的部位、持续时间以及严重程度（震颤幅度）应予以记录。治疗师应该确定震颤是否出现在静态（初期典型模式），还是出现在运动中并且影响功能。后者可能会出现在病程较长且严重的患者中。上肢功能如从水杯中饮水、进食、穿衣和书写可以用于检测震颤对完成以上动作的影响。有严重震颤的患者往往不能完成功能性任务。压力可以使震颤加重。同步认知任务测试如连续减7（从100连续减7的运算）可以用于检测患者同时完成两项任务的能力[110]。

姿势控制和平衡

应改对患者的姿势控制和平衡进行全面测评。治疗师应该首先观察患者在坐位和站立位休息状态时的姿势。患者对于垂直的感知力可能已经受损，如很多患者在疾病晚期会出现误认为躯干前倾是垂直地面站立的现象。

在评估帕金森患者功能状态和平衡时，临床测评对有很高的信度和敏感性[111~120]。这些临床测评方法包括Berg平衡量表（BBS）、功能性及物测试（FRT）[122]、计时的站起-走试验（TUG）[123]，认知计时的站起-走试验（CTUG）[124]，以及动态步行指数[125]。这些试验已经在第6章协调性和平衡性测试中讨论。BBS与UPDRS的相关性很好，已经被证实是测试PD患者整体功能的好的方法[111,112]。Dibble和Lange[113]指出这些试验中每一种方法都能够用来区分有跌倒史和没有跌倒史的PD患者，并建议用临界值来使敏感性最大和假阴性最小。当对多种平衡测试结果进行综合分析时，假阴性能够被降低。一种包括了临床平衡系列测试的临床决策法则已经被提出[114]。Leddy等[115]人检测了BBS、功能性步态评估（FGA）[126]、平衡评估系统测试（BESTest）[127]，发现所有这三种方法均显示了高的信度评分，且BESTest对识别跌倒的敏感性最高。Steffen和Seney[118]也发现了BBS、6分钟步行测试（6-MWT）和步速的高的信度评分。最小可检测改变（MDC）值被确定在BBS=5/56，6-MWT=82m，舒适步速=0.18m/sec，快速步速=0.24m/sec。相反，Tinetti步态评估（TGA）对检测中度残疾PD患者步态损伤的改变并不灵敏。[128]平衡测试评估的高稳定性出现在治疗周期的“开”期，然而评估在“关”期稳定性并没有被维持[129]。

姿势控制障碍在安静站立时明显（静态控制），并在内外和前后方向振动增加[130]。在动态姿势学测试中，姿势再稳定策略往往不足以维持平衡。可以获得的姿势策略和反应需要仔细记录（如踝、髋和跨步策略的使用）。健康人最初典型的反映重心移动小的踝策略，接着在重心移动大时采用髋策略和迈步策略。PD患者和老年人在应对不稳定力量的典型姿势策略使用髋关节要多于踝关节。常见异常是开始犹豫，异常的共同激活模式（身体强直），不能恢复到稳定的姿势。姿势策略的缺乏（即患者如果没有头顶上方的身体悬吊带就会跌倒）也可见于晚期疾病。在复杂的、涉及感觉冲突（如感觉器官测试）的姿势环境中，晚期PD患者姿势表现受损，这提示感觉组织不充分[131]。在认知监测下降的情况下，平衡控制能力也会下降。尤其是早期PD患者可能并没有平衡功能受损，表现为正常支撑基底面的稳定站立，或者是只要他们的注意力全部放在目前的任务时，就可自发开始运动。然而，如果需要竞争性注意力（例如：**双任务干扰**，如在平衡时进行谈话干扰），那么不稳定性就会显现出来。PD患者的平衡信心也和功能性活动及跌倒相关[133]。

步态

应在无障碍地面步行过程中检测步态的参数和特性，包括开始时间或起始步态、步速、步长、步频、稳定性、变异性和安全性。10米步行测试可用来确定步速、平均步幅和步频，更复杂的动力学分析可从嵌入式测力平台、身体标记物以及计算机设备（通常在试验室环境中可见到的运动分析系统）中获得。PD患者经常表现出步长缩短和躯干旋转下降，步态起始困难，且难以提升步速。当被要求尽可能快的行走时，产生的运动较正常老年人则更小、更多变[134,135]。

应对步态进行运动学或定性改变的检测，包括导致曳行慌张步态的髋、踝、膝运动受限，伴躯干旋转和上肢摆动减少。对导致慌张步态的姿势异常（如屈曲、弯腰姿势）应记录。步态应在所有的运动方向进行检测：前、后或侧方。复杂的步态模式如交叉或交织步态可被用来检查运动计划的不足。晚期PD患者通常表现为适应性下降，不能轻易改变步态或在复杂的限定环境如狭窄的门口或开放的环境中行走。步行应在多种环境（例如社区环境）或者是通过一个障碍物时进行检测。通过应对各种注意力需要和双重任务干扰来增加步行难度。同时执行另外一项认知任务（如对讲机测试）或步行同时进行另外一项运动任务（例如用托盘携带物品）时应观察步速、步长及步频的改变。不同双重任务干扰的类型引起的改变程度没有明显的差别[132]。对于PD患者来说步行表现的临床评估应是可信且敏感的，包括DGI、FGA和TUG（所有之前讨论过的）。Huang等[136]确定了TUG和DGI的最小可检测的变化值。

冻结步态

冻结步态，即无任何已知原因的发作性的有效步态障碍，对PD患者的生活质量及跌倒风险有巨大影响[137,138]。由于发作的不可预测性，评估往往是困难的。治疗师需要记录触发或诱发因素。冻结步态患者常见的诱因包括起步，穿过狭窄的通道（例如门口）或在狭小的空间转身，环境或注意力需求的变化，在时间紧张的压力、焦虑或压力下步行。在疾病的早期阶段，发作是对左旋多巴敏感的，更常见于“关”期。在疾病晚期，冻结步态可能出现在“开”期[139]。新冻结步态调查表（NFOG-Q）是一个可靠的三部分问卷和短视频，来检查和分级冻结步态的严重程度和影响力[140]。

跌倒风险

确定跌倒病史和跌倒损伤是平衡和步态功能检查的一个重要组成部分。PD的病程和严重程度与增加的跌倒风险之间有明显的相关性。特别明显相关的是平衡和步行损害，包括冻结步态，身体重心的前移，姿势翻正反应的下降和运动障碍的存在。其他相关的因素包括体位性低血压、痴呆、抑郁和既往跌倒病史[112~115]。跌倒风险日记可以用来帮助患者和家属/护理人员准确地记录跌倒事件与发生跌倒的日常生活环境。例如：跌倒事件发生时的活动、与服药时间和摄入食物的相关性、鞋的类型、疲劳和损伤程度以及其他的风险因素都应该被记录下来。步行时辅助的必要性和患者家属或陪护人员接触性保护的频率也应该被记录下来。

疲劳

疲劳是一种常见的与PD相关的障碍。随着疾病过程的进展，疲劳发生率和对生活质量的影响增加[141,142]。运动障碍社团成立了一个专门小组，来负责评估和推荐可用的疲劳等级量表[143]。在系统回顾中，专门小组推荐多维疲劳调查表（MFI）和疲劳严重程度量表（FSS）对PD患者疲劳进行评估[144]。多维疲劳调查表是一个20项自我报告量表，用来评估总体疲劳、身体疲劳、精神疲劳、动力下降及活动受限。疲劳严重程度量表是一个自我监管的9项等级量表，强调疲劳对功能的影响[145]。

运动障碍

药物引起的运动障碍对躯体和社会功能产生深远的影响。危险因素包括多巴胺能药物的高剂量、年轻发病的PD患者和疾病的病程延长[146,147]。Rush运动障碍量表通过对患者步行、用杯子喝水、穿上衣并系好扣子进行分级，来评估患者的功能残疾。这个量表被运动障碍社团专责小组推荐，用来评估PD中的运动障碍，已被广泛用于临床研究和患者护理，并已做了大量的临床试验。治疗师可以通过提问患者白天表现的变化来探索运动波动的影响。部分问题如下：

- 你是否感到一天某一段时间功能活动困难增加？
- 你每天什么时间遇到最大困难？
- 当你服用完药物后多长时间会感到症状减轻？
- 当你的药效减弱时，你感到自己困难加重了吗？

吞咽和言语

检查吞咽功能、进食和言语是重要的。如果患者在其中任何一个领域表现出明显的受限，应该转介给言语病理治疗师。

自主神经功能

治疗师应该检查与自主神经功能障碍有关的问题。过度流涎（唾液分泌）或出汗、油性皮肤以及体温调节异常都应引起注意。在服用药物“开”期，过度地出汗和脸红是与运动障碍相关的。

心肺功能

PD患者常见的心肺功能受损和长期不活动可造成耐力下降。呼吸功能检查应包括肋骨顺应性、胸壁运动和胸廓扩张。呼吸模式的视诊、姿势和活动对呼吸影响的检查都应该进行。客观的测量包括呼吸率（RR）和胸部周长测量。患者有明显的呼吸功能受损时可以检查特异的通气参数。这些参数包括FVC、FEV1、最大呼气量（MEF）、最大吸气量（MIF）、肺活量（TLC）、残气量、RAW。

轻度PD患者（Hoehn Yahr分期Ⅰ期和Ⅱ期）能够表现出与健康成人类似的有氧运动能力。与健康成人相比，更晚期的患者（Hoehn Yahrr分期Ⅲ期和Ⅳ期）表现出更大的变异性和有氧运动能力降低。值得注意的是，许多老年人有潜在心血管疾病的高风险。在开始运动方案之前，运动试验可用于评价患者的体力水平。平衡障碍或有冻结发作的患者在未系安全带的情况下不应该允许在运动平板上测试。周期测功仪（上肢或下肢）可能是一个可以接受的替代方法。6或12分钟步行试验可以用来测定耐力和步行速度。治疗师应该记录生命体征（HR、RR、BP）、劳累性症状（呼吸困难、头晕或混乱、过度疲劳、脸色苍白等等）、时间、距离、休息次数[54]。Light等[149]人用2分钟步行试验来评估晚期PD患者（Hoehn Yahr分期Ⅲ和Ⅳ期）的步行耐力，发现这是一个敏感和可行的测试。劳累性感受可以使用Borg氏劳累感知等级量表（RPE表）来记录[150]。

体位性低血压

应该检查与姿势变化有关的体位性低血压。要记录患者坐起和站立的主观症状和体征（例如头晕、头昏、面色苍白、出汗或晕厥）。收缩压（SBP）下降 20 毫米汞柱，或舒张压下降 10 毫米汞柱（DBP），脉率增加 10%~20% 即可确诊体位性低血压。该检查应该从患者仰卧位 2 到 3 分钟后开始进行。记录患者的静息血压和心率。然后要求患者由仰卧位转换为坐位，至少 1 分钟后，再次记录其血压和心率。至少 3 分钟后，如果患者病情稳定，无症状，则可在站立位上进行测试。患者被要求从坐位到立位保持至少 1 分钟后，再检测其血压和心率并在随后的 3~5 分钟内重复检测。如果患者站立 1 分钟后血压持续下降，那就说明是有问题的。这在晚期 PD 患者中明显[5]。

皮肤完整性

皮肤的交感反应可能出现异常。例如皮肤会变得油腻(脸上)。PD 患者经常出现脂溢性皮炎。治疗师应该密切检查患者擦伤和皮肤破裂的区域。严重残疾的 PD 患者（Hoehn Yahr 分期Ⅴ期）被限制在床上、轮椅上或两者都有。疾病晚期还可能会发生尿失禁。这些问题对皮肤的完整性的影响应该被仔细记录。应该记录减压策略和设施的使用和其有效性。

功能状态

需要对 PD 患者的功能状态进行检查，包括功能性运动技能，基本日常生活活动能力（BADL）和工具性日常生活活动能力（IADL）。对住院康复的患者来说，功能独立量表（FIM）是常见的量表(第 8 章功能检查）[152]。保护和支持设备是否需要和使用得当是功能状态检查的一个重要组成部分。物理治疗师与作业治疗师的密切协作是必需的。

在功能性表现测试中，应该分析每个技能来确定直接和间接损伤对技能的影响。例如：由坐到站的转移对中重度 PD 患者来说通常是个很大的挑战，因为 PD 患者转移时间和摔倒的风险均增加了。这些变化是由于运动功能减退、肌力产生速率下降和远端肌肉收缩时间变化所致[153,154]。5 次坐、站试验（FTSTS）是一个定时的测试，被用来确定处于不同阶段的 PD 患者的表现以及区分有跌倒和没有跌倒的 PD 患者[155]。在一项针对社区 PD 患者的 5 次坐、站试验中，其平均反应时间是 20 秒，而 16 秒是区分跌倒患者和没有跌倒患者的时间点。定时测试也可用于其他可能有困难的功能作业，如在床上翻身或从仰卧到坐位。许多 PD 患者通常缺乏这样躯干旋转较大的活动。

功能测试应该有足够的休息时间，以确保疲劳不会造成结果波动而导致表现下降。重复测试应该在每天同一时间进行，重要的是在药物治疗循环的同一时间。功能活动的录像可以提供客观的功能表现记录，这对记录运动波动和运动障碍尤其有用。在家属或工作环境中的功能检查也很重要。患者的物理环境应该检查，包括障碍物、出入口及安全性。

PD 功能和损害水平概况

PD 功能和损害水平概况（profile PD）的开发是为了帮助物理治疗师检查和评估早期和中期 PD 患者。它使用一个 0~4 分的量表，每一分都有描述性标尺，0 分表示正常，4 分代表严重或显著困难。约 50% 的测试与身体系统和认知 / 情感因素障碍相关。这些问题包括震颤（活动和静止时）、肌强直、姿势、姿势稳定性、运动障碍、张力障碍、临床波动、跌倒、冻结发作、运动迟缓、言语、抑郁、记忆和参与（日常 / 休闲 / 社会活动）障碍。剩下 50% 项目重点研究功能活动，这些功能活动对 PD 患者来说通常是困难的(如穿衣、卫生、进食活动、转移、床上移动、从椅子上站起、步态、精细和粗大运动表现)。初步测试表明它是一个可信和有效的量表，评分者间信度是 0.97，与 UPDRS 间的结构效度是 0.86。估计测试需要 15 分钟[156]。

整体健康评估

整体健康评估通过一个大的人群谱来确定个体预后。典型的工具包括检查执行日常活动的能力和生活质量（例如身体和社会功能、总体健康和活力、情感健康、身体疼痛等）的项目。整体健康评估已经被用来研究大宗群体，在确定长期健康预后上是最有用的。他们缺乏评估短期疗效的敏感性。常用的整体健康评估包括 Rand 的 36 项健康调查量表 SF-36[157] 和疾病影响概况[158]。

疾病的特定评估

疾病的特定评估被设计用来评定某一特定疾病。评估项目包括提供疾病进展和预后的信息，而且能够记录随着时间的推移有临床意义的改变。因此，这些评估工具对变化的评估比整体健康评估具有更高的反应性或敏感性。PD 问卷（PDQ-39)是一个 39 项问卷调查表，需要与 PD 患者进行深入面谈[159]。重点是 PD 对日常生活的影响的主观报告，包括 8 个与日常生活健康相关的方面（运动、日常生活活动、情感健康、特征、社会支持、认知、交流和身体不适）。PDQ-39 在 8 个方面获得了得分概况。使用 PD 综合指数（PD SI）也可得到一个总分，分数从 0 分（完全健康）到 100 分（最差健康)。它提供了一个有用的关于 PD 对健康状态整体影响的指标。内部信度和重测信度为中到高度，报道的范围从 0.68~0.96。通过 PDSI 与其他健康评估量表之间进行比较得到结构效度。PDQ-39 与 SF-36 和 Hoehn-Yahr 分期评分之间有相关性[160]。

目标和预后的确定，建立在对患者个人能力、损害、活动受限及残疾的仔细检查和评估的基础上。知识点 18.4 提供了中枢神经系统进展性疾病患者的总体目标和预后的例子，节选自自物理治疗师实践指南[97]。

物理治疗干预

物理治疗和药物干预相结合的方法在 PD 患者的管理中起着关键的作用。尽管做出了最大的努力，残疾仍然进展并影响患者的生活质量。采用各种最大程度地提高能力和减少继发并发症的干预措施来实现目标和预后，包括直接干预、辅助人员的监督、对患者 / 家属 / 陪护人员的指导、环境改造和支持性咨询。早期干预对预防患者容易出现的肌肉骨骼的损害恶化是非常关键的。干预着重改善运动功能、运动能力、功能表现及活动的参与。在疾病的每个阶段，对患者、家属、护

知识点 18.4 中枢神经系统进展性疾病患者的总体目标和预后的举例，节选自物理治疗师实践指南[97]

降低病理和病理生理影响

- 提高患者/客户、家属、陪护人员关于疾病、预后和医疗计划的知识和意识。
- 提高症状管理。
- 降低继发损害的风险。
- 降低护理强度。

降低损害影响

- 改善认知功能。
- 改善关节完整性和活动性。
- 改善感知和皮肤完整性。
- 减轻疼痛。
- 提高运动功能。
- 改善肌肉表现(肌力、功率、耐力)。
- 改善姿势控制和平衡。
- 改善步态和步行。
- 增强疲劳的管理。
- 增强有氧能力。

提高躯体动作、作业或活动的能力

- 增加日常生活活动独立性。
- 增加姿势和活动的耐受性。
- 提高活动节奏性和能量节约技能。
- 提高解决问题和决策能力。
- 提高患者/客户、家属及陪护人员的安全性。

降低慢性病相关的病损

- 承担/恢复自理和处理家务的能力提高。
- 承担工作(工作/学校/游戏)、社区和休闲角色的能力提高。
- 患者/客户对与疾病加重的个人及环境因素的知识和意识提高。
- 提高对社区资源的意识和使用。

提高健康状况和生活质量

- 提高幸福感。
- 降低压力。
- 提高洞察力、个人自信心、自我管理技能。
- 提高健康、健壮和体能水平。

患者/客户的满意度增加

- 患者/客户/家属接受可以得到和利用的服务。
- 患者/客户/家属接受康复服务的质量。
- 患者/客户、家属、陪护及其他专业人员协调的护理。

理人员的教育和支持是获得最佳疗效的关键。Cochrane系统综述数据库的研究团队发现，对于PD患者，没有足够的证据来支持或反驳任何一种物理治疗疗效优于另一种治疗。研究人员强调提高这方面的研究的必要性，包括大型精心设计的安慰剂对照的随机对照试验(RCT)，以此确定PD“最佳实践”的物理治疗方法的有效性[161,162]。

运动学习策略

PD患者通常表现出的运动学习缺陷，包括学习速度和效率变慢，学习的环境特异性增加。在学习复杂的运动序列和动作时，依赖内部线索比依赖外部线索更困难。在疾病的早中期，患者可以通过练习和使用另外的感觉信息来改善他们的表现。PD患者学习的量和持续性发生改变，低于年龄相匹配的健康人。在晚期以及存在明显的认知功能障碍的阶段，训练可能是无效的[163~165]。治疗师需要组织治疗时段来优化运动学习。

训练的关键要素包括大量的重复来开发程序性技能。治疗师应该指导患者主动把他或她全部的注意力都集中在所需的运动上。应该调整环境来减少注意力需求，这些需求可能会诱发冻结发作。对任务进行修正，使其竞争性认知需求(例如双重任务)最小。长期和复杂的运动序列应该被避免或被分解成不同部分。最初，应该避免随机练习顺序(即患者在任务之间来回切换的练习)，应该采用成套练习顺序来降低背景干扰的影响。使用结构化指导练习组已被证明能够提高运动速度和连贯性[166]。例如：步行模式可以通过集中指导“摆臂”、“走快点”或“迈大步”来得到改善。对晚期和认知障碍患者，像操练般的重复练习，应该与增加陪护人员的教育结合在一起，以确保安全。

外部提示已被证明在触发轻中度PD患者程序性运动和提高个人运动特征方面是有效的[167]。知识点18.5证据总结提供了对该领域部分研究的综述。视觉提示包括固定的地板标记物(例如：在地板上垂直于路径放置的颜色明亮的线，间距为个步幅)和动态移动的提示(例如激光信号)。安装在辅助装置(手杖或步行器)或患者胸部护具的激光在患者面前的地板上投射出一条线[168]。视觉提示已显示能够改善步幅和速度，步频没有变化，冻结发作也减少了[169]。节奏性听觉刺激(RAS)包括使用一个节拍器或从音乐听觉装置传来的稳定的节拍。RAS已被证明能够提高步行速度、步频和步幅[170~172]。最好的节拍是比患者选择的步速快25%。听觉提示如“大步”也被证明可以改善步态。举例如“1，2，3站起来，准备走，第一大步。”提示应该是一致的，而不是匆忙的，有节奏性。与运动的空间参数相比，听觉提示似乎对运动的时间参数(如步频、步幅同步性)有更大的影响。多感官提示(使用视觉和听觉提示)已被用于PD患者[173~182]。与常规治疗相比，使用多感官提示进行感官强化治疗的感官训练组有显著改善。

外部提示可能通过利用不同的大脑区域来促进运动。例如对视觉或听觉刺激反应产生的运动，运动前区是活跃的。通常情况下，辅助运动区(SMA)接受从基底节传来的信息，参与到自发运动的启动和习得的、重复运动序列中。外部提示通过一个共同的行动模式提高患者的注意力，那就是避开BG减弱的内部提示。因此，患者将焦点转移到使用替代的、更受意识控制的运动通路来产生非自主运动程度轻的运动。下面的发现支持该理论。即当患者被要求在步行时同时进行第二项任务(双重任务)时，其视觉和注意力提示的作用减少[183]。

知识点 18.5 证据总结 视觉、听觉提示对 PD 患者步态的疗效

参考文献	作者	干预	效果	推荐
Frazzitta 等[182](2009)	40 例 PD 患者随机分为 2 组	采用队列研究，研究了常规训练和使用提示的运动平板（TM）训练的区别 组 1：使用 RAS 和视觉提示的 TM 训练 组 2：使用 RAS 和视觉提示的康复方案，但没有 TM 结果评估：UPDRS Ⅲ，FOGQ，6-MWT，步速和步行周期	所有数据均明显改善；TM 组大多数功能预后指标改善更多（FOGQ，6-MWT，步速和步行周期），其中大多数显著的变化发生在 6 分钟步行试验中	使用听觉和视觉提示的 TM 训练比常规治疗可能获取更好的结果；TM 可能充当了一个辅助的外部提示的作用
Nieuwboer 等[181](2009)	133 例能够独立步行的 PD 患者（部分是 RESCU 研究病例）；使用 FOGQ 来确认有无冻结发作	采用队列研究探讨 3 种不同的提示形式在转身任务的作用 方案：患者以优先选择的速度步行，完成一个功能任务，迈出每一步与外部提示（听觉的、视觉的、体感的）同步；提示的顺序是变化的。 时程：评估重复 8 次：1 次在基线水平，6 次在采用提示时；1 次在研究完毕后 结果评估：功能性测试包括 6m 步行，拿起一个盘子，转身 180°，把盘子拿回原来的地方并止步；执行一个动作；冻结发作调查表	所有患者在任何提示下转身速度加快；在有提示和没有提示情况下，有冻结发作和没有冻结发作患者的表现没有区别；与视觉提示相比，听觉提示使转身速度更快。在最终没有提示的转移测试中，可以看到明显的快速移动	研究者使用了 3 种类型的提示。节律性提示导致两组患者较快的功能性转身。这可以用提高注意力机制来解释
Arias and Cudeiro[178](2008)	25 名 PD 患者分成轻度组（n=16）和严重组（n= 9），并纳入 10 个年龄相当的对照组	重复评估的队列研究：检查休息状态以及 RAS 和视觉刺激时步态运动学参数［步频，步长，速度，系数变异性（CV）］	轻度 PD 患者步长、速度和 CV 发生改变。严重 PD 患者（Hoehn Yahr 分期 Ⅲ - Ⅳ 期）变化较大；节律性听觉刺激伴优先选择步速导致 CV 的下降和步长的增加。视觉刺激没有改变任何一组的任何运动学参数	节律性听觉刺激在易化 PD 患者的步态是有效的。CV 的下降可能降低跌倒风险
Jiang 等[175](2006)	14 名 PD 患者	重复评估的队列研究。分析在听觉和视觉提示下，起始步态的头 2 步（横向线条） 时程：1 次访问 结果评估：计算机分析步态路径 / 测力平台（步速、步长、足蹬地力）	与基线比较，视觉提示导致了足蹬地力和步速的增加；听觉提示在这些评估中没有明显效果	节律性听觉刺激并不能影响步态起始的前两步，而视觉提示可以有效
Lim 等[167](2005)	从 159 项研究中选出 24 项（患者总数 626 人）	系统综述	最好的证据综合显示，强烈的证据支持节律性听觉提示可以帮助提高步速。视觉提示和体感刺激的有效性证据不足	需要更多的高质量研究。尚不清楚是否实验环境下取得的阳性结果能够被推广到改善 ADL 和降低跌倒风险。尚不确定提示方案训练疗效的持续时间

知识点 18.5 证据总结 视觉、听觉提示对 PD 患者步态的疗效 续

Rochester 等[179](2005)	20 名 PD 患者和 10 名年龄匹配的对照组	重复评估的队列研究。研究提示对家庭环境中步行的影响。方案：边步行边执行简单作业(双重运动作业)；在有和没有视觉、听觉提示的情况下执行作业。评估内容：步速、步长和步频	在执行双重作业时使用听觉提示可以减少干扰，维持步态表现，且步长明显增加	执行复杂功能性活动时，节律性听觉刺激对抗干扰是有用的
Del Olmo 和 Cudeiro[172](2005)	15 名 PD 患者和 15 名年龄匹配的对照组	重复评估的队列研究。方案：节律性听觉刺激方案，步行时有或没有第二项上肢作业。时程：1h/d，5d/w，共 4 周。 结果评估：计算机分析步态(步速、步长、步频、CV)	PD 组改善了步行时相的稳定性；对照组差别无意义	节律性听觉刺激是改善 PD 患者步态的有效方法
Lehman 等[173](2005)	第一部分：5 例患者，没有对照组 第二部分：11 例早期病情稳定 PD 患者(Hoehn Yahr 分期 2~2.5)；PD 药物治疗 1~2h 内进行训练训练组 6 人 对照组 5 人	重复评估的队列研究。 方案：PD 组：在口头提示(迈大步)下步行 30ft(9m)；1 个训练时段提示 10 次；对照组：步行时无口头提示。 疗程：一天 3 个训练时段，训练 10 天。结果评估：步长、速度和步频，患者自我选择的步行速度(GaitRite 电子步道)	步速和步长明显增加，步频下降	两组均有明显效果，但 PD 组更明显
Mak 和 Hue-Chan[177](2004)	30 名受试对象：15 名 PD 患者(Hoehn Yahr Stage 2.5)，患者病情稳定，PD 药物治疗 1h 内：对照组 15 名健康者按年龄、性别、身高、体重进行匹配(无 PD)	重复评估的队列研究。 方案：两种情况下进行 STS：①自我启动；②有听觉提示(口语)和视觉提示(与眼睛水平的圆灯) 时程：2 个试验：自我启动和提示启动的 STS。 结果评估：通过足的力量(测力板)，动作的运动学分析(反光标记物、高速摄像机)	PD 组：自我启动 STS；髋屈曲和踝背屈力矩明显减少；步速下降；完成 STS 的运动时间延长；提示组：所有的力矩值均明显增加；达到峰值力矩的时间减少了 23%~27%；峰值速度没有提高；运动时间明显缩短。 对照组—提示下 STS 出现小幅但是明显增加的伸膝力矩	视觉和听觉提示明显改善了 STS 的水平
Suteera-wattananon 等[178](2004)	24 名 PD 患者	使用队列研究检测提示对步态的影响。 方案：2 次测试 4 种条件下(随机)步行：没有提示；有视觉提示；有听觉提示(步速提高 25%)；两种都有。 结果评估：步行速度、节频、步长	使用提示时步行速度、步频、步长均明显提高；听觉提示更多地改善了步频和步速；视觉提示则更多地改善了步长。	这两种状况相结合相比与单独一种提示来说并没有明显改善步态，提示可以减少步行困难
Freedland 等[174](2002)	16 名无需辅助装置即可独立行走的 PD 患者	使用队列研究来检测脉冲听觉刺激对步态的影响。 方案：试验前 / 后，步行是将 ASM 设备设定为高于基线步频 10% 结果评估：功能性步行剖面(FAP)；电子步道(GaitRite 系统)：脚步声数据，步速；心率	伴随着 ASM：FAP 得分提高；步行周期时间和双重支撑下降，步长和步幅 - 肢体比例提高	结果证实了先前的发现：ASM 肯定影响 PD 患者的步态

COM= 重心；COP = 压力中心；dec.= 下降；DF = 背屈；f = 女性；flex = 弯曲；FOGQ = 冻结步态问卷；inc.= 增加；indep = 独立的；m= 男性；meds = 药物；MMSE = 简易智能精神状态检查量表；MT = 运动时间；PD=PD；RAS = 节律性听觉刺激；6-MWT=6 分钟步行试验；STS= 由坐到站；UPDRS = 统一 PD 评定量表

提示类型的选择和成功使用依赖于患者本人，他们预期长期获益于一种最初成功的特定类型的提示。外部的提示显然不是对所有的PD患者有效，对于处于疾病进展期和步长明显缩短的患者，提示并没有效果。当保留提示时，患者表现就会恶化。对提示集中注意力需要保持警觉，这是认知的要求。因此，提示对老年痴呆患者并不适用。

当药物治疗不稳定以及疾病存在波动时，提示也许不会有效。然而，对于许多患者来说外部的提示是一种有效的治疗策略，并且预期可提高功能。

运动训练

基于动作幅度的行为干预，可在不同情况下应用于PD。"大训练"的计划，也被称为Lee Silverman声音治疗（LSVT）大计划，是基于"重复的大幅度运动会产生更好的动作表现以及可能具有神经保护作用"这一概念。患者由一名物理治疗师引导进行高强度训练(8/10 Borg's RPE分级)4周，每周4次，每次1小时的大幅度、多次重复、全身运动来增加复杂性（图18.6)。训练和引导患者举例如下：

"将左上肢交叉放到身体的另一侧，保持手掌打开，手心向上，右腿完全伸直，脚趾踩在地板上。另一条腿交替重复。"

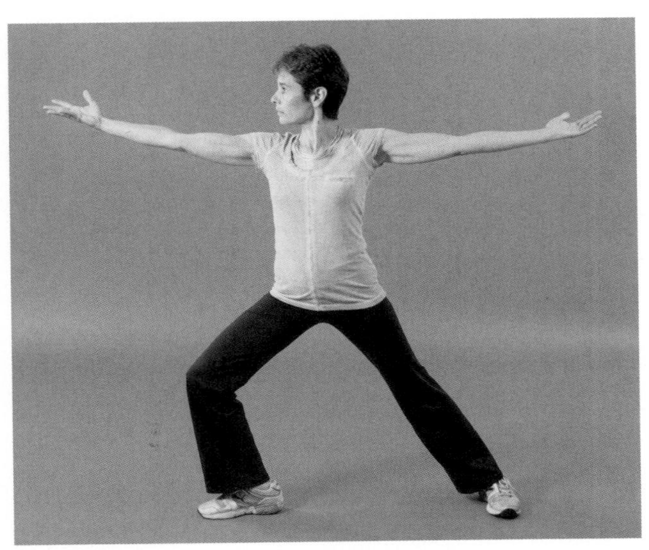

图18.6 青年发病的PD患者向一侧迈大步，双上肢伸展成大臂，手打开，掌心向上

"迈步足够大，将左脚踩在地板上，两侧上肢伸展成大臂，手掌打开，手心向上(图18.7)。将脚收回到起点，结束大臂。另一条腿交替重复。"

这些躯干和四肢的强有力的大动作对抗了与PD相关的正常运动的缺乏。在经过了4周的LSVT"大"项目训练后，患者的UPDRS运动得分、TUG、定时10米步行明显提高了。

放松练习

由于肌强直导致的肌肉过度紧张可以通过轻轻晃动来进行整体的松弛。Charcot教授指出让PD患者骑在颠簸的、马拉的马车上可以取得戏剧化的进步，这一效应首次被描述是在差不多100年前的巴黎。根据这一观察，他为他的患者设计了一个震动椅[188]。尽管肌强直的确切机制并不明确，但是缓慢晃动对肌张力增高的有益影响已经得到证实[189]。根据Charcot的引导，一把摇晃的椅子可以用来暂时放松患者，并提高由坐到站的转移能力。治疗期间，可预先进行四肢和躯干的缓慢的、节律性的、旋转地运动，如ROM、牵伸及功能性训练。比如说身体仰卧屈曲位、下躯干的旋转、侧卧滚动可被用来进行放松。节律性启动（RI）的本体感觉神经肌肉促通法（PNF)，运动由被动运动到主动辅助运动，再到轻微的抗阻或主动运动，可特异性克服PD患者的肌强直[190,191]。

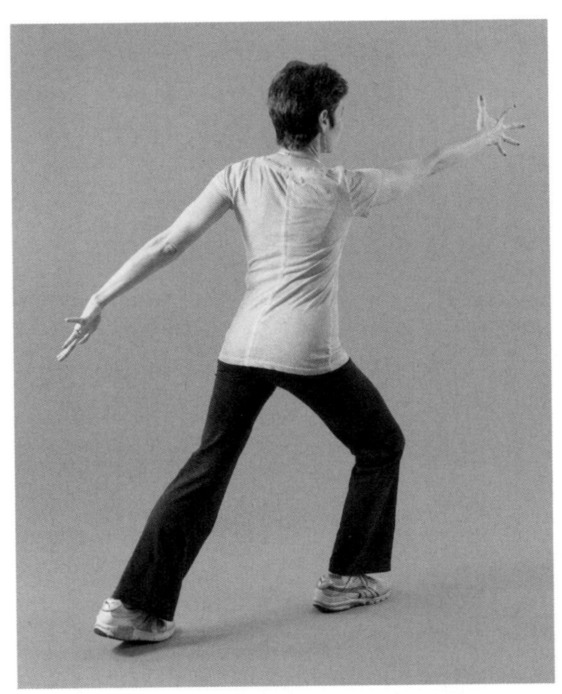

图18.7 青年发病的PD患者迈大步，将左脚踩在地板上，两侧上肢伸展成大臂，手掌打开

另外一项放松的策略就是强调在训练时进行膈肌呼吸。例如：双侧对称性PNF D2屈曲模式是被用来扩大受限制的胸廓、增加肩关节活动度的重要模式(图18.8)。D2F时患者的注意力集中在深吸气，而在D2E模式时注意力集中在深呼气[191]。患者也可能获益于认知想象或冥想技术(如Benson[192]的放松反应)。放松录音带可成为家属练习项目(HEP)的一部分。压力管理术是放松训练的重要辅助方法。设计一个日程表来适应疾病的限制和患者的功能需要。改变生活方式和时间管理策略可降低由于运动困难和完成基本功能性任务时间延长而产生的焦虑。

柔韧性训练

柔韧性训练（牵张）的目的是提高ROM和躯体功能。静态的（PROM)、动态的（AROM)、PNF促通训练相结合来达到最大关节活动度。柔韧性训练每周应至少2~3天，理想状态为每周5~7天。推荐每次牵伸至少持续15~60秒，最少重复4次[54]。应特别考虑到牵伸受限的常见区域(表18.4)。

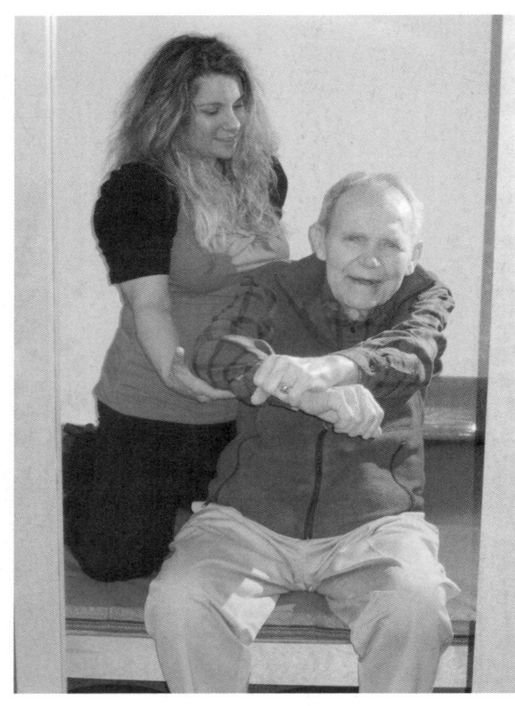

图 18.8 PD 患者在坐位进行 T 双侧对称性 PNF D2 屈曲模式(注意左上肢肩关节完全屈曲困难)

牵伸可以结合关节松动术来减少关节囊或关节周围韧带的紧张(图 18.9)。通过选择辅助运动等级,能够提高 ROM 和减轻疼痛。如果通过主动训练或外部加热方式使肌肉提前加温,牵伸运动会更加有效。牵伸训练是家庭训练项目的重要组成部分。患者和护理者均应被告知合适的牵伸训练方式。

瑜伽序列可有效地集中注意力于变化姿势、核心稳定性和 PD 患者传统受限结构的牵伸,并促进放松(附录 18.B)。

PD 患者能量消耗最小,面临许多临床问题。他们可以从运动生理学模式的 ROM 训练中获益。比如说,PNF 模式可同时结合几个运动,尤其强调旋转 ,一种在 PD 早期丧失的典型运动成分。在上肢,双侧对称性 D2 旋转模式是促进上躯干旋转和对抗后凸畸形的理想模式。伴有躯干旋转的单侧搭桥、双侧搭桥、高跪位骨盆向前转动可被用来牵拉紧张的髋关节屈肌肌群,增强脊柱和髋关节伸肌肌群肌力。在下肢,应重视髋和膝关节的伸展,理想的是使用 D1 伸展模式(髋关节的伸展、外展和内旋)来对抗下肢典型的屈曲、内收姿势。PNF 促通牵拉技术可针对典型的肌肉挛缩,如维持 - 放松(HR)和收缩 - 放松(CR)技术[191,192]。这两者中,CR 是优先选择的技术,因为它将紧张的主动肌等长收缩所致的自体抑制与肢体的主动旋转相结合。这些 PNF 技术所推荐的是在一个 10~30 秒的辅助拉伸后进行一次 6 秒的收缩[54]。

PD 患者可从主动收缩训练过程中的额外关注和提醒策略中获益。患者被要求“想象大的运动,在整个关节活动范围内来活动”,每一次都要投入全部的注意力。在主动运动的过程中进行额外的触觉和视觉提示可以帮助扩大活动度。比如说,在坐位下躯干主动旋转和及物时,患者被提示触碰某个物体或目标。应避免急速牵伸(高强度的弹跳牵伸),因为可能

表 18.4 受限的常见区域和推荐的牵伸训练

受限的区域	推荐的牵伸训练
颈部回缩	• 坐位,背靠墙(或仰卧),头回缩(下颌下沉姿势)
颈部旋转	• 坐位(或仰卧),伴头回缩,头向两侧转动
肩关节屈曲伴躯干伸展	• 坐位,双手紧握,胸部伸展伴上肢高举过头 • 仰卧位,胸椎下垫枕头,双手紧握,胸部伸展伴上肢高举过头
伸肘	• 坐位(或站位,修正式跖行姿势)双上肢负重,肘部伸展
躯干伸展	• 坐位,胸部在椅背上伸展,肘关节屈曲,肩关节回撤 • 俯卧位,俯卧撑(按压) • 站位躯干伸展,手放在臀部
躯干旋转	• 仰卧位,上躯干旋转,双手紧握(或握住一个小球),上肢随躯干旋转两侧交互运动 • 仰卧屈膝位,下躯干旋转,膝盖随躯干旋转两侧来回运动 • 坐位或站位,两手臂伸向一侧(紧握或抓住一个小球),上肢随躯干旋转两侧交互运动
髋关节伸展	• 仰卧位,一侧下肢超出垫子边缘(髋关节伸展,膝关节弯曲),另一侧膝关节顶住胸部 • 仰卧位,髋和膝关节伸展 • 仰卧屈膝位,搭桥 • 站位,主动髋关节伸展或向前弓箭步
髋关节外展	• 仰卧,一侧下肢伸展和外展,另一侧下肢屈膝
膝关节伸展	• 站立,前倾推墙
踝关节背屈	• 站立,双前脚放在台阶的边缘,脚跟离地,足跟向下落,双手轻支撑 • 站立,前倾推墙

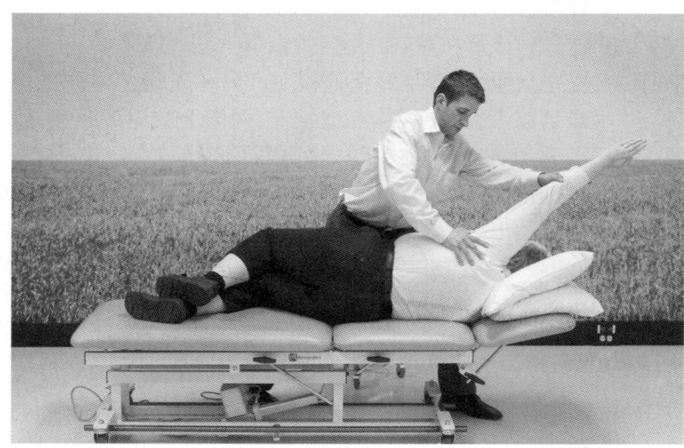

图 18.9 在侧卧位进行肩关节 ROM 训练,并松动肩胛骨

会增加受伤的风险。肌肉的撕裂或薄弱组织的断裂在老年或久坐不动的群体中常见。剧烈的牵伸可以刺激痛觉感受器，引起反射性肌肉收缩。老年及有长期患病的 PD 患者应认识到骨质疏松症的危险，因此必须适当地牵伸。治疗师在牵拉水肿组织时也应该谨慎，下肢水肿是长期不动导致的一个常见问题，在这种情况下损伤的风险会增加。

体位放置也可以用来牵拉紧张的肌肉和软组织。PD 晚期的患者有严重的躯干和肢体的屈曲挛缩。在早期，患者可能从每日的俯卧位中获益。随着病情的进展，明显的姿势畸形以及心肺功能的损害，患者可能不能忍受这种姿势。进展性脊柱侧弯的患者可采用侧卧的姿势，在躯干下方垫一个小枕头。体位牵伸应该是持续性的，时间在 20~30 分钟之间。额外的机械牵伸可以通过一个倾斜的桌面来完成，比如说，患者可以用固定的下肢绷带来摆放体位以减少髋膝关节的屈曲挛缩，足趾踩楔形垫来减轻跖屈挛缩。

抗阻训练

抗阻训练适用于证实为原发性肌肉无力的 PD 患者，伴有运动单位募集和力量的增加速度受损以及长期不活动所致的废用。具体的无力区域是有指向性的，如抗重力伸肌肌群。特殊位置的肌无力需要针对性的训练，比如抗重力伸肌。这些肌肉无力易产生姿势不良(例：屈曲弯腰姿式)和功能受损(例：无法离开座椅，步行功能受限)[193-195]。肌无力也导致姿势的不稳定、易跌倒、跌倒损伤以及费力程度增加[196]。对于年老体弱者，力量训练的好处已经在“体弱与损伤：干预技术(FICSIT)试验的合作研究”中有所记录[197]。这些研究都表明了力量的训练可以提高年老体弱者的力量、运动功能、平衡、步态、跌倒风险以及干预后的生活质量[198-199]。力量训练也可以改善 PD 患者的肌力、运动迟缓及生活质量[200]。Hirsch 等[201]通过比较 PD 患者两种不同的训练方式，发现与单纯平衡训练相比，平衡训练结合高强度膝屈伸肌及踝跖屈抗阻训练可明显提高患者的平衡和肌力。

抗阻训练是基于渐进超负荷原则。阻力是在训练中逐渐增加的。抗阻的负荷来自于抗阻仪器、自由调节重量、弹性抗阻带或是用手。对于年龄稍大的成人，推荐从低强度开始(如运用一个 RPE 难易量表，总分 10 分，用 5~6 分程度)，保证每一组重复做 10~12 次[202]。患者耐受后负荷增加。每次重复应当坚持 10 分钟。力量训练可以在每周内不连续的两天进行。对于那些晚期的患者，器械训练要比自由调节重量更安全些，因为能够对运动进行控制，尤其在药物峰值出现运动障碍的患者或认知改变的患者[54]。由于 PD 患者已经表现出了太多的僵硬和共同激活，所以等长训练基本上是禁忌的。功能性的训练活动(下一章节)也是增加肌力的有效干预措施。

Corcos 等[24]发现药物治疗与肌力两者有明显的交互作用，在“关”期，左旋多巴药物失效时，能引起肌力及肌力增加的速度下降。所以活动训练应当在患者最佳的“开”期(药物服用后 45 分钟到 1 小时)进行。在“关”期训练无法进行或对患者造成很大的困难。患者应当坚持在药物循环的同一时间进行训练。

功能训练

训练方案是重点练习有功能的技能。整体的重点是提高功能性的运动，特别是提高中轴结构、头、躯干、髋和肩的可动性。增加运动活动难度应当是渐进的。对更加严重的患者，最初可受益于从辅助运动逐渐进展到主动运动(如 PNF 技术中的节律性启动)，从而提高初始运动技能[203]。

床上运动的技能(如翻身、搭桥、仰卧位到坐位的转换)是基本的技能，常常由于躯干的僵硬和运动迟缓而变得非常困难。侧卧翻身强调练习躯体节段旋转运动模式(单独上下躯体的旋转)，而不是滚木的模式。躯体非常僵硬的患者可以从代偿翻身策略中受益，它是应用上肢或下肢向对侧运动来启动躯干旋转运动(如上肢或下肢的 D1F 模式)。翻身训练必须从不同的平面上练习，从坚硬的到软的，最后模拟患者家中的床面。搭桥是一项重要的活动，它能提高快速离开床面以及由坐到站转移的能力(图 18.10)。

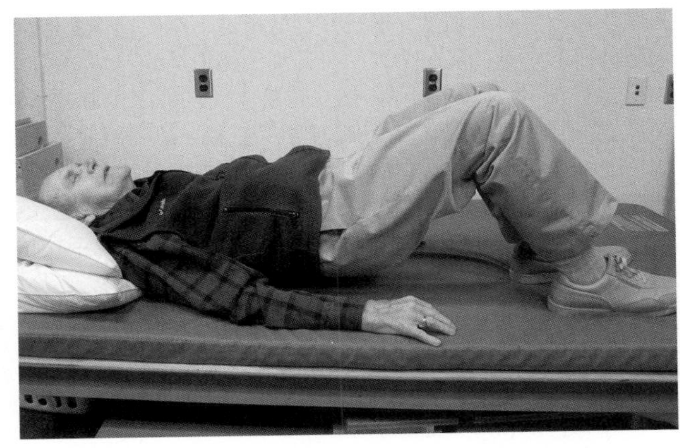

图 18.10 PD 患者练习搭桥(注意完成髋关节完全伸展困难)

通过练习设计好的能够提高骨盆性活动性的动作，可以增强坐位能力，因为 PD 患者基本都坐在僵硬的后倾位的骨盆上(骶坐姿)，同时伴随有躯干上部的屈曲。坐在治疗球上做向前向后倾斜、左右侧倾以及骨盆旋转运动的练习可以使运动变得容易(图 18.11)。然后这些运动过度到坐在一个固定的平面上进行，如一个带有充气垫的桌子，最后过渡到没有任何装置。坐位训练应当包括重心转移，强调上躯干的旋转与探出。坐位 PNF 肢体模式可以增加躯干的活动性。比如：双侧对称的上肢 D2F 模式可以提高躯干上部的伸展。上举 / 反转上举模式可以用于提高上部躯干的伸展与旋转。

由坐到站(STS)对 PD 患者来说是一项困难的活动，尤其是对于疾病达到中到重度或者是处于“关”期的患者。动态稳定性差和不充分的肢体支撑易导致跌倒。患者控制重心前行速度的时相差，这使得动作缓慢。站立时向上运动矢量(下肢伸展力矩)不充分也存在[194]。其他因素包括主动 - 拮抗肌的协同收缩水平及肌强直。STS 训练开始时患者应移动到床边，将双足置于膝下并分开。可以通过起始摇摆使躯干屈曲得到加强，还能促进放松。提示策略的训练(如计数，将手置于患者两肩胛骨之间)可以用来协助躯体的前倾。坐在充气的圆盘上也有助于向前重心转移和坐起。站立可以通过提高

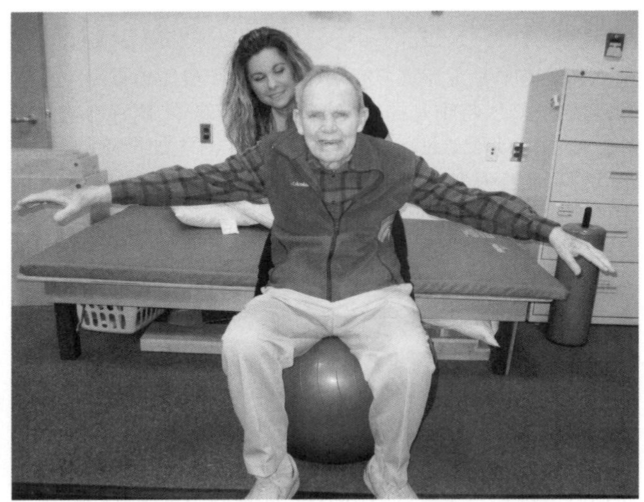

图 18.11 PD 患者练习坐在球上，双上肢外展，手张开

下肢肌肉力量得以加强。通过修订的沿墙下蹲的动作来加强髋膝伸肌的力量。从一个硬的可升高的座椅上练习站立可减少整体移动，伸肌做功下降，站立容易。一旦可以控制，座位高度便可降低到标准座椅高度。应避免直接在患者面前站立，因为这样会阻碍最初站立的尝试。取而代之的方法是治疗师或陪护者在患者的一旁站立。如果存在明显的安全问题，那么就应当使用安全腰带。更严重的患者，可以通过双手扶住扶手从座椅上练习 STS[193]。

站立活动可以模拟在坐位练习时的进度。患者首先要获得完全直立位时在支撑面上均匀的负重。可以在骨盆前部应用触觉提示或轻度阻力来促进髋向前充分的伸展运动。站起后，就应练习重心转移及躯干旋转（如手臂交替摆动或及物运动）。在较低的台阶上练习上台阶（向前、侧方）。向后步行可以加强伸髋肌和脊柱伸展肌，加强直立姿势。可应用弹力抗阻带增加上台阶时的挑战（图 18.12）。患者练习站立时也可以通过伸展上肢及用手推墙来提高躯干上部的伸展性。

PD 患者基本都会经历多次跌倒，所以应当学习跌倒后如何站起来。为此，应当练习手足爬行，这样患者才能够移动到家中附近稳定的座椅或沙发上。患者也应当练习从爬行位到跪位到半跪位，最后到运用上肢支撑到站立。

松动面肌是训练程序的重要部分，因为患者面部明显的僵硬和运动迟缓会限制其社会交往，而且进食技能受损。这些因素可以极大地影响患者整个心理状态、活动及社会参与度。按摩、牵伸、手法及口头的引导都可用于加强面部运动。可以指导患者练习撅嘴、舌运动、吞咽及面部活动如微笑、皱眉等等。可以用镜子提供视觉反馈。因制动引起进食受损时，嘴张开与闭合运动及咀嚼运动应该与颈部稳定在中立位相结合。言语技能训练应当与呼吸控制相结合。

平衡训练

必须再次强调的是学习具有作业活动和环境特异性。所以平衡的训练应当包括一系列的活动，它们能改变任务需求，且能让患者处于变化的环境中。治疗师应当尽可能的模拟患者每天会遇到的情况。任务的难度水平非常重要。治疗师应当知道患者的功能受限以及对任务和环境的特殊需求，以此选择相应的任务并保证患者安全（第 10 章提高运动功能的措施，有对平衡训练更全面的讨论）。

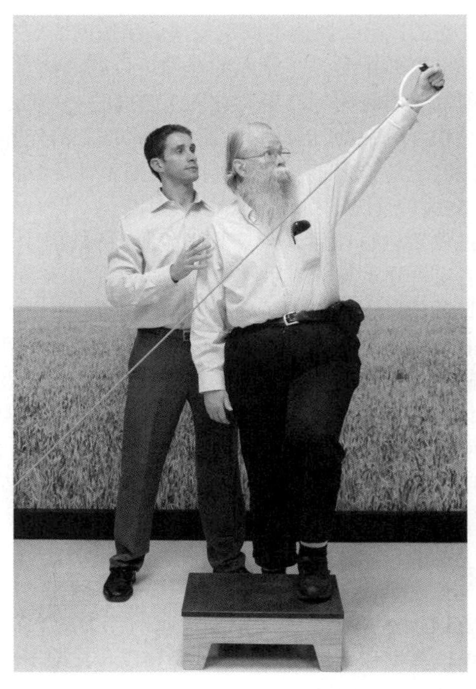

图 18.12 PD 患者练习在上台阶时，采用抗阻弹力带进行上肢外展和屈曲的抗阻练习。鼓励患者转头看手

对 PD 患者来说，平衡训练的一个重要点就是控制重心和稳定极限的训练。应当指导患者认识重心是如何影响平衡以及如何改善坐位、站立及动态运动任务中的姿势。患者也应当探索他们的稳定极限，并通过训练来扩大坐位和站立位的稳定极限。站立时，PD 患者一般表现出稳定极限受限，足底压力中心前移。应当指导患者如何提高姿势的对线性，从而避免姿势障碍和跌倒。治疗师可以通过姿势及适当的语言、触觉、本体感觉提示，促进所期望的反应。例如：指导患者“端坐”或“挺胸站立”，运用镜子来提供有关直立姿势的反馈。站立平板训练装置（姿势描记系统）可以提供重心位置和稳定极限的生物反馈，指导患者重心转移，从而扩大稳定极限范围。Nintendo Wii 平衡板含有经济型平台和生物反馈系统，被广泛应用。与实验室分级力量平衡板相比，Nintendo Wi 平衡板可以对压力中心进行量化[204]，它是站立平衡的重要组成部分。位置觉差的受试者在 Nintendo Wii 平衡板上训练实时视觉生物反馈后，表现出负重对称性的明显提高[205]。年龄较大的受试者运用这项装置训练，4 周后 BBS 平均提高了 9.14 分[206]。

平衡训练应当强调动态稳定作业的训练（如重心转移、双下肢交替负重、及物、头和躯干的轴向旋转、轴向旋转结合及物等）。坐位活动包括坐在一个柔软的平面（充气盘）或是一个治疗球上。挑战平衡的训练也可在爬行位（图 18.13）、跪位（图 18.14）、半跪位（图 18.15）及在充气盘上站立（图 18.16 和图 18.17）。可以通过以下活动来增加难度：改变上肢位置（如上肢伸向一侧、在胸前交叉抱臂、及物）；改变足的位置（双足

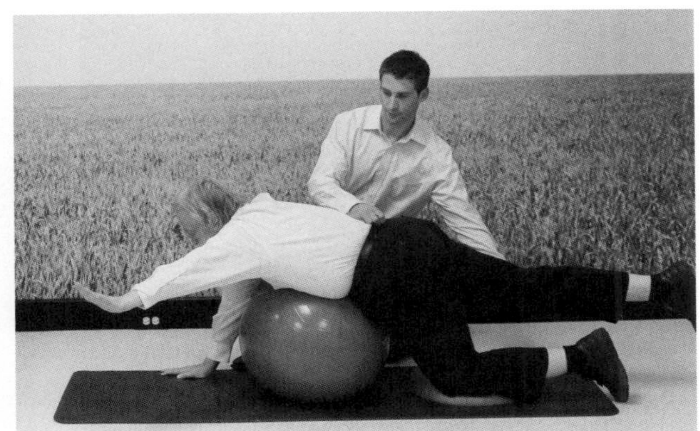

图 18.13 PD 患者在球上练习爬行位时的上下肢抬起

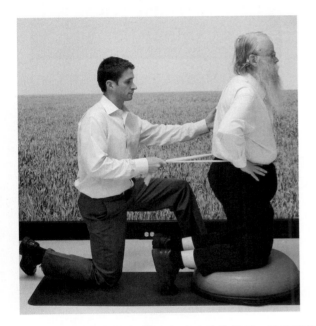

图 18.14 PD 患者在 BOSU™ 充气盘上跪位练习。治疗师使用弹力带提供阻力来促进髋关节伸展

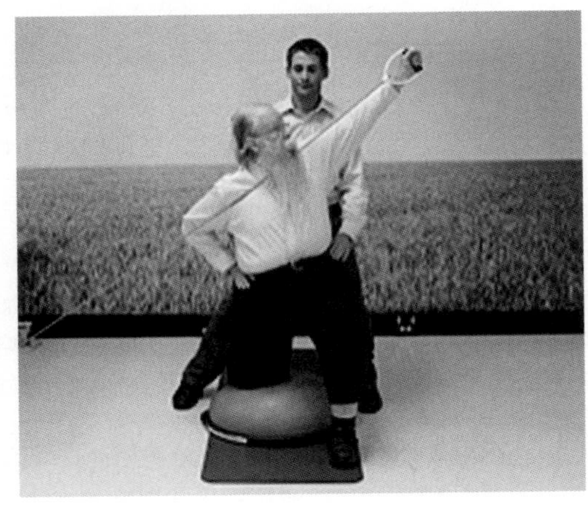

图 18.15 PD 患者在 BOSU™ 充气盘上半跪位练习，采用弹力带进行上肢肩关节屈曲及外展抗阻训练

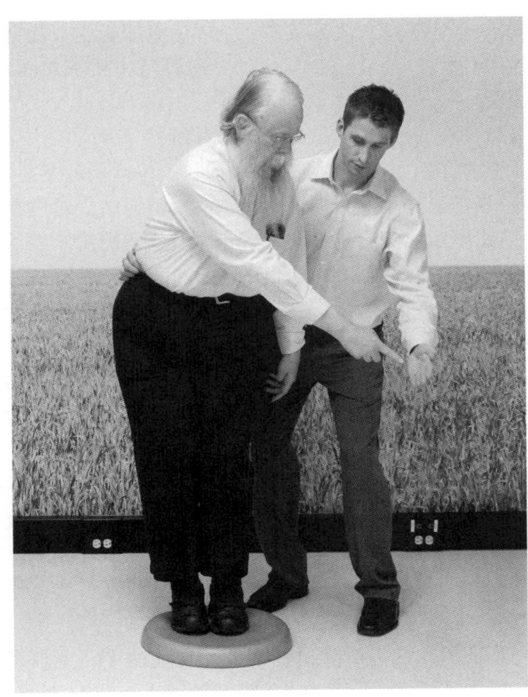

图 18.16 PD 患者在充气盘上上肢交叉及物练习，促进躯干旋转

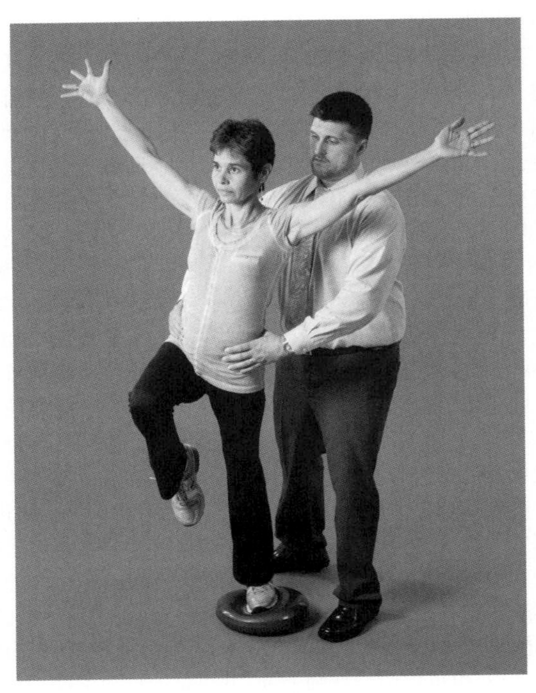

图 18.17 青年发病的 PD 患者单足踩在充气盘上，进行双上肢伸展成大臂、手张开、手掌向上练习

分开、并足）；增加随意运动（如上肢越头顶部拍手、头和躯干旋转活动、单腿抬高、原地迈步或踏步）。训练的重点应当是通过适当的提示策略支持，来实现启动和执行运动时间加速。通过手法使患者重心发生移动的外在干扰，对 PD 患者来说基本是禁忌的，因为这会使他们姿势更加僵硬和固定。改变

环境需求的策略包括改变支撑面(站在泡沫板上)、视觉传入(减少光线、闭眼)或在一个变化的开放环境中挑战患者(如忙碌的诊所)。

进行充分的力量和ROM训练对维持平衡功能很重要。应指导患者在站立训练时强化平衡训练,包括抬起足后跟、足趾离地,局部靠墙下蹲及从椅子上站立,单腿站立时侧踢或后踢腿,原位踏步。集合这些训练常被认为是“厨房水槽练习”,是平衡障碍患者家庭训练项目的重要组成成分。为了稳定,患者开始时也许需要用手轻触来支撑。要取得进步就应该尽早脱离支撑。

对于神经受损的患者,全身振动(WBV)作为一种治疗方法应用越来越广泛。它的理论是通过跷跷板似的平板位移来模仿人类步态[207],通过足底振动来诱发姿势反应[208,209]。还认为WBV可增加主动肌和拮抗肌协同效率[210,211]。系统性回顾显示这方面高质量的研究不足,目前文献只有少数证据证实WBV可提高力量、本体感受、步态和平衡[212,213]。对于PD患者来说,座椅上声波振动WBV可改善步态,提高帕金森综合评分,促进上肢控制,显著降低震颤和肌强直[214]。另一项研究验证了站在一个随机的多方向振动的平台上训练的效果。WBV治疗后,受试者在UPDRS评分上有了显著的提高,震颤和肌强直降低[215]。还需要另外一些研究来证实WBV对PD患者的疗效。

移动训练

步行训练的目标是减少步态的主要受损成分,包括步速减缓、步长缩短、缺少前行中的足跟-足趾触地顺序而表现出的一种曳行(慌张)步态模式,对侧躯干运动和上肢摆动的减少,以及步行中的整体屈曲状态。运动训练也要重点增加患者安全进行功能活动和防止跌倒的能力[216]。提高对线和安全性的有效措施如让患者行走时采用垂直杆(拄杖走)(图18.18)。加强姿势稳定、提高步长、步速和上肢摆动的措施,包括使用一套口令(如挺胸走、快走、迈大步、摆臂)。Behrman等[217]发现“迈大步”和“摆臂”指令比“快走”指令更有效。如上所述,视觉和听觉提示可有效增加步速和步幅。与步道垂直的视空间提示,比平行的视觉提示(与步道平行)更能有效地提高步速、步长和单腿支撑相所占比例[218]。改善步行时双脚放置位置的方法有地板标记法和地板足迹法。提高步伐高度的方法包括训练由原地踏步练习,进展为夸张的高抬脚迈步。像军乐一样快节奏的音乐可以用于提高步频。也可以进行一字步和交叉步训练(图18.19)。PNF的交织步行,侧方迈步和交叉步相结合,是青少年型帕金森患者理想的训练方法,因迈步和侧方迈步着重训练躯干下部旋转。这一训练可以由患者独立完成,也可以由治疗师辅助,方法是治疗师手握一根短木棍,患者训练时轻轻握住木棍的另一端。可以通过杂耍手帕练习来进一步提高步行能力和平衡能力(图18.20)。步行训练时,可以通过患者和治疗师共同握住两个木棍的两端(一手握一个)进行交互摆臂训练。训练时治疗师在后患者在前,治疗师摆臂带动患者摆臂。

帕金森患者通过使用悬吊运动平板进行步行训练后,其姿势平衡、步态(如步速、步幅和步长)、运动功能以及生活质量均有提高[219-227]。减重步行训练(高达20%)[220]以及非减重步行训练都被采用[219]。在一项长期研究中,Miyai等[221]发现使用这种训练方法训练4周后,步行速度和步数增加的效果能够维持4个月。研究者认为在没有应用注意力策略前提下,PD步态改善可能与脑卒中和脊髓损伤一样,是通过激发中枢模式发生器来实现的。平板步行训练可能是作为一种外部提示来改善步行节律和降低步态变异[224]。像一般运动一样,平板训练的获益是剂量依赖性的。高强度和高速度的平板训练能够获得更多的改善[225,226]。研究表明,高强度的平板训练能够使早期PD患者的皮层运动兴奋性趋于正常[226]。

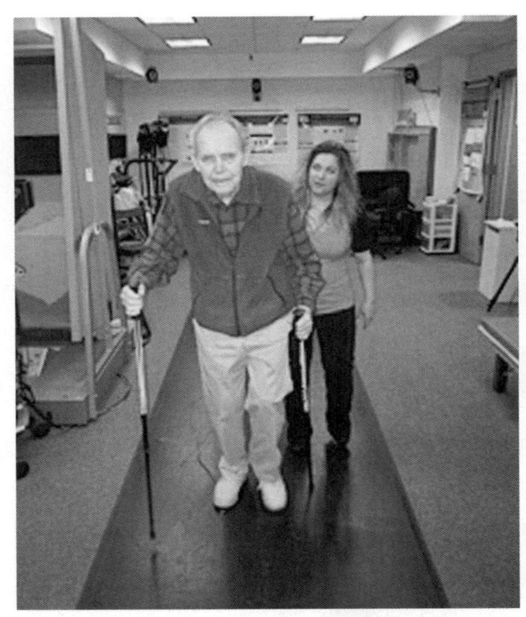

图 18.18 PD患者练习采用两根垂直杆步行

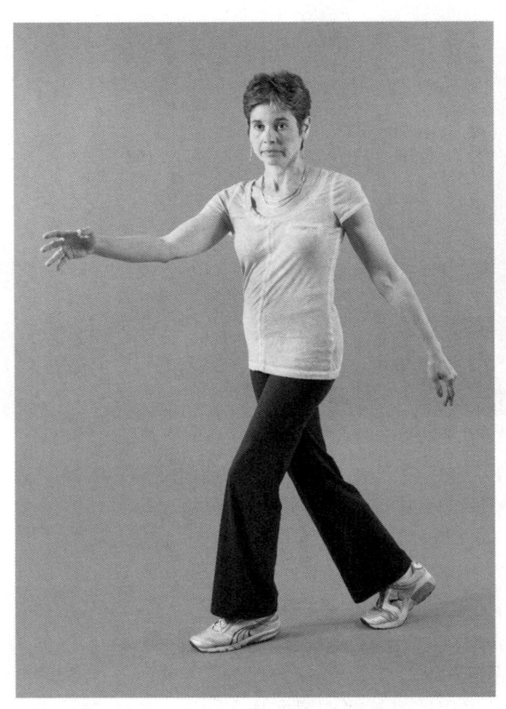

图 18.19 青年起病的PD患者练习交叉步行

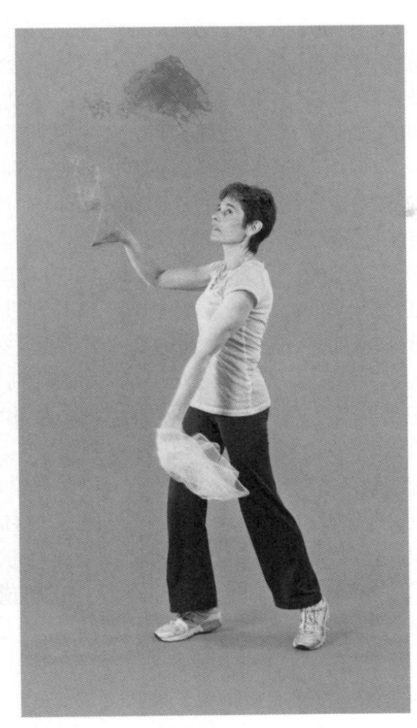

图 18.20　青年起病的 PD 患者进行踏步及杂耍手帕练习

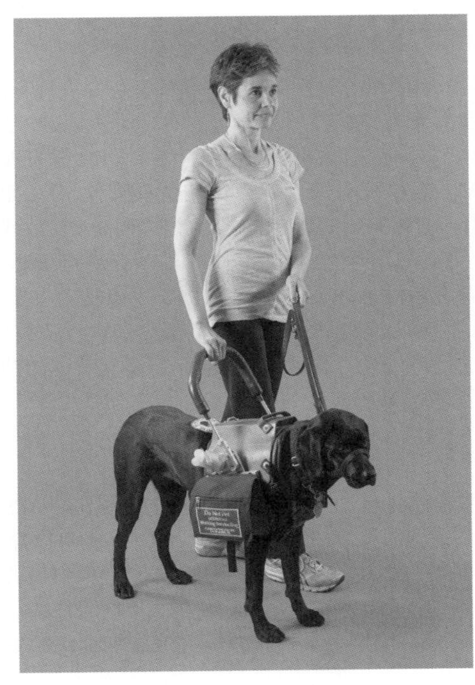

图 18.21　姿势稳定性及步态受损的青年起病 PD 患者在治疗犬的辅助下步行

电动平板也已经用于 PD 患者的踏步训练。在安全吊带支持下，患者通过在平板上前后左右四个方向的踏步来对平板的突然启动和关闭做出反应[228]。

步行训练也应该包括针对不同社会角色的特定任务训练，使他们完全融入到家庭生活、娱乐以及社会生活中。比如训练患者完成不同的步行任务（例如在铺瓷砖的地面上、地毯上、户外人行道上以及草地上步行）。其他挑战较大的任务包括在社区内行走（完全开放的环境中）、上楼梯、上下路沿石、在斜坡上步行等。帕金森患者因足廓清能力降低往往表现为跨越路障困难。足廓清能力可以通过重复进行迈过水平地板标记或激光信号训练来提高。

对于帕金森晚期患者来说，步行及步行变化受限。此阶段患者的总体目标是在保障安全和预防跌倒的前提下促通规律步行。这需要采取代偿性的训练策略。对陪护人员进行协助步行和保障安全的指导必不可少。步行冻结发作很常见，并且往往对药物治疗抵抗。治疗师和患者应该能够识别步行冻结，并且采用练习策略来解冻步态[229]。例如：暗示或技巧运动比如丢一块手帕在地上使患者必须迈过去，能够成功地减轻冻结。有些患者在治疗犬的协助下能够改善步行能力，尤其是那些因步态不稳定影响步行的患者。治疗犬能够协助患者保持平衡并提供动量，而且是迈步运动的外源提示（图 18.21）。

脊柱矫正

对于帕金森患者常见的姿势畸形（如脊柱后凸、肋骨扩张下降、头部过度前伸）来说，脊柱支具或许是一种合适的治疗方法。Spinomed 胸腰矫形器的作用非常独特，它不仅能纠正异常姿势，还能增加躯干稳定性、增大肺活量，并且能够提高患者的自我幸福感[230,231]。佩戴这种矫形器 6 个月后，78% 的受试者背伸肌肌力增加，58% 的受试者腹部屈肌肌力增加。这些肌肉力量的增加得益于患者对这种矫形器的本体感觉生物反馈的反应性肌肉活动增加[232]。在一项关于步态稳定和躯体功能的研究中，研究者发现患有绝经后骨质疏松症的女性佩戴脊柱矫形器后，其双腿支撑相时间下降，而且对步态稳定性有好的影响[233]。这种矫形器干预措施对帕金森患者的潜在作用还需通过进一步研究来确定。

肺功能康复

帕金森患者的呼吸功能障碍主要分四类：药物并发症、上呼吸道阻塞、限制性障碍以及肺炎[234]。对于神经性运动障碍的患者来说，呼吸功能障碍具有很高的致残率和致死率，因此优先预防和治疗这些呼吸功能障碍很重要。其方法包括腹式呼吸训练、换气技术以及其他所有能够募集颈部、肩部和躯干肌肉的训练。徒手方法如使用振动法和晃动法确保呼气完全、远端肺泡开放以及协助气道分泌物排出。应该指导患者进行深呼吸训练以提高胸壁活动度和肺活量。换气技术用于通气不足的肺部区域。例如侧卧体位手法牵拉以及抗阻训练能够提高基础扩张。需要进行上半身抗阻训练，例如训练患者举起及放下绑有轻负荷（如 450g）的木棍，当患者肺功能提升后逐步增加负荷。如上所述，可以通过使用 PNF 上肢双侧对称的 D2 屈曲和伸展模式提高胸壁活动度。轻负荷（如腕带）也可以在训练中使用。应该鼓励患者把呼吸训练和上肢运动相结合。在非支持的坐位下训练可以提高患者的躯干稳定性。提高躯干伸展性对于改善姿势性脊柱后凸患者的呼吸模式尤为重要。事实证明，这些针对肺功能的康复项目对于改善帕金森患者的肺功能（如耗氧量、每分通气量、呼吸频率、吸气肌肌力）[235,236]既有效又安全，同时还能改善呼吸困难[237]。

言语治疗

PD患者说话时往往带有单音调气息音并且声音微弱，但患者自我感觉音量正常。发声过弱有两个原因，一是运动迟缓发音机制（胸壁和膈肌）；二是患者对发声时努力程度不能准确感知。言语障碍见于80%的帕金森患者，对功能影响很大，而对于其中30%的患者来说，言语障碍是PD致残的最重要原因[239]。如前所述，Lee Silverman声音治疗（LSVT）是专为帕金森患者设计的言语治疗方法[239]。此方法主要是对单一功能目标（如音量）进行高强度的努力训练，还对自我感知的音量进行再校准。通过LSVT治疗能够有效增加帕金森患者的音量，并且改善患者的面部表情[240~242]

有氧训练

目前个体化运动处方正在开发中，此处方以ACSM指南中对频率、强度、持续时间以及进展性的要求为指导[54]。强度一般低于一般训练强度或达到次最大量（达到最大心率的60%~80%），并基于患者的病情、体力以及生活方式。当使用低强度训练时，应增加训练持续时间或增加训练频率以达到增强体力的目的。训练中自主神经功能障碍较常见，因此应该加强监护。长时间服用左旋多巴可致心律失常、体位性低血压伴运动障碍，因此治疗师应该监视生命体征（心率、呼吸频率、血压），RPE，疲劳程度以及劳累性不耐受症状（严重呼吸困难、低血压反应等）。

训练模块可以包括上、下肢肌力训练以及步行训练，具体选择依患者能力而定。例如：姿势不稳的患者以及摔倒风险高的患者应避免选择没有悬吊装置的平板训练，此类患者应该选择卧位或坐位进行下肢肌力训练作为替代。建议大多数患者进行常规步行训练，步行持续时间、速度以及地形可以依患者具体情况调整。在他人监护下沿室内步行轨道的步行，对保证一些患者的安全性尤为重要。在恶劣天气时，社区步行者可以在购物中心内步行。监护下的泳池有氧项目也能为一些患者提供可行的训练方式。水的温热能够放松肌肉，而浮力能够帮助改善迈步动作。建议进行有氧运动的最低频率为每周3次。运动功能较差的患者建议进行短时间（20~30分钟/次）的日常步行训练，每天训练多次。年老、虚弱以及限制性肺疾病的患者应该进行保证充足休息时间的间歇训练。事实证明这些有氧训练项目能够安全、有效的提高PD患者的有氧运动能力。

团队和家庭练习

对PD患者来说，以社区为基础的小组治疗非常值得采纳。集体环境所提供的积极支持、友情以及交流能够为患者康复提供帮助[245,246]。进入治疗小组之前，对每位患者进行仔细评估非常必要。纳入小组的患者应能完成小组治疗班的核心训练项目。建议挑选具有相似残障水平的患者进入同一治疗小组，因为小组成员间的相互竞争，时常能够激发他们的训练积极性。治疗小组中工作人员占的比例应该相对较小（理想比例是1∶8或1∶10），但如果患者不能独立完成小组任务时，就需要配备额外的工作人员。为激发患者的训练积极性，治疗小组中的活动种类应丰富多彩。训练初始患者可以先进行坐位活动，逐步依靠椅背的轻微支撑辅助，过渡到站立位的活动。训练初始，可以选用涉及大肌群及多关节复合运动的牵伸活动及体操作热身，随后逐步进展到复合运动（如上下肢结合躯干轴向旋转运动）。结构合理的低强度有氧运动非常适合小组训练使用，如患者可以由坐位原地踏步训练，逐渐进展到站位原地踏步训练。随后，小组成员可以进行针对大步幅、高迈步的步行训练。训练时可以使用音乐来提供运动和运动节奏必要的刺激。训练工作台（如固定自行车、垫子、滑轮等）都可以用于训练。治疗小组全部成员共同进行的训练，需要针对重要的训练目标（比如提高关节活动度、运动能力等等）。有氧运动训练后可以进行娱乐活动，如队列舞、球类活动及丢沙包游戏等。所选活动应该有趣且丰富多样，每堂课中间应该有放松时间。瑜伽和太极小组训练，可以通过改善姿势、柔韧性、核心稳定性、功能活动、平衡、放松和社会交往，来有效解决PD患者的诸多问题[247~251]。King和Horak[252]建议将太极和其他敏捷性训练（如皮划艇、拳击、弓步、敏捷性训练、普拉提等）相结合，以延缓PD患者运动功能的缺失[252]。

家庭康复训练应该以提高松弛性、柔韧性、力量和心肺功能（所有以上讨论的）为目标。家庭康复训练的关键点是强调日常规律训练的重要性，及避免长时间不运动。家庭康复训练目标应该现实，并且具有适度的持续时间和强度。患者应该注意避免过度运动及因此而来的过度疲劳。清晨热身体操通常对降低起床时的高肌张力有帮助，可以进行仰卧位、坐位及站立位的牵伸训练和增加肌力的训练。家庭关节活动度训练可以通过一些适应性辅助设施来完成。例如：为改善头部过度前伸和脊柱后凸的影响，可以训练患者用两手抓住高于头顶的木棍。站立位墙角牵伸可以对躯干上部屈肌进行持续牵拉。指挥棒和手杖的使用对促进高于头顶的运动有效果。在站立位进行体操训练和平衡训练时，工作台或者牢固的椅背都可以用于辅助支撑。研究证明，家庭康复训练项目对提高PD患者姿势控制和运动有效。

适应性和支持性装置

应该关注那些能够改善患者功能的适应和支持设施。为促进床上活动，可以通过升高医用电动床的床头帮助达到坐位，或使用可以买到的约10cm高的块状物（可以将腿放在块状物的凹槽里）。更简单的方法如将一段打结的绳子或帆布的“梯子”固定到床尾，通过拉绳子达到坐位。床和床垫应该足够稳固，有利于促进患者移动。缎子床单和睡衣有时也有助于提高床上移动。应指导患者选用无扶手的稳固座椅，避免选用又矮又软的座椅如矮沙发。座椅可以通过垫木块来抬高（10cm）和保护，或者只垫高座椅后腿（5cm）使之向前倾斜。使用摇椅可以促进某些患者独立的坐站转移能力。底部安装弹簧的座椅已经大量销售给老年患者，因其能帮助推动患者站起，但是必须小心使用。弹簧座椅能够提供坐起的驱动力，但患者很难停止这种运动，和（或）在初次达到站起位置时不能及时获得平衡。将坐便器调高以及在厕所墙壁上安装扶手，对于帮助患者完成卫生间内坐起转移非常有必要。

为方便患者完成穿脱衣服，应该选用宽松的衣服以及扣带封闭的运动鞋。如果患者有足拖地步态，应该选用皮革底或者复合材料硬底鞋，因为凹凸不平或橡胶鞋底不易滑动，可能会导致跌倒发生。慌张步态的患者有时可以通过修改鞋跟或者使用鞋垫来改善，平跟鞋或者足趾垫能够减慢前冲步态。由于运动困难，使用辅助设施可能出现问题。轻到中度的患者可以通过使用手杖来辅助平衡和提示迈步(手杖倒置)。注意助行设备的高度不能促进躯干弯曲。垂直杆(如前所述)也对改善直立姿态、躯干旋转以及步行时的摆臂动作有帮助。这类辅助设备对有更多运动障碍以及平衡功能差的患者可能无益。使用轮子驱动的患者更危险且更易增加慌张步态的可能，因此手刹是必备的。

大多数患者使用适应性设备辅助日常生活活动。及物器可以用来帮助穿衣以及完成其他活动。有多种方法可以用来帮助进食，例如进食时坐姿良好，患者应靠近餐桌。特殊制作的餐具、护板以及较大的餐具把手可以帮助患者进食。由于进食时间的延长，加热板或垫可以保持食物的温度和口味。流口水、漏饭是预料之中的，应该做好衣服防护。应该提前安排好延长进餐时间，使患者不感到就餐仓促。

社会心理问题

PD 病程具有进展性，因此需要个人和社会方面的频繁调整，它能够影响患者及其家属生活的所有方面。患者可出现日常功能、角色以及活动的中断。PD 患者的一些变化会导致其社会孤立(如面具脸、渐进性运动障碍及无法理解的言语)，而其他的变化(如唾液分泌增加、流汗以及性功能减退)使患者非常痛苦，且在社会交往中很尴尬。患者可能体会到孤立感逐渐加重，家庭关系也会受到影响。治疗团队成员的首要目标是帮助患者及其家人理解疾病本身，并且掌握有效进行自我管理的洞察力和调整方法。一些患者能够成功应对此病带来的变化，而一些患者则不能。可以提高对疾病的应对技巧。首先最重要的是教育，它是帮助患者及其家属承担责任的关键。当患者逐渐培养起对自己生活的掌控感后，其无助感和依赖性就会相应下降。自我管理能力可以通过以下方法来提高：提前规划活动，有效的时间管理策略，压力管理技巧。同等重要的是确保患者不被孤立，并且能够获得适当的服务。团队成员应该对他们的设想和预期很清楚。屈尊、悲观和限制心态，可以影响患者的行为，成为自证预言。患者及家属需要安慰和鼓励。总体上强调患者所能做的而不是他们不能做的，对患者是有益的。治疗师需要向患者提供希望和现实相协调的信息。

患者、家属及护理人员的教育

多学科综合团队应该提供与 PD 患者生活相关的各种主题的信息。这些都在知识点 18.6。干预措施可以采取直接的一对一的教学形式、小组会议、印刷材料、视频或计算机演示。治疗师的整体治疗方案需要积极的支持。

知识点 18.6 患者、家属及护工的教育计划的要素

- PD：临床表现，症状管理策略
- 药物治疗：目的、剂量、可能的副作用、过度服药或药物不足的体征
- 减少并发症和损伤的预防措施
- PD 对运动的影响和管理运动问题的有效策略
- 进行规律运动的障碍和有效解决方案
- PD 对功能的影响和保持患者在家庭、社区或工作环境中功能独立的有效策略
- 节约体能及启动活动的策略
- 确保参与到有价值的休闲和家庭活动中的策略
- 患者的社区资源：支持团队，家庭干预，社区培训计划，日间计划
- 陪护的社区资源：咨询，支持团队，训练项目，短期护理

社区支持团队可以帮助患者和他们的家属。他们传播信息和提供机会讨论共同的话题、问题和管理技巧。他们还可以起到稳定作用，帮助患者和家属关注健康的行为、应对技能、有效的自我管理。对于疾病早期阶段的某些患者，由于他们观察到更多的残疾的患者，可能会增加他们的焦虑水平。针对疾病早期和年龄相似患者的支持团队可能更有用。

教育小册子、通讯和支持团队的位置可以通过 PD 国家协会获得。

临床医生和帕金森患者家属所获的网络资源被列在附录 18.C。

教育样品和视频材料的清单存在于补充阅读材料中

总结

PD 是一种慢性、渐进性的 BG 病变，基本特征是肌强直、运动迟缓、震颤、姿势不稳。其他障碍包括出现异常的屈曲姿势、运动减少、疲劳、面具脸、挛缩、慌张步态、吞咽和交流困难、视觉和感觉运动障碍、认知和行为功能障碍，自主神经功能障碍和心肺功能的改变。药物干预已成为主要的治疗方法，并能提供保护和对症治疗。有效的康复训练侧重于患者疾病与症状的发展阶段、活动受限和残存的能力。干预措施是恢复性的，即康复是侧重于在改善肌力、ROM、功能性技能，耐力等。帕金森患者也能从功能维护计划中获益，这些计划用于处理进展性疾病的影响。已经研究了一些策略来预防或降低直接损害、促进规律性训练、健康及自我管理技能。综合团队方法应包括患者和家属的积极参与，可提供最佳的效益。团队成员需要在疾病的各个阶段积极主动，协助患者和家属维持功能并提供所需的心理上的支持。

复习思考题

1. 参与 PD 的主要中枢神经系统结构是什么？与疾病相关的病理生理变化是什么？
2. 齿轮样肌强直与铅管样肌强直的区别？
3. PD 患者典型姿势稳定性损害是什么？
4. 与 PD 相关的认知问题中的非运动性损害是什么？
5. 长期使用左旋多巴 / 卡比多巴的主要副作用是什么？
6. 在疾病的各个阶段，治疗的目标 / 预后和干预措施有何不同？
7. 直立性低血压是帕金森患者一种常见的伴发症状，如何检查？
8. 根据练习和反馈为 PD 患者制定合适的运动学习策略。
9. 描述 PD 患者常见的步态损害，什么样的干预措施可以改善患者的步行功能？
10. 早期到中期阶段的 PD 患者有氧训练合适的指南是什么？

病例分析

患者 60 岁，女性，有 7 年 PD 史，最近她的症状日益严重，被转介到门诊物理治疗和家庭运动项目（HEP）。

病史

该患者首先出现左手震颤，逐渐进展到左上肢和下肢强直、运动笨拙。她的家庭医生建议她去找神经学专家看病，发现她左侧躯体中度震颤和肌强直。他给她开的处方药苯海索在一段时间内是有效的。最终震颤加重，特别是当她处于无法使用左上肢的压力下。然后她开始服用信尼麦，作为门诊患者开始接受物理治疗。一旦信尼麦起作用，她的症状明显减轻，她停止物理治疗和家庭运动项目（HEP）。在接下来的几年里，随着症状加重，药物剂量也随着增加。

现状

患者正在服用信尼麦和溴隐亭。她报告了在服用信尼麦 45 分钟后运动障碍的发作，包括她左上肢的不自主扭动。她的主诉是：

- 行走困难，尤其是当她穿过狭窄的门道或走在拥挤的地方。
- 发作性步态障碍（冻结步态）：如果她步行时试着做某些事情，例如在步行时从口袋中拿出纸巾，她就会突然停止脚步，她越努力试着移动，就会变得更糟糕。冻结发作可持续至 20 分钟。
- 姿势不稳：在过去的几年里，她经历了几次不受控制或不稳定平衡的发作。这些格外导致了她的不安，因为如果在她步行时发生，就会导致她摔倒。在过去的几个月里，她摔倒了 7 次，未遗留摔伤后遗症。由于她害怕摔倒的恐惧感逐渐增加，她停止了独自外出。
- 床上翻身、起床、独立地从椅子上站起来等困难逐渐增加。她的丈夫现在需要在她活动的 90% 的时间里提供辅助来完成这些活动。
- 晚上入睡困难，尽管她已经停止了喝咖啡，但是还是难以入睡。她一晚上醒 4~5 次，晚上去洗手间时需要她丈夫的帮助。她经常在晚上产生幻觉，声称自己看到墙上的虫子。在这期间她非常害怕。
- 抱怨药物所起的作用似乎越来越少。如果她打算出去，她需要一片额外的信尼麦。她再访了神经学家希望他会增加她的药物剂量，但医生告诉她的症状很可能是药物过量的结果。他命令她不要服用额外的信尼麦，并调整剂量。

检查发现

认知

注意力、定向力检测 3 次；显示她在短期记忆方面存在轻度障碍。

社会心理

她具有抑郁症的迹象，不太喜欢外出参加社交活动，她称“这需要太多的努力。”

语言

轻微的构音障碍，声音过弱。

感觉

双侧踝关节本体感觉轻微减退，其他完整无损。

肌肉张力

四肢存在中度齿轮样肌强直，左侧重于右侧。

颈部和躯干明显肌强直。

面具脸

关节活动度

由于中度肌强直，关节活动度受限，受限关节为：

- 双侧肘关节伸展（10°~140°）；
- 双侧髋关节伸展（0°~10°）；
- 双侧膝关节伸展（10°~120°）；
- 双侧踝关节背屈（右下肢 0°~15°；左下肢 0°~10°）。

肌力

中度（3/5）到较好的肌力（4–/5）。

双侧踝关节背屈肌肌力较差（2/5 级）。

运动功能

中到重度静止性震颤，左手重于右手。

运动迟缓：运动明显缓慢，运动减少。

运动起始犹豫；在运动中频发停止。

左上肢运动障碍。

姿势

头前倾位；屈曲；脊柱后凸；站立时肘关节、髋关节、膝关节屈曲。

平衡

稳定极限降低。

患者前倾的姿势增加了向前摔倒的趋势。

静态坐位平衡的控制：好（在没有抓握下能够维持平衡）。

动态坐位平衡：较好（接受最小的挑战；能举起双手）。

静态站立平衡：好（在没有抓握下能够维持平衡）。

动态站立平衡：差（在没有抓握的情况下不能接受小的挑战）。

因为头与躯干的旋转运动受限及无效的迈步策略，她已经对失衡的反应减慢。

起立 - 行走计时（TUG）时间是 36 秒。

患者害怕摔倒

功能性运动

普遍是降低的。

需要中度的协助：床上翻身，仰卧位至坐位，坐位至站位转移。

由于髋关节屈曲挛缩，不能做桥式动作。

患者有良好的安全意识。

步行

独立行走，表现为慌张步态模式，步长缩短，上肢、躯干、髋、膝关节的运动的幅度降低；前冲步态趋势。

害怕摔倒不敢单独出门。

频繁发作的冻结步态。

自我护理

需要最低限度的监护辅助进食。

进行洗澡与穿衣时，需要小至中度的辅助。

心肺功能与耐力

表浅（上呼吸）呼吸模式。

一般功能活动能力下降[估计功能性工作能力（FWC）为 6 个代谢）当量（MET）]。

患者容易疲劳，需要频繁的休息。

双侧踝关节轻度水肿。

皮肤

完整的，没有破损的区域。

发作性泌汗增加。

指导性问题

1. 从以下几个方面识别 / 分类这名患者的问题：
   A. 直接损害

B. 间接损害

C. 活动限制

D. 参与限制 / 残疾

2. 确定该患者两个结果(活动受限和残疾的纠正)和两个目标(损害的纠正)。
3. 确定开始治疗的四个干预措施来完成问题 2 的结果和目标,并为每个措施提供依据。
4. 什么运动学习策略将有助于改善她的运动功能?

参考文献

1. Parkinson's Disease Foundation: Statistics on Parkinson's. Retrieved April 22, 2012, from www.pdf.org/en/Parkinson_statistics.
2. Van Den Eeden, SK, et al: Incidence of Parkinson's disease: Variation by age, gender, and race/ethnicity. Am J Epidemiol 157:1015, 2003.
3. Rajput, M, and Rajput, A: Epidemiology of Parkinsonism. In Factor, S, and Weiner, W (eds): Parkinson's Disease—Diagnosis and Clinical Management. Demos Medical Publishing, New York, 2002, p 31.
4. Parkinson, J: An Essay on the Shaking Palsy. Originally published by Sherwood, Neely, and Jones, London, 1817. [Available from Classic Pieces Series (Parkinson's Disease): J Neuropsychiatry Clin Neurosci 14(2):223, 2002. Retrieved April 23, 2012, from http://neuro.psychiatryonline.org/article.aspx?volume=14&page=223.]
5. Sacks, O: Awakenings. Harper Collins, New York, 1990.
6. Wright, JM, and Keller-Byme, J: Environmental determinants of Parkinson's disease. Arch Environ Occup Health 60:32–38, 2005.
7. Koller, W, et al: Environmental risk factors in Parkinson's disease. Neurology 40:1218–1221, 1990.
8. Langston, JW, and Ballard, P: Chronic parkinsonism in humans due to a product of meperidine-analog synthesis. Science 219: 976, 1983.
9. Pal, P, Samii, A, and Calne, D: Cardinal features of early Parkinson's disease. In Factor, S, and Weiner, W (eds): Parkinson's Disease—Diagnosis and Clinical Management. Demos Medical Publishing, New York, 2002, p 41.
10. Gilman, S and Newman S: Manter and Gatz's Essentials of Clinical Neuroanatomy and Neurophysiology 10th ed. F A Davis, Philadelphia, 2003.· Davie, CA: A review of Parkinson's disease. Br Med Bull 86:109–127, 2008.
11. Barron, K: Pathology. In Factor, S, and Weiner, W (eds): Parkinson's Disease—Diagnosis and Clinical Management. Demos Medical Publishing, New York, 2002, p 183.
12. Braak, H, et al: Staging of brain pathology related to sporadic Parkinson's disease. Neurobiol Aging 24:197–211, 2003.
13. Braak, H, Ghebremedhin, E, and Rub, U: Stages in the development of Parkinson's disease–related pathology. Cell Tissue Res 318: 121–134, 2004.
14. Dickson, DW, et al: Evidence in favor of Braak staging of Parkinson's disease. Mov Disord 25(Suppl 1):S78–S82, 2010.
15. Berardelli, A, et al: Pathophysiology of bradykinesia in Parkinson's disease. Brain 124(11):2131–2146, 2001.
16. Smithson, F, et al: Performance on clinical tests of balance in Parkinson's disease. Phys Ther 78:577, 1998.
17. Horak, F, Dimitrova, D, and Nutt, J: Direction-specific postural instability in subjects with Parkinson's disease. Exp Neurol 193:504, 2005.
18. Bloem, B, et al: Postural reflexes in Parkinson's disease during "resist" and "yield" tasks. J Neurol Sci 129:109, 1995.
19. Maeshima, S, et al: Visuospatial impairment and activities of daily living in patients with Parkinson's disease. Am J Phys Med Rehabil 76:383, 1997.
20. Bridgewater, K, and Sharpe, M: Trunk muscle performance in early Parkinson's disease. Phys Ther 78:566, 1998.
21. Bloem B, et al: Falls and freezing of gait in Parkinson's disease: A review of two interconnected, episodic phenomena. Mov Disord 19:871, 2004.
22. Gray, P, and Hildebrand, K: Fall risk factors in Parkinson's disease. J Neurosci Nurs 32:222, 2000.
23. Bloem, BR, van Vugt, JP, and Beckley, DJ: Postural instability and falls in Parkinson's disease. Adv Neurol 87:209, 2001.
24. Corcos, D, et al: Strength in Parkinson's disease: Relationship to rate of force generation and clinical status. Ann Neurol 39:79, 1996.
25. Pedersen, S, and Oberg, B: Dynamic strength in Parkinson's disease: Quantitative measurements following withdrawal of medication. Eur Neurol 33:97, 1993.
26. Stelmach, G, et al: Force production characteristics in Parkinson's disease. Exp Brain Res 76:165, 1989.
27. Yanagawa, S, et al: Muscular weakness in Parkinson's disease. Adv Neurol 53:259, 1990.
28. Berardelli A, et al: Scaling of the size of the first agonist EMG burst during rapid wrist movements in patients with Parkinson's disease. J Neurol Neurosurg Psychiatry 49:1273, 1986.
29. Dengler R, et al: Behavior of motor units in parkinsonism. Adv Neurol 53:167, 1990.
30. Herrero, MT, Barcia, C, and Navarro, JM: Functional anatomy of the thalamus and basal ganglia. Childs Nerv Sust 18(8):386, 2002.
31. Pendt, L, Reuter, I, and Muller, H: Motor skill learning, retention, and control deficits in Parkinson's disease. PLoS ONE 6(7):e21669, 2011. DOI:10.1371/journal.pone.0021669. Retrieved April 23, 2012, from www.plosone.org/article/info%3Adoi%2F10.1371%2Fjournal.pone.0021669.
32. Marsden, C: What do the basal ganglia tell premotor cortical areas? Ciba Found Symp 132:282, 1997.
33. Agostino, R, Sanes, J, and Hallett, M: Motor skill learning in Parkinson's disease. J Neurol Sci 139:218, 1996.
34. Fattapposta, F, et al: Preprogramming and control activity of bimanual self-paced motor task in Parkinson's disease. Clin Neurophys 111:873, 2000.
35. Haaland, K, et al: Cognitive-motor learning in Parkinson's disease. Neuropsychology 11:180, 1997.
36. Giladi, N: Gait disturbances. In Factor, S, and Weiner, W (eds): Parkinson's Disease—Diagnosis and Clinical Management. Demos Medical Publishing, New York, 2002, p 57.
37. Pederson, S, et al: Gait analysis, isokinetic muscle strength measurement in patients with Parkinson's disease. Scand J Rehabil Med 29:67, 1997.
38. Morris, M, et al: The biomechanics and motor control of gait in Parkinson disease. Clin Biomech 16:459, 2001.
39. Melnick, M, Radtka, S, and Piper, M: Gait analysis and Parkinson's disease. Rehab Manage p 48, Aug/Sept 2002.
40. Morris, M, et al: Temporal stability of gait in Parkinson's disease. Phys Ther 76:763, 1996.
41. Boonstra, TA, et al: Gait disorders and balance disturbances in Parkinson's disease: Clinical update and pathophysiology. Curr Opin Neurol 21:461, 2008.
42. Bloem, B, et al: Falls and freezing of gait in Parkinson's disease: A review of two interconnected, episodic phenomena. Mov Disord 19:871, 2004.
43. Zewig, R: Sensory symptoms. In Factor, S, and Weiner, W (eds): Parkinson's Disease—Diagnosis and Clinical Management. Demos Medical Publishing, New York, 2002, p 67.
44. Jobst, E, et al: Sensory perception in Parkinson disease. Arch Neurol 54:450, 1997.
45. Demirci, M, et al: A mismatch between kinesthetic and visual perception in Parkinson's disease. Ann Neurol 41:781, 1997.
46. Langston, JW: PD: More than a movement disorder. Parkinson's Disease Foundation. Retrieved April 23, 2012, from www.pdf.org/en/fall06_PD_More_than_a_Movement_Disorder.
47. Ramig, L, et al: Speech, voice, and swallowing disorders. In Factor, S, and Weiner, W (eds): Parkinson's Disease—Diagnosis and Clinical Management. Demos Medical Publishing, New York, 2002, p 75.

48. Robbins, J, et al: Swallowing and speech production in Parkinson's disease. Ann Neurol 19:282, 1986.
49. Marder, K, and Jacobs, D: Dementia. In Factor, S, and Weiner, W (eds): Parkinson's Disease—Diagnosis and Clinical Management. Demos Medical Publishing, New York, 2002, p 125.
50. Chow, T, Masterman, D, and Cummings, J: Depression. In Factor, S, and Weiner, W (eds): Parkinson's Disease—Diagnosis and Clinical Management. Demos Medical Publishing, New York, 2002, p 145.
51. Richard, I, and Kurlan, R: Anxiety and panic. In Factor, S, and Weiner, W (eds): Parkinson's Disease—Diagnosis and Clinical Management. Demos Medical Publishing, New York, 2002, p 161.
52. Marras, C, and Lang, A: Changing concepts in Parkinson disease. Neurology 70:1996, 2008.
53. Hubble, J, and Weeks, C: Autonomic nervous system dysfunction. In Factor, S, and Weiner, W (eds): Parkinson's Disease—Diagnosis and Clinical Management. Demos Medical Publishing, New York, 2002, p 95.
54. Protas, E, Stanley, R, and Jankovic, J: Parkinson's disease. In Durstine, JL, et al (eds): ACSM's Exercise Management for Persons with Chronic Diseases and Disabilities, ed 3. Human Kinetics, Champaign, IL, 2009.
55. Canning, C, et al: Parkinson's disease: An investigation of exercise capacity, respiratory function, and gait. Arch Phys Med Rehabil 78:199, 1997.
56. Protas, E, et al: Cardiovascular and metabolic responses to upper- and lower-extremity exercise in men with idiopathic Parkinson's disease. Phys Ther 76:34, 1996.
57. Stanley, R, Protas, E, and Jankovic, J: Exercise performance in those having Parkinson's disease and healthy normals. Med Sci Sports Exerc 31(6):761, 1999.
58. Hovestadt, A, et al: Pulmonary function in Parkinson's disease. J Neurol Neurosurg Psychiatry 52:329, 1989.
59. Sabate, M, et al: Obstructive and restrictive pulmonary dysfunction increases disability in Parkinson disease. Arch Phys Med Rehabil 77:29, 1996.
60. Comella, C: Sleep disorders. In Factor, S, and Weiner, W (eds): Parkinson's Disease—Diagnosis and Clinical Management. Demos Medical Publishing, New York, 2002, p 101.
61. Hauser, R (ed): Parkinson's disease: Early diagnosis. In Living Medical eTextbook. Neurology—Parkinson's Disease Edition: Early Diagnosis and Comprehensive Management. Retrieved April 23, 2012, from http://lmt.projectsinknowledge.com/neurology/2027.
62. Chaudhuri, KR, et al: International multicenter pilot study of the first comprehensive self-completed nonmotor symptoms questionnaire for Parkinson's disease: The NMSQuest study. Mov Disord 21:916, 2006.
63. Martinez-Martin, P, et al (NMSS Validation Group): The impact of non-motor symptoms on health-related quality of life of patients with Parkinson's disease. Mov Disord 26:399, 2011.
64. Suchowersky, O, et al: Practice parameter: Diagnosis and prognosis of new onset Parkinson disease (an evidence-based review). Report of the Quality Standards Subcommittee of the American Academy of Neurology. Neurology 66:968, 2006.
65. Feigin, A, and Eidelberg, D: Natural history. In Factor, S, and Weiner, W (eds): Parkinson's Disease—Diagnosis and Clinical Management. Demos Medical Publishing, New York, 2002, p 109.
66. Hoehn, M, and Yahr, M: Parkinsonism: Onset, progression and mortality. Neurology 17:427, 1967.
67. Gancher, S: Quantitative Measures and Rating Scales. In Factor, S, and Weiner, W (eds): Parkinson's Disease—Diagnosis and Clinical Management. Demos Medical Publishing, New York, 2002, p 115.
68. Fahn, S, and Elton, R: Unified Parkinson's disease rating scale. In Fahn, S, et al (eds): Recent Developments in Parkinson's Disease, Vol 2. Macmillan Health Care Information, Florham Park, NJ, 1987.
69. Goetz, CG, et al: Movement Disorder Society–sponsored revision of the Unified Parkinson's Disease Rating Scale (MDS-UPDRS): Process, format, and clinimetric testing plan. Mov Disord 22(1): 41, 2007.
70. Goetz, CG, et al: Movement Disorder Society–sponsored revision of the Unified Parkinson's Disease Rating Scale (MDS-UPDRS): Scale presentation and clinimetric testing results. Mov Disord 23(15):2129, 2008.
71. Goetz, C: New scale for measuring PD increases role of patients and caregivers. Parkinson's Disease Foundation, Newsletter, Spring 2007. Retrieved April 23, 2012, from www.pdf.org/en/spring07_new_scale_for_measuring_pd.
72. Pahwar, R et al: Practice parameter: Treatment of Parkinson disease with motor fluctuations and dyskinesia (an evidence-based review). Report of the Quality Standards Subcommittee of the American Academy of Neurology. Neurology 66:983, 2006.
73. Suchowersky, O, et al: Practice parameter: Neuroprotective strategies and alternative therapies for Parkinson disease (an evidence-based review). Report of the Quality Standards Subcommittee of the American Academy of Neurology. Neurology 66:976, 2006.
74. Hauser, R (ed): Management of early-stage Parkinson's disease. In Living Medical eTextbook. Neurology—Parkinson's Disease Edition: Early Diagnosis and Comprehensive Management. Retrieved April 23, 2012, from http://lmt.projectsinknowledge.com/neurology/2027.
75. Hauser, R (ed): Management of moderate to advanced-stage Parkinson's disease. In Living Medical eTextbook. Neurology—Parkinson's Disease Edition: Early Diagnosis and Comprehensive Management. Retrieved April 23, 2012, from http://lmt.projectsinknowledge.com/neurology/2027.
76. Hauser, R (ed): Management of nonmotor symptoms of Parkinson's disease. In Living Medical eTextbook. Neurology—Parkinson's Disease Edition: Early Diagnosis and Comprehensive Management. Retrieved April 23, 2012, from http://lmt.projectsinknowledge.com/neurology/2027.
77. Aminoff, MJ, et al: Management of the hospitalized patient with Parkinson's disease: Current state of the field and need for guidelines. Parkinsonism Relat Disord 17(3):139, 2011.
78. Magdalinou, K, Martin, A, and Kessel, B: Prescribing medications in Parkinson's disease (PD) patients during acute admissions to a district general hospital. Parkinsonism Relat Disord 13(8):539j, 2007.
79. Simuni, T, and Hurtig, H: Levodopa: 30 years of progress. In Factor, S, and Weiner, W (eds): Parkinson's Disease—Diagnosis and Clinical Management. Demos Medical Publishing, New York, 2002, p 339.
80. Parkinson's Disease Foundation: Medications and Treatments. Retrieved April 23, 2012, from www.pdf.org/en/meds_treatments.
81. Dibble, L: Motor effects of dopamine replacement: Taking the positive with the negative. JNPT 27:109, 2003.
82. Hammerstad, J: Pallidal and subthalamic stimulation. In Factor, S, and Weiner, W (eds): Parkinson's Disease—Diagnosis and Clinical Management. Demos Medical Publishing, New York, 2002, p 553.
83. Koller, W: Thalamic stimulation. In Factor, S, and Weiner, W (eds): Parkinson's Disease—Diagnosis and Clinical Management. Demos Medical Publishing, New York, 2002, p 553.
84. Liu, W, et al: Quantitative assessments of the effect of bilateral subthalamic stimulation on multiple aspects of sensorimotor function for patients with Parkinson's disease. Parkinsonism Relat Disord 11:503, 2005.
85. Ferrarin, M, et al: Effects of bilateral subthalamic stimulation on gait kinematics and kinetics in Parkinson's disease. Exp Brain Res 160:571, 2005.
86. Kelly, V, et al: Gait changes in response to subthalamic nucleus stimulation in people with Parkinson disease: A case series report. JNPT 30:184, 2006.
87. Hirsch, M, et al: The effects of balance training and high-intensity resistance training on persons with idiopathic Parkinson's disease. Arch Phys Med Rehabil 84:1109, 2003.
88. Reuter, I, et al: Therapeutic value of exercise training in Parkinson's disease. Med Sci Sports Exerc 31:1544, 1999.
89. de Goede, C, et al: The effects of physical therapy in Parkinson's disease: A research synthesis. Arch Phys Med Rehabil 82:509, 2001.
90. Schenkman, M, et al: Exercise to improve spinal flexibility and function for people with Parkinson's disease: A randomized, controlled trial. J Am Geriatr Soc 46:1207, 1998.
91. Melnick, ME, et al: Effects of rhythmic exercise on balance, gait, and depression in patients with Parkinson's disease. Gerontol 39:293, 2000.
92. Ellis, T, et al: Efficacy of a physical therapy program in patients with Parkinson's disease: A randomized controlled trial. Arch Phys Med Rehabil 86:626, 2005.
93. Ellis, T, et al: Effectiveness of an inpatient multidisciplinary rehabilitation program for people with Parkinson disease. Phys Ther 88(7):812, 2008.
94. Baatile, J, et al: Effect of exercise on perceived quality of life of individuals with Parkinson's disease. J Rehabil Res Dev 37:529,

2000.
95. Dal Bello-Haas V: A framework for rehabilitation in degenerative diseases: Planning care and maximizing quality of life. Neurology Report (now JNPT) 26(3):115, 2002.
96. Cutson, T, et al. Pharmacological and nonpharmacological interventions in the treatment of Parkinson's disease. Phys Ther 75:363, 1995.
97. American Physical Therapy Association (APTA): Guide to Physical Therapist Practice, ed 2. APTA, Alexandria, VA, 2003.
98. Schenkman, M, et al: Reliability of impairment and physical performance measures for persons with Parkinson's disease. Phys Ther 77:19, 1997.
99. Folstein, M, et al: Mini-Mental Status: A practical method for grading the cognitive state of patients for the clinician. J Psychiatr Res 12:189, 1975.
100. Yesavage, J, and Brink, T: Development and validation of a geriatric depression screening scale: A preliminary report. J Psychiatr Res 17:41, 1983.
101. Gallagher, D: The Beck Depression Inventory and older adults review of its development and utility. In Brink, T (ed): Clinical Gerontology: A Guide to Examination and Intervention. Haworth Press, New York, 1986, p 149.
102. Zigmund, AS, and Snaith, RP: The Hospital Anxiety and Depression Scale. Acta Psychiatr Scand 67:361, 1983.
103. Spinhoven, P, et al: A validation study of the Hospital Anxiety and Depression Scale (HADS) in different groups of Dutch subjects. Psychol Med 27(2):363, 1997.
104. Bridgewater, K, and Sharpe, M: Trunk muscle performance in early Parkinson's disease. Phys Ther 78:566, 1998.
105. Breum, J, Wiberg, J, and Bolton, JE: Reliability and concurrent validity of the BROM II for measuring lumbar mobility. J Manipul Physio Therapeutics 18(8):497, 1995.
106. Lundon, K, Li, A, and Bibershtein, S: Interrater and intrarater reliability in the measurement of kyphosis in postmenopausal women with osteoporosis. Spine 23(18), 1998.
107. Dunleavy, K, et al: Reliability and minimal detectable change of spinal length and width measurements using the Flexicurve for usual standing posture in healthy young adults. J Back Musculoskel Rehabil 23(4):209, 2010.
108. Youdas, JW, Suman, VJ, and Garrett, TR: Reliability of measurements of lumbar spine sagittal mobility obtained with the flexible curve. J Orthop Sports Phys Ther 21(1):13, 1995.
109. Dengler, R, et al: Behavior of motor units in parkinsonism. Adv Neurol 53:167, 1990.
110. Bohannon, R: Documentation of tremor in patients with central nervous system lesions. Phys Ther 66:229, 1986.
111. Brusse, K, et al: Testing functional performance in people with Parkinson disease. Phys Ther 85(2):134, 2005.
112. Landers, M, et al: Postural instability in idiopathic Parkinson's disease: Discriminating fallers from nonfallers based on standardized clinical measures. JNPT 32:56, 2008.
113. Dibble, L, and Lange, M: Predicting falls in individuals in Parkinson disease: A reconsideration of clinical balance measures. JNPT 30(2):60, 2006.
114. Dibble, L, et al: Diagnosis of fall risk in Parkinson disease: An analysis of individual and collective clinical balance test interpretation. Phys Ther 88(3):323, 2008.
115. Leddy, A, Crowner, B, and Earhart, G: Functional gait assessment and balance evaluation system test: Reliability, validity, sensitivity, and specificity for identifying individuals with Parkinson disease who fall. Phys Ther 91:102, 2011.
116. Morris, S, Morris, M, and Iansek, R: Reliability of measurements obtained with the Timed Up and Go test in people with Parkinson's disease. Phys Ther 81:810, 2001.
117. Huang SL, et al: Minimal detectable change of the Timed Up and Go test and the Dynamic Gait Index in people with Parkinson's disease. Phys Ther 91:114, 2011.
118. Steffen, T, and Seney, M: Test-retest reliability and minimal detectable change on balance and ambulation tests, the 36-item Short Form Health Survey, and the Unified Parkinson Disease Rating Scale in people with parkinsonism. Phys Ther 88:733, 2008.
119. Smithson, F, Morris, M, and Iansek, R: Performance on clinical tests of balance in Parkinson's disease. Phys Ther 78:577, 1998.
120. Matinolli M, et al: Mobility and balance in Parkinson's disease: A population-based study. Eur J Neurol 16:105, 2009.
121. Berg, K, et al: Measuring balance in the elderly: Preliminary development of an instrument. Physiother Can 41:304, 1989.
122. Duncan, P, et al: Functional reach: A new clinical measure of balance. J Gerontol 45:M192, 1990.
123. Podsiadlo, D, and Richardson, S: The Timed "Up and Go": A test of basic functional mobility for frail elderly patients. J Am Geriatr Soc 39:142, 1991.
124. Campbell, C, et al: The effect of cognitive demand on Timed Up and Go performance in older adults with and without Parkinson disease. Neurol Rep 27:2, 2003.
125. Shumway-Cook, A, et al: Predicting the probability for falls in community-dwelling older adults. Phys Ther 77(8):812, 1997.
126. Wrisley, DM, et al: Reliability, internal consistency and validity of data obtained with the Functional Gait Assessment. Phys Ther 84:906, 2004.
127. Horak, FB, Wrisley, DM, and Frank, J: The Balance Evaluation Systems Test (BESTest) to differentiate balance deficits. Phys Ther 89:484, 2009.
128. Behrman, A, Light, K, and Miller, G: Sensitivity of the Tinetti Gait Assessment in detecting change in individuals with Parkinson disease. Clin Rehabil 16:399, 2002.
129. Moore, S, et al: Locomotor responses to levodopa in fluctuating Parkinson's disease. Exp Brain Res 184:469, 2008.
130. Bloem, B: Clinimetrics of postural instability in Parkinson's disease. J Neurol 245:669, 1998.
131. Colnat-Coulbois, S, et al: Management of postural sensory conflict and dynamic balance control in late-stage Parkinson's disease. Neuroscience 193:363, 2011.
132. O'Shea, S, Morris, M, and Iansek, R: Dual task interference during gait in people with Parkinson's disease: Effects of motor versus cognitive secondary tasks. Phys Ther 82:888, 2002.
133. Mak, MK, and Pang, MY: Balance confidence and functional mobility are independently associated with falls in people with Parkinson's disease. J Neurol 256(5):742, 2009.
134. Dibble, L, et al: Maximal speed gait initiation of healthy elderly individuals and persons with Parkinson's disease. JNPT 28:2, 2004.
135. Morris, M, and Iansek, R: Gait disorders in Parkinson's disease: A framework for physical therapy practice. Neurology Report (now JNPT) 21:125, 1997.
136. Huang, S, et al: Minimal detectable change of the Timed "Up and Go" test and the Dynamic Gait Index in people with Parkinson disease. Phys Ther 91(1):113, 2011.
137. Bloem, B, et al: Falls and freezing of gait in Parkinson's disease: A review of two interconnected, episodic phenomena. Mov Disord 19(8):871, 2004.
138. Giladi, N: Freezing of gait. Clinical overview. Adv Neurol 87:191, 2001.
139. Browner, N, and Giladi, N: What can we learn from freezing of gait in Parkinson's disease? Curr Neurol Neurosci Rep 10:345, 2010.
140. Nieuwboer, A, et al: Reliability of the new freezing of gait questionnaire: Agreement between patients with Parkinson's disease and their carers. Gait Posture 30(4):459, 2009.
141. Friedman, JH, et al: Fatigue in Parkinson's disease: A review. Mov Disord 22(3):297, 2007.
142. Lou, JS, et al: Exacerbated physical fatigue and mental fatigue in Parkinson's disease. Mov Disord 16(2):190, 2001.
143. Friedman, JH, et al: Fatigue rating scales and recommendations by the Movement Disorders Task Force on rating scales for Parkinson's disease. Mov Disord 25(7):805, 2010.
144. Smets, EM, et al: The Multidimensional Fatigue Inventory (MFI), psychometric qualities of an instrument to assess fatigue. J Psychosom Res 39:315, 1995.
145. Krupp, LB, et al: The Fatigue Severity Scale. Application to patients with multiple sclerosis and systemic lupus erythematosus. Arch Neurol 46(10):1121, 1989.
146. Fabbrini, G, et al: Levodopa-induced dyskinesias. Mov Disord 22(10):1379, 2007.
147. Mones, RJ, Elizan, TS, and Siegel, GJ: Analysis of L-dopa induced dyskinesias in 51 patients with Parkinsonism. J Neurol Neurosurg Psychiatry 34(6):668–673, 1971.
148. Colosimo, C, et al: Task force report on scales to assess dyskinesia in Parkinson's disease: Critique and recommendations. Mov Disord 25(9):1131, 2010.
149. Light, K, et al: The 2-Minute Walk Test: A tool for evaluating walking endurance in clients with Parkinson's disease. Neurology

Report (now JNPT) 21:136, 1997.
150. Borg, G: Psychophysical bases of perceived exertion. Med Sci Sports Exerc 14:377, 1982.
151. Parkinson's Disease Foundation: Orthostatic hypotension (low blood pressure) and Parkinson's. PDF News and Review pp 4-5, Fall 2011.
152. Guide for the Uniform Data Set for Medical Rehabilitation including the FIM Instrument, Version 5.0. State University of New York at Buffalo, Buffalo, 1996.
153. Bishop, M, et al: Changes in distal muscle timing may contribute to slowness during sit to stand in Parkinson's disease. Clin Biomech 20:112, 2005.
154. Ramsey, V, Miszko, T, and Horvat, M: Muscle activation and force production in Parkinson's patients during sit to stand transfers. Clin Biomech 19:377, 2004.
155. Duncan, R, Leddy, A, and Gammon, E: Five times sit-to-stand performance in Parkinson's disease. Arch Phys Med Rehabil 92:1431, 2011.
156. Schenkman, M, McFann, K, and Baron, A: Profile PD: Profile of function and impairment level experience with Parkinson's disease—clinimetric properties of a rating scale for physical therapist practice. JNPT 34:182, 2010.
157. McHorney, C, et al: The MOS 36-Item Short-Form Health Survey (SF-36) II. Psychometric and chemical and clinical tests of validity in measuring physical and mental health constructs. Med Care 31:247, 1993.
158. Gilson, B, et al: The Sickness Impact Profile: Development of an outcome measure of health care. Am J Publ Health 65:1304, 1975.
159. Petro, V, et al: The development and validation of a short measure of functioning and well being for individuals with Parkinson's disease. Qual Life Res 4:241, 1995.
160. Jenkinson, C, et al: Self-reported functioning and well-being in patients with Parkinson's disease: Comparison of the Short-Form Health Survey (SF-36) and the Parkinson's Disease Questionnaire (PDQ-39). Age Ageing 24:505, 1995.
161. Dean, K, et al: Physiotherapy for Parkinson's disease: A comparison of techniques. Cochrane Database of Systematic Reviews, 2001, Issue 1, Art. No.: CD002815. DOI: 10.1002/14651858.
162. Dean, K et al: Physiotherapy versus placebo or no intervention in Parkinson's disease. Cochrane Database of Systematic Reviews, 2001, Issue 3, Art. No.: CD002817. DOI: 10.1002/14651858.
163. Nieuwboer, A, et al Motor learning in Parkinson's disease: limitations and potential for rehabilitation. Parkinsonism Relat Disord 15(Suppl. 3), S53–58.
164. Abbruzzese, G, Trompetto, C, Marinell L: The rationale for motor learning in Parkinson's disease. Eur J Phys Rehabil Med 45(2):209, 2009.
165. Muslimovic, D, et al : Motor procedural learning in Parkinson's disease. Brain 130:2887, 2007.
166. Behrman, A, Cauraugh, J, and Light, K: Practice as an intervention to improve speeded motor performance and motor learning in Parkinson's disease. J Neurol Sci 174:127, 2000.
167. Lim, I, et al: Effects of external rhythmical cueing on gait in patients with Parkinson's disease: A systematic review. Clin Rehabil 19:695, 2005.
168. Donovan, S, et al: Laserlight cues for gait freezing in Parkinson's disease: An open-label study. Parkinsonism Relat Disord 17(4):240, 2011.
169. Lewis, G, Byblow, W, and Walt, S: Stride length regulation in Parkinson's disease: The use of extrinsic visual cues. Brain 123:2077, 2000.
170. Bryant, MS, et al: An evaluation of self-administration of auditory cueing to improve gait in people with Parkinson's disease. Clin Rehabil 23(12):1078, 2009.
171. Lowry, KA, et al: Use of harmonic ratios to examine the effect of cueing strategies on gait stability in persons with Parkinson's disease. Arch Phys Med Rehabil 91(4):632, 2010.
172. Del Olmo, M, and Cudeiro, J: Temporal variability of gait in Parkinson disease: Effects of a rehabilitation programme based on rhythmic sound cues. Parkinsonism Relat Disord 11:25, 2005.
173. Lehman, D, et al: Training with verbal instructional cues results in near-term improvement of gait in people with Parkinson disease. JNPT 29:2, 2005.
174. Freedland, R, et al: The effects of pulsed auditory stimulation on various gait measurements in persons with Parkinson's disease. Neuro Rehabil 17:81, 2002.
175. Jiang, Y, et al: Effects of visual and auditory cues on gait initiation in people with Parkinson's disease. Clin Rehabil 20:36, 2006.
176. Suteerawattananon, M, et al: Effects of visual and auditory cues on gait in individuals with Parkinson's disease. J Neurol Sci 219: 63, 2004.
177. Mak, M, and Hue-Chan, C: Audiovisual cues can enhance sit-to-stand in patients with Parkinson's disease. Mov Disord 19:1012, 2004.
178. Arias, P, and Cudeiro, J: Effects of rhythmic sensory stimulation (auditory, visual) on gait in Parkinson's disease patients. Exp Brain Res 186:589, 2008.
179. Rochester, L, et al: The effect of external rhythmic cues (auditory and visual) on walking during a functional task in homes of people with Parkinson's disease. Arch Phys Med Rehabil 86:999, 2005.
180. Morris, M, et al: Stride length regulation in Parkinson's disease. Normalization strategies and underlying mechanisms. Brain 119:551, 1996.
181. Nieuwboer, A, et al: The short-term effects of different cueing modalities on turn speed in people with Parkinson's disease. Neurorehabil Neural Repair 23(8):831, 2009.
182. Frazzitta, G, et al: Rehabilitation treatment of gait in patients with Parkinson's disease with freezing: A comparison between two physical therapy protocols using visual and auditory cues with and without treadmill training. Mov Disord 24:1139, 2009.
183. Lewis, G, Byblow, W, and Walt, S: Stride length regulation in Parkinson's disease: The use of extrinsic visual cues. Brain 123:2077, 2000.
184. Farley, BG: Intensive amplitude-specific therapeutic approaches for Parkinson's disease: Toward a neuroplasticity-principled rehabilitation model. Topics Geriatr Rehabil 24(2):99, 2008.
185. Farley, BG, and Koshland, GF: Training BIG to move faster: The application of the speed-amplitude relation as a rehabilitation strategy for people with Parkinson's disease. Exp Brain Res 167(3):462, 2005.
186. Brooks, M: "Training BIG" improves motor performance in Parkinson's disease. Medscape Medical News. Retrieved April 13, 2012, from www.medscape.com/viewarticle/723803.
187. Ebersbach, G, et al: Comparing exercise in Parkinson's disease—the Berlin LSVT(R)BIG study. Mov Disord 25(12):1902, 2010.
188. Louis, E: Paralysis agitans in the nineteenth century. In Factor, S, and Weiner, W: Parkinson's Disease—Diagnosis and Clinical Management. Demos, New York, 2002, p 13.
189. Peterson, B, et al: Changes in response of medial pontomedullary reticular neurons during repetitive cutaneous, vestibular, cortical and rectal stimulation. J Neurophysiol 39:564, 1976.
190. Voss, D, et al: Proprioceptive Neuromuscular Facilitation, ed 3. Harper & Row, New York, 1985.
191. Adler, S, Beckers, D, and Buck, M: PNF in Practice, ed 3. Heidelberg, Springer, 2008.
192. Benson, H: The Relaxation Response. Avon, New York, 1975.
193. Boelen, M: Health Professionals Guide to Physical Management of Parkinson's Disease. Human Kinetics, Champaign, IL, 2009.
194. Mak, M, Yang, F, and Pai, Y: Limb collapse, rather than instability, causes failure in sit-to stand performance among patients with Parkinson disease. Phys Ther 91:381, 2011.
195. Scandalis, T, et al: Resistance training and gait function in patients with Parkinson's disease. Am J Phys Med Rehabil 80:38, 2001.
196. Glendinning, D: A rationale for strength training in patients with Parkinson's disease. Neurology Report (now JNPT) 21:132, 1997.
197. Fiatarone, M, et al: High-intensity strength training in nonagenarians. Effects on skeletal muscle. JAMA 263:3029, 1990.
198. Judge, J, et al: Effects of resistive and balance exercises on isokinetic strength in older persons. J Am Geriatr Soc 42:937, 1994.
199. Wolfson, L, et al: Balance and strength training in older adults: Intervention gains and Tai Chi maintenance. J Am Geriatr Soc 44:498, 1996.
200. Dibble, L, et al: High intensity eccentric resistance training decreases bradykinesia and improves quality of life in persons with Parkinson's disease: A preliminary study. Parkinsonism Relat Disord 15(10): 752, 2009.
201. Hirsch, M, et al: The effects of balance training and high-intensity resistance training on persons with idiopathic Parkinson's disease. Arch Phys Med Rehabil 84:1109, 2003.
202. American College of Sports Medicine: ACSM's Guidelines for Exercise Testing and Prescription, ed 8. Lippincott Williams &

Wilkins, Philadelphia, 2010.
203. O'Sullivan, S, and Schmitz, T: Improving Functional Outcomes in Physical Rehabilitation. FA Davis, Philadelphia, 2010.
204. Clark, RA, et al: Validity and reliability of the Nintendo Wii Balance Board for assessment of standing balance. Gait Posture 31(3):307, 2010.
205. McGough, R, et al: Improving lower limb weight distribution asymmetry during the squat using Nintendo Wii Balance Boards and real-time feedback. J Strength Cond Res 26(1):47, 2012.
206. Williams, B, et al: The effect of Nintendo Wii on balance: A pilot study supporting the use of the Wii in occupational therapy for the well elderly. Occupat Ther Health Care 25(2/3):131, 2011.
207. Schyns, F, et al: Vibration therapy in multiple sclerosis: A pilot study exploring its effects on tone, muscle force, sensation and functional performance. Clin Rehabil 23(9):771, 2009.
208. Kavounoudias, A, Roll, R, and Roll, J: The plantar sole is a "dynamometric map" for human balance control. Neuroreport 9(14):3247, 1998.
209. Kavounoudias, A, Roll, R, and Roll, J: Specific whole-body shifts induced by frequency-modulated vibrations of human plantar soles. Neurosci Lett 266(3):181, 1999.
210. Cardinale, M, and Bosco, C: The use of vibration as an exercise intervention. Exerc Sport Sci Rev 31(1):3, 2003.
211. Kossev, A, et al: Crossed effects of muscle vibration on motor-evoked potentials. Clin Neurophysiol 112(3):453, 2001.
212. Pozo-Cruz, B, et al: Using whole-body vibration training in patients affected with common neurological diseases: A systematic literature review. J Alternat Complem Med 18(1):29–41, 2012.
213. Lau, R, et al: Effects of whole-body vibration on sensorimotor performance in people with Parkinson disease: A systematic review. Phys Ther 91(2):198, 2011.
214. King, L, Almeida, Q, and Ahonen, H: Short-term effects of vibration therapy on motor impairments in Parkinson's disease. NeuroRehabilitation 25(4):297, 2009.
215. Haas, C, et al: The effects of random whole-body-vibration on motor symptoms in Parkinson's disease. NeuroRehabilitation 21(1):29, 2006.
216. Morris, M: Locomotor training in people with Parkinson disease. Phys Ther 86(10):1426, 2006.
217. Behrman, A, Teitelbaum, P, and Cauraugh, J: Verbal instructional sets to normalize the temporal and spatial gait variables in Parkinson's disease. J Neurol Neurosurg Psychiatry 65:580, 1998.
218. Roberta, W: Analysis of parallel and transverse visual cues on the gait of individuals with idiopathic Parkinson's disease. Int J Rehabil Res 34(4):343, 2011.
219. Pohl, M, et al: Immediate effects of speed-dependent treadmill training on gait parameters in early Parkinson's disease. Arch Phys Med Rehabil 84:1760, 2000.
220. Miyai, I, et al: Treadmill training with body weight support: Its effect on Parkinson's disease. Arch Phys Med Rehabil 81:849, 2000.
221. Miyai, I, et al: Long-term effect of body weight–supported treadmill training in Parkinson's disease: A randomized controlled trial. Arch Phys Med Rehabil 83:1370, 2002.
222. Toole, T, et al: The effects of loading and unloading treadmill walking on balance, gait, fall risk, and daily function in parkinsonism. NeuroRehabilitation 20:307, 2005.
223. Herman, T, et al: Six weeks of intensive treadmill training improves gait and quality of life in patients with Parkinson's disease: A pilot study. Arch Phys Med Rehabil 88(9):1154, 2007.
224. Frenkel-Toledo, S, et al: Treadmill walking as an external pacemaker to improve gait rhythm and stability in Parkinson's disease. Mov Disord 20(9):1109, 2005.
225. Cakit, B, et al: The effects of incremental speed-dependent treadmill training on postural instability and fear of falling in Parkinson's disease. Clin Rehabil 21:698, 2007.
226. Fisher, B, et al: The effect of exercise training in improving motor performance and corticomotor excitability in people with early Parkinson's disease. Arch Phys Med Rehabil 89:1221, 2008.
227. Kurtais, Y, et al: Does treadmill training improve lower-extremity tasks in Parkinson disease? A randomized controlled trial. Clin J Sport Med 18(3):289, 2008.
228. Protas, E, et al: Gait and step training to reduce falls in Parkinson's disease. NeuroRehabilitation 20:183, 2005.
229. Ford, MP, et al: Gait training with progressive external auditory cueing in person's with Parkinson's disease. Arch Phys Med Rehabil 91(8):1255, 2010.
230. Pfeifer, M, Begerow, B, and Minne, H: Effects of a new spinal orthosis on posture, trunk strength, and quality of life in women with postmenopausal osteoporosis: A randomized trial. Am J Phys Med Rehabil 83(3):177, 2004.
231. Pfeifer, M, et al: Effects of two newly developed spinal orthoses on trunk muscle strength, posture, and quality-of-life in women with postmenopausal osteoporosis: A randomized trial. Am J Phys Med Rehabil 90(10):805, 2011.
232. Lantz, SA, and Schultz, AB: Lumbar spine orthosis wearing. II. Effect on trunk muscle myoelectric activity. Spine 11(8):838, 1986.
233. Schmidt, K, et al: Influence of spinal orthosis on gait and physical functioning in women with postmenopausal osteoporosis. Orthopade 41(3):200, 2012.
234. Mehanna, R, and Jankovic, J: Respiratory problems in neurologic movement disorders. Parkinsonism Relat Disord 16(10):628, 2010.
235. Koseoglu, F, et al: The effects of a pulmonary rehabilitation program on pulmonary function tests and exercise tolerance in patients with Parkinson's disease. Funct Neurol 12:319, 1997.
236. Inzelberg, R, et al: Inspiratory muscle training and the perception of dyspnea in Parkinson's disease. Can J Neurol Sci 32:213, 2005.
237. Bergen, J, et al: Aerobic exercise intervention improves aerobic capacity and movement initiation in Parkinson's disease patients. NeuroRehabilitation 17:161, 2002.
238. Meyer, TK: The larynx for neurologists. Neurologist 15(6):313, 2009.
239. Fox, CM, et al: The science and practice of LSVT/LOUD: Neural plasticity-principled approach to treating individuals with Parkinson disease and other neurological disorders. Semin Speech Lang 27(4): 283, 2006.
240. Baumgartner, CA, Sapir, S, and Ramig, TO: Voice quality changes following phonatory-respiratory effort treatment (LSVT) versus respiratory effort treatment for individuals with Parkinson disease. J Voice 15(1):105, 2001.
241. Liotti, M, et al: Hypophonia in Parkinson's disease: Neural correlates of voice treatment revealed by PET. Neurology 60(3):432, 2003.
242. Spielman, JL, Borod, JC, and Ramig, L: The effects of intensive voice treatment on facial expressiveness in Parkinson disease: Preliminary data. Cogn Behav Neurol 16(3):177, 2003.
243. Bergen, J, et al: Aerobic exercise intervention improves aerobic capacity and movement initiation in Parkinson's disease patients. NeuroRehabilitation 17:161, 2002.
244. Schenkman, M, et al: Endurance training to improve economy of movement of people with Parkinson disease: Three case reports. Phys Ther 88:63, 2008.
245. Pedersen, S, et al: Group training in parkinsonism: Quantitative measurements of treatment. Scand J Rehabil Med 22:207, 1990.
246. States, R, Spierer, D, and Salem, Y: Long-term group exercise for people with Parkinson's disease: A feasibility study. JNPT 35:122, 2011.
247. Taylor, M: Yoga therapeutics in neurologic physical therapy: Application to a patient with Parkinson's disease. Neurology Report (now JNPT) 25(2):55–62, 2001.
248. Taylor, M: Yoga therapeutics in neurologic physical therapy: Application to a patient with Parkinson's disease. Neurology Report (now JNPT) 25(2):55, 2001.
249. Lee, MS, Lam, P, and Ernst, E: Effectiveness of Tai Chi for Parkinson's disease: A critical review. Parkin Relat Disord 14: 589, 2008.
250. Fuzhong, L, et al: Tai Chi–based exercise for older adults with Parkinson's disease: A pilot-program evaluation. J Aging Phys Act 15(2):139, 2007.
251. Hackney, ME, and Earhart, GM: Tai Chi improves balance and mobility in people with Parkinson disease. Gait Posture 28(3):456, 2008.
252. King, L, and Horak, F: Delaying mobility disability in people with Parkinson disease using a sensorimotor agility exercise program. Phys Ther 89:384, 2009.
253. Lun, V, et al: Comparison of the effects of a self-supervised home exercise program with a physiotherapist-supervised exercise program on the motor symptoms of Parkinson's disease. Mov Disord 20:971, 2005.
254. Nocera, J, Horvat, M, and Ray, CT: Effects of home-based exercise

on postural control and sensory organization in individuals with Parkinson disease. Parkinsonism Relat Disord 15(10):742, 2009.

推荐阅读

PDF Exercise Program. Available from the Parkinson Disease Foundation, New York, www.pdf.org. For the clinician.

Toolkit.Parkinson.org. Contains information on symptoms, diagnosis, evaluation, treatment, and referral resources to find specialists in the patient's area. For clinicians, patients, and caregivers.

Motivating Moves for People with Parkinson's (video divided into three sections: "How to Do Motivating Moves" [45 min], "The Exercise Class" [36 min], and "Practical Tips for Daily Living" [4 min]). Available from the Parkinson Disease Foundation, New York, www.pdf.org.

附录 18.A MDS UPDRS 计分表

________________	____ ____ ____	__ __ - __ __ - __ __ __ __	____ ____ ____
患者姓名或 ID	地方 ID	评估时间	评估者缩写

MDS UPDRS 计分表

1A	信息来源	□患者 □陪护者 □患者 + 陪护者
第一部分		
1.1	认知损害	
1.2	幻觉和精神病	
1.3	抑郁心境	
1.4	焦虑心境	
1.5	无兴趣	
1.6	DDS 特征	
1.6a	填问卷者	□患者 □陪护者 □患者 + 陪护者
1.7	睡眠问题	
1.8	白天困倦	
1.9	痛觉及其他感觉	
1.10	小便问题	
1.11	便秘问题	
1.12	站立后头晕	
1.13	疲劳	
第二部分		
2.1	言语	
2.2	唾液及流口水	
2.3	咀嚼及吞咽	
2.4	进食功能	
2.5	穿衣	
2.6	卫生	
2.7	书写	
2.8	爱好和其他活动	
2.9	床上翻身	
2.10	震颤	
2.11	起床	
2.12	步行及平衡	
2.13	冻结	
3a	患者服药吗?	□是 □否
3b	患者的临床状态	□开 □关
3c	患者服用左旋多巴吗?	□是 □否
3c1	如果是,距离最后服药时间	
第三部分		
3.1	言语	
3.2	面部表情	
3.3a	肌强制—颈部	
3.3b	肌强直—右上肢	
3.3c	肌强直—左上肢	
3.3d	肌强直—右下肢	
3.3e	肌强直—左下肢	
3.4a	手指敲击—右手	
3.4b	手指敲击—左手	
3.5a	手运动—右手	
3.5b	手运动—左手	
3.6a	旋前 - 旋后运动—右手	
3.6b	旋前 - 旋后运动—左手	
3.7a	足趾敲击—右足	
3.7b	足趾敲击—左足	
3.8a	下肢灵活度—右下肢	
3.8b	下肢灵活度—左下肢	
3.9	从椅子上站立	
3.10	步态	
3.11	冻结步态	
3.12	姿势稳定性	
3.13	姿势	
3.14	自发整体运动	
3.15a	姿势震颤—右手	
3.15b	姿势震颤—左手	
3.16a	运动性震颤—右手	
3.16b	运动性震颤—左手	
3.17a	静止性震颤幅度—右上肢	
3.17b	静止性震颤幅度—左上肢	
3.17c	静止性震颤幅度—右下肢	
3.17d	静止性震颤幅度—左下肢	
3.17e	静止性震颤幅度—口唇 / 下颌	
3.18	静止性震颤恒定性	
	存在运动障碍吗?	□是□否
	这些运动影响评估吗?	□是□否
	Hoehn and Yahr 分期	
第四部分		
4.1	运动障碍时间	
4.2	运动障碍对功能的影响	
4.3	“关”期的时间	
4.4	症状波动对功能的影响	
4.5	运动波动的复杂性	
4.6	“关”状态的痛性肌张力障碍	

早期/轻度 PD 患者的瑜伽步骤 附录 18.B

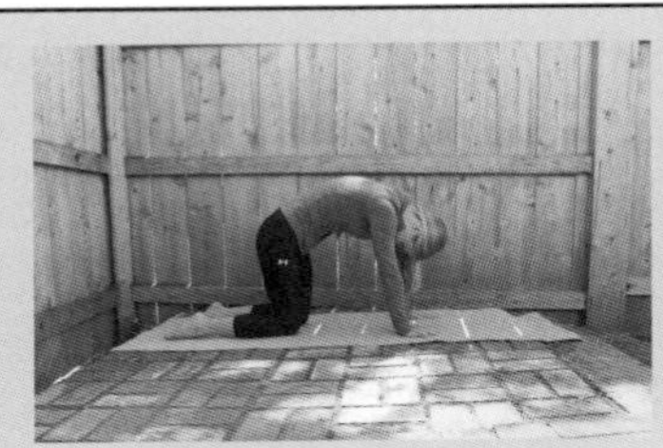	Marjaryasana（猫式）	1. 手膝位开始，桌面姿势。 2. 呼气时弓背向上指向天花板，维持 5s
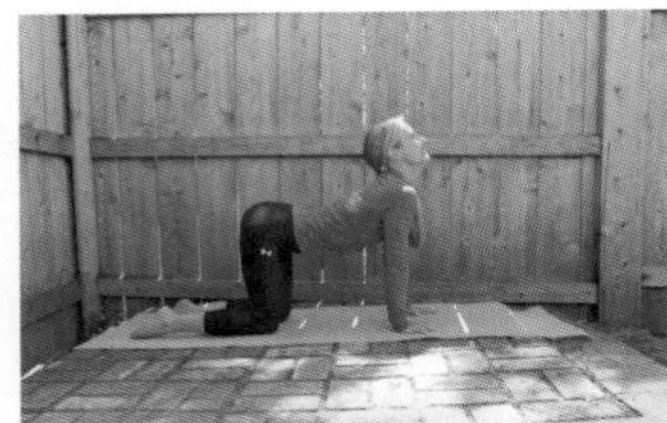	Bitilasana（牛式）	1. 吸气时将坐骨及胸骨向天花板方向抬高，维持 5s
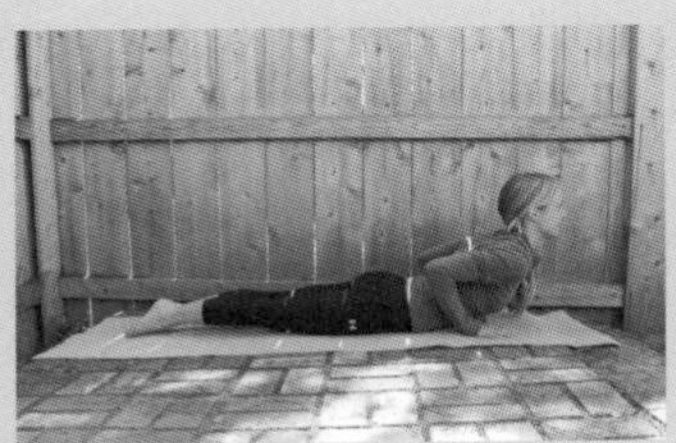	Bhujanga（眼镜蛇式）	1. 躺在肚子上，手在肩下方 2. 吸气时将手下压，使肩部及躯干抬离垫面，维持 5s
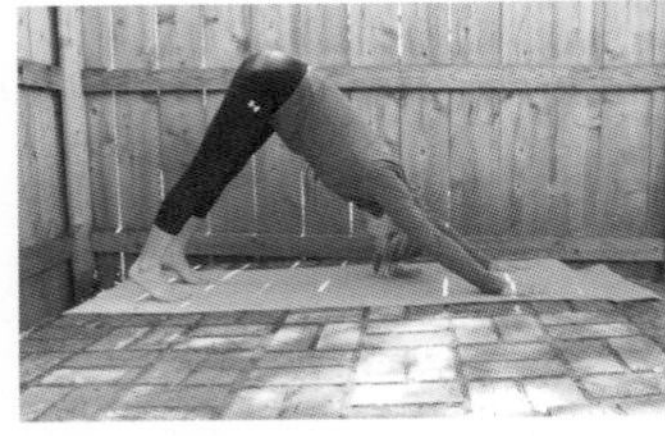	Adho Mukha Svanasana（面朝下的狗式）	1. 开始于桌面姿势 2. 吸气时抬高膝关节及躯干，形成倒"V"字形 3. 推肩胛骨，将背部和足跟离开地面 4. 维持 5s
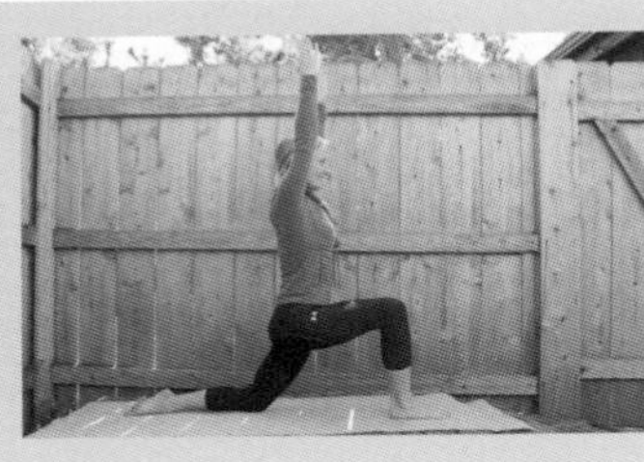	Anjaneyasana（弓箭步式）	1. 将右下肢向前迈一步，左膝关节接触地面 2. 吸气时将双上肢上举，牵拉躯干向前
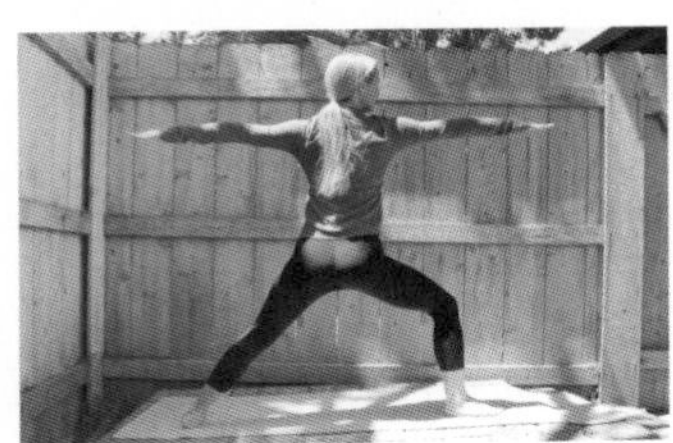	Virabhadrasana Ⅱ（战士Ⅱ式）	1. 从弓箭步站立，保持右膝屈曲、左膝伸直 2. 右足直向前，左足旋转 90° 3. 保证左足边缘保持在地面上 4. 右上肢前伸，左上肢后伸，呈沉入姿势，看右手指

晚期 PD 患者的瑜伽步骤

	体式	步骤
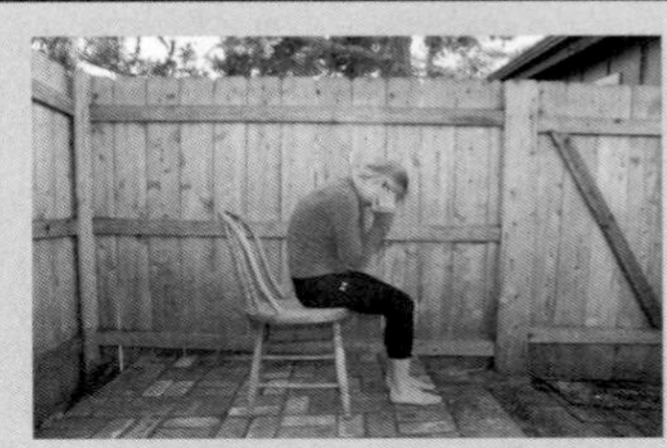	Marjaryasana(猫式)	1. 起始时坐在椅子边缘(身体在椅子前部),坐直双手放在头两侧 2. 呼气时将脊柱弓向椅背,肩关节及头向前,双肘关节接触,维持 5s
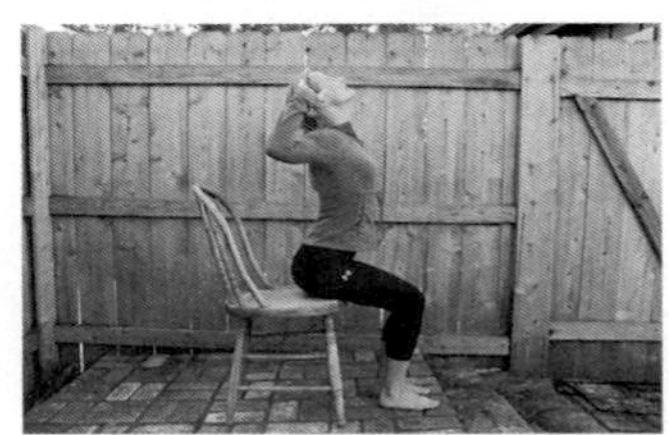	Bitilasana(牛式)	1. 吸气时将背部形成弓形,眼睛向上看扩展胸部和肘部,维持 5s
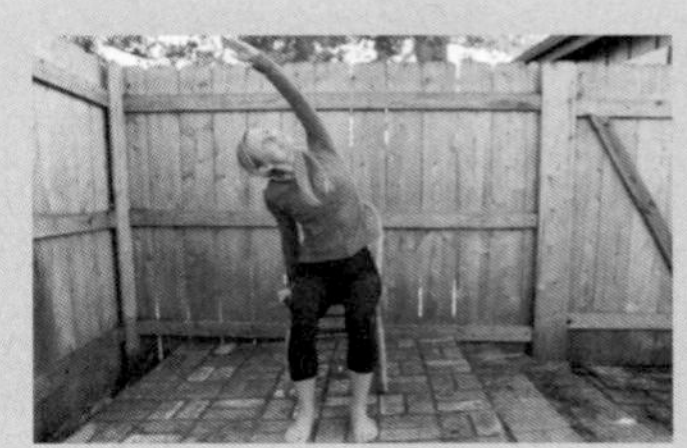	Parighasana(椅上门式)	1. 起始坐直位,右手支撑在椅上,左上肢上举,掌心向(椅上门式)面部 2. 深吸气 3. 呼气时躯干向右侧侧屈,看左手,维持 5s 4. 对侧重复做
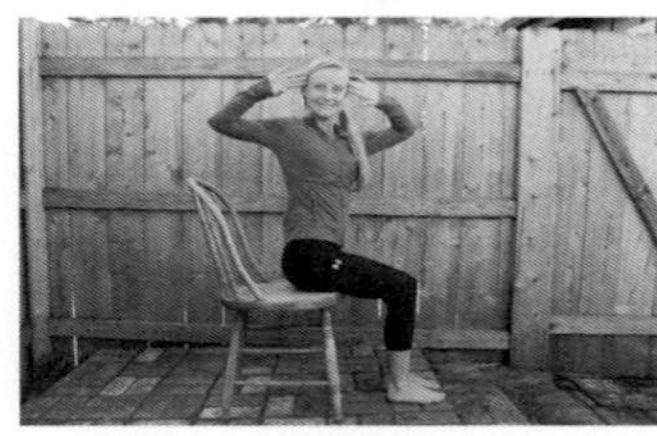	Ardha atsyendrasana (椅上脊柱旋转式)	1. 坐直,双手放在头两侧 2. 深吸气 3. 呼气时躯干转向一侧,维持 5s 4. 对侧重复做
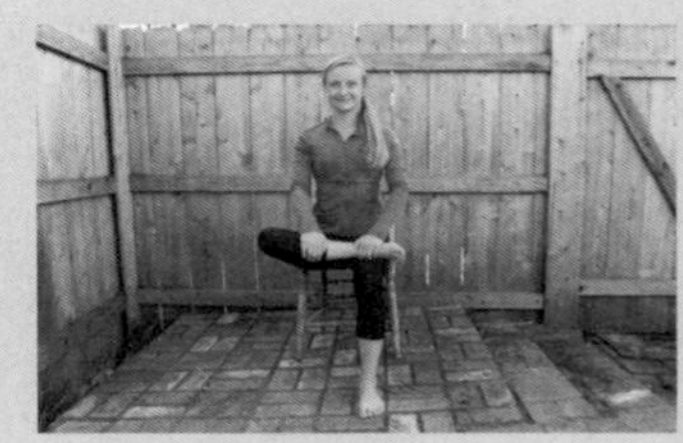	Eka Pada Rajakapotasana (椅上鸽子式)	1. 起始坐直位,双退交叉,右踝放在左膝上 2. 呼气时躯干从臀部前倾,保持脊柱伸直,维持 5s 3. 对侧重复做
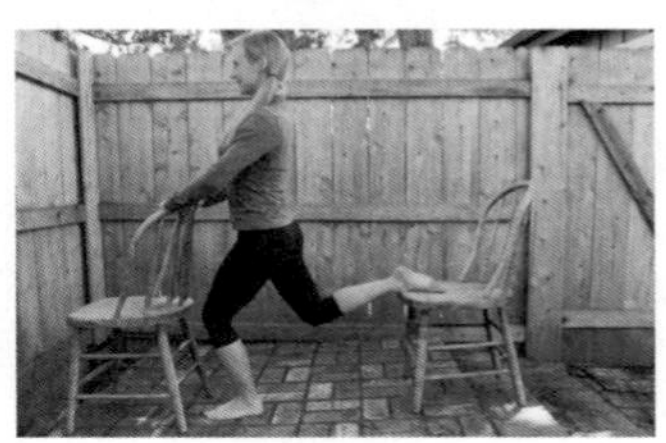	Anjaneyasana (改进弓箭步式) 变化 A(高级) 变化 B(初级)	变化 A 1. 在一个稳定支撑面上站稳 2. 左足放在后面的椅子上 3. 脊柱伸直呼气,右膝关节屈曲,骨盆向前,维持 5s 4. 对侧重复做

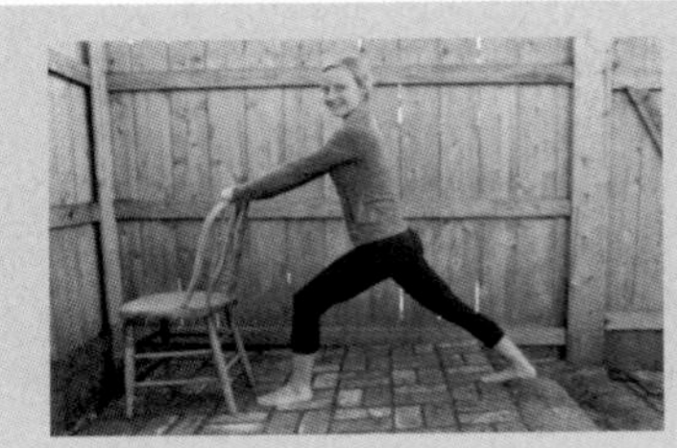		变化B 1. 在一个稳定支撑面上站稳,左足在前,右足在后 2. 脊柱伸直呼气,左膝屈曲,右膝伸直,维持5s 3. 对侧重复做
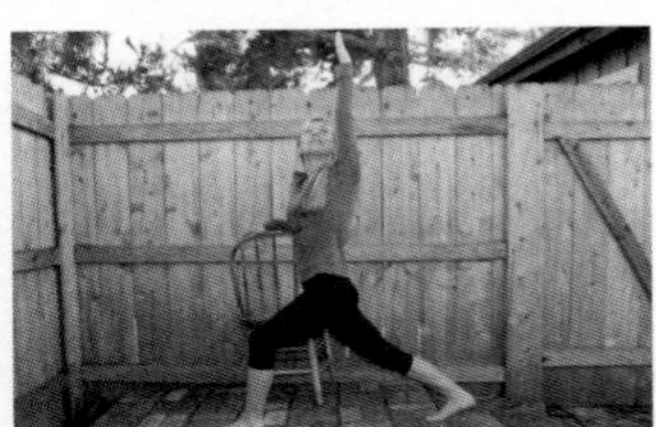	Utthita Parsvakonasana (改进伸展侧角式)	1. 用右手扶住稳定平面,左足在前,右足在后 2. 在维持脊柱伸直姿势时左膝屈曲使骨盆前移,右膝伸直 3. 呼气时左上肢上举,将头转向左侧,看左手,维持5s 4. 对侧重复做

附录 18.C 面向临床医师、PD 患者及家属的网站资源

国家帕金森基金会(NPF)	www.parkinson.org www.parkinson.org/books(free publications available for download) www.parkinson.org/library(broader library resources for professionals) www.parkinson.org/search(registry of health professionals or support groups by local area) helpline@parkinson.org:provides dialogue for outreach and education www.toolkit.parkinson.org(Aware in Care kit for patients to bring with them for hospital stays)
PD 基金会(PDF)	www.pdf.org
美国 PD 协会(APDA)	www.apdaparkinso
世界 PD 协会(WPDA)	www.wpda.org
加拿大 PD 协会	www.parkinson.ca
年轻发病 PD 协会	www.yopa.org
年轻 PD 患者信息及转介中心	www.youngparkinsons.org
Michael J. FoxPD 研究基金会	www.michaeljfox.org
PD 联盟	www.parkinsonalliance.net
PD 行动网站	www.ParkActNet@AOLcom
PD 研究所	www.parkinsoninstitute.org
与 PD 患者生活的人们	www.plwp.org
了解 PD	www.understandingparkinson'.com
美国残疾法案:ADA 网页	www.usdoj.gov/crt/ada
医疗保险信息	http://cms.hhs.gov
社会保障在线	www.ssa.gov
神经功能障碍和脑卒中国家研究所(PD 信息网页)	www.ninds.nih.gov/disorders/parkinsons_disease/parkinsons_disease.htm
国家医学图书馆	www.nim.nih.gov
神经病学档案	http://archneur.ama-assn.org
神经病学	www.neurology.org
退伍军人事务部	www.va.gov
国家家庭陪护协会(NFCA)	www.nfcacares.org
PD 陪护信息	www.myparkinsons.org
好配偶基金会	www.wellspouse.org
美国神经病学学会(ANN)	www.aan.com(AAN members, professionals) www.aan.com/public(public education)
国家康复信息中心	www.naric.com
辅助技术能力中心	www.abilityhub.com
ABLEDATA(辅助技术)	www.abledata.com
残疾在线	www.disabledonline.com
与犬相伴的生活	www.k94life.org

(王 强 孟萍萍 译)

颅脑创伤

第19章

George D. Fulk, PT, PhD Coby D. Nirider, PT, DPT

学习目标

1. 描述颅脑创伤的病理生理。
2. 分析颅脑创伤患者认知、神经行为和神经肌肉损害对结局的影响。
3. 确定颅脑创伤患者管理的不同小组成员和环境。
4. 比较和对比持续性植物状态和最小意识状态。
5. 明确中重度颅脑创伤患者急性期恢复中物理疗法检查的关键成分。
6. 为急性期中重度颅脑创伤患者制定医疗计划。
7. 在主动康复时期对中重度颅脑创伤患者进行物理治疗检查时选择有循证基础的结局测量工具。
8. 解释认知和神经行为损害对主动康复期物理治疗方案的影响。
9. 为主动康复期的中重度颅脑创伤患者制定医疗方案。
10. 在轻度颅脑创伤患者的物理治疗检查过程中选择有循证依据的结局测量工具。
11. 为轻度颅脑创伤患者列出重新回归娱乐的时间表。
12. 为轻度颅脑创伤患者制定医疗方案。

章节大纲

颅脑创伤(Traumatic Brain Injury,TBI)被定义为“由外力导致脑功能发生改变或者出现脑病理学变化迹象”[1]。TBI 患者是治疗师遇到的最有挑战的人群之一,脑损伤可影响多个身体系统并且发生继发性损害的可能性很高,因此物理治疗师必须熟知多种不同的检查程序以及干预技术。由于患者在恢复过程中出现行为困难,治疗对象为此类人群的治疗师也必须掌握很强的沟通和处理人际关系的技巧,能够快速有效的对环境变化作出反应,具备敏锐的观察能力。由于这些以及其他一些因素,这些患者的治疗会使得治疗师在精神和身体上感到困难和疲惫。然而,帮助严重脑损伤患者患者回归家庭或者学校所获得的成就使得康复治疗中遇到的挑战变得微不足道。

脑损伤患者经历了跨度很广的连续治疗,包括重症监护病房、急性期病房、康复中心、社区回归计划、门诊治疗、学校、职业康复和辅助生活中心。因为出现的损害和并发症范围较广,TBI 患者的康复需要很强的跨学科团队合作。物理治疗师是此团队的重要成员。在所有团队成员之间进行开放的沟通,这对保障安全、及时和持续的治疗是非常必要的。无论在任何条件下都应该记住,患者是团队的中心成员。

流行病学和影响

在美国,颅脑创伤是导致死亡和残疾的首要原因。美国每年有近 170 万患者因颅脑创伤于急诊病房就诊[2-4]。这些人中的 5 万人因损伤死亡并且 30 万人需要住院[3]。这些数字很可能低于实际的 TBI 发生率。军队的人员、其他非急诊病房住院治疗的患者和许多运动相关的损伤经常没有被记录[2]。

跌倒是最主要原因(32%),然后依次为机动车 / 交通事故(19%),意外事件(18%),和袭击(10%)[3,4]。儿童、年龄较大的青少年 / 年轻的成年人(25 岁以下)和老年人的颅脑创伤风险最高。颅脑创伤最常见于幼儿(0~4 岁)。然而,老年人(65 岁及以上)TBI 的最常见结局为住院和死亡[3,4]。

TBI 对卫生系统、社会以及个人的影响很大。在美国有将近 530 万患者因 TBI 致残[5]。超过四成的患者损伤后一年仍不能工作，三分之一难于融入社会[6]。四分之一的中重度 TBI 患者需要日常生活活动（Activities of Daily Living，ADL）辅助，并且将近 40% 的患者患有精神和身体健康状况不良[6]。

损伤机制和病理生理

颅脑创伤是一种异质性损害，有着多种广泛的病理生理机制[7]。脑损伤源于导致脑组织同物体（头骨或者穿通物体）发生直接接触的、快速的加速、减速力量或者爆炸的冲击波[8]。一般来说，脑组织损害可被分为原发性损害或者继发性损害，前者由对脑组织的直接作用导致，后者源于一系列的生化、细胞和分子的变化，由最初损伤和损伤相关的缺氧、水肿和颅内压（intracranial pressure，ICP）升高引起，并且随时间逐渐进展[7,9]。

原发性损伤

原发性 TBI 源于脑组织同物体（例如骨性颅骨或者外部物体如子弹或者造成穿通伤的锐器）的接触或者脑的快速加速 / 减速运动。接触损伤通常引起挫伤、裂伤和颅内血肿。当大脑同颅骨内侧面的骨性突起接触或者损害来源于穿通物体时，这种损伤一般本质上为局部损害。常见的局部损害为颞极前部、额极、外侧及下颞叶皮层、眶额皮层。

加速和减速导致脑内产生撕扯牵拉和挤压的力量，引起**弥漫性轴索损伤**（Diffuse Axonal Injury，DAI）、组织撕裂和颅内出血[9]，弥漫性轴索损伤是多数中重度 TBI 患者的主要损害机制[10]。它常见于高速的机动车事故（motor vehicle accidents，MVAs）中，在一些体育相关的 TBI 中也可见到[11,12]。弥漫一词有些令人误解，因为 DAI 通常发生的区域较为离散：脑内皮层的矢状窦旁白质、胼胝体和毗邻小脑上脚的脑桥 - 中脑连接[13]。DAI 的机制是微观的，因此 CT 和 MRI 上经常少见端倪。加速 / 减速力量导致神经元内神经纤维细丝的断裂，引起轴索 Wallerian 变性[13]。

爆炸性损伤

爆炸伤被认为是美国中东军事冲突中的标志性损伤[14,15]。当爆炸装置引爆引起短暂的震动波，可导致脑损伤[15,16]。原发性爆炸损伤由爆炸超压力作用于器官（在此为大脑）导致，继发性损伤由弹片和其他物体被抛向人体导致。当伤员向后猛冲并且撞到物体时则发生三级损伤。虽然确切的机制仍然没有充分被阐明，但原发性爆炸伤似乎可能通过三种机制发生：①直接穿过颅骨的爆炸波传播；②来自冲击波的动能通过脉管系统传递，这引起通向大脑的血管内压力变化并且；③胸腹部受压以及震波通过血管或脑脊液（cerebrospinal fluid，CSF）传播引起脑脊液或者静脉压力升高[15,16]。爆炸相关的脑损伤可导致水肿、挫伤、DAI、血肿和出血[17,18]。爆炸性 TBI 其严重程度范围较大，可为轻度（爆炸性脑震荡）到中度和致命程度。

继发性损伤

除了缺氧、低血压、缺血、血肿和 ICP 升高等继发效应，继发性细胞死亡是组织损害之后发生的一系列分子事件的结果。继发过程在数小时和数天内发生，包括谷氨酸神经毒性、钙离子内流和其他离子、自由基释放，细胞因子和炎性反应，这些可导致细胞死亡[8,9]。谷氨酸和其他兴奋性神经递质加重离子通道开放并且导致脑肿胀和升高 ICP[8]。缺血缺氧损害缘于流向脑组织的含氧血流不足。它可导致系统性低血压、缺氧或大脑特定血管供血区的损害。因为大脑由坚硬的颅骨覆盖，肿胀、异常的脑脊液流动或者血肿可能引起 ICP 升高。血肿通常根据发生部位（硬膜外、硬膜下或脑内）分类。正常 ICP 为 5~20cm H_2O[19]。严重的 ICP 升高通常导致脑疝，需要立即进行急诊治疗。脑疝的常见类型为沟回疝、中央疝和扁桃体疝。

原发性和继发性损伤机制并不是相互排斥，通常不是单独发生，牢记这点十分重要。这也是 TBI 造成的影响覆盖国际功能残疾和健康分类（International Classification of Functioning，Disability，and Health，ICF）如此之广的一个原因。

颅脑创伤后遗症

颅脑创伤同神经肌肉、认知和行为损害广泛相关，可导致活动受限、社会参与受限并且生活质量下降[20]。知识点 19.1 列出了一些同 TBI 相关的主要身体结构 / 功能损害。虽然物理治疗干预主要强调同活动有关的躯体障碍，TBI 相关的认知和行为变化往往导致更严重的残疾。

知识点 19.1 常见颅脑创伤相关损害

神经肌肉

偏瘫
肌张力异常
运动功能
姿势控制

认知

觉醒水平
注意
专注力
记忆
学习
执行功能

神经行为

激惹 / 攻击
脱抑制
淡漠
情感依赖
心理弹性
冲动
易怒

交流

吞咽

神经肌肉损伤

TBI 患者常有运动功能损害[21]。上肢(upper extremity, UE)和下肢(lower extremity, LE)瘫痪[21,22],协调性障碍[21-23],姿势控制障碍[21,22,24~28],肌张力异常[22]和步态异常[21,27]可能终生存在[21]。异常的不自主运动相对少见,例如:震颤、舞蹈样动作以及肌张力障碍。患者也可能存在躯体感觉功能损害,这与病灶部位相关。

认知损伤

认知是认识和应用信息的心理过程。由于很多认知过程在本质上的复杂性,对很多不同认知功能进行精确的神经解剖结构定位是很困难的。然而很多认知功能由额叶控制。这使得 TBI 患者尤其容易存在认知损害。认识包括很多复杂的神经过程,包括学习和执行功能[29-31]。执行功能可以分为以下主要方面:计划、认知灵活性、启蒙和自我调节、反应抑制和串行顺序、测序[31]。第 27 章认知和知觉障碍对此进行了深入的讨论。

意识水平改变较为常见。急性期病房的 TBI 患者有 10%~15% 出院时为植物状态[32],而最小意识状态的发生率高于植物状态[33]。**昏迷**、**植物状态**和**最小意识状态**都是严重脑损伤后常见的意识障碍。许多严重的损伤以昏迷为初始症状。昏迷状态时觉醒系统未发挥功能。患者不睁眼,没有睡眠 / 觉醒周期,依赖呼吸机。听觉和视觉功能不存在,也没有认知或者交流功能[33,34]。异常运动和姿势反射可能存在。昏迷通常不会永远持续。患者可能转为脑死亡,进入植物状态或者最小意识状态,或者完全清醒。

植物状态的觉醒和意识之间存在失联[34]。更高级的中枢神经系统(central nervous system, CNS)中心同脑干没有整合。脑干可管理基本的心脏、呼吸和其他植物神经功能,患者可以脱离呼吸机。睡眠 / 觉醒周期存在。虽然对周围环境的意识缺失,患者仍可能睁眼,存在睡眠 / 觉醒周期。患者可被声音或者视觉刺激惊吓并且可短暂的定位声音或者视觉刺激,可能存在反射性的笑 / 哭[33,34],对有害刺激可存在回撤反应。虽然植物状态患者看上去存在有目的性的运动,但这些运动只是对外界刺激无目的性的和反射性的反应,而且不能够重复。植物状态的患者在一段时期内可能没有有意义的动作或者认知功能,并且完全缺乏对自我和环境的意识,如果超过一定的时间则称之为永久植物状态。对于 TBI 患者这段时间可为一年,缺氧性脑损伤患者为 3 个月[35,36]。

最小意识状态存在最小的对自我或者环境意识的表现。认知介导的行为产生不一致,但是可重复并且维持以至于区别于反射性行为[33]。类似于植物状态,其睡眠 / 觉醒周期存在。然而,最小意识状态患者对有害刺激不发生回撤或者姿势反应,而是定位有害刺激并且有时可能伸手去碰触物体[33,34]。患者可对声音定位并且表现出持续的注视和视追踪[33]。

常用的形容其他意识水平改变的词有木僵和迟钝。木僵是一个无反应状态,患者仅可被强烈、重复的感觉刺激短暂唤醒。迟钝的患者经常睡觉,并且唤醒时表现为警觉性及对周围环境兴趣降低和反应延迟。

神经行为损伤

患者在整个恢复过程中表现出明显的行为改变。这些损害同认知损害紧密相关,并且从长远来看比躯体残疾更加影响患者的自理能力。常见的行为异常后遗症包括强烈的挫折感、易激惹、不懂变通、攻击性、冲动和易怒[31]。

交流

脑损伤后的语言和交流损害一般来说在本质上是非失语性的[37],并且同认知损害相关。常见的语言和交流损害包括口语或者书写交流的无序和不切题,语言表达含糊,找词困难和无抑制性的及不适宜场合的语言。患者可能也表现为以下方面的困难,在纷扰的环境下交流,判别社交线索和调整交流内容以适应环境要求[38]。交流损害可以影响就业、融入社会和生活质量[39,40]。第 28 章神经源性语言障碍提供了更加详细的交流障碍和干预策略。

自主运动异常

交感神经活性增加是对创伤正常的反应;TBI 后这种反应可能变得过度。交感活性升高导致心率增加、呼吸变快和血压升高、多汗和发热[41,42]。其他自主神经功能损害包括去大脑和去皮层姿势、高张力和磨牙[42]。发作性交感神经功能亢进一词精确的描述了这种表现[41]。重症监护病房的 TBI 患者,其发作性交感神经功能亢进的发生率为 8%~33%[42]。

颅脑创伤后癫痫发作

12%~50% 的重度 TBI 患者会发生创伤后癫痫[43~45]。对于严重损伤的成年人来说,苯妥英钠(一种抗惊厥药物)可有效减少早期创伤后癫痫发作的风险[46]。

继发性损伤和医学并发症

由于 TBI 患者很可能长期不动和并发其他损害,有发生很多继发性损害和其他内科疾病的风险。高达 50% 的严重颅脑创伤患者有胃肠疾病,45% 的有泌尿系统问题,34% 有呼吸系统问题,32% 可能存在心血管方面的问题并且 21% 有皮肤并发症[47]。知识点 19.2 列出了一些同颅脑创伤相关的较为常见的继发性损害和合并损伤[45,48~50],包括大便失禁、深静脉血栓(deep vein thrombosis, DVT)、异位骨化、压疮、肺炎和慢性疼痛。

知识点 19.2 继发性损害和合并损伤

- 深静脉血栓
- 异位骨化
- 压疮
- 肺炎
- 慢性疼痛
- 挛缩
- 耐力降低
- 肌肉萎缩
- 骨折
- 周围神经损害

诊断和预后

使用格拉斯哥昏迷量表(Glasgow Coma Scale,GCS)一般将颅脑创伤分为重型、中型或者轻型(图 19.1)[51]。GCS 由 Teasdale 和 Jennett 设计[51],是应用最广泛的临床量表,可评价意识水平和帮助确定和对损伤程度进行分级。GCS 由三个反应评分组成:运动、语言和睁眼反应。每个反应的评分相加提供一个总分,介于 3~15 之间。3 到 8 分被定为重型,9~12 分定为中型,13~15 分为轻型脑损伤。表 19.1 提供了一些特征性表现来区别轻型、中型和重型脑损伤。然而这些分级可能产生误导,因为轻型 TBI 可能对整个 ICF 范畴产生显著的影响。

格拉斯哥昏迷量表	
活动	评分
睁眼	
自发	4
语言反应	3
疼痛	2
无反应	1
最佳运动反应	
跟随运动指令	6
定位	5
回缩	4
异常屈曲	3
伸肌反应	2
无反应	1
语言反应	
切题	5
不切题	4
不适当语言	3
无法理解的声音	2
无反应	1

图 19.1 格拉斯哥昏迷量表

表 19.1 轻度、中度、重度颅脑创伤的特征

轻度 TBI	中度 TBI	重度 TBI
LOC:0~30min	>30min 和 <24h	>24h
AOC:短 >24h	>24h	>24h
PTA:0~1 天	>1 和 <7 天	>7 天
GCS:13~15	9~12	<9
神经影像学:正常	正常或者异常	正常或者异常

TBI= 颅脑创伤,LOC= 意识丧失,AOC= 意识改变,PTA= 创伤后健忘,GCS= 格拉斯哥昏迷量表

由于脑损伤伴随的认知、运动和神经行为范围较广,即便对于有经验的临床医生也很难为这些患者确定和预测长期结局、设定目标。然而,研究者发现已经找到一些因子可以帮助预测将来的结局。初始 GCS 评分低,尤其运动评分和瞳孔反应已经被很多临床试验确定可作为中重型 TBI 患者恢复不良的预测因子[52~56]。其他同不良结局相关的因子为年龄、种族和教育水平低[52,53,55,57]。最初 CT 扫描发现脑内点状出血、蛛网膜下腔出血、第三脑室或者基底池阻塞、中线移位、硬膜下出血等征象也提示预后不良[52,55,56]。

医学研究委员会(Medical Research Council,MRC)的 CRASH(明确头外伤后皮质类固醇的随机对照研究)提供了基于网络的计算器(www.crash2.lshtm.ac.uk/Risk%20calculator/index.html),它允许临床医生录入人口统计学和预后的相关信息(国籍、年龄、GCS 评分、瞳孔对光反应、主要颅外损害表现,如果有可提供的 CT 结果);计算器计算 14 天的死亡风险和 6 个月的不良预后,置信区间为 95%。根据格拉斯哥结局量表(Glasgow Outcome Scale,GOS)不良预后定义为死亡、植物状态或者严重残疾。

创伤后健忘(post-traumatic amnesia,PTA)持续时间为从患者受伤到能够持续记住发生的事件时的时间长度,也是预测恢复的重要因子。Brown 等发现在住院康复阶段,使用 Galveston 定向和健忘测验(Galveston Orientation and Amnesia Test,GOAT)、修订版 GOAT 或者定向 Log(Orientation Log,Q-Log)评价的 PTA 的持续时间也能够预测伤后 1 年功能独立性、就业、良好整体恢复和独立生活情况[58]。PTA 少于 48.5 天的患者在康复出院时可能有更好的功能独立性评测(Functional Independence Measure,FIM)评分;PTA 小于 27 天的患者可能就业;小于 34 天的可能有良好的整体恢复(GOS 评估);并且那些 PTA 小于 53 天的患者生活可能不需要辅助[58]。

医疗的持续性和多学科团队

颅脑创伤患者的康复需由各种不同的机构提供持续的医疗服务(图 19.2)。持续性植物状态的患者一旦病情平稳,就需在疗养院或其他长期护理机构接受持续治疗。逐渐开始苏醒的患者,合并有中重度认知、行为和躯体损伤,常在急性或亚急性康复机构继续康复治疗。随着患者的逐渐康复,根据个人需求,他们将被安排到其他以社区为基础的机构中。

一个跨学科的团队是颅脑创伤康复成功的基础。提供最全面的医疗服务,以使功能恢复达到最大限度,是跨学科团队工作的关键。对这个群体使用跨学科康复的方法已被证实是

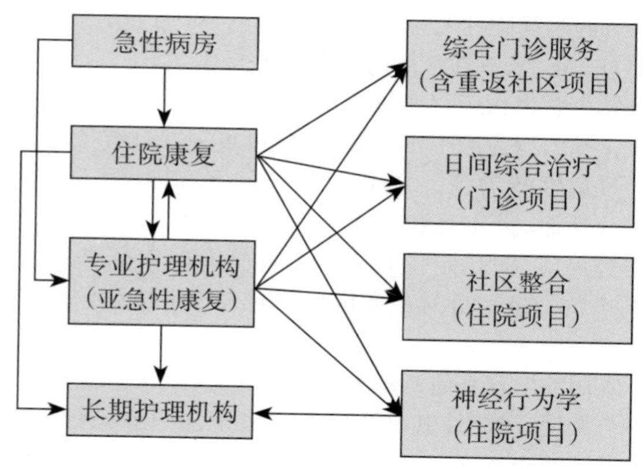

图 19.2 针对 TBI 患者持续性康复的相关机构

有效的,可提高其活动水平和社会参与能力[59-61]。

在这个团队中,各个成员之间相互合作,在特定的领域贡献各自的专业知识,从而提高团队的整体效能。沟通和开放的思想是任何团队不可或缺的。不同成员必须与整个团队分享他们的技能和成果,并愿意向其他的团队成员学习,以促成最佳的康复。物理治疗师应当乐于分享关于运动和运动控制的专业知识,并且也能向其他团队成员的学习,如向语言病理学家(speech language pathologist,SLP)学习认知障碍的相关知识。每个团队成员都应结合所有其他参与学科获得的信息,制定一个治疗的方法。这将形成一个统一且全面的康复方案。

基于不同的机构和恢复阶段,某些成员可能发挥更为突出的作用。例如:文体治疗师可能不参与急性期住院患者的治疗,但是在回归社区中起到至关重要的作用。以下各小节明确了脑外伤患者康复团队的成员及其在急性期康复医院中的作用。

患者和家庭

患者和家属是团队的核心。患者及家属的生活很可能因为外伤而发生巨大的变化。家庭角色经常改变。曾经照顾孩子的患者现在可能就要停止照顾了。团队必须掌握患者的工作、学校、经济状况及社会史等信息。采访家庭成员以获取有关患者生活方式(工作 / 学校 / 休闲)、最喜欢的社交及娱乐活动等信息。明确相关的家庭动态。患者在家庭中是什么角色(如户主、主要经济来源)?患者需负责照顾孩子么?患者在上学么?什么程度?患者参加工作了么?所有这些和其他许多类似的问题都应得到解答,以制定全面的医疗计划(plan of care,POC)。

内科医生

在急性期康复医院,负责治疗脑损伤患者的医生通常是康复科或神经科医生。康复科医生具有物理医学与康复方面的专长和培训。神经科医生的技能是在大脑和神经系统领域。神经科医生应该具备大脑如何恢复、根据损伤的部位和程度推断可能出现的障碍和活动受限等专业的知识。康复科医师和神经科医师都应具备神经药理学方面渊博的知识,这是管理这种患者群体极其重要的组成部分。某些药物的毒副作用可能不易察觉。例如:医生可能会在处理某一临床问题时,开出镇静药物处方的剂量要小于其他的患者群体。

语言病理学家

根据颅脑创伤的特点,SLP(Speech-Language Pathologist,SLP)在康复中起着一个重要且多样的作用。SLP 检查、评估并且治疗交流、吞咽和认知障碍。从上面提到的认知和交流障碍中可以看出,这是一个具有挑战性的任务。物理治疗师应该就患者的认知、吞咽和交流障碍与 SLP 进行密切交流,以提供一致性的治疗,这是很重要的。在 SLP 的指导下,该团队能够设计出与患者沟通最有效且一致的方式。他或她也将能够指导团队有关患者的认知障碍如何阻碍其学习新知识,反过来这也会影响每个成员与患者的互动以及他们的治疗方法。

作业治疗师

作业治疗师(occupational therapist,OT)检查、评估并治疗患者降低的 ADL 能力,视觉 / 知觉障碍,UE 功能丧失,及感觉统合的问题,并会经常与 SLP 合作治疗患者的认知障碍。基本 ADL(Basic ADL,BADL)包括穿衣、进食、洗澡和自我修饰。工具性 ADL(Instrumental ADL,IADL)包括家庭管理、家务、购物、开车及电话的使用。在康复医院,作业治疗师和物理治疗师经常非常密切地合作。与 OT 联合治疗是一个有效的治疗方法。两个训练有素的专业人员同时对患者开展工作是非常富有成效的。对于有严重运动控制和认知功能障碍的患者尤其如此。OT 还将与护理人员紧密合作,教会他们为患者提供 ADL 辅助的最佳途径。

康复护士

在康复医院,护士负责分发药物,并密切监测其效果。护士启动肠道和膀胱再训练计划,以协助患者重新学会自我控制。肠道和膀胱的控制对于患者的自尊是极为重要的,并且关系到排便的地点。护士每天监测生命体征,以确保患者病情稳定。护士每天都会检查患者的皮肤,以确保没有皮肤破损的迹象。护士还有每天坚持完成整个团队治疗计划后续工作的艰巨任务。例如:每班护理人员必须遵循物理和作业治疗师设定的夹板固定时间表。通常护士定期与患者家属进行最多的互动。

病患服务专员 / 团队协调员

病患服务专员(case manager)担当团队的协调者。病患服务专员往往是一个护士、社会工作者或其他卫生专业人员,负责管理小组会议,安排家庭会议,并作为与第三方付款人联络员。他或她必须促进所有团队成员之间良好的沟通,以确保所提供的康复治疗是真正以团队为导向的。病患服务专员也将与患者和家属不断沟通,以确保他们的需求得到满足,并且他们的问题和顾虑能得到充分解决。病患服务专员还将与来自患者保险公司的个案管理者一起协调付款和保险金的问题。此外,病患服务专员还负责为患者及家属安排随访和出院服务。

社会工作者

社会工作者为患者及其家庭提供必需的支持。在外伤发生后的最初几天,家庭往往是在危机状态。他们很可能会觉得被扔进一个从来不知道会存在的世界里。社工可以提供家庭教育和咨询服务。随着患者的逐渐恢复,社工还将为患者提供心理咨询。这一点尤其重要,因为患者开始形成更好的认知能力并且深入了解到他 / 她的缺陷。如果患者有行为障碍,社工可以为患者和家庭提供关键性帮助。针对患者终身的残疾,通过为患者和家庭提供咨询服务,社工可以帮助其制定应对策略。

神经心理学家

神经心理学家在团队中起着重要的作用。他或她会经常在适当的时候进行神经心理学测试,以确定患者的基线认知功能。他或她也将帮助团队开发一个行为管理方案。当颅脑创伤患者有严重行为障碍时，神经心理家会承担团队领袖的角色。

其他团队成员

很多严重颅脑创伤的患者可能需要呼吸支持。呼吸道管理医生在评估和治疗呼吸障碍方面是重要的参与者。在康复医院，呼吸治疗师有助于监测患者的肺部情况，并提供恰当的治疗。

文体治疗师帮助患者重新进行在事故发生前他们喜欢的活动，或者是帮助患者重新发现自己能获益的新活动。文体治疗是康复的一个极其重要的组成部分。能够参与某些类型的休闲或娱乐活动是患者重新获得充实生活的显著进步。

早期医学处理

颅脑创伤后的医疗在事故现场就开始了。早期心肺复苏以稳定心肺呼吸系统为目的，这对于保证脑部充足的供血供氧非常重要[62,63]。一旦患者到达医疗中心，抢救的主要目标是最大限度地通过优化脑血流量和氧合进而减少继发性脑损伤，稳定生命体征，进行全面检查，识别和治疗任何非神经系统的损伤，并进行持续监护[62,63]。收缩压应当维持在90mmHg，血氧饱和度应维持在90%以上[62]。严重以及一些中度外伤患者需要进行插管。患者颈部应有颈托支撑并抬高30°[62]。这不仅是为了保护脊椎防止不稳定性，也是为了防止ICP的升高。GCS被用来评定大脑损伤的严重程度。同时也需要完成全面的神经内科检查。关于受伤程度的其他信息可以通过X光片以及其他神经影像研究如CT及MRI来获取。这是为了判定是否需要神经外科手术而进行的。大的颅内血肿或者其他大面积组织损伤可能需要通过手术来去除。

患者需要持续监护。若患者GCS≤8，或者CT提示严重异常，或者收缩压低于90mmHg，或者年龄超过40岁都建议进行ICP监测[62]。脑室外引流不仅能够提供最为准确可靠的数据，而且还能提供一个通过引流脑脊液从而控制ICP的方式。其他相对微创的监测方式包括硬膜下放置特制的中空螺栓(subdural bolt)以及光纤导管(fiberoptic catheter)。ICP升高可通过使用镇静剂、适当调整头部位置(头部抬高30°)、渗透疗法、降低体温、外科手术减压或者巴比妥类药物等方法来进行治疗[62,63]。颅内压应低于20mmHg而脑灌注压(cerebral perfusion pressure，CPP)应高于60mmHg[62]。如果不能成功控制ICP，可能需要诱导至药物性昏迷或进行外科手术减压。

急性期中重度颅脑创伤患者物理治疗的管理

本章内容分为以下三个主要部分：①重至中度TBI患者在康复早期的物理治疗管理；②重至中度TBI患者在主动康复期的物理治疗管理；③轻度TBI患者的物理治疗管理。重至中度TBI患者在康复早期经常处于低觉醒状态。物理治疗的主要目的就是预防TBI及长期卧床/制动引起的并发症，在体质达标后开始早期活动并开始进行患者及其家属的康复教育。根据患者的表现，一些在主动康复期涉及的部分检查以及干预手段也可以在某些患者康复早期开始使用。

检查

在康复早期开始检查的第一步是进行一次完整的病历审阅。由于患者有可能病情不稳定并有多种防范事项和并发症，所以在见到患者之前，通过病历来获取所有关键信息是很重要的。患者可能佩戴有呼吸机并且实时监控ICP。他/她也可能由于骨骼肌肉损伤和(或)治疗以及开放性损伤，而需要避免患肢负重并且关节活动度(range of motion，ROM)有受限。一份完善的病历能全方位阐述患者的病情，同时为检查以及后续治疗过程提供完整的所有必须观察的防范事项及禁忌证的情况。由于在这些阶段患者的病情可能是在不断变化的，所以在所有检查开始之前与责任护士进行病历核对是非常关键的。团队的所有成员都要时刻注意观察常见预警症状的出现，并在治疗期间穿戴隔离衣、手套和(或)口罩等其他个人防护用品。

在审阅完患者的病历并跟护理团队核对患者病情之后，物理治疗师就可以开始进行检查了。主要检查包括以下方面：

- 觉醒程度，注意力以及认知功能
- 皮肤完整性
- 感觉完整性
- 运动功能
- 关节活动度
- 反射完整性
- 通气及呼吸功能/气体交换

低觉醒程度的重型TBI患者(昏迷状态，植物状态或最小意识状态)可能出现异常的肌张力和异常姿势。原始姿势可能包括与去皮层或去大脑强直有关的某些姿势。去皮层强直表现为双上肢屈曲，双下肢伸直。在去大脑强直中，双侧上下肢均呈现伸直状态。异常的张力可能表现为痉挛状态的肌张力升高。其程度可能是严重影响整个机体并且极大抑制正常的功能性活动的痉挛状态，或是仅影响个别肌群的轻度肌张力增高。

如果没有医学上的禁忌，检查应包括辅助下的床旁坐位保持。治疗师应监测生命体征并记录肌张力或头部和躯干控制的变化。在适当的时候，患者应该被转移到轮椅上。在这个阶段患者可能要两到三人的辅助下进行转移。在大多数情况下，一个可平躺型或可后倾型轮椅配以专门减压的气垫是用于保持体位的最佳选择。通常，它可能需要几个疗程才能完成整个检查。因为早期患者的状态往往是动态变化的，应仔细监测和记录改善或加重的迹象。

结局评估

觉醒程度，注意力以及认知功能

推荐使用修订版昏迷恢复量表(Coma Recovery Scale-Revised，CRS-R)评估患者的异常意识状态[64]。CRS-R是有效且可靠的，包括有六个分项共23项测量指标：听觉、视觉、运动、言语反应、交流和唤醒度[65,66]。评分从0~23分。评分可用来区分不同的意识状态(植物人、最小意识状态、以及苏醒)，明确预后并指导治疗方案[65]。

意识障碍评分表(Disorders of Consciousness Scale,DOCS)是一个评估意识障碍患者觉醒度和神经行为恢复的有效且可靠的评分表[67,68]。它包括23个项目,评估患者的社会知识、味觉/吞咽、嗅觉、本体感觉、触觉、听觉、视觉。评分是根据患者的反应,包括无反应、一般反应或局部反应。DOCS可用于区分不同的意识状态(如:植物状态和最小意识状态),并有助于判断康复预后[64,67-70]。DOCS手册和视频教程见网站www.queri.research.va.gov/ ptbri/docs_training/default.cfm。

Rancho Los Amigos认知功能分级(Rancho Los Amigos Levels of Cognitive Functioning,LOCF)是用来评估TBI患者从昏迷到苏醒的过程中认知和行为恢复的描述性评分表(知识点19.3)[71]。本表不涉及具体的认知障碍,但是对于表述总体的认知和(或)行为状态以及完善治疗方案是有用的。通过八个方面描述脑损伤后典型的认知和行为的改善。患者可能稳定在任何阶段。LOCF已被证明是评估脑外伤患者认知功能和行为能力可靠且有效的方法[72]。

医疗计划

结局/目标

改编自美国物理治疗协会物理治疗师实践指南[73]的Ⅰ,Ⅱ和Ⅲ(LOCF)级患者的总体目标和预期结果列表于知识点19.4。它们可以被用于指导具体的预期目标和患者个体化的预期结果。

干预措施

预防继发性损伤

在这些情况下,因为患者无法移动,他/她很容易受到间接损伤如:挛缩、褥疮、肺炎和DVT[47]。如果未在康复早期进行预防,这些损伤都可能阻碍未来的恢复,并可危及生命。在床和轮椅上都保持正确的体位是必不可少的。适当的体位将有助于防止皮肤破损和挛缩,改善呼吸和循环功能,并且可以改善肌张力。当患者在床上时,头部应保持在中立位。臀部和膝盖要稍微弯曲,但应监测ROM以确保挛缩不加重。可以使用夹板来辅助固定位置。特殊的靴子可以用来固定足部,以防止足下垂及足跟部皮肤破损(图19.3)。翻身有助于防止皮肤破损和肺部感染。在床上患者应每2个小时进行翻身。专用的气垫床是辅助预防压疮另外一种有效的方法。

连续性石膏固定(Serial casting)可用于维持或改善ROM[74-77]。石膏矫正通常用于因肌张力增高或持续肌肉缩短所引起的跖屈肌或肱二头肌挛缩。跖屈曲挛缩时,踝关节被拉伸到尽可能背屈的位置,应用短石膏固定。大约2~5天后石膏被去除。肌肉再次被拉伸,然后用另一个石膏固定(图19.4~19.6)。

知识点 19.3 Rancho Los Amigos 认知功能分级(LOCF)[a]

Ⅰ级 没有反应

患者处于深昏迷,对任何刺激完全无反应。

Ⅱ级 一般反应

患者对无特定方式的刺激呈现不协调和无目的的反应,与出现的刺激无关。

Ⅲ级 局部反应

患者对特殊刺激起反应,但与刺激不协调,反应直接与刺激的类型有关,以不协调延迟方式(如闭着眼睛或握着手)执行简单命令。

Ⅳ级 烦躁反应

患者处于躁动状态,行为古怪,毫无目的,不能辨认人与物,不能配合治疗,词语常与环境不相干或不恰当,可以出现虚构症,无选择性注意,缺乏短期和长期的回忆。

Ⅴ级 错乱反应

患者能对简单命令取得相当一致的反应,但随着命令复杂性增加或缺乏外在结构,反应呈无目的性、随机性或零碎性;对环境可表现出总体上的注意,但精力涣散,缺乏特殊注意能力,用词常常不恰当并且是闲谈,记忆严重障碍常显示出使用对象不当;可以完成以前常常有结构性的学习任务,如借助帮助可完成自理活动,在监护下可完成进食,但不能学习新信息。

Ⅵ级 适当反应

患者表现出与目的有关的行为,但要依赖外界的传入与指导,遵从简单的指令,过去的记忆比现在的记忆更深更详细。

Ⅶ级 自主反应

患者在医院和家中表现恰当,能主动地进行日常生活活动,很少有差错,但比较机械,对活动回忆肤浅,能进行新的活动,但速度慢,借助结构能够启动社会或娱乐性活动,判断力仍有障碍。

Ⅷ级 有目的反应

患者能够回忆并且整合过去和最近的事件,对环境有认识和反应,能进行新的学习,一旦学习活动展开,不需要监视,但仍未完全恢复到发病前的能力,如抽象思维,对应激的耐受性,对紧急或不寻常情况的判断等。

a:精简版

知识点 19-4 急性期中重型颅脑创伤患者的总体目标和预期结果

- 身体机能和觉醒程度提高
- 继发性损伤的风险降低
- 运动控制得到改善
- 肌张力的影响得到控制
- 姿势控制得到改善
- 活动和姿势耐力增强
- 关节的完整性和活动度得到改善或保持功能性
- 家属和陪护被告知患者的诊断、物理治疗干预措施、目标和结果
- 治疗方案是经由所有的团队成员协商

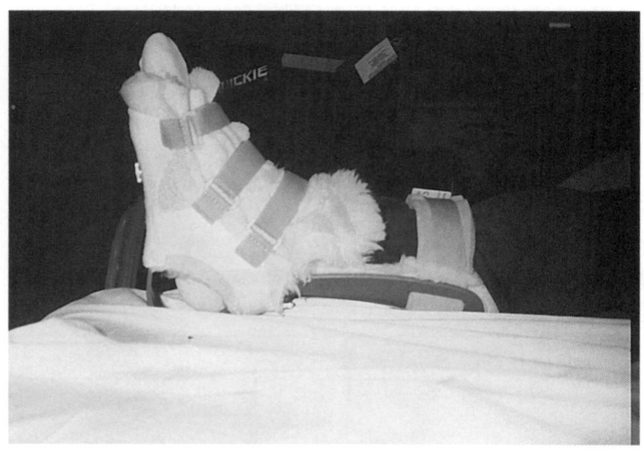

图 19.3 多绑带靴用于固定踝足并且防止足跟皮肤破损。这种类型的固定装置的可能对于中重度踝周张力异常者没有益处;它不足以强大到防止踝跖屈

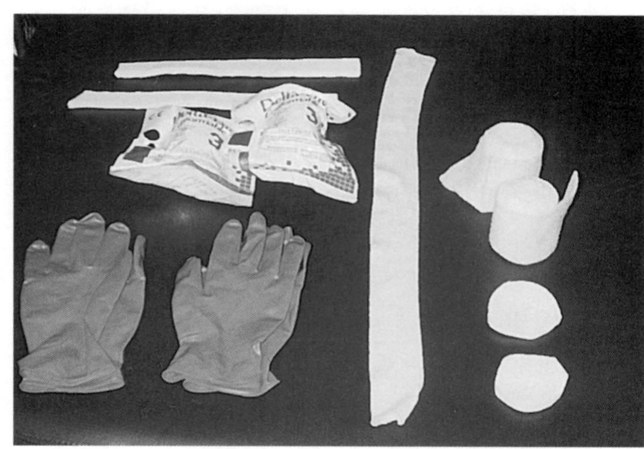

图 19.4 用于石膏固定的材料:玻璃纤维浇注材料,橡胶手套,弹力绷带,缠在小腿和足部、并且垫在足踝部和石膏近端和远端的一层填充物

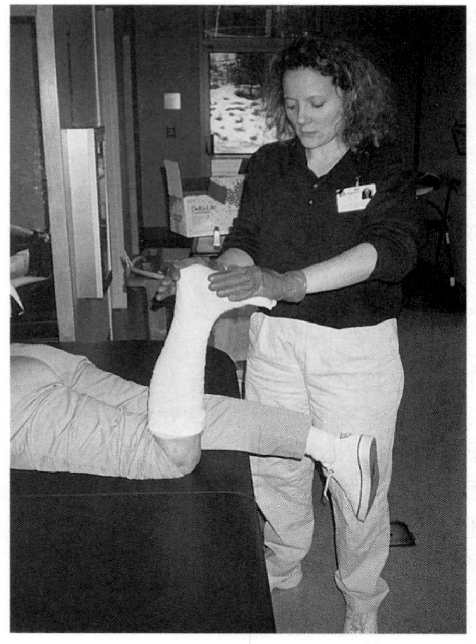

图 19.5 连续性石膏固定法:首先用一层垫料缠绕小腿和足部

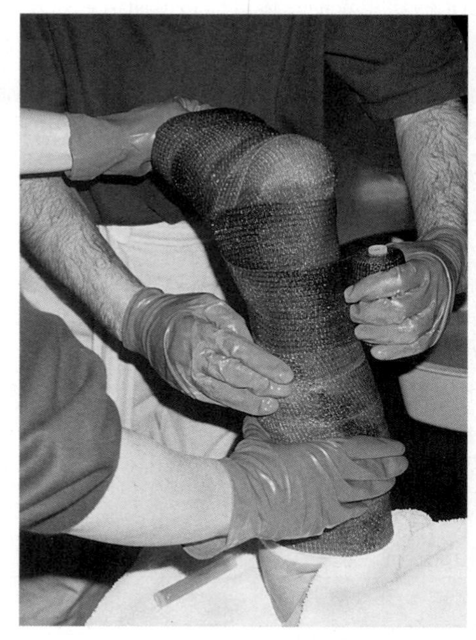

图 19.6 连续性石膏固定法:然后将玻璃纤维浇注材料缠绕在小腿和足部。一个医生做包扎,而另一个保持腿和脚在合适的位置上

这个过程不断重复,直到达到令人满意的 ROM,或是没有进一步的改善。因为颅脑创伤患者的感觉和交流能力可能受损,或者有行为的异常,在佩戴石膏时有皮肤破损、自我伤害或其他风险。是否使用石膏应慎重决定。其获益和可能产生的副作用应由相关的团队成员进行仔细讨论。使用石膏后监测患者的变化也是同样重要的。尝试使用石膏之前,建议在经验

丰富的临床医生的指导下进行操作。

合适的轮椅是很重要的[78]。在这些情况下,由于姿势控制能力降低,通常需要一个可平躺型或可后倾型轮椅。正确的骨盆和头部位置是促进轮椅上良好坐姿的关键因素(第 32 章对于规范性轮椅使用这个话题的进一步讨论)。

负责呼吸道管理的医生、物理治疗师和护士经常使用体位引流法、叩背、振动和体位摆放等方法,来防止肺部并发症并改善肺功能[79]。Irwin 和 Tecklin 深入报道了不同的干预措施对通气和呼吸功能的改善作用[80]。

早期活动

坐姿端正是非常重要的,因为它是早期恢复阶段的治疗目标。只要病情稳定,患者应被转移到坐位并且下床坐在轮椅上。应注意所有的防范措施。头部应适当地给予支撑,因为患者在没有支撑的情况下,不可能有足够的颈部和头部的控制能力以保持直立姿势。与作业治疗师进行联合治疗,这样可以有两个专业技术人员协助患者,因为往往需要最大化的辅助。使用一个升降台也是有利的,因为可以使双下肢进行早期负重。在升降台或是轮椅上,端正的姿势可以提高整体灵活性。

感觉刺激

感觉刺激可用来提高觉醒度,并诱发昏迷或持续性植物状态患者的运动。该理论认为,通过一种可控的、多感官的方式进行刺激,通过刺激和休息之间的平衡,可能会刺激网状激活系统引起觉醒度普遍提高。这种方案的理论支持来自以下四个方面的研究:①感官剥夺对神经功能恢复的影响;②"丰富"的环境对行为和神经系统结构和功能影响;③神经系统可塑性;④在神经发育敏感时期环境输入的影响[81]。一般情况下,多感官刺激包括高度结构化和持续性的感觉刺激方式。可以对以下的感官进行系统性刺激:听觉,嗅觉,味觉,视觉,触觉,肌肉运动觉和前庭觉[82,83]。在这种类型的干预下,应密切监测患者在行为学上的变化。

感觉刺激在缓慢复苏患者中的价值尚未得到证实。一项由 Cochrane 图书馆发表的系统评价表明,没有足够的证据来支持或否定感觉刺激项目对这一患者群体的有效性[84]。

并不是所有严重 TBI 患者都能完全恢复。有一些可能保持在低觉醒状态。在这些情况下,上述干预措施可能需要由看护者持续进行下去。

中重度颅脑创伤患者主动康复期的物理治疗管理

在中重型颅脑创伤患者的恢复阶段,需要全面而持续的康复治疗。这些康复治疗不仅要在住院的急性期和亚急性期、急性期后、日常治疗中进行,而且要在出院后的家庭护理中持续进行。认知障碍、肢体障碍、和(或)行为异常等严重影响颅脑创伤患者的活动能力和社会参与能力。因此,康复治疗的目标和治疗方法的选择应关注于患者能力的提高和自我目标的建立。

检查

不论病程长短,颅脑创伤患者的认知障碍和行为障碍都会影响体格检查,这些不良影响包括:定向力障碍、思维混乱、攻击行为、记忆障碍、注意力障碍等。由于患者配合程度差,一些标准检查方法的检查结果很难正确收集,例如关节活动度和徒手肌力检查。在这种情况下,治疗师必须具有很强的观察能力,通过观察患者的运动情况来明确其肢体障碍和功能缺陷情况。因为认知水平与患者的学习能力密切相关,所以物理治疗师必须要了解患者的认知水平,包括定向力、注意力、记忆力、洞察力以及安全意识等。以下内容可对患者进行初步认知评估:

- 患者可以完成一步指令、两步指令或者多步指令么?
- 患者的人物定向、地点定向、时间定向准确么?
- 患者可以识别家属么?
- 患者对发生的事情有洞察力么?

这些内容对其他康复治疗组成员,尤其是语言治疗师有很大帮助,通过这些提问可以更全面的获得患者认知水平的信息。

当患者的认知障碍和行为障碍逐渐改善时,物理治疗需要依照知识点 19.5 的内容,对患者进行全面的检查并进行结局的评估[73]。

知识点 19.5 检查要点及结局评估

- 有氧代谢能力/耐受力
- 觉醒、注意力和认知力
  - 改良昏迷恢复量表,意识障碍量表,Rancho Los Amigos 认知功能评定表,Moss 注意等级量表,日常注意成套测验,连线测验 B 型,Galveston 定向遗忘检查,定向力记录
- 行为状态
  - 管理等级量表,修订神经行为等级量表,焦虑行为量表
- 颅神经功能
- 步态、运动、平衡
  - Berg 平衡量表,社区平衡和运动量表,高级别运动评定工具,Rancho Los Amigos 认知功能评定系统,10 米步行测试,6 分钟步行测试,改良步行和记忆测试
- 皮肤完整性
- 关节活动度
- 运动功能(运动控制和学习能力)
- 肌肉功能,包括力量、耐力等
- 神经运动功能和感觉统合能力
- 疼痛
- 姿势
- 运动范围
- 神经反射
- 自理能力和日常生活活动能力
  - 功能独立性评定,功能评价测量
- 感觉检查
- 呼吸变化
- 工作/休闲/社会交往能力
  - Mayo-Portland 适应量表,社会综合问卷

由于个体差异，部分患者的某些检查内容有可能需要更进一步深入。患者的功能状态需要在多种环境下反复检查才能进行综合评定。因为有些患者可能在室内封闭环境下功能状态表现良好，但在室外有其他干扰存在时表现较差。本书的第一部分(第 1 章至第 9 章关于临床治疗方案的制定和检查)提供了详细的测试和评定、结局评估的所有内容。下面的内容是对不同颅脑创伤患者的结局评估的简要描述。

结局评估：肢体功能

平衡能力

Berg 平衡量表(Berg Balance Scale)(第 5 章)是评估颅脑创伤患者平衡功能的较好评定量表。联合应用 Berg 平衡量表和功能独立性评定量表(FIM)，可以较好的评估患者康复治疗期间的功能变化以及功能进展情况[85,86]。然而，对于患者的持续功能进步，Berg 平衡量表有可能出现天花板效应[87]。

Howe 等人[88]制定的社区平衡和活动量表(Community Balance and Mobility Scale，CB&M)是针对颅脑创伤患者进行连续平衡功能障碍评价的工具。CB&M 具有较好的信度和效度，用以评估患者在社区中步行的平衡能力。其与 Williams 等人[89,90]制定的高级别运动评定工具(High-Level Mobility Assessment Tool，HiMAT)相似，是对颅脑创伤患者高级别运动能力进行线性评估的方法。这一测试需要量化机体对职业和社会功能以及体育活动能力的需求，比其他评定平衡和运动功能的测试难度大。HiMAT 修订版的最小检查评分变化为 2 分[91]。

注意力和认知

Moss 注意等级量表(Moss Attention Rating Scale，MARS)是颅脑创伤后注意力与行为相关的观察等级评价量表，具有较好的信度和效度。这一量表通过 22 项内容，5 分评级法，通过患者的行为表现，对患者的注意缺陷和运动能力进行分级[92]。其他评价注意力的方法有：日常注意成套测验(Test of Everyday Attention)[93]和连线测验 B 部分(Trail Making Test Part B)[94]。这三种评价方法都可以确定患者注意力障碍的程度，并能全面评估患者结局，但是他们对于物理治疗后评估注意力改善情况的作用较小。

Galveston 定向和遗忘测验(Galveston Orientation and Amnesia Test)是用于评价 PTA 的量表[95]。GOAT 是通过一系列的关于定向力的标准提问以及患者回忆创伤前后的事件来进行评价的量表。评分在 100~76 分之间为正常，低于 76 分判断为 PTA。GOAT 具有较高的信度，是评价 PTA 的有效方法[95,96]。定向力记录(Orientation Log，O-Log)用于评价时间、地点、环境定向[97]能力。O-Log 可用于康复治疗期间连续评价定向力改善情况[98]。信度、效度高，并可用于判断结局[96,97,99]。双任务操作(见后文)是物理治疗中特异性的评价方法。

行为和安全性

康复小组经常应用整体独立性来作为行为和安全性的结局评价标准。管理等级量表(Supervision Rating Scale)[100]应用一站式方法来为患者从完全独立到完全需要他人监管进行分级。修订神经行为等级量表(Neurobehavioral Rating Scale-Revised，NRS-R)包括 29 个项目，临床医生用来进行评估患者的神经行为异常[101]。这些项目包括了大量的认知和行为内容，包括记忆力、注意力、交流能力、情绪和焦虑情况。焦虑行为量表(Agitated Behavior Scale，ABS)用于评价颅脑创伤后焦虑类型和程度[102]。

结局评定：活动和参与能力

整体功能

FIM 量表[103,104]是常用的用来评价躯体功能、ADL 能力、认知、言语的方法。FIM 量表用来评价康复治疗过程中患者的残疾程度以及需他人帮助的辅助量的程度，可以较好的监测患者的治疗进展以及评估结局。功能性评价测量(Functional Assessment Measure，FAM)[105,106]是 FIM 量表的补充。它包括 FIM 量表没有评价到的功能情况，这些评价内容对于颅脑创伤和脑卒中患者是很重要的。这些评价项目包括：社会参与能力、阅读、书写、安全性、就业情况以及调整适应能力。联合应用 FIM 量表和 FAM 量表评价颅脑创伤患者的残疾程度，具有较好的信度和效度[107]。为了评估患者的功能状态，需对其制定相应的功能任务，治疗师需要对患者的表现进行分析。患者进行 FIM 量表和其他功能任务的内容，治疗师对这些任务进行详细的分析，从而明确患者的运动功能以及其他使运动受限的残损情况。

社会参与能力

康复 Team 组应用参与等级评估来量化患者的社会、家庭、职业参与能力。Mayo-Portland 适应量表(Mayo-Portland Adaptability Inventory MPAI-4)[108,109]是其中一种量表，常用于颅脑创伤急性期后康复治疗中。另一个相似的量表是社会综合问卷(Community Integration Questionnaire，CIQ)[110]，CIQ 包括与家庭参与、社会参与和工作适应能力相关的 15 个项目。

运动能力

颅脑创伤患者常出现空间时间的步态异常，但是到目前为止，仍没有对这种步态异常进行分类[111]。目前有许多方法来检查步态以及步行能力。物理治疗师应用观察步态分析法(observational gait analysis，OGA)作为分析临床步态能力的首选[112]。Rancho Los Amigos(RLA)OGA 系统是其中一种检查步态的仪器，将在第七章中进行详细介绍。RLA OGA 检查仪收集一个步行周期至下一个步行周期的往返步行数据，步行周期分为站立相和摆动相，物理治疗师视觉分析患者的步行模式，寻找与正常模式不同的异常步态。通过这些观察，物理治疗师了解到是哪些障碍引起的异常步态，从而制定相应的治疗计划改善这些异常。但是，分析 OGA 结果时要注意，一些异常步态 OGA 检测不出来[113]。第 7 章中将会对步态分析以及一些更精确的检查方法进行介绍。

步速也是评价步行能力的一项重要指标。10 米步行测试(10-Meter Walk Test，10MWT)是评价颅脑创伤患者快速步行和随意步行的可靠检查方法[114,115]。但在应用此测试时需注意，其不能全面反映患者在社区步行的情况(如：穿过繁忙的街道，在人多的商场行走，在崎岖的路面行走等等)[114]。

颅脑创伤后常出现易疲劳和适应能力差的情况，因此，临床评价步行耐力非常必要。6 分钟步行测试（6-Minute Walk Test，6MWT）是常用的评价步行耐力的方法，具有较好的信度和效度[118,119]。此测试也适用于健康人群[120]。其他一些用于评价心肺功能适应性的方法也可应用于颅脑创伤患者，包括分级运动试验（graded exercise test）[121]和改良穿梭试验（modified shuttle test ）[122]。

许多动态平衡测验（见前）和步行能力测验适用于颅脑创伤人群，但是，这些测验并不能提供认知功能对步行和平衡障碍产生影响的证据。双任务操作可以同时评价注意力和记忆力对步行速度和步行安全性的影响。在双任务操作中，注意力和记忆力非常重要，但是颅脑创伤患者出现注意力和记忆力障碍很常见[123,124]。有许多双任务操作可应用于颅脑创伤患者，一篇综述总结了可应用于颅脑创伤患者的双任务操作方法[125]。其中一种是 McCulloch 等人制定的改良步行和记忆测验（Modified Walking and Remembering Test，WART），它包括了一个单作业情况（步行作业）和一个双任务情况（步行作业和认知作业）。

更多有关颅脑创伤康复治疗的评价和其他结局评估的方法，可于脑损伤结局评价中心（Center for Outcome Measurement in Brain Injury，COMBI）网站中查询。

医疗计划

目标 / 结局

中重型颅脑创伤患者存在着多种不同程度的躯体、认知和行为能力障碍。如果患者的这些障碍得以改善，其运动功能和自我监管能力得以提高，就可以更好的参与社会交往及重返工作。美国物理治疗协会指定的物理治疗师指南[73]提供了颅脑创伤患者康复预期目标和结局。包括以下内容：

- 继发残损的风险减少
- 运动能力和 ADL 能力水平提高
- 自我监管和家庭管理能力提高

这些可以作为颅脑创伤患者的预期目标和预期结局的指南。参考第 15 章，知识点 15.6，列举了许多脑卒中和颅脑创伤（实践模型 5D）[73]等中枢神经系统损伤导致的运动感觉功能异常所致障碍患者的康复目标和结局判定。

干预措施

运动（再）学习

康复治疗期间治疗师需进行详细的计划，以最大程度的开发患者的学习能力，从而改善患者的运动功能。康复训练需要分阶段进行，穿插频繁的休息阶段。由于患者存在认知障碍，在治疗期间，患者容易出现精神和身体的疲劳，精神疲劳易使患者易怒，注意力不集中，从而影响运动的学习，使康复进展滞后。所以治疗期间需要穿插足够的休息阶段，以减少身体和精神疲劳，从而最有效地进行运动学习。

由于运动学习的多样性，颅脑创伤患者对学习内容并不能完全理解并应用。参考第 10 章，提高运动功能的方法，该章对运动学习原则进行深入探讨。目前对于运动学习的研究较少，一些研究建议应用录像自我模型（video self-modeling）[126]以及自我调节概念（concept of self-generation）[127]，有可能对功能再学习有益。应用录像自我模型，患者可以在编辑过的视频录像中看到自己学习相应技能时的表现。自我生长概念是一种现象，即提供给患者自己可以很好地学习和记忆所学的内容的感觉。随着认知和行为障碍的改善，治疗期间对精神和身体的挑战将会越来越多。随机练习表可以提供更有效的学习方法[128]，这个计划表仅在患者初始学习动力用尽后使用[129]。康复治疗效果反馈非常重要。由于认知、感觉、知觉障碍，详细的反馈在运动学习的早期阶段是非常有益的，同时要注意患者不要因为负反馈而受到打击。

恢复性和代偿性干预措施

如前所述，颅脑创伤后早期、多元的康复治疗对患者的康复是有益的。物理治疗师可以应用多种有效治疗方法提高颅脑创伤患者的功能状态。两个基本的治疗原则是代偿和恢复。代偿是指通过提高功能技巧用以补偿缺失的能力。一个简单的例子就是颅脑创伤患者造成上肢偏瘫，让他学会用非瘫痪侧单手穿衣，这就是代偿。恢复是指让患者恢复至“正常”，仍应用患侧上肢穿衣。这两种方式都是使患者重新建立功能独立性，但是目前还未制定准确的定义。

代偿一般定义为应用新的运动模式或者方法用以完成任务的能力。恢复的定义有许多，有些认为恢复是应用原有的运动模式或者方法完成任务的能力，而另一些更广义的定义，定义为尽管效率低、速度慢、精确率差，但是仍应用同一方法完成任务。Levin 等人提议尽早明确代偿和恢复的定义。作者们争论代偿和恢复的定义取决于患者功能状态和临床表现的评估是否改变。为了使这一观点更加清晰，作者们应用了世界卫生组织 ICF 模型的框架（表 19.2）。

在中重型颅脑创伤病例中，临床治疗需要在恢复和代偿中寻找一个平衡点。举一个例子：治疗师决定应用代偿方法训练患者提高步行能力，但是在早期治疗过程中，他必须要确保患者和看护者可以在安全辅助措施下进行充分的训练。现有文献没有指导医生如何选择这两种方法的报道。表格 19-3 提出了一些问题可以帮助临床医生如何选择这两种方法。在进行详细的检查以及评估患者的个人情况、生活环境是否存在障碍以及周围设施等情况后，这些问题可以帮助临床医生和患者对选择治疗方法达成一致。

在过去十年的研究中，神经可塑性、运动学习和神经康复领域的相关研究已经被人们高度重视，人们认识到（再）学习与患者的康复直接相关。应用上文的例子，代偿治疗不仅是学习如何应用患侧上肢，而且还要学习不过度使用患侧上肢（第 15 章习得性废用的讨论）。另外一种方法，恢复在康复治疗过程中，允许患者每日应用患侧肢体完成任务，会更好地提高患者的功能独立性并提高患侧上肢的功能。这一观点在制定医疗计划的临床决策过程中非常有效。

恢复治疗和神经可塑性

目前尚无研究证实颅脑创伤后哪种恢复治疗对患者康复最有效。现有研究表明大量的特定工作治疗可以引起中枢神经系统有效的神经可塑改变以及功能恢复[131~133]。在颅脑创伤猴子和大鼠动物模型中，已经表明增加任务强度、明确任务

表 19-2 ICF 中运动恢复和代偿的三个层级

层级	恢复	代偿
ICF:健康状态(神经功能)	恢复神经系统损伤后缺失的功能,可以被认为是原有失去功能的神经区域再生,虽在重要的脑区这种情况发生的可能性很小,但是它可以在损伤周围区域(半暗带区)发生	神经系统获得在损伤前不具备的功能,可以被认为在未被发现的其他脑区受到激发,从而获得相应功能
ICF:身体功能 / 结构(临床表现)	以相同的运动方式恢复损伤前的运动功能。在任务治疗期间,可以重现原有运动模式(随意运动、时间空间协调等等)	用新的方式进行原有的运动。可被认为在完成任务时转换了运动方式(如:补充额外的或不同的自由度,增加主动肌 / 拮抗肌的力量从而改变肌肉运动,关节运动时放慢速度等等)
ICF:运动能力(功能状态)	与正常个体类似,成功应用肢体或器官完成任务[a]	应用另外的肢体或者器官成功完成任务。如:应用一只手或用嘴代替两只手打开薯条包装

ICF:国际功能分类;a:成功应用代偿模式或运动模式完成任务

表 19.3 代偿与恢复:需考虑的指导性问题

损伤严重程度 **运动学习资源**	• 是否感觉运动障碍非常严重,不可能达到恢复程度? • 是否存在并发症或其他损伤对恢复造成障碍(如:挛缩、骨折) • 适当的恢复治疗计划(特异性、强度、频率、持续时间、难度)是否可行? • 损伤病程多久? • 患者学习运动任务的优缺点是什么? • 是否有严重的认知障碍、行为障碍、内科情况? • 患者是否有经济困难? • 功能恢复前是否治疗费用会出现问题? • 是否有足够的资金允许更快的治疗? • 有无影响治疗的其他因素?

表 19.4 经验依赖性神经可塑性原则

原则	描述
应用或放弃	错误的应用特异脑功能区会导致功能退步
应用并改进	训练特异脑功能区可以增强某些功能
特异性	训练经验影响神经可塑性
重复训练	使神经可塑反复应答
强度训练	神经可塑需要足够的训练强度
时间影响	治疗过程中不同的神经可塑出现在不同的时间
突出事件	治疗经验必须足够突出,从而诱发神经可塑
年龄因素	年轻人大脑的神经可塑更早发生
移情	一个训练经验引起的神经可塑可以增强相似训练行为的可获得性
干扰	一个经验的神经可塑可干扰其他行为的获得

方向训练在运动皮层和功能恢复上有神经可塑改变[134,135]。这一研究也扩展到了神经功能缺陷的人体模型上,并且将这些发现称为经验依赖性神经可塑性原则[131,136,137]。表 19.4 列举了多个这样的原则。现有证据表明,干预治疗对功能 / 任务再训练非常有益,对患者意义重大,对皮层系统和运动能力有很大改善。

任务导向性方法

与这些原则一样,目前的观点提议,应用任务导向性方法进行运动控制和运动学习治疗,从而改善患者的神经功能缺陷[129]。大多数以此为原则的研究被认为有效,具有神经功能障碍的脑卒中患者已经完成了任务型方法治疗。尽管如此,依照这些原则,物理治疗师仍要为颅脑创伤患者选择最佳的治疗方案[138]。应用减重步行训练(body weight support,BWS)和踏车[139-141]的运动训练,以及应用强制运动治疗(constraint-induced movement therapy,CIMT)改善上肢功能[142,143],这两种治疗方法已起到了一定的治疗效果(第 5 章脑卒中和第 20 章脊髓损伤)。

另一种改善运动功能的任务型方法有 Williams 和 Schache 发明的步行和跑步法[144]。他们应用以 HiMAT(见前文)为基础的按照层级顺序的高级别运动任务概念框架,以及正常步行和跑步生物学数据为基础,进行特定的治疗。先进行 HiMAT 中简单的项目,达到目标后再进行更难的任务。举例来说,如果患者可以完成倒着走,那么下一步将会制定更难的任务目标(应用脚尖走路以及跨越障碍物步行)。步行和跑步的重要生理学特征被定为特殊治疗的目标,例如更好地完成踝和髋关节的屈曲动作。

以上任务导向性治疗方法和其他任务型治疗方法中很重要的一点是治疗量的选择。虽然在颅脑创伤患者中没有进行详细的研究,但是在脑卒中后上肢康复治疗和运动治疗的文章中建议,所有的治疗方法均应为小运动量起始[145-147],其治疗效果存在剂量效应关系[148]。

减重步行训练

减重与跑步机联合的运动训练能够像降落伞一样吊起受试者,减轻一部分体重。同时,治疗师帮助患者稳定骨盆,进行重心转移,改善下肢功能。减重步行训练经常联合跑步机

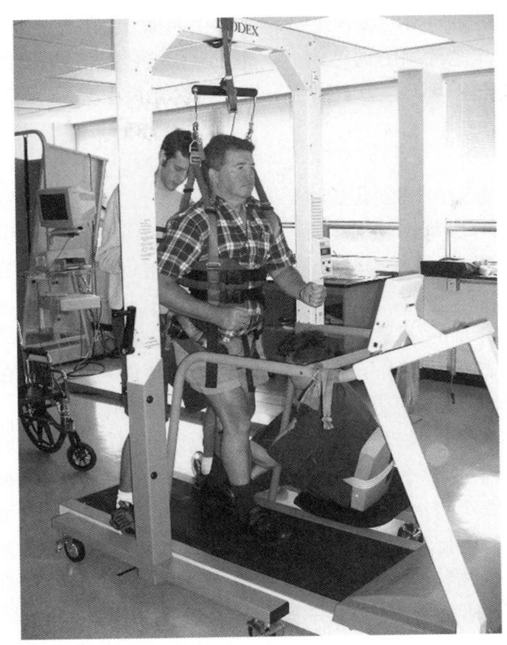

图 19.7 这种运动训练应用了减重系统和跑步机功能。一位治疗师在帮助参与者稳定骨盆，并进行重心转移，同时另一位治疗师在帮助参与者迈动左下肢

(图 19.7)，但是在地上类似的训练也可以进行。减重与跑步机联合的运动训练能够帮助受试者反复训练完整的步行周期。它可以逐渐地减少减重量，增加传送带的速度，随着参与者的能力提高，此训练有利于治疗师逐渐增加训练难度。减重与跑步机联合的运动训练有坚实的理论基础，但是设置多少参数对颅脑创伤患者效果最好尚不明确，并且也没有证明此训练方法比传统步行训练更有效(第 20 章创伤性脊髓损伤)。

强制性疗法

强制疗法要求多运用患侧肢体，使用时间要达清醒时间的 90% 左右，同时减少健侧的使用。而且，要有患侧的针对性训练，连续 2~3 周至少每天达 6 个小时。[149]卒中患者强制疗法的相关研究有很多(第 10 章证据摘要知识点 10.1)。这种治疗方法对颅脑创伤患者可能也有效[142,143]。但因为颅脑创伤患者存在更多的认知行为障碍，所以在进行强制疗法时，要求外界给予更多支持，以帮助患者完成相应的任务。

有氧和耐力训练

颅脑创伤后疲劳和心肺功能减退非常常见[116]。患者的这种功能减退的严重程度显著大于没有残疾的久坐不动的人[117]。有氧训练对颅脑创伤患者是有效的[138,150]。适当的有氧运动不仅可以减少长期的心血管风险，而且可以改善睡眠，减少抑郁，减轻疲劳[150]。

耐力训练的方式有很多选择。包括很多传统的方法(比如：散步、慢跑、跑步机、椭圆机、测力计)[150]，还有新型的循环训练[151]。训练强度要使患者的心率控制在相应年龄预测最高心率的 60%~90%，每周三次，每次 20~40 分钟[150]。Hassett et al[152]的一项研究，对 62 例重度颅脑创伤患者在健身房或家中进行有氧和肌力训练，结果对他们的心肺功能都有积极的改善作用。物理治疗师在为患者制定有氧训练方案时应该同时考虑患者的认知和体能两方面因素。

抗阻训练

这种训练方法旨在提高肌力，对物理治疗师的 POC 有促进作用[153,154]。目前缺乏颅脑创伤患者进行肌力训练方面的研究文献。但是，其他一些进行性或非进行的性神经系统疾病有相关的研究，结果显示此类训练是有效的。最近，Pak 和 Patten[155]的研究显示，卒中患者进行抗阻训练可以增强肌力，改善功能，提高生活质量。研究证明，这种训练方法对帕金森患者也有效[156]，因此我们认为颅脑创伤患者同样也会获益。肌力增强训练应每周 2~3 天，每天训练强度为 3 组，每组可重复 8~12 次，每个重量的最大重复次数为 10 次[157]。如果患者存在姿势、平衡障碍，那么就要对训练体位进行调整。

电刺激

过去十年，功能性电刺激(functional electrical stimulation，FES)在促进运动康复方面的作用越来越重要。目前有很多治疗足下垂的功能性电刺激产品，它们的工作原理都是在步行摆动相时刺激腓神经以促进足背屈。这些设备从传统的手动触发刺激系统到利用倾斜计或压力感受器等原理的袖扣式系统，应有尽有。日常生活中完成任务时可应用同样的设备帮助增加腕部的伸展幅度。颅脑创伤患者中电刺激的研究较少[158]，而且在其他病种中应用的长期效果也没有确切结论[158]。但是，这些设备确实可以增加生活质量，增加意向性动作的可重复性(例如步行或够取某样东西)，对于早期以完成任务为主导的训练是非常有效的。

双任务执行

如前所述，很多患者在康复阶段运动功能方面取得了很大的进步。在检查步行速度和动态平衡时一些患者可以仅伴有轻微的移动，基本可独立完成。但大部分患者会长期存在认知障碍，这是阻碍运动恢复和回归社会的重要因素。正如检查的部分所描述的，如何让患者安全、有效的行走，双任务的模式(比如在患者行走的时候，同时给予辅助的认知任务)能提供很多灵感。有研究显示，脑损伤患者应用双任务模式训练的衰减现象很常见，比如它会减慢步行速度，降低姿势稳定性[125]。

跟其他训练方法相同，双任务的训练模式也有它的特点。当要设计或改进训练方案时，要注意它的这些特点。选择的训练任务或环境应该与患者的结局可达到的目标相匹配。改进这种训练方案，包括更改训练环境，运动任务(类型和难度)及附属的认知任务。患者可以在不同地形中行走，比如：患者在走廊里可独立行走了，就可加上更有挑战性的认知任务，例如连续加减法或者去停车场行走并同时观察车牌的特点，或者去杂货铺走廊行走，并找到特定的商品。另外，增加训练速度也可增加难度。一边在跑步机上行走一边朗读就是一个双任务训练模式的范例。

患者 / 家属 / 陪护的教育

在康复的各个阶段对患者 / 家属 / 陪护的教育和训练都

是很重要的。它的目的是根据患者的认知行为能力设定的。

患者患病的早期阶段，他们都很困惑焦虑，所以，这时对患者进行教育就很重要；如果患者学习新知识的能力有限，也同样需要外界提供相应的教育。另外，对患者家属进行教育同等重要。家庭成员要理解患者对自己的行为没有自控能力。患者的行为或语言上的攻击行为并不是有意要伤害别人，而是因为焦虑困惑。很多时候，家庭成员不能理解患者为什么会有这些行为。其实，这种精神情绪的障碍，如同运动障碍、吞咽障碍一样，也是脑损伤的一个症状。家庭成员应该感到高兴，因为这是患者进步的表现。攻击行为常常比较短暂，最长一般是几个星期。家庭成员要用爱心多与患者沟通。每个人的意见统一非常重要。如果患者需要进行某一项活动，那么整个家庭应该提供最强的支持，并帮助实施。

向患者及陪护进行安全教育也很重要。在患者练习行走技巧的时候，患者本人及家属可能认识不到其独立行走或移乘的危险性。家属及陪护应该学习如何帮助患者安全的进行功能锻炼，包括：在床上移动，向轮椅上转移，练习步行，学习轮椅使用技巧等训练。要指导陪护者用正确的姿势动作去帮助患者进行功能训练，这样能尽量避免损伤患者及陪护自身。家属 / 陪护应该学习如何帮助患者进行肌力强化训练、被动关节活动度训练以及其他常见的训练内容。他们还要学会锻炼患者的决断能力及安全意识。患者出院后家属将会是最主要的陪护者。

行为因素

中重型颅脑创伤患者经常出现各种行为异常，这些因素阻碍了治疗师的检查和治疗。当颅脑创伤患者的意识内容开始苏醒时，常常有一个阶段会出现颅脑创伤后易激惹的表现[31,159,160]。患者在这个阶段会出现困惑、记忆力障碍、迷失，这些最终导致了易激惹、攻击行为、反抗、好斗等表现[31,160]。治疗师在设计训练方案时要有创意，还要随机应变。在这个阶段，治疗师给患者的训练方案要贴近患者的功能水平，让患者完成较熟悉的动作，而不是太有挑战性的任务，因为后者需要去学习，但这个阶段的患者没有学习新知识的能力。神经心理学专家会有一些特殊的方式控制患者的激惹行为，并可为患者设计一个行为矫正计划。行为矫正方法包括利用奖励系统的正确行为强化技术，行为引导技术，顺从训练技术，这些都有利于控制患者的行为异常，并能促使患者更好的配合治疗[159]。药物治疗在控制患者行为异常方面也有很好的效果[160]。表 19-5

表 19.5 治疗焦虑易激惹的患者时的注意事项

策略	基本原理和临床应用
一致性	• 保持一致很重要。所有的康复组成员，包括家人，均应该相互沟通，对于患者的不恰当行为要以一致的方式对待 • 要认识到患者是困惑的。为了帮助患者减少困惑，在每天的康复中的同一时间、同一地点应该由同样的人看护患者 • 每天规律生活非常重要。患者的熟悉感有利于他们自身心情平静，他们会感到安心。另外，要经常自然地提醒并训练患者的定向力(包括人物定向、地点定向、时间定向)。这时，自然地告诉患者定向信息比较好。如果挑战性的提问的话，适得其反，尤其是对于主动性较差的患者更是如此
不要提太高要求	• 这个阶段教授患者学习新知识不太现实，患者可能完成一些功能任务，比如：刷牙、移乘。但是，这并不代表他有了学习能力，因为刷牙，尤其是行走已经在脑内神经系统形成了固定模式，是很自然的行为 • 应用表格或图表可以帮助患者增强学习能力。如果没有这些简单易懂的方法，患者可能不能回忆起以前的日常生活技能
心情平静，做患者的榜样	• 患者能察觉到看护者的心情，并做出相应的反馈。所以，治疗师淡定专注的态度会对患者产生积极的影响，这点非常重要 • 患者可能不能控制自己的行为，缺乏安全感。治疗师如果能很好地控制自己的情绪和行为，也会对患者有很大帮助，能提高患者的安全感
不能用正常人的思维去要求患者	• 在这个阶段，不能期望患者能换位思考，他 / 她只能从自己的角度考虑问题，所以，强迫患者通情达理是不明智的
随机应变	• 患者常常注意力不集中，不能长时间的集中精力完成一项训练任务。所以要多准备一些训练活动内容。如果不能将患者再次吸引到某项活动时，就可以换另一项。比如：强行让患者去完成一个完全固定的训练任务很困难，但是治疗师可以鼓励患者在各种环境中进行日常生活的基本动作练习，这样就可以在患者的注意力维持时间内按指令完成应有的治疗 • 在患者状态好的时候进行治疗 • 治疗师在合适的时候要试着控制患者的行为。当训练时可以以这种方式询问患者“你想玩球还是散步？”这样就可以避免患者提出一个不恰当的训练内容，但是，如果问“你想做什么活动”就极有可能出现不恰当的答案，或者问“你喜欢…吗？”患者可能答“不” • 给患者提供安全的选择。这样患者能感到他 / 她能有一些自主的选择权利。这很重要，因为长期住院很容易让患者感到对自己的事情没有控制能力
注意安全性	• 患者常常有出乎意料的不恰当行为，所以要时刻关注他 / 她周围的安全性 • 除了以上提到的行为干预方法，这个阶段的患者一般是被限制在医院的，这时，他需要一对一的看护者，全天 24 小时看护，以确保安全

中总结了对待明显认知障碍和(或)行为异常患者的注意事项。

经常遇到类似患者的治疗人员可以从中得到启发,有利于日后的工作。美国脑损伤协会认可的非暴力危机干预培训及脑损伤专家培训就是两个与此相关的培训项目。

回归社区计划

很多患者康复早期就取得了明显改善。医院的辅助设施在患者疾病早期发挥了重要作用,出院后患者就无法借助这些设施了,所以,在他们出院前就开始进行指导非常重要。当患者的功能状态逐渐好转时,治疗师要指导患者逐渐减少对外界环境的依赖。这样患者才能做好准备迎接下一个康复阶段的挑战,比如亚急性期,回归社区期等。

这个阶段常常需要一个综合的环境,需要多学科共同努力,解决患者回归社区、回归工作或学校的问题,帮助改善认知、行为、心理功能[161,162]。患者每周 4~5 天在这个环境中度过,每天傍晚回家。较严重的躯体功能障碍患者需要有一个以家庭为基础的重返社区计划来继续康复,有持续的严重行为异常的个体则需要有一个居家的神经行为管理方案。

这个阶段患者治疗的主要目的是综合的,包括认知、运动、情绪多方面都要进行治疗,以帮助患者回归社会。判断能力、解决问题、拟定计划的能力,自我认知能力,保持健康的能力,社会参与能力等多方面的能力都需要强化训练。为了模拟患者出院后的现实生活,治疗应该注重高级功能的训练,比如:社区生活技巧、社会生活技巧、日常生活技巧。表 19.6 列举了这些技巧。多学科联合的康复治疗组应该多锻炼患者,让其对自己的行为决定负责。因为患者这个阶段对自身的能力和弱点有一定的认识,让其多参与做一些决定非常有益。

表 19.6 社区生活技巧、社会生活技巧、日常生活技巧的内容

日常生活	社会生活	社区生活
准备食物	自我介绍	购物
做家务	非文字的交流	坐公交车
家庭财务管理	自信	阅读地图
做饭	聆听的技巧	休闲计划
使用电话	给予 / 接收反馈信息	社区资源
时间管理		

要鼓励患者多参与独立的和需要与他人合作的工作。评价是制定治疗方案的基础。每个治疗师的真实反馈对于患者学习如何利用自身的能力和缺陷去参与社会非常重要。独立生活的试验阶段和支持工作也非常重要。患者要学习技能去适应家庭、工作、学校的生活。

轻度颅脑创伤

中东的军事冲突以及媒体关注的运动相关脑震荡使得越来越多的人认识到轻型颅脑创伤及脑震荡后遗症的影响,所以建立合适的评估治疗系统非常必要。每年美国约发生 160 万 ~380 万例运动相关的轻型颅脑创伤[2,163],约 12% 的军人遭遇过爆炸相关的轻型颅脑创伤[164]。关于轻型颅脑创伤有多种定义[165]。如上所述,格拉斯哥评分界定轻型颅脑创伤为 13~15 分。总体来说,轻型颅脑创伤的特点如下:不同程度的意识丧失(0~30 分钟;鉴别患者是否存在意识丧失非常重要),PTA 以及精神状态异常达 24 小时。轻型颅脑创伤患者经常会有认知障碍、姿势平衡障碍,主诉会有视力模糊、恶心、对光敏感、睡眠障碍、耳鸣等。这些症状有可能会在伤后几个小时出现。

轻型颅脑创伤经常导致 CNS 的功能性损伤,而没有明显的结构性损伤,这种情况通常认为是代谢障碍所致[166]。庆幸的是,大部分轻型颅脑创伤患者约 3 个月就能完全恢复正常[167]。但是,也有 10%~20% 的患者留有后遗症,并持续数月或数年[168~170]。

轻度 TBI 的管理

康复和重返社会支持处,军医署以及美国军队共同出台了轻度颅脑创伤患者物理治疗的指南,指导为这些患者服务的人员,以便他们进行评估和治疗[171]。这些指南内容主要帮助解决以下这些方面的问题:患者的教育,耐力减退,前庭功能障碍,精细平衡能力障碍,颅脑创伤后头痛,颞下颌关节异常,注意力减退,参与训练(知识点 19.6)[171]。完整的轻型颅脑创伤患者管理指南是由防卫军事事务部制定的,可查询网址:www.healthquality.va. gov/mtbi/concussion_mtbi_full_1_0.pdf. 虽然运动与爆炸导致的轻型颅脑创伤有区别,但是这些指南也可以适用于运动相关的轻型颅脑创伤。

知识点 19-6 轻型颅脑创伤患者要评价并治疗的内容

- 患者的教育
- 活动耐力下降
- 前庭功能障碍
- 精细平衡能力障碍
- 颅脑创伤后头痛
- 颞下颌关节异常
- 注意力减退
- 运动参与

回归娱乐 / 活动

认知、运动功能障碍出现后都要进行分阶段的训练计划[172]。对患者来说,不仅运动功能重要,注意力(比如上学、工作都很需要这项功能)也很重要,后者有问题会加剧功能障碍的程度,并会延缓功能恢复。对轻型颅脑创伤患者进行逐渐增加难度的训练,会取得阶梯式的进步,然后患者可考虑重返娱乐或参加活动(表 19.7)[172]。每个阶段应该花费 24 小时,

表 19.7 逐步重返娱乐的方案

康复阶段	康复每个阶段进行的功能锻炼	每阶段的目的
1. 没有功能	肢体及认知的训练	恢复功能
2. 有氧运动能力较弱	散步、游泳、功率自行车；合适的运动强度为保持心率达预期最快心率的 70%，注意不进行抗阻训练	增加心率
3. 专业的运动训练	曲棍球时的滑冰训练，足球比赛时跑步的练习，不要进行头部碰撞的活动	增加运动量
4. 无身体接触的训练	升级到更多的复杂训练（比如：玩足球、曲棍球）可考虑开始抗阻训练	运动训练，学习合作，锻炼认知
5. 身体接触性训练	经体检正常后可加入常规的训练	找回自信项目，通过让患者教授工作人员来评估其功能状态
6. 回归娱乐	常规的娱乐项目	

这样就能用大约 1 周的时间重返现役军人岗位或完整的运动项目。如果在逐渐升级的训练过程中出现脑震荡后症状，那患者就应该退回到上一个级别阶段，并且休息 24 小时后再试着升级到下一阶段[172]。患者是否能重回娱乐 / 活动要考虑几个方面，包括：神经认知测验结果、平衡测验结果、主诉症状等，不能只考虑某一方面。如果医学专家质疑患者是否为轻型颅脑创伤，是否可以重返娱乐 / 活动，那就应该等完全恢复后再考虑参与娱乐或活动。

检查

理想情况下，应该有认知和平衡功能的基线评定，据此可作前后对比，当患者恢复时，可帮助做出回归娱乐 / 活动的决策。

觉醒、注意和认知

电脑化测试已经被用于 mTBI 的认知评估。其中一个测试是急性脑震荡后评估和认知测试（Immediate Post-Concussion Assessment and Cognitive Testing，Im-PACT）。ImPACT 可评估注意广度、工作记忆、维持和选择性注意时间、反应变异性、非语言的问题解决能力以及反应时。ImPACT 可被用于追踪 mTBI 的恢复过程，并有助于做出回归娱乐的决策 173-175。脑震荡标准化评估（Standardized Assessment of Concussion，SAC）是一个简短的测试，它可以在运动意外发生的场地边线，在数分钟内完成损伤后的精神状态评估[176~178]。该工具被用作其他 mTBI 评估方法的一个补充（例如神经心理评定、姿势稳定性测试）。但他不能被认为是确定损伤严重程度和回归娱乐的唯一方法。

前庭和平衡

爆炸性 mTBI 后前庭相关性症状（例如：头晕、眩晕、不平衡）的发生率从 24%~83% 不等，可发生在急性期（1~3 天）、亚急性期（3~30 天）和慢性期（30~360 天）[179]。前庭和姿势控制功能缺陷也见于运动相关性 mTBI[180]。爆炸性 mTBI 后前庭功能障碍包括后方或外侧半规管的良性阵发性位置性眩晕（Benign Paroxysmal Positional Vertigo，BPPV），以及中枢源性的单侧前庭功能减退[181]。应该进行位置性测试如 Dix-Hallpike 试验、仰卧位翻滚测试和动态视觉敏锐度测试[171]。第 21 章前庭功能障碍提供了以上这些以及其他前庭功能试验的详细信息。NeuroCom 感觉整合测试（Sensory Organization Test，SOT）是一个计算机化的动态姿势平衡仪测试，用来评估利用和整合感觉信息的能力，这些感觉信息是用来维持平衡的，来自于视觉、体感和前庭系统[180,182]。平衡误差评分系统（Balance Error Scoring System，BESS）临床上类似于 SOT。这两种测试（SOT 和 BESS）都已经被用于评估运动相关的 mTBI 患者的姿势控制能力损害情况[180,183]。通过 SOT 或 BESS 的测试也显示了平衡功能缺损一般在损伤后 3~7 天内消失[180,182,184]。其他高水平的平衡能力测试如 HiMAT（见前）[89,90]，动态步态指数[185,186]，功能性步态评价[187,188]，以及平衡评价系统测试[189]也可被用于评估平衡功能。

自我报告

有许多自我报告的症状量表[190]。这些量表要求患者脑震荡后的症状进行严重程度的分级，这些症状包括头痛、头晕、视力模糊、注意力不集中、疲劳和对光线敏感。脑震荡后量表（修订版）较为常用，它有 21 个项目[191]。另一个是体育运动脑震荡评估工具（Sport Concussion Assessment Tool，SCAT）脑震荡后症状量表[192]。SCAT 量表包括 18 个用于急性脑震荡的筛查项目，以及 7 个随访时收集信息的项目。专门考察平衡功能缺损影响的自我报告测试包括眩晕障碍量表（Dizziness Handicap Inventory，DHI）[193]和特定活动平衡信心量表（Activities-specific Balance Confidence scale）[194]。

其他

创伤后头痛和颞下颌障碍可以通过一系列标准化的肌肉骨骼检查来评估，包括颈部、肩和下颌，以及使用标准化的疼痛问卷[171]。如上文所述，应评估双重任务操作。知识点 19.7 列举了一些更为常用的结局测试和测验以及测试。

干预

如上所述，机体和认知功能测试对于恢复是很关键的。

知识点 19.7 mTBI 住院患者常用的测试和测量 / 结局评估

- 急性脑震荡后评估和认知测试
- 脑震荡标准化评估
- 前庭位置试验
- 感觉整合测试
- 平衡误差评分系统
- 动态步态指数
- 功能性步态评价
- 高水平移动评估工具
- 脑震荡后量表 - 修订版
- 体育运动脑震荡评估工具脑震荡后症状量表
- 眩晕障碍量表
- 特定活动平衡信心量表

在治疗过程中应严密监测患者，以确定干预措施是否使任何症状有所恶化。如果这样的话，其强度、持续时间和频率应当减少。mTBI 患者物理疗法的支持证据主要由病例研究、病例分析和回顾性评论组成[195~198]。知识点 19.8 证据摘要总结了其中的一些研究。

前庭、平衡和双重任务

如果患者存在 BPPV，可以针对后半规管，前半规管和水平半规管进行耳石复位治疗。这些治疗技术涉及按照一个特定的顺序将患者头部运动到不同的位置，使得碎块离开受累的半规管，返回到前庭。单侧前庭功能减退的患者应该进行凝视稳定性训练。欲了解这些干预措施的详情（第 21 章前庭功能障碍）。如前所述，针对中重型 TBI 患者可以进行高水平的、任务导向的平衡和步态训练。一些活动例如转动头部以及在凹凸不平和不同的表面上步行，对于前庭系统是有挑战性的，这些活动可以被推荐，就像运动专项技能训练一样[171]。可以进行一些合并使用不同感觉形式的平衡训练，如站在厚泡沫垫上睁闭眼。也可以利用计算机化的动态姿势平衡仪进行平衡训练。前面描述的双重任务训练是另一个重要的干预方法。参阅第 10 章的附加讨论，提高运动功能的策略。

其他

基于肌肉骨骼的干预措施如伸展、肌力强化和手法治疗等方式，在合适的时候也可以用于创伤后头痛和颞下颌障碍的患者[171]。

患者教育

应该提供给患者有关 mTBI 相关症状的宣教资料，告诉他们大多数情况下症状会在几天到数月内消失，并告知其二次影响综合征（second impact syndrome）的风险。适宜时，根据患者的症状和状态，可以教患者如何进行颈部 ROM 和等长肌力强化训练，正确的睡眠姿势，前庭定位技术，凝视稳定性训练，以及平衡训练。也可以指导患者开始执行一个有氧的肌力强化训练计划。

知识点 19.8 证据总结有关轻度颅脑创伤患者物理治疗的选择性研究的循证证据总结

参考文献	对象	方法 / 程序	结果	说明
Gurr, Moffat (2001)[196]	18 例 mTBI 患者，主诉眩晕和平衡障碍	前庭康复 ×1/ 周，共 6 周。干预措施包括教育，“眩晕练习”，逐渐开始运动和活动，焦虑控制，应付策略	自我报告的眩晕症状和焦虑有明显减轻，在不稳定的表面睁眼时的姿势摇摆更少	试验前 / 后设计没有对照组。作者没有提供有关这些 mTBI 对象的特征和病因的详细内容
Gagnon 等 (2009)[197]	16 例儿童 / 青少年，8~17 岁，遭受过脑震荡，而且脑震荡后症状持续超过伤后 4 周	分级康复，包括 15 分钟的亚极量有氧训练；根据对象的运动情况定制的 10 分钟协调性练习；运动相关的可视化训练；以及相同活动的家庭计划。研究对象都得到严密的监测，如果有任何症状加重，则停止这些活动。平均的干预周期为 4.4 周	脑震荡后量表——修订版的评分下降，所有的研究对象都可以重新开始正常参加体力活动	方案的回顾性分析，缺少提供标准化的结局测试

知识点 19.8 证据总结——有关轻度颅脑创伤患者物理治疗的选择性研究的循证证据总结 续

参考文献	对象	方法 / 程序	结果	说明
Hoffer 等 (2004)[198]	58 例 mTBI 后 1~3 天的现役或退役军人；研究对象被分为 3 个亚组：创伤后位置性眩晕，PTMAD，以及创伤后空间定向障碍	PTMAD 进行 6~8 周的前庭康复，创伤后空间定向障碍组的康复措施包括 VOR 训练，COR 训练，体感训练和有氧活动	84% PTMAD 组和 27% 创伤后空间定向障碍组在 VOR 试验上显示有改善。与创伤后空间定向障碍组相比，PTMAD 组重返工作和症状消失的时间都明显更短	未提供专门的 VOR 试验结果和自我报告的测试(DHI 和 ABC)
Alsalaheen 等 (2010)[195]	114 例儿童(≤18 岁)和成人(>18 岁)在脑震荡后接受前庭康复；从受伤到评价的中位数时间为 96 天	30 例对象只来了一个周期，84 例返回的中位数次数为 4 次(范围为 2~13 次)，中位数天数达到 33 天(范围为 7~181 天)。前庭康复包括凝视稳定性训练(坐位和立位 VOR × 1)，在泡沫垫上进行 EO 和 EC 的立位平衡训练，平衡挑战性步行训练；以及必要时耳石复位治疗	所有自我报告测试和操作性测试均有明显改善：ABC，DHI，DGI，FGA，步速，TUG，FTST，和 SOT，与成人组相比，儿童组仅有 3 个测试显示改善更明显：DHI，FGA，和 FTST	回顾性分析

PTMAD＝创伤后偏头痛相关性眩晕，VOR＝前庭眼动反射，COR＝颈 - 眼反射，DHI＝眩晕障碍量表，ABC＝特定活动平衡信心量表，EO＝睁眼，EC＝闭眼，DGI＝动态步态指数，FGA＝功能性步态评价，TUG＝计时起立和行走，FTST＝五次坐站，SOT＝感觉整合测试。

总结

TBI 对于个体以及他或她的家庭来说都是一个灾难性的而且改变人生的事件。它所致的损伤使得与脑损伤患者一起努力是非常值得而且有挑战性的。有许多的问题需要考虑到。物理治疗师必须使传统的物理疗法检查程序和干预措施适应于存在的独特的运动功能、认知和行为问题的挑战。多学科团队为物理治疗师提供了同有经验的专业人士一个特别的学习和合作的机会。通过和团队在一起工作，物理治疗师可以提供恰当的照护，有助于 TBI 个体最大限度地执行活动功能并提高社会参与能力。

复习题

1. 列出 TBI 的原发性和继发性发病机制。
2. 识别 TBI 所致的常见的神经肌肉、认知和神经行为损害。
3. 比较持续性植物状态和最小意识状态。
4. 识别 TBI 个体的关键结局的影响因素。
5. 确定并描述为 TBI 患者工作的多学科团队成员的作用。
6. 讨论中重型 TBI 患者早期恢复过程中物理疗法的基本目标。
7. 针对主动康复期的中重型 TBI 患者选择可用的关键结局干预措施。
8. 针对合并认知和神经行为中重型 TBI 残疾患者设计一个照护计划时，描述一下需要考虑到的策略。
9. 对比以恢复为基础和以代偿为基础的干预措施。
10. 为中重型 TBI 患者的照护制定一个物理疗法方案，其中包含神经重塑的要素。
11. 概述一下轻型 TBI 患者循序渐进的回归娱乐方案。
12. 为轻型 TBI 患者制定一个照护的物理疗法方案。

病例分析

患者男性,22 岁,遭受了机动车事故(MVA)。当他离开他的车时,遭到另外一辆车的撞击。患者遭受严重的闭合性脑损伤,急诊的 GCS 评分为 7 分,双侧瞳孔对光反应存在。他被送到当地的一家医院,CT 扫描显示左侧顶叶蛛网膜下腔出血。另外他还有右侧肩胛骨的骨折。受伤 2 周后,现在患者被转至一家急性期康复医院。

药物

利他林、卡马西平、盐酸替扎尼定以及劳拉西泮 prn,必要时使用。

个人史

患者是当地一所大学计算机科学课程的毕业生。他的父母住在约 2 小时路程的地方。他们都非常支持,他的母亲为了能陪伴患者并协助康复,已经从她的工作休假。通过他的父母,他享有个人保险,其中覆盖了住院和门诊的康复。

体格检查

Ⅰ. 筛查:心肺:HR 78,BP 110/76;皮肤:完整;肌肉骨骼:见下文;神经肌肉:见下文。

Ⅱ. 觉醒,注意和认知:RLA 认知功能分级:Ⅴ级,容易错乱。

A. 激越行为量表:26/56

B. 加尔维斯顿的定位和失忆测试:66

C. 莫斯注意评定量表(Moss Attention Rating Scale,MARS):

1. 原始总分:84
2. 平均 MARS 项目得分:3.82
3. 因子 1(坐立不安 / 随境转移)得分:4.60
4. 因子 2(动机)得分:4.00
5. 因子 3(连续性 / 持续注意)得分:3.67

Ⅲ. 辅助性和适应性器具:目前在医院环境里使用一台标准的轮椅,配有凝胶垫和结实的靠背。

Ⅳ. 步态,移动和平衡:

A. 能够在别人最小的辅助下使用窄基底四脚拐(small based quad cane,SBCQ)以 3 点步态的方式步行 150 英尺(46 米)

B. 步速:0.44m/s

C. 目测步态评估:在摆动相时右足离地困难,整个摆动相右膝伸展,通过骨盆和髋抬高右髋关节使足离地,右侧足中部开始触地

D. 坐位平衡:在监护下可以坐在床或垫子的边缘

E. 立位平衡:在严密监护下可以站立,右下肢负重能力下降,Berg 平衡量表得分:36/56

Ⅴ. 关节灵活性:右侧盂肱关节向后下滑行脱位。

Ⅵ. 运动功能:肌张力:右侧髋、膝和踝关节伸肌张力增高,改良 Ashworth 量表(Modified Ashworth Scale,MAS)2 级,右上肢屈肌张力增高,MAS 2 级。左侧上下肢有分离运动,而右侧上下肢无分离运动。然而,他存在主动的右侧背屈以及腕和手指的伸展功能。

Ⅶ. 矫形,保护和辅助装备:

A. 为了使踝关节背屈和肘关节伸展,从急性期照护医院带来一个分别固定踝关节和肘关节的两瓣式石膏托

Ⅷ. 关节活动度:被动活动在正常范围内,除了:

A. 右下肢

1. 踝背屈:有 5°的跖屈挛缩
2. 膝伸展:有 5°的屈曲挛缩

B. 右上肢

C. 肩关节屈曲:95,外展:90,外旋:65,内旋:80,伸展:45

D. 肘伸展:有 10°屈曲挛缩

E. 腕伸展:0°

Ⅸ. 自理能力和家庭管理:

A. FIM 评分:

自理能力	评分	自理能力	评分	自理能力	评分
进食	4	直肠管理	4	认知功能	4
梳洗修饰	4	转移	4	理解	4
洗澡	3	入厕	3	表达	4
穿裤子	3	盆浴或淋浴	3	解决问题	3
穿上衣	2	床/轮椅	4	记忆	2
上厕所	3	移动	4	社会交往	3
括约肌控制	4	步行/轮椅	4	总分	75
膀胱管理	4	上下楼梯	2		

X. 感觉完整性：

A. 右侧和左侧肢体的本体感觉，轻触觉，以及尖锐/钝的辨别觉完好

指导性问题

1. 列举该患者的解决良好的支持因素，以及结局不良的支持因素。
2. 哪些因素使得患者适合恢复性的干预方法？而哪些因素使得患者适合补偿性方法？
3. 列举与该患者的平衡功能、步行能力和转移能力相关的，并适合于从急性期康复医院出院的三个长期目标。
4. 描述提高其步行能力的干预措施。

参考文献

1. Menon, DK, et al: Position statement: Definition of traumatic brain injury. Arch Phys Med Rehabil 91(11):1637, 2010.
2. Langlois, JA, Rutland-Brown, W, and Wald, MM: The epidemiology and impact of traumatic brain injury: A brief overview. J Head Trauma Rehabil 21(5):375, 2006.
3. Faul, M, et al: Traumatic Brain Injury in the United States: Emergency Department Visits, Hospitalizations and Deaths, 2002–2006. Centers for Disease Control and Prevention, National Center for Injury Prevention and Control, 2010.
4. Rutland-Brown, W, et al: Incidence of traumatic brain injury in the United States, 2003. J Head Trauma Rehabil 21(6):544, 2006.
5. Finkelstein, EA, Corso, PS, and Miller, TR: The Incidence and Economic Burden of Injuries in the United States. Oxford University Press, New York, 2006.
6. Andelic, N, et al: Disability, physical health and mental health 1 year after traumatic brain injury. Disabil Rehabil 32(13):1122, 2010.
7. Povlishock, JT, and Katz, DI: Update of neuropathology and neurological recovery after traumatic brain injury. J Head Trauma Rehabil 20(1):76, 2005.
8. Maas, AI, Stocchetti, N, and Bullock, R: Moderate and severe traumatic brain injury in adults. Lancet Neurol 7(8):728, 2008.
9. Kochanek, PM, Clark, RSB, and Jenkins, LW: TBI: Pathobiology. In Zasler, ND, Katz, DI, and Zafonte, RD (eds): Brain Injury Medicine: Principles and Practice, Demos Medical Publishing, New York, 2007.
10. Bennett, M, et al: Clinicopathologic observations in 100 consecutive patients with fatal head injury admitted to a neurosurgical unit. Ir Med J 88(2):60, 59, 1995.
11. Powell, JW, and Barber-Foss, KD: Traumatic brain injury in high school athletes. JAMA 282(10):958, 1999.
12. Tegner, Y, and Lorentzon, R: Concussion among Swedish elite ice hockey players. Br J Sports Med 30(3):251, 1996.
13. Meythaler, JM, et al: Current concepts: Diffuse axonal injury–associated traumatic brain injury. Arch Phys Med Rehabil 82(10):1461–1471, 2001.
14. Warden, D: Military TBI during the Iraq and Afghanistan wars. J Head Trauma Rehabil 21(5):398, 2006.
15. Hicks, RR, et al: Neurological effects of blast injury. J Trauma 68(5):1257, 2010.
16. Kocsis, JD, and Tessler, A: Pathology of blast-related brain injury. J Rehabil Res Dev 46(6):667, 2009.
17. Levi, L, et al: Wartime neurosurgical experience in Lebanon, 1982–85. II: Closed craniocerebral injuries. Isr J Med Sci 26(10):555, 1990.
18. Schwartz, I, et al: Cognitive and functional outcomes of terror victims who suffered from traumatic brain injury. Brain Injury 22(3):255, 2008.
19. Pleasure, SJ, and Fishman, RA: Ventricular volume and transmural pressure gradient in normal pressure hydrocephalus. Arch Neurol 56(10):1199, 1999.
20. Lippert-Gruner, M, et al: Health-related quality of life during the first year after severe brain trauma with and without polytrauma. Brain Injury 21(5):451, 2007.
21. Walker, WC, and Pickett, TC: Motor impairment after severe traumatic brain injury: A longitudinal multicenter study. J Rehabil Res Dev 44(7):975, 2007.
22. Brown, AW, et al: Impairment at rehabilitation admission and 1 year after moderate-to-severe traumatic brain injury: A prospective multicentre analysis. Brain Injury 21(7):673, 2007.
23. Haaland, KY, et al: Recovery of simple motor skills after head injury. J Clin Exp Neuropsychol 16(3):448, 1994.
24. Lehmann, JF, et al: Quantitative evaluation of sway as an indicator of functional balance in post-traumatic brain injury. Arch Phys Med Rehabil 71(12):955–962, 1990.
25. Newton, RA: Balance abilities in individuals with moderate and severe traumatic brain injury. Brain Injury 9(5):445, 1995.
26. Wober, C, et al: Posturographic measurement of body sway in survivors of severe closed head injury. Arch Phys Med Rehabil 74(11):1151, 1993.
27. Basford, JR, et al: An assessment of gait and balance deficits after traumatic brain injury. Arch Phys Med Rehabil 84(3):343, 2003.
28. Campbell, M, and Parry, A: Balance disorder and traumatic brain injury: Preliminary findings of a multi-factorial observational study. Brain Injury 19(13):1095, 2005.
29. Anderson, CA, and Arciniegas, DB: Cognitive sequelae of hypoxic-ischemic brain injury: A review. Neuro Rehabil 26(1):47, 2010.
30. Vogenthaler, DR: An overview of head injury: Its consequences and rehabilitation. Brain Injury 1(1):113, 1987.
31. Riggio, S, and Wong, M: Neurobehavioral sequelae of traumatic brain injury. Mt Sinai J Med 76(2):163, 2009.
32. Levin, HS, et al: Vegetative state after closed-head injury. A Traumatic Coma Data Bank Report. Arch Neurol 48(6):580, 1991.
33. Giacino, JT, et al: The minimally conscious state: Definition and diagnostic criteria. Neurology 58(3):349, 2002.
34. Fine, RL: From Quinlan to Schiavo: Medical, ethical, and legal issues in severe brain injury. Proc Bayl Univ Med Cent 18(4):303, 2005.
35. The Multi-Society Task Force on PVS: Medical aspects of the persistent vegetative state (1). N Engl J Med 330(21):1499, 1994.

36. The Multi-Society Task Force on PVS: Medical aspects of the persistent vegetative state (2). N Engl J Med 330(22):1572, 1994.
37. Ylvisaker, M: Communication outcomes following traumatic brain injury. Seminars in Speech and Language 13:239, 1992.
38. Leblanc, J, et al: Early prediction of language impairment following traumatic brain injury. Brain Injury 20(13-14):1391, 2006.
39. Galski, T, Tompkins, C, and Johnston, MV: Competence in discourse as a measure of social integration and quality of life in persons with traumatic brain injury. Brain Injury 12(9):769, 1998.
40. Wehman, P, et al: Critical factors associated with the successful supported employment placement of patients with severe traumatic brain injury. Brain Injury 7(1):31, 1993.
41. Rabinstein, AA: Paroxysmal sympathetic hyperactivity in the neurological intensive care unit. Neurol Res 29(7):680, 2007.
42. Bower, RS, et al: Paroxysmal sympathetic hyperactivity after traumatic brain injury. Neurocrit Care 13(2):233, 2010.
43. Annegers, JF, et al: A population-based study of seizures after traumatic brain injuries. N Engl J Med 338(1):20, 1998.
44. Salazar, AM, et al: Epilepsy after penetrating head injury. I. Clinical correlates: A report of the Vietnam Head Injury Study. Neurology 35(10):1406, 1985.
45. Safaz, I, et al: Medical complications, physical function and communication skills in patients with traumatic brain injury: A single centre 5-year experience. Brain Injury 22(10):733, 2008.
46. Chang, BS, and Lowenstein, DH: Practice parameter: Antiepileptic drug prophylaxis in severe traumatic brain injury: Report of the Quality Standards Subcommittee of the American Academy of Neurology. Neurology 60(1):10, 2003.
47. Kalisky, Z, et al: Medical problems encountered during rehabilitation of patients with head injury. Arch Phys Med Rehabil 66(1):25, 1985.
48. Vitaz, TW, et al: Outcome following moderate traumatic brain injury. Surg Neurol 60(4):285, discussion 291, 2003.
49. Hammond, FM, and Meighen, MJ: Venous thromboembolism in the patient with acute traumatic brain injury: Screening, diagnosis, prophylaxis, and treatment issues. J Head Trauma Rehabil 13(1): 36, 1998.
50. Nampiaparampil, DE: Prevalence of chronic pain after traumatic brain injury: A systematic review. JAMA 300(6):711, 2008.
51. Teasdale, G, and Jennett, B: Assessment of coma and impaired consciousness. A practical scale. Lancet 2(7872):81, 1974.
52. Perel, P, et al: Predicting outcome after traumatic brain injury: Practical prognostic models based on large cohort of international patients. BMJ 336(7641):425, 2008.
53. Steyerberg, EW, et al: Predicting outcome after traumatic brain injury: Development and international validation of prognostic scores based on admission characteristics. PLoS Med 5(8):e165, 2008.
54. Marmarou, A, et al: Prognostic value of the Glasgow Coma Scale and pupil reactivity in traumatic brain injury assessed pre-hospital and on enrollment: An IMPACT analysis. J Neurotrauma 24(2): 270, 2007.
55. Murray, GD, et al: Multivariable prognostic analysis in traumatic brain injury: Results from the IMPACT study. J Neurotrauma 24(2):329, 2007.
56. Husson, EC, et al: Prognosis of six-month functioning after moderate to severe traumatic brain injury: A systematic review of prospective cohort studies. J Rehabil Med 42(5):425, 2010.
57. Mushkudiani, NA, et al: Prognostic value of demographic characteristics in traumatic brain injury: Results from the IMPACT study. J Neurotrauma 24(2):259, 2007.
58. Brown, AW, et al: Predictive utility of weekly post-traumatic amnesia assessments after brain injury: A multicentre analysis. Brain Injury 24(3):472, 2010.
59. Semlyen, JK, Summers, SJ, and Barnes, MP: Traumatic brain injury: Efficacy of multidisciplinary rehabilitation. Arch Phys Med Rehabil 79(6):678, 1998.
60. Malec, JF: Impact of comprehensive day treatment on societal participation for persons with acquired brain injury. Arch Phys Med Rehabil 82(7):885, 2001.
61. Braverman, SE, et al: A multidisciplinary TBI inpatient rehabilitation programme for active duty service members as part of a randomized clinical trial. Brain Injury 13(6):405, 1999.
62. Ling, GS, and Marshall, SA: Management of traumatic brain injury in the intensive care unit. Neurol Clin 26(2):409, 2008.
63. Clausen, T, and Bullock, R: Medical treatment and neuroprotection in traumatic brain injury. Curr Pharm Des 7(15):1517, 2001.
64. Seel, RT, et al: Assessment scales for disorders of consciousness: Evidence-based recommendations for clinical practice and research. Arch Phys Med Rehabil 91(12):1795, 2010.
65. Giacino, JT, Kalmar, K, and Whyte, J: The JFK Coma Recovery Scale–Revised: Measurement characteristics and diagnostic utility. Arch Phys Med Rehabil 85(12):2020, 2004.
66. Schnakers, C, et al: A French validation study of the Coma Recovery Scale–Revised (CRS-R). Brain Injury 22(10):786, 2008.
67. Pape, TL, et al: A measure of neurobehavioral functioning after coma. Part I: Theory, reliability, and validity of Disorders of Consciousness Scale. J Rehabil Res Dev 42(1):1–17, 2005.
68. Pape, TL, et al: A measure of neurobehavioral functioning after coma. Part II: Clinical and scientific implementation. J Rehabil Res Dev 42(1):19, 2005.
69. Pape, TL, et al: Establishing a prognosis for functional outcome during coma recovery. Brain Injury 20(7):743, 2006.
70. Pape, TL, et al: Predictive value of the Disorders of Consciousness Scale (DOCS). PM&R 1(2):152, 2009.
71. Hagen, C, Malkmus, D, and Durham, P: Levels of Cognitive Functioning. Rancho Los Amigos Hospital, Downey, CA, 1972.
72. Gouvier, WD, et al: Reliability and validity of the Disability Rating Scale and the Levels of Cognitive Functioning Scale in monitoring recovery from severe head injury. Arch Phys Med Rehabil 68(2):94, 1987.
73. Guide to Physical Therapist Practice. Second Edition. American Physical Therapy Association. Phys Ther 81(1):9, 2001.
74. Lannin, NA, et al: Splinting the hand in the functional position after brain impairment: A randomized, controlled trial. Arch Phys Med Rehabil 84(2):297–302, 2003.
75. Moseley, AM: The effect of casting combined with stretching on passive ankle dorsiflexion in adults with traumatic head injuries. Phys Ther 77(3):240, 1997.
76. Hill, J: The effects of casting on upper extremity motor disorders after brain injury. Am J Occup Ther 48(3):219, 1994.
77. Mortenson, PA, and Eng, JJ: The use of casts in the management of joint mobility and hypertonia following brain injury in adults: A systematic review. Phys Ther 83(7):648, 2003.
78. Kanyer, B: Meeting the seating and mobility needs of the client with traumatic brain injury. J Head Trauma Rehabil 7(3):81, 1992.
79. Ciesla, ND: Chest physical therapy for patients in the intensive care unit. Phys Ther 76(6):609, 1996.
80. Irwin, S, and Tecklin, JS: Cardiopulmonary Physical Therapy, ed 4. Mosby, St. Louis, 2004.
81. Ansell, BJ: Slow-to-recover brain-injured patients: Rationale for treatment. J Speech Hear Res 34(5):1017, 1991.
82. Mitchell, S, et al: Coma arousal procedure: A therapeutic intervention in the treatment of head injury. Brain Injury 4(3):273, 1990.
83. Gruner, ML, and Terhaag, D: Multimodal early onset stimulation (MEOS) in rehabilitation after brain injury. Brain Injury 14(6):585, 2000.
84. Lombardi, F, et al: Sensory stimulation for brain injured individuals in coma or vegetative state. Cochrane Database Syst Rev (2): CD001427, 2002.
85. Feld, JA, et al: Berg balance scale and outcome measures in acquired brain injury. Neurorehabil Neural Repair 15(3):239, 2001.
86. Juneja, G, Czyrny, JJ, and Linn, RT: Admission balance and outcomes of patients admitted for acute inpatient rehabilitation. Am J Phys Med Rehabil 77(5):388, 1998.
87. Inness, EL, et al: Measuring balance and mobility after traumatic brain injury: Validation of the Community Balance and Mobility Scale (CB&M). Physiother Can 63(2):199, 2011.
88. Howe, JA, et al: The Community Balance and Mobility Scale—a balance measure for individuals with traumatic brain injury. Clin Rehabil 20(10):885, 2006.
89. Williams, G, et al: The High-Level Mobility Assessment Tool (HiMAT) for traumatic brain injury. Part 1: Item generation. Brain Injury 19(11):925–932, 2005.
90. Williams, G, et al: The High-Level Mobility Assessment Tool (HiMAT) for traumatic brain injury. Part 2: Content validity and discriminability. Brain Injury 19(10):833, 2005.
91. Williams, G, Pallant, J, and Greenwood, K: Further development of the High-Level Mobility Assessment Tool (HiMAT). Brain Injury 24(7-8):1027, 2010.
92. Whyte, J, et al: The Moss Attention Rating Scale for traumatic brain injury: Initial psychometric assessment. Arch Phys Med Rehabil 84(2):268, 2003.
93. Robertson, IH, et al: The structure of normal human attention: The

Test of Everyday Attention. J Int Neuropsychol Soc 2(6):525, 1996.
94. Gaudino, EA, Geisler, MW, and Squires, NK: Construct validity in the Trail Making Test: What makes Part B harder? J Clin Exp Neuropsychol 17(4):529, 1995.
95. Levin, HS, O'Donnell, VM, and Grossman, RG: The Galveston Orientation and Amnesia Test. A practical scale to assess cognition after head injury. J Nerv Ment Dis 167(11):675, 1979.
96. Bode, RK, Heinemann, AW, and Semik, P: Measurement properties of the Galveston Orientation and Amnesia Test (GOAT) and improvement patterns during inpatient rehabilitation. J Head Trauma Rehabil 15(1):637, 2000.
97. Novack, TA, et al: Validity of the Orientation Log, relative to the Galveston Orientation and Amnesia Test. J Head Trauma Rehabil 15(3):957, 2000.
98. Alderso, AL, and Novack, TA: Measuring recovery of orientation during acute rehabilitation for traumatic brain injury: Value and expectations of recovery. J Head Trauma Rehabil 17(3):210, 2002.
99. Jackson, WT, Novack, TA, and Dowler, RN: Effective serial measurement of cognitive orientation in rehabilitation: The Orientation Log. Arch Phys Med Rehabil 79(6):718, 1998.
100. Boake, C: Supervision rating scale: A measure of functional outcome from brain injury. Arch Phys Med Rehabil 77(8):765, 1996.
101. McCauley, SR, et al: The neurobehavioural rating scale–revised: Sensitivity and validity in closed head injury assessment. J Neurol Neurosurg Psychiatry 71(5):643, 2001.
102. Corrigan, JD: Development of a scale for assessment of agitation following traumatic brain injury. J Clin Exp Neuropsychol 11(2): 261, 1989.
103. Dodds, TA, et al: A validation of the functional independence measurement and its performance among rehabilitation inpatients. Arch Phys Med Rehabil 74(5):531, 1993.
104. Stineman, MG, et al: The Functional Independence Measure: Tests of scaling assumptions, structure, and reliability across 20 diverse impairment categories. Arch Phys Med Rehabil 77(11):1101, 1996.
105. Gurka, JA, et al: Utility of the functional assessment measure after discharge from inpatient rehabilitation. J Head Trauma Rehabil 14(3):247, 1999.
106. Hall, KM: The Functional Assessment Measure (FAM). J Rehabil Outcomes 1(3):63, 1997.
107. Hawley, CA, et al: Use of the functional assessment measure (FIM + FAM) in head injury rehabilitation: A psychometric analysis. J Neurol Neurosurg Psychiatry 67(6):749, 1999.
108. Malec, JF: The Mayo-Portland Participation Index: A brief and psychometrically sound measure of brain injury outcome. Arch Phys Med Rehabil 85(12):1989, 2004.
109. Kean, J, et al: Rasch measurement analysis of the Mayo-Portland Adaptability Inventory (MPAI-4) in a community-based rehabilitation sample. J Neurotrauma 28(5):745, 2011.
110. Willer, B, Ottenbacher, KJ, and Coad, ML: The community integration questionnaire. A comparative examination. Am J Phys Med Rehabil 73(2):103, 1994.
111. Williams, G, et al: Spatiotemporal deficits and kinematic classification of gait following a traumatic brain injury: A systematic review. J Head Trauma Rehabil 25(5):366, 2010.
112. Krebs, DE, Edelstein, JE, and Fishman, S: Reliability of observational kinematic gait analysis. Phys Ther 65(7):1027, 1985.
113. Williams, G, et al: Observational gait analysis in traumatic brain injury: Accuracy of clinical judgment. Gait and Posture 29(3): 454, 2009.
114. Moseley, AM, et al: Ecological validity of walking speed assessment after traumatic brain injury: A pilot study. J Head Trauma Rehabil 19(4):341, 2004.
115. van Loo, MA, et al: Inter-rater reliability and concurrent validity of walking speed measurement after traumatic brain injury. Clin Rehabil 17(7):775, 2003.
116. Englander, J, et al: Fatigue after traumatic brain injury: Association with neuroendocrine, sleep, depression and other factors. Brain Injury 24(12):1379, 2010.
117. Mossberg, KA, et al: Aerobic capacity after traumatic brain injury: Comparison with a nondisabled cohort. Arch Phys Med Rehabil 88(3):315, 2007.
118. Mossberg, KA, and Fortini, E: Responsiveness and validity of the six-minute walk test in individuals with traumatic brain injury. Phys Ther 92(5):726, 2012.
119. van Loo, MA, et al: Test–re-test reliability of walking speed, step length and step width measurement after traumatic brain injury: A pilot study. Brain Injury 18(10):1041, 2004.
120. Gibbons, WJ, et al: Reference values for a multiple repetition 6-minute walk test in healthy adults older than 20 years. J Cardiopulm Rehabil 21(2):87, 2001.
121. Mossberg, KA, and Greene, BP: Reliability of graded exercise testing after traumatic brain injury: Submaximal and peak responses. Am J Phys Med Rehabil 84(7):492, 2005.
122. Hassett, LM, et al: Validity of the modified 20-metre shuttle test: Assessment of cardiorespiratory fitness in people who have sustained a traumatic brain injury. Brain Injury 21(10):1069, 2007.
123. McCulloch, KL, et al: Balance, attention, and dual-task performance during walking after brain injury: Associations with falls history. J Head Trauma Rehabil 25(3):155, 2010.
124. McFadyen, BJ, et al: Modality-specific, multitask locomotor deficits persist despite good recovery after a traumatic brain injury. Arch Phys Med Rehabil 90(9):1596, 2009.
125. McCulloch, K: Attention and dual-task conditions: Physical therapy implications for individuals with acquired brain injury. J Neuro Phys Ther 31(3):104, 2007.
126. McGraw-Hunter, M, Faw, GD, and Davis, PK: The use of video self-modelling and feedback to teach cooking skills to individuals with traumatic brain injury: A pilot study. Brain Injury 20(10): 1061, 2006.
127. Goverover, Y, Chiaravalloti, N, and DeLuca, J: Pilot study to examine the use of self-generation to improve learning and memory in people with traumatic brain injury. Am J Occup Ther 64(4):540, 2010.
128. Giuffrida, CG, et al: Functional skill learning in men with traumatic brain injury. Am J Occup Ther 63(4):398, 2009.
129. Shumway-Cook, A, and Woollacott, MH: Motor Control: Translating Research into Clinical Practice, ed 4. Lippincott Williams & Wilkins, Philadelphia, 2012.
130. Levin, MF, Kleim, JA, and Wolf, SL: What do motor "recovery" and "compensation" mean in patients following stroke? Neurorehabil Neural Repair 23(4):313, 2009.
131. Nudo, RJ: Neural bases of recovery after brain injury. J Commun Disord 44(5):515, 2011.
132. Birkenmeier, RL, Prager, EM, and Lang, CE: Translating animal doses of task-specific training to people with chronic stroke in 1-hour therapy sessions: A proof-of-concept study. Neurorehabil Neural Repair 24(7):620, 2010.
133. Wolf, SL, et al: Effect of constraint-induced movement therapy on upper extremity function 3 to 9 months after stroke: The EXCITE randomized clinical trial. JAMA 296(17):2095, 2006.
134. Nudo, RJ: Functional and structural plasticity in motor cortex: Implications for stroke recovery. Phys Med Rehabil Clin North Am 14(1 Suppl):S57, 2003.
135. Kolb, B: Overview of cortical plasticity and recovery from brain injury. Phys Med Rehabil Clin North Am 14(1 Suppl): S7, 2003.
136. Kleim, JA, and Jones, TA: Principles of experience-dependent neural plasticity: implications for rehabilitation after brain damage. J Speech Lang Hear Res 51(1):S225, 2008.
137. Fisher, BE, and Sullivan, KJ: Activity-dependent factors affecting poststroke functional outcomes. Top Stroke Rehabil 8(3):31, 2001.
138. Hellweg, S, and Johannes, S: Physiotherapy after traumatic brain injury: A systematic review of the literature. Brain Injury 22(5):365, 2008.
139. Brown, TH, et al: Body weight–supported treadmill training versus conventional gait training for people with chronic traumatic brain injury. J Head Trauma Rehabil 20(5):402, 2005.
140. Mossberg, KA, Orlander, EE, and Norcross, JL: Cardiorespiratory capacity after weight-supported treadmill training in patients with traumatic brain injury. Phys Ther 88(1):77, 2008.
141. Wilson, DJ, and Swaboda, JL: Partial weight-bearing gait retraining for persons following traumatic brain injury: Preliminary report and proposed assessment scale. Brain Injury 16(3):259, 2002.
142. Shaw, SE, et al: Constraint-induced movement therapy for recovery of upper-limb function following traumatic brain injury. J Rehabil Res Dev 42(6):769, 2005.
143. Karman, N, et al: Constraint-induced movement therapy for hemiplegic children with acquired brain injuries. J Head Trauma Rehabil 18(3):259, 2003.

144. Williams, GP, and Schache, AG: Evaluation of a conceptual framework for retraining high-level mobility following traumatic brain injury: Two case reports. J Head Trauma Rehabil 25(3): 164, 2010.
145. Lang, CE, MacDonald, JR, and Gnip, C: Counting repetitions: An observational study of outpatient therapy for people with hemiparesis post-stroke. J Neuro Phys Ther 31(1):3, 2007.
146. Kimberley, TJ, et al: Comparison of amounts and types of practice during rehabilitation for traumatic brain injury and stroke. J Rehabil Res Dev 47(9):851, 2010.
147. Lang, CE, et al: Observation of amounts of movement practice provided during stroke rehabilitation. Arch Phys Med Rehabil 90(10):1692, 2009.
148. Moore, JL, et al: Locomotor training improves daily stepping activity and gait efficiency in individuals poststroke who have reached a "plateau" in recovery. Stroke 41(1):129, 2010.
149. Morris, DM, Taub, E, and Mark, VW: Constraint-induced movement therapy: Characterizing the intervention protocol. Eura Medicophys 42(3):257, 2006.
150. Mossberg, KA, Amonette, WE, and Masel, BE: Endurance training and cardiorespiratory conditioning after traumatic brain injury. J Head Trauma Rehabil 25(3):173, 2010.
151. Bhambhani, Y, Rowland, G, and Farag, M: Effects of circuit training on body composition and peak cardiorespiratory responses in patients with moderate to severe traumatic brain injury. Arch Phys Med Rehabil 86(2):268, 2005.
152. Hassett, LM, et al: Efficacy of a fitness centre–based exercise programme compared with a home-based exercise programme in traumatic brain injury: A randomized controlled trial. J Rehabil Med 41(4):247, 2009.
153. Killington, MJ, Mackintosh, SF, and Ayres, M: An isokinetic muscle strengthening program for adults with an acquired brain injury leads to meaningful improvements in physical function. Brain Injury 24(7-8):970, 2010.
154. Killington, MJ, Mackintosh, SF, and Ayres, MB: Isokinetic strength training of lower limb muscles following acquired brain injury. Brain Injury 24(12):1399, 2010.
155. Pak, S, and Patten, C: Strengthening to promote functional recovery poststroke: An evidence-based review. Top Stroke Rehabil 15(3):177, 2008.
156. Scandalis, TA, et al: Resistance training and gait function in patients with Parkinson's disease. Am J Phys Med Rehabil 80(1):38, 2001.
157. Palmer-McLean, K, and Harbst, KB: Stroke and brain injury. In Durstine, JL, and Moore, GE (eds): ACSM's Exercise Management for Persons with Chronic Diseases and Disabilities. American College of Sports Medicine, Champaign, IL, 2003.
158. Stein, RB, et al: Long-term therapeutic and orthotic effects of a foot drop stimulator on walking performance in progressive and nonprogressive neurological disorders. Neurorehabil Neural Repair 24(2):152, 2010.
159. Slifer, KJ, et al: Antecedent management and compliance training improve adolescents' participation in early brain injury rehabilitation. Brain Injury 11(12):877, 1997.
160. Kim, E: Agitation, aggression, and disinhibition syndromes after traumatic brain injury. Neuro Rehabil 17(4):297, 2002.
161. Cicerone, KD, et al: A randomized controlled trial of holistic neuropsychologic rehabilitation after traumatic brain injury. Arch Phys Med Rehabil 89(12):2239, 2008.
162. Klonoff, PS, Lamb, DG, and Henderson, SW: Outcomes from milieu-based neurorehabilitation at up to 11 years post-discharge. Brain Injury 15(5):413, 2001.
163. Centers for Disease Control and Prevention: Sports-related recurrent brain injuries—United States. Int J Trauma Nurs 3(3):88, 1997.
164. Schneiderman, AI, Braver, ER, and Kang, HK: Understanding sequelae of injury mechanisms and mild traumatic brain injury incurred during the conflicts in Iraq and Afghanistan: Persistent postconcussive symptoms and posttraumatic stress disorder. Am J Epidemiol 167(12):1446, 2008.
165. Carroll, LJ, et al: Prognosis for mild traumatic brain injury: Results of the WHO Collaborating Centre Task Force on Mild Traumatic Brain Injury. J Rehabil Med 43(Suppl):84, 2004.
166. Inverson, GL, Zasler, N, and Lange, RT: Post concussive disorder. In Zasler, N, Katz, DI, and Zafonte, R (eds): Brain Injury Medicine: Principles and Practice. Demos Medical Publishing, New York, 2007.
167. Ruff, R: Two decades of advances in understanding of mild traumatic brain injury. J Head Trauma Rehabil 20(1):5, 2005.
168. Hartlage, LC, Durant-Wilson, D, and Patch, PC: Persistent neurobehavioral problems following mild traumatic brain injury. Arch Clin Neuropsychol 16(6):561, 2001.
169. Vanderploeg, RD, et al: Long-term morbidities following self-reported mild traumatic brain injury. J Clin Exp Neuropsychol 29(6):585, 2007.
170. Sosnoff, JJ, et al: Previous mild traumatic brain injury and postural-control dynamics. J Athl Train 46(1):85, 2011.
171. Weightman, MM, et al: Physical therapy recommendations for service members with mild traumatic brain injury. J Head Trauma Rehabil 25(3):206, 2010.
172. McCrory, P, et al: Consensus Statement on Concussion in Sport: The 3rd International Conference on Concussion in Sport held in Zurich, November 2008. Br J Sports Med 43(Suppl 1):76, 2009.
173. Iverson, GL, et al: Tracking neuropsychological recovery following concussion in sport. Brain Injury 20(3):245, 2006.
174. Iverson, GL, Lovell, MR, and Collins, MW: Interpreting change on ImPACT following sport concussion. Clin Neuropsychol 17(4):460, 2003.
175. Schatz, P, et al: Sensitivity and specificity of the ImPACT Test Battery for concussion in athletes. Arch Clin Neuropsychol 21(1): 91, 2006.
176. McCrea, M, et al: Standardized assessment of concussion (SAC): On-site mental status evaluation of the athlete. J Head Trauma Rehabil 13(2):27, 1998.
177. McCrea, M: Standardized mental status testing on the sideline after sport-related concussion. J Athl Train 36(3):274, 2001.
178. Valovich McLeod, TC, et al: Psychometric and measurement properties of concussion assessment tools in youth sports. J Athl Train 41(4):399, 2006.
179. Hoffer, ME, et al: Blast exposure: Vestibular consequences and associated characteristics. Otol Neurotol 31(2):232, 2010.
180. Guskiewicz, KM, et al: Alternative approaches to the assessment of mild head injury in athletes. Med Sci Sports Exerc 29(7 Suppl): S213, 1997.
181. Scherer, MR, et al: Evidence of central and peripheral vestibular pathology in blast-related traumatic brain injury. Otol Neurotol 32(4):571, 2011.
182. Guskiewicz, KM: Balance assessment in the management of sport-related concussion. Clin Sports Med 30(1):89, 2011.
183. Riemann, BL, and Guskiewicz, KM: Effects of mild head injury on postural stability as measured through clinical balance testing. J Athl Train 35(1):19, 2000.
184. Broglio, SP, and Puetz, TW: The effect of sport concussion on neurocognitive function, self-report symptoms and postural control: A meta-analysis. Sports Med 38(1):53, 2008.
185. Whitney, S, Wrisley, D, and Furman, J: Concurrent validity of the Berg Balance Scale and the Dynamic Gait Index in people with vestibular dysfunction. Physiother Res Int 8(4):178, 2003.
186. Kleffelgaard, I, et al: Associations among self-reported balance problems, post-concussion symptoms and performance-based tests: A longitudinal follow-up study. Disabil Rehabil 34(9):788, 2012.
187. Wrisley, DM, et al: Reliability, internal consistency, and validity of data obtained with the functional gait assessment. Phys Ther 84(10):906, 2004.
188. Wrisley, DM, and Kumar, NA: Functional gait assessment: Concurrent, discriminative, and predictive validity in community-dwelling older adults. Phys Ther 90(5):761, 2010.
189. Horak, FB, Wrisley, DM, and Frank, J: The Balance Evaluation Systems Test (BESTest) to differentiate balance deficits. Phys Ther 89(5):484, 2009.
190. Alla, S, et al: Self-report scales/checklists for the measurement of concussion symptoms: A systematic review. Br J Sports Med 43(Suppl 1):12, 2009.
191. Lovell, MR, and Collins, MW: Neuropsychological assessment of the college football player. J Head Trauma Rehabil 13(2):9–26, 1998.
192. McCrory, P, et al: Summary and agreement statement of the 2nd International Conference on Concussion in Sport, Prague 2004. Br J Sports Med 39(4):196, 2005.
193. Whitney, SL, Marchetti, GF, and Morris, LO: Usefulness of the dizziness handicap inventory in the screening for benign paroxysmal positional vertigo. Otol Neurotol 26(5):1027, 2005.

194. Powell, LE, and Myers, AM: The Activities-specific Balance Confidence (ABC) Scale. J Gerontol A Biol Sci Med Sci 50A(1): M28, 1995.
195. Alsalaheen, BA, et al: Vestibular rehabilitation for dizziness and balance disorders after concussion. J Neurol Phys Ther 34(2):87, 2010.
196. Gurr, B, and Moffat, N: Psychological consequences of vertigo and the effectiveness of vestibular rehabilitation for brain injury patients. Brain Injury 15(5):387, 2001.
197. Gagnon, I, et al: Active rehabilitation for children who are slow to recover following sport-related concussion. Brain Injury 23(12):956, 2009.
198. Hoffer, ME, et al: Characterizing and treating dizziness after mild head trauma. Otol Neurotol 25(2):135, 2004.

（张 皓 译）

创伤性脊髓损伤

第 20 章

George D. Fulk, PT, PhD Andrea L. Behrman, PT, PhD, FAPTA
Thomas J. Schnntz, PT, PhD

学习目标

1. 明确创伤性脊髓损伤相关的病因因素
2. 描述脊髓损伤后的临床表现
3. 明确脊髓损伤患者的运动和感觉平面以及 ASIA 损伤程度分级
4. 在脊髓损伤的物理治疗计划和结局中分析并发症的影响
5. 明确不同损伤平面的脊髓损伤患者的预期功能结局
6. 解释常见预防措施如何影响物理治疗措施
7. 评估常用语脊髓损伤患者的不同的结局评估措施
8. 在临床病例研究中分析和解释患者数据，形成预期目标和期待结局，并制定医疗计划
9. 验证恢复时的急性和主动康复阶段中不同干预措施的选择
10. 讨论脊髓损伤患者中神经学技术的使用

章节大纲

脊髓损伤(SCI)发病率相对较低，但治疗花费极其昂贵，通常会使患者生活发生巨大改变。损伤节段以下肌肉瘫痪会限制或严重降低患者的转移、自理能力和自身社会价值体现。脊髓损伤会带来很多并发症，包括心肺功能、皮肤系统、消化系统、泌尿生殖系统和感觉系统等。同样，脊髓损伤患者的心理社会影响几乎和躯体影响一样显著。躯体形象、性功能、大小便失禁，以及生活中所有之前不费吹灰之力就可完成的事情现在却要完全依赖别人，这种颠覆性的变化对患者的身份影响是巨大的。康复医学是脊髓损伤患者重拾如意、健康、活力生活的重要法宝。物理治疗师在患者康复过程中起着举足轻重的作用。

人口学数据和病因学

统计显示，美国每年有约 11 000 名新增脊髓损伤患者，全美目前共有 SCI 患者 22.5 万 ~28.8 万[1]。脊髓损伤好发于青壮年，损伤时的年龄于近年有稳定的增长趋势。20 世纪 70 年代，平均损伤年龄为 28.7 岁，而 2005-2008 年间的平均损伤年龄为 37.1 岁[1]，可能的原因是美国人均年龄和跌跤致伤病例比例的增高。大部分患者为男性(男女比例为 78.3%: 21.7%)，种族分布特点显示白人最高，为 66.5%，其次分别为非洲裔(26.8%)，西班牙裔(8.3%)和亚裔(2.0%)[2]。

脊髓损伤大致可分为创伤性损伤和非创伤性损伤。创伤性脊髓损伤是成人最常见的致伤原因，常见的致伤原因有车祸(40.4%)、跌倒(27.9%)、暴力事件(15.0%)和运动意外(8.0%)。成人非创伤性脊髓损伤通常由某些疾病或感染引起，包括脊髓血管功能障碍(动静脉畸形、血管栓塞、出血)、继发于类风湿性关节炎或退行性关节病的脊椎脱位、脊柱脊髓肿瘤、脊髓空洞症、脊髓脓肿、感染(梅毒或脊髓炎)、神经性疾病如多发性硬化和肌萎缩性脊髓侧索硬化症。非创伤性脊髓损伤约占所有脊髓损伤患者的 39%[3]。

56% 的脊髓损伤患者为颈髓损伤致四肢瘫，43% 为胸髓、腰髓或骶髓损伤导致的截瘫。不完全性损伤的比例从 20 世纪 70 年代的 43.9% 提高到 2008 年的 52.7%。最常见的损伤类型为不完全性四肢瘫(39.5%)，其次为完全性截瘫(22.1%)、不完全性截瘫(21.7%)、完全性四肢瘫(16.3%)，这一趋势部分归功于现场急救技术的改进与提高。急性期和院内康复住院周期也随之发生了变化。急性期平均住院时间从之前的 24

天下降到2005年的12天，住院康复周期也出现同样的趋势，总体上从20世纪70年代的98天下降到2005年的37天[2]。

脊髓损伤患者的预期寿命较早些年有了显著的提高，但依然比正常人群低。影响患者寿命的因素包括受伤时的年龄、损伤节段和损伤程度。越接近脊髓尾端的损伤（损伤平面越低），预期寿命就越长。20岁的健康青年的预期生存时间为58.6年（总预期寿命为78.6岁）。年龄20岁的不完全性脊髓损伤患者的预期生存时间为52.6年，完全性截瘫患者预期生存时间为45.2年，低位颈髓损伤（C_5~C_8）四肢瘫患者的预期生存时间为40.0年，高位颈髓损伤（C_1~C_4）四肢瘫患者预期生存时间为35.7年。伤后1年内的死亡率最高。

脊髓损伤对患者的经济影响极其明显，其主要特点为冗长的住院时间、并发症、长期照护需求、频繁复发住院治疗等，2009年损伤患者第一年的医疗费用约为：高位颈髓损伤（C_1~C_4）为98.6万美元，低位颈髓损伤（C_5~C_8）为71.2万美元，截瘫48万美元。若患者25岁发生脊髓损伤，平均一生的医疗费用大约如下：高位颈髓损伤（C_1~C_4）约为350万美元，低位颈髓损伤（C_5~C_8）为250万美元，截瘫160万美元[4]。这些数据尚不包括患者的工资、福利待遇和投资回报等间接收入。

简要的人口统计学信息就脊髓损伤的特点提供了一些重要的宏观了解。但相对来说这是好发于年轻男性的低发病率致残性疾病，但现在正在发生的现象是越来越多的老年人会因为跌跤而发生脊髓损伤，并且脊髓损伤患者大多需要长期的昂贵的医疗。

脊髓损伤的分类

脊髓损伤主要有两大功能学分类：四肢瘫和截瘫。四肢瘫指因颈髓损伤导致的四肢、躯干，包括呼吸肌的完全麻痹。截瘫是指因胸髓、腰骶髓或马尾损伤导致的部分躯干和双下肢肌肉的完全麻痹。

神经解剖学组织和结构

在学习如何判断脊髓损伤节段之前，有必要就脊髓解剖以及脊髓与神经根、椎体之间的位置关系进行简要的回顾。脊髓从枕骨大孔开始向下一直延伸到约L_1椎体水平，脊髓主要由包括上行感觉传导通路与下行运动传导通路的脊髓白质和中央区H形的脊髓灰质。主要的上行传导束是脊髓后角（传导本体感觉、震动觉、深触觉和精细触觉），包括脊髓丘脑束、脊髓网状束、脊髓顶盖束的前外侧系统（传导疼痛觉、温度觉、粗触觉），以及背侧和腹侧的脊髓小脑束（传导无意识本体感觉，图20.1）。主要的下行传导束有外侧皮质脊髓束（传导随意运动）、前侧皮质脊髓束（轴向肌肉的随意运动，由于肌肉均较小，临床重要性较小）、中间的前庭脊髓束（姿势与平衡）、外侧和中间的前庭脊髓束（姿势、平衡、自主的步态相关运动）和红核脊髓束（四肢运动，图20.1）。除了这些传导束外，脊髓白质还包括中间神经元轴突，负责脊髓节段之间的信息传导。脊髓中央H形灰质的后角部分主司感觉功能的传导，中间部分为中间神经元，腹侧为负责传导外周运动功能的运动神经元（脊髓前角细胞），该神经元可支配外周肌肉[5]。

人体有31对脊神经：8对颈神经根、12对胸神经根、5对腰神经根、5对骶神经根和1对尾神经根（图20.2）。颈神经根从椎间孔穿出时走行相对处于水平位，C_1~C_7神经根分别从相应椎体上缘穿出，C_8神经根从C_7椎体下缘穿出，其余神经根均是从相应椎体下缘穿出并向下走行。在胚胎发育期，脊髓充满整个椎管，神经根都是水平穿出的。随着椎体的快速生长，脊髓并不同比例生长，因此被向上牵拉，成人脊髓末端约平L_1椎体下缘。神经根穿行角度越来越大，斜向下穿行，在腰椎部位神经根几乎垂直下行，外观看上去像"马尾"（Cauda Equeina，图20.2）。因此，越靠近尾端椎体脊柱末端的损伤，椎体损伤节段和脊髓神经损伤平面越不一致。

损伤平面

从根据脊髓损伤患者外周运动和感觉缺失情况准确判断神经损伤程度对临床和科研都极其重要。运动和感觉功能损伤程度决定患者的医疗和康复需求。美国脊髓损伤协会（ASIA）制定了国际脊髓损伤神经分类标准（International Standards for Neurological Classification of Spinal Cord Injury，

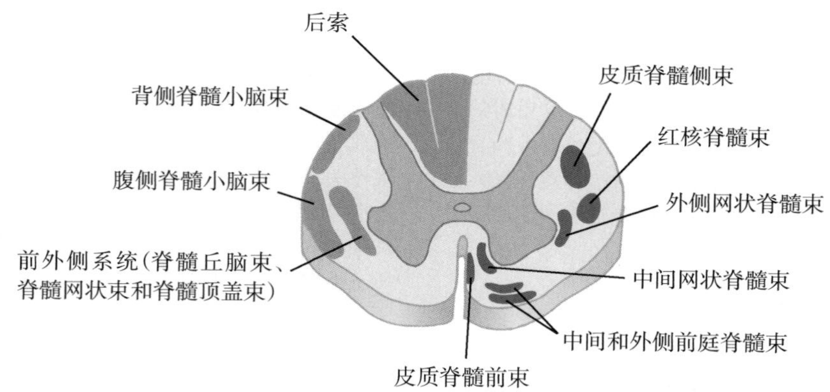

图20.1 主要的上行感觉传导通路：脊髓后角、脊髓丘脑束、脊髓网状束、脊髓顶盖束、以及背侧和腹侧脊髓小脑束。主要的下行运动传导通路：皮质脊髓侧束、皮质脊髓前束、外侧和中间前庭脊髓束、外侧和中间网状脊髓束、红核脊髓束

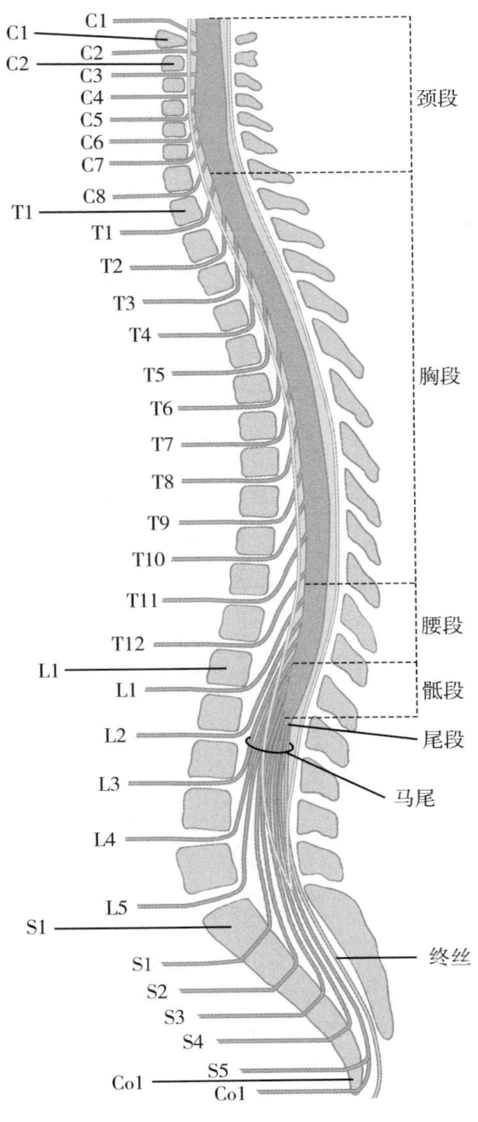

图 20.2　脊髓和神经根相对于椎体的位置关系

ISNCSCI，图 20.3)，该标准对脊髓损伤程度的判断方法进行了严格的标准化并可清楚记录。国际脊髓损伤神经分级标准提供了标准化的检查方法来评估脊髓损伤患者的运动和感觉损伤程度。该标准大大促进了各学科之间的沟通和交流，对判断预后提供了指导，是临床研究的重要工具。

神经平面的定义为保留身体左右两侧正常运动和感觉功能的最低脊髓平面。运动平面是指保留身体双侧正常运动功能的最低脊髓平面，感觉平面以同样的方法根据感觉功能来判断。感觉平面根据患者对身体双侧的感觉关键点(图 20.3)部位的轻触觉和针刺觉检查的敏感性进行判断。感觉评分共分 3 级，0 分为缺失，1 分为受损，2 分为正常。运动平面根据身体双侧的运动关键肌(图 20.3)的肌力测试判断，一般关键肌主要受某一脊髓平面支配(图 20.3 关键肌)，关键肌肌力沿用徒手肌力测试的 6 级法。

虽然大部分肌肉受一个以上脊髓神经节段的神经根支配，通常是两节神经根支配一块肌肉，但常规做法是规定用一块肌肉代表一个肌节。比如：桡侧腕长伸肌受 C_6 和 C_7 脊神经根的支配。用于判断运动平面和神经平面的肌肉应该是拥有完整支配的最低节段的关键肌，该关键肌肌力至少达到 3/5 级，并且其上一节关键肌肌力必须为 5/5 级。如果上一节关键肌肌力的检查表现不足 5/5 级，而治疗师认为如果没有干扰因素(如疼痛或体位困难问题)的情况下是可以达到 5/5 级的也被视为正常。这种情况需详细记录。而没有具体可以检查关键肌的神经平面(C_1~C_4，T_2~L_1，S_2~S_5)，运动平面的确定可以参照感觉平面[6,7]。

在判断神经平面的过程中常会见到身体左右两侧感觉和运动功能存在明显差异。比如，患者的感觉平面可能为左侧 C_5 右侧 C_8，而运动平面为左侧 C_5 右侧 T_1。这种情况下，不宜简单地定一个神经平面，因为那样会有很强的误导性，身体左右两侧的感觉和运动功能应该分别记录[6]。

完全性损伤、不完全性损伤和部分保留区

脊髓横断性损伤比较少见，但即使解剖结构上非完全性离断，其临床表现可能为完全性离断。国际脊髓损伤协会(ISNCSCI)以最低骶髓节段(S_4、S_5)的感觉和运动功能均消失来定义完全性损伤。S_4、S_5 节段的感觉和运动功能可以根据肛门感觉和肛门外括约肌的自主收缩来判断。不完全性损伤的分级需根据损伤平面以下的运动和感觉功能情况进行，包括 S_4、S_5 节段残留的运功和感觉功能。如果患者神经损伤平面以下有感觉和运动功能保留，而 S_4、S_5 无感觉和运动功能，则损伤平面以下感觉和运动功能正常的区域称为部分保留区(Zone of Partial Preservation，ZPP)[6]。

ASIA 损伤分级

不完全性损伤患者因为损伤平面以下运动和感觉功能不同而表现各异。比如一个患者损伤平面以下感觉和运动功能接近正常，而另外一个患者可能损伤平面以下相同区域感觉功能受损而无运动功能。ASIA 损伤分级(表 20.1)[6]更方便临床医疗人员或研究人员之间更好的交流讨论脊髓损伤患者的感觉和运动功能损伤程度。

表 20.1　AISA 损伤分级

□ **A= 完全性损伤**：骶段(S_4、S_5)无感觉和运动功能保留

□ **B= 不完全性损伤**：神经损伤平面以下，包括骶段(S_4、S_5)有感觉功能却无运动功能保留

□ **C= 不完全性损伤**：神经损伤平面以下有运动功能保留且损伤平面以下有大于一半的关键肌肌力小于 3 级

□ **D= 不完全性损伤**：神经损伤平面以下有运动功能保留，且损伤平面以下至少一半的关键肌肌力大于 3 级

□ **E= 正常**：运动和感觉功能均正常

临床综合征

□ 中央索综合征
□ 半切综合征
□ 前索综合征
□ 圆锥综合征
□ 马尾综合征

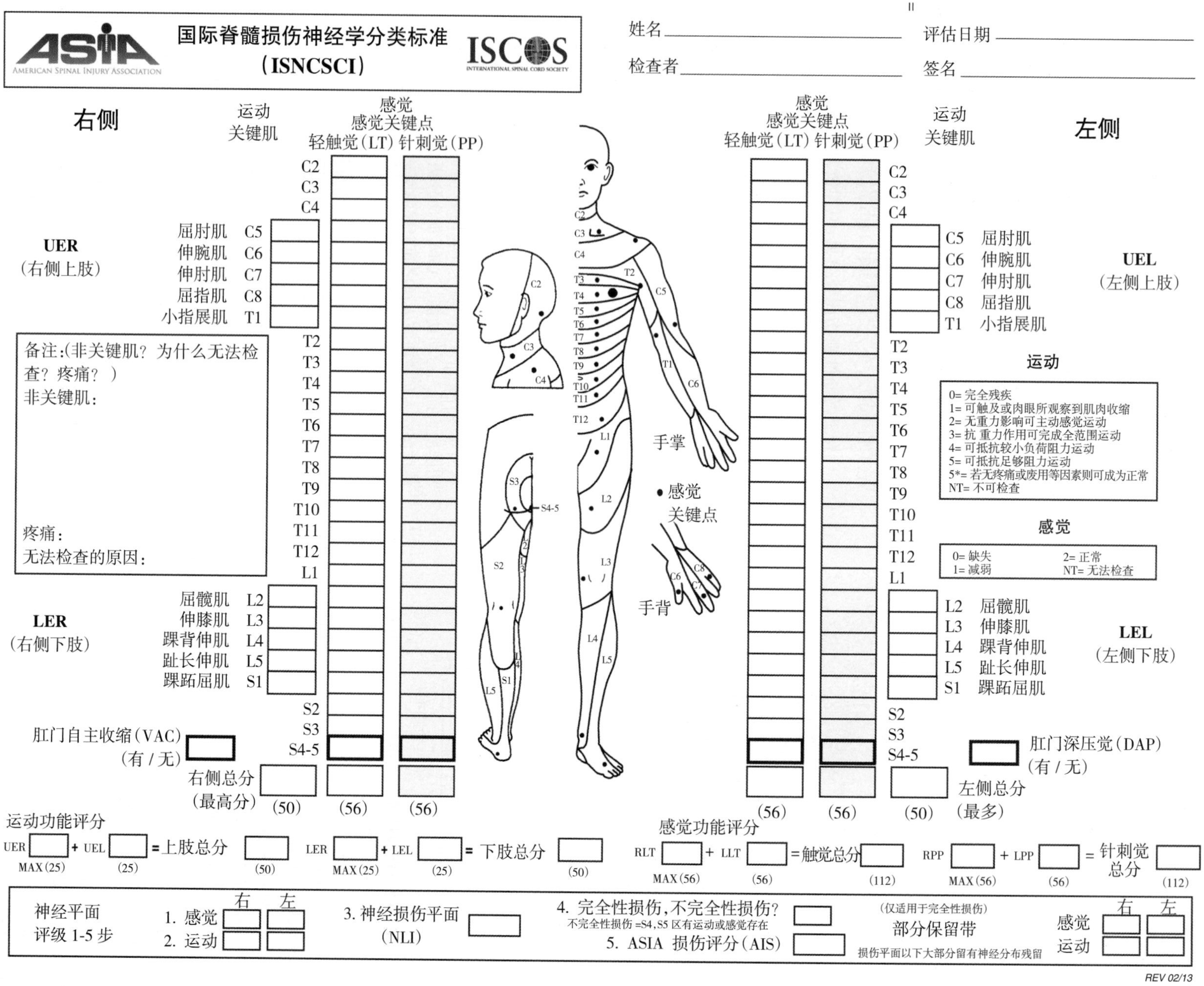

ASIA AMERICAN SPINAL INJURY ASSOCIATION

国际脊髓损伤神经学分类标准（ISNCSCI）

ISCOS INTERNATIONAL SPINAL CORD SOCIETY

姓名______ 评估日期______

检查者______ 签名______

右侧

运动 关键肌

感觉 感觉关键点 轻触觉（LT） 针刺觉（PP）

C2
C3
C4

UER（右侧上肢）
屈肘肌 C5
伸腕肌 C6
伸肘肌 C7
屈指肌 C8
小指展肌 T1

T2 T3 T4 T5 T6 T7 T8 T9 T10 T11 T12 L1

备注：（非关键肌？为什么无法检查？疼痛？）
非关键肌：
疼痛：
无法检查的原因：

LER（右侧下肢）
屈髋肌 L2
伸膝肌 L3
踝背伸肌 L4
趾长伸肌 L5
踝跖屈肌 S1

S2 S3 S4-5

肛门自主收缩（VAC）（有/无）

右侧总分（最高分） (50) (56) (56)

C2 C3 C4 T2 T3 T4 T5 T6 T7 T8 T9 T10 T11 T12 L1 L2 L3 L4 L5 S1 S2 S3 S4-5 C5 C6 C7 C8 T1

手掌

● 感觉关键点

手背

左侧

感觉 感觉关键点 轻触觉（LT） 针刺觉（PP）

运动 关键肌

C2
C3
C4

UEL（左侧上肢）
C5 屈肘肌
C6 伸腕肌
C7 伸肘肌
C8 屈指肌
T1 小指展肌

T2 T3 T4 T5 T6 T7 T8 T9 T10 T11 T12 L1

运动

0= 完全残疾
1= 可触及或肉眼所观察到肌肉收缩
2= 无重力影响可主动感觉运动
3= 抗 重力作用可完成全范围运动
4= 可抵抗较小负荷阻力运动
5= 可抵抗足够阻力运动
5*= 若无疼痛或废用等因素则可成为正常
NT= 不可检查

感觉

0= 缺失 2= 正常
1= 减弱 NT= 无法检查

LEL（左侧下肢）
L2 屈髋肌
L3 伸膝肌
L4 踝背伸肌
L5 趾长伸肌
S1 踝跖屈肌

S2 S3 S4-5

肛门深压觉（DAP）（有/无）

(56) (56) (50) 左侧总分（最多）

运动功能评分

UER ☐ + UEL ☐ = 上肢总分 ☐ MAX (25) (25) (50)

LER ☐ + LEL ☐ = 下肢总分 ☐ MAX (25) (25) (50)

感觉功能评分

RLT ☐ + LLT ☐ = 触觉总分 ☐ MAX (56) (56) (112)

RPP ☐ + LPP ☐ = 针刺觉总分 ☐ MAX (56) (56) (112)

神经平面 评级 1-5 步

1. 感觉 右 ☐ 左 ☐
2. 运动 右 ☐ 左 ☐

3. 神经损伤平面（NLI） ☐

4. 完全性损伤，不完全性损伤？ ☐
不完全性损伤 =S4, S5 区有运动或感觉存在

5. ASIA 损伤评分（AIS） ☐

（仅适用于完全性损伤）
部分保留带
损伤平面以下大部分留有神经分布残留

感觉 右 ☐ 左 ☐
运动 右 ☐ 左 ☐

REV 02/13

图 20.3 国际脊髓损伤神经分级标准

临床综合征

不完全性损伤的变现差异显著，临床特征较为一致的几种综合征总结如下。大约有 1/5 的脊髓损伤患者的损伤模式和这些临床综合征类似[8]，不同综合征相关的功能和运动功能情况对其康复目标、预期结果和医疗计划的制定有明确的指导意义。各种综合征的脊髓损伤区域如图 20.4 所示。不同综合征对应的临床特征可以用如前所述的运动和感觉通路的解剖结构组合来解释。

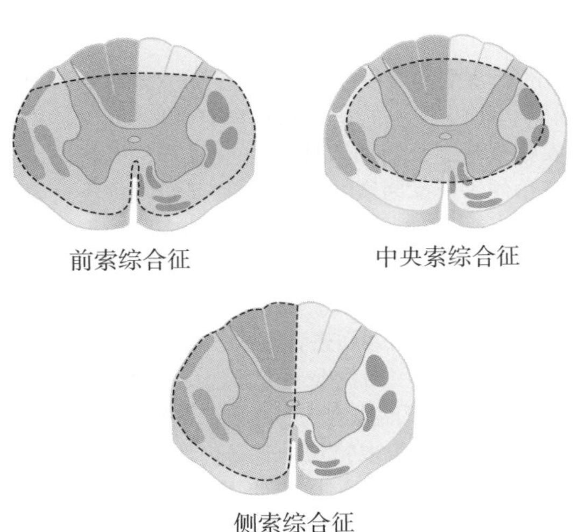

图 20.4　脊髓损伤综合征的损伤区域

半切综合征（Brown-Sequards 综合征）

半切综合征，顾名思义原发于脊髓半侧的横断性损伤，常见于贯穿伤，如火器伤、刀刺伤等。局部部分损伤（又称为超半切综合征）更为常见，完全半侧损伤极为罕见。半切综合征的临床特征表现为典型的非对称性。损伤同侧感觉和运动丧失。因为后索损伤，损伤同侧本体感觉、轻触觉、震动觉受损；因为皮质脊髓侧束损伤，损伤节段以下同侧运动功能受损。损伤对侧，由于脊髓丘脑束损伤，导致疼痛觉和温度觉受损。这些损伤多从损伤节段以下几个皮节开始出现，这种节段差异的出现主要因为脊髓丘脑侧束在同侧上升 2~4 个阶段后再交叉[5,10,11]。半切综合征患者住院期间就能获得很好的功能恢复[8]。

脊髓前索综合征

脊髓前索综合征好发于颈部，常见原因是颈椎屈曲导致脊髓前部或脊髓前动脉损伤。通常是因为椎体骨折、移位或颈椎间盘突出压迫脊髓前部导致。前索综合征的典型特征为损伤节段以下运动功能（皮质脊髓束损伤）、疼痛觉和温度觉（脊髓丘脑束损伤）受损。本体感觉、轻触觉、震动觉通常保留，因为负责这些功能的脊髓后索是由后部的动脉血管独立供应的[5,8,10,11]。脊髓前索综合征的患者通常要比患有其他几种综合征的患者住院时间更长一些[8]。

中央索综合征

中央索综合征是最常见的脊髓损伤综合征，好发于颈椎过伸伤，亦和先天或后天的椎管狭窄有关。压力可导致脊髓出血水肿，引起脊髓中央区损伤。典型的表现是上肢受累较下肢严重（颈束靠中央区，腰骶束靠外周区）。感觉功能不同程度受损，但总体来说较运动功能受损较轻，骶段功能保留，性功能、直肠和膀胱功能均可能正常。中央索综合征患者可恢复步行能力，部分患者上肢远端功能和运动控制能力较弱，可导致患者功能活动能力中到重度受限[12]。

马尾神经损伤

脊髓底端向远端逐渐变细，并在第一腰椎下缘水平形成脊髓圆锥。虽然存在解剖变异，但这是典型的脊髓末端位置。这一水平以下是长长的神经根束，又称为“马尾”，该区域完全性离断也是非常罕见的。马尾神经区域由于有大量的神经根包绕其中，且整体截面积较大，所以几乎不可能出现该区域整个截面或所有神经根的损伤，通常为解剖结构的不完全损伤。

马尾损伤患者常表现为大小便失禁和鞍区感觉丧失，下肢瘫痪情况视马尾损伤的严重程度不同有较大差异[8]。马尾神经损伤为外周神经损伤（下运动神经元损伤），因此，和身体其他部位的外周神经一样有相同的再生潜力，但完全恢复很少见，主要因为：①从损伤处到达神经支配区域距离太长；②沿神经原始分布区域的轴索再生可能不会出现；③轴索再生可能会被神经胶原蛋白瘢痕阻断④即使神经完全再生，终末效应器官也失去功能；⑤神经再生速度缓慢，且在大约 1 年后会最终停止。

神经病学并发症和相关情况

脊髓损伤会导致中枢神经和外周神经联系中断，所支配区域的运动功能、感觉功能和自主神经功能均可受损。

脊髓休克

脊髓损伤后相当长一段时间内患者的各种反射消失，即为脊髓休克的部分表现，这种短暂的一过性的反射抑制的机理尚不清楚[14]，人们往往认为这是高位中枢和脊髓联系突然中断的结果[5,10]。早期表现的特征是反射活消失，自主神经损伤导致低血压、控制出汗和立毛反应的丧失等[10]。除了深反射消失外，还有球海绵体反射消失、提睾反射消失、Barbinski 征阳性、跖反射延迟等。

脊髓休克随着时间推移进展。起初完全无反射功能持续大约 24h。随后在伤后约 1~3 天，部分反射功能恢复正常，然后逐渐出现反射亢进大约持续 1~4 周，最后进入反射亢进期持续大约 1~6 个月[14]。

运动和感觉损伤

脊髓损伤后，可能会出现损伤平面以下肌肉完全性（麻痹）或部分性（轻瘫）功能丧失。脊髓损伤后，上行的感觉神经纤维破坏会导致损伤平面以下的感觉功能减退或消失。

运动和感觉功能损伤情况的临床表现视损伤情况而定，包括脊髓损伤节段和损伤程度。

自主神经过反射

自主神经反射异常（Autonomic Dysreflexia，AD，也称为自

主神经过反射）是一种可能威胁患者生命安全的病理性自主神经反射。自主神经反射异常常见于 T_6 水平以上（其上为内脏交感神经支配区域）的脊髓损伤患者[15]，但也有病例报道较低节段的脊髓损伤患者也会出现。该病发生率不定，有研究发现 213 名患者中有 48% 的患者发生 AD[16]。自主神经反射异常常见于慢性损伤阶段（损伤后 3~6 个月以后），损伤后早期也有发现[17]。自主神经反射异常好发于完全性损伤患者，鲜见于不完全性损伤患者[18]。

自主神经反射异常是由于损伤平面以下的伤害性刺激而诱发的自主神经反射活动急性发作。这些伤害性刺激传入到低位脊髓（下胸段或腰骶部脊髓）并引发一群反射反应，导致血压急剧增高。通常，冲动会刺激颈动脉窦和主动脉弓的压力感受器，感受器发出信号调动血管舒缩中枢来调节外周血管阻力。但脊髓损伤后，来自血管舒缩中枢的神经冲动无法通过损伤部位使得血管舒张来缓解血压[19]。这是一种非常危险和紧急的情况。由于缺乏高位中枢的抑制作用，如果不能迅速治疗，高血压将会持续发展。这样，由自主神经反射异常导致的高血压可能会导致心脏病、蛛网膜下腔出血、卒中、甚至猝死。

诱发因素

诱发自主神经反射异常发作的病理性原因是膀胱和直肠扩张或刺激等。诱发自主神经反射异常的常见膀胱问题包括尿潴留、导尿管堵塞、尿路感染、肾结石、导尿过程中膀胱或尿道激惹、尿路感染等，其他诱因还包括压疮、肾功能异常、损伤平面以下的电刺激或伤害性皮肤刺激、性行为、体力工作、骨折等[19]。表 20.2 罗列了可能诱发自主神经反射异常的常见刺激、体征和症状。

表 20.2 自主神经反射异常的诱发因素和典型症状与体征

诱发因素	症状与体征
膀胱膨胀 / 激惹 *	高血压（收缩压升高 20~30mmHg）
便秘 / 直肠刺激 *	心动过缓
诱发损伤平面以下部位疼痛的正常刺激	严重头痛
胃肠刺激	焦虑感
性活动	瞳孔缩小
劳作	视物不清
损伤平面以下骨折	损伤平面以上肤色红润，汗毛耸立
损伤平面以下电刺激	损伤平面以下皮肤干燥苍白（血管收缩）
	鼻塞
	肌张力增高
	可能无特殊临床表现

* 为引起 AD 的常见诱发因素

症状

自主神经反射异常的症状包括高血压、心动过缓、头痛（通常为严重疼痛或敲击样疼痛）、大汗、痉挛加重、坐立不安、损伤平面以下血管收缩，损伤平面以上血管舒张（脸红）、瞳孔收缩、鼻塞、汗毛耸立（鸡皮疙瘩）、视力模糊等[19]。自主神经异常反射也可无明显症状，但这种情况较为罕见。收缩压上升 20~30mmHg（对健康人群来说该升高程度属于正常范围）可以作为自主神经反射异常的诊断依据[15]。脊髓损伤患者安静血压一般较健康人群低，T_6 以上损伤的患者收缩压在 90~110mmHg 区间。在自主神经过反射发作期，收缩压可能升高至 250~300mmHg，舒张压升高至 200~220mmHg。

处理措施

自主神经反射异常发作后应紧急治疗。如果患者原来平卧位，则应立即扶至坐位，会使血压降低一些，同时需松开所有紧身衣物或限制性辅助器具，并监测血压和脉搏。询问患者是否有小便等诱发因素，因为尿潴留是自主神经反射异常的主要原因，首先应该对尿路系统进行检查。如果患者使用留置导尿管，则应检查是否有尿管堵塞、折叠等问题，发现尿管阻断应立即解除。如果患者使用间歇导尿技术，应立即施行导尿清空膀胱。然后询问患者上次大便时间并检查直肠粪便残留情况。其余诱因的检查还包括紧身衣物、导尿管缚带、腰围，以及其他任何可能成为伤害性刺激的物品[20,21]。

对以上常见原因采取特殊措施后仍然无法有效降压，则需采取紧急医疗和护理措施，可以使用药物进行干预，常用的抗高血压药物有硝苯地平、硝酸盐和卡托普利等[22]。

有关自主神经反射异常的诱因、症状、体征和治疗等医学知识的康复教育至关重要。近期的研究发现约 41% 的 T_6 以上损伤的患者从来没有听说过自主神经反射异常，在了解这一问题的患者中约有 22% 的人不知道如何应对[23]，因为在大多数情况下，自主神经反射异常的症状在进入慢性期后才表现得更加明显，当他们初次遭遇这一问题时可能已经离开医院环境。对存在自主神经反射异常的风险的脊髓损伤患者应该尽早对诱发因素、发病症状和治疗的健康教育。

痉挛性肌张力过高

脊髓损伤患者和脑外伤、多发性硬化、脑卒中等中枢神经系统损伤患者一样，临床表现以肌张力增高较为常见。约有 65% 脊髓损伤患者出现肌张力增高，颈髓损伤更为常见[24]。肌张力增高是一种上运动神经元损伤综合征，包括肌强直、肌痉挛、肌张力增高、牵张反射活跃和阵挛等[25]，这些词语有时会交替换使用。对肌张力最传统的定义是速度依赖性的被动牵张反射的阻力增加[26]。通常认为肌张力增高是脊髓水平输入信号改变的结果，这种信号改变使脊髓运动神经元兴奋性和抑制性失衡。脊髓损伤后节段以上的下行信号改变或消除，脊髓前角细胞可能过度兴奋，传入信号也出现改变[25]。

肌张力增高的现象多在脊髓休克期后出现于损伤平面之下，在开始 6 个月肌张力呈逐渐增高趋势，约 1 年左右达到高峰期并会维持在该水平。体位变化、皮肤刺激、环境温度、紧身衣物、肾结石、尿路结石、便秘、导尿管堵塞、泌尿系感染、压疮、情绪低落等许多刺激因素都可能会导致肌张力增加或痉挛。

脊髓损伤患者的痉挛严重程度差异较大，约 50% 的患者主诉有痉挛问题[24,27]。轻至中度痉挛的患者可以学会在适当时候诱发痉挛或肌张力来帮助完成功能性活动，但严重的肌痉挛会阻碍患者独立活动。例如患者在转移过程中发生强烈痉挛会导致身体失去平衡或跌倒，所以，对痉挛的处理必须仔细斟酌，权衡利弊。

痉挛的治疗方法有多种，包括牵伸、物理因子治疗和药物治疗等[28~30]。虽然临床最常用的是牵伸[28]，但一项系统性回顾性研究发现牵伸对神经源性疾病引起的痉挛没有临床上的重要影响[31]，这一结果可能是由于对两组患者使用的痉挛评估方法、牵伸时间和强度的差异导致的。

药物治疗主要包括肌肉松弛剂和解痉药，如巴氯酚[30,32]、替扎尼定[33]、地西泮[34]和丹曲林钠等[34]。巴氯酚鞘内给药(植入式注射泵直接小剂量脊髓水平给药以减小副作用)可用于口服药物治疗效果不明显的严重痉挛患者[35]。肉毒毒素肌肉注射用于局灶性痉挛[36]。药物方法缓解痉挛并非百发百中，在获得可能的改善之前，还需要权衡其潜在的副作用(肌无力、眩晕、困倦等)，而且，患者长期用药后还可能产生耐药性。虽然使用药物治疗痉挛较为普遍，但少有临床试验直接支持在脊髓损伤患者中使用[37]。

对于更加严重的痉挛，在尝试其他所有措施后依然不能有效解决时才会考虑手术方案[30]，手术方案包括肌松解术(一种肌肉切开或松解技术)、肌腱切开延长术(如跟腱)、脊神经背根切断术(切断脊神经后根破坏反射弧)等[30]。

心血管损伤

正常人的心血管系统由脑干、下丘脑经交感和副交感神经支配[5,38]。由迷走神经产生的副交感信号可降低心率和心脏收缩力；来自脊髓 T_1~L_2 节段的交感神经信号经与脊髓平行的交感神经干传递，交感神经可加快心率、加强心脏收缩力以及外周血管收缩力[5]。

高位脊髓损伤会导致脑干和心脏之间的交感神经联系中断，而副交感神经可保持完好，这可导致患者心动过缓和损伤平面以下外周血管扩张。由于交感和副交感功能严重失去平衡，再加上肌肉主动收缩功能下降或丧失、长期卧床等因素，脊髓损伤早期从卧位向直立位转移时常会出现体位性低血压。体位性低血压的典型症状包括视物模糊、耳鸣、头晕目眩、昏厥等。体位性低血压在 T_6 以上脊髓损伤患者中更为常见，虽然其确切的机理尚未明确。但经过反复的体位改变，心血管系统会逐渐恢复足够的血管收缩张力并可满足直立体位的需要[39]。

为了减小这种影响，脊髓损伤后早期就应该让患者参与活动，患者的心血管系统也会逐渐适应直立体位。这种适应性活动一般从抬高床头开始，逐渐进展到倾斜的轮椅并可以抬高腿架，以及使用直立床等。开始阶段，需要实时监测患者生命体征，且转移时需缓慢。使用弹力袜和腹带也可减小低血压出现的风险[40]。药物治疗也有帮助(麻黄碱可增加血管压力，小剂量的利尿剂可缓解下肢水肿)。血管舒缩能力平稳后，对直立体位的耐受能力就会逐渐改善。

脊髓损伤急性期过后，胸腰段及以下交感神经功能表现为运动耐力、每搏输出量和心输出量均下降[41,42]，由于躯体运动功能下降或丧失，心血管系统功能逐渐减退，最终致患者整体生理功能下降。所以，规律性心血管适应能力训练应作为脊髓损伤患者重要的常规康复内容之一。训练计划应基于患者损伤水平而定，并严密监护[42]。

体温调节障碍

脊髓损伤后，下丘脑无法继续有效调节皮肤血流和排汗功能。自主(交感)神经功能失调会导致自身体温调节功能下降，损伤平面以下肌肉自主收缩能力亦丧失。体温调节功能障碍的程度与脊髓损伤节段高低和是否为完全性损伤相关。颈髓损伤(四肢瘫)和完全性脊髓损伤(截瘫)的患者体温调节障碍更为严重，损伤早期可能会发生低体温，可能和外周血管舒张有关，而后期常见体温增高的现象，可能由于交感神经对汗腺的控制作用下降导致。随着时间进展，虽然有些患者自主体温调节反应会有改善，但四肢瘫患者多伴有长期的体温调节能力障碍，尤其是难以应对极端气候和环境温度变化。

肺损伤

脊髓损伤平面不同，患者通气和呼吸功能差异较大。高位颈髓损伤患者，不管是在急性期还是后期，呼吸问题都是引起死亡的主要原因[43,44]。T_{10} 以下损伤的患者通气和呼吸功能基本正常。呼吸肌麻痹或瘫痪可导致通气功能障碍，进而引起呼吸功能障碍，出现肺不张或肺炎。10% 的完全性四肢瘫患者伤后一年内会出现肺炎或肺不张[45]。

C_1 或 C_2 高位损伤的患者膈神经功能丧失，自主呼吸消失，仅有少量辅助呼吸肌神经支配完好，如胸锁乳突肌、斜方肌上部、颈伸肌等。人工机械通气(呼吸机)和膈神经刺激器可以维持患者的生命。由于呼吸过程中呼气是被动的，因此，该节段脊髓损伤的患者的呼吸道常需要人工辅助清理。C_3、C_4 颈髓损伤患者的膈肌、斜角肌、肩胛提肌和斜方肌保留部分神经支配，伤后急性期需要机械辅助通气，经过一段时间恢复和训练，患者可能实现自主呼吸满足机体需要[46]，但可能间断需要呼吸机辅助，尤其是 C_3 损伤患者，由于腹肌和肋间肌缺乏神经支配，他们同样需要辅助呼吸道清理。中下段颈髓损伤患者的肺功能相对较好，C_5~C_8 平面损伤患者的膈肌功能正常，包括一些辅助呼吸肌和咳嗽功能均有保留，但通常较弱[47]。截瘫患者的呼吸功能相比四肢瘫患者更好一些，但相比正常人，他们的呼吸功能还是偏弱，且损伤水平越高，患者的呼吸功能障碍越重。若患者腹肌和肋间肌肌力弱或完全瘫痪，患者的呼吸道清理能力将受到影响，出现肺炎或肺不张的风险也会增大。

人体最主要的呼气肌包括腹肌和肋间内肌。正常情况下，平静呼气在本质上是一个被动过程，是由肺和胸廓的弹性回缩引起。腹肌和肋间内肌对肺内空气排出体外有几项重要的功能，这些肌肉力量不足会明显降低患者的呼气效率。腹肌受 T_5~T_{12} 神经平面支配，完好的神经支配对保持胸腔内压、维持有效的呼气功能起到重要作用。腹肌对腹腔内脏器提供支持并可维持膈肌位置，还能在用力呼气过程中向上推送膈肌。腹肌瘫痪的情况下，该支持作用丧失，横膈膜在胸腔内呈现异常的低位。膈肌降低和腹压不足会引起用力呼气过程中膈肌上抬不足，补呼气量下降，降低咳嗽效率和咳痰功能。表 20.3 对不同平面损伤的脊髓损伤患者的呼吸肌功能进行了总结[48]。

表 20.3 脊髓神损伤平面和呼吸肌

损伤平面	呼吸肌 *
C_1~C_2	胸锁乳突肌、斜方肌上部、颈伸肌
C_3~C_4	部分膈肌、斜角肌和肩胛提肌
C_5~C_8	膈肌、胸大肌、胸小肌、前锯肌、菱形肌和背阔肌
T_1~T_5	部分肋间内肌
T_6~T_{10}	肋间肌和腹肌
T_{11} 及以下	以上所有肌肉

斜角肌和肋间肌瘫痪还会导致呼吸模式的改变，称为反常呼吸模式[49]。其特点是吸气时上胸壁低平，胸廓扩张不足，腹部隆起明显。该呼吸模式效率低下，耗能更多，患者容易疲劳。

此外，还有一些因素也可降低患者呼吸效率。合并其他创伤、既往呼吸系统疾病、年龄、体重、吸烟史等都是降低患者呼吸功能的影响因素[47,50]。

膀胱与肠道功能障碍

膀胱功能障碍

脊髓损伤导致的膀胱功能障碍会引起一系列的临床并发症，这些并发症可能都需要长期的医学处理。尿路感染(UTIs)是导致脊髓损伤患者死亡率和患病率的主要原因。脊髓损伤会改变排尿的复杂反射和自主控制。因此，脊髓损伤患者往往需要导尿来排空膀胱。

膀胱的神经支配源自骶髓 S_2、S_3 和 S_4 平面[5]。脊髓损伤平面决定患者膀胱功能障碍的类型。脊髓圆锥和骶髓以上平面损伤可导致痉挛性或反射亢进型膀胱，这也称为上运动神经元(UMN)膀胱。骶髓或圆锥水平损伤可导致迟缓性或无反射性膀胱，也称为下运动神经元(LMN)膀胱。

痉挛性或反射亢进型膀胱(UMN 损伤)内压达到一定程度时会出现收缩和反射性排空。这种损伤的患者控制膀胱逼尿肌的反射弧是完整的，逼尿肌通常为过度活跃。也可能同时存在括约肌张力增高、少量小便充盈就出现逼尿肌收缩，以及逼尿肌和括约肌协调障碍(协同失调)。迟缓性或无反射性膀胱(LMN 损伤)本质上是迟缓的，因为逼尿肌没有反射性活动。

膀胱功能障碍通常有两种类型：储尿功能障碍和排尿功能障碍，原因是括约肌和逼尿肌损伤。储尿功能障碍由于括约肌无反射或逼尿肌痉挛，排尿功能障碍由于逼尿肌无力或括约肌无法松弛。逼尿肌和括约肌协调障碍也可能导致膀胱不能完全排空[51]。

膀胱功能管理

膀胱处理的首要目标是预防和尽可能减少泌尿系统并发症的机会，包括尿路感染、肾积水、肾结石、膀胱结石、膀胱输尿管反流等[51]。因为尿失禁会对患者造成严重的社会心理学问题，综合解决此问题颇为重要。对膀胱功能管理的认识和参与是物理治疗师的重要考虑事项。

在脊髓损伤恢复早期，患者仍处于脊髓休克期，膀胱无力，一般采取留置导尿措施。患者病情稳定后，最常用的膀胱处理方案是间歇导尿[51,52]。简单来说，该计划包括建立大约 2000 毫升 / 天的饮水计划，傍晚或睡前减少水的摄入，以减少夜间导尿次数。开始时，患者每 4 小时导尿一次，并持续记录排尿量和残余尿量。住院期间，应该采取间歇无菌性导尿，出院后可以采用间歇清洁导尿。

虽然间歇导尿技术是患者出院后最常使用的膀胱管理技术，但还是有很多男性患者选用外用集尿器[52]。常用膀胱管理方法还包括耻骨上叩击法和 Valsalva 法等。耻骨上叩击法是用手指尖对膀胱进行直接叩击，引起膀胱反射性排空。该方法仅对上运动神经元损伤且没有逼尿肌和括约肌协调障碍者有效，因为为了产生膀胱反射性排空，括约肌必须能够打开[51,52]。无反射性膀胱(弛缓性膀胱)的患者可以使用 Valsalva 法，通过竭尽全力的方法来排空[51,52]。还有一些患者需要外科手术植入耻骨上导尿管(俗称耻骨上造瘘)。

膀胱的精确管理或多种方法联合方法应用取决于以下几种因素：膀胱功能障碍的类型、脊髓损伤平面、功能活动能力、患者喜好等。无论使用哪种排尿方式，其目标都是让患者自由排尿、减少膀胱内残余尿量、避免排尿时膀胱内高压等[53]。尿流动力学测试在脊髓休克期结束后大约 3 个月时进行，有助于判断膀胱功能障碍的类型，并指导选择膀胱管理模式。

脊髓损伤后约有 50% 膀胱功能损伤的患者会出现尿路感染[54]。慢性尿路感染容易引起进一步的泌尿系统并发症，如膀胱结石、肾结石和肾功能不全等。

肠道功能障碍

像膀胱功能障碍一样，肠道功能障碍也是脊髓损伤后主要关注问题。超过 98% 的脊髓损伤患者报道的问题中有肠道管理问题，34% 的患者需要不同程度的帮助[55]。脊髓损伤患者认为肠道功能对日常生活的影响超过其他损伤，包括性功能、膀胱功能、疼痛、痉挛和皮肤完整性[55~57]。肠道功能还会影响患者的社会活动和生活质量[56]。脊髓休克减弱后继发的神经源性肠道问题主要有两种类型。S_2 平面以上损伤的患者存在痉挛性或反射性肠道(上运动神经元损伤，UMN)。由于 S_2~S_4 的副交感神经和内括约肌之间的联系完好，在肠道充盈时会出现排便反射。S_2~S_4 或马尾(外周神经)损伤时会出现迟缓性或无反射性肠道(下运动神经元损伤)。由于 S_2~S_4 的副交感神经连接不再完整，导致无反射性直肠，将无法出现反射性排空，导致粪便堆积，再加上肛门外括约肌松弛，常出现大便失禁[5,51]。

肠道管理

安全、合理、规律的肠道护理常规是肠道管理的共同目标。安全包括为了保持完整和健康的皮肤有良好大便自控能力，预防结直肠结构损伤和预防因肠道功能障碍导致的自主神经过反射[53]。除了神经源性肠道的类型(UMN 或 LMN)，肠道管理方案还取决于其他可能影响胃肠功能的健康问题、药物、饮食习惯、液体摄入和功能状态等[51]。典型的肠道管理方案包括建立每日一次(或隔日一次)的诱发肠道运动的模式。根据患者生活习惯选择一天当中准确的排便时间，并且应该持续每天相同时间进行。一般会选择在早晨或晚上。存在反射性肠道的患者需要使用栓剂和手指刺激方法来诱发反射性排便。手指刺激包括手法牵伸肛门括约肌，可以用带上润滑手套的手指，也可以用直肠刺激器。该牵伸可以刺激结肠蠕动，促进直肠排空（S_2、S_3、S_4 支配）[51]。Valsava 方法和腹部按摩也会起到一定效果。无反射性肠道管理依靠手法排空和轻柔的 Valsava 方法[51]。保持良好的饮食规律、安全的肠道管理的其他影响因素包括合理的膳食纤维的饮食、液体摄入、体力活动、粪便软化剂、泻药和增溶剂等。

性功能障碍

性能力不仅仅只是指进行性生活的身体能力，还是个体组成和自尊心的重要部分。脊髓损伤不仅影响患者性生活的生理能力，还会强烈影响患者的性心理。截瘫患者认为提高他们的性功能是改善其生活质量的首要因素。对四肢瘫患者来说，也是紧随改善手功能之后的第二重要问题。教育患者充分了解脊髓损伤对性功能的影响，提高患者全新方式的性生活中的自信心也是一项重要的康复工作。

男性性反应

性反应与脊髓损伤水平和损伤的完全程度直接相关。与肠道和膀胱功能一样，性功能大致也分上运动神经元性（UMN，损害在 S_2~S_4 平面以上）和下运动神经元性（LMN）损伤两种。一般来说，UMN 损伤后患者的阴茎勃起功能好于 LMN 损伤患者，不完全损伤患者好于完全性损伤患者。阴茎勃起有两种类型：反射性勃起和心理性勃起。反射性勃起是由外部物理刺激外生殖器或会阴部引起的，需要有完整的反射弧（S_2~S_4 支配）存在。心理性勃起是通过患者的性幻想等认知活动实现的。心理性勃起受大脑皮层、胸髓、腰髓和骶髓中枢神经支配[5,51]。药物治疗包括万艾可、艾力达、犀利士等口服制剂，松弛阴茎平滑肌的注射用药，局部用药，还有用于改善患者阴茎勃起功能的机械装置[51,58,59]。

下运动神经元损伤患者可成功射精的比率比上运动神经元损伤患者高，不完全性损伤患者比完全性损伤患者高[51]。历史上，相当少的脊髓损伤患者能够生育后代。这一低生育水平与精子生成障碍和射精困难有关。然而，振动刺激和电刺激射精技术可以提高患者射精反应并提高精子质量以满足生育目的[51,59]。

性高潮和射精是两个不同的问题。性高潮是认知和心理学问题，而射精是一种生理反应。关于影响脊髓损伤患者性高潮的有效信息相对较少。这可能由于相关数据收集比较困难。但问卷调查发现大约有 45% 的男性脊髓损伤患者获得过性高潮[60,61]。

女性性反应

女性性反应也与病变位置和病变程度相关。上运动神经元损伤患者的反射弧保持完整，因此性唤醒的组成部分（阴道润滑、阴唇充血肿胀、阴蒂勃起、乳晕加深、乳头勃起等）可通过反射性刺激实现，但心理性性唤醒却无法实现。相反，下运动神经元损伤的患者，心理源性的反应大多可能保存而反射性反应消失[51]。

女性脊髓损伤的生育能力影响不像对男性那样严重。女性脊髓损患者伤后会停经 4~5 个月，随后月经逐渐恢复正常，患者的受孕能力会恢复正常[51]。想要受孕生育的女性脊髓损伤患者在怀孕期间应密切指导，因为在怀孕和分娩期间，她们比正常孕妇更容易出现并发症，包括尿路感染、贫血和静脉血栓等。阵痛或分娩时应严密监控。受损伤神经平面的影响，有些患者可能感觉不到阵痛。在阵痛时会有自主神经过反射的风险。如想深入了解有关脊髓损伤女性妊娠的问题请查阅 Baker、Cardenas[62]、Smeltzer 和 Wetzel-Effinger[63]等人的相关综述。

与男性脊髓损伤患者一样，关于女性性高潮获得方面的报道较少。脊髓损伤女性患者比正常女性获得性高潮的可能会小很多。而下运动神经元损伤的患者也比上运动神经元损伤患者获得性高潮的可能性小[51]。

在处理性功能障碍的问题时，需要物理治疗师重点考虑的是，患者往往会与他 / 她感觉最舒服的对象进行交流或咨询。在物理治疗期间谈及这方面的话题并不鲜见，这些问题的讨论应该开诚布公的进行。此外，物理治疗师必须能够预见并提前做好相关准备工作的：①获取患者生理状态和期待的性功能的准确信息；②为患者提供更好的转诊和有关的支持服务，以便进一步的检查和咨询。

继发性医疗并发症

由于长期制动以及损伤对身体各个系统的广泛影响，脊髓损伤患者在其一生中发生继发性医疗并发症的可能性很大。在住院康复期间约有 82% 的患者会出现继发性医疗并发症。损伤后 1 年，最常见的三大并发症包括压疮（15%）、肺炎（4%）和深静脉血栓形成（2.5%）。损伤后 25 年，超过 25% 的患者会发生压疮[64]（知识点 20.1）。

知识点 20.1 脊髓损伤常见继发问题
压疮
深静脉血栓
疼痛
关节挛缩
异位骨化
骨折 / 骨质疏松
脊髓空洞症

压疮

压疮（褥疮）是指因持续的压力和剪切力导致的软组织（皮肤或皮下组织）溃疡。压疮易受感染，严重者可深达骨骼。压疮是一种严重并发症，是阻碍康复进程的主要原因，严重者甚至导致死亡。压疮是脊髓损伤后较常见的并发症，也是延长患者住院周期和增加患者额外医疗费用的重要原因。高达 36% 的脊髓损伤患者在住院期间发生压疮[65]。

感觉功能损伤和不能及时合理的变换体位是压疮形成的主要原因。完全性脊髓损伤比不完全性脊髓损伤患者更容易发生压疮。其他常见导致压疮形成的因素有：①四肢瘫；②痉挛;③大小便失禁;④活动能力和自我照顾能力受限;⑤营养缺乏;⑥恢复期长期制动;⑦吸烟;⑧不依从皮肤护理[65~67]。

压疮好发于骨突部位,因为骨突部位容易过度受压。常见压疮产生部位有骶尾部、足跟和坐骨结节处[65],还有股骨大转子、肩胛骨、肘部、髂前上嵴和膝关节等处。

深静脉血栓

深静脉血栓(DVT)是静脉血管内血栓形成的结果。深静脉血栓最有可能发生在脊髓损伤急性期。脊髓损伤后患者由于下肢缺乏运动和肌肉主动收缩导致下肢静脉血流淤滞,血液呈高凝状态。血凝块的产生是危险医疗并发症,有可能出现打破对血管壁的依附而随着血液在静脉系统内随意流动。这些移动的凝血块称为栓子。栓子最有可能堵塞肺血管(肺栓塞),很可能导致患者死亡。有关深静脉血栓发生率的报告差异很大,从 0~100% 不等[68]。深静脉血栓最有可能发在恢复期的急性阶段[69]。

血栓形成会引起炎症(血栓性静脉炎),典型的临床表现有局部肿胀、潮红和发热。这些症状与早期异位骨化形成或长骨骨折的临床表现相似。鉴别诊断可行静脉血流检查和静脉造影术等。

深静脉血栓重在预防。非药物干预措施包括早期运动、压力袜(鞋)和循环气压治疗等。高危人群包括运动完全损伤,下肢骨折患者、既往有血栓形成病史,心衰和年龄大于 70 岁的老年患者。植入下腔静脉过滤器可作为预防肺栓塞的手段[69]。脊髓损伤急性期会常规使用一些预防性抗凝药物(如肝素),且通常会持续使用 2~3 个月。

疼痛

疼痛是脊髓损伤后急性期和慢性期的常见问题[20,70~72]。约有 26%~96% 的脊髓损伤患者有慢性疼痛。疼痛可以限制患者的日常生活能力(ADL),影响患者睡眠、降低患者生存质量[74,75]。疼痛大体可分为两大类:伤害感受性疼痛和神经病理性疼痛。伤害性感受疼痛可能源于肌骨系统和内脏系统;神经病理性疼痛可发生在损伤平面和损伤平面以下,也可能发生在损伤平面以上[76]。

伤害感受性疼痛

肩痛和其他上肢关节和软组织疼痛在脊髓损伤患者中较为常见[77,78]。肌肉骨骼系统损伤多因过度使用或者不良姿势引起,好发生于肩、肘、腕关节的关节囊、肌腱、韧带和肌肉组织处[79]。导致肌肉骨骼系统疼痛的因素很多,包括:软组织和骨性组织机械性损伤、炎症和肌肉痉挛。肩袖肌群肌肉失衡、轮椅坐姿不良、关节柔韧性下降、床上体位摆放不良、老龄、高体质指数(BMI)等都可能是导致肩痛的因素[78]。肌骨过度使用导致的损伤常见原因有:驱动轮椅时身体处于不良的生物力学姿势反复受压,转移时上肢承重过大、步行时使用辅助器具以及轮椅减压等活动。特殊的肌骨系统损伤包括二头肌肌腱炎、肱骨外上髁炎、肩关节撞击痛、肩袖撕裂、腕管综合征、腕部肌腱炎等[79]。

神经病理性疼痛

神经病理性疼痛是因中枢神经或外周神经损伤引起。这种疼痛可以发生在脊髓损伤平面或损伤平面以下或以上区域。脊髓损伤平面以下区域的神经病理性疼痛因脊髓受损引起,可表现为触摸痛或痛觉过敏。损伤平面的神经病理性疼痛多由该节段的脊髓或神经根损伤导致,该区域的神经病理性疼痛也可以表现出触摸痛或痛觉过敏。损伤平面以上的神经病理性疼痛可能与外周神经受到撞击和挤压有关。该区域的疼痛多表现为烧灼痛、击打痛或锐痛。损伤平面以下的疼痛通常是弥漫性的[76]。

神经病理性疼痛的治疗极具挑战性,目前尚无任何单一方法可以有效解决[80,81]。非药物性治疗包括经皮神经电刺激(TENS)、按摩、针灸和心理意象治疗[82]。常用的药物治疗包括抗癫痫药,如加巴喷丁、普瑞巴林(乐瑞卡)和丙戊酸,抗抑郁药阿米替林和镇痛药(曲马多)[80,83]。本书第 25 章深入讨论了各种慢性疼痛的机理和治疗手段。

挛缩

挛缩的发生多继发于关节内外结构的长期短缩,导致活动受限。挛缩起初导致肌肉组织产生变化,但进而发展到关节囊和关节囊周围改变。肌肉主动收缩功能缺乏使得正常肌群和周围拮抗肌群的相互牵伸作用消失。此外,痉挛、轮椅或床上长期异常姿势、腹肌肌张力增高等都是脊髓损伤后继发关节挛缩的高危因素。人体所有关节都有发生挛缩的风险,踝、膝、髋、肘和肩关节的挛缩会对患者参与各种重要活动的能力和实现其应有的社会角色和社会价值产生负面影响。关节挛缩还可能引起疼痛、体位或姿势保持困难、个人卫生护理困难,以及导致皮肤破损。关节挛缩重在预防,一旦发生挛缩将很难逆转[31]。伤后同时持续进行关节活动训练、正确体位摆放和夹板使用对维持关节活动度和预防挛缩有非常重要的作用。

异位骨化

异位骨化(Heterotopic Ossification,HO)是在软组织内出现骨组织的异常生成,通常发生在脊髓损伤平面以下且邻近关节周围。异位骨化的病理机制至今尚不清楚,但其发生率却较高,报道从 10%~53% 不等[84]。异位骨化产生的相关因素有:完全性脊髓损伤、外伤、严重痉挛、尿路感染和压疮等[85,86]。异位骨化好发部位是髋关节和膝关节,关节被动活动时需小心谨慎,过度活动可能会导致一些损伤,这可能是引起异位骨化的一种诱因。异位骨化的早期表现为关节周围局部发热、发红、肿胀、关节和肌肉疼痛、关节活动范围减小[87]。异位骨化还可能引起关节挛缩、压疮、运动能力或日常活动能力下降。

异位骨化的治疗方法有多种,包括药物治疗和物理治疗,关节受限严重者可采用手术治疗。非甾体抗炎药物可有效预防异位骨化的发生,低强度脉冲电磁场也可能是预防异位骨化形成的有效措施。二膦酸盐是一种有效的药物治疗方法,但在异位骨化发生早期和影像学表现正常时使用最为有效[87]。最后,若异位骨化严重影响患者的肢体活动或社会参与,则考虑手术切除。

骨质疏松和骨折

在脊髓损伤早期和长期阶段,患者都会出现明显的骨质丢失。脊髓损伤后 4~6 个月是骨骼矿物质流失最快的阶段。骨密度(BMD)下降可持续长达 3 年,甚至更长时间[88,89]。尽管骨质疏松精确的病理机制尚不完全清楚,但肌肉收缩活动缺乏(或受限)和负重不足(或没有)是导致骨密度下降的首要原因[88,89]。骨质疏松常发生于下肢,也可以发生在颈脊髓损伤患者的上肢。

脊髓损伤患者骨密度下降会显著增加其骨折的风险,骨折发生率可高达46%[88]。脊髓损伤患者骨折相关因素包括:女性、低 BMI、完全性脊髓损伤、截瘫 vs 四肢瘫、病程长等[88,89]。转移时摔倒或用力动作、日常生活活动中的穿衣,以及牵伸等日常活动都可能会导致骨折。骨折的发生有时也可是非创伤性的[90]。应对策略应重点放在脊髓损伤后的早期,或者一旦骨质疏松开始就开始限制和逆转骨质丢失。二膦酸盐常用于骨质疏松的早期或者后期来有效预防和减缓骨质丢失[88]。常用于预防或减少骨质流失的康复措施包括功能性电刺激和负重活动(站立架、矫形器和辅助器具等)[88,89]。这些康复措施的有效性尚不完全明确,可能与研究设计相关,受试者站立时间不足或(和)站立时下肢没能有效负重。

预后

脊髓损伤患者和家属最常见的问题之一就是运动功能到底能恢复多少。脊髓损伤恢复的可能性和神经损伤平面及损伤程度直接关系。脊髓不完全性损伤(ASIA B、C 或 D 级)可能是运动功能恢复良好的预后指标[91,92]。即使患者为完全性脊髓损伤(ASIA A),70% 的颈髓损伤患者有可能恢复到比原来的脊髓损伤水平低一个节段[93]。伤后 4 个月下肢和骶部针刺觉保留的患者预示着伤后 1 年运动功能预后较好[94]。运动功能恢复约在伤后 12~18 个月进入平台期[92,95]。有关步行能力恢复的特别因素将在下面讨论。

早期医疗措施和急性期康复治疗

急救医疗

脊髓损伤救治应从事故现场开始。现场对伤员固定、转移和紧急处理技术可显著影响患者的预后。救援人员必须非常善于在转移患者之前询问、发现和检查患者是否有脊髓损伤的征象。外伤后脊髓损伤的征象包括感觉异常、四肢感觉和运动损伤或消失、脊柱疼痛、认知状态或警觉水平改变。如怀疑伤者为脊髓损伤,应严格避免脊柱的主动或被动活动。如脊柱骨折处发生移位,任何脊柱的活动都会导致脊髓的进一步损伤。把患者固定于半身脊柱保护背板或固定于可调节式全身保护背板,佩戴支持颈围固定头部,并多人统一口令辅助转移患者可最大程度减小脊柱活动,保证患者的安全[96]。这一系列措施能保证患者脊柱始终处于中立位和解剖位,可预防神经进一步损伤。

抵达急诊室后的首要工作重点是患者呼吸和循环系统的医疗处理,以维持患者稳定的医疗状态。心脏功能、血流动力学和呼吸状况都需严密监护[96,97]。脊髓损伤的诊断应基于综合体格检查、神经功能评估和影像学检查后进行[97]。一旦患者病情稳定就应该进行全面的神经功能检查。影像学检查对判断损伤程度和制定治疗计划有一定帮助[96]。预防神经进一步损伤的重点是恢复脊柱正常对位和骨折部位早期固定[97]。通常会留置导尿管和处理继发性损伤[97]。

在患者损伤后早期可能会给予大剂量甲基泼尼松龙治疗,可抑制炎症发展,减少由于炎性反应引起的继发性损伤。很多大型临床试验证明在脊髓损伤后 3~8 小时内给予患者持续 24~48 小时的甲基泼尼松龙治疗可以改善患者的感觉和运动功能[98~107]。但这一结论尚存在一些争论。人们无法判断改善的运动和感觉功能是否能直接影响患者的主动运动和日常生活能力的进步,况且,大剂量使用类固醇激素使用可能会引起远期的严重并发症[102,103]。

骨折稳定

对骨折或脊柱损伤部位的治疗目标是稳定脊柱,以防引起脊髓的进一步损伤。一般可以采用保守治疗和手术治疗两种方式复位和固定脊柱损伤。手术固定适用于不稳定骨折、明显错位、脊髓受压和神经功能持续恶化的患者。动物研究显示早期手术减压效果明显。推荐在脊髓损伤早期(24 小时以内)即行脊髓减压手术[96]。在正规脊髓损伤中心住院的脊髓损伤患者中有约 60% 会行脊柱固定手术[105]。闭合复位技术适用于颈椎半脱位或骨折脱位的患者[106],如能使用牵引设备效果更好。胸腰椎损伤也可选择非手术保守治疗,但患者需被固定在可定时翻身或旋转的特制床上(图 20.5)。

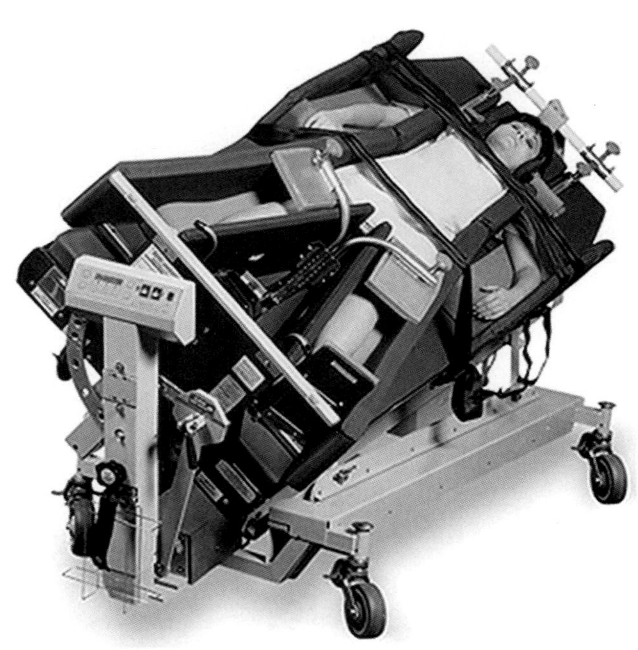

图 20.5　ROTO 休息床

制动

为了减少骨折部位移位的风险,不管是通过保守治疗还是手术治疗,都应该使用脊柱矫形器并卧位制动一段时间。

颈椎矫形器

晕环式颈围(Halo 矫形器)常用于开放式或闭合式复位术后颈椎骨折固定。该矫形器有一个晕环结构(图 20.6),该晕环藉由四个金属螺钉直接固定在颅骨上,再用四条竖直的金属条固定于夹克式或马甲式躯干矫形背心上。Halo 支具在所有运动平面上都能有效地限制颈部活动。Halo 矫形器最常见的问题是螺钉松动,会导致脊柱损伤部位的不稳或引发感染。矫形背心处的皮肤磨损也时有发生。

虽然晕 Halo 是固定和保护损伤部位最为有效的手段,但也可能成为患者学习运动技能的最大障碍或挑战。该矫形器既会限制肩关节活动,还会改变患者的重心,可能导致患者感觉不稳,也可以使患者在床上或轮椅上体位摆放困难。

Minerva 是另一种颈部矫形器(CO),也可有效限制所有平面的颈部活动(图 20.7)。与 Halo 一样,Minerva 能提供良好的颈部稳定性,但可允许患者损伤早期主动活动和康复训练。胸 - 枕 - 下颌固定装置(SOMI)是另一种颈部矫形器,但不能像 Halo 和 Minerva 那样有效限制颈部活动范围。还有其他一系列颈部矫形器可以选用,这些颈围通常由两片半硬质泡沫或塑料部件藉由钩环连接装置(如魔术贴等)连接成环形结构。虽然不能有效固定脊柱,但可作为上述硬质固定装置(如 Halo)移除后的过渡性支撑。常见的颈围包括费城颈围、迈阿密 J 形颈围、阿斯彭颈围和泡沫软性颈围等。

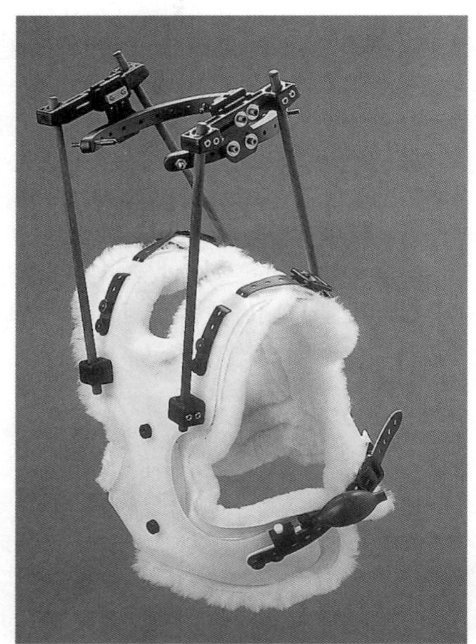

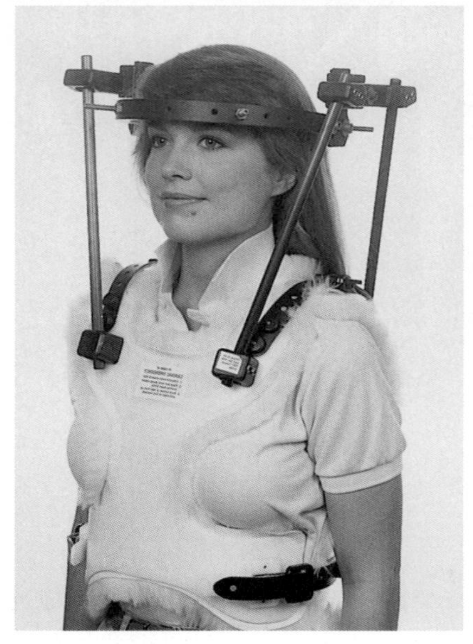

图 20.6 晕环式颈椎矫形器(Halo)

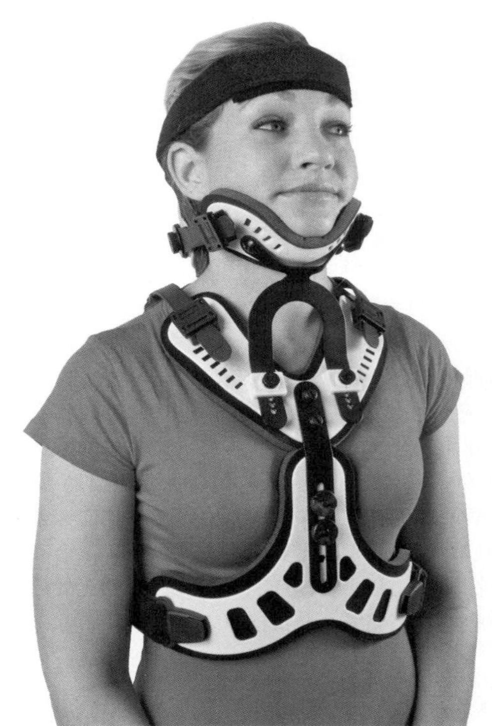

图 20.7 Minerva 颈椎矫形器

胸腰骶矫形器

胸腰骶矫形器(TLSO)通常用于胸椎或腰椎损伤患者的脊柱固定(图 20.8)。胸腰骶椎矫形器由矫形技师制作。矫形师先根据患者躯干制作石膏模型,然后再在石膏模型上制作躯干夹克(背心)。躯干夹克通常是两个半壳状硬质塑料部件组成,两者通过钩环带相连成一体。矫形夹克可在患者洗澡或皮肤检查时脱除。上胸椎和下腰椎损伤时需扩大椎体制动和固定范围,以有效保护损伤区域。Jewett 矫形器是一种组装矫形设备,主要由金属框架和衬垫组成,Jewett 矫形器不如夹克式脊柱矫形器固定效果好。

急性恢复期的物理治疗

在脊髓损伤急性恢复期住院治疗期间,患者应严格制动,可能需要卧床一段时间。此阶段物理治疗的主要目的是预防继发性并发症、对患者进行康复教育,并在临床允许的情况下开始早期活动。

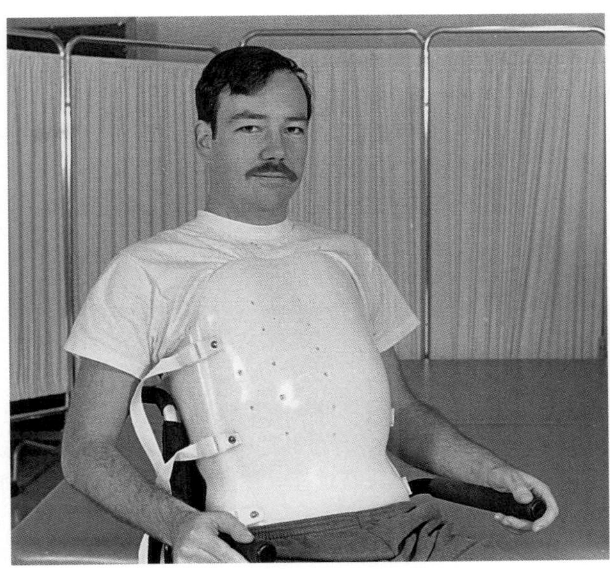
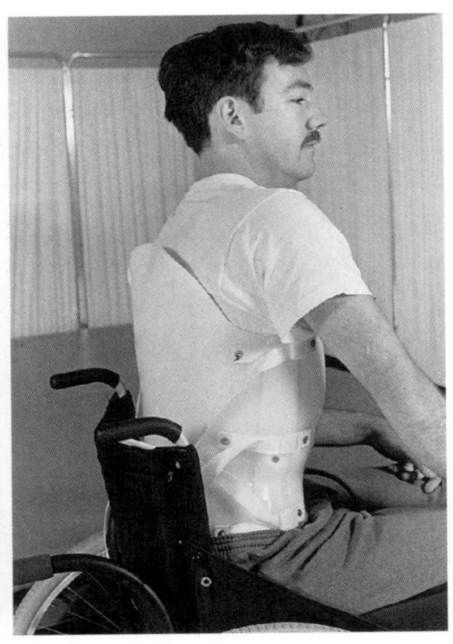

图 20.8　胸腰骶椎矫形器 / 塑料躯干背心的前面观和侧面观

物理治疗评估

在开始首次检查前，患者病情须稳定，且有足够耐力配合检查，治疗师也必须明确各种注意事项。脊柱不稳、矫形器佩戴、合并伤以及医疗支持设备（如呼吸机）都可能会阻碍患者的某些活动或体位。早期恢复阶段的关注重点在检查患者感觉和运动功能、呼吸功能、皮肤完整性、关节被动活动范围和患者完成早期活动能力的表现。

运动和感觉功能

患者运动和感觉功能应根据前文所述的国际脊髓损伤协会（ISNCSCI）制定的评估方法（图 20.3）进行评估，以判断患者神经损伤平面。进行徒手肌力检查时应小心谨慎，尤其在脊柱尚处于不稳定状态或术后未充分愈合时。起自脊柱的肌肉在用力收缩时会引起骨折部位移位或不稳。对四肢瘫患者肩周肌肉或截瘫患者下躯干或髋关节周围肌肉施加阻力时应谨慎。在进行检查时，除了检查 ISNCSCI 规定的关键肌外，还应该检查神经支配完整的其他肌群。比如，C_5 损伤的患者，肱二头肌肌力正常，但由 C_5 神经根支配的其他肌肉如三角肌和冈上肌肌力也应该检查。标准检查应参照徒手肌力测试（MMT）[107]和感觉功能评估方法（第 3 章感觉功能检查）。检查过程中各种体位和检查步骤的变化都应详细记录。

呼吸系统功能

物理治疗师可通过观察患者呼吸时的表现来判断膈肌和肋间肌的力量[49]。正常情况下，仰卧位吸气时上腹部隆起、胸廓扩张。胸锁乳突肌和斜角肌收缩，或出现反式呼吸说明膈肌和肋间肌无力。检查呼吸频率应在患者不知情的情况下进行。正常的呼吸频率介于每分钟 12~20 次[49]。膈肌力量减弱时，通常会通过增加呼吸频率来代偿。

胸廓最大活动幅度可在患者仰卧位时用卷尺测量。物理治疗师应测量患者最大用力吸气末和最大用力呼吸末腋窝和剑突两个水平的胸廓直径。在最大用力呼气和最大用力吸气时胸廓扩张的幅度变化很大。正常胸廓扩张时其直径变化在 2.5~3 英寸（6.35~7.62cm）之间，如出现负值，则说明患者使用反式呼吸运动模式[49]。

在早期恢复阶段应该经常测量患者肺活量（VC）。肺活量可以使用手持式肺活量计测量，肺活量检查与肺功能的其他检查密切相关[108]。用力肺活量、肺分泌物量和气体交换量是气道管理的预测指标[109]。一般情况下，高位颈髓损伤（C_3 及以上）患者的肺活量低于正常人的 25%，中段颈髓损伤患者的肺活量约为正常人的 25%~50%，下段颈髓和上段胸髓损伤患者的肺活量约为正常人的 50%~75%，中下段胸髓损伤患者的肺活量约为正常人的 70%~80%[44,50,110,111]。

由于大多数脊髓损伤患者腹部肌肉缺乏完整的神经支配，在坐位和仰卧位时呼吸能力有改变。坐位时，腹肌因神经支配不足而导致腹腔内容物下坠，并向下牵拉膈肌中心腱，改变了膈肌在吸气时收缩的活动范围，导致无效呼吸模式[112]。腹肌功能的缺失也会影响患者咳嗽和清除呼吸道分泌物的能力。

足够的咳嗽能力对清除呼吸道分泌物至关重要。腹肌是获得足够咳嗽排痰或清除呼吸道异物的主要力量来源。咳嗽功能可分为三种类型：功能性咳嗽、无力的功能性咳嗽和非功能性咳嗽[44,113]。功能性咳嗽响亮而有力，患者一口气可以咳嗽两声以上，有功能性咳嗽能力的患者基本都能自己清除呼吸道分泌物。无力的功能性咳嗽是软绵绵的，患者一口气只能产生一次咳嗽，且只能清除少量或咽喉处的异物。无功能性咳嗽不是真正的咳嗽，只能清除咽喉部少量的痰液，且没有明显的推送能力，患者往往需要辅助才能有效清除呼吸道分泌物或异物。

皮肤

在脊髓损伤急性期，定期仔细检查皮肤是患者本人、家属和医疗 / 康复团队的共同责任。当进入主动康复治疗阶段，患者需逐渐承担更多地责任检查皮肤。有关皮肤护理的医学教育工作非常重要，且需在损伤早期就应该开始进行。如果患者不能认识到皮肤护理的重要性和目的,他们会认为频繁地体位变换和皮肤检查会干扰他们的睡眠。

压疮的评估应包括直接对皮肤检查和压疮风险因素评估,其中皮肤检查包括视觉检查和触摸检查。患者应该定期进行全身皮肤检查,并且需重点检查压疮好发部位(表 20.4)。触诊检查可清楚鉴别局部皮肤是否有温度变化作为充血反应的指征。尤其是皮肤颜色较暗的患者,触诊检查非常重要,因为皮肤受压的早期反应可能不易在表面察觉。皮肤受压过度的反应包括发红、局部发热、水肿或小的开放性裂口。如果患者佩戴 Halo、矫形背心或其他矫形器,与这些矫形器紧密接触的部位也必须检查。

表 20.4 卧位压疮好发部位

仰卧位	俯卧位	侧卧位
枕骨部	耳朵(头旋转位)	耳朵
肩胛骨	肩前部	肩外侧部
脊椎	髂嵴	大转子
肘	男性生殖区	腓骨小头
骶骨	髌骨	两膝关节内侧接触部位
尾骨	足背	外踝
足跟		两内踝接触部位

除了皮肤检查外,各种增加皮肤破损风险的因素都应该重视。痉挛、大小便失禁和营养不良都会增加压疮风险。很多专科评估表可用于评估脊髓损伤患者皮肤发生压疮的风险[114]。Braden 量表常用于评估不同病种的压疮风险,其中包括脊髓损伤患者[114~116]。Braden 量表的敏感性(75%)高于其特异性(57%),并且使用方便、有准确的效度[114]。脊髓损伤压疮量表(SCIPUS)和急性脊髓损伤压疮量表(SCIPUS-Acute)是专门设计来评估脊髓损伤急性期和主动康复期的压疮风险评估量表[114,117,118]。SCIPUS 量表的特异性(84%)而高于其敏感性(37%),而 SCIPUS- Acute 量表的敏感度(88%)则显著高于其特异性(59%)。这两种量表都有较好的信度,且使用方便[114]。

如果患者已经有皮肤压疮,有很多方法可以用来检查创面[119~122]。创面的位置、形状、大小以及压疮分期应详细记录,用网格线比照伤口并拍下照片也是记录压疮伤口的有效方法。本书 14 章血管、淋巴和皮肤功能紊乱,给读者提供了更加详尽的伤口检查资料。

被动关节活动范围

关节角度测量技术是评估关节活动范围的常用方法。对于四肢瘫患者来说,肩关节活动范围尤其重要,由于损伤平面较高,为了完成各种功能性活动,患者要求的肩关节活动范围较正常人大很多[113]。而且肩关节活动度减小与肩痛相关[123]。测量腘绳肌长度、髋关节伸展角度以及踝关节背屈角度的也非常重要,因为这些部位发生关节挛缩的风险很大。

早期移动能力

在恢复的早期阶段,患者会被限制做某些动作和某些体位,长时间后患者耐受直立体位(坐或站)的能力也会下降。详细精确和特定的功能性活动决策一般会推迟,直到患者病情稳定、能头脑清醒主动活动后才会实施。伤后早期可以对患者的功能性活动能力进行初期筛查,但治疗师必须清楚不稳定性骨折部位的可能性和骨折愈合过程中检查动作的禁忌与注意事项。基本的活动技巧应该详细评估,当患者可以进行床上翻身、坐卧体位转换、下肢处理、长腿坐位或短腿坐位平衡、转移等活动。在后面的主动康复一章中会列出这些活动以及其他活动技巧的特定结局评估方法。

物理治疗干预

下文所述的康复措施要根据患者病情稳定情况、骨折愈合状况、手术部位,以及事故发生时除脊髓损伤之外其他可能的合并伤进行选择。在患者尚未得到外科处理、脊柱尚不稳定前,患者的所有活动都应受到严格限制。患者应该就哪些康复活动会对暂时尚不稳定的脊柱造成应力向医生进行咨询。虽然下文提出的一些康复治疗措施通常在损伤早期就已经开始应用,但很多应持续贯穿于整个康复阶段,完全融入到患者的日常生活方式中去,以便实施对脊髓损的长期管理。

呼吸管理

脊髓损伤平面不同、呼吸状况不同,呼吸系统的医疗方法就不同。呼吸功能管理的主要目的是改善通气、提高咳嗽有效性、预防胸闷和无效代偿呼吸模式[49]。

C_5 及以上平面的颈髓损伤患者通常需间歇正压通气(IPPV)。大约有 40% 的颈髓损伤患者需要机械通气,且大部分发生在伤后前 3 天[43]。侵入性机械通气通常通过气管切开术连接固定或者便携式呼吸机。非侵入性正压通气可作为侵入性机械通气的替代性选择[48,124]。气管插管可能会伤及呼吸道纤毛,导致慢性细菌定植和气道的慢性炎性改变。一般情况下,患者偏向选择非侵入性呼吸设备。

深呼吸练习

鼓励患者使用腹式呼吸。为了促进腹式呼吸运动、增加肺活量,治疗师可以在患者吸气和呼气过程中施以轻压,施压的手应放在患者的胸骨下方位置,这可以帮助患者完成较深的呼吸,即使患者胸腹部没有感觉。为了促进呼吸,治疗师应把两手分开紧贴胸壁之上,尽量扩大接触面积,对胸壁产生一种压力,使呼气时更加用力,继而提高吸气效率。尚处于脊柱牵引固定阶段或被限制绝对卧位的患者在进行深呼吸训练时可以使用镜子提供视觉反馈。

舌咽呼吸

舌咽呼吸适用于依赖呼吸机通气的高位颈髓损伤患者,也适用于并不需要依赖呼吸机的中段颈髓损伤患者[125]。舌咽呼吸利用唇部、咽部肌肉以及舌头吸入空气[125,126]。治疗师指导患者利用面部和咽部肌肉,用"吞咽"的方式吸入少量空气[125],重复 6~10 次。使用这种吸气方式,患者可逐渐获得足够的氧气。呼气主要是因肺的弹性收缩而发生的。舌咽式呼吸使得依赖呼吸机的高位颈髓损伤患者在紧急情况下能短时间的独立呼吸功能[125],也能增加不依赖呼吸机的颈髓损伤患者的肺活量。教会患者舌咽呼吸需要特殊的专业技能和经验[113]。

气体转移技术

气体转移技术可帮助患者独立扩张胸廓，主要技术动作包括最大吸气后关闭声门、放松膈肌、把空气从下胸部移至上胸部[128]。空气转移可以维持和增加胸壁扩张能力，但这一技术也导致患者过度通气。治疗师应该监测患者是否有头晕或其他过度通气的表现，必要时让患者休息[128]。

呼吸肌肌力训练

和身体其他肌肉一样，肌力训练可以提高呼吸肌肌力和耐力。吸气肌肌力训练可使用相对便宜的手持式设备（图 20.9），可提高患者吸气肌抗阻能力和吸气负荷阈。有两种常用的手持式吸气肌训练设备：阻力训练器和吸气阈训练器。使用这些设备可训练患者吸气肌的抗阻能力和吸气肌负荷阈。吸气负荷可随患者的进步逐步提高。吸气肌训练可以明显改善患者的肺功能，减轻呼吸困难程度，改善咳嗽功能[129~131]。

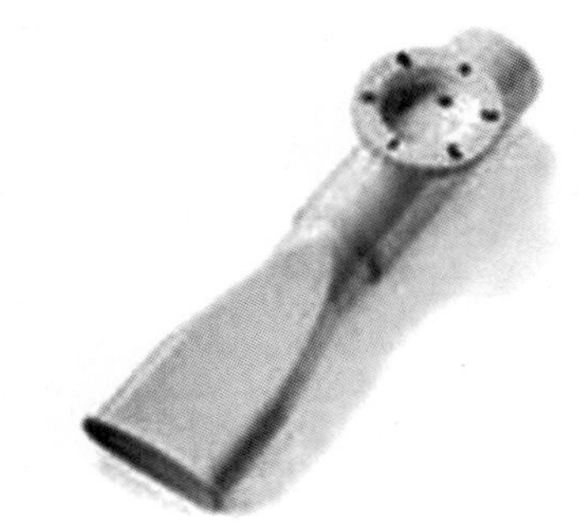

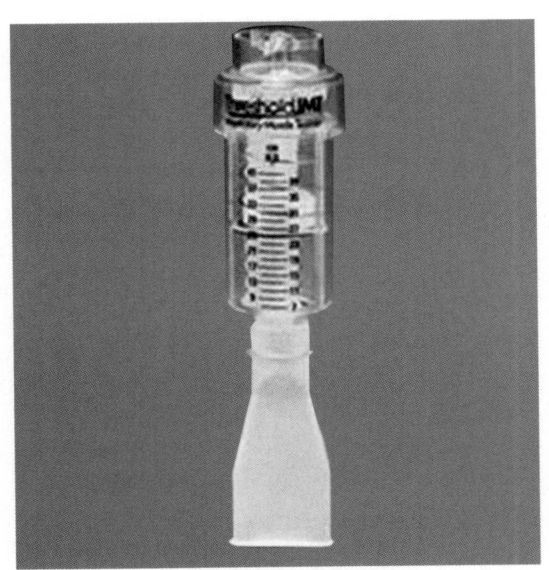

图 20.9　呼吸肌训练器

咳嗽

如果患者不能实现功能性咳嗽，治疗师应该教会他们学会自我辅助咳嗽，如果患者连自我辅助咳嗽都无法完成，手法辅助咳嗽（图 20.10）可帮助患者清楚呼吸道分泌物[132]。为了

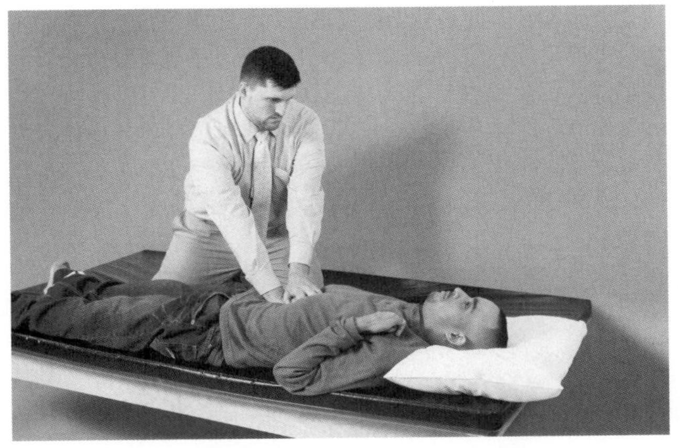

图 20.10　腹部冲击法辅助咳嗽排痰

辅助患者咳嗽排痰，治疗师应把手紧贴在患者上腹部，患者充分吸气后，在试图咳嗽时施以快速向内、向上推送力。

腹带

腹带可以改善上胸髓或颈髓损伤患者的呼吸[40,133,134]和咳嗽能力[135]，通过代偿无功能的腹肌来改善呼吸机制。腹带可挤压腹部内容物、增加腹腔内压力、提高膈肌至最佳高度，利于患者呼吸。另外，腹带还有维持胸腔内压和减少体位性低血压发生的作用。

手法牵伸

胸廓活动度和顺应性可通过手法牵伸胸壁肌肉来改善[49,128]。患者取仰卧位，治疗师把一只手绕过胸廓将手指放在同侧胸椎横突上，另一只手置于胸壁上，掌根位于胸骨边缘，双手以拧毛巾动作运动通过整个手掌均匀分散施加压力[128]。

Wetzel[126]和 Tecklin[128]为改善呼吸功能的措施提供了深入的讨论。

皮肤护理

预防是皮肤护理最为有效的干预措施。预防措施包括体位摆放、持续有效减压、皮肤检查和健康教育等。常见的皮肤破损区域（表 20.4）应该得到充分保护，患者卧床时可使用枕头、泡沫垫和其他辅助体位摆放设备（图 20.11）予以保护。体位摆放还可以用于预防关节挛缩和继发性呼吸系统疾病。根据患者不同的损伤平面采取不同的上下肢体位摆放方法来预防关节挛缩。某些特殊关节因为周围肌肉神经支配良好而更加容易发生挛缩，比如 C_5 损伤的患者常见自主体位是肩关节内收、肘关节屈曲体位。体位摆放时应该尽可能维持肩关节外展位，肘关节伸直位。

当患者卧床时，应至少两个小时翻身一次[136]。尽可能减少骨突部位持续增高的受压、剪切力和局部潮热。很多专用床、床垫、覆盖物可以帮助皮肤破损和辅助愈合：泡沫、空气、低空气流失，悬浮和流动（图 20.12）。

轮椅和座椅体系也应该有助于最佳体位摆放，减小易受压部位的压力和剪切力。骨盆应该保持中立位或轻度前倾位，两侧对称（即左髂前上棘与右髂前上棘水平平齐）。一系列轮椅坐垫的设计目的是帮助体位摆放和压力均匀分布。常见坐垫类型有泡沫坐垫、凝胶坐垫、充气坐垫和弹性矩阵坐垫。波浪形设计的坐垫可使得压力分布更加均匀，更好地降低剪切力。没有一种坐垫是最有效的，具体如何选择应该根据患者情况确定。本书第 32 章轮椅处方部分详细介绍了不同坐垫的优点和使用指南。

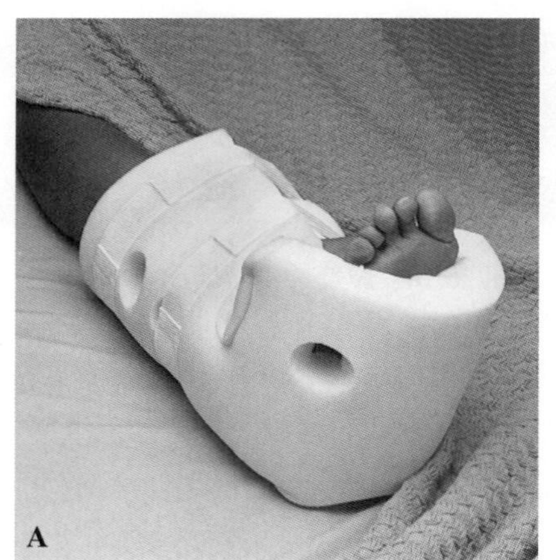

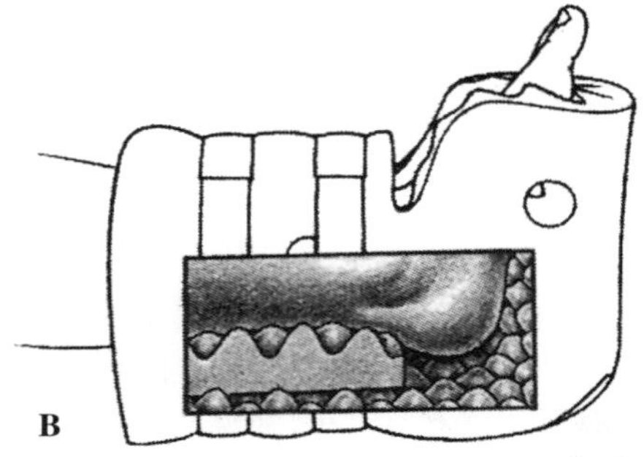

图 20.11 足踝体位摆放预防压疮和挛缩

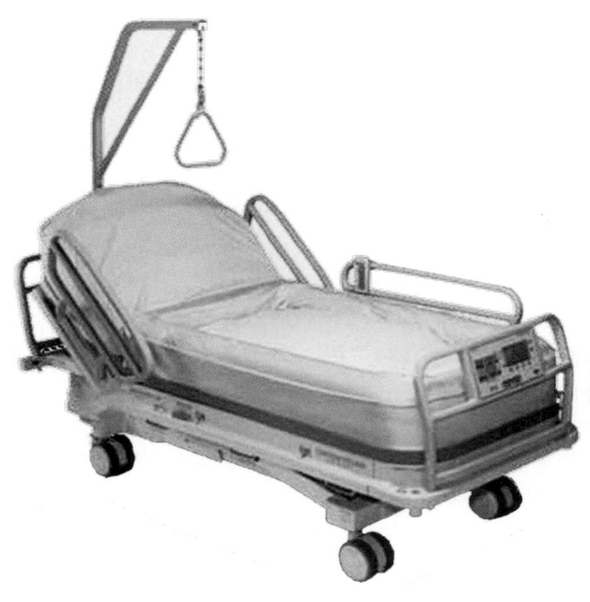

图 20.12 空气悬浮床

无论是需要帮助或是独立完成，患者乘坐轮椅时应该每 15 分钟完成一次轮椅减压[137]。当患者坐在轮椅上时，可以采用上肢支撑（图 20.13）、侧倾或前倾（图 20.14）等方式实现臀部减压。若采取前倾方式减压，前倾角度应大于 45°。无法完成这些动作的患者最初可以有他人帮助，或者他们的轮椅可以后倾，后倾角度应大于 65°[138]。所有有效的减压至少需维持 2 分钟[139]。躯干倾斜或轮椅倾斜也可用来重新调整压力。

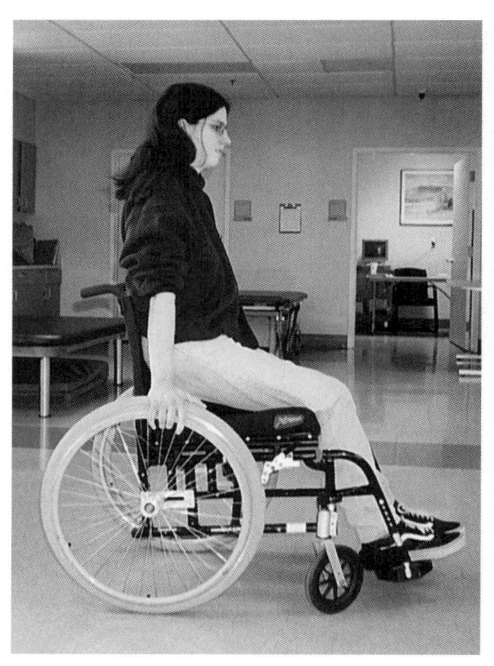

图 20.13 轮椅撑起减压

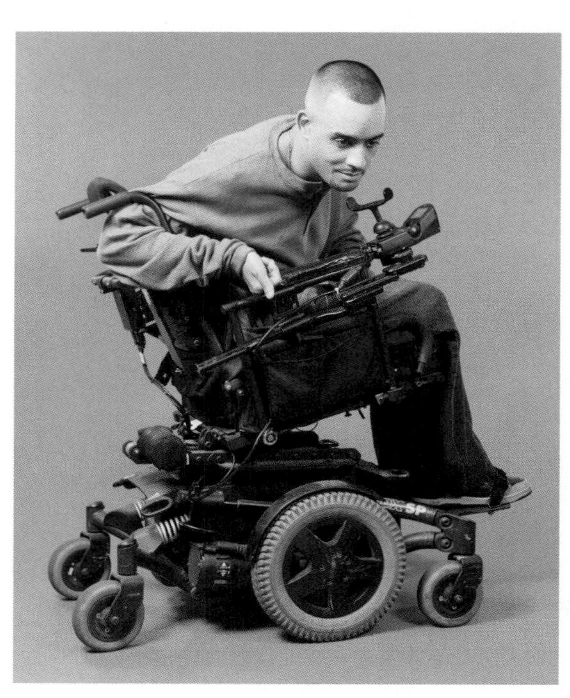

图 20.14 轮椅侧倾减压

患者皮肤应常规检查以确保没有压疮发生。加强压疮预防和管理的康复教育和随访工作可大大减小压疮的发生率和复发率[140]。随着康复的进展，患者可逐渐承担起皮肤护理工作，在准备过程中应对患者进行压疮风险教育、卫生重要性、皮肤检查技术（图 20.15）、减压设备应用、压疮处理等知识的宣教。

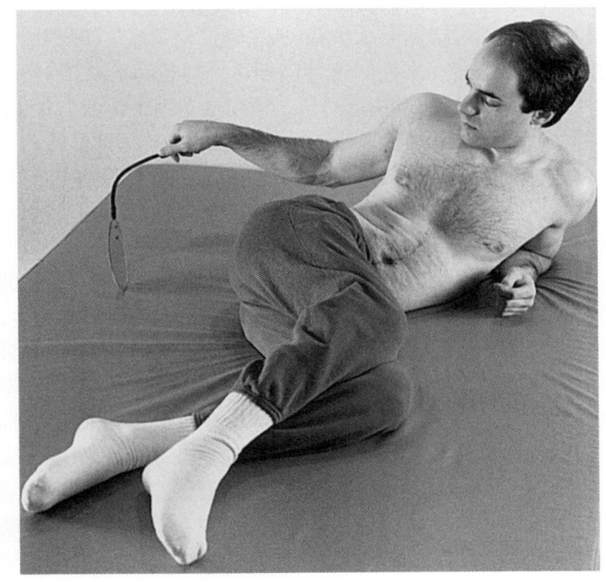

图 20.15　使用长柄镜检查皮肤

一旦患者发生压疮，以上介绍的几种预防和治疗措施都需继续进行。应该开始应用多种直接帮助创面愈合的治疗，电刺激[141,142]、水胶体敷料[143]和闭塞性水凝胶敷料[144]都可促进伤口愈合进程。本书第 14 章血管、淋巴、皮肤功能障碍，提供了综合处理这些问题和其他创面治疗的建议。Sussman 和 Bates-Jensen[145]也对伤口处理原则和管理提供了进一步参考信息。

早期肌力训练和关节活动度训练

除一些禁忌或需要选择性牵伸的部位外，关节活动度训练应该每天进行。脊髓损伤恢复早期，过度关节活动度训练或肌力训练可能会导致不稳定或处于愈合期的脊柱部位的压力或应力增加。根据脊柱脊髓损伤的部位，脊柱和髋关节的部分运动需要限制。当进行下肢关节活动度训练时，应始终保持骨盆于中立位。如果损伤在腰椎，应避免下肢直腿抬高超过 60°的和髋关节屈曲超过 90°（联合髋关节和膝关节同时屈曲）。四肢瘫患者在完成外科清创手术前都需禁止头、颈部运动。肩关节牵伸动作应十分谨慎，一般来说，应避免肩关节屈曲及外展大于 90°，除非手术后脊柱完全愈合并非常稳定。

脊髓损伤患者并不需要所有关节活动范围都完全正常。有些关节在轻度紧张受限时才能更好地发挥其功能及相关肌肉力量。例如，四肢瘫患者下躯干的肌肉紧张状态可促进躯干稳固性，维持坐位平衡；手部指长屈肌紧张有助于实现肌腱固定抓握。相反，有些肌肉需要保持足够长度。急性期后，股后肌群需维持牵伸以维持直腿抬高可达 100°左右，这一活动范围利于患者实现长腿坐位和下肢衣物穿脱等功能性活动。小心谨慎避免过度牵拉股后肌群，适当的股后肌群紧张度可维持坐位时骨盆稳定。这种对部分肌肉少量牵拉或不牵拉，对另外部分肌肉过度牵拉来改善功能的方式称为选择性牵伸。

腕关节、手和手指的体位摆放是脊髓损伤早期的重要关注点。为了保持患者功能性活动或将来使用夹板固定的可能，必须维持手指、拇指和腕关节的对位对线。有主动伸腕功能的患者可以使用肌腱固定抓握的方式驱动无主动活动能力的手指来完成日常功能活动，操控和抓握物体。肌腱固定抓握是通过腕关节和手指各关节之间的联动机制实现的。当腕关节主动背伸时，手指肌腱缩短，可引起手指被动屈曲和抓握。当腕关节屈曲时，肌腱张力缓解，手张开呈放松状态（图 20.16）。内在肌固定夹板的体位是腕关节（背伸 20°）、掌指关节（屈曲 80~90°）、指间关节（完全伸直或轻微屈曲）和拇指（自然对掌位），以维持手内在肌的最佳体位（图 20.17）。该体位有助于减轻水肿、维持肌腱功能和预防挛缩。和佩戴其他夹板一样，应频繁检查患者皮肤是否有发红、刺激或破溃，还应该制定穿戴时间表，以逐渐增加佩戴时间并能有效预防皮肤刺激症状。

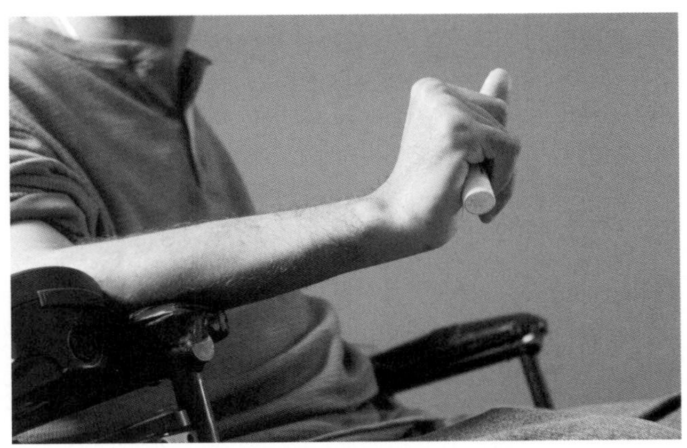

图 20.16　患者手腕背伸可缩短手指屈肌腱，进行抓握

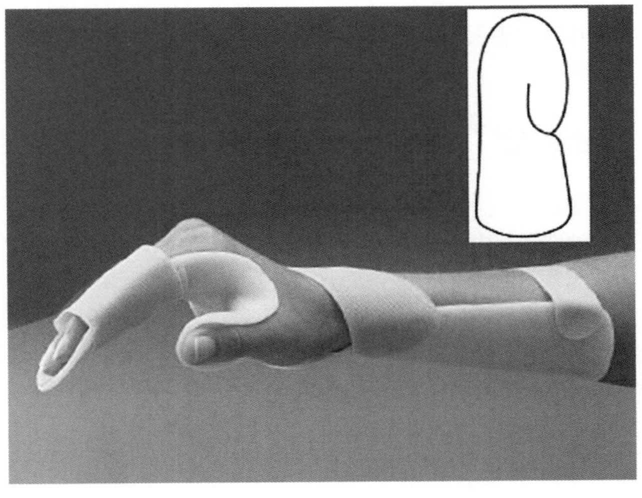

图 20.17　手内在肌夹板

在康复阶段，所有神经支配良好的肌肉都应该最大程度的提高肌力。但在急性阶段，有些肌肉力量训练必须小心谨慎，避免骨折部位产生不当应力。在损伤的最初几周时间内进行肌力训练时，以下几种情况下禁止使用阻力：①四肢瘫患者肩胛骨和肩关节处的肌肉；②截瘫患者骨盆和脊柱部位的肌肉。关键肌和关键肌肌力训练技术将在下文讨论。

早期活动

一旦影像学检查确认骨折部位稳定或早期骨折固定方法完成后，患者就可以坐起来完成功能性活动。患者在开始起床进行坐立或站立训练时通常都会出现体位性低血压（头晕、恶心、耳鸣、视物模糊或意识丧失），需进行逐步的适应性站立训练。另外，使用腹带和弹力袜可减少下肢血液淤积，预防体位性低血压。在患者直立位早期，弹力绷带缠绕可缠绕在弹力袜外同时使用。

直立活动可从缓慢抬高床头、逐渐增加靠坐角度，或者靠坐于轮椅上时抬高下肢等活动开始。直立床有助于患者快速适应直立体位，整个适应过程都应密切监视患者生命体征。如果患者在坐位活动期间出现任何直立性低血压的症状，应该立即抬高患者的腿部，后倾患者躯干（坐于轮椅上时可直接后倾轮椅）。

在患者有足够的直立体位耐受力并能参与更多的主动活动后，可以针对其基本的生活技能予以训练。干预措施旨在教会患者床上移动技巧，如翻身、仰卧位与长腿坐位或短腿坐位之间的转换、转移技巧等均可进行训练。若患者稳定性较好，与此类似的功能性活动技巧就要成为康复训练的重点工作。下文会重点讨论与功能性活动技巧相关的特殊技能。

教育

脊髓损伤后，患者需要很强的适应能力，患者和家人都要做出很大的改变。为了应对脊髓损伤后所带来的挑战，患者应该完全了解脊髓损伤会带来的所有问题。在受伤后早期就应该对患者、家属以及照顾者进行健康教育，让他们明白脊髓损伤对身体各个系统的影响，继发性问题以及预后等。在接下来的恢复过程中，让患者与已经完成康复治疗的长期生存的脊髓损伤患者，或者已经进入社区恢复功能活动并在日常生活中获得更大人生价值的脊髓损伤患者见面沟通可能会有很大帮助。

主动康复

物理治疗的首要目标是让患者在日常生活、工作、学习和娱乐等功能活动中尽可能独立。独立活动可通过以下方式实现：①使用新的运动策略来代偿失能的神经肌肉功能；②借助神经肌肉系统使用类似受伤前的运动模式来完成任务[147,148]。代偿是指利用另外一种运动策略或运动技术弥补失去功能的神经肌肉来完成日常任务[149,150]。功能恢复是指神经肌肉系统的功能恢复，患者能使用受伤前相同的运动模式来完成任务[147,149,150]。

例如：若患者屈指肌无力导致无法主动屈曲手指来握住瓶子，则会让患者利用“肌腱固定抓握”完成代偿性抓握功能（图 20.16）。患者主动背伸腕关节时会引起手指被动屈曲运动，以实现手的功能性抓握活动。膝 - 踝 - 足矫形器（KAFO）虽然可以帮助患者实现站立，但在以实现站立为目的的神经肌肉再训练没有治疗价值。一旦 KAFO 去除，下肢依然没有维持站立功能的能力。矫形器只能用于代偿下肢瘫痪或无力的肌群不能主动抗重力。患者穿着 KAFO 从坐位向站立位转移时，需要使用辅助器具，也需要上肢进行一定的负重，这和患者受伤之前的运动模式相比发生了很大变化。从轮椅向床上转移的动作还包括上肢承重和“头 - 臀运动策略”（即利用头向某个方向的运动来控制臀部向相反方向运动的技术）是另一种代偿运动模式，这种运动模式恰当地运用了生物力学，用一种全新的运动策略实现各种功能性运动。从坐到站的动作要点包括重心从臀部转移到脚部、抗重力肌群作用使臀部离开座椅、头部向上向前的动作，然后患者可以不需要上肢负重就能完成下肢和躯干伸直站立。

如何实现目标是康复治疗计划和目标设置中最为重要的部分。以往，脊髓损伤患者的功能重建都是以代偿策略为主，主要借助损伤平面以上的健全肌肉、异常活动模式、辅助器具等来实现独立的功能性活动。近来对步行控制的神经生物学和活动依赖的可塑性（Activity-dependent Plasticity）的理解提供了全新理论基础，可供选择的治疗能诱发损伤平面以下肌肉的活动，作为康复治疗的目标。关于脊髓只是大脑神经信号传导通路的假设是错误的。事实上，在执行任务产生运动输出的时候，脊髓承担了相当大的负责总体协调感觉运动信息。例如步行训练，特定任务训练等治疗中引出的活动可用于神经肌肉控制功能的再训练，然后在日常活动中使用，并最后完全融入日常活动中去[151-153]。

尽管脊髓损伤康复过程中代偿策略和改善肢体功能的方法（针对活动能力的治疗）都在应用，但功能代偿仍然是当前临床实践中主要的康复策略。然而，近年来，大量的、越来越多的专业文献为临床康复思路提供了新的视角：把以主动活动为基础的治疗融入临床中[154-156]、多种技术联合促进患者功能康复的可能性[154,157,158]和功能结局对恢复和生存质量提高的影响等。

无论使用代偿策略还是改善肢体功能的方法都不一定能让患者完全独立，患者（如完全性颈髓损伤患者）在某些活动中会更加依赖别人的帮助。应该给患者、家属、朋友和照顾者等人进行这些知识和技巧的指导和培训，以满足患者的日常需要。

物理治疗评估

在急性期完成的所有检查在主动康复阶段都要继续进行。主动康复阶段允许患者进行更多的活动，应该给患者进行更加全面的肌力、关节活动范围和功能活动技巧等方面的评估。然而，物理治疗师必须要确认患者不再有任何活动受限制（应观察上文描述的注意事项）。许多标准的结局评估、测试和测量可以用于物理治疗（知识点 20.2），下面讨论一些常用测量工具。

有氧代谢能力 / 耐力

6 分钟上肢运动测试（6MAT）可用来评估患者有氧代谢能力和心血管耐力[159]。6MAT 要求患者用单一稳定的用力方式完成 6 分钟的亚极限强度的手摇车运动。这对四肢瘫或

知识点 20.2　常用结局评估和测试测量分类

有氧代谢能力 / 耐力

- 6 分钟上肢运动试验

觉醒程度、注意力、认知功能

- MMSE 和 MoCA 量表

环境或工作场所障碍

步态、活动和平衡

- 轮椅能力测试，轮椅环行测试，改良功能性够取试验，Berg 平衡量表，SCI 步行指数，SCI 功能性步行量表，10 米步行试验，6 分钟步行试验，神经肌肉恢复量表

皮肤完整性

- Braden 量表
- 脊髓损伤压疮量表
- 脊髓损伤压疮量表 - 急性期

运动功能

- 改良 Ashworth 量表，SCI 痉挛评估工具

肌肉功能状态

- ASIA 脊髓损伤量表、徒手肌力测试、握力计

疼痛

- 视觉模拟评分、国际脊髓损伤基础疼痛数据收集表、轮椅使用者肩痛指数

关节活动范围

- 量角器

自理和家庭管理

- FIM、脊髓损伤患者功能独立性量表、四肢瘫功能指数、上肢功能量表

通气功能

- 卷尺测量胸围
- 手持式肺活量计
- 呼吸频率

工作，社区和娱乐回归或重新回归

- Craig 残障评估和报告表、生活习惯评估表、正常生活回归指数

偏瘫患者来说是一个有效可靠的测试。四肢瘫患者可以稳定保持的输出功率在 10~30 瓦之间，额定数据设置高低取决于患者在日常生活中使用的手动轮椅还是电动轮椅以及患者的活动能力。而截瘫患者根据性别和活动能力可把额定输出功率设置在 30~60 瓦之间[159]。

觉醒程度、注意力和认知功能

高达 60% 的脊髓损伤患者伴有脑外伤（TBI）[160]，因此对患者进行认知功能的筛查非常重要。常用的认知功能筛查量表有简易精神状态评估量表（MMSE）和蒙特利尔认知评估量表（MoCA）[161,162]。如果物理治疗师怀疑患者有脑外伤迹象，应该请神经生理学或精神病学医生会诊。

环境或工作障碍

很多脊髓损伤患者都会选择轮椅作为主要交通工具，物理治疗师因此有必要到患者家庭和工作场合进行环境评估，以确认无障碍可及性。由于回家后需要环境改造或添置以确保患者安全和无障碍，康复团队应该在康复早期就对患者进行家居环境评估（第 9 章环境评估）。知识点 20.3 提供了脊髓损伤患者居家轮椅使用的一些基本指南[113,163,164]。

知识点 20.3　居家轮椅使用指南

- 斜坡坡度：12：1［每升高 1 英尺（0.31m）水平增加 12 英尺（3.7m）］
- 斜坡宽度：36 英寸（0.91m）
- 每 30 英尺（9.1m）设计一个楼梯平台
- 不设门槛
- 杠杆式门把
- 门宽至少 31 英寸（0.81m）
- 开放式地板设计
- 瓷砖或硬木地板
- 浴室允许轮椅出入
- 坐便器高度与轮椅高度平齐
- 水池台盆下空间充足，轮椅可进入
- 绝缘管道
- 无障碍淋浴间

步态、步行和平衡

脊髓损伤患者在家庭和社区生活会比较依赖轮椅，因此，对患者操作轮椅的能力和技巧进行评估是很必要的。轮椅使用技巧包括打开和锁住轮椅、卸掉扶手和脚托、平地驱动轮椅、上下斜坡、前轮抬起保持平衡（后轮平衡）、上下路沿，以及其他社区独立活动必需的轮椅技巧。轮椅技巧测试（图 20.18）是检查轮椅使用者完成 32 项有代表性的轮椅技巧的能力[165~167]。轮椅技巧根据难易程度和完成情况可分为三个级别：室内（家庭）、社区和高级技巧。轮椅技巧测试可作为诊断性评估来决定治疗中需要的轮椅技巧以及记录康复过程中的进步。Wheelchair Circuit 用于评估手动轮椅使用者三个方面的问题：速度、操作技巧和体力[168,169]。

坐位平衡能力可以采用改良功能性前伸试验[170]。不完全性脊髓损伤可能保留部分站立和步行能力，Berg 量表（BBS）可以用于评估平衡能力。第六章协调和平衡检查一章有详细的评估指南。Berg 量表最初用于卒中急性期的平衡评估，后逐渐用于老年人[171]和不完全性脊髓损伤患者[172,173]。

不完全性脊髓损伤患者的步态和步行能力也应该进行评估。Rancho Los Amigo 步态观察分析表[174]可用于确定步态偏移。本书第 7 章步态检查详细介绍了本法使用指南。用观察法鉴别异常步态模式的主要目的是进一步选择更加合适的评估方法来确定导致患者异常步态模式的可能原因，同时也指导医疗计划的制定。

脊髓损伤步行指数（WISCI）用于评估患者步行 10 米距

轮椅使用技巧测试 4.1
手动轮椅 - 轮椅使用者
姓名:____________________
日期:________测试者:________
开始时间:______结束时间:________

评分指南
√ = 成功、安全
× = 失败、不安全
NP= 没有该部分(仅试用指定技巧)
TE= 检查错误

测试类型
☐客观检查 - 能力
☐问卷调查表 - 能力
☐问卷调查表 - 表现

	个人技能	能力 / 表现	安全性	备注说明
1.	前进 10m			
2.	30s 内前进 10m			
3.	后退 5m			
4.	前进中转弯 90°(左 / 右)			
5.	后退中转弯 90°(左 / 右)			
6.	原地旋转 180°(左 / 右)			
7.	倾斜路面轮椅操作(左 / 右)			
8.	通过双扇平开门			
9.	够取 1.5m 高处的物品			
10.	捡起地面上的物品			
11.	臀部减压			
12.	轮椅到凳子之间的转移			
13.	折叠和展开轮椅			
14.	驱动轮椅前进 100 米			
15.	躲避移动的障碍物(左 / 右)			
16.	上 5°的斜坡			
17.	下 5°的斜坡			
18.	上 10°的斜坡			
19.	下 10°的斜坡			
20.	在 5°的斜坡上驱动 2 米(左 / 右)			
21.	在软基地面驱动 2 米			
22.	越过 15cm 宽的坑洞沟坎			
23.	越过 2cm 高的门槛			
24.	上 5cm 高的路沿石			
25.	下 5cm 高的路沿石			
26.	上 15cm 高的路沿石			
27.	下 15cm 高的路沿石			
28.	保持前轮抬起 30s			
29.	前轮抬起并旋转 180°(左 / 右)			
30.	从地上坐上轮椅的转移			
31.	上楼梯			
32.	下楼梯			
总分				

备注:____

图 20.18 轮椅技巧测试 4.1 版 - 手动轮椅版

离所需的身体帮助程度、辅具类型和支具数量[175~178]。评分从0分(辅助下也无法站立或行走)到20分(无需帮扶、支具和辅具的步行)。脊髓损伤功能性步行量表(SCI-FAI)也是一种评估不完全性脊髓损伤患者步行能力的方法(图 20.19)[179],包括观察分析患者使用辅具情况下步行 2 分钟的步态。记录时应包括患者通常在家庭或社区内的步行频率和距离等。

10 米步行测试和 6 分钟步行测试能够真实可靠地反映不完全性脊髓损伤患者的步行能力变化[177,178,180]。速度达 0.13m/s 的差异即标志着患者步行速度有了明显变化。步行速度也能辨别功能性步行能力的预计水平。如果不完全性脊髓损伤患者步行速度约为 0.09 米 / 秒,步行时可能需要严密监护;如果速度为 0.15 米 / 秒,能够进行室内步行,但外出时需要轮椅;如果患者步行速度为 0.44 米 / 秒,不管室内还是室外步行可能需要使用辅助器具或矫形器等;如果患者步行速度达 0.70 米 / 秒,患者可能无需任何辅助器具就可以进行室内外活动[181]。6 分钟步行能力测试中可发现的最小变化是 46 米[180]。

运动功能

如前所述,国际脊髓损伤协会(ISNCSCI)制定的脊髓损伤标准可用来评估患者脊髓损伤平面、程度和功能保留情况。痉挛评估应该作为运动功能检查的一部分。改良 Ashworth 量表(MAS)是最常用的肌张力评估方法。MAS 根据被动运动中的阻力大小把肌张力分 6 个级别[182](本书第 5 章运动功能检评估:运动控制和运动学习部分详细介绍了 MAS 技术)。脊髓损伤痉挛评估工具(SCI-SET)是患者对痉挛影响日常生活活动的自评量表,患者可对自己生活中的 35 种内容进行评估,每个内容计分从 -3 到 3 分(共 7 级),-3 分为严重影响,3 分为很有帮助。自评估项目包括吃饭、睡觉、穿衣、转移、轮椅使用、社交影响、注意力和跌跤[183]。

肌肉功能表现

根据 ISNCSCI 的 ASIA 评估结果,对没有神经损伤的所有肌群应进行进一步徒手肌力测定。例如,如果患者肱二头肌(C_5)神经支配完整,那么由 C_5 神经支配的肌肉如三角肌和肩袖旋转肌等就应该被检查。手持式测力计可用于包括躯干肌在内的所有肌力检查[184,185]。当对 SCI 患者进行徒手肌力检查时需要一些特别的注意事项,患者会利用健全肌肉替代无力或痉挛的肌肉完成功能性活动。如前臂旋后时可利用重力起到伸肘作用,下腹肌可通过骨盆后倾代偿屈髋动作。物理治疗师应该仔细固定近端,避免代偿动作出现,必要时触诊收缩的受试肌肉。肌张力异常和痉挛会导致肌肉不自主收缩,肌肉力量比实际表现得更强。矫形器和脊柱预防措施可能阻碍患者保持推荐的测试体位或用力收缩某块肌肉。若使用其他替代的体位(非标准体位),应该记录下来。

疼痛

疼痛问题是应该持续关注并经常检查的,视觉疼痛评分(VAS)常用于疼痛程度的测量。患者自己确定疼痛的程度,范围从 0~10 分,0 分是一点都不痛,10 分是极度的毁灭性疼痛。另外,也有专门用于脊髓损伤患者的疼痛自评量表。国际脊髓损伤疼痛基础数据集也用于患者自我评估[186],该自评方法可反映出一系列与疼痛对日常活动、生活满意度以及疼痛部位影响的问题。轮椅使用者肩痛指数可反映出肩痛对转移、生活自理、轮椅活动和日常活动的影响[187,188]。轮椅使用者对各种活动中肩痛情况进行评分,评分范围为 0~10 分。总分范围为 0~150 分,得分越高说明疼痛对患者的影响越大。

自理和家庭生活能力

康复治疗的主要目的之一就是提高患者功能性活动能力和生活自理能力,还有轮椅操作技巧,甚至步行能力的提高(上文讨论)。所以,我们需要认真仔细地检查患者转移、轮椅减压、床上活动等方面的活动能力。检查过程中患者所需帮助的程度、完成任务的方法、口头或语言指导、使用辅助器具、环境、安全性等情况都需详细记录并予以考虑。要实现各种功能活动完全独立的程度,患者必须达到以下几个条件:能够安全的完成任务、所用时间合理、没有过度用力、开放的环境和不同的环境下均可完成。对脊髓损伤患者来说,在床椅转移过程中即使帮助他们固定轮椅这样很小的辅助都具有非常大的吸引力,这对判断患者从床到轮椅转移的独立能力有很好的帮助。但在这种情况下,患者并没有真正地达到自理的水平。患者应该在治疗师不在场的情况下独立完成这些任务。由于患者往往会高估自己的能力,所以治疗师必须实实在在的看到患者完成这些任务才行。

功能独立性指数(FIM)详细定义并明确了患者完成任务所需辅助的程度[189~191]。辅助程度分 8 个级别:1= 完全辅助(患者用力程度小于 25%);2= 需较大辅助(患者用力程度 25%~49%);3= 需中等程度的帮助(患者用力程度 50%~74%);4= 需最小程度的辅助(患者用力程度 75% 以上);5= 需监护(患者需要口头指导或站在旁边);6= 有限独立(患者需要辅助器具或环境改造);7= 完全独立。更多关于功能独立能力指数的信息请参阅本书第 8 章 功能评估。

有关脊髓损伤患者自理能力和家庭生活能力评估的其他评估方法还有一些。脊髓损伤患者独立能力评估量表(SCIM)是专门用于评估脊髓损伤患者各种功能情况的方法(图 20.20)。该量表涵盖患者日常生活 3 个领域,19 个项目,包括:自理能力、呼吸功能、括约肌控制和活动能力等,总分 100 分,得分越高,说明患者的独立能力越强。SCIM 在评估脊髓损伤患者的功能独立能力上较 FIM 的可信度和敏感度更强[192~194]。

四肢瘫功能指数(QIF)主要用于评估四肢瘫患者的细小的精细功能评估,这些功能往往没有相关的技术和方法对其有效评估。QIF 包含 10 个日常生活活动项目(转移、修饰、沐浴、进食、穿衣、轮椅活动、床上活动、膀胱功能、直肠功能及个人卫生)。最后一项个人卫生涉及患者护理领域如皮肤、用药和 AD 等方面知识的一系列问题。QIF 评估结果值的变化具有很强的信度、效度和敏感度[194~196]。

上肢功能检查表(CUE)是一调查问卷,主要评估患者抓握、打开、上举,以及腕和手指的活动能力,可评估单侧,也可两侧都进行评估。每一项都是 7 分制,1 分表示完全受限,完全无法完成任何检查任务,7 分表示没有任何限制。总分从 32~224 分,分数越高表示患者上肢功能越好。CUE 检查表信度、效度和敏感度都较高[197,198]。

脊髓损伤功能性步行量表（SCI-FAI）

姓名： 病程： 日期：

参数	评定标准	左	右
A. 重心转移	将重心转移到支撑腿	1	1
	无重心转移或者仅将重心转移到辅助器具上	0	0
B. 步宽	前进过程中，迈步侧足可越过支撑侧足	1	1
	前进过程中，支撑侧足会阻碍迈步侧足	0	0
	支撑侧足的放置不阻碍迈步侧足	1	1
	支撑侧足的放置会阻碍迈步侧足	0	0
C. 步行节奏（迈步腿需要的相对时间）	在支撑侧足跟接触地面时，迈步腿：		
	在1秒内启动前进动作	2	2
	启动动作需要1~3秒	1	1
	启动动作超过3秒	0	0
D. 步高	足趾在摆动相全程不触及地面	2	2
	足趾只在摆动相起始阶段触及地面	1	1
	足趾在摆动相全程均可触及地面	0	0
E. 足接触地面	足跟先触地	1	1
	足前掌先着地或全足底同时着地	0	0
F. 步长	迈步足足跟落于支撑侧足趾前	2	2
	迈步足足趾落于支撑侧足趾前	1	1
	迈步足足趾落于支撑侧足趾后	0	0
	参数总分		总分 /20
辅助器具		**左**	**右**
上肢平衡 / 承重器具	无	4	4
	手杖	3	3
	四脚拐、前臂拐或腋拐	2	2
	助行器	2	
	平行杠	0	
下肢辅助器具	无	3	3
	踝 - 足矫形器（AFO）	2	2
	膝 - 踝 - 足矫形器（KAFO）	1	1
	往复式步行矫形器（RGO）	0	0
	辅助器具总分		总分 /14
时间 / 距离评估			
步行能力（严格有别于乘坐轮椅的步行实践）	步行……		
	常规社区步行（极少或从不使用轮椅）	5	
	家庭常规步行 / 偶尔社区步行	4	
	偶尔家庭步行 / 极少社区步行	3	
	极少家庭步行 / 从不在社区步行	2	
	仅以锻炼为目的的步行	1	
	不步行	0	
	步行能力总分		总分 /5
2分钟步行能力测试	2分钟步行距离 =________米		米 / 分钟

注：AFO：踝 - 足矫形器；KAFO：膝 - 踝 - 足矫形器；RGO：往复式步行矫形器；W/C：轮椅

图 20.19 脊髓损伤功能性步行量表

脊髓损伤患者独立能力评估量表(SCIM)

特拉维夫大学赛科勒医学院附属洛文斯特医院康复医学中心

科别:

姓名:____________________ **住院号:**____________________ **检查人:**____________________

(把患者得分填写在每一项功能检查后面的方框内,并分类合计总分)

第 3 版,2002.9.14

日期　　　　分值 1　2　3　4　5　6

自理

1. 进食(切割,打开瓶盖,倒出食物,送食物入口,握持水杯)

0. 需要胃造瘘、胃肠外营养或完全帮助进食
1. 吃饭、饮水、穿脱支具需要部分帮助
2. 借助适合的辅助器具可以独立进食,或者仅在切割食物倒出食物和打开瓶盖时需要帮助
3. 能够独立进食和饮水,不需要任何帮助

2. 洗澡(擦肥皂、清洗、擦干身体和头发,开关水龙头)**A- 上半身;B- 下半身**

A. 0. 需要完全帮助
1. 需要部分帮助
2. 借助辅助器具或者在特殊的环境中可独立完成
3. 在任何环境下都可独立完成

B. 0. 需要完全帮助
1. 需要部分帮助
2. 借助辅助器具或者在特殊的环境中可独立完成
3. 在任何环境下都可独立完成

3. 穿衣(衣服、鞋子、矫形器:包括穿和脱)**A- 上半身;B- 下半身**

A. 0. 完全需要帮助
1. 穿脱无纽扣、拉链或系带的衣物需部分帮助
2. 借助辅助器具或在特定情况下可独立穿脱无纽扣、拉链或系带的衣物
3. 穿脱无纽扣、拉链或系带的衣物不需辅具,但穿脱有纽扣、拉链或系带的衣物需部分帮助或需辅助器具
4. 完全独立,不需要任何帮助或辅具

B. 0. 完全需要帮助
1. 穿脱无纽扣、拉链或系带的衣物需部分帮助
2. 借助辅助器具或在特定情况下可独立穿脱无纽扣、拉链或系带的衣物
3. 穿脱无纽扣、拉链或系带的衣物不需辅具,但穿脱有纽扣、拉链或系带的衣物需部分帮助或需辅助器具
4. 完全独立,不需要任何帮助或辅具

4. 修饰(洗脸、刷牙、梳头、剃须、化妆)

0. 完全依赖
1. 需要部分帮助
2. 借助辅助器具可独立完成
3. 完全独立,不需要任何帮助或辅助器具

子项目分(0-20)

呼吸与括约肌控制

5. 呼吸

0. 需要气管插管和持续或间断辅助通气
2. 使用气管插管独立呼吸,需吸氧,咳嗽或插管护理需要较多帮助
4. 使用气管插管独立呼吸,咳嗽或插管护理需要少量帮助

图 20.20　脊髓损伤患者独立能力评估量表

日期 分值 1 2 3 4 5 6

6. 不用气管插管独立呼吸,需吸氧,辅助咳嗽,氧气面罩(如呼气末正压通气)或间歇辅助通气
8. 不用气管插管独立呼吸;咳嗽需要少量帮助或刺激
10. 独立呼吸,不需要任何帮助或器具

6. 膀胱管理

0. 留置导尿
3. 残余尿量多于 100ml,无定时导尿或间歇辅助导尿
6. 残余尿量少于 100ml 或自主间歇导尿,但处理集尿器具需帮助
9. 独立间歇导尿,使用和整理外部集尿器具不需帮助
11. 独立间歇导尿,导尿间期可自我控制,不需外部集尿器具
13. 残余尿量少于 100ml,仅需外部集尿器,排尿不需帮助
15. 残余尿量少于 100ml,不需外部集尿器

7. 直肠管理

0. 极不规律,或者便秘(少于 1 次 /3 天)
5. 大便规律,但需帮助(例如:栓剂),偶有失禁(少于 2 次 / 月)
8. 大便规律,无需帮助,偶有失禁(少于 2 次 / 月)
10. 大便规律,无需任何帮助,无失禁

8. 如厕(会阴清洁、穿脱衣裤、使用护垫或尿布)

0. 完全需要帮助
1. 需要部分帮助,不能独立清洁会阴区
2. 需要部分帮助,可独立清洁会阴区
4. 可独立如厕,但需辅助器具或特殊设施(如扶手)
5. 完全独立,无需辅助器具或特殊设施

转移(房间和厕所内) **子项目得分(0~40)**

9. 床上体位转移和压疮预防

0. 所有活动都需帮助:翻身(包括上半身和下半身),床上(边)坐起,轮椅撑起,可用或不用辅助器具,但不能使用电动设备。
2. 可独立完成一项活动
4. 可独立完成 2-3 项活动
6. 可独立完成床上活动和减压活动

10. 转移:床 - 轮椅转移(使用刹车、翻踏板、调整扶手、转移、抬脚)

0. 完全依赖
1. 需部分帮助或监护,可用或不用辅助器具(如:滑板)
2. 完全独立(或不用轮椅)

11. 转移:轮椅 - 厕所 - 浴盆(如使用浴凳则评估轮椅和浴凳之间的转移,如使用普通轮椅则评估刹车、翻踏板、调整扶手、转移、抬脚)

0. 完全依赖
1. 需部分帮助或监护,可用或不用辅助器具
2. 完全独立(或不用轮椅)

转移(室内或室外平整地面上)

12. 室内转移

0. 完全依赖
1. 需电动轮椅,或操控手动轮椅时需部分帮助
2. 独立操控手动轮椅

图 20.20(续)

日期　　　分值 1　2　3　4　5　6

3. 步行时需要监护(用或不用辅助设备)
4. 借助助行架或拐杖步行(摆动步态)
5. 借助拐杖或两只手杖步行(双脚交替性步行)
6. 使用单手杖步行
7. 只需下肢矫形器
8. 无辅助步行

13. 中等距离转移(10~100 米)

0. 完全依赖
1. 需电动轮椅,或操控手动轮椅时需部分帮助
2. 独立操控手动轮椅
3. 步行时需要监护(用或不用辅助设备)
4. 借助助行架或拐杖步行(摆动步态)
5. 借助拐杖或两只手杖步行(双脚交替性步行)
6. 使用单手杖步行
7. 只需下肢矫形器
8. 无辅助步行

14. 室外转移(大于 100 米)

0. 完全依赖
1. 需电动轮椅,或操控手动轮椅时需部分帮助
2. 独立操控手动轮椅
3. 步行时需要监护(用或不用辅助设备)
4. 借助助行架或拐杖步行(摆动步态)
5. 借助拐杖或两只手杖步行(双脚交替性步行)
6. 使用单手杖步行
7. 只需下肢矫形器
8. 无辅助步行

15. 上下楼梯

0. 不能上 / 下台阶
1. 在他人帮助和监护下上下至少 3 个台阶
2. 使用扶手、拐杖或手杖可上下至少 3 个台阶
3. 不用任何帮助和监护可上下至少 3 个台阶

16. 转移:轮椅 - 汽车(靠近汽车,刹住刹车,移除轮椅扶手和脚踏板,上下汽车,把轮椅拿进或移出汽车)

0. 完全依赖
1. 需要部分帮助,或监护,可使用辅助器具
2. 完全独立转移,不需任何辅助器具(或者不需轮椅)

17. 转移:地面 - 轮椅

0. 完全需要帮助
1. 独立转移,可用或不用辅助器具(或者不需轮椅)

子项目得分(0~40)

SCIM 总分(0~100)

图 20.20(续)

工作、社区和娱乐休闲活动回归和重新回归

康复的最终目标是使得患者能重新回归到原来的角色，完全回归社会。参与能力评估能帮助我们仔细观察患者是否具备回归家庭、社区和社会的能力。常用的功能量表有 Craig 残碍程度评估和报告技术（Craig Handcap Assessment and Reporting Technique）[199]、生活习惯评估表[200,201]和回归正常生活指数[202]。

神经肌肉恢复量表

神经肌肉功能恢复量表（NRS）是一种检查患者按照受伤前没有代偿运动的模式完成功能性目标的能力[148,153]。相比较而言，FIM 评估患者是否能完成某项活动、所需帮助的程度等。还有一些量表主要评测患者完成动作或任务所需的时间（如 10 米步行能力测试主要检查患者步行速度）。FIM 和 10 米步行能力测试允许运动代偿策略，只关注是否能达到目标，而不管是如何达到。完成任务的代偿策略包括运用自身体位改变、辅助器具或支持、体力帮助等。神经肌肉功能恢复量表是仅有的一种评估目标任务是如何尝试或完成的方法，不允许患者运用代偿策略。因此，功能恢复的金标准不是以患者能否完成任务为标准，而是患者是否能够以同受伤之前那样正确的运动模式完成任务。该量表尤其重要，因为脊髓损伤后的康复干预手段应该是以帮助患者恢复到受伤前的情况为目的，而不是用代偿的方式弥补损伤带来的缺陷。

为了损伤平面以下功能能够更好的恢复，临床会用多种方法或技术对损伤进行干预，推荐使用针对功能恢复情况的评估。临床使用的方法包括外科手术、干细胞、药物和行为干预等来提高神经可塑性。比如：近期有一项病例研究，手术将硬膜外刺激器植入到患者脊髓，并配合运动训练来激活损伤平面以下的神经肌肉[154]。神经肌肉功能恢复是我们的主要目标，所以用神经肌肉功能恢复量表进行评价可能比较恰当。

神经肌肉功能恢复量表(2011 版）由 14 个运动项目构成：4 项活动在运动平板上进行，10 项在地面进行。平板测试项目包括站立再训练、站立适应性训练，步态再训练，步态适应性训练。这些测试中会用到部分减重系统(BWS)和运动平板，减重系统能为患者提供一个安全的站立和步行的环境。可以用部分减重的程度、平板步行速度、完成最佳站立或步行状态所需的手法易化技术（站立和步行再训练），以及是否能脱离人工辅助（站立和步行适应性）等对患者神经肌肉功能恢复程度进行评估。

地面检测项目包括坐、转身端坐位、端坐位、向前够取物品、过头举、开关门、坐位躯体伸展、坐到站转移、站立、步行等。每一项内容都需根据患者的连续动作从不能完成到完全按照伤前的正常模式顺利完成进行评价，并且每个项目需单独积分并确定其恢复阶段。总分由几个项目的计分相加所得。1 期为功能恢复早期，患者需要使用轮椅，并完全依赖他人帮助；2 期为恢复中期，患者开始恢复独立站立的能力；3 期为后期，患者可独自站立或步行，但需要一定的代偿或帮助；4 期为恢复末期，患者步行的耐力、速度和对环境的适应能力均向伤前状态恢复。物理治疗师可用神经肌肉功能恢复量表在患者不同康复阶段的每一项运动进行评估，以确定患者下一步康复目标。进展缓慢、恢复程度较差的运动项目应予以重点关注。

以神经肌肉功能恢复量表中的项目之一“坐”为例，评估目的是检验这一功能恢复的程度。坐姿的要求是没有上肢支撑辅助，头、肩、躯干和骨盆位置要正确。功能恢复的顺序从不用上肢支撑的情况下不能坐稳，到在保持良好的坐姿下能正确运用躯干和骨盆运动学可向前或向侧方够触 25cm 的距离。在患者功能恢复的整个过程都要评估患者以下各种能力：维持坐姿、以不正确坐姿坐住、从其他体位转为坐位、用合适的动作恢复坐姿、恰当坐姿维持至少 1 分钟、恰当坐姿维持足够长时间、肩关节屈曲 90°保持良好坐姿、坐位向前 / 向侧方够触不足 5 英寸(12.7cm) 的距离、坐位向前 / 向侧方够触 5~10 英寸(12.7~25cm) 的距离、坐位向前 / 向侧方够触大于 10 英寸(25cm) 的距离。物理治疗师根据患者完成不同难度活动的能力判断其坐位能力恢复的程度。

预后和目标

脊髓损伤后，患者功能恢复的影响因素很多，其中最主要的是运动功能水平，对完全性脊髓损伤患者来说，尤其如此。若完全性损伤的位置较低，患者各种运动任务或日常生活活动独立的可能性也较大。不完全性损伤（ASIA B，C，D）患者一般比完全性损伤（ASIA A）患者的功能恢复要好一些。ASIA D 级患者比 ASIA B、C 级患者预期有更强的功能独立能力。知识点 20.4 中列出影响脊髓损伤患者功能预后的其他相关因素。表 20.5 列出了不同损伤平面的不完全性脊髓损伤患者的功能预后。物理治疗师团队和患者可以对照此表制定康复目标和判断预后。但如前所述，影响功能恢复和预后的因素除了运动水平外还有很多，本表仅作参考。

知识点 20.4 影响脊髓损伤患者功能结局的因素

- 运动水平
- 年龄
- 并发伤
- 既往身体状况
- 继发问题
- 体形
- 社会心理支持

目标应能反映出什么对患者来讲是重要的，能够增加患者的动力，促进康复目标的实现，提高患者主动性。在脊髓损伤后早期，患者可能完全不明白脊髓损伤意味着什么，他们可能像得了其他小病一样平静。一项很重要的工作就是把脊髓损伤的相关影响和从发病到目前以来的各种检查指征告诉患者，让他 / 她明白自己的功能恢复潜力，并鼓励患者积极的努力实现更高的目标。脊髓损伤患者的远期目标应该以活动和社会参与为主，而不应针对身体结构和功能损伤。另外，还应该让患者明白具体目标如何实现，所需哪些帮助、所需帮助的程度、环境问题、预期康复期限等。

根据物理治疗师实践指南制定的脊髓损伤患者一般恢复目标举例请参见知识点 20.5[207]。高位颈髓损伤患者体能不

表 20.5 脊髓损伤患者功能预期

运动水平和关键肌	可实现的运动	功能活动	需要的设备和帮助
C_1、C_2、C_3、C_4			
面部和颈部肌肉、颅神经支配、膈肌(部分神经支配在 C_3、C_4 平面)	讲话 咀嚼 吮吸 吹气 提肩胛骨	日常生活活动能力(ADL) 基本 ADL(BADL) 操控电脑或电灯开关、翻书页、电话按键、使用其他电气设备或扬声器电话	依赖 环境控制单元(ECU) 脑 - 机接口(BCI) 改进设备如头操纵杆或嘴操纵杆 需要护理人员全程陪护和照顾
		肠和膀胱	依赖,直接对照顾者进行相关医学教育
		轮椅移动和轮椅减压	电动轮椅亦难以独立 电动轮椅控制器改造,如头、下巴、舌头或吹 - 吸控制器 电动控制座椅调节系统(可倾斜座椅或靠背) 轮椅坐垫、头、躯干支持 便携式呼吸机(视膈肌神经支配而定) 轮椅姿势摆放
		床上活动	依赖 可调节床、减压床垫 指导照顾者辅助技术
		转移	依赖,照顾者用升降机帮助 指导照顾者转移技术
		步行	不能
		驾驶	不能
C_5			
肱二头肌 肱肌 肱桡肌 三角肌	屈肘和前臂旋后 肩外旋	ADL 进食 修饰、洗脸、刷牙 洗澡和穿衣(依赖)	据患者功能可能需要一些帮助或启动动作 上肢辅助、三角肌辅助 改进型叉、匙,夹板 器具改装(如洗漱手套、改良牙刷等)
冈下肌 大小菱形肌 旋后肌	肩外展、前屈到 90°	操控电脑或电灯开关、翻书页、电话按键、使用其他电气设备或扬声器电话	依赖 改进型电脑键盘 手夹板 / 支具 改进型打字棒 环境控制单元(ECU)
		肠和膀胱	兼职护理员提供照顾
		轮椅转移和轮椅减压	依赖,需护理员照顾 平地上手动轮椅推行需少量帮助 需防滑手轮圈 电动轮椅更好 可独立控制摇杆控制器驱动电动轮椅 电动控制座椅调节系统(可倾斜座椅或靠背) 根据患者轮椅上体位可能需要轮椅坐垫和躯干支撑系统
		床上活动	需辅助 可调节床、减压床垫 床栏杆和绳环 指导照顾者工作
		转移	依赖,照顾者使用升降机 或需帮助或转运滑板
		步行	不能
		驾驶	可独立驾驶改装控制系统的汽车

续表

运动水平和关键肌	可实现的运动	功能活动	需要的设备和帮助
C_6			
桡侧腕伸肌 冈下肌 背阔肌 胸大肌(锁骨部) 旋前圆肌 前锯肌 小圆肌	肩关节屈曲、伸展、内旋、内收	ADL	特定体位或使用辅助器具可有限独立
		进食	万用手套、改良餐具
		修饰、洗脸、刷牙	改良器具、万用手套
		穿衣	上半身:借助辅助具可完成
	肩胛骨外伸、前旋、上回旋	洗澡	下半身:借助辅助具还需帮助
		家务劳动	借助辅助具可独立完成某些功能活动(如准备简餐),也可能需要帮助 需兼职护理人员
	前臂旋前	直肠和膀胱护理	借助辅助具可能实现独立,也可能还需要帮助 / 依赖
	伸腕(腱式抓握)	轮椅活动和轮椅减压	平地上可独立驱动手动轮椅 社区活动需要电动轮椅 需防滑手轮圈 电动轮椅更好
		床上活动	轮椅减压可独立完成 借助辅助器具可独立(如床栏杆、绳环 / 梯等)
		转移	借助转移板可独立转移 不等高平面转移需帮助
		步行	不能
		驾驶	可独立驾驶改装控制系统的汽车
C_7			
拇长伸肌和拇短伸肌 手指伸肌 桡侧腕屈肌 肱三头肌	肘关节伸展 腕关节屈曲 手指伸展	ADL	独立
		进食	借助辅助具(如沐浴椅、握柄、纽扣钩、改良餐具等)和轮椅无障碍环境下可实现大部分 ADL 独立
		修饰、洗脸和刷牙	
		穿衣	
		洗澡	繁重体力劳动需要帮助
		家务劳动	借助辅助器具可独立完成
		直肠和膀胱护理	手动轮椅有防滑手轮圈可实现室内和社区独立操作
		轮椅活动和轮椅减压	上下斜坡、路沿石或不平路面需帮助 电动轮椅帮助较大
		床上活动	可自行完成轮椅减压活动 独立,可能需要辅助具(如床扶手、腿环等)
		转移	独立,不等高平面间转移需帮助
		步行	不能
		驾驶	可独立驾驶改装控制系统的汽车
C_8			
指外在屈肌 尺侧腕屈肌 拇长屈肌和拇短屈肌 指内在屈肌	屈指	ADL	独立
		进食	所有 ADL 独立,但可能需借助辅助具(如沐浴椅、握柄、够物夹、改良餐具等)或轮椅无障碍环境
		修饰、洗脸和刷牙	
		穿衣	相比高位颈椎损伤患者,C_8 损伤者手功能较好,对辅助具的依赖相对较小
		洗澡	
		家务劳动	借助辅助器具可独立完成
		直肠和膀胱护理	可借助手动轮椅独立在家及社区活动
		轮椅活动和轮椅减压	和高位颈椎损伤相比,由于手功能的好转, 较高位颈髓损伤患者有较好的手功能,可更好地驱动轮椅上下坡道、路沿石和不平地面 电动轮椅帮助较大 可自行完成轮椅减压活动

续表

运动水平和关键肌	可实现的运动	功能活动	需要的设备和帮助
		床上活动	独立，可能需要辅助器具(如床扶手、腿环) 独立，但不等高平面间转移需帮助
		转移	可能能实现从地面向轮椅上的转移
		步行	不能
		驾驶	可独立驾驶改装控制系统的汽车
T_1~T_{12}			
肋间肌 最长肌(骶棘肌和半棘肌) 腹肌(T_7及以下)	末端脊髓保留越多，躯干控制越好 呼吸储备增加 提重物时肩带稳定性好	ADL	独立 诸多领域的工作都能独立完成 末端脊髓保留越多，躯干控制能力越好，患者执行普通活动就更加容易，使用辅助具的机会越小 借助辅助具可独立解决
		直肠和膀胱护理	室内和社区活动使用手动轮椅即可
		轮椅活动和轮椅减压	可自行上下斜坡、路沿石和不平路面 独立减压 损伤控制躯干变得容易，能够更容易也更高效的使用轮椅移动 末端脊髓保留越多，躯干控制能力越好，患者床上活动就越轻松、高效
		床上活动	独立 能从地上移动到轮椅上
		转移	末端脊髓保留越多，躯干控制能力越好，转移活动也就更容易、更高效
		步行	锻炼后可实现室内短距离步行 辅助器具(如前臂拐杖) 矫形器：髋-膝-踝-足矫形器(HKAFO)，膝-踝-足矫形器(KAFO)
		驾驶	可独立驾驶改装控制系统的汽车
L_1、L_2、L_3			
股薄肌 髂腰肌 腰方肌 股直肌 缝匠肌	髋关节屈曲 髋关节内收 膝关节伸展	步行	室内和社区内短距离步行可独立 社区步行耗能较多，很多患者社区活动宁愿会选择轮椅 辅助器具：前臂拐杖 矫形器：HKAFO、KAFO、AFO(视肌肉的神经支配情况)
L_4、L_5、S_1			
股四头肌(L_4) 胫前肌(L_5) 腘绳肌(L_5~S_1) 腓肠肌(S_1) 臀中肌和臀大肌(L_5~S_1) 趾伸肌、胫后肌、腓骨肌、屈趾肌(L_5~S_1)	屈髋 伸膝 屈膝 踝背伸 踝跖屈 足外翻 伸趾	步行	室内和社区步行独立(L_4平面损伤者社区远距离转移需使用轮椅) 辅助器具：前臂拐、手杖等 矫形器：AFO 脊髓损伤位置越低，所需的辅助器具或矫形器越少

本表列出不同脊髓损伤平面的功能预期。表中所列关键肌多受几个神经节段的支配，后面标出主要的神经支配平面。健全的肌肉是决定患者功能情况的主要因素，另外还有其他的因素，如合并伤、伤前健康状况、年龄、体型和心理因素。不完全损伤患者可能会有更好的功能活动能力。

知识点 20.5 脊髓损伤患者康复目标举例

- 气道清除功能改善
- 有氧运动能力(耐力)改善
- 皮肤完整性提高
- 肌肉功能提高
- 继发症风险降低
- 直立坐位的耐受力提高
- 独立转移能力提高
- 独立驱动轮椅的能力提高
- 生活自理能力提高
- 可自行完成皮肤减压

足,可能无法实现任何有实际意义的功能活动,这些患者的康复目标为完全依赖,可直接指导照顾者学习护理工作。

步行能力恢复

步行能力恢复是脊髓损伤患者最为期待的目标之一[208]。完全性脊髓上运动神经元损伤的患者(ASIA A级)无法恢复能满足独立行走功能所需的下肢力量[209]。而不完全性脊髓损伤患者(ASIA B、C、D级)步行功能恢复的预后非常复杂。ASIA B级(感觉不完全损伤)的脊髓损伤患者所保留的针刺觉是步行功能恢复的重要预后指标[94,210]。大部分ASIA D和C级的脊髓损伤患者能够恢复一定程度的步行能力[211,212]。对不完全性运动功能损伤的患者来说,ASIA下肢运动功能评分,尤其是股四头肌肌力判断其恢复功能性步行能力的重要预后指标[213,214]。

2011年发表的欧洲脊髓损伤多中心研究一文对脊髓损伤后步行功能总结了一些临床预后判断规律[215]。一个约有500名患者的队列研究发现,年龄、股四头肌和腓肠肌的运动评分、L_3和S_1水平的轻触觉评分等能够准确区分哪些患者能够实现室内步行,哪些患者需要辅助,哪些患者无法实现步行。该临床预后判断规律的准确性达96%[215]。

和其他临床预后指南一样,这些影响因素仅能作为帮助实现目标和医疗计划的指南。其他相关因素,如:心理支持、保险覆盖范围、患者心理状态、主动性等都会影响预后。此外,还可能会有一些新的方法或技术能够促进患者神经功能恢复。

物理治疗措施

对脊髓损伤患者来说,能够获得身体结构和功能改善固然重要,但通过代偿策略、恢复策略或组合策略实现回归之前正常的社会地位同样非常重要。康复干预策略的选择很大程度上取决于患者运动功能保留状况。完全性脊髓损伤患者(ASIA A和B级)功能技巧的独立主要是通过代偿性机制和相应的干预措施实现。如可以教会C_6损伤患者用坐位轴法实现床椅转移。ASIA C、D级患者,根据运动恢复的程度,可以学习使用更多的运动策略来完成功能活动。例如:ASIA D级的脊髓损伤患者,可以通过使用减重支持系统和运动平板训练学习步行来改善患者步行训练中的运动模式。这种干预方式要求尽量降低或减小代偿性运动策略,促进正常运动模式发展,以促进中枢神经系统的神经重塑性[216]。

康复干预措施应用的同时必须遵循常规治疗原则并采取预防措施。因为脊髓损伤影响许多身体系统的功能,所以在实施康复治疗措施时应对常见问题采取预防措施(知识点20.6)。为提高患者的独立转移功能,常用的代偿性干预策略有:惯性、头-臀关系、其他肌肉代偿。脊髓损伤患者的很多转移活动都要使用代偿策略,但因为损伤平面以下运动功能、肌肉力量的缺失而无法完成。如ASIA A级T_1水平脊髓损伤患者,可通过多次横向摇摆上肢实现从仰卧位到侧卧位的转换,这一策略就是用上肢惯性作用代偿下肢肌肉力量的缺失来完成翻身活动的。

知识点 20.6 康复治疗时需注意的预防问题

- 骨折部位的手术和应力
- 皮肤
- 血压
- 跌倒风险
- 过度牵伸
- 过度使用或过度负荷

运动学习概念应纳入患者的医疗计划中去。在运动学习的早期阶段,当患者动作不熟练、无法独立完成各种活动时,外来反馈对患者完成任务非常重要。例如,在患者开始学习轮椅基本技巧—前轮抬起并保持平衡的能力时,物理治疗师可以用触觉提醒或口头提示的方法指导患者手在手轮圈上正确的位置摆放。逐渐减少反馈信息的输入可促进患者运动功能的改善。在功能训练和学习后期,逐渐减小对外来信息反馈的依赖,更多的使用自我内部信息反馈,是患者运功再学习进步的重要表现。实践训练计划和丰富的训练环境也能促进患者运动能力的学习。随机的训练计划比按部就班的做法更有利于学习。训练环境设置应能够更好的开发患者的运动技巧。比如:患者在学会基本的转移技巧后就应更多的练习不同平面之间转移(如:轮椅与地面、床、椅子、汽车、沙发等之间进行转移)。本书第10章,使用运动策略来改善患者运动功能的部分详细讨论了运动学习方法。

对于某些特定活动的训练,最好将其分解成不同部分,在分步骤学习之后再进行综合训练。比如:患者要练习从仰卧位到长坐位转移时,可以先训练从仰卧位过渡到肘支撑仰卧位。练习初始阶段可以先在患者背部垫一枕头,这样的起始体位减小了翻身难度,当患者功能提高后可以将枕头撤走。辅助装置在患者实现某些功能性活动时可增加其独立性。C_5 ASIA A的患者借助悬挂在天花板或安装在床尾的绳梯就可以很容易实现从卧位向长腿坐位的转移。

力量训练

如上所述,加强残存肌肉力量训练是物理治疗的重要组成部分。需要加强的上肢关键肌包括前锯肌、背阔肌、胸大肌、肩袖肌群和肱三头肌[217~219],如果这些肌肉力量很强会非常方便患者实现转移功能。力量训练应该每周2~4次,每次2~3组,每组 8~12 次重复，负荷以重复一次的最大量的 60%~80% 为宜[220]。康复早期，力量训练应每天进行。力量训练方法很多：滑轮系统、减重训练、弹力带、沙袋、哑铃等。对于肌力较弱的肌肉（≤2 级），可以在滑板上或辅助被动运动装置上实行减重肌力训练。除了使用一些负荷外，肌力训练还可以在功能体位下进行，比如，训练上肢支撑能力的撑起训练可以俯卧位肘撑起，也可以仰卧位肘撑起。

心血管 / 耐力训练

心血管 / 耐力训练对于脊髓损伤患者和健康人群同等重要。研究发现耐力训练可以改善有氧运动能力[221~224]。上肢训练如上肢力量训练器、推轮椅、游泳等都是最常用的有氧训练方法。步行功能良好的不完全性脊髓损伤患者利用运动平板、减重或不减重运动系统进行耐力训练[225,226]。美国运动医学学会（ACSM）推荐耐力训练每周应进行 3~5 天，每天 20~60 分钟，运动强度宜控制在 50%~80% 最大心率。耐力运动训练的时间和强度应随着患者的运动功能水平的提高逐渐增加。表面功能性电刺激（FES）诱导下的骑行或步行训练也是提高患者心血管 / 耐力功能的有效方法[227~229]。表面电极可贴在双侧腘绳肌、股四头肌和臀肌部位，电刺激强度和运动频率由计算机根据踏板位置控制（图 20.21）[42]。

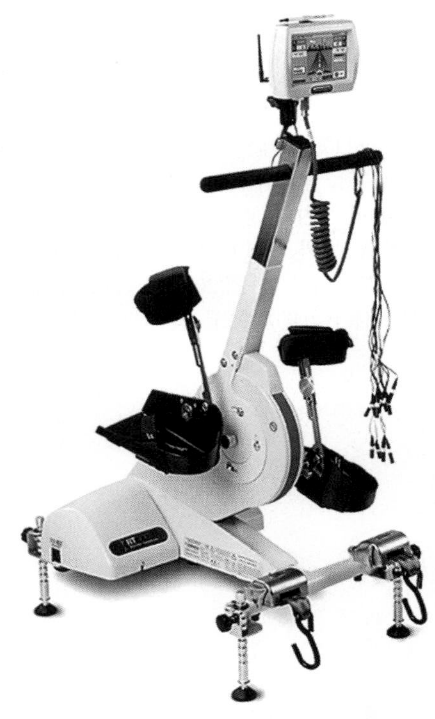

图 20.21　功能性电刺激驱动下肢用力训练

床上活动技巧

床上活动技巧是脊髓损伤患者实现独立功能活动的必须条件。床上活动技巧包括翻身、床边翻身坐起、下肢摆放等。掌握活动技巧是穿衣、床上体位摆放、皮肤检查等工作的基础。床上活动技巧训练所能达到的程度与患者损伤损伤水平和其他因素相关（知识点 20.3）。每位患者执行任务的方法不同，下文介绍的相关技巧与康复干预方法仅提供一些宏观指导性意见，但具体问题需具体对待，具体措施需根据患者的具体情况而定。且如前所述，在教授患者这些方法时需密切观察，注意某些意外发生。如患者在训练俯卧肘支撑转移时，肘尖部受到的摩擦力很大，会引起皮肤破损。患者在开始训练时应佩戴保护性肘垫。

起初，床上活动技巧可在训练垫上学习和训练，训练垫较普通的床要更加稳定、面积更大。随着患者能力提高，逐渐使用和家里相似的床进行训练。由于家里的床可能较软，面积较小，所以，患者可能出现在垫上练习时能够独立完成，但回到家后却需要帮助，所以物理治疗师应给患者更多的训练，以确保患者回到家里能真正独立。

完全性脊髓损伤患者转移时可能需要使用代偿运动策略（如：惯性作用、其他肌肉代偿、头 - 臀关系）。如 T1 ASIA A 患者仰卧翻身时需挥动上肢产生一定的旋转惯性来带动躯干和腿翻向一侧，T10 ASIA A 损伤患者从床边短坐位到仰卧位转移时会使用上肢把腿抬到床上。不完全性损伤患者可能用相对正常的转移方法来完成这些活动，但这要视其运动功能恢复的程度而定。总之，不管损伤是完全性还是不完全性，都应该评估患者运动模式的恢复情况（如神经肌肉功能恢复量表）。

翻身

翻身通常是开始垫上康复训练的早期动作，也是其他垫上活动的基础性技巧，是发展患者功能型运动模式的早期课程。翻身需要患者学会用头、颈、上肢以及惯性来实现躯干和（或）下肢的体位转换。通常在开始练习翻身时，最简单的动作是从仰卧位翻向俯卧位。如果患者两侧上肢功能存在不对称的情况，这应该先从向肢体功能较弱一侧翻身开始练习。

为了实现患者最大程度的独立性，一般会尽量不使用如床栏杆、绳圈、帆布“梯子”、或头顶装备如吊架等辅助用品。但如果这些辅助装置能提高患者活动效率，或者改善患者功能活动的独立性，或者没有这些辅助装置患者就无法完成独立性活动时，这些辅助装置就应该整合到整体医疗计划中。除此之外，患者盖床单和毛毯时应该努力实现独立翻身功能，要开始训练并提高翻身能力，可以使用以下几种技巧：

- 当从仰卧位到俯卧位转换时，应屈曲头颈以促进翻身
- 当从俯卧位到仰卧位转换时，应伸展头颈以促进翻转
- 从仰卧位到俯卧位翻身时，伸直双臂两边对称性摆动可引发一定的驱动力。患者从一边向另一边有节律地摆动伸直的双臂和头部，然后猛地用力摆向一侧，躯干、髋部和下肢就会跟着翻过来（图 20.22），该过程中，头和上肢动作应该同步。开始训练时，在手腕处绕上沙袋等稍重的负荷（2~3 磅）可提高患者肌肉运动知觉和转动惯性。动作摆动的幅度大小视患者掌握的技巧、脊髓损伤水平以及体型而定。
- 开始训练翻身时，把患者下肢交叉放置也有助于动作完成（图 20.22）。治疗师把患者的双踝交叉，上面的腿朝向要转向一侧（向左翻身时应将右脚踝放在左脚踝上）。初次练习时，屈曲上位下肢的髋膝关节屈曲，并放在对侧下肢上面（如

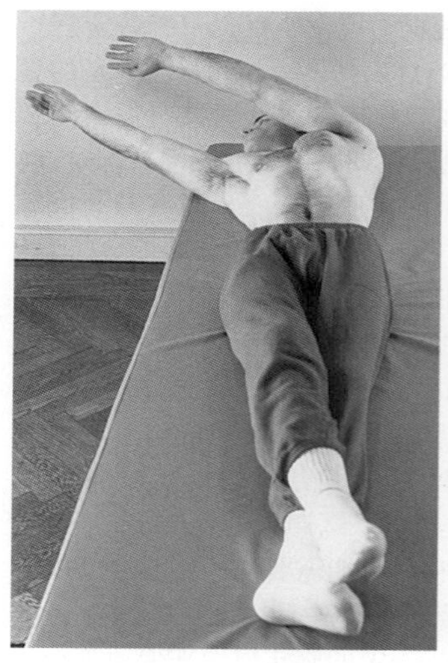
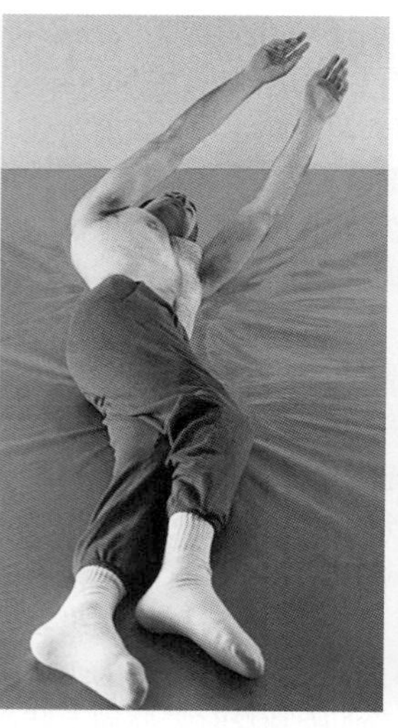
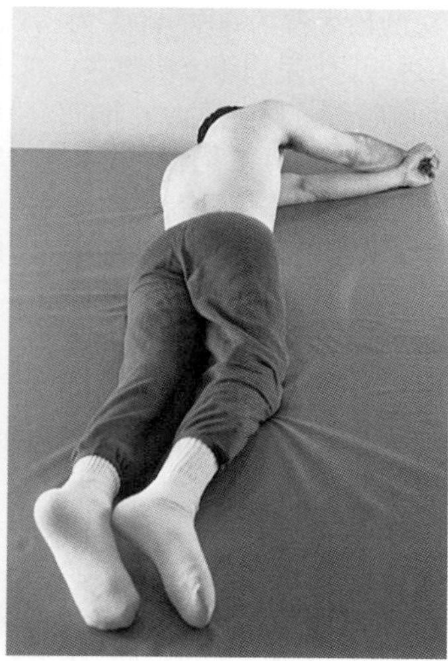

图 20.22 利用上肢摆动惯性和交叉下肢的方式给患者进行翻身训练

要向左侧翻身，则先屈曲右下肢髋、膝关节，并搭在左腿上）。

- 从仰卧位到俯卧位转移时，可以把枕头放到一侧骨盆下（如有必要，也可同时放在同侧肩胛骨下面）。开始时可以用两个枕头，并逐渐过渡到一个，最后不用枕头。如果开始时比较困难，可以从侧卧姿势开始。在练习从俯卧位向仰卧位转移动作时，可在胸廓和骨盆下方垫枕头。所垫枕头的数量和高度应该递减，最后全部弃用。
- 早期翻身训练时，可引入一些本体感觉神经肌肉促进技术（PNF）运动模式。上肢 D1 屈、D2 伸和反转运动模式都能促进向俯卧位转换的动作。上肢上举模式可以促进患者从侧卧向仰卧转换动作。

仰卧位与坐位之间的体位转换

患者要实现独立活动能力，从床上仰卧位到床边坐位的转换动作是有决定性意义的技巧性活动。在患者能从床上转移到轮椅之前，必须先实现床边坐起的能力。下面介绍两种从仰卧位到坐位转换的基本方法：①俯卧或侧卧位肘部“行走”；②从仰卧位直接坐直。这两种方法都是从仰卧转移到长腿坐位，患者必须学会移动双腿到床边外，以便能从长坐位转为床边短坐位。翻身时，要实现从仰卧位向长腿坐位的转换，有两项基本技能 / 姿势是必须掌握的，即俯卧肘支撑或仰卧肘支撑下移动。

俯卧肘支撑

俯卧肘支撑可以从俯卧姿势实现，也可以从侧卧姿势实现。若动作从俯卧位开始，患者双肩起始位可以外展（双肘处于身体外侧），也可以内收（双肘紧贴躯干两侧），患者两边转动，一侧上肢承重，另外一侧上肢向内或向前移动，直到两侧肘关节位于肩关节的正下方（图 20.23）。若动作从侧卧位开始，患者通过伸展身体下方的肩关节，使靠近垫子的肘关节下压，

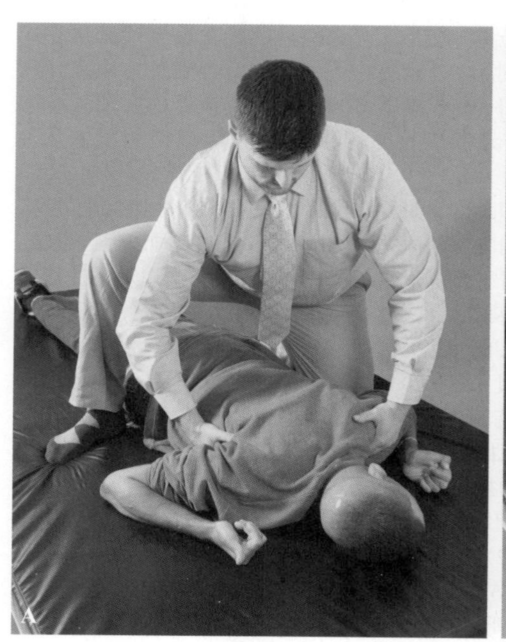
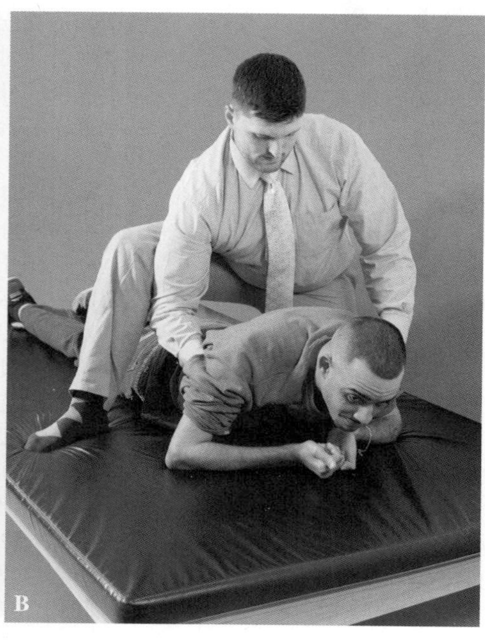

图 20.23 从俯卧位（**A**）向肘支撑位（**B**）的转换

撑起身体并向前转身，同时身体上方的上肢向前摆动，即把身体转至俯卧位，调整双肘位置即可达到俯卧肘支撑位。

把身体转换到俯卧肘支撑位是一项具有挑战性的技巧，对肱三头肌无力的患者尤为如此。患者可以先从辅助完成此动作、练习肘支撑稳定性和控制其中的活动能力开始。

- 俯卧肘支撑位的上肢负重能够提高上躯干、颈部、肩部的力量和稳定性。
- PNF 技术中的节律稳定动作可以用来提高头部、颈部、肩部和肩胛周围的力量。
- 重心转移可以促进肩肘的控制能力，在改善前后运动的同时，最利于侧方向的运动改善。
- 患者在俯卧位抬起一侧上肢就可以实现单肘支撑，这进一步促进承重上肢的共同收缩运动。
- 该体位下的运动可以通过双肘向头的方向或向脚的方向“行走”实现。
- 肘支撑撑起动作可以锻炼前锯肌和肩胛周围的肌肉力量，让患者在收住下颌后用双手或双肘向下用力撑起身体的动作可以丰满他们的肩部和上胸部肌肉（图 20.24）。这个动作犹如四肢着地，头抬起的猫，患者再次降低上胸部靠近垫子的过程就会内收肩胛骨。

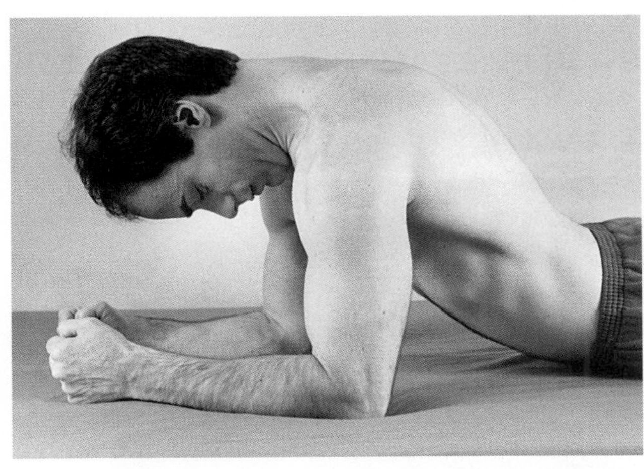

图 20.24 肘支撑俯卧位可以提高前锯肌和肩胛肌的力量

仰卧肘支撑

实现仰卧肘支撑姿势的方法有多种。如果患者有腹部肌肉神经控制完好，则有足够的力量来抬高上半身，借以实现此提动作转换功能。常用的方法是，患者用双手插入臀部和垫子之间，也可用大拇指钩住裤子口袋或皮带，利用肱二头肌或伸腕肌力量把身体拉起至一半高度，然后在两边重心转移，双肘向肩关节下方移动（图 20.25）。

部分患者会发现从侧卧位向这一体位转换比较容易。第一步是将下方的肘向下压，然后患者转至仰卧位，同时需迅速后伸并内收上方的肩关节，使肘关节尽可能地垂直撑在垫子上，然后通过两边重心转移来调整双肘位置。

这一动作的最大好处是在学会肘支撑的同时更能方便患者快速转换至长腿坐位，而且此动作最直接的意义是强化了肩关节后伸和肩胛骨外展的力量。

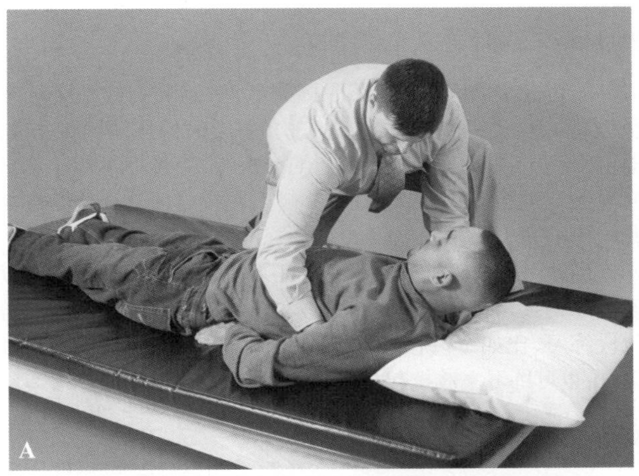

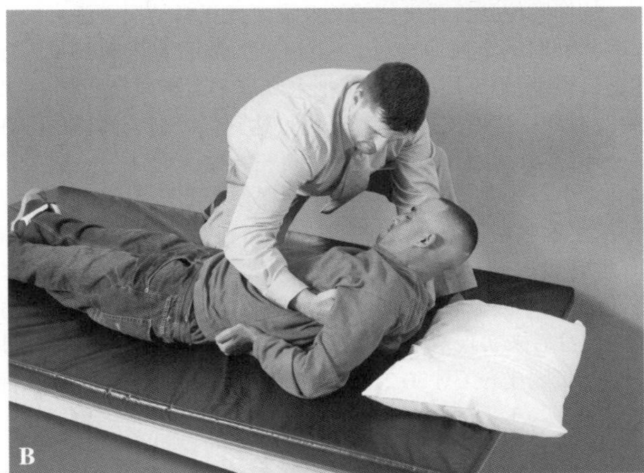

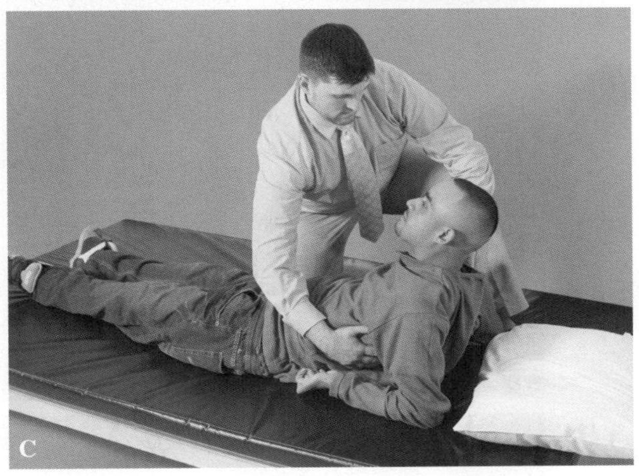

图 20.25 患者用双手固定在骨盆下方努力屈肘上拉并双侧重心转移的方式逐渐从仰卧位（**A**）；进入仰卧肘支撑位（**B**）；最后到双肘竖直位于肩关节下方（**C**）

- 节律性稳定动作可用来提高头、颈、肩和肩胛骨的稳定性以及周围肌肉的力量；
- 可在这个姿势下训练单侧上肢负重；
- 在床上坐起或准备做此体位改变时，两边重心转移的运动可强化利用上肢力量调整脊柱姿势的能力；
- 需要注意的是这个姿势转换过程可能会引起肩关节疼痛，主要是因为动作会对前部肩关节囊造成一定压力。

肘支撑"行走"实现长腿坐位

俯卧位姿势下，患者双肘撑起后向一侧"行走"，使躯干呈"C"字形，然后把身体上方的非负重上肢钩住同侧膝关节，即可将躯干拉起。当重心达到某一点时，患者即可用手掌替换肘关节进行支撑，在与另外一侧上肢拉腿的动作结合起来共同作用完成长腿坐起（图 20.26）。

用这种方法转至长腿坐位不需要肩关节过大范围的活动就可以直接从仰卧位转到长腿坐位。该动作可以分步骤、分阶段练习，比如可以在身体呈"C"形体位下练习肘关节移动动作，也可练习上肢拉起身体动作。

从仰卧位直接到长腿坐位

从仰卧位到长腿坐位的转换需要比正常情况更强大的肩部后伸和肘关节屈曲力量。仰卧位时，双手置于臀部下方或裤子口袋中，然后用屈肘力量把上半身抬离床面，进而肩关节后伸，肘部后移以支撑上半身重量，达到仰卧肘支撑体位。在这一体位下，患者将身体重心转向一侧肘部而使另一肘无负重。对中段颈髓损伤患者来说，这样便于非负重侧上肢甩到后方，实现肘关节伸直，肩关节过伸、外旋，手掌撑在垫上。继而，患者可以转动身体，使躯干重心转至摆过来的该侧上肢上，使另外一侧上肢不再负重。此时，非负重上肢用同样的方式摆到身后来实现双上肢支撑。然后双手一步步向前挪动即可实现长腿坐位（图 20.27）。分步骤练习该动作对学习掌握这一技巧非常有效。

如果患者肌力和关节活动范围不够，抑或有其他负面因素的干扰，可以给患者使用一些辅助器具如床栏杆、绳梯、悬吊环、悬吊架等会有助于患者自行完成从卧位到长腿坐位的转移。

患者学会长腿坐位后，就要练习如何使用上肢把小腿放至床边外实现短腿坐位，再把小腿放至床上这一系列从短腿坐位向仰卧位的转移。若患者手功能较差或者屈指肌无力，可以使用手腕背伸的力量来转移下肢。如果可以在患者腿部套上几个腿环，他们就可以把整个手插进去后用伸腕力量搬动下肢。

坐位平衡

无论是长腿坐位平衡还是短腿坐位平衡，对许多功能性的任务如转移、穿衣、轮椅转移来说都非常重要。患者坐姿取决于脊髓损伤平面，低位胸髓损伤患者可以坐直，并有较好的坐位平衡能力，颈髓和高位胸髓损伤患者需要通过头部前屈或躯干屈曲的方式来获得平衡（图 20.28、20.29）。

由于感觉和运动损伤节段不同，患者需要重新学习维持重心、稳定极限和姿势控制的能力。下面是几条关于如何改善坐位平衡的建议：

- 开始坐位平衡训练初期，可以给予一定帮助。短腿坐位训练时，应让患者双脚着地，并屈髋屈膝 90°。长腿坐位练习前要确定患者直腿抬高角度可达 90°~100°，否则在患者做

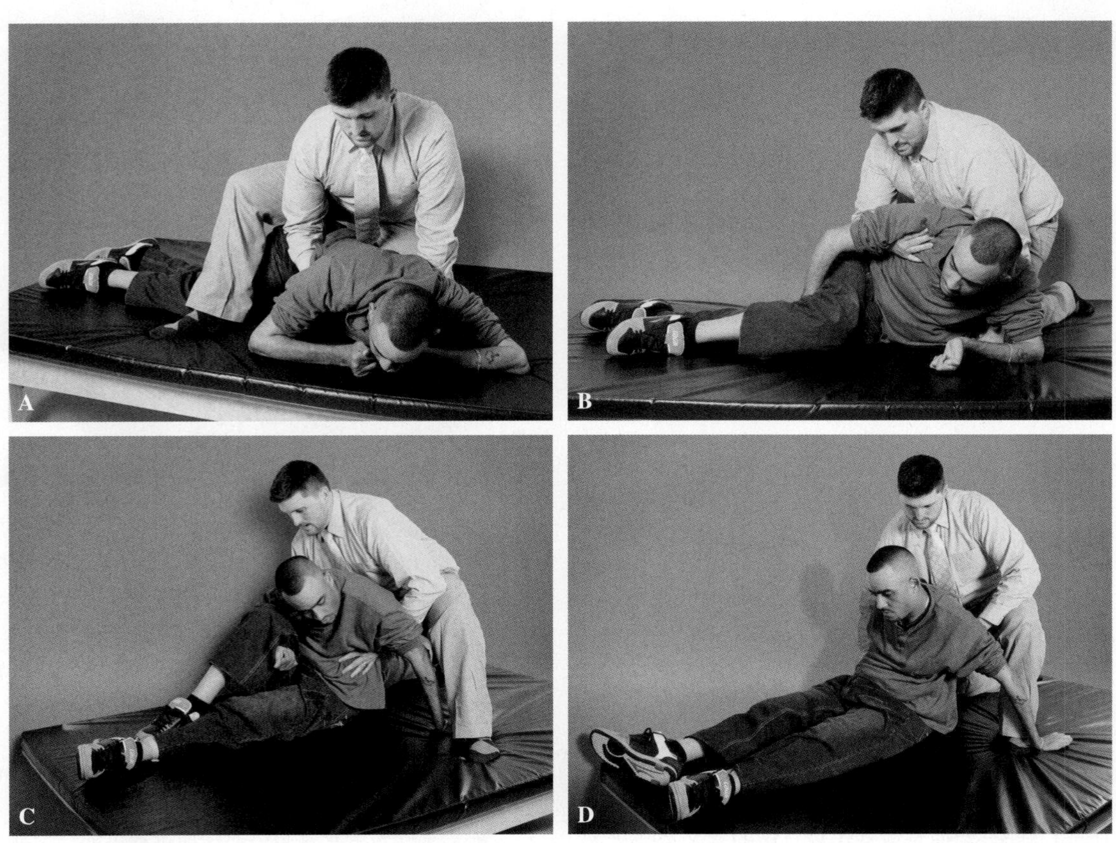

图 20.26 患者从俯卧肘支撑位（**A**）；向长腿坐位（**B**）；转移，身体呈 C 字形（**C**）；后将躯干推至长腿坐位（**D**）

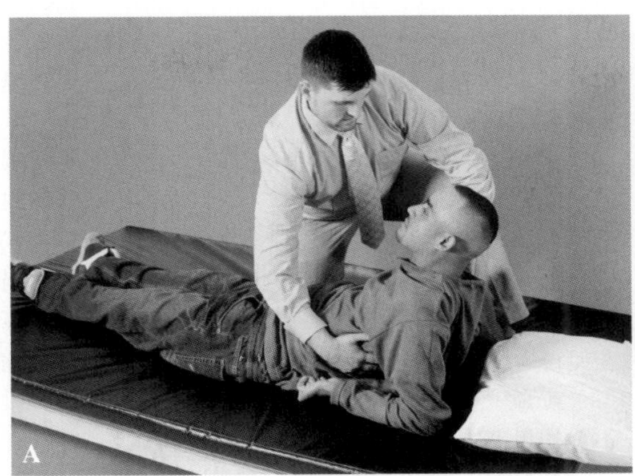

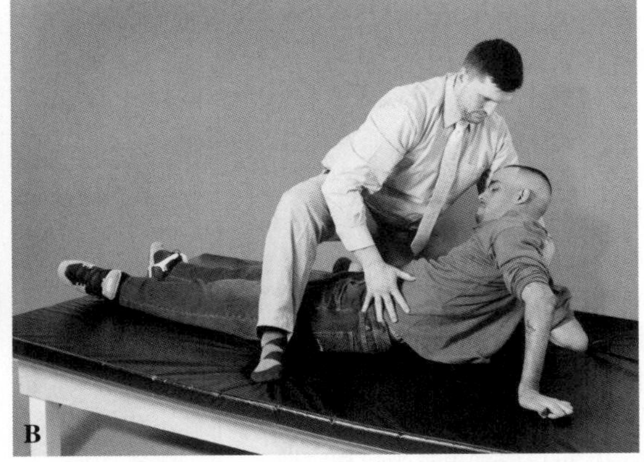

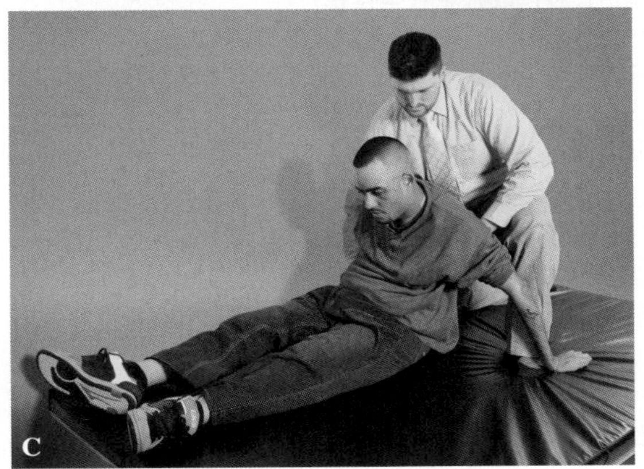

图 20.27　患者从仰卧肘支撑位(**A**);向长腿坐位转换,单肘支撑重量的同时把另一上肢甩向后方至肩关节过伸和肘伸直,并用手掌支撑重量(**B**);然后重心转移至伸直的上肢,摆动非负重侧上肢到肩关节后伸和肘关节伸直位,向前挪至长腿坐位(**C**)

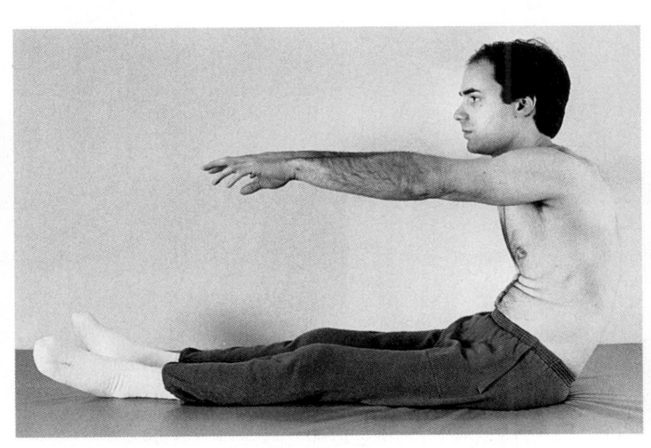

图 20.28　T_4 平面损伤患者长腿坐位

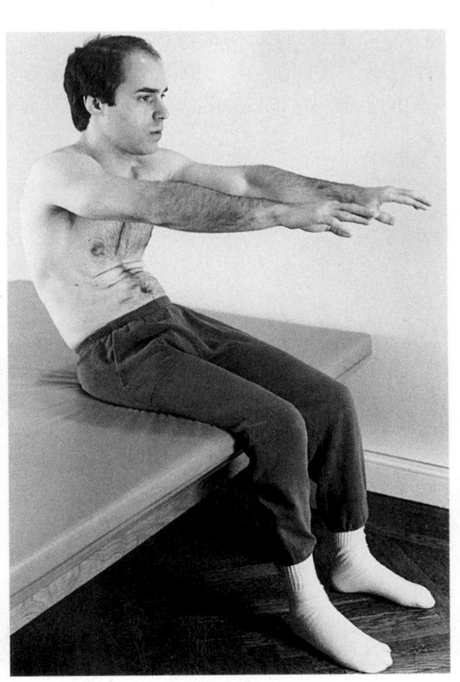

图 20.29　T_4 平面损伤患者短腿坐位

起来会造成腰部肌肉的过度牵拉。一般在开始阶段，患者长腿坐位相对比较容易，因为支撑面积更大。在患者长腿坐位时，双腿应置于髋关节外旋并轻微外展位，这样方便膝关节弯曲，可避免腰部肌肉受到牵拉。

- 开始阶段，患者可能需要依靠上肢帮助维持坐位平衡。颈髓损伤患者可能要依赖腱式抓握抓住物体，因此在用上肢维持坐位平衡时需要保持指间关节屈曲、腕关节伸展体位，以避免手指屈肌腱受到过度牵拉。肱三头肌无力的患者应学会通过其他肌肉代偿机制实现伸肘。患者可以先把上肢摆向后方，此时肩关节后伸、肘关节伸直、前臂旋后、手掌撑在床面上，这个体位下收缩前部三角肌可以使上肢产生闭链运动而达到被动伸直肘关节的目的。
- 用PNF技术中的交互静力收缩和节律稳定法给患者躯干施加阻力，可以改善患者坐位稳定性。
- 坐位平衡训练应该包括上肢支撑训练（双侧支撑、单侧支撑、无支撑），单手或双手够物体训练能快速改善患者的平衡反应能力。患者在坐位拿取物体或ADL训练时也应努力提高坐位姿势控制能力。
- 在练习极限稳定能力时应给患者充分的安全保障。训练时尽可能让患者进行重心转移，直到患者不能保持平衡为止，训练过程中应给与密切关注和保护。
- 应在安全没有打扰的环境下训练患者的动态平衡能力。
- 平衡训练中可以在不同的支撑面上进行：硬质坐面、床面、硬质泡沫、沙发垫等。另外还要训练患者在轮椅上的坐位平衡能力。

转移

坐位转移训练（如由轮椅到床的转移或由床到轮椅的转移）包括三个阶段：准备阶段、抬起阶段和下降阶段[230]。在准备阶段，患者的躯干要向前、向一侧倾斜，并将重心转向引导转移方向一侧的上肢（图20.30A）。当臀部离开座面到躯干位于两个平面之间时为抬高阶段（图20.30B）。下降阶段是在躯干逐渐下降，到落在另一个平面为止（如图20.30C）。

以下是提高转移能力的关键点和治疗策略：

- 在学习转移技巧时应该给予适当的支持和保护，让患者有安全感和舒适感。
- 患者有训练坐位平衡的信心和技巧是相当重要的（参见上问）。
- 头-臀关系非常重要。把头和上部躯干转向一方，同时把下部躯干和臀部转向另一方向。若患者想从床转到右手边的轮椅上去，患者就要把头和上部躯干向左前和左下方转动，在使得肩胛骨向前的同时抬起臀部，并转至右边的轮椅上。
- 肱三头肌无力的患者可以使用代偿策略伸肘，手功能不全的患者需避免屈指肌腱的过度牵拉。
- 转移过程中手的摆放位置非常重要。手应置于髋关节前方一些，以便于使双手和臀部形成三角形结构。抬起并转动整个身体重量的力量应主要由拖曳侧上肢[230,231]（身体即将靠近一侧的上肢）产生，力量较弱或疼痛一侧的上肢应用作引导侧上肢。转移过程中，引导侧上肢和臀部距离越来越远，而拖曳侧上肢和臀部越来越近。
- 使用上述的头-臀关系，训练肩胛骨外展动作把臀部抬离坐面。物理治疗师可帮助患者把手放在髋关节下方帮助抬离，或一只手置于患者胸前，另一只手置于两肩胛间骨之间，引导和帮助患者上半躯干向前倾斜和抬离。向上推的阻力或腕关节袖套可以在开始时提供帮助，以帮助抬离更高。
- 同样使用头-臀关系，训练患者把臀部抬离床面并左右摆动。患者向前向下倾转头和上半躯干，然后再向左或右侧转动使臀部向相反方向摆动。开始训练时，患者可以把动作分成两步完成：先上提臀部，然后下倾头和上半躯干以摆动下半躯干和臀部至相反方向，在熟练掌握后，这两个动作可同步完成。
- 患者在开始转移活动前坐在床边时，应摆放好下肢位置。髋膝关节应屈曲约90°（髋关节可稍大一些），双脚应着地。

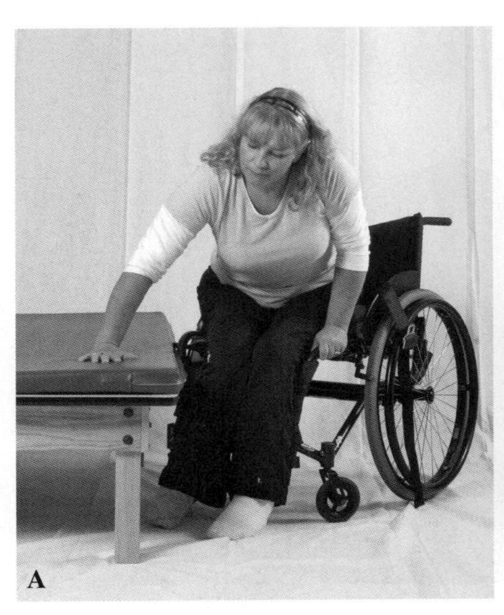
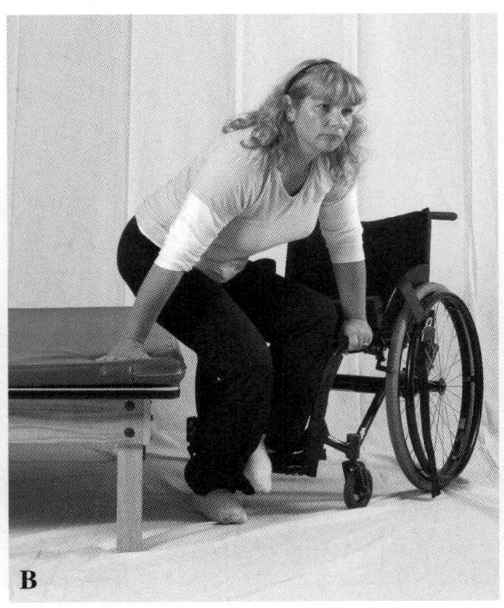
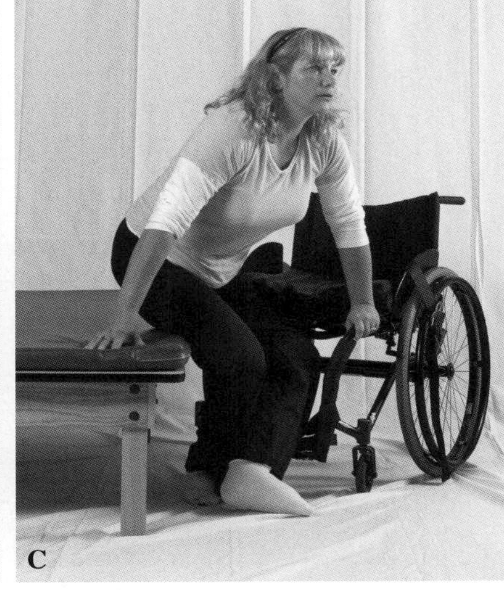

图20.30 （**A**）转移预备阶段。躯干前弯并倾向要转向的一侧；（**B**）提升阶段，旋转躯干使臀部抬离坐面；（**C**）下降阶段，臀部落在另外一个坐面

双腿应置于两个转移平面之间，这样不会妨碍转移。

- 动作的重点是提起或侧向抬离坐面，而不是从一侧滑到另一侧，这样会产生皮肤的摩擦力或剪切力。在下降过程中也要注意动作控制，避免下落过快而碰伤皮肤。在患者获得良好的转移技巧前可以使用滑板，一般中段颈髓损伤患者需要使用。
- 转移训练应该训练患者在轮椅和不同材质平面（床、沙发、马桶、汽车等）及不同高度平面（高于或低于轮椅座面）之间的转移。

总之，为了实现完全独立的转移目标，患者可能需要更多的代偿策略（知识点 20.7）。

知识点 20.7 提高独立转移能力的代偿技巧

- 轮椅位置
- 锁住车轮
- 取下或移开轮椅扶手
- 取下或移开轮椅腿挡
- 使用转移滑板
- 摆好下肢位置
- 做好轮椅内姿势准备

地面 - 轮椅之间的转移

地面与轮椅之间的转移有 3 种基本技巧和方法：后向转移、前向转移及侧方转移（图 20.31~20.33）。《提高物理康复治疗的功能表现》[232]和《脊髓损伤康复：功能康复》[43]两本书对如何进行转移以及提高转移能力的其他方法提供了更加详细的介绍。

步行训练

对于大部分脊髓损伤患者来说，重获行走能力是他们的基本目标，但决定这一目标能够成功实现的因素很多。患者必须具有足够的肌力、姿势控制能力、关节活动范围以及良好的心血管耐力才能重获功能性步行能力。完全性脊髓损伤患者要想实现功能性步行是非常困难的，即使佩戴矫形器，再加上一些辅助器具的帮助，患者的步行速度也是非常缓慢的，并且需要消耗非常多的能量。很多完全性脊髓损伤的患者可以在康复治疗师或康复器械的辅助下实现步行能力，但在停止康复，离开康复环境后却不会继续步行。有部分运动功能保留的不完全性脊髓损伤患者（ASIA C 或 D 级）相比完全性脊髓损伤或仅有感觉功能保留的不完全性脊髓损伤患者来说，获得功能性步行能力的可能性要高很多[209,211,212]。

步行训练分两种情况。第一种针对完全性运动功能损伤患者，可以使用代偿策略。另一种针对运动功能不完全性损伤患者，强调肢体功能恢复和功能活动能力恢复。

完全性运动功能损伤患者的步行训练

在完全性脊髓损害患者的步态训练开始前，治疗师应该给患者清楚分析花费与获益的效益情况。如果患者有学习步行的愿望，即使希望比较小，也应该提供选择。即使患者无法实现功能性步行，单单站立起来也会在循环系统、皮肤系统、泌尿系统、消化系统、睡眠和幸福感等方面带给患者很大的益处[233]。

完全性脊髓损伤患者要实现站立和步行能力需要借助矫形器和辅助器具，另外还必须具备充分的关节活动范围、足够的残存肌肉力量等条件。髋关节足够的后伸活动范围对恢复直立位平衡能力有非常重要的意义。患者学会借助髋关节前

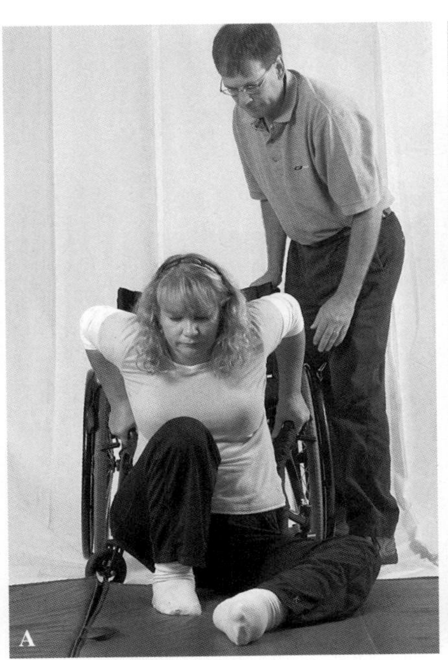

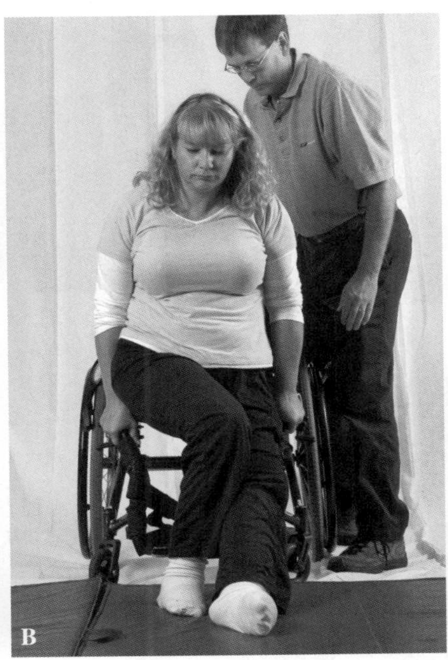

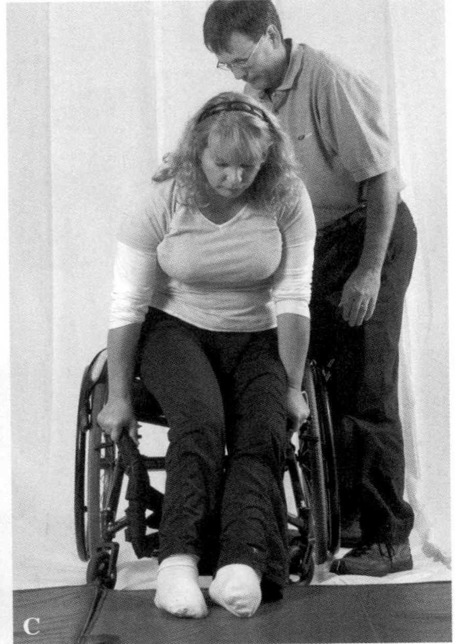

图 20.31 （A~C）从地板到轮椅的后向转移法

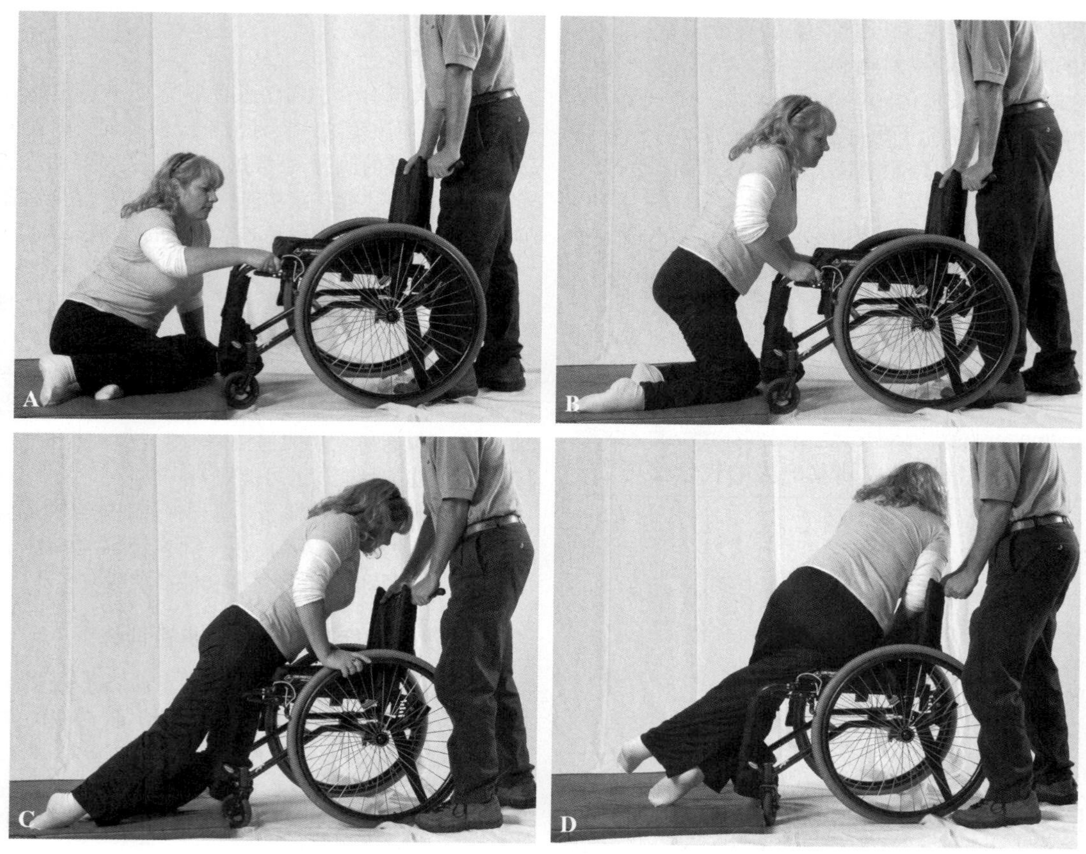

图 20.32 （A~D）从地板到轮椅的前向转移法

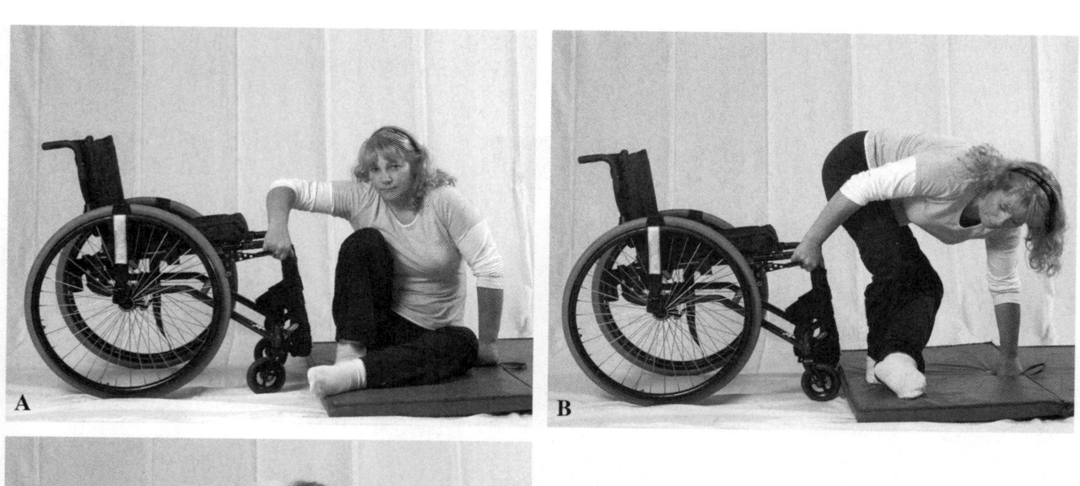

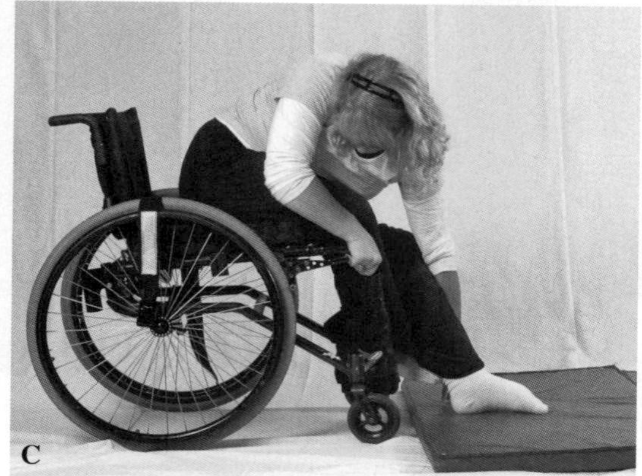

图 20.33 （A~C）从地板到轮椅的侧向转移法

部的韧带来稳定躯干和骨盆。如果膝关节屈曲和踝关节跖屈肌肉没有挛缩则对站立平衡有很重要的意义。

心血管耐力是患者实现功能性步行的关键因素。完全性脊髓损伤患者步行时所消耗的能量比正常人要大得多,因此,耐力是决定患者成功重获功能性步行能力的关键因素。

其他限制步行能力的因素还有严重痉挛、本体感觉缺失(尤其是髋和膝关节)、疼痛、肥胖,以及继发性问题如褥疮、髋关节异位骨化形成、关节畸形等。此外,患者的积极性也是重获步行能力的关键影响因素。积极性较高的患者能够学会使用 KAFO 和辅助器具步行,只是他们步行的能量消耗会非常大。

目前尚无对脊髓损伤患者步行功能的长期跟踪研究。Mikelberg 和 Reid[234]对 60 位配备了矫形器的脊髓损伤患者进行了调查,其中 60% 的人以轮椅作为首选交通工具,31% 的人完全放弃使用矫形器,即使继续使用的患者,也主要是以站立和治疗性活动为目的。

对完全性脊髓损伤患者而言,应重点训练残存肌肉力量、使用辅助器具或矫形器和新的代偿步行方式。

矫形器处方

矫形器处方应根据患者损伤平面和保留的功能情况决定。一般情况下,下肢矫形器都要对膝关节和踝关节进行适当的控制,如完全性胸髓损伤患者需要使用 KAFO(髋膝踝足矫形器)。传统的 KAFO 由两侧的金属枝条、大腿和小腿后面的支撑板、膝关节前部的防屈垫、落环式或栓式锁扣、可调锁式踝关节、大载力的脚蹬和足跟垫等构件组成。踝关节通常锁定于背伸 5° ~10°,以便在脚跟落地时有助于维持髋关节伸展位。髋关节无需支具提供支持,因为支具允许患者站立时保持的髋关节伸展位即可保持一定的平衡功能。此时身体的重心应保持在髋关节之后、踝关节之前。

Scott-Craig 支具是 KAFO 的一种,适用于截瘫患者。Scott-Craig 支具由两个标准枝条、可提供良好力线的膝铰链、栓式锁扣、大腿后固定带、胫前固定带、可调节踝铰链和一个超过跖骨头的脚底托板构成。支具也可用一个塑料踝部件替代金属踝铰链和脚底托板。这个改装可大大降低矫形器的整体重量、增加美观性和降低对定制鞋的需求。

脊髓损伤患者可以选用的另一种矫形器是往复式步行矫形器(Reciprocating Gait Orthosis,RGO)。RGO 由两个塑料 KAFO 组成,两个 KAFO 由骨盆带和伸直的躯干连接起来。RGO 的缆索系统安装于髋关节后面来驱动下肢。缆索装置可在双下肢间传递动力以驱动双腿交替运动。穿上 RGO,患者一侧髋关节的运动引起对侧髋关节向相反方向的运动,当患者重心转移到左腿时,右下肢会向前迈出,相反,把重心转移至右腿,则左腿向前迈出。缆索系统可提供对屈伸的双向控制。缆索的功能是在步行时"协调"双下肢间的运动。当站立侧腿处于伸直状态起到支撑作用的同时,迈步侧腿不承重,且会在缆索互动力的帮助下被动前屈实现迈步功能。即 RGO 矫形器可帮助患者实现单侧下肢交替迈步的往复式步行模式,借助 RGO 和拐杖或往复式助行器,患者就可能实现两点步或四点步步行模式。解除膝关节的落环式锁扣即可转换到坐姿。

踝足矫形器(Ankle-foot Orthoses ,AFO)通常适合较低水平损伤的患者(如 L_3 及 L_3 以下损伤),传统金属枝条型 AFO 或塑料 AFO 都可使用。本书第 30 章矫形器一章详细介绍了不同类型的矫形器。

步行训练策略

摆过步(图 20.34)和四点步态是完全性脊髓损伤患者穿戴 KAFO 需要学习的最常见步行模式,但初期的站立平衡和步行训练应该在双杠内进行,在患者能力提高后再逐渐过渡到使用助行器、腋拐、肘拐等辅助器具下进行。有关的训练简单介绍如下:

- 穿脱矫形器 先教患者正确穿脱矫形器的方法,穿脱过程通常应在仰卧位或坐位下完成。患者必须注意经常检查受压区域的皮肤状态,尤其是在支具移除时要重点检查。
- 辅助器具 肘拐是截瘫患者最常选用的辅助具。肘拐

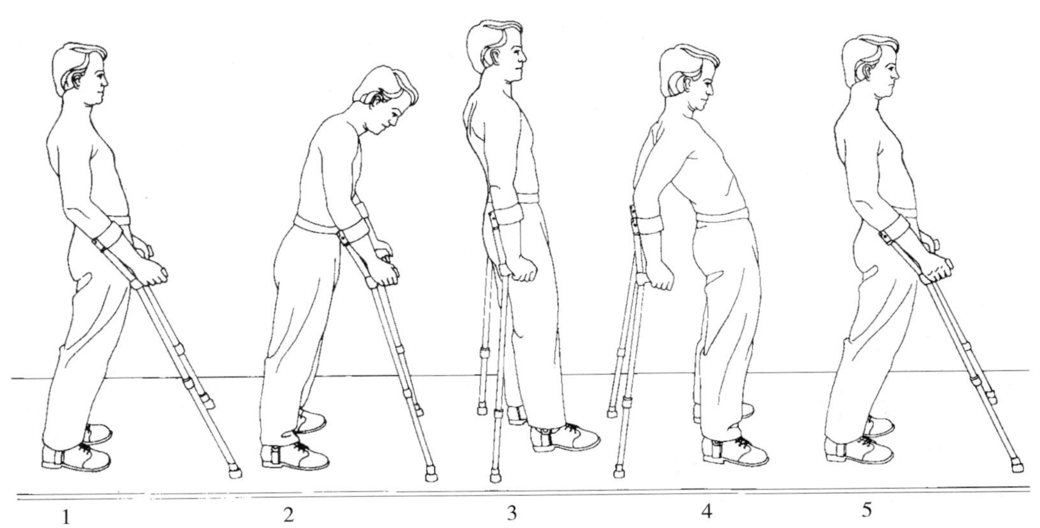

图 20.34 摆过步态

有很多优势：首先重量小，患者不需要丢掉他们就可以做其他的事；肘拐方便出入汽车；更重要的是，它不限制肩关节的活动，且允许髋关节充分后伸，可提高患者步行能力。

● *坐-站转换* 坐站转移训练可让患者坐在双杠内的轮椅上进行，然后逐渐过渡到借助肘杖站起。患者在轮椅上训练时必须先学会把臀部滑至轮椅边缘、打开和锁上矫形器。开始阶段患者要靠拉住双杠站立起来（中间可过渡到下按轮椅扶手站立起来），站立起来后，患者手扶拐杖手柄，摆动骨盆至肩前方。重新坐回去是一个相反的过程，这个动作开始前，患者可面对轮椅，先把肘拐放到轮椅后方，身体前倾靠向轮椅扶手。借助肘拐站立起来时，患者需向轮椅前面移动一些，锁住矫形器膝关节，交叉双腿，然后转过躯干和骨盆（图 20.35），交换双手在轮椅扶手上的位置，转身面对轮椅再推站起来，然后再用肘拐站立和步行。以上动作反过来操作即是坐回轮椅的程序。

● *静态站立平衡* 患者学习站位平衡时应伸展髋关节，而将上段躯干、头、足和上肢置于骨盆之后，双足分开 3~5 英寸（7.6~12.7cm）。患者要先训练双手扶着双杠保持站立姿势，然后进展到单手扶杠，最后双手离开双杠保持平衡。这个过程中，踝关节背伸角度越大，骨盆就越靠前。

● *站位重心转换* 患者在站立位下进行重心转移时要依靠上肢控制骨盆的位置，并且要控制头和肩部的重力线落于骨盆前方。头-臀关系不仅应用于坐位转移过程，也适用于站立转移过程。患者需学会克服和（或）预防站立步行过程中出现突然上半身折刀现象的发生，上半身重心落在髋关节前方就会引发折刀现象的发生，这种情况下会导致身体突然向前弯曲下去。

● *撑起* 撑起动作主要依赖患者伸肘和肩胛骨向下、向前运动，然后努力下压头部就可以提高身体撑起的高度，也可以有控制地降低身体高度。

● *摆过步* 患者把双手置于骨盆后方就可保持良好的站位平衡，若把手向前移动就会引起躯干向前弯曲，然后患者就可撑住双杠把身体提离地面，重力作用会使躯干和双腿摆向前方，脚跟触地时患者只需快速伸展躯干和头颈部就可把骨盆推向前方回到起始位（图 20.34）。

● *四点步* 四点步步行速度比较慢，但与摆过步相比更安全。四点步步行模式中有三个点始终与地面接触，摆过步模式中有很多时候只有两点与地面接触。从站立位下骨盆前倾、双足着地、双手置于骨盆后方开始，患者一只手或手杖抬起前行，然后，就可使重心从对侧下肢转移过来，对侧骨盆上提和头部向同侧前侧屈时即可向前摆动对侧下肢。非负重侧骨盆上提时，下肢就会在重力作用下向前摆过去。相反方向的操作就使对侧下肢重复这个动作。

《脊髓损伤：功能康复》[113]一书提供了完全性脊髓损伤患者步态训练的更多细节。

不完全性脊髓损伤患者步行训练

不完全性脊髓损伤患者的步行训练对患者恢复步行能力有重要作用。不完全性脊髓损伤患者步行训练主要依靠减重训练系统、运动平板和治疗师的体力帮助。减重步行训练常用术语包括：减重步行训练、部分减重步行训练。这些步行训练技术和训练设备备受医疗器械制造公司、医生和科研人员

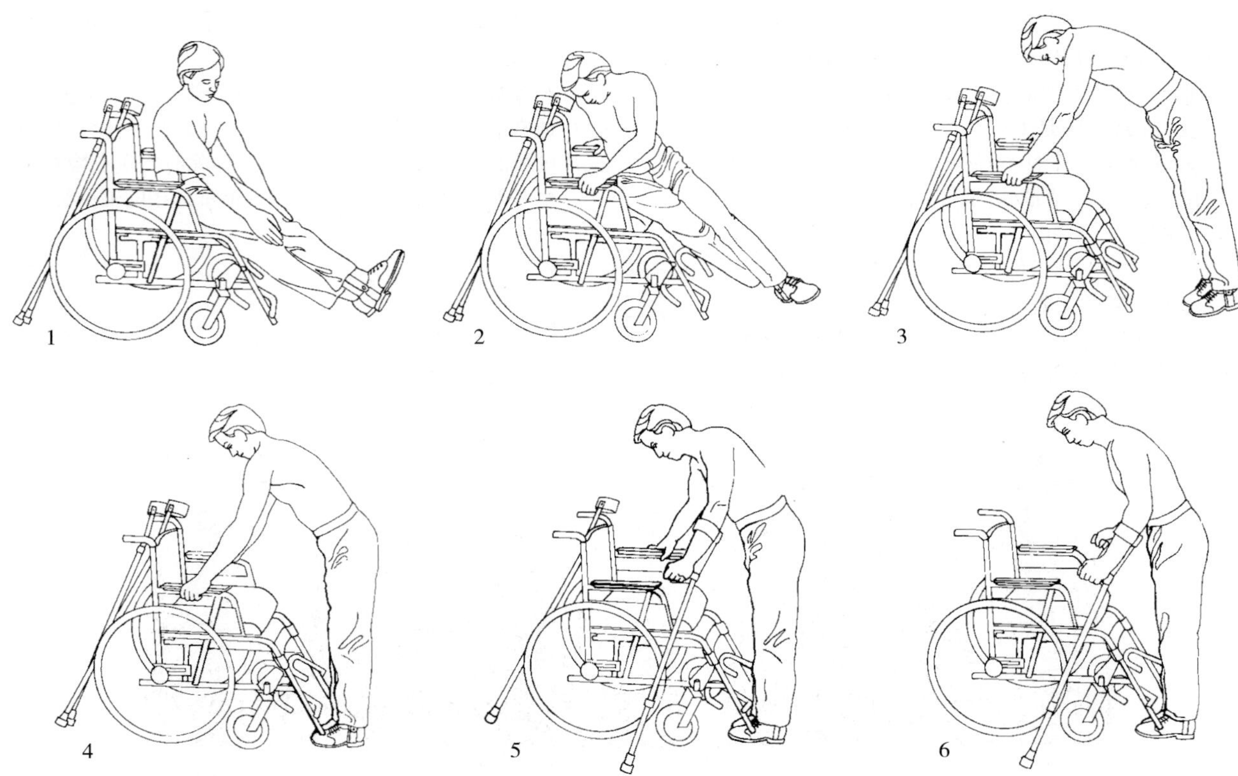

图 20.35 使用肘杖和 KAFO 从轮椅坐位到站位的转移，颠倒顺序即是从站立到坐位的转换方法

的推崇，却无法反映康复训练的关键因素[235]和具体康复目标。治疗师使用这种设备帮助患者进行步行训练时做了哪些工作呢？具体包括：①全面观察步行训练及与完全性脊髓损伤患者步行训练的不同之处；②临床指南和步行策略的选用；③脊髓损伤后步行训练的循证。

步行训练是交界研究（translational research）和纽带研究（bridge research）的结果，是通过对正常人群和疾患者群进行不同的干预措施下，研究步行的神经生理学控制理论。基础研究科学家用完全性脊髓损伤动物模型来探索脊髓在步行控制中的作用，他们发现，把中段胸髓离断的猫悬挂在运动平板上，在训练人员的帮助下驱动后肢迈步与承重，经过反复训练后动物实现不依赖脊神经刺激的后肢迈步动作。继续训练后，猫基本上能够脱离人工辅助独立在运动平板上步行[236,237]。但这种强化训练具有功能特异性，脊髓离断猫经过训练后可能能够恢复站立、步行能力，但这些功能之间转化却难以实现[238]。这一领域的开创性研究为 Hugues Barbeau，一位神经科学家和物理治疗师，提供了深入研究的动力，他用同样的策略在创伤性脊髓损伤人体上进行步行训练的研究—转化研究。

Barbeau 和他的同事们发表的第一份研究报告，研究把人悬挂于运动平板上的部分减重训练对步行能力恢复的影响[239,240]，同时，研究还为脊髓损伤患者提供了与训练猫相似的训练系统[241]。虽然两种步行训练中都使用了减重系统和运动平板，但这两种设备并不是最重要的因素。设备本身为持续的强化步行训练提供了有效的可控环境，这样的环境更接近于正常步行的感觉体验。脊髓离断猫和不完全性脊髓损伤患者的步行能力恢复应归因于神经轴索的运动功能的可塑性[242]。运动功能的可塑性、脊髓对特定运动反应的神经回路的响应能力及其学习能力，都是脊髓损伤患者康复的革新性理念[243]。脊髓和脊髓轴索对步行活动有特异性感知能力，并能引起损伤平面以下阶段的反射性步行能力。许多研究人员和临床医生，包括 Barbeau，致力于把来自于基础科学研究的转化知识发展为治疗神经损伤或疾病之后步行功能的康复干预手段[152,244~247]。同时，其他研究人员也已经开始验证这些干预措施的有效性研究和关注于脊髓损伤后步行功能恢复的有效性研究[155,248~252]。

曾经，脊髓损伤后的步行功能的康复是建立在脊髓既没有“可塑性”（适应性），也不能够自我学习或自我修复的前提下的。脊髓损伤后，临床医生就会根据最大程度的发挥或提高残存肌肉力量，或者使用辅助具代偿软弱无力的肌肉来制定目标。因此，治疗师会教导患者使用辅助器具或代偿步态模式等非常规策略来改善步行能力。步行训练是强化外周步行功能训练（获得步行的感觉）来达到重新开发自身神经通路产生迈步动作的目的。这个策略强调了步行感觉引导步行运动的反应，因此相对来说是“颠倒”法。相比之下，教给患者新的步行策略，如“佩戴支具的步行”是引导患者获得直立步行新技巧的“正向”法。当然，在这两种步行策略中都需要患者良好的感觉和认知功能，但强调用“正向”法治疗还是用代偿策略给患者治疗，患者运动恢复会有一定的差别。

步行训练可在以下三种环境下进行：(1)在运动平板上借助减重系统或手法引导；(2)评估患者地面步行技巧和控制能力（如用神经肌肉功能恢复量表进行评估时）；(3)回归社区。在运动平板环境下减轻患者下肢负重程度、控制步行速度、或治疗师进行手法促进能获得最优的反馈信息输入，神经肌肉系统再训练效果也会最好。在运动平板上习得的（步行）技巧是否能在社区环境下安全有效地进行，在评估时应脱离运动平板环境，并严格限制为独立状态。

步行训练的重点就是“用你正常的行走方式来训练”，目标和努力方向应该以患者步行的运动学、动力学、空间 - 时间模式、姿势、平衡、耐力等都恢复到像受伤前一样。步行控制能力的训练内容包括：(1)交替步态；(2)向前方推进时的平衡；(3)在兼有其他任务（如手拎重物）和在不同步行环境（如在地毯上行走）下保持步行模式的能力。步行训练提高阶段应练习患者在各种环境下进行特定的步行能力训练，并逐步实现在家庭和社区内的独立步行。图 20.36 用一组系列照片演示了脊髓损伤患者使用传统的方法进行步行训练的情况。图中的患者穿 AFO 扶滚轮助行器能以 0.13 米 / 秒（0.34 英尺 / 秒）的速度行走。那么，这位患者的步行训练效果理想吗？哪些成分和步行目标一致？哪些成分和步行目标相悖呢？比如：在直立状态下从 A 点走到 B 点是符合患者的步行目标的，那么躯干前倾、头低垂、上肢承重、髋关节仅能伸展至中立位、步长不均、右胯上提、左脚趾拱起、右膝关节无屈曲、步行缓慢等都与我们的目标或者和典型的步态模式不一致。扶持助行器从 A 点走到 B 点自然是一种恰当的步行方式，但助行器就变成了步行过程中的内部因素，就不再符合定义“步行“的决定

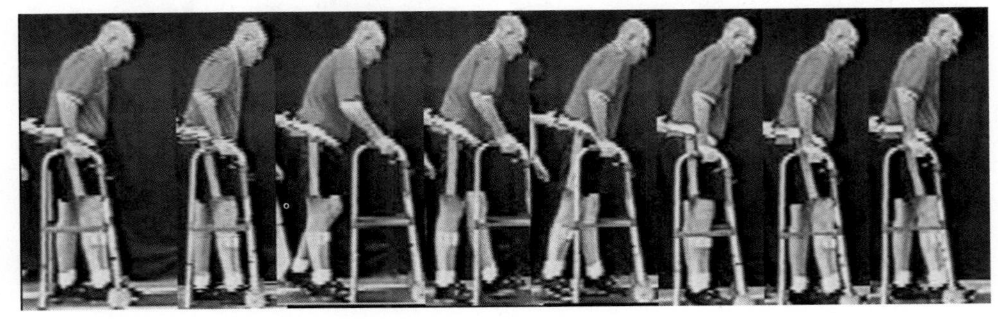

图 20.36 不完全脊髓损伤患者借助滚动式助行器和 AFO 的步行模式

性要素(如:运动学、肌肉活化)。

"用你正常的行走方式来训练",具体化即为以下步行训练指南:

- 下肢最大程度的承重,而上肢尽可能的小用力或完全不承重;
- 获得的感觉输入与实现步行目标一致(如:平板速度、屈伸肌易化手法);
- 姿势、躯干、骨盆和肢体运动学与步行目标既协调统一,又有特异之处;
- 随着步行功能的提高,步行过程中的代偿动作(如提髋)降至最小程度或消失[153,253]。

根据脊髓损伤动物模型和人体实验的科学研究证据显示感觉输入对引发主动运动有重要的作用[153,243]。和学习其他技能一样,锻炼和动作重复非常重要,而脱离临床环境之外的后续锻炼更加重要的。不完全性脊髓损伤患者可能会有明显的平衡问题、上下肢和躯干肌力的减弱、屈肌或伸肌活动的异常增多或减少、对称性和非对称性功能障碍,并且,部分患者在没有上下肢支持的情况下难以站立[254]。要对这些患者进行步行功能训练,就要提供安全的训练环境、还要有提供支持辅助的器具,有特定的能提供重复步行训练的环境,和充满挑战和促进患者步行能力提高的运动形式。

合适的减重系统和运动平板可以在可控的安全环境下给患者提供良好的机会。患者穿上安装在天花板上的骨盆和躯干悬吊系统可在运动平板上进行安全的步行训练,治疗师需要进一步地控制患者的躯干、骨盆和下肢来实现直立体位、重心转移和下肢运动。在减重环境下,治疗师便于控制患者下肢负重程度、便于维持患者直立姿势和平衡、便于控制患者步行速度(图 20.37)[216]。在减重 35% 的情况下,手法控制患者躯干和骨盆部位可促进患者直立体位、减小提髋幅度,下肢的步行训练可改善步态对称性、髋关节伸展、右侧屈髋屈膝,患者能够以 0.8~1.0 米 / 秒的速度步行。治疗师必须判断哪些因素与步行目标一致,哪些因素与目标相悖。如果训练目标是针对某种具体运动,对训练来说则是一个很好的开头,其中的每项参数都可能成为判断进步的指标[216],比如负重程度、平板步行速度、辅助程度等。和其他训练方案一样,强化训练时需要的,因此,推荐每次完成 20~30 分钟的步行训练,并逐步增加步行时间。训练频率影响因素较多,康复病区住院患者可每日训练,门诊患者可每周进行 3~5 次训练。步行训练的目标应该定位于可以克服各种步行环境和满足患者对步行的要求[254]。

相同原则同样适用于医院、家庭和社区内的非减重步行环境下的步行训练。当然,在脱离运动平板环境的高级步行技巧训练时,训练计划应该有所调整和变化,并且要与步行原则相一致。如图 20.36 的患者使用的滚轮式助行器有助于患者进行较快速度的步行,但其姿势和右膝关节有限的屈曲能力严重限制了患者的步行速度。直立体位不足也会限制髋关节的伸展角度和下肢负重能力,步行过程中可能需要充分的准备和努力才能发起抬腿动作。建议患者扶持助行器背靠墙壁站立训练,要求患者用双腿负重来减轻上肢支撑负荷(图 20.38),还建议患者右下肢踩在椅子上促进左下肢承重的站立训练(图 20.39),或者提高助行器高度以促进患者站立训练[216]。背后式助行器也有助于患者站立姿势。虽然使用减重训练系统和运动平板有很多优点,都能为患者提供康复训练的最佳安全环境,但是,如何把这些步行训练逐渐过渡和推进到社区

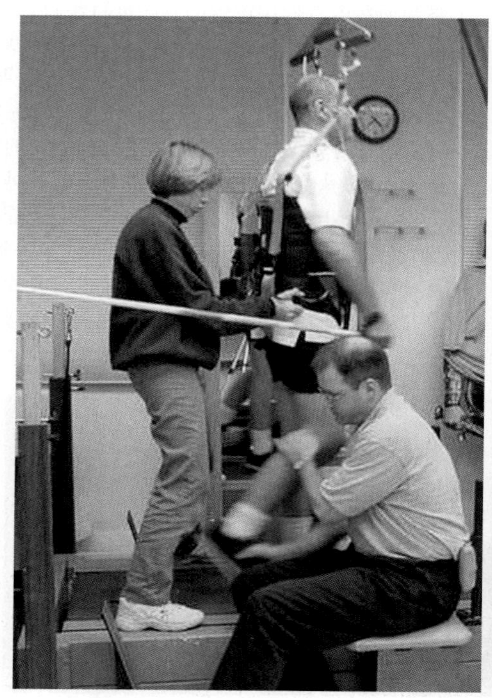
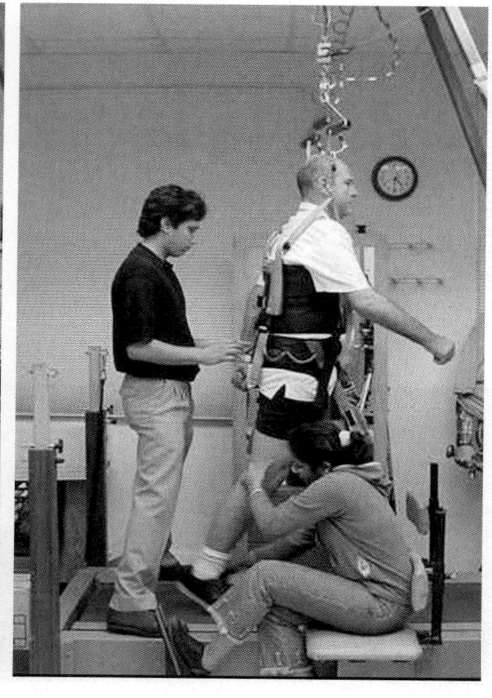

图 20.37 用减重机、运动平板和人工辅助的方法给不完全性脊髓损伤患者进行步行训练

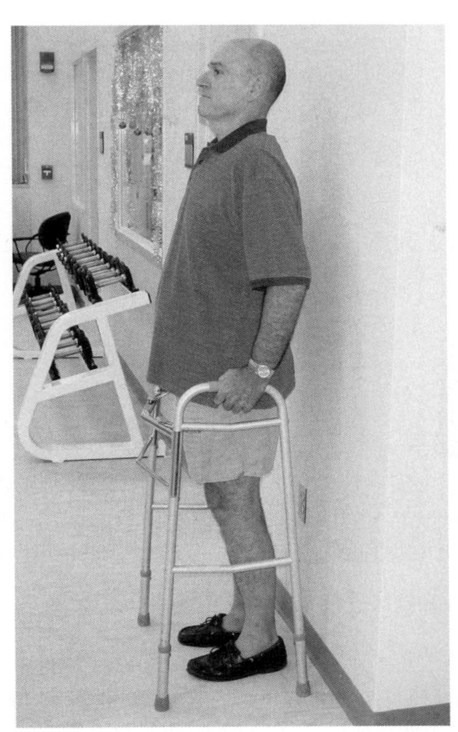

图 20.38　不完全性脊髓损伤患者步行训练原则之站立训练

环境中进行才是步行训练的最关键环节(图 20.40)。

步行训练原则不仅适用于有减重系统的运动平板步行训练,也适用于回到社区后的进一步路面步行训练(图 20.40)。把从患者在一种环境下学会的技巧用在另一种环境下是运动学习或运动训练的重要目的,患者的步行能力会在地面或减重平板训练环境下步行能力的日常检查下得到加强[216]。不断优化不同环境下患者步行训练的参数是对新的步行技巧的应用、加强新的运动模式和独立程度和各种环境下的目标设置带来一定的挑战。

让患者参与训练目标的设定工作、理解步行训练原则可以使他们提前进入步行训练计划中来。治疗师和患者在日常基本工作上的选择或决定会显著影响患者的步行功能恢复或目标实现的程度。例如:患者在购物的过程中手扶购物车步行来替代轮椅就很好的遵循了下肢最大化承重的原则。患者站立行走增大了下肢负重,解放或缓解了上肢负荷,可推进康复进程,同时在下肢支撑过程中促进了髋关节伸展运动,这个简单的选择将会快速促进患者的恢复。不管当前患者处于康复进程中的哪个阶段,患者都可以做更多的选择来加快功能恢复进程。

临床步行训练和安全有效地使用治疗设备指南是脊髓损伤康复循证治疗实践的重要内容。临床医生应在临床研究结果中查找相关证据来指导临床决策。可以借鉴的信息如下:

- 谁能从以提高步行能力为目标的步行训练中受益?患者可以依据 ASIA 评估标准分为 A、B、C 或 D 四个级别,或者可以用神经肌肉功能恢复量表(NRS)评估其功能障碍情况;哪些患者已经会走了,但尚不是很好;哪些患者有特殊的运动或感觉功能表现;或者患者有特殊的神经损伤平面(如损伤的严重程度)?
- 脊髓损伤后何时介入治疗是获得最佳步行功能恢复的有利时机?急性期康复?出院后康复?或其他时间点(若是这样,大致时间点如何?)。

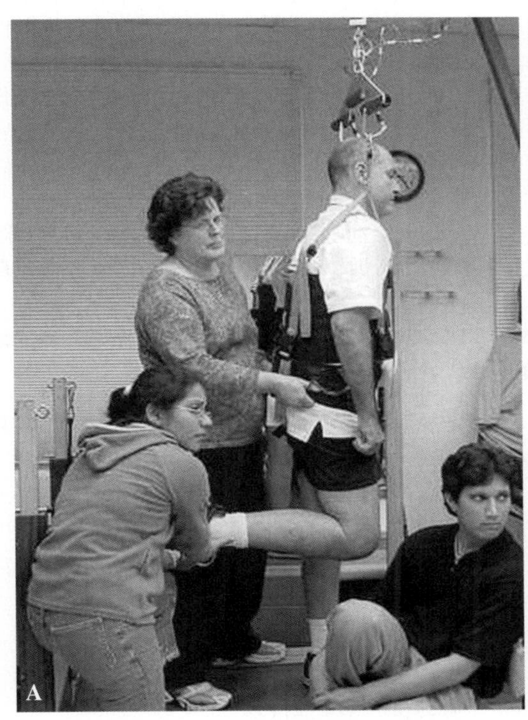

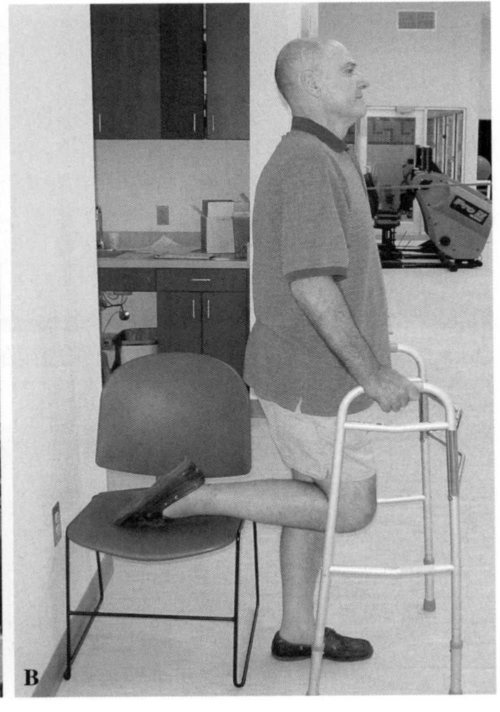

图 20.39　步行训练原则之单腿伸膝负重,(**A**)为减重下进行;(**B**)为手扶助行器进行

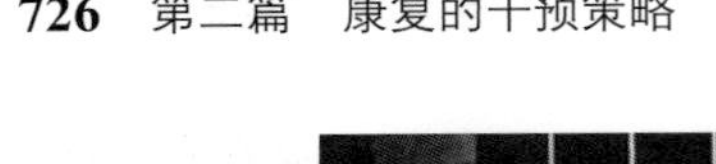

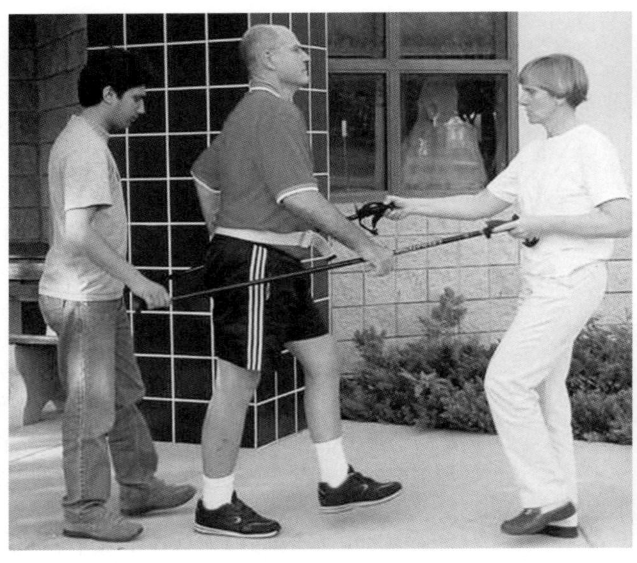

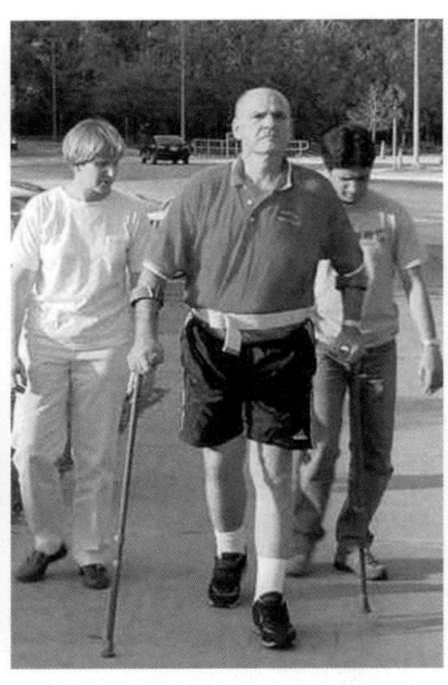

图 20.40 步行从运动平板转至地面和社区进行

• 最佳治疗剂量是多少(如强度、频次和训练持续时间)?

• 如何训练和提高? 如何使用减重训练系统和运动平板? 如何评估新上市的训练设备(例如:悬吊系统、机器人等)? 如何监管患者训练中的训练效率?

• 各种医疗预防措施和安全问题,以及在步行训练中的影响(例如:自主神经过反射、皮肤、膀胱和直肠、跌跤、骨质疏松、痉挛、心血管问题等等)。

• 哪些治疗可以强化和巩固步行训练,或者其他哪些治疗措施可加速患者步行功能恢复(如力量训练、功能性电刺激)[155,255,256]?

• 经济效益比(如:临床治疗费用,包括设备和人力资源;赔偿政策;对患者和社区的贡献和价值)。

最近,文献(病例研究、小样本研究、功效研究、临床评估和临床试验)研究表明在不完全性脊髓损伤亚急性期和后期联合使用减重训练系统和运动平板进行步行训练可提高患者平衡能力、步速、耐力、上楼梯和功能独立能力[155,248,249,253,257](知识点 20.8 证据总结)[155,251,257~263]。

Christopher and Dana Reeve 基金会的神经康复网络(NRN)把标准化的治疗协议用于美国 7 家门诊医疗机构的 ASIA C或 D级脊髓损伤患者。NRN拥有最大的患者数据库(超过 350 名患者),每位患者至少 20 次的步行训练课程,用以验证步行训练计划和临床实践工作。包括 ASIA A 或 B 级的脊髓损伤患者将超出我们对步行训练临床影响的认识。

给急性康复期不完全性脊髓损伤患者进行步行训练的安全性和可行性已经非常明确[265]。要保证患者能够实现安全的佩带颈围、插导尿管或配尿袋,或管理膀胱和直肠功能障碍、感觉异常、易出现体位性低血压或自主神经过反射等问题,就要患者不断的努力和稳步适应。但在急性期的步行训练的有效性需要进一步的观察和研究。

研究和临床机构也给完全性运动功能损伤的 SCI 患者(ASIA 损伤分级 A 和 B 级)提供步行训练。虽然没有获得独立行走能力,但是其他潜在的益处对脊髓损伤后患者的生活质量来说是有价值和重要的[266,267]。

在给运动功能完全性损伤患者的研究和临床工作中都会加入步行训练内容,虽然无法帮助患者实现真正的独立步

知识点 20.8 证据总结 选择评估步态训练应用的研究

研究人员	对象		方法 / 步骤		结果和讨论
Field-Fote 和 Tepavac (2002)[258]	特征	总 N=14iSCI(5 女 9 男)和 3 名正常人	设计	前后对照设计	地面和平板上平均步行速度分别提高 84% 和 158%。肢体协调也有改善。注:测试速度因训练前后条件不同而发生变化
	损伤平面和 AIS 分级	T_{10} 及以上节段,AIS C 级	干预措施	结合电刺激进行减重下平板步行:36 次,每周 3 次,共 6 周。电刺激时长 500~750ms,50~80Hz,每次刺激时间 1.0~1.5ms,电压 60~150V 平板速度和减重程度以适合患者能力为宜	
	受伤时间	70 个月			

知识点 20.8　证据总结　选择评估步态训练应用的研究　续

研究人员	对象		方法 / 步骤		结果和讨论
Dobkin et al (2006)[251]	特征	总 N=146（减重平板运动，n=75，其中 57 人 UMN 18 人 LMN）地面步行训练(持续步行，n=71，其中 54 人为 UMN,17 人为 LMN)	设计	多中心单盲临床随机对照研究	减重平板训练组和对照组之间的主要结果(步行速度)没有明显差别，但另组结果数据超预期，几乎接近正常步行速度.1m/s。不考虑康复治疗因素，AIS C 组预后更好。ASI B 组患者在伤后 8 周时在减重平板或持续步行的 FIM-L 评分≥ 4 的情况下，患者重获功能性步行能力的可能性较小 注：这是首次对脊髓损伤急性期佩戴外固定装置(Halo)的住院患者进行步行训练的可行性和安全性研究。对照组和治疗组患者每天都另外接受相同时间的康复治疗
	损伤平面和 AIS 分级	C_5~L_3，AIS B，C，D 级	干预措施	共 12 周，每周 5 次的运动 (1)减重平板或地面步行训练，(2)地面常规站立 / 步行训练。减重平板训练站立和步行，1h/d(20~30m 减重平板训练)和 10~20m 地面步行。平板速度 >0.72m/s，逐渐增加到 1.07m/s。减重设置允许平板速度 >0.72m/s. 站立训练在支具和站立架辅助下完成，平地步行也借助于支具和辅助器具	
	受伤时间	8 周			
Jayaraman et al (2008)[259]	特征	N=5(1 女 4 男)	设计	纵向前瞻性病例系列研究	跖屈肌肌肉横截面面积增加了 6.8%~21.8%，但伸膝肌横截面积除 1 人外其余患者均没有明显的变化。随意运动能力和膝踝关节峰值力矩有明显提高。虽然步行训练对改善肌肉体积没有明显的影响，但对训练患者随意运动能力有明显的帮助。 注：抗阻力量训练会对肌肉体积和关节扭力有较好的影响
	损伤平面和 AIS 分级	C_4~T_{12} AIS C，D	干预措施	5 次 / 周，9 周，共 45 次训练。每次在运动平板上人工辅助下以接近正常人的速度[2.0~2.8miles/h(3.2 ~4.5km/h)]训练 30min 减重比例从 30%~40% 逐渐降到 5%~15%	
	受伤时间	8~20 个月			
Musselman et al (2009)[260]	特征	N= 4	设计	单盲交叉设计研究	改良 Emory 功能性步行量表、10m 步行能力测试、6min 步行能力测试、Berg 平衡功能测试、ABC 等都可用来检查患者步行功能改善情况。经过平地步行训练后患者的步行速度和耐力、跨越障碍物、上下楼梯的能力相比在减重平板下训练改善更加明显。4 人中有 3 人训练后有明显获益
	损伤平面和 AIS 分级	C_5~L_1 AIS C	干预措施	每天 1h，5 次 / 周，共 3 个月的训练：(1)平板减重结合人力辅助步行训练，(2)平地技巧训练，交叉互换干预措施。减重程度应尽量小，仅满足患者以既定速度步行 3 分钟内不出现髋膝关节塌陷为宜。患者可穿戴支具或手扶双杠，但双杠高度平胸口，避免患者用手支撑体重 最大平板步行速度 1.0m/s，平地步行包括站立平衡训练，熟练的步行技巧(跨过障碍物、在不同地面环境下步行、持物或负重步行、内力增加，速度提高)。Berg 平衡量表可用来检查患者情况	
	受伤时间	伤后平均 2.7 年			

知识点 20.8 证据总结 选择评估步态训练应用的研究 续

研究人员	对象		方法 / 步骤		结果和讨论
Field-Forte 和 Roach (2011)[155]	特征	N=74 平板 + 人工辅助训练(TM n=19) 平板 + 电刺激(TS n=22), 地面 + 电刺激(OG n=18), 平板 + 机器人辅助(LR,n=15)	设计	临床单盲随机对照研究	在受试者借助辅助器具或矫形器进行步行训练前、训练后即刻以及训练后 6 个月获取患者主要结果数据(10m 步行能力测试和 2min 最大步行距离测试),次要数据 LEMS,OG 训练对改善患者步行距离帮助最大,OG 组患者相比运动平板组患者步行距离和步行速度上的变化更加明显。但 TS 组患者功能障碍较重,而 OG 组患者功能障碍较轻。OG 步行训练时需要更多主观努力,这被认为是脊髓上神经工作的原因。其他可能的因素还包括地面和平板上的步行策略有所不同。训练后 6 个月时的功能状况虽然较刚训练后的状态要差,但相比训练前还是要高一些 注:干预后步行速度的提高幅度(0.04~0.05m/s)可能在误差范围之内,或者没有临床意义。测试环境(地面)和训练环境(运动平板)的不同或许对结果差异有影响。把从运动平板上训练的运动技能转到地面上使用可能是必要的步骤
	损伤平面和 AIS 分级	T_{10} 及以上 ASI C,D	干预措施	5 次 / 周,共 12 周。减重下用 4 种步行方式①TM;②TS;③OG;④LR。减重设备设置保证患者身体处于直立体位,膝关节最小屈曲角度,逐渐过渡到减重≤30%。OG 组患者减重比例稍大一些,以适应患者前进的用力需要	
	受伤时间 年龄	≥ 1 年 25~28 岁			
Harkema et al (2012)[257]	特征	N=196	设计	前瞻性队列观察研究	训练开始时、每隔 20 次训练时和全部治疗结束后评估 BBS、6-MWT 和 10MWT。强化运动训练可提高慢性期不完全性脊髓损伤患者的功能性活动能力。86% 的患者开始时的 BBS 评分小于 45 分,其中 27% 的人有明显提升,获得了高于最小跌跤风险的成绩,训练前,69 位患者不能完成 6-MWT 和 10-MWT,训练干预后他们中 41% 的人能完成这两项测试。两项测试的速度平均提高了 63 米和 0.20m/s。AIS C 和 D 级的患者的平衡和步行能力有了明显的提高,但提高的程度与 AIS 分级相关。脊髓损伤的病程和训练前的测试结果无明显相关,但和功能改善的程度负相关。总体上有 12%(n=24) 的患者无法进行步行训练
	损伤平面和 AIS 分级	T_{11} 以上 AIS C,D			
	受伤时间 年龄	数月到 20 年 41±15 岁	干预措施	平均 47 次治疗(最少 20 次,最多 251 次)1 小时减重步行训练和运动平板人工辅助训练,然后进行 30 分钟的地面步行和社区活动。运动平板速度 0.5~ 10miles/h (0.8~16.1km/h),减重比例以最优运动状态为佳,可逐渐减小减重比例	

知识点 20.8　证据总结　选择评估步态训练应用的研究　续

研究人员	对象		方法 / 步骤		结果和讨论
儿童研究					
Prosser (2007)[261]	特征	N= 1	设计	个案分析	经过训练干预后，该患儿穿动踝矫形器即可独自扶滚轮式助行器在社区内步行。下肢肌力、步行能力有明显改善，社区活动参与程度明显提高
	损伤平面和 AIS 分级	C_4 ASI C	干预措施	减重下人工辅助以正常步行速度进行步行训练，每天 20~30min，3~4 次 / 周，共 6 个月。平板训练时穿踝支具。地面训练开始于第 10 周右腿有主动迈步反应时。期间行最小程度的减重，开始时 80% 的减重以满足患者可自行伸膝功能，逐渐进展到 10% 减重	
	受伤时间	4 月余			
	年龄	5 岁 10 个月			
Behrman et al (2008)[260]	特征	N= 1	设计	个案分析	患儿从一开始的无主动步行能力，到第 29 次训练时的感觉性（不依赖外部提醒或暗示）迈步。第 33 次训练时患儿在地面上连续独立走了 7 步。在接下来的练习中，患儿在没有任何提示的情况下主动迈步 24~35 步。从第 51 次训练开始，患儿可以使用滚轮式助行器独立步行。经过 76 次的训练，他实现了社区步行，自主控制步行速度 0.29m/s，最快时可达 0.48m/s，平均每天步行 2488 步
	损伤平面和 AIS 分级	左侧 C_6，右侧 C_8 ASI C	干预措施	5 次 / 周，共 76 次，每隔 5 分钟的站立训练进行 20~30min 的减重下人工辅助步行训练，之后，进行地面步行训练 10~20 min。平板运行速度 0.8~ 1.2m/s，步行过程中强调正常的躯干和下肢运动状态。开始阶段减重 30%~40%，逐渐降低至最后的 15%~20%。	
	受伤时间	16 个月			
	年龄	4.5 岁			
Fox, E, et al (2010)[263]	特征	N= 1	设计	此研究是 Behrman 等人 2008 年研究的后续。患儿年龄 6.5 岁，病程 3 年 6 个月	在步态训练开始 1 个月、1 年和 2 年时间对患儿进行后续检查。患儿继续使用助行器步行时，脊髓损伤者步行指数没有明显变化，患儿最大步行速度在 2 年内从 0.45m/s 提升到 0.67m/s。患儿室内外步行时击地次数从开始的 31 次 / 天增长到第 2 年的 88 次 / 天。躯干代偿和下肢迈过中线的频率下降。每天步行步数从开始的 1600 步增加到 1 年后的 3000 步，在第 2 年仍然保持 3000 步水平。患儿肌肉骨骼系统发育正常（90%~95% 于同龄正常儿童的体重），且没有继发性问题发生（如脊柱侧弯或髋关节发育异常等）

ABC= 动态平衡的自信心评估；AIS=ASIA 损伤量表；ASIA= 美国脊髓损伤学会；BBS=Berg 平衡量表；BWS= 体重支持；BWSTT= 减重平板步行训练；ES= 电刺激；FIM= 功能性独立量表；LT= 移动训练；LEMS= 下肢运动能力评分；OG= 地面上的；Ss= 受试者特征；10-MWT=10 米步行试验；6-MWT=6 分钟步行试验；WISCI Ⅱ= 脊髓损伤步行指数Ⅱ；WeeFIM Ⅱ= 儿童功能性独立量表

行功能，但这对改善其他问题或患者生活质量也有一定的好处。

另外一个重要的研究领域是步行训练对脊髓损伤 - 不管是完全性损伤还是不完全性损伤患者健康的积极影响。其中的相关问题包括：步行训练可否降低压疮、膀胱感染、骨钙流失和肌肉萎缩的风险？对身体健康程度的促进是否可以反过来提高患者的步行能力？机器人训练器械能否提供更高经济效益比的康复服务？步行训练能够对 SCI 患者的生活质量，以及对家庭或照护者带来什么样的积极影响？

步行训练的引入开创了脊髓损伤康复的新纪元。这个理论由基础医学和康复科学的专家、内科医生、门诊医生等提出，该理论在步行控制的神经理论和主动运动可塑性理论的基础上发展起来的新技术和新方法，可大大提高脊髓损伤患者各种功能恢复的潜力。然而，步行训练只是促进患者各种能力恢复和提高损伤平面以下神经肌肉活动的一种方法，下一步物理康复可能是联合应用各种技术。这些康复治疗技术包括高科技、硬脑膜刺激、干细胞移植和可以改变中枢环境促进神经可塑性变化的药物等。联合使用这些技术进行步行训练可能是促进脊髓损伤患者功能康复重要的方法，是获得理想康复效果的关键技术[154,158,268]。

以活动为基础的上肢功能训练

颈髓损伤患者应以恢复上肢功能为主要目标[269]。以提高上肢功能性活动能力为目的的治疗措施首先要以自然的方式获得功能代偿。如患者有腕关节伸展动作，可以教患者用腱式抓握的方式工作或捡拾物体，手可以勾状抓握，也可以使用辅助器具进食。最近，研究者开始探索集中的实际干预法来促进患者功能恢复、皮层运动觉和脊髓神经重组[270,271]。

基于集中训练的原则也应用于强迫疗法中[272]（参见第十章，证据概要知识点 10.1；第 15 章脑卒中 的讨论部分），Field-Fote 和他的同事们[270,271,273]应用同样的训练方法给患者进行单侧[270,271,273]或双侧[273]上肢活动训练，训练每天活动 2 小时，每周活动 5 天，共 3 周。患者上肢不受限制。用感觉电刺激在患者实施集中训练不同任务时对手腕掌侧刺激正中神经。不完全性颈髓损伤患者主要训练四种单侧或双侧的上肢活动：单个手指活动、抓握、抓握并旋转、捏、捏并旋转等。单指动作如敲击键盘、拨打电话号码、弹击琴键。抓握动作如压喷雾壶、用剪刀剪纸、搭建积木等。抓握并旋转动作如将液体从一个容器倒入另一个容器，还有打开容器的动作。捏的动作如捡东西、穿针线、写字等。捏并旋转动作如拧螺母、上锁与用钥匙开锁、旋转门把手等。研究人员发现通过如此治疗后患者的手和上肢功能改善明显[270,271,273]。

健康和保健

像正常人一样，规律的锻炼是保持健康生活的重要内容。应该提供给患者一个综合的家庭训练计划（HEP），计划应包括牵伸、平衡、有氧训练和力量训练。有氧运动如上肢测力计训练应每周训练 3~5 天，每次 20~60 分钟，强度在 50%~80% 最大心率之间。力量运动应每周训练 2~4 天，强度为 1RM 的 60%~80%，重复 8~10 次每组[220]。当进行以上运动计划时，应重视预防工作，防止出现因过度使用带来的损伤（尤其是肩关节）、自主神经过反射、体温调节障碍和因训练活动出现的过度心率反应[42]。

患者宣教

由于脊髓损伤会对人体诸多系统产生影响，甚至彻底改变患者的生活，所以做好脊髓损伤后果宣教工作非常重要，宣教工作要从损伤早期就开始进行，并且要贯穿患者整个康复过程，宣教内容包括如前所述脊髓损伤后的各种问题（例如：皮肤护理问题、自主神经过反射、自我照护、轮椅转移与维护、性生活等）。不了解这些问题，患者无法决定有效的护理计划或方案，无法做出回归社会的明智决定。

请回已经出院回归社会的脊髓损伤患者进行相关同伴康复宣教是最有效的方法，对鼓励在院患者康复训练也有很好的支持和帮助作用[274]。比如 T_2 平面 ASIA A 级损伤的患者可以为在院康复的新患者很好地演示从床到轮椅的转移活动，还能以治疗师无法采用的方式和患者一起讨论脊髓损伤对日常生活的影响。

康复治疗的主要目标就是为出院回家和回归社区做好计划。治疗中诸多问题都需考虑，如无障碍住宿环境、营养、交通、经济、维持功能技巧、身体健康水平、就业、学习，以及实现社会交往和娱乐活动的方法。这里的每一个问题都应该尽早处理并且在患者整个康复过程中都应为患者、家属、照护者以及可能参与患者日后生活的任何人提供咨询服务。为患者提供的康复宣教工作有助于他们选择未来的医疗服务和做出明智的人生抉择。网上有大量相关的资源和信息，可鼓励患者学习或寻找这些资源。附录 20.A 为患者、家属和临床医疗人员列举了许多有用的资源信息。

轮椅处方和轮椅技巧训练

大多数脊髓损伤患者会选择轮椅作为其首选移动工具。轮椅不仅是患者的转移工具，还承担着维持患者姿势的作用。由于脊髓损伤患者多伴有不同程度的躯干、骨盆和肩带的瘫痪，轮椅和附属座椅体系为患者姿势提供支持，以维持骨盆、脊柱和四肢于最佳力学序列。姿势异常会引起很多问题，包括呼吸、直肠和膀胱功能、皮肤完整性和活动能力。轮椅上不良姿势可对所有这些功能产生不良影响。由于大部分患者都会使用自己独有的轮椅，所以建议每位患者定制轮椅。轮椅处方意见应该根据患者的目标和功能特点出具，此外，还应考虑患者的功能活动和环境情况。

首次选择轮椅应该介于电动和手动之间。通常，肱三头肌功能未受损的患者可以独立操作手动轮椅，C_6 或 C_5 平面损伤的患者也有可能独立驱动轮椅，但在社区轮椅活动中可能会有耐力和力量不足的问题。选择手动轮椅还是电动轮椅取决于患者的基本情况，高位颈髓损伤患者一般会依赖电动轮椅满足活动需要（表 20.5）。在制定轮椅处方之前，让患者尝试使用不同类型的轮椅进行各种活动，以帮助患者选择最适合的轮椅。

手动轮椅有两种基本结构：可折叠式和固定式；三种重量级别：标准型、轻型和超轻型。要开车或经常乘用汽车的患者应重点考虑可折叠轮椅，因为可折叠轮椅只需简单收起，无需拆解许多部件就可以放入车内。可折叠轮椅座架典型特征就是在坐面下面有一个交叉杆结构,交叉杆可提高轮椅在不平路面行驶的平稳性。缺点就是相对固定式轮椅,可折叠式轮椅较重,且很多的可活动部件降低了患者驱动轮椅的能效。

固定式轮椅更加轻便,效能高,且通常座椅靠背角可调,这种结构的轮椅放入汽车后备箱还是有些困难,搬上汽车前需先卸下车轮。但固定式轮椅比可折叠轮椅更加耐用。

手动轮椅有多种多样的部件和附件可供选择,不同的附件带来的利弊也不同。例如:轮椅刹车可被安装在轮椅车架上或高或低的位置,较高的刹车容易操作,但可能会妨碍患者转移。相反,刹车较低虽然不方便患者触及和操控,但不会妨碍患者转移和驱动手轮圈。

康复技术的发展已经创造出了新一代轮椅,这种轮椅的功能介于手动轮椅和电动轮椅之间,称为"电动助力式手动轮椅"(pushrim-activated power-assist wheelchairs, PAPAWs)。PAPAW 是在手动轮椅的基础上加装一个电动助力轮。患者用力驱动轮椅时,马达即启动辅助驱动轮椅。驱动 PAPAW 消耗能量更少、对患者上肢驱动频率要求更低,肩关节活动范围要求也更小[275,277]。PAPAW 更适用于力量和耐力不足、不能全时程驱动轮椅的下颈段脊髓损伤(C_5、C_6)患者[278]。

电动轮椅适用于 C_4 及 C_4 以上脊髓损伤患者,C_5 平面损伤的患者可以选择电动轮椅,尤其是社区内使用。后倾式座椅或可平躺式座椅可调整患者的姿势,以便患者自行减压。电动轮椅有多种控制方式,从摇杆式手操控器到吹吸式控制器都有。

轮椅处方的制定需考虑患者的损伤节段和损伤程度,其他相关问题如下:

- 座深要求患者坐于轮椅上时腘窝后部距离轮椅坐垫前缘的距离在 1~2 英寸(2.5~5.1cm),这样可使大腿下面均匀承受压力,可防止坐骨结节过度受压。
- 座面高度是重要的参数。我们要清楚坐垫类型、尺寸,即使是定制的座位我们也要非常清楚,以便我们能够准确测量座面高度。一般情况下,在患者坐位,髋关节屈曲角度略大于 90°时,脚踏板距离地面的高度不少于 2 英寸(5.1cm)。
- 靠背高度　如果患者无需自己驱动轮椅,较高的靠背可增加舒适性和稳定性。要自行驱动轮椅的四肢瘫患者的轮椅靠背最高应略低于肩胛下角,这样患者在进行功能性活动时腋窝能够转过轮椅把手。大部分截瘫患者更倾向于低靠背轮椅,尤其是那些腰腹肌肉力量良好的患者。
- 座宽和座高都是不等的,但总体上是应该和患者的身体结构相匹配。患者应选择尽可能窄的座椅,但是在大腿两侧和轮椅扶手或车轮之间应留有足够的空隙,以避免摩擦皮肤。适配轮椅时,应考虑患者伤前的体重,尤其那些在脊髓损伤后体重明显减轻的患者,他们极有可能恢复之前的体重。如果患者需要穿戴矫形器,或者冷天要穿厚衣服,在轮椅座宽选择时都要考虑这些因素。
- 可拆卸扶手和可拆卸腿挡是脊髓损伤患者的轮椅的重要的组件。部分轮椅的腿挡不可拆卸,扶手也是掀开式的设计。这些特征是否合适,需根据患者的转移能力和所掌握的转移技巧来判断。
- 其他的轮椅附件应根据患者的特殊要求选择。几个与安全相关的要求包括提高腿挡的减压作用、增大手轮圈的摩擦性能、刹车的手柄的长度、防倾杆和驻坡辅助器(上坡时可减少轮椅向后滑下去的附件)。

在选择轮椅、椅座或其他部件时,要力求把轮椅配置成有最佳体位支撑的程度[279]。轮椅可有效改善患者的体位,在躯干肌和骨盆带肌肉瘫痪的情况下维持患者骨盆和脊柱的正常序列。良好的坐姿方便患者上肢有效地进行 ADL 活动、驱动轮椅等。配置或设计轮椅时应选择坐面轻度前高后低、靠背尽量低且垂直于地面,这样的轮椅有助于维持骨盆于中立位,且能维持脊柱的正常曲度(而不会出现坐位时骨盆后倾、胸腰椎整体呈 C 型曲度的状态)[280]。

有些患者可能需要几个轮椅满足不同活动的需求。轻质"日常"轮椅不适合运动和娱乐活动的需求,根据患者的兴趣爱好,可以为患者再配置一辆运动款轮椅,如网球轮椅、竞速轮椅等。

定制轮椅的座椅体系主要包括可预防皮肤破损和可提供良好的姿势控制和支持作用的轮椅坐垫。坐垫的选择应该因人而异。患者在购置前应试用不同类型的坐垫,根据坐垫对姿势的影响、舒适度和减压情况综合选用。压力测试垫可有效评估各种不同坐垫的减压情况,患者可根据评估结果选择购买减压效果最好的坐垫。坐垫设计通常是增大接触面积,分散高风险的骨突部位的压力。坐垫制作材料种类繁多,包括人造凝胶、开孔泡沫、闭孔泡沫和充气坐垫,也有很多坐垫组合使用这些材料,也有很好的减压分压作用。

第 32 章轮椅处方一章详细介绍了有关轮椅和轮椅座椅的评估方法,和不同轮椅附件、坐垫类型和与轮椅选择相关问题的优缺点。Hasting 和 Betz 的书"座椅和轮椅处方"也是有关这一问题的极好的材料[281]。

轮椅技巧

对使用手动轮椅的患者来说,在室内和社区驱动轮椅在不同路面或有障碍物的情况下的操控能力是实现功能独立的重要条件。患者要在室内和社区环境中独自驱动手动轮椅,就要掌握一些基本的轮椅操作技巧:前进、后退、转圈、上下斜坡、翘起前轮并保持平衡、颠簸路面行进等。

平地驱动轮椅

向前驱动轮椅时,患者要先向后够,抓住轮圈(图 20.41)后向前推动,在手越过髋关节前方后放开手轮圈,然后再重复下一个循环。开始练习使用轮椅时,患者在每一次向前驱动前应尽量向后抓握手轮圈,在双手放开手轮圈前一直保持驱动力。每一次驱动,双手推送的距离越长,驱动轮椅的效率就越高。如果患者双手抓握能力较弱,可以用手掌压在手轮圈侧面驱动轮椅。如果能给他们的轮椅手轮圈上加上突钮或防滑硅胶轮圈套可有效增大摩擦力,这也会提高他们的驱动效率。

轮椅转弯技巧应用要看患者驱动轮椅的速度和转弯半径大小。转弯半径或转弯速度缓慢,患者只需一侧手稍微用力多一点就可以了(如果向右转弯,患者需左手多用力驱动)。要想急快速转弯,患者要一只手往前推,另一只手则要往后

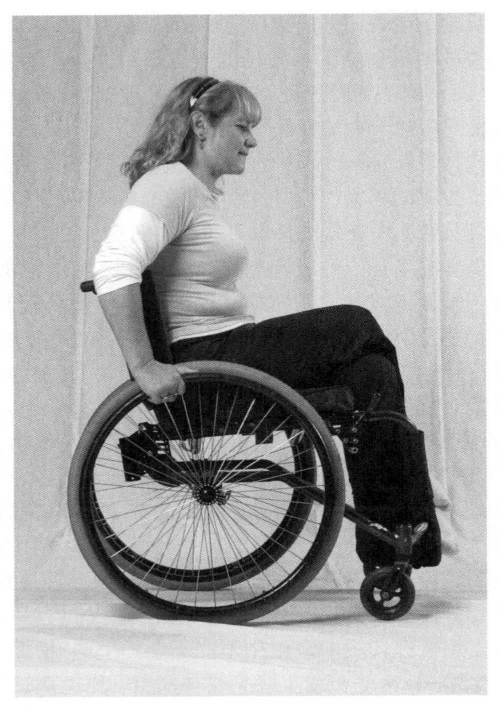

图 20.41 推动轮椅前进

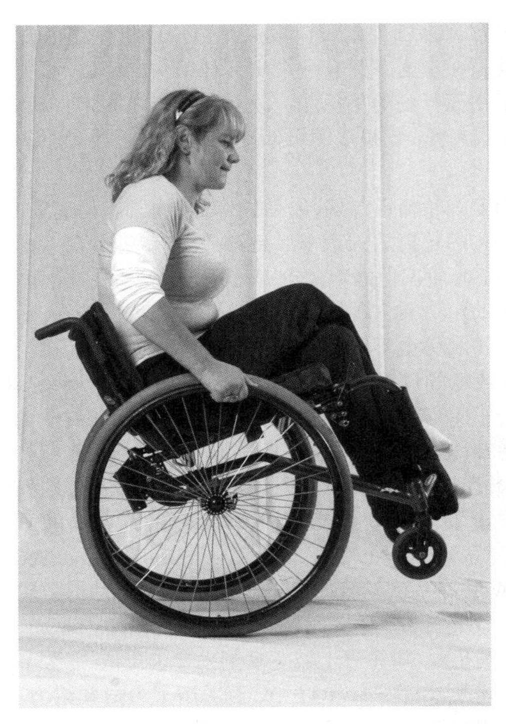

图 20.42 操作轮椅

拉(如果向右快速转弯,患者左手要向前推动而右手要向后拉动)。

斜坡

不管是在家里还是在社区,轮椅使用者都有可能需要独立克服斜坡的问题。斜坡包括:出入口斜坡、马路路沿石的开口小坡、匝道和山坡。上下斜坡的基本技巧基本一样,上斜坡时患者要用短而快地驱动方式,双手要用力。必要的情况下患者需身体前倾,以防驱动轮椅时向后倾倒。

下坡时患者只需紧握手轮圈,缓慢释放,控制轮椅下坡速度。手功能不好的患者可以用手掌压在轮圈上的方式控制轮椅下滑速度。

前轮离地平衡技巧

前轮离地平衡技巧(图 20.42)是轮椅使用者需要掌握的最重要的一项技巧,掌握这一技巧,患者就能够很方便的上下路沿石、陡坡,或穿行于社区内不平整路面等。要实现前轮离地平衡,患者应先把手握住手轮圈后方,然后快速用力先前推,前轮就会离开地面(类似被动后倾轮椅的状态)。初次学习轮椅前轮离地技巧有很大的后倾倒地风险,需严密监视和保护。为了保证患者安全,可以在轮椅推把或车架后面系上保护绳。治疗师应站在轮椅后面一手抓紧保护绳,另一手放于患者的肩上或轻轻握住轮椅把手(图 20.43)。

轮椅类型和结构极大的影响患者实现前轮抬起的难易程度。重型轮椅或者轮轴靠后的轮椅要实现前轮离地是非常困难的。轮轴越靠前,患者的重心就越靠轮轴的后方,轮椅就越不稳,也就越容易向后倾倒,但这样的轮椅非常容易实现前轮离地动作。

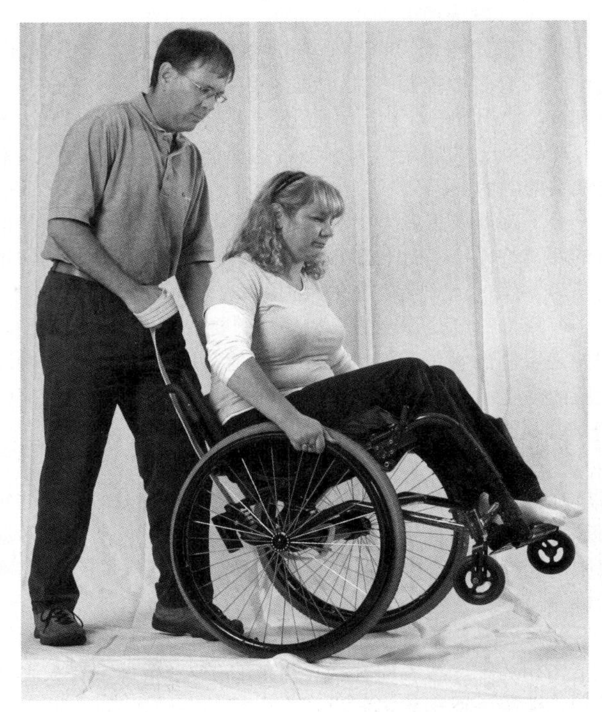

图 20.43 当患者在操作轮椅时要掌握安全技能

前轮离地平衡保持可以和前轮抬起一起学习。这两个技巧是其他高级轮椅技巧如上下斜坡和上下路沿石的前提。开始训练时,治疗师可帮助患者找到平衡点,在这个平衡点上患者可维持前轮离地而轮椅稳定平衡的状态。保持这一平衡时,患者双手应轻轻握于髋关节附近的手轮圈处,轻轻向前推手轮圈就会导致轮椅向后倾，向后拉手轮圈就会使轮椅向前回到四轮着地的稳定状态。然后患者应练习轻轻推拉手轮圈维持动态的两轮平衡，患者做这个动作时，轮椅的轮圈在患者手里轻轻滑动，患者绝对不能紧紧地抓住轮圈一个位置不放松。

当在不平整路面（如砂石路面、草地）上驱动轮椅时，前轮有可能被卡住，或者会向前翻倒。若患者能保持前轮离地状态下驶过这样的路面就能大大减小这些风险。在练习前轮抬起状态下前进或后退时，一定要指导患者避免紧握手轮圈，轻轻握住允许轮圈转动才能更加更好的掌控轮椅。

在不平整路面驱动轮椅时很容易出现前轮颠起来（并非保持前轮离地状态），患者可以在这种频繁的颠簸中前行。

前轮离地平衡也会用于上下路沿石。在前进中上路沿石时，患者操控轮椅正向推向路沿石，在前轮接触路沿石之前施加一个快速的推力使轮椅前轮离地攀上路沿石，在后轮接触路沿石的同时，患者身体前倾，双手紧握手轮圈用力前推即可上来（图 20.44）。下路沿石时，患者推行轮椅向前，当前轮接近路沿石边缘时，抬起前轮驶下。下去时应后轮先着地，然后前轮再落地（图 20.45）。

患者还需要学习的轮椅技巧有很多，以下几种比较重要：从轮椅上跌倒、从地面捡拾东西、开门、关门、越过障碍物等。另外还需学会如何操作轮椅上的重要部件：刹车、收放腿挡、折叠轮椅、移除坐垫、移除扶手、取下轮椅后轮、装上轮椅后轮等。

为了完成前面所述的轮椅技能测试，Kirby 和他的同事制定了轮椅技能训练计划。在轮椅技能测试和运动学习原理的基础上，他们的轮椅技能训练计划是为了提高手动轮椅使用者的操作能力和安全性。研究表明，该训练计划为轮椅使用新手[282]、社区轮椅使用者[283]、职业疗法的学生[284]以及照顾者[285]提供了一种安全有效的训练方法。有关轮椅技巧测试和轮椅技能训练计划的详细信息可在网上获得：www.wheelchairskillsprogram.ca/。脊髓损伤：功能康复和提高物理治疗的功能表现两本书更加详细地介绍了如何提高前面所述的各种轮椅技巧。

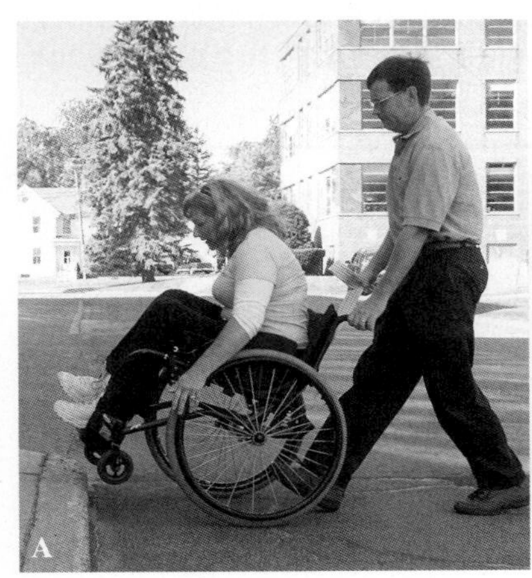

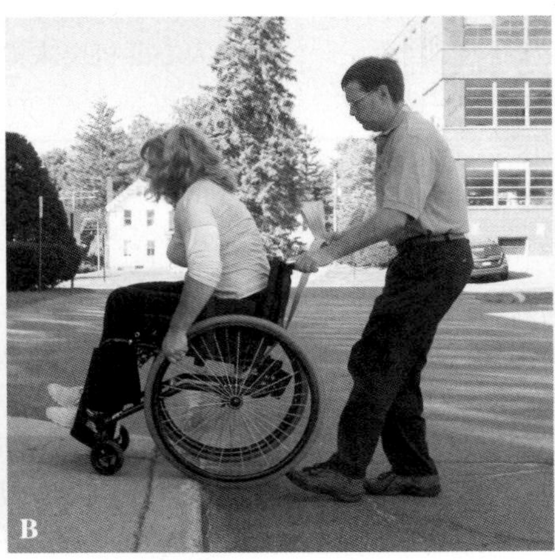

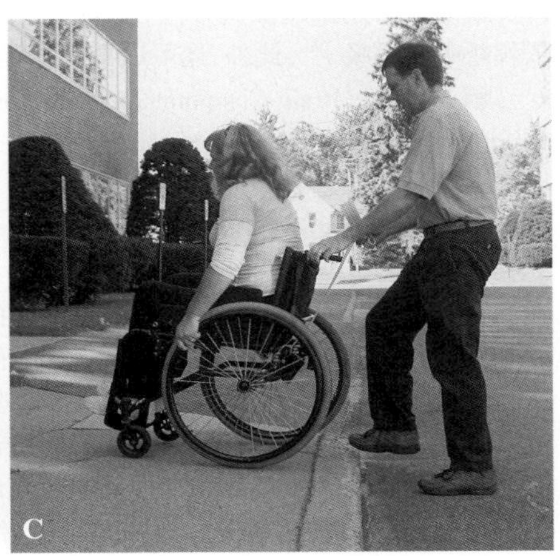

图 20.44　（A~C）提升控制后滑轮

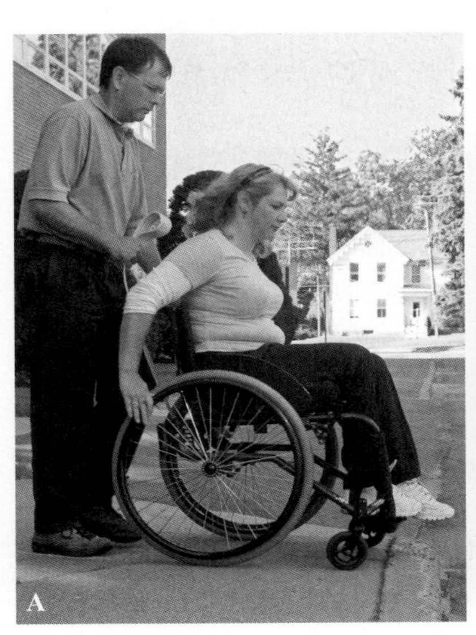

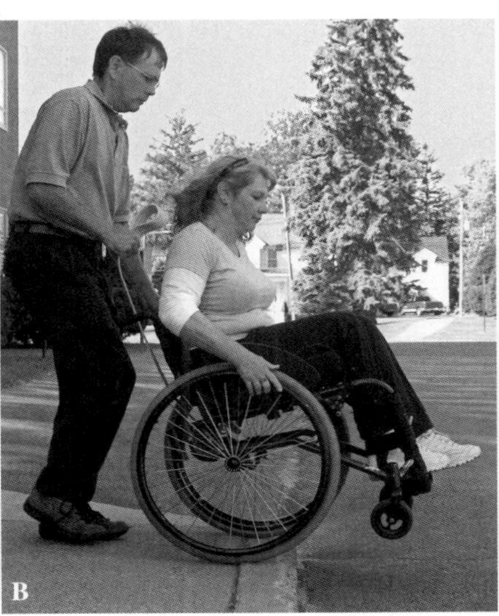

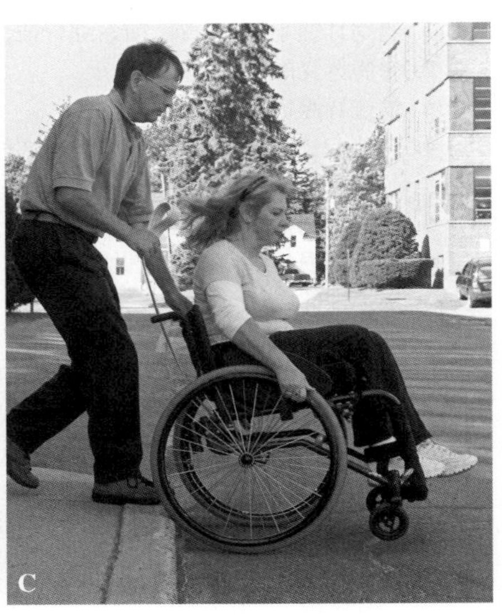

图 20.45　（A~C）下降控制后滑轮

神经学技术

脊髓损伤患者也会从旨在提高患者功能和生存质量的高级神经技术中获益。神经技术可分为四大主要领域:神经控制(用电刺激技术提高对神经系统未损害区域的控制)、神经假体(用电刺激技术来代偿或提高瘫痪肢体的功能)、神经康复(应用相关技术促进身体受损功能的正常修复)和神经遥感与诊断技术(用相关技术来监测神经系统功能或诊断身体状况)。

电刺激技术被广泛应用于人体。最常用方法之一是功能性电刺激(FES),利用功能性电刺激技术诱发损伤平面以下的瘫痪肌肉收缩来进行锻炼、步行和上肢功能性活动。如前所述,表面功能性电刺激技术可作为心肺功能训练的方法和下肢力量训练器同时应用于人体[227,228]。表面肌电(EMG)可作为启动电刺激的方法,功能性电刺激与表面肌电联合使用可诱导患者实现比单纯使用 FES 更加正常的步态模式[286,287]。植入式 FES 系统能让脊髓损伤患者实现站立行走功能[288],同样也能让高位颈髓损伤患者用手抓握东西或操作器具[289]。植入式 FES 系统也可用来刺激膈神经,使高位脊髓损伤患者可以不依赖呼吸机呼吸[290],此外,还可以帮助患者控制膀胱[291,292]。

脑机接口(Brain-Computer Interface Devices, BCIs)能获取患者的脑电信号(脑电图,electroencephalogram,EEG)并且将其转换为传送到输出装置的动作指令,输出装置接受动作指令后即形成如控制计算机屏幕上的鼠标一样的操作动作。高位颈髓损伤患者几乎没有自身运动功能保留,借助脑机接口,患者就能完成使用计算机、玩视频游戏,甚至驾驶汽车或操控机器人等[294,297]。

机器人装置可用于患者步行过程,可像正常步行模式那样驱动下肢,并提高下肢步行能力[155,298]。外骨骼机器人正在研发中,这将有望使完全性脊髓损伤患者在机器人的辅助下行走[299]。

Harkema 和他的同事[154]给一位 C_7 损伤平面、ASIA B 级的慢性颈髓损伤患者联合减重平板使用硬膜外脊髓电刺激帮助患者进行步行训练。训练后,患者可实现双下肢完全负重,且在使用电刺激仪的帮助下仅需在少量辅助就可以保持平衡。电刺激仪开启情况下,患者还可以实现下肢肌肉的主动随意运动。笔者判断,这种联合疗法(硬膜外电刺激联合任务导向性运动和站立训练)可能会成为改善脊髓损伤患者运动功能的可行方法。

以上案例展示了目前这些技术应用情况,并初步揭开未来康复医学的面纱,这些技术的应用能给脊髓损伤患者提供振奋人心的机会来提高他们的活动水平、社会融合状况和生活水平。

总结

脊髓损伤对身体的许多系统都有严重的影响,可能会严重影响患者的行动能力,妨碍患者日常工作、回归社会角色。本章回顾分析脊髓损伤对人体各大系统的影响和引起的各种功能障碍,以及脊髓损伤的特殊类型、分级和相关继发问题等。物理治疗师从患者急性期开始到回归社会的整个过程中都担当着重要的角色。在给患者进行检查或评估时应当使用标准化的检查评估方法,医疗计划应该根据患者的具体情况和目标进行个性化制定和调整,康复干预措施可根据患者的实际情况决定是用代偿策略还是努力康复损伤的功能。康复宣教工作非常重要,如果患者失去了某方面的活动能力,就要学会自我指导方法。康复是功能恢复的重要基石。脊髓损伤患者 -- 无论损伤在哪个节段—经过康复治疗之后都能够获得富有成效的健康的高品质生活。

复习思考题

1. 鉴别脊髓半切综合征、前索综合征、中央索综合征和后索综合征的临床特征。
2. 脊髓休克的定义。
3. 描述脊髓损伤相关的并发症。
4. 何为自主神经反射异常?试述这种综合征诱发因素和症状。如果患者在康复治疗过程中突发该症状,你会采取什么措施?
5. 试述影响脊髓损伤患者预后的两个主要因素。
6. 在脊髓损伤急性阶段应做哪些物理检查?是否有检查标准需要改进,如何改进?
7. 选择性伸展这个词的含义是什么?
8. 试述脊髓损伤急性期处置中提高呼吸功能康复目标和干预措施。
9. 试述在脊髓损伤主动康复阶段需要哪些检查和功能评估措施。
10. 列出影响患者步行功能预后的相关因素。
11. 试述可以提高 C6 节段颈髓损伤,ASIA A 的四肢瘫患者转移能力的主要康复措施。你会给患者进行哪些特殊的活动训练?在垫上运动时,你会建议患者做哪些类型的力量和耐力训练活动?
12. 如果给不完全性脊髓损伤患者在减重和运动平板上进行步行功能训练,你会如何优化患者的训练参数?

病例分析

病史

患者男，21 岁，白人，昨日被转诊至康复医院。患者 8 天前因遭受意外致颈髓损伤，急诊给予甲基泼尼松龙治疗，外科手术固定骨折部位，行内固定术、右髂骨移植骨减压术。昨天转诊至你科，现佩戴费城颈托。患者伸肘功能可，但双手手指不能屈曲。他是计算机科学专业的大四学生，现居于大学宿舍，轮椅进出不方便。父母居于临近的州。

药物治疗

依诺肝素（Lovenox）、米多君（midodrine）、阿米替林（amitriptyline）、奥施康定（OxyContin）和双醋苯啶（Dulcolax）。

物理治疗体格检查

心肺功能检查

心率：75

血压：卧位：110/72mmHg；坐位：100/66mmHg（由于体位性低血压，患者只能坚持坐位约 10 分钟）

用力肺活量：2.2L

咳嗽功能微弱

交流 / 认知

警觉、定向 ×3，能完成多级指令；MMSE：30/30

肌力

双侧：肱二头肌：5/5、伸腕肌：5/5，肱三头肌：4/5，C_7 及以下平面肌肉无明显主动收缩。

感觉

身体两侧 C_2~T_4 平面感觉正常，T_4 以下缺失，肛门感觉正常

功能活动

床上活动：左右翻身时需要中等程度的帮助

仰卧位←→短坐位：最大程度的帮助

仰卧位←→长坐位：最大程度的帮助

轮椅←→床：FIM 评分 2（最大程度的帮助和转移板）

轮椅←→马桶：FIM 评分 2（最大程度的帮助和转移板）

步行

不能步行

可在最小程度的帮助下在水平路面上推行轮椅 150 英尺（46 米）

轮椅技能

刹车、移除脚踏板、腿挡或扶手、轮椅减压等都需辅助，轮椅技能测试 4%。

目前使用一个轻质可折叠轮椅，手轮圈配有助推突起。

硅胶坐垫。

轮椅座位可耐受 20~30 分钟。

平衡

长坐位：监护下双手支撑可保持平衡 1 分钟。

短坐位：最小程度辅助下可实现双手支撑床边坐位平衡 1 分钟，改良功能能够触及距离 0 寸

运动功能

双侧屈髋肌张力增高，改良 Ashworth 评分 1+ 级

被动活动范围

除双踝关节背屈差 5°到中立位，其余各关节活动范围正常。

皮肤完整性

右脚跟处Ⅰ度压疮

自理

上身穿衣：FIM 评分 2 分（需要最大程度的帮助）

下身穿衣：FIM 评分 1 分（依赖）

沐浴：FIM 评分 1 分（依赖，使用淋浴椅）

进食:FIM 得分 3 分(使用改良餐具下需中等程度的帮助)

修饰:FIM 得分 3 分(使用改良餐具下需中等程度的帮助)

个人卫生:FIM 评分 2 分(需最大程度的帮助)

肠道和膀胱

膀胱:FIM 评分 1(刚开始间歇性导管计划,还需完全辅助处理)

肠道:FIM 评分 1(刚开始护理下直肠训练计划,前一天还处于失禁状态)

指导性问题

1. 什么是神经性损伤平面、运动损伤平面、感觉损伤平面?患者的 ASIA 损伤分级如何?
2. 根据以下分类明确相关问题。
   a. 身体结构 / 功能障碍
   b. 活动受限
   c. 社会参与限制
3. 为患者制定 3 个预期目标和 3 个具体康复结果。
4. 计划在 3 周内改善患者床上运动技巧的三步干预措施。

参考文献

1. DeVivo, MJ, and Chen, Y: Trends in new injuries, prevalent cases, and aging with spinal cord injury. Arch Phys Med Rehabil 92(3):332, 2011.
2. National Spinal Cord Injury Statistical Center: Spinal Cord Injury: Facts and Figures at a Glance. Retrieved July 22, 2011, from www.nscisc.uab.edu.
3. McKinley, WO, Seel, RT, and Hardman, JT: Nontraumatic spinal cord injury: Incidence, epidemiology, and functional outcome. Arch Phys Med Rehabil 80(6):619, 1999.
4. Cao, Y, Chen, Y, and DeVivo, MJ: Lifetime direct costs after spinal cord injury. Topics Spinal Cord Rehabil 16(4):10, 2011.
5. Blumenfeld, H: Neuroanatomy Through Clinical Cases, ed 2. Sinauer Associates, Sunderland, MA, 2010.
6. American Spinal Injury Association: Reference Manual for the International Standards for Neurological Classification of Spinal Cord Injury. American Spinal Injury Association, Chicago, 2003.
7. Waring, WP, et al: 2009 review and revisions of the international standards for the neurological classification of spinal cord injury. J Spinal Cord Med 33(4):346, 2010.
8. McKinley, W, et al: Incidence and outcomes of spinal cord injury clinical syndromes. J Spinal Cord Med 30(3):215, 2007.
9. Tattersall, R, and Turner, B: Brown-Sequard and his syndrome. Lancet 356(9223):61, 2000.
10. Lundy-Ekman, L: Neuroscience: Fundamentals for Rehabilitation, ed 3. Saunders, Philadelphia, 2007.
11. Gilman, S, and Newman, SW: Maner and Gatz's Essentials of Clinical Neuroanatomy and Neurophysiology, ed 10. FA Davis, Philadelphia, 2003.
12. Roth, EJ, Lawler, MH, and Yarkony, GM: Traumatic central cord syndrome: Clinical features and functional outcomes. Arch Phys Med Rehabil 71(1):18, 1990.
13. Yadla, S, Klimo, P, and Harrop, JS: Traumatic central cord syndrome: Etiology, management, and outcomes. Topics Spinal Cord Rehabil 15(5):73, 2010.
14. Ditunno, JF, et al: Spinal shock revisited: A four-phase model. Spinal Cord 42(7):383, 2004.
15. Teasell, RW, et al: Cardiovascular consequences of loss of supraspinal control of the sympathetic nervous system after spinal cord injury. Arch Phys Med Rehabil 81(4):506, 2000.
16. Lindan, R, et al: Incidence and clinical features of autonomic dysreflexia in patients with spinal cord injury. Paraplegia 18(5):285, 1980.
17. Krassioukov, AV, Furlan, JC, and Fehlings, MG: Autonomic dysreflexia in acute spinal cord injury: An under-recognized clinical entity. J Neurotrauma 20(8):707, 2003.
18. Curt, A, et al: Assessment of autonomic dysreflexia in patients with spinal cord injury. J Neurol Neurosurg Psychiatry 62(5):473, 1997.
19. Karlsson, AK: Autonomic dysreflexia. Spinal Cord 37(6):383, 1999.
20. Consortium for Spinal Cord Medicine: Acute management of autonomic dysreflexia: Individuals with spinal cord injury presenting to health-care facilities. J Spinal Cord Med 25(Suppl 1):S67, 2002.
21. Consortium for Spinal Cord Medicine: Acute management of autonomic dysreflexia: Individuals with spinal cord injury presenting to health-care facilities. Retrieved May 31, 2012, from www.pva.org/site/c.ajIRK9NJLcJ2E/b.6305831/k.986B/Guidelines_and_Publications.htm.
22. Krassioukov, A, et al: A systematic review of the management of autonomic dysreflexia after spinal cord injury. Arch Phys Med Rehabil 90(4):682, 2009.
23. McGillivray, CF, et al: Evaluating knowledge of autonomic dysreflexia among individuals with spinal cord injury and their families. J Spinal Cord Med 32(1):54, 2009.
24. Skold, C, Levi, R, and Seiger, A: Spasticity after traumatic spinal cord injury: Nature, severity, and location. Arch Phys Med Rehabil 80(12):1548, 1999.
25. Meythaler, JM: Concept of spastic hypertonia. Phys Med Rehabil Clin North Am 12(4):725, 2001.
26. Young, RR, and Delwaide, PJ: Drug therapy: Spasticity (second of two parts). N Engl J Med 304(2):96, 1981.
27. Walter, JS, et al: A database of self-reported secondary medical problems among VA spinal cord injury patients: Its role in clinical care and management. J Rehabil Res Dev 39(1):53, 2002.
28. Gracies, JM: Pathophysiology of impairment in patients with spasticity and use of stretch as a treatment of spastic hypertonia. Phys Med Rehabil Clin North Am 12(4):747, vi, 2001.
29. Gracies, JM: Physical modalities other than stretch in spastic hypertonia. Phys Med Rehabil Clin North Am 12(4):769, vi, 2001.
30. Adams, MM, and Hicks, AL: Spasticity after spinal cord injury. Spinal Cord 43(10):577, 2005.
31. Katalinic, OM, Harvey, LA, and Herbert, RD: Effectiveness of stretch for the treatment and prevention of contractures in people with neurological conditions: A systematic review. Phys Ther 91(1):11, 2011.
32. Francisco, GE, Kothari, S, and Huls, C: GABA agonists and gabapentin for spastic hypertonia. Phys Med Rehabil Clin North Am 12(4):875, viii, 2001.
33. Kamen, L, Henney, HR, 3rd, and Runyan, JD: A practical overview of tizanidine use for spasticity secondary to multiple sclerosis, stroke, and spinal cord injury. Curr Med Res Opin 24(2):425, 2008.
34. Elovic, E: Principles of pharmaceutical management of spastic hypertonia. Phys Med Rehabil Clin North Am 12(4):793, vii, 2001.
35. Ivanhoe, CB, Tilton, AH, and Francisco, GE: Intrathecal baclofen therapy for spastic hypertonia. Phys Med Rehabil Clin North Am 12(4):923, 2001.

36. Yablon, SA: Botulinum neurotoxin intramuscular chemodenervation. Role in the management of spastic hypertonia and related motor disorders. Phys Med Rehabil Clin North Am 12(4):833, 2001.
37. Taricco, M, et al: Pharmacological interventions for spasticity following spinal cord injury. Cochrane Database Syst Rev 2: CD001131, 2000.
38. Martin, JH: Neuroanatomy Text and Atlas, ed 2. Appleton & Lange, Stamford, CT, 1996.
39. Naso, F: Cardiovascular problems in patients with spinal cord injury. Phys Med Rehabil Clin North Am 3(4):741, 1992.
40. Wadsworth, BM, et al: Abdominal binder use in people with spinal cord injuries: A systematic review and meta-analysis. Spinal Cord 47(4):274, 2009.
41. Gondim, FA, et al: Cardiovascular control after spinal cord injury. Curr Vasc Pharmacol 2(1):71, 2004.
42. Jacobs, PL, and Nash, MS: Exercise recommendations for individuals with spinal cord injury. Sports Med 34(11):727, 2004.
43. Claxton, AR, et al: Predictors of hospital mortality and mechanical ventilation in patients with cervical spinal cord injury. Can J Anaesth 45(2):144, 1998.
44. Jackson, AB, and Groomes, TE: Incidence of respiratory complications following spinal cord injury. Arch Phys Med Rehabil 75(3):270, 1994.
45. McKinley, WO, et al: Long-term medical complications after traumatic spinal cord injury: A regional model systems analysis. Arch Phys Med Rehabil 80(11):1402, 1999.
46. Wallbom, AS, Naran, B, and Thomas, E: Acute ventilator management and weaning in individuals with high tetraplegia. Topics Spinal Cord Rehabil 10(3):1, 2005.
47. Jain, NB, et al: Determinants of forced expiratory volume in 1 second (FEV_1), forced vital capacity (FVC), and FEV_1/FVC in chronic spinal cord injury. Arch Phys Med Rehabil 87(10):1327, 2006.
48. Berlly, M, and Shem, K: Respiratory management during the first five days after spinal cord injury. J Spinal Cord Med 30(4):309, 2007.
49. Alvarez, SE, Peterson, M, and Lunsford, BR: Respiratory treatment of the adult patient with spinal cord injury. Phys Ther 61(12):1737, 1981.
50. Stolzmann, KL, et al: Longitudinal change in FEV_1 and FVC in chronic spinal cord injury. Am J Respir Crit Care Med 177(7):781, 2008.
51. Benevento, BT, and Sipski, ML: Neurogenic bladder, neurogenic bowel, and sexual dysfunction in people with spinal cord injury. Phys Ther 82(6):601, 2002.
52. Garcia Leoni, ME, and Esclarin De Ruz, A: Management of urinary tract infection in patients with spinal cord injuries. Clin Microbiol Infect 9(8):780, 2003.
53. Warms, C, et al: Bowel and bladder function and management. In Field-Fote, EC (ed): Spinal Cord Injury Rehabilitation. FA Davis, Philadelphia, 2009.
54. Waites, KB, Canupp, KC, and DeVivo, MJ: Epidemiology and risk factors for urinary tract infection following spinal cord injury. Arch Phys Med Rehabil 74(7):691, 1993.
55. Coggrave, M, Norton, C, and Wilson-Barnett, J: Management of neurogenic bowel dysfunction in the community after spinal cord injury: A postal survey in the United Kingdom. Spinal Cord 47(4):323–330, quiz 331, 2009.
56. Liu, CW, et al: Relationship between neurogenic bowel dysfunction and health-related quality of life in persons with spinal cord injury. J Rehabil Med 41(1):35–40, 2009.
57. Anderson, KD, et al: The impact of spinal cord injury on sexual function: Concerns of the general population. Spinal Cord 45(5):328, 2007.
58. Watanabe, T, et al: Epidemiology of current treatment for sexual dysfunction in spinal cord injured men in the USA model spinal cord injury centers. J Spinal Cord Med 19(3):186, 1996.
59. Elliott, S: Sexuality after spinal cord injury. In Field-Fote, EC (ed): Spinal Cord Injury Rehabilitation. FA Davis, Philadelphia, 2009.
60. Phelps, G, et al: Sexual experience and plasma testosterone levels in male veterans after spinal cord injury. Arch Phys Med Rehabil 64(2):47, 1983.
61. Alexander, CJ, Sipski, ML, and Findley, TW: Sexual activities, desire, and satisfaction in males pre- and post-spinal cord injury. Arch Sex Behav 22(3):217, 1993.
62. Baker, ER, and Cardenas, DD: Pregnancy in spinal cord injured women. Arch Phys Med Rehabil 77(5):501, 1996.
63. Smeltzer, SC, and Wetzel-Effinger, L: Pregnancy in women with spinal cord injury. Topics Spinal Cord Rehabil 15(1):29, 2009.
64. National Spinal Cord Injury Statistical Center: The 2004 Annual Statistical Report for the Model Spinal Cord Injury Care Systems. Retrieved May 31, 2012, from http://images.main.uab.edu/spinalcord/pdffiles/2004StatReport.pdf.
65. Verschueren, JH, et al: Occurrence and predictors of pressure ulcers during primary in-patient spinal cord injury rehabilitation. Spinal Cord 49(1):106, 2011.
66. Gelis, A, et al: Pressure ulcer risk factors in persons with SCI: Part I: Acute and rehabilitation stages. Spinal Cord 47(2):99, 2009.
67. Gelis, A, et al: Pressure ulcer risk factors in persons with spinal cord injury part 2: The chronic stage. Spinal Cord 47(9):651, 2009.
68. Agarwal, NK, and Mathur, N: Deep vein thrombosis in acute spinal cord injury. Spinal Cord 47(10):769, 2009.
69. Chen, D: Treatment and prevention of thromboembolism after spinal cord injury. Topics Spinal Cord Rehabil 9(1):14, 2009.
70. Demirel, G, et al: Pain following spinal cord injury. Spinal Cord 36(1):25, 1998.
71. Finnerup, NB, et al: Pain and dysesthesia in patients with spinal cord injury: A postal survey. Spinal Cord 39(5):256, 2001.
72. Widerstrom-Noga, EG, et al: Perceived difficulty in dealing with consequences of spinal cord injury. Arch Phys Med Rehabil 80(5):580, 1999.
73. Dijkers, M, Bryce, T, and Zanca, J: Prevalence of chronic pain after traumatic spinal cord injury: A systematic review. J Rehabil Res Dev 46(1):13, 2009.
74. Widerstrom-Noga, EG, Felipe-Cuervo, E, and Yezierski, RP: Chronic pain after spinal injury: Interference with sleep and daily activities. Arch Phys Med Rehabil 82(11):1571, 2001.
75. Westgren, N, and Levi, R: Quality of life and traumatic spinal cord injury. Arch Phys Med Rehabil 79(11):1433, 1998.
76. Widerstrom-Noga, EG: Pain after spinal cord injury: Etiology and management. In Field-Fote, EC (ed): Spinal Cord Injury Rehabilitation. FA Davis, Philadelphia, 2009.
77. MacKay-Lyons, M: Shoulder pain in patients with acute quadriplegia: A retrospective study. Physiother Can 46(4):255, 1994.
78. Dyson-Hudson, TA, and Kirshblum, SC: Shoulder pain in chronic spinal cord injury. Part I: Epidemiology, etiology, and pathomechanics. J Spinal Cord Med 27(1):4, 2004.
79. Irwin, RW, Restrepo, JA, and Sherman, A: Musculoskeletal pain in persons with spinal cord injury. Topics Spinal Cord Rehabil 13(2):43, 2007.
80. Teasell, RW, et al: A systematic review of pharmacologic treatments of pain after spinal cord injury. Arch Phys Med Rehabil 91(5):816, 2010.
81. Cardenas, DD, and Jensen, MP: Treatments for chronic pain in persons with spinal cord injury: A survey study. J Spinal Cord Med 29(2):109, 2006.
82. Fattal, C, et al: What is the efficacy of physical therapeutics for treating neuropathic pain in spinal cord injury patients? Ann Phys Rehabil Med 52(2):149, 2009.
83. Attal, N, et al: Chronic neuropathic pain management in spinal cord injury patients. What is the efficacy of pharmacological treatments with a general mode of administration? (oral, transdermal, intravenous). Ann Phys Rehabil Med 52(2):124, 2009.
84. van Kuijk, AA, Geurts, AC, and van Kuppevelt, HJ: Neurogenic heterotopic ossification in spinal cord injury. Spinal Cord 40(7): 313, 2002.
85. Lal, S, et al: Risk factors for heterotopic ossification in spinal cord injury. Arch Phys Med Rehabil 70(5):387, 1989.
86. Bravo-Payno, P, et al: Incidence and risk factors in the appearance of heterotopic ossification in spinal cord injury. Paraplegia 30(10):740, 1992.
87. Teasell, RW, et al: A systematic review of the therapeutic interventions for heterotopic ossification after spinal cord injury. Spinal Cord 48(7):512, 2010.
88. Ashe, MC, et al: Prevention and treatment of bone loss after a spinal cord injury: A systematic review. Topics Spinal Cord Rehabil 13(1):123, 2007.
89. Giangregorio, L, and McCartney, N: Bone loss and muscle atrophy in spinal cord injury: Epidemiology, fracture prediction,

and rehabilitation strategies. J Spinal Cord Med 29(5):489, 2006.
90. Fattal, C, et al: Osteoporosis in persons with spinal cord injury: The need for a targeted therapeutic education. Arch Phys Med Rehabil 92(1):59, 2011.
91. Waters, RL, et al: Motor and sensory recovery following incomplete tetraplegia. Arch Phys Med Rehabil 75(3):306, 1994.
92. Waters, RL, et al: Motor and sensory recovery following incomplete paraplegia. Arch Phys Med Rehabil 75(1):67, 1994.
93. Steeves, JD, et al: Extent of spontaneous motor recovery after traumatic cervical sensorimotor complete spinal cord injury. Spinal Cord 49(2):257, 2011.
94. Oleson, CV, et al: Prognostic value of pinprick preservation in motor complete, sensory incomplete spinal cord injury. Arch Phys Med Rehabil 86(5):988, 2005.
95. Waters, RL, et al: Motor and sensory recovery following complete tetraplegia. Arch Phys Med Rehabil 74(3):242, 1993.
96. Fehlings, MG, Cadotte, DW, and Fehlings, LN: A series of systematic reviews on the treatment of acute spinal cord injury: A foundation for best medical practice. J Neurotrauma 28(8):1329–1333, 2011.
97. Sheerin, F: Spinal cord injury: Acute care management. Emerg Nurse 12(10):26, 2005.
98. Bracken, MB, et al: A randomized, controlled trial of methylprednisolone or naloxone in the treatment of acute spinal-cord injury. Results of the Second National Acute Spinal Cord Injury Study. N Engl J Med 322(20):1405, 1990.
99. Bracken, MB, et al: Administration of methylprednisolone for 24 or 48 hours or tirilazad mesylate for 48 hours in the treatment of acute spinal cord injury. Results of the Third National Acute Spinal Cord Injury Randomized Controlled Trial. National Acute Spinal Cord Injury Study. JAMA 277(20):1597, 1997.
100. Bracken, MB, et al: Methylprednisolone or tirilazad mesylate administration after acute spinal cord injury: 1-year follow up. Results of the third National Acute Spinal Cord Injury randomized controlled trial. J Neurosurg 89(5):699, 1998.
101. Bracken, MB: Steroids for acute spinal cord injury. Cochrane Database Syst Rev 1(CD001046), 2012.
102. Qian, T, Campagnolo, D, and Kirshblum, S: High-dose methylprednisolone may do more harm for spinal cord injury. Med Hypotheses 55(5):452, 2000.
103. Gerndt, SJ, et al: Consequences of high-dose steroid therapy for acute spinal cord injury. J Trauma 42(2):279, 1997.
104. Fehlings, MG, and Tator, CH: An evidence-based review of decompressive surgery in acute spinal cord injury: Rationale, indications, and timing based on experimental and clinical studies. J Neurosurg 91(1 Suppl):1, 1999.
105. Waters, RL, et al: Emergency, acute, and surgical management of spine trauma. Arch Phys Med Rehabil 80(11):1383, 1999.
106. Initial closed reduction of cervical spine fracture-dislocation injuries. Neurosurgery 50(3 Suppl):S44, 2002.
107. Hislop, H, and Montgomery, J: Daniels and Worthingham's Muscle Testing: Techniques of Manual Examination, ed 8. Saunders, Philadelphia, 2007.
108. Roth, EJ, et al: Pulmonary function testing in spinal cord injury: Correlation with vital capacity. Paraplegia 33(8):454, 1995.
109. Berney, SC, et al: A classification and regression tree to assist clinical decision making in airway management for patients with cervical spinal cord injury. Spinal Cord 49(2):244, 2011.
110. Anke, A, et al: Lung volumes in tetraplegic patients according to cervical spinal cord injury level. Scand J Rehabil Med 25(2):73–77, 1993.
111. Roth, EJ, et al: Ventilatory function in cervical and high thoracic spinal cord injury. Relationship to level of injury and tone. Am J Phys Med Rehabil 76(4):262–267, 1997.
112. Manning, H, et al: Oxygen cost of resistive-loaded breathing in quadriplegia. J Appl Physiol 73(3):825, 1992.
113. Somers, MF: Spinal Cord Injury: Functional Rehabilitation, ed 2. Pearson Education, Upper Saddle River, NJ, 2010.
114. Mortenson, WB, and Miller, WC: A review of scales for assessing the risk of developing a pressure ulcer in individuals with SCI. Spinal Cord 46(3):168, 2008.
115. Pancorbo-Hidalgo, PL, et al: Risk assessment scales for pressure ulcer prevention: A systematic review. J Adv Nurs 54(1):94, 2006.
116. Wellard, S, and Lo, SK: Comparing Norton, Braden and Waterlow risk assessment scales for pressure ulcers in spinal cord injuries. Contemp Nurse 9(2):155, 2000.
117. Salzberg, CA, et al: A new pressure ulcer risk assessment scale for individuals with spinal cord injury. Am J Phys Med Rehabil 75(2):96, 1996.
118. Salzberg, CA, et al: Predicting pressure ulcers during initial hospitalisation for acute spinal cord injury. Wounds 11:45, 1999.
119. van Lis, MS, van Asbeck, FW, and Post, MW: Monitoring healing of pressure ulcers: A review of assessment instruments for use in the spinal cord unit. Spinal Cord 48(2):92, 2010.
120. Sussman, C, and Swanson, G: Utility of the Sussman Wound Healing Tool in predicting wound healing outcomes in physical therapy. Adv Wound Care 10(5):74–77, 1997.
121. Thomas, DR, et al: Pressure ulcer scale for healing: Derivation and validation of the PUSH tool. The PUSH Task Force. Adv Wound Care 10(5):96, 1997.
122. Ferrell, BA: The Sessing Scale for measurement of pressure ulcer healing. Adv Wound Care 10(5):78, 1997.
123. Eriks-Hoogland, IE, et al: Passive shoulder range of motion impairment in spinal cord injury during and one year after rehabilitation. J Rehabil Med 41(6):438, 2009.
124. Bach, JR: Noninvasive alternatives to tracheostomy for managing respiratory muscle dysfunction in spinal cord injury. Topics Spinal Cord Rehabil 2:49, 1997.
125. Warren, VC: Glossopharyngeal and neck accessory muscle breathing in a young adult with C2 complete tetraplegia resulting in ventilator dependency. Phys Ther 82(6):590, 2002.
126. Wetzel, JL: Management of respiratory dysfunction. In Field-Fote, EC (ed): Spinal Cord Injury Rehabilitation. FA Davis, Philadelphia, 2009.
127. Montero, JC, Feldman, DJ, and Montero, D: Effects of glossopharyngeal breathing on respiratory function after cervical cord transection. Arch Phys Med Rehabil 48(12):650, 1967.
128. Tecklin, JS: The patient with ventilatory pump dysfunction/failure—preferred practice pattern 6E. In Irwin, S, and Tecklin, JS (eds): Cardiopulmonary Physical Therapy, ed 4. Mosby, St. Louis, 2004.
129. Sheel, AW, et al: Effects of exercise training and inspiratory muscle training in spinal cord injury: A systematic review. J Spinal Cord Med 31(5):500, 2008.
130. Liaw, MY, et al: Resistive inspiratory muscle training: Its effectiveness in patients with acute complete cervical cord injury. Arch Phys Med Rehabil 81(6):752, 2000.
131. Cruzado, D, et al: Resistive inspiratory muscle training improves inspiratory muscle strength in subjects with cervical spinal cord injury. Neurol Rep 26(1):3, 2002.
132. Reid, WD, et al: Physiotherapy secretion removal techniques in people with spinal cord injury: A systematic review. J Spinal Cord Med 33(4):353, 2010.
133. Boaventura, CD, et al: Effect of abdominal binder on the efficacy of respiratory muscles in seated and supine tetraplegic patients. Physiotherapy 89(5):290, 2003.
134. McCool, FD, et al: Changes in lung volume and rib cage configuration with abdominal binding in quadriplegia. J Appl Physiol 60(4):1198, 1986.
135. Julia, PE, Sa'ari, MY, and Hasnan, N: Benefit of triple-strap abdominal binder on voluntary cough in patients with spinal cord injury. Spinal Cord 49(11):1138, 2011.
136. Royster, RA, Barboi, C, and Peruzzi, WT: Critical care in acute cervical spinal cord injury. Topics Spinal Cord Rehabil 9(3):11, 2004.
137. Gittler, MS: Acute rehabilitation in cervical spinal cord injury. Topics Spinal Cord Rehabil 9(3):60, 2004.
138. Henderson, JL, et al: Efficacy of three measures to relieve pressure in seated persons with spinal cord injury. Arch Phys Med Rehabil 75(5):535, 1994.
139. Coggrave, MJ, and Rose, LS: A specialist seating assessment clinic: Changing pressure relief practice. Spinal Cord 41(12):692, 2003.
140. Rintala, DH, et al: Preventing recurrent pressure ulcers in veterans with spinal cord injury: Impact of a structured education and follow-up intervention. Arch Phys Med Rehabil 89(8):1429, 2008.
141. Griffin, JW, et al: Efficacy of high voltage pulsed current for healing of pressure ulcers in patients with spinal cord injury. Phys Ther 71(6):433, discussion 442, 1991.
142. Adegoke, BO, and Badmos, KA: Acceleration of pressure ulcer

healing in spinal cord injured patients using interrupted direct current. Afr J Med Med Sci 30(3):195, 2001.
143. Hollisaz, MT, Khedmat, H, and Yari, F: A randomized clinical trial comparing hydrocolloid, phenytoin and simple dressings for the treatment of pressure ulcers [ISRCTN33429693]. BMC Dermatol 4(1):18, 2004.
144. Whittle, H, et al: Nursing management of pressure ulcers using a hydrogel dressing protocol: Four case studies. Rehabil Nurs 21(5):239, 1996.
145. Sussman, C, and Bates-Jensen, B: Wound Care: A Collaborative Practice Manual of Health Professionals. Lippincott Williams & Wilkins, Philadelphia, 2007.
146. Bohn, AS, and Peljovich, AE: Upper extremity orthotic and post-surgical management. In Field-Fote, EC (ed): Spinal Cord Injury Rehabilitation. FA Davis, Philadelphia, 2009.
147. Behrman, AL, and Harkema, SJ: Physical rehabilitation as an agent for recovery after spinal cord injury. Phys Med Rehabil Clin North Am 18(2):183, v, 2007.
148. Behrman, A, et al: Assessment of functional improvement without compensation reduces variability of outcome measures after human spinal cord injury. Arch Phys Med Rehabil 93(9):1518, 2012.
149. Barbeau, H, Nadeau, S, and Garneau, C: Physical determinants, emerging concepts, and training approaches in gait of individuals with spinal cord injury. J Neurotrauma 23(3-4):571, 2006.
150. Levin, MF, Kleim, JA, and Wolf, SL: What do motor "recovery" and "compensation" mean in patients following stroke? Neurorehabil Neural Repair 23(4):313, 2009.
151. Harkema, SJ: Neural plasticity after human spinal cord injury: Application of locomotor training to the rehabilitation of walking. Neuroscientist 7(5):455, 2001.
152. Dietz, V, and Harkema, SJ: Locomotor activity in spinal cord-injured persons. J Appl Physiol 96(5):1954, 2004.
153. Harkema, S, Behrman, A, and Barbeau, H: Locomotor Training: Principles and Practice. Oxford University Press, 2011.
154. Harkema, S, et al: Effect of epidural stimulation of the lumbosacral spinal cord on voluntary movement, standing, and assisted stepping after motor complete paraplegia: A case study. Lancet 377(9781):1938, 2011.
155. Field-Fote, EC, and Roach, KE: Influence of a locomotor training approach on walking speed and distance in people with chronic spinal cord injury: A randomized clinical trial. Phys Ther 91(1):48, 2011.
156. Alexeeva, N, et al: Comparison of training methods to improve walking in persons with chronic spinal cord injury: A randomized clinical trial. J Spinal Cord Med 34(4):362–379, 2011.
157. Edgerton, VR, and Harkema, S: Epidural stimulation of the spinal cord in spinal cord injury: Current status and future challenges. Expert Rev Neurother 11(10):1351, 2011.
158. Musienko, P, et al: Multi-system neurorehabilitative strategies to restore motor functions following severe spinal cord injury. Exp Neurol 235(1):100, 2012. (Epub September 7, 2011.)
159. Hol, AT, et al: Reliability and validity of the six-minute arm test for the evaluation of cardiovascular fitness in people with spinal cord injury. Arch Phys Med Rehabil 88(4):489, 2007.
160. Macciocchi, S, et al: Spinal cord injury and co-occurring traumatic brain injury: Assessment and incidence. Arch Phys Med Rehabil 89(7):1350, 2008.
161. Nasreddine, ZS, et al: The Montreal Cognitive Assessment, MoCA: A brief screening tool for mild cognitive impairment. J Am Geriatr Soc 53(4):695, 2005.
162. Folstein, MF, Folstein SE and McHugh PR: "Mini-mental state." A practical method for grading the cognitive state of patients for the clinician. J Psychiatr Res 12(3):189, 1975.
163. Americans with Disabilities Act and Architectural Barriers Act Accessibility Guidelines. United States Access Board, Washington D.C. USA, 2004.
164. Davies, TD, and Lopez, CP: Accessible Home Design: Architectural Solutions for the Wheelchair User. Paralyzed Veterans of American, Washington D.C., 2006.
165. Kirby, RL, et al: The Wheelchair Skills Test (Version 2.4): Measurement properties. Arch Phys Med Rehabil 85(5):794, 2004.
166. Kirby, RL, et al: The Wheelchair Skills Test: A pilot study of a new outcome measure. Arch Phys Med Rehabil 83(1):10, 2002.
167. Lindquist, NJ, et al: Reliability of the performance and safety scores of the Wheelchair Skills Test Version 4.1 for manual wheelchair users. Arch Phys Med Rehabil 91(11):1752, 2010.
168. Kilkens, OJ, et al: The Wheelchair Circuit: Construct validity and responsiveness of a test to assess manual wheelchair mobility in persons with spinal cord injury. Arch Phys Med Rehabil 85(3):424, 2004.
169. Kilkens, OJ, et al: The Wheelchair Circuit: Reliability of a test to assess mobility in persons with spinal cord injuries. Arch Phys Med Rehabil 83(12):1783, 2002.
170. Lynch, SM, Leahy, P, and Barker, SP: Reliability of measurements obtained with a modified functional reach test in subjects with spinal cord injury. Phys Ther 78(2):128, 1998.
171. Berg, KO, et al: Measuring balance in the elderly: Validation of an instrument. Can J Public Health 83(Suppl 2):S7, 1992.
172. Lemay, JF, and Nadeau, S: Standing balance assessment in ASIA D paraplegic and tetraplegic participants: Concurrent validity of the Berg Balance Scale. Spinal Cord 48(3):245, 2010.
173. Wirz, M, Muller, R, and Bastiaenen, C: Falls in persons with spinal cord injury: Validity and reliability of the Berg Balance Scale. Neurorehabil Neural Repair 24(1):70, 2010.
174. The Pathokinesiology Laboratory and The Physical Therapy Department, Ranchos Los Amigos: Observational Gait Analysis. Ranchos Los Amigos National Rehabilitation Center, 2001.
175. Ditunno, JF, Jr., et al: Walking index for spinal cord injury (WISCI): An international multicenter validity and reliability study. Spinal Cord 38(4):234–243, 2000.
176. Ditunno, JF, et al: Validation of the walking index for spinal cord injury in a US and European clinical population. Spinal Cord 46(3):181, 2008.
177. Jackson, AB, et al: Outcome measures for gait and ambulation in the spinal cord injury population. J Spinal Cord Med 31(5):487, 2008.
178. van Hedel, HJ, Wirz, M, and Dietz, V: Assessing walking ability in subjects with spinal cord injury: Validity and reliability of three walking tests. Arch Phys Med Rehabil 86(2):190, 2005.
179. Field-Fote, EC, et al: The Spinal Cord Injury Functional Ambulation Inventory (SCI-FAI). J Rehabil Med 33(4):177, 2001.
180. Lam, T, Noonan, VK, and Eng, JJ: A systematic review of functional ambulation outcome measures in spinal cord injury. Spinal Cord 46(4):246, 2008.
181. van Hedel, HJ: Gait speed in relation to categories of functional ambulation after spinal cord injury. Neurorehabil Neural Repair 23(4):343, 2009.
182. Haas, BM, et al: The inter rater reliability of the original and of the modified Ashworth scale for the assessment of spasticity in patients with spinal cord injury. Spinal Cord 34(9):560, 1996.
183. Adams, MM, Ginis, KA, and Hicks, AL: The Spinal Cord Injury Spasticity Evaluation Tool: Development and evaluation. Arch Phys Med Rehabil 88(9):1185, 2007.
184. Sisto, SA, and Dyson-Hudson, T: Dynamometry testing in spinal cord injury. J Rehabil Res Dev 44(1):123, 2007.
185. Larson, CA, et al: Assessment of postural muscle strength in sitting: Reliability of measures obtained with hand-held dynamometry in individuals with spinal cord injury. J Neurol Phys Ther 34(1):24, 2010.
186. Jensen, MP, et al: Reliability and validity of the International Spinal Cord Injury Basic Pain Data Set items as self-report measures. Spinal Cord 48(3):230, 2010.
187. Curtis, KA, et al: Reliability and validity of the Wheelchair User's Shoulder Pain Index (WUSPI). Paraplegia 33(10):595, 1995.
188. Curtis, KA, et al: Development of the Wheelchair User's Shoulder Pain Index (WUSPI). Paraplegia 33(5):290, 1995.
189. Dodds, TA, et al: A validation of the functional independence measurement and its performance among rehabilitation inpatients. Arch Phys Med Rehabil 74(5):531, 1993.
190. Hamilton, BB, et al: Relation of disability costs to function: Spinal cord injury. Arch Phys Med Rehabil 80(4):385, 1999.
191. Heinemann, AW, et al: Relationships between disability measures and nursing effort during medical rehabilitation for patients with traumatic brain and spinal cord injury. Arch Phys Med Rehabil 78(2):143, 1997.
192. Catz, A, et al: SCIM—Spinal Cord Independence Measure: A new disability scale for patients with spinal cord lesions. Spinal Cord 35(12):850, 1997.
193. Rudhe, C, and van Hedel, HJ: Upper extremity function in persons with tetraplegia: Relationships between strength, capacity, and the spinal cord independence measure. Neurorehabil Neural

Repair 23(5):413, 2009.
194. Dawson, J, Shamley, D, and Jamous, MA: A structured review of outcome measures used for the assessment of rehabilitation interventions for spinal cord injury. Spinal Cord 46(12):768, 2008.
195. Gresham, GE, et al: The Quadriplegia Index of Function (QIF): Sensitivity and reliability demonstrated in a study of thirty quadriplegic patients. Paraplegia 24(1):38, 1986.
196. Yavuz, N, Tezyurek, M, and Akyuz, M: A comparison of two functional tests in quadriplegia: The Quadriplegia Index of Function and the Functional Independence Measure. Spinal Cord 36(12):832, 1998.
197. Marino, RJ, Shea, JA, and Stineman, MG: The Capabilities of Upper Extremity instrument: Reliability and validity of a measure of functional limitation in tetraplegia. Arch Phys Med Rehabil 79(12):1512, 1998.
198. Mulcahey, MJ, Smith, BT, and Betz, RR: Psychometric rigor of the Grasp and Release Test for measuring functional limitation of persons with tetraplegia: A preliminary analysis. J Spinal Cord Med 27(1):41, 2004.
199. Whiteneck, GG, et al: Quantifying handicap: A new measure of long-term rehabilitation outcomes. Arch Phys Med Rehabil 73(6):519, 1992.
200. Fougeyrollas, P, et al: Social consequences of long term impairments and disabilities: Conceptual approach and assessment of handicap. Int J Rehabil Res 21(2):127, 1998.
201. Noreau, L, Fougeyrollas, P, and Vincent, C: The LIFE-H: Assessment of the quality of social participation. Technol Disabil (14):113, 2002.
202. May, LA, and Warren, S: Measuring quality of life of persons with spinal cord injury: External and structural validity. Spinal Cord 40(7):341, 2002.
203. Consortium for Spinal Cord Injury Medicine Clinical Practice Guidelines: Outcomes Following Traumatic Spinal Cord Injury: Clinical Practice Guidelines for Health-Care Professionals. Paralyzed Veterans of American, Washington D.C., 1999.
204. Al-Habib, AF, et al: Clinical predictors of recovery after blunt spinal cord trauma: systematic review. J Neurotrauma 28(8): 1431, 2011.
205. Bombardier, CH, et al: Do preinjury alcohol problems predict poorer rehabilitation progress in persons with spinal cord injury? Arch Phys Med Rehabil 85(9):1488, 2004.
206. Grover, J, Gellman, H, and Waters, RL: The effect of a flexion contracture of the elbow on the ability to transfer in patients who have quadriplegia at the sixth cervical level. J Bone Joint Surg Am 78(9):1397, 1996.
207. Guide to Physical Therapist Practice, Second Edition. American Physical Therapy Association. Phys Ther 81(1):9, 2001.
208. Ditunno, PL, et al: Who wants to walk? Preferences for recovery after SCI: A longitudinal and cross-sectional study. Spinal Cord 46(7):500, 2008.
209. Waters, RL: Functional prognosis of spinal cord injuries. J Spinal Cord Med 19(2):89, 1996.
210. Crozier, KS, et al: Spinal cord injury: Prognosis for ambulation based on sensory examination in patients who are initially motor complete. Arch Phys Med Rehabil 72(2):119, 1991.
211. Burns, SP, et al: Recovery of ambulation in motor-incomplete tetraplegia. Arch Phys Med Rehabil 78(11):1169, 1997.
212. Alander, DH, Parker, J, and Stauffer, ES: Intermediate-term outcome of cervical spinal cord–injured patients older than 50 years of age. Spine 22(11):1189, 1997.
213. Crozier, KS, et al: Spinal cord injury: Prognosis for ambulation based on quadriceps recovery. Paraplegia 30(11):762, 1992.
214. Waters, RL, et al: Prediction of ambulatory performance based on motor scores derived from standards of the American Spinal Injury Association. Arch Phys Med Rehabil 75(7):756, 1994.
215. van Middendorp, JJ, et al: A clinical prediction rule for ambulation outcomes after traumatic spinal cord injury: A longitudinal cohort study. Lancet 377(9770):1004, 2011.
216. Behrman, AL, et al: Locomotor training progression and outcomes after incomplete spinal cord injury. Phys Ther 85(12):1356, 2005.
217. Nyland, J, et al: Preserving transfer independence among individuals with spinal cord injury. Spinal Cord 38(11):649, 2000.
218. Hicks, AL, et al: Long-term exercise training in persons with spinal cord injury: Effects on strength, arm ergometry performance and psychological well-being. Spinal Cord 41(1):34, 2003.
219. Mulroy, SJ, et al: Strengthening and Optimal Movements for Painful Shoulders (STOMPS) in chronic spinal cord injury: A randomized controlled trial. Phys Ther 91(3):305, 2011.
220. Figoni, SF: Spinal cord disabilities: Paraplegia and tetraplegia. In Durstine, JL, and Moore, GE (eds): ACSM's Exercise Management for Persons with Chronic Diseases and Disabilities. American College of Sports Medicine, Champaign, IL, 2003.
221. de Groot, PC, et al: Effect of training intensity on physical capacity, lipid profile and insulin sensitivity in early rehabilitation of spinal cord injured individuals. Spinal Cord 41(12):673, 2003.
222. Davis, G, Plyley, MJ, and Shephard, RJ: Gains of cardiorespiratory fitness with arm-crank training in spinally disabled men. Can J Sport Sci 16(1):64, 1991.
223. Hooker, SP, and Wells, CL: Effects of low- and moderate-intensity training in spinal cord–injured persons. Med Sci Sports Exerc 21(1):18, 1989.
224. Valent, LJ, et al: Effects of hand cycle training on physical capacity in individuals with tetraplegia: A clinical trial. Phys Ther 89(10):1051, 2009.
225. Carvalho, DC, et al: Effect of treadmill gait on bone markers and bone mineral density of quadriplegic subjects. Braz J Med Biol Res 39(10):1357, 2006.
226. Soyupek, F, et al: Effects of body weight supported treadmill training on cardiac and pulmonary functions in the patients with incomplete spinal cord injury. J Back Musculoskelet Rehabil 22(4):213, 2009.
227. Janssen, TW, and Pringle, DD: Effects of modified electrical stimulation–induced leg cycle ergometer training for individuals with spinal cord injury. J Rehabil Research Dev 45(6):819, 2008.
228. Mohr, T, et al: Long-term adaptation to electrically induced cycle training in severe spinal cord injured individuals. Spinal Cord 35(1):1, 1997.
229. Hooker, SP, et al: Physiologic effects of electrical stimulation leg cycle exercise training in spinal cord injured persons. Arch Phys Med Rehabil 73(5):470, 1992.
230. Perry, J, et al: Electromyographic analysis of the shoulder muscles during depression transfers in subjects with low-level paraplegia. Arch Phys Med Rehabil 77(4):350, 1996.
231. Forslund, EB, et al: Transfer from table to wheelchair in men and women with spinal cord injury: Coordination of body movement and arm forces. Spinal Cord 45(1):41, 2007.
232. Fulk, G: Interventions to improve transfers and wheelchair skills. In O'Sullivan, S, and Schmitz, T (eds): Improving Functional Outcomes in Physical Rehabilitation. FA Davis, Philadelphia, 2010.
233. Eng, JJ, et al: Use of prolonged standing for individuals with spinal cord injuries. Phys Ther 81(8):1392, 2001.
234. Mikelberg, R, and Reid, S: Spinal cord lesions and lower extremity bracing: An overview and follow-up study. Paraplegia 19(6):379, 1981.
235. Behrman, AL, and Plummer-D'Amato, P: "What's in a name?" revisited. Phys Ther 88(1):6, 2008.
236. Barbeau, H, and Rossignol, S: Recovery of locomotion after chronic spinalization in the adult cat. Brain Res 412(1):84, 1987.
237. Lovely, RG, et al: Effects of training on the recovery of full-weight-bearing stepping in the adult spinal cat. Exp Neurol 92(2):421, 1986.
238. Edgerton, VR, et al: Use-dependent plasticity in spinal stepping and standing. Adv Neurol (72):233, 1997.
239. Barbeau, H, Wainberg, M, and Finch, L: Description and application of a system for locomotor rehabilitation. Med Biol Eng Comput 25(3):341, 1987.
240. Finch, L, Barbeau, H, and Arsenault, B: Influence of body weight support on normal human gait: Development of a gait retraining strategy. Phys Ther 71(11):842, 1991.
241. Barbeau, H, Danakas, M, and Arsenault, B: The effects of locomotor training in spinal cord injured subjects: A preliminary study. Restor Neurol Neurosci 5(1):81, 1993.
242. Hodgson, JA, et al: Can the mammalian lumbar spinal cord learn a motor task? Med Sci Sports Exerc 26(12):1491, 1994.
243. Edgerton, VR, et al: A physiological basis for the development of rehabilitative strategies for spinally injured patients. J Am Paraplegia Soc 14(4):150, 1991.
244. Visintin, M, and Barbeau, H: The effects of body weight support on the locomotor pattern of spastic paretic patients. Can J Neurol

Sci 16(3):315, 1989.
245. Harkema, SJ, et al: Human lumbosacral spinal cord interprets loading during stepping. J Neurophysiol 77(2):797, 1997.
246. Beres-Jones, JA, and Harkema, SJ: The human spinal cord interprets velocity-dependent afferent input during stepping. Brain 127(pt 10):2232, 2004.
247. Ferris, DP, et al: Muscle activation during unilateral stepping occurs in the nonstepping limb of humans with clinically complete spinal cord injury. Spinal Cord 42(1):14, 2004.
248. Wernig, A, Nanassy, A, and Muller, S: Laufband (treadmill) therapy in incomplete paraplegia and tetraplegia. J Neurotrauma 16(8):719, 1999.
249. Protas, EJ, et al: Supported treadmill ambulation training after spinal cord injury: A pilot study. Arch Phys Med Rehabil 82(6): 825, 2001.
250. Field-Fote, EC, Lindley, SD, and Sherman, AL: Locomotor training approaches for individuals with spinal cord injury: A preliminary report of walking-related outcomes. J Neurol Phys Ther 29(3):127, 2005.
251. Dobkin, B, et al: Weight-supported treadmill vs over-ground training for walking after acute incomplete SCI. Neurology 66(4):484, 2006.
252. Dobkin, B, et al: The evolution of walking-related outcomes over the first 12 weeks of rehabilitation for incomplete traumatic spinal cord injury: The multicenter randomized Spinal Cord Injury Locomotor Trial. Neurorehabil Neural Repair 21(1):25, 2007.
253. Behrman, AL, and Harkema, SJ: Locomotor training after human spinal cord injury: A series of case studies. Phys Ther 80(7):688, 2000.
254. Barbeau, H, et al: Walking after spinal cord injury: Evaluation, treatment, and functional recovery. Arch Phys Med Rehabil 80(2):225, 1999.
255. Field-Fote, EC: Combined use of body weight support, functional electric stimulation, and treadmill training to improve walking ability in individuals with chronic incomplete spinal cord injury. Arch Phys Med Rehabil 82(6):818, 2001.
256. Barbeau, H, et al: The effect of locomotor training combined with functional electrical stimulation in chronic spinal cord injured subjects: Walking and reflex studies. Brain Res Brain Res Rev 40(1-3):274, 2002.
257. Harkema, SJ, et al: Balance and ambulation improvements in individuals with chronic incomplete spinal cord injury using locomotor training-based rehabilitation. Arch Phys Med Rehabil 93(9):1508, 2012.
258. Field-Fote, EC and Tepavac: Improved intralimb coordination in people with incomplete spinal cord injury following training with body weight support and electrical stimulation. Phys Ther 82(7):707, 2002
259. Jayaraman, A, et al: Locomotor training and muscle function after incomplete spinal cord injury: Case series. J Spinal Cord Med 31(2):185, 2008.
260. Musselman, KE, et al: Training of walking skills overground and on the treadmill: Case series on individuals with incomplete spinal cord injury. Phys Ther 89(6):601, 2009.
261. Prosser, LA: Locomotor training within an inpatient rehabilitation program after pediatric incomplete spinal cord injury. Phys Ther 87(9):1224, 2007.
262. Behrman, AL, et al: Locomotor training restores walking in a nonambulatory child with chronic, severe, incomplete cervical spinal cord injury. Phys Ther 88(5):580, 2008.
263. Fox, EJ, et al: Ongoing walking recovery 2 years after locomotor training in a child with severe incomplete spinal cord injury. Phys Ther 90(5):793, 2010.
264. Harkema, SJ, et al: Establishing the NeuroRecovery Network: Multisite rehabilitation centers that provide activity-based therapies and assessments for neurologic disorders. Arch Phys Med Rehabil 93(9):1498, 2012.
265. Dobkin, BH, et al: Methods for a randomized trial of weight-supported treadmill training versus conventional training for walking during inpatient rehabilitation after incomplete traumatic spinal cord injury. Neurorehabil Neural Repair 17(3):153, 2003.
266. Forrest, GF, et al: Neuromotor and musculoskeletal responses to locomotor training for an individual with chronic motor complete AIS-B spinal cord injury. J Spinal Cord Med 31(5): 509, 2008.
267. Manella, KJ, Torres, J, and Field-Fote, EC: Restoration of walking function in an individual with chronic complete (AIS A) spinal cord injury. J Rehabil Med 42(8):795, 2010.
268. Fong, AJ, et al: Recovery of control of posture and locomotion after a spinal cord injury: Solutions staring us in the face. Prog Brain Res (175):393, 2009.
269. Snoek, GJ, et al: Survey of the needs of patients with spinal cord injury: Impact and priority for improvement in hand function in tetraplegics. Spinal Cord 42(9):526, 2004.
270. Beekhuizen, KS, and Field-Fote, EC: Massed practice versus massed practice with stimulation: Effects on upper extremity function and cortical plasticity in individuals with incomplete cervical spinal cord injury. Neurorehabil Neural Repair 19(1): 33, 2005.
271. Hoffman, LR, and Field-Fote, EC: Functional and corticomotor changes in individuals with tetraplegia following unimanual or bimanual massed practice training with somatosensory stimulation: A pilot study. J Neurol Phys Ther 34(4):193, 2010.
272. Morris, DM, Taub, E, and Mark, VW: Constraint-induced movement therapy: Characterizing the intervention protocol. Eura Medicophys 42(3):257, 2006.
273. Beekhuizen, KS, and Field-Fote, EC: Sensory stimulation augments the effects of massed practice training in persons with tetraplegia. Arch Phys Med Rehabil 89(4):602, 2008.
274. Ljungberg, I, et al: Using peer mentoring for people with spinal cord injury to enhance self-efficacy beliefs and prevent medical complications. J Clin Nurs 20(3-4):351, 2011.
275. Cooper, RA, et al: Evaluation of a pushrim-activated, power-assisted wheelchair. Arch Phys Med Rehabil 82(5):702, 2001.
276. Arva, J, et al: Mechanical efficiency and user power requirement with a pushrim activated power assisted wheelchair. Med Eng Phys 23(10):699, 2001.
277. Algood, SD, et al: Impact of a pushrim-activated power-assisted wheelchair on the metabolic demands, stroke frequency, and range of motion among subjects with tetraplegia. Arch Phys Med Rehabil 85(11):1865, 2004.
278. Somers, MF, and Wlodarczyk, S: Use of a pushrim-activated, power-assisted wheelchair enhanced mobility for an individual with cervical 5/6 tetraplegia. Neurol Rep 27:22, 2001.
279. Hastings, JD: Seating assessment and planning. Phys Med Rehabil Clin North Am 11(1):183, 2000.
280. Hastings, JD, Fanucchi, ER, and Burns, SP: Wheelchair configuration and postural alignment in persons with spinal cord injury. Arch Phys Med Rehabil 84(4):528, 2003.
281. Hastings, JD, and Betz, KL: Seating and wheelchair prescription. In Field-Fote, EC (ed): Spinal Cord Injury Rehabilitation. FA Davis, Philadelphia, 2009.
282. MacPhee, AH, et al: Wheelchair skills training program: A randomized clinical trial of wheelchair users undergoing initial rehabilitation. Arch Phys Med Rehabil 85(1):41, 2004.
283. Best, KL, et al: Wheelchair skills training for community-based manual wheelchair users: A randomized controlled trial. Arch Phys Med Rehabil 86(12):2316, 2005.
284. Coolen, AL, et al: Wheelchair skills training program for clinicians: A randomized controlled trial with occupational therapy students. Arch Phys Med Rehabil 85(7):1160, 2004.
285. Kirby, RL, et al: The manual wheelchair-handling skills of caregivers and the effect of training. Arch Phys Med Rehabil 85(12):2011–2019, 2004.
286. Mushahwar, VK, et al: New functional electrical stimulation approaches to standing and walking. J Neural Eng 4(3):S181, 2007.
287. Dutta, A, Kobetic, R, and Triolo, RJ: Gait initiation with electromyographically triggered electrical stimulation in people with partial paralysis. J Biomech Eng 131(8):812, 2009.
288. Johnston, TE, et al: Implanted functional electrical stimulation: An alternative for standing and walking in pediatric spinal cord injury. Spinal Cord 41(3):144, 2003.
289. Kilgore, KL, et al: An implanted upper-extremity neuroprosthesis using myoelectric control. J Hand Surg Am 33(4):539, 2008.
290. DiMarco, AF, Takaoka, Y, and Kowalski, KE: Combined intercostal and diaphragm pacing to provide artificial ventilation in patients with tetraplegia. Arch Phys Med Rehabil 86(6):1200, 2005.
291. Kutzenberger, J, Domurath, B, and Sauerwein, D: Spastic bladder and spinal cord injury: Seventeen years of experience with sacral deafferentation and implantation of an anterior root stimulator. Artif Organs 29(3):239, 2005.

292. Jezernik, S, et al: Electrical stimulation for the treatment of bladder dysfunction: Current status and future possibilities. Neurol Res 24(5):413, 2002.
293. Shih, JJ, Krusienski, DJ, and Wolpaw, JR: Brain-computer interfaces in medicine. Mayo Clin Proc, 2012.
294. Machado, S, et al: EEG-based brain-computer interfaces: An overview of basic concepts and clinical applications in neurorehabilitation. Rev Neurosci 21(6):451, 2010.
295. Mason, SG, et al: Real-time control of a video game with a direct brain-computer interface. J Clin Neurophysiol 21(6):404, 2004.
296. McFarland, DJ, et al: Emulation of computer mouse control with a noninvasive brain-computer interface. J Neural Eng 5(2):101, 2008.
297. Millan, JD, et al: Combining brain-computer interfaces and assistive technologies: State-of-the-art and challenges. Front Neurosci 4:2010.
298. Tefertiller, C, et al: Efficacy of rehabilitation robotics for walking training in neurological disorders: A review. J Rehabil Res Dev 48(4):387, 2011.
299. Ferris, DP: The exoskeletons are here. J Neuroeng Rehabil 6:17, 2009.

患者、家庭和医生的网络资源

附录 20.A

脊髓损伤信息网
www.spinalcord.uab.edu
瘫痪基金
www.christopherreeve.org/index.cfm
脊髓损伤系统宣传模范中心
www.mscisdisseminationcenter.org
轮椅网
www.wheelchairnet.org
轮椅技巧训练
www.wheelchairskillsprogram.ca
残疾资源
www.disabilityresources.org
国家独立生活委员会
www.ncil.org
瘫痪退伍军人学会
www.pva.org
美国脊髓损伤学会
www.asia-spinalinjury.org
国家脊髓损伤学会
www.spinalcord.org
神经技术网络
www.neurotechnetwork.org
Think First
www.thinkfirst.org
Sports'n Spokes
www.pvamagazines.com/sns
New Mobility
www.newmobility.com
Shake-A-Leg
www.shakealeg.org
The Cleveland Center
http://fescenter.case.edu
瘫痪治疗的迈阿密计划
www.miamiproject.miami.edu
残疾信息和资源
www.makoa.org
脊髓损伤康复循证证据
www.scireproject.com
康复评估措施数据库
www.rehabmeasures.org
脊髓损伤和其他神经疾病患者物理治疗锻炼
www.physiotherapyexercises.com

(许光旭　蔡可书　胡筱蓉　译)

第 21 章 前庭功能障碍

Michael C. Schubert, PT, PhD

学习目标

1. 鉴别前庭功能障碍症状和眩晕、头晕、平衡失调等症状及其病理区别；
2. 通过对前庭功能障碍的患者进行详细检查以明确诊断、预后和治疗计划；
3. 能够对临床病例的检查结果进行分析、解释，根据临床问题选择适当的治疗方法；
4. 为前庭功能障碍的患者选择合适的康复治疗手段。

章节大纲

在临床工作中，物理治疗师常会遇到患有前庭功能障碍的患者。全美头晕的发病率为 5.5%，每年影响到 150 万人[1]。根据人群年龄、性别和主诉的差异，头晕的发生率在 1%~35% 之间[2~6]。头晕是成人最常见的主诉之一，并且随年龄增长更为多见[7~8]。针对急诊就诊患者的一项断面研究指出，耳科 / 前庭相关疾病占头晕病因的 32%[9]。患者的头晕症状所带来的不便会降低他们的生活质量[10~12]。而且据报道首诊诉头晕的患者，其中 70% 在两周后的随访时症状均未见改善，63% 的持续性头晕的患者症状会反复发作超过 3 个月[13]。

Cawthorne[14]和 Cooksey[15]首先提出建议，对头晕和眩晕患者进行锻炼。但是，也只有在过去 20 年间，随着我们对前庭功能和相关障碍的认识，康复治疗方法才发生深刻的变化。一旦确诊前庭通路受累，运动限制被最小化，就可以预防疾病的进展。循证依据表明针对患者进行个体化的前庭康复可获取更好的结局。

由于外周前庭系统疾病是引起患者症状与体征最为常见的原因，因此，本章重点介绍外周前庭系统，但是物理治疗师也必须能够识别中枢前庭障碍的症状与体征。通过对前庭系统复杂性、前庭功能检查手段的学习，读者将能够鉴别前庭系统的疾病，开始制定有效的康复策略。

解剖

外周前庭系统

外周前庭系统的三个主要功能是：①在头部活动的情况下稳定视网膜中央凹上的视觉成像使视野清晰；②维持姿势稳定，尤其是在头部活动的情况下；③提供空间定向的信息。

半规管

前庭膜迷路位于颞骨岩部后（颅底蝶骨和枕骨之间）。每个迷路均包含了可检测头部加速度的五个神经结构：三个半规管和两个耳石器官（图 21.1）。三个半规管（SCCs）（水平半规管、后（下）半规管和前（上）半规管）

感受角加速度且互相垂直。双侧半规管以共面形式对齐，其中两侧的水平半规管共面，一侧的前半规管和对侧的后半规管共面。水平半规管的前半部与外耳道外眦所在平面呈 30° 角上斜。前后半规管与水平半规管平面分别呈 90° 和 92° 角[16]。头部转动的角度不同会以不同程度刺激各个半规管[17]。

半规管内充满内淋巴液，其密度稍高于水。内淋巴液随着头部转动在各个半规管间自由流动。半规管在一端扩张形成壶腹。壶腹内有壶腹帽，壶腹帽为一层胶状屏障，内含有毛细胞（图 21.2）。毛细胞的动纤毛（机械传感纤毛，可感受运动）

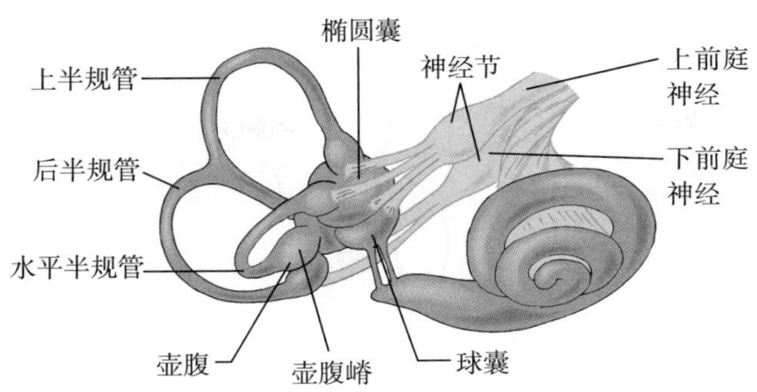

图 21.1　前庭迷路的解剖。解剖结构包括了椭圆囊、球囊、前半规管、后半规管和水平半规管。三个半规管互相垂直。需要注意前半规管、水平半规管和椭圆囊均受前半规管神经支配。后半规管和球囊受后半规管神经支配。前庭神经的细胞体位于 Scarpa's 神经节。还要注意半规管一端扩张形成壶腹

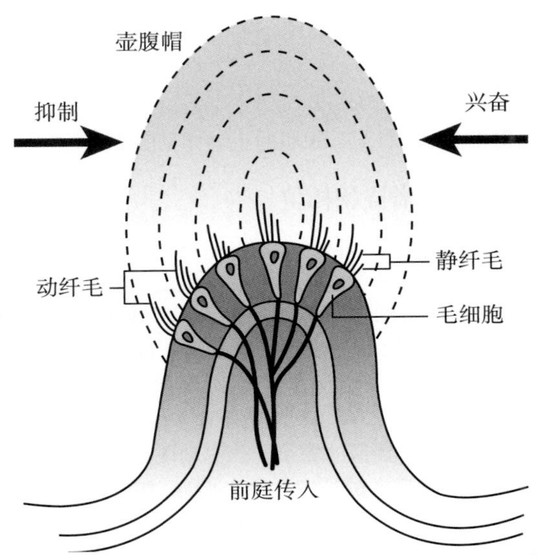

图 21.2　壶腹帽是一个有弹性的胶状屏障。壶腹嵴包含了动纤毛和静纤毛毛细胞。毛细胞通过壶腹帽的偏斜产生动作电位。静纤毛朝向动纤毛的偏斜引起毛细胞兴奋,静纤毛逆向动纤毛的偏斜引起毛细胞抑制

和静纤毛(机械传感细胞器)位于壶腹嵴(转动运动的感觉器官)。内淋巴液流动引起静纤毛摆动通过改变毛细胞膜电位从而引起毛细胞传导通路的开放或关闭。每个毛细胞中的静纤毛向动纤毛方向偏斜可引起胞膜兴奋(去极化),而远离动纤毛方向的偏斜则会引起抑制作用(超极化)。

每个半规管与其共面的对侧半规管产生协同作用,感受这一平面的动态推拉(push-pulldynamic)。例如:头转右时,右侧水平半规管的毛细胞兴奋,同时左侧水平半规管的毛细胞被抑制。大脑通过对比来自同一平面双侧的前庭传入信号判断头部转动的方向。

耳石器官

椭圆囊和球囊组成了膜迷路的耳石器官,可感受线性加速和静态的头部倾斜运动。毛细胞存在于胶状物质之中,其上有一碳酸钙结晶结构(耳石),这一结构为耳石器官提供一个惯性质量(图 21.3)。和半规管类似,静纤毛朝向动纤毛的偏斜引起毛细胞兴奋,而逆向的偏斜引起毛细胞抑制。水平方向的线性加速和静态的头部倾斜引起椭圆囊兴奋,垂直方向的线性加速引起球囊兴奋。

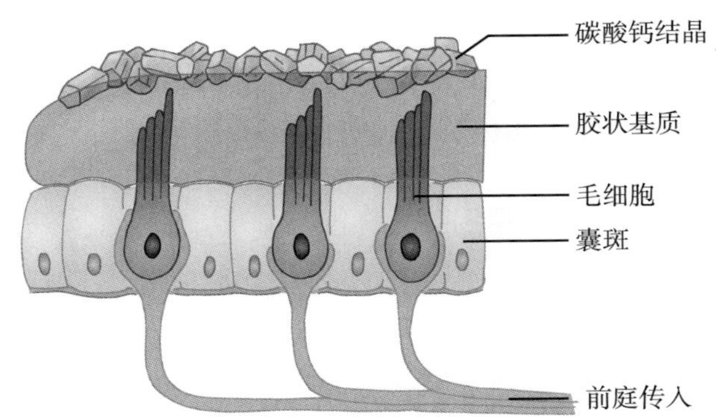

图 21.3　耳石是位于胶状基质内的碳酸钙结晶,可提供惯性质量。线性加速是胶状基质产生移动,使静纤毛发生不同方向的偏斜从而产生前庭兴奋或抑制性传入

中枢前庭系统

脑干是很多前庭反射的初级控制中枢。利用示踪技术对轴突投射的走行进行研究证实前庭神经核和脑干网状系统、丘脑和小脑之间有广泛的连接[19-21](图 21.4)。此外,前庭通

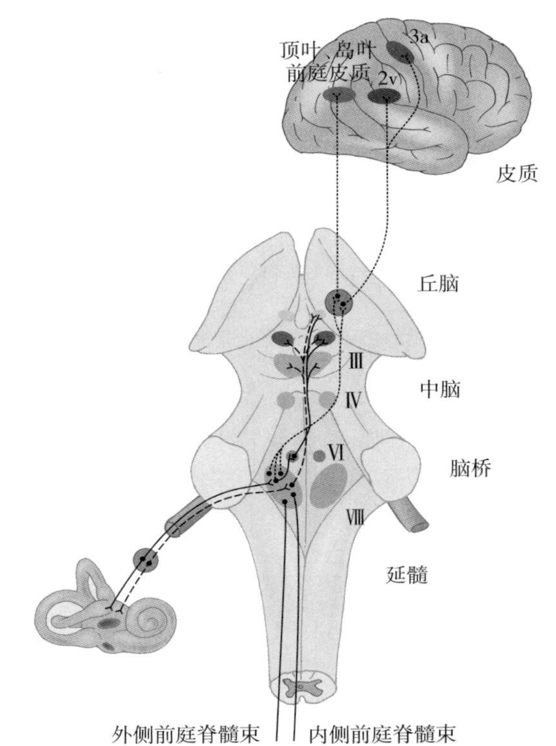

图 21.4　半规管和耳石器官的感觉传入前庭神经核,冲动到达动眼神经核(颅神经Ⅲ,Ⅳ,Ⅵ)介导了前庭动眼反射。前庭的传入冲动通过内侧和外侧前庭脊髓束(MVST,LVST)以产生维持机体觉醒以及头和身体的空间知觉,姿势控制等作用

路的终点位于一个独特的皮质区域，初步研究表明前庭皮质位于顶叶和岛叶连接处[22~24]。近期的人体研究使用功能磁共振(fMRI)的手段进一步证实了顶叶和岛叶区域是处理前庭传入信息的中枢[25]。前庭系统和前庭皮质、丘脑和脑干网状结构之间存在的联系使其能够对机体的觉醒和意识产生影响，同时也可以区分来自自身和外在环境的运动[26,27]。前庭系统和小脑的联系可以产生校准前庭动眼反射的作用，从而在头部运动时稳定视网膜上的图像，同时还可以在静态和动态活动的情况下稳定姿势以及协调肢体的运动。

生理和运动控制

前庭神经生理的基础知识对于理解前庭功能障碍的症状和体征十分重要。前庭系统重要的基本原理包括：紧张性发放率(tonic firing rate)、前庭动眼反射、推拉机制、抑制阻断以及速度储存系统。

紧张性发放率

在静息状态下，正常的前庭系统的初级前庭传入冲动发放率约为70~100次/秒[28~29]。高频率的冲动发放意味着双侧前庭系统能够通过兴奋和抑制来感受头部运动。在头部旋转运动时，同侧前庭传入神经和同侧的前庭中枢神经元兴奋[28]。头部旋转运动也会引起对侧前庭迷路的传入及其投射的前庭中枢神经元受到抑制。

前庭动眼反射

前庭动眼反射可以在头部快速运动时保持视网膜中央凹上的影像保持稳定。要做到这一点，前庭动眼反射必须产生快速代偿性的与头部运动方向相反的眼球运动。前庭动眼反射通过中枢前庭通路简单的连接方式产生这一作用。神经通路控制前庭动眼反射的基本模式可归纳为三个基本的神经反射弧。

- 来自前半规管神经突触的初级前庭传入到达同侧的前庭神经核。
- 接受同侧迷路传入的次级前庭神经元的交叉兴奋对侧动眼神经核。
- 对侧动眼神经核的运动神经元通过神经肌肉接头的突触分别兴奋同侧上直肌和对侧的下斜肌(图21.5)。

双侧半规管均有以上的神经连接模式，眼肌可接受到双侧的反射支配(表21.1)。眼肌的止端详见图21.6。

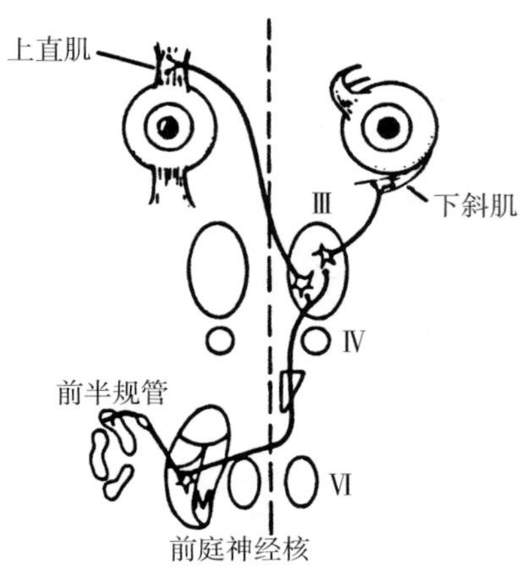

图21.5 传入冲动从前半规管(Ant scc)到达前庭神经核(Vnu)。传入信号继续到达对侧动眼神经核(Ⅲ)，之后通过运动神经元的突触兴奋同侧上直肌使眼球向上，兴奋对侧下斜肌使眼球转向外上方。图中也标示了动眼神经核Ⅳ和Ⅵ

前庭动眼反射增益和相位

通常头部向一个方向转的时候眼球会以相同速度向反方向运动。眼球运动速度和头部转动速度之间的关系被称为增益(前庭动眼反射增益)(眼球速度/头部速度=-1)。例如：当头部向下运动时，前半规管受到刺激。前半规管的传入冲动将使得双侧眼球以相反方向运动，即向上(表21.5)。前庭动眼反射相位是第二个用来判断前庭系统功能的方法，它代表眼球和头部位移幅值的关系。前庭动眼反射相位代表一个头和眼球等距离反向的位置关系。因而，如果头向右侧移动10°，眼球相应向左侧位移10°。当头和眼球位置反向等距时，这个指标被描述为无相位位移。值得注意的是前庭动眼反射相位不等同于前庭动眼反射增益，后者描述头部和眼球运动速度之间的区别。

在动眼运动功能正常的个体中，当头部运动速度低于60度/秒时，眼球以缓慢追踪机制稳定注视(缓慢地持续地活动眼球以追踪活动的目标物体以维持视网膜中央凹的移动图像)[30]。如头部运动速度高于60度/秒，眼球运动则会受到前庭系统的支配(以与头部运动相反的方向)，维持目光落在

表21.1 半规管的兴奋性传入冲动的激活模式

初级传入	次级神经元[a]	眼外运动神经元		肌肉
水平半规管(左侧)	内侧前庭神经核	左侧动眼神经核[b]	→	左侧内直肌
		右侧外展神经核	→	右侧外直肌
后半规管(左侧)	内侧前庭神经核	右侧滑车神经核	→	左侧上斜肌
		右侧动眼神经核	→	右侧下直肌
前半规管(左侧)	外侧前庭神经核	右侧动眼神经核	→	左侧上直肌
			→	右侧下斜肌

a. 上行的次级神经元在内侧纵束内走行

b. 水平半规管的次级神经元也走行于Dieters的上升支中

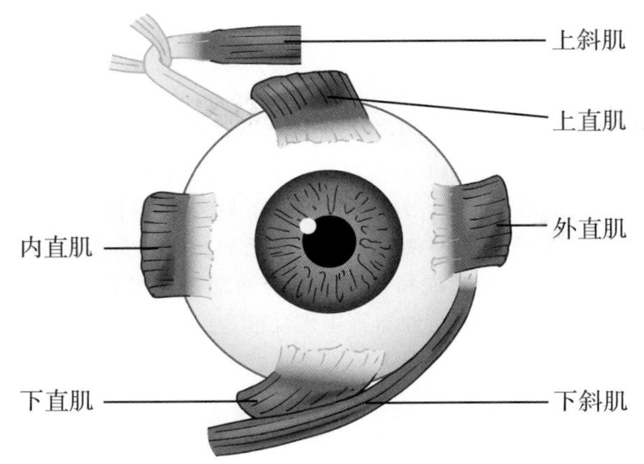

图 21.6　左眼的肌肉止端。六条眼外肌止于巩膜，可考虑补偿性配对。内直肌和外直肌水平方向旋转眼球。上直肌和下直肌垂直方向旋转眼球。上斜肌和下斜肌扭转眼球，并产生少量垂直方向位移。通常扭转运动和眼球的上极相关联。上斜肌将眼球向下向鼻侧扭转，下斜肌将眼球向上向颞侧扭转。上斜肌走行穿过连接于眶壁前上内侧的纤维滑车

目标物体上[31]。前庭动眼反射在头部转速高达 350~400 度 / 秒时发挥作用[32]。

推 - 拉机制

通过对比双侧前庭系统的传入信号，大脑可以感受到头部的运动并判断出运动的方向。如前所属，每个半规管均以共面形式发挥作用，左侧水平半规管冲动发放率降低时右侧水平半规管的冲动发放率会上升，这一现象被称为推拉机制（push-pull mechanism）（图 21.7）。接收到传入冲动的大脑会识别双侧信号的差异，解释运动性质及方向。对于运动的错误解释会影响凝视稳定、姿势稳定及运动知觉。

抑制切断

在头部旋转时，同侧的前庭传入冲动发放率可达 400 次 / 秒[32]。同时对侧前庭迷路产生同步去极化（冲动发放率自发降低）。然而对侧前庭迷路毛细胞的抑制最低仅能将发放率降低到 0，此时抑制会被切断（抑制切断）。对于同侧快速的头部转动，当转动速度高于对侧抑制切断的临界速度时，对侧前庭将无法产生传入冲动。因而，产生毛细胞超极化的头部转动速度范围为 70~100 度 / 秒。例如：如果前庭传入的紧张性发放率为 80 次 / 秒，此时头部以 120 度 / 秒的速度向右转动，那么前庭传入的发放率将达到 200 次 / 秒（紧张发放率 + 转动速度）。相反，左侧前庭传入的发放率将降到 0，而不是 -40 次 / 秒。这一现象限制了运动对侧前庭对头部转速的识别力。（通常认为头部转速和前庭神经冲动发放率之间比例为 1∶1。）因为静息状态冲动传入频率平均为 70~100 次 / 分，抑制阻断比兴奋饱和更容易出现。

速度储存系统

壶腹帽的运动所产生的传入信号很短暂，仅在其发生偏斜时存在[33]。但是由于内侧前庭神经核回路的作用，其影响

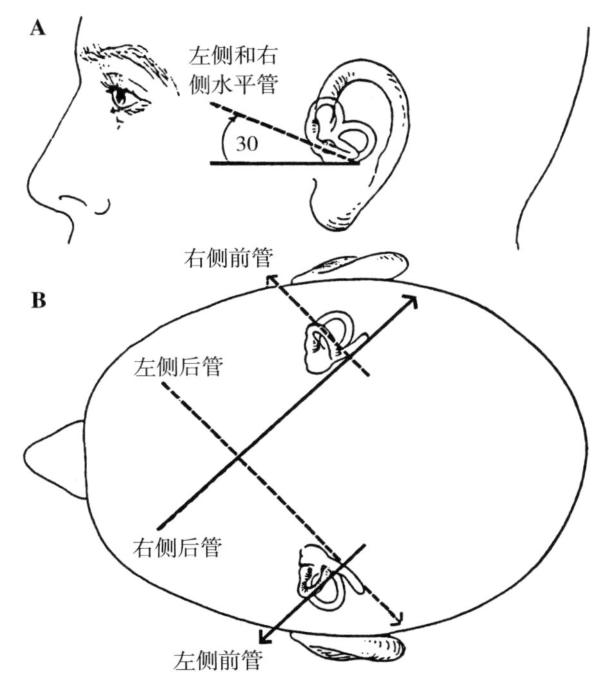

图 21.7　**（A）**水平半规管（HC）原位取向，头部中位对齐。**（B）**半规管（同侧前部和对侧后部，每个水平）成对工作。箭头表示单个 SCC 刺激的角度间距方向，虚线和连线表示每个 SCC 具有同样相对的 SCC，其对头部的相反的角间距方向敏感。例如，左侧前管（左 AC）与右侧后管（右 PC）配对共同识别，作为左前右后（LARP）平面。

是持续的，在前庭功能正常的个体中可超过 10 秒。通常认为持续前庭传入的意义在于帮助大脑能够检测到低频的头部转动。

物理治疗检查

病史和系统回顾

对诉有头晕和失衡的患者，物理治疗师通过检查难以区分潜在的原因。完善的病史和系统回顾是这一步骤中重要的组成部分。询问病史的关键点包括症状、持续时间以及在什么情况下会出现这些症状。

症状的鉴别

许多患者和临床医生使用泛指的头晕一词来描述头部眩晕或是感觉到快要跌倒的模糊感觉。这一术语给人的印象会影响临床决定。使用头晕一词必须要知道患者具体的感觉是什么。大多数人的头晕主诉可能来自于眩晕感、头部发轻、身体平衡障碍或振动幻觉（头部运动时视野内物体发生移动）。通常来讲，头晕是旋转的感觉或可能跌倒的感觉。最好指导患者能够使用除头晕外更为精确的术语来描述自己的症状，帮助临床医生选择更为直接的治疗方法。

眩晕指一种运动错觉。许多患者误用了眩晕一词，因此临床医生必须告知患者眩晕的真正含义和真实感受。患者会

描述他们感觉到外界环境发生移动(旋转)。眩晕多为发作性症状,提示前庭通路的一个或多个部位发生了病变。最常见于单侧前庭功能低下的急性期,也可见于耳石移位(良性发作性位置性眩晕)及影响到外周前庭神经元进入脑干区域或前庭神经核所在脑干区域的单侧脑干损伤。

头部轻飘飘的感觉通常用于描述即将出现晕倒,通常由低血压,低血糖或焦虑等非前庭源性因素所致[34]。头部轻飘飘的感觉要比眩晕这一主诉更为模糊、定位不清。

平衡失调是指失去平衡的感觉。急性和慢性前庭系统受损会产生平衡失调。然而,这一症状常会来自于非前庭源性因素,如躯体感觉下降或下肢肌力弱(表 21.2)。

表 21.2 症状及可能的原因

症状	可能的原因
眩晕	良性发作性位置性眩晕,单侧前庭功能低下,影响到前庭神经核的单侧中枢损伤
头部轻飘飘的感觉	直立性低血压,低血糖,焦虑,惊恐症
平衡失调	双侧前庭功能低下,慢性单侧前庭功能低下,下肢感觉缺失,脑干、前庭中枢损伤,小脑和运动通路损伤

振动幻觉指感觉视野范围内静止的物体发生运动。当前庭功能低下时,由于头部运动时前庭系统未能使眼球运动速度起到代偿作用可以出现振动幻觉,这一功能不足引起视网膜中央凹上的影像移动,视觉灵敏度下降。不同前庭功能低下的患者之间视野不稳定的严重程度不一[35~38]。

症状持续时间和发作的情境

物理治疗师必须判断患者近期何时出现眩晕、头部轻飘飘、平衡失调或振动幻觉的症状,症状是否为持续性或发作性。如果症状为发作性,必须知道发作的持续时间为几秒、几分钟或是数小时。例如:持续几秒到几分钟的眩晕多为良性发作性位置性眩晕。持续数分钟到数小时的眩晕可能为梅尼埃氏病。持续数天的眩晕可能为前庭神经元炎或偏头痛相关性头晕。

物理治疗师还要判断患者在什么情境下出现症状。辨别患者在何种特定的运动、体位或休息状态下出现症状至关重要。例如:患者是否对乘车敏感或者患者是否在头转向某一特定位置时感觉眩晕?

检查和方法

视觉模拟评分

使用视觉模拟量表(VAS)是一种对眩晕、头部发轻、平衡失调和振动幻觉等症状客观程度评价的科学有效的方法[39,40]。对患者进行提问(例如:您的症状有多重?)并让其在一个10cm长的线上做出相应标记以示症状的严重程度(线端标示从无症状到最严重)。临床医生通过测量标记点到起点的距离来获得一个量化的数值。

眩晕障碍量表

眩晕障碍量表(Dizziness Handicap Inventory,DHI)是用来评估前庭功能障碍引起患者自觉功能障碍的常用工具(表 21.3)[41]它的重测信度高(r=0.97)、内部一致性信度良好(r=0.89)。患者要回答 25 个问题,分别属于功能、情绪和身体三个亚组。这一量表将患者对平衡失调的感知及症状对日常生活的影响进行量化。客观受损和生理的改善通常并不相关;[42,43]因而除了前庭功能外的其他器官生理功能也会对客观受损的程度造成影响。

功能残疾量表

前庭康复疗效问卷用于评估前庭物理治疗的疗效,包括了其他类似评估方法中没有的与回避行为相关的问题[44]。前庭康复效果问卷内包括 4 个亚量表:头晕、焦虑、运动诱发头晕和生活质量,共有 22 个问题,每个问题有 7 个文字描述的不同选项。该量表重测信度高(r=0.92),和眩晕障碍量表的相关性中等(0.59)。

表 21.3 眩晕障碍量表三个亚组的问题举例

身体相关
向上看会加重症状吗? 在超市走道向下走会加重症状吗? 更剧烈的活动如体育运动、跳舞或做家务(如扫地、收拾餐桌)会加重症状吗? 弯腰会加重症状吗?
情绪相关
会因为您的症状感到挫败感吗? 因为您的症状,如果没有人陪着您就害怕离开家吗? 您的症状会给您和您家人、朋友间的关系带来压力吗? 因为您的症状,您会害怕独自呆在家里吗?
功能相关
因为您的症状,是否限制了您的商务出行或旅游? 因为您的症状,您上下床是否有困难? 您的症状是否会明显限制到了您的社会活动,如出门吃饭、看电影、跳舞或参加聚会? 因为您的症状,您在黑暗中行走是否有困难?

对患者进行如下解释:这些问题的目的在于判断您目前由于头晕症状所引起的困扰。请对每个问题回答"是"、"否"或"偶尔",注意仅针对头晕或平衡问题带来的影响进行回答。

运动敏感系数

运动敏感系数(Motion Sensitivity Quotient)是关于个体对动作姿势的敏感性的客观评分[45]。检查过程要求患者采取结合了头部和整个身体运动的各种姿势来判断这些动作姿势是否会带来头晕症状(图 21.8)。如果患者觉得在某个姿势下症状加重,那么他要对此时的症状程度进行评分,其中 1 分为轻度，5 分为严重。症状的持续时间也要进行评分(0~3 之间，0~4 秒 =0；5~10 秒 =1；11~30 秒 =2；>30 秒 =3)。之后将症状的程度和持续时间进行加和得到总分。将诱发症状加重的姿势的数目和症状分数总分相乘后乘以 100 再除以 2048 就得到运动敏感系数。结果为 0 表示没有症状，为 100 表示所有姿势下均有严重的头晕症状。

眼动的检查

由于内耳前庭传入感受器和前庭动眼反射所致眼动之间的直接关系。眼动的检查对于诊断和定位前庭病变至关重要。关键的检查包括眼震、头脉冲试验(在头部高加速度下检查前庭动眼反射)、摇头眼震试验、姿势试验和视觉灵敏度检查。

眼震的观察

眼震是用来判定大多数外周和中枢前庭损伤的基本标志。作为一种不自主的眼球运动，眼震包括了快相和慢相运动，眼震的方向根据快相运动的方向而定。对于单侧前庭损伤的患者，慢相运动是由于一侧前庭系统相对兴奋引起。快相运动由脑干内脑桥旁网状结构支配，将眼球复位到眼眶正中。例如：在左向的眼震中，眼球缓慢的向右侧运动(前庭动眼反射)后快速向左复位(快相运动)。因而，快相运动的反方向提示冲动发放率下降的一侧前庭系统(可能为功能低下)。

自发性眼震最常见于急性单侧前庭系统损伤的情况。由于健康侧和功能下降 / 缺损侧的前庭功能不对称，这一类型的眼震在静息下也可发作。大脑可以接收到不对称的传入信息，更多地被功能相对更为活跃的一侧前庭系统所激活(如健侧)。自发性眼震在光线下发作持续时间长短不一，多者可持续 3~7 天，偶可长达 2 月[46,47]。而黑暗中发作的自发性眼震持续常见于多出现一侧前庭功能缺失后。一旦两侧前庭冲动发放率恢复对称，那么无论何时发作的自发性眼震均将消失[48]。

在光线下如患者盯住一个物体将可使前庭源性的眼震被抑制[49]。因而在检查自发性眼震的时候应在患者看不到的情况下进行，这一检查可以通过 Frenzel 透镜或红外相机系统完成。Frenzel 透镜看似一个大的护目镜，有多个放大透镜，可以使临床医生在患者没有盯住一个物体的情况下观察患者的自发性眼震。红外相机可以在完全黑暗的环境中使用红外光为眼球照明。

姓名：________________ 年龄：________ 性别：________ 日期：________

基线症状	程度	持续时间	总分
1. 坐位转为仰卧位			
2. 仰卧位转为左侧卧位			
3. 仰卧位转为右侧卧位			
4. 仰卧位转为坐位			
5. 左侧 Hallpike-Dix 体位			
6. 从上一体位恢复			
7. 右侧 Hallpike-Dix 体位			
8. 从上一体位恢复			
9. 坐位：鼻子朝向左膝			
10. 从上一体位回到正常坐位			
11. 坐位：鼻子朝向右膝			
12. 从上一体位回到正常坐位			
13. 坐位：头部旋转 5 次			
14. 坐位：头部屈伸 5 次			
15. 站位：左转 180°			
16. 站位：右转 180°			

程度：0~5 分(0= 没有症状；5= 程度最重)
持续时间：0~3 分(0~4 秒 =0；5~10 秒 =1；11~30 秒 =2；>30 秒 =3)

$$\text{运动敏感系数：}=\frac{\text{激发姿势数量}\times\text{分数}\times 100}{2048}=\underline{\qquad\quad}\text{总分}$$

注意：运动敏感系数为 0 表示没有症状；100 表示在所有姿势下均出现了严重的症状

图 21.8 运动敏感系数

头脉冲试验(在头部高加速度下检查前庭动眼反射)

头脉冲试验(head impulse test,HIT)是临床广泛使用的用于检测半规管功能的方法[50~54]。在检查前物理治疗师首先要确定患者的颈部运动范围并告知为何要让头部快速运动。开始时首先让患者盯住一个近距离的目标(如治疗师的鼻子)。检查水平半规管时,头要屈曲 30°。嘱患者双眼盯住固定的目标,小幅度(5°~15°)转头,中等速度(200 度 / 秒),高加速度(3000~4000 度 / 秒),转动方向不限(图 21.9 和图 21.10)。当前庭动眼反射正常时,眼球和头部以相反方向运动,目光会定在一个目标上。如果患者存在前庭功能受损,前庭动眼反射所引起眼球转动速度无法赶上头部转动的速度,故目光无法固定,这时患者会有矫正性的眼动来看到目标物体。在头脉冲试验中出现的矫正性**眼动**提示存在前庭功能低下,它的出现是由于受损侧(患者存在单侧前庭功能低下)的前庭传入和中枢前庭神经元受到抑制,相比兴奋侧,受损侧对于头部运动的幅值的解码能力较为低下。如患者患有单侧前庭外周受损或前庭中枢神经元病变,在头部转向患侧时则无法保持凝视稳定。双侧前庭功能缺失的患者在双侧头脉冲试验中均会出现矫正性眼动。对于切除手术后,如迷路切除术后引起前庭迷路功能完全缺失的患者,头脉冲试验是一种敏感的检查手段[50,53~55]。对于前庭迷路功能不完全性缺失的患者,这项检查敏感程度相对偏低[56~59]。

摇头眼震试验

摇头眼震试验(head-shaking induced nystagmus,HSN)可用于诊断单侧外周前庭功能障碍。在检查过程中视野需被遮挡,嘱患者合上双眼。临床医生协助患者头向前屈 30°,随后以每秒 2 次(2Hz)的速度快速在水平方向摇动头部共 20 圈,摇头停止后患者睁眼让医生检查眼震情况。前庭功能正常的被检查者不会出现眼震;如果双侧前庭外周向中枢的传入不对称,摇头眼震试验可能为阳性。患有单侧前庭功能低下的患者会表现为水平方向眼震,快相运动方向朝向健侧,慢相运动方向朝向患侧。双侧前庭功能完全缺失的患者不会出现眼震,因为双侧前庭均没有传入,也就不存在不对称的紧张性冲动发放率。水平和垂直方向的摇头后均出现垂直方向眼震提示存在中枢病变。

姿势试验

姿势试验用于检查是否出现了**良性发作性姿势性眩晕**(benign paroxysmal positional vertigo, BPPV),多由于耳石移位

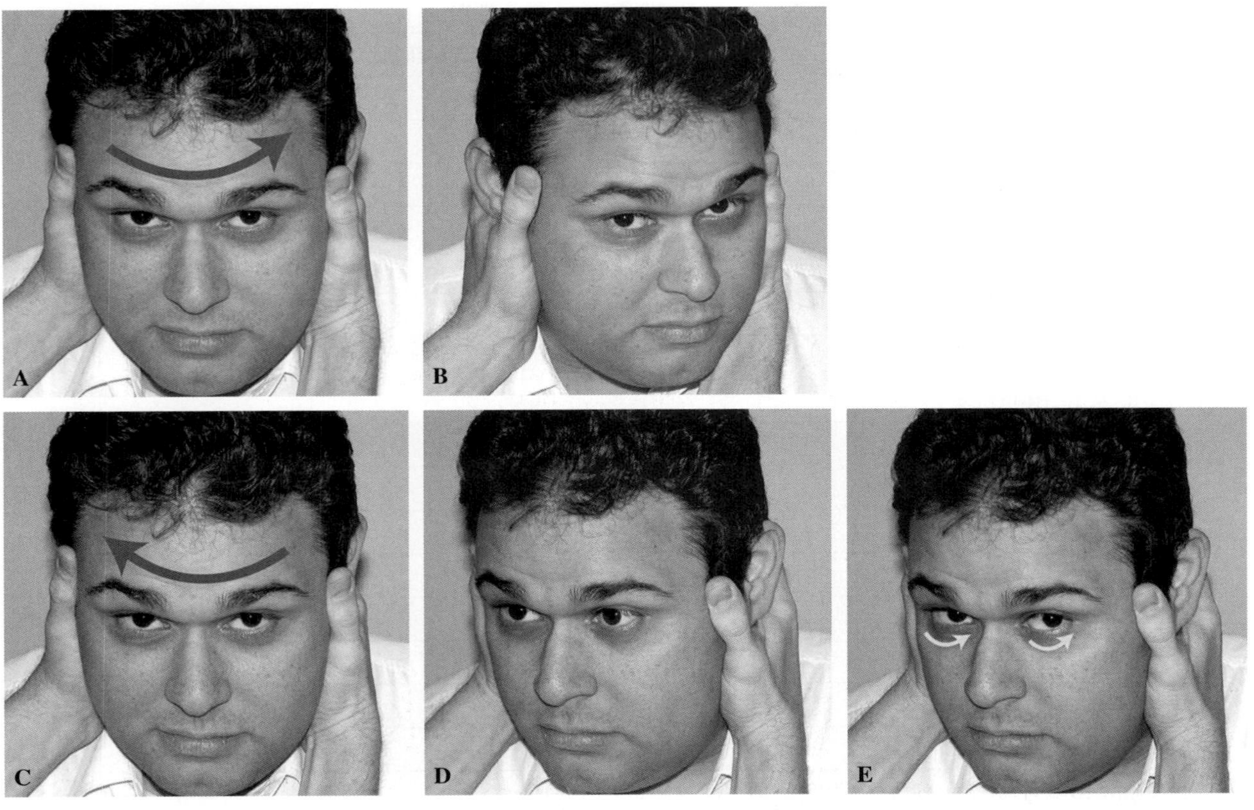

图 21.9 水平半规管的向左转头的头脉冲试验正常(**A**,**B**),向右转头的头脉冲试验异常(**C-E**)。检查者对患者进行头脉冲试验,箭头表示头部转动的方向。(**A**)首先将被检查者的头置于颈屈位,双目会聚焦在目标物体上;(**B**)停止转头后,双眼依然盯住目标物体,无矫正性眼动出现。**A** 和 **B** 图中被检查者的双眼在试验过程中持续盯住检查者的鼻尖;(**C**)首先将被检查者的头置于颈屈位,双目会聚焦在目标物体上;(**D**)头部快速向右转动,双眼目光离开目标物体和头部一起发生移动;(**E**)被检查者的双侧眼球必须做出矫正性的眼动(小箭头方向)以使双目再次聚焦在目标物体上。对于有颈椎疾病的患者,检查者应首先将患者的头部转动 15°后再将头部移向正中

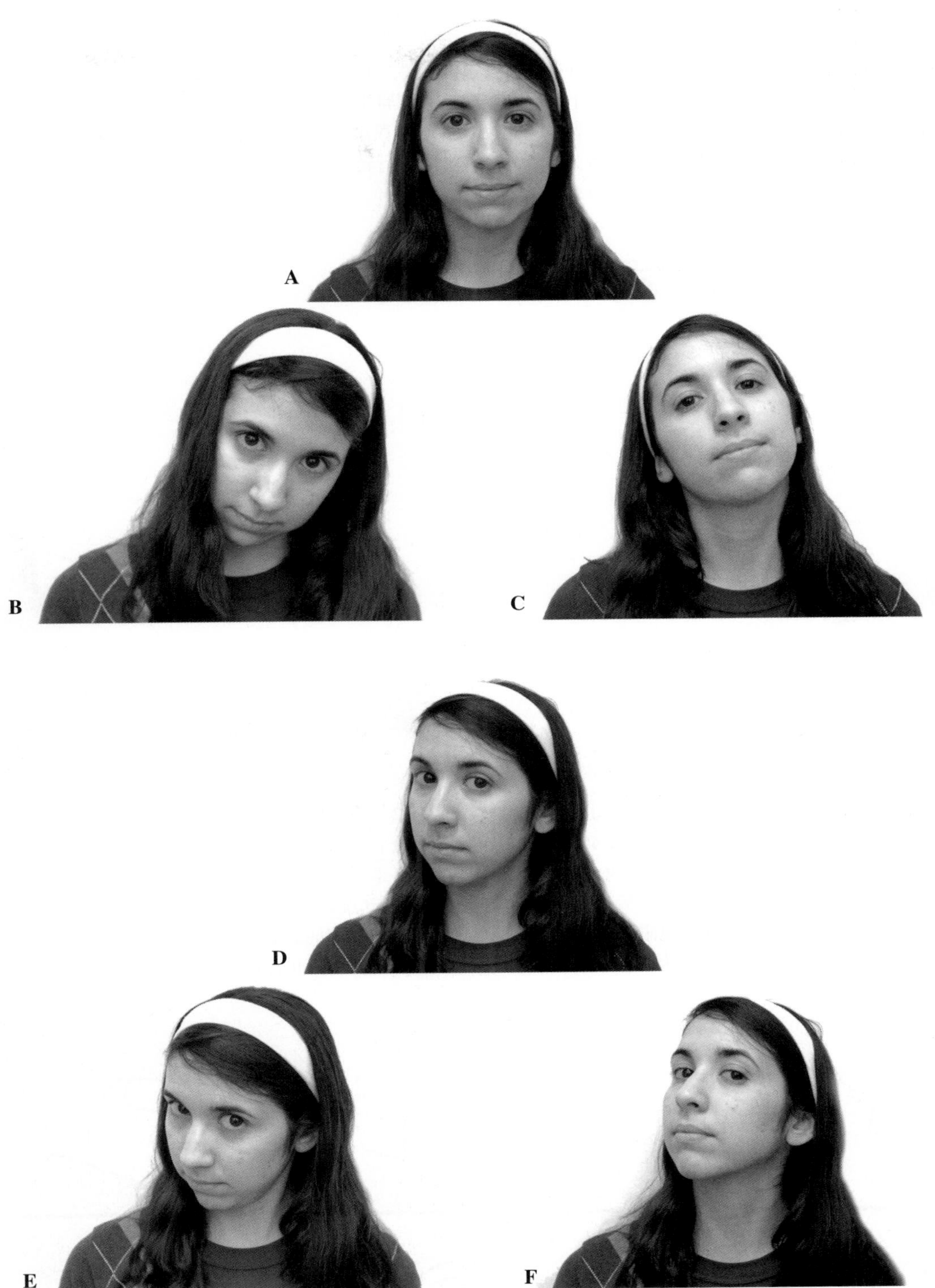

图 21.10　垂直半规管头脉冲试验，图中未显示检查者的手。共有两种方法针对每一对共面的半规管检查前庭动眼反射；方法 **A-C** 和 **D-F** 分别展示了对左前右后平面的半规管进行前庭动眼反射的检查。第一种方法：(**A**)头部为中立位，下一步如(**B**)所示为头向左下方运动，头部在对角方向运动，这时检查的是左前半规管。之后检查者应当使患者头再回到(**A**)步骤；然后再让头快速向右上方运动至图(**C**)所示位置；这一步检查右后半规管的前庭动眼反射。第二种方法：头部向右转 45°到(**D**)图位置；从在这个位置头部快速向下至(**E**)图位置以检查左前半规管；后头必须回到初始位置(**D**)；然后快速向上至(**F**)以检查右后半规管。在这幅图中，左前右后平面的头脉冲试验为正常，因为双眼保持直视前方

到半规管内所致。耳石出现于内淋巴液中使半规管对头部姿势的改变敏感。**Dix-Hallpike 试验**是检查良性发作性位置性眩晕的最常用的姿势试验[61]。患者原保持长期坐位、头部向一侧转 45°，后转为仰卧位，头部仍向一侧转 45°的基础上上抬 30°（图 21.11）。这样的姿势将各个半规管均置于一个重力依赖的位置，物理治疗师应在这一姿势下观察患者是否出现眼震。眼震的方向和持续时间可以用于判断患者为良性发作性位置性眩晕还是中枢病变。另一种可替代 Dix-Hallpike 试验的方法是让患者移到侧卧位（图 21.12）。无论是哪一种方法，离地更近的一侧是被检查侧。如果怀疑有水平半规管的良性发作性位置性眩晕，可以使用滚动试验（图 21.13）。在这一试验中，患者为仰卧位，头屈 20°。分别快速向侧面转头，治疗师观察眼震和眩晕的情况。为了防止出现颈部损伤，患者应自行转动头部。

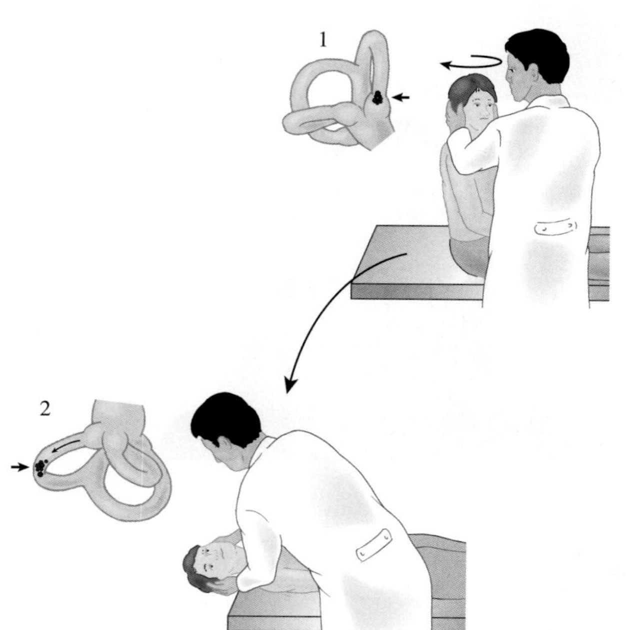

图 21.11 Dix-Hallpike 试验。(1)患者坐在检查椅上，头保持水平，向左转 45°；(2)检查者保证患者头仍为左转 45°的同时将患者快速变为仰卧位，头在此基础上高于水平 30°。检查者观察是否有眼震，并询问患者是否感到眩晕。后让患者慢慢恢复直立坐位，并相应检查另外一侧。出现眼震和眩晕的一侧存在良性发作性位置性眩晕。图中所示为检查右后或右前半规管的良性发作性位置性眩晕

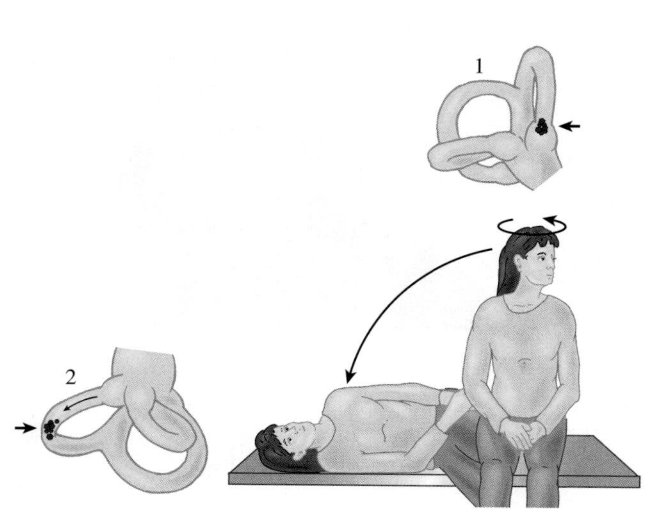

图 21.12 Dix-Hallpike 试验（侧卧）。(1)患者坐在检查台边缘处，检查者将其头部水平旋转 45°；(2)检查者保持头部旋转位，并将患者上半身侧卧于检查台，其中上半身向下卧倒的方向应与头部旋转方向相反（图中为向右卧倒）。检查者观察是否有眼震，并询问患者是否感到眩晕。之后缓慢地让患者恢复原位后进行对侧的检查

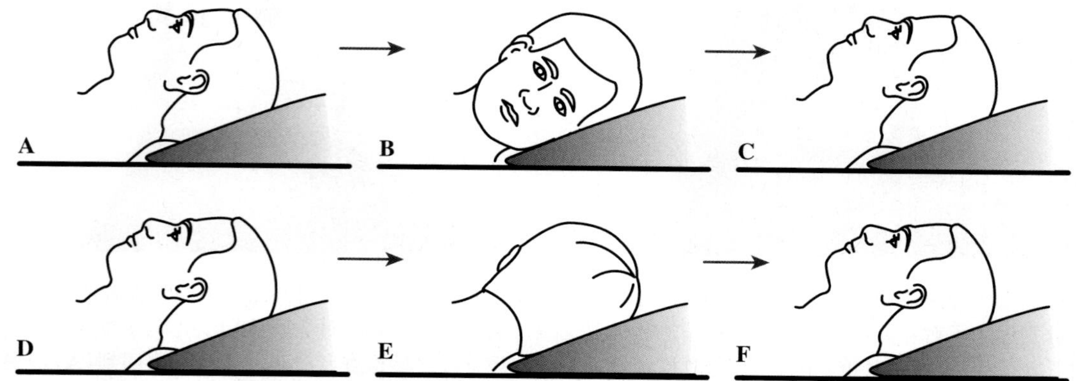

图 21.13 滚动试验用来检查水平半规管的良性发作性位置性眩晕。患者处于仰卧位。**(A)**开始患者应当处于 20°颈屈位；**(B)**头快速左转 90°。检查者观察眼震和眩晕症状；**(C)**头缓慢回到正中位；**(D-F)**向对侧重复以上步骤。检查者观察眼震和眩晕症状，然后让头回到正中位

动态视觉灵敏度检查

动态视觉灵敏度(Dynamic visual acuity,DVA)是在头部水平向运动时进行的视觉灵敏度检查方法。床边及电脑进行的检查可以用于辨别前庭功能低下的程度[62,63]。检查过程中头部转速应当大于 100 度 / 秒以确保对侧的前庭传入信息受到抑制,视野所见的字母(灵敏度检查表)不能被眼球的**缓慢追踪机制**所识别。检查前首先要进行静态视觉灵敏度测试。要求患者看挂在墙上的灵敏度检查表,并阅读其所能看到的最下面的一行字母。推荐使用早期糖尿病视网膜病变检查用过的挂图,因为这一挂图的每个字母的照亮度比较统一。嘱患者试着阅读表上的字母,同时检查者以 2Hz 的速度摇动患者头部。可借助节拍器来校正摇动的速度。如果患者存在前庭功能缺失,眼球将无法在头部摇动时保持稳定。那么动态视觉灵敏度较静态灵敏度下降。使用灵敏度检查表,视觉灵敏度下降大于等于 3 行提示存在前庭功能低下[63]。前庭功能正常者的动态视觉灵敏度较静态相比改变小(小于 1 行的区别)或无改变。计算机动态视觉灵敏度检查能够在头部自发摇动和不确定的头部运动情况下准确判断单侧前庭功能低下的患侧以及用来辨别单侧半规管病变[63~65]。

步态和平衡检查

步态和平衡的检查对判断患者的功能状态很重要。检查包括静态平衡和动态平衡(如重心转移,自动姿势反应和移动平衡)。步态和平衡试验不能单独用来判断前庭系统的病变。表 21.4 包括了常见的平衡检查以及预期的结果。

前庭功能检查

半规管检查

比较常见的半规管检查方法包括眼震电图(ENG)、视频眼震图(VNG)和转椅试验,多用于前庭功能检查临床实验室。ENG 包括一系列测量动眼神经和内耳功能的项目,同时检查不同头位时的眼震情况。ENG 的动眼神经试验检查眼动和缓慢追踪运动的速度、潜伏期和增益。内耳试验被称为冷热试验,通过向外耳道分别注入冷和热的水或空气完成。这种刺激诱发温度差。在重力作用下,温度差引起内淋巴液对流使水平半规管的壶腹帽偏斜继而出现眼震。因为双侧的前庭迷路分开受刺激,本试验对判断病变侧很有意义。用冰水进行试验可用于判断前庭功能丧失严重的患者是否存在最低程度的前庭功能。然而这种检查有一定限制,因为它仅能检查水平半规管的功能,并且刺激频率(0.025Hz)较正常头部运动的频率(1~20Hz)低[66]。

转椅试验通过在黑暗中转动被检查者来刺激每一个半规管。前庭功能正常的情况下,转动时不会出现眼震。如有前庭功能障碍,病情的严重程度可以通过比较向两侧转动时前庭动眼反射的增益和分相来判断。另外,前庭功能正常者的前庭动眼反射的增益和分相可作为判断前庭功能低下的比较标准。转椅试验被认为是判断双侧前庭功能低下的标准检查。转椅试验也有限制,因为通常仅对水平半规管病变程度进行检查。

耳石试验

随着前庭诊断检查的进步,可检查出的病变扩展到了耳石器官[67~69]。前庭诱发肌源性电位(VEMP)检查是一项可广泛应用于临床的实验室检查,包含了两个亚型:颈型和眼型 VEMP。两种类型都是用肌肉收缩的阈值和幅值来进行病理分类。颈型 VEMP 是将患者暴露于一串同侧的大声敲击[95 分贝(dB)]的听觉刺激。在制造声音的同时检查同侧胸锁乳突肌(SCM)的肌源性电位。前庭功能正常者先出现一个抑制性电位(敲击后潜伏期 13ms),后出现一个兴奋性电位(敲击后潜伏期 21ms),前庭功能低下的患者患侧的 VEMP 是缺失的。颈型 VEMP 的检查经球囊传入,因为球囊传入提供了同侧抑制性双突触传入信号到胸锁乳突肌[70]。敲击声[71~78]振动作用于镫骨踏板(听小骨最内部),产生机械刺激后经球囊传入[68,71]。

听觉 VEMP 的产生来自于大声的敲击(听觉刺激)或是在前额中央发际线部位的骨震动。在刺激时,对患者进行下斜肌的肌电图检查,患者需向上看,使下斜肌肌腹更靠近表面肌电图的电极。听觉 VEMP 是耳石 - 动眼神经的交叉兴奋反应。

表 21.4　常见的平衡检查和特定诊断相关的预期结果

检查	良性发作性位置性眩晕	单侧前庭功能低下	双侧前庭功能低下	中枢病变
Romberg 试验	阴性	急性:阳性 慢性:阴性	急性:阳性 慢性:阴性	通常为阴性
Tandem Romberg 试验	阴性	阳性,闭眼	阳性	阳性
单腿站立试验	阴性	可能为阳性	急性:阳性 慢性:阴性	可能无法完成
步态	正常	急性:步态基底增宽、缓慢、摆臂增多以及转体 有代偿者:正常	急性:步态基底增宽、缓慢、摆臂增多以及转体 有代偿者:轻微步态偏差	可能表现为共济失调
行走转头试验	可能会出现轻微行走不稳	急性:可能无法保持平衡 有代偿者:正常	可能无法保持平衡或减慢步速	可能无法保持平衡,共济失调加重

患有单侧前庭功能低下的患者对侧上斜肌是没有产生这一电位的[74]。听觉 VEMP 用于检测椭圆囊和上前庭神经的功能，在温差测试异常的患者中听觉 VEMP 缺失，而颈 VEMP 存在[74]。

主观垂直视觉（SVV）和主观水平视觉（SVH）检查用于检测耳石功能，但不能辨明是椭圆囊或是球囊的病变。在 SVV 检查中，患者要在黑暗的环境中将一列发出昏暗光线的棒排成垂直，而SVH检查时将其排列为水平。在前庭功能正常人群中，通常和垂直或水平方向的偏差在 1.5°以内。单侧前庭功能低下的患者偏差角度可超过 2°，并且会向患侧偏斜[69,75]。

前庭系统功能障碍

外周病变

机械因素

良性发作性位置性眩晕，是眩晕最常见的病因，是一种生物力学障碍。症状包括了头位置改变时出现眼震和眩晕，偶发恶心、可见呕吐，以及平衡失调。最常见的情况下，头一旦置于诱发位置 15 秒内即出现眩晕和眼震，持续时间通常小于 60 秒。眩晕和眼震是由耳石移位所致。良性发作性位置性眩晕的发生有两种机制：壶腹帽内耳石病和管内耳石病。这两种均是耳石离开椭圆囊进入半规管所致。Schuknecht[76]首先提出这一理论，耳石碎片离开原位附着于一侧半规管的壶腹帽部（壶腹帽内耳石病）。一旦头部到特定位置，重量增加的壶腹帽由于重力作用发生偏斜。这一异常改变引起眩晕和眼震，如果患者一直处于诱发位置，症状将会持续。因而壶腹帽内耳石病不能完全解释良性发作性位置性眩晕发作的短暂的持续时间。第二种理论被提出，认为耳石碎片在半规管内自由漂浮[78]。一旦患者头部位置改变，重力作用使漂浮的耳石落入半规管，产生内淋巴的移动和壶腹帽的偏斜。图 21.14 解释了这两种理论如何引起良性发作性位置性眩晕。

感受器传入降低

病毒感染、外伤和血管源性疾病所引起的单侧前庭功能低下会出现感受器传入降低或消失[79~80]。患有单侧前庭功能低下的患者会在头位移动时出现眩晕、自发性眼震、振动幻觉，以及姿势不稳和平衡失调。一旦一侧前庭系统功能障碍，由于双侧功能的不对称，患者首先会出现眩晕和眼震。如果患者暴露在正常日照下，3~7 天后这一症状将会改善[81]。超过 7 天后在室内环境下出现自发性眼震提示可能存在中枢受损或不稳定的外周前庭功能受损。视野模糊、姿势不稳定和平衡失调等症状可以通过物理治疗改善。因为由于功能不对称引起的眩晕 7 天内改善，持续超过 2 周的症状为慢性眩晕，需要进行前庭功能康复。

双侧前庭功能低下（BVH）最常见的原因是药物的**耳毒性**。特定类型的抗生素，如氨基糖甙类（庆大霉素、链霉素等）会被前庭系统的毛细胞摄取，在停止用药后仍能继续产生副作用。脑膜炎、自身免疫性疾病、头部外伤、颅神经肿瘤（包括双侧前庭神经鞘瘤）、前庭系统供血区域的短暂脑缺血发作，持续的前庭神经元炎等都是双侧前庭功能低下的病因[82~84]。双侧前庭低下所直接引起的临床症状包括了振动幻觉引起的

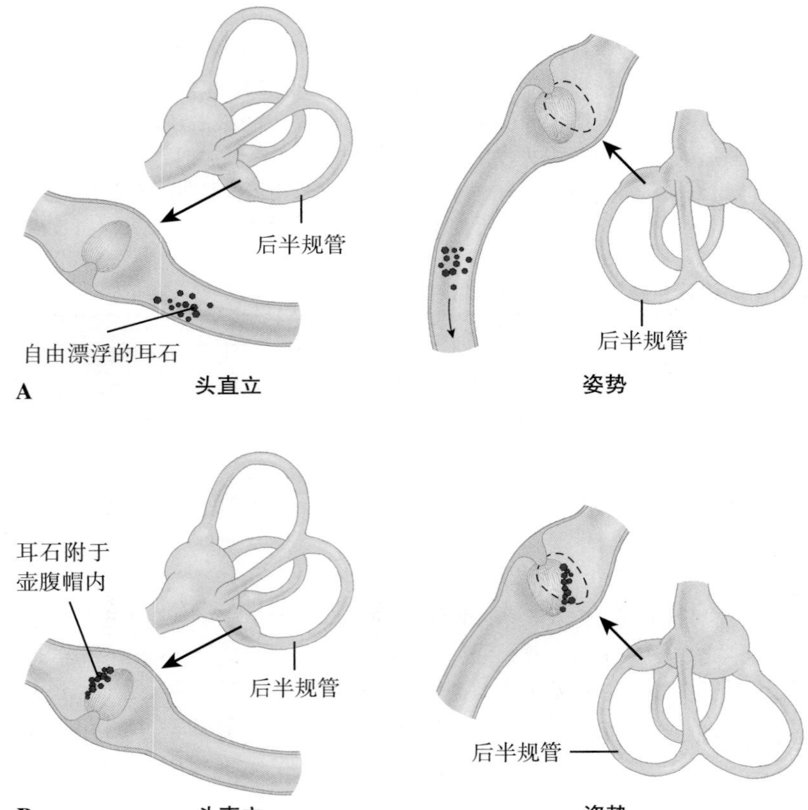

图 21.14 后半规管所引起的良性发作性位置性眩晕。**(A)**管内耳石病，半规管内耳石可自由漂浮。当头移动到一定位置使得半规管和重力牵引方向平行（如 Dix-Hallpike 姿势），耳石将会移动到管内的决定位置。耳石的移动导致了壶腹帽的偏斜；**(B)**壶腹帽内耳石病，提示耳石附于壶腹帽内。当头移动到一定位置，使得半规管和重力牵引方向平行（如 Dix-Hallpike 姿势），壶腹帽持续地发生位移。图中所示后半规管的良性发作性位置性眩晕和壶腹帽偏斜。图中画出的为壶腹帽上部，与壶腹相连的图示

平衡失调和步态共济失调。除非双侧前庭低下是非对称的，患者一般不会出现恶心、眩晕或眼震，因为双侧前庭神经元的紧张性冲动发放率是对称的。Halmagyi 等[85]报告受庆大霉素耳毒性影响的患者会有姿势和步态异常，头部运动致视觉灵敏度下降、前庭动眼反射增益下降，后可引起头脉冲试验结果阴性。尽管双侧前庭功能低下患者的运动功能可恢复到较正常水平，以上症状会永久存在。

中枢神经系统病变

各种中枢神经系统损伤可能会影响前庭系统[86]。脑血管疾病包括小脑前下动脉(AICA)，小脑后下动脉(PICA)，椎动脉的疾病可能会引起眩晕，通过眩晕外的特异性症状可以判断梗死区域，辨认病理性病变来自哪条血管。小脑前下动脉和小脑后下动脉供血区域梗死的症状和体征通常难以区别，尽管前者常出现听力损伤。椎动脉病变仅会影响小脑，出现类似外周前庭功能低下的临床表现。但是小脑病变的大部分患者都会出现类似轮替运动障碍和过指试验阳性的相关症状[87]。短暂脑缺血发作的患者也会出现眩晕症状，通常持续数分钟，可伴有听力损伤。更为详细的中枢前庭病变的鉴别可参照 Brandt、Dieterich[86]和 Delancy[87]的著作。

典型的椎基底动脉供血不足(VBI)通常没有前庭相关的症状、体征。椎基底动脉供血不足的常见原因是机动车事故[88]。最近的一项研究表明椎基底动脉供血不足最常见的症状是视野缺损[89]，而过去研究报道最常见的三个症状有视觉功能障碍、跌倒发作(突然、自发摔倒)和不稳定 / 不协调[90]。另外一个椎基底动脉供血不足是颈椎病。据报道，这类患者转头后会出现眩晕和椎动脉血流速度下降[91]。

脱髓鞘疾病如多发性硬化会影响到听神经进入脑干的部位。这种情况下会出现类似单侧前庭功能低下的症状。准确确诊多发性硬化需进行 MRI 检查。

外周前庭病变与中枢前庭病变的鉴别

观察眼震可用于辅助诊断中枢神经系统疾病。小脑损伤所引起的眼震可能为单纯垂直方向的眼震[95]。摆动式眼球震颤没有慢相的眼震，即眼球以相等的速度振动，它的存在通常提示有先天性疾病，如中央视野缺损(大脑皮层的视觉处理)。另外，症状的恢复时间也可用于区分外周和中枢的病变，与外周病变不同，中枢病变所致眼震通常无法恢复。

中枢病变还可以出现眩晕，但较罕见。即使出现也比外周病变所引起的眩晕症状轻很多[96]。前庭神经核病变的患者和外周病变患者类似，可出现眩晕、眼震和平衡失调等症状。然而，前庭神经核以上的中枢病变，表现为侧方倾斜、头部倾斜、视觉感知障碍和动眼神经麻痹的表现。其中侧方倾斜是指患者倒向一侧的倾向性。

Brandt 等[97]将中枢前庭综合征的症状分类为知觉、眼动及姿势的症状群。他们报道判断单侧脑干梗死最敏感的征象为患者主观垂直视觉倾斜和眼球旋转。眼球旋转是指眼球的上极与作用方向同时运动。

眼球旋转、头部偏斜和眼轴偏斜这三个症状构成了眼球偏斜反应(ocular tilt reaction，OTR)(图 21.15)[98]。眼轴偏斜表现为一侧眼球相对于另一侧眼球向上移位。Kattah 等检查了 101 个可能是由于中枢病变所引起的急性眩晕、眼震、恶心 / 呕吐，头部运动不耐受、步态不稳等症状的患者。每个患者都接受了神经影像学检查并住院治疗(发病 72 小时后)。脑血管意外通过 MRI 或 CT 诊断。MRI 的弥散加权像在 12% 的患者中(发病 48 小时后)为假阴性。然而对于诊断卒中，水平头脉冲试验、眼震方向改变和眼轴偏斜有 100% 的敏感性和 96% 的特异性。而且对于因水平头脉冲试验异常而被错误诊断为外周病变的患者，有 2/3 可通过观察眼轴偏斜的症状进一步准确诊断为脑干损伤。这项研究推荐三步床边动眼检查(步骤：头脉冲、眼震、偏斜的检查)可替代 MRI 作为早期更敏感诊断卒中的方法[99]。

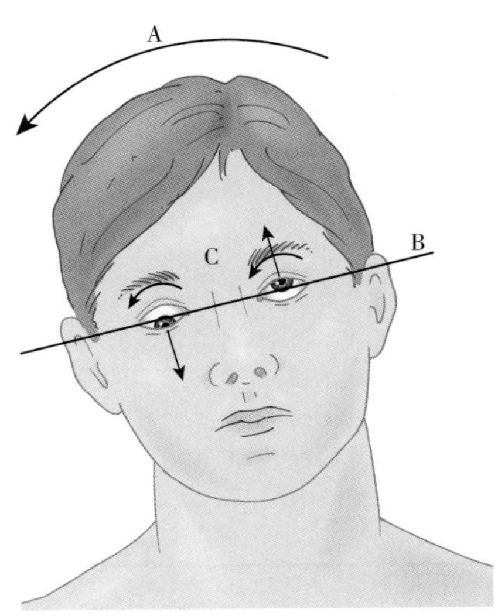

图 21.15　眼球偏斜反应(OTR)包括三个症状：**(A)**头部向右偏斜，大箭头所标示；**(B)**眼轴偏斜(右眼向下，左眼向上)，角平分线和直箭头所标示；**(C)**眼球旋转，两个小弧形箭头所标示

对于发病时认为是单侧前庭功能低下的患者，如有持续超过 2 周的水平方向或垂直方向复视，治疗师应当注意是否存在中枢前庭病变的可能。其他提示中枢前庭病变的征象还有持续的单纯垂直位置性眼震(需排除前壶腹帽内耳石症)，自发地向上的眼震(罕见)以及眼轴偏斜阳性。治疗师应当将出现以上症状的患者转介给神经专科医师。

本章不会就中枢神经系统病变的定位鉴别诊断进行详述。治疗师必须要知道中枢病变和外周病变的鉴别诊断，因为其治疗策略不同。表 21.5 对其区分点进行列举。

表 21.5　中枢和外周前庭病变相关的常见症状

中枢前庭病变	外周前庭病变
严重的共济失调	轻微的共济失调
眼球平稳追踪正常，跳视运动异常	眼球的平稳追踪和跳视运动正常，姿势试验可诱发眼震
通常无听力缺损，如果出现，常为突发永久性的	可能出现听力缺损(潜伏性的 - 可恢复)、耳胀、耳鸣
可出现复视、意识状态改变和侧方倾斜	

续表

中枢前庭病变	外周前庭病变
固定视野不能抑制急性眼震	固定视野可抑制急性眼震
	眩晕症状严重(和中枢病变相比)
摆动性眼震(眼球以等速摆动)	眼震包括快相和慢相(急激惹性眼震)
姿势试验时单纯持续的垂直向眼震持续存在(Dix-Hallpike试验中向下的持续眼震提示前半规管良性发作性位置性眩晕)	单侧前庭功能低下患者的自发水平眼震通常7天内可恢复

干预治疗

良性发作性位置性眩晕

为良性发作性位置性眩晕的患者制定个体化的治疗目标和预期结局通常基于以下基本要点：

- 耳石会回到前庭内。
- 患者显示头部活动相关的眩晕减轻。
- 患者显示平衡改善。
- 患者显示涉及头部运动的独立日常活动功能改善[基本日常生活活动(BADL);工具性日常生活活动(IADL)]。

因为良性发作性位置性眩晕是最常见的外周前庭疾病,物理治疗师应当熟知这类障碍的治疗。由于来自不同半规管所处于重力依赖位置时产生的眼震类型不同,据此可明确病因选择恰当的治疗方法(表21.6)。目前发展出三种不同的治疗方法,包括耳石复位手法,管石解脱法(Semont)和Brandt-Daroff训练。

耳石复位手法(canalith repositioning maneuver,CRM)是基于管内耳石病中耳石碎片在半规管内自由漂移的理论[100]。通过连续地将患者的头移动到不同的位置将使耳石碎片移出半规管进入前庭(包括了球囊和椭圆囊)(图21.1)。一旦碎片回到前庭,相应的症状就会消失。治疗后半规管和前半规管所使用的位置相同。图21.16所示为左后半规管和左前半规管的耳石复位手法。要引导患者进行水平方向的头部运动来避免颈部肌肉僵硬,患者可能会希望减少垂直方向的头部运动。水平半规管和前半规管所引起的良性发作性位置性眩晕较少见,但耳石复位手法也可用于水平半规管(图21.17)[101]。耳石复位后首先嘱患者头部保持直立1~2晚上(睡在躺椅上),以后5天应当避免患侧卧位。没有证据支持耳石复位后头部直立睡觉[102]。良性发作性位置性眩晕的复发率文献报道不一致[103,104]。没有证据表明预防性的耳石复位可预防复发[105]。

基于壶腹帽内耳石理论的管石解脱法(Liberatory/Semont maneuver)最先用于治疗后半规管的良性发作性位置性眩晕[106]。以设定好的动作快速移动患者将耳石碎片移出壶腹帽(图21.18)。研究数据表示这一方法作为管内耳石病的替代治疗也有效,但患者较难耐受[107,108]。

Brandt-Daroff训练最初是为了让中枢神经系统习惯于刺激位置[109]。这一训练也可将耳石碎片移出半规管(图21.19)。这一训练应当每天重复进行3次,每次5~10遍,直到患者连续两天无眩晕症状可停止训练。如果患者有严重的眩晕或恶心则每天3次,每次3遍,这样患者可以耐受。训练前要向患者解释运动需要快速进行而且可能会诱发眩晕,还要告诉患者训练完成后仍存有平衡失调和恶心的残留症状是正常的。残余症状通常是暂时的,训练还需要继续进行。

耳石复位手法和管石解脱法是将耳石移出前庭,这样钙结晶可被重吸收或被降解。尽管Brandt-Daroff训练最初是为了患者适应外周前庭反应,但也可缓解全部症状,甚至早在第一次训练后即可缓解[109]。物理治疗的预后还应当包括教会患者如何在家中进行治疗,以防症状复发。表21.7为以上三种治疗方法的应用指南。

表21.6 良性发作性位置性眩晕中半规管位置和作用机制不同引起眼震的类型

半规管[a]	机制	眼震[b]	发生率[10]
右后半规管	壶腹帽内耳石病 管内耳石病	持续上向眼震和眼球右旋[c] 一过性上向眼震和眼球右旋	62%
左后半规管	壶腹帽内耳石病 管内耳石病	持续上向眼震和眼球左旋 一过性上向眼震和眼球左旋	
水平半规管[d]	壶腹帽内耳石病 管内耳石病	持续非向地性眼震 一过性向地性眼震	35%
右前半规管	壶腹帽内耳石病 管内耳石病	持续下向眼震和眼球右旋 一过性下向眼震和眼球右旋	3%
左前半规管	壶腹帽内耳石病 管内耳石病	持续下向眼震和眼球左旋 一过性下向眼震和眼球左旋	

a 对患者需进行正确的姿势试验

b 眼震以快相运动的方向命名。上向眼震是指快相方向向上

c 检查者根据眼球上极位置来判断旋转运动的方向

d 如良性发作性位置性眩晕来自水平半规管,则头向双侧运动均会出现眼震。向地性眼震指眼震快相运动的方向朝向地面

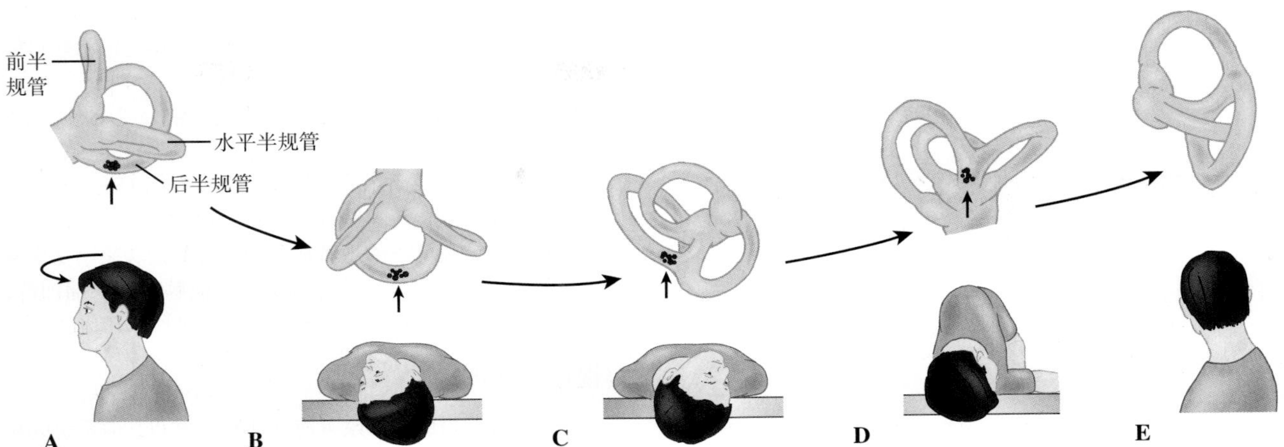

图 21.16 耳石复位法治疗后半规管或前半规管所引起的良性发作性位置性眩晕。(**A**)患者的头部首先向患侧旋转 45°,图中为左侧;(**B**)后患者移动到 Dix-Hallpike 姿势,患侧左耳朝向地面;(**C**)之后,头向右旋转 45°在这一步中颈部要保持 30°后仰。头要向左 45°;(**D**)患者转为右侧卧位后如(**E**)缓慢地恢复坐位,头部仍保持 45°右转。之后可用软围领使其头位固定。注意每一步骤中迷路系统的方向。箭头标示了自由漂移的耳石碎片并显示了它移出半规管进入半规管总角(**D**)。在每一步治疗之间,治疗师应当等候 1~2 分钟直到眩晕和眼震症状消失,确保耳石流出半规管

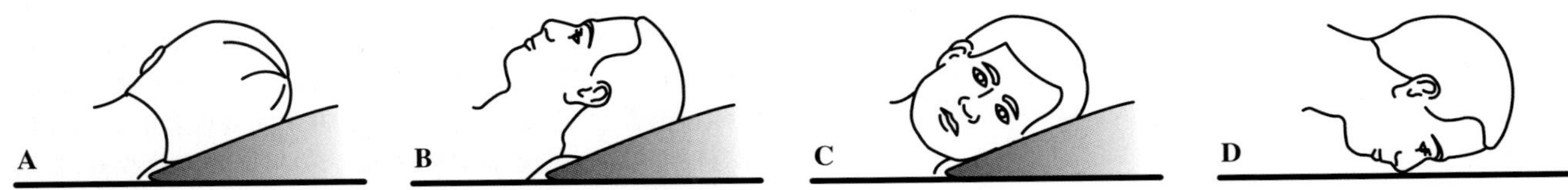

图 21.17 耳石复位手法治疗右侧水平半规管良性发作性位置性眩晕。首先患者应当采取头部 20°屈曲的姿势。(**A**)针对右侧水平半规管,患者头部应当 90°右转;(**B**)然后头部向左转 90°回到正中。治疗师让患者保持该姿势 15 秒直到眩晕和眼震停止;(**C**)头再向左转 90°,保持 15 秒;(**D**)患者翻身到俯卧位等待症状停止。从 **C** 到 **D** 的过程中治疗师必须协助保持患者头部 20°屈曲。如果耳石复位成功,眼震和眩晕会在患者转为俯卧位时消失。患者从俯卧位坐起时可能需要予以协助

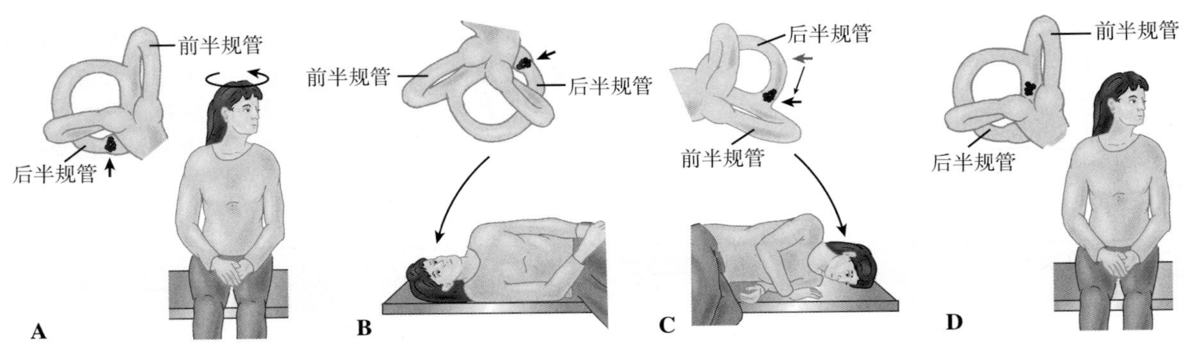

图 21.18 管石解脱手法(Semont)用于治疗右后半规管良性发作性位置性眩晕。整个过程中物理治疗师要对患者进行辅助。注意 **A** 和 **B** 中耳石附着于壶腹帽处。(**A**)头部左转 45°;(**B**)患者在治疗师的辅助下从坐位转为右侧卧位,并在该姿势下保持 1 分钟;(**C**)患者快速转 180°,从右侧卧位转到左侧卧位。过程中头保持初始位置,即左转 45°(最后鼻尖朝下)。注意耳石已移出壶腹帽。在这个姿势保持 1 分钟;(**D**)患者回到坐位

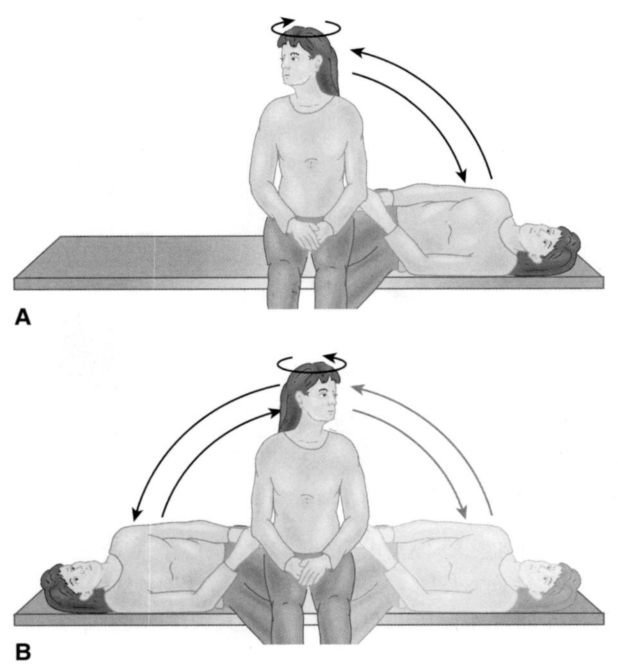

图 21.19 Brandt-Daroff 适应性练习治疗后半规管良性发作性位置性眩晕。(**A**)患者初始为坐位头部向一侧(左侧)转 45°后向相反方向(右侧)躺下。嘱患者保持该姿势 30 秒或直到眩晕症状停止。后慢慢回到初始位置(**A**),保持头部左转直到回到直立坐位;(**B**)后患者头部向相反方向(右侧)转躺向另一边(左侧),观察 30 秒。训练每天 3 次,每次 10~20 遍,指导患者连续两天不出现眩晕症状

表 21.7 良性发作性位置性眩晕治疗技术

治疗方法	诊断 / 症状
耳石复位手法	管内耳石病引起的良性发作性位置性眩晕;后半规管内耳石病最常见
管石解脱手法	壶腹帽内耳石病引起的良性发作性位置性眩晕;后半规管壶腹帽内耳石病最常见
Brandt-Daroff 适应性练习	持续 / 残留的眩晕或轻度眩晕(包括接受耳石复位手法治疗后);适用于无法耐受耳石复位手法的患者

单侧前庭功能低下

为良性发作性位置性眩晕的患者制定个体化的治疗目标和预期结局通常基于以下基本要点:

- 患者头部运动时凝视稳定性得到改善;
- 患者对运动的敏感性降低;
- 患者的静态及动态的姿势稳定性改善;
- 患者可独立进行家庭训练项目,包括步行。

单侧前庭功能低下的患者从开始进行前庭功能康复到恢复的时间平均为 6~8 周。为了确保患者能够坚持长期训练,整个过程应当多给予鼓励并反复强调其治疗目标和预后。

凝视稳定性训练

这类训练的目的在于改善前庭动眼反射和其他系统的功能,以辅助头部运动过程中的凝视稳定性。前庭适应训练是让患者出现视网膜成像滑动。视网膜成像滑动是指当物体移动后其成像没有落在视网膜中央凹时出现视物模糊。视网膜成像滑动是大脑前庭适应的重要征象。因为大脑能够耐受一定程度的视网膜成像滑动同时看清物体,患者必须努力保持物体聚焦。如果头部运动太快会导致视网膜成像滑动加剧。前庭适应训练的模式有两种,分别为 1 倍速度(×1)和 2 倍速度(×2)训练[110]。在 ×1 训练中患者以最快速度以水平方向(如情况允许,也可为垂直方向)运动头部并保持注视一个固定目标。如果看到的物体模糊,患者减慢运动速度。患者所注视的目标以名片上的一个词或词中的一个字母为最佳。目标和患者的距离约为臂长。×2 训练需要患者的头部和目标分别以相反方向运动(图 21.20)。如果患者症状改善,要增加以上两种训练的难度。难度增加的方法包括当患者试图聚焦在词或字母上时使用一个可使其分心的背景(棋盘、百叶窗等),改变目标与患者之间的距离,增加头部运动的速度以及在站立或行走时进行训练。对患有单侧前庭功能低下或创伤性脑损伤的患者,计算机动态视觉灵敏度检查可用于检测凝视稳定性的改善情况[63,111]。

姿势稳定性训练

姿势稳定性训练的目的是改善平衡,在患者能力范围内采取躯体感觉、视觉或前庭觉等平衡训练策略。训练在给予患者一定挑战的同时也要确保患者能够独立、安全地完成(表 21.8)。可通过更新训练方法、循序渐进增加接受更多

表 21.8 平衡训练和训练进展

开始于	训练进展到	目的
1. 双脚分开呈肩宽,双臂胸前交叉	双脚距离缩短。闭上眼睛。站立在沙发垫或海绵上	通过减少支撑面来加强前庭在平衡中的功能 闭眼时保持平衡更多依赖前庭功能
2. 练习关节摆动:中 - 后和前 - 后	进行转圈摆动。闭上眼睛	教育患者采取正确的关节策略
3. 试着在硬地面上后跟贴脚趾行走	在地毯上进行同样的训练	通过减少支撑面来加强前庭在平衡中的功能 在地毯上行走会改变本体感觉输入,增加难度
4. 试着走 5 步后转 180°(左和右)	转的幅度更小。闭上眼睛	转身给前庭系统增加挑战
5. 行走的时候头部左右、上下移动	从 100 起以 3 为间隔倒数数数	使用认知或运动的任务分散注意力,增加平衡难度

注意:表中所列举的仅为一部分可有效改善平衡功能的训练方法。每种训练每天进行 3 次,每次持续 1~2 分钟

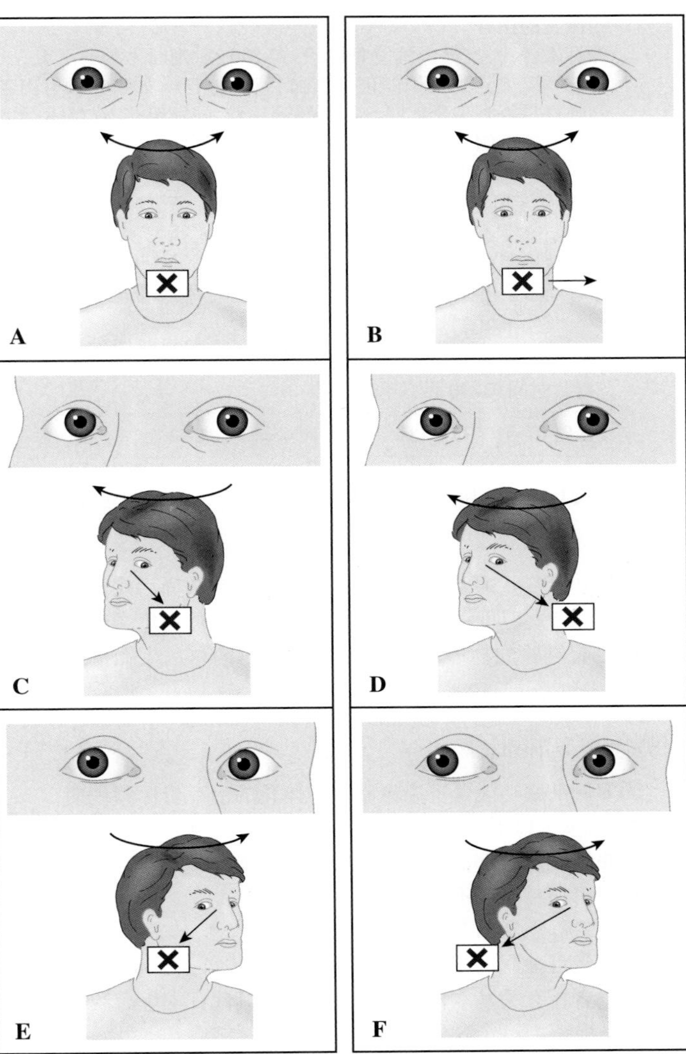

图 21.20　凝视稳定性训练。(**A**,**C**,**E**)×1 训练：患者双眼聚焦在一个近处的目标上。在保持双眼聚焦的同时头部在水平方向快速转动，目标保持静止。(**B**,**D**,**F**)×2 训练：患者双眼聚焦在一个近处的目标上。在保持双眼聚焦的同时头部在水平方向快速转动，目标向相反方向运动。两种训练均需要患者保持警觉以确保运动中看清目标。两种训练通常每天进行 5 次，每次 1~2 分钟。也可以采取头部垂直方向的运动

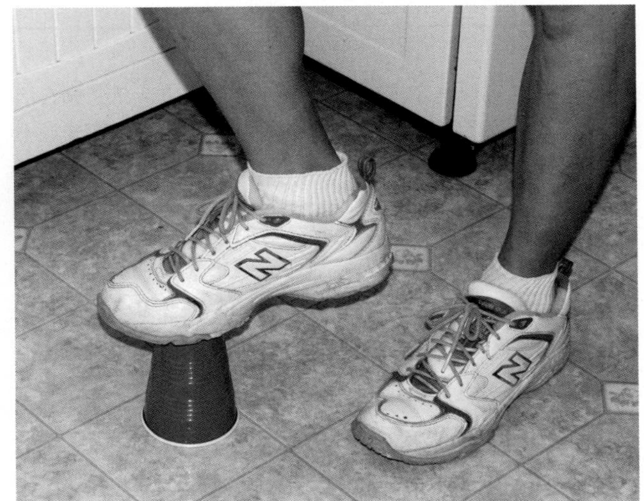

图 21.21　图中为一种难度更大的平衡训练。指导患者将一只脚轻放在一个塑料杯上，在保证塑料杯不会压扁的前提下保持平衡。刚开始患者可握手柄以辅助。这一训练可通过闭上眼睛、撤除手柄、更换放在塑料杯上的脚来增加难度

挑战(图 21.21)。此外，训练中一定要包含头部运动，因为很多前庭功能缺失的患者倾向于减少头部运动。

适应性训练(动作敏感性)

单侧前庭功能低下患者如存在持续头晕症状可进行适应性训练。适应性是指通过重复运动降低患者的反应。这些训练是最先成功治疗患者前庭功能障碍的训练方法。很多研究者[45,112]发展出了不同的姿势试验，这些方法的基础来自于 Cawthorne[14]，Cooksey[15]，Norre 和 DeWeerdt[113]，以及 Dix[114,115]的研究。随着我们对前庭系统的认识加深，我们可以进行更有针对性的训练。治疗师不应当对所有的前庭病变的患者均采用适应性训练。

要确定使用哪种适应性训练方法，治疗师首先要确定患者的诱发姿势(图 21.8)。如果一个姿势诱发出轻到中度的头晕，患者应维持该姿势 30 秒或待症状减轻(以时间短者为准)[109]。根据姿势试验的检查为患者制定家庭训练项目[45,109]。诱发姿势训练每天 2~3 次，每次 3~5 遍。图 21.22 提供了一种基于前庭适应性训练的家庭训练方案。完成活动日记是检测患者对训练反应的有效方法。训练是为了诱发头晕症状，要鼓

给患者的指导

告诉患者：一旦处于诱发姿势，等候10秒后判断是否会出现头晕。如果您感受到头晕，在这个姿势下继续保持20秒(一共30秒)或直到头晕停止(以时间短者为准)。如果您没有出现任何不适可以回到初始姿势。回到初始姿势后保持10秒观察是否有头晕症状。如果感到头晕，同样保持20秒(总共30秒)或直到头晕停止(以时间短者为准)。共持续5次。

训练方法举例：

1）坐直位时快速屈曲上身使鼻尖触碰到膝盖。

2）坐在床边迅速转为仰卧位。

3）从左侧卧位迅速转为右侧卧位。

治疗师用指南：

患者经常会诉某项检查中没有的某种特定的运动方式会诱发症状。这样的运动可作为家庭训练的一部分。

	星期一	星期二	星期三	星期四	星期五	星期六	星期天
持续时间(0~30秒)							
强度(0~5)							

图21.22 使用适应性练习法的家庭训练项目。强度症状(或头晕)的强度(6分量表，0=无症状；5=症状最严重)

励患者告知其症状通常2周内即可减轻。如果2周后症状无明显改善，要改变训练方案。如果改变仍无效，可将患者转介给其他更有经验的物理治疗师，或者转介给内科医生做进一步评估。

双侧前庭功能低下

为双侧前庭功能低下患者制定个体化的治疗目标和预期结局，通常基于以下基本要点：

- 患者显示头部活动时凝视稳定性改善。
- 患者显示凝视不稳定减轻。
- 患者静态和动态稳定性改善。
- 患者可独立进行家庭训练项目，包括步行。
- 患者在有关基本日常生活活动和工具性日常生活活动中的技能提高。

针对双侧前庭功能低下的治疗主要是解决患者头部活动时的凝视不稳定、平衡失调和共济失调。凝视稳定性训练类似单侧前庭功能低下治疗中的 ×1 训练方法。不建议这类患者进行 ×2 训练，因为会产生过度的视网膜成像滑动。(但许多患者双侧前庭功能不对称，这时 ×2 训练方法可能有效。)此外，训练中加入眼、头的活动、使用想象的视物目标可通过加强中枢眼球运动的预调控来改善凝视稳定性(表21.9)。

双侧前庭功能低下的患者依赖本体感觉和(或)视觉来维持姿势稳定。平衡训练中需要加强这些感觉刺激。由于此类患者很可能会跌倒，要确保训练安全进行[116]。如可耐受，患者必须从每天的行走训练开始。通过改变行走的地面类型(草地、石径、沙地等)及环境(超市、商场)可进行加强训练。双侧前庭功能的恢复较单侧慢很多。要告知患者为了确保完全康复，可能需要长达2年时间。因此，在患者教育中强调日常活动为最重要的任务。日常活动必须在整个前庭康复的治疗过程中持续开展。其他建议的活动包括泳池中的锻炼和太极运动。泳池提供一个有浮力的环境，使得患者不会有迅速跌倒在地的风险。太极运动结合了缓慢、控制下的动作，可改善平衡、柔韧度，增强力量。在大部分案例中，患有双侧前庭功能低下的患者会出现活动受限或残疾。必须限制一定的活动，如夜间行走、夜间开车或需要头部快速运动的体育活动[117]。老龄患者可能需要辅助设备，如手杖，以便在夜间或不平坦的地面安全行走。适应性练习对双侧前庭功能缺失的患者无效[45]。

表21.9 双侧前庭病变康复训练改善眼球运动的中枢预调控

开始于	训练进展到
1. 患者取坐位，头上约一臂长的位置各放置两个目标物体(如X和Y)。先用眼睛盯住X，鼻尖同时朝向X。后先移动眼球盯住Y，再缓慢将头部水平移动到鼻尖朝向Y。重复这个过程，共持续60秒。需要提醒患者的是必须先移动眼球再移动头部	增加目标物体与头部的距离 使用复杂的背景(棋盘、百叶帘) 站立位进行该项训练
2. 患者取坐位，用上述1的方法，但是采用垂直方向的头部运动	同上
3. 患者取坐位，头上约一臂长的位置放置一个目标物体。闭上眼睛，水平方向移动头部使之远离目标，试图使眼球聚焦在物体处。头部移动后睁眼	站立位进行该项训练 减小称重面范围

对于前庭功能低下(单侧或双侧)的患者而言，前庭适应训练适合作为前庭康复的开端。研究结果支持前庭适应训练对步态、姿势和动态视觉灵敏度的改善作用。(知识点21.1 证据总结)[39,118~127]。

中枢前庭功能紊乱

为中枢前庭功能异常患者制定个体化的治疗目标和预后预期通常基于以下基本要点：

- 患者显示针对在家中或社区里的日常生活、训练安全性所采取跌倒预防策略和必要的安全保护措施的决策技能提高。
- 患者显示可更好地运用针对凝视稳定性所使用的代偿策略。

知识点 21.1　证据总结　前庭功能低下患者运用前庭适应训练对步态、姿势和动态视觉灵敏度改善作用的结局研究

参考文献	受试者	研究设计 / 干预	持续时间	结果	评价
Krebs 等[118] (1993)	8 名受试者 训练组 4 名 双侧前庭功能低下患者平均年龄 67.3±15.9 对照组 4 名 双侧前庭功能低下患者平均年龄 61.2±12.2	随机对照试验；疗效研究；对照组设置。 训练组：前庭适应练习和替代练习。 对照组：同等训练量的全身整体训练	每组均为门诊患者，1 次 / 周治疗师治疗，每天 1~2 次家庭训练	训练组：步速加快、双支撑相时间缩短，可耐受重心和压力中心偏移距离增加；两组中旋椅试验、冷热试验、WOR 试验及眩晕障碍量表得分没有显著改变	研究前庭康复治疗双侧前庭功能低下疗效的第一个对照研究
Herdman 等[119] (1995)	训练组：11 名，听神经瘤切除术后单侧前庭功能低下患者。平均年龄 59.3±10.9； 对照组：8 名，平均年龄 47.9±10.4。 排除标准：非小脑和(或)脑干肿瘤侵犯或肌骨疾病患者	随机对照试验；有对照组的前后评价设计； 训练组：前庭适应训练，步行训练； 对照组：平稳追踪训练(安慰作用)和步行训练	术后 3 天开始进行训练，每一组的受试者每天训练 5 次，每种训练(适应训练、平稳追踪训练)各 1 分钟，每天共计 20 分钟	计算机动态姿势描记结果显示训练组平衡失调较轻；术后 3 天时 64% 训练组受试者能够闭眼进行 Romberg 试验，对照组为 25%。 训练组动态姿势描记测得前后摆动较小；术后 6 天 80% 训练组受试者能够闭眼进行 Romberg 试验，而对照组为 57%	首个推荐前庭康复作为听神经瘤切除术后早期康复干预治疗手段。训练组和对照组年龄匹配
Strupp 等[120] (1998)	39 名神经炎后单侧前庭功能低下 训练组：19 名，平均年龄 51.7±11.1； 对照组：20 名，平均年龄 52.4±9.9； 排除标准：视觉灵敏度下降，损伤运动功能的疾病，中枢前庭病变，前庭病变的既往史	随机对照试验；有对照组的前后评价设计； 干预：两组的患者均接受了行走训练；训练组还进行了跳视、前庭动眼反射、平稳追踪、平衡训练和颈眼反射强化训练	训练组：仅训练组接受的训练 3 次 / 天，每次持续 30 分钟，共 5~7 天；后通过视频指导独立进行 3 周 对照组：接受行走训练	眼球旋转、主观垂直视觉灵敏度、冷热试验诱发的缓慢眼动速度无差异；训练组患者站立位平台体位描记的总摆动路径的程度降低更明显	评测了中枢前庭功能预后。研究中多个预后指标显示静态前庭源性平衡障碍可自发恢复
Cohen and Kimball[121] (2003)	53 名慢性前庭疾病的受试者，分为 3 组 排除标准：梅尼埃氏病，良性发作性位置性眩晕，急性前庭神经炎或内耳迷路炎，骨科疾病，头部外伤，神经源性疾病，耳科疾病，服用前庭功能抑制药物	随机对照试验；有对照组的前后评价设计；每一组都仅进行家庭训练项目； 第 1 组：坐位下视野固定时缓慢转头； 第 2 组：坐位和站位下视野固定时快速转头； 第 3 组：同第 2 组，进行电话随访给予患者鼓励	所有受试者每天 5 次，每次 5-10 分钟的家庭训练；测试后进行 4 周家庭训练	3 组眩晕程度的降低及完成 ADL 时所产生的症状无显著差异	家庭训练项目对前庭功能低下患者有效；预后检查功能改善显著性不明确，难以鉴别这些改善是否来源于自发地恢复，因为没有设置对照组(如，不进行治疗或不做转头动作)

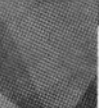

知识点 21.1 证据总结 前庭功能低下患者运用前庭适应训练对步态、姿势和动态视觉灵敏度改善作用的结局研究 续

参考文献	受试者	研究设计 / 干预	持续时间	结果	评价
Krebs 等[122] (2003)	84 名受试者 33 名单侧前庭功能低下。平均年龄 59.42±20.37; 54 名双侧前庭功能低下。平均年龄 59.56±18.97; 排除标准:良性发作性位置性眩晕,梅尼埃氏病,不稳定的前庭疾病	随机对照试验;有对照组的双盲试验;基线、6 周、12 周、1 年分别进行步态稳定性检查。 训练组:前庭适应训练和替代训练;平衡再训练;前庭康复家庭训练项目; 对照组:同等训练量的全身整体训练;门诊患者前庭康复	训练组:门诊患者,物理治疗师每周 1 次,共 6 周,随后 6 周进行家庭训练项目; 对照组:门诊患者,物理治疗师每周 1 次,共 6 周,随后 6 周进行前庭康复;	在第 6 周的检查中,仅有训练组的步态速度显著加快,支撑面减小,双支撑时间缩短,内外侧移减少,横向速度降低,可耐受重心和压力中心偏移距离增大;61% 训练组受试者出现了这些改善;在 1 年时,步态速度加快、支撑面减小、内外侧移减少和横向速度减慢改善显著	首个记录前庭康复益处的长期研究;双侧前庭功能低下和单侧前庭功能低下患者恢复的治疗量相近
Patten 等[123] (2003)	20 名受试者 训练组:10 名双侧前庭功能低下患者,平均年龄 69±13.2; 对照组:10 名健康受试者,平均年龄 68.9±13.03 受试者的身高和体重指数也有匹配; 排除标准:中枢神经系统功能障碍,神经性肌骨疾病,脑血管意外,外周神经损伤,视觉缺损	随机对照试验;有对照组的前后评价; 训练组:参照 Krebs,1993; 对照组:无训练	参照 Krebs, 1993	和健康对照组相比头部协调性显著改善	作者推荐康复的目标包括加强步行时头部稳定性
Herdman 等[39] (2003)	21 名前庭功能低下患者 训练组:13 名,平均年龄 65.1± 16.5 对照组:8 名平均年龄 64.9±16.2; 排除标准:动态视觉灵敏度正常,双侧前庭功能低下	随机对照试验,双盲;有对照组的重复检测; 训练组:前庭动眼反射适应训练和平衡再训练; 对照组;平稳追踪和平衡训练连续 4 周进行动态视觉灵敏度检查	训练组和对照组均每天训练 4~5 次,每次 20~30 分钟;此外,还有 20 分钟平衡训练	训练组 12/13 的动态视觉灵敏度检查回到相应年龄正常水平;对照组动态视觉灵敏度无改变;训练的类型对视觉灵敏度有影响	首个表明前庭动眼反射适应训练可改善视觉灵敏度检查所测得的凝视稳定性的研究
Herdman 等[124] (2007)	13 名双侧前庭功能低下患者; 训练组:8 名,平均年龄 63.6±9.4;对照组:8 名,平均年龄 63.6±10.8; 排除标准:室内光线下有眼震,静态视觉灵敏度低于 logMAR0.500,患者无法理解研究	随机对照试验;双盲;有对照组的重复检测; 训练组:前庭动眼适应训练和平衡再训练; 对照组:平稳追踪和平衡训练;连续 6 周进行动态视觉灵敏度检查和视觉模拟评分(振动幻觉)	训练组和对照组均每天训练 4~5 次,每次 20~30 分钟;此外,还有 20 分钟平衡训练	训练组 7/8 的动态视觉灵敏度改善;对照组无改善。视觉模拟评分与视觉灵敏度无相关性	只有训练和动态视觉灵敏度相关,年龄、发病时间、发病时的动态视觉灵敏度或振动幻觉、平衡失调的情况均与之无关

知识点 21.1 证据总结 前庭功能低下患者运用前庭适应训练对步态、姿势和动态视觉灵敏度改善作用的结局研究 续

参考文献	受试者	研究设计 / 干预	持续时间	结果	评价
Hillier and Hollohan[125] (2007)	对 21 项研究进行综述	对居住在社区确诊为单侧外周前庭功能低下的成年人进行前庭康复的随机对照试验进行 Cochrane 系统综述	研究比较了治疗组中症状或功能改善情况，表明前庭康复较对照 / 伪干预治疗、非前庭康复治疗更为有效	单独的或合并的数据均表明和对照或无康复治疗相比，前庭康复疗效显著，并且无副作用	为支持前庭康复是治疗单侧前庭功能低下安全有效的手段的中到强的证据
Schubert 等[126] (2008)	训练组:4 名单侧前庭功能低下患者和 1 名双侧前庭功能低下患者；平均年龄 54.4±8.9；对照组为健康受试者，年龄相匹配，平均年龄 54±12.8； 排除标准：头晕未确诊为前庭功能低下，良性发作性位置性眩晕	年龄匹配对照研究； 训练组：前庭动眼适应性训练和平衡训练，4~5 次 / 天，每次 20~30 分钟； 对照组：无干预措施	66±24 天中家访 5.0±1.4 次 预后衡量：叫前庭动眼反射角增益和动态视觉灵敏度	动态视觉灵敏度改善(平均 51%± 25%，范围 21%~ 81%)，前庭动眼反射角增益	从训练的机械作用角度解释了动态视觉灵敏度的改善；凝视稳定性训练也可以改善跳视功能
Giray 等[127] (2009)	训练组:20 名，慢性单侧前庭功能低下，平均年龄 52.5±14.9； 对照组:22 名，平均年龄 50.4± 18.6 排除标准：移动困难、颈关节活动度下降；视觉或本体感觉障碍；认知障碍，骨科或神经科疾病，波动性的眩晕，良性发作性位置性眩晕，症状持续时间小于两月，双侧前庭功能低下者	随机对照试验；有对照组的前后评价； 训练组：包含适应训练、脱敏和平衡训练； 对照组：无干预训练	共 4 周，患者 2 次 / 周门诊训练，每次 30~45 分钟；家庭训练 2 次 / 天，每次 30~40 分钟	仅训练组改善，分别有眩晕障碍量表(平均 52%)，Berg 平衡量表(平均 4.12 分)，平衡感觉交互临床检查(范围 20~33%)和视觉模拟评分 - 平衡失调	慢性单侧前庭功能低下患者有显著的改善

- 患者可独立进行家庭训练项目，包括步行。

一旦确诊中枢前庭病变，治疗师必须谨慎选择治疗策略。开始时要向患者描述康复治疗的预期。恢复时间至少为 6 个月，并且可能无法完全恢复[128]。中枢前庭病变康复中发挥作用的是初始中枢病变部位受损后中枢调控的适应性机制。尽管前庭康复对创伤性脑损伤患者有效[129]，但因其具有刺激性并不作为首选。

物理治疗干预对于脑干部位(前庭神经核)的治疗作用类似于单侧前庭功能低下，其治疗预期相同。前庭皮质受损也可以康复，类似于脑血管意外的康复过程。

许多中枢前庭病变患者诉有头晕，治疗最初适合使用适应性练习。治疗中训练策略不宜太过激进，因为可能会加重患者病情。此外，结合本体感觉、视觉和前庭觉的步态和平衡训练对这类患者有效。

患者健康教育

前庭系统需要运动才能恢复大部分损伤。这个基本原则应当在教育患者进行日常活动、在家中锻炼独立能力中贯穿始终，并作为康复治疗的总体指南。(附件 21.A 包含了供临床人员、家庭和患者使用的网络资源。) 如果没有头部动作，前庭系统功能不能很好地改善。在门诊和住院患者管理中最具挑战的就是如何确定合适的治疗剂量，一方面要使患者能够耐受，另一方面能在不产生危害的前提下制定出最有效的前庭康复策略。

累及前庭系统的诊断

梅尼埃病

梅尼埃病表现为低频听力缺失及发作性的眩晕。患者还可能自觉耳部胀满感或耳塞感。患者的症状会渐进性加重，每次发作可持续数小时。发作期间不建议进行前庭康复训练。慢性梅尼埃病可能会继发单侧前庭功能低下，对这类患者适合进行前庭康复。梅尼埃病的病理生理可能部分是因为内淋巴液增多导致膜性组织膨胀[130]。因而治疗主要针对减少或预防液体的积聚。通过饮食控制，很多患者的症状可以得到控制。梅尼埃病患者饮食中每天摄盐量应当小于等于 2g。这是最主要的饮食限制原则。其他要避免的还包括含咖啡因和酒精的饮食。有时候可使用利尿药来减少体液量。如果发作过于频繁，影响日常生活，可考虑采用手术治疗，手术方法包括了预防液体积聚的手术（内淋巴液分流术）或终止异常前庭信号（前庭神经切断术，或经鼓室庆大霉素注射进行化学消融）。物理治疗对由于慢性梅尼埃病引起的单侧前庭功能低下有效，但无法终止眩晕发作。治疗方法有凝视稳定性和姿势稳定性训练。对于前庭神经切断术或化学消融术后产生的平衡失调，使用物理治疗也有效。

外淋巴瘘

外淋巴瘘多由于分隔中耳和内耳的椭圆窗或卵圆窗破损所致。这些膜结构的破损会使外淋巴液渗漏到中耳从而引起眩晕和听力缺失。正常情况下外淋巴在半规管内作为骨迷路和膜迷路之间的保护屏障。外淋巴瘘多由于外伤引起，如压力剧烈改变（如深海潜水）、无骨折的头颅钝性损伤或非常大声的噪音[131]。外淋巴瘘较难确诊，治疗方案也比较不明确。患者通常采用卧床休息，希望膜能修复，也可进行手术修补。外淋巴瘘患者禁忌进行物理治疗。但对存在持续平衡失调或术后出现前庭功能低下的患者物理治疗具有一定疗效。治疗会限制活动强度，因而物理治疗师与专科医师要进行良好的沟通协调。

外淋巴瘘中可以明确诊断的一类为上半规管裂。在这种情况下，覆盖上半规管的颞骨通常缺失或很薄，使得膜半规管对刺激物过度敏感（如声音、颅内压改变、振动等）[132]。患者会出现前庭或听觉症候群，包括了噪音或颅内压增高（如咳嗽引起）诱发眼球运动、突聋或进展性耳聋，可传导性听觉过敏，耳硬化症（中耳附近异常骨增生）引发传导性耳聋，自声过强（患者自己的声音放大）、噪声诱发平衡障碍、眩晕或运动过敏。有些患者甚至会诉能听到眼球活动的声音好像刮砂纸。

前庭神经鞘瘤

前庭神经鞘瘤，过去称作**听神经瘤**，是一种第Ⅷ对颅神经的施旺细胞所发生的良性肿瘤，通常位于内耳道。内耳道内还有面神经（第Ⅶ对颅神经）、内听动脉和前庭蜗神经。症状和肿瘤发生的部位相关。如果肿瘤位于内耳道，首发症状多为耳塞和听力缺失。如果肿瘤在小脑脑桥角，肿瘤生长很大后才会产生听力缺失的症状。尽管前庭神经鞘瘤的首发症状多为单侧听力缺失，但由于相关结构的病变有时可能会产生前庭（如眩晕、平衡障碍）、面甚至是血管相关的综合征。前庭神经鞘瘤一般生长缓慢，于是除非肿瘤发生转移，前庭神经核面神经功能的受损常被忽视。究其原因在于肿瘤缓慢生长，压迫面神经，而对于前庭功能，大脑可以产生一定的代偿。随着前庭神经鞘瘤的增大，听力缺失、耳塞感和前庭功能低下的症状随之加重。治疗通常包括外科肿瘤切除，γ 刀放射治疗也是一种选择。一旦肿瘤转移，单侧的前庭输入被切断，大脑接受不对称的前庭输入。术后早期即可开始物理治疗，以帮助患者改善平衡失调和振动幻视的症状[119]。门诊患者的治疗类似单侧前庭功能低下的治疗。

晕动病

晕动病是一种正常的感觉，但对部分人群可产生不适。晕动病的主要解释为感觉冲突理论[133]。即来自本体感觉、前庭觉和视觉的传入信息与大脑中已存储的神经模式不匹配，因而患者会产生面色苍白、恶心、呕吐、出汗和运动过敏的表现。物理治疗可以减轻运动过敏[134]。其他可治疗晕动病的方法包括使用认知行为治疗、药物治疗、生物反馈和适应性练习[135~138]。

偏头痛关联头晕

偏头痛关联的头晕症状具有一定的迷惑性，因其与外周前庭病变，如良性发作性位置性眩晕或单侧前庭功能低下所产生的症状近似。偏头痛关联的症状包括眩晕、头晕、平衡障碍和晕动病。近期的一项研究报道 100% 的偏头痛发作时均会出现异常眼震，如果在眼球运动检查中进行姿势性的检查可发现[139]。偏头痛在人群中较常见，25~55 岁区间 6% 的男性和 15%~18% 的女性均患有偏头痛[140]。前庭疾病和偏头痛在临床上常需要进行鉴别。病史采集很重要，对怀疑有偏头痛的患者应当问其气压改变是否会加重症状，以及进食某些特定食物时是否会加重头痛症状。如果治疗师诊断患者为偏头痛，则需要转介给神经科医师，应当让患者选择擅长治疗头痛的专家。偏头痛通过药物和饮食可得到很好的控制。未得到控制的偏头痛可能会因前庭康复训练而加重，因为康复训练会刺激外周前庭和中枢前庭动眼反射通路[141]。前庭康复对偏头痛患者很有效，但是对同时患有偏头痛和前庭功能低下者可能效果不佳[142]。Strupp 等人[143]就此展开过详尽的讨论。

多发性硬化

多发性硬化当侵犯脑干时可以影响颅神经Ⅷ，并导致完全相同的单侧前庭异常。MRI 扫描可以确认多发性硬化的急性期诊断。

多系统萎缩

多系统萎缩（MSA）是一种神经系统进行性退化疾病，临床表现包括四方面：共济失调，自主神经功能障碍，类似帕金森样症状和皮质脊髓束功能障碍。多系统萎缩可以导致头晕和平衡障碍[144]。物理治疗对多系统萎缩的患者没有充分研究，目前仅有病例报告[144]。

颈源性头晕

颈源性头晕是指由于颈椎或邻近软组织病变所导致的头晕或平衡障碍。颈性眩晕这一定义目前仍被广泛使用，它是指眩晕症状有颈部疾病引起。头晕产生的机制至少有两个方面。第一，上颈椎向对侧前庭神经核输入本体感觉信息[145]。软组织损伤和关节功能障碍可能会改变空间定位觉相关的感觉传入。前庭康复对这类患者有效[146]。第二，患者可能存在椎基底动脉供血不足（第 21 章中枢神经系统疾病）。如果怀疑有椎基底动脉供血不足，必须首先排除患者症状是否为血管损伤所致。可在坐位进行椎基底动脉供血检查。患者上身前倚、伸颈。后将颈部向怀疑病变侧转 45°。怀疑存在椎基底动脉供血不足的患者应立即转诊给神经科医师。眩晕反复发作且无椎基底动脉供血不足相关症状者多考虑为外周前庭病变。

前庭康复的禁忌证

非稳定性的前庭疾病如梅尼埃氏病（前文中所提到的例外），症状未能控制的偏头痛、外淋巴瘘及未修复的上半规管裂不适宜进行前庭康复。物理治疗师应当注意的其他禁忌证包括突聋、单耳或双耳感到受压或发胀到不适的地步和单侧或双侧严重耳鸣。当治疗手术后患者时，治疗师必须观察耳、鼻所流出的液体情况，这可能预示着脑脊液漏。急性颈部外伤患者不能耐受部分康复治疗，如耳石复位手法治疗及凝视稳定性训练。

总结

由于前庭系统障碍的发病率高，物理治疗师必须要了解内耳相关障碍的症状、体征。鉴别中枢和外周病变十分重要，中枢和外周病变的临床表现不同，可能需要不同的治疗策略。此外，所有的前庭系统疾病治疗方案并非相同。眩晕最常见的病因，良性发作性位置性眩晕是一种生物力学的问题，仅采用简单手法治疗即可。这和治疗双侧前庭功能低下的患者有天壤之别，后者需要大量的康复训练。研究证据支持使用前庭适应训练可治疗前庭功能低下患者。

前庭康复领域研究还在进行中，如何选择最佳剂量、如何使用代偿性策略来协助凝视稳定性功能、如何预防良性发作性位置性眩晕等问题尚待解决。令人兴奋的未来治疗可能涉及虚拟现实、触觉振动提醒患者采取正确姿势以及电脑游戏平台的介入。未来 5 年，可以预见手术植入前庭假体治疗双侧前庭功能低下。除了技术领域的进步，传统康复对此类患者依然至关重要。

前庭障碍协会（VEDA）列出了在每个州感兴趣处理前庭障碍的物理治疗师名单。可通过电话联系 VEDA（800-837-8428；24 小时语音信箱），传真（503-229-8064），也可在官方网站点击联系我们（www.vestibular.org）（附件 21.A）。补充阅读中包含了一些优秀的研究文献，供读者更深入了解前庭康复。

复习思考题

1. 为什么头脉冲试验要快速进行？
2. 前庭迷路中的线性加速计叫什么？
3. 为什么急性单侧前庭功能低下患者会出现自发性眼震？
4. 后半规管的壶腹帽内耳石病和管内耳石病临床表现有何差异？
5. 怀疑有前庭系统疾病的患者病史采集的关键要素有哪些？
6. 解释什么是抑制切断。
7. 阐述 ×1 训练和 ×2 训练的区别。
8. 患有前庭源性眼震的患者，眼球运动的哪一部分（快相或慢相）是前庭系统产生的？为什么？
9. 解释为何 Dix-Hallpike 检查会诱发后半规管良性发作性眩晕患者的眼震。
10. 阐述前庭功能障碍患者的适应训练和习惯性训练的区别。

病例分析

病例 1

对一名主诉有平衡障碍和头晕的初诊患者进行检查。坐位静息下观察到患者有单纯的垂直向摆动性眼震，头向左倾斜。头位改变不能改变眼震情况，摇头眼震试验为阴性。

指导性问题

1. 患者平衡障碍、头晕症状考虑为中枢还是外周前庭病理变化所致？
2. 此时对患者进行物理治疗合适吗？

病例 2

在对一名左后半规管内耳石病患者进行耳石复位手法治疗后，让其回到直坐位时观察到了下向和右转的眼震。患者诉有眩晕。

指导性问题

1. 现在耳石在什么部位？
2. 第二次如何治疗良性发作性位置性眩晕？
3. 第二次治疗后，患者诉有头晕和颈部疼痛。眩晕和眼震症状好转。能否建议患者进行其他类型的训练来治疗残留的头晕症状？如何治疗颈痛？

病例 3

单侧前庭功能低下患者前庭康复进行 7 天后，诉病情加重，患者治疗期间未出现跌倒，患者诉有头部活动时头晕加重、恶心和疲乏感。

指导性问题

1. 前庭康复治疗是否加重了病情？
2. 如何调整训练方案？
3. 关于该疾病恢复时间方面应当如何告知患者？对其他疾病患者，如良性发作性位置性眩晕、双侧前庭功能低下或中枢神经系统疾病相关病变，如何告知其恢复需要的时间？

参考文献

1. Kroenke, K, and Mangelsdorff, AD: Common symptoms in ambulatory care: Incidence, evaluation, therapy, and outcome. Am J Med 86(3):262, 1989.
2. Yardley, L, et al: Prevalence and presentation of dizziness in a general practice community sample of working age people. Br J Gen Pract 48(429):1131, 1998.
3. Sloane, PD: Dizziness in primary care. Results from the National Ambulatory Medical Care Survey. J Fam Pract 29(1):33, 1989.
4. Tinetti, ME, et al: Dizziness among older adults: A possible geriatric syndrome. Ann Intern Med 132(5):337, 2000.
5. Colledge, NR, et al: The prevalence and characteristics of dizziness in an elderly community. Age Ageing 23(2):117, 1994.
6. Sloane, PD, et al: Dizziness in a community elderly population. J Am Geriatr Soc 37:101, 1989.
7. Sloane, PD, et al: Dizziness: State of the science. Ann Intern Med 134:823, 2001.
8. Kroenke, K, et al: How common are various causes of dizziness? A critical review. South Med J 93:160, 2000.
9. Newman-Toker, DE, et al: Spectrum of dizziness visits to US emergency departments: Cross-sectional analysis from a nationally representative sample. Mayo Clin Proc 83(7):765, 2008.
10. Hsiao, CJ, et al: National Ambulatory Medical Care Survey: 2007 Summary Number 27, November 3, 2010. National Health Statistics Reports 2010. Retrieved August 7, 2012, from www.cdc.gov/nchs/data/nhsr/nhsr027.pdf.
11. Grimby, A, and Rosenhall, U: Health related quality of life and dizziness in old age. Gerontology 41:286, 1995.
12. Strategic Plan. National Institute on Deafness and Other Communication Disorders (NIDCD). FY 2009–2011. National Institutes of Health, Bethesda, MD. Retrieved August 7, 2012, from www.nidcd.nih.gov/staticresources/about/plans/strategic/FY2009-2011NIDCDStrategicPlan.pdf.
13. Kroenke, K, et al: Causes of persistent dizziness: A prospective study of 100 patients in ambulatory care. Ann Intern Med 117(11):898, 1992.
14. Cawthorne, T: The physiological basis for head exercises. J Charter Soc Physiother 30:106, 1944.
15. Cooksey, FS: Rehabilitation in vestibular injuries. Proc R Soc Med 39:273, 1946.
16. Della Santina, CC, et al: Orientations of human vestibular labyrinth semicircular canals. In Proceedings of the 2004 Midwinter Meeting of the Association for Research in Otolaryngology, Daytona Beach, FL (February 22–26, 2004). Association for Research in Otolaryngology, Mt Royal, NJ, 2004.
17. Cremer, PD, et al: Semicircular canal plane head impulses detect absent function of individual semicircular canals. Brain 121:699, 1998.
18. Smith, CA, et al: The electrolytes of the labyrinthine fluids. Laryngoscope 64:141, 1954.
19. Troiani, D, et al: Relations of single semicircular canals to the pontine reticular formation. Arch Ital Biol 114(4):337, 1976.
20. Buttner, U, and Henn, V: Thalamic unit activity in the alert monkey during natural vestibular stimulation. Brain Res 103(1):127, 1976.
21. Brodal, A, and Brodal, P: Observations on the secondary vestibulocerebellar projections in the macaque monkey. Exp Brain Res 58:62, 1985.
22. Buttner, U, and Buettner, UW: Parietal cortex (2v) neuronal activity in the alert monkey during natural vestibular and optokinetic stimulation. Brain Res 153:392, 1978.
23. Grusser, OJ, et al: Localization and responses of neurones in the parieto-insular vestibular cortex of awake monkeys (Macaca fascicularis). J Physiol 430:537, 1990.
24. Their, P, and Erickson, RG: Vestibular input to visual-tracking neurons in area MST of awake rhesus monkeys. Ann N Y Acad Sci 656:960, 1992.
25. Brandt, T, et al: Visual-vestibular and visuovisual cortical interaction: New insights from fMRI and PET. Ann N Y Acad Sci 956:230, 2002.
26. Dieterich, M, et al: fMRI signal increases and decreases in cortical areas during small-field optokinetic stimulation and central fixation. Exp Brain Res 148:117, 2003.
27. Brandt, T, and Dieterich, M: Vestibular syndromes in the roll plane: Topographic diagnosis from brainstem to cortex. Ann Neurol 36:337, 1994.
28. Goldberg, JM, and Fernandez, C: Physiology of peripheral neurons innervating semicircular canals of the squirrel monkey. I: Resting discharge and response to constant angular accelerations. J Neurophysiol 34:635, 1971.
29. Lysakowski, AM, et al: Physiological identification of morphologically distinct afferent classes innervating the cristae ampullares of

the squirrel monkey. J Neurophysiol 73:1270, 1995.
30. Baloh, RW, and Honrubia, V: Clinical neurophysiology of the vestibular system. FA Davis, Philadelphia, 1990.
31. Meyer, CH, et al: The upper limit of human smooth pursuit velocity. Vision Res 25:561, 1985.
32. Fernandez, C, and Goldberg, JM: Physiology of peripheral neurons innervating semicircular canals of the squirrel monkey. II: Response to sinusoidal stimulation and dynamics of peripheral vestibular system. J Neurophysiol 34:661, 1971.
33. Dai, M, et al: Model-based study of the human cupular time constant. J Vestib Res 9(4):293, 1999.
34. Baloh, RW: Dizziness: Neurological emergencies. Neurol Clin 16:305, 1998.
35. Gillespie, MB, and Minor, LB: Prognosis in bilateral vestibular hypofunction. Laryngoscope 109:35, 1999.
36. Telian, SA, et al: Bilateral vestibular paresis: Diagnosis and treatment. Otolaryngol Head Neck Surg 104:67, 1991.
37. Grunfeld, EA, et al: Adaptation to oscillopsia: A psychophysical and questionnaire investigation. Brain 123(pt 2):277, 2000.
38. Bhansali, SA, et al: Oscillopsia in patients with loss of vestibular function. Otolaryngol Head Neck Surg 109:120, 1993.
39. Herdman, SJ, et al: Recovery of dynamic visual acuity in unilateral vestibular hypofunction. Arch Otolaryngol Head Neck Surg 129(8):819, 2003.
40. Dixon, JS, and Bird, HA: Reproducibility along a 10 cm vertical visual analog scale. Ann Rheum Dis 40:87, 1981.
41. Jacobson, GP, and Newman, CW: The development of the Dizziness Handicap Inventory. Arch Otolaryngol Head Neck Surg 116:424, 1990.
42. Robertson, D, and Ireland, D: Dizziness Handicap Inventory correlates of computerized dynamic posturography. J Otolaryngol 24:118, 1995.
43. Jacobson, GP, and McCaslin, DL: Agreement between functional and electrophysiologic measures in patients with unilateral peripheral vestibular system impairment. J Am Acad Audiol 14(5):231, 2003.
44. Morris, A, Lutman, ME, and Luxon, L: Measuring outcome from vestibular rehabilitation, part II: Refinement and validation of a new self-report measure. Int J Audiol 48:24–37, 2008.
45. Smith-Wheelock, M, et al: Physical therapy program for vestibular rehabilitation. Am J Otol May 12(3):218, 1991.
46. Fetter, M, and Dichgans, J: Adaptive mechanisms of VOR compensation after unilateral peripheral vestibular lesions in humans. J Vestib Res 1:9, 1990.
47. Cass, SP, et al: Patterns of vestibular function following vestibular nerve section. Laryngoscope 102:388, 1992.
48. Maioli, C, et al: Short- and long-term modifications of vestibulo-ocular response dynamics following unilateral vestibular nerve lesions in the cat. Exp Brain Res 50:259, 1983.
49. Watabe, H, Hashiba, M, and Baba, S: Voluntary suppression of caloric nystagmus under fixation of imaginary or after-image target. Acta Otolaryngol Suppl 525:155, 1996.
50. Halmagyi, GM, and Curthoys, IS: A clinical sign of canal paresis. Arch Neurol 45:737, 1998.
51. Halmagyi, GM, et al: The human horizontal vestibulo-ocular reflex in response to high-acceleration stimulation before and after unilateral vestibular neurectomy. Exp Brain Res 81:479, 1990.
52. Minor, LB, et al: Symptoms and signs in superior canal dehiscence syndrome. Ann N Y Acad Sci 942:259, 2001.
53. Aw, ST, et al: Unilateral vestibular deafferentation causes permanent impairment of the human vertical vestibulo-ocular reflex in the pitch plane. Exp Brain Res 102:121, 1994.
54. Cremer, PD, et al: Semicircular canal plane head impulses detect absent function of individual semicircular canals. Brain 121:699, 1998.
55. Foster, CA, et al: Functional loss of the horizontal doll's eye reflex following unilateral vestibular lesions. Laryngoscope 104:473, 1994.
56. Harvey, SA, and Wood, DJ: The oculocephalic response in the evaluation of the dizzy patient. Laryngoscope 106:6, 1996.
57. Harvey, SA, et al: Relationship of the head impulse test and head-shake nystagmus in reference to caloric testing. Am J Otolaryngol 18:207, 1997.
58. Beynon, GJ, et al: A clinical evaluation of head impulse testing. Clin Otolaryngol 23:117, 1998.
59. Schubert, MC, et al: Optimizing the sensitivity of the head thrust test for identifying vestibular hypofunction. Phys Ther 84:151, 2004.
60. Hain, TC, et al: Head-shaking nystagmus in patients with unilateral peripheral vestibular lesions. Am J Otolaryngol 8:36, 1987.
61. Dix, R, and Hallpike, CS: The pathology, symptomatology and diagnosis of certain common disorders of the vestibular system. Ann Otol Rhinol Laryngol 6:987, 1952.
62. Longridge, NS, and Mallinson, AI: The dynamic illegible E (DIE) test: A simple technique for assessing the ability of the vestibulo-ocular reflex to overcome vestibular pathology. J Otolaryngol 16:97, 1987.
63. Herdman, SJ, et al: Computerized dynamic visual acuity test in the assessment of vestibular deficits. Am J Otolaryngol 19:790, 1998.
64. Tian, JR, et al: Dynamic visual acuity during passive and self-generated transient head rotation in normal and unilaterally vestibulopathic humans. Exp Brain Res 142(4):486, 2002.
65. Schubert, MC, Migliaccio, AA, and Della Santina, CC: Dynamic visual acuity during passive head thrusts in canal planes. J Assoc Res Otolaryngol 7(4):329, 2006.
66. Grossman, GE, et al: Frequency and velocity of rotational head perturbations during locomotion. Exp Brain Res 70:470, 1988.
67. Colebatch, JG, and Halmagyi, GM: Vestibular evoked potentials in human neck muscles before and after unilateral vestibular deafferentation. Neurology 42:1635, 1992.
68. Halmagyi, GM, et al: Tapping the head activates the vestibular system: A new use for the clinical reflex hammer. Neurology 45:1927, 1995.
69. Curthoys, IS, et al: Human ocular torsional position before and after unilateral vestibular neurectomy. Exp Brain Res 85:218, 1991.
70. Kushiro, K, et al: Saccular and utricular inputs to sternocleidomastoid motoneurons of decerebrate cats. Exp Brain Res 126:410, 1999.
71. Young, ED, et al: Responses of squirrel monkey vestibular neurons to audio-frequency sound and head vibration. Acta Otolaryngol 84:352, 1977.
72. Murofushi, T, et al: Responses of guinea pig primary vestibular neurons to clicks. Exp Brain Res 103:174, 1995.
73. Murofushi, T, et al: Response of guinea pig vestibular nucleus neurons to clicks. Exp Brain Res 111:149, 1996.
74. Iwasaki, S, et al: The role of the superior vestibular nerve in generating ocular vestibular-evoked myogenic potentials to bone conducted vibration at Fz. Clin Neurophysiol 120(3):588, 2009.
75. Tabak, S, et al: Deviation of the subjective vertical in long-standing unilateral vestibular loss. Acta Otolaryngol 117:1, 1997.
76. Schuknecht, HF: Cupulolithiasis. Arch Otolaryngol 90:765, 1969.
77. Furuya, M, et al: Experimental study of speed-dependent positional nystagmus in benign paroxysmal positional vertigo. Acta Otolaryngol 123(6):709, 2003.
78. Hall, SF, et al: The mechanics of benign paroxysmal vertigo. J Otolaryngol 8(2):151, 1979.
79. Cooper, CW: Vestibular neuronitis: A review of a common cause of vertigo in general practice. Br J Gen Pract 43:164, 1993.
80. Jayarajan, V, and Rajenderkumar, D: A survey of dizziness management in general practice. J Laryngol Otol 117(8):599, 2003.
81. Fetter, M, and Dichgans, J: Adaptive mechanisms of VOR compensation after unilateral peripheral vestibular lesions in humans. J Vestib Res 1:9, 1990.
82. Baloh, RW: Vertebrobasilar insufficiency and stroke. Otolaryngol Head Neck Surg 112:114, 1995.
83. Schuknecht, HF, and Witt, RL: Acute bilateral sequential vestibular neuritis. Am J Otolaryngol 6:255, 1985.
84. Barber, HO, and Dionne, J: Vestibular findings in vertebrobasilar ischemia. Ann Otol Rhinol Laryngol 80:805, 1971.
85. Halmagyi, GM, et al: Gentamicin vestibulotoxicity. Otolaryngol Head Neck Surg 111:571, 1994.
86. Brandt, T, and Dieterich, M: Vestibular syndromes in the roll plane: Topographic diagnosis from brainstem to cortex. Ann Neurol 36:337, 1994.
87. Delaney, KA: Bedside diagnosis of vertigo: Value of the history and neurological examination. Acad Emerg Med 10(12):1388, 2003.
88. Beaudry, M, and Spence, JD: Motor vehicle accidents: The most common cause of traumatic vertebrobasilar ischemia. Can J Neurol Sci 30(4):320, 2003.
89. Purvin, V, Kawasaki, A, and Zeldes, S: Dolichoectatic arterial compression of the anterior visual pathways: Neuro-ophthalmic features and clinical course. J Neurol Neurosurg Psychiatry 75(1):27, 2004.
90. Grad, A, and Baloh, RW: Vertigo of vascular origin. Clinical and electronystagmographic features in 84 cases. Arch Neurol 46(3):281, 1989.

91. Olszewski, J, et al: The association between positional vertebral and basilar artery flow lesion and prevalence of vertigo in patients with cervical spondylosis. J Otolaryngol Head Neck Surg 134:680, 2006.
92. Berman, J, and Frederickson, J: Vertigo after head injury: A five year follow-up. J Otolaryngol 7:237, 1978.
93. Tuohimma, P: Vestibular disturbances after acute mild head injury. Acta Otolaryngol Suppl (Stockh) 359:7, 1978.
94. Masson, F, et al: Prevalence of impairments 5 years after a head injury, and their relationship with disabilities and outcome. Brain Inj 10(7):487, 1996.
95. Leigh, RJ, and Zee, DS: Diagnosis of central disorders of ocular motility. In Leigh, RJ and Zee, DS (eds): The Neurology of Eye Movements, ed 4. Oxford University Press, New York, 2006, p 598.
96. Kluge, M, et al: Epileptic vertigo: Evidence for vestibular representation in human frontal cortex. Neurology 55(12):1906, 2000.
97. Brandt, T, et al: Vestibular cortex lesions affect the perception of verticality. Ann Neurol 35:403, 1994.
98. Brandt, T, et al: Plasticity of the vestibular system: Central compensation and sensory substitution for vestibular deficits. Brain Plast Adv Neurol 73:297, 1997.
99. Kattah, JC, et al: HINTS to diagnose stroke in the acute vestibular syndrome: Three-step bedside oculomotor examination more sensitive than early MRI diffusion-weighted imaging. Stroke 40(11):3504, 2009. [Epub September 17, 2009.]
100. Epley, JM: The canalith repositioning procedure: For treatment of benign paroxysmal positional vertigo. Otolaryngol Head Neck Surg 107:399, 1992.
101. Chung, KW, et al: Incidence of horizontal canal benign paroxysmal positional vertigo as a function of the duration of symptoms. Otol Neurotol 30(2):202, 2009.
102. Fyrmpas, G, et al: Are postural restrictions after an Epley maneuver unnecessary? First results of a controlled study and review of the literature. Auris Nasus Larynx 36(6): 637, 2009.
103. Simhadri, S, Freyss, G, and Vitte, E: Efficacy of particle repositioning maneuver in BPPV: A prospective study. Am J Otolaryngol 24(6):355, 2003.
104. Sakaida, M, Freyss, G, and Vitte, E: Long-term outcome of benign paroxysmal positional vertigo. Neurology 60(9): 1532, 2003.
105. Helminski, JO, Janssen, I, and Hain, TC: Daily exercise does not prevent recurrence of benign paroxysmal positional vertigo. Otol Neurotol 29(7):976, 2008.
106. Semont, A, Freyss, G, and Vitte, E: Curing the BPPV with a liberatory maneuver. Adv Otorhinolaryngol 42:290, 1988.
107. Campanini, A, and Vicini, C: Semont maneuver vs. particle repositioning maneuver: Comparative study. Acta Otorhinolaryngol Ital 21(6):331, 2001.
108. Campanini, A, et al: Efficacy of the Semont maneuver in benign paroxysmal positional vertigo. Arch Otolaryngol Head Neck Surg 129(6):629, 2003.
109. Brandt, T, and Daroff, RB: Physical therapy for benign paroxysmal positional vertigo. Arch Otolaryngol 106:484, 1980.
110. Herdman, SJ, et al: Vestibular adaptation exercises and recovery: Acute stage after acoustic neuroma resection. Otolaryngol Head Neck Surg 113:77, 1995.
111. Gottshall, K, et al: Objective vestibular tests as outcome measures in head injury patients. Laryngoscope 113(10):1746, 2003.
112. Shumway-Cook, A, and Horak, FB: Vestibular rehabilitation: An exercise approach to managing symptoms of vestibular dysfunction. Semin Hearing 10:196, 1989.
113. Norre, ME, and DeWeerdt, W: Treatment of vertigo based on habituation. J Laryngol Otol 94:971, 1980.
114. Dix, MR: The rationale and technique of head exercises in the treatment of vertigo. Acta Otorhinolaryngol Belg 33:370, 1979.
115. Dix, MR: The physiological basis and practical value of head exercises in the treatment of vertigo. Practitioner 217:919, 1976.
116. Herdman, SJ, et al: Falls in patients with vestibular deficits. Am J Otol 21:847, 2000.
117. Cohen, HS, et al: Driving disability and dizziness. J Safety Res 34(4):361, 2003.
118. Krebs, DE, et al: Double-blind, placebo-controlled trial of rehabilitation for bilateral vestibular hypofunction: Preliminary report. Otolaryngol Head Neck Surg 109(4):735, 1993.
119. Herdman, SJ, et al: Vestibular adaptation exercises and recovery: Acute stage after acoustic neuroma resection. Otolaryngol Head Neck Surg 113(1):77, 1995.
120. Strupp, M, et al: Vestibular exercises improve central vestibulospinal compensation after vestibular neuritis. Neurology 51(3):838, 1998.
121. Cohen, HS, and Kimball, KT: Increased independence and decreased vertigo after vestibular rehabilitation. Otolaryngol Head Neck Surg 128(1):60, 2003.
122. Krebs, DE, et al: Vestibular rehabilitation: Useful but not universally so. Otolaryngol Head Neck Surg 128(2):240, 2003.
123. Patten, C, et al: Head and body center of gravity control strategies: Adaptations following vestibular rehabilitation. Acta Otolaryngol 123(1):32, 2003.
124. Herdman, SJ, et al: Recovery of dynamic visual acuity in bilateral vestibular hypofunction. Arch Otolaryngol Head Neck Surg 133(4):383, 2007.
125. Hillier, SL, and Hollohan, V: Vestibular rehabilitation for unilateral peripheral vestibular dysfunction. Cochrane Database Syst Rev 17(4):CD005397, 2007.
126. Schubert, MC, et al: Mechanism of dynamic visual acuity recovery with vestibular rehabilitation. Arch Phys Med Rehabil 89(3):500, 2008.
127. Giray, M, et al: Short-term effects of vestibular rehabilitation in patients with chronic unilateral vestibular dysfunction: A randomized controlled study. Arch Phys Med Rehabil 90(8):1325, 2009.
128. Shepard, NT, et al: Vestibular and balance rehabilitation therapy. Ann Otol Rhinol Laryngol 102:198, 1993.
129. Gurr, B, and Moffat, N: Psychological consequences of vertigo and the effectiveness of vestibular rehabilitation for brain injury patients. Brain Inj 15(5):387, 2001.
130. Arenberg, IK: Ménières disease: Diagnosis and management of vertigo and endolymphatic hydrops. In Arenberg, IK (ed): Dizziness and Balance Disorders. Kugler Publications, New York, 1993, p 503.
131. Bruno, E, et al: Perilymphatic fistula following trans-tympanic trauma: A clinical case presentation and review of the literature. An Otorrinolaringol Ibero Am 29(4):359, 2002.
132. Minor, LB: Superior canal dehiscence syndrome. Am J Otol 21(1):9, 2000.
133. Dobie, TG, and May, JG: Cognitive-behavioral management of motion sickness. Aviat Space Environ Med 65(Suppl 10):C1, 1994.
134. Rine, RM, et al: Visual-vestibular habituation and balance training for motion sickness. Phys Ther 79:949, 1999.
135. Reason, JT: Motion sickness adaptation: A neural mismatch model. J R Soc Med 71:819, 1978.
136. Bagshaw, M, and Stott, JR: The desensitization of chronically motion sick aircrew in the Royal Air Force. Aviat Space Environ Med 56:1144, 1985.
137. Golding, JF, and Stott, JR: Objective and subjective time courses of recovery from motion sickness assessed by repeated motion challenges. J Vestib Res 7:421, 1997.
138. Banks, RD, et al: The Canadian Forces airsickness rehabilitation program, 1981–1991. Aviat Space Environ Med 63:1098, 1992.
139. Polensek, SH, and Tusa, RJ: Nystagmus during attacks of vestibular migraine: An aid in diagnosis. Audiol Neurootol 15(4):241, 2010.
140. MacGregor, EA, et al: Migraine prevalence and treatment patterns: The global Migraine and Zolmitriptan Evaluation survey. Headache 43(1):19, 2003.
141. Murdin, L, Davies, RA, and Bronstein, AM: Vertigo as a migraine trigger. Neurology 73(8):638, 2009.
142. Wrisley, DM, Whitney, SL, and Furman, JM: Vestibular rehabilitation outcomes in patients with a history of migraine. Otol Neurotol 23(4):483, 2002.
143. Strupp, M, Versino, M, and Brandt, T: Vestibular migraine. Hand Clin Neurol 97:755, 2010.
144. Wang, SR, and Young, YI: Multiple system atrophy manifested as dizziness and imbalance: A report of two cases. Eur Arch Otorhinolayrngol 260:404, 2003.
145. Wedge, F: The impact of resistance training on balance and functional ability of a patient with multiple system atrophy. J Geriatr Phys Ther 31(2):79–83, 2008.
146. Hikosaka, O, and Maeda, M: Cervical effects on abducens motor neurons and their interaction with vestibulo-ocular reflex. Exp Brain Res 18:512, 1973.
147. Wrisley, DM, et al: Cervicogenic dizziness: A review of

diagnosis and treatment. J Orthop Sports Phys Ther 30(12): 755, 2000.

推荐阅读

Baloh, RW, and Honrubia, V: Clinical Neurophysiology of the Vestibular System. Oxford University Press, New York, 2001.

Epley, JM: The canalith repositioning procedure: For treatment of benign paroxysmal positional vertigo. Otolaryngol Head Neck Surg 107:399, 1992.

Hain, TC: Neurophysiology of vestibular rehabilitation. NeuroRehabilitation 29(2):127, 2011.

Hall, CD, et al: Efficacy of gaze stability exercises in older adults with dizziness. J Neurol Phys Ther 34(2):64, 2010.

Herdman, SJ: Vestibular Rehabilitation, ed 3. FA Davis, Philadelphia, 2007.

Herdman, SJ, et al: Recovery of dynamic visual acuity in unilateral vestibular hypofunction. Arch Otolaryngol Head Neck Surg 129:819, 2003.

Herdman, SJ, et al: Recovery of dynamic visual acuity in bilateral vestibular hypofunction. Arch Otolaryngol Head Neck Surg. 133(4):383, 2007.

Rine, RM, et al: New portable tool to screen vestibular and visual function—National Institutes of Health Toolbox initiative. J Rehabil Res Dev 49(2):209, 2012.

Schubert, MC, et al: Mechanism of dynamic visual acuity recovery with vestibular rehabilitation. Arch Phys Med Rehabil 89(3): 500, 2008.

Schubert, MC, et al: Oculomotor strategies and their effect on reducing gaze position error. Otol Neurotol 31(2):228, 2010.

Strupp, M, et al: Vestibular migraine. Hand Clin Neurol 97:755, 2010.

附录 21.A 临床医生、家庭和患者的前庭疾病的网络资源

组织	网站
前庭疾病协会（VEDA）	www.vestibular.org
美国听力不佳和其他交流障碍协会（NIDCD）	www.nidcd.nih.gov
约翰霍普金斯大学医学院	www.hopkinsmedicine.org/otolaryngology
Micromedical 技术	www.micromedical.com
神经运动学	www.neuro-kinetics.com
平衡试验	http://resourcesonbalance.com/neurocom/products/EquiTest.aspx

（窦祖林　戴　萌　译）

截　肢

Bella J.May, PT, EdD, FAPTA, CEEAA

第 22 章

学习目的

1. 物理治疗师在下肢截肢患者护理中的作用。
2. 导致下肢截肢的主要病因。
3. 下肢截肢手术相关的主要概念。
4. 制定下肢截肢术患者的评估计划。
   a. 优先收集术后即刻期与假肢前期数据。
5. 设计术后即刻期的有效医疗计划。
   a. 向患者及照护者合理解释及教授正确体位摆放。
   b. 教授坐位和站立平衡，提高转移和移动能力。
   c. 确保急性期后护理连续性。
6. 设计有效的假肢前护理计划。
   a. 教授正确残肢护理方法，包括绷带包扎。
   b. 教授站立平衡，帮助患者在辅助支撑下获得最高水平的移动能力。
   c. 教授残肢力量训练，以利假肢适配。
   d. 教授关节活动度(ROM)训练，防止或缓解继发性挛缩。
7. 正确回应下肢截肢对患者及家属造成的心理影响。
8. 结合临床案例研究，分析和解释患者数据，制定切合实际的预期目标和结局，设计医疗计划。

章节大纲

目前，下肢(lower extremity，LE)截肢的主要原因仍是外周血管疾病(peripheral vascular disease，PVD)，尤其糖尿病相关血管疾病。美国所有的下肢截肢患者中，2/3 的患者因糖尿病并发症而截肢[1]。年龄超过 65 岁的糖尿病患者，每 1000 名中大约有 16 名患者行下肢截肢术，而在无糖尿患者群中，只有 1.78 名患者需行下肢截肢术。随着非侵入性诊断、血管重建、伤口愈合技术的重大进步，糖尿病患者行截肢术的年龄有所上升。术中死亡率报导不一，介于 7%~13% 之间，常与其他疾病相关，如心脏疾病和脑卒中[2-4]。大约 20 800 000 儿童和成人患有糖尿病，其中约 5% 患者患有某种类型的血管疾病[5]。在因其他疾病就诊的患者中，很多都患有糖尿病。物理治疗师若能学习更多的糖尿病知识和糖尿病足护理，把患者宣教整合入医疗计划(plan of care，POC)的一部分，则有利于患者康复。数项研究表明，患者早期宣教和正确足部护理与截肢率减少呈正相关[6,7]。

截肢的第二大原因为创伤，通常由机动车事故、战争和枪击导致。因创伤而截肢的患者通常为年轻人，男性多见，通常在截肢前具有积极的生活方式。随着影像学技术的进步、化学疗法有效性增加、肢体保留术的改善，骨肉瘤所致的截肢已有所降低。当肿瘤较大、在少量切除骨质及组织的情况下肿瘤不能被切除时，行截肢术是必要的。然而外科医生在切除肿瘤的同时行肢体保留术。诸多因素可影响决策：包括患者的年龄、肿瘤大小，当患者尚年幼则需考虑将来生长潜力[8]。肿瘤切除术由 20 世纪 70 年代的 20% 左右上升至今年的 60%~70%，但它对患者的5年生存率没有明显变化。无论截肢的原因为何，物理治疗师在康复过程中起重要作用。早期开始适当治疗可影响阶段性医疗的最终结局。急症监护中心的治疗师保证患者(尤其是老年患者)出院后护理的连续性相当重要。患者出院回家后数周或数月都不再就诊的情况时有发生。而这时患者已身体虚弱、肌肉挛缩，将影响假肢使用和功能。

截肢水平

传统上以解剖层面对截肢水平进行划分，如膝关节以上和膝关节以下。1974年，Task Force On Standardization of Prosthetic-Orthotic Terminology 发布了国际分类系统，以定义截肢水平。表22.1描述了目前常用的主要术语。

表22.1 截肢水平

部分脚趾	切除一个或多个脚趾的任一部分
趾关节离断	切断跖趾关节
部分足/放射形切除	切除第3、4、5跖骨和足趾
经跖骨	截断所有跖骨的中部
踝关节离断(Syme's)	切除包括后跟到胫骨远端的踝关节；可包括踝尖和远端胫骨/腓骨外侧
经胫骨长段切除(膝关节以下)	超过50%胫骨长度
经胫骨(膝关节以下)	20%~50%胫骨长度
经胫骨短段切除(膝关节以下)	<20%胫骨长度
膝关节离断	切断膝关节；股骨完整
经股骨长段切除(膝关节以上)	>60%股骨长度
经股骨(膝关节以上)	35%~60%股骨长度
经股骨短段切除(膝关节以上)	<35%股骨长度
髋关节离断	切断髋关节；骨盆完整
半侧骨盆切除	切除骨盆下半部分
半体切除	切除下肢及L_4、L_5水平以下骨盆

外伤性截肢可造成不同水平的截肢，外科医生将最大程度保留骨的长度及恢复关节。为了保留残肢功能需应用多种手术技术。斩断术(几乎在同一水平切断皮肤、肌肉和骨)可能需用皮瓣行二次关闭；有时采用自身其他部位的游离组织瓣以覆盖伤口。血管疾病导致的截肢一般为部分足、经胫骨、经股骨水平截肢。在多数踝关节离断的病例中，血液供应受限将影响残肢有效愈合。

不论年龄大小，单侧经胫骨截肢患者使用功能性假肢可能性非常大；很多双侧经胫骨截肢患者亦可成功康复。具备较好平衡和协调能力的单侧经股骨截肢老年人也可能是潜在的假肢使用者，而那些截肢前无法独立行走的患者，在装上假肢后也仍可能无法独立行走。现今电脑-驱动组件可让双侧经股骨截肢患者亦成为假肢使用者。同样，良好的平衡和协调能力是前提条件。髋关节离断、半侧骨盆切除、半体切除术一般因肿瘤或严重外伤造成，在截止人群中所占比例较小。确定患者是否具备配备假肢潜力的最重要因素为其截肢前的活动水平。此外必须考虑的因素为共患疾病以及战争或外伤造成的损伤程度，但如果患者在截肢前有积极的生活态度——即便患有糖尿病及其相关共患疾病——只要患者具有良好的平衡和协调能力，也很可能成为一名功能性假肢使用者[14]。

手术过程

外科医师根据截肢时下肢的状态，决定具体的手术类型。外科医师必须使伤口一期愈合或二期愈合，使残肢适于假肢配备和发挥功能。截肢水平的确定受众多因素影响，如残肢长度保留和伤口愈合无并发症均很重要。尽管描述每一个手术过程超出本章范围，但对截肢手术的基本原则有一定理解亦很重要。

皮瓣应尽可能宽大，瘢痕应柔软、无痛、不粘连。对于无血管损伤的经股骨和经胫骨截肢术，大部分采用前后长度相等的皮瓣，伤疤位于骨末端(图22.1、22.2)。当经胫骨截肢伴

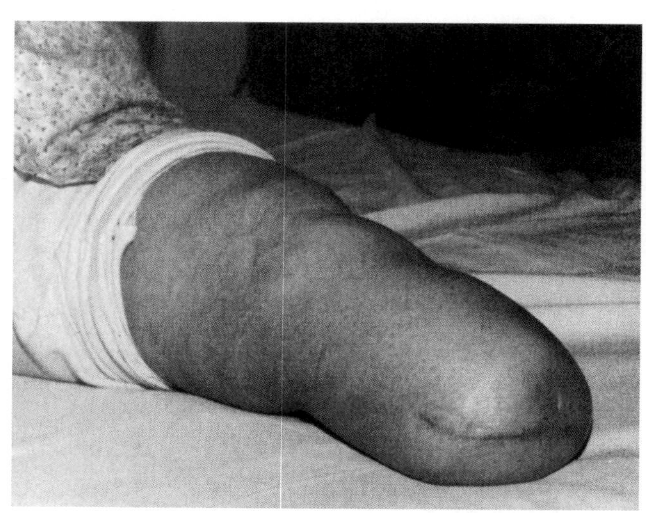

图22.1 经胫骨截肢残肢——前后等长皮瓣切口

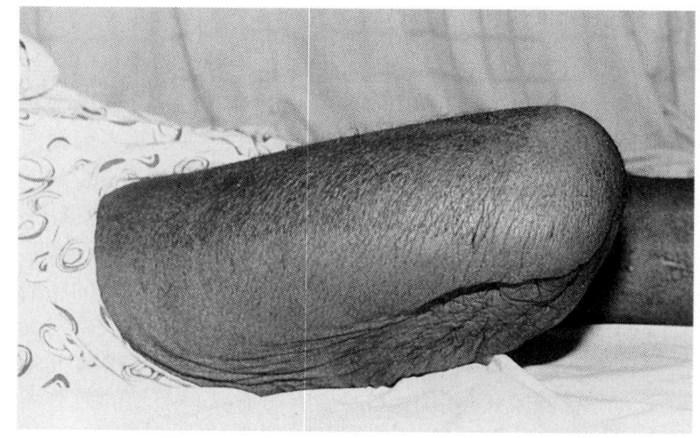

图22.2 经股骨截肢残肢——前后等长皮瓣切口

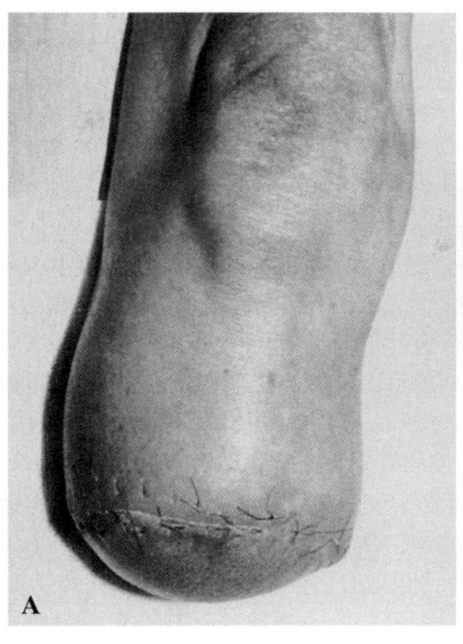

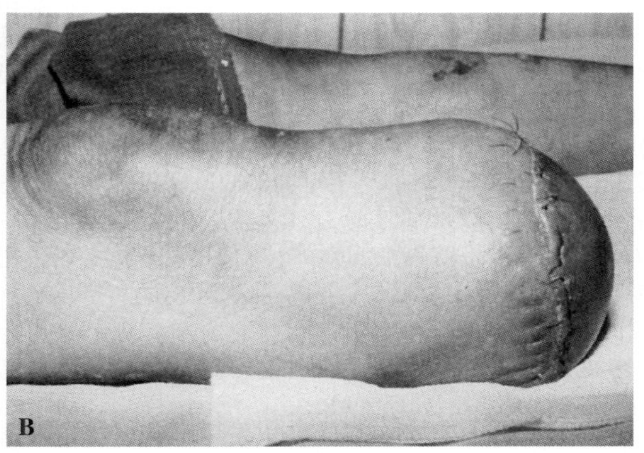

图 22.3 经胫骨截肢残肢前面观(**A**)和侧面观(**B**)——后方长皮瓣形成前方切口

循环受损时,采用长后皮瓣,其原因为肢体后方组织的血流供应较前方好,此术式使伤疤位于胫骨末端前部,且须细心确保伤疤与骨无粘连(图 22.3)。近年来,长后皮瓣的常规应用遭到质疑[15]。斜行皮瓣起源于英国,一些医师认为对于远端循环严重受损的患者来说,斜行皮瓣是一种更为有效的方案。斜行皮瓣是一种成角、内 - 外侧切口,使伤疤远离骨性凸起,而伤疤位于骨性凸起处为长后皮瓣的问题所在。对于不同类型皮瓣应用情况的研究并未阐明最佳方法,且各种皮瓣的康复效果相似[16]。

主要肌肉的稳定性可使功能保留最大化。肌筋膜闭合、肌成形术、肌固定术或肌腱固定术可使肌肉稳定。大部分经胫骨和经股骨截肢术都采用**肌**成形术(肌肉与肌肉闭合)结合肌筋膜闭合术(肌肉与筋膜闭合),以确保肌肉适度稳定、不在骨端滑动。

肌固定术(肌肉附着于骨膜或骨)在一些医疗中心也被采用,尤其在经胫骨截肢术中,而采用肌腱固定术以**稳定肌肉**(肌腱附着于骨)的方式较为少见。无论哪种技术,在所有平面的截肢术中,当肌肉必须被横向切断时,适当的压力使肌肉稳定都是需要的。

切断的外周神经可在残肢内形成神经瘤(神经细胞末端聚集)。神经瘤必须很好地被软组织包围,以避免发生疼痛和干扰假肢穿戴。外科医师需辨别主要的神经,在一定张力下牵拉出神经,然后整齐、锐利地切断,并使其回缩至残肢的软组织内。靠近瘢痕组织或骨骼的神经瘤往往会产生疼痛,可能需要后期切除或修复。主要的静脉和动脉需结扎止血,烧灼仅适用于小的出血点。手术时需要注意避免损害远端组织的血液循环,尤其是皮瓣的循环,因为它对非复杂性伤口的愈合十分重要。

骨截除的长度必须确保伤口闭合后残肢末端无多余组织且吻合口处无巨大张力。尖锐的骨残端需打磨圆滑。经胫骨截肢时,胫骨远端的前部要呈斜形,以减少骨末端与假肢接受腔之间的压力。必须确保骨骼在生理上具备适应穿戴假肢的压力。需要注意的是组织覆盖层需接近正常生理张力,通常采用常规缝合的方式闭合切口,必要时可留置引流管。

在外伤性截肢中,外科医师应尽可能尝试保留骨长度、有存活能力的皮肤及近端关节,同时确保实现无感染等后续并发症发生的有效的组织愈合。在可能受“污染”(含有外来物体)的截肢术中,切口需保持开放,并将近端关节固定于功能性位置 5~9 天以防止侵袭性感染。二期闭合的方式可以让外科医师对残肢进行塑形以适宜假肢穿戴和发挥相应功能。

血管疾病导致的截肢通常为择期手术。外科医师通过一系列方法检查组织活力,并据此决定截肢平面。多普勒可测量节段性肢体收缩压,经皮氧测定和放射性同位素法或体积描记法可测定皮肤血流。报道显示,多普勒收缩期血压测定在预测截肢平面的生存能力方面相当准确。在确定截肢平面时,非侵入性检测技术的进步大大减少了动脉造影的使用。经胫骨和经股骨水平截肢术实际手术操作录像可在 Amputation Surgery Education Center 网站上观看(www.ampsurg.org)。

愈合过程

每位患者的愈合过程都受很多因素的影响。术后最需密切关注的因素之一就是感染,无论是外源性或内源性的。外伤、感染的足部溃疡、或其他原因导致的伤口污染均是患者发生感染的高危因素。研究显示,吸烟是抑制伤口愈合的一个重要因素;吸烟者发生感染和再截肢的几率比不吸烟者高出 2.5%[17]。其他影响伤口愈合的因素包括血管问题的严重程度、糖尿病、肾脏疾病和其他生理问题,如心脏疾病[15]。物理治疗师可通过指导正确的床上活动方式、避免新截肢肢体受压,从而对伤口愈合产生积极的影响。

术后包扎

外科医师可选择多种术后敷料:①硬敷料;②半硬敷料;

③软敷料。选择合适的敷料对于控制水肿相当重要,因为残肢过度水肿不利于伤口愈合,且可引发疼痛。表 22.2 概括了目前主要术后敷料的优缺点。

硬质敷料

硬质敷料产生于 20 世纪 60 年代早期,即通常所说的术后即刻假体(immediate postoperative prosthesis, IPOP)[18~20]。IPOP 可由外科医师或假肢矫形师采用熟石膏手工制作,然后进行假肢接受腔的常规配置。IPOP 是不可调节或脱除的。当残肢愈合、缝线拆除或肢体形状改变时,需要移除假肢接受腔,必须像拆石膏一样将其切开,随后配置一个新的接受腔。此外亦有**可**活动硬质敷料(removable rigid dressings, RRDs),由石膏手工制作或由塑料预制并有不同尺寸。预制 RRDs 可根据肢体变化而调节,伤口检查时可移除[21],配以支撑件及假足可帮助早期、局限性的承重步行。

术后即刻假体的应用存在很大的地域差异,在某些地域更为盛行。一般来说,骨科医师应用该技术的情况多于血管外科医师。无论在术后即刻或术后早期应用,术后硬质敷料的使用均可有效减少术后水肿和疼痛,促进愈合,在延迟愈合患者中亦有相同疗效[15]。

半硬质敷料

文献报道了很多半硬质敷料,某一特定医疗中心或许更偏爱使用某一种半硬质。半硬质敷料控制水肿的效果优于软敷料,但每种敷料均有各自的缺陷而限制了其应用。Unna 半硬质敷料使用氧化锌、明胶、甘油、炉甘石混合物浸润的纱布,并可在手术室中应用;其最大缺点为容易松开,且不如熟石膏包扎坚硬。然而,它在促进愈合和减少水肿的疗效上优于软敷料[22]。

软质敷料

软质敷料是最古老的术后残肢处理,也可能是物理治疗师在急症护理医院最常遇到的情况。目前软质敷料有两种:弹力绷带和弹力套。

弹力绷带

弹力绷带的宽度为 4 英寸(10 厘米)或更宽,可应用于术后包扎以确保适当压力。敷料被应用在在切口上,再放置纱布垫或其他类似材料,然后进行加压包扎。软质敷料可应用有局部感染的患者,但并不作为多数患者的治疗方案。当伤口无需护理后,患者或家庭成员应尽快学会使用弹力包扎。很多经股骨截肢的老年患者因平衡和协调能力欠佳而不能有效地进行包扎。

一些外科医师倾向于在切口愈合、缝线拆除后进行弹力绷带包扎。然而,术后对残肢不做任何加压包扎,会导致残肢过度水肿,使患者感觉非常不适,影响皮肤、软组织小血管的循环,进而可能影响创口愈合。如果患者没有接受其他形式的硬质敷料包扎,物理治疗师可与外科医生建议探讨早期加压包扎的好处。文献已报道有力证据证实了 IPOP 或 RRD 的优点[15,23~25]。

弹力绷带一个主要缺点就是需要频繁地再包扎。残肢在床上移动、近端关节屈曲和伸展、一般的身体运动均会引起绷带滑落和压力改变。弹力绷带包扎后以弹力织物覆盖可减少包扎松解。然而,仔细、频繁地再包扎是预防并发症的唯一有效方法。护理人员、家属、患者以及物理治疗师或物理治疗师助理均有责任经常巡视残肢情况并进行必要的再包扎。残肢包扎将在本章节稍后部分进行详细描述。

弹力紧缩套

弹力紧缩套外形如袜子,由厚纺的、橡胶强化的棉料编织而成,呈圆锥形,有不同的尺寸大小(图 22.4)。术后即刻应用弹力紧缩套有一定难度,其原因是穿戴弹力紧缩套的过程对未愈合的切口可能造成不必要的压力。弹力紧缩套最好在切口愈合、缝线拆除后再应用。

医疗管理分期:术后[26]和穿戴假肢前

尽早开始康复训练可提高残肢功能成功恢复的可能性。长时间的延迟康复训练可能会导致并发症,如关节挛缩、全身

表 22.2 术后包扎

包扎类型	优点	缺点
可压缩的软质敷料	应用简单 廉价 观察或处理切口方便	控制水肿欠佳 残肢(residual limb, RL)保护作用最小 需频繁地再包扎
弹力紧缩器	应用简单 廉价	缝合线拆除后方可使用 RL 水肿消退需更换
半硬质敷料	控制水肿效果优于软质敷料 对 RL 有保护作用	需频繁更换 不能由患者自己包扎 不能观察或处理切口
IPOP	控制水肿效果佳 RL 保护作用佳 控制 RL 疼痛	不能观察或处理切口 较其他包扎方法昂贵 需要进行适当的使用训练

POP= 术后即刻假肢装配

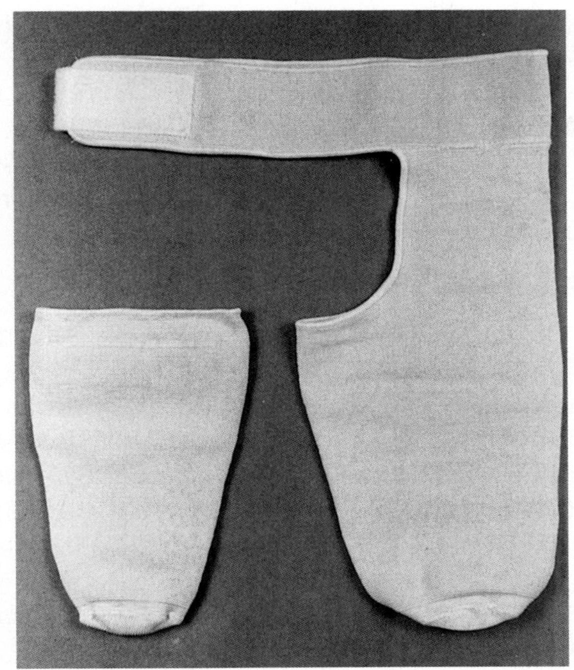

图 22.4 (左)经胫骨截肢弹力紧缩套;(右)经股骨截肢弹力紧缩套

乏力和精神抑郁。康复训练可机械地分为两个阶段:①术后,即手术后至出院前的这段时期;②假肢前,即出院后至假肢装配或评定患者不适合穿戴假肢的这段时期。这两个阶段长短相对随意,但每个阶段 POC 的目标和重点都有所不同。阶段性护理理想的预期是帮助患者肢体恢复术前的功能水平。对某些患者而言,这意味着可重返工作岗位并积极舒适的生活。对另一些患者而言,则意味着可在家庭和社区中生活自理自立自理。对某些患者而言,则可能可进入享有相应福利条件的退休中心或护理院等。若患者因长期慢性疾病而进行截肢,康复治疗或可帮助患者获得比术前即刻更高的功能水平。

术后

术后阶段是指手术后至出院前的这段时期。尽管这个阶段护理的主要目标是让患者出院,但只给患者一个步行器、教患者转移、送患者回家是远远不够的。知识点 22.1 概括了术后护理的总体目标。

知识点 22.2 概括了为截肢后住院患者建立 POC 所需的关键数据。通常,这些数据必须根据患者的生理状态和截肢原因按轻重缓急进行采集。然而,首次检查和随后的评估信息将会影响患者的出院计划和未来的护理安排。正如前文所述,物理治疗师对患者进行随访并确保出院后护理的连续性是相当重要的。对所有患者而言,目前心血管状况、对手术的生理反应、是否感染、疼痛水平、药物使用等信息均可提示患者在治疗项目中的参与程度。对于继发于严重外伤、战争的爆炸伤及其类似情况的截肢患者,其所需的治疗方案与血管疾病截肢患者不尽相同。术后使用的敷料类型也会影响数据收集和治疗效果。使用硬质敷料的患者可能比使用软质敷料的患者更容易在床上移动。此时,物理治疗诊断可反映患者移动受限和功能水平。根据具体的检查结果,患者也可能因耐力不足和疼痛而影响康复项目的参与。因此,具体的 POC 根据目标和主要检查结果而制定。

知识点 22.1　术后总体目标

- 残肢愈合
- 保护残肢(若发生血管障碍)
- 独立转移和移动
- 摆放正确体位
- 开始心理调节
- 掌握假肢康复的过程

知识点 22.2　术后早期评估

- 全身系统回顾
- 术后状态
  - 心血管
  - 呼吸
  - 糖尿病控制(如有必要)
  - 是否可以离床
  - 感染?
- 疼痛
  - 切口
  - 幻肢痛
  - 其他
- 血管分布(如有必要)
- 功能状态
  - 床上移动、转移、坐位、站立、平衡
- 总体关节活动范围
  - 未截肢肢体
    - 髋、膝屈曲和伸展
    - 踝背伸和跖屈
  - 上肢是否存在任何限制,影响功能活动
  - 截肢肢体

干预措施

治疗师治疗住院患者时需在有限时间内达成目标。因此治疗的焦点一定是为患者能摆脱急性期护理做准备,通过家庭健康服务,代理机构、门诊服务开展某种形式的随访护理,提供急症康复服务。知识点 22.3 概括了主要的干预方法。

知识点 22.3　干预总体计划

- 体位摆放,避免挛缩
- 站立平衡和转移活动
- 使用拐杖或步行器移动训练
- 残肢护理和保护;如有必要,可绷带包扎
- 存留下肢的护理(若有循环障碍)
- 截肢和假肢宣教

体位摆放

图 22.5 为经胫骨或经股骨截肢患者可摆放的主要体位。尽管该图只展示了经胫骨截肢患者体位摆放，但总体原则是一致的。对于这两种截肢平面的患者，防止髋关节屈曲挛缩是关键，应鼓励患者尽可能俯卧。患者仰卧位或长时间坐位时，不推荐在残肢下放置枕头。术后早期，患者应避免截肢侧侧卧位，且残肢的髋关节和膝关节应保持伸展位置。

平衡和转移

单侧截肢患者一般可保持坐位平衡，但对于双侧截肢患者，必须进行坐位平衡训练。残肢的站立平衡训练有助于患者重获身体空间感。患者残肢的平衡能力越好，在假肢配戴前则可更好地使用拐杖，更积极的生活。平衡训练有多种方式，包括在一个柔软的表面上保持平衡。术后早期，患者应该由未截肢侧肢体引导开展站立和转移训练，保护残肢，避免其和椅子或床发生碰撞损伤。

移动

很多物理治疗师都会为患者配备一个助行器，尽管这适用于某些患者，但教会患者如何安全、独立地使用拐杖移动更有裨益。虽然助行器的稳定性更好，但使用拐杖可以更灵活地适应日常活动（activities of daily living，ADL）。使用拐杖时额外所需的平衡能力，也可以使患者在配戴假肢时更容易适应。

如果患者装有 IPOP 或 RRD，且可很好地控制身体负重，医师可为其增配支撑件及假足以获得部分负重步态。这种情况下，患者必须使用拐杖，因为步行器会抑制假肢组件本身的功能。

向糖尿病或其他血管疾病患者教授进行移动训练时，给残足穿上鞋子是很关键的。残足必须避免任何的损伤或攻击，而医院提供的拖鞋或其他任何拖鞋，都不能提供必要的保护。家属可考虑携带适合患者残足且能保护残足避免损伤的鞋子。

残肢医疗管理

物理治疗师需教授患者及其家庭如何正确地包扎肢体。如果患者配有 IPOP 或 RRD，物理治疗师需警觉出血过多或穿通石膏固定的引流过多。此时的侧重点为教授患者如何在床上移动、准备坐起、转移过程中保护残肢。显然，患者不应对残肢施压或在床上拖动残肢。准备坐起是最好的方法为轻轻抬高残肢，移向未截肢一侧。此时还需密切监测残肢的愈合状况。鼓励患者在无痛活动范围内轻轻地移动膝关节（经胫骨截肢水平）或髋关节（经股骨截肢水平）。患者侧躺于未截肢一侧时，髋关节轻度伸展（经胫骨截肢，膝关节伸直）是最好的锻炼方法，一天可进行数次。此时任何针对残肢的抗阻训练都是不恰当的。

存留下体的管理

大部分截肢患者因循环欠佳而截肢，因此评估存留肢体的状态、教授患者及家属对其适当护理十分重要，这在本书第 14 章节血管、淋巴、皮肤疾病中已有介绍。如前所述，在站立和移动训练前必须穿上合适的鞋子[27]。

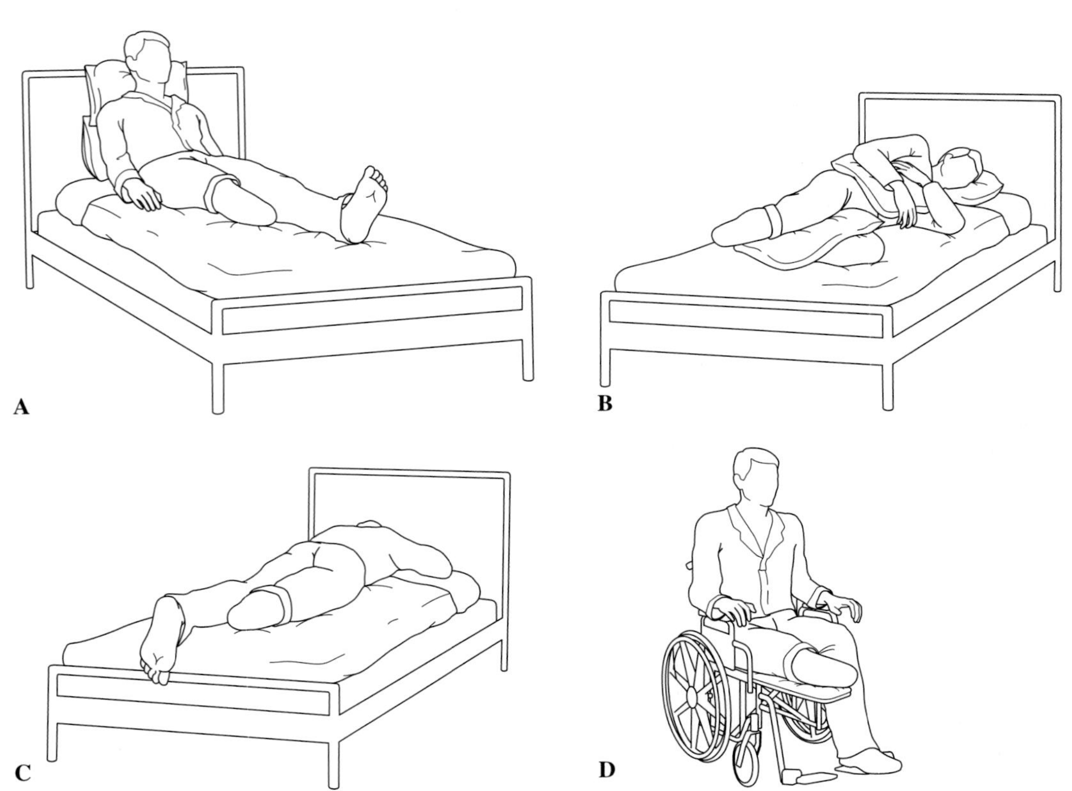

图 22.5 经胫骨截肢患者正确体位摆放：（**A**）仰卧位；（**B**）侧卧位；（**C**）俯卧位；（**D**）坐位

患者教育

患者及其家庭对截肢术和康复过程的了解越多,其结局将越好。在检查和执行 POC 时,物理治疗师要经常与患者、照顾者沟通,回答他们的问题并提供与患者能力相称的相关信息。患者教育的目标为:患者及其护理者承担医疗责任,理解持续医疗的必要性,并成为康复项目积极参与者[28]。此外需开展家庭项目,并鼓励患者尽可能移动。在不得已的情况下,患者伤口愈合前需对家庭项目有所限制,从而强调了持续物理治疗的重要性。Stineman 等[29]研究了 2673 名退伍军人,结果表明接受过院内密集康复服务的军人,其结局优于未接受康复服务的军人。

假肢前

假肢前阶段是指从急症护理医院出院后至患者穿戴假肢,或确定不适合穿戴假肢的这段时期。遗憾的是,很多患者的这段时期持续过长,且未行规律的物理治疗,其结局往往不佳。假肢前阶段的护理总体目标见知识点 22.4,知识点 22.5 为假肢前需行检查指南。

知识点 22.4 假肢前阶段总体目标

- 独立进行残肢护理
- 绷带包扎或使用弹力紧缩套
- 皮肤护理
- 体位摆放
- 独立进行移动、转移、功能活动
- 如应用 IPOP 或 EPOP,部分身体负重拄拐杖行走
- 耐受时可全身负重
- 如应用软包扎,借助拐杖 / 步行器单腿行走
- 精确演示家庭训练项目
- 残余下肢所有关节 ROM 等级训练及抗阻训练
- 必要时对未截肢下肢需进行 ROM 和力量训练
- 如因血管疾病而截肢,对存留下肢进行护理

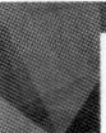

知识点 22.5 假肢前阶段检查指南

病史

- 患者人口学特征
- 家庭和社会资料
- 截肢前状况(工作、活动水平、独立性)
- 经济状况
- 其他因素

系统回顾

- 截肢原因(疾病、肿瘤、外伤、先天性)
- 相关疾病 / 症状(神经疾病、视觉问题、心肺疾病、肾衰竭、先天性异常)
- 目前生理状况(术后心肺状况、生命体征、呼吸短促、疼痛)
- 药物

知识点 22.5 假肢前阶段检查指南 续

皮肤

- 瘢痕(愈合、粘连、内陷、平坦)
- 其他病变(大小、形状、开放、瘢痕组织)
- 湿度(潮湿、干燥、粗糙)
- 感觉(缺失、消退、感觉过敏)
- 移植(部位、类型、愈合)
- 皮肤病变(牛皮癣、湿疹、囊肿)

残肢长度

- 骨长度(经胫骨截肢肢体测量从胫骨内侧平台起始;经股骨截肢肢体测量从坐骨结节或股骨大转子起始)
- 软组织长度(注意多余的组织)

残肢形态

- 圆柱形、圆锥形、球状等等
- 畸形("狗耳朵"、内收肌卷曲)

情感状况

- 接受度
- 身体意象

血管分布(若因血管疾病而截肢,评估双侧肢体)

- 脉搏(股动脉、腘窝、足背动脉、胫骨后)
- 颜色(红润、发绀)
- 体温
- 水肿(周径测量、水置换测量法、卡钳测量)
- 疼痛(类型、部位、持续时间、强度)
- 营养变化

关节活动度

- 残肢(具体的残余关节)
- 存留下肢(主要关节)

肌肉力量

- 残肢(具体的残余关节)
- 存留下肢(必要功能)

神经病学

- 疼痛(残肢幻觉[感觉或疼痛异常]、神经瘤、切口、其他原因)
- 神经病变
- 认知状态(警觉、定向、混乱)

功能状态

- 转移(床到椅、如厕、上车)
- 移动(辅助支持、监督)
- 家庭状况(照护者、建筑物障碍、隐患)
- 日常活动(洗浴、穿衣)
- 日常工具使用活动(煮饭、清洗)

检查

残肢

术后约7~12天，根据残肢情况、愈合程度、术后包扎情况，可收集残肢和相邻关节的具体数据。愈合情况重要性居首，只有残肢充分愈合，足以承受移动和抗阻的压力时，才可收集残肢相关数据。残肢测量一般统一以厘米为单位，与其他截肢术后护理的患者一致。术后首次水肿消退后测量残肢周径，随后在假肢前阶段定期测量。在残肢上以一定间隔进行周径测量。经胫骨截肢的周长测量应从胫骨内侧平台起始，根据肢体长度，每隔5~8cm测量。残肢长度测量为从胫骨内侧平台到骨末端，然后到皮末端。经股骨截肢的周长测量从坐骨结节或股骨大转子(选可扪及的标志)开始，每隔8~10cm测量。股骨长度测量为从坐骨结节到骨末端，然后到皮末端。为保证重复测量的精确性，需仔细辨认骨性标志。如坐骨结节作为经股骨截肢测量标志，同样需注意髋关节位置。其他需收集的残肢信息，包括形状(圆锥形、球形、圆柱形、多余组织)、皮肤、感觉和关节本体感觉。

关节活动度

通常对未受累肢体仅行大致的关节活动度(range of motion, ROM)评估即可，但截肢侧肢体、双侧髋关节伸展、未截肢侧踝关节背伸则需测角计测量。良好的平衡能力需要良好的踝关节运动，很多老年人的踝背伸受限，导致走路踉跄、磕绊。经胫骨截肢需测量髋关节和膝关节。经股骨截肢需测量髋屈曲、伸展、外展、内收。髋关节内旋、外旋的测量较难，如果肢体总体无异常或病理情况，可不测量。尤其需注意观察髋关节屈曲挛缩，因为若髋关节不能充分伸展，患者无法正确地站立和负重(图22.6)。此外，对于一些经股骨截肢患者而言，髋关节伸展参与假肢膝关节控制。

肌肉力量

首次检查需对上肢(upper extremities, UEs)和未受累下肢行总体徒手肌力评定(manual muscle testing, MMT)。受累下肢的MMT只有在肢体大部分愈合后才可进行。经胫骨截肢术患者，良好的髋伸肌和内收肌、膝关节伸肌和内收肌力量可以使截肢后假肢配戴结局更满意。经股骨截肢术患者，需有良好的髋伸肌和内收肌力量。整个假肢前阶段都需监测这些肌肉的力量。干预治疗重点处理这些部位的问题。

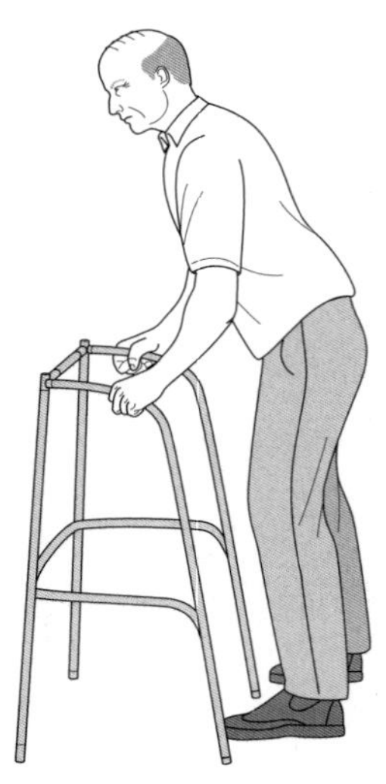

图22.6 髋关节屈曲挛缩阻碍站立平衡

未受累肢体的状况

需确定并记录未受累下肢的血管状况。收集的数据包括皮肤状况、脉搏、感觉、温度、水肿、训练或静息时疼痛、伤口、溃疡或其他异常。本书第14章血管、淋巴、皮肤疾病，对外周血管状况检查和评估有详细描述。

功能状况

检查并记录日常生活活动和功能性移动技能，包括转移和行走状况。只要患者的状况允许就应该进行存留肢体的坐位和站立平衡性检查。患者术前活动水平及其自身期望的疗效可通过面谈获得，往往可提示患者功能假肢使用的可能性。无论年龄大小，若截肢前患者有积极的生活方式，则灵活使用假肢的可能性更大。而喜欢长期久坐生活方式的患者将面临更多的困难，尤其是截肢水平为经股骨水平的患者。

幻肢症

大部分患者截肢术后会产生**幻肢感觉**。最简单形式的幻觉为感觉到不再存在的肢体感觉。幻肢最短术后即可出现，而长者可持续1年，往往感觉有刺痛、烧灼、发痒、压力感，有时候还会有麻木感。下肢远端是最常产生幻觉的部位，偶尔患者可感觉到整个下肢。只要患者可以在截肢后存活，就会出现幻肢感。然而，有关幻肢的形成原因或治疗在近几个世纪都少有一致意见。目前研究学者在研究大脑皮层感觉重新整合和重组的区域[30]。大部分患者都出现幻肢感觉，一些患者认为这些感觉令人厌烦，但通常不影响假肢康复。重要的是让患者理解出现这种感觉是正常现象[31]。

幻肢疼痛是在缺失肢体中常见的不适感觉，其痛感强烈以至于影响假肢配戴。它可能是局限性或弥漫性、持续或间断的，也可因外界刺激而触发。这种疼痛可能会随时间消退，也可能成为一种永久的、残疾状况。它只在一小部分患者中出现。正确鉴别幻肢疼痛与常见的幻肢感、残余肢体疼痛或神经瘤疼痛十分重要。有时，穿戴假肢可缓解幻肢疼痛。当存在疼痛触发点时，注射类固醇或局部麻醉可暂时减少疼痛。尽管文献报道了大量有关的幻觉、幻肢痛和残余肢体疼痛的研究，但对这些现象的治疗方法并未达成一致[31]。在一些研究中，尤其针对经历巨大术前疼痛的患者，术前和术后鞘内或硬脑膜外麻醉滴入阿片类药物可有效缓解幻肢痛[32]。然而，另一些研究则报道这种方法无效[31]。非侵入性治疗，如超声、冷疗、经皮神经电刺激(transcutaneous electrical nerve stimulation, TENS)和推拿的治疗效果不一。轻度非麻醉性止痛剂疗效有限，生物反馈、意象导引、心理治疗、神经阻滞、脊神经后根切断术的疗效亦不尽相同。幻肢痛治疗对医师和患者来说都非常棘手[31~35]。

情感状况

对外伤后肢体缺失的初始反应往往是悲痛和抑郁的。患者可能会失眠、心神不定,难以集中注意力。相对于肢体缺失,一些患者可能会更为失去工作或不能参与最喜欢的运动或其他活动而哀恸。早期患者的悲痛可能会伴随着绝望、消沉、痛苦、愤怒等情绪。而社交方面,患者可能会感觉寂寞、孤独、可怜。对未来、身体外貌、性功能、家庭和朋友的反应、工作的担忧都会影响患者的反应。

如果因血管疾病或其他长期问题而进行截肢术,截肢术可能会是一种解脱。为保留肢体而不断挣扎,这种长期又痛苦的状况终于结束了。不同的患者有不同的反应。一些老年患者可能会将缺失肢体与失去独立生活能力联系在一起,会十分沮丧。在不给患者带来不合理期望的同时,物理治疗师应对患者就康复过程、重获独立的方法进行教育。到治疗中心多看看有类似问题的患者,尤其是进行假肢训练的患者,可帮助刚截肢的患者认识到自己所能获得的能力。

长期调整很大程度上取决于患者自身的个人性格结构、成就感、家庭地位、社区中及世界中的地位。通常,大部分截肢患者可以很好地调整自身的缺失,并重新融入完整积极的生活。在完成自我接受过程中,患者可能要经历不同的阶段,如否定、愤怒、欣快、社交退缩。尽管早期难以预测患者自我调整的情况,但仍有证据表明,对不同年龄段的患者,早期咨询、有机会体会截肢术和康复相关感觉均有利于情绪调整[36]。

一些患者可能会进行有意识的自我控制或回避令其想起肢体缺失的人或事,以避免截肢后的消极想法。一些患者则可能会发脾气或无端怨恨。一些患者可能会回到无助和依赖的儿童状态。

很多患者并没有充分意识到截肢术的后果,担心手术可能带来的其他身体限制。一些男性患者担心性无能或不育,可表现为言辞浮夸或行为鲁莽,以掩盖自身的恐惧。外科医师或其他康复团队成员向患者解释截肢术的过程及其手术后果可能会缓解很多类似的恐惧现象。

通常,截肢术后的患者常梦想自己拥有一个完整的肢体。而这些影像可能十分逼真以至于他们常常夜间起床试图不用假肢和拐杖如厕而摔倒。因外伤而失去下肢的患者,可能常常梦到令其受伤的战争或事故。这些画面重现可导致患者失眠、颤抖、言语障碍、注意力差。先天性截肢患者或在5岁前进行截肢术的患者通常没有上述问题,因为截肢就是他们自我形象发展的一部分。

心理支持

患者需要从整个康复团队中获得恢复信心和理解。团队成员应创造一个开放、包容的环境,愿意倾听患者。患者需了解整个康复过程中可以期待什么。外科医师和治疗师应谨慎向患者解释治疗步骤和康复预期效果。电影或照片等视听媒体可能会有所帮助。Amputee Coalition of America(ACA)是一个全国性的、非盈利截肢者教育机构,主要服务对象是截肢或先天性肢体异常的人群(www.amputee-coalition.org)。其成员包括截肢者、健康专家、截肢者亲友。ACA支持志愿者探视项目,经过培训的截肢者探访截肢术后患者,为他们提供情感支持。治疗师应了解当地的ACA分会,并利用这些机构为不同年龄、不同截肢原因的患者提供支持和教育。兵役系统亦有截肢患者支持项目,退伍军人们成立了一个叫做折翼勇士计划的the Wounded Warrior Project(www.woundedwarriorproject.org)非盈利机构,以支持严重伤残的退伍军人。

患者对待假肢的态度各不相同。大部分患者关注自身功能及可重获的最高功能水平。其他患者则关注假肢的外观,希望其可以掩饰自身的残疾,使其身体外观完整。如果截肢患者被告知假肢将代替自身的肢体,他们可能会产生不切实际的想法,期望其功能与未截肢肢体一样。当患者学习使用假肢时,必须对其期望进行切合实际的调整。对假肢的心态调整,要活的好的预期就要主动积极地参与术后和假肢前康复项目,始终尝试恢复积极的生活方式。

老年人

下肢(LE)截肢的老年人并不满足于坐轮椅或使用助行器,也希望寻找有效的康复服务和有意义的生活方式。保持独立对老年人来说非常关键。若需使用外部设备,任何残疾尤其是截肢,将被视为独立生活的终结。以往疼痛和残疾的水平、残疾在短期内发生或逐渐发展,在一定程度上均会影响患者的反应。遭受过剧烈疼痛的患者可能会欣慰于疼痛的了结。而需要服用大量药物、开展多次外科手术的患者可能会产生挫败感,认为所有努力都失败了。若术前抱有不切实际的期望,术后的困扰则更严重。医务人员不应引导老年人期望完全治愈。学习使用假肢是缓慢、令人沮丧的考验,患者可能不会在其他人面前表达自己的悲痛或沮丧。然而,物理治疗师必须时刻谨记大部分老年人,尤其是那些经胫骨截肢的老年人,对发挥假肢功能可做到良好的调整。

老年患者常遭受巨大的压力,如经济受限、无法掌控自己的生活、害怕不能独立自主。一个需要进行截肢术的老年患者必须处理多重身体问题。失去是正常老化的一部分——失去生理能力、失去配偶或朋友、失去与事业相关的自尊心,而此时是失去功能。尽可能地让老年患者自己做决定,在设定目标和活动顺序时为其提供参与机会。在与任何一位患者接触时,物理治疗师必须谨记这些患者所承受的压力,成为他们的倾听者和促成者可帮助他们克服困难。

存在一种错误的观点即老年患者无法学习新技能、记忆困难、不能达到和年轻人一样的水平。尽管一些老年患者学习新技能可能存在一定困难,但大部分都可以成功地适应残疾,如截肢,并过上正常的生活。虽然有些老年人确实患有痴呆,但另外一些因在急症护理中出现精神混乱而被诊断为痴呆的患者事实上可能只是药物反应、代谢异常、感染性中毒、缺乏安全感或麻醉后遗症。应记住认知障碍并不妨碍康复成效。了解患者的认知水平有利于安排合适的学习计划。目标导向性指导可能比步骤性指令更为清晰。很多活动几乎是"自动"完成的——从椅子上起来、在床上翻身、行走。大部分人多年来都形成了自己特定的运动模式。物理治疗师可利用这种模式来达到训练目标。

干预

残肢医疗管理

在假肢穿戴前，残肢需完全愈合、术后水肿完全消退、大部分软组织松解。残肢在假肢行走中遭受的压力巨大且多变，而残肢通常并未完全愈合，为承受此压力通常需准备 8~12 周。残肢穿戴假肢最有效的准备方法为硬敷料，但较弹力绷带包扎昂贵，很多保险公司不报销这笔费用。未接受硬敷料的患者可使用弹力绷带包扎或弹力紧缩器以减小残肢的大小。弹力带包扎由患者、家庭成员或专业人员完成，除了洗浴，每天需要包裹 24 小时。使用弹力绷带包扎或弹力紧缩器消除水肿的过程缓慢。对糖尿病患者，尤其肾脏亦受累者，残肢水肿很难消退。

残肢包扎

患者易于环形包扎残肢，常常犹如“止血带”，阻碍切口愈合，促使球状残肢的形成。经胫骨截肢的残肢可在坐位下进行有效包扎，但经股骨截肢的残肢难以在坐位下进行适当地包扎和固定。老年患者站立包扎时往往难以保持平衡。有效的包扎应光滑无皱，强调成角旋转包扎、远端施压并有利于近端关节伸展。绷带末端使用胶带或安全别针固定，而不用回形针，因其会割伤皮肤，且固定效果差。使用大量角度转折的包扎或八字包扎法可满足老年患者的需求。

经胫骨截肢包扎

图 22.7 显示了推荐的经胫骨截肢残肢包扎法。通常 2 条 4 英寸（10 厘米）弹力绷带足以包扎大部分此类残肢。而残肢较大者则可能需要 3 条绷带。包裹胫骨的绷带不应缝制在一起，以便使绷带互相重叠以提供更多的支持。弹力绷带包扎提供的压力虽不如硬敷料，但必须尽可能地预防术后水肿，因此需给予所有软组织稳固、均匀的压力。若切口位于前方，应使绷带跨过肢体末端从后往前固定。

第一条绷带可以从胫骨外科髁或内侧髁为起点，呈对角线地绕过肢体前方到达末端。绷带边缘应由前向后平滑的覆盖切口中线。绷带持续以对角线方式包绕肢体后方，然后再旋转绕回起点以固定。此时有两种方法：绷带可直接覆盖起始点（图 22.2 步骤 2a），或可跨过肢体前方呈“X”形（图 22.7 步骤 2b），后者尤其适用于残肢较长的患者，有助于绷带悬吊。在大腿远端作回折固定可确保不固定髌骨，且大腿远端不致包扎过紧。

在膝上折返固定后，绷带再绕回至对侧胫骨髁并向下到达肢体远端。绷带的一侧缘应与切口中线重叠，另一侧缘至少包扎 1.25cm，以确保远端支持充足。在绷带用完之前，持续进行八字包扎法（图 22.7 步骤 5~8）。包扎过程中需注意应以稳定、均匀的压力包绕整个残肢。在后方进行半圆形回折，使绷带包绕前方时呈一定角度。这样操作可对后方软组织产生更大的压力，且分散前方骨头与皮肤相近处的压力。每次折

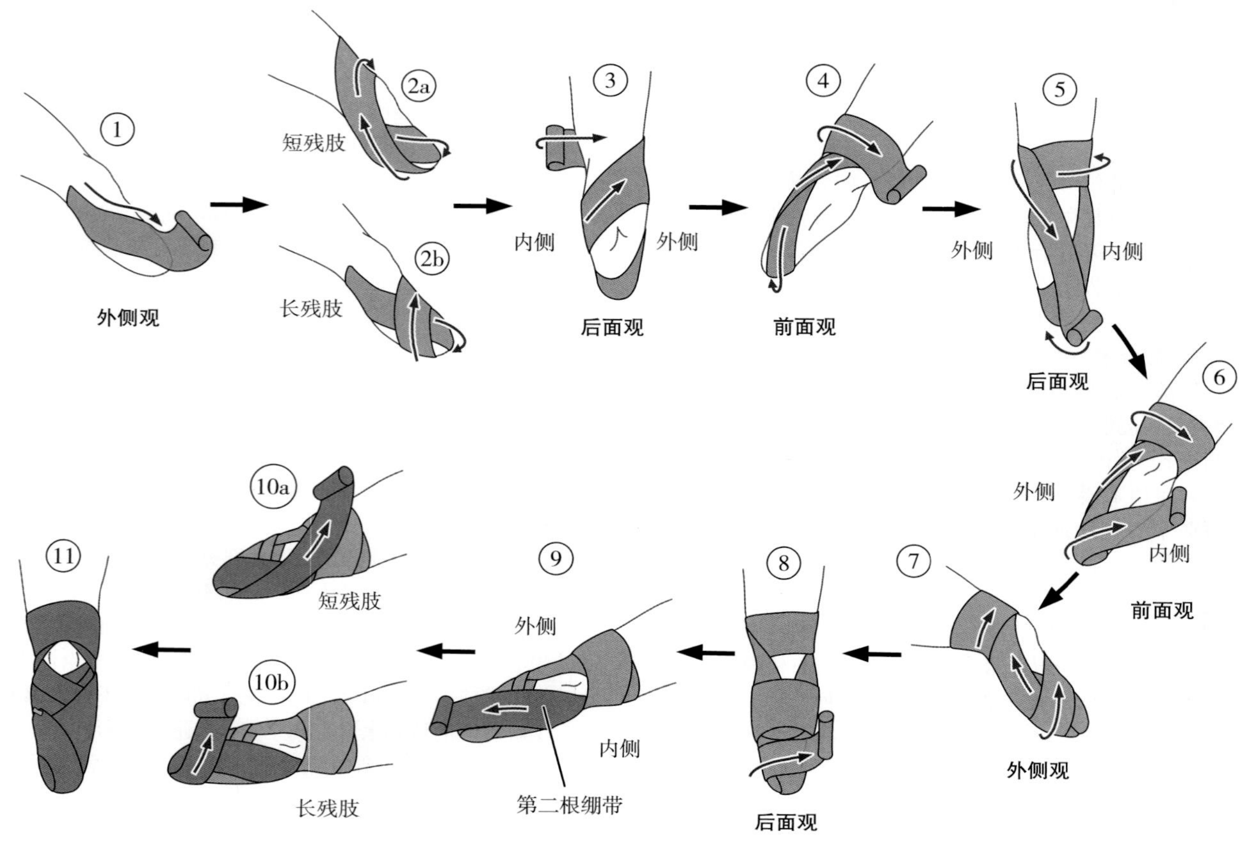

图 22.7 经胫骨截肢残肢绷带包扎

返都应有一定重叠,使整个残肢得以覆盖完全。包扎模式通常为由近端至远端,再折返至近端,起始点为胫骨髁,覆盖内外侧髁及膑骨韧带。通常不包扎髌骨以辅助膝关节运动,而当残肢极短时,则需包扎髌骨以方便更好地悬吊。

第二条绷带的包扎方法与第一条相同,但起始位置为第一条绷带的对侧胫骨髁(图 22.7 步骤 9)。每一条绷带对位编排以施加更均匀的压力。须使两条绷带均成一定角度折返跨过彼此,而不能都沿同一个方向包扎。

经股骨截肢包扎

图 22.8 描述了推荐的经股骨截肢残肢包扎法,由家庭成员或照护者完成包扎。侧卧位姿势有利于更好地控制残肢,髋关节取中立位或轻微外展。坐位下包扎经股骨截肢肢体较困难,且经常不能覆盖大腿内侧。健侧肢体站立平衡较好的患者可以在站立位下包扎残肢。

对于大部分患者的残肢,2 条 6 英寸(15 厘米)宽和 1 条 4 英寸(10 厘米)宽的绷带足以充分覆盖肢体。2 条 6 英寸(15 厘米)宽的绷带可纵向缝合,注意接缝不可太厚。4 英寸(10 厘米)宽绷带单独使用。首先使用缝合的 6 英寸(15 厘米)绷带。经胫骨包扎时两条绷带不需缝合以包扎牢固,而经股骨包扎时,两条绷带缝合或使用双重绷带以减少绷带末端连接,使包扎更光滑。第一条绷带起始于腹股沟,斜向跨过肢体前方至远端外侧角,包绕残肢远端,斜向上升至髂嵴后方,以“人”字形包绕髋关节。绷带起始于内侧,以便髋关节包扎(髋部人字形绷带固定)有利于髋关节外展。旋转包绕髋关节后,将绷带继续再包绕残肢大腿近端腹股沟处并返回髋关节。尽管在残肢近端行环形包绕,但只要它持续包绕髋关节,则不会形成“止血带”。继续包绕腹股沟处残余大腿中部,确保覆盖内收肌区域软组织,减少内收肌卷曲,这一并发症可严重干扰假肢穿戴的舒适性。通常情况下,第一根绷带在第二个髋部人字形包扎时用完,以胶带或安全别针固定。

第二条 6 英寸(15 厘米)宽绷带包扎与第一条类似,但起始位置偏向外侧。第一条绷带包扎时未覆盖的部分必须由第二条覆盖。如果使用双重绷带,可从第一条绷带固定点继续包扎。第二条绷带完成第一个八字包扎和第二个腹股沟处环绕包扎后亦固定于髋部人字形绷带上。这两条绷带很大一部分用来覆盖残肢近端,需注意不可形成“止血带”。绷带直接从近端内侧位置向髋部人字形绷带固定可以保持内收肌组织被覆盖,可在一定程度上防止绷带卷曲。

4 英寸(10 厘米)宽绷带的作用主要为对残肢中部和远端区域施与最大的压力。通常不需要将其固定于髋关节处,因为已包扎的绷带有摩擦力以及良好的八字包扎可防止滑脱。4 英寸(10 厘米)绷带通常起始于外侧,与已包扎的绷带交叉缠绕。采用不同模式的八字包扎法以覆盖整个残肢是最有效的包扎方法。

弹力紧缩套

弹力紧缩套可包绕残肢至大腿中部,且可自我悬吊。若患者大腿很粗则可能需使用额外的吊袜带或腰带进行悬吊。目前制式的经股骨截肢紧缩套合并了髋关节人字形固定,可提供良好的悬吊,除非患者过于肥胖(图 22.4)。必须让患者了解正确悬吊的重要性,紧缩套边缘发生的任何卷曲或滑动均会在残肢近端形成“止血带”。紧缩套也许是一个更好的选择,因为它的使用比弹力绷带简单,尤其对经股骨截肢患者而

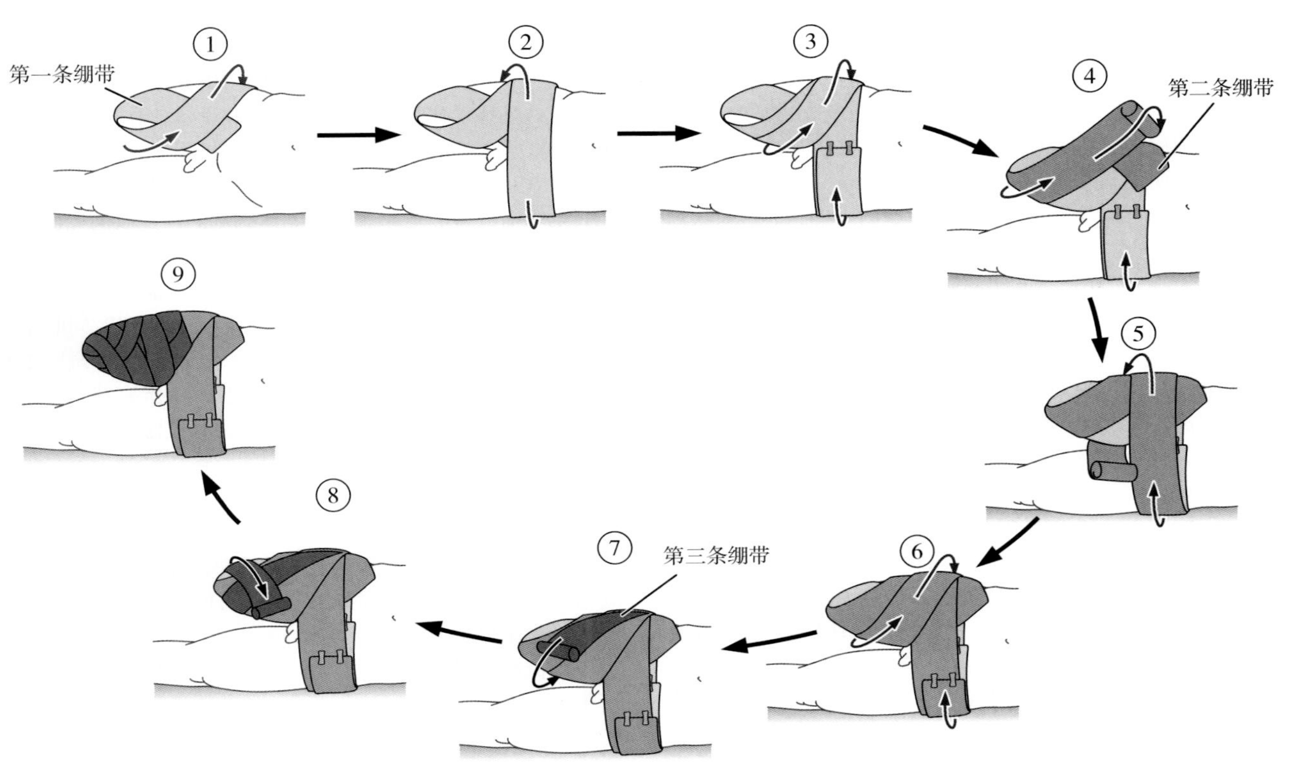

图 22.8 经股骨截肢残肢绷带包扎

言。紧缩套价格较弹力绷带贵，首次花费较高，且随着肢体体积变小需购买新的小尺寸紧缩套。然而，对那些无法包扎残肢的患者而言，紧缩套是一个较好的选择。紧缩套只有在切口完全愈合、拆除缝线后才能使用。因缝线可能会被紧缩套的网孔缠住，而且穿戴假肢所伴随的远端牵引力可能会导致伤口开裂。Louie 等[38]的一个小样本量研究显示，若接受正确包扎技巧指导，残肢绷带包扎减轻经胫骨截肢患者残肢水肿的效果更好。

皮肤护理

适当的保健和皮肤护理十分重要。残肢与身体其他部分一样，需保持洁净、干燥。皮肤干燥的患者可使用皮肤润肤乳。需避免擦伤、割伤和其他皮肤问题。按摩可使皮肤层、皮下组织和肌肉与各组织互相移动，可用于防止或松解瘢痕粘连。伤口愈合且无感染时，才可进行按摩，且按摩动作需轻柔。患者可学习适度按摩，以松解瘢痕组织及缓解残肢对触碰及压力的高敏性。需鼓励患者尽早接触残肢，有利于自我接受，尤其是拒绝面对截肢的患者。

教授患者每晚通过镜子检查残肢，确保没有疼痛或需紧急处理的问题，尤其是较隐蔽的部位。如果患者的感觉减弱，则更需要仔细观察，由于残肢接触温水后易发生轻度水肿，因此建议在夜间洗浴，尤其是配戴假肢后。洗浴后需重新使用弹力绷带、弹力紧缩器或可移除式硬敷料。若患者已配戴假肢，需在夜间及不穿戴假肢时始终进行残肢包扎，直至残肢完全成熟(如:不穿假肢时，不会发生水肿)。很多患者会对残肢应用各种“家庭或民间偏方”。历来人们认为可使用毛巾包裹的瓶子拍打皮肤，以使皮肤足以坚韧以穿戴假肢。患者会使用各种软膏和润肤乳；会将残肢浸入醋、盐水、汽油等物质中，以使皮肤变坚韧。尽管皮肤需适应穿戴假肢所带来的压力，但没有证据表明上述“韧化”技术是有效的。事实上这些方法可能有害；研究显示，相较于干燥粗糙的皮肤，柔韧的皮肤可以更好地应对压力。对患者进行适当皮肤护理教育可减少此类偏方的使用。

残肢皮肤可能会受到多种皮肤问题的影响，如湿疹、银屑癣或辐射灼烧。这些状况可能使假肢配戴或包扎的时机延后。Dudek 等[39]发现，在长达 6 年的回顾性研究中，337 名截肢患者共报告了 528 项皮肤问题。每项皮肤问题都视为独立事件，不论是发生在一名患者还是多名患者身上。治疗包括紫外线照射、涡流水疗、反射热疗、高压氧或药物治疗。当患者患有血管疾病时，采用紫外线照射或热疗时需格外小心。涡流水疗可能不能作为治疗选项，因其可增加接受治疗局部的血循环并加重水肿。

关节活动度

功能性假肢康复的最大阻碍之一为髋关节或膝关节挛缩畸形。肌肉不平衡或筋膜紧张，从保护性屈肌反射到髋、膝关节屈曲，足底伸展刺激缺失，或由于错误的摆放，如长时间坐位或把残肢置于枕头上，均可导致挛缩。患者应理解正确体位摆放以及规律锻炼对准备最终假肢适配的重要性。对于各水平的截肢术而言，全范围的髋关节伸展活动在维持直立位平衡体态中都相当重要。

经胫骨截肢患者，全范围的髋、膝关节活动十分必要，尤其是伸展活动。坐位时，患者可以利用后置夹板或轮椅上的塑料板保持膝关节伸展。经股骨截肢患者则需行全范围髋关节活动度训练，尤其是伸展和内收。需避免长时间保持坐位。每天应俯卧一段时间。

有些患者会出现髋关节或膝关节屈曲挛缩。轻度挛缩可以通过手法牵拉和主动训练改善，但中重度挛缩几乎不可能通过牵伸来改善，尤其是髋关节屈曲挛缩。有治疗师提倡把下肢长时间置于一个负重牵伸的位置，但没有证据表明这种传统方法的有效性。促进牵伸技术(如本体感觉神经肌肉促进法，proprioceptive neuromuscular facilitation，PNF)比被动牵伸有效，收缩 - 放松和收缩 - 放松主动收缩利用了拮抗肌对抗收缩，可增加 ROM，尤其是膝关节的 ROM。一个更有效降低膝关节屈曲挛缩的方法是为患者配戴呈直线的髌骨 - 跟腱 - 负重(PTB)假肢，并进行调整使每次行走时腘绳肌都会受到牵拉。这种校正假肢可提供有效的牵拉作用。髋关节屈曲挛缩常见于经股骨截肢患者。使用经股骨假肢很难解决髋关节屈曲挛缩。在一些患者中，根据挛缩的严重程度和残肢长度，可通过假肢校准来缓解挛缩。膝关节屈曲挛缩小于 15°通常不会造成影响。然而，预防是治疗挛缩的最佳方法。

训练

训练项目根据患者个人具体情况设计，主要包括力量训练、平衡和协调运动训练。术后包扎类型、术后疼痛程度、切口愈合情况共同决定了何时开始对残肢进行抗阻训练。训练项目可有多种形式，但必须包括家庭训练项目(home exercise program，HEP)。髋关节伸肌和外展肌、膝关节伸肌和屈肌对假肢步行尤为重要。研究显示，主要肌群的力量与有效使用假肢的能力具相关性[40-43]。图 22.9、22.10 描述了一系列运动训练项目，主要针对髋关节和膝关节周围主要肌群的力量训练。这些训练动作简单、无需其他特殊设备，因此也十分适用于 HEP。训练需要循序渐进，逐步增加抗阻。

通常建议患者进行强化训练项目，包括躯干和四肢训练，尤其是术前久坐的老年患者。本体感觉的神经肌肉促进锻炼 PNF(Proprioceptive neuromuscular facilitation Exercises)同样有效。训练项目需个体化，重点训练在假肢功能中活动最多的肌肉。图 22.9、22.10 描述的训练尤其适用于 HEP，同时结合了假肢步行所必需的力量和协调训练。Corio 等[44]研究了脊柱稳定训练对戴假肢患者步态的影响效果，研究持续 1 年以上，尽管研究对象只有 34 名，但结果显示脊柱稳定和躯干控制的改进对步态参数产生积极正面的影响。

平衡和移动训练

早期移动对全面生理恢复至关重要。患者需尽快恢复独立活动。平衡是有效移动的关键因素，但常常被忽视。研究表明平衡不佳、害怕跌倒对假肢康复产生负面影响[45,46]。尽管单侧截肢患者有较好的坐位平衡，但提高存留肢体的站立平衡十分重要。图 22.11 描述了一种在柔软平面上的站立平衡训练。训练过程中需防止存留的足部受伤，尤其是血管疾病患者。穿鞋 / 赤足、睁 / 闭眼训练均是平衡训练的必须内容。留存肢体负重有利于后续假肢训练，但只有经胫骨截肢患者

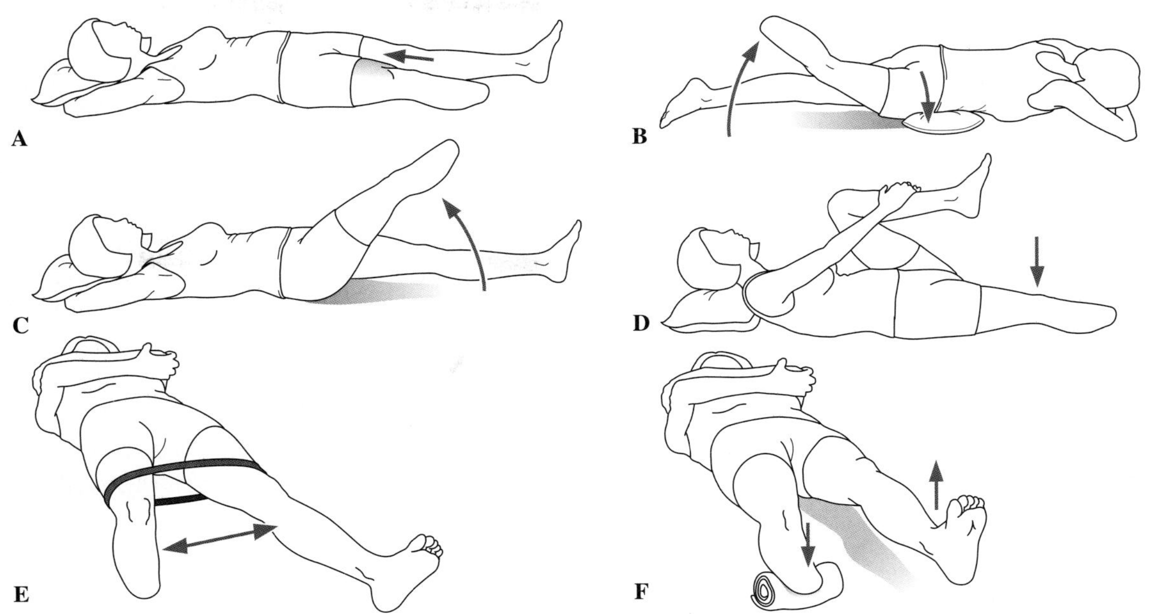

图 22.9 经胫骨截肢训练：(**A**)股四头肌训练；(**B**)髋关节伸展，膝关节伸直；(**C**)直腿抬高；(**D**)残肢伸直，另一侧肢体膝盖靠近胸腔；(**E**)髋关节抗阻外展；(**F**)桥式运动

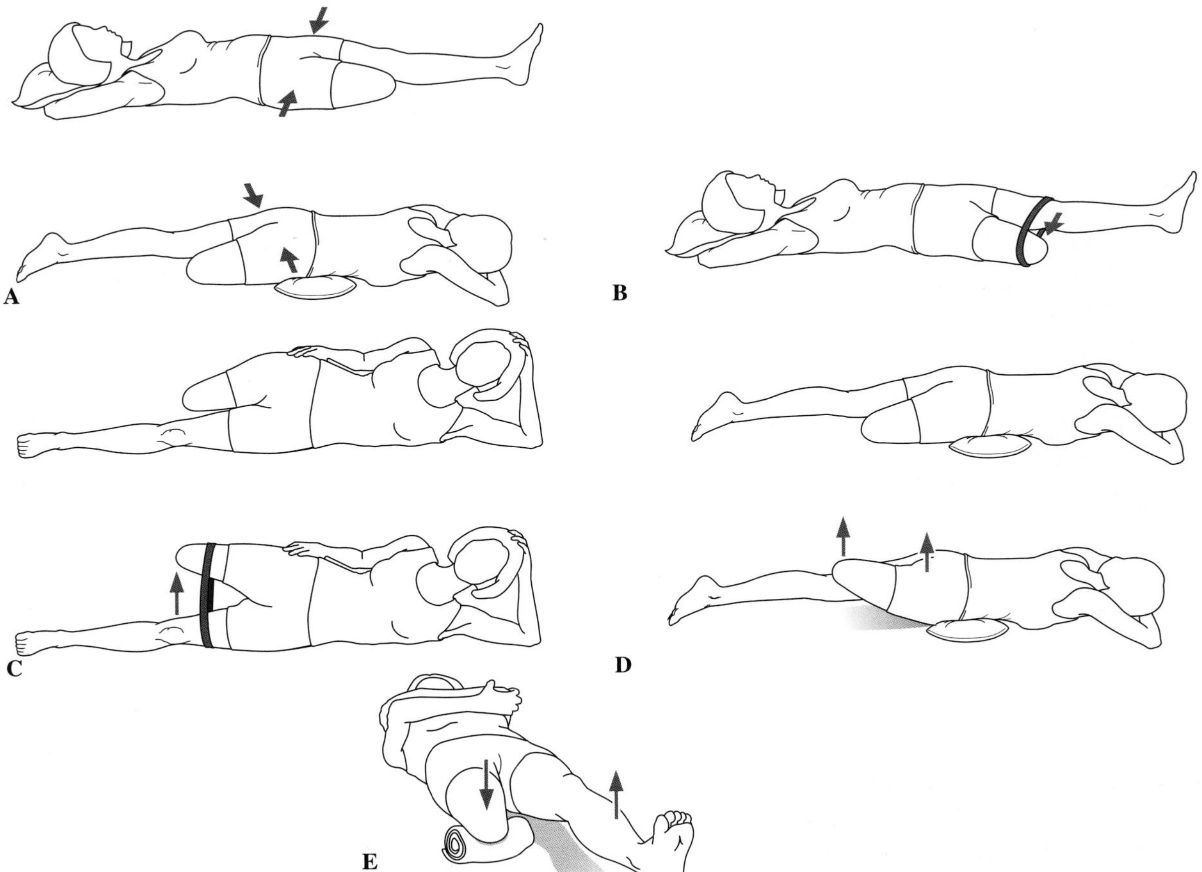

图 22.10 经股骨截肢训练：(**A**)臀肌训练；(**B**)仰卧位髋关节外展；(**C**)髋关节抗阻外展；(**D**)俯卧位髋关节伸展；(**E**)桥式运动

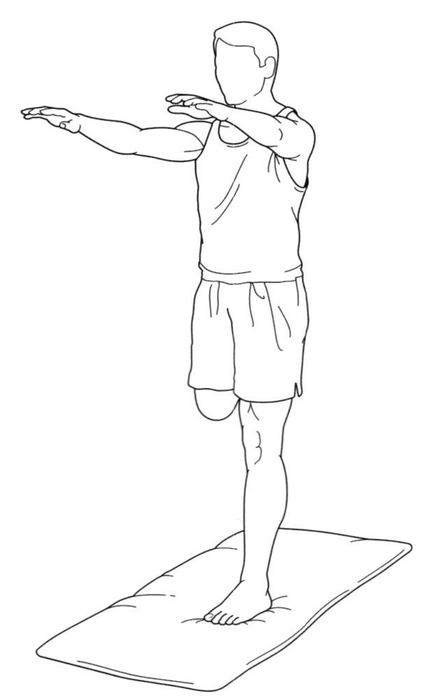

图 22.11 在柔软平面上行立位平衡训练

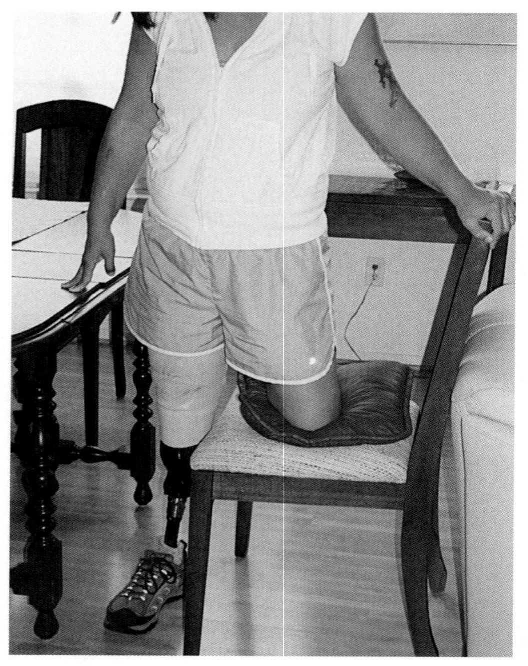

图 22.12 跪于椅子上并垫以枕头，进行负重训练

才能安全地完成这个训练。图 22.12 描述了患者跪在高度合适的椅子坐垫上，交替改变重心使残肢间断负重。

步行是最佳的训练，也是日常生活中独立自主的必要活动。步态训练可以尽早开始，单侧 LE 截肢患者借助拐杖，利用三点步态模式可获得良好的独立性。很多老年患者在学习使用拐杖走路时有困难，有些因害怕，有些为缺乏平衡和协调性，另外一些则缺乏耐力。拄拐行走，消耗的能量多于使用假肢行走。

使用拐杖独立行走的训练是值得的。与长期坐轮椅的患者相比，使用拐杖行走的患者恢复得更好。拄拐行走是假肢行走的良好准备工作，学会使用拐杖行走的患者通常易于学会假肢使用。然而，无法独立拄拐行走的患者仍可能成为功能性假肢使用者。早期、渐进的移动训练项目对心血管训练和耐力提高也十分重要。心血管耐力训练对有效的假肢行走十分必要，尤其是经股骨截肢水平截肢的患者。

使用助行器有利有弊。当然，使用助行器行走较之轮椅在生理和心理上都更具优势，但应仅限于不能拄拐行走的患者。助行器比拐杖更稳固，但不能在楼梯和人行道上使用。有时使用助行器的假肢佩戴者难以学会使用拐杖。使用助行器的步态模式不适于假肢步行，且不能用于假肢训练当中。使用助行器时步态模式为摆至步，而有效使用假肢需摆过步模式。所有截肢患者必须学会其他移动方式，以适应夜间或其他不穿戴假肢的场合。

临时性假肢

很多患者在残肢水肿完全消退、软组织回缩前不能装配任何类型假肢，需持续数月的谨慎包扎和练习。此时患者只能坐于轮椅上，或借助拐杖、助行器行走。在等待残肢愈合期间，大部分患者不能回归工作岗位或全面参与 ADL。当装配假肢后，残肢将继续收缩变小，通常需在 2 年内装配第二个假肢。如今，临时假肢与最终配戴的假肢一样，且使用的部件相同。大部分第三方付费者不承担临时假肢费用，从而要求早期配戴永久性假肢，尽管假肢窝很快就会过于宽大。多数截肢患者希望术后早期双足行走。配备假肢的时间越延后，康复有效性就越低。值得注意的是，患者应该配备与之期望功能水平相匹配的最佳组件。绝大多数情况下，老年患者配备了价格低廉、低功能组件，而他们若配备更多功能组件则可获得更高的功能水平。保险公司的统计数据显示老年患者无法达到独立行走，但并未考虑到，他们所接受的假肢组件并不合尺寸或缺少必要的功能，从而造成恶性循环。另外一个问题则是保险公司并不为患者承担物理治疗师为其进行充足的假肢训练的费用。

患者宣教

患者宣教是必须且持续的康复训练内容。残肢护理、未受累肢体的正确护理、体位摆放、训练、和糖尿病或超重患者的饮食控制，这些信息对患者能充分参与康复项目非常关键。同时需组织患者对目标、设定的活动水平、资金、假肢组件等进行讨论。若患者因血管疾病而截肢，宣教还需包括如何挑选合适的鞋袜。

宣教时切记，不要一次性给予过多信息，信息过多会导致遗忘。更有效的方法为将信息按优先顺序排列，每个阶段患者只需记住一条新信息，而非试图一次教授复杂的计划。书面材料可很好地辅助患者宣教，帮助患者记忆。根据患者的生活方式量身定制计划亦相当重要。患者参与制定计划优先次序可增加医从性。附录 22.A 罗列了针对临床医师、家庭和截肢患者的网站资源。

双侧截肢

除了行走，双侧 LE 截肢患者的干预方法与单侧截肢患者相似。如果单侧截肢患者已装配假肢并可行走，假肢则有助于在家中进行转移活动和行走。有些患者可在使用假肢时借助外部支持，从而更方便地在家中活动，尤其是洗浴时。

所有双侧截肢患者需长期使用轮椅。轮椅应尽可能窄，配置可拆卸的桌板和搁脚板。升高的扶手有利于帮助患者由坐向站转换。不建议截肢患者使用后轮偏置、无脚踏的轮椅，除非治疗师已确定患者确实不再配戴假肢，即使是为了装饰。当脚踏被移除后，可在轮椅后方增加一个抗翻倒装置或在前方垂直附加一定重量（平衡力）。

训练项目包括垫上运动、上肢和残肢力量训练、常规 ROM 训练，垫上运动可帮助患者重获身体位置感和平衡感。功能移动训练应重点强调床上移动、转移和轮椅使用的独立性。双侧截肢患者长时间坐位，易于发生屈曲挛缩，尤其是髋关节周围。应鼓励患者尽可能俯卧位睡觉，或至少每天俯卧一段时间。治疗项目同样强调残肢 ROM。

确定假肢配备条件

并非所有截肢患者均可穿戴假肢。鉴于假肢的价格和假肢训练所需的能量，需使用一定判断标准以明确患者是否可适配假肢。

目前尚无适用于所有患者以明确可否适配假肢的通用原则。患者是决定过程的参与者，但患者对于假肢适配的意愿不足以确定使用与否。很多患者并未意识到假肢行走的生理要求，尤其是经股骨水平截肢患者。与过去相比，随着轻质假肢、膝关节微处理器控制装置、步幅控制辅助系统、节能足的发展使更多患者可成功适配假肢。然而，也必须考虑一些不宜适配的因素。医疗保险已制定了一套指导假肢组件选择的功能分类表（知识点 22.6）。同时，也有其他结局指标可用于预测截肢患者的功能潜力[47-49]。

一般而言，截肢前可行走、单侧经胫骨截肢患者通过良好适配的假肢和物理治疗干预可独立行走。尽管使用经股骨假肢需要更多的平衡、协调和能量，很多单侧经股骨截肢患者，不论年龄大小，都可具备行走功能。严重的髋关节屈曲挛缩、肥胖、虚弱或髋关节肌肉组织麻痹、平衡和协调能力差都会阻碍行走能力的发展。患者术后和假肢前训练项目中的活动水平和参与程度有助于明确假肢行走的可能性。

双侧截肢患者是否适合适配假肢是一个很难的决定。年轻、灵敏的患者不论截肢水平通常都可很好地适配假肢。大部分双侧经胫骨截肢患者使用假肢后功能水平良好。很多双侧经股骨截肢的老年患者则难以学习使用两个假肢。若患者一侧经股骨截肢、一侧经胫骨截肢且第一次截肢为经股骨水平，在另一侧截肢时已成功地使用了经股骨假肢，则患者通常可学会使用两条假肢。双侧 LE 截肢患者的适配决定是个性化的，取决于患者的能力。当然，现代科技组件，包括微处理器、主动组件均有助于现今大部分截肢患者的康复。

知识点 22.6 医疗保险功能分类水平

- **功能水平 0 级：**患者无行走能力或潜力，有/无辅助时不能安全转移，假肢不能提高其生活质量或移动能力。
- **功能水平 1 级：**患者使用假肢后具有以固定节奏、在平稳表面转移或行走的能力或潜力。典型代表为家中可行走（受限或不受限）。
- **功能水平 2 级：**患者使用假肢后有穿越低水平环境障碍物的能力或潜力，如路旁台阶、楼梯或不平的表面。典型代表为在社区中可行走但受限。
- **功能水平 3 级：**患者有变换行走节奏的能力或潜力。典型代表为在社区中可行走，具备穿越大部分环境障碍物的能力，对假肢使用不局限于简单移动，而可能有娱乐、治疗或训练活动。
- **功能水平 4 级：**患者假肢行走能力超出基本行走技能，表现为高冲击、高压力或高能量水平。典型代表为儿童、有活力的成年人或运动员。

假肢训练

假肢康复的主要目标是患者获得流畅、高效的步态，完成 ADL、回归工作和参与娱乐活动。假肢行走是一项技巧性精神运动活动，患者必须从以往已建立完全的运动模式中适应新境况。知识点 22.7 概括了有效假肢步态的决定因素。有效的步态训练必须指导患者将假肢融入所有移动活动中。表 22.3 描述了假肢训练的关键因素，从基本的平衡训练开始，逐渐过渡至行走。尽管表中只展示了经股骨水平假肢训练，但除了膝关节控制步态训练，训练次序同样适用于经胫骨假肢训练。很多患者不借助外部支持时行走更迅速，因此应在不借助外部支持装置的情况下尽可能多的练习。一旦患者可良好控制重心转移并可摆步，如有需要可使用拐杖。假肢训练中不可使用助行器，除非患者能力十分受限，在截肢前就已经使用助行器。物理治疗师应掌握假肢组件的类型和功能，以更好计划训练活动。膝关节微处理器控制有别于其他类型的经股骨膝关节组件[50]。

包括 Medicare 在内的很多保险公司并不负担太长时间步态训练的费用。相比简单地让患者使用助行器或拐杖学习走路，训练一开始即侧重平衡和假肢功能整合是比较理想的。若患者使用假肢后可平稳转移重心，且可控制假肢并视其为身体的一部分，则可在较少治疗的情况下获得更大的进步，与在发展必要平衡前就开始步行相比。知识点 22.8 罗列了一些在截肢患者步态训练中纳入平衡训练的研究证据。

知识点 22.7 有助于高效的假肢步态的因素

- 每条腿都可承受身体重量
- 单腿站立平衡
- 促使两下肢向前摆动，为下一步行走做准备
- 适应环境需求

表 22.3 训练的关键因素

因素	活动	具体内容
稳定性——双腿(TT/TF)	无手支撑的稳定站立；伸手取物	在可及范围内抓握物体；患者看着目标物，任意一只手够到并触摸目标物。目标物放在高/低/右/左的位置，鼓励面向目标的重心移动
膝关节控制(TF) 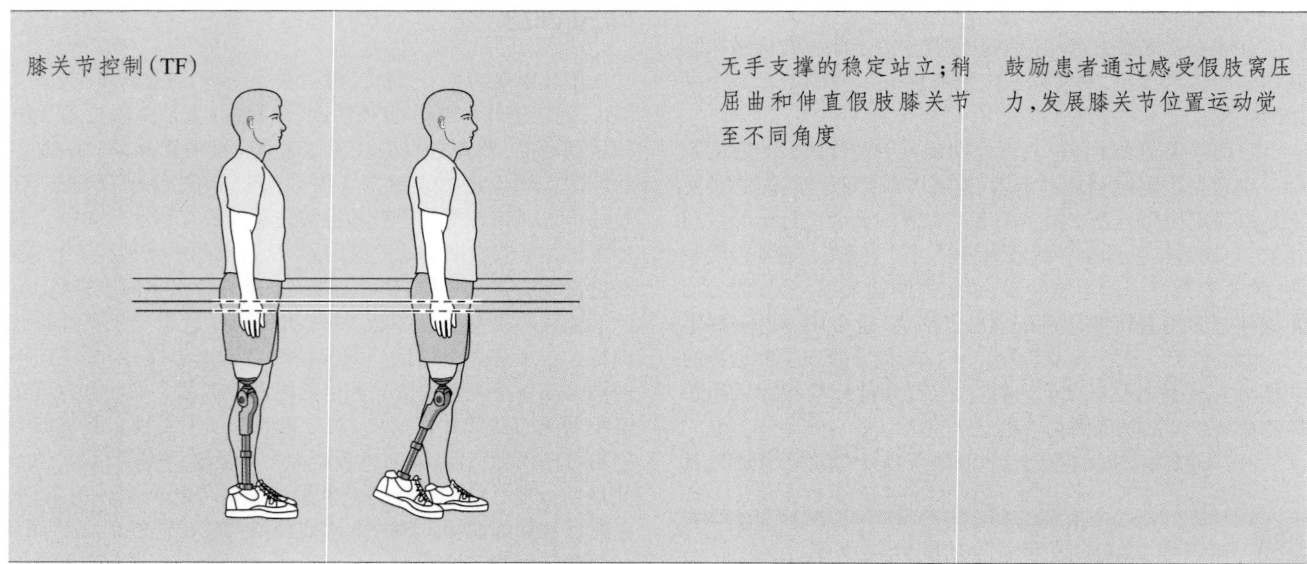	无手支撑的稳定站立；稍屈曲和伸直假肢膝关节至不同角度	鼓励患者通过感受假肢窝压力，发展膝关节位置运动觉
假肢站立稳定性(TT/TF) 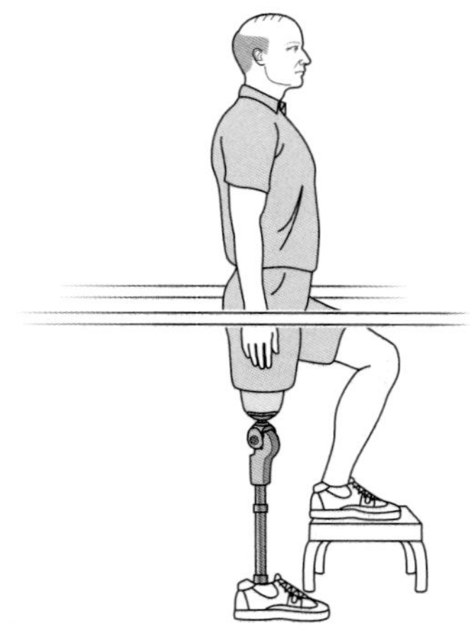	无手支撑的稳定站立；患者面前摆放一个 6~8 英寸(15~20cm)高凳子	在一定方式的控制下，患者将未截肢侧脚抬高至凳子上，再回至地面

续表

因素	活动	具体内容
假肢站立稳定性(TT/TF) 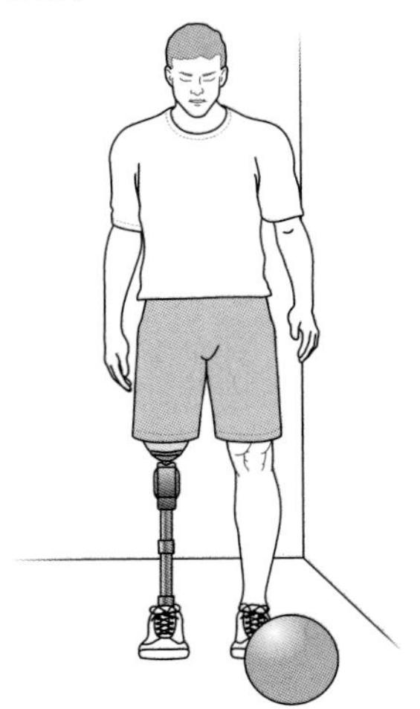	无手支撑的稳定站立;在未截肢腿前方放置一个足球	在一定的控制下,患者使用未截肢足踢球
假肢控制(TT/TF) 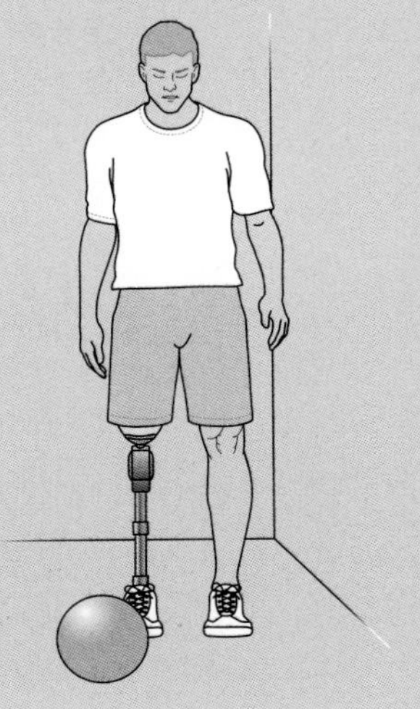	无手支撑的稳定站立;在假肢前方放置一个足球	在一定的控制下,患者使用假肢踢球
本体感觉(TT/TF) 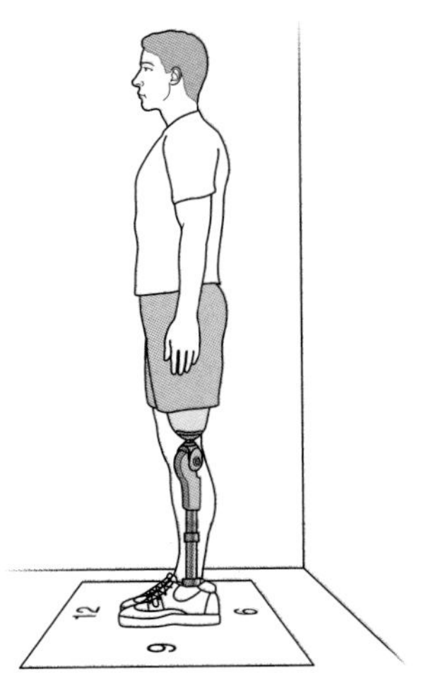	无手支撑下双腿稳定站立于一张画有时钟刻度的纸上	患者听从随机指令往12、3、6、9点时钟方向移动重心。学习辨别假肢足负重的部位

续表

因素	活动	具体内容
骨盆控制(TT/TF) 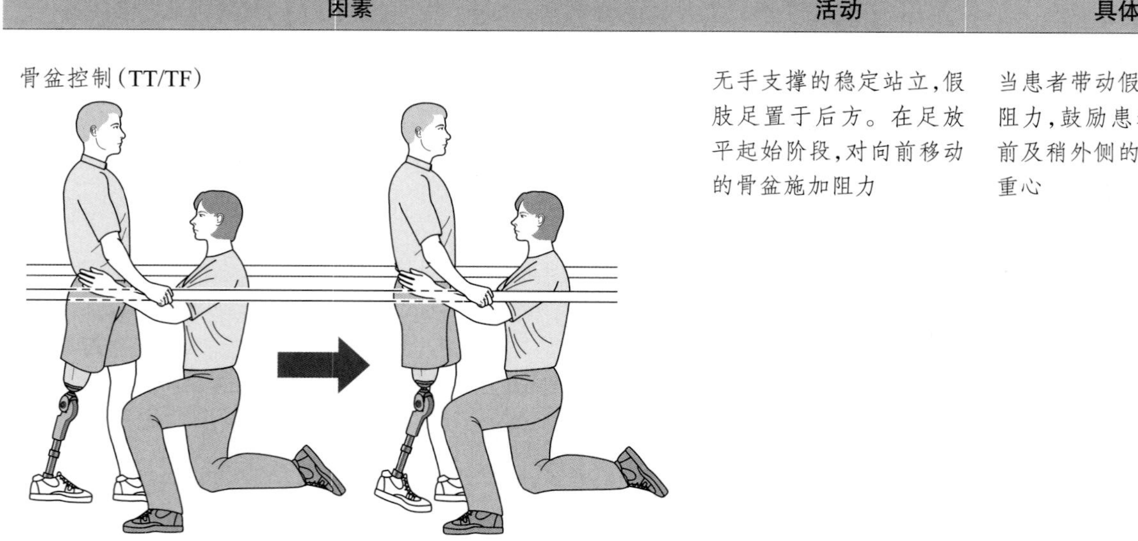	无手支撑的稳定站立,假肢足置于后方。在足放平起始阶段,对向前移动的骨盆施加阻力	当患者带动假肢向前时提供阻力,鼓励患者通过骨盆向前及稍外侧的运动平稳移动重心
假肢迈步(TT/TF) 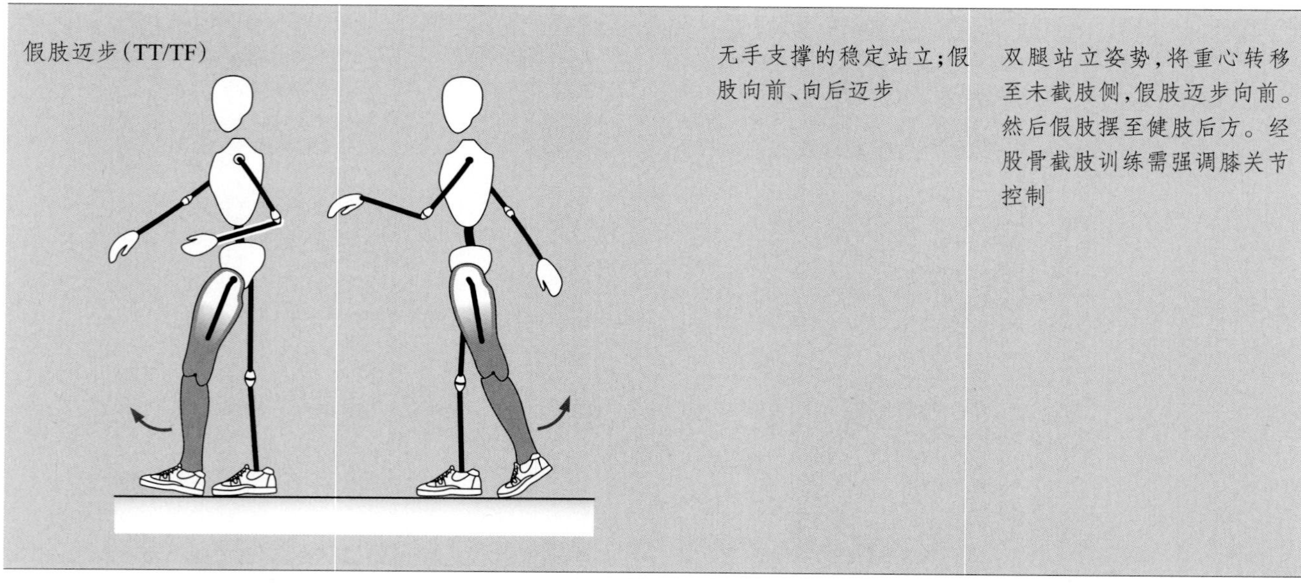	无手支撑的稳定站立;假肢向前、向后迈步	双腿站立姿势,将重心转移至未截肢侧,假肢迈步向前。然后假肢摆至健肢后方。经股骨截肢训练需强调膝关节控制
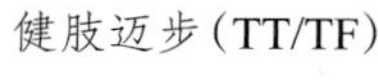健肢迈步(TT/TF) 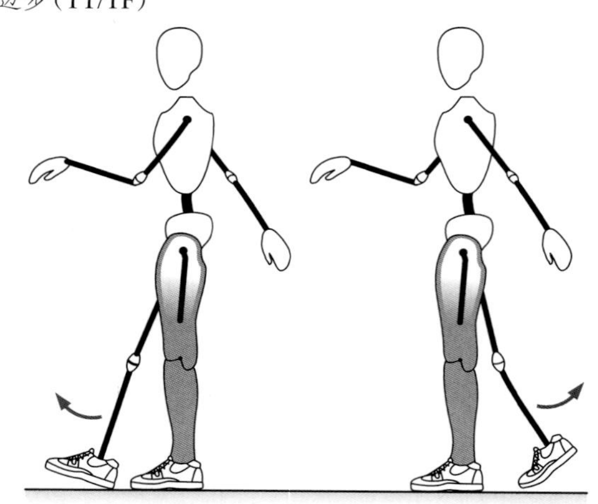	无手支撑的稳定站立;未截肢腿向前、向后迈步	动作同上,但移动的是未截肢腿。确保未截肢腿迈步前,患者将重心前移落于足前部。TF 患者需强调足廓清,以激活摆动相

续表

因素	活动	具体内容
侧向迈步;向后迈步(TT/TF)	无手支撑下连续向右迈步,然后向左,再后退几步	侧向迈步,强调腿要抬起,并向侧方迈出几厘米,然后抬起另一条腿,靠近第一条腿。为了控制膝关节,TF 患者向后迈步时,假肢的步幅需大于未截肢侧

TT:经胫骨截肢;TF:经股骨截肢

知识点 22.8 证据总结 平衡与步态

文献	研究对象	干预设计	持续时间	结果	评论
Curtze 等(2011)[a]	18 名经胫骨截肢患者,17 名相匹配的无截肢对照组	追踪受试者在两个不规则表面上行走的情况	每个平面尝试 4 次	两组差异无统计学意义	强调了平衡训练对截肢患者康复的重要性
Curtze 等(2010)[b]	17 名经胫骨截肢患者,17 名相匹配的无截肢对照组	在实验室内,研究对象站立于一定角度的倾斜仪上,忽然放平倾斜仪诱导对象向前跌倒	测试时研究对象分别将左右下肢立于前方,每侧试验 3 次	反应时间、足跟着地时膝关节屈曲在两组间具统计学差异;步长、先行足或跟随足摆动时间组间无统计学差异。截肢患者以假肢先行时步长较长、膝关节屈曲较小	作者强调了截肢患者步态训练中综合平衡和跌倒复原活动的重要性
Raya 等(2010)[c]	72 名使用假肢的 LE 截肢患者,年龄在 21~83 岁之肢	评估平衡能力,髋关节力量,6min 步行试验、截肢者移动能力预测(amputee mobility predictor, AMP)	每种 AMP 运动力量测试 10 次,6min 步行试验 1 次	髋外展和伸展力量是 6min 步行试验和步行速度最强预测因子。单腿站立平衡是十分重要	6min 步行试验有助于助确定肌肉骨骼障碍。髋关节力量和单腿站立平衡十分重要
Hlavackova 等(2009)[d]	12 名使用假肢、经股骨截肢老年患者	受试者静止直立于足底压力数据系统,首先面对墙壁,然后面对镜子。	每种条件下进行 3 次试验,每次 30s	面对镜子时健肢的压力显著低于面对墙壁时。假肢侧肢体并没有相应显著的压力增加	安静站立时负重不对称是十分常见的。镜像反射可增加假肢侧负重,可用于训练中
Vrieling 等(2008)[e]	8 名截肢者(3 名经股骨截肢、5 名经胫骨截肢),9 名未截肢受试者	使用 CAREN 平衡系统检测前 - 后摆动,持续 60s(15s 加速、30s 匀速、15s 减速)	3 种随机条件:睁眼、蒙眼、休息 60s 后交替睁眼和蒙眼	所有受试者在所有测试中都能维持平衡。截肢者更多地负重于未截肢侧,不对称性更显著	截肢者使用未截肢侧进行调整,躯干运动增加。建议步态训练需纠正不对称性

高水平训练

改变环境是步态训练的一项组成部分。仅让患者在有保护和简单的物理治疗中心行走几乎不算是功能性的行走。在复杂环境中才能产生功能性行走。绕着家具行走、穿过狭窄的门廊、在地毯上行走、绕过障碍物，这样的行走完全不同于在物理治疗中心洁净宽敞环境中的行走。跨过或绕过地板上的障碍物、行走于治疗中心拥挤的走廊、从地板上捡东西、持物行走均为更高级的活动，需要更好的平衡、协调能力，并需患者具备在不同体位下转移重心的能力。在进阶训练中，需教会患者从不同高度和弹性的椅子上落座、起立，尤其是马桶座。有趣的越障训练课程可通过步行绕过椅子、单极楼梯、锥状和方形障碍物，以及不同平面的训练来实现。Hofstad 等[51]研究了障碍物躲避能力延迟和下降的单侧 LE 假肢患者，研究中未报导截肢水平，采用肌电图（electromyography，EMG）检查患者对障碍物的反应。结果显示，无论哪侧肢体穿戴假肢，两侧肢体对障碍物的反应都有所延迟或下降。作者认为，障碍物训练是一种有效的训练方法[51]。

台阶和斜坡

经胫骨假肢患者一旦获得较好的平衡和假肢控制能力，一般均可上下台阶和斜坡。逐步向上需要较好的股四头肌力量和中长残肢。根据假脚的类型，攀爬陡峭的斜坡或山坡时需进行一些步态适应训练。背伸越受限，就越难一步一步走上陡坡。很多患者假肢侧步长大而健侧步长小。走下陡坡同样需要较好的股四头肌力量和假肢控制能力，大部分患者都可完成。

经股骨假肢患者，根据膝关节组间类型，有不同的上下楼梯和山坡的技巧。患者通常以未截肢腿先行踏上一个梯级。配戴站立相膝关节控制系统的患者，必须由假肢先行跨出数个梯级以下楼。除了 C 型腿和一些液压装置其他类型假肢都可一步一步下楼梯，虽然这需具备良好的平衡能力。患者需仅将假肢足跟置于台阶上，使膝关节在重心前移时有屈曲相，从而膝关节得以屈曲，患者将未截肢腿摆至下一梯级。这个过程对于 C 型腿十分简单，因为电脑程序设计以允许患者上下楼梯或斜坡时可平稳屈曲。表 22.4 描述了经股骨假肢患者常用的一些进阶活动的技巧。一旦获得较好的平衡、假肢控制和步态，多数患者可形成自己的方法以完成这些活动。

表 22.4 进阶活动（经股骨截肢）

活动	步骤
坐于地面上	重心位于健足，将假肢放在健足后半步距离。弯腰、屈膝、屈髋，双手伸展触碰到地面，并转向健侧。然后，慢慢下蹲身体至地面。这是一个连续动作
从地面站起	用手和膝盖支撑。健肢向前，置于躯干下方，足放平于地面，以双手及假肢平衡。然后，伸展健侧膝关节，并保持重心位于健肢。健肢强力蹬地使躯干直立，同时用手将假肢前移
跪位	健足置于假肢前方，重心位于健足。缓慢弯曲躯干、屈髋、屈膝至假肢膝关节轻触地面。经股骨假肢患者通常以假肢腿跪。从跪位站起与从地面站起一样
从地面捡物	健足置于假肢前方，重心位于健足。向前弯腰、屈髋、屈膝直至拿到物体。如果配戴机械膝关节，需注意将重心维持于健肢。一些患者倾向于侧向弯腰而非向前弯腰，而其他患者则发现保持假肢膝关节伸直、屈曲好腿直至捡起物体更简单
清除障碍物	面对障碍物，健足位于稍前方，身体重心位于假肢。以健肢跨过障碍物，然后将重心转移至健肢。快速伸展假肢侧髋关节、随后用力屈曲，将假肢带动向前跨过障碍物。然后以正常步态模式向前行走。另一种方法为立于障碍物侧方，健肢靠近障碍物。重心位于假肢，摆动健肢跨过障碍物，再将重心移至健肢。然后将假肢向前上摆动跨过障碍物。“C”型腿和某些液压装置可充分屈曲膝关节以清除小的障碍物

总结

在失去一侧下肢后，多数下肢截肢患者经帮助可回归完整、有效的生活。考虑到患者生理和情感需求的术后护理项目可使多数患者成为功能性假肢使用者。正确的假肢穿戴准备可避免很多假肢相关问题。本章介绍了下肢截肢者术后和戴假肢前的管理的相关概念。通过仔细评估和充分沟通，可制定出满足患者需求的综合规划。

复习思考题

1. 比较以下包扎的优缺点：(a)可压缩软敷料；(b)半硬敷料；(c)即刻术后假肢
2. 截肢术后假肢护理的总体目标是什么？
3. 关于经胫骨截肢患者的体位摆放，应为患者家属提供哪些关键信息？
4. 一名有糖尿病、心血管疾病和 PVD 病史的 72 岁老年患者，因坏疽行右侧经胫骨截肢术，术后 24 小时开始进行物理治疗，要设计恰当的治疗项目需收集哪些检查数据？在首次就诊时需获得哪些关键信息？
5. 有效假肢步态的决定因素是什么？
6. 列出 3 种在使用假肢时可提高稳定性的训练。

病例分析

转诊者

一名72岁女性患者，因动脉硬化性坏疽于昨日行右侧经胫骨截肢术。

现病史

48岁时诊断为2型糖尿病，胰岛素控制，20U，bid；动脉粥样硬化、高血压、药物控制；3个月前行右足底第一跖骨溃疡治疗，溃疡未愈合导致截肢。

既往史

42岁时行子宫切除术，无其他明显疾病。

社交史

遗孀，独自一人生活。有3个成年子女和6个孙子。

物理治疗检查（首次）

病历回顾

患者神志清晰，无明显痛苦。右侧残肢采用软纱布包扎，并用弹力绷带覆盖。引流管位置良好，换药时切口洁净。

血压：142/70mmHg，脉搏66次/分，呼吸正常。

呼吸治疗师报告，患者可正确使用肺活量计，正常咳嗽，无呼吸问题。

患者主诉残肢疼痛（已开具止痛药物）

患者每天坐于床边2次

检查数据

左LE和双UEs的总肌力总体在功能范围内(within functional limits，WFL)。右髋关节屈曲、外展、和内收肌力总体在WFL；侧卧位髋关节伸展肌力为3+/5（中等+）。右膝关节无阻力下可主动屈曲和伸展。

至切口愈合后进行残肢测量。

左LF和双UEs的总ROM在WFL。至患者可俯卧或右侧卧后进行左髋关节伸展测量。右髋关节总ROM在WFL，除了侧卧位髋关节伸展至0°。右膝关节屈曲和伸展总体在WFL。至拆除包扎后进行具体测量。

左LE踝关节以下无毛发。皮肤触诊温暖。腘窝搏动明显，但无足背动脉搏动。足趾触诊温暖。本体感觉完好。左足底表面和第一跖骨背部感觉减退。左LE无水肿。因仍包扎中，暂缓右侧残肢感觉测试。

功能状况

床上移动

翻身至左侧：独立完成；翻身至右侧和俯卧：未测；

仰卧位至坐位和回到仰卧位：相对独立（要求使用系于床尾的“绳梯”）。

转移

使用助行器从坐位到站立：中等辅助。

从站立到坐于椅子或床边：中等辅助。

移动

助行器行走：中等辅助下行走1.5m。

阶段性物理治疗预期疗效（出院前需完成）

1. 患者可独立完成所有的转移。
2. 患者可使用拐杖或助行器独立行走12m。
3. 患者可掌握正确的残肢摆放、包扎和护理知识。
4. 患者可掌握基本残肢训练知识。
5. 患者可掌握正确的左下肢护理知识。

假肢前期家庭护理物理治疗

至出院起，患者转诊至家庭护理物理治疗。

检查数据

家庭护理物理治疗师收集于患者出院后收集的检查数据：

残余肢体：缝线位置良好、切口愈合良好、无引流物；从胫骨内侧平台（medial tibial plateau，MTP）测量的长度为 13.6cm。

参照 MTP 周长测量：

- MTP 下 5cm=35cm
- MTP 下 10cm=38cm
- MTP 下 12cm=37cm

感觉完好

右膝关节 ROM：WFL

右髋关节 ROM：伸展至 0°（其他运动在 WFL）

预期疗效

假肢前家庭护理干预期间，阶段性物理治疗的预期疗效：

1. 患者可独立完成残肢护理，包括绷带包扎或使用紧缩器。
2. 患者可在家中或社区使用拐杖（或助行器）独立行走。
3. 患者可独立完成 HEP。
4. 患者可独立在家中完成自我护理和功能活动。

3 个月后，患者适配经胫骨假肢[有凝胶衬垫的髌韧带承重假肢（patellar tendon bearing，PTB），吸着式悬吊和中等能量回位假脚]。

指导性问题

1. 患者截肢后残肢使用软包扎。比较硬包扎、半硬包扎、软包扎的优缺点。该患者采用软包扎可能会发生什么问题？

2. 回顾该患者首次检查数据。在术后首次检查时，哪些数据采集是最重要的？哪些数据可后续采集？你还想获得哪些数据？何时收集？

3. 如果你是一名家庭健康治疗师，于患者出院后首次接触患者，你的评估会如何改变？
   a. 描述你的初步干预计划。
   b. 描述你的移动训练项目。

4. 该患者假肢训练侧重点为哪些？
   a. 描述你的初步平衡训练项目。
   b. 你如何教该患者上下台阶？

参考文献

1. U.S. Department of Health and Human Services: Economics and Health Care Costs of Diabetes. Agency for Healthcare Research and Quality Outcomes, Rockville, MD, 2005. Retrieved September 24, 2011, from www.ahrq.gov/data/hcup/highlight1/high1.htm.
2. Krajewski, LP, and Olin, JW: Atherosclerosis of the aorta and lower extremities arteries. In Young, JR, et al (eds): Peripheral Vascular Diseases. Mosby–Year Book, St. Louis, 1991, p 179.
3. Wu, J, Chan, TS, and Bowring, G: Functional outcome of major lower limb amputation 1994–2006: A modern series. JPO 22(3):152–156, 2010.
4. Ebskov, LB: Relative mortality in lower limb amputees with diabetes mellitus. Prosthet Orthot Int 20:147, 1996.
5. American Diabetes Association: A column for health professionals with various data (no specific title). Resources for Health Professionals. American Diabetes Association. Retrieved from www.diabetes.org.
6. Driver, VR, Madsen J, and Goodman, RA: Reducing amputation rates in patients with diabetes at a military medical center: The limb preservation service model. Diabetes Care 28(2):248–253, 2005.
7. Dorresteijn, JA, et al: Patient education for preventing diabetic foot ulceration. Cochrane Database of Systematic Reviews 2010, Issue 5. Art. No.: CD001488. DOI: 10.1002/14651858.CD001488.pub3.
8. Nagarajan, R, et al: Limb salvage and amputation in survivors of pediatric lower-extremity bone tumors: What are the long-term implications? J Clin Oncol 20:4493, 2002.
9. Stojadinovic, A, et al: Amputation for recurrent soft tissue sarcoma of the extremity: Indications and outcome. Ann Surg Oncol 8:509, 2001.
10. Link, MP, et al: Adjuvant chemotherapy of high-grade osteosarcoma of the extremity. Clin Orthop 270:8, 1991.
11. Simon, M: Limb salvage for osteosarcoma in the 1980s. Clin Orthop 270:264, 1990.
12. Springfield, DS: Introduction to limb-salvage surgery for sarcomas. Orthop Clin North Am 22:1, 1991.
13. Yaw, KM, and Wurtz, LD: Resection and reconstruction for bone tumors in the proximal tibia. Orthop Clin North Am 22:133, 1991.
14. Stevens, P: The balancing act: Are amputees falling for it? The O&P Edge pp 5–7, May 2010. Retrieved September 24, 2011, from www.oandp.com/articles/2010-05_03.asp.
15. Smith, DG: General principles of amputation surgery. In Smith, DG, Michael, JW, and Bowker, JH: Atlas of Amputations and Limb Deficiencies: Surgical, Prosthetic, and Rehabilitation Principles, ed 3. American Academy of Orthopaedic Surgeons, Rosemont, IL, 2004, p 21.
16. Bowker, JH: Transtibial amputation: Surgical management. In Smith, DG, Michael, JW, and Bowker, JH: Atlas of Amputations and Limb Deficiencies: Surgical, Prosthetic, and Rehabilitation Principles, ed 3. American Academy of Orthopaedic Surgeons, Rosemont, IL, 2004, p 481.
17. Lind, J, et al: The influence of smoking on complications after primary amputations of the lower extremity. Clin Orthop 267:211, 1991.
18. Burgess, EM: Amputations of the lower extremities. In Nickel,

VL (ed): Orthopedic Rehabilitation. Churchill Livingstone, New York, 1982, p 377.
19. Sarmiento, A, et al: Lower-extremity amputation: The impact of immediate postsurgical prosthetic fitting. Clin Orthop 68:22, 1967.
20. Harrington, IJ, et al: A plaster-pylon technique for below-knee amputation. J Bone Joint Surg (Br) 73:76, 1991.
21. Walsh, TL: Custom removable immediate postoperative prosthesis. JPO 15(4):128–161, 2003.
22. Wong, CK, and Edelstein, JE: Unna and elastic post-operative dressings: Comparisons of their effect on function of adults with amputations and vascular disease. Arch Phys Med Rehabil 81:1191, 2000.
23. Vigier, S, et al: Healing of open stump wounds after vascular below-knee amputation: Plaster cast socket with silicone sleeve versus elastic compression. Arch Phys Med Rehabil 80(10):1327, 1999.
24. Goldberg, T, Goldberg, S, and Pollak, J: Postoperative management of lower extremity amputation. Phys Med Rehabil Clin North Am 11:559, 2000.
25. Gendron, B, and Andrews, KL: The use of rigid removable dressings for juvenile amputees: A case report. JACPOC 26(1):4, 1991.
26. May, BJ, and Lockard, MA: Postsurgical management. In May, BJ, and Lockard, MA: Prosthetics and Orthotics in Clinical Practice: A Case Study Approach. FA Davis, Philadelphia, 2011, p 59.
27. Lockard, MA: Shoes and orthoses for foot impairments. In May, BJ, and Lockard, MA: Prosthetics and Orthotics in Clinical Practice: A Case Study Approach. FA Davis, Philadelphia, 2011, p 221.
28. May, BJ: Patient education past and present. J Phys Ther Educ 13(3):3–7, 1999.
29. Stineman, MG, et al: The effectiveness of inpatient rehabilitation in the acute postoperative phase of care after transtibial or transfemoral amputation. Study of an integrated health care delivery system. Arch Phys Med Rehabil 89(10):1863–1872, 2008.
30. Ramachandran, VS, and Hirstein, WL: The perception of phantom limbs: The D. O. Hebb Lecture. Brain 9(121):1603–1630, 1998.
31. Racy, J: Psychological adaptation to amputation. In Smith, DG, Michael, JW, and Bowker, JH: Atlas of Amputations and Limb Deficiencies: Surgical, Prosthetic, and Rehabilitation, ed 3. American Academy of Orthopaedic Surgeons, Rosemont, IL, 2004, p 727.
32. Borghi, B, et al: The use of prolonged peripheral neural blockade after lower extremity amputation: The effect on symptoms associated with phantom limb syndrome. Anesth Analg 111(5):1308, 2010.
33. Silva, S, et al: Temporal analysis of regional anaesthesia-induced sensorimotor dysfunction: A model for understanding phantom limb. Br J Anaesth 105(2):208–213, 2010.
34. Mulvey, MR, et al: Transcutaneous electrical nerve stimulation (TENS) for phantom pain and stump pain following amputation in adults. Cochrane Database of Systematic Reviews 2010, Issue 5. Art. No.: CD007264. DOI: 10.1002/14651858.CD007264.pub2.
35. de Roos, C, et al: Treatment of chronic phantom limb pain using a trauma-focused psychological approach. Pain Res Manage 15(2):65–71, 2010.
36. May, BJ: Psychosocial issues. In May, BJ, and Lockard, MA: Prosthetics and Orthotics in Clinical Practice: A Case Study Approach. FA Davis, Philadelphia, 2011, p 39.
37. Gauthier-Cagnon, C, Grise, MC, and Potvin, D: Enabling factors related to prosthetic use by people with transtibial and transfemoral amputation. Arch Phys Med Rehabil 80(6):706–713, 1999.
38. Louie, WS, et al: Residual limb management for person with transtibial amputation: Comparison of bandaging technique and residual limb sock. JPO 22(3):194–201, 2010.
39. Dudek, NL, Marks, MB, and Marshall, SC: Skin problems in an amputee clinic. Am J Phys Med Rehabil 85:424–429, 2006.
40. Nadollek, H, Brauer, S, and Isles, R: Outcomes after trans-tibial amputation: The relationship between quiet stance ability, strength of hip abductor muscles and gait. Physiother Res Int 7:203, 2002.
41. Moirenfeld, I, et al: Isokinetic strength and endurance of the knee extensors and flexors in trans-tibial amputees. Prosthet Orthot Int 24:221, 2000.
42. Raya, MA, et al: Impairment variables predicting activity limitation in individuals with lower limb amputation. Prosthet Orthot Int 34(1):73–84, 2010.
43. Hlavackova, P, et al: Effects of mirror feedback on upright stance control in elderly transfemoral amputees. Arch Phys Med Rehabil 90(11):1960, 2009.
44. Corio, F, Troiano, R, and Magel, JR: The effects of spinal stabilization exercises on the spatial and temporal parameters of gait in individuals with lower limb loss. JPO 22(4):230–236, 2010.
45. Miller, WC, Speechley, M, and Deathe, AB: Balance confidence among people with lower-limb amputations. Phys Ther 82:856, 2002.
46. Miller, WC, et al: The influence of falling, fear of falling, and balance confidence on prosthetic mobility and social activity among individuals with a lower extremity amputation. Arch Phys Med Rehabil 82:1238, 2001.
47. Gailey, RS, et al: The amputee mobility predictor: An instrument to assess determinants of the lower limb amputee's ability to ambulate. Arch Phys Med Rehabil 83(5):613–627, 2002.
48. Miller, WC, Deathe, AB, and Speechley, M: Lower extremity prosthetic mobility: A comparison of 3 self report scales. Arch Phys Med Rehabil 82:1432–1440, 2001.
49. Fatiuk-Haight, ED (ed): Proceedings: Outcome measures in lower limb prosthetics. American Academy of Orthotists and Prosthetists, September 7–9, 2005.
50. May, BJ: Lower extremity prosthetic management. In May, BJ, and Lockard, MA: Prosthetics and Orthotics in Clinical Practice: A Case Study Approach. FA Davis, Philadelphia, 2011, p 105.
51. Hofstad, CJ, et al: Evidence for bilaterally delayed and decreased obstacle avoidance responses while walking with a lower limb prosthesis. Clin Neurophysiol 120(5):1009, 2009.

推荐阅读

May, BJ, and Lockard, MA: Prosthetics and Orthotics in Clinical Practice: A Case Study Approach. FA Davis, Philadelphia, 2011.

Smith, DG, Michael, JW, and Bowker, JH (eds): Atlas of Amputations and Limb Deficiencies: Surgical, Prosthetic, and Rehabilitation Principles, ed 3. American Academy of Orthopaedic Surgeons, Rosemont, IL, 2004.

附录 22.A 针对临床医师、家庭和截肢患者的网络资源

假肢或矫形器相关网站，包括生产商	www.oandp.com
假肢 / 矫形器相关的免费文献和信息	www.oandp.com/edge
美国假肢矫形师协会（American Academy of Prosthetist and Orthotist）和假肢矫形杂志（the *Journal of Prosthetics and Orthotics*）网站，免费获得一些往年期刊。	www.oandp.org
美国截肢者联盟（Amputee Coalition of America），最大的截肢者、家属和临床医师组织。	www.amputee-coalition.org
残疾人体育组织（Disabled Sports Organization），亦有地区分会	www.dsusa.org
美国残奥队网站（U.S. Paralympic team）	www.usparalympic.org
国际残奥会组织网站（International Paralympic Organization）	www.paralymic.org
美国糖尿病协会网站（American Diabetes Association）	www.diabetes.org

（杜 青　龚春丹　周 璇　译）

关 节 炎

第 23 章

Maura Daly Iversen, PT, DPT, SD, MPH
Marie D. Westby, PT, PhD

学习目标

1. 了解类风湿关节炎和骨关节炎的流行病学特征、病理生理变化、病程及临床表现；并能对这两种疾病进行鉴别。
2. 掌握关节炎常用的医学诊断方法，包括实验室检查和影像学检查。
3. 了解类风湿关节炎和骨关节炎的治疗方法。
4. 掌握类风湿关节炎和骨关节炎常用的体格检查及评定方法。
5. 熟悉关节炎的康复治疗方法。
6. 了解影响关节炎患者预期目标制定、参与及完成的社会心理学、环境的及其他个人因素。
7. 了解团队治疗的重要性。
8. 当提供一个临床病例研究时，能够分析和解读患者的数据，制定切实可行的治疗目标及医疗计划。

章节大纲

关节炎、风湿病和风湿性疾病泛指 10 大类共 100 多种疾病。本章将重点介绍**类风湿关节炎(RA)**和**骨关节炎(OA)**。RA 属系统性炎性疾病；OA 属局灶性炎性疾病，以往被称为**退行性关节疾病**。RA 及 OA 常需康复介入。

类风湿关节炎

类风湿性关节炎是弥散性炎症性结缔组织病的一个主要亚型；该类疾病还包括幼年性关节炎、系统性红斑狼疮(SLE)、进行性系统性硬化症或硬皮病、多发性肌炎和皮肌炎等。类风湿关节炎本质上是一种滑膜疾病。1800 年，A.J.Landre-Beauvais 最早对类风湿关节炎进行了临床报道。而对文艺复兴后期绘画作品的研究表明类风湿关节炎见于更早的时期。由于对该类疾病的鉴别特征缺乏统一认识，同时该类疾病临床表现多样，早期对类风湿疾病症状的描述十分复杂。1858 年，Garrod 最早使用类风湿关节炎一词，但直到 1941 年，美国风湿病学会(ARA)才将其作为官方术语[1]。以当时的研究为基础，确定了 RA 的诊断标准及相关术语[2,3]。

流行病学

据估计，美国成年人中类风湿关节炎患者约为 130 万；患病率随年龄增长而增长。女性的发病率是男性的 2~4 倍或以上。发病率在某些亚种群间也存在差异，这表明基因或环境因素可能在该病的形成中发挥作用。例如，非裔美国人 RA 的发病率较白人低，而多个美国土著部落表现出较高的 RA 发病率。日本本土居民和中国本土居民 RA 的发病率较白人低[4,5]。

病原学

RA 是一种自体免疫性疾病，病因复杂且不明确。目前认为，RA 是一种带有遗传倾向的疾病，表现为某些家系存在较高的患病风险和聚集性[6]。简而言之，RA 可认为是外源性物质即抗原激活自身免疫系统而发病的。免疫系统可直接同抗原发生反应，称为细胞免疫；也可产生抗体进入体液循环中与抗原发生反应，称为体液免疫。上述免疫反应有两大类淋巴细胞参与：和 B 淋巴细胞，T 淋巴细胞主要介导细胞免疫，B 淋巴细胞可产生抗原特异性的抗体。抗体为免疫球蛋白，是血清蛋白的一种[1]。

RA 患者可产生抗自身免疫球蛋白的抗体，例如：类风湿因子 RF、抗瓜氨酸肽抗体 ACPA 等，该类抗体通常早于临床症状几年出现[7,8]。因此，RA 被认为是一种自体免疫性疾病。然而目前还不清楚，此类抗体的产生是一种原发事件，还是外源性刺激引起的特异性抗原抗体反应。最新的自体免疫相关的细胞学基础理论和研究表明，细胞免疫异常和 T 淋巴细胞缺陷可能激发了 RA 相关的自体免疫反应[9]。尽管某些特定的外源性抗原可引发该疾病，但目前还没有确定任何一个与RA相关的特异性病原体。

外源性免疫物质可通过多种不同的机制引发RA。例如：一项关于吸烟的研究表明，吸烟同RA的临床表现间存在明显相关[10]。链球菌、梭状芽孢杆菌、类白喉杆菌等细菌和支原体可引起RA，但也缺乏直接的证据。也有很多病毒病原学相关的研究，同其他力图明确RA病因的研究一样，此类研究的结论仍是推断性的[1]。

类风湿因子（RFs）　是免疫球蛋白（IgG）的特异性抗体，可在约70%的RA患者血清中检测到。最新的理论认为，RFs随自体异构IgG的升高而升高。IgG的某些修饰(modification)改变了其结构，获得自体免疫原特性刺激免疫系统产生RFs。IgM是与抗原接触后最先产生的免疫球蛋白，RFs有多种类型，但多数RFs属于IgM[1]。目前RFs的确切生物学作用尚不明确。尽管RFs与RA的发病相关，仍有大量的RA患者血清中没有RFs[10]研究表明，RFs可影响疾病的严重程度；原因在于RFs血清阳性的患者类风湿结节、结节性脉管炎和多发性关节炎的发生几率更高[1]。

Ollier和Worthington对与RA发病的遗传倾向相关的文献进行了综述。人类白细胞抗原(**HLAs**)存在于人类大多数细胞表面；当基因不相容的组织进行移植时HLAs可激发**免疫反应**。调控HLAs的基因位于第六对染色体。已确定的基因位点有4个：HLA-A、HLA-B 、HLA-C、HLA-D。RA患者血清中HLA-D和HLA-DR（HLA-D相关的）抗原水平较高；这表明基因决定了免疫反应所致RA发病风险的大小[6]。通过对HLA-DR4的遗传指纹分析，RA患者常见的一段特定的氨基酸序列被确定为“风湿性抗原决定簇”[11]。最近在瑞典完成的一项全国性病例对照实验，主要研究瓜氨酸修饰蛋白，正常成年人通常不合成瓜氨酸修饰蛋白，但约2/3的RA患者可检测到此类蛋白，实验的目的在于明确吸烟和HLA基因的共同抗原簇(SE)能否导致RA。研究发现，吸烟且携带两种SE基因时，RA的发病率增高21倍[12]。进一步对HLA-D区基因进行基因组学研究发现，HLA-DRB1基因的一小段序列及HLA-DRB1的等位基因（某个基因同源染色体上控制某一性状的不同形式的基因）可影响疾病的临床表现和进展[1]。不同族群的多项研究显示，RA患者HLA-DRB1等位基因有更多的变异[1]。

病理生理学

RA早期，滑膜炎症常导致疼痛、晨僵（stiffness）及关节活动度（ROM）受限。随着疾病的进展，关节囊组织发生炎症，免疫细胞破坏关节软骨。长期的RA患者滑膜出现严重水肿，并形成绒毛状或毛发样突起突入关节腔。(图23.1)也会出现特征性的血管改变，包括：静脉扩张、毛细血管阻塞、血管壁中性粒细胞浸润、局部出血和血栓形成等。滑膜上的血管性肉芽组织增生又称血管翳，侵袭至关节软骨时可破坏软骨的胶原蛋白。随着疾病的进展，肉芽组织最终导致关节的粘连、纤维化和骨性僵直。RA相关的慢性炎症可破坏关节囊及其周围支持性韧带组织，进而影响关节的结构和功能。RA晚期，肌腱断裂和腱鞘磨损可导致病变关节周围肌肉力量的失衡，而形成特征性的骨关节畸形[13]。

随血流的改变，关节腔内压力降低，关节腔和滑膜血管间半透膜受损，最终导致关节滑液细胞成分和体积迅速变化。炎症期，大分子量物质、巨球蛋白、纤维蛋白原等可透过滑膜毛细血管壁且不易被清除[1]。关节腔内可分离出抗原-抗体复合物，刺激吞噬反应增强，使血管翳进一步发展。持续性滑囊炎表现为新生血管不断形成，但其机制尚不明确。有种假说认为，抗原抗体复合物激活吞噬细胞的功能可能会促进新生血管形成。滑膜炎症期，多形核白细胞(PMN)进入关节腔，同时激活溶酶体酶从而加剧滑膜组织的破坏[9]。

实验室检查

实验室检查的敏感性和特异性决定了其在RA诊断中的价值。敏感性是指真正患病个体检测呈阳性的比例。当误诊（即实际患有RA，但未检出）有害于患者的健康时，临床检查项目的敏感性尤为重要。从研究的角度来讲，敏感性为该实验室检查可以避免出现假阴性结果的能力。另一方面，特异性是指健康人检测为阴性结果的比例。换言之，某一实验室检查的特异性是指其避免出现假阳性结果的能力。疾病诊断过程中，常需兼顾实验室检查的敏感性及特异性，以明确诊断。

红细胞沉降(ESR)和**C反应蛋白(CRP)**是急性期反应物，ESR和CRP水平升高，提示处于炎症活动期。RA患者常有特征性活动性炎症表现；但有高达40%的患者ESR和CRP检查结果正常。ESR和CRP值正常无特异性，不能因此排除RA。类风湿因子（RF）是由两类免疫球蛋白结合而形成的。不能单独以RF阳性或阴性来诊断或排除RA。约25%的RA患者血清RF检查结果呈阴性，称为血清阴性RA；RA的阳性结果有时也出现在麻风病、肺结核、慢性肝炎等免疫性

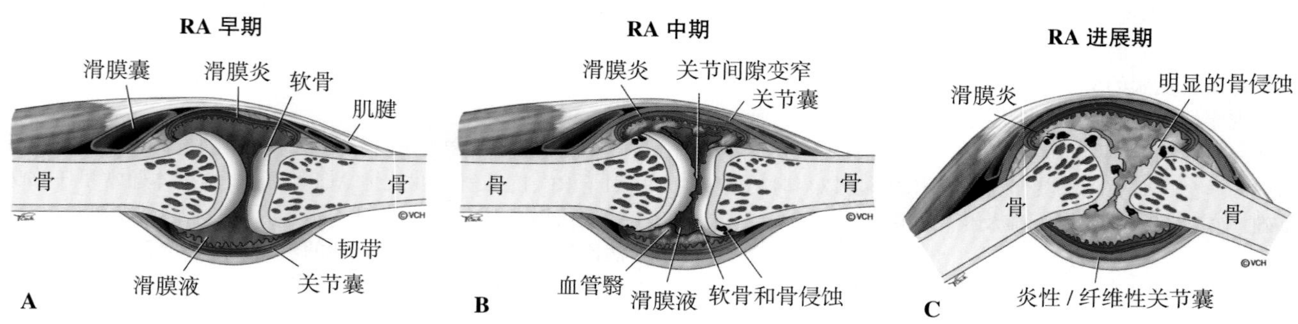

图23.1　RA关节炎症性病变进展：重症RA早期

疾病中。偶尔也可见于健康个体。RF 结果阳性结合临床诊断标准有助于明确临床诊断。

全血细胞计数(CBC)是 RA 常规的检查项目,其中多项检查结果与 RA 相关。约有 20% 的 RA 患者会有红细胞计数下降,提示慢性疾病性可导致贫血。相比之下,白细胞计数一般是正常的。血小板增多即血小板计数升高在 RA 的活动期也不少见。

滑囊液检测可大大简化鉴别诊断的步骤。正常关节滑液是透明的淡黄色黏性液体,无凝块。存在炎性时,关节内的滑囊液呈絮状;由于透明质酸蛋白的变化,其黏性减低,且有凝块。严重的炎症也会使关节液内的蛋白量增加。细菌培养有助于明确造成关节炎症的潜在病原菌。关节发炎时,滑囊液内的白细胞数目会升高。关节内晶体不常见;若存在可能是**痛风**(草酸盐结晶)或假性痛风(焦磷酸钙结晶)。关节滑液的黏蛋白凝集实验可用于区分急性感染性关节炎和无菌性炎症性关节炎,如类风湿关节炎。感染性关节炎关节液粘度往往降低,而 RA 时常有明显的黏蛋白凝集[1]。

影像学检查

影像学检查是最基本的 RA 诊断检查方法。物理治疗师应当能够通过影像学检查辨别哪些会影响患者康复治疗及预后的关节结构及异常的周围软组织。这要求治疗师掌握正常关节及软组织的影像学表现。主要的影像学指标为:骨骼对位对线、骨密度、关节表面及软骨间隙(图 23.2、23.3)。正常的对位对线表现为:关节近端骨和远端骨的长轴存在正常的空间关系;关节头与关节窝契合良好。关于骨密度,在无骨质疏松的情况下,应当是不透明、乳白色,均匀分布的。每块骨的皮质应当清晰,厚度均匀,且边界清晰。关节软组织的影像学表现应接近正常的解剖外形。表现为软组织肿胀和关节间隙不均匀时,常提示关节活动受限。关节间隙不均、变窄或消失常提示关节软骨缺损或关节面破坏。正常关节的关节面应当是光滑的,类似正常解剖外形,且无骨质疏松。根据影像学检查结果,RA 的进展可表现为四个连续的阶段(知识点 23.1)。RA 早期的影像学变化无特异性,常局限于软组织肿胀、关节

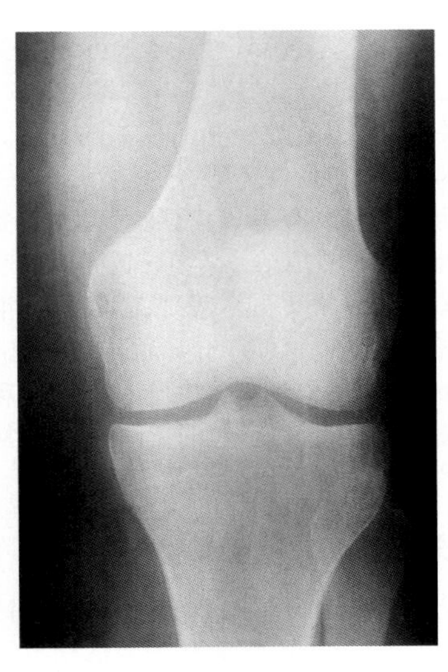

图 23.2 正常膝关节正面观

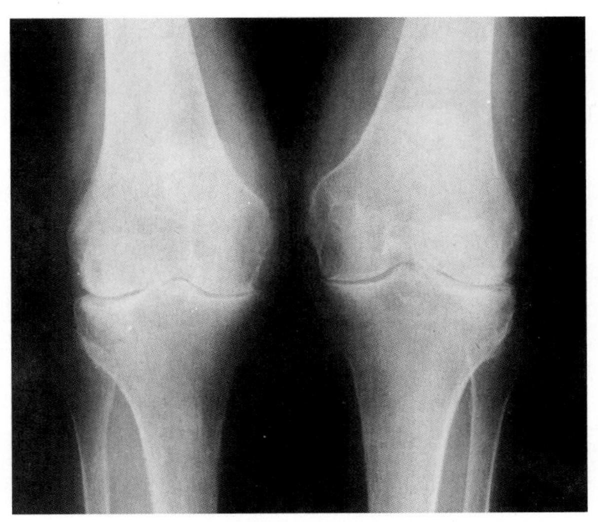

图 23.3 具有类风湿性关节炎特征的膝关节正面观

知识点 23.1 类风湿关节炎病程分期

Ⅰ期,早期

1. 影像学检查无关节破坏性 ª
2. 可能有骨质疏松的影像学证据

Ⅱ期,中期

1. 影像学检查有骨质疏松表现;有或无轻度的关节软骨下骨质破坏;可能存在轻度的关节软骨破坏 ª
2. 可能存在关节活动度受限,但无关节畸形 ª
3. 关节周围肌肉萎缩
4. 可能存在关节外软组织损伤,如:类风湿结节和腱鞘炎

Ⅲ期,加重期

1. 除了骨质疏松,影像学检查还有软骨和骨质破坏表现 ª
2. 关节畸形,如:半脱位、尺偏、过伸;无关节纤维性或骨性粘连 ª
3. 广泛性的肌肉萎缩
4. 可能存在关节外软组织损伤,如:类风湿结节和腱鞘炎

Ⅳ期,终末期

1. 关节纤维性或骨性粘连 ª
2. 符合Ⅲ期的诊断标准

ª 对于某一患者特定的分期或分级而言,该标准是必不可少

积液和关节周围的骨质疏松。病情进展至双侧手、足关节间隙变窄和关节侵蚀时可确诊为 RA[1]。

分类和诊断标准

对 RA 鉴别诊断需考虑到患者的病史、临床表现和体格检查,并排除其他疾病。通常依照美国风湿病学会(ACR)分类标准[2]来判断患者的临床症状是否符合 RA 诊断。该分类标准最初将 RA 分为 4 个类型:典型的 RA、可确诊的 RA、可能的 RA、可疑的 RA。其中的一些分类标准被认为是有问题的。1987 年修订版的分类标准见表 23.1。2010 年 ACR 和

表 23.1 1987 年修订的类风湿关节炎分类标准 [α]

诊断标准	定义
1. 晨僵	关节内和关节周围的晨僵，持续至少 1 小时
2. 至少三个区域的关节炎	至少 3 个关节区同时存在关节积液或软组织肿胀（不仅仅是骨质增生）。14 个可能的受累区域包括双侧近端指间关节、掌指关节、腕关节、肘关节、膝关节、踝关节、跖趾关节等
3. 手关节炎	腕关节、掌指关节、远端指间关节中至少有一个区域肿胀（如上所述）
4. 对称性关节炎	肢体左、右两侧的关节（如 2 所述）同时受累。（近端指间关节、掌指关节及跖趾关节不要求完全对称）
5. 类风湿结节	骨性突起上、伸肌表面或关节周围区域的皮下结节
6. 血清类风湿因子	血清类风湿因子检查异常，正常值 <5%
7. 影像学改变	类风湿关节炎典型的影像学改变见于手和腕关节正位 X 线片，包括：关节骨侵蚀或明确的骨质疏松

[α] 如患者符合 7 项条件中至少 4 项即可诊断为类风湿关节炎。条件 1~4 必须持续至少 6 周以上。不排除同患两种疾病的情况。不进行典型性、确定性及可疑性 RA 分类

欧洲风湿病治疗同盟（EULAR）共同修订了 1987 版的分类标准[2]，以诊断早期 RA。该分类标准综合临床症状、体征及实验室检查结果，且这些异常需持续存在一定时间[3]。当至少一个关节出现明确的、其他疾病不易解释的关节滑囊炎，且表 23.2 中所列四个方面的总分大于 6（满分 10）时，可确诊为 RA。所列四个方面为：①关节受累，受累关节的数量和位置（0~5 分）；②血清学，血清学异常检查结果（0~3 分）；③急性期反应物，量化急性期炎症反应程度（0~1 分）；④症状持续时间，（两个水平，0~1 分）[3]。早期 RA 诊断标准的确立有助于类风湿病专家在疾病的早期阶段进行针对性治疗，减缓关节炎的进展。

也可按照全身的功能状态对 RA 患者进行分类[14]。根据患者完成功能性活动和自理的能力，从独立到完全依赖分为 4 类。除了临床应用，此功能分类也可用于临床实验，为治疗师制定更好的治疗方案提供循证医学的依据（表 23.3）。

疾病发生和发展

RA 病程常表现为典型的加重和缓解交替。RA 发病是常出现广泛的关节疼痛和僵硬，通常见于多个小关节（多发性关节炎），也可能只局限于一个关节。临床症状可突然加剧或较长时间后才出现。疾病的发展过程具有高度多样性。往往 RF 滴度越高病情越严重。临床症状有时也可自行缓解。有些患者表现为间歇性发作，即疾病的完全缓解期超过加重期。还有一些患者为持续进展性加重性 RA[1]。对老年型关节炎和早发型关节炎比较，发现在突发的大关节病变，尤其是肩胛带关节，多见于老年患者。老年型 RA 临床表现常与风湿性多发肌痛相似。风湿性多发肌痛常有肩部及盆部肌肉组织炎症表现[15]。

临床症状

全身性

RA 的全身临床表现有体重减轻、发热和重度疲劳。疲劳严重影响患者的功能和日常生活活动的参与，且不易被临床检查发现[16]。RA 典型的临床特征为关节内或关节周围的晨僵，到最大程度的缓解需超过 1 小时[3]。相比而言，OA 所致的关节僵硬则是活动减少导致的。晨僵可根据其严重程度和持续时间进行评分，二者均与疾病的活动程度直接相关。

关节及关节周围组织损害

RA 以双侧、对称性滑囊关节受累为特征。临床上，患者表现为关节活动受限和炎症的相关体征，包括关节疼痛、红肿、局部温度升高等。疾病早期，最常见受累的关节为手部、足部和颈椎关节，以手部关节症状为首发[16]。**Arthralgia** 指关节痛。体格检查时发现有**关节摩擦音**，即关节在通过其关节活动范围时发出的摩擦音或摩擦感。骨摩擦音是关节表面不均匀退变的结果。

颈椎和颞下颌关节

类风湿关节炎患者常有颈椎受累，体检时所有的运动平面均可见关节活动范围受限。由于含有大量的滑膜组织，寰枕关节（枕骨、C_1）和寰枢关节（C_1、C_2）更易受累。颈椎中段区域也是炎症多发部位，主要表现为关节活动范围减少，以旋转活动为著，并伴有关节失稳。颈椎受累常有以下三种模式：寰枢椎半脱位（65%）、寰枢椎压缩骨折（20%~25%）、下位颈椎半脱位（10%~15%）[17]C_1、C_2 椎骨受累，如出现寰枢椎横韧带断裂、齿状突骨折或发生枕骨大孔疝等，压迫上段颈髓，可危及生命。当患者出现神经根性或神经性体征时，应当立即就诊。MRI 是观察脊髓和脊柱最有效的检查方法[17]。RA 常伴有一处或多处的关节强直（又称骨性融合），可导致受累关节活动范围减少和功能减退。

颞下颌关节（TMJ）通常是最后受累的关节。颞下颌关节炎症可致疼痛、肿胀和张口受限，最终发展为张口困难，张口不能。对于幼年型类风湿关节炎，颞下颌关节受累可导致髁突的破坏，影响下颌骨的生长，最终导致面部畸形。疾病早期，颞下颌关节 X 线检查常无异常表现；随着时间推移和慢性炎症进展，可见骨质破坏，并可能会导致儿童张口受限[正常约为 2 英寸（5.08 厘米）]，但颞下颌关节左右滑动和前后移动无受限。由于长期的炎症，休息位时上下牙的正常吻合状态也可发生改变[18]。

肩关节和肘关节

肩关节受累多见于盂肱关节、胸锁关节、肩锁关节等，主要表现为导致关节面退变、疼痛和关节活动范围减少。肩部疼痛常牵涉到三角肌区域。肩胛胸骨关节也可继发出现关节

表 23.2 2010 年美国风湿病学会 / 欧洲抗类风湿同盟类风湿关节炎分类标准修订版

目标人群(应对哪些人进行测评？): 1. 至少有 1 个关节存在明确的滑膜炎表现(如关节肿胀)[*] 2. 患者存在其他疾病不能解释的滑膜炎[†] 类风湿关节炎分类标准(算法:将 A-D 项的评分相加;得分大于 6/10 即可确诊为类风湿关节炎)[‡]	评分
A. 关节受累[§]	
1 个大关节[¶]	0
2~10 个大关节	1
1~3 个小关节(有或无大关节受累)[#]	2
4~10 个小关节(有或无大关节受累)[**]	3
>10 个关节(至少 1 个小关节受累)[††]	5
B. 血清学(至少需要其中 1 项检查)	
RF、ACPA 阴性	0
RF 弱阳性或 ACPA 弱阳性	2
RF 强阳性或 ACPA 强阳性	3
C. 急性期反应物(至少需要其中 1 项检查)[‡‡]	
CRP 和 ESR 正常	0
CRP 异常或 ESR 异常	1
D. 症状持续时间[§§]	
<6 周	0
≥ 6 周	1

[*] 该标准的目的在于对新发病例进行分类。此外,符合 2010 年分类标准的患者应明确诊断为 RA。基于回顾性数据,长期 RA 患者,包括缓解期患者,符合 2010 年诊断标准,即可诊断为 RA。

[†] 鉴别诊断随患者的临床症状的不同而不同,可包括:系统性红斑狼疮、银屑病关节炎和痛风。如果不清楚相关的鉴别诊断,应当咨询风湿病专家。

[‡] 尽管患者评分为 6 分(总分 10 分),并不符合典型的类风湿性关节炎,但还是应该复评,并且随着时间推移,这些标准评分可能会逐渐累积。

[§] 关节受累指体检发现关节肿胀和压痛,并经影像学表现进一步确定。远端指间关节、第一腕掌关节和第一跖趾关节不在评估范围。依据受累关节的位置和数量对受累关节的模式进行分类。

[¶] 大关节指肩关节、肘关节、髋关节、膝关节、踝关节等。

[#] 小关节指掌指关节、近端指间关节、2~5 跖趾关节、拇指指间关节、腕关节。

[**] 该类别中,受累关节至少有 1 个属于小关节;其余受累关节可包括大关节和其余小关节的任意组合,及其他未被专门列出的小关节(例如,颞下颌关节、肩锁关节和胸锁关节等)。

[††] 阴性是检测值小于或等于正常值的上限。弱阳性是指检测值大于正常值的上限,但小于正常上限值的 3 倍。强阳性是指检测值大于正常值的 3 倍。对于只提供 RF 阳性或阴性的情况,阳性结果应评为弱阳性。ACPA= 抗瓜氨酸肽抗体。

[‡‡] 正常或异常可依据具体的实验室检查标准予以判定。CRP=C 反应蛋白,ESR= 红细胞沉降率。

[§§] 症状持续时间是指患者就诊时自述关节滑膜炎的临床症状或体征持续时间(如:疼痛、肿胀、关节压痛),而不管其治疗状况。

表 23.3 美国类风湿学会修订的类风湿关节炎患者功能状态的分类标准[a]

Ⅰ级	能够进行所有的日常生活活动(自我照料、职业性活动、娱乐性活动)
Ⅱ级	能进行日常的自我照料和职业性活动,娱乐性活动受限
Ⅲ级	能进行日常的自我照料,职业性活动和娱乐性活动受限
Ⅳ级	日常的自我照料,职业性活动和娱乐性活动均受限

[a] 日常自理活动包括穿衣、饮食、洗澡和如厕。娱乐性活动(娱乐和或休闲)和职业性活动(工作、学习、家政)与患者的愿望、年龄、性别相关

活动受限。肩关节的慢性炎症可导致关节囊和周围韧带的松弛和萎缩。随着关节面的侵蚀,肩关节最终将失稳。此外,**肌腱炎**和**滑囊炎**使得该类疾病更难处理[18]。典型的肘关节症状包括外上髁同鹰嘴间的关节积液、尺骨鹰嘴两侧关节肿胀(病情严重时更多见),尺骨鹰嘴或尺骨近端伸肌表面类风湿结节等[17]。炎症、关节囊和韧带松弛及关节面的侵蚀往往导致关节失稳和不定时的捕捉运动。由于疼痛和持续性痉挛,患者常采取不良肢位,最终形成屈曲挛缩。

腕关节

早期腕骨和尺骨的滑膜炎可迅速造成腕关节的屈曲挛缩;最终将降低患者的抓握能力。此外,由于正中神经受压,也可出现腕管综合征的表现。尺骨茎突周围的慢性炎症外加桡尺韧带的松弛导致"琴键征"。琴键征是指检查者按压尺骨茎突产生时会出现尺骨茎突的上下运动。随着时间的推移,慢性炎症可导致腕关节尺偏,即腕关节的运动偏向于尺侧(图23.4)。近侧列腕骨的慢性炎症可导致桡侧手、掌部关节半脱位,桡偏超出正常的10°~15°的范围。(图23.5)此外,由于桡侧韧带支持作用的缺失、尺侧腕伸肌及尺骨远端纤维环的破坏,远侧列腕骨可发生桡侧偏。这使得近侧列腕骨沿桡骨远端下滑,并偏向尺侧;导致远侧列腕骨相对于尺桡骨发生桡偏。正常情况下,应有5°~10°的尺偏[19]另外也会出现腕部第一背侧筋膜室的狭窄性腱鞘炎。

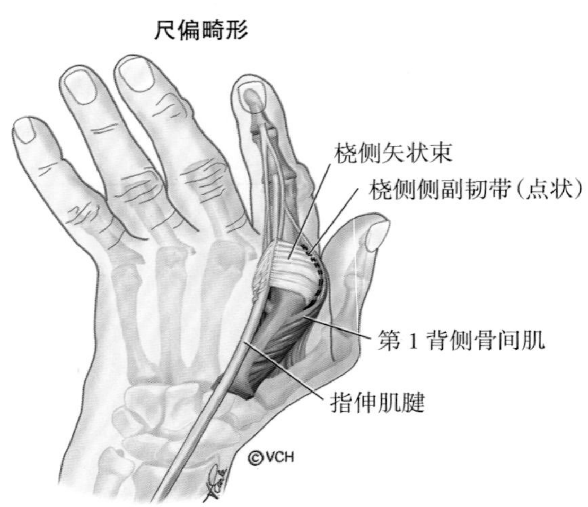

图23.4 手指的尺偏畸形。该图描绘了滑囊炎导致的掌指关节的肿胀、软组织松弛;最终导致RA患者手指的尺偏畸形

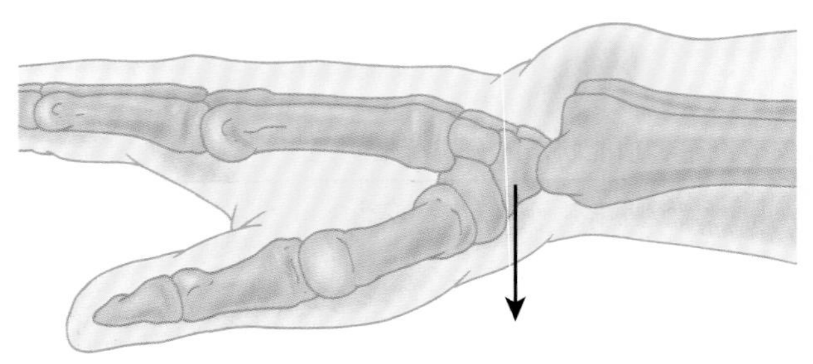

图23.5 类风湿关节炎可见的腕关节掌侧半脱位。近端腕骨的慢性炎症最终导致腕关节的掌侧半脱位,使腕和手的桡偏超出10°~15°的范围

手关节

掌指关节 RA患者常出现**掌指关节(MCP)**周围软组织肿胀,以食指和中指为著。常有关节正常结构性外形肿大,近端指骨尺偏,从而出现掌指关节掌侧半脱位和尺偏。掌指关节侧副韧带在关节屈曲时,处于最大拉伸状态,此时给予关节向尺侧的拉力,加剧关节尺偏,所以侧副韧带的解剖位置和长度影响手运动过程中掌指关节的尺偏程度。慢性滑囊炎导致腱鞘受损,当指屈肌腱呈弓弦状行经掌指关节时,受损的韧带不能对抗强力抓握时产生的朝向掌侧可致关节半脱位的拉力。屈肌腱远端力点的改变导致弓弦效应,可对近端指骨产生一个向掌侧和尺侧的拉力(图23.6)。当指骨试图补偿腕部正常尺偏的缺失时,腕骨背离桡骨,进一步加重的掌指关节的尺偏。这就是所谓的锯齿效应。凭此手部的力量可将食指的位置恢复到与桡骨相一致的正常功能位。弓弦效应在食指表现地更为明显;由于指屈肌腱炎症,肌腱随关节运动产生滑移和摩擦腱活动,腱鞘囊肿的形成,当食指屈伸时可触及关节弹响[17,20]。

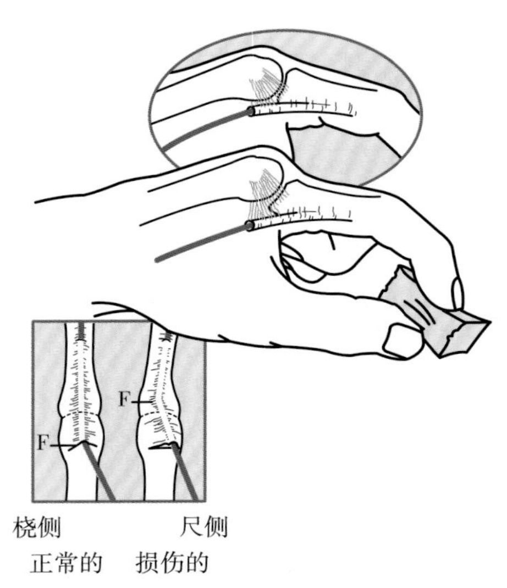

图23.6 长屈肌腱在掌指关节滑动畸形的作用

近端指间关节 RA患者常有近端指间关节(PIP)肿胀,关节侧方触诊时轻易发现。严重早期未行手术矫正的RA患者近端指间关节常可见两种不可逆的特征性畸形。第一种被称为"鹅颈样畸形",表现为近端指间关节过伸和远端指间关节屈曲(图23.7)。根据最初受累关节的位置不同,鹅颈样畸形的发生机制可有三种。通常情况下,鹅颈样畸形是由掌指关节滑膜炎造成的,慢性疼痛性滑膜炎导致手部固有肌肉的反射性痉挛。近端指间存在慢性炎症及结构改变,且过度用力时,手部固有肌产生的机械应力会造成指骨掌侧半脱位和近端指间关节过伸。鹅颈样畸形也可由近端指间关节活动时牵拉掌指关节囊;侧方的韧带移向背侧,导致指深屈肌张力的升高;该张力引发远端指间关节屈曲。在此情况下,指深屈肌的撕裂进一步加速患者发生鹅颈样畸形。指总伸肌于远端指

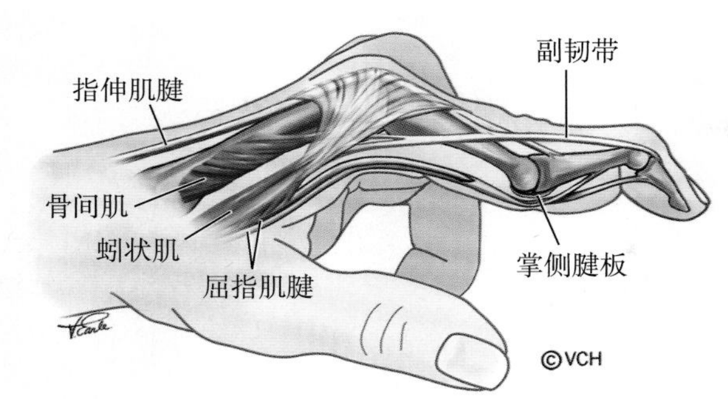

图 23.7　鹅颈样畸形的典型特征为近端指间关节过伸和远端指间关节屈曲

间关节附着点处的撕裂是产生鹅颈样畸形的第三种机制，由于指深屈肌的牵拉失去限制，造成近端指间关节过伸和远端指间关节屈曲[17,19]。

另一种特征性的近端指间关节畸形被称为"襟花畸形"，表现为近端指间关节屈曲，远端指间关节过伸(图 23.8)。由于慢性滑膜炎，指总伸肌(又称中央腱束)于中节指骨附着点处断裂，侧方的韧带组织滑向掌侧，迫使近侧指间关节呈屈曲状。关节面的骨质形成或增生称作骨刺。发生于近侧指间关节的骨刺被称作"布夏尔结节"；常见于骨关节炎患者。尽管患者可能同时患有两种关节炎，但"布夏尔结节"与 RA，没有直接关系[17,20]。

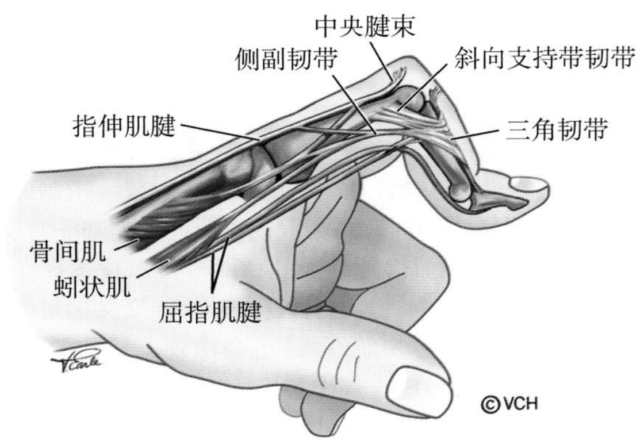

图 23.8　襟花畸形的特征为远端指间关节的伸展和近端指间关节屈曲

远端指间关节　RA 患者远端指间关节很少受累。此处的骨赘又称"希伯登结节"，常见于 OA 患者。偶尔可见锤状指畸形；即指总伸肌腱断裂后，指深屈肌无拮抗而牵拉远端指间关节屈曲[20]。

拇指　由于滑囊炎，拇指可见多种畸形。最常见是连枷畸形，即患者指间关节固定，丧失屈伸功能。掌指关节背侧筋膜、关节囊和侧副韧带、拇长伸肌和拇短伸肌肌腱等容易受累。拇指畸形形成的确切机制依赖于具体的受累部位及组织的结构。同其他手部畸形类似，其实际的临床表现取决于最初滑膜炎的部位、异常肌肉拉力的方向以及关节周围其他结构的作用。Ⅰ类畸形最为常见，表现为拇指掌指关节屈曲和拇指指间关节过伸，腕掌关节不受影响。Ⅱ类畸形表现为掌指关节半脱位和拇指指间过伸位。Ⅲ类畸形表现为腕掌关节半脱位和掌指关节过伸位。RA 患者中Ⅲ类畸形较Ⅱ类更常见[17,20]。

损毁畸形 - 望远镜手　指的严重不稳和指骨的严重变形是损毁畸形的特征，又称"望远镜手"。拇指皮肤的横向褶皱同其余手指形成类似折叠望远镜的形状。手骨的影像学检查显示严重的骨质吸收、侵蚀、关节间隙变窄，尤以掌指关节、近侧指间关节、桡腕关节、桡尺关节为著。此类关节畸形对手功能和日常生活活动(ADL)的不良影响十分明显[20]。

髋关节和膝关节

接近一半的 RA 患者影像学检查可见髋关节疾病。患者常主诉腹股沟区和大腿内侧疼痛。股骨大转子区疼痛常继发于股骨大转子滑囊炎。严重的炎症常破坏股骨头和髋臼窝，使得髋臼窝向盆腔加深，该现象称为髋关节内陷。随髋关节病变的恶化，患者可能需行全髋关节置换[17]。

膝关节的常见病变为滑囊炎，可导致膝关节积液。浮髌试验常用于检测关节积液。检查者以食指向下按压髌骨，如有浮动感表明存在膝关节积液。渗出液积聚于膝关节后方时可形成贝氏囊肿。贝氏囊肿破裂可导致小腿后部疼痛、肿胀及发热，出现类似于深静脉血栓的症状。挤压试验(bulge test)是检查膝关节前部滑囊炎的简易方法。检查者向上方推压髌骨中部，另一手按于膝关节外侧。阳性表现为膝关节前侧可有波动感。慢性滑囊炎可导致关节囊的肿胀、侧副韧带和十字韧带变薄、关节面破坏等。疼痛常使膝关节处于轻度屈曲位，最终导致关节僵硬和屈曲挛缩[17]。

踝关节和足关节

足部早期炎症常见于足前部，体检时可有压痛。慢性滑囊炎可加重距骨向足中部和足底的滑动，使跟骨受压导致足跟内旋。同时牵拉跟舟足底韧带，使内侧纵弓塌陷(图 23.9)。跟骨可被侵蚀或产生骨赘，也称骨刺。由于滑囊炎使横弓力量减弱，跖骨间隙增加，形成扁平足(图 23.10)。严重的距跟

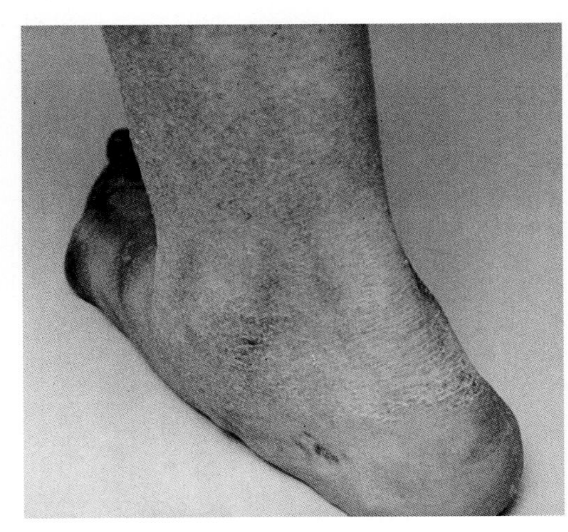

图 23.9　足和踝的后内侧图示跟骨外翻、扁平足、踇外翻

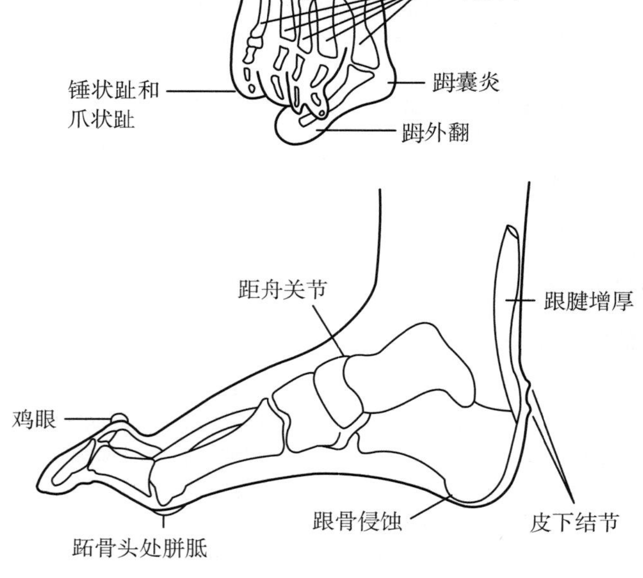

图 23.10 类风湿关节炎可见的主要的踝足畸形

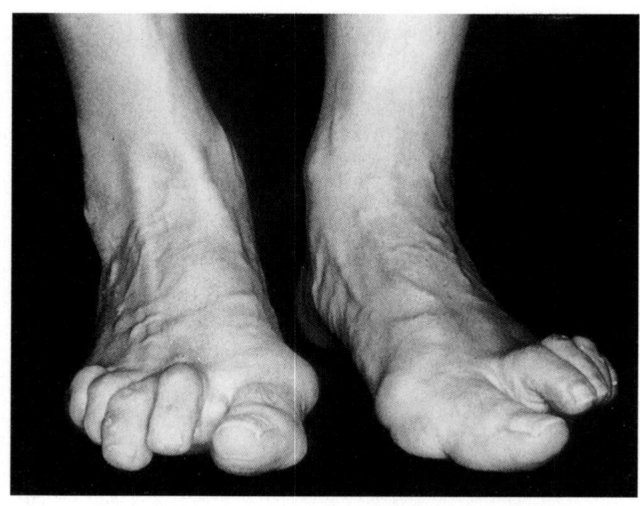

图 23.12 风湿性关节炎足的常见畸形。图片中可见蹈外翻、锤状趾和由于跖趾关节半脱位导致的足趾位置错误

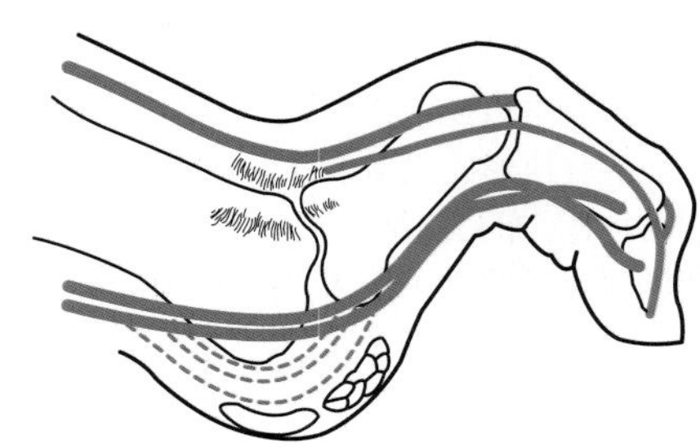

图 23.13 跖骨痛时跖骨头的空间位置关系

关节失稳常需要行关节融合术。跖趾关节的滑囊炎更为常见，往往可导致跖骨疼痛，也可出现蹈外翻和蹈囊炎，即第一跖趾关节内侧的痛性滑囊炎。跖趾关节的掌侧半脱位连同近侧趾间关节屈曲和远侧趾间关节过伸时，形成锤状趾(图 23.11)。跖趾关节也可出现跖骨头的掌侧半脱位，合并近侧和远侧趾间关节屈曲，被称为鸡头趾或爪形趾(图 23.12)。由于关节囊和跗骨间韧带松弛变长，近节趾骨于跗骨头处移向背侧(图 23.13)。类似于手部观察到的情况，近端趾间关节上方趾长伸肌呈现“弓弦效应”，而屈肌腱移位至跗骨间隙[17]。

肌肉

疾病早期可见受累关节周围的肌肉萎缩。但还不确定此类肌萎缩是与肌肉失用有关，还是由疾病进展相关的某些未知机制造成的肌肉选择性耗损引起的。尽管发生机制可能不同，长期 RA 患者手部固有肌和股四头肌的萎缩却非常明显。RA 患者体内的Ⅱ型肌肉纤维(慢肌纤维)可出现选择性的耗损，但机制尚不明确[21,22]。也有证据表明，前交叉韧带损伤后股四头肌的Ⅰ型纤维(快肌纤维)也会出现选择性的耗损[23]肌肉体积的减少也可能由周围神经病变、多发性肌炎及类固醇性肌病所致。肌力减退可能由疼痛性反射性抑制或肌肉萎缩所致[21~23]。

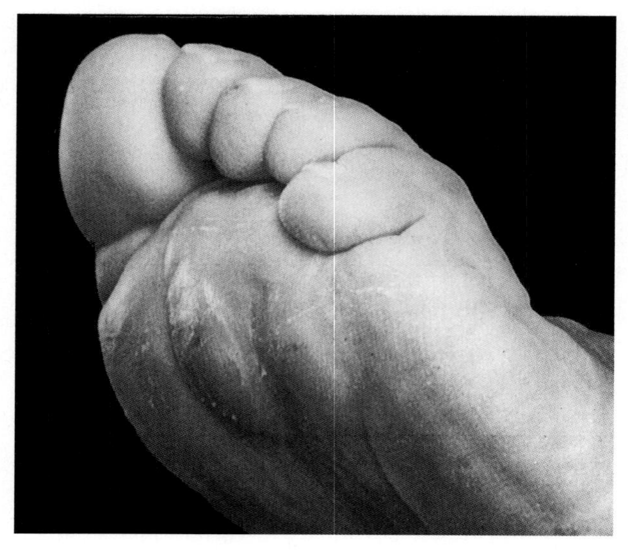

图 23.11 跖趾半脱位

肌腱

腱鞘炎即肌腱周围保护鞘内面的炎症，可阻碍肌腱在鞘内的顺利滑动；常见于 RA 活动期。腱鞘炎可直接损伤肌腱，甚至会导致肌腱断裂。腱鞘炎的常见部位有腕屈肌腱、指屈肌腱、髌骨肌腱和跟腱。也可引起扳机指和狄魁文氏症。当患者存在肌腱损伤和肌力减弱时可表现出滞后现象，即主动关节活动度与被动关节活动度间存在明显差异。上述表现属非特异性表现，治疗师需详细检查找出病因并给予相应的处理措施[20]。

去适应作用

去适应性是 RA 患者重要的临床特征。人身体适应性评价的相关性研究表明，相较于同年龄、同性别的无关节炎的健康个体，RA患者的心肺功能、肌力、耐力和灵活性的均有明显减退，身体组分也有变化。身体素质下降可由直接或间接损伤造成[24,25]。直接损害包括：Ⅱ型肌肉纤维损失，全身性疲劳、恶液质[25]、弹性纤维组织萎缩等。间接性的损害包括：活动减少所致体能下降和基础代谢率升高（人体静息状态下24小时的能量消耗）。即使是在疾病控制期和免疫系统的激活、炎症等会促使新陈代谢加快，并导致机体丢失去脂物质失[25]。

类风湿结节

类风湿结节与RF相关，见于约20%~25%的患者。结节质地较软，多见于严重的类风湿患者。若RA早期出现类风湿结节提示有严重的关节外病变的倾向。类风湿结节见于常反复遭受机械性压力的部位的皮下或深部结缔组织，例如：尺骨鹰嘴滑囊、前臂伸肌表面、跟腱等。肌腱附近的结节可导致腱鞘炎和肌腱功能障碍[17,20]。

血管和神经性并发症

解剖学研究发现，25%~30%的类风湿关节炎患者存在血管炎[20]。由于大多数RA相的血管性损伤的症状通常不明显，且受损血管大小变异很大，很难做出诊断。皮肤血管炎是最易发现的血管性损伤，可表现为甲床褪色、紫癜、淤血等。爆发性类风湿动脉炎可危及生命，常伴发营养不良、感染、充血性心力衰竭和胃肠道出血等。神经滋养血管的炎症可导致周围神经性病变，例如足下垂或腕下垂[1]。周围神经性病变也可继发于神经的机械性压迫，如腕管或跗管综合征。颈髓受压常由颈椎炎症所致（参阅颈椎和颞下颌关节炎部分）；当患者出现脊髓受压的临床症状时，应及时就诊[1]。

心肺并发症

继发于快速的动脉粥样硬化，缺血性心脏病发病增多；类风湿关节炎患者心血管疾病的发病率和死亡率明显增高。尽管动脉粥样硬化的确切病因不明，有些假说认为慢性炎症的血管性和代谢性影响是诱发因素。也可能出现亚临床心包炎，并经解剖学研究证实。肺部的并发症也很常见且男性较女性多发。可出现胸膜炎和肺部结节。肺部结节同其他部位的结节有相关性，常见于血清阳性的多发性滑囊炎的患者。肺部结节大小约为0.4~3英寸（1~8cm），常影响气体交换。

眼部并发症

表层巩膜炎（良性自限性疾病）和巩膜炎（较严重，可导致失明）均可出现。单从临床表现，上述两种疾病很难鉴别。因此，类风湿患者应当进行常规的眼科检查；当出现眼科疾病疑似症状时，应当建议其咨询专业眼科医师[20]。

活动受限和参与受限

由于关节损伤，轻度的RA患者就可能出现活动受限或日常生活活动能力降低。约50%的类风湿患者最终会出现明显的日常生活活动受限[1]。尽管原因不明，迟发型类风湿关节炎患者常有较好的功能结局，活动受限和参与受限较轻。表23.3提供了RA患者功能状态的广泛分类，描述了该类疾病的特征性进展性变化。由于工作能力的丧失，收入减少是RA患者面临的一个重要问题。一个大的国际性对照研究显示，RA患者的就业障碍明显增高，该障碍与疾病因素和社会因素相关[26]。

预后

RA常导致各类并发症并减少患者寿命。RA死亡率相关的问题还存在争议。过去通常认为，RA疾病本身不属于致死因素，尽管系统性血管炎和寰枢椎半脱位等并发症可能致命。目前，越来越多的证据表明RA患者较其兄弟姐妹及无患者群生存期减少，尤其是早期迅速发病且伴有严重功能障碍的患者。同一般人群相比，RA患者常见的致死性因素有感染、缺血性心肌病、肾脏、呼吸道和胃肠道疾病[17,20,27]。

尽管文献报道了很多影响预后的因素，对于具体因素目前还没有统一意见。研究表明RF阳性、ESR及CRO基础水平较高的患者病情常较重。CRP的基础水平同RA患者晚年的影像学改变相关[28]。同样的，基础的影像学表现同疾病的进展模式明显相关。基因研究表明，HLA-DR高度变异区域的抗原决定簇同疾病的严重程度相关，呈剂量依赖性[29]。

缓解标准

2011年，为适应提高合适医疗管理缓解症状的能力，美国风湿病学会（ACR）、欧洲抗风湿联盟（EULAR）和美国风湿病学会类风湿结果评测计划组共同提出一套严格的缓解标准。病情缓解是指活动性疾病的减轻，可通过下述两种定义之一进行确认。(a)压痛关节数、肿胀关节数、CRP、患者整体评分（0~10分，评定患者的整体感觉）小于等于1；(b)简化疾病活动指数评分（上述项目的数字和加医生整体评估）小于等于3.3[30]。

骨关节炎

骨关节炎（Osteoarthritis，OA）多局限于一个或多个滑膜关节及其周围的软组织。关节软骨进行性破坏和关节缘骨质增生是确诊骨关节炎（OA）的两个主要的病理特征[1]。现在认为，OA是一种累及整个关节及关节周围肌肉组织的疾病。（图23.14）[31]。因此，OA所造成的损伤、活动受限、参与受限的范围，远大于滑膜关节的范围。有关OA对个体及社会造成影响的数据进一步强调了，OA对个体及公共健康的影响不断增大。

流行病学

骨关节炎是最常见的关节炎类型，尤其常见于40岁以上的人群。数个大规模人口学调查显示：近12%的美国人，约27 000 000名成年人（25岁及以上）出现了某些关节的骨关节炎表现[32]。65岁以上成年人中，OA普遍存在；50岁以下的男性比女性患病率更高，但50岁之后则相反[1]。关于OA种族易感性的调查结果不一致，原因在于其所研究的关节不同。第三次国家健康与营养普查（National Health and Nutrition Examination Survey，NHANES）结果中，有影像学改变的膝关节

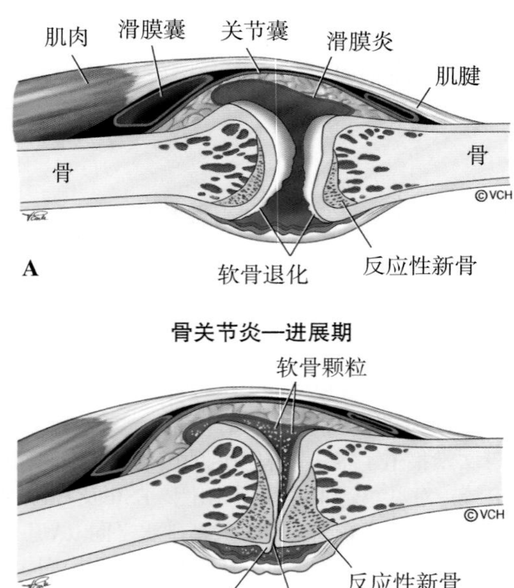

图 23.14 发生骨关节炎的关节的早期至晚期改变。早期关节改变特征为关节软骨的表浅破坏及轻微炎症。发展至中度时,关节改变包括关节腔狭窄、软骨圈层破坏及软骨下骨增厚。晚期关节改变标志为骨质增生(边缘骨赘)、特异性的关节腔狭窄,可能出现成角(畸形)

OA 的患病率:西班牙裔美国黑人最高,为 52.4%,非西班牙裔白人和墨西哥裔美国人的患病率分别为 36.2% 和 37.6%[32]。

病原学

与 RA 相似,OA 的病因尚不明确。虽然年龄与 OA 有确切的紧密联系,但同时要注意到年龄自身并不引发 OA,而且也不能将 OA 等同于“正常”的老化过程[1,33]。事实上,许多 OA 相关的细胞及组织层面的改变与正常老化过程相反[34]。某些与年龄相关的因素反而会促进其发展。39%~65% 的女性有影像改变的手髋膝 OA 及 70% 的脊柱 OA 受到遗传学因素影响[35]。成年之前的创伤可引起骨重塑,改变关节力学及营养,而在晚年生活中才造成困扰。反复微创伤在 OA 的病因学中扮演的角色也值得关注[1]。比如:需要举重物的职业工作与髋 OA 的发生有关[36],需要跪着及举重物的工作与膝 OA 发生有关[37,38]。对线不良,包括足内翻及外翻畸形、下肢不等长,分别与膝、髋 OA 的高发病率有关[38,39]。足内翻畸形是膝关节病情进展的最强预警[40]。人们逐渐认识到,股髋撞击综合征(femoroacetabular impingement,FAI,股骨头和髋臼的机械性失调)在髋关节 OA 的发生中的作用[41]。最后,肥胖也是晚年发生 OA 的一个危险因素;多数发生于膝关节,少数发生于髋、手关节等处[39]。肥胖和 OA 发病率的联系在女性中更加紧密[39]。OA 的风险因素可以分为系统性的及局部性的(知识点 23.2),OA 最可能是多个因素作用于易受损关节的结果[39]。物理治疗师应清楚并且建议患者针对相关因素进行治疗干预。

知识点 23.2 骨关节炎的风险因素[1,38,39]

系统因素	局部因素
年龄	肥胖
性别	主要关节创伤(如:前交叉韧带破裂)
种族	重复紧张(职业)
遗传因素	肌无力
代谢 / 内分泌	关节生物力学改变
骨密度高	关节对线不良
营养状态(如:维生素 D 缺乏)	本体感觉损伤
先天性 / 发育性因素	
肥胖	

病理生理学

目前包括膝关节损伤在内的动物模型是了解人体 OA 的最早期改变的基础。因此,一些精确、重要而尚未发现的人体差异在将来有可能改变我们对于 OA 的理解。

正常软骨

健康的关节软骨是由细胞外基质和软骨细胞组成的。水占细胞外基质重量的 65%~80%,Ⅱ型胶原蛋白占近 10%,剩余部分为蛋白多糖(在关节软骨中发现的分子)、非胶原性蛋白、糖蛋白等物质[38,42]。基质能够保护软骨细胞,使其在正常关节活动中的免受损害[42]。软骨细胞是关节软骨中唯一的细胞,可分泌基质,基质仅占成人关节软骨体积的 1%[42]。软骨细胞散在分布于细胞外基质,但多数聚集在深层。表浅层含有最多的水和胶原纤维并因此具有最大抗拉强度、力量及抗剪切力[42]。蛋白多糖由一个核心蛋白和一个或多个黏多糖(GAGs)组成,后者包括透明质酸、硫酸软骨素。蛋白多糖在中层及深层浓度最高[42]。

关节软骨中无神经、血管及淋巴管。其营养供应及废物代谢主要通过滑液扩散及协助渗透作用[38]。关节软骨具有以下多种作用:降低关节面之间的摩擦力、向关节下骨传递静态 / 动态压力并减震[38,43]。然而与软骨下骨(30%)[38]及关节周围肌肉相比,软骨的减震功能非常微弱,可分担负荷的 1%~3%。上述关节结构及韧带、半月板、关节囊、滑膜、滑液保护关节免受日常磨损、撕裂及暴力破坏。一般情况下作用于关节软骨上的力包括体重、肌肉收缩、根据速度 / 负重 / 有效负重面积而变化的地面反作用力等[38,42]。任一方向上的极端关节负重都会引起软骨的形态及代谢的伤害性改变,但是中等强度的、循环负重可以促进蛋白多糖合成,并提高其浓度[38,42]。

关节病理学

骨关节炎最初的改变为关节软骨水含量增加,这已经在人体得到证实。水含量增多提示蛋白多糖含水肿胀且远远超出正常。该过程降低了基质的刚度,结合细胞外基质的其他组成部分的破坏,更进一步加重了机械损伤[42]。在疾病进展后期,蛋白多糖丢失,减少了软骨的含水量。由于蛋白多糖的丢失,关节软骨失去其压缩刚度及弹性,而这又引起了压力向下方骨的传导。胶原合成首先增加,但Ⅱ型胶原转换成为更多的Ⅰ型胶原,后者主要位于皮肤和纤维组织。软骨细胞试图通过合成新的基质分子、增殖并形成细胞簇来应对最初的组织破坏[42]。由于关节软骨受到破坏,关节间隙变得狭窄[31]。总之,软骨退变早期以生物合成和修复为特征:软骨细胞试图恢复受损基质;而后期为自然退化:分解酶消化基质并破坏软骨。

表浅胶原纤维轻度磨损或"剥落"是初期能引起注意的软骨改变之一。负重更多的软骨上1/3处的深层磨损或"原纤化"可能会进展成为全层裂纹(图23.15)。在软骨退化的同时,软骨下骨也出现伴随的变化,包括:骨密度增加或软骨下硬化,囊性骨腔及边缘骨赘形成。[1]软骨可以退化直至暴露的软骨下骨坏死或象牙样改变(图23.16)。高于正常软骨下骨的硬度进一步降低了关节减震功能并导致更强冲击力[38]。关于OA,传统观点认为该病源于关节软骨不能修复损伤,但亦有证据说明软骨下骨及特定结构顺应性降低也能诱发该退化过程[38,42]。

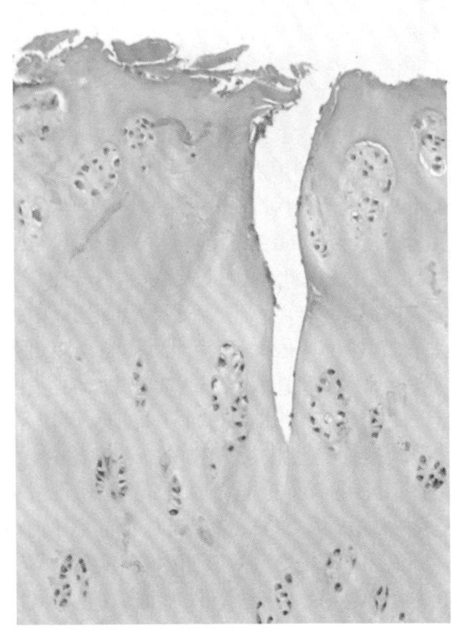

图23.15 骨关节炎:软骨、裂隙、纤维(组织学样本)

骨赘可以由纤维、软骨或骨质组成,多发生于表浅的关节,其边缘突起可被触诊到[42]。OA中**骨赘形成**过程尚未全面了解。现有假说暗示退化的软骨最深层血管增多,软骨下囊血管充血,软骨下骨小梁增厚,关节软骨持续脱落[44]。各假说均可以解释骨增生导致的疼痛及OA伴随的情绪低落。软骨下囊含有黏液、纤维或软骨组织及MRI可识别的骨髓损伤,这些都与痛性膝关节OA有关[31]。

尽管传统观点认为OA是非炎症性疾病,但是改进的检测手段提示:炎症病变确实起了作用,而且炎症途径是反应性增强的[1,43]。滑膜囊中的软骨片段及结局性轻度滑膜炎可引起更进一步的炎症反应[38]。

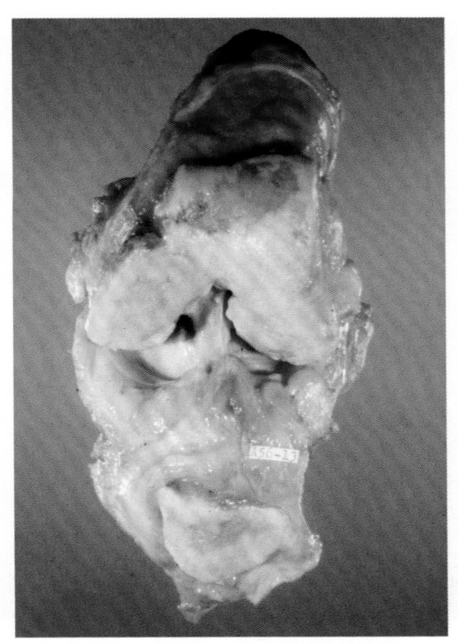

图23.16 骨关节炎:膝,大体病理

影像学检查

影像学检查结果与临床症状及疼痛程度之间没有太多联系[39],而且对临床诊断的精确性帮助甚微,这一点已得到共识。膝关节OA的肌力检查和疼痛检查可以比影像学结果能更好的解释功能障碍[45]。尽管OA的诊断可以通过病史及临床评估来确定,但是影像学检查被频繁用于确定关节破坏及病情进展的程度,而且该类检查也依然是ACR诊断标准的组成部分[31]。Kellgren和Lawrence的五级分级方法仍被最广泛地用于从临床及科研角度评价影像学改变[46]。

- 0级:影像学检查正常
- 1级:关节间隙可疑狭窄,可能有骨赘出现
- 2级:有明确的骨赘形成,关节间隙正常或可疑狭窄
- 3级:中度骨赘及关节间隙狭窄,软骨下骨部分硬化,可能有畸形
- 4级:巨大畸形,关节间隙明显狭窄,软骨下骨严重硬化,明确的畸形

图23.17展示了右髋早期OA改变。高分辨率MRI等新影像技术可以在出现X线改变之前,可发现早期的结构改变和痛敏结构的病变[31,47]。实时超声可以提供骨质和软组织结构的影像,而且在发现OA的渗出、滑膜炎和早期骨赘方面比临床检查更加敏感[47]。与MRI相比,超声图像在临床应用方面有更大的优势。

疾病发生和发展

OA通常隐匿起病,早期仅涉及无神经结构的关节软骨时,某些个体内OA的进展不易被察觉。在疾病早期可偶发疼痛,做特定活动容易诱发。在疾病后期,疼痛转变为慢性钝痛,病情加重伴有偶发剧痛[31]。疼痛迫使患者就医。与RA

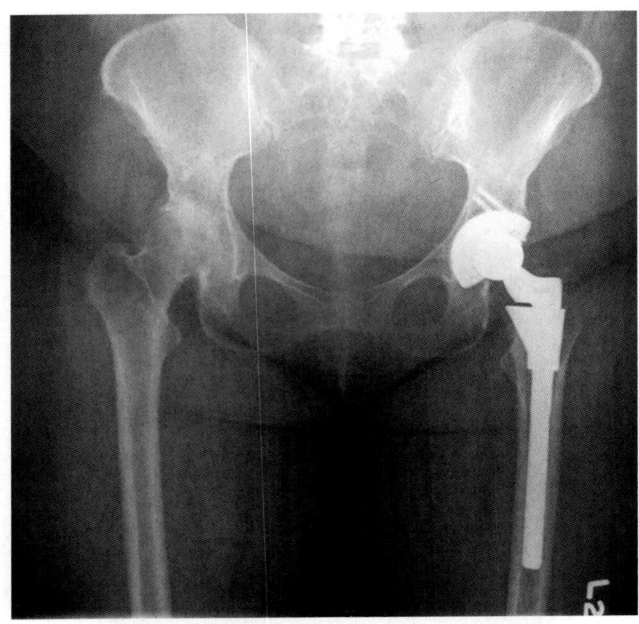

图 23.17 骨关节炎:右髋关节轻度退化性改变,左髋全置换

知识点 23.3 膝、髋、手骨关节炎的临床分类标准

膝骨关节炎[a][5]
膝关节持续疼痛
晨僵≤30 分
功能减退
骨擦音
骨肿大
活动受限
髋骨关节炎[b][49]
疼痛伴有以下情况之一:
髋内旋≥ 15°,晨僵≤60 分,年龄 >50 岁,内旋是疼痛
髋内旋 <15°,屈曲 <115°
手骨关节炎[c][51]
Heberden 结节出现
年龄 40 岁以上
有 Heberden 结节家族史
任一指关节间隙狭窄

a 符合全部 6 项标准可准确诊断 99% 的膝 OA[5]

b 敏感度 86%,特异度 75%[49]

c 符合全部 4 项标准可准确诊断 88% 的患者[51]

不同的是,OA 发病时没有类似疲劳、发热或萎靡等全身表现。

OA 通常会缓慢进展,但多数出现膝髋关节损伤影像学改变的患者病情稳定且不需要置换手术[1]。OA 的病理过程表现为基质蛋白增加的活跃期与间隔非活跃期间歇出现[48]。OA 的预后不一,预后不良不是必然性的。然而,结合正常的老化、老年患者常出现的共患病以及该类人群活动较少,OA 可导致进一步的功能障碍[1]。

分类和诊断标准

多数研究者使用 Kellgren 及 Lawrence2 级定义(明确骨赘出现)作为分类标准,少部分研究者使用关节间隙狭窄程度将 OA 分为 3 级[46]。虽然关节间隙狭窄和骨赘的影像学结果有助于确诊 OA 并对其分级,但是髋[49]、膝[50]、手[51]OA 临床标准主要是疼痛和活动受限情况(知识点 23.3)。

OA 通常按 2 种方式来分型:原发性(特异性)和继发性[1]。如果病因不明,即被分为原发性或特异性 OA。该类可细分为局限性(1 或 2 个关节受累)或广泛性 OA(3 个或以上关节受累)[1]。广泛性 OA 类似关节炎的炎症反应常出现手关节对称性受累,而且遗传倾向更加明显[1]。如果病因明确,如:创伤、生物力学因素、先天畸形、其他肌肉骨骼疾病等,为继发性 OA。越来越多的证据表明,由于早期发现轻度的生化、组织、形态、生物力学等因素能力的提高,许多之前划分为特发性的病例现在被认定为继发性。

临床症状

症状和体征(损伤)

如上所述,临床诊断通常是以症状和体征为基础的,例如:疼痛、肿胀 ROM 受损、骨畸形等。OA 对各关节的影响程度不同。在上肢末端(UE),手指 DIP 和 PIP 关节以及拇指 CMC 常受累。颈腰椎、髋、膝及大踇趾 MTP 也是 OA 的好发部位。MCP 关节、腕、肘和肩关节一般不会发生原发性 OA[1]。与 RA 不同,OA 不是双侧对称发病,除外广泛性 OA[1]。单关节或任何复合关节都可能受累,而且可能有不同的"病因"。OA 不是系统性疾病,因此不会伴发疲劳、广泛晨僵、发热、食欲下降等全身症状。OA 患者刚睡醒时可能出现特定关节的僵硬,与这些关节静止一段时间后再活动时出现的僵硬相似,但是这种僵硬通常持续时间不超过 30 分钟,而且也不会扩展到全身[1,31]。骨擦音是 OA 常见的临床表现,可以从无痛摩擦感进展至骨间衔接而产生极端疼痛的高调摩擦音。

虽然软骨退化是 OA 的主要表现,但是软骨没有神经,所以这并不是疼痛的原因。OA 的疼痛可源于任何有神经支配的组织,也可归于以下因素:关节面对合不协调、关节缘骨质增生而引起的骨膜掀起、软骨下骨中血管充血、骨小梁微裂隙、关节囊膨大及肌肉痉挛或紧张等因素[31,42]。许多患者也会出现继发性滑膜炎及渗出,特别是膝关节受累的时候[43,52]。

如前所述,症状并不总是与影像学结果显示的严重程度一致。此外,有些 OA 患者有放大化疼痛并出现脊髓或皮层中枢的痛觉敏化[43]。与 RA 患者静息时疼痛僵硬加重不同,OA 造成的疼痛倾向于在活动时发作或加重,但在疾病晚期会静息及活动时都会出现疼痛[1,31]。

关节

手和手指 根据受累关节不同,骨关节炎的表现和损伤程度不同。手 DIP 和 PIP 受累会引起 ROM 受限、握力减弱、骨结节,以及由于副韧带牵拉或骨破坏造成关节成角畸形。PIP 关节的 **Bouchard 结节**和 DIP 关节的 **Heberden 结节**在早期通常比较小,在疾病后期增大可引起手指 ROM 和静息动作显著受限(图 23.18)。第一 CMC 关节骨关节炎损害导致拇指根部疼痛或隐痛,而且会引起掌肌无力、挛缩并造成拇指捏力下降及拇指方形畸形,即第一掌骨半脱位导致 CMC 增厚并突出畸形[53,54]。而这些又影响拇指的外展、伸展及对指 ROM,并且极大地影响了握力和手功能。在广泛性 OA 病例中,手通常会受累,而且是以一种更加对称的方式[1]。伴滑膜炎、侵蚀性改变、囊性肿胀及骨赘形成的疼痛性炎症会出现在这种不太常见的 OA 中,并导致 DIP 和 PIP 关节僵硬[1,54]。

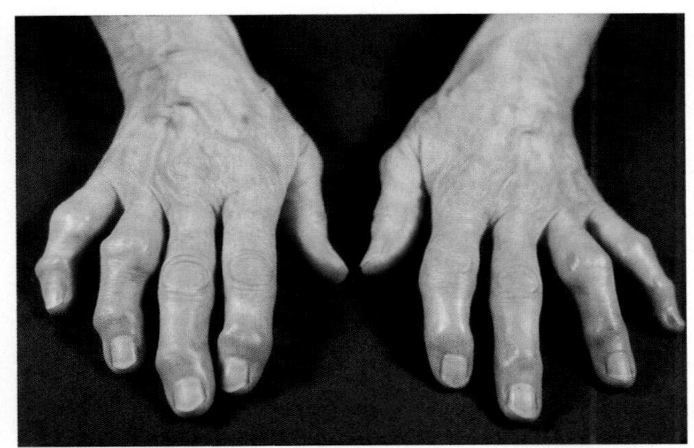

图 23.18 骨关节炎:Bouchard 和 Heberden 结节,手

髋 髋 OA 通常隐匿发病,常表现为跛行、ROM 下降、髋关节一定程度的屈曲及外旋畸形等。内旋一般受限且会引起疼痛[55]。髋关节引起的疼痛常出现在腹股沟,但也可以存在于臀、转子区或膝区[55]。髋关节 ROM 下降会使步速下降、步长缩短、平衡功能下降、出现行动困难。髋关节 OA 也会增加摔倒的风险[56]。

膝 膝关节 OA 早期表现为负重活动,如上台阶、蹲坐时疼痛。后期在看电影等久坐后可出现疼痛和僵硬。当起稳定作用的半月板及韧带损伤后,也会出现关节交锁屈曲[55],从而增加摔倒风险[31]。鉴于膝关节内测承受着更多的重量,此处更容易受膝关节 OA 的影响。因此,内侧关节间隙狭窄常导致内侧副韧带**假性松弛**及外侧副韧带过伸,并出现膝内翻畸形(图 23.19)。外侧部分受累严重而引发的膝外翻较为少见。膝关节疼痛可迅速引起严重的**屈曲畸形**,导致功能性下肢长度不齐、步长缩短、股四头肌疲劳或紧张。髌股间室 OA 及其特征性的膝前区疼痛可作为以下情况的独立结果存在:髌骨错位、异常轨迹及负重、髌骨直接创伤[55]。

足和趾 第一 MTP 关节是 OA 最常累及的部位,可导致踇趾僵直及踇外翻畸形。OA 引起的其他 MTP 关节及足趾改变和长伸肌短缩会造成锤状趾[57]。

脊柱 脊柱的下颈段和中下腰段最易发生 OA。所有脊柱关节都可以出现退行性变,然而脊柱中只有椎间关节是滑囊关节[58]椎间关节炎可造成外侧及中心性腰椎管狭窄及随后的神经根受压(图 23.20)[58]。椎间关节 OA 造成的疼痛可源于关节自身也可以源于受累神经根(放射性痛)和腰部,特别是在脊柱伸展、旋转活动及站立或坐位时[58]。卧位和脊柱屈曲可以缓解疼痛。

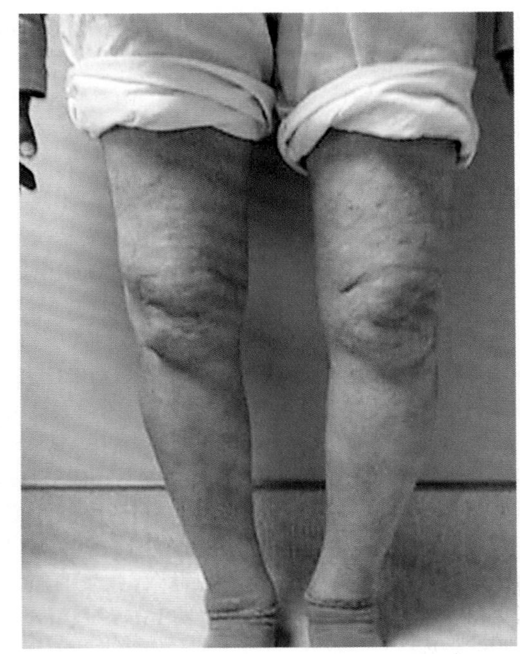

图 23.19 双侧膝内翻

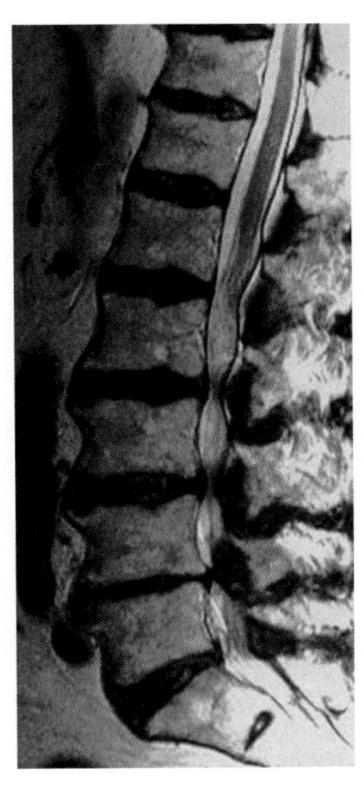

图 23.20 椎管狭窄:腰椎,MRI 图像

活动受限和参与的局限性

总的来说,膝关节 OA 会加重功能障碍,与心脏疾病、CHF 和慢性阻塞性肺病(COPD)的影响相同,在社区生活老年人的功能障碍负担中占有很大比例[59]。

病情最严重的患者关节活动减少，也不会加重病情的活动。所以，OA 患者的疼痛、疾病严重程度以及功能障碍状况是相关的。在老年人中，影像学检查较严重的无痛性 OA 较影像学检查阴性的症状性 OA，功能障碍更严重[60]。对此，其中一个解释为，OA 患者会减少其功能性活动以避免疼痛。在临床检查中，确定功能状态是非常重要的，即使没有疼痛出现也是如此。考虑到 OA 患者会通过避免特定的活动来减轻或消除疼痛，医生应辨别活动受限及活动减少的相关症状。

在患有膝关节晚期 OA 的 60~80 岁的芬兰人中，较严重功能障碍与疼痛、关节松弛、年龄及体重指数（BMI）有关，而功能障碍的表现主要与安大略西部和麦克马斯特大学关节炎指数（WOMAC）自评功能评分、疼痛及肥胖有关[61]。出于兴趣，作者发现在影像学检查严重程度、主诉、功能障碍表现间无明显相关[61]。关于损伤、活动受限、参与局限性的综合性的国际功能、残疾及健康分类（ICF）核心组合已经由各国研究者、临床医生及患者合作完成，用以确定 OA 累及的相关功能区域。为了满足临床需要，设计了简明 ICF 核心组合[62,63]。OA 是功能障碍的主要原因，导致工作能力下降、生产力下降和旷工[64]。

预后

OA 进展缓慢，可自限性或进展性，进展至晚期时，出现关节软组织损伤从而导致关节完全破坏。在这种情况下，关节手术，包括足部某些关节固定术、外科成形术，是患者重获功能的最终选择。然而，快速进展的关节损伤并不常见，大多数患者的病情较稳定[1]。不断加重的失能可能更多的归因于年龄、共患病和活动过少。

药物治疗

类风湿关节炎的药物治疗

大多数患者在该病早期即可出现关节结构破坏和不可逆的损伤。目前的治疗方案立足于早期积极治疗以终止或减缓疾病进展。药物疗法同样着眼于减轻疼痛和炎症程度。早期积极的药物治疗有助于减轻关节损伤并长期保持其功能。RA 治疗药物主要分为非甾体类抗炎药（NSAIDs）、改善病情类抗风湿药物（DMARDs）、生物反应调节剂（BRMs）和皮质类固醇[65]。表 23.4 列举了 RA 治疗中最常用的药物[20]。

表 23.4　骨关节炎和类风湿关节炎治疗药物

药物	常用商品名	副作用	注意事项和禁忌证
镇痛药			
对乙酰氨基酚	泰诺、伊克赛锭胶囊、对乙酰氨基酚、安纳辛 -3	剂量大于 3 克 / 日时，潜在的肝肾毒性，可能引起消化道溃疡及出血	酗酒者及肝病患者不建议使用
传统型 NSAIDs	**非处方药：**艾德维尔、摩特灵 IB、努普林、艾克强、奥鲁地 KT、萘普生； **处方药：**双氯分酸、洛迪内、非诺洛芬、氟比洛芬、吲哚美辛、摩特灵、奥鲁地、敏康能、瑞力芬、萘普生、萘普生钠、奥沙普秦、吡罗昔康、奇诺力、托美丁	消化道出血、溃疡、恶心、腹泻、消化不良、皮疹、眩晕、嗜睡、凝血时间延长、耳鸣、液体潴留	对类似药物敏感或过敏，肝、肾、心脏疾病、高血压、哮喘、溃疡、抗凝血治疗
COX-2 抑制剂	塞来昔布（西乐葆）、美洛昔康（莫比可）、奈丁美酮（瑞力芬）	可能导致以下严重副作用：心脏症状、较传统 NSAIDs 轻的消化道副作用、过敏反应、血压升高	同上，塞来昔布对磺胺类药物过敏
皮质类固醇			
全身用药：经口或静脉给药	泼尼松、泼尼松龙、甲强龙、曲安奈德、可的松、氢化可的松、地塞米松	长期 / 大量使用：库欣综合征、骨质疏松、白内障、失眠、高血压、免疫抑制、血糖升高、情绪改变、体重增加、精神状态改变、青光眼、烦躁、食欲上升	糖尿病、感染、甲状腺功能减退、高血压、骨质疏松症、消化性溃疡
注射	曲安奈德、泼尼松龙、甲强龙、地塞米松、氢化可的松、倍他米松	注射后药效增强（4~24h）、短暂的全身症状、糖尿病症状加重、直接注射导致的软组织损伤	伴有感染，既往使用无效
改善病情抗风湿药物			
甲氨蝶呤	甲氨蝶呤胶囊剂	常见副作用：食欲下降、腹部不适感、恶心、腹泻、皮疹、瘙痒、口腔溃疡、光敏、感染、异常出血 / 淤伤； 严重副作用：骨髓抑制、肝肺肾毒性、死胎、认知异常	肝肺疾病、酗酒、免疫系统或骨髓抑制、感染、妊娠

续表

药物	常用商品名	副作用	注意事项和禁忌证
注射金	硫代苹果酸金钠、硫代葡萄糖金	胃痉挛/呕吐、严重过敏反应(皮疹、荨麻疹、呼吸困难、胸闷等),血尿、咳嗽、小便黄赤、金属味觉、口腔溃疡、恶心、手脚疼痛或麻木、持续性腹泻、紫癜或其他皮肤斑点、癫痫、气短、咽喉痛、无力、视觉障碍	肾病、骨髓抑制、结肠炎
口服金-金诺芬	瑞得	个别药物也可能有其他特殊毒性并增加出现其他情况的风险	既往对金制剂出现不良反应,肾肝或免疫性肠病
咪唑硫嘌呤	依木兰	恶心/呕吐、腹泻、过敏反应、胸痛或胸闷、尿黄、眩晕、发热、寒战、咽喉痛、尿痛加重、肌痛、陶土便或脂肪便、气短、异常出血或淤伤、异常赘生物或肿块、异常无力或疲劳、巩膜或皮肤黄疸	肝肾疾病、妊娠
环磷酰胺	Cytoxan	伤口愈合缓慢,严重:继发恶性胎儿损伤	肝肾疾病、妊娠、感染、白细胞减少、血小板减少
环孢素	环孢素、新环孢素		肝肾疾病、妊娠、感染
羟化氯喹	氯喹宁		抗疟疾药物过敏、视网膜异常、妊娠
青霉胺	Cuprimine、德彭		青霉素过敏、血液病、肾病
柳氮磺胺吡啶	Azulfidine		磺胺或阿司匹林过敏、肝肾疾病、血液病、支气管哮喘
来福米特	爱若华		肝病
米诺环素	Minocin		四环素或光照过敏
生物反应调节剂(TNF-α 抑制剂)			
人源性抗体 Fab 片段	依那西普(恩博)、阿达木单抗(修美乐)、阿那白滞素(Kineret)、英夫利昔(类克)、妥珠单抗(Cimzia)、高利单抗(欣普尼)	严重感染:导致住院或致死性严重感染几率增高,包括:结核、败血症、侵袭性真菌感染、其他机会性感染。 恶性肿瘤:淋巴瘤等恶性肿瘤,使用 TNF 阻滞剂的儿童及青少年中有死亡报道。 注射部位感染、头痛、皮疹	严重感染、恶性肿瘤、变态反应或严重过敏反应、HBV 复燃、脱髓鞘、激化或新发的血细胞减少、全血细胞减少、心衰、心功能恶化或新发心衰、狼疮样综合征、需要皮下注射或静脉输注(英夫利昔)、淋巴瘤发生率增加
其他生物制剂			
融合蛋白、选择性 T 细胞共同刺激调节剂	阿巴西普(奥瑞希纳)	头痛、上呼吸道感染、鼻咽炎、恶心	与 TNF 拮抗剂联合使用会增加感染甚至是严重感染的风险。超敏反应、过敏症、过敏反应。复发感染病史或有发生更多感染的潜在倾向。如果发生严重感染停止使用。开始治疗前扫描检查以排除潜在结合感染。在开始使用阿巴西普前对试验阳性患者进行处理。在治疗同时及治疗终止后 3 个月内不能接种活疫苗

续表

药物	常用商品名	副作用	注意事项和禁忌证
针对CD20抗原的鼠/人嵌合单克隆抗体	利妥昔单抗(瑞图宣)、塔西单抗(安挺乐)	上呼吸道感染、鼻咽炎、尿路感染、支气管炎、输液反应	输液反应、肿瘤溶解综合征、严重的皮肤黏膜反应、进行性多发脑白质病
人抗人IL-6受体的单克隆抗体		严重感染、心血管事件	心律失常、心绞痛,肠梗阻及穿孔。在使用利妥昔单抗之前和使用期间不能接种肝炎疫苗。定期监测CBC

非甾体抗炎药

NSAIDs可根据用量不同可起镇痛和抗炎作用,但是不能改变疾病的进程。停用NSAIDs可使病情快速恶化。因此,NSAIDs常和其他改善病情类药物联合使用。低剂量时,NSAIDs通过抑制外周促炎前列腺素的合成而起到镇痛作用。大剂量使用时,主要作用为抗炎,可能是通过抑制前列腺素合成并改变巨噬细胞和中性粒细胞功能来实现的。根据此类药物的作用机制,副作用主要是胃肠道(GI)反应和肾损害。轻度胃肠道副作用包括胃肠不适和恶心。但是有近2%~4%的患者出现胃肠道出血、溃疡、穿孔等严重副作用。建议患者进食时服药以减轻胃肠不适,或给予护胃治疗以减轻胃肠道损害。持续大剂量使用NSAIDs所导致的肾脏损伤和其他的不良反应包括有眩晕、嗜睡、头痛、耳鸣(耳中有嗡鸣声)、肾功能不全和肝酶升高。每3~4月进行全血计数(CBCs)和大便潜血检查以监测潜在的不良反应[65]。

有的可同时抑制COX-1酶和COX-2酶,而有的只选择性抑制COX-2酶,据此将NSAIDs分为2类。这些酶主要参与前列腺素合成。传统的NSAIDs同时阻滞COX-1酶和COX-2酶。COX-1酶的主要功能是促进合成内皮、胃黏膜和肾脏的前列腺素的。以下人群慎用NSAIDs:有胃肠道副反应风险,如高龄、吸烟、使用皮质类固醇、严重关节炎、有伴发病或胃肠道病史者。选择性COX-2抑制剂仅抑制炎性疼痛肿胀相关的COX-2酶,从而降低胃肠道毒副反应。既往短期使用COX-2抑制剂的实验结果显示其可降低胃肠道副作用并增加其耐受性[66]。然而,长期使用选择性COX-2的相关研究和对大量实验数据进行系统评估发现,使用选择性COX-2抑制剂的患者罹患急性心肌梗死及其他心血管疾病的几率高于不用的患者[67~69]。

NSAIDs可以用于控制炎症而且相对廉价,但是开具NSAID处方时,必须充分考虑其风险因素、熟知毒性及剂量选择。在NSAIDs药效和耐受性上,个体差异较大。因此,通常需要数月的试验才能确定最适合的药物及其剂量。采用多种NSAIDs联合会增加毒副反应且不会提高疗效。NSAIDs通常用于RA早期患者以快速缓解疼痛并控制炎症,同时等待长效DMARD起效。

改善病情的抗风湿药物

DMARDs是控制RA病情进展的主要药物。一系列的具有不同化学结构、作用方式、临床适应证及毒性的药物都被划分为DMARDs。用于治疗RA的典型DMARDs有抗疟疾药、甲氨蝶呤、柳氮磺吡啶及来氟米特。虽然DMARDs可以有效减缓疾病进展,但该类药物没有镇痛作用,而且起效较慢——需要3周到3月的时间才能起效。作为DMARDs,对RA的病程至少可延缓1年,可改善功能、抗炎、减缓或避免功能损害等。DMARDs可单独使用,也可以联合使用以发挥最大疗效。使用DMARDs的患者需要定期监测特定药物的毒副作用。DMARDs最常用于治疗成年发病的RA,但某些药物也可以用于治疗青少年RA、强直性脊柱炎、银屑病性关节炎和系统性红斑狼疮。治疗RA的最常用的DMARD是甲氨蝶呤[20]。

生物反应调节剂

生物反应调节剂(BRMs)自1998年开始使用,是一类可以调节疾病的药物,该生物工程制剂可模拟靶免疫细胞的活性从而减缓或阻止炎症进展。该类药物是公认的对传统治疗方案不敏感的中重度RA有较好疗效的药物。BRMs有多种作用机制,主要通过阻止肿瘤坏死因子-α或白介素-1来抑制细胞因子活性起作用。有证据表明BRMs可减缓RA造成的组织结构破坏并保护身体功能,这是RA治疗的显著进步。刚开始使用BRMs的患者通常需继续使用NSAIDs或皮质类固醇治疗。BRMs可有很严重的副作用,患者必须监测感冒、流感等的感染性指标,因为在免疫抑制的条件下,感染进展迅速。有结核病史的患者有结核病复燃的风险,不能采用此疗法。由于可用药物的数量和种类不断增加,此类药物可治疗的疾病种类也在增加。

皮质类固醇

皮质类固醇是强效抗炎药物,可以迅速而有力抑制炎症。皮质类固醇通常不会单独使用,可经口、静脉、关节内或关节周围给药。遗憾的是,长期或大剂量使用皮质类固醇也会有严重的副作用。副作用包括:皮肤变薄、骨质疏松、肌肉萎缩、肾上腺抑制、感染、难愈创面、白内障、青光眼、高脂血症和无菌性骨坏死等。通常在疾病迁延不愈及出现严重关节外感染时,联合使用皮质类固醇及其他RA药物(如DMARDs)。为了降低副作用发生率,皮质类固醇通常使用大剂量冲击疗法(在特定时间内逐渐减少药量)。使用皮质类固醇的患者要注意监测血球计数、血钾、血糖,注意潜在副作用[20]。

当炎症局限于特定部位时,类固醇可以注射入关节、囊、肌腱或腱鞘。但是通常类固醇注射每年不超过2~4次,以降低骨坏死和软组织损伤的风险。

骨关节炎的药物治疗

目前,OA 的药物治疗不能减缓疾病的进程,只作为非药物治疗的辅助治疗方法,以控制疼痛。非药物治疗包括:患者教育及自我管理、减肥、关节保护和康复训练[40,70~72]。OA 患者使用药物的主要目的是缓解疼痛及控制炎症。口服镇痛药、NSAIDs 和皮质类固醇注射是治疗 OA 的主要药物(表 23.4)[1,70~72]。

对乙酰氨基酚,一种口服镇痛药,通常是首选药物[40,70~73]。含有对乙酰氨基酚的复方药物如泰诺、对乙酰氨基酚、阿纳辛 -3)在推荐剂量(不超过 4 克 / 日)时几乎没有毒性,没有或仅有很轻的消化道副作用。但是由于没有抗炎作用,对乙酰氨基酚不能取代 NSAIDs。既往关于 OA 的临床研究说明,与安慰剂相比,对乙酰氨基酚(3~4 克 / 日)可以更好的缓解症状,但是比 NSAIDs 作用稍弱[74]。但是,新证据提示对乙酰氨基酚缓解疼痛的效果最差,而且对膝关节 OA 患者的僵硬或躯体功能没有明显改善[73]。还有,使用对乙酰氨基酚可导致肝损害、肾损害(较少见),特别是在酗酒患者中更为常见。同样,越来越多的证据表明,使用 3 克 / 日的对乙酰氨基酚比低剂量使用(少于 3 克 / 日)会使消化道穿孔、消化道溃疡和出血的住院患者增多[73]。

NSAIDs 在对乙酰氨基酚和非药物治疗无效的 OA 患者的治疗中具有一席之地[72]。NSAIDs 要与对乙酰氨基酚联合使用,而且必须保持最低有效剂量以尽量减少消化道副作用。在 RA 治疗中提到过的 COX-2 NSAIDs,长期使用时有较高的消化道病变风险,其安全性受到质疑。

关节内皮质类固醇注射常用于急性发作并可缓解中等程度的疼痛缓解,可多次注射[72]。膝关节是注射最多的关节,同时,肩峰下、鹅足和大粗隆滑囊炎处软组织注射也可能有效。

有时会用到膝关节滑液补充或关节内透明质酸(HA)注射。有若干合成形式可供使用,如欣维可、海尔根、阿特索尔。透明质酸是自然产生的多糖,有助于维持健康关节中关节液的浓度和黏度。出现 OA 的膝关节中,HA 水平较低、关节液稀薄,从而限制了关节液润滑和减震功能。关节腔内注射可每周一次,重复多次。该治疗可以有效缓解轻中度膝关节 OA 患者的疼痛僵硬症状并改善其功能,疗效可持续数月[72]。HA 注射是否比皮质类固醇注射、NSAIDs 或安慰剂注射更加有效仍不清楚。注射入的 HA 并不会替代正常的关节液发挥作用,而且会在一周之内被吸收清除掉。副作用发生率低。已报道的最严重的不良事件是过敏反应,不太严重的副作用是注射部位和关节肿胀。没有证据说明哪种药物更有效,但高分子量透明质酸(欣维可)效果更佳[72]。

在安慰剂对照试验中使用氨基葡萄糖硫酸盐(GS)和氨基葡萄糖盐酸盐(GH),发现二者可以缓解中度疼痛,但当仅考虑高质量实验时,其有效性减小[73]。在一项长期随访研究中,使用 GS1500 毫克 / 日、至少 12 个月的患者中,有半数在 5 年内接受了全膝关节置换术(TKR)[73]。氨基葡萄糖对髋、膝 OA 的结构改善作用尚不明确。

外用药物包括镇痛药和抗炎药。外用镇痛药可以使用发红剂类复方药(包含水杨酸甲酯,可发挥镇痛作用)或辣椒素复方药(可通过消耗外周神经中的神经递质 P 物质来止痛)。至今为止,辣椒素是唯一在临床对照试验中表现出持续疗效的外用镇痛药物。辣椒素是从红辣椒中提炼的植物碱,可以不同浓度用于外用镇痛乳剂中,如辣椒素辣素乳膏、辣椒素 -P、Dolorac。每日 4 次用于特定关节可以减少近 33% 的痛感[72]。使用数日后,最初的刺激或灼烧感消失,但每日频繁应用限制了许多患者对此疗法的依从性[72]。外用 NSAIDs,如双氯芬酸,是膝关节 OA 的替代或辅助用药。外用药物通过凝胶、液体、药膏给药,并在吸收增强剂的帮助下经皮吸收,其副作用比口服 NSAIDs 少,但是疗效稍差[31,72]。

康复管理

关于关节炎的慢性病特征,我们认为应有一套包括病患教育及自我管理的医疗计划(POC),且不仅针对于疾病的早期临床表现。尽管类风湿关节炎为系统性疾病,而骨关节炎更多地表现为局部症状,这两种疾病对患者的健康状况、躯体功能、社会参与及生活质量均有明显的影响。关节炎患者的康复需要由专业医护人员及治疗师所组成治疗小组的团结协作,在整个治疗计划中,应将患者的需求放在首位。患者的康复治疗效果很大程度上取决于其自我康复管理能力[75]。物理治疗师在患者康复过程中起关键作用,应使存在功能障碍的患者获得康复的信心,并提高他们的适应及自我管理能力。总体来说,类风湿关节炎与骨关节炎患者的康复目标与结局是相似的(知识点 23.4)。

知识点 23.4 关节炎患者的综合目标及预期结局

关节损害减轻

- 疼痛减轻
- 所有关节活动度增大,能完成功能性活动
- 有足够的肌力以完成功能性的活动
- 关节稳定,受累关节恢复稳定的生物力学关系,避免关节畸形
- 耐力提高,能够完成功能性及业余活动肢体动作、完成

任务及活动能力增强

- 日常生活能力提高,包括穿衣,转移及自理等
- 保持姿势和平衡的能力提高
- 形成良好的生活模式,有足够的活动及锻炼以维持和改善骨骼肌肌力、心血管系统适应性,保持健康

健康状况及生活质量提高

- 患者关节保护等自我康复能力提高,患者家属及医护人员学会如何协助

本章剩余部分就膝、髋关节类风湿关节炎或骨关节炎患者的相关检查及干预措施展开讨论。尽管其他关节处也会发生骨关节炎,膝关节及髋关节是最好发的、最易导致功能障碍的,也是物理治疗师接触最多的发病部位。

康复评定

全面、系统的体格检查及病史采集是物理治疗必不可少

的组成部分。不管患者是直接到康复科还是到其他科室就诊，各科室医护人员应积极地交流、沟通。在以患者为中心的诊疗活动中，应当将患者作为最终受益者，积极为其确定康复目标、制定医疗计划。

初诊时仔细观察并详细采集病史，有助于更好地了解患者的病情。比如：对患者步态、穿脱外套能力、坐位转移情况的观察及病史采集，有助于物理治疗师更快对其躯体功能状况做出判断。

病史

医疗及个人史等可以指导体格检查，有助于制定更好的POC，且有助于明确对社会资源的潜在需求。问诊时应明确患者对该疾病的认识程度以及疾病对患者的影响。特别的是，物理治疗师需确定那些能够提示患者需要立即进行医学干预的“红旗”症状和体征（表 23.5）[76]。疼痛评估应包括疼痛的部位、持续时间、模式、性质以及疼痛程度。体格检查时应明确与关节炎症相关的其他症状，包括皮温增高、关节肿胀、发红等。关节僵硬程度，活动水平、活动方式及劳累程度，并发疾病及目前的治疗情况的均有重要意义。注意之前的治疗情况及疗效。体格检查时应针对类风湿关节炎及骨关节炎患者进行测试和测量。特别是对于类风湿关节炎患者，测量其关节的僵硬、肿胀程度，有助于判断此系统性疾病的活动性，也可以指导治疗师制定运动处方[16]。

表 23.5 提示患者需要立即进行评估和处理的“红旗”事件

旗帜	鉴别诊断
严重的外伤史	软组织损伤，关节错位，或骨折
关节局部发热，肿胀	感染，系统性风湿性疾病，痛风，假性痛风
全身表现（如，发热、体重减轻、乏力）	感染，败血症，系统性风湿性疾病
无力	
局灶性	局部神经坏死（筋膜室综合征，神经卡压症，多发性单神经炎，运动神经元病，神经根病变[α]）
弥散性	肌炎，代谢性肌病，癌旁综合征，退行性神经肌肉疾病，中毒，脊髓病变，[α]横贯性脊髓炎
神经源性疼痛（烧灼感，麻木，感觉异常）	
非对称性 对称性	神经根病变[α]，反射性交感神经萎缩症，神经卡压症脊髓病变，[α]周围神经病变
严重的外伤史	软组织损伤，关节错位，或骨折
痛性跛行	周围血管病，巨细胞性动脉炎（颌部疼痛），腰椎管狭窄

[α] 神经根病变及脊髓病变可分为感染性、瘤性以及机械性

关节活动度

关节僵硬以及被动关节活动（PROM）时的疼痛可反映炎症的程度；因此体格检查时，合适的体位及检查方法至关重要。首先要确定所有受累关节的总数，然后逐个测量受累关节的被动活动范围，以此来评估治疗效果。且为使测量结果可靠、有效，应将测量过程标准化。另外，在整个病程中，不同测量者间与同一测量者不同时间测量时的潜在差异，可能影响测量结果的可靠性[77]。如果存在关节疼痛或不能耐受被动关节活动度检查，治疗师可指导患者触摸身体的某个部位来进行功能性关节活动度检查（如触摸头顶或背部某个区域），以此确定患者可生活自理的有效关节活动度。治疗师在进行关节活动度检查时应注意关节的软硬度，是否有捻发音，以及疼痛程度的变化。

不管患者是单个关节受累的骨关节炎还是多关节受累的类风湿关节炎，关节受累后在运动力学上的改变以及对对侧关节的影响均不容忽视[7,8]。对髋或膝骨关节炎患者进行体格检查时，应检查双下肢的所有关节在功能位的主动运动情况。重在观察在步行、爬楼梯和起坐时关节运动的对称性及流畅性。上楼梯时需要最大程度及最快速度的膝关节屈曲，可以据此来评定膝关节功能[79]。髋、膝关节 ROM 受限会增加跌倒及受伤的风险。髋关节屈曲至少约 50°且膝关节屈曲至少约 90°时才能在行走中保持平衡以免跌倒[80]。

肌力

疼痛及关节肿胀影响关节周围肌肉收缩，从而影响肌力检查。在无痛条件下，患者有可能完成全范围关节活动，因为疼痛存在，可能由于反射性抑制而出现继发性关节活动受限。传统的肌力检查，如徒手肌力检查，不适用于严重畸形和（或）变形的关节。此时，宜采用功能性肌力检查，可以为康复目标的制定提供充分的依据。有滞后现象的患者，对肌肉收缩速度和强度的改变不敏感，因而会出现主动关节活动受限，且不适于传统的分级系统。肌力记录应包括检查时的体位，关节活动时的肌力等级，以及所采用的检查方法，如被动抗阻检查，在关节活动范围之末施加阻力，使肌肉进行等长收缩，或者在整个关节活动范围内施加阻力。调整检查方法，比如在关节活动范围中间或更合适的位置施加阻力使肌肉进行等长收缩，可能会比全关节抗阻检查得到的肌力等级要高。对标准测试条目进行的任何结果都应该详细记录下来，同时也应记录检查的时间以及可能影响肌力的药物的应用情况。

下肢肌力的功能阈值尚未确定。然而，关于体重与膝关节周围肌力关系的研究指出，膝关节以 60° ~180°每秒的速度等速伸展或屈曲时，膝关节周围肌力分别为体重的 20%~30% 与 20%~25%[78,79]。一项关于膝骨关节炎患者的研究指出髋关节自然体位，膝关节屈曲 90°时测量膝关节等长伸展肌力在 10Kg（22 磅）以下时即会出现功能障碍[81]。同时也需对受累关节邻近肌群进行肌力检查，以发现其他影响受累关节功能和生物力学的因素。

关节稳定性

关节稳定性对维持关节的正常生物力学状态、关节功能及独立性有重要作用。类风湿关节炎的炎性因素会导致关节不稳

和畸形。类风湿关节炎的炎症及侵蚀性改变易累及关节内韧带。因此,需要对所有受累关节韧带松弛情况进行详细检查。单膝关节患骨关节炎者可能出现假性关节韧带松弛,应予以区分。

心血管状况

乏力是类风湿关节炎患者常见但易被忽视的全身症状。骨关节炎患者也会出现乏力现象。为了更明确乏力对于患者功能及独立性的影响,应对患者在一天内及连续多天进行评估。值得特别关注的是,无症状性心血管病发病率的增加使RA患者心血管的适应性降低且缺血性心脏病发病风险增高[24]。进行功能性活动时的心率、呼吸频率、血压以及主观感觉体力评分均需测量,以判断患者目前心血管系统的适应性。主观感觉体力评分明显增高提示患者存在炎症或心肺功能受损,需进行进一步检查。心血管功能缺陷和冠状动脉性疾病发病风险增高与其他长期的或严重疾病有明确相关性,所以对于骨关节炎患者,心肺功能评估同样重要。

功能检查

功能检查为病情评估提供大量的以患者为中心的测量方法,包括日常生活能量表ADL,工作及业余活动量表等(第8章功能检查)。功能性检查方法的选择依赖于患者的人口统计学特征,比如:年龄,性别等,所需信息的层次和深度及其评价治疗效果时的敏感性或反应性[83~85]。为保证测量结果的个体化及可比性,进行角度测量时,应确定测量方法的信度及效度。独立功能状态指数(FSI),是ADL评估量表的一种,常用于评估门诊就诊的类风湿病患者的个体功能,具有较好的信效度。FSI评价标准包括疼痛、困难程度、需帮助程度(附录23.A)[86,87]。健康评估问卷(HAQ)也较常用,包括以下五个类目:功能受限、不适感、疼痛、药物副作用(毒副反应)、医疗费用等(附录23.B)[88]。HAQ是类风湿关节炎患者ACR核心测量方法的组成部分[89],且与RA的进展(X线表现)有高度相关性[17]。修订的HAQ,是HAQ的简化版本,可以更加快速、方便地完成,其得分能够反映疾病活动对躯体功能和残疾的影响。这两个版本均能在线免费获得。针对关节炎评估,另有修订的关节炎影响指数量2(AIMS2),它将功能的概念从单纯的躯体功能拓展至心理及社会学领域。AIMS2同时评估患者对目前功能状态的满意度及其对治疗结果的预期[90]。AIMS2的算法较复杂,且相关费用较高,所以不适于在调查研究中使用。WOMAC是髋和(或)膝骨关节炎特异性自评量表,包含3大类——疼痛、关节僵硬和功能障碍,共24项,其应用广泛,且信、效度较高。WOMAC量表约需10分钟即可完成,并且算法简单。可应用Likert量表(0~4)或视觉评分量表[91]。AIMS2和WOMAC量表均较灵敏,为功能和残疾的临床评估及疗效评价提供了非常可行的、标准化的测量工具。膝关节损伤和骨关节炎评分量表(KOOS)是在WOMAC基础之上形成的,添加了运动、娱乐、业余活动等项目。该成人化量表易于理解,算法简便,信、效度及反应性均较高[92]。对于髋骨关节炎患者,将KOOS修订后形成髋关节损伤和骨关节炎评分量表(HOOS)[93]。

移动、步态和平衡

物理治疗师对患者进行完整、细致的步态分析,是治疗小组获得患者活动能力信息的最主要的方法之一,并能指导进一步检查及临床干预[94,95]。(第7章步态分析)关于OA或RA患者与健康对照之间在跌倒风险[56],膝关节ROM及步速等方面的差异均有说明[95,96]。

感觉功能完整性

类风湿关节炎患者的感觉异常可由**雷诺病**或由炎症、关节错位引起的神经卡压造成。应以标准化的方法检查患者是否存在周围神经病变(第3章感觉功能检查)。同时应考虑到由其他并发疾病引起的或老年性感觉改变。

精神状态

慢性关节炎患者长期存在功能障碍,与社会脱节,使其生活与适应能力严重下降[97]。尽管疼痛与抑郁存在相关性,但尚未明确功能障碍与抑郁之间是否明显相关。98RA患者的整体精神状态与患有其他影响外观及社会交流的慢性病患者相似(第26章精神障碍)。患者会采取各种措施以保持精神愉悦。尽管对于部分患者,某些措施效果更好,但总体来说,没有一种的效果明显优于其他措施。了解患者对康复的态度、对改变生活方式的意愿,以及社会支持的有效性,有助于治疗师为患者制定康复目标及明确将来可能达到的功能状态。RA是一种易反复发作的慢性疾病,所以RA患者面临更多的问题,他们需要根据病情变化调整生活方式、活动量、药物以及睡眠周期。因此,治疗师最重要的工作是为患者确定可实现的康复目标,并教会患者识别提示发病的指征,协助患者自我管理。

焦虑和抑郁在骨关节炎患者中也很常见,这些不良情绪可能会改变患者的疼痛体验,功能状态以及对治疗的反应[99]。慢性疼痛、疲劳乏力、功能丧失、活动力下降等均会导致情绪调节障碍。因此,我们首先应判断患者是否存在焦虑、抑郁,若存在,应充分利用社会资源及服务体系帮助患者提高其处理其情绪问题的能力[100]。关节炎自我管理项目中,已有受试者因此受益。

环境因素

治疗师需认识到家庭、工作以及娱乐活动中的环境因素有可能促进或阻碍患者功能的恢复,并据此做出具体的鉴别、检查及改进(第9章环境检查)对家庭和工作环境进行讨论研究后揭示了某些影响独立性的问题,而这些可以通过人体工程学、环境及学校、办公场所等的改造来解决。经济问题是限制这些改造实施的主要问题。相较于身体状况及工作需求,工作环境突显了患者的功能障碍,更加影响就业。关节炎患者的主管和同事们能够接受和理解他们的病情及自我管理需要是患者能够保住工作的决定性因素。ICF核心要素表中,影响RA和OA共同的环境因素有:个人日常生活、移动、运输及就业所需的技术和用品;建筑物的设计和使用;气候;家人、朋友及卫生专业人员的态度[62,63,101,102]。

康复治疗

关节炎患者物理治疗的综合目标及预期结局如下表(表23.4),可据此为患者制定个体化的治疗目标。

与以患者为中心的治疗一致,针对性治疗目标的确定决定于患者关节炎的类型,疾病的活动性,临床表现以及患者的偏好。确立共同的目标可以使患者更积极地参与治疗。物理治疗师的职责是为患者制订康复计划,确保其安全、有效地实施,且为患者达到其治疗目标而适度负责。治疗目标应该是在一段时间内可实现的,能够量化且有文献证据支持的,比如,在两周内使左肩关节屈曲活动度增加 10°,或 1 月内在平地上辅以四足助行器可独立行走至少 250 步而不出现明显疲劳。若在设定时间内没有达到预期目标,应适当调整或重新确定治疗目标。康复目标要根据患者个人或环境因素的变化不断调整(第 1 章临床决策的制定)。

减轻疼痛

临床上有许多减轻疼痛的方法以便患者进行主被动运动及其他活动,最常见的是温热疗法。

热疗

浅表热疗,热能仅可穿透皮肤几厘米,可产生局部镇痛作用、促进局部及邻近部位的血液循环。浅表热疗法包括干、湿热敷、光照、蜡疗以及水疗。没有明确的证据支持这些治疗方法的有效性,但是,患者经湿热治疗后症状确有改善。在形状不规则的关节部位,对于那些无法承受湿热垫重量的患者,蜡疗是一种非常有效的浅表热疗方法。水疗可以使温热作用和运动相结合,但水疗花费较高。系统性研究表明,热疗或冷疗对关节炎可有低到中等的治疗效果[103,104]。

深部透热疗法,比如:超声可以影响胶原弹性,提高韧带的延展性,能中等程度地减轻疼痛及改善膝骨关节炎患者的功能[105]。然而,对于 RA 患者,其效果不明显[106]。深部透热治疗会刺激关节内胶原酶活性增强,加剧对关节的破坏,因而 RA 的急性炎症期禁止行深部透热疗法[107,108]。另外,许多热疗设备只能在医院中使用,不利于患者的自我康复。

冷疗

冷疗也会产生局部镇痛作用;冷疗部位开始时出现血管收缩,继而血流量会增加;冷疗也可以降低关节内温度[109]对炎症及肿胀的关节,浅表透热疗法往往会使病情加重,而冷疗对此有很好的疗效。可以使用冷空气疗法或冰疗。有雷诺现象的患者,冷球蛋白血症患者不能使用冷疗法。这两种疾病可能与 RA 有关。

电疗

经皮神经电刺激(TNES)可以减轻 RA 患者的疼痛症状,但对其治疗价值说法不一[110,111]。对 TNES 治疗膝骨关节炎疼痛的各项研究进行 meta 分析,结果显示,TNES 的使用方式会影响治疗结果,连续治疗的效果优于单次治疗,至少连续治疗 4 周效果最佳[111]。

矫形器、夹板和支具

对于 RA 患者,手和腕部矫形器可以固定活动的关节,使关节得到休息和支撑,以减轻疼痛及肿胀。夹板有三种基本类型:功能性夹板(用于恢复或改善功能)、矫正性夹板(用于关节复位)、休息位夹板(用于维持关节位置、减轻疼痛)。休息位夹板可于夜间佩戴或白天间歇性佩戴。功能性夹板对于减轻疼痛和改善功能略有作用。手部夹板能够提高抓握及指捏肌力[112]。规律佩戴功能性腕关节夹板会降低抓握肌力,对疼痛、晨僵、捏握征等无明显效果,生活质量无明显改善[113]。研究发现,佩戴市售的塑料功能性腕关节夹板完成任务时,尽管能够明显减轻疼痛,但是会减慢完成某些任务的速度[114]。手部夹板对于缓解手骨关节炎患者的短期或长期疼痛有明显效果[115]。

足部矫形器可通过支持或矫正生物力学关系减轻膝骨关节炎患者的疼痛。外侧楔形鞋垫可减轻膝关节内侧压力,从而减轻膝骨关节炎患者的疼痛及 NSAID 的用量[116]。治疗膝骨关节炎患者的疼痛症状还可以使用髌股束带[117]。减重或不负重膝关节束带,以转移受累部位的压力[116]。使用矫形器之前均应进行由专业人员进行评估、选择,教会并监督患者使用。

休息

不推荐绝对卧床休息。首选充足且高质量的夜间睡眠,及适当日间休息。一般推荐为夜间 8~10 小时的睡眠加日常活动中间歇休息约 30 分钟。睡眠不足是关节炎患者常见的问题,往往会导致功能失调、情绪低落、痛阈降低、骨及软组织功能不良,甚至出现其他严重的健康问题。因此,治疗的目的是帮助患者维持或恢复活力,避免因睡眠不足而出现不良后果[16]。

活动度及灵活性训练

影响 RA 患者关节活动的主要因素是受累关节的炎症反应程度以及休息位。比如:膝关节轻度弯曲时,关节内压力会下降。尽管这种体位下疼痛会减轻,但是会导致关节囊及肌腱变短,最终形成关节挛缩。应教会患者正确的休息体位,并鼓励患者每天坚持活动以维持关节的主动 ROM。可应用辅助主动运动、被动运动、神经肌肉促进技术(PNF)等治疗肌肉挛缩[118]。治疗全程重视疼痛,尽量减少运动治疗时及治疗后的疼痛。牵伸肌肉时如果产生疼痛,会刺激拮抗肌收缩而阻碍关节伸展。对挛缩的肌肉进行牵伸训练时,应缓慢进行,每次维持 20~30 秒,持续进行 1 周或更长时间。在关节炎急性炎症期、关节肿胀时行进行牵伸训练可能导致关节囊破裂,应避免[119]。普遍认为康复训练引起的疼痛不应持续超过 1 小时。若患者反映训练后疼痛持续超过 1 小时,则说明训练的方法不当、强度过大或时间过长,在下次训练时,应调整训练方法、减轻训练强度或缩短训练时间。鼓励患者在自觉身体状况较好时自行训练。训练前或训练后立即进行减痛治疗能提高训练效果并能提高患者对康复训练的依从性。

对于髋、膝骨关节炎患者,手法治疗有一定疗效[118],但不适用于存在炎症或结局性关节韧带松弛的 RA 患者。

肌力训练

关节炎会直接或间接降低肌肉强度、耐力、肌力等功能。影响因素包括关节内外的炎症、药物的副作用、废用、疼痛及关节渗出的反射性抑制、本体觉减退以及关节周围结构完整性丧失等。有许多方法可以有效地增强肌力，改善肌肉耐力及功能，而不会加重疼痛或使病情恶化。

首先，等长训练可以改善肌张力、提高肌力及静态耐力；可以征募或激活特定肌肉；可以促进关节进一步活动。尽管等长训练不会增加动态关节压力，也不会造成关节错位，但是会出现其他不良后果。等长训练时肌肉收缩可达最大收缩的50%以上，压迫血管使血液回流，这会造成训练后肌肉酸痛，也会因外周循环阻力增加而使血压升高[119]。在髋及膝关节，高强度等长收缩会明显增高关节内压，使关节滑液产生减少[120~122]。心血管病患者进行等长训练时应慎重，且避免训练时屏气，因为屏气会增加腹内压(Valsalva动作)。进行等长训练时需注意：①每一次收缩持续不超过6秒；②避免勉强进行训练；③收缩时呼气，短暂休息时吸气；④每次收缩不要超过两个肌群。

动态练习包括缩短(向心)和伸长(离心)运动。抗阻(大负荷)训练可以提高肌力及耐力，可通过自身重量、或力量训练器、弹力带及其他抗阻训练器械等外部阻力进行。关节不稳或有炎症时，慎用抗阻训练，以免加重关节破坏[16,119]。肌力训练应在无痛范围内进行。训练时，推荐功能性运动结合体位变化，以达到最大效果。建议在关节活动之末稳定缓慢地活动，需要时可适当调整阻力、重复次数及频率。渐次增加阻力及重复次数。关节肿胀或疼痛加重时(局部炎症反应)，应降低训练强度、频率及运动幅度。

维持或恢复肌力及耐力对RA患者有利。许多对照研究表明，大负荷肌力训练能够提高肌力及关节功能，而不会加重病情。部分RA训练研究数据可见知识点23.5证据总结[123~135]。阻力达单次最大负荷的70%时，患者没有病情加重，也没有明显的肌力及功能改善[123,124,126,128]。

知识点 23.5 循证证据总结——运动疗法治疗风湿性关节炎(RA)

作者(年)	实验设计及受试者	干预方法	受试者依从性	结果
Hakkinen等[123](2001)	临床随机对照实验。70名新发RA患者参与实验。实验为期24个月。所有患者从未服用固醇类药物及抗风湿药物。随机分为两组。按照年龄(<50岁,>50岁)及性别随机分组对照	肌力训练组：阻力为单次最大负荷的50%~70%，每组重复8~12次，连续做两组，每周训练2次，每次约45min(每6个月调整运动强度)，每周共训练90min 关节活动度训练组：不施加阻力，只进行关节活动度及肌力训练，每周2次。鼓励患者每周参加2~3次娱乐活动(每次30~45min)。每隔6个月检查训练记录。药物治疗以控制病情	62名患者完成实验、肌力训练组每周训练次数为1.4~1.5次	肌力明显增加(19%~59%)。疾病活动性明显控制。HAQ得分明显提高。肌力训练组步行速度明显提高。对照组各方面均有改善但低于训练组 “早期RA患者，进行规律的动态肌力训练结合耐力训练，可提高肌力及身体功能，且不会使病情加重，但BMD*无明显增加。”
Baillet等[124](2009)	临床随机对照实验。与第1、6、12月时进行数据采集。共50名受试者。实验前，所有受试者均使用过DMARD。所有受试者均进行心电图检查，并由心脏病专家出具报告(患者年龄>45岁，有心血管病危险因素或ECG异常)。排除标准：每天的激素用量>10mg；未使用或不规律使用DMARD；过去3个月内疾病活动度评分>1.2；年龄<18或>70；RA一般功能状态为第Ⅲ或第Ⅳ级。排除不能完成实验项目(系统训练、随访、健康教育或完整的问卷)的患者。38名患者纳入DEP组，76名患者纳入对照组(仅进行传统康复治疗)。但样本量限制在50名	DEP组： 第1周＝健康教育及功能测试 第2周＝作业疗法——针对于日常活动能力训练 第3周＝作业训练及强化的日常活动能力训练(抗阻) 第4周＝职业能力训练 训练内容：提高肌力、关节屈曲活动度、耐力及平衡能力。每天健身45min，游泳60min，每周5次。训练时心率应在最大心率的60%~80%。应针对患者个人情况进行抗阻及力量训练。根据身体耐受情况及社会心理需求合理安排休息及放松时间。每次训练前要做准备活动，训练后做放松活动。患者要记治疗日记。 对照组：为期3天约20h的健	25名患者随机纳入DEP组，25名纳入对照组。分组后有2名患者退出实验。所有患者均进行随访。1个月时，1名患者未完成NHP量表及AIMS2- SF量表，6个月时有3名，12个月时有4名	1个月时，DEP组**患者的HAQ提高(初始结果)较普通的关节康复训练组明显，但6个月及12个月时，两组无明显差异。DEP可提高1个月时的NHP(诺丁汉健康量表)评分及有氧活动能力，但之后与对照组无明显差异。DEP可提高DHI、SODA、DSA28、AIMS2-SF得分，但不明显

知识点 23.5 循证证据总结——运动疗法治疗风湿性关节炎(RA) 续

作者(年)	实验设计及受试者	干预方法	受试者依从性	结果
		康教育课程,让患者更好地认识疾病,学会自我康复及关节保护。第1天,水疗(30℃,45min),第2天起,每日首先进行45min的放松训练,然后锻炼45min,以预防肌肉萎缩及肌张力升高		
de Jong 等[126] (2003)	临床随机对照实验。进行2年的强化训练(RAPIT),包括物理治疗及常规治疗(UC),检验其效果及安全性 309名RA患者随机接受RAPIT或UC。评估其功能性活动能力(MACTAR),进行功能障碍问卷,HAQ问卷及大关节X线检查	按年龄(<50及>50)和性别分层,然后进行随机分组 RAPIT组(强化训练组): 每次锻炼1.25h,每周2次,共2.5h 每次锻炼分为3个部分: 单车训练(20min),康复训练(20min),体育运动/游戏(20min)。每个项目前后均进行热身及放松 依照运动时的心率及RPE(0~10)设置单车训练强度。心率应为HRM的70%~90%,RPE为4~5 康复训练:8~10次肌力训练,耐力、灵活性及ADL训练。训练与休息时间比,第1周,90s:60s,6月后,90s:30s。每次训练重复8~15次 体育活动或游戏:能提高运动积极性,可穿插于热身运动或康复训练中进行 常规治疗组:仅在内科医师认为有必要时,进行康复训练。所有内科医生选择药物治疗及其他治疗方案(高强度承重训练除外)	每组需119名患者才能满足统计学需要。计划每组招募150名。实际受试者为309名。平均年龄47岁。RAPIT组患者较年轻,平均45岁。所有受试者中,女性占72%,RAPIT组女性为79%。9名患者拒绝参加实验。2年内,RAPIT组有5名患者退出,UC组有14名。RAPIT组另有14名患者未进行康复锻炼,只进行定期评定。约74%的患者完成一半以上的康复锻炼。前6个月,65%的患者参与度较高,6个月后,为49%	2年后,RAPIT组较UC组,功能有明显提高。1年后两组MACTAR值平均差异为2.6,2年后为3.1。2年的平均HAQ值改变为-0.09。X线检查,两组的平均关节破坏程度无明显加重。两组中,参与实验之前已存在较严重关节破坏的患者,实验结束时关节破坏程度增加(RAPIT组更明显)。RAPIT组,情绪改善更明显。对DA无不良影响。 "相较于常规治疗,长期、高强度锻炼对改善RA患者的功能更加有效。X线检查发现,高强度训练,不会增加大关节的破坏程度,但实验前已有明显关节破坏的患者除外。"
Eversden L,等[127](2007)	临床随机对照实验。水中与陆上训练效果比较。评价患者对训练的整体反应、躯体功能及QOL变化。115名患者随机分组。受试者要求为年龄18岁以上的男性或女性RA患者,伯明翰临床功能分级1~3级,能够理解并执行简单的英文说明。实验开始前,要求患者使用等	训练时间为连续6周,每周1次,每次30min(水疗组及陆上治疗组相同)。患者应至少连续完成6次训练,此后可以间断最多3次。可进行家庭训练,治疗期间不要求,但若患者希望,可以进行。单次训练,水疗组每组1~4人,陆上训练组每组1~6人。训练强度应个体化。训练前做放松	陆上训练组有11名患者未完成训练。水疗组有4名未完成。每组计划招募60名,实际有115名受试者参与随机分组。57名计入水疗组(46	主要指标:患者总体自觉改善情况-7等记分 次要指标:EuroQol健康相关生活质量,EuroQol健康状态评估,健康评估问卷,10米步行时间,治疗前、后及3月后体能测试得分 水疗组总体训练效果非常明显地优于陆上治疗组。

知识点 23.5 循证证据总结——运动疗法治疗风湿性关节炎(RA) 续

作者(年)	实验设计及受试者	干预方法	受试者依从性	结果
	剂量DMA RDs 6周,NSA IDs 2周,停用固醇类药物4周。排除3个月前做过或预约过手术的,6个月前曾接受过物理治疗或水疗的患者。水疗组排除有慢性过敏、开放性伤口、大小便失禁、癫痫、高血压、糖尿病、恐水症的患者 排除:妊娠期妇女,患有其他不适宜水疗的疾病,上呼吸道葡萄球菌感染,体重>102Kg	及牵伸等热身训练。核心训练以关节灵活性、肌力及功能训练为主。每周进行功能测评。每次训练后进行放松训练	名已经进行主要指标数据采集),58名进入陆上治疗组(40名已经进行主要指标数据采集)	10米步行时间测试,两组均有改善。HAQ、EQ-5D得分、EQ视觉模拟评分及疼痛视觉模拟评分,两组无明显差异 "训练项目完成后,水疗组的RA患者,总体感觉明显或非常明显的优于陆上治疗组,但两组在10米步行能力,功能分,生活质量及疼痛等方面的改善无明显差异。"
Lemmey等[128](2009)	临床随机对照实验。"评价高强度持续训练(PRT)维持RA患者的肌肉量及功能的效果"以及"探究胰岛素样生长因子(IGF)在RA患者运动引起的肌肉肥大中的作用。" 28名缓解期RA患者参与实验。实验于2004年7月开始,2007年1月结束	2个实验组:PRT组(n=13),每周2次;对照组(n=15),不同强度的家庭训练。分别于实验开始及24周后进行X线检查、躯体功能测试、疾病活动性评估,并检测实验前后肌肉IGF的变化。统计患者性别、年龄,并检测其雌激素水平。需在实验开始前及结束后立即进行雌激素检测,检测前24h患者应禁食且避免运动。 PRT组:共24周,每周2次,每次做3组训练,每组8min,运动负荷为单次最大负荷的80%,每组间歇1~2min。进行腿部推举、胸部推举,伸腿,坐位划船、屈腿、三头肌伸展、标准提踵、曲臂等训练,以造成肌肉肥大。第1周末完成1次,第2周末完成2次,1~4周内完成15次训练,运动负荷为单次最大负荷的60%。5~6周时完成12次训练,运动负荷为最大负荷的70%。7~24周完成8次,80%负荷的训练。每四周进行一次单次负荷训练评估每次训练前后进行约10min的热身及放松训练。回家后,进行低强度的ROM训练,每周2次。对于RA患者,需将ROM作为控制条件。做好训练日记,以判断患者依从性,并及时发现不良反应。对照组患者每2组进行电话随访	每组至少需要5名受试者。计划每组招募18名受试者(共36名),以免有患者中途退出实验。将36名受试者随机分至两组。28名患者完成初始评估,开始训练 PRT组:共安排48次训练,实际平均完成34.6次(73%) ROM训练组:平均完成25.9次训练(54%)	PRT使LBM(总去脂体重)及ALM(四肢去脂重量)增加;躯干脂肪重量减低2.5Kg(不显著);训练部位肌力增加119%,坐位站起肌力增加30%,伸膝肌力增加25%,曲臂肌力增加23%,步行时间增加17%。对照组躯体成分及功能无明显变化。总去脂体重及局部去脂体重的变化与功能变化相关。肌肉肥大的同时,IGF-1及IGF结合蛋白3的量在PRT训练后增加 "临床随机对照实验结果显示,24周的PRT可以安全有效地维持RA患者的去脂体重及躯体功能。肌肉肥大与肌肉IGF水平明显相关,提示了一种风湿性恶病质的可能的治疗方法。PRT对RA的治疗有重要作用。"

知识点 23.5 循证证据总结——运动疗法治疗风湿性关节炎(RA) 续

作者(年)	实验设计及受试者	干预方法	受试者依从性	结果
Smidt 等[129] (2005)	运动治疗肌肉、神经、呼吸及心血管系统功能紊乱效果的文献综述。系统性研究。关于髋、膝关节病变的OA文献有7篇。其中3篇综述质量较高:相较于不训练者,运动疗法,包括肌力训练、牵伸训练及功能训练对膝骨关节炎治疗有效。1项大样本的临床随机对照试验结果显示,运动疗法对髋骨关节炎治疗有效。无充分证据表明特定运动治疗(个体化,小组形式的,水疗)髋、膝骨关节炎无效。(Fransen et al 2002, Mc-Carty and Oldham 1999, Pendleton et al 2000, Petrella 2000, Philadelphia Panel 2001a, Puett and Griffin 1994, van Baar et al 1998a, Van Baar et al 1999, van Baar et al 2001) "与未进行训练的对比,运动疗法,包括肌力训练、牵伸训练及功能训练对膝骨关节炎治疗有效"Fransen, Philadelphia panel, van Baar 1998a, Van Baar 1999, and 2001. 大样本的临床随机对照试验结果显示"运动对髋骨关节炎治疗有效" van Baar et al1998 b 无充分证据表明特定运动治疗(个体化,小组形式的,水疗)髋、膝骨关节炎无效	对每项系统性研究(60名患者以上)进行文献综述。按照文献质量得分进行分类:优(>80),良(60~79),中(40~59),差(20~39),非常差(<20)。选择得分为优和良的。经专家讨论得出结果,并基于以下2个问题,将讨论结果分类: A 较于不运动组、安慰剂组或观望组,运动治疗组有哪些效果? B 较于其他治疗方法(类固醇注射),运动治疗有哪些效果?是否有一项特定运动治疗方法效果最好?	共有104篇系统性研究文献,45篇为优,不同评测者间一致性为86%,分歧主要关于临床随机对照试验的力度、不均一性以及评测指标 RA:运动治疗对RA疗效的系统性研究2项(Augustinus et al 2000, van den Ende et al 1998, van den Ende et al 2002).1项系统性研究显示,没有足够的证据支持或反对运动疗法对RA患者有效。(van den Ende1998 and 2002).	运动疗法对膝骨关节炎、亚急性(6~12周)及慢性(12周以上)下背痛、强直性脊柱炎、髋骨关节炎、帕金森病以及脑卒中有效。没有足够的证据支持或反对运动疗法对颈、肩痛、肌肉劳损、类风湿关节炎、哮喘及支气管扩张有效。对急性下背痛无效。对许多慢性功能障碍有效
Ottawa Panel[130] (2004)	制定成人(超过18岁)确诊或未确诊的类风湿关节炎运动疗法和手法治疗的指南。证据来自对照试验并使用Cochrane科克伦协作方法进行综合处理	入选标准及排除标准由9位专家组成的委员会设定。进行随机对照试验研究-扩大至病例对照试验,队列研究,和非随机对照试验 康复干预措施:以特定功能强化训练、全身功能强化训练及PA。比较数据:安慰剂组、未干预组及使用教育手册或自我管理的书面指示组	2280篇文献中筛选出16篇。排除862篇关于手法治疗的论文,其中4篇颇有潜力 结论:运动疗法是RA有效的干预措施,包括特定功能强化训练、全身功能强化训练在内,	进行康复训练的患者,有六成以上取得好转。手法治疗干预的效果因缺乏证据而不能确定 委员会建议运动疗法应用于类风湿关节炎的治疗。这还需要进一步的研究来确定手法治疗对此类疾病的疗效 推荐:膝关节功能强化训练、全身功能强化训练、传统治疗及全身低强度运动

知识点 23.5 循证证据总结——运动疗法治疗风湿性关节炎(RA) 续

作者(年)	实验设计及受试者	干预方法	受试者依从性	结果
			由于疾病敏感度及测量数据的时间不同,其有效程度可能不尽相同。临床收益:缓解疼痛、增加上下肢肌力及改善功能状态。其他收益:提高整体功能和减少病假数量	训练。对于肩手关节的强化训练、全身高强度运动训练及手法治疗的循证医学证据仍不足
Bearne[131] (2002)	比较RA患者和健康人的股四头肌感觉运动功能、下肢功能和残疾程度以评价的一个短期康复方法的安全性和有效性。比较103位下肢受累的类风湿关节炎患者与25位健康对照的四肢肌力、自发运动、本体感觉及完成4种常见活动的总时间	四肢肌力/自发运动的评定:将测试系统连接于特定座椅,受试者以髋关节及膝关节屈曲90度坐于其上。进行经皮电刺激,产生等长收缩。记录3个最大自发性等长收缩并进行分析 弱势腿为“指示腿”。 记录的最大力量和自主运动,使用MVC对指示腿进行分析 康复干预措施:随机分组,47位患者立即康复治疗,而41位患者进行延时性康复治疗。设计10个训练部分(每周2次,共5周),包括单一性训练、渐进性训练及个体特异性训练,通过使用便宜简易的设备以增加受试者的四肢力量,减轻患者的残疾程度,并提高其平衡和协调能力。每一部分的训练包括:5min的热身运动,24个膝关节屈曲90°的等张性运动(4组*6次收缩,两次收缩间歇1min)以增加四肢肌力,3项个体特异性功能训练(如起立等指令性动作),及3项每次1至5min的平衡功能训练,这些数据均被记录下来。患者在进行训练时可得到鼓励并给予反馈。每一部分的训练持续30~40min	数据测量:健康评估问卷,疾病活动性和血浆的促炎细胞因子浓度	RA患者的四肢力量较弱、自发运动较少、本体感觉下降,需花费较长时间来完成APFT 康复治疗可增加四肢力量和自主运动,改善躯体功能,而不加重病情。6个月的随访期间,躯体功能均有改善。对照组无明显变化

知识点 23.5 循证证据总结——运动疗法治疗风湿性关节炎(RA) 续

作者(年)	实验设计及受试者	干预方法	受试者依从性	结果
Brorsson 等[132](2009)	评价类风湿关节炎患者手功能训练的效果并比较健康管理的结果。40名女性,其中包括20名类风湿关节炎患者和20名健康人,进行手功能训练。分别在6周和12周后,通过测定手部力量来评价效果。评定手功能的方法包括握力试验,患者上肢、肩、手功能相关问卷-DASH问卷和简明36项问卷。US数据通过EDC进行分析训练时肌肉的反应情况	研究过程:18周,每6周进行测试。在训练计划开始之前设定两条基线(week0)。 训练计划设定为12周。根据基线值设计12个参数并设定:每周5次,每次10组,最大力量位置维持3~5s,两次动作间歇20s 各训练项目间断至少1天。受试者使用85克的治疗性粘土,10min完成练训项目,患者可选择软、中等或初级粘土。在训练期间患者须每日记录其所有训练情况	招募40个受试者,分为2个对照组和2个RA患者组,其中36名受试者完成了该研究	在6周后,各组受试者的手部伸展和屈曲的力量增强,握力试验评定显示手功能改善。RA患者上肢及肩手残疾评估问卷的结果显示功能有改善。EDC得到的各组数据均明显提高 结论:手部训练6周后,RA患者手部力量和手功能可明显改善,12周后效果更加显著。RA患者的手部训练可有效改善力量及功能
Crowley[133](2009)	文献综述...评定RA患者家庭训练计划的有效性。该文章检索了7个数据库		使用检索所得18篇文章中的8篇,均存在较高的偏倚 结果表明,家庭训练计划可有效提高肌肉力量、关节活动度、肩关节功能及自我效能,并较少晨僵、关节压痛及肿胀,同时不加重炎症及疾病活动	这篇综述的结果强调了RA患者家庭训练计划的益处,该计划包含物理治疗、功能训练及生活质量方面。这还需要进一步的研究来证实这些发现
Hsieh 等[134](2009)	比较有监督的有氧训练(SAE)和家庭有氧训练(HAE)对于中国女性RA患者的有效性及安全性 该实验为单盲随机对照试验纳入30名RA患者 由治疗师监督进行SAE,而家庭有氧训练在完成教学阶段后在家中进行	1小时训练:每周3次,共8周。有氧运动能力与疾病相关变量的测量包括:运动强度、职业技能、心理状态及关节功能。训练过程为10min伸展运动、10min热身运动、30min低强度训练及10min放松。目的在于使的50%~80%耗氧量峰值处的目标心率维持至少30min。多个阶段共30min。每天记录训练的强度和频率。每2周进行一次电话随访,在8周结束后检查训练日志	38名患者入组,其中30名患者随机分为两组,所有受试者均完成了该研究,大多数的患者ADR评分为2级	为期8周的有监督的有氧训计划使得中国女性RA患者的有氧运动能力明显提高,且效果优于家庭有氧训练计划。这两种有氧训练计划均安全 SAE的依从性为100%;HAE的依从性为52%(32%~75%)。该研究组间基线无明显差异 组内比较:在耐力试验中,SAE的数据显著提高,而HAE则无明显变化,这些数据包括耗氧量、能量代谢当量,做功量、脉氧含量、收缩压峰值处的心血管反应和最大通气量时的耗氧量及能量代谢当量。 组间比较:通过观察耗氧

知识点 23.5 循证证据总结——运动疗法治疗风湿性关节炎(RA) 续

作者(年)	实验设计及受试者	干预方法	受试者依从性	结果
				量、能量代谢当量、做功量、脉氧含量、收缩压峰值处的心血管反应,比较两组的这些数据,训练后较基线的变化值有显著统计学差异。两组的最大通气量时的耗氧量及能量代谢当量的变化值有明显不同。SEA导致耗氧量峰值,工作复合峰值及脉氧分别提高了20%、16%和14% 除外整体自我评估和医学评估,两组的疾病相关干预措施无明显差别。在SAE组内,受试者的整体运动强度、日常生活活动能力评分、握力、行走时间及整体自我评估具有显著差异。在HAE组内,受试者的整体运动强度、ADL疼痛评分及行走时间具有显著差异 对于疾病相关的其他指标,训练前后变化两组均无明显差异
Kennedy[135] (2006)	评定RA患者强化训练对其骨质密度和疾病活动的效果。检索了6个数据库,其中包括研究RA患者进行有氧训练和(或)加强训练的效果的多篇文献。从30篇文献中选取11篇,其中只有4篇有较低的偏倚	van den Ende等人的实验(2000)——20名女性患者,样本含量为64。强化训练组的干预措施:肌肉等长收缩和等张收缩的力量训练+每周3次,每次15min蹬车训练(强度为该年龄组最大预测值的60%)+常规治疗(关节活动度和等长收缩);对照组为常规治疗。结果测量:疾病活动性、肌力、关节活动度及功能状态。结论:强化训练可增强肌力和运动功能,而不增加疾病活动性。 de Jong等人的实验(2003)——237名女性患者,样本含量为309。RAPIT实验组的计划每周2次:1.蹬车训练(20min,最大心率的70%~90%);2.跑步训练(20min);3.游戏或娱乐(20min);对照组为常规治疗	30篇文献描述了关于RA的随机对照实验。11篇论文使用了一个题目。仅有4项研究有较低的偏倚。而综述关注的是4项轻度偏倚研究的结论	RA患者的训练计划是安全的,不会增加疾病的活动性,并可以减缓髋部骨质疏松。该综述的结论强调了有氧和动态强化训练计划对于RA患者的安全性和有效性

知识点 23.5 循证证据总结——运动疗法治疗风湿性关节炎(RA) 续

作者(年)	实验设计及受试者	干预方法	受试者依从性	结果
		结果测量:疾病活动性、功能状态、运动能力、情绪状态及影像所示的损伤 结论:对于疾病活动性无直接影响。实验组的功能状态的进步较对照组明显;情绪状态有所改善;患者的关节损伤较基线进展 de Jong 等人的实验(2004)——237 名女性患者,样本含量为 309。干预措施同 2003 年。 结果测量:疾病活动性、运动能力、功能状态、小关节 X 线影像所示的损伤,髋部和腰椎的骨密度 结论:两组仅在股骨头出现了骨密度减低,而实验组轻度减低。 de Jong 等人的实验(2004)——237 名女性患者,样本含量为 309。干预措施同 2003 年。 结果测量:双手及双足影像学损伤率(Larsen score 拉尔森评分) 结论:小关节影像学改变无明显差异		
Williams 等[136](2010)	"女性关节炎患者进行为期 4 个月的个性化 HEP,评价其可行性、步态稳定性和平衡功能改善。"该研究为前后干预性研究	初步估计,治疗师根据患者评定结果制定家庭平衡训练计划,患者可从市面上购买工具辅助训练。所有的数据在 4 个月后进行测量 主要测量指标:跌倒风险和平衡措施 干预措施:治疗师到患者家中开始该训练计划。受试者需完成每周 5 次、为期 4 个月的训练。平衡、肌力及步行训练是从 Otago 奥塔哥运动项目和视觉健康运动处方信息工具(平衡和前庭功能的康复治疗)中选择出来的 参与者将收到一个训练文件夹,其中包含:说明书、每次训练的图形及剂量和每月训练计划的日历。假设该项目中治疗师给予的训练强度可行。参与者须完成 4~8 次训练(每次训练 20~ 30min,其中包括	样本含量为 49,均为女性 OA 或 RA 患者。仅 39 名符合标准并完成研究。该项目的依从性为 66.7%	64% 的参与者显示在 12 个月之前基线下降,平均跌倒风险(即社区环境老年跌倒风险)的评分是 14.5,而其中有 42% 为中等风险 患者的大部分的平衡功能得到恢复,并且其训练计划结束后的测量相关数据有所提,其相关数据包括:跌倒风险、活动水平、跌倒恐惧、功能测试、坐位起立的上升指数、步幅以及体质指数。HEP 个性化平衡训练对于 OA 和 RA 老年女性患者是可行的,可以提高步行及其他功能性运动的稳定性

知识点 23.5 循证证据总结——运动疗法治疗风湿性关节炎(RA) 续

作者(年)	实验设计及受试者	干预方法	受试者依从性	结果
		休息时间),每周至少3次的社区内步行训练,以及2次家庭性训练。在第4周和第8周时进行标记。以上计划根据需要进行调整		

ADL=activities of daily living 日常生活活动;BMD=bone mineral density 骨密度;DMARDs=Disease Modifying Anti-Inflammatory Drugs 缓解病情的抗风湿药;DEP=Dynamic Exercise Programme 动态训练计划;DM=diabetes mellitus 糖尿病;ECG=electrocardiogram 心电图;ex=exercise 训练;funx=functional 功能性的;HAQ=Health Assessment Questionnaire(HAQ)健康评估问卷;HR=heart rate 心率;HEP=home exercise program 家庭训练计划;HRM=heart rate max 最大心率;hydro=hydrotherapy 有氧训练;HTN=hypertension 高血压;mins=minutes 分钟;ms=muscle 肌肉;NSAIDs=nonsteroidal anti-inflammatory 非甾体类抗炎药;OT=occupational therapy 作业治疗;OA=osteoarthritis 关节炎;phys=physical 物理的、运动的;pts=patients 患者;QOL=quality of life 生活质量;RA=rheumatoid arthritis 类风湿关节炎;RCT=Randomized Clinical Trial 临床随机试验;RM=repetition maximum 重复运动最大负荷;ROM=range of motion 活动度;RPE=Ratings of Perceived Exertion 主观评价;Ss=subjects 受试者;Tx=treatment 治疗;WB=weight-bearing 负重。

为RA患者制定训练方案时,应充分考虑其疾病的活动性、严重程度及其系统性疾病的特征。急性期RA患者,应将其训练限制在日常活动所需的每日ROM训练,及提高肌力的等长训练。鼓励患者尽可能多行走,同时日间间断休息,并保证夜间充足的睡眠,可以较好的缓解疲乏。病情缓解后,可增加动态肌力训练,但应避免增加关节及关节囊的压力,也可增加等长训练次数及体力活动量。病情控制后,可考虑增加有氧训练和动态抗阻训练来改善心血管状况、肌力及身体素质[16]。

应用包括神经肌肉及功能训练在内的LE训练可以明显缓解膝骨关节炎患者的疼痛,并能明显改善其关节功能。训练内容包括等长、等张及功能训练,还包括本体觉及平衡觉训练。这些训练方法不论是治疗师监督还是患者自行训练,均有良好的效果,且患者依从性较高[97,136]。运动疗法治疗膝、髋骨关节炎的证据可参见知识点23.6证据总结[137~142]。物理治疗师应采取措施提高患者的积极性及对治疗性训练和家庭性训练(HEPs)的依从性,比如治疗小组会议(定期随访),并结合治疗目前制定及其他提高自信心的方法[119]。

知识点 23.6 证据总结——运动疗法用于治疗膝、髋骨关节炎

作者	受试者	方法	时间/剂量	结果/评价
Bartels 等[137] (2007)	受试者为一侧或双侧膝或髋骨关节炎患者。总共800名受试者,年龄在66~71岁之间	截止到2006年5月的系统回顾性研究,包括6个随机临床实验或准实验,比较水上训练和地上训练的效果	水上运动持续6周至3个月,且每周2~3次	综合分析表明,受试者的功能和健康相关生活质量有小到中等的短期进步;疼痛在治疗干预后有不同程度的减轻;而僵硬和步行能力无变化。作者认为水上训练可能是进行运动疗法项目的有效的第一步,特别是对于残疾患者的训练来说
Pisters 等[141] (2007)	受试者为膝或髋骨关节炎患者。总共1721名受试者,无年龄限制	在荷兰、德国及英语国家进行的、截止到2005年11月的系统回顾性研究,包括11个随机临床实验或临床对照实验,比较运动疗法组与对照组的长期训练效果(至少随访6个月)	运动疗法持续1~12个月,且随访6~15个月	长期随访中对于疼痛的轻中度疗效但不持续。对于自我评价的功能状态无明显效果,这与其表现出的功能状态的证据相互矛盾。证据表明,治疗后的额外强化训练已经对长期治疗的效果有积极的影响。作者认为,患者的预后与其依从性与相关,而未来的研究重点应该是怎样的训练行为是可以被激发并长期保持的
Fransen, McConnell[138] (2008)	受试者为已确诊膝骨关节炎和自认为患有膝骨关节炎的成年患者。总共3719名受试者,年龄在61~74岁之间	截止到2007年12月的系统回顾性研究,包括32个随机临床实验,比较地上训练组、运动疗法训练组与无训练对照组的效果	运动干预持续4周至12个月,且每周1~3次	对于疼痛和自我评价的身体功能有轻中度的短期疗效。然而,运动疗法对膝关节疼痛的疗效不亚于目前的普通镇痛药和非甾体类抗炎药。同时作者指出,大多数膝关节炎患者需要进行某种形式的持续性监控或监督使运动项目达到最佳的临床疗效

知识点 23.6 证据总结——运动疗法用于治疗膝、髋骨关节炎 续

作者	受试者	方法	时间 / 剂量	结果 / 评价
Fransen 等[139] (2009)	受试者为已确诊髋骨关节炎的老年患者。总共204名受试者,年龄在60~70岁之间	截止到2008年8月的系统回顾性研究,包括5个随机临床实验,比较地上运动疗法训练组与无训练对照组的效果	运动干预持续6~12周,且每周1~3次	对于疼痛有轻度的短期疗效,但对于自我评价的身体功能无改善。大部分的研究的受试者为髋骨关节炎或膝骨关节炎的患者,故作者提出疑问,是否存在一种非特定关节的训练项目可以发挥最大的治疗效益
McNair 等[140] (2009)	受试者为临床已确诊和(或)影像学证实的单纯髋骨关节炎患者。总共356名受试者,年龄在66~72岁之间	截止到2008年6月的系统回顾性研究,包括6个随机临床实验或类实验,比较至少3周的运动疗法训练组与对照组的效果	运动干预持续5~8周,且每周1~2次	该研究只有一个实验完成,运动疗法对于减轻疼痛、改善功能的疗效证据不足,而且增强HRQoL的支持证据有限。该研究包含的运动疗法训练项目不符合当前的指南要求(强度、剂量及进展)。作者认为,该研究训练计划的种类缺少说明,而这是一项成功运动方案的基本要求。作者进一步指出,目前仍然缺乏关于髋关节炎运动疗法疗效的文章
Jansen 等[142] (2011)	受试者为患有膝骨关节炎的成年人	系统回顾性研究,包括12个随机临床实验,比较单独力量训练组、单独运动疗法训练组、两组结合训练组与无训练对照组的效果	持续时间可变	对于疼痛,每种干预措施均有轻中度的疗效。运动疗法治疗结合手部关节松动训练对于缓解疼痛的疗效优于单纯运动疗法。同时,每种干预措施均可显著改善身体功能

DMARDs=Disease Modifying Anti-Inflammatory Drugs 缓解病情抗风湿药;HRQoL=health-related quality of life 健康相关的生活质量;OT=occupational therapy 作业疗法;OA=osteoarthritis 关节炎;RCT=randomized clinical trial 随机临床实验

心血管功能训练

RA及OA患者的身体素质一般低于其同龄人。大量研究证实,规律的心血管功能锻炼可提高有氧活动能力及活动水平,而不会使关节炎或其他疾病加重[16,24,125,130]。针对健康成年人或老年人,疾病控制与预防中心(CDC)推荐每周进行五次,每次约30分钟中等强度的锻炼[143],最新的指南推荐每周锻炼时间累计为150分钟[144],治疗师可据此制定心血管功能锻炼方案。如果负重锻炼存在障碍,患者可选择低负重训练或无负重训练,如固定式蹬车训练,水池有氧训练及深水跑步训练等[16,127,145]。对大多数人来说,步行及固定式蹬车训练均是安全有效的有氧运动[16,145]。此外,参与该训练项目的患者通常可以增加自尊并改善情绪状态[16]。在有氧运动训练项之前应先进行适宜的年龄和身体状况的医学筛选[如修订的体力活动适应能力问卷(PAR-Q)]。

功能性训练

关节炎患者的功能训练方式类似于其他疾病导致的同类功能障碍。运动疗法可通过配合使用多种设备,暂时性(如急性炎症时)或永久性改善关节活动度和肌力以适应日常生活活动,降低日常活动能力的受限。比如使用长柄的器具及设备,以便于患者抓握。还包括穿衣、洗漱及保持个人卫生过程中使用的辅助器具。通过将功能性任务分解成简单的动作,如:从椅子上站起或爬楼梯,治疗师可以帮助患者识别错误的运动模式并分析造成活动困难的原因。

上肢受限的RA患者使用的辅助器具,尤其是腕杖和手杖,可以有效地减轻受累关节的负重。此时,可以将前臂作为支撑平面。家庭或工作环境的改造也可以改善患者的功能状态。抬高床或椅子,可以使患者站起时更加轻松。床边、浴室及楼梯处安装护栏也可提高患者的独立性。

步态及平衡训练

步行时,患者存在明显的步态异常。这些异常可能由于步态不对称,速度降低,步频和步幅改变,双侧支撑时间不足,初始启动障碍,以及摆动和支撑不协调引起的关节移动减少等原因造成。RA患者可有明显的步态异常,特别是存在足部疼痛或畸形的患者(表23.6)。[146,147]不管是哪种类型的关节炎,治疗师在制定治疗计划前,应明确造成患者步态异常的关节的及肌肉的损伤。

表 23.6 步态异常，体检结果及治疗目标的分析

步态异常	体格检查结果	治疗目标
足内翻		
缓慢进展 步长减少 足外侧缘着地 单肢平衡能力降低 双足支撑阶段延长 足跟抬起延迟 跨步时患侧踝关节跖屈 膝关节负重外翻变形	距下关节跗骨间区压痛 关节转动范围受限 胫骨后肌肌力减弱及疼痛 足部呈旋前负重姿势 膝关节内侧副韧带松弛	减轻距下关节及跗骨关节压力 增加踝关节活动度 加强胫骨后肌肌力 应用矫正器以稳定过度活动的关节 站立相通过调整足部保持自然对齐
踇外翻		
外侧及后侧的重心转移 足跟抬起推迟 单肢平衡降低	踇趾横向改变 第一跖趾关节肿胀 踇短屈肌缩短 踇趾感觉过敏 踇趾外展肌无力	穿着宽头矫正鞋 增加踇趾外展肌肌力 减轻负重压力
跖趾关节半脱位		
踩踏力量减弱 单肢站立能力降低 病情进行性加重 单肢平衡能力降低	跖趾关节头负重疼痛 跖趾关节头愈伤组织形成 跖趾关节头表面溃疡 跖趾关节屈曲受限 跖趾关节头突出	应用跖骨条重新分配压力 通过插入软垫缓解压力 增加跖趾关节屈曲 穿着超深型矫正鞋
锤状趾或爪形趾		
踩踏动作减弱 单肢站立能力降低 病情进行性加重 单肢平衡能力降低	跖趾关节过伸、近端趾间关节及远端趾间关节弯曲 跖趾关节及远端趾间关节过伸、近端趾间关节弯曲 足底尖和近端指间关节背侧骨痂形成 跖趾关节屈曲受限	应用跖骨条改善跖趾对齐 穿着超深型矫正鞋 通过插入软垫缓解压力 增加足趾的活动
足跟疼痛		
趾 - 跟模式 站立相足跟不着地 患侧步长减少 步速降低 跨步时踝关节跖屈 跨步时髋关节屈曲增加 健侧步长减少	主动跖屈疼痛 主、被动背伸疼痛 跟腱肿胀和疼痛 骨刺压痛 踝背屈范围受限	注射类固醇或其他方式降低炎症 减轻负重力 通过插入软垫缓解压力 维持踝关节活动度

MTP=metatarsal-phalangeal. 跖趾

评估患者步态异常的程度是治疗师制定治疗计划时最难的部分。实际上，有些步态异常，比如：痛性跛行，减轻了关节的负荷。有关节破坏的患者常需要助行器，简单的如手杖，复杂的如四足助行器或带轮助行器。RA 或 OA 患者步态训练应该是安全的、功能性的、患者可接受的，而不是无法实现的理想化的规范训练。髋、膝骨关节炎的患者，健侧使用合适的标准化手杖可减轻关节负重、缓解关节疼痛。

步速减低是关节炎的常见表现，人们普遍认为，步速增快是患者功能改善的一个指标。例如：患者的步行速度足够快，可以在绿灯期间通过马路，这项能力对其功能和社区活动来说是非常重要的。然而，违反关节的生物力学特性，单纯增加步速是不可取的。在一项膝骨关节炎患者应用非甾体类药物的临床试验中，所有患者均存在足内翻畸形，观察指标为各项步态变量。研究人员发现，积极治疗组患者的自评疼痛程度减弱，且步行速度增加。与此同时，关节的力学分析表明，步行速度的增加伴随着膝关节内收肌力和内侧负荷的增加[148]。而这种额外的关节负荷及内收肌力的增加，使步速增加的价值降低。尽管药物治疗可以减少疼痛并改善步行速度，但是综合性治疗还应考虑到生物力学因素。

狼疮性关节炎患者静态和动态的平衡障碍，可由本体感

觉减退，神经反射降低，关节生物力学改变，疼痛及肌力减弱等因素引起。静态平衡训练可从静态体位转为双侧支撑，再到单侧支撑，从平坦路面到不平坦路面，最后可在保证安全的情况下增加干扰。动态平衡训练包括在移动重心是维持姿势，在不平的路面上行走，以激发前庭和本体感觉系统得功能(第10章运动功能改善措施)。表23.7列出了按照ICF分类对RA和OA进行评估的指标。

关节保护

因为疾病会损害关节及其周围的结构，关节保护是关节炎治疗中的关键问题。一项为期3个月的关于手部OA的随机对照试验，将患者分为关节保护性训练组及标准化训练组，每组均进行20分钟的训练，且在开瓶训练时提供防滑垫。此项单盲试验显示，两组患者的抓握能力均有提高，相较于标准训练组，关节保护性训练组改善更明显，抓握肌力提高25%[16,49]。应鼓励患者在日常活动中注意保护关节并注意保存体能(附表23.C，关节保护，休息及保存体能)。

除了减少疼痛和改善功能，也可使用矫形器以支持和保护易损、疼痛的关节。足部矫形器或特殊设计的鞋子，既能缓解生物力学压力又可提高足部受累的RA患者的功能[150,151]。多数的保险不支付矫正鞋的费用。矫正鞋的鞋跟较宽，牢固固定距跟关节，提供稳定的支撑并减少不必要的关节运动。合适鞋头尺寸也有助于维持正常骨性调整和纠正各种足部畸形。足部负重时压力应沿足底均匀分布。市售的胶垫有用且便宜，然而，随着足部生物力学改变加剧，要求使用更专业的矫形器。摇摇鞋(足趾处鞋底上翘)可限制踝部的活动易化步行的启动过程。一项对照实验显示超深型的成品矫正鞋对足部疼痛至少持续了1年的RA患者的效果。患者穿着矫正鞋2个月后，对疼痛、步态及运动功能等进行评估。矫正鞋组在自评的功能障碍、负重及不负重时的疼痛以及步态等方面有显著改善。这种鞋子除了拥有超深型的鞋头，还提供了更好的足跟稳定、足弓支持、腿部支撑，以及舒适鞋垫。该研究表明，步行疼痛占受试者的躯体机能水平差异的75%[152]。

患者教育和自我康复

对风湿性疾病患者的健康教育有积极的作用，包括知识、健康行为、信仰和态度等方面，并影响患者的健康状况，生活质量，以及对卫生服务利用程度。对最近的文献进行回顾分析显示自我康复治疗对心理健康有明显好处[75]。与其他慢性疾病一样，健康教育应包括对症处理的相关信息(包括服药及运动)，社会生活及工作中的自我管理技能，以及应对慢性病造成的情绪障碍，如抑郁，恐惧和沮丧的方法。有关自我管理技能及自信心提升的教育最为有效[75,153]。关节炎基金会可以为临床医师或患者提供各种教育材料、手册、自助课程，以增加其对疾病过程的认知理解和自我管理能力。许多关节炎基金会的地方分会成立个人和家庭支持团体以增加患者的

表23.7 关于RA和OA的ICF分类测量结果

	身体结构与功能	活动和参与	生活质量与个人因素
RA	• VAS or NPRS 的疼痛评分 • 活动关节计数[a]或简明疾病活动指数(CDAI) • ROM(角度测量) • 肌力(徒手肌力测量)包括握力 • 关节稳定性 • 视觉步态评估 • 多维疲劳评定(MAF) • 平衡(例如，单腿站立)	• 健康评估问卷或改良健康评估问卷 • AIMS2 • 患者特定功能量表(PSFS) • 关节炎手功能测试 • 动态/功能性平衡(如Berg平衡分，计时起立行走) • 6分钟步行试验	• EuroQoL(EQ5D) • 自我效率评分[a] • 治疗前关节炎问卷(RMAQ) • 专业性全面健康评定
OA	• VAS or NPRS 的疼痛评分 • ROM(角度测量) • 肌力(徒手肌力测量)包括握力 • 关节稳定性 • 视觉步态评估 • 平衡(例如，单腿站立)	• 髋关节损伤和骨关节炎预后评分(HOOS) • 膝关节损伤和骨关节炎预后果评分(KOOS) • 下肢功能量表(LEFS) • 患者特定功能量表(PSFS) • DASH • 关节炎手功能测试 • 动态/功能性的平衡(如:Berg平衡量表，计时起立行走，坐位起立测试) • 6分钟步行试验	• EuroQoL(EQ5D) • 自我效率评分[a] • 治疗前关节炎问卷(RMAQ)

[a]请参阅附录23.D的网络资源

AIMS2=Arthritis Impact Measure Version 2 关节炎影响因素第2版；HAQ-DI=Health Assessment Questionnaire—Disability Index 健康评估问卷-残疾指数；NPRS=numericpain rating scale 数字化疼痛评定量表；ROM=range of motion 关节活动度；VAS=visual analogue scale 视觉模拟评分

心理适应力，并增加可进行陆地及水上训练的公共设施。风湿病学健康专家协会，作为美国风湿病学会的一个部门，可以为治疗师提供科学和临床资源，同时为风湿病学专业同仁提供网络交流平台。请参阅附录 23.D 的网络资源。

手术治疗

手术治疗是过去 50 年关节炎治疗的最大的进步之一。然而，不是每个 RA 或 OA 患者都适合手术治疗，所以明确手术适应证及手术时机是至关重要的。手术治疗的主要适应证是疼痛，功能缺失和畸形，最后两者并不总是相关联的。手术治疗的效果在很大程度上受到患者的个人特征的影响，如焦虑、抑郁、期望值和积极性[154]，同时也受外部因素的影响，如术后康复的质量。一般术后康复治疗的目标是恢复受累关节活动度、关节稳定性、关节运动的神经肌肉控制以及步态和平衡功能，并改善患者生活质量。

一般情况下，软组织的手术步骤，为以下三步：滑膜切除术，软组织松解术和肌腱转移术。与软组织类似，骨关节的手术步骤通常也分为三步，包括：骨切开术，人工关节置换术和关节固定术，其中关节固定术并不常用。术后物理治疗方案的选择取决于外科手术的方式，术前关节受累的程度，患者的个体特征，包括疾病伴随的健康状况和躯体活动水平，以及该疾病的其他表现。需特别注意的是，RA 患者区别于 OA 患者，常累及多个关节，这将影响手术治疗效果。且由于系统性疾病的病情特点和大量应用免疫抑制药物，RA 患者的手术适应年龄应更年轻，且术后感染的风险更大[1]。

在美国，每年进行超过 80 万例髋关节或膝关节的全关节置换术（TJA），其中大部分用于治疗关节炎[155]。高成功率的手术治疗对于狼疮性致残性关节炎具有长期显著疗效[156,157]，包括身体功能的恢复情况[158]。TJA 术后的主要康复目标是改善功能，减少疼痛，以及恢复或改善患者的肌肉控制力和功能水平。术后的康复治疗方案取决于多方面的因素，包括围手术期并发症的发生和手术因素(假体的类型，手术技术和手术方式)。术后早期治疗包括运动疗法、体位转移、步态训练及 ADL 的指导[159,160]。当患者达到一定的功能水平且从手术创伤中恢复后，应为患者制定定期的训练和运动疗法方案以恢复肌肉骨骼功能和心血管适应性，这是保持长期的手术效果及生活质量的关键。一项关于全髋关节置换术（THA）的 meta 分析认为，与相同年龄的对照组比较，THA 术后 6~8 个月时，患者的自评功能恢复 46%~81%。THA 术后 6~8 个月，患者的步行速度，家庭日常活动能力以及身体功能的其他数据都恢复到对照组的 80%[158,161]。全膝关节置换术后（TKA）与 THA 比较，前者患者的身体功能和生活质量的恢复时间更长并且通常不理想[156]。TKA 和 THA 可以改善 RA 患者的膝关节和髋关节损伤的预后，并且对 RA 的疾病活动性有积极辅助作用。但是，其对于健康相关的长期生活质量的效果不明确[162]。

总结

RA 和 OA 是物理治疗师在临床实践中常见的两种关节炎类型。RA 和 OA 患者的活动受限及参与局限性主要是由疾病活动、骨骼肌损害及心血管功能下降导致的。关节面的不平，关节间隙变窄和关节活动度减小，肌无力及肌萎缩等可直接导致日常生活活动能力及工作能力受限。疼痛会继发的导致正常关节结构和功能损害，从而出现功能受限。关节炎相关的骨骼肌功能损害也可导致其他系统损害，比如心肺功能下降。物理治疗师应评估、治疗这些损伤，改善其活动受限，并且对患者进行健康教育，提高其自我管理技能，避免不必要的参与受限。关节炎患者的主要康复目标为恢复或保持关节的活动度及肌力，并且应着重强调功能再训练及预防机体功能的继发性损害。

复习思考题

1. 与类风湿关节炎有关的流行病学因素有哪些？
2. 类风湿关节炎主要的病理改变有哪些？
3. 说出类风湿关节炎的发病机制的两种假说。
4. 说出四个可导致骨关节炎的危险因素。
5. 描述 OA 关节软骨的两种改变。
6. 说出至少两种用于类风湿关节炎诊断的实验室检查方法并说明其检查目的。
7. 描述关节炎 X 线检查的常用指标。
8. 描述类风湿关节炎患者枕寰关节、寰枢关节、颞下颌关节、腕关节、膝关节及距跟关节的典型变化。
9. 解释以下畸形：尺侧倾斜、天鹅颈样变、襟花样变、锤状趾、爪形趾及踇外翻。
10. 描述类风湿关节炎和骨关节炎药物治疗的总体目标。
11. 类风湿关节炎外科治疗的主要适应证有哪些？
12. 描述关节炎患者病史采集要点。
13. 对 RA 患者进行体格检查时，可对标准测试和测量方法作出哪些调整？
14. RA 或 OA 患者物理治疗的目标有哪些？
15. 说明典型的强化治疗方案的治疗目标，可变方案及预后。
16. 讨论可引起关节活动度增加的治疗方法。

17. 给患有狼疮性关节炎的患者设计一个心血管治疗方案。
18. 描述可增加患者对治疗性练习依从性的方法。
19. 说出关节保护的至少四个基本原则且逐一举例说明。
20. 类风湿关节炎患者鞋的选择标准有哪些?
21. 夹板固定的目的有哪些?
22. 类风湿关节炎患者常见的步态改变有哪些?哪些损伤可以导致狼疮性关节炎患者出现静态和动态平衡问题?

病例分析

以下两则病例:病例一为 RA 患者,病例二为 OA 患者。

病例 1 类风湿关节炎

病史

患者为 52 岁的已婚女性,两个孩子均读高中。护士,每周工作约 40 小时。出现关节肿胀、疼痛、疲劳及进行性无力症状已 2 年余。初诊为腕管综合征、膝关节炎、纤维肌痛病及莱姆病。给予非甾体类抗炎药物后症状进行性恶化。同时服用抗抑郁药物。3 个月前就诊风湿病专家。根据病史、体格检查、实验室检查(DAS 活动指数 =3.2;RF=12.30;ESR=26)及 X 线检查的结果,专家明确诊断其为血清反应阳性类风湿关节炎,给予甲氨蝶呤治疗并要求其行物理治疗。

物理治疗检查

在最初的康复评定时,患者诉晨僵时间已短于 30 分钟(先前大于 3 小时),手、脚、肘关节的疼痛、肿胀症状已明显减轻,并且精力充沛。患者手指末端及腕关节轻微红肿(右侧较左侧严重),皮肤系统回顾无其他阳性发现。其血压及呼吸频率均在正常范围内,静息状态下心率为 72 次 / 分,但轻微活动会使心率增加到 96 次 / 分。

该患者的肩、肘、腕关节及 MCPs 的活动度受限,其膝关节活动范围不足 10°,踝关节背屈不能,髋关节活动范围超过中线。双侧肢体肌力正常。出现头前伸、圆肩的驼背早期姿势。腕、肘、踝关节疼痛明显(VAS 评分 4/10)且伴有疲劳。伴有扁平足而且趾骨头中度肿胀。但是由于被诊断的疾病可以得到有效的治疗,她感到如释重负并且她很信任自己的医生。其近期康复目标为恢复关节运动、力量、耐力及避免畸形。

指导性问题

1. 确定该患者物理治疗的一般预期目标和结果。
2. 你会推荐或指导患者使用哪些自我管理策略?
3. 描述可以推荐给患者采用的社区资源类型。
4. 哪些辅助装置可能用来减轻症状及改善功能?
5. 物理治疗师如何最合理的安排其复诊时间?

病例 2 骨关节炎

病史

64 岁,高加索老年女性,下腰部和双侧膝盖疼痛一年余。身高 5 英尺 7 英寸(170 厘米),体重 195 磅(88.5 公斤)重。既往有高血压和慢性肾功能不全,常年服药控制。职业为当地小学的教师助理,独居,三楼,无电梯。周末时作建筑经理的助理,进行清洁及小的维护工作。当上下楼,坐下和起立,上下公车,一次走路超过 15 分钟的时候患者疼痛加重。患者膝盖疼痛逐渐加重,三年前开始出现僵硬,最近右膝出现无力。久坐,弯腰,及夜间下腰部疼痛加重。由于患者肾功能不全,有药物禁忌,但是在双膝局部注射双氯芬酸后疼痛可部分缓解。患者最近加入了当地老年人健身俱乐部,但是承认很少参加活动。

遵从家庭医生建议,患者做了双膝的 X 线片,发现患者双侧关节间隙狭窄,以右侧为重,X 线片证实膝盖部有骨性硬化、骨质增生以及右侧膝外翻。其家庭医生建议继续局部应用 NSAID 类药物,拐杖,同时建议患者咨询物理治疗师进行康复评估及物理治疗。患者及其家庭医生决定若 3~6 个月后病情无好转,会接受膝盖部手术治疗。

物理治疗检查

最初的病史采集及系统回顾时,该患者指出自己逐渐不能胜任两份兼职工作,尤其是公寓内的清洁工作。尽管 2 个月之前初次参加健身班的时候很喜欢该课程，但如今因时常感到劳累且没有精力参加健身班。睡眠不太好，且偶尔需从学校请假。该患者还担心自己的经济问题，她感觉自己还需要工作至少3年。白天时，疼痛为间歇性，夜间疼痛剧烈，可痛醒。心率为82次/分，血压140/85mmHg，呼吸16次/分，下肢皮肤和血液循环没有明显异常，下肢感觉、反射均正常。目前最担心能否继续工作且希望避免膝部手术。

选择性的功能评定显示该患者双侧髋关节及膝关节存在运动功能缺失，活动下降并且当前步态为慢速减痛步态。其脊柱伸展及旋转活动度受限。膝关节前后稳定性较好，但是双侧外侧副韧带有中度的假性松弛。使用NPRS量表，她认为自己步行时左膝疼痛数值约为7/10，爬楼梯时约为8/10，而右膝在进行两种活动时疼痛数值约为6/10。该患者目前穿着没有支持作用的无带鞋，其右踝已有明显内翻，双侧趾也有明显的外翻。

指导性问题

1. 物理治疗师在治疗过程中可就哪些预期目标与患者进行讨论？
2. 物理治疗师给该患者制定一个家庭锻炼计划并且确定最佳进度表。
3. 哪些矫正装置可减轻患者症状，改善其功能？
4. 为使患者功能得到最大限度提高，患者指导应当包括哪些内容？
5. 哪种策略可以使该患者最大程度的遵守家庭锻炼计划并且规律进行体育活动？
6. 你可以推荐给该患者的健康专家或社区资源有哪些？

参考文献

1. Klippel, JH (ed): Primer on the Rheumatic Diseases, ed 13. Arthritis Foundation and Springer Publishing, Atlanta, 2011.
2. Arnett, FC, et al: The American Rheumatism Association 1987 revised criteria for the classification of rheumatoid arthritis. Arthritis Rheum 31:315, 1988.
3. Aletaha, D, et al: Rheumatoid arthritis classification criteria. Arthritis Rheum 62:2569, 2010.
4. Hemlick, CG, et al: Estimates of the prevalence of arthritis and other rheumatic conditions in the United States. Arthritis Rheum 58:15, 2008.
5. Symmons, D: Epidemiological concepts and the classification of musculoskeletal conditions. In Hochberg, AJ, et al (eds): Rheumatology, ed 4. Mosby Elsevier, Philadelphia, 2008, p 3.
6. Ollier, WER, and Worthington, J: Investigation of the genetic basis of rheumatic diseases. In Hochberg, AJ, et al (eds): Rheumatology, ed 4. Mosby Elsevier, Philadelphia, 2008, p 123.
7. Nielsen, MM, et al: Specific autoantibodies precede the symptoms of rheumatoid arthritis: A study of serial measurements in blood donors. Arthritis Rheum 50:380, 2004.
8. Rantapaa-Dahlqvist, S, et al: Antibodies against cyclic citrullinated peptide and IgA rheumatoid factor predict the development of rheumatoid arthritis. Arthritis Rheum 48:2741, 2003.
9. Firestein, GS, and Zvaifler, NJ: The pathogenesis of rheumatoid arthritis. Rheum Dis Clin North Am 13:447, 1987.
10. Hutchinson, DL, et al: Heavy cigarette smoking is strongly associated with rheumatoid arthritis (RA), particularly in patients without a family history of RA. Ann Rheum Dis 60: 223, 2001.
11. Carpenter, AB: Immunology and inflammation. In Robbins, L, et al (eds): Clinical Care in the Rheumatic Diseases, ed 2. American College of Rheumatology, Atlanta, 2001, p 15.
12. Klareskog, L, Gregersen, PK, and Huizinga, TW: Prevention of autoimmune rheumatic disease: State of the art and future perspectives. Ann Rheum Dis 69(12):2062, 2010.
13. Gornisiewicz, M, and Moreland, LW: Rheumatoid arthritis. In Robbins, L, et al (eds): Clinical Care in the Rheumatic Diseases, ed 2. American College of Rheumatology, Atlanta, 2001, p 89.
14. Hochberg, MC, et al: The American College of Rheumatology 1991 revised criteria for the classification of global functional status in rheumatoid arthritis. Arthritis Rheum 35:498, 1992.
15. Iversen, MD, and Kale, MK: Physical therapy management of select rheumatic conditions in older adults. In Nakasato, Y, and Yung, RL (eds): Geriatric Rheumatology. Springer, 2011, p 101.
16. Iversen, MD, Finckh, A, and Liang, MH: Exercise prescriptions for the major inflammatory and non-inflammatory arthritides. In Frontera, WR, Dawson, DM, and Slovik, DM (eds): Exercise in Rehabilitation Medicine. Human Kinetics, Champaign, IL, 2005, p 157.
17. Brasington, RD: Clinical features of rheumatic disease. In Hochberg, AJ, et al (eds): Rheumatology, ed 4. Mosby Elsevier, Philadelphia, 2008, p 766.
18. Jones, JV, and Covert, A: Diagnosis and management of arthritic conditions. In Walker, JM, and Helewa, A (eds): Physical Therapy in Arthritis. WB Saunders, Philadelphia, 1996, p 47.
19. Melvin, JL: Rheumatic Disease: Occupational Therapy and Rehabilitation, ed 3. FA Davis, Philadelphia, 1989.
20. Turkiewicz, AM, and Moreland, LW: Rheumatoid arthritis. In Bartlett, SJ, et al (eds): Clinical Care Text in the Rheumatic Diseases, ed 3. American College of Rheumatology, Atlanta, 2006, p 157.
21. Edstrom, L, and Nordemar, R: Differential changes in Type I and Type II muscle fibers in rheumatoid arthritis. Scand J Rheum 3:155, 1974.
22. Nordemar, R, et al: Changes in muscle fiber size and physical performance in patients with rheumatoid arthritis after 7 months physical training. Scand J Rheum 5:233, 1976.
23. Edstrom, L: Selective atrophy of red muscle fibers in the quadriceps in longstanding knee-joint dysfunction. J Neurol Sci 11:551, 1970.
24. Metsios, GS, et al: Rheumatoid arthritis, cardiovascular disease and physical exercise: A systematic review. Rheumatol 47:239, 2008.
25. Roubenoff, R, et al: Rheumatoid cachexia: Cytokine-driven hypermetabolism accompanying reduced body cell mass in chronic inflammation. J Clin Invest 93:2379, 1994.
26. Sokka, T, et al: Work disability remains a major problem in rheumatoid arthritis in the 2000s: Data from 32 countries in the QUEST-RA study. Arthritis Res Ther 12:R42, 2010.
27. Kumar, N, et al: Causes of death in patients with rheumatoid arthritis: Comparison with siblings and matched osteoarthritis controls. J Rheumatol 34:1695, 2007.
28. Lindqvist, E, et al: Prognostic laboratory markers of joint damage in rheumatoid arthritis. Ann Rheum Dis 64:196, 2005.
29. Gough, A, et al: Genetic typing of patients with inflammatory arthritis at presentation can be used to predict outcome. Arthritis Rheum 37:1166, 1994.
30. Felson, DT, et al: American College of Rheumatology/European League Against Rheumatism provisional definition of remission in rheumatoid arthritis for clinical trials. Arthritis Rheum 63:573, 2011.
31. Felson, DT: Developments in the clinical understanding of osteoarthritis. Arthritis Res Ther 11:203, 2009. Retrieved May 15, 2011, from http://arthritis-research.com/content/11/1/203.
32. Lawrence, RC, et al: Estimates of the prevalence of arthritis and other rheumatic conditions in the United States. Part II. Arthritis

Rheum 58(1):26, 2008.
33. Loeser, RF, and Shakoor, N: Aging or osteoarthritis: Which is the problem? Rheum Dis Clin North Am 29:653, 2003.
34. Bland, JH, Melvin, JL, and Hasson, S: Osteoarthritis. In Melvin, J, and Ferrell, KM (eds): Rheumatologic Rehabilitation Series: Adult Rheumatic Diseases, vol 2. American Occupational Therapy Association, Bethesda, MD, 2000, p 81.
35. Valdes, AM, and Spector, TD: The contribution of genes to osteoarthritis. Med Clin North Am 93:45, 2009.
36. Jensen, L: Hip osteoarthritis: Influence of work with heavy lifting, climbing stairs or ladders, or combining kneeling/squatting with heavy lifting. Occup Environ Med 65:6, 2008.
37. Jensen, LK: Knee osteoarthritis: Influence of work involving heavy lifting, kneeling, climbing stairs or ladders, or knee/squatting combined with heavy lifting. Occup Environ Med 65:72, 2008.
38. Garstang, SV, and Stitik, TP: Osteoarthritis: Epidemiology, risk factors, and pathophysiology. Am J Phys Med Rehabil 85(11):S2, 2006.
39. Felson, DT: Risk factors for osteoarthritis: Understanding joint vulnerability. Clin Orthop Rel Res 427S:S16, 2004.
40. Altman, RD: Early management of osteoarthritis. Am J Manage Care 16:S41, 2010.
41. Reid, GD, et al: Femoroacetabular impingement syndrome: An underrecognized cause of hip pain and premature osteoarthritis? J Rheumatol 37(7):1395, 2010.
42. Buckwalter, JA, Mankin, HJ, and Grodzinsky, AJ: Articular cartilage and osteoarthritis. American Academy of Orthopedic Surgeons (AAOS) Instr Course Lect 54:465, 2005.
43. Dieppe, PA, and Lohmander, LS: Pathogenesis and management of pain in osteoarthritis. Lancet 365:965, 2005.
44. Guccione, AA, and Minor, MA: Arthritis. In O'Sullivan, SB, and Schmitz, TJ (eds): Physical Rehabilitation, ed 5. FA Davis, Philadelphia, 2007, p 1057.
45. McAlindon, TE, et al: Determinants of disability in osteoarthritis of the knee. Ann Rheum Dis 52:258, 1993.
46. Kellgren, JH, and Lawrence, JS: Atlas of Standard Radiographs: The Epidemiology of Chronic Rheumatism, vol 2. Blackwell Scientific, Oxford, 1963.
47. Hayashi, D, Guermaziy, A, and Hunter, DJ: Osteoarthritis year 2010 in review: Imaging. Osteoarthr Cartil 19:354, 2011.
48. Sharif, M, et al: Suggestion of nonlinear or phasic progression of knee osteoarthritis based on measurements of serum cartilage oligomeric matrix protein levels over five years. Arthritis Rheum 50(8):2479, 2004.
49. Altman, R, et al: The American College of Rheumatology criteria for the classification and reporting of osteoarthritis of the hip. Arthritis Rheum 34:505, 1991.
50. Zhang, W, et al: EULAR evidence-based recommendations for the diagnosis of knee osteoarthritis. Ann Rheum Dis 69(3):483, 2010.
51. Zhang, W, et al: EULAR evidence-based recommendations for the diagnosis of hand osteoarthritis: Report of a task force of ESCISIT. Ann Rheum Dis 68(1):8, 2009.
52. D'Agostino, MA, et al: EULAR reports on the use of ultrasonography in painful knee osteoarthritis. Part 1: Prevalence of inflammation in osteoarthritis. Ann Rheum Dis 64:1703, 2005.
53. Threlkeld, AJ: Musculoskeletal assessment. In Melvin, JL, and Jensen, GM (eds): Rheumatologic Rehabilitation Series: Assessment and Management, vol 1. American Occupational Therapy Association, Bethesda, MD, 1998, p 107.
54. Melvin, JL: Therapist's management of osteoarthritis in the hand. In Mackin, EJ, et al (eds): Rehabilitation of the Hand and Upper Extremity, ed 5. Mosby, St. Louis, 2002, p 1646.
55. Ling, SM, and Rudolph, K: Osteoarthritis. In Bartlett, SJ, et al (eds): Clinical Care in the Rheumatic Diseases, ed 3. Association of Rheumatology Health Professionals, Atlanta, 2006, p 127.
56. Arnold, CM, and Faulkner, RA: The history of falls and the association of the Timed Up and Go Test to falls and near-falls in older adults with hip osteoarthritis. BMC Geriatr 7:17, 2007.
57. Menz, HB, and Lord, SR: The contribution of foot problems to mobility impairment and falls in community-dwelling older people. J Am Geriatr Soc 49:1651, 2001.
58. Kalichman, L, and Hunter, DJ: Lumbar facet joint osteoarthritis: A review. Semin Arthritis Rheum 37:69, 2007.
59. Guccione, AA, et al: The effects of specific medical conditions on the functional limitations of elders in the Framingham Study. Am J Publ Health 84:351, 1994.
60. Guccione, AA, et al: Defining arthritis and measuring functional status in elders: Methodological issues in the study of disease and disability. Am J Publ Health 80:945, 1990.
61. Kauppila, AM, et al: Disability in end-stage knee osteoarthritis. Disabil Rehabil 31(5):370, 2009.
62. Dreinhöfer, K, et al: ICF Core Sets for osteoarthritis. J Rehabil Med 44 Suppl:75, 2004.
63. Bossmann, T, et al: Validation of the comprehensive ICF Core Set for osteoarthritis: The perspective of physical therapists. Physiotherapy 97(1):3, 2011.
64. Gignac, MAM, et al: An examination of arthritis-related workplace activity limitations and intermittent disability over four and a half years and its relationship to job modifications and outcomes. Arthritis Care Res 63(7):953, 2011.
65. American College of Rheumatology Subcommittee on Rheumatoid Arthritis Guidelines: Guidelines for the management of rheumatoid arthritis 2002 update. Arthritis Rheum 46:328, 2002.
66. Watson, DJ, et al: Gastrointestinal tolerability of the selective cyclooxygenase-2 (COX-2) inhibitor rofecoxib compared with nonselective COX-1 and COX-2 inhibitors in osteoarthritis. Arch Intern Med 160:2998, 2000.
67. Solomon, DH, et al: Relationship between selective cyclooxygenase inhibitors and acute myocardial infarction in older adults. Circulation 109:206, 2004.
68. Shaya, FT, et al: Selective cyclooxygenase inhibition and cardiovascular effects. Arch Intern Med 165:181, 2005.
69. Sowers, JR, et al: The effects of cyclooxygenase-2 inhibitors and nonsteroidal anti-inflammatory therapy on 24-hour blood pressure in patients with hypertension, osteoarthritis and type 2 diabetes mellitus. Arch Intern Med 165:161, 2005.
70. American College of Rheumatology Subcommittee on Osteoarthritis Guidelines. Recommendations for the medical management of osteoarthritis of the hip and knee: 2000 update. Arthritis Rheum 43(9):1905, 2000.
71. American Society of Orthopaedic Surgeons: Treatment of osteoarthritis of the knee (non-arthroplasty), 2008. Retrieved May 2, 2011, from www.aaos.org/research/guidelines/GuidelineOAKnee.asp, 2008.
72. Zhang, W, et al: OARSI recommendations for the management of hip and knee osteoarthritis, part II: OARSI evidence-based, expert consensus guidelines. Osteoarthr Cartil 16:137, 2008.
73. Zhang, W, et al: OARSI recommendations for the management of hip and knee osteoarthritis part III: Changes in evidence following systematic cumulative update of research published through January 2009. Osteoarthr Cartil 18:476, 2010.
74. Towheed, T, et al: Acetaminophen for osteoarthritis. Cochrane Database of Systematic Reviews 2006, Issue 1. Art. No.: CD004257. DOI: 10.1002/14651858.CD004257.pub2. 2006.
75. Iversen, MD, Hammond, A, and Betteridge, N: Self-management of rheumatic diseases—state of the art and future perspectives. Ann Rheum Dis 69(6):955, 2010.
76. American College of Rheumatology Ad Hoc Committee on Clinical Guidelines: Guidelines for the initial evaluation of the adult patient with acute musculoskeletal symptoms. Arthritis Rheum 39:1, 1996.
77. Norkin, CC, and White, DJ: Measurement of Joint Motion: a Guide to Goniometry, ed 4. FA Davis, Philadelphia, 2003, p 39.
78. Messier, SP, et al: Osteoarthritis of the knee: Effects on gait, strength, and flexibility. Arch Phys Med Rehabil 73:29, 1992.
79. Jesevar, DS, et al: Knee kinematics and kinetics during locomotor activities of daily living in subjects with knee arthroplasty and in healthy controls. Phys Ther 73:229, 1993.
80. Grabiner, MD, et al: Kinematics of recovery from a stumble. J Gerontol 48:M97, 1993.
81. McAlindon, TE, et al: Determinants of disability in osteoarthritis of the knee. Ann Rheum Dis 52:258, 1993.
82. Philbin, EF, et al: Cardiovascular fitness and health in patients with end-stage osteoarthritis. Arthritis Rheum 38:799, 1995.
83. Liang, MH, et al: Comparative measurement efficiency and sensitivity of five health status instruments for arthritis research. Arthritis Rheum 28:542, 1985.
84. Guccione, AA, and Jette, AM: Assessing limitations in physical function in patients with arthritis. Arthritis Care Res 1:120, 1988.
85. Guccione, AA, and Jette, AM: Multidimensional assessment of functional limitations in patients with arthritis. Arthritis Care Res 3:44, 1990.

86. Jette, AM: Functional capacity evaluation: An empirical approach. Arch Phys Med Rehabil 61:85, 1980.
87. Jette, AM: Functional Status Index: Reliability of a chronic disease evaluation instrument. Arch Phys Med Rehabil 61:395, 1980.
88. Fries, JF, et al: Measurement of patient outcome in arthritis. Arthritis Rheum 23:137, 1980.
89. Felson, DT, et al: The American College of Rheumatology preliminary core set of disease activity measures for rheumatoid arthritis clinical trials. The Committee on Outcome Measures in Rheumatoid Arthritis Clinical Trials. Arthritis Rheum 36:729, 1993.
90. Meenan, RF, et al: AIMS2: The content and properties of a revised and expanded Arthritis Impact Measurement Scales health status questionnaire. Arthritis Rheum 35:1, 1992.
91. Katz, PP (ed): Health outcome measures. Arthritis Care Res 49 (5 Suppl):S1, 2003.
92. Roos, EM, et al: Knee injury and osteoarthritis outcome score (KOOS)—development of a self-administered outcome measure. J Orthop Sports Phys Ther 28:88, 1998.
93. Nilsdotter, AK, et al: Hip disability and osteoarthritis outcome score (HOOS)—validity and responsiveness in total hip replacement. BMC Musculoskelet Disord 4:10, 2003.
94. Dimonte, P, and Light, H: Pathomechanics, gait deviations, and treatment of the rheumatoid foot. Phys Ther 62:1148, 1982.
95. Weiss, RJ, et al: Gait pattern in rheumatoid arthritis. Gait Posture 28:229–234, 2008.
96. Brinkmann, JR, and Perry, J: Rate and range of knee motion during ambulation in healthy and arthritic subjects. Phys Ther 65:1055, 1985.
97. Parker, JC, Wright, GE, and Smarr, KL: Psychological assessment. In Robbins, L, et al (eds): Clinical Care in the Rheumatic Diseases, ed 3. American College of Rheumatology, Atlanta, 2007, p 67.
98. Bradley, LA: Psychological aspects of arthritis. Bull Rheum Dis 35:1, 1985.
99. Marks, R: Comorbid depression and anxiety impact hip osteoarthritis disability. Disabil Health J 2(1):27, 2009.
100. Keefe, FJ, Somers, TJ, and Martire, LM: Psychologic interventions and lifestyle modifications for arthritis pain management. Rheum Dis Clin North Am 34(2):351, 2008.
101. Stucki, G, et al: ICF Core Sets for rheumatoid arthritis. J Rehabil Med 44(Suppl):87, 2004.
102. Coenen, M, et al: Validation of the International Classification of Functioning, Disability and Health (ICF) Core Set for rheumatoid arthritis from the patient perspective using focus groups. Arthritis Res Ther 8(4):R84, 2006.
103. Robinson, V, et al: Thermotherapy for treating rheumatoid arthritis. Cochrane Database of Systematic Reviews 2002, Issue 2:CD002826.
104. Brosseau, L, et al: Thermotherapy for treatment of osteoarthritis. Cochrane Database of Systematic Reviews 2003, Issue 4. Art. No.: CD004522. DOI: 10.1002/14651858.CD004522.
105. Rutjes, AWS, Nüeshc, E, and Jüni, P: Therapeutic ultrasound for osteoarthritis of the knee or hip. Cochrane Database of Systematic Reviews 2010, Issue 1. Art. No.: CD003132. DOI: 10.1002/14651858.CD003132.pub2.
106. Casimiro, L, et al: Therapeutic ultrasound for the treatment of rheumatoid arthritis. Cochrane Database of Systematic Reviews 2002, Issue 3. Art. No.: CD003787. DOI: 10.1002/14651858.CD003787.
107. Harris, ED, Jr, and McCroskery, PA: The influence of temperature and fibril stability on degradation of cartilage collagen by rheumatoid synovial collagenase. N Engl J Med 290:1, 1974.
108. Feibel, A, and Fast, A: Deep heating of joints: A reconsideration. Arch Phys Med Rehabil 57:513, 1976.
109. Oosterveld, F, and Rasker, JJ: Effects of local heat and cold treatment on surface and articular temperature of arthritic knees. Arthritis Rheum 37(11):1578, 1994.
110. Brosseau, L, et al: Transcutaneous electrical nerve stimulation (TENS) for the treatment of rheumatoid arthritis in the hand. Cochrane Database of Systematic Reviews 2003, Issue 3. Art. No.: CD004377. DOI: 10.1002/14651858.CD004377.
111. Rutjes, AWS, et al: Transcutaneous electrostimulation for osteoarthritis of the knee. Cochrane Database of Systematic Reviews 2009, Issue 4. Art. No.: CD002823. DOI: 10.1002/14651858.CD002823.pub2.
112. Ye, L, et al: Effects of rehabilitative interventions on pain, function, and physical impairments in people with hand osteoarthritis: A systematic review. Arthritis Res Ther 13:R28, 2011.
113. Egan, M, et al: Splints/orthoses in the treatment of rheumatoid arthritis. Cochrane Database of Systematic Reviews 2003, Issue 1. Art. No.: CD004018. DOI: 10.1002/14651858.CD004018.
114. Pagnotta, A, et al: The effect of a static wrist orthosis on hand function in individuals with rheumatoid arthritis. J Rheumatol 25:879, 1998.
115. Kjeken, I, et al: Systematic review of design and effects of splints and exercise programs in hand osteoarthritis. Arthritis Care Res 63(6):834, 2011.
116. Raja, K, and Dewan, N: Efficacy of knee braces and foot orthoses in conservative management of knee osteoarthritis: A systematic review. Am J Phys Med Rehabil 90(3):247, 2011.
117. Warden, SJ, et al: Patellar taping and bracing for the treatment of chronic knee pain: A systematic review and meta-analysis. Arthritis Rheum 59(1):73, 2008.
118. Kisner, C, and Colby, LA: Therapeutic exercise. Foundations and Techniques, ed 5. FA Davis, Philadelphia, 2002.
119. Westby, M, and Minor, M: Exercise and physical activity. In Bartlett, SJ, et al (eds): Clinical Care in the Rheumatic Diseases, ed 3. Association of Rheumatology Health Professionals, Atlanta, 2006, p 211.
120. James, MJ, et al: Effect of exercise on 99mTc-DPTA clearance from knees with effusions. J Rheumatol 21:501, 1994.
121. Krebs, DE, et al: Exercise and gait effects on in vivo hip contact pressures. Phys Ther 71:301, 1990.
122. Jawed, S, Gaffney, K, and Blake, DR: Intra-articular pressure profile of the knee joint in a spectrum of inflammatory arthropathies. Ann Rheum Dis 56(11):686, 1997.
123. Hakkinen, A, et al: A randomized two year study of the effects of dynamic strength training on muscle strength, disease activity, functional capacity, and bone mineral density in early rheumatoid arthritis. Arthritis Rheum 44:515, 2001.
124. Baillet, A, et al: A dynamic exercise programme to improve patients' disability in rheumatoid arthritis: A prospective randomized controlled trial. Rheumatol 48:410, 2009.
125. Baillet, A, et al: Efficacy of cardiorespiratory aerobic exercise in rheumatoid arthritis: Meta-analysis of randomized controlled trials. Arthritis Care Res 62:984, 2010.
126. de Jong, Z, et al: Is a long-term high-intensity exercise program effective and safe in patients with rheumatoid arthritis? Arthritis Rheum 58:2415, 2003.
127. Eversden, L, et al: A pragmatic randomized controlled trial of hydrotherapy and land exercises on overall well-being and quality of life in rheumatoid arthritis. BMC Musculoskelet Disord 8:23, 2007.
128. Lemmey, AB, et al: Effects of high-intensity resistance training in patients with rheumatoid arthritis: A randomized controlled trial. Arthritis Rheum 61:1726, 2009.
129. Smidt, N, et al: Effectiveness of exercise therapy: A best-evidence summary of systematic reviews. Aust J Physiother 51:71, 2005.
130. Ottawa Panel: Ottawa Panel evidence-based clinical practice guidelines for therapeutic exercises in the management of rheumatoid arthritis in adults. Phys Ther 84:934, 2004.
131. Bearne, LM, et al: Exercise can reverse quadriceps sensorimotor dysfunction that is associated with rheumatoid arthritis without exacerbating disease activity. Rheumatol 41:157, 2002.
132. Brorsson, S, et al: A six-week hand exercise programme improves strength and hand function in patients with rheumatoid arthritis. J Rehabil Med 41:338, 2009.
133. Crowley, L: The effectiveness of home exercise programmes for patients with rheumatoid arthritis: A review of the literature. Phys Ther Rev 14:149, 2009.
134. Hsieh, LF, et al: Supervised aerobic exercise is more effective than home aerobic exercise in female Chinese patients with rheumatoid arthritis. J Rehabil Med 41:332, 2009.
135. Kennedy, N: Exercise therapy for patients with rheumatoid arthritis: Safety of intensive programmes and effects upon bone mineral density and disease activity: A literature review. Phys Ther Rev 11:263, 2006.
136. Williams, SB, et al: Feasibility and outcomes of a home-based exercise program on improving balance and gait stability in women with lower-limb osteoarthritis or rheumatoid arthritis: A pilot study. Arch Phys Med Rehabil 91:106, 2010.
137. Bartels, EM, et al: Aquatic exercise for the treatment of knee and hip osteoarthritis. Cochrane Database of Systematic Reviews

2007, Issue 4. Art. No.: CD005523. DOI: 10.1002/14651858. CD005523.pub2.
138. Fransen, M, and McConnell, S: Exercise for osteoarthritis of the knee. Cochrane Database of Systematic Reviews 2008, Issue 4. Art. No.: CD004376. DOI: 10.1002/14651858.CD004376.pub2.
139. Fransen, M, et al: Exercise for osteoarthritis of the hip. Cochrane Database of Systematic Reviews 2009, Issue 3. Art. No.: CD007912. DOI: 10.1002/14651858.CD007912.
140. McNair, PJ, et al: Exercise therapy for the management of osteoarthritis of the hip joint: A systematic review. Arthritis Res Ther 11:R98, 2009.
141. Pisters, MF, et al: Long-term effectiveness of exercise therapy in patients with osteoarthritis of the hip or knee: A systematic review. Arthritis Rheum 57:1245, 2007.
142. Jansen, MJ, et al: Strength training alone, exercise therapy alone, and exercise therapy with passive manual mobilisation each reduce pain and disability in people with knee osteoarthritis: A systematic review. J Physiother 57(1):11, 2011.
143. Centers for Disease Control and Prevention: Physical Activity for Everyone: Physical Activity Terms. Retrieved March 8, 2011, from www.cdc.gov/nccdphp/dnpa/physical/terms/index.htm.
144. US Health Department of Health and Human Services: 2008 Physical Activity Guidelines for Americans. Retrieved June 2, 2011, from www.health.gov/PAGuidelines/guidelines/default.aspx.
145. Westby, MD: A health professional's guide to exercise prescription for people with arthritis: A review of aerobic fitness activities. Arthritis Rheum 45(6):501, 2001.
146. Dimonte, P, and Light, H: Pathomechanics, gait deviations, and treatment of the rheumatoid foot. Phys Ther 62:1148, 1982.
147. Weiss, R, et al: Gait pattern in rheumatoid arthritis. Gait Posture 28(2):229, 2008.
148. Schnitzer, TJ, et al: Effect of piroxicam on gait in patients with osteoarthritis of the knee. Arthritis Rheum 36:1207, 1993.
149. Stamm, T, et al: Joint protection and home hand exercises improve hand function in patients with hand osteoarthritis: A randomized control trial. Arthritis Rheum 47(1):44, 2002.
150. Locke, M, et al: Ankle and subtalar motion during gait in arthritic patients. Phys Ther 64:504, 1984.
151. Marks, RM, and Myerson, MS: Foot and ankle issues in rheumatoid arthritis. Bull Rheum Dis 46:1, 1997.
152. Fransen, M, and Edmonds, J: Off-the-shelf footwear for people with rheumatoid arthritis. Arthritis Care Res 10:250, 1997.
153. Marks, R, Allegrante, JP, and Lorig, K: A review and synthesis of research evidence for self-efficacy-enhancing interventions for reducing chronic disability: Implications for health education practice (part II). Health Promot Pract 6(2):148, 2005.
154. Rosenberger, PH, Jokl, P, and Ickovics, J: Psychosocial factors and surgical outcomes: An evidence-based literature review. J Am Acad Orthop Surg 14(7):397, 2006.
155. Katz, JN, Earp, BE, and Gomoll, AH: Surgical management of osteoarthritis. Arthritis Care Res 62(9):1220, 2010.
156. Ethgen, O, et al: Health-related quality of life in total hip and total knee arthroplasty: A qualitative and systematic review of the literature. J Bone Joint Surg 86:963, 2004.
157. Jones, CA, et al: Total joint arthroplasties: Current concepts of patient outcomes after surgery. Rheum Dis Clin North Am 33:71, 2007.
158. Vissers, MM, et al: Recovery of physical functioning after total hip arthroplasty: Systematic review and meta-analysis of the literature. Phys Ther 91(5):615, 2011.
159. Ganz, SB, and Viellion, G: Pre- and post-surgical management of the hip and knee. In Robbins, L, et al (eds): Clinical Care in the Rheumatic Diseases, ed 2. American College of Rheumatology, Atlanta, 2001, p 221.
160. Moncur, C: Management of persons with osteoarthritis. In Walkers, JM, and Helewa, A (eds): Physical Rehabilitation in Arthritis, ed 2. Saunders, St. Louis, 2004, p 229.
161. Westby, MD, et al: Post-acute physiotherapy for primary total hip arthroplasty. Cochrane Database of Systematic Reviews 2011, Art. No.: CD 005957. DOI: 10.1002/14651858. CD005957.
162. Momohara, S, et al: Efficacy of total joint arthroplasty in patients with established rheumatoid arthritis: improved longitudinal effects on disease activity but not on health-related quality of life. Mod Rheumatol 2011. Retrieved September 27, 2011, from www.springerlink.com/content/84g6934057p174u8/fulltext.html.

推荐阅读

Brosseau, L, et al: Ottawa Panel Evidence-Based Clinical Practice Guidelines for therapeutic exercises in the management of rheumatoid arthritis in adults. Phys Ther 84:934, 2004.

Brosseau, L, et al: Ottawa Panel Evidence-Based Clinical Practice Guidelines for electrotherapy and thermotherapy in the management of rheumatoid arthritis in adults. Phys Ther 84:1016, 2004.

Jordan, JL, et al: Interventions to improve adherence to exercise for chronic musculoskeletal pain in adults. Cochrane Database of Systematic Reviews 2010, Issue 1. Art. No.: CD005956. DOI: 10.1002/14651858.CD005956.pub2.

功能状态索引　附录 23.A

活动	需帮助(1-5)	疼痛(1-4)	困难(1-4)	注释
移动				
步行至室内	______	______	______	______
爬楼梯	______	______	______	______
从坐位站起	______	______	______	______
个人护理				
穿裤子	______	______	______	______
系上衣	______	______	______	______
清洗全身	______	______	______	______
穿衬衫	______	______	______	______
家务				
给地毯吸尘	______	______	______	______
接触低的橱柜	______	______	______	______
洗衣服	______	______	______	______
庭院工作	______	______	______	______
手部活动				
写字	______	______	______	______
打开容器	______	______	______	______
拨打电话	______	______	______	______
社会活动				
工作	______	______	______	______
驾驶	______	______	______	______
集会或约会	______	______	______	______
拜访亲友	______	______	______	______

KEY:帮助:1= 独立;2= 使用设备;3= 需人为帮助;4= 需设备和人为帮助;5= 不能从事该活动或不安全。

疼痛:1= 无疼痛;2= 轻度疼痛;3= 中度疼痛;4= 剧烈疼痛.

困难:1= 无困难;2= 轻度困难;3= 中度困难;4= 严重困难.

时间范围:过去 7 天的平均水平。

附录 23.B

健康评定量表(斯坦福大学医学院)

免疫学和风湿病病区

姓名 ______________________ 日期 ______________________

在本节中我们希望了解您的疾病对您的日常生活造成了何种影响。请在该页背面自由添加注释。

请确保你的回答可完美体现您过去一周内的个人能力

	无任何困难	有一些困难	有许多困难	无法完成
穿衣及修饰				
您能否完成:				
• 独立穿衣,包括系鞋带及衣扣	________	________	________	________
• 独立洗头?	________	________	________	________
起立				
您能否完成:				
• 从直背椅座位站起?	________	________	________	________
• 上下床?	________	________	________	________
进食				
您能否完成:				
• 独立切肉?	________	________	________	________
• 能否将一个装满的茶杯或玻璃杯放到嘴边?	________	________	________	________
• 打开一个新的牛奶盒?	________	________	________	________
步行				
您能否完成:				
• 在户外平地上行走?	________	________	________	________
• 登上五级台阶?	________	________	________	________

请你在进行下列活动可能用到的设备上打勾:

____手杖　　____穿着常用的设备(钩扣、拉链、长柄鞋拔)

____助行车　　____组装的或特殊用具

____拐杖　　____特殊的或组装的椅子

____轮椅　　____其他________________

请在需要他人帮助的项目上打勾：

____穿衣及修饰　____进食

____起立　____步行

请确保您的回答最能代表过去一周内您的个人能力：

	无任何困难	有一些困难	有许多困难	无法完成
个人卫生：				
能否完成：				
• 洗澡并擦干身体？	______	______	______	______
• 盆浴？	______	______	______	______
• 如厕？	______	______	______	______
够触：				
能否完成：				
• 从刚好高于头顶的地方取下一个五磅重的物体(比如一包糖)	______	______	______	______
• 弯腰从地上捡起衣服	______	______	______	______
抓握：				
能否完成：				
• 打开汽车门？	______	______	______	______
• 打开一个拧紧的瓶子	______	______	______	______
活动：				
能否完成：				
• 跑步去办事或去商店？	______	______	______	______
• 上下车？	______	______	______	______
• 做家务比如吸尘或整理花园？	______	______	______	______

请你在进行下列活动可能用到的设备上打勾：

____可抬高马桶座　____浴缸护栏

____浴缸座　____长把手电器

____开瓶器(用于可开启的瓶子)　____其他____________

请在需要他人帮助的项目上打勾：

____个人卫生　____握住并打开东西

____触及　____外出办事和做家务

我们同样希望了解您的疾病导致的疼痛是否对您造成影响

过去一周内疾病给您带来了怎样的疼痛。

在下面的直线上标出一垂线(|)用以标明疼痛严重程度。

无疼痛　剧烈疼痛

0______________________________100

附录 23.C 关节保护、休息和保持体能

关节保护

为什么关节保护比较重要?

关节炎患者关节过度及不合理的使用可能会导致关节及周围组织进行性退变。因此,为了保护关节、保持体能及维持关节功能采取积极的措施是十分必要的。

活动时正常关节周围的肌肉可以吸收关节上产生的力,从而防止肌腱、韧带、软骨过分受力,进而起到保护关节的作用,而病变关节的这种机械性保护作用会减弱,关节也变得不稳定,导致肌腱、韧带过分拉长,关节软骨损坏。而这种不断增加的压力会使关节受损,引起疼痛不断加重。

如何保护关节?

关节保护的核心原则就是使日常生活中关节受力最小化。关节保护技术就是设法减小关节受力,减缓关节损伤过程。良好的姿势,改变活动方式及调整步态均可起到保护关节的作用。

哪些关节需要保护?

对于局部关节炎的人来讲,比如骨关节炎,他们需要密切注意其病变关节。而对于存在系统或全身关节炎症的人来讲,如类风湿关节炎,这些人就需要分散其在病变关节上的注意力。对存在类风湿关节炎的人而言,除了如下表格内的关节保护原则及实例外,还应该关注以下表格内"额外提醒"一栏内针对类风湿手的保护事项。

在你的关节保护计划里,起初将注意力集中到关节上的时候可能会给你带来麻烦。找出你最可能使用的原则,针对这些原则举出一些实例并说明如何使用这些原则来解决你的关节问题。

关节保护原则	举例
□ 1. 正视疼痛	
a. 区分疼痛与不适十分重要。	________
b. 活动后疼痛持续 1~2 小时表明活动量太大需要调整。	________
c. 假如活动时突然出现疼痛加重,那么停下来休息,然后对活动进行调整。	________
d. 假如第二天关节出现异常疼痛或僵硬,那么回顾前一天的活动,看是否活动过度。	________
□ 2. 避免引起畸形的姿势 对大多数关节而言,关节屈曲姿势最容易引起畸形。关节保持屈曲姿势增加了关节畸形的风险。	________
a. 身体站直使两脚均匀承受重力。	________
b. 当躺在床上时尽可能躺平,避免蜷缩或用数个枕头支撑的姿势。	________
c. 工作时手放平。	________
d. 避免紧握或挤压动作。	________
□ 3. 避免不合适的姿势 利用每个关节的稳定和功能位。当关节扭曲和旋转时,关节会承受额外的力。	________
a. 由坐位起身时应该保持垂直起立,而不是身体倾向一侧去寻找支撑。	________
b. 收回双脚,不要扭转躯干或双膝。	________
c. 站在凳子上去触及高于自己的地方。	________
d. 使自己尽可能贴近目标而不要伸展自己去触及它。	________
e. 坐在干净的地面上或坐在花园里,而不要蹲着或屈曲膝关节。	________
f. 站着、坐着或躺着的时候保持好的(正确的)姿势。	________
□ 4. 使用较强壮的关节或者把外力分配到多个关节 如果可以将外力分配到多个关节的话 ,每个关节承受的力就相对较小,且较大的关节周围常常有较大的肌肉来吸收外力。	________
a. 尽可能使用双手。	________

续表

关节保护原则	举例
b. 尽可能使用两个胳膊搬运包裹。	______
c. 尽可能使用前臂而不是手指去拿提包。	______
d. 携带东西的时候尽可能使用背包。	______
e. 举物体的时候尽可能借助于腕和肘而不要只抓取物体一边。	______
f. 举起物体时要膝盖弯曲，后背挺直。	______
g. 移动较大的物体时，身体重心要在物体后边，且移动时双腿发力往前推。	______
h. 推物体时要用手掌或前臂，而不要用手指。	______
□ 5. 使用适合的装备	
使用装备不但可以减小关节受力而且还能使工作变得容易。	
关节炎患者自助手册就是一个适合的设备目录，上面的产品可以从当地关节炎基金会购买。	______
a. 装备可作如下调整：	
1. 升高把手以便抓握。	______
2. 延长把手以便触及。	______
b. 装备功能	
辅助步行	
帮助自理	
浴室安全设备	
家务设备	
工作调整设备	
需要保护的关节	
______	
需要调整的活动	______
______	
______	

保护类风湿患者手部的其他提示：

1. 通过锻炼，保持腕关节伸展性（能够使手抬离桌面）以保证手的抓握功能。

2. 通过锻炼，保持手的旋后功能（能够使掌心翻转向上）以保证手可抓持及搬运物体。

3. 避免畸形姿势：

a. 手指屈曲姿势

1. 避免紧握拳或攥紧动作——使用拼接式的把手。
2. 工作时手放平——使用防尘手套、海绵。
3. 避免长期手持下列物体：钢笔、书、锅和针。
4. 避免对弯曲的关节施加压力。

b. 尺偏（各手指的指向倾向于小指侧）

1. 避免压力朝向小指侧。
2. 手的任何旋转动作如开门把手、开瓶盖等应当朝向拇指。
3. 抓物体时要让物体平行穿过手掌，而不要与手掌成某种角度；如手持器具要像持匕首切食物，像持木勺搅拌一样
4. 避免压力作用于手的小关节。

a. 尽可能使用双手。

b. 使用大关节替代：如举物体或搬运物体的时候使用手掌或前臂，而不要用小的手指关节；搬袋子的时候尽量使用肘关节或肩关节，而不要用手指尖。

c. 避免捏之类的动作。

d. 避免手的旋转或挤压动作。

增加额外休息时间

休息之所以重要是因为休息可以减轻关节炎引起的疼痛和疲劳。此外休息还有利于促进机体恢复及炎症控制，可降低关节压力且保护它们免受进一步损伤。因此在关节炎的管理和控制方面，所有这些通过休息可获得的好处都是非常重要的。

每天你需要确保你的整个身体、局部的关节及情感得到足够的休息。下面有许多可供选择的方案，请试着找出适合自己的方案。

□ 1. 充足的夜间睡眠

保证 8~10 小时的夜间睡眠。睡眠时间达到 8 到 10 小时不是最重要的，关键是要确保躺下后可以使各关节得到伸展，这样身体才能得到休息。

□ 2. 白天的休息时间

理想状态下，白天可以找出几次 15~60 分钟不等的时间使自己的关节伸展。再次说明，这是让身体得到休息而不是睡觉，明白这点是非常重要的。

□ 3. 五分钟“呼吸”

工作过程中适时休息放松 5 分钟，不但可以使工作完成

的同样快而且还可以使你感到更舒适，不那么的疲劳。

□ 4. 局部关节休息

当某个关节受到损伤时，停止该关节活动让其休息。如果在行走的时候感到髋或膝关节疼痛，那么找个地方坐上一会儿让你的腿得到些许的支持。如果在写作的时候感觉到手部疼痛，那么停下来并且将手放平休息一会儿。使用夹板可以让疼痛的腕或手指得到休息。如果感到脖子疼，那么在平躺的同时可以在脖子下面垫上一个枕头。任何疼痛的关节都要给予额外的休息。

□ 5. 花一些时间去做放松性的活动

听听音乐、看看书、打打牌或者其他一些消磨时间的活动都可以带来愉快的生活节奏的变化，让我们得到休息的同时还可以享受到生活的新鲜感。而选择何种休息方式则需要一点创造力。然后要想遵守并将这种额外的休息方式加入到你的日常安排中就需要自律性来保证。而努力得到更多休息的回报就是疼痛和疲劳减轻。

得到更多休息的方式：

系统的全身休息________

局部关节休息__________

情感休息______________

保存能量以减轻疲劳

为何保存体能如此重要?

疲劳可能是关节炎的主要症状之一（让人极易劳累）。在关节炎的炎症类型中，疲劳可能为疾病活动的一部分。对所有类型的关节炎而言，疼痛和活动困难可能会耗尽其全身能量，让人很容易劳累。

避免过度劳累是非常重要的。在关节炎的炎症类型当中，疲劳会增加炎症突然发作的可能性，比如类风湿关节炎。关节炎的所有分类中，疲劳可能会使关节疼痛和僵硬看上去更严重而且还会使活动变得更困难。我们希望通过保存体能并且谨慎使用体能来减轻疲劳。

如何才能减轻疲劳?

一些人尝试通过长期卧床来保存体能、减轻疲劳。还有一些人每天不再去做那些非必须的事来减轻疲劳。遗憾的是这些被去除的活动通常都是一些消遣活动——人们为了满足自己或是为了好玩儿而做的愉快的事情。以上这些方式都不是很好的主意。

你可以通过调整和简化自己的日常活动，变换生活节奏，获取额外休息或使用合适的设备从而达到保存体能和减轻疲劳的目的。

保存体能

通过保存体能，你既可以做更多的活动同时又不感到那么疼痛和疲劳。保存体能我们既要避免活动过度又要避免活动缺乏。通过简化工作来保存体能，并非偷懒。同样使自己过度劳累也非明智之举。超负荷工作不会使关节保持正常活动，而且还有可能进一步损伤关节。做什么不重要，关键是怎么去做是有助于控制疲劳的。

避免使自己感到过于疲劳或引起持续超过1~2小时疼痛的活动。

你需要学会简化自己日常活动的方法。在阅读以下体能保存策略的过程中，标出可能对自己有用的策略，并列出一些实例。

□ 1. 任务计划

实例

a. 思考任务 ______

b. 决定何时何地可使工作完成的最好 ______

c. 拟定出最简洁的方法来完成工作 ______

d. 开始任务之前备好必须物品 ______

e. 安排好工作步骤以使其按一个方向进行（通常由左到右） ______

f. 使用更加高效的方式完成工作 ______

□ 2. 减少额外的步行距离

a. 根据商店物品的陈列顺序制定你的购物清单 ______

b. 待衣物洗完后再离开洗衣房 ______

c. 每次清洁一个地方 ______

□ 3. 保持良好的姿势和用力方法

a. 坐着工作；这样不但使身体稳定而且可以更加高效的用力。 ______

b. 使用较大的肌群，而不要使个别肌肉或关节过度受力。 ______

c. 举物体时膝关节保持屈曲，背部挺直。 ______

d. 使搬运的物体靠近身体。 ______

e. 推物体时身体重心要在物体后边，而不要去拉或硬搬物体。 ______

f. 避免关节不合适的屈曲、伸展及旋转。 ______

□ 4. 不要对抗重力

a. 如果物体可以滑动就不要去举它 ______

b. 使用购物车 ______

c. 使用较轻的设备 ______

d. 倒大水罐的时候要扶着它的表面先让其稳固，然后倾斜倒出液体，而不要把它抬起来再倒液体。 ______

□ 5. 保持平静

a. 充足的夜间睡眠 ______

b. 每天都安排一些休息时间段 ______

c. 在感觉累之前休息 ______

d. 避免仓促行为 ______

e. 在心率稳定状态下工作 ______

f. 按一定的节律进行活动 ______

□ 6. 使用节省体能的设备

a. 食用现成食品 ______

b. 选择适合的设备 ______

需要尝试的策略：	需要修改的活动内容：
______________	______________
______________	______________
______________	______________

医生、家庭和关节炎患者的网络资源

附录 23.D

风湿疾病健康专家联盟	www.rheumatology.org 临床分类和反应标准： www.rheumatology.org/practice/clinical/classification/index.asp RA 管理指南： www.rheumatology.org/practice/clinical/guidelines/recommendations.pdf www.rheumatology.org/practice/clinical/guidelines/Prelim_definition_improve_RA.pdf www.rheumatology.org/practice/clinical/guidelines/Disease_Activity_Measures_RA_Clinical_Trials.pdf OA 管理指南： www.rheumatology.org/practice/clinical/guidelines/oa-mgmt.asp
关节炎基金会	www.arthritis.org 患者论坛： http://community.arthritis.org/forums/Forum1831-1.aspx 支持小组资源： www.arthritis.org/caregiver-general-connect.php 患者运动计划： www.arthritis.org/programs.php
关节炎学会	Active joint count demonstration： www.arthrisits.ca/saji 良好生活提示： www.arthritis.ca/tips%20for%20living/
斯坦福患者教育资源中心(慢性疾病自我效能量表	慢性疾病自我效能量表： http://patienteducation.standford.edu/research/sec32.html 健康评估问卷——残疾指数： http://aramis.stanford.edu/HAQ.html
疾控中心和关节炎预防性训练指南	www.cdc.gov/arthritis/interventions.htm
国际骨关节炎研究协会(OARSI)	www.oarsi.org/ OA 管理指南 www.oarsi.org/index2.cfm？ section=Publications_and_Newsroom&content=OAGuidelines
欧洲风湿病防治联合会	www.eular.org/ OA/RA 管理指南： www.eular.org/recommendations.cfm
骨科评分	商业网站包含肌肉骨骼系统所有区域的骨科评分和计分系统 www.orthopaedicscore.com

（岳寿涛　译）

第 24 章 烧　　伤

Reginald L. Richard, PT, MS R. Scott Ward, PT, PhD

学习目标

1. 描述正常皮肤和烧伤皮肤的解剖结构和生理变化。
2. 讨论烧伤的病理、症状和转归。
3. 结合药物、手术和康复治疗，比较不同烧伤深度和烧伤面积的治疗方法。
4. 明确烧伤后创面挛缩形成的后果及其治疗。
5. 区分增生性瘢痕各处理方法的不同。
6. 确定烧伤愈后皮肤所需护理的方式。
7. 制定烧伤后物理治疗方案，包括体位摆放、矫形器固定以及运动疗法。
8. 遇到临床病例时，能通过分析明确患者情况，拟定切实的治疗目标并制定出合理的治疗计划。

章节大纲

烧伤是目前工业社会的主要健康问题之一。据报道，美国每年约有 450 000~500 000 例烧伤患者需要救治，其中约有 3500 例患者死亡[1]。此外，烧伤造成每年约 45 000 次住院治疗，其中约 25 000 例患者获得烧伤专科治疗中心的救治，其余患者在其他医疗机构救治[1]。

尽管这些数据揭示了烧伤所造成的医疗问题，但近年来医学进步显著降低了烧伤死亡率，并且改善了幸存患者的预后和功能水平[1~3]。由于复苏技术、急救医学和手术治疗熟练地掌握，以及对烧伤患者治疗和护理的不断研究，烧伤患者的存活率逐年提高。美国烧伤协会（ABA）报道，2000-2009 年间烧伤患者总存活率达到 94.8%[1]。随着医护、治疗手段和烧伤患者存活率的提高，更多的康复治疗师将参与到愈后患者的物理康复治疗中，并成为其中重要的一环。这些物理康复治疗可以通过如门诊、诊所、社区医院的方式进行，而不需要在烧伤中心进行。

本章主要讲述不同深度烧伤的临床表现及皮肤热损伤所导致的并发症。并介绍目前烧伤患者的治疗技术、外科手术方法和康复治疗。如果读者需要更深入了解烧伤患者的检查和治疗，请参阅相关专业书籍[4~7]。

烧伤流行病学

尽管近年来烧伤发病率和死亡率已显著降低，但烧伤流行病学情况基本如前。1~5 岁儿童烧伤的主要原因仍是热液烫伤[8~11]。青少年和成人烧伤的主要原因也是由于意外热液烫伤。男性患者烫伤意外的可能性最高，尤其是 16~40 岁的男性[1,8]。其他年龄患者烧伤的主要原因是住所或其他建筑物发生的火灾所致[12]。火灾现场死亡的主要原因是吸入性损伤。由于烟雾探测器的使用，消防教育的普及，以及更加严厉的消防安全法规的出台，烧伤相关事故的发生逐渐下降[13]。

烧伤专科中心的设立是严重烧伤患者存活率提高和预后改善的主要原因[2]。由于烧伤中心、专业团队的出现以及专业的科学研究，改善了对严重烧伤患者的预后，同时降低了多数患者的平均住院日。ABA[14]创立的烧伤中心收治标准如下：

- 浅层皮肤烧伤面积大于 10% 体表总面积（TBSA）；
- 任何年龄的全层皮肤烧伤；
- 涉及手、足、面部、会阴、外生殖器以及覆盖主要关节的皮肤烧伤；
- 电烧伤，包括雷电烧伤；
- 化学烧伤；
- 吸入性损伤；
- 患有基础疾病的烧伤患者，基础疾病可能影响烧伤的救治；
- 有合并伤的烧伤（如骨折）；
- 需要专业的社会支持、心理治疗及长期康复的烧伤患者，包括可疑受虐儿童个案；
- 没有烧伤专业救治人员和设备的医院收治的烧伤儿童；

35 年前，美国只有 12 家烧伤专科中心。如今有超过 120 家针对烧伤患者及其他皮肤疾患的专科治疗中心，共约 1700 张病床[15]。这些烧伤中心可通过自愿质量保证评估获得 ABA 的认证[16]。目前，美国超过一半的烧伤中心已获得认证。

烧伤中心由不同领域的专业人员构成：包括医生、护士、物理治疗师、作业治疗师、营养师、精神科医生、心理治疗师、社会工作者、儿童生活专家、牧师、药剂师、职业康复专家以及其他技术支持人员，这些专业人员直接指导烧伤患者的护理、治疗和康复。每个人员都是这个治疗团队整体的一部分，高效率烧伤中心的成功在于"个体患者的团队治疗模式"[2]。值得注意的是，随着 ABA 在 1967 年的建立，烧伤专家开启了多学科"团队"治疗烧伤患者的模式。

皮肤解剖学和烧伤病理学

皮肤是人体最大的器官，大约占人体体重的 15%。皮肤由表皮和真皮两层构成。表皮即暴露于环境中的皮肤最外层，而深部的真皮可分为乳头层和网织层[17]。虽然皮下脂肪层本身不是皮肤的组成部分，但从解剖层次上讲，位于真皮下方和肌筋膜层上方的皮下脂肪细胞层也可算做皮肤的第三层。皮肤分层见图 24.1。

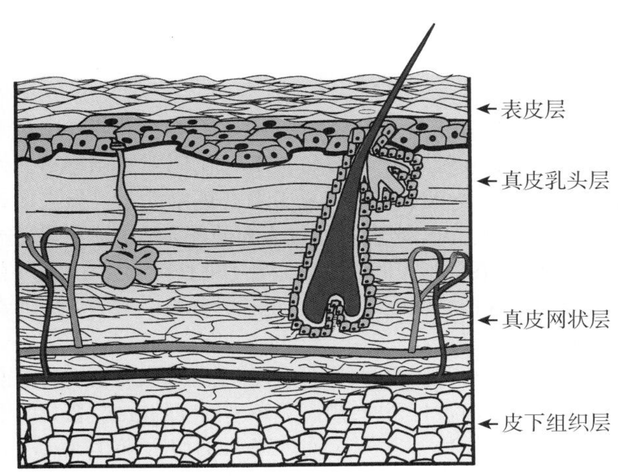

图 24.1　皮肤横截面

表皮不含血管组织，发挥着若干重要功能。表皮分为 4 层：①角质层：是皮肤防水和抗感染的屏障；②颗粒层：起保水作用；③棘层：起保护作用；④基底层：其含有使表皮再生的细胞和决定色素沉着的黑色素细胞。表皮和真皮的交界面称为钉突。钉突使表皮真皮间存在众多的突起和凹陷，增大了表皮和真皮的接触面积。这些突起可以作为皮肤的储备槽，其对于减少日常活动所造成的摩擦力是必须的。新愈合的皮肤因缺少这些突起，当其接触衣物或其他表面时，可因摩擦而出现水疱、新生表皮的粘附力下降。

在早期的文献中，真皮层通常被称为真皮或"真正的皮肤"，因其含有血管、淋巴管、神经、胶原蛋白和弹性纤维。它还包含表皮附件（汗腺导管、皮脂腺和毛囊），这些附件为伤口愈合提供了表皮细胞的深层来源。真皮比表皮厚 20~30 倍。它主要是由相互交织的胶原蛋白和弹性纤维构成，为皮肤提供抗拉强度和弹性以抵抗变形。不同于烧伤后瘢痕组织中典型的呈螺旋排列的胶原蛋白，真皮层中的正常胶原蛋白主要呈平行排列[18]。感觉感受器在皮肤不同层面的分布是决定烧伤深度的一个重要参考指标（表 24.1）。真皮可再分为两层：浅层的乳头层和深部的网状层[17]。乳头层的乳头状突起向上与表皮层互相锚定。乳头状突为血管丛，通过渗透作用起到一定的滋养表皮的功能。从形态学上看，这一层由一个松散的胶原纤维网构成。其下的网状真皮层是由密集交织的胶原纤维组成。网状真皮层通过不规则交错的纤维结缔组织网与皮下组织相连。

表 24.1　感觉感受器，皮肤层位置，感觉介导

感觉感受器	位置	感觉介导
游离末梢神经	表皮	痛觉、痒
游离末梢神经	真皮	痛觉
美克尔小体	棘层	触觉
触觉小体	真皮乳头层	触觉
鲁菲尼小体	真皮乳头层	温觉
克劳泽终球	真皮乳头层	冷觉
环层小体	真皮网状层	压力觉、震动觉

除了上述功能，皮肤还在如下几个方面发挥重要作用：通过汗液和电解质的排出调节体温，通过皮脂腺分泌油脂润滑皮肤，维生素 D 的合成，另外皮肤还能体现美貌和身份。烧伤将导致这些功能部分甚至全部受损或丧失，同时患者的保护屏障防御机制会受到影响。

血管完整性的改变是烧伤的一个基本病理生理过程，将导致间质水肿。不仅在烧伤区域，其邻近组织也会发生水肿。烧伤治疗组中的物理治疗师应该首要关心的问题是因肿胀所致的关节活动度（ROM）下降。

皮肤的破坏程度由所接触热源的温度和暴露时间决定[19]。热源的类型（如：火焰、液体、化学品或电流）也会影响组织的破坏程度。造成损伤并不需要大量的热量。在温度低于 111℉（44℃）时，除非长时间接触否则不会发生局部组织损伤。在 111℉和 124℉（44℃和 51℃）之间时，温度每升高一度细胞死亡的速度就会加倍，且短时间暴露会导致细胞破坏[19,20]。温度超过 124℉（51℃）时，损伤组织所需的暴露时间极其短暂。

烧伤分类

既往烧伤深度被分为Ⅰ°、Ⅱ°和Ⅲ°。虽然普通公众可以使用这样的定义，现在绝大部分的医学文献均以皮肤损伤深度来进行烧伤分类（表 24.2）[20]。物理治疗实践指南同样也以组织损伤深度描述皮肤损伤[21]。烧伤损伤深度取决于很多因素：接触热源的持续时间、热源的强度、局部皮肤的厚度、皮肤距离热源的距离、暴露于热源的皮肤面积（比例）、局部皮

表 24.2 烧伤创面分类：鉴别诊断

烧伤深度	颜色与血供	皮肤表现 / 疼痛	肿胀 / 愈合 / 瘢痕形成
表皮层	红斑、粉红或红色；皮肤激惹表现	无水疱，表面干燥；迟发性疼痛，轻度	轻微水肿；可自行愈合，无瘢痕
浅层部分皮肤	鲜亮的粉色或红色，斑块状红色；真皮炎症；压迫红斑后毛细血管快速再充盈	完整的水疱，潮湿，水疱去除后表面发亮；疼痛剧烈，对温度改变、暴露空气和轻触敏感	中度水肿；可自行愈合；遗留轻微瘢痕，皮肤变色
深层部分皮肤	红白相间，蜡白；较慢的毛细血管再充盈	水疱破裂，创基潮湿；对压力敏感，但对轻触和轻度针刺不敏感	肿胀明显；愈合慢；瘢痕增生
全层皮肤	苍白（缺血），烧焦，黄褐色，浅褐色，黑色，红色（血红蛋白凝固）；指压不褪色，血管栓塞，末梢循环差	羊皮纸样，皮革样变，僵硬，干燥，感觉麻木，体毛易于拔出	局部皮肤凹陷；需植皮才能愈合；瘢痕形成
皮下组织	烧焦	皮下组织暴露；感觉麻木，肌肉损伤；可损伤神经	组织缺失；需要植皮或皮瓣移植才能愈合；瘢痕形成

肤的血供情况及年龄。

不同深度的烧伤创面具有不同的临床表现，在治疗过程中也将表现出显著的差异。除了烧伤对组织的直接损伤之外，机体在代谢、生理、心理的状态也将显著地影响患者的临床表现。本章节将就不同烧伤深度创面的一般临床表现和特征进行描述（表 24.2）。

表皮烧伤

表皮烧伤，如名称所示，仅仅导致表皮细胞损伤（图 24.2）。该程度烧伤与《物理治疗实践指南》中“practice pattern 7B”一致，即表浅皮肤完整性受损[21]。经典的“日晒伤”就是表皮烧伤的最好例证。临床上，皮肤表现为发红或红斑[22]红斑是表皮损伤和真皮激惹的表现，但真皮组织并未受损。表皮烧伤可导致损伤区域炎症介质的扩散及肥大细胞释放血管活性物质。表皮烧伤表面干燥，无水疱，但可见轻度肿胀。表皮烧伤后，往往出现迟发性疼痛，表现为触痛敏感，接着损伤的表皮层将会在烧伤后 3~4 天脱落。表皮愈合是自发性的，即皮肤可自愈，不留瘢痕。

浅层皮肤烧伤

对于浅层部分皮肤烧伤（图 24.3），损伤穿透表皮、累及真皮乳头层。表皮层完全烧伤，但真皮乳头层仅仅有轻度至中度的损伤。该类程度的损伤相当于《物理治疗实践指南》中“practice pattern 7C”，即浅层部分皮肤受损导致皮肤完整性受损且可形成瘢痕[21]。该类损伤最常见的表现为烧伤区域皮肤出现完整水疱。

虽然水疱内部环境被认为是无菌的，但研究发现，水疱液含有可增强炎症反应和延迟创面愈合的物质，因此建议将水疱液及时予以引流[23~27]。如果予以及时清创，应用合适的外用药物和创面敷料包扎，创面将会愈合更快[28]。一旦水疱被清除，创基将会变得潮湿，因真皮组织的炎症反应而呈现亮红色。创面将会在受指压时因毛细血管中血液位移而变得苍白，放开指压后苍白区域毛细血管可迅速再充盈。水肿程度通常为中度。

该类烧伤可因真皮内的末梢神经受到刺激而表现为极度的疼痛。当创面被打开时，患者对环境温度的改变、暴露的空

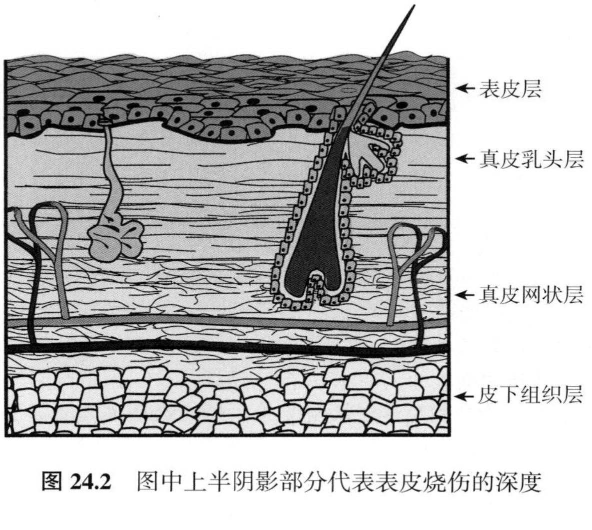

图 24.2 图中上半阴影部分代表表皮烧伤的深度

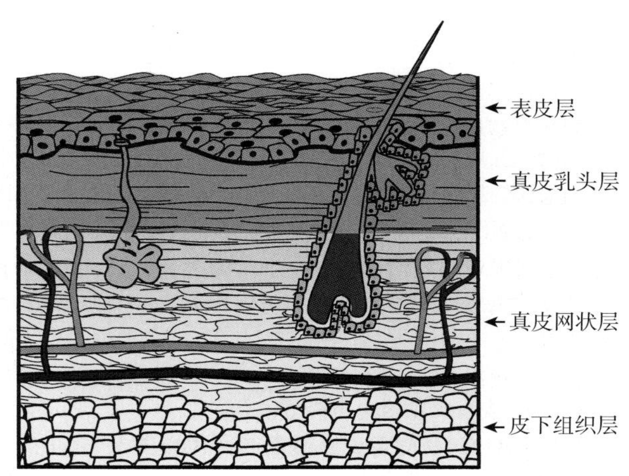

图 24.3 图中上半阴影处代表浅层部分皮肤烧伤的深度

气和轻触均表现出高度的敏感。除疼痛以外，如果创面发生感染，患者会出现发热。

某些外用抗菌药膏可使创面形成一层凝胶样薄膜，最终脱落，类似于日晒伤后发生的脱屑。这一渗出物是预防感染的外用抗菌药和创基毛细血管完整性损伤后渗出的血浆所形成的凝结物。

浅层部分皮肤烧伤不需要外科手术干预即可愈合，通过上皮细胞的再生和伤口周围上皮细胞的移行以及存活的皮肤附件实现。新生上皮的覆盖重建了皮肤屏障功能，完全愈合需要 7~10 天。创面愈合后可能会因黑色素细胞的破坏而遗留皮肤色素改变，而瘢痕增生往往是很轻微的。

深层皮肤烧伤

深层部分皮肤烧伤（图 24.4）将会导致表皮组织、真皮乳头层和真皮网状层的破坏。因为这类烧伤接近真皮最深层，它有些类似皮肤全层烧伤，这种程度的皮肤损伤与物理治疗实践指南“practice pattern 7C”相符，部分皮肤受损导致皮肤完整性损伤，且有瘢痕形成[21]。因为真皮组织的烧伤，大部分的神经末梢，毛囊和腺管都受到损伤。

面是深层部分皮肤烧伤而非全层皮肤烧伤，这一点也表面创面具有自主愈合的潜力。此外，决定上皮结构哪层存活或死亡的另两个重要的因素包括局部皮肤的厚度、距离热源的远近。

深层部分皮肤烧伤可以自主愈合，但表皮很薄，缺少正常数量的皮脂腺去保持皮肤的润滑。新生皮肤组织往往表现为干燥、鱼鳞样、瘙痒，并且容易擦破。乳膏对于人为保持新生皮肤的润滑是必要的。皮肤感觉减退，有活性的汗腺管的数量将会减少。

在没有发生感染的情况下，深层部分皮肤烧伤创面一般需要 3~5 周可愈合。避免创面感染非常关键，因为感染可以使深层部分烧伤创面进一步损伤。深层部分皮肤烧伤创面愈合后通常会生成**增生性瘢痕**和**瘢痕疙瘩**。

全层皮肤烧伤

对于全层皮肤烧伤创面（图 24.5），皮肤的全层包括表皮、真皮层均被完全破坏。另外，皮下脂肪层也可能受到一定程度的损伤。该类烧伤的皮肤损伤程度与《物理治疗实践指南》“practice pattern 7D”一致，全层皮肤损伤导致皮肤的完整性受损及瘢痕形成[21]。

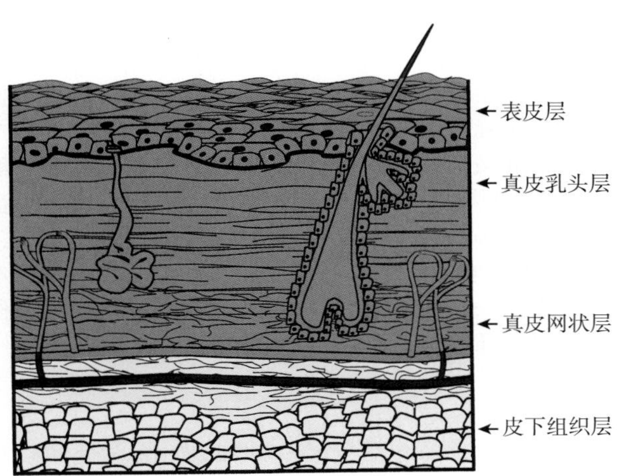

图 24.4 图中上半阴影处代表深层部分皮肤烧伤的深度

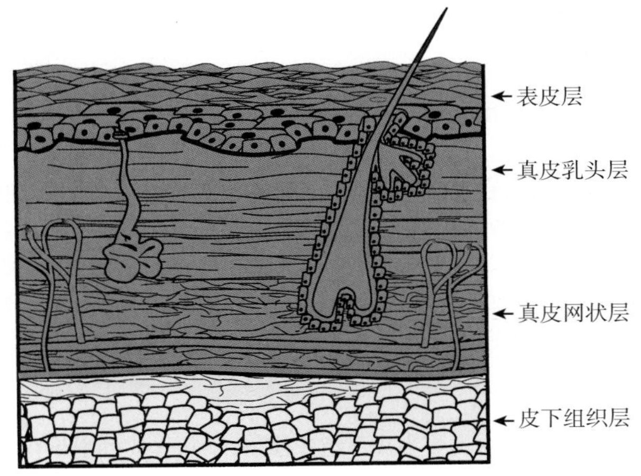

图 24.5 图中上半阴影处代表全层皮肤烧伤的深度

深层部分皮肤烧伤创面表现为混杂的红色或蜡白色外观。皮肤烧伤程度越深，创基就表现的越苍白。指压创面后毛细血管再充盈变得缓慢。创面通常因水疱破裂和真皮血管网改变导致的血浆渗漏而变得潮湿。显著的肿胀是这一深度烧伤的标志。深层皮肤烧伤可因组织和血管的损伤导致大量水分的蒸发（15~20 倍于正常皮肤）[19,25,29]。深层部分皮肤烧伤区域的皮肤对轻触、尖锐 / 迟钝的辨别感觉减退，但保留了深压感觉（因为真皮网状层内的环层小体依然存在）。创面依靠瘢痕增生和再上皮化愈合。如定义所说，该程度的烧伤真皮组织仅仅是部分受到损伤，因此，一些有活性的表皮细胞可能残存于表皮附件中，并作为新生皮肤生长的来源。

深层部分皮肤烧伤的损伤程度往往较难判断，创面的界限（正常与受损组织间）会在伤后几天内逐渐清晰。数天后，坏死组织的脱落会使界限变得清楚。在烧伤层面深部真皮内的毛囊仍有活性。毛囊的保留和新生毛发的生长也可证明创

全层皮肤烧伤创面表现为质硬、羊皮纸样焦痂。焦痂是由血浆和坏死细胞形成凝结物并脱水形成的失活组织。焦痂表现为干燥、皮革样且僵硬，焦痂的颜色多样，差异很大，可以从黑色到深红色甚至是白色；后者往往提示着创面组织完全缺血。通常情况下，创面会出现表面血管的栓塞和按压后不苍白。创面组织的深红色改变是由于血红蛋白从损伤红细胞中释放并凝固而形成。

毛囊完全被破坏，毛发易于拔出。真皮组织内的所有神经末梢均被毁坏，因此创面无知觉（没有感觉）；然而患者仍可经历显著的疼痛，这是因为全层皮肤烧伤创面的周围存在部分深层皮肤烧伤的创面。

深度烧伤创面一个主要问题为外周血管系统的损伤。因为大量液体渗漏到坚硬焦痂下的组织间隙内，血管外的组织压力显著增加，潜在压迫深部的血液循环直至闭塞（烧伤并发症之心血管并发症章节）。因为焦痂组织没有正常组织的弹

性,环形烧伤创面形成的焦痂可导致其深部血管的压迫。如果这个压力没有得到释放,最终会导致损伤处远端组织血管闭塞并坏死。为保证血流通畅,需要行**焦痂切开减张术**。焦痂切开术就是沿肢体长轴或胸壁的焦痂中外侧切口[30,31]。图24.6展示了一个焦痂切开术和组织压力导致切口裂开的情景。焦痂切开后,往往需要频繁检查脉搏以监测循环的恢复情况。如果焦痂切开术成功,外周血液流动会立即得到改善,表现为创面远端的脉搏和皮肤温度恢复正常、远端肢体毛细血管再充盈。

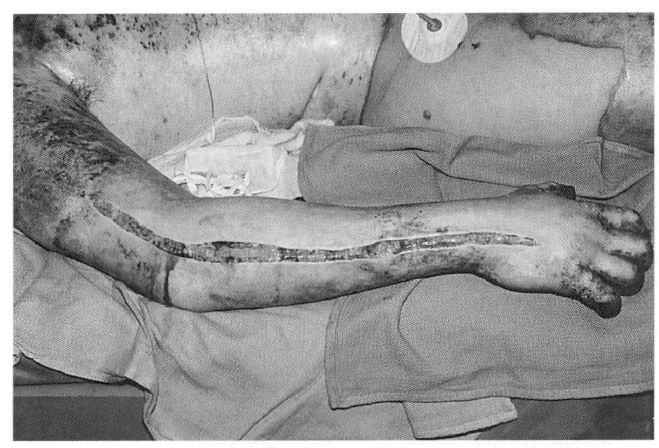

图 24.6 右上肢焦痂切开减张术

虽然有时在烧伤早期难以区分部分皮肤烧伤和全层皮肤烧伤,但烧伤数天后这两种不同程度的皮肤烧伤的差异会变得显而易见。全层皮肤烧伤创面无再上皮化。所有上皮细胞均被破坏,需行皮肤移植。皮肤移植术将在烧伤创面的外科治疗章节中予以详述。

皮下组织烧伤

另一类烧伤类型为**皮下组织烧伤**,指从表皮到皮下组织的全层组织烧伤(图24.7)。这类烧伤程度的皮肤损伤与物理治疗实践指南"practice pattern 7E"一致,即累及筋膜、肌肉、骨骼的皮肤受损导致皮肤完整性损伤,伴瘢痕形成[21]。肌肉和骨骼组织可在烧伤时坏死。这种类型的烧伤发生于长时间接触热源的情况,通常被电击伤后均会发生。为了恢复患者一定程度的功能需行综合性的手术和治疗措施。

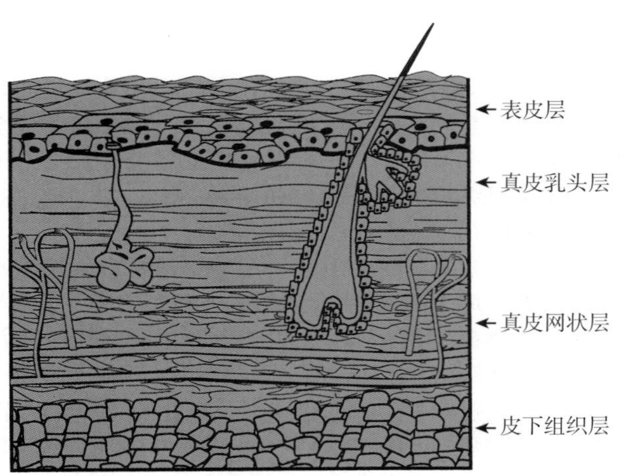

图 24.7 图中阴影代表皮下组织烧伤的深度

电烧伤

电烧伤可因电流类型、电流强度、电流经过机体部位的不同而表现出多样的症状与体征。[32]当患者的皮肤与电源接触后,电流通过身体即造成组织烧伤。电流通过电阻最低的组织进行传导。在机体的组织中,神经是电阻最低的组织,其次是血管,而骨组织则具有最高的电阻。组织损伤可因组织对电流的阻抗产生的热量造成,或电流直接造成[33,34]。

典型的电烧伤会形成电流的入口和出口,入口为身体最初接触电源的部分,而出口一般为身体与地面接触的部分。电流入口处(通常叫做入口伤)创面表现为焦黑、凹陷,通常小于出口处的创面。皮肤表现为焦黄缺血。电流接地处创面(通常叫做出口伤)则通常表现为局部组织爆裂样的损伤,组织外观干燥。电流通路上的组织因其对电流的阻抗产生热量而导致损伤。即使是受伤后当时看起来尚具有活力的肢体或组织,也可能在几天内坏死或者形成坏疽。动脉会因电流产生痉挛,也可存在血管壁坏死。周围组织及肌肉的血管发生改变。受损肌肉变软。由于组织破坏的路径不可预见,因此肌肉的损伤也是不均一的。明确哪些组织仍有活力需要一些时间。

此外,电流通过机体还会造成其他症状,如心律失常、继发于体液和电解质紊乱以及肌红蛋白(肌肉组织中的一种蛋白)释放入血所致的肾衰竭。而其中最为严重的并发症是急性脊髓损伤或脊柱骨折。临床上,此类患者会出现痉挛性不全麻痹的症状,痉挛区域可伴或不伴感觉传导异常。电击伤导致死亡的可能原因是心室颤动和呼吸骤停。

烧伤创面

典型的烧伤创面包括三个区域(图24.8)[20]。最凝固区中,细胞已处于不可逆的损伤状态、发生皮肤坏死。这一区域一般为全层皮肤损伤,并需要通过皮肤移植来修复创面。由于此区域为广泛的焦痂组织,而缺乏具有活性的组织,因此感染的风险激增。为了预防这一潜在的并发症,需仔细病情观察,使用抗菌药物,以及进入专门的烧伤中心进行治疗等措施。淤滞区内的细胞若得不到有效治疗将在24至48小时内死亡。也正是在这一区域中,感染、干燥或者灌注不充分会使原本可能修复的细胞彻底坏死、导致凝固区的范围扩大。若外固定

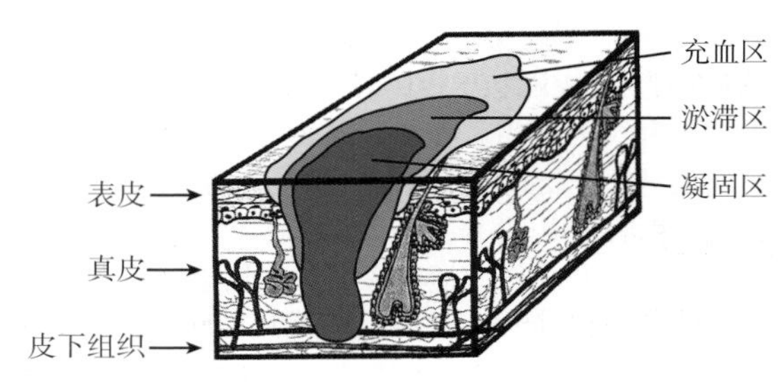

图 24.8 烧伤后组织损伤的不同区域

或者加压包扎过紧，也会导致该区域的细胞损伤进一步加重。最后，充血区是细胞损伤最轻微的区域，该区域的组织损伤会在数天之内自行修复，并且不留后遗症[35]。

烧伤面积

在对烧伤严重程度的评估中，烧伤体表面积是其中的一项重要指标。为了快速计算烧伤区域占全身体表面积(TBSA)的百分比，Pulaski 和 Tennison 创立了九分法[36]。九分法将身体划分为多个占全身体表面积 9% 或 9% 整倍数的区域。图 24.9 显示了在成人或儿童中九分法的具体划分方式。Lund 与 Browder 改良了体表面积百分比，以用于连续的年龄段并与身体不同部位的生长相适应[26]。这两种确定烧伤面积的方法以后者更为精确。图 24.10 显示了 Lund 与 Browder 公式中，成人或儿童不同部位的体表面积。尽管该方法在确定 TBSA 时更精确，但在急性烧伤患者的紧急分类时，九分法更为实用。

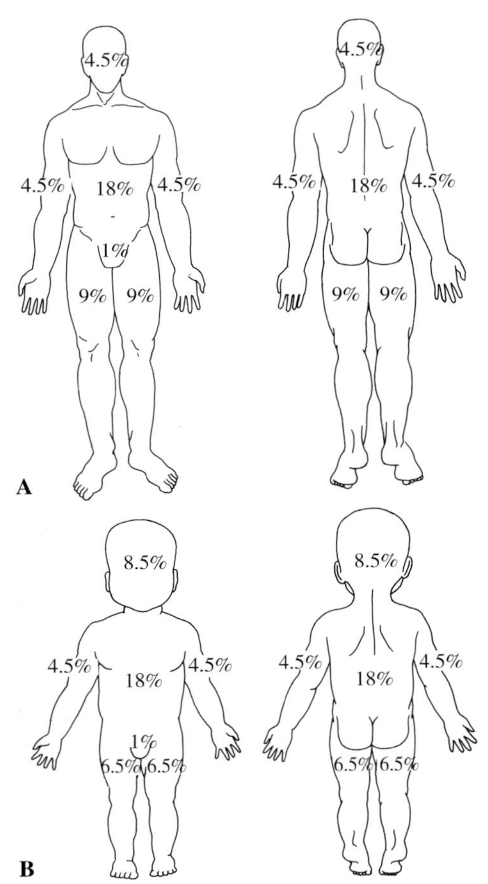

图 24.9　九分法中成人(**A**)与儿童(**B**)的体表面积划分

烧伤并发症

根据烧伤面积、烧伤深度和烧伤类型不同，可能会继发相应的全身性并发症[38]。此外，烧伤患者的健康状况、年龄和心理状态也将影响这些并发症。本节将重点描述严重烧伤患者可能继发的全身并发症。

感染

感染与器官功能衰竭，是烧伤死亡的主要原因[39]。一些铜绿假单胞菌和金黄色葡萄球菌的致病株对抗生素产生耐药性，并引起烧伤中心的流行性感染[1,39]。来自于烧伤创面的微生物侵入正常组织可导致败血症[40,41]。

一旦烧伤创面和全身性感染被证实，应全身性应用抗生素[39,42]。组织细菌定量超过 10^5/g 则为烧伤创面感染，10^7/g 到 10^9/g 水平的细菌定量通常与致死性烧伤相关。大部分创面可局部使用抗生素治疗，将在后续烧伤治疗章节中讨论。

肺部并发症

任何在密闭空间烧伤的患者均应怀疑有吸入性损伤[43]。烧伤患者中，烟雾吸入性损伤的发生率超过 33%[44]，并且这一比例在面部烧伤患者中上升至 66%[45]。严重烧伤患者肺部并发症的发生率极高，而且单独因为肺炎导致的死亡在烧伤后死亡患者中占很大一部分[46]。吸入高温气体也可导致上呼吸道的直接损伤[47]。

吸入性损伤的症状包括面部烧伤、鼻毛烧焦、剧烈咳嗽、声嘶、异常呼吸音、呼吸窘迫、痰中带碳末和(或)低氧血症[46]。

与吸入性损伤相关的主要并发症是一氧化碳中毒、气管损伤、上气道阻塞、肺水肿、肺炎。因吸入有毒气体和烟雾导致的肺部损伤可能是致命的。多种诊断方法可被用来确定吸入性损伤的程度，其中最有效的诊断方法是支气管镜检查[46]。

代谢并发症

热损伤对机体的新陈代谢和分解代谢形成巨大挑战。大多数烧伤治疗和康复的最新进展都直接来自对烧伤后代谢需求的深入理解或通过改善营养状况来满足患者的实际需求[48]。一个 25%TBSA 的烧伤患者代谢率可增加 50%，而且随着烧伤面积的增加而增大[49~51]。烧伤后代谢和分解代谢活动增加，其后果是体重的快速下降、负氮平衡以及对愈合过程至关重要的能量储备的减少[52]。

由于代谢活动的增加，中心体温将增加 1.8~2.6℉ (1~2℃)，这种体温的增加似乎是由于下丘脑体温调节中枢的重新设置[1]。Wilmore 等人假设烧伤受损皮肤屏障热蒸发增加和烧伤后的高代谢状态显著相关。在任何情况下，如果烧伤患者被放在一个正常环境温度的房间内，过度的热损失将显现出来，这将进一步扩大这些患者的应激反应[1,53]。因此，推荐房间的温度保持在 86℉ (30℃)，可以显著降低代谢率。

作为患者代谢改变的一部分，来源于肌肉组织的蛋白被优先使用作为能量来源。这种情况和卧床休息相叠加，导致肌肉萎缩，表现为因烧伤和住院导致的虚弱。

很多烧伤治疗的改进归功于更加关注患者营养需求的研究。营养支持的详细内容非本章节范畴，有兴趣的读者可以参考烧伤营养进展方面几篇很好的综述[54~56]。

心血管并发症

烧伤后患者体液流向组织间隙产生血流动力学变化，从而导致血容量和血浆的减少[57,58]。体液分布的改变是局部和

烧伤面积估算与图示
年龄 vs 面积

入院评估

烧伤原因＿＿＿＿＿＿＿＿＿＿
烧伤日期＿＿＿＿＿＿＿＿＿＿
烧伤时间＿＿＿＿＿＿＿＿＿＿
年　龄＿＿＿＿＿＿＿＿＿＿
性　别＿＿＿＿＿＿＿＿＿＿
体　重＿＿＿＿＿＿＿＿＿＿
入院时间＿＿＿＿＿＿＿＿＿＿
医师签名＿＿＿＿＿＿＿＿＿＿
日　期＿＿＿＿＿＿＿＿＿＿

烧伤图表

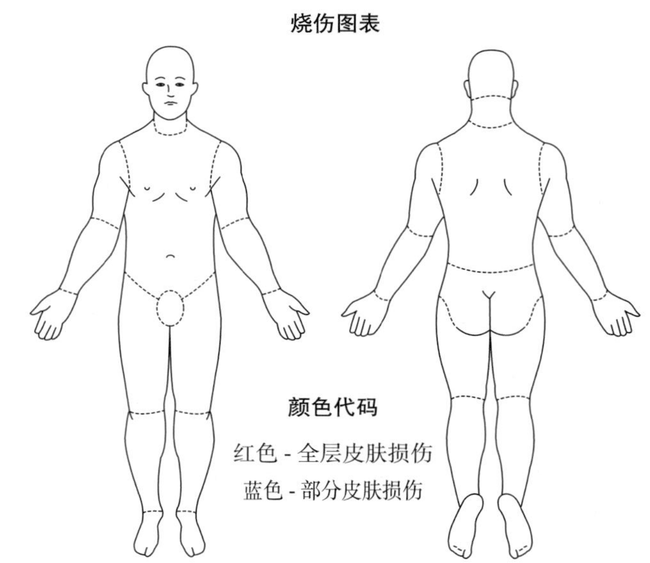

颜色代码

红色 - 全层皮肤损伤
蓝色 - 部分皮肤损伤

部位	1 岁以内	1~4 岁	5~9 岁	10~14 岁	15 岁	成人	Ⅱ°	Ⅲ°	合计	供皮区
头	19	17	13	11	9	7				
颈	2	2	2	2	2	2				
前躯干	13	13	13	13	13	13				
后躯干	13	13	13	13	13	13				
右臀	2½	2½	2½	2½	2½	2½				
左臀	2½	2½	2½	2½	2½	2½				
会阴	1	1	1	1	1	1				
右上臂	4	4	4	4	4	4				
左上臂	4	4	4	4	4	4				
右前臂	3	3	3	3	3	3				
左前臂	3	3	3	3	3	3				
右手	2½	2½	2½	2½	2½	2½				
左手	2½	2½	2½	2½	2½	2½				
右大腿	5½	6½	8	8½	9	9½				
左大腿	5½	6½	8	8½	9	9½				
右小腿	5	5	5½	6	6½	7				
左小腿	5	5	5½	6	6½	7				
右足	3½	3½	3½	3½	3½	3½				
左足	3½	3½	3½	3½	3½	3½				
						合计				

关键点:FT:全层皮肤损伤;PT:部分皮肤损伤

图 24.10 改良的 Lund 与 Browder 图表,显示了不同年龄段身体各部分占体表面积的百分比

短时全身性毛细血管通透性改变的结果。体液流向组织间隙可导致明显水肿。大约伤后 24 小时毛细血管通透性恢复正常。此外随着体液流动,心输出量早期出现显著降低,在伤后第一个小时心输出量较正常可降低 15%[59,60]。急性期补液治疗用于补充循环体液的丢失。额外的液体满足了重要器官的灌注但也加重了组织水肿的程度[58,61]。

严重烧伤后亦可发生血液学变化。血液学的改变包括血小板浓度和功能、凝血因子、白细胞成分的改变;红细胞功能障碍;以及血红蛋白和红细胞压积的降低[62]。这些生理改变,加之心脏的变化和受损的血管床将显著影响早期复苏的效果,以及患者存活后恢复的速度。此外,如果突破患者所能承受的界限将表现出失代偿,最终导致功能恶化。

异位骨化

烧伤面积大于 20%TBSA 的患者极易发生异位骨化(HO),前瞻性的研究也显示了非常高的发生率[63~66]。然而,进展至成为临床问题的病例数为 1%~3%，因此发生率是相对较低的[65-68]。烧伤患者发生异位骨化的原因尚不明确。疑似的病因除了烧伤面积外还包括制动、微小创伤、高蛋白摄入和败血症。最常发生的部位是肘关节，其次是臀部和肩部；然而身体的任何部位均可发生异位骨化[65,66]。通常异位骨化发生在全层皮肤烧伤或长时间创面不愈合的部位。症状在患者恢复的后期出现，包括关节活动度的下降、特定压痛点以及患者通常自述疼痛的性质不同于一般的疼痛。

神经性病变

烧伤患者的**周围神经病变**有两种形式：**多发性神经病变**或局部神经病变[69]。多发性神经病变的原因不明。与患有异位骨化的烧伤患者相似，患有周围神经病变的烧伤患者通常烧伤面积较大，并且可能与败血症有关。幸运的是，大多数神经病变随着时间推移而好转，但有些也可能是长期的。

局部神经病变由多种因素引起，其中大部分与烧伤治疗有关，比如压力绷带太紧，矫形器适配不佳，或者长期、不恰当的位置摆放[69]。最常受累的部位是臂丛神经、尺神经和腓总神经。

病理性瘢痕

烧伤瘢痕发生在自行愈合的深Ⅱ度创面以及Ⅲ度创面植皮后皮片覆盖不完全的地方。如果成熟的组织胶原合成大于胶原降解，那么瘢痕将凸起变厚[70,71]。当瘢痕变成了肥厚性瘢痕、挛缩性瘢痕，或者两者都有，则为病理性瘢痕。每一个瘢痕都是独特的，不应该被视为相同的。患者可以有不影响运动的肥厚性瘢痕或者挛缩的瘢痕并不肥厚。然而这两种情况可同时存在，每种情况的特定治疗方法将在这一章稍后讨论。

烧伤愈合

前文介绍了烧伤创面及烧伤的原因和并发症。本章的剩余部分集中介绍针对烧伤患者的各类治疗和外科手术以及物理康复。下面我们首先对烧伤创面的愈合过程进行一个概述[72]。

皮肤的表皮和真皮不仅拥有不同的形态，它们愈合的机制亦不相同。在以下章节中，将对其各组成部分的生理学功能及这些区域烧伤的临床结果都进行说明。

上皮愈合

当烧伤只损伤表皮时或皮肤附件的内层有存活细胞时，伤口的表面将进行**上皮愈合**。上皮生长的刺激因子为开放伤口使皮下组织暴露于环境中。未受损的上皮试图通过创周基底层细胞的有丝分裂和变形运动覆盖暴露的伤口。当上皮细胞完全与其他上皮细胞接触后将停止移行。当发生**接触抑制**后，细胞开始分化形成上皮的各个层次。在表皮细胞向伤口部位迁移的同时，它们也保持与伤口边缘正常上皮细胞的连接。而要继续迁移和增殖，上皮细胞必须有充足的营养和血供基础，否则新生细胞会死亡。

上皮化过程临床表现最明显的是具有完整毛囊和腺体的Ⅱ°烧伤创面。皮肤附件为伤口愈合提供上皮细胞来源。这些细胞从附件向外迁移而以上皮岛的形式向外周扩展覆盖伤口。随着时间的推移可以确切观察到这些上皮岛的皮肤生长和覆盖。

皮脂腺的破坏会导致愈合伤口干燥和瘙痒。而新愈合皮肤的特征性的干燥甚至开裂使得滋润成为一个问题。干燥会持续很长一段时间，因为伤口上皮化后许多皮脂腺无法恢复正常功能。治疗师则需要教导患者有关使用润肤膏的类型、频率和方法，以滋润新愈合组织。

真皮愈合

当损伤涉及组织深于表皮时，**真皮愈合**或瘢痕形成就会发生。瘢痕形成可分为三个阶段：炎症期，增殖期和成熟期。虽然这个过程被分开论述，它们的发展是连续和相互重叠的。

炎症期

机体对烧伤的初期反应是炎症反应，它通过止血、血管和细胞方面为伤口愈合做好准备。炎症从损伤即开始，大约3~5 天结束，其特征表现为红、肿、热、痛及关节活动度下降。当血管破裂，血管壁收缩以减少血流。血小板聚集和纤维蛋白沉积以形成血凝块封盖血管破裂处。纤维蛋白提供三重功能：①保留部分体液；②防止其下方细胞干燥；③提供一个细胞可以渗入的坚实凝固物。因此，纤维蛋白可以被看做是形成晶格网络，从而使细胞能够进入并开始转化为愈合组织。

脉管系统经过持续约 5~10 分钟的短暂收缩后，血管舒张以增加该区域的血流量。血管通透性增加，血浆渗漏到组织间隙从而形成水肿。白细胞渗透进入该区域，并开始清除污染物。特别重要的是巨噬细胞的出现，它负责吸引成纤维细胞进入该区域。

增生期

在此阶段中，创伤表面再上皮化，同时在伤口深部成纤维细胞逐步迁移和增殖。**成纤维细胞**形成瘢痕组织，后者由胶原和蛋白多糖以粘性基质围绕胶原蛋白链的形式构成。胶原随机排列沉积于纤维中，二者没有明确的空间结构。施加在这一时期生长组织上的应力（例如：牵拉瘢痕的力量），可使纤维沿应力方向排列[73]。此期间纤维组织的增生、伤口抗拉强度的增加速度与胶原蛋白合成的速度成正比。

在胶原沉积的同时，肉芽组织在此阶段形成。肉芽组织由巨噬细胞、成纤维细胞、胶原蛋白和血管组成[72]。新生血管带来了丰富的血供，并进一步促进伤口愈合。然而，肉芽组织形成不是皮肤移植粘附所必需，过量的肉芽组织可能会导致增生性瘢痕。

在增生期，发生**创面收缩**。当组织发生缺损后，创面收缩是机体为了封闭创面而进行的主动过程。收缩程度由缺损周围可移动皮肤的量决定。它是指现有创周组织向中心的移动，而不是形成新的组织。①当伤口缘相接，或②创缘皮肤张力等于或大于收缩力时伤口收缩停止。植皮术可减轻创面收缩，移植的皮肤越厚收缩越少。

成熟期

当上皮覆盖创伤表面即被认为创面愈合；然而，伤口愈合还包含瘢痕组织的重塑。在成熟期中，成纤维细胞数量减少，由于较低的代谢需求而发生血管数下降及胶原蛋白重塑，胶原蛋白形成平行排列并形成更强的链接。胶原蛋白分解与合成的比例决定瘢痕形成的类型。如果降解率等于或稍微大于合成率，成熟后形成苍白、平坦、柔软的瘢痕。如果胶原蛋白的合成速度超过降解速度，就形成增生性瘢痕。这种瘢痕的特点是红色、突起皮肤表面、质硬；但仍限制在原伤口的边界之内。而瘢痕疙瘩是一个巨大、坚实的瘢痕，且超出原伤口的界限；在是深肤色人群中更常见。这两种瘢痕均需要很长一段时间来逐步成熟。瘢痕的生成和收缩会导致功能障碍和外观畸形。在成熟期和增生期的瘢痕主动收缩过程增加了挛缩畸形风险。关节处的挛缩将限制关节活动度并影响关节功能[74]。

烧伤治疗

烧伤治疗的长足进步使烧伤患者死亡率较 20 或 30 年前明显下降[75]。现代烧伤中心的研究成果和技术能够通过更精密的干预措施使严重烧伤患者得到更好的治疗。本章介绍烧伤的早期处理和清创植皮的外科治疗。

早期治疗

烧伤患者早期治疗的目的为确认严重危及生命的问题并使患者趋于平稳，包括以下几点：①建立和保持气道通畅；②防止发绀、休克和出血；③建立患者基本医疗数据，如烧伤范围和深度等；④防止和减少体液丢失；⑤清洁患者及创面；⑥伤情检查；⑦预防心肺并发症。严重烧伤主要通过上述措施进行分类救治（明确紧急程度和治疗顺序）。

首先，患者必须由受伤场所转运至治疗机构。条件允许时直接转运至烧伤中心，而非医院急诊室。转运时的治疗主要是维持气道通畅、保持病情平稳。在早期转运期间，尽可能收集患者病史和个人资料。记录烧伤原因，并进行伤情检查。急诊医务人员应使用“九分法”评估烧伤面积。此外，还应在烧伤中心进行分类治疗前移除患者衣物和饰物，并建立静脉通道进行补液。

烧伤护理中心的主要优势之一就是早期的及时补液并贯穿整个治疗过程。科学研究使医务人员对烧伤后的生理改变和提高生存率所必需的液体容量有了更好的理解[60]。对烧伤后体液和蛋白在体内转移引发的生理改变的了解，促使了足量补液以补充有效液体和电解质[76]。

当患者到达烧伤中心并经过足量的液体复苏后，治疗团队应进行烧伤面积和深度的判断，并开始早期清创。清创方法较多，通常包括某种形式的水疗[77~79]。早期伤口处理允许治疗团队称重患者、全身查体、并切除松动的皮肤以清创。伤口清理和清创术的目的是去除坏死组织、防止感染、促进创面血管再生及上皮化。物理治疗师可以视情况参与早期清创[78,80,81]。

清创时在水疗池中加入消毒剂有助于感染控制[77,82,83]。水温应控制在 98.6~104℉之间（37~40℃）。患者入水后应去除粘连的衣物或转运时所用敷料。尽量减少或避免出血。注意：总体而言，在水中去除粘连衣物或敷料比干燥环境下更能减轻患者疼痛。有些烧伤中心还使用淋浴、喷洒或床浴以揭除敷料和日常创面清洗[84]。无论何种方式清创，大多数患者应在清创前进行药物止痛治疗。

创面护理

敷料揭除后应仔细检视创面。记录外观、深度、大小、渗液、气味等。感染的特征包括脓性分泌物、异味、发热、创面呈黑褐色改变、迅速溶痂、创周肿胀或深Ⅱ度创面加深至Ⅲ度创面。

创面处理应使用无菌器械进行清洁操作。如果进行锐性清创（用外科剪或手术刀和手术镊去除焦痂），应去除痂皮并引流脓液。操作时应尽量仔细以控制出血。

患者清创后应注意保温，减少额外的热能丢失。然后使用外用药及敷料，并及时更换。表 24.3 所示为常用的烧伤创面外用药。创面局部外用乳膏或软膏而无敷料覆盖的方法称为**暴露疗法**，有助于持续观察创面愈合情况。暴露治疗时，应每天多次局部用药。

包扎疗法是在局部用药后用敷料覆盖创面。敷料具有如下几方面作用：①保留创面抗菌药物；②减少创面体液丢失；③保护创面。根据创面大小、性状以及外用药种类，敷料每天更换 1~2 次。

敷料应由多层组成。第一层敷料具有无粘连性以避免愈合创面受损。然后以棉垫覆盖以吸收渗液。最外层用纱布卷或弹力绷带包扎，以固定内层敷料且不影响肢体活动。

手术治疗

早期切痂、植皮种类和皮肤替代物

早期切痂是指手术去除焦痂。通常切除焦痂周围组织至血管或活性组织暴露层面，作为植皮覆盖点[85]。大面积烧伤患者生存率提高得益于早期进行创面切痂[86]。烧伤患者一般在伤后 1 周内经过成功复苏后即进行手术治疗。一次手术应尽可能切除所有焦痂。早期切痂术支持者们认为这一方法比反复清创更容易，更能促进创面愈合，减少感染和瘢痕形成，并且在人力资源及住院时间上显得更经济[86]。

在许多烧伤中心，早期切痂后通过植皮封闭创面。覆盖创面可有多种植皮方式。**自体植皮**是指将患者自体非烧伤部位的皮片移植覆盖烧伤创面。自体植皮能够永久封闭创面，效果理想。**异体植皮（或同种植皮）**是指皮片取自同种个体，通常是尸体皮肤。这类皮肤可在皮库冻存较长时间。当自体植皮皮源不足时可用异体皮片临时覆盖大面积创面。**异种移植**是从其他生物种类取皮，通常是猪皮。在自体植皮皮源充足前可通过异体或异种植皮覆盖创面。

近年来烧伤治疗的最大进展是将**皮肤替代物**用于覆盖切痂创面[87~94]。皮肤替代物包括经培养的患者自体来源的皮片、尸体皮片或者其他生物工程组织。皮肤替代物用于覆盖大面积烧伤创面以提高患者存活率。自体培养皮片需要数周的生长时间，且容易感染。其他生物工程组织较以往更容易得到，粘附性更好。应用皮肤替代物可能延迟关节运动，并要避免剪切力。虽然这些替代物价格不菲，但对于处理大面积烧伤创面是行之有效的。皮肤替代物包括以下几种：

- 培养的自体表皮移植物（CEAs）：取患者皮肤，仅进行表皮细胞培养[87,88]。

表 24.3　用于治疗烧伤的常见局部药物

药物名称	概述	使用方法
磺胺嘧啶银	最常用的外用抗菌剂，对假单胞菌属有效	用无菌手套将白色药膏直接在创面涂抹厚度 2~4mm 或用浸透药膏的纱布外敷
醋酸磺胺米隆（磺胺米隆）	外用抗菌剂；能有效抑制革兰氏阴性及革兰氏阳性菌；易渗透焦痂	将白色药膏直接外涂创面 1~2mm 厚，每日 2 次；保持暴露或薄层纱布覆盖
醋酸磺胺米隆溶液（5% 磺胺米隆溶液）硝酸银	对革兰氏阴性及革兰氏阳性菌有抗菌力的外用溶液。 保持湿润环境。 杀菌及止血剂；只能穿透 1~2mm 焦痂；对表面细菌有效；黑色染色剂	50 克白色药粉用 1000ml 无菌水或 0.9% 氯化钠混合后浸湿纱布； 每 2 小时更换一次敷料；亦有小棒形式以烧灼小的开放创面
杆菌肽 / 多链丝霉素	性质温和的软膏；有效对抗革兰氏阳性菌	在创面直接外涂薄层药膏并保持暴露
胶原酶 / 聚合酶	选择性清除坏死组织的含酶清创剂；无抗菌活性	用于焦痂，并湿润包扎，可合并抗菌剂同时使用

- 培养的自体复合移植物：取患者皮肤，同时培养表皮及真皮层细胞，并形成双层结构。
- 异体皮肤替代物：取自尸体皮肤，表皮层及免疫细胞均被清除，应用于植床，且一旦粘附需行薄层自体培养表皮移植[95]。
- 培养真皮（临时替代）：将新生儿成纤维细胞种入培养的真皮基质，代替尸体皮肤暂时覆盖创面，最后去除并行皮肤移植。
- 培养真皮（永久替代）：由培养的猪胶原和硅胶外层组成。材料上留出孔隙以控制新生真皮生长。约 14 天后，移除硅胶外层，并移植薄层培养自体表皮[94]。

皮肤移植

在麻醉状态下通过手术取皮并移植到烧伤创面。取皮通常用**取皮机**。取皮机不仅取皮量大，且厚度均匀。取皮机可调整至预设定的皮肤厚度以用于**中厚皮片移植**。中厚皮片移植包括表皮和部分真皮，而**全厚皮片移植**则包含全层真皮。

取皮部位称为**供皮区**。常见供皮区为大腿、臀部和背部。这些取皮创面通过上皮再生愈合，与Ⅱ度烧伤创面类似，需要适当护理以防止真皮损伤所致的瘢痕形成。全厚皮片移植的缺点是供皮区全层皮肤缺损，需要早期缝合或移植中厚皮片。

通常，移植皮片越薄，粘附性越好；皮片越厚，外观越好。另外，薄层皮片与创面粘附后较厚层皮片更易皱缩。供皮厚度的选择受诸多因素影响，包括是否需要二次取皮等。取皮越厚，后期再次原位取皮的可能性越小。根据中厚供皮区愈合情况，可在 10~14 天后再次取皮。

大张皮片移植是从供皮区取大张皮片并原样覆盖受区创面（图 24.11）。面颈部及手部创面行大张皮片移植可使外观及功能更佳。若供皮受限，大多数受区可覆盖**网状皮片**（图 24.12）。网状皮片是将大张皮片通过仪器进行平行排列切口而成。网状皮片可拉伸后覆盖创面[96]。该技术可覆盖更大面积创面，皮片粘附后，孔隙可通过上皮再生愈合。

移植皮片一般由缝线、皮钉或 Steri-Strip™ 皮肤吻合器固定。皮片固定后，应去除皮片与创面间的渗血或渗液。敷料

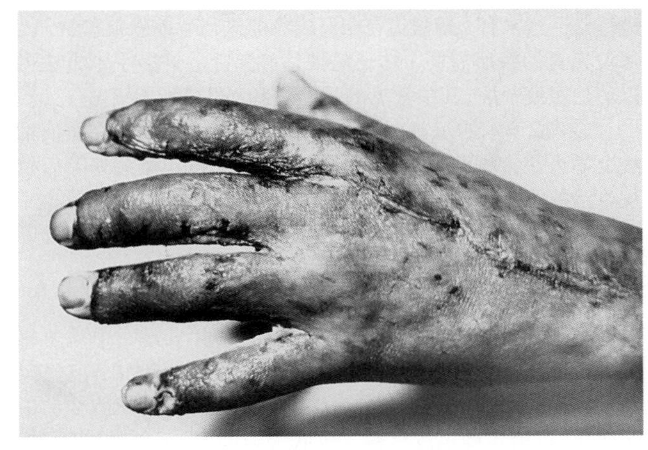

图 24.11　左手背部大张皮片移植，术后第 7 天

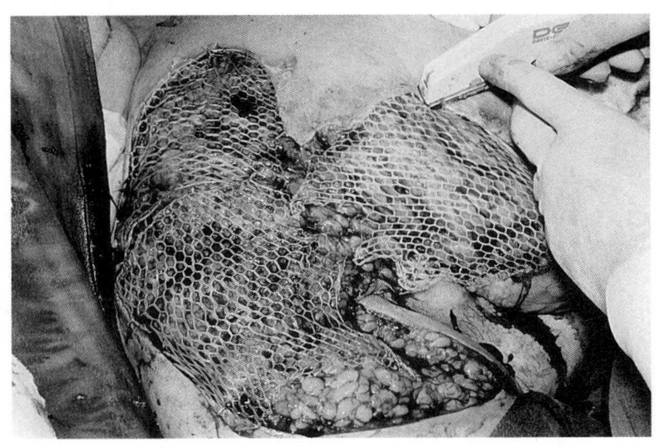

图 24.12　对新切除的伤口进行网状中厚皮移植并以皮钉固定

加压包扎有助于皮片与创面接触。

充足的创面血供是移植皮片存活的基本条件。皮片在血供差的部位无法粘附，比如肌腱。皮片移植后应注意避免与创面分离。剪切力、机械损伤或血肿形成都可能使皮片与创面分离。早期可用敷料包扎制动，稳固植皮创面。移植失败的其他原因包括坏死组织切除不彻底和感染。

移植皮片存活受多因素影响：①血循环，提供营养供给；②皮片与受区血管结合；③受区血管穿透至皮片内。除黑色人种外，皮片移植到血供充足的创面，初期呈白色，数小时后即成粉红色。

移植皮片可通过血管直接结合或/及从受区创面形成新生血管而重新建立血供。皮片移植 24 小时后，大量的受区血管可穿透至皮片[72]。新生毛细血管侵入是血管形成最重要的因素。通常在 72 小时内发生血管融合可使皮片得以存活。初期是纤维连接，然后胶原沉积以稳固皮片粘附。

瘢痕挛缩的矫正

若物理治疗未能防止瘢痕挛缩，导致关节活动度和功能受限，即应考虑手术治疗。过去的重建手术通常于瘢痕增生期后进行[97]。近来有文献报道在瘢痕成熟前进行挛缩瘢痕松解[98]。每位患者的瘢痕需要个体化的评估和治疗。许多手术方法可以消除瘢痕挛缩，其中常见的是植皮和“Z”成形术[99]。

“Z”成形术的示意图（图 24.13）。该手术主要是在瘢痕轴线上插入正常皮肤组织以延长瘢痕轴线长度。瘢痕切除后植皮可治疗更为严重的瘢痕挛缩。

物理治疗

烧伤患者康复从其一入院就开始了，并且是一个需要每天进行调整的渐进过程[5-7,100]。此章节前面一些部分已经讨论了烧伤创面和创面愈合过程中发生的病理生理学改变和皮肤变化，包括各种植皮材料。皮肤愈合同时，医疗计划（POC）就开始介入了。通常物理治疗的介入直接针对预防瘢痕挛缩、保留正常关节活动度、预防或最小化增生性瘢痕形成和外观畸形，维持和改善肌力、心肺耐力，恢复患者烧伤以前的功能状态和日常生活能力[4]。物理治疗师与烧伤治疗团队的其他成员一起协作来帮助患者达到这些目标。通过遵从一个良好设计的治疗计划，患者可以期望回归正常的、可工作的生活。对多数患者而言，康复最难的时期是创面已经愈合、瘢痕组织开始收缩的时候。此时，教育患者遵从为了预防和最小化挛缩而设计的治疗措施尤为重要。本章节剩余部分将重点阐述物理治疗师在烧伤患者康复中的角色。

物理检查

在初步检查了烧伤深度和烧伤总面积之后，物理治疗师评估患者以确定患者目前已存在的损伤和活动限制。治疗师需从患者和家属获得既往存在的限制和损伤的确切病史，这些都将影响患者日后的康复潜力。治疗师也必须预测随着烧伤创面愈合和成熟可能带来的一些间接损害。例如：主动或被动关节活动度可能由于肿胀、限制性焦痂、或疼痛受到限制，需获得初始基线数据。

这篇文章中讨论的其他测试和测量可纳入患者烧伤后的首次评估和再次评估（如：步态，功能状态）。因为烧伤创面的愈合是一个动态过程，并且每天都发生改变，物理治疗师应常规对皮肤完整性、关节活动度和功能灵活性的变化进行评估与监测。频繁的评估可使得物理治疗师和烧伤团队的其他成员都及时了解患者潜在问题，在问题显现前进行干预。烧伤瘢痕评估的研究总结见知识点 24.1 证据总结框内。

烧伤除了带给患者身体的损害，也可能造成巨大的心理创伤[101,102]。物理治疗师应该在评估时认识到潜在的问题，因为心理创伤可能影响患者的进展及其自身对未来和康复的预期。转介患者到一位合适的专业人员进行介入是很必要的（第 26 章心理障碍）。

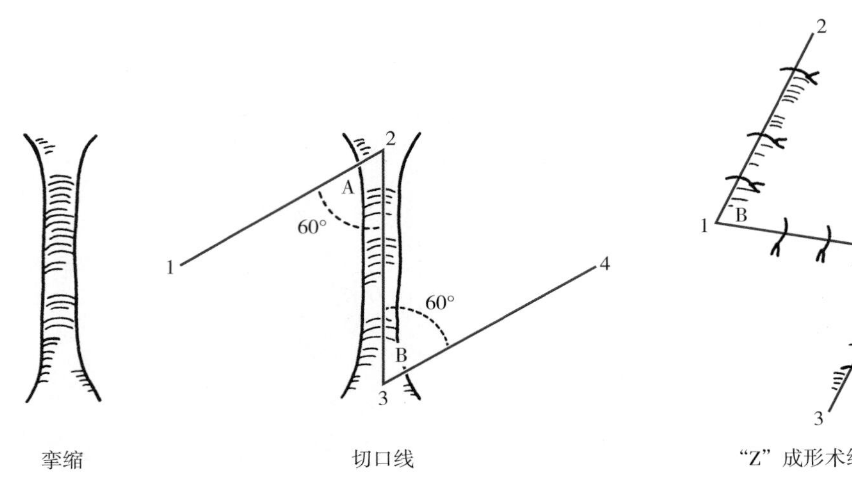

图 24.13 图解“Z”成形术过程

知识点 24.1 证据总结 烧伤瘢痕评估的研究

参考文献	研究对象	方法	评定参数	结果	注解
Sullivan et al (1990)[a]	73 个研究对象；瘢痕小于 1 年；对多种解剖部位进行评估	3 名观察者根据以下特征对瘢痕进行独立评定：色泽，血管分布，柔软度，厚度	瘢痕的色泽评估 0~2 分(0= 正常，1= 色素减退，2= 色素沉着)；瘢痕血管分布评估 0~3 分(0= 正常，随着分数增加表明血供增加)；瘢痕柔软度评估 0~5 分(0= 正常，随着分数增加柔软度降低)；瘢痕厚度评估 0~3 分(0= 正常或平坦，1≦2mm，2≦5mm，3≧5mm)	评分者之间中度信度，信度随着时间改善；未报道评分者自身信度及效度	此研究认为温哥华瘢痕量表(VSS)可用于烧伤瘢痕的临床评估
Baryza and Baryza (1995)[b]	研究对象数目未报道	物理治疗师或作业治疗师使用改良温哥华瘢痕量表进行瘢痕评估	一块 2mm 厚有机玻璃工具和在温哥华瘢痕评估量表上增加了厚度测量选项(0= 正常或平坦，1≧0~1mm，2≧1~2mm，3≧2~4mm，4≧4mm)。改良温哥华瘢痕量表也增加了色泽的选项“混合色素沉着”	作者报道有良好的评估者间信度（ICC=0.81）。Cohen's κ 值如下：色素 κ=0.61，血管分布 κ=0.73，柔软度 κ=0.71 这反映出良好的信度，厚度测量的信度是中等 κ=0.56	报道了改良温哥华瘢痕评估量表具有良好的可靠性；然而方法上缺少研究对象和测试人员数目，未报道测试人员是否使用盲法
Yeong et al (1997)[c]	采用 24 个瘢痕照片作为示教训练评估者了解瘢痕特性。10 个附加照片被用来学习瘢痕评估	8 个训练过的评估者评估 10 个瘢痕的彩色照片，与示教照片做比较。评估以下瘢痕特性：表面，边界高度，厚度，色泽	评分包括：烧伤瘢痕表面：光滑(−1)，正常(0)，不同程度粗糙(1~4 分)。第二是烧伤瘢痕边界高度：塌陷(−1)，正常(0)，不同程度增高(1~4 分)。第三是烧伤瘢痕厚度：变薄(−1)，正常(0)，不同程度变厚(1~4 分)。第四是瘢痕色泽：色素减退(−1)，正常(0)，不同程度色素沉着(1~4 分)	在所有方面评分者间信度均较高：瘢痕表面(0.97)，边界高度(0.95)，厚度(0.93)，色泽(0.85)	提供了一种替代温哥华瘢痕评估的量表。然而瘢痕变量与温哥华瘢痕评估量表有共性
Crowe et al (1998)[d]	来自 10 个研究对象的 10 张彩色瘢痕照片分别用 3 个不同量表来评估	瘢痕照片由 4 名独立评估者评估(2 名为有经验的临床医生，2 名为无经验临床医生)	瘢痕评估指标包括不规则性，深度或高度，颜色，血管分布，柔软度，可被遮盖或不可被遮盖的畸形	评估者间信度变化从 0.66(血管分布)到 0.90(颜色)。重测信度变化从 0.73(血管分布)至 0.89(不规则瘢痕的比例)。新手治疗师与专业治疗师在运用量表时同样可靠	研究结果表明，此评价量表可作为评估瘢痕表面，厚度，边界高度和颜色的一种工具。但研究对象和评估者数目太小

知识点 24.1 证据总结 烧伤瘢痕评估的研究 续

参考文献	研究对象	方法	评定参数	结果	注解
Martin (2003)[e]	20个初始研究对象的37个瘢痕被评估。对8名研究对象的17个瘢痕进行随访再评估。改良温哥华瘢痕评估量表(per Baryza and Baryza[b])被用来评估最初和随访的瘢痕	评估的瘢痕小于6个月,对于一些研究对象,相同瘢痕的再评估大约在伤后1.5年。除了温哥华瘢痕评估量表,2个问题的回答采用视觉模拟评分	瘢痕评估包括色素,血管分布,柔软度和瘢痕厚度。视觉模拟评分包括2个问题①"你如何评价你的瘢痕"(最好的,最具吸引力的=0;最坏的,最没吸引力的=10);②"我觉得这个瘢痕对别人是不具吸引力的"(完全不同意=0,完全同意=10)	改良温哥华瘢痕量表从初评到复评结果表现出显著改善。视觉模拟评分的问题1得分没有表现出明显差异,问题2得分表现明显改善	结果表明随着时间推移研究对象对瘢痕的自我感觉可能会改善,但对于别人对他们瘢痕接受的感受是不同的
Oliveira (2005)[f]	对62名研究对象的瘢痕进行临床和照片评估,分别在出院时、伤后第6,9,12,18和24个月的时候进行。研究对象及瘢痕的伤后时间对观察者采用盲法	每次评估包括:用温哥华瘢痕量表(VSS)评估照片;用反射式光度检测仪和色度仪来评估血管分布;用气压式眼压计和硬度计评估柔软度;用激光多普勒超声流量计评估血管分布;用瘢痕活检测量厚度	温哥华瘢痕量表分数;具体变量测量仪器测得的评级。温哥华瘢痕量表评分与来自其他测量仪器的数据具相关性	照片评估表明在6~12月之间瘢痕增生加重。与温哥华瘢痕评估(VSS)的相关性:温哥华瘢痕量表表现出与反射式光度检测仪最佳相关性。温哥华瘢痕量表和硬度计、气压式眼压计对于瘢痕柔软度测量有好的相关性。瘢痕厚度增加但未报道测量之间的相关性。血管分布在温哥华瘢痕量表和激光多普勒超声流量计有显著相关性,并发现6~12月瘢痕血管分布明显增加。增生性瘢痕比其他瘢痕更痒($p<0.05$)	此研究中的相关性支持应用定量的设备来测量一些瘢痕变量。然而使用设备的花费或许并非必要,因为这些测量值与VSS相关性较好
Forbes Duchart et al (2007)[g]	14名儿童研究对象的32个瘢痕采用改良温哥华瘢痕量表评估。3名独立评估者评估每一个瘢痕。评估者同时接受如何使用改良温哥华量表的培训	温哥华瘢痕量表改良项目:增加2个色标来解决正常皮肤色调变化的问题;两种色标被用来帮助评估不同皮肤色调研究对象的血管分布;剩余的瘢痕变量(色素,柔软度和厚度)应用标准的温哥华瘢痕评估量表(VSS)来评定	基于研究对象的皮肤色调2个颜色量表被设计来评估瘢痕。这2个量表的标签是"白种人"和"土著人"(在加拿大被用来描述当地人或土生土长的人)	结果表明色素评估信度差。血管分布测量在白种人和土著人的组间评分者间信度差。柔软度和厚度信度合理	此研究的评估者间的信度普遍低于其他测试瘢痕量表的研究。此研究的一个局限性是样本量较小

知识点 24.1 证据总结 烧伤瘢痕评估的研究 续

参考文献	研究对象	方法	评定参数	结果	注解
Nedelec et al(2008a)[h]	评估30个研究对象,每个研究对象评估4个皮肤区域(3个瘢痕区域,1个正常皮肤区域)。4个区域包括:最严重的瘢痕区域;非严重的瘢痕区域;供皮区;正常皮肤部位	用改良温哥华瘢痕评估量表来评估瘢痕厚度,柔软度和血管分布。其他测量包括:用皮肤弹性测量仪来评估皮肤弹性;用皮肤黑色素和血红素测量仪进一步评估瘢痕红斑和黑色素;用超声波皮肤测量仪来评估瘢痕厚度	每个区域由同一个观察者以改良温哥华瘢痕量表、皮肤弹性测量仪、皮肤血红素和黑色素测量仪、超声波皮肤测量仪进行评估。每个区域在2周内选不同的3天来测量。观察者不知道任何一个之前评估的结果	ICC对于改良温哥华瘢痕量表中的厚度、柔软度和血管分布分量表是适当的(0.81)。皮肤弹性测量仪未能区分开正常皮肤和瘢痕。皮肤黑色素和红色素测量仪对于红斑(0.75)和黑素指数(0.89)以及超声波皮肤测量仪对于厚度(0.82)的测量均是可接受的。备注:一些测量中也描述了阈值	某些测量的敏感性和特异性有所不同。增生性瘢痕应用改良温哥华瘢痕量表时评估者间的信度存在一定问题。皮肤黑色素和血红素测量仪和超声波皮肤测量仪的评估者间信度是可接受的。可考虑将这些仪器用于测量相关瘢痕
Nedelec et al(2008b)[i](备注:这是一个配套的研究,与上述一篇为同一作者)	与以上同样由Nedelec等人做的研究一样,评估30个研究对象,每人评估4个皮肤区域(3个瘢痕区域,1个正常皮肤区域)。4个区域包括:最严重的瘢痕区域;非严重的瘢痕区域;供皮区;正常皮肤部位	用改良温哥华瘢痕评估量表来评估瘢痕厚度,柔软度和血管分布。其他测量包括:用皮肤弹性测量仪来评估皮肤弹性;用皮肤黑色素和血红素测量仪进一步评估瘢痕充血和黑色素;用超声波皮肤测量仪来评估瘢痕厚度	每个区域由同一个观察者用改良温哥华瘢痕量表、皮肤弹性测量仪、皮肤血红素和黑色素测量仪、超声波皮肤测量仪进行评估。每个区域在2周内选不同的3天来测量。观察者不知道任何一个之前评估的结果	所有改良温哥华瘢痕量表下分量表的评估者间信度都是不可接受的(大约0.50)。皮肤弹性测量仪(>0.89),皮肤黑色素和红色素测量仪,和超声波皮肤测量仪(0.82)的信度是可接受的。除严重瘢痕柔软度分量表和皮肤弹性测量部分,温哥华瘢痕量表在每个案例中均有较好的同期效度	皮肤弹性测量仪、皮肤黑色素和血红素测量仪和超声波皮肤测量仪的评估者间信度,以及他们与改良温哥华瘢痕量表的同期效度表明它们同改良温哥华瘢痕量表一样可以客观的测量相同的瘢痕特性
Simons and Tyack (2001)[j]	对烧伤瘢痕照片进行三个层面的评估包括:来自38名健康专家关于现行瘢痕评估的意见;来自36名治疗师(物理治疗师和作业治疗师)关于哪些应该包括在照片瘢痕量表的意见;10名医疗保健消费者关于瘢痕评估的意见	通过分组座谈会和有瘢痕评估和瘢痕拍照指导的问卷,收集健康专家的意见。医疗保健消费者获得关于烧伤瘢痕评估操作,调查问卷和照片瘢痕量表	对于开放性问题的反应和回答根据相似度归类。归类的反应和回答为了方便描述被转换为百分比,然后用卡方检验分析其意义	使用彩色照片进行评估时,达成一致需将以下部分纳入评估参数:血管分布,颜色,外形,高度和烧伤瘢痕的总体意见	作者认为具有明确描述和策略的分类量表可提高烧伤瘢痕照片评价的准确性

OT = occupational therapist 作业治疗师;PT = physical therapist 物理治疗师

[a] Sullivan, T, et al: Rating the burn scar. J Burn Care Rehabil 11:250, 1990

[b] Baryza, MJ, and Baryza, G: The Vancouver Scale: An administration tool and its interrater reliability. J Burn Care Rehabil 16:535, 1995.

[c] Yeong, EK, et al: Improved burn scar assessment with use of a mew scar-rating scale. J Burn Care Rehabil 18:353, 1997.

[d] Crowe, JM, et al: Reliability of photographic analysis in determining change in scar appearance. J Burn Care Rehabil 19:183, 1998.

[e] Martin, D: Changes in subjective vs. objective burn scar assessment over time: Dose the patient agree with what we think? J Burn Care Rehabil 24:239, 2003

[f] Oliveira, GV: Objective assessment of burn scar vascularity, erythema, pliability, thickness, and planimetry. Dermatol Surg 31:48, 2005.

[g] Forbes-Duchart, L, et al: Determination of inter-rater reliability in pediatric burn scar assessment using a modified version of the Vancouver Scar Scale. J Burn Care Res 28:460, 2007.

[h] Nedelec, B, et al: Quantitative measurement of hypertrophic scar: Interrater reliability, sensitivity, and specificity. J Burn Care Res 29:489, 2008a

[i] Nedelec, B, et al: Quantitative measurement of hypertrophic scar: Interrater reliability and concurrent validity. J Burn Care Res 29:501, 2008b.

[j] Simons, M, and Tyack, Z: Health professionals' and consumers' opinion: what is considered important when rating burn scars from photographs? J Burn Care Res 32(2):275, 2011

预期目标与预期结局

基于对烧伤严重程度检查数据的评估，以及患者目前健康状况、年龄、身体和精神状况，可以预估患者的预后。预期目标和预期结局取决于患者的预后和当前的医疗状况。由于每种烧伤的性质不一样，很难列出明确的目标和结果；然而，《物理治疗师实践指南》[21]给物理治疗措施计划推荐了常见的目标和结果，这样便于开展特定的干预措施（知识点 24.2）。康复的最佳结果是使患者恢复正常，拥有受伤前的功能和生活方式。

知识点 24.2 烧伤患者物理治疗计划的推荐目标和预期

- 促进创面及软组织愈合
- 降低感染和并发症风险
- 降低二次损伤风险
- 获得最大的关节活动度（ROM）
- 恢复受伤前的心血管耐受水平
- 获得正常的力量
- 实现独立步行
- 增强独立日常生活活动及工具性日常生活能力
- 瘢痕形成最小化
- 提高患者、家属及照料者对解预期、目标和结局的理解
- 提高有氧运动能力
- 提高症状的自我管理水平

ADL= 日常生活活动；IADL= 工具性日常生活能力；摘自物理治疗师实践指南[21]

物理治疗措施

烧伤患者通常应该从入院当日开始进行物理治疗。初始检查将决定哪些区域应该首先处理。水肿的控制和处理以及维持关节活动度通常应该排在首位。水肿可以通过抬高肢体和主动运动控制在最轻程度，特别是手和踝的水肿。预防瘢痕挛缩可以通过体位摆放、矫形器、运动和步行得以实现。运动和步行也有助于减少卧床的有害影响。伤口闭合后，按摩和压力治疗将有助于最大程度减少瘢痕挛缩形成以及管理烧伤瘢痕。

当烧伤创面愈合中所形成的跨关节瘢痕由未成熟的胶原组成。收缩和瘢痕组织内的拉力会导致瘢痕缩短[103~106]。除非针对这个过程进行干预，否则瘢痕收缩会限制关节活动度和功能。虽然实施了防止瘢痕挛缩的措施以期得到最佳效果，但是仍然有患者发展成瘢痕挛缩。有多种防止和（或）治疗瘢痕挛缩的措施可供选择。

如前所述，体位、矫形器、运动以及步行可以用来对抗瘢痕挛缩过程。主动运动和患者在功能性活动中的积极参与，在预防和减少挛缩过程中是非常重要的。然而，由于瘢痕部位持续的牵拉力量及烧伤区域锻炼时的疼痛，额外的干预是有必要的（例如皮肤移植术和 Z 字成形术）。早期及持续的患者和（或）家庭教育是必需的，以帮助他们了解烧伤康复过程的必要性。

体位摆放和矫形器

体位摆放方案应该从患者入院之日开始[67,80,107]。体位摆放方案目标如下：①尽量减轻水肿；②防止组织破坏；③保持软组织为拉长状态；④保留功能[108]。常见畸形的体位摆放见表 24.4。图 24.14~24.17 给出了不同肢体的恰当体位实例。烧伤区域应该摆放在伸长状态或功能中立位。

矫形器可作为体位摆放方案的一个拓展。某些患者通常使用矫形器固定于一个“抗畸形”体位；然而，体位应该根据烧伤位置不同、患者难以完成的动作而个性化。除了手术后用来固定移植皮肤设计的矫形器，矫形器仅用于那些不使用即会导致关节活动度或功能会丧失的患者。使用矫形器的一般适应证包括：①预防挛缩；②在训练期间和手术后维持关节活动度；③减少发展中的挛缩；④保护关节和肌腱；⑤降低整体疼痛感[109,110]。矫形器设计应尽量保持简单，便于佩戴、脱卸和清洗[111]。矫形器通常在晚上佩戴或当患者休息时，以及皮肤移植术后的数天内持续佩戴。矫形器应该贴合身体部位，并需注意确保没有导致已愈合皮肤或正常皮肤破损的压力点。矫形器应该定期检查是否合适，并在必要的时候进行调整。维持主动运动非常重要，矫形器和体位摆放是辅助治疗手段，直到获得充分的主动活动。

烧伤最常用的矫形器是静态的。这种类型的矫形器没有可动的部分，可以保持体位和固定皮肤移植区域(图 24.18)。动态矫形器也被成功地应用于烧伤患者治疗中(图 24.19)[112~114]。这类型的矫形器拥有可动部分，允许关节活动。同时，动态矫形器可以提供一个适合患者耐受性的低负荷、持续的压力。其在矫正发展中的挛缩以及大范围烧伤和皮肤移植区域主动活动功能的尽早恢复中有较大潜力[115]。持续被动活动装置亦可适用于某些烧伤患者[116~120]。

治疗性运动

主动和被动运动

主动运动从入院之日开始[5~7,80,121]。需鼓励任何意识清楚并且能够执行指令的患者在一天之中多次进行受累身体部分的主动活动。患者应该进行包括全部肢体和躯干的主动活动，包括没有烧伤的区域。更换敷料时是运动的良好时机，因创面可见且治疗师能够监控创面。行皮肤移植术后近期时间内可暂停该区域的主动和被动运动，以确保移植皮肤粘附[100,122,123]。当外科医生认为运动安全时，根据情况可重新行轻柔的关节活动度练习—先主动然后被动运动[124,125]。如果患者不能主动达到全范围关节活动，需首先进行主动 - 辅助和被动运动。

为了保持烧伤已愈合区域湿润，运动开始前应该予以滋润。皮肤移植区域周边应该特别注意，压力应该以温和的、持续的、渐进的方式介入。如烧伤创面愈合良好，在运动治疗之前可以使用热疗（例如石蜡疗法、超声波疗法）以增加软组织柔韧性[126,127]。

在烧伤未愈区域进行运动是非常疼痛的，患者通常会说他们宁愿失去运动功能，也不愿意承受运动带来的额外疼痛。督促患者忍受疼痛进行运动对物理治疗师来说通常非常困难

表 24.4 常见畸形的体位摆放

关节	常见畸形	需加强的运动	建议方案
颈前	屈曲	过伸	使用双层床垫;颈部处于伸直位(图 24-14);愈合期使用硬的颈部矫形器
肩 - 腋	内收和内旋	外展、屈曲和外旋	肩保持屈曲且外展体位(飞机型矫形器)
肘	屈曲和旋前	伸展和旋后	伸直位矫形器
手	爪形手(亦称肌回缩位)	伸腕;掌指关节屈曲,近端和远端指间关节伸展;拇指外展	对手指进行单独包扎。抬高以减轻水肿。固定肌拉伸位(这个需要确认),腕伸展,掌指关节屈曲,近端指间关节和远端指间关节伸展,拇指大角度外展
髋部和腹股沟	屈曲和内收	所有运动,特别是 髋伸展和外展	髋中立位(屈曲 / 伸展 零度),轻微外展
膝关节	屈曲	伸展	膝后部矫形器
踝关节	跖屈	所有运动(特别是背屈)	踝 - 足矫形器于跟腱处开口,并将踝关节固定于中立位

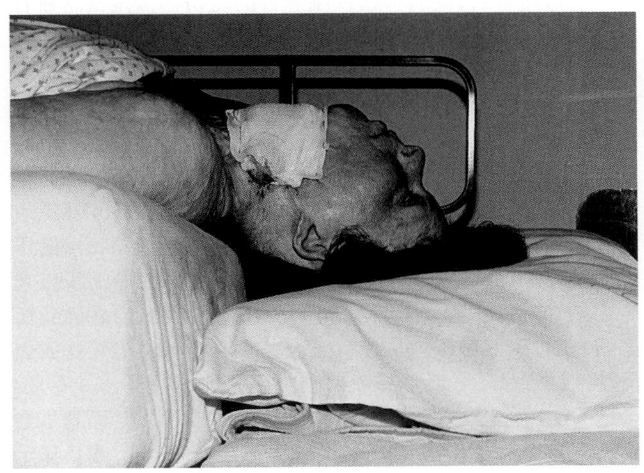

图 24.14 颈前部烧伤患者的床上体位摆放

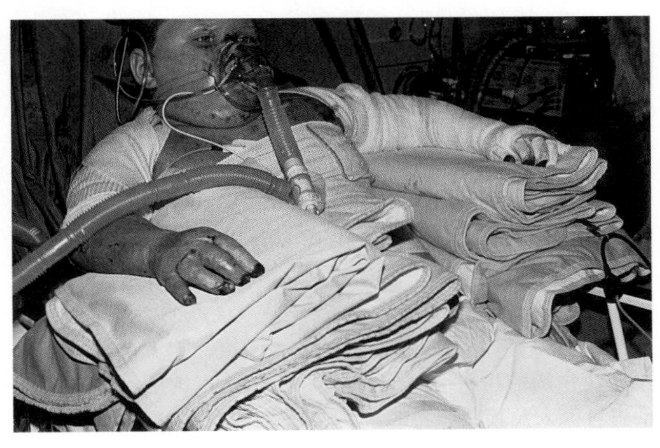

图 24.16 为减轻水肿,坐位时上肢正确的体位摆放

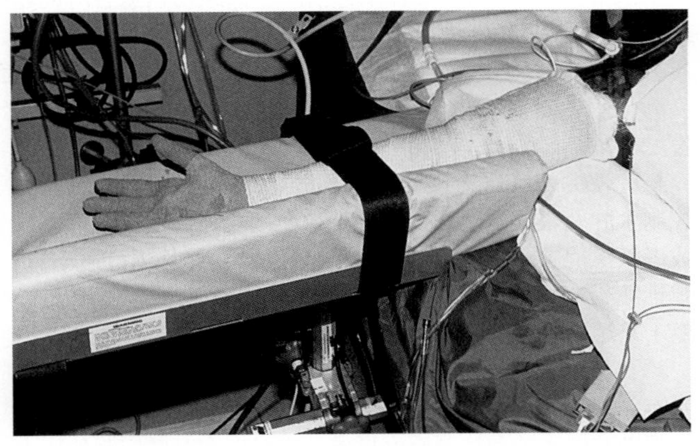

图 24.15 腋窝烧伤患者的床上体位摆放

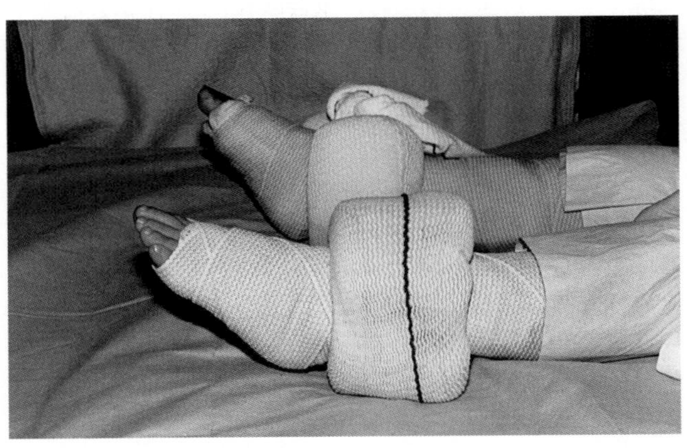

图 24.17 使用弹性网包裹的泡沫卷,使脚踝抬高离开床,此技术不适用于跟腱烧伤的患者

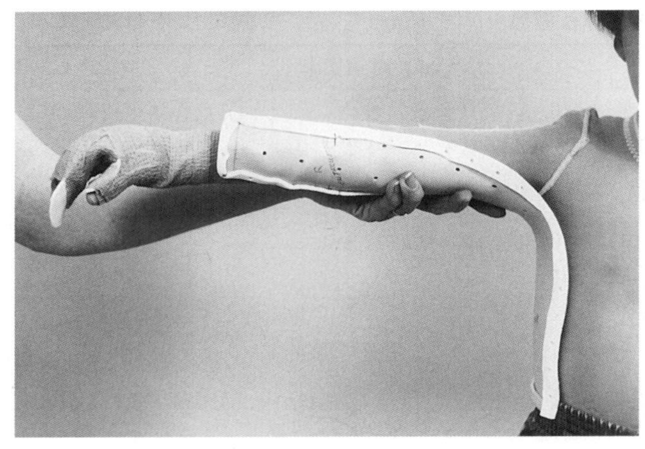

图 24.18 固定肩于外展位，肘于伸直位的静态矫形器

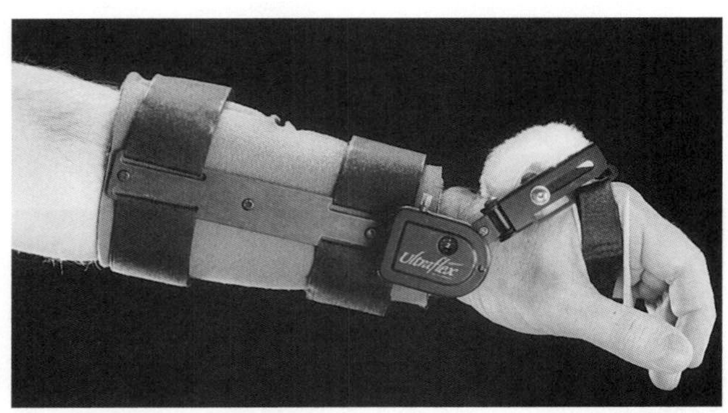

图 24.19 在前臂掌侧提供低负荷、长时间压力以牵拉瘢痕组织，使腕背伸的动态支具

且耗费精力，但是治疗师的坚持非常关键。协调的运动配合止痛药物的应用可减轻穿着的疼痛[98,121]。物理治疗师应调动患者家人及其照顾者的帮助以尽量保证患者的主动性。

抗阻运动及调节运动

随着患者的不断恢复，康复计划应循序渐进并包括力量训练[5,80,121]。严重烧伤患者体重会减轻，瘦肌体积会迅速下降[128]。锻炼可由等速、等张或是其他抗阻仪器组成。运动训练及力量提高应该遵循一般的原则，但需在患者病情及创面愈合基础上进行调整。抗阻训练仪器例如重量可调滑轮能够防止未烧伤区域的力量下降。

当一个患者初始进行力量或是调节(耐力)训练时，物理治疗师应该监控他的生命体征，用以评估心血管和呼吸系统的反应[129]。也许会发生运动过量。在运动前、运动中、运动后、特别是在运动后的恢复期，监测脉搏、血压、呼吸频率，可提供心血管系统和呼吸系统状态的宝贵信息(第 2 章生命体征检查)。

应鼓励患者参加到可强化心血管系统的运动中来，例如从烧伤科步行到物理治疗部门。鼓励患者进行骑自行车、划船仪、跑步机行走、爬楼梯以及其他形式的有氧运动。这些主动活动不仅能增加心血管耐力，还能增强肢体的力量和关节活动范围。此外，这些项目增加了康复计划的多样性。物理治疗师需要极富创造性和创新性以激励患者，提高他们的运动能力。

步行

主动步行应该在合适的时候尽早开始。如果下肢(LEs)有皮肤移植，步行可以暂停，直到安全为止[130~133]。皮肤移植后一旦开始步行，下肢应该以“8”字形缠绕弹性绷带，以保护新移植的皮肤并促进血液回流。若患者因直立位不耐受或下肢疼痛处于依赖性体位而不能直立，逐步增加斜板训练时间有利于促进患者站立[134~136]。最初，患者可能需要借助辅助器具进行步行，然而不借助辅助器具的独立步行应该尽快实现。

物理治疗师需要在每一个患者的每一个治疗阶段中花大量的时间。当一个遭受了危及生命的烧伤患者能够步行走出医院回到社区生活中，体现出一项成功的物理治疗计划回报是巨大的。

瘢痕管理

伤口愈合后，皮肤移植或刚愈合的烧伤创面是富含血管的、平坦且柔软的。在接下来的 3~6 个月，将发生巨大的改变。新愈合的区域可能变得凸起且坚硬。压力的应用能够促进瘢痕成熟和减少瘢痕过度增生[137]。但是没有一项研究可以证实压力改变瘢痕组织的机制。压力能够控制增生性瘢痕形成，主要从以下几个方面：①使真皮变薄；②改变瘢痕组织的生化结构；③降低局部区域的血流量；④改变胶原排列；⑤降低组织含水量。持续的压力敷料或压力衣提供大于 25mmHg 的压力，能够减少血管粉笔，降低黏多糖总量，降低胶原沉积以及显著减轻局部水肿[5,137,138]。早期的增生性瘢痕容易受到压力的影响，因此对压力治疗有反应。瘢痕组织越早接受压力治疗，效果越好[139,140]。一般来说，如果瘢痕形成小于 6 个月，合适的加压能够产生疗效，瘢痕仍然可以变得平坦，而且不会发展成为增生性瘢痕[140]。如果瘢痕仍然表现活跃，或是显示有血管增生(红色)的证据，即使瘢痕形成已有一年之久，压力治疗仍可能有效。

一般来说，如果伤口愈合时间少于 10~14 天，表明伤口是一个浅Ⅱ度烧伤，则不必行压力治疗。如果伤口愈合时间超过 10~14 天(深Ⅱ度烧伤)或者经过皮肤移植，通常建议进行压力治疗[141]。

加压包扎

弹性绷带可以为皮肤移植及供皮区提供血管支持，同时控制水肿及瘢痕增生。弹性绷带的使用应持续至患者的皮肤或者瘢痕能够耐受穿戴压力衣产生的应力，并且创口最小时。弹性绷带应该以八字形缠于下肢。上肢采用螺旋缠绕方式，躯干采用圆形缠绕[137]。

自粘型绷带适用于手和脚趾[137,142,143]。这种绷带仅对自身有粘附性，并且能够在伤口愈合之前用于敷料之上。它能够帮助减轻水肿和控制瘢痕形成。它可以在穿戴定制的压力手套之前使用，或是当做最终的压力措施施加于婴儿手上。

管状绷带有多种周长及款式。他们提供适度的压力，并且可以作为配备定做压力衣之前的临时穿着[137,144]。管状绷带特别适合生长迅速且需要频繁更改服装尺寸的儿童。

有多家公司生产压力衣。有一些是成品，配备多种尺寸，适合大多数患者；另外一些是为个别患者量身定做。对于定制的服装，物理治疗师需要使用卷尺分别测量每一个肢体、躯干或是脸的周径及长度，以确保衣服能够贴合并提供合适的压力。衣服于患者仅剩很少的开放性创面时测量。压力衣很紧且较难穿戴，但是在防止瘢痕过度增生方面，压力是必须的。任何局部或所有身体部分的压力衣都是可以定制的，包括脸部和头部，且有多种种类、式样及颜色（图 24.20）[137]。如前所述，压力衣需在皮肤或者瘢痕能够耐受施加的应力时使用。连裤袜可以穿在及腰压力衣内以辅助穿戴。压力衣通常需要穿戴 12~18 个月，每天穿戴 23 小时（洗澡时去除），以促进瘢痕重塑。压力衣必须每天清洗，以防止汗渍和滋润霜的堆积，这可能导致瘢痕被浸渍。患者通常需两套压力衣，一套穿戴，一套清洗。

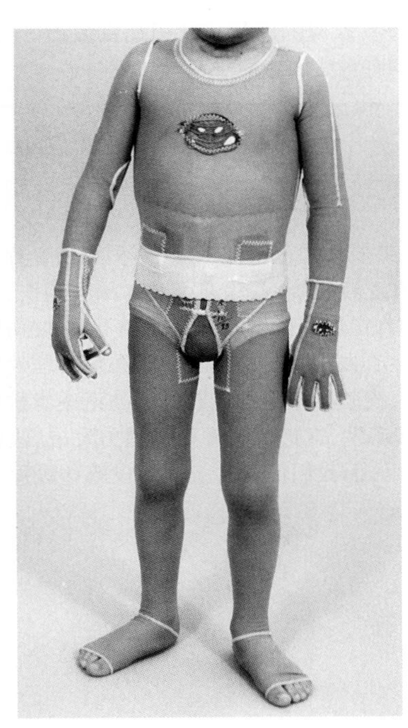

图 24.20　穿戴压力衣，例如手套、背心以及腰裤子，以减少增生性瘢痕形成

在凹陷的地方弹力绷带或压力衣也许不能提供合适的压力，例如胸骨或腋下。在这些地方，加一个嵌入物是必要的[145.146]。嵌入物可以由多种材料构成，包括泡沫、硅胶、橡胶和凝胶垫子[137,144,147~149]。这些物件也需要移去并且定期清洁，以防止其下软组织被浸渍。

早期持续使用压力治疗，可以使瘢痕平坦、柔软，使瘢痕脱敏及保护瘢痕，同时减轻瘙痒。在瘢痕变得苍白、平坦且柔软即瘢痕成熟之前，压力治疗是必要的。

硅凝胶

硅凝胶在处理增生性瘢痕方面的有效性已得到证实[150~152]。硅聚合物凝胶片可直接应用于正成熟的瘢痕。这些硅聚合物凝胶片有很多大小不等的尺寸。这种方法产生治疗结果的机制尚不明确[153]。关于使用硅聚合物凝胶片，唯一报道的并发症是潜在的皮疹及罕见的皮肤破损。通过暂停使用，皮疹是可逆的。一旦皮疹消失，可再次使用凝胶片。

按摩

按摩是临床上一种有效的治疗方式，可以通过软化组织从而促进关节活动度训练。深部按摩被认为可使皮肤组织与下方组织发生松动及松解粘连，从而软化瘢痕组织[5,154]。当按摩配合关节活动度练习时，未成熟的瘢痕更容易被拉长，发展中的挛缩可以得到纠正。虽然没有研究证实按摩对烧伤患者的作用[155]，但从长期来看，按摩可以改善皮肤柔软度和质地。经常按摩可以使坚硬的瘢痕变柔软。移植皮肤边缘或缝线处，或是任何凸出或坚硬的区域，通过按摩都可以得到改善。

化妆掩饰

对于脸部、颈部和手上的瘢痕，可以使用化妆进行掩饰[7,137]。当一个烧伤患者有色素沉着或是色素过浅，这种类型的化妆是有用的。此外，当瘢痕尚未成熟仍然很红且患者又想在不穿戴压力衣或其他装备的情况下外出到公众场所待一小段时间时，亦可使用化妆。这些化妆品是不透明的，可以调整烧伤瘢痕颜色，并且有多个可用的色调，以适用不同的皮肤颜色。它们还具有防水功能，可以在任何活动中使用。这些产品可以在大型百货商场及戏剧商品销售处购买。

随访医疗

患者出院前，治疗师应该提供关于家庭训练计划（HEP）、夹板佩戴和体位摆放程序，以及皮肤护理的信息。

家庭训练计划应继续强调关节活动度练习配合烧伤区域的按摩。此外，应该鼓励患者尽可能多的独立完成日常生活技巧。治疗师可以给患者的训练过程录像，以将目前的关节活动度和每项练习中使用的运动模式提供给患者、家属以及门诊治疗师。教学计划（录像带、光盘）有助于教育那些涉及患者康复计划的人，并且可以确保出院后的治疗连贯性[156]。

住院后期开展的夹板佩戴及压力治疗计划需在家中继续执行。出院前，患者和（或）及其家庭成员以及照顾者应能够独立的穿脱夹板和压力器具。

恰当的皮肤护理需要为每位患者明确肥皂及润肤霜的类型。一般情况下，肥皂应该是温和的，且不添加香料及其他刺激物的。所有开放性创面愈合后，就可以使用保湿型肥皂了。每天应使用 2~3 次保湿润肤霜，且润肤霜不应含有香料或明显的酒精添加。应指导患者按摩直至润肤霜完全被皮肤吸收，避免润肤霜在皮肤表面堆积。如果一个患者不可避免地要暴露于太阳光下，那么应该使用防晒指数在 30 以上的防晒霜进行防护，且频繁使用[157]。患者应小心尽量避免日晒，并使用帽子或衣服帮助皮肤免受阳光照射。

因为新愈合的烧伤皮肤较脆弱，创面愈合后数月，患者可能会被表浅开放性小创面所困扰。应该指导患者清洗这些区域，每日两次，使用少量抗生素软膏，并且使用非粘附性敷料覆盖这些区域。避免应力、不合适的衣服，过度清洗或浸泡在水中时间过长、或者使用过多的润肤霜,有助于防止进一步的刺激和浸渍。

创面愈合后,瘙痒可能会加剧。应该指导患者轻拍瘙痒的区域而非抓挠。润肤霜的使用能够帮助减轻瘙痒;然而,某些患者可能需要口服抗组胺类药物来帮助控制这个问题。

某些烧伤患者可能需要门诊治疗,以补充 HEP 及监测和调整他们的夹板和压力治疗计划。门诊治疗的频率基于每个患者自身的需求。无论患者是否接受门诊治疗,其应该通过门诊定期随访。这使烧伤团队成员可对患者重返社会的适应性进行评估,并且根据患者的体能和瘢痕成熟度,更改康复治疗计划。当一名成年患者瘢痕成熟且获得全关节活动度时,就不需后续随访了。然而,儿童在其完全长大之前都需要接受监测,因为烧伤瘢痕可能无法跟上孩子的生长。在这些情况下,瘢痕松解术是必要的[158]。

社区服务计划

有较多可供烧伤幸存患者选择的社区活动。治疗师应该了解在患者家庭社区中的这些活动,并进行恰当的转介。如果没有现成的服务,那么在医院或是社区可能需要启动一个计划。服务计划(附录 24.A)包括以下内容:

- 烧伤预防方案:美国烧伤协会(625 N. Michigan Ave., Chicago, IL 60611;800-548-2876)下属烧伤预防委员会有多种印刷品。
- 再入学程序:由医院工作人员为患儿学校的学生及工作人员提供[7,157]。
- 烧伤夏令营:周末或是为期一周的夏令营为孩子们提供了一个在受控制的户外环境下,同具有相似经历的同伴们相互交流的机会[7,157]。在美国和加拿大烧伤协会烧伤夏令营特殊兴趣小组,有关于夏令营的相关可用的信息。
- 成人支持小组:给有或没有家属陪伴的成年人提供与具有相似烧伤经历的同伴们分享经验以及获得同伴支持的机会[157]。
- 烧伤幸存者社团:这是一个非营利性机构,致力于支持烧伤幸存者及其家属的康复。社团提供多种方案和资源,促进患者回归到有意义的生活中来[158]。

总结

对于幸存患者的管理和照顾,烧伤是一个重要的卫生健康问题。根据皮肤热损伤的范围和深度不同,其相应特征损害和并发症不同。烧伤的分类是基于组织被损伤的深度,包括Ⅰ度表皮烧伤、浅Ⅱ度真皮浅层烧伤、深Ⅱ度真皮深层烧伤、皮肤全层烧伤、皮下软组织烧伤。体表九分法[30]和 Lund and Browde 公式[31]可以协助最初判定烧伤范围。根据分类不同,烧伤所导致的特征性临床症状和体征随之改变。间接损伤包括感染、肺、代谢、骨骼、肌肉、神经、心血管和肺部并发症。医疗管理处理危及生命的问题及保持患者的稳定。主要治疗措施包括:局部药物敷料,清创,手术切除,皮肤移植等。皮肤替代品正逐步替代皮肤移植成为一个实用的选择。物理治疗介入着重于预防瘢痕挛缩、维护正常的关节活动度、促进肌肉力量和耐力发展、改善心血管调节功能、独立功能活动、预防增生性瘢痕。尽管烧伤和随后的康复过程非常艰巨,但我们仍有大量治疗设施和医疗专业人员会协助烧伤患者及其家人尽可能回归正常的生活。

复习思考题

1. 识别皮肤主要的两层结构,并熟知每一层的两个功能。
2. 讨论急性烧伤患者的早期处理。
3. 描述表皮、真皮浅层、真皮深层、皮肤全层烧伤之间的差异。
4. 解释真皮深层烧伤是如何转变为皮肤全层损伤的。
5. 比较真皮深层和全层烧伤的治疗措施。
6. 说明在大面积烧伤患者中主要累及的呼吸系统并发症。
7. 与烧伤相关的主要代谢并发症有哪些及如何治疗?
8. 识别和描述烧伤皮肤真皮愈合的三个阶段。
9. 能够区分①中厚皮片移植及全层皮肤移植;②大张皮移植及网状植皮。
10. 熟知移植皮肤成功粘附所需的三个基本因素。
11. 熟知烧伤患者物理治疗计划中所能达到的五个总体目标和成果。
12. 哪些干预措施可以用来防止①烧伤瘢痕挛缩和②增生性瘢痕形成?

病例分析

一名 29 岁男性烧伤患者在门诊进行检查和评估,他在 6 周前遭受了全身体表面积 30% 烧伤。患者当时在家为汽油割草机加油时不慎被汽油火焰烧伤。受伤的身体部位包括右上肢、躯干前后的部分区域、侧颈部、右脸及大腿部。皮肤移植区域包括右手背、前臂和手臂至腋窝顶部。其余伤口自行愈合。面、颈部和大腿为浅层烧伤。患者最初在地区烧伤中心接受治疗,现在由于右肘伸直受限,肩关节前屈受限,无法达到头顶在当地医院门诊随访物理治疗。右上肢肘关节伸直功能下降 15°(即

15°~120°）和肩屈曲仅限于0°~155°。瘢痕挛缩带位于这两个可活动范围终点的位置上。患者自述穿衬衫和夹克有一定困难。所有其他运动都在功能范围内。患者的总体力量在功能范围内。他的创面已全部闭合。患者和他的女朋友同住，通过他的雇主获得医疗福利。

出院后一个星期，患者按要求穿着临时弹力衣来门诊进行首次门诊检查。他还把急性住院期间给他制作的肘部固定矫形器带来了，但已经不再合适了。对这个患者的预期治疗结果是完全恢复其右上肢的运动范围和功能。

指导性问题

1. 描述你将如何处理遇到的临床问题。你的答案应该解决体位摆放，矫形器应用，锻炼和瘢痕管理等干预措施。
2. （A）在判断预后和制定治疗计划时需明确有待解决的功能损伤和活动限制；（B）使用《康复治疗师实践指南》进行诊断，并确定与检查结果一致（物理治疗诊断）的练习模式。
3. 制定康复的总体短期目标和长期目标。制定一个涉及以下每一个方面的短期或长期目标：损伤，肌肉表现，活动限制和预防或降低风险。
4. 判断预后。
5. 制定治疗计划。你的计划应包括具体的干预措施，患者指导，和所需的协调，沟通，文档记录。
6. 描述出院计划。
7. 这个患者的预期康复潜力如何？你的考虑范围应从烧伤和治疗阶段开始。

有关更多的资源，包括总结回顾中的问题和案例研究指导性问题的答案。

读者可以参考视频案例分析2：烧伤患者进行进一步回顾和研究。完整的案例分析，包括表格、数据、图表和三个视频片段（检查、干预和预后），可在DavisPlus在线找到。案例分析提出了读者关心的一些问题并给予了解答，也公布在DavisPlus网上。

参考文献

1. American Burn Association: Burn Incidence and Treatment in the US: 2011 Fact Sheet. American Burn Association, Chicago, IL 60611. Retrieved July 17, 2012, from www.ameriburn.org/resources_factsheet.php.
2. Herndon, DN, and Blakeney, PE: Teamwork for total burn care: Achievements, directions, and hopes. In Herndon, DN (ed): Total Burn Care, ed 3. Saunders/Elsevier, Philadelphia, 2007, p 9.
3. Saffle, JR, et al: Recent outcomes in the treatment of burn injury in the United States: A report from the American Burn Association patient registry. J Burn Care Rehabil 16:219, 1995.
4. Richard, RL, and Staley, MJ (eds): Burn Care and Rehabilitation: Principles and Practice. FA Davis, Philadelphia, 1994.
5. Ward, RS: Physical rehabilitation. In Carrougher, GJ (ed): Burn Care and Therapy. Mosby, St. Louis, 1998, p 293.
6. Moore, ML, Palmgren, LA, and Yenne-Laker, CJ: The burn unit. In Campbell, SK, Palisano, RJ, and Orlin, MN (eds): Physical Therapy for Children, ed 4. Elsevier/Saunders, St. Louis, 2012, p 1008.
7. Grigsby de Linde, L: Rehabilitation of the child with burns. In Tecklin, JS (ed): Pediatric Physical Therapy, ed 3. Lippincott, Philadelphia, 1999, p 468.
8. Pruitt, BA, Wolf, SE, and Mason, AD: Epidemiological, demographic, and outcome characteristics of burn injury. In Herndon, DN (ed): Total Burn Care, ed 3. Saunders/Elsevier, Philadelphia, 2007, p 14.
9. Baker, SP, et al: Fire, burns and lightning. In Baker, SP, et al: The Injury Fact Book, ed 2. Oxford University Press, New York, 1992, p 161.
10. Dissanaike, S, and Rahimi, M: Epidemiology of burn injuries: Highlighting cultural and socio-demographic aspects. Int Rev Psychiatry 21:505, 2009.
11. Guzel, A, et al: Scalds in pediatric emergency department: A 5-year experience. J Burn Care Res 30:450, 2009.
12. Renz, BM, and Sherman, R: The burn unit experience at Grady Memorial Hospital: 844 cases. J Burn Care Rehabil 13:426, 1992.
13. Shani, E, and Rosenberg, L: Are we making an impact? A review of a burn prevention program in Israeli schools. J Burn Care Rehabil 19:82, 1998.
14. Committee on Trauma: Guidelines for Operation of Burn Units. In Resources for Optimal Care of the Injured Patient. American College of Surgeons, Chicago, 2006, p 79.
15. American Burn Association: Burn Care Facilities United States. Retrieved July 18, 2012, from www.ameriburn.org/BCRDPublic.pdf.
16. Supple, KG, Fiala, SM, and Gamelli, RL: Preparation for burn center verification. J Burn Care Rehabil 18:58, 1997.
17. Holbrook, KA, and Wolff, K: The structure and development of skin. In Fitzpatrick, TB, et al (eds): Dermatology in General Medicine. McGraw-Hill, New York, 1993, p 97.
18. Lanir, Y: The fibrous structure of the skin and its relation to mechanical behavior. In Marks, R, and Payne, PA (eds): Bioengineering and the Skin. MIT Press, Massachusetts, 1981, p 93.
19. Moncrief, JA: The body's response to heat. In Artz, CP, et al (eds): Burns: A Team Approach. Saunders, Philadelphia, 1979, p 24.
20. Johnson, C: Pathologic manifestations of burn injury. In Richard, RL, and Staley, MJ (eds): Burn Care and Rehabilitation: Principles and Practice. FA Davis, Philadelphia, 1994, p 31.
21. American Physical Therapy Association (APTA): Guide to Physical Therapist Practice, ed 2. APTA, Alexandria, VA, 2001.
22. Norris, PG, et al: Acute effects of ultraviolet radiation on the skin. In Fitzpatrick, TB, et al (eds): Dermatology in General Medicine. McGraw-Hill, New York, 1993, p 1,651.
23. Heggers, JP, et al: Evaluation of burn blister fluid. Plast Reconst Surg 65:798, 1980.
24. Rockwell, WB, and Ehrlich, HP: Fibrinolysis inhibition in human burn blister fluid. J Burn Care Rehabil 11:1, 1990.
25. Garner, WL, et al: The effects of burn blister fluid on keratinocyte replication and differentiation. J Burn Care Rehabil 14:127, 1993.
26. Ono, I, et al: A study of cytokines in burn blister fluid related to wound healing. Burns 21:352, 1995.
27. Richard, R, and Johnson, RM: Managing superficial burn wounds. Adv Skin Wound Care 15:246, 2002.
28. Hermans, MH: Results of an Internet survey on the treatment of partial-thickness burns, full-thickness burns, and donor sites. J Burn Care Res 28:835, 2007.
29. Lund, T, et al: Pathogenesis of edema formation in burn injuries. World J Surg 16:2, 1992.
30. Mozingo, DW: Surgical management. In Carrougher, GJ (ed): Burn Care and Therapy. Mosby, St. Louis, 1998, p 233.
31. Miller, SF, et al: Triage and resuscitation of the burn patient. In Richard, RL, and Staley, MJ (eds): Burn Care and Rehabilitation: Principles and Practice. FA Davis, Philadelphia, 1994, p 107.

32. Wittman, MI: Electrical and chemical burns. In Richard, RL, and Staley, MJ (eds): Burn Care and Rehabilitation: Principles and Practice. FA Davis, Philadelphia, 1994, p 603.
33. Fish, RM, and Geddes, LA:. Conduction of electrical current to and through the human body: A review. Eplasty 12(9):e44, 2009.
34. Luz, DP, et al: Electrical burns: A retrospective analysis across a 5-year period. Burns 35:1015, 2009.
35. Williams, WG, and Phillips, LG: Pathophysiology of the burn wound. In Herndon, DN (ed): Total Burn Care. Saunders, Philadelphia, 1996, p 65.
36. Pulaski, GR, and Tennison, AC: Estimation of the amount of burned surface area. JAMA 103:34, 1948.
37. Lund, CC, and Browder, NC: Estimation of area of burns. Surg Gynecol Obstet 79:352, 1955.
38. Sheridan, RL, and Tompkins, RG: Etiology and prevention of multisystem organ failure. In Herndon, DN (ed): Total Burn Care, ed 3. Saunders/Elsevier, Philadelphia, 2007, p 434.
39. Gallagher, JJ, et al: Treatment of infection in burns. In Herndon, DN (ed): Total Burn Care, ed 3. Saunders/Elsevier, Philadelphia, 2007, p 136.
40. Pruitt, BAJ, et al: Burn wound infections: Current status. World J Surg 22:135, 1998.
41. Robson, MC: Burn sepsis. Crit Care Clin 4:281, 1988.
42. Weber, JM: Epidemiology of infections and strategies for control. In Carrougher, GJ (ed): Burn Care and Therapy. Mosby, St. Louis, 1998, p 185.
43. Moylan, JA: Smoke inhalation and burn injury. Surg Clin North Am 60:1530, 1980.
44. Greenberg, MI, and Walter, J: Axioms on smoke inhalation. Hosp Med 19:13, 1983.
45. Chu, CS: New concepts of pulmonary burn injury. J Trauma 21:958, 1981.
46. Cioffi, WG: Inhalation injury. In Carrougher, GJ (ed): Burn Care and Therapy. Mosby, St. Louis, 1998, p 35.
47. McCall, JE, and Cahill, TJ: Respiratory care of the burn patient. J Burn Care Res 26:200, 2005.
48. Mancusi-Ungaro, HR, et al: Caloric and nitrogen balances as predictors of nutritional outcome in patients with burns. J Burn Care Rehabil 13:695, 1992.
49. Dickerson, RN, et al: Accuracy of predictive methods to estimate resting energy expenditure of thermally-injured patients. J Parenter Enteral Nutr 26:17, 2002.
50. Deitch, EA: Nutritional support of the burn patient. Crit Care Clin 11:735, 1995.
51. Demling, RH, and Seigne, P: Metabolic management of patients with severe burns. World J Surg 24:673, 2000.
52. Demling, RH, and DeSanti, L: Increased protein intake during the recovery phase after severe burns increases body weight gain and muscle function. J Burn Care Rehabil 19:161, 1998.
53. Wilmore, DW, et al: Effect of ambient temperature on heat production and heat loss in burn patients. J Appl Physiol 38:593, 1975.
54. Prelack, K, et al: Energy and protein provisions for thermally injured children revisited: An outcome-based approach for determining requirements. Burn Care Rehabil 18:177, 1997.
55. Dominioni, L, et al: Enteral feeding in burn hypermetabolism: Nutritional and metabolic effects on different levels of calorie and protein intake. J Parenter Enteral Nutr 9:269, 1985.
56. Matsuda, T, et al: The importance of burn wound size in determining the optimal calorie: nitrogen ratio. Surgery 94:562, 1983.
57. Lund, T, Onarheim, H, and Reed, RK: Pathogenesis of edema formation in burn patients. World J Surg 16:2, 1992.
58. Latenser, BA:. Critical care of the burn patient: The first 48 hours. Crit Care Med 37:2819, 2009.
59. Demling, RH, et al: The study of burn wound edema using dichromatic absorptiometry. J Trauma 18:124, 1978.
60. Kramer, GC, Lund, T, and Beckum, OK: Pathophysiology of burn shock and burn edema. In Herndon, DN (ed): Total Burn Care, ed 3. Saunders/Elsevier, Philadelphia, 2007, p 93.
61. Alvarado, R, et al: Burn resuscitation. Burns 35:4, 2009.
62. Gordon, MD, and Winfree, JH: Fluid resuscitation after a major burn. In Carrougher, GJ (ed): Burn Care and Therapy. Mosby, St. Louis, 1998, p 107.
63. Munster, AM, et al: Heterotopic calcification following burns: A prospective study. J Trauma 12:1071, 1972.
64. Schiele, HP, et al: Radiographic changes in burns of the upper extremity. Radiology 104(1):13, 1971.
65. Rubin, MM, and Cozzi, GM: Heterotopic ossification of the temporomandibular joint in a burn patient. J Oral Maxillofac Surg 44:897, 1986.
66. Edlich, RF, et al: Heterotopic calcification and ossification in the burn patient. J Burn Care Rehabil 6:363, 1985.
67. Chen, HC, et al: Heterotopic ossification in burns: Our experience and literature reviews. Burns 235(6):857, 2009.
68. Elledge, ES, et al: Heterotopic bone formation in burned patients. J Trauma 28(5):684,1988.
69. Dutcher, K, and Johnson, C: Neuromuscular and musculoskeletal complications. In Richard, RL, and Staley, MJ (eds): Burn Care and Rehabilitation: Principles and Practice. FA Davis, Philadelphia, 1994, p 576.
70. Ladin, DA, Garner, WL, and Smith, DJ: Excessive scarring as a consequence of healing. Wound Repair Regen 3:(1)6, 1995.
71. Armour, A, Scott, PG, and Tredget, EE: Cellular and molecular pathology of HTS: Basis for treatment. Wound Repair Regen 15(Suppl 1):S6–S17, 2007.
72. Greenhalgh, DG, and Staley, MJ: Burn wound healing. In Richard, RL, and Staley, MJ (eds): Burn Care and Rehabilitation: Principles and Practice. FA Davis, Philadelphia, 1994, p 70.
73. Arem, AJ, and Madden, JW: Is there a Wolff's law for connective tissue? Surg Forum 25:512, 1974.
74. Schneider, JC, et al: Contractures in burn injury: Defining the problem. J Burn Care Res 27:(4)508, 2006.
75. Saffle, JR, et al: Recent outcomes in the treatment of burn injury in the United States: A report from the American Burn Association patient registry. J Burn Care Rehabil 16:219, 1995.
76. Warden, GD: Fluid resuscitation and early management. In Herndon, DN (ed): Total Burn Care, ed 3. Saunders/Elsevier, Philadelphia, 2007, p 107.
77. Thomson, PD, et al: A survey of burn hydrotherapy in the United States. J Burn Care Rehabil 11:151, 1990.
78. Saffle, JR, and Schnebly, WA: Burn wound care. In Richard, RL, and Staley, MJ (eds): Burn Care and Rehabilitation: Principles and Practice. FA Davis, Philadelphia, 1994, p 119.
79. Shankowsky, HA, et al: North American survey of hydrotherapy in modern burn care. J Burn Care Rehabil 15:143, 1994.
80. Ward, RS: The rehabilitation of burn patients. Crit Rev Phys Rehabil Med 2:121, 1991.
81. Neville, C, and Dimick, AR: The trauma table as an alternative to the Hubbard tank in burn care. J Burn Care Rehabil 8:574, 1987.
82. Heggers, JP, et al: Bactericidal and wound-healing properties of sodium hypochlorite solutions. J Burn Care Rehabil 12:420, 1991.
83. Richard, RL: The use of chlorine bleach as a disinfectant and antiseptic in whirlpools. Phys Ther Forum 7:7, 1988.
84. Carrougher, GJ: Burn wound assessment and topical treatment. In Carrougher, GJ (ed): Burn Care and Therapy. Mosby, St. Louis, 1998, p 142.
85. Mosier, MJ, and Gibran, NS: Surgical excision of the burn wound. Clin Plast Surg 36:617, 2009.
86. Miller, SF, et al: Surgical management of the burn patient. In Richard, RL, and Staley, MJ (eds): Burn Care and Rehabilitation: Principles and Practice. FA Davis, Philadelphia, 1994, p 180.
87. Cuono, C, et al: Use of cultured epidermal autografts and dermal allografts as skin replacement after burn injury. Lancet 8490:1123, 1986.
88. Munster, AM: Cultured epidermal autographs in the management of burn patients. J Burn Care Rehabil 13:121, 1992.
89. Sheridan, R: Closure of the excised burn wound: autografts, semipermanet skin substitutes, and permanent skin substitutes. Clin Plast Surg 36:643, 2009.
90. Chern, PL, Baum, CL, and Arpey, CJ: Biologic dressings: Current applications and limitations in dermatologic surgery. Dermatol Surg 35:891, 2009.
91. Fohn, M, and Bannasch, H: Artificial skin. Methods Mol Med 140:167, 2007.
92. Hansbrough, J, et al: Clinical trials of a biosynthetic temporary skin replacement, Dermagraft-Transitional Covering, compared with cryopreserved human cadaver skin for temporary coverage of excised burn wounds. J Burn Care Rehabil 18:43, 1997.
93. Purdue, G, et al: A multicenter clinical trial of a biosynthetic skin replacement, Dermagraft-TC, compared with cryopreserved human cadaver skin for temporary coverage of excised burn wounds. J Burn Care Rehabil 18:52, 1997.

94. Heimbach, D, et al: Artificial dermis for major burns: A multicenter, randomized clinical trial. Ann Surg 208:313, 1988.
95. Lattari, V, et al: The use of a permanent dermal allograft in full-thickness burns of the hand and foot: A report of three cases. J Burn Care Rehabil 18:147, 1997.
96. Richard, R, et al: A comparison of the Tanner and Bioplasty skin mesher systems for maximal skin graft expansion. J Burn Care Rehabil 14:690, 1993.
97. Larson, D, et al: Prevention and treatment of burn scar contracture. In Artz, CP, et al (eds): Burns: A Team Approach. Saunders, Philadelphia, 1979, p 466.
98. Greenhalgh, DG, et al: The early release of axillary contractures in pediatric patients with burns. J Burn Care Rehabil 14:39, 1993.
99. Wainwright, DJ: Burn reconstruction: The problems, the techniques, and the applications. Clin Plast Surg 36:(4)687, 2009.
100. Richard, RL, and Staley, MJ: Burn patient evaluation and treatment planning. In Richard, RL, and Staley, MJ (eds): Burn Care and Rehabilitation: Principles and Practice. FA Davis, Philadelphia, 1994, p 201.
101. Moss, BF, et al: Psychologic support and pain management of the burn patient. In Richard, RL, and Staley, MJ (eds): Burn Care and Rehabilitation: Principles and Practice. FA Davis, Philadelphia, 1994, p 475.
102. Adcock, RJ, et al: Psychologic and emotional recovery. In Carrougher, GJ (ed): Burn Care and Therapy. Mosby, St. Louis, 1998, p 329.
103. Steed, DL: Wound-healing trajectories. Surg Clin North Am 83:(3)47, 2003.
104. McHugh, AA, et al: Biomechanical alterations in normal skin and hypertrophic scar after thermal injury. J Burn Care Rehabil 18:104, 1997.
105. Li, B, and Wang, JH: Fibroblasts and myofibroblasts in wound healing: Force generation and measurement. J Tissue Viability 20:(4)108, 2011.
106. Nedelec, B, et al: Control of wound contraction: Basic and clinical features. Hand Clin 16:289, 2000.
107. Apfel, L, et al: Approaches to positioning the burn patient. In Richard, RL, and Staley, MJ (eds): Burn Care and Rehabilitation: Principles and Practice. FA Davis, Philadelphia, 1994, p 221.
108. Serghiou, M, Cowan, A, and Whitehead, C: Rehabilitation after a burn injury. Clin Plast Surg 36:675, 2009.
109. Daugherty, M, and Carr-Collins, J: Splinting techniques for the burn patient. In Richard, RL, and Staley, MJ (eds): Burn Care and Rehabilitation: Principles and Practice. FA Davis, Philadelphia, 1994, p 242.
110. Richard, R, and Ward, RS. Splinting strategies and controversies. J Burn Care Rehabil 26:392–396, 2005.
111. Kwan, M, and Ha, K: Splinting programme for patients with burnt hand. Hand Surg 7:231–241, 2002.
112. Richard, RL: Use of Dynasplint to correct elbow flexion burn contracture: A case report. J Burn Care Rehabil 7:151, 1986.
113. Richard, R, and Staley, M: Dynamic splinting: Basic science + modern technology. Phys Ther Forum 11:21, 1992.
114. Richard, RL, et al: Dynamic versus static splints: A prospective case for sustained stress. J Burn Care Rehabil 16:284, 1995.
115. Richard, R, et al: Multimodal versus progressive treatment techniques to correct burn scar contractures. J Burn Care Rehabil 21:506, 2000.
116. Covey, MH, et al: Efficacy of continuous passive motion (CPM) devices with hand burns. J Burn Care Rehabil 9:397, 1988.
117. McAllister, LP, and Salazar, CA: Case report on the use of CPM on an electrical burn. J Burn Care Rehabil 9:401, 1988.
118. McGough, CE: Introduction to CPM. J Burn Care Rehabil 9:494, 1988.
119. Covey, MH: Application of CPM devices with burn patients. J Burn Care Rehabil 9:496, 1988.
120. Richard, RL, et al: The physiologic response of a patient with critical burns to continuous passive motion. J Burn Care Rehabil 11:554, 1990.
121. Humphrey, C, et al: Soft tissue management and exercise. In Richard, RL, and Staley, MJ (eds): Burn Care and Rehabilitation: Principles and Practice. FA Davis, Philadelphia, 1994, p 324.
122. Herndon, DN, et al: Management of the pediatric patient with burns. J Burn Care Rehabil 14:3, 1993.
123. Schwanholt, C, et al: A comparison of full-thickness versus split-thickness autografts for the coverage of deep palm burns in the very young pediatric patient. J Burn Care Rehabil 14:29, 1993.
124. Richard, RL, et al: Comparison of the effect of passive exercise v static wrapping on finger range of motion in the burned hand. J Burn Care Rehabil 8(6):576, 1987.
125. Edstrom, LE, et al: Prospective randomized treatments for burned hands: Nonoperative vs. operative. Preliminary report. Scand J Plast Reconstr Surg 13(1):131, 1979.
126. Ward, RS: The use of physical agents in burn care. In Richard, RL, and Staley, MJ (eds): Burn Care and Rehabilitation: Principles and Practice. FA Davis, Philadelphia, 1994, p 419.
127. Ward, RS, et al: Evaluation of therapeutic ultrasound to improve response to physical therapy and lessen scar contracture after burn injury. J Burn Care Rehabil 15:74, 1994.
128. St-Pierre, DMM, et al: Muscle strength in individuals with healed burns. Arch Phys Med Rehabil 79:155–161, 1998.
129. Black, S, et al: Oxygen consumption for lower extremity exercises in normal subjects and burn patients. Phys Ther 60:1255, 1980.
130. Schmitt, P, et al: Lower extremity burns and ambulation. In Richard, RL, and Staley, MJ (eds): Burn Care and Rehabilitation: Principles and Practice. FA Davis, Philadelphia, 1994, p 361.
131. Schmitt, MA, et al: How soon is safe? Ambulation of the patient with burns after lower extremity skin grafting. J Burn Care Rehabil 12:33, 1991.
132. Burnsworth, B, et al: Immediate ambulation of patients with lower-extremity grafts. J Burn Care Rehabil 13:89, 1992.
133. Grube, BJ, et al: Early ambulation and discharge in 100 patients with burns of the foot treated by grafts. J Trauma 33:662, 1992.
134. Temmen, HJ, et al: Tilt table exercise guidelines for burn patients: Are cardiac exercise parameters appropriate? Proc Am Burn Assoc 30:221, 1998.
135. Boyea, BL, et al: Use of the tilt table for postural reconditioning of burn patients prior to ambulation. Proc Am Burn Assoc 30:233, 1998.
136. Trees, DW, Ketelsen, CA, and Hobbs, JA: Use of a modified tilt table for preambulation strength training as an adjunct to burn rehabilitation: A case series. J Burn Care Rehabil 24:97, 2003.
137. Staley, MJ, and Richard, RL: Scar management. In Richard, RL, and Staley, MJ (eds): Burn Care and Rehabilitation: Principles and Practice. FA Davis, Philadelphia, 1994, p 380.
138. Johnson, CL: Physical therapists as scar modifiers. Phys Ther 64:1381, 1984.
139. Kischer, CW, and Shetlar, MR: Microvasculature in hypertrophic scars and the effects of pressure. J Trauma 19:757, 1979.
140. Leung, PC, and Ng, M: Pressure treatment for hypertrophic scars. Burns 6:224, 1980.
141. Deitch, EA, et al: Hypertrophic burn scars: Analysis of variables. J Trauma 23:895, 1983.
142. Ward, RS, et al: Use of Coban self-adherent wrap in management of postburn hand grafts: Case reports. J Burn Care Rehabil 15:364, 1994.
143. Lowell, M, et al: Effect of 3M™ Coban™ self-adherent wraps on edema and function of the burned hand: A case study. J Burn Care Rehabil 24:253, 2003.
144. Kealey, GP, et al: Prospective randomized comparison of two types of pressure therapy garments. J Burn Care Rehabil 11:334, 1990.
145. Cheng, JCY, et al: Pressure therapy in the treatment of post-burn hypertrophic scar: A critical look into its usefulness and fallacies by pressure monitoring. Burns 10:154, 1984.
146. Mann, R, et al: Do custom-fitted pressure garments provide adequate pressure? J Burn Care Rehabil 18(3):247, 1997.
147. Alston, DW, et al: Materials for pressure inserts in the control of hypertrophic scar tissue. J Burn Care Rehabil 2:40, 1981.
148. Moore, ML, et al: Effectiveness of custom pressure garments in wound management: A prospective trial within wounds and with verified pressure. J Burn Care Rehabil 21:S177, 2000.
149. Perkins, K, et al: Current materials and techniques used in a burn scar management programme. Burns 13:406, 1987.
150. van der Wal, MB, et al: Topical silicone gel versus placebo in promoting the maturation of burn scars: A randomized controlled trial. Plast Reconstr Surg 126(2):524, 2010.
151. Momeni, M, et al: Effects of silicone gel on burn scars. Burns 35(1):70, 2009.
152. O'Brien, L, and Pandit, A: Silicon gel sheeting for preventing and treating hypertrophic and keloid scars. Cochrane Database Syst

Rev CD003826, 2006.
153. Berman, B, et al: A review of the biologic effects, clinical efficacy, and safety of silicone elastomer sheeting for hypertrophic and keloid scar treatment and management. Dermatol Surg 33:1291, 2007.
154. Miles, WK, and Grigsby, L: Remodeling of scar tissue in the burned hand. In Hunter, JM, et al (eds): Rehabilitation of the Hand. Mosby, St. Louis, 1984, p 841.
155. Patino, O, and Novick, C: Massage on hypertrophic scars. J Burn Care Rehabil 20:268, 1999.
156. Gallagher, J, et al: Discharge videotaping: A means of augmenting occupational and physical therapy. J Burn Care Rehabil 11:470, 1990.
157. Braddom, RL, et al: The physical treatment and rehabilitation of burn patients. In Hummel, RP (ed): Clinical Burn Therapy. John Wright PSG, Boston, 1982, p 297.
158. Phoenix Society for Burn Survivors: Phoenix Society Programs and Resources. Grand Rapids, MI. Retrieved July 18, 2012, from www.phoenix-society.org/programs/.

推荐阅读

Alp, E, et al: Risk factors for nosocomial infection and mortality in burn patients: 10 years of experience at a university hospital. J Burn Care Res 33(3):379, 2012.
Bell, N, et al: Does direct transport to provincial burn centres improve outcomes? A spatial epidemiology of severe burn injury in British Columbia, 2001–2006. Can J Surg 55(2):110, 2012.
Butler, KL, et al: Stem cells and burns: Review and therapeutic implications. J Burn Care Res 31(6):874, 2010.
Chipp, E, Milner, CS, and Blackburn, AV: Sepsis in burns: A review of current practice and future therapies. Ann Plast Surg 65(2):228, 2010.
Ciofi-Silva, C, et al: The life impact of burns: The perspective from burn persons in Brazil during their rehabilitation phase. Disabil Rehabil 32(6):431, 2010.
Herndon, DN (ed): Total Burn Care, ed 4. Saunders/Elsevier, Philadelphia, 2012.
Hyakusoku, H, et al (eds): Color Atlas of Burn Reconstructive Surgery. Springer-Verlag, New York, 2010.
Loos, MS, Freeman, BG, and Lorenzetti, A: Zone of injury: A critical review of the literature. Ann Plast Surg 65:(6)573, 2010.
Mandell, SP, et al: Patient safety measures in burn care: Do national reporting systems accurately reflect quality of burn care? J Burn Care Res 31(1):125, 2010.
Maslow, GR, and Lobato, D: Summer camps for children with burn injuries: A literature review. J Burn Care Res 31(5):740, 2010.
Mason, ST, et al: Return to work after burn injury: A systematic review. J Burn Care Res 33(1):101, 2012.
Nedelec, B, et al: Practice guidelines for early ambulation of burn survivors after lower extremity grafts. J Burn Care Res 33(3):319, 2012.
Pan, S, et al: Deep partial thickness burn blister fluid promotes neovascularization in the early stage of burn wound healing. Wound Repair Regen 18(3):311, 2010.
Patil, V, et al: Do burn patients cost more? The intensive care unit costs of burn patients compared with controls matched for length of stay and acuity. J Burn Care Res 31(4):598, 2010.
Willebrand, M, and Kildal, M: Burn specific health up to 24 months after the burn—a prospective validation of the Simplified Model of the Burn Specific Health Scale—Brief. J Trauma 71(1):78, 2011.
Yuxiang, L, et al: Burn patients' experience of pain management: A qualitative study. Burns 38(2):180, 2012.

患者、家庭和临床工作者的网络资源

附录 24.A

网站	网络地址
美国国家烧伤医疗组织	www.ameriburn.org
描述目前情况和选择的夹板和治疗措施的治疗师信息网站	www.burntherapist.com
患者和家庭的烧伤支持信息	www.phoenix-society.org

（吴军　译）

第25章 慢性疼痛

Leslie N.Russek, PT, DPT, PhD, OCS

学习目标

1. 评估慢性疼痛对个体活动与参与以及社会负担的重要性。
2. 比较对照急性、持续性、慢性疼痛的不同表现。
3. ICF模式在慢性疼痛中的应用。
4. 慢性疼痛的生理机制以及与急性疼痛的区别。
5. 慢性疼痛的分级及各类型举例。
6. 慢性疼痛的病因及危险因素。
7. 慢性疼痛的表现、生理机制及危险因素与疼痛心理学的关系。
8. 对慢性疼痛、个体活动与参与的不同检查结果比较。
9. 慢性疼痛医疗管理模式汇总。
10. 慢性疼痛患者合理选择检查与评估。
11. 慢性疼痛的评估与预后相关情况与问题的鉴别。
12. 慢性疼痛恰当的干预方式。
13. 讨论辅助及替代疗法作为管理慢性疼痛的方法。

章节大纲

概述

疼痛已经成为人们寻求健康咨询及物理治疗师的最常见原因。约有1.16亿美国人遭受着**慢性疼痛**[1~3]，在所有寻求基本医疗人群中占据了20%以上[4,5]。其中下腰痛是人们寻求医师帮助的第二大原因[6]。慢性疼痛影响着更广泛的人群，甚至大过糖尿病、心脏病和癌症患者的总和。高达26%的美国成年人承受着超过3个月的疼痛，他们中的1/3经历的是可致残性的疼痛[7]。国际上，慢性疼痛影响着35%成年人和25%儿童，患慢性疼痛在女性中更流行，是男性的2倍[8,9]。脊柱疼痛、头痛、关节痛是慢性疼痛最常见的疼痛源：下腰痛LBP占28%，头痛和偏头痛占16%，颈肩痛则影响着15%的人，还有一些永久性的关节痛影响着30%的慢性疼痛人群[5,10]。诸如脑卒中、脊椎损伤、糖尿病、多发性硬化、截肢、艾滋病、格林-巴利综合征、癌症以及许多其他的情况都能导致慢性疼痛[11]。

慢性疼痛医疗开销巨大，影响日常工作，生活质量也大打折扣。在美国，每年因此经济损失估计高达5600亿~6350亿美元，它其中直接用于医疗的开销高达2610亿~3000亿美元[1]。由于疼痛而损失的产值达2970亿~3360亿美元[1]慢性疼痛患者的生活质量也严重受损，甚至常常低过那些死于癌症的人[12]。

这章将集中在用物理治疗处理慢性神经肌肉、肌肉骨骼系统的疼痛，比较少涉及癌症和内脏的疼痛。虽然这个领域也在不断发展，并归属到物理治疗范围内。最近在疼痛生理学上的研究进展为帮助我们理解常见的慢性疼痛情况和对不同情况进行适当干预治疗打下了好的基础。

疼痛定义

疼痛被定义为一种让人不愉快的感觉和情绪，这与实际或潜在的组织损伤息息相关[13]因此疼痛不仅仅是触发了伤害刺激到神经元，而且也包括疼痛的感知、被疼痛折磨、疼痛后的行为模式[14]。疼痛的感知可能因个体在不同的场景与精神状态下而有所出入，就像士兵在战场或者运动员在比赛，当他们受伤时可能感觉不到疼痛。而一个创伤后出现应激障碍的人在没有外来物理刺激的情况下，可能会感受到巨大的痛感。有人可能是轻量组织损伤，却因痛苦的情感因素而饱受剧痛折磨。然而还有一些人遭受着大范围的组织损伤却没有太多的疼痛表现。

急性、持续性、慢性疼痛

急性疼痛是组织受到损伤或者近乎要损伤的情况下，一旦组织愈合或威胁解除，疼痛自然而然就解除了。急性疼痛有一些痛苦的生理标志性表现，诸如出汗、面色苍白、恶心、心律不齐。如果导致疼痛的原因没有被解除，急性疼痛可能会变成持续性疼痛。例如：慢性病骨关节炎及糖尿病源性神经病，只要这些疾病存在，疼痛就会存在。换句话说，这些疼痛触发点可激发疼痛发生或者反复发作，就像不良姿势导致的颈源性头痛，或者节段性不稳定导致下腰疼痛等。虽然持续性疼痛的原因可能很难解除，而这些疼痛尽管也部分造成了组织损伤或者潜在的组织损伤，但疼痛的原因一旦被解除，疼痛的接收通路将会被阻断。**周期性的疼痛**包括反复的急性疼痛如腰背痛的复发，或者间歇性的慢性疼痛如偏头痛。

慢性疼痛的定义多种多样。最简单的定义就是对比持续疼痛，它拥有一个确切的时间周期，就像 3 个月或 6 个月。虽然这种定义听起来很简单，但它不能反映出患者在慢性疼痛过程中心理社会与生理方面的改变[6,15]对慢性疼痛的第二种定义是耗时久、持续性的，而且其发作时间和强度对患者的健康、功能及生活质量也带来影响[16]。虽然第二种定义认定了患者心理方面将受到长期的痛苦，它仍然不能反映出慢性疼痛对人体带来的生理方面的影响和改变。第三种定义认为慢性疼痛是指，在上一次损伤愈合后疼痛持续存在，通过对损伤生理上的发现，其损伤程度远大于预期，而且它的发生没有明显的组织损伤[6,15,17,18]其他关于疼痛的定义（知识点 25.1）[13,17,19]

知识点 25.1 疼痛术语

- **急性疼痛**：组织损伤或者受到损伤威胁，通常损伤愈合或威胁解除，疼痛也就消除。
- **辅助药物治疗**：药物的治疗主要是缓解症状而非疼痛本身，但已经证明它有助于疼痛管理。
- **诱发性疼痛**：由一种非疼痛刺激所诱发的疼痛[13]。
- **镇痛**：对疼痛刺激的减痛过程[13]。
- **灼痛**：持续的灼痛，异常性疼痛和创伤性神经损伤后痛觉过敏，它经常结合血管舒缩障碍和发汗障碍（如糖尿病后的自主神经改变）[13]。
- **中枢性疼痛**：疼痛的发生主要是由于中枢神经系统异常引起的功能失常[13]。
- **慢性疼痛**：在上一次损伤愈合后疼痛持续存在，通过对损伤生理上的发现，其损伤程度远大于预期，而且 它的发生没有明显的组织损伤。
- **慢性疼痛综合征**：当个人因疼痛出现了一些综合性的疼痛表现，包括对疼痛的过度关注，消极应对，混乱的生活状态，孤立感，过分的诉求，爱生气或者一直换医师。
- **感觉迟钝**：自发或诱发的感觉异常[13]。
- **痛觉过敏**：对正常的疼痛刺激有过度的疼痛反应，痛觉的阈上刺激上调[13]。
- **感觉过敏**：对刺激的敏感性增加，特殊的感官除外。感觉过敏的刺激来源通常是非痛感刺激。感觉过敏包括诱发性疼痛和痛觉过敏，当然也有其他确切的术语可以使用[13]。
- **痛觉过敏症**：是一种疼痛综合征，其特点是刺激后的异常疼痛反应，尤其是重复刺激，也可视为一种阈值的上调[13]。
- **恶性疼痛**：与癌症有关的疼痛。
- **伤害性疼痛**：是非神经性损伤，疼痛是来自真实的损伤或者近乎损伤的威胁，疼痛源于疼痛刺激接收器[13]。
- **反安慰剂**（反安慰剂效应）：安慰剂或安慰剂效应的相反面。安慰剂是一种无效的治疗方式可能会增加疼痛程度，因为患者相信会加重症状。对疼痛的预期会造成患者感受到常规疼痛刺激下的更强痛感、触摸痛以及正常非疼痛性刺激诱发的疼痛。
- **疼痛**：疼痛被定义为一种让人不愉快的感觉和情绪，这与实际或潜在的组织损伤息息相关[13]。
- **疼痛的神经模型**：中枢神经系统中一种复杂的突触联系网络，初始决定于遗传因子，后期可因疼痛的体验（疼痛前期和中期）通过心理学和感觉输入层面进行修饰改造。
- **感觉异常**：感觉异常，包括自发和诱发。
- **持续性疼痛**：疼痛与组织损伤或者组织受到威胁相关，因致病因素一直未被解除，所以疼痛也持续存在。
- **安慰剂效应**：它是指一个惰性的治疗，如糖丸或者假的治疗，那是非常有利的，因为患者会相信那是有效果的。
- **心理性疼痛**：对疼痛机制老调陈词的解释，因过去医疗条件不足，对于一些无法用循证医学解释的疼痛，认为是由心理因素引起的[19]。
- **复发性疼痛**：重复发作的急性疼痛。
- **牵涉痛**：在损伤区域以外的自发性疼痛[17]。
- **痛苦**：是指疼痛在情感层面的表现，它包括情感（焦虑、生气）和认知（无助感）两个方面，可能源于一系列的不愉快和灾难化想法。

疼痛的生物心理社会模型

疼痛对于传统生物医学的模式认为是组织损伤导致的疼痛感;根据生物医学的模式,如果你修复了受损,组织疼痛将会解除。这种模式很好地解释了某些典型的急性疼痛;然而它不能解释许多其他在身体上不能准确定位的疼痛[15]。从历史角度上来讲疼痛的生理源头没有被发现且被称为非器质性疼痛,并被认为是有**心因性的**;现代研究展示了慢性疼痛在缺乏外围组织损伤情况下,是有一定的生理基础并不是仅仅心理表现[6,20~22]相比较生物医学模式,生物心理社会模式对于疼痛的认知在个人与环境因素相互影响着身体的功能、结构、活动和日常生活参与。最新进展提示生物心理社会模式提供了一种更好的框架去对疼痛在生理有效地管理。

WHO 对功能残疾和健康方面(ICF)[23]有了国际性分类,认为开发出一个一致性的术语和框架用来描述、分类、评估功能与健康是很有必要的。ICF 模式代替了 NAGI 模式,一种针对残疾使用的《物理治疗实践指南》早期版本[24](第 1 章图 1.1)。临床决策说明了 ICF 在不同方面的交互模式。(Note: ICF terminology is defined in Chapter 1 and in the Glossary.) 在 ICF 模式中,疼痛被认为是一个不正常的生理机能表现,它是一种感觉功能的疼痛。生理的改变在慢性疼痛中可能与神经系统的改变相联系[25]。表 25.1 定义的是对最普遍的慢性疼痛患者的身体功能、身体结构、活动和参与性进行多样性的分类[23,25~28]。ICF 的模式的多样性是对慢性疼痛结构、功能、活动的参与相应的有关联的评价,而且互相之间相互影响。

痛苦包括相应的疼痛要素,其中包括情感(如:焦虑和愤怒)与认知(如:无助感)的方面,而且可能与不快乐和灾难化(很小的事情就会夸大化)相关联[29]。疼痛的表达形式包括语

表 25.1 WHO 慢性疼痛 ICF 核心组合

ICF 代码	描述	ICF 代码	描述
	身体功能		身体结构
B122	全面的身心功能	S110	大脑的结构
B126	性情与个性的功能	S120	脊髓以及其相关结构
B152	情绪功能	S140	交感神经系统的结构
B130	能量与启动功能	S199	非特异性的交感神经系统
B134	睡眠功能	S770	与运动相关的骨骼及结构(骨骼,关节、肌肉、韧带等等)
B147	精神运动的功能	#needed	已知病理学的特殊结构
B260	本体感受功能		
B280	痛觉感受		
B455	运动耐受		
B710	关节的灵活性功能		
B730	肌力功能		
B735	肌张力功能		
B740	肌耐力功能		
B760	本体感觉及运动觉		
B770	步态模式功能		
	活动		参与
D160	注意力集中	D230	实施日常生活计划
D240	难于处理压力及其他心理问题	D560	无法旅游
D410/5	改变 / 维持躯体姿势	D620	对物品及服务的需求
D430	举起及携带物品	D760	家庭关系
D450/5	四处走动	D770	和爱人的关系
D530	上厕所	D850	报酬丰厚的工作
D630	做饭	D910	社交、生活
D640	做家务	D920	娱乐、休闲

言形式与非语言形式，包括活动性与参与性的改变、恐惧逃避和寻求治疗的形式来回应疼痛。疼痛是行为相当独立的组织损伤。当疼痛发展到大范围的程度时，**慢性疼痛综合征**就出现了（知识点 25.2）[3]而心理方面将放在本章的后面介绍。

知识点 25.2　慢性疼痛综合征的行为特点[3]

- 求医
- 依靠健康保健系统解决多种医学问题
- 关注疼痛，疼痛行为的重要性
- 被动依赖个人特性
- 排斥情感与家庭的冲突
- 生活的重要性被打断
- 感到孤立及孤独
- 处于需求、生气、怀疑的状态
- 无法理解现实
- 把疼痛作为一种交流方式

慢性疼痛将被认为是一种疾病而不是一种症状，就像心肌梗死可能由许多原因及因素构成，慢性疼痛由多重因素构成，而且有它自己的病理表现、症状和征兆[30-33]。使用疾病模式，治疗慢性疼痛应该解决二级病理学因素，而不是集中在一个假定的初始病理变现，因为它可能是一个不长久的病理表现。对疼痛的治疗应该解决外周与中枢的敏感化，解除抑制、解除焦虑并避免恐惧等等，以及治疗造成的心理和行为的因素[30]。慢性疼痛能影响着所有生活方面，慢性疼痛也需要管理，因为它常常不能被治愈[15]。

疼痛生理学

全面的讨论疼痛生理学问题已经远远大于这章讨论的内容，这章的概述主要是理解慢性与急性疼痛的区别，以及二者的表现与管理方式。读者能够找到更全面的关于疼痛生理学物理治疗师疼痛的机制及管理[34]或慢性疼痛：综合生物行为疗法[35]。急性疼痛是一种原始疼痛（终末端神经对高强度或者有害刺激的反应），包括炎症性刺激。还有机械性外伤、热损伤、化学损伤通过在脊髓后角及后根的传入神经将有害信息传递下去。

有髓鞘的 A 类的 δ 亚型纤维和无髓鞘 C 类纤维有非常不同的特性，总结在表 25.2 中。大体上，A 类 δ 亚型纤维传递精细感觉信息，然而 C 类纤维传递更多弥散的、模糊的疼痛信息。无髓的 C 纤维比有髓的 A-δ 纤维传播速度慢 10 倍，并比其他的感觉器官及感受器对于触压觉及本体感觉慢 5~10 倍。对于最深层的组织和肌肉、关节和内脏则由 C 类纤维分布，而皮肤的结构更多的由 A-δ 纤维控制。深层的疼痛被认为是缓慢、迟钝的或者牵涉痛。而皮肤结构更容易产生尖锐局部的疼痛[17]。尽管 A-β 类感受器神经元不能很好地传递疼痛，但当它们受到刺激时也能产生**感觉异常**和**感觉迟钝**。

图 25.1 依据疼痛的传播情况展示了原始的解剖结构[33,36]。一旦轴突的信息进入了脊髓后角，将在 A-δ 纤维与中间神经元突触的 Ⅰ、Ⅱ、Ⅴ的层面传播。主要的感觉传入纤维也会与皮肤、肌肉、关节和内脏的范围内聚集。疼痛与非疼痛的输入提供了一种牵涉机制[37]。从 Aδ 纤维和一些 C 投射纤维中是为了保持躯体的特定区域，通过在腹后外侧丘脑束的横向交叉，然后到达第一级和第二级的躯体感觉皮质。这些纤维传

表 25.2　急、慢性疼痛的特征

特点	急性疼痛	慢性疼痛
神经纤维	Aδ（有髓鞘的）	C（无髓鞘的）
刺激	刺痛 / 温痛	组织损伤
感觉	急性，刺痛，灼痛，皮痛	慢性，钝痛、crawling，骨痛
直径	1~4μm	0.1~1μm
传导速度	5~30m/s	0.4~1.4m/s
分布	躯体的表面	除中枢神经系统的所有组织
反射活动	有反馈	有肌张力
生物反馈	避免组织损伤	强迫休息
吗啡的应用效果	非常小	可抑制疼痛
中枢神经系统的靶区	丘脑，大脑皮层	边缘系统、下丘脑
情感反应	无	有
自主症状	无	有
定点接受区域	有	无
与脊髓后角联系	薄束 Ⅰ Ⅳ	薄束 Ⅱ Ⅲ

μm=micrometer；m/sec=meters per second；CNS=central nervous system

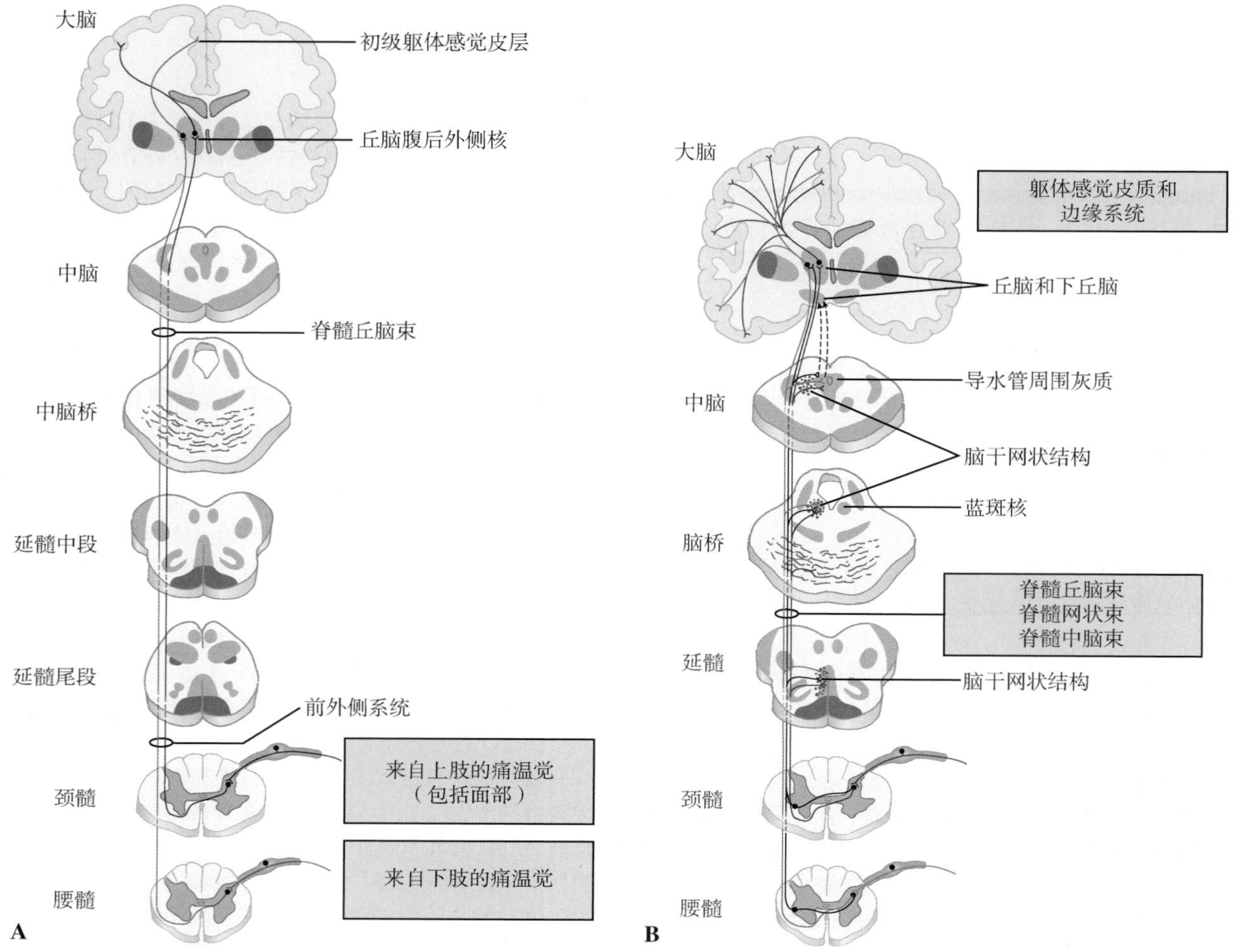

图 25.1 中枢疼痛的传导路径。(**A**) A-δ 传入纤维维持躯体的特定区域的组织，通过脊髓丘脑的腹后外侧丘脑束横向交叉和上升，然后到达第一、第二级躯体感觉皮质。这些纤维传播的信息主要是关于疼痛的位置、强度、持续时间和质量。(**B**) C 纤维的传入通过脊髓丘脑付外侧核内侧上升，在内侧丘脑，脊髓中脑，脊髓小脑区域相关联，这还包括网状结构、下丘脑、边缘系统、扣带回等。而内侧疼痛传播途径主要促进情感、自主反应和认知等等

递了关于疼痛的位置、强度、时间、性质等相关信息[37]。与之相反，纤维投射从最多的 C 类纤维的传入上升到脊髓丘脑束、脊髓网状核、内侧丘脑、脊髓中脑束、下丘脑、边缘系统和扣带回。C 纤维传出疼痛往往缺乏定位性和相应的情感反应。

目前研究暗示说明大脑不同的部位有不同的疼痛表现。S Ⅰ的躯体感觉皮层调节不同的疼痛并感知疼痛。然而 S Ⅱ躯体感觉皮层主要针对相应疼痛的再识别学习和将疼痛的映像储存起来。前扣带皮层有对不愉快的认识过程以及起到了对认识反应的相应作用。大脑岛叶自主介导对有害刺激的反应，它是对疼痛刺激和相关学习的组织部位[29,386]。Melzack 把广泛的疼痛传播路径称为疼痛的神经模型。那是一个复杂的突触联络系统，最初是由基因决定的，但是在这之前它一直被心理和感官输入的原理取代[39~41]。因此疼痛不仅仅是简单的因果关系，更是一种通过当前及过去的生理心理状态构建出的一个复杂的交互性的网路形式。

疼痛处理和阀门控制理论的发展

利用神经解剖这个层面，门控理论(The Gate Control Theory)它首先是由 Melzack 和 Wall[42]在 1965 年提出来，他们认为它是疼痛的关键因素，如何刺激能够降低疼痛的感觉。图 25.2 展示能够抑制神经元间和第二级神经元的疼痛纤维突触如何把疼痛信号传入大脑中区的。第二级神经元包括诸如 Aα 和 Aβ，他们也提供了抑制性神经元的传播。随着足够刺激 Aα 和 Aβ 神经元，这种抑制的中间神经元将关闭二级神经元的阀门，而阻止传入大脑。阀门控制的过程是传统的 TENS 治疗的基础。

Melzack 随后降低了控制模型用来解释怎样的有害刺激可能不会导致疼痛，就像严重受伤的士兵或者运动员不能感觉到他们的疼痛[39]。降低疼痛，抑制其他出现可以通过去甲肾上腺素和降低去甲肾上腺素受体的方式[43]。然而单纯的降低抑制不能解释其他的观测结果，诸如性别差异，在缺乏有害刺激的慢性疼痛和心理因素的影响下，如压力和先前的经验[44]。就如之前提到过的，Melzack[39]提到过的用疼痛神经机理解释怎么通过过多的因素调节疼痛，而不是总是解决组织受损问题。

在神经系统的所有水平面上，抑制性因素降低了疼痛传

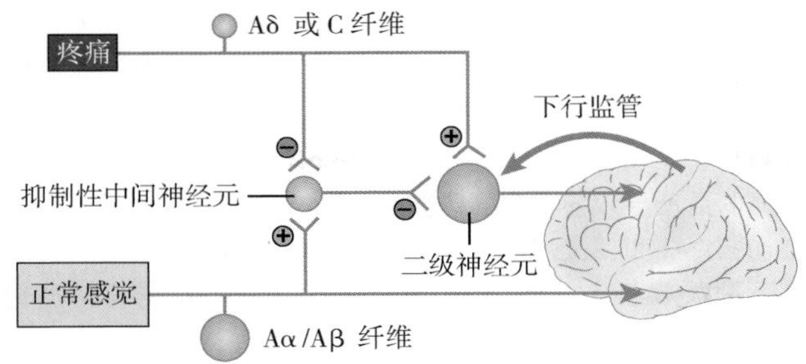

图 25.2 门控理论。痛觉纤维（A-δ 和 C）和抑制性中间神经元以及突出二级神经元将疼痛的信号传导大脑。而对于第二级神经元，如 AQ 和 Aβ 也提供了抑制性中间神经元。随着对 AQ 和 Aβ 有足够的刺激，抑制性中间神经元关闭了"阈值阀门"，防止疼痛刺激性感觉传入大脑。而下行的监管也能修改二级神经元的输出

播路径的活跃性。降低控制是一种类似服用阿片类药物的感觉，这能够通过纳洛酮所转变。安慰剂（可以使用假的治疗方法，例如糖丸）、抗抑郁药和抗痉挛药都是通过抑制作用改善疼痛[33]。降低控制主要通过下丘脑、杏仁核、扣带回、水管周围灰质系统（PAG）、腹内侧核（RVM）、投射的后角系统所完成[6,43]。抑制路径通过脊髓背外侧索导致分泌去甲肾上腺素、乙酰胆碱、五羟色胺、甘氨酸进入脊髓后角[37,45]。

抑制性调节能够促进疼痛也可以抑制它，易化被称为反安慰剂效应（能产生疼痛的效果）。作为对照组用安慰剂对疼痛预期反应能知道，它能通过疼痛刺激增加疼痛感，而且还能触发异常疼痛——通过非疼痛刺激产生疼痛。成像研究表明安慰剂效应是一种复杂的相互作用在同侧尾状核头尾、扣带皮层，小脑和对侧楔束核[43]下行易化作用穿过腹外侧索，介导脊髓后角的 5HT、去甲肾上腺素、阿片类和缩胆囊素物质[37,45]

外周与中枢敏化

抑制性疼痛模式是一种正常的过程。然而，易化性因素过程能导致外周与中枢的敏感性，两者与慢性疼痛都有联系。异常的易化性刺激能导致损伤或者神经元性疾病或者异常的神经功能出现。外周与中枢敏感化可以通过神经元死亡的发生、异位的活动、异常的细胞连接去抑制，并改变细胞基因表达[20,30,31]。

在外周敏化中，传入疼痛的输入是通过降低阈值来增加的，并增加其反应能力，或者增加接受区域[46]。或者外周神经结缔组织炎症降低了疼痛感受器的阈值，并作为一个保护性的反应来减少进一步损伤。外周敏感的炎症性介质包括：白细胞因子、前列腺素、5HT；受伤的神经终末端在去甲肾上腺素的作用下高度敏感[11]。在一些情况下，从脊髓传入的逆向冲接收阈释放了一些肽类物质（包括 P 物质、降钙素、生长激素和生长抑素），以及因细胞因子导致的红肿热痛本身的炎症反应，进一步使感受器敏感化[31,47]。伤害性刺激使得神经通过轴突结缔联系或直接联系，正更加敏感[20,47]。长期的外周敏感化通过第二信使系统以及过多的异常分支以及自由神经末梢的超敏反应来发生的[33,47]。

激惹和长期易化作用是中枢敏感的形式。在故意激惹中，低频重复性伤害感受器的刺激导致逐步增加了后角细胞的动作电位[20]，C 纤维动作电位的总和导致并释放了 P 物质和谷氨酸，从而增加了突触后钙的释放和 N- 甲基 -d- 天门冬氨酸受体以及其他上调机制的，这一恶性循环进一步增加了细胞内钙离子[45]。反复激惹会导致长期易化的神经反应，通过加强神经元性抑制和改变基因表达来实现[45]。

中枢敏化的发生与外周敏化有许多类似的机制，包括小神经胶质细胞变化因素，星形胶质细胞缝隙连接因素[20]。神经胶质似乎通过生长激素来敏感化，这也可以刺激免疫反应[31,48]。中枢神经系统的炎症可以通过增加脊髓后角的兴奋性和提高炎症的化学刺激和提升突触传递的基因表达来导致中枢敏感化[15]。这些过程导致痛觉过敏、异常性疼痛、感觉迟钝、接收区域的扩张[20]。在脊髓后角的二级神经元的疼痛纤维放大化时（图 25.1），痛觉过敏就发生了，这直接导致了较低的二级神经元受到刺激。短期的异常性疼痛可能是由于降低阈值或者降低抑制导致的。长期的异常疼痛包括 A-α 与 A-β 神经纤维再生导致过度异常，使得正常的感观输入被认为是疼痛的[37]。中枢的敏感化可以发生在脊髓、延髓、腹内侧核、杏仁核、前扣带皮层、三叉脑干等其他复杂系统[11]。

中枢敏感化的发生主要集中于广泛的肌筋膜疼痛、纤维肌痛、慢性头痛、颞下颌关节紊乱（TMJ）和神经性疼痛。对内脏感受器的刺激包括内脏的过度敏感和内脏躯体疼痛（如：肌肉骨骼区域的超敏反应），这容易导致肠易激综合征和膀胱炎症[20,31]。外周的伤害可能导致永久的中枢疼痛过程，而反过来中枢的伤害可以改变外周的信号机制[33]。任何外周的疼痛刺激可以持续诱发中枢性疼痛调节，这伴随关节和肌肉感受器产生更持久的敏感化。例如肌肉触发点能产生广泛的中枢敏感化。慢性骨关节炎疼痛可能有一个集中中转组件，这说明骨关节炎的症状和疼痛并不相匹配。因此这看来中枢敏感化并不需要持久的外周输入[20]。

自主神经系统的外周与中枢神经也能通过多种机制将异常疼痛延迟。首先，交感神经可以触发神经感受器，激发了肾上腺素受体，自主激活了脊髓的感受器。这个过程尤其重要，交感神经的传出连接到躯体的深感觉纤维，并且可以导致躯体疼痛[49]另一个自主神经对疼痛的扩大化机制发生是通过肾上腺轴系统。身体或情绪的压力激活了肾上腺轴系统，导致自我慢性交感系统的激活产生了疼痛。这个过程是复杂的，然而，一些疼痛的诊断，如纤维肌痛真正提升了自主神经的活动，但钝化了自主神经的反应能力[14,48,50]。

中枢敏感化提供了生理基础的疼痛，它没有可识别组织损伤。它也提供了一种物理机制，通过压力或者心理状态来加剧疼痛。因此，一些曾经被认为是基于心理的痛苦（例如：非器质性的、躯体化的、心身的、歇斯底里的）可能会导致中枢的敏感化[20,21]。

慢性疼痛的生理改变：神经可塑性及学习过程

上述讨论清楚地表明，神经具有可塑性的，可以对疼痛短期和长期的变化做出反应。复发性疼痛感觉能够激活受体，创建新的突触，而且改变神经递质的产生，以及受体的类型

和范围[3,30,33,52]。可塑性变化出现在所有疼痛的等级:外周、脊髓和中枢。外周和中枢敏感化可能会导致致病因素被移除[52]。而在中枢神经内,中央重组可能包括异常疼痛[53],这可能在初级躯体感觉皮层内,也有证据证明是在灰质内[6,54]。研究表明,对相应疼痛的学习是由于慢性疼痛提供持续不断地强化[6]。

长期疼痛导致敏感化以来,一些人认为先发制人的镇痛来消除疼痛可能防止激惹、外周与中枢敏化。然而,对预防急性疼痛的研究结果不一致和预防慢性疼痛的思想转变也不够[55,56]。心理因素也是其转换的关键,这将与其他慢性疼痛的危险因素一样在本章后面讨论。

疼痛的分级

疼痛可以分为几种不同的方式,并且有不同的分类系统用于一个给定的患者,区别急性、持续性慢性疼痛已经在本章前所述。疼痛按身体不同的区域分类,例如头痛;以按照病理分类例如患肢痛、多发性硬化或恶性癌痛。这也涉及一些生理过程,犹如疼痛、炎症、神经源性或者不适应性,通过这个也可以分类疼痛[17,57~59]。这个术语属于精神性疼痛,这是曾经在医学上常见但不明原因的疼痛,这也更好的解释了生理性疼痛。疼痛也可分为三个方面:感觉评价、运动评价、认知评价[17];或者四个方面:疼痛认知、疼痛感知、疼痛、疼痛行为。本章将对比其中的几个分类系统,后面部分将描述疼痛的特殊情况。

针对感觉评价、运动评价、认知评价三个方面的反应出现了疼痛国际研究协会(IASP)。这对疼痛的感觉情感认知有了新的定义。感觉评价方面涉及了位置、强度、持续时间和疼痛性质(烧灼样、针刺样等等),情感方面是指清楚的反映一个人,这包括生理表现下的情感反应,如恶心,认知情感方面是指如何解释在过去与现在背景下的文化体验等等[17]。

一种生理的分类系统将疼痛分为了伤害性、炎症性、非适应性[57]。伤害性疼痛是对有害刺激的一种即刻的回应(包括机械、热学、化学的刺激)。疼痛即为组织损伤,疼痛是导致保护性的回应,因此它是有意义的[57,58]。组织损伤后炎性疼痛增加了感觉敏感,并抑制使用和进一步组织损害且允许组织修复。疼痛是由于高度敏感导致外周损伤,病理变化或者其他炎症过程。炎症疼痛通常是一种鼓励相关的其他组织产生一种有益的相关机制[57],非适应性疼痛导致了一种不正常的神经系统功能反应,它可传递与疼痛信号无关和不相称的组织损伤[31]。异常的疼痛它代表神经变化的过程,并通过减少身体的活动导致异常疼痛,这对治疗并无太大帮助,而且可能会加剧疼痛和二次损伤。异常的疼痛例子包括:紧张性疼痛、颞下颌关节紊乱、纤维肌痛、肠易激综合征[57]。异常疼痛也是慢性疼痛的表现并且它的发生缺乏对组织损伤的识别[17]。无差异的分类系统包括一种疼痛的化学炎症反应,这导致外周和中枢的神经源性疼痛。

一些分类系统考虑"肌肉疼痛"不同于疼痛,而其他分类系统则把肌肉疼痛作为一种疼痛[16]。肌肉疼痛往往是一种迟钝的、深度的、持续的、很难定位的疼痛[60]。肌肉出发点疼痛可以导致异位疼痛,也可以导致其他症状,例如:耳鸣、异常感觉、视物模糊。触发点可能是先天性的或者其他障碍,例如:骨性关节炎、类风湿性关节炎、纤维肌痛、颞下颌关节紊乱、慢性紧张性头痛[61]以及广泛的肌筋膜疼痛综合征[62,63]。

疼痛也可分为若干种类:伤害性、外周神经 / 神经源性、中枢神经 / 神经源性,一些旧式的分类系统标准包括精神性的分类,疼痛能进一步细分为表浅的、深层面的内脏痛等不同类型。非神经源性验证,在上述提到过的,也属于伤害性的,图 25.3 是对疼痛不同类型进行了对比[44,58,64]。

周围神经源性疼痛源于外周神经的机械性或化学性损伤,其中包括外周神经的炎症。除了感觉减退,感觉缺失或无力这些阴性症状外,神经性疼痛还可以包括感觉异常,感觉障碍和疼痛的阳性症状[15,65]。周围神经源性疼痛可以被进一步细分为轴索源性疼痛和神经结缔组织源性疼痛。由于神经结缔组织中存在痛觉感受器和神经鞘,神经本身也可以是疼痛的来源。这种类型的疼痛往往部位深,酸痛,而且不适感一般与局部的刺激强度成正比[65]。由于轴索损伤部位直接触发了感觉兴奋过度传入而不是通过痛觉感受器传导,轴索性损伤所致的疼痛会引起感觉障碍,如灼烧感,针刺痛,麻刺感,灼热感或虫爬感。轴索源性疼痛的性质可以是相当多变的,而且可能是自发产生的,或者累积造成的[65]。因为敏化作用提高了外周感受器的感受性,神经胶质细胞释放了生长因子以及其他的物质作用于免疫系统,周围神经源性疼痛的持续时

表 25.3 不同类型疼痛和组织来源的主观和客观特点[44,58,64]

疼痛类型	组织来源	主观	客观
伤害性:表皮痛	皮肤及皮下组织(主要受 Aδ 纤维的支配)	定位明确,刺痛、灼痛、切割痛	通过目标组织运动或者机械损伤重复性导致的、清楚的、持续的、对称性的痛
伤害性:深部痛	骨骼、肌肉、血管、结缔组织(主要由 C 纤维支配)	定位不明确;撕裂、痉挛、压痛	模糊的、深部组织的运动或者机械损伤重复导致的疼痛:痉挛、扳机点痛
伤害性:内脏痛	器官、机体腔隙的内膜(主要由 C 纤维支配)	定位不明确:弥漫性、深部痉挛痛,锐性痛	通过内脏运动和机械损伤导致的模糊的疼痛
外周神经性疼痛	神经纤维(轴突或者神经结缔组织)	灼痛、枪击痛、电击痛	运动或机械性损伤、负荷、神经组织受到压迫导致的疼痛
中枢神经性疼痛	脊髓或中枢神经系统	不成比例的,非机械性的,不可预测的疼痛模式	运动或者机械损伤导致不成比例的、非机械性的或者非解剖性的疼痛模式

间可能会延长，超过了原本神经损伤愈合的时间[48]。神经源性疼痛有时会演变成为灼痛，此时，血管舒缩功能、泌汗功能和营养代谢作用也会发生改变。

中枢神经性源性疼痛可以是影响中枢神经系统的损伤或疾病所致，如：卒中、脑外伤、多发性硬化或纤维肌痛。疼痛的性质往往是灼烧感、酸痛、切割感、针刺感或压迫感[44]。痛觉过敏和痛觉异常可能并存。在某些情况下，即使没有任何伤害性感受传入也有可能自发产生疼痛，而有些疼痛似乎是通过外周伤害性疼痛的集中扩增和介导产生的[61]。HPA 轴（下丘脑 - 垂体 - 肾上腺轴）在介导与压力有关的疼痛综合征，如：纤维肌痛、肠易激综合征、创伤后应激障碍及烧伤中起中心作用[48]。中枢神经源性疼痛好像是通过神经胶质细胞和星形胶质细胞改变突触的活性[33]，在一般感觉传入纤维和疼痛纤维（异常性疼痛）之间形成突触连接介导产生的[20]。这种机制使得下行便利化[43]。影像学检查显示，脑干和大脑躯体感觉皮层相应的中枢敏化区域都产生了变化[20]。

慢性疼痛的原因和危险因素

慢性疼痛不仅仅是一种症状而应该被视为一种疾病，它有多种原因和危险因素。损伤和疾病是引发疼痛的常见病因，其他危险因素包括遗传倾向、性别、心理社会史、受伤时的心理状态和生活方式。

高达 50% 的患病率和疼痛严重程度的可变性可能缘于遗传因素。事实上，双胞胎的研究表明，许多累及中枢敏化区域的慢性疾病具有遗传倾向性[20,66~70]。这种遗传易感性或许可以解释涉及中枢敏化区的并发症的高患病率；出现任一项病症会增加其他与中枢敏化区相关的病症的患病率，比值比高达 29。常见的并发症包括偏头痛、纤维肌痛、复杂区域疼痛综合征（CRPS）、腰背痛、肠易激综合征、慢性紧张型头痛、颞下颌关节紊乱、间质性膀胱炎、抑郁症、恐慌症、创伤后应激障碍、盆腔疼痛和慢性广泛性疼痛[20,66~68,70]。

女性比男性更有可能体验到大多数的慢性疼痛，包括有先兆偏头痛、紧张性头痛、颞下颌关节痛、复杂区域疼痛综合征、纤维肌痛、多发性硬化症和类风湿性关节炎[71~73]。Munce 和 Stewart[73]报告说，在一个社区样本中，38.4% 的女性报告慢性疼痛，相比之下，男性只有 27.1%。女性找医生诊治疼痛综合征的可能性也比男性大[71]。并且更可能合并抑郁症[73]生理，社会文化和心理因素的综合影响可能是引起女性慢性疼痛患病率增高的原因[72]。

心理社会史是慢性疼痛发展的有力促进因素。大量的研究表明过去创伤史与慢性疼痛或其他与中枢敏化相关的疾病有关系。创伤后应激障碍与慢性疼痛病症高度相关。慢性疼痛的患者中有高达 58% 的人有童年虐待史或其他形式的创伤后应激障碍[4~78]。因此，遭受过童年或成人虐待的幸存者[70,74,77,79~85]和心理受创的人[81]罹患多种慢性疼痛病症的概率会增加。情感创伤导致慢性疼痛可能有几种机制。有几项研究已经显示，大脑的功能性磁共振成像（fMRI），皮质醇的昼夜调节，基因转录和下丘脑 - 垂体的调节都有生理性改变[74]。

许多其他的社会心理因素通过心理和生理机制会增加慢性疼痛的风险。这些因素包括不良的社会支持、应对技能缺乏、低就业保障、社会经济地位低、难以获得预防保健、外在心理控制、婚姻 / 家庭不和睦、文化背景和信仰[33]工作环境的影响也有可能使得急性疼痛转变为慢性。患者是否喜欢他们自己的工作或上司的相处情况与疼痛和障碍的程度呈高度相关[16]。

抑郁症，心理压力，消极应对方式和恐惧回避信念与慢性疼痛患者的不良预后联系在一起[87,88]最近的研究表明，当采用专门的干预措施消除恐惧时，高水平的恐惧回避的个体更有可能在慢性疼痛的治疗中获得成功[89]。运动恐惧症或恐惧行为，也与慢性疼痛的不良预后相关[90]。适应不良和消极应对方式[91,92]。抑郁症和创伤性生活事件[92]都增加了慢性疼痛出现的可能性和因疼痛产生功能障碍的可能性。

生活方式的影响因素

一些健康生活习惯也是慢性疼痛的危险因素。吸烟与慢性疼痛之间存在着复杂的关系；吸烟可以抑制中枢和外周的疼痛感受器，具有直接的镇痛作用[93]然而，在控制社会经济因素影响的情况下，吸烟又增高了慢性疼痛疾病的患病率，如腰背痛[94,95]，盆腔疼痛[96]等慢性疼痛性疾病[93,97]。疼痛和活动受限在吸烟人群中也更常见[98]。慢性疼痛和阿片类药物或酒精成瘾之间也存在较高的相关性，虽然难以确定它们之间的因果关系[97]。肥胖和超重也与慢性腰背痛[94,99]和其他各种慢性疼痛病症相关联[69]，但目前还不清楚肥胖是否会增加慢性疼痛的风险或者慢性疼痛是否会促使肥胖的发生。

睡眠障碍与慢性疼痛高度相关，与残疾的增加，疼痛产生的痛苦和卫生保健利用率的提高相关[100~102]。有研究结果表明，睡眠质量差预示着慢性疼痛将在 15 个月后发作[101]，以及实验性的睡眠剥夺会导致弥漫性肌肉骨骼疼痛[103]，睡眠障碍和慢性疼痛之间的关系似乎是相互的，一个出现会加重另一个的病情，另外睡眠质量的恢复也似乎与疼痛的减轻有关系[106]。睡眠障碍可采用匹兹堡睡眠质量指数（PSQI）评估筛选[107]。

虽然没有营养疗法用于治疗慢性疼痛，但营养不足也可能会加剧疼痛。研究表明，缺乏维生素 D 会导致钝性的、持续的、广泛性的肌肉骨骼疼痛和肌无力[108,109]，而且可能与纤维肌痛、风湿性疾病、骨关节炎和偏头痛相关[109,110]。研究发现，有 26%~93% 的药物治疗效果不佳的弥漫性骨骼肌肉疼痛患者体内缺乏维生素 D[108,111]。但是，评估维生素 D 补充剂治疗慢性疼痛效果的研究却给出了不一致的结果[112]。

慢性疼痛的心理社会因素

身心关系

可以把疼痛定义为一种与实际或潜在的组织损伤相关的不愉快的感觉和情感体验，或者描述为一种与认知、情感和发生疼痛的社会背景相结合的损伤[13]。现已知笛卡尔的身心二元性概念，问题不是在身体就是在心理，是不正确[33,50,113~116]。空间辨别和疼痛的情感反应同样是生理性的；他们只是发生在了大脑的不同区域[6,29,38]。自主神经和内分泌途径在中枢和周围神经系统之间双向传递情感性、植物性、激素性和免疫性的信息。疼痛显然不只是一种从躯体传递到大脑的躯体信息[50]。

除却慢性疼痛强度的影响，心理社会因素对痛苦和残疾的结果有强烈的影响。例如：灾难化和应对技能差会增加疼痛的强度和残疾的程度[115,117~120]。一些心理变量已被证实是具有预测性的，如抑郁症和过去的生活创伤预示腰背痛将由急性向慢性转变，抑郁症和消极疼痛信念预示残疾将会加重[92]。许多心理因素导致了恶性循环，因为它们与慢性疼痛之间相互作用。例如：抑郁症可以引起和加重慢性疼痛，而慢性疼痛又可以导致或加重抑郁症。一些社会经济因素也容易加入这个循环。例如：贫困是慢性疼痛的一个危险因素，而慢性疼痛造成残疾，这又导致了贫困。有关心理健康与慢性疼痛之间的相互作用，Sullivan 等人[117]提供了综述评论。Jensen 等人[119]复审了用于评估与残疾和慢性疼痛相关的心理社会因素的测量工具。其中一些评估心理社会因素的工具如表 25.4 所示[89,107,121~143]。

表 25.4 心理社会因素评估工具 *

因素	工具	说明	参考文献 / 网址
灾难化	疼痛灾难化量表(附录 25.A)	13 个条目；3 个分量表中：反刍、夸大和无助；规范可用	Sullivan and Pivik[131] http://sullivan-painresearch.mcgill.ca/pcs.php（在线访问；附录有用户手册）
应对方式	慢性疼痛应对方式目录(CPCI)	短量表 8 个类目；8 或 16 个问题	Hadjistavropoulos 等[133] www4.parinc.com/Products/(付费访问)可在 Jensen 等[136]获取
应对方式	疼痛相关应对策略问卷(CSQ)	短量表有 7 或 14 个条目；7 个类目：6 个认知类目和 1 个行为类目	Hadjistavropoulos 等[133] http://parqol.com/ 可在 Jensen 等[136]获取
抑郁	流行病学研究中心抑郁量表(CES-D)	20 个慢性疼痛验证使用的条目	Radloff 等[124] www.chcr.brown.edu/pcoc/cesdscalepdf［在线访问］
抑郁	精神障碍初级护理评估(Prime-MD)	2 个问题	Arroll 等，Whooley 等[125,126] www.psy-world.com/prime-md_print1.htm（在线访问）
抑郁	患者健康问卷 -2(PHQ-2) 患者健康问卷 -9(PHQ-9)	2 个问题 9 个问题	Brody 等，Spitzer 等，Haggman 等[127,129,143] www.phqscreeners.com（在线访问）
恐惧 - 回避	Tampa 运动恐惧症量表	17 个问题；分量表：身体焦点和活动回避	Vlaeyen 等，Roelofs 等[122,123] www.tac.vic.gov.au/upload/tampa_scale_kinesiophobia.pdf（在线访问）
恐惧 - 回避	恐惧 - 回避信念调查问卷(FABQ)	16 个问题；分量表：工作(FABQ-W)和身体活动(FABQ-PA)原本应用于腰背痛，但修改后应用于一般肌肉骨骼疼痛	George 和 Stryker，Waddell 等[89,121] www.qcomp.com.au/media/29364/fear—avoidance-beliefs-questionnaire%5B1%5D.pdf（在线访问）
疼痛信念	疼痛信念和感知的目录	16 个条目，4 个分量表：疼痛神秘、恒定、长久、自责；短量表有 8 个条目	Williams 和 Thorn，Jensen 等[135,136] www.tac.vic.gov.au（在线访问）
疼痛自我效能	疼痛自我效能调查问卷(PSEQ)	10 个问题	Nicholas[134] www.tac.vic.gov.au（在线访问）
不公平感知	不公平体验调查问卷	12 个问题；分量表：指责和严重程度	Sullivan 等[132] http://sullivan-painresearch.mcgill.ca/ieq.php（在线访问）
创伤后应激障碍(PTSD)	创伤后应激障碍基层医疗筛选(附录 25.B)	4 个问题；得分 >2 提示 PTSD	Prins 等[130] www.ptsd.va.gov/professional/pages/assessments/pc-ptsd.asp（在线访问）

续表

因素	工具	说明	参考文献/网址
创伤后应激障碍	创伤后应激障碍（PTSD）检查表	17个问题	Allen和Annells[142] www.mirecc.va.gov/docs/visn6/3_PTSD_CheckList_and_Scoring.pdf（在线访问）
变化准备	疼痛变化阶段调查问卷（PSOCQ）	30个自评条目	Kerns等[140,141] www.painpoints.com/patients/downloads/patient_questionnaire.pdf（在线访问）
变化准备	多维度疼痛变化准备调查问卷（MPRCQ2）	69个问题:9个变化项目:运动,任务持久性,放松,认知控制,步行,疼痛回避,休息,自信沟通,身体机能	调查问卷可从Nielson等[139]获取 www.ncbi.nlm.nih.gov/pubmed/18337183（通过Pubmed在线访问）
睡眠	匹兹堡睡眠质量指数（PSQI）	23个问题	Buysse等[107] www.wsna.org/Topics/Fatigue/documents/PSQI.pdf［在线访问］
睡眠	医学结果研究（MOS）睡眠量表调查工具	12个条目	Hays等[138] www.rand.org/health/surveys_tools/mos/mos_sleep.html（在线访问）
应激	知觉应激量表	4-,10-,和14-条目量表	Cohen等[137] www.psy.cmu.edu/~scohen/（在线访问）

* 上述量表都可以在给出的网址中获取;一些网站要求付费访问

黄色标志代表心理社会因素,这些因素增加了急性疼痛演变为慢性疼痛和残疾的可能性[144~146]。虽然大多数来源将所有的心理社会因素整合到黄色警示标志的概念中去,表25.5概述了由Nicholas等人提出的术语[144]。在这些术语中的黄色标志包括信仰,情感反应和疼痛行为;橙色标志代表弗兰克精神症状;蓝色标志反映工作和健康观念之间的相互作用。黄色标志最大的影响似乎是:①信念:疼痛和活动是有害的;②抑郁情绪和社交退缩;③期望:被动治疗会比积极治疗更有帮助;④低自我效能感[147]。其他的重要因素包括疾病行为(例如:过度休息),疼痛或残疾的病史,工作满意度差,家庭过度保护或缺乏支持,以及索赔或补偿的问题[146]。心理社会问题不应该被简化成一个影响疼痛的单一因素。每一个个体不同,任一种心理社会因素都反映了ICF模型中所有成分之间复杂的相互作用,环境和个人因素影响活动、参与度、甚至身体机能和健康状态[145]。心理问题应该根据不同的患者单独进行考虑,因为针对特定的心理问题进行干预治疗要比没有针对特定心理问题进行干预更为成功[145]。然而,心理因素的存在不能消除患者对痛苦的抱怨,也不能干扰识别和处理会导致或加剧疼痛的生理原因[16]。

疼痛信念与应对

疼痛信念,包括人们对疼痛的原因和意义的认识以及他们对疼痛给现在和未来生活造成的影响的预测。与好的结果相关的信念包括:可以控制疼痛,总体自我效能感,疼痛自我效能感,能控制生活,以及内部控制疼痛。与不良预后相关的信念包括:疼痛象征损伤/损坏,疼痛应该避免,疼痛将是不变的,疼痛是无用的,情绪会影响疼痛,其他人会因为疼痛而焦虑,感到无助,外控个性(认为疼痛只能由其他人来控制而自己不能控制)[119]。有的慢性疼痛患者认为应该有人对他们的疼痛负责,他们的痛苦是不公平的;这种不公平感觉会干扰他们的康复[132]。

应对是人们处理压力的方式。一些应对机制是有益的,或适应的,而有些则是破坏性的,或适应不良的。有益的应对方式包括从疼痛中转移注意力的活动,持续性的任务、锻炼、忽视疼痛、应对的自我评价以及接纳自身状况。不利的应对方式包括自我防御、休息、发泄情绪、消极应对(回避)和要求帮助[119,148]。

避免焦虑与恐惧

焦虑是急性疼痛的正常反应,并且是可以促使人们停止会引起组织损伤的活动的一种适应性反应。可是,如果无法找到疼痛的原因,焦虑则会被失望所取代。由于找不到原因,别人就会怀疑疼痛是不是真实的,自己也会担心疼痛不会消失和因为无助而感到沮丧[149]。焦虑是慢性疼痛常见的一种共病[150],有证据显示,焦虑可能是促使急性疼痛转变为慢性疼痛一个危险因素[16,150]。焦虑与慢性疼痛的相关度要比抑郁症更高。创伤后应激障碍是焦虑障碍的一个特例,它在慢性疼痛中特别常见[150]。

急性疼痛的适应性焦虑反应可以变成慢性疼痛的不良恐惧反应。疼痛的恐惧回避模型显示,有些人会夸大运动会引起二次损伤和增加疼痛的恐惧[151,152]。疼痛恐惧的致残性甚至会比实际疼痛更高。疼痛患者或选择面对或选择逃避这些恐惧;那些选择面对的人会增加活动量,而且一般能够提高躯体功能和减轻疼痛。逃避恐惧的行为会引起警觉性过高,对

表 25.5 慢性疼痛的警示标志[144]

颜色标志	问题类型	举例
红色	严重的生理病理改变	马尾综合征、骨折、肿瘤
橙色	精神症状	临床抑郁症、创伤后应激障碍、人格障碍
黄色	信念、评估和判断	消极的疼痛信念 预期糟糕的结果
	情绪反应	恐惧、焦虑、灾难化、苦恼
	疼痛行为,包括疼痛应对策略	恐惧 - 回避行为、依赖于被动干预
蓝色	对工作与疼痛关系的认识	信念:工作会导致二次损伤和疼痛 信念:上司和同事是不能够支持的
黑色	系统或情境障碍	无法修改的工作值班选择 工作选择的法定限制 保险覆盖面不足 过度殷勤的家庭成员或医疗服务人员

疼痛预测不准确,躯体感觉错误,肌肉反应性差,以及身体功能失调[151,152]。图 25.3 显示了这些因素是如何加剧疼痛和使给定疼痛水平的残疾加重。当人们预期活动会增加痛苦和疼痛会导致残疾时,不良的信念得到了加强[16,120,151]。由于恐惧而减少了活动,因为失用,结果导致了运动控制功能失调受损,可能加重疼痛[16,151,153]。

将疼痛灾难化

灾难化包括悲观、控制症状的无助、放大(夸大威胁)和反刍(过度专注于疼痛的感觉)。灾难化包括认知评价和信念或态度;然而,它也可以被描述为一种(适应不良)应对机制[29,31,117,119,154]。它似乎是先天气质与个人史和经验之间的相互作用[29]。灾难化的自我陈述内容示例如下:“这种痛苦已经毁了我的生活”,“我知道我有很可怕的问题”,“我无法停止思考它有多大的伤害性”,“我再也忍受不了了”。附录 25.A 是疼痛灾难化量表[131]。灾难化是影响疼痛强度和功能的最强、最稳定的心理社会因素[119,120,154]。有趣的是,灾难化和疼痛激活的大脑区域是相同的[29]。

沮丧与悲痛

抑郁症是一种慢性疼痛很常见的并发症,根据人口学调查,对 13%~85% 患者的调查结果提示[16,73,155,156],抑郁症和疼痛可以互为因果[31]。抑郁症与灾难化、疼痛恐惧、知觉障碍[157],疼痛抱怨和康复效果欠佳都有关系[155]。抑郁症是慢性疼痛

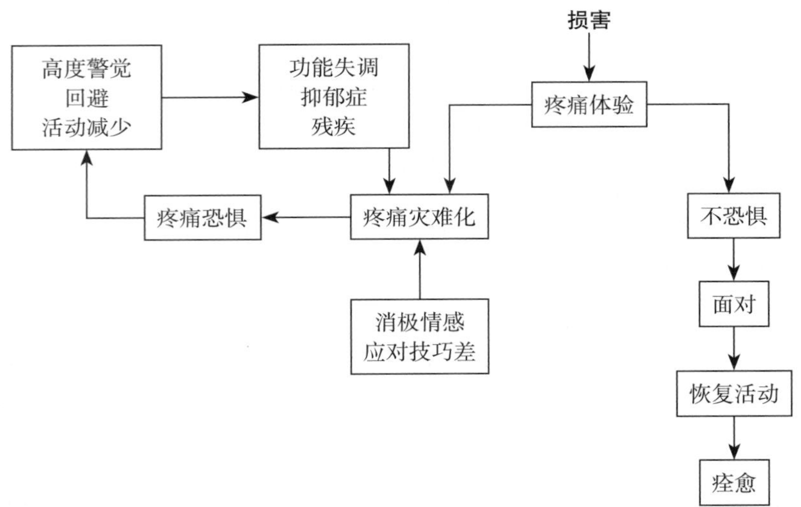

图 25.3 恐惧回避模型显示了痛苦体验是如何随着恐惧的消失而解除的或者由于疼痛恐惧而变成一个恶性循环。情感消极和应对技巧差的人会将疼痛体验视为一种威胁;疼痛灾难化会增加疼痛恐惧、提高警觉性和回避。回避活动会导致继发问题,如功能失调,抑郁症和附加残疾,这将会进一步加大疼痛体验的负面影响。另一方面,不认为疼痛是一种威胁的人倾向恢复活动,最后获得痊愈

发展和急性腰背痛致残的一个强有力的预测[6,92]在生理学上,抑郁症可能增加大脑疼痛情感活动区的活动性[158]。中重度疼痛的人无法进行社会角色的活动,如维持一份工作,维持家庭关系,或满足个人生长和娱乐的需求。因此,患有慢性疼痛的人可能会因为身份、工作、人际关系或爱好的丧失而感到痛苦和悲伤。他们可能会对生活角色的失败感到内疚。家人与朋友们也会感受到损失[159~161]。这些经历可能导致抑郁症或悲伤。由 Kübler-Ross 提出的传统的悲伤模型里假定,人的悲伤的过程要经历五个阶段:否认、愤怒、协商、绝望和接受[162]。然而,当用于解释慢性疾病时,悲伤模型理论受到了挑战,相对于一个更为复杂的案例其解释显得过于简单化了[163]。与慢性疼痛相关的一个最近的悲伤模型提出了适应和重新学习这个世界的过程与四个连续发生的过程相关:绝望到希望,缺乏理解到洞察,意义缺失到有意义,身体不适到身体恢复[160,164]。

应激

急性应激时,身体的短期反应可以使机体应对威胁。急性应激可以产生镇痛作用,有时可见于士兵或运动员。应激诱导的镇痛作用是通过阿片类和非阿片类介导的机制抑制下行产生的[48]。然而,长期心理或生理应激会导致免疫系统过度抑制出现功能障碍,肌肉萎缩,受损组织的生长和修复,自主神经功能紊乱,认知改变,以及大脑结构变化[48,50,149]。应激相关的机制似乎在多种慢性疼痛综合征中起重要作用,如:慢性头痛、纤维肌痛、颞下颌关节紊乱以及其他与中枢敏化相关的病症,如:慢性疲劳和肠易激综合征、创伤后应激障碍、焦虑和抑郁症[48,50]。附录 25.B 包含了基层医疗中创伤后应激障碍筛查的四个问题[130]。应激介导的外周和中枢敏化过程包括激活自主神经系统和下丘脑 - 垂体 - 肾上腺轴[48,50,165]。在患者受到指责或抱怨、多种检查无法确定疼痛的来源、治疗无效、患者无法工作或者进行日常生活活动、睡眠和维持人际关系等情况下,慢性疼痛也可以加重应激[149]。

非器质性症状

Waddell 等人[166]首次提出非器质性结果的概念来识别哪些患者可以从进一步的心理测试中获益。非器质性的含义是这些患者的疼痛没有发现有恒定的组织改变,因此需要对心理因素加以考虑。Waddell 和他的同事们的非器质性测试的五个项目包括表面或非解剖式的压痛,刺激试验的疼痛反应,分散注意力的不一致反应,区域感觉和强度损伤,过度反应(有时也被称为 Waddell 迹象)。这些项目中出现三个或三个以上的阳性结果就可以认为非器质性测试阳性[166,167]。

研究证实,多个 Waddell 迹象阳性与心理困扰、疼痛程度和感知障碍相关联[144,168]。尽管 Waddell 迹象似乎对识别治疗反应差并存在风险的人有帮助,但是他们不应该被视为真正的"非器质性"。研究显示这些人中至少部分人有组织改变基础;例如:由于中枢敏化作用,过度反应和表面压痛与异常性疼痛的表现一致[21,168]。尽管 Waddell 迹象经常被误解为诈病,但这不是他们的用途:没有证据显示 Waddell 迹象与诈病或继发性获益之间存在关联[169]。总之,在慢性疼痛现有的知识范围内考虑结果,非器质性结果的评估还是有建设性的。慢性疼痛可能存在外周组织损伤,而且中枢敏化作用放大了疼痛反应。此外,慢性疼痛患者的心理社会因素会影响他们的疼痛,这也是很常见的[21,144]。

人格障碍

有证据表明,人格障碍,例如:边缘型人格障碍、表演型人格障碍或者强迫性人格障碍,不是慢性疼痛发展的危险因素,但是与慢性疼痛的不良预后有关。其他的研究表明,慢性疼痛人群中人格障碍的患病率会增加[19,170]。在这两种情况下,出现慢性疼痛可能会加重人格障碍[19]。读者可参考 Dersh 等人[19]对有关问题和人格障碍相关证据的进一步讨论。

社会支持

社会因素指的是在社会层面上工作场所或学校的水平,人际关系的微观和非正式的帮助[171]。一般社会支持是慢性疼痛相关的 ICF 环境因素之一[26],社会支持缺乏被认为是许多难以克服的潜在的治疗阻碍之一[16]。一般或全面的社会支持和对健康行为的社会强化往往是有益的[118,119,172]。然而,疼痛行为的社会反应的影响取决于行为的性质和反应是期望的还是惩罚的。期望的行为是疼痛偶然反应,如因疼痛而同情,鼓励避免疼痛和少做,以及让人逃避任务。期望的反应导致疼痛的增加和功能的减少[119]。对疼痛行为惩罚或消极的反应也导致疼痛的增加和抑郁症[154]。

疼痛的检查

疼痛是一种纯粹的主观感受。它与活动度(ROM)的范围,肌力,或组织的可扩展性不同,疼痛没有客观的或特定的测量工具。但是,疼痛的测量已成为患者检查的重要组成部分。医疗保健组织认可联合委员会(JCAHO)强调了疼痛评估和治疗的重要性,将疼痛称之为"第五生命体征"。慢性疼痛的有效检查比视觉模拟和急性疼痛的数字评定量表更复杂。慢性疼痛心理社会方面也应进行审查和评估以更好地识别心理社会因素和依据"生物 - 心理 - 社会"模式进行指导干预。

患者的全面检查有助于物理治疗师推测潜在的疼痛来源(即疼痛来源于周边组织的损伤、周围神经还是中枢神经)。慢性疼痛患者也可以合并有急性或亚急性的病症:也就是说,纤维肌痛的患者可能还合并有肩袖撕裂、腰椎不稳或腕管综合征。由于周围组织损伤可能提高外周或中枢的敏化作用,因此物理治疗师需要考虑治疗合并的肌肉骨骼病症和(或)潜在的慢性疼痛。

疼痛在静息状态下和活动状态下都应该进行检查[174]。一些助记符可用于指导疼痛的检查;表 25.3 介绍了 PQRST 和 SOCRATES 两种助记符[175~177]。量化疼痛严重程度的标准工具有视觉模拟量表(VAS)和较常用的数字评定量表(NRS)。VAS 和 NRS 两者相关性好,而且敏感性一样高,而语言(分类)评定量表(VRS)对轻度、中度和重度的评定没有那么准确。NRS 更容易理解,得分较快,而且比 VAS 更实用。各种各样的面部表情评分量表可用于 3 岁以上的儿童[174,178]。虽然严重程度是最常用的测量参数,但慢性疼痛管理的临床指南强调的是单一维度的疼痛检查,比如:只用 VAS 或 NRS 检查疼痛是不够的，还有必要使用多维工具来检查疼痛在情绪和认知方面上的反应。此外，强调疼痛评定量表有助于引起对疼痛的重视以及关注疼痛，但这又妨碍了疼痛的有效管理[3]。因此，慢性疼痛管理不强调量化疼痛，其方法可能与专注于疼痛测量的 JCAHO 相冲突。

知识点 25.3 疼痛检查的助记符[175~177]

PQRST

- **P** 引发 / 诱发因素
- **Q** 疼痛的性质
- **R** 部位和放射
- **S** 严重程度或相关症状
- **T** 时间因素 / 时间

SOCRATES

- **S** 部位：在哪里痛？
- **O** 发作情况：疼痛什么时候开始的？如何开始？突然的或逐渐的？创伤、疾病或其他可能的原因？
- **C** 特点：疼痛是什么感觉？锐痛？刺痛？灼痛？酸痛？其他？
- **R** 放射：疼痛有无放射？放射到哪里？什么原因导致了放射？
- **A** 伴随症状：其他症状，如麻木、感觉异常、沉重感或其他？
- **T** 时间经过：疼痛在一天中如何变化？
- **E** 加重 / 缓解：什么会加重或减轻疼痛？
- **S** 严重程度：强度等级

人体图提供了疼痛的位置信息、辐射量和特征。疼痛图表要求更多的是对患者进行引导而不是量化疼痛，因此检查人员需要花费更多的时间。引导患者区分疼痛感、灼烧感、刺穿感，针刺感和麻木感；有时有沉重感、肿胀或者其他的自主神经症状。疼痛的位置信息和性质可用于推测疼痛的来源：骨节、牵涉性痛、皮节和周围神经模式都与特定的结构有关，而自主神经症状的对应模式涉及了中枢神经。人体图中的数据要比从 VAS 或其他疼痛测量工具中获得的数据更加难以客观分析，并且观察者偏倚也会影响人体图数据的分析结果[179]。

疼痛问卷调查及测试结果

有许多的疼痛调查问卷和结果测量方法可以从生物 - 心理 - 社会的角度对疼痛的非特异性和特异性进行测量。有关疼痛检查更为全面的讨论，有兴趣的读者可以参考一些优秀的综述文章[174,180-183]；此外，疼痛治疗专题网站也有许多检查工具的简介以及可以找到这些工具的链接(附录 25.E)。表 25.6 提供了适用于慢性疼痛的实用检查的列表[178,180,184~198]。

McGill 疼痛问卷(MPQ)和 Sbort 表格 MPQ(SF-MPQ)可用于检查疼痛的知觉、情绪情感，评价和时间方面的问题[174,195,199]。MPQ 的初始目的是通过患者的选择性描述来找出疼痛的可能来源。类目 1(例如："颤抖"、"攻击"或"冲击")提示血管源性；类目 2~8 提示神经源性；类目 9 提示肌肉骨骼源性；类别 10~20 反映疼痛的情感体验[195]。SF-MPQ 的内容包括言语描述少[199]。其他工具也有助于辨别疼痛的来源。例如：神经性症状和体征的指导评价(LANSS)可以区分神经性和伤害性疼痛，灵敏度 80%~85%，特异性 80%~94%[200]神经病理性疼痛量表(NPS)也可以区分神经性和非神经性疼痛[201]。

在理想情况下，一个全面的测量结果应包含 ICF 中的每

表 25.6 慢性疼痛适用的评估工具

疼痛量表	性能	项目	参考文献 / 网址 / 说明
人体图	能够监控疼痛的位置和其他症状	身体图	Margolis 等[184] www.aapmr.org/patients/conditions/pain/Documents/paindrawing.pdf(在线访问)
人体轮廓标记	用于 4~7 岁的儿童进行疼痛定位	身体轮廓	von Baeyer 等[185] 在人体轮廓图上标记儿童疼痛部位
简易疼痛量表(长量表和短量表)	多维度量表，包括身体功能、活动和参与	长量表有 32 个条目 短量表有 9 个条目	Atkinson 等[194] http://pain-topics.org/clinical_concepts/assess.Phf(在线访问)
非言语疼痛指标目录(CNPI)	用于不能言语和痴呆的成年患者	5 种行为	Feldt[,187]Bjoro 和 Herr[188] http://painconsortium.nih.gov/pain_scales/ChecklistofNonverbal.pdf(在线访问)
面部表情	用于儿童评定疼痛的严重程度	1 个条目(一系列面部表情象征不同的疼痛程度)	Tomlinson 等[178] http://painconsortium.nih.gov/pain_scales/ChecklistofNonverbal.Pdf(在线访问)
老年疼痛测量(GMP)(常规和短量表)	多维度量表，包括身体功能、活动和参与	GMP 有 24 个条目 GMP-SF 有 12 个条目	Ferrell 等，Blozik 等[196,197] www.palliativecareswo.ca/Regional/London Middlesex/Geriatric%20Pain%20Measure%20GPM.pdf(在线访问)

续表

疼痛量表	性能	项目	参考文献 / 网址 / 说明
全面疼痛量表	分量表：疼痛、感觉、临床预后和活动	全版本有 33 个条目 短量表有 20 个条目	Gentile 等[186] www.paindoctor.com/global-painscale
慢性疼痛分级量表	损伤、活动、参与和限制的 ICF 评估范围	原版有 7 个条目，二项慢性疼痛分级量表有 2 个条目	Von Korff 等[192]原版量表：http://pelvicgirdlepain.com/references/Questionnaire-ofvon-Korff-et-al-for-Grading-theseverity-of-chronic-pain.pdf 二项量表：http://primarycareforall.org/wp-content/uploads/2011/10/Two-Item-Graded-Chronic-Pain-Scale.pdf
利兹神经症状体征评估(LANSS)	得分可以区分神经性和非神经性的疼痛，包含自述和客观检查	对异常性疼痛和痛觉过敏有 7 个自述和 2 个感觉测试条目	Bennett[190] www.painxchange.com.au/AssessmentTools/Appendices/PDF/Apx4_LANSS.pdf
麦吉尔疼痛量表(PMQ)	评估疼痛的强度、感觉、情感、 评价和其他	78 个条目：20 个疼痛描述[感觉(1~10)，情感(11~15)，评价(16)，其他(17~20)]，1 个疼痛强度条目	Melzack[195] www.ama-cmeonline.com/pain_mgmt/pdf/mcgill.pdf
麦吉尔疼痛量表——短量表(SF-PMQ)	评估疼痛的强度，感觉和情感反应	17 个条目：11 个感觉描述，4 个情感描述，2 个疼痛强度	Melzack[199] http://prc.coh.org/pdf/McGill%20Short-Form%20Pain%20Questionnaire.pdf
疼痛残疾指数	疼痛对生活参与的影响	7 个条目	Tait 等[193] www.prp-sandiego.com/uploads/Pain_Disability_Index.pdf
疼痛质量评估量表(PQAS)	辨别疼痛的类型和一个结果预测	20 个疼痛描述条目和 1 个时间模式；区分非神经性疼痛与神经性疼痛	Victor 等[191] www.mapi-trust.org
疼痛温度计	10 个单位的温度计用于认知障碍的成人	1 个条目	Herr 等[198] www.painknowledge.org/physiciantools/Pain_Thermometer/Pain_Thermometer_1_23_08.pdf
利兹自评神经症状体征评估(S-LANSS)	区分神经性与非神经性疼痛；S-LANSS 是由 LANSS 减少 2 个客观测试问题组成	7 个自评问题	Bennett 等[189] http://clahrc-gm.nihr.ac.uk/cms/wp-content/uploads/GM-SAT_SLANNS.pdf
视觉模拟量表(VAS)，数字评定量表(NRS)	用 10 厘米的线或 1~10 等级来评估疼痛严重程度	1 个条目	Burckhardt[180] 连续测量疼痛值(通常从没有痛到可能最大的痛)

这些量表或其他的疼痛量表大都可以在以下网站中找到：http://pain-topics.org/ clinical _concepts/ assess.php

ICF= 国际功能、残疾和健康分类

个项目：身体的结构或功能，活动以及参与。

简明疼痛量表(BPI)用于测量至少 24 小时以上的剧烈疼痛。根据功能性活动情况对疼痛干预进行评级，如：日常活动、行走、正常工作、与他人的关系、情绪、睡眠和对生活的满意度。BPI 最初被用于测量癌症相关的疼痛，现已被证实可用于测量其他因素引起的疼痛[114,174]。《临床试验的方法，测量和疼痛评定初拟量表》(IMMPACT)是一种多模式测量工具，其中包括：①疼痛情况；②生理机能；③情绪功能；④患者的改善评级和治疗满意度；⑤其他症状和治疗过程中的不良事件；⑥患者人口统计学特征[203]。

一些量表用于测量某特定类型的疼痛。例如：Jensen 等[181]介绍了几种针对神经性疼痛的评价量表。有的疼痛评定量表有具体适用条件，如：《西安大略和麦克马斯特大学的骨关节炎指数》(WOMAC)针对膝关节骨性关节炎患者，《奥斯威斯下腰痛残疾问卷》针对下腰痛患者，还有《纤维肌痛影响因素问卷修订版》(FIQR)，以及《头痛影响因素测试》。有的疾病量表或特定疾病量表(如 FIQR)不仅进行疼痛评定，还测量疾病相关的症状以及活动受限情况。一些诸如焦虑，抑郁，睡眠质量,平衡能力以及记忆力的无痛症状可帮助更全面了解患者的诉求,但也可能使疼痛评定不清晰。

由于疼痛是身体、情感和认知过程的整合,所以慢性疼痛体格检查的价值是有限的。而急性疼痛通常伴随生理觉醒(例如:心率增加),但这种生理觉醒与慢性疼痛不存在典型关联。知识点 25.4 中列出了语言和非语言的疼痛表现形式也许对急性疼痛有用,但由于慢性疼痛受多重因素影响,因此这种疼痛表述会对慢性疼痛患者带来误导[175]。一些潜在的异常性疼痛和中枢敏化痛的物理测量包括纤维丝测痛仪测量痛阈,使用装有冷水和热水(40℃)试管进行温度辨识检查热敏感异常性疼痛,分别使用棉刷、羊毛刷或画刷进行机械性触痛检查,以及使用针刺进行痛觉过敏检查,还有疼痛持续时间测量[174]。LANSS 还包括异常性疼痛的机体评估(刷皮肤)和痛觉过敏(过敏性疼痛的针刺位置)[181,190]。

知识点 25.4 疼痛表现与影响疼痛表述的因素[175]

疼痛的表现形式

- 语音:口诉、哭闹、呻吟、叹气、尖叫
- 运动和灵活性:运动减少、按摩、警戒、夹板固定、肌肉痉挛、跛行
- 面部表情:呲牙咧嘴、古怪表情、皱眉
- 情绪和行动:苦恼、焦虑、抑郁、易怒、攻击性、安静、孤僻、认知能力下降、食欲降低、失眠
- 精神错乱

影响疼痛表现的因素

- 疼痛性质:类型,强度,位置
- 认知状态,情绪,镇静
- 疼痛的个人定义,从家庭和文化中得知的疼痛行为表达方式
- 关于疼痛,止痛的期望,对疼痛后果的感知
- 家庭和文化对于疼痛可接受的行为,其他人对疼痛的反应
- 环境和社会地位

对特殊人群的疼痛检查

对儿童、老年人、老年痴呆症患者以及认知功能受限患者进行疼痛检查有一定挑战。以前一直认为婴儿的神经系统未成熟所以体验不到的痛苦。这种说法是错误的。在妊娠24周,疼痛体验必要的神经通路已经存在并开始发挥作用。在婴儿或儿童期的疼痛刺激可使神经结构和功能的永久性变化,增加他们未来对疼痛的感知。孩子可感知各种常见的疼痛,包括头痛、偏头痛、背痛、肌肉和关节痛[44]。在某些情况下,这些疼痛在儿童上的表现异于成人,例如:儿童的偏头痛常常表现为腹部症状而不是急性头痛[204]。

现有多种面部表情量表可用于测量儿童疼痛,常用于 4 岁以上的儿童。这些不同的面部表情量表可包含 5~10 种代表不同疼痛程度的表情[178]。年龄更小的孩子可用“赫特纸片试验”,他们可通过手上扑克纸牌的数量(从 1~4)表达他们的疼痛程度[183]有一些观察性疼痛评定工具是针对婴幼儿和未能言语的儿童的,例如:哭闹、进出气量、生命体征异常、表情、失眠疼痛量表(CRIES)用于 0~6 个月新生儿;脸部表情、肢活动、活动强度、哭闹、安抚强度量表(FLACC)用于 2 个月至 7 岁婴幼儿;COMFORT 疼痛量表用于无意识或插管通气的婴幼儿,儿童或青少年[174,205,206]。由于急性和慢性疼痛的行为表征不同,所以这些观察性量表可能对慢性疼痛不适用[207]。

痛觉并不像视觉,听觉及其他特殊感觉一样随着年龄增长而衰退[44,208]。但研究表明,随着年龄的增长老年人体内 C 纤维比例高于 A-δ 纤维,导致老年人对弥漫性灼痛更敏感,而具体部位刺痛反应不明显。老年人可能会报告“不舒服”或者“隐痛”,而不是“剧痛”,因此临床医生应注意根据年龄不同变通对疼痛的描述[209]。有几份报告介绍了一些用于患有老年痴呆症或不能言语的老年患者的疼痛评定量表,对认知障碍的老年人进行疼痛评定,《疼痛温度计》比 NPS 或 VAS 更精准[188,198]。与婴儿疼痛量表一样,这些量表是针对急性疼痛制定的,所以这些观察性量表能否准确地反映慢性疼痛还不明确。Bruckenthal 等[209]对老年人的疼痛评定问题提出了一系列有用对策。

叙述疼痛检查

虽然目前强调客观的测量,但不应当忽视叙述推理对检查患者慢性疼痛的重要性。在询问病史过程中,叙述推理过程力争去了解患者的故事,患病经历,信仰,恐惧和期望。因此,叙述推理的重点是了解患者的经历,信念和感受,而不是量化或客观化疼痛。叙述性信息往往是在询问病史时或在实施干预时口头交谈获得;如哭泣或逃避的眼神等非语言信息也传达叙述性信息。Edwards 等[210]提出了一种全面的方法使叙述推理贯穿于患者的治疗过程。鉴于心理因素对慢性疼痛的重要性,这种叙述式检查方式可能对这些患者特别有价值[211,212]。

慢性疼痛的医疗管理模式

医学诊断性检查

一般的影像学检查或实验室检验诊断难以诊断慢性疼痛。此外,影像学诊断的阳性结果不足以证明所识别的病灶是关系到与患者的疼痛有关,正如众多研究结果显示腰椎影像结果发现阳性的人并没有下腰痛[16,213,214],骨关节炎的 X 线诊断学检查结果也与关节疼痛不匹配[215]。通过反复进行诊断性检查来寻找机体存在的不确定异常往往是不提倡的,因为它促使患者把焦点放在可能不存在的机体异常上(坚持一种生物医学模式),而不是使用生物 - 心理 - 社会医学模型来寻找管理疼痛的策略[216]。

实验室检查(如:甲状腺激素水平、沉积速率、莱姆滴度或血常规)可以适当地排除一些可治疗的疾病。除非体现出某种神经病症,否则不建议进行电学测试诊断[如:针肌电图(EMG)]。诊断性神经阻滞(外设或同情)、联结阻滞(面或骶髂)、兴奋性传导阻滞可以帮助我们确定是否需要给予结构式治疗,从对慢性疼痛的临床指南中获取更多关于干预性试验

的信息[15,16,18,210]最后，过多检查（反复检查）使得患者过于关注病理生理的诊断结果，而妨碍了慢性疼痛管理[15,16,216]。

慢性疼痛的用药方法

药物治疗通常是阶段性的，首先从那些基本不引起副作用的药物开始到使用风险最大的药物。在表 25.7 中可看到各种药物治疗的不同类别、治疗指征和副作用[16,217~219]。一般而言，先用对乙酰氨基酚进行治疗，然后使用非甾体抗炎药（NSAIDs）和外用药。NSAIDS 一般对缓解关节炎疼痛和下腰痛有效，但对缓解神经痛无效[220]。当主要指征的药物治疗是针对某种疾病而非疼痛，但显然这种辅助药有助于疼痛管理，这时需要增加辅助药物（药物是基础用药而非止痛，但已证明对疼痛管理有益）治疗。如果先前进行的药物疗法、物理治疗，认知疗法无法缓解疼痛，可以增加一些肌肉松弛剂和弱阿片类药物。Kroenke[218]和 Turk[220]等人对各类慢性疼痛药物治疗的机制和疗效进行了很好的概述[218,220]。

辅助药物包括抗抑郁药、抗惊厥药、肌肉松弛药和安眠药。因为抗抑郁药用于疼痛治疗的机制与抗抑郁治疗的机制不同，所以抗抑郁药用于疼痛治疗通常采用低于抗抑郁症治疗的用药剂量。经证实三环类抗抑郁药（TCAs）有助于缓解神经性疼痛、纤维肌痛、下腰痛头痛以及肠易激痛[220]。选择性血清素再摄取抑制剂（SSRI）对慢性疼痛治疗的效果不稳定。五羟色胺 - 去甲肾上腺素再摄取双重抑制剂（SNRI）似乎具有与TCAs 一样缓解神经痛的作用，且副作用较少[220]。总体而言，对于缓解慢性疼痛，TCAs 和 SNRIs 比 SSRIs 更有效[16,219]。一些抗惊厥药物也被证实可用于治疗神经性疼痛，纤维肌痛，和腰椎神经根病[220]。睡眠障碍药物治疗对缓解慢性疼痛也是有利的，因为频繁的睡眠干扰会加剧慢性疼痛[219]。一般不建议长期使用苯二氮䓬类药和肌肉松弛药治疗慢性疼痛，因为不仅风险高而且关于有效缓解疼痛的证据也不足[16]。然而，环苯扎林已被证明对缓解纤维肌痛和治疗伴有慢性肌肉痉挛的疾病有效[220]。

慢性疼痛局部外用药治疗可分为三大类：清凉感疗法、热感疗法以及生物活性剂疗法。清凉感法一般基于薄荷类药物，敷于皮肤上，通过闸门控制机制激起抗刺激作用。热感疗法一般都是辣椒素为主。辣椒素类外用药物很重要的一个方面是用药后马上起效，但神经性效果需要每天使用长达 6~8 周后起效。有一个对所需时间做出的解释是重复使用辣椒素可耗竭 P 物质的神经末梢的痛觉传递（实际生理系统就更加复杂了）[221,222]。很多 NSAIDs 可以通过局部涂擦进行使用。研究表明，药物能透过皮肤进入肌肉、滑膜和关节组织被吸收[223]。利多卡因乳膏或贴片对缓解周围神经源性疼痛有效[224]。阿片类药物也可局部给药，但不常用的这种方式。

使用阿片类药物治疗非恶性（即非癌性）慢性疼痛的好处和风险仍然存在争议[15,16,216,218,220,225,226]。虽然阿片制剂经常用于非恶性慢性疼痛治疗，但有证据表明阿片制剂减少疼痛

表 25.7 慢性疼痛的药物治疗[218]

分类	药物治疗	疼痛的类型	副作用
对乙酰氨基酚	氨基比林	最常见	肝毒性
非甾体抗炎药	萘普生、双水杨酯、依托度酸、布洛芬、双氯芬酸	伤害性，炎症性	胃肠道出血、恶心、心悸
局部外用药	辣椒素、利多卡因、水杨酸、非甾体抗炎药、薄荷醇	伤害性，外周神经	皮肤过敏
辅助药：抗抑郁药（三环类，SNRIs）	阿米替林，去甲替林（曲马多有 SNRI 效果）	外周或中央神经；有些伤害性疼痛	高血压、体位性低血压、心律失常、老人跌倒、口干、便秘，视力模糊、镇静、失眠；五羟色胺综合征的风险
辅助药：抗惊厥药	加巴喷丁、度洛西汀、普瑞巴林、托吡酯	外周或中央神经	头晕、乏力、共济失调、血管神经性水肿、口干、体重增加或减少、肝功能损害
肌肉松弛剂	对于痉挛：巴氯芬、丹曲林和替扎尼定 对于肌肉骨骼疾病：卡立普多、氯唑沙宗、环苯扎林、美他沙酮、美索巴莫和奥芬那君	肌肉痉挛或触发点：FMS，MPS	头晕、嗜睡、疲乏无力
弱阿片类药物	曲马多	外周或中央神经	恶心、便秘、嗜睡、眩晕、呕吐、皮肤瘙痒、性功能障碍、睡眠障碍、痛觉过敏、耐受性、成瘾性；五羟色胺综合征的风险
强阿片类药物	可待因、氢可酮、吗啡，羟考酮、美沙酮，芬太尼贴剂	外周或中央神经原性、癌性疼痛	恶心、便秘、嗜睡、眩晕、呕吐、皮肤瘙痒、性功能障碍、睡眠障碍和痛觉过敏、耐受性、成瘾性；五羟色胺综合征的风险

FMS= 纤维肌痛综合征；MPS= 肌筋膜疼痛综合征；NSAID= 非甾体抗炎；SNRI= 羟色胺和去甲肾上腺素再摄取抑制剂。

的程度小，对生命质量的改善也非常有限，提高机能上比其他镇痛药的作用要小[218,220]还有，证据表明阿片类药物的使用可能会使得患者把焦点放在疼痛和疾病本身[226]。同时造成生理耐受和成瘾的可能性使阿片类药物更加备受争议。所以在开始阿片类药物治疗前应该对成瘾史和个人性情进行仔细筛查[15,16,224]。人们往往关注在进行某件事时（如驾驶）服用阿片类药物的安全性：研究表明当阿片类制剂刚刚服用或服用剂量增加时车祸的风险增加，而服用剂量稳定且适当时车祸风险不会增加[216]。由于受体或神经回路的改变，阿片类药物诱导的痛觉过敏可能会使疼痛治疗无效[220,226]。阿片类药物滥用的发生率也仍存有争议，目前大约有 18%~41% 患者接受阿片类药物治疗[226]。

所有药物治疗都需要考虑的重要一点是潜在的安慰剂效应。这种效应可以使患者认为该治疗将会有效。安慰剂效应是由介导慢性疼痛的大脑的奖励系统来调节。安慰剂效应可高达 20%~40%，但取决于药物治疗所针对的疾病[227]。有趣的是，如果安慰剂能导致副作用，那么它更有可能较少疼痛[220]。最近研究表明，即使患者知道服用的药物是一种安慰剂，它仍然对治疗肠易激综合征（其他中枢敏化状态）有效[228]。

在慢性疼痛治疗中经常会用到复方用药（使用多种药物来治疗同一种疾病），但复方用药会带来潜在的严重后果，即五羟色胺综合征（血清素毒性）。这些药物包括 SSRI 类药物，SNRIs 的，三环类抗抑郁药，某些阿片类药物、曲坦类药物（用于流产后偏头痛治疗）以及其他不太明显的药物（如抗生素）[15,229]。五羟色胺综合征是一种非常严重的病症，物理治疗师必须对这种病症高度警惕。五羟色胺综合征的症状包括：情绪激动、焦虑、困惑、轻躁狂、高热、心动过速、出汗、面色潮红、瞳孔散大（长时间瞳孔扩张）、反射亢进、阵挛、肌阵挛、颤抖、震颤和张力增高[229,230]。

药物的介入

介入医学包括针剂注射，手术和植入装置（表 25.8）。附录 25.C 提供了一些关于介入手术治疗慢性疼痛的综述，以及对介入手术治疗慢性疼痛的有效性进行了总结[15,16,18,216,220,231~238]

注射最常用部位有硬膜外腔、神经、关节腔和肌肉。关节和神经阻滞有时用于诊断，确认涉及的特定结构。当其他所有疼痛治疗手段均无效，且可看到具体的病理特征导致长期疼痛，这时才考虑手术。患者选择手术需慎重。手术前应该进行心理测评排除疼痛不是由于心理因素引起，因为如果疼痛是由心理因素导致，那么手术后疼痛仍将持续，导致干预失败。在允许情况下，应该首先进行预试验确保该手术会成功（指南建议硬膜外或鞘内输液泵或脊髓刺激器的永久性植入前应实施 1 个星期的试验）[5,18]神经，关节或肌肉注射应遵循积极康复原则，选择在疼痛减少或已消除时期进行操作[15,16]。

物理治疗

治疗关系

以患者为中心的治疗模式要求关注疾病的同时还要关注患者的患病体验，把患者作为一个个体，并与其共同参与治疗决策[212]。因此，以患者为中心的医疗模式要求医患之间进行有效的沟通的同时建立和谐的医患关系。然而，慢性疼痛治疗的难度往往给患者和医生带来很大的压力。

有一些临床医生认为慢性疼痛患者是很麻烦的。在参与

表 25.8 介入干预治疗慢性疼痛[18]

干预	描述	指征
联结阻滞	把不含类固醇的麻醉剂注射进面或骶髂（SI）联结处	面或骶髂痛
触发点注射	把肉毒杆菌毒素（BOTOX）注射到触发点	肌筋膜疼痛综合征(这也许与其他的疼痛综合征有关)
神经阻滞	把不含类固醇的麻醉剂注射进周围神经、腹腔神经丛、椎旁交感神、内侧支传导阻滞、星状神经节阻滞、椎旁颈交感神经	下腰痛（LBP） 复杂区域疼痛综合征（CRPS）
硬膜外，鞘内注射	把含有类固醇的麻醉剂或不含类固醇的麻醉剂或阿片类药物注射到椎管内的空间	脖子痛、腰痛、神经根病、带状疱疹神经痛（PHN）
消融技术	化学去神经、冷冻神经末梢、冷冻、热椎间盘内的程序、射频消融术	神经痛、关节突或肌肉骨骼疼痛
植入式电刺激器	皮下的外周神经刺激和脊髓刺激	周围神经损伤、神经性疼痛、复杂区域疼痛综合征、下腰手术失败、幻肢痛马尾神经损伤、神经根病、外周血管疾病、内脏疼痛、多发性硬化
埋植式给药	把皮下末梢神经刺激药和脊髓刺激药灌注到脊髓或功能区动脉部位	癌症，由中枢或脊髓损伤导致顽固性痉挛，具体病灶顽固性痛
微创脊柱手术	椎体成形术、椎体后凸成形术、经皮椎间盘减压、髓核重塑	骨质疏松性压缩性骨折、神经根病

CRPS= 复杂性区域疼痛综合征；LBP= 下腰痛；PHN= 带状疱疹神经痛；SI = 骶髂关节。

医治的实际过程中慢性疼痛患者可能伴有生气、辱骂、苛刻、欺骗或不依从的情绪[212,239,240](知识点 25.2 慢性疼痛综合征的其他行为[3])。了解患者这些行为的原因可帮助临床医生理解患者和改善沟通,例如:由于之前临床医师不支持治疗等负面就医经验,患者可能存有抵触或敌对心理[240]。因为难以发现造成慢性疼痛的物理客观原因,很多患者对医生不信任感到痛苦[212,241]。生物医学模型将疾病纯粹地划分为身体上疾病或心理上疾病,但心理因素往往会加剧慢性疼痛,过去的医生在治疗这些患者时也许会认为他们的疼痛是假的[242]。在没有检查到病理特征时,很多慢性疼痛患者被认为是装病、说谎、闹事、瘾君子,甚至被认为有精神问题[20]。有过这样不被医生信任的经历,患者在走进物理治疗所时就产生了再次斗争的心理准备。认可患者疼痛的真实性对建立融洽的医患关系有巨大的意义。

心理上或社会经济上的困难有时超出了患者的控制范围又会带来一些挑战。例如:抑郁症使患者很难坚持他们在家的治疗过程。焦虑或悲观者导致他们反应过度,出现"症状放大"患者可能处于悲伤中的愤怒阶段,悲伤他们已失去的生活。而相信纯粹生物医学模式患者可能处于找出问题的认识,这类患者也许会在他们的治疗中处于被动状态,不愿意主动参与疼痛治疗。

高效的临床医师通过制定区分并处理的患者困难行为的战略,以提高患者的依从性,减少患者受挫和倦怠的机会。平息愤怒、缓解焦虑、消除歧义并保持适当专业界限的策略在临床实践中非常重要,重要程度不亚于在临床中熟练运用治疗技术[212,239,240,243]。Klyman 等人[240]提供了一个应对棘手患者有效处理的有用记忆条,被称为直觉反应,如知识点 25.5 描述。

知识点 25.5　治疗困难患者记忆条:直觉反应(GUT REACTION)[240]

- **G:** 你对这个患者的直觉反应怎样?
- **U:** 你对患者感受理解有多少?
- **T:** 你的感受和理解如何指导治疗?
- **R:** 患者面对疾病、痛苦和损失时往往退缩。
- **E:** 患者所处环境如何影响他的疾病或情况?
- **A:** 焦虑很重要的,它往往会传染给治疗人员。
- **C:** 一致性和连续性是有效治疗很重要。
- **T:** 宽容意味着倾听患者带歧义、矛盾和冲突有的情绪。
- **I:** 细心聆听对患者有重要的影响。
- **O:** 直系亲属关系可能会影响医患之间的关系。
- **N:** 不应忽视治疗人员需求。
- **S:** 症状是治疗的目标,可以是生理因素造成也可以是心理因素造成。

由于很多慢性疼痛患者经历过某种虐待,物理治疗师需要对这类人群的需求敏感,尤其对触摸物理治疗来说很重要。被虐待患者很难区分疲乏与抑郁、饥饿和痛苦等症状,还有他们也难以区分身体痛苦和心理痛苦[82~85,244]。物理治疗师治疗这类人群时应该懂得如何询问和回应患者过去或现在被虐待的相关事件[82]。如适当地提问:"很多人慢性疼痛患者在小时候有过恐惧或痛苦的经历,有类似这样的事情发生在你身上吗?"既然患者希望物理治疗师询问他身体创伤的来历,那么也许有必要认识到发生在童年时的身体、性或情感创伤都可能是造成成年后慢性疼痛的原因。物理治疗师对相关事件的响应是建立医患间信任关系的关键。物理治疗师必须意识到这些创伤的经历对患者来说是非常艰难的,伴随着这些经历生活得很有压力,即使作为一个成年人也需要极大的勇气来谈论这样的经历。

受过性虐待的患者往往在需要接触性物理治疗时变得紧张敏感,临床医生应该对他们的特殊需要敏感。儿童时受过性虐待的患者往往会表现出警惕、焦虑、弱势、不信任、躯体僵硬、转移反应或游离反应,物理治疗师面对他们时要注意工作策略[82~85]。策略如下:确保双向沟通,观察肢体语言,建立积极友好、互相信任的治疗关系,给患者控制和尊重的空间,经常获得同意后行事,使患者成为积极参与者,注意身体压力,识别并对触发事件做出响应,与患者一起检查身体,如果患者感到不舒服时尝试其他可替代疗法。

医生还应关注他们情感需要。慢性疼痛不易治疗,往往治疗结果让患者和医生都不满意。医生可能会感到沮丧和不满,导致压力和疲惫[212]。即使当患者与医生之间建立了良好的关系,但慢性疼痛患者的情感需要可能会导致对临床医生的共鸣疲劳,一种感情、精神和身体的疲劳状态[245]。Stebnicki[245]提出了避免共鸣疲劳的方法:提供设施内的支撑系统,使临床医生可以讨论面对困难患者的工作压力;为新来临床医生提供指导,在工作场所之外的支持网络;避免一个医生在同一时间处理多个疑难患者;促进诊所或组织内促进教育与健康计划。

主观检查

慢性疼痛患者的主观检查主要基于患者讲述病情的定性资料。一个全面的访谈对做出物理治疗诊断、了解患者的叙述信息、建立友好的医患关系都非常重要[210]。知识点 25.6 概述物理治疗师实践指南中建议进行检查的要素。关于疼痛询问应包括疼痛的描述(例如:使用知识点 25.3 中描述的 SOCRATES 记忆条)、疼痛缓解的情绪和功能结果。多维疼痛评估量表可收集关于疼痛严重程度和影响的定量基线数据。所以访谈中还应该询问一些非疼痛的体征和症状,包括运动、感觉和自主行为变化[18]。后续问题应涉及上述心理问题,如虐待史、焦虑、抑郁等。即使可使用抑郁症或焦虑症评估量表,但这些问题的口头阐述可以帮助患者意识到这些问题与疼痛相关性。还有要了解患者使用药物治疗、滥用药物治疗、酗酒以及其他药物滥用等相关情况。

系统回顾

慢性疼痛的复杂性意味着患者检查的系统回顾部分极为重要。该物理治疗师实践指南的系统评价由心血管/肺、皮肤、肌肉骨骼、神经肌肉和沟通构成。心血管疾病筛查的生命体征检查包括有氧运动时是否有心血管方面的阻滞。在测量呼吸频率时,临床医师应注意观察呼吸模式,因为辅助呼吸肌的过度使用会加重疼痛。还应检查皮肤系统,尤其对于受伤和术后老人,因为受伤和手术可能危及筋膜流动性或淋巴回流。

知识点 25.6 慢性疼痛的检查要素[24]

病历可以包括以下内容：

- 一般人口学特征
  - 社会史
  - 虐待史
- 其他惨痛经历
- 就业/工作(工种/学校/角色)
- 生长发育
- 生活环境
  - 支持系统
- 一般健康状态(自我报告、家属报告、医师报告)
  - 心理健康状况使用的量表：
    - 焦虑症
    - 抑郁症
    - 创伤后应激障碍
- 疼痛以外症状：如头晕、乏力、失去平衡，等等
  - 睡眠障碍
- 社会/卫生习惯(过去和现在)
  - 运动爱好
  - 喝酒或者吃药情况
- 家族史
- 医疗/手术史
- 当前疾病/主诉
  - 涉及疼痛经历的全方位疼痛评定
- 功能状态和活动水平
  - 自报活动或性能限制
- 药物治疗
- 其他临床检查结果

系统回顾

- 心/肺
  - 呼吸模式：膈肌或胸部呼吸
- 皮肤
- 肌肉骨骼
  - 过度活动综合征的布莱顿标准
- 神经肌肉
  - 交叉流畅性和协调性
- 沟通、情感、认知、学习方式
  - 当前情绪状态

测试和测量

(根据具体情况和诊断需要选择)

- 有氧能力和耐力：
  - 机能评估，如 6 分钟行走试验，30 秒静坐试验
- 人体特征
- 觉醒，心理活动和认知
  - 疼痛观念，恐惧回避的想法，改变疼痛相关因素准备
- 辅助器材和自我调节设备
- 循环(动脉、静脉、淋巴管)
  - 淋巴性水肿
- 中枢和外周神经完好情况
  - 神经性疼痛的神经测试，前庭功能测试，感觉测试包括痛觉过敏和异常性疼痛。
- 环境、家庭和工作(工种/学校/角色)障碍
- 人体工程学和人体力学
- 步态、运动、平衡
  - 平衡，平衡的信心，定时起立行走
- 皮肤完好情况
  - 皮肤温度、纹理或紧张度(用于自主参与)
- 关节的完整性和灵活性
  - 由于伤害造成的关节功能紊乱
- 运动功能
- 肌肉表现
  - 触发点评估
- 神经运动的发展和感觉整合
  - 本体感觉
- 矫正、保护和支持设备
- 疼痛
  - 压力点的阈值(使用痛觉计)
  - 触发点触诊
- 姿势
- 假肢的要求
- 活动范围
- 反射完好情况
  - 上运动神经元筛查，如 Babinski 征和 Hoffmann 征
- 自我保健和家庭管理
- 感官完好情况
  - 本体感觉
- 通气、呼吸和气体交换
- 呼吸模式
- 工作，社区和业余活动的融入或重返社会

对于患者普遍存在肌肉骨骼疼痛，肌肉骨骼检查应包括布莱顿分数，布莱顿分数是过度活动症（又称埃勒斯 - 当洛综合征，过度活动型）布莱顿标准（知识点 25.7）的一部分[246,247]。患者过度活动综合征会出现纤维肌痛、肌筋膜疼痛综合征、慢性头痛或脊椎疼痛；如果没有认识并处理作为根本问题的过度活动，治疗很有可能会无效[248]。神经肌肉检查应包括平衡、运动和转移。如果怀疑患者患有五羟色胺综合征（慢性疼痛的章节药理管理），进行阵挛、反射亢进和高渗性测试很重要[230]。基于慢性疼痛受心理 - 社会方面的影响，对沟通、情感、认知以及学习模式内容进行系统回顾尤为重要。研究发现根据观察物理治疗师都无法准确确定抑郁[143]或恐惧回避[249]的诊断，因此，筛查量表是系统回顾适当的补充[126~128]。

知识点 25.7　用于过度活动综合征、埃勒斯 - 当洛综合征以及过度活动型评价的布莱顿标准（1998）[247]

这九个点的布莱顿得分的 9 分如下分布：

- 肘部过伸 10° 以上（每边各 1 分）
- 膝盖过伸 10° 以上（每边各 1 分）
- 第 5 指掌指关节外展 90° 以上（每边各 1 分）
- 拇指可置于前臂（每一侧各 1 分）
- 膝盖伸直站立，双手可以平放于地板上（1 分）

主要标准

- 布莱顿得分 4 以上
- 4 个以上关节疼痛长达 3 个月以上

次要标准

- 布莱顿得分 1~3 分（50 岁以上 0 分）
- 1~3 关节疼痛或腰背痛 3 个月以上
- 关节脱位
- 3 个以上部位软组织损伤（病变）
- 身材特别高且瘦，还有手指异常修长（马方氏症体型）
- 肌肤薄或弹性异常，妊娠纹或轻微割伤的疤痕
- v 眼睑下垂、近视或斜视
- 下肢静脉曲张、疝气、宫脱垂或脱肛

证实过度活动综合征诊断，应符合以下之一：

- 2 个主要标准或
- 1 个主要标准 +2 个次要标准或
- 4 个次要标准或
- 2 个次要标准 + 一个直系亲属患有过度活动综合征（父母、子女、兄弟或姐妹）

慢性疼痛通常包括多个身体系统，如胃肠道系统的肠易激综合征或泌尿系统的慢性盆腔炎痛[216]。Goodman 和 Snyder[250]对系统回顾进行了全面的讨论。

检查与测量

身体结构和功能测量

所需的特定身体检查和机体功能检查由患者病症表现来决定，因为每个慢性疼痛患者疼痛涉及身体部位和机体、功能都有所不同。如果临床医生推测某特定神经肌肉骨骼病症可能是造成伤害性疼痛，炎症或外周神经源性疼痛的原因，那么检查应包括针对这些疾病的特定测试和测量。例如伴有脑卒中性疼痛的患者也许患有肩部放射性疼痛，糖尿病性神经炎患者也许有腕管综合征，或伴有脑震荡头痛的患者也许患有颈椎放射性疼痛。伴有全身疼痛病症的患者（如 MS）会在慢性疼痛的基础上患有急性肌肉骨骼损伤。因此适合做标准的肌肉骨骼和神经系统检查。

另一方面，并非所有显示组织损伤的阳性结果都与慢性疼痛有关。例如：腰椎 X 光诊断结果常显示具有病理结构，但却不出现疼痛。多维计算机断层扫描（CT）和磁共振成像（MRI）的研究表明，椎间盘突出和椎管狭窄的患者很多没有症状[16,213,214]。此外，中枢敏化的患者由于痛觉过敏和异常性疼痛可能对很多疼痛激发试验都有阳性反应。目前讨论内容不能解答所有被应用的测试和测量工具，但会概述如何改良检测用于慢性疼痛患者。

触诊压痛可以是用于识别组织损伤，肌肉痉挛，触发点，或痛觉过敏和异常性疼痛。触诊可通过使用测量触压的痛觉计进行量化。压力痛阈（PPT）是指按压感从舒适到轻微的不舒服痛感出现的压力变化点[251]。产生不舒服痛感所需的压力量是呈递减结构的。压力痛阈的变化也许位于较远的部位，如颈部疼痛患者的压力痛阈变化位于胫前肌。位于远位点的下降压力痛阈是痛觉过敏的一种提示，提示中枢敏化且预测预后较差[252,253]。异常性疼痛可通过光涂刷进行检查或用填充有冷水和热水（40℃）的试管进行热敏感异常性疼痛检查。机械痛觉过敏或疼痛持续时间可通过针刺试验或纤维丝测痛仪进行检测[174,181,189]。

许多广泛性疼痛都被诉说与肌筋膜触发点有关[16,61,254]。触发点（TrPs）被定义为肌纤维内的绳状拉紧带。触诊时可引起局部压痛或沿着肌肉特定的路径进行转介。引发与触发点相关联的转介性疼痛，需要按压保持至少维持 10 秒以上，或者检测到局部压痛点[255]。触发点部位进行触诊可引发局部抽搐反应，肌纤维短暂收缩或跳转反应，这些可从触诊中患者惊叫或退缩行为中发现。当患者述说存在局部压痛或牵涉痛的触发点时，说明存在一个活跃触发点。局部或牵涉痛只有触诊时才引起，说明存在一个休眠触发点[255,256]。

平衡检查和本体感受检查通常都需要进行，因为原发性损伤或疾病，功能失调和（或）运动恐惧都可能损害平衡[257~265]。慢性疼痛与平衡障碍有关，并增加老年人跌倒的风险。甚至“差点跌倒”会使肌肉紧张导致疼痛加重。平衡测试的具体选择取决于患者（第 6 章协调性和平衡感检查，平衡测试的讨论）。有些患者完成基本的一个基本 Romberg 测试有困难，而一些患者对完成 Berg 平衡量表没有任何难度。本体感觉和自我控制失调会延续微创疼痛和剧烈创伤疼痛。例如：脑卒中后肩痛与本体感觉障碍有关[261]，慢性颈部疼痛患者与颈椎关节定位感受损有关[262,263,265]。关节定位感可通过传统本体感觉试验、测角仪或激光指示器进行测试（第 3 章感觉功能检查）[266,267]。

活动和参与测量

活动限制可以通过自报或行为测评两种方式进行检查。

自报活动限制可以是患者非特异性行为受限、疾病特异性或特定的行为受限。慢性疼痛通常会影响活动功能，包括一些身体功能如：散步、移动、改变或维持体位、如厕、做饭、做家务。慢性疼痛使活动受限还包括难以集中注意力、处理压力和其他一些心理需求（表 25.1）[23,25~28]。量化活动受限或参与受限或独立性症状，可帮助治疗师在通过干预措施不能缓解疼痛或其他症状时制定相应的目标和预期结果[16]。这些量表也可以被用来收集次要问题影响因素的信息，例如：影响功能失调、疲劳、睡眠障碍、运动恐惧、参与生活情况能力等影响因素信息。许多量表是由症状、活动能力以及参与生活能力三个独立量表组成。例如：纤维肌痛影响因素问卷(修订版)（FIQR）一个部分是关于症状调查，一部分是关于活动受限调查，还有一部分用于疾病的情绪情感调查[268]。活动评价量表和生命质量评价量表文化上也应适宜，例如：FIQR 强调做日常家务，但这一般与男人的活动不太相关。理想情况下，量表应检查不涉及疼痛的活动能力，因为只有慢性疼痛患者疼痛加重时才会停止活动。例如：Oswestry 的下腰痛残疾问卷中问到每个活动由疼痛带来的受限程度，导致了疼痛方面的检查多于功能或活动性层面上的检查[269]。患者特定功能评价量表（PSFS）可帮助患者确定他们受疼痛疾病影响最大的相对重要的特定功能活动。PSFS 对于鉴别好几个重要临床医生认为特别重要的症状表现以确定其中相对重要的关键问题尤为有利。在一些患者中，一些非疼痛症状也会限制活动。例如：平衡感受损在纤维肌痛患者中非常普遍，活动特异性平衡信心量表（ABC）可以用于作为患者平衡信心的自我评价[270]。

针对全身疼痛患者的患者，机体活动量表可以通过一个测试来评估身体多个部位的情况。例如：30 秒坐、站活动测试、定时走、步行 10 米测试都是评估下肢（LE）功能和平衡的有效方法。结合坐、站活动转换测试、平衡测试以及行走速度测试的简易体能状况量表（SPPB）的体能测试结果，可反映活动情况和预期的参与生活受限情况[271,272]。虽然简易体能状况量表是针对老年人而设计的，用它对许多患有慢性疼痛成年人进行测评有一定的挑战。规范的功能能力评价对评价体力工作能力非常有用[215]。慢性疼痛往往与功能失调有关，而这会加剧活动受限和参与生活活动受限[273]。步行 2~6 分钟试验可以提供有关运动耐力、运动意愿以及活动耐力的有用信息。

慢性疼痛会导致参与生活受限，例如：家庭关系破裂、不能参与工作、亲密关系受损[26]。无论是多因素疼痛评估量表还是上述所提的活动机能评估量表，在自我调查量表中都包含参与生活受限的评价。

物理治疗评估、诊断及预后

评估

根据《物理治疗师实践指南》，评估是一个综合主观检查结果和客观检查结果进行临床判断的动态过程[24]慢性疼痛患者的首诊之一就是找出疼痛持续和加剧的因素。ICF 模型用于判断确定影响身体机能、结构、活动以及参与生活能力的个体和环境因素。慢性疼痛的个体影响因素包括年龄、性别、遗传、过去和现在的经历、职业、文化程度、性格、应对方式、社会或文化背景。而个体因素包括一些个人特质如焦虑、恐惧、回避、灾难化、抑郁以及消极。这些特质也作为 ICF 模型中机体功能（全面社会心理功能）的特征（表 25.1）。

许多影响因素是无法改变的，如年龄、性别和遗传因素。个人的病史因素也可能导致患者的疼痛诉求，例如：创伤后应激障碍或患有慢性疼痛疾病的人常常在儿童期有过虐待史。很重要的一点就是要认识到创伤史不仅仅造成心理困扰，还能通过不良行为的刺激加剧疼痛，同时也使 CNS 变为持续性的慢性疼痛[74,78,86,274,275]。正如由于压力而引起的心肌梗死和其他任何原因引起的心肌梗死一样是真的，所以由于痛苦或之前创伤经历引起的慢性疼痛和其他任何原因引起的慢性疼痛也是一样都是真的。不管是什么因素导致患者的慢性疼痛，对于医疗服务提供者来说，要认识到慢性疼痛的影响因素是多样的且对患者整个人都会造成影响[16]。

在评估过程中可能出现的结果可能是根据另一名参评者咨询意见转诊，也有可能进行物理治疗干预措施的同时进行转诊。黄旗代表心理社会因素，在本章的前面一节关于慢性疼痛相关的心理社会因素进行了讨论。红旗代表系统参与，包括个人史或家族史，如癌症史、近期感染史、明显体重变化、休息或体位改变可缓解疼痛、没有缓解或激发症状、夜间痛、内脏特异性疼痛以及某些相关的症状与体征[250]。读者可参考 Goodman 和 Snyder 编写的《物理治疗师的鉴别诊断》，书中对如何使用红旗进行筛查进行了广泛的讨论[250]。每个患者的情况应进行单独分析，因为很多慢性疼痛患者有一个或多个红色或黄色标记，这也许很容易解释，不需要进行转诊，也不需要进行物理治疗干预；然而，多个黄色或红色标志时，物理治疗师应考虑是否转诊到另一个提示医院，还应考虑是否在转诊的同时给予物理治疗干预[250]。对于慢性疼痛患者，判断是否需要转诊是很困难的，因为他们可能有很多黄色和红色标志。如有疑问，应联系转诊医师来讨论这些结果。

慢性疼痛往往与体检结果不相关，所以身体的结构和机体功能的异常发现往往是慢性疼痛导致的后果，而不是引起疼痛的原因。例如：复杂区域疼痛综合征常与疼痛导致的水肿、自主神经综合征、萎缩、无力有关。这种情况下，水肿不是局部炎症的表现，而与失能和交感神经功能障碍有关。因此，物理治疗师须鉴别患者的非特异性问题，如全身乏力、ROM 下降、心肺功能衰弱、体力下降等等。

诊断

根据《物理治疗师实践指南》，诊断是整合检查结果和评价信息制定预后、治疗计划和干预措施的过程。这里有几种不同的方法可供物理治疗师用来对疼痛患者进行分类。首先，这种疼痛属于急性的、持续性的或慢性的？这种疼痛是伤害性的、炎症性的、末梢神经性的、或中央神经性的？患者的疼痛表现与既定综合征是否一致？鉴定慢性疼痛的病理解剖因素有时会有帮助，但往往是难以鉴别的，这不应该成为诊断过程的首要重点。但对于叠加于原有的慢性疼痛或加重潜在慢性疼痛的急性病症可以鉴定它的病理解剖因素，也应该去鉴定这些因素[216]。

慢性疼痛往往没伴有可观察到的组织损伤或损害，或疼痛的程度与所观察到的组织损伤或破坏程度不成正比。如周围神经或中枢神经敏化后，急性或持续性疼痛可转为慢性疼痛。在患者疼痛有 3 个月以上的情况下，物理治疗师需要考虑这疼痛是没伴有可观察到的组织损伤或损害意义上慢性疼痛，还是原因不明的是否是持久性疼痛[216]？所以长期导致急性和亚急性疼痛原因必须是可见和确定的。例如：患者可能由于腰椎阶段性移位、肌筋膜触发点或骨关节炎导致日常疼痛。对于没有中央或周围神经敏化的情况下持续性外周疼痛，评估应确定其组织损伤因素或不利于愈合的因素。对于腰椎移位，运动机能控制差是一个可治疗的影响因素。孤立肌筋膜触发点的病因可通过对患者进行人体力学教育来消除，而现有触发点可通过运动或人工疗法来解决。虽然潜在的退行性关节炎不能通过物理治疗治愈，但疼痛和活动限制可以通过管理最大减少患者的活动受限和参与生活受限的情况。持续性疼痛可以解决，或可以治疗到控制生理、个人和环境影响疼痛的因素且机体组织治愈的程度。

神经性疼痛也可以是持续性或慢性的。如果患者所受的神经损伤是可逆的，那么神经性疼痛类似于其他形式的持续性疼痛。例如，轻度腕管综合征（具有神经生理性阻断）可治疗的程度是控制影响因素和促进机体愈合。其他类型的神经性疼痛（如糖尿病性神经病变或与 MS 相关的神经病变）涉及神经组织的永久性损坏，像退行性关节炎的例子一样，可治疗的程度是最大减少患者的活动受限和参与生活受限的情况。如遇有持续性肌肉骨骼疼痛或神经性疼痛难以治疗的情况，很多慢性疼痛的干预策略有助于改善。

在诊断过程中物理治疗师需要做的第二个决定是判断疼痛的类型以及疼痛类型的分类：伤害性的、炎症的、末梢神经性的、中枢性的。了解疼痛的类型，帮助明确预后、制定医疗计划（POC）和干预措施。例如：中枢性疼痛通常预后比较差，因为中枢神经系统病变往往难以或不可能扭转，同时中枢敏化有可能通过物理治疗师不可控的生理 - 社会因素而永久存在。还有患者可有多种类型疼痛，且不同类型的疼痛的相对强度可能每天都会发生变化。比如，患有中枢性疼痛疾病的患者（如偏头痛）经常也有肌筋膜触发点引发的反射性疼痛。伤害性肌筋膜疼痛触发点可引发偏头痛和放大中枢神经敏化，这将进一步放大伤害性疼痛。认识到疼痛这两个组成部分可提高干预成功的可能性[16,216]。在本章前面的章节，已讨论了慢性疼痛的常见形式，描述了不同常见病中发生的疼痛类型。

预后

预后决定了“通过干预措施达到最佳改善的程度以及达到这种程度所需要的时间”[24]。预后取决于在评价过程中已鉴定的一些个体和环境因素。表 25.9 显示了各种影响预后与慢性疼痛相关的因素[26~28]。例如：黄色标志与慢性下腰痛预后不佳有关。尽管这些个体因素会影响预后，但也有一些可能对患者有益。如不良就医体验、焦虑或性侵犯经历会影响预后，而规律运动、适当的压力管理策略以及良好的情感功能可改善预后。

改变疼痛意愿是个体行为，但其也关系到预后效果。基于行为改变的跨理论模型的其他意愿改变方式看，愿意改变的人更有可能把疼痛管理策略融入到他们的生活，因此他们的预后会更好。抗拒改变的患者不愿意服从康复管理，因此不太可能从中受益[139,140,276]。表 25.4 描述了两种用于测量改变疼痛意愿的量表。如支持系统、朋友和家人的态度、综合医疗服务可及性等环境因素都会影响预后。表 25.9 列出了一些与慢性疼痛相关的环境因素[26~28]。

表 25.9　影响预后环境因素（使用 ICF 术语）[25~27]

ICF 代码	ICF 类别标题
E355	卫生专业人员
E410，E425，E430	家人、朋友、同事、社区的态度
E450，E455	健康观、卫生相关专业人员态度
E460，E570	社会态度，社会服务和社会政策
E575	一般社会支持服务，一般社会支持系统和一般社会支持政策
E580	卫生服务、卫生系统和卫生政策
E590	劳动和就业服务，劳动和就业系统，劳动和就业政策
E540	运输服务，运输系统和运输政策
E135	关于就业产品和技术支持
E155	建筑的设计和建造

慢性疼痛患者的治疗目标应淡化减少疼痛，而关注通过自我管理恢复活动功能和参与生活功能。知识点 25.8 包括一系列针对慢性疼痛患者治疗的一般预期目标和预期结果。研究表明，相比疼痛，活动功能和参与生活功能受限常常与恐惧 - 回避以及功能失调的关系更密切[15,16]。功能恢复需要一种生物 - 心理 - 社会模式的治疗方法，强调对把患者对其身体和精神主要责任提供支持，鼓励进行独立的长期管理[15]。该研究所的临床系统改进（ICSI）治疗慢性疼痛指南推荐五个方面达到该目标：提高机能、增加体力活动、压力管理、改善睡眠和减少疼痛[16]。

慢性疼痛的物理治疗管理模式

多学科整合的疼痛管理团队

慢性疼痛管理的原则包括一系列生理、心理、职业和医疗目标（知识点 25.9）。物理治疗师在慢性疼痛管理中的作用取决于患者和进行治疗的环境。图 25.4 展示了干预的一般进程，从最温和（例如：独立运动和非处方药治疗）到最激进（例如：外科手术，如神经消融术、注入脊髓镇痛剂或兴奋剂）的过程。实施的具体顺序可以根据患者的喜好而定，例如：有些患者可能更喜欢认知治疗法而不是物理治疗法，或者喜欢物理治疗和认知行为疗法（CBT）但不喜欢过度药物治疗。一个多学科疼痛管理团队可能包括以下这些卫生专业人员：全科医生、疼痛专科医生、康复科医生、麻醉师、精神科医生、心理医生、药

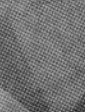

知识点 25.8 预期目标和预期结果

病理学/病理生理学的影响被减少。

- 患者/客户，家人和照顾者对疾病、预后及治疗计划的认知和意识得到加强。
- 症状管理得到加强。
- 二次损伤的风险被降低。
- 护理的强度降低。

由于机体构造和功能而受限的影响被减小。

- 平衡得到改善。
- 耐力增加。
- 关节完整性和灵活性提高。
- 运动功能得到改善。
- 肌肉性能(强度，功率和耐力)增加。
- 姿势控制得到改善。
- 整个身体部位的运动量与质量得到提高。
- 动作幅度提高。
- 放松增加。
- 感官意识提高。
- 疼痛减少。

活动受限和参与生活受限减少。

- 日常活动(ADL)和日常工作活动(IADL)的功能独立性增加。
- 身体机能得到改善。
- 与慢性疾病相关的残疾减少。
- 自理、家庭管理、工作(职业/学业/玩耍)、社区、业余活动、任务或积极性等表现水平得到提高。

关于自我管理的决策得到加强。

- 对卫生，健康和健身需求的决策得到加强。
- 对患者/客户的健康、患者/客户，家庭，其他亲人，照顾者利用医疗资源的决策得到加强。
- 利用社区资源的意识得到改善。
- 学会培养健康的爱好，健康生活方式和疾病预防的行为。
- 患者/客户对与疾病相关的个人和环境因素的知识提高了认识。
- 症状的自我管理得以改善。
- 医疗服务利用与费用在减少。

健康状况和生命质量得到改善。

- 健康状况得到改善。
- 疾病复发的风险在降低。
- 患者/客户、家庭、亲人、照顾者的安全意识得到提高。

患者/客户满意度的提高。

- 服务的可及性和可用性被患者/客户和家庭所接受。
- 康复服务的质量被患者/客户和家庭所接受。
- 患者/客户，家庭，照顾者，以及其他专业人士在治疗中相互配合。
- 患者/客户和家庭照顾感到服务贴心。

知识点 25.9 慢性疼痛管理总则[3]

- 提高处理疼痛的能力
- 教导非药物的疼痛管理技术
- 提高体力、耐力和心肺功能
- 增加灵活性、独立性和功能活动
- 改善睡眠
- 教导适当的人体力学
- 增加社交及康乐活动
- 改善情绪和认知功能
- 减少或消除对药物的依赖
- 降低医疗服务的过度使用
- 改善心理和情感福祉
- 提升职业潜力
- 提供职业康复如薪酬工作、志愿者工作和业余爱好工作
- 加强家庭沟通和家庭功能

剂师、社会工作者、病案工作者、物理治疗师、职业治疗师、睡眠专家或护士[2,277]。虽然已证明多学科治疗比单科治疗或标准疗法更有效，但多学科团队的最佳搭配尚未确定[277]，且成本效益受到了质疑[278]。

物理治疗师在多学科疼痛门诊中工作可以向心理医生团队请教心理问题，向职业治疗师请教应对技能[35]。然而，治疗师在一个独立门诊工作可能无法获得这样的合作，需要

最激进
神经消融术
植入脊髓镇痛剂
植入脊髓兴奋剂
强阿片类药物
弱阿片类药物
认知和行为疗法
辅助药物
物理治疗和职业治疗
过度的非处方药
独立运动
不激进

图 25.4 疼痛管理从独立锻炼开始，然后到非处方药药物治疗、物理或职业治疗、认知行为疗法、处方药药物治疗、外科手术(介入)的连续过程。干预措施的顺序可以基于患者的偏好更改

在他们的工作范围之内整合一个更广范围人员形成医疗计划。下面着重讨论什么有益于慢性疼痛患者，一定环境下谁来提供了既定的服务。假设当不能获得多学科或专科治疗时，积极的患者可能会独自追求自我照顾的一些方面[16]。附录25.D 提供了一个慢性疼痛自我管理的个人治疗计划样本。附录 25.E 和 25.F 为对疼痛管理项目某些方面感兴趣的患者提供了资源列表。

注意到疼痛管理的某些方面，如松弛，适用于大多数慢性疼痛患者，而其他方法则对应特定的疼痛问题；例如：热生物反馈是非常适合用于偏头痛，而拉伸适合于肌筋膜疼痛。慢性疼痛管理的一般原则须根据需要、偏好、患者的限制进行调整。附录 25.C 对慢性疼痛的各种干预措施进行了总结。

合作、沟通、医学文件书写

慢性疼痛患者往往有多个身体系统受累，可能与好几个医生进行合作。其他医生进行沟通和医疗协调是实现一种以患者为中心全面服务的方式所必不可少的。诸如“当前没有组织损伤，而是功能失调引起的疼痛，尽管有疼痛但仍需坚持活动”这样的信息对于患者来说尤其重要，患者可从医生那定期获取到这样的信息。所有医生应该坚持以功能目标为导向，而不是使用疼痛评级作为治疗成功的导向[216]。根据其他医生的建议，有些患者可能需要转诊。一些转诊如转给心理医生或疼痛专科医生，这是很常见的事。其他潜在转诊包括怀疑患者有睡眠障碍时转至睡眠门诊，患者解决或管理自己的医疗任务有问题时转至职业治疗科，患者由于慢性疼痛导致关系紧张时转至关系咨询科，特别是那些肥胖会加剧他们的痛苦的患者可以转至营养咨询科。

医患关系

考虑到慢性疼痛作为一种慢性疾病，这是患者必须学会管理的，所以患者 / 客户相关教育非常重要。对于目前来说，《物理治疗师实践指南》、《自我保健的功能训练分类》以及《工作、社区和业余中的家庭管理》内有很多内容是重叠的，因此综合这些指南内容形成《患者相关教育》。物理治疗师应确定潜在的学习障碍，例如：注意力不集中、抑郁、拒绝接受疼痛的生物 - 心理 - 社会医学模式、缺乏改变意愿。还要求对家庭进行有关慢性疼痛的教育，让其认识到慢性疼痛是一种真正意义上的疾病，还有避免患者养成不良行为。知识点 25.10 确定了患者和家庭教育内容的几个组成部分。

为了最有效地管理疼痛，患者需要了解他们是什么类型的疼痛。例如：由退行性关节炎引起的持续性疼痛，需要进行关节保护措施，如减少出现痛感的活动。而中枢敏感化疼痛需要鼓励患者克服疼痛。认识慢性疼痛的性质和了解疼痛与组织损伤或损害之间没有关联，有助于患者理解到：①受伤并不总是意味着伤害；②这也许没有机体的损伤，但手术或药物治疗可以修复[22,279]。患者需要了解心理和身体之间的关系，使他们不要抵触心理管理疗法[216]。虽然一些患者有称职的医生通过管理这些与慢性疼痛有关的许多社会心理因素帮助他们，但现有的许多优秀教育资源也会使其受益良多。附录 25.F 列举了一个精选书目，以教育患者了解产生慢性疼痛的问题，从疼痛生理学到保持亲密关系的问题。附录 25.E 为临床医生，家庭和慢性疼痛患者提供了基于网络的资源。

知识点 25.10 慢性疼痛管理教育内容的目标[16]

患者教育的目标是：为了让患者
- 认识到慢性疼痛是真实的疾病
- 认识到疼痛复杂的生物 - 心理 - 社会性质，以及需要多方面的管理，在管理过程中需要患者积极参与
- 了解疼痛对睡眠、情绪、精力、健身、工作能力、家庭生活和压力的影响
- 避免让疼痛引导活动或药物治疗，因为疼痛为主的治疗引发疼痛行为
- 识别和利用健康行为
- 认识不良姿势和人体力学在持续性疼痛中的作用
- 通过逐渐暴露于害怕的活动克服运动恐惧
- 学会放松的方法
- 积极参与自己的管理方案
- 争取家人的支持和参与管理方案
- 参与锻炼，无论是通过物理治疗、独立进行或者利用社区资源

在所有环境中，自我护理培训对有效管理慢性疼痛至关重要（图 25.5）[280]。附件 25.D 提供了一份个人护理计划样板。这份个人保健计划结合了患者自我保健责任的目标，包括物理治疗、独立运动、压力管理和睡眠卫生；药物治疗有被纳入自我护理方案的一部分。所有患者都应该认识到不良姿势和人体力学在持续性疼痛综合征中的作用。

由于高度关注疼痛和疼痛减轻会使患者变得过于敏感，所以患者及其家属和医生需要把淡化疼痛严重程度作为一种措施。因此，患者所设置的功能目标应强调应对技巧和健康的行为，而不是基于疼痛的目标[35]。分级活动应根据性能设定，而不是根据疼痛而定，消除患者对“受伤”并不一定带来的“伤害”的疑虑，以克服恐惧 - 回避的想法[3,16,22,279]。患者特定功能评分量表鼓励患者明确并跟踪其个人相关的功能目标[281]。

慢性疼痛患者常常需要鼓励去参加曾经感到愉快的娱乐活动。有些患者觉得自己伤害太大以至于不能参加休闲娱乐活动，或者说如果他们无法执行“必要”的任务（例如：工作或家庭照顾），那么他们就不应该沉溺于这些娱乐活动中。然而，不参加娱乐活动会加重抑郁，同时不参加与这些活动相关的社会生活可导致功能失调。因此，慢性疼痛患者需要安排休闲娱乐活动，并把这些活动纳入到具体目标中。

由于慢性疼痛常伴有睡眠障碍，所以疼痛患者应接受适当的睡眠卫生教育。基本睡眠卫生包括避免摄入咖啡因、尼古丁、酒精和兴奋性药物，尤其是在睡前不应摄入。睡眠时间应相对固定；环境的干扰（如：光线、声音、冷）应最小化；通过放松或冥想活动使压力最小化。只要避免睡前 4 小时剧烈运动，运动往往可提高睡眠质量。如伸展、瑜伽、气功、太极这些温和的运动可提高睡眠质量[3,50,282,286]。

患者需要知道压力可直接引起疼痛。一些患者意识到交感传出直接连接到疼痛传入，而压力将疼痛放大的效果不

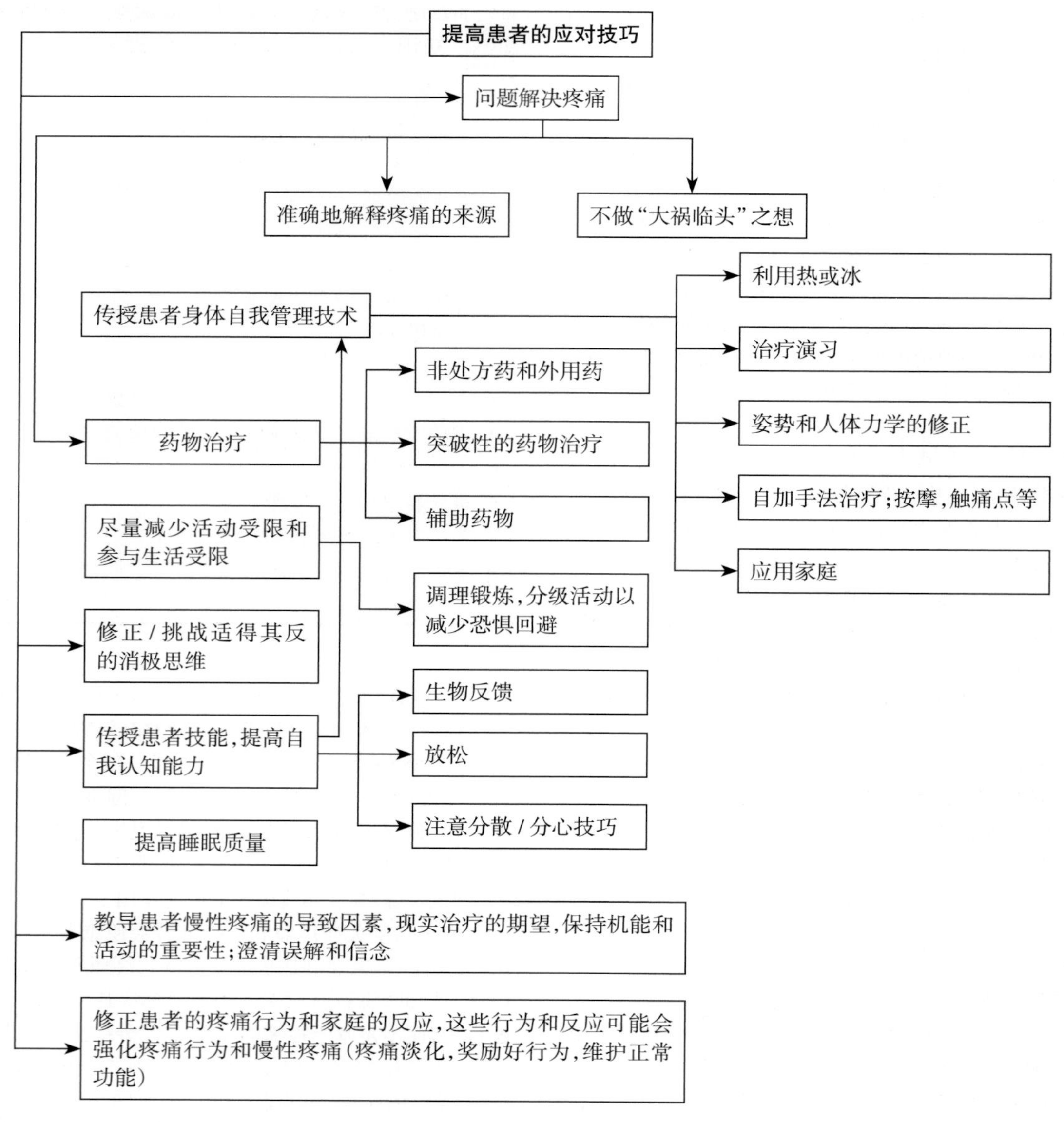

图 25.5 慢性疼痛的行为的管理。患者应接受教育，使他们认识到各种可以用于管理疼痛的认知与行为策略

尽“在他们的脑海中”，意识到这一点可使他们的疼痛得以缓解[49]。因此，放松可以通过减少神经系统传递、肌肉活动和神经内分泌反应来减轻疼痛[14,50]。放松的技巧，包括深呼吸、生物反馈、渐进放松、伸展、有氧运动、想象、自体训练（想象肢体是温暖的或有沉重感）、瑜伽、冥想[16]。生物反馈将会在下一部分关于有序干预措施下神经肌肉再教育中进行讨论。正念冥想对管理压力相关疾病（如：心脏疾病和慢性疼痛）有效。正念冥想和接受性冥想运用时关注在于当下、打开思想、情感、感觉和无判断知觉[16,287-289]正念冥想的接受方面帮助患者区分疼痛的感觉和痛苦，因此提高了应对能力。附录25.E 包含有几个供患者学习正念冥想的资源。

生理平息和自我调节通过放松训练对生理和心理进行调节，以纠正一些与慢性疼痛有关的自主神经功能障碍。虽然针对颞下颌关节痛，但该原则通常也适用于其他与压力有关的疼痛类型。自我调节训练包括：①教育和安慰；②监测和减少肌肉异常功能的措施；③本体意识训练；④体位放松训练；⑤膈肌呼吸；⑥改善入睡的方法；⑦关于机体活动、饮食和流体摄入教育[14]。Hulme[290]建议，对纤维肌痛类似的自我调节方案，强调睡眠规律、生理平息、营养、运动、药物治疗、积极的自我对话、休息/工作周期、处事步调/优先处理、穿衣、生活模式和生活记录。Hulme 简化光盘（CD），通过生理平息引导个体，这包含在附录 25.F 的患者资源中。

认知行为疗法（CBT）对患者也许有益，通过信念、态度和行为的修正以改变疼痛的经验，克服恐惧 - 回避，改善功能，减少残疾[16,35,232,233,291]。Beissner[291]等人提出了一些关于在物理治疗实践中的 CBT 技术，因为治疗师已经教育患者关于放松的策略、分级活动、步调和识别反作用思维模式[14]。针对进行儿童人群治疗的治疗师，von Baeyer 和 Tupper[292]提出了专门针对儿童人群治疗的行为方法。CBT 组成部分包括以下内容[14,16,35,291,293]：

• 对慢性疼痛的性质进行教育,告知慢性疼痛与受损组织不一定相关联,还有自我管理在慢性疼痛中的重要性。

• 关于认知(观念、信念和行为),情绪(对疼痛的恐惧)和行为(由于害怕疼痛而回避活动)对疼痛体验的影响进行教导。患者需要接受自我管理,包括疼痛的心理方面和生理方面,这意味着疼痛并不纯粹是心理上的。

• 通过行为活动改善机能,如活动节奏调整、安排娱乐活动、放松训练、转移、生物反馈治疗、功能恢复、分级活动以及制定目标。

• 通过认知活动改善疼痛反应,如认知调整和解决问题信念。例如:患者可识别和质疑这些导致负面情绪、回避积极应对措施的无意识想法。解决问题信念可克服一些障碍,如一些与定期锻炼有关的障碍。基于健康感知构建新的叙述方式可以修正一些见于慢性疼痛的异常认知过程;一些异常认知过程还与某些疾病相关,如创伤后应激障碍[78]。

• 制定保持策略管理疼痛激发、预测未来的问题,确保坚持渐进锻炼和自我保健。

CBT 的许多方面都自然地融入到 POC 中,如:分级运动、调整节奏、解决问题信念和功能恢复[294]。对于不熟悉 CBT 的物理治疗师,Rundell 和 Davenport[293]提供了一份病例报告来阐述把 CBT 整合到慢性下腰痛患者的管理中去。研究发现 CBT 策略可以修正慢性疼痛中与残疾有关的几个黄色标志,如疼痛观念、自我效能感和心理困扰[147,294]。虽然在 CBT 战略规范指南是首选,但患者也可以通过独立使用附录 25.E. 列出的自助资源学习更多的策略。图 25.5 展示出了如何将各种行为量表整合到疼痛的自我管理中。

自我医疗策略可以包括各种诸如热敷、冰敷、按摩、局部涂药或经皮电神经刺激(TENS)。虽然关于 TENS 治疗慢性疼痛的好处仍然没有定论,但实践指南指出如果 TENS 可提高患者机能和活动或减少患者对药物治疗的需要,推荐使用 TENS[15,16,293]。其他的自我护理设备可包括家庭腰椎或颈椎牵引装置、石蜡、热水浴缸。存在触发点患者可以通过触发点治疗棒或装有网球的袜子来按压持续的触发点。在附录 25.F 中列出的几本书对患者管理多个触发点和可变触发点很有帮助。患者应该明白减少疼痛的目的是为了提高机能,不应该制定一种仅限于减少疼痛被动管理方法。

对家庭和(或)照顾者的教育和对患者的教育一样重要。慢性疼痛引起患者的活动受限和参与生活受限,而患者的活动受限和参与生活受限又导致家庭角色改变,从而慢性疼痛会影响到整个家庭。家人站在支持者角度会强化患者的"患者角色"。患者和家庭都需要理解维持正常活动和活动参与以尽量减少残疾的重要性;患者一定不要认为缺乏体力协助就是缺乏家庭的支持和关注。相比之下,往往由于缺乏客观证据表明该疼痛是真实的,家庭可能是完全不支持的。家庭成员可能对疼痛患者表示愤怒,还可能因为财务问题、个人问题或家庭问题责备患者[3,296]。

个人亲密关系往往由于慢性疼痛变得非常困难,正如其他慢性损伤或疾病一样。问题可能是由于疼痛、功能失调和疲劳、抑郁症、感觉自我价值下降或药物的不良反应。童年经历过性虐待的患者的痛苦更甚[297]。非常重要的一点是夫妻双方都要了解慢性疼痛,这样他们就能了解所面临问题的原因。夫妻双方要接受亲密关系的性质发生变化,而不是心怀愤怒、沮丧、自责或心存内疚。慢性疼痛患者可以通过日常锻炼、梳理和 CBT 的认知策略来改善自我形象。沟通是至关重要的,这样双方都一起出谋划策解决问题。例如:选择一天中疼痛和疲劳最少的某个时段,找到一个姿势使机体压力最小化。附录 25E 包括各类患者教育资料,帮助患者克服慢性疼痛。

治疗过程

运动治疗

运动治疗是慢性疼痛治疗的重要组成部分[3,15,16,216]。在创伤后应激综合征的患者中,运动可减少疼痛主诉和避免疼痛进一步发展[78]。渐进性训练可直接降低疼痛逃避的发生率,并克服造成预后不良的相关行为[89]。通过姿势调整训练不仅可改善姿势和机体生物力学,还可减少肌肉力量失衡,降低骨骼肌结构的慢性压力。在慢性疼痛导致久坐的患者中,经常会出现健康功能恶化,有氧训练通过改善健康状态提高运动功能[3,15,16]。功能性训练可提高功能活动的疼痛忍耐力。总的来说,在有氧运动、力量训练、牵伸训练、平衡训练、水中运动等诸多训练方式中,没有哪一项要优于其他。在个别案例中,某种训练方式对某些患者的治疗可能更加敏感和有效。例如:在骨性关节炎或纤维肌痛的患者中,在温暖的水疗池中开展的水中运动较其他运动方式可能会更有效[15,16]。

由于慢性疼痛的患者常常伴随着跌倒和感觉 - 运动系统障碍[257~265],平衡训练和本体感觉训练在运动训练中占据了重要位置。因此,大量的平衡功能训练融入到治疗方案之中。测角仪或激光定位系统不仅可测试关节的位置觉,还可以辅助其训练[265~267]。例如:在颈椎中,激光定位系统以患者的眼镜或塑料发带作为目标点,患者在追踪图像时获得精准的重新定位或好的运动协调性训练。由于颈椎的本体感觉信息与视觉、前庭系统的输入相互联系,因此视觉和前庭的功能训练可能改善因颈椎所致的平衡问题[263]。

渐进性训练方式应该在患者可承受的水平上开始,并逐步增加。在运动治疗方案的早期,患者应该认识典型的疼痛和不适感是在预期之内的,毕竟疼痛并不总是伴随着伤害或组织损伤。慢性疼痛的患者总是难以区分心理压力与躯体疼痛,因此需要引导他们将害怕运动与真实疼痛区分开。本体感觉和运动控制障碍导致慢性疼痛患者的运动准确性的能力受损,因此在运行训练中持续的反馈能最大程度保证安全和成效。如果运动训练的早期努力卓有成效的话,可减少运动恐惧症的发生[89]。具体的绩效目标可以防止过分热情的患者出现超剂量运动。

如果运动治疗与功能目标直接关联,可极大的刺激患者的积极性。例如,针对患者想陪伴妻子去电影院的现实需要,我们可以为该患者设计一套为完成这一任务所需克服功能障碍的运动程序,例如从汽车到影院距离的步行和坐着舒服地看电影。将社会参与融入运动治疗可以解决慢性疼痛导致的孤独感,例如:群体性运动治疗项目、家庭的积极介入或是跳舞均可使治疗更具乐趣。

在某些慢性疼痛疾病中,特定类型的运动治疗或神经肌肉再学习对其疗效确切，特别是与投射到感觉运动皮层的感觉运动变化相关的疾病所致疼痛，例如：幻肢痛、复杂性区域疼痛综合征、肌张力障碍和脑卒中。在这样的情况下，通过肌电假肢、虚拟现实、镜像训练、感觉分辨训练输入感觉信息，进而刺激皮层重组，减轻疼痛[216,298,299]。

手法治疗

在持续伤害刺激输入所致的持续性疼痛或外周疼痛输入所致的中枢敏化的案例中，手法治疗可能会获益[15,16,300]。手法治疗能短暂地解除中枢敏化状态，进而减轻中枢敏化所致的痛觉过敏和焦虑症状[301]。近期的一篇系统回顾认为，手法治疗中的推拿和肌肉能量技术似乎对慢性下腰痛和膝关节疼痛有效；但其他手法治疗（瑞典式按摩、费尔登克拉斯肢体放松方法、足底按摩）和其他慢性疼痛（纤维肌痛和颈部疼痛）的有效性证据薄弱[302]。然而，这并不能证实手法治疗对其他类型的疼痛是无效的。因为手法治疗并不能完全缓解疼痛，且会造成患者对其依赖的风险。因此，被动的手法治疗模式应该被限制使用。但患者可以将按摩和扳机点治疗作为维持治疗，并纳入自我医疗管理项目[15,16]。

神经肌肉再学习

神经肌肉再学习通过肌电生物反馈，训练患者放松过度活跃的肌肉和孤立没有广泛成功募集的功能性肌肉。腹式呼吸也能刺激产生松弛反应。瑜伽、太极和气功可能正是通过放松作用、本体感觉训练、减轻逃避反应行为以及可能的改善睡眠、减轻抑郁和焦虑等诸多方面使患者获益[3,50,282~286]。

生物反馈疗法通过反馈训练患者修正异常的神经控制，进而刺激产生放松反应和降低应激所致的自主神经功能[231]。各类的生物反馈设备应用于慢性疼痛的治疗。肌电图以测量肌肉激活的强度为原理。因此它可以告诉患者降低肌肉的活动，进而训练患者如何放松特定的肌肉。例如：颞下颌关节疼痛的患者可以通过肌电图放松咬肌。一旦患者学会放松目标肌肉，他们将进一步学习在增加体力活动（如站立或行走）或可视化应激画面后保持和重建这种放松方式。肌电图在涉及高肌张力或扳机点情况下疗效显著[14,282]。在一些案例中，研究发现某些亚组在肌电图中或多或少的获益。例如：痉挛性幻肢痛患者比灼痛患者从肌电图中更可能获益[282]。皮肤电反应（GSR）反馈可控制自主神经系统和降低应激反应。心率变异性反馈是一种通过同步低频率呼吸模式重建自主神经功能的新型生物反馈疗法[231,303]。皮肤温度反馈可以有效刺激副交感神经活动，而不是“将温度计（温度感受器）握在手上，并想象手变得非常暖和”这种方式。温度反馈也用于治疗偏头痛，而不是直接将温度计放在患者的前额上。

辅助设备

由于身体残损所致的活动持续受限的患者，或许可通过辅助设备改善自身功能。患有关节紊乱（例如骨关节炎、类风湿关节炎）的患者应考虑使用辅助设备，降低患病关节的压力。例如，有强有力的证据表明，对患有膝关节炎的患者使用矫形鞋和膝关节矫形支架可适度改善其症状[304]。其他像开瓶器、运输货物的手推车这些设备均可降低关节的压力。局灶性神经功能缺失所致的肌无力（例如：脑卒中和多发性硬化）可通过支架或夹板支撑薄弱结构、降低肌肉长度、力量失衡而受益。如果辅助设备增加疼痛反应和疾病行为，每个患者要视具体情况进行检查和评估，因为过度依赖夹板和器具保护疼痛区域，能导致特定病理反应的缺失，可能事与愿违[216]。

物理治疗与电疗

被动物理治疗方式（如：热疗、冷疗、超声波治疗、激光治疗、牵引治疗和经皮神经电刺激疗法）在慢性疼痛的治疗上证据薄弱且有争议[234,305~307]。对于那些似乎能从上诉治疗方式获益的患者，应该考虑是否将其作为一种自我保健的策略，例如：家庭经皮电刺激治疗[216]和牵引单元。在指导患者使用家庭经皮电刺激治疗时，应该考虑使用类似针刺的治疗模式（低频），能刺激产生脑啡肽反应进行治疗。而不是传统的经皮电刺激治疗，刺激产生闸门控制机制进行治疗[308]。

相关的辅助与替代方法

补充和替代治疗措施包括主动治疗方式（如瑜伽和太极）、心理治疗（如催眠和冥想）、手法治疗（如针灸和灵气疗法）、物理设备治疗（磁疗）以及草药和营养治疗。磁疗、中草药和营养支持等治疗方式已经超出了本章的范畴。因为35%~63%的慢性疼痛患者采用这些治疗措施[50,282]，因此物理治疗师应该熟悉如何将它们纳入到全面的治疗方案之中。

已有明确证据显示，运动疗法（如瑜伽、太极和气功）作为一种运动方式，能提高灵活性、力量、平衡、本体感受以及减少运动恐惧[3,50,282-286]。这些活动方式不仅使身体获益，也可促进肌肉的放松与自我独立性，而这两方面正是自我管理的重要组成部分。此外，这类活动是基于团体形式的社区运动，正好解决了孤独和娱乐活动缺乏的问题。

手法治疗技术包括针灸、整脊疗法、按摩、灵气疗法和治疗性触摸。包括整脊疗法在内的脊椎手法治疗，可作为脊椎疼痛治疗管理内可能有效一种治疗手段[15,16,282]。在传统和现代健康领域内，针灸现已广泛采用。大量研究表明，特别是在并发症或药物不良反应导致药物治疗限制情况下，针灸已作为疼痛管理的一项重要手段。在慢性骨骼肌肉疼痛治疗上，各类的按摩治疗可短期疗效，但仅与运动治疗和患者教育结合时才获得长期疗效[282]。一些不太常见的手法治疗（如灵气疗法、治疗性触摸和颅骶疗法）则缺乏明确证据显示出对慢性疼痛治疗有效。大多数手法治疗似乎能带给患者放松反应。虽然放松反应是有益的，但主动自我放松方式要优于被动治疗，这却取决于为患者提供治疗的医务人员。

身心治疗包括冥想、正念减压和催眠。生物反馈疗法、认知行为疗法和放松训练曾作为疼痛治疗的替代方法，但现已成为疼痛管理的标准治疗手段。最长历史的研究支持正念冥想治疗各类慢性疾病疗效确切[282,288,289]。催眠疗法已被证实，与其他认知和物理干预治疗疼痛疗效对等，患者的自我催眠可促进自我管理[173,282,309,310]。身心治疗的治疗机制似乎通过减轻压力、焦虑和改变不正常的思维方式，随后降低自主神经和中枢觉醒，进而减轻疼痛反应。[50]

总之，众多文献表明，许多补充和替代治疗措施对慢性疼痛治疗有效,而有些则不明确。一般来说,特别是与药物治疗和手术干预相比,这些治疗措施的副作用是最小的。在少数治疗方式,例如:针灸、整脊疗法可获得特定的身体益处;然而其他治疗方式,如运动治疗和身心疗法可提升全面提升机体健康和放松。这些治疗方法培养了独立自我管理和功能性活动,适合作为慢性疼痛自我管理的组成部分。

总结

慢性疼痛是一种全方位影响患者生活的疾病进程。生物心理社会模式使影响慢性疼痛发生发展的生理、心理和社会因素一体化。疼痛可以各种方式进行分类,进而指导干预措施的选择。尽管慢性疼痛包含了众多疼痛发生机制,但伤害性疼痛、外周神经源性疼痛和中枢性疼痛的治疗干预措施不尽相同。慢性疼痛与急性疼痛的不同之处在于它并不是伴随着组织损伤。甚至在外周组织损伤缺失下,疼痛也在外周敏化和中枢敏化的机制下延续。因此,干预措施需要同时解决引发疼痛的因素及疼痛后遗症,例如:害怕逃避反应、功能失调和疾病行为。

慢性疼痛的管理不仅取决于患者,也需要获得患者家庭的支持。虽然很多干预措施使慢性疼痛患者获益,但最终目标应该是帮助患者建立自我管理方案,达成最大化的功能活动和最小的参与限制。虽然最好慢性疼痛管理应处于多学科环境下,但无论有无疼痛管理小组的情况下,物理治疗均产生显著的疗效。物理治疗师能提供患者教育、神经肌肉再学习、渐进性训练和功能性训练,这些治疗措施均能显著性使活动、参与受限最小化。虽然慢性疼痛不可治愈,但物理治疗却希望改善患者生活质量。

复习思考题

1. 产生疼痛的神经系统结构?
   A. 脊髓胶状质
   B. 疼痛感受器
   C. 边缘系统
   D. 大脑皮层
2. 根据闸门控制理论,痛苦的输入调制是通过:
   A. 突触前抑制的传递细胞
   B. 突触后抑制的传递细胞
   C. 突触前兴奋的传递细胞
   D. 突触后兴奋的传递细胞
3. 闸门控制理论可以解释以下所有治疗的止痛原因,除了:
   A. 传统的经皮神经电刺激
   B. 针灸
   C. 按摩
   D. 振动治疗
4. 对比急性疼痛与慢性疼痛的生理表现。
5. 对比疼痛生物医学模式和生物心理社会模式的应用。
6. 列出5项风险因素导致慢性疼痛的发生机制。
7. 解释中枢敏化。
8. 概述一种慢性疼痛患者的物理治疗检查的组成部分。
9. 描述物理治疗师可以融入慢性疼痛患者护理计划的几项教育和行为准则。

病例分析

病史

这是一位28岁的已婚女性。在访谈过程中,她避免眼神交流、咬指甲,并只能提供问题的抽象答案。由于头痛和其他疼痛的主诉导致她无法保持一份工作,因此她没有在外工作。虽然她也报告了下腰痛和左肩痛,但其目前的主诉是头痛、颈部疼痛和下颚疼痛。她从12岁开始首次发作严重头痛,但在去年车祸后头痛开始持续存在。她对灯光、声音和香水刺激敏感。头痛位于前额上部、右眼后部,一种延续到脑后。当她突然站起或转向时诱发头晕,且右耳耳鸣,并有双耳“堵塞”的感觉。她还报告了夜间磨牙。

既往史

她在15岁时被诊断为“偏头痛”。在去年车祸后,诊断为“因颈椎过度屈伸损伤导致慢性持续性头痛”。她还报告了出现肠易激症状的腹部绞痛和自 14 岁以来的反复腹泻。她还表明，从她孩提时开始就没有睡好过。她最终被诊断为：抑郁和创伤后应激综合征（PTSD）。

人口学数据（包括心理、社会和环境因素）

她丈夫从事建筑方面的工作，在冬季时没有工作；因此，钱总是紧张，这也是她和她丈夫之间压力的来源。她的情况符合医疗补助要求，但残疾援助申请被拒绝了。她称她丈夫并不支持她的疾病主诉，且告诉她很懒。在关于她创伤性应激综合征的后续询问中，她不情愿地揭露了，在她还是个孩子（11~13 岁）的时候，受到邻居家男孩们的反复性虐待，包括经阴道和口交。从 11 岁开始，她就反复出现有关虐待的重现和噩梦，更是由于这个原因害怕睡觉。她声称，因为她处于医疗补助，且那没有心理咨询师，因此她没有获得心理咨询师帮助。但是她已经在心理服务的等候单上 2 年了。她认为她的生活处于高压力状态，但是她唯一的压力管理策略是看电视和吸烟。她声称，每日吸半包烟，否认饮酒和吸毒史。

药物治疗

左洛复 50mg 1 次 / 日(用于治疗抑郁、焦虑和创伤后应激障碍)，曲马多 50mg 3 次 / 日(治疗疼痛)。利扎曲坦(鼻喷雾剂)5mg(治疗偏头痛)，一般在必要时使用，因为每日都有偏头痛，所以她每日使用 1~2 次。

系统回顾

心血管系统 / 呼吸系统：HR 84 次 / 分；BP 95/68mmHg；RR 18 次 / 分。

皮肤系统：无严重异常记录；

骨骼肌系统：布莱顿评分：B 级（肘关节和膝关节过伸）、B 级（拇指与前臂并置）；站立躯干屈曲：双手可平放在地板上，没有严重的不对称或弱点。身高 5 英尺 4 英寸（163cm），体重 145 磅（65.8kg），肥胖体质。

神经肌肉系统：运动和转移正常；双手存在静止性震颤。

沟通、情感、认知、学习风格：情感平淡、孤僻、焦虑、但无法确定学习风格。

测试与评估

生活自理与活动

头痛影响测试（HIT-6）的分值为 72/78（36= 最小的参与限制，78= 最大的参与限制）。患者特定功能评估量表：在外工作 10 小时 / 周，目前的执行力 =0/10（0= 不能正常执行，10= 完全正常）；能完成 2 小时 / 天的家务和 5 天 / 周的煮饭，当前执行的能力 =3/10。

姿势

严重的头部与肩部前倾，中胸椎段平坦，但上胸段和上颈段前屈增加。

关节活动度

颈部在各方向的活动度均增加，且在前屈和后伸时，头痛加重。颈椎后伸时表现为下巴过度突出，提示运动控制薄弱。颞下颌关节开放受限约 50%。

颅神经及外周神经检查

上运动神经元检查：正常肌力与腱反射。轻触颅后部皮肤时诱发超敏反应和异常疼痛，轻触其余头面部正常。颅神经检查：①眼球运动（第 3、4、6 颅神经控制）诱发头晕和增加头痛；②轻触第 5 颅神经分布区域诱发异常疼痛；③进行咬肌和颞肌力量测试时增加疼痛时间；余颅神经检查未见明显异常。

关节的完整性与活动度

横韧带有轻微松弛；由于患者保护性抵抗，无法评估颈椎节段活动度。因为 OA、AA 导致 C2/C3 和 T3~T5 小关节代偿性增生。所有颈椎过度运动导致颈椎关节位置误差（一般小于 4.5°）。

肌肉功能

由于运动控制薄弱和有限的耐力导致颈深屈肌力量下降。患者无法按照指示纠正动作。

肌肉触诊：胸锁乳突肌、咬肌、枕骨下肌肉存在主动触发点。按压胸锁乳突肌可诱发眼球后头痛和耳鸣；按压咬肌诱发颞下颌关节疼痛和耳鸣。颈部和上背部广泛性痉挛和敏感。

通气功能、呼吸功能、气体交换：呼吸模式

明显表现为过度使用辅助呼吸肌，甚至在暗示情况下，患者仍难以进行腹式呼吸。

循环功能

椎动脉试验：在 15 秒范围内未诱发症状，但颈部回归中位时头晕加重。

指导性问题

1. 这个患者的疼痛反应来源于：外周神经源性还是中枢神经源性？

2. 在本案例中，心理因素如何导致慢性疼痛的发生？

3. 什么样的心理社会评估和筛选工具可能适合这个患者？你如何运用这些工具产生的结果，了解她目前因缺少心理咨询服务而出现的心理问题？

4. 五羟色胺综合征有什么样的临床症状？如果怀疑她患有五羟色胺综合征，你觉得应该给予哪些体格检查和什么结果应该引起关注？

5. 这个患者是否存在过度活动综合征？如果有的话，又如何导致疼痛呢？

6. 有关这个患者，可以确定 3 项预期目标和 3 项预期结果。

7. 在临床上，你觉得有哪三项干预可以减轻疼痛的中枢敏化？你又觉得有哪三项社区活动可以鼓励她参与来减轻疼痛的中枢敏化？

参考文献

1. Institute of Medicine Committee on Advancing Pain Research, Care, and Education: Relieving Pain in America: A Blueprint for Transforming Prevention, Care, Education, and Research. National Academy of Sciences, Washington, DC, 2011.
2. Mayday Fund Special Committee on Pain and the Practice of Medicine: A Call to Revolutionize Chronic Pain Care in America: An Opportunity in Health Care Reform. Mayday Fund, New York, 2009.
3. Buse, D, Loder, E, and McAlary, P: Chronic pain rehabilitation. Pain Management Rounds 2(6):1–6, 2005.
4. Burgoyne, DS: Prevalence and economic implications of chronic pain. Manage Care 16(2 Suppl 3):2–4, 2007.
5. Turk, DC: Clinical effectiveness and cost-effectiveness of treatments for patients with chronic pain. Clin J Pain 18(6):355–365, 2002.
6. Apkarian, AV, Baliki, MN, and Geha, PY: Towards a theory of chronic pain. Prog Neurobiol 87(2):81–97, 2009.
7. American Pain Foundation: Pain Facts and Statistics, 2009: Retrieved November 2, 2011, from www.painfoundation.org/learn/publications/files/PainFactsandStats.pdf.
8. Reid, KJ, et al: Epidemiology of chronic non-cancer pain in Europe: Narrative review of prevalence, pain treatments and pain impact. Curr Med Res Opin 27(2):449–462, 2011.
9. Harstall, C: How prevalent is chronic pain? Pain Clinical Updates 11(2):1–4, 2003.
10. Centers for Disease Control and Prevention: National Health Interview Survey: Table 53 (page 1 of 5). Joint pain among adults 18 years of age and over, by selected characteristics: United States, selected years 2002–2009. Retrieved November 2, 2011, from www.cdc.gov/nchs/data/hus/2010/053.pdf.
11. International Association for the Study of Pain (IASP): Neuropathic pain. In Charlton, JE (ed): Core curriculum for professional education in pain, ed 3. IASP Press, Seattle, 2005.
12. Fredheim, OM, et al: Chronic non-malignant pain patients report as poor health-related quality of life as palliative cancer patients. Acta Anaesthesiol Scand 52(1):143–148, 2008.
13. International Association for the Study of Pain (IASP): IASP Taxonomy: Pain terms. 2012. Retrieved January 29, 2012, from www.iasp-pain.org/Content/NavigationMenu/GeneralResourceLinks/PainDefinitions/default.htm.
14. Sauer, SE, Burris, JL, and Carlson, CR: New directions in the management of chronic pain: Self-regulation theory as a model for integrative clinical psychology practice. Clin Psychol Rev 30(6):805–814, 2010.
15. California Department of Industrial Relations: Medical Treatment Utilization Schedule (MTUS): Chronic Pain Medical Treatment Guidelines. Department of Industrial Relations, San Francisco, 2009. Retrieved January 31, 2012, from https://www.dir.ca.gov/dwc/DWCPropRegs/MTUS_Regulations/MTUS_ChronicPainMedicalTreatmentGuidelines.pdf.
16. Institute for Clinical Systems Improvement (ICSI): Health Care Guideline: Assessment and Management of Chronic Pain, 2009. Retrieved January 31, 2012, from www.icsi.org/pain_chronic_assessment_and_management_of_14399/pain_chronic_assessment_and_management_of_guideline.html.
17. Sluka, KA: Definitions, concepts, and models of pain. In Sluka, KA (ed): Mechanisms and Management of Pain for the Physical Therapist. IASP Press, Seattle, 2009, pp 3–18.
18. American Society of Anesthesiologists Task Force on Chronic Pain Management: Practice guidelines for chronic pain management. Anesthesiology 112(4):1, 2010.
19. Dersh, J, Polatin, PB, and Gatchel, RJ: Chronic pain and psychopathology: Research findings and theoretical considerations. Psychosom Med 64(5):773–786, 2002.
20. Woolf, CJ: Central sensitization: Implications for the diagnosis and treatment of pain. Pain 152(3 Suppl):S2, 2011.
21. Fishbain, DA, et al: A structured evidence-based review on the meaning of nonorganic physical signs: Waddell signs. Pain Med 4(2):141–181, 2003.
22. Nijs, J, et al: Treatment of central sensitization in patients with "unexplained" chronic pain: What options do we have? Expert Opin Pharmacother 12(7):1087–1098, 2011.
23. World Health Organization: International Classification of Functioning, Disability and Health (ICF). Retrieved September 25, 2011, from www.who.int/classifications/icf/en/.
24. American Physical Therapy Association: Interactive Guide to Physical Therapist Practice. 2003. Retrieved September 15, 2011, from http://guidetoptpractice.apta.org/.
25. World Health Organization: Towards a Common Language for Functioning, Disability and Health. 2002. Retrieved November 2, 2011, from www.who.int/classifications/icf/training/icfbeginnersguide.pdf.
26. Cieza, A, et al: ICF Core Sets for chronic widespread pain. J Rehabil Med 44(Suppl):63–68, 2004.
27. Schwarzkopf, SR, et al: Towards an ICF Core Set for chronic musculoskeletal conditions: Commonalities across ICF Core Sets for osteoarthritis, rheumatoid arthritis, osteoporosis, low back pain and chronic widespread pain. Clin Rheumatol 27(11):1355–1361, 2008.
28. Rundell, SD, Davenport, TE, and Wagner, T: Physical therapist management of acute and chronic low back pain using the World Health Organization's International Classification of Functioning, Disability and Health. Phys Ther 89(1):82–90, 2009.
29. Wade, JB, et al: Role of pain catastrophizing during pain processing in a cohort of patients with chronic and severe arthritic knee pain. Pain 152(2):314–319, 2011.
30. Siddall, PJ, and Cousins, MJ: Persistent pain as a disease entity: Implications for clinical management. Anesth Analg 99(2):510–520, 2004.
31. Dickinson, BD, et al: Maldynia: Pathophysiology and management of neuropathic and maladaptive pain—a report of the AMA council on science and public health. Pain Med 11(11):1635–1653, 2010.
32. Henry, JL: The need for knowledge translation in chronic pain. Pain Res Manage 13(6):465–476, 2008.
33. Argoff, CE, et al: Multimodal analgesia for chronic pain: Rationale and future directions. Pain Med 10 (Suppl 2):S53–S66, 2009.
34. Sluka, KA: Mechanisms and Management of Pain for the Physical Therapist. IASP Press, Seattle, 2009.
35. Flor, H, TD: Chronic Pain: An Integrated Biobehavioral Approach. IASP Press, Seattle, 2011.
36. Ford, B: Pain in Parkinson's disease. Mov Disord 25(Suppl 1):S98–S103, 2010.
37. Sluka, KA: Central mechanisms involved in pain processing. In Sluka, KA (ed): Mechanisms and Management of Pain for the Physical Therapist. IASP Press, Seattle, 2009, pp 41–72.

38. Schnitzler, A, and Ploner, M: Neurophysiology and functional neuroanatomy of pain perception. J Clin Neurophysiol 17(6): 592–603, 2000.
39. Melzack, R: From the gate to the neuromatrix. Pain Suppl 6:S121–S126, 1999.
40. Melzack, R: Pain—an overview. Acta Anaesthesiol Scand 43(9):880–884, 1999.
41. Melzack, R: Pain and the neuromatrix in the brain. J Dent Educ 65(12):1378–1382, 2001.
42. Melzack, R, and Wall, PD: Pain mechanisms: A new theory. Science 150(699):971–979, 1965.
43. Ossipov, MH, Dussor, GO, and Porreca, F: Central modulation of pain. J Clin Invest 120(11):3779–3787, 2010.
44. Helms, JE, and Barone, CP: Physiology and treatment of pain. Crit Care Nurse 28(6):38–49, 2008.
45. Baker, K: Recent advances in the neurophysiology of chronic pain. Emerg Med Australas 17(1):65–72, 2005.
46. Sluka, KA: Peripheral mechanisms involved in pain processing. In Sluka, KA (ed): Mechanisms and Management of Pain for the Physical Therapist. IASP Press, Seattle, 2009, pp 19–40.
47. Dubin, AE, and Patapoutian, A: Nociceptors: The sensors of the pain pathway. J Clin Invest 120(11):3760–3772, 2010.
48. McEwen, BS, and Kalia, M: The role of corticosteroids and stress in chronic pain conditions. Metabolism 59(Suppl 1):S9–S15, 2010.
49. Bruehl, S: An update on the pathophysiology of complex regional pain syndrome. Anesthesiology 113(3):713–725, 2010.
50. Taylor, AG, et al: Top-down and bottom-up mechanisms in mind-body medicine: Development of an integrative framework for psychophysiological research. Explore J Sci Healing 6(1): 29–41, 2010.
51. Staud, R: Future perspectives: Pathogenesis of chronic muscle pain. Best Pract Res Clin Rheumatol 21(3):581–596, 2007.
52. May, A: Chronic pain may change the structure of the brain. Pain 137(1):7–15, 2008.
53. Flor, H: The functional organization of the brain in chronic pain. Prog Brain Res 129:313–322, 2000.
54. May, A: Structural brain imaging: A window into chronic pain. Neuroscientist 17(2):209–220, 2011.
55. Dahl, JB, and Moiniche, S: Pre-emptive analgesia. Br Med Bull 71:13–27, 2004.
56. Ypsilantis, E, and Tang, TY: Pre-emptive analgesia for chronic limb pain after amputation for peripheral vascular disease: A systematic review. Ann Vasc Surg 24(8):1139–1146, 2010.
57. Woolf, CJ: What is this thing called pain? J Clin Invest 120(11):3742–3744, 2010.
58. Smart, KM, et al: Clinical indicators of "nociceptive," "peripheral neuropathic" and "central" mechanisms of musculoskeletal pain. A Delphi survey of expert clinicians. Man Ther 15(1):80–87, 2010.
59. World Health Organization: WHO Steering Group on Pain Guidelines: WHO Treatment Guidelines on Chronic Non-malignant Pain in Adults (Scoping Document). Retrieved January 31, 2012, from www.who.int/medicines/areas/quality_safety/Scoping_WHO Guide_non-malignant_pain_adults.pdf.
60. Murray, GM: Referred pain, allodynia and hyperalgesia. J Am Dent Assoc 140(9):1122–1124, 2009.
61. Staud, R, et al: Enhanced central pain processing of fibromyalgia patients is maintained by muscle afferent input: A randomized, double-blind, placebo-controlled study. Pain 145(1-2):96–104, 2009.
62. DeSantana, JM, and Sluka, KA: Central mechanisms in the maintenance of chronic widespread noninflammatory muscle pain. Curr Pain Headache Rep 12(5):338–343, 2008.
63. Shah, JP, and Gilliams, EA: Uncovering the biochemical milieu of myofascial trigger points using in vivo microdialysis: An application of muscle pain concepts to myofascial pain syndrome. J Bodyw Mov Ther 12(4):371–384, 2008.
64. Mense, S: Muscle pain: Mechanisms and clinical significance. Dtsch Arztebl Int 105(12):214–219, 2008.
65. Nee, RJ, BD: Management of peripheral neuropathic pain: Integrating neurobiology, neurodynamics, and clinical evidence. Phys Ther in Sport 7:36–49, 2006.
66. Lötsch, J, Geisslinger, G, and Tegeder, I: Genetic modulation of the pharmacological treatment of pain. Pharmacol Ther 124(2):168–184, 2009.
67. Norbury, TA, et al: Heritability of responses to painful stimuli in women: A classical twin study. Brain 130:3041–3049, 2007.
68. Fillingim, RB, et al: Genetic contributions to pain: A review of findings in humans. Oral Dis 14(8):673–682, 2008.
69. Wright, LJ, et al: Chronic pain, overweight, and obesity: Findings from a community-based twin registry. J Pain 11(7):628–635, 2010.
70. Schur, EA, et al: Feeling bad in more ways than one: Comorbidity patterns of medically unexplained and psychiatric conditions. J Gen Intern Med 22(6):818–821, 2007.
71. Hurley, RW, and Adams, MC: Sex, gender, and pain: An overview of a complex field. Anesth Analg 107(1):309–317, 2008.
72. Mogil, JS, and Bailey, AL: Sex and gender differences in pain and analgesia. Prog Brain Res 186:141–157, 2010.
73. Munce, SE, and Stewart, DE: Gender differences in depression and chronic pain conditions in a national epidemiologic survey. Psychosomatics 48(5):394–399, 2007.
74. Paras, ML, et al: Sexual abuse and lifetime diagnosis of somatic disorders: A systematic review and meta-analysis. JAMA 302(5):550–561, 2009.
75. Cohen, H, et al: Prevalence of post-traumatic stress disorder in fibromyalgia patients: Overlapping syndromes or post-traumatic fibromyalgia syndrome? Semin Arthritis Rheum 32(1):38–50, 2002.
76. Dobie, DJ, et al: Posttraumatic stress disorder in female veterans: Association with self-reported health problems and functional impairment. Arch Intern Med 164(4):394–400, 2004.
77. Tietjen, GE, et al: Childhood maltreatment and migraine (part I). Prevalence and adult revictimization: A multicenter headache clinic survey. Headache 50(1):20–31, 2010.
78. Peres, JF, Goncalves, AL, and Peres, MF: Psychological trauma in chronic pain: Implications of PTSD for fibromyalgia and headache disorders. Curr Pain Headache Rep 13(5):350–357, 2009.
79. Hauser, W, et al: Emotional, physical, and sexual abuse in fibromyalgia syndrome: A systematic review with meta-analysis. Arthritis Care Res 63(6):808–820, 2011.
80. Haviland, MG, et al: Traumatic experiences, major life stressors, and self-reporting a physician-given fibromyalgia diagnosis. Psychiatry Res 177(3):335–341, 2010.
81. Von Korff, M, et al: Childhood psychosocial stressors and adult onset arthritis: Broad spectrum risk factors and allostatic load. Pain 143(1-2):76–83, 2009.
82. Draucker, CB, and Spradlin, D: Women sexually abused as children: Implications for orthopaedic nursing care. Orthop Nurs 20(6):41–48, 2001.
83. Schachter, CL, et al: Women survivors of child sexual abuse. How can health professionals promote healing? Can Fam Physician 50:405–412, 2004.
84. Schachter, CL, Stalker, CA, and Teram, E: Toward sensitive practice: Issues for physical therapists working with survivors of childhood sexual abuse. Phys Ther 79(3):248–261, 1999.
85. Teram, E, and Stalker CA: Opening the doors to disclosure: Childhood sexual abuse survivors reflect on telling physical therapists about their trauma. Physiotherapy 85(2):88–97, 1999.
86. Noll-Hussong, M, et al: Aftermath of sexual abuse history on adult patients suffering from chronic functional pain syndromes: An fMRI pilot study. J Psychosom Res 68(5):483–487, 2010.
87. Ramond, A, et al: Psychosocial risk factors for chronic low back pain in primary care—a systematic review. Fam Pract 28(1): 12–21, 2011.
88. Hallner, D, and Hasenbring, M: Classification of psychosocial risk factors (yellow flags) for the development of chronic low back and leg pain using artificial neural network. Neurosci Lett 361 (1-3):151–154, 2004.
89. George, SZ, and Stryker, SE: Fear-avoidance beliefs and clinical outcomes for patients seeking outpatient physical therapy for musculoskeletal pain conditions. J Orthop Sports Phys Ther 41(4):249–259, 2011.
90. Helmhout, PH, et al: Prognostic factors for perceived recovery or functional improvement in non-specific low back pain: Secondary analyses of three randomized clinical trials. Eur Spine J 19(4): 650–659, 2010.
91. Leyshon, RT: Coping with chronic pain: Current advances and practical information for clinicians. Work 33(3):369–372, 2009.
92. Young Casey, C, et al: Transition from acute to chronic pain and disability: A model including cognitive, affective, and trauma factors. Pain 134(1-2):69–79, 2008.

93. Shi, Y, et al: Smoking and pain: Pathophysiology and clinical implications. Anesthesiology 113(4):977–992, 2010.
94. Shiri, R, et al: The association between smoking and low back pain: A meta-analysis. Am J Med 123(1):87.e7, 2010.
95. Alkherayf, F, and Agbi, C: Cigarette smoking and chronic low back pain in the adult population. Clin Invest Med 32(5): E360–E367, 2009.
96. Latthe, P, et al: Factors predisposing women to chronic pelvic pain: Systematic review. BMJ 332(7544):749–755, 2006.
97. Zvolensky, MJ, et al: Chronic musculoskeletal pain and cigarette smoking among a representative sample of Canadian adolescents and adults. Addict Behav 35(11):1008–1012, 2010.
98. Weingarten, TN, et al: An assessment of the association between smoking status, pain intensity, and functional interference in patients with chronic pain. Pain Physician 11(5):643–653, 2008.
99. Guh, DP, et al: The incidence of co-morbidities related to obesity and overweight: A systematic review and meta-analysis. BMC Public Health 9:88, 2009.
100. Naughton, F, Ashworth, P, and Skevington, SM: Does sleep quality predict pain-related disability in chronic pain patients? The mediating roles of depression and pain severity. Pain 127(3):243–252, 2007.
101. Gupta, A, et al: The role of psychosocial factors in predicting the onset of chronic widespread pain: Results from a prospective population-based study. Rheumatology (Oxford) 46(4):666–671, 2007.
102. Castro, MM, and Daltro, C: Sleep patterns and symptoms of anxiety and depression in patients with chronic pain. Arq Neuropsiquiatr 67(1):25–28, 2009.
103. Moldofsky, H, and Scarisbrick, P: Induction of neurasthenic musculoskeletal pain syndrome by selective sleep stage deprivation. Psychosom Med 38(1):35–44, 1976.
104. Goral, A, Lipsitz, JD, and Gross, R: The relationship of chronic pain with and without comorbid psychiatric disorder to sleep disturbance and health care utilization: Results from the Israel National Health Survey. J Psychosom Res 69(5):449–457, 2010.
105. Onen, SH, et al: The effects of total sleep deprivation, selective sleep interruption and sleep recovery on pain tolerance thresholds in healthy subjects. J Sleep Res 10(1):35–42, 2001.
106. Davies, KA, et al: Restorative sleep predicts the resolution of chronic widespread pain: Results from the EPIFUND study. Rheumatology (Oxford) 47(12):1809–1813, 2008.
107. Buysse, DJ, et al: The Pittsburgh Sleep Quality Index: A new instrument for psychiatric practice and research. Psychiatry Res 28(2):193–213, 1989.
108. Turner, MK, et al: Prevalence and clinical correlates of vitamin D inadequacy among patients with chronic pain. Pain Med 9(8):979–984, 2008.
109. Leavitt, SB: Vitamin D—a neglected "analgesic" for chronic musculoskeletal pain. Pain Treatment Topics, June 2008. Retrieved September 15, 2011, from http://Pain-Topics.org/VitaminD.
110. McBeth, J, et al: Musculoskeletal pain is associated with very low levels of vitamin D in men: Results from the European male ageing study. Ann Rheum Dis 69(8):1448–1452, 2010.
111. Plotnikoff, GA, and Quigley, JM: Prevalence of severe hypovitaminosis D in patients with persistent, nonspecific musculoskeletal pain. Mayo Clin Proc 78(12):1463–1470, 2003.
112. Straube, S, et al: Vitamin D for the treatment of chronic painful conditions in adults. Cochrane Database of Systematic Reviews 2010, Issue 1. Art. No.: CD007771. DDD: 10.1002/14651858.CD007771.pub2.
113. Astin, JA, et al: Mind-body medicine: State of the science, implications for practice. J Am Board Fam Pract 16(2):131–147, 2003.
114. Astin, JA: Mind-body therapies for the management of pain. Clin J Pain 20(1):27–32, 2004.
115. Szirony, GM: A psychophysiological view of pain: Mind-body interaction in the rehabilitation of injury and illness. Work 15(1):55–60, 2000.
116. McCaffrey, R, Frock, TL, and Garguilo, H: Understanding chronic pain and the mind-body connection. Holist Nurs Pract 17(6):281–287, 2003.
117. Sullivan, M, Gauthier, N, and Tremblay, I: Mental health outcomes of chronic pain. In Wittink, H, and Carr, D (eds): Pain Management: Evidence, Outcomes, and Quality of Life. Elsevier, New York, 2008.
118. Jensen, MP: Psychosocial approaches to pain management: An organizational framework. Pain 152(4):717–725, 2011.
119. Jensen, MP, et al: Psychosocial factors and adjustment to chronic pain in persons with physical disabilities: A systematic review. Arch Phys Med Rehabil 92(1):146–160, 2011.
120. Raichle, KA, Osborne, TL, and Jensen, MP: Psychosocial factors in chronic pain in the dysvascular and diabetic patient. Phys Med Rehabil Clin North Am 20(4):705–717, 2009.
121. Waddell, G, et al: A Fear-Avoidance Beliefs Questionnaire (FABQ) and the role of fear-avoidance beliefs in chronic low back pain and disability. Pain 52(2):157–168, 1993.
122. Vlaeyen, JW, et al: Fear of movement/(re)injury in chronic low back pain and its relation to behavioral performance. Pain 62(3):363–372, 1995.
123. Roelofs, J, et al: The Tampa Scale for Kinesiophobia: Further examination of psychometric properties in patients with chronic low back pain and fibromyalgia. Eur J Pain 8(5):495–502, 2004.
124. Radloff, L: The CES-D scale: A self-report depression scale for research in the general population. Appl Psychol Meas 1:385–401, 1977.
125. Arroll, B, Khin, N, and Kerse, N: Screening for depression in primary care with two verbally asked questions: Cross sectional study. BMJ 327(7424):1144–1146, 2003.
126. Whooley, MA, et al: Case-finding instruments for depression. Two questions are as good as many. J Gen Intern Med 12(7):439–445, 1997.
127. Brody, DS, et al: Identifying patients with depression in the primary care setting: A more efficient method. Arch Intern Med 158(22):2469–2475, 1998.
128. Arroll, B, et al: Validation of PHQ-2 and PHQ-9 to screen for major depression in the primary care population. Ann Fam Med 8(4):348–353, 2010.
129. Spitzer, RL, et al: Utility of a new procedure for diagnosing mental disorders in primary care. The PRIME-MD 1000 study. JAMA 272(22):1749–1756, 1994.
130. Prins, A, et al: The Primary Care PTSD screen (PC-PTSD): Development and operating characteristics. Primary Care Psychiatry 9:9–14, 2003.
131. Sullivan, MJL, and Pivik, J: The Pain Catastrophizing Scale: Development and validation. Psychol Assess 7:524–532, 1995.
132. Sullivan, MJ, et al: The role of perceived injustice in the experience of chronic pain and disability: Scale development and validation. J Occup Rehabil 18(3):249–261, 2008.
133. Hadjistavropoulos, HD, MacLeod, FK, and Asmundson, GJ: Validation of the Chronic Pain Coping Inventory. Pain 80(3):471–481, 1999.
134. Nicholas, MK: The Pain Self-efficacy Questionnaire: Taking pain into account. Eur J Pain 11(2):153–163, 2007.
135. Williams, DA, and Thorn, BE: An empirical assessment of pain beliefs. Pain 36(3):351–358, 1989.
136. Jensen, MP, et al: One- and two-item measures of pain beliefs and coping strategies. Pain 104(3):453–469, 2003.
137. Cohen, S, Kamarck, T, and Mermelstein, R: A global measure of perceived stress. J Health Soc Behav 24(4):385–396, 1983.
138. Hays, RD, et al: Psychometric properties of the Medical Outcomes Study sleep measure. Sleep Med 6(1):41–44, 2005.
139. Nielson, WR, et al: Further development of the Multidimensional Pain Readiness to Change Questionnaire: The MPRCQ2. J Pain 9(6):552–565, 2008.
140. Kerns, RD, et al: Identification of subgroups of persons with chronic pain based on profiles on the Pain Stages of Change Questionnaire. Pain 116(3):302–310, 2005.
141. Kerns, RD, et al: Readiness to adopt a self-management approach to chronic pain: The Pain Stages of Change Questionnaire (PSOCQ). Pain 72(1-2):227–234, 1997.
142. Allen, J, and Annells, M: A literature review of the application of the Geriatric Depression Scale, Depression Anxiety Stress Scales and Post-Traumatic Stress Disorder Checklist to community nursing cohorts. J Clin Nurs 18(7):949–959, 2009.
143. Haggman, S, Maher, CG, and Refshauge, KM: Screening for symptoms of depression by physical therapists managing low back pain. Phys Ther 84(12):1157–1166, 2004.
144. Nicholas, MK, et al: Early identification and management of psychological risk factors ("yellow flags") in patients with low back pain: A reappraisal. Phys Ther 91(5):737–753, 2011.
145. Stewart, J, Kempenaar, L, and Lauchlan, D: Rethinking yellow

flags. Man Ther 16(2):196–198, 2011.
146. New Zealand Guidelines Group: Accident Compensation Corporation (ACC): New Zealand Acute Low Back Pain Guide. Wellington, New Zealand Guidelines Group, New Zealand, 2004.
147. Sowden, M, Gray, SE, and Coombs, J: Can four key psychosocial risk factors for chronic pain and disability (yellow flags) be modified by a pain management programme? A pilot study. Physiother 92:43–49, 2006.
148. Molton, IR, et al: Psychosocial factors and adjustment to chronic pain in spinal cord injury: Replication and cross-validation. J Rehabil Res Dev 46(1):31–42, 2009.
149. Gatchel, RJ, et al: The biopsychosocial approach to chronic pain: Scientific advances and future directions. Psychol Bull 133(4):581–624, 2007.
150. Roy-Byrne, PP, et al: Anxiety disorders and comorbid medical illness. Gen Hosp Psychiatry 30(3):208–225, 2008.
151. Vlaeyen, JW, and Linton, SJ: Fear-avoidance and its consequences in chronic musculoskeletal pain: A state of the art. Pain 85(3):317–332, 2000.
152. Turk, DC, and Wilson, HD: Fear of pain as a prognostic factor in chronic pain: Conceptual models, assessment, and treatment implications. Curr Pain Headache Rep 14(2):88–95, 2010.
153. Nijs, J, and Van Houdenhove, B: From acute musculoskeletal pain to chronic widespread pain and fibromyalgia: Application of pain neurophysiology in manual therapy practice. Man Ther 14(1):3–12, 2009.
154. Buenaver, LF, Edwards, RR, and Haythornthwaite, JA: Pain-related catastrophizing and perceived social responses: Inter-relationships in the context of chronic pain. Pain 127(3):234–242, 2007.
155. George, SZ, et al: Depressive symptoms, anatomical region, and clinical outcomes for patients seeking outpatient physical therapy for musculoskeletal pain. Phys Ther 91(3):358–372, 2011.
156. Bair, MJ, et al: Depression and pain comorbidity: A literature review. Arch Intern Med 163(20):2433–2445, 2003.
157. Ruehlman, LS, Karoly, P, and Pugliese, J: Psychosocial correlates of chronic pain and depression in young adults: Further evidence of the utility of the Profile of Chronic Pain: Screen (PCP:S) and the Profile of Chronic Pain: Extended Assessment (PCP:EA) battery. Pain Med 11(10):1546–1553, 2010.
158. Giesecke, T, et al: The relationship between depression, clinical pain, and experimental pain in a chronic pain cohort. Arthritis Rheum 52(5):1577–1584, 2005.
159. Sagula, D, and Rice, K: The effectiveness of mindfulness training on the grieving process and emotional well-being of chronic pain patients. Journal of Clinical Psychology in Medical Settings 11(4):333–342, 2004.
160. Furnes, B, and Dysvik, E: Dealing with grief related to loss by death and chronic pain: An integrated theoretical framework. Part 1. Patient Prefer Adherence 4:135–140, 2010.
161. Chapman, CR, and Gavrin, J: Suffering: The contributions of persistent pain. Lancet 353(9171):2233–2237, 1999.
162. Kübler-Ross, E: On Grief and Grieving: Finding the Meaning of Grief through the Five Stages of Loss. Simon & Schuster, New York, 2005.
163. Telford, K, Kralik, D, and Koch, T: Acceptance and denial: Implications for people adapting to chronic illness: Literature review. J Adv Nurs 55(4):457–464, 2006.
164. Dysvik, E, and Furnes, B: Dealing with grief related to loss by death and chronic pain: Suggestions for practice. Part 2. Patient Prefer Adherence 4:163–170, 2010.
165. Martinez-Lavin, M: Biology and therapy of fibromyalgia. Stress, the stress response system, and fibromyalgia. Arthritis Res Ther 9(4):216, 2007.
166. Waddell, G, et al: Nonorganic physical signs in low-back pain. Spine 5(2):117–125, 1980.
167. Scalzitti, DA: Screening for psychological factors in patients with low back problems: Waddell's nonorganic signs. Phys Ther 77(3):306–312, 1997.
168. Carleton, RN, et al: Waddell's symptoms as correlates of vulnerabilities associated with fear-anxiety-avoidance models of pain: Pain-related anxiety, catastrophic thinking, perceived disability, and treatment outcome. J Occup Rehabil 19(4):364–374, 2009.
169. Fishbain, DA, et al: Is there a relationship between nonorganic physical findings (Waddell signs) and secondary gain/malingering? Clin J Pain 20(6):399–408, 2004.
170. Conrad, R, et al: Temperament and character personality profiles and personality disorders in chronic pain patients. Pain 133 (1-3):197–209, 2007.
171. Blyth, FM, Macfarlane, GJ, and Nicholas, MK: The contribution of psychosocial factors to the development of chronic pain: The key to better outcomes for patients? Pain 129(1-2):8–11, 2007.
172. Rusu, AC, and Hasenbring, M: Multidimensional Pain Inventory derived classifications of chronic pain: Evidence for maladaptive pain-related coping within the dysfunctional group. Pain 134 (1-2):80–90, 2008.
173. Jensen, MP, et al: A comparison of self-hypnosis versus progressive muscle relaxation in patients with multiple sclerosis and chronic pain. Int J Clin Exp Hypn 57(2):198–221, 2009.
174. Breivik, H, et al: Assessment of pain. Br J Anaesth 101(1):17–24, 2008.
175. Briggs, E: Assessment and expression of pain. Nurs Stand 25(2):35–38, 2010.
176. Clayton, HA, et al: A novel program to assess and manage pain. Medsurg Nurs 9(6):318–321, 317, 2000.
177. Kernicki, JG: Differentiating chest pain: Advanced assessment techniques. Dimens Crit Care Nurs 12(2):66–76, 1993.
178. Tomlinson, D, et al: A systematic review of Faces scales for the self-report of pain intensity in children. Pediatrics 126(5): e1168–e1198, 2010.
179. Reigo, T, Tropp, H, and Timpka, T: Pain drawing evaluation—the problem with the clinically biased surgeon. Intra- and inter-observer agreement in 50 cases related to clinical bias. Acta Orthop Scand 69(4):408–411, 1998.
180. Burckhardt, CS: Adult measures of pain. Arthritis and Rheumatism (Arthritis Care and Research) 49(5S):S96–S104, 2003.
181. Jensen, MP: Review of measures of neuropathic pain. Curr Pain Headache Rep 10(3):159–166, 2006.
182. Vetter, TR: A primer on health-related quality of life in chronic pain medicine. Anesth Analg 104(3):703–718, 2007.
183. von Baeyer, CL: Children's self-reports of pain intensity: Scale selection, limitations and interpretation. Pain Res Manage 11(3):157–162, 2006.
184. Margolis, RB, Chibnall, JT, and Tait, RC: Test–retest reliability of the pain drawing instrument. Pain 33(1):49–51, 1988.
185. von Baeyer, CL, et al: Pain charts (body maps or manikins) in assessment of the location of pediatric pain. Pain Manage 1(1): 61–68, 2011.
186. Gentile, DA, et al: Reliability and validity of the Global Pain Scale with chronic pain sufferers. Pain Physician 14(1):61–70, 2011.
187. Feldt, KS: The Checklist of Nonverbal Pain Indicators (CNPI). Pain Manage Nurs 1(1):13–21, 2000.
188. Bjoro, K, and Herr, K: Assessment of pain in the nonverbal or cognitively impaired older adult. Clin Geriatr Med 24(2): 237–262, vi, 2008.
189. Bennett, MI, et al: The S-LANSS score for identifying pain of predominantly neuropathic origin: Validation for use in clinical and postal research. J Pain 6(3):149–158, 2005.
190. Bennett, M: The LANSS pain scale: The Leeds assessment of neuropathic symptoms and signs. Pain 92(1-2):147–157, 2001.
191. Victor, TW, et al: The dimensions of pain quality: Factor analysis of the Pain Quality Assessment Scale. Clin J Pain 24(6):550–555, 2008.
192. Von Korff, M, et al: Grading the severity of chronic pain. Pain 50(2):133–149, 1992.
193. Tait, RC, Chibnall, JT, and Krause, S: The Pain Disability Index: Psychometric properties. Pain 40(2):171–182, 1990.
194. Atkinson, TM, et al: Using confirmatory factor analysis to evaluate construct validity of the Brief Pain Inventory (BPI). J Pain Symptom Manage 41(3):558–565, 2011.
195. Melzack, R: The McGill Pain Questionnaire: Major properties and scoring methods. Pain 1(3):277–299, 1975.
196. Ferrell, BA, Stein, WM, and Beck, JC: The Geriatric Pain Measure: Validity, reliability and factor analysis. J Am Geriatr Soc 48(12):1669–1673, 2000.
197. Blozik, E, et al: Geriatric Pain Measure short form: Development and initial evaluation. J Am Geriatr Soc 55(12):2045–2050, 2007.
198. Herr, K, Bjoro, K, and Decker, S: Tools for assessment of pain in nonverbal older adults with dementia: A state-of-the-science review. J Pain Symptom Manage 31(2):170–192, 2006.

199. Melzack, R: The short-form McGill Pain Questionnaire. Pain 30(2):191–197, 1987.
200. Bennett, MI, et al: Using screening tools to identify neuropathic pain. Pain 127(3):199–203, 2007.
201. Fishbain, DA, et al: Can the Neuropathic Pain Scale discriminate between non-neuropathic and neuropathic pain? Pain Med 9(2):149–160, 2008.
202. Dixon, D, Pollard, B, and Johnston, M: What does the Chronic Pain Grade Questionnaire measure? Pain 130(3):249–253, 2007.
203. Turk, DC, et al: Analyzing multiple endpoints in clinical trials of pain treatments: IMMPACT recommendations. Initiative on methods, measurement, and pain assessment in clinical trials. Pain 139(3):485–493, 2008.
204. Carson, L, et al: Abdominal migraine: An under-diagnosed cause of recurrent abdominal pain in children. Headache 51(5):707–712, 2011.
205. Krechel, SW, and Bildner, J: Cries: A new neonatal postoperative pain measurement score. Initial testing of validity and reliability. Paediatr Anaesth 5(1):53–61, 1995.
206. Franck, LS, et al: A comparison of pain measures in newborn infants after cardiac surgery. Pain 152(8):1758–1765, 2011.
207. von Baeyer, CL, and Spagrud, LJ: Systematic review of observational (behavioral) measures of pain for children and adolescents aged 3 to 18 years. Pain 127(1-2):140–150, 2007.
208. Malleson, P, and Clinch, J: Pain syndromes in children. Curr Opin Rheumatol 15(5):572–580, 2003.
209. Bruckenthal, P, Reid, MC, and Reisner, L: Special issues in the management of chronic pain in older adults. Pain Med 10(Suppl 2):S67–S78, 2009.
210. Edwards, I, et al: Clinical reasoning strategies in physical therapy. Phys Ther 84(4):312–330, 2004.
211. Kelley, P, and Clifford, P: Coping with chronic pain: Assessing narrative approaches. Soc Work 42(3):266–277, 1997.
212. Matthias, MS, et al: The patient-provider relationship in chronic pain care: Providers' perspectives. Pain Med 11(11):1688–1697, 2010.
213. Chiodo, A, et al: Needle EMG has a lower false positive rate than MRI in asymptomatic older adults being evaluated for lumbar spinal stenosis. Clin Neurophysiol 118(4):751–756, 2007.
214. Haig, AJ, et al: Spinal stenosis, back pain, or no symptoms at all? A masked study comparing radiologic and electrodiagnostic diagnoses to the clinical impression. Arch Phys Med Rehabil 87(7):897–903, 2006.
215. Bedson, J, and Croft, PR: The discordance between clinical and radiographic knee osteoarthritis: A systematic search and summary of the literature. BMC Musculoskelet Disord 9:116, 2008.
216. American College of Occupational and Environmental Medicine (ACOEM): Chronic pain. In Occupational Medicine Practice Guidelines: Evaluation and Management of Common Health Problems and Functional Recovery in Workers. ACOEM, Elk Grove Village, IL, 2008, pp 73–502.
217. Ang, DC, et al: Predictors of pain outcomes in patients with chronic musculoskeletal pain co-morbid with depression: Results from a randomized controlled trial. Pain Med 11(4):482–491, 2010.
218. Kroenke, K, Krebs, EE, and Bair, MJ: Pharmacotherapy of chronic pain: A synthesis of recommendations from systematic reviews. Gen Hosp Psychiatry 31(3):206–219, 2009.
219. Park, HJ, and Moon, DE: Pharmacologic management of chronic pain. Korean J Pain 23(2):99–108, 2010.
220. Turk, DC, Wilson, HD, and Cahana, A: Treatment of chronic non-cancer pain. Lancet 377(9784):2226–2235, 2011.
221. Chrubasik, S, Weiser, T, and Beime, B: Effectiveness and safety of topical capsaicin cream in the treatment of chronic soft tissue pain. Phytother Res 24(12):1877–1885, 2010.
222. Knotkova, H, Pappagallo, M, and Szallasi, A: Capsaicin (TRPV1 agonist) therapy for pain relief: Farewell or revival? Clin J Pain 24(2):142–154, 2008.
223. Haroutiunian, S, Drennan, DA, and Lipman, AG: Topical NSAID therapy for musculoskeletal pain. Pain Med 11(4):535–549, 2010.
224. O'Connor, AB, and Dworkin, RH: Treatment of neuropathic pain: An overview of recent guidelines. Am J Med 122(10 Suppl):S22–S32, 2009.
225. Manchikanti, L, et al: Effectiveness of long-term opioid therapy for chronic non-cancer pain. Pain Physician 14(2):E133–E156, 2011.
226. Manchikanti, L, et al: Opioids in chronic noncancer pain. Expert Rev Neurother 10(5):775–789, 2010.
227. Enck, P, Benedetti, F, and Schedlowski, M: New insights into the placebo and nocebo responses. Neuron 59(2):195–206, 2008.
228. Kaptchuk, TJ, et al: Placebos without deception: A randomized controlled trial in irritable bowel syndrome. PLoS One 5(12):e15591, 2010.
229. Isbister, GK, Buckley, NA, and Whyte, IM: Serotonin toxicity: A practical approach to diagnosis and treatment. Med J Aust 187(6):361–365, 2007.
230. Attar-Herzberg, D, et al: The serotonin syndrome: Initial misdiagnosis. Isr Med Assoc J 11(6):367–370, 2009.
231. McKee, MG: Biofeedback: An overview in the context of heart-brain medicine. Cleve Clin J Med 75 Suppl 2:S31–S34, 2008.
232. Henschke, N, et al: Behavioural treatment for chronic low-back pain. Cochrane Database of Systematic Reviews 2010, Issue 7. Art. No.: CD002014. DDD: 10.1002/14651858.CD002014.pub3.
233. Eccleston, C, et al: Psychological therapies for the management of chronic and recurrent pain in children and adolescents. Cochrane Database of Systematic Reviews 2009, Issue 2. Art. No.: CD003968. DDD: 10.1002/14651858.CD003968.pub2.
234. Nnoaham, KE, and Kumbang, J: Transcutaneous electrical nerve stimulation (TENS) for chronic pain. Cochrane Database of Systematic Reviews 2008, Issue 3. Art. No.: CD003222. DDD: 10.1002/14651858.CD003222.pub2.
235. Staal, JB, et al: Injection therapy for subacute and chronic low back pain: An updated Cochrane review. Spine 34(1):49–59, 2009.
236. Rubinstein, SM, et al: Spinal manipulative therapy for chronic low-back pain: An update of a Cochrane review. Spine 36(13):E825–E846, 2011.
237. Nicolaidis, S: Neurosurgical treatments of intractable pain. Metabolism 59(Suppl 1):S27–S31, 2010.
238. Nocom, G, Ho, KY, and Perumal, M: Interventional management of chronic pain. Ann Acad Med Singapore 38(2):150–155, 2009.
239. Saper, JR: "Are you talking to me?" Confronting behavioral disturbances in patients with headache. Headache 46(Suppl 3):S151–S156, 2006.
240. Klyman, CM, et al: A workshop model for educating medical practitioners about optimal treatment of difficult-to-manage patients: Utilization of transference-countertransference. J Am Acad Psychoanal Dyn Psychiatry 36(4):661–676, 2008.
241. Werner, A, and Malterud, K: It is hard work behaving as a credible patient: Encounters between women with chronic pain and their doctors. Soc Sci Med 57(8):1409–1419, 2003.
242. Haugli, L, Strand, E, and Finset, A: How do patients with rheumatic disease experience their relationship with their doctors? A qualitative study of experiences of stress and support in the doctor-patient relationship. Patient Educ Couns 52(2):169–174, 2004.
243. Purtillo, R, HA: Health professional and patient interaction, ed 7. WB Saunders, Philadelphia, 2007.
244. Draucker, CB, et al: Healing from childhood sexual abuse: A theoretical model. J Child Sex Abus 20(4):435–466, 2011.
245. Stebnicki, MA: Stress and grief reactions among rehabilitation professionals: Dealing effectively with empathy fatigue. J Rehabil 66(1):23–29, 2000.
246. Tinkle, BT, et al: The lack of clinical distinction between the hypermobility type of Ehlers-Danlos syndrome and the joint hypermobility syndrome (a.k.a. hypermobility syndrome). Am J Med Genet A 149A(11):2368–2370, 2009.
247. Grahame, R, Bird, HA, and Child, A: The revised (Brighton 1998) criteria for the diagnosis of benign joint hypermobility syndrome (BJHS). J Rheumatol 27(7):1777–1779, 2000.
248. Keer, RGR: Hypermobility syndrome: Diagnosis and management for physiotherapists, ed 1. Butterworth-Heinemann, Maryland Heights, MO, 2003.
249. Calley, DQ, et al: Identifying patient fear-avoidance beliefs by physical therapists managing patients with low back pain. J Orthop Sports Phys Ther 40(12):774–783, 2010.
250. Goodman, C, and Snyder, T: Differential Diagnosis for Physical Therapists, ed 4. Saunders Elsevier, St. Louis, 2007.
251. Walton, DM, et al: Reliability, standard error, and minimum detectable change of clinical pressure pain threshold testing in peo-

ple with and without acute neck pain. J Orthop Sports Phys Ther 41(9):644–650, 2011.
252. Walton, DM, et al: A descriptive study of pressure pain threshold at 2 standardized sites in people with acute or subacute neck pain. J Orthop Sports Phys Ther 41(9):651–657, 2011.
253. Walton, DM, et al: Pressure pain threshold testing demonstrates predictive ability in people with acute whiplash. J Orthop Sports Phys Ther 41(9):658–665, 2011.
254. Staud, R: Chronic widespread pain and fibromyalgia: Two sides of the same coin? Curr Rheumatol Rep 11(6):433–436, 2009.
255. Travell, JG, and Simons, DG: Myofascial Pain and Dysfunction: The Trigger Point Manual. Lippincott Williams & Wilkins, Baltimore, 2007.
256. Myburgh, C, Larsen, AH, and Hartvigsen, J: A systematic, critical review of manual palpation for identifying myofascial trigger points: Evidence and clinical significance. Arch Phys Med Rehabil 89(6):1169–1176, 2008.
257. Leveille, SG, et al: Chronic musculoskeletal pain and the occurrence of falls in an older population. JAMA 302(20):2214–2221, 2009.
258. Russek, LN, and Fulk, GD: Pilot study assessing balance in women with fibromyalgia syndrome. Physiother Theory Pract 25(8):555–565, 2009.
259. Jones, KD, et al: Fibromyalgia is associated with impaired balance and falls. J Clin Rheumatol 15(1):16–21, 2009.
260. Humphreys, BK: Cervical outcome measures: Testing for postural stability and balance. J Manipulative Physiol Ther 31(7):540–546, 2008.
261. Niessen, MH, et al: Relationship among shoulder proprioception, kinematics, and pain after stroke. Arch Phys Med Rehabil 90(9):1557–1564, 2009.
262. Woodhouse, A, and Vasseljen, O: Altered motor control patterns in whiplash and chronic neck pain. BMC Musculoskelet Disord 9:90, 2008.
263. Kristjansson, E, and Treleaven, J: Sensorimotor function and dizziness in neck pain: Implications for assessment and management. J Orthop Sports Phys Ther 39(5):364–377, 2009.
264. Gill, KP, and Callaghan, MJ: The measurement of lumbar proprioception in individuals with and without low back pain. Spine 23(3):371–377, 1998.
265. Vuillerme, N, and Pinsault, N: Experimental neck muscle pain impairs standing balance in humans. Exp Brain Res 192(4): 723–729, 2009.
266. Pinsault, N, et al: Test–retest reliability of cervicocephalic relocation test to neutral head position. Physiother Theory Pract 24(5):380–391, 2008.
267. Balke, M, et al: The laser-pointer assisted angle reproduction test for evaluation of proprioceptive shoulder function in patients with instability. Arch Orthop Trauma Surg 131(8):1077–1084, 2011.
268. Bennett, RM, et al: The Revised Fibromyalgia Impact Questionnaire (FIQR): Validation and psychometric properties. Arthritis Res Ther 11(4):R120, 2009.
269. Chatman, AB, et al: The Patient-Specific Functional Scale: Measurement properties in patients with knee dysfunction. Phys Ther 77(8):820–829, 1997.
270. Myers, AM, et al: Discriminative and evaluative properties of the Activities-specific Balance Confidence (ABC) scale. J Gerontol A Biol Sci Med Sci 53(4):M287–M294, 1998.
271. Eggermont, LH, et al: Comparing pain severity versus pain location in the mobilize Boston study: Chronic pain and lower extremity function. J Gerontol A Biol Sci Med Sci 64(7):763–770, 2009.
272. Vasunilashorn, S, et al: Use of the Short Physical Performance Battery score to predict loss of ability to walk 400 meters: Analysis from the InCHIANTI study. J Gerontol A Biol Sci Med Sci 64(2):223–229, 2009.
273. van Wilgen, CP, et al: Chronic pain and severe disuse syndrome: Long-term outcome of an inpatient multidisciplinary cognitive behavioural programme. J Rehabil Med 41(3):122–128, 2009.
274. Nicolson, NA, et al: Childhood maltreatment and diurnal cortisol patterns in women with chronic pain. Psychosom Med 72(5):471–480, 2010.
275. Bauer, ME, et al: Interplay between neuroimmunoendocrine systems during post-traumatic stress disorder: A minireview. Neuroimmunomodulation 17(3):192–195, 2010.
276. Molton, I, et al: Coping with chronic pain among younger, middle-aged, and older adults living with neurological injury and disease. J Aging Health 20(8):972–996, 2008.
277. Scascighini, L, et al: Multidisciplinary treatment for chronic pain: A systematic review of interventions and outcomes. Rheumatology (Oxford) 47(5):670–678, 2008.
278. Smeets, RJ, et al: More is not always better: Cost-effectiveness analysis of combined, single behavioral and single physical rehabilitation programs for chronic low back pain. Eur J Pain 13(1):71–81, 2009.
279. Nijs, J, et al: How to explain central sensitization to patients with "unexplained" chronic musculoskeletal pain: Practice guidelines. Man Ther 16(5):413–418, 2011.
280. Mueller, L: Psychologic aspects of chronic headache. J Am Osteopath Assoc 100(9 Suppl):S14–S21, 2000.
281. Maughan, EF, and Lewis, JS: Outcome measures in chronic low back pain. Eur Spine J 19(9):1484–1494, 2010.
282. Tan, G, et al: Efficacy of selected complementary and alternative medicine interventions for chronic pain. J Rehabil Res Dev 44(2):195–222, 2007.
283. Lu, WA, and Kuo, CD: The effect of Tai Chi Chuan on the autonomic nervous modulation in older persons. Med Sci Sports Exerc 35(12):1972–1976, 2003.
284. Tsang, WW, and Hui-Chan, CW: Effects of Tai Chi on joint proprioception and stability limits in elderly subjects. Med Sci Sports Exerc 35(12):1962–1971, 2003.
285. Rogers, CE, Larkey, LK, and Keller, C: A review of clinical trials of Tai Chi and Qigong in older adults. West J Nurs Res 31(2): 245–279, 2009.
286. Kuramoto, AM: Therapeutic benefits of Tai Chi exercise: Research review. WMJ 105(7):42–46, 2006.
287. Veehof, MM, et al: Acceptance-based interventions for the treatment of chronic pain: A systematic review and meta-analysis. Pain 152(3):533–542, 2011.
288. Ludwig, DS, and Kabat-Zinn, J: Mindfulness in medicine. JAMA 300(11):1350–1352, 2008.
289. Davidson, RJ, et al: Alterations in brain and immune function produced by mindfulness meditation. Psychosom Med 65(4):564–570, 2003.
290. Hulme, JA: Fibromyalgia: A handbook for self-care and treatment, ed 3. Phoenix Publishing, Missoula, MO, 2001.
291. Beissner, K, et al: Physical therapists' use of cognitive-behavioral therapy for older adults with chronic pain: A nationwide survey. Phys Ther 89(5):456–469, 2009.
292. von Baeyer, CL, and Tupper, SM: Procedural pain management for children receiving physiotherapy. Physiother Can 62(4): 327–337, 2010.
293. Rundell, SD, and Davenport, TE: Patient education based on principles of cognitive behavioral therapy for a patient with persistent low back pain: A case report. J Orthop Sports Phys Ther 40(8):494–501, 2010.
294. Nicholas, MK, and George, SZ: Psychologically informed interventions for low back pain: An update for physical therapists. Phys Ther 91(5):765–776, 2011.
295. Allen, RJ: Physical agents used in the management of chronic pain by physical therapists. Phys Med Rehabil Clin North Am 17(2):315–345, 2006.
296. Margolis, RB, et al: Evaluating patients with chronic pain and their families: How you can recognize maladaptive patterns. Can Fam Physician 37:429–435, 1991.
297. Smith, AA: Intimacy and family relationships of women with chronic pain. Pain Manage Nurs 4(3):134–142, 2003.
298. Flor, H: Maladaptive plasticity, memory for pain and phantom limb pain: Review and suggestions for new therapies. Expert Rev Neurother 8(5):809–818, 2008.
299. Flor, H, and Diers, M: Sensorimotor training and cortical reorganization. NeuroRehabilitation 25(1):19–27, 2009.
300. Nijs, J, Van Oosterwijck, J, and De Hertogh, W: Rehabilitation of chronic whiplash: Treatment of cervical dysfunctions or chronic pain syndrome? Clin Rheumatol 28(3):243–251, 2009.
301. Castro-Sánchez, AM, et al: Benefits of massage–myofascial release therapy on pain, anxiety, quality of sleep, depression, and quality of life in patients with fibromyalgia. Evid Based Complement Alternat Med 2011:561753, 2011. [Epub December 28, 2010; doi: 10.1155/2011/561753.]
302. Bokarius, AV, and Bokarius, V: Evidence-based review of manual

therapy efficacy in treatment of chronic musculoskeletal pain. Pain Pract 10(5):451–458, 2010.
303. Hallman, DM, et al: Effects of heart rate variability biofeedback in subjects with stress-related chronic neck pain: A pilot study. Appl Psychophysiol Biofeedback 36(2):71–80, 2011.
304. Brouwer, RW, et al: Braces and orthoses for treating osteoarthritis of the knee, Cochrane Database of Systematic Reviews 2005, Issue 1. Art. No.: CD004020. DDD: 10.1002/14651858.CD004020.pub2.
305. Philadelphia panel evidence-based clinical practice guidelines on selected rehabilitation interventions for neck pain. Phys Ther 81(10):1701–1717, 2001.
306. Philadelphia panel evidence-based clinical practice guidelines on selected rehabilitation interventions for low back pain. Phys Ther 81(10):1641–1674, 2001.
307. Philadelphia panel evidence-based clinical practice guidelines on selected rehabilitation interventions: Overview and methodology. Phys Ther 81(10):1629–1640, 2001.
308. Leonard, G, Cloutier, C, and Marchand, S: Reduced analgesic effect of acupuncture-like TENS but not conventional TENS in opioid-treated patients. J Pain 12(2):213–221, 2011.
309. Elkins, G, Jensen, MP, and Patterson, DR: Hypnotherapy for the management of chronic pain. Int J Clin Exp Hypn 55(3):275–287, 2007.
310. Stoelb, BL, et al: The efficacy of hypnotic analgesia in adults: A review of the literature. Contemp Hypn 26(1):24–39, 2009.

推荐阅读

(Also see Appendices 25.E and 25.F for additional text and web resources.)

Arnstein, P: Clinical Coach for Effective Pain Management. FA Davis, Philadelphia, 2010.
Drench, M, Noonan, A, and Sharby, N: Psychosocial Aspects of Healthcare, ed 3. Prentice Hall, Upper Saddle River, NJ, 2011.
Flor, H, and Turk, D: Chronic Pain: An Integrated Biobehavioral Approach. IASP Press, Seattle, 2011.
Goadsby, P, et al: Chronic Daily Headache for Clinicians. People's Medical Publishing House—USA, Singapore, China, 2005.
Hakim, A, Keer, RJ, and Grahame, R: Hypermobility, Fibromyalgia and Chronic Pain. Churchill Livingstone, New York, 2010.
Jull, G, et al: Whiplash, Headache, and Neck Pain: Research-Based Directions for Physical Therapies. Churchill Livingstone, New York, 2008.
Mense, S, and Gerwin, R: Muscle Pain: Diagnosis and Treatment. Springer, New York, 2010.
Moore, RJ: Biobehavioral Approaches to Pain. Springer, New York, 2009.
Sluka, K: Mechanisms and Management of Pain for the Physical Therapist. IASP Press, Seattle, 2009.
Travell, J, and Simons, DG: Myofascial Pain and Dysfunction: The Trigger Point Manual. Volume 1: Upper Half of Body, ed 2. Lippincott Williams & Wilkins, Baltimore, 1998.
Travell, J, and Simons, DG: Myofascial Pain and Dysfunction: The Trigger Point Manual. Volume 2: The Lower Extremities. Lippincott Williams & Wilkins, Baltimore, 1992.
Van Griensven, H: Pain in Practice: Theory and Treatment Strategies for Manual Therapists. Butterworth-Heinemann, Maryland Heights, MO, 2006.
Wallace, DJ, and Clauw, DJ: Fibromyalgia and Other Central Pain Syndromes. Lippincott Williams & Wilkins, Baltimore, 2005.
Whyte-Ferguson, L, and Gerwin, R: Clinical Mastery in the Treatment of Myofascial Pain. Lippincott Williams & Wilkins, Baltimore, 2004.

附录 25.A 疼痛程度分级

每个人在人生的某一时刻都经历过疼痛，这可能包括头痛、牙痛或关节肌肉痛。人们常常在以下情况可能导致疼痛的发生，例如：疾病、损伤、牙科治疗或手术。

简介：我们研究你遭受疼痛时各种想法和感觉，并列出了十三种说法，用以描述疼痛发生时的不同想法和感受。请使用以下的工具，并指出在你经历疼痛时，你想法和感受的等级。

评级	0	1	2	3	4
意义	没有	偶尔出现	有的时候	大多数时间	持续存在

E

当你正在经历疼痛时

序号	表述	评级
1	我一直担心痛苦是否终将结束	
2	我觉得我不能继续忍受疼痛	
3	这很可怕，且我认为疼痛不会有任何好转	
4	很可怕，我觉得疼痛将要把我压垮	
5	我觉得我已经无法忍受这样的疼痛了	
6	我非常害怕疼痛会变得越来越坏	
7	我总想着其他疼痛事件的发生	
8	我焦急地希望摆脱疼痛	
9	疼痛在我脑海挥之不去	
10	我一直都在想疼痛有多严重	
11	我一直在想，疼痛要多严重才能停止	
12	我实在没有办法减少疼痛强度	
13	我想知道是否有严重事情发生	

Source: Sullivan MJL, Bishop S, Pivik J. The pain catastrophizing scale: development Sullivan MJL, Bishop S, Pivik J. The pain catastrophizing scale: and validation. Psychol Assess 7: 524, 1995.

基层医疗中的创伤后应激心理障碍症筛选

附录 25.B

在你生活的过去几个月里，是否遭遇过恐惧的、可怕的或心烦意乱的事情：

1. 在你不愿回忆时，是否不受控地想起它或做有关它的噩梦？

是的 / 没有

2. 努力不去想它或很难找到有效的方法避免想起这件事情？

是的 / 没有

3. 你是否持续保持警惕、小心翼翼或是易受惊吓？

是的 / 没有

4. 失去兴趣，与他人、社会活动或周围环境脱离？

是的 / 没有

当前研究建议，如果患者对这三项中任何一项表示“是的”，基层医疗中创伤后应激心理障碍症筛选的结果应该是“阳性的”。筛选的“阳性反应”并不一定意味着患者患有创伤后应激心理障碍。然而“阳性反应”意味着患者可能患有创伤后应激心理障碍或创伤相关问题。这些创伤症状可能需要心理疾病专家进一步检查和确诊。

Prins, A, Ouimette, and Kimerling. The primary care PTSD screen (PC-PTSD): Development and operating characteristics. Prim Care Psych. 9:9, 2003. Reprinted with permission.

附录 25.C 基于临床指南、系统评价和荟萃分析的各种慢性疼痛治疗措施的循证医学证据[15,16,18,216,220,231~238]

治疗措施	证据强度	决定	来源
医疗模型与方法			
医疗过程采用生物-社会-心理模型	A,D	+	ICSI(16),CDIR(15),ACOEM(216)
疼痛康复的多学科模式	D,M,R	+	ICSI(16),CDIR(15),ASA(18),ACOEM(216)
患者教育	A,D	+	CDIR(15),ACOEM(216)
物理治疗			
运动训练项目	A,M,R	+	ICSI(16),CDIR(15),ASA(18),ACOEM(216)
关节松动术和正骨手法	A,C,R	+	ICSI(16),CDIR(15),CR,ACOEM(216)
推拿	A	+,±	ICSI(16),CDIR(15)
生物反馈技术	M,R	+	ICSI(16),ASA(18),CDIR(15),McKee(231)
经皮神经电刺激疗法	A	+	ASA(18)
其他被动治疗策略	R	–	ICSI(16),Nnoaham et al(234),ACOEM(216)
心理-社会治疗			
认知-行为治疗	A,D,M,R	+	ICSI(16),ASA(18),CDIR(15),ACOEM(216),Eccleston,et al(233),Henschke,et al(232)
正念减压疗法	D	+	ICSI(16)
催眠疗法	M,R	+	ICSI(16)
药物治疗			
对乙酰氨基酚	R	+	CDIR(15),ACOEM(216)
非甾体类抗炎药	A,R	+	ICSI(16),ASA(18),CDIR(15),ACOEM(216)
阿片类药物	A,C,D,M,R	+,±	ICSI(16),ASA(18),CDIR(15),ACOEM(216)
三环类抗抑郁药:TCAs,SSRIs 和 SNRIs	A,M	+	ICSI(16),ASA(18),CDIR(15),ACOEM(216)
抗痉挛药物	A,M	+	ICSI(16),ASA(18),CDIR(15),ACOEM(216)
外用药物	A,D,M	+	ICSI(16),ASA(18),CDIR(15)
肌肉松弛药物	M,R	+,±	ICSI(16),CDIR(15),ACOEM(216)
抗焦虑药	D	+,–	ICSI(16),ASA(18),CDIR(15)
治疗失眠药物	A,M		ICSI(16)
治疗方案管理			
诊断流程	C,R	+,±	ICSI(16),ACOEM(216),ASA(18)
治疗流程	A,M,R	+	ICSI(16),ASA(18),CDIR(15)
扳机点注射治疗	B,D	+,±,–	ASA(18),CDIR(15),ACOEM(216)

续表

治疗措施	证据强度	决定	来源
补充治疗管理			
针灸	A,C,M,R	+,±	ICSI(16),ASA(18)
中草药治疗	A,D,M,R	±	ICSI(16)
外科手术治疗	C,M,R	+,±,–	ICSI(16),ASA(18),CDIR(15)
姑息性治疗			
髓核成形术	D	+,±,–	ICSI(16),ASA(18),CDIR(15)
脊髓电刺激	M	±	ICSI(16),ACOEM(216)
鞘内给药	B	+	ICSI(16),ASA(18),CDIR(15)

A 等级:随机对照研究;
B 等级:队列研究;
C 等级:以人群为基础的非随机、对照、评估敏感性和特异性的描述性研究;
D 等级:横断面研究、病历报道、个案报道;
M 等级:Meta 分析、系统评价、决策分析、成本 - 效益分析;
R 等级:共识声明、共识报道、综述;
X 等级:专家意见;
决定:+ 等于确定有效;± 疗效不确定;– 负面影响。
TENS= 经皮神经电刺激;
NSAID= 非甾体类抗炎药;
TCA= 三环类抗抑郁药;
SSRI= 选择性 5- 羟色胺再摄取抑制剂;
SNR=5- 羟色胺 - 去甲肾上腺素再摄取抑制剂;
ICSI= 临床系统改进研究所(16);
CDIR= 加利福尼亚劳工关系部(15)
ASA= 美国麻醉医师协会(18)
ACOEM= 美国环境与职业病医学院(216)

附录 25.D 慢性疼痛的个人保健策略

下面的工具还未被研究所证实。但是,以其作为一种工具来建立医疗计划是工作组共识。

1. 设立个人目标:

□日期:________,提高____分的功能性评分;

□日期:________,恢复特定的活动、任务、兴趣爱好、体育。

1. ____

2. ____

3. ____

□恢复 □工作受限 / 或 □正常工作:日期

2. 改善睡眠质量(目标:____小时 / 晚,目前:____小时 / 晚)

□遵循基本睡眠计划

1. 消除咖啡因和打盹的影响;睡前放松;准时睡觉

□口服安眠药物

1. ____

2. ____

3. ____

3. 改善体力活动能力

□参加物理治疗(天 / 周______)

□完成每日牵伸训练(____次 / 天,____分钟)

□完成有氧训练 / 耐力训练

1. 步行(____次 / 天,____分钟)或计步器(____步 / 天)

2. 跑步机,自行车,赛艇,椭圆训练机(____次 / 天,____分钟)

3. 运动的目标心率(____次 / 分钟)

力量训练

1. 弹力带、哑铃、举重训练机器(____分钟 / 天,____天 / 周)

4. 压力管理——列出主要压力来源

□正式干预措施(咨询、学习、社会支持、团体治疗)

1. ____

□每日进行放松训练、冥想、瑜伽、创造性活动、服务性活动等

1. ____

2. ____

□药物治疗

1. ____

2. ____

5. 疼痛强度下降(上周最好的疼痛级别:____/10,上周最差疼痛级别:____/10)

□未进行药物治疗

1. 冷疗、热疗 ________________________________

2. ____

□药物治疗

1. ____

2. ____

3. ____

4. ____

□其他治疗措施________________________________

物理治疗师:______________ 时间:________

面向临床医生、家庭、慢性疼痛患者的网络资源

附录 25.E

机构 / 目的	网站
美国疼痛医学研究所:医疗专业机构中的一些患者教育材料	www.painmed.org
美国疼痛协会:提供教育及同行和患者家属的支持。	www.theacpa.org
美国头痛教育协会:头痛资源	www.achenet.org
美国疼痛基金:患者和家属的教育材料、特别是军事 / 退伍军人的慢性疼痛材料、治疗慢性疼痛的 6 周瑜伽课	www.painfoundation.org
澳大利亚交通事故委员会:针对身体和心理的结果采取的广泛选择性措施	http://www.tac.vic.gov.au,先点击"Provider Resources"里的"Clinical Resources",再点击"Outcome Measures"
改变疼痛:模块化理解疼痛及其管理方法、临床医生的教育资源	http://www.change-pain.co.uk/
纤维肌痛网:针对纤维肌痛患者的教育资源	www.fmnetnews.com
国际疼痛研究协会:临床医师、研究人员、教育者的专业疼痛研究机构,有一些公共教育资源	www.iasp-pain.org
疼痛求救项目:医疗人员、患者的教育资源、看护人员的专业章节	www.painandhealth.org
国家纤维肌痛协会:纤维肌痛患者的教育资料	www.fma.org
疼痛治疗主题:医务人员、患者和家属的教育资料;链接许多其他网站的资源;全面的疼痛评估工具	www.pain-topics.org
Pain.com:临床医师教育模块和相关论文;	www.pain.com
疼痛行动:患者教育材料;疼痛自我管理工具;与临床医师教育网站 PainEDU.edu 整合	www.painaction.com
PainDoctor.com:患者及家属教育材料	www.paindoctor.com
PainEDU.org:为临床工作者和教师提供疼痛教育相关材料,包括下载 PPT;与患者教育网站:PainAction 整合	www.painedu.org
卫生研究与质量控制机构:慢性疼痛的多项临床指南(还有很多其他疾病的指南)	http://www.guideline.gov/index.aspx Search for Chronic Pain
美国麻醉医师协会:慢性疼痛管理的临床指南	http://www.guideline.gov/index.aspx Search for Chronic Pain http://journals.lww.com/anesthesiology/Fulltext/2010/04000/Practice_Guidelines_for_Chronic_Pain_Management_.13.asp
加利福尼亚劳工关系部:工人类别的划分	https://www.dir.ca.gov/dwc/DWCPropRegs/MTUS_Regulations/MTUS_ChronicPain MedicalTreatmentGuidelines.pdf
临床系统改进 / 临床实践指南所研究所:慢性疼痛的评估和管理	http://www.icsi.org/guidelines_and_more/
世界卫生组疼痛—疼痛治疗指南	http://www.who.int/medicines/areas/quality_safety/guide_on_pain/en/

附录 25.F 患者可获取的图书资源

- Angier P, Merryman-Means M, Marie-Sargent J, and Gibson W. The Joy of Comfortable Sex: A Guide for Couples with Back or Neck Pain, Excelsior Books, Albany, NY, 2007.
- Block SH, and Block CB. Mind-Body Workbook for PTSD: A 10-Week Program for Healing After Trauma. New Harbinger Publications, Oakland, CA, 2010.
- Branch R, and Willson R. Cognitive Behavioural Therapy Workbook For Dummies. For Dummies, Hoboken, NJ, 2008.
- Branch R, and Willson R. Cognitive Behavioural Therapy For Dummies, ed 2. John Wiley and Sons, Hoboken, NJ, 2010.
- Butler D, and Moseley L. Explain Pain. Orthopedic Physical Therapy Products, Minneapolis, MN, 2003.
- Caudill MA, Benson H. Managing Pain Before It Manages You, ed 3. Guilford Press, New York, NY, 2008.
- Davies C. The Trigger Point Therapy Workbook: Your Self-Treatment Guide for Pain Relief, ed 2. New Harbinger Publications, Oakland, CA, 2004.
- Davis M, Eshelman ER, and McKay M. The Relaxation & Stress Reduction Workbook, ed 6. New Harbinger Publications, Oakland, CA, 2008.
- Gardner-Nix J. The Mindfulness Solution to Pain: Step-by-Step Techniques for Chronic Pain Management, The PTSD Workbook 2009.
- Hebert LA. Sex and Back Pain: Advice on Restoring Comfortable Sex Lost to Back Pain. Impacc USA, Greenville, ME, 1997.
- Hulme J. Physiological Quieting (CD), Phoenix Core Solutions, Missoula, MT, 2006.
- Kabat-Zinn J. Full Catastrophe Living: Using the Wisdom of Your Body and Mind to Face Stress, Pain, and Illness. Delta, Brooklyn, NY, 1990.
- Kabat-Zinn J. Mindfulness for Beginners (CD), Sounds True, Louisville, CO, 2006.
- Kabat-Zinn J. Mindfulness Meditation for Pain Relief: Guided Practices for Reclaiming Your Body and Your Life (CD), Sounds True, Louisville, CO, 2009.
- Kassan SK, Vierck CJ, and Vierck E. Chronic Pain for Dummies. For Dummies, Hoboken, NJ, 2008.
- Kaufman M, Silverberg C, and Odette F. The Ultimate Guide to Sex and Disability, ed 2. Cleis Press, Berkely, CA, 2007.
- Otis JD. Managing Chronic Pain: A Cognitive- Behavioral Therapy Approach Workbook. Oxford University Press, New York, NY, 2007.
- Schiraldi G. The Post-Traumatic Stress Disorder Sourcebook, ed 2. McGraw-Hill, Columbus, OH, 2009.
- Tinkle B. Issues and Management of Joint Hypermobility. Left Paw Press, Greens Fork, IN, 2008.
- Tinkle B. Joint Hypermobility Handbook. Left Paw Press, Greens Fork, IN, 2010.
- Turk DC, and Winter F. The Pain Survival Guide: How to Reclaim Your Life. American Psychological Association, Washington, DC, 2005.
- Williams WB, and Poijula S. The PTSD Workbook: Simple, Effective Techniques for Overcoming Traumatic Stress Symptoms. New Harbinger Publications, Oakland, CA, 2002.

（黄国志　译）

社会心理障碍

第 26 章

Pat Precin, MS, OTR/L,LP

学习目标

1. 讨论影响康复的社会心理因素。
2. 解释心理功能和社交活动对健康、事故倾向性、疾病和创伤调节的影响。
3. 认识残疾对患者心理的影响。
4. 如何区分不同的专业,以便物理治疗师转诊有心理问题的患者。
5. 如何应对激越、有暴力倾向、性欲亢进的患者。
6. 描述丧失或残疾后心理适应的不同阶段,以及如何在这些阶段进行治疗。
7. 社会心理适应和社会心理调整的区别。
8. 慢性残疾和疾病社会心理适应和调整过程中重要的应对策略。
9. 分析残疾常见的防御反应。
10. 理解残疾如何影响体像,以及物理治疗师如何处理这个问题。
11. 识别创伤后应激障碍的症状。
12. 描述全身适应综合征的目的、应用和危害。
13. 判断康复过程的关键点,根据临床推理解决问题。
14. 应用社会心理学技巧,推动以患者为中心的干预方法。
15. 比较干预、健康和社会心理教育策略和资源。

章节大纲

社会心理因素和环境的相互作用影响着个体的心理发展[1]。社会心理因素各式各样,正如各式各样的内外环境一样影响着一个人的心理活动。这章集中讨论社会心理因素对躯体疾病治疗的影响。社会心理因素有,患者的既往精神疾病、人格特点、应对方式、防御机制和对残疾的情绪反应等等。另外还包括患者的信仰、价值观、周围环境、家庭社会支持系统、生活方式、认知状况、动机、教育水平、调节能力。所有这些因素影响患者的治疗效果。

这章有如下几个目的:①识别和描述社会心理因素对康复的影响;②躯体治疗时如何识别社会心理因素;③需要转介心理医生的指征。社会心理因素对患者功能康复起了很重要的作用。如果患者情绪低落,会影响患者对躯体康复的治疗。另外,如果患者积极参加康复,但是若得不到家属的支持,患者的症状在回家后就不能继续改善。患者的精神健康状态是影响躯体的疾病预后一个重要的因素[2]。Wickramasekera 等发现 50% 因为躯体主诉就诊于初级保健医生的患者是由于社会心理因素引起的[3],如果一个有躯体疾病的患者同时又有社会心理问题的话,单纯对躯体疾病治疗效果通常不好。

患者对自己在康复治疗中所担任的什么样的角色也影响治疗效果。如果患者感到自己可以掌控治疗过程,并且得到医护的尊重,治疗效果相对就好[4,5]。对康复起积极作用的因素有:增加患者的自主权、康复教育、共同制定计划,积极参与。

心理和躯体紧密联系[6]。由于社会心理因素和躯体状况相互作用,所以对两者都要重视,才能对康复更有效。如果康复时间延长,可能导致患者产生**抑郁**情绪或者加重既往的抑郁情绪，相反，抑郁也可以延缓康复。因此，Watts 甚至提出来要对所有的康复患者进行心理干预[7]。

物理治疗师经常会面对患有精神疾病的患者。精神疾病在普通人群的发生率很高（表 26.1），在康复患者中甚至更高[8]。例如：**惊恐障碍**在心血管疾病、呼吸系统疾病和神经系统疾病的康复患者中的发生率为 10%~30%，在心内科门诊中可能高达 60%（普通人群发生率 1%~2%）[9]。**转换障碍**在内科或外科住院患者中发病率可能为 14%（普通人群为 0.5%）[10]。Friedland 和 McColl 发现抑郁症和物质滥用在残疾人群中的发生率要明显高于普通人群[11]，同样，Turner 和 Beiser 认为是正常人群的三倍[12]。残疾老年患者中 17% 诊断抑郁障碍，14% 有轻度抑郁，抑郁情绪影响患者的日常活动[13]。27% 的脑卒中患者患有抑郁情绪，抑郁情绪影响他们的康复[14]。脑创伤、脊髓损伤、帕金森病患者的抑郁发病率也高于一般人群[15,16]。

表 26.1 世界最常见的精神和人格障碍的终生患病率

最常见的精神和人格障碍	终生患病率（%）
老年痴呆（85 岁及以上）	16~25
酒精滥用或依赖	15
重度抑郁症	10
大麻滥用或依赖	5
分裂型人格障碍	3
依赖型人格障碍	3
强迫症	2.5
表演型人格障碍	2.3
边缘型人格障碍	2
反社会型人格障碍	2
恐慌症	1~2
精神分裂症	1

如果患者以前没有心理障碍 / 疾病，很有可能在躯体发生疾病后患有精神症状。内分泌系统（例如：甲状腺功能亢进或减退、嗜铬细胞瘤、低血糖和肾上腺皮质功能亢进），心血管系统（例如：充血性心力衰竭、肺栓塞和心律失常）；呼吸系统（例如：慢性阻塞性肺病，肺炎和呼吸急促）；代谢系统（例如：缺乏维生素 B_{12} 和血紫质症）以及神经系统（例如：前庭功能障碍、脑炎和肿瘤）疾病能诱发焦虑障碍[9]。持续存在的躯体残疾也和抑郁症的发病有关[11,12]。证据显示，两者是相互影响的；精神疾病持续越长，躯体疾病发生的风险越大。抑郁是心脏病和脑卒中死亡的一个危险因素[17,18]。Heinemann 等[19]发现酒驾事故造成相当数量的脊椎损伤；Zegans[20]报告称躯体疾病或损伤会加剧精神疾病；焦虑也能增加心血管病和高血压的发病风险[21]。

尽管残疾和精神疾病共同发生的几率很高，但是对残疾人的精神治疗比例却很低。1997 年的研究显示，成年人中只有 23% 的抑郁症，38% 的焦虑症和 47% 的严重精神疾病的人接受过治疗[13]。

对患者进行心理和社会功能的全面检查，可以更好地了解患者的需求、恐惧、焦虑和能力，同时也掌握患者其他方面的信息，比如对残疾的调节能力、资产和负债情况、人格特征和认知功能。这些可以用作更好的理解阻碍患者康复的情绪和行为障碍。知识点 26.1 列示了在精神检查需要考虑的主要方面。

物理治疗师是否应当在治疗过程中关注心理问题或者将有心理障碍的患者转介到其他专业人士，需要依赖于以下几个因素：①患者心理问题的严重性；②物理治疗师对患者心理问题的安抚水平；③如果心理问题没被关注，患者自行恢复的能力。专业人士包括精神病专家、心理学家、精神科护士、职业治疗技师、社会工作者、艺术治疗师，康复顾问，物质滥用治疗专业人士以及牧师。

社会心理适应性

强烈的心理紧张状态、不确定的预后、旷日持久的治疗以

知识点 26.1 精神健康检查要素

人口学资料

- 性别、年龄、文化、种族（民族）、教育、经济地位、母语和第二语言
- 生活环境（过去、现在和预期未来）和环境支撑
- 家族中精神疾病诊断或干预史
- 主诉
- 精神药物（过去和现在）
- 地位或角色（过去、现在和预期未来）
- 职业（过去、现在和预期未来）
- 社会关系（过去、现在和预期未来）
- 业余爱好（过去、现在和预期未来）
- 目标（过去、现在和预期未来）
- 价值观（过去、现在和预期未来）
- 精神病住院史、物质滥用情况、康复治疗史

知识点 26.1 精神健康检查要素 续

系统回顾

- 社会心理

检查

选择估量或确定以下内容:

- 认知状态[定向力、记忆力(短期、长期和工作记忆力)、执行功能、判断力、计算力、注意力、处理能力、系统认知、认知策略运用]、意志力、自我意识、精神状态、有机性、认知困难以及对患者康复能力的关系。主要损害:定向障碍、遗忘、找词困难、记忆受损、判断力差、执行功能缺陷、思维中断、认知策略匮乏,缺乏动力、自省能力受损、精神状态受损。
- 情绪状态,主要障碍:焦虑、抑郁、躁狂,轻躁狂、悲伤、悲痛、休克、愤怒、自杀意念、感情麻木、崩溃、偏执、激越、低自尊、后悔、妄想、现实检验能力下降、情感不协调、情感迟钝、警觉性增高/降低、缺乏快感(无力体验快乐)、情绪波动。
- 防御机制,主要障碍:相对于成熟的防御机能(高尚、幽默、合理、万能、无私、自闭症幻想)原始的防御机能使用占主导地位(例如:分裂、表演、否认、贬值、分离、理想化、孤立、投射)。防御机能僵化以至于损害本我的功能。
- 人格类型,主要障碍:人格障碍(偏执型、反社会型、依赖型、边缘型、做作型、自恋型、回避型、强迫型,分裂样和分裂型)。
- 应对方式,主要障碍:外部控制、自责、物质滥用、非直接的被动及逃避。
- 评估自杀倾向、失代偿及其他风险:主要障碍:自己及家族自杀倾向史、当前自杀观念、遗书、自杀计划、感情或行为倒退、物质滥用、无望或无助、所爱的人的生日或死亡日、节日、创伤事件纪念日。
- 残疾的象征意义,主要障碍:补偿推迟,或补偿策略使用,残疾意味着消极不变(例如残疾是因果报应)。
- 痛苦级别、压力、耐受性,继发获益:主要障碍:低的挫折耐受力伴随较高的疼痛或压力。继发获益较高导致功能降低,装病,或干预康复。
- 性行为,主要障碍:性功能障碍、阳痿、无保护的性行为、性冲动、性侵犯、性变态、性欲亢进、性瘾。
- 目前功能,主要障碍:日常生活中基本活动或功能障碍,不能完成当下的职业功能,社会能动性降低,无法独立生活。

及日常治疗都会影响具有残疾或慢性病的患者的康复。残疾是指患者社会功能的减弱或丧失。对残疾或慢性病的社会心理适应性是持续、动态、演变的过程,是患者通过努力达到对其环境最佳适应状态[22]。成功的社会心理适应有以下几方面:①个人掌控力;②参加社交、娱乐和职业活动;③与周围环境协调;④对当前自己优点、不足和社会功能的正确判断力[23]。调整是适应的最后阶段,包括努力达到人生目标、感到自信、很强的自尊,对残疾的积极态度,和他人的情感联系以及建立自己的社会角色[24]。

是否患有慢性病,残疾是先天的还是后天的,是突发的还是逐渐发展的,是稳定或不稳定的,这些都会影响适应或调整的过程。先天的躯体残疾的患者和由于意外事故或者患病后天导致的残疾的患者心理差异是巨大的[25]。先天残疾的儿童只经历过功能损害的生活,因残疾只影响其生活,他们自我认同的发展过程和无残疾的儿童是类似的。

相反,后天残疾的患者会遭遇巨大的损失和悲伤。逐渐患病或者突发残疾的患者在意识到他们的情况时,常会感到焦虑或震惊,当得知诊断结果或严重程度时,随之会生气或沮丧[22]。突发残疾(例如伤害或意外事故)通常会给患者及其家庭生活带来巨大改变。

悲伤、悲痛及痛苦

悲伤是指重大损失会带来悲伤的心理状态。面对残疾,悲伤会从功能丧失、社会关系的破坏、自我身份的认同的缺失等浮现出来。悲伤的特点是专注于损失,无价值感和无助感。典型的症状包括喉咙紧缩、肌肉无力、空腹、焦虑(如:疼痛、呼吸困难、窒息或波动性的身体不适感)。其他症状包括健忘、注意力下降、分离症状、失眠、食欲下降、强迫行为、在工作中无法安排时间、认知功能紊乱、社会退缩、内疚、犹豫不决、话多及敌意[26]。更为严峻的,持续悲伤会影响免疫系统。悲伤-哀悼期会是不可预测的、持续6个月到2年或更长时间[27]。Donatelle and Davis 认为,悲伤过程包括10个阶段:①感情冷冻;②情绪释放;③孤独;④躯体症状;⑤内疚;⑥恐慌;⑦敌意;⑧选择性记忆;⑨为新生活方式挣扎;⑩生活安逸的感受[26]。这些阶段的发生不是一个渐进的线性方式,有些阶段可能同时发生。

悲伤情绪是一个恢复或适应损失以及重塑自我的必须要经历的自然过程。患者需要学习新的应对技巧来面对新的挑战。残疾和其他损失的引起的悲伤,两者是不同的[27]。残疾给患者带来的悲伤情绪是持久的,患者必须努力接受残疾的事实以及自身的改变。Burke 等[28]认为残疾患者的悲伤情绪是"慢性悲痛",或者是一种常态化损失的悲伤。Lindgren 等[29]认为慢性悲痛是:①逐渐加重的伤心反应;②不可预见的无休止的悲伤;③当外部或内部事件再度回忆损失事件而触发的周期性的悲伤情绪。当患者有积极重建他们的生活的动机以及意识到他们经历的意义时,患者会逐步适应他们的损失。相反,具有病理性悲伤的患者会持续的感到内疚、生气和伤心,从而妨碍其功能的恢复和重适应过程。

重要的是要认识到,悲伤是一个需要时间和消耗精力的过程,它可以影响到康复过程。物理治疗师必须明白悲伤、悲痛和痛苦,这样缺乏动力或没有改善的患者才能不被误解为诈病。

社会心理适应期

文献显示，对慢性残疾或疾病的心理适应分成两种相反的适应理论，一种认为适应过程是一个无序的、独立性的过程，另外一种理论认为适应过程是一系列循序渐进的过程。

阶段模型显示患者对慢性残疾或疾病的适应过程遵循一个分阶段的，有先后顺序的稳定过程。这个过程是对身体形象的认同和自我重建的逐渐的、线性的发展过程。最常见的发展阶段是：震惊、焦虑、否认、沮丧、内心愤怒、对外敌意、承认、最后调整[22]。

震惊

震惊通常发生在心理创伤或突然严重的躯体伤害之后。可导致目瞪口呆、精神麻木、认知能力下降、崩溃或人格解体。

发生创伤事件时，患者首先是生理水平发生反应，情感反应通常延迟到事件结束以及躯体稳定后发生。同样，救援队也是在实施紧急生命救援后出现心理问题。

在灾难性事件中，机体反应正如 Selye 所命名的“全身适应综合征（GAS）”那种情况[30]。Selye 认为 GAS 是生物体在应对紧急事件时的生理和情绪反应。GAS 是有生化反应，即通过一种叫促肾上腺皮质激素释放因子（CRF）的分泌，刺激促肾上腺皮质激素（ACTH）的分泌。ACTH 最大限度地提高机体的防御能力，同时减少不必要的生理活动。从长远来看，尽管 CRF 对机体防御能力有用，但是它的抑制机体其他方面功能，例如抑制胰岛素或钙的分泌而不受欢迎。

研究表明，在有压力情况下，注射 CRF 拮抗剂会减少焦虑症状[31]。CRF 的抑制作用越长，它的不良反应也会产生，高血压、消化不良、影响免疫系统等。Selye[30]记录了长期的 GAS 对人的心理和生理功能有毁灭性的打击[30]。Theorell 等[32]证明应激事件结束后很久会导致疾病的发生。

焦虑

一旦一起重大的外伤事件发生，焦虑会以恐慌的形式所表现，例如：强迫活动、混乱、心跳加快、呼吸困难、认知混乱（例如焦虑导致思维逻辑紊乱）。如果总是处在警觉状态或慢性应激会刺激交感神经系统，可能改变突触神经传递，进而导致抑郁或正常机体功能紊乱。

值得注意的是生理和心理反应并不局限于对灾难性事件的反应。大量研究表明在非创伤事件，或者非持续性，非破坏性的事件中机体也会产生应激反应。日常生活中遇到的挫折、内外部冲突、生活变故是应激反应的主要原因。随着时间的推移，对人体的功能和健康会有有害影响。物理治疗师必须意识到，虽然患者的紧急情况已经结束，应激反应可能还会继续存在。

否认

否认经常被用作减轻残疾或疾病引起的焦虑和痛苦的一个防御机制。拒绝接受发生在适应过程的早期，对患者面对突然疾病或伤害时起到保护作用。相反，否认可以时患者逐渐接受现实的改变。Breznitz[33]认为否认有以下七种类型：

1. 否认威胁的信息（利用选择性注意力不集中和部分的知晓）；
2. 脆弱性否认（施加控制和最大限度地提高个人能力）；
3. 否认紧迫性（让事件显得不紧迫）；
4. 情绪否认（减少情绪的影响）；
5. 否认影响的相关性（转移注意力，认为情绪是由不相关的原因来）；
6. 否认个人的相关性（将困难归结到一个良性的原因，并指责别人）；
7. 否认所有的信息（在外部现实和内心心灵制造障碍从而完全否认疾病或残疾）。

处于否认阶段的患者会选择性的与周围环境接触，他们选择支持他们自己信念的事实，忽略可能引起他们新的质疑的事实，他们对恢复（痊愈）可能有不切实际或一厢情愿的想法，且看起来非常冷淡及漠不关心。

抑郁

抑郁期是发生在否认期之后，这时患者更加能意识到他们的损失。抑郁是对发生亲人丧亡、遭难、身体残疾的反应。残疾或疾病引起的影响神经系统的化学物质和生物学的改变，病前性格、家族史、应激反应都是抑郁的风险因素[34,35]。

内在愤怒

焦虑、错误知觉、被抛弃的威胁、无助感、担心失控等都会引起愤怒。愤怒包括敌意、怨恨、愤恨、仇恨。愤怒是对损失的一种反应，如果不表现出来就是内在愤怒。内在愤怒与自责有关，表现为自我导向的不满和愤恨。内在愤怒表现为操控，捣乱、被动攻击行为。有时患者认为残疾或者疾病是自己导致的就会引起愤怒，在这种情况下，内在愤怒会导致抑郁、自杀倾向或者身心疾病，特别是那些慢性患者[36]。

患者不会表现愤怒有以下原因：担心失去爱人或孤立；文化约束；缺乏意识；担心失控；表达愤怒是不恰当甚至是危险的信念。压制愤怒不仅影响患者的心理健康，并且影响其康复。物理治疗师应为患者创造安全的环境，鼓励其通过恰当的方式发泄自己的愤怒显得尤为重要。物理治疗师要告诉患者愤怒是一种正常的情绪——特别对于患者来说——告诉他宣泄的重要性，以及愤怒管理技术（例如有效的应对策略）。物理治疗师同样要理解，患者的愤怒有可能指向物理治疗师，但是这些愤怒通常反映出患者对其残疾的自我投射。

外在敌意

外在敌意是对环境当中的其他人或物体的直接愤怒，是对限制活动的直接反攻。在恢复期外在敌意是对我们的一个挑战。随着残疾时间变长，患者外在敌意越发明显[37]。包括有阻止恢复的被动攻击行为、挑剔、过分要求或敌对行为、错误的指责别人、谩骂。愤怒的患者通过其躯体攻击或言语辱骂、讽刺，这需要整个团队采取有效的治疗方法将其愤怒转向能够促进康复的正常的轨道上。

承认

承认是患者接受其目前及未来状况的第一个信号。患者开始认识到自己活动受限，在这个阶段，患者接受自己是个残疾人,形成了一个新的自我概念,重新评价自己,寻找新的目标。

调整

调整是适应的最后一个阶段,采用新的方式与他人或周围环境成功进行相互配合。患者已经对残疾认同,并且适应外部世界,开始了一个新的自我。在这个阶段,患者获得自我价值,理解自我的潜能、追求职业或社会目标,克服前进中的障碍。

有证据显示针对长期丧失劳动力或疾病的自我调整模型是非线性的、多维的且循序渐进的。阶段模型有 10 种假设[22]:

1. 患者可能跨越一个或多个阶段,或倒退到前边的阶段,但适应不是可逆的。

2. 适应的节律和结构是受到外部事件或干预的影响(例如环境的改变或心理咨询),但是主要受到内部因素影响。

3. 不是每个人都能实现调整,有些人会停滞到早期阶段。

4. 调整是一个动态、演变的过程,可以逐步化解损失带来的痛苦。

5. 适应是身体功能和外形的明显改变后开始的。

6. 每个阶段花费时间的多少有以下因素决定:社会支持,财力、人力资源,过去是否暴露于应激事件,发病年龄,严重程度,残疾或疾病的性质以及病前性格。

7. 患者每个阶段心理成熟和成长的进展。

8. 逐渐对不幸的适应和整合实现心理再平衡。

9. 人类的变异性和独特性,对阶段顺序有很大的影响,该阶段的顺序不具有普遍性。

10. 有时,这些阶段可能会重叠,或不被察觉,或波动,患者可能同时体验到多个反应。

慢性疾病和残疾:不同的适应性

人们对创伤事件导致的残疾的社会心理适应方式有着显著差异,例如:急性疾病(创伤性脑损伤,TBI)和慢性疾病(多发性硬化症,MS)。创伤性事件导致的残疾是突发然,并且在短期内可以病情稳定的。慢性疾病的发病通常是隐匿性和逐步的,它的预后是不确定的,可以缓解或恶化[38]。慢性病中,每有一个症状可能就是一种新的疾病。

震惊可能不会出现在健康状况逐渐恶化的患者中(例如:帕金森病、类风湿关节炎和糖尿病),但通常会被以下创伤的人所感受(例如:脑外伤、心肌梗死、截肢、脊髓损伤)。焦虑和抑郁更多和过去有关,如对病前功能丧失的伤心。震惊可能存在危及生命及临终疾病的患者中(例如:艾滋病、癌症或肌萎缩性侧索硬化症)。慢性病中,焦虑和抑郁更多的与未来有关(例如:对死亡的恐惧、无望感和对未知的恐惧)[39]。慢性病中,承认和调整阶段可能更难以实现,这需要他们认可自己的状况是每况愈下的,并最终死亡。

创伤后康复

创伤后这段时期,可能会出现焦虑、抑郁、否认、内向化愤怒、敌对情绪等。而大多数患者的康复治疗也是在这段时期开始进行。这段时期,有些患者可以有强烈的心理反应。另外,有些患者在躯体损伤得到处理后,心理防御反应才开始出现。康复训练人员应该注意到患者这些压抑的情绪,以及对躯体残疾的产生的恐惧、焦虑情绪和行为。

不论处于哪个时期,物理治疗师都要注意每个患者的心理需求。在初期,患者意识到他们的损伤后,可能会有恐惧和害怕。当想到治疗时的疼痛时,患者也可能产生焦虑情绪。有些患者处理这些情绪反应的方法就是极力控制他们的康复过程。有些患者当意识到他们的损伤或者不能自理时会镇静。有些患者则会对康复过程有不现实的预期。

在治疗初期,物理治疗师应对照料者取得成绩给予表扬,这样他们就会给予患者以信心和支持。物理治疗师应该小心,不要对康复程度给以不现实的预期,因为这样会让患者产生失望、仇恨和抑郁情绪[40]。治疗师帮患者重建信心可以用腹式呼吸的方法,通过松弛反应可以减少疼痛和焦虑[41]。

在康复中期,物理治疗师应该教育患者如何预防,运动的禁忌证,如何适应躯体的残疾,如何制定未来的方案。心理指导应该与躯体康复治疗融合在一起。从一个患者的角色转换为社会中一个独立的个体的过程也可以使患者感到焦虑抑郁,适应障碍[22,42]。物理治疗师应该从心理上帮助患者融入社会。有些患者会有其他心理问题,比如对残疾的负性想法,觉得能力下降,还得寻求新的社会支持系统,需要从周围环境寻找心的帮助,需要适应自己身体外形的变化等。

体像包括:外表、身体反应,对身体部位和运动功能的知觉、躯体舒适度和疼痛的识别。体像是对自我感念和自尊的整合体,影响人体功能、认知和知觉、态度、情感以及对他人和自我的反应。体像会不断变化的,是一个动态的、发展的过程。残疾、活动受限、疼痛、身体外形的改变都会影响到体像,破坏了它的稳定性。患者必须重塑体像和自我知觉,来适应身体的变化[22]。

Biordi 提出患者体像改变有如下几种方式:①对身体的否认;②幻想受损部位被更换或者是正常的;③仅仅注意健康部位,逃避受损部位;④经过一段时间的否定期后逐渐的接受身体的改变[43]。治疗师对患者躯体残疾的容忍度和对受损部位的关注度会减少患者对身体改变的羞辱感。

人格和应对方式

患者从心理和社会的方面越是积极地参与,越是容易应对危机。因此,如果患者病前性格良好,即使躯体残疾严重也会比躯体残疾轻而性格缺陷的患者的预后好[44]。物理治疗师一旦识别患者的人格特点,就应该制定一套康复方案,激励和指导患者积极康复。

人格类型

虽然每个个体之间有差异,人格大致可以分成几种类型,比如:A 型性格,完美主义;权威型,被动 - 攻击型。这些人格类型并不代表是不健康的,是个体在年轻时适应周围环境中形成的。

A 型性格的人强烈的希望自己在人生的各个方面都取得成功。他们有极强的独立性和创造性。这个性格又使得他们强烈对抗不自信和产生人际冲突。这些人很喜欢做助人为乐的事情。如果他们不这么做,就会觉得自己没有能力、没有价值,为此会感到沮丧。治疗师应该利用A型性格人的这些特点来激发他们康复的信心。因为他们独立性和自学能力,他们通常可以在家自己康复。

完美主义的人通常要求较高,他们用严格的、近乎不能达到的标准要求自己。他们无法容忍康复进程太过缓慢。物理治疗师应该通过一些简单的事情(比如:一顿美食、日落美景、一个好消息、一件新衣服等)来帮助他们,通过这些事情让他们找到自信,而不是非要去到达不可及的标准。

权威型的人有固定的价值观、规则和行为模式,他们需要有控制权并认为有些事情应该按固定的模式处理。他们在意的是地位,喜欢评判他人,很难认可他人。在康复过程中,这些人总是希望控制整个康复小组,并且和物理治疗师争夺权利。他们很难适应自己的残疾,适应残疾通常要求一个人能够接受事物和妥协。他们应该改变策略来解决看似不能解决的问题。治疗师也应该让患者找到解决问题的方法,从而达到康复的目的。

被动-攻击型人格的人通常以拖延、抵抗、偏执、故意效率低下等方式来表达不满。这些人以被动的方式对待权威,很难与他人合作。治疗师通常要把是否能取得进步的责任交给这些患者,应该让患者决定治疗方案,并且每个阶段都要对他们的进展进行总结。所以对这些性格的患者,治疗师要降低自己权威性,进而能得到患者的配合。

人格障碍

当一个人的人格特点脱离了社会规范,对自己和他人带来痛苦,导致社会功能受损,就称为人格障碍[9]。人格障碍分为偏执型、反社会型、边缘型、表演型、自恋型、回避型、依赖型、强迫型和分裂样人格障碍。Freidman 和 BoothKewley 认为躯体疾病会让人格障碍更加突出[45]。

偏执型人格障碍的患者会认为别人的行为是故意的,会怀疑和不信任别人。这些患者会认为别人在迫害、欺骗、伤害他们。由于这些不信任,他们会终止治疗。物理治疗师应该从患者的敌对情绪、防御行为、争执、固执行为中识别是患者的偏执观念,鼓励患者表达他们的观点。如果患者有偏执,治疗师应该帮助患者理解现实情况。例如:如果患者抱怨被迫参加一个复杂的康复措施是医生为了赚钱,治疗师就应该跟患者讨论治疗的利弊和原理。如果有文献说明更有说服力,因为这个观点不是来自治疗师本人。

反社会型人格障碍的人经常有欺骗行为。在康复过程中,他们可能使用假名、说谎话、或者逃跑。他们缺乏责任心,经常不遵守医嘱(比如:卫生或者坚持家庭的康复训练)。他们会找到和利用软弱的治疗师。他们会在康复治疗中给其他患者带来麻烦。对待这样的患者应该有一个紧密的团队,采取立即行动,和患者进行深入交流以减少破坏行为,促其康复。

边缘型性格的患者情绪、人际关系和自我形象不稳定,行为冲动,使用最原始的防御机制,例如分裂(知识点26.2)。经常使用自残行为,比如滥用药物或者自残。表面上,他们对他人挑剔,实际上是他们内心的脆弱性。治疗师应该对这样的患者抱以同情心和理解的态度,而不是生气。如果发现自残行为,例如:用刀片割腕、针扎、烟头烫伤,则应向医生汇报,并转诊给精神科医生。

表演型人格障碍的患者通过过度的情绪化寻求关注。既然这些患者能够对观众积极反应,治疗师在康复训练中应提供使患者能够获得积极关注的情景。物理治疗师应该设定一个合理的范围帮助患者对他们自我表现和对治疗专注之间的达成平衡。一个合理康复方法可以帮助缓解紧张情绪。如果患者不善于表达感受时,可以转诊给艺术治疗师,使用非语言手段(如音乐、舞蹈或艺术)来表达。

自恋型人格障碍的患者总是傲慢的,需要别人的赞美和体现自己优越性。如果疾病导致这一形象下降,他们则需要得到物理治疗师的帮助,感觉自己可以被接受。

分裂样人格障碍的患者表情贫乏,或者情感表达的范围有限,且与社会交往分离。治疗师应在患者的康复过程中,不要试图尝试让其从事大范围的社会交往活动。如果人格障碍长期存在的,患者社交活动可能会觉得不舒服。

分裂型人格障碍的患者行为古怪,感知或认知扭曲,社会关系窘迫。社会亲密和康复环境的物理限制可能造成其焦虑,所以需要缓慢的,非受迫性的治疗设置。询问患者自己对现实的观点是否准确将帮助他们保持专注于实现康复目标。

回避型人格障碍的患者受社会不认可,自责和敏感折磨。物理治疗师应该强调患者的长处,认为他们都做得很好。

依赖型人格障碍的患者有依赖行为,需要别人来照顾他们,并逆来顺受。他们可能无法独立地发挥人生角色作用,甚至在身体机能已经恢复,仍然继续依赖。他们担心被遗弃,需要工作人员不断地向其保证了解他们的病情,关心他们。对他们的进步和治疗计划,要清晰的解释和反馈。治疗师应通过加强患者独立自主的行为,通过关心和积极的反馈,同时消灭依赖行为,使其被忽略或改变。

强迫型人格障碍的患者长期专注于控制和秩序,且是完美主义者。如果他们认为失去控制,他们的自尊心受挫,并且他们可能变得更加顽固、苛刻、不灵活。公开表达自己的愤怒的患者变得惭愧。这些患者治疗比平时需要更大的可预见性,不喜欢变化,按既定的程序来做会更好。治疗师应提供促进控制和可预测性的康复活动,允许患者设定治疗目标,监控他们每天的进步。

应对方式

应对方式是人们处理压力,包括从行为、情感和认知方面应对内外环境的挑战[46]。理论表明,应对方式重要的不是应对人而是针对如何反应[47]。Livneh 和 Antona 总结并概括了各种应对策略[22],包括计划、解决问题、愿望、避免、最小化、寻求社会支持、寻找意义、感情表达强烈、指责、承认、谈判、分离和求助宗教。这些可被分为三种不同类型的应对方式:①寻找/避免控制和信息;②表达/抑制情绪反应;③寻求/回避社会交往。

在康复治疗中**应对策略**是非常重要的。具有较高级别应对技巧的患者可以更轻松地识别和报告症状,做出治疗决定,遵循干预措施,接受支持。有良好解决问题的能力和积极的态度的患者,相对于自卑或自我意识差的患者,对残疾更能做出积极的调整[48]。应对方式往往决定患者是否寻求医生的帮助,并听从建议[46]。

知识点 26.2 常见的防御机制

行动 / 行为

患者替代口头表达情绪而使用行为来释放压力。例如：患者对保险公司不提供运动轮椅资金而生气，所以就拒绝使用标准的轮椅。因为某些情绪(例如愤怒和伤害)很难用口头表达，这时候行为就会出现。未表达出的情感，在通过行为释放之前，会发展成焦虑。

治疗师通过询问患者为什么会这样，来识别这种行为背后的情绪。例如，治疗师会问上面关于使用轮椅的患者。患者的反应最终会追溯到开始没有表达出的感觉。经过询问，治疗师会让患者明白情绪和行为之间的联系。患者现在可以用语言表达出情绪或讨论这种情绪。在上述案例，患者可能更愿意使用轮椅。语言表达情绪没有困难的患者往往不会付诸行动。

利他行为

患者为了对付自己的压力变得乐于帮助他人。利他的患者可能会为了帮助治疗室其他患者，或者治疗师，而停止自己的治疗。这样的患者满足于这些行为，并且因此降低自己的压力。

自闭性幻想

患者不是追求人与人之间的关系来减少压力，而是整天做白日梦。患者难以听从指挥，好像活在另一个世界，并乐此不疲，所以回到现实中可能会变得情绪和紧张。如果询问他想了什么，患者可以描述他的幻想，治疗师可以利用这些幻想来鼓励患者完成短期治疗目标。例如：男性患者叙述和他最喜欢的青春偶像的交友幻想。然而，为了交友，他必须在模拟和现实生活环境中先发展人际交往能力和实践它们。

否认

否认可以让患者因为不信任带来的痛苦免受自尊心得伤害。在残疾的情况下，当外部世界发生改变或出现损失时，否认可以保护患者。因此，患者可能会拒绝承认痛苦的感受，而其他人通常会感受到痛苦的。患者常否认新残疾的严重程度，相信他或她可以恢复到以前的工作或角色。患者可能会拒绝康复，声称他或她想出院是为了照顾孩子。可以帮助缓慢通过否认期，这有助于防止出现抑郁。如果患者还没有做好心理准备前知道自己的情况很容易诱发抑郁。如果患者的否认情况太严重以至于无法继续治疗，就应该转诊给心理学家，弄清楚残疾对他未来的生活有什么影响。

无价值感

患者对自己或别人过于挑剔，也可能会辱骂治疗师和其他人员。治疗师不用在意这样的辱骂，应该给予患者同情心和仁慈心，这通常降低无价值观和建立融洽的关系。一旦患者相信治疗师，患者可能会讨论不安全感和恐惧，而不是通过批判来自我防御。如果治疗师对患者变得恼怒，辱骂通常更加变本加厉，随之而来可能发生搏斗。

替代

患者将对一个事物的反应或者感情转移到一个威胁更小的物体上，以此来减少压力。例如：患者可能会对配偶鲁莽驾驶汽车发生车祸而发火，但迁怒于物理治疗师。在这种情况下，如果患者向配偶直接表达愤怒可能不会安全或有帮助的，因为配偶是患者情感上唯一的支持者。

治疗师应帮助患者恢复这种错误的感情转移。治疗师可以通过询问患者的一系列关于愤怒的起源问题，做到这一点。

分离

患者处理压力是可以通过在记忆力、感知觉、意识和感觉运动功能的损害的方式来表达。患者从发生事情那一刻出现分离症状是因为实在是太痛苦了。患者可能会停止说话或治疗，可以出现几分钟的愣神，对外界环境没有反应。此后，该患者可能不知道自己的分离状态，患者也可以表达说他“只是飘走了。”使用分离的患者会经常使用这种方法，物理治疗师应记录它的发生次数。应注意分离之前发生的事情，从而识别出引起患者痛苦的想法、感觉和行为。

帮助 - 拒绝

有些患者处理压力的方式是频繁的寻求帮助，然后拒绝所有的建议，以这种方式来掩盖自己对护工的敌对情绪。对待使用帮助——拒绝防御机制的患者的工作是非常令人沮丧。这类患者似乎真诚地寻求帮助，但拒绝所有的意见。在这些情况下，应让患者意识到所有帮助都已经阻碍了。患者通常不知道他或她已经拒绝了所有的解决方案，或者是之前已经提出的解决方案。

幽默

幽默是通过强调压力事件的讽刺或有趣的方面来减少应激。例如：一个患者会说他要开一个五金店，因为他的腿里有很多的工具器械(指手术放置的钉子和钢板)。如果物理治疗师对他开的玩笑大笑并且参与他的笑话的话，使用幽默作为防御机制的患者就会感觉良好。采用这种防御机制是安全的。

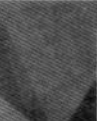

知识点 26.2 常见的防御机制 续

理想化

患者赋予另一个人过分乐观态度来改变不利局面。另外一个人可以是物理治疗师,在这种情况下,治疗关系常常得到加强。或者它可以是配偶,如果他不支持患者的话,问题就产生了。有必要制定治疗和出院计划从而说明现实情况。

理智

患者使用的理智而不是表达情感来避免痛苦。例如,当询问头部损伤时患者却介绍神经递质和神经突触的原理。物理治疗师也通过理智的行为对待患者。例如,物理治疗师可以用科学术语和事实与患者谈论患者的头部损伤。

情感隔离

患者用分离的情绪来讨论不良事件来减少负性情绪。。他不带任何感情色彩的讲述应激事件,以免应急事件的再现。物理治疗师要帮助患者把情感融入到他的记忆中。可以在谈论事件时,询问患者的感受。

万能

患者表现的自己无所不能来掩盖自己的无能感。例如,一个患者看不起其残疾人士,因为他不希望看到自己也是残疾的。物理治疗师会观察到患者挑剔,对其他物体的贬低,吹嘘成就或技能,自负和夸大的现象。物理治疗师可以使用该防御机制来激励患者进步,避免出现自卑感。

投射

患者把自己不能接受的感情,思想和信仰投射到另一个人上,认为另外一个人确实有这样的感觉和想法。患者不能接受有愤怒的感情,但会将它投影到另一个人身上,从而避免自己有负罪感。例如,患者会说治疗师对他很反感,事实上是他对治疗师反感。

合理化

患者会详尽的接受自己行为背后美好的动机。照顾有充血性心脏衰竭的家属会要求不进行复苏(Do Not Resuscitate,DNR),会提出许多科学证据。家属会说亲属最终都要死亡,隐瞒真实的,难以启齿的原因,来寻求 DNR,从而减轻自己作为照料者的义务。

压抑

患者为了减轻压力,无意识抹掉负面情绪、愿望或想法。例如:患者发现一个学生给配偶的情书,但是忘记向配偶提起它是因为如果知道配偶有外遇可能是痛苦的。被压抑的材料可能是危险的,因为它存在于潜意识中。鼓励患者表达自己的感情,有好有坏,有利于释放他的这些感受,但是他们可能发生任何负面的冲动。

破裂

患者在任何特定的时间都是通过积极或消极态度观察一个人或一件事。随后,患者可能对同一人或情况产生两个对立极端的情绪,以这种方式行事是因为患者难以整合矛盾的情绪。有些患者往往会对员工产生两个对立感受,认为某名职员拥有不切实际的优秀品质,同时确定另一名员工具有不切实际的恶劣品质。已被认定有恶劣品质的职员通常会否认患者的要求。患者可能会亲近他认同的治疗师,而抱怨最初的治疗师没有同情心,不了解他的需求。患者可能会表现出只有明确认同他的治疗师才能了解他的问题。然而,被他认同的治疗师拒绝患者的要求时,患者同样会中伤该治疗师。治疗师可以通过将患者正面和负面的情绪融入到意识中来帮助患者整合对立的情绪。然后患者可能能够看到他现状。

升华

当患者将不可接受的情绪或欲望转变为社会可接受的行为时,就发生了升华。例如:因最近离婚而生气的患者可能会无法有意识地表达其害怕失去孩子的感情的这些情绪。患者可能会升华情感,去从事更多社会可接受的活动来代替表达愤怒,例如:在健身房锻炼,参加马拉松训练。通过参加有价值的或受人尊重的社会活动,患者会获得他人的积极支持。

压抑

患者为了减少压力,会有意避免令人不安的情绪、情景、体验或问题。当患者压拒绝和治疗师讨论造成他需要来进行康复的事故时,他压抑住自己不安的想法。这时,治疗师将患者转介到艺术治疗师那(如舞蹈、音乐、美术、戏剧、诗歌治疗师),以促进其表达不安的思想。如果患者表达不出来,压抑的情绪会随着时间的推移累积。

不作为

患者采用行动或言语来否认不能接受的行动、思想或情绪。例如:在康复期间经常被另一患者欺负的患者会对其感到愤怒,但同时又会在午餐时邀请他。

注意:在压制和抵消中,令人不安的情绪都是有意的被回避。在压制中,情绪被避免,不会发生什么事情。反对言行可以使情绪被避免或掩盖。抵消和压制不同之处在于压制是一种无意识的行为。

就个体而言，社会影响，心理特点和健康观念可以改变残疾和疾病的影响。社会活动，积极的自我接纳和信息寻求在应对残疾上可以发挥更好的作用[49]。Krause 和 Rohe[50]研究在脊髓损伤，调整和人格之间的关系时，发现积极的价值观、情感、行为和温情与良好的预后相关。良性的应对方式包括积极的、直接的和积极的解决问题，寻求社会支持，查找信息。不良的应对方式包括：自责；非直接的、被动的、逃脱 / 逃避应对方式；滥用药物。

控制力是认为自己有能力控制生活中各种状况和事件[51]。具备外部心理控制源的患者认为，其他人或外界因素决定预后。具有内部心理控制源的患者承担改变的责任，因为他们认为他们可以影响外界环境。后者可以完成目标活动，并积极应对。

刻意改变一个人的生活发生的相对重要事件的能力需要不断地练习[52]。已经显示，具有外部心理控制源的患者人员紧张和焦虑，反而具有内部心理控制源的患者恢复更快，具有更好的动机，更多的希望和更多的能量。

应对方式可以通过以下方法获得：访谈、观察，自评式调查，问题清单和家庭成员汇报。基于这些研究结果的治疗注意事项，应包括强调以前成功应对的方式和扩大应对策略的范围，如保持提高自我表达能力的日志。照顾宠物，利用动物的援助取得帮助，安慰和友谊，同时也增加动力。团体治疗也还可以用于增加社交圈[53,54]

残疾引起情绪问题危险因素包括，文化水平低，收入少，自我封闭，但他们在生活中也可以做得很好，因为成功适应应激事件[55]。保护性因素可以防止出现不良后果。保护性因素可以来自个人、家庭和社会，可以提供安全的、秘密的、积极向上的机会。

让人们能够找到新的方向、目标或生命的意义的转折点是很重要的。King 等[56]报道有 4 种保护因素：决心、毅力、精神信仰和社会支持。七种防护程序：超越、自我理解、包容、接受诊断、帮助解释患者的经历、相信自己、以怒为动力、设定目标。在残疾人生活发生转折时，这些保护因素和程序可以帮助他们。分析显示，患者对他们的生活保持意义的三大途径：通过作为，归属感和理解将自己和世界的联系在一起。作为包括参加令人愉快和增进能力的活动。归属感是指被人接受，或者是一个团队的成员。理解自己和世界的关系时可以有认同感和目标感。

应对残疾常见的防御反应

防御机制是人们抵御内部和外部压力的应对方式，是自动产生的，是无意识的。有些人一生中都会使用许多不同的防御机制，但是多数人只用一个或两个。我们的目的不是改变这些防御机制，而是从中了解患者某些行为和阻抗背后患者的心理过程。了解这些可以帮助物理治疗师，在康复过程中遇到困难时激励或指导患者。表 26.2 中是残疾反应常见的防御机制，并且可以在心理障碍诊断和统计手册中进一步探讨[9]。

焦虑

焦虑是对未来的可能的危险或不幸的担心，伴有紧张和烦躁情绪。预感的危险可能是真实也可能是假想的，但是却被心理和生理所感受[57]。**焦虑**的感受因人而异。当人神经紧张时（中等焦虑），可能会遇到的肠胃不舒服或头痛。当惊恐发作时（过度焦虑）时，可能会有大祸临头的感觉。焦虑症状还可以有心悸，呼吸短促。引起一个患者焦虑的事，另一名

表 26.2　不同程度焦虑的症状

轻度焦虑	中度焦虑	重度焦虑
激越	腹部不适	胸痛
心神不定	疼痛	人格解体
沮丧	寒颤	现实解体（感觉不真实）
易激惹	注意力下降	睡眠困难
坐立不安	腹泻	头晕眼花
肌肉紧张	害怕	害怕
神经紧张	头晕，不稳，或昏厥	无助
担忧	发热	恐怖
	心悸	警觉性增高
	潮热	对疼痛的敏感性增加
	心率加速	恶心
	判断错误	感觉异常
	晃动或发抖	
	气短	
	出汗	

患者可能就不会有焦虑症状。考虑到各种情况,以下定义可以帮助物理治疗师理解患者的情况。

惊恐发作是突然发作的、势不可当的大祸临头的感觉,常伴有心悸、胸痛、胸闷憋气、呼吸急促、害怕失去控制、濒死感或者快要疯了的症状。惊恐发作可能是意想不到的(没有内部或外部诱因)。目前还不清楚大脑有什么样的生理变化能触发这种严重的反应。恐惧是一种紧张的焦虑症,会因为想到或暴露于一个特定的恐惧的场景或对象(如高度、蜘蛛或电梯)而产生强烈的焦虑,从而导致回避这些物体或情况。广泛性焦虑障碍定义是没有明显的原因的一种过度担心和焦虑,症状至少持续 6 个以上[9]。

焦虑的原因

2000 万 ~3000 万美国人患有焦虑[26]。表 26.2 列出了常见焦虑症状见,表 26.3 中列出了常见的行为。文献报道了重大生活事件是引起焦虑的应激源。生活事件是指生活方式、社会地位、社会角色,或处境发生重大变化。虽然应激和个人密切相关,但是受到周围环境和社会环境的影响。各种生活事件量表可以用来评估患者的应激事件。其中最常用的是 Holmes 教授的**社会调整评定量表**(Holmes-Rahe Social Readjustment Rating Scale)(附录 26.A),用来量化生活事件对压力和健康的影响[58]。这些生活事件的测量一个综合性的影响。虽然这个方法被证明有效,仍然存在潜在的更敏感和有效的措施,比如麻烦量表。

Kanner 等[59]创立的**烦扰事件量表**(附录 26.B),可以使受试者识别出生活中常见的令人烦恼或者沮丧的事情。这种方法考虑到了认为构成威胁事件的个人看法。长期的应对压力事件会降低人的应对能力,从而进一步引起管理日常生活事件的能力下降。当残疾时,个体机能重大变化,患者更可能会有更多日常困扰和压力。当遭遇残疾阻碍应对方式时,压力事件更加困扰这些个人,导致个人与外部环境的隔离。重复压力事件和不断需要适应新的情况,时间长了,会导致高血压并引发导致心脏发作或脑卒中[21]。

焦虑和康复

不同程度的焦虑对患者的影响不同。如果焦虑完全不存在,患者可能不会主动达到治疗目的。轻度焦虑可以激励朝向康复目标。严重的焦虑可以快速升级,损害患者生活的各方面,包括康复成果、增加疼痛感、降低免疫力、延长恢复时间[60,61]。在身体疾病发生前难以控制焦虑的患者更难控制因残疾带来的压力。

当患者焦虑时,思想和精力往往专注于焦虑上,而不是专注于治疗,这样就导致注意力下降。当患者不能专注于治疗师的指示时,他的学习能力就在下降。患者可能无法执行复杂的运动任务。由于患者的注意力可能在焦虑和康复需求之间交替变化,注意力差也可以导致安全风险。患者只听到治疗师部分指令,无法理解治疗师的指导,也没意识到自己错过了重要的信息。患者可能会跳过该有的步骤,伤害自己或他人。

如果患者因为焦虑而害怕,他们可能避免做一些行为,来减少害怕的感觉。由于害怕,焦虑的患者都不愿尝试新的东西。他们可能会拒绝治疗,待在自己的房间,即使能够使用马桶也要求便盆,以及不愿意进行治疗的下一个步骤。这类患者通常会做出这样说 如,“我不能;我不舒服;我太累了;请别打扰我;我以后会做;我担心;你帮不了我;你看起来不够强壮;我要崩溃了”。

过度活跃引发焦虑的患者可能期望快速康复。他们往往希望马上达到目的,并不耐烦。他们往往希望不必通过每一个步骤而迅速完成治疗。这些患者经常没到出院时间而想出院。他们可能对生活的重大变化作出草率的决定,例如:购置新车或制定度假计划时,不考虑对自己是否最有利。这样的行为可以使患者及其家属焦虑暂时缓解,然而,长时间会引起更多的痛苦。

当焦虑引起错误知觉时,患者可能比治疗师更加认为自己功能障碍和进步。他们经常给物理治疗师一些不切实际的建议。这类患者认为他们相对于他们实际做到的会在更高层

表 26.3 不同程度焦虑的行为表现

轻度焦虑	中度焦虑	重度焦虑
回避压力	上厕所频繁	手按在心脏上
咬嘴唇	不停地说话	关注对无关事物
在桌面上敲击手指	喃喃自语	呕吐
坐立不安	过度活跃	
咬指甲	发呆	
踱步	躯体不适	
拉或捻转头发		
摩擦物体例如念珠		
抖腿		
叹息		
跺脚		

次上。

看到患者第一次惊恐发作是很可怕的。如果患者之前从来没有惊恐发作过，那么患者或物理治疗师可能不会立即明显察觉。患者惊恐发作时会有濒死感。他们可能开始是过度换气，然后呼吸困难。有时，他们认为由于胸痛、心悸、心率加速会心脏病发作。惊恐发作时，治疗师可能就请求急会诊，如果在门诊的话，就会让患者紧急住院。

如何解决焦虑

物理治疗师要帮助患者控制焦虑，这样他们可以继续治疗。有些患者可以发现和物理治疗师讨论他们的恐惧和担忧对他是有利的。在这种情况下，治疗师应和患者交谈，问："你感觉如何？""什么是你最大的担忧？""什么最糟糕的事情是您认为会发生的？"等等。物理治疗师可以与患者合作，利用**调整认知法**帮助患者减轻焦虑，或者重塑患者对恐惧事件的想法和信念。例如，治疗师可以帮助患者现实检验来协助患者明白可怕的事件是不可能发生的。

如果真的有危机发生，解决问题也能帮助患者。尽管惧怕的事件发生，但问题的解决可以帮助患者相信他们能够生存和生活的有意义。患者表示出自己的感受后，治疗师可以让他们延续治疗，让他们的情绪关注在身体活动中。

如果患者不停的谈论自己的恐惧时，在康复治疗期间，不能鼓励他们唠叨。如果谈话内容全是焦虑内容，也不鼓励患者用语言表达他们的焦虑。对于非常焦虑的患者，设置一个熟悉的、安静的、舒适的环境可能会帮助治疗。陌生的环境，环境中过多的刺激，太多人，太多噪音能增加焦虑水平。每个期间，让患者适应治疗房间和治疗预期或许有帮助，这样让他们有更强的控制感。

物理治疗师应为有焦虑情绪的患者焦虑选择一些活动。有些焦虑患者对重复性的活动反应良好，比如：有节奏的活动可以帮助他们平静下来[62]。这些运动有助于降低焦虑症的躯体症状，如肌肉酸痛，激越和坐立不安。治疗师应首先让患者参与简单治疗活动，一旦患者获得了信心，然后再逐步增加复杂的治疗任务。

治疗师为其他患者治疗时，受到焦虑患者打扰，治疗师应向其承诺在某个确定的时间会为他治疗。物理治疗师应该不带有愤怒情绪忽视所有后续的干扰。以这种方式设置限制可以帮助患者改善他们受挫折的忍耐力。过度焦虑的患者往往很清楚物理治疗师为其设定界限，但却很难为自己设定限制。

压力管理技巧在治疗前后都很有用。比如：冥想、意象、放松、伸展、压力管理日记、识别刺激物、生物反馈、营养、优先、问题解决、决策、愤怒管理、Reiki（一种涉及将健康能量由医生传递给患者的降低压力的日本技术）、音乐疗法、按摩治疗和祈祷已被证实可以改善身体和情绪健康[63~65]。一些技术可能对某些患者更为有效。选择哪种技术取决于患者的偏好、所需的时间和可用的材料。

放松反应

无论选择哪种压力管理技术，总的目标都是教患者如何体验**放松反应**，并在压力环境下能独立放松[66]。学习放松反应后20年来，赫伯特·本森医生确定了两个基本组成部分：①重复的声音、单词、短语、祈祷或者肌肉活动；②摈弃杂念和返回到重复。本森[21]建议患者使用以下方法：

1. 选择一个短语，单词，或属于你信仰体系中的经文。
2. 安静、舒适的坐着。
3. 闭上眼睛。
4. 按自己的方式从脚到身体各部位放松肌肉。
5. 自然，缓慢地呼吸。呼气时缓慢地说出短语、单词或经文。
6. 摒弃一切杂念，像海洋上的海浪一样，流入和流出你的头脑，最终返回到短语，单词，或经文。
7. 继续 20 分钟。
8. 静坐一分钟，睁开眼睛前收回思虑。再坐一分钟后站起来。
9. 如果可能的话，每天空腹练习这个方法。

放松反应已经被证明在治疗头痛、高血压、焦虑、心律不齐、轻度和中度抑郁症和经前期综合征。放松反应通过降低心率、呼吸速率、代谢率、降低耗氧量和二氧化碳排除，使身体返回到更健康状态[21,66,67]。对 36 名受试者连续数周使用上述 9 步骤方法，冥想前后平均收缩压从 146mmHg 下降到 137mmHg，舒张压从 93.5mmHg 下降至 88.9mmHg；两者在统计差异有显著性[21]。放松反应似乎通过降低交感神经系统的活动降低了血压—作用机理与降压药基本相同。降低血压可以减少动脉粥样硬化相关疾病的风险。

意象引导

另一种干预是意象引导。通过放松提高康复的一个方法。引导图像是通过降低皮质醇水平（抑制免疫系统，减缓组织修复）[68]。放松反应使患者进入一种平静和安详的状态中。通过使用录音带，录像带或治疗指南，要求患者想象一个特殊的地方（例如：海洋、森林、日落）并注意运用五官来想象生动的细节。通过集中在这些地方，使患者放松。通过心灵和身体有效的贯通不断改变的状态，意象引导可以增强心灵——身体——精神的连接[60]。

通过显著降低疼痛、血压、压力、治疗的副作用、头痛、不确定性、抑郁、失眠、血糖水平和过敏反应，意象引导的使用可以改善治疗效果。也有报道可以增强免疫系统功能，加快伤口和骨骼的愈合[69]。因为音乐可以影响大脑边缘系统而引发情绪反应，伴有音乐的意象引导显示可以增加内啡肽释放而减少疼痛[70,71]。伴有音乐的意象引导也被发现可以减少药物剂量并缩短康复时间[60]。

心理脱敏疗法

有报道称，美国成年人当中每八个人就有一名因恐惧症严重到干扰日常工作[26]。治疗的恐惧症患者的痛苦可能需要心理脱敏疗法，也被称为**情景暴露练习**。例如：受伤之前因恐惧电梯一直使用楼梯的目前需要轮椅的患者，需要帮助来应付恐惧。在一个远离电梯舒适，宁静的治疗环境中，物理治疗师和患者先谈论电梯良性的方面（例如：电梯的样子，它们位于何处以及大楼有多少层）。当患者回答这些问题时，物理治疗师应判断患者的焦虑水平。讨论电梯哪些的具体问题能增加患者的焦虑？到目前为止，如果患者没有显得太焦虑，治疗师可以提出更多产生焦虑的问题，比如："电梯的天花板有多高？"、"电梯里有没有紧急电话？"、"你单独乘坐电梯害怕还是和一大群人一起乘坐更害怕，为什么？"、"你之前乘过电梯没有？如果乘过，发生了什么事？"治疗师应在问话过程中继续检查患者的焦虑水平，只有在患者焦虑不能很容易地平静下来时才能停止问话。

允许患者在一个不会产生过度焦虑的安全环境中讨论他的恐惧，这个过程被称为心理脱敏疗法。物理治疗师通过询问更难的问题来缓慢增加焦虑水平，但是只能到一个可忍受的程度。随后要求患者假想他在电梯，让其练习放松的技巧。患者需要持续假想，直到这样做不再恐惧。当患者想象自己在电梯里不再恐惧时，治疗可以进展到和治疗师一同乘坐电梯的真实体验。体验中要持续使用松弛术。使用松弛术和治疗师一同乘坐电梯的治疗活动需要一直持续到患者没有恐惧感。最后一步是患者采用自我诱导的放松技巧能单独练习乘坐电梯。在恐惧症治疗中，心理脱敏疗法是非常有效果的。

认知行为疗法

认知行为疗法（或**认知重建**）通过改变**不良思维模式**和不健康的行为习惯来帮助减少焦虑[72]。在不健康的行为被改变之前，首先应识别这些行为并分类。由于许多患者没有意识到自己的焦虑，所以开始使用认知行为疗法时应先帮助患者识别焦虑。确定患者压力的最初迹象。许多人会回答说，他们对压力反应很严重，指出"我吐了"，或者"我不能呼吸了。"这种情况下，治疗师应该询问不太严重的迹象，如：咬指甲或腿晃动。

其次，患者应该计算每天多少次感受到压力，并在日志上记录下来。物理治疗师要帮助患者寻找他们的焦虑模式。患者是在早晨或傍晚比较焦虑吗？还是当他们参加治疗，或当家庭成员访问时比较焦虑？患者越能预见到焦虑，或在焦虑发生之前做好准备，患者就越能够识别焦虑模式。治疗师应鼓励患者一旦有感受压力的迹象时就使用压力管理技巧，这样他们的焦虑就不会升级。记录压力管理日记可以让患者深入了解他们的思想是怎么样影响他们的行为的。研究已经表明，认知行为疗法是可以和药物有一样效果的[73~77]。知识点26.3 证据总结是治疗抑郁症采用认知疗法治疗和使用抗抑郁药治疗效果的对比研究数据。

惊恐发作的治疗

如果治疗师知道患者有恐慌发作史，下面的技术可以是有用的。患者描述惊恐发作时的不适迹象。立即帮助患者深呼吸、缓慢地长呼吸。这可能需要利用一个牛皮纸袋，让患者放置嘴上并把气体吹进去，减缓呼入频率。必须让患者认识到当恐慌发作时，如果持续专注于缓慢的深呼吸，一切都会好的。惊恐发作可能瞬间变得很严重，但消失的也很快。惊恐发作时最好让患者坐着或平躺着，无论如何不能让他们做别的事情。

患者发作后通常会局促不安，会尽量避免他们认为有可能会发生的所有情况。他们会坐在通道的一头看电影，可能避开人群，或者极端情况下，会完全躲在家里（简称广场恐惧症）。治疗师可以指导患者在恐慌发作变得很严重之前怎么控制它，来帮助患者以实现更富有成效的生活。应教育家属和患者明白，惊恐发作涉及生理反应，往往只持续几分钟，如果不治疗的话会经常复发。严重的、持续的恐慌患者，应转诊

知识点 26.3 证据摘要 抑郁症认知疗法与抗抑郁药物疗效的对比研究

文献	受试	设计 / 干预	时间	结果	结论
Blackburn 和 Moorhead[73] (2000)	抑郁患者（非双相和无精神病症状）或者心境恶劣门诊患者，64% 为女性，平均年龄 43.7 岁	随机治疗结果比较两组：认知疗法（n = 22）和抗抑郁药（阿米替林、氯米帕明治疗）（N = 20）	在医院的 12.9 周的治疗或药物	经过两年，认知治疗小组有 21% 重新抑郁，而服用抗抑郁药物小组却有 78% 的人复发，显著差异（$P<0.05$）	有轻度至中度抑郁症的患者在去看精神科医生，或服用抗抑郁药之前应考虑先进行认知治疗
Butler 等[74] (2006)	受试者来自不同的研究，并被诊断出多种精神病：单相抑郁症，广泛性焦虑障碍，惊恐障碍，社交恐惧症，创伤后应激障碍，儿童期抑郁症和焦虑症，儿童期躯体化障碍，成人抑郁症，强迫症，神经性贪食症，精神分裂症，慢性疼痛	Meta 分析对比 认知行为治疗与精神药物疗效的对比	时间不同	认知行为治疗在广泛性焦虑症、单相抑郁症、惊恐障碍、创伤后应激障碍、童年的焦虑和抑郁障碍效应值高。认知行为治疗在治疗慢性疼痛、婚姻困扰、童年的躯体疾病和愤怒的效应值中等。对于成人抑郁症，认知行为疗法比抗抑郁药物更有效。相对于抗抑郁药，文拉法辛（怡诺思）相对于 SSRIs 药物缓解率最高，但是其他疗法例如认知疗法对多数抑郁症患者完全恢复也是很有必要的	由于 Meta 分析的局限性，很难对比不同时间的治疗的疗效。然而，Meta 分析的节律支持认知行为治疗的有效性

知识点 26.3　证据摘要　抑郁症认知疗法与抗抑郁药物疗效的对比研究　续

文献	受试	设计 / 干预	时间	结果	结论
Lam 和 Sidney[75] (2004)	在整个不同的研究中共有 31 368 名抑郁受试者	对 16 个 Meta 分析(227 随机双盲对照试验和 19 项严格研究)研究抗抑郁药与心理治疗在持续缓解抑郁症中的功效	纵向研究	MANOVAs 发现不同类型的心理治疗对抑郁症的疗效之间没有显著差异;然而,接受心理治疗(各种类型)的患者(的各种类型)结束时显著改善相比于对照组	接受抗抑郁药和心理治疗的患者在整个研究期间 70% 保持持续缓解
Leichsenring 等[76](2004)	重度抑郁症,产妇抑郁,创伤后应激障碍,神经性贪食症,神经性厌食症,鸦片依赖,可卡因依赖,C 型人格障碍,躯体化疼痛障碍,边缘型人格障碍,社交恐惧,慢性功能性消化不良	对 17 项随机双盲对照研究的 Meta 分析对比了各种短程心理治疗对抑郁症的疗效(包括认知)	从 7 到 40 次不等的干预。随访平均长度为 1 年	联合治疗组的患者的疗效要明显优于单独抗抑郁药组(OR,1.86;95%CI,1.38~2.52)。药物治疗无反应率和脱落率两者间没有显著差异(OR,0.86;9% CI. 0.60~1.24)。当与无应答者当治疗超过 12 周时,联合治疗组要明显优于单用药物组(95% CI,1.22~ 4.03 OR 为 2.21);当对比非应答者,脱落率明显下降(OR,0.5995% CI,0.39~0.88)	在这个 Meta 分析中不是所有的研究使用认知疗法,也没有识别出什么因素对降低抑郁和减少复发有效
Pampallona 等[77](2004)	对照组包括等待名单的患者,包括 16 项试验,910 名抑郁症患者,随机进行药物治疗联合心理治疗组,932 名患者单独进行药物治疗	随机对照试验系统评价研究心理干预加抗抑郁药与单纯抗抑郁药的疗效和依从性的研究	随研究特点变化持续干预		在治疗抑郁症中,抗抑郁药联合心理治疗比要明显优于单独使用抗抑郁药治疗

CI= 置信区间;MANOVAs= 多变量方差分析;OR = 比值比;RCT= 随机对照试验;SSRIs 类药物 = 选择性五羟色胺再摄取抑制剂

到精神科医生并进行药物治疗。

何时转诊焦虑

焦虑可能要转诊多个机构。患者惊恐发作应交由精神科医生进行药物治疗。广泛性焦虑症可以用药物治疗,所以,如果焦虑持续超过一个星期,且在康复过程中干扰患者治疗进程时,应转交给精神科医生治疗。那些尽管使用脱敏治疗和药物治疗的仍然继续的焦虑恐惧患者,应交由心理学家进行更深入地研究恐惧的原因。如果焦虑是深深扎根于患者的人格特征引起的,应转诊心理学家。如果患者缺乏必要的资源产生焦虑,或涉及家庭成员,则应转诊社工。

在很多情况下,药物不会完全减轻患者的焦虑。但是,它可以将患者的焦虑降低到足以让患者开始表达自己的恐惧以及实施策略以减少压力。有时患者可能不直接说他们的焦虑,或者病例上没有既往的诊断。如果是这种情况,物理治疗师可以通过处方药方的种类来识别患者是否有焦虑症。通过熟悉不同的抗焦虑药物的名称,物理治疗师可以识别患有焦虑的患者。表 26.4 列示了常用抗焦虑处方药的名称、效果和副作用。

急性应激障碍和创伤后应激障碍

创伤事件(例如:暴力犯罪、虐待、意外事故、自然灾害或者战争)的幸存者或目击者会增加患上**创伤后应激障碍**(post-traumatic stress disorder,PTSD)或**急性应激障碍**(acute stress disorder,ASD)的风险。它们都属于焦虑障碍的一个亚型。在《精神障碍的诊断与统计手册》中区分这两种障碍是依据障碍持续的时间和症状[9]。ASD 的症状必须持续从 2 天最长不超过 4 周的时间。如果 ASD 的症状持续时间超过 4 周,将不再诊断为 ASD 而转成 PTSD。创伤后应激障碍分为急性创伤后应激障碍和慢性创伤后应激障碍。前者症状持续 4 周但小于三个月,后者症状持续 3 个月或者更久。然而,ASD 和 PTSD 都必须是暴露于创伤性事件后的结果,如果暴露创伤性事件后半年才出现症状,这种 PTSD 可以被称为“迟发性创伤后应激障碍”。现研究指出,有少数 PSTD 的患者是历经轻微创伤后发病的[78,79]。

症状表现为以下一种或几种形式:创伤性事件的再体验;对外界反应**麻木**;减少与外界的交流;各种自主神经紊乱症

表 26.4 常用规格抗焦虑药适应证和副作用

药品	适应证总结	副反应
阿普唑仑(赞安诺锭)	减少焦虑、癫痫、睡眠障碍、酒精滥用、紧张性精神分裂症	镇静、滥用潜力、滴定困难(逐渐减少剂量)
盐酸丁螺环酮(BuSpar)	减少抑郁,焦虑,成瘾性,多动症	震颤、食欲下降、失眠、静坐不安
甲氨二氮䓬(立布龙,利眠宁)	减少焦虑、癫痫、睡眠障碍、酒精滥用、紧张性精神分裂症	镇静、滥用潜力、滴定困难(逐渐减少剂量)
二钾氯氮䓬(氯䓬酸钾)	减少焦虑、癫痫、睡眠障碍、酒精滥用、紧张性精神分裂症	镇静、滥用潜力、滴定困难(逐渐减少剂量)
安定(地西泮,待捷盼)	减少焦虑、癫痫、睡眠障碍、酒精滥用、紧张性精神分裂症	镇静、滥用潜力、滴定困难(逐渐减少剂量)
艾司唑仑(悠乐丁)	减少失眠	认知障碍、头晕、白天嗜睡、焦虑、共济失调、中毒、药物蓄积
盐酸氟西泮(盐酸氟胺安定)	减少失眠	认知障碍、头晕、白天嗜睡、焦虑、共济失调、中毒、药物蓄积
盐酸羟嗪(安泰乐)	减少失眠、颤动、体重增加、焦虑	头晕、镇静、便秘、口干、体重增加、尿潴留、视力模糊、低血压、精神错乱
碳酸锂(碳酸锂缓释片)	减少躁狂和自杀倾向,稳定心境	致命毒性、体重增加、恶心、镇静、痤疮、银屑病、腹泻、烦渴、震颤、水肿、共济失调
氯羟去甲安定(劳拉西泮)	减少焦虑、癫痫、睡眠障碍、酒精滥用、紧张性精神分裂症	镇静、滥用潜力、滴定困难
羟苯二氮䓬(奥沙西泮)	减少焦虑、癫痫、睡眠障碍、酒精滥用、紧张性精神分裂症	镇静、滥用潜力、滴定困难
羟基安定(替马西泮)	减少失眠	认知障碍、头晕、白天嗜睡、焦虑、共济失调、中毒、药物蓄积
三唑苯二氮䓬(酣乐欣)	减少失眠	认知障碍、头晕、白天嗜睡、焦虑、共济失调、中毒、药物蓄积
扎来普隆(扎来普隆胶囊)	减少失眠	头晕、困倦
酒石酸唑吡坦(思诺思)	减少失眠	头晕、困倦

状;烦躁;认知功能下降。创伤性事件的再体验是指反复的,痛苦的,闯入性的回忆,梦境和梦魇,以及在极少数情况下出现分离状态,即个人似乎经历了创伤性事件的重现。这可能持续几分钟到几小时,甚至几天时间。反应麻木,也被称为心理麻木或情感麻木,表现为感到与他人的分离或疏远感,对以前兴趣爱好的下降和丧失,或者缺乏情感反应。认知障碍可能包括记忆损伤,注意力下降,和任务完成的能力下降。患者可能有自主神经兴奋症状,如过度警觉,预期焦虑,惊吓反应,不断环视周边环境,对人和物体的不真实感(如**幻觉**),或很难入睡和易醒[80]。在这种高敏感的状态下,患者可能表现为对外界环境反应减退。在灾难事件发生后,他人受到伤害或者死亡,患者会出现持续的内疚感。

物理治疗师应该注意,PTSD 患者会有如下症状:易激惹、敌对行为、肌张力、慢性**游离性焦虑**、肌肉紧张、性生活和社会功能障碍,以及躯体压力症状。知识点 26.4 中总结了一些 PTSD 的突出特征。

并不是所有历经创伤性事件的人都会引发 PTSD。三重易感性模型假定焦虑障碍的形成必须具备这三种易感特质:①生物易感性;②心理易感性(过去经历提示对不可预料事件的失控性);③在特定情况产生焦虑的一种特殊心理易感性[81]。Keane 和 Barlow[82]依据三重易感性模型提出 PTSD 形成原因。他们假设在一个创伤事件中,一个人历经了警觉和其他强烈的情感反应。如果这个创伤事件和导致的情绪反应是不可预料的或者超出人的控制,这个人可能易患 PTSD。如果这个事件是可以预料到的或者可以人为控制,那么不太可能患上 PTSD。

PTSD 会经常伴发慢性疼痛。如果两种疾病同时发生会对两种情况治疗都产生负面影响[83]。回避、恐惧、焦虑、过度敏感以及小题大做(即解释了过度恐惧的经历),会导致这两种情况持续存在。鉴于 PTSD 与慢性疼痛是常见伴随疾病,

知识点 26.4 PTSD 的行为特征(值得警惕)

以下任一行为:
- 对创伤性事件的反复,闯入性回忆
- 事件导致产生闯入性痛苦的梦境
- 分离状态(事件似乎重现,持续几秒或几分钟)
- 遗忘

至少一下一种行为:
- 精神麻木(在社会活动或周围环境缺乏兴趣;明显不愿意参与社会活动)
- 不能感知情感(例如:亲昵、爱意、性行为、愤怒)
- 睡眠节律紊乱
- 高度警觉
- 惊吓反应
- 易怒的程度渐强
- 注意力下降

物理治疗师应该检查 PTSD 患者是否伴随慢性疼痛。耶鲁多维疼痛量表和麦吉尔疼痛问卷可以用于检查[84,85]。PTSD 的检查可以采用临床医师专用 PTST 量表和创伤后应激障碍筛选量表[86,87]。筛查内容还应该包括患者的信仰、自我疗效、焦虑程度、敏感性、应对方式、期望值、行为和认知回避的等级,用来了解导致这两种情况持续存在的机制。见第 25 章慢性疼痛中关于测量疼痛的仪器的详细讨论。

PTSD 治疗结果应该包括健康、满意、能参与必要活动。物理治疗师应该通过**重建认知**,提高健康应对方式和学习使用放松方法,来帮助患者建立积极的自信,所有这些工作都应该在可预料的、安全的环境中进行。减少大题小做和回避的技术包括情景暴露疗法(前文所述)和**内感受器暴露训练**(例如原地踏步或在椅子上旋转)[88]。内感受器暴露训练帮助患者应对参与活动产生的不适的生理感觉。最后,物理治疗师应该教育患者关于 PTSD 和疼痛是如何相互影响而导致回避症状。随着健康活动的参与性的增加,共发疾病(例如:抑郁、焦虑、惊恐和物质滥用),就会减少,PTSD 患者的生活质量就会提高。

抑郁

抑郁是指悲观绝望、负性情绪、兴趣下降。一个人可能有抑郁人格(被称作心境恶劣),因此其终身都会经历消极情绪。大部分抑郁症患者一生可能经历一次或多次的抑郁发作,而其他时候都是正常情绪。当遇到生活事件时出现一定程度的抑郁是正常反应。当抑郁情绪持续 2 周或以上,并且影响其职业和社会功能时,我们称之为**重度抑郁障碍**。抑郁症的病因可能是脑内生化失衡,也有可能是由应激事件、内心冲突或生活事件诱发。例如脊髓损伤患者患抑郁症的发病率为正常人的 5 倍[89]。

残疾女性的抑郁倾向(30%)[90]高于非残疾女性的抑郁倾向(10%~25%)[9]、残疾男性的抑郁倾向(26%)高于一般人的抑郁倾向(10%)。另外的研究表明,残疾女性抑郁症发病率要高于残疾男性。通过分析 443 残疾女性,Hughes 等[91]发现抑郁症是一个常见的继发疾病[51% 的受试者贝克抑郁量表(BDI-Ⅱ)得分分布在轻度抑郁或者更高]。59% 的脊髓损伤女性曾有临床意义的抑郁症状,而同一时间内全美国女性有临床意义的抑郁发病率为 4.5%~9.3%[92]。残疾女性抑郁几率高的原因有可能是她们是女性并且患有残疾,因为这两个都是增加抑郁风险的因素[93]。由于经济、社会、心理和生物等因素,女性患抑郁的可能性是男性的两倍。基于女性的社会经历和性别角色,也许使她们更加容易患抑郁。女性患抑郁跟以下经历也有关:受虐待、贫穷、缺乏社会支持、行动不便、慢性疼痛、文化程度低以及较弱的掌控力[94]。

如果得不到及时治疗,抑郁症有可能螺旋式加重,并可能导致自杀;每年有 15% 的抑郁患者自杀[18]。抑郁症也许由某些丧失导致,例如:突发的身体残疾、离婚、密友的突然离世或离开,这些丧失可能导致患者出现正常的伤心、悲痛。患者如果他们向朋友求助或者倾诉,那么因丧失所导致的孤独感也许能得到缓解。然而,如果患者不去采取措施,表达自己的感情,那么他们的抑郁可能螺旋式恶化。久而久之,患者会失去活动的兴趣并待在家里。他们可能缺乏精力和动力去履行自己的职责,继而加深自己的罪恶感。自我角色参与的减少会导致自尊心和价值感减弱。最终,不再关心他们的卫生问题。他们不再参与社交,且日益孤独。这样一来,他们躺在床上而不再应付外部世界,痛苦就会因此而生。

抑郁和康复

鉴于抑郁的症状(表 26.5)及其相关行为问题(表 26.6),抑郁可能对治疗结果产生负面影响。抑郁患者起床可能感到困难,也可能没有动力去参与治疗。如果他们参与治疗,他们可能会显示**精神运动迟滞**和缺乏动力和兴趣;也可能感到自己不行,感觉会被批评,或者认为自己很少能有进步。这可能会导致物理治疗师越来越难以离开抑郁症患者去照顾其他患者,因为抑郁患者不能进行规定的练习。抑郁症患者会因为自己身在医院而不是在照顾他们的孩子,为家庭而打工挣钱,或者从事其他角色时,而产生自责感。

抑郁通常会对他们的表现有负面影响。抑郁症患者可能因为缺乏动力和愉快感而很少有收获,他们也可能因为自信力低和无望感而认为不会康复。因为他们的无价值感和无法表达愤怒,这种患者可能很难坚持自我。当人们缺乏自我价值感和自尊时,他们会感到不配拥有发言权。抑郁可能产生对自我的愤怒。抑郁患者会把愤怒转向自己或者抑制它,来代替此刻表达出来,这样的患者可能是因为在过去不被允许表达过敌意。

抑郁症患者会因为犹豫不决而很难做决定。他们可能反复权衡利弊而不能做决定。他们可能无法集中精力来做决定。有时情况经历相反,他们可能不假思索的而下决定(称为**思维阻滞**)。因此,他们可能需要 1~2 分钟去思考和回答问题。

抑郁症患者的治疗

抑郁患者需要积极性的帮助。物理治疗师可以通过提供鼓励,强调优势,提供正性反馈,强调有价值的观点,制定目标来增加患者的主动性。让患者参加能增加自我控制能力和成就感的活动来鼓励他们,这些都证明可以减少抑郁[95,96]。

表 26.5 轻度、中度、重度抑郁的迹象和症状

轻度抑郁	中度抑郁	重度抑郁
易怒	自尊心减少	极度痛苦
焦虑	失望	食欲和体重改变
注意力降低	沮丧	性欲降低
情绪低落	过度罪恶感	绝望
犹豫不决	恐惧	感到不堪重负
闯入性想法	能力下降	无助感
易激惹	敏感	无望感
疲乏		失眠或过度睡眠
孤僻		反复性自杀念头
无用感		无价值感
悲伤		

表 26.6 轻度、中度、重度抑郁的行为

轻度抑郁	中度抑郁	重度抑郁
受挫感	哭泣	对所有活动降低兴趣
计划性下降	对未来感到悲观	不注意个人卫生
对任务感到困扰	很难做决定	整天躺床上
独坐	频繁做出自我否定言论	自杀(自杀企图)
	过度依赖	
	对批评反应强烈	
	躯体化症状	
	反复思考问题	
	反复回想过去	
	社会退缩	

抑郁患者的观点僵硬，他们很难看见困难或者简单任务的代替解决方案，而常常认为没有解决办法。当观念没有正当理由支持着时，他们认为解决办法已经到头了。鉴于这些歪曲的想法，给他们提供现实检验能力是重要的，例如当他们感到无价值感的时候指出他们的优势。认知治疗通过不断纠正他们悲观情绪来改变他们的消极思维方式。

如果让抑郁患者自己选择治疗方案，他们可能变得很矛盾而无法做出决定。因此，他们可能选择不作为。物理治疗师应该选择治疗方案，来提供患者有机会获得进步和成功的体验，避免失败的感受。当不配合的患者认识到他们可以治疗成功而不是放弃时，他们继续治疗机会就会增加。物理康复治疗进步可以减少抑郁，当患者以前认为无法完成活动现在获得成功，他们会感觉更好。

物理治疗师提供给抑郁患者最有价值的信息就是抑郁不会永远持续下去。在联合治疗甚至药物治疗后，抑郁患者最终能好转。抑郁会引起曾经很容易的生活角色活动变得很难，例如成为伴侣。让他们了解到不是这个关系导致的抑郁，而是抑郁让他们处理不好这些关系的。

家庭常常会觉得患有抑郁的家庭成员是一个懒惰、顽固、冷漠的人，并没有意识到他 / 她是在患病中。抑郁症可以像其他躯体疾病一样导致残疾。所以需要家庭成员进行疾患教育，抑郁症如同躯体疾病一样，也会引起功能减退，需要治疗。抑郁的康复没有确切的时间限。对于康复时间，每个患者的情况是不一样的。很多患者不能如家庭所愿“重新振作起来”。

何时转诊抑郁患者

如果怀疑是抑郁症，物理治疗师应该确认患者是否最近在接受抑郁治疗，或者过去接受过抑郁治疗。如果患者从未接受抑郁治疗并且有自杀倾向(后文“自杀”章节)或者抑郁症状明显影响到生活角色，物理治疗师应该将患者转诊给精神病医生进行药物治疗。药物治疗可以让患者配合治疗，更

容易参与困难讨论,已经表达出压抑的感受。

然而,一些患者出于恬淡寡欲和羞辱不愿意告诉治疗师他们的抑郁情况(因为抑郁会使人感到衰弱或者遗憾,病耻感和抑郁联系在一起)。抑郁的诊断不一定在参考表中,而症状可能被误诊为疲劳。这些情况下,用于治疗抑郁的药名的知识可能帮助治疗师确认抑郁患者。常见抗抑郁药物的药名,疗效以及常见副反应如表 26.7 所示。

症状不明显患者,没有自杀倾向的,可以交托给心理治疗师进行语言治疗。如果抑郁是由于家庭冲突引发的患者,可以转诊给社区工作者进行家庭调节。当患者很难用言语表达清楚他们的感觉,可以转诊给创造艺术治疗师促进他们表达,通过非言语的方式,例如音乐,舞蹈和艺术创作。如果抑郁使他们日常生活功能下降,可以转诊给职业治疗师。

自杀

在美国每年有超过 35 000 人自杀,65 000 人不知原因的死亡[26]。越来越多的人选择自杀,而不是因为患有癌症或心血管病死亡的。自杀的原因包括:缺乏社会支持系统,自尊低,无效的应对模式,看不到解决问题的方法。危险因素包括:严重的疾病,既往有自杀企图,家族有自杀史,酒药滥用 / 依赖,长期抑郁,经济困局,由于抛弃丧失被爱。

早期识别自杀的信号对预防自杀非常重要。常见的自杀信号如下:

- 直接说到自杀,例如:“我只想死”;
- 间接说到自杀,例如:“我母亲今后不再会为我担心了”;
- 自杀的计划;
- 写遗嘱;
- 全心关注在死亡上;
- 长期抑郁后突然的高兴或者缓解;
- 危险行为(例如:醉酒驾驶),无所谓的态度;
- 最后的准备(例如:写遗嘱、个人物品的发放、修复关系、书写揭露真相的信件)
- 自我厌恶;
- 个人外表的改变、饮食习惯、性欲、睡眠规律、月经周期、行为(例如:注意力不集中或对活动不感兴趣)或人格(如:退缩、焦虑、悲伤、易怒、冷漠、犹豫不决、疲劳);
- 最近的损失伴有无法停止的悲伤。

当物理治疗师怀疑患者有自杀倾向时,最重要的事情,就是阻止他这种行为。这通常包括获得精神健康专业人员的帮助,如果需要的话,最好是让有知识、有能力的医生将其送往医院。不要让患者独自等待帮助也是很重要的。

在此期间,应做以下事情:

- 询问患者是否想伤害或杀死自己;
- 倾听患者时,不能表示震惊,不能怀疑他们说什么,不能贬低他们的感受;即使当时你不相信他们,也要严肃的接受他们自杀意念;

表 26.7　常用的处方抗抑郁药物的效应与副作用

药品	疗效	副作用
盐酸阿米替林	减少抑郁、焦虑、失眠、偏头痛、慢性疼痛	副作用:口干、尿潴留、便秘、低血压、头晕、心动过速、视力模糊、记忆力减退、体重增加
阿莫沙平(氯氧平)	减少抑郁、焦虑、失眠、偏头痛、慢性疼痛	口干、尿潴留、便秘、低血压、头晕、心动过速、视力模糊、记忆减退、体重增加
安非他酮	减少抑郁、焦虑、成瘾和多动症	颤抖、食欲下降、失眠、心神不定
西酞普兰	减少抑郁、焦虑	副作用:焦虑、恶心、头痛、腹泻、性功能障碍、失眠、冷漠、出汗、低钠血症、疲劳、可能引起儿童和青少年出现自杀意念
盐酸地昔帕明	减少抑郁、焦虑、失眠、偏头痛、疼痛和慢性疼痛	副作用:口干、尿潴留、便秘、低血压、头晕、心动过速、视力模糊、记忆力减退、体重增加
盐酸多塞平	减少抑郁、焦虑、失眠、偏头痛、疼痛和慢性疼痛	副作用:口干、尿潴留、便秘、低血压、头晕、心动过速、视力模糊、记忆力减退、体重增加
氟西汀	减少抑郁、焦虑	神经紧张、恶心、头痛、腹泻、性功能障碍、失眠、冷漠、出汗、低钠血症、乏力、可能引起儿童和青少年出现自杀意念
氟伏沙明	减少抑郁、焦虑	神经紧张、恶心、头痛、腹泻、性功能障碍、失眠、冷漠、出汗、低钠血症、乏力、可能引起儿童和青少年出现自杀意念
盐酸丙咪嗪	减少抑郁、焦虑、失眠、偏头痛、疼痛和慢性疼痛	口干、尿潴留、便秘、低血压、头晕、心动过速、视力模糊、记忆减退、体重增加
闷可乐	减少抑郁和焦虑;双相抑郁;难治性抑郁症	头晕、低血压、体重增加、镇静、棉口、失眠、性功能障碍
马普替林	减少抑郁和焦虑、失眠、偏头痛、慢性疼痛	口干、尿潴留、便秘、低血压、头晕、心动过速、视力模糊、记忆减退、体重增加

• 对患者应表示同情和理解，告诉患者你很在乎他们，并且可以帮助他们；

• 帮助患者想到其他解决办法；依据你对患者的了解，为患者提供选择，而不是在压力下提供一些较容易的一般性答案；

• 警告家人，朋友和其他重要人员患者有自杀风险；这些人都可以帮助防止患者试图自杀；患者自杀意念不会一天消失，需要对患者提供各种帮助资源。

物质滥用

物质滥用是指重复的，以不正当的方式使用药物毒品或酒精，并出现不良后果。物质可以包括但不仅限于：酒精、安非他明、咖啡因、大麻、可卡因、致幻剂、吸入剂、阿片样物质或镇静剂[9]。

物质滥用和康复

如果患者受到药物或酒精的影响来门诊，他们会表现得不合时宜、争辩、烦躁、脱抑制、固执、没有逻辑、易怒、不遵守治疗方案。他们可能会影响那些处于物质滥用康复期的其他患者。由于这些原因，酗酒的患者应被护送出治疗区域，重新开始物质滥用的治疗程序，并告知他们的治疗者。如果目前没有进行物质滥用的治疗，就应转诊。尽管许多毒品具有特别的效果，表 26.8 概述了与物质滥用相关的常见生理、心理和行为表现。

表 26.8 物质滥用常见的生理、心理和行为表现

生理表现		
• 血压异常	• 幻觉	• 疼痛感知降低
• 瞳孔异常反应	• 肝功能受损	• 感觉障碍
• 食欲改变	• 不规则或心跳增加	• 听力敏感
• 便秘	• 意识丧失	• 睡眠障碍
• 渴求	• 营养不良	• 震颤(颤抖)
• 头晕	• 周围神经病变	• 原因不明的体重减轻或增加
• 嗜睡	• 出汗	• 可见针扎的痕迹(如注射)
• 心脏扩大	• 精神运动障碍	
• 消化道出血	• 红眼或红鼻子	
心理表现		
• 混乱	• 感知觉异常	• 自卑
• 妄想	• 容易沮丧	• 偏执
• 否认	• 情绪不稳	• 注意力下降
• 抑郁	• 夸大	• 记忆力差
• 人际行为困扰	• 情绪紧张	• 脱抑制
	• 孤僻	• 思想障碍
行为表现		
• 愤怒	• 摔倒	• 说谎
• 其他物质滥用	• 财务不负责任	• 情绪波动
• 戾气	• 过度活动，坐立不安	• 紧张
• 欺骗	• 判断力差	• 不讲卫生
• 强迫性用药	• 受损或无法履行重大的人生角色	• 持有毒品违禁物
• 管理压力的能力降低	• 冲动	• 在毒品上花钱
• 管理时间的能力减少	• 无法控制药物的使用	• 熬夜(失眠)
• 工作难以把握	• 易怒	• 偷窃
• 日常活动中止	• 孤僻	• 暴力
• 寻求药物和药物使用行为	• 兴趣下降	• 戒断反应

如果患者接受不治疗,在家里使用药物或酒精,他们可能会错过治疗或者在饥饿、疲乏的情况下来康复治疗,或者经常迟到。他们可能因为宿醉出现注意力不集中,或情绪烦躁。他们可能会摔伤。通常情况下,患者会不遵医嘱,完不成他们的家庭练习,忘记吃药。当处方药同非法药物一同被服下时,不良反应就可能发生。患者可能看不到物质滥用给他们生活带来麻烦。他们利用药物的麻木效果而掩盖愤怒、内疚、焦虑或抑郁情绪,尽量展示自己好的方面。

处于否认期的患者可能拒绝康复治疗,忽略预防措施,并经常在康复完成前放弃治疗。他们挫折耐受力降低使他们很容易放弃治疗。无论他们目前是否仍在使用物质,物质滥用的患者都可能有**认知损伤**,而不能遵从或者牢记治疗指令。他们可能家庭不和,没有家人的支持,从而发现自己无家可归。慢性酒精滥用史的患者往往因小脑和周围神经损伤而导致平衡能力变差[97]。为了保持平衡,他们形成了刻板的张开腿行走的步伐。这些因素应该在步态检查和培训时加以考虑。尽管他们言行举止粗暴,物质滥用的患者过于敏感,容易受伤,自卑,而且一旦他们不再滥用药物极易沮丧。这些患者往往控制力很差,他们很容易有攻击性,轻浮,或者为了获得他们所想要的(如酒精、香烟或额外的药物)而寻求交易。

物质滥用的治疗

物理治疗师可以给康复患者提供帮助,使他们能够重新获得对自己生活的控制的能力。这种帮助包括:锻炼设定界线、调节情绪、对挫折耐受力。物理治疗师要强调体育锻炼可以使人快乐和减少对药物的渴望感。压力管理、时间管理、日常生活能力和社交能力,通常也是促进康复的必要技能。

物质滥用的教育

物理治疗师,患者和患者家属应注意,物质滥用是一种疾病。像躯体或精神疾病一样,它会导致**功能降低**,需要熟练的干预来康复,可以影响任何人。诊断有物质滥用的患者通常不能自行停止使用药物和酒精。他们需要帮助,康复是一个终身的过程,学会应对渴求感的技巧,用健康方式处理压力,表达感情,参加 12 步计划,从事无药品活动。

何时转诊物质滥用患者

如果患者有戒断反应,物理治疗师应立即将患者转诊给医生。戒断反应症状包括出汗、睡眠障碍、癫痫、运动不协调、判断失误、焦虑、颤抖、口齿不清、意识清晰度下降、视和触的幻觉。待患者稳定后,医生可将其转介至戒毒所。如果患者没有戒断症状,或者没有治疗,物理治疗师可以将其转至适当的治疗中心。例如 28 天的住院康复中心,长期住院治疗社区(1~1.5 年),社区门诊的 12 步计划,同时诊断精神疾病的患者进入双重治疗机构。

长期物质滥用的患者应该转介营养师为其定制的饮食计划。也可以转介职业治疗师,调节情绪,设定并保持适当的界限,挫折耐受力,管理时间,获得社交技能,恢复必要的日常生活。职业治疗师也要患者知晓健康活动可以让人快乐,让患者选择,从事,讨论健康活动。如果患者需要融合社会,家庭干预,或社会支持,可以转介社工。

激越和暴力

物理治疗师可以不用患者表现性行为,攻击性或暴力行为,但多数会至少目睹过患者这样的行为一次。治疗师应该学会如何预测暴力,识别升级的信号,处理激越的患者,语言上应对威胁。暴力并不总是可以预测的,但治疗师了解它的信号越多,越能及时处理危险情况。

初始步骤包括识别激越的早期症状。激越通常不会被自动消失。相反,它可能演变成争吵和肢体冲突。激越的迹象可能包括:握紧拳头、来回踱步、表情愤怒、咕哝、抱怨、说脏话、跺脚、吐痰、拒绝参与治疗、掷物、撞击重物或其他治疗设备。

研究过激越迹象后,物理治疗师应确定引起激越的原因,以便更好地控制它。虽然很多情况下会引起激越,但需要记住的是引起一人激越的事件或许对另一个人却没有影响;挫折感因人而异。患有老年痴呆症的人因为记不起名字或熟悉的电视节目可能会变得激越。他们可能认为,家庭成员在对他们说谎,欺骗他们,或者试图将他们放置在养老院。人们可能因为身体疼痛、记忆力差、饥饿、疲劳和依赖他人而激越。颞叶损伤、精神病和某些药物副作用也能引起激越。人格障碍的人难以控制愤怒,他们经历不顺利的事情时很容易变得激越。

解决引起激越的基本情况(隐形事实)有助于化解它。如果引起激越的原因未知,物理治疗师应该以非指责方式承认看起来不高兴的患者。很多人没有意识到自己的激越,一旦他们受到关注就会平静下来。然后,治疗师可以鼓励患者口头表达他们难过的原因。治疗师还可以尝试将患者的愤怒转到具有创造性渠道,帮助他们改变观点。

暴力事件也可能没征兆地发生。许多在脑外伤住院部工作的治疗师被咬伤、脚踹、殴打、刮擦过。患者可能会觉得被强迫参与他们认为不需要的治疗,或者他们被当做儿童。他们可能认为工作人员控制自己的生活。为了避免使患者难堪,治疗师可以使用患者至上的治疗方法,尊重患者,让患者参与制定治疗目标和计划。

如果努力化解患者激越不起作用,患者或者反而更加暴力,物理治疗师应转移其他患者,然后离开并呼救。暴力行为发生后,康复小组应研究从事件中学习经验教训,避免再次发生类似事件,并对受影响人员提供支持和教育。回顾这一事件,物理治疗师应解决以下问题:

- 什么引起是患者激惹?
- 导致愤怒升级的原因?
- 患者有没有暴力史?如果有的话,当时是在什么情况下发生的?
- 在进攻行为之前,期间和之后,治疗师和患者的反应如何?
- 在事件过程中有什么其他事情可以做到?

此外,对付激惹或暴力的患者,物理治疗师需要识别什么时候患者在忍受辱骂。据估计,10% 的残疾女性经受性暴力、身体暴力或者或与残疾有关的暴力[98]。虐待与社会支持少,社会隔离增多以及与抑郁症和压力水平升高有关[97]。由于又是残疾人又是女性的原因,残疾女性可能更容易受到虐待。相比不残疾的女性,残疾女性会经历更长时间的虐待以及遭受更多人的虐待[99]。Nosek 等[100]已经识别出几个因素可以80% 的确定在过去的一年中一个女人是否被虐待。这些因素包括自我封闭、社会隔离、抑郁和缺乏教育。虐待对残疾女性应考虑进行虐待评估[100]。Nosek 等人研究出一种四项筛查工具，虐待评估筛查量表——残疾(AAS-D)，即可以检查在过去的一年性虐待、身体虐待和与残疾有关虐待。

性欲亢进

性欲亢进是指性欲增加，常伴有语言或身体侵犯。这些行为因为狂躁、儿童性虐待或脑损伤引起的。患者可能渴望被关注、或者想超过别人、打动别人、或者为了炫耀。性欲亢进的语言表现是：吹口哨、口头表达性欲、要求身体亲近、索要电话号码、约会。身体行为包括：凝视、掐捏、轻敲某人的身体、抚摸、亲吻、露阴、手淫和阻止别人从房间出来。

有几种方式可以说明患者性欲亢进。如果治疗师的感觉受到威胁，他(她)应该离开该地区，并寻求援助。如果患者的纵欲行为是新近观察到的行为，治疗师可以告诉给患者，坚决表明这种行为是不恰当的，是不会被容忍的。如果治疗师认为患者出现躁狂或轻躁狂的症状，应立即将其转交给精神科医生。持多学科医疗小组可以帮助患者明白纵欲行为是不允许在诊所内发生的。

社会心理健康

Jacobs 和 Jacobs[101] and Donatelle 和 Davis 认为[26]，健康是一个动态的过程，人们充分发挥自身的情感、社会、环境、身体、精神和智力健康。Donatelle 和 Davis 描述一个健康的个体，应该是可以原谅自己或他人、知错就改、体会万物、能很现实的理解自我和环境、平衡人生奋斗目标和日常活动、尊重他人保持健康的关系、生活满意、理解他人需求、合理表达情绪和行使社会职责。实现这一健康定义目标，对于一个为实现健康，同时遭受多重障碍的残疾人可能需要大量精力。

影响残疾人健康的障碍物

《全民健康 2020》报告了美国残疾人存在的健康的问题[90]。据报道，残疾人较正常人存在更多心理困扰的症状，更容易不参加体育锻炼。克服这些障碍包括“提高残疾人希望参与社会、精神、娱乐、社区和公民活动的比例”(DH-13)和“减少报道具有严重心理困扰的残疾人的比例”(DH-18)。

更具体地说，研究发现，可能是由于贫困、暴力、虐待、慢性疾病以及社会隔绝，残疾妇女受到的压力水平要高于男性残疾人[93]。经济劣势可能是压力的诱导因素，如收入较低，获取残疾公共利益的机会较少，相比于男性同行受教育程度较低，失业或未婚的可能性较高[102]。患有脊髓损伤的人感受压力比一般人群要高，而女性脊髓损伤患者比男性脊髓损伤患者感受压更高[103]。

社会支持

社会支持是实现心理健康的关键。社会支持是指可以提供情感支持、财政帮助、物质帮助、善于倾听、能够指导或鼓励他人的人员可获得性。社会支持可以提高残障人士自尊、对和调整能力。证据表明，许多躯体疾病，社会支持也能起到了强有力的预防和治疗作用。Rintala 等[104]发现社会支持直接关系脊髓损伤患者生活和健康的满意度。Hardy 等[105]和 Kaplan[106]发现，社会支持越好预示着患者在康复后职业功能的恢复越好。

研究人员表明，由于残疾导致的抑郁症难以恢复的原因与缺乏社会支持有关。残疾经常会导致社会隔离，另外疼痛和活动受限影响患者与他人的联系。再加上社会机会减少，负面的社会观念，以及复杂的环境障碍可能会导致与社会的隔绝和缺乏情感上的亲密关系。

社会支持可促进治疗和增加患者的依从性。物理治疗师对于指导教育患者中起着重要的作用，有权使用专为改善患者的社交网络和社会活动设计的设备和环境设备等资源。附录 26.C 为患者、家属和医护人员提供了改善社区无障碍设施资源(独立生活中心)。抑郁症、物质滥用、焦虑、创伤后应激障碍等网站资源。

康复中的健康问题

心理健康需要患者在康复活动和长期各种关系与角色中都获取成功。康复活动重点提高功能恢复，积极参加有意义的社会活动(例如：和其他患者进行轮椅篮球)、重返社会。长期社会关系和角色包括作为配偶、父母、工作人员和朋友等。心理学家、社会工作者和职业治疗师可以帮助患者调整这些长期社会关系与角色。康复活动和长期社会关系与角色可以提高满足感、幸福感、保持良好状态。物理治疗师可以帮助患者选择和从事促进心理健康各种活动机会。

花费大量时间老是想着过去，担心未来的患者无法充分认识当前状况。专注于当前状况的能力可以降低患者对过去或未来状况的焦虑。成为能减少有关患者的情感能量集中在他或她的当下活动。关注当下能为患者改变和打破旧习，适应环境变化，识别其他选择方法的能力。物理治疗师要帮助患者通过选择有意义的和康复目标一致的活动，来使患者专注于当前活动。

日常工作、休闲和社交活动的均衡对维持心理健康是很重要的。任何心理或身体损伤都可能破坏这种平衡。在对患有脊髓损伤的患者进行的抑郁与娱乐两者之间关系的研究中，Loy 等[107]发现，没有抑郁症的患者比抑郁症患者具有更多的功能和能够参加更高层次的娱乐活动。治疗师可以利用活动的兴趣调查或时间安排来帮助患者从事的休闲活动。活动兴趣调查是指患者在参与娱乐活动之前收集各种相关信息，这些活动包括他们目前感兴趣的，以及以后想从事的娱乐活动。

消极的目光影响心理健康。物理治疗师可以通过目标设定、积极乐观、认知行为技巧、纠正负面观点、长期心理干预等措施帮助消极的患者积极地改变他们的期望。

将社会心理因素融合到康复过程中的病例

比尔，19 岁的奥运体操运动员，一次摩托车事故造成永久的脊髓损伤。比尔以前有一个强有力的社会支持体系，参加了各种各样的课外活动。他订婚并要计划结婚，参加学院的体操队，从 7 岁起就担任夏令营的体育辅导员。但脊髓损伤使他从胸部以下瘫痪。

比尔现在专注于如何度过每一天。他认为自己不能正常工作或上学。这起事故改变了他对未来的期望、人生观、对环境的挑战和社会支持系统。婚姻合约破裂、不再去会朋友加剧了他的抑郁症；事实上，他很少离开家去进行康复治疗。就在准备开始独立时，比尔不得不再次依赖父母。他看到弟弟妹妹在生活上取得的进步，自己感觉停滞、愤怒、郁闷、惭愧。曾经自尊心强的他，因为丧失了熟悉的身份，而被彻底击垮。

作为他康复的一部分，治疗师应提供比尔一个来表达他愤怒的安全方式；需要转诊给心理学家。治疗师要帮助他更好地理解自己身体的局限性和能动性。基于比尔的优势和局限性，治疗师要帮助他重新定义适应其新的角色和新的身份的兴趣。例如：如果比尔能够确定一个有意义的活动（如教练儿童体操队）来代替他的运动训练，对比尔来说可能是有益的。关于大学和远程教育的信息对其也是有益的。治疗师也可以帮助比尔和他的家人对了解脊髓损伤和对未来的合理预期。

康复治疗建议

表 26.9 列出了一个针对残疾不恰当的病理反应模式的行为清单。这个清单并不是包罗万象的，而是需要多加注意的范畴。据了解，随着时间的推移，即使是轻微病理反应也可以慢性化，并且随着时间延长而恶化。表 26.10 列出了需要心理咨询的行为。

知识点 26.5[108]给出了有心理问题的患者总体目标和预后，知识点 26.6 提供的通常用于评定这些预后的工具，国际功能，残疾和健康分类（International Classification of Functioning, Disability, and Health; ICF）[109]。然而，人类的反应，反应模式，适应过程处理是变化多端的和个体化的。每个患者必须找到各自的治疗方法和目标，应包括患者的人格特点，反应方式和需要。最重要的康复成分是患者和医生的关系。物理治疗师以建立治疗氛围有助于沟通、理解、合作，这些是良好预后的基础。物理治疗师的人格特点、交流方式、提供的治疗氛围，对患者对康复治疗参与性和反应性有着很强的影响力。

表 26.9　提示有病理反应方式的行为

悲伤	抑郁	自尊心受损	自杀可能性高	暴力可能性高
对功能的损伤或实际发生损失的悲痛是正常的，可预期的，但有下面更严重的反应可以作为线索：	情感平淡（几乎没有情感）	社交退缩	抑郁	愤怒点低
否认问题及其严重性	低动力	自毁行为	赠送财物	抑郁
夸张或理想化损失	躁狂行为	无法保持目光接触	囤积/隐藏药物或能充当武器的东西	极度焦虑
对过去或损失前状态的困扰	精神运动性迟滞（运动和行动迟缓）	无法接受赞美	写遗书	活动过度
对相关损失内疚的困扰	负性思维	审判的态度	重写遗嘱	自残
	饮食和睡眠模式改变（失眠或嗜睡）	自嘲和自我批判	言语表达孤独和绝望	敏感
注意力下降	倒退	无端悲观	陈述解除疼痛、缺席等等的益处	好辩
对活动和事件失去兴趣	社会退缩	对外表漫不经心	闯入性的想法	无法表达情感
情绪不稳	自我毁灭的行为	对人身安全漫不经心		被遗弃的恐惧
无力讨论损失	对环境，人物和事件失去兴趣			高度依赖
独处的恐惧	自责和自我批判			分离状态
行为表现（乱发脾气，自杀的手势，滥交）				
愤怒的立场				

表 26.10 以下患者的行为可能提示要进行精神科检查

倒退	倒退是指退到早期或不成熟的行为模式。这种情况在儿童中更常见,但在成人中一样可观察到。例如,孩子们可能又开始吮吸手指,或者可能不会自己大小便。成人回归一般是失去技能和能力,极端情况下甚至回到婴儿时期的表现
定向障碍	定向障碍是指时间,地点,活动,人物识别障碍。偶尔,一般人也会发生短暂的定向障碍,但是发生频率高,持续时间长,就需要检查和干预。如果出现极端混乱行为和思维需要更仔细的检查
妄想	妄想是指错误的信念,与环境不协调,和正常的价值体系不一致。妄想可以包括夸大妄想,被害妄想等很多内容。即使有证据,患者仍坚信妄想信念
对环境的错误解释	这是此列表中的最广泛的范畴,但幸运的是,也是最容易理解的范畴。显然,当患者明显的曲解和误解的他的客观情况或现实时,它可能是最容易被到非心理健康人员的发现。不仅在其极端情况下(如精神病发作时)而且在轻微症状的情况下都应该高度重视,并积极干预
情感不协调	情感是指患者的情绪,包括快乐,悲伤,恐惧,等等,可以表现为肢体语言,面部表情和言语。情感不协调是指与周围环境不一致的情绪;例如,听到坏消息却表现喜悦。也可以表现为情绪和语言之间的分裂;例如,言语表达哀悼而露出灿烂的笑容和喜悦
警觉性增高或降低	警觉性下降是指患者在对周围的环境和事物关注度下降。警觉性增高是指对外界事物关注度或警觉性增高。这两种极端轻度对精神科来说具有不同的意义。一个咨询建议过于接近
情绪波动	我们都经历过情绪的波动,但大多数的时候,是对外部因素相对合理的情绪反应,例如听到新闻或者外界环境的变化。虽然情绪可以变化,但通常还是保持持续和稳定的。当情绪变化极端,或者频率变化时,这表明情绪不是不稳定,就是情绪波动是内部因素而不是外部因素导致的
自残行为	任何自残行为,特别是那些频繁自残的行为,是需要引起高度重视的。自残行为可以包括从轻度的、难以察觉的表现到非常明显和可怕的表现。轻度表现包括不遵守治疗方案,自我护理活动变差,如不进食,暴饮暴食,不注意个人卫生,或对治疗粗枝大叶。明显的表现包括割伤和自杀的意念
采取极端的正常行为	正常人的行为具有很广的范围,如果超过了正常范围就应该引起我们的注意。当经历一个极端事件,创伤或应激事件时,才有可能超过正常范围。个人面临的残疾时就会自然而然地对这个问题关注和焦虑。一个准备截肢的人对左腿的关注水平在一个健康的人身上发生被认为是强迫行为。判断行为表现时需要由临床医生进行判断。在常规决策前,需要评估强迫行为,注意力不集中和制动性等进行评估。一个过于依从的、过度镇静的、过于争吵的、过于焦虑的、甚至歇斯底里的患者都应该高度关注。任何意想不到的反应(言语或行为)或者极端行为都应该引起注意

知识点 26.5 患者的心理问题总目标和结果范例——改编于理疗治疗指南[108]

病理学的影响减少

- 增强患者,家属和护理者对疾病、预后和护理计划的知识和意识。
- 增强症状管理。
- 监测康复过程中的变化。
- 降低继发损伤和复发的风险。
- 降低照顾强度。

损伤的影响减少

- 改善认知功能。
- 改善沟通。
- 积极参加康复治疗。

执行躯体检查,任务或活动的能力提高。

- 日常生活能力独立性提高。
- 解决问题和决策能力得到提高。
- 患者,家属和护理者的安全完好。

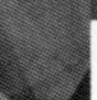

知识点 26.5　患者的心理问题总目标和结果范例——改编于理疗治疗指南[108]　续

慢性疾病的残疾率降低

- 承担 / 恢复自我保健和家庭管理的能力得到改善。
- 参加工作活动(工作 / 学校 / 演出),社区休闲角色的能力得到提高。
- 认识并利用社区资源的能力得到改善。

健康状况和生活质量得到改善

- 幸福感增强。
- 压力降低 和(或)对压力管理的能力得到改善。
- 洞察力、自信心和自我管理能力得到提高。
- 健康状况得到改善。

满意度增强

- 有权使用和服务的可用性对于客户和家庭来说是可以接受的。
- 患者和家属对康复服务满意。
- 平衡患者,家属,护理人员,以及其他专业人士的关系。
- 需要确定出院后安置情况。

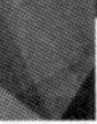

知识点 26.6　国际功能,残疾和健康分类对社会心理问题的评估[109]

身体结构和功能的评估

Holmes 社会调整评定量表(附录 26.A)

- Holmes, T, and Rahe, R: The Social Readjustment Scale. J Psychosom Res 11:213, 1967.

麻烦量表(附录 26.B)

- Kanner, AD, et al: Comparison of two modes of stress management: Daily hassles and uplifts versus major life events. J Behav Med 4:1, 1981.

情景记忆测试

- Toglia, JP: Contextual Memory Test. Therapy Skill Builders, San Antonio, TX, 1993.

贝克抑郁量表

- Beck, AT, Steer, RA, and Brown, GK: Beck Depression Inventory–II Manual. The Psychological Corporation, San Antonio, Texas, 1987.

斯特鲁普色字测试

- Golden, CJ, and Freshwater, SM: The Stroop Color and Word Test: A Manual for Clinical and Experimental Uses. Stoelting Co, Wood Dale, IL, 2002.

神经行为认知状况检查

- Kiernan, RJ, Mueller, J, and Langston, JW: The Neurobehavioral Cognitive Status Examination (COGNISTAT). Northern California Neurobehavioral Group, Inc., San Francisco, 2001.

广义成功期望量表

- Fibel, B, and Hale, WD: The Generalized Expectancy for Success Scale—a new measure. J Consulting Clin Psych 46:924, 1978/1992.

贝克绝望量表

- Durham, TW: Norms, reliability, and item analysis of the Hopelessness Scale in general psychiatric, forensic psychiatric, and college populations. J Clin Psych 38(5):597, 1982.

内外心理控制源量表

- Rotter, JB: Generalized expectancies for internal versus external control of reinforcement. Psych Mono 80:1, 1966.

自我效能量表

- Sherer, M, Maddox, JE, Mercandante, B, Prentice-Dunn, S, Jacobs, B, and Rogers, RW: The Self-Efficacy Scale: Construction and validation. Psych Rep 51:663, 1982.

知识点 26.6 国际功能，残疾和健康分类对社会心理问题的评估[109] 续

完成句子的态度调查

- Bloom，W：Bloom Sentence Completion Attitude Survey. Stoelting Co.，Wood Dale，IL. Website：https://www.stoeltingco.com

简易精神状态检查（MMSE）

- Folstein，MF，Folstein，SE，and McHugh，PR："Mini-mental state." A practical method for grading the cognitive state of patients for the clinician. J Psychiatr Res 12（3）：189，1975.

活动量表

职业问卷的平衡活动记录

- Smith，HR，Kielhofner，G，and Watts，JH：Occupational Questionnaire. Am J Occup Ther 40：278，1986. Website：www.moho.uic.edu/mohorelatedrsrcs.html

兴趣量表

- Kielhofner，G，and Neville，A：Interest Checklist. Slack，Thorofare，NJ，1983.

参与能力量表

角色量表

- Oakley，F，Kielhofner，G，Barris，R，and Reichler，RK：The Role Checklist：Development and empirical assessment of reliability. Occup Ther J Res 6（3）：157，1986.

社区适应调度

- Roen，S，and Burnes，A：Community Adaptation Schedule [serial online]. Not dated. Available from Mental Measurements Yearbook with Tests in Print，Ipswich，MA. Accessed January 12，2011.

提高患者参与性

患者应尽可能充分参与他们自己的治疗。既要参与制定治疗目标和计划，也要参与评估治疗进展。治疗师能够解释清楚患者的目前状况、预期目标、预后和干预措施也影响患者的配合度。在治疗过程中与患者达成伙伴关系可以产生合作和信任的治疗关系。当患者控制感增强时（即控制点），绝望和无助感就会减轻。

治疗师还应该善于倾听患者，并且要加强沟通。客观、细心倾听患者可以让他们表达他们关切的问题，否则，他们可能会觉得谈话很不舒服。但是，清晰明了的沟通，可能会被患者被动接受服务时产生的情绪、不确定性或矛盾所打断。尽管有时可能会出现患者去行动更容易，尤其是患者在康复活动中承担一个被动的角色时。在康复活动中要促进患者自信心和独立性，培养患者参与能力和责任感。如果让患者保持被动的角色，最终会导致患者出现无助感，依赖性，和进展缓慢。

术语和标签的使用

治疗师和患者应使用简单、容易理解、和患者的认知水平相当的语言来进行沟通。和患者谈话时，应避免使用科学术语，因为它能妨碍患者的理解并让患者在感情上和治疗师拉长距离。同样的，物理治疗师仅仅将他们看做是残疾人而没有其他什么疾病，并把相同诊断的患者都归为一类情况。这样的做法应该要避免的，相反，治疗师应该尊重患者，并认为每个患者都是独一无二的区别对待。

康复团队成员的自我意识

最后，可能也是最重要的，治疗师需要知道自己的感受，动机和反应。这种自我意识是治疗师了解对患者反应的关键。人们有意识或者无意识对他人有反应是正常的。有时患者使治疗师想起和自己有关的其他人，如：同胞、父母、配偶或雇主。如果治疗师无意识的将患者和其他人联系在一起，就可能错误的理解患者的需求，或者做出不正当的反应。例如，对患者的无意识反应，可使治疗师过分自我保护，或者在极端情况下，会使治疗师对患者有挫败感，并且这种挫败感是治疗师无意识的将自己的感觉和其他人联系在一起，而不是当下的这个患者。使患者沮丧。

一般情况下，当治疗师对某个特定患者有强烈的情感反应时，这种情感反应是治疗师无意识跟其他人联系在一起。当这种情况发生时，治疗师后退一步，并评估自己的感受，辨别出他们对患者的反应，以及患者是如果触发了自己这种无意识的情感反应。反过来也是如此；患者可能会无意识地将和治疗师有类似性格人的反应来对待治疗师。治疗师必须知道这是正常的现象，应避免因为患者的这种无意识反应产生情绪。相反，治疗师要继续与患者建立相互尊重的关系，等时机合适的时候告诉患者，他或她的第一印象是不对的。

总结

物理治疗师应该识别和了解患者的社会心理因素，这些因素可能促使或者阻碍患者的康复。成功的干预依赖以下方面：

- 了解每个患者的社会心理因素，包括人格特点和应对技巧；
- 识别和了解患者在康复中使用的防御机制；
- 识别患者适应残疾不同心理阶段，帮助患者在自己的调整过程中取得进展；
- 了解如何识别焦虑，抑郁，物质滥用的知识；确定如何处理这些 问题；并辨别什么时候是必须转诊给其他治疗小组；
- 建立以患者为中心的治疗模式，强调尊重，同情，怜悯患者；
- 通过心理教育、健康和预防策略，使患者和家属更有能力；
- 和患者一起制定与他们的需求，价值观和功能水平一致的目标和结果；
- 与患者和团队成员合作，建立和实施适当的干预措施；
- 开发团队，必要时提供转诊。

复习思考题

1. 列出五个社会心理因素，并说明每个因素怎样影响康复。
2. 识别出问题 1 中的社会心理因素，给出干预调整的事例。
3. 区别不同的心理卫生专业，分别治疗怎样的社会心理问题？
4. 治疗师如何安抚激越的患者？
5. 描述如何处理暴力患者的方法，以及当暴力行为发生后如何来分析？
6. 性欲亢进的表现是什么，应该怎样解决？
7. 确定并描述心理适应残疾的阶段。
8. 讨论三个适应长期残疾和疾病有效的社会心理学应对策略。
9. 描述残疾患者常用的五种防御机制。
10. 什么是创伤后应激障碍的症状？
11. 典型的悲伤反应和病理反应之间的区别。
12. 说明几种增加患者参与康复、增加自信的方法。
13. 为什么以患者为中心的干预很重要？什么策略可以被用来实现这种类型的互动？
14. 描述全身适应综合征。

病例分析

患者是一名 68 岁的女性，从地下室的楼梯跌倒造成股骨颈骨折住院后第 2 天。髋关节置换手术(关节成形术)是在摔倒的同一天进行。该参考文档表示“负重的容忍。”患者抱怨说，由于摔倒她不能做任何事情。她摔倒之前很健康，但是视力逐渐下降，记忆力差和骨质疏松症。她的髋部骨折加大了进一步功能失调和功能丧失的风险。患者的丈夫长时间生病，在过去的 5 年里，患者照顾他直至他去世。她有一个儿子，但很少去看她，因儿子已婚，有孩子，生活在其他地方。一个好朋友住在离她几里的地方，其他的朋友们都已经去世。可以看出患者在公共场合坐在轮椅上很尴尬。

鉴于她的丈夫和朋友的死亡，以及最近的事故，患者第一次在她的生活里开始很担心自己的死亡。她一心想着丈夫的死亡，因为他是她生活的一部分。她觉得她看不到将来，看不到期待。她不知道她是谁，她渴望和她的丈夫重聚。

指导性问题

1. 指出本案例中的明显社会心理因素。
2. 哪些对患者相关的问题仍然没有回答(即哪些相关信息缺失)？
3. 患者的情绪状态如何影响康复？
4. 为患者制定一个问题列表。
5. 识别患者有价值的地方。
6. 识别的物理治疗的总体目标和预后。
7. 确定适合患者的干预类别。
8. 确定可以转诊的专业或资源。

参考文献

1. Webster's New World Dictionary of American English, ed 2. Prentice-Hall, Upper Saddle River, NJ, 1988.
2. Vaillant, GE: Adaptation to Life. Little, Brown, Boston, 1977.
3. Wickramasekera, I, et al: Applied psychophysiology: A bridge between the biomedical model and the biopsychosocial model in family medicine. Prof Psychol Res Pr 27:221, 1996.
4. Edwards, A, and Elwyn, G: Shared decision-making in health care: Achieving evidence-based patient choice. In Edwards, A, and Elwyn, G (eds): Shared Decision-Making in Health Care: Achieving Evidence-Based Patient Choice, ed 2. Oxford University Press, Oxford, UK, 2009, p 3.
5. Siegel, B: Love, Medicine and Miracles. HarperCollins, New York, 1988.
6. Doskoch, P: Happy ever laughter. Psychol Today 29:32, 1996.
7. Watts, R: Trauma counseling and rehabilitation. J Appl Rehab Counseling 28:8, 1997.
8. Gleckman, AD, and Brill, S: The impact of brain injury on family functioning: Implications for subacute rehabilitation programs. Brain Inj 9:385, 1995.
9. American Psychiatric Association: Diagnostic and Statistical Manual of Mental Disorders, ed 4. Text Revision. American Psychiatric Association, Washington, DC, 1994.
10. Moore, D, and Li, L: Substance abuse among applicants for vocational rehabilitation services. J Rehabil 60:48, 1994.
11. Friedland, J, and McColl, M: Disability and depression: Some etiological considerations. Soc Sci Med 34:395, 1992.
12. Turner, RJ, and Beiser, M: Major depression and depressive symptomatology among the physically disabled: Assessing the role of chronic stress. J Nerv Ment Dis 178:343, 1990.
13. Penninx, BWJH, et al: Vitamin B_{12} deficiency and depression in physically disabled older women: Epidemiologic evidence from the Women's Health and Aging Study. Am J Psychiatry 157:715, 2000.
14. Paolucci, S, et al: Post stroke depression and its role in rehabilitation of inpatients. Arch Phys Med Rehabil 80:985, 1999.
15. Kreuter, M, et al: Partner relationships, functioning, mood, and global quality of life in persons with spinal cord injury and traumatic brain injury. Spinal Cord 36:252, 1999.
16. Meara, J, et al: Use of the GDS—Geriatric Depression Scale as a screening instrument for depressive symptomatology in patients with Parkinson's disease and their careers in the community. Age Ageing 28:35, 1999.
17. Denollet, J: Personality and coronary heart disease: The type-D scale-16. Ann Behav Med 20(3):209, 1998.
18. Nemeroff, CB: The neurobiology of depression. Sci Am, p 42, June 1998.
19. Heinemann, A, et al: Substance abuse by persons with recent spinal cord injuries. Rehabil Psychol 35:217, 1990.
20. Zegans, J: The embodied self: Integration in health and illness. Adv J Inst Advance Health 7(3):29, 1991.
21. Benson, H: The Relaxation Response. HarperCollins, New York, 1974.
22. Livneh, H, and Antonak, RF: Psychosocial Adaptation to Chronic Illness and Disability. Aspen, Gaithersburg, MD, 1997.
23. Keany, KC, and Glueckauf, RL: Disability and value changes: An overview and analysis of acceptance of loss theory. Rehabil Psychol 38:199, 1993.
24. Jacobson, AM, et al: Adherence among children and adolescents with insulin-dependent diabetes mellitus over a four-year longitudinal follow-up: I. The influence of patient coping and adjustment. J Pediatr Psychol 15:511, 1990.
25. Grzesiak, RC, and Hicok, DA: A brief history of psychotherapy and physical disability. Am J Psychother 48:240, 1994.
26. Donatelle, RJ, and Davis, LG: Access to Health, ed 6. Allyn & Bacon, Needham Heights, MA, 2000.
27. Strobe, W, and Strobe, MS: Bereavement and Health: The Psychological and Physical Consequences of Partner Loss (The Psychology of Social Issues). Cambridge University Press, New York, 1987.
28. Burke, ML, et al: Current knowledge and research on chronic sorrow: A foundation for inquiry. Death Stud 16:231, 1992.
29. Lindgren, CL, et al: Chronic sorrow: A lifespan concept. Sch Inq Nurs Pract 6:27, 1992.
30. Selye, H: The general adaptation syndrome and the disease of adaptation. J Clin Endocrinol Metab 6:117, 1946.
31. Heinrichs, SC, et al: Anti-stress action of a corticotropin-releasing factor antagonist on behavioral reactivity to stressors of varying type and intensity. Neuropsychopharmacology 11:179, 1994.
32. Theorell, T, et al: "Person Under Train" incidents: Medical consequences for subway drivers. Psychosom Med 54:480, 1992.
33. Breznitz, S: The seven kinds of denial. In Breznitz (ed): The Denial of Stress. International Universities Press, New York, 1983, p 257.
34. Taylor, SE, and Aspinwell, LG: Psychosocial aspects of chronic illness. In Costa, PT, and VandenBox, GR (eds): Psychological Aspects of Serious Illness: Chronic Conditions, Fatal Diseases, and Clinical Care. American Psychological Association, Washington, DC, 1990, p 7.
35. Rodin, G, et al: Depression in the Medically Ill: An Integrated Approach. Brunner/Mazel, New York, 1991.
36. Levin, HS, and Grossman, RG: Behavioral sequelae of closed head injury. Arch Neurol-Chicago 35:720, 1978.
37. Brooks, N: Behavioral abnormalities in head injured patients. Scand J Rehabil Med Suppl 17:41, 1988.
38. Mairs, N: Waist High in the World. Beacon Press, Boston, 1996.
39. Hermann, M, and Wallesch, CW: Depressive changes in stroke patients. Disabil Rehabil 15:55, 1993.
40. Davidhizer, R: Disability does not have to be the grief that never ends: Helping patients adjust. Rehabil Nurs 22(1):32, 1997.
41. Kabat-Zinn, J: Full Catastrophe Living: The Wisdom of Your Body and Mind to Face Stress, Pain, and Illness. Delacorte, New York, 1990.
42. Trieshman, RB: Spinal Cord Injuries: Psychological, Social and Vocational Rehabilitation, ed 2. Demos, New York, 1988.
43. Biordi, DL: Body image. In Larsen, PD, and Lubkin, IM (eds): Chronic Illness: Impact and Intervention, ed 7. Jones & Bartlett, Boston, 2009, p 117.
44. Frank, RG, Rosenthal, M, and Caplan, B (eds): Handbook of Rehabilitation Psychology, ed 2. American Psychological Association, Washington, DC, 2009.
45. Freidman, HS, and Booth-Kewley, S: The "disease-prone personality": A meta-analytic view of the construct. Am Psychol 42:539, 1987.
46. Glanz, K, and Schwartz, MD: Stress, coping, and health behavior. In Glanz, K, Rimer, BK, and Viswanath, K (eds): Health Behavior and Health Education: Theory, Research, and Practice, ed 4. Jossey-Bass, San Francisco, 2008, p 211.
47. McCraty, R, and Tomasino, D: Emotional stress, positive emotions, and coherence. In Arnetz, BB, Ekman, R, and Carlsson, A (eds): Stress in Health and Disease. Wiley-VCH, 2006, p 342.
48. Stone, AA, and Porter, MA: Psychological coping: Its importance for treating medical problems. Mind/Body Med 1(1):46, 1995.
49. Tate, D, et al: Coping with the late effects—differences between depressed and nondepressed polio survivors. Am J Phys Med Rehabil 73:27, 1994.
50. Krause, JS, and Rohe, DE: Personality and life adjustment after spinal cord injury: An exploratory study. Rehabil Psychol 43:118, 1998.
51. Radomski, M: Assessing context: Personal, social, and cultural. In Trombly, CA, and Radomski, M (eds): Occupational Therapy for Physical Dysfunction, ed 5. Lippincott Williams & Wilkins, Baltimore, 2002, p 213.
52. Mpofu, SS: Take Control of Your Health: Master of Your Destiny, Book 1. Author House, Bloomington, IN, 2011.
53. Jorgenson, J: Therapeutic use of companion animals in health care. Image J Nurs Sch 29(3):249,1997.
54. Webster, G, et al: Relationship and family breakdown following acquired brain injury: The role of the rehabilitation team. Brain Inj 13:593, 1999.
55. Steinhauer, PD: Developing resilience in children from disadvantaged populations. In National Forum on Health Secretariat (eds): Canada Health Action—Building the Legacy. Vol. 1. Determinants of Health: Children and Youth. Éditions MultiMondes, Sainte-Foy, Québec, Canada, 1997, p 51.

56. King, G, et al: Turning points and protective processes in the lives of people with chronic disabilities. Qual Health Res 13(2):184, 2003.
57. Gorman, LM, et al: Psychosocial Nursing Handbook for the Nonpsychiatric Nurse. Williams & Wilkins, Baltimore, 1989, p 51.
58. Holmes, T, and Rahe, R: The Social Readjustment Scale. J Psychosom Res 11:213, 1967.
59. Kanner, AD, et al: Comparison of two modes of stress management: Daily hassles and uplifts versus major life events. J Behav Med 4:1, 1981.
60. Tusek, D: Guided imagery: A powerful tool to decrease length of stay, pain, anxiety, and narcotic consumption. J Invas Cardiol 11:265, 1999.
61. Tiernan, P: Independent nursing interventions: Relaxation and guided imagery in critical care. Crit Care Nurse 14(5):47, 1994.
62. Early, MB: Mental Health Concepts and Techniques for the Occupational Therapy Assistant, ed 3. Lippincott Williams & Wilkins, Baltimore, 2000.
63. Precin, P: Living Skills Recovery Workbook. Butterworth-Heinemann, Woburn, MA, 1999.
64. Walker, LG, and Eremin, O: Psychoneuroimmunology: New fad or the fifth cancer treatment modality? Am J Surg 170:2, 1995.
65. Tusek, D, et al: Effect of guided imagery and length of stay, pain and anxiety in cardiac surgery patients. J Cardiovasc Manage 10:22, 1999.
66. Scheufele, PM: Effects of progressive relaxation and classical music on measurements of attention, relaxation, and stress responses. J Behav Med 23(2):207, 2000.
67. Benson, H, et al: Decreased blood pressure in pharmacologically treated hypertensive patients who regularly elicited the relaxation response. Lancet 1(7852):289, 1974.
68. Rossman, ML: Guided Imagery for Self-Healing: An Essential Resource for Anyone Seeking Wellness. New World Library, Novato, CA, 2000.
69. Dossey, BM: Holistic modalities and healing moments. Am J Nurs 98(6):44, 1998.
70. Eisenman, A, and Cohen, B: Music therapy for patients undergoing regional anesthesia. AORN J 62:947, 1991.
71. White, J: Music therapy: An intervention to reduce anxiety in the myocardial infarction patient. Clin Nurs Specialist 6:58, 1992.
72. Burns, D: The Feeling Good Handbook. Plume, New York, 1999.
73. Blackburn, IM, and Moorhead, S: Update in cognitive therapy for depression. J Cogn Psychother 14(3):305, 2000.
74. Butler, AC, et al: The empirical status of cognitive-behavioral therapy: A review of meta-analyses. Clin Psychol Rev 26(1):17, 2006.
75. Lam, RW, and Sidney, HK: Evidence-based strategies for achieving and sustaining full remission in depression: Focus on meta-analyses. Can J Psychiatry 49:17S, 2004.
76. Leichsenring, F, Rabung, S, and Leibing, E: The efficacy of short-term psychodynamic psychotherapy in specific psychiatric disorders: A meta-analysis. Arch Gen Psychiatry 61(12):1208, 2004.
77. Pampallona, S, et al: Combined pharmacotherapy and psychological treatment for depression: A systematic review. Arch Gen Psychiatry 61(7):714, 2004.
78. Mayou, RA, and Smith, KA: Posttraumatic symptoms following medical illness and treatment. J Psychosom Res 43:121, 1997.
79. Bryant, RA, and Harvey, AG: Avoidant coping style and PTS following motor vehicle accidents. Behav Res Ther 33:631, 1995.
80. Herman, JL: Trauma and Recovery. Basic Books, New York, 1997.
81. Barlow, DH: Unraveling the mysteries of anxiety and its disorders from the perspective of emotion theory. Am Psychol 55: 1247, 2000.
82. Keane, TM, and Barlow, DH: Posttraumatic stress disorder. In Barlow, DH (ed): Anxiety and Its Disorders, ed 2. Guilford Press, New York, 2002, p 418.
83. Geisser, ME, et al: The relationship between symptoms of post-traumatic stress disorder and pain, affective disturbance and disability among patients with accident and non-accident related pain. Pain 66:207, 1996.
84. Kerns, RD, et al: West Haven–Yale multidimensional pain inventory (WHYMPI). Pain 23:345, 1985.
85. Melzack, R: McGill Pain Questionnaire: Major properties and scoring methods. Pain 1:277, 1975.
86. Blake, DD, et al: A clinician rating scale for assessing current and lifetime PTSD: The CAPS-1. Behav Ther 13:187, 1990.
87. Weathers, FW, et al: The PTSD Checklist (PCL): Reliability, validity, and diagnostic utility. Annual Meeting of the International Society for Traumatic Stress Studies, San Antonio, TX, 1993.
88. Otis, JD, et al: An examination of the relationship between chronic pain and post-traumatic stress disorder. J Rehabil Res Dev 40(5):397, 2003.
89. Boekamp, JR, et al: Depression following a spinal cord injury. Int J Psychiatr Med 26(3):329, 1996.
90. U.S. Department of Health and Human Services: Healthy People 2020. Understanding and Improving Health, ed 3. US Government Printing Office, Washington, DC, 2010.
91. Hughes, RB, et al: Characteristics of depressed and nondepressed women with physical disabilities. Arch Phys Med Rehabil 86(3):473, 2005.
92. Hughes, RB, et al: Depression and women with spinal cord injury. Top Spinal Cord Inj Rehabil 7(1):16, 2001.
93. McGrath, E, et al: Women and Depression: Risk Factors and Treatment Issues: Final Report of the American Psychological Association's National Task Force on Women and Depression. American Psychological Association, Washington, DC, 1990.
94. Warren, LW, and McEachren, L: Psychosocial correlates of depressive symptomatology in adult women. J Abnormal Psychol 92:151, 1983.
95. Neville, A: The model of human occupation and depressions. Am Occup Ther Assoc Mental Health Special Interest Section Newslett 8(1):1, 1985.
96. Seligman, ME: Helplessness: On Depression, Development and Death. Freeman, San Francisco, 1975.
97. Heinemann, AW: Substance Abuse and Physical Disability. Haworth, New York, 1993.
98. McFarlane, et al: Abuse Assessment Screen–Disability (AAS-D): Measuring frequency, type, and perpetrator of abuse toward women with physical disabilities. J Womens Health Gend Based Med 10:861, 2001.
99. Nosek, MA, et al: National study of women with physical disabilities: Final report. Sex Disabil 19(1):5, 2001.
100. Nosek, MA, et al: Vulnerabilities for abuse among women with disabilities. Sex Disabil 19:177, 2001.
101. Jacobs, K, and Jacobs, L: Quick reference dictionary for occupational therapy. Slack, Thorofare, NJ, 2001.
102. Nosek, MA, and Hughes, RB: Psychosocial issues of women with physical disabilities: The continuing gender debate. RCB 46(4): 224, 2003.
103. Rintala, DH, et al: Perceived stress in individuals with spinal cord injury. In Krotoski, DM, Mosek, MA, and Turk, MA (eds): Women with Physical Disabilities: Achieving and Maintaining Health and Well-being. Brookes, Baltimore, 1996, p 223.
104. Rintala, DH, et al: Social support and the well-being of persons with spinal cord injury living in the community. Rehabil Psychol 37:155, 1992.
105. Hardy, C, et al: The role of social support in the life stress/injury relationship. Sport Psychologist 5:128, 1991.
106. Kaplan, SP: Psychosocial adjustment three years after traumatic brain injury. Clin Neuropsychol 5:360, 1991.
107. Loy, DP, et al: Dimensions of leisure and depression symptoms after spinal cord injury. Annu Ther Recreat 11:43, 106, 2002.
108. American Physical Therapy Association: Guide to Physical Therapist Practice, ed 2. Phys Ther 81:1, 2001.
109. World Health Organization (WHO): Towards a Common Language for Functioning, Disability and Health ICF. WHO, Geneva, Switzerland, 2002. Retrieved January 1, 2012, from www.who.int/classifications/icf/training/icfbeginnersguide.pdf.

推荐阅读

Boersma, K, and Linton, SJ: Screening to identify patients at risk: Profiles of psychological risk factors for early intervention. Clin J Pain 21(1):38, 2005.
Bonder, B: Psychopathology and Function, ed 4. Slack, Thorofare, NJ, 2010.
Brenes, GA, et al: The influence of anxiety on the progression of disability. J Am Geriatr Soc 53(1):34, 2005.
Brown, C, and Stoffel, VC: Occupational Therapy in Mental Health: A Vision for Participation. FA Davis, Philadelphia, 2011.
Drench, ED, et al: Psychosocial Aspects of Health Care. Prentice Hall (Pearson Education, Inc.), Upper Saddle River, NJ, 2003.
Elfstrom, M, et al: Relations between coping strategies and health-related quality of life in patients with spinal cord lesion. J Rehabil Med 37(1):9, 2005.
Falvo, D: Medical and Psychosocial Aspects of Chronic Illness and Disability, ed 3. Jones & Bartlett, Sudbury, MA, 2005.
Hughes, RB, et al: Stress and women with physical disabilities: Identifying correlates. Women Health Issue 15(1):14, 2005.
Kolt, GS, and Anderson, MB (eds): Psychology in the Physical and Manual Therapies. Churchill Livingstone, New York, 2004.
Miller, JF: Coping with Chronic Illness: Overcoming Powerlessness, ed 3. FA Davis, Philadelphia, 2000.
Moldover, JE, et al: Depression after traumatic brain injury: A review of evidence for clinical heterogeneity. Neuropsychol Rev 14(3):143, 2004.
Precin, P (ed): Posttraumatic stress disorder and work. Work: A Journal of Prevention, Assessment and Rehabilitation 38(1), 2011.
Precin, P (ed): Healing 9/11. Haworth Press, Binghamton, NY, 2006.
Precin, P (ed): Surviving 9/11. Haworth Press, Binghamton, NY, 2003.
Precin, P: Client-Centered Reasoning: Narratives of People with Mental Illness. Butterworth-Heinemann, Woburn, MA, 2002.
Precin, P: Living Skills Recovery Workbook. Butterworth-Heinemann, Woburn, MA, 1999.
Rytsala, HJ, et al: Functional and work disability in major depressive disorder. J Nerv Ment Dis Mar 193(3):189, 2005.
Solet, JM: Optimizing personal and social adaptation. In Trombly, CA, and Vining Radomski, M (eds): Occupational Therapy for Physical Dysfunction, ed 5. Lippincott Williams & Wilkins, Baltimore, 2002, p 761.
Yerxa, EJ: The social and psychological experience of having a disability: Implications for occupational therapists. In Pedretti, LW, and Early, MB (eds): Occupational Therapy: Practice Skills for Physical Dysfunction, ed 5. Mosby, St. Louis, 2001, p 470.

Holmes-Rahe 社会适应量表

附录 26.A

排名	生活事件	均值
1	配偶死亡	100
2	离婚	73
3	分居	65
4	刑期	63
5	关系密切的家庭成员的死亡	63
6	个人受伤或生病	53
7	结婚	50
8	失业	47
9	婚姻和解	45
10	退休	45
11	家庭成员健康状况的改变	44
12	妊娠	40
13	性困难	39
14	增添新的家庭成员	39
15	业务调整	39
16	财务状况的改变	38
17	密友的死亡	37
18	工作变化	36
19	与配偶争吵数目的变化	35
20	按揭超过 1 万美元	31
21	按揭或贷款被停止	30
22	工作责任的改变	29
23	儿女离开家庭	29
24	与公婆的矛盾	29
25	超出个人能力范围	28
26	妻子开始或停止工作	26
27	开学或下学	26
28	生活条件的改变	25
29	个人习惯的改变	24
30	与老板的矛盾	23
31	工作时间或条件的改变	20
32	住所变更	20

续表

排名	生活事件	均值
33	转学	20
34	休闲方式的改变	19
35	教会活动的改变	19
36	社交活动的改变	18
37	低于 1 万美元的按揭或贷款	17
38	睡眠习惯的改变	16
39	家庭聚会成员数目的改变	15
40	饮食习惯的改变	15
41	度假	13
42	圣诞节	12
43	轻微违法行为	11

From Holmes and Rahe,[58] with permission.

烦扰事件量表　附录 26.B

指导语:烦扰事件包括从小事情到很严重的困难,可以发生一次,也可以多次发生。

下面列举一些个体通常感到烦扰的事情。首先圈出在过去一个月发生在你身上的烦扰的事情。然后关注你列出来的项目的右侧。圈出 1,2,3 分别代表烦扰的程度。如果烦扰并不是出现在最近一个月内,请不要圈出。

烦扰事件	麻烦程度		
	1 轻度	2 中度	3 重度
(1) 物品的放错地方或丢失	1	2	3
(2) 麻烦的邻居	1	2	3
(3) 社会义务	1	2	3
(4) 不顾别人的吸烟者	1	2	3
(5) 对你的未来不安的想法	1	2	3
(6) 想到死亡	1	2	3
(7) 家庭成员健康	1	2	3
(8) 没有足够的钱买服装	1	2	3
(9) 没有足够的资金用于住房	1	2	3
(10) 考虑欠款	1	2	3
(11) 考虑信贷	1	2	3
(12) 考虑紧急用钱	1	2	3
(13) 有人欠你的钱	1	2	3
(14) 你要负责他人的经济	1	2	3
(15) 水电等经费削减	1	2	3
(16) 吸烟过多	1	2	3
(17) 使用酒精	1	2	3
(18) 使用的药物	1	2	3
(19) 有太多的责任	1	2	3
(20) 决定生孩子	1	2	3
(21) 非家庭成员住在你家里	1	2	3
(22) 照顾宠物	1	2	3
(23) 规划餐	1	2	3
(24) 考虑生命的意义	1	2	3
(25) 故障放宽	1	2	3
(26) 做决定困难	1	2	3
(27) 与同事相处困难	1	2	3
(28) 客户给你找麻烦	1	2	3

续表

烦扰事件	麻烦程度		
	1 轻度	2 中度	3 重度
(29) 家庭维修(内部)	1	2	3
(30) 对工作忧虑	1	2	3
(31) 担忧退休	1	2	3
(32) 下岗,失业	1	2	3
(33) 不喜欢现在的工作职责	1	2	3
(34) 不喜欢同事	1	2	3
(35) 没有足够的钱用于基本必需品	1	2	3
(36) 没有足够的钱买食物	1	2	3
(37) 有太多打岔的事情	1	2	3
(38) 意外的同伴	1	2	3
(39) 太多的空余时间	1	2	3
(40) 等待	1	2	3
(41) 担心事故	1	2	3
(42) 寂寞	1	2	3
(43) 没有足够的钱用于医疗	1	2	3
(44) 对抗恐惧	1	2	3
(45) 财务安全	1	2	3
(46) 失误	1	2	3
(47) 无力表达自己	1	2	3
(48) 躯体疾病	1	2	3
(49) 药物副作用	1	2	3
(50) 对医疗担忧	1	2	3
(51) 外表	1	2	3
(52) 害怕拒绝	1	2	3
(53) 怀孕有困难	1	2	3
(54) 躯体问题导致的性功能障碍	1	2	3
(55) 躯体问题之外导致的性格能障碍	1	2	3
(56) 对健康的担忧	1	2	3
(57) 看不见人	1	2	3
(58) 朋友或亲戚太远	1	2	3
(59) 做饭	1	2	3
(60) 在浪费时间	1	2	3
(61) 汽车维修	1	2	3
(62) 填写表格	1	2	3
(63) 邻里关系恶化	1	2	3
(64) 筹资孩子的教育	1	2	3

续表

烦扰事件	麻烦程度		
	1 轻度	2 中度	3 重度
(65) 与员工的问题	1	2	3
(66) 由于男女关系问题影响工作	1	2	3
(67) 体能变差	1	2	3
(68) 被劳役	1	2	3
(69) 担心身体机能	1	2	3
(70) 普通商品价格上涨	1	2	3
(71) 没有得到足够的休息	1	2	3
(72) 睡眠不足	1	2	3
(73) 与年迈的父母的问题	1	2	3
(74) 子女问题	1	2	3
(75) 弟妹的问题	1	2	3
(76) 爱人的问题	1	2	3
(77) 听力或视力障碍	1	2	3
(78) 家庭责任过重	1	2	3
(79) 有太多的事情要做	1	2	3
(80) 有挑战性的工作	1	2	3
(81) 过高要求	1	2	3
(82) 与朋友或熟人的经济问题	1	2	3
(83) 工作不满	1	2	3
(84) 换工作的担忧	1	2	3
(85) 阅读，写作和拼写能力障碍	1	2	3
(86) 有太多的会议	1	2	3
(87) 离婚或分居	1	2	3
(88) 算术技能障碍	1	2	3
(89) 绯闻	1	2	3
(90) 法律问题	1	2	3
(91) 担心体重	1	2	3
(92) 没有足够的时间做你需要做的事情	1	2	3
(93) 电视	1	2	3
(94) 没有足够的个人能力	1	2	3
(95) 关于内部矛盾的关注	1	2	3
(96) 对决定做的事情感到纠结	1	2	3
(97) 对过去的决定后悔	1	2	3
(98) 月经（周期）问题	1	2	3
(99) 天气	1	2	3
(100) 噩梦	1	2	3

续表

烦扰事件	麻烦程度		
	1 轻度	2 中度	3 重度
(101) 担心领先	1	2	3
(102) 老板或上司的骚扰	1	2	3
(103) 朋友间的困难	1	2	3
(104) 没有足够的时间与家人在一起	1	2	3
(105) 交通问题	1	2	3
(106) 没有足够的资金用于交通	1	2	3
(107) 没有足够的钱用于娱乐	1	2	3
(108) 购物	1	2	3
(109) 受到偏见和歧视等	1	2	3
(110) 物业,投资,税收	1	2	3
(111) 没有足够的时间进行娱乐	1	2	3
(112) 场地工作或户外维修	1	2	3
(113) 新闻事件	1	2	3
(114) 噪声	1	2	3
(115) 犯罪	1	2	3
(116) 交通	1	2	3
(117) 污染	1	2	3
我们是否遗漏了你的麻烦呢? 如果是这样,把它们写在下面。			
(118) ______________________________			
还有一个问题:是否发生过什么事情影响了你对这份问卷的答案?如果是的话,请告诉我们那是什么。			

From Kanner et al,[59] with permission.

面向患者、家庭和照顾者的网络资源

附录 26.C

提高社区无障碍

独立生活中心：www.senioroutlook.com

搜索超过 40000 家社区残疾人公寓。包括虚拟游览，搜索距离、照片和楼层计划。包括保险、储蓄、住房贷款、移动、住房设施类型以及房屋信息。每周更新。

独立生活中心链接：www.abledata.com

包括残疾杂志和研究、辅助技术和健康医疗专家的名单的信息和链接

设计链接：www.designlinc.com/centers3.htm

为家庭、客户和残疾人治疗设计提供产品信息和设计提示

抑郁资源

WebMD 抑郁指南：

www.webmd.com/depression/guide/depression_support_resources

有关抑郁的一切：

www.allaboutdepression.com

心理健康网：

www.mentalhealth.com/p71.html

物质滥用资源

美国健康学会、美国药物滥用学会、药物滥用成瘾科学研究：

www.nida.nih.gov/nidahome.html

物质滥用和心理健康服务管理机构：

www.samhsa.gov

美国物质滥用指数——物质滥用资源目录：

www.nationalsubstanceabuseindex.org

焦虑资源

HealthCentralAnxietyConnection.com：

www.healthcentral.com/anxiety/websites.html

MedlinePlus—焦虑：

www.nlm.nih.gov/medlineplus/anxiety.html

创伤后应激障碍（PTSD）资源

2010 最佳外伤幸存者 PTSD 资源：

http://thirdofalifetime.wordpress.com/2010-best-ptsdresources-for-trauma-survivors-pt-1

防御部门——退伍军人 PTSD 资源：

美国退伍军人事务所

退伍军人和军队——网络资源链接：

www.ptsd.va.gov/public/web-resources/web-militaryresources.asp

美国 PTSD 中心：

www.ptsd.va.gov/

（黄悦勤　宋煜青　译）

第 27 章 认知和知觉障碍

Carolyn A.Unsworth, OTR, PhD

学习目标

1. 辨析认知和知觉缺损的表征。
2. 描述认知和知觉缺损如何影响患者参与康复的能力。
3. 说明如何协助患者补偿体像和(或)体图障碍。
4. 描述空间关系损伤如何影响患者的追踪能力。
5. 对比不同的失认症对于患者识别环境刺激的能力的影响。
6. 区分观念运动性失用和观念性失用。描述失用症患者对康复中的常用指令的不同反应。
7. 阐述认知和知觉缺损患者的精神和情感状态如何影响患者参与康复。
8. 分析和解释患者资料,计算出实际预期目标和期望结果,在临床个案研究中找出正确的干预措施。

章节大纲

认知和知觉缺损是导致脑损伤患者康复不良的众多重要原因之一,甚至在已恢复运动功能的患者中亦是如此。认知和知觉缺损可能是患者经历的最怪异同时也是最令人无力的功能障碍。思考、回忆、推理、理解周围世界是执行日常生活行为的基础。一旦这些能力受损,这将给患者以及患者家庭的生活带来毁灭性的影响。这些患者可能不能独立生活,亦不能承担工作和维持家庭生活以及家庭关系[1]。所以,对于脑损伤患者的有效治疗有赖于了解知觉和认知。

多种因素可以导致脑损伤,包括:感染(如脑炎)、缺氧(如溺水)、呼吸心搏骤停或一氧化碳中毒、良性或恶性肿瘤、车祸、跌倒、暴力所致外伤、中毒(如酒精和药物滥用)、脑血管疾病,可能导致梗死性或出血性脑卒中。具有认知和知觉缺损最多的两组人群分别是卒中患者和脑外伤患者(TBI)[1]。上述患者的物理治疗在第 15 章脑卒中和第 19 章颅脑创伤进行了详述。

当患者发生脑血管意外(CVA)时,常出现特定的脑区损伤,这常导致特定的认知和知觉缺损。和 CVA 患者相反,TBI 患者常为弥漫性脑损伤,患者常表现为注意、记忆、学习等功能缺损,而非特定的认知和知觉缺损。然而,认知和知觉障碍的某些"元素"同时会表现在 CVA 和脑外伤患者中。上述两组患者的缺损差异在一种情况下会变得模糊,即患者经过多次脑卒中,那么会同时表现为特定损伤和广泛损伤所展现出的认知和知觉障碍。对于本章而言,脑卒中后致脑损伤偏瘫的患者是关注的重点。需要着重向读者介绍和脑损伤后的认知和知觉障碍相关的概念。

对于物理治疗师来说,应着重了解的是特殊的认知和知觉障碍的显著临床表现,如何调整运动障碍的检查和治疗以利用残存能力,以及最小化因认知和知觉功能受限所致的运动功能障碍。在评定患者的真实残存功能时,应考虑到患者认知和知觉方面的缺损问题。在使用包含"定向"的评定方法时,这种方法可以使失用症的患者在特定检查程序时感到迷惑,因此会出现和其实际功能水平差别较大的表现。通常情况下,在感觉运动功能检查开始时就可提示认知和知觉功能的问题。理解认知和知觉缺损的发生的本源和可能性,能使治疗师明确测试的手段,特别是测试指令和测试提示。

认知和知觉

知觉 - 运动过程是一种贯穿于选择,整合,理解自身及周围环境刺激的事件链。而认知过程可以被理解为中枢神经系统获得信息的一种方法。认知过程包括认识、理解、意识、判定和决断[2]。显然,在患者行为和认知与知觉两大功能的矛盾概念这两方面,将知觉缺损和认知缺损进行区分是非常困难的。在 Katz[3]的一篇综述里,对于某些研究者来说,认知应广义地包括知觉、注意、思维和记忆;对于其他研究者而言,知觉是一种涵盖性定义，应同时包含认知和视知觉两种组分。此时，我们并没有充分的证据说明哪种方法可以准确地反映我们接收和处理信息的方式。而现在比较明确的是在正常情况下，知觉和认知系统是和外界环境进行有效交互的"钥匙"。因为在此领域中的主要工作已经将认知和知觉区分开[1]，也因为单独对其进行学习会较为简单。在本章中将对他们进行分别叙述。

认知知觉能力是进行学习的先决条件[4]，而康复主要是学习过程[2]。所以毫无疑问，认知和知觉障碍患者受限的学习能力会影响自理和日常生活活动（ADL）技巧的学习；因此这些患者恢复生活独立的潜能也会受限[5]。在任何针对最大化独立性的康复项目中，治疗师硬性需要学习识别和知觉损伤相关的行为。治疗师针对上述缺损，对相关的检查和治疗进行改进，将保证患者在康复治疗中获得最大的收益。

认知和高级认知

认知是一种获取知识的行为或过程，包括意识、推理、判断、直觉和记忆。执行功能在某些时候也包含于上述主题。执行功能包括计划能力、信息掌控、启动和终止活动、发现错误、解决问题、抽象思维。一般而言，执行功能归于高级认知功能[6]或元认知功能[7,8]。

知觉

Lezak[4]定义知觉是将感觉印象整合成有意义信息的过程。故此，知觉是一种选择需要注意和行动的刺激信息，将刺激互相整合或和前期信息整合并最终进行诠释的能力。而对于环境中事物和经历烦人认识，则使人们对复杂并不断变化的内外部环境做出正确的判定[9]。

知觉和感觉的定义常相互混淆。感觉应定义为特殊感觉器官（如：眼、耳、鼻等），外周皮肤黏膜感觉系统（如：温度、味觉、触觉等），内部感受器（如：肌肉和关节深部感受器）对刺激的感受[9]。知觉尽管不能视为独立于感觉的存在，但知觉远比认识感觉过程复杂的多。知觉缺损并不在于感觉功能本身，而是与患者解读信息和对信息进行正确反应的能力相关[1]。

物理治疗师和作业治疗师的职责

在康复团队中，经过训练的作业治疗师主要负责和功能适应相关的认知知觉缺损检查和训练，并负责合适测试和评定的选择，对测试结果的合理解读以及制定总体认知和知觉的医疗计划（Plan of Care，POC）。如有必要，作业治疗师可推荐患者至神经心理医生处进行特殊智能检查。

在医院环境中，物理治疗师常是小组里最先接触脑损伤患者的成员。物理治疗师需要明确认知和知觉障碍的特征并对于特定范畴的患者，如脑卒中或脑外伤，识别他们身上那些可以指示特定认知或知觉障碍的存在的可能的行为方式[10]。当此类情况发生时，物理治疗师应建议患者至作业治疗师处进行评定和治疗。

本章所包括的评测旨在辅助读者理解不同的认知和知觉障碍的表现以及指导如何决定将患者转诊给其他医务工作者。在需要转诊时，作业治疗师的严格评定是不可替代的。

伴随脑损伤患者治疗出现的挫败感通常是由于治疗组成员、患者及其家庭的不合适的预期造成的，而理解认知和知觉障碍可以长期的缓解多数的潜在挫败感。通过和作业治疗师，治疗小组的其他成员和患者的家庭的合作，可以制定持续的治疗策略并执行，这可以给患者带来明显的益处。

临床指标

在引发脑损伤患者功能缺失的原因中，应将认知和知觉缺损排除出去。这些问题特别像装在笼子里的犯人，在里面他们不能完全参与自理训练任务，难于参与物理治疗，而这些问题又不能归因于患者缺乏运动能力、感觉功能、理解力以及运动动机。因获得性脑损伤导致的认知和知觉功能障碍应和发病前发生的认知功能障碍（源自发病前的创伤、疾病、先天疾患或痴呆），一般性思维混乱以及常伴发于卒中和脑损伤的情感障碍后遗症相区别[4]。

患有认知和知觉障碍的患者常有如下特点：不能独立地或安全地完成简单任务，开始或结束任务障碍，在任务间转换困难，视觉定位事物或识别事物的能力减弱。此外，患者即使有良好的理解力，亦可能不能执行简单的单步骤指令。患者也许会反复犯同一错误。患者在进行活动时，可能会不正常地花费相当长的时间或急躁地完成活动。患者可表现为多次犹豫，似乎漫不经心，做事无章法。他们常忽视身体的一侧及以外空间，且常否认自身的残疾。上述特点或多或少会有表现，这使他们参加日常生活活动和治疗成为难以克服的难题。本章将就上述临床现象进行解释和扩展。

下面两个病例可让读者明白何时需要怀疑患者有知觉障碍。

病例 1，患者右侧大脑卒中，表现为左侧肢体轻偏瘫，言语尚可。在护理单元观察期间，患者健侧（右侧肢体）肌力正常，患侧（左侧肢体）肌力 3^- 级。但患者在执行简单关节活动时却出现困难，甚至健侧上肢也出现不能遵嘱执行上下运动。患者不能按照指令使用四脚拐进行步行，常纠结于步行顺序的正确与否，操纵轮椅经过墙角时也撞到墙。

对于此患者，我们不能以患者不配合，智力低下或"糊涂"为由将患者排除于康复之外。这个病例中的患者可能在空间联系，左右区分，垂直定向障碍或者左侧空间忽略。详细的进一步检查可更加明确患者有何种障碍。

病例 2，患者左侧大脑受损致右侧偏瘫及轻度失语（aphasia）。患者可正确回答"是 / 否"问题，可接受单步指令，如"把铅笔放桌上"或"给我杯子"。但如果让患者指手臂或者在关节活动度测试中模仿治疗师的动作，患者便不能反应甚至完全不配合，即使使用健侧上肢也是如此。患者在治疗床上，治疗师清楚地向患者解释了翻身的技术要点，而患者并未动作。但是过了一会儿，当患者的妻子到来后，患者立刻翻身坐起试图和妻子打招呼。此时，治疗师应该意识到患者并不是"糊涂"、顽固或是不配合，而是缺乏对躯体的结构和各部关系的认识（躯体认识不能），正如关节活动度测试中反应的，不能依照指令执行任务或模仿姿势（观念运动性失用），亦如翻身事件中所展示的。

脑损伤后入院

损伤后的大脑如同未损伤的大脑一样,功能执行时仍为一整体。当大脑某一部分损伤时,其功能表现并不等于完整大脑功能减去因缺氧受损部分的功能,其表现更倾向于表现为整体神经系统在各个等级功能重塑和功能代偿[11]。

因脑损伤的存在,患者的皮层和皮层下结构需要应对从不同层面输入神经系统的非正常感觉输入[11]。当起作用的输入信号被扰乱或未完成时,患者不易获得正常的环境刺激反馈。神经系统的功能恢复应有赖于中枢神经系统结构重建成为一个在皮层及其下级部分广泛传播的动态系统[12,13]。

对于脑血管疾病患者临床表现影响最显著的因素就是住院。认知和知觉障碍的患者(无论有无脑损伤)入院后,患者中枢神经系统的输入便和其平时完全不一样。从另一个角度讲,外部的环境变得单调稳定了。温度光线没有变化,熟悉的背景噪音(如:电话声、飞机噪音、狗吠、公共汽车声等等)消失了,取而代之的是另外一大组不熟悉的噪声:护士的谈话声,扩音器声,医用器械的声音;被怪异的气味,不熟悉、不能躲、不喜欢的"景致"所包围。由于患者常有运动功能障碍,所以逃不脱这样的感觉环境,故此,大量的感觉输入就开始"轰炸"患者的神经系统了。即使患者的定向反应仍然存在,也会有强烈的失控感。感觉的错乱导致了脑损伤患者所要面对的困难,因为这些特定的能力可以使人在执行行动时对信息进行选择,过滤,整合并组织成自我感觉合适的反应,但是在感觉怪异的环境中,上述能力将失去作用。

为了深入了解这些患者在上述环境下的体验,建议浏览一些著名神经病学专家和神经心理学专家的传记或亲笔报道,或是脑血管意外患者、患者家属的讲述。在此特别推荐阅读 Bach-y-Rita[14],Brodal[15]和 Gardner[16]的报道。

理论框架

本节叙述了五种治疗方法的理论基础,一并包含了检查手段和具体治疗方法,这与理论模型一致。这里需要提醒的是,治疗方法间不是相互排斥的。很多治疗师通过临床专业知识以及患者对治疗的反应综合使用多种方法。在本章的末节阐述过认知和知觉缺损后,将讲述上述方法的独特应用。其他关于作业治疗师治疗认知和知觉障碍患者的治疗方法的信息可参考 Averbuch 和 Katz[17]或 Unsworth[1]。

再训练方法

Averbuch 和 Katz[17]描述过这种方法,并指出该方法的核心是修复患者已缺失的潜在功能。有些时候,这种方法也被称为训练迁移法。这种方法的理论基于以下假设:大脑某区域的功能障碍会影响脑的整体功能。另外一个假设认为在一项任务中学会的技能可以转移到另外的技能当中,换而言之就是可能出现了训练迁移。出现训练迁移的前提是所进行的训练任务中的认知和知觉需求和需"迁移"的任务认知和知觉需求相似[1,18,19]。所以进行特定选择性训练如木钉盘训练(在有孔的木板上插放小木棒),镶嵌木板(将不同的木块拼成一个几何形状),拼图游戏将使患者在其他需要与上述训练相似技能的任务中提升知觉功能。比如,Young 等[20]的研究显示,给左侧肢体偏瘫患者进行方块设计(用方块组合二维图形),视觉扫描(眼睛跟踪目标),视觉划消任务(用线段在一组数字,字母或词组中划消要求的部分)训练后提高了患者阅读和书写能力,而患者并未在上述方面进行特殊训练。因为所有任务需要使用大量的知觉技能,所以很难准确地讲到底在某个阶段中训练了什么知觉能力。

至今,我们仍然搞不清楚,知觉—运动训练到底是怎么转化为功能技巧的[18,21]。Neistadt[19]指出,患者的学习能力应该经过评定,而"学习能力"是患者将在一个方面掌握的知识转化到其他领域的关键。如果训练迁移确实存在,那么使用增强训练迁移的训练策略可以延伸至其他训练程序中,如:维持坐位、站位平衡,负重训练或肢体功能训练。

感觉整合方法

Ayres 开发了感觉统合理论(SI),此理论努力解释了有感觉运动功能障碍和学习功能障碍儿童的行为与神经功能之间的关系[22]。此理论很大程度上受了神经行为学研究的影响,描述了正常感觉整合的发展和功能运作,定义了感觉整合障碍的模式,并提出了治疗的方法[22]。感觉整合可定义为:为了使用而进行的感觉组合[23,24]。

基础感觉运动(触觉、本体感觉、前庭觉)整合过程充斥于正常儿童运动发育中有目标、有目的的运动。故有理由认为适应性反应(意向性运动反应)的产生可促进感觉统合,反过来感觉整合提高了产生高级适应行为的产生。专业人士认为感觉整合存在于神经系统的所有水平。

这种治疗方法的潜在假设是,通过提供控制感觉输入的机会,治疗师可促进中枢神经系统对感觉信息的能力处理并引发特殊的预期的运动反应。[25]这些适应性反应反过来影响了大脑组织、处理信息的能力,提升了学习能力。

某些可应用的治疗方法包括:摩擦、冰刺激以提供感觉输入,抗阻和负重训练提供本体感觉输入,旋转和摆动提供了前庭觉输入。受控感觉输入后,患者需一个适应性的动作反应对治疗师输入的感觉进行整合。对于小儿患者,尽可能避免代偿或"断续技能"(技能获得不连续,技能不能进行整合等)。需要更多信息,建议读者阅读 Ayres[23,24]的著作。

Zoltan[2]认为老年患者,占据脑卒中人群的大多数,因年龄相关的身体改变和环境所致的感觉剥夺而导致的感觉统合障碍和有学习能力低下儿童的表现很相似。而脑卒中所致的行动受限更限制了患者对适宜感觉信息的获取和处理。

然而,此理论在成人脑卒中人群的运用中却充满争议。Bundy 等[22]认为这个理论虽然解释了中枢处理感觉信息障碍导致的轻度至中度学习障碍,但是并未和特定脑区损伤相关联。再有,虽然其理论言之凿凿,但在成人患者的实际应用中还有很多的问题。

一般来说,其总体治疗周期很长。其次,所有检查、评定、治疗是针对儿童为开发和标准化的,而儿童有足够的可重塑的神经系统进行此类治疗。大量的神经生理学研究显示,在损伤相似的前提下,患儿运用此方法可以掌握某些技能,而成人却不能掌握[26~28]。再者,成人弥漫性脑损伤患者由于可能复合其他运动功能障碍,所以可能不能使用某些重要治疗用具[22]。看来,最好将感觉整合治疗改称为感觉运动治疗,因为它是运用操纵或直接的感觉刺激引发特定的运动反应[22]。

神经功能学方法

神经功能学方法由 Giles 和 Wilson 基于学习理论于 1992 年[29]开发。和再训练法主张的训练迁移不同,神经功能学方法的作者认为获得性脑损伤的患者必须在真实环境中进行各种训练以恢复功能。因此,这种训练方法关注“现实世界技能再训练”而非再训练特定的认知和知觉过程[30]。Giles[30]认为再补偿策略(其中包括训练迁移)并未广泛得到证明,而且对于患者几乎没有提高。Giles 建议,如果大量的努力可使患者生活质量改善,应毫不犹豫地教会患者使用代偿性技巧。

康复/代偿方法

康复/代偿方法(也叫功能疗法)[31~33]可能是治疗知觉缺损最常用的方法,此法需物理治疗师的大力合作。康复/代偿法的理论假设认为脑损伤患者不易从陌生任务中进行概括和学习[34]。反复直接进行已受损的特定功能的训练有助于提高患者的功能独立。近期,Fisher[35]在 Trombly[31]工作的基础上进行了扩展:①更清晰地表述了康复/代偿模型的假设;②在躯体功能障碍的患者模型上扩展到发育,认知和精神障碍患者范畴;③当功能出现改变时,增加协作会诊、教育和适应策略。

此疗法的支持者们在对脑卒中后患者进行治疗时除了脑卒中根源的治疗更要强调功能性问题。比如:某患者有深度和距离知觉障碍,上下楼梯有定向问题,那么该患者需要外部提示以补偿知觉障碍,并且需要重复练习适应性技术以保障安全上下楼梯。治疗环境,如:楼梯的深度高度、楼梯数量、光照等等越接近家庭环境、概念越少、患者就越容易成功回归家庭。然而,深度和距离知觉障碍仍会在日常功能的其他方面出现。

在这种方法中,治疗是被当做一种学习,这种学习需要考虑患者的个人力量以及其个体障碍。其包涵两种互补的成分:代偿和适应[1]。代偿:指患者在执行功能时需要做出的改变。适应:指人际/社会环境为易化患者技能的再学习而做出的变化。在和人际/社会环境的联系当中,治疗师需改变环境中其他人的功能行为以提高患者的能力。

对于代偿残疾,患者首先要明确存在缺陷(认知),学会如何使用残存的感觉和知觉技能规避这些“缺失”。治疗师要指导患者使用特殊技术,帮助患者成功开发功能习惯;教会患者关注来自环境的线索提高功能水平。治疗师要帮助患者识别这些线索然后引出新的线索。比如,患者有视野缺损,治疗师就要向患者解释:因为有视觉问题,患者只能看见一半。此时,治疗师要向患者展示如何转头代偿缺损。环境搜索训练(动头、然后动眼、双侧扫视)可综合于一般训练程序当中。

进行代偿技术教育时的一般性建议如下:①使用简单指令;②确立并执行常规训练;③训练连续一致;④应用必要性重复。

适应指的不是患者策略的改变而是指环境的改变。比如:某患者不分左右,或者左侧单侧忽略,在步态训练过程中给患者的左脚绑上一个红色带子可以让患者更容易注意到左侧,这样患者便可更准确地接受治疗师的指导。治疗师可利用这样一种方法辅助患者提升其与治疗目标相关的特定运动功能。

此处有几种康复/代偿方法的优点。首先,在现有的医疗环境中,住院患者的康复治疗时间是有限的[36]。这样,治疗师就需要注意以疗效为导向的现实生活能力训练,因为家庭生活独立是治疗的最终目标。而以治疗介入为导向的特殊功能训练目标常常是可变的[31]。其次,所有活动是年龄适应,特化且和患者意愿相关的。所以,患者趋向于积极主动。所有任务可整合于医院的日程当中。穿衣训练可由护士在床边帮助完成,进食训练可在用餐时间进行。

这种训练的最大缺陷在于:某训练任务中习得的技巧方法不能特化转移至其他任务执行当中。其中功能性训练以分解训练教学的方法也受到批评,因为此种方法没有重视功能缺失的原因。

认知康复和四声道法

认知康复关注训练脑损伤患者的信息架构和组织[37]。其强调在一个架构下的记忆,高级言语功能障碍和知觉障碍[38]。这个范畴包括:信息获取、解决问题、意识、判定和决断。治疗师使用的认知再补偿方法可能与患者的知觉方式有关,知觉方式包括知觉策略,对不同提示的反应,任务执行频度和连贯度[39]。Diller 和 Gordon[40]就认知缺损的干预策略进行了综述。

研究表明,即便是在非脑损伤人群当中,在某任务中习得的技能不能自动转移到其他任务当中[41]。因此,认知策略可应用于促进在治疗当中习得技能的功能活动转移。Toglia[41]在多情境治疗法研究中提出,学习可以概念化为患者自身特性之间,任务自身特点之间以及执行环境间的动态相互作用。这同时也被命名为动态交互法[42]。患者的个人特质可能影响学习,它包括:信息获取策略、元认知(包括意识到某人自身的行动)、先验、态度和情感。可影响学习的任务相关的诸多变量包括:任务本身特性(对任务的熟悉度、空间布置、指导设置、运动和姿势需求),检测被试能力的标准。环境变量包括治疗地点所处的社会和文化环境及自身背景。

认知康复法推荐了一组和物理治疗师训练有关的策略。这些策略如下所示[41]:

- 分析任务中的各项因素,确定指标,明确学习迁移是否发生
- 提供干预措施提升患者意识能力,任务难度等级,自我检查能力
- 将新旧知识技能进行连接
- 使用训练环境多重性提升学习的迁移

虽然这些治疗策略在认知—知觉康复领域广为人知,但是其疗效的确定还是以卒中后人群为主。如需从动态的角度对认知功能损害的患者的评估和治疗有一个综合的理解及临床指南,可参考 Toglia[42]和 Abreu[43]的著作。

Abreu[44]将上述治疗策略进行了扩展,形成了四声道法。四声道法为脑卒中、脑外伤、脑肿瘤、脑瘫以及其他神经系统疾患者处理提供了一个全方位的观点,是一种交互式的康复方法。四声道法基于如下思路,对于评估和治疗,治疗师既可以应用微观点(简化)也可以应用宏观点(全面),这是被业内作业治疗师所公认的。图 27.1 和图 27.2 明确地说明了四声道法的四个主要的宏观和微观方面。宏观方面很全面,给功

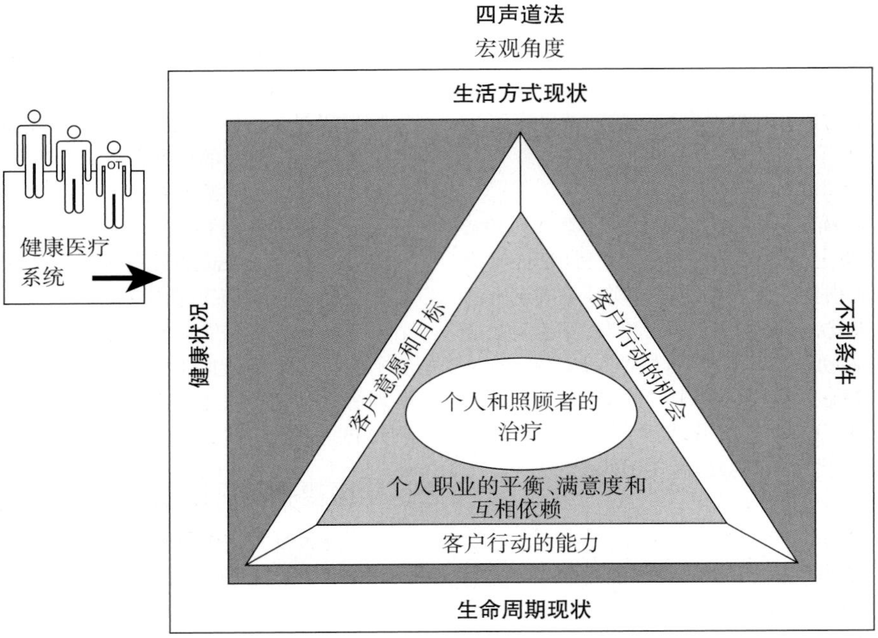

四声道法
宏观角度
生活方式现状
健康医疗
系统
健康状况
不利条件
客户意愿和目标
客户行动的机会
个人和照顾者的
治疗
个人职业的平衡、满意度和
互相依赖
客户行动的能力
生命周期现状

图 27.1 四声道法——宏观角度

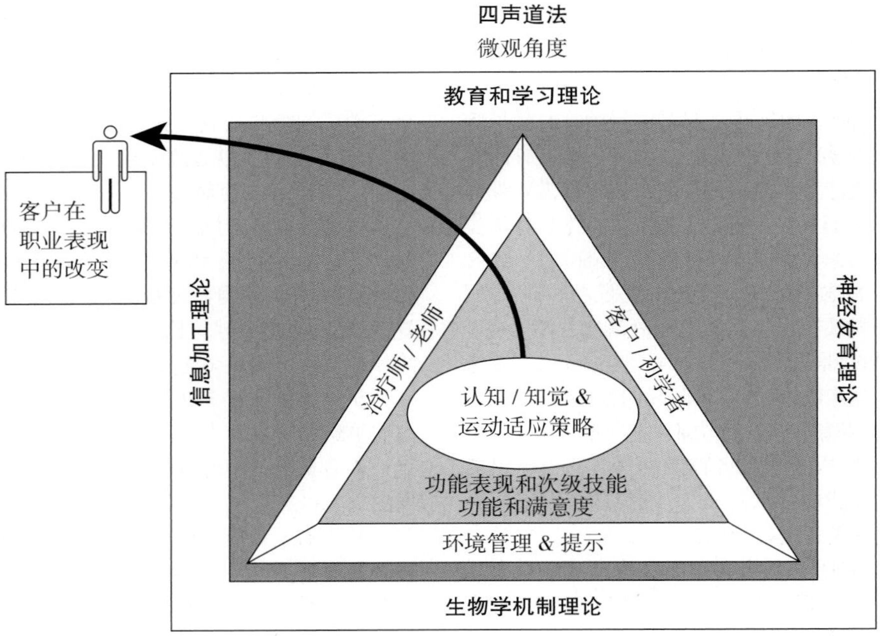

四声道法
微观角度
教育和学习理论
客户在
职业表现
中的改变
信息加工理论
神经发育理论
治疗师 / 老师
客户 / 初学者
认知 / 知觉 &
运动适应策略
功能表现和次级技能
功能和满意度
环境管理 & 提示
生物学机制理论

图 27.2 四声道法——微观角度

能训练以及日常作业活动提供了指南。换而言之，四声道法的这个部分是关注功能性的一个自上而下的纲领。参考图 27.1 时，读者可以看到，外周的方形由四个要素（生活方式、生活状态、健康情况和功能障碍）组成，治疗师可通过采访或听患者讲故事来了解这些内容。治疗师通过这些信息解释并预估患者的习惯及行为。然后，需要评估患者的意愿目标、机会以及行动能力（中央三角）。这样，治疗师就可以制定一个该患者（或其他重要人员如家庭）“个性化”的治疗计划了。

和宏观方面不同，微观方面更注重矫正治疗，为次级技能的处理（包括注意、视知觉、记忆、运动计划、姿势控制和问题解决）提供了指南。这些执行部分的评定和治疗基于以下四种理论框架：①信息加工；②教学 / 学习；③神经发育；④生物力学。这些理论列于图 27.2 的四方框外围。其内部的三角显示了三个主要因素——治疗师、治疗环境、患者治疗项目如何进一步影响患者的状态。治疗师和患者共同努力发展认知，知觉和运动方法以促进患者能力的提高以及提升患者的生活舒适度（图 27.1 中间的圆所示）。这样，微观方面就提供了一个自下而上的纲领。具体例子可参考 Abreu[43]的著作。

认知和知觉缺损的检查

系统性数据的收集为引导性干预措施提供了一个科学的基础。其重要性表现于干预治疗措施的方方面面，包括认知和知觉障碍的再修复。任务分析是将行动或任务进行逐项“分解”的方法，其中可描绘出每个部分需要的特殊运动、知觉、认知能力。任务分析也是制定正确干预治疗方法的另一重要工具。比如：力量、关节活动度以及平衡功能是完成床上运动和行走能力的必要部分，这些都可以由物理治疗师定义。但是，完成上述两项活动所需的每一个步骤的知觉和认知能力却并不为人所知。缺乏相应的知觉和认知知识，治疗师则不能帮助患者简化任务，逐步升级任务。

检查的目的

如果怀疑知觉和认知功能障碍会干扰患者的功能表现，那么有必要确认知觉和认知功能障碍[1]。知觉表现和日常生活活动能力紧密相关；但是很难将由测试收集的特定的知觉缺损和特定的功能缺失部分联系起来[1,45]。所以当一种功能缺损不能用运动、感觉或理解功能障碍解释时，此时便需要一个正式的测试来说明问题。这里需要提醒下，不是所有方面的功能缺损在医院环境中都可以被检测出来。所以，在经过治疗后患者在医院环境中自我护理表现不错，但是在其他环境（如在家）完成相同任务表现差劲，这样的情况并不少见。高难度任务（如开车、理财、做饭出现障碍），则是在患者回家后才可出现。如果机会合适，治疗师对患者工具性日常生活活动能力的检查应该在患者住院期间就开始考虑进行。

对患者进行检查的目的在于决定哪种认知和知觉能力是完整的，哪种是受限的。明确某种特殊缺损影响任务执行的方式将促进未受损的能力代偿已缺失的能力或克服功能障碍[1]。

任务执行失败可能源于任何一个认知和知觉过程。比如：某患者不能进行拼图任务可能因为其不会拼接图块或不知道往什么地方拼（执行功能障碍）或注意不到拼图块的一部分（单侧忽略）。患者可能不能专心于指导（注意障碍），搞不懂拼图的意义（观念性失用），或根本不知如何操作（观念运动性失用）。虽然我们经常很难可靠的区分是哪一种缺损，但是治疗师应明确不同的功能缺损可能导致相似的行为模式[1,5]。

Galski 等[46]做了一项研究，主要关注对 35 名脑损伤患者（包括脑卒中）驾驶能力的预测，发现其知觉和认知功能评分低于精心选择的认知和知觉测试的临界水平。在这个实验中，一组评测视知觉的神经生理检查预测了 64% 可实际驾驶车辆人员。患者的个人测试结果揭示了不安全驾驶的原因（如视知觉障碍、视觉—运动协调障碍、视结构能力障碍），这些结果帮助指导者关注再修复一些特定的损伤，辅助患者进行安全驾驶。

对患者进行检查并非意味着结束，其意义在于为真实而有价值的干预治疗铺平道路[47]。持续监测患者的认知和知觉状态可以保证治疗师使用正确的治疗策略和必要时对策略进行修正。

影响患者检查的因素

精神心理和情感状态在患者应对残疾和测试时扮演了一个重要的角色。治疗师须明确，患者的行为反映了患者对疾病的心理反应而非特殊认知和知觉功能。残疾人的精神心理调整有赖于诸多因素，包括年龄、职业状态、教育、经济状况，对他人的态度、家庭支持和应对疾病的能力（第 26 章社会心理障碍）[45,48,49]。

在检查精神心理和情感状态时，应注意以下问题：患者是否糊涂；对于口头指导（文字或口述）的理解等级；使用视觉提示和示例后，交流能力是否提高；认识错误的能力；配合度和主动度的等级（患者对待能力和目标是否现实）；情感平稳度[50]。情绪多变和低失望容忍度可佐证情感障碍。困难任务可能导致严重的反应[45]。

患者观察环境中相关提示或区分相关和不相关刺激（对认知和知觉能力很重要）的能力可能会受到判断匮乏、劳累、先验缺失的不利影响。判断匮乏是导致偏瘫患者发生事故的主要原因。这部分与患者对他们能力改变的意识减弱有关系。而对于有无功能的两侧不同肢体的认识混乱可能造成患者解决日常生活中的问题时使用熟悉而非正确的方法[45]。

焦虑可能会抑制检查和治疗当中患者的最佳状态。患者在焦虑减轻后，其在测试和学习中的最佳表现会有提升[45]。主动性可为多种因素影响，其中还包括患者发病前的人格。治疗师应构造一个治疗环以至于患者可以积极主动的学习达到他（她）的最大能力，这很重要[45]。至此，治疗任务应基于保证患者成功完成而构造，减少失败。

其他限制患者在认知和知觉测试中表现的因素包括：降低的待人接物能力、抑郁、劳累。在正式检查之前，治疗师应考虑患者的语言能力，并与言语 / 语言病理学家确认。治疗师同时也要了解患者的用药情况以及药物对行为表现的影响。比如：很多药物的副作用是嗜睡，这会影响患者在测试中的表现[1]。脑卒中后，30%~50% 的患者报告出现过抑郁[12]，抑郁症状很容易被误认为是认知和感知障碍。最后，在患者进行检测前应确定患者的疲劳度。

不可因文化的偏见（如任务测试经验少）而误读患者的行为。患者生病前的智力能力应通过询问家属或患者的朋友进行确定，因为智力能力可能影响某些测试的表现和一般性行为。患者患病前的记忆能力同样需要确定。

最后，在进行认知和知觉测试前需要进行感觉检查，确定患者是否有足够的感觉功能完成测试（也包括视觉筛选）。感觉问题和认知 / 知觉问题的区别将在本章的下一节进行讨论。上述问题均可对患者的表现造成不利影响，也可能降低患者在学习和治疗当中的表现。治疗师应对这些潜在问题有充分的认识，并且尽可能将其影响降至最低。

区分感觉缺损、认知功能缺损、知觉缺损

认知和知觉障碍必须要和感觉缺失、言语功能障碍、听觉缺失、运动缺失（肌力减退、痉挛、协调障碍）、视觉障碍（视力下降、同向性偏盲）、定向障碍、理解障碍区分开来。治疗师需要在认知和知觉测试前排除纯感觉障碍，否则治疗师将这些表现归因于知觉障碍，在实际上存在感觉障碍的基础上，制定完全不同的治疗。治疗师还需要进行深感觉（本体感觉、肌肉运动觉、位置觉、前庭觉）、浅感觉（痛觉、温度觉、轻触觉、压觉）、复合感觉（实体辨别觉、触觉定位、两点辨别觉、重力辨

别觉、图形辨别觉、结构认知觉)的检查。详见第 3 章感觉功能检查。患者的听力同样需要检查。比如:某患者看起来并未听懂治疗师在讲什么,那么在进行进一步的言语 / 认知测试前要排除患者有听力障碍。治疗师同时也要和家属确定患者是否佩戴助听器,以及在进行治疗时助听器可否正常工作。若有疑问,治疗师需要言语 / 语言病理学家或听力学家对患者进行进一步检查。

治疗师还要确定患者是否有视觉障碍,因为这很容易被误认为是知觉障碍。鉴于视觉感觉障碍较常见,下部分将着重于如何鉴别这些损伤以及在治疗层面上区别源自视觉和知觉的损伤。

视觉障碍

视觉障碍是一种影响偏瘫患者的最常见的感觉缺失形式[51,52]。由脑卒中造成的损害可能影响眼睛、视辐射或视觉皮层和随后的接收、传输和任何视觉阵列的识别。偏瘫患者常遇到的视觉障碍包括:视力差、复视、同向性偏盲、视觉皮层损伤和视网膜损伤。意识到这些缺陷是很重要的,以免把它们与视知觉缺陷混淆,并确保在制定治疗计划和治疗干预措施时能考虑到这些问题。

Warren[53,54]在视知觉功能障碍评估与治疗的层次模型中,强调了基础视觉技巧(即,视力、眼球运动控制以及完整的视觉领域)的关键特性对高级视知觉形成的作用。在这种发展模式中,上面列举的基本的视觉技能形式为下一个水平的视觉技能建立基础,其中包括视觉注意(聚焦在环境的一个方面而忽视其他)、视觉扫描(用眼睛跟踪目标)与模式识别(结构识别,使可识别的结构建立整体识别技能)。这些技能伴随着记忆,可以促进最高水平的视觉技能,即视觉认知[53,54]。该模型以一个自底向上的顺序[54](即,从"底层"开始起作用,最初把焦点放在那些可以促进下一水平的技能恢复的潜在技能上)影响着视觉障碍的评估和治疗。

眼球运动控制的损伤是脑血管病后一种常见的现象。视觉敏感度减弱是脑损伤和卒中后另外一个经常出现的症状,即使没有其他视觉问题存在[55]。因此,推荐患者接受综合的眼科检查并还要检查他(她)的眼镜配置。

复视,也称双重视野,在脑损伤后经常出现。患者可以看到两个完整环境(水平方向、垂直方向或对角线方向)。复视通常是由于眼球外展肌功能缺陷造成双眼不能有效的聚焦。治疗通常是练习眼部肌肉为主,此外,通常要求患者替代性的戴一只眼罩直到能看清楚为止。如果不能看清,验光师可以推荐佩戴棱镜。

视野缺损可能是影响偏瘫患者最常见的视觉障碍[56]且经常在靠近内囊的大脑中动脉损伤后发生[9]。这一缺陷的诊断术语叫同向偏盲。右侧大脑半球卒中后偏盲的发生率在17% 左右[12]。此外,视野缺损和视觉忽视的存在具有显著的相关性[57]。最重要的是,视野缺损的存在是一个重要的预后指标,预示着即使在实行康复治疗后仍然有更高死亡率和更差的日常生活活动能力[12,58]。

图 27.3 演示是视野正常形成过程,其中环境左侧(树)是左眼的鼻侧视网膜和右眼的颞侧视网膜感知,而环境右侧(汽车)是由右眼的鼻侧视网膜和左眼的颞侧视网膜感知。

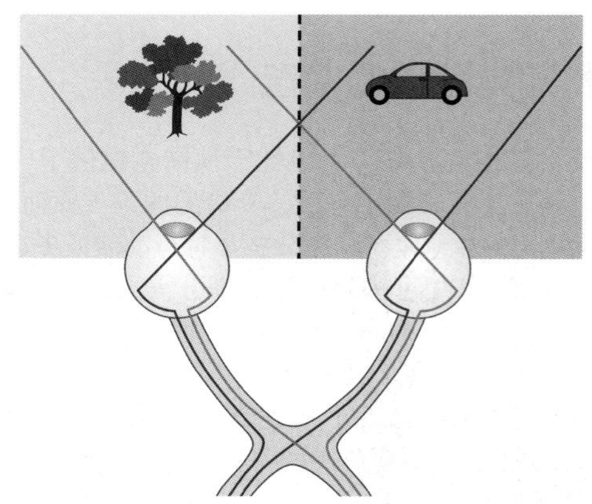

图 27.3 正常功能性视觉系统;右侧和左侧视野

引起同向性偏盲的病灶可以阻断一侧大脑视觉通路的传导。这会引起一只眼外侧一半视野和另一只眼内侧一半视野的缺失。这会导致来自损伤对侧视环境传入信息的丢失。因此,视野的左半缺失伴随着左侧偏瘫,视野的右半缺失伴随着右侧偏瘫。Zhang 等[59]认为,这是脑卒中后一种常见现象,而且自发缓解率小于 40%。图 27.4 显示视野缺损和视觉系统的许多病灶相关。

视野缺损的存在可能会影响许多日常活动的执行力。患者通常对这种情况没有意识,在没有特殊指导的情况下,不会自动转头代偿这种缺陷。在这种情况下危险之一就是过马路

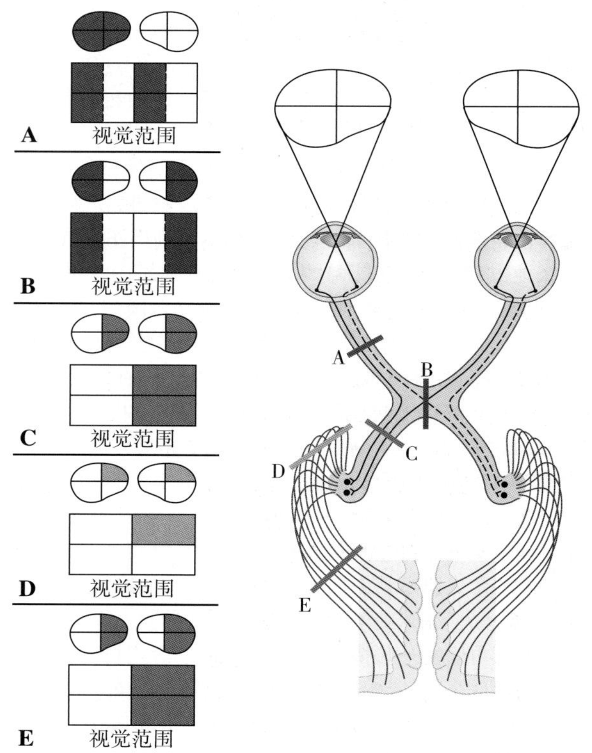

图 27.4 视野缺失(功能性缺失)以及相关损伤。**A-E** 图例中,空白表示能看到的视觉范围,涂色的表示视觉缺失的部分。**(A)**单眼盲。**(B)**颞侧偏盲(隧道视野)。**(C)**同侧偏盲。**(D)**象限盲。**(E)**同侧偏盲

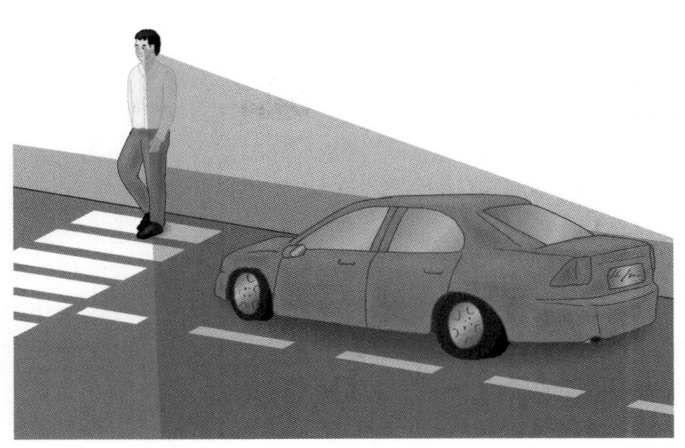

图 27.5　偏盲的功能意义——可能会导致交通意外

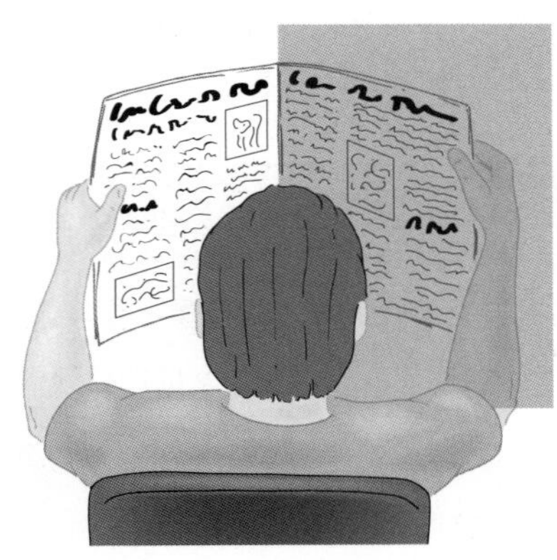

图 27.6　脑卒中后右侧同侧偏盲患者看报纸时的表现。阴影处提示患者可能不能阅读右侧半边报纸

(图 27.5)。图 27.6 展示了视野缺损的另一个不利影响,同向性偏盲的患者在读报纸时只能注意到报纸的一半。

由于其很常见,所以对于治疗师来说判定患者是否存在同向性偏盲是很必要的。目前有很多测试方法可以应用。在面对面的检查方法中,患者坐在治疗师的对面,并将他(她)的注意力维持在治疗师的鼻子上(图 27.7)。治疗师缓慢地从右侧或左侧将一个目标物,如治疗师的手指或笔,引入患者的视野,然后让患者说出什么时候及什么位置看到了这个目标物。

要想帮助患者代偿视野缺损,首先患者应该意识到这种缺损,然后指导他将头转向受累侧。最开始患者通常需要不断的提醒,随着时间推移训练增多,需要的提醒会减少。在治疗早期,物品(例如:餐具、书写工具)应放在患者最容易看到它们的位置(在受累较少侧)在合适的时候,可以将这些物品逐渐向中线移动,然后再移动到受累较重的一侧。护理人员应了解情况,将患者的必需品放在未受损视野的床边如:电话、纸巾等。起初治疗师在引导患者或给他展示物品时应该坐在患者受累较轻的一侧,然后交换到患者受累较重的一侧,以确保患者接受最大刺激。当然,开始时患者要在提醒下转头。也可使用外部线索。阅读时,可以将一条红带放在书页的患者看不到的一侧。也可以将红带放在地板、垫子或双杠上以吸引患者扫视到他看不到的一侧。治疗师要交给患者寻

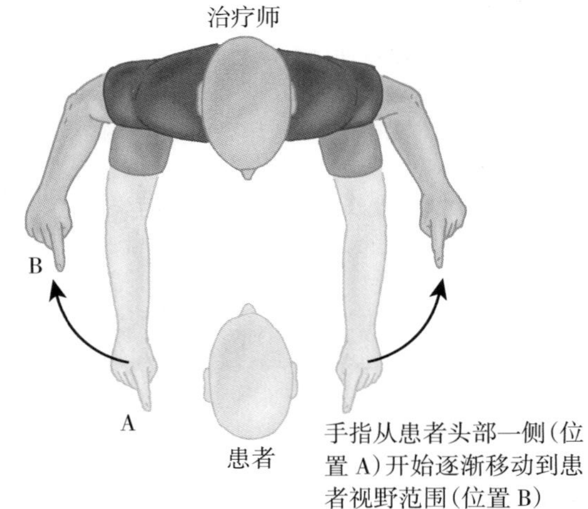
治疗师
B
A
患者
手指从患者头部一侧(位置 A)开始逐渐移动到患者视野范围(位置 B)

图 27.7　测试偏盲的方法

找这些线索。随着时间推移外部线索逐渐减少。患者应该在指导和鼓励下自己设计线索用来追踪到患者注意不到的环境的一侧,而这些情况在治疗中没有强调。需要跨越中线的运动的训练可以用来加强视觉跨越中线和转头[60,61]。

眼球运动障碍是基本视觉技能区另一部位的损害,且这一损害部位在脑卒中患者中是相同的。眼睛运动是由眼外肌支配的,可以用来观察、识别以及从物体和外界环境摄取信息。通过眼球运动人们可以定睛注视并探寻环境的关键视觉部分[11]。需要重点检查两种眼球运动:①**视觉固定**,它可以使患者随着物体被移近和移远的情况下能够持续注视物体;②**视觉追踪**,它可以使眼睛跟随移动的物体扫视环境。通常虽然患者能够注意到物体的存在而且可以定位,但是因为视觉活动减退不能视觉追踪移动的物体。眼球运动障碍经常伴随视觉感知障碍而发生[62]而且通常和注意障碍紧密相关[63]。

可以通过下面的方法检测视觉扫描。治疗师坐在患者的对面,举起带有 18 英寸(45.7cm)彩色铅笔帽的铅笔,缓慢地在水平方向、垂直方向以及对角线方向移动铅笔,每个方向重复 2~3 次。在此期间,记录患者眼球运动的流畅度,中线跳跃的存在以及是否两只眼睛同时运动[2,62]。

除了上述的视觉感官障碍,许多患者患有视觉知觉障碍。皮层是视觉信息和其他感觉信息汇聚的地方,它损害后,即使视觉信息可以在不被干扰的情况下到达皮层,视觉信息的识别和译码也会受到干扰。由于皮层的损害引起的患者完全不能鉴别传入的视觉感官信息也叫做**皮质盲**[62]。视野缺损和视知觉障碍之间不存在统计学相关性[64]。同样,失语症、年龄、梗塞后时间和视知觉障碍评估之间也没有相关性。然而,在视觉知觉障碍方面,右侧偏瘫与左偏瘫患者的表现有一个显著差异。左侧偏瘫患者比右侧偏瘫患者通常在视觉知觉障碍评估时表现更差。因此,尤其对于左侧偏瘫患者,治疗师更要注意视觉知觉障碍存在的可能性。

标准化认知和知觉功能测试

一个标准化的测试应该是有统一的执行和评分步骤,提供所有术语的操作性定义,是常模参照[65],并且对结果正确解释的关键是可以获得信度和效度良好的信息[66]。由标准

认知和知觉测试获得的结果可以了解患者能力的其他治疗师交流。院内和院外都可以使用标准化测试为治疗师提供一个可靠而有效的治疗结果的评估。

在进行一个标准化的测试时，患者应该舒适的坐着，必要的时候可以戴眼镜和助听器。理想的房间应该是安静并且不会让人分心的。治疗师应该坐在患者对面或者坐在患者旁边。由于脑卒中患者的表现每天都在变化，一次测试结果是不可靠的[67]。连续几天安排许多简短的测试是更受欢迎的。为了提高它的实用价值，知觉的测试必须与自我护理和日常生活活动能力的观察同时进行，因为在这期间可以判定患者对于现实生活任务的判断力和区分能力。视觉知觉技能测试表现不佳而在较少努力和帮助下日常生活活动表现合适的患者很少见[63]。

患者对测试媒介反应的特点（例如：如何处理任务，患者是怎么产生错误以及为什么造成错误）的记录和是否成功完成选择任务一样重要。或选择对测试媒体患者的反应的质量。患者在测试环境或日常生活活动中的反应的一些方面可以称为患者个人的知觉风格。这一概念包括患者的知觉方法，对各种线索的反应（例如听觉、视觉和触觉），执行率以及执行任务的连贯性[37]。

作业治疗师使用各种标准测试去判定患者认知和知觉障碍的存在以及残疾结局。治疗师在选择标准测试时要考虑许多方面，包括治疗师想了解患者的什么内容以及这个测试可能揭示什么[1]。在许多情况下，单一的测试不能为治疗师提供他制定治疗计划所需的全部信息，因此需要同时执行几个测试（表 27.1）[5,68~82]。除了表 27.1 所列的这些测试，其他一些用来评估更全面的康复结果的测试如下：

- 医疗结局研究（简称 MOS）、健康调查简表（SF-36）[83]；
- 澳大利亚作业治疗结果评估（Aus TOMS-OT）[84]；
- 加拿大作业活动测量表（COPM）[85]；
- 李维米德康复中心生活目标问卷[86]；
- 重返社会正常生活指南（RNL）[87]；

表 27.1 标准化测试总结

测试	描述
Arnadottir OT-ADL Neurobehavioral Evalutation (A-ONE)[5]	本实验通过观察患者日常生活任务的完成情况（穿衣、打扮、卫生、转移和移动、用餐和交流）评估患者的神经行为。作业治疗师一定要给患者完成五天的训练并且确保课程的质量以使用这个测试。多种认知和知觉障碍可以通过这个工具检查出来
Structured Observational Test of Function (SOTOF)[68]	SOTOF 的设计主要是用来检查皮层源性的的神经损害的年长者的职业表现和神经心理学功能水平[69]。此工具由一个筛选测试、神经心理检查表和四个 ADL 量表（用碗吃饭、倒水和喝水、穿上身衣服、洗手和擦手）构成。分析数据之后，可以推断出多种神经心理缺陷[68]
Allen Cognitive Level Test (ACL)[70,71]	ACL 作为一个筛选工具用来评价一个人的认知水平。虽然 ACL 最初开发是用于有精神障碍的患者，但是它也可以用于获得性脑损伤的患者或是有痴呆疾患的患者，如阿尔茨海默症。通过问诊获得有关患者教育和工作背景的信息，观察患者执行皮革花边的视觉运动任务。通过它的运动动作可以反映患者的认知功能[1]
Chessington Occupational Therapy Neurological Assessment Battery (COTNAB)[72]	COTNAB 是设计用来检查 16 岁以上患有脑卒中或脑损伤患者的认知和知觉功能。它由 12 个测试组成，这 12 个测试被分成 4 部分，即视觉知觉、构造能力、感觉运动能力和听从命令的能力。更多有关这一工具的信息可以参考 Stanley et al 和 Sloan et al[74]
Loewenstein Occupational Therapy Cognitive Assessment (LOTCA)[75]	LOTCA 是一个电池串联式的测试，持续 35~40 分钟，由 20 个子测试组成，主要检查 4 个方面：定向、视空间知觉、视觉运动的组织以及思维过程。这个工具主要用于患有脑卒中、创伤性的脑损伤或肿瘤患者
The Behavioural Inattention Test (BIT)[77]	BIT 用来检查存在单侧视觉忽略的患者，并且为治疗师提供有关忽略如何影响患者执行日常作业的能力的信息。[78]它是由 9 个以活动为基础的子测试和 6 个纸笔测试组成。在过去其中的许多测试条目用于忽略的非标准化检查
Rivermead Perceptual Assessment Battery (RPAB)[79]	这一工具旨在检查脑损伤或脑卒中患者的视觉知觉障碍。它包括 16 个行为测试，主要检查形象分辨、色感一致性、排序、目标完成、图形背景识别、体像、失注意和空间意识。完成这项测试大约需要 1 小时。关于 RPAB 的更多信息读者可以参考 Jesshope et al[80]
Rivermead Behavioural Memory Test (RBMT)[81]	RBMT 用来检查日常记忆能力。它可以使治疗师对患者的记忆能力得出直接判断，并且为治疗师指明大概的治疗方向，使治疗师能全程监测患者的记忆能力。完成 RBMT 需要作业治疗师、言语语言治疗师和心理学家的配合，大约需要 30 分钟。更多有关 RBMT 的内容读者可以参考 Baddeley at al[81]和 Wilson et al[82]

- 独立性功能评估(FIM_{MR}^{SM})[88]。

这些工具中的部分也包括评估认知和知觉的条目，例如 FIM_{MR}^{SM} 包括三个认知相关的条目(社会互动、问题解决和记忆)。本节描述的有关特殊认知和知觉障碍的测试在临床上得到广泛应用。尽管本节给出的一些工具还不是标准化的，但他们仍然有用，尤其是对于检查测试刺激的反应特点。

干预措施

治疗方法

认知和知觉的五大主要方法为作业治疗师普遍应用，即再训练疗法、感觉整合疗法、神经功能疗法、康复代偿疗法和认知康复/四声道疗法。这些疗法在本节早有介绍。虽然对各种疗法疗效的研究还不多，但是最近凭借经验尝试着去定义和测试这些方法学[21,25,34,89]。有刊物可以获得以下各方面改变的标准措施：功能状态和日常生活活动、成组治疗与个体治疗的比较、具体的刺激属性、格式、反馈时间和频率、个人的信息处理方式[21]。

Neistadt[25,34]分两方面描述这些治疗方法，即矫正和适应/代偿。矫正方法包括再训练疗法、感觉整合疗法和认知疗法[1]。适应/代偿方法包括神经功能疗法和康复/代偿疗法。四声道疗法是矫正方法和代偿方法的综合。下面将会讲述这两个主要疗法的关键内容。由于在没有患者和护理者的有关教育规定的情况下完成干预项目，所以稍后也会给出有关教育的讨论。最后，我们将会讨论一下在康复计划中整合其中的三种方法。

矫正方法

矫正方法关注的是患者的缺陷，并试图通过具体知觉行为内容的再训练提高功能能力[25]。将这一系列的策略方法联合起来的假设是促进或者锻炼潜在技能可能会促进有缺陷的中枢神经系统功能的恢复和重建[21,25]。反过来这又会自动转化成功能技巧的提高。矫正方法也称由下至上的疗法。这些方法一般从底层的潜在技能的训练开始，然后将这些技能推广到更高水平的作业执行[1,47]。

适应/代偿方法

适应/代偿方法不再关注在有缺陷的功能技巧的训练，它不再假设从非明显相似的任务到学习到的功能任务的自动转化，因此最小化了对于推广的需要。在适应性或“上下”疗法中，治疗师和患者一起练习那些要求的任务或者是患者想要获得的技能。换句话说也就是，治疗师是从上层训练开始的，这直接就是期望的功能结果而不是训练患者潜在的技能[35]。表 27.2 给出了矫正方法和代偿方法的比较。

表 27.2　适应方法和矫正方法的常见假设

适应方法	矫正方法
损伤后成人的大脑修复和重建的潜能有限	损伤后成人的大脑可以修复和重建
完好行为可以用来代偿受损行为	脑组织的修复和重建受环境刺激的影响
适应性再训练可以促进完好行为代替受损行为	认知、知觉和感觉运动练习可以促进脑组织的修复和重建
适应性的日常生活活动可以训练需要的功能性行为	认知、知觉和感觉运动练习可以训练练习所认知和知觉技能
特定的必不可少的日常生活活动是必要的训练，因为脑损伤认知和知觉的矫正将会改善功能表现。患者很难运用学习内容	推广认知和知觉技巧的矫正训练到所要这些技能的练习中
功能性活动需要认知和知觉技能	功能性活动需要认知和知觉技能
适应性/代偿性方法可以改善功能表现	认知和知觉的矫正将会改善功能表现

患者、家庭和护理者的教育

对患者、家庭和护理者的教育对护理的连续性至关重要。附录 27.A 包括了为临床医生、家庭和认知和知觉障碍患者的网络资源。患者和护理者应该明白为什么患者安全独立的完成一些事情是不合适的或不可能的，以及为什么其他的事情必须以一个特定的方式执行。解释患者以某一特定方式举止的原因可以减少部分人的不恰当期望，这些人缺乏一些背景知识，不知道脑损伤不仅可以影响患者如何移动还可以影响患者的经历以及对世界的反应。

反馈对患者的学习至关重要。由于知觉和认知障碍患者自身的反馈可能不准确。因此，个体可能不知道一个任务没有完成，或者没有在最安全的或最有效的方式下执行。应以结果知识(KR)和执行知识(KP)的形式提供反馈。结果知识是有关患者是否获得正确结果的信息。执行知识是关于任务以何种方式完成的信息[90]。

反馈传递的形式依靠特定的局限和患者的力量。例如：左侧偏瘫包含视知觉障碍的患者的物理治疗的目标是步行到达双杠的终点。结果知识可能就包括由治疗师发出一些口头信息告诉患者是否到达双杠的终点。执行知识就包括一些有关恰当视觉扫描、下肢位置、正确姿势和恰当使用上肢的评论。有沟通障碍的患者，需要视觉反馈。触觉输入也可以有效地用于提示患者左侧还是右侧偏瘫。多种感觉形式的联合输入通常可以促进患者成功完成给定任务。

对待在教育阶段的患者，一定要把他看做是有能力的成年人而不是受保护者。他/她必须被视为康复过程的主要参与者。在知觉障碍不干扰患者吸收信息的情况下，患者应该主要决定有关治疗目标的处理。

调整干预

很多临床医生通过采用补救策略开始干预计划。此情况下，治疗的目标是最大限度地恢复功能，告诉患者他们可能经历的困难以及改善功能的方式。然而，一些患者可能没有多大进展。在某些情况下，患者可能没有足够的语言技巧去配合治疗师工作，或对他自己存在的问题缺乏认识以至于不会配合治疗师工作。还有一些情况是因为一些治疗师也无法解释的原因我们观察不到患者症状的改善。最后，目前的治疗环境下，治疗师没有足够的时间配合患者使用矫正工具。当患者该出院时，他／她还没有足够的独立性和安全性保证可以出院。这种情况下治疗师要将矫正疗法改为代偿疗法。

当使用适应／代偿疗法时，治疗师不仅要强调患者的教育还要强调护理者的教育。干预策略主要集中在任务完成环境和策略的改变以至于患者尽可能快的达到安全和独立。许多情况下，治疗师需要使用三点式的干预疗法，此疗法中治疗师要教育患者和护理者，开始时使用矫正方法，当患者的功能改善达到稳定期和（或）出院期将至时再转为代偿疗法。

托管护理的影响

美国卫生医疗系统介绍了许多管理式医疗对认知和知觉障碍患者治疗的影响。其中最突出的影响是可以减少住院患者的评估和治疗时间[36]。认知和知觉障碍是非可见的，因此比躯体障碍更容易被忽略。因此，在所有认知和知觉障碍被揭示出来之前，迫使患者快速出院就意味着患者被送入了存在许多可能潜在危险的家中。治疗师需要对所有脑损伤的患者进行初步筛选，尽可能早的判断患者可能存在的所有问题，确保患者出院后进入安全环境。虽然减少了住院患者的康复时间，出院患者仍然有机会在诊所和家里进行康复治疗[91]。家庭医疗的优点是治疗师可以和患者在他／她自己的环境中配合工作，使治疗更适合患者目前的环境。认知和知觉障碍的患者在他们熟悉的环境中往往表现更好。

对于大多数患者，包括那些认知和知觉障碍的患者，减少住院患者住院时间的最大缺点是在限制了住院患者康复后，回到家中可能是不安全的。情况的复杂就在于没有家庭支持的患者出院转入另一种类型的机构医疗（可能是护理式的家庭或技巧性的护理设备），而在长远来看，这种医疗水平是不必要的。由于认知和知觉障碍的移除，特别是当他们认为将永久移除时，患者会感到很痛苦。

出院计划

出院计划应尽早在患者接受康复治疗时就开始[92]。这期间有待回答的最重要的问题就是出院后患者生活在哪里。残疾患者有两种主要类型的可供选择的住所：社区住宿和支持住宿。社区住宿包括私人房屋、退休村庄、旅馆或合伙租房。支持住宿被定义为任何可以以一致的持续的和个体化需要的方式提供个人护理和医疗服务的住宿，包括疗养院、专业护理设施、辅助生活中心和庇护所／群居住房[93,94]。

出院计划的关键是要考虑患者的技能和环境要求之间的匹配，然后分解来自配偶、朋友和家人的支持系统以帮助患者完成他不能胜任的任务[94,95]。当患者和他们的家人对患者存在的问题有深刻洞察和理解时，这种疗法效果很好。然而，认知和知觉障碍是不可见的，对于患者和他的家人来说理解这些缺陷的功能性影响很难。例如：脑卒中患者可能重获全部的运动功能，但是可能会存在进行性的单侧忽略。这种问题在非训练者身上不是很明显。然而，这样的患者不能驾驶行车，就是在单纯过马路时都可能存在危险。这些问题对患者生活方式产生重大影响。

促使患者回到社区住房的干预措施主要集中在使患者以一种可接受的安全的方式执行日常生活活动技能。如果患者不能获得这些技能并且没有护理者和他住在一起，支持住房，像疗养院，可能就是唯一的选择。对 62 名脑卒中患者出院计划进行调查研究发现，尽管存在严重的自我护理缺陷，大多数患者还是愿意回家[95]。我们的住房是集中的，对于患者来说，尤其是那些有限观察力的患者，很难理解和接受他们再也不能生活在社区。

认知和知觉障碍的概述

本节分为 7 个部分：注意障碍、记忆障碍、执行功能障碍、体像和躯体图形觉障碍、空间关系障碍、失认症和失用症（表 27.3）。每个类别包含一组缺陷，为了方便理解将它们组合在一起。每种缺陷的相关信息一律如下组织：

1. 定义
2. 临床示例
3. 损伤部位
4. 测试
5. 治疗建议

停留在皮质损伤最可能区域的价值是有争议的。皮质位点指示是试图将神经解剖学的研究和患者实际的涉及认知和知觉障碍的表现联系起来。皮质位点的检查可以使读者明白何种认知和知觉障碍很可能在一起。

作为治疗师，我们一定要协助患者跨越日常生活活动技能中不适应的行为和独立功能之间的缺口。我们认为的产生特定功能缺陷的脑区域在计算机断层扫描（CT）扫描或其他神经或放射性测试中是否显示损害不是一个康复疗法的关键决定因素。患者的任务执行方法和相关的患者的优点和缺点（运动、认知和知觉），医生通过深入的观察和测试可以确定，这些方面对合适治疗策略的选择比损伤位置更加相关可靠。

对于每种认知或知觉障碍测试工具的描述是为了提高读者对与知觉缺陷相关的行为复杂性的认识。熟悉认知或知觉的检查工具可以帮助治疗相同患者的物理治疗师和作业治疗师之间的交流。

以下部分还包括感觉运动，训练迁移，功能疗法的特定治疗建议。和物理治疗师训练最相关的干预策略与功能疗法和环境适应相关。这些部分将给出如何促进患者治疗成功的示例。也会给出有关治疗师如何使语言、示范、反馈、媒体的使用和环境适应认知和知觉缺陷患者的个人需求。其中的许多治疗技术的治疗证据基础不强，需要进一步的研究来支持他们的有效性。

注意缺损

1. **定义** 治疗师经常抱怨治疗期间许多偏瘫患者无法维持注意。注意力是选择并注意特定刺激，同时抑制其他外

表 27.3 认知和知觉障碍总结

障碍区域	特定障碍
认知	
注意缺陷	持续性注意
	选择性注意
	分散性注意
	交替性注意
记忆障碍	瞬时记忆
	短时记忆
	长时记忆
高级认知	意志
执行功能的障碍	计划
	目的性行动
	有效执行
感知	单侧忽略
体像 / 躯体图形觉障碍	疾病失认症
	躯体失认症
	左右辨别
	手指失认症
空间关系障碍	图形背景辨别
(复杂知觉)	形象辨别
	空间关系
	空间位置觉
	地形定向障碍
	深度知觉和距离知觉
	垂直定向障碍
失认症	视物失认症
	听觉失认症
	触觉失认症
失用症	观念运动性失用症
	观念性失用症
	口面失用症

界刺激的能力[96]。注意力不集中或分心的患者很难加工吸收新的信息和技巧[97]。通常，患有脑血管病的患者有较低的觉醒水平，对于外界环境的改变需要大量的感觉输入。因此低唤醒水平被认为是表面上注意力不集中的一个原因。

文献中通常讨论不同类型的四种注意，及持续性注意、选择性注意、集中 / 交替性注意和分散性注意。**持续性注意**是指活动中能够关注相关信息的能力，暗指一个人在持续活动中可以维持始终如一的反应。**集中 / 选择性注意**是指即使有来自环境的视觉或听觉刺激仍然可以关注任务的能力。**交替性注意**是指能够在任务和对任务合适反应之间灵活转移的能力。**分散性注意**是指当所有刺激相关时对两种或多种任务和刺激做出反应的能力。

2. **临床示例** 持续注意的障碍患者可能讲述他 / 她开始看电视节目，然后就迷迷糊糊地睡着了。集中注意障碍表现为必须停止穿衣服的动作再和治疗师说话，患者很容易被音乐或其他形式的背景噪音干扰也可能预示着他存在集中注意障碍。

集中注意障碍通常被称为注意力分散。当需要不止一个反应或监视不止一种刺激时，患者可能存在分散性注意[98]。表现为某种刺激被忽视时预示着存在选择性注意[99]。患有分散性注意障碍和交替性注意障碍的人可能很难完成更加复杂的日常生活活动，如：做饭和开车。

3. **损伤部位** 多个脑区被认为是负责产生注意。其中包括网状结构(调节兴奋)，传递并编码各种感觉信息的感觉系统，以及驾驶和影响集中注意的因素的基础边缘叶和额叶[99]。

4. **测试** 一般的筛查测试，如：Loewenstein 作业治疗认知评估[75](Loewenstein occupational therapy assessment) 和切彻顿作业治疗神经病学评估组系(chessington occupational therapy neurological assessment battery，COTNAB)[72]包括检测注意力的子测试。为了测试患者的注意障碍，神经心理学家通常使用斯特鲁实验(the stroop test)[100]，同步听觉系列加法测试(the paced auditory serial attention test，PASAT)[101]和连线测试(the trail making test)[102]。

5. **治疗建议** 治疗的目的是增加患者对适宜刺激的注意，忽视不恰当刺激。

(1) 矫正方法临床上，患者注意任务的能力会影响治疗过程。治疗师应该指导患者缓慢系统的扫视周围的可视环境。存在右侧偏瘫时，应该对患者更加缓慢的说话以给他们时间处理口头信息，并且应该交给他们使用视觉技术促进患者对言语任务的注意。此外，应该鼓励左侧偏瘫患者使用言语提高他们在视觉任务中的执行力。一个 12 个人调查训练对分散注意技巧影响的随机临床试验显示了积极的结果，这与主义行为评估量表所测结果相同[103]。训练患者同时完成两种计算机任务或纸笔任务。然而，从训练到非目标任务没有普遍性。换句话说，训练的益处不能转化为患者的日常生活活动。

其他一些可以用来矫正注意缺陷和注意力分散的工具是设置时间或限速，放大关键刺激和突出关键刺激。[63]通过最初让患者在非分散环境中(封闭的环境)完成部分治疗任务来对环境进行分级，然后在患者的耐受力提高后缓慢的增加可能的分散注意力的听觉或视觉因素逐渐到达一个更加开放的环境[1]。

(2) 代偿方法对于许多患者，无法注意重要刺激和和由于外界环境刺激导致注意力分散经常混合存在。通常噪声可以导致烦躁和专注力减退，是最重要的分散因素。Ponsford 等[104]提出了处理注意受限患者另一个想法。

Cochrane 的名为《脑卒中后注意障碍的认知康复》[105]的综述讲述了几个脑卒中患者注意训练的对照试验。研究结果显示，通过评估训练提高了患者的警觉性和持续性注意，但是还没有证据支持或否定对注意障碍患者进行认知康复可以提高患者的功能独立性。

记忆损伤

记忆可以被定义为：个人存储经验和感知并在以后可以回忆的精神心理过程[97]。不是所有记忆都位于神经系统的特定位置，而是许多甚至是所有区域都包含与记忆存储有关的神经元[106]。记忆包含获得 / 学习，存储 / 保留以及检索 /

回忆[107]。学习是康复的关键因素。如果患者不能学习了，那么他也就没有必要做康复了。因此，在开始物理治疗计划之前有步骤的评估患者的记忆力对于治疗师来说非常重要。一般检查三个水平的记忆：瞬时记忆、短时记忆和长时记忆。

瞬时记忆和短时记忆

1. **定义** 瞬时记忆是指信息保留几秒钟。短时记忆居中可以在几分钟，几小时或几天内保留发生的事件或学习到的知识[4]。

2. **临床示例** 瞬时记忆障碍的患者可能无法记住数秒以前治疗师给他的做什么的指示。短时记忆障碍的患者即使治疗师告诉他一个小时后回到物理治疗室，但是他不会回来。或者，治疗师交给患者一种新的转移方法，几天之后发现患者记不起其中的任何步骤。重度短时记忆障碍的患者甚至不能进行简单的交谈。

3. **损伤部位** 记忆是一个复杂的能力，涉及许多大脑区域包括四个主要大脑皮层结构（额叶、顶叶、颞叶、枕叶）和边缘系统[4]。

4. **测试** 行为记忆评定量表（rivermead behavioural memory test，RBMT）[81]可以用来检查记忆功能。或者，让患者回忆刚刚给出的物品列表或集合（瞬时记忆）或教患者新的言语或视觉任务，让他/她在几个小时或一天后回忆（短时记忆），这样可以确定患者的记忆功能。卒中后经常有短时记忆的丧失，这会干扰患者康复的受益，特别是那些涉及使用新的和迄今为止不熟悉的技术的活动[45]。

5. **治疗建议** 记忆再训练的目的是使患者有效地编码和回忆信息以至于可以正常的学习。

（1）矫正方法因为良好的注意能力对记忆是至关重要的，因此在启动记忆再训练工作之前治疗师一定要重视注意障碍并且记录注意障碍的改善状况[1,43]。这种疗法的关键是配合患者有效的编码信息以至于在合适的时候更加容易的提取信息。这就包括组织需要记住的材料和构造逻辑联系。了解患者过去是如何记忆信息的并练习过去这些方法。几乎没有证据显示训练、电脑游戏或记忆测试，如回忆已经翻盖过来的列表条目，对记忆再训练有任何影响。另一方面，如果在打游戏时治疗师帮助患者开发记忆方法，那么这些方法可以推广到每天的活动中。在Cochrane的一篇综述里[108]，作者利用两项研究结果说明依据功能结果和记忆评估没有足够的证据可以支持或否定记忆再训练的有效性，仍然需要进一步的试验。

（2）代偿方法使用日记或笔记本系统（记忆日志）可以帮助很多患者来管理他们的日常生活活动。然而，患者需要记着使用这个系统。环境提示，如一个寻呼机或挂历，是对于帮助患者记住他们的常规或看他们的日记是有用的。在使用外界帮助时，需要教给患者如何使用这些工具。在Sohlbergand Mateer[109]和McKerracher等[110]中可以找到这些装置使用的指导方针。

长时记忆

1. **定义** 长时记忆由早期经验和一年以上获得的信息组成。没有长时记忆的患者常常被描述为有健忘症[45]。

2. **临床示例** 患有长时记忆障碍的患者可能难以回忆从许多年前的事件，如孩子出生或者自己的工作经历。长时记忆障碍常见于脑损伤后和阿尔茨海默病，少见于卒中后[45]。

3. **损伤区域** 如前所述，记忆是一个复杂的能力，涉及许多大脑区域。详细讨论，读者可以参读Fuster[111]和Lezak[4]。

4. **测试** 可以通过让患者回忆他的往事来推断患者的记忆功能。可以使用行为记忆评估量表（RBMT）[81]以一种标准方式测试患者的记忆。建议向患者的家属询问有关患者发病前的记忆，因为许多卒中好发年龄段的人群中，许多人随着年龄的增长已经开始经历记忆减退。

5. **治疗建议** 帮助患者克服长时记忆障碍的治疗方法与上面所列的有关瞬时记忆障碍和短时记忆障碍的治疗方法相似。更多有关记忆障碍处理的信息可以参考Wilso和Moffat[112]。

虽然这本文献包含许多探索各种记忆治疗方法的研究，但是几乎没有以随机对照试验设计的研究。Cochrane的综述[113]发现只有一个对照试验，试验中至少有75%的参与者有过卒中病史。Doornheim和DeHaan的研究显示，记忆训练对记忆障碍和主观的记忆抱怨无显著影响。Cochrane评论者认为目前没有足够的证据去支持或反驳认知康复对卒中后记忆障碍的有效性。

执行功能损伤

1. **定义** 根据Lezak的定义：执行功能是由个体能够成功完成独立的、有目的性的、自服务的行为的能力组成[4]。Lezak进一步将执行功能描述为由同时存在的四个部分组成：意志、计划、目的性行为、有效的执行。

意志是个体决定需要什么及想要去做什么的能力，也包括实现个体未来需求的能力。意志包含目标计划、任务启动、自我认知、环境认知和社会认知。计划是"识别出并组织执行某一目的或实现某一目标所需的步骤和因素（如：技能、材料、他人协助）"[4]。计划涉及权衡利弊、做出选择。目的性行为涉及效率及自我调节，也就是为达到某一目的能够有序地启动、维持、转换以及停止复杂行为。有效的执行是自我监控、自我修正的质量管控能力。有效执行能力障碍与无效的自我监控和自我修正困难有关，比如有些患者意识不到自己的错误，即便其他人指出错误所在，他们也不会做出改正[115]。

2. **临床示例** 有些执行功能障碍的患者不能规划现实的目标、意图或者计划；也有一些患者能够规划目标并且始动目的性任务行为，却因为计划有缺陷导致目标无法实现。计划功能障碍的患者可能会说出或者打算做一件事，实际上却去做了另一件事[4]。在家人和医务人员眼中，患者可能会表现得明显淡漠，缺乏判断力或判断力不可靠，行为不得当，难以适应新环境，和（或）对他人的需求和感受缺乏注意[115]。

3. **损伤部位** 传统观点认为执行功能与额叶和前额叶皮层有关[6]，然而目前的观点认为这些功能是通过背外侧前额叶-皮层下环路与其他皮层、皮层下区域的相互作用介导的。[116]

4. **测试** 适用于执行功能测试有执行功能障碍综合征的行为学评估（Behavioral Assessment of Dysexecutive Syndrome，BADS）[117]，执行功能评估（Executive Function Assessment）[118]，乐善医院认知康复执行功能行为量表（Good Samaritan

Hospital for Cognitive Rehabilitation's Executive Functions Behavioral Rating Scale)[119]等。

5. **治疗建议**　左侧偏瘫的患者尤其易合并出现冲动性、缺乏判断力、缺乏策划能力、缺乏远见等问题，因而这些患者独立功能通常预后不佳。这种损伤的程度随着时间的推移可能会稍微减低[9]。本文将介绍一些一般矫正方法和适应性建议，更多详细具体的介绍可以参考 Ponsford[104] 和 Duran and Fisher[115]。

(1) 矫正方法通过提供结构、反馈、日常常规来加强行为(如：给出患者操作步骤，令其遵行，通过重复训练把任务融入日常行为，或者给出有关患者的行为及其行为对他人的影响的直接反馈)。起初由治疗师担任患者额叶功能，逐渐地将这种责任转移给患者。只有患者自己意识到问题所在，矫正治疗方法才能有明显的成效[104]。Honda[120]报道了一项研究，该研究选取三名患者，进行为期 6 个月的自学训练、问题解决程序、体位变换练习(即跟随节奏活动四肢和躯干)等练习。研究过程中，"研究者提供物理治疗师随节奏做训练的录像，患者对照录像中治疗师的动作，跟随节奏摆动四肢和躯干，每 2~3 分钟改变一次动作，每次坚持 20 分钟，一共坚持 6 个月。在自学过程和问题解决训练阶段，心理医生对患者进行每天 1 小时，每周 2 次的指导和训练。体位变换练习阶段，建议患者每天跟着给出的录像练习 2 次，每个练习阶段持续 6 周[120]。根据神经心理学测试进行结果评价，有两名受试者经过训练后执行功能有改进，而在基础和工具性日常生活活动方面，所有受试对象执行功能都有提高。当然，该研究受小样本量和缺乏对照的限制，无法排除患者在这 6 个月的研究期间内自然痊愈的可能性。

Hewitt 等[121]提出创伤性脑损伤(TBI)的患者不能自如地运用自传式记忆，因而很难做出目标规划。研究中对照组和试验组各选取 15 名受试者，试验设计者让受试对象描述如何规划日常活动。试验组接受 30 分钟的训练课程，以刺激支持规划的特定记忆恢复。人们发现这项干预措施有提高目标规划特定记忆的作用。

(2) 代偿方法治疗师可以帮助患者通过利用其他完整的认知功能或改变环境来代偿其欠缺的能力。例如：可以让患者进入一个房间专心致志的完成一项任务，或者改变患者工作、家庭、社会要求，从而减少使用执行功能的需要。患者可以在起初困难需要帮助时使用便携呼叫器或者闹钟。

体象和躯体图形觉障碍

躯体图形觉是个人躯体的视觉图像或心象，包括对躯体，尤其是对健康和疾病的知觉[122]。而体象则涉及躯体空间知觉，包括对躯体内各部位之间的相互关系以及躯体和环境的关系的认知。通常，体象和躯体图形觉的异常被称为是**躯体知觉障碍**。躯体知觉是触觉、本体感觉、内脏感觉等的综合结果，除此之外还有对躯体的客观感受。体象知觉是执行所有目的性运动的重要基础[122]。躯体知觉、躯体图形觉以及体象知觉通常混用，所以，研究这一课题时，要密切关注不同作者提出的具体定义。特殊的体象和躯体图形觉障碍包括单侧忽视、躯体失认、左右辨别、手指失认、疾病失认症。

单侧忽视

1. **定义**　单侧忽视是指记录和整合来自一侧躯体或一侧躯体所在空间的刺激、感觉的能力障碍(躯体忽视和躯体一侧周围空间忽视)，这种情况并非由感觉缺失导致。单侧忽视又被称为单侧空间忽视、偏侧注意缺失、偏侧忽视和偏侧视觉注意缺失[123]。治疗师必须熟悉掌握这一障碍，因为这是一个很常见的临床表现。据报道，有 12%~95% 的患者右侧脑梗死后出现忽视[124]。报道中发生比率变异很大是由于报道时间选择的不同以及所使用的忽视障碍检测技术不同所致。然而这种障碍在临床很常见，对 20% 的患者功能产生影响。尽管并不绝对，但单侧忽视通常表现为影响左侧肢体或左半侧空间，因此为便宜讨论，我们暂且假定单侧忽视都表现为左侧。如果一个患者患有单侧忽视，左侧肢体以及来自身体左侧空间的刺激会被忽视，不论该患者视野完整，亦或是伴有右侧或者左侧的同向性偏盲，但是单侧忽视并非由同向偏盲所致[125]。

治疗师在对单侧忽视的患者进行治疗时，首先应该判别出哪一种感觉形式受到影响，是视觉、触觉还是听觉。这些感觉形式中的一种或所有都有可能被忽视。就患者忽视的空间范围而言，忽视也可以理解为是空间忽视。例如：单侧忽视有可能表现为注意力或者是目标指引性行为的障碍：

- 病灶对侧个人空间忽视(定义为与身体有关)，如只刮右半脸，或者不能清洗自己左半身，或者：
- 病灶对侧躯体周围空间忽视(手臂长度以内的空间区域)如不能使用病灶对侧餐盘里的餐具，或者：
- 病灶对侧个人之外空间忽视(超过手臂长度的空间区域)如在运动的过程中不能通过障碍物、门廊等等。

单侧忽视也表现出不能完整的注意物体或者环境。某些患者可能忽视半侧环境，而另一些人则可能忽视了存在于整个环境中某半边的物体。前一种情况患者可能忽视了整个视野中左侧的大多数组成部分(图 27.8)。后一种情况，患者可能会忽视一个物体的左半边，而不管该物体在视觉展现中的绝对位置。例如：患者会忽视放在他右侧的杯子的左半边，或者是临摹物体时遗漏该物体的左半边，比如一把伞、野餐篮子、水桶和铲子，如图 27.9 所描述的。

存在单侧忽视的患者经常也存在患侧感觉缺失，二者容易混淆。左侧偏盲的患者尽管确实有双眼左侧视野的缺损，

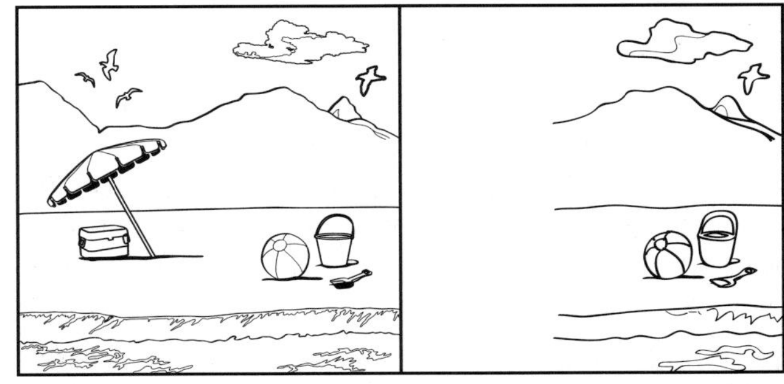

图 27.8　单侧忽视患者绘画示例。治疗师画出一幅沙滩场景图(左)。单侧忽视的患者不能完整复制——卒中后的环境忽视(右)

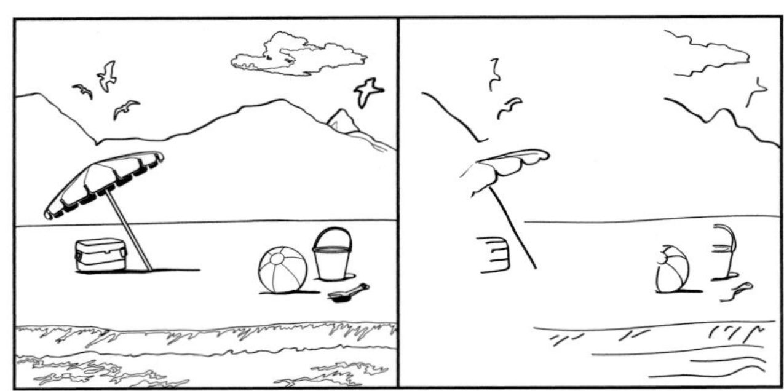

图 27.9 单侧忽视患者绘画示例。治疗师画出一幅沙滩场景图(左)。单侧忽视的患者不能完整复制——卒中后的物体忽视(右)

他能意识到问题的存在,并能自动地代偿或学习通过转头来代偿。而存在视觉忽视的患者,视野是完整的,患者意识不到自己存在疾患,不能自主地通过尝试着转头来代偿。在一些极端的病例中,患者表现出对左半侧身体和环境完全的漠不关心,并且否认左侧肢体属于自己。这种单侧忽视障碍比偏盲需要更久的时间来学习代偿。因而由于日常生活活动技巧需要整合来自左侧半身体和左半侧个人空间的所有刺激就变得非常困难。单侧忽视的患者和单侧偏盲的患者一样,经常会在视觉上或是运动上不能跨过中线[61]。

2. **临床示例** 患者穿衣服的时候经常会忘记左半侧身体,不记得穿上左半边袖子和裤腿。通常地,男患者刮脸时经常会忘记刮左半边脸,女患者可能会化妆时忘记化左半边脸[127]。患者可能会忽略放在盘子左半边的食物,读报时从一行的中间开始看起。典型的表现是撞到左边的物体,走路或者操纵轮椅时会越来越向右偏。

3. **损伤部位** 有人提出,位于右侧顶叶后下部的病灶为决定忽视的重要原因[125,128]。

4. **测试** 可用技术多种多样。单一的某一种测试难以从所有患者中识别出有单侧忽视的,因为每个患者单侧忽视障碍的表现形式并不相同。

(1) 行为性忽视检查(behavior inattention test,BIT)[77]能用于检查单侧忽视(图 27.1)。也可以通过观察患者的基本日常生活行为活动,例如穿衣服,或者工具性日常行为活动,比如做饭。治疗者要通过观察患者行为的执行和改变来了解患者对治疗的反应。

(2) 治疗的目的是为了提高患者对左侧身体和空间的认知。目前的观点认为,关注单侧忽视根本的机制,有利于指导治疗方法。Rizzolatti 和 Berti[129]在他们的忽视前运动区理论研究中整合了普遍受关注的和具有代表性的模型。该理论的提出基于空间注意力依赖于几条独立的神经回路。人体活动时,注意力和对刺激的感觉伴随发生,由于运动回路的激活,它们也被加强。因此,激活同侧半球的运动回路(经左侧上肢或下肢的由自发性活动)可能促进相关感觉回路激活。这种活动可能转而引起处理来自对侧(左侧)的刺激的能力提高[123]。

5. 治疗建议

(1) 矫正方法 根据忽视的前运动区理论的基本原理提出以下治疗建议。应当利用专门针对大脑右侧的刺激,例如图形和块状物,以增强右侧大脑的激活。同时,众所周知的能刺激左侧大脑的刺激,诸如字母和数字应当最小化。言语指令的使用也应当最小化。可以使用简单的言语指令来鼓励患者将头转向左侧,使患者的注意力固定在左侧空间[126]。另外研究显示,执行左侧身体运动,例如:简单的松开和握紧拳头,能帮助提高对左侧躯体和左半侧空间的注意力。Robertson et al[130]主持了一项研究,研究选取六名患有偏瘫的患者,研究要求受试者们走过一个门廊,然后测量每个受试者的行走轨迹,结果显示所有受试者的行走轨迹都明显向右偏。然后让受试者们在走之前和走的过程中边走边松开、握住左手,研究人员发现这样做能明显帮助受试者保持行走轨迹在中央。其他用于治疗单侧忽视患者的技术包括眼罩、视动刺激、颈部振动[131]、躯干旋转。在 luaute et al[132]中可以找到这些治疗技术的综述。知识点 27.1 是一系列治疗措方法效果,以及证据等级概述[133~141]。

(2) 代偿方法 首先告知患者病情,然后制定计划,帮助患者完成日常活动。例如当患者读书或者看报时,在左页缘处放置一条红条带,并嘱咐患者每看完一行后浏览回这一点。在这个方法里,外周环境要适当调整,站在患者病变轻的一侧与其交谈、阐述病情。护理人员要把呼叫器、移动电话以及其他重要物品放在病变影响小的一侧。在书页上被忽视的一侧画粗红线[122]。当患者穿衣服或者行走时在患者面前放一面镜子,以便引起患者对被忽视侧的注意。

(3) Cochrane 进行了几项有关认知觉康复治疗效果的综述。更早期,Cochrane 曾总结回顾过几项小规模的有关注意力和记忆力领域的论述。更大规模的 Cochrane 综述[133]回顾了过去的 20 多年里,人们针对单侧忽视这一令人困惑的疾病进行的大量研究和试验。表 27.1 证据摘要筛选出一些 Cochrane 综述中的对照试验[133]和少量该综述发表之后进行的研究。Cochrane 综述中只包含对照试验,每一个试验都依据操作过程的随机性划分了质量等级(A、B 或者 C)。A 等级的研究认为是足够的,B 代表尚未明确的,C 代表不充分的。证据摘要表中列出了 Cochrane 综述里全部 12 个研究中的全部 A 级(Fanthome et al[134],Jacquin-Courtois et al[135],Kalra et al[136],Tsang et al[137])研究以及两个随机选取的 B 级(Watanabe 和 Amimoto[138]以及 Wiart et al[141])研究。通过完成这项综述,Bowen 和 Lincoln[133]有证据表明,对单侧忽视患者进行认知康复治疗能够提高患者在一些损伤基础测试中的表现。然而认知康复对减少活动限制方面的影响尚未明确。在认知康复领域中,我们仍然需要更多设计优良的随机对照试验和基础研究来改进结果测量技术。

疾病失认症

1. **定义** 疾病失认症是指瘫痪患者否认疾病的存在,以及疾病极其严重程度缺乏认知,这是情况比较严重[50]。疾病失认症是指患者否认瘫痪肢体的属于自己、对瘫痪肢体缺乏认知,或者对于瘫痪的事实缺乏认知或一味否认[50]。这种障碍可以极大地影响患者的康复潜力,因为患者对自己需要代偿治疗技术的认知受到限制,所以限制患者利用代偿技术。

2. **临床示例** 典型的表现为坚持自己没有患病,否认瘫痪的肢体属于自己,拒绝承担肢体瘫痪的责任。有的患者坚

知识点 27.1　证据摘要——美国认知康复技术用于增强卒中后单侧忽视患者活动性循证依据

参考文献	研究对象	试验设计 / 干预措施	期限	结果	评价
Fanthome et al[134](1995)	新发右侧半球卒中患者试验组 =9；对照组 =9 性别（男 / 女）：试验组 =6 / 3；对照组 =6 / 3 发病时间（月）：试验组 =1.0；对照组 =0.6 入选标准 <80 岁，无痴呆或心理疾患，无特殊不适，右利手，智力简化检测评分 >6 分，行为忽视测试评分 <130 分	随机对照试验 研究者盲法 试验组 = 受试者佩戴经过特殊改装的眼镜，若患者眼睛不能在 15s 内向左转动，眼镜将发出警报。对照组 = 不进行视觉忽视治疗	4 周 试验组 = 治疗 2 小时 40 分钟 / 周 对照组 = 无治疗	4 周之后，两组在眼动检查和行为忽视检测评分中无明显差异	尽管对照组年龄稍微大于试验组，试验组和对照组在人口统计学和临床数据方面足够匹配；无行为忽视检测评分基线数据
Jacquin-courtois et al[135](2010)	22 名受试对象 12 名右侧半球卒中和 10 名健康受试者卒中受试对象的入选标准 = 既往无神经系统损伤，通过线段划试验和线段二等分试验以及场景临摹测试筛选出的左侧忽视患者，左耳遮挡听力良好，右利手，11 名受试者随机的分配到试验组或对照组，两组受试对象的年龄基线、卒中发病到入组的时间均无明显差异	虽然受试对象随机分配到对照组和试验组，但未采用盲法，并未进行全面记录，应该试着去探讨棱镜适应技术的效果是否可以推广到治疗与视觉 - 人工适应无直接关系的忽视症状，因此，需要在使用棱镜治疗之前和之后评估忽略受试者听力对消，试验组 = 佩戴右侧偏 10° 的棱镜；对照组 = 佩戴无偏斜玻璃眼镜同时给予左右耳 60 对成对刺激，然后测量言语指令双耳分听	试验组 = 相对中线向左或向右偏移 10° 的棱镜中呈现出 50 个视觉目标的，可做出 50 个指令应答。双耳分听实验进行三次，冷静治疗前、治疗后以及治疗 2 小时后。对照组 = 无偏斜的玻璃眼镜，相同的双耳分听试验	棱镜适应后即时、2 小时后测量均有左侧分听力的提高	结果提示视觉适应可能影响其他感觉（听力）的功能表现；棱镜适应治疗可能比单纯视觉适应治疗有更广泛的治疗效果
Kalra et al[136](1997)	脑卒中发病后 2~14 天，伴发视觉忽视的患者 试验组 =24 对照组 =23 平均年龄 SD：试验组 =78(9)，对照组 =76(10) 卒中后入组平均时间 6 天(2~14 天)。排除标准 =TIA 患者，可逆的神经功能障碍，偏盲或严重语言功能障碍	RCT（试验者双盲）试验组 = 基于注意 - 运动整合模型的空间运动暗示，早期着重于功能恢复对照组 = 在着重于熟练的功能活动之前，传统治疗方法集中于语调、运动模式以及运动活动的恢复	12 周 最初的基线测量，然后随访 12 周，平均治疗时间 =47.7h	收集 6 类结果数据①死亡率；②巴氏指数；③出院后转归；④住院时间；⑤治疗持续时间；⑥ RPAB（取消子量表并且出院回家）。尽管巴氏评分较低视觉忽视的患者出院后都与没有视觉忽视的患者转归相同；空间运动暗示改善视觉忽视患者的情况（$P<0.05$）	方案原则：半侧空间忽视一侧肢体运动导致 2 两个有区别却又有联系的两个空间系统的感受野，包括体内和体外空间；这可以改善患侧注意能力和患侧空间关系鉴别能力

知识点 27.1 证据摘要——美国认知康复技术用于增强卒中后单侧忽视患者活动性循证依据 续

参考文献	研究对象	试验设计 / 干预措施	期限	结果	评价
Tsang et al[137](2009)	招募35名受试者，随访6个月1名脱失。性别(男/女)=21/13，入选标准=首先，行为忽视评分<129分，其他入选标准CT或MRI有右侧脑血管意外，有左侧神经症状，证实有视野忽视，右利手，卒中后8周内，Glasgow昏迷评分=15分，排除标准=严重失语，短暂性脑缺血发作或可逆神经系统损伤，严重的视敏度障碍(例如：由白内障所致)，其他神经系统疾病史，心理障碍，或者酗酒史。对照组和试验组年龄、性别、卒中类型、病灶位置、入组时间、卒中既往史以及受教育水平无明显差异	单盲随机对照试验，试验前测试、试验后测试，试验组=17名受试者整个作业治疗过程戴右侧遮挡的眼镜，对照组=17名受试对象不戴眼罩。所有受试对象入院时和4周后进行测评	试验组接受4周戴眼罩的传统作业治疗；对照组4周作业治疗	四周时，试验组比对照组行为忽视评分明显更高，但是功能独立性评分没有明显差异	正如行为忽视量表评分显示，眼罩可能导致障碍的减低，但是就功能而言，潜在的益处在本试验中并未得到证实。然而，功能独立性评分也许并不是获得功能收获的最佳工具。此外，有力分析提出每个组59名受试者的样本需要检验统计学意义
Watanabe and Amimoto[138](2010)	10名单侧忽视患者入组标准=右侧大脑半球病灶且发病在40天以内的右利手患者，能独立操纵轮椅行走达到7m。排除标准=由于视觉受损而不能辨认符号，不能理解研究任务，或即使能理解任务，但在身体上难以完成任务。使用日本版本行为忽视量表进一步筛选受试对象，并且在至少1个子量表中分数低于底线	前瞻性队列研究设计，研究者盲法试验组受试者戴上合适的棱镜，调整受试者视野偏向右侧7°。受试者快速用右手触碰他们面前目标物50次。受试者被蒙住眼睛，进行10次向前直指试验，然后完成操纵轮椅任务，受试者移动轮椅7米到达圆锥体目标，记录时间	同一天测试前、测试后	10名受试对象完成所有任务，直指试验测试前和测试后以及更快的操控轮椅到达目标物有明显改变	结果显示佩戴棱镜可以普遍适应直指任务和操控轮椅的日常生活活动任务。使用对照试验对研究更加有益
Serino et al[139](2009)	20名右利手左侧忽视的受试对象，根据忽视严重程度分层匹配分组。入组标准=根据行为忽视评分。排除标准=简易智能状态测试提示广泛的精神退化，或者心理障碍。试验组=10：对照组=10：性别(男/女)试验组=8/2；对照组=6/4。年龄(受试组=62，对照组=61)、教育水平及卒中发生时间无明显差异	配对对照试验。试验组受试者佩戴调整视野右偏10°的棱镜。每一次治疗前后及最后一次治疗结束一个月测试忽略程度。干预过程中，患者重复用右手指指示视觉目标物	试验组和对照组每个工作日进行90次试验(大约持续30分钟)，一共试验2周	两个组症状都有改善，然而，试验组与对照组相比改进更具有统计学意义。治疗终止一个月后效果得到证实	通过扩大样本，随机分配受试者进入试验组或者对照组，可加强设计对忽略严重程度的控制。未来应进一步研究棱镜适应疗法的作用机理

知识点 27.1 证据摘要——美国认知康复技术用于增强卒中后单侧忽视患者活动性循证依据 续

参考文献	研究对象	试验设计 / 干预措施	期限	结果	评价
Turton et al[140](2010)	34 名卒中后伴有左侧忽视的受试者。试验组 =16；对照组 =18。平均年龄：试验组 =72；对照组 =71。性别(男 / 女)：试验组 8/8，对照组 11/7，卒中后入组时间(平均天数)：试验组 =45，对照组 =47。入选标准 = 研究前，右侧半球卒中至少 20 天，由专业治疗师鉴别的自理困难，能够保持坐位，能够使用未受影响的手指物，能够听从指令	随机对照试验 试验组 = 带着棱镜用食指重复触碰显示屏上的目标物；棱镜是 10 个屈光率单位，能够转移视野右偏 6°。对照组 = 戴着中性玻璃眼镜完成相同任务	试验组和对照组 = 每个工作日进行 90 次试验(持续大约 30 分钟)，持续 2 周	数据收集：完成治疗后 4 天，随访 4 周之后。测量工具：CBS 量表以及行为忽视试验中的笔 - 纸试验。试验组 = 点击目标物时，表现出明显向左偏斜，但根据行为忽视试验，治疗无明显效果	本研究看起来控制了偏斜并且比较了匹配良好的试验组和对照组。笔者认为自治疗结束之后 4 天的测量结果差异可能没有显现。此外，前人文章指出治疗效果可能是即刻的，或者保留时间较短。笔者还认为尽管这篇研究使用右转视野 6° 的棱镜，其他的试验用的是 10° 或者 15° 棱镜，目前缺乏关于最合适的棱镜偏转程度的以及合适的治疗频率研究
Wiart et al[141](1997)	22 名卒中后严重左侧忽视患者(通过 3 项检查证实有忽视阳性体征)；试验组 =11；对照组 =11，平均年龄：试验组 =66，对照组 =72，性别(男 / 女)：试验组 =6/5，对照组 =6/5 卒中后入组时间(平均天数)：试验组 =35；对照组 =30。排除标准 = 卒中史，一般状态改变，认知障碍不适合使用康复治疗的	随机对照试验 试验组 =Bon Saint Come 方法(作者的方法之一)试验性治疗。上身穿着特制背心，头部贴金属电极片，患者在移动控制面板上点击目标物；当患者触碰目标物时，有声音的发光信号产生的生理反馈；过程中治疗师积极参与其中，给予刺激、引导、修正。 对照组 = 每天 3~4 小时传统康复治疗	试验组 = 每天传统康复(1~2 小时物理治疗和 1 小时作业治疗)之后进行 1 小时(20 天)的试验治疗；对照组 = 每天 3~4 小时传统康复治疗	收集两类结果数据：(1) 忽视定量评分(线段二等分、线段划消和钟形物划消)；(2) 自主性(功能性独立量表)。数据收集：第 0 天，30 天(治疗后))，60 天。 试验组所有定量和 FIM 评分均比对照组显著提高	试验组更加年轻，起始时 FIM 评分就比对照组高，但并不非常显著；线段划消试验有遗漏(对照组 =16，试验组 =14)；对照组线段二等分试验结果相对试验组右偏几率增加(对照组 =53%，试验组 =50%)。试验组采用 Bon Saint Come 方法治疗，有希望促进恢复，值得进行进一步测试

CBS=Catherine Bergego 量表 Catherine Bergego scale)，FIM= 功能性独立量表(Functional independence measure)，MRI= 磁共振成像(magnetic resonance imaging)，RCT= 随机对照试验(randomized controlled trial)，RPAB= Rivermead 知觉评估量表(Rivermead perceptual assessment battery)，TIA= 短暂性脑缺血发作(transient cerebral ischemic attacks)

持肢体有自己的意识思想、或者肢体被落在家里、又或是被放在橱柜里。

3. **损伤部位** 尽管曾有人提出缘上回区域[142]可能与该病有关，但疾病失认症的发病机理尚未明确[50]。

4. **测试** 通过与患者交谈，可以识别出疾病失认症。提问患者："你的手臂和腿怎么了？你是不是患有偏瘫？你四肢感觉怎么样？以及你的肢体为什么不能移动了？"等等。疾病失认症的患者会否认偏瘫，不必为此担忧，编造出肢体不能自如活动的原因。

5. **治疗建议** 通常疾病失认症会在卒中发生后的前 3

个月内自行缓解[143]。Maeshima et al[143]也曾指出失认症不缓解将会严重妨碍康复治疗。失认状态长期存在导致代偿治疗难度极大。在治疗和出院计划安排过程中瘫痪患者的安全至关重要，因为他们认识不到自己的残疾，并且拒绝小心应对疾病[9]。

躯体觉障碍

1. **定义** 躯体觉障碍或者体象障碍，是指缺乏对身体结构，以及身体各部分与自身和其他部位关系的认知。躯体觉障碍也可以称为躯体失认（autopagnosia）或者是更简单地称为身体失认（body agnosia）[144]。存在这种缺陷的患者可能无法执行需要区分身体各部分的指令，也有可能无法模仿治疗师的动作[67]。患者经常会说受影响更多的手臂或者腿过度沉重。躯体觉障碍肯能会合并或者在此基础之上出现本体感觉障碍[145]。

2. **临床示例** 患者可能难以完成传递活动，因为他们不理解与躯体各部位有关词语的意思，例如"用腿支撑地，用手去够扶手"。此外体象障碍的患者穿衣服也有困难。在参加一些需要某些躯体部位相对于其他躯体部位运动的练习时，这些患者也会存在困难，例如"把手臂横跨过胸前去触摸你的肩膀"。

3. **损伤部位** 病变部位通常为优势侧顶叶[142]。因此主要见于右侧偏瘫者。然而体象障碍也可能见于左侧偏瘫者。

4. **测试**

（1）治疗师说出躯体某一部位名字，让患者在自己身上、治疗师身上或者是人体图片中指出该部位。Zoltan[2]详细提出了这些试验的步骤。例如，这些试验中的口头指令"指你的脚，指你的下巴，指你的背"。不要用到"左"、"右"这些词，因为这会导致难以辨别左右的患者做出错误的判断。应当注意要除外失语症导致的执行困难。

（2）让患者模仿治疗师的动作。例如治疗师触摸他的脸颊、手臂、腿等等。镜像反应是可以接受的[2]。

（3）要求患者回答有关躯体各部关系的问题。例如："你的膝盖在你的头下面吗？你的头发和脚哪个在你的头顶上？"对于失语症患者，提问应当简化为可以用"是"和"否"，又或者是"对"和"错"来回答。躯体认知功能完好的患者大多数时候和一定的时间段内的应答都是正确的。感觉性失语的患者则极有可能在躯体觉障碍测试中表现得不好[144]。

5. **治疗建议** 使用治疗方法，治疗师针对患者使感觉传入与适应性运动反应相关联[2]。通过对受影响躯体部分的感觉刺激促进其对躯体的认知。例如：治疗师说出或指出躯体部位[22]，要求患者用治疗师命名或指出的粗糙布料摩擦该部位。另一种方法是，患者口头上识别身体部位，或者指出治疗师触摸的身体部位的图片。

左右辨认不能

1. **定义** 左右辨认不能是指患者不能分辨出自己躯体或者检查者的左右侧[125]。这包括不能针对含有"左"和"右"的口头指令做出相应的动作反应。患者通常不能模仿动作[125]。

2. **临床示例** 患者不能告诉治疗师哪边是左侧手臂，哪边是右侧。不能分辨出鞋的左右，不能执行含有左-右的命令，例如："在拐角处向右转"。患者不能区分治疗师的左右侧。

3. **损伤部位** 病变部位在一侧半球顶叶[125]。据报道，失语症（通常是由于左侧半球受累所致）与左右辨认不能有着密切的关系。据报道，在某些不伴有失语症（通常为右半球受累）的患者，一般精神障碍与左右辨认不能相关[144]。

4. **测试** 命令患者指出身体某一部位，如右耳、左脚、右手臂等等。要求引出患者的六个指令的反应，不管是在患者自己的身体上，还是在治疗师、模型亦或是图片中的人体上。[144]首先，应当进行不含左右指令的试验以排除躯体觉障碍。

5. **治疗建议** 如果使用代偿方案，给出指令时应当避免使用"右"、"左"。根据某些肢体的特征指出或提供暗示反而可能更有效果（如：戴手表的手臂）。这些方针在治疗师教导患者运动或移动时尤为突出，而在运动或移动中使用指令可能会产生危险后果。所有物体的右半边如衣服、鞋子应当用红色胶带或者滚边条标记。

手指失认

1. **定义** 手指失认是指患者不能指认出自己或者是检查者的手指[125]。

2. **临床示例** 手指失认症的特征是：不能根据指令命名相应手指、辨别出被触碰的手指，以及在某种意义上不能模仿手指的运动。这种损伤通常发生在双侧受累情况下，更常见于中间三根手指[146]。手指失认症与不能完成需要各个手指间相互运动的精细动作高度相关[1]，例如系纽扣、绑鞋带以及打字。

3. **损伤部位** 任一侧顶叶受累可能导致手指失认症[147]，通常多见于左侧半球角回。通常与言语障碍[144]或一般精神障碍合并存在[125,144]。双侧手指失认症伴随左右辨别障碍、失语症、计算力缺失称为Gerstmann综合征[125]。Gerstmann综合征通常与优势半球角回的局部病灶有关[142]。

4. **测试** 推荐为患者做一份Sauguet测试[2,144]。治疗师说出一根手指的名字，让患者活动或者指出相应手指，以判断该手指是否失认。治疗师给出5~10个命令就足够用以检测，然而该测试并非标准化的测试。

（1）患者睁着眼睛，治疗师触碰患者的手指，让患者说出手指名称（5次），如果能够成功，再让患者闭上眼睛试验。

（2）治疗师说出手指的名称，患者指出自己的相应手指（10次），然后指出治疗师的相应手指（10次）。

（3）准备一张真实尺寸大小的手掌图片，治疗师指向某根手指，患者指向相同的手指。

（4）让患者模仿手指运动，例如：弯曲食指，拇指和中指对指。

5. **治疗建议** 目前可以支持手指失认症治疗的有效性证据非常有限。当使用治疗方法时，辨别觉系统（触觉、按压觉）激活。用粗糙的布料摩擦受影响较重的手臂、手掌、手指的背侧部和受影响较重的手指的腹侧。可以应用按压手掌掌侧面的方法。更详细的介绍可参考Zoltan[2]。

空间关系障碍（复杂知觉）

空间关系障碍是一组以难于感知自身与两个或更多物体之间关系为共性的症状[148]。研究表明，右侧顶叶在空间感觉方面至关重要。所以，空间关系障碍最常见于因右侧大脑病灶所致的左侧偏瘫患者[148]。空间关系障碍包括图形 - 背景辨别觉障碍、形象障碍、空间关系障碍、空间定位障碍、地形定向障碍。此外，深度觉、距离觉以及垂直定向障碍等视觉空间障碍也将在本节进行讨论。EDmans et al[149]在一项认知矫正治疗（有时会涉及转移训练技巧）和功能方法效果对比的研究中发现，这两种方法在治疗感觉障碍方面同样是成功的。然而，由于这个研究没法控制自然恢复对两个组的影响，需要对此进一步研究。

图形背景辨别

1. **定义**　视觉图形背景辨别损害就是患者不能在视觉上把一幅图形从它所嵌入的大背景中区分出来[5]。从功能上讲，这种损害干扰了患者定位那些在视觉阵列内非显著的重要物品的能力。这种患者对忽视不相干的视觉刺激存在困难，而且不能选择出需要应答的合适线索。[5]这可能导致注意力分散[150]，从而导致注意范围缩小，沮丧，而且可以降低独立和安全功能[67]。

2. **临床示例**　患者不能指出钱包或抽屉里的东西，衬衫上的扣子，或者是不能把单色衬衣的袖口和其他东西区分开。患者不能讲述在阶梯步级上何时步伐结束，何时另一步开始，特别是当下楼梯的时候。

3. **损伤部位**　右侧半球顶枕叶及少数左侧半球的损害通常引起这种障碍[151]。

4. **测试**

(1) 艾尔斯图形背景测试（加利福尼亚南部的感觉整合测试的分测试）[152]要求患者从嵌入的测试图中的可选择的六个物品中区分出三个。这个测试虽然主要针对儿童，但是可能在作为一种临床工具辨别成人脑损伤的感知障碍方面是有用的[4]。对于正常成年男性的标准数据已经产生[153]。从这以后，其他许多测试使用相似的方法测试患者的图形背景的感知觉，像通过展示给患者一些日用品的重叠线条的图片，让他们命名如图 27.10 描画的这些物品。

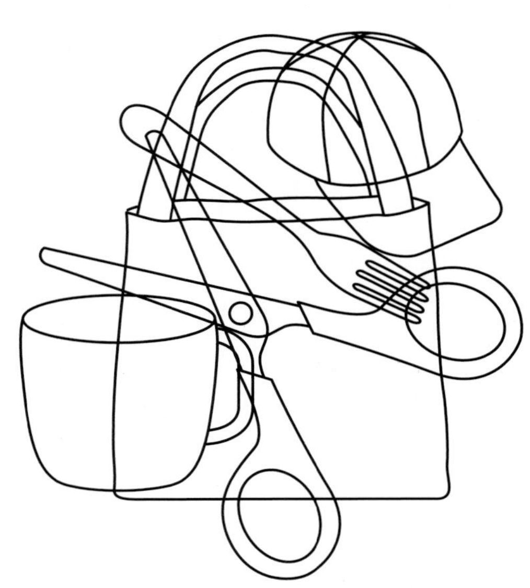

图 27.10　图形背景感知测试示例

(2) 以功能为基础的测试把一块白色毛巾放在一白色床单上，然后让患者去找这块白色毛巾。也可以让患者指出白色衬衫的袖子、扣子和领子，或者从一堆没有分类的餐具中挑出勺子。提高这些方法的有效性以排除视力差、偏盲、视觉失认和理解力差的影响很有必要。

5. **治疗建议**

(1) 矫正方法治疗师应该安排患者运用视觉指出简单陈列中物品的锻炼（比如 3 个非常不同的物品），之后逐渐增加难度（像 4~5 个不同物品和 3 个相似物品）。

(2) 代偿方法应该让患者逐渐意识到视觉缺损的存在及其特征。当他们寻找衣服、银器物品时，应该警示患者缓慢系统的检查这大批的物品，并且引导他们使用其他未受损的感觉（例如触觉）。当患者学习刹住轮椅时，应该建议他们通过触觉定位车闸的位置，而不是通过视觉寻找它们。可以把红带放在鞋或矫形器的钩环封闭处帮助患者定位。不要把物品放在患者的抽屉里或床头几上，而是应该每次把它们归还到相同的位置。可以用鲜亮的胶带标记楼梯的边缘。这个方法的关键因素是重复。应将重复训练应用到每一个特定的障碍部位。把口头的暗示和作为视觉辅助的触觉联系起来，而且每个训练阶段都应该使用相同的步骤。

形象分辨

1. **定义**　形象分辨损害就是不能感知或注意形式和形状上的微小差异。这样的患者可能混淆形状相似的物品或不能识别出在不寻常的位置放置的的物品。

2. **临床示例**　形象分辨损害的患者可能把一些东西混淆，如牙刷和钢笔，花瓶和水壶，手杖和拐杖等。

3. **损伤部位**　损伤位置在非优势半球的顶枕颞区域（较后的连接区）[4]。

4. **测试**　把许多形状相似尺寸不同的物品放在一起。然后让患者辨别这些物品。一组物品可能是铅笔、钢笔、吸管、牙刷和手表，另一组可以是钥匙、曲别针、硬币和耳环。每一个物品都以不同的位置呈现几次（例如倒置）。通过首先分别呈现物品给患者让他们识别这些物品或者展现它们的用途以排除导致他们表现差的原因是视觉物体失认症（见后面的视觉失认症）。

5. **治疗建议**

(1) 矫正方法患者应该练习描述，识别及展示这些相似形状尺寸物品的用途。医务人员应该帮助患者注意到区分物品的线索，然后让患者分类这些相似物品。

(2) 代偿办法患者一定要意识到特定缺陷的存在。如果患者能够阅读，那么可以在经常使用并且易混淆的物品上贴上标签。当患者混淆物品时，应该鼓励他们综合使用视觉、触觉和自我内言。

空间关系

1. **定义**　空间关系紊乱即**空间定向障碍**，指患者不能感知空间中一个物品到另一个物品或他自身的关系。这可能导致或混合存在不能完成结构性任务或穿衣[5]。对于空间关系障碍的患者，跨过中线可能都是一个难题[148]。完成大多数的日常生活活动需要空间关系技巧。

2. **临床示例** 当患者布置餐桌时,他可能很难把餐具、碟子和勺子放在合适的位置。由于难于感知双手的相对位置,所以不能从钟表上读出时间[2,29]。移动轮椅时,患者可能也不能把他(她)的胳膊,腿和躯干定位到与轮椅相关的适当位置。

3. **损伤部位** 损伤通常主要位于右侧下顶叶或者顶枕颞交接区[5]。Arnadottir 和 Gudrun[148]解释了感知障碍的患者是如何困难地穿衬衫。如图 27.11 中所描画的。既然中枢神经系统以整体的方式起作用,那么穿衬衫这项任务不仅需要注意和记忆功能及运动输出,也需要视觉、触觉和听觉信息。图 27.11 表明尽管各个部位的脑损害都可能影响视觉空间的加工处理,但是最常见的损伤部位是下顶叶。

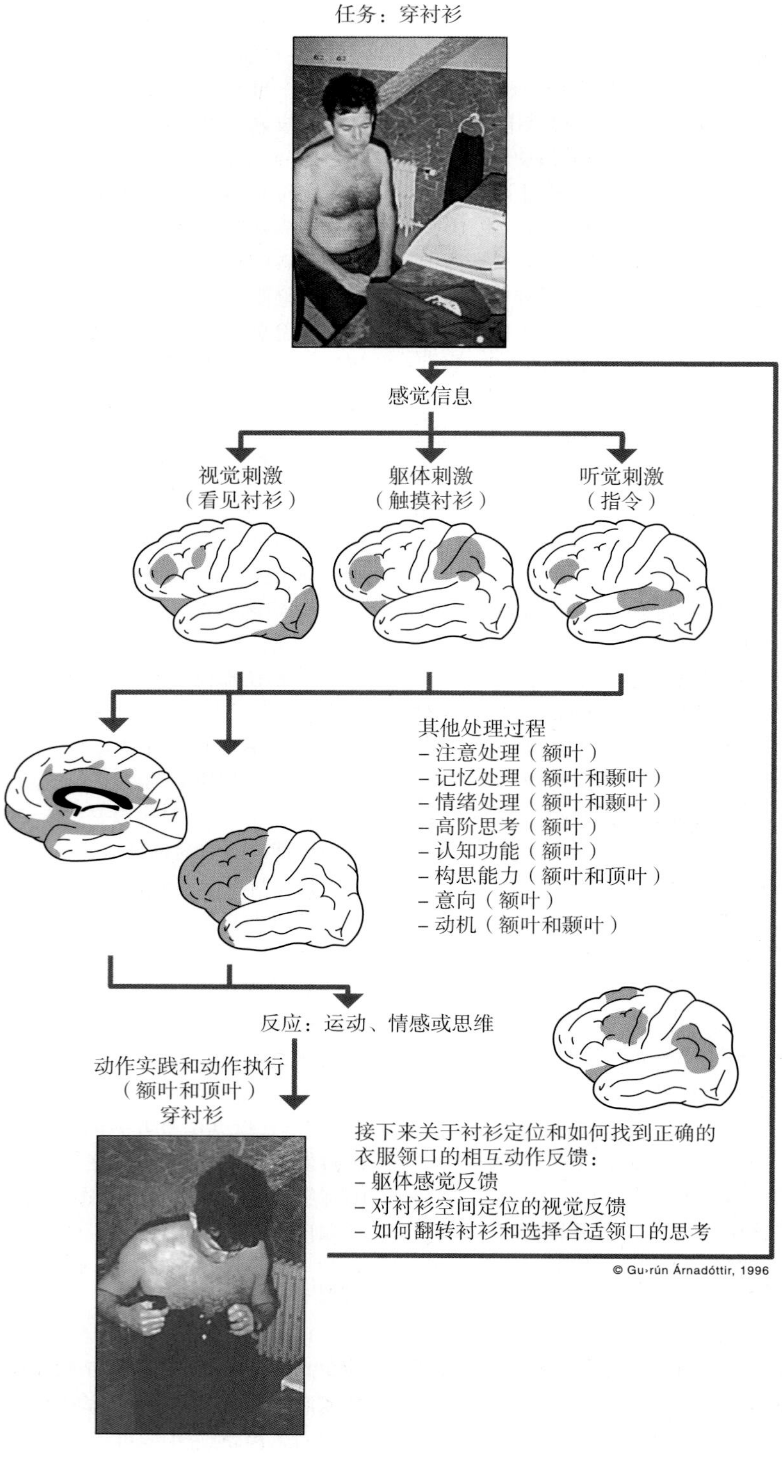

图 27.11 一个男性穿衬衫时的空间位置的加工处理

4. **测试**　可推荐的测试有感知评估测试组系（RPAB）[79]和 Arnadottir OT-ADL 神经性为评估（A-ONE）[5]。为了提高测试的有效性，应该排除偏侧忽略和偏盲是患者表现不佳的原因。如果这些损害目前存在，那么应该合适的安排刺激序列的位置。

5. **治疗建议**　使用矫正方法，如通过给患者一些指导使他（她）自己位于与治疗师或其他物品相关的位置，这样可提高患者定位其他物品的能力。治疗师可以说："坐在我身旁"，"到桌子后面去"或者"跨过这条线"。此外，治疗师可以设置大量的装置（障碍课程）。让患者模仿搭建逐渐增加难度的积木或火柴棒图案可以增加患者对一个物体与下一个物体（积木或火柴棒）的关系的注意力。如果患者不能通过中线，那么那些需要肌肉运动和视力协调完成跨越中线的活动可以合并到其他的治疗活动中（例如：本体感神经肌肉易化切换模式）。一个特定活动就是让患者双手将木钉握在前方。治疗师可以引导它从很少涉及的一侧到更多涉及的一侧。之后，患者就可以逐渐仅需要口头或视觉的暗示操控木钉，直到最后独立操控[154]。

空间定位

1. **定义空间定位损害**　就是不能感知或者说明空间概念，例如上、下、垂直、里、外、前和后。

2. **临床示例**　如果在全关节活动中让患者把胳膊举到头之上或者把脚放在脚垫上，患者的表现好像他（她）不清楚要做什么。

3. **损伤部位**　这种障碍通常定位到非优势半球的顶叶[151]。

4. **测试**　为了测试患者功能，要用到两个物品，例如一只鞋和一个鞋盒。让患者把鞋放在与鞋盒相关的不同位置，例如鞋盒里面、鞋盒上面或挨着鞋盒。另一种方法是：呈现给患者两个物品，让他描述它们的关系。比如，可以把牙刷放在杯子里面，杯子下面等，然后让患者说出牙刷的位置。

另一种测试模式是让患者使用与治疗师完全相同的一组物品模仿治疗师的操作。例如：治疗师交给患者一把梳子和一个刷子。然后治疗师自己拿一套完全相同的物品，并且按特殊的关系摆放，比如梳子在刷子的顶端。然后要求患者用相同的方式摆放他（她）的梳子和刷子。成功完成任务就代表有足够的能力功能性地运用空间定位力。

当执行测试时，应该首先排除患者存在图形背景困难、失用症、协调不能和理解力缺乏。试验中应该把物品放在合适位置以免结果受到偏盲和偏侧空间忽略的干扰。

5. **治疗建议**　假如应用一个可以再训练的方法，把三或四个相同的物品放在相同方位（腕部加重袋、梳子和杯子等等），把额外的一个物品放在不同的方位，然后让患者辨别特别的物品并且把它放在像其他物品一样的相同方位。

地形定向障碍（topographical disorientation）

1. **定义**　地形定向障碍指难于理解和记住位置与另一个位置的关系[155]，以至于有或没有地图患者都不能从一个地点到达另一个地点。通常认为这种障碍合并其他空间障碍同时发生[45]。

2. **临床示例**　尽管反复展示给他（她）从他（她）房间到物理治疗门诊的路，但是患者还是不能找到。这样的患者不能描述熟悉环境的空间特征，例如他(她)家里卧室的布局。[151]

3. **损伤部位**　多数病例涉及右侧压后皮质的损伤，且多数患者多伴随布罗德曼分区系统 30 区受累[155]。双侧顶骨损伤以及更罕见的左侧顶骨损伤也可以引起这种症状[151]。

4. **测试**　让患者描述或者画出一条熟悉的路线，例如他（她）生活的街道，他（她）房子的布局，抑或一个主要的街道交叉口[145]。地形定向障碍的患者将不能成功完成这项任务。然而，测试中治疗师一定要把记忆困难和地形定位困难区分开。

5. **治疗建议**　这种缺陷通常在发作后 8 周缓解[155]。然而，几种治疗方法可以用来促进康复或者如果症状存留以提供长期的帮助。

（1）矫正方法患者可以练习在听力指导下从一个地方到另一个地方。起初，应该练习简单的路线，然后再练习更加复杂的路线[2]。

（2）代偿方法我们可以把患者经常走的路用彩色的小圆点标记。然后随着症状的改善逐渐增加小圆点之间的空间直至最终将小圆点删除[2]。如下面的例子，即通常是右半球的任务，(因为右侧的损伤）然后就把这个任务转移到了左半球。在这个例子中，我们通过记住路线（右半球的任务）和作为替代的连续路标（排序是左半球典型的优势）来达到从一个地方到另一个地方的目标。我们应该提醒患者在无人照顾时不要离开诊所、房间或家，因为他（她）有可能迷路。

深度知觉和距离知觉

1. **定义**　深度知觉和距离知觉损害的患者指对方向、距离和深度做出不精确判断。空间定位障碍也可能是导致错误距离知觉的一个因素。

2. **临床示例**　这样的患者可能上楼梯存在困难，试图坐下时不能坐在椅子上，或者即使杯子满了仍继续向里面倒果汁[150]。

3. **损伤部位**　这种损害可能伴随右侧半球的较后的视觉联合皮质的损害，而视觉皮质的损害可能是右侧的也可能是双侧的[151]。

4. **测试**

（1）对于距离知觉的功能性试验，可以让患者去拿或者抓住放在桌子上的物品。也可以把物品放在患者的前方或空中，再一次要求患者去抓它。距离知觉损害的患者要么越过要么达不到目标[2]。然而，患者的动作看起来是有目的性的并且平稳的，这可以把距离知觉障碍和协调不能区别开来。

（2）要从功能上判定深度知觉，可以让患者倒满一杯水[2]。有深度知觉缺陷的患者即使杯子满了仍会继续倒水。

5. **治疗建议**　应该帮助患者意识到这种缺陷（提高认知意识教育）。重点应该放在谨慎地在不平整的表面走路上，特别是在楼梯上。

（1）矫正方法在做步态训练时，应该要求患者把脚放在指定的位置[55]。另外，5~8cm 的障碍物应该设置 2~8 个。训练时要求患者用脚接触到堆物的顶。这样做可以重建患者的深度感和距离感[154]。

（2）代偿方法对于补偿深度知觉和距离知觉障碍的练习

本身存在于许多日常生活活动训练中,既包括那些从一个空间移动到另一个空间的活动也包括涉及操作的活动。例如:患者可以抓住椅子的椅背帮助他端正地坐下。

垂直定向障碍

1. **定义** 垂直定向障碍指患者对什么是垂直持歪曲的感知。垂直位置的替换可能导致运动执行的紊乱,包括在姿势和步态方面。大多数脑血管意外后的患者在恢复早期就表现出在垂直感方面存在一些损害[156]。这与同侧偏盲不相关也不受同侧偏盲的影响[67]。我们发现有关垂直位置视觉感知测试的得分与行走能力的不同相关[67]。

2. **临床示例** 患有歪曲垂直感的人观察世界不同,而且这可能影响如图 27.12 所示的直立姿势。

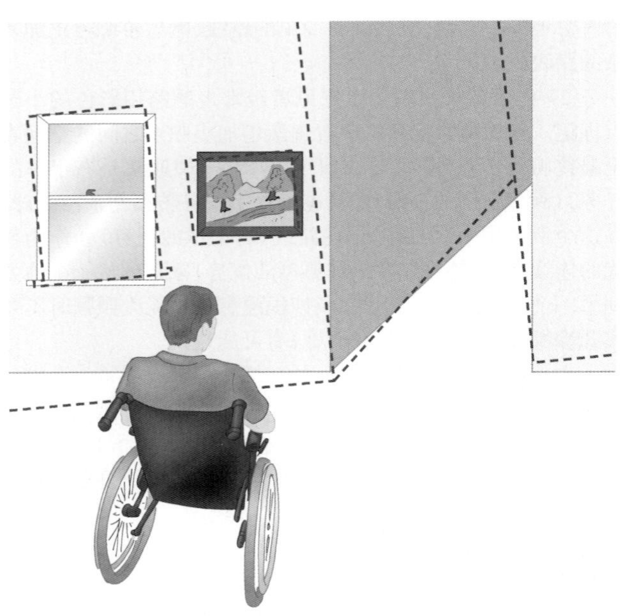

图 27.12 垂直定向障碍可能导致姿势和步态的紊乱

3. **损伤部位** 损伤部位位于非优势侧的顶叶。

4. **测试** 治疗师垂直地握住一个手杖,然后旋转一侧置于水平位。观察者用一支荧光棒陪着坐在黑暗房间里的患者[156]。交给患者一支手杖并且让他将手杖恢复到原来的位置。如果患者的垂直位置感知是歪曲的,患者很可能以一定的角度放置手杖。这就代表了患者对他(她)自己周围世界的概念。

5. **治疗建议** 患者一定要意识到这种缺陷。应该指导患者使用触觉(触觉的暗示)来弥补合适的自我定位,特别是当通过门廊时,进出电梯时以及上楼梯时。

失认症(简单的感知觉)

失认症是指即使感觉功能完好,但是不能识别或理解输入的信息。虽然这种情况相对少见(就像美国国立研究院罕见疾病卫生办公室列出的罕见疾病),但是它可以影响任何的感觉形式(例如:视觉、听觉、触觉和味觉)以及任何东西(例如:面貌、声音、颜色、熟悉或者更少见的物品)。尽管这样的患者使用一种或两种感觉形式不能再认熟悉物品,但是使用其他的感觉形式识别相同物品的能力通常是存在的[142,157]。

视觉失认症

1. **定义** 视觉物体失认症是最常见的失认症形式。它被定义为:尽管眼睛和视神经束的功能正常,但是患者仍然不能识别熟悉的物品[157]。

2. **临床示例** 这种障碍的最典型的一面是一旦患者触摸到这个物品,他就能迅速的识别它(也就是,信息由另一种感觉形式接收)[158]。这种患者可能不认识人,财物以及普通的物品。特殊的视觉失认症的类型包括**图像组合失认症**(simultanagnosia)、**人面失认证**(prosopagnosia)和颜色失认症(color agnosia)。

(1) 图像组合失认症也叫巴林特综合征(balint's syndrome)[4],是指不能完整的感知视觉刺激。患者每次感知完整列阵的一部分。这种损伤通常位于优势半球的枕叶。

(2) 人面失认症传统的认为是不能识别熟悉的面孔。目前的观点认为这种现象和某个视觉上模糊的刺激相关,而这种刺激的识别依靠唤起一种记忆场景,像不同种类的鸟或者不同构造的汽车。人面视觉失认症通常伴随着视野的损害。双侧对称性的枕叶损害多会引起这种损害[15,50,159]。

(3) 颜色失认症是指不能识别颜色,而不是色盲。患者虽然可以正确的配对色卡,但是在要求下不能辨别或者命名颜色[50]。然而,由于颜色意义的丢失以至于患者不能联想到小鸭子是黄色的抑或大海是蓝色的[157]。颜色失认症通常联合面部或其他视觉物体失认[4,151]。它通常由于优势侧半球损害引起的[4]。同时发生左侧偏盲、失读症(阅读不能;字盲)和颜色失认症是典型的枕叶综合征[4]。

3. **损伤部位** 通常认为与视物失认症有关的损害发生在一侧半球的顶枕颞叶的交界区。这些区域主要负责与记忆相关的视觉信息的整合[142]。近期证据表明视物失认症也可能是由于腹侧枕颞皮质中间结构的损害引起的[60]。

4. **测试** 为了测试这种缺陷,可以把几种常见的物品放在患者面前。然后让患者命名这些物品,指出由治疗师命名的物品或者展示这个物品的用途。尽管排除失语症和失用症不容易,但是很重要。其他一些非标准化和标准化的测试步骤的细节在 Laver and Unsworth 中有提供[157]。

5. **治疗建议**

(1) 矫正方法通过训练可以练习患者对重要的人的面孔(照片)的识别力,颜色之间识别力和普通物品之间的识别力。治疗师应该帮助患者找出把名字和面孔相关起来的最突出的视觉线索。

注释:另一种不仅可以治疗视觉失认症,而且用于许多其他认知和感知障碍治疗的工具是简单街道环境®。在美国,这些环境已经并入康复中心将近 20 年了。简单街道环境®是由实物大小的街道(有各种移动的平面、楼梯和路缘等等),车辆、商店和公司构成的模块化的世界,而这所有的东西都建设在康复机构的专用区域。简单街道环境®有许多优势,因为他让作业治疗师、物理治疗师和言语治疗师和患者在一个安全、私密且舒适的环境中一起工作,在这个环境中患者可以试用重学的或者新的技能。因为是把患者带到简单街道环境®而不是他们自己的当地社区,治疗师可以节省大量的时间,尽管最终还是要搬出到当地社区。图 27.13 就展示了一个患有视物失认症的患者在简单街道环境®中学习使用自助取款机。这个患者可能也学习了识别食品杂货的新方法，因此能够在简单街道环境®超市中练习购物(图 27.14)。Behrmann et al[161]也描述了一个 24 岁男性的病例，并且报道称通过再认训练患者在鉴别新鲜物品和普通物品方面有所改善。目前对于面孔识别训练还没有积极的结果。

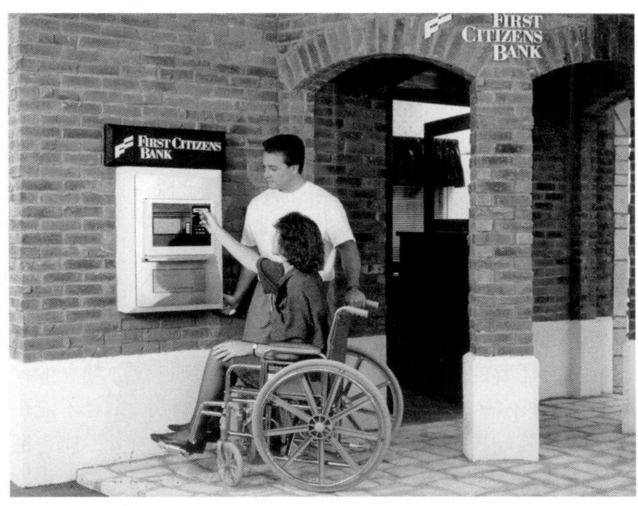

图 27.13　患有失认症的顾客在治疗师的帮助下在简单街道环境中学习使用 ATM 机

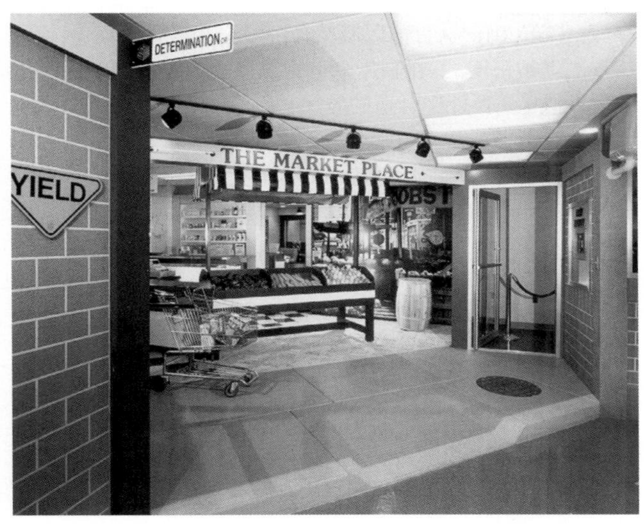

图 27.14　患有失认症和许多其他认知和感知障碍的顾客在可控的简单街道环境中练习日常生活技巧，例如在超市

(2) 代偿方法指导患者使用完好的感觉形式去区别人和物，例如：触觉和听觉。

听觉失认

1. **定义**　听觉失认是指患者不能识别非言语声音或者将它们区分开来。听觉失认常常伴随着其他交流障碍[4]。

2. **临床示例**　例如患有听觉失认的患者不能说出门铃和电话铃，或者狗叫和雷声的不同。

3. **损伤部位**　这种损伤常常定位到优势半球的颞叶[4]。

4. **测试**　通常由言语治疗师实施测试。测试中要求患者闭上眼睛识别各种声音的来源。治疗师可以按铃、按喇叭或者打电话等等，然后让患者识别这些声音(口头上或者指出图画)。

5. **治疗建议**　治疗主要是针对声音的训练，但是目前还不是特别有效[1,2]。

触觉失认或实体感觉缺失

1. **定义**　触觉失认，即实体感觉缺失，是指虽然触觉、本体感觉和温度觉是完整的，但是仍不能通过接触物品识别它们。这种损害通常导致难于从事日常生活活动技巧和大多数自我保健活动，而这些自我保健活动正常情况下不需要恒定的视觉监视就可以完成，但是需要物体操作。如果触觉失认合并单侧忽略或其他感觉缺失，日常生活活动技巧的执行可能会严重受阻[67]。

2. **临床示例**　如果挡住患者的视线交给他一个熟悉的物品(钥匙、梳子或者安全别针)，那么他将不能识别这个物品。

3. **损伤部位**　损伤位于一侧半球的顶枕颞叶(较后的交界区)[4]。

4. **测试**　让患者用手而不是视觉线索观察手中物体，然后辨别。

5. **治疗建议**

(1) 矫正方法在视线遮挡的情况下，患者练习感受各种普通物品的形状和纹理。指导患者快速浏览物体以形成视觉反馈，并且记下物体的特有特征。

(2) 代偿方法为了提高患者的认知意识，应该教育患者关注缺陷的种类，并且教导他通过视觉代偿。

失用症

失用症是指随意的技巧性的熟悉的运动受损。它以不能执行有目的的运动为特征，不能由力量不足、协调不能、感觉受损、注意困难、异常张力、运动混乱、智力衰退、理解力差或者不可协调性所解释[162~164]。许多失用症患者也存在失语症，而且两种缺陷有时很难区分[4]。Donkervoot et al[165]报道了第一次左侧脑卒中的患者康复中失用症的流行率在 28% 左右。文献中讨论的两种主要形式的失用症是观念运动性和观念性失用症。一般认为观念运动性失用症(ideomotor apraxia)和观念性失用症(ideational apraxia)是优势半球损伤的结果，而且测试患者的失语症特别困难。虽然失语症和失用症经常同时发生，但是失语症的严重性与失用症的严重性之间没有强烈的关联。第三种形式的失用症，即口面失用症(buccofacial apraxia)，实际上是一种观念运动型失用症，以难于执行涉及面部与嘴相关的肌肉的有目的的运动为特征。这可能就包括应答指令“假装吹灭蜡烛”或者产生一组整齐的音位序列来引起言语。因此，失用症是一种熟练运动的障碍而不是一种语言障碍[50]。一些康复文章也描述了结构性失用症(constructional apraxia)和穿衣失用症(dressing apraxia)。然而，我们一般认为这些不是真正的失用症，而是在这些任务中认知和感知技巧的应用困难。换句话说，它们是用来描述结构或绘画或穿衣困难的特定词语。这些问题更常与右侧脑损伤相关[166]。

观念运动性失用症

1. **定义** 观念运动性失用症是指观念和执行方面的障碍。在运动意念和运动执行之间出现分离。这就表明信息不能从产生概念的大脑传递到运动执行中心。因此,观念运动性失用症的患者能够自动执行习以为常的任务,也可以描述他们该如何做,但是不能模仿姿态或者执行口令[167,168]。这种形式障碍的患者经常**表现固执**,也就是他们反复重复一个活动或者一项任务,尽管这样做没有必要或者不合适。这就使得他们完成一项任务在进行下一项很困难。当要求患有观念运动性失用症的患者去执行需要很多工具和步骤的任务时,他们的表现多数不完整。这种形式的失用症可以分别表现在面部运动、上肢运动、下肢运动以及全身运动时[169]。我们经常观察到失用症的患者在实际操作物体时很笨拙。当在日常生活活动中或在常规运动检查时观察患者,我们通常会怀疑这种损害。

2. **临床示例** 几个观念运动性失用症的例子如下。患者不能依照命令完成“吹”。然而,如果呈现给患者一个泡泡,那么患者将会自然的吹泡泡。要是要求患者用习惯的方式行走,他将不能。然而,如果把一杯咖啡放在房间屋子的另一头的桌子上,然后告诉患者:“请喝咖啡”,患者很可能穿过房间去拿[145]。让一个男性患者梳头发,他可能能够识别梳子,甚至可以告诉你它是用来做什么的,但是当交给他一把梳子,实际上他不能正确地使用。尽管在临床上是这样的观察,但是他的妻子说每天早晨他都能自发的梳头发。虽然女性患者的理解是正常的,任务也刚被展示,并且很清楚她有足够的力量,但是让她挤压测力计,好像不知道拿测力计做什么。

3. **损伤部位** 失用症多数通常由于左侧优势半球损伤。有证据显示额叶和较后的顶叶损伤也能够导致失用症[170]。

4. **测试** 针对失用症的 Goodglass and Kaplan[169]测试主要由一些人人都知道的运动组成,例如吹气,刷牙,敲打和修面等。测试内容主要依据作者考虑失用症患者是什么等级的困难。首先要问患者:“展示给我如何拿锤子钉钉子”。如果患者不能这样做或者使用他(她)的拳头当作锤子,就告诉患者:“握住锤子”。如果患者不能听从指令,治疗师就要展示这些动作,然后让患者模仿。在获得展示之后失用症患者不会有典型的改善,但是将会改善实际工具的使用。[4]听从口头指令纠正自己的能力不被认为是失用症的象征。其余的失用症测试可能在 Butler[166]和 van Heugten et al.[171]的作品中,van Heugten et al. 已经编著了 the Arnadottir OT-ADL 神经性为评估[5]一书作为测试失用症的观察方法。

5. **治疗建议**

(1) 矫正方法在失用症的矫正中,建议治疗师说话要慢并且使用最短的可用句子。每次给一个指令,等第一项任务完成后再给第二个指令。当交给患者一项新任务时,应该把任务分解成各组成部分。每次教给他一个组成部分,如果有必要,亲自引导患者完成任务。每次应该用完全相同的方式完成任务[166]。当患者掌握了所有个体单元,就应该让患者试图把他们组合起来。大量的重复训练是有必要的[67]。医务人员要建议家庭成员使用临床上证明成功的相同方法。在尽可能标准的环境中执行活动也是有帮助的。Butler[166]记述了一个年轻女性的病例,她使用相同的方法重新学习如何喝杯子里的水。多重感觉输入使用了感觉运动的方法,用来影响身体部位以提高合适运动反应的产生。对于这种方法的其余细节读者可以参考 Okoye[172]的作品。

(2) 代偿方法 Donkervoot et al.[173]报道了一个随机对照试验(RCT),这个试验显示了作业治疗方法项目的有效性,这个项目包括了规律作业治疗的策略训练。策略训练指交给患者代偿方法去克服失用症,例如使用正确序列的图片去帮助日常生活活动技巧的实施。这种方法已经被进一步发展,如今已经被广泛应用去帮助患者克服失用症。支持这种方法的进一步研究来也来源于荷兰的一组作业治疗师,也包括了由 Donkervoot et al[174]、Geusgens 和同事的试验[175,176]。

观念性失用症

1. **定义** 观念性失用症是指不能把任务化为概念。因为患者不能理解所有的行为概念,不能保持任务概念,或者不能构造所需要的运动形式。通常患者可以执行任务独立的一部分,但是不能把他们组合成完整的行为。此外,患者不能口头描述实施任务的过程,不能描述物品的功能,或者不能合适的使用它们[177,178]。

2. **临床示例** 当在诊所里给患者一副牙刷和牙膏并且告诉他刷牙,患者可能把牙膏管放进嘴里,或者在没有打开牙膏帽的情况下试图把牙膏挤到牙刷上。而且患者不能口述如何刷牙。相同的现象在日常生活活动的所有方面都很明显(洗涤、备餐等),因此这可能限制患者的安全和潜在的独立性[5]。这是已经被证明的:在临床环境中测试表现差的观念性失用症患者似乎更可能在合适的时间和熟悉的场景中完成日常生活活动技巧[172]。

3. **损伤部位** 引起观念性失用症的损伤位于优势半球的顶叶。这种缺陷也被认为与弥漫性脑损伤相关,例如脑动脉硬化[142]。

4. **测试** 有关观念性失用症的测试与观念运动性失用症的测试相似。两种测试主要预期反应的不同是观念运动性失用症的患者可以在合适的时间自发自主的完成一个运动行为,但是观念性失用症的患者不能。全部测试草案参考 Butler[166]。

5. **治疗建议** 治疗方法与观念运动性失用症的治疗方法相同。

口面失用症

1. **定义** 口面失用症或面口失用症是指难于根据命令用唇、舌、面颊、喉和咽完成有目的的活动。异常状况下,Pedersen et al[179]报道了急性脑卒中患者的流行率在 6% 左右。

2. **临床示例** 患者可能难于对“假装吹灭蜡烛”,“飞吻”这样的口令做出应答。然而,在一个患者可以自主完成这些动作的标准背景中,他的表现不是受损的。此外,尽管患者能够产生个别的言语所需的音位,但是很难产生有序的音位序列。刻板的言语(通用,惯用的词语)或无意识的表达,例如“玩得高兴”,可能会保留[180]。

3. **损伤部位** 口面失用症似乎与额叶和中部颅盖(opercula)、前脑岛以及第一颞回(紧邻额叶和中部颅盖(opercula))的损害相关。虽然口面失用症经常伴随着 Broca 失语,但是这两种症状被看作是独立的[180]。

4. **测试** 这样的患者应该由言语治疗师检查。

5. **治疗建议** 言语治疗师应该建议卫生保健组与口面失用症的患者交流。

总结

认知和知觉是一个人思考、选择、整合和解释体内外环境刺激的过程,它是每个人的正常运转的关键。脑损伤的患者可能就会缺乏理解并对外界做出合适反应的能力。对于一个治疗组来说做到以下是基本的:第一,当患者经历某种类型的认知和知觉障碍时,他们通力合作识别这种障碍;第二,有必备的工具去了解这种行为的根源。然后治疗组要能够选择最好的干预措施并且一贯的执行。尽管通常是作业治疗师、神经心理学家和言语治疗师指导认知和知觉障碍的患者的评估和干预措施的选择和实施,但是物理治疗师理解这些认知和知觉的损害是如何影响患者的表现以及理解改善这些表现的措施也是必要的。

这个章节提供了一个有关认知和知觉障碍的观点以及这种障碍尤其是在康复的背景下是如何影响患者的功能的,这种障碍可能发生在脑损伤后,特别是脑卒中。虽然如今更加强调把认知和知觉障碍同与运动功能缺乏相关的困难区分开来,像感觉不充分、糟糕的语言技巧和单纯不协调。虽然只是很简短的提到了活动分析和系统数据收集,但是在治疗师的处理下保留了这两个最强大的工具,治疗师正在试图为可选择的治疗制定一种坚实的论据,并且从经验上证明这些可选择治疗的有效性。在适应物理环境和指导设备以及教授代偿方法方面的治疗已经被挑选作为最有效的干预途径。

复习思考题

1. 认知和知觉障碍的患者在任务执行时表现的主要特征是什么?
2. 熟悉训练转移方法用来治疗的潜在前提。
3. 感觉整合法用来治疗的潜在假设是什么?举出应用这种疗法的例子。
4. 应用功能疗法特殊功能技巧的执行是如何提高的?功能疗法的内在好处是什么?
5. 描述当使用代偿疗法时对于优化教学 / 学习策略的主要建议。
6. 鉴别包含在认知疗法内的四种治疗策略。
7. 当在检查认知和知觉障碍和患者时,一定要考虑什么影响因素?
8. 有什么检查步骤可以帮助治疗师区别感觉障碍和认知障碍或知觉障碍?
9. 区别以知识结果的形式提供的反馈和以知识表现形式提供的反馈。
10. 鉴别并定义四种不同类型的注意。
11. 记忆再训练的目的是什么?比较矫正方法和代偿方法对记忆再训练的关注重点。
12. 定义下面这些名词:单侧忽略、疾病失认、躯体失认、手指失认和左右失认。
13. 鉴别五种空间关系障碍。这些障碍有什么共同的主要临床表现?明确要鉴别的每一种障碍,并且举一个例子说明每种障碍是如何影响患者的任务执行的。
14. 请列举有关图形背景辨别障碍的功能性暗示的例子。产生这种障碍的最常见的部位是哪儿?
15. 失用症的典型特征是什么?定义三种类型的失用症并且举例说明每种失用症相关的任务执行特点。

病例分析

患者 72 岁,女性,因脑卒中刚刚进入康复机构。发生过右侧顶叶的出血性脑卒中。CT 扫描显示 1.5 英寸(4cm)的出血,随后出血被引流。她将停留在康复机构 20 天。虽然这个患者存在一些机体困难,但是这个案例分析的重点在认知和感知觉测试和干预上。治疗中,作业治疗师和物理治疗师使用了认知再训练和功能疗法相结合的治疗方法。

既往史

患者的既往病史包括胰岛素依赖型糖尿病及右肩和双手的轻微型的风湿性关节炎。风湿性关节炎会引起患者右肩和双手的疼痛和晨僵。

社会史

患者一人生活。能给予帮助的朋友和亲属,她的两个孩子住在其附近。当地健康维护组织为她提供保险。她已经从警察局退休,平时喜欢栽培花木,读书和看电视。她以前驾驶一辆自动挡汽车。

物理治疗检查

当从左侧接近患者时,她似乎会忽视物理治疗师而且不会应答问好。然而,当治疗师坐在患者右侧的椅子上时,她和治疗师交谈似乎没有困难。

活动范围、肌肉张力和平衡

体检显示功能性的活动度,通常力量在正常范围内(3/5)的左上肢力量减弱;左手难于操作小物品;动态站平衡反应减弱。

感觉

治疗师测试右侧躯体感觉并且记录。所有部位的感觉正常(灵敏/迟钝、触觉、温度觉、本体感觉和皮质感觉)。然而,患者左侧躯体看起来有问题而且她在察觉刺激时的表现看起来不连贯。因为物理治疗师怀疑患者存在认知和感觉障碍,所以在作业治疗师全面检查患者后完整感觉测试才会实施。

功能状况

物理治疗师检查患者的转移能力并且指导她以一种更加安全的方式上下床。治疗师针对功能独立性评定(FIM)[88] 给患者打分,发现如下:

自我护理:

- 吃饭:FIM=4
- 梳理:FIM=5
- 洗澡:FIM=3
- 穿衣—上身:FIM=5
- 穿衣—下身:FIM=4
- 上厕所:FIM=6

转移:

- 床、椅子、轮椅:FIM=5
- 厕所:FIM=5
- 浴室:FIM=4

运动:

- 行走:FIM=5

物理治疗师询问有关她的家人问题,她能提供许多细节。然而,她似乎对自己在哪儿很迷惑,并且表示担心自己不是很漂亮,需要做头发。治疗师说她可能去梳自己的头发。梳子就在患者左侧的桌子上,但是她说她没有看到。物理治疗师暗示她在桌子的旁边找,但是在检查中她仍然坚持自己没有看到。在检查(持续大约40分钟)的末了,治疗师让她展示床的移动方法,而这在检查开始时已经教给过她,但是,她看起来很迷惑,不能做治疗师教给过她的事情。

作业治疗检查:认知和感知

作业治疗师采取了两个标准实验:行为记忆评估量表(RBMT)[81],因为患者表现记忆损害,和 Arnadottir OT-ADL 神经行为评估(A-ONE)以检查患者在日常生活活动方面的损害。作业治疗师建议针对患者 IADL 的进一步测试,包括回家和驾驶能力,应该在更接近她的排出道的地方实施。患者社会认知项目的 FIM 评分如下:

社会认知 FIM

- 社会交往:FIM=6
- 解决问题:FIM=6
- 记忆:FIM=3

指导性问题

1. 患者有些什么样的功能障碍,什么样的认知和知觉障碍可以引起这些障碍?记住可能有不止一种障碍影响记录到的功能障碍。
2. 建立一种临床有利条件与不利条件的列表。
3. 制定适合患者的预期目标和结果。
4. 确立提高左侧上肢末端自发运用和减少单侧忽略的两种治疗方法。
5. 鉴别两种改善患者记忆的方法。
6. 如何能够为患者成功实施康复计划?

其他资料,包括思考题的答案和案例分析的问题导引,请访问 http://davisplus.fadavis.com

参考文献

1. Unsworth, C: Cognitive and Perceptual Dysfunction: A Clinical Reasoning Approach to Evaluation and Intervention. FA Davis, Philadelphia, 1999.
2. Zoltan, B: Vision, Perception and Cognition: A Manual for Evaluation and Treatment of the Neurologically Impaired Adult, ed 3 rev. Charles B. Slack, Thorofare, NJ, 1996.
3. Katz, N, et al: Lowenstein Occupational Therapy Cognitive Assessment (LOTCA) battery for brain injured patients: Reliability and validity. Am J Occup Ther 43:184, 1989.
4. Lezak, MD: Neuropsychological Assessment, ed 4. Oxford University Press, New York, 2004.
5. Arnadottir, G: The Brain and Behavior: Assessing Cortical Dysfunction through Activities of Daily Living. Mosby, St. Louis, 1990.
6. Glosser, G, and Goodglass, H: Disorders of executive control functions among aphasic and other brain-damaged patients. J Clin Exp Neuropsychol 12:485, 1990.
7. Katz, N, and Hartman-Maeir, A: Occupational performance and metacognition. Can J Occup Ther 64:53, 1997.
8. Winegardner, J: Executive functions. In Cohen, H (ed): Neuroscience for Rehabilitation. Lippincott, Philadelphia, 1993, p 346.
9. Sharpless, JW: Mossman's A Problem Oriented Approach to Stroke Rehabilitation, ed 2. Charles C Thomas, Springfield, IL, 1982.
10. Edwards, S: Neurological Physiotherapy: A Problem Solving Approach, ed 2. Churchill Livingstone, New York, 2002.
11. Luria, AR: Higher Cortical Functions in Man, ed 2. Basic Books, New York, 1980.
12. Pak, R, and Dombrovy, ML: Stroke. In Good, DC, and Couch, JR (eds): Handbook of Neurorehabilitation. Marcel Dekker, New York, 1994, p 461.
13. Meir, M, et al: Individual differences in neuropsychological recovery: An overview. In Meier, M, et al (eds): Neuropsychological Rehabilitation. Churchill Livingstone, London, 1987, p 71.
14. Bach-y-Rita, P: Brain plasticity as a basis for therapeutic procedures. In Bach-y-Rita, P (ed): Recovery of Function: Theoretical Considerations for Brain Injury Rehabilitation. University Park Press, Baltimore, 1980, p 225.
15. Brodal, A: Self-observations and neuro-anatomical considerations after a stroke. Brain 76:675, 1973.
16. Gardner, H: The Shattered Mind: The Person after Brain Damage. Alfred A. Knopf, New York, 1975.
17. Averbuch, S, and Katz, N: Cognitive rehabilitation: A retraining approach for brain-injured adults. In Katz, N (ed): Cognitive Rehabilitation: Models for Intervention in Occupational Therapy. Andover Medical, Boston, 1992, p 219.
18. Neistadt, ME: The neurobiology of learning: Implications for treatment of adults with brain injury. Am J Occup Ther 48:421, 1994.
19. Neistadt, ME: Assessing learning capabilities during cognitive and perceptual evaluations for adults with traumatic brain injury. Occup Ther Health Care 9:3, 1995.
20. Young, GC, Collins, D, and Hren, M: Effect of pairing scanning training with block design training in the remediation of perceptual problems in left hemiplegics. J Clin Neuropsychol 42:312, 1983.
21. Neistadt, ME: Occupational therapy for adults with perceptual deficits. Am J Occup Ther 42:434, 1988.
22. Bundy, AC, Lane, SJ, and Murray, EA (eds): Sensory Integration: Theory and Practice, ed 2. FA Davis, Philadelphia, 2002.
23. Ayres, JA: Sensory Integration and Learning Disorders. Western Psychological Service, Los Angeles, 1972.
24. Ayres, JA: Sensory Integration and the Child. Western Psychological Services, Los Angeles, 1980.
25. Neistadt, ME: A critical analysis of occupational therapy approaches for perceptual deficits in adults with brain injury. Am J Occup Ther 44:299, 1990.
26. Moore, J: Neuroanatomical considerations relating to recovery of function following brain injury. In Bach-y-Rita, P (ed): Recovery of Function: Theoretical Consideration for Brain Injury Rehabilitation. University Park Press, Baltimore, 1980, p 9.
27. Finger, S, and Stein, DG: Brain Damage and Recovery: Research and Clinical Perspectives. Academic Press, New York, 1982.
28. Braziz, PW, Masdeu, J, and Biller, J: Localization in Clinical Neurology, ed 6. Lippincott Williams & Wilkins, 2011.
29. Giles, GM, and Wilson, JC: Occupational Therapy for the Brain Injured Adult: A Neurofunctional Approach. Chapman & Hall, London, 1992.
30. Giles, GM: A neurofunctional approach to rehabilitation following severe brain injury. In Katz, N (ed): Cognitive Rehabilitation: Models for Intervention in Occupational Therapy. Andover Medical, Boston, 1992, p 195.
31. Trombly, CA (ed): Occupational Therapy for Physical Dysfunction, ed 6. Williams & Wilkins, Baltimore, 2008.
32. Trombly, CA: Conceptual foundations for practice. In Trombly, CA (ed): Occupational Therapy for Physical Dysfunction, ed 5. Lippincott Williams & Wilkins, Baltimore, 2002, p 1.
33. Trombly, CA: Restoring the role of independent person. In Trombly, CA (ed): Occupational Therapy for Physical Dysfunction, ed 5. Lippincott Williams & Wilkins, Baltimore, 2002, p 629.
34. Neistadt, ME: Occupational therapy treatment for constructional deficits. Am J Occup Ther 46:141, 1992.
35. Fisher, AG: An expanded rehabilitative model of practice. In Fisher, AG (ed): Assessment of Motor and Process Skills, ed 2. Three Star Press, Fort Collins, CO, 1997, p 73.
36. Trivedi, AN, et al: Trends in the quality of care and racial disparities in Medicare managed care. N Engl J Med 353:7, 692–700, 2005.
37. Toglia, J, and Abreu, BC: Cognitive Rehabilitation Supplement to Workshop: Management of Cognitive–Perceptual Dysfunction in the Brain-Damaged Adult. Sponsored by Braintree Hospital, Braintree, MA, and Cognitive Rehabilitation Associates, New York, May, 1987.
38. Giantusos, R: What is cognitive rehabilitation? J Rehabil 46:36, 1980.
39. Abreu, BC, and Toglia, JP: Cognitive rehabilitation: A model for occupational therapy. Am J Occup Ther 41:439, 1987.
40. Diller, L, and Gordon, WA: Intervention strategies for cognitive deficits in brain-injured adults. J Consult Clin Psychol 49:822, 1981.
41. Toglia, JP: Generalization of treatment: A multicontext approach to cognitive perceptual impairment in adults with brain injury. Am J Occup Ther 45:505, 1991.
42. Toglia, JP: A dynamic interactional model to cognitive rehabilitation. In Katz, N (ed): Cognition and Occupation across the Lifespan, ed 3. American Occupational Therapy Association, Bethesda, MD, 2011, p 105.
43. Abreu, BC: Evaluation and intervention with memory and learning impairment. In Unsworth, CA (ed): Cognitive and Perceptual Dysfunction: A Clinical Reasoning Approach to Evaluation and Intervention. FA Davis, Philadelphia, 1999, p 163.
44. Abreu, BC: The quadraphonic approach: Holistic rehabilitation for brain injury. In Katz, N (ed): Cognition and Occupation in Rehabilitation: Cognitive Models for Intervention in Occupational Therapy. American Occupational Therapy Association, Bethesda, MD, 1998, p 51.
45. Wilcock, AA: Occupational Therapy Approaches to Stroke. Churchill Livingstone, Melbourne, 1986.
46. Galski, T, Beuno, RL, and Ehle, HT: Driving after cerebral damage: A model with implications for evaluation. Am J Occup Ther 46:324, 1992.
47. Vining Radomski, M, and Schold Davis, E: Optimizing cognitive abilities. In Vining Radomski, M, and Trombly Latham, CA (eds): Occupational Therapy for Physical Dysfunction, ed 6. Lippincott Williams & Wilkins, Baltimore, 2008, p 609.
48. Gainotti, G: Emotional and psychosocial problems after brain injury. Neuropsychol Rehab 3:259, 1993.
49. Bronstein, KS, Popovich, JM, and Stewart-Amidei, C: Promoting Stroke Recovery. Mosby, St. Louis, 1991.
50. Bradshaw, JL, and Mattingley, JB: Clinical Neuropsychology: Behavioral and Brain Science. Academic Press, San Diego, 1995.
51. Cate, Y, and Richards, L: Relationship between performance on tests of basic visual functions and visual-perceptual processing in persons after brain injury. Am J Occup Ther 54:326, 2000.
52. Dirette, DK, and Hinojosa, J: The effects of a compensatory intervention on processing deficits in adults with acquired brain damage. Occup Ther J Res 19:223, 1999.

53. Warren, M: A hierarchical model for evaluation and treatment of visual perceptual dysfunction in adult acquired brain injury, I. Am J Occup Ther 47:42, 1993.
54. Warren, M: A hierarchical model for evaluation and treatment of visual perceptual dysfunction in adult acquired brain injury, II. Am J Occup Ther 47:55, 1993.
55. Sandin, KJ, and Mason, KD: Manual of Stroke Rehabilitation. Butterworth-Heinemann, Boston, 1996.
56. Gresham, GE, et al: Post-Stroke Rehabilitation. Diane Publishing, Darby, PA, 2004.
57. Hier, DB, Mondlock, J, and Caplan, LR: Recovery of behavioral abnormalities after right hemisphere stroke. Neurology 33:345, 1983.
58. Haerer, AF: Visual field defects and the prognosis of stroke patients. Stroke 4:163, 1977.
59. Zhang, X, et al: Natural history of homonymous hemianopia. Neurology 66(6):901, 2006.
60. Pedretti, LW: Evaluation of sensation, perception and cognition. In Pendleton, H, and Schultz-Krohn, W (eds): Pedretti's Occupational Therapy: Practice Skills for Physical Dysfunction, ed 6. Mosby, St. Louis, 2006, p 110.
61. Stilwell, JM: The meaning of manual midline crossing. Sens Integr Q 21:1, 1994.
62. Chaikin, LE: Disorders of vision and visual perceptual dysfunction. In Umphred, DA (ed): Neurological Rehabilitation, ed 5. Mosby, St. Louis, 2006, p 821.
63. Diller, L, and Weinberg, J: Differential aspects of attention in brain-damaged persons. Percept Motor Skills 35:71, 1972.
64. Van Ravensberg, CD, et al: Visual perception in hemiplegic patients. Arch Phys Med Rehabil 65:304, 1984.
65. Anastasi, A, and Urbina, S: Psychological Testing, ed 7. Prentice Hall, New York, 1996.
66. de Clive-Lowe, S: Outcome measurement, cost-effectiveness and clinical audit: The importance of standardised assessment to occupational therapists in meeting these new demands. Br J Occup Ther 59:357, 1996.
67. Wall, N: Stroke rehabilitation. In Logigian, MK (ed): Adult Rehabilitation: A Team Approach for Therapists. Little, Brown, Boston, 1982, p 225.
68. Laver, AJ, and Powell, GE: The Structured Observational Test of Function (SOTOF). NFER-Nelson, Windsor, England, 1995.
69. Laver, AJ: The structured observational test of function. Gerontol Spec Int Sect Newsl 17:1, 1994.
70. Allen, CK: Allen cognitive level test manual. S&S/Worldwide, Colchester, 1990.
71. Allen, CK, Earhart, CA, and Blue, T: Occupational Therapy Treatment Goals for the Physically and Cognitively Disabled. American Occupational Therapy Association, Rockville, MD, 1992.
72. Tyerman, R, et al: COTNAB-Chessington Occupational Therapy Neurological Assessment Battery Introductory Manual. Nottingham Rehab Limited, Nottingham, 1986.
73. Stanley, M, et al: Chessington Occupational Therapy Neurological Assessment Battery: Comparison of performance of people aged 50–65 years with people aged 66 and over. Austral Occup Ther J 42:55, 1995.
74. Sloan, RL, et al: Routine screening of brain damaged patients: A comparison of the Rivermead Perceptual Assessment Battery and the Chessington Occupational Therapy Neurological Assessment Battery. Clin Rehab 5:265, 1991.
75. Itzkovich, M, et al: The Loewenstein Occupational Therapy Assessment (LOTCA) manual. Maddak, Inc., Pequanock, NJ, 1990.
76. Cooke, DM, McKenna, K, and Fleming, J: Development of a standardized occupational therapy screening tool for visual perception in adults. Scand J Occup Ther 12(2):59, 2005.
77. Wilson, B, et al: Behavioural Inattention Test. Thames Valley Test Company, Bury St. Edmunds, 1987.
78. Wilson, B, Cockburn, J, and Halligan, P: Development of a behavioural test of visuospatial neglect. Arch Phys Med Rehabil 68:98, 1987.
79. Whiting, S, et al: RPAB-Rivermead Perceptual Assessment Battery. NFER-Nelson, Windsor, 1985.
80. Jesshope, HJ, Clark, MS, and Smith, DS: The RPAB: Its application to stroke-patients and relationship with function. Clin Rehabil 5:115, 1991.
81. Baddeley, A, et al: RBMT—the Rivermead Behavioural Memory Test, ed 3. Pearson Psychorp, London, 2008.
82. Wilson, B, et al: Development and validation of a test battery for detecting and monitoring everyday memory problems. J Clin Exp Neuropsychol 11:885, 1989.
83. Ware, JJ, and Sherbourne, CD: The MOS 36-item short-form health survey (SF-36): I. Conceptual framework and item selection. Med Care 30:473, 1992.
84. Unsworth, C, and Duncombe, D: Australian Therapy Outcome Measures for Occupational Therapy (AusTOMs). La Trobe University, Melbourne, 2007.
85. Law, M, et al: Canadian Occupational Performance Measure. Canadian Association of Occupational Therapists, Toronto, Ontario, 1991.
86. Davis, A, et al: First steps towards an interdisciplinary approach to rehabilitation. Clin Rehabil 6:237, 1992.
87. Wood-Dauphinee, SL, et al: Assessment of global function: The Reintegration to Normal Living Index. Arch Phys Med 69:583, 1988.
88. Guide for the Uniform Data Set for Medical Rehabilitation (Adult FIM SM): Version 5.0. State University of New York at Buffalo, Buffalo, 1999.
89. Jongbloed, L, et al: Stroke rehabilitation: Sensory integrative treatment versus functional treatment. Am J Occup Ther 43:391, 1989.
90. Gentile, AM: A working model of skill acquisition with special reference to teaching. Quest Monograph 17:61, 1972.
91. Lohman, H and Lamb, A: Payment for services in the United States. In Crepeau, EB, Cohn, ES, and Schell, BAB (eds): Willard and Spackman's Occupational Therapy, ed 11. Lippincott Williams & Wilkins, Philadelphia, 2008, p 494.
92. McKeehan, KM: Conceptual framework for discharge planning. In McKeehan, KM (ed): Continuing Care: A Multidisciplinary Approach to Discharge Planning. Mosby, Toronto, 1981, p 3.
93. Unsworth, CA, and Thomas, SA: Information use in discharge accommodation recommendations for stroke patients. Clin Rehabil 7:181, 1993.
94. Unsworth, CA, Thomas, SA, and Greenwood, KM: Rehabilitation team decisions concerning discharge housing for stroke patients. Arch Phys Med Rehabil 76:331, 1995.
95. Unsworth, CA: Clients' perceptions of discharge housing decisions following stroke rehabilitation. Am J Occup Ther 50:207, 1996.
96. Stringer, AY: A Guide to Adult Neurological Diagnosis. FA Davis, Philadelphia, 1996.
97. Strub, RL, and Black, FW: The Mental Status Examination in Neurology, ed 4. FA Davis, Philadelphia, 2000.
98. Mateer, CA, Kerns, KA, and Eso, KL: Management of attention and memory disorders following traumatic brain injury. J Learn Disabil 29:618, 1996.
99. van Zomeren, AH, and Brouwer, WH: The Clinical Neuropsychology of Attention. Oxford University Press, New York, 1994.
100. Stroop, JR: Studies of inference in serial verbal reactions. J Exp Psychol 18:643, 1935.
101. Gronwall, D: Paced auditory serial addition task: A measure of recovery from concussion. Percept Motor Skills 44:367, 1977.
102. US Army: Army Individual Test Battery. Manual of Directions and Scoring. Adjutant General's Office, 1944.
103. Couillet, J, et al: Rehabilitation of divided attention after severe traumatic brain injury: A randomized trial. Neuropsychol Rehabil 20 (3): 321, 2010.
104. Ponsford, J, Sloan, S, and Snow, P: Traumatic brain injury: Rehabilitation for everyday adaptive living. Lawrence Erlbaum, Hove, 1995.
105. Lincoln, NB, et al: Cognitive rehabilitation for attention deficits following stroke (Cochrane review). In The Cochrane Library, 4, CD002842, 2006.
106. Kepferman, I: Learning and memory. In Kandel, ER, Schwartz, JH, and Jessell, TM (eds): Principles of Neuroscience, ed 4. McGraw Hill, New York, 2000, p 887.
107. Scott Terry, W: Learning and Memory: Basic Principles, Processes and Procedures. Allyn & Bacon, Boston, 2008.
108. Nair, RD, and Lincoln, N: Effectiveness of memory retraining after stroke (Cochrane review). In The Cochrane Database, 3, CD002293, 2007.
109. Sohlberg, MM, and Mateer, CA: Introduction to cognitive rehabilitation: Theory and practice. The Guilford Press, New York, 1989.
110. McKerracher, G, et al: A single case experimental design comparing two notebook formats for a man with memory problems caused by traumatic brain injury. Neuropsychol Rehabil 15(2):115, 2005.

111. Fuster, JM: Memory in the Cerebral Cortex: An Empirical Approach to Neural Networks in the Human and Nonhuman Primate. MIT Press, Cambridge, MA, 1995.
112. Wilson, BA, and Moffat, N: Clinical Management of Memory Problems. Chapman & Hall, London, 1992.
113. Majid, MJ, et al: Cognitive rehabilitation for memory deficits following stroke (Cochrane review). In The Cochrane Library, Issue 3. Update Software, Oxford, 2002.
114. Doornheim, K, and De Haan, EHF: Cognitive training for memory deficits in stroke patients. Neuropsychol Rehabil 8:393, 1998.
115. Duran, L, and Fisher, AG: Evaluation and intervention with executive functions impairment. In Unsworth, CA: Cognitive and Perceptual Dysfunction: A Clinical Reasoning Approach to Evaluation and Intervention. FA Davis, Philadelphia, 1999, p 209.
116. Cummins, JL: Anatomic and behavioral aspects of frontal-subcortical circuits. In Grafman, J, et al (eds): Annals of the New York Academy of Sciences: Structure and Function of the Human Prefrontal Cortex, Vol. 769. New York Academy of Sciences, New York, 1995, p 1.
117. Wilson, BA, et al: Behavioural Assessment of the Dysexecutive Syndrome. Thames Valley Test Co., Bury St. Edmunds, UK, 1996.
118. Pollens, R, et al: Beyond cognition: Executive functions in closed head injury. Cogn Rehabil 65:23, 1988.
119. Sohlberg, MM, Mateer, CA, and Stuss, DT: Contemporary approaches to the management of executive control dysfunction. J Head Trauma Rehabil 8:45, 1993.
120. Honda, T: Rehabilitation of executive function impairment after stroke. Top Stroke Rehabil 6(1):15, 1999.
121. Hewitt, J, et al: Theory driven rehabilitation of executive function: Improving planning skills in people with traumatic brain injury through the use of an autobiographical episodic memory cueing procedure. Neuropsychologia 44(8):1468, 2006.
122. Van Deusen, J: Body Image and Perceptual Dysfunction in Adults. WB Saunders, Philadelphia, 1993.
123. Corben, L, and Unsworth, CA: Evaluation and intervention with unilateral neglect. In Unsworth, CA (ed): Cognitive and Perceptual Dysfunction: A Clinical Reasoning Approach to Evaluation and Intervention. FA Davis, Philadelphia, 1999, p 357.
124. Robertson, IH, and Halligan, PW: Spatial Neglect: A Clinical Handbook for Diagnosis and Treatment. Psychology Press, Hove, 1999.
125. Heilman KM, Watson, RT, and Valenstein, E: Neglect and related disorders. In Heilman, KM, and Valenstein, E (eds): Clinical Neuropsychology, ed 5. Oxford University Press, New York, 2011, p 296.
126. Herman, EWM: Spatial neglect: New issues and their implications for occupational therapy practice. Am J Occup Ther 46:207, 1992.
127. Gordon, WA, et al: Perceptual remediation in patients with right brain damage: A comprehensive program. Arch Phys Med Rehabil 66:353, 1985.
128. Vallar, G: The anatomical basis of spatial hemineglect in humans. In Robertson, IH, and Marshall, JC (eds): Unilateral Neglect: Clinical and Experimental Studies. Lawrence Erlbaum, Hove, 1993, p 27.
129. Rizzolatti, G, and Berti, A: Neural mechanisms of spatial neglect. In Robertson, IH and Marshall, JC (eds): Unilateral Neglect: Clinical and Experimental Studies. Lawrence Erlbaum, Hove, 1993, p 87.
130. Robertson, IH, et al: Walking trajectory and hand movements in unilateral left neglect: A vestibular hypothesis. Neuropsychologia 32:1495, 1994.
131. Saevarsson, S, Kristjánsson, Á, and Halsband, U: Strength in numbers: Combining neck vibration and prism adaptation produces additive therapeutic effects in unilateral neglect. Neuropsychol Rehabil 20(5):704, 2010.
132. Luauté, J, et al: Visuo-spatial neglect: A systematic review of current interventions and their effectiveness. Neurosci Biobehav Rev 30(7):961, 2006.
133. Bowen, A, and Lincoln, N: Cognitive rehabilitation for spatial neglect following stroke (Cochrane review). In The Cochrane Library, Issue 2, 2007. Art. No.: CD 003586.
134. Fanthome, Y, et al: The treatment of visual neglect using feedback of eye movements: A pilot study. Disabil Rehabil 17:413, 1995.
135. Jacquin-Courtois, S, et al: Effect of prism adaptation on left dichotic listening deficit in neglect patients: Glasses to hear better? Brain 133(3): 895, 2010.
136. Kalra, L, et al: The influence of visual neglect on stroke rehabilitation. Stroke 28:1386, 1997.
137. Tsang, MHM, Sze, KH, and Fong, KNK: Occupational therapy treatment with right half-field eye-patching for patients with subacute stroke and unilateral neglect: A randomized controlled trial. Disabil Rehabil 31:630, 2009.
138. Watanabe, S, and Amimoto, K: Generalization of prism adaptation for wheelchair driving tasks in patients with unilateral spatial neglect. Arch Phys Med Rehabil 91:443, 2010.
139. Serino, A, et al: Effectiveness of prism adaptation in neglect rehabilitation: A controlled trial study. Stroke 40(4):1392, 2009.
140. Turton, AJ, et al: A single blinded randomised controlled pilot trial of prism adaptation for improving self-care in stroke patients with neglect. Neuropsychol Rehabil 20(2):180, 2010.
141. Wiart, L, et al: Unilateral neglect syndrome rehabilitation by trunk rotation and scanning training. Arch Phys Med Rehabil 78:424, 1997.
142. Waxman, S, and deGroot, J: Correlative Neuroanatomy and Functional Neurology, ed 22. Appleton, Los Altos, CA, 1995.
143. Maeshima, S, et al: Rehabilitation of patients with anosognosia for hemiplegia due to intracerebral haemorrhage. Brain Inj 11:691, 1997.
144. Sauguet, J, et al: Disturbances of the body scheme in relation to language impairment and hemispheric locus of lesion. J Neurol Neurosurg Psychiatry 34:496, 1971.
145. Johnstone, M: Restoration of Motor Function in the Stroke Patient, ed 3. Churchill Livingstone, New York, 1987.
146. Hecaen, H, et al: The syndrome of apractagnosia due to lesions of the minor vertebral hemisphere. Arch Neurol Psychiatry 75:400, 1956.
147. Gainotti, G: Emotional behaviour and hemispheric side of the lesion. Cortex 8:41, 1972.
148. Arnadottir, G, and Gudrun, A: Evaluation and intervention with complex perceptual disorder. In Unsworth, CA (ed): Cognitive and Perceptual Dysfunction: A Clinical Reasoning Approach to Evaluation and Intervention. FA Davis, Philadelphia, 1999, p 393.
149. Edmans, JA, Webster, J, and Lincoln, NB: A comparison of two approaches in the treatment of perceptual problems after stroke. Clin Rehabil 14:230, 2000.
150. Halperin, E, and Cohen, BS: Perceptual-motor dysfunction. Stumbling block to rehabilitation. Md Med J 20:139, 1971.
151. Farah, MJ, and Epstein, RA: Disorders of visual-spatial perception and cognition. In Heilman, KM, and Valenstein, E (eds): Clinical Neuropsychology, ed 5. Oxford University Press, New York, 2011, p 152.
152. Ayres, JA: Southern California Sensory Integration Tests. Western Psychological Services, Los Angeles, 1972.
153. Peterson, P, and Wikoff, RL: The performance of adult males on the Southern California figure-ground visual perception test. Am J Occup Ther 37:554, 1983.
154. Anderson, E, and Choy, E: Parietal lobe syndromes in hemiplegia: A program for treatment. Am J Occup Ther 24:13, 1970.
155. Maguire, EA: The retrosplenial contribution to human navigation: A review of lesion and neuroimaging findings. Scand J Psychol 42:225, 2001.
156. Yelnik, AP, et al: Perception of verticality after recent cerebral hemispheric stroke. Stroke 33:2247, 2002.
157. Laver, AJ, and Unsworth, CA: Evaluation and intervention with simple perceptual impairment (agnosias). In Unsworth, CA (ed): Cognitive and Perceptual Dysfunction: A Clinical Reasoning Approach to Evaluation and Intervention. FA Davis, Philadelphia, 1999, p 299.
158. Bauer, RM: Agnosia. In Heilman, KM, and Valenstein, E (eds): Clinical Neuropsychology, ed 5. Oxford University Press, New York, 2011, p 238.
159. Damasio, AR, Damasio, H, and van Hoesen, GW: Prosopagnosia: Anatomical basis and behavioral mechanism. Neurology 32:331, 1982.
160. Karnath, HO, et al: The anatomy of object recognition—visual form agnosia caused by medial occipitotemporal stroke. J Neurosci 29(1):5854, 2009.
161. Behrmann, M, et al: Behavioral change and its neural correlates in visual agnosia after expertise training. J Cogn Neurosci 17(4):554, 2005.
162. Croce, R: A review of the neural basis of apractic disorders with implications for remediation. Adapt Phys Act Q 10:173, 1993.

163. Tate, R, and McDonald, S: What is apraxia? The clinician's dilemma. Neuropsychol Rehabil 5:273, 1995.
164. Heilman, KM, and Gonzalez Rothi, LJ: Apraxia. In Heilman, KM, and Valenstein, E (eds): Clinical Neuropsychology, ed 5. Oxford University Press, New York, 2011, p 214.
165. Donkervoot, M, et al: Prevalence of apraxia among patients with a first left hemisphere stroke in rehabilitation centres and nursing homes. Clin Rehabil 14:130, 2000.
166. Butler, J: Evaluation and intervention with apraxia. In Unsworth, CA (ed): Cognitive and Perceptual Dysfunction: A Clinical Reasoning Approach to Evaluation and Intervention. FA Davis, Philadelphia, 1999, p 257.
167. Raade, AS, Roth, LJ, and Heilman, KM: The relationship between buccofacial and limb apraxia. Brain Cognition 16:130, 1991.
168. Mozaz, M, et al: Apraxia in a patient with lesion located in right sub-cortical area: Analysis of errors. Cortex 26:651, 1990.
169. Goodglass, H, et al: The Assessment of Aphasia and Related Disorders, ed 3. Lippincott Williams & Wilkins, Philadelphia, 2001.
170. Halsband, U, et al: The role of the pre-motor and the supplementary motor area in the temporal control of movement in man. Brain 116:243, 1993.
171. Van Heugten, CM, et al: Assessment of disabilities in stroke patients with apraxia: Internal consistency and inter-observer reliability. Occup Ther J Res 19:55, 1999.
172. Okoye, R: The apraxias. In Abreu, BC (ed): Physical Disabilities Manual. Raven Press, New York, 1981, p 241.
173. Donkervoot, M, et al: Efficacy of strategy training in left hemisphere stroke patients with apraxia: A randomized clinical trial. Neuropsychol Rehabil 11:549, 2001.
174. Donkervoort, M, Dekker J, and Deelman, B: The course of apraxia and ADL functioning in left hemisphere stroke patients treated in rehabilitation centres and nursing homes. Clin Rehabil 20(12):1085, 2006.
175. Geusgens, C, et al: Transfer of training effects in stroke patients with apraxia: An exploratory study. Neuropsychol Rehabil 16(2): 213, 2006.
176. Geusgens, C, et al: Transfer effects of a cognitive strategy training for stroke patients with apraxia. J Clin Exp Neuropsychol 29(8):831, 2007.
177. De Renzi, E, and Lucchelli, F: Ideational apraxia. Brain 111:1173, 1988.
178. Mayer, NH, et al: Buttering a hot cup of coffee: An approach to the study of errors of action in patients with brain damage. In Tupper, DE, and Cicerone, KD (eds): The Neuropsychology of Everyday Life: Assessment and Basic Competencies. Kluwer, London, 1990, p 259.
179. Pedersen, PM, et al: Manual and oral apraxia in acute stroke, frequency and influence on functional outcome. Am J Phys Med Rehabil 80:685, 2001.
180. Heilman, KM, and Valenstein, E (eds): Clinical Neuropsychology, ed 5. Oxford University Press, New York, 2011.

推荐阅读

Banich, MT, and Compton, RJ: Cognitive Neuroscience and Neuropsychology, ed 3. Houghton Mifflin, Boston, 2011.

Gravell, R, and Johnson, R (eds): Head Injury Rehabilitation: A Community Team Perspective. Whurr Publishers, London, 2002.

Heilman, KM, and Valenstein, E (eds): Clinical Neuropsychology, ed 5. Oxford University Press, New York, 2011.

Lundy-Eckman, L: Neuroscience: Fundamentals for Rehabilitation, ed 3. Elsevier, New York, 2007.

Mateer, CA, and Sohlberg, MM: Cognitive Rehabilitation: An integrative neuropsychological approach. Guilford Press, New York, 2001.

Ponsford, J (ed): Cognitive and Behavioral Rehabilitation: From Neurobiology to Clinical Practice. Guilford Press, New York, 2004.

Sacks, O: The Man Who Mistook his Wife for a Hat. Harper & Row, New York, 1985.

Strub, RL, and Black, FW: The Mental Status Examination in Neurology, ed 4. FA Davis, Philadelphia, 2000.

Unsworth, C (ed): Cognitive and Perceptual Dysfunction: A Clinical Reasoning Approach to Evaluation and Intervention. FA Davis, Philadelphia, 1999.

Wilson, BA: Memory Rehabilitation: Integrating Theory and Practice. Guilford Press, New York, 2009.

面向医生、家庭和认知知觉障碍患者的网络资源

附录 27.A

卫斯理大学社会心理网络	www.socialpsychology.org/cognition.htm
耶鲁大学知觉认知实验室	www.yale.edu/perception/
Better Medicine	www.bettermedicine.com/article/cognitive-impairment
脑外伤后认知障碍的书籍章节	www.ncbi.nlm.nih.gov/books/NBK2521/
澳大利亚脑损伤中心	www.braininjurycentre.com.au/aus/
美国脑损伤协会	www.biausa.org/
脑损伤资源中心	www.headinjury.com/
卒中协会——卒中后认知问题	www.stroke.org.uk/document.rm？ id=829
MIT 脑与认知公开课	http://ocw.mit.edu/courses/brain-and-cognitive-sciences/
圣地亚哥加州大学，脑与认知中心	http://cbc.ucsd.edu/index.html
Galveston，Texas 过渡的学习中心	http://tlcrehab.org/
美国神经疾病与卒中机构	www.ninds.nih.gov/news_and_events/proceedings/execsumm07_19_05.htm
国际脑损伤协会认知康复指南	www.internationalbrain.org/

（宋为群　译）

第 28 章 神经源性言语与语言障碍

MarthaTaylorSarno, MA, MD(hon) CCC-SLP, BC-ANCDS
JessicaGalgano, PhD, CCC-SLP

学习目标

1. 区分组织语言时音韵、词法、句法和语义系统各自的作用；
2. 了解语言产生过程中运动语言系统的作用；
3. 讨论和描述传统的失语症患者症状；
4. 确定和解释在失语症恢复和康复的评估中的关键因素；
5. 认识和描述失语症康复的一般方法和一些具体的处理方法；
6. 认识认知交流障碍的病因学；
7. 比较和对比认知交流障碍患者的执行功能，实际语言及运动语言的缺陷；
8. 描述构音障碍的主要类型及构音障碍治疗方法的原理；
9. 描述言语失用症及其治疗方法；
10. 了解吞咽障碍；
11. 描述运用辅助沟通系统的目标和原理。

章节大纲

大多数人认为拥有语言产生和理解的能力是理所当然的，很少会关注交流过程中的本质和功能。然而言语与语言，就像工具制造一样，是使我们区别于动物的众多人类行为之一。即使在原始社会，人类已经使用了口腔运动语音代码来分享经验，想法和感受。并不是所有人类部落都拥有读写系统。

交流中使用语言使得我们认识到身为人类的身份，并且也感知到自我。因此沟通能力的缺陷，不管是由于器质性疾病（例如：腭裂），神经系统疾病（如：脑卒中、帕金森病），或者非器质性疾病（例：功能性构音障碍）都可能严重的影响一个人的日常生活。对于一些人来说，存在交流障碍很可能导致他们的失业。对于那些从小就有交流障碍的人，这种疾病可能会在其职业道路发展上成为拦路虎。此外，有的交流障碍不会阻碍一个人的职业生活，但是会影响到日常社交。交流障碍是复杂的、多方面的行为障碍，其与个人的自我形象关系紧密，而且影响个人的生活质量。

术语**交流**包含了所有行为，包括了人类用来感知和传递信息及与他人互动的言语。言语行为是一个细微地、快速地调动身体相关几个部分的感觉与运动功能的系列活动。交流中言语与语言的使用是涉及很多层面的人类活动，从口腔运动系统各组成成分的精细运动的协调，到在认知和语义水平上出现的意思的细微变化。手势、哑语和其他非言语的实际语言行为也是沟通交流中的基本要素，例如轮流交谈。

在正常人中，言语行为的差别很大，但口腔运动系统能够处理非常复杂的信息改变。这个差别变化可以表现在：不同的人尽管说同样的单词，其产生的声波不同，而且各自有各自不同的特点，但倾听者仍然能获得相同的信息。所以倾听者不仅仅依靠从语言声波中得到的信息，还依赖于上下文语言及语境提供的线索。语境包含沟通交流的各方面，例如：活动目的、地点的改变、每个参与者文化程度、每个参与者的角色，每个参与者语言特点及语言地位。

本章讨论的神经源性交流障碍，其以大部分患者在康复方案中接受的言语语言治疗服务为代表。这种交流障碍中最常见的是**失语症**、（脑损伤引起）语言障碍、**构音障碍**、运动性言语障碍和认知交流障碍。

早在 1925 年由美国的言语语言听力协会（ASHA）建立了言语语言病理学学科，主要致力于先天性或后天获得性的交流障碍患者的诊断和治疗。在美国，交流障碍儿童的患病率大约为 5%，而交流障碍成年人的患病率大约为 10%，其每年在此方面花费分别为 1540 亿美元和 1860 亿美元。在美国有交流障碍的患者数量大约在 1400 万[1,2]，由于大量的军人退伍，这些军人表现出一系列的沟通交流障碍，其中包括听力丧失，言语语言障碍，或者认知沟通交流障碍等，使得这个统计数字有所增加。回国的军事人员里患有认知沟通交流障碍的患者仅次于创伤性脑损伤（TBI）患者，其中包括语言，实用语言和社交方面的缺陷[3~6]。

美国的国立耳聋和其他沟通交流障碍研究所（NIDCD）报道在美国有 600 万 ~800 万人有获得性或发育性语言障碍。据此推算，每年大约有 10 万新增失语症患者，目前大约有 100 万失语症患者[7]。此外，在美国大约 750 万人有嗓音障碍。6、7 岁存在言语发音障碍的儿童估计在 8%~9%。到了 6 岁或 7 岁，大约 5% 的孩子仍然存在言语障碍。估计超过 300 万美国人有口吃[2]。

大约 2800 万美国人有听力损伤，且 55% 的听力损伤人士的年龄超过 65 岁，每 1000 个未满 18 岁的孩子中有 12 个有听力障碍[8,9]。对于重度听力损失的患者，新技术人工电子耳蜗植入（CIs）的发展已经取得一定程度的成果，已经能把人工电子耳蜗很成功的植入在 6 个月年龄的儿童耳内。人工电子耳蜗能够刺激幸存的树突、耳蜗螺旋神经节细胞、内耳的前庭蜗神经纤维从而使听觉感受器发挥作用。人工电子耳蜗植入后，对言语的发展起激活作用，并随着时间的推移言语交流能力逐渐提高[10]。

言语语言病理学家（SLP）行业迅速成长。从 1950—2010 年间美国言语语言听力协会的会员和证书持有者从 1623 人增加到 14 万人。目前言语语言病理学家要求硕士或硕士以上学位（entry field）。截至 2009 年，47 个国家需要执照行医。美国言语语言听力协会会颁发临床能力证书（CCC）给达到指定学术和临床经验要求的言语语言病理学家，其要求包括以研究员身份参与临床实习一年（CFY）并受到持有 ASHA 证书的言语语言病理学家监督和指导 9 个月。57% 的言语语言病理学家在教育机构工作，37% 在社区医疗机构，约 15% 在家庭保健、私人执业和言语及听觉中心工作[11]。术语“SLP”是指专业领域官方指定持有 CCC 认证的言语语言病理学家。另外言语治疗师经常被用来作为”SLP”行业人员的非正式代替词。

衡量言语 - 语言功能的存在和程度必须有一个一般标准，因为它必须由指定的人进行识别和测量。其一般标准是：①与同社区相同年龄、性别、文化程度和成就的人相比，个人的言语行为与未受损伤的同社区文化人具有相同的语言共同点；②患病或者受到外伤之前人们的言语行为。后者因人而异，并且会以发病前的文化程度、成就、各自的文化特征、个性及认知功能等的其他因素为基准。当他或她的语言或者言语加工背离了一般的交流行为，这种交流行为是在他或她发病前所没有呈现的行为，那么可以认定他或她存在言语损伤。

一个正规的标准是包含着损伤、残疾和残障。本章使用当前的世界卫生组织（WHO）分类模式，在这个分类模式中，残疾的定义为功能的性质和范围；障碍的定义为一个人的参与生活的情况[12,13]。

语言组织

当个人产生想要表达的想法时，就会通过调用特定的生理和声学机能转换成单词和句子，这种内部信息被转换成语言的形式。而听众会适应听觉信息而转换成一系列的单词和句子从而最终理解他人所说的话。

我们利用符号系统串成句子来表达我们的思想，并且理解那些信息，这就是**语言**。在婴儿和儿童时期，即语言成为一种习惯之前的时期，利用别人对语言的使用增加了大量的实践和经验，并且加入了不同级别的自觉认识。

音韵学指的是语言的声学系统的研究。单词是由语音和音素组成，音素一般分为元音和辅音。音素本身并不代表任何想法或物体，但当他们放在一起就组成了最基本的语言单位——单词。语言中单词包括词汇。英语由 16 个元音和 22 个辅音组成，这些组合成更大的单位称为音节。

一个音节通常由一个元音作为中心音素，一个或多个辅音在其左右。在英语中有 1000~2000 个音节。大多数的语言在音素组合成及组织出独立的更多的语言规则。例如：在英语中没有以音素“ng”开头的音节。英语中最常用的单词一般由 2~5 个音素组成，有些音节多达 10 个音素，但其少则可只由一个音素组成。一般来说，最常用的单词只由很少的音素组成。尽管只由一小部分音素组合是可行的，但是每天都有新单词添加到英语中。虽然有几十万英语单词，但在 95% 的时间里我们只使用 5000~10 000 个单词。

词汇、语法及语言内容决定了句子的单词序列。例如：在英语中“The black box is on the table”是可行的，但“Box black table on the”就不行。另一个例子是“The old radio played well”在句法构成上是正确的，但“Old the well played radio”则是错误的。“The boy walked to the store”这句话是有意义的，但“The book walked to the store”这句就没有意义。语言系统中词的含义被称为语义。

除了音韵（声音）、词汇（词表）、句法（语法）和语义（意义）语言系统，我们还利用韵律（重读和语调）来帮助区分问句，陈述句，情感的表达，震惊感、感叹等等。

言语的产生

言语器官包括肺、气管、喉（包含声带）、咽、鼻和口腔。这些器官组成一个管称为声道，声道从肺部延伸到嘴唇。活动舌头、嘴唇和声道中的任何部分都能改变声道的形状。声道结构的变化导致言语时气流的空气动力学特性的改变（图 28.1）

发声器官的主要功能与呼吸和吞咽等基本生命功能相关。这些器官不仅在言语中承担不同的角色，而且也在言语的产生中起到不同的功能作用。例如维持生命时的呼吸会比言语产生时更快。一个完整呼吸周期约 5 秒，而当我们说话时会根据我们说的单词和句子的要求来控制呼吸频率，有时候吸气相所占的比例只有 15%。其部分原因是因为当我们说话时，我们通常会吸入足够的空气并表达出完整的想法，然后在思索的时候慢慢的呼气。

从肺部呼出的稳定气流是言语产生的能量来源，然后其通过声带的快速振动产生声音。在说话中，我们通过活动舌头、嘴唇和系统的其他部分来不断改变声道的形状。通过活动声道的部分组成，从而改变其声学特性，这样我们可以产生不同的声音。也就是说，通过改变声道的形状，我们把空气气道转换成了一个共鸣箱（图 28.2 和图 28.3）。

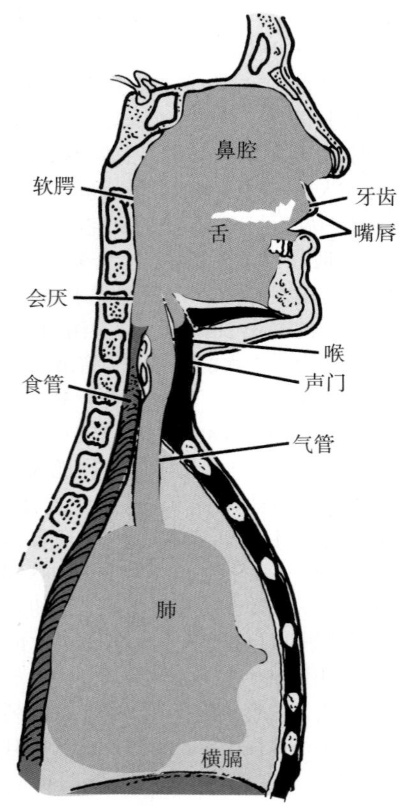

图 28.1 人类的发音器官

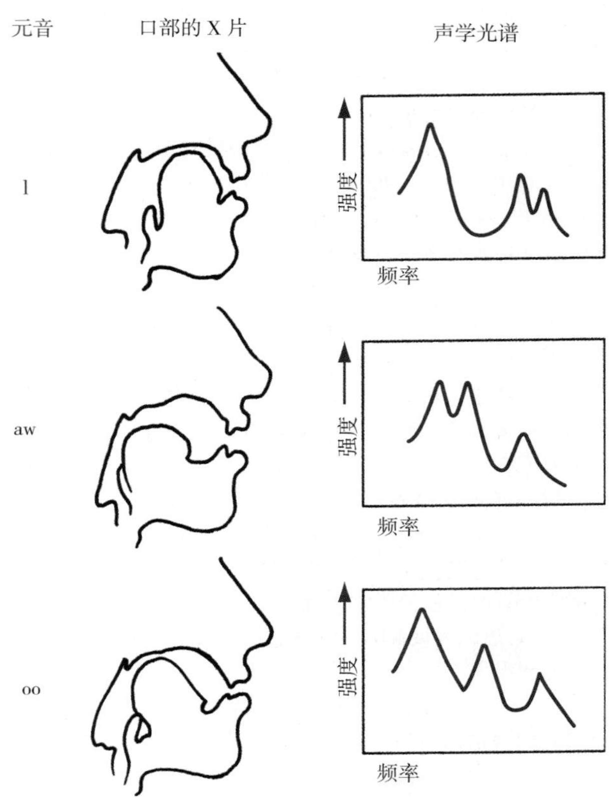

图 28.3 三种不同的元音的声道配置和相对应的光谱。光谱的峰值代表声道共振峰。图中未显示各个谐波的竖线

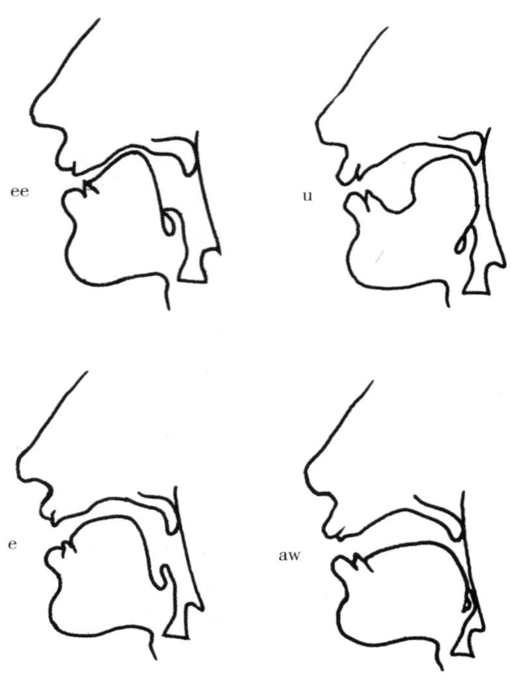

图 28.2 发不同元音时声道的轮廓变化

喉可以通过吞咽时自动关闭来防止食物进入气管和肺，会厌也会参与此过程。通过打开和关闭肺部的气流这个动作，喉是肺部和口腔之间的阀门。喉阀的开关工作是我们自动完成的。当我们吸气的时候，喉会自动的开放从而让空气进入肺部。当我们用上肢来执行繁重的工作时，喉会自动的关闭从而锁住肺部气体。因为喉有软骨结构，而且当吞咽和说话时，喉相关的肌肉和韧带会运动，继而喉会上下移动。所以喉不是固定不动的器官。

产生声音的声带位于喉的两侧的，从喉结的前部到杓状软骨后部。最近，反映声音产生的运动计划和声带运动控制的复杂性的神经影像学研究报告发现：皮层下神经中枢和皮质交互控制声带的运动[14]。声带之间的空隙叫做声门，当声带紧靠一起时，空气被阻断，声门关闭。因为声带在喉结的前面连接着，所以声门打开时是“V”型的，只打开杓状软骨的后部。当我们说话时，声带有节奏地振动，同时，也通过打开或关闭声门控制着从肺到口 / 鼻腔的气流。

声带产生的声音频率由它们的质量、张力和长度直接决定。说话时声带的张力和长度不断地改变。正常讲话时声带频率约每秒 60~350 次。大多数人的频率范围为音乐的一个半的八度。

咽喉是声道中连接鼻子和嘴巴的部分。通过上抬软腭从咽腔和口腔后部来分离鼻腔。声道中调整幅度最大的组成部分是口腔，因为口腔的形状和大小比空腔运动系统中任何器官的变化都要多,它可以通过改变下颚,舌头、嘴唇和牙齿的相对位置来改变其形状和大小。嘴唇可以变成圆形,伸展开或者关闭起来从而改变声道的形状和长度,或者阻断气流。牙齿、牙齿与嘴唇的相对位置或舌尖都能改变气流。牙槽骨是牙脊的重要组成部分,而牙槽骨的表面由牙龈覆盖。

构音(articulation)指的是咬合,咽腔中不同器官咬合(相对位置的改变)产生了说话的声音。言语的可理解性指的是说话者产生的语音信号的充分性,并代表着理解一位说话者的重要因素。许多因素可以影响可理解性的判断,例如:视觉线索的有无或者外部动作(即震颤)。辅音发音的准确性是言语可理解性的一个重要因素。无论他们是浊音还是清音,辅音是由于特定的发音位置和发音方式不同而产生(表 28.1)。发音的地方指的是气流遭遇阻碍的地方,例如:嘴唇(唇)、牙齿、牙龈(牙槽)、颚和声门。发音的方式指的是爆破音、摩擦音,鼻音、流音和半元音类别。

表 28.1　英语辅音发音位置和方式的分类

发音位置	发音方式				
	爆破音	摩擦音	半元音	流音(包括边音)	鼻音
唇	Pb	—	w	—	m
唇齿	—	fv	—	—	—
齿	—	_th	—	—	—
齿龈	td	sz	y	lr	n
上颚	—	Shzh	—	—	—
软腭	kg	—	—	—	ng
声门	—	h	—	—	—

爆破音,有时被称为“停止”的声音,指通过在口腔中增加空气压力然后突然释放而产生的声音(如:/p/、/t/)。双唇紧闭或者将舌头抵住牙龈或软腭时便可以达到阻碍空气的效果。破裂音里有唇辅音,齿槽音和软腭音(运用舌头后部发音的辅音)。

摩擦音由空气湍流产生的(如:/f/)。

大多数辅音是通过上抬软腭从而关闭鼻腔与空气的流动而产生的,除了鼻音(例如:/m/、/n/、/ng/),鼻音是通过软腭下垂从而阻塞口腔气流通路而产生的。

流音是通过上抬软腭产生,如:/r/、/l/。

半元音是指一些通过维持声道在类似元音的位置上然后迅速改变成元音的位置而产生的声音(例如:w、y)。

语音由语境影响,也就是说,是由其前后的声音所影响。声波是一个连续的事件,而不是一个离散片段的序列。语音的辨别取决于不同的时间点声波的相关声学特性。

八个基本元音是元音的参考标准(图 28.4)。这个元音发音时舌头位置图解可以帮助我们直观地看到说话时舌头的运动。在某种意义上,这是一个元音发音的舌头位置地图。舌头位置的描述主要是指舌体最高点的位置。例如:对于在“beat”这个单词中的 /ee/ 的发音,舌尖是指向前额部位,而像“father”这个单词中的 /ah/ 的发音,舌头的最高点是在口腔的底部和后部。

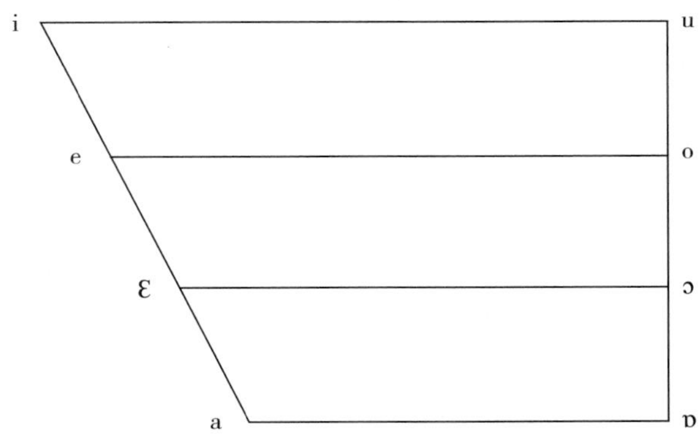

图 28.4　基本元音代表的元音四边形

在同一水平线的元音被认为其舌头高度相同而元音左右位置可能对应的前后区别。

所有元音和部分辅音是浊音。也就是说,这些音在发出时声带是振动的。当一个声音的产生时声带并没有振动,那么我们就认为它是清音(如 p,s)。表 28.1 表明,许多辅音的发音方式相同只是浊音与清音的不同而已(如 p-b;s-z;f-v;k-g)。

言语行为由一连串复杂的运动事件组成,而那些运动事件不仅仅只是需要口腔运动系统的技巧运动。然而我们说话时并没有在想这件事,甚至能同时做其他事情。将思想转换为语言时需要自发的有意识的行为,这些行为允许我们将储存在记忆里的信息转化成连续的单词和遵循一定的语法规则的话语。

除了语言方面,神经源性沟通交流障碍通常涉及轻微到严重的认知障碍,这种障碍不仅会加剧沟通障碍,也使得很难从沟通交流障碍中区分出认知障碍。在这章中介绍了的右脑损伤患者,其所表现出的交流障碍就是因为认知作为主要成分而导致的沟通交流障碍。

当我们考虑两种最常见的神经源性沟通交流障碍:失语症和构音障碍时,沟通过程及其潜在系统的重要性变得非常明显。本章重点主要讲述失语症和构音障碍,但也考虑言语失用症、吞咽困难、认知交流障碍和沟通交流辅助具的运用。

失语症

到 2050 年,预计失语症患者的人数会不断增加,65 岁以上美国人口的 21%~22% 可能患有失语症[15]。据估计,仅仅在美国就有超过 100 万的失语症患者[2,16,17]。在一项调查中表明,850 名脑卒中第一个月的患者里面有 177 名存在着失语症[18]。进一步的估计每年有超过 10 万个新增失语症患者[11,19]。目前大多数的患者超过 65 岁并且是因为脑卒中而失语的。一小部分是因为头部外伤和肿瘤而引起的失语。阿尔茨海默症的早期患者也经常会出现失语症[20]。Ellis[19]等人报告,1997—2006 年,美国失语症的发病率和人口学特征普遍一致。

分类与命名

在这一章中,**失语症**指的是以前能够合理运用语言的个体罹患沟通交流障碍。它并不是指发育性语言障碍，发育性语言障碍可能存在于那些从未有过正常语言能力或者从未达到与年龄相符的语言能力的患者中。

在获得性失语症病例中，中枢神经系统（CNS）疾病或创伤导致某些结构损害，出现机能障碍。从19世纪后期开始，神经病学家就已经开始研究神经解剖学与失语症的关系，并发现失语症症状与大脑区位之间的关系是相对一致的。神经影像学技术的近期发展为语言及语言损伤的神经基础研究提供了很多新的方法。

失语症研究者普遍认为，不同的失语症主要症状与特定的损伤部位相关。因为产生失语症的损伤部位，尤其是患有脑血管疾病的患者，往往都是大脑中易受损伤的部位。根据这些症状对患者进行分类不一定很准确，大约有30%~80%的失语症病例分类与病变部位相关[23]。

个人言语的特点也被用于确定失语症的分类。非流利性失语的语言输出特征为迟疑、笨拙、中断和费力。而流利性失语的语言输出特征为灵活的发音、正常的语速、稳定的气流和韵律。语言流利性的诊断是在与患者的交流中得到的，其定义如下。

流利性失语

流利性失语的特征是听理解受损，发音和语调正常的流利性语言。流利性失语的一般病变部位在左半球的颞下回后部及附近。而严重的流利性失语患者会有大量而频繁的单词和声音替换导致语言无意义。流利性失语患者的语言中缺乏实质性词语（名词和动词）。因为他们的病变位于大脑的后部，远离运动区，所以他们也会伴有不同程度的意识损害及极少数的运动功能损伤。在流利性失语下还有一些子分类（表28.2）。

最常见的流利性失语是Wernicke失语，也称感觉性失语或接受性失语。Wernicke失语通常是由于大脑左半球颞下回后部损伤引起。它的特点是听理解受损和大量单词替换的流利言语，读写能力通常也严重受损。尽管Wernicke失语患者可能会说出看起来像完整的话语和使用复杂的动词时态，但是他们经常添加一个词或短语使得语句繁多。Wernicke失语患者的言语产生往往比正常人要多很多。虽然语音的生产一般很精确，但是Wernicke失语患者可能会交换音素或音节（例如hopspipal / trevilision），也有可能产生新词（无意义词汇）。

Wernicke失语患者的恢复过程中可能演变为命名性失语。命名性失语的特点是找词困难，语言流利，语法结构良好，听理解常常受损，尤其是在听复杂或快速言语时，其表现更为明显。语言可能会含有大量意义不明确的词语，患者善于赘语并且缺乏特异性语言的运用。

非流利性失语

非流利性失语特点是词汇量有限，说话缓慢，犹豫不决，有些尴尬的衔接，语法使用有限，并有一定的听理解障碍。由脑部病变引起的非流利性失语往往累及相关左半球额下回后部。非流利性失语患者倾向于使用实质性的词汇（名词、动词）来表达自己，且其缺乏搜索言语中较少实质性词语的能力（介词、连词、代词）。非流利性失语患者往往能够意识到自己的缺陷，并通常在右侧（右偏瘫）有运动功能损伤。

Broca失语是非流利性失语的一种，有时也被称为表达性失语、运动性失语、或口头性失语。Broca失语的损伤部位涉及左半球额下回后部及皮层下白质，运动区（中央前回）的额下回后部。它的特点是口语表达障碍，词汇量受限，并受限于简单的语法形式，听理解尚可。书写方式基本上与言语方式相同，阅读能力可能相对比言语和书写能力更好一些。Broca失语症患者可能会因为一个或两个单词受限而影响表达，并且很难将词组成句，出现发音障碍而费力发音（详见后文“言语失用症”），创伤性脑损伤导致Broca失语较少见，脑外伤出

表 28.2 失语症分类

	Wernicke失语	Broca 失语	完全性失语	传导性失语	命名性失语	经皮质运动性失语	纯词聋
梗塞部位	颞叶后部	第三额回	第三额回和颞上回后部	顶岛盖或颞上回后部	角回	辅助运动区	颞横回或在颞横回和颞上回后方交界处
自发言语	流畅	不流畅	不流畅	流畅或不流畅	流畅	不流畅	流畅
理解	差	好	差	好	好	好	差
复述	差	差（但比自发言语要好）	差	非常差	好	非常好	差
命名	差	差（但比自发言语要好）	差	差	非常差	差	好
阅读理解	差	好	差	不太好	不太好	好	好
书写	差	差	差	差	不太好	差	好

现的失语症患者多为命名性紊乱。

完全性失语

完全性失语是指所有语言功能均严重障碍,并且口头听觉交互的所有通信模式的使用严重受限的失语症。完全性失语症并不属于任何一种失语类型,而是严重程度的标志。该类型患者一般具有广泛的损伤,可能发生在左半球的任何位置,有时可能是双边的[24]。完全性失语是言语康复治疗服务中最常见,迫切需要康复的类型[25,26]。

获得性失语

由头部外伤,肿瘤或脑卒中导致的脑损害而引起的儿童获得性失语的症状和成人的失语症状相同[27~30]。继发于脑外伤的失语症儿童,命名性紊乱占主导,语句输出减少并犹豫,启动语言困难,有时候伴有缄默症[31]。后续的研究报告表明,获得性失语症儿童里有很大一部分儿童语言习得和学习能力缓慢。由于大脑的可塑性下降导致局部的语言发育障碍,儿童失语症发病年龄是失语症恢复程度的决定因素之一[30]。

原发性进行性失语

原发性进行性失语(PPA),首次在 1982 年被提出来,现在是公认的失语症诊断类别的一种[32,33]。原发性进行性失语是一个缓慢渐进的独立的失语症,不因脑卒中、外伤、肿瘤或感染等原因引起,原发性进行性失语并不完全适合现有的失语分类。原发性进行性失语症患者可能存在广泛的智力和行为紊乱,以及与痴呆相关的认知损害。日常生活活动能力、判断力、洞察力和行为能力,通常会保留至少 2 年,并可以保持长达 20 年而与言语损伤相互分隔开[34]。大约有一半的原发性进行性失语患者最终会发展成类似痴呆患者的症状。原发性进行性失语并不存在自发恢复。

原发性进行性失语的初期表现通常为言语或构音障碍或命名困难。原发性进行性失语以不同的速率发展,并且其最严重的情况可能会导致无法说话。在这种情况下,通常仍然保留了一部分的理解力。然而,也有其他情况,初期的找词及理解力困难并进展性加重,言语产生能力可能相对被保留[35]。失语症状作为一个孤立的症状持续的时间越久,那么痴呆的其他症状出现的可能性越小。

历史回顾

早在公元前 3500 年,就有语言障碍的记录,并且历史上也有失语患者再学习的记录[36]。历史上第一例文献记录是在 1558 年关于失语症患者的自然恢复和干预恢复是 Nicolo Massa 和 Francisco Arceo 的患者[37]。

在 19 世纪后期的标志性文件 Du siège de la facultédu langagearticulé 中 Paul Broca 是最早谈到失语症患者有再学习的可能性[38]。Charles K. Mills 博士是英文出版物中第一个阐述了失语症的恢复和康复。他在出版物中谈到他和 Donald Broadbent 训练脑卒中后失语患者,训练方法主要是系统地重复字母、单词和短语,而这大部分取决于患者[39,40]。一个多世纪以前 Mills 出版了关于失语康复的观察以及方法的读物,而这也与现在的实践和想法相类似。Mills 认为不是所有的患者都能同程度地从再训练中受益,并且自发恢复可能会影响康复的进程和程度。

第一次世界大战中脑损伤的幸存者倡导并建立治疗中心,外伤后失语患者在这里得到了治疗,尤其是在欧洲。在英美两国也发布了战争期间以及战后失语症的康复经验[41,42]。其中一个最全面的描述系统性治疗大量继发于头部外伤失语症患者,这些患者里面有 90~100 人随访了 10 年的时间,这份资料是在第二次世界大战期间由法兰克福的 Kurt Goldstein 提供[43]。

直到第二次世界大战之前,关于再训练脑卒中后失语患者的案例报道很少。关于失语的文献基本上都是基于外伤后失语。1933 年 Singer and Low[44]报道了一例 39 岁妇女,这位妇女在足月生产后出现明显的血管堵塞,但在十年不断地训练中其语言能力不断地得到提高。

由英联邦基金支持的具有里程碑意义的 5 年的研究中,Weisenburg 和 McBride[45]报道了失语的一般情况并评论了失语再教育的效果。这项研究涉及 60 名大部分都经历过脑卒中的低于 60 岁的患者,并总结到对失语患者进行再教育增加了康复率,帮助和促进沟通交流辅助的方法的使用可以提升患者信心。他们的研究不仅是一种历史记录,还证明了再教育的心理治疗作用。

在第二次世界大战之前,脑卒中患者的失语以及其伴随的神经缺损被认为是老龄化的自然组成部分。人们不会选择进行失语症治疗。

许多变量影响了失语的治疗,而这些变量也促成了失语治疗成为当今的常规治疗。这些变量包括言语语言病理学家作为健康职业的出现、康复医学作为医学专业的浮现、大众媒体的爆发、更大更富裕的中产阶级、人类寿命的增加、脑卒中及脑损伤幸存者的数量以及公众在科技时代对于医学的期待。在工业化世界很现实的一点,也是正能量的观点就是人们相信所有的疾病都能得到治疗[46]。

主题为脑 / 语言问题的期刊成为失语症专家不可或缺的信息来源(言语语言病理医学杂志、失语症杂志、脑与语言杂志和皮层杂志)。1962 年一个致力于失语研究的学术团体失语症学院成立了。1987 年在美国成立了国际失语症协会,其目标是为大众提供失语症信息、拥护失语症团体并促使了网络支持团体失语症社区团体(ACGs)的成立。

在第二次世界大战期间,一些为失语患者的家属及朋友设计的信息刊物也出现了[48~53]。"了解失语症:失语症家庭及朋友的指南"这句话被广泛传阅并且以及翻译成 12 种语言[53]。

失语症措施

许多可用于临床和科研环境的失语症及相关障碍的检测方法已经被开发出来。住院患者床边一般都会有床边筛查,其目的是为了大概了解患者缺陷及残存语言功能情况从而推选出更全面的检测和康复方法。然而,需要一个全面的检查为康复过程中的语言功能进步提供一个基准测量措施。

为失语损伤检测而设计的全面语言测试通常包括特定领

域的表现。除了测试的常规要求，如可靠性、标准化和有效性，为诊断和检测失语症的测试还包括其他重要的特点因素，这些因素包括试题难度范围，检测康复效果，诊断分类等[2,54]。失语检测通常基于语言任务表现测试，并至少包括通过视觉认知下的命名，能进行语言的流利性、发音的困难程度、发音清晰程度、短语的长度、韵律、词替换和遗漏等分析的自发或谈话语音样本，数字、单音节单词、多音节单词、长度及复杂性不断增加的句子等的重复语音样本，对只需要回答是/否的单词、句子的理解并作出回应，通过用特殊字母或者特殊语义范围(动物)开头来检测检索词(找词)的能力，阅读能力，听写能力及自发书写能力。一些广泛使用的失语检测包括波士顿诊断性失语测试(BDAE)[23]，感觉神经中心综合失语检测(NCCEA)[55]和西方失语检查法[56]。

除了检测特定语言任务表现，失语症评估也需要一个功能性交流的检查方法。这是有必要的，因为一个人日常生活中实际使用的语言可能与由特定语言任务表现检测的病理程度没有对应关系[57,58]。功能性交流检测方法通常是具有高评分者信度的评估量表。功能性交流记录(FCP)[59,60]，日常生活交流能力(CADL)[61]沟通交流效度指数[62]和美国语言听力协会的交流技巧的功能评估(ASHA FACS)[63]，这些具有高评分者信度的检测方法被用于检测功能性交流能力。

除了语言和功能交流的检测，用来检测损伤的交流能力对于生活质量影响的新工具发展起来了，现在言语语言病理学家的执业范围包括了世界卫生组织架构中的所有组成部分[13,65~68]。具体来说，近期所设计的检测方法里最基本考虑是失语在家庭、社会及社区的影响。[例如：脑卒中负担量表(BOSS)，功能生活量表(FLS)，失语抑郁量表(ADRS)，Frenchay 活动量表，以及脑卒中及失语生活质量量表-39(SAQOL-39)][68~75]。

康复

如果从失语的情况下能够完全恢复的话，那么这种情况通常发生在发病内的数小时到数天。一旦失语症状持续了数周到数月，那么基本上不可能完全恢复到发病前的状态。普遍认为失语症后的语言获得发生在早期而不是晚期，同时发病后的时间是影响恢复的重要变量[76~81]。

许多患者认为只有恢复到以前的语言水平才是康复了[46,82]。如果未痊愈的患者对自己的语言能力满意并认为自己已经痊愈，那么这便是一种心理感知，我们不应该用客观的交流能力评估他们的状态。对于失语患者来说，真正的好的康复结果是他们对于自己生活质量的满意感知。活动水平、社交能力、运动能力以及重返社会的生活功能均用于他们的检测之中[83,84]。

较好的评估是区分两个单独的失语症康复维度：一个是客观的并尝试量化患者重得语言能力的程度；另一个是测量功能性交流的恢复。

交流行为的功能维度的概念，从逻辑上推测，其出现在康复医学背景下治疗失语患者的经验中。从历史上看，康复医学认为患者日常生活活动能力(ADL)并不一定与肢体残疾程度直接相关。同样的，语言能力的量化测量上的提高并不一定与功能性交流的提高直接相关[46]。

不论是否有干预，大部分的患者在发病后的短期内都会有不同程度的自然恢复。但是对于自发恢复期的持续时间缺乏普遍共识[85~87]。Culton[88]发现失语症在发病后的第一个月内自发语言恢复很快，并且许多研究也发现失语发病后的前2~3个月内语言能力会有很大的进步[89~93]。调查中850名脑卒中患者在发病后一个月里面有177名有失语症症状，脑卒中后的4~12周，74%的患者的失语症状得以缓解，44%的患者失语症状完全消失[18]。Butfield 和 Zangwill[94]、Sands 等[95]和 Vignolo[89]发现脑卒中后6个月的失语恢复速率显著下降。其他人发现自发恢复能长达到6个月[96]或1年[88,90]。Sarno 和 Levita[97]在脑卒中6个月内出现严重失语症的患者样本里发现，其发病后的3个月内的变化要比6个月后的变化大得多。

脑卒中后失语的恢复是很难预测的，尤其是在恢复的早期阶段[98]。有报道认为严重程度和损伤部位可以预测语言恢复程度[99~102]。但是，这些因素是可变的，所以很难对患者的预后进行判断[103]。

部分调查者总结：年龄、性别和利手等因素会影响失语的恢复[98,103~105]，虽然年龄已经报道被认为是一个重要的预后因素[89,106~108]，但是很多人并不支持这个观点[90,104,109~113]。造成这种巨大差异的原因很有可能和样本及统计方法不同有关。在一个研究比较中年(50~64岁)和老年(80岁)组首次脑卒中一年内的失语恢复的项目中，年龄并不是一个显著因素[83]。此外，发病前的教育水平和工作状态并不总是和恢复相关。然而，Sarno 和 Levita[97]发现，正常人的语言能力在60~80岁期间会显著下降[106,104,105,114,115]。性别对于失语结局的影响不是很重要[76,104,116]，利手可能对于失语结局有影响[117]。

普遍认为创伤后失语比脑血管病变引起的失语的预后要好[89,94]。甚至报道一些继发于创伤性脑损伤的失语案例实现完全恢复[91,118]。之所以会有创伤后失语预后比脑血管病变后失语要好恢复，其原因可能还有：创伤后的患者通常神经系统并未受损，而脑卒中患者可能有大范围的血管受损[104]。

不管是创伤后失语，还是脑血管病失语都有一定的治疗价值，其中完全性失语在各种失语中预后最差[76,119~121]。Basso[104]报道发现当比较相同严重程度的流利性失语和非流利性失语时，两者的恢复程度并无差别。从社区医院中连续收入的881名急性脑卒中患者中分析，基于起初的失语症状的程度有可能对脑卒中后1~4周内患者做出有效的预后判断[104]。

基于以上原因，大部分的研究都发现重度失语患者的恢复都没有轻度失语患者恢复好[91,95,120~122]。Sarno 和 Levita[76]发现在8~52周的脑卒中恢复期流利性失语患者能够恢复到功能性交流的最高级别，而非流利性及完全性失语患者的进步相对小些。有时候完全性失语发展成重度的 Broca 失语时，便会在理解力方面有显著的进步。Broca 失语可能发展成命名性失语，Wernicke 失语可能发展成命名性失语或传导性失语[76,91,120~124]。当失语症患者恢复了大部分的语言功能时，他们最终一般会遗留永久性的命名障碍。

计算机断层扫描(CT)显示有大面积优势半球病变、许多小的病变或者双侧病变的患者恢复的可能性要比只有小的病灶或比较少病灶的病变的患者要小[82,120]。病变部位在 Wernicke 区的病变或者更偏向后方扩展会导致严重及持久的失语症状。一些研究者提出与失语康复相关的神经放射学研究[93,125]。Yarnell 等人[82]报道了血管造影术和无线闪烁图在失语方面有一定的预后价值。同样的，挪威一位研究者发现，计算机断层扫描对于预测患者是否能够从语言再训练中获益没有帮助[86]。

最近对脑卒中导致的失语患者的功能成像研究认为：语言康复取决于不同的因素。失语恢复期间所需的神经可塑性变化更多地依赖于缓慢的左半球功能恢复[22]。在大脑左半球的损伤时，对侧的右半球额叶区域能观察到快速的改变，而这个现象可能反映的是适应不良的代偿活动和功能重组，以求功能的恢复[126~135]。

理解能力会比表达能力恢复的程度更大[26,89,133~136]。虽然听理解的恢复牵涉到复杂的颞叶激活，但是在整个恢复进程中两个半球的活动似乎并没有很多相关[126,137~139]。随着科技的进步和不断地研究，对于失语的康复和治疗机制会出现新的见解[140]。

抑郁、焦虑和偏执等心理状况是康复治疗中的消极因素[141~143]，并且发病前的人格特征被证实也是一个重要的影响预后因素。Eisenson 和 Herrmann 认为外向性人格的患者预后要比内向性人格的患者预后要好，独立性差、个体要求不严格都会影响患者的预后[144~146]。

脑卒中后失语症治疗效果

患者语言水平、损伤差异等很多的因素限制了失语症的研究，导致很难用大样本的统计方法，康复疗效受很多因素的影响[147~153]。特别是各个治疗者关注的语言交流障碍点也不同，这些复杂因素限制了对失语研究的统计分析。

从 20 世纪 50 年代末开始就有了关于调查治疗疗效，专项技术及方法的研究报道[154]。Vignolo[89]Hagen[155]和 Basso 等人[90,119]运用非治疗组和治疗组进行对比并发现了积极的治疗效果。Edmonds 等人[156]和 Poeck 等人[157]也在治疗组和非治疗组对比下发现了积极的治疗效果。此外，一些综述和检查也揭示了在短期内进行高强度的干预措施会有显著的治疗效果(例如在交流能力方面的改善)[158~160]。像自发恢复[91,161,162]、年龄[109,163]、持续时间、治疗强度[122,158~160]、治疗时机[164]以及特定治疗技术[165~167]等可变因素的影响目前还在研究中。

虽然各地的研究在研究方法和研究目标点上各自不同，但是研究结果均显示语言康复治疗对患者有积极的治疗效果[154]。某些学者坚持认为：单个个案研究要比随机对照试验更适合于治疗疗效的判断[168,169]。目前更多的研究倾向于使用标准化的方法来分析单个受试者的疗效，这种类型研究也使人们更加重视个人化治疗[96]。单一案例的研究也会受到很多批评性意见，但相比治疗一组失语症人群的研究要少得多。以大样本或小组康复的研究模式不足之处在于忽略了每一个个体的差异性，尤其对个人交流行为要分析难用大样本的统计方法。

神经沟通障碍和沟通科学学院(ANCDS)为神经性沟通障碍颁布了基于证据的实用指南[153,170,171]。直到现在，言语语言病理学家一直依靠于 1946~1988 年期间发布的 45 篇疗效研究荟萃分析和 55 篇关于早期高强度治疗的患者的临床效果更好的研究[152,172]。

心理和相关因素

患者心理反应的变化很少由失语类型和病变部位决定，而与脑卒中患者整个人生经历的表现有关[83,104,143,173,174]。

抑郁、焦虑、发病前个性、疲劳和偏执经常被认为是康复和交流的阻碍。失语患者和其家庭成员的社会隔离经历对于生活质量有深远影响[83,151]。失语对于个人的"自我意识"的影响非常的消极，这会导致患者自尊心和幸福感的缺失。并且，治疗性谈话对于遭受损失的人来说是至关重要的，但是对于失语患者来说却难以获得这样的机会，这可能是不充分的社会支持导致的结果。

在失语症患者参加团体心理治疗项目的研究中，Friedman[75]调查了失语的损伤现实测验的心理退化本质。除了失语的交流困难，他观察发现患者会有心理上的孤立表现。他们并不保持一致的团体参与度并且强烈的认为自己是不同于其他人的。因为每个患者都是孤立的存在并且还抱怨其他人也是孤立的，所以不愿意参加团体治疗的现象很明显。

失语症的治疗

失语症治疗很少会出现在任意两人之间完全相同的治疗方案。在关于失语的文献中除了成百上千的特定的言语和语言治疗技术。由于缺乏治疗的一致性，毫无疑问阻碍了语言再训练疗效的研究，导致这些仔细控制各种变量的研究在数量上并不够充分。很多语言治疗方法本质上源于传统教育法的经验延伸，强调重复训练及反复学习[176]。

通常，失语的治疗方法分为两类，一类是间接刺激促进法，一类是直接结构教育法[78,118,141,177~180]。这两种原则构成了大部分治疗方法的基础，同时也反映出了两种对于失语治疗的截然不同的观点。其中一种认为失语是语言的运用能力存在障碍，另一种则认为失语是语言的丢失。间接刺激促进法是基于语言运用能力存在障碍的原理，而直接结构教育法是基于语言丢失的原理。

然后在实践中，许多失语症治疗方法关注的是语言的表现方面，而这其中的反复练习和教学策略被认为可以通过任务导向性方法来帮助修复受损的技能(例如命名练习)。其中一个常用的方法是通过操纵语法和词汇的组成成分来进行自我提示和重复练习。另外一种方法是"刺激"患者使用残存语言，其是通过鼓励患者在随意的状态下进行交谈，在交谈中患者的反应被无条件地接受并且是患者感兴趣的话题[179]。

促进失语治疗的主要设想是大脑中的语言并没有被抹去，但是个人的语言检索功能已经受损。失语治疗方法主要遵从两种模式：替代技术模式和直接治疗模式，两种模式都基于同样的假设情况下，那就是如果治疗要成功的话，促进恢复正常表现的进程需要被理解[180]。在聋人里可以发现替代技术模式例子，一些聋人使用唇读法来帮助理解口语，而唇读法是用视觉输入代替了听觉输入。如果遵循的是直接治疗方法，那么治疗中的基础是为改善特定的语言缺陷而设计的因人而异的特定训练方法。

相关报道称接受高强度或者长期的语言治疗的失语患者的语言和交流能力方面有显著的进步和提高[153,157,181,182]。最近越来越多的关于高强度治疗方案的报道发现其对于脑卒中后数年失语处于慢性期的患者的交流能力有显著的提高[167,182~184]。无论有无言语治疗，药理学治疗对于患者都有一定的益处[185-192]。此外，也有记录表明经颅磁刺激[193]、功能性磁共振成像[194]以及经颅直流电刺激[195]的运用能提高患者的语言能力。

视觉交流疗法(VIC)是为完全性失语患者设计的试验技术[196~200]。这种技术需要用到患者学着运用的代表句法和词汇组成成分的任意符号的检索卡片系统，从而可以对指令做出反应并表达出需求、愿望或其他情感。这个系统尝试着避免使用自然口语，因为完全性失语患者的口语能力严重受损，很难通过口语表达。视觉交流疗法系统的适应及应用是由Steele等人[198,199]开发的计算机辅助视觉交流系统(C-VIC)。Weinrich等人[201]证实到计算机辅助视觉交流系统训练可以提高口语。有研究表明：一些重度失语患者能掌握人造语言的基本要素，一些患者则需要自然语言的认知操作，且不论其损伤的严重程度都会有此表现。

视觉-动作疗法(VAT)是由HelmEstabrooks等人[202,203]在波士顿退伍军人管理医疗中心发展起来的，视觉-动作疗法是为了训练完全性失语患者设计的，其运用符号语码代表视觉上不存在的物体。为了实现这个目标所做的任务包括将图形和特定的物体结合、适当的接触真实物体，最终产生代表着使用的物体的符合语码(例如：被子、锤子、剃刀等)。

在尝试为了促使口语产生而利用系统化手势语言的过程中，美国印第安人手语通过修改形成了新的方法，此方法在特定的情况下结合常见手势信号和口语产生[204~206]。

音乐音调旋律治疗法(MIT)，通过观察发现人们自然情况下说不出来的语言，有时候当治疗师逐渐用旋律节奏来引出口语材料时患者可以随着熟悉的旋律说出话来。这方法能引起患者的积极性，能够使其参与到信息交流这一过程中来[207~209]。

功能性交流治疗方法由Aten等人[210,211]开发出来的，其强调的是恢复广义上的沟通交流。其治疗方法的设计主要针对于提高日常生活活动信息处理能力，社会交往能力、身体及心理需求的表达能力[210,211]。

交流效果促进法(PACE)，是一种让医生与患者之间的结构化互动模式转变成更自然的信息交流的训练技术，其包括自然对话中的几个常见实用部分的运用[212,213]。

语境化强制诱导语言疗法(CILT)是一种高强度的语言治疗方法，通常只会在短期内实施。此疗法是在只有两到三个失语患者的小组里面，由言语语言治疗师引导者患者进行有难度或已受损的语言能力的使用和练习。在综合交流法里有效，但这并不是以口语的形式交流，交流形式包括：手势、绘画或者书写，日常生活运用中可能受到了限制[167,214,215]。

Maher等人[215]在相同训练强度的安排下考察两组失语症患者，将PACE和CILT两种方法进行对比研究，发现两组患者接受训练后均有显著进步，但其进步的表现在不同类型的交流行为。那些接受CILT治疗的患者在言语行为方面的测试表现得更好，而接受PACE治疗的患者在非言语的沟通交流行为上表现更好。

一些研究者报道称书写[216]或者绘画能够作为交流的潜在手段[217~220]。有研究者开发了失语治疗的互动方法，例如由Lyon[217~219]创造的交流伙伴的方法，此治疗方法应用者在失语患者和其照顾者生活的当中，提高其交流能力和患者生活幸福感。又例如：由Kagan和其同事介绍的支持性谈话方法[221~225]，这个方法通过使用各种可能的方法训练志愿者成为谈话伙伴帮助患者更容易的谈话，从而找到患者的残存语言交流能力并使得交流更加的互动；还有Simmons-Mackie[226~234]介绍的失语社交训练模式，这个训练模式针对患者社会需求的满足，以及鼓励谈话伙伴之间承担起谈话时更大的责任。谈话伙伴被训练通过改变一些互动行为来帮助更好的互动。

如果一个人不能使自己被理解，但是有残存的书写和拼写能力，借助字母的帮助可以提供一种交流方法(例如字母板)。沟通交流辅助具可以根据话题来拼组图片和文字(例如食物、家庭成员)，这辅助具可以是轻易能够接触到的笔记本，同种类型的材料也可以以电脑平板的形式(例如ipad)。Seron等人[235]发现在治疗书写障碍的失语患者时，微型计算机是治疗方法的基础。通过持续不同的训练，在阅读常见文字[236]的准确性和识别时间上会有明星进步，同时在随后的随访中发现失语患者的听理解也有进步而且有额外的其他进步[237,238]。在提高五名Broca失语患者的命名能力方面，计算机生成音位线索，使患者获得语音提示是有效的治疗方法[239]。有研究报道给Broca失语患者开发了辅助沟通系统[240]，也有为失语患者开发了词检索便利化程序[241]；Steele等人[199]和Weinrich等人[242]对Gardner等人[196]和Baker[243]等人的研究发现进行复制和扩展，他们运用视觉交流疗法的计算机版本系统对失语患者进行训练。

运用远程通信、虚拟临床医生和计算机辅助治疗等方法可能能提高语言和交流能力，尤其是与临床治疗相结合的情况下。有数据表明这种类型的治疗可能对于患者不同阶段的恢复有效[244~249]。

失语症患者的管理

不幸的是一旦失语情况稳定下来，不管是否参与言语治疗，很少有患者能够恢复到正常的交流状态。相应地，失语康复应该被视为是广义上的患者管理过程。也就是说，失语症管理的主要任务之一就是帮助患者及其亲密的交流对象，适应交流间因为残疾而呈现的改变和限制。有效的失语康复管理需要几个学科的参与，包括医学、心理学、物理疗法、作业疗法、社会工作、职业咨询以及最重要的言语治疗。

有选择的区别运用言语和语言治疗方法来刺激并支持不同恢复阶段的患者，这样的管理策略是对失语症患者最有效的管理[87,250,251]。有经验的言语治疗师都知道，对失语缺陷治疗对同时要不断调整心理策略及性格，从而应对患者不断变化的心理问题[143]。因此，整个治疗过程中治疗师要在不同的时间段，对应不同的治疗点，要完成不同的治疗目标。有时候，Baretz和Stephenson[252]认为应该允许患者借时间(治疗师引导下足够时间进行支持性谈话)。在言语治疗后患者偶尔会出现抑郁症状的改变,反映了治疗关系中的支持及鼓励的本质,而不是言语语言康复中的客观改善[251]。

Kübler-Ross[253]描述到失语康复是一个由一系列阶段组成的动态过程,就像突然失去家人而服丧的各个阶段,大部分患者都会有抑郁焦虑的经历。当然,有些患者可能不会出现重度抑郁的阶段[254,255]。Kübler-Ross[253]和其他研究者认为失语患者大部分经历四个阶段:否认、愤怒、妥协和接受,这四个阶段也是患者在尝试克服失落感,适应新生活的过程。

治疗抑郁状态下失语症患者,可能要将注意力不要集中在患者大语言缺陷上,而是将注意力和精力转向患者生活大一个有意义的目标,为实现这个目标而进行的言语治疗,可以显著的减少抑郁的状态。在这种情况下,患者治疗任务相当于工作,患者为完成这个工作而努力,这是对失语症伴抑郁的很好方法。

尤其是当失语患者只是轻微的口语缺陷时,认为不要过度高估患者重返工作的能力。过早的尝试重返工作对于患者会有消极的心理影响。职业康复顾问最好具备探索和评估患者职业潜力的能力,并能够实施评估工作表现和工作要求,对患者实施长期而艰巨的随访观察。

经验丰富的失语临床医生会反复强调:患者家庭在康复过程中的重要性。一些家庭成员对患者潜在的消极反应都不利于患者康复,这些反应包括过度保护、敌意、愤怒、不切实际的期望、反应过强、对障碍各方面知识缺乏和无法应对患者的实际困难。特别是在患者早期发病阶段,家庭成员显著自然倾向于减少失语患者的交流机会,而这需要患者家庭成员的理解以及有效的策略管理[143]。

当遭遇了重大灾难后,患者发病前的关系通常会变得紧张,那些原来的问题可能进一步恶化,同时夫妻间的联系也可能变得更生硬。慢性疾病经常会导致患者家庭的角色变换,出现患者及家属成员依赖程度的改变以及经济状态的改变,而这些对于患者及其家庭都会造成决定性的消极影响[174]。

在积极的家庭氛围中,患者被鼓励尽可能的按照发病前的状态进行日常生活并且被当做是家庭中的贡献者。患者需要允许一些控制感的存在,包括在康复计划过程中患者提高自我价值感的恢复。在这方面,强调功能提高而不是完全恢复,着重功能提高的表现而不是训练失败的表现,这能够增加患者的自我意识。倾听患者是很有必要的,尤其是当他们表达出失落感的时候。怜悯通常比描述其乐观的预后的话语更能安慰人。

经常使用的具有高训练效率的小组言语治疗,脑卒中俱乐部和其他社会群体训练针对慢性失语患者是有效的治疗方法。在芬兰(1971)、德国(1978)、英国(1980)和瑞典(1981)已经成立了小组训练的宣传组织,1987 年在美国成立的美国国家失语协会(NAA)。美国国家失语协会在其网站上(www.aphasia.org)为患者,家属及专业人士提供了合适的广泛系列教育和信息资源。当患者及其家属知道我们并不孤单的时候能够帮助减轻抑郁和孤独情绪[86,141]。

失语症患者与同龄患者的小组治疗还提供了一个舒适的氛围,在这样的氛围里面患者可以认识新朋友并可以分享感受,尽管并不是所有的失语患者能够从中获益。一个患者良好的治疗效果与理解水平、发病后介入时机以及个性等多个因素相关。尽管小组治疗通常在失语康复中扮演非常重要的角色,但是需要注意的是其疗效大部分取决于主导训练多小组长技巧和经验[256,257]。

失语症康复仍然属于兼收并蓄,专门为患者量身定做的个体化治疗。这个治疗的哲学基础是承认并欣赏个人的独特性。在病理、个性、语言缺陷、灾难性疾病反应、生活经历、精神价值或者其他方面,没有任何两个失语患者是表现完全相同的。这些因素在不同的恢复阶段有不同的影响并且都与恢复结果相关。

那些管理失语患者康复的人面对着许多的伦理道德困境。其中一个原则性问题是在各种不同的情况下挑选需要治疗的人的首要性问题。康复医学服务在很多情况下,特别是针对个体化康复方面投入是比较缺乏的,而且并不被认为是一种患者的权利或主管权利。康复医学服务通常有选择的提供给那些相信能够从中获益的人群。这个过程建立在我们知道哪些人可以获益的假设下[16,258-261]。在康复管理方面有经验的人都知道,每个患者都应该接受一段时间的试验性治疗,并从中评估决定是否适合更进一步的治疗,并且这个试验性治疗应该在不同的恢复阶段进行。目标的设定是患者自我决定的权利,并且在决定终止治疗的合理标准,对患者是重要的伦理问题[143,261]。

认知交流障碍

当支配支持交流功能的认知过程的神经区域受损时,会导致广泛的功能缺陷。许多情况下可以导致认知交流障碍,包括创伤性脑损伤、脑卒中(尤其是右半球损伤)、痴呆、脑部肿瘤、衰老、退行性神经系统疾病、酒精或药物滥用和药物治疗。执行功能障碍,包括注意力和记忆力障碍,这些能力可能干扰个人将想法和理念转换成口头或书面语言的能力[262-265]。记忆力障碍也能够影响到词汇检索、持续同一话题以及回忆和整合信息、处理信息速度的能力。此外,常见的症状还包括对于组织信息、转换视觉信息、抽象推理方面的缺陷以及对人、地点和时间的定位判断能力下降。在言语产生中的常见障碍表现,还包括流利性和韵律语音功能下降(即:言语的速度和节奏,表达暗示意义的词汇的重读,表达不同意图或意义的句子中的重读)[266]。鉴于这些缺陷的本质,参与社交活动变得尤其困难[267],而且这些困难可能会影响交流的各个方面,包括理解、非语言和语言表达、阅读和写作。这些障碍会使人显得虚弱,不自信,逐渐出现与社会隔离,因为这些障碍损伤了一个人与其他人建立并维持联系的能力[268,269]。

实际语言的某些特定方面的障碍(即:语言运用)和非语言交流特定方面的障碍(包括启动、维持和结束谈话困难),这些障碍可能导致保持同一话题并轮流讲话、简洁的聊天[270]、通过面部表情理解和表达感受、理解交流中非语言的方法(例如手势)、保持眼神交流、参与谈话或关注自我的阐述、合适的解释和表达情感、理解幽默等方面的能力下降。

认知交流障碍的检查

包括个体的异质性,可用的标准化的测试方法的局限性,结构化和非结构化文本的表现差异、环境和个人因素等诸多因素使得认知交流障碍检查法成为需要进一步研究，复杂而有挑战性的研究领域[271,272]。目前并没有诊断和检测认知交流障碍的标准化检测，这完全取决于检查者的学问、经验和专业知识。

认知交流障碍的治疗

认知介入治疗的方法是基于认知交流障碍的类型和严重程度，并且通常是结合行为表现、综合认知能力和咨询等的方法。对于认知交流障碍患者尤其具有挑战性，因为他们的洞察力会下降[269,273]。在康复进程的一个重要因素是要强调运用哪一种方法进行言语语言病理治疗。这种协作方法应该把每个人的社交网络考虑进去（如家庭、朋友、照顾者等等）[263,264,274,275]。

认知交流障碍患者的管理首先应该从决定环境因素开始，如果有环境因素，就可以改造环境而提供最少的视觉和听觉转移。认知交流障碍患者需要一步步地建立起结构化工作或日程，这些努力有助于减少沟通障碍并能够促进成功的交流[274,275]。认知介入治疗的后期需要强调的是治疗中的技巧转换和一系列日常生活和环境学习[263]。知识点 28.1 提供了一些为认知交流障碍患者提高交流能力的策略。

知识点 28.1　提高认知交流障碍患者交流能力策略

- 使用视觉材料帮助患者知道时间（例如钟表和日历）
- 把长期，复杂的任务分成短的容易完成任务
- 在对话开始和途中保持目光接触
- 当给予口头指示，使用必要的简单句子和重复
- 通过帮助找到代偿阅读和写作的方式，从而是患者适应视力缺陷的存在
- 当提前变化话题时，要温柔。

构音障碍

构音障碍（有时候叫做运动性言语障碍）指的是由于中枢或周围神经受损引起的运动言语系统的无力、瘫痪或不协调而导致的言语产生障碍。任何一个或者全部的运动言语系统的组成部分（呼吸、发声、清晰度、共振和韵律）都可能因为神经受损而受损。构音障碍的类型和程度取决于潜在病因、神经病理学方面的改变程度、其他残疾的存在以及患者的个人反应。经历过脑血管意外和脑损伤后失语患者存在构音障碍是很平常的。构音障碍的严重程度可以从偶尔不准确的辅音的发音到完全难以理解的言语，这取决于患者潜在病因，取决于患者的损伤程度。当患者因为严重的运动言语系统受损而导致别人不能理解其言语，表面患者存在着**构音障碍**（anarthria）。

神经源性障碍患者里构音障碍的发病率大约是 46%，这个比例代表了医疗系统里面交流障碍患者的很大一部分[276]。很难估计受构音障碍影响的患者的总数，因为引起构音障碍的病因很多（如：进展性神经系统疾病、创伤性脑损伤和脑卒中）。例如：大约 1% 的年龄超过 60 岁的人患有帕金森病[277]，约 89% 的帕金森病患者随着病情的发展而患有运动性言语障碍[278]。

构音障碍通常反映了多个运动言语系统的缺陷，但有时只是单个系统的损伤（例如：软腭运动受损而导致的鼻音过重）。构音障碍在脑瘫、创伤性脑损伤、脑血管病变、脱髓鞘疾病（如多发性硬化）、肿瘤和进展性神经退行性疾病（例如：帕金森病、亨廷顿氏舞蹈病、肌萎缩性脊髓侧索硬化症）等疾病中都可表现。

构音障碍有五种基本类型：痉挛型、迟缓型、共济失调型、运动低下型、运动过度型。当两种类型同时存在，被称为混合型。成年构音障碍患者多表现为共存的身体障碍。

分类与命名

痉挛型构音障碍以不精准的发音、缓慢吃力的发声、过度鼻音、粗糙声、紧张声以及单一的声调为特点。痉挛性构音障碍患者发出的音节可能没有重读和变调。此类患者通常在呼气的控制力方面减弱，其一般吸气浅、呼吸慢。痉挛性构音障碍是由于涉及皮质延髓地带（上运动神经元）的双侧锥体系统损害而导致的。病理因素可能会导致脸部肌肉和病变对侧的舌肌无力及麻痹。痉挛性构音障碍发病率在脑瘫患者中比较高[276]。

迟缓型构音障碍以缓慢而困难的发音、鼻音过重、嘶哑声、呼吸音重为特点。弛缓性构音障碍患者可能发出的语句比较短、吸气浅、呼气的控制力下降。其在音调和声音响度的变换能力方面减弱。这些不正常的语音特征与肌肉无力和肌张力下降有关，从而影响了言语的准确性。

共济失调型构音障碍的特点是言语和呼吸肌的协调障碍、运动、范围、控制力和协调力的混乱。此类患者说话是不准确的，缓慢的及不规则的发音，可能会有断断续续的爆破式的音调变化、音节重音和响度变化。患者说话时音素延长，音调和响度单一。引发构音障碍的病变可能是双侧的，广义病变涉及中脑及脑干核团和小脑的连接通路。多发性硬化和创伤性脑损伤患者伤害往往出现共济失调性构音障碍。

运动低下型构音障碍的特点是发音准确的可变性、语速缓慢、粗糙音、嘶哑音、频繁或过长的暂停、延长的音节、声调平淡。帕金森病、帕金森综合征及帕金森类似综合征患者往往会有运动低下型构音障碍，通常是黑质病变引起的。

运动过度型构音障碍的特点是不可预测的构音改变、声音刺耳、拖长的声音、字词之间间隔、单一的音调、响度。由基底神经节、锥体束外系疾病、亨廷顿病、舞蹈症患者均会有运动过度型构音障碍的表现。

构音障碍的治疗

构音障碍的治疗必须根据损伤情况和残疾影响的不同而制定个体化方案。运动性言语系统的障碍导致构音障碍，可能不一定达到残疾都标准，主要视患者表达的可懂度[258,279]。对每一个体患者确定其与残疾程度相关的康复目标，而不是一味地追求与正常人相同的言语。构音障碍的治疗很复杂，其治疗目标不能以实现常态化的构音为单一目标，另外也不能只关注于运动言语系统里单个组成成分的功能提高，因为单个组成成分的功能提高可能在整体构音来看并不是很重

要的。

神经源性交流障碍中心和科学学院发起对神经源性交流障碍的治疗发展的实证研究[170,171]，综合分析了 1966~2004 年间的 51 份关于疗效和有效性的荟萃分析研究，研究得出构音障碍的指南[280]。构音障碍治疗的重点有时基于强调代偿能力。这些技术往往鼓励患者使用策略来降低其整体残疾程度，而实际上这些策略可能导致患者偏离正常行为（例如为了发出被理解的辅音而减慢语速）。

此外，整体构音障碍治疗的目的是提高交流效率，因为在嘈杂的环境中对于患者会有消极的影响。患者和交流伙伴必须被训练得找到交流互动的最适环境。一种方法是关注言语产生的子系统，如腭咽功能[281]。其他方法包括利用疗效扩展和围绕提高呼吸、发声、发音和共鸣等子系统的协调能力[282]。人们一直在研究音量、语速和语音的韵律特征（即语言的重音、语调、速度和节奏）在构音障碍治疗中的有效性。

提高音量是在一些构音障碍类型的治疗中常见的目标，特别是对于帕金森病患者。大多数的研究关注的是为帕金森病构音障碍患者的 Lee Silverman 声音治疗计划，Lee Silverman 声音治疗计划（LSVT®/LOUD）中对声音的康复设计短期和长期治疗。Lee Silverman 声音治疗计划中的治疗是高强度的且针对于表达意愿强烈的言语者、增大音量的声音练习以及重新调整患者对自己说话时音量的感知度[283,284]。相关报道称练习可以刺激多巴胺的产生，从而减少不自主活动症状的产生[285]。Lee Silverman 声音治疗计划是基于几个促进神经可塑性变化的运动生理学原理，包括强化练习、运动复杂性、任务的情感特点，这种刺激治疗越早开展效果会越好，给予连续训练或作为日常锻炼可起到减缓病情发展的作用[284]。有研究调查发现这种治疗方法可以提高患者的吞咽、发音和面部表情能力[286~289]，并在脑卒中、创伤性脑损伤[291]、多发性硬化症[292]、脑瘫[293]和唐氏综合征[294]而导致的构音障碍患者身上应用都证明了它的成功。

Lee Silverman 声音治疗计划除了专注于提高音量，也关注于使用各种策略来控制语速。当语速更慢时，说话者往往更容易被理解[295]。神经源性交流障碍中心和科学学院调查语速控制技术的有效性的研究认为：语速控制技术的有效性依赖于构音障碍的类型和严重程度，以及对构音障碍的具体干预策略。目前仍然需要进一步的研究，分析何种患者对应适合何种类型的技术，以及何为最适合患者恢复的环境语言[280]。

构音障碍治疗的第三个重点项目是改善言语的韵律（即在单词和句子中的重音，表达内容时的语调和互动时的语速 - 节奏）。目前已有各种各样的针对韵律的治疗方法，包括使用生物反馈和行为指导。很少可以得出关于韵律学康复训练很有效性的结论，也许可能是由于检查方法受限，以及使用了多项技术及广泛的多点治疗[280]。

有一些研究报道：对患者提供语音清晰的反馈或指导构音障碍患者使用清晰的言语的指导治疗有较好的治疗结果。但也研究者通过荟萃分析研究认为：这种反馈方法缺乏证据，难以支持长期的有效性[280]。

许多有运动性言语障碍的人能够利用辅助沟通交流技术（ACA）来提高他们的交流能力。辅助沟通技术利用只需要电池和电的低技术含量的辅助沟通用具，包括电话和交流书等设备；也有高科技辅助具包括接受性智能辅助电脑和沟通系统，以及在笔记本电脑或平板电脑和各种智能手机上可用的言语生成系统。

构音障碍患者是否需要辅助沟通交流工具？答案主要决定于交流障碍的严重程度，构音障碍相关疾病的进程，具体使用一定要在言语语言病理学家评估后才能进行挑选和指导应用。

言语失用症

某些患者不考虑失语症（特别是：Broca 失语），也不支持构音障碍，但他们临床有明星的发音困难，其特点是语音错误，语速缓慢，声音、音节、单词之间的转换缓慢。出现言语系统的力量和协调能力没有受损的情况下表现为韵律障碍[296~299]。这种说话困难的情况被称为言语失用症（或言语运动障碍、口语失用症、皮质构音障碍、语音解体综合征）。言语失用症患者存在的其他行为表现可能包括言语启动困难，发音挣扎，可能出现一段时间内无错误的言语等不稳定等状态，言语表达时出现表达语句长度的增加而错误语音增多。这些特点可能会表现非常严重，导致患者表达语音无法被别人理解，分析患者等语音表达特点会发现患者能进行听语言处理，并能组成语言表达的含义，其表达也不像构音障碍的患者，言语失用患者一般在口腔肌肉组织的非言语动作上没有障碍。其言语表现与 Broca 失语的言语表达不同点目前仍然存在争议。

言语失用症患者很少出现发音障碍，如果伴随有发音障碍，大多是患者合并有轻度的 Broca 失语症。有多方面交流障碍的言语失用患者适合使用直接介入治疗，特别是从传统的发音治疗技术发展起来的方法，包括重音和语调练习。这些旨在提高语音位置准确性的方法，通常依赖于模仿训练和重音训练，逐步给患者塑造目前的声音，训练直到发音与所需声音相似，训练中需要使用运动觉、视觉和听觉协同完成。一般来说，言语失用训练的刺激物会在假定发音困难的情况下使用，应用顺序首先是非口语模仿，然后是声音、字词、短语，最终是说话。

言语失用症的治疗

为了更好地了解评估的依据及整合现在的资料，神经源性交流障碍中心和科学学院综述并评价了 59 篇相关文献。认为言语失用症最常用的治疗方法是发音运动法，这一技术方法旨在提高发音运动的每一环节，训练建模、模仿、重复、成形、电声门技术、发音及造影、多模式下的发音位置提示[299~308]。

最初由 Milisen[309]介绍了一种常用的发音运动技术为整体刺激法，这种方法主要特点是：强调模仿发音，强调让患者感知发音时言语的听觉和视觉模式。Rosenbek 等[302]基于这种方法开发了八步曲。这种方法采用层次结构的暗示，而这些暗示要根据临床医生提供的刺激物，根据患者对刺激的反应及反应时间等因素的不同而选择不同曲步开始[302]。

发声治疗，是基于 Rosenbek 等人[302]的八步曲基础上的五步计划，包含运动学习原则，如重复实践和口头反馈。该方法是比较系统的阐述言语失用的具体治疗，并有较多的文献研究支持[308,310~312]。

视觉光谱和口头反馈治疗,这两种治疗使用不同的感官来促进患者言语的产生[304,306,307,313,314]。目前正在研究视觉光谱频率对言语产生的影响,研究口头言语和提供反馈的时机的掌握,这些技术的使用在言语失用症的治疗中很重要[306,315]。

速度和节奏治疗,该治疗通过控制言语表达的速度和节奏来引导患者言语,其中有患者听言语速度和节奏控制,患者自我表达的速度和节奏两个方面,让患者学习单词和句子重音模式,改善发音的准确性[316]。可利用的外部设备如:电脑脉冲或程序、重读训练系统、节拍器、步调板、手指敲击等用于控制讲话的速度及韵律[317~323]。

曾报道在一个接受言语治疗 10 年的 Broca 失语患者,从这个案例观察了言语失用症患者的语音产生康复的长期自然恢复过程。脑卒中后 10 年的患者比脑卒中后一年内的患者的语音错误要少很多。虽然长期患者异常声音和新语的错误语音可能持续存在,这些现象也可能是由于长期不正确发音而伴发的。但是遗漏语音的错误(某些音节的丢失)几乎被消除[324]。

选择性交流辅助的方法经常被推荐给言语失用症患者。在大多数情况下,建议使用多样化交流方式,如书写、画画、手势、便条等。因为这些方式对于增强或替代受损等言语功能起到辅助到作用[325~328]。

网络系统便利化及利用患者功能重建的能力辅助言语产生,这种方法可使用完整的系统,患者可保留残存的语言能力,以此能力来促进和提高患者言语产生的精确性[329]。这些方法得以运用并结合包含一个以上类别的策略,如标志性或有节奏的手势、触觉振动刺激、模仿、建模和沟通交流辅助具[330~333]。

吞咽困难

吞咽过程是由许多复杂的神经肌肉活动组成的。正常的吞咽过程需要个体可以运送食物或液体从口腔(口腔阶段),通过咽(为咽期吞咽)然后进入食道。在口腔阶段,食物在口腔中被集中在一起或呈丸状,然后被推入到咽喉,然后在一定压力下推入食管。在口腔阶段,首先食团可置于舌与上腭之间然后由舌头从口腔前部推入口腔后部。食团从舌后部进入咽腔时即引发了咽部吞咽和神经肌肉活动,推动食团进入食道。一系列的运动,如:腭咽峡闭合、舌向后移动、咽部收缩、咽部上升闭合、上食管开放等动作发生,以便食团进入食管。气道保护作用包括关闭气道入口和气道。声带闭合和会厌向下运动可以防止食物在吞咽时进入气管。

吞咽困难是描述个体在饮食功能或者营养和水分的维持方面发生中断的情况[334]。许多神经源性沟通障碍患者也出现了吞咽缺陷(吞咽困难)。25%~50% 的脑卒中患者可能存在轻度到重度的吞咽障碍[176.335~342]。在某些情况下吞咽困难只出现在脑卒中后 3 周内的急性期,此阶段吞咽功能得以快速恢复[343]。脑卒中患者的吞咽障碍往往是由于口腔、咽和喉部肌肉无力不协调导致,引起食团或液体低效推进口腔、咽喉,进入食道困难。在脑卒中患者中常见吞咽触发延迟的现象[334]。口腔或咽腔的运送时间可能延长。咽喉上升,咽腔闭合可减少食物误入气道(引起异常呼吸)。吞咽困难也经常出现在帕金森病[344]、亨廷顿舞蹈症[345]、肌张力障碍和运动困难[346,347]、肌萎缩侧索硬化[348]、多发性硬化症[349]、肿瘤[350]、痴呆[351]、阿尔茨海默病[352]和其他退行性神经疾病,脑瘫[353]。另外吞咽困难也经常出现在创伤性脑损伤中[354]。

吞咽困难的检测通常始于床边,然后如果怀疑存在咽期吞咽障碍患者需要使用更客观的仪器诊断。检查吞咽困难患者检查吞咽生理学改变,最常用的仪器是改良版的吞钡试验,因为这个试验可以直观看到整个口咽吞咽时影像变化,包括吞咽相关结构的运动和食团的流动情况。这个方法可以精准的诊断出生理性吞咽障碍。此外,这个方法还可以检查对吞咽生理机能的治疗策略、有效性、安全性及效率。另一个常用的检测是咽喉电子内镜检查。大多数情况下要专业的语言言语病理师对患者进行吞咽功能评估[343]。

吞咽困难的治疗

吞咽困难治疗的目的是为了改善营养摄入的效率和增加吞咽的安全性。这可以通过代偿策略来实现,也可以通过改变吞咽生理学过程,从而降低发生误吸的技术。代偿策略包括影响食物通过口腔和咽的姿势改变、膳食管理、食物放在口腔最佳的位置。姿势技术可能也可以减少误吸的可能性[338,355]。使用特定的练习(和演习)来提高吞咽中参与口腔和咽期的肌肉及结构的协调性、活动范围、强度和感官输入。这些训练是为了提高舌运动的启动、舌推进食物、喉上抬及闭合,舌底运动及咽壁后部协同运动[356~359]。

物理治疗师可以在定位患者最佳吞咽位置,提供减少肌肉痉挛、提高肌肉力量和协调性,防止介入吞咽时的原始反射,这吞咽治疗的多个方面发挥重要的作用[360~364]。知识点 28.2 是关于物理治疗师在训练交流障碍患者时的暗示治疗概述。知识点 28.3 是关于患者、家庭和照顾者的网络资源。

知识点 28.2 交流障碍:对物理治疗师的影响

- 物理治疗师常常在工作中可能是第一个意识到患者存在交流障碍的问题。在这种情况下,应安排一位语言病理学家(SLP)进行评估。物理治疗师可以在两个重要方面有助于改善患者的交流功能:通过提供语言功能的生理支持、通过成功的实现与患者的互动来刺激和促进交流。在这两种情况下,物理治疗师都希望能与语言病理学家紧密合作以确保两者的治疗目标和干预都能达到。
- 给语言功能提供的生理支持治疗,主要针对于存在口腔运动系统病理障碍(如构音障碍)的患者。理疗师想要探索全面的护理计划对于患者语言生理支持的影响。例如:适当的姿势,可以帮助抑制异常动作,但是可能引发原始运动的反应。当过度的运动影响患者的言语功能时,就需要恰当的评估及稳定的康复技术。

知识点 28.2　交流障碍：对物理治疗师的影响　续

- 呼吸的控制对于改善言语的发声和分节至关重要。通过练习旨在提高头部控制力、稳定性和坐位平衡等可以提高呼吸肌的力量。正确的姿势和眼神交流增强言语能力的可能性变得更加重要。
- 当患者需要使用交流板时，物理治疗师可以通过训练患者坐位平衡和耐受性，上肢运动控制能力和训练反应能力的最佳方法（如指物）。
- 加强锻炼从而提高言语能力，舌、嘴唇和一般面部肌肉组织的灵活性，增加口腔运动系统的协调能力，还增加言语理解的可能性并帮助构音障碍和吞咽困难患者。对于吞咽困难患者尤为重要的策略是改善姿势控制能力，而吞咽困难患者需要旨在促进吞咽和防止误吸的个体治疗方案。
- 沟通交流是一种社会活动而物理治疗是社会互动中的一种自然的环境。在进行物理治疗过程中可以提供支持的氛围，这种氛围有利于对话并允许患者参与到成功的语言互动中。
- 神经损害的患者在分心的情况下往往难以处理信息。过量的噪音、此起彼伏的人声和其他刺激的存在会使交流特别困难。如果可能的话，物理治疗师应该争取在没有干扰的封闭的环境中对存在交流障碍的患者进行治疗。沟通障碍患者只有在面对面的交流时才有可能发挥最佳的语言交流，因为这种情况下可以看见手势和面部表情。基于此，治疗室需要足够的照明。
- 已确诊神经源性语言障碍的患者，特别是失语症，有效的沟通对于他们来说是相当大的挑战。已确诊失语症的患者本能上都希望能够与语言病理学家建立密切的沟通关系。这样将确保与每位患者保持最有效的沟通交流策略。
- 解决获得性失语症患者需求的最大困难之一，就是针对实际水平，特别是听理解障碍患者的沟通有关。几乎所有的失语症患者有一定程度的口语理解困难。物理治疗师需要擅长识别和处理听觉理解缺陷的问题，因为它们是成功康复的主要障碍。
- 对于失语症患者的听觉理解水平的障碍，患者理解的范围可能差异很大的，会出现误解，某些患者可以从能够理解一切到患者什么都不理解，出现非常差异化的交谈。要记住的指导原则是听觉理解可以有很大区别，主要取决于语境的不同，取决于命令任务复杂性。迅速转换话题、说话太快、背景噪音大、患者同时从事体力活动、同时和多个人聊天等等因素都会阻碍患者处理听觉信息的能力。语句应该简洁明了，应给患者足够的时间来处理信息，并让患者足够时间作出回应。需要复杂的答案的开放性问题，如："聊聊你的假期"或"你觉得最近的新闻怎样？"这些问题对于失语症患者来说很难。最好是问一些可以回答"是"或"否"或其他的单个词的问题。使用如手势、面部表情、声音音调变化等的帮助理解的暗示可以促进和提高患者的理解。物理治疗师知道失语患者通常更容易应对全身或轴向命令（"站起来，""坐下来"）比起远端命令（"点"，"拿起"），这点很重要。
- 试图弥补艰难的沟通情况，可以通过像对孩子说话一样来降低音量与失语症患者交流，或者增加音量与有听力障碍患者交流。最好的策略就是说话慢一点，语言不太复杂的并不断地给出指令。这在物理治疗过程中尤为重要，患者于治疗师的互动中的口头命令中是一个基本元素。有时为了更好的被理解就可能需要重复。
- 康复团队成员普遍高估失语症口语理解能力程度。如果可能的话，物理治疗师应该咨询语言病理学家患者现存的听觉理解能力。可能需要改变口述问题，补充肢体语言来确保患者理解治疗师的指令。
- 使用视觉暗示，比如手势和面部表情，对一些患者来说是非常有帮助的。如果暗示内容是书面形式的话，某些患者可能更好的理解。当失语症患者语言表达有困难时，通常给予患者多一些时间将会有助于患者表达。如果患者感到非常的沮丧，那么让患者保持冷静并建议患者等等稍后再试，这是可取的。
- 可以鼓励失语症患者在物理治疗干预期间发出物理运动与吻合的单词、重复语言，这样可以提供附加的言语练习。在治疗活动中的策略例子，包括数数"从一到十"或者在运动时使用"上、左、右"这样的词。然而，物理治疗师应该始终注意不要超出患者本身语言能力的范围。

知识点 28.3　给患者、家庭成员和照顾者的言语和语言障碍的网络资源

组织	国家失语症协会（NAA）
美国言语语言听力协会（ASHA）	www.asha.org
神经交流障碍与科学学院（ANCDS）	www.ancds.org
国家失语症协会（NAA）	www.aphasia.org

总结

自从第二次世界大战以来，言语语言治疗师在康复团队中管理神经源性语言障碍患者（尤其是失语症和构音障碍患者）扮演了一个重要的角色。对于语言治疗师而言，了解正常和病态交流行为不仅能更有效的与这些患者共处，也可以提高治疗师的治疗疗效。

使用语言进行交流是一个复杂的、特异的行为，包括认知、运动、感官、心理和社会技能的协调互动。言语和语言的神经性的疾病，特别是失语症、构音障碍患者，是康复领域主要的交流障碍患者。神经源性沟通障碍患者视为一个群体，成为言语残疾中相对较严重受损的一个群体。

神经源性言语语言障碍对自我、家庭、社区生活和职业选择方面的影响使得这些疾病尤其具有挑战性。考虑到语言特点、人格、社会身份等与语言交流的密切关系，导致就是最轻度的神经性沟通障碍也会出现社会心理等影响。目前的研究正在调查语言、认知和社会心理变量之间的相互作用及其对恢复和康复结果的影响。

复习思考题

1. 失语症的定义；
2. 描述非流利性失语和流利性失语症状之间的区别；
3. 讨论为检测失语损伤而设计的全面的语言测试的组成成分；
4. 描述出影响失语症康复的一些关键因素；
5. 描述出可能对于失语康复有消极影响的心理并发症；
6. 列出认知交流障碍的原因；
7. 构音障碍的定义；
8. 哪些神经疾病通常伴有吞咽困难？
9. 描述出可能能提高失语症治疗效果的辅助交流系统和特殊的技术（或设备）；
10. 物理治疗师对于言语能提供哪些生理学支持？

病例分析

患者62岁，男，高中老师。8个月前因出血性脑卒中而导致右侧偏瘫和交流困难。目前，他除了穿衣服外其他日常基本活动能够自理，并在拐杖的帮助下能够行走。

脑卒中后一个月，患者只能用“是”和“否”来回答问题，患者只有30~50个的名词或动词的词汇量，患者常用每天的问候类词语（你好、再见）。在交流的过程中，他总是努力地通过书写或者手势来帮助自己，能够小部分理解他人所说，尤其是熟悉的话题。急性脑卒中住院期间有做康复治疗并且出院后也接受了20次的言语语言病理治疗。

脑卒中后8个月，患者的交流障碍主要表现为：发出1~2个词，表达时缓慢且犹豫，能轻易自发言语（例如每天的问候语），表达复杂信息时困难，发音尴尬困难而偶尔引起发音不准确，书写受损，阅读长篇或者复杂材料时困难。虽然他说话时大部分的词汇都是名词和动词，但是副词和形容词的使用频率逐渐增多。由于言语中一直缺乏连接词、冠词和介词，所以患者经常出现语法错误。除非是很快速，复杂或者不熟悉的对话，患者并没有明显的口语理解障碍。

患者和照顾者都说他目前生活中的社会交往的频率已经大幅减少。他还会继续像以前一样定期拜访亲密的家庭成员，但他很少会去拜访朋友或工作伙伴。家庭成员反映说，患者因为这个而感到失望和沮丧，患者大部分时间里感觉被社会所孤立。家属还反映患者言语中的词汇量、写作能力和阅读能力逐渐提高，某些能力显著的提高。最近患者参加了本地的一个脑卒中小组，患者希望能够与同样有交流障碍的患者进行交流。

指导性问题

1. 假定你要在第二天的团队会议中给患者定下治疗方案，你需要从言语语言治疗师那里获得什么类型的信息？
2. 一般什么样的交流方案对于脑卒中患者是有效的？
3. 在进行物理治疗时患者表达自己内心很沮丧，你会使用什么方法？
4. 作为一名物理治疗师，你会怎样帮助患者降低孤立感并提高其幸福感？
5. 物理治疗阶段，什么方法可以帮助加强患者的交流行为？

参考文献

1. Ruben, RJ: Redefining the survival of the fittest: Communication disorders in the 21st century. Laryngoscope 110:241, 2000.
2. National Institutes of Health: National Institute on Deafness and Other Communication Disorders: Statistics and Epidemiology—Statistics on Voice, Speech, and Language. Retrieved January 3, 2011, from www.nidcd.nih.gov/health/statistics/vsl.asp.
3. Parrish, C, et al: Assessment of cognitive-communicative disorders of mild traumatic brain injury sustained in combat. Perspect Neurophysiol Neurogenic Speech Lang Disord 19:47, 2009.
4. Ylvisaker, M, Turkstra, LS, and Coelho, C: Behavioral and social interventions for individuals with traumatic brain injury: A summary of the research with clinical implications. Semin Speech Lang 26(4):256, 2005.
5. Coelho, CA: Discourse production deficits following traumatic brain injury: A critical review of the recent literature. Aphasiology 9:409, 1995.
6. Coelho, CA: Story narratives of adults with closed head injury and non–brain-injured adults: Influence of socioeconomic status, elicitation task, and executive functioning. J Speech Lang Hear Res 45:1232, 2002.
7. Ellis, C, Dismuke, C, and Edwards, K: Longitudinal trends in aphasia in the US. NeuroRehabilitation 27:4, 2010.
8. National Institute on Deafness and Other Communication Disorders (NIDCD): National Strategic Research Plan for Hearing and Hearing Impairments. NIDCD, Bethesda, MD, 1996.
9. Adams, PF, Hendershot, GE, and Marano, MA: Current estimates from the National Health Interview Survey, 1996. Centers for Disease Control and Prevention/National Center for Health Statistics. Vital Health Stat 200:1, 1999.
10. Cohen, N, Waltzman, S, and Fisher, S: A prospective, randomized study of cochlear implants. N Engl J Med 328:233–237, 1993.
11. American Speech-Language-Hearing Association (ASHA): Highlights and Trends: ASHA Counts for Year End 2010. Rockville, MD, 2010. Retrieved August 2, 2011, from www.asha.org/uploaded-Files/2010-Member-Counts.pdf#search=%22ASHA%22.
12. World Health Organization (WHO): ICIDH-2: International Classification of Impairment, Disabilities and Handicap. WHO, Geneva, Switzerland, 1980.
13. World Health Organization (WHO): International Classification of Functioning, Disability and Health. WHO, Geneva, Switzerland, 2009. Retrieved March 9, 2011, from www.who.int/classification/icf.
14. Galgano, J, and Froud, K: Evidence of the voice-related cortical potential: An electroencephalographic study. NeuroImage 44(1):175, 2009.
15. United States Census Bureau: U.S. Interim Projections by Age, Sex, Race and Hispanic Origin: 2000–2050. 2004. Retrieved June 9, 2011, from www.census.gov/ipc/www/usinterimproj/.
16. National Institutes of Health (NIH): Aphasia: Hope through Research. NIH Publication No. 80-391. NIH, Bethesda, MD, 1979.
17. National Institute on Deafness and Other Communication Disorders: NIDCD Fact Sheet: Aphasia. NIH Publication No. 97-4257. Bethesda, MD, 1997.
18. Brust, JC, et al: Aphasia in acute stroke. Stroke 7:167, 1976.
19. Ellis, C, Dismuke, C, and Edwards, K: Longitudinal trends in aphasia in the US. NeuroRehabilitation 27(4):327, 2010.
20. Cummings, JL, et al: Aphasia in dementia of the Alzheimer type. Neurology 35:394, 1985.
21. Hillis, A: New techniques for identifying the neural substrates of language and language impairments. Aphasiology 16(9):855, 2002.
22. Price, CJ, and Crinion, J: The latest on functional imaging studies of aphasic stroke. Curr Opin Neurol 18:429, 2005.
23. Goodglass, H, et al: The Assessment of Aphasia and Related Disorders, ed 3. Lippincott Williams & Wilkins, Philadelphia, 2001.
24. Damasio, A: Signs of aphasia. In Sarno, MT (ed): Acquired Aphasia, ed 3. Academic Press, New York, 1998, p 25.
25. Sarno, MT: A survey of 100 aphasic Medicare patients in a speech pathology program. J Am Geriatr Soc 18:471, 1970.
26. Prins, R, et al: Recovery from aphasia: Spontaneous speech versus language comprehension. Brain Lang 6:192, 1978.
27. Avila, L, et al: Language and focal brain lesion in childhood. J Child Neurol 25(7):829, 2010.
28. Cranberg, LD, et al: Acquired aphasia in childhood: Clinical and CT investigations. Neurology 37:1165, 1987.
29. van Dongen, HR, et al: Clinical evaluation of conversational speech fluency in the acute phase of acquired childhood aphasia: Does a fluency/nonfluency dichotomy exist? J Child Neurol 16:345, 2001.
30. Rapin, I: Acquired aphasia in children. J Child Neurol 10:267–270, 1995.
31. Levin H, et al: Linguistic recovery in aphasia after closed head injury. Brain Lang 12:360, 1981.
32. Mesulam, MM: Slowly progressive aphasia without generalized dementia. Ann Neurol 11:592, 1982.
33. Kempler, D, et al: Slowly progressive aphasia: Three cases with language, memory, CT and PET data. J Neurol Neurosurg Psychiatry 53:987, 1990.
34. Rogers, MA, and Alarcon, NB: Characteristics and management of primary progressive aphasia. Neurophysiol Neurogenic Speech Language Disord Newsl 9:12, 1999.
35. Mesulam, MM, et al: The core and halo of primary progressive aphasia and semantic dementia. Ann Neurol 54:S11, 2003.
36. Benton, AL: Contributions to aphasia before Broca. Cortex 1:314, 1964.
37. Benton, AL, and Joynt, RJ: Early descriptions of aphasia. Arch Neurol 3:109, 1960.
38. Broca, P: Du siège de la faculté du language articulé. Bull Soc Anthropol 6:377, 1885.
39. Broadbent, D: A case of peculiar affection of speech, with commentary. Brain 1:484, 1879.
40. Mills, CK: Treatment of aphasia by training. JAMA 43:1940, 1904.
41. Head, H: Aphasia and Kindred Disorders of Speech, vols. 1 and 2. Cambridge University Press, Cambridge, UK, 1926.
42. Nielsen, J: Agnosia, Apraxia, Aphasia: Their Value in Cerebral Localization. Hoeber, New York, 1946.
43. Goldstein, K: After Effects of Brain Injuries in War: Their Evaluation and Treatment. Grune & Stratton, New York, 1942.
44. Singer, H, and Low, A: The brain in a case of motor aphasia in which improvement occurred with training. Arch Neurol Psychiatry 29:162, 1933.
45. Weisenburg, T, and McBride, K: Aphasia: A Clinical and Psychological Study. Commonwealth Fund, New York, 1935.
46. Sarno, MT: Recovery and rehabilitation in aphasia. In Sarno, MT (ed): Acquired Aphasia, ed 3. Academic Press, San Diego, 1998, p 595.
47. Klein, K: Community-based resources for persons with aphasia and their families. Top Stroke Rehabil 2:18, 1996.
48. American Heart Association: Aphasia and the Family. Publication EM 359, Dallas, 1969.
49. Backus, O, et al: Aphasia in Adults. University of Michigan Press, Ann Arbor, 1947.
50. Boone, D: An Adult Has Aphasia: For the Family, ed 2. Interstate Printers & Publishers, Danville, IL, 1984.
51. Sarno, JE, and Sarno, MT: Stroke: A Guide for Patients and Their Families, ed 3. McGraw-Hill, New York, 1991.
52. Simonson, J: According to the Aphasic Adult. University of Texas (Southwestern) Medical School, Dallas, 1971.
53. Sarno, MT: Understanding Aphasia: A Guide for Family and Friends. Monograph No. 2, ed 4. Rusk Institute of Rehabilitation Medicine, New York University Medical Center, New York, 2004.
54. Spreen, O, and Risser, AH: Assessment of Aphasia. Oxford University Press, New York, 2000.
55. Spreen, O, and Benton, AL: Neurosensory Center Comprehensive Examination for Aphasia, ed 2. University of Victoria, Department of Psychology, Neuropsychology Laboratory, Victoria, BC, 1977.
56. Kertesz, A: Western Aphasia Battery—Revised. Pro-Ed, Austin, TX, 2006.
57. Sarno, MT: The functional assessment of verbal impairment. In Grimby, G (ed): Recent Advances in Rehabilitation Medicine. Almquist & Wiksell, Stockholm, 1983, p 75.
58. Worrall, LE: A conceptual framework for a functional approach to acquired neurogenic disorders of communication. In Worrall, LE,

and Frattali, CM (eds): Neurogenic Communication Disorders: A Functional Approach. Thieme, New York, 2000, p 3.
59. Sarno, MT: A measurement of functional communication in aphasia. Arch Phys Med Rehabil 46:107, 1965.
60. Sarno, MT: The Functional Communication Profile: Manual of Directions (Rehabilitation Monograph No. 42). New York University Medical Center, Rusk Institute of Rehabilitation Medicine, New York, 1969.
61. Holland, AL: Communicative Abilities in Daily Living. University Park Press, Baltimore, 1980.
62. Lomas J, et al: The communicative effectiveness index: development and psychometric evaluation of a functional communication measure for adult aphasia. J Speech Hear Disord 54:113, 1989.
63. Frattali, CM, et al: Functional Assessment of Communication Skills for Adults: Administration and Scoring Manual. American Speech and Hearing Association, Rockville, MD, 2003.
64. Simmons-Mackie, N, Threats, T, and Kagan, A: Outcome assessment in aphasia: A survey. J Commun Disord 38:1, 2005.
65. Ad Hoc Committee on the Scope of Practice in Speech-Language Pathology: Scope of practice in speech-language pathology. American Speech Language Pathology Association, 2007. Retrieved January 11, 2012, from www.asha.org/docs/html/SP2007-00283.html.
66. Worrall, L, et al: The validity of functional assessments of communication and the activity/participation components of the ICIDH-2: Do they reflect what really happens in real-life? J Commun Disord 35:107, 2002.
67. Chapey, R, et al: Life participation approach to aphasia: A statement of values for the future. ASHA Leader 5:4, 2000.
68. Doyle, PJ, et al: The Burden of Stroke Scale (BOSS): Validating patient-reported communication difficulty and associated psychological distress in stroke survivors. Aphasiology 17:291, 2003.
69. Doyle, PJ, et al: The Burden of Stroke Scale (BOSS) provided valid and reliable score estimates of functioning and well-being in stroke survivors with and without communication disorders. J Clin Epidemiol 57:997, 2004.
70. Sarno, JE, Sarno, MT, and Levita, E: The functional life scale. Arch Phys Med Rehabil 54(5):214, 1973.
71. Benaim, C, et al: Validation of the aphasic depression rating scale. Stroke 35:1692, 2004.
72. Wade, DT, Legh-Smith, J, and Langton, HR: Social activities after stroke: Measurement and natural history using the Frenchay Activities Index. Int Rehab Med 7:176, 1985.
73. Piercy M, et al: Inter-rater reliability of the Frenchay Activities Index in patients with stroke and their careers. Clin Rehabil 14:433, 2000.
74. Green, J, Forster, A, and Young, J: A test-retest reliability study of the Barthel Index, the Rivermead Mobility Index, the Nottingham Extended Activities of Daily Living Scale and the Frenchay Activities Index in stroke patients. Disabil Rehabil 23:670, 2001.
75. Hilari, K, et al: Stroke and Aphasia Quality of Life Scale–39 (SAQOL-39): Evaluation of acceptability, reliability, and validity. Stroke 34:1944, 2003.
76. Sarno, MT, and Levita, E: Recovery in treated aphasia in the first year post-stroke. Stroke 10:663, 1979.
77. Marshall, RC, and Phillipps, DS: Prognosis for improved verbal communication in aphasic stroke patients. Arch Phys Med Rehabil 4:597, 1983.
78. Darley, FL, et al: Motor Speech Disorders. WB Saunders, Philadelphia, 1975.
79. Sarno, MT: Aphasia rehabilitation. In Dickson, S (ed): Communication Disorders: Remedial Principles and Practices. Scott Foresman, Glenview, IL, 1974, p 404.
80. Sarno, MT: Disorders of communication in stroke. In Licht, S (ed): Stroke and Its Rehabilitation. Williams & Wilkins, Baltimore, 1975, p 380.
81. Sarno, MT: Language rehabilitation outcome in the elderly aphasic patient. In Obler, LK, and Albert, ML (eds): Language and Communication in the Elderly: Clinical, Therapeutic and Experimental Issues. DC Heath, Lexington, MA, 1980, p 191.
82. Yarnell, P, et al: Aphasia outcome in stroke: A clinical neuroradiological correlation. Stroke 7:514, 1976.
83. Sarno, MT: Quality of life in aphasia in the first poststroke year. Aphasiology 11:665, 1997.
84. Sorin-Peters, R: Viewing couples with aphasia as adult learners: Implications for promoting quality of life. Aphasiology 17(4):405, 2003.
85. Darley, F: Language rehabilitation: Presentation 8. In Benton, A (ed): Behavioral Change in Cerebrovascular Disease. Harper, New York, 1970, p 51.
86. Reinvang, I, and Engvik, E: Language recovery in aphasia from 3–6 months after stroke. In Sarno, MT, and Hook, O (eds): Aphasia: Assessment and Treatment. Almquist & Wiksell, Stockholm, Sweden, 1980, p 79.
87. Sarno, MT: Review of research in aphasia: Recovery and rehabilitation. In Sarno, MT, and Hook, O (eds): Aphasia: Assessment and Treatment. Almquist & Wiksell, Stockholm, Sweden, 1980, p 15.
88. Culton, G: Spontaneous recovery from aphasia. J Speech Hear Res 12:825, 1969.
89. Vignolo, LA: Evolution of aphasia and language rehabilitation: A retrospective exploratory study. Cortex 1:344, 1964.
90. Basso, A, et al: Etude controlée de la reéducation du language dans l'aphasie: Comparaison entre aphasiques traites et non-traites. Rev Neurol (Paris) 131:607, 1975.
91. Levita, E: Effects of speech therapy on aphasics' responses to the Functional Communication Profile. Percept Motor Skills 47:151, 1978.
92. Culton, G: Spontaneous recovery from aphasia. J Speech Hear Res 12:825, 1969.
93. Demeurisse, G, et al: Quantitative study of the rate of recovery from aphasia due to ischemic stroke. Stroke 11:455, 1980.
94. Butfield, E, and Zangwill, O: Re-education in aphasia: A review of 70 cases. J Neurol Neurosurg Psychiatry 9:75, 1946.
95. Sands, E, et al: Long term assessment of language function in aphasia due to stroke. Arch Phys Med Rehabil 50:203, 1969.
96. Basso, A: Aphasia and Its Therapy. Oxford University Press, New York, 2003.
97. Sarno, MT, and Levita, E: Natural course of recovery in severe aphasia. Arch Phys Med Rehabil 52:175, 1971.
98. Lazar, RM, and Antoniello, D: Variability in recovery from aphasia. Curr Neurol Neurosci Rep 8:497, 2008.
99. Kertesz, A, and McCabe, P: Recovery patterns and prognosis in aphasia. Brain 100:1, 1977.
100. Pedersen, PM, et al: Aphasia in acute stroke: Incidence, determinants, and recovery. AnnNeurol 38:659, 1995.
101. Pedersen, PM, Vinter, K, and Olsen, TS: Aphasia after stroke: Type, severity and prognosis. The Copenhagen Aphasia Study. Cerebrovasc Dis 17:35, 2004.
102. Wade, DT, et al: Aphasia after stroke: natural history and associated deficits. J Neurol Neurosurg Psychiatry 49:11, 1986.
103. Lazar, RM, et al: Variability in language recovery after first-time stroke. J Neurol Neurosurg Psychiatry 79:530, 2008.
104. Basso, A: Prognostic factors in aphasia. Aphasiology 6:337, 1992.
105. Cappa, S: Spontaneous recovery from aphasia. In Stemmer, B, and Whitaker, HA (eds): Handbook of Neurolinguistics. Academic Press, San Diego, 1998, p 535.
106. Nicholas, M, et al: Empty speech in Alzheimer's disease and fluent aphasia. J Speech Hear Res 28:405, 1985.
107. Nicholas, M, et al: Aging, language, and language disorders. In Sarno, MT (ed): Acquired Aphasia, ed 3. Academic Press, San Diego, 1998, p 413.
108. Holland, AL, et al: Predictors of language restriction following stroke: A multivariate analyses. J Speech Hearing Res 31:232, 1989.
109. Sarno, MT: Final Report. Age, linguistic evolution, and quality of life in aphasia. DHHS Grant No. CMS 5 R01 DC 00432-04. NIDCD, 1997.
110. Kertesz, A: Recovery from aphasia. Adv Neurol 42:23, 1984.
111. Wertz, RT, and Dronkers, NF: Effects of age on aphasia. Proceedings of the Research Symposium on Communication Sciences and Disorders and Aging. ASHA Reports, 19:88, 1990.
112. Pedersen, M, et al: Aphasia in acute stroke: Incidence, determinants, and recovery. Ann Recov 38:659, 1995.
113. Sarno, MT: Preliminary findings: Age, linguistic evolution and quality of life in recovery from aphasia. Scand J Rehabil Med Suppl 26:43, 1992.
114. Bayles, KA, and Kaszniak, AW: Communication and Cognition in Normal Aging and Dementia. Little, Brown, Boston, 1987.
115. Obler, LK, et al: On comprehension across the adult life span. Cortex 21:273, 1985.
116. Sarno, MT, et al: Gender and recovery from aphasia after stroke. J Nerv Ment Dis 173:605, 1985.

117. Borod, J, et al: Long term language recovery in left handed aphasic patients. Aphasiology 78:301, 1990.
118. Kertesz, A: Aphasia and Associated Disorders: Taxonomy, Localization and Recovery. Grune & Stratton, New York, 1979.
119. Shewan, C, and Kertesz, A: Effects of speech and language treatment on recovery from aphasia. Brain Lang 23:272, 1984.
120. Schuell, H, et al: Aphasia in Adults. Harper, New York, 1964.
121. Selnes, OA, et al: Recovery of single-word comprehension CT scan correlates. Brain Lang 21:72, 1984.
122. Wertz, RT, et al: Comparison of clinic, home, and deferred language treatment for aphasia: A VA cooperative study. Arch Neurol 43:653, 1986.
123. Pashek, GV, and Holland, AL: Evolution of aphasia in the first year post onset. Cortex 24:411, 1988.
124. Kertesz, A: Evolution of aphasic syndromes. Top Lang Disord 1:15, 1981.
125. Goldenberg, G, and Scott, J: Influence of size and site of cerebral lesions on spontaneous recovery of aphasia and success of language therapy. Brain Lang 47:684, 1994.
126. Fernandez B, et al: Functional MRI follow-up study of language processes in healthy subjects and during recovery in a case of aphasia. Stroke 35:2171, 2004.
127. Xu, XJ, et al: Cortical language activation in aphasia: A functional MRI study. Chin Med J (Engl) 117:1011, 2004.
128. Abo, M, et al: Language-related brain function during word repetition in post-stroke aphasics. Neuroreport 15:1891, 2004.
129. Peck, KK, et al: Functional magnetic resonance imaging before and after aphasia therapy: Shifts in hemodynamic time to peak during an overt language task. Stroke 35:554, 2004.
130. Rosen, HJ, et al: Neural correlates of recovery from aphasia after damage to left inferior frontal cortex. Neurology 55:1883, 2000.
131. Blank, SC, et al: Speech production after stroke: The role of the right pars opercularis. Ann Neurol 54:310, 2003.
132. Heiss, WD, et al: Speech-induced cerebral metabolic activation reflects recovery from aphasia. J Neurol Sci 145:213, 1997.
133. Lomas, A, and Kertesz, A: Patterns of spontaneous recovery in aphasic groups: A study of adult stroke patients. Brain Lang 5:388, 1978.
134. Kenin, M, and Swisher, L: A study of pattern of recovery in aphasia. Cortex 8:56, 1972.
135. Lebrun, Y: Recovery in polyglot aphasics. In Lebrun, Y, and Hoops, R (eds): Recovery in Aphasics. Neurolinguistics, vol. 4. Swets & Zeitlinger BV, Amsterdam, 1976, p 96.
136. Basso, A, et al: Sex differences in recovery from aphasia. Cortex 18:469, 1982.
137. Sharp, DJ, Scott, SK, and Wise, RJ: Monitoring and the controlled processing of meaning: Distinct prefrontal systems. Cereb Cortex 14:1, 2004.
138. Zahn, R, et al: Recovery of semantic word processing in global aphasia: A functional MRI study. Brain Res Cogn Brain Res 18:322, 2004.
139. Breier, JI, et al: Spatiotemporal patterns of language-specific brain activity in patients with chronic aphasia after stroke using magnetoencephalography. NeuroImage 23:1308, 2004.
140. Crosson, B, et al: Functional MRI of language in aphasia: A review of the literature and the methodological challenges. Neuropsychol Rev 17:157, 2007.
141. Benson, DF: Aphasia, Alexia, and Agraphia. Churchill Livingstone, New York, 1979.
142. Damasio, AR: Aphasia. N Engl J Med 336:531, 1992.
143. Sarno, MT: Aphasia rehabilitation: Psychosocial and ethical considerations. Aphasiology 7:321, 1993.
144. Eisenson, J: Adult Aphasia: Assessment and Treatment. Prentice-Hall, Englewood Cliffs, NJ, 1973.
145. Herrmann, M, et al: The impact of aphasia on the patient and family in the first year post-stroke. Top Stroke Rehabil 2:5, 1995.
146. Eisenson, J: Aphasia: A point of view as to the nature of the disorder and factors that determine prognosis and recovery. Int JNeurol 4:287, 1964.
147. Darley, F: The efficacy of language rehabilitation in aphasia. J Speech Hear Disord 37:3, 1972.
148. Prins, R, et al: Efficacy of two different types of speech therapy for aphasic stroke patients. Appl Psycholing 10:85, 1989.
149. Wertz, RT, et al: Veterans Administration cooperative study on aphasia: A comparison of individual and group treatment. J Speech Hear Disord 24:580, 1981.
150. Wertz, RT: Language treatment for aphasia is efficacious, but for whom? Top Lang Disord 8:1, 1987.
151. Sarno, MT: Recovery and rehabilitation in aphasia. In Sarno, MT (ed): Acquired Aphasia, ed 3. Academic Press, San Diego, 1998, p 595.
152. Robey, RR: A meta-analysis of clinical outcomes in the treatment of aphasia. J Speech Lang Hear Res 41:172, 1998.
153. Beeson, PM, and Robey, RR: Evaluating single-subject treatment research: Lessons learned from the aphasia literature. Neuropsychol Rev 16(4):161, 2006.
154. Marks, M, et al: Rehabilitation of the aphasic patient: A survey of three years experience in a rehabilitation setting. Neurology 7:837, 1957.
155. Hagen, C: Communication abilities in hemiplegia: Effect of speech therapy. Arch Phys Med Rehabil 54:545, 1973.
156. Edmonds, L, Nadeau, S, and Kiran, S: Effect of Verb Network Strengthening Treatment (VNeST) on lexical retrieval of content words in sentences in persons with aphasia. Aphasiology 23(3):402, 2009.
157. Poeck, K, et al: Outcome of intensive language treatment in aphasia. J Speech Hear Disord 54:471, 1989.
158. Bhogal, SK, Teasell, R, and Speechley, M: Intensity of aphasia therapy, impact on recovery. Stroke 34:987, 2003.
159. Hinckley, JJ, and Craig, HK: Influence of rate of treatment on the naming abilities of adults with chronic aphasia. Aphasiology 12:989, 1998.
160. Hinckley, JJ, and Carr, TH: Comparing the outcomes of intensive and non-intensive context-based aphasia treatment. Aphasiology 19(10–11):965, 2005.
161. Levita, E: Effects of speech therapy on aphasics' responses to the Functional Communication Profile. Percept Motor Skills 47:151, 1978.
162. Shewan, CM: Expressive language recovery in aphasia using the Shewan Spontaneous Language Analysis (SSLA) System. J Commun Disord 17:175, 1988.
163. Eslinger, P, and Damasio, A: Age and type of aphasia in patients with stroke. J Neurol Neurosurg Psychiatry 44:377, 1981.
164. Holland, A, and Fridriksson, J: Aphasia management during the early phases of recovery following stroke. Am J Speech Lang Pathol 10:19–28, 2011.
165. Helm-Estabrooks, N, and Ramsberger, G: Treatment of agrammatism in long-term Broca's aphasia. Br J Disord Commun 21:39, 1986.
166. Glindemann, R, et al: The efficacy of modeling in PACE-therapy. Aphasiology 5:425, 1991.
167. Pulvermuller, F, et al: Constraint-induced therapy of chronic aphasia after stroke. Stroke 32:1621, 2001.
168. Howard, D: Beyond randomized controlled trials: The case for effective studies of the effects of treatment in aphasia. Br J Dis Commun 21:89, 1986.
169. Byng, S: Hypothesis testing and aphasia therapy. In Holland, AL, and Forbes, M (eds): Aphasia Treatment. World Perspectives. San Diego, 1993, p 115.
170. Golper, L, et al: Evidence-based practice guidelines for the management of communication disorders in neurologically impaired individuals: Project Introduction. Academy of Neurologic Communication Disorders and Sciences, Minneapolis, MN, 2001. Retrieved June 11, 2011, from www.ancds.duq.edu/guidelines.html.
171. Frattali, C, et al: Development of evidence-based practice guidelines: Committee update. J Med Speech-Lang Pathol 11(3):ix, 2003.
172. Whurr, R, et al: A meta-analysis of studies carried out between 1946 and 1988 concerned with the efficacy of speech and language therapy treatment for aphasic patients. Eur J Commun 27:1, 1992.
173. Ullman, M: Behavioral Changes in Patients following Strokes. Charles C. Thomas, Springfield, IL, 1962.
174. Wahrborg, P: Assessment and Management of Emotional and Psychosocial Reactions to Brain Damage and Aphasia. Singular Publishing Group, San Diego, CA, 1991.
175. Friedman, M: On the nature of regression. Arch Gen Psychiatry 3:17, 1961.
176. Sarno, MT: Language rehabilitation outcome in the elderly aphasic patient. In Obler, LK, and Albert, ML (eds): Language and Communication in the Elderly: Clinical, Therapeutic and Experimental Issues. DC Heath, Lexington, MA, 1980, p 191.
177. Sarno, MT: Disorders of communication in stroke. In Licht, S (ed): Stroke and Its Rehabilitation. Williams & Wilkins, Baltimore,

1975, p 380.
178. Burns, MS, and Halper, AS: Speech/Language Treatment of the Aphasias: An Integrated Clinical Approach. Aspen, Rockville, MD, 1988.
179. Sarno, MT: Management of aphasia. In Bornstein, RA, and Brown, GG (eds): Neurobehavioral Aspects of Cerebrovascular Disease. Oxford University Press, New York, 1990, p 314.
180. Goodglass, H: Neurolinguistic principles and aphasia therapy. In Meier, M, et al (ed): Neuropsychological Rehabilitation. Guilford Press, New York, 1987.
181. Denes, G, et al: Intensive versus regular speech therapy in global aphasia: A controlled study. Aphasiology 10:385, 1996.
182. Meinzer, M, et al: Intensive language training enhances brain plasticity in chronic aphasia. BMC Biology, 2:1, 2004.
183. Meinzer, M, et al: Long-term stability of improved language function in chronic aphasia after constraint-induced aphasia therapy. Stroke 63(7):1462, 2005.
184. Tangeman, PT, Banaitis, DA, and Williams, AK: Rehabilitation of chronic stroke patients: Changes in functional performances. Arch Phys Med Rehabil 71:876, 1990.
185. Bragoni, M, et al: Bromocriptine and speech therapy in non-fluent chronic aphasia after stroke. Neurol Sci 21:19, 2000.
186. Walker-Batson D, et al: A double-blind, placebo-controlled study of the use of amphetamine in the treatment of aphasia. Stroke 32:2093, 2001.
187. Berthier, ML, et al: A randomized, placebo-controlled study of donepezil in post-stroke aphasia. Neurology 67:1687, 2006.
188. Seniow, J, et al: New approach to the rehabilitation of post-stroke focal cognitive syndrome: Effect of levodopa combined with speech and language therapy on functional recovery from aphasia. J Neurol Sci 283:214, 2009.
189. Gupta, SR, and Mlcoch, AG: Bromocriptine treatment of nonfluent aphasia. Arch Phys Med Rehabil 73:373, 1992.
190. Raymer, AM, Bandy, D, and Adair, JC: Effects of bromocriptine in a patient with crossed nonfluent aphasia: A case report. Arch Phys Med Rehabil 82:139, 2001.
191. Sabe, L, Leiguarda, R, and Starkstein, SE: An open-label trial of bromocriptine in nonfluent aphasia. Neurology 42:1637, 1992.
192. Sabe, L, et al: A randomized, double-blind, placebo controlled study of bromocriptine in nonfluent aphasia. Neurology 45:2272, 1995.
193. Martin, P, et al: Research with transcranial magnetic stimulation in the treatment of aphasia. Curr Neurol Neurosci Rep 9(6):451, 2009.
194. Naeser, MA, et al: Overt propositional speech in chronic nonfluent aphasia studied with the dynamic susceptibility contrast fMRI method. Neuroimage 22:29, 2004.
195. Monti, A, et al: Improved naming after transcranial direct current stimulation in aphasia. J Neurol Neurosurg Psychiatry 79:451, 2008.
196. Gardner, H, et al: Visual communication in aphasia. Neuropsychologia 14:275, 1976.
197. Weinrich, MP, et al: Implementation of a visual communicative system for aphasic patients on a microcomputer. Ann Neurol 18:148, 1985.
198. Steele, RD, et al: Evaluating performance of severely aphasic patients on a computer-aided visual communication system. In Brookshire, RH (ed): Clinical Aphasiology: Conference Proceedings. BRK Publications, Minneapolis, 1987, p 46.
199. Steele, RD, et al: Computer-based visual communication in aphasia. Neuropsychologia 27:409, 1999.
200. Weinrich, M: Computerized visual communication as an alternative communication system and therapeutic tool. J Neurolinguistics, 6:159, 1991.
201. Weinrich, M, et al: Training on an iconic communication system for severe aphasia can improve natural language production. Aphasiology 9:343, 1995.
202. Helm, N, and Benson, DF: Visual action therapy for global aphasia. Presentation at the 16th Annual Meeting of the Academy of Aphasia, Chicago, 1978.
203. Helm-Estabrooks, N, et al: Visual action therapy for aphasia. J Speech Hear Disord 47:385, 1982.
204. Skelly, M, et al: American Indian sign (AMERIND) as a facilitator of verbalization for the oral verbal apraxic. J Speech Hear Disord 39:445, 1974.
205. Rao, P, and Horner, J: Gesture as a deblocking modality in a severe aphasic patient. In Brookshire, RH (ed): Clinical Aphasiology: Conference Proceedings. BRK Publications, Minneapolis, 1978, p 180.
206. Rao, P, et al: The use of American-Indian Code by severe aphasic adults. In Chapey, R (ed): Language Intervention Strategies in Aphasia and Related Neurogenic Communication Disorders, ed 4. Lippincott Williams & Wilkins, Baltimore, 2001, p 688.
207. Sparks, R, Helm, N, and Albert, M: Aphasia rehabilitation resulting from melodic intonation therapy. Cortex 10:303, 1997.
208. Belin, P, et al: Recovery from nonfluent aphasia after melodic intonation therapy: A PET study. Neurology 47:1504, 1996.
209. Schlaug, G, Marchina, S, and Norton, A: Evidence for plasticity in white-matter tracts of patients with chronic Broca's aphasia undergoing intense intonation-based speech therapy. Ann N Y Acad Sci 1169:385, 2009.
210. Aten, JL: Adult Aphasia Rehabilitation: Applied Pragmatics. College Hill Press, San Diego, CA, 1985.
211. Aten, JL, et al: The efficacy of functional communication therapy for chronic aphasic patients. J Speech Hear Disord 47:93, 1982.
212. Davis, G, and Wilcox, M: Promoting aphasics' communicative effectiveness. Paper presented to the American Speech-Language-Hearing Association, San Francisco, 1978.
213. Pulvermüller, F, and Roth, VM: Communicative aphasia treatment as a further development of PACE therapy. Aphasiology 5:39, 1991.
214. Pulvermüller, F, and Berthier, ML: Aphasia therapy on a neuroscience basis. Aphasiology 22:563, 2008.
215. Maher, LM, et al: Constraint induced language therapy for chronic aphasia: Preliminary findings. J Int Neuropsychol Soc 9:192, 2003.
216. Beeson, PM, Hirsch, FM, and Rewega, MA: Successful single-word writing treatment: Experimental analysis of four cases. Aphasiology 16:473, 2002.
217. Lyon, JG: Drawing: Its value as a communication aid for adults with aphasia. Aphasiology 9:33, 1995.
218. Lyon, JG: Coping with Aphasia. Singular Publishing Group, San Diego, CA, 1997.
219. Lyon, JG: Communication use and participation in life for adults with aphasia in natural settings: The scope of the problem. Am J Speech Lang Pathol 1:7, 1992.
220. Rao, PR: Drawing and gesture as communication options in a person with severe aphasia. Top Stroke Rehabil 2:49, 1995.
221. Kagan, A, and Gailey, GF: Functional is not enough: Training conversation partners for aphasic adults. In Holland, A, and Forbes, MM (eds): Aphasia Treatment: World Perspectives. Singular Publishing Group, San Diego, 1993, p 199.
222. Kagan, A: Revealing the competence of aphasic adults through conversation: A challenge to health professionals. Top Stroke Rehabil 2:15, 1995.
223. Kagan, A, et al: Training volunteers as conversation partners using "supported conversation for adults with aphasia": A controlled trial. J Speech Lang Hear Res 44:624, 2001.
224. Kagan, A: Supported Conversation for Adults with Aphasia: Methods and Evaluation. Institute of Medical Science, University of Toronto, 1999. Retrieved June 11, 2011, from www.collectionscanada.gc.ca/obj/s4/f2/dsk1/tape9/PQDD_0015/NQ45755.pdf.
225. Kagan, A, Winckel, J, and Shumway, E: Supported Conversation for Aphasic Adults: Increasing Communicative Access (Video). Pat Arato Aphasia Centre, North York, Ontario, Canada, 1996. Available from Aphasia Institute (www.aphasia.ca/).
226. Simmons-Mackie, N: A solution to the discharge dilemma in aphasia: Social approaches to aphasia management: Clinical forum. Aphasiology 12:231, 1998.
227. Simmons-Mackie, N: In support of supported communication for adults with aphasia: Clinical forum. Aphasiology 12:831, 1998.
228. Simmons-Mackie, N: An Ethnographic Investigation of Compensatory Strategies in Aphasia. Unpublished doctoral dissertation. Louisiana State University, Baton Rouge, 1993.
229. Byng, S, and Duchan, J: Social model philosophies and principles: Their applications to therapies for aphasia. Aphasiology 19:906, 2005.
230. Simmons-Mackie, N: Social approaches to the management of aphasia. In Worrall, L, and Frattali, C (eds): Neurogenic Communication Disorders: A Functional Approach. Thieme, New York, 2000, p 162.

231. Pound, C, et al: Beyond aphasia: Therapies for Living with Communication Disability. Speechmark, Bicester, UK, 2000.
232. Simmons-Mackie, N, and Damico, JS: Communicative competence in aphasia: Evidence from compensatory strategies. In Lemme, ML (ed): Clinical Aphasiology (Vol. 23). Pro-Ed, Austin, TX, 1995, p 95.
233. Simmons-Mackie, N, and Damico, J: Reformulating the definition of compensatory strategies in aphasia. Aphasiology 11:761, 1997.
234. Simmons-Mackie, N, and Damico, J: Social role negotiation in aphasia therapy: Competence, incompetence and conflict. In Kovarsky, D, Duchan, J, and Maxwell, M (eds): Constructing (In)Competence: Disabling Evaluations in Clinical and Social Interaction. Erlbaum, Hillsdale, NJ, 1999, p 313.
235. Seron, X, et al: A computer-based therapy for the treatment of aphasic subjects with writing disorders. J Speech Hear Disord 45:45, 1980.
236. Katz, RC, and Nagy, V: A computerized approach for improving word recognition in chronic aphasic patients. In Brookshire, RH (ed): Clinical Aphasiology: Conference Proceedings. BRK Publishers, Minneapolis, 1983.
237. Mills, RH: Microcomputerized auditory comprehension training. In Brookshire, RH (ed): Clinical Aphasiology: Conference Proceedings. BRK Publishers, Minneapolis, 1982, p 147.
238. Mills, RH, and Hoffer, P: Computers and caring: An integrative approach to the treatment of aphasia and head injury. In Marshall, RC (ed): Case Studies in Aphasia Rehabilitation. University Park Press, Baltimore, 1985.
239. Bruce, C, and Howard, D: Computer-generated phonemic cues: An effective aid for naming in aphasia. Br J Disord Commun 22:191, 1987.
240. Garrett, K, et al: A comprehensive augmentative communication system for an adult with Broca's aphasia. Augment Altern Commun 5:55, 1989.
241. Hunnicutt, S: Access: A lexical access program. Proceedings of RESNA 12th Annual Conference, New Orleans, LA, 1989, p 284.
242. Weinrich, MP, et al: Processing of visual syntax in a globally aphasic patient. Brain Lang 36:391, 1989.
243. Baker, E, et al: Can linguistic competence be dissociated from natural language functions? Nature 254:609, 1975.
244. Manheim, LM, Halper, AS, and Cherney, L: Patient-reported changes in communication after computer-based script training for aphasia. Arch Phys Med Rehabil, 90(4):623, 2009.
245. Mortley J, et al: Effectiveness of computerized rehabilitation for long-term aphasia: A case series study. Br J Gen Pract 54:856, 2004.
246. Laganaro, M, Di Pietro, M, and Schnider, A: Computerised treatment of anomia in chronic and acute aphasia: An exploratory study. Aphasiology 17(8):709, 2003.
247. Raymer, AM, Kohen, FP, and Saffell, D: Computerized training for impairments of word comprehension and retrieval in aphasia. Aphasiology 20:257, 2006.
248. Cherney, LR, et al: Computerized script training for aphasia: Preliminary results. Am J Speech Lang Pathol 17:19, 2008.
249. Thompson, C, et al: Sentactics®: Computer-automated treatment of underlying forms. Aphasiology 24(10):1242, 2010.
250. Brumfitt, S, and Clarke, P: An application of psychotherapeutic techniques to the management of aphasia. Paper presented at Summer Conference: Aphasia Therapy. Cardiff, England, July 19, 1980.
251. Tanner, D: Loss and grief: Implications for the speech-language pathologist and audiologist. J Am Speech Hear Assoc 22:916, 1980.
252. Baretz, R, and Stephenson, G: Unrealistic patient. N Y State J Med 76:54, 1976.
253. Kübler-Ross, E: On Death and Dying. Macmillan, New York, 1969.
254. Espmark, S: Stroke before fifty: A follow-up study of vocational and psychological adjustment. Scand J Rehab Med (Suppl) 2:1, 1973.
255. Kauhanen, M, et al: Aphasia, depression, and non-verbal cognitive impairment in ischaemic stroke. Cerebrovasc Dis 10:455, 2000.
256. Kearns, KJ: Group therapy for aphasia: Theoretical and practical considerations. In Chapey, R (ed): Language Intervention Strategies in Adult Aphasia, ed 2. Williams & Wilkins, Baltimore, 1986, p 304.
257. Bollinger, R, et al: A study of group communication intervention with chronic aphasic persons. Aphasiology 7:301, 1993.
258. Caplan, AL, et al: Ethical and policy issues in rehabilitation medicine. Hastings Center (Special Supplement), Briarcliff Manor, NY, 1987.
259. Hass, J, et al: Case studies in ethics and rehabilitation. Hastings Center, Briarcliff Manor, NY, 1988.
260. Sarno, MT: The case of Mr. M: The selection and treatment of aphasic patients. Case studies in ethics and rehabilitation medicine. Hastings Center, Briarcliff Manor, NY, 1988, p 24.
261. Sarno, MT: The silent minority: The patient with aphasia. Hemphill Lecture. Rehabilitation Institute of Chicago, Chicago, 1986.
262. Holland, AL: When is aphasia aphasia? The Problem of closed head injury. In Clinical Aphasiology Conference Proceedings (Oshkosh, WI, June 6–10, 1982). BRK Publishers, Minneapolis, 1982, p 345.
263. Ylvisaker, M, Hanks, R, and Johnson-Green, D: Rehabilitation of children and adults with cognitive-communication disorders after brain injury. ASHA 23(Suppl):59, 2003.
264. Cicerone, K, et al: Evidence-based cognitive rehabilitation: Recommendations for clinical practice. Arch Phys Med Rehabil 81:1596, 2000.
265. Tompkins, CA: Right Hemisphere Communication Disorders: Theory and Management. Singular, San Diego, 1995.
266. Milton, SB, Prutting, CA, and Binder, GM: Appraisal of communicative competence in head injured adults. In Brookshire, RH (ed): Clinical Aphasiology Conference Proceedings. BRK Publishers, Minneapolis, 1984, p 114.
267. Godfrey, HPD, et al: Social interaction and speed of information processing following very severe head injury. Psychol Med 19:175, 1989.
268. Ponsford J, et al: Long-term adjustment of families following traumatic brain injury where comprehensive rehabilitation has been provided. Brain Inj 17(6):453, 2003.
269. Hartley LL: Cognitive-Communication Abilities following Brain Injury. A Functional Approach. Singular, San Diego, 1995.
270. Penn, C, and Cleary, J: Compensatory strategies in the language of closed head injured patients. Brain Inj 2(1):3, 1988.
271. Turkstra, L, Coelho, C, and Ylvisaker, M: The use of standardized tests for individuals with cognitive-communication disorders. Semin Speech Lang 26:215, 2005.
272. Klonoff, PS, et al: Rehabilitation and outcome of right-hemisphere stroke patients: Challenges to traditional diagnostic and treatment methods. Neuropsychology 4:147, 1990.
273. Cherney, LR, and Halper, AS: A conceptual framework for the evaluation and treatment of communication problems associated with right hemisphere damage. In Halper, A, Cherney, L, and Burns, M (eds): Clinical Management of Right Hemisphere Dysfunction, ed 2. Aspen, Gaithersburg, MD, 1996, p 21.
274. Kennedy, MR, et al: Evidence-based practice guidelines for cognitive-communication disorders after traumatic brain injury: Initial committee report. J Med Speech Lang Pathol 10(2), 2002.
275. Ylvisaker, M, et al: Reflections on evidence-based practice and rational clinical decision making. J Med Speech Lang Pathol 10(3), 2002.
276. Duffy, JR: Motor Speech Disorders. Mosby, St. Louis, 1995.
277. Samii, A, Nutt, JG, and Ranson, BR: Parkinson's disease. Lancet 363(9423):1783, 2004.
278. Trail, M, et al: Speech treatment for Parkinson's disease. NeuroRehabilitation 20(3):205, 2005.
279. Yorkston, K, Strand, E, and Kennedy, M: Comprehensibility of dysarthric speech: Implications for assessment and treatment planning. Am J Speech Lang Pathol 5(1):55, 1996.
280. Yorkston, KM, et al: Evidence for effectiveness of treatment of loudness, rate or prosody in dysarthria: A systematic review. J Med Speech Lang Pathol 15(2), 2007.
281. Yorkston, KM, et al: Evidence-based practice guidelines for dysarthria: Management of velopharyngeal function. J Med Speech Lang Pathol 9(4):257, 2001.
282. Dromey, C, and Ramig, LO: Intentional changes in sound pressure and rate: Their impact on measures of respiration, phonation, and articulation. J Speech Lang Hear Res 41(5):1003, 1988.

283. Ramig, L, Pawlas, A, and Countryman, S: The Lee Silverman Voice Treatment: A Practical Guide for Treating the Voice and Speech Disorders in Parkinson Disease. National Center for Voice and Speech, University of Iowa, Iowa City, 1995.
284. Fox, CM, et al: The science and practice of LSVT/LOUD: Neural plasticity–principled approach to treating individuals with Parkinson's disease and other neurological disorders. Semin Speech Lang 27:283, 2006.
285. Sutoo, D, and Akiyama, K: Regulation of brain function by exercise. Neurobiol Dis 13:1, 2003.
286. Dromey, C, Ramig, L, and Johnson, A: Phonatory and articulatory changes associated with increased vocal intensity in Parkinson disease: A case study. J Speech Hear Res 38:751, 1995.
287. Wenke, R, Cornwell, P, and Theodoros, D: Changes to articulation following LSVT® and traditional dysarthria therapy in non-progressive dysarthria. Int J Speech Lang Pathol 12(3):203, 2010.
288. El Sharkawi, A, et al: Swallowing and voice effects of Lee Silverman Voice Treatment: A pilot study. J Neurol Neurosurg Psychiatry 72:31, 2002.
289. Spielman, J, Borod, J, and Ramig L: Effects of intensive voice treatment (LSVT) on facial expressiveness in Parkinson's disease: Preliminary data. Cogn Behav Neurol 16:177, 2003.
290. Will, L, Ramig, LO, and Spielman, JL: Application of Lee Silverman Voice Treatment (LSVT) to individuals with multiple sclerosis, ataxic dysarthria and stroke. In Proceedings International Conference on Spoken Language Processing, September 16–20, 2002, Denver, CO, p 2497.
291. Wenke, R, Theodoros, D, and Cornwell, P: The short- and long-term effectiveness of the LSVT® for dysarthria following TBI and stroke. Brain Inj 22(4):339, 2008.
292. Sapir, S, et al: Phonatory and articulatory changes in ataxic dysarthria following intensive voice therapy with the LSVT1: A single subject study. Am J Speech Lang Pathol 12:387, 2003.
293. Fox, C: Intensive voice treatment for children with spastic cerebral palsy [Unpublished doctoral dissertation]. University of Arizona, Tucson, AZ, 2002.
294. Petska, J, et al: LSVT1 and children with Down syndrome: A pilot study. Poster session presented at the 13th Biennial Conference on Motor Speech, Austin, TX, March 2006.
295. Yorkston, KM, et al: Management of motor speech disorders in children and adults. Pro-Ed, Austin, TX, 1999.
296. Croot, K: Diagnosis of AOS: Definition and criteria. Semin Speech Lang 23(4):267, 2002.
297. McNeil, MR, Robin, DA, and Schmidt, RA: Apraxia of speech: Definition, differentiation, and treatment. In McNeil, MR (ed): Clinical Management of Sensorimotor Speech Disorders. Thieme, New York, 1997, p 311.
298. McNeil, MR: Clinical characteristics of apraxia of speech: Model/behavior coherence. In Shriberg, LD, and Campbell, TF (eds): Proceedings of the 2002 Childhood Apraxia of Speech Research Symposium. Hendrix Foundation, Carlsbad, CA, 2003, p 13.
299. McNeil, MR, et al: Effects of on-line kinematic feedback treatment for apraxia of speech. Brain Lang 103:223, 2007.
300. Katz, W, et al: Visual augmented knowledge of performance: Treating place-of-articulation errors in apraxia of speech using EMA. Brain Lang 83:187, 2002.
301. Katz, WF, et al: Treatment of an individual with aphasia and apraxia of speech using EMA visually-augmented feedback. Brain and Lang 103:213, 2007.
302. Rosenbek, JC, et al: A treatment for apraxia of speech in adults. J Speech Hear Disord 38:462, 1973.
303. Cherney, LR: Efficacy of oral reading in the treatment of two patients with chronic Broca's aphasia. Top Stroke Rehabil 2(1):57, 1995.
304. Knock, TR, et al: Influence of order of stimulus presentation on speech motor learning: A principled approach to treatment for apraxia of speech. Aphasiology 14(5/6):653, 2000.
305. LaPointe, LL: Sequential treatment of split lists: A case report. In Rosenbek, J, McNeil, M, and Aronson, A (eds): Apraxia of Speech: Physiology, Acoustics, Linguistics, Management. College-Hill Press, San Diego, 1984, p 277.
306. Maas, E, et al: Treatment of sound errors in aphasia and apraxia of speech: Effects of phonological complexity. Aphasiology 16(4/5/6):609, 2002.
307. Raymer, AM, Haley, MA, and Kendall, DL: Overgeneralization in treatment for severe apraxia of speech: A case study. J Med Speech Lang Pathol 10(4):313, 2002.
308. Wambaugh, JL, et al: Effects of treatment for sound errors in apraxia of speech and aphasia. J Speech Lang Hear Res 41:725, 1998.
309. Milisen, R: A rationale for articulation disorders. J Speech Hear Disord (Monograph Suppl) 4:6, 1954.
310. Wambaugh, JL: Stimulus generalization effects of Sound Production Treatment for apraxia of speech. J Med Speech Lang Pathol 12(2), 2004, p 77.
311. Wambaugh, JL, and Nessler, C: Modification of Sound Production Treatment for aphasia: Generalization effects. Aphasiology 18:407, 2004.
312. Wambaugh, JL, and Mauszycki, SC: Sound Production Treatment: Application with severe apraxia of speech. Aphasiology 24(6-8):814, 2010.
313. Ballard, KJ, Maas, E, and Robin, DA: Treating control of voicing in apraxia of speech with variable practice. Aphasiology 21(12):1195, 2007.
314. Maas, E: Conditions of practice and feedback in treatment for apraxia of speech. Perspect Neurophysiol Neurogenic Speech Lang Disord 20:80, 2010.
315. Austermann Hula, SN, et al: Effects of feedback frequency and timing on acquisition, retention, and transfer of speech skills in acquired apraxia of speech. J Speech Lang Hear Res 51:1088, 2008.
316. Wambaugh, JL: Treatment guidelines for acquired apraxia of speech: A synthesis and evaluation of the evidence. J Med Speech Lang Pathol 14(2):xv, 2006.
317. Mauszycki, SC, and Wambaugh, JL: The effects of rate control treatment on consonant production accuracy in mild apraxia of speech. Aphasiology 22(7-8):906, 2008.
318. Brendel, B, and Ziegler, W: Effectiveness of metrical pacing in the treatment of apraxia of speech. Aphasiology 22(1):77, 2008.
319. Brendel, B, Ziegler, W, and Deger, K: The synchronization paradigm in the treatment of apraxia of speech. J Neurolinguistics 13:241, 2000.
320. Dworkin, JP, and Abkarian, GG: Treatment of phonation in a patient with apraxia and dysarthria secondary to severe closed head injury. J Med Speech Lang Pathol 2:105, 1996.
321. McHenry, M, and Wilson, R: The challenge of unintelligible speech following traumatic brain injury. Brain Inj 8(4):363, 1994.
322. Tjaden, K: Exploration of a treatment technique for prosodic disturbance following stroke. Clin Linguist Phon 14(8):619, 2000.
323. Wambaugh, JL, and Martinez, AL: Effects of rate and rhythm control treatment on consonant production accuracy in apraxia of speech. Aphasiology 14(8):851, 2000.
324. Sands, E, et al: Progressive changes in articulatory patterns in verbal apraxia: A longitudinal case study. Brain Lang 6:97, 1978.
325. Fawcus, M, and Fawcus, R: Information transfer in four cases of severe articulatory dyspraxia. Aphasiology 4(2):207, 1990.
326. Lasker, JP, et al: Using motor learning guided theory and augmentative and alternative communication to improve speech production in profound apraxia: A case example. J Med Speech Lang Pathol 16(4):225, 2008.
327. Lustig, AP, and Tompkins, CA: A written communication strategy for a speaker with aphasia and apraxia of speech: Treatment outcomes and social validity. Aphasiology 16(4/5/6):507, 2002.
328. Yorkston, KM, and Waugh, PF: Use of augmentative communication devices with apractic individuals. In Square-Storer, P (ed): Acquired Apraxia of Speech in Aphasic Adults. Lawrence Erlbaum, London, 1989, p 267.
329. Rosenbek, JC, Collins, M, and Wertz, RT: Intersystemic reorganization for apraxia of speech. Clinical aphasiology conference proceedings. In Brookshire, RH (ed): Clinical Aphasiology Conference Proceedings. BRK Publishers, Minneapolis, 1976, p 255.
330. Code, C, and Gaunt, C: Treating severe speech and limb apraxia in a case of aphasia. Br J Disord Commun 21(1):11, 1986.
331. Raymer, AM, and Thompson, CK: Effects of verbal plus gestural treatment in a patient with aphasia and severe apraxia of speech. In Prescott, TE (ed): Clinical Aphasiology (Vol 20). Pro-Ed, Austin, TX, 1991, p 285.
332. Rubow, RT, et al: Vibrotactile stimulation for intersystemic reorganization in the treatment of apraxia of speech. Arch Phys Med Rehabil 63:150, 1982.
333. Lasker, JP, and Bedrosian, JL: Promoting acceptance of augmen-

tative and alternative communication by adults with acquired communication disorders. AAC: Augment Altern Commun 17(3):141, 2001.
334. Buchholz, D: Editorial: What is dysphagia? Dysphagia 11:23, 1996.
335. Groher, MD, and Bukulman, R: The presence of swallowing disorders in two teaching hospitals. Dysphagia 1:3–6, 1986.
336. Veis, S, and Logemann, J: The nature of swallowing disorders in CVA patients. Arch Phys Med Rehabil 66:372, 1985.
337. Wade, DT, and Hewer, RL: Motor loss and swallowing difficulty after stroke: Frequency, recovery, and prognosis. Acta Neurol Scand 76:50, 1987.
338. Low, M, Olsson, L, and Ekberg, O: Videomanometric analysis of supraglottic swallow, effortful swallow, and chin tuck in patients with pharyngeal dysfunction. Dysphagia 16(3):190, 2001.
339. Gordon, C, Langton-Hewer, RL, and Wade, DT: Dysphagia in acute stroke. BMJ 295:411, 1987.
340. Barer, DH: The natural history and functional consequences of dysphagia after hemispheric stroke. J Neurol Neurosurg Psychiatry 52:236, 1989.
341. Horner, J, Brazer, SR, and Massey, EW: Aspiration in bilateral stroke patients: A validation study. Neurology 43(2):430, 1993.
342. Smithard, D: Complications and outcome after acute stroke: Does dysphagia matter? Stroke 27:1200, 1996.
343. Logemann, JA: Evaluation and Treatment of Swallowing Disorders, ed 2. Pro-Ed, Austin, TX, 1998.
344. Miller, N, et al: Hard to swallow: Dysphagia in Parkinson's disease. Age Ageing 35:614, 2006.
345. Walker, FO: Huntington's disease. Lancet 369:218, 2007.
346. Ertekin, C, et al: Oropharyngeal swallowing in craniocervical dystonia. J Neurol Neurosurg Psychiatry 73(4):406, 2002.
347. Hayashi, T, et al: Life-threatening dysphagia following prolonged neuroleptic therapy. Clin Neuropharmacol 20(1):77, 1997.
348. Ertekin, C, et al: Pathophysiological mechanisms of oropharyngeal dysphagia in amyotrophic lateral sclerosis. Brain 123:125, 2000.
349. Thomas, FJ, and Wiles, CM: Dysphagia and nutritional status in multiple sclerosis. J Neurol 246:677, 1999.
350. Mussak, EN, Jiangling, JT, and Voigt, EP: Malignant solitary fibrous tumor of the hypopharynx with dysphagia. Otolaryngol Head Neck Surg 133:805, 2005.
351. Chouinard, J, Lavigne, E, and Villeneuve, C: Weight loss, dysphagia and outcome in advanced dementia. Dysphagia 13:151, 1998.
352. Kalia, M: Dysphagia and aspiration pneumonia in patients with Alzheimer's disease. Metabolism 52(Suppl 2):36, 2003.
353. Bottos, M, et al: Functional status of adults with cerebral palsy and implications for treatment of children. Dev Med Child Neurol 43:516, 2001.
354. Cherney, LR, and Halper, AS: Swallowing problems in adults with traumatic brain injury. Semin Neurol 16:349, 1996.
355. Cherney, LR: Dysphagia in adults with neurologic disorders: An overview. In Cherney, LR, (ed): Clinical Management of Dysphagia in Adults and Children. Aspen, Gaithersburg, MD, 1994, p 1.
356. Logemann, JA, and Kahrilas, P: Relearning to swallow post CVA: Application of maneuvers and indirect biofeedback: A case study. Neurology 40:1136, 1990.
357. Rosenbek, JC: Efficacy in dysphagia. Dysphagia 10:263, 1995.
358. Kasprisin, AT, Clumeck, H, and Nino-Murcia, M: The efficacy of rehabilitative management of dysphagia. Dysphagia 4(1):48, 1989.
359. Lazarus, C, and Logemann, J: Swallowing disorders in closed head trauma patients. Arch Phys Med Rehabil 68:79, 1987.
360. Lazarus, CL, et al: Effects of bolus volume, viscosity, and repeated swallows in nonstroke subjects and stroke patients. Arch Phys Med Rehabil 74:1066, 1993.
361. Lazzara, G, Lazarus, C, and Logemann, JA: Impact of thermal stimulation on the triggering of swallowing reflex. Dysphagia 1:73, 1986.
362. Logemann, JA, et al: Closure mechanisms of laryngeal vestibule during swallowing. Am J Physiol 262(2 pt 1):G338, 1992.
363. Martin, BJW, et al: Normal laryngeal valving patterns during three breath-hold maneuvers: A pilot investigation. Dysphagia 8:11, 1993.
364. Kahrilas, PJ, et al: Volitional augmentation of upper esophageal sphincter opening during swallowing. Am J Physiol 260(3 pt 1): G45, 1991.

（陈卓铭　徐洋凡　译）

第29章 健康促进与身心健康

Beth Black, PT, DSc　Janet R. Bezner, PT, PhD

学习目标

1. 阐释健康促进及身心健康(wellness)计划的重要性。
2. 描述物理治疗在健康促进中的作用。
3. 区分术语:健康与身心健康,不适与疾病,生活质量、一级、二级和三级预防,人口健康管理,健康促进,健康教育,体力活动及锻炼。
4. 讨论健康模型的演变:从生物医学模型到现今的国际功能、残疾及健康分类(ICF)的生物心理社会模式。
5. 确定健康与身心健康,健康行为以及生活质量的评估方法。
6. 描述主要的可改变的个人健康行为。
7. 确定和探讨行为改变的关键理论。
8. 解释何为动机访谈。
9. 解释物理治疗师如何将健康促进及身心健康概念融入到功能障碍和残疾人的治疗计划中。

章节大纲

健康促进及身心健康计划的重要性

尽管美国位居世界首富国家行列之中[1],每年用于身心健康(wellness)的财政经费达2.3万亿之多[2],世界卫生组织(WHO)平均寿命排名,美国仅在第31位[3]。一些研究者预测,平均寿命持续增长多年后,美国平均寿命将趋于平缓甚至下降[4]。研究者及卫生专业人员通过检查和解决美国人健康问题的决定因素,都在尽力理解医疗身心健康支出与平均寿命之间存在显著差异的原因所在。一个人的健康状况取决于多种因素的相互影响,包括生物和基因、社会和物理环境、健康服务及个人行为[5]。1993年,由McGinnis和Foege发表的具有里程碑意义的研究,首次证实了美国国内个人行为和死亡率和发病率水平的相关影响[6]。1990年美国19%的死亡率与吸烟有关,14%与不健康饮食及缺乏体力活动有关。Mokdad等人于2000年进行了一项相似的研究以确定在美国导致过早死亡的一些行为因素。18.1%的死亡率与吸烟有关,14%与不健康饮食及缺乏体力运动有关[7]。

近期针对美国人群的研究表明,吸烟、不健康饮食以及缺乏体育锻炼这些关键行为一直处于高水平。美国的行为风险因素监控系统(BRFSS)作为世界上最大规模的电话普查系统,每年追踪20多万成年人的健康行为及健康情况[8]。该监控系统的结果显示,美国的肥胖率正在上升到一个令人堪忧的水平[9]。

根据2009年的行为风险因素监控系统的监测结果,美国有36.2%的成年人超重,27.2%的成年人肥胖[10]。绝大多数的美国成年人做不到现今所推荐的每天摄入5次或者更多的水果和蔬菜[11](图29.2)。美国将近一半的成年人不能达到推荐水平的体育锻炼[12](图29.3)。由于这些行为与健康状况密切相关,很显然,如今美国成年人的健康相关行为正对其健康寿命预期产生极为不利的影响。因此,全力支持更为健康的行为非常重要。

美国健康促进与疾病预防计划体现在《全民健康2020》中。《全民健康2020》是一个经过广泛深入合作而达成共识并由美国卫生和公共服务部公布的国家健康综合目标体系。公共卫生专家、政府机构、专业组织如美国物理治疗协会(APTA)和民众的建议均体现在这份重要的文件中。《全民健康2020》的整体框架在表29.1予以介绍。

鉴于诸多因素影响人类健康,有必要提出一个生态学模型以实现《全民健康2020》的目标和目的。干预措施不仅局限于个人层面,还要到达社区、组织、环境及政策层面(图29.4)。

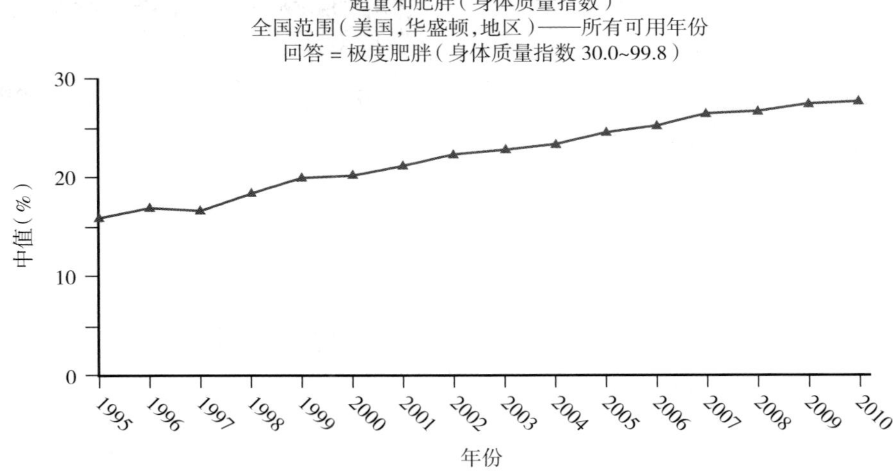

图 29.1　美国成年人肥胖趋势

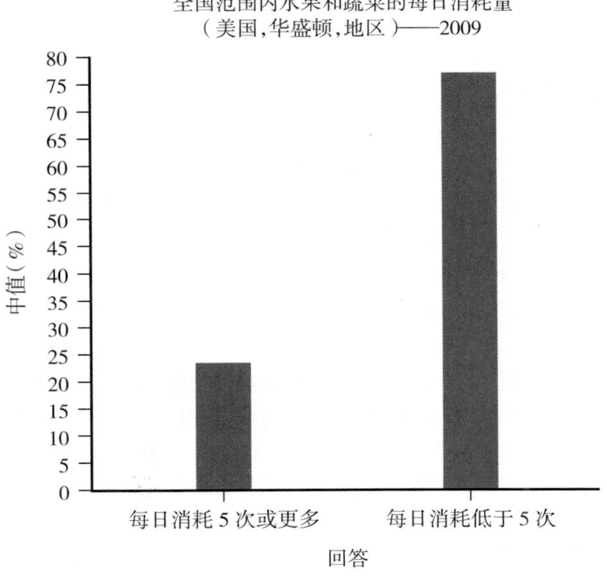

图 29.2　2009 年美国成人的水果蔬菜消耗量

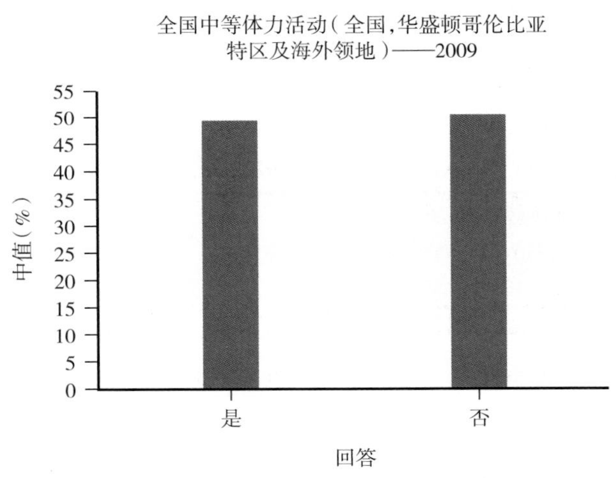

图 29.3　2009 年美国成人的体力活动水平

表 29.1　《全民健康 2020》框架

愿景	所有人都能长寿、健康的社会
使命	确定全民 健康促进的优先领域提高公众对于健康、疾病和残疾影响因素以及对于健康改善的机会的认知和理解 提供可供国家、州和地方各级适用的可测量的指标和目标 促使多部门共同采取行动以加强基于最佳证据和知识的政策并改进实践 明确关键研究、评估和数据收集需求
总体目标	远离可预防的疾病、残疾、伤害和过早死亡，长寿、高质量生活 实现健康公平，消除差距和改善各类群体的健康水平 创造能够改善全民健康的社会和自然环境 提升人生各阶段生活质量、促进健康发展以及健康行为

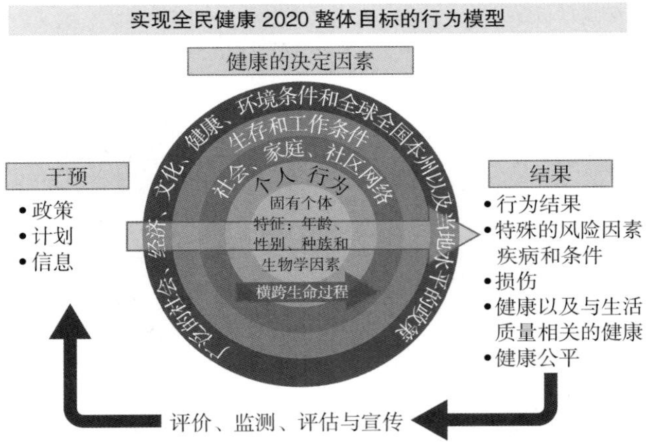

图 29.4 实现《全民健康 2020》目标的生态学模型

需要给予特别关注的 42 个主题已纳入《全民健康 2020》并确定了每一主题的一系列具体目标。例如:就体力活动而言,有 15 个具体目标(表 29.2)要在未来十年内实现。针对每一主题的生态学方法的目标广度是明确的。例如:体力活动的目标之一就是增加个人的闲暇时间的体力活动水平(体力活动目标 -1),而体力活动目标 -15 则明确需要立法政策的支持以应对各种环境因素,支持提高社区体力活动水平。实现《全民健康 2020》的目标和具体指标的进展情况将通过评估一般健康状况、健康行为、健康相关的生活质量和幸福感、健康决定因素以及健康差异状况进行追踪。

表 29.2 《全民健康 2020》体力活动目标

《全民健康 2020》体力活动(PA)目标	主题(目标短标题)
PA1	业余时间体力活动
PA2	成年人有氧体力活动与肌力增强活动
PA3	青少年有氧体力活动与肌力增强活动
PA4	学校每日体育活动
PA5	青少年参加学校每日体育活动
PA6	定时(工间、课间)休息
PA7	课间休息时间
PA8	儿童及青少年看屏幕的时间
PA9	儿童身心健康的体育活动政策
PA10	使用学校的体育活动设施
PA11	有关体育活动的医师咨询服务
PA12	体育活动场地
PA13	主动活动—行走
PA14	主动活动—骑车
PA15	环境建设政策

物理治疗师在健康促进中的作用

为达到《全民健康 2020》所阐述的目标,需要广泛联合各级公共卫生机构、卫生专业人员、教育工作者以及政府机构,从而实现在个体、社区、州以及国家各个层面上进行干预。所有医务人员,无论在何地或从事何领域实践,无论个体从业者还是跨专业医疗团队中的一员,在健康促进中均发挥重要作用[13]。物理治疗师正在以多种方式参与到健康促进计划中。例如,他们所扮演的角色应当是在个体或社区层面提供干预和计划[14~17]。很多专业书籍阐述了物理治疗师在健康促进及身心健康领域中所起的重要作用[18~21]。

《物理治疗师实践指南》明确指出健康促进和疾病预防属于物理治疗实践范畴[18]。它指出物理治疗师提供预防服务以预防和阻止功能下降及更多的护理需求。通过物理治疗师及时和适当的筛查、检查、评估、诊断、预后判断及干预,常可减少或避免昂贵的护理费用,甚至可以缩短住院天数或不住院。物理治疗师也参与健康促进、身心健康及健身计划,包括提供教育及服务以激发公众参与健康的行为实践[18]。检查的病史部分应包括系统回顾患者的健康状况和健康习惯,根据病史进行检查和测量以筛查出可能影响当前或未来健康状况的潜在问题如高血压、肥胖、平衡障碍、不良体能水平。物理治疗师可以利用多种干预措施促进健康、预防或减少损伤、活动限制以及残疾。干预措施包括选择健康生活方式和健康行为教育,体力活动和有氧运动训练,防跌倒措施,或再就业咨询等多种活动。根据服务对象(client)的具体情况,也可将其推荐到其他专家或特殊项目(如戒烟或营养咨询)。基于循证的实践原则应被视为物理治疗师在康复以及健康促进领域的实践准则。有关计划的决策应以干预疗效的证据、治疗师的知识和技能水平以及针对具体服务对象的特殊需求、偏好和环境所采取的特定干预措施的适宜性为基础。

题为《物理治疗的专业性:核心价值观》的文件中明确了物理治疗师的执业行为包括如下内容[21]。

- 参与实现患者 / 服务对象和社会的健康目标;
- 关注实现患者 / 服务对象的最大幸福感及最大潜力;
- 促进和帮助每一个人实现功能、健康及身心健康的目标;
- 参与实现社会的健康目标。

上述行为表明物理治疗师在健康促进中的广泛作用与责任,同时也表明对于物理治疗师的需求不仅局限于个体服务对象层面,也包括社会层面的需求。物理治疗师就有关公共政策、医疗改革以及主要的健康计划参与了国家层面的讨论;也参与各种宣传活动以支持《全民健康 2020》所阐述的目标[22]。

在物理治疗与社会峰会(PASS)会议上,就物理治疗师在未来不断发展的医疗身心健康需求中的角色进行了讨论[23]。会议强调了物理治疗师在预防、健康及身心健康领域中起领导性作用的机会。会议还建议,物理治疗师应是从生到死的健康维护者,恰似牙齿身心健康模式,为预防疾病和促进健康,定期提供有关锻炼和体力活动方面的咨询[24]。

鉴于对健康促进的巨大需求以及物理治疗师所具有的独

特的知识基础和技能，无论在何处执业，物理治疗师都要在健康促进领域中承担起专业责任。由于健康促进的干预措施开始被纳入到临床实践中，因此物理治疗师应熟悉在健康促进领域中所使用的各种术语和定义。

有关健康促进的关键术语

健康与疾病

在健康促进领域中，使用不同的术语定义健康。目前大多数健康的定义已经概念化，健康被描述为一种多维的概念，而并不仅仅指身体本身。1948 年，WHO 将健康描述为“身体、心理与社会的完美和谐，它不仅仅是指没有疾病，该定义被 WHO 沿用至今[25]。健康也曾被描述为身体、情感、社会、精神与智力的动态平衡[26]。疾病经常被看做是健康的反面，它被描述为一种影响身体的病理情况[18]。

身心健康与不适

身心健康（wellness）一词也被用于健康促进领域。1959 年，Dunn 描述了身体、智力与精神之间的关系，并且将身心健康描述为由多种不同的健康状况组成的一种复杂状态[27]。Adams[28]将身心健康定义为个体在身体、精神、情感、智力、社会与心理方面的成长与平衡感（图 29.5）。这两种定义均表达了一个意思，即某人即使患有慢性疾病，仍然可以被认为是“好”。

Corbin 和 Pangrazi 形容身心健康是通过生活质量和幸福感来描述一个人积极健康的存在的一种多维状态[29]。当前一些健康（health）的定义与身心健康的定义很相似，尤其是不仅仅包含身体方面的那些健康的定义。健康促进领域的一些学者将身心健康概念化为相对于状态的一种过程（一种过程或状态）[30]。总之，这些不同的身心健康的定义表明身心健康是多方面的；表明健康成因变量在幸福感中起到关键作用；表明身心健康的概念因人而异。不适与身心健康相对立，也是多维的，并已被定义为一种社会结构，在这个社会结构中个体无法在生活中达到平衡，也无法创造出较高质量的生活[31]。

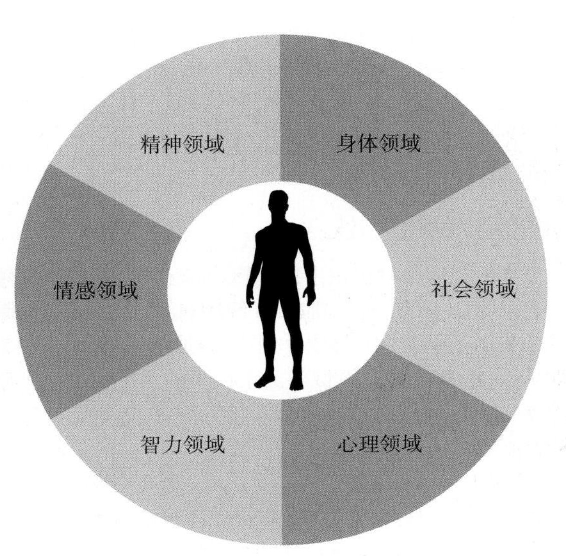

图 29.5　身心健康领域

生活质量

生活质量有很多不同的定义。疾病预防与控制中心将与健康相关的生活质量描述为一种个人或群体随时间推移所感知的身体及心理的健康[32]。Green 和 Kreuter 将生活质量描述为个人和群体的需求得到满足以及获得幸福和满足的机会未被剥夺的一种感知[33]。

健康促进模型

一级、二级和三级预防

各种健康促进模型用于确定需求和制定干预计划。健康保护 / 疾病预防模型即是这样一个模型。在这个模型中，健康被概括化为无疾病 / 病理表现。因此，促进健康的目的是预防疾病。在此模型中，干预被分为一级、二级和三级预防[34]（图 29.6）。

早期病理学	现代病理学	
目标： 保护健康 预防疾病 促进健康	目标： 早期诊断和早期干预以限制损伤和残疾的发展	目标： 损伤与残疾的康复
一级预防	二级预防	三级预防

图 29.6　一级、二级和三级预防

一级预防包括旨在预防受伤或疾病发作的一些活动。使用自行车头盔和安全带，在水中加氟，免疫接种等都是一级预防的例子。物理治疗师实施一级预防的工作包括为高中运动员进行季前赛评估和制定健身训练计划，或为工厂新入职工人培训如何预防腰背损伤。

二级预防干预措施发生在病变进展之后，旨在疾病的早期阶段确诊并给予治疗，尽量减轻该疾病的严重程度。乳腺癌、高血压、骨质疏松症的筛查目的即在早发现和早治疗。物理治疗师在治疗一个新近损伤的患者 / 服务对象、或近期诊断为慢性疾病早期阶段或疾病早期的患者时，属二级预防干预。

三级预防的目的在于延缓疾病进展，提高生活质量。物理治疗师在治疗患有慢性疾病或持续处于一种不可逆转的损伤的患者如长期患有类风湿性关节炎时，实施三级预防干预。物理治疗师历来主要参与二级和三级预防。但是，在健康促进实践中，由于他们开始加入到健康专业人员行列中，因此物理治疗师将会越来越多地介入一级预防干预中。

人口健康管理模型

与健康保护 / 疾病预防相似的模型是人口健康管理模型。该模型用于描述针对人口一系列健康风险而采取相应的健康促进及预防干预措施[35]（图 29.7）。人口健康管理方法依据患病风险将人群进行分类，然后针对明确的风险因素提供适当

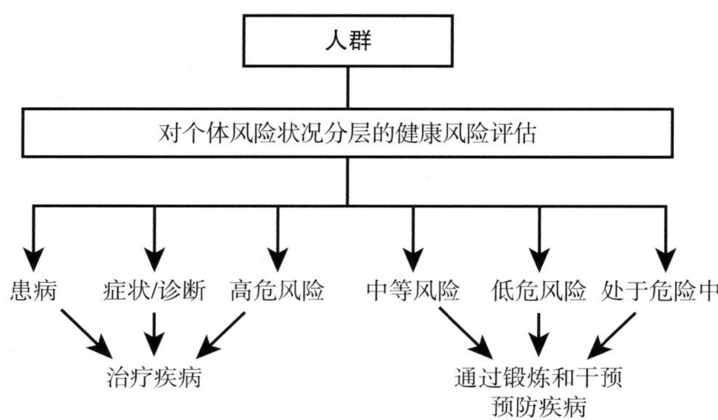

图 29.7 人口卫生管理

的干预措施。低风险或很小患病风险的人群接受干预措施旨在阻止向高患病风险或患病方向发展。

健康促进与健康教育

Green 和 Kreuter 将健康促进描述为来自教育、政治、监管及组织机构所提出的、有利于个人、人群或社区健康的行动和生活条件的综合性支持计划[33]。WHO 将健康促进定义为促使人们增加对自身健康的掌控权并改善自我健康的一个过程。它从关注个人行为走向关注各种社会及环境干预[36]。Gorin 和 Arnold[37]将健康促进描述为促进幸福身心健康并实现个人潜能的一些活动。根据 Gorin 和 Arnold 的阐述，与上文提到的只是关注疾病预防的预防模型比较，健康促进模型更积极向上和有内涵。健康教育是健康促进的一个组成部分。Green and Kreuter 将健康教育定义为任何旨在易于接受、能够学会并强化成为自愿行为，有利于个人、人群或社区健康的综合性学习计划。健康教育干预的目的是为个体和人群提供有关健康促进行为及健康损害行为的信息，从而建立起自愿行为与健康之间的联系。朝向积极健康行为改变的第一步是认识行为与疾病损伤之间的关系。

体力活动与锻炼

体力活动（physical activity）与运动（exercise）的定义是不同的。体力活动指超过静息状态能量消耗的骨骼肌收缩所产生的任何身体运动[38]。身体运动不仅包括正式的运动项目，还包括职业活动、休闲活动和交通活动如步行和骑自行车。运动属于体力活动的一个子范畴，是有计划的结构化活动，旨在改善或保持一项或多项体能成分[39]。了解两者之间的区别对于物理治疗师在决定何时帮助患者 / 服务对象提高身体活动的整体水平非常重要的。

国际功能、残疾和健康分类与健康促进

与健康和身心健康的新的多维度定义一致，用于支持和改善健康的指导评估、计划与干预的整体框架也已经发生了变化。20 世纪医学的主要模型是生物医学模型[40]。该模型是建立在生物科学和无病即为健康的概念基础上。生物医学模型的控制核心是医疗服务提供者和被提供医疗服务的患者，卫生专业人员认为所提供的服务是必要的。这是管理急性传染病和疾病的一个有效模型，但事实证明，管理慢性疾病[40]或疾病的心理、社会或行为方面的问题[41]则收效甚微。即便有其主要的生物学重点和外控点，生物医学模式在健康促进领域的作用也不大。在理解和处理多种健康决定因素中，患者的决定、行为和环境被认为是重要的因素[42]。随着单纯地使用生物医学框架去理解健康的概念显示出越来越明显的局限性，生物心理学模型应运而生。当今用来解释健康与疾病的各种各样的生物心理学模型涵盖了生物医学模型所缺乏的一些领域即心理和社会领域。Nagi 残疾模型[43]即是生物心理学模型的一个例子，也是在《物理治疗师实践指南》中用于阐述物理治疗师实践框架的一个模型[18]。

2001 年，WHO 正式发布国际功能、残疾和健康分类（ICF）生物 - 心理 - 社会模型[44]。ICF 旨在提供一种通用语言描述健康、功能和残疾，以促进学科内和学科间的学术交流。美国物理治疗协会已经批准该模型作为物理治疗师用来进行分类与描述健康、功能和残疾的框架[45]。在该模型中，可识别出生物、环境和个人因素之间的相互作用的复杂联系以及这些变量对于健康、活动和功能的影响。有关 ICF 模型的讨论见第 1 章临床决策。

物理治疗师已经开始将 ICF 模型运用到物理康复治疗的实践中[46~48]。一些卫生专业人员也纷纷开始论证 ICF 模型如何在健康促进研究与实践领域中得到运用[49~52]。Howard 等人[50]认为，ICF 承认社会和自然环境对个人健康的重要影响，因此 ICF 支持用于健康促进的生态学方法。ICF 给物理治疗师既提供了在检查和评估服务对象时留意非单纯性生物和生理因素的依据，也提供了用于指导其制定医疗计划和干预措施的框架。此外，ICF 模型与本章稍后讨论的许多用于制定和实施行为改变干预计划的行为改变理论一致。

健康、身心健康、生活质量以及健康行为评估

没有一个标准化工具可用于测量健康、身心健康、健康行为或者生活质量的全部内容。一些工具专门用于测量人口健康与健康行为，而另一些工具则用于测量个体健康与健康行为。已研发出各种观察健康与生活质量的测量方法并应用于人群和个体层面。

健康的临床测量方法

健康的临床测量包括生物学测定和生理学测量如身体质量指数（BMI）、有氧能力或血压。健康风险评估（HRAs）越来越多地被用于职工身心健康计划中，根据既往史、个人行为和临床指标，帮助评估个人目前健康风险的水平和性质。健康风险评估的目的是通过获取个人相关信息，为制定针对特有风险因素的具体干预措施提供依据[53]。

《物理治疗师实践指南》推荐，患者 / 服务对象当前的健康状况和潜在健康风险评估应纳入首次体检中。首次体检即为全面了解病史和系统回顾[18]。物理治疗师在首次检查患者的一般健康状况和风险因素时可以采用多种检查与测量方法[18]。

健康、身心健康以及生活质量的自我评估

Mossey 和 Shapiro 于 1982 年的一项具有里程碑意义的研究表明，在检查中增加个体对其健康、身心健康和生活质量方面的自评是十分重要的[54]。在这项 3128 例 65 岁以上的非住院成年人参加的研究中，健康自评是继年龄之后，预测死亡率的最强因子。相对于发病率和卫生服务统计数据如医学诊断、就医次数、入院次数以及手术史，健康自评被认为是预测死亡率的一个较好的指标。在一年一度的全国行为风险因素检测系统（BRFSS）调查以及全国健康和营养调查中，疾病控制中心（CDC）采用健康日测量的 14 个健康自评项目[55]。美国国立卫生研究院正在研发一种患者报告结果测量信息系统（PROMIS）。该系统能够捕获到慢性病患者重要的健康相关的生活质量信息[56]。患者报告结果测量信息系统（PROMIS）启动的目标是为各种慢性疾病建立 PROMIS 评分档案，随后可供临床研究使用。WHO 已制定了《世界卫生组织生活质量问卷调查（WHOQOL-100）》[57]和一个简版问卷调查（WHOQOL-Bref.）[58]。两个版本都测定本人对其身体健康、心理健康、社会关系和生活环境的看法。上述工具能够用于群体或个人的健康检查。

一些健康、身心健康和生活质量自评报告方法是通用的并可由各种不同疾病的患者自行完成。一个自我感知健康和生活质量的最常用的方法是医疗结局研究 -36 项 - 简式健康调查（SF-36）[59]。SF-36 涵盖身体、心理、社会及情感领域等 8 个方面，测量自我感知的健康与功能状况。该健康调查表的不同团体和人群的常模已建立，已被用于一般人群和特定人群。其他应用于临床的自我健康感知测定方法还包括：诺丁山健康档案[60]、疾病影响档案（SIP）[61]、达特茅斯合作功能评估图表（Dartmouth co-op charts）[62]和 Duke 健康档案[63]。感知健康调查（PWS）涵盖了心理、身体、情感、精神、社会和智力领域的测量[28]。调查由 36 个陈述组成，即 6 个领域，每一个领域都包括 6 个项目，计算总分、等级分和平衡分（附录 29.A）。信度和效度检验结果表明，该工具适用于不同人群[28,64]。

特定疾病的健康、身心健康以及生活质量的自我评估

已经开发了一些健康与身心健康测量方法用于临床特定人群。与上述一般测量相比，这些方法中的一些项目可能更多测量某种特定人群的健康和身心健康相关问题。关节炎影响测量量表(AIMS)[65]和 AIMS2[66]用于测量风湿病患者身体、精神和社会方面的健康状况。儿童健康问卷调查（CHQ）是一个有效且可靠的健康测量方法，用于测量患有各种疾病和障碍的儿童的身体及心理健康[67]。囊性纤维化问卷[68]是一个用来测量囊性纤维化对儿童以及其家庭在身体、情感和社会方面的影响的健康相关生活质量问卷，包含父母和孩子两个版本。用于其他疾病如脑卒中[69,70]、急性和慢性面部疾患[71]、慢性呼吸系统疾病[72]相关的健康和生活质量测量方法也已用于临床。欧洲癌症研究和治疗组织（EORTC）开发了一系列旨在评估癌症患者生活质量的问卷。30 项 EORTC 生活质量测量量表已翻译成 81 种语言并完成效度检验，还可将其他疾病特异性模块添加到 EORTC 中[73]。

评估健康行为

Reeves 和 Rafferty[74]确定了有关健康生活方式的四个最具指标性的关键行为：有规律的体力活动、每日足够的水果和蔬菜、保持健康的体重和不吸烟。卫生专业人员对患者 / 服务对象的首次评价要常规包括对这些行为进行评估[75,76]。《物理治疗师实践指南》也推荐物理治疗师在首次检查时询问健康相关的行为问题[18]。体力活动、吃蔬菜水果以及戒烟状况可通过患者访谈或问卷加以判定。若采用身高体重测量法即可计算出服务对象（客户）的 BMI，物理治疗师就能够确定患者 / 服务对象是否超重或肥胖（知识点 29.1）。

知识点 29.1 身体质量指数（BMI）

BMI	体重状态
<18.5	体重偏轻
18.5~24.9	体重过重
≥30	肥胖

最初用于追踪记录人群体力活动状况的《国际体力活动问卷》[77]，现已在临床中用于个体的体力活动状况评估[78]。目前正在研发一项一般健康行为问卷调查表。该问卷适用于在初级身心健康机构有效地收集关键健康行为的信息[79]。

关键的可改变的个人健康行为

疾病预防控制中心（CDC）主办的健康生活网站提供了许多促进健康生活方式行为的信息[80]。一些健康行为需要组织、机构和学校的支持。例如：学校食堂的健康菜谱；由当地、州或者联邦法律保障强制实施如使用安全带或无烟环境。尽管健康受社会、环境以及经济因素的影响显著，但个人对自己仍负有主要责任如保持健康的体重，健康饮食和体力活动。临床研究结果显示，与其他行为相比较，一些个人健康行为更容易改变。较难改变的行为包括那些具有成瘾、强迫性成分的行为以及与文化或家庭生活习惯密切关系的行为如日常饮食。研究表明，如果行为改变的干预措施适当并实施，则增加体育运动，增加水果蔬菜摄入量以及戒烟这些纳入《全民健康 2020》目标的关键行为是可以改变的。

基于改变或修改行为的干预措施有效性的最新证据，美国预防服务工作组（USPSTF）发表了各种预防筛查措施和健康行为改变干预的建议[81]。临床医生可以从美国卫生身心健康研究与质量局订购指南手册[82]，或使用网站访问来快速获得这些信息[83]。还需要更多的研究来支持最好的辅导干预措施以增强体力活动，当前以证据为基础的 USPSTF 体力活动建议（知识点 29.2）。

一项最新的关于改善饮食以及增加体力活动的咨询服务有效性的系统回顾发现，如果给予足够强度的行为咨询服务，上述行为是可以改变的[84]。鉴于已有的研究证据支持戒烟的有效性，USPSTF 目前推荐所有医疗卫生人员询问患者有关吸烟情况，对吸烟者应适时转诊[85]。也有证据支持体力活动

知识点 29.2 美国预防服务工作组体力活动建议推荐

- 有规律的锻炼身体有助于预防心血管疾病、高血压、2 型糖尿病、肥胖症和骨质疏松症，也可降低各种疾病的发病率并延长寿命。
- 即便进行中等水平的活动如在一周大部分时间里每天行走或骑自行车 30 分钟亦十分受益。受益随活动水平的增加而增加。
- 初级身心健康医生的日常咨询和随访能否增加成年患者的体力活动目前尚不清楚。现有的研究结论局限于初级身心健康医生咨询服务的效果、有效性及可行性。大多数研究对简单、少量、低强度的初级身心健康干预措施如在日常门诊时 3~5 分钟的咨询进行了检验。
- 多元化干预与行为干预建议相结合对于促进和加强健康的身体活动水平是最有希望的。这些干预措施常包括患者的目标设定、开具运动处方，为个人量身定制体力活动方案以及经过专业培训的人员提供邮件或电话随访援助。将初级身心健康患者与以社区为基础的体力活动和健身计划结合起来可提高初级身心健康医生咨询辅导的有效性。
- 体力活动咨询潜在的危害尚未明确或研究。危害可能包括肌肉损伤、跌倒相关损伤或心血管事件。目前还不清楚更广泛的患者筛查、某些类型的体力活动（如中等量与剧烈运动）、在锻炼中逐渐增加运动量，或更深入的辅导和随访监测是否会减少体力活动相关损伤的可能性。现有的研究尚不能提供充足的证据证明各种活动方案如中度与剧烈运动是否存在潜在的危害。

的强化干预与降低老人跌倒风险之间的关系[86]。因此，临床研究支持临床医生应处理患者 / 服务对象吸烟、不健康饮食、体力活动不足等可改变行为的观点。对物理治疗专业的研究表明，一些物理治疗师已经开始关注服务对象的健康行为问题，但是还需要鼓励更多的治疗师与其患者 / 服务对象讨论健康行为方面的问题[14,15,17]。物理治疗师有必要就如何在行为改变方面为患者 / 服务对象提供咨询服务接受更多的培训[87]。

行为改变理论

参与或改变某一个健康相关行为的决定是许多因素相互复杂作用的结果。正如物理治疗师为提高运动功能制定治疗计划时必须理解运动控制理论一样，如果物理治疗师要有效地帮助服务对象改变行为，就必须理解健康行为改变的主要理论。有多种人类行为的理论模型并被分为个人模型、人际关系模型和社区团体模型[88]。基于各种不同理论的行为改变干预方法已经进行了临床试验研究并发现对不同情况及不同人群均有效[88]。

健康理念模型

最早研发并用于解释健康行为的理论模型之一是健康信念模型（Health Belief Model，HBM）[89]。健康行为的个人模型最初发布于 20 世纪 50 年代。当时美国公共健康服务部的社会心理学家发现，尽管就各种筛查项目如肺结核筛查的优点向公众进行广泛宣传，仍有大量的成年人未参加这些筛查。多年来，HBM 不断扩展，该模型包含了更多的概念并解释筛查所不能及的各种健康相关行为。该模型假设，一个人就自己对某种疾病的易感性及严重性的认识，以及对所推荐行动产生的利弊的认识将会影响其决定采取何种行动（图 29.8）。人口统计学因素、社会心理学因素、行为暗示（促进行为改变的内部和或外部因素）及自我效能即个人对自身能否成功地完成某种行为的自信程度，也将会影响个人的行为决定。不同人群的多项研究结果支持该理论模型[88]。在此模型基础上建立起来的各种干预方法被证实对于支持行为改变是有效的[90~92]。若在临床工作中运用该模型，临床医生就要首先评估与患者健康状况相关的信念及认知，并推荐各种健康的行为。基于评估结果，临床医生随后将提供适宜的干预措施，如让患者了解自身所患疾病的相关知识或所推荐的健康行为的有效性。

理性行动理论和计划行为理论

计划行为理论（The Theory of Planned Behavior）及其前身，

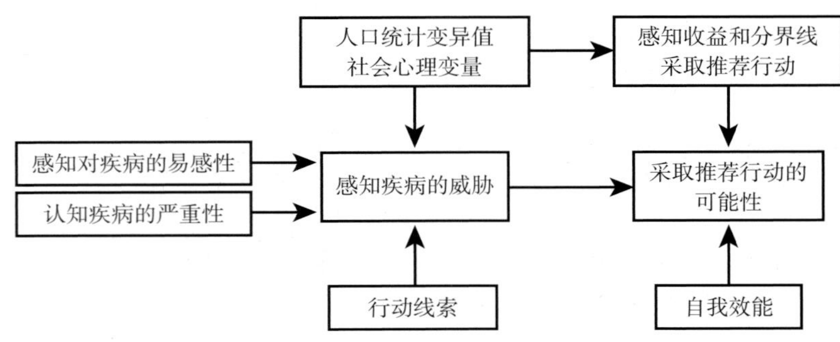

图 29.8 健康信念模型

即合理行动理论(Theory of Reasoned Action),是强调认知(思维过程)与行为倾向的重要性以及二者之间关系的个体健康行为模型。Fishbein 于 1967 年提出合理行动理论。该理论假设前提是,有关特定行为的个人态度和信念直接影响实施该行为的意向并由此决定实际行动[93]。该理论后来进一步扩展,涵盖了感知行为控制的构想,并更名为计划行为理论(图 29.9)[94]。

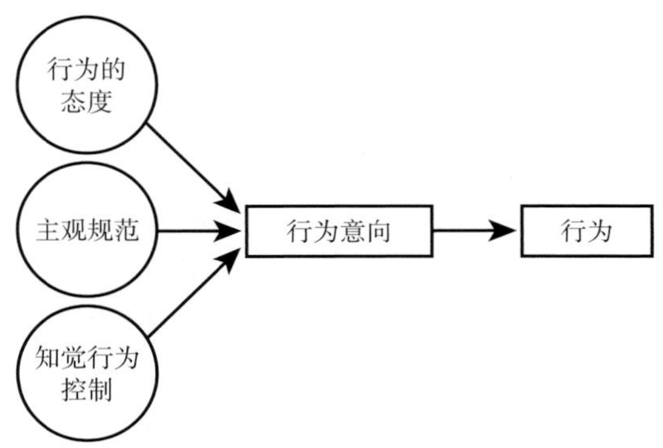

图 29.9 计划行为理论

该理论模型中的关键构想包括对行为的态度、主观行为规范(主体规范)、知觉行为控制以及行为意向(表 29.3)。该理论阐述了针对各种健康相关行为的临床研究所提供的理论构想和各种关系的实证支持[88,95~97]。临床医生运用该理论模型设计改变行为的临床干预措施,应首先评估个体对待某种行为的态度及其所感知到的他人对这一行为的看法。个人的知觉行为控制问题可以通过查询任何可能会限制其完成某种行为能力的个人、社会及环境方面的障碍予以判定。根据确定的问题,临床医生可制定个性化的干预措施。例如:临床医生可能需要通过解决某一知觉障碍来帮助患者实践所推荐的行为。

表 29.3 计划行为理论的关键结构[94]

概念	定义
对行为的态度	个体对行为的整体态度
主体规范(主观标准)	个体的特定行为受他人(赞成或反对)态度影响
知觉行为控制	个体有关控制行为水平的知觉
行为意向	个体打算从事的行为;参与行为之前的想法

跨理论模型(变化阶段)

跨理论模型(Transtheoretical Model,TTM)首先由 Prochaska 于 1979 年提出,为个人健康行为模型[98]。跨理论模型的关键结构包括改变、决策平衡、自我效能以及变化过程阶段(表 29.4)。

Prochaska[98]假设行为有五个变化阶段:前意向阶段、意向阶段、准备阶段、行动阶段和保持阶段(知识点 29.3)。被称为终点的第六个阶段,偶尔被视为变化阶段的最终阶段,是指当一个人实施某一行为已达 6 个月以上时,不再容易受到不健康行为的诱惑,并拥有保持该行为的高度自信。随着一个特定行为发生改变,个体也经历了前 5 个阶段的循环。决策平衡和自我效能会影响一个人做出从一个阶段向另一个阶段转变的决定。

表 29.4 跨理论模型的关键结构[98]

概念	定义
改变阶段	行为改变时个体向不同阶段转变
决策平衡	改变行为的利弊权衡阶段
自我效能	个体能够成功地实践某种行为的自信
改变过程	在不同阶段中用于促进进步的活动

知识点 29.3 跨理论模型:变化阶段[88]

前意向阶段:在未来 6 个月内没有采取行动的意图
意向阶段:准备在未来 6 个月内采取行动
准备阶段:准备在未来 30 天内采取行动,并已做一些初步准备
行动阶段:行为改变已经发生但少于 6 个月
维持阶段:行为改变已发生并超过 6 个月
终点:行为已发生改变,并具有较高的自我效能,不再可能回到不健康行为。

不同的策略用于不同的阶段以支持行为改变(表 29.5)。意识唤起、戏剧性转换及环境再评估最常用于行为改变的早期阶段,而反制约、有益的人际关系、强化管理、刺激控制常常用在行为改变的后期阶段。

表 29.5 跨理论模型:变化过程[88]

变化过程	描述	变化的阶段
意识唤起	提高个人认知水平并获得有关行为信息	前意向阶段 意向阶段
戏剧性转换	导致健康风险的个人负面情绪,与无法改变的非健康行为相关	前意向阶段 意向阶段
环境再评价	评估持续不健康行为对其他人的负面影响	前意向阶段 意向阶段
自我再评价	考虑个人形象并评估自我价值	意向阶段
自我解放	做出改变行为的承诺	准备阶段
反制约	个人用健康行为替代不健康行为	行动阶段 维持阶段
有益的人际关系	个人为了改变行为而寻求社会支持	行动阶段 维持阶段
强化管理	增加对健康行为的奖赏	行动阶段 维持阶段
刺激控制	去除不健康行为的提示,增加健康行为的提示	行动阶段 维持阶段

基于该理论模型的临床干预措施已成功地改变吸烟、饮食及体力活动方面的行为[88]。跨模型(TTM)也已用于一项关于成年残疾人体力活动行为的研究中,研究人员的研究结果支持该理论模型的关键结构及关系的假设[99]。运用该理论模型帮助服务对象改变行为的临床医生应首先对其改变阶段和行为的自我效能水平进行评估。知识点 29.4 为变化阶段问卷举例,表 29.6 为自我效能问卷举例。临床医生根据个体所在变化阶段及该行为的自我效能水平选择及实施适当的改变过程(表 29.5)。对于低自我效能的行为,应重点讨论和寻找在具有挑战性的情形下依然能够维持健康行为的方法。

知识点 29.4　变化阶段问卷

关于每周步行 150 分钟,请在以下最能描述您目前意向的数字选项前画圈。

1. 目前我没有每周步行 150 分钟,且没有这个计划(前意向阶段)。
2. 目前我没有每周步行 150 分钟,但计划在未来 6 个月内这样做(意向阶段)。
3. 当前我没有每周步行 150 分钟,但计划在未来 1 个月内开始走这样做(准备阶段)。
4. 我每周步行 150 分钟,但尚未达到 6 个月(行动阶段)。
5. 我每周步行 150 分钟,并且已经超过 6 个月(维持阶段)。

表 29.6　自我效能问卷

在下列与你坚持行走锻炼的自信程度相符的地方打(√)

情况	完全不自信	有点自信	中度自信	很自信	非常自信
天气恶劣					
疲劳					
有痛苦时					
远离家乡					
工作繁多					

社会认知理论

以往强调个人认知和行为的模型被归为健康行为的个体模型[88]。社会认知理论(Social Cognitive Theory)进一步强调个体赖以生存的自然及社会环境,是人际健康行为模型的一个范例。1962 年,Bandura[100]在一篇关于通过观察法进行社会性学习的论著中提出假设,即个体可以通过观察别人的行为和奖励进行学习。在随后的几年中,Bandura[101]进一步发展该理论,增加更多的结构,并将社会学习理论更名为社会认知理论。根据 Bandura 的理论,个人行为是个人环境、个人因素(包括认知)及行为三者之间通过一个被称之为交互决定过程持续相互作用的结果(图 29.10)。

该理论的关键结构包括环境、情形、行为能力、预期、期待、自我控制、观察性学习、强化、自我效能及情绪应对反应(表 29.7)。根据 Bandura 的理论,自我效能即个人可以在不同的、具有挑战性的情况下成功地完成某个行为的自信,是一个行为改变的最为重要的先决条件:它影响个人努力程度和面对困难时对行为的坚持性[102]。

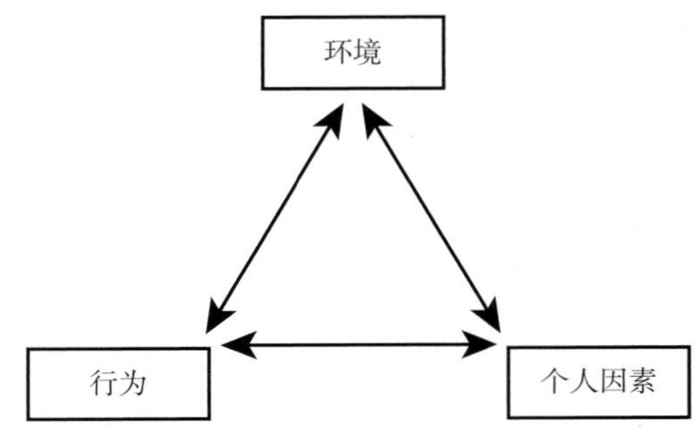

图 29.10　社会认知理论

表 29.7　社会认知理论的关键结构[88]

结构和定义	如何在行为改变计划中解决结构问题
交互决定论:个体、行为与环境的持续相互作用	在制定支持行为改变的策略时,要考虑个体所处环境、个人技能及态度
环境:影响行为的外在因素	考虑如何把自然与社会支持因素融入到行为改变中
状况:个体对于所处环境的感知	纠正关于对环境和其他人的行为的错误感知
行为能力:具有成功完成特定行为的知识与技能	提供教育和技能培训
预期:通过具体行为实施所做出的个人的预测结果	提供有关行为的积极成果教育
期待:个体对行为结果的价值评判	把结果与个人的价值观关联起来
自我控制:行为的个体控制	包括目标设定与自我监视进展
观察学习:通过观看其他人成功完成某种行为的过程进行学习	用同龄人作为行为的学习榜样
强化:行为训练后进一步获得正面或负面的支持	包括实现目标后的自我奖励和来自其他重要人物的支持和鼓励
自我效能:有能力成功完成某一具体行为的信心	通过将行为分解为可成功实现的小步骤来建立个人的自我效能
情感应对反应:个体如何处理各种情感	教授解决问题的能力和压力管理能力

多项临床试验支持该理论提出的结构和关系[88,103~109]。基于社会认知理论架构的干预措施已在有效地改变健康行为(知识点 29.5 证据摘要)。在临床中若该理论模型应用于特定的行为和服务对象时,需要关注其关键结构。例如:为了帮助

知识点 29.5　临床证据总结——社会认知理论结构与促进体力活动水平变化的研究

参考文献	受试者	设计 / 干预	持续时间	结果	注释
Annesi 等[103]（2011）	162 位肥胖、常坐女性	随机对照试验 对照组： • 运动处方：3 次 / 周在健身中心锻炼 • 提供营养与减肥信息 • 与健身专家进行 6 次 1 小时的一对一会谈 干预组： • 运动处方 3 次 / 周在健身中心锻炼 • 提供营养与减肥信息 • 与经过"教练法"培训的健身专家进行 6 次 1 小时的一对一面谈。健身专家使用基于社会认知理论（SCT）的"教练法"进行干预：包括认知重建、目标设定、行为契约、针对性的反馈、自我调节指导	6 个月	干预组参加锻炼的出勤情况显著多于对照组 $P<0.001$，与对照组比较，干预组在身体自我概念、运动的障碍、自我效能以及身体各部位满意度等方面改善更大	根据霍索恩效应，对照组被试与健身专家的个人接触时间与干预组被试相同，以控制潜在的偏差
Cramp 和 Brawley[104]（2006）	57 例产后妇女	随机对照试验 对照组： • 在社区健身场所完成每周两次，为期四周的标准锻炼项目 • 四周家庭锻炼计划 干预组： • 在社区健身场所完成每周两次，为期四周的标准锻炼项目，再增加 6 次 20 分钟、基于社会认知理论（SCT）的认知行为小组讨论，内容包括目标设定、克服锻炼中困难和自我调节 • 4 周的家庭锻炼计划，在第二周结束时会有项目组成员打来电话	8 周	在体力活动的频率与数量上，干预组比对照组具有更显著的改变。干预组在通过锻炼达到体力增强效果上具有更高的预期值以及在克服锻炼中遇到的困难时表现出更高的自我效能	调查者在四周的标准训练过程中，通过增加对照组与工作人员的接触时间，确保两组与工作人员接触的时间相等（10h）
Ince[105]（2008）	62 例大学生	准实验性干预前后测试设计： • 2h/w 组织健康相关的体适能、自我评估和自我调节能力的小组讨论 • 2h/w：小组健身活动	12 周	与基线相比，在营养行为、健康责任感、社会支持、运动行为、压力管理以及青少年健康促进量表评分方面均有显著性改善 国际体力活动问卷结果显示，与基线水平相比，在非剧烈、有活力的体力活动以及总体活动水平上均改善显著	没有对照组：不能排除霍索恩效应
Mihalko 等[106]（2006）	79 例居住在 3 个独立生活社区的居民，平均年龄 81.6 岁	随机对照试验 对照组： • 介绍有关体力活动的宣传广告 干预组： • 在介绍有关体力活动的宣传广告基础上，增加基于 SCT 的简单的认知行为干预	一次 30 分钟的个人咨询	干预组被试参加体力活动锻炼的比例显著高于对照组	在解释干预组增加出勤率时不能排除霍索恩效应偏见

知识点 29.5 临床证据总结——社会认知理论结构与促进体力活动水平变化的研究 续

参考文献	受试者	设计 / 干预	持续时间	结果	注释
Motl 等[107] (2011)	54 例多发性硬化患者	随机对照试验 对照组： • 候补名单(没有干预) 干预组： • 4 种包括 SCT 关键成分的多媒体互联网模块：自我效能、结果预期，应对障碍以及目标设定 • 一周两次互联网聊天 • 互联网论坛	3 个月	Godin 业余时间锻炼问卷结果显示，干预组被试的体力活动水平显著增加。对照组没有显著增加。锻炼目标设定量表测试结果显示，干预组患者明显增加了其目标设定行为。对照组没有明显增加	受试者根据体力活动和残疾水平进行配对，然后随机分到对照组或干预组以确保两组的基线水平相似。因对照组未接受任何干预，故不能排除霍索恩效应
Rogers 等[108] (2009)	41 例正在接受激素治疗的 1 期、2 期或 3A 期乳腺癌患者	随机对照试验 对照组： • 收到美国癌症协会的有关体力活动的宣传册，以及有关网站资源的信息 干预组： • 给予基于 SCT 关键结构的多学科参与的体力活动改变计划及被试偏爱的项目 • 项目包括小组和个人干预单元 • 6 个小组单元包括记日记、时间规划、压力管理、应对锻炼中遇到的困难、行为矫正 12 次独立监督的运动课程和 3 次运动专家个别辅导课程，运用 SCT 原则，提出咨询建议并量身定制家庭锻炼计划	12 周	与对照组相比，干预组左手握力、背部和腿部肌肉力量、腰围与臀围的比例以及社会存在感较基线水平有统计学意义的改善	两组在社会人口学特征和健康相关变量方面在研究之初相似 研究人员使用一种客观的体力活动测量方法(加速计)。干预组报告显示关节僵硬显著增加
Wilson 等[109] (2005)	48 例缺医少药青少年	准实验设计： 干预学校组学生在年龄、性别、种族以及参加免费或低价午餐的比例与对照学校组匹配 对照学校组 • 学生接受四周不强调体力活动的一般健康教育 干预学校组 • 放学后 2 小时，3 次 / 周 • 计划包括：家庭作业 - 小零食，体力活动以及基于 SCT 和自我决定理论的动机和行为组份 • SCT 成分包括自我监测和目标设定方面的技能发展，与家人和朋友讨论体力活动的相关策略	4 周	与基线水平和对照组比较，截止项目结束时干预组学生用在非剧烈、温和 - 有活力以及剧烈活动中的时间有较大增长。与对照组比较，干预组学生展现出更高的体力活动积极性及更积极的自我概念	两组的基线社会人口变量相似 研究人员与两组学生接触时间相等

改变某种特定的行为，临床医生可能要通过评估个人所处自然和社会环境来确定个人环境中的哪些因素必须改变。如果个人不具备完成某种特定行为的能力，有必要进行有关从事该行为所需要技能的教育和培训。临床医生还应使用一个工具来测量该行为的自我效能。如果处于低自我效能水平，就需要采用具体策略建立自信（知识点 29.6）。通过运用导师或小组领导者的方法可将角色建模纳入到行为改变计划中。

知识点 29.6　增强自我效能的策略[88,101,102]

1. 将行为分解为可实现的一个个小步骤
2. 设定目标，建签署一个协议
3. 解决个体可能面临的潜在困难
4. 心理训练与意象
5. 记录进度与目标实现的情况
6. 以同龄人为榜样
7. 确保从其他人那里获得的积极帮助
8. 确保正确理解由行为导致的生理变化

残疾者体力活动模型

前述概念模型可用于多种不同人群的健康行为。近期提出的残疾人体力活动（Physical Activity for People with a Disability，PAD）模型用来解释残疾人群的体力活动行为[110]。这一模型是在态度、社会影响以及自我效能（Attitude，Social Influence，and Self-Efficacy，ASE）模型的基础上发展而来[111]。它用 ICF 框架和术语将行为理论模型与残疾模型整合到一起。在该模型中，通过环境因素和个人因素相互作用来影响个体参与体力活动的意图。环境因素包括交通、设施的可用性和无障碍以及他人的帮助，也包括社会影响变量，如：家庭、朋友或者健康专业人士的意见。个人因素包括态度、自我效能、健康状况、促进或阻碍因素如身体能量水平、时间、动机和技能。该模型作者认为，临床应用可以包括利用 TTM 的变化阶段。新模型前景看好，它为物理治疗师改善残疾患者 / 服务对象的体力活动水平提供有用的框架。当前针对这一模型的研究应重点关注那些重要的促进或阻碍改善慢性疾病患者或残疾人体力活动水平的个人及环境因素。

社区模型

许多行为改变理论模型已被研发并用来解释社区层面的行为改变。虽然社区模型的深入讨论超出了本章讨论范围，但有意改变群体或社区健康行为的物理治疗师可能要熟悉健康行为改变的群体及社区模型、健康行为生态模型、干预计划模型如先行计划模型（PRECEDE-PROCEED planning model）[88]。

动机访谈

动机访谈是一种以服务对象为中心的心理咨询方法，旨在通过明确行为与价值观之间的不和谐以及解决矛盾的心态帮助和促进服务对象内在动机的改变。该咨询技术最初用于治疗成瘾行为，现在也用于那些现有行为已对其健康和生活质量产生不利影响的各种人群。该法有效地用在鼓励服务对象遵守针对一般人群的医学建议、解决刑事司法人群的行为问题及夫妻婚姻咨询中[112]。物理治疗师已采用动机访谈法来提高患者康复训练的配合度[113]。

该技术的特点是强调探寻服务对象的价值观以及识别其现有行为与生活目标之间不一致的地方。临床医生首先询问一些追根究底的问题以鼓励服务对象讨论他 / 她生活中哪些是优先考虑的以及现有行为是如何支持或阻碍这些优先事项的。鼓励患者去思考继续现有的不健康行为之利弊，以及通过选择并改变成较为健康的行为可能有助于解决矛盾。临床医生的反思式倾听将会更好地理解服务对象的想法以及行为改变潜在困难相关的重要的背景信息。熟练掌握动机访谈技巧的临床医生会尊重服务对象的个人选择和自主性，善解人意，避免争论并鼓励提升改变行为的自我效能（知识点 29.7）。

知识点 29.7　动机访谈的基本原则

1. 表达同情
   - 认真倾听
   - 切勿断定
   - 建立联合治疗
   - 接受矛盾心理
2. 发现矛盾
   - 帮助服务对象识别当前行为和个人的目标和价值观之间存在矛盾所在
   - 让服务对象提出改变的原因
3. 克服抗拒
   - 避免愤怒
   - 自然地接受不愿接受的改变
   - 让服务对象自己面对问题并鼓励自己提出解决方案
4. 支持自我效能
   - 加强服务对象对自己有能力成功改变行为的自信

动机访谈已用于健康促进领域以鼓励生活方式行为的改变。虽然行为改变干预方法的设计是以理论性行为改变模型为基础，动机访谈仍可在与服务对象就有关其自身行为进行讨论时作为一种技术加以应用。尽管还需要更多的研究，但这一技术在许多健康相关行为改变方面的有效性已经获得实证支持[114]。已证实该技术在促进减肥[115]、体力活动[116~119]、戒烟[120,121]以及摄入水果和蔬菜等方面是有效的[119]。

功能障碍与残疾者的健康促进及身心健康

证据表明，在美国，物理治疗师正超越在二级和三级预防中的传统角色，参与针对普通人群的初级预防和健康促进工作[14,15,17,87]。物理治疗师从事筛查[122,123]、人体工程学咨询[124]、运动损伤预防和调整性训练[125]。

然而，就帮助残疾人及慢性病患者进行更多的健康促进活动而言，对物理治疗师的需求量也是非常大的。《全民健康2020》中的具体目标之一就是增加残疾人的健康促进项目的数量[5]。调查显示，该人群与年龄匹配的一般人群比较，其体力活动水平较低[126~129]、吸烟比例[130]及超重与肥胖率均较高[131,132]。物理治疗师所具有的独特的知识与技能使他们成为残疾人健康促进及身心健康的领导者。不同于其他领域的健康专家，治疗师要在较长的时间里与患者互动。长时期的互动与接纳水平使治疗师与患者之间建立了一种融洽的关系，从而使物理治疗师在倡导健康行为方面具有影响力[133]。

检查与评定

《物理治疗师实践指南》中的患者管理模型为治疗师提供了一个检查评估框架，该框架可为制定预防及健康促进干预措施提供依据[18]。在询问病史过程中，物理治疗师应除了解具体损伤的有关问题外，也应询问其自觉健康状况，或使用如前所述的健康、身心健康及生活质量自我认知问卷进行了解。物理治疗师还应询问与健康相关的行为如体力活动和目前吸烟状况。应进行系统回顾筛查疾病或损伤的风险因素并由物理治疗师进行适当追踪或根据情况转诊给其他健康专家。例如：物理治疗师应在患者/服务对象进行体力活动之前常规测量血压，这不仅是安全操作的一部分，也为掌握血压状况。物理治疗师发现服务对象身上有痣时，应询问就该皮肤癌诱发因素他(她)是否与医生讨论过。对于高跌倒风险人群应进行跌倒风险评估。根据测试及评估结果，物理治疗师可就有关健康行为以及不健康行为对于康复的影响与患者进行讨论。例如：可以讨论尼古丁对组织愈合的影响，或者高身体质量指数对关节及总体健康的影响。当检查中所发现的健康问题不属于物理治疗师执业范围时，应及时转诊。

干预措施

体力活动/运动

美国物理治疗师协会(APTA)鼓励物理治疗师及其助理成为体力活动/运动的促进者和提倡者[134]。慢性疾病患者和残疾者的体力活动和运动水平比一般人群低[126~129]。此类人群体力活动/运动水平较低可能源于很多因素，包括活动限制、慢性疼痛、疲劳、恐惧病情加重或无法去有运动设施和保证安全、有称职的专职工作人员的健身机构[135~138]。物理治疗师是唯一有资格为患病者进行体适能水平评估和制定健身计划的人选。APTA已经确定两类人群需要物理治疗师优先给予体适能训练指导[139]。第一类包括急性和慢性损伤患者，活动受限及运动、功能和健康相关的残疾者。第二类为具有明确的损伤、活动受限及与运动、功能和健康相关的残疾的风险的人群。

用于防治损伤的物理治疗运动项目，被归为二级或三级预防范畴。但如果物理治疗师真正从事一级预防和健康促进工作，则以最大限度促进患者的体适能水平为目的的体力活动和运动计划也应予以考虑。参加体育锻炼可减少继发的健康问题，改善功能水平，提高慢性病患者的幸福感[140]。有证据表明，锻炼可以改善脑卒中患者的生活质量[141]。疾病预防控制中心建议成人每周参加150分钟的中等强度运动或75分钟的剧烈有氧运动和每周≥2次的肌力增强活动[80]。儿童应每天进行≥60分钟的体育活动[80](表29.8)。

表29.8 体力活动指南

成人	每周有氧运动：150分钟中等强度有氧训练(例如：快走)**或**5分钟剧烈有氧训练(例如：慢跑和跑步)**或**两种运动强度的有氧运动等效组合 一周≥2天肌力增强运动，锻炼所有主要肌群(下肢、臀部、腹部、胸部、肩部及上肢)
儿童及青少年	每天应做60分钟的体育活动 每天≥60分钟的体育活动应以有氧运动为主，可以包括中等强度的有氧活动如快走，或剧烈有氧运动如跑步，但每周至少应有3天的剧烈有氧运动 肌力增强运动如体操或俯卧撑，每周至少3天 骨强化运动如跳绳或跑步，每周至少3天

然而，这些用于一般人群的身体活动建议并不适用于残疾人或患者。应根据具体情况制定个性化的体力活动建议以确保安全而有效。在制定运动计划时，物理治疗师不仅要考虑患者情况，也要考虑可能的并发症、潜在副作用或者禁忌证。优秀的科研成果有助于物理治疗师安全地为患者检查体适能，为患者开具安全的运动处方[16.142.144]。在体力活动水平开始增加时，除了身体活动，物理治疗师还应运用前面提到的行为变化和动机访谈理论来帮助患者/服务对象，使其对行为改变持乐观态度。患者/服务对象也被告知面向特定人群的社区体育活动项目。物理治疗师和患者/服务对象应参照国家体育活动与残疾中心的网站推荐的有关残疾人教育和运动有关的具体信息以及体育和娱乐活动[144](附录29.B)。应与他们讨论参加体育运动的好处；据报道，参加体育运动的残疾者，其功能、社会效益及乐观心态均得到提升[52]。

戒烟建议

强有力的证据表明，即便简短的辅导亦可有效地支持患者戒烟[145,146]。鉴于吸烟相关健康风险的有力证据和简短咨询辅导有效性的临床证据，Bodner和Dean[146]认为物理治疗师应负责患者吸烟行为的咨询，因为物理治疗师在给患者进行治疗的过程中与患者有着长时间的接触机会以及为获得有效的戒烟辅导所必要的与患者的融洽关系。在他们的文献系统回顾中发现，基于动机访谈技巧的干预模式是有效的。美国医疗身心健康研究与质量局推荐建议临床医生应将吸烟问题纳入为测试与评估内容，并设计了一项基于证据的具体方案以协助临床医生帮助服务对象改变吸烟行为[147]。5A戒烟法推荐：临床医生要询问患者吸烟情况，建议吸烟者戒烟，评估其戒烟意愿，帮助吸烟者制定戒烟计划，安排(Arrange)随访以评估戒烟进展情况(知识点29.8)。物理治疗师也要熟悉当地各种戒烟项目课程，并将患者/服务对象转介到适宜的专门化的项目中去。

知识点 29.8 帮助吸烟者戒烟：临床医生指南

1. 询问吸烟史

建立诊所系统以保证在患者就诊时获得并记录患者的吸烟状况。

2. 建议所有吸烟者戒烟

使用清晰、有力、个性化的语言。例如："为了保护你的健康，戒烟是你所能做到的最重要的事。"

3. 评估戒烟的意愿

询问每个吸烟者现在是否愿意戒烟。

- 如果愿意戒烟，提供资源和帮助。
- 如果目前仍不愿意戒烟，帮助患者增强戒烟动机：
- 用支持鼓励的方式向患者说明戒烟的原因。
- 建立患者戒烟的信心。

4. 帮助戒烟者制定戒烟计划

帮助吸烟者：

- 确定戒烟开始日期：最好在 2 周以内。
- 扔掉所有烟草产品，创造无烟生活环境。
- 得到家庭、朋友和同事的支持
- 回顾以往戒烟的经历——从中找出哪些对自己有帮助，哪些是导致复吸的原因。
- 对面临的挑战要有思想准备，尤其是在戒烟关键的前几周，会出现包括尼古丁戒断症状在内的不适反应。
- 明确戒烟的原因和戒烟的好处。

提供有关成功戒烟的建议：

- 完全禁止十分重要，一口烟都不能吸。
- 饮酒与复吸密切相关。
- 允许他人在家中吸烟会阻碍成功戒烟。

鼓励使用处方药。

提供资源：

- 提供免费电话：1-800-QUIT NOW（784-8669），国家戒烟热线服务电话。
- 请参阅网站以获得免费资料：www.ahrq.gov/path/tobacco.htm，www.smokefree.gov.

5. 安排随访

制定随访时间表。

- 如果出现复吸，鼓励继续尝试戒烟。
- 分析造成复吸的原因，把复吸作为一次学习体验。
- 必要时转诊。

健康体重和健康饮食建议

超重与肥胖与很多疾病的发展有关[148]（知识点 29.9）。《物理治疗师实践指南》建议人体测量学检查应包括在首次检查中。物理治疗师可根据身高和体重测量计算患者的身体质量指数（BMI）。CDC 网站上提供了计算方法及图表（附录 29.B），可帮助治疗师计算被测者的 BMI[149]。

物理治疗师应借此机会就过度肥胖对其当前状况与未来健康的影响对患者进行宣教。鉴于具体的营养咨询不属于物理治疗师的执业范围，治疗师应酌情将患者转诊给具有相应资格的卫生专业人员。大多数体重管理方案包括体育活动，而物理治疗师具备为高危患者 / 服务对象制定和实施体育活动计划的知识和技能。

知识点 29.9 与超重和肥胖有关的疾病

高血压
血脂异常
2 型糖尿病
冠心病
脑卒中
胆囊疾病
骨关节炎
睡眠呼吸暂停综合征
子宫内膜癌
乳腺癌
前列腺癌
结肠癌

计划层面的健康促进与身心健康

在终止物理治疗后，打算继续进行独立锻炼的患者经常发现要找到一个既能提供所需设备，又拥有训练有素并能解决具体问题的专职人员的场所十分困难。物理治疗师已开始认识到这一需求并着手开始为慢性病患者或残疾者制定个性化的体力活动计划。在康复机构中提供面向这一人群的体能及健康促进项目越来越受欢迎。例如：物理治疗师为骨质疏松、关节炎及癌症患者提供体能训练课程及健康促进项目[150~152]。物理治疗师应谨记，所提供的项目应符合美国物理治疗师执业许可要求，无论是提供康复还是健康促进干预措施，都必须保持物理治疗师实践的专业标准。APTA 网站中有关"特殊人群体适能"为物理治疗师提供了一个很好的资源（附录 29.B）[139]。该网站推荐了很多用于制定符合各种患者群如脑卒中、2 型糖尿病及肺疾患特殊需求的体能训练建议；也为物理治疗师提供了有关治疗不当与专业责任，体能健康服务的医疗保险覆盖范围，以及其他资源等有价值的信息。

物理治疗师是倡导者

《全民健康 2020》所提出的目标之一是加强残疾者健康促进规划[5]。物理治疗师通过在临床工作中为残疾人群提供健康与身心健康指导而为全民 健康做出很大的贡献。此外，正如在专业协会文件《核心价值》所阐述的，物理治疗师应该意识到其更广泛的社会责任，倡导全民健康与身心健康。拥有独特专业知识和临床经验，使物理治疗师非常了解慢性病患者及残疾者的需要及其所面临的挑战。因此，治疗师应参与到社区及国家层面的健康身心健康服务，以确保该人群与其他人群享有同等的健康促进及身心健康服务。

总结

拥有专业知识、技能和机会,使物理治疗师能够在个体的全生命过程中参与健康促进工作。特别需要物理治疗师指导和帮助的人群是那些试图将健康行为融入到生活的过程中面临具体困难和挑战的慢性病患者和残疾者。物理治疗与社会峰会(PASS)提出,需要进行更多的研究以更加明确物理治疗师在预防、健康与身心健康,尤其在对功能损伤患者的预防、健康与身心健康中的作用[23]。"改良的物理治疗研究议程"一文明确了健康促进中需要更多调研与讨论的具体领域[153]。这些领域包括针对运动障碍患者 / 服务对象进行体力活动相关的健康促进具体干预措施的有效性评估。随着物理治疗专业在健康促进及身心健康方面的作用越加清晰,物理治疗师应充分利用与其现有工作环境有关的机会促进患者 / 服务对象有关健康与身心健康的乐观水平的提升。

复习思考题

1. 哪些因素对个人健康有影响?
2. 何谓《全民健康 2020》?
3. 世界卫生组织如何定义健康?
4. 明确身心健康的不同领域。
5. 定义一级、二级及三级预防。
6. 在一级、二级和三级预防中,传统上物理治疗师在哪一级预防中发挥作用?
7. 健康促进与健康教育之间的区别。
8. 锻炼与体力活动之间的区别 。
9. 物理治疗师可以采用哪些工具测量患者 / 服务对象自我感知的健康、身心健康或生活质量?
10. 在初次检查患者 / 服务对象时,物理治疗师应询问哪些健康相关行为?
11. 描述下列四种行为改变理论:健康理性模型、跨理论模型和变化阶段、计划行为理论和社会认知理论。
12. 动机访谈的目的是什么?
13. 5-A 戒烟方法包括哪五个步骤?
14. 哪篇专业文献支持物理治疗师在健康促进领域的角色?

病例分析

爱丽丝·亨利是一位 72 岁的孤寡老人,她最近搬进一家可提供一些物理治疗咨询服务的辅助生活中心。因身体状况的原因不能参加中心组织的娱乐活动,故由该中心转诊而来。

患者病史

亨利女士第一次与治疗师见面时告诉治疗师,由于腿部疼痛不断增加,她不能参加中心的许多娱乐活动。她将此与 10 年前曾被诊断为外周动脉病相联系。医生并没有给她开过任何处方药,但是她发现如果限制行走距离就可以避免疼痛的发生。

社会史

她之前的朋友因为住的太远而无法来看望她。她很留恋与他们每周打桥牌的时光。她唯一的儿子及儿子一家都在另外一个城市,大概一个小时车程。儿子、儿媳以及两个孙女每月来看望她一次。儿子每个礼拜天晚上给她打一个电话。

系统回顾

- 身高:5.2 英尺(158.5 厘米);
- 体重:145 磅(65.3 公斤);
- 休息时心率:72 次 / 分;
- 休息时血压:135/85mmHg;
- 没有皮肤破溃;

皮肤发红的依赖性测验以及足动脉搏动减弱符合动脉供血不足的诊断。

健康相关的行为

1. 吸烟:该就诊者每天 2~3 支烟;吸烟 50 年。

2. 日常饮食和营养：不吃早餐，但是吃早上送到她房间的咖啡和松饼。去中央饭厅用午餐和晚餐。把饼干放在房间里作为白天加餐。

3. 体力活动：大部分时间在房间里看电视。唯一经常的体力活动是走到餐厅用午餐和晚餐，再走回来。她的房间到餐厅的距离大约 50 英尺（15 米）。在步行结束后，双腿有轻度疼痛和轻微的气短。

指导性问题

1. 确定其他能够评定其健康水平的测试和（或）测量方法。
2. 确定其他能够评定其身心健康水平的测试和（或）测量方法。
3. 哪些身心健康领域可能处于较低水平？
4. 哪些健康相关的行为可能对她的健康和身心健康有不利影响？
5. 如何与患者开始一段有关其健康和身心健康话题的对话？
6. 如果亨利女士有意在改变其行为方面寻求帮助，选择一个行为改变的理论来指导干预。应选择哪种行为作为目标？
7. 为有益于健康，亨利女士的体力活动应努力达到何种水平？

参考文献

1. World Development Indicators database: Data and Statistics. World Bank. Retrieved September 1, 2011, from http://siteresources.worldbank,org/DATASTATISTICS/resources?gdp.pdf.
2. National Health Expenditure Data. US Department of Health and Human Services. Centers for Medicare and Medical Services. Retrieved July 11, 2011, from www.cms.hhs.gov/NationalHealthExpendData/downloads/highlights.pdf.
3. World Health Organization: World Health Statistics 2009. Retrieved September 4, 2011, from www.who.int/whosis/whostat/EN_WHS09_Table1pdf.
4. Olshansky, SJ, et al: A potential decline in life expectancy in the United States in the 21st century. N Engl J Med 352:1138, 2005.
5. Healthy People 2020. US Department of Health and Human Services. Retrieved July 6, 2011, from www.healthypeople.gov/2020/about/default.aspx.
6. McGinnis, JM, and Foege, WH: Actual causes of death in the United States. JAMA 270:2207, 1993.
7. Mokdad, AH, et al: Actual causes of death in the United States, 2000. JAMA 291(10):1238, 2004.
8. Behavioral Risk Factor Surveillance System. Office of Surveillance, Epidemiology, and Laboratory Services, Centers for Disease Control and Prevention, US Department of Health and Human Services, Atlanta, GA. Retrieved September 6, 2011, from www.cdc.gov/BRFSS/.
9. Behavioral Risk Factor Surveillance System, 2009. Office of Surveillance, Epidemiology, and Laboratory Services, Centers for Disease Control and Prevention, US Department of Health and Human Services, Atlanta, GA. Retrieved July 6, 2011, from http://apps.nccd.cdc.gov/BRFSS/display.asp?yr=0&state=US&qkey=4409&grp=0&SUBMIT3=Go.
10. Behavioral Risk Factor Surveillance System, 2009. Office of Surveillance, Epidemiology, and Laboratory Services, Centers for Disease Control and Prevention, US Department of Health and Human Services, Atlanta, GA. Retrieved July 6, 2011, from http://apps.nccd.cdc.gov/BRFSS/display.asp?cat=OB&yr=2009&qkey=4409&state=US.
11. Behavioral Risk Factor Surveillance System, 2009. Office of Surveillance, Epidemiology, and Laboratory Services, Centers for Disease Control and Prevention, US Department of Health and Human Services, Atlanta, GA. Retrieved July 6, 2011, from http://apps.nccd.cdc.gov/BRFSS/display.asp?cat=FV&yr=2009&qkey=4415&state=US.
12. Behavioral Risk Factor Surveillance System, 2009. Office of Surveillance, Epidemiology, and Laboratory Services, Centers for Disease Control and Prevention, US Department of Health and Human Services, Atlanta, GA. Retrieved July 6, 2011, from http://apps.nccd.cdc.gov/BRFSS/display.asp?cat=PA&yr=2009&qkey=4418&state=US.
13. Zenzano, T, et al: The roles of healthcare professionals in implementing clinical prevention and population health. Am J Prev Med 40(2):261, 2011.
14. Shirley, D, van der Ploeg, HP, and Bauman, AE: Physical activity promotion in the physical therapy setting: Perspectives from practitioners and students. Phys Ther 90(9):1311, 2010.
15. Goodgold, S: Wellness promotion beliefs and practices of pediatric physical therapists. Pediatr Phys Ther 17:148, 2005.
16. Jewell, D: The role of fitness in physical therapy patient management: Applications across the continuum of care. Cardiopulm Phys Ther J 17(2):47, 2006.
17. Rea, BL, et al: The role of health promotion in physical therapy in California, New York, and Tennessee. Phys Ther 84(6):510, 2004.
18. American Physical Therapy Association: Guide to Physical Therapist Practice, ed 2. Phys Ther 81:1, 2001.
19. Evaluative Criteria PT Programs. Accreditation Handbook. Commission on Accreditation in Physical Therapy Education, April 2011. Retrieved July 6, 2011, from www.capteonline.org/uploadedFiles/CAPTEorg/About_CAPTE/Resources/Accreditation_Handbook/EvaluativeCriteria_PT.pdf.
20. The Model Practice Act for Physical Therapy. A Tool for Public Protection and Legislative Change, ed 4. Federation of State Boards of Physical Therapy, Alexandria, VA, 2006. Retrieved July 6, 2011, from www.fsbpt.org/download/MPA2006.pdf.
21. Professionalism in Physical Therapy: Core Values. American Physical Therapy Association, Alexandria, VA, 2009. Retrieved Sept 7, 2011, from www.apta.org/uploadedFiles/APTAorg/About_Us/Policies/BOD/Judicial/ProfessionalisminPT.pdf#search=%22core values%22.
22. Advocacy. American Physical Therapy Association, Alexandria, VA. Retrieved September 7, 2011, from www.apta.org/Advocacy/.
23. Kigin, CM, Rodgers, MM, and Wolf, SL: The Physical Therapy and Society Summit (PASS) meeting: Observations and opportunities. Phys Ther 90(11):1555, 2010.
24. Sahrmann, S: Ask an expert. Today in PT 2:20, 2009.
25. What is the WHO Definition of Health? World Health Organization, 2011. Retrieved September 6, 2011, from www.who.int/suggestions/faq/en/.
26. O'Donnell, MP: Definition of health promotion 2.0: Embracing passion, enhancing motivation, recognizing dynamic balance, and creating opportunities. Am J Health Promot 24(1):iv, 2009.
27. Dunn, HL: High-level wellness for man and society. Am J Public Health 49(6):786, 1959.
28. Adams, T, Bezner, J, and Steinhardt, M: The conceptualization and measurement of perceived wellness: Integrating balance across and within dimensions. Am J Health Promot 11(3):208, 1997.
29. Corbin, CB, and Pangrazi, RP: Toward a uniform definition of wellness: A commentary. President's Council on Physical Fitness and Sports Research Digest Series 3, no.15, December 2001.
30. Neilson, E: Health values: Achieving high level wellness: Origin, philosophy, purpose. Health Values 12(3):5, 1988.
31. Edelman, CL, and Mandle, CL: Health Promotion throughout the Lifespan, ed 5. Mosby, St. Louis, 2002.
32. Health-Related Quality of Life. Centers for Disease Control and Prevention, US Department of Health and Human Services,

Atlanta, GA. Retrieved March 10, 2011, from www.cdc.gov/hrqol/methods.htm.
33. Green, LW, and Kreuter, MW: Health Promotion Planning, ed 3. McGraw-Hill, New York, 1999.
34. McKenzie, JF, Neiger, BL, and Smeltzer, JL: Planning, Implementing and Evaluating Health Promotion Programs: A Primer, ed 4. Benjamin Cummings, San Francisco, 2005.
35. A Guide to Population Health. United States Air Force Medical Support Agency. Population Health Support Division. Retrieved September 4, 2011, from www.tricare.mil/PHMMSC/mm_guide/Section3/Item6.pdf.
36. Health Promotion. World Health Organization. Retrieved March 10, 2011, from www.who.int/topics/health_promotion/en/.
37. Gorin, SS, and Arnold, J (eds): Health Promotion in Practice. Jossey-Bass, San Francisco, 2006.
38. Physical Activity Guidelines Advisory Committee Report. US Department of Health and Human Services, 2008. Retrieved September 6, 2011, from www.health.gov/paguidelines/Report/Default.aspx.
39. Casperson, CJ, Powell, KE, and Christenson, GM: Physical activity, exercise, and physical fitness: Definitions and distinctions for health-related research. Public Health Rep 100(2):126, 1985.
40. Callahan, LF, and Pinkus, T: Education, self-care, and outcomes of rheumatic diseases: Further challenges to the "Biomedical Model" paradigm. Arthritis Rheum 10(5):283, 1997.
41. Engel, GL: The need for a new medical model: A challenge for biomedicine. In Caplan, AL, McCartney, JJ, and Sisti, DA (eds): Health, Disease, and Illness: Concepts in Medicine. Georgetown University Press, Washington, DC, 2004, p 51.
42. Bandura, A: The primacy of self-regulation in health promotion. Appl Psychol 54(2):245, 2005.
43. Nagi, S: Disability concepts revisited: Implications for prevention. In Pope, A, and Tarlov, A (eds): Disability in America: Toward a National Agenda for Prevention. Institute of Medicine, National Academy Press, Washington, DC, 1991, p 309.
44. International Classification of Functioning, Disability and Health (ICF). World Health Organization. Retrieved September 10, 2011, from www.who.int/classifications/icf/en/.
45. Physical Therapists and Physical Therapist Assistants as Promoters and Advocates for Physical Activity/Exercise RC-08. American Physical Therapy Association, 64th Annual Session House of Delegates, San Antonio, TX, June 9–11, 2008.
46. Escorpizo, R, et al: Creating an interface between the International Classification of Functioning, Disability and Health and physical therapist practice. Phys Ther 90(7):1053, 2010.
47. Fisher, MI, and Howell, D: The power of empowerment: An ICF-based model to improve self-efficacy and upper extremity function of survivors of breast cancer. Rehabil Oncol 28(3):19, 2010.
48. Rauch, A, et al: Using a case report of a patient with spinal cord injury to illustrate the application of the International Classification of Functioning, Disability and Health during multidisciplinary patient management. Phys Ther 90(7):1039, 2010.
49. Fowler, EG, et al: Promotion of physical fitness and prevention of secondary conditions for children with cerebral palsy: Section on pediatrics research summit proceedings. Phys Ther 87(11):1495, 2007.
50. Howard, D, Nieuwenhuijsen, ER, and Saleeby, P: Health promotion and education: Application of the ICF in the US and Canada using an ecological perspective. Disabil Rehabil 30(12-13):942, 2008.
51. Raggi, A, et al: Obesity-related disability: Key factors identified by the International Classification of Functioning, Disability and Health. Disabil Rehabil 32(24):2028, 2010.
52. Wilhite, B, and Shank, J: In praise of sport: Promoting sport participation as a mechanism of health among persons with a disability. Disabil Health J 2(3):116, 2009.
53. Health Risk Appraisals. Centers for Disease Control and Prevention. Atlanta, Georgia. Retrieved September 6, 2011, from www.cdc.gov/nccdphp/dnpao/hwi/programdesign/health_risk_appraisals.htm.
54. Mossey, JM, and Shapiro, E: Self-rated health: A predictor of mortality among the elderly. Am J Public Health 72(8):800, 1982.
55. Health-Related Quality of Life. Centers for Disease Control and Prevention. Atlanta, GA. Retrieved September 6, 2011, from www.cdc.gov/hrqol/hrqol14_measure.htm.
56. Patient Reported Outcomes Measurement Information System. National Institutes of Health, Bethesda, MD. Retrieved July 7, 2011, from www.nihPROMIS.org.
57. WHOQOL-100. World Health Organization. Geneva, Switzerland. Retrieved August 20, 2011, from www.who.int/mental_health/media/68.pdf.
58. WHOQOL-Bref. World Health Organization. Geneva, Switzerland. Retrieved August 20, 2011, from www.who.int/mental_health/media/en/76.pdf.
59. Ware, JE, et al: SF-36 Health Survey Manual and Interpretation Guide. Health Institute, New England Medical Center, Boston, 1993.
60. Hunt, SM, and McEwan, J: Nottingham Health Profile: The development of a subjective health indicator. Sociol Health Illn 2:231, 1980.
61. Bergner, M: The Sickness Impact Profile: Conceptual formulation and methodology for the development of a health status measure. Int J Health Serv 6:393, 1976.
62. Dartmouth CO-OP Project. Dartmouth Medical School, Hanover, NH. Retrieved September 2, 2011, from www.dartmouthcoop-project.org/coopcharts.html.
63. Duke Health Profile. Department of Community and Family Medicine, Duke University Medical Center, Durham, NC. Retrieved Sept 4, 2011, from http://healthmeasures.mc.duke.edu/images/DukeForm.pdf.
64. Harari, MJ, Waehler, CA, and Rogers, JR: An empirical investigation of a theoretically based measure of perceived wellness. J Couns Psychol 52(1):93, 2005.
65. Meenan, RF: The AIMS approach to health status measurement: Conceptual background and measurement properties. J Rheumatol 9:785,1982.
66. Meenan, RF, et al: AIMS2: The content and properties of a revised and expanded Arthritis Impact Measurement Scales health status questionnaire. Arthritis Rheum 35:1, 1992.
67. Landgraf, JM, Abetz, L, and Ware, JEJ: The Child Health Questionnaire (CHQ): A user's manual. Health Institute, New England Medical Center, Boston, 1996.
68. Quittner, AL, et al: CFQ Cystic Fibrosis Questionnaire: A health-related quality of life measure. User manual. English version 1.0. 2000.
69. van Straten, A, et al: A stroke-adapted 30-item version of the Sickness Impact Profile to assess quality of life (SA-SIP30). Stroke 28:2155, 1997.
70. Duncan, PW, et al: The Stroke Impact Scale Version 2.0 Evaluation of reliability, validity and sensitivity to change. Stroke 30:2131, 1999.
71. VanSwearingen, JM, and Brach, JS: The Facial Disability Index: Reliability and validity of a disability assessment instrument for disorders of the facial neuromuscular system. Phys Ther 76(12):1288, 1996.
72. Guyatt, GH, et al: A measure of quality of life for clinical trials in chronic lung disease. Thorax 42:773, 1987.
73. EORTC QLQ-30. European Organisation for Research and Treatment of Cancer. Quality of Life Department, Brussels, Belgium. Retrieved June 25, 2011, from http://groups.eortc.be/qol/questionnaires_qlqc30.htm.
74. Reeves, MJ, and Rafferty, AP: Healthy lifestyle characteristics among adults in the United States. Arch Intern Med 165:854, 2005.
75. American College of Sports Medicine: ACSM's Guidelines for Exercise Testing and Prescription, ed 8. Lippincott Williams & Wilkins, Baltimore, 2009.
76. Manson, JE, et al: The escalating pandemics of obesity and sedentary lifestyle. Arch Intern Med 164:249, 2004.
77. Craig, CL, et al: International physical activity questionnaire: 12-country reliability and validity. Med Sci Sports Exerc 35:1381, 2003.
78. Woolf, SH, Jonas S, and Kaplan-Liss, E: Health Promotion and Disease Prevention in Clinical Practice. Lippincott Williams & Wilkins, Philadelphia, 2008.
79. Fernald, DH, et al: Common Measures, Better Outcomes (COMBO). A field test of brief health behavior measures in primary care. Am J Prev Med 35 (5S):S414, 2008.
80. Healthy Living. Centers for Disease Control and Prevention. Atlanta, GA. Retrieved September 6, 2011, from www.cdc.gov/HealthyLiving/.

81. Recommendations. US Preventative Services Task Force, Rockville, MD. Retrieved September 4, 2011, from www.uspreventiveservicestaskforce.org/recommendations.htm.
82. The Guide to Clinical Preventive Services 2010–2011. Recommendations of the US Preventive Services Task Force. Agency for Healthcare Research and Quality, Department of Health and Human Services, Rockville, MD, 2010.
83. Electronic Preventive Services Selector. Agency for Healthcare Research and Quality, Department of Health and Human Services, Rockville, MD. Retrieved September 6, 2011, from http://epss.ahrq.gov/ePSS/index.jsp.
84. Lin, JS, et al: Behavioral counseling to promote physical activity and a healthful diet to prevent cardiovascular disease in adults: A systematic review for the US Preventive Services Task Force. Ann Intern Med 153:736, 2010.
85. Counseling and Interventions to Prevent Tobacco Use and Tobacco-Caused Disease in Adults and Pregnant Women. US Preventative Services Task Force, Rockville, MD, 2009. Retrieved September 6, 2011, from www.uspreventiveservicestaskforce.org/uspstf/uspstbac2.htm.
86. Michael, YL, et al: Primary care–relevant interventions to prevent falling in older adults: A systematic evidence review for the US Preventative Services Task Force. Ann Intern Med 153(12):815, 2010.
87. Bodner, ME, et al: Smoking cessation and counseling: Knowledge and views of Canadian physical therapists. Phys Ther 91(7):1051, 2011.
88. Glanz, K, Rimer, BK and Lewis, FM (eds): Health Behavior and Health Education, ed 3. Jossey-Bass, San Francisco, 2002.
89. Rosenstock, IM: Historical origins of the Health Belief Model. Health Educ Monogr 2:328–335, 1974.
90. Campbell, HM, et al: Relationship between diet, exercise habits, and health status among patients with diabetes. Res Social Adm Pharm 7(2):151, 2011.
91. Haines, TP, et al: Patient education to prevent falls among older hospital inpatients: A randomized controlled trial. Arch Intern Med 171(6):516, 2011.
92. Katz, DA, et al: Health beliefs toward cardiovascular risk reduction in patients admitted to chest pain observation units. Acad Emerg Med 16(5):379, 2009.
93. Fishbein, M (ed): Readings in Attitude Theory and Measurement. Wiley, New York, 1967.
94. Ajzen, I: The theory of planned behavior. Organ Behav Hum Decis Process 50:179, 1991.
95. Godin, G, and Kik, G: The theory of planned behavior: A review of its applications to health-related behaviors. Am J Health Promot 11(2):87, 1996.
96. Armitage, CJ, and Conner, M: Efficacy of the theory of planned behavior. Br J Soc Psychol 40(4):471, 2001.
97. Norman, P, and Conner, M: The theory of planned behavior and exercise: Evidence for the mediating and moderating roles of planning on intention-behavior relationships. J Sport Exerc Psychol 27(4):488, 2005.
98. Prochaska, JO: Systems of Psychotherapy: A Transtheoretical Analysis. Brooks-Cole, Pacific Grove, CA, 1979.
99. Cardinal, BJ, Kosma, M, and McCubbin, JA: Factors influencing the exercise behavior of adults with physical disabilities. Med Sci Sports Exerc 36(5):868, 2004.
100. Bandura, A: Social learning through imitation. In Jones, MR (ed): Nebraska Symposium on Motivation. University of Nebraska Press, Lincoln, NE, 1962, p 211.
101. Bandura, A: Social cognitive theory of self-regulation. Organ Behav Hum Decis Process 50:248, 1991.
102. Bandura, A. Self-Efficacy: The Exercise of Control. WH Freeman, New York, 1997.
103. Annesi, JJ, et al: Effects of the coach approach intervention on adherence to exercise in obese women: Assessing mediation of social cognitive theory factors. Res Q Exerc Sport 82(1):99, 2011.
104. Cramp, AG, and Brawley, LR: Moms in motion: A group-mediated cognitive-behavioral physical activity intervention. Int J Behav Nutr Phys Act 3:23, 2006.
105. Ince, ML: Use of social cognitive theory–based physical activity intervention on health-promoting behaviors of university students. Percept Mot Skills 107:833, 2008.
106. Mihalko, SL, Wickley, KL, and Sharpe, BL: Promoting physical activity in independent living communities. Med Sci Sports Exerc 38(1):112, 2006.
107. Motl, RW, et al: Internet intervention for increasing physical activity in persons with multiple sclerosis. Mult Scler 17(1):116, 2011.
108. Rogers, LQ, et al: A randomized trial to increase physical activity in breast cancer survivors. Med Sci Sports Exerc 41(4):935, 2009.
109. Wilson, DK, et al: A preliminary test of a student-centered intervention on increasing physical activity in underserved adolescents. Ann Behav Med 30(2):119, 2005.
110. van der Ploeg, HP, et al: Physical activity for people with a disability: A conceptual model. Sports Med 34(10):639, 2004.
111. De Vries, H, Dijkstra, M, and Kuhlman, P: Self-efficacy: The third factor besides attitude and subjective norm as a predictor of behavioral intentions. Health Educ Res 3:273, 1988.
112. Miller, WR, and Rollnick, S: Motivational Interviewing ed 2. Guilford Press, New York, 2002.
113. Vong, SK, et al: Motivational enhancement therapy in addition to physical therapy improves motivational factors and treatment outcomes in people with low back pain: A randomized controlled trial. Arch Phys Med Rehabil 92(2):176, 2011.
114. Rubak, S: Motivational interviewing: A systematic review and meta-analysis. Br J Gen Pract 55(513):305, 2005.
115. Greaves, CJ, et al: Motivational interviewing for modifying diabetes risk: A randomised controlled trial. Br J Gen Pract 58(553):535, 2008.
116. Bennett, JA, et al: Motivational interviewing to increase physical activity in long-term cancer survivors: A randomized controlled trial. Nurs Res 56(1):18, 2007.
117. Brodie, DA, and Inoue, A. Motivational interviewing to promote physical activity for people with chronic heart failure. J Adv Nurs 50(5):518, 2005.
118. Lohmann, H, Siersma, V, and Olivarius, NF: Fitness consultations in routine care of patients with type 2 diabetes in general practice: An 18-month non-randomised intervention study. BMC Fam Pract 11:83, 2010.
119. Van Keulen, HM, et al: Tailored print communication and telephone motivational interviewing are equally successful in improving multiple lifestyle behaviors in a randomized controlled trial. Ann Behav Med 41(1):104, 2011.
120. Lai, DTC, et al: Motivational interviewing for smoking cessation. Cochrane Database of Systematic Reviews 2010, Issue 1. Art. No.: CD006936. DOI: 10.1002/14651858.CD006936.pub2.
121. Soria, R, et al: A randomised controlled trial of motivational interviewing for smoking cessation. Br J Gen Pract 56(531):768, 2006.
122. Meeks, S: The role of the physical therapist in the recognition, assessment, and exercise intervention in persons with, or at risk for, osteoporosis. Top Geriatr Rehabil 21(1):42, 2005.
123. Dibble, L, and Lange, M: Predicting falls in individuals with Parkinson disease: A reconsideration of clinical balance measures. J Neurol Phys Ther 30(2):60, 2006.
124. DeWeese, C: How multiple interventions reduced injuries and costs in one plant. Work 26(3):251, 2006.
125. Gilchrist, J: A randomized controlled trial to prevent noncontact anterior cruciate ligament injury in female collegiate soccer players. Am J Sports Med 36(8):1476, 2008.
126. Boslaugh, SE, and Andresen, EM: Correlates of physical activity for adults with disability. Prev Chronic Dis 3(3):1, 2006.
127. Buchholz, AC, McGillivray, CF, and Pencharz, PB: Physical activity levels are low in free-living adults with chronic paraplegia. Obes Res 11:563, 2003.
128. Hootman, JM, et al: Physical activity levels among the general US adult population and in adults with and without arthritis. Arthritis Care Res 49(1):129, 2003.
129. Zhao, G, et al: Physical activity in US older adults with diabetes mellitus: Prevalence and correlates of meeting physical activity recommendations. J Am Geriatr Soc 59(1):132, 2011.
130. Armour, BS, et al: State-level prevalence of cigarette smoking and treatment advice, by disability status, United States, 2004. Prev Chronic Dis 4(4):A86, 2007.
131. Rimmer, R, Rowland, JL, and Yamaki, K: Obesity and secondary conditions in adolescents with disabilities: Addressing the needs of an underserved population. J Adolesc Health 41(3):224, 2007.
132. Rimmer, JH, and Wang, E: Obesity prevalence among a group of Chicago residents with disabilities. Arch Phys Med Rehab 86(7):1461, 2005.
133. Perreault, K: Linking health promotion with physiotherapy for low back pain: A review. J Rehabil Med 40:401, 2008.
134. American Physical Therapy Association: Physical therapists and

physical therapist assistants as promoters and advocates for physical activity/exercise. House of Delegates P06-08-07-08.
135. Junker, L, and Carlberg, EB: Factors that affect exercise participation among people with physical disabilities. Adv Physiother 13(1):18, 2011.
136. Petursdottir, U, Arnadottir, SA, and Halldorsdottir, S: Facilitators and barriers to exercising among people with osteoarthritis: A phenomenological study. Phys Ther 90(7):1014, 2010.
137. Rimmer, JH, et al: Physical activity participation among persons with disabilities: Barriers and facilitators. Am J Prev Med 26(5):419, 2004.
138. Rogers, LQ, et al: Exploring social cognitive theory constructs for promoting exercise among breast cancer patients. Cancer Nurs 27(6):462, 2004.
139. Physical Fitness for Special Populations. American Physical Therapy Association, Alexandria, VA. Retrieved September 1, 2011, from www.apta.org/PFSP/.
140. Physical Activity among Adults with a Disability—United States, 2005. Morbidity and Mortality Weekly Report, Centers for Disease Control and Prevention, 2007.Retrieved September 2, 2011, from www.cdc.gov/mmwr/preview/mmwrhtml/mm5639a2.htm.
141. Chen, MD, and Rimmer, JH: Effects of exercise on quality of life in stroke survivors: A meta-analysis. Stroke 42(3):832, 2011.
142. Goodman, C, and Helgeson, K: Exercise Prescription for Medical Conditions. FA Davis, Philadelphia, 2011.
143. Durstine, JL, et al: ACSM's Exercise Management for Persons with Chronic Diseases and Disabilities, ed 3. Human Kinetics, Champaign, IL, 2009.
144. The National Center on Physical Activity and Disability. University of Illinois at Chicago, Department of Disability and Human Development, College of Applied Health Sciences, Chicago, IL. Retrieved September 6, 2011, from www.ncpad.org/.
145. Quinn, VP, et al: Effectiveness of the 5-As tobacco cessation treatments in nine HMOs. J Gen Intern Med 24(2):149, 2009.
146. Bodner, ME, and Dean, E: Advice as a smoking cessation strategy: A systematic review and implications for physical therapists. Physiother Theory Pract 25(5-6):369, 2009.
147. Helping Smokers Quit: A Guide for Clinicians. Revised May 2008. Agency for Healthcare Research and Quality. Rockville, MD. Retrieved September 2, 2011, from www.ahrq.gov/clinic/tobacco/clinhlpsmksqt.htm.
148. Clinical Guidelines on the Identification, Evaluation, and Treatment of Overweight and Obesity in Adults. National Heart, Lung and Blood Institute, Department of Health and Human Services, National Institutes for Health, Bethesda, MD. Retrieved September 2, 2011, from www.nhlbi.nih.gov/guidelines/obesity/ob_home.htm.
149. Body Mass Index. Centers for Disease Control and Prevention, Atlanta, GA. Retrieved July 6, 2011, from www.cdc.gov/healthyweight/assessing/bmi/index.html.
150. Shipp, KM: Exercise for people with osteoporosis: Translating the science into clinical practice. Curr Osteoporos Rep 4(4):129, 2006.
151. Breedland, I, et al: Effects of a group-based exercise and educational program on physical performance and disease self-management in rheumatoid arthritis: A randomized controlled study. Phys Ther 91(6):879, 2011.
152. Adamsen, L, et al: Effect of a multimodal high-intensity exercise intervention in cancer patients undergoing chemotherapy: Randomised controlled trial. BMJ 339:b3410, 2009.
153. Goldstein, MS, et al: The revised research agenda for physical therapy. Phys Ther 91(2):165, 2011.

自我感知的身心健康调查（Perceived Wellness Survey，PWS）

附录 29.A

以下陈述设计被用来采集关于你身心健康方面的感知信息。请仔细斟酌每一个陈述，然后选择一个与你个人反应最一致的选项。

	非常不同意					非常同意
1. 对于自己的未来总是很乐观。	1	2	3	4	5	6
2. 有好多次我都觉得自己不如别人。	1	2	3	4	5	6
3. 我的家人会来帮助我。	1	2	3	4	5	6
4. 过去我的身体状况限制了我的活动。	1	2	3	4	5	6
5. 我相信我有真正的生活目标。	1	2	3	4	5	6
6. 我会一直寻找能挑战我的思考与推理的活动。	1	2	3	4	5	6
7. 我很少指望好事能发生在我身上。	1	2	3	4	5	6
8. 一般情况下，我对自己的能力有自信。	1	2	3	4	5	6
9. 有时我不确定在我需要的时候我的家人能否真的能来帮助我。	1	2	3	4	5	6
10. 我的身体看起来有很好地抵抗疾病的能力。	1	2	3	4	5	6
11. 我对未来的生活没有抱更多的期许。	1	2	3	4	5	6
12. 我避免做需要我集中注意力的活动。	1	2	3	4	5	6
13. 我总是看到事物光明的一面。	1	2	3	4	5	6
14. 有时我觉得自己我是一个毫无价值的人。	1	2	3	4	5	6
15. 我的朋友知道他们可以一直信任我并且征求我的建议。	1	2	3	4	5	6
16. 我的身体状况非常好。	1	2	3	4	5	6
17. 有时我不明白生活是怎么回事。	1	2	3	4	5	6
18. 一般来说，我很高兴在日常生活中心智。	1	2	3	4	5	6
19. 过去我一直期望最好的。	1	2	3	4	5	6
20. 我不确定我是否有能力把未来的事情做好。	1	2	3	4	5	6
21. 我的家庭一直都很支持我。	1	2	3	4	5	6
22. 与我认识的人相比，过去我身体一直都非常好。	1	2	3	4	5	6
23. 我对自己的未来有一种使命感。	1	2	3	4	5	6
24. 我一天所获得的信息量正适合(即不多也不少)。	1	2	3	4	5	6
25. 我很少要求事情按我的意愿发展。	1	2	3	4	5	6
26. 我永远都是原来的那个我。	1	2	3	4	5	6
27. 过去我没有朋友可以分享我的喜怒哀乐。	1	2	3	4	5	6
28. 我希望身体永远健康。	1	2	3	4	5	6
29. 我感觉我过去的生活毫无意义。	1	2	3	4	5	6
30. 我发现知识挑战对于我的整体幸福感是至关重要。	1	2	3	4	5	6
31. 以我希望的方式做事都行不通。	1	2	3	4	5	6
32. 过去我即便处在陌生人中仍就对自己很有把握。	1	2	3	4	5	6
33. 在我需要的时候我的朋友都会帮助我。	1	2	3	4	5	6
34. 我希望我的身体变得更糟。	1	2	3	4	5	6
35. 我的生活看起来一直有目的。	1	2	3	4	5	6
36. 我的生活好像常常缺乏积极向上的精神鼓励。	1	2	3	4	5	6

个人PWS得分表

说明:将下面PWS表中每一个数字标记的项目得分记录下来。标注*的项目为反向计分。将得分填进每一栏中,然后除以6,从而得到每一项量表分。

*反向分(例如:1=6,2=5,3=4,4=3,5=2,6=1)

心理		躯体	
项目编号	得分	项目编号	得分
1		*4	
*7		10	
13		16	
19		22	
*25		28	
*31		*34	
总计=		总计=	
除以6=		除以6=	

情绪		精神	
项目编号	得分	项目编号	得分
*2		5	
8		*11	
*14		*17	
*20		23	
26		*29	
32		35	
总计=		总计=	
除以6=		除以6=	

社会		智力	
项目编号	得分	项目编号	得分
3		6	
*9		*12	
15		18	
21		24	
*27		30	
33		*36	
总计=		总计=	
除以6=		除以6=	

为临床医务人员提供的网站资源

附录 29.B

卫生身心健康研究与质量局:健康促进/疾病预防	www.ahrq.gov/browse/hpdp.htm
美国物理治疗师协会:特殊人群体适能	www.apta.org/PFSP/
CDC:行为危险因素监测系统	www.cdc.gov/brfss/
CDC:健康生活	www.cdc.gov/healthyliving/
CDC:身重指数计算器	www.cdc.gov/healthyweight/assessing/bmi/
CDC:青少年危险行为监测系统	www.cdc.gov/HealthyYouth/yrbs/index.htm
全民健康 2020	www.healthypeople.gov/2020/default.aspx
国家体育活动与残疾中心	www.ncpad.org/
美国预防服务工作小组	www.uspreventiveservicestaskforce.org/index.html

CDC= 疾病控制与预防中心

（恽晓平　译）

第三篇

矫形器、假肢及轮椅处方

矫　形　器

第 30 章

JoanE.Edelstrin, PT, MA, FISPO, CPed
ChristopherKevinWong, PT, PhD, OCS

学习目标

1. 装有下肢矫形器患者鞋子的主要构成部分。
2. 比较塑料、金属和其他材质矫形器的特点、优点以及缺点。
3. 描述足部矫形器、踝足矫形器、膝踝足矫形器、髋膝踝足矫形器、躯干髋膝踝足矫形器和躯干矫形器的组成部分。
4. 解释截瘫患者可选择的矫形器治疗方案。
5. 在矫形器检查过程中，识别所选下肢和躯干矫形器的特性。
6. 概括康复治疗师在装有下肢和躯干矫形器患者康复中的职责。
7. 在遇到临床病例时，分析和解释患者的数据，制定现实的目标和预后，并且制定医疗计划。

章节大纲

矫形器是用于限制运动或者辅助运动，以及转移身体的负荷到其他部位的体外装具。矫形器在以前也被称之为支具、夹板，夹板就是一个临时使用的矫形器。**矫形师**，是负责为躯干和肢体障碍的人设计、制作以及适配矫形器的专业人员。而**足部矫形师**，指的是仅仅设计、制作、适配矫形鞋和足部矫形器的专业人员。术语“orthotic”是一个形容词，意为“矫形的”、“矫形器的”，也有用作名词，“矫形器学”。考古研究发现，矫形器至少从埃及第五王朝（公元前 2750—2625 年）就已经开始使用了，“orthotic”这个词大约在 20 世纪中期才开始出现。

本章节描述了最常见的下肢和躯干的矫形器，以及该领域的最新发展。对使用矫形器的注意事项进行了讨论。重点阐述了矫形器的设计特点、生物力学原理、制作矫形器的材料的特点以及矫形器适配、功能和制作的判断标准。虽然我们试图全部采用循证医学的研究来指导临床实践，但是矫形器使用者众多和矫形器的设计多样性使它很难实现。

矫形器的专业术语及类型

一般的专业术语都使用发明者的名字来命名。通过矫形器所包括的关节和它所控制的运动类型来命名有利于临床医生和患者之间的沟通。因此，足部矫形器（FO）指的是仅穿戴在脚上，并放置在鞋内或鞋外的矫形器，如跖骨垫和鞋跟垫。踝足矫形器（AFO）包括整个足部，向上到膝关节以下。膝踝足矫形器（KAFO）从足部延伸到大腿。髋膝踝足矫形器（HKAFO）是在膝踝足矫形器的基础上增加了骨盆带。胸髋膝踝足矫形器（THKAFO）向上延伸到覆盖部分胸部。膝矫形器（KO）和髋矫形器（HO）也同样是按照这种方法命名。

下肢矫形器

从用于临床治疗的矫形鞋到胸髋膝踝足矫形器，都属于下肢矫形器的范围。本章会对主要的 FO、AFO、KAFO、HKAFO、THKAFO 以及躯干矫形器的特点以及功能进行叙述，此外，还会描述临床上鞋的重要属性。虽然物理治疗师也会遇到膝矫形器和髋矫形器，以及其他的一些特殊目的的矫形器，如 Legg-Calve-Perthes 病的矫形器，但是本章将不会纳入，因为它们的使用频率比提到的其他矫形器要低得多。同样，上肢的矫形器也将被省略，因为它们不常用，并且在大多数情况下都只是短时间内使用。

鞋

鞋是大部分下肢矫形器的基础。鞋子的每个部分都对矫形器的有效性起着很大的作用，并提供了许多可供选择的选项。鞋将身体的重量转移到地面，并让穿戴者适应各种地形和天气。一双理想的鞋应当合理的分布身体的重量，以提供最佳的足部功能、舒适性以及外观。对有矫形需求的患者来说，鞋可以提供以下两个重要的功能：①减小敏感的结构变形处的压力，并重新分部到其他的区域；②可以作为 AFO 和其他矫形器的支撑基础。只有在对鞋进行正确的适配和适当地调整后，矫形器才可以按照本身的设计模式来提供负重。鞋的主要构成包括鞋帮、鞋底、鞋跟和加强部分。这些特征在休闲皮革鞋（图 30.1A）和运动鞋（图 30.1B）上都可以找到。

鞋面

鞋子覆盖在足背的部分就是鞋面它由前部的前帮和后部的后帮构成。如果鞋要搭配 AFO 使用，那么前帮应延伸到足背部的近端部分，用以固定鞋和矫形器。在系带的鞋上，鞋帮还包含鞋舌部分，以及鞋带孔的部分（图 30.2）。鞋带可以通过将鞋帮完全开放，提供比粘扣更精确的调整。而粘扣的鞋，可以让手部功能障碍的患者更方便的穿鞋。对于大多数的矫形器，Blucher 式系带是更好的选择，它的特点是鞋带孔部分的前侧边缘与鞋的前帮是分开的。另一种设计是 Bal，或者叫 Balmoral 式系带，它的鞋带孔部分于前帮仍是一体的。Blucher 式开口拥有更大的可调性，这对于水肿患者来说是一个很重要的特点。它还可以将较大的插入物放进鞋内，可以以此来判断瘫痪患者的脚趾是否在鞋内放平。一个加深鞋是指鞋帮的外形有着额外的垂直空间。这种鞋有两个内底，可以取下一个内底，以便放入矫形垫或者厚的敷料。

后帮的高度是鞋的又一重要参数。低帮鞋低于踝部以下，基本可以满足大多数的临床用途。这种款式的鞋不限制足部或踝关节的运动。如果患者将会穿戴一个跨过踝关节的矫形器，那就没有必要使用高帮鞋来支撑踝关节。高帮鞋，覆盖整个踝关节，主要用于僵硬的**马蹄内翻足**患者。它也可以在没有 AFO 的情况下，用来增加足部的稳定性。但是，高帮鞋穿戴起来会比较困难，并且比低帮鞋昂贵。

鞋底

鞋底就是鞋子的底部。为了鞋和矫形器之间的铆接金属附件的使用，鞋底应该要有一个外底和内底。在这两层之间有金属加固物，用以连接铆钉。但是，这种类型的鞋，比只有一个底的运动鞋要重得多。相比于天然橡胶或者人工橡胶的鞋底，皮革鞋底吸收震动的能力和抓地的能力大大降低。为了更好地吸收冲击力，鞋最好有弹性的外底、内底或者衬垫。年纪大的人穿鞋要注意有硬的、防滑的外底，以减少跌倒的风险。

无论什么材质的鞋，外底的末端都不应该接触到地面；鞋底的轻微上抬被称为鞋底翘度（图 30.1），它可以在站立末期提供滚动的作用。如果在鞋底上增高来补偿腿长的差异，增高的时候要注意留出前翘的部分。

鞋跟

鞋跟是与鞋的外底相连的部分，在足后跟的下方。一个宽的、低的鞋跟可以提供最大的稳定性，可以最均匀地分布前后脚的受力。对成人来说，1 英寸（2.5cm）的鞋跟高度，可以让重心稍微向前倾斜，以帮助站立期的过渡，而且不会明显影响正常的膝关节和髋关节力线。轻微的鞋跟高度，可以增加内侧腓肠肌和胫骨前肌的收缩。较高的鞋跟，会让踝关节处于更大的跖屈角度，迫使胫骨向前，穿戴者会通过膝关节和髋关节的轻度屈曲或者膝关节伸展及过度的腰椎前凸来代偿。高鞋跟的鞋会增加跖骨和膝关节上的受力，但是，如果穿戴者自身患有后跟痛，就可能需要将承重转移到前方的跖骨上。较高的鞋跟也可以降低跟腱和其他后部结构上的拉力，从而更好地适应僵硬的马蹄内翻足。虽然大多数的鞋跟都是用橡胶

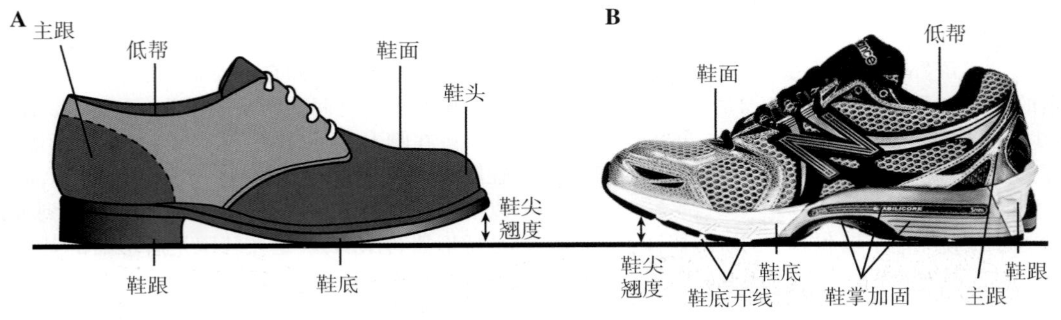

图 30.1 （**A**）系带的低帮鞋的构成。需要注意的是，鞋后帮和鞋头都是属于内加强的部分。（**B**）低帮跑鞋的构成

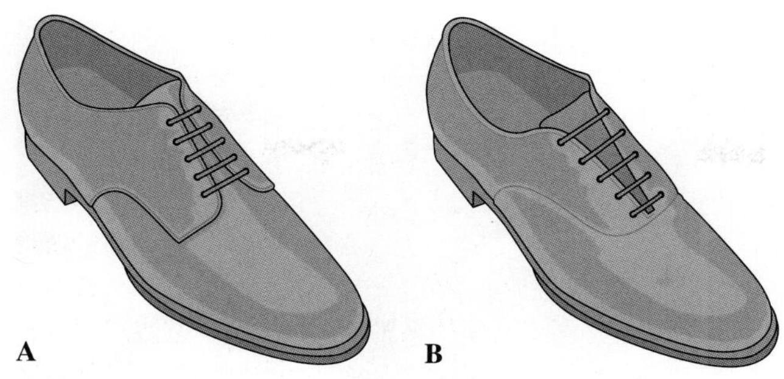

图 30.2 低帮鞋(**A**)Blucher 式系带。(**B**)Bal 式系带。Blucher 式系带普遍用于矫形需求的鞋,由于它可以提供更大的足部进入空间来适应矫形器的穿戴,以及更大的可调性

底的硬质材料做成,但在穿戴矫形器或者踝关节融合等结构性限制的情况下,一个带有弹性的鞋跟,允许轻微的跖屈,将会是更好的选择。

加强部分

加强部分是鞋的重要组成,用来保持鞋的形状。前帮的鞋头部分可以保护脚趾不受伤害,当患者有锤状趾或者类似的畸形的时候,鞋头应该足够高来容纳。鞋掌是一个纵向的加强,连接在鞋跟的前缘和跖骨头处最宽部之间的鞋底上。如果需要将矫形部件连接到鞋上,那么鞋掌部分就需要做成波纹状。主跟一般连接到后跟的前缘出,可以加强鞋后帮。但是,对于扁平足的患者,应该有一个内侧加长的主跟,它可以提供沿着脚底到第一跖骨头的加强,从而阻止鞋向内侧塌陷。

鞋楦

鞋楦就是制作鞋的模型。不论是用传统的木料,定制的石膏,或者是计算机生成的模型,都会交给制造商来最终完成鞋的制作;鞋的形状就是对鞋楦的复制。一个特定的鞋码,可以用各种鞋楦来完成,不同的鞋楦制作的鞋可以让传递到脚的受力完全不同。因此,物理治疗师需要确定鞋的形状完美的适合患者的足部,而不是仅适配给患者某一个特定的尺码。足部有明显变形的患者,需要单独制作特定的鞋楦,厂家改造或者定做都是可以的。

足部矫形器

足部矫形器是指将力应用到足部的装具。可以是穿在鞋里的内垫,或者在鞋内部做的改造,也可以是附着在鞋底或鞋跟的外部改造。他们可以通过缓解疼痛来达到增加患者功能的作用,要达到这个目的,可以通过将受力转移到压力耐受的区域,或者保护疼痛区域不接触鞋底,或者矫正关节的力线,以及适应僵硬的变形来实现。内垫还可以通过改变站立末期的转动点以及补偿双侧脚和腿的长度上,来提高穿戴者站立期的过渡能力。在许多情况下,某一个特定的治疗目的可以通过多种矫形器来实现。

内部改造

一般来说,改造越贴近足部,就会越有效。从生物力学上来讲,内垫和内部改造是相同的。无论是内垫还是内部改造都会减小鞋的容积,所以适当的鞋子适配必须通过以下要素来判断。内垫可以允许穿在不同的鞋里,而不管它们是否有相同的鞋跟高度,否则的话,一个硬的内垫可能会在鞋内滚动。大多数的内垫都不会超出跖骨头;因此,他们可能会向前滑动,特别是在鞋跟相对较高的情况下。一些内垫会延伸到整个鞋底的长度,用以防止滑动,但同样也占据了鞋前部本就非常有限的空间。内部改造被固定在鞋子的内部,保证了所希望放置的位置,但被限制在了做过改造的这一双鞋内。

内垫都是由弹性材料做成的,如:橡胶、粘弹性的塑料(如 Sorbothane 和 Viscolas),或者聚乙烯泡沫,通过降低冲击和剪切力,从而保护足部疼痛以及敏感的区域。内垫也有由半硬或者硬性材料,甚至金属制作而成的,但是通常都会有一个弹性的外表层。全长的内垫主要通过增加与脚的接触面,改善本体感觉,从而减少步态不稳的情况。例如:骨刺垫(图 30.3),可以由黏弹性塑料或橡胶做成,它通过向前的斜坡来减少后跟上的受力,此外,该矫形器上还有一个凹陷的区域,用来减少骨刺部位的压力。

纵弓支持是为了防止距下关节的凹陷和纵弓的扁平化(**扁平足**)。该类矫形器可以通过楔形垫高来改变足部的力线。有着最少支撑的是弹性的舟骨垫(图 30.4),置于鞋底的内侧边,顶点在距骨沟与舟骨粗隆之间。柔韧型的扁平足可以通过半硬性的 UCBL 垫(University of California Biomechanics

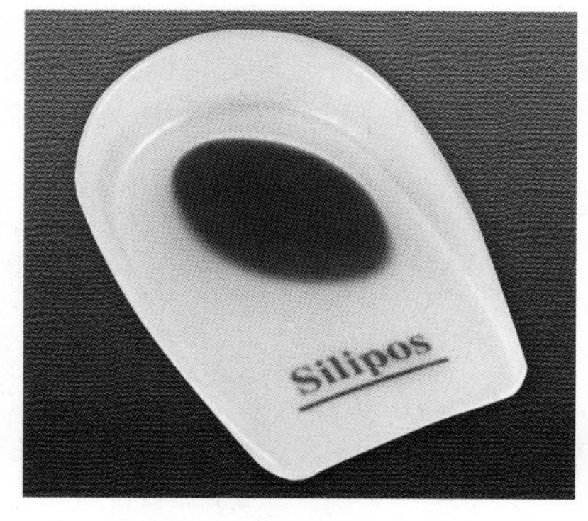

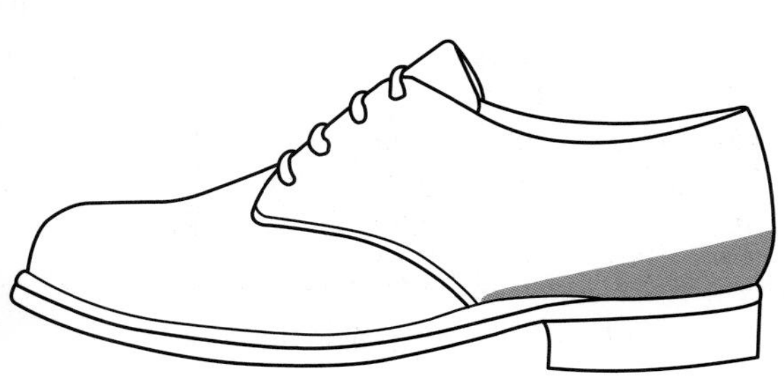

图 30.3 (左)楔形的塑料骨刺垫,带有减小压力的凹形释放(它可以有不同的密度,并且是可移动式设计);(右)鞋右侧的阴影部分显示了骨刺垫在鞋内的放置位置

Laboratory）来达到新的力线，它要求对足部进行石膏取模，取模时对足部进行最大程度的矫正。它包绕着足跟和中足，控制后足的外翻和限制距下关节的运动。力线的矫正包括一个控制跟骨外翻的三点力系统和力偶作用，以及另外一个控制前足外展的三点力系统（图 30.5）。全足垫减少了第一跖趾关节的运动，从而达到减轻疼痛的作用。穿戴足弓支撑垫会同时增加胫骨前肌和腓骨长肌的运动。关于内垫对近端关节的影响，目前还不明确；一些调查表明，矫形器改变了竖脊肌和臀中肌活动的起始点，认为足部矫形器对减少膝关节的疼痛有着积极的作用，然而也有其他的研究表明几乎没有什么作用。一些患有足底筋膜炎的成人对足部矫形器有着较大的认同，儿童的扁平足也可受益于穿戴纵弓支撑垫，尽管证据是比较弱的。

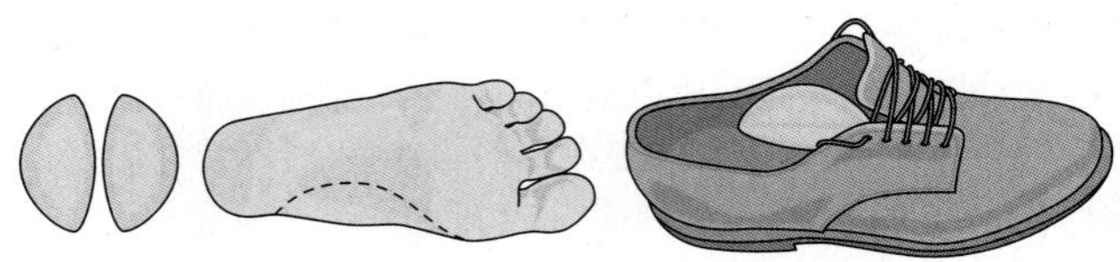

图 30.4 带有背胶的舟骨垫（左）；舟骨垫放置于足底纵弓的内侧（中）；舟骨垫放置在鞋内的位置（右）

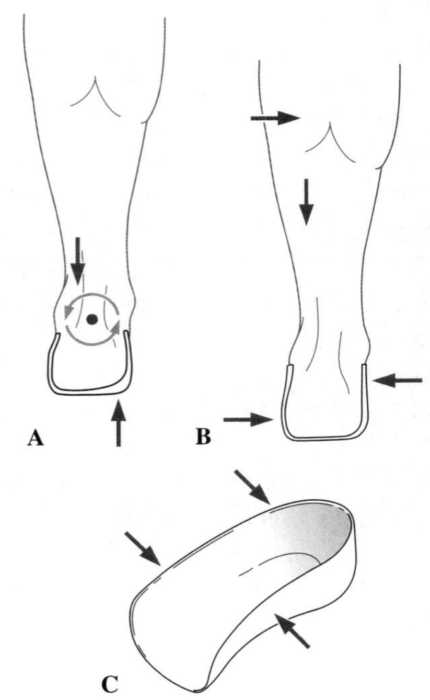

图 30.5 UCBL 矫形器通过一对力偶对距下关节产生作用（**A**）；三点力系统来控制跟骨外翻（**B**）；另一个三点力系统来限制前足外展（**C**）

内垫还用于缓解疼痛和因高弓足引起的活动受限。跖骨垫（图 30.6），可以是一个凸形的内垫，也可以是粘在内底上的一个弹性的穹形片，它的顶点是在跖骨轴的下方。它可以将受力从跖骨头转移到跖骨轴上，能有效地减小足底压力，特别是对于糖尿病患者，这一点非常重要。

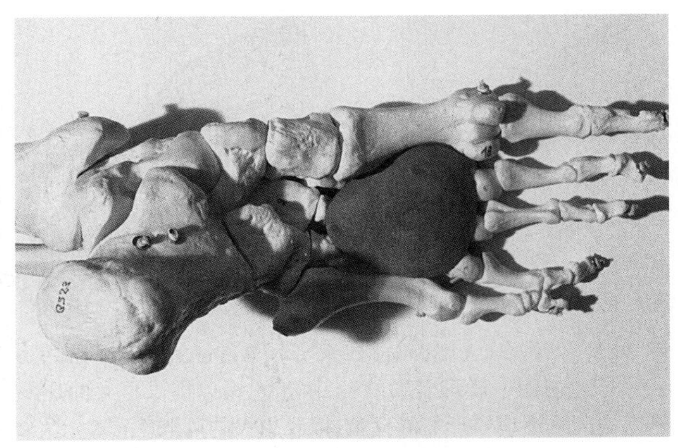

图 30.6 橡胶跖骨垫。不管是作为内部改造还是内垫使用，跖骨垫都应该位于图中骨骼模型的位置

有时候，改造可能夹在内底和外底之间。例如：一个明显的前足关节炎的患者，如果在鞋的内底和外底之间加一个钢条，可能会觉得更舒服，因为这可以消除疼痛关节的运动。一个硬质的内垫也可以实现相同的效果。

外部改造

外部改造可以保证患者穿戴合适的鞋，同时也不会减小鞋内部的容积，但是会随着患者的行走而磨损，而且会影响鞋的外观。此外，患者只能穿戴经过改造的鞋，没有更多样式的鞋以供选择。

楔形鞋跟（图 30.7）是一种常见的外部改造方式。它可以改变后足的力线。内侧楔形的鞋跟，通过施加侧向的力，可以对柔韧型**扁平足**患者的力线进行调整，或者可以通过填充鞋底与内侧上的地板之间的空隙来代偿僵硬型的**足内翻**。内侧楔形与托马斯鞋跟相结合，可以用于柔韧型的扁平足（图 30.8 中）。托马斯脚跟在内侧向前延伸，以增加内侧楔形在支撑纵弓上的作用。由弹性材料制成的缓冲后跟可以减小后跟着地时的冲击。由于它可以提供轻微的跖屈，所以当患者佩戴静踝矫形器的时候可以采用缓冲后跟。楔形鞋底可以改变前足的内外侧力线，外侧升高的楔形鞋底可以将承重转移到脚内侧的前部。它也可以代偿僵硬型的前足外翻，使整个足部的远端接触到地面。

跖骨隆起（图 30.8 左）是硬质的扁平条形块，置于跖骨头的后方。在站立末期，跖骨隆起可以将跖趾关节的压力转移到跖骨轴上。摇椅状隆起（图 30.8 中、右）是固定在鞋底跖骨

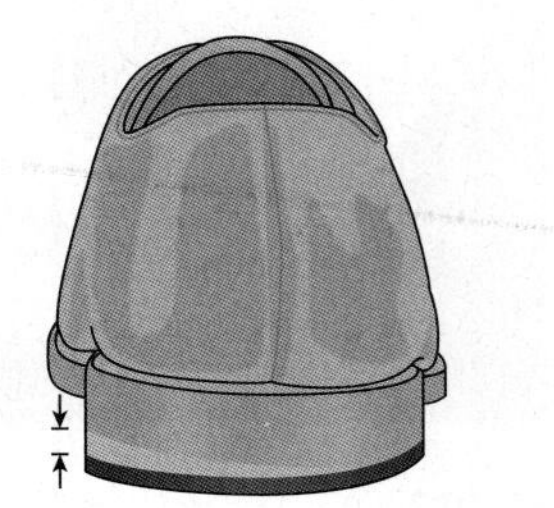

图 30.7 内侧楔形升高的鞋跟

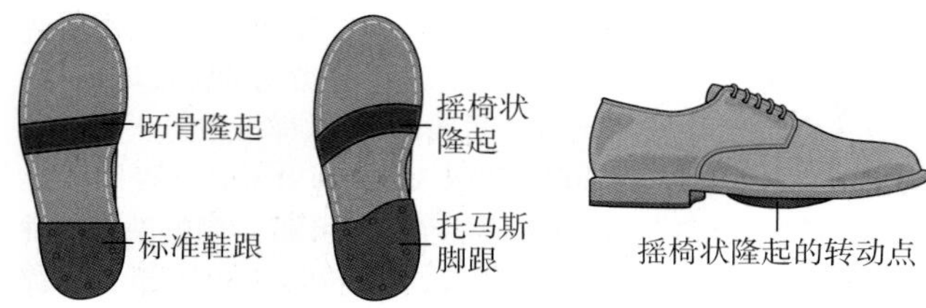

图 30.8 图示分别为(左)跖骨隆起和标准鞋跟;(中)摇椅状隆起和托马斯鞋跟(有向内侧的延伸);(右)摇椅状隆起的转动点

头近端的凸出横带。它减少了穿戴者在站立期必须移动的距离,从而提高站立后期的姿态,同样可以将跖趾关节的压力转移到跖骨轴上。

腿长差异超过 0.5 英寸(1cm)的患者,使用软木或者其他轻质材料改造的增高鞋,可以更好的行走。最多大约 3/8 英寸(0.8cm)的增高可以在容纳在低帮鞋鞋底的后跟上。

踝足矫形器

踝足矫形器由足托,踝关节控制,足部控制和近端结构组成。

足托

矫形器的足托包括鞋,以及一个塑料或金属的连接组件。

插入式足托

塑料或者金属的插入式足托(图 30.9)对踝足矫形器的设计有着许多优点。首先,它可以与鞋的内部改造结合,提供了一个良好的足部控制。同时,鞋的前帮需要延伸到足背部的近端,来控制矫形器在鞋内的位置。插入式足托有利于矫形器的穿戴,因为鞋与矫形器的其余部分是分开的。而且,这样的矫形器允许更换鞋子,前提是所有的鞋都采用同一个鞋楦。因为足托不需要被铆接到鞋上,所以可以穿戴不太昂贵的鞋,如运动鞋。通常都是由热塑性材料制成的,如聚乙烯或聚丙烯,这样的矫形器重量也相对较轻。制作过程大致为:矫形器师在患者的腿上取石膏模型,然后对模型进行修改,在需要施加矫正力的区域除去石膏,在需要压力释放的区域补上石膏,模型修完之后,加热板材,软化后在模型上真空成型。

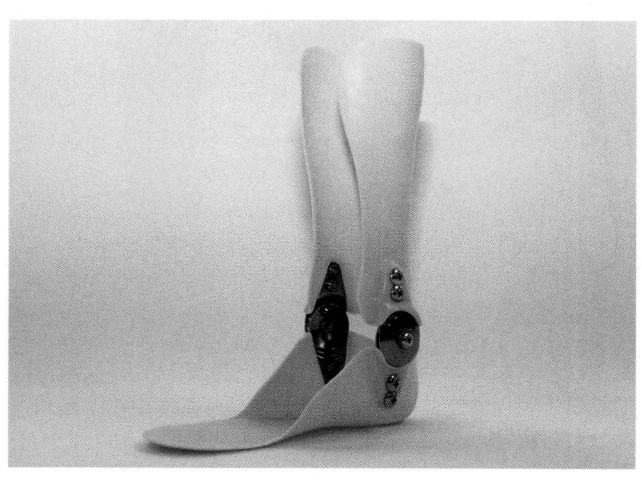

图 30.9 塑料插入式足托设计的踝足矫形器

但是在一些情况下,不能使用插入式足托设计,因为患者在穿戴矫形器的时候需要有合适的鞋跟高度。如果穿戴矫形器时,鞋跟高度太低,矫形器会整体向后倾斜,增加了患者膝关节过伸的可能性。相反,如果矫形器穿戴的鞋跟过高,患者可能会感觉膝关节不稳。而且,插入式足托会降低鞋子内部的体积,因此不得不采用较为宽松的鞋。一个定制的足托会比其他类型的足托更加昂贵。如果矫形器是用于过度肥胖或者活性异常的患者,此时,塑料的足托可能无法提供足够的支持。

足蹬式足托

足蹬式足托是一种旧式的足托设计,它是一个 U 形的结构,其中间的部分被铆接到鞋上。足蹬的两侧与矫形器的支条在踝关节的位置处连接,以提供矫形器和解剖关节之间活动的一致性。固定式足蹬设计(图 30.10)是一个整体的连接件,它可以提供矫形器在鞋上的最大稳定性。可卸式足蹬设计(图 30.11)具有三个部分。中间部分有一个横向的矩形开口,

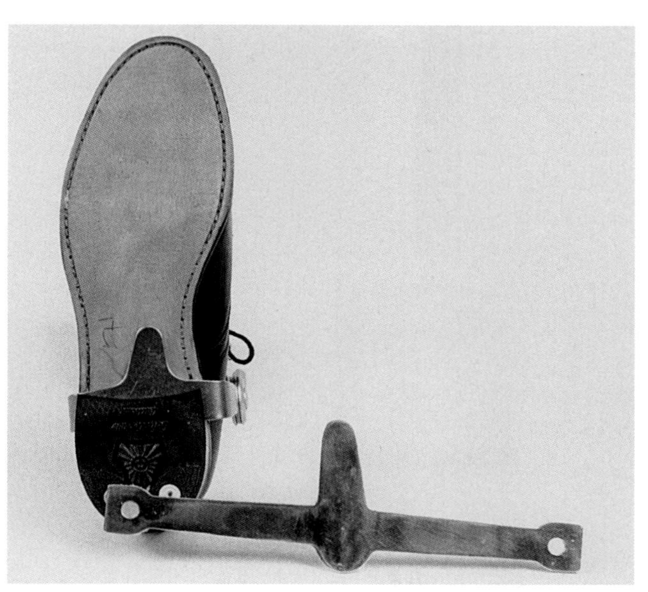

图 30.10 固定式足蹬设计。前面地上展示的是来自制作者,还没被最终做成 U 形固定在患者的鞋上的足蹬原型

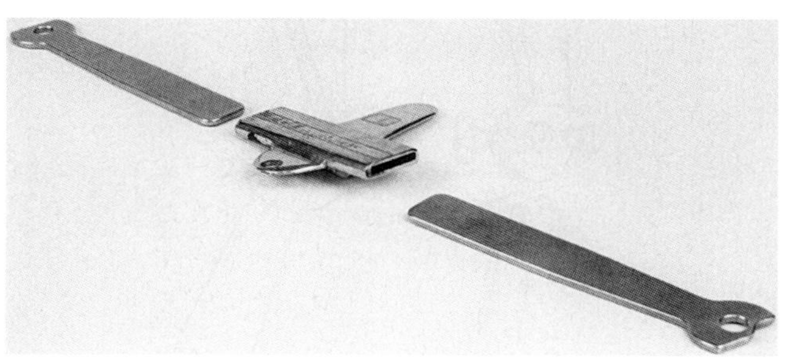

图 30.11 可卸式足蹬设计

内外侧倾斜的支条可以安装到这个开口当中。可卸式足蹬设计简化了矫形器的穿戴,因为患者可以将支条与鞋分离。如果中间的部分可以铆接到另一只鞋上,那么还可以允许鞋子互换。活动量较大的患者可能在无意中让支条从开口处脱落。可卸式足蹬设计比整体式要更加笨重。

踝关节控制

大部分踝足矫形器的踝关节控制,都是通过限制跖屈和背屈运动,或者通过对运动的辅助来实现的。背屈肌肌力差或者瘫痪的患者,在摆动期时,会出现脚趾拖地的情况。这时可以通过塑料的后侧弹性踝足矫形器(图 30.12)来提供背屈辅助。在站立早期,由于患者会对矫形器的足托施加力,弹性塑料会略微向后弯曲。当患者过渡到摆动期时,弹性回弹,于是脚被动的提升。更薄,更窄的弹性塑料可以允许相对较大的活动范围。背屈辅助也可以使用连接在足蹬式足底上的不锈钢弹簧(Klenzak 关节)(图 30.13)来实现。螺旋弹簧在站立期被压缩,然后在摆动期时反弹。弹簧的紧密度可以进行调整。与塑料的后侧弹性踝足矫形器相比较,带不锈钢弹性背屈辅助的矫形器明显笨重得多。这两种类型的弹性辅助,在后跟着地的过程中,都允许少量的跖屈,这样可以防止患者膝关节的意外屈曲。图 30.14 和图 30.15 列出了其他控制脚趾拖地的踝足矫形器设计。健康的受试者穿戴后侧弹性踝足矫形器时,展现出了在站立期到摆动期的转变过程中,更少的髋关节伸展和更少的踝关节跖屈。柔韧性的踝关节控制会正常人前足和后足之间的站立期转变。

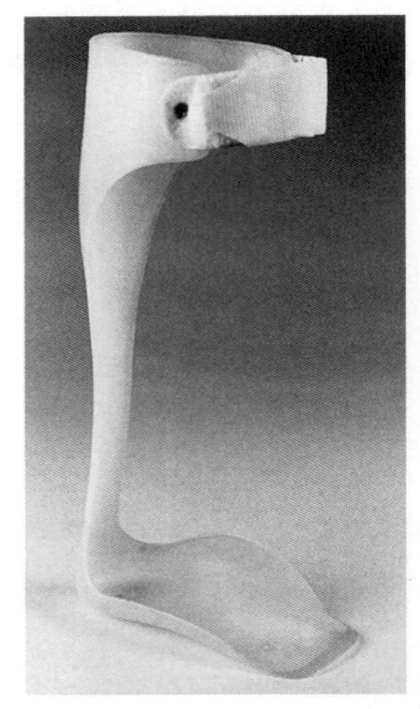

图 30.12 塑料的后侧弹性踝足矫形器

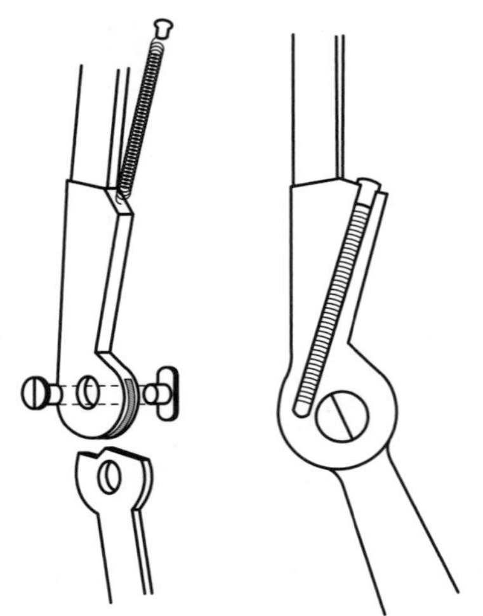

图 30.13 不锈钢的弹性背屈辅助装置

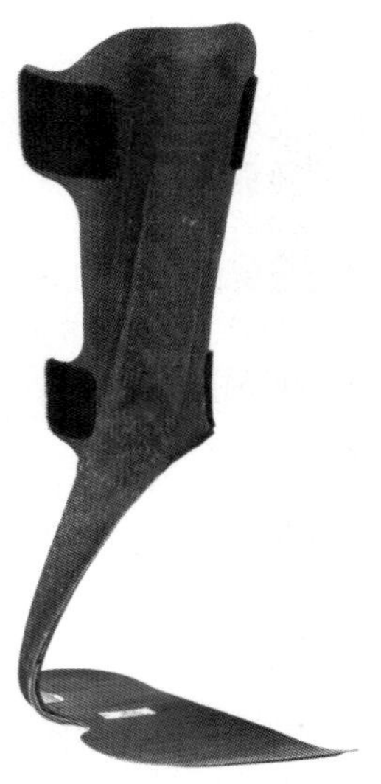

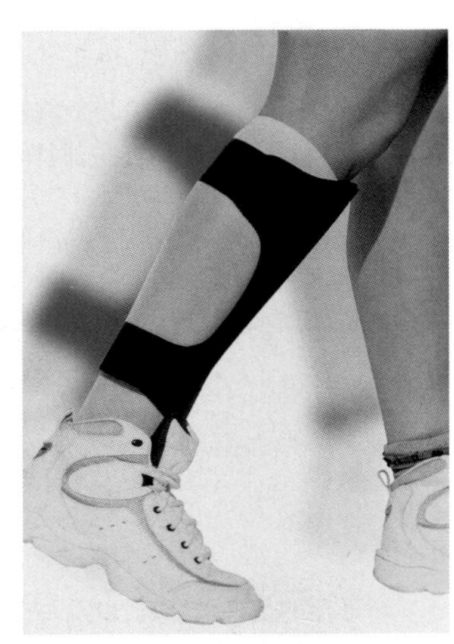

图 30.14 ToeOFF 踝足矫形器。这款(玻璃纤维、碳纤维、芳纶纤维)矫形器主要用于提供背屈辅助给那些因踝关节不稳引起的轻度到重度的足下垂患者。该矫形器不适用于存在中度或重度的痉挛及水肿患者

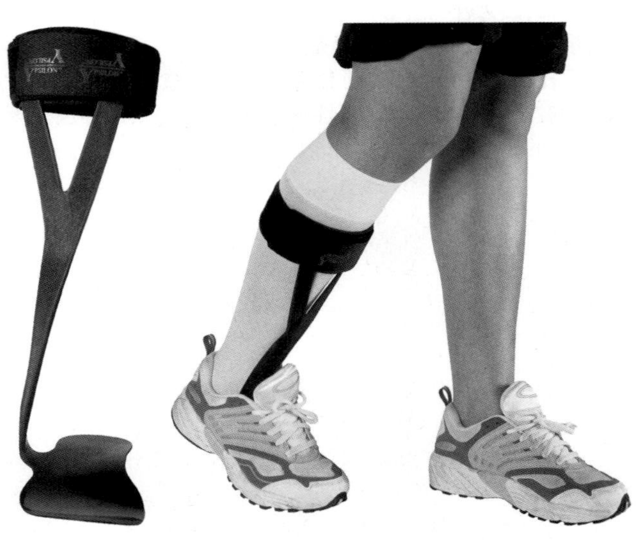

图 30.15 Ypsilon 踝足矫形器。这是一款碳纤材质的矫形器,主要用于轻度到中度的足下垂患者,提供背屈辅助。它允许踝关节自由的活动(内外侧活动以及旋转运动),近端的 Y 字形设计可以避免对胫骨脊产生压力。不适用的情况包括踝关节不稳,以及中度到重度的痉挛或者水肿

另一种防止脚趾拖地的方法是阻止踝关节的跖屈，这样的话，背屈肌力弱的患者就不会在摆动期有被绊倒的危险。带踝关节的铰链式 AFO（图 30.16）或足蹬后方加入的跖屈止动装置（图 30.17），都可以达到这样的效果。踝关节后方的跖屈止动装置还会在站立早期的时候，对膝关节产生一个力矩，防止膝关节过伸。一个健康的成人，当踝关节固定在跖屈位时行走时，消耗的氧气比穿戴矫形器使足部固定在中立位时还要多。

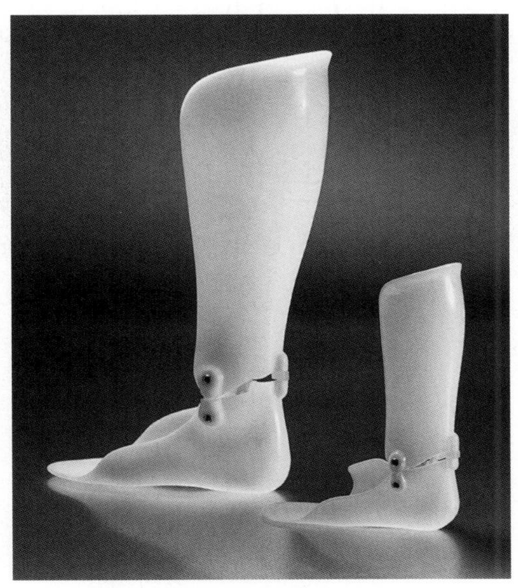

图 30.16　铰链式塑料踝足矫形器

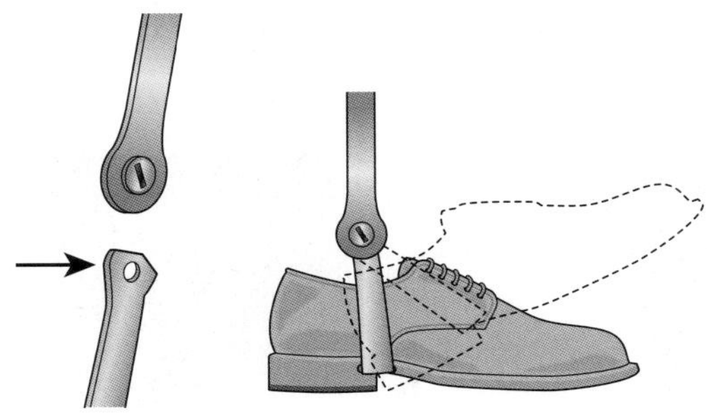

图 30.17　带跖屈止动装置（箭头处）的钢足蹬（左）；跖屈止动装置加入到足蹬上的效果（右）；跖屈止动装置用于允许背屈运动同时阻止跖屈运动的情况

踝关节前方的止动装置会阻止踝的背屈，可以帮助小腿三头肌无力的患者，实现站立末期的推进动作。

静踝矫形器可以限制所有的足部和踝关节运动（图 30.18），它的剪切线位于内外踝的前面。健康成人穿戴静踝矫形器下楼梯时会比不穿矫形器慢得多。静踝矫形器可以从踝关节处横向分割，用铰链连接这两部分，就构成了一个铰链式踝足矫形器（图 30.16）。它允许轻微的矢状面运动，可以促进站立早期的足部放平的动作。铰链式的关节可以是两块塑料重叠构成，也可以是一个柔性的塑料棒。较为通用的踝关节是一对金属铰链，可以通过调整来改变踝关节允许的活动。静踝矫形器也可以用同时限制跖屈和背屈运动的金属关节来代替，也被称为限制运动的关节。双通道可调的踝关节锁（BiCAALs）（图 30.19），就是这样的一种关节，它在铰链关节的基础上，增加了一前一后两个弹簧。弹簧可以用金属栓（或销）来取代，弹簧的长度，可以决定矫形器所允许的活动范围。为了代偿站立早期的跖屈不足，穿戴静踝矫形器或者限制关节运动的矫形器时，鞋子应该有一个弹性的后跟。同样，为了方便站立末期的滚动，鞋底应该有足够的滚动边。拥有距下关节骨关节炎的患者在穿戴铰链式踝足矫形器在走斜坡的时候，会显示出额状面活动减小。

偏瘫患者穿戴踝足矫形器表现步频、步行速度、步长和踝背屈方面的改善。许多文献都指出，踝足矫形器也可以使一些患者增加行走的步幅和步频。也有人认为，偏瘫患者在穿戴踝足矫形器后，Berg 平衡等级明显提高，站立期的重心转移

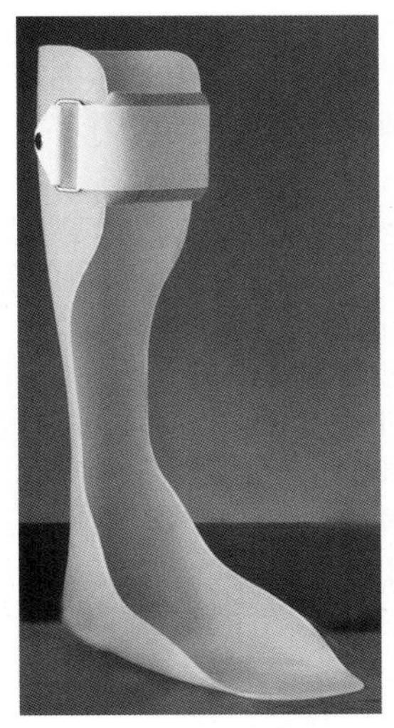

图 30.18　塑料静踝矫形器

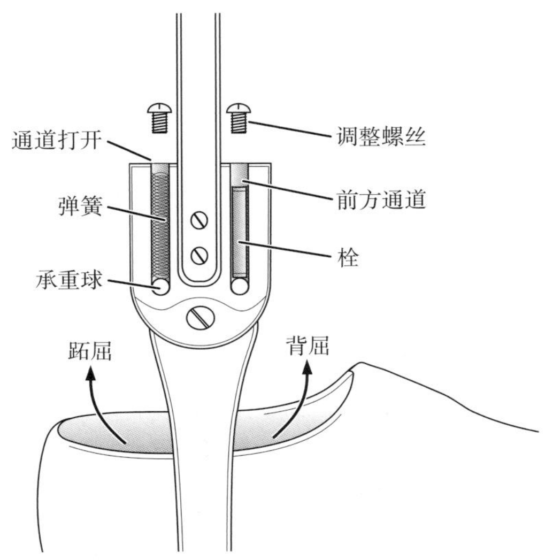

图 30.19　双通道可调的踝关节锁（BiCAALs），注意，该踝关节包括两个通道。置于后方通道的弹簧帮助背屈。置于前方通道的栓（或销）帮助限制背屈。在后方通道的栓可以限制跖屈

也得到改善。其他的一些研究发现，穿戴前侧踝足矫形器的患者平衡能力也得到改善，或者穿戴后侧弹性的踝足矫形器的患者表现出更好的功能。此外，有人通过对骨盆倾斜度的对比，得出矫形器可能有助于改善健侧的代偿功能，或者对瘫痪侧肢体在摆动期的运动不是特别重要。

铰链式踝足矫形器与一个全长插入式足底和后方的限制，可以提高偏瘫患者站立早期的稳定性。静踝矫形器应该要个性化的对线，以达到最好的功能。对偏瘫患者穿戴踝足矫形器后的能量消耗的研究有限，但都表示会增加他们的能量消耗。伴有跖屈挛缩的偏瘫患者在穿戴后方限制或者静踝矫形器行走的时候，常常不会有跖屈动作，且会有较大程度的膝过伸。

对一些脑卒中或其他中枢神经病变的患者来说，带功能性电刺激的踝足矫形器是一个很好的选择。市面上有很多这样的成品出售，它们都有一个连接到近端的小腿部件，其内部包含一个电极，放置在腓总神经的皮肤表面，电极中有一个独立的电刺激单元。相比于穿戴踝足矫形器行走，文献报道显示出带功能性电刺激的踝足矫形器有着更为积极的效果，特别是在摆动期。

单侧型脑瘫患儿穿戴后侧弹性的踝足矫形器或者跖屈止动的铰链式踝足矫形器可以提高患侧的承重能力。更多的研究也证实，类似的患儿的步态也都得到了一定程度的改善。穿戴铰链式踝足矫形器可以减少能量的消耗，甚至有很多研究者认为，对于平地行走和上下楼梯，铰链式踝足矫形器比其他的矫形器设计都要好。

一些伴有膝关节过度屈曲的年轻患者穿戴前侧的踝足矫形器（地面反作用力矫形器）可以达到更理想的步态，但是要有一个前提，那就是没有发生膝关节的屈曲挛缩畸形。

足部控制

内外侧的运动可以通过静踝矫形器进行控制。矫形器的强度可以通过多种方法来增加，比如使用更厚或更硬的塑料，做加强筋来让塑料成波纹状，边缘回卷，或者嵌入碳纤维等增强材料。静踝足矫形器（图 30.18）或铰链式踝足矫形器（图 30.16）还可以控制脑瘫患儿额状面和横截面上的足部运动，限制在一定的范围之内。金属和皮革矫形器在足部控制上作用不大，所以一般需要额外连接一个外翻（或内翻）控制的皮革矫正带。外翻控制的矫正带（图 30.20）被缝合到靠近鞋底的鞋帮内侧，并绕过外侧的支条，施加横向的力，来控制旋前。内翻控制的矫正带则通过相反的方向来完成。不管是哪一种矫正带，虽然都是可调节的，都会对穿戴造成很大的影响。

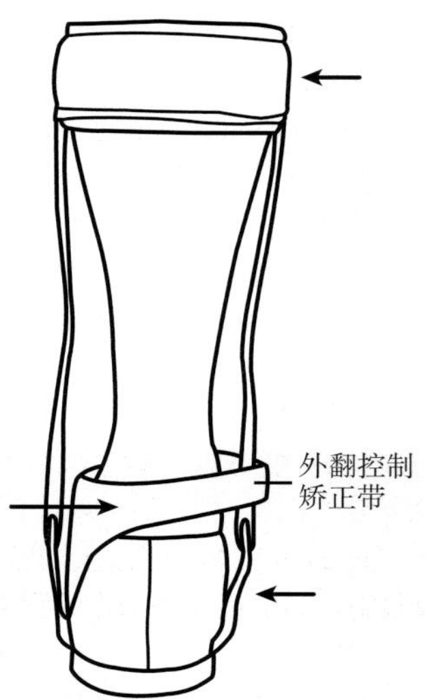

图 30.20 外翻控制矫正带（通常也称作 T 型带），箭头的方向显示了矫正带所施加的三点力系统（右下肢）

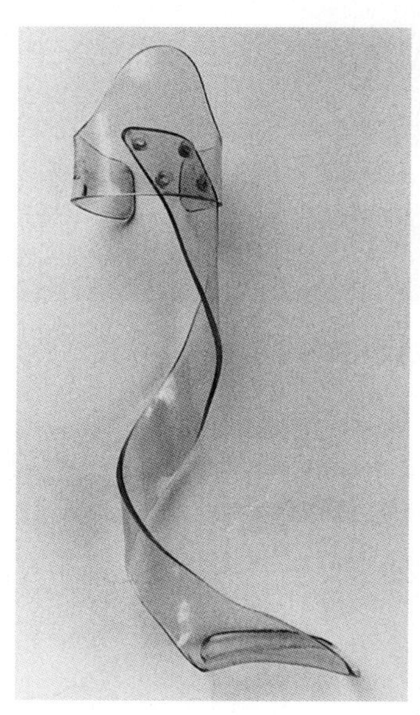

图 30.21 螺旋形踝足矫形器

近端结构

矫形器的近端部分，即是近端结构，包含有一个或两个直立支撑，和一个塑料的壳，一根固定带，以及矫形器的边缘。塑料式的踝足矫形器一般都只有一个直立支撑，无论是静踝还是铰链式踝足矫形器，都有一个包绕小腿的壳体部分，从而提供良好的内外侧控制，同时，壳体的表面也有减小腿部压力的作用。后侧弹性踝足矫形器（图 30.12），其后方只有一个直立的支撑，因此无法提供额状面或横截面的控制。

螺旋形踝足矫形器（图 30.21），也是只有一个直立支撑的设计，不过它是从足托处，螺旋形向上，连接在近端结构上。螺旋支撑可以由聚丙烯、尼龙或碳纤维制作而成。螺旋形矫形器可以控制所有平面的运动，但并无法完全的限制。塑料外壳的矫形器都是在从患者小腿取模制作的石膏阳模上做成的，可以紧密的伏贴小腿的形状，已达到最大程度的控制和减少穿戴在裤子内侧明显的突出。这类的矫形器不适用于小腿体积波动非常显著的患者，因为矫形器的调整不是很容易。

金属与皮革矫形器通常有内侧和外侧两个直立的支撑，以最大限度地提高结构的稳定性。有时，当患者坚持认为矫形器穿戴会特别突出，而他也不会对矫形器施加特别大的力，那么单侧的支条来作为支撑就足够了。部分踝足矫形器有前侧的支撑，从而来避免对小腿后侧肌群及跟腱的压力和剪切力。比较常用的是铝支条来作为支撑，因为它的重量比钢要轻。碳纤和钛合金的支条重量明显比铝轻，而同时强度又比钢大，但是，由这些材料制成的矫形器价格比较昂贵。

大多数矫形器都有由硬质塑料或皮革软套后的金属制成的小腿后侧壳板。壳板前方，有一个扣或压力带来进行固定(图 30.22)。壳板越长，矫形器的力臂越长，也就越有效；但是，需要注意不能压迫到腓总神经。前方壳板式的静踝矫形器可以在膝关节附近施加一个向后的力，使 AFO 可以更有效的抵抗膝关节屈曲。这种矫形器通常被称为地面反作用力矫形器(图 30.23)。事实上，在患者站立或者步态周期中的站立期时，所有的下肢矫形器都会受到地面反作用力的影响。如果 AFO 是用来减少通过脚传递的重量，它就需要具有髌韧带承重式的剪切线(图 30.24)，与小腿假肢的接受腔相类似，通过髌韧带处的塑料壳板轻微的凹陷来实现减重的目的，这种矫形器必须使用静踝或限制运动的钢支条来作为踝关节。

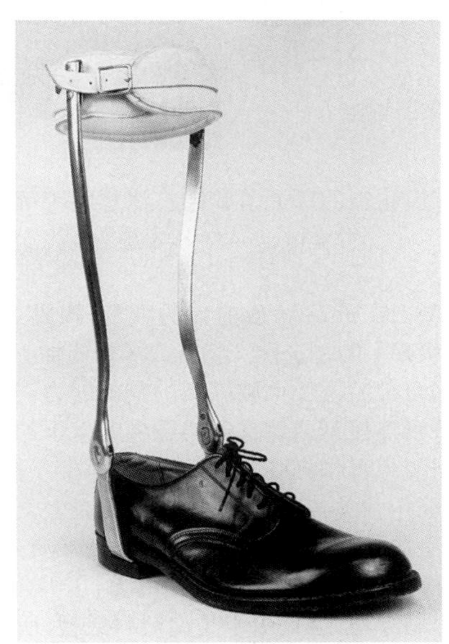

图 30.22 常用的带足蹬式足托，限制活动的踝关节，双侧的支撑，皮革软套的金属小腿板的 AFO

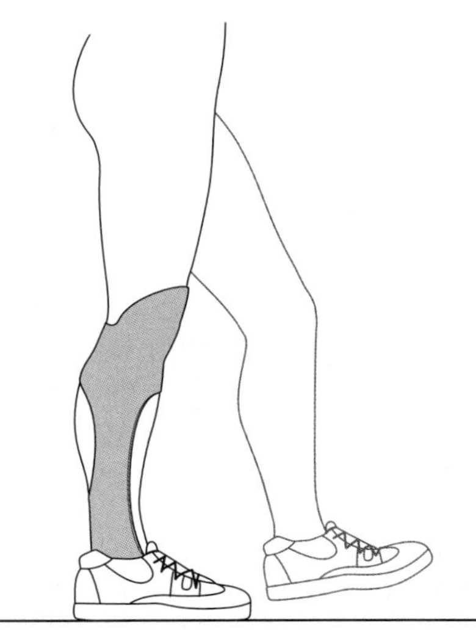

图 30.23 带前侧板的地面反作用力 AFO，站立期时产生一个伸膝的力矩，而摆动期时不会影响膝关节屈曲

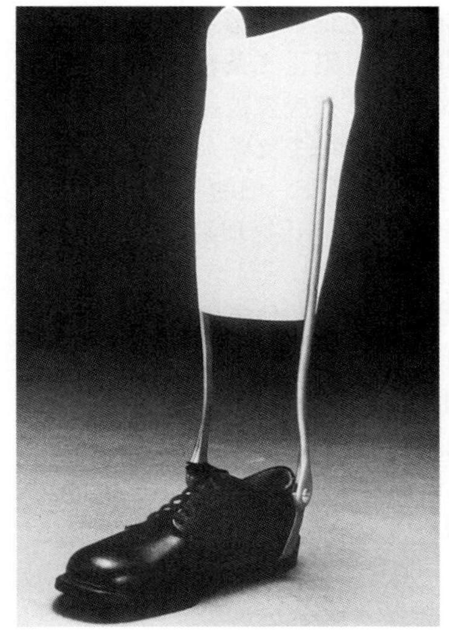

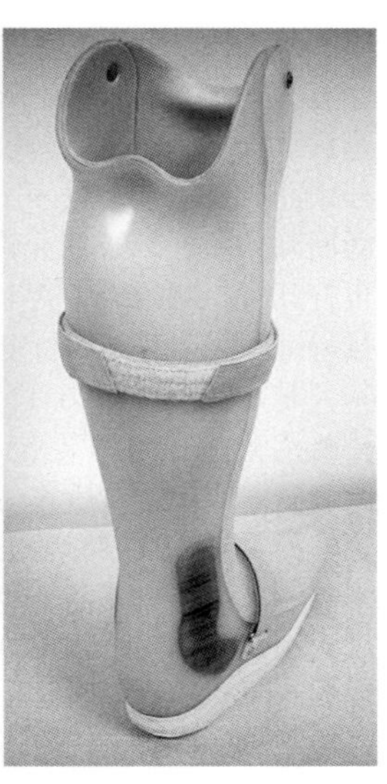

图 30.24 (左)带足蹬，铰链式踝关节，钢条支撑，塑料髌韧带承重边缘的 AFO；(右)髌韧带承重式塑料 AFO，减少足部的承重

膝踝足矫形器

瘫痪程度或肢体畸形更大的患者就会需要用到膝踝足矫形器(KAFO)，它包括鞋、足托、踝关节控制、膝关节控制和近端结构，同时也会包括足部控制。KAFO 的鞋、足托、踝关节控制和足部控制，都只需要从前面描述过的组件中进行选择。脊髓灰质炎患者穿戴碳纤制作的 KAFO 比用皮革 / 金属或塑料 / 金属制作的 KAFO 行走的更好。因为鞋子可以与矫形器的其他部分分离，所以穿戴塑料 / 金属的 KAFO 会明显快于皮革 / 金属的矫形器。

膝关节控制

最简单的膝关节是膝铰链。由于大多数 KAFO 都有一对支条，所以通过一对膝铰链就可以提供内外侧及对过伸的限制，同时允许膝关节屈曲。

后置膝关节(图 30.25 左、中)是一个置于腿部中线后方的铰链。当患者在平地上站立及行走时，身体的承重线会落在后置关节转动轴的前方，可以在站立早期时将膝关节稳定在伸展位。后置关节不会影响摆动期和坐下时膝关节的屈曲。但是，这个关节的缺陷就是，患者在上下坡的时候会不自主的屈曲。

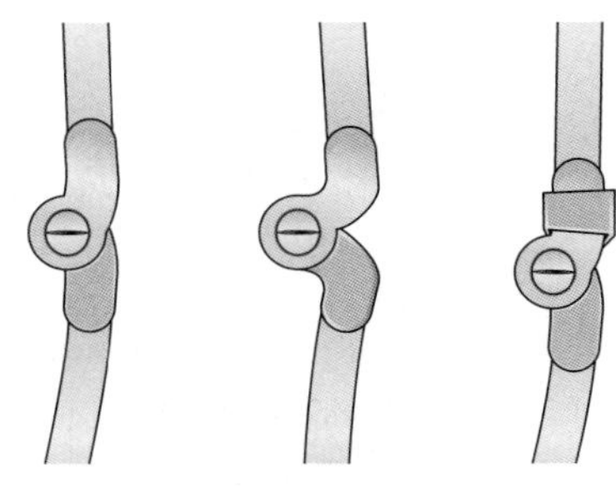

图 30.25 两种后置膝关节铰链(左、中)，一种落环锁关节(右)

落环锁(图 30.25 右)是最常见的膝关节控制。当患者站立时,膝关节完全伸展,环就落下,阻止支条弯曲。虽然为了达到最大的稳定,内外两侧的关节都应该被锁定,但是,将落环锁同时打开就非常不方便,除非每个支条上都装有弹簧辅助回弹的按钮。按钮允许患者先打开一侧的膝关节锁,然后再打开另一侧的锁。这个按钮也可以让物理治疗师给患者安排一个膝关节解锁后行走的训练期。

棘爪锁(图 30.26)可以同时提供两侧支条的锁定。棘爪是将一个带弹力的装置,通过缺口融入到一个圆盘的内部。患者只需要向上拉后方的柄就可以解锁膝关节。如果患者有足够的灵活程度,可以通过坐下时压在椅子上来推动解锁柄来打开膝关节锁。解锁柄比较笨重,而且当患者不小心碰到硬的物体,也可能会使锁被打开。

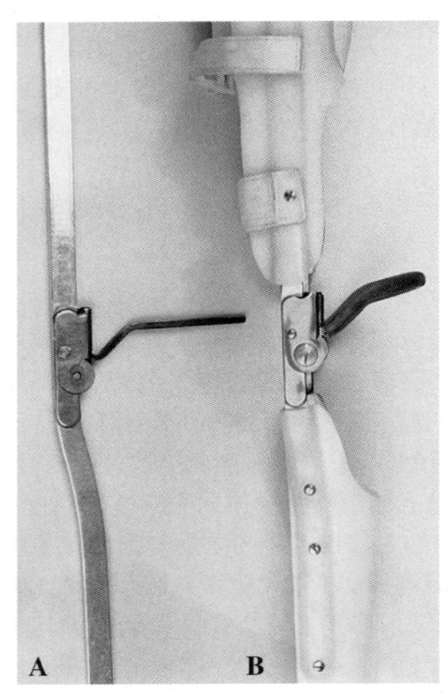

图 30.26 带棘爪锁的膝关节铰链:基本结构(**A**),安装到 KAFO 上带后方解锁柄的棘爪锁(**B**)

当患者存在膝关节的屈曲挛缩畸形的时候,后置膝关节以及带落环锁或棘爪锁的膝关节就不能使用了。如果患者不能达到完整的膝关节被动活动范围,就需要使用一个可调节的膝关节锁,如扇状锁、齿轮锁(图 30.27)或棘轮锁。这些关节通常都有一个落环锁的设置,来保证部分屈曲时关节的稳定性。

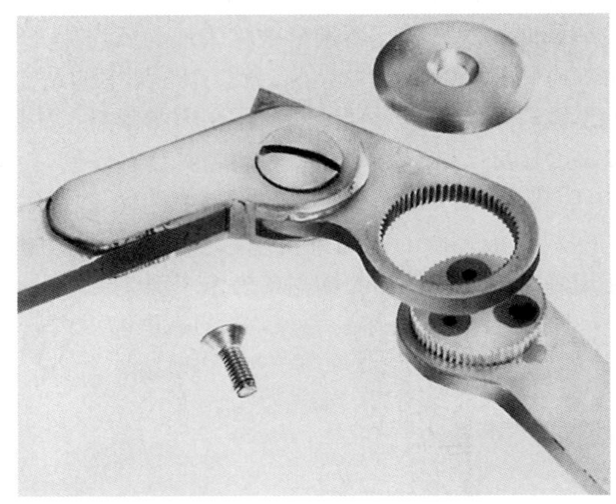

图 30.27 带齿轮锁的膝关节铰链。注意膝铰链和齿轮盘的位置

增加膝罩(图 30.28A)或前方的绑带,构成三点力系统,可以增加矢状面上的稳定性。膝罩或绑带施加了一个向后的力,来抵抗来自鞋后方和大腿壳板的向前的力。皮革膝罩有四根带子,分别连接到两侧支条的膝关节上下的位置。穿戴矫形器时,需要患者扣好膝罩的带子,但是带子拉紧后,虽然可以较好的稳定膝关节,但是也会限制患者坐下时的膝关节屈曲。一个更加实际的方法是使用前方的硬质壳板,比如胫前板或膝上板,它们都可以施加向后的力,也不会影响患者坐下,同时更容易穿戴,但是由于是用塑料成型,所以不容易进行调整。胫前板的位置有骨凸起,需要仔细的伏贴,保证舒适性;膝上板在大腿远端的前方。图 30.28(B 和 C)中展示了结合金属和塑料的 KAFO。

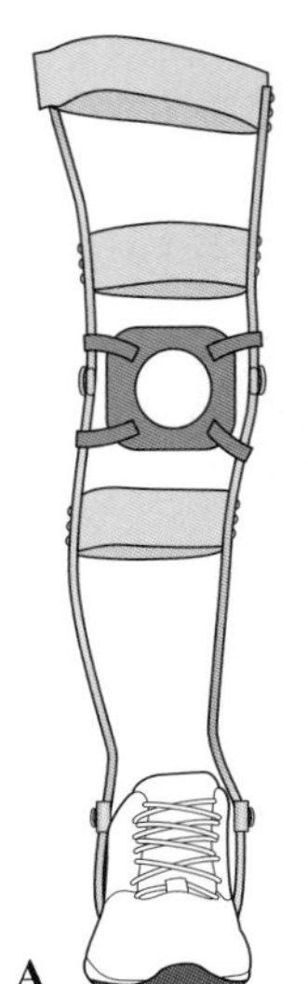

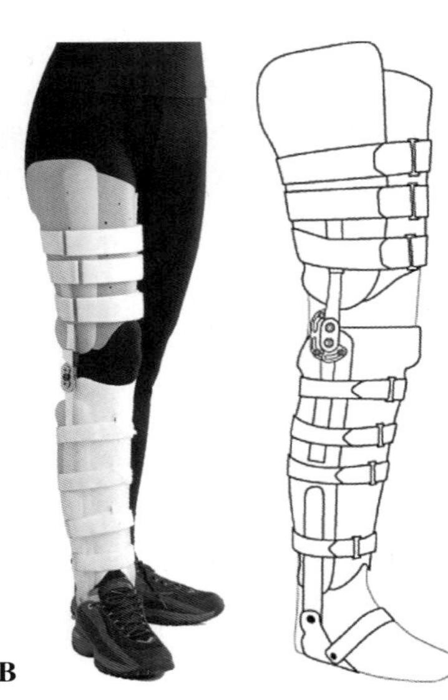

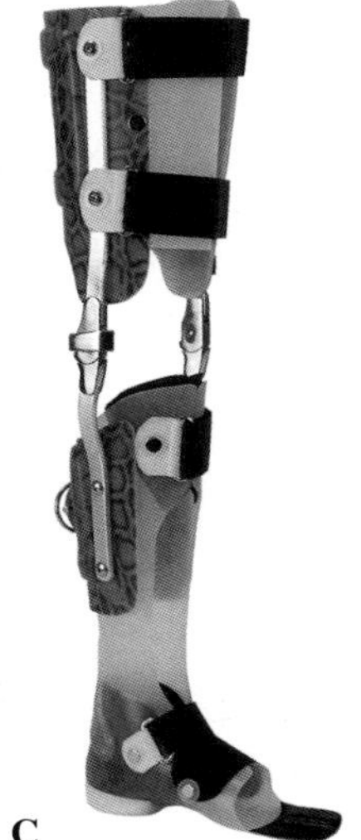

图 30.28 (**A**)常用的带膝罩的 KAFO。(**B**)穿戴在患者上的塑料式 KAFO 及其图解。(**C**)该矫形器可以根据患者需求而成为 AFO 或者 KAFO,膝关节提供近端的立线和稳定,去掉后就可以变为 AFO

另一种可以获得矢状面稳定性的方式，是在KAFO上加入一个电子控制装置，它可以在站立期防止膝关节屈曲，在摆动期允许膝关节屈曲。通过移动关节侧方的连接杆，患者可以选择活动的模式：①站立期控制，摆动期自由活动；②完全自由；③锁定在伸展位。初步调查表明，相比于使用锁定的KAFO，下肢瘫痪的成人患者使用电子控制的KAFO，可以走得更快，更有效率，步频和步长都得到增加，代偿性的躯干活动更少。也有使用带计算机控制的膝关节的KAFO（图30.29）。带电子控制的膝关节的KAFO使许多脑卒中及其他神经病变患者可以依靠自己行走（图30.30）。

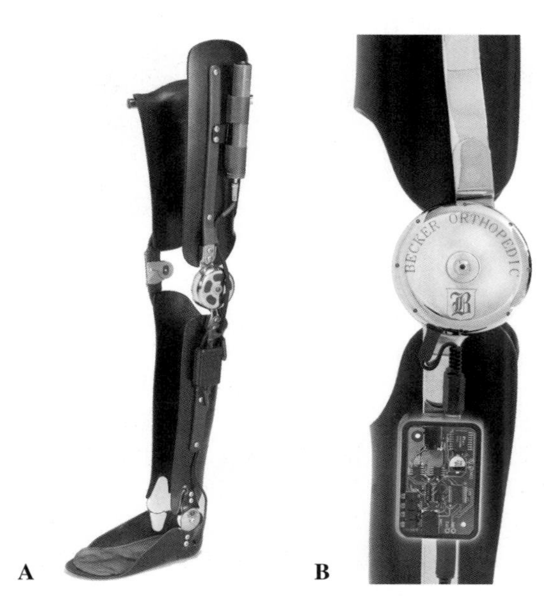

图30.29 （**A**）电脑控制的KAFO。（**B**）膝关节的锁环。图中所示的E-knee是一个力学驱动的关节，电脑控制的膝关节通过锂电池供电，当受力时，足托上的压力传感器将信号传递到微处理器中，然后锁定膝关节；没有压力的时候，就会解锁膝关节。它可以通过标准插座进行充电

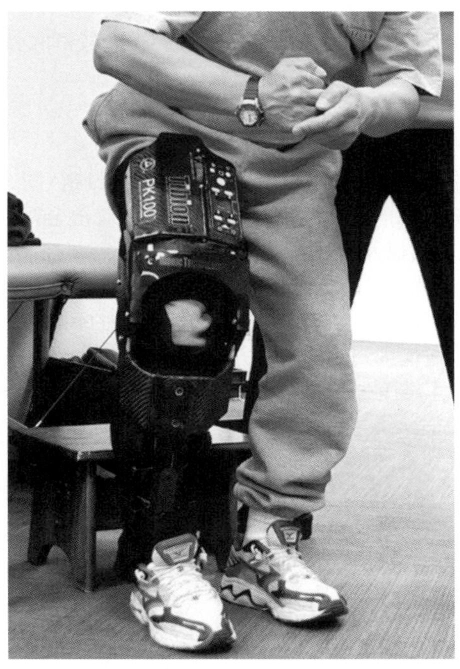

图30.30 患者穿戴Tibion Bionic智能腿完成坐-站的转移。它是一个带电子膝关节控制的KAFO，可以起到支撑的作用，在各种不同的康复活动中，治疗师可以通过电脑调节来设定矫形器提供多大的支撑

通过对塑料的小腿壳板加以改造，也可以完成额状面的控制，来矫正膝内翻或者膝外翻。为了矫正膝外翻，将壳体的内侧部分向上延长，在膝关节上施加一个向外侧的力。膝外翻带是在膝罩的基础上，加入一根连接到外侧支条上的绑带，来施加矫正力，它的效果没有使用延长壳体的方法好。膝内翻患者则运用相反方向的力来进行矫正。延长的壳板无需额外的穿戴时间，矫正力也不会对腘窝产生压力。

近端结构

大腿壳板提供矫形器结构的稳定性。如果肢体的远端部分无法支撑整个身体的重量，那么近端的大腿壳板就需要做成可承重式的边缘。如果要做到下肢的完全免荷，矫形器需要有可承重的边缘设计，一个锁定的膝关节和一个马镫式足底。马镫式足底是一个从矫形器上额外延伸出来使足部无法接触地面的装置（图30.31）。为了保持两侧骨盆在同一水平，患者还需要在健侧腿上穿增高鞋。

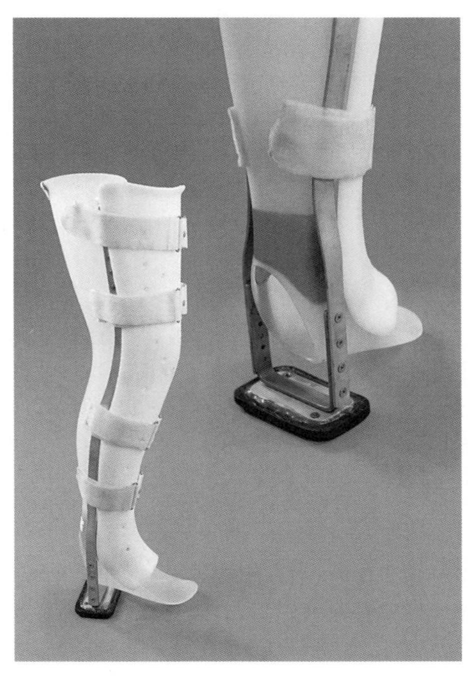

图30.31 用于下肢免荷的KAFO的马镫足底，它可以阻止足部与地面接触

髋膝踝足矫形器

在膝踝足矫形器的基础上增加一个髋铰链和骨盆带，就成为了髋膝踝足矫形器（HKAFO）。

髋铰链

通常，矫形器的髋关节是都一个金属铰链（图 30.32），它连接着 KAFO 的外侧支条和骨盆带。髋铰链会限制髋关节的外展、内收以及旋转运动。如果患者只需要控制髋关节的旋转，那么就可以简单地用一根绑带来替代髋关节和骨盆带。如果是为了减少内旋，绑带就类似于假肢的 Silesian 悬吊带。它的中心被连接到腰带的后方，两端连接到外侧支条的近端；如果是为了减少外旋，绑带连接到 KAFO 的外侧支条上，向前在腹股沟平面绕过。如果需要控制屈曲，可以在髋铰链上添加一个落环锁，两个方向的锁定使患者在站立时保持髋关节伸展，坐下时髋关节 90° 屈曲。

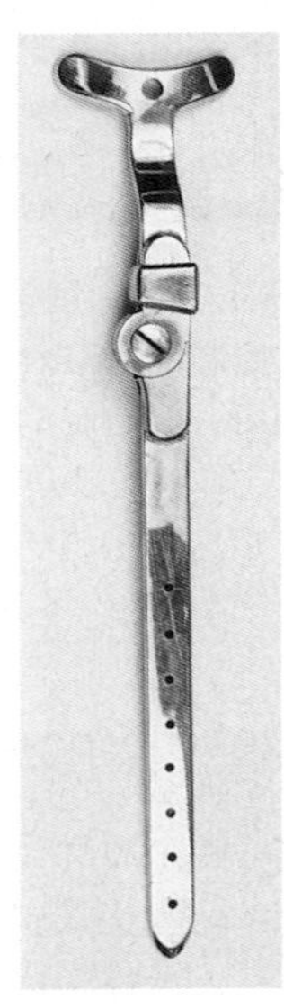

图 30.32 带落环锁的髋铰链

骨盆带

骨盆带是一条套上软垫的金属板（图 30.33），它将 HKAFO 固定到患者的躯干上。骨盆带位于髂前上棘与大粗隆之间。HKAFO 并不常用，因为它比 KAFO 穿戴更为麻烦，而且，如果髋关节被锁定，会限制患者摆至步和摆过步的行走模式。当患者坐下时，骨盆带可能会导致不舒服。

躯干髋膝踝足矫形器

当患者需要比 HKAFO 更大程度稳定性的时候，可以为其安装躯干髋膝踝足矫形器（THKAFO，图 30.34），它是将一个腰骶矫形器连接到 KAFO 上。躯干矫形器的骨盆板同时也是 HKAFO 的骨盆板。由于 THKAFO 穿戴起来非常麻烦，并且又很笨重，所以当患者完成康复训练出院以后，就几乎不会再使用。对于这类的患者，矫形器提供站立时的稳定性就足够了，有或者没有行走功能都不重要。

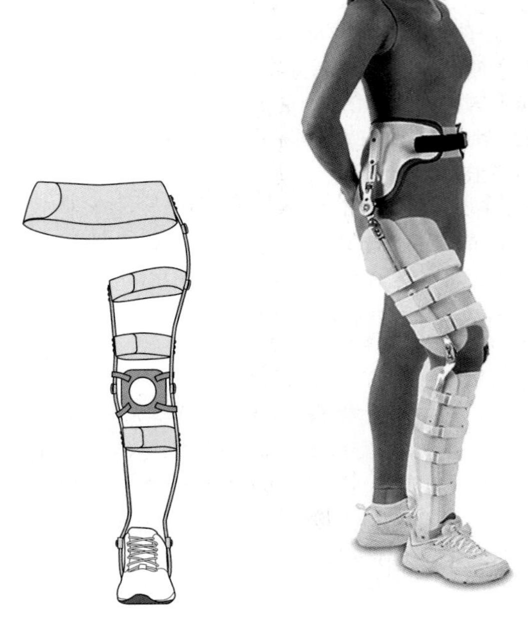

图 30.33 （左）常见的 HKAFO 设计，带有足蹬，支条，髋、膝、踝铰链，髋和膝的落环锁以及骨盆带。（右）自由髋膝活动的塑料 - 金属 HKAFO 设计

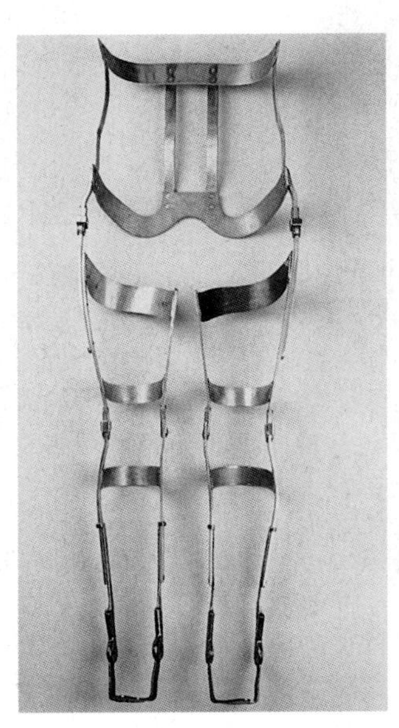

图 30.34 常见的 THKAFO 框架。图中展示的是这类笨重的矫形器的基本结构，还需要在这个又大又重的金属框架上，加上外部的软套，必要的带子或免压垫，还要穿上鞋。患者出院后几乎不会再使用它

截瘫患者的矫形器治疗方案

矫形器通常用于脊柱裂、脊髓损伤或其他疾病导致的截瘫患者。其功能目标主要是，通过站立来维持骨骼、肾脏、呼吸、循环和胃肠功能，以及某种形式的迈步。直立的姿势，还可以给患者提供重要的心理效应。

批量生产的矫形器

在市场上有多种用于儿童脊柱裂或其他疾病导致截瘫的设备销售。这些批量生产的矫形器可以为患儿提供相当大的功能,都相对很便宜,而且比许多定做的矫形器穿戴起来容易。这些矫形器的稳定方式是相同的,都是通过将鞋固定在基地部分,以及一条膝前带、后腰背带和前胸带来帮助患者保持稳定的站立。它们可以让患者在不使用拐杖的情况下站立,这样可以空出双手来玩游戏或者进行一些功能活动。

站立架和转椅助行器

站立架(图 30.35)由一块基底板、从底部一直延伸到胸带的支条,以及一个后方的胸腰带组成。前放的小腿带可以帮助维持稳定性。与其类似的还有转椅助行器(Swivel Walker),它有不同的大小来适配成人及儿童。主要的区别在于基地部分,转椅助行器有两个远端的板,通过它们的轻微滚动来完成旋转的步态。各种不同款式的站立架(图 30.36),都可以在市场上买到。

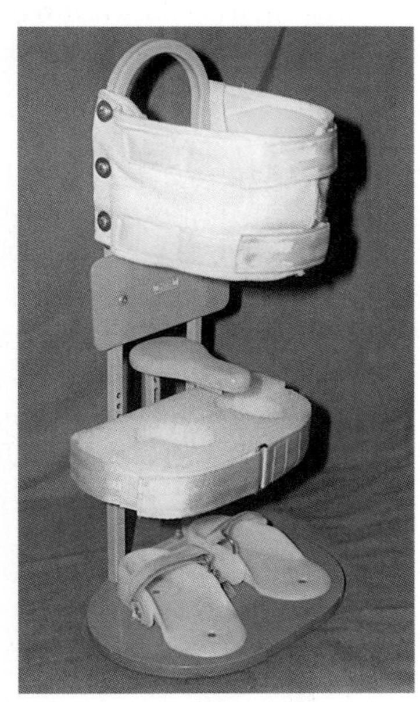

图 30.35 站立架

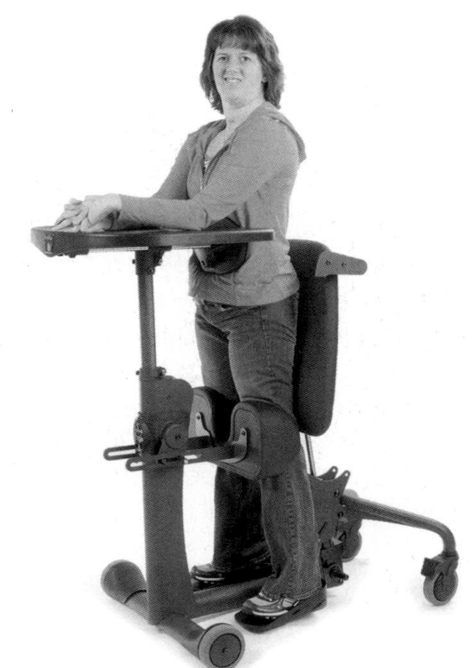

图 30.36 成人站立架

站立支架

站立支架(图 30.37)主要是为儿童患者制造,并且可以允许他们坐下,其基底部是平的。有一种款式的站立支架可以允许患儿从地上拾起物体,方法是保持膝关节的锁定,通过解锁髋关节来使身体向前倾。通过这样的一些设备,患儿可以通过旋转躯干的方法来转移重量,引起站立支架选择性的向一侧摆动及旋转,然后在转向另一侧,从而完成整个移动过程。当需要走更长的距离时,患儿可以用拐杖或助行器来完成摆至步或摆过步模式的行走。站立支架都是穿戴在衣服的外面,所以当患儿上学之后就会对它的外观感到排斥。

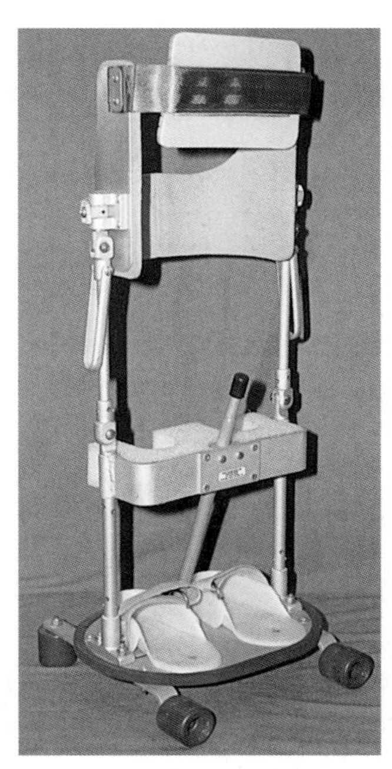

图 30.37 站立支架

定制矫形器

虽然大规模生产的成品矫形器具已经可以向用户提供相当不错的功能,但许多人仍希望制作更精准的矫形器。定制的踝足矫形器,膝踝足矫形器,乃至躯干髋膝踝足矫形器,可以通过金属的关节或者合适的对线,来提供足够的强度,使患者达到站立的目的。步行仍需要使用拐杖或类似的辅助器具,同时也需要躯干和上肢的协调运用。一些患者可能没有意识到康复训练计划会要求他们准备开始行走，因此，可以使用成品的，可调的，临时的矫形器进行一个适应阶段。

站立靴

为截瘫患者设计踝足矫形器的时候，需要同时包含一双符合患者脚和腿型的站立靴（图 30.38）。站立靴内，在鞋后跟的位置插入一块楔形的塑料垫，穿戴时足部差不多保持在 15°跖屈的位置，这样可以使患者的重心转移到踝关节的前方，通过这样的方法使腿向后倾斜，来保持膝关节的伸展。患者身体向后仰，在髂股韧带的抵抗下不会向后倒，于是就可以保持稳定的站立。患者需要有一副拐杖或者一个助行器才能够完成两点或四点步态。步行时，上半身斜向前倾，健侧的腿就摆向前。该矫形器容易穿戴，并且不会限制患者的坐位。但是要求患者没有任何的髋关节或膝关节屈曲挛缩，并且能够通过躯干的运动来伸展髋关节和腰椎。

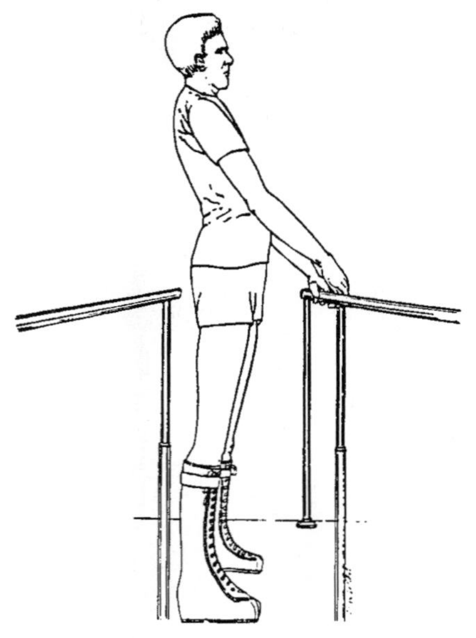

图 30.38 站立靴

克雷格斯科特矫形器

克雷格斯科特髋膝踝足矫形器（Craig-Scott KAFO，图 30.39）也可以用于截瘫患者。它的主要构成包括一双鞋底横向和纵向增强的鞋，BiCAAL 踝关节锁（略微跖屈位）或者塑料静踝，以及一个胫前带，带棘爪锁的膝关节和一个单独的大腿壳板。该矫形器使患者站立时有足够的向后倾斜以防止不良髋部和躯干屈曲。它的步态模式通常是拐杖或行走器辅助下的摆至步或摆过步。虽然它不限制髋关节的活动，但是胸段脊髓损伤的患者根本无法控制臀部，并且它没有辅助单腿迈进的机制。部分患者可以通过足够大的躯干扭转使腿摆动向前的方式，来实现两点或四点步态的迈步。

沃克博特（Walkabout）行走器包含一对膝踝足矫形器和一个铰链式的装置，通过矫形器内侧的支条连接在一起。它可以允许髋关节屈曲和伸展运动，但会限制髋关节的外展，内收和旋转。

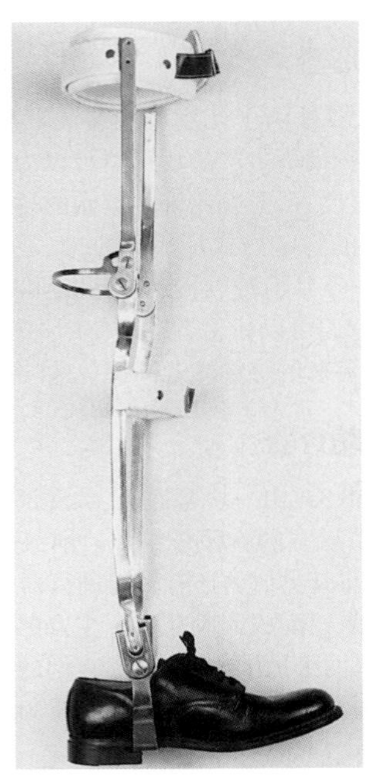

图 30.39 克雷格斯科特髋膝踝足矫形器（Craig-Scott KAFO）

交替式步态行走器

儿童和成人患者都可以安装交替式步态行走器（RGO，图 30.40 和图 30.41）。RGO 就是一个髋关节由一到两根钢索或金属杆连接在一起的 THKAFO。膝关节锁保证了膝的稳定性，小腿及足部是一个静踝矫形器。患者通过以下四个步骤来进行行走：①身体的重量转移到右腿；②伸展上胸段，带动骨盆；③用力压在拐杖上；④左腿摆动向前。下一步的时候，则转移到左腿上，让右腿摆动。钢索或者金属杆，可以防止支撑侧髋关节不受控制的屈曲。交替式的四点或两点步态非常稳定，这是因为有一只脚总是放在地上，但是行走速度非常慢。

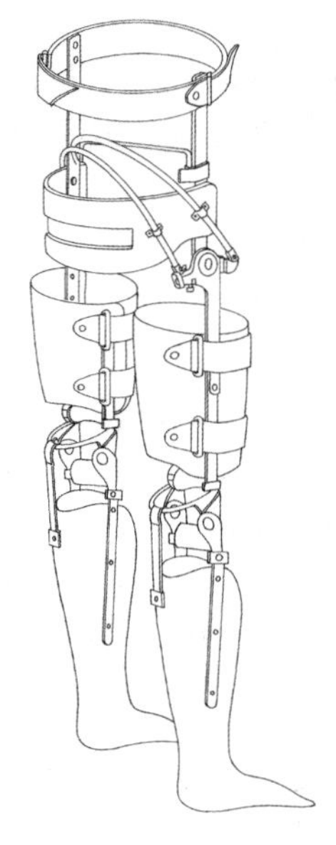

图 30.40 交替式步态行走器

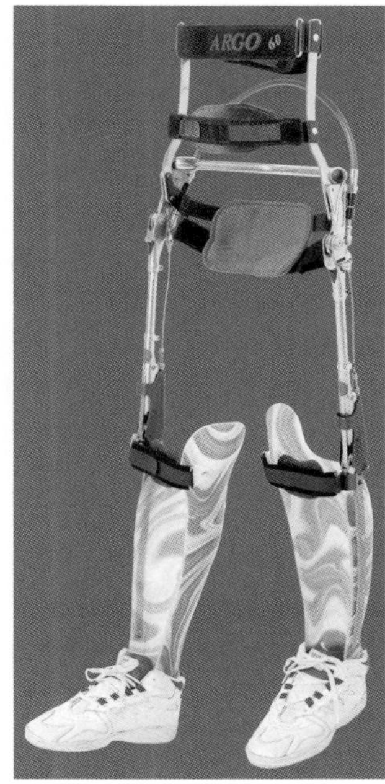
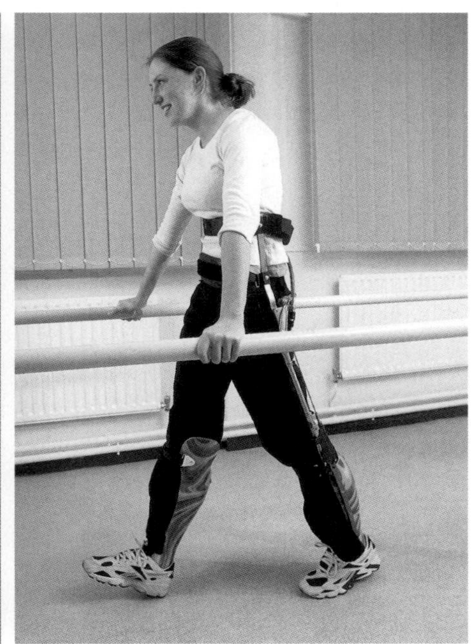

图 30.41　高级交替式步态行走器(ARGO)。该系统在膝关节处有一个气压式的撑杆,通过它来伸展膝关节以及确保站立时膝关节的锁定

需要坐下时,患者可以释放钢索,使双侧髋关节都能够屈曲。RGO 需要消耗患者巨大的能量。

其他的胸段脊髓损伤患者的选择有 Parawalker 和 Parastep。Parawalker 系统是一个带有多个髋关节的躯干髋膝踝足矫形器。临床医生可以对它的髋关节屈伸活动进行部分的限制,其步态与 RGO 相类似。穿戴 Parawalker 的好处之一是可以较少压疮,以及不会发生骨折。Parastep 是将 AFO 和股四头肌、臀大肌皮肤表面的电极结合在一起的装置。这两个系统对能量消耗的要求都是非常高的。

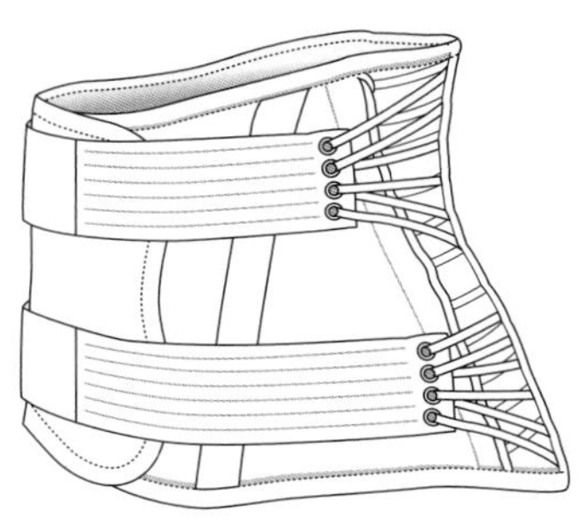

图 30.42　前方环带的腰围

躯干矫形器

躯干矫形器可以与下肢的矫形器一同使用,也可单独使用,来减少因背部疼痛、颈部扭伤、脊柱侧弯以及其他骨骼或肌肉神经病变导致的功能障碍。脊柱矫形器通过对躯干的支持,来协助控制脊柱的运动;但是,所有对脊柱施加的外力,都是通过脊柱周围的皮肤、皮下组织和肌肉来进行传递,较高层面的矫形器,也会经过胸廓来对脊柱施加矫正力。躯干矫形器对脊髓损伤患者主要有以下两个方面的作用:①控制腰椎节段的运动,有的可以对胸段椎体进行控制;②通过对腹部的压缩来改善呼吸功能。颈部椎体损伤的患者需要通过矫形器来拿限制颈部运动,直到经过手术或者其他方法实现更好的稳定性。宫颈病变的个体可能需要戴支具抑制颈运动直到稳定性是通过手术或其他方式实现。躯干矫形器还有一个特殊的种类,那就是用于儿童和青少年脊柱侧弯的矫形器。

腰围

如果增加腹压是唯一的目的,那么一个软性的腰围(图 30.42)就已经足够。它是一种弹性织物的矫形器,在竖直方向上有许多钢条来加强,但是没有水平方向的刚性支撑。腰围可能只包绕腰骶部,也可能会向上延长为胸腰骶围。腰围的主要作用是增加腹内压,同时也会一定程度上减少额状面上的运动。

采用矫形干预来减少或防止腰痛的疗效仍然具有争议性。部分腰背部疾病患者认为腰围可以有效缓解疼痛。这可能是因为腹内压的增加,减小了脊柱后方肌肉组织上的应力,从而减少了腰椎间盘的负荷。虽然穿戴腰围后,暂时性的减少腹部和竖脊肌的活动,可以有一定的治疗效果,但是长期穿戴会引起肌肉的萎缩,甚至挛缩,以及在心理上产生依赖。

硬质矫形器

大多数腰骶段和胸腰骶的矫形器都包含了一个腰围或纤维织物的腹部束腰部分。硬质矫形器的主要区别在于,水平方向,以及竖直方向有硬质塑料或者金属的部件。矫形器对运动的限制都是由一系列的三点力系统来完成的。

屈伸及侧方控制的腰骶矫形器

硬质矫形器一个典型的例子就是屈伸及侧方控制的腰骶(LS FEL)矫形器(图 30.43),也被称为 Knight 脊柱矫形器。它

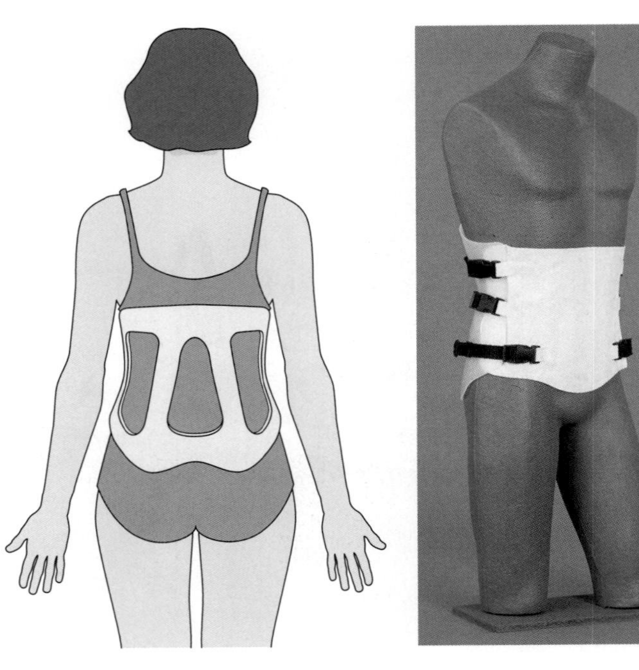

图 30.43 （左）常见的屈伸及侧方控制的腰骶矫形器，（右）定制的屈伸及侧方控制的腰骶矫形器，带前方腰围的设计

包括一个提供臀部固定的骨盆板和一个肩胛骨以下的胸部板。由泡沫衬里的硬质塑料或套有皮革软垫的金属制作而成，在后方，脊柱两侧的支条，以及身体两侧，腰部中间的支条，将这两个板连接起来，在前方增加一个压缩腹部的束腰，就成为一个完整的屈伸及侧方控制的矫形器。控制屈曲的三点力分别是来自于前方束腰的顶部和底部向后的力，以及来自矫形器后部中间处向前的力。对伸展的控制主要由束腰中部向后的力和矫形器后部的上下两端的向前的力来完成。矫形器两侧的部分可以限制侧屈。其他硬质腰骶（LS）矫形器大多是由聚乙烯制成可拆卸的模块式设计（图 30.44）。

屈伸控制的胸腰骶矫形器

屈伸控制的胸腰骶矫形器（TLS FE），也被称为泰勒式支架，由骨盆板，后立延伸到肩胛骨中部的支条，腹部的束腰，和连接到肩胛处支条上的腋下绑带组成。矫形器对患者屈曲的限制，由腋下带和束腰下端的向后的力，以及后方支条的中段的向前的力，所组成的三点力系统来完成。而对伸展的控制，是由束腰中部向后的力及骨盆板和肩胛带上向前的力来提供。在侧方加上支条就成为了侧方及屈伸控制的胸腰骶矫形器，也叫做 Knight Taylor 支架（图 30.45）。虽然胸腰骶矫形器可以减少脊柱节段和整体的运动，但是减少的量，却是对每个患者来说差异非常大。只有在行走时，矫形器对躯干运动的限制最为明显。塑料的胸腰骶背心，限制了躯体三维方向上的运动，可以提供最大程度的支撑。

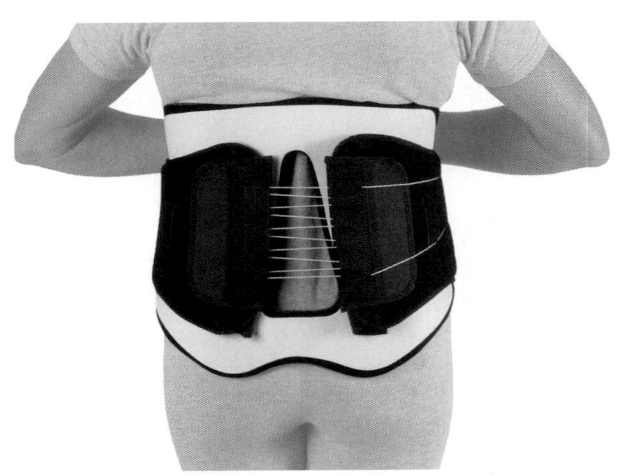

图 30.44 预制，可调的屈伸及侧方控制的腰骶矫形器

颈椎矫形器

颈椎矫形器一般根据设计特点来进行分类。颈托（图 30.46）对活动的限制最少，它是一个围在脖子上的由织物、弹性泡沫或硬质塑料制成的矫形器。颈托的疗效仍然具有争议的。费城颈托（图 30.47）增加了下颌骨和枕骨处的延伸，以及一个前方的刚性支撑；可以用于上颈椎的损伤。四杆支撑的头颈胸矫形器（图 30.48）可以用于对颈部中等程度的控制，它通常在前方有两根长度可调的杆来胸骨板和下颌板，两根后方的杆连接胸椎板和枕骨板。胸椎板通过绑带和胸部板连接，枕骨板与下颌板也同样通过带子连接。该矫形器必须做得非常贴合，否则就起不到很好的对颈部控制的作用。

如果需要对颈部进行最大程度的活动控制，就要用到 Minerva 矫形器或者 Halo 支架（图 30.49）。Minerva 矫形器是无创的，后方为硬质塑料，从头部一直延伸到身体的中部，上方通过前额处的带子将头部固定住。Halo 支架有一个通过四颗螺钉固定在颅骨上的环形的金属带，然后通过支条连接到一个胸部的背心上。最新的研究证实，Halo 支架可以有效地帮助颈椎骨折愈合，尤其是第二颈椎骨折。由于对躯干运动有一定的限制，它会降低患者的步幅，也会造成暂时性的颈部肌肉萎缩。

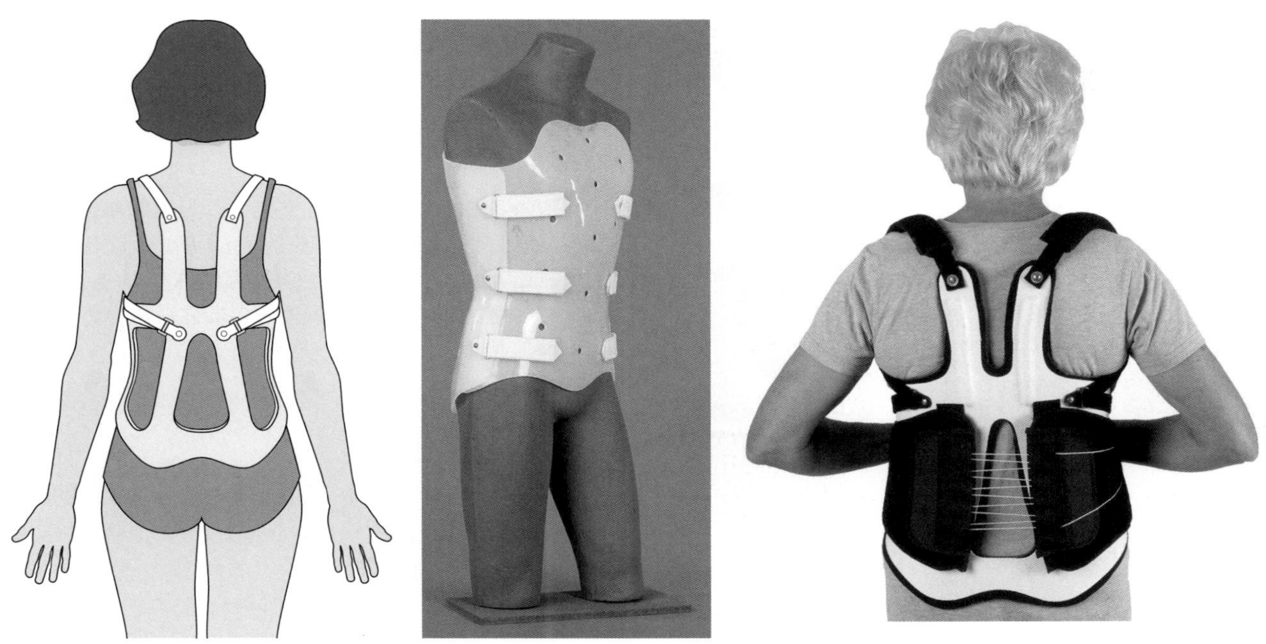

图 30.45 (左)常见的侧方及屈伸控制的胸腰骶矫形器;(中)定制的塑料式侧方及屈伸控制的胸腰骶矫形器;(右)预制可调的侧方及屈伸控制的胸腰骶矫形器

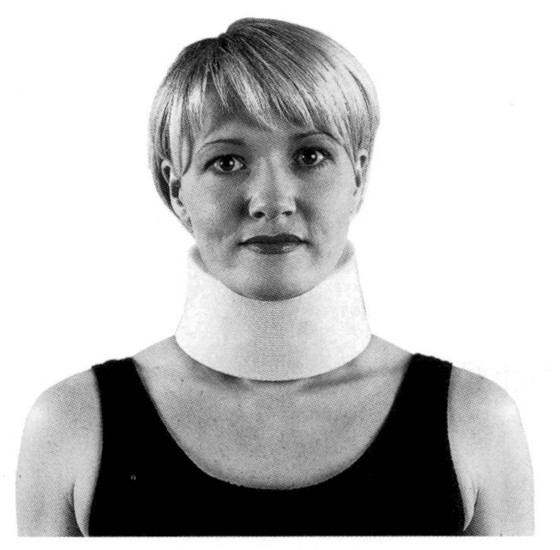

图 30.46 软泡沫的橡胶颈托

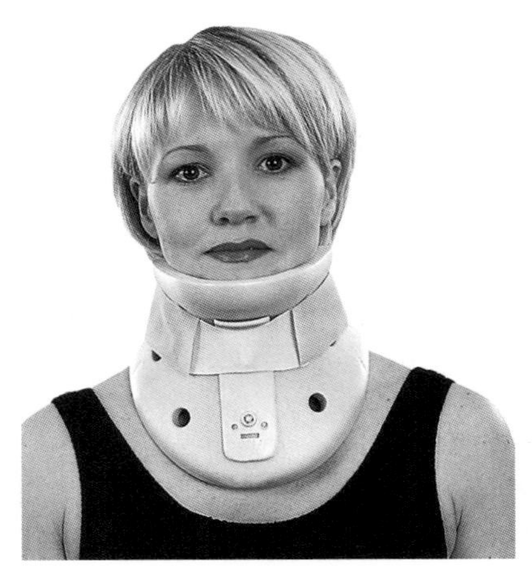

图 30.47 费城颈托

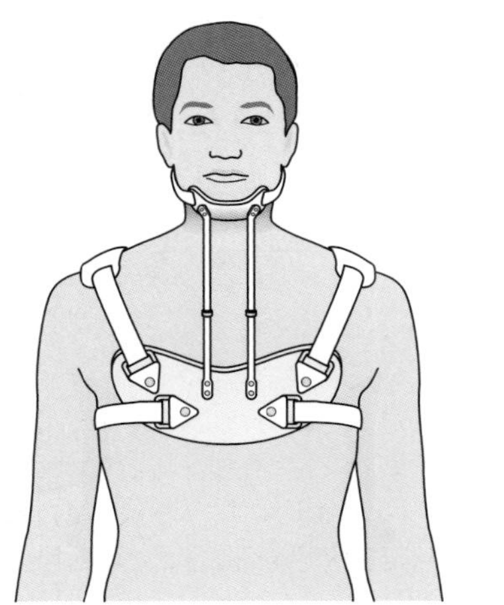

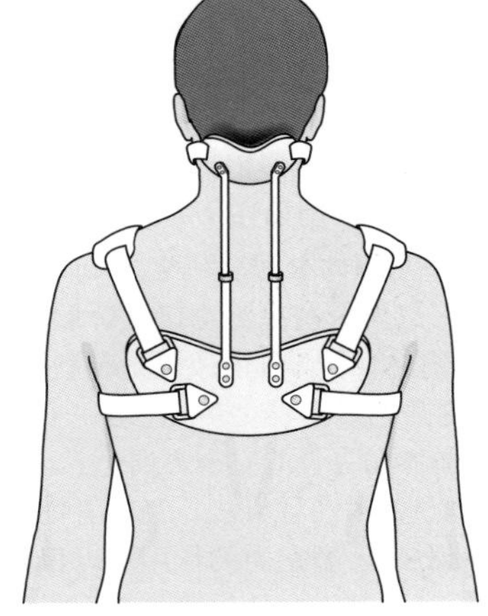

图 30.48 四点支撑的头颈胸矫形器

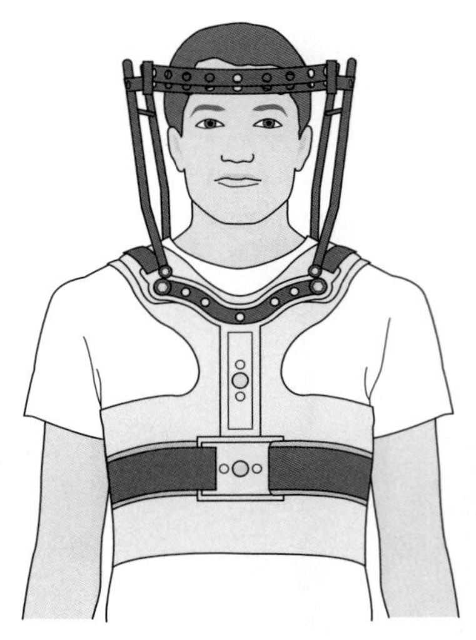

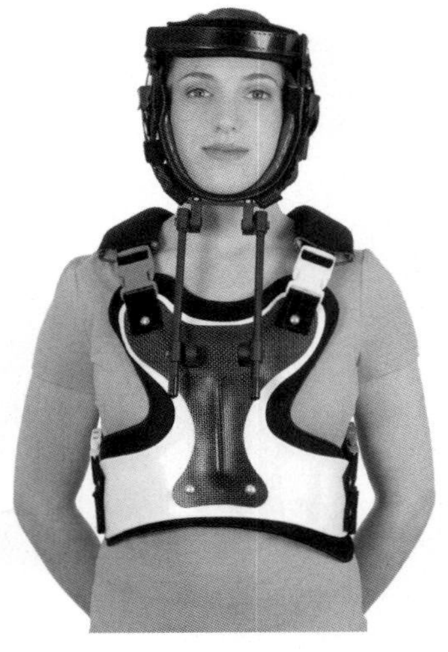

图 30.49 （左）Halo 支架可以为头部和颈椎提供最好的固定，黑色的环上有孔，可以让钛合金的骨钉与之连接到颅骨上；(右）无创的 Halo 支架，它们一般用于去除 Halo 颈椎矫形器之后作为传统矫形器使用

脊柱侧凸矫形器

儿童和青少年脊柱过度后凸和胸椎、胸腰椎或腰椎的侧凸，可以佩戴一个胸腰骶矫形器，通过施加轴向的牵拉，抗旋和抗弯的矫正力，维持或矫正脊柱和胸廓的立线。矫形器的有效与否取决于患者的身体的柔韧度与患者穿戴时的服帖性。虽然穿上矫形器后，会有实质性的改善，但是长期随访研究表明，矫形器最大的作用只是防止侧凸畸形进一步加重，同时也发现，矫形器的佩戴减小了脊柱侧凸患者手术矫正的可能性；当患者的 Cobb 角小于 35°的时候，或者侧凸的位置在胸椎中段或者更低节段的时候，矫形器的效果是最明显的，侧凸程度过大的患者，矫形器最多可以帮助减小侧凸的角度。尽管部分时间穿戴对青少年来说更容易接受，但是，一般的做法都是要求患者每天佩戴矫形器 23 小时，这样才能取得更好的结果。矫形器的穿戴不会影响患者的站立平衡。实际上，心理因素，才是脊柱侧凸患者自己认为更重要的影响生活质量的因素，而不是矫形器的款式或穿戴的时间。成年脊柱侧凸患者不适用于矫形器矫正。

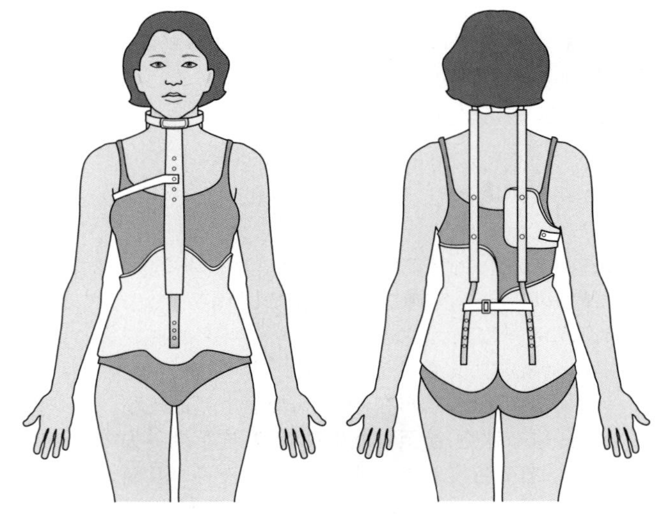

图 30.50 密尔沃基矫形器（塑料和金属组件）

密尔沃基式脊柱侧凸矫形器（图 30.50），是仍在使用的现代脊柱侧凸矫形器中最古老的款式。它的基本结构为一个围绕骨盆的固定板，两个后方的支条，一个前方的支条，以及近端的可以穿在衣服内侧的矫正环。矫正力的施加主要通过在这个框架上加入各种样式的压力垫来实现。波士顿式脊柱侧凸矫形器（图 30.51）一般不会有密尔沃基矫形器那样的高度；它是在一个批量式生产的塑料模块上添加压力垫，来满足患者的个体矫正需求。内侧压力垫与躯体紧密地贴覆，可以提高矫形器的有效性。相比于手术，患者普遍更愿意接受矫形器，而矫形器长期穿戴的结果也表明对脊柱侧凸的改善是有利的。威灵顿矫形器也是用于脊柱侧凸的矫形器之一，它是一个定制的胸腰骶背心，引导患者的躯体向更直的立线方向生长。

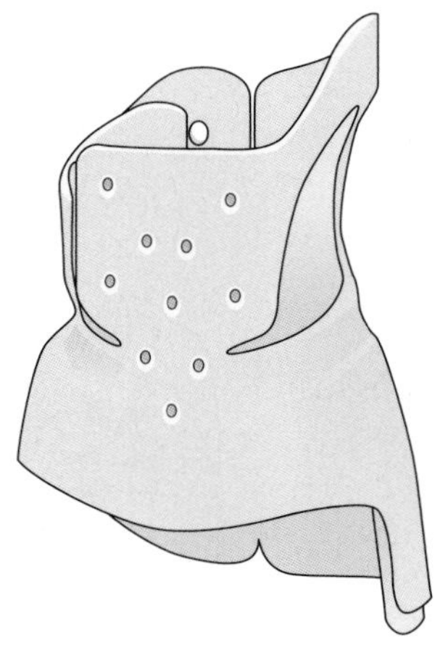

图 30.51 波士顿胸腰骶矫形器

夜用矫形器是治疗脊柱侧凸的另一种方法。当患者躺在床上时，重力对脊柱的影响降到最低，矫正力的作用可以得到最大的发挥，但是，对患者的发育有着一定的风险。夜用矫形器主要有查尔斯顿弯曲矫形器和普罗维登斯矫形器，不管是

哪一种,都是对患者仰卧时的脊柱曲线提供过度矫正。脊柱侧凸矫形器也用于青少年驼背。

矫形器的维护

为了矫形器可以更好地发挥作用,患者应该遵守基本的对矫形器的日常检查和保养程序。出具书面说明,可以有助于加强患者对康复医师和治疗师建议的依从性。

鞋的维护

无论鞋是否直接连接到矫形器上,都应该让它保持在一个良好的状态,当出现中等程度的磨损时,就应该考虑更换鞋底和后跟。更换的时候,要注意,任何楔形的改造、条状的加强,或者高度的提升,都应该维持在原样。患者足趾压力过大,导致鞋垫磨损时,可能需要将足趾处的鞋底改为金属板。一双过大的或扭曲的鞋会使矫形器达不到预计的功能。如果鞋上连接有足蹬,患者应仔细检查铆钉有无松动或脱落,如果有,就需要把鞋给矫形师返修。患者需要穿戴没有破损也没有修补过的长筒袜,因为长袜或贴身的棉裤可以对矫形器的支条、绑带或硬质边缘起到较好的免压作用。

壳板和绑带的维护

塑料壳板可以用浸湿的毛巾擦拭以除去表面的灰尘,最好不要用吹风或其他方法加热的方式来加速风干,因为这可能会导致壳板的软化。患者应定期检查塑料壳板的边缘有无开裂;一旦发现,就应该马上返回到矫形器师那里进行修改。魔术贴的绑带会逐渐丧失粘性,影响矫形器的固定作用,所以要检查绑带,确定是否需要更换。矫形器上的皮革带需要定期清洗,清洗时可以使用温和的肥皂水。如果表面的皮革破损,导致内部的金属暴露在外,就需要套上新的皮革。皮革绑带会变得越来越脆,甚至可能出现断裂,皮革绑带失去柔韧性的时候,就意味着需要更换新的绑带了,而不是在断裂之后再更换。

支条的维护

儿童的KAFO,其金属支条都是通过螺纹连接或铆接在塑料壳板上。在去除该连接后,通过把支条在小腿壳板上上移或在大腿壳板上下移的方法,可以使矫形器的长度延长。对儿童的金属或皮革式AFO/KAFO,支条重叠后并用多个螺钉固定,想要延长,就要去除所有的螺钉,将支条放置在适当的距离,并重新用螺钉连接在一起。

关节和锁的维护

金属部件应避免与沙、液体或类似的物质接触。如果关节活动不畅或者出现噪音,以及锁无法正确地打开时,可以通过适当的清洁和添加润滑剂来解决。出现其他的问题,需要专业人员来进行维修。

物理治疗

物理治疗师主要参与矫形器患者的以下几个阶段:①矫形器处方前;②矫形器处方的制定;③矫形器的验收;④训练过程中促进矫形器的正确使用和保养。在理想的情况下,治疗师是矫形器团队的一员,与康复医生和矫形器师一起,制定矫形器处方,负责训练前后对患者及矫形器的检查。同时,治疗师还要负责训练患者使用矫形器。无论所在的医院或康复中心有没有这样的一个治疗团队,物理治疗师都要做到以下几点。

矫形器处方前的检查

开具矫形器处方前检查的目的是:

- 帮助矫形器处方设计(分析哪种矫形部件用于具体的损伤、活动受限或残疾情况等最合适)。
- 检查现有的矫形器:①在功能改善方面的影响和作用;②患者穿戴矫形器的运动情况;③实用性和可操作性;④对线和适配情况;⑤使用过程的安全性。
- 提高患者对矫形器的接受度。
- 训练患者穿戴、使用以及维护矫形器。

根据患者身体结构的生物力学要求,来适配合适的矫形器,需要对患者进行全面细致的检查。

关节活动检查

对关节角度的全面测量,包括主动和被动的活动范围,是矫形器处方的先决条件。如果患者有一个僵硬的足部畸形,那么就必须对鞋进行改造或者制作一个内垫,这两种方法,都是为了实现整个足底与鞋内底表面接触时的舒适性。膝关节屈曲挛缩畸形的患者,需要一个可调节的膝铰链,因为落环锁和棘爪锁只能用于膝关节能够完全伸展的情况。髋关节屈曲挛缩的患者不能使用通过关节立线来保持稳定性的矫形器,如后置关节的膝铰链,站立靴或者Craig-Scott KAFO。

肢体长度

治疗师需要确定患者双腿的长度是否相等。如果,患者可以自己站立,可以通过检查骨盆是否水平来确定;如果只能斜躺,可以测量两侧髂前上棘至内踝的长度,相差超过1厘米的时候就需要使用增高鞋来补偿。对单下肢肌力较差的患者,健侧的鞋上增加1cm的高度将会有助于摆动期的足趾离地。

肌肉功能

检查肢体的功能活动,通过徒手肌力测试(MMT),来确定患者完成站立和行走任务所需要的辅助。即便肌力测试显示出肌力较差,但是如果患者能够不使用矫形器就达到功能,那么他是不会接受矫形器的。例如:背屈无力的患者在行走时,能够通过更大的髋关节屈曲来防止摆动期的拖地,他可能就不愿意穿戴后方止动的AFO。在对肌肉进行检查时需要注意,传统的徒手肌力测试对存在明显痉挛的患者是不适用的,在这样的情况下,需要对活动能力进行功能测试。

感觉功能

临床医生应当记录任何程度的感觉缺失。如果患者有感觉缺失，一个满意的矫形器需要做到紧密地贴覆，而又不能对肌肉产生压迫，同时矫形器的边缘也必须非常光滑。本体感觉缺失表明，可能需要矫形器来保持稳定的姿势，如使用静踝足矫形器来控制神经性踝关节病变(Charcot ankle)的患者。应当让患者自己定期对皮肤进行检查(包括肢体体积的变化)，并将注意到的任何变化告知物理治疗师。

上肢检查

虽然患者已经确定需要做矫形器了，但是治疗师仍有必要知道上肢的活动能力和肌肉力量。上肢明显的肌无力、僵硬或畸形，会影响矫形器的穿戴，这时，使用魔术贴粘扣来代替皮革扣即可。如果患者无法在没有手杖或拐杖的时候行走，治疗师应当确定标准的助行器能否达到要求，是否需要作一些修改。如果上肢力量特别差，患者将无法使用下肢矫形器行走，在这样的情况下，可以为患者处方一个站立辅助器具，如站立架、站立桌或站立轮椅。

心理状态

在开具矫形器处方的时候，需要确定患者自身愿意佩戴矫形器。脊髓损伤的患者短期内可能无法面对瘫痪的事实，因此会排斥佩戴矫形器，因为一看到矫形器，就会联想到自己的残疾。患有脊柱裂的青少年患者可能会更喜欢坐在普通的轮椅上，而不愿意穿戴矫形器，因为它穿戴麻烦，行走缓慢，还与周围的人都显得格格不入。脊髓损伤患者必须为穿戴矫形器做好准备工作，大力提高上肢和躯干的力量以及有氧运动的能力。因脑血管意外而导致严重知觉障碍的患者，即使在矫形器的辅助下，也可能无法行走，因为对他们来说，环境变得不一样了，可以为他们处方一个预防挛缩的矫形器，而不全是旨在辅助步态。

治疗师需要确定哪些患者会遵守矫形器相关的使用说明和保养指南。例如：如果无法确定患者是否会穿戴合适的带内垫的鞋，那么就需要处方一个带足蹬的鞋，使矫形器固定在鞋上。

矫形器处方

下肢矫形器适用于不同的肌肉骨骼或神经系统疾病，在开具矫形器处方的时候，重点需要关注患者的障碍和活动限制，对疾病的明确诊断反而是不太重要的。疾病的预后也一定程度上影响矫形器处方。部分或全部功能可能会恢复的患者，矫形器需要能够作出调整，来适应患者不断变化的情况。例如：偏瘫后不久的患者，可能会表现出明显的痉挛，这时需要限制踝关节的活动，随着患者逐渐恢复自主控制，痉挛开始降低的时候，矫形器的踝关节就需要作出调整，以允许踝关节的活动。

生活方式对矫形器的选择也有关系。活动量非常大的患者，需要用特别坚固的材料来制作矫形器，例如组合式足蹬，可能就不适用，因为内外侧的力或旋转的力过大，支条就会从足托上松动。患者对矫形器外观的要求也必须要考虑到；例如使用哪一种鞋内垫，才能穿在时髦的鞋子里面。同样，塑料壳没有金属支条和小腿板的矫形器那么笨重，而且也不会有金属的闪亮外观。虽然大多数人都希望矫形器能够尽可能的不显眼，但是儿童和部分成年人更喜欢鲜艳的颜色，可以使用多种塑料板材来实现。

踝足矫形器

AFO 主要适用于周围神经损伤的患者，特别是腓总神经损伤和偏瘫。足下垂的患者可以适配一个后方止动的 AFO，但是，这种设计在实现对跖屈的控制的同时，也往往会造成站立早期膝关节过度屈曲。在缺少跖屈的情况下，患者会通过屈曲膝关节来完成击地动作。解决方案是选择带弹性鞋跟的鞋，或改为后方弹性的塑料 AFO 或者带金属背屈弹簧助动的 AFO，这两种矫形器都有受控的跖屈活动，从而减少膝关节上的受力。

偏瘫患者的矫形器需要取决于痉挛和瘫痪的程度。如果运动缺失仅限于背屈无力，那么后侧弹性的 AFO 就足够了。一个更简单、更便宜的方法是，在健侧鞋的后跟和鞋底上升高 1 厘米，这样就可以保证患者摆动期的足趾离地。内外侧或矢状面不稳的患者，需要踝关节活动受限的 AFO 或塑料的螺旋 AFO。带有疼痛或严重不稳的患者，必须使用静踝 AFO。存在严重痉挛的时候，不能使用弹簧助动的踝关节，因为弹簧的活动会增加痉挛的程度。

膝踝足及其他下肢矫形器

KAFO 可用于补偿整个下肢的瘫痪。在正式定制的昂贵的矫形器之前，物理治疗师应该使用一个临时的矫形器对患者进行训练，以帮助他们获得更多的自信。几种不同的临时矫形器，都可以显示出患者是否有可能控制好矫形器的膝关节。

固定式 AFO，Craig-Scott KAFO，HKAFO，和交替式步态行走器分别适用于不同程度的截瘫患者。儿童患者的矫形器训练过程应该从一个简单的站立架开始，接下来是使用站立支架，最后才是较为昂贵的以及合身但是穿戴困难的矫形器。年龄较大的儿童和成人可以从齿轮行走架或较轻的模块式站立架开始训练。

躯干矫形器

腰围可以适当增加腹压，从而减少腰背部的疼痛。当需要更多的运动限制，如躯干瘫痪的患者，就需要用到 LS FEL，TLSFE，或 TLS FEL 矫形器来提供更大的支撑。塑料的腰骶或胸腰骶背心可以为患者提供最大的支撑。颈椎矫形器，无论是颈托还是后方的矫形器，都起到限制颈部活动以及提醒患者不要随便移动头部的作用。颈托还可以保持身体的热量，这也有一定的治疗作用。最大程度的颈部控制，需要用 Halo 支架才能做到。

用于治疗脊柱侧凸的矫形器有很多种。其中包括密尔沃基矫形器，一款覆盖身体面积最大的矫形器，以及波士顿和威灵顿矫形器，还有用于夜间使用的普诺维登斯和查尔斯顿矫形器。

矫形器检查

检查矫形器是适配过程中的必要因素。物理治疗师在训练患者使用矫形器之前，需要确定矫形器是否适配，其功能是否正确。对检查结果的分析可能需要在正式的矫形治疗团队讨论中进行。如果是这样的话，当矫形器交付使用的时候，临床团队需要确定矫形器是可以交付使用，还是可暂时使用，或者根本无法使用。可以交付使用表明矫形器是完全令人满意的，患者可以准备进行康复训练；可暂时使用意味着存在一些小的瑕疵，一般是只需要作外观上的修改，患者在训练中穿戴不会造成有害的影响；无法使用意味着矫形器有重大缺陷，会影响到患者的康复训练，例如鞋子太紧等问题，这个问题必须得到解决之后，康复训练才能开始。如果没有这样的临床团队来评估矫形器，物理治疗师应该使用相同的评估程序，来确保矫形器满足患者的需要。最终评估是在康复训练完成之后，来评判矫形器的功能和适配性，以及患者使用的能力。

下肢矫形器检查

矫形器的检查包括静态检查和动态检查。静态检查主要对患者穿戴矫形器后的站立及坐位进行检查，也会检查脱下矫形器后患者的情况。动态检查主要集中在患者穿戴矫形器后的步态分析(附录 30.A 下肢矫形器的检查表；附录 30.B 躯干矫形器的检查表)。

静态检查

患者穿戴矫形器后站立及坐位时的检查，以及脱下矫形器后对患者的皮肤和矫形器的制作进行检查。矫形器需要与初始的处方相一致，与处方不同的地方需要得到开具处方的人的认可。

患者应该站在双杠，或其他安全的环境中来接受检查，并尽量使双脚保持相同的承重。首先鞋子必须合适，特别是在长度、宽度、和外形的伏贴方面。无论有没有鞋增高或加入楔形鞋底，除了鞋头部分之外的整个鞋底和鞋跟都应该平放在地面上，鞋头部分应该是轻微向上弯曲，以辅助站立末期的蹬离。矫形器的踝关节应该位于人体内踝的远端，保持两者运动的一致性，避免步态中矫形器相对于腿的垂直运动。

小腿壳板应终止与腓骨头下方，避免压迫到腓总神经。如果采用了髌韧带承重式的边缘，就应该在腓骨头处有一个凹形的压力释放区，这种方式不会抵消末端的承重，但是，需要注意鞋跟是否有承重。这可以通过将一条丝带在患者穿鞋之前放在鞋内，丝带的一端露在鞋后帮的外面，当患者穿上矫形器和鞋站好后，治疗师应该能够把丝带从鞋内拉出。小腿壳板，以及髌韧带承重式的边缘，不应该对腘窝产生压迫，如果发生这样的情况，患者在坐位的时候会很难屈膝。鞋带和矫形器的绑带类型会影响矫形器穿戴的难度。

机械膝关节的转动中心应该与人体膝关节相一致，对于成人来讲，通常的位置是在胫骨内侧平台以上以上约 2cm 处。膝关节锁需要正常工作，因为使用膝关节锁通常是穿戴 KAFO 的主要原因。内侧支条应该止于会阴以下 4cm 的位置。小腿壳板与大腿壳板的远端应该是等距的，当患者坐下，矫形器屈曲之后，塑料或金属部件才会彼此接触，而不是夹住患者的腿部。

如果 KAFO 有一个四边形边缘来减少骨骼的负重，边缘上应该有为压力敏感的长收肌留出的释放区域，并且要为坐骨结节留出足够的位置。

髋关节是一般稍稍位于大转子的前上方，来代偿股骨颈的角度；髋关节前与大转子的设置同样需要考虑到股骨的内旋。骨盆带需要符合患者躯干的轮廓，不要有尖锐的边缘。

脱下矫形器后，治疗师应该检查患者的皮肤有没有任何因矫形器而产生的过敏。而且要缓慢的移动矫形器的关节来检查活动范围。关节的约束一般是因为关节的远端相对于近端发生倾斜，从而影响了关节的活动。如果内侧和外侧的止动装置不是同时接触，首先碰到的一侧会加速损坏，甚至可能会导致矫形器的扭曲。

动态检查

穿戴矫形器后的步态模式，不仅反映出患者的一般健康状况，也可以看到矫形器对运动的控制和辅助。表 30.1 列出了常见的导致步态异常的矫形器和人体结构的原因。

表 30.1 矫形器步态分析

步态异常	矫形器的原因	人体结构的原因
站立早期		
前足快速击地	不适当的背屈助动 不适当的跖屈止动	背屈肌力差
足趾着地：可能存在尖足姿势	后跟高度不合适 不适当的背屈助动 不适当的跖屈止动 后跟疼痛的释放不合适	较短的下肢 马蹄足 伸肌痉挛 后跟痛
初始的全足着地	鞋底的牵拉不合适 需要助行器(如拐杖) 不适当的背屈止动	平衡较差 仰趾足
内(外)侧着地	横截面上的错误立线	内转肌(外转肌)肌力差 足内翻(足外翻) 膝内翻(膝外翻)

续表

步态异常	矫形器的原因	人体结构的原因
膝关节过度屈曲	不适当的膝关节锁 不适当的背屈止动 跖屈限制(跖屈止动) 不适当的健侧鞋增高	股四头肌肌力差 健侧下肢较短 膝关节疼痛 膝(髋)关节屈曲挛缩 屈肌协同作用 仰趾足
膝过伸	跖屈止动造成的不适当的膝反屈 小腿壳板的弧度(深度)过大 健侧鞋增高,但无跖屈代偿 不适当的膝关节锁	股四头肌肌力差 膝关节韧带松弛 伸肌协同作用 马蹄足 健侧下肢较短 健侧膝(髋)关节屈曲挛缩
身体前屈	不适当的膝关节锁	股四头肌肌力差 髋关节屈曲挛缩 膝关节屈曲挛缩
身体后屈	不适当的髋关节锁 膝关节锁	臀大肌肌力差 膝关节僵硬
身体侧屈	KAFO 的内侧支条过高 HKAFO 的髋关节外展角度过大 需要助行器(如手杖) 鞋增高不足	臀中肌肌力差 外展挛缩 髋脱位 髋关节疼痛 平衡功能较差 长短腿
步宽过大	KAFO 的内侧支条过高 HKAFO 的髋关节外展角度过大 健侧鞋增高不足 膝关节锁 需要助行器(如手杖)	外展挛缩 平衡功能较差 健侧下肢较短
内旋(外旋)	支条在横截面上的对线不正确 需要额外的矫形器控制(如旋转控制带,骨盆带等)	髋内旋肌(外旋肌)痉挛 外旋肌(内旋肌)肌力差 前倾(后倾) 股四头肌肌力差:外旋
站立末期		
不适当的体重转移	跖屈止动 不适当的背屈止动	跖屈肌肌力差 跟腱扭伤或撕裂 仰趾足 前足痛
摆动期		
足趾拖地	不适当的背屈助动 不适当的跖屈止动	背屈肌肌力差 跖屈肌痉挛 马蹄足 髋屈肌肌力差
划弧外展	膝关节锁 不适当的背屈助动 不适当的跖屈止动	髋屈肌肌力差 伸肌协同作用 膝(踝)关节僵硬 背屈肌肌力差 马蹄足

续表

步态异常	矫形器的原因	人体结构的原因
患侧提髋	膝关节锁 不适当的背屈助动 不适当的跖屈止动	健侧下肢较短 健侧膝(髋)关节屈曲挛缩 髋屈肌肌力差 伸肌协同作用 膝(踝)关节僵硬 背屈肌肌力差 马蹄足
健侧提髋	膝关节锁 不适当的背屈助动 不适当的跖屈止动	髋屈肌肌力差 伸肌痉挛 马蹄足 健侧下肢较短 健侧膝(髋)关节屈曲挛缩 膝(踝)关节僵硬 背屈肌肌力差

在站立早期,患者会有足部击地,足趾着地或全足着地,表示跖屈动作不受控或者矫形器无法支撑脚和脚踝。过度的内侧或外侧触地可能表明矫形器与患者的肢体不一致。膝关节过伸或过度屈曲表明,矫形器无法施加足够的控制。AFO 的后方止动装置可以防止松动的膝关节的过伸运动。如果患者穿戴 KAFO 后仍有膝过伸,一般是因为膝关节的止动装置设置不适当或者缺失,还有可能是小腿和大腿壳板太深。当患者的膝关节或髋关节肌力较差而仍试图去进行控制的时候,会在站立早期出现身体的前倾或者后仰,如果股四头肌肌力差,患者会向前弯曲,出现因膝关节不稳而担心摔倒的情况,他们需要一个带前方壳板的静踝 AFO,或者一个带膝关节锁的 KAFO;如果臀大肌肌力差,患者会容易向后倾斜。患者脊柱前凸表示有髋关节的屈曲挛缩或 KAFO 适配性不好。站立早期的身体侧屈可能是因为髋关节外展肌无力或髋关节不稳,另外,未做补偿的长短腿,KAFO 的内侧支条过高,HKAFO 上髋关节外展,都会引起这个问题。如果内侧支条或壳板太高,患者会增加步宽来代偿,避免对会阴产生压迫。

患者在站立末期可能出现的问题是重心转移延迟或者不敢讲重心转移到患侧腿上。这个问题可以用一个前方的止动装置或者一个摇椅状的鞋底来加以改善。治疗师需要确保静踝 AFO 的剪切线或足蹬上的止动装置正确的发挥功能。

穿上矫形器后,患者必须能够在摆动期完成足趾离地的过程。髋关节屈肌肌力差的时候,以及功能长度比健侧腿长的时候,会产生患侧的提髋步态(骨盆抬高)。长度的增加可能是因为后方止动装置发生故障而无法限制跖屈动作,也可能是因为膝关节被锁住的原因,对于穿戴单侧 KAFO 的患者,这样的问题是预料之中的,可以通过在健侧的鞋内增加一个 1 厘米的高度来预防。髋关节的内旋或外旋可能是因为内侧和外侧的肌肉力量不平衡所导致,也可能是因为矫形器的对线有问题。同样,脚的内侧或外侧着地可能表明矫形器与患者的肢体不协调。步宽过大可能因一侧肢体比另一侧的长而导致的。健侧的提髋步态是指在患侧摆动期的过程中,健侧腿通过过度的足部跖屈动作来保证患者的足趾离地。健侧提髋可能是因为患侧腿的功能长度过长,也可能是因为后方的踝关节止动装置损坏,或者使用了膝关节锁。活动能力差的患者可能会表现出健侧的提髋步态。

躯干矫形器的静态检查

腰骶矫形器和胸腰骶矫形器通常都有胸部带和骨盆带,它们都应该平顺地贴在躯干表面,边缘不会对患者产生压力。支条不能放置在骨突起的位置,特别是当患者坐下的时候。腹部的束腰应该从剑突向下延伸到耻骨联合的上方。颈椎矫形器应当将头部保持在最容易忍受的位置。硬质的部件,如胸骨板、枕骨板、胸椎板或下颌板,他们的形状应该尽量与身体保持服贴。

提高矫形器的接受度

一个临床团队的参与,可以有效提高患者对矫形器的接受程度。通过团队的共同努力,可以让患者实现矫形器康复的效益最大化。让一位新的矫形器穿戴的患者与康复中心的其他患者接触,可以帮助他们提高对矫形器的认识:矫形器的使用不是一个奇怪的现象。患者及其家人组成的互助小组有助于分享他们的顾虑和焦虑,寻求对常见问题的可行的解决方案。互助小组通常都是由相同障碍的患者组成,如截瘫或偏瘫患者;这样,他们中的大多数都会愿意将矫形器作为康复过程的一部分。物理治疗师可以对互助小组会议进行指导。治疗师的工作使他们与患者关系最密切,基本上每天都会在一起进行训练,因此,治疗师需要留意患者对自己残疾的反应,是否需要额外的心理疏导。附录 30.C 为临床医生、患者及家属提供了一些矫形器相关的资源网站。

矫形器指导与训练

矫形器的目的是让患者通过最小的努力完成最大的功能。每个矫形器的适用范围都很广,所以没有哪一个训练项目是适合所有的患者的。基本的原则是，物理治疗师应当指导患者如何正确的穿戴矫形器，如何保持站立平衡，如何以安全的方式行走，以及如何完成其他的步行活动。

矫形器想要达到最佳的功能，需要多个因素的共同作用，其中最重要的是骨骼和肌肉的参与程度、关节活动度。肌肉强度和身体各个部位的协调性，特别是下肢和躯干的协调性，以及患者的肌张力、心血管和肺的健康状况、体重、心理状态和年龄，也都非常重要。矫形器本身的质量也会影响到患者的功能。

许多矫形器患者都患有慢性疾病，比如说类风湿性关节炎，或永久性的外伤后遗症，如脊髓损伤后导致的截瘫。矫形器只能增强他们的部分功能，而无法起到基本的病理改善。训练慢性疾病的患者的时候，要为他们终身使用矫形器来完成活动做准备。如果疾病是可以恢复的，如腓总神经损伤，通常只需要临时使用矫形器，应该让他们学习正确的矫形器使用方法，避免二次损伤，同时也需要定期回访，以便在患者的病情发生变化时对矫形器进行修改。患有渐进性疾病的患者，如肌营养不良症和多发性硬化症，复查时需要高度警惕，患者的退化程度可能会反映到矫形器的变化上，同时也需要进行进一步的训练来应付另外的功能活动。无论在哪种情况下，为患者单独设计运动和训练计划时，都应该使患者实现最大程度的独立性。

矫形器穿戴训练

无论是哪种类型的下肢矫形器，患者都应该穿上干净的、合适的长筒袜。插入式足托设计的 AFO 穿戴是最简单的，首先把矫形器穿在脚上及腿上，然后把整个肢体穿到鞋内。如果是可卸式足蹬设计的 AFO，就应该首先穿上鞋，然后再把矫形器安装在鞋上。如果是固定式足蹬设计的 AFO，患者仍需要先把脚放进鞋内，再系好小腿处的带子。

穿戴 KAFO 的一般方法也是一样。当患者平躺的时候，穿戴起来可能会更容易。如果患者是在坐下时穿戴 KAFO，如果有膝罩，一定要仔细检查膝罩的松紧程度是否合适，坐立时感觉到舒适的话，在站立后，膝罩就会变得非常松，患者根本无法有效的控制膝关节。穿戴 HKAFO 和 THKAFO 就较为艰难了。初试穿戴的时候，患者应该平躺与矫形器的旁边，然后把矫形器拉到自己的腿下以便躺进去，然后患者在膝关节完全伸展的情况下坐起来，穿好鞋子，系好绑带。

软性和硬质的腰骶或胸腰骶矫形器应该在患者仰卧位时穿戴，以实现最大程度的腹部压缩。矫形器的带子应该由下往上依次系好。

站立平衡训练

对于穿戴双侧 KAFO 或者更大矫形器的患者来说，站立的安全性是最困难的问题。一般人在站立的时候，所有的重量都通过足部传递，然而在患者穿戴矫形器或使用拐杖站立及行走的时候，必须学会如何将重量部分传递到手上，以及部分传递到脚上。穿上矫形器后，患者的重力线会手和脚中间的三角区域内，重力线过于靠前，会让手部的承重增加，这样更稳定，但是手会容易疲劳；重力线过于靠后，可以减少手部的力，但是会降低平衡的稳定性，患者需要在这两者之间进行掌控。随着平衡功能的改善，患者可以仅使用双手就可以维持平衡，而不是通过分配承重的方式。

穿戴双侧 KAFO 的患者需要使用拐杖或者其他助行器才能够完成独立的步态。使用拐杖行走的前提是拥有转移身体重量的能力。将体重转移到后跟上，就可以释放双手。训练开始时，都需要运用双杠，将体重全部转移到脚上，然后逐渐放开一只手，再之后放开双手。最终的目标是能够同时举起双手，或者可以用拐杖来完成拖至步的步态。一旦患者能够自信的完成体重在手和脚之间的转移，就可以开始使用拐杖进行相同的训练。一些高级的技能，如将手甚至将拐杖移动到身体的后方，也应该进行练习。交替式行走的患者，需要练习体重的对角线转移。

步态训练

各种不同的拐杖有着不同的步态模式，在速度、安全性和所需的能量方面都不尽相同。患者应该学习尽可能多的步态，从而在长距离运动或者在需要快速行走的情况下，可以在人群中改变行走的方式。不仅要能够向前走，还需要学会侧向行走、转弯，以及在不同的路面上行走，如地毯、碎石路、草地以及穿过门。学会所有的步态可以使患者适应环境的要求。步态的选择取决于患者个人的功能性能力，包括：

- 迈步能力：患者能否使用单侧或双侧下肢进行迈步动作；
- 负重和平衡能力：患者能否使用单侧或双下肢承受重量及保持平衡；
- 上肢力量：患者能否通过手部力量推动身体离开地面。

交替式步态

四点步态或两点步态要求患者能够通过屈髋或抬高骨盆来交替式移动下肢。随着下肢的移动，患者就将体重转移过去。四点步态的顺序分别为：①右手；②左脚；③左手；④右脚。两点步态需要有更好的平衡和协调能力，但这是一种更快的行走方式，依次为：①右手和左脚；②左手和右腿，这种步行模式也可以在人多或者光滑的表面上采用。这些步态模式同样也适用于缺乏平衡和协调能力而需要同步式步态的患者。

同步式步态

步行时，如果双侧下肢同时移动，会对上肢产生相当大的力。同步步态包括拖至步、摆至步和摆过步运动模式。只有摆过步行走时会速度稍快，同步步态一般都行动缓慢，而且因为需要上肢来完成行走，而且需要通过一些较小的肌肉组织来控制许多非功能性的身体结构，所以患者会很容易感到疲劳。对于脊髓损伤的患者，由于外周感觉的缺失，矫形器的重量也会使同步步态变得艰难。

拖至步步态是最简单的模式，但行走速度非常慢。行走顺序依次为：①双手扶拐杖向前；②压力转移到拐杖上，让足部拖动向前。脚的位置不应该超过拐杖。摆至步模式速度较快，因为患者是通过下肢的摆动，而不是拖动，来完成行走。摆动是通过伸展肘关节及下拉肩带从而提起躯干和下肢来完成的。摆过步步态是最好的模式，但是要求患者有更好的平衡能力、肌肉力量和上肢的协调能力，因为患者的下肢在行走过程中会迈至双手或拐杖的前方。行走时依次为：①双手扶拐杖向前；②摆动双下肢到手的前方，形成一个反三角站立；③双手向前回到起始的相对位置。摆过步步态需要进行更多的基础训练，包括举哑铃来加强前臂力量，这种步态可以快速行走，但是需要比其他方式更大的空间，以便允许下肢和拐杖的摆动。

行走能力的最终测试是能够一边行走一边进行交谈，这样才表示患者有了一定程度的自主行走能力。在临床的实践训练中，还应该包含在不同的路面以及室内和室外进行行走。

相关活动训练

如果患者的身体情况允许，就应该进行尽可能多的活动训练。日常生活中经常会涉及的主要有上下楼梯，路边行走，上下坡道，以及从轮椅到直立姿势的转移和进入到汽车内。训练如何驾驶一台经过特殊改装的汽车，是康复的重要组成部分。并不是所有穿戴矫形器的患者都能够完成所有的活动训练，但至少他们可以独立的完成部分任务，这在心理和生理上都有很大的价值。

最终评估及随访

在患者出院之前，应该对患者以及矫形器进行检查，确保矫形器是适配的，功能、外观及使用情况都令人满意。患者应该定期回到医院或康复中心复查，使临床团队可以掌握患者的功能和矫形器的使用情况，以便发现矫形器早期的磨损或其他不适配及损坏的症状。随访也可以使物理治疗师加强课程学习中学到的技能，发现患者可能遇到的新问题。

功能性能力

患者的步行能力和其他体力活动能力可以反映出矫形器和人体结构方面的因素。对能量消耗的测量可以作为功能性能力的参考，能量消耗主要是通过患者消耗的氧气量来计算出来的，一般是计算行走单位距离或者单位时间内氧气的消耗量。每个人都会倾向于选择消耗能量最少的步行速度。如果能量消耗太高，患者会意识到这种方式是不可取的。有时，短距离行走时的高能量消耗时可以接受的，如在家里的活动。但是在社区内行走，就需要为长距离的行走进行持续的努力，还需要有在路边行走或者不规则的路面上行走的能力，以及在限定的时间内通过红绿灯的能力。目前有许多关于能量消耗的研究，关于矫形器穿戴的两个最大的人群，那就是偏瘫和截瘫。

截瘫

脊髓损伤平面是影响患者功能性能力的关键因素。研究人员得出结论，T_{11} 及以上平面的脊髓损伤患者，几乎无法独立完成功能性步行。患儿穿戴往复式步态行走器，通过使用拐杖来完成摆过步步态所消耗的能量，与他们使用轮椅的情况是大致相同的。胸段脊髓损伤的成年患者以自己的速度每米行走所消耗的氧气量是正常人的九倍，而腰段脊髓损伤的患者则是正常人的 3 倍。高位截瘫患者穿戴 Craig-Scott 膝踝足矫形器行走时，氧气的消耗速率是之前的 3 倍，这还是在他们选择一个非常缓慢的步行速度的情况下。T_{11} 和 L_2 之间的脊髓损伤患者穿戴双侧的 KAFO，其行走速度会小于正常人的一半，而氧气的摄入量是常人的 6 倍。同样的患者使用轮椅以相当快的速度前进时，氧气的摄入量比正常人只多 10% 左右。较高的能量消耗，主要是因为，下肢瘫痪的患者需要通过上肢和胸部的活动来进行移动，而且通常是采用摆至步或摆过步的步态模式，这种步行模式非常困难，即使是没有残疾的成年人也需要消耗比平时多至少 75% 的能量才能完成。

矫形器的类型对患者功能性能力的意义不大。同时限制跖屈和背屈，如 Craig-Scott 膝踝足矫形器，可以减少部分能源的消耗。但是，限制踝关节的活动，对上下楼梯和坡道所消耗的能量没有明显的影响。塑料 KAFO 在一定程度上是更有效的，它的重量比传统的金属和皮带式的矫形器要轻。大多数患者都愿意安装交替式步态行走器，主要是因为它的外观和感觉的稳定性。

患者应该着重于行走的主要目的，即从一个地方到另一个地方，而不是去完成一项费力的物理技能。几乎所有胸段脊髓损伤的患者在离开康复中心后，都放弃了对矫形器的使用，这证明了，完成职业和娱乐活动才是最重要的，而不是穿戴矫形器后挣扎着费力的迈步动作。

偏瘫

虽然偏瘫患者步行时的能量消耗没有截瘫患者那么大，但是，也应该考虑减少能量消耗，达到一个合理的目标。能量消耗的增加与痉挛程度成比例关系。有可能偏瘫患者的能量消耗与常人没有多大差别，相对没有经验的偏瘫患者可能会比常人的能量消耗增加一倍。平均而言，偏瘫患者舒适的步行速度差不多是正常人步行速度的一半。

尽管偏瘫患者穿戴某种形式的 AFO 比不穿戴矫形器的时候活动效率更高，但是矫形器的类型与功能性的能力之间却没有什么联系。关于能量消耗的影响因素的研究，特别是对身体状况的研究，将有助于临床医生制定最合适的康复计划及预测以后的进展情况。

总结

本章主要集中在下肢和躯干的矫形器。介绍了常见的矫形器的类型及矫形器部件。此外，重点强调了康复治疗师在矫形器康复中的职责。

理想情况下，矫形器处方需要由康复医生、物理治疗师和矫形器师所组成的团队来共同制定。处方之前需要对患者进行彻底的检查，特别要注意在本章中讨论过的一些特殊情况。在处方决策过程中，综合患者本人和所有团队成员的意见在是至关重要的,这种方法可以确保矫形器与患者的生物力学条件和心理要求相匹配,可以达到矫形器预定的功能。一旦矫形器制作完成,就需要评估它的适配程度、功能状况和制作情况是否满意,然后训练患者如何穿戴及有效的使用矫形器。

复习思考题

1. 讨论矫形器适配时正确选择鞋的目的。
2. 描述以下鞋的外部改造的目的(功能):楔形鞋跟,楔形鞋底,跖骨隆起和摇椅状隆起。
3. 与固定式足蹬相比,塑料的插入式足托的优势是什么?
4. 针对背屈肌瘫痪 / 无力的患者,说明后侧弹性踝足矫形器如何在步态中的站立早期和摆动期发挥其功能。
5. 地面反作用力矫形器的前方壳板的功能是什么?
6. 抑制肌张力的矫形器如何改善患者的功能?
7. 指出髌韧带承重式 AFO 的临床适用征。
8. 用什么方法可以增加塑料矫形器的强度?
9. 膝踝足矫形器(KAFO)的后置膝关节有什么功能?
10. 描述应用于腰骶屈伸控制矫形器的三点力系统。
11. 在开具矫形处方之前应该收集哪些数据?
12. 比较和对比偏瘫患者的矫形器方案。
13. 安装矫形器之前检查患者的目的是什么?
14. 在静态评估中,应该考虑 AFO 的哪些特点?
15. 健侧提髋步态的矫形器原因和人体结构原因分别是什么?

病例分析

病史和目前的问题

一位 65 岁的女性患者,曾在 3 岁时患过小儿麻痹症,因此她的右侧下肢和左侧的足部、踝部完全瘫痪。童年时她穿戴过双侧膝踝足矫形器(KAFO),并在一对腋拐的辅助下,采用四点步态行走。当她 18 岁的时候,做过左侧踝和距下关节融合术,并给她安装了一个带有足蹬式足托,后方跖屈止动装置,落环膝关节锁,膝罩,以及皮革覆盖的小腿及大腿壳板的 KAFO。在接下来的 40 年里,她都穿戴着同样的矫形器,并在皮革和鞋破旧后进行更换。在户外行走时,她都用左手拄着拐杖。今天她回到康复科,主诉为右侧膝关节疼痛,以及疲劳。她还表示,矫形器会在膝关节处撑破她的丝袜,她希望能有新的矫形器来改善这些问题。

既往病史

除了患有脊髓灰质炎,她的整体健康都还好,就是她的耐力总比她的朋友弱。

社会史

患者是一名图书馆的资料员,她与她的丈夫在一起生活,她喜欢经常去看她的孙子孙女,观看戏剧表演以及参与政治运动。

物理治疗检查结果

- 认知状态:警报,导向,记忆完好。
- 耐力:有限,主要的不适在于她的右侧膝关节受限。她可以连续走三个街区而不休息。
- 视力:在戴矫正镜片的情况下,完好。
- 血压:136/74mmHg。
- 呼吸频率:在功能范围内(WFL)。

活动范围检查

活动	右侧	左侧	活动	右侧	左侧
髋屈曲	WFL	WFL	髋内收	WFL	WFL
髋伸展	WFL	WFL	髋外旋	WFL	WFL
髋外展	WFL	WFL	髋内旋	WFL	WFL

续表

活动	右侧	左侧	活动	右侧	左侧
膝关节	25°~0°~120°*	WFL	踝内翻	0°~10°	0°（没有运动）
踝背屈	0°~5°	0°（没有运动）	踝外翻	0°~5°	0°（没有运动）
踝跖屈	0°~40°	0°（没有运动）			

* 右侧膝关节有25°过伸；WFL=在功能范围内

感觉功能

- 双侧的肢体感觉模式都在功能范围内。
- 双上肢的感觉功能都在功能范围内。

肌力：徒手肌力检查（MMT）等级

活动	右侧	左侧	活动	右侧	左侧
髋屈曲	2-/5	4/5	膝伸展	0	3+/5
髋伸展	0	4/5	踝背屈	0	N/A
髋外展	0	4/5	踝跖屈	0	N/A
髋内收	0	4/5	踝内翻	0	N/A
髋外旋	0	4/5	踝外翻	0	N/A
髋内旋	0	3+/5	上肢肌力	WFL	WFL
膝屈曲	0	4-/5			

N/A=因融合术而不可测；WFL=在功能范围内

矫形器检查

矫形器支条无法达到20°的膝过伸位置。后方的跖屈止动装置破损，可以允许10°的跖屈活动。小腿和大腿壳板上的皮革也已经破损。

平衡功能

站立时

- 静态：良好；能够保持长时间静止位置。
- 动态：水平面上良好。坡道上没有进行测试，患者自述坡道上平衡能力很差

坐位时

- WFL

步态

患者穿戴一个右侧的KAFO，伴随着相当大的身体向右弯曲，缓慢的行走。当她用左手拄着拐杖时，身体的弯曲会减少。她自述说上下斜坡都有很大的困难。其他发现包括以下内容：

- 运动速度总体下降。
- 步宽增加。
- 右腿划弧步态。
- 右膝在矫形器内过伸。
- 矫形器导致右踝跖屈受限。
- 左踝和左足无法活动。

功能状态

- 独立转移：坐位到站立；落地到站立的转移。
- 独立完成所有的基本日常生活活动（BADL）。
- 独立完成85%的辅助性日常生活活动（IADL）（造成的限制主要是因为疼痛，乏力，以及步行耐力差）。

患者期望的结果和目标

- 步行时无膝关节疼痛。
- 提高耐力。
- 改善外观。

- 减少膝关节附近丝袜被撕开的频率。

指导性问题

1. 制定一个临床问题列表。
2. 制定一个患者的资产清单。
3. 建立预期目标和物理治疗的预期成果。
4. 制定物理治疗计划。

参考文献

1. American Academy of Orthopaedic Surgeons: Orthopaedic Appliances Atlas, Vol 1. JW Edwards, Ann Arbor, MI, 1952.
2. Fatone, S: Challenges in lower extremity orthotic research. Prosthet Orthot Int 34:235, 2010.
3. Menant, JC, et al: Optimizing footwear for older people at risk of falls. J Rehabil Res Dev 45:1167, 2008.
4. Hijmans, JM, et al: A systematic review of the effects of shoes and other ankle or foot appliances on balance in older people and people with peripheral nervous system disorders. Gait Posture 25:316, 2007.
5. Johanson, MA, et al: Effect of heel lifts on plantarflexor and dorsiflexors activity during gait. Foot Ankle Int 31:1014, 2010.
6. Hong, WH, et al: Influence of heel height and shoe insert on comfort perception and biomechanical performance of young female adults during walking. Foot Ankle Int 26:1042, 2005.
7. Kerrigan, DC, et al: Moderate-heeled shoe and knee joint torques relevant to the development and progression of knee osteoarthritis. Arch Phys Med Rehabil 86:871, 2005.
8. Mohamed, O, et al: The effects of Plastazote and Aliplast/Plastazote orthoses on plantar pressures in elderly persons with diabetic neuropathy. J Prosthet Orthot 16:55, 2004.
9. Wrobel, JS, et al: A proof-of-concept study for measuring gait speed, steadiness, and dynamic balance under various footwear conditions outside of the gait laboratory. J Am Podiatr Med Assoc 100:242, 2010.
10. Seligman, DA, and Dawson, DR: Customized heel pads and soft orthotics to treat heel pain and plantar fasciitis. Arch Phys Med Rehabil 84:1564, 2003.
11. Leung, AKL, et al: Biomechanical gait evaluation of the immediate effect of orthotic treatment for flexible flat foot. Prosthet Orthot Int 22:25, 1998.
12. May, BJ, and Lockard, MA: Prosthetics and Orthotics in Clinical Practice. FA Davis, Philadelphia, 2011.
13. Rao, S, et al: Orthoses alter in vivo segmental foot kinematics during walking in patients with midfoot arthritis. Arch Phys Med Rehabil 91:608, 2010.
14. Welsh, BJ, et al: A case-series study to explore the efficacy of foot orthoses in treating first metatarsophalangeal joint pain. J Foot Ankle Res 27:3, 2010.
15. Murley, GS, Landorf, KB, and Menz, HB: Do foot orthoses change lower limb muscle activity in flat-arched feet toward a pattern observed in normal-arched feet? Clin Biomech (Bristol, Avon) 25:728, 2010.
16. Bird, AR, Bendrups, AP, and Payne, CB: The effect of foot wedging on electromyographic activity in the erector spinae and gluteus medius muscles during walking. Gait Posture 18:81, 2003.
17. Gelis, A, et al: Is there an evidence-based efficacy for the use of foot orthotics in knee and hip osteoarthritis? Elaboration of French clinical practice guidelines. Joint Bone Spine 75:714, 2008.
18. Gross, MT, and Foxworth, JL: The role of foot orthoses as an intervention for patellofemoral pain. J Orthop Sports Phys Ther 33:661, 2003.
19. Saxena, A, and Haddad, J: The effect of foot orthoses on patellofemoral pain syndrome. J Am Podiatr Med Assoc 93: 264, 2003.
20. Butler, RJ, et al: Effect of laterally wedged foot orthoses on rearfoot and hip mechanics in patients with medial knee osteoarthritis. Prosthet Orthot Int 33:107, 2009.
21. Van Raaij, TM, et al: Medial knee osteoarthritis treated by insoles or braces: A randomized trial. Clin Orthop Relat Res 468:1926, 2010.
22. Nawoczenski, DA, and Ludewig, PM: The effect of forefoot and arch posting orthotic designs on first metatarsophalangeal joint kinematics during gait. J Orthop Sports Phys Ther 34:317, 2004.
23. Houssain, M, et al: Foot orthoses for patellofemoral pain in adults. Cochrane Database Syst Rev CD008402, 2011.
24. Roos, E, Engstrom, M, and Soderberg, B: Foot orthoses for the treatment of plantar fasciitis. Foot Ankle Int 27:606, 2006.
25. Landorf, KB, Keenan, AM, and Herbert, RD: Effectiveness of foot orthoses to treat plantar fasciitis. Arch Intern Med 166:1305, 2006.
26. Baldassin, V, Gomes, CR, and Beraldo, PS: Effectiveness of prefabricated and customized foot orthoses made from low-cost foam for noncomplicated plantar fasciitis: A randomized controlled trial. Arch Phys Med Rehabil 90:701, 2009.
27. Hume, P, et al: Effectiveness of foot orthoses for treatment and prevention of lower limb injuries: A review. Sports Med 38:759, 2008.
28. Richter, RR, Austin, TM, and Reinking, MF: Foot orthoses in lower limb overuse conditions: A systematic review and meta-analysis: Critical appraisal and commentary. J Athl Train 46:103, 2011.
29. Rome, K, Ashford, RL, and Evans, A: Non-surgical interventions for paediatric pes planus. Cochrane Database Syst Rev CD006311, 2010.
30. Powell, M, Seid, M, and Szer, IS: Efficacy of custom foot orthotics in improving pain and functional status in children with juvenile idiopathic arthritis: A randomized trial. J Rheumatol 32:943, 2005.
31. Burns, J, et al: Interventions for the prevention and treatment of pes cavus. Cochrane Database Syst Rev CD006154, 2007.
32. Burns, J, et al: Effective orthotic therapy for the painful cavus foot: A randomized controlled trial. J Am Podiatr Med Assoc 96:205, 2006.
33. Hawke, F, et al: Custom-made foot orthoses for the treatment of foot pain. Cochrane Database System Rev CD006801, 2008.
34. Hastings, MK, et al: Effect of metatarsal pad placement on plantar pressure in people with diabetes mellitus and peripheral neuropathy. Foot Ankle Int 28:84, 2007.
35. Lott, DJ, et al: Effect of footwear and orthotic devices on stress reduction and soft tissue strain of the neuropathic foot. Clin Biomech (Bristol, Avon) 22:352, 2007.
36. Brodtkorb, TH, Kogler GF, and Arndt, A: The influence of metatarsal support height and longitudinal axis position on plantar foot loading. Clin Biomech (Bristol, Avon) 23:640, 2008.
37. Wang, CC, and Hansen, AH: Response of able-bodied persons to changes in shoe rocker radius during walking: Changes in ankle kinematics to maintain a consistent roll-over shape. J Biomech 43:2288, 2010.
38. Hutchins, S, et al: The biomechanics and clinical efficacy of footwear adapted with rocker profiles—evidence in the literature. Foot (Edinb) 19:165, 2009.
39. Nair, PM, et al: Stepping in an ankle foot orthosis re-examined: A mechanical perspective for clinical decision making. Clin Biomech (Bristol, Avon) 25:618, 2010.
40. Guillebastre, B, Calmels, P, and Rougier, P: Effects of rigid and dynamic ankle-foot orthoses on normal gait. Foot Ankle Int 30:51, 2009.
41. Herndon, SK, et al: Center of mass motion and the effects of ankle bracing on metabolic cost during submaximal walking trials. J Orthop Res 24:2170, 2006.
42. Radtka, SA, et al: The kinematic and kinetic effects of solid, hinged, and no ankle-foot orthoses on stair locomotion in healthy adults. Gait Posture 24:211, 2006.
43. Huang, YC, et al: Effects of ankle-foot orthoses on ankle and foot kinematics in patients with subtalar osteoarthritis. Arch Phys Med Rehabil 87:1131, 2006.

44. Gok, H, et al: Effects of ankle-foot orthoses on hemiparetic gait. Clin Rehabil 17:137, 2003.
45. Tyson, SF, and Thornton, HA: The effect of a hinged ankle foot orthosis on hemiplegic gait: Objective measures and users' opinions. Clin Rehabil 15:53, 2001.
46. Bregman, DJJ, et al: Polypropylene ankle foot orthoses to overcome drop-foot gait in central neurological patients: A mechanical and functional evaluation. Prosthet Orthot Int 34:293, 2010.
47. Erel, S, et al: The effects of dynamic ankle-foot orthoses in chronic stroke patients at three-month follow-up: A randomized controlled trial. Clin Rehabil 25:1, 2011.
48. Esquenazi, A, et al: The effect of an ankle-foot orthosis on temporal spatial parameters and asymmetry of gait in hemiparetic patients. PM R 1:1014, 2009.
49. Wang, RY, et al: Gait and balance performance improvements attributable to ankle-foot orthosis in subjects with hemiparesis. Am J Phys Med Rehabil 86:556, 2007.
50. Abe, H, et al: Improving gait stability in stroke hemiplegic patients with a plastic ankle-foot orthosis. Tohoku J Exp Med 18:193, 2009.
51. Cakar, E, et al: The ankle-foot orthosis improves balance and reduces fall risk of chronic spastic hemiparetic patients. Eur J Phys Rehabil Med 46:363, 2010.
52. Nolan, KJ, and Yarossi, M: Weight transfer analysis in adults with hemiplegia using ankle foot orthosis. Prosthet Orthot Int 35:45, 2011.
53. Hung, JW, et al: Long-term effect of an anterior ankle-foot orthosis on functional walking ability of chronic stroke patients. Am J Phys Med Rehabil 90:8, 2011.
54. Chen, CK, et al: Effects of an anterior ankle-foot orthosis on postural stability in stroke patients with hemiplegia. Am J Phys Med Rehabil 87:815, 2008.
55. Chen, CC, et al: Kinematic features of rear-foot motion using anterior and posterior ankle-foot orthoses in stroke patients with hemiplegic gait. Arch Phys Med Rehabil 91:1862, 2010.
56. Simons, CD, et al: Ankle-foot orthoses in stroke: Effects on functional balance, weight-bearing asymmetry and the contribution of each lower limb to balance control. Clin Biomech (Bristol, Avon) 24:769, 2009.
57. Cruz, TH, and Dhaher, YY: Impact of ankle-foot-orthosis on frontal plane behaviors post-stroke. Gait Posture 30:312, 2009.
58. Fatone, S, Gard, SA, and Malas, BS: Effect of ankle-foot orthosis alignment and foot-plate length on the gait of adults with poststroke hemiplegia. Arch Phys Med Rehabil 90:810, 2009.
59. Jagadamma, KC, et al: The effects of tuning an Ankle-Foot Orthosis Footwear Combination on kinematics and kinetics of the knee joint of an adult with hemiplegia. Prosthet Orthot Int 34:270, 2010.
60. Danielsson, A, and Sunnerhagen, KS: Energy expenditure in stroke subjects walking with a carbon composite ankle foot orthosis. J Rehabil Med 36:165, 2004.
61. Bregman, DJJ, et al: Polypropylene ankle foot orthosis to overcome drop-foot in central neurological patients: A mechanical and functional evaluation. Prosthet Orthot Int 34:293, 2010.
62. Franceschini, M, et al: Effects of an ankle-foot orthosis on spatiotemporal parameters and energy cost of hemiparetic gait. Clin Rehabil 17:368, 2003.
63. Mulroy, SJ, et al: Effect of AFO design on walking after stroke: Impact of ankle plantar flexion contracture. Prosthet Orthot Int 34:277, 2010.
64. Ring, H, et al: Neuroprosthesis for footdrop compared with an ankle-foot orthosis: Effects on postural control during walking. J Stroke Cerebrovasc Dis 18:41, 2009.
65. van Swigchem, R, et al: Is transcutaneous peroneal stimulation beneficial to patients with chronic stroke using an ankle-foot orthosis? A within-subjects study of patients' satisfaction, walking speed and physical activity level. J Rehabil Med 42:117, 2010.
66. Kasar, TM, et al: Novel patterns of functional electrical stimulation have an immediate effect on dorsiflexor muscle function during gait for people poststroke. Phys Ther 90:55, 2010.
67. Sheffler, LR, et al: Peroneal nerve stimulation versus an ankle foot orthosis for correction of footdrop in stroke: Impact on functional ambulation. Neurorehabil Neural Repair 20:355, 2006.
68. Sheffler, LR, Bailey, SN, and Chae, J: Spatiotemporal and kinematic effect of peroneal nerve stimulation versus an ankle-foot orthosis in patients with multiple sclerosis: A case series. PM R 1:604, 2009.
69. O'Reilly, T, et al: Effects of ankle-foot orthoses for children with hemiplegia on weight-bearing and functional ability. Pediatr Phys Ther 21:225, 2009.
70. Desloovere, K, et al: How can push-off be preserved during use of an ankle foot orthosis in children with hemiplegia? A prospective controlled study. Gait Posture 24:142, 2006.
71. Romkes, J, Hell, AK, and Brunner, R: Changes in muscle activity in children with hemiplegic cerebral palsy while walking with and without ankle-foot orthoses. Gait Posture 24:467, 2006.
72. Van Gestel, L, et al: Effect of dynamic orthoses on gait: A retrospective control study in children with hemiplegia. Dev Med Child Neurol 50:63, 2008.
73. Brehm, MA, Harlaar, J, and Schwartz, M: Effect of ankle-foot orthoses on walking efficiency and gait in children with cerebral palsy. J Rehabil Med 40:529, 2008.
74. Maltais, D, et al: Use of orthoses lowers the O_2 cost of walking in children with spastic cerebral palsy. Med Sci Sports Exerc 33:320, 2001.
75. Balaban, B, et al: The effect of hinged ankle-foot orthosis on gait and energy expenditure in spastic hemiplegic cerebral palsy. Disabil Rehabil 29:139, 2007.
76. Smiley, SJ, et al: A comparison of the effects of solid, articulated, and posterior leaf-spring ankle-foot orthoses and shoes alone on gait and energy expenditure in children with spastic diplegic cerebral palsy. Orthopedics 25:411, 2002.
77. Radtka, SA, Skinner, SR, and Johanson, ME: A comparison of gait with solid and hinged ankle-foot orthoses in children with spastic diplegic cerebral palsy. Gait Posture 21:303, 2005.
78. Buckon, CE, et al: Comparison of three ankle-foot orthosis configurations for children with spastic diplegia. Dev Med Child Neurol 46:590, 2004.
79. Sienko-Thomas, S, et al: Stair locomotion in children with spastic hemiplegia: The impact of three different ankle foot orthosis (AFO) configurations. Gait Posture 16:180, 2002.
80. Rogozinski, BM, et al: The efficacy of the floor-reaction ankle-foot orthosis in children with cerebral palsy. J Bone Joint Surg Am 91:2440, 2009.
81. Lucareli, PR, et al: Changes in joint kinematics in children with cerebral palsy while walking with and without a floor reaction ankle-foot orthosis. Clinics (Sao Paulo) 62:63, 2007.
82. Kane, K, and Barden, J: Comparison of ground reaction and articulated ankle-foot orthoses in a child with lumbosacral myelomeningocele and tibial torsion. J Prosthet Orthot 22:222, 2010.
83. Westberry, DE, et al: Impact of ankle-foot orthoses on static foot alignment in children with cerebral palsy. J Bone Joint Surg Am 89:806, 2007.
84. Hachisuka, K, et al: Clinical application of carbon fibre reinforced plastic leg orthosis for polio survivors and its advantages and disadvantages. Prosthet Orthot Int 30:129, 2006.
85. Brehm, MA, et al: Effect of carbon-composite knee-ankle-foot orthoses on walking efficiency and gait in former polio patients. J Rehabil Med 39:651, 2007.
86. Hachisuka, K, et al: Oxygen consumption, oxygen cost and physiological cost index in polio survivors: A comparison of walking without orthosis, with an ordinary or a carbon-fibre reinforced plastic knee-ankle-foot orthosis. J Rehabil Med 39:646, 2007.
87. Hebert, JS, and Liggins, AB: Gait evaluation of an automatic stance-control knee orthosis in a patient with postpoliomyelitis. Arch Phys Med Rehabil 86:1676, 2005.
88. Irby, SE, Bernhardt, KA, and Kaufman, KR: Gait of stance control orthosis users: The dynamic knee brace system. Prosthet Orthot Int 29:269, 2005.
89. Irby, SE, Bernhardt, KA, and Kaufman, KR: Gait changes over time in stance control orthosis users. Prosthetic Orthot Int 31:353, 2007.
90. Yakimovich, T, Lemaire, ED, and Kofman, J: Preliminary kinematic evaluation of a new stance-control knee-ankle-foot orthosis. Clin Biomech (Bristol, Avon) 21:1081, 2006.
91. Yakimovich, T, Lemaire, ED, and Kofman, J: Engineering design review of stance-control knee-ankle-foot orthoses. J Rehabil Res Dev 46:257, 2009.
92. Davis, PC, Bach, TM, and Pereira, DM: The effect of stance control orthoses on gait characteristics and energy expenditure in knee-ankle-foot orthosis users. Prosthet Orthot Int 34:206, 2010.
93. McMillan, AG, et al: Preliminary evidence for effectiveness of a stance control orthosis. J Prosthet Orthot 16:6, 2004.
94. Zissimopoulos, A, Fatone, S, and Gard, SA: Biomechanical and

energetic effects of a stance-control orthotic knee joint. J Rehabil Res Dev 44:503, 2007.

95. Bernhardt, KA, Irby, SE, and Kaufman, KR: Consumer opinions of a stance control knee orthosis. Prosthet Orthot Int 30:246, 2006.
96. Hwang, S, et al: Biomechanical effect of electromechanical knee-ankle-foot orthosis on knee joint control in patients with poliomyelitis. Med Biol Eng Comput 46:541, 2008.
97. Horst, RW: A bio-robotic leg orthosis for rehabilitation and mobility enhancement. Conf Proc IEEE Eng Med Biol Soc 2009-5090-3, 2009.
98. Johnson, WB, Fatone, S, and Gard, SA: Walking mechanics of persons who use reciprocating gait orthoses. J Rehabil Res Dev 46:435, 2009.
99. Leung, AK, et al: The Physiological Cost Index of walking with an isocentric reciprocating gait orthosis among patients with T(12)–L(1) spinal cord injury. Prosthet Orthot Int 33:61, 2009.
100. Merati, G, et al: Paraplegic adaptation to assisted-walking: Energy expenditure during wheelchair versus orthosis use. Spinal Cord 38:37, 2000.
101. Plassat, R, et al: Gait orthosis in patients with complete thoracic paraplegia: Review of 43 patients. Ann Readapt Med Phys 48:240, 2005.
102. Roussos, N, et al: A long-term review of severely disabled spina bifida patients using a reciprocal walking system. Disabil Rehabil 23:239, 2001.
103. Spadone, R, et al: Energy consumption of locomotion with orthosis versus Parastep-assisted gait: A single case study. Spinal Cord 41:97, 2003.
104. Vogt, L, et al: Lumbar corsets: Their effect on three-dimensional kinematics of the pelvis. J Rehabil Res Dev 37:495, 2000.
105. Van Duijvenbode, IC, et al: Lumbar supports for prevention and treatment of low back pain. Cochrane Database Syst Rev 16:CD001823, 2008.
106. Jellema, P, et al: Lumbar supports for prevention and treatment of low back pain: A systematic review within the framework of the Cochrane Back Review Group. Spine 26:377, 2001.
107. Cholewicki, J, et al: Lumbosacral orthoses reduce trunk muscle activity in a postural control task. J Biomech 40:1731, 2007.
108. Cholewicki, J, et al: The effects of a three-week use of lumbosacral orthoses on trunk muscle activity and on the muscular response to trunk perturbations. BMC Musculoskelet Disord 11:154, 2010.
109. Fayolle-Minon, I, and Calmeis, P: Effect of wearing a lumbar orthosis on trunk muscles: Study of the muscle strength after 21 days of use on healthy subjects. Joint Bone Spine 75:58, 2008.
110. van Leeuwen, PJ, et al: Assessment of spinal movement reduction by thoraco-lumbar-sacral orthoses. J Rehabil Res Dev 37:395, 2000.
111. Konz, R, Fatone, S, and Gard, S: Effect of restricted spinal motion on gait. J Rehabil Res Dev 43:161, 2006.
112. Kongsted, A, et al: Neck collar, "act-as-usual" or active mobilization for whiplash injury? A randomized parallel-group trial. Spine 332:618, 2007.
113. Kuijper, B, et al: Cervical collar or physiotherapy versus wait and see policy for recent onset cervical radiculopathy: Randomised trial. BMJ 339, 2009.
114. Gavin, TM, et al: Biomechanical analysis of cervical orthoses in flexion and extension: A comparison of cervical collars and cervical thoracic orthoses. J Rehabil Res Dev 40:527, 2003.
115. Tescher, AN, et al: Range-of-motion restriction and craniofacial tissue-interface pressure from four cervical collars. J Trauma 63:112, 2007.
116. Zhang, S, et al: Evaluation of efficacy and 3D kinematic characteristics of cervical orthoses. Clin Biomech (Bristol, Avon) 20:264, 2005.
117. Cosan, TE, et al: Indications of Philadelphia collar in the treatment of upper cervical injuries. Eur J Emerg Med 8:33, 2001.
118. Bell, KM, et al: Assessing range of motion to evaluate the adverse effects of ill-fitting cervical orthoses. Spine J 9:225, 2009.
119. Sawers, A, DiPaola, CP, and Rechtine, GR 2nd: Suitability of the noninvasive halo for cervical spine injuries: A retrospective analysis of outcomes. Spine J 9:216, 2009.
120. Ivanocic, PC, Beauchman, NN, and Tweardy, L: Effect of halo-vest components on stabilizing the injured cervical spine. Spine 34:167, 2009.
121. Platzer, P, et al: Nonoperative management of odontoid fractures using a halothoracic vest. Neurosurgery 61:522, 2007.
122. German, JW, Hart, BL, and Benzel, ED: Nonoperative management of vertical C2 body fractures. Neurosurgery 56:516, 2005.
123. Koech, F, et al: Nonoperative management of type II odontoid fractures in the elderly. Spine 33:2881, 2008.
124. Ohnishi, K, et al: Effects of wearing halo vest on gait: Three-dimensional analysis in healthy subjects. Spine 30:750, 2005.
125. Ono, A, et al: Muscle atrophy after treatment with Halovest. Spine 30:E8, 2005.
126. Fayssoux, RS, Cho, RH, and Herman, MJ: A history of bracing for idiopathic scoliosis in North America. Clin Orthop Relat Res 468:654, 2010.
127. Sponseller, PD: Bracing for adolescent idiopathic scoliosis in practice today. J Pediatr Orthop 31:S53, 2011.
128. Kotwicki, T, and Cheneau, J: Passive and active mechanisms of correction of thoracic idiopathic scoliosis with a rigid brace. Stud Health Technol Inform 136:320, 2008.
129. Clin, J, et al: Correlation between immediate in-brace correction and biomechanical effectiveness of brace treatment in adolescent idiopathic scoliosis. Spine 35:1706, 2010.
130. Lou, E, et al: Correlation between quantity and quality of orthosis wear and treatment outcomes in adolescent idiopathic scoliosis. Prosthet Orthot Int 28:49, 2004.
131. Negrini, S, et al: Braces for idiopathic scoliosis in adolescents. Spine (Phila) 35:1285, 2010.
132. Dolan, LA, and Weinstein, SL: Surgical rates after observation and bracing for adolescent idiopathic scoliosis: An evidence-based review. Spine 32:S91, 2007.
133. Maruyama, T, Grivas, TB, and Kaspiris, A: Effectiveness and outcomes of brace treatment: A systematic review. Physiother Theory Pract 27:26: 2011.
134. Katz, DE, and Durani, AA: Factors that influence outcome in bracing large curves in patients with adolescent idiopathic scoliosis. Spine 26:2354, 2001.
135. Negrini, S, et al: Idiopathic scoliosis patients with curves more than 45 Cobb degrees refusing surgery can be effectively treated through bracing with curve improvements. Spine J 36:1, 2011.
136. Sadeghi, H, et al: Bracing has no effect on standing balance in females with adolescent idiopathic scoliosis. Med Sci Monit 14:CR293, 2008.
137. Rivett, L, et al: The relationship between quality of life and compliance to a brace protocol in adolescents with idiopathic scoliosis: A comparative study. BMC Musculoskelet Disord 10:5, 2009.
138. Vasiliadis, E, et al: The influence of brace on quality of life of adolescents with idiopathic scoliosis. Stud Health Technol Inform 123:352, 2006.
139. Glassman, SD, et al: The costs and benefits of nonoperative management for adult scoliosis. Spine 35:578, 2010.
140. Mac-Thiong, JM, et al: Biomechanical evaluation of the Boston brace system for the treatment of adolescent idiopathic scoliosis: Relationship between strap tension and brace interface forces. Spine 29:26, 2004.
141. Lange, JE, Steen, H, and Brox, JI: Long-term results after Boston brace treatment in adolescent idiopathic scoliosis. Scoliosis 4:17, 2009.
142. Bunge, EM, et al: Patients' preferences for scoliosis brace treatment: A discrete choice experiment. Spine 35:57, 2010.
143. Clin, J, et al: A biomechanical study of the Charleston brace for the treatment of scoliosis. Spine 35:E940, 2010.
144. Gepstein, R, et al: Effectiveness of the Charleston bending brace in the treatment of single-curve idiopathic scoliosis. J Pediatr Orthop 22:84, 2002.
145. D'Amato, CR, Griggs, S, and McCoy, B: Nighttime bracing with the Providence brace in adolescent girls with idiopathic scoliosis. Spine 26:2006, 2001.
146. Seifert, J, and Selle, A: Is night-time bracing still appropriate in the treatment of idiopathic scoliosis? Orthopade 38:146, 2009.
147. Zaina, F, et al: Review of rehabilitation and orthopedic conservative approach to sagittal plane diseases during growth: Hyperkyphosis, junctional kyphosis, and Scheuermann disease. Eur J Phys Rehabil Med 45:595, 2009.
148. Gonzalez, E, and Edelstein, J: Energy expenditure in ambulation: In Gonzalez, E, et al (eds): Downey and Darling's Physiological Basis of Rehabilitation Medicine, ed 3. Butterworth-Heinemann, Boston, 2001, p 417.

推荐阅读

Edelstein, JE, and Bruckner, J: Orthotics: A Comprehensive Clinical Approach. Slack, Thorofare, NJ, 2002.

Edelstein, JE, and Moroz, A: Lower extremity Prosthetics and Orthotics: Clinical Essentials. Slack, Thorofare, NJ, 2011.

Farris, RJ, Quintero, HA, and Goldfarb, M: Preliminary Evaluation of a Powered Lower Limb Orthosis to Aid Walking in Paraplegic Individuals. IEEE Trans Neural Syst Rehabil Eng 19:(6)652, 2011.

Hsu, JD, Michael, JW, and Fisk, JR, (eds): Atlas of Orthoses and Assistive Devices, ed 4. Mosby Elsevier, Philadelphia, 2008.

Ibuki, A, et al: The effect of tone-reducing orthotic devices on soleus muscle reflex excitability while standing in patients with spasticity following stroke. Prosthet Orthot Int 34:(1)46, 2010.

Lusardi, MM, and Nielsen, CC: Orthotics and Prosthetics in Rehabilitation, ed 2. Saunders, St. Louis, 2007.

May, BJ, and Lockard, MA: Prosthetics and Orthotics in Clinical Practice. FA Davis, Philadelphia, 2011.

Nawoczenski, DA, and Epler, ME: Orthotics in Functional Rehabilitation of the Lower Limb. WB Saunders, Philadelphia, 1997.

Neville, C, and Houck, J: Choosing among 3 ankle-foot orthoses for a patient with stage II posterior tibial tendon dysfunction. J Orthop Sports Phys Ther 39(11):816, 2009.

Oosterwaal, M, et al: Generation of subject-specific, dynamic, multisegment ankle and foot models to improve orthotic design: A feasibility study. BMC Musculoskelet Disord 12:256, 2011.

Seymour, R: Prosthetics and Orthotics: Lower Limb and Spinal. Lippincott Williams & Wilkins, Philadelphia, 2002.

附录 30.A 下肢矫形器检查

1. 矫形器是否符合处方？
2. 患者能否轻松地穿上矫形器？

站立时

3. 鞋是否适配足部？
4. 鞋跟和鞋底是否平放在地面？
5. 如果有鞋内垫，它与鞋之间是否有滚动发生？

踝关节

6. 踝关节铰链是否对应人体关节？（人体踝关节的运动轴线大概在内踝的远端水平）
7. 在踝关节铰链和人体关节之间是否留有足够的空隙？
8. 外翻或内翻矫正带是否控制足部在正确的位置？

膝关节

9. 踝关节铰链是否对应人体关节？（胫骨平台内侧上方 1.2~1.9cm）
10. 在膝关节铰链和人体关节之间是否留有足够的空隙？
11. 膝关节锁是否安全，以及是否容易操作？

壳板，带子，翻边和支条

12. 壳板，带子，翻边和支条的形状是否伏贴大腿和小腿？
13. 小腿壳板的上方与腓骨头之间是否留有足够的空隙？
14. 矫形器和会阴之间是否留有足够的空隙？
15. 矫形器的外侧壳板和支条是否低于大转子但是比内侧的高至少 2.5cm ？
16. 支条是否位于腿部的中间？
17. 壳板，带子和翻边的形状是否伏贴大腿和小腿？
18. 翻卷在矫形器上方的软组织是否最少？
19. 大腿壳板的带子与小腿近端的带子与膝关节是否等距？
20. 儿童矫形器是否有延长矫形器的相关准备？

辅助承重的部件

21. 在髌韧带承重式矫形器中，是否有给腓骨头适当的压力释放？
22. 在坐骨承重的矫形器中，在前内侧及内侧边缘是否有过大的压力？
23. 在坐骨承重的矫形器中，坐骨结节是否坐在预定的位置？
24. 在髌韧带承重式矫形器中，是否有通过矫形器减少了承重？

髋关节

25. 髋关节铰链的转动中心是否在大转子的前上方？
26. 髋关节锁是否安全，以及是否容易操作？
27. 骨盆带是否正确的服伏躯干？

稳定性

28. 矫形器是否给患者提供了适当的稳定性？

坐下时

29. 患者能否在屈髋屈膝 90° 的位置舒适地坐下？
30. 患者能否身体前倾，摸到自己的鞋？

行走时

31. 患者的平地行走是否令人满意？
32. 患者上下楼梯和上下斜坡是否令人满意？
33. 矫形器的强度是否足够？
34. 内翻或外翻矫正带是否有足够的矫正力度？
35. 矫形器是否有噪音？
36. 患者对矫形器的舒适度、功能性和外观是否感到满意？

脱下矫形器后

37. 患者的皮肤是否有矫形器引起的擦伤或变色？
38. 矫形器的做工是否令人满意？
39. 矫形器的所有部件是否正常的发挥功能？

躯干矫形器检查 附录 30.B

1. 矫形器是否符合处方?
2. 患者能否轻松地穿上矫形器?

站立时

骨盆带

3. 骨盆带在髂后上脊以下是否与身体贴覆?
4. 骨盆带是否经过了大转子和髂脊的中间?

胸部带

5. 胸部带在肩胛骨的下方是否与身体贴覆?
6. 带是否与身体保持水平?

支条

7. 后方的支条是否压到骨凸的位置,如棘突或肩胛骨?
8. 侧方的支条是否沿着身体侧方的中线?

束腰

9. 束腰部分的大小是否合适?

颈椎矫形器

10. 头部是否在预定的位置?
11. 所有硬质的部件是否都正确的适配?

坐下时

12. 患者能否在屈髋屈膝 90°的位置舒适地坐下?
13. 患者对矫形器的舒适度、功能性和外观是否感到满意?

脱下矫形器后

14. 患者的皮肤是否有矫形器引起的擦伤或变色?
15. 矫形器的做工是否令人满意?
16. 矫形器的所有部件是否正常的发挥功能?

附录 30.C 医生、家庭和患者的矫形器网络资源

组织 / 资源	网站
American Academy of Orthotists and Prosthetists 美国矫形器和假肢学会	www.oandp.org
American Orthotic and Prosthetic Association 美国矫形器和假肢联合会	www.aopanet.org
Digital Resource Foundation for the Orthotics and Prosthetics Community 矫形器和价值社区数字资源基金会	www.drfop.org
Orthotic and Prosthetic Activities Foundation 矫形器和假肢活动基金会	http://opfund.org/programs/initiatives.asp
Orthotic and Prosthetic Education and Research Foundation 矫形器和假肢教育和研究基金会	www.operf.org/research
Resource for Orthotics and Prosthetics Information 矫形器和假肢信息资源	www.oandp.com

（刘宏亮　李 磊　译）

假　肢

第 31 章

JoanE.Edelstein, PT, MA, FISPO, CPed
ChristopherKevinWong, PT, PhD, OCS

学习目标

1. 描述小腿假肢和大腿假肢的组成部分，包括可替代的部件和材料的优劣势；
2. 解释部分足、赛姆、膝和髋关节离断术后假肢，以及双侧假肢的区别性特征；
3. 列出假肢部件的维修程序；
4. 指导小腿假肢和大腿假肢的静态和动态评估；
5. 总结物理治疗师在管理下肢截肢患者中的角色；
6. 在实际的临床病例研究中，如何分析和解释患者的数据，计算现实目标和结局，以及制定医疗计划。

章节大纲

物理治疗同样关注上肢和下肢截肢者的康复。截肢患者通常都会安装假肢来取代缺失的肢体。从广义上来讲，假牙、人造的钛合金股骨头和塑料心脏瓣膜，都是假体的范畴。假肢师指的是从事假肢设计、制作和适配假肢的专业健康护理人员。

造成截肢的主要原因有周围血管疾病、创伤、恶性肿瘤和先天性肢体缺损等。在美国，血管疾病是造成截肢最主要的原因，尤其是在糖尿病患者当中，60 岁以上的人构成了截肢的最大群体。一般成年人和青少年截肢的原因主要是创伤，男性因创伤和血管疾病导致截肢的可能性更大。骨肿瘤与软组织肿瘤患者有时也会截肢，一般在青少年人群中常见。先天性肢体缺損是指在出身时就伴随的部分肢体缺失或者肢体异常。

本章重点对下肢假肢加以阐述，因为相对上肢截肢者来说，下肢截肢者的数量要多得多。物理治疗师作为康复团队中的重要成员，与假肢师、康复医师、作业治疗师以及其他康复人员一起为患者的康复而努力。对截肢的患者而言，物理治疗师在帮助他们获得更好的功能中起着重要的作用。对假肢的使用训练，和假肢装配本身一样的重要。对上肢截肢者，物理治疗师能起到的作用有限，仅仅是协助他们完成作业治疗。

历史记载表明，替代失去的肢体的概念很早就已出现。古代就有人将棍子捆在截肢后的小腿上，形成假腿支撑。现在，绝大部分下肢截肢者都装配了假肢，因为单腿的功能远不及双腿。

主要的下肢假肢包括部分足假肢、赛姆假肢、小腿假肢和大腿假肢，此外也包括膝离断和髋离断假肢。物理治疗师应该熟悉它们的特点，了解如何维护，以及负责安装假肢过程中的康复。

部分足和赛姆假肢

部分足假肢的主要目的是：①尽可能恢复足部功能，特别是行走能力；②重建完整的足部外形。失去了一个或者多个脚趾的患者，仅需要简单的在鞋内填充，以提高鞋面部分的外观。若跖骨头还在，那么站立将不会受到影响。行走时，站立末期的足趾蹬离将不会足够有力，尤其是在大踇指缺失的时候。有足弓支撑的矫形器可以有助于维持足部的力线，特别是在近端趾骨被截肢的情况下。

经跖骨截肢后将明显影响足部的外观，假肢起到防止鞋变形的作用。患者在行走时，足后跟将承受几乎全部的体重，并且会减少截肢侧承重的时间。这类假肢的主体是一个包容足部剩余部分的塑料式接受腔，接受腔连接到一个硬质的底板上，并向前延伸为一个完整的足底形状，再在底板上填充软性材料以形成足部外观。接受腔可以保护跖骨的截肢端，并且硬底板恢复了足底长度，相对不穿假肢的情况，患者可以花更多的时间在患侧的站立期。为了有效辅助站立后期，假肢的底部或者鞋的底部应当有一个滚动边。

经跗骨或者跗骨离断式截肢，如拉弗朗斯（Lisfranc）和肖帕特（Chopart）截肢，对摆动期如何将较小的足部包容在鞋内增加了额外的问题。由于截肢后小腿三头肌收缩不平衡导致的马蹄内翻畸形，会引起脚的长度进一步减小。因此，经跖骨截肢的假肢一般会增加一个塑料部分，包绕在整个小腿上。

赛姆截肢通过手术，经胫骨和腓骨的远端，去除整个足部，保留了跟骨的脂肪垫。患者可以通过残端承受足够的重量。赛姆假肢的接受腔（图 31.1），其剪切线（边缘）在小腿的近端，在骨间嵴处有压力释放。如果残肢远端明显凸出，接受腔下端的内侧壁可以做成可移动式的，患者穿上假肢之后将可移动的内侧壁固定在接受腔上。如果残肢末端没有骨性凸出，就无需这样的可移动式设计，该设计仅为球状的残肢进入接受腔，方便患者的穿戴。赛姆假肢需要一个特殊设计的假脚（图 31.2）来适应长的接受腔。其悬吊主要依靠接受腔边缘的形状和接受腔的内外侧壁，一般不需要额外的悬吊系统。

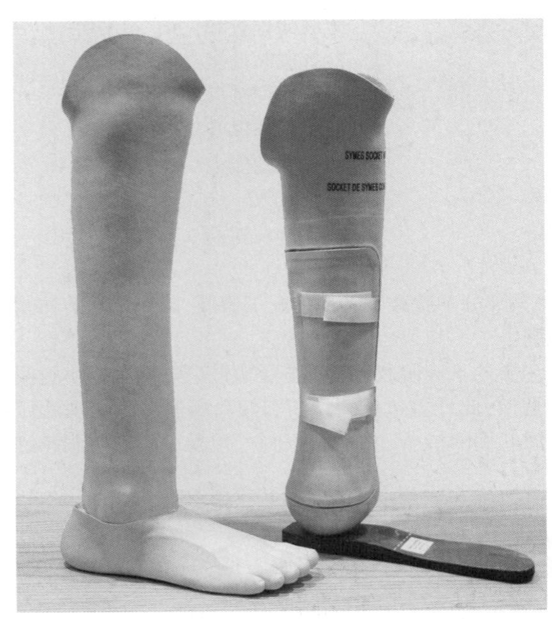

图 31.1 赛姆假肢（左）整体式接受腔；（右）内侧开窗式接受腔

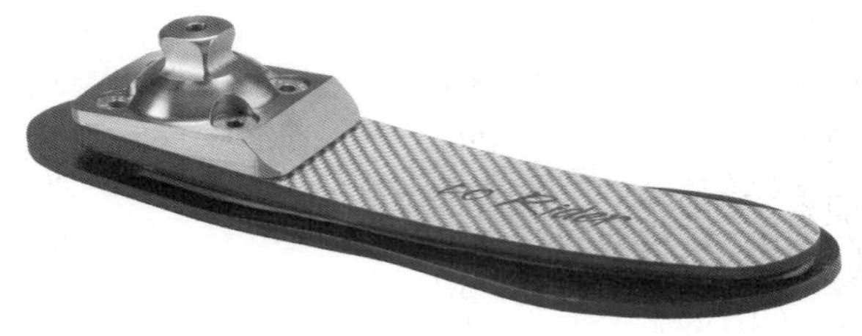

图 31.2 Lo Rider 赛姆假肢假脚

小腿假肢

经胫骨平面截肢，一般也称作膝下截肢，指的是胫骨和腓骨被横向截断。患者保留了自己的膝关节，同时也保留了膝关节的运动和感觉功能。该类截肢是最主要的截肢类型，特别是针对血管疾病导致的截肢患者。小腿假肢主要包含踝足部件，小腿管，接受腔和悬吊系统。

踝足部件

踝足部件保留了患者的足部外形，后跟着地时吸收震动，站立早期时可以略微跖屈，并且在站立后期模拟跖趾关节的过度伸展（足趾蹬离动作），而在摆动期，假脚处于中立位。很多的踝足部件也可以提供冠状面和水平面上的运动，试图尽可能地模拟足部的生理运动。最新的假脚通常由碳纤制成，它比木材强度更大，质量更轻。

一体式假脚

在美国，最常见的假脚类型是一体式假脚，在假脚和踝关节之间没有空间。与有关节的假脚相比，一体式假脚质量更轻，而且更耐用。某些款式的一体式假脚是专门为高跟的鞋设计的。

SACH 假脚

静踝软后跟假脚（SACH 脚）（图 31.3A）是最常用的一体式假脚之一，在纵向上是一个木制或者金属的芯，称为龙骨，向前终止于跖趾关节对应的位置。龙骨周围覆盖橡胶，后方的位置是有弹性的，可以吸收震动并允许站立早期的跖屈。在前端，龙骨和橡胶脚趾接合的部分，可以使脚趾在站立末期过度伸展。SACH 有着各种尺寸，可以适配从婴儿，青少年以及成人的几乎所有患者。它的软性后跟，有着不同程度的压缩性能，可以适用于不同力度的后跟着地的患者。也可以定制不同的初始跖屈角度，以适配不同跟高的鞋。软性后跟同时也可以有少量的内外侧运动和水平运动。

其他一体式假脚

SAFE（stationary attachment flexible endoskeleton）假脚（图 31.3B）是一款新式的 SACH 假脚，它有着硬质的缓冲块，并在后方以 45°倾斜的方向连接到假脚的龙骨上，该结构更符合人体的距下关节。假脚的后方可以有相对较大的活动范围，这样的接合可以让患者适应一些不平整的地面。但是，SAFE 假脚较 SACH 假脚重量更重，价格也相对较高。

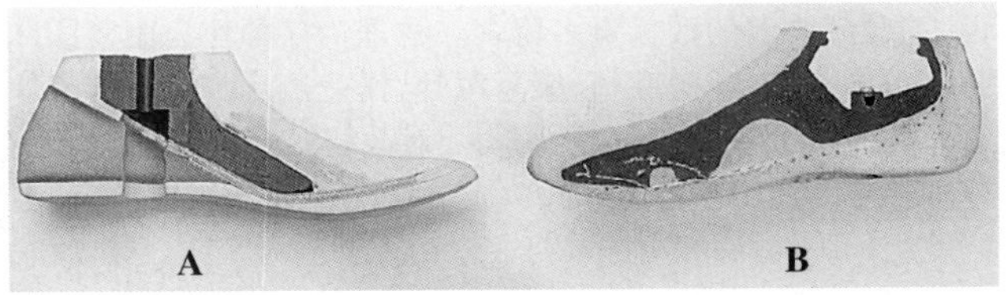

图 31.3 一体式假脚的截面图。（**A**）SACH 假脚。（**B**）SAFE 假脚

储能假脚,是一种有着弹性龙骨的假脚,在患者将重量转移到假肢侧时,龙骨轻微弯曲,可以存储能量。当站立后期,患者的体重转移到健侧时,假脚的龙骨回弹,将存储的能量释放出来。Flex-Foot 和 Springlite foot(图 31.4)都属于储能脚,它们的主体都是一块长的碳纤板,从脚趾一种延伸到小腿管的位置,同时还向后延伸出后跟部分。这块碳纤板作为假脚的弹性装置,可以让其在站立早期和中期储存相当大的能量,并在站立末期释放以辅助蹬离。储能脚的能量储存和能量释放功能,主要用于活动量较大的患者,比如需要篮球爱好者和跑步的患者。C-Walk(图 31.5)也是一种不错的储能式假脚。图 31.6 给出了其他类型的储能假脚,它们的价格都比 SACH 假脚要高得多。很多的储能假脚都可以安装美容脚皮(图 31.7),此外,运动员的假肢由于需要全速奔跑,一般都是小腿管与假脚的一体式设计(图 31.8)。

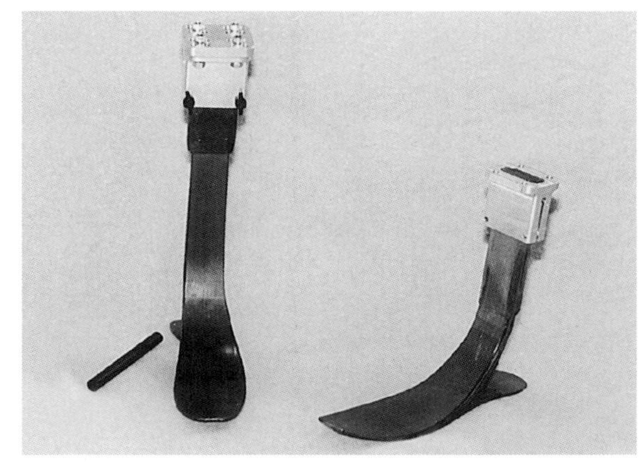

图 31.4 Springlite 假脚

关节式假脚

关节式假脚的足部和踝关节分开制造,由金属螺栓连接在一起。加以橡胶缓冲块,用于控制足部的运动。关节式假脚会逐渐变得松弛,从而发出摩擦的吱吱声。

单轴脚

关节式假脚最常见的例子是单轴脚(图 31.9)。后方的缓冲块可以吸收震动以及控制踝的跖屈。假肢师可以根据患者后跟着地时的情况,很容易的更换一个较软或者较硬的后缓冲块,体重较大或者运动量大的患者需要更硬的后缓冲块,而

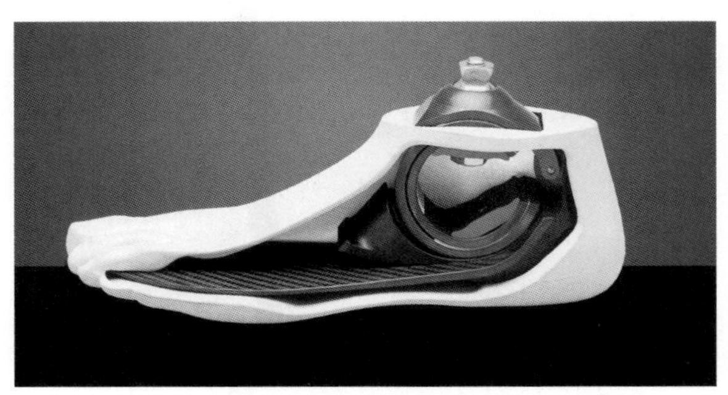

图 31.5 C-Walk 假脚

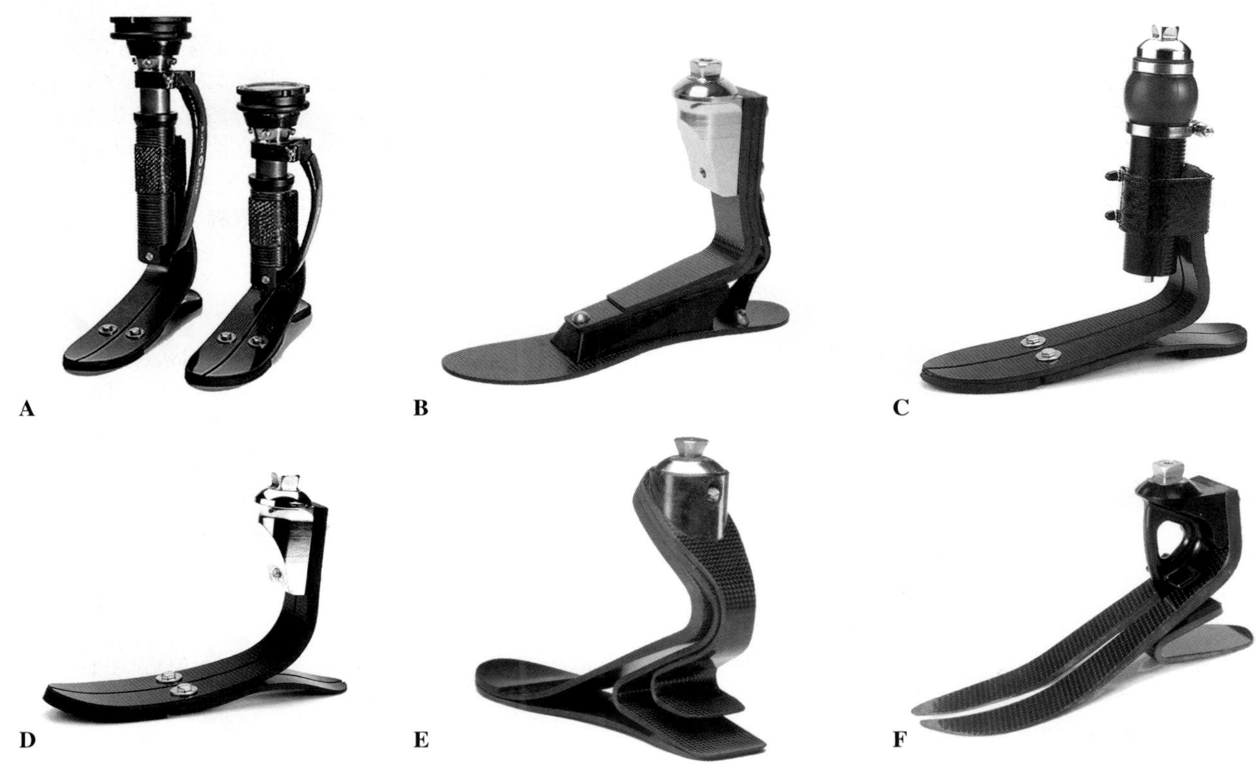

图 31.6 一体式储能假脚。(**A**)Re-Flex VSP® 以及 Re-Flex VSPLow Profile®。(**B**)Talux®。(**C**)Ceterus®。(**D**)Vari-Flex®。(**E**)Renegade。(**F**)ELITE 2®

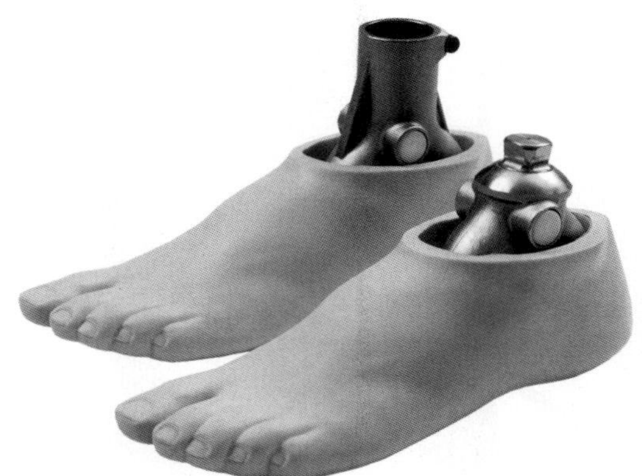

图 31.7 美容脚皮

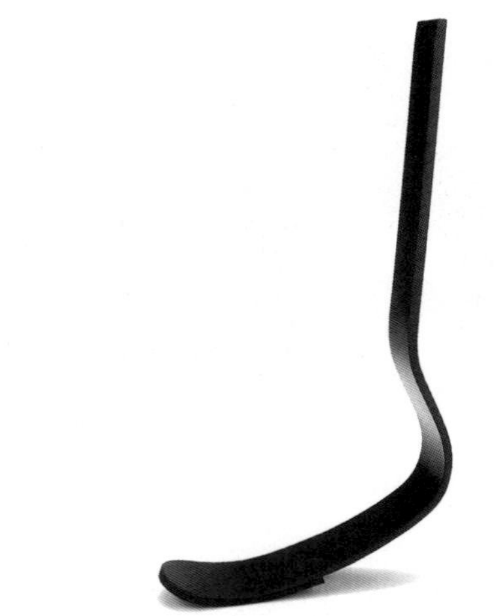

图 31.8 Flex-foot Cheetah® 假脚

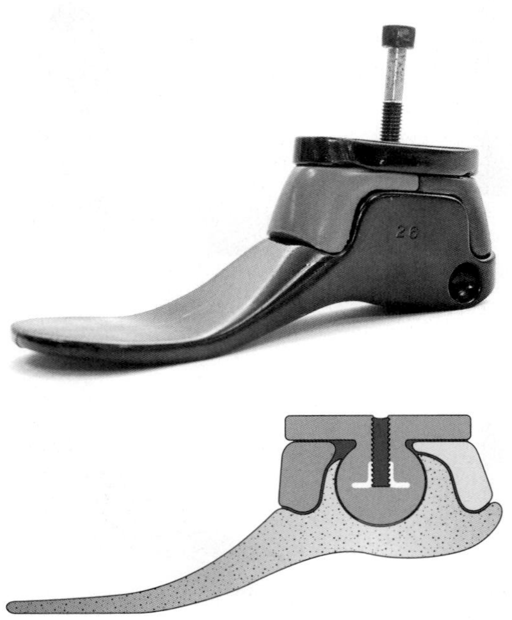

图 31.9 (上)单轴假脚;(下)横截面:前缓冲块控制背屈;后缓冲块控制跖屈

其他的则需要较软的后缓冲块,才能保证在后跟着地时足够的跖屈。在站立早期,后跟承重导致假脚跖屈,保证患者可以平稳过渡到脚底放平的位置。在踝关节螺栓的前面是硬质的橡胶或者类似材料制成的前缓冲块,当患者将体重向前转移到假脚上的时候,它可以防止踝关节背屈。单轴脚不允许内外侧或者水平面的运动。部分患者喜欢这种假脚,因为它的控制相对简单。

多轴脚

多轴假脚的部件都被设计为允许在各个平面轻微活动,以保证患者最大程度的适应地面,而不用担心凹凸不平的地面(图 31.10)。ProprioFoot 假脚(图 31.11)是一款最新的多轴式假脚,它包含了监测患者何时需要背屈的电子传感器,可以允许比其他类型的假脚更大的踝部活动,同时可以减小残肢上的受力。与单轴脚及一体式假脚相比,多轴假脚重量较大,耐用性也略差。

选择一个合适的假脚,要根据患者自身的需求情况,要综合考虑活动水平、体重、截肢平面以及残肢的长度和形状。患者还可以根据情况增加扭力器和垂直方向的减震器。

扭力器和减震器

扭力器一般连接在假脚的上方,用来防止水平面上的剪切力,减震器用于降低垂直方向上的冲击力。它们可以防止

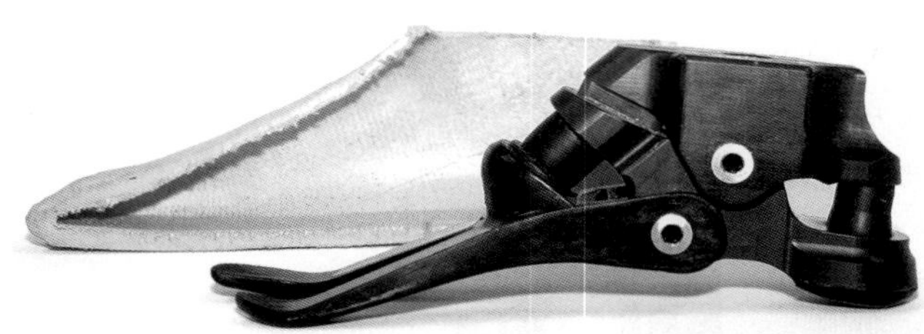

图 31.10 多轴假脚

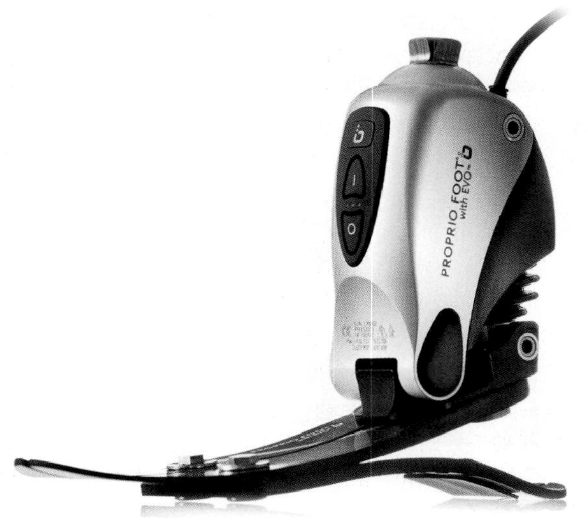

图 31.11 Proprio® 假脚

在不同地面上行走时，患者的皮肤被接受腔擦伤。扭力器和减震器最常使用在单轴脚上，主要给活动量非常大的患者使用，特别是大腿截肢患者。扭力器上可以加减震器，或者也可以单独地，包含在假脚内部，如 Ceterus® 假脚（图 31.6C），也可以额外安装在小腿管上，如 DeltaTwist®（奥托博克，明尼阿波利斯，MN55447）（图 31.12）。

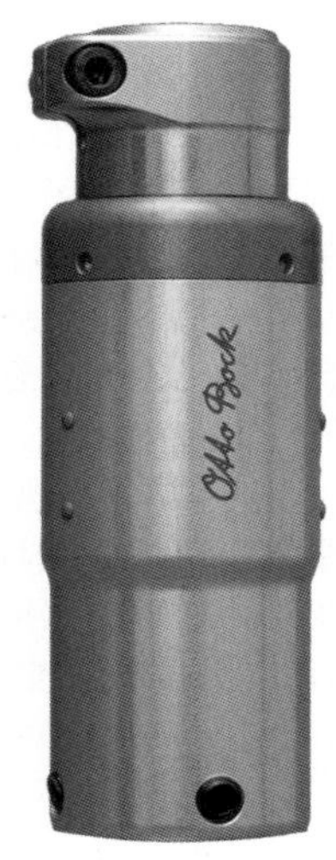

图 31.12 连接在一体管上的扭力器和减震器。DeltaTwist®

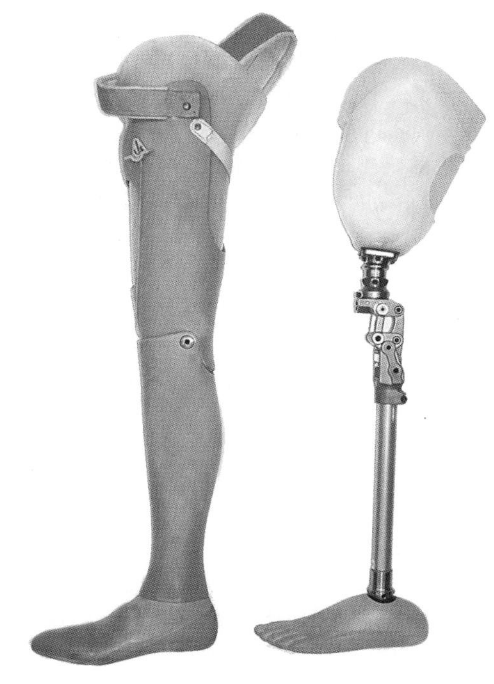

图 31.13 （左）外骨骼式大腿假肢；（右）去除美容外包装的内骨骼式大腿假肢

小腿管

小腿管代替人体失去的小腿部分，恢复整条腿的长度，并将身体的重量从接受腔转移到假脚上。小腿管位于小腿假肢的踝足部件（或扭力器）和接受腔之间。小腿管有两种不同的类型：外骨骼式和内骨骼式。

外骨骼式小腿管

外骨骼式小腿管（图 31.13 左），有时也被称为外壳，通常由硬质塑料做成（以前是木制结构）。坚硬的外形和人体的小腿形状类似。虽然小腿管通常需要在塑料上着色以匹配患者的肤色，但是部分患者会选择多种颜色或者带图案的款式。外骨骼式小腿管非常耐用，而且是整体成型，因此不会渗透进液体。由于它们的仿真性不是太高，又无法方便的调节假肢的对线，这种方式临床上较少采用。

内骨骼式小腿管

内骨骼式小腿管（图 31.13 右，图 31.14），或者叫模块化小腿管，是在铝合金或硬质塑料管（称为一体管）的主体上，覆盖泡沫，打磨光滑，并套上长袜。覆盖的泡沫可以打磨成人体本身的小腿形状，外观上比外骨骼式小腿更自然。此外，一体管允许对假肢的对线进行调整，这可能对假肢的舒适性和行走方便起到一定的作用。各种不同的假肢踝足部件，如 Flex-Foot®，都可以采用内骨骼式的小腿管。部分患者喜欢仅用一体管，不希望在外面覆盖泡沫。

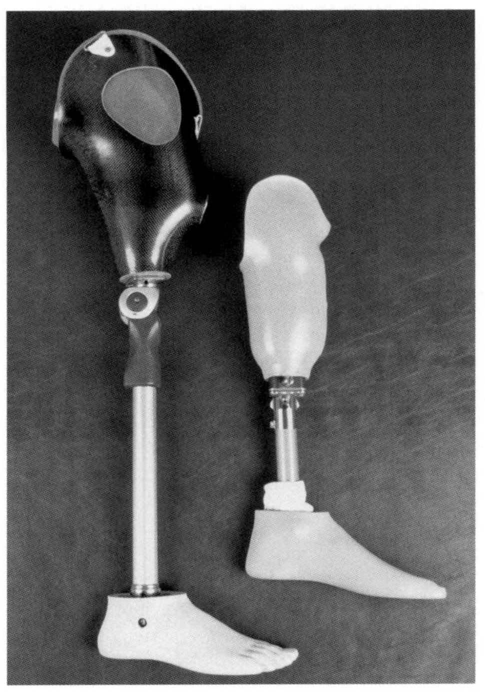

图 31.14 （左）内骨骼式大腿假肢的小腿管；（右）内骨骼式小腿假肢的小腿管

接受腔

由树脂制作包容残肢的容器通常被称为接受腔(图31.15)。虽然现代小腿接受腔的初始名字是髌韧带承重式(patellar-tendon-bearing,PTB)接受腔,但是现在的接受腔都设计为最大程度的接触残肢,以便将承重分布到更大的面积上,这样做还可以促进静脉血液的回流,有更好的触觉反馈。新式的接受腔采用全表面承重(total surface bearing)的方式,这样在髌韧带处的压痕会较浅。

接受腔都是以患者的残肢为模型定制的。模型可以从残肢上取石膏阴模然后灌浆修型,也可以通过计算机辅助设计/计算机辅助制造(CAD-CAM)来完成。后者通过一个电子传感器,将残肢的形状扫描后发送到带修行程序的计算机,假肢师修改到合适的形状后,再发送到电子雕刻机上,生成模型。无论通过计算机还是手工修型,都会修出压力释放区,也就是在压力敏感所对应的区域,接受腔相对向外凸起,例如骨突起的位置。压力释放区主要在腓骨小头、胫骨嵴、胫骨髁和胫骨的末端。接受腔的后缘,要给内外侧的腘绳肌腱提供足够的释放空间,保证患者坐位时的舒适。在残肢的压力耐受区域,内部接受腔可以适当内凹,比如在腓肠肌的肌腹区域、髌韧带、胫骨嵴两侧和胫骨和腓骨的中段(图31.15)。

从上方看,接受腔近似于一个三角形,其顶点是胫骨结节和胫骨嵴的压力释放区,两个底角是两侧腘绳肌腱的压力释放区。接受腔的前侧壁终止于髌骨中点或以上,内侧和外侧壁至少向上延伸到股骨髁,后侧壁刚好到腘窝的位置。

接受腔连接到小腿管时,一般要求略微屈曲,以提高髌韧带上的承重,防止膝关节屈曲,同时阻止残肢向接受腔内过多的滑动。略微的屈曲角度也有利于股四头肌的收缩。接受腔对线时也要求轻微的内收角度,以减少对腓骨头上的压力。

内衬套

小腿接受腔通常都有一个弹性内衬套,用聚乙烯泡沫,聚氨酯,硅胶或者类似的材料制作而成。除了可以增加残肢与接受腔之间的缓冲外,可拆卸的内衬套还有助于改变接受腔的大小,通过在内衬套的外侧添加泡沫垫,可以降低接受腔的容积,同时保持接受腔平滑的内部轮廓。但是,内成套增加假肢的体积,并且是热绝缘体,患者在炎热的天气下可能会感觉不舒服。赛姆截肢和小腿截肢患者平时都需要在残肢上穿棉质、羊毛或合成纤维的残肢袜,以确保接受腔穿戴的舒适性。近年来开始用硅胶或者硅凝胶的内衬套来代替聚乙烯的泡沫内衬套,它们可以紧贴残肢皮肤,大大降低了接受腔和残肢之间的摩擦。

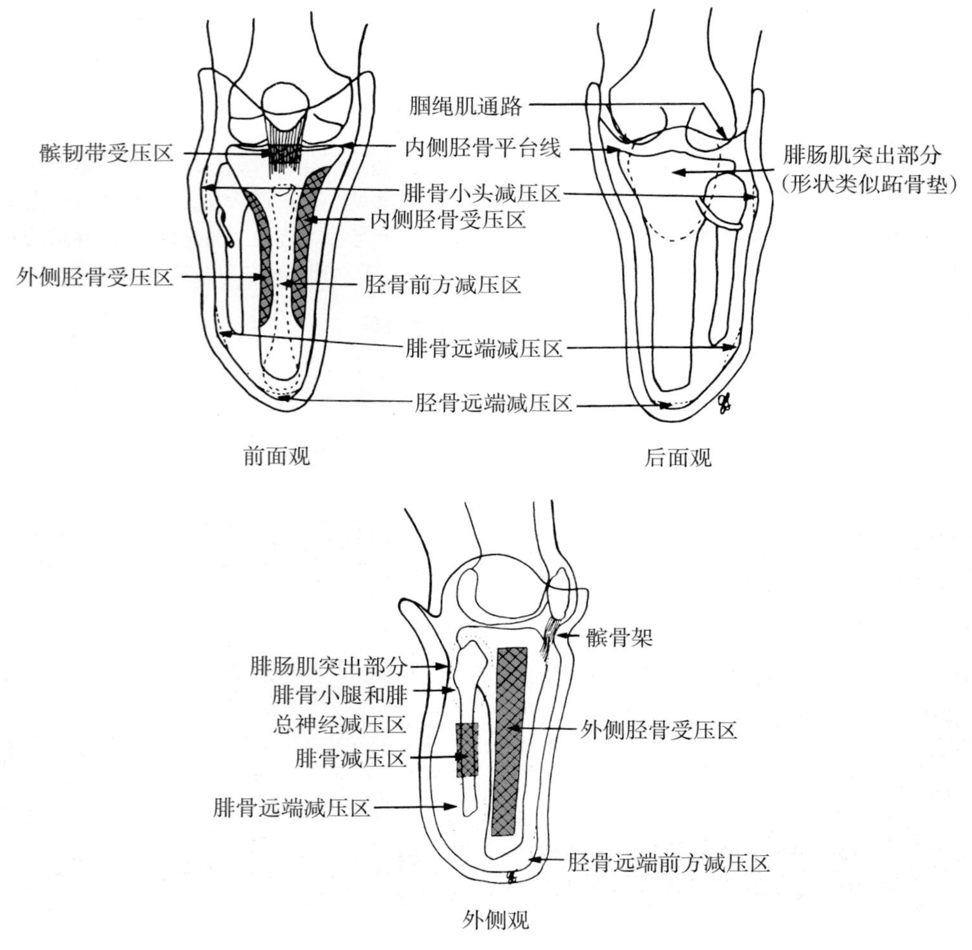

图31.15 髌韧带承重式小腿接受腔:压力敏感组织处的免压区。压力耐受组织处的受压区

残肢袜

在下肢截肢患者中，除了依靠真空悬吊的大腿假肢患者，都需要干净的残肢袜，并且需要有合适的材料、大小和形状。当假肢装配的时候，就可以预定至少一打残肢袜，因为这时可以由第三方支付者来付钱购买这相对便宜但是非常重要的配件。

残肢袜有着各种不同的厚度，制成不同层数的织物残肢袜。棉质的残肢袜可以吸汗，并且极少会引起过敏，他们有由二、三或者五层纤维制成的不同厚度。羊毛袜可以提供良好的缓冲，一般织成三、五或六层。羊毛袜比较昂贵并且需要小心清洗。涤纶/莱卡的残肢袜一般只有两到三层，它们可以很容易地清洗而不会不收缩，这种合成面料能提供相当大的弹性，但是不怎么吸汗。

尼龙袜表面光滑，可以降低皮肤发炎的风险，特别是在炎热的天气下和在较多疤痕的残肢时。如果残肢形状较为修长，小腿假肢患者还可以使用女性的长腿尼龙袜。因为尼龙不吸汗，残肢排出的汗水都会通过外层的棉质或羊毛的残肢袜吸收。

当残肢的体积减小的时候，通常的做法是添加更多的残肢袜。然而，当患者需要总共 8 层的袜子，才能实现与接受腔的紧密贴合时，就应该考虑更换新的接受腔。过多的残肢袜子会改变接受腔的受力特点，让压力释放和耐受区域的设计失去了效果。

除了材料，残肢袜的形状对舒适性也非常重要。适当大小的残肢袜可以使假肢穿戴十分方便，而且不会有褶皱过多的拉伸。残肢袜应该足够长，穿好后必须超出接受腔近端的部分。

硅凝胶袜是一种新型的残肢袜形式。它不仅可以缓冲残肢在接受腔中的运动，还可以作为主要或者次要的悬吊系统。有些硅凝胶袜的外侧覆盖了尼龙，其厚度也向远端逐渐变薄。主要用于活动量较大的患者和那些非常敏感的残肢。它们可以加锁具，可以手工定制，也可以有密封式设计（图 31.16）。

无内衬套接受腔

虽然无内衬套接受腔有时也被称为硬接受腔，但该说法用词不当，因为患者仍然会穿戴残肢袜或硅胶袜来提供残肢与接受腔之间的缓冲，有时候也会在接受腔的底部放置一个软性垫。对于残肢体积稳定的患者，无内衬套的接受腔可能是一个更好的选择，因为它更容易清洁，但是，要改变它的形状就没有带内衬套的接受腔那么容易了。

较新类型的无内衬套接受腔是由薄的热塑性板材制作而成的坚固的框架式接受腔。这种塑料可以通过加热，方便地调整接受腔以达到适配。它的皮肤附着性比硬质的树脂好，从而有效提高悬吊能力。它有助于更好地散热和响应的患者在肌肉收缩和放松时残肢的形状变化。

悬吊系统

在步态中的摆动期，或当在患者没有依靠假肢站立的其他时候，如爬楼梯或跳跃时，假体需要某种形式的悬吊，来保持它不会掉落。

悬吊带

早期的现代小腿假肢都有髌上的悬吊带（图 31.17 左），到目前仍然被广泛使用。悬吊带可以是皮革，弹性塑料或织物带。它围绕在股骨髌上方的大腿上，患者可以很容易的调节悬吊的松紧程度。但是，部分患者拒绝使用，因为它会对大腿远端产生明显的压痕。此外，严重的手部关节炎和视力较差的截肢患者在使用选吊带的时候将会非常困难。

交叉式腰带可被用于增强髌上悬吊带。一条弹性带从接受腔的前侧部分向上交叉延伸到腰部，连接到腰上的环带。交叉式腰带可用于患者爬梯子或参与长时间不使用假肢支撑的活动。悬吊带的其他替代品包括橡胶套，同时包裹住接受腔的近端和大腿的远端；或套一个带有插销锁的筒（图 31.17 右），将在下面的章节远端附件中说明，当患者坐下时，它提供了良好的悬吊和流线型的轮廓，但是穿戴的时候，要求手部力量足够，且大腿没有过多的皮下组织。

远端附件

使用带锁具的硅胶套可以实现非常安全的悬吊（图 31.18 及图 31.17 右）。硅胶套紧紧的粘附到皮肤，患者再将残肢放入接受腔，引导连接销插入接受腔，也称插销锁。在摆动期，

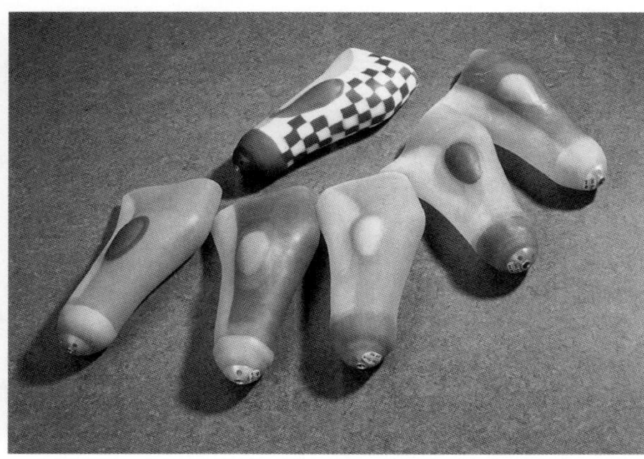
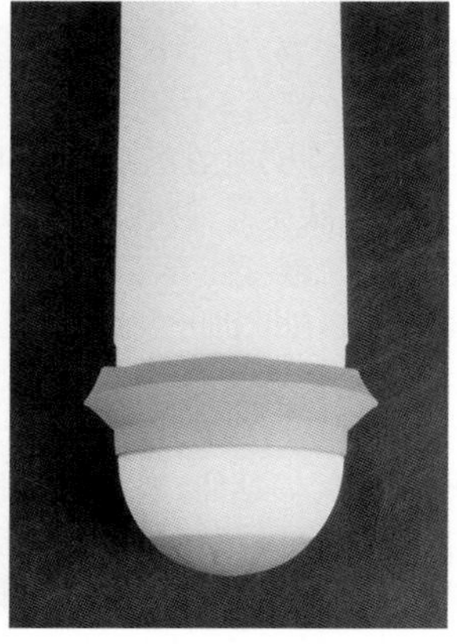

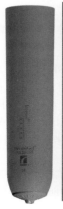

图 31.16　硅胶内衬套。（左）Iceross® 硅胶锁具；（中）带腓骨头垫的定制内衬套；（右）密封式设计

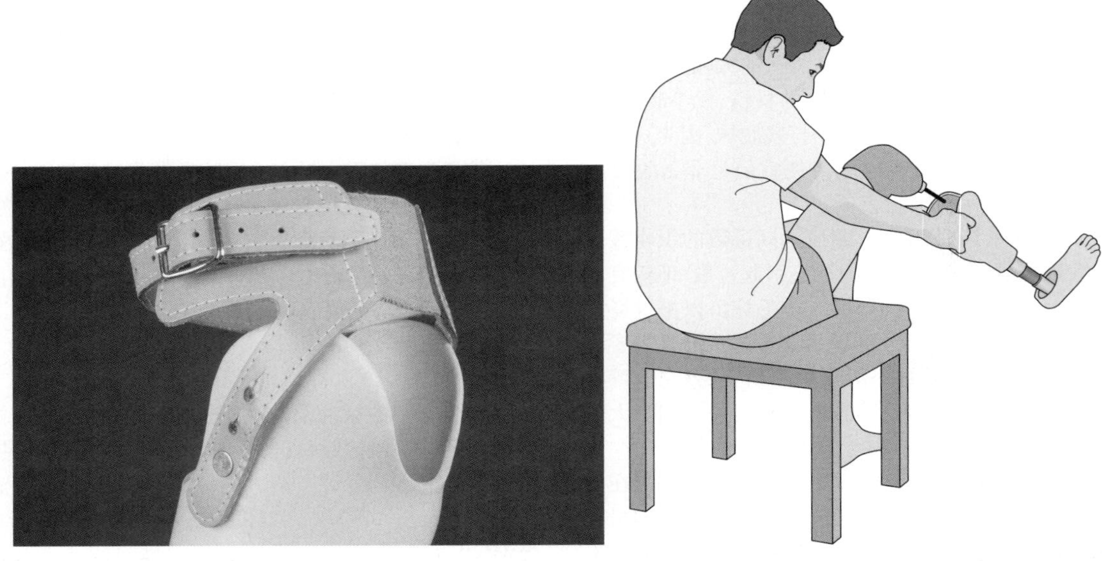

图 31.17 （左）小腿假肢的髁上环带悬吊；（右）患者穿上带带有插销锁的小腿假肢

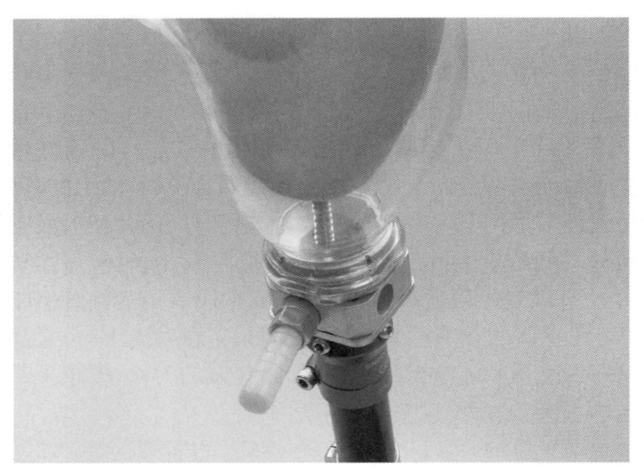

图 31.18 小腿假肢的插销附件

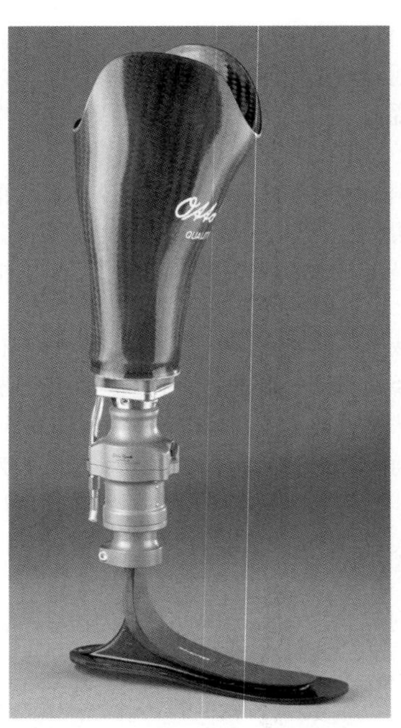

图 31.19 Harmony 体积管理系统

插销锁可以有效防止接受腔的滑动。

真空辅助悬吊是悬吊的另一种方式。该系统（图 31.19）结合了泵，内衬套和外侧套，以达到更好的真空密封环境。真空环境可以促进液体交换，减少水分积聚，调节体积变化，增加患者对肢体的空间位置的本体意识。

通过骨整合手术的方法，在残肢的骨末端植入一个金属接头，金属接头穿过皮肤后，与假肢相连。这种方法省去了其他悬架装置，然而，引流液可能导致的皮肤 / 接头界面感染有时会很麻烦。该方法是在欧洲开发，目前且尚未在北美完成。

边缘线

接受腔的壁可向近端延伸，来完成对假肢的悬吊。通过髁上（SP）悬吊的方法（图 31.20 左），接受腔的内侧和外侧侧壁需延伸到股骨髁以上。某些髁上悬架的设计是通过内侧壁的塑料楔块来实现的（图 31.20 中）。当穿假肢的时候，患者移除楔块，残肢穿进假肢中，然后把楔块放在接受腔和股骨内侧髁之间，使假肢固定在残肢上。此外，楔块可以和内衬套结合在一起，穿戴时，患者先穿好内衬套，然后插入假肢内，楔块就随内衬套一起穿进接受腔中。髁上悬吊增加了假肢内外侧的稳定性，并且在膝关节的位置展现出较好的外观，还不需要环扣的悬吊带。但是缺点是制作起来较难（并且因此更贵），而且不容易调整。

与髁上悬吊的内外侧壁相类似的，还有髁上 / 髌上（SC/SP）悬吊法（图 31.20 右），同时它的前侧壁向上延伸到髌骨上方。短残肢更加适合 SC/SP 悬吊法。其较高的前侧壁可能会干扰到膝关节屈曲，当患者坐位时，会呈现出明显的轮廓。

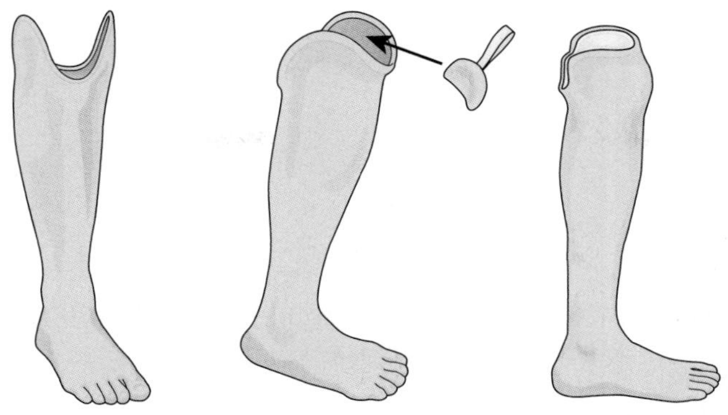

图 31.20　(左)髁上悬吊的小腿假肢;(中)侧方楔块插入式悬吊;(右)髁上/髌骨上悬吊的小腿假肢

大腿绑带

部分患者的皮肤非常敏感,只好通过一个包绕大腿的绑带来进行悬吊(图 31.21)。两条分别连接到接受腔内外侧的金属铰链,向上连接在柔性的绑带上。绑带的高度根据患者情况,各不相同,为了最大程度的减轻假肢侧的承重,可能会达到坐骨结节的位置。铰链增加了额状面的稳定性,绑带增加了承重区域的面积,但是,这样的假肢,不仅笨重,还容易产生残肢的活塞运动,因为金属铰链的单轴转动与人体膝关节的运动几乎无法较好的相匹配。长时间使用大腿绑带产生的压力会导致大腿的肌肉萎缩。这种悬吊方式的假肢穿戴起来也较为困难,因为患者必须扣上一系列的环带。

大腿假肢

经股骨髁和股骨大转子之间截肢的患者需要装配大腿假肢。保留了股骨远端的截肢者可以穿戴膝离断假肢,它与大腿假肢在膝关节接受腔的类型上有着很大的不同。如果截肢的部位接近大转子,患者无法较好的控制一个大腿假肢,因此一般给予他们髋离断假肢。大腿假肢主要包括:①踝足部件;②小腿管;③膝关节;④接受腔;⑤悬吊装置。

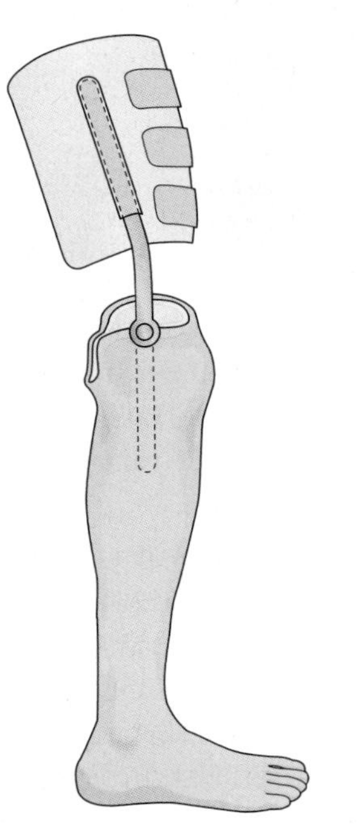

图 31.21　小腿假肢的大腿绑带悬吊

踝足部件和小腿管

虽然很多大腿假肢都采用 SACH 假脚,但是单轴假脚的使用,大腿假肢比小腿假肢用的更多。单轴假脚可以在最小的承重时达到足底放平的位置。同时,几乎所有类型的假脚,包括储能脚,都可以运用到大腿假肢上。然而,相对于小腿假肢患者,大腿假肢患者似乎不太愿意使用假肢承重。因此,采用储能脚时,储存和释放的能量都相对较少。

在小腿部分,坚固的外骨骼式和更具吸引力的内骨骼式都可以采用。内骨骼式有着更好的外观,尤其是在膝盖的位置,同时也允许对假肢对线的调整,重量也比外骨骼式的轻。目前关于假肢重量的减少对假肢的影响的研究还比较少。大腿假肢耐用性问题,主要在膝关节的位置,因为膝关节会经常弯曲,特别是当患者跪位时,膝关节的橡胶盖会加速老化。在小腿部分增加带(或不增加带)减震器的扭力器,可以减少对残肢的剪切力。

膝关节

假肢膝关节使患者在坐位和跪位时能够弯曲膝盖,在大多数情况下,也允许膝关节在站立末期和整个摆动期过程中屈曲。假肢膝关节主要通过以下四个特征加以描述:①转动轴;②摩擦机制;③助伸装置;④力学稳定性。这些特点可以组合到一个膝关节上,但不是所有的膝关节都有这四个特征。

转动轴

单轴转动的假肢膝关节是比较常见的配置,也有多轴,也就是多连杆的设计。多连杆系统(图 31.22)有旋转的杆件和膝关节提供更大的稳定性,因为在站立的时候,假肢膝关节旋转中心在人体重力线的后方。多轴膝关节提供了摆动期的力学控制,因此步行速度更为理想。在多轴膝关节的各种设计中,部分采用了气压或者液压的摆动期控制方式。

摩擦机制

单纯地讲,大腿假肢其实就是一个围绕膝关节转动的单摆。对于老年截肢者短距离行走来说,这样一个基本的膝关节摆动就足够了。然而,对于精力充沛的年轻人,为了减少截肢侧和健侧运动的不对称性,就需要有可调节的膝关节摩擦机制。如果膝关节没有足够的摩擦来延缓假肢的自然回摆动作,速度快的患者就会在摆动初期,膝关节过多的屈曲,感受到脚后跟无法着地;同时,还会影响摆动末期,膝关节会出现较大的撞击声。摩擦机制影响假肢的摆动期,主要通过调整膝关节摆动期的运动,以及根据步行速度影响假肢的摆动。参与摩擦机制的两个相关联的因素是摆动期的摩擦时间,和膝关节内的摩擦介质。

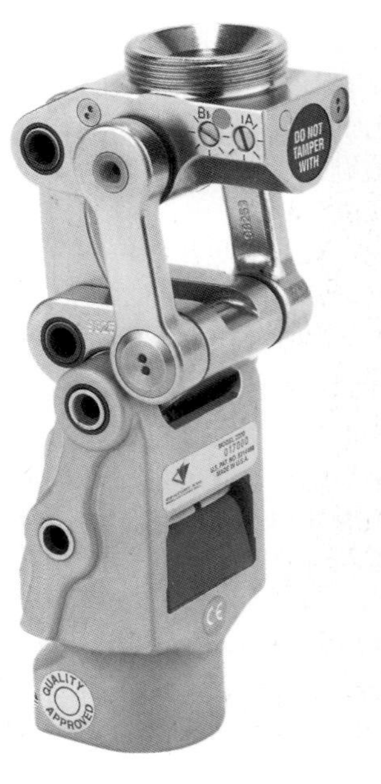

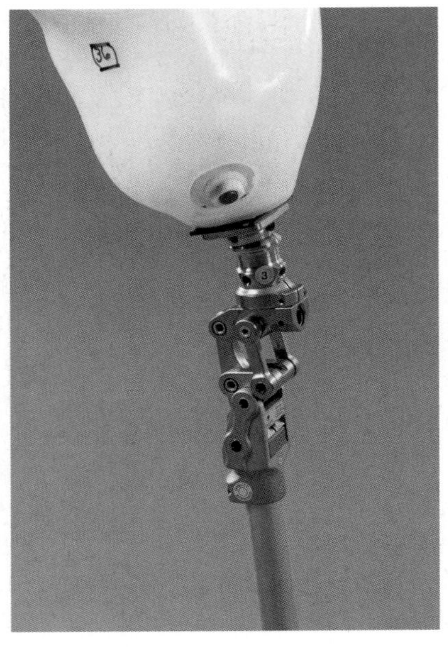

图 31.22 （左）多轴膝关节，用于提供站立期的稳定性；（右）连接到大腿假肢的多轴膝关节

恒定摩擦与可变摩擦

最常用的膝关节都具有恒定的摩擦（图 31.23），一般是一个套在膝关节螺栓上的夹子。夹子在抵抗摆动期的运动时，提供了一个恒定的摩擦。夹子可以轻松的松开或拧紧，来调节膝关节的运动。较为复杂的膝关节装置采用可变摩擦，摩擦力会随着摆动期而发生变化。在摆动早期，需要用较大的摩擦力来阻止膝关节过度弯曲；在摆动中期，摩擦力减小，允许膝关节轻松摆动；在摆动后期，摩擦力增大从而降低撞击声。

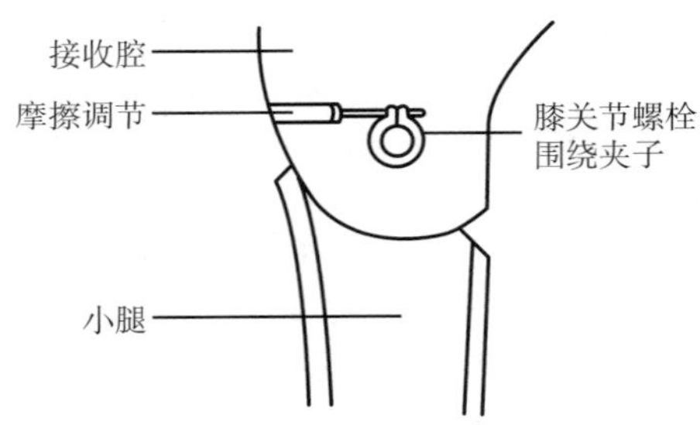

图 31.23 恒定摩擦膝关节组件：膝关节螺栓上带可调节夹子

摩擦介质

产生膝关节摩擦的介质也会影响膝关节的性能。一般的膝关节是滑动摩擦，由两个接触的坚固结构相对运动而产生。前面提到的螺栓式膝关节，简单而且便宜，但它无法自动地去适应步行速度的变化。更先进的方法是流体摩擦，比如油（液压摩擦）（图 31.24）或空气（气动摩擦）作为摩擦介质。与滑动摩擦不同，流体摩擦的大小会随着运动速度而改变。因此，穿戴液压或气压膝关节的假肢，如果走得更快，膝关节会马上增加摩擦来防止过度的膝关节屈曲及过快的伸展。所以，它比滑动摩擦式膝关节的假肢，降低了假肢和健肢在行走时的不对称性。油或空气被密封在膝关节所含的气缸中。摆动早期，气缸的活塞下降，使膝关节弯曲。活塞下降的速度取决于流体的性质和步行速度。然后，活塞上升，使膝关节伸展。液压式膝关节提供的摩擦比气压式更大。这两种类型的关节都比简单的滑动摩擦设计昂贵得多。

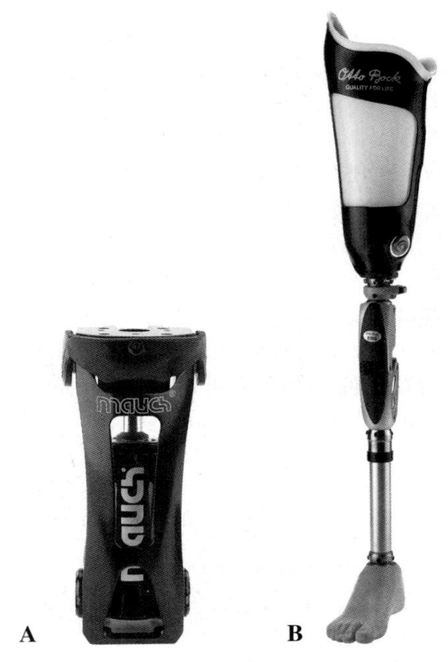

图 31.24 （**A**）Mauch®（SNS®）单轴液压式膝关节，有着摆动期和站立期的控制。（**B**）3R60 膝关节，人体平衡步态液压式摆动控制系统，使摆动初期更加轻松，有着更大的行走速度，图中的假肢包含了一个框架式软性接受腔

微处理器控制的液压膝关节，如智能仿生腿（C-Leg®）（图 31.25），利用电子传感器，可以以每秒 50 次以上的频率监测小腿运动的速度和活动变化，几乎即时地对关节的摩擦进

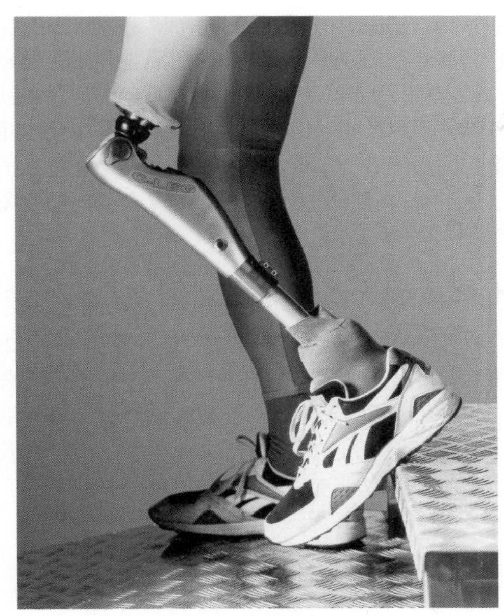

图 31.25 智能仿生腿（C-Leg®）

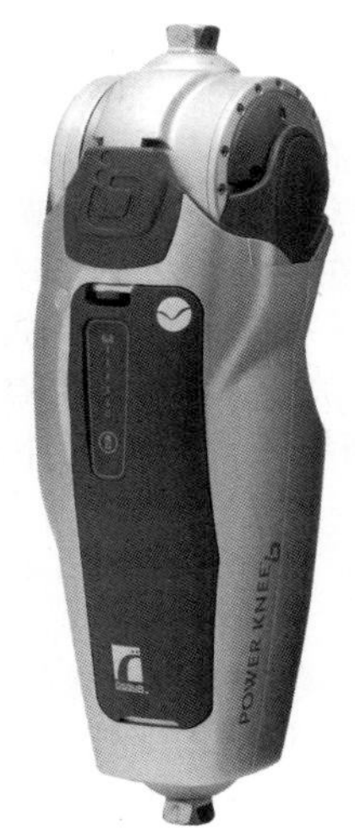

图 31.26 Power Knee®

行调整，以满足不同的步态模式。并且它可以通过计算机编程，也可以提供锁定和自行车模式，来适应各种地形上行走和骑自行车。另一款液压式膝关节是 Rheo® 膝关节（Ossur, AlisoViejo, CA 92656），它具有磁流体和传感器，可监检测到膝关节的更短时间内的运动。

助伸装置

许多假肢膝关节都包含一个摆动末期的伸展辅助机制。最简单的一种是外部助伸装置，由膝关节前方的弹性带构成。弹性带在摆动初期，膝关节屈曲时被拉伸，在摆动末期，弹性带回弹以促进膝关节伸展。弹性带的张力容易调整，但当患者坐位时，往往对膝关节有拉伸的作用。内部助伸装置一般是放置在膝关节内部的螺旋弹簧。行走时，它的功能相同与外部助伸一样，但是在坐位时，内部助伸会保持膝关节屈曲。多度的膝关节屈曲会使弹簧通过膝关节轴线的后方，这样可以保持屈曲的状态。气压或液压膝关节都包含有内部助伸装置。

虽然大多数助伸装置都会影响假肢在摆动后期和站立早期的使用，但是 Power Knee®（图 31.26）却可以帮助患者交替式上下楼梯以及从椅子上站起。该设备包括了一个加速度计、陀螺仪、扭矩传感器和一个机载计算机。

稳定装置

大部分的假肢膝关节都没有特殊的装置来增加稳定性。患者都是在膝关节对线的基础上，通过髋关节的活动来控制假肢膝关节。膝关节的转动轴通常都位于大转子到踝关节连线（trochanter-knee-ankle line, TKA line）的后方。具有良好的平衡能力和肌肉控制的患者，可以将膝关节转动中心放置在 TKA 线上。部分液压膝关节的轴线可以被放置到 TKA 线的前方。老年或虚弱的患者必须要有一个非常好的稳定性，另外，一些人经常走在不平坦地面的人，如猎人也必须要有高的稳定性。

手动锁

最简单的机械稳定装置是手动锁（图 31.27），内部有一根杆插入以保持膝关节的锁定，只有当患者打开解锁杆的时候才会解锁膝关节。当锁上时，手动锁可以防止任何的膝关节屈曲。不管是在需要保持良好稳定的站立早期，还是在整个步态周期中，患者都处于安全的状态。为了弥补锁定膝关节在摆动时的困难，小腿管一般需要缩短 0.5 英寸（1 厘米）。手动锁必须在患者坐下后才允许解锁。对于平衡功能较差的患者，较多的考虑采用手动锁。

摩擦制动

摩擦制动，是一个更复杂的稳定系统，在站立早期，患者的体重开始转移到假肢上的时候，它可以提供非常大的摩擦力，阻止膝关节屈曲。其中一种设计，包括一个楔形条和楔形

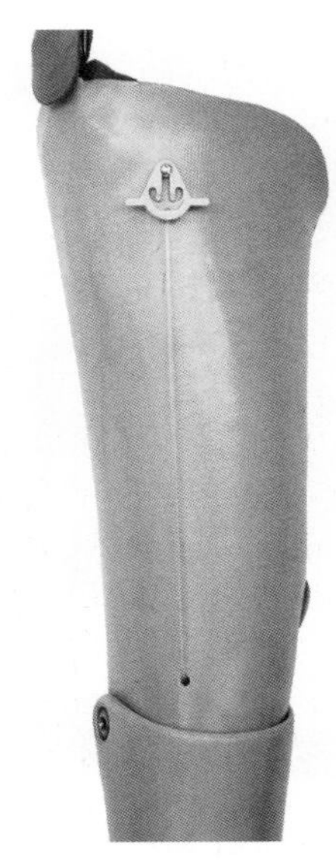

图 31.27 带手动锁的单轴膝关节

槽,在承重的情况下,结合滑动摩擦装置,将膝关节锁定(假设膝关节屈曲角度小于 25 度)。在液压式膝关节中,有另一类型的摩擦制动机制,在站立早期,流体阻力增加,明显延缓了液压缸中活塞的下降,从而稳定膝关节。微处理器中包括了对姿态的控制,以及在大多数情况下都有的手动锁定选项。

从站立中期到下一个足跟着地的过程中,摩擦制动不会影响膝关节的运动。另外,它不会妨碍患者从坐位到站立的转移。这样一个设备增加了假肢的成本,而且使用不当的话,患者有跌倒的可能。

接受腔

和所有的假肢接受腔一样,大腿假肢接受腔也应该是一个全接触的容器,这样才能将承重分配到最大面积,从而减小压力。全接触的设计可以对残肢的静脉回流起到帮助,防止残肢远端的水肿,还可以提高感受器的反馈,以促进更好的控制假肢。

大多数大腿假肢接受腔都是由柔性的热塑性板材制成,外面包绕着一个刚性的框架。框架使患者可以将自身的体重通过假肢的远端组件传递到地面。柔性的接受腔可以提供对外部物体的感觉,如椅子;它也吸收残端的热量,同时方便接受腔的调整以达到适配。聚酯板材的接受腔则完全是刚性的。

大腿假肢接受腔的设计,重点在于压力耐受区域的受力,如臀部肌肉,大腿两边的肌肉,以及较小程度上的残肢远端。接受腔应避免在耻骨联合和会阴处的压力过大。

四边形接受腔

这是最基本的大腿假肢接受腔,从上面看,它的形状为四边形(图 31.28)。接受腔的特点表现为:后侧为水平坐骨平面,可以更好地利用坐骨结节和臀部肌肉承重;内侧边缘与后侧处于同一水平,前侧壁高大约 2.5~3 英寸(6~8 厘米),以施加一个向后的力,来保持坐骨结节更好的坐在平面上,外侧壁和前侧壁等高,有助于保持假肢的侧向稳定性。接受腔上的压力释放区主要有:①前内侧,为内收肌肌腱和闭孔神经所在的位置;②后内侧,是腘绳肌肌腱和坐骨神经的位置;③后外侧,为臀大肌的释放通道;④前外侧,为股直肌留出足够的空间。在接受腔的前壁有一凸起,是为了最大限度地在将压力分布到股三角区域,在外侧壁上需要给大转子和股骨远端留出足够的释放空间。

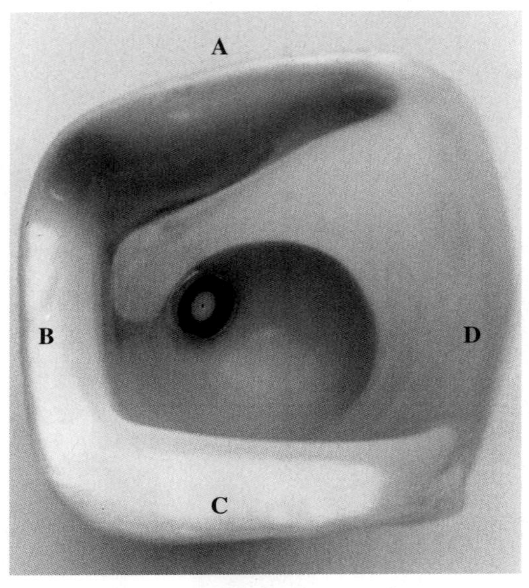

图 31.28 四边形接受腔的上面观。(**A**)前侧壁。(**B**)内侧壁。(**C**)后侧壁。(**D**)外侧壁

坐骨包容接受腔

另一种接受腔类型是坐骨包容式接受腔(图 31.29),它将坐骨结节和部分坐骨耻骨支包容在接受腔的内部,来增加接受腔稳定性。为了增加冠状面稳定性和减少大腿软组织在接受腔内的堆积,坐骨包容接受腔的内外宽度比四边形接受腔要窄,前壁也较四边形接受腔低,外侧壁覆盖大转子。承重主要依靠接受腔的两侧以及残肢的末端。

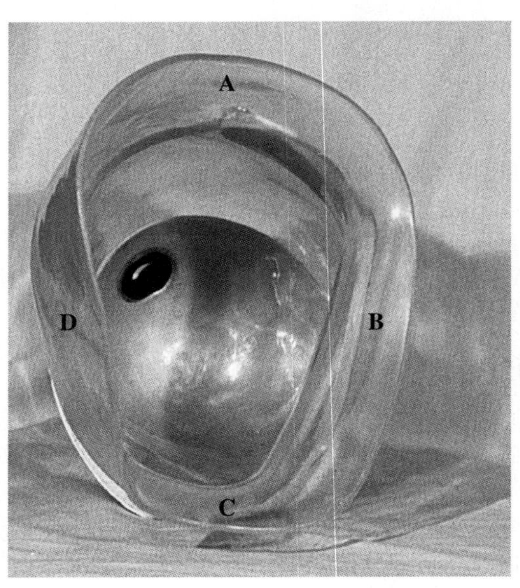

图 31.29 软性坐骨包容式大腿接受腔。(**A**)前侧边缘。(**B**)内侧边缘。(**C**)后侧边缘。(**D**)外侧边缘

接受腔在对线时需要略微屈曲,因为:①以适应髋关节的屈曲挛缩角度;②减少腰椎前凸;③给大腿预留伸展的空间,让患者的步长一致。对于四边形接受腔患者,屈曲也使得坐骨结节更好的坐在平面上。图 31.30 从骨盆位置展示了坐骨包容接受腔。

Comfortflex™ 接受腔

Comfortflex™ 是将一个软性接受腔(塑料和有机硅材料)放置在一个碳纤的框架内(图 31.31)。这种设计适用于各个层面的截肢患者,如:大腿截肢、小腿截、、髋离断截肢、部分髋截肢。碳纤框架提供结构支撑,紧密贴覆的软接受腔可以适应肌肉收缩和更好的假肢控制。该接受腔被设计是将坐骨和耻骨支锁在接受腔内,来改善前后和侧向的稳定性,以及减少接受腔的旋转。接受腔的外形很好地容纳了骨和软组织结构(如:肌肉、肌腱、神经、血管结构)。

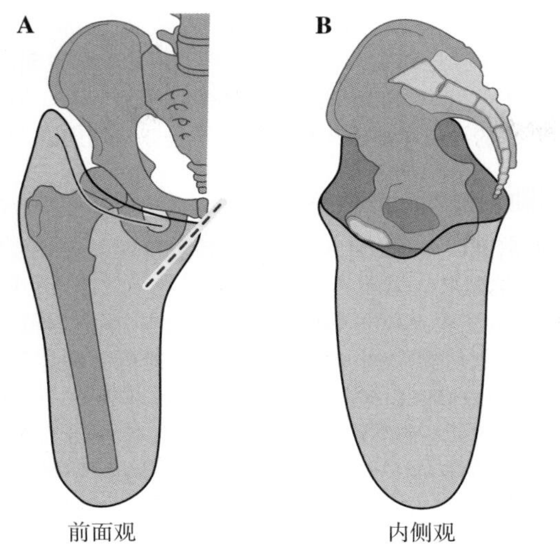

图 31.30 （**A**）从前面看，股骨和骨盆在坐骨包容接受腔中的位置。（**B**）从内侧看，骨盆在坐骨包容接受腔中的位置

悬吊系统

大腿假肢通常采用以下三种方法来悬吊：①真空负压悬吊；②部分负压悬吊；③无负压悬吊（需要辅助悬吊）

负压悬吊

负压指的是接受腔内外部的压力差，在负压悬吊系统中，接受腔的内部压力小于接受腔外部压力，因此，大气压力使接受腔固定在大腿上。位于接受腔底部的单向排气阀用来排除接受腔内的残余空气。

真空负压悬吊

运用真空负压悬吊，只要接受腔的边缘非常舒适，就可以不需要任何额外的辅助悬吊，而得到对假肢最大程度的控制。但是当从事剧烈的活动时，有些患者会增添一个大腿悬吊套（图 31.32）。在患者残肢萎缩后，真空悬吊将不会足够牢固，而需要其他的辅助悬吊装置，或者更换新的接受腔。

部分负压悬吊

有些接受腔会比较松，就只能提供部分负压悬吊，同时也需要另外的辅助悬吊。患者需要穿戴一层或更多的残肢袜，或者穿戴内衬套。由于空气会进入接受腔内，所有辅助悬吊是必要的，可以是纤维的 Silesian 悬吊带（图 31.33），或者硬塑料或金属的髋关节和骨盆带，都要求环绕骨盆。Silesian 悬吊带还可以控制在大腿假肢在水平方向的运动，而髋关节的悬吊法会限制水平面和额状面上的运动，骨盆带增加了假肢的重，患者坐位时，会产生的对身体的压力，造成不适。

无负压悬吊

如果接受腔没有阀门，而是一个远端的洞，那么接受腔的内部和外部将不存在压力差，这时患者需要多层残肢袜，同时还需要骨盆带。骨盆带有一个硬质金属或尼龙的单轴髋关节连接到环绕骨盆的腰部皮带上。这种假肢宽松，穿戴很容易，但无法很好的控制假肢，坐位时也很不舒服。

骨整合手术是另一个不太常见的无负压悬吊法。金属杆植入到股骨上，然后直接连接到接受腔的远端。

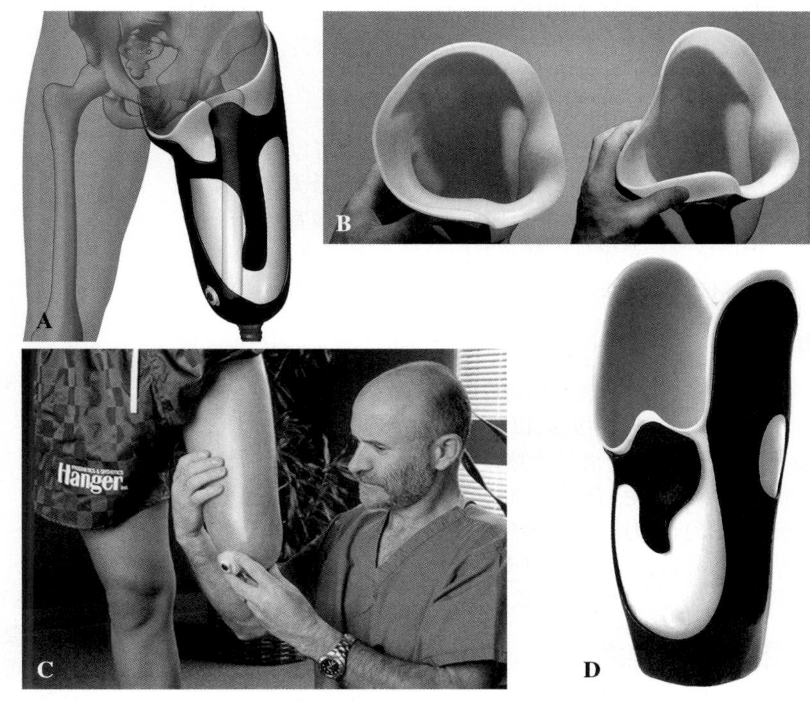

图 31.31 Comfortflex™ 接受腔设计。（**A**）大腿接受腔的解剖位置图。（**B**）大腿接受腔的上面观，拇指和食指对接受腔的压力说明了接受腔的柔韧性。（**C**）没有碳纤框架的接受腔。（**D**）大腿接受腔设计

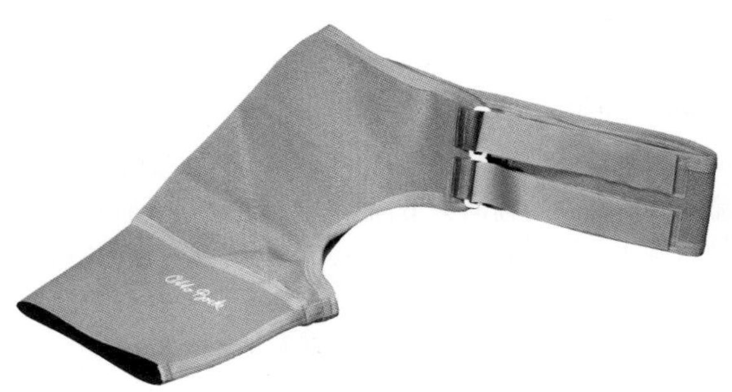

图 31.32 大腿悬吊套

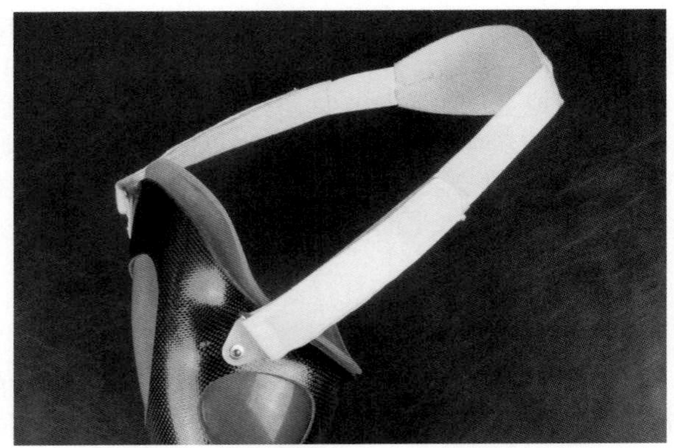

图 31.33 Silesian 悬吊带

离断式假肢

膝关节或髋关节离断患者的假肢远端组件与小腿假肢或大腿假肢一样。可以使用任何类型的假脚,以及内骨骼式和外骨骼式小腿。最主要的区别是在假肢的近端部分。

膝离断假肢

在股骨髁远端或者经膝关节截肢时,患者可以有良好的假肢控制能力,因为:①大腿的杠杆作用得到了最大程度的保留;②股骨远端可以承受身体的大部分重量;③较宽的股骨髁可以提供抗旋的稳定性。膝离断假肢的主要问题是美观性,当患者坐位时,假肢的膝关节会向前突出,超过健侧。

膝关节

部分假肢膝关节有专门对应膝离断假肢的款式。它们都有一个很薄的近端连接板,以减少假肢大腿长度的增加。膝关节有液压、气压和滑动摩擦设计,以及单轴或者多轴转动可供选择。但无论何种膝离断关节,假肢的大腿部分都会比健侧的大腿长,因此,小腿部分就会相应的缩短。所以,当患者站立时,骨盆是水平的,但患者坐位,假肢的膝关节会略微突出。

接受腔

膝离断假肢的接受腔主要有两种款式,两者都是由塑料制成,通常不会超出坐骨结节,而且,一般来说,都不需要额外的悬吊系统。一种是前侧开口式设计,用于球状残端的患者,患者穿上假肢后,再用细绳或者环带固定好假肢。另一种没有前开口的设计主要用于残肢末端不是球状的患者。

髋离断假肢

髋离断假肢(图 31.34)用于大转子层面以上的截肢患者(包括极端残肢的大腿截肢患者)、将股骨头从髋臼切除(髋关节离断)的患者,以及去除股骨和部分骨盆(经骨盆截肢,也被称为半骨盆切除)的患者。现代的髋离断假肢假体是在多伦多开发,所以有时也被称为加拿大式髋离断假肢。一般来说,近端假肢与远端假肢的髋关节、或膝关节或、踝足部件是一样的,唯一不同的就是接受腔的设计。内骨骼式的髋离断假肢占绝大多数,因为假肢体积较大,这样可以节省重量。髋离断假肢一般设计时会比健侧短一些,摆动期才可以更好的足趾

A

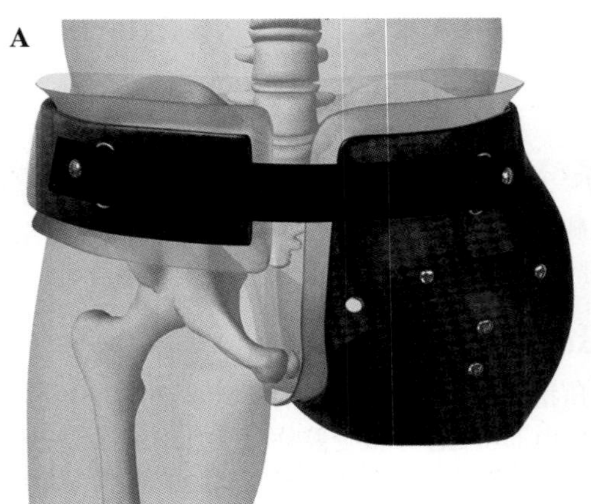

B

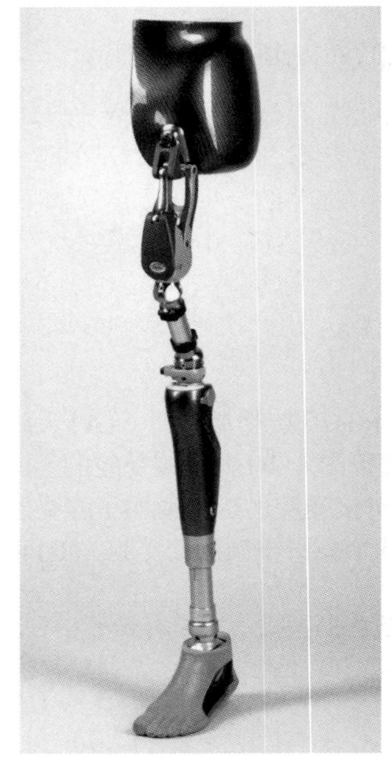

图 31.34 (**A**)Comfortflex™ 髋离断接受腔的解剖位置图,完整的假肢需要加上髋关节、扭力器、膝关节、一体管和假脚,图中接受腔覆盖了整个截肢侧,环带包绕在骨盆上,并在前侧收紧。(**B**)带 Helix 3D® 髋关节的髋离断假肢

离地，同时患者也才会转移更多的重量到假肢上来，以及增加稳定性。

接受腔

基本的接受腔是以塑料成型，为坐骨结节和臀部肌肉提供负重的位置。半骨盆截肢的患者没有保留坐骨结节和同侧的髂嵴，他们的接受腔的剪切线需要做得更高，有时甚至会包含到低胸段。患者的承重主要在剩余的骨盆、腹部以及下段的肋骨上。

髋关节

假肢髋关节有辅助伸展的功能来维持假肢稳定的中立位。将假肢髋关节的转动中心放置与人体髋关节的对应位置的前方，也有助于提高髋关节的稳定性。而且髋关节的位置比人体的关节要低，这样，当患者坐位时，假肢大腿就不会明显突出。所有的髋关节都可以屈曲，部分髋关节允许旋转。

膝关节

虽然几乎所有的膝关节都可以用在髋离断假肢上，但是必须要有助伸装置，在站立期的时候才能抵抗膝关节屈曲。膝关节对线也需要在承重线的后方，来提高稳定性。

双侧假肢

双侧肢体可以是同时截肢，如外伤或先天性肢体缺陷，也有先后截肢，主要是外周血管疾病的患者。在后一种情况下，之前的单侧假肢的经验对于患者双侧假肢的使用将是非常重要的。

双赛姆假肢和双小腿假肢

可以使用任何的假脚设计，但是一般都考虑采用来自同一制造商的同一款假脚，减少步态的不对称性。假脚和鞋的大小应该小于截肢之前的尺寸，摆动期的时候就可以更好的过渡；宽的假脚对稳定性可以起到很大作用。小腿管、接受腔和悬吊系统不需要完全匹配，每个组件的选择应该以适合患者残肢的特点为主。

双侧大腿假肢

双侧大腿假肢除了要匹配假脚的设计和大小，每条假肢都需要按照一个完整的个案来进行安装。患者在某种程度上可以表现出类似于单侧大腿假肢患者的活动功能。

患者首先需要安装短的、没有关节的短桩假肢。它较低的重心可以为患者提供更好的稳定性，但是行走的时候步态笨拙，较夸张的躯干旋转。这时可能需要使用拐杖或手杖来帮忙调整，以适应自己矮的状态。而转移到成人轮椅，以及上下楼梯，都比正式假肢更难。对外观特别在意的患者可能会拒绝穿戴短桩假肢。

正式假肢会加上一对匹配的假脚。一般采用内骨骼式小腿，可以减少假肢重量和允许对假肢对线进行微调；通常会减小几厘米的长度，来减少穿戴假肢行走所消耗的能量。任何类型的膝关节都可以使用，而且不需要两侧采用一样的膝关节。但是，不能使用双侧的手动解锁的膝关节，因为它们让轮椅转移和上下楼梯变得很困难。两侧的接受腔也大可不一致，但需要注意的是，双侧坐骨包容式接受腔会让患者的步宽变窄，因为，与四边形接受腔相比，坐骨包容式接受腔的内外径很窄。任何类型的悬吊系统都可以使用。

假肢的维护

最佳的假肢功能依赖于对残肢袜和残肢套、假肢，残肢、健侧肢体的适当护理，以及个人的健康状况。对个人卫生的指导请参考本书第 22 章截肢。除了确保清洁，患者的健侧也需要穿合适的袜子和鞋，鞋是假肢的基础，必须要有良好的鞋子。

和任何电器一样，对假肢进行日常的简单维护有着巨大的好处，可以避免昂贵的、费时的修理。假肢和残肢袜的使用说明书可以有助于对患者的教育。

足踝部件

应尽量注意避免假脚被淋湿，尤其是带关节的假脚。如果发生这种情况，应取下鞋子和袜子，让假脚完全干燥，但要远离直接的热源。也应避免进入沙地或类似的地方，避免沙子进入内部的缝隙中，限制假脚的功能。如果发生这样的情况，应由假肢师将假脚拆卸出来进行清洗。

患者应定期检查假脚上在龙骨的脚趾处是否折断或开裂，它将卷曲脚趾以及阻碍站立后期的平稳过渡。退化的足后跟或缓冲垫将会让患者感觉踩在坑里。虽然大多数的假脚现在都是一体成型，但是患者仍然必须穿鞋，因为假脚的鞋底无法承受过多的磨损。

由于与硬质的足踝部件和小腿管摩擦，假肢侧的袜子会更快的磨损。上下楼梯也会加大袜子的磨损。有人发现，穿两只袜子有助于缓冲，阻止过早的磨破。

需要告知患者在选购鞋子的时候，必须选择后跟高度与对线时所一致的高度。后跟太低阻影响立末期，后跟太高使膝关节不稳。如果按假体设计需要低后跟的鞋，而患者要求穿平底鞋，可以将 1 厘米后的足跟垫（薄楔形垫）放置在双侧的鞋内。高跟鞋要求对假脚作出改变，要么调整到一个合适的足部跖屈角度，要么根据鞋跟高度的特征，选择一款合适的假脚型号，例如 Runaway® 假脚（ Freedom Innovatons，Fayette，UT 84630 ）和 ELATIO® 假脚（Ossur，AlisoViejo，CA 92656），都有对应的不同跟高的型号。靴子和其他有着硬鞋面的鞋类会限制所有可以提供背屈和跖屈动作的假脚。

假肢在没有穿戴时，脱鞋相对较容易。将鞋带完全解开，一手握鞋的后部，然后把鞋从假脚的后面脱出，最后，将鞋从假脚的脚趾出向上取下。为假肢穿上鞋时最好使用鞋拔子辅助。

小腿管

外骨骼式小腿通常用板材成型，可以阻挡大多数液体。它只需定期用软布蘸稀释的洗涤剂擦拭，去除表面的灰尘就可以了。其他的印迹可以使用厨房内的清洁剂轻轻除去。

内骨骼式假肢外包装海绵要注意不能直接接触热源、尖锐的物体和某些溶剂。当受到污染或撕裂而无法继续使用时，应及时更换外包装。大腿假肢的外包装一般会在膝关节处损坏，特别是患者经常屈曲膝关节的情况下。

膝关节

滑动摩擦机制的膝关节会随着使用而逐渐变松，因此需要定期的调整，来保持原有的摩擦。调整的频率取决于患者行走的多少。大多数的膝关节在前面或者后面都有一对可以顺时针转动的螺丝，用以调整膝关节的摩擦力。一般通过艾伦扳手（L 型小金属棒的内六角扳手）或普通螺丝刀来拧动这个螺丝。把每个螺丝转动四分之一圈后，患者应行走至少 5 分钟来确定调整的效果，之后再行调整。

膝关节或者踝关节的摩擦声通常表明关节缺油。膝关节的橡胶缓冲快在长期猛烈的使用后会失效，之后患者会发现膝关节开始过度伸展。这时，就需要假肢师更换新的缓冲块。

外部助伸装置最终会失去它的弹性，然后患者会感受到摆动早期的后跟提升过高，以及摆动末期的膝关节伸展缓慢。这时，最简单的方法是拧紧皮带扣。但是最后，必须由假肢师更换新的弹性带。内部弹性助伸装置不受裤子或裙子摩擦的影响，这样不容易失去弹性。内部弹性助伸装置通常可以一直保留它的有效弹性。

气压和液压式膝关节必须防止保护活塞的橡胶产生的屑末。活塞不能被划伤，因为这有可能会让空气或碎末进入气缸。膝关节中的气泡会产生类似海绵的感觉，有可能在行走的时候产生噪声。在晚上，假肢需要被直立放置，同时膝关节伸直以防止空气进入气缸。

电子膝关节不能被浸泡或在充满粉尘的环境中使用，如面包店或木料场。

接受腔和悬吊

清洗接受腔的时候，先将少量的肥皂溶于温水中，用布水蘸水擦拭接受腔，然后再用毛巾蘸清水清洗接受腔，最后用干净的毛巾擦干接受腔。在气候温暖的时候，接受腔应该每天晚上清洗，当患者第二天早上起床时，接受腔就已经完全干了。泡沫板的接受腔内衬套也可以用温的肥皂水手洗，温水冲洗，夜间晾干。当内衬套从假肢取出后，应避免受到阳光的直接照射。其他的护套和衬垫，应根据制造商的使用说明进行清洗。

皮革绑带应注意保持干燥，清洗时要使用专门的肥皂。如果患者大小便失禁，那么大腿绑带应采用柔性的板材制作，这样可以不受尿液影响。

大腿假肢的真空阀门，应该每天取下清洗掉内部的滑石粉，它可能堵塞在某些细小的孔洞里。阀门必须用手装上或者取下，因为工具容易损坏内部结构或外部螺纹。

物理治疗

物理治疗师参与截肢患者的以下几个关键阶段：①术前；②术后到安装假肢前；③假肢处方；④安装假肢的检查；⑤假肢训练。

前两个阶段已经在第 22 章截肢中加以阐述。接下来的讨论将着重于物理治疗师对于患者和假肢的职责。最好的情况是，治疗师与康复医生以及假肢师一起，组成一个临床小组，来为患者服务。团队的其他人，如社会工作者，职业治疗师，和心理治疗师也会定期或者根据需要参与治疗。这样的临床团队可以为患者的情况、治疗的观点和如何高效的处理进行信息交换；可以共同努力达到制定的假肢处方，对完成的假肢进行评估，以及假肢训练完成后的患者评估和假肢的终检。因此，治疗师在康复过程中的这些关键点在发挥了不可或缺的作用。如果临床团队中不是建立在治疗师的工作地方，那么就需要协调医生和假肢师的意见。

无论是哪种情况，物理治疗师都应当：

- 解决不涉及假肢的其他情况；
- 帮助假肢处方的制定；
- 检查假肢；
- 协助假肢的训练；
- 指导患者穿戴、使用、维护和修复假肢。

假肢安装前的评估

成功的假肢适配，需要对患者的个人生理和心理特点进行综合考虑，然后为其选择合适的假肢部件。虽然每个穿假肢的人都有过截肢或类似的肢体缺陷，但不是所有这样的人都会穿戴假肢，那是因为，有些截肢患者不适合穿戴假肢或者他们不喜欢使用假肢。假体的禁忌证包括严重的老年痴呆症和抑郁症、严重的心肺疾病等。如果一个人表现有器质性脑部综合征相关的明显变化，假肢装配绝对是一个禁忌。双侧截肢的患者，如果无法独立完成轮椅转移或穿内裤，假肢往往不可能起到明确的帮助。同样，先后双侧截肢的患者，如果之前一直都无法穿上单侧假肢以及行走，那么他也将无法安装双侧假肢。高位截肢的患者，尤其是髋关节离断患者，往往会认为假肢过于麻烦，他们宁愿使用双拐行走或者依靠轮椅。一些体育运动，比如游泳，通常不穿假肢更容易进行。

体格检查

物理治疗师应该检查双侧肢体的灵活性和各关节运动的主 / 被动活动范围。膝关节和髋关节的屈曲挛缩会对假肢的对线和外观造成影响。髋关节挛缩患者的大腿假肢可能需要一个膝关节锁，而膝关节挛缩的患者需要特殊的假肢接受腔的设计，重度的挛缩可能导致无法完成假肢装配。挛缩对于双侧截肢患者的不利影响就更加严重。

需要对残肢的长度进行测量。短残肢的小腿截肢患者会需要使用 SC / SP 悬吊方式。要尝试各种方法让短残肢的大腿截肢患者使用真空负压或者部分负压悬吊的方式来设计假肢。

需要检查所有肢体和躯干的肌肉强度。通常，患有血管疾病的老年患者，由于下肢疼痛和足部溃疡的发展，他们的体力活动会减少，因此可能会出现明显的肌肉衰弱，这将影响假肢的使用，或者需要使用一个膝关节锁。

治疗师需要检查残肢的皮肤，注意手术切口的状况及其他病变。患者可能需要一个尼龙套或者硅胶套，保持接受腔和皮肤之间的光滑界面，避免刺激到敏感的或者移植的皮肤。

对感觉功能的检查也是必须的。例如：膝关节本体感觉障碍的患者需要更高的接受腔的内外侧壁，形成额外的假肢稳定性，或在小腿假肢上，增加侧方的关节，连接到大腿的绑带上。失明的患者并非不可以安装假肢，但是如何选择假肢部件，让患者可以较好的穿上假肢，以及如何安排训练计划，都是不小的问题。如果患者患有神经瘤，那么必须在安装假肢之前通过手术或者保守治疗加以解决。

治疗师应该评估患者学习和记忆新信息的能力，包括短期记忆和长期记忆。患有神经系统疾病，如脑血管意外的患者，假肢的安装和培训将会比较困难。截肢侧偏瘫对假肢适配的影响没有健侧偏瘫那么大，但两种情况下，假体的设计都应追求最大的稳定性。对轻度神经损伤患者的假肢训练，治疗师要根据患者的情况，需要经常改变训练方案。

需要仔细检查患者的循环系统和对截肢侧 / 健侧的人体尺寸进行测量。物理治疗师应该教会患者用手持的镜子观察足底，来检查整个脚的情况。检查的目的在于确定皮肤损伤和磨损初期的区域，以便在发生溃疡或感染之前采取必要的措施。此外，应当告知患者保持健侧的足部清洁、穿上干净的短袜或长袜以及合脚的鞋(第14章血管、淋巴管和表皮障碍介绍了外周血管疾病患者的额外指导方针)。通过对残肢围长的多次测量以及触诊，可以判断是否有水肿。残肢的测量数据应该在水肿消失，残肢体积稳定后获得，这样假肢接受腔可以穿戴较长的时间。假肢对患有外周血管疾病的患者有更大的帮助，因为它可以将部分压力转移到对侧的肢体。此外，不得不进行双侧截肢的患者，先前单侧假肢的穿脱和控制经验对适应双侧假肢将会起到非常大的帮助。

假肢处方需要考虑患者的有氧运动能力和自身耐力。临床治疗小组必须根据患者的自身能力，特别是运动耐受度和功能级别相关的情况，来为患者制定合适的训练目标。无法快速行走的患者就不太适合储能式假脚或者液压 / 气压式膝关节。但带有制动装置的液压 / 气压式膝关节仍然适用于肌力较弱的患者。

肥胖是安装假肢前另一个需要考虑的因素。肥胖的患者体重更容易发生波动，需要提供接受腔内衬套和多几双的残肢袜，以防残肢的围长发生较大的变化。同样的，那些有肾脏疾病的患者，特别是需要透析治疗的人，也会发生这样的情况。

关节炎也会影响到假肢处方的制定。关节炎导致的下肢活动能力下降或者畸形会影响到假肢的对线。然而，髋关节或膝关节置换术后的患者，却可以较好地发挥假体的功能。手和腕关节的功能会影响假肢的穿脱，这时不应该使用系鞋带的鞋子；手杖和拐杖也需要做出一些专门的修改。

功能评估是物理治疗的一个重要组成部分(第8章功能评估)。评估患者站立到坐位的转换和床 - 椅转移是最有用的检查程序之一，完成这些任务的前提，是患者必须有适当的肌肉力量、平衡和协调能力，以及足够的理解能力。

社会心理因素

通常情况下，物理治疗师比团队中的其他成员对患者进行接触的时间更多，因此也更容易发觉患者心理状态的变化。有充分的证据表明，患者的心理以及生理都会受益于临床团队的治疗。许多截肢的患者都会遇到各种的心理问题，应该尽早发现并加以解决。例如：过度恐惧的患者可以通过安装临时假肢的方式来开始假肢的康复。

临时假肢

小腿临时假体

大多数小腿临时假肢接受腔都是由热塑性板材制作而成的，这种材料在温度相对较低的情况下就有很好的延展性，可以直接在患者的残肢上成型；这种方法也可以获得较多可调式的接受腔。在接受腔底部可能需要加软垫，防止残肢发展成末端水肿。一些临时假肢采用石膏取模的制作，石膏价格低廉，很多地方都有现成的，而且易于使用，但石膏制作的接受腔相当笨重。悬吊通过假肢套或者大腿绑带来实现。一体管可以是铝部件，且在近端的固定处允许对假肢的对线进行调整。更简单的一体管还可以使用聚氯乙烯塑料管，塑料管质量轻，可以通过加热来对对线进行微调。临时假体一般都使用 SACH 假脚。

大腿临时假肢

最简单的方法是使用聚丙烯塑料，做成不同尺寸的接受腔，并且有环带来调整接受腔的松紧程度(图31.35)。该接受腔可以使用 Silesian 腰带或者骨盆带来进行悬吊，接受腔直接安装在带有手动锁的膝关节上。另外，也可以使用石膏或者低温热塑板来定制接受腔。双侧大腿截肢患者使用两个短桩假肢作为临时假肢，它们不带关节，接受腔安装在短桩的平台上，大大降低了患者的高度以增加平衡的稳定性。每个短桩假肢的假脚都会向后延长来防止患者倒向后方。

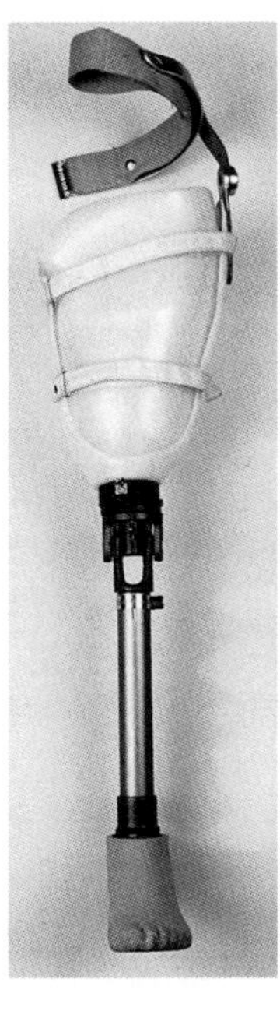

图 31.35 由可调式聚丙烯接受腔，骨盆带，带手动锁的膝关节，可调式小腿管和 SACH 假脚组成的大腿临时假肢

运动能力是假肢效果的基本决定因素。而且，使用临时假肢时的良好运动能力，和对整个康复计划的依从性是一个假肢成功的前提。但患者也不应该抱有某些不切实际的期望。将患者及其家属，以及共同参与治疗的其他患者和社会工作纳入治疗过程中，他们可能提出一些建设性的意见。治疗师还应该考虑患者使用较为复杂的假肢配件的能力和获得假肢财政补助的可能性，尤其是不耐用的假肢部件，如骨骼式假肢的海绵外包装。

假肢处方

没有任何一个假肢部件是适用于所有的患者的，假体的每一个部件都有着它的优点和缺点，选择满足个人需求的假肢部件是很有必要的。物理治疗师的任务，是与其他团队成员一起，衡量各种假脚、接受腔以及其他成分的优劣，结合患者的主观和客观信息，来确定合适的假肢装配方案。在 1995 年，用于医疗保险的单侧小腿和大腿假肢患者的功能级别评定如下：

- K0：不适合安装假肢；
- K1：家庭活动；
- K2：有限的社区活动；
- K3：社区内行走，满足职业的、治疗的或锻炼的需要；
- K4：高水平的活动，表现出成年人甚至运动员的活动水平。

根据不同的水平来确定医保支付某一款膝关节和踝足部件的必要性。

有些患者装配复杂的假肢可能获得更好的功能，可以增加他们快速行走和运动时的稳定性。另外的患者则使用简单的假肢反而更好。患者目前假肢功能的表现，是对患者接下来的假肢的功能的最准确的预测。对于需要更换假肢的患者，治疗团队应该考虑目前的肢体的使用程度，以及患者的健康状况和生活方式的改变。例如：如果人安装了一条假肢，现在变成了双侧截肢，却从来没有使用过原来的假肢，那么该患者就不适合安装双侧假肢。相反地，一个装配了简单的大腿假肢的患者表示希望可以参与更多的运动时，通过证明对先前假肢的良好支配，他就可能会到获得一个新的带液压式膝关节和储能式假脚的假肢。

为新患者制定假肢处方是更加困难的。根据截肢手术和假肢装配之间的时间间隔，判断残肢是否已经定型，患者是否从安装假肢前的康复过程中取得了最大的收益。在安装假肢前的过程中，最好的假肢处方是临时假肢。如前所述，临时假肢包括一个合适的接受腔，适当的悬吊系统，一体管和假脚，这时大腿临时假肢通常会有一个膝关节。临时假体可以进行初步的步态训练和活动训练。临时假肢和正式假肢的最主要的区别是外观。临时接受腔方便调整，以适应残肢的体积变化。通常，很少会注意到临时假肢的颜色和外观造型。

假肢的检查和评估

在患者穿戴假肢开始训练之前，以及在训练结束时，都应该对假肢进行检查。检查的目的在于确定假肢的安装和功能达到要求，以及患者自身对假肢外观和整体的满意度。在这之后，就需要依次检查患者站立时（静态分析）、患者的步态（动态分析），以及脱下假肢后（额外的静态分析），患者的各项情况。在许多机构中，物理治疗师检查假肢后，将结果介绍给整个治疗团队，共同对假肢是否合格作出最终决定。

假肢的评估不需要什么特殊的工具，只需要列一个检查清单，一把椅子，几张纸，一把尺子，升降滑轮，和彩色粉笔就足够了。假肢的最终评估，还需要用到楼梯和坡道。该清单中涉及以下部分的内容可以在附录 31.A 和附录 31.B 中找到。

在假肢初步评估中，评估结果有三种：①通过；②暂时通过；③失败。通过表示假肢不需要作出调整，患者可以开始进行训练。暂时通过假肢还有一个或多个小问题需要纠正，且不会对假肢的训练造成影响。失败就是大家判断假肢仍有较大的问题，必须在开始训练之前修改到让人满意的程度。例如：假脚完成不好，可以让它暂时通过，但是会对残肢造成磨损的接受腔就只能定义为失败的。如果治疗师的患者不是由正式的临床团队来提供治疗，那么在假肢的安装和开始训练之前，检查假肢是否存在影响接下来的康复计划的问题，这一点是非常重要的。在最后的评估中，就只有通过和失败两个选：通过表示假肢不存在任何问题，患者使用假肢的方式与自身的身体能力相适应；失败意味着假肢仍然存在或大或小的问题。

小腿假肢检查

在附录 31.A 中的检查选项是很容易理解的，每一项都有助于判断假肢是否合格。

静态分析

主要在患者站立和坐位时对假肢进行检查。此外，也要检查残肢的情况和假肢的具体细节。最终的假肢应该与处方进行比较，假肢与处方之间的差异需要得到开具处方的人同意。

新安装假肢的患者需要站在双杆内或者其他安全的环境中，尽量尝试双脚同等承重。治疗师需要征求患者关于假肢舒适性的主观评价。在假脚的前后和内外侧的不同位置，尝试用纸片插入，观察是否对称来确定假肢的对线。理想情况下，患者的脚后跟和脚底应该平放在地板上。鞋的某一部分负重过多，表示对线不准确，在随后的步态分析中也可以加以证实。

大部分的假肢都要求患者站立时，骨盆保持水平的位置；如果骨盆倾斜，治疗师应该在矮的一侧脚底垫高，使得骨盆水平。如果总的垫高不超过 1 厘米，就不需要进行调整。如果差异较大，就需要找到原因并加以解决。残肢萎缩，导致在接受腔内下沉，会使得假肢侧看上去较矮，患者也会感到不适。

活塞运动是指患者提升骨盆时，残肢在接受腔内上下活动。上下滑动的多少可以通过用粉笔在接受腔得儿后缘和残肢袜上做的标记来确定，然后让患者抬高同侧的骨盆。接受腔的滑动必须要小于 0.5 厘米。接受腔松动，悬吊不合适不悬挂，都会造成接受腔的滑动。接受腔的壁需要残肢墙壁，如果有大腿绑带，那么也应该贴紧大腿。

坐位的舒适性是所有人的基本需求。接受腔后边缘不应该压到腘窝，腘绳肌肌腱处的释放要足够，特别是在内侧，半腱肌和半膜肌连接到相对远的位置。小腿肚的位置或大腿绑带的关节位置也影响坐位时的舒适性。

动态分析

步态模式分析和其他步行活动能力是康复过程的重要部

分。对大多数患者来讲,装配假肢的主要目的就是为了恢复行走能力。然而,没有假肢可以完全消除由截肢导致的生理解剖结构所带来的变化。行走时,穿戴假肢的人会自主代偿解剖结构和自身假肢的不足,一些人是因为截肢本身,另外的是因为身体或假肢的异常。因为几乎所有穿戴假肢的人在行走模式上都有着不同,假肢步态代表了对患者改变运动模式的代偿,因此,步态代偿可能比通常所用的步态异常描述的更准确,因为截肢患者不太可能完全像一个正常人那样去走路。

没有任何一个假肢可以重建患者的知觉,骨骼肌肉的连续性和完整性,甚至恢复全身的重量。解剖结构的缺陷会加重患者疼痛、关节挛缩、肌肉虚弱,稳定性和协调能力差的状况。同样,假肢部件无法取代失去肢体的各项功能,例如:假脚无法达到完整的正常活动的范围。假肢自身的不足迫使患者采用步态代偿,这些问题包括接受腔不合适、假肢对线不合理、部件发生故障和假肢高度不恰当等,不正确地穿戴假肢以及穿的鞋子不合适,使情况变得更加复杂。物理治疗师必须确定步态代偿存在的是时间和潜在的原因,以便采取补救的措施。否则,患者不得不消耗更多的能量,并表现出更明显的步态异常。新安装假肢的患者需要在假肢制作的过程中就已经有一定的假肢行走体验。虽然不太可能在初检的时候就有一个流畅的步态,与其他同类假肢患者的步态偏差还是应该加以注意并寻找到原因。

小腿假肢的分析主要集中在站立期截肢侧膝关节的活动。在各自的站立早期和晚期,两侧膝关节都要以受控的方式屈曲,截肢侧膝关节屈曲过多,表明接受腔对线过于靠前,或者接受腔初试屈曲角度过大,这种偏差可能会导致患者跌倒。如果膝关节只是在站立早期屈曲过多,原因可能是后跟垫太硬。相反,膝关节屈曲不足可能是因为接受腔初试屈曲过小或者接受腔对线过于靠后。从正面观察时,接受腔的边缘应与腿保持合理的接触;假体边缘过度的侧向压力表明假脚的位置太过靠内。表31.1总结了小腿假肢的步态代偿/偏差的假肢原因和残肢的原因。

表31.1 小腿假肢步态分析

步态代偿/步态异常	假肢的原因	残肢结构的原因
站立早期		
1. 膝关节过度屈曲	鞋跟过高 跖屈不足 后跟缓冲垫太硬 接受腔对线太靠前 接受腔初始屈曲角度过大 小腿管太靠后	屈曲挛缩 股四头肌无力
2. 膝关节屈曲不足	鞋跟过低 过多跖屈 后跟缓冲垫太软 接受腔对线太靠后 接受腔初始屈曲角度不足	伸肌痉挛 股四头肌无力 残肢前侧远端疼痛 关节炎
站立中期		
1. 外侧着地	假脚内翻过多	
2. 内侧着地	假脚外翻过多	
站立末期		
1. 膝关节过早屈曲	鞋跟过高 跖屈不足 假脚太短 前缓冲块太软 接受腔对线太靠前 接受腔初始屈曲角度过大 小腿管太靠后	屈曲挛缩
2. 膝关节屈曲延迟	鞋跟过低 过多跖屈 假脚太长 前缓冲块太硬 接受腔对线太靠后 接受腔初始屈曲角度不足	伸肌痉挛

在最初的评估过程中，上下楼梯和斜坡的情况可以暂时略过，因为患者没有进行相应的训练。

脱下假肢后的检查

当患者站立时，假肢的后侧壁大约与髌韧带所在的位置处于同一水平上。检查这一点时，将假肢直立在工作台上，尺子的一端放在接受腔内部前侧的凸起处，另一端放在后边缘上，一个制作得好的假肢，尺子会略微倾斜，且前方较高，表明当患者穿戴假肢站立，加上鞋跟高度后，假肢的后侧壁有一个合适的高度。

还需要检查残肢是否受力均匀，通过残肢袜在残肢上的压痕。任何环带或选吊带都应该提供合理的可调性。良好的制作是将来耐用的前提，也能有助于假肢的外观。

大腿假肢检查

大腿假肢的检查也有一个类似的检查清单(附录 31.B)。治疗师和整个团队应该认真寻找可能预示着将来出现问题的步态模式，例如，静态对线的偏差应该在步态活动中加以确认。

静态分析

患者站立时，接受腔上方的软组织堆积，要么是没有正确的穿好假肢，要么就是接受腔的大小不合适。四边形接受腔导致会阴处的压力主要是内侧边缘不光滑或者长收肌处的压力释放不足。

膝关节应该有足够的稳定性，患者站立时，膝关节可以承受治疗师从其后方的打击。稳定性主要取决于膝关节与髋关节、踝关节相对位置的对线情况，膝关节的螺栓越靠后，就会越稳定。多连杆与机械稳定装置也有助于提高膝关节的稳定性。如果接受腔是不透明的，判断其舒适的唯一途径就是在阀门取下时，通过对突出阀孔孔的软组织进行触诊。

检查清单的目的是帮助临床医生确定接受腔的合适程度，无论它是什么形状或由什么材料做成。如果假肢是四边形接受腔，长收肌肌腱和坐骨结节的适当位置可以确保患者正确的穿上接受腔。水平的后侧边缘允许重量都承担在臀部肌肉和坐骨结节上。坐骨包容式接受腔的目的是覆盖坐骨结节，但允许患者在所有方向上舒适地活动髋关节，而接受腔不会脱离残肢。

侧方的 Silesian 悬吊带应该在大转子的后上方，这样才能更好地控制假肢的旋转。在前方，选吊带的位置应该在坐骨结节的水平或略低，以辅助假肢内收。

为了最好地控制假肢和减小体积，髋关节和骨盆带应紧贴躯干，关节轴心要在大转子的前上方。

患者应该能够穿上假肢舒服地坐下。后方的不适可能表明腘绳肌肌腱的压力释放不足，或者接受腔后缘过于锐利或者太厚。

动态分析

临床治疗小组可以通过步态分析来判断接受腔是否合适、假肢对线和调整是否正确。此外患者肌肉收缩的时间和力量以及是否存在挛缩也影响着步行模式。大腿假肢患者的目标是获得一个舒适的、安全的、有效的步态，而不是要求他达到小腿假肢患者或者非截肢者的步态。表 31.2 从假肢上和残肢结构上描述了造成大腿截肢患者步态代偿 / 异常的原因。

从后方观察步态差异

许多大腿截肢患者行走时会外展假肢以增加额状面的稳定性(外展步态)，髋关节外展挛缩患者会在支撑期出现该步态。接受腔内收不足、接受腔太松或者接受腔内侧不适也会造成外展步态。假肢侧太长或者患者不习惯屈曲膝关节会在摆动期出现划弧步态，接受腔太松也可能造成划弧步态，患者会过多的移动躯干。躯干在承重期向假肢侧倾斜常伴随着外展步态。应该注意，大腿截肢患者的外展机制不完整，他们倾向于将躯干倾向假肢侧来代偿，特别是在疲劳的时候。尽管髋关节和臀中肌通常处于良好状态，但骨骼的不连续性(截肢造成的)会使外展肌的有效性大打折扣。也就是说，如果假肢太长，患者会外展；如果假肢太短，患者躯干会倾向假肢侧。

击地是指站立末期时后跟的内旋或者外旋。如果接受腔不合适，大腿肌肉的收缩会造成假肢突然地旋转，因为在站立末期假肢侧不再承重。膝关节或踝足部件的初试旋转不合适也可能造成击地。足跟着地时足部旋转是一个更加严重的问题，这意味着假脚后跟缓冲装置太软或者跖屈缓冲不足，会造成患者摔倒。

从侧方观察步态差异

有的患者在站立期会通过将躯干前倾来代偿膝关节不稳。如果助行架或拐杖太短，患者将会前倾。接受腔初试屈曲角度不足会造成腰椎前凸，而且髋关节屈曲挛缩也会加重腰椎前凸。

膝关节调整不好会造成后跟抬起不均匀(过度的膝关节屈曲)和摆动末期膝关节撞击(膝关节突然伸展)。如果这两种情况都出现了，最有可能是膝关节的摩擦不足。如果只是出现膝关节撞击，而没有出现不均匀的后跟抬起，最有可能是助伸装置太紧。

为了代偿膝关节活动不足，患者会表现为提髋步态，即通过健侧过度的足跖屈为假肢侧的摆动提供足够的空间。此外另一种方式代偿假肢过长的方法是患者提高假肢侧的骨盆。

当患者有髋关节屈曲挛缩或平衡能力不好的时候，会表现出步长不等长。假肢侧步长太长会造成步态周期中健侧时间长。屈曲挛缩或者接受腔初始屈曲角度不足(限制了髋关节伸展角度)会在健侧摆动期时限制健侧的步长。

脱下假肢后的检查

静态评估后，假肢师应按照检查单上的项目来检查假肢和残肢。一个弹性垫(后侧壁的外部放置)可以使患者安静地坐着，而不会造成不必要的裤子或裙子磨损。对于柔性接受腔，弹性垫是不必要的。

检查假肢的接受度

截肢通常被视为一个重大的变故，它会使患者一直注意着自己的异常。物理治疗师可以通过言语和非言语的交流，

表 31.2 大腿假肢步态分析

步态代偿 / 异常	假肢原因	残肢结构的原因
侧向移动		
1. 站立期外展	假肢过长 髋关节外展 外侧壁内收角度不合适 内侧壁过于尖锐或过高	
2. 摆动期划弧外展	假肢过长 膝关节锁定 摩擦太松 悬吊不合适 接受腔太小 接受腔太松 假脚跖屈	
身体移动		
1. 站立期身体侧屈	假肢太短 外侧壁内收角度不合适 内侧壁过于尖锐或过高	外展挛缩 外展肌 髋关节疼痛 稳定性差 残肢太短
2. 站立期身体前屈	膝关节不稳 步行架或者拐杖太短	稳定性差
3. 站立期腰椎前凸	接受腔初试屈曲角度不合适	髋关节屈曲挛缩 大腿伸肌无力
旋转		
1. 内侧 / 外侧击地	接受腔外形错误 内部或外部膝关节螺栓旋转 假脚外旋 假肢穿戴导致的旋转	带滑动摩擦锁,及迈步过快
2. 后跟着地时的足部旋转	后跟缓冲垫太硬 假脚初试旋转角度不正确	
膝关节活动过大		
1. 摆动早期的后跟过多抬高	不合适的膝关节摩擦力 助伸装置太松	
2. 摆动末期的撞击声	不合适的膝关节摩擦力 助伸装置太紧	髋关节屈曲力度过大
膝关节活动不足		
1. 摆动期的健侧提髋	如上:划弧外展	快速步行时摩擦装置的滑动
2. 摆动期的患侧提髋	如上:划弧外展	背屈无力 跖屈痉挛 马蹄足 髋关节屈曲无力
步长不等长	接受腔不舒适 接受腔初试屈曲角度过小	髋关节屈曲挛缩 稳定性较差

来帮助患者及其家庭接受截肢和假肢的现实。对患者作为一个有价值的人的正常尊重，不过度在意肢体的残疾，是一个人对待截肢患者的态度。临床治疗团队不仅可以提供更好的假肢，同时也要带给患者处理好心理问题的经验和信心。

住院患者应尽快地到康复部门进行治疗，而不是一直在床旁进行。康复部门应该有助于消除患者的沮丧情绪。虽然术后的情绪会比较低落，但是长期的低落情绪是没有好处的。类似的患者团体通常在帮助新的截肢患者接受假肢以及学习假肢活动方面非常有效。观察和最终参与为截肢患者专门设计的体育节目，是另一种学习如何去应对目前的情况和从康复中有所收获的方式。物理治疗师，通过与患者的日常接触，也可以要求对患者进行心理咨询或心理服务，特别是当涉及疼痛问题的时候。附录 31.C 为临床医生、患者及其家庭提供了一些假肢方面的资源网站。

假肢的训练

学习如何有效地使用假肢包括，能正确穿戴，形成良好的平衡和协调，以一个安全的和对称合理的方式行走，并能完成其他步行和自我照顾的活动。预期目标和预期成果取决于患者的生理和心理状态、假肢安装前的训练和假肢的质量。对一个有多重残疾的老人，仅仅使用假肢协助从轮椅转移到厕所，可能就已经是一个合适的结果了，而对年轻人，由于创伤性截肢，训练目标可能需要扩展到全方位的运动。

穿戴假肢训练

正确使用假肢和经常对残肢进行检查是非常重要的，特别是对于刚穿假肢的和血液循环不良的患者。部分足截肢、赛姆截肢和小腿截肢的患者可以坐着穿假肢，按正确顺序穿上合适数量的残肢袜，然后，大部分的患者只需将残肢插入接受腔中就可以了。使用髁上悬吊的假肢，患者先穿上内衬套，然后整体放入接受腔内。绑带悬吊的假肢的穿戴，一开始是坐着，将残肢放入接受腔内，然后，应该站起来收紧固定带，以确保残肢被固定在接受腔的合适位置。

大腿截肢患者可以坐着穿戴假肢。真空负压悬吊的假肢需要使用拉或推的方法来进行穿戴。为了将残肢拉入接受腔，患者需要先在大腿上抹一层滑石粉来减少摩擦，然后用一个大约 30 英寸(76 厘米)长的管式棉花针织料作为牵拉带，也可以使用一卷弹性绷带或者尼龙袜缠绕着大腿来牵引残肢进入接受腔。无论什么样的穿戴辅助工具，都应放置在腹股沟上方，牵引近端组织，大腿完全进入接受腔后，将牵引工具从排气阀口拉出来。虽然可以坐着完成穿戴过程，但是大多数人还是喜欢站立着将牵引带或其他辅助工具拉出阀门孔。将身体略微前倾，身体的重力线将阻止假肢膝关节的随意屈曲。患者在假肢侧向下拽牵引带时，可以随意地屈伸健侧的髋关节和膝关节，直到牵引带从阀孔拉出。最后，按紧阀门，排除残余空气。另一种穿戴方法在大腿上抹润滑乳液，把残肢插入到接受腔，然后盖上阀门。

使用部分负压悬吊的患者需要用到牵引袜，将牵引袜的近端边缘放置到腹股沟韧带，然后牵引残肢到接受腔内，确保大腿是在合适的位置，把牵引袜的末端通过阀孔拉出，直到残肢皮肤光滑地接触接受腔，卷起牵引袜放回接受腔内，然后关上阀门。最后系上骨盆带或 Silesian 带。如果使用无负压悬吊，穿戴方法与部分负压悬吊相类似，只是它没有阀门。

平衡和协调能力训练

平衡和协调能力的训练对于所有下肢截肢患者都是一样的，虽然相对于那些有两个正常的膝关节的患者来说，大腿截肢或髋关节离断的患者在控制关节活动的时候可能会遇到更多的困难。所有患者都必须学会依靠假肢侧来维持平衡。有研究表面，提高假肢的耐受度可以减少皮肤磨损的危险，特别是在残肢有皮肤移植、血液循环不良、或感觉减弱的情况下。患者应该锻炼和休息相结合，心肺功能监测应该成为例行程序的一部分，尤其是对有着高危险性的患者。

一些临床医生拒绝使用双杠来进行训练，因为害怕患者对产生它们依赖，这样再过渡到使用拐杖训练时就会花更多的时间。但是，当使用双杠时，治疗师应该鼓励患者张开握住双杠的手，双杠仅仅提供支持，而不是牢牢地抓住。基座或坚固的桌子可以提供双重的优点，一方面它通常只提供健侧的支撑，另一方面提供不定向的控制，因为患者只能通过推而不是拉，来达到平衡。

静态的直立平衡有利于患者直立姿势的建立。患者应该努力使骨盆和肩膀保持水平，躯干保持竖直没有过度前凸，以及两侧同等承重。治疗师在必要的时候应该保护和协助患者。治疗师只要站在假肢的旁边，就可以对患者将体重转移到假肢上起到鼓励的作用。在告知患者对称性方面的问题时，应该称之为左和右或健侧和假肢侧，而不是说好的一侧和不好的一侧。患者必须学会使用近端感觉接收器来保持平衡和感知假体的位置，而不是一直看向地面。有些患者认为增加视觉反馈也可以起到很好的作用(如使用镜子)。

动态练习可以提高患者对假肢内 - 外侧、矢状面和旋转的控制。让患者了解到，站立期时髋关节的屈曲会导致膝关节弯曲，而髋关节的伸展却会保持膝关节的稳定；健侧脚放在假肢侧前面可以使假肢膝关节更稳定。指导患者如何在对称性跨步姿势和步伐移动中进行重量的转移，通过健侧腿踩低凳或台阶的方式，可以迫使患者将重量转移到假肢侧，以及增加假肢侧在站立期的持续时间。所有的练习要有序的进行，同时注意培养双侧下肢的对称性。

步态训练

步行，是从动态平衡练习到患者连续步行的一种自然进程。患者本能地倾向于将更大的重量和推进力施加到健侧；因此，步态训练应强调对称性。由于大腿后侧肌群成为前进的主要肌肉，因此应该加强其肌力的训练。有些人本体感受的神经肌肉反应良好，伴着 2/4 拍的音乐，依靠节律行走，也可以提高步态对称性和步行速度。在物理治疗部门，有一个包含了悬吊功能(部分体重支持)的装置，它可以为患者提供一个受保护的环境，学习如何逐步使用假肢进行负重训练。另一个选择是平衡装置(如平衡管理大师)，它可以在有(或没有)注意心理意识的时候提供身体的位置的电子反馈。

当患者在不过度疲劳又无法实现安全步态的时候，拐杖或一双前臂杖是一个适当的辅助器具。有时，拐杖只是用于户外，在某些斜坡或者不平整的地面，以及拥挤的交通的情况下。通常使用手杖都是用在健侧，以提高额状面的平衡。如果需要双侧的辅助，一双前臂拐杖比两个手杖的作用更好，当患者在开门时，拐杖仍然会被固定在前臂上。腋拐会容易导致患者靠在腋杖上，对腋神经有产生压迫的风险；而且使用腋拐爬楼梯时也不太方便。铝制助行器可以提供最大的稳定，对于肌肉虚弱的患者尤其有用。助行器应该调整到使用者不需要太往前倾的位置。小腿截肢患者，使用两轮助行器行走比使用四轮助行器的速度更快。担心跌倒会影响步行和社会活动的参与，提高患者平衡的信心对减少这种忧虑至关重要。

功能训练

正在学习走路的假肢患者也应该有各种功能移动性技能的体验。对于一些患者来说，在训练项目中加入一些兴趣活动，比如在椅子之间的转移，比长时间的步行训练更加重要。

对于精力充沛的患者，功能训练主要包括：爬楼梯、斜坡运动、从地板上捡东西、跪或坐在地板上、跑步、开车，或者直接参与某些运动。这些项目与步行训练的根本区别在于下肢使用方式的不同，步行是均匀的使用，但其他活动则是不匀称的，它们更多地依赖于对健肢的力量、灵敏度、感觉的控制。

一般来说，患者都应该有自己分析每一种新情景和得到解决问题的方法的机会，而不是依赖于治疗师所指的方向。大多数的任务都可以用许多方法安全的完成，学习者可以从练习如何做临床决策、观察其他假肢患者和专业人员的指导中获益。

转移训练

对老年人或身体虚弱的人来说，从不同的椅子、厕所、汽车中站起来都是最基本的技能。大多数患者进入治疗室时都是坐着轮椅，患者自己将轮椅停在双杠里，锁定轮椅和抬起脚踏板后，慢慢向前坐，把身体的重心转移到健侧腿上，然后按住扶手，患者会发现，把健侧脚靠近轮椅并伸展膝关节和髋关节能使自己站立起来。坐下也是通过把健侧脚靠近轮椅和把重心降低使健侧膝关节和髋关节弯曲来完成的。

对于站立和坐下，在轮椅扶手使用上有优势的初学者可以用手来控制和协助躯干的运动。随后，患者就应该训练在一些没有扶手的座位上坐，比如：深软垫沙发、低椅子、长凳、厕所等等。转移进汽车里应该是训练项目里不可缺少的一部分，否则，这些假肢患者就面临着一个黯淡的未来，并局限于家里或依靠某种特殊的交通工具。为了进入到汽车的右侧位置(乘客座位)，假肢患者要先走到车的前面，右侧假肢的患者把右手放到门把手上，把左手放到前排座位的靠背上，然后摆动左脚进入车里并滑动到座位上，最后把假肢放进车里；左侧假肢的患者可能会发现在车门外用两只脚从侧面坐下是最容易的，然后摆动假肢进入车内并做到座位上，最后把右腿放进车里。

爬楼梯、上下坡道、路边行走训练

通常，赛姆假肢或小腿假肢患者可以等长步幅交替式地上下楼梯或斜坡。而单侧大腿截肢患者则不行，他们通常用健侧腿上楼梯，下楼梯时总是假肢先下。少部分的大腿截肢患者可以学会如何控制假肢膝关节的屈曲来交替式下楼梯。而只有装有动力膝关节的假肢才可以交替式上楼梯。

穿戴假肢在路边行走时会有一些略微的不同，因为没有扶手。但是行走的方法都是一样的。

如果假脚没有足够的跖屈背屈活动，那么上下斜坡将会是比较困难的。对于较陡的楼梯、斜坡和小路，患者会使用侧向行走的方式，把假肢放在较低的一侧。患者也应该学习在平路行走时如何跨过障碍物。

最终评估以及随访

当患者能够走路，进行基本的转移和上下楼梯后，虽然还没有完成全部的训练活动，但是患者经济上的困难可能会迫使治疗师提前结束这些训练项目。在结束之前，应该对患者和假肢进行再一次的检查，以确保接受腔合适程度、假肢外观和功能都是满意的。初始评估时用过的检查清单可以再一次用于检查。物理治疗师有责任告知患者，残肢的皮肤发红，接受腔的松动或假肢缺失的部分等情况。

新的假肢患者应该每隔一段时间就回到训练的地方，让临床团队检查接受腔的适配情况。由于残肢体积减少，大部分的接受腔都需要在大约一年之内进行修改或更换新的接受腔。随访是增加训练和鼓励患者参加更大范围活动的好机会。

功能活动能力

功能活动能力是指患者的行走能力，从椅子上转移，上下楼梯，以及执行其他活动，包括娱乐活动的能力。临床团队的主要职责是，预测的一个新的截肢患者可能进行的活动，确定他能否受益于假肢，以及安装假肢后能够获得什么程度的活动。因为很多下肢截肢的患者都是老年人，并且有着很多医疗问题，所以准确的预测和随时的监测是特别重要的。

穿戴假肢行走会增加能量消耗。以一个舒适的速度行走时，单侧小腿假肢的患者比健康的人要消耗略多的氧气；而大腿假肢患者的耗氧量差不度要比正常人多一半，不同的假脚和假肢膝关节对氧气的消耗量略有不同。假肢患者会自己选择一个舒适的速度，以这个速度行走，每分钟的能量消耗与正常人是差不度的，虽然这个速度可能是比较慢的。截肢平面越低，假肢代偿带来的缺陷就越小。40岁以上的并且有着长残肢的小腿截肢患者，他们增加的能量消耗最少，而短残肢的患者就需要消耗更多的能量。另外，双侧小腿截肢患者行走消耗的能量也比单侧大腿假肢患者的要少。截肢平面相同的情况下，创伤导致截肢的患者比血管疾病导致截肢的功能活动更有效率，行走速度更快，耗氧量更少。

代谢支出增加的部分原因是因为接受腔，它环绕着半流体的软组织，很难正确的固定，增加了残肢控制的难度。踝足部件没有足底触觉和本体感觉的反馈，没有正常足部的活动范围，无法达到正常步态的动态特征。大腿假肢还增加了一个膝关节，却无法给患者提供感觉回馈。问题还在于假肢是位于远端的肌肉控制，那么相比于正常的步态，就需要肌肉更长及更有力的收缩。大腿假肢患者只能通过髋关节的活动来控制假脚着地时的位置，由此产生的变化反映在双侧腿活动时间的不对称，进一步影响了步态平滑的过渡。假肢患者行走时会有更大的垂直方向的运动，因为无论是大腿假肢患者的机械膝关节，还是小腿假肢患者的人体膝关节，站立期时都无法达到健侧膝关节的屈曲活动范围。

髋离断假肢的使用需要消耗相当大的能量；在同一截肢层面，双侧假肢患者比单侧的消耗的能量要多得多，步行速度也慢得多。对大多数假肢患者来说，由于β受体阻滞剂的异常，心率是假肢使用引起的代谢消耗的重要指征。总的来说，肌肉力量、平衡能力、截肢原因和截肢层面可以确定功能障碍的程度。

功能活动能力的其他评定主要包括对假肢使用和生活质量的调查。回到原来的工作和驾驶汽车的能力被作为康复成功的一个指标。

参与体育运动（图 31.36）对所有年龄层截肢患者康复过程的最好的延伸活动，年纪大的患者可能喜欢钓鱼、打高尔夫、跳舞、打太极拳和玩沙狐球，年轻的患者可能更多的会喜欢篮球、乒乓球、射箭以及径赛项目，而且大多数的运动都不需要任何的假肢适应。骑马是一项可以促进躯干控制和坐姿平衡的极好的活动。登山爱好者应该携带额外的残肢袜或护套来保护皮肤；而且一双合脚的、舒适的登山鞋是必不可少的。打保龄球和参加铅球对整个下肢的平衡要求很高。对参与需要跑动的体育运动的患者，储能假脚是最合适的。接受腔应紧贴残肢，悬吊必须非常安全，尽量减少残肢的磨损。赛姆假肢或小腿假肢患者在跑步时，虽然喜欢用更有力的健侧的肢体，但是仍有着相对对称的步长。膝关节离断或大腿假肢患者主要依靠健侧腿来获得前进的力量，假肢只是作为一个暂时的支撑。许多马拉松比赛都会有专门的残疾人项目。跳跃，如运动时，运动员需要通过健侧腿获得大幅向上的力；落地时使用健侧腿也会更舒适，特别是对大腿假肢患者而言。有些活动可以通过对设备的小改动来完成，如在自行车踏板上增加脚趾环。

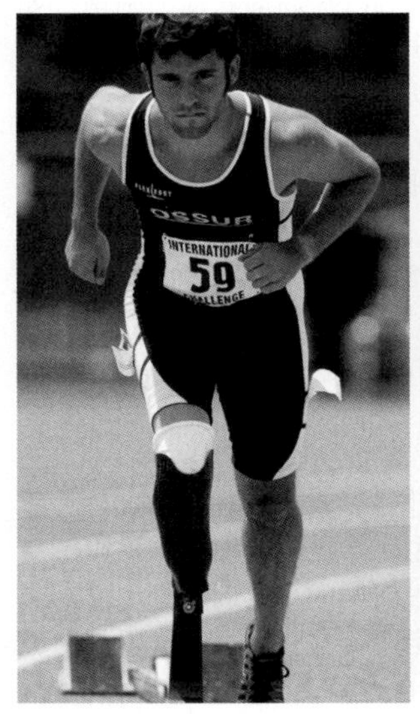

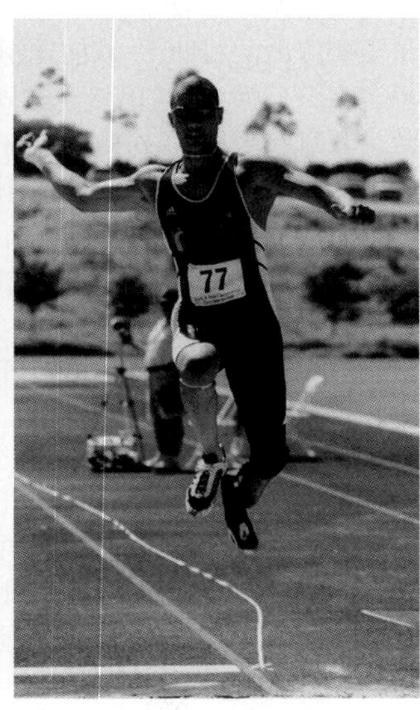

图 31.36 参与长跑（左）以及跳远（右）比赛

还有一些不穿戴假肢参与的活动，如游泳和滑雪。滑雪的时候可能需要滑雪杖上装一个小舵，采用三脚的方式。踢足球时一般都不穿假肢，而是使用一双拐杖。一些患者坐在轮椅上打网球或者进行田径比赛。用于截瘫的设备和技术通常也可以适用于截肢的患者。

为成年假肢患者设计的娱乐节目可以帮助他们回到积极的生活中去。物理治疗师应当让患者去一些方便的休闲俱乐部和参加一些体育活动，用以提升患者的功能活动能力以及生活质量。

总结

本章主要阐述了成人下肢假肢的管理，对主要的下肢假肢和假肢部件的特点以及功能进行了讨论，此外，强调了物理治疗师在假肢管理中的职责。成功的假肢康复取决于患者和物理治疗师、康复医生、假肢师其他团队成员的密切合作，这提供了信息交换的环境，促进各阶段的协调管理。而结果将会是患者的生理、心理特点，与能够实现其预期目的假肢之间的最佳匹配。

复习思考题

1. 老年患者与青少年患者截肢的主要原因分别是什么？
2. 能够描述与部分足截肢相关的假肢种类：趾骨截肢，经跖骨截肢和赛姆截肢。
3. 能够区分赛姆截肢和小腿截肢以及它们各自假肢的特点。
4. 老年患者最适合的假肢类型是什么？为什么？
5. 能够解释什么是压力释放区以及它是如何建立在小腿接受腔中的。
6. 对比小腿假肢中不同悬吊系统的差异性。哪些悬吊系统可用于个体残肢过短的假肢装配中？
7. 根据摩擦机制对假肢膝关节进行分类。
8. 比较大腿假肢的四边形接受腔和坐骨包容接受腔的区别。
9. 描述大腿假肢中悬吊系统的工作模式。哪种模式更适合需要穿残肢袜的患者？
10. 如何防止髋离断假肢穿戴者在不经意间出现的假肢屈髋屈膝？
11. 概括出液压膝关节装置和内骨骼式连接管大腿假肢的维护方案。
12. 在制定一个假肢处方前，应考虑哪些因素？
13. 物理治疗师如何确定和改善患者的心理状态？

14. 小腿假肢的静态评估和动态评估应分别考虑哪些方面的因素?
15. 制定出患者穿戴大腿假肢的治疗计划。

病例分析

男性患者,67 岁,伴有糖尿病动脉硬化。5 个月前接受了右小腿截肢手术,现伤口愈合良好。已在物理治疗部住院治疗 3 周,能独立转移和使用临时假肢及助行器完成功能性移动。出院计划包括力量性训练、关节活动度和耐力训练。物理治疗师建议他坚持穿戴弹力袜,即使在未穿戴临时假肢的情况下也应坚持穿戴弹力袜。另外,物理治疗师叮嘱患者需要注意左脚的情况,包括每晚彻底清洗足部;检查脚的每个面,可使用镜子;每天穿着干净的袜子,合适的鞋;精心修剪指甲。手术后 3 个月他装上了永久性假肢,假肢包括了一个 SACH 假脚,骨骼式小腿管,全接触接受腔和悬吊带。他今天回到了康复科,抱怨现在的自己很难在不平整的高尔夫球场上保持平衡。他还提到,他现在的高尔夫球得分比以往任何时候都少。

既往史

患者的健康状况一直较令人满意,转折点发生在 6 个月前,在他去了期待已久的欧洲之旅之后。在旅途中,他走了比平时更多的路,导致他每走 50 英尺(15 米)就需要停下来休息,因为他的腿出现了抽筋和疼痛。他的妻子发现他右脚拇趾及第二趾都已变色。变色的部分也出现了疼痛。他回国后,他接受了保健医生的检查,被诊断为坏疽和成年型糖尿病。尽管对坏疽伤口做了护理,但坏疽仍然迁延到了整个足部。后来被医生要求截肢。他的糖尿病,现在依靠饮食和药物来控制。

社会背景史

该患者与他的妻子同住,是一名退休会计师。多年来,他喜欢在休假时间打高尔夫球。去年退休后,他期待有更多的时间去享受打高尔夫球的乐趣。

物理治疗评估结果

- 认知状态:注意力,定向能力,记忆力均未受损。
- 视力:矫正后视力尚可。
- 心肺功能:
  - 坐位休息时生命体征:血压 140/86,心率 84 次 / 分,呼吸节律处于正常范围(WNL);
  - 耐力:尚可,进行活动时的耐受力能达到约 30 分钟(有一些波动);偶尔需要中途休息。
- 皮肤:手术切口愈合良好无瘢痕粘连。
- 神经肌肉:
  - 感觉:上肢和下肢:右侧的针刺觉减退,两侧的轻触觉,温度觉和本体感觉均处于正常范围;
  - 反射:正常。

关节活动度

- 双下肢的关节活动度:正常。

步态分析观测(一般结果)

- 移动速度下降。
- 重心转移程度减少,较缺乏。

髋 / 骨盆(双边)

- 骨盆旋转减少。
- 髋关节屈曲减少。

膝关节

- 右膝屈曲减少。

脚 / 踝

- 右腿假肢较少出现内—外侧运动。

步态

患者利用小腿假肢完成功能性移动。步态缓慢,右侧迈步期较长;不使用拐杖,他的身体将偏向右侧。在户外移动时,他用左手拄着拐杖。在使用扶手的情况下,他可以慢慢地上楼梯。在不平的地面上,他扩宽自己的支撑面,能较缓慢地步行。

肌力

徒手肌力评定(MMT)右左

		右	左
髋关节	屈曲	4/5	4/5
	伸展	4/5	4/5
	外展	4/5	4/5
	内收	4/5	4/5
	内旋	4-/5	4-/5
	外旋	4-/5	4-/5
膝关节	屈曲	4-/5	4/5
	伸展	3+/5	4-/5
足 / 踝	背屈	N/A	4/5
	跖屈	N/A	4/5
	内翻	N/A	4/5
	外翻	N/A	4/5
上肢	WFL	WFL	WFL

N/A= 由于截肢而不适用;WFL= 正常功能范围

假肢评估

- 接受腔是否松动,通过活塞动作检查。

平衡

站立

- 静态:良好;在静态下能够稳定站立无限长时间。
- 动态:尚可;在不平整的地面很难保持平衡。

坐位

- 正常。

功能检查

- 患者可独立完成转移:床椅转移(FIM 评分 = 7),从坐到站需要最小帮助。
- 患者可独立完成基本日常生活活动(BADL)。
- 患者可独立完成约 80% 的工具性日常生活活动(IADL)(受限原因是疲劳感和步行耐力)。

患者期望的结果

- 像以前一样熟练地打高尔夫球。
- 室外步行不依赖拐杖。
- 提高自身耐力。

指导性问题

1. 制定一个临床问题列表,包括造成的相关损伤,导致的活动受限和参与度受限等内容。
2. 制定一个患者的优势列表。
3. 设定期望达到的短期和长期目标,应考虑到的方面包括:
- 损伤;
- 活动受限;
- 参与度受限;
- 风险减少 / 预防;
- 体格健康,心理健康和社交健康;
- 患者 / 客户满意度。
4. 制定治疗计划,参考物理治疗师实践操作指南。
5. 确定 3 个损伤因素,以改善患者最开始便存在的活动受限和参与度受限的问题。

6. 描述 3 个与达到功能性目标相关，且能够在治疗第一周使用的干预治疗方法，并说明在后期如何去完善这些干预措施。
7. 在治疗患者的过程中应遵循的最重要的安全预防措施是什么？
8. 描述一些可用来提升自我管理的技能，和促进自我效能的策略，以达到预期设定的目标和结果。

参考文献

1. Ziegler-Graham, K, et al: Estimating the prevalence of limb loss in the United States: 2005 to 2050. Arch Phys Med Rehabil 89:422, 2008.
2. Rommers, GM, et al: Shoe adaptation after amputation of the II–V phalangeal bones of the foot. Prosthet Orthot Int 30:324, 2006.
3. Dudkiewicz, I, et al: Trans-metatarsal amputation in patients with a diabetic foot: Reviewing 10 years' experience. Foot 19:201, 2009.
4. Dillon, MP, and Barker, TM: Comparison of gait of persons with partial foot amputation wearing prosthesis to matched control group: Observational study. J Rehabil Res Dev 45:1317, 2008.
5. Burger, H, et al: Biomechanics of walking with silicone prosthesis after midtarsal (Chopart) disarticulation. Clin Biomech (Bristol, Avon) 24:510, 2009.
6. Berke, GM, et al: Biomechanics of ambulation following partial foot amputation: A prosthetic perspective. J Prosthet Orthot 19:85, 2007.
7. Yu, GV, et al: Syme's amputation: A retrospective review of 10 cases. Clin Podiatri Med Surg 22:395, 2005.
8. Frykberg, RG, et al: Syme amputation for limb salvage: Early experience with 26 cases. J Foot Ankle Surg 46:93, 2007.
9. Johannsson, A, Larsson, GU, and Ramstrand, N: Incidence of lower-limb amputation in the diabetic and nondiabetic general population: A 10-year population-based cohort study of initial unilateral and contralateral amputations and reamputations. Diabetes Care 32:275, 2009.
10. Klodd, E, et al: Effects of prosthetic foot forefoot flexibility on oxygen cost and subjective preference rankings of unilateral transtibial prosthesis users. J Rehabil Res Dev 47:543, 2010.
11. Czerniecki, JM: Research and clinical selection of foot-ankle systems. J Prosthet Orthot 17:S35, 2005.
12. Versluys, R, et al: Prosthetic foot: State-of-the-art review and the importance of mimicking human ankle-foot biomechanics. Disabil Rehabil Assist Technol 4:65, 2009.
13. Hsu, MJ, et al: The effects of prosthetic foot design on physiologic measurements, self-selected walking velocity, and physical activity in people with transtibial amputation. Arch Phys Med Rehabil 87: 123, 2006.
14. Zmitrewicz, RJ, et al: The effect of foot and ankle prosthetic components on braking and propulsive impulses during transtibial amputee gait. Arch Phys Med Rehabil 87:1334, 2006.
15. Zmitrewicz, RJ, Neptune, RR, and Sasaki, K: Mechanical energetic contributions from individual muscles and elastic prosthetic feet during symmetric unilateral transtibial amputees walking: A theoretical study. J Biomech 40:1824, 2007.
16. Agrawal, V, et al: Symmetry in external work (SEW): A novel method of quantifying gait differences between prosthetic feet. Prosthet Orthot Int 33:146, 2009.
17. Wolf, SI, et al: Pressure characteristics at the stump/socket interface in transtibial amputees using an adaptive prosthetic foot. Clin Biomech (Bristol, Avon) 24:860, 2009.
18. Alimusaj, M, et al: Kinematics and kinetics with an adaptive ankle foot system during stair ambulation of transtibial amputees. Gait Posture 30:356, 2009.
19. Berge, JS, Czerniecki, JM, and Klute, GK: Efficacy of shock-absorbing versus rigid pylons for impact reduction in transtibial amputees based on laboratory, field, and outcome metrics. J Rehabil Res Dev 42:795, 2005.
20. Adderson, JA, et al: Effect of a shock-absorbing pylon on transmission of heel strike forces during the gait of people with unilateral trans-tibial amputations: A pilot study. Prosthet Orthot Int 31:384, 2007.
21. Ross, J, et al: Study of telescopic pylon on lower limb amputees. Orthopad Technik 3:1, 2003.
22. Selles, RW, et al: A randomized controlled trial comparing functional outcome and cost efficiency of a total surface-bearing socket versus a conventional patellar tendon-bearing socket in transtibial amputees. Arch Phys Med Rehabil 86:154, 2005.
23. Chow, DH, et al: The effect of prosthesis alignment on the symmetry of gait in subjects with unilateral transtibial amputation. Prosthet Orthot Int 30:114, 2006.
24. Jia, X, et al: Effects of alignment on interface pressure for transtibial amputees during walking. Disabil Rehabil Assist Technol 3:339, 2008.
25. Klute, GK, Glaister, BC, and Berge, JS: Prosthetic liners for lower limb amputees: A review of the literature. Prosthet Orthot Int 34: 146, 2010.
26. Kristinsson, O: The ICEROSS concept: A discussion of philosophy. Prosthet Orthot Int 17:49, 1993.
27. Astrom, I, and Stenstrom, A: Effect on gait and socket comfort in unilateral trans-tibial amputees after exchange to a polyurethane concept. Prosthet Orthot Int 28:28, 2004.
28. Brånemark, R, et al: Osseointegration in skeletal reconstruction and rehabilitation. J Rehabil Res Dev 38:175, 2001.
29. Meikle, B, et al: Does increased prosthetic weight affect gait speed and patient preference in dysvascular transfemoral amputees? Arch Phys Med Rehabil 84:1657, 2003.
30. Van der Linden, ML, Twiste, N, and Rithalia, SV: The biomechanical effects of the inclusion of a torque absorber on trans-femoral amputee gait. Prosthet Orthot Int 26:35, 2002.
31. Radcliffe, CW: Four-bar linkage prosthetic knee mechanisms: Kinematics, alignment and prescription criteria. Prosthet Orthot Int 18:159, 1994.
32. Sapin, E, et al: Functional gait analysis of trans-femoral amputees using two different single-axis prosthetic knees with hydraulic swing-phase control: Kinematic and kinetic comparison of two prosthetic knees. Prosthet Orthot Int 32:201, 2008.
33. Chin, T, et al: Successful prosthetic fitting of elderly trans-femoral amputees with Intelligent Prosthesis (IP): A clinical study. Prosthet Orthot Int 31:271, 2007.
34. Jepson, F, et al: A comparative evaluation of the Adaptive knee and Catech® knee joints: A preliminary study. Prosthet Orthot Int 32: 84, 2008.
35. Swanson, E, Stube, J, and Edman, P: Function and body image levels in individuals with transfemoral amputations using the C-Leg®. J Prosthet Orthot 17:80, 2005.
36. Orendurff, M, et al: Gait efficiency using the C-Leg. J Rehabil Res Dev 43:239, 2006.
37. Segal, AD, et al: Kinematic and kinetic comparisons of trans-femoral amputee gait using C-Leg and Mauch SNS prosthetic knees. J Rehabil Res Dev 43:857, 2006.
38. Seymour, R, et al: Comparison between the C-Leg microprocessor-controlled prosthetic knee and nonmicroprocessor-controlled prosthetic knees: A preliminary study of energy expenditure, obstacle course performance and quality of life survey. Prosthet Orthot Int 31:51, 2007.
39. Kahle, JT, Highsmith, MJ, and Hubbard, SL: Comparison of non-microprocessor knee mechanism versus C-Leg on Prosthesis Evaluation questionnaire, stumbles, falls, walking tests, stair descent, and knee preference. J Rehabil Res Dev 45:1, 2008.
40. Brodtkorb, TH, et al: Cost-effectiveness of C-leg compared with non-microprocessor-controlled knees: A modeling approach. Arch Phys Med Rehabil 89:24, 2008.
41. Highsmith, MJ, et al: Safety, energy efficiency, and cost efficacy of the C-Leg for transfemoral amputees: A review of the literature. Prosthet Orthot Int 34:362, 2010.
42. Johansson, JL, et al: A clinical comparison of variable-damping and mechanically passive prosthetic knee devices. Am J Phys Med Rehabil 84:563, 2005.
43. Devlin, M, et al: Patient preference and gait efficiency in a geriatric population with transfemoral amputation using a free-swinging versus a locked prosthetic knee joint. Arch Phys Med Rehabil 83:246, 2002.
44. Lythgo, N, Marmaras, B, and Connor, H: Physical function, gait,

and dynamic balance of transfemoral amputees using two mechanical passive prosthetic knee devices. Arch Phys Med Rehabil 91:1565, 2010.
45. Hagberg, K, and Brånemark, R: One hundred patients treated with osseointegrated transfemoral amputation prosthesis: Rehabilitation perspective. J Rehabil Res Dev 46:331, 2009.
46. Morse, BC, et al: Through-knee amputation in patients with peripheral arterial disease: A review of 50 cases. J Vasc Surg 48:638, 2008.
47. Ten Duis, K, et al: Knee disarticulation: Survival, wound healing, and ambulation: A historic cohort study. Prosthet Orthot Int 33:52, 2009.
48. Fernandez, A, and Formigo, J: Are Canadian prostheses used? A long-term experience. Prosthet Orthot Int 29:177, 2005.
49. Yari, P, Dijkstra, P, and Geertzen, J: Functional outcome of hip disarticulation and hemipelvectomy: A cross-sectional national descriptive study in the Netherlands. Clin Rehabil 22:1127, 2008.
50. Ludwigs, E, et al: Biomechanical differences between two exoprosthetic hip joint systems during level walking. Prosthet Orthot Int 34:449, 2010.
51. Nelson, LM, and Carbone, NT: Functional outcome measurements of a veteran with a hip disarticulation using a Helix 3D hip joint: A case report. J Prosthet Orthot 23:21, 2011.
52. Su, PF, et al: Differences in gait characteristics between persons with bilateral transtibial amputations, due to peripheral vascular disease and trauma, and able-bodied ambulators. Arch Phys Med Rehabil 89:1386, 2008.
53. Traballesi, M, et al: Prognostic factors in prosthetic rehabilitation of bilateral dysvascular above-knee amputees: Is the stump condition an influencing factor? Eura Medicophys 43:1, 2007.
54. McNealy, LL, and Gard, SA: Effect of prosthetic ankle units on the gait of persons with bilateral transfemoral amputations. Prosthet Orthot Int 32:111, 2008.
55. Potter, BK, and Scoville, CR: Amputation is not isolated: An overview of the US Army Amputee Patient Care Program and associated amputee injuries. J Am Acad Orthop Surg 14:S188, 2008.
56. Granville, R, and Menetrez, J: Rehabilitation of the lower-extremity war-injured at the center for the intrepid. Foot Ankle Clin 15:187, 2010.
57. Highsmith, MJ: Barriers to the provision of prosthetic services in the geriatric population. Top Geriatr Rehabil 24:325, 2008.
58. O'Neill, BF, and Evans, JJ: Memory and executive function predict mobility rehabilitation outcome after lower-limb amputation. Disabil Rehabil 11:1, 2009.
59. Atherton, R, and Robertson, N: Psychological adjustment to lower limb amputation amongst prosthesis users. Disabil Rehabil 28:1201, 2006.
60. Coffey, L, et al: Psychosocial adjustment to diabetes-related lower limb amputation. Diabet Med 26:1063, 2009.
61. Mayer, A, et al: Body schema and body awareness of amputees. Prosthet Orthot Int 32:363, 2008.
62. Desmond, D, et al: Pain and psychosocial adjustment to lower limb amputation amongst prosthesis users. Prosthet Orthot Int 32:244, 2008.
63. Callaghan, B, Condie, E, and Johnston, M: Using the common sense self-regulation model to determine psychological predictors of prosthetic use and activity limitation in lower limb amputees. Prosthet Orthot Int 32:324, 2008.
64. Wegener, ST, et al: Self-management improves outcomes in persons with limb loss. Arch Phys Med Rehabil 90:373, 2009.
65. Centers for Medicare and Medicaid Services: Medicare and You 2011. Department of Health and Human Services, Baltimore, MD, 2011. Retrieved May 26, 2011, from www.medicare.gov/publications/pubs/pdf/10050.pdf.
66. Vrieling, AH, et al: Gait initiation in lower limb amputees. Gait Posture 27:423, 2008.
67. Vrieling, AH, et al: Gait termination in lower limb amputees. Gait Posture 27:82, 2008.
68. Fraisse, N, et al: Muscles of the below-knee amputees. Ann Readapt Med Phys 51:281, 2008.
69. Silverman, AK, et al: Compensatory mechanisms in below-knee amputee gait in response to increasing steady-state walking speeds. Gait Posture 28:602, 2008.
70. Vanicek, N, et al: Gait patterns in transtibial amputee fallers vs. non-fallers: Biomechanical differences during level walking. Gait Posture 29:415, 2009.
71. Nolan, L, and Lees, A: The functional demands on the intact limb during walking for active trans-femoral and trans-tibial amputees. Prosthet Orthot Int 24:117, 2000.
72. van Keeken, HG, et al: Controlling propulsive forces in gait initiation in transfemoral amputees. J Biomech Eng 130:011002, 2008.
73. Matjacic, Z, and Burger, H: Dynamic balance training during standing in people with trans-tibial amputation: A pilot study. Prosthet Orthot Int 27:214, 2003.
74. Miller, WC, et al: The influence of falling, fear of falling, and balance confidence on prosthetic mobility and social activity among individuals with lower extremity amputation. Arch Phys Med Rehabil 82:1238, 2001.
75. Sjodahl, C, et al: Gait improvement in unilateral transfemoral amputees by a combined psychological and physiotherapeutic treatment. J Rehabil Med 33:114, 2001.
76. Yigiter, K, et al: A comparison of traditional prosthetic training versus proprioceptive neuromuscular facilitation resistive gait training with trans-femoral amputees. Prosthet Orthot Int 26:213, 2002.
77. Tsai, HA, et al: Aided gait of people with lower-limb amputations: Comparison of 4-footed and 2-wheeled walkers. Arch Phys Med Rehabil 84:584, 2003.
78. Ramstrand, N, and Nilsson, KA: A comparison of foot placement strategies of transtibial amputees and able-bodied subjects during stair ambulation. Prosthet Orthot Int 33:348, 2009.
79. Schmalz, T, Blumentritt, S, and Marx, B: Biomechanical analysis of stair ambulation in lower limb amputees. Gait Posture 25:267, 2007.
80. Vrieling, AH, et al: Uphill and downhill walking in unilateral lower limb amputees. Gait Posture 28:235, 2008.
81. Fradet, L, et al: Biomechanical analysis of ramp ambulation of transtibial amputees with an adaptive ankle foot system. Gait Posture 32:191, 2010.
82. Vickers, DR, et al: Elderly unilateral transtibial amputee gait on an inclined walkway: A biomechanical analysis. Gait Posture 27:518, 2008.
83. Vrieling, AH, et al: Obstacle crossing in lower limb amputees. Gait Posture 26:587, 2007.
84. Gonzalez, E, and Edelstein, J: Energy expenditure in ambulation. In Gonzalez, E, et al (eds): Downey and Darling's Physiological Basis of Rehabilitation Medicine, ed 3. Butterworth-Heinemann, Boston, 2001, p 417.
85. Goktepe, AS, et al: Energy expenditure of walking with prostheses: Comparison of three amputation levels. Prosthet Orthot Int 34:31, 2010.
86. Schmalz, T, Blumentritt, S, and Jarasch, R: Energy expenditure and biomechanical characteristics of lower limb amputee gait: The influence of prosthetic alignment and different prosthetic components. Gait Posture 16:255, 2002.
87. Genin, JJ, et al: Effect of speed on the energy cost of walking in unilateral traumatic lower limb amputees. Eur J Appl Physiol 103:655, 2008.
88. Detrembleur, C, et al: Relationship between energy cost, gait speed, vertical displacement of centre of body mass and efficiency of pendulum-like mechanism in unilateral amputee gait. Gait Posture 21:333, 2005.
89. Houdijk, H, et al: The energy cost for the step-to-step transition in amputee walking. Gait Posture 30:35, 2009.
90. Bussmann, JB, et al: Daily physical activity and heart rate response in people with a unilateral transtibial amputation for vascular disease. Arch Phys Med Rehabil 85:240, 2004.
91. Huang, GF, Chou, YL, and Su, FC: Gait analysis and energy consumption of below-knee amputees wearing three different prosthetic feet. Gait Posture 12:162, 2000.
92. Graham, LE, et al: A comparative study of oxygen consumption for conventional and energy-storing prosthetic feet in transfemoral amputees. Clin Rehabil 22:896, 2008.
93. Kaufman, KR, et al: Energy expenditure and activity of transfemoral amputees using mechanical and microprocessor-controlled prosthetic knees. Arch Phys Med Rehabil 89:1380, 2008.
94. Chin, T, et al: Comparison of different microprocessor controlled knee joints on the energy consumption during walking in transfemoral amputees: Intelligent knee prosthesis (IP) versus C-Leg. Prosthet Orthot Int 30: 73, 2006.
95. Datta, D, et al: A comparative evaluation of oxygen consumption and gait pattern in amputees using intelligent prostheses and conventionally damped knee swing-phase control. Clin Rehabil

19:398, 2005.
96. Chin, T, et al: Energy expenditure during walking in amputees after disarticulation of the hip: A microprocessor-controlled swing-phase control knee versus a mechanical-controlled stance-phase control knee. J Bone Joint Surg 87B:117, 2005.
97. Wright, DA, Marks, L, and Payne, RC: A comparative study of the physiological costs of walking in ten bilateral amputees. Prosthet Orthot Int 32:57, 2008.
98. Raya, MA, et al: Impairment variables predicting activity limitation in individuals with lower limb amputation. Prosthet Orthot Int 34:73, 2010.
99. Raichle, KA, et al: Prosthesis use in persons with lower- and upper-limb amputation. J Rehabil Res Dev 45:961, 2008.
100. Gailey, R, et al: Unilateral lower-limb loss: Prosthetic device use and functional outcomes in service members from Vietnam war and OIF/OEF conflicts. J Rehabil Res Dev 47:317, 2010.
101. Pezzin, LE, et al: Use and satisfaction with prosthetic limb devices and related services. Arch Phys Med Rehabil 85:723, 2004.
102. Karmarkar, AM, et al: Prosthesis and wheelchair use in veterans with lower-limb amputation. J Rehabil Res Dev 46:567, 2009.
103. Epstein, RA, Heinemann, AW, and McFarland, LV: Quality of life for veterans and service members with major traumatic limb loss from Vietnam and OIF/OEF conflicts. J Rehabil Res Dev 47:373, 2010.
104. Zidarov, D, Swaine, B, and Gauthier-Gagnon, C: Quality of life of persons with lower-limb amputation during rehabilitation and at 3-month follow-up. Arch Phys Med Rehabil 90:634, 2009.
105. Asano, M, et al: Predictors of quality of life among individuals who have a lower limb amputation. Prosthet Orthot Int 32:231, 2008.
106. Bosmans, JC, et al: Survival of participating and nonparticipating limb amputees in prospective study: Consequences for research. J Rehabil Res Dev 47:457, 2010.
107. Johannesson, A, Larsson, GU, and Oberg, T: From major amputation to prosthetic outcome: A prospective study of 190 patients in a defined population. Prosthet Orthot Int 28:9, 2004.
108. Davies, B, and Datta, D: Mobility outcome following unilateral lower limb amputation. Prosthet Orthot Int 27:186, 2003.
109. Deans, SA, McFadyen, AK, and Rowe, PJ: Physical activity and quality of life: A study of a lower-limb amputee population. Prosthet Orthot Int 32:186, 2008.
110. Remes, L, et al: Predictors for institutionalization and prosthetic ambulation after major lower extremity amputation during an eight-year follow-up. Aging Clin Exp Res 21:129, 2009.
111. Taylor, SM, et al: "Successful outcome" after below-knee amputation: An objective definition and influence of clinical variables. Am Surg 74:607, 2008.
112. Ebrahimzadeh, MH, and Hariri, S: Long-term outcomes of unilateral transtibial amputations. Mil Med 174:593, 2009.
113. Hagberg, K, and Brånemark, R: Consequences of non-vascular transfemoral amputation: A survey of quality of life, prosthetic use and problems. Prosthet Orthot Int 25:186, 2001.
114. MacNeill, HL, et al: Long-term outcomes and survival of patients with bilateral transtibial amputation after rehabilitation. Am J Phys Med Rehabil 87:189, 2008.
115. Bilodeau, S, et al: Lower limb prosthetics utilization by elderly amputees. Prosthet Orthot Int 24:124, 2000.
116. Dillingham, TR, Pezzin, LE, and Mackenzie, EJ: Discharge destination after dysvascular lower-limb amputations. Arch Phys Med Rehabil 84:1662, 2003.
117. Burger, H, and Marincek, C: Return to work after lower limb amputation. Disabil Rehabil 29:1323, 2007.
118. Bruins, M, et al: Vocational reintegration after a lower limb amputation: A qualitative study. Prosthet Orthot Int 27:4, 2003.
119. Boulias, C, et al: Return to driving after lower-extremity amputation. Arch Phys Med Rehabil 87:1183, 2006.
120. Meikle, B, Devlin, M, and Pauley, T: Driving pedal reaction times after right transtibial amputation. Arch Phys Med Rehabil 87:390, 2006.
121. Legro, MW, et al: Recreational activities of lower-limb amputees with prostheses. J Rehabil Res Dev 38:319, 2001.
122. Fergason, JR, and Boone, DA: Custom design in lower limb prosthetics for athletic activity. Phys Med Rehabil Clin North Am 11:681, 2000.
123. Yazicioglu, K, et al: Effect of playing football (soccer) on balance, strength, and quality of life in unilateral below-knee amputees. Am J Phys Med Rehabil 86:800, 2007.
124. Farley, R, Mitchell, F, and Griffiths, M: Custom skiing and trekking adaptations for a trans-tibial and trans-radial quadrilateral amputee. Prosthet Orthot Int 28:60, 2004.
125. Kars, C, et al: Participation in sports by lower limb amputees in the Province of Drenthe, The Netherlands. Prosthet Orthot Int 33:356, 2009.
126. Nolan, L: Lower limb strength in sports-active transtibial amputees. Prosthet Orthot Int 33:230, 2009.
127. Brown, MB, Millard-Stafford, ML, and Allison, AR: Running-specific prostheses permit energy cost similar to nonamputees. Med Sci Sports Exerc 41:1080, 2009.
128. Weyand, PG, et al: The fastest runner on artificial legs: Different limbs, similar function? J Appl Physiol 107:903, 2009.
129. Pailler, D, et al: Evolution in prostheses for sprinters with lower-limb amputation. Ann Readapt Med Phys 47:374, 2004.
130. Gailey, R, and Harsch, P: Introduction to triathlon for the lower limb amputee triathlete. Prosthet Orthot Int 33:242, 2009.
131. Nolan, L, and Lees, A: The influence of lower-limb amputation level on the approach in the amputee long jump. J Sports Sci 25:393, 2007.
132. Nolan, L, Patritti, BL, and Simpson, KJ: A biomechanical analysis of the long-jump technique of elite female amputee athletes. Med Sci Sports Exerc 38:1829, 2006.
133. Nolan, L, and Patritti, BL: The take-off phase in transtibial amputee high jump. Prosthet Ortho Int 32:160, 2008.
134. Minnoye, SL, and Plettenburg, DH: Design, fabrication, and preliminary results of a novel below-knee prosthesis for snowboarding: A case report. Prosthet Orthot Int 33:272, 2009.

推荐阅读

Carroll, K, and Edelstein, J (eds): Prosthetics and Patient Management: A Comprehensive Clinical Approach. Slack, Thorofare, NJ, 2006.

Edelstein, J, and Moroz, A: Lower-Limb Prosthetics and Orthotics: Clinical Concepts. Slack, Thorofare, NJ, 2011.

Fitzlaff, G, and Heim, S: Lower Limb Prosthetic Components: Design, Function and Biomechanical Properties. Verlag Orthopadie Technik, Dortmund, Germany, 2002.

Lusardi, MM, and Nielsen, CC: Orthotics and Prosthetics in Rehabilitation, ed 2. Butterworth Heinemann, Boston, 2006.

May, BJ, and Lockard, MA: Prosthetics and Orthotics in Clinical Practice. FA Davis, Philadelphia, 2011.

Parker, JN, and Parker, PM (eds): Amputation: A Medical Dictionary, Bibliography and Annotated Research Guide to Internet References. ICON Health Publications, San Diego, CA, 2003.

Rehabilitation Institute of Chicago: Lower Extremity Amputation: A Guide to Functional Outcomes in Physical Therapy Management. Pro-Ed, Austin, TX, 2005.

Seymour, R: Prosthetics and Orthotics: Lower Limb and Spinal. Lippincott Williams & Wilkins, Philadelphia, 2002.

Smith, DG, et al (eds): Atlas of Amputations and Limb Deficiencies, ed 3. American Academy of Orthopaedic Surgeons, Chicago, 2004.

附录 31.A 小腿假肢检查

1. 假肢是否符合处方?
2. 患者能否轻松地穿上假肢?

站立时检查

3. 患者后跟距离 15cm 宽站立时是否舒适?
4. 假肢的前 - 后对线是否合格?
5. 假肢的内 - 外对线是否合格?
6. 假肢的外形和颜色适合匹配健侧的肢体?
7. 假肢的长度是否正确?
8. 活塞运动是否明显?
9. 接受腔边缘是否有压迫或者空隙?

悬吊的检查

10. 悬吊是否正确匹配残肢?
11. 悬吊带或大腿绑带是否有调节的空间?

坐位时检查

12. 患者 90°屈髋屈膝坐立时是否舒适?

行走时检查

13. 患者的平地行走是否正常?
14. 患者的上下楼梯和斜坡是否正常?
15. 患者能否正常跪下?
16. 悬吊作用是否正常?
17. 假肢运作是否发出声音?
18. 患者对假肢的舒适性、功能和外观是否满意?

患者脱下假肢后检查

19. 残肢是否有假肢造成的摩擦或者变色?
20. 假肢的内部是否光滑?
21. 假肢的后缘高度是否合适?
22. 假肢的制作是否满意?
23. 假肢的部件是否正常发挥功能?

大腿假肢检查 附录 31.B

1. 假肢是否符合处方?
2. 患者能否轻松的穿上假肢?

站立时检查

3. 患者后跟距离 15cm 宽站立时是否舒适?
4. 接受腔上方的软组织是否堆积过多?
5. 患者会阴处是否有竖直方向的压力?
6. 假肢的外形和颜色适合匹配健侧的肢体?
7. 假肢的长度是否正确?
8. 膝关节是否稳定?
9. 取下阀门后,远端的软组织是否很硬?

四边形接受腔检查

10. 坐骨结节是否坐在后侧边缘上?
11. 后侧边缘是否与地面平行?
12. 长收肌肌腱是否在前内侧的拐角处?

坐骨包容式接受腔检查

13. 后内侧的拐角是否包容了坐骨结节?
14. 患者能否舒适地伸展假肢侧的髋关节?
15. 患者能否舒适地屈髋 90°,而接受腔不会脱出?
16. 患者能否舒适地外展而接受腔不会脱出?

悬吊的检查

17. Silesian 悬吊带是否正确的控制假肢的旋转和内收?
18. 骨盆带是否固定到躯干上?

坐位时检查

19. 患者能否屈髋屈膝 90°而舒适的坐下?
20. 接受腔是否牢固的固定在残肢上,没有脱出或旋转?
21. 两侧大腿相对地面的高度和长度是否一致?
22. 患者能否前倾触摸到鞋?

行走时检查

23. 患者的平地行走是否正常?
24. 患者的上下楼梯和斜坡是否正常?
25. 悬吊作用是否正常?
26. 假肢运作是否发出声音?
27. 患者对假肢的舒适性、功能和外观是否满意?

患者脱下假肢后检查

28. 残肢是否有假肢造成的摩擦或者变色?
29. 假肢的内部是否光滑?
30. 假肢完全屈曲放置在工作台上,大腿部分是否也在竖直的位置?
31. 若是一个完全硬性的接受腔,是否配有弹性垫?
32. 假肢的制作是否满意?
33. 假肢的部件是否正常发挥功能?

附录 31.C 相关的假肢资源网站

组织 / 资源	网站
阿基里斯国际——阿基里斯田径俱乐部(Achilles International—Achilles Track Club)	www.achillestrackclub.org
积极的截肢者(Active Amputee)	www.activeamp.org
美国矫形器修配师和假肢工程师学会(American Academy of Orthotists and Prosthetists)	www.oandp.org
美国截肢者足球协会(American Amputee Soccer Association)	www.ampsoccer.org
美国矫形和假肢学会(American Orthotic and Prosthetic Association)	www.aopanet.org
美国截肢联合会(Amputee Coalition of America)	www.amputee-coalition.org
美国残疾人运动(Disabled Sport USA)	www.dsusa.org
偏侧骨盆切除术和髋关节离断术救助(Hemipelvectomy and Hip-Disarticulation Help)	http://hphdhelp.org
为了生活—假肢基金会(Limbs for Life Foundation)	www.limbsforlife.org
美国截肢者基金会(National Amputee Foundation)	www.nationalamputation.org
美国截肢者高尔夫协会(National Amputee Golf Association)	www.nagagolf.org
假肢拓展基金会(Prosthetics Outreach Foundation)	www.pofsea.org
矫形器和假肢信息资源(Resource for Orthotics and Prosthetics Information)	www.oandp.com

(武继祥　译)

轮椅处方

第32章

Faith Saftler Savage PT, ATP

学习目标

1. 能描述开具轮椅处方的评估过程的组成部分；
2. 讨论患者的病史资料和轮椅处方之间的关系；
3. 能描述使用座椅系统的轮椅使用者的最佳坐姿；
4. 能解释不同的座椅模拟方法之间的区别及期望的结果；
5. 能描述影响座椅和靠背特性的决定性因素；
6. 讨论不同座椅系统特征的长处与不足；
7. 能认识解决问题模式的构成部分，并就每个部分用一个临床病例分析进行描述。

章节大纲

物理治疗师和作业治疗师通常需要为患者开具轮椅处方，一台轮椅的处方如果开具妥当，则有助于残疾人重新融入社区，反之，处方不当的轮椅实际上会加剧使用者的活动受限和残疾方面的问题。本章介绍了确定处方轮椅适当部件的系统方法，从全面评估开始，以包括适当的座椅系统和带轮子的可移动底座在内的医疗方案(plan of care，POC)结束。座椅系统和可移动的底座一起构成了处方轮椅，透过这个座椅环境使得患者能达到最大的功能。

最佳配置的轮椅对于帮助使用者改善移动、姿势和功能非常重要。配置合适的轮椅有助于预防姿势不良的相关问题，如：压疮、呼吸困难、舒适性差及轮椅弃用。在确定最适合的轮椅系统时，装饰(外观)、耐用、重量和使用的意图都要考虑到。

确定轮椅和座椅系统是否合适，需要全面的评估，以确保获得最佳的设备。轮椅通常都是由商业系统提供的，但是，一般都不是最佳方案。解决方案必须要考虑与患者、环境和诊断相关的多种因素，同时需要专业团队进行综合评估。评估工作非常耗时，且可能需要分成几个阶段去完成。尽管如此，在前奏上多花些额外时间可以减少误差，以及由于不详尽的评估而得出的数据的误差所导致的相关的费用。

轮椅不只是移动装置，也是坐位支撑装置。如果提供不恰当的坐位支撑，最终可能会导致使用者(如患者)不能驱动轮椅、驾驶电动轮椅，或在适当的体位下在桌子旁进餐。为了确保安全和最大的功能，关于使用者生活方式的所有方面都应考虑周全。

整个团队都参与到轮椅处方的决策中。重要的是与使用者目前和将来的功能相关的人要成为团队的一部分。团队的成员可能包括轮椅使用者、治疗师、家庭成员、看护、护士、医生、教育工作者、职业咨询师和有资质的康复器材供应商。为了确保获得最适合的装置，团队必须很清楚是谁使用轮椅、期望达到怎样的功能水平，以及在什么地方使用轮椅。团队成员写出评估报告，这些是申请资金所必备的。一旦轮椅到位，相应的团队成员负责调整和装配最终的设备，同时要教会患者和所有看护如何去使用和维护轮椅，以确保长期最佳的性能状态。

一台处方轮椅是一个姿势支撑系统和一个可移动底座所组合成的动态的座位环境(图32.1)。坐姿支撑系统的表面与使用者的身体直接接触，这包括座位、靠背和脚踏板，还有保持姿势对位对线所需的其他配件。为了保持姿势的对位对线，可能还需要头枕；躯干、髋部、膝部侧挡板；两膝之间的分腿器和支撑上肢的手托，以及保持使用者身体与支撑面有良好接触所需的绑带(例如：胸前绑带和髋部绑带)。可移动底座由管状框架、扶手、脚踏板和轮子组成。一旦确定了所需的支撑系统的类型，团队就必须根据使用者的功能水平和环境需求来确定什么类型的可移动底座最适合。为了确保姿势支撑系统和可移动底座能适当地吻合，需要有清晰的资料。对于需要用不止一个可移动底座的使用者来说(例如：电动和手动的)，最经济实用的方法是用一个适合于所有可移动底座的支

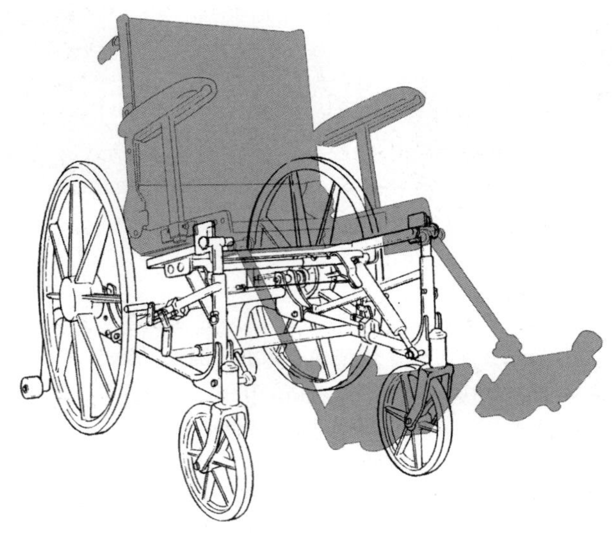

图 32.1 一台处方轮椅由姿势支撑系统和可移动底座组成

撑系统。但这也不总是行得通的，有时，最好是把完整的支撑系统放在最常用的轮椅上，而简易的支撑系统则用于便于短途运输的备用轮椅上。

制作一个动态的座椅系统包括以下几个重要步骤：

- 收集背景资料，包括诊断、预后、功能性技巧、预设的目标和期望的效果；
- 进行全面的评估检查；
- 进行座位模拟评估（在座位装置上测试从垫上评估所得到的线性和角度数据，以确定为了达到最佳的坐位支撑所要加上的体位支撑的可能性）和设备测试（在下设备订单前，对手动轮椅、电动轮椅和（或）坐位支撑和坐垫进行测试）；
- 制定包括适当的建议和产品选择在内的医疗方案。

如前所述，总体目标是制作一个动态的座位系统，为使用者提供舒适的支撑从而能够达到最好的功能状态。在评估之前，团队成员应对他们的预期目标进行讨论，从中可以得知不同的团队成员希望这个系统可以为患者做什么，这一点尤为重要，在程序开始之前要找出所有的问题所在并进行公开的讨论。患者、家属或照顾者可能对轮椅和座位系统有不切实际的期望（例如：使姿势恢复正常、疼痛完全消失、可以独立转移）。当这些期望得不到实现时，这些人可能会觉得很失望从而看不到系统所带来的其他好处。因此，早期、公开的讨论是决策过程的关键。

评估

病史采集

背景资料是评估过程必不可少的一部分，在询问病史的过程中，可以明确什么座椅和移动设备之前是好用的，同时有什么不满意之处，还可以确定与新设备有关的初步目标和需要关注的地方。所有要与可移动底座和座位支撑系统兼容或相互作用的方面（患者、环境和诊断相关的）都应该加以讨论。例如：使用者用客货车作为交通工具，则车门开的大小和座椅的设置都应进行讨论。如果使用者的新轮椅较高，要从一种类型的椅子转移到另一种椅子上，可能就没那么容易通过客货车的门；又或者由于新的轮椅的长度增加了，在客货车里转向就会有困难。

相当重要的知识是身体一部分的体位如何会影响其他的部位。单一的关节或身体部位受损可以直接对坐位和对位对线带来影响。例如：如果髋关节屈曲不足，在坐位时会对身体带来什么影响呢？受限的关节活动度（ROM）是否会随着时间而改变呢？为了适应变化，能否把座位系统做成可调节的？能否把其他的体位摆放装置放到座位系统中以帮助关节活动度的改善？

应收集过往和将来手术的相关资料以便对目前的座位需求有更好的了解，从而推断出将来的需求。例如：一位作了脊柱融合术的使用者，其骨盆的倾斜是不能纠正的，因而需要在座位系统上作出调整。一位髋部做过手术的使用者（如股骨截骨术、全髋置换术）可能会有长短腿问题，因而需要对坐垫进行调整加以适应。一位髋部疼痛的使用者，可能需要设计一张座椅去适应其关节活动度的受限，而关节活动度受限可能是导致其疼痛的原因。在完成垫上评估之后，但在坐位评估之前，可能有必要就肌张力的管理、疼痛的管理、或其他必要的手术方面的问题，向医生进行咨询。一位患有多发性硬化症（MS）的患者，其下肢肌张力的增高会导致膝关节活动度明显受限，这需要在坐进轮椅之前就进行处理。在进行座位系统评估之前，可能需要巴洛芬泵去控制肌张力以协助增加关节活动度。一位患有脑瘫（CP）的使用者可能有明显的髋关节活动度受限，需要外科的介入以改善坐位的姿势。

概述：测试和测量

肌力与耐力

要进行粗大和精细活动技巧的测试以确定使用者坐位下所需的支撑的量。应该在患者的日常生活情景中去考虑肌力、耐力及其对功能的影响。一个人可能在早上有一个小时功能状况是好的，此时只需要最少量的支撑，但到了下午可能因为耐力不足和疲劳而需要更多的支撑。这可能会导致在一天当中其执行功能活动的能力是不同的。

感觉与皮肤的完整性

利用轮椅代步的使用者由于长时间的坐位会导致患压疮的风险增加。对于压疮的预防而言，无论是基于一定的时间间隔或者是由于不适，转换体位或要求转换体位（如果不能独立完成）的能力是很重要的。感觉减退的使用者（如脊髓损伤SCI）是不能察觉由于长时间固定在一种体位所导致的不适。在这种情形下，应该定时地改变体位，且把它融入到每日的作息时间中。

应记录下旧伤口的位置和大小以确保采取适当的减压措施。必须对新的伤口进行检查以找出原因（例如：错误的床上或者是轮椅上的体位）。应检查与评估所提供的坐垫和靠背是否起到促进现有压疮愈合和预防新压疮形成的作用。压力分布图是用一块带有感受器的特殊材料做成的坐垫结合电脑软件，去显示当坐到这块坐垫上时压力的高低分布。压力分布图有助于选择适当的坐垫，也可以作为教学工具指导使用者进行空中倾斜、后靠和坐垫的其他调整。当使用倾斜和后靠性能时，图上的压力分布会改变，高压力的区域会减少，帮助使用者理解转换体位的必要性。压力分布也可以用于不同坐垫的测试，以帮助检查者和使用者根据压力的分布来选择最合适的坐垫[1-3]。

视觉和听觉

视觉会影响驾驶电动轮椅和驱动手动轮椅的能力，视觉受损的影响在室外比室内更明显。重要的是去确定视觉问题如何影响使用者的移动，以及使用者能否学会代偿的技巧以达到独立和安全。

听觉障碍也会引起安全问题，如果在户外驾驶，有听觉障碍的使用者可能听不到汽车的喇叭声或别人叫停的声音。不同类型的头枕也可能会对听觉造成妨碍。为了安全性与独立性，确定最佳的设备去代偿听觉的丧失是重要的。

健康状况

骨盆和躯干的不良体位会增加尿路和呼吸道感染的风险。如果使用者坐在骨盆后倾的位置上，完全排空膀胱会更困难。其他尿路感染的风险因素包括间歇导尿或更换留置尿管时操作不当。如果使用者坐位时脊柱后凸或侧弯，呼吸就会受到压迫，清理肺部的分泌物会更困难，因而增加呼吸道感染的风险[4-5]。

营养对整体健康有着直接的影响，营养不良会导致愈合时间延长、增加压疮形成和感染的风险，并且造成体重管理上的问题。吞咽功能受损也会影响营养的摄取，无论是因为食物的摄取、留置胃管或用药导致的体重增加和减少，都应进行讨论，以便就轮椅的座宽作出明智的决定。

功能性活动的能力

上厕所

应对上厕所的问题进行讨论，以确定使用者是用坐厕、尿壶、导尿管或尿不湿。如果是用坐厕，那么轮椅和坐厕之间往返转移的能力就很重要。必须要考虑到座位高度对转移的影响以及使用者移开脚踏板去靠近坐厕的能力。如果用尿壶，则应对座位的类型进行讨论以防止尿壶的翻侧。如果用导尿管，则需要讨论使用者如何在厕所里清空集尿袋以及如何进入厕所。如果使用者经常会尿湿，可能需要考虑在坐垫上加上防水的套子。

洗澡与洗漱

坐在轮椅上要靠近浴室的洗手盆、浴缸和淋浴莲蓬会更困难。许多浴室都很狭小，在其中操控轮椅会很困难或是不可能的。要留意转移时座位的高度和脚踏板的类型以及如何靠近洗手盆进行洗漱。为了安全和方便使用，可能需要对浴室进行改造（第9章环境评估）。

穿衣

有些使用者发现在轮椅上穿衣会容易些，要考虑脚踏板和扶手的类型以及耐久性，以确保系统能够承受在穿衣活动中附加在上述两个部件的额外的力量。使用具有倾斜或后靠功能的系统可能对使用者在轮椅上穿衣会有所帮助。

进食

轮椅的座位和扶手的高度可能会妨碍轮椅靠近某些台子或桌子，而台子或桌子的类型也可能会阻碍轮椅的进入（例如：桌腿的数量和分布、台面的高度、抽屉的式样）。如果使用者在用餐时需要帮助，则还要留给照顾者一定的空间。进食的时候，为了确保一个安全的环境、最有利于吞咽和把呛咳的风险降到最低[6]，头部/颈部和躯干的对位对线很重要。电动的座位升降器可以使得轮椅更容易进入不同高度的台面。

交流

有些患者需要其他不一样的交流方式，重要的是去咨询言语–语言病理学家，以确定用什么类型的交流设备和用什么方法安装到轮椅上去。可能需要一个托盘去承托这个设备或一个另外的安装系统并附加到轮椅上。可能需要开关去控制这个设备，安装时要考虑尽量容易够得着并易于使用。

转移

在开具轮椅处方时，用什么方式进行转移是另一个重要的关注点。患者在转移方面的表现（例如：独立完成、看护下完成、中等帮助下完成）会影响轮椅性能方面的选择。扶手的类型、脚踏板的种类、躯干支撑的类型和座位的高度，还有需要帮助的类型和量都会对转移的安全性造成影响。

移动

虽然使用者在作长距离移动时需要轮椅，但他们依然有可能作短距离的步行。使用者需要能够从轮椅上站起来并拿到辅助器具，座位的高度、脚踏板的类型和扶手的种类这些因素对确保在轮椅上的往返坐起很重要。辅助器具可能需要用特殊的装置安放在轮椅上，且有最理想的方法去拿取。

轮椅的驱动——手动和电动

对于独立徒手驱动轮椅的使用者来说，轮子的位置很重要。如果用脚去操控轮椅，为了确保脚能接触地面，同时防止使用者在轮椅上下滑，座椅的高度是关键。对于独立驾驶电动轮椅的使用者来说，操控杆的位置很重要。如果不能使用标配的操纵杆，可以用其他装置进行操控。其他操控装置的策略性替代有助于独立的电动轮椅移动。如果使用者依靠照顾者去推动轮椅，那么把手和刹车就显得很重要了。

环境问题和交通

许多问题会影响使用者进出其所处的环境的能力。楼梯和狭窄的门道都会影响进出。狭窄的电梯间会影响使用者安全进出电梯的能力，以及影响他们去按不同层数的按钮。交通同样会影响进出[7]。如果用小车作为交通工具,轮椅可能需要折叠。面包车也可能有同样的问题,车内开门的方式和系紧系统对安全性都会有影响。虽然轮椅朝前会更安全,但有些面包车内的系紧系统要求轮椅侧向,这会使得使用者更难以维持在一个安全的坐位。轮椅框架和轮子的设计不能抵挡来自侧面的撞击力,侧向时使用者得不到适当的支撑,向侧面倾斜和翻侧的风险增大而导致受伤。使用者也可以转移到面包车的座椅上,然后再考虑如何安全地存放轮椅。陡峭或石子铺成的车道、泥路、凹凸不平的路和缺乏斜坡,都会对使用者安全地进出社区带来不利的影响。

认知和行为问题

认知和行为问题会影响残疾人在设备上的选择。使用者可能会极其粗暴地使用设备和(或)把设备当成武器去伤害他人。当提供不同的设备时,安全应该是首要考虑的因素。大型的康复中心通常都有针对这类问题的项目。

座位原则

座位原则为患者在座位装置中的体位提供重要的整体指引。这些原则的总目标是通过提高舒适性、稳定性和与环境之间的最佳的互动来达到功能最大化。

原则1:稳定近端以改善远端的运动和功能

这一原则基于治疗师常用于治疗神经肌肉受累的患者基本治疗策略。稳定的近端为远端的活动提供了基础。在进食的时候,把一侧肘部稳定在枱面上,然后稳定腕部,就可以在进餐的过程中提高独立性。为了改善躯干的姿势,稳定骨盆是关键。坐位下,首先应该考虑的是骨盆的稳定性,因为这是身体其他部位的基础。当评估需要多大稳定性或哪里需要稳定时,先从骨盆开始,然后往下评估,再往上评估。然后对每个层次进行再评估,以确定哪些部位需要学习主动控制和技巧完善,同时要确定为了维持良好的体位所需的支撑的量。

原则2:达到并维持骨盆的对位对线

骨盆应该处于中立到轻微前倾和最好是水平(不倾斜或旋转)的位置,这一体位可以维持正常的腰段脊柱的生理弯曲、双侧的坐骨结节负重并有利于主动的躯干关节活动度和躯干肌肉的协同收缩。双侧的坐骨结节负重也有利于对称性和提供更稳定的直立体位(而不是坐在骶骨或尾骨上)。促进髋部屈曲和腰骶部伸展,可以有效地降低不正常的张力模式。水平的骨盆使得两侧的负重均等且压力分布均衡,改善骨盆上下方身体部位的对位对线。为了要达到良好的骨盆对位对线,关节活动度的限制以及所有的线性数据(大腿和小腿的长度、躯干和髋部的宽度)都必须要得到迁就。为了维持这些对位对线,可能需要考虑使用骨盆固定装置,装置可以是一条弹性的带子或坚固的杆子去帮助控制骨盆的运动。弹性带子应该正好绑在两侧髂前上棘(ASISs)的下方,且要非常舒适,并与座位表面成45°~90°角,牵拉的角度取决于使用者骨盆的移动倾向。骨盆弹性固定带要着重考虑的关键点包括:位置或角度、尺码、收紧的方法、牵拉的方向和锁扣的位置。而硬性的固定装置也应该刚好位于髂前上棘的下方(也称为髂前上棘下固定杆),固定杆与承托座椅的金属架或轮椅架子相连。这种装置可以防止骨盆移位,对于有骨盆滑动过度的使用者很有帮助[8]。另一个保持骨盆体位的方法是膝挡板,膝挡板通过在膝关节的前方提供支撑来预防使用者在轮椅上往前滑动。

原则3:促进身体所有部位的最佳对位对线,迁就受损的活动度

一旦骨盆固定后,就应该注意身体其他部位的对位对线。良好的对位对线能改善平衡、稳定性、舒适度和功能;有助于预防由于习惯性的非对称性体位而导致的畸形;同时预防由于压力分布不均所导致的皮肤破损。为了达到最佳对位对线,就必须知道在硬垫检查床上是否能被动地改善对位对线,能否在坐位下也实现。如果能达到好的对位对线,应进一步弄清楚,使用者能否通过肌肉收缩去维持,或是否需要外力支撑。必须有时间让使用者在改善了的体位下进行运动技巧和活动练习,尤其是有剧烈对位对线改变时。对于不能用被动的方式达到对位对线的关节和(或)身体部位,应该去适应(如:固定的挛缩)。例如:对于一位由于长期取迎风式下肢姿势(一侧髋外展且外旋而另一侧则内收内旋)坐位而导致髋关节活动度永久受限的使用者,就需要去适应。此时如果尝试着去恢复下肢的对位对线的话,就会引起骨盆和躯干的扭转,因此,下肢必须是放在这种迎风式的体位上。对于身体其他部位而言,骨盆的对位对线是首要的,提供最好的骨盆和躯干对位对线是最重要的。

原则4:限制不正常的运动并改善功能

可以设计座椅设备去抑制不正常的张力、姿势和运动,从而去改善健康、舒适度和功能。基于预定的目标和所期望的效果,应该对不正常的运动加以阻止或限制(控制)。对不正常的运动进行观察和分析,可以为找出诱因提供线索。确定原始诱因将为座椅策略上的决策提供素材,以便于抑制不想要的运动,这需要具备良好的解决问题的技巧。找到问题的根源可以减少支撑挡板的使用。

原则5:提供必要的最少的支撑以达到预期的目标和期望的效果

为患者提供所需最少的限制性支撑以促进新技巧的获得和培养独立性,而不是增加对设备不必要的依赖。这点对正处于生长期和变化中的年轻人和由于体位不良及过度使用设备而没有机会改善功能的使用者尤其重要。每天可以间歇性地使用支撑,以提供更多学习的机会(新技巧的获得)。而且,使用最少的支撑可以改善外观和提升自尊。某些具体的活动或要改善肌力和技巧时,可能需要使用其他设备。

原则6:提供舒适度

座椅设备应该是舒适的,不舒适会增加不正常的张力和运动、姿势的不对称和疲劳;降低耐力、注意力和专注力,最终导致设备弃用。提供设备配置服务的关键在于让使用者参与

到整个过程中去，有机会让他们表达喜欢和不喜欢设备的哪些部分。配置不良的座椅系统只会给在生活方式上已经因为活动受限而作出改变的使用者带来更多的麻烦。

轮椅处方

物理治疗师为处方轮椅收集的资料包括：确定功能水平和在现有设备中的体位、在硬垫检查床上进行各种测量和进行座位模拟测试。如果要对座位系统作大改动，座位模拟将为患者提供尝试的机会，并对推荐的座位提供反馈。

在评估过程开始时向患者和照顾者解释将要发生的事情、要收集哪方面的资料、为什么这些资料那么要紧，这些是很重要的。每个成员都应该让使用者感觉到他们的参与是必要和有价值的。在数据收集的过程中，应花时间去征询患者、照顾者和其他团队成员的建议或提问。在执行程序的每个步骤之前，都应该得到患者的允许。例如："我要把手放到你的骨盆上，可以吗？"。重要的是动作要慢且说话声音要轻，因为快速移动或大声说话可能会增加焦虑的情绪。对于某些患者，可能会增加肌肉张力、干扰数据的采集。向患者和照顾者解释正在观察或测量什么很重要，这样可以使他们明白团队成员之间正在交换的信息，因而能完全理解团队的发现和随后所作出的建议。

虽然费时良多，完整准确的身体检查绝对是关键，因为以后要作出改变的话可能会很困难。准确的记录为决策依据提供永久的资料。在下订单或制作的过程中，可能需要作额外的修改决定，如果有准确的测量记录在案，通常不需要使用者再回到诊所就可以作决定了。

在现有轮椅上的功能和姿势

观察使用者在现有轮椅上的情况可以得到很多资料，患者应处于最佳或最常用的体位上，放好支撑装置和绑好带子。所提的问题应包括患者和（或）照顾者觉得轮椅好用吗？轮椅的状况总是这样吗？或轮椅的性能是否越用越差了？若开始的时候是好的，但现在不好用了，是否是因为患者本身的改变（体重增加或减少、长大了、功能的获得或丧失）或是设备的变化（部件损坏或丢失、可靠性下降）？在这部分的评估中，要收集关于患者和照顾者的态度和技术的精通程度，以及他们对设备的使用情况。在初次访谈过程中，团队成员应不断地观察现有的设备、患者、照顾者以及他们身心上的互动。

团队成员应该用观察和触诊这两种方式去采集关于患者头部、肩部、躯干、骨盆和下肢的对位对线的资料。沿着骨盆髂脊和髂前上棘触诊去检查骨盆的对位对线，骨盆的位置（如旋转、后倾或前倾）应仔细地记录存档。

让患者脱去上衣或至少把衣服提到乳头的水平，能直接观察到躯干的姿态。用观察与触诊相结合的方式去判断对位对线（例如：腹部的皱褶通常提示圆背）。对于不正常的对位对线，治疗师应查明①是否用轻柔的力度就能纠正；②是什么因素干扰了良好的对位对线。

患者应转移到硬垫检查床上，对具体所用的转移方式以及所需的帮助的水平进行观察，可以避免制作出来的新系统干扰了患者这方面的功能。

硬垫检查床上的测量

仰卧位

通过仰卧位评估可以了解使用者的肌力和可达到的关节活动度，同时可以了解身体一部分的活动是如何影响其他部位的张力、舒适度、体位、控制和表现的。其目的是尽可能地在维持腰段脊柱的生理弯曲的情况下，保持脊柱的对位对线。受试者应该在重力影响最小的体位下［仰卧（最好）或侧卧］去判断是否有关节活动度的受限，这一体位也可以做初步的线性测量，包括大腿的长度、小腿长度、躯干宽度和臀部宽度。

仰卧位的评估通常需要不止一个检查者，患者应该仰卧在一个坚实的平面上（一张硬垫检查床或铺了地毯的地面也可以；普通的床可能硬度不够）。应确定骨盆和髋部的可达到的关节活动度，因为这与脊柱和骨盆的对位对线有关。其目的是在脊柱和骨盆的对位对线受干扰之前去判断其可达到的最大的关节活动度。

关节活动度

屈髋、屈髋伸膝以及屈膝时踝背屈都是最重要的下肢关节活动数据[9,10]。完整的上下肢、头/颈、躯干和骨盆关节活动度测量是必需的，因为这些部位的受限将会影响使用者驱动轮椅、安全进食时头部位置的摆放以及在好的对位对线下坐直的能力。

髋关节的屈曲是在使用者位于仰卧位时测量的（图 32.2）。膝关节应屈曲以减少对腘绳肌的影响，骨盆应处于中立到轻微前倾位，应慢慢地屈曲两侧髋关节，把一只手平放在使用者的腰/骶部直到感觉到骨盆向后运动（轻微的前倾消失），在骨盆向后倾斜之前髋关节屈曲最终的度数就确定为坐位下髋关节屈曲的角度。

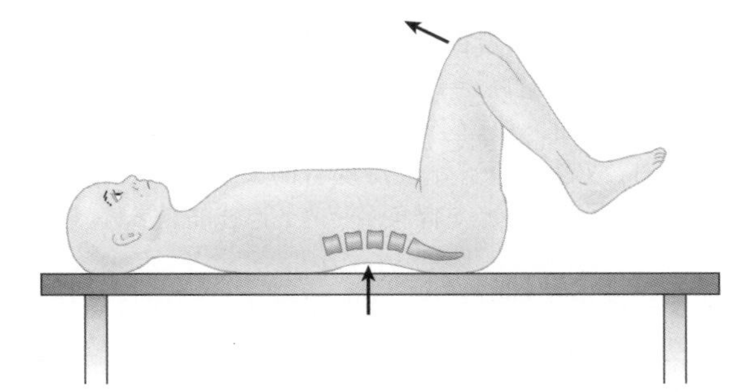

图 32.2 在髋部屈曲时，测试者必须监测腰部的生理弯曲

也应对髋外展、内收、内旋和外旋的角度进行测量，如果骨盆倾斜或旋转，可能就需要把下肢摆放在迎风式的姿势，或在测量髋屈曲前外展，目的是在测量前使骨盆处于中立位的对位对线，以确保骨盆在测量过程中不会滑动到后倾、倾斜或旋转体位。

膝关节伸展是在仰卧位、双侧髋屈曲到（上述测试时的）最大角度且双膝关节处于屈曲的起始位下测量的（图 32.3），在保持髋部的角度的同时把一只手放到使用者脊柱的腰/骶

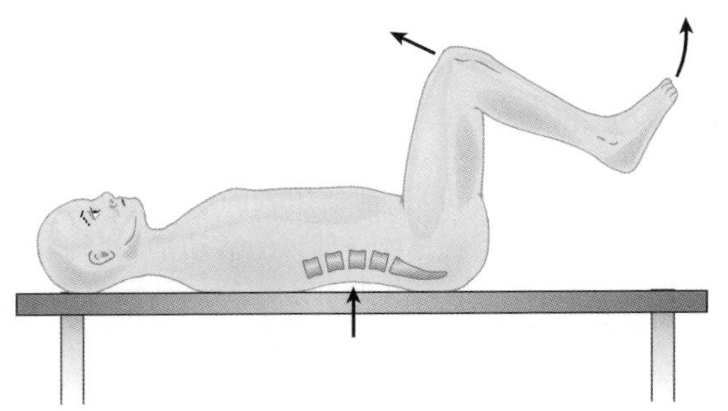

图 32.3 在膝部伸展时，测试者必须监测腰部的生理弯曲和膝后部的腘绳肌的紧张度

部位，把双膝向天花板方向慢慢伸展，直到骨盆开始移动或感觉到腘绳肌绷紧 / 有张力为止。在伸展膝关节的同时，维持髋关节在适当的位置尤为重要，因为腘绳肌是跨双关节肌肉，且可达到的活动度取决于髋关节的位置[11]。当髋伸展时，伸膝的角度会增加，而当髋屈曲时，伸膝的角度会因为腘绳肌的紧张而缩小。

踝背屈的角度也是在仰卧位下测量的，髋和膝应处于可获得的屈髋和伸膝的角度（如上述测试所得）。踝部应保持在内外翻之间的中立位，然后尝试着使踝关节到达背屈 / 趾屈的位置。腓肠肌是跨双关节的肌肉，因而踝关节的活动度受膝关节位置的影响。如果膝伸展会引起该肌肉的紧张而导致踝背屈的减小，当膝部屈曲时踝背屈的角度就会增加。虽然测量伸膝位时踝关节的活动度很重要（床上卧位、站立位和行走），而这是一个坐位评估，必须通过在硬垫检查床上的模拟体位来了解肌肉的紧张受限程度，以便更好地理解在坐位时所能达到的体位。

要测试脊柱、头 / 颈和上肢的关节活动度以判断姿势上的受限所带来的影响。如果有明显的脊柱侧弯，则需要明确支撑侧弯的方法，以达到最佳的躯干体位，因为侧弯会影响骨盆的位置。颈部的挛缩会影响头部的位置，如尝试着去纠正头部的侧弯挛缩，就会导致躯干向侧方移位，一旦躯干移位，骨盆和下肢的体位就会受影响。当要判断使用者驱动轮椅的能力时，或者是为了要维持现有的关节活动度而要求上肢放在具体的位置（如支撑面）上时，上肢的位置就显得很重要。

在使用者处于仰卧位时，其他需要测量的项目还包括大腿的长度、小腿的长度和骨盆的宽度。而这些是坐位测试时的起始测量项目。

大腿长度的测量是仰卧在一张硬垫检查床或其他坚固的平面上进行的，髋和膝放在上述测量所得的最佳位置上，测量从检查床面到腘窝的距离（图 32.4）。测量大腿长度时准确性很重要，如果测量结果过长，就难以把髋部完全放到座位的后部并在轮椅上得到适当的承托；长此以往会有新的问题出现。如果使用者的下肢是处于迎风式或外展式的体位，则要测量最短侧的直线距离，必要时可以用一块木板或其他牢固的表面去模拟座位的表面进行更准确的测量。小腿的长度应该让使用者仰卧在硬垫检查床上进行测量。髋、

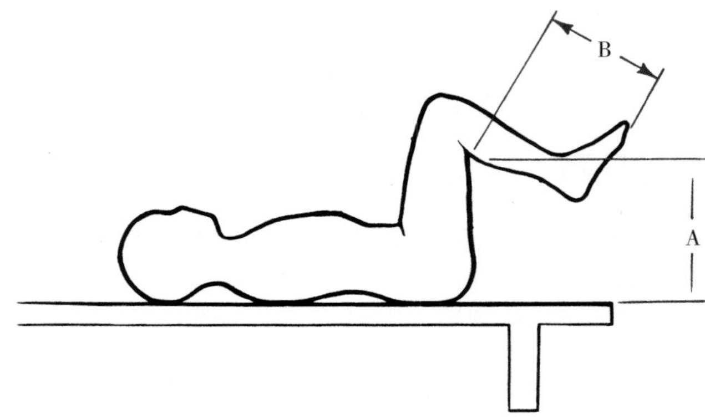

图 32.4 （**A**）仰卧位屈髋屈膝，检查者可以测量腘窝到支撑面之间大腿的长度。（**B**）同样这个体位也可以用于测量腘窝到足跟之间的小腿长度

膝和踝应该放在如前面测得的位置上，测量从腘窝到足跟底部的距离以确定小腿的长度。为了增加准确性，应在坐位下穿上适当的鞋再进行测量。初次测量骨盆宽度应该在仰卧位下进行，两侧大转子之间的距离是髋部最宽的部分，由于体位的改变会导致软组织的分布不同，最终的测量应该在坐位下进行。

座位与靠背的角度

髋屈曲角度的测量有助于判断躯干与大腿的角度并确定座位与靠背的角度[12,13]（图 32.5）。如果髋屈曲是 75°，那么躯干和大腿的角度就是 105°。除了躯干与大腿的角度，还需要其他方面的数据以确定最终座位到靠背的角度，如在坐位时头和躯干的重心、身体的轮廓、张力、运动模式和舒适度。这些综合的信息有助于最终确定座位到靠背的角度。例如，如果髋屈曲是 95°，躯干与大腿的角度就是 85°（图 32.6A）。但是，这个体位可能稳定性不好，会导致躯干屈曲和更难以保持坐直的姿势（图 32.6B）。在这个例子中，患者可能需要最后确定座位与靠背的角度为 100°，以解决重心、身体轮廓和舒适度的问题（图 32.6C）。很多时候，躯干与大腿的角度就是座位与靠背之间的角度，但在最终确定角度时，不应忽视张力、运动和舒适度这些因素。

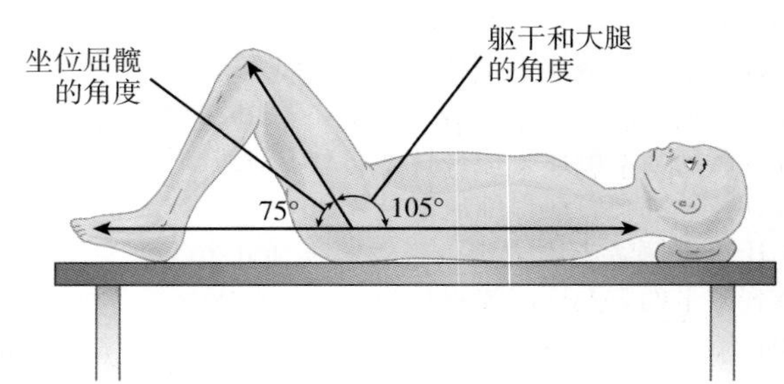

图 32.5 躯干与大腿的角度取决于髋屈曲的角度，如果坐位时髋屈曲的角度是 75°，躯干到大腿的角度就是 105°

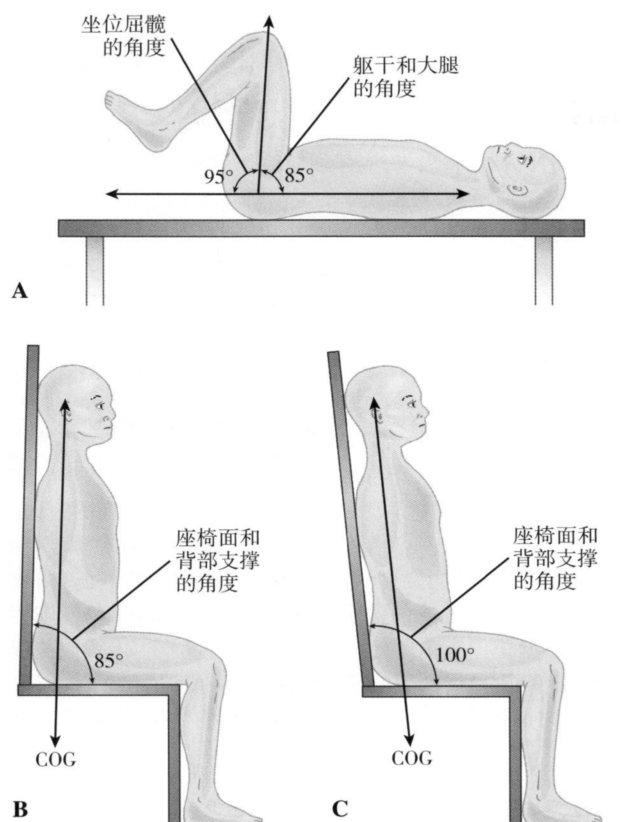

图 32.6 (**A**)如果坐位时髋屈曲的角度是95°,躯干到大腿的角度就是85°。(**B**)座位到靠背的角度不总是与躯干到大腿的角度相一致,在这个例子中,如果座位到靠背的角度定为85°,患者对这个体位的耐受性可能会很低,且会导致患者向前倒,或患者要持续地用力才能把自己保持在坐直的位置。必须要把身体的外形、重心和对坐位的耐受性这些因素考虑进去。(**C**)把座位到靠背的角度打开到100°,更好地配合了身体外形和重心和耐受性,从而改善坐直的姿势

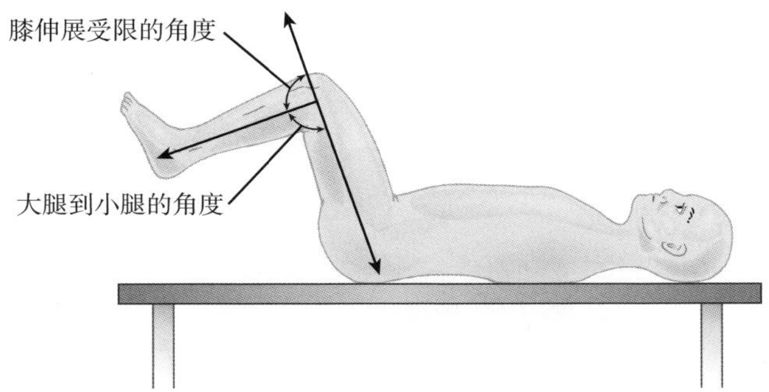

图 32.7 大腿到小腿的角度是在硬垫检查床评估时测得的,且基于把髋关节放在可获得的活动度的位置上时所测得的膝伸展的度数

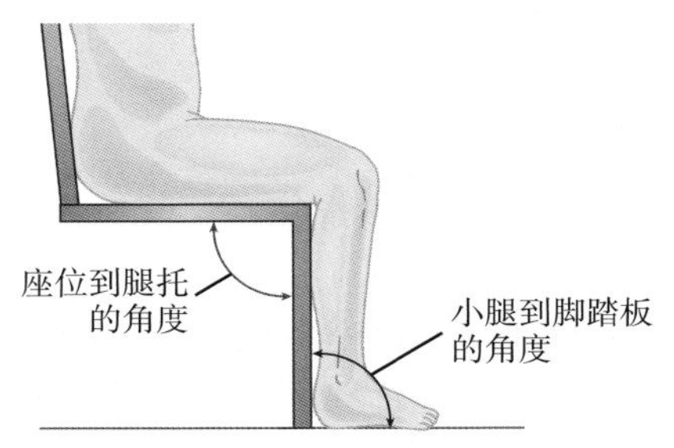

图 32.8 座位到腿托的角度和小腿到脚踏板的角度是在模拟座位评估时最终确定的,兼顾了膝和踝的活动度、张力和舒适性

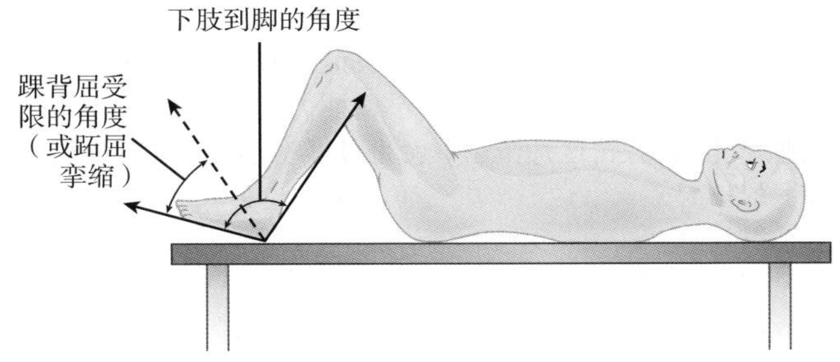

图 32.9 小腿到脚踏板的角度是在硬垫检查床上评估时确定的,是建基于踝关节活动度之上的

座位与腿托间的角度

膝伸展的活动度有助于确定大腿与小腿间的角度(图32.7)。最终决定座位与腿托的角度要考虑到大腿到小腿的角度、不正常的张力、运动的模式和舒适度[12,13](图32.8),必须要迁就腘绳肌的紧张度以预防骨盆滑动到后倾位。许多人要求座位与腿托的角度小于或等于90°,以迁就腘绳肌的紧张度或固定的膝关节屈曲挛缩,以维持骨盆的中立位。

腿托与到脚踏板的角度

踝背屈的角度有助于确定小腿到脚踏板的角度(图32.9)。小腿与脚踏板间角度的最终确定要兼顾踝的活动度、畸形、不正常的张力和运动模式[12,13](图32.8)。踝足矫形器(AFOs)的使用也会影响腿托与脚踏板的最终角度。

坐位评估

坐位评估用一个模拟的装置去测试在仰卧位评估时所产生的设想,并提供机会去判断患者对所建议的角度的耐受程度,并检查所测得的大腿长度的准确性[14]。理想的模拟座椅可以调节座位到靠背的角度、座位到腿托的角度、小腿到脚踏板的角度,且能够对座深、小腿长度和躯干宽度进行调整。一张最理想的模拟座椅还应具备以下特性:能加上躯干侧方的支撑、膝侧方的支撑和分膝器、扶手、头托和其他支撑面去确保最佳的体位。一张可调节的座椅使得测试者能够用它为不同使用者去确定最佳的坐姿,座椅可倾斜的特性有助于检测重力对患者的影响[15]。市面上能买到的平面座位模拟系统对治疗师判断姿势上的需求特别有帮助(图32.10)。如果没办法买到这种模拟系统,一张能倾斜且可以向后靠的轮椅

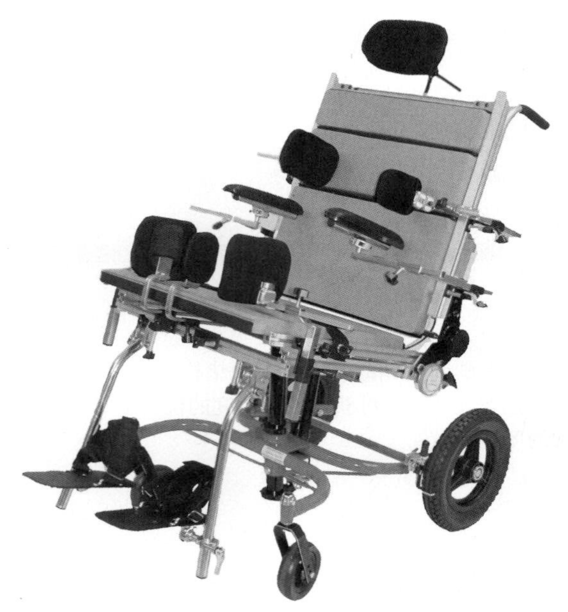

图 32.10 平面座位模拟系统

也可以用作测试，但是，在用这一类轮椅去做座位模拟系统时，要留意的是所需座位到靠背的角度、大腿的长度和轮椅的宽度。

座位模拟系统使我们有机会去观察张力与运动、对位对线和功能，可根据使用者的耐受程度，帮助我们去判断支撑是增加还是减少，改变倾斜的角度去调节重力对使用者坐直能力的影响。最后，询问使用者的感觉，并一起协作改善姿势、舒适度和功能。

某些座位模拟系统的检查内容也可以坐在硬垫检查上进行，检查者的手可用来确定支撑的部位和量。坐在硬垫检查床上也可以检查躯干的力量和平衡能力，但如果使用者身体受损严重的话，在这种体位下就很难准确判断所需的坐位支撑(图 32.11)。

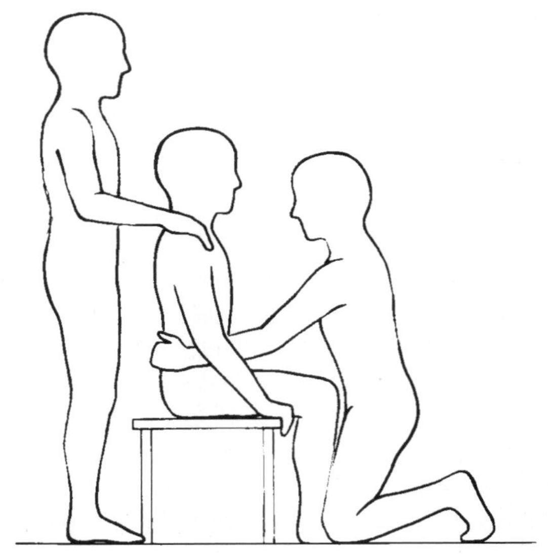

图 32.11 坐位可用于确定所需支撑的部位和量

在座位模拟系统支撑的坐位下，所有的角度参数都应该最终确定，包括座位与靠背间、座位与腿托间及小腿与到脚踏板的角度。同样，线性数据也应最终确定(图 32.12)。检查者应从使用者臀部的后面到腘窝再次测量座深(图 32.12A)，可能会与仰卧位时的测量有出入，应仔细地检查，看看差异是因为可纠正的姿势异常所致，还是简单的坐位与仰卧位之间的软组织分布不同所导致。穿上平常穿的鞋子，从腘窝到足跟去测量小腿的长度(图 32.12B)，这将确定轮椅上脚踏板的长度，坐位下膝屈曲的角度也应记录下来(图 32.12C)。测量靠背高度应分别测量座椅表面到髂后上棘(图 32.12D)、肩胛骨下缘(图 32.12E)、肩峰(图 32.12F)、枕部(图 32.12G)和头顶部(图 32.12H)的距离。当评估完成后，这些数据有助于决定轮椅靠背的高度。在确定扶手的高度时，要测量悬肘(图 2.12I)的高度，让被测试者坐在正确的体位，上肢放在身体的两侧，肘屈曲到 90°，肩关节处于中立位，测量从肘部或前臂下缘到座椅表面的距离。

在坐位评估中，应测量躯干的宽度(图 32.12J)和深度(图 32.12K)以及髋部的宽度(图 32.12L)，以确定支撑的配件、座椅系统和可移动底座的宽度。如果患者的坐姿不对称，则要测量患者坐位下身体最宽的两点之间的距离(例如：内收侧腿的髋部外侧到外展侧腿的膝部外侧之间的垂直距离)，同时要测量脚的长度(图 32.12M)。为了有准确的数据，在记录这些

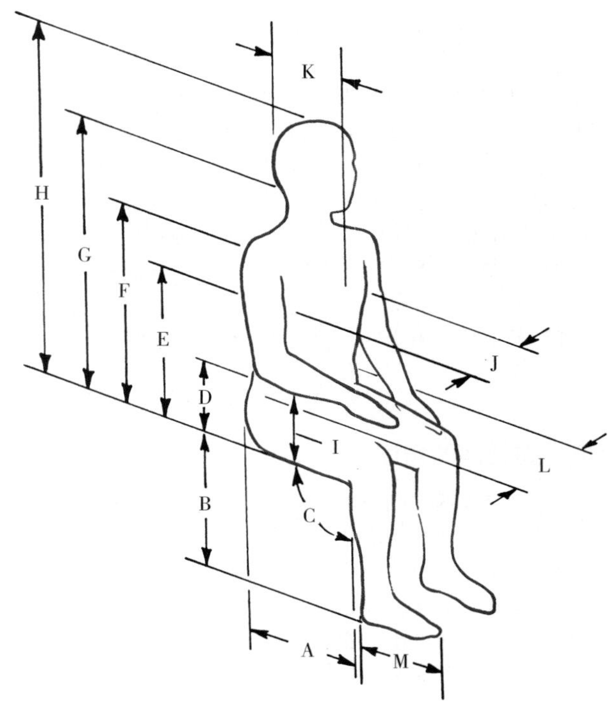

图 32.12 下列的测量要添加到仰卧位所测得的数据中。**(A)**座深是从臀部后面到腘窝的距离(右侧和左侧)。**(B)**小腿长度是腘窝到足跟的距离(右侧和左侧)。**(C)**膝屈曲的角度。**(D)**靠背高度：从座椅表面到髂后上棘、**(E)**从座椅表面到肩胛骨下缘。**(F)**从座椅表面到肩峰。**(G)**从座椅表面到枕部。**(H)**从座椅表面到头顶部。**(I)**悬肘是从座椅表面到肘部或前臂的距离。**(J)**躯干的宽和**(K)**深。**(L)**髋部的宽和**(M)**脚的长度测量

资料时，关键是要把矫形器、衣服、和近期体重的增减以及患者成长的因素也考虑进去。如果要过几个月资金才能到位，在下订单之前可能要对患者进行再次测量。

轮椅测试

一旦确定了最佳的体位，然后就应对轮椅使用者的功能上的需求进行讨论，例如：进食、交流、用电脑、使用开关、手驱动和(或)电动，或转移。

应该有时间让使用者坐在设备上在诊所中进行测试，使得患者有机会去确定其对推荐改变的耐受情况。如有可能，设备的测试应在患者的家居环境和社区中进行，让患者在实际情形下去使用设备以确保达到所期望的效果。

处置

现在要对身体评估、座位模拟评估和轮椅测试中收集到的资料进行分析，基于具体的以顾客为中心的目标之上去确定设备的参数。讨论去确保使用者是否达到最佳的功能状态或额外的支撑是否有助于改善身体远端的功能[16,17]。所提供的设备的每一个部件都需要是可以调节的；例如：可能需要调节膝部侧支撑去保持下肢的正常对位对线，或防止过度活跃的髋外展。对姿势支撑需要的每一个部位，都必须要对安装的位置、固定的方法、强度和耐久性都作最后确定。例如：为了保持姿势可能需要躯干侧支撑板，但它会干扰用转移板进行转移。可摆动挪开的硬件能把支撑移开，但具体用什么样的硬件要取决于使用者或照顾者安装和移开硬件的能力。对这些细节进行测试很重要，以确保新的设备能让使用者达到最大限度的独立。

解决问题模式

这种解决问题的方法通过以下的程序，能引导我们去选择所需的座椅特性，①找出与设备相关的临床上的问题；②设立设备处置的目的；③写出设备特性的建议；④设备规格的确定[18,19]知识点 32.1 为这种策略提供了实际的例子。

知识点 32.1　解决问题模式表格举例

临床上的问题	设备处置的目的	设备性能建议	产品规格
诊断为脑瘫(CP)：大幅度波动的肌肉张力，主动运动中的共济失调型震颤，运动分级能力差，和肌群分离能力差	通过增加骨盆、躯干和下肢的稳定性，来改善上肢的功能	塑形的表面提供最大的接触和控制，以增加身体的稳定性，左上肢使用稳定杆来增加右上肢的功能	确定具体的塑形系统；确定稳定杆最终的位置和类型以提供最大的耐久性
关节活动度受限：髋屈曲 0~80°；髋屈曲时膝伸展 0°~100°；膝屈曲时踝背屈：0°~0°(没有活动)，能够达到好的骨盆的位置，轻度的躯干侧突，良好的上肢关节活动度	座位到靠背的角度为 100°以迁就受限的关节活动度；座位到腿托的角度是 80°，小腿到脚踏板的角度是 90°，以帮助维持骨盆轻微前倾、水平、无旋转，并维持躯干的对位对线相对称	可调节角度的靠背为了迁就髋关节活动度的受限；可摆动挪开的脚承托系统和可调节角度的脚踏板以适应膝和踝的关节活动度；脚固定装置有助于保持稳定性和姿势	可调整角度的靠背；可调整角度的脚踏板；为了独立性用搭扣或 D 形环扣去固定鞋子
在现有的手动轮椅上的姿势不良，骨盆后倾坐位，脊柱后凸和轻微侧弯	达到和维持骨盆微前倾，水平、无旋转；迁就轻微的脊柱侧弯并且维持躯干对位对线相对称；增加躯干的延伸	分腿器，骨盆固定带来稳定骨盆，塑形的座位和靠背系统来达到最佳的控制、支撑和姿势纠正	为了转移方便，分腿器要与塑形的座位分开；1.5 英寸(3.8cm)宽的按钮式平底骨盆固定带(无索扣)；塑形的座位和靠背系统
只有在远足活动才缓慢地短距离驱动手动轮椅且耗能增加	电动轮椅增加移动上的独立性；减少能量消耗并且减少远足时的运动	具有调节运动共济失调、运动控制的减少、速度和加速度参数的电动轮椅；电动的底座以增加脚/脚轮的空间	测试各种电动轮椅来决定最佳的底座驱动和体位；确定是否能够用一套坐姿系统达到一整天的良好姿势或者是否需要可倾斜的座位系统
需要在看护下转移进出轮椅	改善独自转移进出轮椅的能力	在膝关节和踝关节处要迁就小腿的长度和关节活动度；保持座位尽可能的低但要保留脚轮的空间；可摆动挪开的脚踏板系统；平坦的座位表面以方便上或者下座位；可卸的分腿器；可调节高度的扶手	可摆动挪开的脚部承托系统及可调节角度的脚踏板以确保无障碍和独立性；可卸的分腿器并确保有独立的操作能力；可调整高度的扶手
独自用键盘操控电脑	保持电脑键盘使用的独立性	可调整高低的操纵杆来确保能靠近桌子	可调整高低的操纵杆确保独自把它移开的能力
在卫生间独立使用便壶	在卫生间保持独立	可卸的分腿器	可卸的分腿器以确保独立性

这份表格可以起到引导思考过程的作用并确保所有的问题都考虑周全，十分全面并改善了阐明所选择的轮椅部件理由的能力。这过程是以患者为中心而不是以设备为中心，有助于获得最好的设备。

临床问题、目的、性能建议和产品规格

临床问题

这方面需要获得的资料包括：从病史中得到的数据、初次评估、仰卧位和坐位评估、确定要保留的功能和要达到的功能。

目的

应制定与姿势和对位对线、运动控制、健康、功能、环境问题、社会 / 情绪问题有关的目标。目标可以是整体的（例如：改善皮肤的完整性），但要进一步具体化（例如：减轻左侧坐骨结节所承受的压力以预防压疮的发生），以确定设备的特性。

性能建议

性能是指最终所选择的设备的具体的特性。要考虑到不同的表面和设备特性应包括表面的形状和柔韧性、尺寸、位置和附件的特性。对性能的深思熟虑将确保最终的设备有助于使用者最大程度上的独立。

产品规格

对所列举的性能上的建议进行回顾以确定最终的产品，如果所需的性能不能在市面上购买，则需要定制。供应商应具备相关的知识，并能够协助治疗师针对需求制作最适合的设备。

应用这一决策程序的好处是使得整个过程保持以患者为中心而不受产品所驱使，这有助于问题的解决并改善最终产品部件选择的准确性。

当应用这一程序时，使用者的诊断结果有助于确定最终设备的具体性能。如果使用者患有脊髓损伤且曾经有臀部压疮问题，那么，坐垫的性能就变得很重要。如果使用者为进展型多发性硬化患者，那么随着时间推移可以不断改进轮椅设备的能力就十分重要了。当考虑到患者的医疗诊断时，重要的是判断其病情是否稳定，如果不稳定，向预期的类型做改动。如果病情稳定，而患者又是新近受伤的话（如脊髓损伤），可能要随着时间的推移去改变设备，因为患者要调整自己去使用轮椅作为主要的移动工具。如果使用者病情稳定，而又总是用一种方法去做事情，那么重要的是为其提供其他做事的方法，并判断是否能改变其不良习惯。

一个周详的座椅系统方案可能有助于使张力正常化、减少病理反射活动、改善姿势的对称性、增加关节活动度、维持和（或）改善皮肤状况、增加舒适度和对坐位的耐受性、减少疲劳，且能改善自主神经系统的功能。另外，座椅系统的底座应该可以在空间中改变方向（后靠和倾斜）。无论是否有照顾者在场的情况下，一个处方得当的可移动底座会改善物理环境方面的无障碍（手动和电动），这应该有助于完成所有在家里、学校、工作和娱乐方面的活动，必要时，还有助于照顾者去帮助患者。

在排列优先次序时，重要的是医疗团队的成员不把自己过多的专业意见加到患者身上，医疗团队可能并没有完全意识到使用者在其所处的物理环境方面所面临的障碍。医务人员可能通过观察患者在诊所里的移动，就觉得加以练习，他们就可以作全天候的移动了，在这种情形下，医务人员可能会建议患者使用拐杖和一台简单的手动轮椅就可以了。然而，在实际情形中，患者可能需要独自地长途跋涉去购物、参加社区活动，和在学校和工作中进行功能活动。步行去参与这些活动可能需要付出额外的努力，而驱动一台标准的手动轮椅可能对他们来说帮助并不大，一台电动代步车或电动轮椅可能是对移动更好的在环境方面的补偿。

体位支撑系统

系统中直接影响舒适度和体位的保持的构造是座椅的表面、靠背的表面、骨盆固定装置、承托上下肢的表面，这些构造应与体位支撑系统作为一个整体来考虑。增加使用者和承托面之间的接触可以增加舒适度和控制，减轻骨性区域的压力[20~23]。一个可用的支撑面系列包含，从坚硬的平坦的表面（木头、硬海绵）（图 32.13），到可变形的表面（针织包裹海绵）（图 32.14 和图 32.15），再到有轮廓的表面（图 32.16），最后到定制塑形表面（图 32.17）。

之前在坐位模拟评估上确定的在支撑面上髋关节和膝关节（大腿支撑面与背部支撑面、大腿支撑面与小腿支撑面）之间的角度关系必须最终体现到体位支撑系统中。这些信息可以使得在处置计划中去迁就受限的关节活动度、确保身体部位的适当的对位对线并减少对关节的压力。能否在空间中改变角度（固定或可调节）会影响使用者的舒适度、皮肤表面的压力、疲劳以及在减重体位和受重力影响体位下的活动的能力，留意这些特性有助于确保座位处置方面的成功。附录 32-A 提供轮椅体位支撑系统特性的总体观。

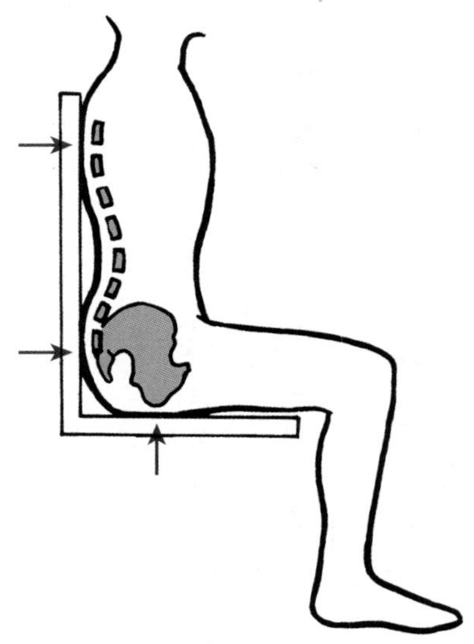

图 32.13 患者坐在平坦的表面上，骨性的部位可能显示压力增加

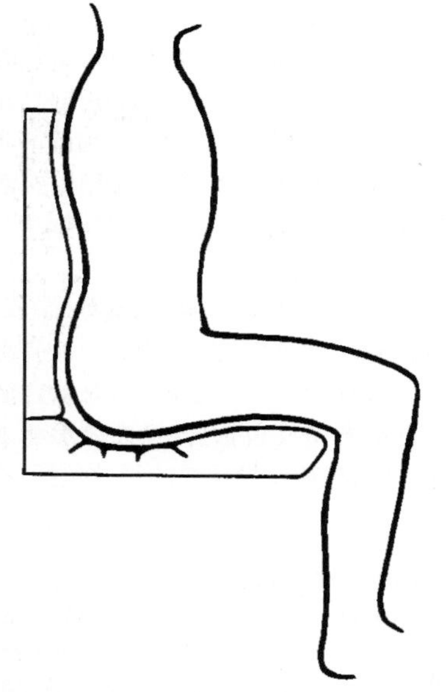

图 32.14 某些类型的海绵在承受体重时会相应地变形

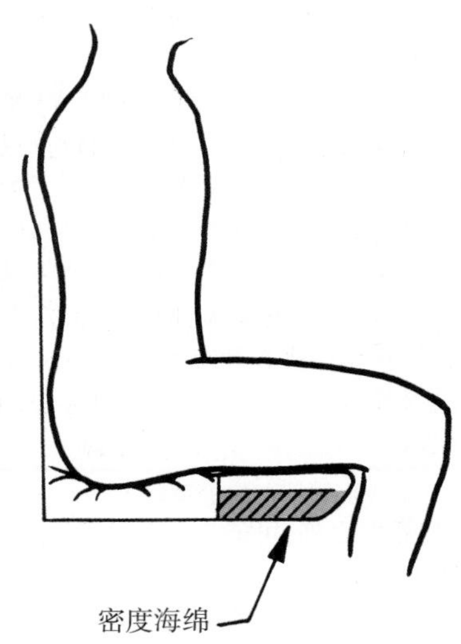

图 32.15 一种制作有轮廓轮椅的选择是用不同密度的(硬度)海绵

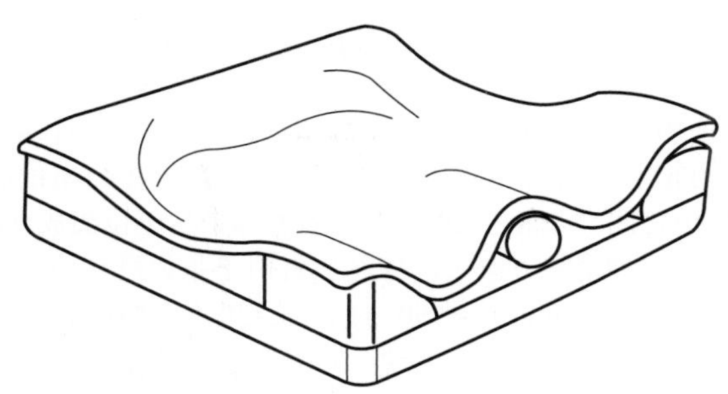

图 32.16 把切割好形状的较硬的海绵放在较软的海绵的下面去制作一个有轮廓的坐垫

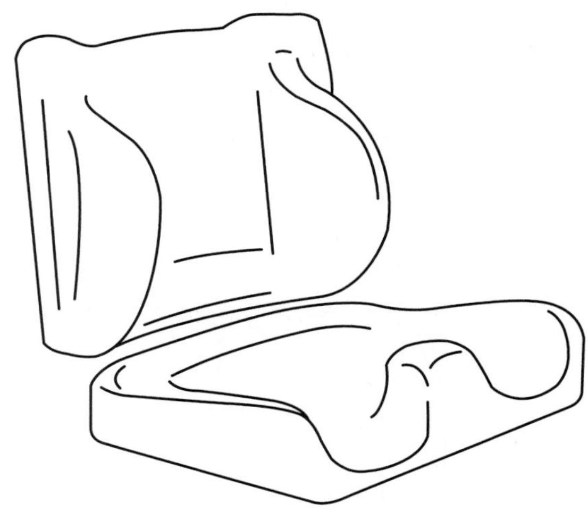

图 32.17 定制的塑形坐垫与患者的身体轮廓相吻合

坐垫

坐垫是指承托臀部和大腿的支撑面,坚固的坐垫是使得下肢有好的对位对线、好的压力分布和改善舒适度的关键。许多普通的手动轮椅都安装了吊床式的坐位支撑面,随着时间的推移,这种类型的支撑面会导致不良的骨盆体位(图 32.18),髋部会向前滑,且大腿移位导致髋内收内旋。吊床式的设计是为了使轮椅易于折叠,但是,如果这个系统不只是在运输过程中使用的话,就应该加上一个坚固的坐位支撑。可以把一块坚固的座椅板放在坐垫的下方以提供一个坚固的支撑底座,或者把椅座衬垫拿掉之后可以把一个特殊的座椅板(直接安装在座位框架上的金属或塑料的座椅板,或附设在座位框架上的硬件)加到轮椅上(图 32.19)。

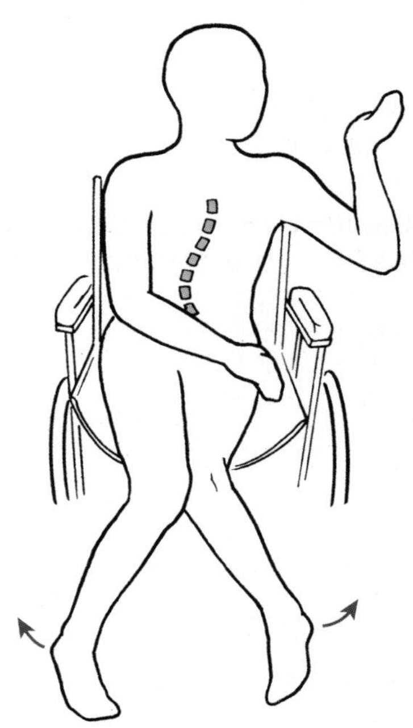

图 32.18 吊床式坐椅导致整体坐姿不良且不对称

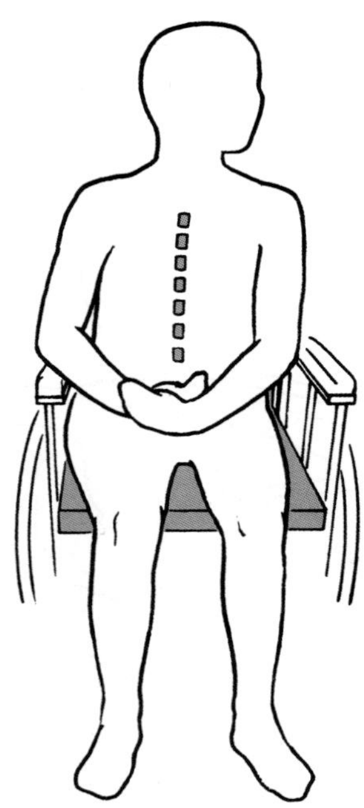

图 32.19 坚固的坐垫面以改善坐姿和提供稳定的支撑底座

不同的坐垫有不同的特点，海绵、气垫、凝胶、混合型和倒模定制的坐垫都是用于改善体位、提高上肢的活动时的稳定性、减轻压力和增加舒适度[24]。使用者应该尝试不同的坐垫，以确定哪一种是最合适的。

要考虑的座椅的特性包括：表面的形状、硬度、弹性、尺寸、安装和配件的性能。最重要的尺寸包括座深和座宽，如果座深过深，就会导致骨盆后倾和脊柱后凸；如果座宽太宽，推动轮椅就会变得更困难；如果太窄，扶手和腿托系统对髋部的压力就会增加。

知识点 32.2 列举了在最终确定坐垫时要考虑的问题。

靠背

靠背是指躯干背后的支撑面，坚固的背部支撑是协助维持好的躯干体位的关键，并与侧板共同去维持中线体位。许多普通的手动轮椅安装了悬吊式的靠背而导致不良的躯干体位，增加了脊柱后凸和骨盆后倾的风险。靠背的高度可以根据使用者的需求而有所不同，较矮的靠背适合轮椅的驱动，而较高的靠背可以满足使用者需要倾斜轮椅的需求。较矮的靠背更适合于躯干控制能力较好，不需要侧板就能维持好的对位对线的使用者。靠背的高度取决于使用者的躯干控制、功能活动的能力和舒适度。

不同的靠背有不同的特点，海绵、气垫、凝胶、混合型和塑形定制的坐垫都可用于改善体位、减压和提高舒适度的。使用者应该尝试不同的背垫以确定哪一种是最合适的。

需要考虑的靠背特性包括：支撑面的形状、硬度和弹性、尺寸、安装及配件的性能。最重要的尺寸包括：靠背的高度和宽度。知识点 32.3 列举了在最终确定靠背时要考虑的问题。

知识点 32.2 最终确定坐垫时要考虑的问题

- 座位有没有为促进良好的坐姿提供适当的支撑？
- 座位上压力的分布能预防压疮吗？
- 坐垫的形状适合患者的身体轮廓吗？
- 使用者需要一个定制塑形的座位来迁就畸形以得到最大的支撑吗？
- 如果使用者没有能力用上肢或用倾斜、后靠等方式独自完成重力转移的话，需要提供减压处理吗？
- 座深是否合适？
- 座宽是否适合作轮椅的驱动和舒适的体位？
- 座位的表面是否适合安全地转移进出轮椅？
- 是否需要特殊组合的海绵、空气或凝胶坐垫来达到最大的舒适度和减压？

知识点 32.3 最终确定靠背时要考虑的问题

- 靠背是否为躯干直立姿势提供合适的体位支撑？（座位到靠背的支撑角度，空间上的方向）
- 靠背的形状是否适合患者的身体轮廓？（如果用一个市面上可买到的靠背支撑身体轮廓，应该测试以确定是否适合患者。有时，患者的臀部可能太宽，而从市面上买到的靠背的侧方支撑是固定的，与患者不吻合）。
- 患者是否需要定做取型以提供充分的接触和支撑？
- 对于肌肉无力和躯干不对称，靠背是否给予了充分的控制？
- 靠背在倾斜或躺下的位置时是否舒服？
- 靠背支撑是否允许功能活动？（驱动、够物、转移）
- 对于比较瘦的患者，骶骨突出的患者，或预防压疮，靠背的压力分布或减压是否充分？
- 靠背是否需要特殊组合的海绵、空气或凝胶来达到最大的舒适度和减压

除了坐垫和靠背之外，可能需要其他的支撑，以维持理想的体位，减压和改善舒适度，包括侧板、膝内外侧的支撑、头枕与脚踏板、胸和上肢前方的支撑及骨盆的支撑[25]。在确定支撑的需求时，应考虑支撑面的形状、硬度和弹性、尺寸、安装以及配件的类型。

骨盆固定装置

为了保持骨盆在良好的体位（预防骨盆滑动）和（或）安全性，可能需要一条带子或更坚固的骨盆固定装置[26]。牵拉的角度和方向，以及带子的固定点数都十分重要[27]。例如：如果使用者的髋部总是往前滑，这时如果用带子把骨盆往下绑紧可能会有所帮助。通常牵拉的角度设定在与座位面成 45°~60°之间[26]（图 32.20）。有些患者绑带与座位面成 90°效果较好，这种牵拉方法可以抑制患者由于张力过高而在轮椅上有伸展倾向，同时这种 90°的牵拉方法不会妨碍骨盆的前倾，有助于患者利用这一活动范围去达到功能（图 32.21）。有些患者可得益于多角度的牵拉，例如四点固定带。四点固定带有四个固定点，最适合于需要多角度牵拉的患者。上方的两个固定点有助于把骨盆往靠背上牵拉，而下方的两个固定

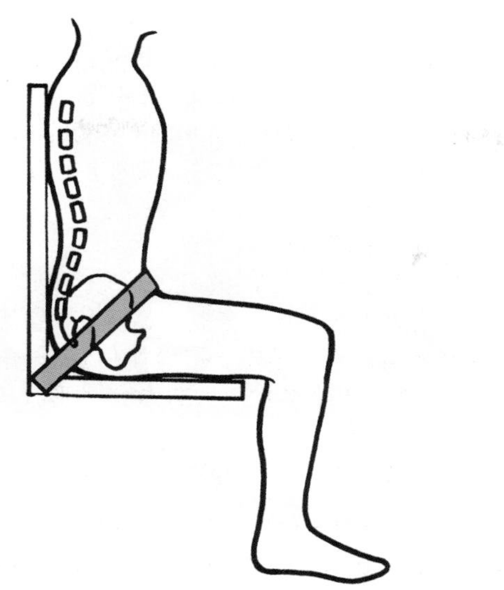

图 32.20　骨盆固定带应跨过骨盆和股骨的连接处，并与座位表面大约成 45° ~60° 角

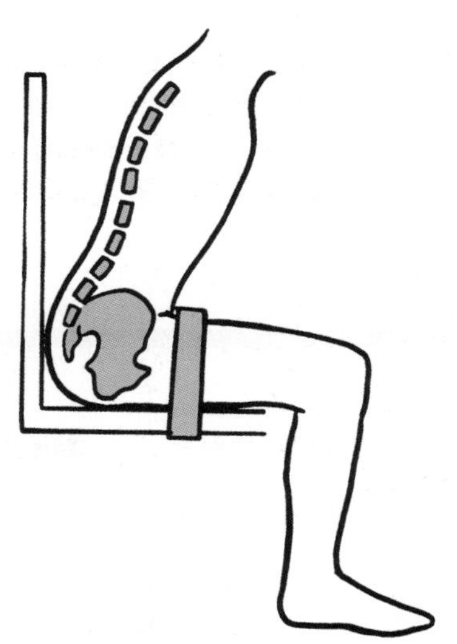

图 32.21　一条在大腿上部的绑带（与座位表面成 90° ），不会妨碍骨盆自然的前倾

点有助于防止骨盆向前上方滑动。其他骨盆固定装置请参考座位原则 2：达到并维持骨盆的对位对线。

上肢支撑

轮椅的扶手具有许多的功能，它为手臂提供支撑的同时，也为用手支撑站起和坐骨结节减压机制（坐位撑起）提供了支撑面。扶手也可用于承托上肢托盘或交流设备。扶手的高度、长度和宽度都是确保独立和舒适性的重要测量数据。如果扶手太高，肩部就会承受过多的压力；如果太低，就会导致为了够着扶手而常常弓背在轮椅上；如果扶手太宽，转移时要拆卸扶手就会有困难，也会影响轮椅的驱动；如果太窄，手臂就会从扶手上滑落而影响对躯干姿势的辅助作用。

对于某些使用者，扶手会用来安装上肢支撑面（UESS），如托盘或槽。这个支撑面能提供几项重要的功能，它可用于达到上肢的对称性体位、维持盂肱关节和肩胛骨正确的对位对线，并且可以作为工作台或交流台面；也可以作为姿势控制系统的附件，承托上肢的重量且减轻其对肩部和躯干的牵扯。

下肢支撑

在选择下肢承托系统时，类型和位置是重要的考虑因素。下肢支撑系统的安装会直接影响身体下半部分的体位；同时也会对躯干、头部、和手臂的张力和体位造成影响。适当的屈髋有助于保持骨盆在座位上的良好体位，而适当的下肢支撑高度和类型是维持这一体位所必需的。过低的下肢承托会导致膝部降低，使得髋部处于更打开的角度，从而引起骨盆向前滑动；过高的下肢承托会把大腿抬高，使得坐骨结节的负重增加。升高小腿支撑的高度，尽管是在低的位置，都会给紧张的腘绳肌造成额外的张力，把骨盆牵扯到后倾的位置（图 32.22）。任何由腘绳肌所导致的活动度受限都会直接影响脚部位置的选择。为了达到最舒服的髋屈曲体位，可能有必要把膝部屈曲超过 90°，且需要对脚部的支撑作特别的处理。关于脚部体位和带子的方面的决定，要在可获得的关节活动度的基础上，尽早地确定，以确保导向轮（前轮）有足够的空间。

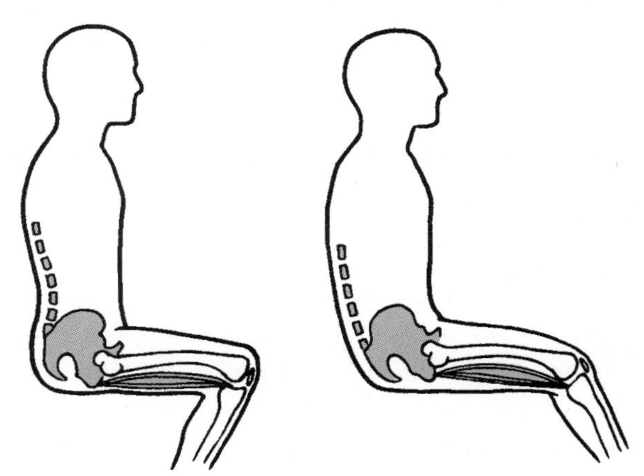

图 32.22　腘绳肌在松弛状态且膝部屈曲的情况下的坐位对位对线（左图），当把脚放到抬高了的脚踏板上时，会引起腘绳肌张力增加而把骨盆牵拉到后倾的体位（右图）

附带的支撑面

为了改善躯干、下肢的对位对线和头部的体位，可能还需要其他的支撑。除了主要的支撑外，附带的支撑包括：躯干侧支撑、膝内外侧支撑、大腿外侧支撑、头托和胸前支撑等。当决定是否需要这些支撑时，要有具体的目标去判断每一个附带的支撑面。

带轮子可移动底座

带轮子的支架构成了座椅系统的移动部分，可移动的底座包括手动操作系统和电动系统，手动系统是为独立使用即有能力驱动轮椅的使用者或依赖使用即由照顾者推动轮椅而设。

手推移动系统

依赖型的手推移动系统包括:婴儿车、手推车和一些手动轮椅。这些系统具有典型的小轮设计,不适合自己推动。他们也可能设计得更易于折叠以便于运输。

在独立手推移动系列的轮椅中有四种不同的方法去驱动。用双手独自推动轮椅适用于上肢功能状况和力量都良好的使用者,也是最常见的一种。这种系统通常配有大的后轮,且被安装在支架的中部(主要适合于儿童)或前部(图 32.23)。轮子安装在不同的位置能改善抓握轮子和推动的能力,在考虑到可能对肩胛带所造成的长期影响时,这一点尤其重要。

研究显示使用手动轮椅的患者,特别是轮椅与他们的身体和功能水平配置不当,会有上肢重复性劳损(RSIs)的风险,由于重复性的推动轮椅的动作所引起的重复性劳损,会继发性地导致如组织(肌腱、韧带、神经)和骨性结构的受损,引发炎症、压迫、和(或)肩关节和周围结构的撕裂伤,从而引起疼痛和功能受损[28,29]。

重复性劳损可见于轮椅使用者的肩部、腕部和手,即使是没有重复性劳损记录的患者,长期使用轮椅也有上述关节疼痛增加的报道[30,31]。要求小肌肉去产生大的力量并重复性的去驱动轮椅,这些肌肉通常也是不同的日常生活活动(ADL)中要用到的,因而,对这些肌肉负荷的增加也就是导致损伤的潜在因素。在不正确的体位下使用肌肉,会导致过度的牵拉和过度的使用。随着轮椅重量的增加、使用者体重的增加和环境的因素,附加在肌肉和关节上的压力就增加了。在病情变得严重之前,许多症状是感觉不到的,肩袖损伤和盂肱关节的不稳定是肩关节常见的问题。由于有数条肌肉跨越了腕和肘关节,因此腕部的问题通常会表现为肘部的疼痛,常见的是内上髁炎和腕管综合征(CTS)(知识点 32.4,与驱动轮椅相关的上肢疼痛的研究证据总汇)。

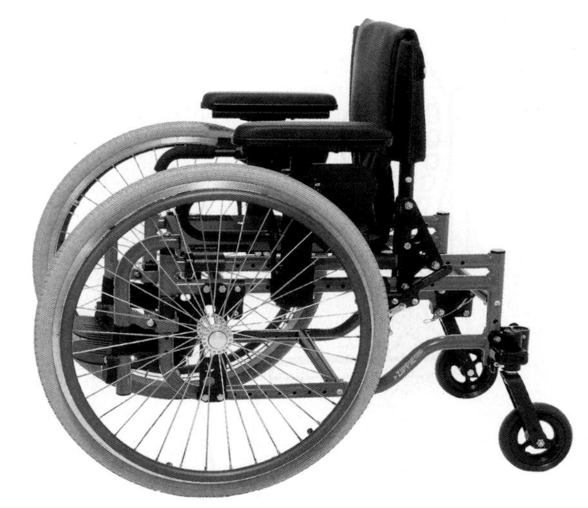

图 32.23 对于某些患者大前轮和小后轮的轮椅可能推起来会容易些,但在室外推动会更困难

知识点 32.4 证据总汇——与驱动轮椅相关的疼痛研究

参考资料	目的	对象 / 设计	结果	结论 / 注解
Sie 等[28] (1992)	记录上肢具体区域的疼痛发病率,以及上肢疼痛与脊髓损伤后的时间之间的关系	非随机分组研究;把问卷寄给 239 名脊髓损伤后一年以上的研究对象;平均年龄 37.4 岁,研究对象被问及是否有上肢疼痛(肩、上臂、肘、前臂、腕和手)的出现、腕管综合征筛查	55% 四肢瘫的研究对象报告至少有一个区域的上肢疼痛、40% 有一个区域以上的疼痛。64% 的截瘫研究对象报告有上肢疼痛、32% 有一个以上的区域疼痛。59% 的研究对象报告有上肢疼痛、30% 报告需要服药止痛、功能受损或进行日常生活活动时有疼痛。截瘫的研究对象报告有严重疼痛的要比四肢瘫的少。41% 的研究对象报告有肩痛	肩痛是四肢瘫的研究对象最常见的疼痛部位、是截瘫第二常见的疼痛部位。在脊髓损伤后 20 年内,上肢疼痛随时间呈上升趋势。在截瘫的研究对象中,在损伤后的 19 年内,与腕管综合征相关的主诉随时间而稳步增长
Fullerton 等 (2003)[a]	对比运动员与非运动员的轮椅使用者肩痛的发病和发病率	群组研究,20 条问题的问卷,通过佛吉尼亚脊髓损伤注册处寄到 500 位随机分组的个体名,共 257 名研究对象参加了研究,86% 是脊髓损伤患者。如果符合下列条件的归为运动员,①每周训练不少于 3 小时;②每年至少参加 3 次比赛;③有一台为体育项目而改装的轮椅。172 名研究对象被归类为运动员	48% 的研究对象报告有肩痛;70% 曾经寻求过疼痛治疗;92% 在日常生活活动中有疼痛。66% 的非运动员报告有疼痛,只有 39% 的运动员报告有疼痛。疼痛和运动状态与肩痛的发生之间没有明显关系。四肢瘫和截瘫的研究对象之间无明显差别。年龄对疼痛和运动状态有明显的影响。排除了年龄、脊髓损伤的水平和使用轮椅的年限等因素,非运动员的肩痛发生率是运动员的两倍以上	这个研究的不足之处是有一个问题没有回答:非运动员比运动员有更多的肩痛是因为他们不是运动员,或是因为有肩痛使得他们不能成为运动员?这可能是抽样上的偏差,因为很多问卷是人手派发的

知识点 32.4 证据总汇——与驱动轮椅相关的疼痛研究 续

参考资料	目的	对象 / 设计	结果	结论 / 注解
Curti 等 (1999)[b]	对比四肢瘫和截瘫的轮椅使用者肩痛的发病率和日常功能性活动中肩痛的程度。	非随机分组研究；自我报告调查；55 位女性和 140 位男性；92 名四肢瘫（平均年龄 32.9 岁）和 103 个截瘫（平均年龄 34.4 岁）。研究对象每周用手动轮椅 3 小时并且至少发病 1 年。分组根据年龄、每日活动的水平和使用轮椅的年限	四肢瘫组和截瘫组在年龄、使用轮椅的年限和每周活动的小时数上没有明显的差异。截瘫组每周做更多的转移和每周使用轮椅的时数更多（两个都有显著性差异）。少于 15% 的研究对象在使用轮椅前有肩痛史，78% 的四肢瘫和 59% 的截瘫研究对象自从开始使用轮椅起就感觉到肩痛。四肢瘫组以前的、双侧的和当前的肩痛的发病率明显高于截瘫组。两组在推动轮椅上斜坡、推轮椅超过 10 分钟和在睡觉的时候都有最严重的肩痛	这个研究显示脊髓损伤后肩痛对日常功能活动会造成很大的影响。四肢瘫的患者逃避剧烈的功能活动与年龄的增长和轮椅的使用时间有关
Veeger 等 (2002)[c]	测试在每天用手驱动轮椅的强度下，施加在盂肱关节和肩部肌肉上的机械应力	非随机分组研究；3 个有经验的男性轮椅使用者，分别 22 岁、27 岁和 38 岁，体重分别是 180、176 和 209 磅(81.5、80 和 95 公斤)。每周都参与轮椅体育运动。每个接受 4 次，4 分钟的轮椅练习测试，用 2 个阻力挡（10 和 20 牛顿）和 2 个速度挡（0.83 和 1.39 米 / 秒[-1]），期间收集数据以建立上肢骨骼肌肉模型。这个模型的人体测量的参数是基于两具尸体的研究的数据。个体的肌肉表现是基于这个模式上估计出来的	当速度增加时，推动时间明显缩短了，同时复原时间也缩短，相应地能量的输出增加。在推动期产生的最大力量的肌肉是肩胛下肌，冈上肌和冈下肌也高度活跃。胸大肌产生中等程度的内旋力量。在推动期肱二头肌比肱三头肌产生更大的力量。在复原期，肩胛骨部位的三角肌产生了比其他肌肉更多的力量。当力量输出相对最大的时候冈上肌是负担最重的肌肉。同时高度的活动是前臂（旋前和旋后受到二头肌的影响）	盂肱关节的触点压力在 800~1400 牛顿之间变化。冈上肌和冈下肌可能是负责外旋以补偿三角肌的运动（过多的内旋可能造成大结节在肩峰下直接移动，并因此增加了撞击的可能性）。撇开相对小的触点压力，在旋转肩袖上的力量峰值和压力峰值（特别是冈上肌）会很高。这些高峰值的压力可能造成过度使用性损伤
Boninger 等 (2001)[d]	调查截瘫的轮椅使用者在 MRI 和放射影像学上的异常表现	非随机分组研究；28 名截瘫的研究对象，19 男和 9 女（平均年龄 35 岁），创伤性脊髓损伤在 C_4 水平或以下，研究开始前发病超过 1 年。研究对象全天候用手动轮椅作移动。每个研究对象完成一个标准化的问卷，完成一个统一的肩关节的身体检查和影像学方面的检查（放射影像学和磁共振 MRI），计算体重指数（BMI）	5 个研究对象显示有锁骨远端的骨质溶解，11 个显示肩峰下骨刺，8 个显示 ACDJD。只有 9 个研究对象放射影像上显示完全的正常，一个对象被发现有旋转肩袖撕裂。锁骨末端的水肿是 MRI 上发现最多见的异常(20 个对象)，18 个表现为肩锁关节的退行性变，喙肩韧带问题也很常见。高体重指数的研究对象异常的程度更大	这个研究假设肩部损伤是由于转移和驱动轮椅时的重复载荷所致。单是体重指数本身与异常无关，它可能表明较高且体重较大的研究对象所具有的骨骼肌肉系统能更好地去应对所增加的压力

知识点 32.4 证据总汇——与驱动轮椅相关的疼痛研究 续

参考资料	目的	对象 / 设计	结果	结论 / 注解
Samuelsson 等(2004)[e]	描述截瘫的轮椅使用者肩痛对活动和参与所造成的后果，并描述发病率和肩痛的类型	非随机分组研究;56 名由于脊髓损伤导致截瘫的潜在的研究对象(12 个女性、44 个男性,平均年龄 49 岁),发病一年以上,用问卷对其进行筛选;21(37.5%)名回答有肩痛，13 个研究对象描述了肩痛的类型和结果。用 Constant Murley 量表(CMS)、轮椅使用者肩痛指数(WUSPI)、Klien 和 Bell 日常生活活动指数(KBADLI)和加拿大作业表现测量表(COPM)来描述肩痛对活动的影响	疼痛程度最高的是把轮椅装进小汽车里,其次是户外推上斜坡在工作和学校中的日常生活活动。54% 的研究对象在自我照顾活动上出现问题;23% 在生产活动上;23% 在休闲娱乐活动上。最常见的问题是转移进或出小汽车(62%)和轮椅推动(46%)	在这组的研究对象中,坐姿可能是与肩痛有关。脊髓损伤的轮椅使用者倾向于采用一个脊柱后凸的姿势,导致不正常的肩胛骨旋转,这可能会导致大结节位于肩峰的下方。最明确的一点是轮椅的使用与肩痛有关联

Evidence Summary Box prepared by Stephen A. Caronia.

*a*Fullerton, HD, et al: Shoulder pain: A comparison of wheelchair athletes and nonathletic wheelchair users. Med Sci Sports Exerc 35(12): 1958, 2003.

*b*Curtis, KA, et al: Shoulder pain in wheelchair users with tetraplegia and paraplegia. Arch Phys Med Rehabil 80(4): 453, 1999.

*c*Veeger, HEJ, et al: Load on the shoulder in low intensity wheelchair propulsion. ClinBiomech 17(3); 211, 2002.

*d*Boninger, ML, et al: Shoulder imaging abnormalities in individuals with paraplegia. J Rehabil Res Dev 38(4): 401, 2001.

*e*Samuelsson, KAM, Tropp, H, and Gerdle, B: Shoulder pain and its consequences in paraplegic spinal cord–injured, wheelchair users. Spinal Cord 42(1): 41, 2004

我们在为有能力自己驱动轮椅的患者开具轮椅和性能方面的处方时,必须要尽可能地考虑去预防重复性劳损。重要的预防策略是,慎重的处理上肢的位置以达到最有效率的推动,减少每一次推动所需的力量和移动轮椅时所需的次数。观察腕部的对位对线并作出必要的建议以减少损伤和撞击而导致的重复性劳损同样也很重要[32~34]。在开具自我驱动轮椅处方包括选择座椅时,要考虑的指标还包括:

- 重量尽量要轻
- 为了最有效的移动,框架要稳固
- 制作精良,高质量的轴承(增加可移动部件移动的容易程度)以减少推动时的阻力,而非移动的部件则要稳固
- 根据患者的体型和功能去选择最合适的轮子尺寸和类型
- 提供最合适的易推动和稳定性组合

为有能力推动轮椅的使用者选择最合适的手动轮椅时,有许多性能是必须要考虑的。有很多支架可供选择,每个细小的区别都会影响使用者的功能技巧,固定的框架比可折叠的要轻些,但对某些使用者来说可能会造成运输上的困难。通过改变前轮、车叉子的长度和后轮的大小来调节座椅前后的高度这一性能可在平衡方面协助使用者。靠背角度与支架角度的可调性可以在姿势方面协助使用者。

第二种自我推动轮椅的方法是用单手驱动系统,这适合于只有单侧上肢功能的人,轮椅的健手侧有两个手轮供推动轮椅用,靠外面的手轮可以令轮椅向一侧转向,而靠内侧的手轮则可以令轮椅向另一侧转向,同时推动两个手轮可以使轮椅向前移动(图 32.24)。

第三种自我推动轮椅的方式是单脚或双脚驱动,这种情况下必须要注意的是座椅要足够的低,这样使用者才能维持良好的体位,同时不会有从轮椅上滑下的危险。

最后一种自我推动轮椅的方式是一手一脚并用,这种情况下必须要注意的是座椅要足够的低,同时后轮的尺寸和位置要合适,以便于功能性移动的使用。

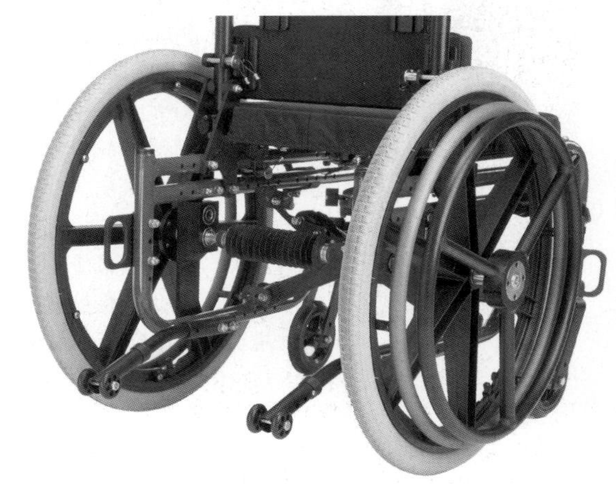

图 32.24 单侧的双手轮令使用者可以用单手推动轮椅

电动移动系统

电动移动系统(图 32.25)由底座或框架、座椅系统和电力部分(电池、引擎、控制模板和驱动控制)组成。

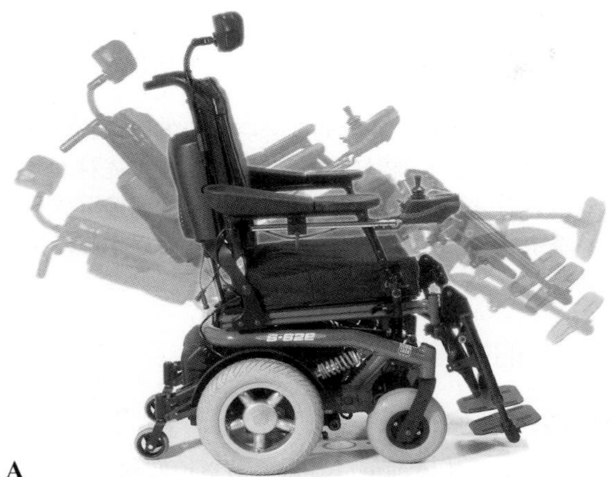

A

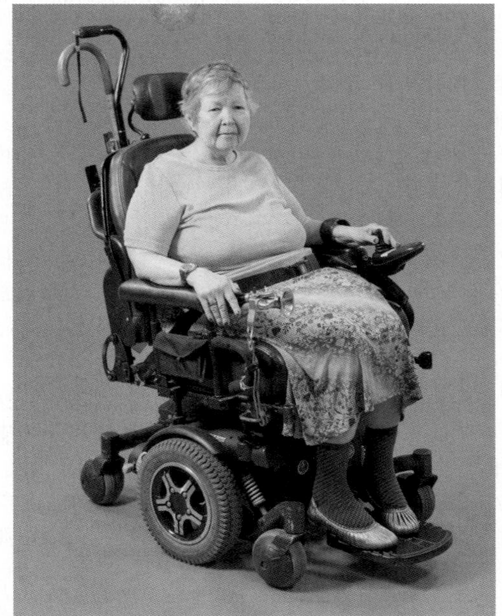

B

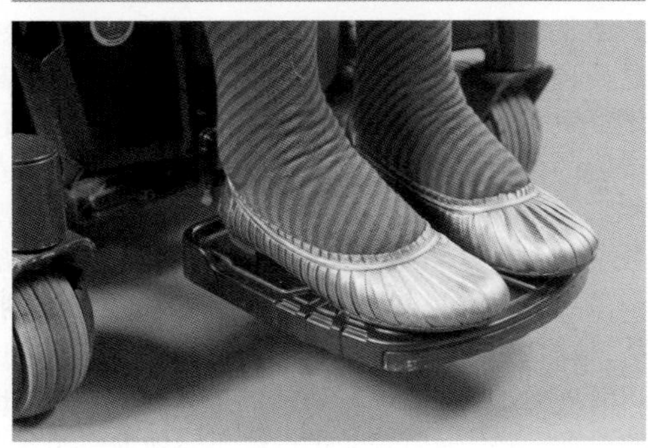

C

图 32.25 (A)电动轮椅为协调能力差、衰弱无力、或瘫痪的患者提供了在他们周围环境中移动的机会,这种轮椅也安装了电动的座椅系统。Courtesy of Sunrise Medical,Carlsbad,CA 92008。**(B)**患者坐在电动轮椅上,注意轮椅的靠背后面有一个供放置拐杖的储存空间。**(C)**放大的可弹起的脚踏板

如果使用者无法驱动手动轮椅,而对周围环境有认知上的意识,就应该考虑使用电动轮椅[35~38]。对于勉强能自我推动轮椅的使用者也应考虑电动轮椅,他们也许能够在室内和室外平整的地面推动轮椅,但不能在社区的环境中推动轮椅,这会造成肌肉和关节承受过多的压力、引起姿势的问题和(或)增加心血管的负担。必须要和患者及其照顾者讨论长期过度使用肌肉和关节导致的损伤和骨骼畸形的可能性,这是评估过程的一部分。患者必须要面对的是损伤问题严重到一定的程度有可能会妨碍一些重要的功能如转移和日常生活活动[28~34,39~43]。

为了确定电动移动的有效性与可行性,必须要对患者的环境作全面的评估(第 9 章环境评估)。建筑上的障碍如台阶,会妨碍电动轮椅的使用,或要求患者要有电动和手动两套系统,供不同的时段使用。另外要注意的是轮椅在运输方面的问题,要考虑使用者和照顾者双方在技术层面的接受程度。患者的情况在不断地变化,在选择轮椅时,要以长远的计划作为导向去作出决定。当考虑为有认知功能受损的使用者提供电动轮椅时,首要原则是使用者能留意自己和他人的安全。在多数情况下,教会患者停车和判断何时停车要比只是教会驱动轮椅要难得多。意识、可靠的行驶、动机和好的反应时间都是轮椅使用的重要因素。

操控

电动移动有多种操控方法可供选择,包括手操控、头控系列系统、吸气和吹气呼吸控制系统、单开关系统和扫描系列系统。

手控制

用手驾驶是最有效的驱动电动轮椅的方法,用操纵杆去控制轮椅的方向和速度。操纵杆的安装位置很重要,要确保使用者能够很容易就够着操纵杆,且不会给腕、肘或肩部造成过多的压力。必须要对电源开关、模式切换和(或)速度表盘进行评估,以确保独立操控,并预防驾驶时的意外撞击。

头控系列系统

有些使用者不能用手去控制电动轮椅,但他们的头部控制能力很好,可用头控系列系统去驱动轮椅。这个简单的系统由三个开关组成,头部后面的开关可以使轮椅前进、而头部左右两侧的开关分别可以让轮椅向左右转动。按压组合开关可以令使用者更容易操控轮椅。第四个开关可用于后退或切换系统,因而头控系列的后垫变成了后退的开关。这第四个开关也可以用于变速和其他轮椅功能的操控。这类型的控制系统需要有好的头部控制。

吸气和吹气系统 / 呼吸控制系统

这种吸气和呼气系统是通过一根放在嘴里的管子用呼吸控制的,用力吹气使得轮椅往前移动,用力吸气使轮椅后退,轻轻地吹气是向右转,而轻轻地吸气是向左转。对气流的控制是来自于口腔而不是肺部。系统可以进行轻或用力吹 / 吸气校准。系统也可以设置为锁定状态(用力吹气后就锁定在前进状态),因而使用者就不需要不停地往管子里吹气以保持轮椅

的前进状态。在锁定状态下，轻吹或轻吸就可以把气锁定状态解除，用力吸就会把轮椅停下来。当使用这一类型的控制系统时，为了有最好的效果，重要的是唇的闭合要好，不会从嘴和鼻子漏气。如果使用者难以区分大力和轻的吹吸气，可以结合使用吹气和吸气控制以及开关控制系统去驱动轮椅。

单开关系统

如果使用者不能使用头控系列或吸气和吹气系统，可以用多种不同的单开关设置去驱动电动轮椅，把单开关安装在任何一个哪怕是只有细微的主动活动的地方(例如：手、肘、头、下巴、膝、脚等等)去控制轮椅。可以用托盘去承托有良好粗大运动的上肢去操控一系列分别控制不同功能的开关。开关可以用不同的设计、大小和颜色代表不同的功能。用这种方法操控轮椅需要安装四个开关。

扫描系列系统

扫描系列适用于只能安装一个开关的使用者。一束光线在预设了不同方位的显示器上进行扫描，当光线击中要前进的方位时，就会激活开关使得轮椅向该方向移动。当开关内的接触断开时，扫描的光束会继续按预设的方式在显示器上进行扫描。虽然这种系统用起来会既慢又乏味，但能独自驱动轮椅对于有强烈愿望的使用者就是一个很大的奖赏。

其他系统

电动轮椅还可以用脚、手臂和下巴来操控，有不同操控方式的开关可以用于电动轮椅的驱动，包括接近开关、零接触开关和红外线开关。为了确保使用者能安全有效地在室内和室外去驱动轮椅，对所提供的设备进行测试是必需的。

电动轮椅底座

有四种可供选择的电动轮椅底座，而每一种都有其独特的优点。每个使用者都不同而许多使用者只能驾驶一个类型的电动底座。无论是新的使用者或是有经验的可能想更换其正在使用的轮椅类型的使用者都有必要进行测试。

小型摩托式轮椅

这种类型的电动轮椅可以是三轮或四轮的，通过手控制杆系统来操控(第9章 环境评估)。在座椅的大小和支撑方面的选择较少。许多使用者喜欢小型摩托车能在狭小的空间里操控、转移时座椅可以旋转，以及在某些情况下座椅可以升高有助于拿取物品这些特性。其部件容易拆卸便于运输，但可能没有足够的动力或电力供室外使用。虽然小型摩托车价格比较便宜，但是在购买小型摩托之前，需要讨论使用者残疾情况的考量、需求的改变和环境方面的问题。

后轮驱动底座

后轮驱动的电动轮椅把驱动轮固定在轮椅的后部而脚轮在前部，驾驶这种轮椅的使用者能看清其前进的方向，并注意确保他们的脚部不会碰到墙壁、门或其他物品。之前，这是最常用的底座类型，随着科技的进步，现在，中央轮驱动成为了最常用的类型。

中央轮驱动底座

中央轮驱动轮椅在轮椅的中部有固定的驱动轮子，轮椅的前部和后部都有小的脚轮，轮椅从中央开始转动，转动时必须要留意轮椅的前后方，为了要改善脚轮的空间，可以通过改善小腿的摆放位置而实现。

前轮驱动底座

前轮驱动的轮椅在轮椅的前部有固定的驱动轮而脚轮则位于轮椅的后部。当轮椅转弯时，是轮椅的尾部先移动，因此，必须要确保后方有足够的空间。这种类型的轮椅可以更靠近桌子和洗手盆，因为没有脚轮空间的问题，所以小腿的摆放位置得到改善。

座椅系统的性能

可调节空中倾斜座椅系统

手动和电动轮椅都可以有可调节空中倾斜的性能，这种空中倾斜的性能是指座椅系统的座位和靠背的角度、座位与小腿支撑的角度、小腿支撑与脚踏板的角度都是固定的，整个系统可以根据使用者的需求而后倾或坐直(图 32.26)。在手动轮椅，大多数情况下需要照顾者去改变倾斜的角度。在电动轮椅，使用者可以通过开关独自调整座椅倾斜的角度。这种倾斜的性能适合那些躯干控制较差到一般，不能一整天都抗重力坐直的使用者。倾斜的性能为使用者提供了休息和改变体位的机会，也可以帮助使用者在转移后调整在轮椅中的体位，有助于改善平衡和头部的体位，通过把压力从臀部转移到背部来防止皮肤的受损，并增加舒适度[44,45]。

可调节的后靠系统和可升高的腿部支撑系统

手动和电动轮椅都可以有可调节的靠背和小腿支撑系统，使用者可以在轮椅上往后靠，有助于减压和压力的分布、二便的护理、体位性升高血压、舒适性和关节活动度[44]。每一种性能都可以独立地下订单。在手动轮椅，需要由照顾者去调整靠背和小腿支撑的角度。在电动轮椅，使用者可以用开关去独自调整后靠的角度和小腿支撑升高的角度。如果小腿支撑的调节是手动的，使用者就需要依靠他人去调整角度。在选择这两种性能时必须要慎重。在多数情况下，升高小腿支撑并不能减轻水肿；小腿必须要升高到高于心脏的位置才能起到消肿的作用。要检查腘绳肌的紧张度，以确定在小腿升高的情形下，是否还能维持适当的坐姿。通常的情况是伸展膝关节会导致骨盆在座位表面上滑动，这会增加臀部下方形成压疮的风险，同时加剧不良的躯干姿势。如果下肢的肌张力增高，膝伸展可能会引起痉挛并使得膝关节屈曲，这通常会使小腿滑离腿托而增加了受伤的危险。后靠的性能也需要做仔细的检查以确保背部体位的改变不会增加使用者在轮椅中下滑的风险。

电动座椅升高

电动的座椅系统可能会包括电动的座椅升高系统性能，这一性能使得座椅可以升高或降低以迁就不同的高度便于拿

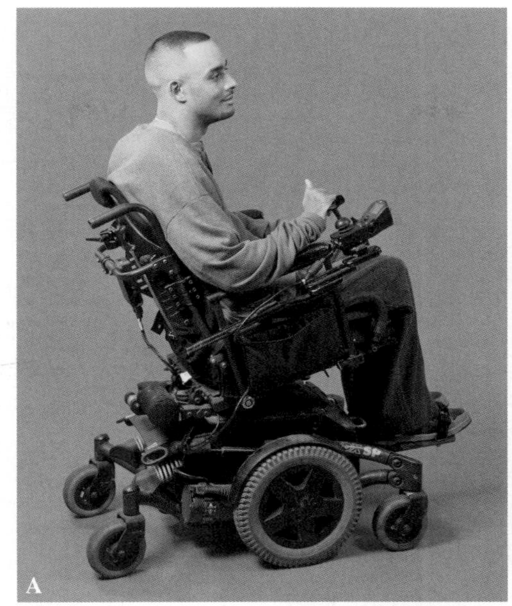

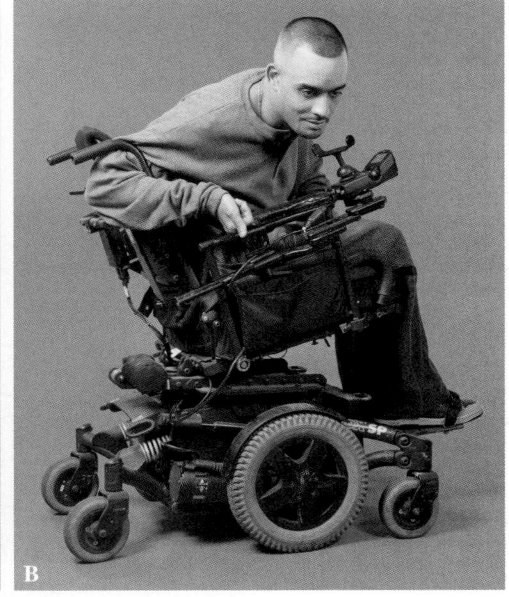

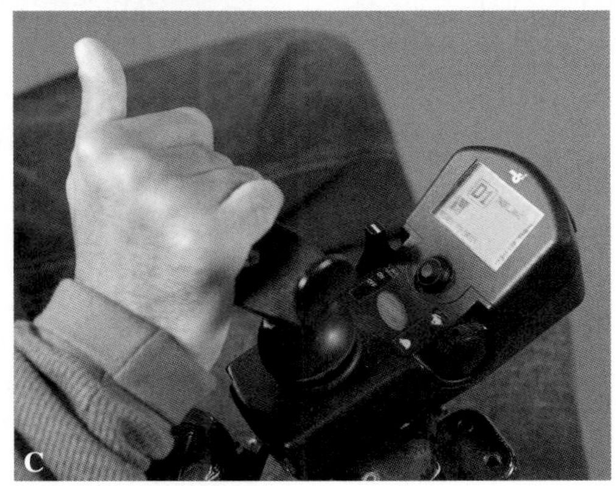

图 32.26 （**A**）在空中倾斜的轮椅用预设的角度在空中倾斜。（**B**）患者在空中倾斜的轮椅上完成减压动作。（**C**）放大的目标位置操控杆

取物品，有助于靠近桌子、洗手盆和橱柜等等，也有助于轮椅与坐厕和床之间的来回转移。在升高的情形下，也可以改善社交上的互动。电动轮椅可以用这一性能进行驾驶，但出于对安全的考虑，轮椅行驶的速度比较慢。

站立架

站立架是使在通常没有支撑的情况下不能站立的人站起来的一种装置。站立架可以是单独的有轮子或没有轮子的站立装置。为了使得使用者在一天当中不需要转移到其他的设备上就能站起来，手动轮椅和电动轮椅都可以配置有站立架的性能。在手动轮椅，使用者要用自己的臂力去进行升降。附设的站立架性能增加了轮椅的重量，但却在一天当中在需要站立、伸展、取物和工作时可以改变体位。在电动轮椅，与手动轮椅相同的功能可以通过开关电动系统达到。

电动助力轮

电动助力轮是附设在手动轮椅上的，为使用者的每次推动提供助力[46-49]，使得在室内和室外推动轮椅变得更加容易，适用于那些不希望更换成电动轮椅的手动轮椅使用者。

特殊的轮椅框架性能

吊床式的靠背和吊床式的座位设计

吊床式的靠背和座位是普通手动轮椅的标配，以方便使用者在进行小汽车运输时把轮椅折叠起来。但是，这种吊床式的设计会加剧不良的坐姿、骨盆后倾、颈部过伸和下肢的不良体位。这类型的轮椅应该只适用于以运输转移为主时使用，或者只作短期的使用，或者是适合那些能自己调整体位而没有发生挛缩危险的使用者，又或者为了移动而需要轮椅系统尽量地轻。吊床式的靠背是普通电动轮椅的标配，当决定使用这类靠背时应留意，因为其潜在的因素会导致躯干体位不良、加重脊柱后凸及加剧颈部过伸。如有可能，应尽量避免使用这种吊床式设计的轮椅，因为其有潜在的导致不良姿势和健康问题的因素存在。可以在这类型的轮椅里加上坚固的靠背和坐垫，而在转移运输时则可以拆卸。图 32.27 提供了一台处方轮椅的基本组件的整体图。

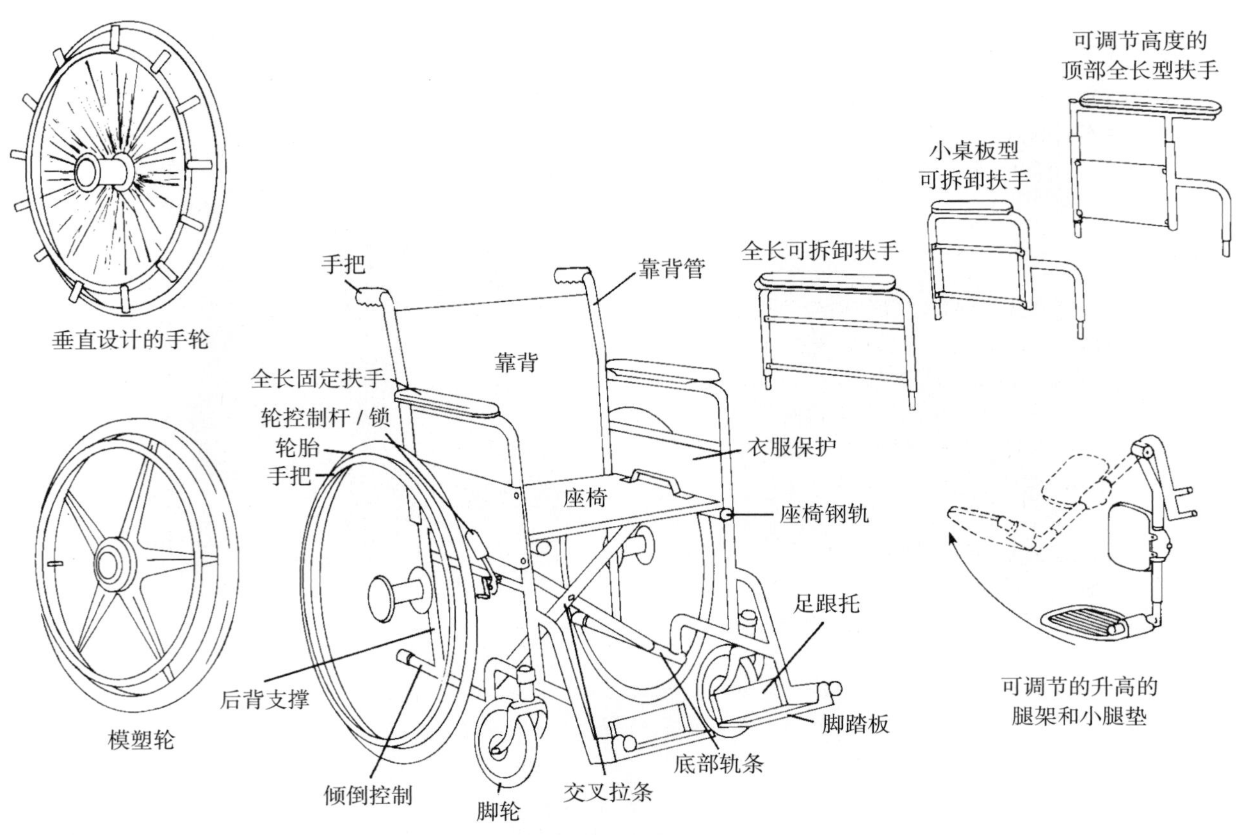

图 32.27 一台处方轮椅的基本组件

靠背角度调节

在一些普通的手动、电动轮椅和大多数的可空中倾斜的座椅系统中，靠背的角度可以调节并用螺丝固定在一个特定的角度。根据轮椅的厂家和轮椅的类型，会有不同的轮椅靠背调整角度范围，有些轮椅只有 10°的调整范围，有些则可以有 30°的调整范围。这一性能适用于髋关节屈曲受限的使用者，和那些需要固定后倾位置而又不想要可空中倾斜座椅系统的人。

座椅框架角度和高度

手动轮椅工厂设定了座位框架的角度和高度，有些轮椅有可调车轴板和调节叉，这提供了改变轮子大小、脚轮大小，和把轮子安装在特定的高度和具体的框架角度的可能性(图 32.28)。这可以帮助腘绳肌紧张的使用者去增加脚部的空间，或通过稍微后倾去改善姿势以帮助坐直有困难的使用者，同时有助于上肢的控制，也有助于用脚去驱动轮椅的使用者脚能接触到地面，或者使得转移更容易些。

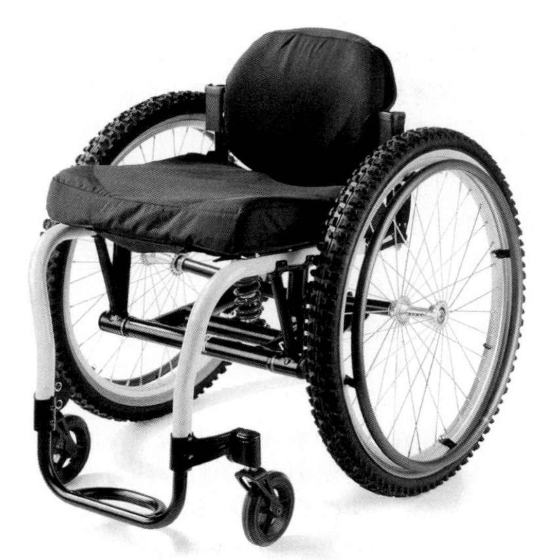

图 32.28 轻便型固定框架轮椅，有可调节悬挂系统、座椅靠背角度、轴距和脚踏板长度，辐条轮上有多节轮胎

脚踏板系统

脚踏板系统由支架、伸展器和踏板组成。支架安装在轮椅上，伸展器为小腿提供适当的长度并承托踏板，支架可以向侧方打开以便于转移。如果是独立转移，练习使用和拆卸这些装置可以确保患者掌握技巧和操作时的安全。踏板可以是固定也可以是可调的，可调的踏板(踏板可以移动并通过位置与角度去影响脚和膝的位置)在膝关节(座位与小腿的角度)或足部(小腿和踏板的角度)紧张的情况下可以把脚调整到最佳位置。

扶手系统

扶手的配置有桌长或全长两种，其高度也有固定和可调两种。有多种不同的方法去挪开扶手以便于靠近桌子和转移。可根据使用者的功能技巧水平去选择最有利于独立的系统类型。

轮子的类型

手动轮椅后轮的选择对于确保使用者独立驱动是很重要的，如果后轮太大，肩部就会受到额外的压力，如果后轮太小，则可能难以够着和推动。根据使用者使用轮椅的地形去选择轮子的类型很重要。多节轮胎可能对崎岖的地形有帮助。手轮也有多种不同的选择，铝合金的可以外包覆盖物，有突起物，或根据推动轮椅的方法也可以选择尺寸小些的手轮。

脚轮的大小类型也有多种。根据体位的需要，较大的脚轮[8英寸(12厘米)]可能会妨碍了脚部的空间。较小的脚轮可以改善脚部的体位且转动轮椅较容易。较大的脚轮在坑洼或泥泞的路上行进较容易。

根据电动轮椅的类型，可选择的脚轮种类要少得多，但为了抓地力好些，其轮胎要宽些。后轮驱动的电动轮椅脚轮的选择要多些，有些人喜欢大一些的前脚轮以便于在不平整的路面行驶。

座宽与座深

手动和电动轮椅都有不同的座宽和座深配置，如果给使用者提供的是手动轮椅，重要的是要确保座宽不能太宽或太窄，因为这会影响使用者推动轮椅的能力(图32.29和图32.30)。为了确保肩部不会受到过多的压力，测试不同的座宽是重要的。座深对于确保在坐位支撑下可以达到最佳的体位很重要。

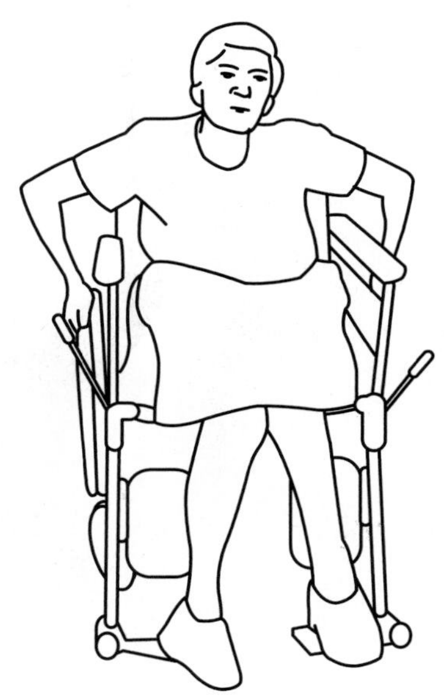

图32.29 一张太宽的轮椅会使得患者更难以够着手轮并推动轮椅

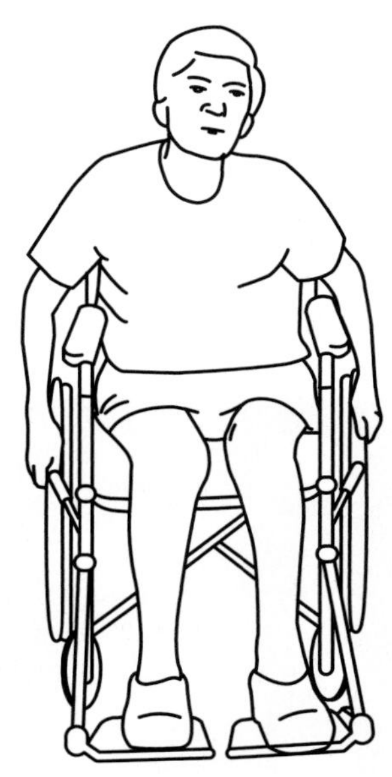

图32.30 稍窄些的轮椅使患者更容易够着手轮并推动轮椅

电动轮椅和可空中倾斜的座椅系统可能在座宽和座深方面是可以调整的，这一性能可以通过微调使得使用者随着时间的推移都能保持最好的坐姿。通常座宽的调整会有一定的范围，要注意选择最理想的范围。例如，如果所需的座宽是20英寸(50.8厘米)，可选择调整范围为16~20英寸(40.6~50.8厘米)的框架，或20~24英寸(50.8~60.9厘米)的框架。如果患者体重不可能增加，则应选择较小的轮椅，如果患者体重有明显增大的可能，则应选择较大的轮椅。新近出品的电动轮椅倾向于有更大的座深调整范围，但同样地要注意轮椅底座的长度，确保不要太长以免影响在室内的安全驱动。

体育运动与娱乐

许多使用者在娱乐性和竞技性体育活动方面都很活跃，而其中的某些活动是在轮椅上进行的。这一类的患者可能需要不止一台轮椅：一台上街或日常轮椅和一台经精心调试的竞技轮椅或娱乐用轮椅(图32.31~32.37)。对于一些诸如：射箭、铁饼、铅球和精准的标枪这一类的体育运动，适合用较为稳固的轮椅。大的车轮外倾角(轮子的角度、轮子的上部较靠近使用者而底部则离得较开，这为整个系统提供更高的稳定性)(图32.31)能够达到这一要求，即使用的是轻便型的框架。对篮球、网球和舞蹈这一类运动，轮椅的反应性是关键。竞技轮椅通常结构坚固，且用非常坚硬而重量又轻的材料制成。当轮子和脚轮的位置、车胎、车轴和轴承这些配置与使用者的体重相吻合时，轮椅的表现就会截然不同。如有可能的话，给那些参加多种活动的使用者配置一台有更大的调节范围和改变参数能力的轮椅，或多台轮椅，以适合不同的活动。

在野外、崎岖的小路上使用轮椅的使用者需要多节轮胎(图32.28)，因为普通轮椅的外胎往往会陷到松软的泥土里。而那些在赛道上竞速的人则需要竞技轮椅，竞技轮椅吸取了许多竞技自行车方面的设计：窄、硬的轮胎；框架由轻合金、钛合金或碳素纤维制成；低座椅把空气阻力最低化；小的手轮有更好的传动。选手通常坐在一个被夹着的体位，髋屈曲约120°，膝屈曲，腿绑在一起以形成非常光滑的流线形，这样一来，当整体单元（轮椅和使用者）飞快地沿着赛道移动时就能把风的阻力降到最低。对于网球和舞蹈来说，轮椅被精简到最基本的配置，所有的配件甚至车闸都要移除，轮轴和辐条被设计成可以在比赛过程中放网球的装置，靠背也尽量地低，以方便使用者上身自由地移动（图 32.31）。

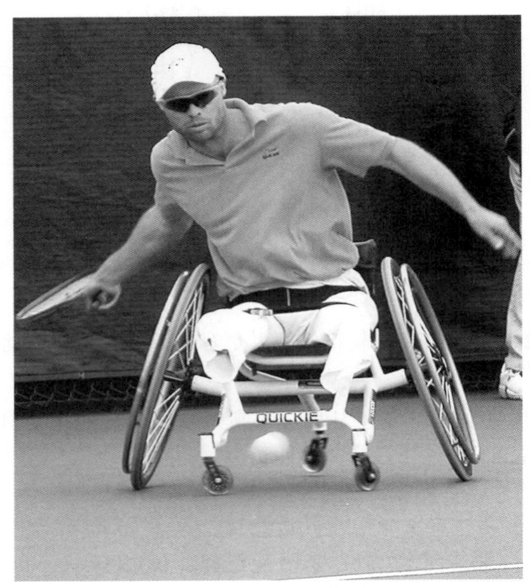

图 32.31 所展示的这款球场轮椅被用于打网球，也可以用于打篮球，靠背很低，以便于躯干和手臂的运动，轮子外倾角极大以提供稳定性

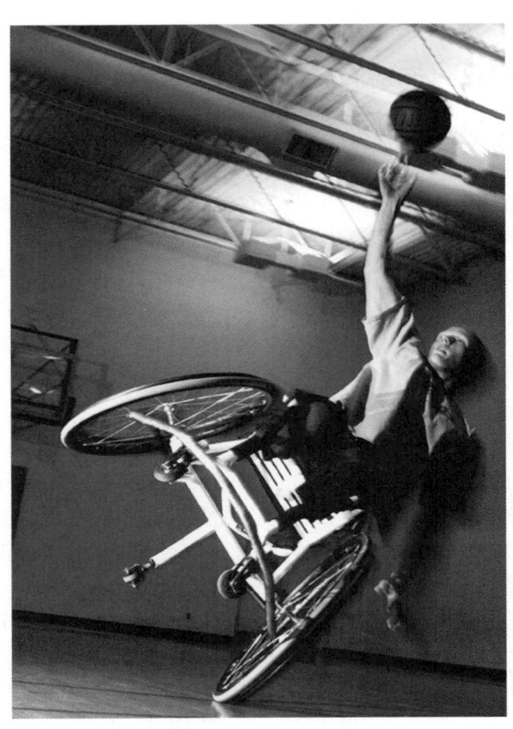

图 32.32 这款球场轮椅被用来打篮球

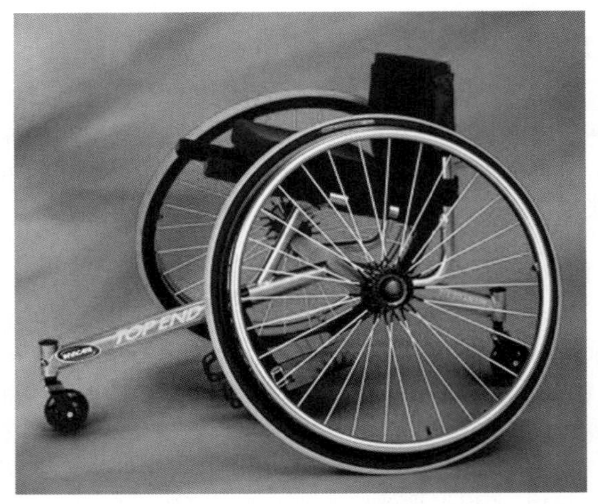

图 32.33 这款网球轮椅只有一个前脚轮，且靠背很低

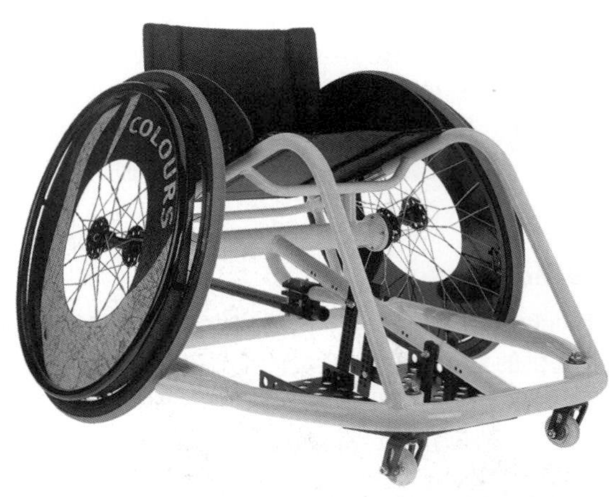

图 32.34 一些竞技轮椅是为如足球、橄榄球和冰球这一类高身体接触的体育项目而设计的。这款轮椅有一个由比标准要粗的管子做成的坚固的框架，前端很宽

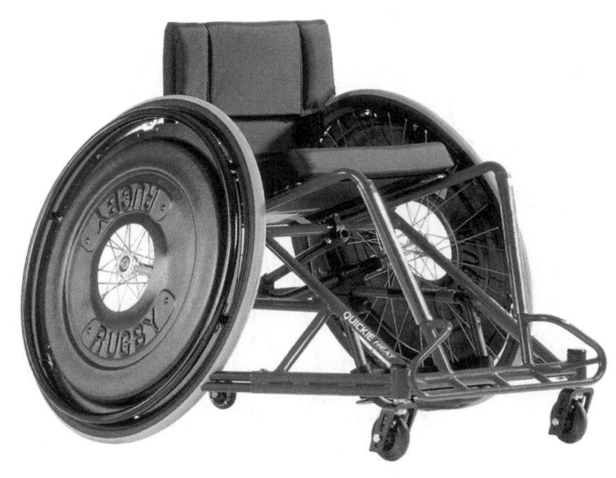

图 32.35 这款轮椅是为轮椅橄榄球而设计的，是一项高身体接触的体育项目

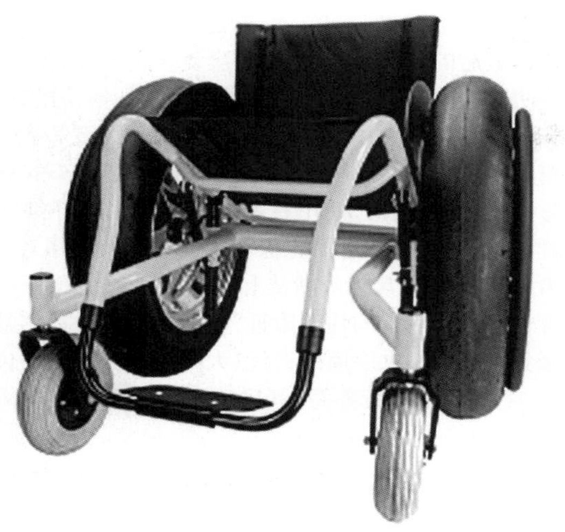

图 32.36 这款轮椅、轮胎及其脚轮是为在沙地和有积水的地方使用而设计的

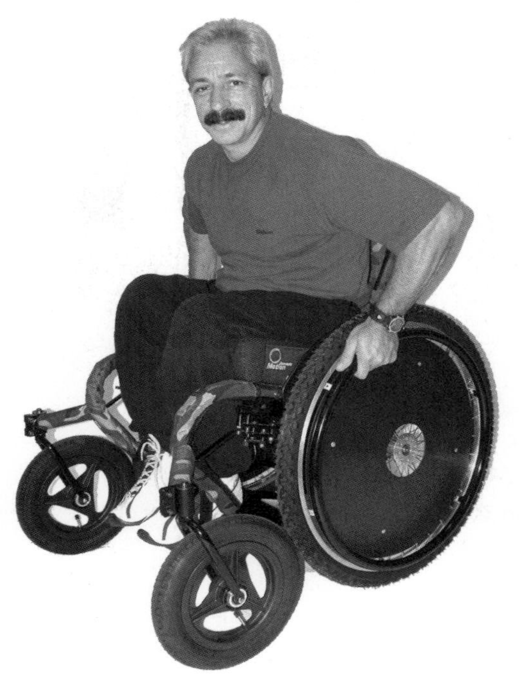

图 32.37 这款轮椅的设计适合在所有的地形使用

轮椅训练策略

许多第一次使用轮椅的人需要接受一段时间的训练，在这段时间里，使用者会学习怎样向各个方向推动轮椅(例如：用双臂、用一只或双臂配合一条或两条腿、或者一只手臂操控双轮驱动系统)，同时要学会如何操控车闸、脚踏板、扶手，且安全地使用轮椅的机械装置不会前倾或侧倾离开座椅。学会怎样在最尽可能少的帮助下转移进出轮椅。有些使用者在转移活动中总是需要最多的协助，但有些则能够达到功能性的独立。轮椅的一些性能可能对独立性来讲是至关重要的，例如：可以拆卸或移开的扶手或脚踏板、较低的座椅高度等。对于使用站立式转移(独立或协助下)的患者，应该特别留意他们转移进出轮椅的能力，因为座椅的高度可能是问题的关键。大部分轮椅带有坐垫，使用者可以先往前滑动再站起来。对于有些患者来说，可调节高度的扶手会更合适，在从坐到站的转移过程中，可以把扶手的高度升高，给手臂带来额外的帮助。

虽然，现在很多地方都按规定在人行道上设置了斜坡切口，如果患者能够学会用后轮平衡来跨越路肩，对他们在社区里的独立移动还是很有好处的。在前脚轮抬起的同时，轮椅在后轮上达到平衡，然后向前推动轮椅跨越路肩。

需要开车的患者，要练习从轮椅到驾驶座位之间的转移，然后把轮椅收藏到座椅的后方或者越过患者的身体放到旁边的乘客座椅上。或者使用者转移到前排的乘客座椅上，然后再把轮椅拉进车里。所选择的方法要取决于折叠后轮椅的大小和重量，使用者上身的力量和技巧，以及车子的内部设置。对于活跃的患者，还需要练习有控制地摔出轮椅和地板到轮椅之间的转移，以备在摔倒的情况下使用。

电动轮椅的训练稍有不同，常集中在驾驶技巧和安全上的训练。第一个面临的挑战是找到一张可靠的可以进入的控制椅及其进入的方法(例如：通过控制杆用手控制、通过单一开关用头控制)。接下来的训练包括反应的一致性(特别是对“停”的指令、或者是当使用者意识到要停的时候)和精确的操控能力。虽然开关的激活可以通过电脑程序来判断，但真正的道路训练是必需的，以确保使用者懂得如何对不同的情况、干扰和障碍物去作出反应。

让使用者懂得如何求助以及如何去指导他人去扶持自己或轮椅也是很重要的，有些康复机构有大量的轮椅样本供患者进行测试和训练。如果条件不允许的话，可以联系该区域内的有资质的供应商或厂家代表。

有资质的康复技术供应商的角色

传统的家庭护理和(或)耐用医疗设备公司有资质通过电话提供基本的处方轮椅信息(只限于基本的手动轮椅)。他们库存一些标准尺寸的部件，并通常在24小时内迅速地发到用户手中。更专业化的设备通常需要先进入通过了北美康复工程与辅助技术协会(RESNA)授权的国家级考试认证的辅具技术专业(ATP)团队，或者是国家康复技术供应商(NRRTS)的注册会员的有资质的康复技术供应商(CRTS)，这也是一个辅具技术专业团队。这些团队中的综合康复技术服务专家与其他团队成员一起，去设计一套符合患者独特需求的系统。一旦团队把目标向供应商解释之后，他们就能列出符合使用者要求的产品清单。关键是团队明白所有的选择，而不仅仅是从一个工厂可以得到的产品。有资质的康复技术供应商或辅助技术专业团队应能够解释不同产品和选择的利与弊以及价格。如果使用者在作出决定之前能试用几个不同的产品可能会更好，供应商应与团队成员合作去促成这样的机会。

一旦选定系统，临床团队的建议(如果适用的话，包括身体、社会心理和认知方面的因素)会写到医疗需求的报告单中，这份医疗需求报告单(有医生和团队成员的签名)连同医生的处方和估价单一起发送到付款的第三方。这一整套说明性的文件应该对每个要求的系统性能在医疗上的需求作出解释，以及这些性能如何去实现预设的目标，和通过这些介入期望达到什么效果。提供可测量的功能目标在帮助付款方在有充分资讯的情况下做出决策是很有必要的。

有资质的康复技术供应商或辅助技术专业团队在从提交申请到批准、下订单以及接收到轮椅的过程中，应保留所有团队成员的评估报告。一旦座椅系统配置完成，供应商应按照处方者的指引去发送轮椅（发送到诊所、学校或使用者家里）。在发送验收时，参与开具轮椅处方的人员应对座椅系统进行检查，以确保该系统符合要求，同时在供应商作最后调整时进行观察并给予协助。对于那些复杂的需要过渡装置的座椅系统，这个过程可能需要调试一次或两次以上。

在作最后的验收时，有资质的康复技术供应商或辅助技术专业团队应向使用者和（或）照顾者解释如何使用轮椅，包括所有安全装置的使用（绑带、车闸、防倾倒装置），装卸和折叠轮椅，以及正常的维护（包括电动轮椅和摩托车的电池的维护）。一旦收到轮椅，使用者和（或）照顾者应仔细阅读所有的说明书，并邮寄所有的担保和注册资料。使用者和（或）照顾者要负责所有常规的清洁和维护。供应商和公司应尽量设置在靠近使用者的住处附近，以便在必要时提供紧急的维修服务。保修是供应商的责任（大部分的保修服务包含了为期 12 个月的维修劳务费，其后的维修劳务费则由使用者支付）。

总结

本章节描述了一种系统地开具轮椅处方的方法，分别描述了体位支撑和有轮子的可移动底座。开具轮椅处方主要的目的是为了发挥最大的功能和最大限度的独立。要达到这一目标就必须要采用以患者为中心的问题解决法，进行完整的评估，并留意在本章节中讨论到的具体的因素。在决策的过程中，使用者以及整个团结的参与是关键。这一过程将引导出最佳的轮椅设计从而达到预期的目标。使用以患者为中心的方法，在团队成员、康复技术供应商和厂家之间进行开放式的交流，将确保每一台处方的轮椅都能满足使用者的需求。

复习思考题

1. 解释在下列的评估过程的步骤中，可以收集到什么资料和数据：
   a. 背景资料；
   b. 现有设备使用功能的评估；
   c. 卧位的评估；
   d. 坐位的评估。
2. 在进行坐位评估时，讨论一下应用座位原则的重要性。
3. 解释坐位检查中的关节活动与物理治疗检查中的站立位关节活动有何不同。
4. 在决定座位与靠背之间的角度时，用什么参数去确定这一角度？
5. 在测量座深时应使用什么技术？
6. 为什么要对具体的使用者就推荐的设备进行测试？要对具体的什么问题进行测试？
7. 什么情况下你会建议使用吊床式的座椅和靠背？
8. 什么情况下你会建议使用下列坐垫？
   a. 硬的坐垫；
   b. 有轮廓的坐垫；
   c. 充气坐垫；
   d. 倒模定制的坐垫。
9. 为什么骨盆固定装置是重要的，用什么方法可以使得它更有效？
10. 描述下列的轮椅部件；比较和对比它们的功用：
    a. 可拆卸并摆开的脚踏板与可升高的小腿支撑；
    b. 固定高度的扶手与可调节高度的扶手；
    c. 单轴安装与多轴选择安装；
    d. 比例驱动与微开关驱动。
11. 说出四种手动移动的自我推动方法以及每种方法的长处。
12. 解释电动移动的长处与不足。
13. 说出四种驱动电动轮椅的方法，并讨论适合每一种方法的患者的临床表现。
14. 描述不同种类的电动轮椅底座以及每一种的长处。
15. 讨论空中倾斜系统与小腿支撑升高并靠背后靠系统的长处与不足。

病例分析

患者56岁，男，诊断为多发性硬化症，目前使用小型摩托式代步车，主诉座位不舒服，且难以进入到桌子下方，现居老人院。

患者坐在代步车上，骨盆后倾，且脊柱后凸，并且向左侧倾斜。因为座位高度太低，他的髋和膝要更多的屈曲，患者要把双手一直放在代步车的扶手上才能保持稳定。

患者能够独立安全的驾驶代步车，在使用代步车的情况下能完成日常生活活动。

在仰卧位评估中，患者的关节活动度有轻微的受限，以致影响他的坐姿。双侧髋屈曲是0°~80°，当髋屈曲80°时，双侧的膝伸展都不能达到90°。当膝屈曲90°时，双侧的踝关节背屈都可以达到中立位。骨盆的活动尚可，躯干体位良好，但他的肩部会向左侧倾斜而躯干则向右侧移位，双下肢肌张力增高，他的右侧坐骨结节处有一个Ⅱ期压疮。

把患者放到坐位模拟椅上，与在代步车上的体位比较，躯干和骨盆的体位有改善。他喜欢稍向后倾，这样可以有助于他保持平衡。他的体位改变是明显的，他需要在这种体位下去尝试，以确保能完成日常生活活动和改善舒适度。

患者的目标如下：

- 改善坐姿和舒适度；
- 改善皮肤的完整性；
- 改善靠近洗漱盆和桌子的无障碍程度，从而提高功能性活动；
- 改善在老人院和社区里的移动的独立性。

指导性的问题

1. 你会让这位患者尝试什么类型的电动轮椅？
2. 会考虑哪一类型的电子产品？
3. 基于关节活动的受限，在座椅系统上要考虑什么？
4. 你会建议用什么类型的坐垫？
5. 你会建议用什么类型的背垫？
6. 填写一份问题解决表格，并解决以下问题：姿势、皮肤的完整性、健康/医疗问题、功能性活动和能力、环境问题、照顾者的需求、社会和情绪问题、移动问题。表格的栏标题如下：问题和潜在的问题、目标、性能和产品。

参考文献

1. Brienza, D, et al: A randomized clinical trial on preventing pressure ulcers with wheelchair seat cushions. J Am Geriatr Soc 58(12):2308, 2010.
2. Janice Eng, J, et al (eds): Spinal Cord Injury Rehabilitation Evidence (SCIRE) Project. Vancouver, BC. Retrieved September 1, 2012, from www.scireproject.com.
3. National Pressure Ulcer Advisory Panel (NPUAP), Washington, DC, 20007. Retrieved September 1, 2012, from www.npuap.org.
4. Barks, L: Therapeutic positioning, wheelchair seating and pulmonary function of children with cerebral palsy: A research synthesis. Rehab Nurs 29(5):146–153, 2004.
5. Nwaobi, OM: Effect of adaptive seating on pulmonary function of children with cerebral palsy. Devel Med Child Neurol 28(3): 351, 1986.
6. Hulme, JB, et al: Effects of adaptive seating devices on the eating and drinking of children. Am J Occup Ther 41(2):81, 1987.
7. Department of Education: Rehabilitation Engineering Research Center (RERC) on Wheelchair Transportation Safety. Department of Education, Washington, DC. Retrieved September 1, 2012, from www.rercwts.org.
8. Reid, DT, et al: Functional impact of a rigid pelvic stabilizer on children with cerebral palsy who use wheelchairs: Users' and caregivers' perceptions. Pediatr Rehabil 3(3):101, 1999.
9. Minkel, JL: Long term rehab: Sitting outside of the box: Clinicians need to let go of the 90/90/90 seating rule to explore more efficacious alternatives. Rehab Manage 14:50–51, 82, 2001.
10. Waugh, K: Measuring the right angle. Rehab Manage 18(1):40, 2005.
11. McCarthy, JJ, et al: The relationship between tight hamstrings and lumbar hypolordosis in children with cerebral palsy. Spine 25(2): 211, 2000.
12. ISO 16840: Wheelchair Seating, Section 1: Vocabulary, reference axis convention and measures for body posture and postural support surfaces. International Organization for Standardization, TC-173, SC-1, WG-11, 2006.
13. ISO 7176-26: Wheelchairs, Part 26: Vocabulary. International Organization for Standardization, TC-173, SC-1, WG-11, 2007.
14. Hundertmark, LH: Evaluating the adult with cerebral palsy for specialized adaptive seating. Phys Ther 65(2):209, 1985.
15. Saftler, F, et al: Use of a positioning chair in conjunction with proper seating principles for a seating evaluation. Proceedings from ICCART, 1988.
16. Curtis, KA, et al: Functional reach in wheelchair users: The effects of trunk and lower extremity stabilization. Arch Phys Med Rehabil 76(4):360, 1995.
17. Troy, BS, et al: An analysis of work postures of manual wheelchair users in the office environment. J Rehabil Res Dev 34(2):151, 1997.
18. Cox, E: Dynamic Positioning Treatment: A New Approach to Customized Therapeutic Equipment for the Developmentally Disabled. Christian Publishing Services, Inc., Tulsa, OK, 1987, pp 93–96.
19. Waugh, K: A Problem Solving Model for Seating Assessment. 27th International Seating Symposium, pp 269–270, 2011.
20. Sprigle, S, Chung, KC, and Brubaker, CE: Reduction of sitting pressures with custom contoured cushions. J Rehabil Res Dev 27(2):135, 1990.
21. Sprigle, S, Chung, KC, and Brubaker, CE: Factors affecting seat contour characteristics. J Rehabil Res Dev 27(2):127, 1990.
22. Hobson, DA: Comparative effects of posture and pressure distribution at the body-seat interface. J Rehabil Res Dev 29(4):21, 1992.
23. Sprigle, S, and Chung, K: The use of contoured foam to reduce seat interface pressures. Proceedings of the 12th Annual Conference of the Rehabilitation Engineering Society of North America

(RESNA), New Orleans, LA, June 25–30, 1989. RESNA Press, Washington, DC, 1989.
24. Aissaoui, R, et al: Effect of seat cushion on dynamic stability in sitting during a reaching task in wheelchair users with paraplegia. Arch Phys Med Rehabil 82(2):274, 2001.
25. Holmes, KJ, et al: Management of scoliosis with special seating for the non-ambulant spastic cerebral palsy population—a biomechanical study. Clin Biomech (Bristol, Avon) 18(6):480, 2003.
26. Bergen, AF: A seat belt is a seat belt is a. . . . Assist Technol 1:7, 1989.
27. Margolis, S, et al: The sub-ASIS bar: An effective approach to pelvic stabilization in seated position. Proceedings of the 8th Annual Conference of RESNA, Memphis, TN, June 24–28, 1985. RESNA Press, Washington, DC, 1985.
28. Sie, IH, et al: Upper extremity pain in the post-rehabilitation spinal cord injured patient. Arch Phys Med Rehabil 73:44, 1992.
29. Boninger, ML, et al: Shoulder imaging abnormalities in individuals with paraplegia. J Rehabil Res Dev 38(4):401, 2001.
30. Boninger, ML, et al: Wheelchair pushrim kinetics: Body weight and median nerve function. Arch Phys Med Rehabil 80(8): 910, 1999.
31. Boninger, ML, et al: Shoulder magnetic resonance imaging abnormalities, wheelchair propulsion, and gender. Arch Phys Med Rehabil 84(11):1615, 2003.
32. Brubaker, CE: Wheelchair prescription: An analysis of factors that affect mobility and performance. J Rehabil Res Dev 23(4):19, 1986.
33. Highes, CJ, et al: Biomechanics of wheelchair propulsion as a function of seat position and user-to-chair interface. Arch Phys Med Rehabil 73(3):263, 1992.
34. Masse, LC, Lamontagne, M, and O'Riain, MD: Biomechanical analysis of wheelchair propulsion for various seating positions. J Rehabil Res Dev 29(3):12, 1992.
35. Butler, C: Effects of powered mobility on self-initiated behaviors of very young children with locomotor disability. Dev Med Child Neurol 28:325, 1986.
36. Butler, C, Okamoto, GA, and McKay, TM: Powered mobility for very young disabled children. Dev Med Child Neurol 25: 472, 1983.
37. Lotto, W, and Milner, M: Evaluations and Development of Powered Mobility Aids for 2–5 Year Olds with Neuromuscular Disorders. Ontario Crippled Child Centre, Toronto, Ontario, 1983.
38. Trefler, E, et al: Selected Readings on Powered Mobility for Children and Adults with Severe Physical Disabilities. RESNA Press, Washington, DC, 1986.
39. Wei, SH, et al: Wrist kinematic characterization of wheelchair propulsion in various seating positions: Implication to wrist pain. Clin Biomech (Bristol, Avon) 18(6):S46, 2003.
40. Boninger, ML, et al: Manual wheelchair push rim biomechanics and axle position. Arch Phys Med Rehabil 81(5):608, 2000.
41. Lal, S: Premature degenerative shoulder changes in spinal cord injury patients. Spinal Cord 36(3):186, 1998.
42. van der Woude, LH, et al: Seat height in handrim wheelchair propulsion. J Rehabil Res Dev 26(4):31, 1989.
43. Beaumont-White, S, and Ham, RO: Powered wheelchairs: Are we enabling or disabling? Prosthet Orthot Int 21(1):62, 1997.
44. Lacoste, M, et al: Powered tilt/recline systems: Why and how are they used? Assist Technol 15(1):58, 2003.
45. Angelo, J: Using single-subject design in clinical decision making: The effects of tilt-in-space on head control for a child with cerebral palsy. Assist Technol 5(1):46–49, 1993.
46. Algood, SD, et al: Effect of a pushrim-activated power-assist wheelchair on the functional capabilities of persons with tetraplegia. Arch Phys Med Rehabil 86(3):380, 2005.
47. Cooper, RA, et al: Evaluation of a pushrim-activated, power-assisted wheelchair. Arch Phys Med Rehabil 82(5):702, 2001.
48. Levy, CE, and Chow, JW: Pushrim-activated power-assist wheelchairs: Elegance in motion. Am J Phys Med Rehabil 83(2):166, 2004.
49. Levy, CE, et al: Variable ratio power assist wheelchair eases wheeling over a variety of terrains for elders. Arch Phys Med Rehabil 85(1):104, 2004.

推荐阅读

Brienza, D, et al: A randomized clinical trial on preventing pressure ulcers with wheelchair seat cushions. J Am Geriatr Soc 58(12): 2308, 2010.
Cowan, RE, et al: Impact of surface type, wheelchair weight, and axle position on wheelchair propulsion by novice older adults. Arch Phys Med Rehabil 90(7):1076, 2009.
Dieruf, K, Ewer, L, and Boninger, D: The natural-fit handrim: Factors related to improvement in symptoms and function in wheelchair users J Spinal Cord Med 31(5):578, 2008.
Isaacson, M: Best practices by occupational and physical therapists performing seating and mobility evaluations. Assist Technol 23(1):13, 2011.
Jan, Y, et al: Effect of wheelchair tilt-in-space and recline angles on skin perfusion over the ischial tuberosity in people with spinal cord injury. Arch Phys Med Rehabil 91(11):1758, 2010.
Karmarkar, AM, et al: Analyzing wheelchair mobility patterns of community-dwelling older adults. J Rehabil Res Dev 48(9):1077, 2011.
Kloosterman, MGM, et al: Comparison of shoulder load during power-assisted and purely hand-rim wheelchair propulsion. Clin Biomech 27(5):428, 2012.
Mahajan, H, et al: Comparison of virtual wheelchair driving performance of people with TBI using an isometric and a conventional joystick. Arch Phys Med Rehabil 92(8):1298, 2011.
Morrow, MMB, et al: Shoulder demands in manual wheelchair users across a spectrum of activities. J Electromyogr Kinesiol 20(1): 61, 2010.
Rushton, PW, et al: Development and content validation of the Wheelchair Use Confidence Scale: A mixed-methods study. Disabil Rehabil Assist Technol 6(1):57, 2011.
Sonenblum, SE, Sprigle, S, and Lopez, RA: Manual wheelchair use: Bouts of mobility in everyday life. J Am Geriatr Soc 58(12): 2308, 2010.
Vanlandewijck, YC, Verellen, Jo, and Tweedy, S: Towards evidence-based classification in wheelchair sports: Impact of seating position on wheelchair acceleration. J Sports Sci 29(10):1089, 2011.
Vereecken, M, Vanderstraeten, G, and Ilsbroukx, S: From "Wheelchair Circuit" to "Wheelchair Assessment Instrument for People with Multiple Sclerosis": Reliability and validity analysis of a test to assess driving skills in manual wheelchair users with multiple sclerosis. Arch Phys Med Rehabil 93(6):1052, 2012.

轮椅体位支撑系统的性能　附录 32.A

	特点	提供体位控制（在损伤水平）	提供功能性辅助（在活动受限 / 残疾水平）	优点	缺点
座位支撑					
加入坚固的底板	坐垫内加入底板，坐垫套内有加固板，在坐垫和轮椅座位承托布之间加入成型的或平的底板，能与任何类型的坐垫一起使用，定制或预制的，提供舒适性和减压。用魔术贴粘附到座椅承托布上，跨在座位的支架上或骑跨在座位支撑架之间的承托布上。最有效的方法是用带拉链的坐垫套的坐垫，用宽的魔术贴把坐垫贴牢在底板上，另外，在座位承托布和坐垫套的底部或底板底部再用魔术贴粘贴，使得转移时更加稳固	提供稳定的、水平的基地部支撑。减少腿部的内收和内旋、骨盆后倾和在座位内向前滑动的倾向	良好的底部支撑有助于躯干的伸展和上身的稳定，促进了远端的功能（头和上肢）	费用低，对支架的增负少 折叠轮椅时易于移除，丢失或忘记带底板时不会妨碍轮椅的使用	增加了座椅的高度，会在座椅内滑动而造成非对称性的坐位表面
坚固的卡勾座椅	把座位承托布移除后，用卡勾配件在座位支撑架上安装上坚固的座椅，配件可以水平地固定在支撑架上或稍低于支撑架。角度和高度可调节，使得在新或现有的支架上可以改变座位表面的位置	改善骨盆的位置，提供稳定的、水平的基地部支撑。减少腿部的内收和内旋、骨盆后倾和在座位内向前滑动的倾向，有助于保持骨盆水平、中立位和脊柱对称性排列 把座位的前部升高有助于患者保持坐在轮椅座椅的后部。升高座椅的后部则有助于躯干的协同收缩	良好的底部支撑有助于躯干的伸展和上身的稳定，促进了远端的功能（头和上肢），向前倾斜可以增加上肢够物时的活动度和触及手轮	不需要用到有空中倾斜功能的轮椅也能改变座椅的倾斜度，如果没有了这个座位支撑，轮椅就不能使用了，应确保总是用座位支撑。下沉的款式有助于减少厚坐垫对座椅高度带来的影响。在转移时不会滑动。可以改变座位的角度去迁就活动度受限的关节	比用魔术贴粘贴的更难拆卸，增加了支架的负荷

续表

	特点	提供体位控制(在损伤水平)	提供功能性辅助(在活动受限/残疾水平)	优点	缺点
坐垫					
舒适坐垫(平的/有造型的)	通常是平的或稍微有些通用的造型。为了不同的舒适度可选择不同硬度的海绵。可以用混合硬度的海绵分层制作坐垫以控制体位和迁就关节活动受限(例如:一侧髋关节比另一侧屈曲度大,可以用不同硬度的海绵来迁就或把海绵切割成不同的形状)	增加舒适性,促进骨盆处于水平位,协助骨盆处于中立位,提供一个稳定的基底支撑面	适用于对座位要求最小的患者,不影响滑动转移	费用不高且重量轻,患者用坐垫坐在任何地方都不会不舒服,单一硬度的平的坐垫可以翻转使用而减少磨穿的机会	不能减压,支撑性能很少,体位上的控制很少
减压海绵(有造型,塑形定制)	基于增加接触面以改善压力分布/减压的原理,定制或预先塑形取决于迁就个体的体位上的不对称的需要。有不同的硬度可供选择,可以用混合硬度的海绵分层制作坐垫以控制体位和迁就关节活动受限,通用的造型最适合对称的患者。坚固的底板为适当的座位排列提供了稳定性	塑形以控制体位的排列,增加舒适度,促进骨盆处于水平位,协助骨盆处于中立位,提供一个稳定的基底支撑面。当需要迁就不对称的体位时,塑形定制更有效	适用于对座位有中等到较大要求的患者。有助于体位的控制/或迁就骨盆的不对称,使得肩膀能处于水平位,且头能更直立。延长坐位的时间,减少骨突部位的压力问题,改善体位的稳定性并增加上身的功能	增加接触面,改善压力分布,迁就中等到严重的体位不对称。使照顾者更易为患者摆放体位,无须太多维护	费用要贵些,可能会影响滑动转移,患者可能有被困的感觉,因为在坐垫上的移动会受限
减压气垫	外观是平整的,但会对患者的体重作出相对的反应。患者沉浸在坐垫中的程度取决于对充气量的调节。基于增加接触面就能改善压力分布/减压,骨突部位被浮起这一原理	不能提供非常稳定的基底支撑面,有些使用者觉得太不稳定了,躯干不稳定的患者,倾向于把手臂靠近身体以保持稳定性,上肢够物的距离会缩短,有些气垫是分节段的,可以选择性地在某些节段加入更多的空气以改善体位控制(注意,这些节段性的气垫的减压效果要差些,因为空气不能在节段间流动)。额外的体位迁就可以通过在气垫下放置海绵来实现	适用于有中等到较大减压需求的患者。能延长坐位时间;减少身体骨突部位的压力问题	重量非常轻,能迁就中等到严重的体位不对称,增加接触面以改善压力分布	价钱要贵些,对于某些使用者来说基底可能不够稳定;不稳定的基底可能对转移造成困难。必须小心监测气压。需要持续性的维护
靠背					
皮塔靠背	把坚固的板(有衬垫或无衬垫)放到靠背承托布的口袋里,提供轻度到中度的支撑,有助于提醒患者坐直	有助于需要提醒其伸直躯干的患者。有助于保持骨盆中立位和坐直的姿势	提供足够的支撑以鼓励躯干伸直	重量轻,折叠轮椅时可以轻易安装和拆卸	仅提供轻度的支撑,没有这个背部支撑轮椅也可以使用。当折叠轮椅时容易丢失或遗漏

续表

	特点	提供体位控制(在损伤水平)	提供功能性辅助(在活动受限/残疾水平)	优点	缺点
加入坚固的靠背	当与座位的表面正确地对接时能维持骨盆的对位对线(基于对髋关节可屈曲的度数的检查)。如果用魔术贴黏附在靠背承托布上或者悬挂在靠背框架之间,能提供中等度的支撑同时又不会减少座位表面的座深。如果悬挂或捆绑在靠背框架的前面,则会减少座深,将会与靠背框架的角度保持一致,除非支撑板跨越靠背的顶部。可用特殊的海绵垫去迁就背部的轮廓或提供一些体位控制	在与座位表面对接时维持骨盆的对位对线,促进坐直、躯干和头部的对位对线。如果用塑形的海绵垫还可以提供一些侧方的控制	促进躯干控制以改善远端的功能	在折叠轮椅时容易拆卸,有助于体位控制,只轻微增加轮椅的重量	在轮椅上可能不够稳定,没有这个靠背轮椅也可以使用。当折叠轮椅时容易丢失或遗漏
坚固的卡勾靠背	非常坚固的背部支撑,可以对齐并根据需要去调教座椅/靠背角度以迁就受限的关节活动度。能在上面粘附上平面的、有轮廓或塑形的靠背或充气坐垫以达到减压目的。可以批量生产或定制。必要时可以提供最大的支撑。安装可以用永久性或可移除的配件,用永久性的配件实际上可起到加强框架结构的作用	有助于坐直;迁就受限的关节活动度;迁就任何角度的畸形;按需求提供支撑。根据检查结果把患者保持在适当的体位	提供支撑以增强上肢和头部运动控制。增加接触面以改善舒适度和减压。维持躯干对位对线以改善骨盆位置	坚固的支撑结构,抵抗伸肌张力的增高,表面可以是平的、有造型的或塑形定制的。没有放好靠背轮椅就不能使用。可以加上额外的支撑配件,例如:头托,当靠背结构坚固稳定时效果最好	增加轮椅的重量。要移除配件后才能折叠轮椅
特殊的支撑组件					
头/颈支撑	为有少量、差或没有头控的患者提供支撑。安装配件可以是固定、可拆卸和(或)向后翻转的;配件可以在一个、两个或多个平面上进行调节	有头/颈后部、侧方和前方的支撑可供选择,有助于维持颈椎和头部在中立位。防止侧屈和旋转,否则会影响躯干和骨盆的排列	支撑头部有助于呼吸、视觉与环境的互动、进食和吞咽。在患者作水平移动或坐在汽车里的轮椅上进行运送时能改善安全性	在进行运输的过程中提供支撑和改善安全性	可能会影响头部活动。可能诱发伸肌张力增高。在高压力区可能引起皮肤问题
躯干侧方支撑	适用于躯干软弱或躯干肌肉痉挛。可以是直的或有轮廓的,以便于控制得更好。为了便于转移,安装配件可以是固定的或可向侧方翻转的	改善躯干稳定性和排列(在可获得的范围内);改善骨盆对位对线。控制躯干侧屈	改善躯干控制;促进上肢运动和远端控制。改善呼吸、进食和吞咽	改善稳定性和对位对线。改善头部的对位对线和控制。改善在移动时的安全性	可能影响躯干的运动。增加轮椅的重量。可能会影响用上肢驱动轮椅

续表

	特点	提供体位控制(在损伤水平)	提供功能性辅助(在活动受限/残疾水平)	优点	缺点
胸前支撑	有助于维持躯干直立姿势和肩部位置的控制。根据结构特性可以是最大或最小的支撑(例如带子、有衬垫的带子、蝴蝶型带子和围兜)	在躯干和肩部前面支撑躯干,防止前倾。有助于影响和减少肩部前伸	躯干的支持可以改善呼吸、进食和吞咽。稳定的躯干有助于改善上肢功能和头部控制。肩部控制有助于更好的头部体位	支撑躯干在直立的体位,稳定躯干使得手臂和头部有运动的自由度。改善头部姿势有助于呼吸、进食、吞咽和与环境之间的视觉互动	躯干活动受限。过度使用会限制患者改善躯干控制的机会
髋侧方导槽	改善骨盆在座位上的对位对线。帮助维持骨盆在有轮廓的座椅上的体位	改善骨盆上的重力分布。改善骨盆位置;改善上半身和下半身的排列;改善身体的整体排列。有助于维持骨盆的对位对线、减少躯干和下肢的不对称	使得患者可以达到或耐受更好的对位对线,延长坐位的时间	改善和维持对位对线,改善骨盆负重的对称性	如果不能移除的话可能会影响转移,患者可能感觉被锁在轮椅上,增加轮椅重量
膝部侧方导槽	可以加到坐垫的造型里、或另外用有衬垫的木块或塑料制作,且粘附到座椅或扶手上,如果需要最大的控制,则要一直延伸到膝部的远端	有助于维持下肢对位对线,减少额外的外展和外旋(例如:患者倾向于松软或推拉到外展位、或腿部不能回到中立位)。改善下肢的中立位对位对线,有助于维持骨盆体位。与膝前挡板一起维持下肢对位对线	改善骨盆位置,有助于改善躯干体位和上肢功能 维持下肢中立位的对位对线,减少骨盆在座椅内向前滑动	维持下肢对位对线,有助于保持骨盆在座椅内的位置	如果其高度足以提供控制,除非可以拆卸,否则可能会影响转移,增加轮椅重量
膝中部挡板	可以加到坐垫的造型里,或分开,又或向下翻转移开。为了有最大的控制,挡板应放在大腿的远端和两髁之间。这个支撑不能用于在座位上压迫腹股沟以固定骨盆,也不能用于阻止使用者在座位上往前滑	防止下肢移动到内收。如果挡板足够宽的话,可以减少痉挛。维持下肢对位对线,当用于迎风式体位的患者时,膝中部挡板可以防止骨盆持续性地向前旋转。使用宽些的挡板可以使得大粗隆恰当地回到髋关节中	有助于维持一个宽、稳定的支撑面;这个支撑面有助于改善上半身的对位对线	维持下肢对位对线,减少伸肌张力,可能有助于拉长内收肌。提供宽的支撑面	可能会影响转移,增加轮椅重量
膝前挡板	增加骨盆稳定性;最有效地维持骨盆在座位上适当体位的方法。注意,如果髋关节半脱位、脱位或成形不良,应征询骨科医生意见	维持骨盆对位对线;维持骨盆中立位;防止骨盆在座位里往前滑动。与膝中部和侧方控制同时使用,有助于维持下肢对位对线	在骨盆处于中立位下,有助于维持宽、稳定的支撑面;这个支撑面有助于改善上半身的对位对线和功能。当和前倾式座位一起使用时,可以促进躯干的协同收缩、躯干伸展和改善上肢的活动度	维持下肢对位对线,减少伸肌张力,提供宽的支撑面,增加稳定性	可能会给髋部和髌骨带来太多的压力。患者可能觉得受限

(林国徽 施嘉英 译)

索　引

C

D

E

F

G

H

J

K

L

M

N

P

Q

R

S

Y